SSMPF

本书已获上海市科技出版基金资助出版

Modern Biliary Tract Surgery

现代胆道外科学

主　编　顾树南

復旦大學出版社

外科学是一门科学、技术和艺术的综合，也就是外科医生不但要有科学的思维，还需要掌握熟练的操作，并且要操作得很精巧，犹如一个雕刻家雕刻出一件精美的艺术品一样。

——裘法祖

胆道是人体内天生的一条“ 生命小道 ”，在这里，疾病的发生十分频繁，常出现令人震撼的灾难性事故；而胆道问题又注定与东方人关系密切，尤其是胆道疾病在我国的多样性，使得胆道外科毫无疑问在我国外科学中仍占有很重要的位置。

——黄志强

主编简介

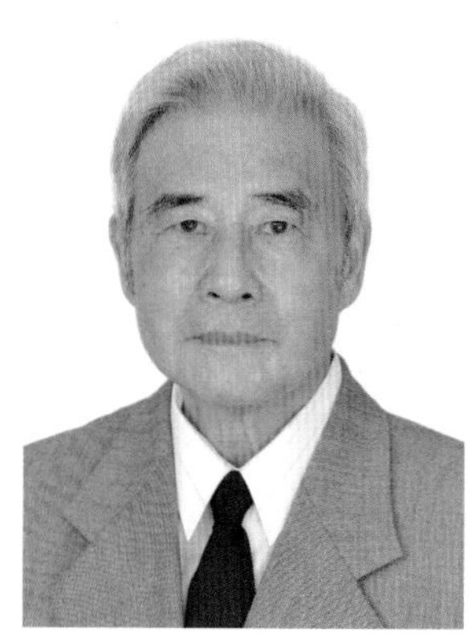

顾树南，1938 年 12 月出生，上海市人。1958 年考入西安医学院；1963 年毕业于青海医学院，同年特招入伍。主任医师、教授、学科带头人导师。中华医学会会员。美国 Phoenix Aliance 医学会会员。上海胆道疾病会诊中心专家组成员。

曾任原中国人民解放军兰州军区兰州总医院普外科主任、兰州军区普外专业组主任委员、全军普外专业组常务委员；第四军医大学、兰州医学院兼职教授；《中华现代外科学杂志》《中华临床医师杂志》《中华实用医学杂志》专家委员会常务编委，《西北国防医学杂志》《世界华人消化杂志》《中华医学研究与实践》《腹腔镜外科杂志》等多种杂志编委。

发表论文 123 篇。主编出版《门静脉高压症》《袖珍外科手册》《胆道外科学》《外科临床手册》《小切口胆囊切除术》专著 5 部；参与编写《胸腹结合部外科学》《现代胸腹结合部外科学》《实用腹腔镜外科学》《腹部外科手术学》专著 4 部。

荣立三等功 4 次，荣获军队医学科技进步奖 5 项。

主　　审　施维锦

主　　编　顾树南

副 主 编　杨玉龙　刘宏斌　王湘辉　高必有

编　　委（以姓氏汉语拼音为序）

安艳新　中国人民解放军济南总医院
敖金文　上海天伦医院
白明东　中国人民解放军兰州总医院
蔡清萍　中国人民解放军海军军医大学附属长征医院
蔡　逊　中国人民解放军武汉总医院
蔡珍福　中国人民解放军第四五五医院
陈　琪　中国人民解放军成都总医院
陈庆丰　中国人民解放军第四五五医院
陈志勇　上海新科医院
戴建国　上海新科医院
方驰华　南方医科大学珠江医院
高必有　中国人民解放军成都总医院
高　巍　中国人民解放军成都总医院
皋岚雅　中国人民解放军第四五五医院
戈小虎　新疆维吾尔自治区人民医院
顾剑锋　中国人民解放军第四五五医院
顾树南　中国人民解放军兰州总医院
韩晓鹏　中国人民解放军兰州总医院
韩月冬　中国人民解放军兰州总医院
胡　渤　中国人民解放军广州总医院
胡　海　同济大学附属东方医院
黄建平　上海中医药大学附属曙光医院
稽　武　中国人民解放军南京总医院
焦成文　中国人民解放军第四五五医院
李春生　复旦大学附属浦东医院
李洪涛　中国人民解放军兰州总医院
李金福　青海医学院附属医院
李明峰　中国人民解放军第四五五医院
李清潭　中国医学科学院
李　桢　同济大学附属杨浦医院
刘　岗　上海中医药大学附属曙光医院
刘宏斌　中国人民解放军兰州总医院
刘京山　北京大学附属首钢医院
陆少波　江苏省如皋市人民医院
马辉兰　中国人民解放军兰州总医院
马　磊　上海新科医院
马瑞红　国家卫计委肝胆肠外科研究中心胆囊疾病研究所
　　　　广州市番禺区第二人民医院
乔　铁　国家卫计委肝胆肠外科研究中心胆囊疾病研究所
　　　　广州市番禺区第二人民医院
上官建营　中国人民解放军兰州总医院
史力军　大连大学附属中山医院
施维锦　上海交通大学医学院附属仁济医院
孙　丽　上海禾新医院
孙太明　上海博爱医院
汤礼军　中国人民解放军成都总医院
王　坚　中国人民解放军第四五五医院
王扬伦　青海医学院附属医院
王湘辉　中国人民解放军兰州总医院
王兴鹏　上海交通大学附属第一人民医院
王先知　中国人民解放军乌鲁木齐总医院
吴　钢　复旦大学附属华山医院
吴小平　四川必有医院
徐安安　同济大学附属东方医院
杨柳青　国家卫计委肝胆肠外科研究中心胆囊疾病研究所
　　　　广州市番禺区第二人民医院
杨少成　上海沪闵医院
杨玉龙　大连大学附属中山医院
姚全梅　中国人民解放军兰州总医院
郁林海　上海中医药大学附属曙光医院松江分院
张宝善　北京大学第一医院
张炳印　中国人民解放军成都总医院
张　诚　大连大学附属中山医院
张庆宝　新疆维吾尔自治区人民医院
张小桥　中国人民解放军济南总医院
周玉坤　中国人民解放军第四五五医院
朱江帆　同济大学附属东方医院
邹　奇　复旦大学附属浦东医院
邹声泉　华中科技大学同济医学院附属同济医院

编写秘书　敖金文　顾茜锋

序　一

21 世纪以来，医学随着科学整体的发展在基础理论、处理理念与操作技术等方面都有迅速的更新、创造与发展。胆道外科学也不例外，有着众多的进展。

胆道疾病是一类常见病、多发病，且随着人们生活方式、饮食习惯的改变而有发病率增多的趋势。胆道系统的生理功能与解剖结构本身已很复杂，又与肝脏、胰腺、十二指肠紧密关联，且直接影响治疗效果，使处理更为错综复杂。

医疗的目的是努力维持和改进患病机体内在的生理功能及相互间的平衡。任何疾病、创伤最终的结局取决于机体生理功能的恢复与极限。手术是试图帮助患病机体恢复内在生理功能的一种措施。然而，它具有创伤、应激、干扰生理功能的负效应。因此，现代外科治疗努力向“无痛”“零应激”和“零风险”的要求发展，提出“围手术期处理”“微创技术”“损伤控制”“快速康复”和“多学科合作”等新的技术与理念，其目的是使手术治疗更符合机体生理状态的要求，使手术得到实质性的成功。

由施维锦教授主审、顾树南教授主编的《现代胆道外科学》，内容丰富、取材新颖，结构完整、条理清楚，强调基础、重点突出，文从字顺、图文并茂；体现了胆道外科理念的先进性，理论知识的系统性，手术技术的实用性；较好地反映了现代胆道外科发展的新思想、新技术、新方法和新进展；不但对临床工作有具体的指导意义，而且对胆道外科的基础研究、临床教学、学术探讨也有一定的价值。更可喜的是，参与撰写的大多是国内知名的专家、学者，但也不乏年轻的学科带头人和新技术的开拓者。他们在繁忙的医疗工作中不辞辛劳，刻苦学习，精益求精，勇于探索，敢于创新，为我国的医学发展做出努力，令人欣慰、令人赞赏。本书的出版对胆道外科的发展有较大的贡献。我在此致以衷心的祝贺！

希望《现代胆道外科学》能为传播胆道外科学当代理论与技术发挥作用，提高我国从事胆道外科医师的诊断、治疗水平，造福于胆道疾病患者。

中国工程院院士 [签名]

2017年元旦

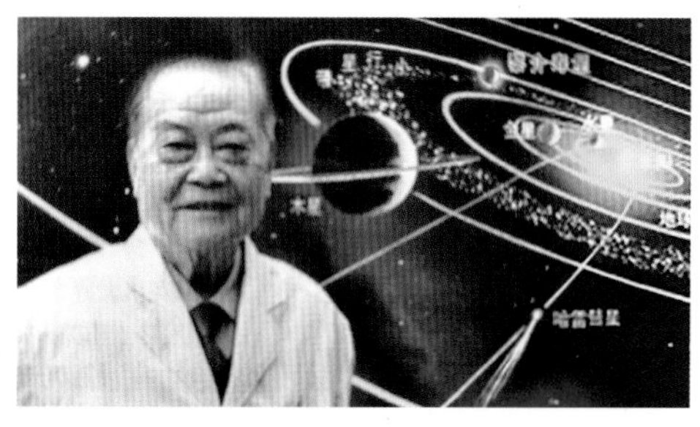

2014年国际编号为192178的小行星被正式命名为“黎介寿星”，并刊入《国际小行星历表》

序 二

随着世界科学技术的迅速发展，医学科学的发展日新月异。胆道系统组织脏器的解剖功能、发病机制、诊断、治疗及预防保健等的研究，都取得了可喜的成果，举世瞩目，大大推动了胆道外科的发展。目前已经认识到胆道不仅是人体内一条重要的通道，而且是一个重要器官。由于胆道系统的解剖结构变异较多，肝、胆、胰的功能复杂重要，胆道疾病与邻近脏器的关系密切，胆道形态和功能的变化直接影响其他重要脏器的生理功能，对全身的影响较大，已成为研究的热点之一。

由施维锦教授主审、顾树南教授主编的《现代胆道外科学》，是由国内胆道外科专家、学者撰写的倾心之作，其中不乏有年轻的专科骨干、新技术的创新者和开拓者。他们在临床辛勤工作，经验丰富，勇于创新。本书是力求反映现代胆道外科发展新水平的一部专著，有以下几个特点。

1. 内容丰富，取材新颖。本书介绍了国内外有关胆道外科发展的新理念、新技术和新经验；图文并茂，理论与实践相结合，科研与临床相结合，既有较高的实用价值，又有较高的学术价值。

2. 重视基础。强调临床医师要夯实基本理论、基本知识和基本技术。本书把胆道外科疾病的解剖、病理生理变化与临床表现和病变过程有机地联系起来，使读者对疾病的发病机制、自然过程及治疗转归等问题有整体的认识，便于掌握疾病的发展规律，获取治疗的主动权。

3. 掌握新技术，选好适应证。本书对各种新的手术，尽可能地做了介绍，特别是在手术的技巧与要点、并发症的防治上，阐述更为详细；临床医师能结合患者的具体情况，严格掌握手术适应证，做到术前胸有成竹，术中游刃有余，进行个体化治疗；特别强调要预防医源性损伤，以达到最佳的治疗效果。

4. 强调围手术期处理的重要性。本书对术前的准备要点、术中应注意的问题、术后预防并发症的措施，均做了明确而详细的阐述，以利于提高医疗质量，促进患者早日康复。

5. 重视经验的总结，教训的吸取。书中例举了不少临床病例，有成功的治疗经验，也有失败的沉痛教训，这些典型的病例都是非常宝贵的；对少见病例也尽可能地作了介绍，有助于读者拓宽知识面。

书中的插图、附表和资料，虽然部分引用自国内外的文献，但能结合编者丰富的临床经验，在素材的选择和内容的安排上达到了叙述比较翔实具体，分析比较全面系

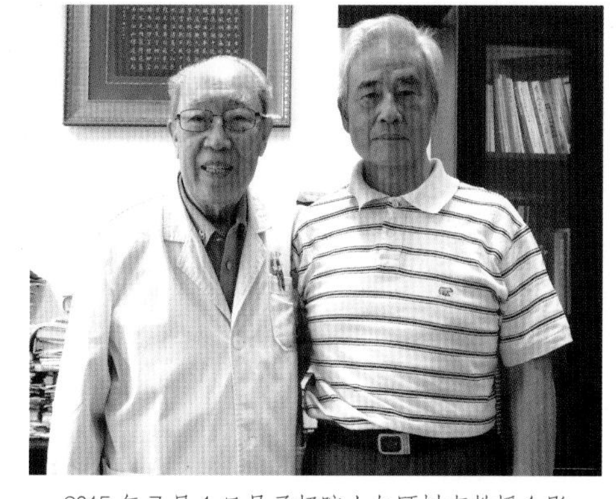

2015 年 7 月 1 日吴孟超院士与顾树南教授合影

统，讨论比较辩证客观，提要钩玄，确实独具匠心。

正是光阴如箭，日月如梭。1994 年我曾为顾树南教授主编的《胆道外科学》作过序，该书出版后，深受读者欢迎，社会反响较好，对胆道外科的发展起到了积极的推动作用。20 余年后的今天，顾树南教授主编的《现代胆道外科学》要出版了，这是一件大喜事，感到特别高兴，在此表示衷心的祝贺！我有幸先阅读了书稿，读后获益匪浅，有更上一层楼之感，喜发于心，欣然为序。

中国科学院院士 吴孟超

2017年8月

前　言

随着社会的进步、科学技术的发展及生活质量的提高，人们对疾病的防治认识和观念发生了较大的转变。医学模式已从“生物－医学模式”转向“生物－心理－社会医学模式”。在胆道外科学上也产生了许多新的概念和理念。例如，围手术期外科(perioperative period surgery)、微创外科（minimally invasive surgery）、损伤控制性外科（damage control surgery）、功能保护性外科 (function preserving surgery)、精准外科 (precise surgery)、快速康复外科 (fast track surgery)、加速康复外科（enhanced recovery after surgery）等。这些新理念从来没有像今天这样被人们所认识、重视和接受，并已逐渐融入整个医疗实践中。这些新理念给我们一个重要的信息，即“一切为了患者”。就是要我们刻苦学习新知识，应用新技术，尽力保护患者脏器的功能，切实减少医源性损伤，努力加快患者的康复，提高患者的生活质量。

胆道外科疾病是一类常见病、多发病，发病常较急剧，患者痛苦难忍。胆道系统的解剖组织结构复杂，变异难测；生理功能复杂，而且十分重要；毗邻关系紧密贴连，盘根错节。因而，胆道外科疾病一旦发病，累及脏器较多，病理变化多端，手术治疗困难，潜在危险性大。倘若贻误诊断，治疗不当，则后果严重。

我的老师李清潭教授于 1978 年编写了一本《胆道外科学基础》，由于当时市面上偏重于临床治疗的著作已有多本，而着重临床及基础方面的专著则鲜有面市，故该书出版后深受医学界同仁的好评。他治学严谨，精益求精，原本想在数年后再版该书，不幸夙愿未偿。为完成老师的遗愿，我组织人员，以《胆道外科学基础》为蓝本，于 1994 年编写了《胆道外科学》。该书由陈文庆教授和吴孟超院士作序，出版后社会反响较好，并在 1995 年第七届全国优秀科技图书评选中获优秀奖。该书还得到了裘法祖院士、黄志强院士的书信鼓励（图 1，图 2）。

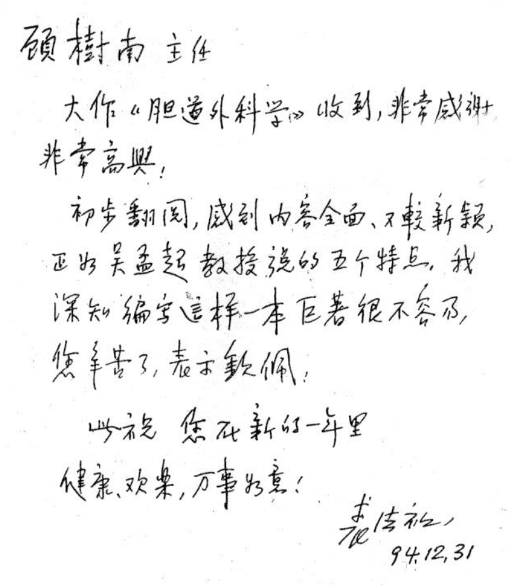

顾樹南主任

大作《胆道外科学》收到，非常感谢，非常高興！

初步翻阅，感到内容全面、又較新穎，正如吴孟超教授说的五个特点。我深知编写這样一本巨著很不容易，您辛苦了，表示欽佩！

此祝 您在新的一年里健康、欢乐，万事如意！

裘法祖

94.12.31

图 1　裘法祖院士的贺信

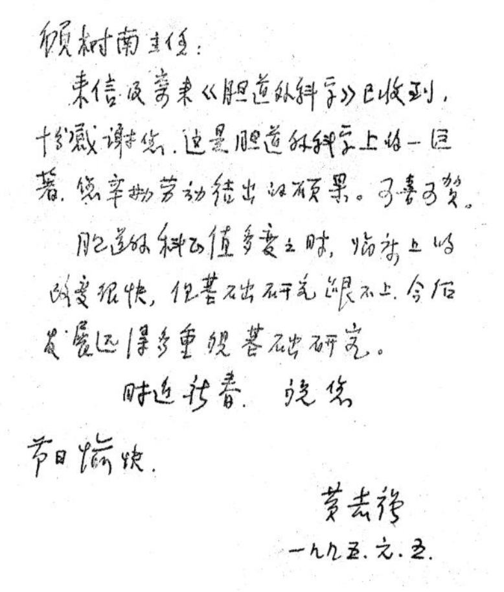

顾树南主任：

来信及寄来《胆道外科学》已收到，十分感谢您。这是胆道外科学上的一巨著，您辛勤劳动结出的硕果。可喜可贺。

胆道外科正值多变之时，临床上的改变很快，但基础研究跟不上。今后发展还得多重视基础研究。

时近新春，祝您

节日愉快。

黄志强

一九九五.元.五.

图 2　黄志强院士的贺信

随着医学科学技术的发展和医疗模式的转变，《胆道外科学》已远远不能适应临床的需要。期间有不少读者希望该书能予再版，以满足广大临床医生的需要。特别是杨玉龙等教授，在几次学术会议上相遇时，总是盼望我再版《胆道外科学》，还表示要积极参与。同仁们的殷切期望、热情支持使我很受感动，但我总感到自己才小任大、财匮力绌、才识不逮而忠实有余，不敢轻易承诺。后向院领导汇报，得到了鼓励和支持。各位参编人员在百忙中废寝忘食，笔耕不辍，业经 2 年多的辛勤工作，终于完成了这部《现代胆道外科学》的编著。

《现代胆道外科学》分 6 篇，共 40 章，书中对胆道外科领域的新理念、新技术和新方法做了尽可能详尽的介绍，力求成为能反映现代胆道外科发展水平的一部专著。

本书在编写时体现了胆道外科理论的先进性、疾病知识的系统性和诊疗技能的实用性，使读者在参阅时能感到既方便又实用，有所获益。

书中概括叙述了胆道系统的解剖和生理；扼要介绍了胆道外科疾病的检查和影像学诊断技术；重点阐述了胆道疾病的发病机制；特别强调了胆道外科疾病的围手术期处理和对医源性损伤及并发症的防治。弄清肝、胆、胰的解剖是进行手术的基础，结合临床手术的需要，本书对手术中可能遇到困难的解剖部位给予较详细的描述，对易发生意外的部位，在手术技巧上详细介绍了防范的对策和处理经验。

在胆道疾病中，胆结石是一个突出的“老大难”问题，书中对胆红素的代谢和转运因子的作用、胆汁成分的变化、胆石形成的机制、胆道细胞在术后胆管狭窄中的作用，以及对碎石、溶石的进展做了较为详细的介绍。本书对超声、计算机体层扫描（CT）、磁共振成像（MRI）、正电子发射计算机体层显像（PET/CT）检查及胆道外科疾病的数字化虚拟系统的临床应用，做了详细的介绍。这样，有助于更好地明确诊断、分析胆道疾病的毗邻解剖，有利于外科精准地切除病灶，从而更好地保护组织器官的功能；对肝脏储备功能的检查及评分做了详细的阐述，从而有助于对手术适应证的选择和重视对脏器的保护。

微创外科是在传统外科的基础上发展起来的，传统外科是微创外科的基石。传统外科学的许多理论、原则是几代外科先驱者在医疗实践中不断探索、不断总结出来的宝贵经验。创新是胆道外科发展的灵魂和动力。高科技医学设备的日新月异，医疗器械的不断革新，使微创外科得以迅速发展。本书详细介绍了腔镜、腹腔镜和机器人手术的技能，并强调了手术是一把“双刃剑”，在解除疾苦的同时对机体也会造成一定的损害。若在术中发生医源性损伤，则后果极为严重。因为受害者不仅是患者一个人，而且会影响患者的家人，甚至在社会上产生不良影响。事实上，发生的医源性损伤，特别是胆管损伤，处理上非常困难。大多数胆管损伤仍需由传统外科手术来解决，而且强调要由经验丰富的医生来处理。因此，外科医生一定要打好传统外科的基础，汲取传统外科的经验，重视传统外科的发展；在手术时务必谨慎小心、如履薄冰，把患者生命安全放在第一位，杜绝手术成功了，而患者不幸死亡的悲剧。

书中还对胆道外科疾病的有关病症和综合征做了系统的归纳和总结，使读者能扩大视野，进一步了解胆道外科疾病与其他疾病的关系，充实医学知识；一些疑难杂症、典型的病例，有些是编者亲身经历的，但大多是从文献中收集，并给予实例介绍，以引以为鉴，避免重蹈覆辙。本书对胆道外科疾病诊治中的一些尚有争议的问题用专门的章节做了讨论，以期百家争鸣、百花齐放，旨在用循证医学（evidence-based medicine）来推动对这些疾病的深入研究，用证据来说话，科学地进行评估。

现代医学科学的发展，既有精细的分科，又有多学科的合作；既有各专科向高新尖发展，又有各学科间的相互渗透融合。因此，临床医师应务必夯实基本理论和基本知识，在基本技术操作上下工夫。书中对与胆道外科有关的基础知识做了归纳和提高，强调了掌握胆道外科基本理论、基本知识和基本技术的重要性。书中的插图、附表及资料部分引自国内外文献资料，但均结合各位编者多年的医疗、教学、科研的体会给予介绍，使本书增添了不少活力。

本书承蒙施维锦教授主审，黎介寿院士、吴孟超院士作序，这是对我们极大的关怀和鼓励，必会铭记在心！在本书的编写过程中得到了中国人民解放军兰州总医院尹强院长、复旦大学附属华山医院蔡端教授、复旦大学出版社医学分社王龙妹总编的关心和支持，以及医学界同仁的关爱。上海新科医院马磊主任和温玮玮护士长、上海天伦医院敖金文主任等在绘图、摄影、制表、校对等方面做了大量工作。在此对所有提供支持和帮助的人表示衷心的感谢！

在编写时编者们虽已尽全力，但由于知识水平有限、经验不足，疏漏和错误在所难免，敬请医学界同仁和广大读者赐教斧正。

顾树南

2017年9月18日于上海

CONTENTS 目　录

第一篇　肝脏、胆道、胰腺的应用解剖与生理功能

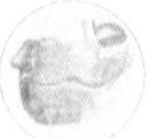

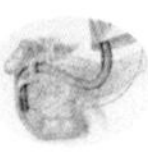

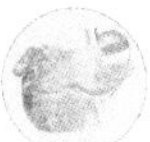

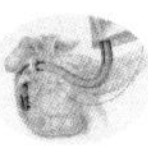

第四篇　胆道外科疾病的手术治疗

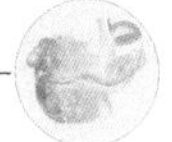

第五篇　胆道外科疾病的其他治疗

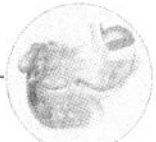

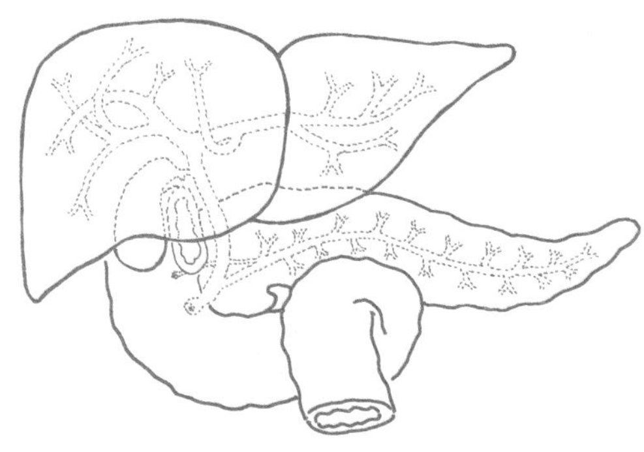

第一篇
肝脏、胆道、胰腺的应用解剖与生理功能

Gan Zang Dan Dao Yi Xian De Ying Yong Jie Pou Yu Sheng Li Gong Neng

肝脏、胆道、胰腺的应用解剖

解剖学对外科医生来说是一门不可替代的重要基础课程，因为外科医生需要用手术刀来治病。人的每一个器官皆有其特定的功能，器官的形态、结构是器官功能的物质基础，功能的改变影响器官的形态、结构，形态、结构的改变又会进一步影响器官的功能。器官的形态、结构及其功能既相辅相成，又相互制约。

胆道外科医生只有充分掌握器官的形态、结构和功能、脏器的毗邻关系、脉管的行径，才能理解人的生理现象和病理过程。否则就无法判断器官组织的正常与异常情况，区别生理与病理状态，更不可能对疾病做出正确的诊断。

胆道外科的解剖极其复杂，脉管盘根错节，毗邻关系十分重要。胆道外科医生应在术前对解剖做好功课，温故而知新，做到胸有成竹；术时要对解剖层次了然于心，谨慎小心，如履薄冰，做到尽量减少医源性损伤。手术过程中医生千万不可掉以轻心。倘若发生胆管损伤，则后果严重。患者会万分痛苦，医生自己也会后悔终生。

1.1 肝脏的解剖

1.1.1 肝脏的位置

肝脏(hepar)是人体最大的实质性器官，呈赤褐色。血运丰富，组织脆弱。肝脏有分泌胆汁和对多种物质有合成、分解、转化、储存及解毒等重要作用。肝细胞也能合成一些重要物质，有的物质可直接释放入血液，对调节机体的正常生命活动起重要作用。肝脏的大小因人而异，一般左右径(长)约 25 cm，前后径(宽)约 15 cm，上下径(厚)约 6 cm。成人肝脏的重量为 1 200～1 600 g，相当于体重的 2%。

肝脏表面有 2 层被膜，外层为腹膜，内层为纤维膜。肝脏除脏面的胆囊窝、膈面后部的裸区、腔静脉沟及肝门等处外，均被有腹膜。在腹膜与肝实质间，有一层完整的结缔组织膜，称为肝纤维膜(hepar fibrous membrane)。此膜在肝门处包绕着进入肝门的门静脉、肝动脉、肝管、神经和淋巴管等。

肝脏的大部分位于右上腹部，隐藏在右侧的膈下和季肋深面，仅小部分超越正中线而达腹上部和左季肋部。它的上界达右侧锁骨中线上的第 5 肋间，下界约与右肋缘平行。肝脏呈一楔形，右侧钝厚而左侧扁窄，外观可分为左、右、前、后 4 缘和膈、脏 2 面。膈面光滑，呈圆形而隆凸，大部分与膈肌相贴附(图 1-1)。

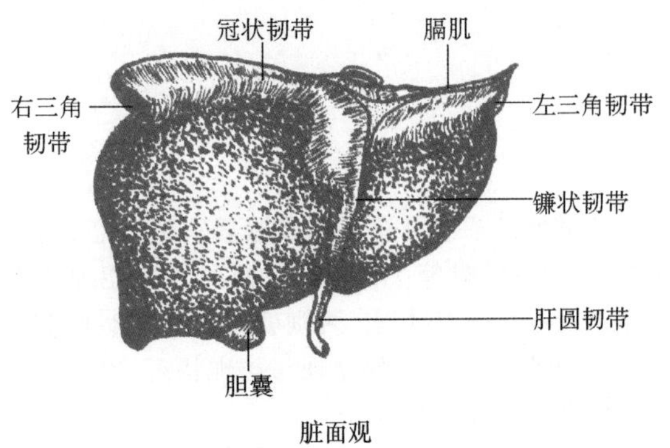

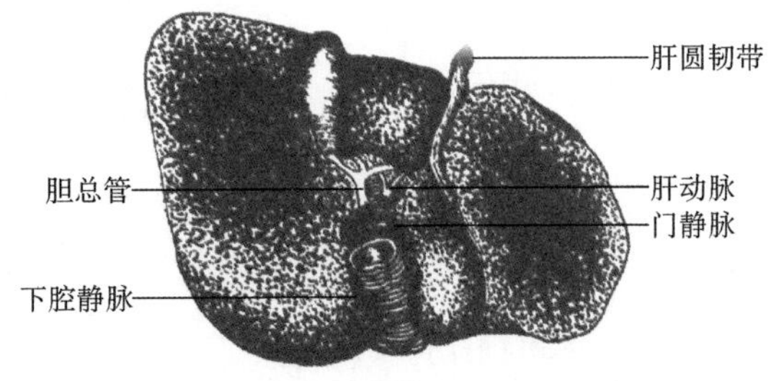

图 1-1 肝脏的外形

肝上侧凸面即膈面与膈左、右穹隆凹面相适应。下部两侧和前侧与肋软骨、肋骨相邻。肝脏的前面一部分在腹壁中部，右侧第 9 或第 10 肋软骨前端连合线上部与前腹壁相邻。肝前缘的肝切迹位于正中线的偏右侧。

肝脏的前上面有纵行的镰状韧带，前下缘有肝圆韧带；镰状韧带向后上方延伸称为冠状韧带，后者又向左、右两侧伸展形成左、右三角韧带。这些韧带将肝脏固定在膈肌和前腹壁上。在肝脏下面，还有肝胃韧带和肝十二指肠韧带。后者含有门静脉、肝动脉和胆总管。

1.1.2 肝脏的裂隙

肝脏的裂隙有正中裂、左叶间裂、右叶间裂、左段间裂、右段间裂和背裂。

(1) 正中裂(fissura media) 正中裂亦称主肝门裂(main portal fissure)。此裂在膈面，起自胆囊窝的中部，向后上方抵达下腔静脉的左侧(肝左静脉注入下腔静脉处)。正中裂的平面内有肝中静脉通过。正中裂将尾状叶分为两半，但有时也可不通过尾状叶的中央，而是将尾状叶与尾状突分开。即除尾状突之外，尾状叶全部属于左肝部。

(2) 左叶间裂(left interlobar fissure) 左叶间裂位于正中裂左侧的矢状裂，从脐切迹向后上行抵肝左静脉注入下腔静脉处。在膈面相当于镰状韧带附着线，其中有肝圆韧带、静脉韧带及肝左静脉的属支(左叶间小静脉)经过。将左半肝分为左内叶和左外叶。

(3) 右叶间裂(right interlobar fissure) 右叶间裂位于正中裂的右侧，自肝右静脉汇入下腔静脉处起，斜向右前方再弯向肝的右下缘，距右肝缘约 1/3 处。沿肝的膈面直行向上。此裂相当于肝右静脉纵行的平面，将右肝部分为右前叶和右后叶。

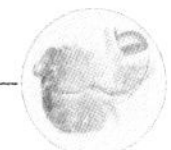

(4) 左段间裂(left intersegmental fissure)　左段间裂在膈面自肝左静脉汇入下腔静脉处，向左下弯行，呈水平位越过左叶，止于脐静脉窝。多数是止于脐静脉窝上 1/3 处。此裂将左外叶分为上、下 2 段，即外上段和外下段。

(5) 右段间裂(right intersegmental fissure)　右段间裂自横沟右方(肝门的右切迹)横过右叶抵于右叶外侧缘中点的前面。右后叶被此裂分为后上段和后下段。

(6) 背裂(fissura dorsalis)　背裂位于肝静脉汇入下腔静脉处，在肝的上极形成一弧形线。此裂为尾状叶的边界，正中裂与此裂交叉，将尾状叶分为左、右两部。

以上各裂将肝脏分为 5 叶 6 段(图 1-2)。即正中裂将肝分成左、右两半肝。左半肝又被左叶间裂分成左外叶和左内叶；左外叶被左段间裂分为上、下两段。右后叶也被右段间裂分为上、下两段。右半肝又被右叶间裂分成右后叶和右前叶。背裂划出了尾状叶，尾状叶又被正中裂分为左、右两段，并分别属于左、右半肝。这种肝叶的划分法对于肝脏疾病的定位诊断和肝叶的切除具有重要的临床意义。

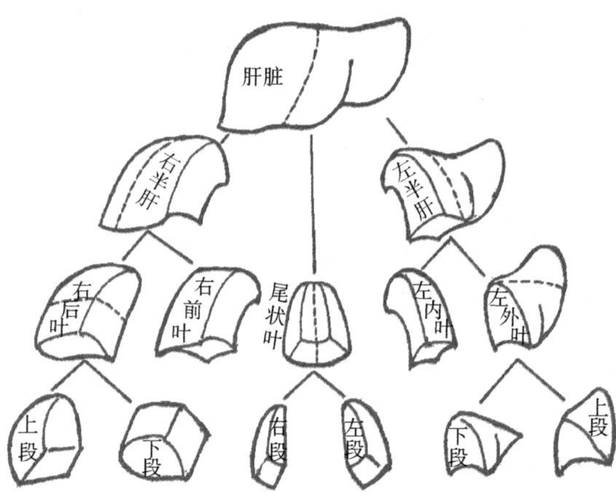

图 1-2　肝脏的 5 叶 6 段

1.1.3　肝脏的分叶与分段

(1) Cantlie 线与肝的左右叶　1897 年，Cantlie 首先提出了肝脏是一个双侧性器官的概念(the concept of the bilaterality of the liver)，其左、右分界线是沿胆囊窝中线至下腔静脉左缘的一个倾斜的平面。这条分界线称为 Cantlie 线(Cantlie line)。Cantlie 线虽然在外观上并无明确的解剖学标志，但通过 Cantlie 线的平面确实可将肝脏分成真正的结构上和功能上的左、右两半。

(2) 5 叶 4 段划分法　该法是国内常用的肝脏分区法(图 1-3)。肝脏以肝内血管和肝内裂隙为基础，可分为 5 叶 4 段：即左内叶、左外叶、右前叶、右后叶及尾状叶。左外叶又分为左外叶上段和下段。右后叶又分为右后叶上段和下段。

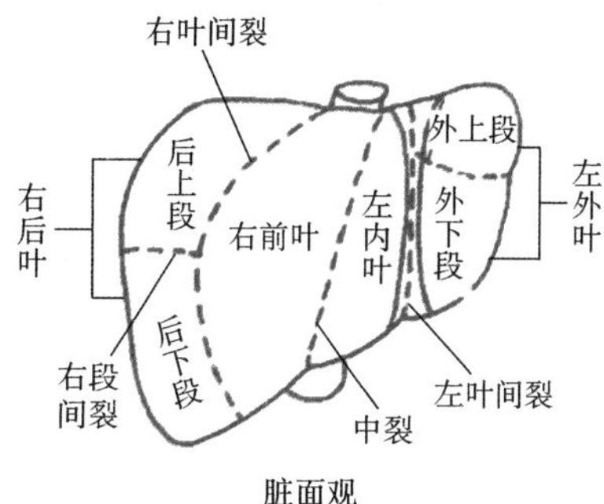

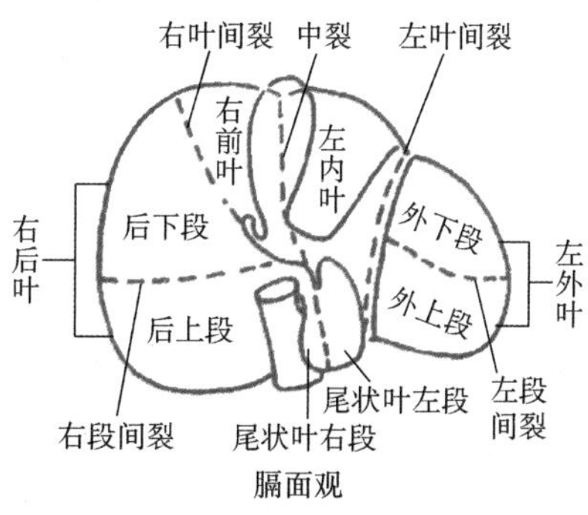

图 1-3　肝脏的裂隙和分叶分段

(3) 以 Healey 解剖为基础的肝脏划分法　这种分类主要在美国通用，是以 Healey 解剖为基础，以胆管和肝动脉为肝内区段作为分界标志(图 1-4)。

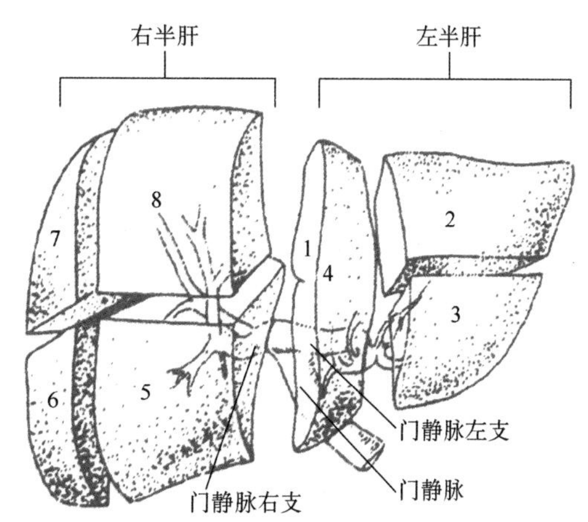

图 1-4　以 Healey 解剖为基础的肝脏划分法

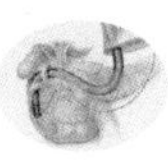

将肝脏划分为 2 个半肝(hemiliver)、4 个区(section)和 8 个段(segment)。左半肝(left hemiliver; segment 2, 3, 4)又分为左外叶(left lateral section; segment 2, 3)和左内叶(left medial section; segment 4)。右半肝(right hemiliver; segment 5, 6, 7, 8)又分为右前叶(right anterior section; segment 5, 8)和右后叶(right posterior section; segment 6, 7);最后一段即为尾状叶(caudate lobe;segment 1)。

(4) Couinaud 肝脏分段法　此法是以肝静脉为分段界限,用门静脉为分界标志,将肝脏分为 2 个半肝、4 个扇区(sector)和 8 个段(section)(图 1－5)。左、中、右 3 支主肝静脉走行区所形成的纵形切面将肝脏分隔成 4 个扇区,每个扇区又被门静脉左、右支的水平切面分成上、下两段。4 个扇区不包括尾状叶。尾状叶(segment Ⅰ)为肝背扇区,位于肝脏后面的中间部分,处于肝脏主体和下腔静脉前缘之间的肝脏部分,是一个自主段,划为Ⅰ段。肝中静脉切面(肝中裂)将肝脏分为左半肝(left hemiliver; segment Ⅱ, Ⅲ, Ⅳ)和右半肝(right hemiliver; segment Ⅴ, Ⅵ, Ⅶ, Ⅷ)。该切面的肝表面位置为胆囊窝中部至腔静脉左缘连线。肝左静脉切面(左叶间裂)将左半肝分为左外扇区(left lateral sector; segment Ⅱ, Ⅲ)和左内扇区(left medial sector; segment Ⅳ)。以门静脉左支水平面为界,左外扇区的上部为Ⅱ段,下部为Ⅲ段。左内扇区Ⅳ段,在外科临床上还进一步将其分为Ⅳa 亚段和下部的Ⅳb 亚段。肝右静脉切面(右叶间裂)将右半肝分为右前扇区(right anterior sector; segment Ⅴ, Ⅷ)和右后扇区(right posterior sector; segment Ⅵ, Ⅶ);以门静脉右支水平面为界,右前扇区上部为Ⅷ段,下部为Ⅴ段。右后扇区上部为Ⅶ段,下部为Ⅵ段。1989 年,Couinaud 根据研究结果,又将肝背扇区分为Ⅰ段和Ⅸ段。Ⅰ段位于肝背扇区的左侧,前界由肝门板分隔,上界是肝左静脉,右界是下腔静脉左缘,左界是腔静脉沟。Ⅸ段位于Ⅰ段的右侧和下腔静脉的右前方,其左界是Ⅰ段,前界是右肝门管根部和Ⅷ段,右界为Ⅶ段,后界是下腔静脉,上界是肝中静脉和肝右静脉的末端部分。同时,Couinaud 还将肝背扇区Ⅸ段分为 b、c 和 d 3 部分。在最左侧的部分是Ⅸb,位于肝右静脉和肝中静脉之间。Ⅸ段的中间部分即为Ⅸc 段,位于肝右静脉的下方。Ⅸd 段为最靠右侧的部分,位于肝右静脉的后方。

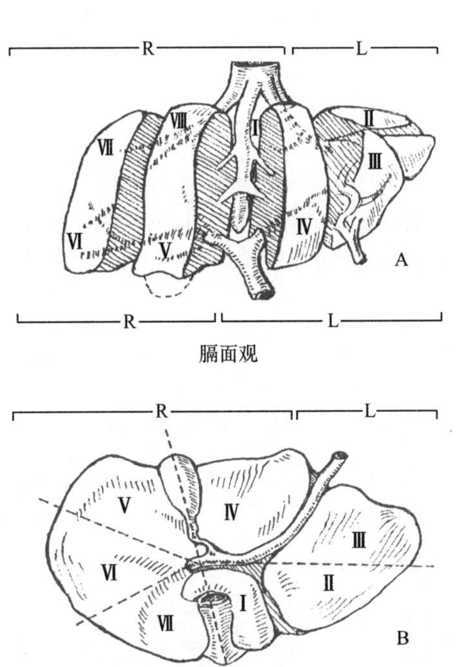

图 1－5　Couinaud 肝脏分段

肝尾状叶(hepatic caudate lobe)是一个具有独立胚胎学起源、有独立血供和独立胆管引流的肝叶。位于第 1 肝门的后方,下腔静脉的前方和侧方。其左侧边界游离,覆盖于肝胃韧带之下;其右侧与肝的Ⅴ、Ⅷ、Ⅵ、Ⅶ段肝实质相互延续,没有明显的解剖学界限。由于其位置深在,与周围重要器官的关系密切,临床上对其的手术需格外谨慎小心。Kumon (1985)根据肝铸型标本的研究,将肝尾状叶分成 3 个组成部分,即 Spigel 叶(固有尾状叶)、腔静脉旁部(paracaval portion)和尾状突(caudal process)。姚和祥(2011)对 35 个正常新鲜肝标本施行解剖,事前经门静脉灌注硫酸钡胶以观察尾状叶的门脉系统分支情况,结果也证实尾状叶由如下 3 个部分组成。①Spigel 叶:位于下腔静脉左侧。若将其从与之毗邻的下腔静脉、尾状突和与之相连的肝组织桥剥离,则其形态似呈三角形,有 3 个面底和顶部。3 个面为背面、静脉韧带面和腔静脉面。其中背面平滑。静脉韧带面为一倾斜的平面,与深处的静脉韧带和其前面的小网膜相毗邻,此面也较平滑。腔静脉面系呈向左凹陷的平面,包绕着下腔静脉左壁。顶部为 Spigel 叶上端,其上前侧有左肝静脉横过,右侧与肝中静脉根部毗邻。Spigel 叶的底部不是一个平面,而是指第 1 肝门裂以下的尾状叶肝组织,右侧与尾状叶突相连。此处有来自第 1 肝门的胆管及门静脉,

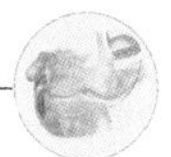

并有肝动脉分支出入。Spigel 叶有 1～4 支回流静脉，直接汇入下腔静脉。在腔静脉的前端与静脉韧带面之间，间隔一薄层肝组织桥。在剥离的 Spigel 叶的前侧形成一嵴状突起，此嵴与左内叶的后部相连。②腔静脉旁部：位于腔静脉右侧及前面，包括第 1 肝门右端后方、下腔静脉前面的肝组织。其上界达右肝静脉根部，左侧界为 Spigel 叶，右侧界与右肝后叶融合在一起，无明显的自然分界。一般以右后门静脉上段支为界。其血供主要来自门静脉右支及右后上段支，胆管汇入右肝管及右后上段支肝管。静脉为 1～4 支肝短静脉，分别直接汇入下腔静脉。③尾状突：对于尾状突的部位和范围，各学者的描述不尽相同。Yanaga(1994)认为尾状突是位于门静脉干上端、门静脉系右支与下腔静脉之间的肝组织。也有学者认为尾状突为一宽 1～2.5 cm 的窄条状肝组织，位于第 1 肝门的后方，下腔静脉的前方。在肝的脏面分开第 1 肝门和下腔静脉，左连 Spigel 叶，右连尾状叶右部(腔静脉旁部)。Couinaud 将肝尾状叶分成左、右两部分。左部分即 Spigel 叶，也称Ⅰ段左部(ⅠL)；右部分包括腔静脉旁部和尾状突，也称ⅠR 或 Couinaud Ⅸ段。

1.1.4 Glisson 蒂

肝脏是由肝实质和一系列管道结构组成。肝内管道包括一个 Glisson 系统和一个肝静脉系统。前者又包括门静脉、肝动脉和肝胆管 3 个系统。不论在肝内或肝门附近，此三者都在一起走行，经肝脏脏面的肝门(称为第 1 肝门)出入(图 1-6)。肝静脉是肝脏的输出血管，单独构成一个系统。它的主干位于 Glisson 系统的叶间裂或段间隙内，收集肝脏的回心血液，经肝脏后面的腔静脉窝(称为第 2 肝门)汇入下腔静脉。

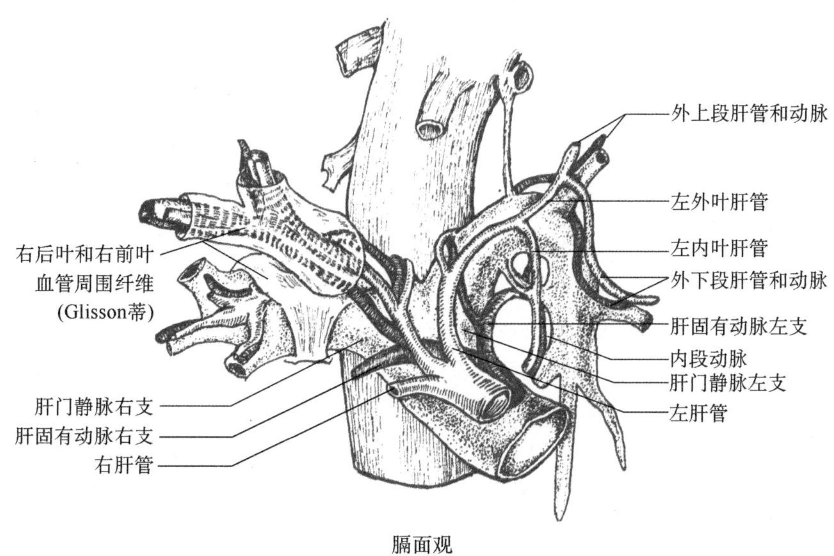

图 1-6　肝门结构关系(引自张朝佑，1998)

Glisson 蒂(Glisson pedicle)是指肝十二指肠韧带上端所包含的门静脉、肝动脉和肝胆管 3 个系统及肝脏的神经(肝前、肝后丛)和淋巴系统。这些 Glisson 蒂中的各内容物在到达肝门处便分成相应的分支，通过肝门处的横沟、右切迹和脐静脉窝而进入肝内。因此，在网膜孔(Winslow foramen)处 Glisson 蒂的全部结构均可被捏于拇指和示指之间。在肝脏手术中可利用此法达到暂时压迫止血的目的。因肝脏复杂的解剖关系、丰富的血液供应和重要的生理功能，在做肝切除手术时，有效地控制出血和最大限度地保护残留肝脏的肝功能至关重要。

Takasaki(2007)对肝脏解剖进行了深入的研究后指出，Glisson 系统由门静脉、肝动脉和肝胆管 3 种脉管系统组成。包绕 Glisson 系统外部的膜称之为 Glisson 膜，包括肝外包膜、延伸至肝内并包裹门管三联和肝内的 Glisson 系统的结缔组织和部分腹膜。其中包裹肝内 Glisson 系统的 Glisson 膜，又称为 Glisson 鞘。他结合临床肝切除的实践经验提出了 Glisson 蒂横断式肝切除的方法(Glisson pedicle transection method for hepatic resection)。该法不需要解剖 Glisson 鞘内结构。因门静脉在肝内的走行可将肝脏分为左段、中段、右段和尾状叶。每个肝段则由 2～8 个锥形单元构成。每个锥形单位元由相应肝段发出的 Glisson 蒂 3 级分支供应血液。无论在肝门部还是在周边的肝实质内，Glisson 鞘始终将门静脉、肝动脉和胆管所组成的脉管包绕在一起，手术时可视作为一个整体，一并处理。据此理论，可按临床手术的要求，进行相应区域 Glisson 蒂的阻断，施行肝切除手术。这种解剖性肝切除的方法具有控制出血佳、最大限度保留残肝功能和减少肿瘤肝内转移等优点，且操作安全，是一种可行的手术方法（图 1－7）。

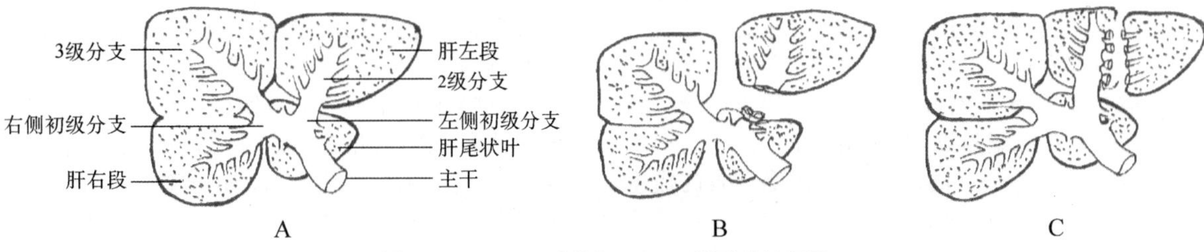

图 1－7　Glisson 系统和 Glisson 蒂手术示意图

A－Glisson 系统的肝段划分图　B－左半肝切除术的示意图　C－左外叶切除术的示意图

对于施行左半肝切除的患者，则需依次游离肝圆韧带、镰状韧带、左三角韧带和左冠状韧带。切开左肝蒂腹膜，分离前方结缔组织。然后再分离 Glisson 鞘与肝实质间组织，解剖并游离出左肝蒂起始部，并结扎、切断左肝蒂。施行左外叶切除的患者，则需解剖、结扎、切断发自脐静脉窝左侧的 Glisson 蒂左段分支的 3 级分支。

1.1.5　肝门

肝脏的脏面有 2 个纵沟和 1 个横沟，构成“H”形。右纵沟由胆囊窝（gallbladder fossa）和腔静脉窝组成，左纵沟由脐切迹和静脉韧带组成，横沟连于 2 个纵沟之间，为肝门（porta hepatis）所在。在横向的右端常见有一侧沟，伸向肝的右外方，称为右切迹。从这些沟内容易分离出门静脉、胆管和肝动脉分支。肝脏的后面有腔静脉窝，为肝静脉汇入下腔静脉处。

肝门常包括肝门和右切迹，有时也包括肝圆韧带裂即脐静脉窝，在肝门处，胆管与血管之间的关系既密切又复杂，但当进入肝脏后，彼此间的关系便相对恒定。一般来说，门静脉的位置较为恒定。在肝门处，这三者的关系一般是左肝管、右肝管及肝总管在前方，门静脉及其左干、右干在后方，而肝动脉的左支、右支则在其中间（图 1－8）。左肝管和右肝管的汇合点最高，经常深藏在肝脏的横沟内，门静脉的分叉点次之，肝动脉的分叉点最低（图 1－9）。肝门处血管及胆管的异常较为多见，特别要注意的是右肝管和左肝管的汇合部，常位于门静脉左支角部的前方，而门静脉的左支常又从左肝管近端的前方跨过。若不注意，术中可能发生误伤而造成严重后果。

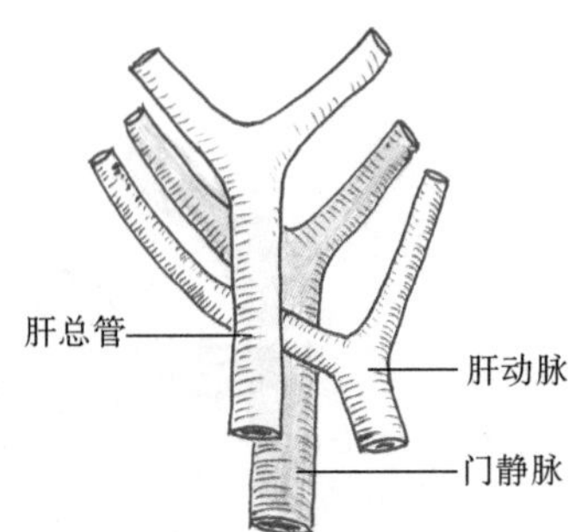

图 1－8　肝总管、肝动脉和门静脉在肝门部的解剖关系

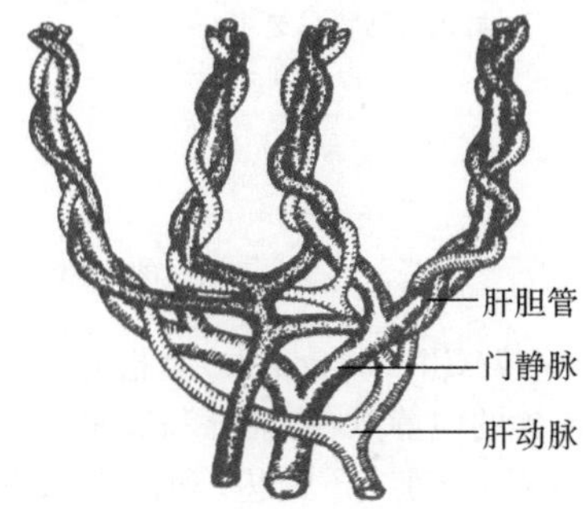

图 1－9　门静脉、肝动脉和肝胆管 3 个系统在肝内外的解剖关系和走行

肝门板（hilar plate）是肝胆外科在肝门部手术中的一个重要解剖结构。肝门板实质上是肝门处增厚

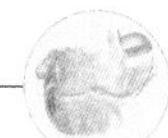

的肝纤维性包膜。门板(portal plate)是由几个部分组成:在肝门的中央部分称为肝门板;向右侧为胆囊板(gallbladder plate),其将胆囊床与肝实质分开;向左侧为脐板(umbilicus plate),它覆盖脐静脉窝和肝圆韧带的前面。肝门板覆盖着肝门的结构,其上缘无重要的胆管或血管分支穿过,故可以将肝门板与肝实质分开而不发生组织损伤和出血。在肝门处,门静脉分支与纤维包膜之间,有疏松的结缔组织相隔,易于分离;但肝的外层结缔组织鞘则与肝门板的纤维交错连结,不易分离,故在肝门部手术时往往将肝门板作为胆管的一部分来游离。

1.1.6 肝后下腔静脉间隙

肝后下腔静脉间隙(retrohepatic tunnel)是指位于肝背侧下腔静脉窝和下腔静脉之间的一个潜在性间隙。其前壁为肝尾状叶的腔静脉窝,后壁为肝后下腔静脉,左侧为肝尾状叶的左侧部(Spigel 叶)及肝短静脉,右侧为尾状叶的腔静脉旁部。潍坊医学院(2006)对 10 例尸肝进行研究,测得肝后下腔静脉前间隙的长度最长为 74.86 mm,最短为 45 mm,平均为(57.76±9.65)mm;肝后下腔静脉前间隙的宽度最长为 13.10 mm,最短为 5.82 mm,平均为(9.17±2.30)mm。在此间隙内存在着有重要解剖学意义的第 2 肝门(肝左静脉、肝中静脉和肝右静脉汇入下腔静脉处)和第 3 肝门(肝短静脉汇入下腔静脉处)。2001 年,Belghiti 等利用止血钳插入肝后下腔静脉前间隙(图 1-10),在止血钳的引导下绕肝穿拉过橡皮带,并在此带的提拉辅助下不游离肝脏而仅利用这前入路完成了右半肝切除术。Belghiti 称此技术为肝提拉法(liver hanging maneuver)。同期,也有其他学者报道用常规方法不能切除的巨大肝癌,在采用此法时也证实肝后下腔静脉前确实存在着一个潜在且可分离的间隙。通过切断肝圆韧带、镰状韧带,游离第 2 肝门,解剖出肝上静脉窝即肝后下腔静脉前间隙出口。将肝带向左上方牵拉,打开肝尾状叶与下腔静脉之间的腹膜层,结扎切断数条肝短静脉后,即可解剖游离出肝后下腔静脉前间隙的入口。肝后下腔静脉前间隙的入口位于右下肝静脉(inferior right hepatic vein, IRHV)的左侧。此时用两手示指自肝后下腔静脉前间隙出入口行钝性分离,试探示指对接,若成功即表示肝后下腔静脉前间隙已分离贯通。切开肝实质则能完全显露出肝后下腔静脉前间隙。通过以上的解剖学研究及实际临床应用,李森等(2006)指出,采用临床手术解剖学的方法,能够精确地将肝上静脉窝(fossa venae)内由结缔组织包裹的下腔静脉前壁与肝脏分离开,同时可将肝尾状叶与下腔静脉的间隙分离开,上下钝性分离对接贯通形成了手术解剖新的入路。根据这一原理对难切性肝癌、尾状叶肿瘤、肝巨大血管瘤及背驮式肝移植的病肝切除均可采用该手术入路。李森等根据肝后下腔静脉间隙的解剖特点,由此作为入路,已成功施行 6 例巨大肝癌、血管瘤切除及 1 例背驮式肝移植病肝的切除。手术均取得成功,且未发生相关并发症。

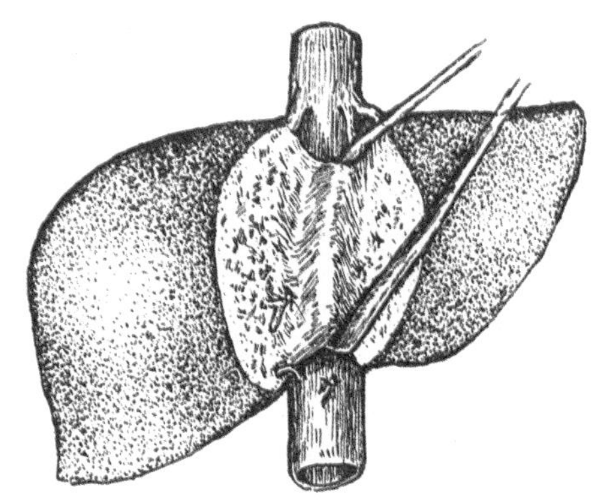

图 1-10 肝后下腔静脉前间隙

1.2 胆囊及其附属部分

1.2.1 胆囊

胆囊(gallbladder)是一个梨状的肌膜袋,长 4～12 cm,宽 3～5 cm,容积 40～60 ml,内压 2.94 kPa(30 cmH_2O)。位于肝右叶脏面的胆囊窝(fossa for gallbladder)。胆囊的后上侧(约占胆囊表面 33%)与肝右叶脏面的胆囊床相连,并与较小血管甚至胆小管相通。其余部分被腹膜所包裹,紧紧相连,为浆膜。由于胆囊腹膜反折覆盖于肝脏,故与肝脏相对地形成一个腹膜外间隙。约有 10%的胆囊完全被腹膜包裹,形成肠系膜样组织并与肝脏相连,这种胆囊切除的操作较为简单。漏斗部也称鹅颈或 Hartmann 囊(Hartmann pouch),该处的浆膜颇为松弛,其间充填稀松蜂窝组织。胆囊床的左界恰为方叶的外缘,从肝门斜向右侧直达右肝前下缘。

过去,通常将胆囊分成 3 个部分,即底部、体部和颈部。后者逐渐弯曲变窄成为囊管。从应用解剖学上来讲,胆囊应分成 5 个部分:底部、体部、漏斗部、颈部和囊管。由于颈部甚短，其内层黏膜有螺旋瓣，又称为Heister瓣(Heister valve)，与囊管内的膜瓣相连，因此，不少学者将颈部和囊管统称为颈管(图1-11)。

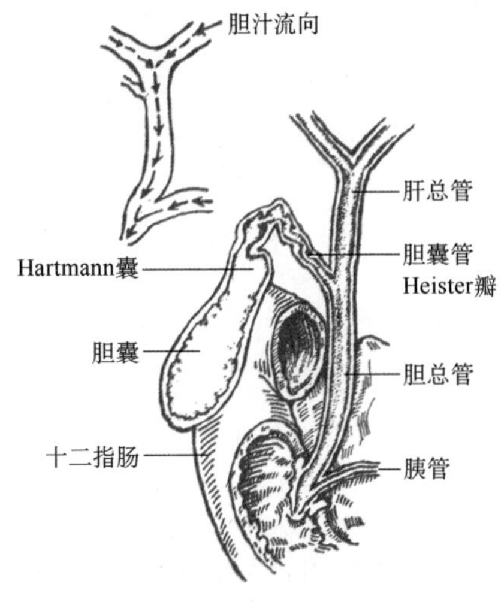

图1-11　胆囊、胆管和胰管

胆囊底部位于胆囊的远端，是游离部分；体部恰与胆囊床相连；漏斗部位于胆囊体近端下缘，而且不与其周围浆膜相连。因此，胆囊有较大的伸缩性。胆囊颈很短，在漏斗部和囊管之间突然弯向右上方，恰和其内层黏膜瓣相当。胆囊管从颈端弯向左上。整个颈囊管形状颇似"S"形虹管。由于漏斗部和颈的壁层有较丰富的肌纤维，因而在收缩时有虹吸作用。

胆囊壁可分为黏膜、肌层和外膜3层。

(1) 黏膜　胆囊的黏膜形成许多高且有分支的黏膜皱褶，皱褶彼此重叠，形成肉眼可见的皱襞网。皱襞可随胆囊壁的扩展程度而改变其高度。黏膜皱襞的存在显著地增加了黏膜的面积，从而大大增加了黏膜对胆汁的吸收能力。黏膜似直接与纤维肌层相连。黏膜下层是极不发达的。黏膜为金黄色，由单层高柱状上皮细胞构成，这种细胞具有吸收作用，从而使胆汁得到浓缩。过去认为黏膜腺普遍存在而以漏斗部为多。目前的研究表明，黏膜腺仅在胆囊底部和漏斗颈部才有。黏膜层无杯状细胞。上皮细胞顶部稍隆凸，有不明显的纹状缘。细胞顶端的胞质内含有中性脂滴及类脂质小泡，还有一些黏液颗粒。细胞核呈卵圆形，位于细胞基底部。固有膜较薄，其中富有大量的弹力纤维、小血管和淋巴管。有时在固有膜或肌层可见由上皮凹陷而成的小窝，似腺窦，这就是所谓的Rokitansky-Aschoff窦。胆囊底和胆囊颈的腺窦，还可分泌黏液。当胆囊炎合并胆囊管梗阻时，胆囊一方面不断吸收胆汁，另一方面又持续不断地分泌黏液，因此形成胆囊的黏液性积液。

(2) 肌层　胆囊的肌纤维以底部和漏斗部为多。肌层由2层肌纤维组成，内为纵行，外为螺旋形。更重要的是，肌纤维并不彼此相连，而由疏松结缔纤维所支持。因此，合宜的定义应是结缔纤维肌层为介于肌层和浆膜之间的一层疏松的蜂窝组织，内有丰富的淋巴管和小血管。在胆囊发生急性炎症时可因明显水肿而将浆膜顶起，因而便于手术剥离。

(3) 外膜　胆囊的外膜较厚，胆囊与肝相接触的部分为纤维结缔组织，而胆囊的游离部则为浆膜。此浆膜与肝的浆膜相连续。在胆囊与肝相接处的外膜内常有一种管状结构，可能是胆管系统在发生过程中的残迹，称为胆囊下肝管(subvesical hepatic duct)。在正常的情况下，胆囊呈淡蓝绿色。当浆膜下有脂肪沉着时，胆囊呈苍白色或黄色。这种改变有时被解释为慢性胆囊炎的早期表现之一。

1.2.2　胆囊管

胆囊管(cystic duct)的长度变异很大，为1～5 cm，平均为2～2.5 cm，直径为2～4 mm。胆囊管分2个部分：胆囊颈向远侧与胆囊底形成一锐角，呈25°～35°角。大的结石嵌顿在胆囊颈部，形成Hartmann囊，有时可压迫胆总管。靠近颈部的部分较长，其内膜有3～5个Heister瓣。一般认为此瓣有调节胆汁流向及可以防止过度屈曲打折而保持管道通畅的作用。靠肝总管的部分较短，内膜光滑，管腔亦稍宽。胆囊管的正常行径和大小变动极大。一般情况下是自颈部分出后即向上与之成锐角，然后折转向左下和腹侧，与肝总管相连。胆囊管由于其与肝总管汇合部位的不同，长度变异也较大。长的胆囊管可绕成圈状，向上贴近肝门，向下贴近漏斗部(infundibulum)。个别人的胆囊管很长，可与胆总管平行，甚至单独进入十二指肠。短的胆囊管可直接和肝总管相连。在手术中要警惕，可能由于漏斗部存在结石而发生病理性扩大，致使胆囊与胆管相连通而不易区分其解剖部位。胆囊管一般多在肝十二指肠韧带中1/3范围内与肝总管汇合，下1/3者次之，上1/3者较少。由于胆囊管的变异常会导致手术困难，故在手术时应小心谨慎(图1-12)。

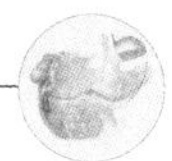

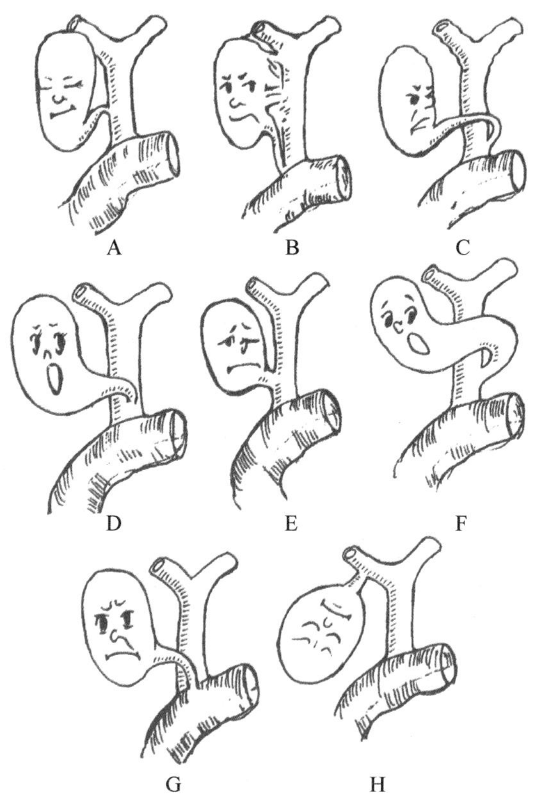

图 1－12　胆囊管和肝总管汇合的类型

各种表情提示手术时要认真操作，小心谨慎，如履薄冰，严防胆管损伤

1.2.3　漏斗颈管

漏斗颈管包括胆囊的漏斗部、胆囊颈和胆囊管，它不仅具有虹吸作用，而且还具有括约肌的作用。早在 19 世纪 50 年代即有学者在胆囊颈部发现有肌纤维束。至 1926 年，Lütkens 认为胆囊颈和胆囊管具有括约肌作用；同时亦有不少学者认为胆囊管内黏膜瓣也有括约肌的作用。近年来发现，漏斗部的肌纤维比较肥厚且具有很强的虹吸作用。当漏斗和颈部的肌纤维协同收缩时，即将囊管拉直，然后借胆囊收缩特别是胆囊底肌纤维的收缩，将胆液沿拉直的囊管腔排出。一旦在漏斗部发生炎症、萎缩、胆固醇沉积或肌纤维退化，则会影响虹吸作用，乃至不再有虹吸作用。因此，可以认为，漏斗颈管部是由一单独的和自主神经或内分泌素支配的括约肌，而且它对胆囊的排空作用影响极大。

1.2.4　胆囊三角

胆囊三角：上界为肝右叶的脏面，下界为胆囊管，内界为肝总管构成的三角，称肝－胆囊三角(cystohepatic triangle)。1890 年，Calot 在博士论文中指出其在胆囊切除时的重要性，故又称 Calot 三角(Calot’s triangle)。

但是狭义的 Calot 三角，其上界是胆囊动脉，故常称为胆囊动脉三角。因 90％的胆囊动脉、82％的肝右动脉行径此区，大多数迷走肝右动脉和副肝管亦经过此区。三角本身可因胆囊管和肝总管汇合位置和角度而变化，以及受肝动脉分支数目和毗邻关系的变异等影响，所以此三角是外科手术中极易损伤胆管、血管危险性较大的三角区，故在手术时应如履薄冰，谨慎小心，予以高度重视，千万不能掉以轻心。若左、右肝管汇合口较低，右肝管可代替肝总管。96％的胆囊动脉是经过这个三角区而后达到胆囊的，其深部有门静脉右支穿过。若胆囊管进入肝总管的位置较高，或有局部炎症，都可使胆囊三角区变小。这时胆囊管的淋巴结可因此而移落入三角区内。此外，变异的肝动脉或肝管亦常在此。正由于这些原因，外科医生称胆囊三角区为“危险三角区”。故在胆道手术时，特别是在做胆囊切除术时尤要注意这种变异，以防发生意外损伤。胆囊动脉的起源、行径和与胆囊三角的关系如图 1－13 所示。

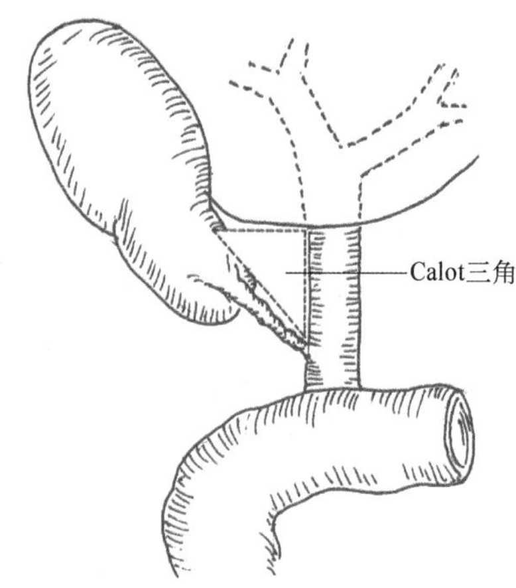

图 1－13　胆囊动脉与胆囊三角的关系

胆囊动脉 73％起始于 Calot 三角内，23％起始于三角的左侧，4％起始于三角的下方

1.3　胆囊变异

大多数胆道系统的异常是因原肠(primitive gut)的原始胚胎变异或肝囊空腔化障碍所致。先天性胆囊和胆道系统异常可以根据其胚胎发育不全来

分类(表 1-1)。胆囊异常常表现在形态、体积、数目和位置等方面。

表 1-1 胆道系统先天性异常分类

分类	病因	病征
肝囊发育畸形	发育障碍	肝脏部——胆管缺如
		胆囊部——胆囊缺如
	副胚芽	副胆囊
		双房胆囊
		副胆管、变异胆管
	变异或错位	左侧位胆囊
		肝内胆囊
	胆囊部皱折	浆膜后 Phrygian 帽
	胆囊肝桥残留	异位肝组织
		胆囊体或颈部憩室
		肝胆囊管
实性肝囊空腔化畸形	胆管空腔化畸形	副胆管和 Von Meyenburg 综合征
		胆管囊肿和成年多囊病
		肝内胆管扩张和先天性肝纤维化
		胆道闭锁
	胆囊空腔化畸形	发育不良
		胆管囊肿和成年多囊病
		哑铃状胆囊
		胆囊底憩室
腹膜皱折		先天性粘连,游走胆囊

注:本分类不包括血管异常

1.3.1 先天性胆囊缺如

在人类,先天性胆囊缺如(congenital gallbladder agenesis)或发育不全之变异极为罕见。

据统计,至 1978 年,全世界文献报道先天性胆囊缺如的病例不足 200 例。在中国医院知识库中,1994～2009 年共报道先天性胆囊缺如 72 例。其发病率为 0.007%～0.13%。至今,全世界的英文及中文病例报道也只有 400 余例。这种先天性胆囊不发育或者与正常的鼠、马及其他动物一样没有胆囊。曾有人做尸检统计,在所收集的病例中,约 2/3 患者还有其他胆道畸形或胰腺畸形;其余 1/3 可无临床症状,且其胆道可正常,仅为单纯的胆囊缺如。

先天性胆囊缺如多由胚胎发育过程中的变异引起。一是肝室头端未分出尾支,以致在发育中常伴有胆道的其他异常;二是胆囊虽然外形发育,但未呈囊状,且常伴有肝外胆道闭锁。Singh 等(1999)将先天性胆囊缺如病例分为 3 型。

Ⅰ型:多发性先天性异常型,约占 12.9%。多伴有多系统的严重解剖学异常。出生后不久即出现症状。多因心血管系统异常、胃肠道异常或泌尿系统异常而死亡。

Ⅱ型:无症状型,约占 31.5%。常在手术中或尸体解剖中被发现。

Ⅲ型:有症状型,约占 55.6%。常见的症状有上腹部不适、消化不良等,极易被误诊为其他疾病。此型中有 27%的患者有胆总管结石。

何国林(2011)报道如下 2 例先天性胆囊缺如病例。病例 1:男,63 岁。因体检发现肝脏肿瘤入院。CT 检查提示为肝右叶肿物、胆囊息肉或肿物。遂在全麻下行肝癌切除术,术中胆囊床处未发现胆囊,也未见条索状纤维痕迹。胆总管形态正常。全肝呈肝硬化改变,可触及多发囊肿,肝十二指肠韧带及肝脏其他部位未发现胆囊样结构。病例 2:女,47 岁。因反复右上腹部不适 1 年余,多次 B 超检查提示为萎缩性胆囊炎而入院。术中发现胆囊床处未见到胆囊,但可见一条索状纤维痕迹与周围粘连,结肠肝曲与胆囊床处相贴。探查肝十二指肠韧带无异常。术中 B 超检查胆总管及左、右肝脏面、膈面均未发现胆囊样结构。

还应注意,如果胆总管没有结石或其他梗阻病变,不会使胆总管明显扩大。在怀疑这种畸形并做出诊断之前,首先要排除胆囊萎缩或肝内胆囊的可能,有时两者混淆不易分清,应认真检查鉴别。在临床实践中,有时术中会找不到胆囊。这时术者应认真检查,要有耐心,不要轻易断定是先天性胆囊缺如。

马龙滨(2007)报道 1 例 67 岁女性的胆囊仅 6 mm 大小,腔内有泥沙样结石。该患者有硬化性、萎缩性、胆石性胆囊炎,胆总管结石并梗阻性黄疸。术中见胆囊萎缩于胆囊床上,并紧紧牵拉肝外胆管,使胆总管走行成角,胆囊腔与肝总管、胆总管融合形成三管汇合的一部分。

温增庆(2008)报道 1 例 48 岁女性患者,术前 B 超和 CT 检查均提示:肝内外胆管不扩张,胆囊未见。术中见肝门区及肝蒂组织结构清晰,与周围组织无粘连。再次行 B 超检查仍未探及胆囊。经过仔细解剖分离,逐一辨认,最后在右肝管距汇合部约 0.5 cm 近肝实质处发现变异胆囊。胆囊约 0.5 cm 大小,呈长条状,汇入右肝管。胆囊内有小结石 2 块,呈琥珀色。胆囊壁黏膜光滑。

上述 2 例病例,若在手术时稍有疏忽,则易误认

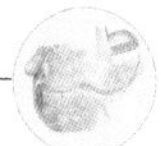

为先天性胆囊缺如。

Gross 发现先天性胆囊缺如患者女性略多见，男女之比为 1∶2。Smyth 报道先天性胆囊缺如伴有肝外胆道畸形或发育不全的患者常在出生后 6 个月内死亡。若仅胆囊缺如者，则可能活至成年。

1.3.2 双胆囊

双胆囊(double gallbladder)畸形是先天性疾病，临床上非常少见。发生率仅 0.025%。其原因是在胚胎发育的第 4 周，肠管内胚层增生突出，形成一囊，称为肝憩室。肝憩室向腹侧生长，突入原始横膈，并分为头、尾 2 支。肝憩室的基部伸长分化成胆总管，尾支即形成胆囊。在此期间，若肝憩室只分出 2 个尾支，就各自发育成 2 个独立的胆囊及胆囊管。双胆囊可都在肝右叶，或一左一右，或一上一下，或一大一小。先天性双胆囊的每个胆囊都有它自己的胆囊管分别汇入胆总管或联合成"Y"形后再汇入胆总管，或者 2 个胆囊管分别汇入肝外胆管系统。在后一种情况下，第 2 个胆囊管或副胆囊管终止于胆总管或某一肝管内。双胆囊可能分别或共同为腹膜所包裹，但是副胆囊可在任何异常的位置，且大小不同。有时副胆囊也可位于正常胆囊窝内接近正常胆囊，或位于他处，例如在肝左叶下面。在这类病例中，副胆囊可与左肝管相通。副胆囊的大小有时常与正常胆囊相仿，或略小，但其不呈梨形而常呈球形。在临床上，易把胆囊憩室或胆总管憩室误诊为双胆囊。因此，对于此类 X 线片上的影像要特别谨慎。笔者曾遇 3 例病例，在手术前误将结石性胆总管憩室诊断为双胆囊。双胆囊的常见形态和位置如图 1－14 所示，可供鉴别时参考。

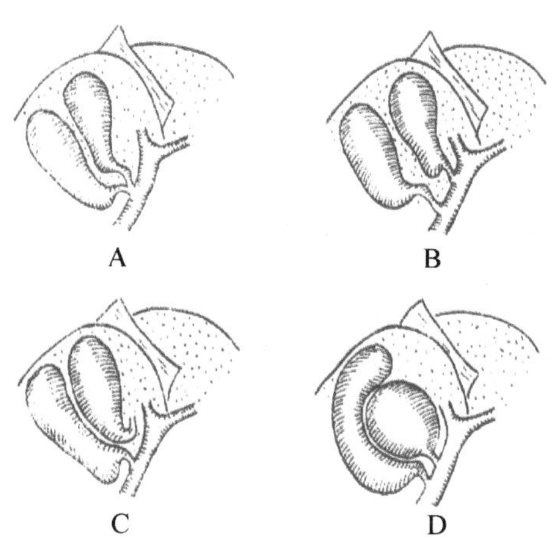

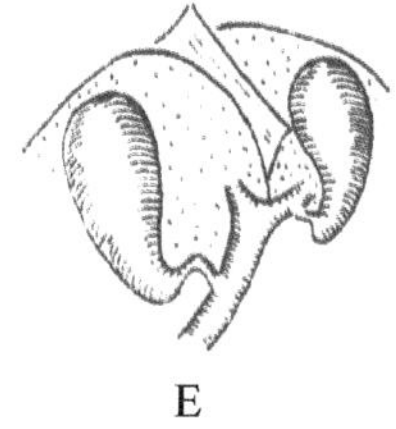

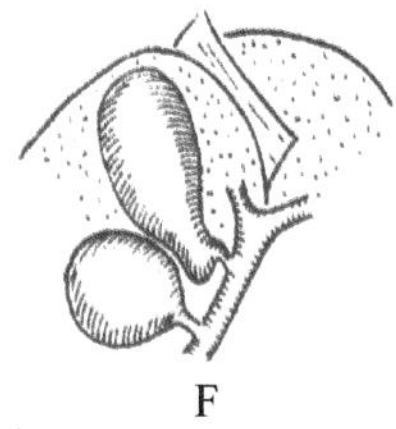

图 1－14 双胆囊的常见形态和位置(引自 **Robert E. Gross**)

A－2 个胆囊的胆囊管汇合后再汇入胆总管 B－2 个胆囊的胆囊管平行且分别汇入胆总管 C－1 个胆囊的胆囊管汇入胆总管，另 1 个胆囊的胆囊管汇入右肝管 D－2 个胆囊的胆囊管平行，其距较近，且分别汇入胆总管；其中 1 个胆囊较长，呈半环抱另一个胆囊 E－1 个胆囊的胆囊管汇入胆总管，另一个胆囊的胆囊管汇入左肝管 F－1 个胆囊的胆囊管汇入胆总管，另一个胆囊的胆囊管汇入胆总管的右后侧

1.3.3 双叶胆囊

双叶胆囊(bilobed gallbladder)极为少见。1961 年前的国外文献中只有 10 例记载。双叶胆囊可以具有单独胆囊的外形，但其内部则被一中央间隔分为两部，较常见的是呈"V"形。2 个胆囊腔汇合成 1 个漏斗部，然后再通入具有正常位置及形状的胆囊管。

1.3.4 隔膜胆囊

隔膜胆囊(diaphragm gallbladder)较少见。孙聚发(2007)曾报道 1 例 68 岁男性患者，患有多隔膜胆囊畸形合并胆囊淋巴管扩张症。胆囊约 117 mm×86 mm，其表面有数个直径 30 mm 的突起囊肿，囊壁菲薄，囊液无色透明，无内囊结构。胆囊腔略硬，内有 6 个互不相通的分隔室，隔膜厚约 3 mm，其内液体黄色清亮，胆囊漏斗部的胆汁黄绿色，无结石。病理诊断为：多隔膜胆囊畸形合并胆囊淋巴管呈囊性扩张，慢性胆囊炎急性发作。该病应与包虫病鉴别，包虫病患者多有牧区生活史，Casoni 试验阳性。B 超和 CT 检查均有助于诊断。

1.3.5 葫芦状胆囊

葫芦状胆囊(hour-glass gallbladder)又称为哑铃形胆囊(dumbbell gallbladder)或狭窄胆囊(strictures gallbladder)。这种胆囊在临床上并不少见。在儿童多为先天性，但在成人则多为后天性。多由胆囊炎反复发作，或由胆囊周围炎产生的粘连导致局限性纤维性收缩而引起。胆囊被分成2个可互通的腔，形如葫芦。大多胆囊的排空功能良好。若狭窄部呈一小孔状，则远侧部腔内的胆汁排泄受阻，胆汁易产生沉淀物，甚至形成结石。若狭窄部完全阻塞，则远侧腔内的胆汁可变成白色胆汁(white bile)，而近侧腔内的胆汁因胆囊管通畅而胆汁的色泽正常。

1.3.6 胆囊憩室

胆囊憩室(diverticulum of gallbladder)罕见，属于胆囊形态的先天性变异。可在胆囊底部、体部和囊颈的任何部位发生。但多见于Hartmann囊。Mayo医院报道的一组29 701例被切除的胆囊标本中，只发现25例有胆囊憩室。胆囊憩室为胆囊壁局部向外膨出形成的一个囊腔。大多数的憩室约1 cm大小，与胆囊有较宽的通道。尽管如此，因受体位变化的影响，憩室内常有胆汁潴留，极易因沉淀物而形成小结石，这时就可能有慢性胆囊炎的症状。

1.3.7 Phrygia帽样胆囊

Phrygia帽样胆囊(Phrygia cap type gallbladder)的变异特点是胆囊底部较长，沿胆囊床外缘反折下垂，形状颇似亚洲古代的弗里吉亚(Phrygian)地区女帽的尖部下垂。

Phrygia帽样胆囊可分为2种类型。①浆膜型：扭折在胆囊体与漏斗部之间；②浆膜后型：扭折在胆囊体与胆囊底部之间。这种扭曲胆囊的功能通常是正常的。但在B超、CT检查时常会误认为双胆囊或胆囊有间隔。

多年来，不少学者认为Phrygia帽样胆囊是先天性畸形，并说它是引起胆结石的原因。目前已否定这个提法。现很多学者同意Gross的意见：绝大多数的胆囊底下垂(ptosis gallbladder)常说明有这些疾病。当然，偶尔也能见到有这些情况而无明显的临床症状。畸形是属于后天性的。如果在成年人的胆囊造影片上发现有这种变异，应首先考虑有无胆囊胆汁淤滞的病变。例如，囊管梗阻或狭曲、漏斗部萎缩、胆囊无力及胆囊炎症粘连等。尽管胆囊仍有一定的收缩功能，也不能排除这几个因素的存在。

1.3.8 游走胆囊

游走胆囊(floating gallbladder)是指胆囊因系膜过长而能在腹腔内随体位改变而自由活动。游走胆囊多发生在60～70岁老年患者，发生率为5%。其中女性占84%，男性占16%。

游走胆囊有2种常见类型：一种是胆囊管具有明显的系膜，胆囊游离，完全为腹膜所包围；另一种是胆囊及胆囊管有明显的系膜悬吊于肝脏下。游走胆囊常可在右下腹、腹中部或左下腹之间活动。有时会发生严重的胆囊扭转(torsion of gallbladder)和极为罕见的网膜孔内疝(Winslow's foramen hernia)。

自1898年Wendel首次报道胆囊扭转病例以来，至今国外文献报道近400例，国内报道近100例。大部分胆囊扭转病例是胆囊发生顺时针方向扭转半圈或1圈。逆时针方向扭转者少见。其扭转的原因尚不清楚，可能与下列因素有关。①先天性解剖变异：系膜过长，可附着于胆囊，也可附着于胆囊管处。活动度大，胆囊可在盆腔、右下腹或左下腹之间活动；②年龄因素：老年人瘦高，支持胆囊周围的脂肪逐渐消失，组织萎缩，系膜、韧带松弛；③生理缺陷：驼背引起脊柱弯曲、内脏下垂及位置变化；④诱发因素：胆囊多发结石，体位突然改变或运动等。

汪志荣(2007)报道1例73岁女性，因患急性坏疽性胆囊炎入院。患者自幼常有右上腹部反复疼痛，每次发作右上腹部出现一包块，伴有恶心、呕吐。疼痛可自行缓解，包块即随之消失。术中见胆囊未在肝床着床，也无胆囊系膜，胆囊凭借胆囊管直接汇合并悬吊于胆总管上。胆囊动脉、胆囊静脉和胆囊淋巴管均位于胆囊管的浆膜之下，胆囊和胆囊管一起顺时针扭转360°，致胆囊急性缺血坏疽。这类病例甚为罕见。

王英杰(2012)报道1例胆囊扭转坏死病例，患者胆囊底达髂前上棘，胆囊张力大，呈黑色，被大网膜包裹，仅胆囊管及伴行血管处有系膜相连。胆囊逆时针扭转540°。

周康荣(2002)报道1例游走胆囊通过小网膜孔进入小网膜囊内，形成甚为罕见的网膜孔内疝。CT检查表现为小网膜囊内呈囊性占位，正常胆囊窝内无胆囊影；逆行胰胆管造影检查(ERCP)在"囊肿"内见有造影剂。

胆囊扭转若能及时治疗，则预后较好。若胆囊扭转时间过长，出现胆囊坏死穿孔并发弥漫性腹膜炎或腹腔脓肿者，则易发生中毒性休克而导致多个脏器功能障碍，应引起高度重视。

1.3.9 异位胆囊

异位胆囊(ectopic gallbladder)即胆囊位置异常。其发生率为0.06%。Lamah(2001)报道，胆囊位置异常时，胆囊可位于肝内、左肝、肝后、腹膜后、十二

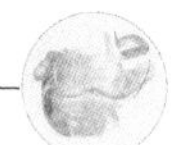

指肠后、胰腺后和小网膜囊等处，其中以肝内和左肝脏面胆囊为最常见。虽不多见，但在临床上有一定意义。常见有下列几种类型。①肝内胆囊：即胆囊部分或全部位于肝实质内，这类患者在剥离胆囊时常可发生较严重的出血。②左位胆囊：胆囊位于肝左叶的下面。这种畸形有 2 种情况：一种是内脏全部反位，肝和胆囊均在左侧，但肝和胆囊之间的关系正常；另一种是无内脏反位，仅胆囊位于左侧。这类患者的胆囊位于肝镰状韧带左侧。发生左位胆囊是由于在胎儿的发育过程中，左、右侧均发生 1 个胆囊，但因右侧的胆囊逐渐消失而左侧的胆囊依然存在且发挥功能之故。③横位胆囊：胆囊位于肝横沟内，左、右肝管或肝总管分别引流胆汁入胆囊。

1.3.10 胆囊管变异

胆囊管汇入胆总管的变异并不少见。约有 20% 胆囊管不是直接与肝总管相连，而是先与肝总管平行走行一段，且同在一结缔组织包膜内，然后再汇入胆总管。有时也可呈螺旋状围绕胆总管。由于胆囊管的变异很大，类型又多(图 1 - 15)，且又较为常见，故在手术操作时若稍不注意，可将其误伤而未能察觉，致使在手术后发生胆汁性腹膜炎时才引起反思。

胆囊管与肝总管的汇合一般可分为角型、平行型和螺旋型 3 种。①角型：指胆囊管和肝总管成角相交，并立即汇合成胆总管。其成角范围在 15°～90°，以 45°为最多见。②平行型：胆囊管与肝总管相遇(此相遇点称为假汇合点)后被一结缔组织所包绕，两管在此结缔组织鞘内平行下降一段距离后再汇合(此点称为真汇合点)。平行型较多见。若两管间平行走行距离短，真汇合点在肝十二指肠韧带内者为短平行型；若真汇合点在十二指肠上部上缘以下者为长平行型。在这两型中以短平行型较多见。有人研究，两管平行走行距离平均为 12 mm 左右，最长者可达 23 mm，而最短者仅为 5 mm。由于胆囊管与肝总管平行走行一段距离，故在胆囊切除时，应在紧靠真汇点处 0.5 cm 处切断胆囊管。若在假汇合点处即结扎切断胆囊管，会使胆囊管残端遗留过长而在术后逐渐形成“假胆囊”。③螺旋型：较少见。胆囊管与肝总管汇合之前，可绕过肝总管的前方或后方，开口于肝总管的前外侧壁或前壁，也可开口于后外侧壁、后壁或内侧壁。螺旋型患者在手术时不仅分离困难，而且常不易在紧邻肝总管处结扎。因此，在手术中必须认真分离，仔细辨认汇合处的管道

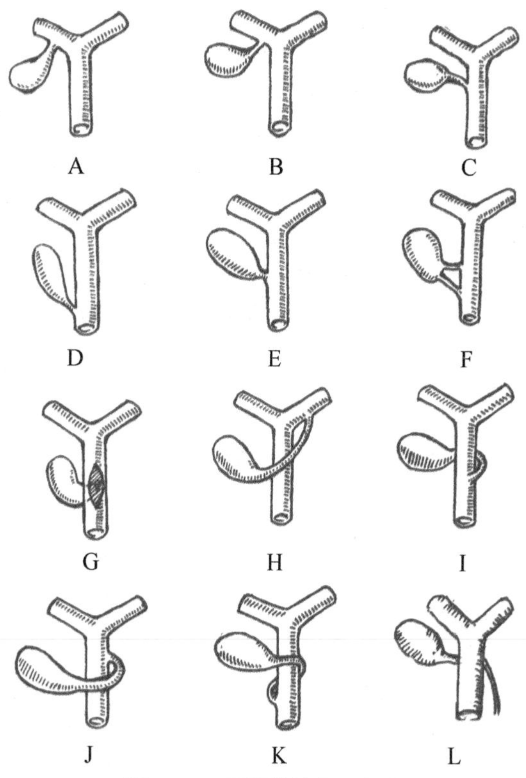

图 1 - 15 胆囊管的变异类型

A-胆囊管汇入右肝管、汇入口较大　B-胆囊管汇入右肝管　C-胆囊管汇入胆总管右侧　D-胆囊管在十二指肠上缘处汇入胆总管　E-胆囊管汇入胆总管的右后侧，汇入口较大　F-胆囊管有 2 个胆囊管分别汇入胆总管　G-胆囊管汇入胆总管的后侧　H-胆囊管汇入左肝管　I-胆囊管经胆总管后方后再汇入胆总管左前侧　J-胆囊管经胆总管前方后再汇入胆总管左侧　K-胆囊管经胆总管前方绕向后方后再汇入胆总管右侧　L-胆囊管汇入十二指肠

关系，以免造成肝总管或胆总管的误伤。胆囊管有时可因胆囊颈部直接汇入肝总管而缺如。偶见胆囊管直接开口于十二指肠，此时肝总管也直接开口于十二指肠，两者大多平行。若系双胆囊，2 个胆囊管可分别开口于胆总管或十二指肠。胆囊管位于胆囊后方者易被误认为胆囊管缺如，此时手术时更应小心分离胆囊后方的组织，仔细寻找胆囊管。

在诸多的变异中，下列几种异常比较多见：①胆囊管不在正常位置而绕到肝总管后或前 180°或 360°，再和肝总管连通；②胆囊管和肝总管平行向下，经一段距离后再连通；③胆囊管和右肝管相连通，少数也可与左肝管连通；④胆囊管直接进入十二指肠或在胆总管下端相连通。

王琪(2007)报道 1 例 47 岁男性患先天性肝外胆管多处畸形。该患者因急性胆囊穿孔并发弥漫性腹

膜炎而入院。术中抽出胆汁性腹水约 2 000 ml。胆囊管汇入右肝管，胆总管在中段向右侧分叉，形成另一管道并通入十二指肠。术后造影见胆总管、胰管显影，造影剂顺利经乳头进入十二指肠。同时，也见造影剂从另一管道直接排入十二指肠乳头右侧的肠内。肝外胆道畸形的病例比较少见。经检索国内共报道近 20 例，且绝大多数只有一处畸形。胆囊管汇入右肝管者 3 例，其中李耀辉(1997)报道 2 例，唐增杰(1999)报道 1 例。胆囊管汇入右肝管及胆总管分叉多处畸形，胆总管又分别汇入十二指肠者则更为少见。

1.4 肝内外胆管系统

胆管系统起源于肝内毛细胆管（bile capillaries），继而汇集成为 Hering 管（Hering canal）、小叶间胆管和左、右肝管(图 1－16)。左、右肝管在肝门处汇成肝总管，后再与胆囊管汇合成胆总管，向下斜行插入十二指肠壁内，与胰管汇合开口于由 Oddi 括约肌围绕的十二指肠乳头。从解剖学观点，左、右肝管的第 1 级分支是位于肝实质之外，应属于肝外胆管范围，但由于左、右肝管结合位置的高低，个体间的差异很大，因而临床上一般将左、右肝管结合部以上称为肝内胆管系统，其余部分则称为肝外胆管系统。

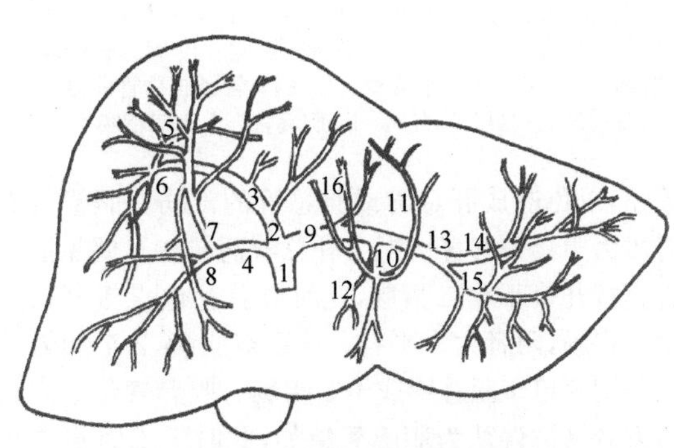

图 1－16　肝内胆管常见的形态

1－肝总管　2－右肝管　3－右后叶胆管　4－右前叶胆管　5－右后叶上段胆管　6－右后叶下段胆管　7－右前叶上段胆管　8－右前叶下段胆管　9－左肝管　10－左内叶肝管　11－左内叶上段胆管　12－左内叶下段胆管　13－左外叶胆管　14－左外叶上段胆管　15－左外叶下段胆管　16－尾状叶胆管

1.4.1 肝内胆管

肝被正中裂分为左、右肝部。左肝部和右肝部分别由左肝管（left hepatic duct，LHD）和右肝管（right hepatic duct，RHD）引流。各叶、段同样有其相应的叶、段肝管引流。根据河北医学院的研究，肝管分支分为右肝管和左肝管 2 种类型。右肝管的分支类型有以下 4 型(图 1－17)。

第 1 型：右后上、下段肝管合成右后叶肝管，后再与右前叶肝管合成右肝管。右前叶肝管多为 1 支(A 型)，也可有 2 支(A_1 型)。

第 2 型：凡右前叶肝管注入肝总管之分叉处者皆归入此型。其中 1 支右前叶肝管者为 B 型；有 2 支右前叶肝管，1 支注入肝总管之分叉处，另一支注入右后叶肝管者为 B_1 型；2 支右前叶肝管均注入肝总管分叉处者为 B_2 型。

第 3 型：右后叶肝管不与右前叶肝管结合，而注入肝总管。

第 4 型：右前叶肝管注入左肝管。

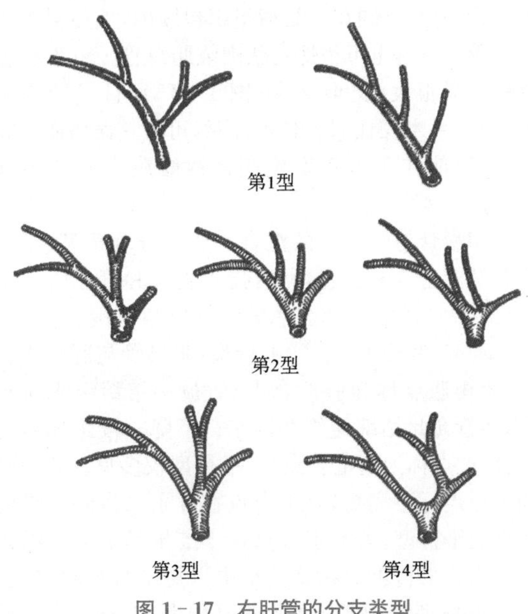

图 1－17　右肝管的分支类型

左肝管的分支类型可分为以下 4 型(图 1－18)。

第 1 型：左外叶上、下段肝管合成左外叶肝管，经一段距离后又接纳内叶肝管，共同合成左肝管。

第 2 型：左内叶肝管与左外下段肝管合成一总干后，再与左外上段肝管结合成为左肝管。此型中无典型的左外叶肝管。

第 3 型：左内叶肝管、左外上和下段肝管三者在同一点会合。

第 4 型：左内叶肝管注入肝总管之近侧段。

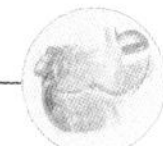

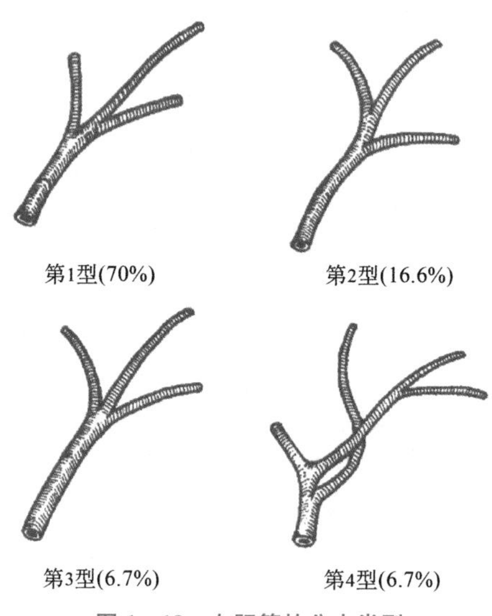

图 1-18　左肝管的分支类型

表 1-2　右肝管与左肝管的长度

报道者	右肝管(cm)	左肝管(cm)
韩永坚	0.98(0.3～2.11)	1.61(0.5～3.3)
第三军医大学	0.84±0.56	1.40±0.75
吴孟超	0.8(0.2～2.0)	1.6(0.2～3.0)
蒲恩浩	0.68	0.69
徐恩多	0.84(0.4～2.0)	1.64(0.25～2.8)
Healey	0.9(0.2～2.5)	1.7
Johnston	0.98(0.25～2.5)	1.2(0.5～3.0)

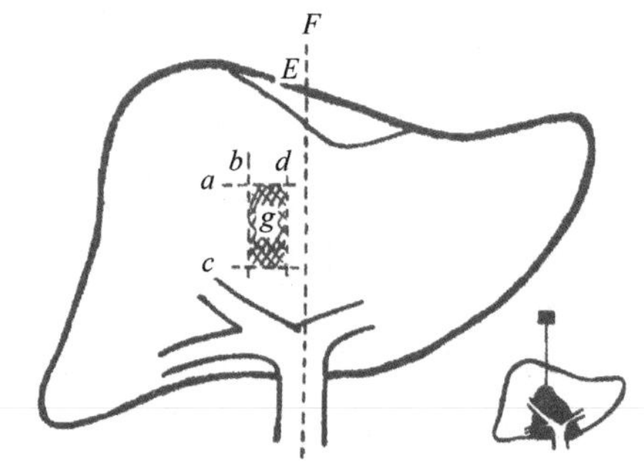

图 1-19　右前与右后肝管汇合在肝膈面的投影

离肝总管垂直轴心线与右冠状韧带止于肝的焦点 8.5 cm 及 13 cm 处分别做两条垂直该线的水平线 a 和 c，离肝总管垂直轴心线右侧 1.0 cm 及 2.5 cm 处分别做 2 条垂直线 b 和 d，a、b、c、d4 条线围成的长方形区域为投影区。E-右冠状韧带，F-肝总管垂直轴心线。g 为右前与右后肝管汇合成右肝管在肝膈面投影的部位

左、右肝管的长度，文献已有记载(表 1-2)，差异不大。一般来说右肝管较左肝管略短。右肝管的管径平均为 0.28 cm，左肝管的管径平均为 0.27 cm。肝内胆管在肝内的行径与门静脉、肝动脉的分支基本一致，三者均被包绕在 Glisson 鞘内。肝内胆管可按肝脏的分叶、分段来命名。即左、右肝管(1 级支)，左内叶、左外叶、右前叶及右后叶胆管(2 级支)及各肝段胆管(3 级支)。尾状叶也分为左、右段胆管。但肝内胆管的分支分布不如门静脉的分支分布规则，且常有各种变异。肝实质内外 1 级、2 级肝管的手术是现代胆道外科正在积极开发的领域。这些肝管内的结石清除、狭窄矫治、肿瘤切除，以及常需同时施行的高位肝管与肠道的内引流手术，既是临床上常见的手术，又是胆道外科上的难题。施行这些手术，必须有熟练的技术，同时还必须熟悉以肝管为主体的包括其邻近区域组织在内的立体解剖知识。右前及右后肝管汇合处的暴露途径无非经肝管腔内或经肝管腔外 2 条途径。前者通过在肝实质内向外侧延伸右肝管前壁切口至右前肝管开口附近，方能在右肝管腔内发现和接近右后肝管开口处。但在少数汇合处位置过深者，只能通过汇合处纵向切开肝组织或切除部分肝方叶的经肝管腔外的方法来显露。王钦尧(1989)发现右前及右后肝管汇合成右肝管处，在肝脏膈面上的垂直投影点均恒定地位于一个长方形区域内(图 1-19)。该法的定位对于指导暴露右前及右后肝管汇合成右肝管处有一定的参考价值。

1.4.2　围肝门部胆管

围肝门部胆管(around hepatic hilar area biliary duct)是指第 1 肝门附近区域的胆管结构。虽然在解剖学上还没有确立明确的定义，但因肝门部的结石、狭窄、肿瘤等疾病在处理上十分棘手，因为胆管的狭窄纠正、活体肝移植的开展及肝门部胆管癌的治疗等需要，对围肝门部胆管结构的了解和手术前的评估显得尤为重要。近年来，对围肝门部胆管，特别是对肝内 2 级胆管分支的解剖学研究较为重视。在解剖评估和三维可视化重建基础上进行的精密手术规划，更是体现了肝脏的精准外科(precise surgery of live)技术的核心内容。

(1) 右侧 2 级肝门胆管　右侧 2 级肝门胆管是指肝内胆管的右前、右后支汇合处。因右肝管的平均长度为 0.68～0.98 cm，短于左肝管，因此右肝管的病变极易影响到 2 级肝管。右肝管的变异主要来自右后肝管(right posterior sectorial duct, RPSD)汇

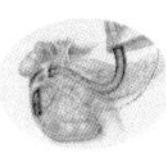

合方式的变化。

1) Couinaud(1957)提出右侧肝管的汇合方式可分为以下 6 型。

A 型:典型汇合方式,即右前肝管(right anterior sectorial duct, RASD)和右后肝管汇合成右肝管,占 57%。

B 型:三叉型,即右前肝管、右后肝管、左肝管共同汇合,占 12%。

C 型:右前肝管(C1, 14%)或右后肝管(C2, 4%)汇入肝总管(common hepatic duct, CHD)。

D 型:右后肝管(D1, 5%)或右前肝管(D2, 1%)汇入左肝管。

E 型和 F 型:其他罕见类型,约占 5%。

Kitami(2007)和 Lee 等(2008)在术前或术中用影像学方法对右肝管的解剖学进行了研究并发现,各型发生率为 A 型 53%～72%, B 型 5.0%～17.7%,C 型 5.0%～12.2%(其中 C1 型 2.5%, C2 型 7.5%～9.6%),D 型 1.8%～15.6%。

对于 Couinaud 分型属 C 型的患者,在进行腹腔镜胆囊切除时易伤及汇入肝总管的右前肝管或右后肝管;属 D 型的患者行左半肝切除术时易伤及汇入左肝管的右前肝管或右后肝管,有时在胆道探查手术时难以发现右肝管。

2) 右肝管与门静脉的位置关系及临床意义:根据右后肝管与门静脉右后支(right posterior portal vein, RPPV)的相对关系,可将右后肝管汇合方式分为以下 3 类。

supraportal 型:指右后肝管位于门静脉右后支的后上方,此型较为常见,占 82.2%～84.1%。

infraportal 型:指右后肝管位于门静脉右后支的下方,此型较少见,占 8.4%～17.5%。

combine 型:指第 6、7 段胆管未汇合形成右后肝管,而分别汇入右前叶肝管,占 5.5%～9.3%。

Shimizu(2009)对单中心连续 63 例行右侧肝门胆管+左半肝+尾状叶切除术的肝门部胆管癌患者的影像学资料,依据右后肝管与门静脉右后支的位置关系及其汇合形式分为 3 型进行回顾性分析。其中 supraportal 型 53 例(84.1%),infraportal 型 8 例(12.7%)和 combine 型 2 例(3.2%)。研究结果显示,3 种分型患者的年龄、靛氰绿 15 min 排泄率、总胆红素水平、黄疸时间、手术时间、失血量、胆肠吻合口个数、血管侵犯率和联合胰十二指肠切除率的差别均无统计学意义;不同分型患者的肿瘤分化程度、淋巴结转移和 TNM 分期的差异无统计意义;infraportal 型组的根治性切除率(75%)较 supraportal 型组切除率(38.5%)高;infraportal 型组的近端胆管切缘阳性率(0.37%)明显低于 supraportal 型组(7%)和联合组(50%);术后并发症,infraportal 型组胆漏的发生率(0%)低于 infraportal 型组(15.1%)。

Shimizu 认为,infraportal 型组的切缘阴性率较高和胆漏发生率较低与右后胆管和门静脉右后支的解剖位置关系有关;infraportal 型右后胆管因门静脉后支的阻挡,切除范围受阻,故吻合难度较高。另外,对 infraportal 型胆管癌患者,由于能够获得较广泛的胆管切除范围,可能避免左三叶肝切除,从而积极地保护了肝脏的储备功能。

(2) 第 4 段胆管(B4)的解剖　在 Couinaud 的分类中,B4 可以分为 2 个分支,即左内叶下段支(B4a)和左内叶上段支(B4b)(图 1-20)。肝门部胆管癌可浸润尾状叶胆管,其中有的还可浸润 B4。为达到根治手术的要求,尚要切除肝脏 4a 段(S4a)。因为肝段 1 段(S1)胆管开口于肝门部胆管,所以肝门部胆管癌常浸润 B1 开口。因此,切除 S1 在肝门部胆管癌中有重要意义。Onishi(2000)等对 141 例标本的第 4 段胆管解剖进行研究,将左肝管主干即第 2 段胆管(B2)与第 3 段胆管(B3)的汇合点和左、右肝管汇合点之间的部分平分为两部分,以 B4 与左肝管的汇合位置将 B4 解剖分为以下 3 型(图 1-21)。

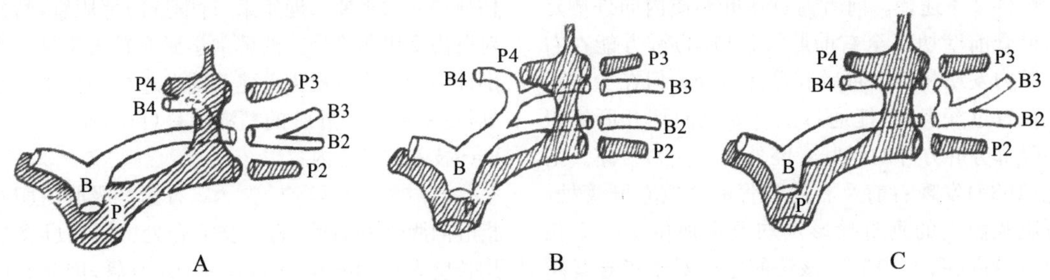

图 1-20　第 4 段胆管(引自 Lee SE, 2008)

B-胆管　B4-第 4 段胆管　B3-第 3 段胆管　B2-第 2 段胆管　P-门静脉　P2-门静脉第 2 段　P3-门静脉第 3 段　P4-门静脉第 4 段　S3-肝脏第 3 段　S4-肝脏第 4 段　SL-Spiegel 叶

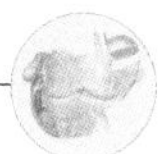

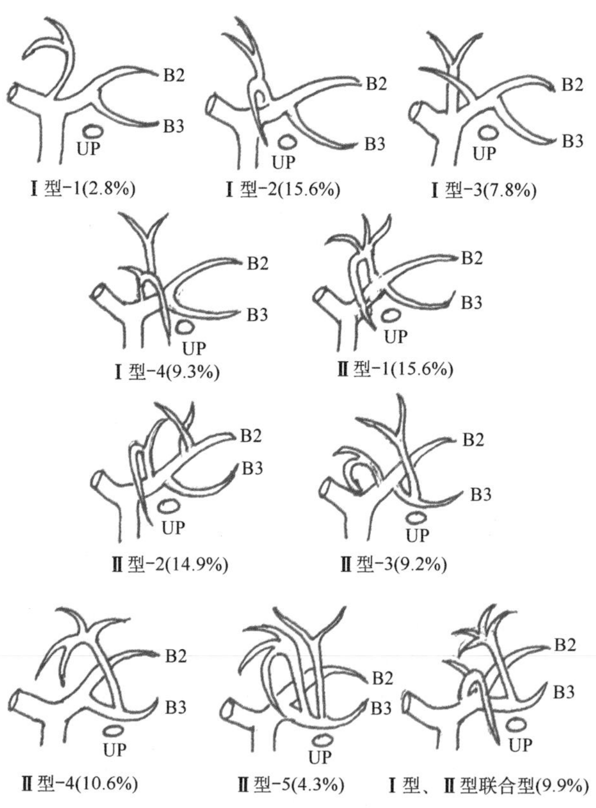

图 1-21　第 4 段胆管汇合方式(引自 Yuji Nimura NH, 1995)

Ⅰ型占 35.5%;Ⅱ型占 54.6%;Ⅰ型、Ⅱ型联合型占 9.9%

第Ⅰ型:B4 汇入 LHD 主干的近肝门侧,占 27.0%~35.5%。

第Ⅱ型:B4 汇入 LHD 主干的近外周侧,占 54.6%~73.0%。

第Ⅲ型(联合型):LHD 的肝门侧和外周侧都有 B4 的亚段胆管汇入。

Reichert 等(2000)认为,据此分型相当于第 3 型的标本所占比例为 30%。对第 3 型的患者行左外叶切除时,可能伤及 B4 或其分支。

(3) 第 2 段、第 3 段胆管　第 2 段胆管(B2)和第 3 段胆管(B3)汇合后向右走行,途中接纳 B4 的分支汇入。Reichert(2000)与 Cho(2003)等研究 B2 和 B3 汇合后通常于门静脉矢状部(UP)颅侧通过,其汇合点与 UP 的位置关系有以下 3 种类型。

第Ⅰ型:汇合点位于 UP 左侧,占 50%。

第Ⅱ型:汇合点位于 UP 颅侧后方,占 5%。

第Ⅲ型:汇合点位于 UP 右侧,占 45%。

Goss 等(1997)报道,在左外叶劈离式肝移植中,约有 20%病例将出现 2 个需要吻合的胆管断端。

Kitamura(1999)和 Ozgen(2002)等研究指出:B2、B3 与 UP 的典型解剖关系中,B2 与 B3 均于 UP 的颅侧(supraportal)通过并汇合,但在变异的解剖中,B2 和 B3 或其中的一支可从 UP 的尾侧(infraportal)通过,出现率为 3.6%~6.0%(图 1-22)。

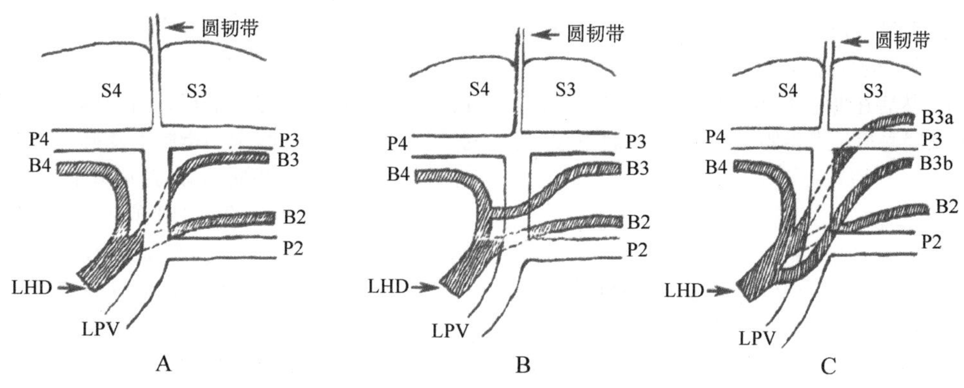

图 1-22　第 2 段胆管第 3 段胆管(引自 Ozden I, 2002)

A-B2 与 B3 均于 UP 颅侧通过;B、C-B2 与 B3 或其分支自 UP 尾侧通过。LHD:左肝管;LPV:门静脉左支

(4) 尾状叶胆管(caudate lobe biliary duct)　Furukawa(1997)通过 CT 胆道造影观察到每个尾状叶(图 1-23)平均有 3.3 支胆管。在肝门胆管癌根治术中,切除尾状叶已成为常规。因尾状叶胆管开口位于肝门部,若不予以切除,常成为术后肿瘤的多发来源。左侧的 Spiegel 叶的胆管汇入点在 UP 附近,所以在 UP 附近的外科操作可能伤及该胆管,从而引起胆瘘和黄疸。Abdel(2009)报道其发生率为 2.7%~20%。

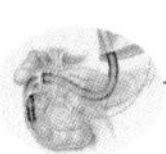

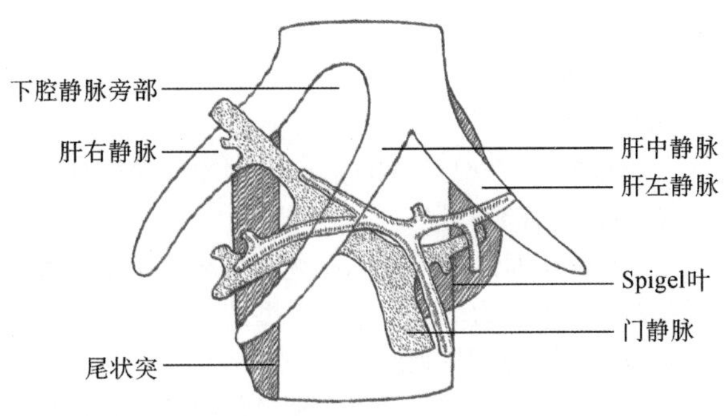

图 1－23　尾状叶分叶(引自 Abdalla EK, 2002)

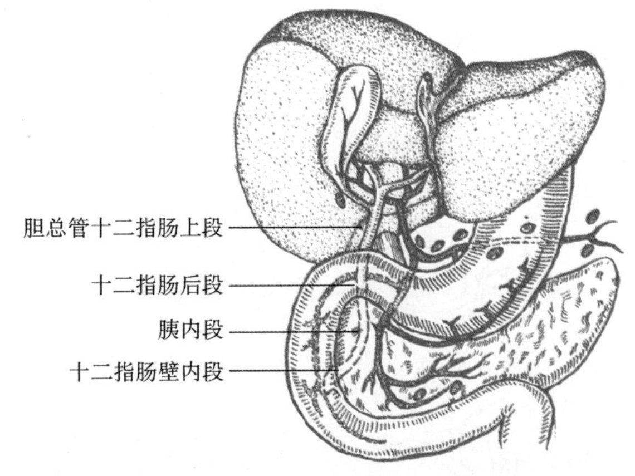

图 1－24　胆总管分段、肝动脉分布、胆胰淋巴引流图

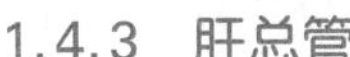

1.4.3　肝总管

肝总管(common hepatic duct)长约 2.5 cm，宽 0.4～0.6 cm。它的上端是左右肝管汇合口，这个汇合口并非经常光滑适度。如在一侧有隆起，即能使胆液流通不畅，可能在该处有色素结石沉积。狭窄和结石沉积是这种畸形时常引起的后果。临床上，要结合病症和 X 线造影片始能进行鉴别诊断。左、右肝管的交接角为 45°～180°。右肝管比较垂直，左肝管近于横行。左、右肝管从肝表面外出后即在肝门前汇合，而且恰在门静脉右支的腹面。此外，在汇合处的背侧偏左处还有门静脉和肝固有动脉的分支。前者偏右，后者不只偏左，还在门静脉的腹面。这样从肝固有动脉分出右肝动脉的行径是在右肝管的背侧跨过，胆囊动脉常是从右肝动脉分出，随右门静脉干向右，然后在胆囊管腹侧偏上入胆囊。左、右肝管汇合成肝总管，并和胆囊管汇合后即称为胆总管。

1.4.4　胆总管

胆总管(common bile duct)由胆囊管和肝总管在小网膜游离缘内汇合而成。其长度可因胆囊管和肝总管汇合点的位置高低而有差异，一般长 4～8 cm，直径 0.6～0.9 cm。胆总管可分为 4 段：十二指肠上段、十二指肠后段、胰内段和十二指肠壁内段(图 1－24)。

(1) 十二指肠上段胆总管　自胆总管开始至十二指肠上缘为止。此段沿肝十二指肠韧带外缘走行。门静脉在其背侧，而且越向上行越稍偏左。肝动脉在幽门上缘分出胃十二指肠动脉和胃右动脉，然后上行为肝固有动脉。因此，胆总管、门静脉和肝固有动脉是构成肝十二指肠韧带内的主要内容物。胆总管恰位于小网膜孔的前缘。还须指出，伴随胆总管全长行程，有呈链状的淋巴管和淋巴结。在急性胆囊炎发作时，这些淋巴结显著肿大，以在胆囊管前侧和十二指肠球部后的淋巴结肿大最为突出。在肝十二指肠韧带内还有丰富的神经丛和静脉丛。

(2) 十二指肠后段胆总管　当肝十二指肠韧带抵达十二指肠球部上缘后，3 条主要的腔管即开始分开。肝固有动脉向左弯为肝动脉，其由腹腔动脉发出。门静脉向下偏左转至脾动脉和肠系膜上静脉的汇合处。十二指肠球部后胆总管比较短，随后即转为胰内胆总管。

(3) 胰内段胆总管　胆总管出十二指肠球部下缘后即开始沿胰头右侧沟下行，有时只在胰被膜下或在一薄层胰组织之下下行。门静脉和肠系膜上静脉均在其左后方。胰十二指肠上动脉在十二指肠球部后方起于胃十二指肠动脉，然后分前、后 2 支。前支沿十二指肠和胰头的间沟下行，后支是在十二指肠球部上缘处从胃十二指肠动脉分出，在胆总管和门静脉的前方偏右下行，最后斜过胆总管下端且恰在进入十二指肠壁之前而到胰头的背侧。前、后 2 支除了为胰组织和十二指肠壁提供血液之外，还与胰十二指肠下动脉前、后 2 支的小血管相互吻合。这一段胆总管后侧与下腔静脉和右肾静脉相靠，其间仅隔一层筋膜。

(4) 十二指肠壁内段胆总管和胰管　十二指肠壁内段胆总管的长度为 1～3 cm，平均为 1.5 cm。胰管则还要短些。两者均在十二指肠降段的中间左侧穿入肠壁，经一段距离后始汇合为 Vater 壶腹(ampulla of Vater)，其括约肌向前突出而使十二指肠黏膜隆起，形成十二指肠乳头(papilla duodeni)。

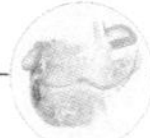

此处所有的括约肌统名为 Oddi 括约肌(sphincter of Oddi)。就胚胎学而言,Oddi 括约肌不属于肠肌组织,而是来自胚胎期的间质组织。此于 1887 年为 Oddi 所发现,1931 年又为 Nubber 所证实,1936～1944 年为 Boyden 等先后在胚胎学和解剖学上所复证。但在 1944 年,德国学者 Schreiber 由于见到壶腹底部的浅层收缩肌与肠壁肌层相连,遂推断这个收缩肌是肠壁肌的部分,而且胆液进入肠腔全由肠肌所控制。正因为如此,他将括约肌改称为“十二指肠乳头复合肌”。这一论点曾轰动一时。事隔 10 年又为 Boyden 的研究成果所否定。其研究方法是,通过括约肌内膜的剥离,沿括约肌纵轴剖开和将括约肌浅层切除,从而能观察括约肌内层的重要作用和浅层的辅助作用,结果完全证明内层是厚而有力并起主要作用的。

当胚胎发育在第 4 周时,胆总管和胰管下端即在肠壁外连接,形成“胚胎期壶腹”,其长度几乎与成年时相等。在胚胎发育第 10 周时,也正是肠肌形成后第 4 周,肠壁外的胆胰管即被间质组织所包绕而转化为肌组织。两者都有单独括约肌。然后逐渐斜行插入肠壁并在黏膜上开口。人胚胎的括约肌纤维发育和 Vater 壶腹演变如图 1-25 所示。

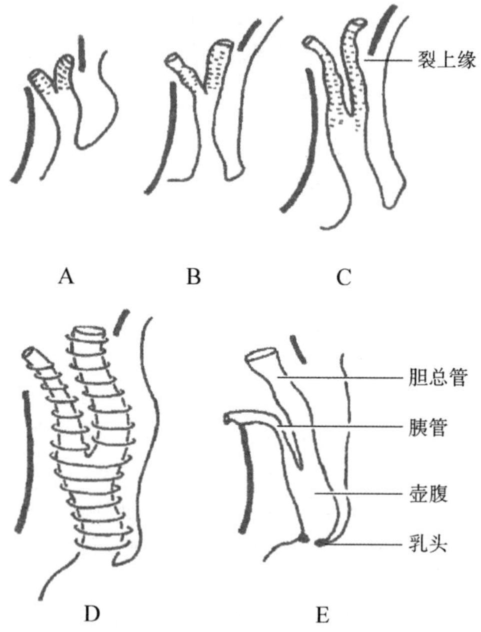

图 1-25　人胚胎的括约肌纤维发育和 Vater 壶腹演变示意图

A-10 周 4.5 mm　B-12 周 6.5 mm
C-16 周 11.5 mm　D-34 周 43.0 mm

胆总管和胰管是怎样进入十二指肠肌层的呢?胆总管和胰管是从十二指肠降段的左侧斜行插入,经纵肌裂和环肌窗后再斜行 4～5 mm,即汇合成为壶腹,然后由壶腹转为乳头(图 1-26)。环肌窗也称卵圆窗,大小约 5 mm×7 mm,其上缘紧贴黏膜,下缘贴近十二指肠降段的表面。从裂口到卵圆窗的这段胆总管和胰管是分开的,除去其本身的固有括约肌外,还另有加强肌和连接肌(图 1-27,图 1-28)。例如,从裂口到卵圆窗的加强肌束,其作用在于防止裂口和卵圆窗的撕裂。连接肌束起固定作用。

自卵圆窗以下即为 Vater 壶腹和乳头。紧靠卵圆窗下缘就是 Schreiber 所称的十二指肠乳头复合肌,或者称为乳头底括约肌。Boyden 认为它只能起辅助肌束的作用,因而称为乳头底板肌。每个标本

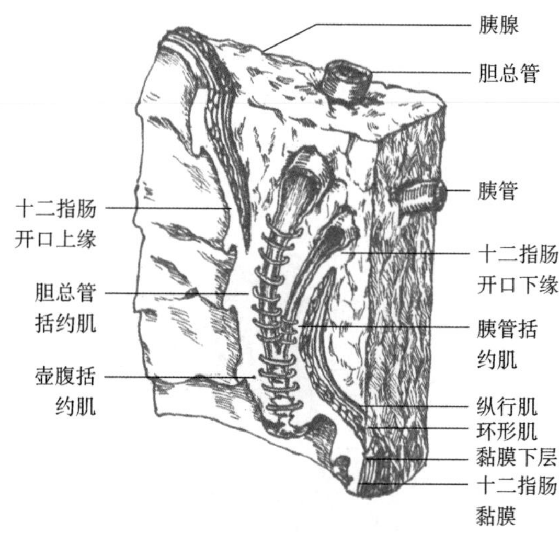

图 1-26　胆总管和胰管壁内段括约肌

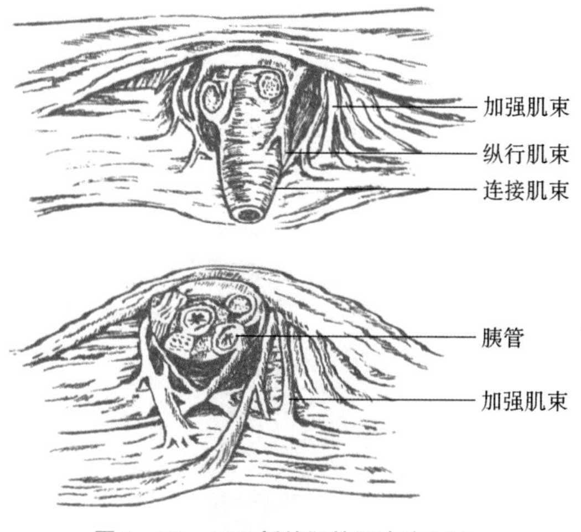

图 1-27　Oddi 括约肌的肌束支(Ⅰ)

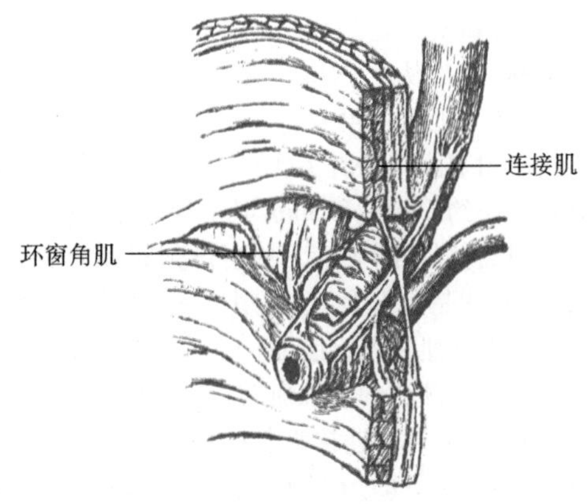

图 1-28 Oddi 括约肌的肌束支(Ⅱ)

上乳头底板肌的起止端都有所不同。例如图 1-28、图 1-29 和图 1-30 中,起于卵圆窗上缘环肌者为 X,但 Y、Z 则起于乳头,然后向上止于胆管的对侧。另一个起止端变异是起于乳头前侧,越过其浅面,然后向上向后转到后纵肌束。若乳头底板肌纤维对称地起于乳头两侧和环肌,并且向乳头底部走行,则止于卵圆窗的对侧上缘。总之,乳头底板肌的变异较多。

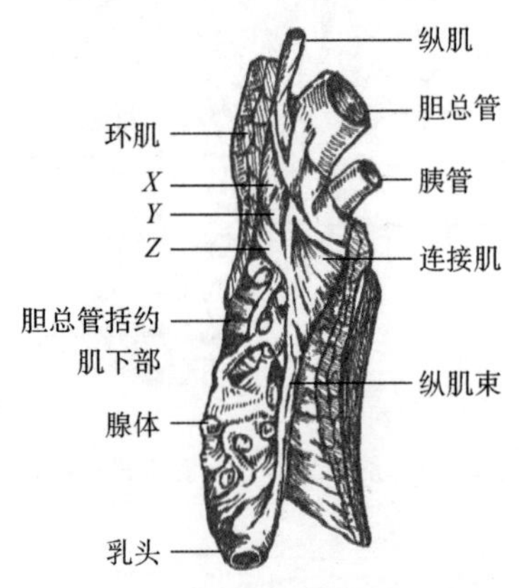

图 1-29 Oddi 括约肌的肌束支(Ⅲ)

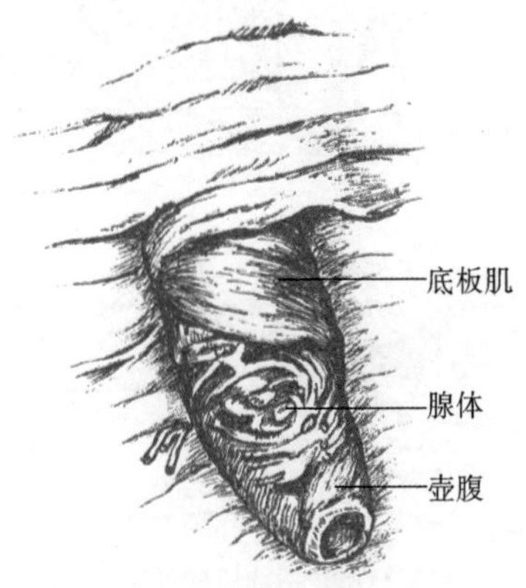

图 1-30 Oddi 括约肌的肌束支(Ⅳ)

按照常见的共同壶腹型而言,胆总管固有括约肌应分为两部。上部括约肌恰在肠壁之外,只有一层短而薄的肌膜。由于此处胆管的右后方没有任何有力的组织作为支柱,往往使该处结石向右后方挤压,最后成为憩室。胆总管括约肌下部起于纵肌裂口而止于胆管胰管汇合点(图 1-29,图 1-31),长 5~6 mm。这部分括约肌大致可分为内、外两层:内层肌厚而有力,外层肌厚薄不一,有 1~3 层,而且在外层中段含有不少腺体。在内、外两层肌之间还有肌纤维相连,可能具有协同的收缩作用。此外,还须注意前、后侧两个纵肌束。纵肌束的大小和起止端亦不完全一致。上可起于卵圆窗上缘、裂口的肠纵肌和胆管外侧,下可止于肠环肌、乳头浅肌,最后呈扇状与黏膜相连。Boyden 认为纵肌束有两个作用,即作为括约肌的纵轴支架和作为括约肌的深、浅肌束的附着点,然后止于乳头,将乳头牵紧。

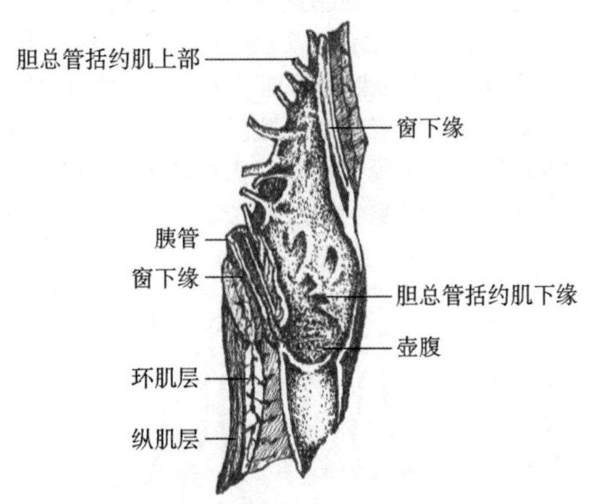

图 1-31 Oddi 括约肌的肌束支(Ⅴ)

正常的括约肌是由复杂的肌鞘所构成,并分上、下两部,上部的作用在于使进口闭合,而下部则是将壁内管的胆液流入肠腔。当然,在两餐之间上、下括约肌都呈闭合状态。排出胆液时也具有节律性蠕动性运动。在这个复杂的括约肌上能看到 3 种主要肌纤维。①加强肌:在进口处比较强厚,其作用是将上部胆管及所穿通的肠壁隧道加强连接,在括约肌收缩时既不滑动也较有力。②纵肌束:由于在其行程中有长、短分叉肌在不同平面上附着于乳头肌上,除上述 Boyden 所说的作用之外,可能还有另一个作用,即当下端的纵肌束收缩时不仅使乳头变短和有力地收缩,而且也使下部括约肌和乳头向上弯曲。③连接肌:把裂口到卵圆窗这段分开的胆总管和胰管连接起来,起固定作用。这些解剖学特点恰

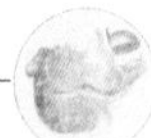

恰符合在X线活动影片上所显示的连枷现象(flail phenomenon)。

在胚胎期,胰腺有2个导管,分别引流腹叶和背叶的胰液,前者称为Wirsung管,后者称为Santorini管。据尸检和X线造影的统计数字,以Wirsung管为主者,占90%。大多数主管直接进入壶腹,少数病例先进入胆总管或十二指肠后,再与壶腹连通。不论怎样,最后仍然经乳头而入肠腔。Santorini管大致有4种类型:①和Wirsung管相连,但单独进入十二指肠,约占45%;②完全和Wirsung管相连,无支管和十二指肠相连,约占27%;③不存在Santorini管,只占8%;④不和Wirsung管相连而单独引流部分胰组织的胰液,约占10%。其余的10%以Santorini管为主,此时Wirsung管单独经胆总管而入乳头的占8%,或者有分支和胆总管相连,或仅作为副管而与乳头无任何联系。除上述外,偶然还有这样的变异:如有3个或更多的乳头;主乳头和副乳头不是常见的上、下位置,而是彼此颠倒;2个胰管极度弯曲,甚至呈螺旋状;所谓的十二指肠异位环状胰腺等。这最后一种变异,常可引起临床症状。

胆总管的壁内段和壁外段的内膜并非相同。后者光滑,前者有细窄的纵形皱褶,颇似绒毛,但是在乳头下端2 mm内又变光滑。此种结构有时能在胆道造影片上看出。此外,壁内段特别是乳头有许多葡萄状黏液腺体,并且深入括约肌纤维之间。除前列腺和这个器官外,在人体的其他部位尚未见到同样的组织结构。一旦乳头腺体增生过盛,即可发生所谓的腺肌肥大病(adenomyomatosis,或称Baggenstoss病)。其组织学与前列腺肥大病颇为相似。

在乳头周围的十二指肠黏膜也比较特殊。从乳头上方有一细长的纵形褶,直达乳头上缘,然后分叉再向下逐渐消失。另外还有一常见的横形褶,恰将乳头口掩盖。因此,在切开十二指肠壁后,难以将乳头口认出,这时最好采用胆总管探条将乳头顶出的方法来找到它。有时乳头因狭窄而难以顺利检查。Trommald和Seabrook(1950)认为若用3号Bakes扩张器不易通过胆总管开口者,则可确定为乳头狭窄。Griffith(1982)提出乳头狭窄有4种类型。①乳头纤维化(papillary fibrosis):乳头收缩和缩小,胆总管开口可无乳头外形而呈凹痕状,切开时有致密的软骨样感;②Oddi括约肌肥大(hypertrophy of the sphincter of Oddi):从十二指肠的外面触摸时有橡皮样坚硬的增大感;③黏膜口狭窄(mucosal meatal stenosis):乳头外观和触摸检查时的感觉大体上正常,导尿管通过壶腹,但受阻于黏膜口,其顶端尚可看到;④壶腹狭窄(ampullary stenosis):狭窄部触摸检查时的感觉正常,导尿管不能通过狭窄处,其尖端不能见到和触到。Presto等提出无胆石患者发生的胆绞痛是由于胆囊管或乳头部梗阻所致。Layne也认为乳头狭窄部的括约肌痉挛可引起发作性胆绞痛。

有人对胆总管的管径进行过研究,认为65岁以上的人,其胆总管管径比年轻者要宽1～3 mm。在女性,胆总管的管径每10年约增宽0.86 mm;在男性,则约增宽0.8 mm。加压灌注时,胆总管管径可比正常大2.5倍,压力降低后则管径可恢复正常。那么,胆总管的管径经过扩张后能否缩小呢?这就要看胆总管管径扩张的程度和持续扩张的时间了。如果胆总管管径扩张时间超过4周,且弹力纤维已断裂,或由于慢性炎症而致炎性细胞浸润及胶原纤维增生,则已经扩张的胆总管不能回复至其原来的大小。若时间虽已超过4周,但胆总管的弹力纤维并未因为胆总管管径扩大而断裂,且仍具有弹性,则胆总管的管径还可回复到原来的大小或接近原来的大小。

1.4.5 Oddi括约肌

1854年,Glisson首次对胰胆管括约肌进行了描述。之后,Ruggero Oddi对此展开了更为深入细致的研究。1887年,大学四年级医学生Ruggero Oddi在其毕业论文中就首次提出了"十二指肠乳头括约肌"的概念。Royden在Oddi括约肌研究方面也作出了杰出的贡献。他将Oddi括约肌分为胆总管括约肌、胰管括约肌、壶腹括约肌和纵束肌4部分。①胆总管括约肌位于胆总管与胰管汇合之前,为发达的平滑肌组织,括约作用较强;②胰管括约肌是一层较薄的环行肌,位于胰管末端;③壶腹括约肌环绕在壶腹周围,个体差异较大;④纵束肌为一种薄的扇形肌膜组织,位于胆总管与胰管之间。它作为2个管道的共同壁,是一种重要的解剖学结构。

人类的Oddi括约肌由以下3部分组成。

(1) *胆总管第3段末端部* 胆总管括约肌为环形肌,位于胆总管之末端且常超过肠壁一部分,是胆总管最有力的肌纤维。它收缩后可使胆总管下端关闭。一般括约肌切开术切口不超过3 cm或不切过肠壁者,则不致会完全切开括约肌组织,不会完全消除其与胆囊的协同司控作用。

(2) 胰腺管口部　胰腺管括约肌位于胰腺管末端,但由于其肌纤维较少或有时缺如故有些学者仍持怀疑态度。White(1964)曾报道过他的研究结果:自胰尾端插入导管行X线造影,当注射造影剂压力刺激胰括约肌收缩时,则见胰管口阻断,瞬间又见通行,胰管内压一般较胆管高。

(3) 壶腹部　壶腹部或称乳头部、共同通道部。由十二指肠纵行纤维的延续部分和环行肌纤维组成了壶腹括约肌。此肌有舒张和收缩功能,以调节胆汁和胰液的排出。乳头部的位置及其与周围组织的关系较为复杂(图1-32)。这些结构的内在联系并非能在手术时搞清楚,外科医生对这些关系应做到了如指掌,心中有数,这样才能达到诊断正确、处理适当的目的。切忌含糊不清,甚至在进行探查后仍然心中无数,处理上也存在着侥幸心理。

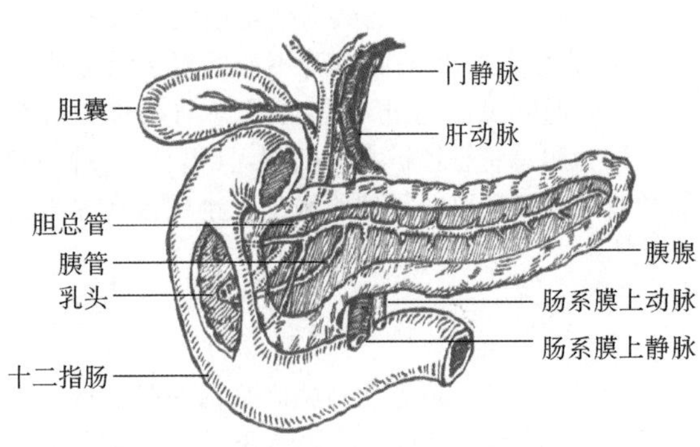

图1-32　乳头部与周围组织的解剖关系

1.5　肝外胆管变异

胚胎原始胆总管为一条实心条索。如在胚胎第2~3个月时胆管发育紊乱,胆总管各段的上皮细胞在同一时期内增生的程度不一致,则可形成各种胆管畸形。

1.5.1　胆总管畸形

(1) 肝外胆管囊样变　先天性肝外胆管囊样变或称胆总管囊肿(choledochus cyst),据文献所载较为少见。在胆道手术统计中约占0.15%,但累及胆总管下端者较多。大多数呈橄榄球而偏左方。其容积从数毫升到数千毫升不等。患者常由于出现黄疸而就诊,这才引起重视。

(2) 胆总管开口位置异常　胆总管直接与胃幽门或十二指肠球部连通,或与十二指肠降部连通。胆总管开口于十二指肠水平部者罕见。蔡海(2006)报道1例64岁女性患者的胆总管开口于十二指肠的水平部。马龙滨(2006)报道1例70岁女性,患胆总管结石,因急性梗阻性胆管炎而入院。术中发现胆总管扩张,直径为2 cm;胆总管于胰头上斜行左下方,走行于胰腺后方至脊柱左侧,直接开口于空肠。并经造影证实。胆总管开口于空肠实属罕见。这种情况在拟行内镜逆行胰胆管造影(ERCP)或Oddi括约肌切开成形术时可因找不到十二指肠乳头而致操作失败。

(3) 双胆总管　1543年,Vesalius首先报道了双胆总管病例。至1986年的400余年间,Teilum仅收集到双胆总管病例24例。双胆总管可分别开口进入十二指肠。也可有1个胆总管开口于胃小弯。杨熙章(2004)报道1例双胆总管,其中见副胆总管开口于胃小弯。患者男性,38岁,因右上腹时有隐痛,伴恶心6个月余而入院。B超检查报告为胆囊结石,肝总管、胆总管多发性结石伴肝内胆管扩张。术中行胆囊切除、胆总管切开取石T管引流术。术后经T管造影显示:双胆总管畸形,副胆总管异位开口于胃小弯。

(4) 胆总管分叉　胆总管分叉大多呈"Y"形进入十二指肠。严继生(2003)报道双胆总管畸形2例,其中1例为65岁男性患者,因胆囊结石、胆总管结石并胆管扩张入院。术中见胆总管分叉,呈"Y"形,分别由肝内胆管发出,两管直径相等,为1.0 cm。分别行程4.0 cm后在壶腹部汇合,共同开口于十二指肠乳头。

(5) 双腔胆总管　Saito将双胆总管畸形分为如下4型。

Ⅰ型:胆总管中间有一平行之间隔,分为2个管道。

Ⅱ型:胆总管末端分成左右2个管道。

Ⅲ型:胆总管全程分成2个管道。

Ⅳ型:胆总管全程分成2个管道,但其中有管道使其相互沟通。

(6) 胆总管隔膜　胆总管隔膜畸形时,隔膜的位置不一,形态各异。常见的有以下几种形式:①畸形隔膜位于胆总管下端,胆总管被隔膜纵行分隔成2个几乎相等又互不相通的腔隙。右侧管腔在胆囊管开口下方闭锁成为一盲端,隔膜表面光滑。②畸形隔膜在胆总管后壁向腔内凸起,形成半环形,其表面光滑,质软,类似一瓣膜,可上、下飘动。隔膜近端胆总管明显扩张。③胆囊管横跨胆总管,开口于胆总

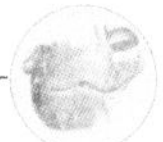

管上段左侧，胆总管中部向上有一隔膜将胆总管、肝总管分隔为2个均等腔隙，隔膜表面光滑。左肝管、右后叶肝管汇入肝总管左侧，肝总管和胆总管右侧仅与右前叶肝管相通。当肝外胆道变异或畸形，无胆道结石或感染，胆汁未受阻时，临床多无症状，术前难以明确诊断。当胆总管梗阻且能排除结石、炎性狭窄和肿瘤时，尚应考虑是否有胆总管腔内隔膜畸形的可能性。王跃全(2005)报道1例51岁女性胆总管结石患者系胆总管腔内环状隔膜畸形。隔膜将胆总管分为上、下2个腔，隔膜中央有一直径约2 mm的小孔，经小孔可进入十二指肠。严燕国(2009)报道1例77岁男性患者因胆总管隔膜畸形而致胆管炎反复发作。在胆囊管汇入胆总管下方之前胆总管腔内，有一横行纤维隔膜，厚约2 mm，隔膜中央有5 mm×3 mm的裂缝，隔膜上方胆总管壁厚，内径35 mm，隔膜以下胆总管内径6 mm，内壁光滑。病理报告为胆总管隔膜，见胆管黏膜细胞及增生的纤维细胞伴炎性细胞浸润。

(7) 胆总管为实心条索状 胚胎原始胆总管为一条实心条索。如在胚胎第2～3个月时胆道发育紊乱，胆总管各段的上皮细胞在同一时期内增生的程度不一致则可形成各种畸形，甚至可与肝总管一起变为实心的结缔纤维索而致肝外胆道闭锁。

1.5.2 副肝管

副肝管(accessory hepatic duct)又称迷走胆管(aberrant bile duct)或Luschka管，是在胚胎期肝十二指肠发育不全的常见畸形，发生率约为18%。首先由解剖学家Luschka于1863年报道。他描述了一细长胆管起自肝右叶胆囊窝，与右肝管或肝总管汇合，其直径为1～2 mm，自肝脏的Ⅳ～Ⅷ段发出后，多在胆囊三角内居于肝右动脉前，汇入右肝管、左肝管、肝总管、胆总管或胆囊管。也偶有直接汇入胆囊者，后者被称为联合干(combine trunk)。Mc Quillan(1989)则报道Luschka胆管可呈网状或条状微小管道，并在镜检下发现胆囊床的结缔组织中有微小胆管。这些胆管位于胆囊床中两个主要部位：胆囊床的中心和外侧腹膜反折处。90%的副肝管位于胆囊三角内，常为1支，有时也可为2支。副肝管的长度不一，可从数毫米至10 cm左右；其直径，大的可有2～5 mm，小的只可通过毛发。因副肝管变异较多，故手术时容易损伤。

何以副肝管多在右侧发生，尚未有合理解释。至于副肝管止在何处，各学者意见不一。按近年来的研究，以止在肝总管和右肝管为多，也有止在胆囊管或变异胆囊管上的。有的学者则认为这不是副肝管，而是属于胚胎期肝和胆囊的残余畸形。

日本蜂须贺喜多男(1980)对副肝管做了研究，认为右副肝管发生率为1.4%～28%，并将右副肝管分为以下6型。

0型：右副肝管与肝总管相汇合。

Ⅰ型：右副肝管与肝总管及胆囊管三者汇合。

Ⅱ型：右副肝管与胆总管汇合。

Ⅲ型：右副肝管与胆囊管相汇合。

Ⅳ型：右副肝管开口于胆囊。

Ⅴ型：胆囊管开口于右副肝管上。

在解剖时若未先切除胆囊，一般无法看到这些胆管。这一情况使外科医生事先判断发生困难，胆道造影可明确副肝管的走行。有关副肝管引流范围的意见尚不一致。是否有另外途径引流或在肝段之间有沟通，也未肯定。但Mc Quillan认为这些沟通是存在的，如损伤这些较细的胆管，外漏胆汁可自行停止而无后遗症。但若当副肝管较粗时，则易发生胆漏(bile leakage)。因此，在胆囊切除过程中，在分离胆囊时不宜盲目切断，而应十分谨慎小心，弄清解剖，妥善结扎，以防较粗的副肝管被切断而发生胆漏。

副肝管的处理要根据其管径的大小、部位及引流区域来决定，下列几点应予注意：①直径<2 mm的副肝管，仅引流肝内的毛细胆管，可直接切断结扎，一般无明显危害。②对于直径>3 mm的副肝管，应予重视。因副肝管独自引流肝脏某一段或某一叶的胆汁，若被结扎，可导致相应肝段或肝叶的胆管梗阻而引起肝纤维化、肝萎缩；也可因反复感染而形成局限性脓肿。若有损伤，应进行修补或缝合。有的尚需做Roux-en-Y胆肠吻合术。③对于不影响手术的副肝管，无论粗细，均应尽量保留。④汇入胆囊管的副肝管应在其汇入部远侧结扎，切除胆囊，保留胆囊管的近侧部。

江宗兴(2011)报道新型副肝管畸形伴结石、合并胆囊癌1例，其副肝管位于胆总管右后下方，直径6 mm，由尾状叶发出，向下走行在胰头后方，与胆总管汇合后形成共同通道进入十二指肠；胆囊管开口于副肝管上(图1-33)，胆总管、肝内胆管及副肝管内均有大量结石；胆囊内无结石，病理报告为胆囊腺癌。

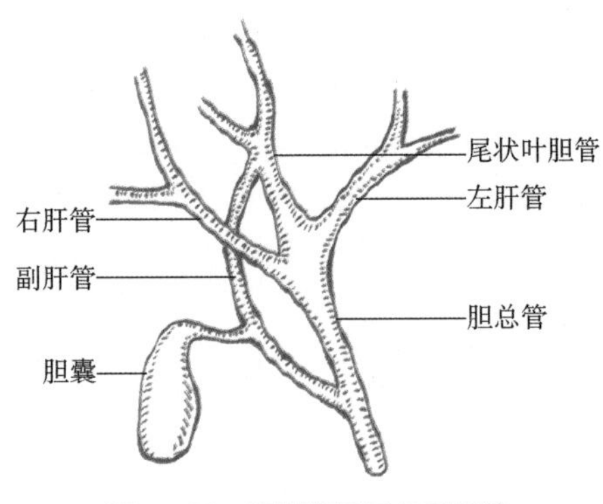

图 1-33 胆囊管开口于副肝管

1.6 肝动脉系统

肝脏和肝外胆道的血液供给主要来自肝动脉(arteriae hepatica)。但是肝动脉及其分支的变异非常大,令人难以判断何者属于正常范围。直到 1975 年后,始由 Michels 将肝、胆、胰范围的动脉及其变异研究清楚。在过去的年代,有不少患者在手术后迅速发生不能解释的高热、昏迷和死亡,这主要是由于误伤肝固有动脉(arteriae hepatica propria)或其主要的变异动脉所致。因此,有必要对肝动脉及其变异做扼要的介绍。

肝动脉是腹腔动脉的 3 个分支之一,也称肝总动脉(arteriae hepatic communis)。从腹腔动脉发出后,居小网膜外层之后,沿胰腺上缘右行,随后转向前上方至幽门或十二指肠上缘。在此分出胃十二指肠动脉和胃右动脉。自此斜向右上方,沿门静脉腹面和胆总管左侧而上行至肝总管后方,统称为肝固有动脉。至此遂分成肝左和肝右动脉。供给肝方叶血液的肝中动脉或发自肝右或肝左动脉,仅有 10% 是由肝固有动脉直接发出的分支来供给。

上述肝动脉行程属于常见型。按照 Michels 的统计,出现率只占 55%,还有 45%属于变异型或称迷走型。肝动脉和左、右肝动脉都有迷走变异。所谓迷走肝动脉是对起源于腹腔动脉以外的动脉而言。例如,起源于肠系膜上动脉。迷走左、右肝动脉是起源于肝动脉以外的动脉。在解剖学上还有代替动脉和副动脉的名称。例如,肝脏左半或右半仅由迷走肝左动脉或迷走肝右动脉所供给,而发自腹腔动脉的肝动脉却无分支供给该肝叶时,即将这种迷走肝右动脉或肝左动脉称为代替动脉。若是在常见型的肝左动脉或肝右动脉之外,还有迷走动脉进入该肝叶,则称此动脉为副动脉。就肝内血液分布而言,此处所说的副动脉也有其独自的供应区域。代替动脉更是如此。外科医生切忌将其切断或结扎,否则会引起部分肝组织坏死。

1.6.1 迷走肝动脉

迷走肝动脉的出现率据 Michels 的统计为 4.5%,起于肠系膜上动脉为 2.5%,腹主动脉为 1.5%,胃左动脉为 0.5%。从肠系膜上动脉发出的迷走肝动脉,常是经过门静脉的后方进入肝十二指肠韧带。这样,在施行十二指肠胰头切除术时,就容易将其误伤。在胃大部切除术时,则应警惕不要结扎或伤及来自胃左动脉的迷走肝动脉。

1.6.2 迷走肝左动脉与肝右动脉

这种迷走动脉的出现率很高。在 Michels 报道的 200 例尸解中就有 83 例有迷走肝左动脉或肝右动脉,占 41.5%。其中,只有 1 支迷走动脉者为 31.5%,2~3 支者为 10%。关于迷走肝左和肝右动脉的数目,在 83 例中共有 106 支。属于迷走肝右动脉的占 52/200,为 26%;属于迷走肝左动脉的占 54/200,为 27%。另外一些学者如 Thompson、Dassler 等发现迷走肝左动脉的出现率竟比迷走肝右动脉高过 1 倍。迷走肝左动脉的异位起点比较复杂,有胃左动脉、腹腔动脉、肝右动脉,少数起于肠系膜上动脉、胃右动脉、胃十二指肠动脉等。在上述的 27%迷走肝左动脉中起于胃左动脉的就占 23%。因此,施行胃、食管手术时要查明胃左动脉有无分支到肝左叶。

占 2/3 的迷走肝右动脉起于肠系膜上动脉,其余 1/3 起于腹主动脉、腹腔动脉、胃右动脉、胰背动脉等。在此还应注意,迷走肝右动脉虽起于肠系膜上动脉,但是肝中动脉和肝左动脉的起点就颇为不同,它们可起于胃左动脉、腹腔动脉甚或腹主动脉。反之,迷走肝左动脉亦是如此。例如,起于胃左动脉的迷走肝左动脉的病例,其肝中动脉和肝右动脉可起于腹腔动脉(占 10%)。对于这些变异,外科医生尤应注意。

肝左动脉和肝右动脉行径上的变异:肝左动脉行径常见型(占 70%~75%)是位于门静脉前面和胆总管的左侧,其余多在门静脉的左侧,在右侧的颇为罕见。若左、右肝管汇合口较低,则肝左动脉在两肝管之间上行。肝右动脉常在肝总管的背侧上端或下端(占 80%~87%),少数在胆总管的背侧。其余在

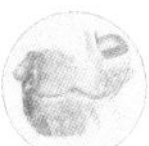

肝总管腹侧跨过，很少在胆总管腹侧。也偶然见到肝右动脉完全在胆道的左侧或右侧。肝右动脉和胆囊管的常见毗邻关系是在肝总管的背侧，然后进入胆囊动脉三角的深部，和胆囊管平行，或与其贴近。少数位于胆囊管的背侧（10%），偶然在其腹侧。这个胆囊动脉三角（Calot 三角）在手术中很容易发生损伤事故，因此对于外科医生来说是非常重要的，要引起警惕。

1.6.3 胆囊动脉

约占 80%的胆囊动脉（arteriae cystica）是在胆囊动脉三角（Calot 三角）内从肝右动脉发出，然后向右前方直达胆囊颈部（图 1 - 34）。在此又分深浅 2 支：浅支为有浆膜覆盖的胆囊供血；深支为胆囊床邻近的胆囊和肝组织供血。若这个深支及其小分支比较粗大，势必在胆囊摘除后引起该处肝组织坏死。因此，手术者应该观察胆囊床的具体情况而决定是否放置引流和留置的时间。还须注意，胆囊动脉血管的深支及浅支都可从肝右动脉单独发出。这样的深支几乎贴近肝门，甚至被一薄层肝组织所覆盖。在切除胆囊时若不慎将其切断而缩回，会造成出血不止。

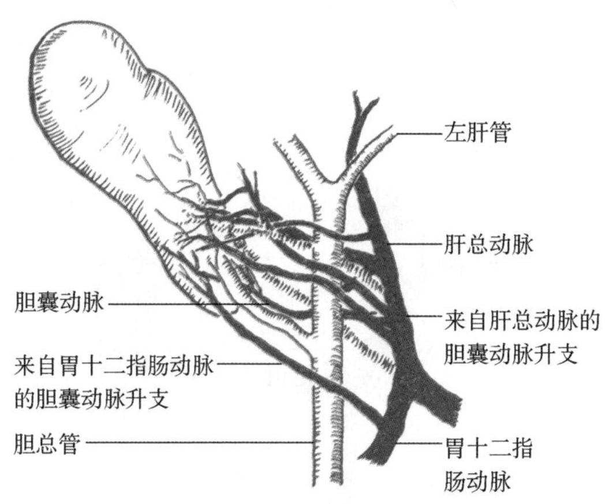

图 1 - 34　胆囊动脉的起始源及行径之变异
（引自 Rodeny Maingot）

胆囊动脉的其他变异：①起源于肠系膜上动脉的迷走肝右动脉；②起源于肝总动脉、肝中动脉或肝左动脉；③起源于胃十二指肠动脉或其分支或胰十二指肠上后动脉；④起源于腹腔动脉或腹主动脉。在上述的变异中，以最后一种极为罕见。这引起变异胆囊动脉都不是在胆囊动脉三角区内进入胆囊，而是大多数在肝总管或胆总管的背侧走行，最后在不同的位置上进入胆囊。因此，一旦发生误伤，总是出血不止。

胆囊动脉与胆囊管、肝动脉与门静脉的关系也时有不同（图 1 - 35）。了解这些关系对于手术的安全性会有提高。综上所述，在胆囊动脉三角区内常见有胆囊动脉、迷走肝右动脉、副肝右动脉、副右肝管及胆囊管淋巴结和神经等，极为错综复杂，又难以解剖，故外科医生称其为危险三角区。因此，为确保手术安全，在做胆道手术时一定要小心、小心、再小心，注意、注意、再注意。这是千万不能忘记的教训总结。

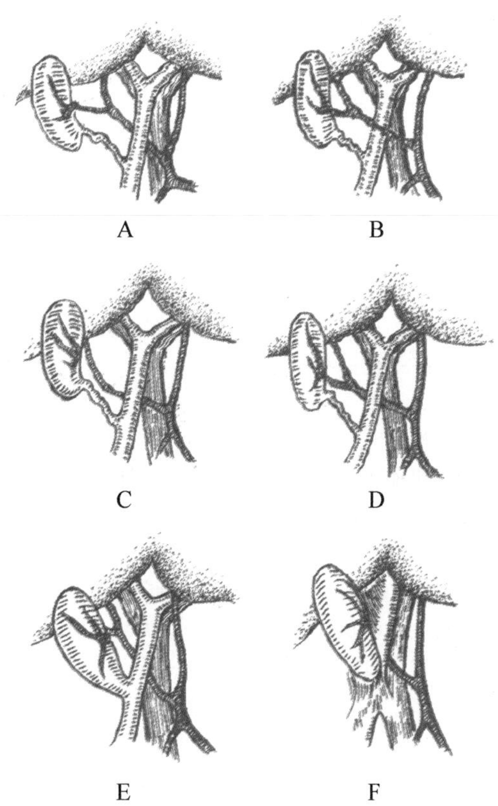

图 1 - 35　胆囊动脉与胆囊管、肝动脉及门静脉的关系

A -肝右动脉在胆总管后、门静脉前方走行后分出胆囊动脉　B -肝右动脉在胆总管前方走行后分出胆囊动脉　C -肝右动脉在胆总管后、门静脉前方走行后分出胆囊动脉，胆囊动脉与胆囊管相距较近　D -肝右动脉在胆总管后、门静脉前方走行后分出胆囊动脉，胆囊动脉与胆囊管相距较远　E -肝右动脉在胆总管后、门静脉前方走行后分出胆囊动脉；肝右动脉与肝左动脉分叉角度较小；胆囊颈管短粗　F -肝右动脉在胆总管后、门静脉前方走行后分出胆囊动脉，胆囊动脉较短，致胆囊颈部分松冗在胆总管前；肝右动脉与肝左动脉分叉角度较小

1.6.4 肝外胆管的血液供给

供给胆总管和肝总管的血液比较丰富，在浆膜上常形成小静脉丛和小动脉丛(图 1-36)。当发生急性炎症时则充血严重，在手术剥离时常易渗血不止。但是，一旦将胆总管的梗阻解除，渗血也就会逐渐减轻。相反，在慢性炎症时由于组织纤维化、血管有阻塞或变细，手术时则渗血较少。现将几条肝外胆管的供血来源列出如下。

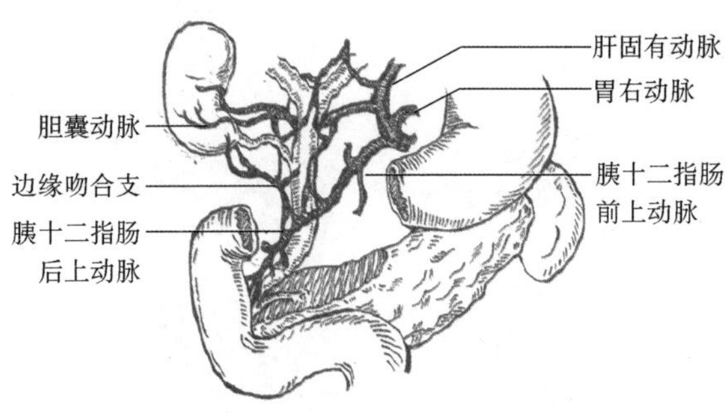

图 1-36 胆总管周围的小动脉

(1) 十二指肠上动脉 十二指肠上动脉是指从胃十二指肠动脉或肝动脉分出的 1～2 支小动脉；其行径起于幽门环后上方，然后贴近十二指肠球部上缘和沿着胆总管内半圈而分布。它主要是为胆总管上段提供血液。因此，在解剖胆总管和十二指肠球部交界的内侧和后侧时，必须谨慎，以免引起出血。

(2) 十二指肠后动脉 十二指肠后动脉也称胰十二指肠上后动脉。有 1～2 分支为十二指肠后方的胆总管提供血液。

(3) 胰十二指肠血管弓 特别是后弓，主要是为 Oddi 括约肌和十二指肠降段提供血液。

(4) 其他动脉 肝固有动脉、胆囊动脉或肝右动脉也可有 1～2 小分支为肝总管供血。

由此可见，胆总管壁的血供主要来自十二指肠上动脉和十二指肠后动脉的分支，并汇同来自肝固有动脉、胆囊动脉或肝右动脉的分支在胆总管周围互相吻合成网，形成细小的动脉丛，然后由这些细小的动脉丛再分出小支进入胆总管壁内。同时在胆总管壁的结缔组织层深面及黏膜下层再形成 1 级血管丛和 2 级血管丛来滋养胆总管。故当手术中须剥离胆总管壁时，最好不要超过 2 cm，以免过多损伤血管而致胆总管缺血或坏死，从而导致胆总管切开后发生胆漏或胆总管狭窄。

1.7 门静脉系统

1.7.1 门静脉

门静脉(venae portae)为一较粗的静脉干，收纳腹腔不成对的器官如胃、脾、胰、胆囊和除直肠下端以外肠道的静脉血。在肝门处门静脉主干分为左、右 2 支，分别进入肝脏左、右 2 叶，并逐渐分支。其小分支和肝动脉小分支的血流在肝小叶内的肝血窦汇合，然后流入肝小叶的中央静脉、肝静脉而至下腔静脉。因此，门静脉系统是位于 2 个毛细血管网之间，一端是胃肠道、脾、胰、胆囊的毛细血管网；另一端是肝小叶内的肝血窦。从功能上看，腹腔绝大部分的血液均经门静脉回流，故有“腹腔心脏”(cor - abdominale)之称；就形态、结构而言，它在肝内逐级分支，最后分成为毛细血管，其结构方式犹如动脉血管，故有“动脉性静脉”(vena arteriosa)的命名。

门静脉主干长 5.5～8 cm，平均长 6.75 cm，最短 4.5 cm，最长可达 9.2 cm。其内腔直径 0.7～1.9 cm，平均 1.25 cm。门静脉主干是由肠系膜上静脉和脾静脉汇合而成，或由肠系膜上、下静脉和脾静脉三者汇合而成(图 1-37)。其汇合点多在胰腺的头部和颈部交界之后方，相当于第 2 腰椎水平。然后斜向右上方并略前倾，经十二指肠第 1 部、胃十二指肠动脉和胆总管之后，下腔静脉的前方，继而在网膜孔的

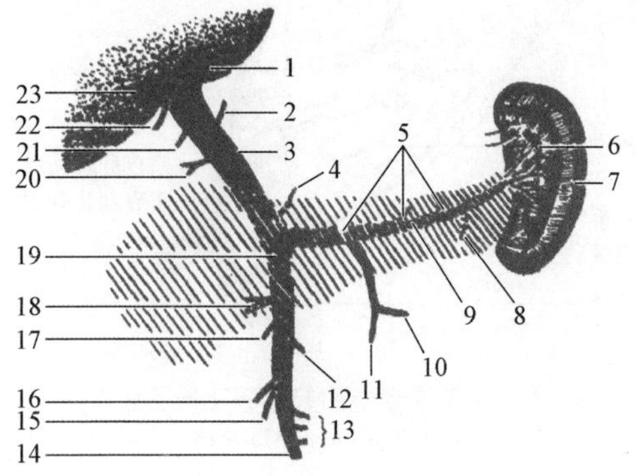

图 1-37 肝外门静脉系统

1-门静脉左侧分支 2-副胰静脉 3-门静脉 4-胃左静脉 5-胰腺静脉 6-脾静脉 7-脾 8-胃网膜左静脉 9-脾静脉 10-左结肠静脉 11-直肠上静脉 12-网膜静脉 13-小肠静脉 14-中结肠静脉 15-回结肠静脉 16-右结肠静脉 17-胃网膜右静脉 18-胰十二指肠下静脉 19-肠系膜上静脉 20-胰十二指肠上静脉 21-幽门静脉 22-胆囊静脉 23-门静脉右侧分支

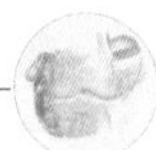

腹侧行于小网膜的两层间。在肝门处分成左支和右支后入肝(图 1－38)。门静脉在分为左右支以前,口径稍膨大部称门静脉窦。门静脉右支较左支短而粗,在进入肝右叶之前接受胆囊静脉。左支细而长,分出小支至尾状叶和方叶,然后进入肝左叶。左支进入肝左叶以前与脐静脉和肝圆韧带连接,后者由脐静脉闭锁而成。门静脉左支与下腔静脉之间以静脉韧带(ligamentum venosum)相连。门静脉属支包括脾静脉、肠系膜上静脉、胃冠状静脉(胃左静脉)、胃右静脉、胆囊静脉、脐静脉和胰十二指肠上静脉等。

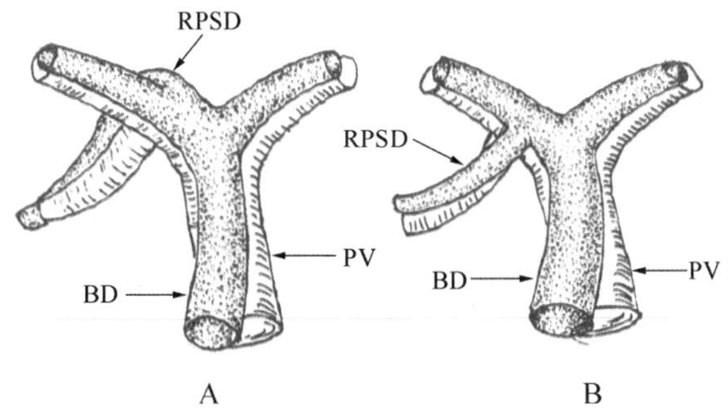

图 1－38　右肝管与门静脉的解剖关系
(引自 Kitami M, 2006)

BD-胆管　PV-门静脉　RPSD-右后肝管
A－supraportal 型:右后肝管位于门静脉右后支后上方
B－infraportal 型:右后肝管位于门静脉右后支后下方

肝脏的血液供应,70%～80%来自门静脉,20%～30%来自肝动脉。由于肝动脉的压力大,其血液的含氧量又高,故门静脉和肝动脉对肝脏供氧的比例几乎相等。在门静脉的血液中,门静脉右支主要接纳肠系膜上静脉的血液,注入肝右叶,这部分血液占门静脉血量的 70%;左支接纳脾静脉和肠系膜下静脉的血液,注入肝左叶,占门静脉血量的 30%。

通常将肝脏的右后叶分为 S6 段和 S7 段,并分别由门静脉的右后支 P6 和 P7 支供血。Friedman (1994)将肝脏的右后叶 S6 段和 S7 段以门静脉的右支为界分成比例相当的两部分,且有明显分界线。谢于(2011)采用 100 例正常的活体肝移植供肝影像资料研究发现,门静脉的右后支可分为以下 4 种类型。

(1) 弓型　34 例(34%)。右后支呈弓状发出多个分支至 S6、S7 段,影像学上难定究竟哪支分支归属于 S6。

(2) 2 支型　27 例(27%)。右后支分出 P6 和 P7 支。

(3) 3 支型　9 例(9%)。P6 和 P7 和中间支,中间支同时提供 S6、S7 的血供。

(4) 变异型　30 例(30%)。来自右前支的变异,S5、S6 段较难区分。

从门静脉和肝静脉在肝脏右后叶的分布情况来看,将右后叶单纯地以肝右静脉为界,以门静脉右支划分过于理想化。肝右静脉作为肝段的划分和定位不甚精确。在精准外科的时代,只有充分认识到目前对肝脏右后叶尚存在一些分段上的分歧,才能促使我们对肝脏右后叶的研究更加深入,特别是应用医学图像三维可视化系统在手术过程中不断探索、不断总结,做出一个更为科学的分段。因每个人的具体情况不同,个体存在一定的差异,所以,精准的术前评估与分析,对病灶有立体空间的精确定位,才能进一步提高肝脏外科的水平。

1.7.2　脐静脉

脐静脉(venae umbilicale)因在肝圆韧带之中,也有学者称其为肝圆韧带(ligamentum teres hepatis),是人体发育过程中胎儿左脐静脉的残留物,为胚胎的遗迹。脐静脉由脐切迹起始,最初位于腱膜下,然后静脉增粗。途经镰状韧带游离缘的两层腹膜之间走行,与腹壁成 40°角。最后穿过部分肝实质进入门静脉左支的囊部,并与之呈直线相连(图 1－39)。脐静脉与门静脉左支交接点距门静脉主干分叉点 2～3 cm(图 1－40)。

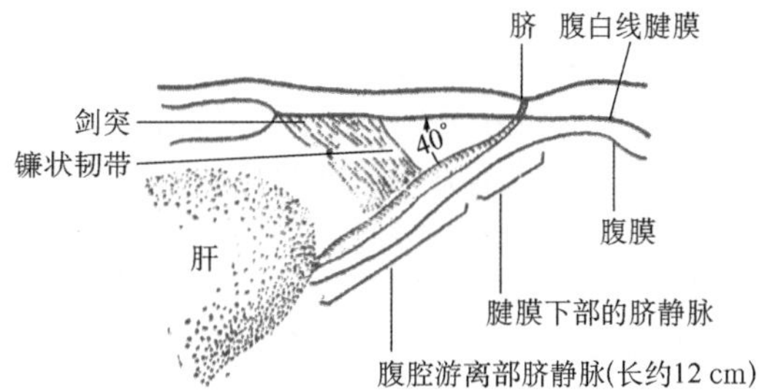

图 1－39　脐静脉与腹壁的解剖关系

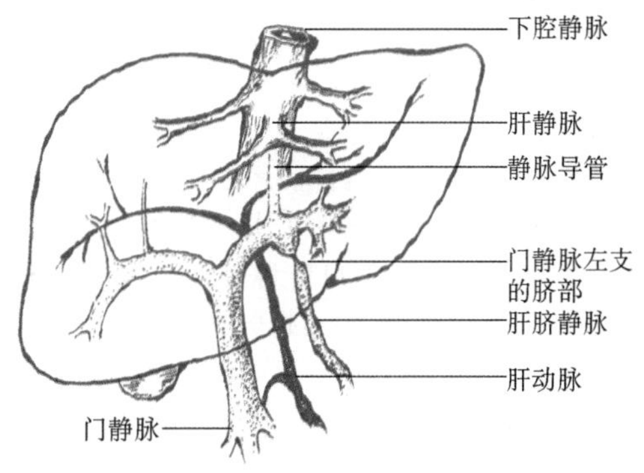

图 1－40　脐静脉汇入门静脉左支

脐静脉与门静脉的交接点有 2 种类型：一种呈膜状；另一种是纤维硬隔状。Wertheimer 首次发现除接近门静脉左支 1～2 cm 外，脐静脉的其余部分虽呈纤维索状结构，但均有潜在性腔隙。

脐静脉呈纤维条索状，灰白色，质地柔韧，全长 12.1～23.1 cm，可分为裂隙段、游离段及腱膜下段。其各段长分别为 2.6～4.4 cm、5.1～10.1 cm 和 4.6～8.4 cm。脐静脉在胎儿出生后即逐渐闭合，但保留其血管的一般结构特征，仍可分为内膜、中膜和外膜 3 个层。主要由胶原纤维、弹性纤维、平滑肌及疏松结缔组织构成。因此，它具有良好的刚性、弹性和抗张性等力学特点，且血供丰富，长度足够，是理想的修复材料。利用胎儿和新生儿脐静脉呈自然开放而尚未闭合的特点、门静脉高压症后再通及用人工扩张再通的脐静脉，可以开展采血、造影、门静脉测压，血管的修复及门静脉内化疗、栓塞、输液等各种诊断和治疗技术。脐静脉的用途是广泛的。

1.8 肝静脉系统

1.8.1 肝静脉

肝静脉（venae hepaticae）是肝脏血液唯一输出的管道，而肝动脉与门静脉则是共同构成血液进肝的双重管道。肝动脉与门静脉的血液在肝血窦内混合，成为肝静脉的起点。肝静脉收纳肝左静脉、肝中静脉和肝右静脉的血液。出肝后注入下腔静脉。在其入口的下缘处，有一个小的半月形皱襞，无静脉瓣。在肝的后面尚有细小的静脉与下腔静脉相交通，称为肝短静脉或小肝静脉。肝左静脉、肝中静脉和肝右静脉称为主肝静脉。

在肝脏的 4 种管道中，以肝静脉的体型最大，其管道容积相当于其余 3 种管道容积之和。Hobsley 在制作肝脏血管和肝管铸型标本时，对各管道系统充分充盈后所需要注射剂的量做过统计，肝静脉系统为 200 ml 左右，门静脉系统为 100 ml 左右，其余 2 个系统为 10～40 ml。

解剖学和外科学对肝静脉系的三大分支的命名比较统一，但对其三大分支以外的其他肝静脉的命名尚存有争议。目前，对肝静脉的命名模式主要有以下几种：①根据主副关系，把肝静脉系三大分支称为主肝静脉（main hepatic vein），而其他肝静脉称为副肝静脉（accessory hepatic vein）；②根据肝静脉行程的长短，把一般短于肝静脉系三大分支之外的肝静脉称为肝短静脉（short hepatic vein）；③根据肝静脉直径的大小，把相对口径小于肝静脉系三大分支之外的其他肝静脉称为肝小静脉（hepatic small vein）；④根据引流区域和入注下腔静脉壁的位置，把相对肝静脉系三大分支之后的肝静脉统称为肝背静脉（dorsal hepatic vein）或肝后静脉（posterior hepatic vein），把相对肝静脉系三大分支之下的肝静脉称为肝下静脉（inferior hepatic vein）；⑤根据肝静脉的引流区域，把肝静脉系三大分支以外，其他注入下腔静脉的肝静脉，直接称某区域肝静脉。如尾状叶肝静脉（caudate lobe vein）和尾状突静脉（caudate process vein）。

（1）肝左静脉　肝左静脉（left hepatic vein）主干位于左段间裂内，由左叶间静脉、左段间静脉和左后上缘静脉汇合而成。直径平均为 1.05 cm（0.7～1.6 cm），收纳左外叶的静脉回流（图 1-41）。

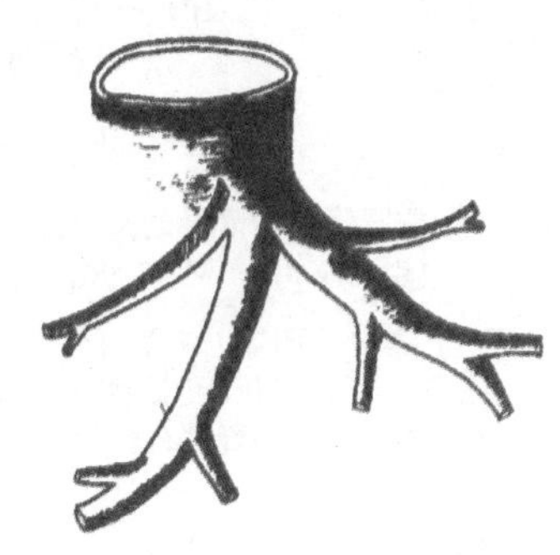

图 1-41　肝中静脉及肝左静脉总干

（2）肝中静脉　肝中静脉（middle hepatic vein）主干位于正中裂之上半部，直径平均 1.13 cm（0.8～1.6 cm），常由 2 支静脉汇合而成。一支来自左内叶，另一支来自右前叶。肝中静脉常沿 Cantlie 线走行，也可呈独立支，在肝左叶外侧段走行，收纳左内叶和右前叶范围的静脉回血（图 1-42）。

（3）肝右静脉　肝右静脉（right hepatic vein）主要收纳右后叶静脉和部分右前叶上部的静脉回血。在进入下腔静脉前，还接纳一支来自右后叶后上缘区的左、右上缘静脉。肝右静脉口径最大，1.0～1.5 cm 肝右静脉一般为单支。Nakamura（1981）报道 87 例病例中呈单支者 78 例，另 5 例呈双支。在肝右叶前段及后段间走行（图 1-43）。

关于肝静脉支之间是否存在吻合的问题，报道不一。Goldsmith 和 Woodburne 认为肝静脉之间没有吻合支存在，而 Elia 和 Petty 则观察到有明显的吻合支。在复旦大学上海医学院和中国人民解放军第

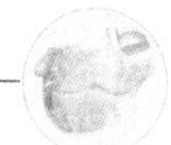

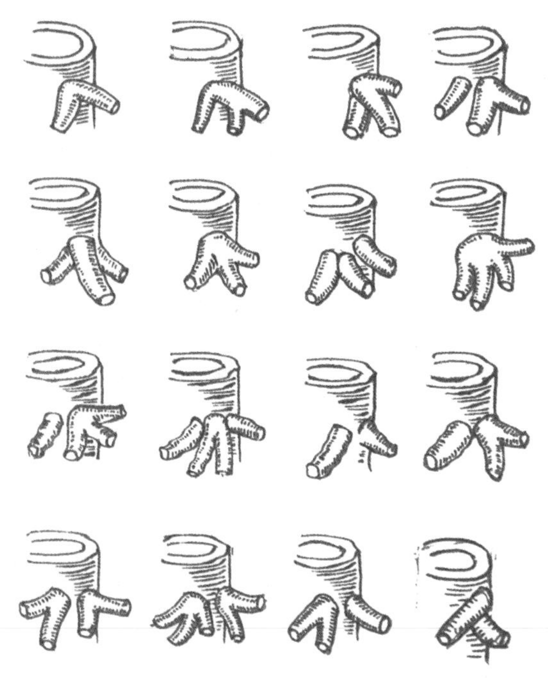

图 1-42　肝中、肝左静脉汇入下腔静脉之前 1 cm 时的走行

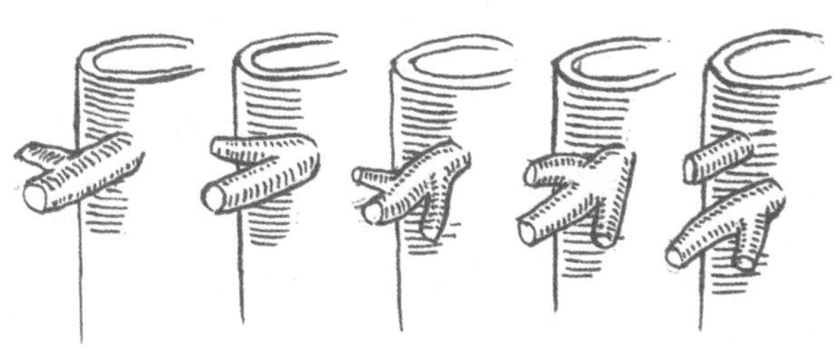

图 1-43　肝右静脉汇入下腔静脉之前 1 cm 时的走行

二军医大学研究者及姚家庆的报道中，均曾发现肝静脉支之间有吻合支。陈好德利用 X 线及造影的方法研究了人和若干脊椎动物的肝静脉，并发现人的肝静脉之间存在着广泛的吻合。当 3 支大肝静脉只注射 1 支时，其余被结扎的 2 支静脉均充有造影剂，说明 3 支大肝静脉之间有吻合。同样，主肝静脉和肝短静脉之间也存在许多吻合。

肝静脉为肝脏静脉血液回流的唯一途径。早在 1957 年，Goldsmith 就强调肝静脉在肝脏外科中的重要意义，在肝脏手术时必须保留残肝的静脉回流。肝静脉的临床意义包括：①肝静脉撕裂时多出血剧烈，处理困难；②残肝静脉回流受阻时可并发黄疸、胆漏及延迟性出血；③人类肝脏腐蚀标本铸型的研究表明，肝静脉系统中主干之间无充分较大的吻合支；④肝静脉阻塞可出现 Budd-Chiarí 综合征等严重表现；⑤分离式肝移植(splitting liver transplantation)或部分肝移植中，肝静脉流出道的建立为供肝存活的关键之一；⑥在肝脏恶性肿瘤手术中，预先结扎肝静脉可以减少癌细胞的扩散及出血；⑦Budd-Chiarí 综合征，患者有尾叶增生肥大，直接注入下腔静脉的肝短静脉扩张、管壁变薄，以代偿阻塞的主肝静脉；⑧无血切肝术中，有关肝脏血液流出道的最长阻断时间及阻断后的机体变化迄今仍了解不多。

Armstrong 等在犬实验中完全阻断肝静脉 15～30 min，动物于术后数小时内死于肝脏、门静脉系统淤血所致的难治性休克。如在阻断肝静脉的同时行门腔分流，则动物存活。但肝脏充血并伴不同程度的小叶中央坏死与肝索变性。由于猪的肝脏解剖结构近似人类，Kaman 与 Cerreny 结扎猪的肝段静脉，发现术后 7 d 有足够的侧支形成，49 d 肝脏充血消失，结扎静脉引流的肝段仅表现为中度萎缩。肝静脉在肝胆外科中的重要性毋庸置疑。充分认识其解剖结构对肝切除术、肝静脉流出道的重建，以及近肝静脉损伤的手术治疗具有重要的指导意义。

1.8.2　肝短静脉

肝短静脉(venae hepaticae breves)主要收纳尾状叶和右后叶脏面区的静脉回血。这些静脉比较短小。尾状叶肝短静脉、尾状突肝短静脉和右侧肝静脉等直接开口于下腔静脉的左右前壁。当肝静脉主干发生阻塞后，这些副支就代偿性地变得粗大。在肝扫描时，可见肝尾叶出现放射性物质增多区域，这个区域相当于肝扫描图形上的剑突部。这种现象的出现，也是诊断肝静脉阻塞(hepatic venous obstruction)的依据之一。

肝短静脉的分类及位置：肝短静脉的应用解剖学研究，一般将其分为 2 组，即右侧组和左侧组，也有用时钟刻度来描述的。王海全沿用夏穗生的分类法将肝短静脉分为左排、中排和右排，即左型、中型和右型，分别汇入下腔静脉的左侧壁、前壁和右侧壁。右型的位置最表浅，直径＜1.5 mm 的肝短静脉一般肉眼不易辨认。左型肝短静脉引流尾状叶静脉，中型肝短静脉少部分引流尾状叶，其余均引流肝右后叶血液。

肝短静脉的数目：左型有 3～7 支，中型有 15～19 支，右型有 10～15 支。汇入下腔静脉前壁和右侧壁的肝短静脉较汇入下腔静脉左侧壁居多。中型肝短静脉的管径最粗(3.8～9.2 mm)，右型的肝短静脉次之(3.4～8 mm)，左型的肝短静脉管径最细(2.2～

4.8 mm)。右型的位置最表浅,汇入下腔静脉前壁和右侧壁的肝短静脉较汇入左侧壁的为多,说明肝短静脉主要引流尾状叶和肝右后叶的静脉血液。因此,在施行右半肝或尾状叶切除时应进行仔细的解剖,以免发生肝短静脉损伤出血。研究还发现,肝短静脉与肝右静脉间呈彼此消长的关系,即肝右静脉直径越粗,则肝短静脉直径越细;反之,肝右静脉直径越细,则肝短静脉直径越粗。这也进一步证实肝右静脉直径较细时,尾状叶和肝右后叶的静脉血液由肝短静脉引流,也即肝右静脉和肝短静脉互为消长。肝短静脉的数量与肝左静脉的粗细有关,肝左静脉的直径越粗,则肝短静脉的数量越少;肝左静脉的直径越细,则肝短静脉的数量越多。这也说明肝静脉系统是唯一运输肝静脉血液的管道。肝短静脉是主肝静脉的补充。当主肝静脉的引流不能满足肝脏血液回流需求时,肝短静脉便能在数量上和管径上适时增加以满足肝静脉血液回流的需要。尾状叶发生肿瘤时,常致下腔静脉受压,从而发生下腔静脉血液回流受阻,形成下腔静脉阻塞综合征。

1.8.3 肝右后下静脉

王海全(2007)对肝右后下静脉(inferior right hepatic veins, IRHV)进行了研究,沿下腔静脉后壁正中线切开肝后段,测量肝右后下静脉口径、位置和肝外行程。其中 50 例标本(83.3%)存在肝右后下静脉,33 例(66%)有 1 支,12 例(24%)有 2 支,5 例(10%)有多支。肝右后下静脉的直径较粗大,开口位置低,位于肝脏面肾压迹处有 1～2 mm 的肝外行程,平均口径为 2.6～8.0 mm,肝右后下静脉与肝短静脉粗细呈负相关。肝右后下静脉直接注入下腔静脉,肝右后下静脉出现率较高而且口径粗大,紧邻肝裸区与下腔静脉。手术时若不熟悉肝右后下静脉的解剖位置和引流范围,常会导致静脉撕裂,发生手术中难以控制的大出血。若误扎粗大的肝右后下静脉,则会引起引流肝段的萎缩或坏死,尤其是在肝外伤近肝静脉损伤时,对于肝短静脉的撕裂,常由于显露困难而难以处理。因此,Nakamura 等认为在肝切除术中切断肝圆韧带游离右肝叶显露肝后下静脉时,应注意位于右肾上腺静脉下方的肝右后下静脉,避免其受损伤。

在肝移植时,尤应注意肝右后下静脉。Radtke 等(2006)研究发现肝右后静脉引流右后区 32%的范围,少数也可引流 5 段和 8 段甚至达右前区范围的 25%。施行右后区移植和不带肝中静脉的右半肝移植时,较粗的肝右后下静脉应予以重建已受到重视。Fan(2003)结合影像学与临床统计,46%供者中存在明显的肝右后下静脉,12%供者中存在明显的肝右后中静脉。这些在受者手术中均应予以重建。

1.9 胆道的淋巴系统

胆囊和胆总管的淋巴液到底向何处流动?早在 1926 年曾有研究者用曲利本蓝(trypan blue)对犬进行实验。结果证明:①在十二指肠球部浆膜下注射颜料,可在胆总管和胆囊壁的淋巴管出现;反之,在胆囊浆膜下注射,蓝色颜料可沿胆总管周围淋巴管追踪到十二指肠球部背侧和胰头表面。②肝脏的脏面组织和胆囊的淋巴管也具有相互方向的引流现象。曾经有学者反对这个实验结果,但最终被大多数学者所接受。此外,在肝门下门静脉前后侧有时也可扪到 2～3 个淋巴结肿大。这主要是由于肝门附近组织的淋巴液汇集的结果。但须注意,胆囊和胆总管的炎性淋巴液常向下引流,致使胆囊管淋巴结和十二指肠球部背侧的淋巴结显著肿大。若炎症严重或十二指肠球部背侧组织有硬变或梗阻,则能扪到门静脉上端前后侧的淋巴结肿大。文献记载,有个别研究者在手术时仅因发现非结石性急性胆囊炎和十二指肠淋巴结显著肿大,而竟认为急性胆囊炎是由于后者的压迫所致。这当然是本末倒置。在临床上常遇到因消化性溃疡或肿瘤而引起十二指肠球部和肝十二指肠韧带旁淋巴结转移,但很少见急性胆囊炎,只有胆总管被转移癌压迫后方引起黄疸。③在肝十二指肠韧带旁有 2 组淋巴:一组沿肝固有动脉和胃小弯向左上,最后达到腹腔动脉周围淋巴结;另一组是最为常见的,即沿胆总管向下至十二指肠第 1～2 段的背侧。

人体的淋巴系统极为丰富。在这个区域只有肝脏发生实质性梗阻,方能有部分淋巴液下流而至肝十二指肠韧带的淋巴群;也只有肝十二指肠韧带和胆总管硬化后,胆囊和胆总管的淋巴液方能向上流至肝门。因此,在手术时须进行全面检查。如果肝门和肝管的淋巴结有肿大,即应查看肝脏病变,如胆小管炎、肝内结石、原发性胆汁淤积性肝硬化等。如发现十二指肠球部后淋巴结肿大,应依次检查胆道、胰腺和肝脏。

由于胰腺和胆道系统在解剖学和生理学上关系密切,因此有必要对胰腺的淋巴液走向加以介绍。胰头的淋巴液主要沿胰十二指肠血管弓,特别是后

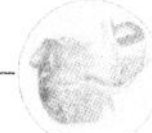

弓的行程而引流。先使十二指肠降段和十二指肠球部的背侧淋巴结肿大，然后使沿着肠系膜上血管和腹腔动脉的淋巴结肿大；晚期方至肠系膜根部。胰腺体尾部的淋巴液则分别汇集到腹腔动脉和脾门周围的淋巴结。

1.10 肝外胆管的神经支配

就应用解剖学来说，支配肝外胆道的自主神经应属于一个单位区域；就生理而言，胆囊和括约肌的交互作用不仅受神经支配，也受有关激素的影响。因此，有必要对肝、胆、胰和十二指肠的神经支配做扼要的介绍，至于激素的作用将另做介绍。自主神经包括：副交感神经［或迷走神经（nerves vagus）］和交感神经（sympathetic nerves）。前者为十二指肠、胆囊、胆道的张力增强及胃和胰的分泌提供传出的神经纤维，但无传入（如疼痛）纤维。通过大小内脏神经传导起以下作用：①使胆囊、胆道和十二指肠的张力减弱；②将胆囊、胆道和胰腺的感觉向上传递；③控制胰腺血管舒缩和分泌的功能。

1.10.1 迷走神经

支配腹腔脏器和血管的迷走神经来自胸腔。右侧迷走神经在肺门平面以下即逐渐左移到食管孔且贴在食管后壁，并随之进入腹腔。左侧迷走神经行至食管下端即转到其前壁，及至近于贲门。约有20%的迷走神经有 2～3 条分支。因此，在经腹施行迷走神经切断术时要特别注意，否则会达不到完全切断的效果。

右侧迷走神经在胃小弯分出部分纤维到胃、脾等以后，即通过胃肝韧带而至胆道和肝门。它在这里有广泛的分布。胆囊、胆管和括约肌主要是由迷走神经纤维供应。两侧迷走神经还发出重要纤维到腹腔神经节，也有少量纤维进入胆道，但是主要供应胰和其他脏器。虽然迷走神经通过腹腔神经节，但仍然是节前纤维，只有进入肠壁或胆囊壁的神经节后，才转成节后纤维。

1.10.2 交感神经

胆道及其他腹腔内脏器的交感神经是通过大小内脏神经，再经腹腔神经节而到达的（图 1－44）。在交感神经干各节内并无神经元作为联会，因此，内脏神经属于神经节前纤维。大内脏神经由第 7、8、9 背节发出的 3 支根束所组成，然后在第 10 或第 11 胸

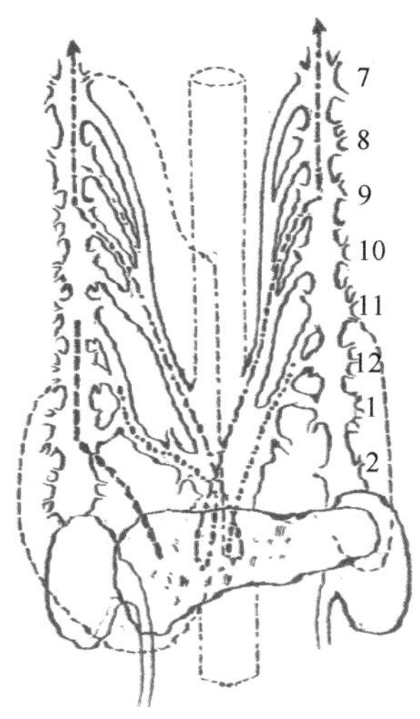

图 1－44 内脏、感觉神经传导途径示意图

脊神经共有 31 对，都是由运动性的前根及感觉性的后根纤维构成的。其中 8 对颈神经，12 对胸神经，5 对腰神经，5 对骶神经及 1 对马尾神经。图中 7、8、9、10、11、12 分别代表第 7、8、9、10、11、12 胸神经节；1、2 分别代表第 1、2 腰神经节

椎体外侧，恰在交感神经干的前内方会合，最后在第 12 胸椎体的平面穿过膈肌中脚和内侧脚之间进入腹腔；自此再转向中线，跨过腹主动脉的腹面而进入腹腔神经节外角。在大内脏神经进入腹腔神经节之前即发出分支纤维，直达胃脏神经丛和肾上腺皮质的背侧丛。

小内脏神经的根束来自第 10 和第 11 胸神经节，有时也来自第 11 和第 12 胸神经节。它穿过膈肌外侧脚和腰肌弓之间，最后进入腹腔神经节。所有交感神经的神经元在腹腔神经节内部有联会，并且在节内有些纤维交叉，从而右侧内脏神经的一些纤维能进入胰尾，左侧的一些进入胆道。节后交感神经纤维和迷走神经交织在一起而向其所支配的器官走行，其分布情况大致如下：①伴随胃十二指肠动脉行程的交感神经纤维至胆总管下半部、Oddi 括约肌和胰头部；②伴随肝动脉行程的交感神经纤维最后至肝门的前后神经丛，并分出纤维到胆总管上半部和胆囊；③伴随脾静脉和来自肠系膜上神经丛的节后交感神经纤维供应胰腺体尾部。

在动脉壁上有较丰富的交感神经和迷走神经纤维丛，它们不仅交织在一起，而且向外的通路也较多。因此，动脉周围神经切断术不能有效解除动脉炎或张力过强型胆道运动功能障碍病引起的疼痛。事实证明，胆囊过敏性痉挛和张力过强型胆道运动

功能障碍病是右侧迷走神经切除术的指征，而慢性胰腺炎的剧痛是左侧内脏神经切断术的指征。尽管这样的手术疗效远比动脉周围神经切断术的疗效高，但非彻底。术后时间越久，其疗效越低。

内脏器官除有交感神经和副交感神经支配外，也有感觉神经分布。交感神经、副交感神经和内脏感觉神经在分布到脏器的过程中往往互相交织在一起，共同形成内脏神经丛再由丛发出分支到所支配的器官。因此，可以理解何以部分患者在行右侧内脏神经切断术后仍有疼痛，并且逐渐加重。这正是由于疼痛感觉仍能通过其他交感神经纤维转至中枢。胆囊和肝外胆道的神经性疼痛也不能彻底解除，这是由于膈神经不仅携有从肝包膜来的感觉神经，也有胆囊和肝外胆道的感觉神经纤维。当然，据此也可解释何以在胆道疾病发作时，患者并发肩部、肩胛部和腰背部疼痛。

近年来，肿瘤的转移与神经的关系也开始被重视。肝门部胆管癌无法行根治性手术的原因多为肝十二指肠韧带、淋巴结和门静脉受侵犯，而可根治性手术后患者5年生存率仅能达到30%～50%，并且术后复发率很高。肝门部胆管癌即使发现体积很小或患者无症状时，也可能已发生胆管系统、神经纤维及局部淋巴结转移。Silva(2005)研究发现，肿瘤已发生神经转移后，患者生存时间明显缩短，而第1站淋巴结转移对预后无显著影响。然而近15年来国内外关于肝门部胆管癌神经浸润发生率的报道为28.6%～100%，结果极不一致。李成刚(2008)报道，肝门部胆管癌神经浸润率高达91.78%；在研究中还发现，肿瘤主病灶区域内无神经纤维分布，进展期肿瘤呈辐射状由胆管壁向周围组织浸润性生长，肿瘤浸润神经常发生在肿瘤侵犯胆管壁全层之后。虽然可观察到肝门部胆管癌可以发生微血管和微淋巴管侵犯，但其发生率远低于神经浸润。有研究认为，肿瘤细胞可以在神经纤维内部以"跳跃"方式生长，并发生远处转移。

Gebhardt等(2000)认为，肿瘤是沿着"最小阻力"方向侵犯神经，或是沿着血管和淋巴管途径转运。但Hassan等应用电镜观察发现，神经周围间隙与血管、淋巴管并不是连续的；肿瘤浸润的三维重建也显示肿瘤浸润神经是肿瘤的直接延续。Yamaguchi等(2000)研究发现，未观察到肿瘤细胞通过血管、淋巴管浸润神经，肿瘤浸润神经是肿瘤侵犯胆管壁全层后直接蔓延的结果。肿瘤浸润神经时伴有血管增生，增生的血管可能进一步促进了肿瘤对神经的侵犯和远处转移。肿瘤在神经纤维内部的生长方式也是多样的，可以在神经纤维内部弥漫性生长，最终破坏整条神经纤维。

由于肝门部胆管癌具有高度的神经浸润发生率，肝门部胆管癌行根治性切除术时，对肝、十二指肠韧带及一、二级胆管所在的Glisson鞘"骨骼化"时应仔细剥除胆管与肝动脉和门静脉的神经纤维组织，以防肿瘤细胞通过浸润的神经组织而发生局部残留和术后的局部复发。然而，剥离血管外膜是否可以满足神经纤维清除的需要，"去神经支配"的肝脏功能是否受到影响，尚需要更多的研究工作证实。

（顾树南　李清潭）

1.11　胰腺的解剖

胰腺(pancreas)为腹膜外位器官，位于小网膜囊的后方。小网膜囊的后层腹膜覆盖胰腺构成胰包膜，向上与胰腺上缘的后腹膜相延续，覆盖脾动脉、肝总动脉和腹腔动脉干及腹腔神经丛，向下与横结肠系膜相延续。横结肠系膜的根部自右向左依次跨过十二指肠降部、胰头下部，再经胰颈和胰体尾的下缘，最终止于脾门下方。肠系膜上动、静脉从胰颈的下缘十二指肠水平部并向下穿行。

胰腺的发生起始于胚胎第4周，由前肠末端的背侧和腹侧分别发出一囊性突起，即胰的始基，背侧突称为背胰，腹侧突称为腹胰。背胰位置稍高，生长较快。于第6周开始，随着胃肠道的发育过程，背胰转向左侧，胰腺向后旋转，绕至背胰的后方。于第8周腹胰与背胰融合。腹胰构成钩突和胰头的后下部，背胰构成胰腺的其余部分。背胰与腹胰融合后，背胰管与腹胰管汇合形成主胰管，或称Wirsung管。在胚胎的早期腹胰管较背胰管小，仅引流胰头下部的胰液。背胰管引流胰头上部及胰体、胰尾部的胰液，背胰管与腹胰管汇合后，背胰管的近十二指肠侧逐渐变细，形成副胰管，即Santorini管。副胰管经胰头的上部直接开口于副乳头(图1-45)。

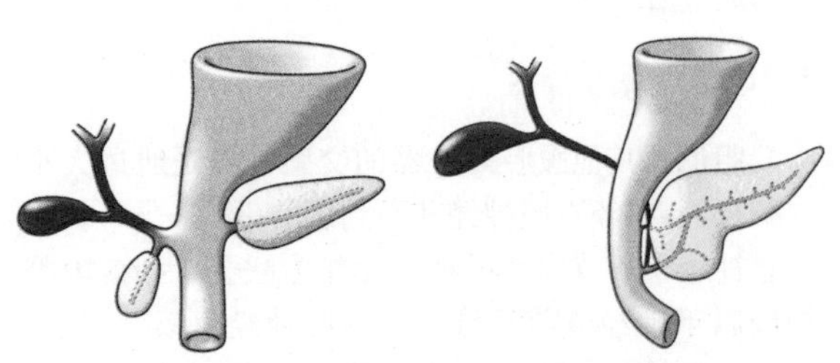

图1-45　胰腺及胰管的胚胎发育过程

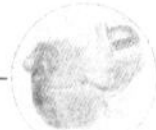

胰腺是一个位于上腹中部腹膜后、形态扁平而狭长、柔软、色淡黄、具有许多微小分叶的器官，是人体内仅次于肝脏的第 2 大消化腺，并兼有内分泌功能。

胰腺长 10～20 cm，宽 3～5 cm，厚 1.5～2.5 cm，重 75～125 g。颜色灰红，表面呈分叶状，形如蚕状，易于扯开。分为胰头、颈、体、尾 4 部分，从右向左横跨第 1～2 腰椎的前方。各部无明显界限，临床上，常将体尾部作为一个解剖单位。除胰尾可被浆膜包绕外，其余部分均位于腹膜后。上腹部的重要脏器包括胃、十二指肠、肝、胆囊、脾、肾、横结肠等均包绕其周围并与之密切相邻，解剖关系较复杂，功能又十分重要。因此，胰腺病变的表现因其位置比较深在而显得十分隐蔽，故必须高度警惕。

1.11.1 胰头

胰头(head of pancreas)较为膨大，前面稍凸隆，后面扁平，位于胰腺的右端。其上、下、右三方为十二指肠所包围，故胰头是嵌于十二指肠"C"形之凹陷内。胰头左下成钩状称为钩突(processus uncinatus)，此突左侧的凹缘称为胰切迹(notch of pancreas)。从胰背侧下降的肠系膜上血管，越过钩突的前方，沿切迹左侧下行。胰头与胰颈无明显分界(图 1-46)。较大的胰头部肿瘤，大多压迫十二指肠而导致梗阻，同时也压迫其后方的胆总管。胰头在上方与胃幽门、幽门部和十二指肠第 1 部毗邻，下方与横结肠起始部和空肠襻相邻。胰头右侧与十二指肠起始部的沟间与纤维组织密切相连，其后方因胆总管与胰管共同汇合开口于十二指肠降部内侧。胰腺可把胆总管部分包绕或仅相邻而不包绕(图 1-47)。胰头的后部尚邻接右肾的上内半与肾门，右肾动、静脉，右精索或卵巢静脉等，下腔静脉和门静脉也适位于其后方。胰头的血管供应来自胃十二指肠动脉，此时肝动脉位于胰头的上缘。据 Pierson 报道有时异常的肝总动脉可自肠系膜上动脉发出，此动脉走行于胰头后方，分离胰头时则易于损伤而发生肝坏死，发生率为 10%。胃十二指肠动脉分支为胰十二指肠上动脉的前后支与胰十二指肠下动脉的前后支沿胰头的前后，在靠近十二指肠降部的边缘成弓形吻合，并发出小支供应十二指肠与胰头。胰十二指肠下动脉发自肠系膜上动脉的右缘，在胰头切断时，也可能不慎损伤此动脉引起大出血。在胰头处应注意的另一小动脉为胰背动脉，此动脉一般以一短支发自脾动脉的起始部。胰的主要血管及其吻合如图 1-48 所示。

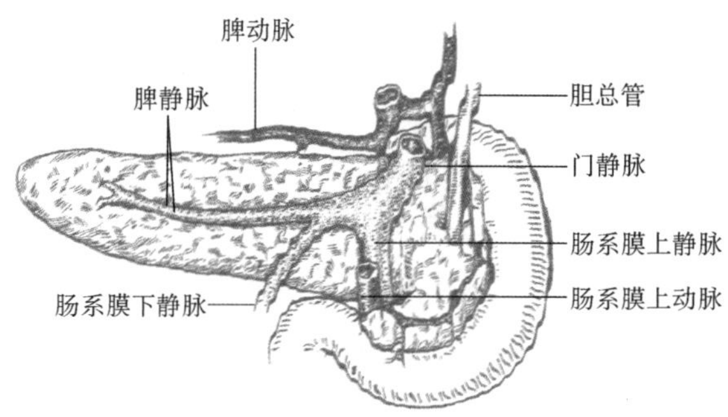

图 1-46 胰背侧的血管与钩突的解剖关系

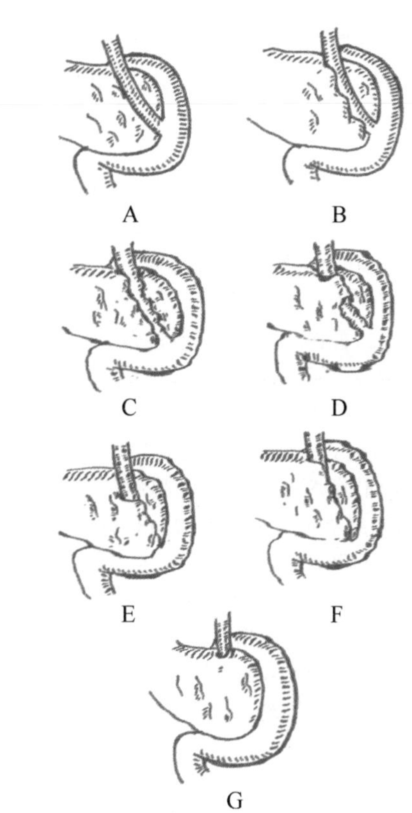

图 1-47 胆总管与胰头后的毗邻解剖关系

胆总管后无胰腺组织覆盖者占 38.7%。A-胆总管后无胰腺组织覆盖 B-胆总管沟左缘有少许胰腺组织突起 C-胆总管沟右缘有胰腺组织突起，胆总管后由胰舌片覆盖者占 60.6% D-胰舌片覆盖胆总管上部 E-胰舌片覆盖胆总管中部 F-胰舌片覆盖胆总管全部，胰包绕胆总管者占 0.7% G-左、右胰舌片融合包绕胆总管

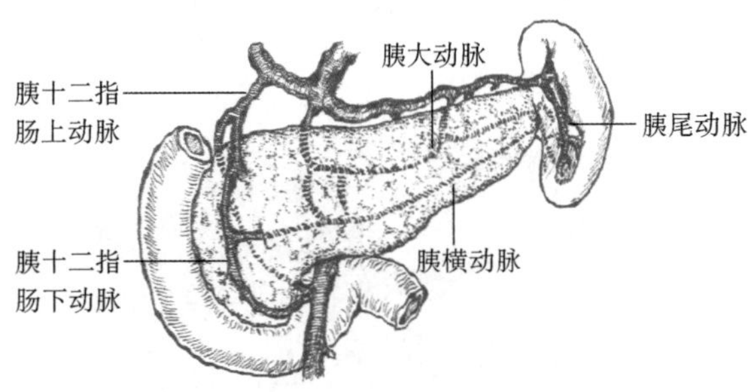

图 1-48　胰腺的主要血管及其吻合

1.11.2　胰颈

胰颈(neck of pancreas)一般较短、较窄且较薄，长约 2 cm。其上方与幽门相邻，后上方则与胆总管、门静脉和肝动脉相邻，再向后则为下腔静脉。肠系膜上静脉和脾静脉在胰颈后方汇合成门静脉，临床上常以肠系膜上静脉与门静脉的汇合处作为手术时识别胰颈的标志。

胡仁昭(1988)报道，胰颈有以下解剖特点。

1）胰颈的后部有一上、下纵行沟，为肠系膜上静脉所经行的压迹。脾静脉与肠系膜上静脉在颈的中部后面汇合为门静脉主干，该部尚有 10%～16%的肠系膜下静脉及胃冠状静脉同时汇入门静脉。在肠系膜上静脉的右侧，肠系膜上动脉亦位于颈部后方，动脉和静脉为切断胰颈时的重要标志。在动脉和静脉经行的胰颈后沟中，无胰腺的小静脉进入肠系膜上静脉，因而可以从胰腺下缘沿静脉的前左与胰腺背面之间向上分离、掏空以切断胰颈。

2）从钩突及从胰头而来的尚有数支小静脉，与胰十二指肠下静脉在胰颈的下缘进入肠系膜上静脉的右前面，故在分离胰后面时仍需注意结扎，以免损伤肠系膜上静脉而造成出血。

3）在胰颈的下缘，虽紧邻结肠系膜，但其间的结肠中动脉一般易于发现，故造成损伤的可能性较小，但亦应注意。

4）胰颈的前面一般均有胰十二指肠上动脉经行，但可于其从胃十二指肠动脉主干分出处结扎。总之，胰颈的局部应特别注意保留肠系膜上动脉和静脉在其后的位置，同时也应注意脾静脉与肠系膜下静脉汇入门静脉的情况，避免损伤。另一值得注意的是其上缘处的肝动脉及其分支。

5）胰钩突部的外科解剖。有文献报道，98.3%的胰腺有钩突，1.7%缺如，3.3%钩突大于胰腺本身。胰背动脉起自脾动脉、肠系膜上动脉、肝总动脉、腹腔动脉，在胰颈后面分为左、右 2 支，右支的一个小分支弯向下方供应部分胰头及钩突血液，称为胰头钩突动脉。胰头钩突部由 1～2 条钩部静脉小支在胰切迹附近注入肠系膜上静脉后壁或右后壁。背侧胰管和腹侧胰管汇合。分别开口十二指肠降部，并分别称为主胰管和副胰管。主胰管和副胰管的上方和下方分别有小的胰管分支注入称为上支和下支。其出现率，主胰管下支为 86%、上支为 11%，副胰管下支为 50%、上支为 13%。下支是主要的，胰钩突部是主胰管的上支和下支引流胰液区域的胰腺组织。

胰腺钩突部前面是肠系膜上动脉，下方是十二指肠升部，后面是腹主动脉。胰十二指肠下前动脉起自肠系膜上动脉或上位空肠动脉分支，从胰腺钩突部起进入胰十二指肠前面，与胰十二指肠上前动脉形成胰十二指肠前动脉弓，向十二指肠前面，胰腺实质发出分支。胰十二指肠下前静脉从胰腺实质经钩突后面注入肠系膜上静脉或空肠终末静脉。胰十二指肠下后静脉走行在胰腺钩突后面，经肠系膜上静脉后方注入空肠终末静脉。

胰腺背侧腹腔动脉干两侧为左、右腹腔神经节，为人体最大的混合神经节。内脏大、小神经注入腹腔神经外侧角，迷走神经腹腔支注入腹腔神经节内侧角。左、右腹腔神经节相互吻合成网，并向周围血管发出分支，包缠成丛，形成腹腔神经丛、肠系膜上动脉周围神经丛。该两神经丛直接分支到胰头和胰钩突部，称胰头神经丛。胰头神经丛分为上部(第Ⅰ部)和下部(第Ⅱ部)。第Ⅰ部纤维束由腹腔动脉右下方神经丛发出，向右前方水平行走，分布在胰头门静脉后面区域。第Ⅱ部由肠系膜上动脉起始部到右侧缘的肠系膜周围神经丛，并广泛分布在胰腺钩突内侧缘。胰头神经丛和血管、结缔组织共同形成强韧带状结构。

胰头前下方部输出淋巴管向左下方注入十二指肠升部肠系膜上动脉背侧淋巴结。淋巴液沿肠系膜上动脉右后缘上方注入肠系膜上动脉根部，并沿途汇集胰钩突部输出淋巴管。胰颈前面下部输出淋巴管沿胃结肠静脉干左行，经肠系膜上静脉前面汇流到肠系膜上动脉根部。胰体中央前面输出淋巴管在胰体下缘直接注入肠系膜上动脉前面淋巴结。胰头、胰颈、胰体前面上部淋巴液经肝总动脉周围淋巴结回流。肝总动脉周围淋巴管、肠系膜上动脉周围淋巴结回流到位于胃左静脉末梢，腹腔神经丛腹侧，腹腔动脉、肠系膜上动脉起始部中间右后侧淋巴结，

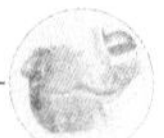

其输出淋巴管穿过胰头神经丛上部纤维束回流到胰头后面的聚合淋巴结，是胰腺淋巴液的最终合流处，距门静脉下缘或肝总动脉后面位置较近，相当于12组或8组后淋巴结，也是腹腔动脉肠系膜上动脉周围淋巴结流向腹主动脉周围淋巴结唯一中继淋巴结。胰腺集合淋巴结输出淋巴管分别回流到左肾静脉上、下的腹主动脉下腔静脉间和腹主动脉外侧淋巴结，左肾静脉周围淋巴结互相吻合，输出淋巴管向左经腹主动脉外缘或向左穿过腹主动脉下腔静脉间，到腹主动脉背侧与下方腰淋巴干及其他聚合淋巴结合流，上行形成胸导管。

1.11.3 胰体

胰颈与胰尾之间为胰体(body of pancreas)，占胰腺的大部分，是胰颈向左侧的延续，在第1腰椎水平跨越主动脉，后方与乳糜池起始部、左膈肌脚、左肾上腺和左肾毗邻。当发生上腹部钝挫伤时受挤压的概率最大。

胰体与胰尾无明显分界，一般长10 cm左右。胰体的前面为网膜囊后壁的腹膜覆盖，隔小网膜囊与胃后壁相邻。胰体的后部有位于腹主动脉和下腔静脉之间的胸导管起始部。此外，尚有发自腹主动脉的肠系膜上动脉起始部及围绕于动脉周围的神经丛。靠胰体左后方为左膈肌脚、左肾上腺、左肾与左肾动脉和静脉。特别值得注意的是脾静脉与脾动脉的位置，脾静脉经行于胰体后上半的沟中，脾动脉于静脉的上方靠近胰体的上缘，弯曲走行直达胰尾末端且进入脾门分为2～3支。

1.11.4 胰尾

胰尾(tail of pancreas)是指胰的左端狭细的部分，其末端钝尖，在脾门的下方与脾的内脏面相接。胰尾与胰体之间无明显界限，胰尾各面均由腹膜包绕，此点可作为胰尾与胰体的分界标志。胰尾下方与结肠脾曲相邻。后面为左肾上腺、左肾上半部。胰尾的末端常可托起。脾蒂的后层腹膜与覆盖肾前筋膜的后腹膜相连。脾动脉和位于其下方的脾静脉，在胰尾部共同移行于前面，且伴同胰尾到达脾门。因此，在做脾切除结扎脾血管时要注意胰尾，以免损伤而发生胰漏。

1.11.5 胰管

胰管(pancreatic duct)是指胰的主要排泄管，走行于胰实质内。胰管有主胰管(ductus Wirsung 或 Wirsung 管)和副胰管(ductus pancreaticus accessorius 或 Santorini 管)。主胰管是引流胰液的主要管道，直径为2～3 mm，横贯胰腺全长，由胰尾行至胰头，沿途接纳大约20条次级分支，将收集的胰液通过十二指肠乳头排入十二指肠，并由 Oddi 括约肌的收缩和舒张调节胰液的排出。主胰管从尾侧开始，经过胰体，到达胰颈时折向下方和背侧，随后再折向右侧，经胰头下部，行至胰头右缘与胆总管汇合形成膨大的 Vater 壶腹。主胰管的这种走行规律以发生学中背-腹胰融合和主胰管的演变为基础。约85%的人胰管与胆总管汇合形成“共同通道”，下端膨大部分称 Vater 壶腹，开口于十二指肠乳头，其内有 Oddi 括约肌；一部分虽有共同开口，但两者之间有分隔；少数人两者分别开口于十二指肠。这种共同开口或共同通道是胰腺疾病和胆道疾病相互关联的解剖学基础。在胰头部胰管上方有副胰管，通常与胰管相连，收纳胰头前上部的胰液，开口于十二指肠副乳头。在施行胰腺的手术时，在不同平面切断胰腺，其剖面中胰管的位置不同。在做胰十二指肠切除术时，如果在胰腺的断面上，因主胰管过于贴近后切缘而不能安全吻合时，可以向胰体侧再切去1～2 cm。这样，胰管的断端可以远离胰腺的后切缘，再行胰空肠吻合时则更为安全。主胰管从尾部贯穿体部、颈部及部分头部，开口于十二指肠降部的内后壁。此管并可与胆总管共同或单独开口于十二指肠内，但后者较少见。副胰管主要引流胰头外侧胰液，一般多由主胰管分出，并在主胰管开口的上方进入十二指肠，形成十二指肠小乳头(papilla duodeni minor)。在少数情况下，副胰管可封闭不通，不与主胰管连接，或管径比主胰管还粗。主胰管、副胰管和胆总管的各种解剖关系见图1-49。

1969年，Babbitt 报道胆总管和胰管的异常汇合(anomalus connection)多见于胆总管。此后，Irwin(1973)对此也有报道。并有不少学者先后指出胆总管和胰管的异常汇合可能是先天性胆总管扩张和胆管癌的病因或致病因素。Nagata(1985)报道了他10年中遇到的14例胆囊癌伴有胆总管汇合异常的病例(图1-50)，并提出诊断胆总管和胰管的汇合异常有3条标准，凡符合其中2条者即诊断成立：①在胆管造影中，胆总管与胰管在 Boyden 括约肌形成的切迹以上汇合者；②胆管造影中共同通道的长度在1.5 cm或以上者；③胆汁淀粉酶测定>1 000 U/L(Somogyi 法)者。胆总管和胰管的汇合异常与胆道系统肿瘤发生有一定关系，并引起了人们的重视。

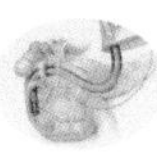

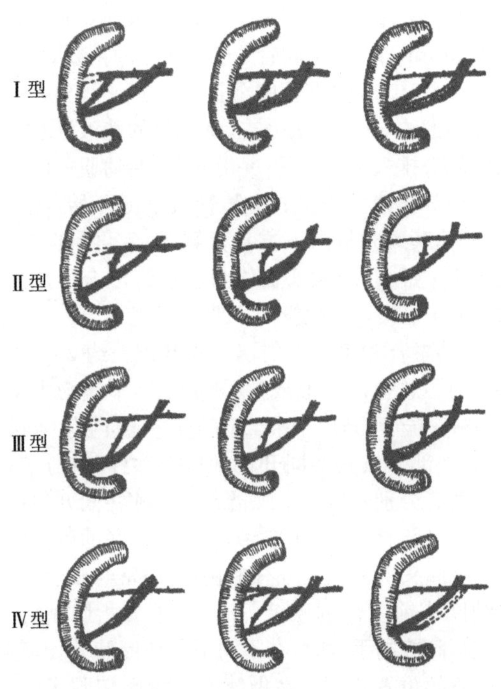

图 1-49　主胰管、副胰管和胆总管的各种解剖关系

Ⅰ型-主胰管和副胰管共同汇入胆总管，副胰管直径较粗　Ⅱ型-副胰管汇入主胰管后由主胰管汇入胆总管　Ⅲ型-副胰管汇入主胰管后由主胰管汇入胆总管，主胰管较粗，汇入胆总管的汇合口较大　Ⅳ型-无副胰管；或副胰管有 2 条，其中 1 条单独汇入胆总管，另 1 条汇入主胰管后由主胰管汇入胆总管；或副胰管较粗，部分副胰管可闭塞，与主胰管平行走行后共同汇入胆总管

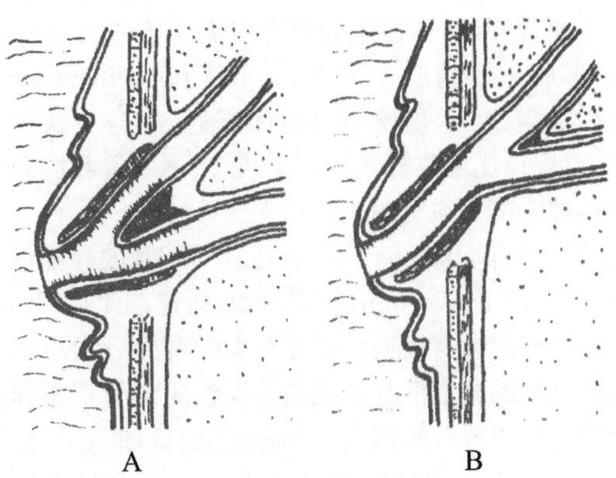

图 1-50　胆总管和胰管的异常汇合

A-正常汇合　B-异常汇合

这种异常汇合与乳头大小之间的关系也正在研究中。1950 年，Trommald 和 Seabrook 提出以 3 号 Baker 扩张器不易通过胆总管口者可确定为乳头狭窄(papillary stenosis)。Dawdy 则对胆道系统各部位的长度和宽度进行过研究(表 1-3、表 1-4)，指出壶腹部的宽度在 0.3～1.2 cm，平均为 0.8 cm。因此，胆总管与胰管的异常汇合与乳头大小的关系究竟与胆道系统肿瘤的发生存在什么内在的因素还有待进一步研究。胆总管末端和胰头组织的关系在临床上非常重要(表 1-5)。因为胆总管末端的病变易促进胆总管末端结石、肿瘤和狭窄等的发生，解剖关系复杂，这些疾病的治疗都需在该部位进行。只有掌握了胆总管末端和胰头的解剖关系，才能更好地完成手术。

表 1-3　胆道系统各部位的长度测量值

部位	最小值(cm)	最大值(cm)	平均值(cm)
左肝管	0.2	3.5	1.0
右肝管	0.2	2.5	0.8
肝总管	0.8	5.2	2.0
胆囊管	0.4	6.0	2.2
胆囊	4.0	14.0	8.5
胆总管	1.5	9.0	5.0
胰管	0.4	1.5	1.0
Vater 壶腹	0.2	2.5	1.4
十二指肠	0.4	1.7	1.0
乳头	0.2	0.7	0.3

表 1-4　胆道系统各部位的宽度测量值

部位	最小值(cm)	最大值(cm)	平均值(cm)
左肝管	0.2	0.8	0.34
右肝管	0.3	1.2	0.4
肝总管	0.4	2.5	0.8
胆总管	0.4	1.3	0.66
胆囊管	0.1	0.9	0.3
胰管	0.1	0.5	0.2
壶腹部	0.3	1.2	0.8

表 1-5　胆总管末端和胰头组织的关系

胆总管的位置	发生率(%)
胰实质内	40
后面薄的胰组织	26
薄的胰腺和十二指肠	23
胰的后面	4
胰头的侧面	5
其他	2

1.11.6　胰腺的血液供应

胰腺是由腹腔动脉和肠系膜上动脉的分支形成

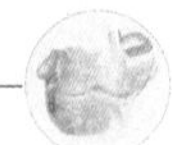

的血管网供应血液。胰头血供来源于胃十二指肠动脉和肠系膜上动脉的胰十二指肠前、后动脉弓。除供应胰头外，此血管弓还是十二指肠的血供来源。胰体尾部血供来自脾动脉的分支胰背动脉、胰大动脉和胰尾动脉，通过胰横动脉构成胰腺内动脉网。背动脉从脾动脉根部分出后向下达胰体背部，分出左、右支。右支与胰十二指肠动脉弓相吻合；左支行走于胰体尾下部，形成胰横动脉，与胰大动脉和胰尾动脉形成吻合。胰的静脉多与同名动脉伴行，最后汇入门静脉。胰头及胰颈的静脉汇入胰十二指肠上、下静脉。胰十二指肠上前静脉与胃网膜右静脉汇合，继而与结肠中静脉汇合，注入肠系膜上静脉，胰十二指肠上后静脉直接汇入门静脉。胰十二指肠下前和下后静脉汇入肠系膜上静脉。胰头切迹和胰腺钩突有 2～5 支胰头和钩突小静脉汇入肠系膜上静脉的右壁或右后壁。在行胰十二指肠切除术时，这些细小的静脉属支要小心结扎切断，否则容易引起麻烦的出血，或影响钩突部的完整切除。胰体及胰尾的静脉以多个小支在胰后上部汇入脾静脉。

1.11.7 胰腺的淋巴

胰腺的淋巴管极为丰富，起自胰泡周围的毛细淋巴管，在小叶间汇成稍大的淋巴管，沿伴行血管达胰表面，注入胰上、下淋巴结与脾淋巴结，然后注入腹腔淋巴结。胰腺的多个淋巴结群与幽门上下、肝门、横结肠系膜及腹主动脉等处淋巴结相连通。

胰头的淋巴液与十二指肠和胆总管下部的淋巴液，先汇入胰头旁的各组淋巴结，再随胰十二指肠血管弓分别向上和向下两个方向回流。前者向上汇入胰头上缘淋巴结，继而向左至肝总动脉旁淋巴结和腹腔动脉周围淋巴结。胰腺体尾部的淋巴流向胰腺上缘淋巴结和脾门淋巴结，再沿脾动脉汇入腹腔动脉周围淋巴结(图 1 - 51)。

胰腺的淋巴管非常丰富，其输出管通向沿脾动脉排列的脾淋巴结以及十二指肠前、后淋巴结，然后注入腹腔淋巴结。在胰头后面，汇集了胆囊、胆管和肝门部的淋巴输出管，汇同十二指肠淋巴结共同注入胰十二指肠淋巴结，并与腹膜后的淋巴系直接连接。由于这种淋巴管互相沟通，故在患有胆囊炎、胆管炎、肝炎、十二指肠炎和肾盂肾炎时，都可以引起胰腺炎。反之，当患有重症胰腺炎时，通过这种淋巴系的关系也可引起周围组织炎症。在胰体和胰尾的前面，淋巴管沿脾门汇入腹腔淋巴结，并与胃上淋巴结及肝门的淋巴系相连。还可与纵隔窦、颈部的淋巴系统相连接。右半侧的体部和头部的淋巴系组成 2 个系统，沿胰十二指肠右上动脉进入胰上部淋巴结和幽门下淋巴结，与胃右侧的淋巴输出管合流，并与肝门的淋巴输出管联络共入腹腔淋巴结。

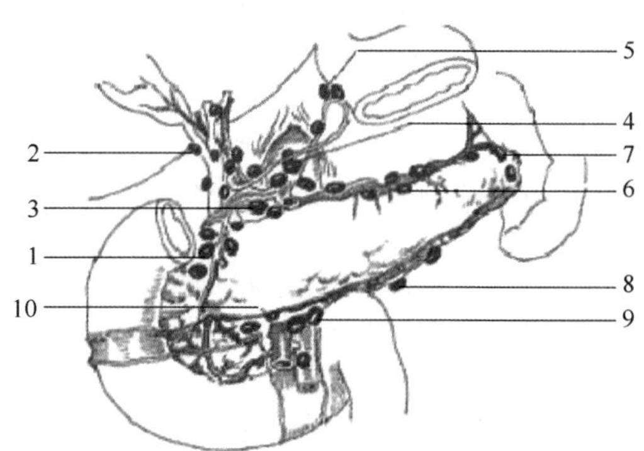

前面观
1 -幽门下淋巴结　2 -肝淋巴结　3 -右胰上淋巴结　4 -腹腔淋巴结　5 -胃小弯淋巴结　6 -左胰上淋巴结　7 -脾门淋巴结　8 -胰下淋巴结　9 -上肠系膜淋巴结　10 -横结肠系膜淋巴结

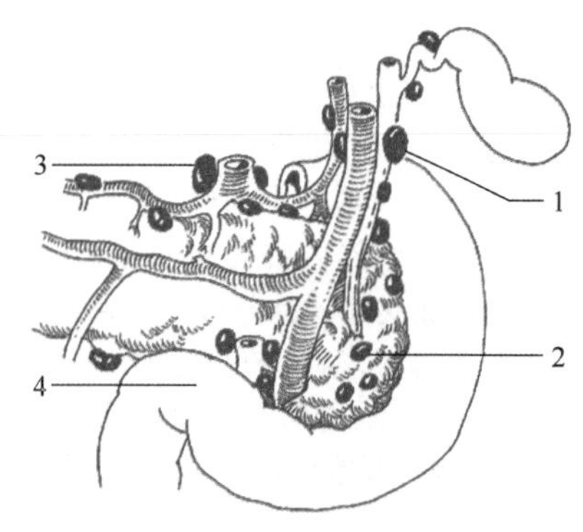

背面观
1 -肝淋巴结　2 -胰后淋巴结　3 -腹腔淋巴结　4 -上肠系膜淋巴结

图 1 - 51　胰腺的淋巴引流

根据胰腺的淋巴回流特点，胰头癌根治术的淋巴结清扫范围包括：胰十二指肠前、胰十二指肠后和胰头上淋巴结，以及肝十二指肠韧带周围淋巴结、肝总动脉旁淋巴结、腹腔动脉周围淋巴结和肠系膜上血管根部淋巴结，甚至腹主动脉旁淋巴结。

1.11.8 胰腺的神经

胰腺的神经支配包括交感神经、副交感神经和内脏感觉神经。副交感神经是迷走神经的传出纤维，其节前纤维从右迷走神经发出的腹腔支，经腹腔神经丛终止于胰腺小叶间隔内的神经节，换元后发出节后纤维支配腺泡、胰岛和胰管。交感神经支配是内脏神经的传出纤维，其节前神经元位于第5～9或第10胸神经节。

胰腺受交感神经和副交感神经的双重支配，交感神经支配胰腺的疼痛，副交感神经传出纤维对胰岛、腺泡和导管起支配作用。

胰腺的神经由腹腔丛、肝丛、脾丛、肠系膜上丛和肾丛支配。常随血管分布，含有交感神经、迷走神经及传入纤维。交感神经节前纤维起自第6～10胸神经节，通过内脏大神经到达腹腔丛。节后纤维起自腹腔丛。胰腺的分泌神经纤维由迷走神经支配。交感神经对于分泌也可能有影响，作用于血管而使分泌增加，作用于腺体本身则抑制分泌。刺激迷走神经时即可使胰岛素的分泌增加。但是，迷走神经对于胰腺的分泌作用并不太重要，切断迷走神经后，对胰液分泌的直接影响不大，而是因为使胃液分泌减少而间接地影响胰液的分泌。

胰腺的疼痛传入纤维通过交感神经系统，主要是通过内脏大神经及内脏小神经，也可包括腰交感干的上部。节前纤维经内脏大神经至腹腔神经节，换元后节后纤维随支配动脉分布于胰腺。内脏感觉纤维则通过腹腔神经丛，伴随交感神经回到相应的胸髓节段。因此，胰腺内部产生的疼痛感觉可以表现为上腹部、两侧肋缘或后背疼痛。

（刘宏斌　蔡　逊）

主要参考文献

[1] 马龙滨，赵志华，李宾，等. 胆道变异影像与临床手术对比4例. 世界华人消化杂志，2006，14：2571-2572

[2] 王少发，何晓顺，黄洁夫，等. 肝静脉属支解剖研究的现状. 中华外科杂志，2008，46：1434-1436

[3] 王文杰，王磊，薛瑜峰，等. 先天性胆囊缺如三例. 中华肝胆外科杂志，2011，17：931-935

[4] 王冬民，高锦彪，张博慧. 少见的肝外胆管畸形一例. 中华肝胆外科杂志，2008，14：300-305

[5] 王英杰. 胆囊扭转坏死一例. 肝胆胰外科杂志，2012，24：434-435

[6] 王海全，邢雪，孙国锋. 主肝静脉和肝短静脉的解剖学研究及其临床意义. 中国普通外科杂志，2007，16：767-769

[7] 王跃全，张培建，王红鲜，等. 胆总管腔内环状隔膜畸形一例. 中华外科杂志，2005，43：462

[8] 王琪，李启刚. 先天性肝外胆道多处畸形一例. 中华肝胆外科杂志，2007，13：327

[9] 中华医学会外科学分会肝胆外科学组. 肝脏解剖和肝切除手术命名以及肝血流阻断方法与选择原则. 中华外科杂志，2010，48：196-200

[10] 冯玉泉. 肝内外胆道系统的解剖及其变异. 见：黎介寿主编. 手术学全集普通外科卷. 北京：人民军医出版社，2001. 665-666

[11] 朱大勇. 右肝管汇入胆囊壶腹部畸形1例. 中国普通外科杂志，2007，16：455

[12] 刘平静，成正军，付移山，等. 先天性胆囊缺如. 中华消化外科杂志，2010，9：157-158

[13] 江宗兴，汪涛，杨锁军，等. 新型副肝管畸形伴结石、合并胆囊癌一例. 中华肝胆外科杂志，2011，17：674-675

[14] 孙聚发. 多隔膜胆囊畸形合并胆囊淋巴管扩张一例. 中华外科杂志，2007，45：723-728

[15] 严燕国，吴瑞乔，沈新民，等. 胆总管隔膜致胆管炎反复发作一例. 中华肝胆外科杂志，2009，15：3-7

[16] 李成刚，黄志强，韦立新，等. 肝门部胆管癌神经浸润特点的临床病理分析. 中华外科杂志，2007，45：1067-1068

[17] 李清潭. 胆道外科学基础. 西宁：青海人民出版社，1978. 1-10

[18] 李森，李加起，丁维宝，等. 肝后下腔静脉间隙的解剖与临床应用. 中华肝胆外科杂志，2006，12：835-837

[19] 李德辉，孙备. 胆胰管汇合部异常的研究进展. 国外医学·外科分册，2005，32：321-323

[20] 吴孟超. 肝脏外科基础与临床. 上海：同济大学出版社，2007. 29-61

[21] 汪志荣，吕小青. 罕见胆囊畸形并扭转致坏疽性胆囊炎1例. 中国普通外科杂志，2007，16：766

[22] 陈伟，龙学颖，李文政，等. 多层螺旋CT显示肝圆韧带的初步研究. 中国普通外科杂志，2009，18：840-842

[23] 陈谦，李强. 肝脏神经内分泌区室的研究进展. 世界华人消化杂志，2006，14：2954-2957

[24] 郑光琪. 肝门区域血管阻断下肝段切除的要点、扩展和评估. 中华肝胆外科杂志，2010，16：721-724

[25] 孟翔飞，董家鸿，黄志强. 围肝门部胆管临床解剖学研究进展. 中华外科杂志，2010，48：1022-1026

[26] 姚和祥，王烈，邹忠东，等. 肝Spigel叶全尾状突的解剖及临床应用. 外科理论与实践，2002，7：208-210

[27] 姚和祥，邹忠东，王瑜，等. 肝全尾状叶的解剖学研究及切除体会. 中华肝胆外科杂志，2011，17：624-626

[28] 顾树南. 门静脉高压症. 兰州：甘肃科学技术出版社，1987. 1-24

[29] 顾树南，李清潭. 胆道外科学. 兰州：甘肃科学技术出版社，1994. 1-66

[30] 顾树南. 肝包虫囊肿手术. 见：裘法祖主审，黄志强主编. 腹部外科手术学. 长沙：湖南科学技术出版社，2001. 639-649

[31] 顾树南. 腔镜外科学的解剖生理特点. 见：裘法祖主审，邹声泉主编. 实用腔镜外科学. 北京：人民卫生出版社，2002. 9-61

[32] 高崎健(Ken Takasaki)主编. 吕毅，李宗芳主译. Glisson蒂横断式肝切除术. 北京：人民卫生出版社，2008. 1-20

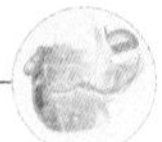

[33] 高银光,张忠涛. 腹腔镜手术中先天性胆囊缺如一例并文献回顾. 国际外科学杂志,2010,37:789-790

[34] 黄志强. 围肝门外手术并发症. 肝胆外科杂志,2001,9:401-402

[35] 黄志强,周宁新. 围肝门外科:概念与实践. 消化外科,2002,1:153-159

[36] 曹中伟,陆伦根. 胆管的发育:临床肝病学家的基础理论. 肝脏,2013,18:184-186

[37] 温增庆,张永杰,严从群,等. 小胆囊异位右肝管并结石一例. 中华肝胆外科杂志,2008,14:337

[38] 谢于,胡文炜,蔡守旺,等. 100 例门静脉右后支的走行与分布观察. 肝胆胰外科杂志,2011,23:283-285

[39] 蔡海. 胆总管异位开口一例. 中华肝胆外科杂志,2006,12:13

[40] 黎焕,江勇,吴宝强,等. Glisson 蒂横断式肝切除术治疗肝占位性疾病的初步应用. 肝胆胰外科杂志,2012,24:447-450

[41] Abdalla EK, Vauthey JN, Couinaud C. The caudate lobe of the liver: implications of embryology and anatomy for surgery. Surg Oncol Clin N Am, 2002,11:835-848

[42] Abdel WM, Lawal AR, Hanafy E, et al. Caudate lobe resection: an Egyptian center experience. Langenbecks Arch Surg, 2009,394:1057-1063

[43] Belghiti J, Guevara OA, Noun R, et al. Liver hanging maneuver: a safe approach to right hepatectomy without liver mobilization. J Am Coll Surg, 2001,193:109-111

[44] Chen XP, Zhang ZW, Zhang BX, et al. Modified techniqueof hepatic vascular exclusion: effect on blood loss during complex mesohepatecomy in hepatocellular cacinoma patients with cirrhosis. Langenbecks Arch Surg, 2006,391:209-215

[45] Cho A, Okazumi S, Yoshinaga Y, et al. Relationship between left biliary duct system and left portal vein: evolution with three dimensional portcholangiography. Radiology, 2003,228:246-250

[46] Couinaud C. Liver anatomy: portal (and suprahepatic) or biliary segmentation. Dig Surg, 1999,16:459-467

[47] Fisichella PM, Di Stefano A, Di Carlo I, et al. Isolated agenesis of the gallbladder: report of a case. Surg Today, 2002,32:78-80

[48] Friedman AC, Dachman AH. Radiology of the liver, biliary tract, and panceras. St Louis: Mosby-Year Book, 1994. 14-16

[49] Gotohda N, Itano S, Horiki S, et al. Gallbladder agenesis with no other biliary tract abnormality: report of a case and review of the literature. J Hpatobiliary Pancreat Surg, 2000,7:327-330

[50] Lee SE, Jang JY, Lee JM, et al. Selection of appropriate liverresection in left hepatolithiasis basedon anatomic and clinical study. World J Surg, 2008,32:413-418

[51] Ozden I, Kamiya J, Najino M, et al. Clinicoanatomical study on the intraportal bile ducts of segment 3. World J Surg, 2002,26:1441-1445

[52] Tanaka K, Shimada H, Matsumoto C, et al. Anatomic versus limited nonanatomic resection for solitary hepatocelluar carcinoma. Surgery, 2008,143:607-615

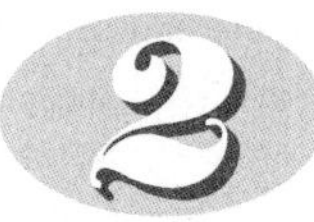

肝脏、胆道、胰腺的生理与功能

2.1 肝脏的生理与功能

2.1.1 肝脏的基本结构与功能单位

(1) 肝小叶 Malpigi在1866年首先提出肝小叶学说之后，Kiernam(1883)对其做了进一步的研究，认为肝小叶是肝的结构与功能的基本单位。肝小叶为多面棱柱体，长约2.0 mm，宽约1.0 mm。成人肝脏有50万～600万个肝小叶。肝小叶在肝内的排列不规则，每个肝小叶的中轴都有一条静脉，称为中央静脉(central vein)，汇入小叶间静脉，再逐级汇合成肝右静脉、肝中静脉和肝左静脉而后进入下腔静脉。中央静脉周围是大致呈放射状排列的肝细胞和肝血窦，是构成肝小叶的主要成分。不规则形血窦的壁主要是由带有间隙的内皮细胞和具有吞噬能力的库普弗细胞(Kupffer cell)构成，腔是窦状隙与肝细胞索间的狭窄间隙，宽约0.4 μm。由于窦状隙的通透性很大，其中的液体与血浆成分相似，是肝细胞与血液进行物质交换的场所，其内有储脂细胞，形状不规则，有突起附着在内皮细胞或肝细胞膜表面，有储藏脂肪和维生素A等功能。

肝细胞以中央静脉为中心向周围呈放射状排列成板状结构称为肝板(hepatic plate)。肝板的断面呈

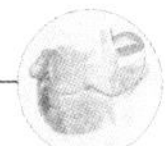

索状，称为肝索(hepatic cord)。肝索为肝细胞排列而成，索中有毛细胆管相互连接成网状，并由肝小叶中轴开始向边缘注入小叶间胆管。小叶间肝管汇合成左、右两大肝管，再合成肝总管，最后与胆囊管汇合成胆总管。

肝板之间的空隙为肝血窦。血窦经肝孔互相连通，形成细密的网状管道，构成肝迷路(hepatic labyrinthus)，它遍及整个肝组织。在肝小叶周边有一层环形肝板，称为界板(limiting plate)。

在肝小叶的横断面上，可见肝细胞彼此连接，形成许多肝细胞索，以中央静脉为中心向四周呈放射状排列。肝小叶间的结缔组织内有小叶间动脉、小叶间静脉和小叶间胆管等并存的区域，称为汇管区。每个小叶中央有1条中央静脉，贯穿其长轴，汇入小叶间静脉。中央静脉逐级汇合成肝右静脉、肝中静脉或肝左静脉而进入下腔静脉。

(2) 肝腺泡　肝小叶是否是真正的肝脏功能的基本单位目前还没有确切的证据来证明。利用带颜色的胶质分别从门静脉及肝动脉加压灌注，可见最先灌注的是在终末门静脉附近的肝细胞区内，其弥散范围为相邻的2～3个肝小叶的边缘肝细胞区。以后再逐渐扩大弥散，最后扩散到中央静脉附近的肝细胞区，然后集中到中央静脉而流出。这种弥散，按Rappaport的研究，认为来自门静脉和肝动脉的血流首先灌注在终末门静脉的肝细胞区域，列为Ⅰ区；最后灌注在中央静脉附近的肝细胞区域，列为Ⅲ区；而在Ⅰ区与Ⅲ区之间的列为Ⅱ区。肝细胞接受的氧及营养物质的梯度差别就是按Ⅰ、Ⅱ、Ⅲ区的不同而存在。Ⅰ区的肝组织的窦周隙较Ⅲ区为小，但因其首先受到门静脉和肝动脉的供血，摄取营养最好，获得氧最多，吸收溶质的能力也比Ⅲ区要大2～3倍。从营养供应上讲，Ⅲ区处于较差的部位，但Ⅲ区的血管间隙较多，窦周隙内皮细胞的窗口密度较高，口径较大，有利于大分子溶质的摄取，从而弥补其营养物质获取的不足。胆汁流动的方向与门静脉和肝动脉的血流方向相反，由Ⅲ区流向Ⅰ区。

这种Ⅰ、Ⅱ、Ⅲ区肝细胞区域按Rappaport的观点，称为肝的腺泡(acinus)，是肝细胞最基本的功能单位。

2.1.2 肝脏的超微结构

(1) 肝细胞　肝脏由数十万个肝小叶组成，肝细胞(hepatocyte)和肝血窦是构成肝小叶的主要成分(图2-1)。肝细胞呈多面体形，直径约20 μm的细胞核呈圆形，一般为1个，位于细胞中央。少数细胞可有2～3个胞核。肝细胞的胞质内有各种细胞器和包含物，如线粒体(mitochondria)、高尔基复合体(Golgi complex)、溶酶体(lysosome)、微体(microbody)、内质网(endoplasmic reticulum)、糖原(glycogen)、脂滴(liposome)和色素(pigment)等。

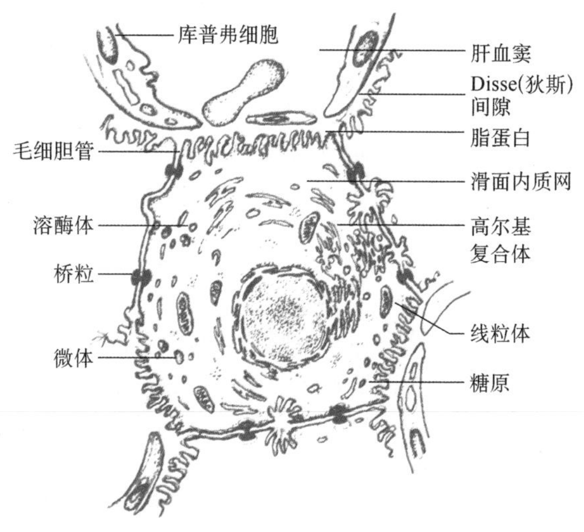

图2-1　肝细胞超微结构示意图

肝细胞的立体构形至少有8个面，以其功能不同可分为血窦面、胆小管面和连接面3个功能面。其中血窦面和胆小管面有发达的微绒毛，使肝细胞的表面积大为增加，有利于肝细胞与血窦、肝细胞与胆小管之间进行频繁的物质交换。相邻的肝细胞通过连接面上的紧密连接(tight junction)封闭胆小管，使胆汁不致溢出到窦周隙内，而连接面上的缝隙连接(gap junction)和桥粒连接(desmosomes junction)则对相邻细胞间快速、直接的信息传递起重要作用。这就使肝细胞群体在功能上能相互协调一致，有条不紊，从而大大增加了肝细胞的代谢能力。

(2) 肝血窦　肝血窦(hepatic sinusoid)位于肝板之间的间隙内，彼此相互连接成网，窦壁为扁平的血窦内皮细胞。血窦内有内皮细胞、库普弗细胞、大颗粒淋巴细胞(largegranular lymphocyte, LGL)和储脂细胞(fat-storing cell, FSC)，总称为血窦细胞(sinusoidal cell)。内皮细胞占血窦细胞总体积的44%，是构成肝血窦壁的主要边界成分；库普弗细胞占33%，位于肝血窦内；储脂细胞占20%，位于窦周隙内。这些细胞都由间充质细胞分化而来。肝内具有丰富的血窦，肝细胞直接与血窦相邻，从中摄取营养物质，并合成多种蛋白质及脂类物质直接进入血液，兼有内、外分泌功能。肝血窦内有大量巨噬细胞，能清除异物和有毒物质，具有免疫防御功能。血液经小叶间动脉和小叶间静脉的终末分支流入血窦内，并在此与肝细胞进行物质交换。肝内丰富的血窦使肝内储血量可达 300 ml，在血容量的调节方面起重要作用。

(3) 肝窦周隙　肝窦周隙(perisinusoidal space)是肝细胞与肝血窦之间的裂缝隙，亦称 Disse 间隙(Disse space)。宽约 0.4 μm，内充满血浆样物。肝细胞的微绒毛伸入肝窦周隙内，从中摄取代谢所需要的各种物质。因此，肝窦周隙是肝细胞和肝血窦进行物质交换的场所。相邻的肝细胞间近窦周隙处的间隙较宽，称为细胞间陷窝。该处与肝窦周隙相连通，是肝细胞进行胞吞(pinocytosis)和胞吐(exocytosis)活动十分活跃的部位。

肝窦周隙内的血浆由肝小叶的中心流向边缘，是肝内淋巴的主要来源。肝窦状隙内有散在的储脂细胞和网状纤维，偶尔也可见溢入的红细胞、库普弗细胞和大颗粒细胞。

在电子显微镜下观察肝窦周隙，在缺氧时可变宽，间隙内的液体流至肝小叶边缘部，被小叶间淋巴管吸收；同时可见肝细胞向肝窦壁一面的细胞膜有不规则的绒毛伸向肝窦周隙。这就扩大了肝细胞的吸收和分泌面积。

研究发现，在阻塞性黄疸时，肝细胞内的溶酶体对转送胆色素的活动起到一定作用。在胆汁流通受阻的情况下，胆色素通过胆小管处的肝细胞膜，进入胞质内，储存在肝细胞的溶酶体内，由溶酶体输送到肝细胞，然后进入肝窦周隙，再由此进入血液。

(4) 毛细胆管　毛细胆管(biliary ductuli)由相邻的 2 个细胞膜凹陷成槽并相互对接形成，直径 0.5～1.0 μm，粗细较均匀。其走向与肝板的排列方式一致，也以中央静脉为中心呈放射状排列，并彼此沟通连接成网。胆小管的盲端起始于中央静脉周围的肝板内，在小叶周边移行为小叶内胆管，将胆汁由肝小叶逐级输出肝脏。

胆小管与小叶间胆管之间的过渡性管道称为胆小管胆管，由 1～2 个立方形细胞和肝细胞共同组成。Hering 管(Hering canal)由立方上皮组成，较肝细胞小，细胞基部有基膜；腔面有少量微绒毛，高尔基复合体较发达，并有吞饮小泡，说明这类细胞有分泌和重吸收功能。小叶内胆管分化较低，具有干细胞的性质，肝再生时可增殖分化为肝细胞。

2.1.3　肝脏干细胞

肝脏干细胞 niche(hepatic stem cell niche)的概念是 1978 年由 Schofied 首先提出，是指器官中一个特定局限的区域，不仅有干细胞，也包括周围不同的已分化的细胞。这些细胞分泌细胞因子和蛋白并共同形成胞外基质，通过直接接触和旁分泌信号等途径维持干细胞的自我更新，调控干细胞的分化。niche 一词国内至今尚无统一的翻译。Fuchs(2004)指出，在正常生理状况下，干细胞 niche 能维持干细胞的未分化特性，而当这种结构受到各种因素的影响干扰了干细胞 niche 的稳定，则导致干细胞增殖分化，修复受损组织，重建 niche 的稳定结构。

(1) 肝脏干细胞 niche 的解剖定位　Kuwahara 等(2008)通过尿苷标记肝脏干细胞的方法，证实了干细胞 niche 位于 Hering 管、肝内胆管等多处。Zhang(2008)和 Wauthier 等(2008)研究发现胎儿时期的肝脏干细胞 niche 位于肝界板(hepatic border plate)；儿童期和成人肝干细胞 niche 则主要集中位于 Hering 管。此外，Iwasaki(2010)等通过对小鼠胎肝中造血干细胞的研究，发现在胚胎早期(12.5 d)造血干细胞位于富含活化蛋白 C 和细胞外基质的窦周 niche。

干细胞是指一类具有自我更新能力和多向分化潜力的细胞，在适当的诱导条件下，可分化为不同的功能细胞。肝脏干细胞可分为肝源性干细胞(肝细胞、卵圆细胞等)和非肝源性干细胞(造血干细胞、间充质干细胞等)。正常生理状态下，肝脏具有强大的增殖能力，能恢复损伤后丧失的肝组织及肝脏功能。当出现广泛严重的肝损伤时，成熟肝细胞的增殖能力受到抑制或增殖，不能满足肝脏代谢，肝脏干细胞则增殖分化成为成熟肝细胞。肝脏干细胞的分化与其所处的干细胞 niche 密切相关。

(2) 肝脏干细胞 niche 的组成　一般认为肝脏干细胞 niche 由肝脏内基质细胞、胞外基质、基质细胞分泌的可溶性因子以及神经系统组成。

1) 肝脏内基质细胞：肝脏内基质细胞包括肝星状细胞、库普弗细胞及窦状内皮细胞等。

A. 肝星状细胞(hepatic stellate cell, HSC)：是肝脏的非实质性细胞，位于肝实质细胞与血管内皮细胞之间的狭小空间 Disse 间隙内，占肝细胞总数的 5%～8%。HSC 在空间上的特殊位置及其生物学作用在调控干细胞增殖分化中起重要作用(图 2-2)。在正常肝细胞中，HSC 具有以下功能。①合成细胞

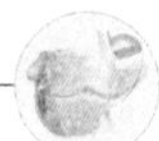

外基质：正常肝脏 Disse 间隙内含有许多细胞外基质成分，HSC 可能是维持肝脏实质中细胞外基质稳态最重要细胞；②调节肝窦血流：由于 HSC 位于肝窦周围，与血管内皮细胞相似，具有调节肝窦的作用；③摄取并储存维生素：HSC 被认为是体内储存维生素 A 的主要场所；④可能具有调节肝细胞再生的作用：静息的 HSC 能表达肝细胞生长因子(hepatocyte growth factor，HGF)，并可能是肝内 HGF 的重要来源。研究发现，胰岛素样生长因子-Ⅱ(insulin-like growth factor-Ⅱ，IGF-Ⅱ)能增强人 HSC 表达 HGF。HGF 主要由 HSC 产生。

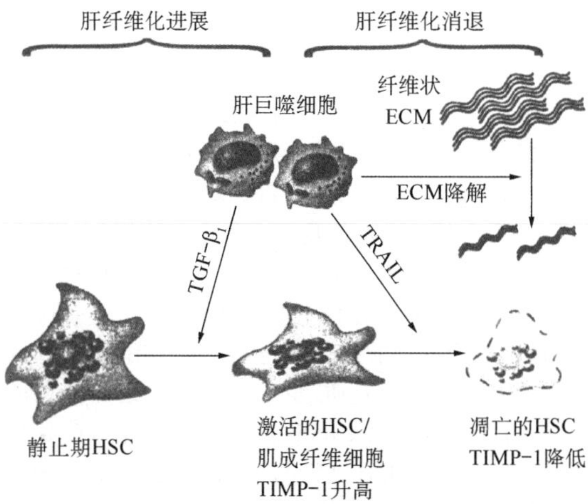

图 2-2 HSC 的激活与凋亡

TGF：转化生长因子；TRAIL：肿瘤坏死因子相关的凋亡诱导配体；TIMP：组织基质金属蛋白酶抑制剂；ECM：细胞外基质

罗茜(2013)研究发现，HSC 具有潜在的干细胞特性且体外诱导可分化形成肝细胞样细胞。Yang(2008)研究发现，HSC 在转基因小鼠体内能分化形成肝细胞和胆管细胞。由此推测 HSC 是一种暂时发生了上皮间质化的肝祖细胞，在一定条件下能回复其多能性，增殖分化为肝细胞、内皮细胞等，从而对肝脏损伤进行直接修复。吴志伟(2014)在大鼠肝部分切除后对肝损伤修复的研究中发现，HSC 培养的上清液通过腹腔注射到肝部分切除的大鼠体内能促进肝脏的再生。近年来的研究表明，HSC 还具有多向分化潜能，在一定条件下，可分化为肝细胞和血管内皮细胞，直接参与肝损伤细胞的再生。Korder 等(2008)认为，HSC 可能通过 β-联蛋白/Wnt(beta-catenin/Wnt)及 notch 等信号途径维持自身干细胞特性和细胞的分化。HSC 能够促进肝细胞增殖，并在肝再生过程中发挥至关重要的作用。HSC 通过细胞外基质的产生与重建，细胞因子的产生及窦孔的改变来调节肝脏再生过程，在肝脏中执行重要的生理功能。

肝脏的祖细胞(progenitor cell)和 HSC 都具有神经内分泌的特征。祖细胞表达嗜铬粒蛋白-A、神经细胞黏附分子、甲状旁腺素相关肽、S-100 蛋白、神经营养因子及其受体。HSC 表达突触素、胶质纤维酸性蛋白、神经细胞黏附分子、巢蛋白(nestin)/神经营养因子及其受体。这种表型提示，这些细胞类型形成了可受控于中枢神经系统的肝脏神经内分泌区室。

B. 库普弗细胞：在免疫系统中起重要的免疫作用(表 2-1)，有着广泛的生物学作用，除了能吞噬清除门静脉血液循环中的内毒素外，还能在促进再生中分泌大量细胞因子调控肝脏干细胞和肝细胞的生物学功能。肝损伤后，激活的库普弗细胞分泌肿瘤坏死因子(TNF)、白细胞介素-1(IL-1)、白细胞介素-6(IL-6)、白血病抑制因子(LIF)、制瘤素 M(OSM)和转化生长因子-β(TGF-β)等，其中 TNF-α 和 IL-6 在肝再生或肝细胞的活化中起启动作用。

表 2-1 库普弗细胞分泌的细胞因子及其功能

细胞因子	靶细胞	主要功能
促生长因子		
转化生长因子-α(TGF-α)	HC、HSC	促有丝分裂、细胞转化
肝细胞生长因子(HGF)	HC	促有丝分裂
胰岛素样生长因子-Ⅱ(IGF-Ⅱ)	HC	促生长
血小板源生长因子(PDGF)	HSC	促 DNA 合成
脂细胞刺激因子(LSF)	HSC	促特异性受体表达
肝素结合生长因子-Ⅰ(HBGF-Ⅰ)	HC、HSC	促有丝分裂
肝素结合生长因子-Ⅱ(HBGF-Ⅱ)	HSC	促进增殖及合成细胞外基质
抑制增生因子干扰素(IFN)	KC、HSC	抑制 KC 及 HSC 活性
双向调节因子		
转化生长因子-β(TGF-β)	KC、HSC	调节细胞外基质
白细胞介素-1(IL-1)	KC、HSC	调节细胞增殖功能
白细胞介素-6(IL-6)	HC、KC、HSC	促进 DNA 合成
肿瘤坏死因子-α(TNF-α)	EC、KC、HSC	促进细胞增殖、DNA 合成

HC：肝细胞；KC：库普弗细胞；HSC：肝星状细胞

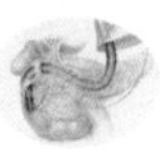

C. 窦状内皮细胞(sinusoidal endothelial cell):在肝再生过程中的作用尚不清楚。Ding(2010)、Xu(2011)的研究表明,窦状内皮细胞在肝再生中的作用至关重要,它能分泌 TGF-β、HGF、IL-6 及 TNF-α 等细胞因子,并与相应受体结合,从而发挥免疫等生物学作用(图 2-3)。

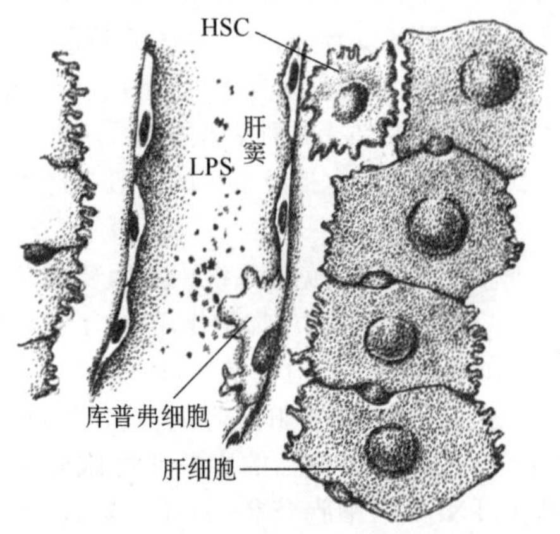

图 2-3 肝脏的免疫系统示意图

肝脏内以库普弗细胞、肝细胞为代表的免疫系统是阻止外源性物质进入门静脉系统的第 2 道防线。LPS:脂多糖;HSC:肝星状细胞

2) 胞外基质:胞外基质(extracellular matrix, ECM)包括纤维性成分(1 型胶原、4 型胶原、弹性蛋白和网织蛋白)、连接蛋白[纤连蛋白、层黏连蛋白(laminin protein, LP)]和空间充填分子(硫酸肝素多糖)等。胞外基质对细胞的增殖、分化和迁移有重要的调控作用,其特定的三维空间排列包含了细胞黏附受体所识别并转换为相应细胞行为的信息,通过细胞间对话(cross-talk)可以直接参与干细胞增殖分化的调节,同时也为细胞生长提供支架。

Lorenzini(2010)等研究发现,原代肝脏干细胞在胶原或层黏连蛋白中培养,可以抑制干细胞分化及细胞凋亡(apoptosis),长期保持细胞旺盛的增殖状态。

Leite(2007)通过将卵圆细胞分别含有层粘连蛋白、纤连蛋白的培养基中培养,成功诱导卵圆细胞分化为胰岛细胞,并检出胰岛细胞表面标记物及胰岛素和胰高血糖素,证实了胞外基质对肝脏干细胞的诱导分化作用。胞外基质能与肝内分泌的各种生长因子结合,从而发挥生长因子富集并储存的作用,防止蛋白酶将其水解。

Fassett(2006)的研究表明,正常情况下,胞外基质能维持细胞收缩形态,当胞外基质出现脱水或降解等病理情况,则其延展性下降,细胞伸展相互融合、增殖加速。

内皮祖细胞(endothelial progenitor cell, EPC)也参与了肝损伤的修复作用。但肝脏发生慢性缺血性损伤时,基质细胞分泌 HGF、SDF-1,血管内皮生长因子(VEGF)等细胞因子动员骨髓中的内皮祖细胞释放,并招募外周血液循环中的内皮祖细胞归巢(back to nest)到受损部位,参与肝脏新生血管的形成和受损内皮的修复。另一方面,内皮祖细胞通过旁分泌机制,还能促进周围内皮细胞增殖分化,进一步对损伤部位进行修复。

3) 基质细胞分泌的可溶性因子:包括生长因子、趋化因子(chemotactic factor)和炎症因子(inflammation factor)等。内毒素(endotoxin)促使库普弗细胞产生大量的炎症介质及细胞因子,如 TNF-α、IL-1、IL-6、环氧化酶-2(COX-2)等,并分泌大量的一氧化氮(NO)、内皮缩血管肽-1(ET-1)等。这些炎症介质可进一步活化或调节邻近的效应细胞,使其参与到炎症过程中,最终导致肝损伤。TNF-α 在内毒素血症致肝损伤中有重要的作用,是引起肝损伤最关键的促炎介质,也是肝细胞死亡和损害的主要调控因子。Pavlidis(2003)指出,脂多糖(lipopolysaccharide, LPS)是 TNF-α 最强有力的诱导剂。肝脏内富含 TNF-α 受体,对 TNF-α 有高度的敏感性。TNF-α 除可直接作用于肝细胞使其凋亡和坏死外,还可刺激其他致炎细胞因子如 IL-1、IL-6、血小板活化因子(PAF)、克隆刺激因子等分泌,共同加重肝损害。细胞因子可被 IL、IFN、TNF、超家族集落刺激因子(colony stimulating factor, CSF)、趋化因子和生长因子(growth factor)等众多细胞因子在体内通过旁分泌(paracrine)、自分泌(selfcrine)或内分泌等方式发挥作用,具有多效性、重叠性、拮抗性、协同性等多种生理学特性,形成了十分复杂的细胞因子调节网络,参与人体多种重要的生理功能活动。

4) 肝脏神经系统:神经系统在干细胞 niche 中的调控机制尚未完全阐明。Cassiman(2002)等研究发现,切除大鼠迷走神经,采用部分肝切除和氨基半乳糖诱导卵圆细胞增殖,其数量与正常组相比明显降低。通过检测卵圆细胞表面有 M3 受体表达,提示迷走神经可能通过与卵圆细胞表面 M3 受体结合促其增殖。Kuai(2003)报道神经生长因子(NGF)也能成功诱导干细胞分化成为肝细胞。

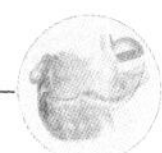

肝脏与胆囊、胰腺及肺等都是前肠衍生的器官，除肝脏外，都具有与肠神经系统的神经元和神经胶质衍生自相同胚胎起源的固有神经丛和神经节。肝脏则通过副交感神经和交感神经与下丘脑相联系而不具有神经嵴衍生的固有神经元。肝脏具有2种发育成熟的上皮细胞区室，即肝细胞和胆管上皮细胞。还会产生受控于中枢神经系统，并在肝脏创伤修复各肿瘤的演进中发挥重要作用的神经内分泌区室，即祖细胞和HSC。中枢神经系统与肝脏内分泌区室的联系具有重要的生理学功能。但肝脏移植后，移植的肝脏是去神经支配的，与受体的神经系统没有联系，因而相对于非移植的肝脏，移植的肝脏具有一种被扰乱的再生潜能。

(3) 囊泡转运的分子机制　与原核细胞不同，真核细胞内的组织调节更为复杂。在真核细胞中，存在由细胞内膜包绕形成的细胞核、细胞器等特定的功能区域。此种区域划分极大地提高了细胞的工作效力，并可防止具有潜在危险的分子在细胞内自由游走。但同时也存在一定的问题，即不同区域间需要进行特定的分子交换。此外，某些分子需要被输出至细胞外。由于大多数分子的体积较大而难以直接通过细胞内膜和外膜，因此需要有相应的分子转运机制参与。

在人体，每个细胞都是一个制造并输出的“工厂”。例如，细胞可合成胰岛素并将其释放至血液中，神经细胞可合成并释放神经递质从而将化学信号传至其他细胞。正如繁忙的大型港口需要合理的控制体系以保证在合适的时间将正确的物质运送至正确的目的地一样。具有不同功能区域的细胞也面临着相似的问题，即细胞需要在正确的时间，将其产生的激素、神经递质、细胞因子及酶等分子准确地转运到细胞内其他部位或细胞外。前述分子均以“囊泡”(vesicle)的形式进行运输，由膜包绕而成的微气泡状囊泡，在细胞内的各个细胞间穿梭，或与细胞外膜融合将内容物释放至细胞外。这一过程意义重大，而转运的时机与部位是这一过程的关键。

美国学者Rothman(2013)发现了使囊泡与靶细胞膜融合的蛋白质复合体。囊泡表面的该类蛋白质与靶细胞膜上的互补蛋白质特异性结合，确保囊泡在正常的位点上融合，从而将内容物转运至正确的目的地(图2-4)。美国学者Schekman(2013)发现了调节囊泡运输关键蛋白质的编码基因，通过比较正常与发生基因突变、囊泡运输紊乱的酵母细胞，明确了控制物质转运至不同细胞区域及细胞表面的基因(图2-5)。德国学者Südhof(2013)对脑神经细胞的信号传导及钙离子(Ca^{2+})的作用进行了研究，明确了接收Ca^{2+}信号并将其转换为囊泡融合的分子机制，从而阐明了如何实现囊泡运转的时间精度控制及根据需求释放其内容物(图2-6)。正是上述3位诺贝尔生理学或医学奖得主发现了囊泡运输的分子机制，他们的研究共同阐明了囊泡运输——这一真核细胞最重要的生理过程之一，揭示了细胞产物转运的精确控制体系，对于人们理解细胞内外如何进行及时、准确的物质转运具有重要意义。在如酵母与人类不同物种间，囊泡转运与融合的一般原则相同。对于多种生理功能而言，这一转运体系的合理组织调节至关重要，体系紊乱将对人体产生不利影响。囊泡运输缺陷可见于多种疾病，如神经系统疾病、免疫系统疾病、糖尿病等。可见，缺乏上述精确的组织调节，细胞将最终陷入混乱状态。

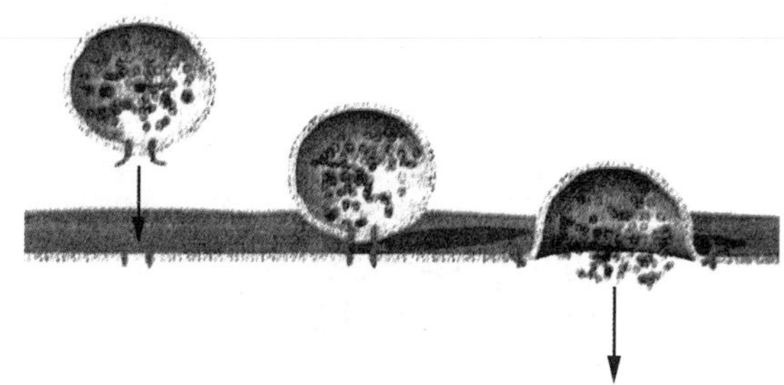

图2-4　Rothman的研究图示

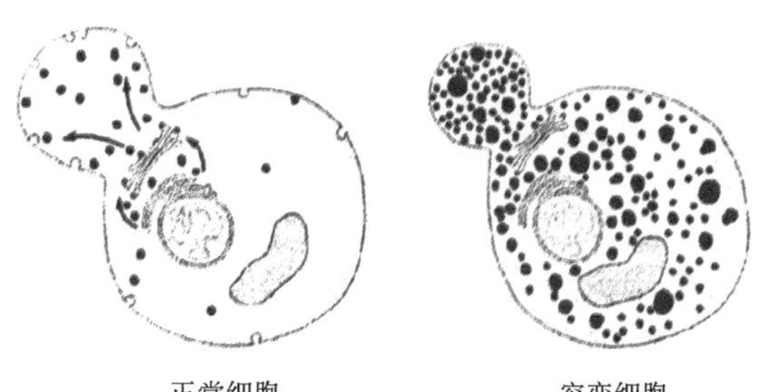

图2-5　Schekman的研究图示

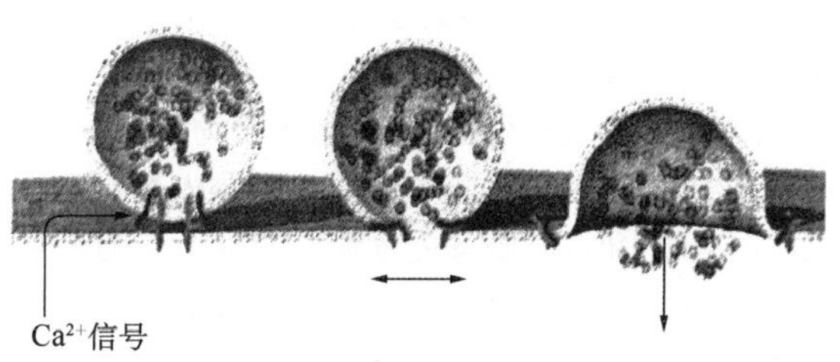

图2-6　Südhof的研究图示

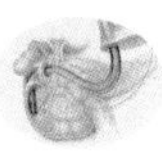

2.1.4 肝脏的功能

肝脏是机体物质代谢与各种化学反应的大本营，是一个具有极度错综复杂与多样性功能的器官，其主要功能如下。

（1）产生胆汁　肝细胞占肝实质的70%～80%，呈多边形。直径为25～35 μm，其核多为单个，偶尔也有多个，经有丝分裂而增殖。肝细胞是在不断地分泌胆汁的。这不但是一种分泌，而且是一种排泄的功能。胆汁中水分占96%～97%，固体成分占3%～4%。固体成分除胆汁酸盐、卵磷脂和胆固醇外，有机成分尚有胆红素、酶、激素和维生素，并含有少量无机盐、电解质等。肝脏每天合成和排出胆汁500～1 200 ml，平均约为600 ml（图2-7）。Sobotka认为胆汁的分泌压是1.96～2.36 kPa（14.7～17.7 mmHg）。胆汁经胆道流入十二指肠，帮助脂肪消化，促进脂溶性维生素A、维生素D、维生素E、维生素K的吸收。

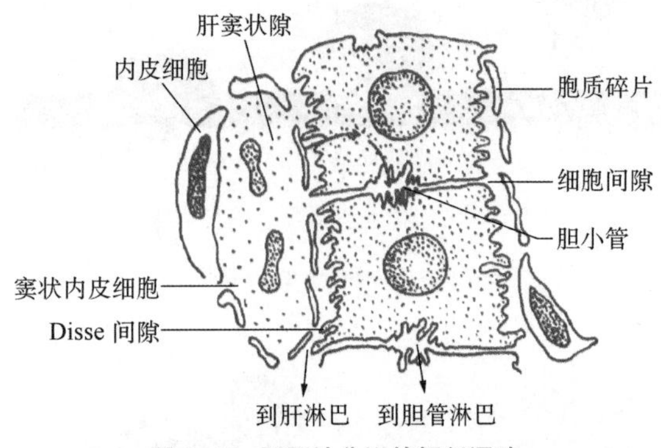

图2-7　肝胆汁分泌的解剖通路

物质的转运主要有3条通路：①从肝窦周围的Disse间隙进入肝细胞质；②再进入胆小管；③或从Disse间隙经细胞间隙，再经“紧密连接”部进入胆小管

（2）代谢功能　食物消化后经门静脉系统进入肝脏，进行解毒、合成，并转为机体所需要的物质供应全身各组织。血浆内的重要蛋白质如纤维蛋白原、白蛋白、球蛋白、凝血酶原、凝血激活酶及其他许多具有酶活性的蛋白质，几乎全部由肝脏产生。在蛋白质代谢中，肝脏将糖类（碳水化合物）转化成糖原储存于肝内，也可将蛋白质或脂肪合成糖原。当机体血糖减少时，肝脏又可将糖原分解为葡萄糖而进入血液。肝脏对体内各种脂质如磷脂和胆固醇的浓度和比例起重要的调节作用。

（3）解毒功能　肝脏具有强大的解毒功能和免疫功能。大肠内细菌腐败产生的酚、吲哚等对人体有毒物质，在肝脏内经过氧化、还原、水解和结合等过程，变成无毒物质。肝内各种氨基酸和醛糖酸在解毒上起重要作用。肝脏对雌激素、肾上腺素、肾上腺皮质激素、血管加压素（抗利尿激素）等激素有灭能作用。肝脏能产生抗体，并能通过网状内皮系统的库普弗细胞吞噬细菌、异物及把其他碎屑从血液中除去。

（4）造血和调节血液循环　肝脏在胚胎时期能制造红细胞。后期则因肝内有铁、铜、维生素B_{12}、叶酸等造血因子，故间接参加造血。此外，肝脏产生凝血因子Ⅰ（fibrinogen Ⅰ）、因子Ⅱ（prothrombin）、因子Ⅴ（plasma acglobulin）、因子Ⅶ（co-thromboplastin）、因子Ⅷ（plasma prothrombin）、因子Ⅸ（christmas factor）、因子Ⅹ（stuart-prower factor）、因子Ⅺ（plasma thromboplastin antecedent）等，故肝脏在血凝过程中起十分重要的作用。储存在肝脏的维生素K对凝血酶原和凝血因子Ⅶ、Ⅸ、Ⅹ的合成也是不可缺少的。肝脏本身能储存大量血液。肝脏的血流量为1 000～1 800 ml/min，平均1 500 ml/min（1 000 ml/kg肝重）。肝脏摄取了约25%的心输出量。肝细胞的血液灌注量约为每克肝实质每分钟1 ml，输入肝内的血流中70%来自门静脉并供应1/2的氧，其余血供及氧来自肝动脉。肝血窦及其他血管床可储存约10%的全身血容量。门静脉压力为0.93～1.33 kPa（7～10 mmHg），肝动脉压与动脉压相等，肝窦压为0.27～0.86 kPa（2～6 mmHg），肝静脉压为0.13～0.67 kPa（1～5 mmHg），位于横膈水平的下腔静脉压为0.067～0.53 kPa（0.5～4 mmHg）。这种血管内压力的下降梯度有利于血液流向心脏。当急性大出血时，肝脏能应急地输出相当量的血液，在一定程度上能维持血液循环平衡，这样就保证了重要脏器的血供。

（5）肝脏再生　肝脏最特殊的生理功能是能够精确地调控自身生长，并具有强大的再生能力。在正常生理状态下，成熟的肝细胞处于静息而又高度分化状态，其有微弱复制能力。每2万个肝细胞仅有1个肝细胞进行有丝分裂。当肝部分切除、损伤或肝移植后，剩余肝组织或移植肝组织可再生至原有的重量和体积后停止，以保持最佳的肝脏重量/体积比。肝细胞似是一种能够自主决定其命运的细胞，这一概念已由Weglarz和Sandgren等做了很好的阐明。他们将小鼠的肝细胞移植到大鼠的肝脏上，然后再把肝切除2/3。结果显示，小鼠肝细胞在2/3肝部分切除后

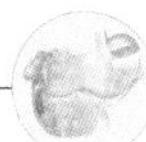

40 h 开始分裂，而其周围的大鼠肝细胞则在 24 h 开始分裂。实验还证实，大鼠和犬的肝脏切除 70%～80%后，仍能维持正常的生理功能。余下的部分肝脏可在 4～8 周修复生长至原来的重量。

Lange 等(2006)的动物实验证实，骨髓源性干细胞可以产生肝细胞、椭圆形细胞和胆道细胞。相似的情况在人类肝脏也有发生。人类肝脏也存在祖细胞(相当于鼠的椭圆形细胞)，并在多种肝脏疾病中可以被激活。祖细胞的激活是指祖细胞数量的增加及其向肝细胞和(或)胆道细胞系的分化。Roskams(2003)的研究表明，肝细胞和(或)胆道细胞受损伤时，被激活的祖细胞可以分化成为肝细胞和胆管上皮细胞。对于患病肝脏，这些细胞区间的再生可发挥作用。

当人的肝右 3 叶切除后，余下 20%的正常肝组织仍能维持正常的生理功能，并在 1 年后逐渐恢复到原有肝重量。据 *J Hepatol* 杂志(2012)报道，人的肝脏具有明显的再生能力。部分肝切除或损伤后，肝细胞数量急剧减少，可激发密切协同的复制过程，各种反馈信号刺激处于 G0 期的肝细胞进行增殖，残肝细胞通过细胞增殖由基本不生长状态转变为快速生长状态，以补偿丢失、损伤的肝组织和恢复肝脏的生理功能。这个过程称为肝脏再生(liver regeneration, LR)。同时，机体可精确感知再生肝脏的大小，适时停止肝脏再生。近几年，许多研究者支持 Nancy Bucher 提出的肝脏再生和肝脏正常自稳(homeostasis)过程中的“祖细胞群扩张(expansion of a progenitor cell population)”假说，也即所谓“流动肝脏学说(streaming liver hypothesis)”。现在，肝脏再生已成为当前研究的热点之一(图 2-8)。

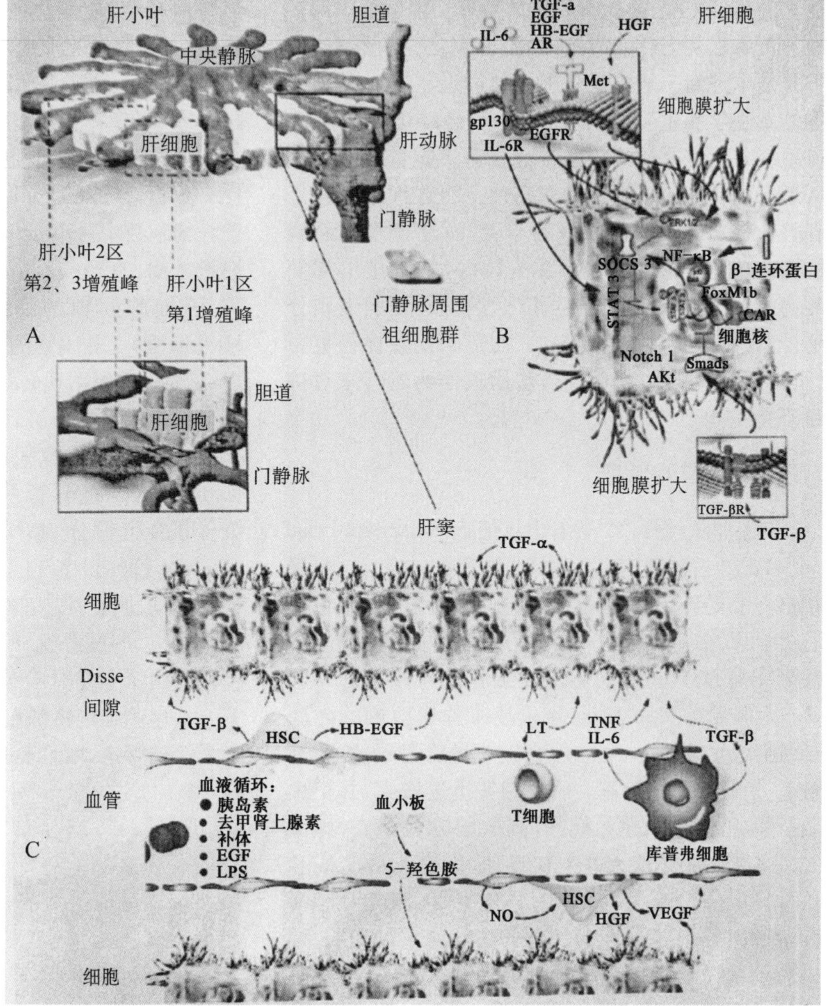

图 2-8　肝脏再生过程及相关信号示意图

Akt：蛋白激酶 B(PKB)或 Rac 蛋白，是与细胞存活和抗凋亡相关的信号转导分子。CAR：一种转录因子。EGF：表皮生长因子。EGFR：EGF 受体。EPK：细胞外信号调节激酶，现称丝裂原激活性蛋白激酶(MAPK)。FoxM1b：一种上调细胞增殖的转录因子，属于 Fox 家族。HB-EGF：肝素结合性表皮生长因子样生长因子。HGF：肝细胞生长因子。HSC：肝星状细胞。IL-6：白细胞介素-6。IL-6R：IL-6 受体。LPS：脂多糖。Met：HGF 的细胞受体。NF-κB：核因子 κB。NO：一氧化氮。Notch 1：一种细胞增殖相关信号转导分子。Smads：一种信号分子。SOCS：细胞因子信号抑制物。STAT：信号转导及转录激活因子。TGF：转化生长因子。TNF：肿瘤坏死因子。VEGF：血管内皮生长因子。

2.2 胆道的生理与功能

2.2.1 胆道器官

肝细胞间的毛细胆管在肝小叶周边逐渐增粗，成为小叶内胆管的终末胆管，又称 Hering 管(Hering duct)或肝闰管。它由立方上皮组成，在毛细胆管与小叶内胆管的过渡性管道由 1～2 个立方形细胞和肝细胞共同组成，称为胆小管胆管连接。Hering 管穿过界板与汇管区小叶间胆管连接，后者逐渐汇合，形成左、右肝管。两者汇合而成肝总管。肝总管与胆囊管汇合而成胆总管。

胆道从 Hering 管开始至胆总管末端开口于十二指肠乳头，形成了一个复杂的胆道系统网络。胆道有独立的细胞群体，有独立的血液循环灌注和有独立的神经支配，并执行特定的生理功能。

黄志强院士(2006)指出，胆道应是一个器官，而不只是单纯的一条排泄管道。通过近年来对胆管细胞的发生学和生物学特性的研究，已经逐渐了解胆道系统并不是单纯的一条排泄管道。胆管细胞具有从形态到功能的复杂性和多态性。胆管细胞不但是肝脏各种功能活动的积极参与者，而且在多方面调控这些功能活动的进程。在人体内，肺脏排出挥发性物质，肾脏排泄小分子的水溶性物质，而胆道则分泌排泄大分子和脂溶性物质。胆道的复杂性与重要性与肺脏、肾脏一样，因而应将胆道作为器官来对待和研究。

2.2.2 胆道的形成

(1) 胆道的起源　胆管上皮细胞(biliary epithelial cell, BEC)占肝细胞总数的 3%～5%。它们衬覆着肝内一个复杂、相互联系的三维网状导管结构，包括毛细胆管、小叶间胆管和肝管，这三者称为肝内胆管系统(IHBDS)，同时胆管上皮细胞也衬覆着肝外胆管。人胚胎第 3 周末，前肠末端卵黄囊腹侧的内胚层细胞增生，形成一个向外突出的囊状突起，称为肝憩室，是肝与胆的始基。后肝憩室迅速增大，并衍生出肝芽，很快长入原始横膈，其末端分为 2 支，即头支和尾支。头支较大并生长迅速，发育为肝实质和肝内胆管；尾支较小，发育为肝外胆管、胆囊和胆囊管，肝憩室的基部分化为胆总管。肝憩室分为头、尾 2 支后，头支又于原始横膈处分为左右 2 支，再反复分支，形成许多肝细胞条索并分支吻合，形成肝索。肝索上下叠加形成肝板(ductal plate)，相邻的肝细胞膜逐渐凹陷成槽，围成管腔样结构即微细胆管。内胚层上皮也逐渐形成肝内胆管。至胚胎第 4 个月，肝细胞开始分泌胆汁，并经胆小管及各级胆管输出肝脏。肝憩室的尾部由实性细胞索逐渐发育为胆总管和胆囊管及胆囊。肝内外胆管在胚胎发育中均可发生先天性胆道闭锁，导致新生儿胆汁淤积及黄疸。

(2) 胆管的发育

1) 肝内胆树：肝内胆管上皮的发育始于妊娠后约第 8 周，继续从门静脉系统的肝门处偏心式向周边发育。出生后，肝内胆管上皮需 1 年后才彻底成熟。胆管板细胞可能有干细胞作用。肝内胆道系统的发育及肝修复中最关键的事件是管道发生(tubulogenesis)。新生的小胆管来源于胆管板细胞，即类似于门脉侧边的胆管上皮细胞(Sox9 阳性、K19 阳性)和肝实质侧边的成肝细胞(HNF4 阳性、TbR Ⅱ阳性)。胆管腔形成后，成肝细胞已被胆管上皮细胞取代，管道结构沿横断面轴和前后轴成熟，从肝门向周边延伸。“平面细胞极性”(PCP)可使上皮细胞在管道平面内维持小胆管的结构。

微胆管(bile canaliculi)为胆管树的最终分支，位于肝细胞板中。电镜下可见微胆管位于 2～3 个肝细胞之间，直径<1 μm，管壁就是肝细胞的外侧质膜，肝细胞间隙的膨大部分，称为肝闰管(又称 Hering 管)。肝闰管的表面积很大，不包括微绒毛在内，可供水分及溶质转运的表面积为 7 000 cm^2/100 g 肝组织。以人的肝脏计算，估计面积可达 10 m^2，故有很大的表面积容积比，有利于水和溶质的转运。Kanno(2000)把胆管系统由毛细胆管开始分为 10 级。肝内胆管分为 7 级：①毛细胆管；②肝闰管(Hering 管)；③小叶间胆管；④间隔胆管；⑤区域胆管；⑥节段胆管；⑦左、右肝管(表 2-2)。肝外胆管分为 3 级，即肝总管、胆囊管和胆总管。肝内胆管的超微结构特点是具有微绒毛，细胞下或细胞间隙扩大。从这些结构特征可以看出肝内胆管系统不仅是一个运输管道，而且还具有吸收和分泌的功能。

表 2-2　肝内胆树的分级与管径

分级	管径
毛细胆管	0.5～1.0 μm
肝闰管(Hering 管)	<15 μm
小叶间胆管	15～100 μm

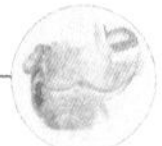

续 表

分级	管径
间隔胆管	100～300 μm
区域胆管	300～400 μm
节段胆管	400～800 μm
左、右肝管	>800 μm

2) 肝外胆树：衬在肝外胆管的胆管上皮细胞来源于肝芽和胰芽之间的腹前肠内胚层的尾侧部，都表达 Pdx－1、Prox－1、HNF－6 等转录因子。肝外胆树发育早于肝内胆树。小鼠 Pdx－1、Hesl、HNF－6、HNF－1b 或 Foxfl 有缺陷时会导致胆囊和胆总管的异常发育。

胆管发育紊乱会诱发许多胆管病，其特征是胆管结构中遗留有胎儿时期的胆管结构。由于肝脏修复会利用胚胎期表达的许多自分泌和旁分泌信号机制，因此，胆管的发育过程也与获得性肝病相关。

(3) 血管的发育　肝动脉分支的发育紧邻于胆管板。胆管上皮介导着动脉的发育。肝内胆管的发育受胆管周围神经丛(peribiliary nerves plexus，PBP)的滋养。PBP 在维持胆管上皮的完整性和功能上至关重要。肝内胆树的发育模式与肝小动脉的发生是协调一致的。如肝内胆管上皮 Hnf6 或 Hnf1 失活会发生肝动脉分支异常与胆管异常。联系胆管发育与动脉发育的信号之一是血管内皮细胞生长因子(vascular endothelial growth factor，VEGF)。发育中的胆管分泌 VEGF－A 对表达 VEGF－2 受体的内皮细胞及其前体细胞发挥作用，促进动脉和 PBP 管道的发生。肝滋养细胞产生的血管生成素－1 (angiopoietin－1)会诱导肝动脉终末期的成熟，并募集壁层周围细胞到新生的内皮质。

胆管板畸形是指形态失常的胆管周围血管结构数量增多，这是因为原发性纤毛和内质网的蛋白基因缺失所致。如囊性胆管病，其上皮遗留有胚胎时期胆管板的幼稚表型，会分泌 VEGF 和血管生成素，幼稚胆管上皮分泌的促血管因子能促进囊周围血管的再生，为进行性增大的囊肿供血。维持着这种小胆管和小动脉血管再生之间的解剖和功能上的联系，常见于成年肝脏及肝损伤的修复中。该系统异常会造成胆管缺失。胆管反应是许多肝损害的一个共同性组织病理反应，其门管区的小胆管和肝小动脉及毛细血管会同时增多。

(4) 胆小管反应　胆小管反应(ductular reaction)是一种对胆管和肝细胞损害的修复反应，其特征是胆管个体发生某些特点。在胚胎期，许多生长因子、转录因子等短暂性参与胆管上皮的发育；在成年期出现急、慢性肝损伤后再度激活。在成年肝脏中，成熟上皮细胞的分支，如肝细胞或胆管细胞，驱动正常组织稳态，以及急性或短暂肝细胞与胆道系统损害的再生反应。慢性肝病的肝修复依赖肝祖细胞(HPC)的活化。HPC 是双能细胞，能扩增和分化为肝细胞和胆管细胞。人 HPC 分化为肝细胞需经历肝胆中间细胞(intermediate hepato-biliary cell，IHBC)，再分化为胆系，形成反应性小胆管。肝细胞在特定条件下也可反分化。反应性小胆管细胞(RDC)来源于祖细胞腔室内。起初 RDC 成簇分布，而不是围在腔室周围。RDC 参与组织重塑，最终重新形成丰富的胆管网络。胆道系统修复的胆管形成中，会发生代偿性胆管增多，阻止因胆汁漏到实质内导致广泛的肝坏死发生。HPC 的激活和增生不足以修复胆道系统的破坏，还需要祖细胞和 RDC 获得形成新的分支胆管结构的能力，恢复胆管。正常成人肝组织中，胆管细胞处于静止状态。受伤后细胞与基质相互反应释放出细胞因子与介质，激发胆管细胞增生，即过去 Popper 所称的胆小管反应，也就是当前所谓的胆小管增生(ductular proliferation)。增生的胆小管起源于原先存在的胆小管，也可起源于受激活的分化祖细胞。胆管细胞的增生分为如下 4 种类型。

Ⅰ型：典型增生的胆管细胞构成汇管区。如胆管数目增加，该型见于大鼠胆管结扎、部分肝切除、口服石胆酸或鹅去氧胆酸或牛磺胆酸。在人类中见于新近发生的肝外胆管梗阻、肝外型胆管闭锁、慢性淤胆性肝病早期等。

Ⅱ型：不典型胆管细胞增生。增生不规则且不限于汇管区，可见其分支进入汇管周围区及肝实质。周围有水肿及炎症浸润，见于慢性酒精性肝病、肝外胆管梗阻早期、局灶性结节性增生、原发性胆汁性肝硬化及原发性胆汁性胆管炎。

Ⅲ型：有大量胆小管性肝细胞或肝祖细胞，见于亚大块性肝坏死。

Ⅳ型：为卵圆细胞增生。发生于大鼠因化学品引起的肝脏病变，可见胆管结构失常，管腔消失，其分支深入肝实质。卵圆细胞和 Hering 管细胞有关，代表了一种未成熟的具有肝细胞甲胎蛋白及白蛋白标志和具有胆管细胞角蛋白标志，可分化为肝细胞、胆管上皮细胞、肠细胞及胰腺细胞。

2.2.3 胆道的基本结构

胆道系统始自肝细胞，即由数个肝细胞围绕形成毛细胆管(bile canaliculus)开始。毛细胆管壁乃是肝细胞膜本身的一部分，其上有许多的微绒毛(microvilli)突向胆管腔内，在毛细胆管周围及微绒毛内有含肌动蛋白的微丝(actin containing microfilament)。它们与肝细胞膜连接形成细胞支架系统(cytoskeletal system)，保持着毛细胆管的张力。在毛细胆管的两端有紧密连接(tight junction)点，其作用是封闭毛细胆管，防止胆管内的物质漏入 Disse 间隙。毛细胆管与 Disse 间隙紧贴，在肝小叶周围 2～3 个细胞或多个细胞构成的连接部，连接胆小管。胆小管有柱状上皮细胞内衬并位于肝小叶内，又称为小叶内胆管(intrahepatic ductules)，它再与小叶间胆管连接，在肝内形成了一个无处不在、非常细密的网络。它在肝门管区(portal ductules areas)Glisson 鞘内与门静脉及肝动脉的相应分支相伴而行。肝内胆管系统不仅输送胆汁，而且对胆汁分泌吸收的调节、水和电解质的交换转运等也起着十分重要的作用。

成人肝内有 40 万～50 万支末梢胆管，每个末梢支胆管管辖 3 mm^3 的肝组织。肝管树共分为 10 级，7 级在肝内，3 级在肝外。肝内胆管来源于门静脉周围，肝母细胞分化成管板，而肝板的延伸和整形决定了肝内胆管的分支构型。可以说，肝内胆管并不是肝外胆管的延续。一般来说，毛细胆管、小叶间胆管的内壁由小胆管细胞构成，而其他肝内、肝外胆管的内壁则由大胆管细胞构成。在光学显微镜下，肝内胆管由呈立方形或柱形的不同胆管细胞排列组成。胆管上皮细胞的亚显微结构可显示其顶部和底部外侧部所特有的调节功能性囊泡、结合点及无数的微绒毛。微绒毛是肝内和肝外胆管上皮细胞的重要特征。

2.2.4 胆管细胞的特性

(1) 功能上的多态性　Hering 管的一半为肝细胞，一半为胆管细胞。大体上，胆管上皮细胞可分为小胆管上皮细胞和大胆管上皮细胞，它们由不同口径的肝内胆管分支形成。胆小管内衬以单层立方形细胞；小叶间胆管内衬以立方形胆管上皮细胞；间隔胆管和大胆管内均衬以大胆管上皮细胞。

肝内、外胆管的黏膜上皮是延续的，但胆管的上皮细胞和胆管细胞在胆管的部位不是均匀一致的。而胆管细胞的非均一性也决定了胆管细胞和不同分级平面的胆管在功能上的多态性。

早在 1893 年西班牙神经解剖学家 Cajal 在胃肠道发现了一类特殊的间质细胞，称之为 Cajal 间质细胞(interstitial cell of Cajal，ICC)。Huizinga(2005)在胃肠道外，尤其是在胆道系统内也发现存在 Cajal 间质细胞，并认为 c-kit 阳性细胞能形成网络，超微结构具有 Cajal 间质细胞的特征，并与平滑肌细胞和固有神经之间建立功能上的联系。由于 Cajal 间质细胞的原癌基因表达一种受体酪氨酸激酶——CD117/c-kit 蛋白，它是干细胞因子受体，可被特异性的抗体检测出来。

Ahmadi(2010)的研究首次阐明，在人类肝外胆管分布具有 Cajal 间质细胞形态学特征的 c-kit 阳性细胞，并且其分布密度高于在胆囊的分布。Cajal 间质细胞多数分布在肝外胆管的肌间层，呈现出与环形肌平行的分布，聚集呈网络状的趋势。仅有少量 Cajal 间质细胞出现在黏膜下层；在胆囊底部至胆囊管没有发现分布梯度的存在；尚未找到肝内胆管存在这类细胞的证据。Huang(2009)在豚鼠的肝外胆管上发现了 c-kit 阳性细胞的分布，同样是以肌间层为主，而以壶腹部数量最多，其次为胆总管。胆囊与肝外胆管的细胞数量没有明显区别。最引人注意的是 Cajal 间质细胞往往存在于那些具有节律性收缩的器官或组织内，且呈现出明显的自主起搏功能和神经平滑肌的媒介作用。因此，Cajal 间质细胞的减少或缺失，使人们将它与那些运动相关性疾病联系起来。诸如克罗恩病(Crohn disease)、慢传输性便秘(slow-transit constipation)、糖尿病性胃轻瘫(diabetic gastroparesis)、溃疡性结肠炎(ulcerous colonitis)及后天性巨结肠症(acquired megacolon)等。甚至将一些胃肠道的间质肿瘤(GIST)也列入研究之中，至于是否它也与 Cajal 间质细胞有关，尚需进一步研究。Xu(2008)发现胆囊中的 Cajal 间质细胞的表达与参与胆囊收缩的 CCK－A 受体有关，是胆囊运动障碍性疾病，为胆囊结石的成因提供了一种新的解释。而在胆总管，特别是 Oddi 括约肌及壶腹部周围分布趋于密集的 Cajal 间质细胞，更是给机制尚不明确的 Oddi 括约肌功能障碍等这类疾病拓宽了新的研究思路。相信对于胆道 Cajal 间质细胞的深入研究，一定会对胆道动力学疾病及胆道的良、恶性间质肿瘤的发病机制提供更多的新内容。

(2) 反应上的灵敏性　一般认为，小胆管细胞是

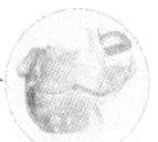

未成熟的胆管细胞，故具有更强的生物学活性，对刺激具有更高的反应性。胆管细胞的生成、其如何从未成熟细胞至成熟细胞的过渡，以及胆管细胞的新生与替换等，目前是研究的一个热点。不同平面的肝内胆管，其好发的疾病谱也不相同。如原发性胆汁性肝硬化(primary biliary cirrhosis，PBC)易发生在间隔胆管及小叶间胆管；肝移植排斥反应(liver allograft rejection)、药物性淤胆的小胆管病变和移植物抗宿主病(graft versus host disease，GVHD)易发生在小叶间胆管；胆道闭锁、胆管癌易发生在大胆管，并且60%～80%发生在位于肝门部周围的胆管等。这些疾病的发病机制目前尚不十分清楚。

(3) 调控上的多元性　胆管细胞的增生和凋亡，与胆管疾病密切相关。在临床上常遇到这样的问题：胆管吻合术后又发生了狭窄，肝内胆管结石取净后又形成了新的结石。胆管狭窄促使结石形成，形成的结石促使胆管的炎症，反复的慢性炎症促使胆管细胞的增生，胆管细胞的无序增生又可促使胆道肿瘤的发生。这些因果关系相互交叉、相互影响。它们受到许多调控因子的影响，其中包括促胃液素(胃泌素)、胰高血糖素样肽-1、生长抑素等胃肠道激素；血管活性因子、神经生长因子、肾上腺素、乙酰胆碱、降钙素基因相关肽等神经递质；雌激素、黄体酮等类固醇激素；以及胆酸、组胺等。Basedovsky(1977)提出了神经-内分泌-免疫网络(neuro-endocrine-immune network)的新概念，这3个系统虽然各具有独自的功能，但又相互交联、优势互补、紧密配合，从而形成了一条完整而又精密的调节环路。这个网络通过感受内、外环境的各种变化，加工、处理、储存和整合信息，共同维持胆管内环境的稳定，确保机体生命活动的有序运行。增生的胆管细胞具有神经内分泌细胞的表型，可分泌多种细胞因子和生长因子来进行自我调控。细胞因子及其膜受体的生物学作用如表2-3所示，简述如下。

表2-3　细胞因子及其膜受体的生物学作用

细胞因子家族	细胞因子	受体	生物学作用
血小板活化因子(PAF)	PAF	PAF受体	趋化性/炎症性
肿瘤坏死因子-α(TNF-α)	TNF-α	肿瘤坏死因子受体-1 P75-神经营养因子	趋化性/炎症性
趋化因子	CXCL-1，MCP-1 RANTES，MIP-1 IL-8，嗜酸性粒细胞趋化因子	CXCR-3	趋化性/炎症性
Toll样受体配体	未知	TLR-4，CD14	趋化性/炎症性
巨噬细胞集落刺激因子(M-CSF)	M-CSF	未知	趋化性/炎症性
IL-6	IL-6	未知	再生
IL-10	IL-10	IL-10受体	抗纤维化
神经营养因子(NT)	神经生长因子(NGF) 脑源性神经营养因子(BDNF) 神经营养因子-4(NT-4) 神经营养因子-4/5(NT-4/5)	p75-神经营养因子受体 酪氨激酶受体-B(Trk-B) 酪氨激酶受体-C(Trk-C)	再生
肾上腺髓质素	肾上腺髓质素	未知	多样性
5-羟色胺(5-HT)	未知	5-羟色胺受体亚型1A、2A和2B	多样性
儿茶酚胺	去甲肾上腺素	α1A-和β-肾上腺素能受体	多样性
转化生长因子(TGF)	TGF-β1/TGF-α，BMP-4，BMP-6	TGF-β1，2、3型受体 甘露醇-6-磷酸受体	纤维性增生
血小板衍生生长因子(PDGF)	PDGF-β	β-PDGF受体，α-PDGF受体	纤维性增生
干细胞因子	干细胞因子	未知	纤维性增生
血管内皮生长因子(VEGF)	VEGF	VEGF受体-1，VEGF受体-2	纤维性增生
胰岛素样生长因子(IGF)	IGF-1，IGF-2	IGF-1受体	纤维性增生
活化素	活化素	未知	抗纤维化
脂联素	脂联素	CB2受体	抗纤维化

1）促胃液素（胃泌素）：促胃液素（gastrin）与缩胆囊素-β(CCK-β)受体结合可抑制促胰液素（胰泌素）促胆管细胞分泌及升高细胞内环磷酸腺苷（cyclic adenosine nonphosphate，cAMP）水平的作用。Glaser等（2003）对胆总管结扎的大鼠连续泵入促胃液素14 d后研究发现，促胃液素可通过钙离子依赖的蛋白激酶C(PKC)信号途径促进胆管细胞凋亡，从而抑制胆管细胞增生。

2）促胰液素（secretin）：也称胰泌素。胆管细胞的基底外侧膜表达促胰液素受体（secretin receptor，SR），它为一种G蛋白偶联受体，通过与促胰液素结合提高细胞内cAMP水平并活化蛋白激酶A（PKA），从而促进重碳酸盐的分泌。Glaser等（2010）通过对促胰液素受体基因敲除（knock-out）大鼠的研究发现，促胰液素可通过提高cAMP水平，活化p21-活化激酶（PAK）及细胞外信号调节激酶（ERK1/2）的磷酸化，从而诱导胆管细胞增生。实验已证实，在鼠肝外胆道梗阻模型中，促胰液素可促进胆管细胞增生，但敲除促胰液素受体则可下调其作用。

3）胰高血糖素样肽1(glucagon-like peptide-1，GLP1)：不仅可调节血糖代谢，还可诱导胰胆管细胞产生神经内分泌表型。Marzioni等（2007）发现胆总管结扎的大鼠胆管细胞GLP1受体表达显著上调。同时，还表达胰高血糖素原前体和GLP1前体的mRNA，而GLP1可通过磷脂酰肌醇-3激酶（PI3K）、cAMP-蛋白酶A(cAMP-PKA)和钙调蛋白激酶Ⅱα（CAMKⅡα）信号转导途径促进胆管细胞增生。

4）肾上腺素：Glaser等（2006）对门静脉注入6-羟基多巴胺以去交感神经化的胆总管结扎大鼠的观察发现，其促胰液素诱导的胆汁淤积和胆管细胞cAMP水平下降、胆管细胞增生受到抑制且胆管细胞凋亡增加。而且慢性摄入β_2受体激动剂克仑特罗（clenbuterol）和β_1受体激动剂多巴酚丁胺（dobutamine）可拮抗6-羟基多巴胺的作用，维持胆管细胞增生，减少胆管细胞凋亡。

5）5-羟色胺（5-hydroxy tryptamine，5-HT）：是一种神经传递物质。最早是从血清中发现的，故又称血清素（serotonin）。它在大脑皮质及神经突触内的含量最高。在外周组织中，是一种强血管收缩剂和平滑肌收缩刺激剂。在体内，5-HT经单胺氧化酶催化成5-羟色醛及5-羟吲哚乙酸而随尿排出体外。5-HT受体分型较多，现发现有7种受体亚型，各具有不同的作用。胆管细胞可分泌5-HT并表达5-HT1A/1B受体，5-HT受体的激活可通过IP3-[Ca^{2+}]-PKC信号途径下调cAMP水平，从而抑制胆管细胞的增生。而从胆总管结扎大鼠中提取的增生胆管细胞分泌的5-HT，则提示5-HT可能有反向调节胆汁淤积过程中胆管上皮细胞过度增殖的作用。

6）血管内皮生长因子：增生的胆管细胞能分泌血管内皮生长因子（vascular endothelia growth factor，VEGF）增加胆管的血供，维持胆管的营养与功能。结扎胆总管后胆管周围血管丛发生适应性增生。Gaudio等（2006）的研究发现，大鼠的胆总管结扎后，胆管细胞VEGF分泌增加，同时VEGF受体蛋白VEGFR2和VEGFR3表达上调。慢性摄入VEGF-A和VEGF-B的正常大鼠可见到胆管细胞增生。以上结果提示，VEGF可通过自分泌途径诱导胆管细胞增生。这有别于GLP1、VEGF通过活化肌醇1,4,5-三磷酸(IP3)-[Ca^{2+}]i-PKCα及磷酸化Src、ERK 1/2诱导胆管细胞增生。

7）神经生长因子：Gigliozzi（2004）研究发现，胆管细胞可分泌神经生长因子（nerve growth factor，NGF），其受体为神经酪氨酸激酶受体-A（NTRK 1）。NGF可通过AKT和ERK 1/2信号途径激活胆管细胞增生。另一方面，胆总管结扎大鼠免疫中和NGF作用可抑制胆管细胞增生、促进凋亡。提示NGF在胆汁性肝硬化的病理过程中具有重要作用。

8）降钙素基因相关肽：感觉神经递质降钙素基因相关肽（calcitonin gene-related peptide，CGRP）在胆汁淤积所致的胆管细胞增生过程中发挥重要作用。Glaser等（2007）对α-CGRP基因敲除与野生型胆总管结扎大鼠的对比研究发现，α-CGRP缺乏可抑制胆总管结扎所致的胆管细胞增生。并通过体外试验观察发现α-CGRP和β-CGRP可上调cAMP水平，并激活cAMP依赖的蛋白激酶（PKA），从而诱导胆管细胞增生。

9）生长抑素：Alpini（1998）报道，生长抑素（somatostatin，SST）与生长抑素受体2型（somatostatin receptor-2，SSTR-2）结合可抑制胆管细胞增生，并通过抑制胆管细胞表达促胰液素受体减少重碳酸盐的分泌。Masyuk等（2007）对潜伏期多囊肾病大鼠模型的研究发现，生长抑素类似物奥曲肽（octreotide）可抑制胆管细胞增生。这对由胆管细胞增生而致的胆管狭窄可能有预防和治疗作用。

10）生长激素（growth hormones，GH）：可诱导胆管细胞表达并释放胰岛素样生长因子（IGF），进而

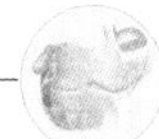

促进细胞生长。IGF可拮抗胆汁淤积所致的肝脏损害，并激活胆管细胞增生，且局部作用的IGF亚型比循环中IGF亚型对甘氨鹅去氧胆酸诱导的细胞毒作用有更强的保护功能。这也进一步说明自分泌和旁分泌机制在调节胆管细胞增生过程中的重要性。

11) 卵泡刺激素：胆管细胞可表达卵泡刺激素(follicle stimulating hormone, FSH)及其受体(FSHR)，并可通过自分泌途径诱导胆管细胞增生。Mancinelli等(2009)研究发现正常大鼠摄入FSH后，可观察到胆管细胞中cAMP水平升高、胞外信号调节酶1/2(ERK1/2)和Eph样激酶-1(Elk-1)磷酸化增强及胆管细胞增生；而此效应在摄入抗FSH抗体和FSH基因沉默的胆总管结扎大鼠中受到了抑制。

12) 黄体酮：胆管细胞表达黄体酮受体α/β(progestone receptor α/β, PRα/β)并可自身合成、分泌黄体酮。Glaser(2008)体外试验证实黄体酮可诱导胆管细胞增生，而黄体酮合成抑制剂氨鲁米特(aminoglutethimide)可拮抗这一作用。该研究表明，黄体酮通过自分泌和旁分泌机制在胆汁淤积所致的胆管细胞增生过程中发挥重要的调节作用。

13) 雌激素(estrogen, ER)：是一种类固醇激素，它的靶器官主要是生殖系统，但近年来的研究表明，肝脏的实质细胞和一些非实质细胞存在雌激素受体。雌激素参与肝脏的许多生理功能。胆管细胞可表达雌激素受体α/β(ERα/β)，在胆总管结扎的大鼠中ERβ表达相应上调。Baroni(2006)在体外实验中发现，17-β雌二醇通过与ER结合并激活Src-Shc-ERK1/2信号通路可促进胆管细胞增生，但摄入雌激素拮抗剂他莫昔芬或接受卵巢切除术后的胆总管结扎大鼠则引起胆管细胞增生减少并趋向凋亡。由于胆管稀少是胆管病变病理发展的终末期表现，而终末期原发性胆汁性肝硬化(PBC)患者胆管细胞的ER表达显著下调。因此，目前推测雌激素具有推迟胆管病变向胆管稀少这一终末期表现演变的作用。

14) 胆酸：牛磺胆酸(TCH)和牛磺石胆酸(TLCH)可刺激体外培养的胆管细胞增生，并促进促胰液素诱导的cAMP水平升高。正常大鼠慢性摄入TCH和TLCH引起的血清胆酸(bile acid)积累与胆总管结扎大鼠模型一样可诱导胆管增生。Aplini(2002)报道钠离子(Na^{+})依赖的顶侧膜胆酸转运子(ABAT)和PI3K介导的胆酸吸收途径在胆酸诱导的胆管细胞增生中具有重要作用。相反，一些亲水性胆酸如熊去氧胆酸(UDCA)和牛磺去氧胆酸(TUDCA)则可通过活化钙离子依赖的蛋白激酶C(PKC)-α抑制胆管细胞的生长和分泌。

15) 透明质酸(hyaluronic acid, HA)：与CD44可诱导胆管细胞增生。CD44是一种细胞黏附分子，并参与细胞-细胞及细胞-基质间相互作用。在原发性硬化性胆管炎(PSC)等胆管疾病中，CD44高表达。CD44阳性的胆管细胞在汇管区的分布与透明质烷(hyaluronan)沉积部位一致。He等(2008)在体外实验中证实透明质烷可诱导胆管细胞增生，而CD44抗体则可抑制该过程。

16) 乙酰胆碱(acetylcholine)：通过M3受体亚型和腺苷环化酶来调节胆管梗阻时肝内胆管上皮的增生、凋亡和分泌。Sag等(1999)研究发现，在胆总管结扎组的大鼠，胆管细胞的增生比未结扎组减少4倍，同时胆管细胞的凋亡增加。而慢性摄入腺苷酸环化酶抑制剂弗司扣林(forskolin)可阻止迷走神经切断引起的cAMP水平降低，保持胆管细胞增生，降低胆管细胞的凋亡。

17) 组胺：Francis(2007)报道，胆总管结扎大鼠和正常大鼠的胆管细胞均可表达所有的G蛋白偶联组胺受体(histamine receptor, HR)亚型，包括H1R、H2R、H3R、H4R，而在胆总管结扎大鼠的胆管细胞中，H3R表达显著上调，并通过cAMP依赖的PKA-ERK1/2-ELK1信号途径抑制胆管细胞增生。Francis(2008)再次报道，摄入组胺后，结扎胆总管大鼠的胆管细胞增生减少，而摄入选择性H3R拮抗剂噻普酰胺马来酸盐则可部分逆转上述作用。

2.2.5 胆道的血液供应

肝内胆管的血液供应来自胆管周围的血管丛(peribiliary capillary plexus, PBP)，属于肝动脉的分支)。PBP主要由肝动脉在肝内的分支构成，然后通过门静脉终末支汇入肝窦。这种结构说明胆管细胞是一种高耗氧、高代谢、低缺氧耐受力的细胞群体。肝门处原始胆管伴随肝动脉的分支，沿门脉三联管(portal triad)向肝脏周围发展，故胆管系统接受肝动脉血供，因为肝脏接受肝动脉的血供。

2.2.6 胆道的功能

肝管上皮细胞(BEC)虽然仅占肝细胞总数的3%～5%，但却产生着约占每天肝脏输出量40%的胆汁，并通过吸收机制对胆汁的有机及无机成分起调节作用。近年来，许多学者对体外培养的人正常胆管上皮细胞的水、电解质转运及对胆汁分泌和吸收的调节机制做了深入研究，发现 cAMP 刺激 Cl^- - HCO_3^- 交换，Cl^- 进入细胞内，HCO_3^- 分泌入胆管腔内，使 pH 上升。Cl^- 通道阻滞剂则能抑制 Cl^- - HCO_3^- 交换的激活。胃肠道激素(secretin)等与胆管上皮细胞膜上的相应受体结合→细胞内 cAMP 增加→刺激 Cl^- 通道开放→Cl^- 排出到胆管腔内，细胞去极化→血液中的 HCO_3^- 和 Na^+ 进入细胞内→细胞内 Cl^- 下降，$NaHCO_3$ 上升，pH 上升(其中一部分细胞内的 HCO_3^-，是在碳酸酐酶存在的条件下，由 CO_2 水合作用产生的)→Cl^- - HCO_3^- 交换增加→胆管腔内 Cl^- 进入胞内→HCO_3^- 由胞内排入胆管腔内增加，pH 上升。

Yokomuro(2000)研究证实，人类 BEC 在促炎因子如 IL-1 和 TNFα 的刺激下能产生 IL-8 和单核细胞趋化蛋白-1(MCP-1)，从而促进中性粒细胞和淋巴细胞经门静脉系统归巢。人类 BEC 能够表达和(或)激活生长因子。例如，转化生长因子 β1(TGF-β1)、血小板源性生长因子-BB(PDGF-BB)、内皮缩血管肽-1(ET-1)。这些生长因子不仅能促进肝门部的成纤维细胞的激活，并能介导胆管细胞和肝星状细胞的相互作用。Park(1999)发现，体外受损的 BEC 不能自发产生 IL-6，但在细菌内毒素、TNF-α 和 IL-1 等的作用下，可促使胆管上皮细胞合成分泌 IL-6 增加。IL-6 是一种多能细胞因子，有刺激细胞分裂的作用。

2.2.7 胆道的神经与淋巴

肝内外的胆管周围有交感神经和副交感神经。交感神经来源腹腔神经节，副交感神经来自迷走神经。其前神经丛包绕在肝动脉周围，后神经丛包绕门静脉与胆管周围。除经典的神经递质外，还有一些胃肠道激素。肝内胆管从肝动脉分支的胆管周围血管吸收营养，也从胆汁回吸收物质输送至肝细胞。这些胆周血管丛代表了胆管细胞和肝细胞沟通的解剖学基础。肝小叶内还存在内衬有肝细胞和胆管细胞的 Hering 管和具有双向分化潜能的肝祖细胞，后者能分化成肝内和肝外成年干细胞，Hering 管与小胆管相连。

Hering 管内衬细胞具有调节作用的乙酰胆碱 M3 受体在损伤时激活的肝祖细胞中有重要作用。缺乏 M3 受体的肝细胞，由于乙酰胆碱酯酶破坏了乙酰胆碱，故可阻断肝祖细胞与胆管细胞的增生，见于去除神经的移植肝。病毒感染、缺血或免疫介导等等使移植肝缺乏再生和修补能力。与副交感神经相反，交感神经能抑制 Hering 管细胞的活化，如给予 α_1 肾上腺素能拮抗剂哌唑嗪(prazosin)可使卵圆细胞增加，肝祖细胞累积增加，而不影响细胞因子、生长因子及其受体的表达。

2.3 胆囊的生理与功能

Baufield(1975)指出人类的胆囊有两个独立而又相关的功能：第一，胆囊黏膜从稀释的肝胆汁中吸收大部水和电解质(氯化钠，HCO_3^-)，使胆囊内胆汁成为胆盐和钠的浓溶液；第二，进餐时胆囊平滑肌收缩，将浓缩的胆汁送入肠内，以帮助脂肪被最佳地吸收。胆囊除有储存、浓缩、排空胆汁等功能外，还具有十分复杂的化学功能和免疫功能。近来研究表明，胆汁酸代谢的胆囊-肝分流(gallbladder-liver shunt)概念已得到证实，胆囊可对初级胆汁酸经胆囊直接重吸收入肝，这样就减少了次级胆汁酸的生成及其对肝脏的毒性。因此，胆囊对肝脏还有保护作用。胆囊的功能随着研究的深入越来越被人们所认识，并已受到了重视。

2.3.1 胆囊对胆汁的浓缩和吸收

Rous(1921)、Ravdin(1932)和 Grim(1957)等学者对胆囊吸收的生理学观察表明，如把肝胆汁放入犬的胆囊中，则肝胆汁很快变成浓缩液。被吸收去的液体是等张盐溶液。据统计每小时可吸收容量的 10%～16%，胆囊中 90%的水分就这样地被吸去。许多实验证明这种吸收与渗透梯度无关。有人用离体豚鼠胆囊做实验，发现其中 K^+ 和 Na^+ 浓度截然不同，K^+ 非但没有减少，反而有增加。说明胆囊黏膜可分泌 K^+。其他动物实验也表明，胆囊上皮细胞吸收等张氯化钠。这种盐在转移时并不产生任何可以测得出来的电位差，也不依赖化学和电梯度，Na^+ 的转移总是十分活跃，这就说明存在着一种中性氯化钠泵。若把浸泡离体胆囊实验用的液体中的 Na^+ 或 Cl^- 除去，那么就发现这种离子转移不再出现，也看不到电位差的改变。这又说明了另外一个问题，即溶质的转移必须是阴阳离子结合进行的，而且阴离子除氯化物外，也可以转移，细胞膜对阳离子的被动通透性高于阴离子的被动通透性。

胆固醇饱和指数(cholesterol saturation index，CSI)一直被认为是胆固醇结晶成核的可靠依据。然

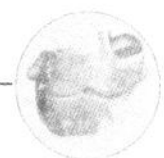

而研究发现尽管胆固醇结石患者肝胆汁的 CSI 较高，其胆固醇结晶析出速率却明显慢于对应的更加浓缩的胆囊胆汁。同时，随着胆汁的稀释，胆固醇析出时间逐渐延长。这些现象提示，胆汁浓度是胆固醇结晶形成的另一个重要因素。

在肝脏分泌至微胆管的原始胆汁中，胆固醇主要与磷脂结合并以微囊泡的形式存在。在各级胆管及胆囊黏膜上皮细胞的作用下，肝胆汁被不断浓缩、胆固醇和磷脂开始从微囊泡向由胆固醇、磷脂和胆汁酸组成的微胶粒中转移。由于磷脂比胆固醇更易于向微胶粒转移，剩余微囊泡中胆固醇磷脂比增高，热稳定性降低，致使胆固醇更易于从这些过饱和的微囊泡中析出并形成结晶。胆囊的主要功能不仅是储存胆汁，同时也使其中的胆汁浓缩。胆囊浓缩功能异常是胆固醇结石形成的另一个诱因。

正常胆汁可以将肝胆汁浓缩 4～5 倍，使胆汁脂质浓度增高，对成石过程的观察发现，胆囊浓缩功能异常发生于结石形成前的结晶形成期。

胆囊胆汁浓缩，即胆汁中水分和离子的去除需要不同离子的参与，其最终结果是 Na^+ 和 Cl^- 的净吸收。研究表明，胆囊黏膜上皮细胞顶质膜 Na^+/H^+ 交换蛋白（Na^+/H^+ exchanger, NHE）和 Cl^-/HCO_3^- 交换蛋白（Cl^-/HCO_3^- anion exchanger, AE）介导上述过程。生理状态下，蛋白激酶 C、钙调蛋白和蛋白激酶 A 通过抑制 Na^+ 和 Cl^- 的吸收来降低胆囊的浓缩功能。在致石饮食的影响下，以上抑制作用减弱，胆囊收缩功能增强。Giurgin 等（1997）发现，胆结石形成前期 Na^+ 吸收增强，这一现象是 NHE 活性增强的结果。结石形成过程中 NHE2 和 NHE3 表达增强。然而 NHE2 和 NHE3 在蛋白水平表达的轻度升高并不能很好地解释其转运功能的明显增强。由于 NHE 只有定位于细胞顶质膜时才具备介导上皮吸收的功能，所以一个可能的解释是已经合成的 NHE 从细胞内向顶质膜转运的倾向增高。除此以外，AE 与 NHE 共同表达于人胆囊上皮细胞（gallbladder epithelial cell, GBEC）中。并在 Na^+ 和 Cl^- 的吸收过程中与 NHE 起协同作用。所以当 NHE 功能改变时，AE 的功能很可能也出现了异常。

Chignard 等（2003）研究表明，牛磺鹅去氧胆酸和牛磺熊去氧胆酸可以激活 AC－cAMP 信号通路进而刺激培养的 GBEC 分泌 Cl^-，上述作用可以被磷脂削弱。这些现象提示，致石胆汁中磷脂与胆汁酸比例的增高可能是胆囊黏膜吸收功能增强的始动因素。而且当胆囊黏膜暴露于过饱和胆汁时，胆囊上皮细胞胆固醇含量会增高，同时，细胞的流动性也会有改变。

2.3.2 胆囊维持等渗的机制

水和钠的转移（sodium and water transport）机制究竟如何，由于学者研究的侧重面不一而有不同的见解。如前所述，经胆囊上皮细胞吸收的液体是等张的，就观察到的等张性而言，胆囊上皮对于水的被动通透性低得无法解释此现象，水的吸收又依赖渗透梯度而进行。经典的渗透概念不能解释这种吸收机制。因此，有学者推测存在一个屏障，这种屏障是在有足够的水随之转移而达到渗透平衡之前，可以阻止主动转移的溶质扩散。这种结构在胆囊上皮的超微结构上已经发现。电镜观察发现在人、小白鼠、犬的胆囊上皮细胞间有长的间隙存在，称为侧方细胞间空隙（the lateral intercellular space）。这种侧方细胞间空隙在液体主动转移时可扩张得很宽大，当转移停止后又可逐渐回缩至原来的程度。在转移时，还可见到被标记的 Na^+ 几乎都集中在这里。其他实验也已证实氯化钠和水的转移是通过侧方细胞间空隙进行的。

溶液通过黏膜吸收的途径是公认的，并无异议，但关于能维持等张性的机制则有不同的意见，目前有 2 种学说较为流行：一种为 Curran 的连续膜模式理论（serial membrane model theory）；另一种为 Diamond 的不变梯度理论。这两种理论分别用图表示并做简单的介绍。

（1）Curran 的连续膜模式理论　如图 2－9 所示。图的左半图代表 Curran 的连续膜模式，右半图

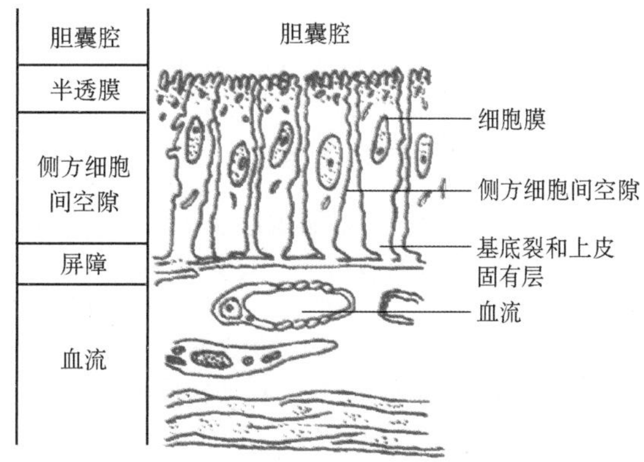

图 2－9　Curran 的连续膜模式理论示意图

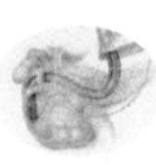

代表胆囊壁。Curran 的连续膜模式由 3 部分组成，即胆囊腔、侧方细胞间空隙和血流；由 2 层膜隔开，一层为半透膜，另一层为无选择性屏障。右半图分别由胆囊腔、细胞膜、侧方细胞间空隙、基底裂和上皮固有层及血流组成，与左半图相对应。吸收的机制为溶质主动地自胆囊腔经过半透膜泵进入侧方细胞空隙，产生的渗透梯度使水也自胆囊腔移至侧方细胞间空隙而达到渗透平衡，在侧方细胞间空隙中产生的静水压又驱使溶液经过第 2 个屏障，即基底膜和上皮固有层，该屏障为无选择性屏障。溶液经过该屏障后就进入了血流。这样连续不断地进行而使肝胆汁在胆囊内浓缩，吸收了大部分的水分和氯化钠。

(2) Diamond 的不变梯度理论(standing gradient theory) 如图 2-10 所示。溶质主动地经过泵进入管腔内，使管腔内液体变为高渗。溶质向管腔开口端扩散而递减了其浓度梯度。由于渗透梯度的原因，水大量进入管腔并达到稳定的状态，即管腔内的渗透梯度维持恒定不变，在管腔开口处的溶液渗透性固定不变从而达到等渗的目的。这个管腔相当于胆囊上皮的侧方细胞间空隙，管腔的开口端即为基底裂。Diamond 的不变梯度理论受到了较多学者的赞同。

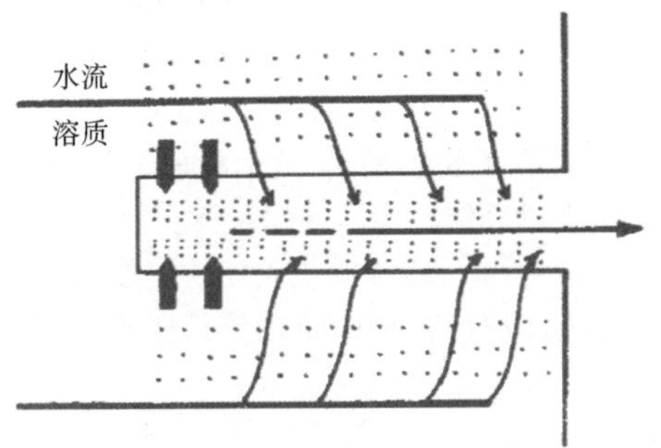

图 2-10 Diamond 的不变梯度理论示意图

2.3.3 胆囊对胆汁的排出

胆囊除了有储存和浓缩胆汁的功能外，还有收缩和调节胆道压力的作用。一般认为 Oddi 括约肌的阻力为 0.88～2.2 kPa(9～22.4 cmH_2O)；而肝脏分泌胆汁的压力可高达 2.94 kPa(30 cmH_2O)。故当 Oddi 括约肌发生痉挛而强力收缩时，肝脏仍可继续分泌胆汁，这时胆囊就成为缓冲胆道压力的重要容器。胆汁的排出与胆囊的收缩功能有密切关系，特别是在进食高脂肪餐后，胆囊即可发生收缩而使胆汁排出。一般认为胆囊的收缩功能受神经、激素和食物等影响。在正常的胆囊生理中，胆囊收缩与神经的关系不大，大量的有关胆囊功能和迷走神经切断术的文献已经论证自主神经系统对胆囊肌肉的生理作用尚不能肯定。一般来说，迷走神经切断后胆囊的收缩功能应受到影响，但在缩胆囊素(CCK)的影响下，胆囊仍可如常收缩。CCK 是由胃酸、脂肪、蛋白等作用于上段小肠黏膜而产生的。如进餐肉类、奶油、油煎鸡蛋等食物，则易产生较多的 CCK。反之，如妇女在妊娠期由于胆囊常因有胆汁淤积而增大，则胆囊对 CCK 的影响减低。因此，胆囊壁的纤维化、胆管的扭曲或阻塞都可影响胆囊的收缩。例如，胆囊每天分泌 20 ml 左右的黏液，一旦胆囊管被阻塞，胆囊收缩和排出功能受阻，胆汁中的胆盐和胆色素则在胆囊内可逐渐被吸收，留存在胆囊内的是分泌出的黏液，临床称之为“白胆汁”(white bile)。如果胆总管下端有梗阻，而胆囊本身无明显病变且具有良好的浓缩功能，则胆汁中的水分可逐渐被胆囊吸收，而使胆汁变成黑绿色的黏稠胆汁。胆囊若呈葫芦状，则其间因有隔膜使两腔互不相通，靠近胆囊底一侧的囊腔可为白色胆汁并有白色结石，而靠近胆总管一侧的囊腔则可为黑绿色胆汁并有混合结石，这种病例在临床上也可见到。

胆囊 Cajal 间质细胞(interstitial Cajal-like cell, ICLC)的发现，对胆囊运动失调有了进一步的认识。胆囊 ICLC 位于胆囊固有肌层并与胆囊平滑肌细胞形成电偶联。胆囊平滑肌细胞表达 G 蛋白偶联的胆汁酸受体-1(G protein-coupled bile acid receptor, GPBAR-1)的发现，为研究胆囊运动功能失调的分子机制提供了新途径。

现认为 ICLC 是胆囊平滑肌细胞肌电慢波的自发起搏点，负责调控胆囊收缩和节律性的胆汁释放。与正常人相比，胆囊结石患者的胆囊 ICLC 数目明显减少。而且还发现 ICLC 数量与胆汁 CSI 成反比关系。致石胆汁是否影响 ICLC 功能还不清楚，但已有证据表明高胆固醇饮食可以明显减低 c-kit 表达。而后者是调节 ICLC 增殖与存活的重要因子。

此外，胆囊收缩排出胆汁也受到 Oddi 括约肌的控制。小肠的蠕动波也可影响 Oddi 括约肌的收缩和舒张。当 Oddi 括约肌舒张时，胆汁排入十二指肠；反之，胆汁淤积在胆道内。如 Oddi 括约肌功能良好，但 Vater 壶腹部有结石嵌顿，则同样可影响 Oddi 括约肌的功能。

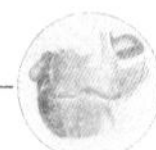

2.3.4 胆囊对胆道压力的调节

胆囊不但是胆汁的储存器，而且是胆道内部压力的调节器，维持胆道内的正常压力，并调节胆汁进入十二指肠。当胆道内压力增高时，胆囊就会扩大，缓冲胆道内的高压；但当胆囊功能失调，特别是胆囊收缩和舒张功能失调，胆道内压力增高时，不能缓冲胆道内的高压，就会产生疼痛。胆囊切除后，胆道内的流体压力失去了缓解和调控作用，导致胆总管内压力增高，逐渐引起胆总管代偿性扩张，这样就会使胆总管内的胆汁流速变得缓慢，甚至会引起旋涡或涡流，促使胆汁中的胆泥沉淀，给结石的形成创造了条件。

2.3.5 胆囊对肝脏的保护

Gurantz 和 Hofmann(1984)首先提出以非结合胆汁酸形式(如鹅去氧胆酸)分泌至胆管的胆汁酸在小胆管被动重吸收，并被再返回至肝窦，继而被分泌，提出了胆汁酸代谢的胆囊-肝分流(gallbladder-liver shunt)途径的概念。Lazaridis 等随后证实，放射性标记的结合胆汁酸可通过钠依赖性胆汁酸转运蛋白 SLC10A2 被转运至胆管上皮细胞。此外，胆管和肾脏近端小管上皮细胞也表达胆汁酸转运蛋白 OSTα-OSTβ，提示胆管和肾脏同回肠一样参与了胆汁酸的重吸收。最近，Debray 等应用囊性纤维化小鼠模型进行研究发现，胆道系统中胆汁酸分流途径的主要位点可能不是在胆管上皮细胞，而是在胆囊。由于试验小鼠囊性纤维化跨膜通道调节因子(cystic fibrosis transmembrane conductance regulator, CFTR)表达缺陷，不能分泌碱性胆汁，因此抑制了血管活性肽的分泌，从而造成胆囊收缩乏力，排空明显延迟，使高浓度的胆汁酸在胆囊中长时间潴留。研究发现，类法尼醇 X 受体(FXR)调控的胆汁酸跨膜运输蛋白(ASBT、IBABP 和 OSTα-OSTβ)在 CFTR 缺陷小鼠均表达上调；回肠胆汁酸调控基因(SHP、FGF15、IBABP、ASBT、OSTα-OSTβ)均表达下调；肝脏内胆汁酸调控基因的表达(CYP7A1、CYP8B1、CYP7B1、NTCP)基本上不受影响。最重要的是，在肠道细菌作用下产生的次级胆汁酸，在这些 CFTR 缺陷小鼠肝、胆及血清中的比例均显著降低。研究表明，施行胆囊切除术在很大程度上可逆转上述变化。这又证明了在胆囊确实存在胆汁酸代谢的胆囊-肝分流途径。在胆囊管结扎的囊性纤维化小鼠的胆囊内注入荧光胆汁酸-choly-(Ne-NBD)-赖氨酸，结果发现其在 20 min 内就出现在细小的胆管内，这更直接地显示了胆汁酸代谢，可能通过减少胆汁酸内次级胆汁酸的比例而对肝脏起到保护作用。

胆囊的功能是重要的，它并不是一个可有可无的器官。裘法祖院士(2007)祝贺全国首届内镜微创保胆取石大会的提词是：重视胆囊的功能，发挥胆囊的作用，保护胆囊的存在。

2.4 胰腺的生理与功能

胰腺具有外分泌(external secretion)和内分泌(internal secretion)两种功能。胰腺外分泌结构主要由腺泡和导管系统组成。腺泡细胞的排列使其顶端面对内腔，面对内腔的细胞膜伸出许多微绒毛，顶部有许多大而深染的酶原颗粒，细胞核位于中央或底部。

泡心细胞(centroacinar cell)是位于腺泡腔内的闰管末端的上皮细胞。体积小于腺泡细胞，呈扁平状，胞质染色淡，核呈圆形或卵圆形。电镜下可见泡心细胞与腺泡细胞相邻的质膜较平直。近腔面处有闭锁小带，其深部偶有桥粒腔面的质膜形成少量的微绒毛。泡心细胞的质较少，电子密度低，细胞器很少，线粒体小而稀少，高尔基复合体和内质网都不发达。少量的核糖体常成群地散布于胞质内。泡心细胞衬于腺泡内腔，主要负责分泌水和电解质成分。来自腺泡的导管汇合成小叶间导管，再依次汇合成主要的外分泌管系统。

1869 年，Langerhans 首先在胰腺组织中发现了胰岛(islands of Langerhans)组织。1889 年，Minkowsksi 和 Von Mering 发现把犬的胰腺全部切除后，犬就会因患糖尿病而死亡。1922 年，Banting 和 Best 报道胰腺内的胰岛可分泌胰岛素(insulin)。1965 年，我国上海生物化学研究所人工合成了结晶胰岛素，这是世界上首次合成的具有生物学活性的蛋白质分子，因而具有划时代的意义。1971 年，我国科学工作者又在测定胰岛素晶体结构方面获得重要的成果，使我国在胰岛素的研究居世界领先地位。

胰岛素通过与细胞膜上特异的受体结合，促使葡萄糖转运进入细胞。人体只有 β 细胞、肝细胞和中枢神经系统的细胞不需要胰岛素介导来摄取葡萄糖。在正常的胰腺中，胰岛素的分泌有相当的功能储备。因此，破坏 80%以上的 β 细胞才会导致糖尿病。发生于β细胞的肿瘤可以分泌过量的胰岛素，引起低血糖反应。胰高血糖素(glucagon)的功能与胰岛素相反，可以促使肝糖原分解并加速糖异生。因此，具有增高血糖浓度的作用，从而能够在生理原因或代谢需求增加的情况下，为组织提供额外能源。生长抑素对胰腺内外分泌功能均有抑制作用，对胰岛素的抑制作用可以促使机体保持足够的糖浓度，而对胰高血糖素的抑制又能保证机体对葡萄糖的充分利用。胰多肽(pancreatic polypeptide)能抑制胰腺消化酶和碳酸氢盐的分泌，也能抑制胆汁分泌和胆囊的排空。

2.4.1 胰腺的分泌细胞

胰腺是具有内分泌和外分泌功能的腺体。胰腺中的胰岛细胞是胰腺的内分泌细胞，主要分泌胰岛素、胰高血糖素、促胃液素、生长抑素和胰多肽等。胰腺的外分泌物称为胰液。

人体胰腺中有170万～200万个胰岛，约占胰腺总重量的1%。胰岛是由分泌细胞组成的球形细胞团，分布于胰腺小叶内，苏木精-伊红(HE)染色浅淡。胰尾部的胰岛最多。胰岛的大小不一，直径75～500 μm，小的仅由10余个细胞构成。大的可由数百个细胞构成。胰岛与腺泡之间有少量网状纤维分隔。胰岛细胞呈团索状分布，细胞间有丰富的有孔型毛细血管，孔径50～100 nm，胰岛细胞朝向血管的一侧有基膜，与毛细血管的基膜贴近。其中仅有极少的网状纤维和间充质细胞，这种结构有利于激素的通过。

人的胰岛主要有A、B、D、PP和D1五种类型的细胞，但在HE染色的切片中，胞质着色浅，难以区分。特殊染色可区分A、B、D三种主要细胞。

(1) A细胞　也称α细胞(alpha cell)，占20%～30%。在胰体和胰尾的胰岛内较多。成人的A细胞体积较大，常呈多边形。分泌颗粒呈椭圆形，颗粒具有一个圆形偏心的核心，在电镜切片中应用免疫学方法可确定此种颗粒含胰高血糖素。因为A细胞分泌胰高血糖素，又称为高血糖素细胞。高血糖素有29个氨基酸多肽，又称为"动员营养物质的激素"，当外源性营养物质不足时，它可以促进糖原分解和脂肪分解，把储存在肝细胞和脂肪细胞内的能源动员起来，供给机体活动的能量需要，防止低血糖的发生。高血糖素对肝细胞的作用主要是通过激活细胞膜上的腺苷酸环化酶(AC)，使细胞内的环磷酸腺苷(cAMP)增多而促进糖原的分解，阻止糖原合成，使血糖升高。低血糖和氨基酸能刺激高血糖素的分泌，而高血糖、脂肪酸则抑制高血糖素的分泌。胰高血糖素和胰岛素两者的相互拮抗和协调维持了血糖的稳定。A细胞肿瘤患者高血糖素分泌过多，血糖升高并从尿中排出，出现葡萄糖尿。

(2) B细胞　也称β细胞(beta cell)，多位于胰岛中心，其数量最多，占60%～70%。分泌颗粒为结晶状，大小不等，直径225～275 nm。因其溶于水，HE染色不易着色。内含胰岛素，因B细胞分泌胰岛素，故又称为胰岛素细胞。

(3) D细胞　也称δ细胞(delta cell)，位于A细胞和B细胞之间，占2%～8%。分泌颗粒一般比A细胞和B细胞大。D细胞内含促胃液素和生长抑素。生长抑素可通过血液循环对胰岛及远处的靶细胞起作用；以旁分泌作用释放入细胞间隙内，通过弥散作用调节邻近胰岛细胞的活动；可经缝隙连接(gap junction)而抵达邻近的A、B、PP等细胞，抑制这些细胞的分泌活动。

(4) PP细胞　数量很少，位于胰岛内及外分泌部的中、小导管上皮内及腺泡细胞之间。其分泌颗粒较小，因内含胰多肽(pancreatic polypeptide, PP)，故称PP细胞。它主要是对消化系统活动起抑制作用。可抑制胰液的分泌，特别是碳酸氢盐和胰蛋白酶原的分泌；减弱胆囊的收缩和加强胆总管的紧张度；抑制小肠的运动等。在炎症、肿瘤或糖尿病等胰腺实质性疾病时，PP细胞数量增加，血中PP的量也随即升高。

(5) D1细胞　在人的胰岛内较少，占胰岛细胞总数的2%～5%。主要分布在胰岛的周边部，少数分布在胰外分泌部和血管。细胞内有小分泌颗粒，可分泌血管活性肠肽(VIP)。VIP是含28个氨基酸的多肽，它的作用是促进胰腺腺泡细胞的分泌，抑制胃酶的分泌，刺激胰岛素和胰高血糖素的分泌。

在胰岛细胞中除B细胞外，其他几种细胞也见于胃肠黏膜内，它们的形态相似，在接受刺激、产生肽类和胺类激素及癌变等方面均有相似之处，在发生上也有共同性。Fujita(1973)将胃、肠、胰腺中这些性质类似的内分泌细胞归纳为胃肠胰内分泌系统(gastro-entero-pancreatic endocrine system, GEPS)，简称为GEP系统。此外，还有的学者认为胰腺内还存在另外一种内分泌细胞，即肠嗜铬细胞(enterochromaffin cell)，也称EC细胞。这种细胞可分泌5-HT。在某些种属的动物体内，可能还存在

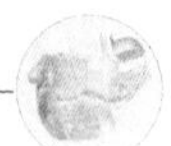

其他类型的分泌细胞，如豚鼠胰腺中有C细胞，犬胰腺中有X细胞和F细胞，袋鼠胰腺中有E细胞等。Orci和Unger在观察若干种哺乳动物和人胰岛细胞后指出，在细胞的排列上有相似之处，最外围是A细胞分布区，稍内层为疏松的D细胞层，而大量的B细胞则居于中心部分(图2-11)。

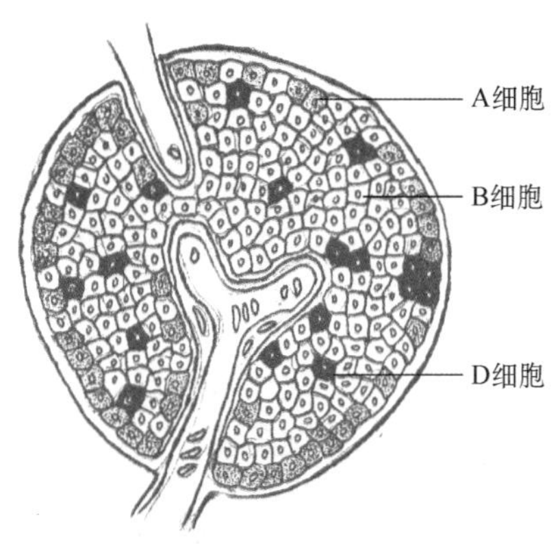

图2-11　胰岛中细胞排列分布的关系

2.4.2　胰腺的分泌功能

一般认为胰腺分泌的胰液量每天可达1 000～3 000 ml，它是一种无色无臭的透明碱性液体，略带黏性。蛋白质含量为25～50 g，pH为7.8～8.4，相对密度为1.007～1.042，可因酶蛋白的含量不同而异。渗透压约等于血浆。胰液内还含有水、消化酶、电解质和金属元素等，故具有很强的消化力。

胰腺的外分泌物为胰液，其主要成分是由腺泡细胞分泌的各种消化酶及由中心腺泡细胞和导管细胞分泌的水和碳酸氢盐。胰液中Na^+和K^+的浓度与血浆浓度一致。与血浆浓度相比较，HCO_3^-的浓度较高，Cl^-的浓度较低。胰液中HCO_3^-为泡心细胞和小导管上皮细胞所分泌。静息状态下HCO_3^-的浓度约为20 mmol/L，受刺激时最高可升至150 mmol/L。胰液中Na^+和K^+浓度相当恒定，与血清浓度一致，当HCO_3^-分泌增加时，Cl^-的分泌减少。因此，胰液中的阴离子可以维持稳定，渗透压也维持与血浆相同。HCO_3^-和Cl^-的交换主要是在导管和小叶间导管进行的，而主胰管则无分泌或交换的作用。胰液的碱性环境可以防止胰蛋白酶在进入小肠前被活化，对胰腺具有保护作用。

胰消化酶主要包括胰蛋白酶、糜蛋白酶、弹性蛋白酶、胰淀粉酶、胶原酶、羧基肽酶、核糖核酸酶、脱氧核糖核酸酶、胰脂肪酶、胰磷脂酶等。胰淀粉酶和胰麦芽糖酶将淀粉水解为葡萄糖。淀粉酶以活化形式分泌，在相当大的酸碱度范围内可维持稳定的活性。临床上，淀粉酶的活性测定被广泛地用于胰腺炎的诊断中。脂肪酶在胆盐和共脂酶(colipase)的辅助下将脂肪水解为甘油和脂肪酸。胰蛋白酶是消化过程中起关键作用的酶，因为它是一个触发酶，可以活化胰凝乳蛋白酶、磷脂酶、羧基肽酶和弹性蛋白酶。它的分泌形式是无活性的酶原，进入肠道后在肠道的酸性环境下自身分解或肠激酶的作用下激活。

生理状态下，腺泡细胞合成的酶是以酶原形式储存在细胞内的酶原颗粒中，有些酶如胰蛋白酶原和糜蛋白酶原释放到胰管及十二指肠腔内可被十二指肠黏膜合成、分泌的肠激酶激活，激活的胰蛋白酶在蛋白消化中起重要作用。

胰液的分泌是持续性的，在空腹时，小肠内的胰液量可受食物的性质、神经精神因素、血液的成分及血流、内分泌和消化道激素等因素的影响。通常，对于肉食动物，当胃内容物进入十二指肠时胰液分泌；草食动物则是不管进食与否，总是持续不断地在分泌胰液，但由于进食和食物的刺激可使胰液分泌量增加。在人类，胰液是持续不断地分泌的，且可受到多种因素的影响而使分泌量不同，如脂肪的量和种类、蛋白和蛋白分解物、酸和碱等，均可使胰液的质和量发生相应的变化(图2-12)。Wang将各种物质注入十二指肠内，以比较胰液的分泌量。当注射促胰液素和盐酸时，胰液分泌量明显增加；注射胨和氨基酸时，分泌量也见增加；而注射淀粉、葡萄糖和氯化钠时，分泌量则较少。由于摄取食物的性质和量不同，就可使胰液中各种酶的量发生变化(图2-13)。

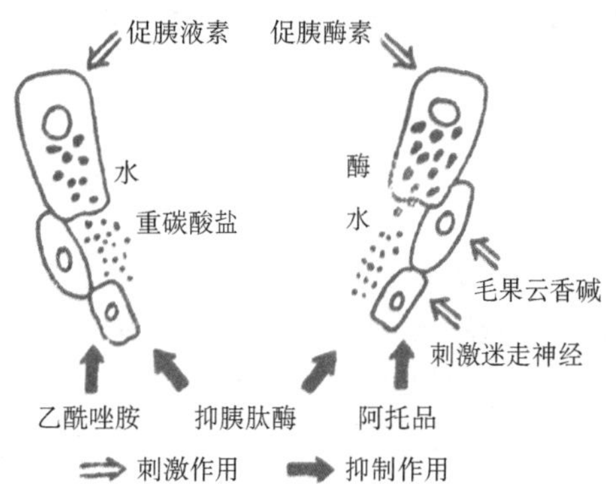

图2-12　胰的外分泌结构及影响分泌的因素

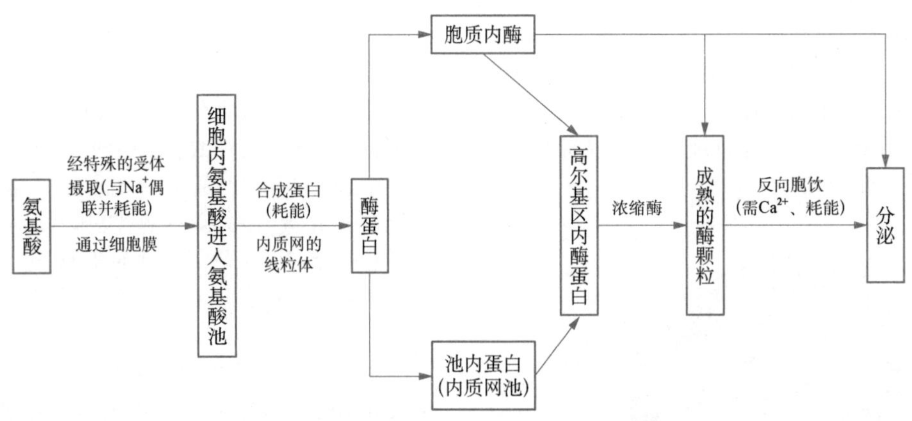

图 2-13　胰酶在胰腺细胞内的合成和分泌

研究表明，胰的内分泌和外分泌功能并非互不相关，而是关系密切、互相协调的。胰液中含有机物(酶原蛋白)和无机物(电解质)。胰腺细胞主要分泌胰消化酶；泡心细胞至所有导管上皮细胞分泌消化液，没有酶蛋白，但碳酸氢盐的含量很高。

最近有些学者在研究胰腺的内分泌和外分泌功能时还发现在胰岛与外分泌腺之间存在胰岛-外分泌腺门脉系统(islet-exocrine portal system)，胰岛素可从胰岛沿胰岛-外分泌腺门脉系统流向胰岛周围的外分泌腺腺管(periinsular acini)，从而对细胞内胰酶的合成和转运起促进作用(图 2-14)。同时还发现连接胰岛与外分泌腺腺管的神经也起类似的作用。

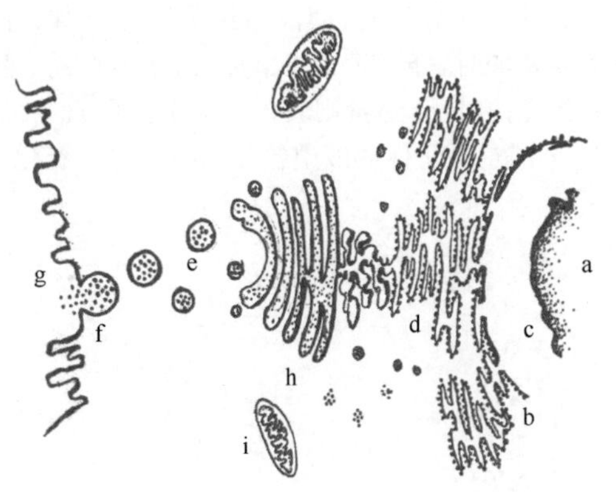

图 2-14　与细胞内胰酶转运有关的结构

a-细胞核　b-粗面内质网　c-小空泡　d-高尔基体　e-浓缩空泡　f-胰酶颗粒　g-管腔　h-线粒体　i-核蛋白体

2.4.3　胰腺分泌的调控

胰腺的外分泌受神经和激素的调控，支配胰腺的迷走神经节后纤维释放乙酰胆碱，通过与腺泡细胞膜上的特异受体结合刺激胰液分泌。胆囊收缩素和促胰液素是腺泡细胞分泌的刺激激素。胰岛细胞所分泌的多种激素也参与胰腺外分泌的调节。如胰高血糖素、生长抑素和胰多肽可抑制胰液分泌；而胰岛素、血管活性肠肽和促胃液素则可刺激胰液分泌。

2.5　胆道运动及其影响因素

2.5.1　胆囊运动功能

人们对胆囊运动的认识经历了比较缓慢而反复的过程。直到20纪20年代初，仍有学者认为胆囊只有吸收而无储积和排空的作用。在胆囊造影剂发明之后，由于见到胆液及其所含的比衬剂在脂肪餐后排入胆总管和肠腔，才承认胆囊具有收缩和排空作用。至20世纪30年代以后，对于胆囊充盈和排空的调节机制才逐步有了深入的认识。例如，缩胆囊素、内压梯度差、胆囊收缩和Oddi括约肌松弛的协调配合等。以括约肌的比较解剖学和应用生理学而论，无胆囊的哺乳动物(马最为典型)具有以下特点：①括约肌在十二指肠壁层，不是一个斜形的和结构复杂的肌隧道，而是个小裂隙；②只有一个肌纤维极少的瓣膜；③胆液不是稠浓而是稀薄；④胆液持续进入肠腔，而不像一般的哺乳动物，在空腹时胆液在胆囊内储积。这种解剖和功能的特点符合于从远古时期马就生活于水草丰盛草原的情况。豚鼠的胆总管下端括约肌的结构复杂性介于人和马之间。

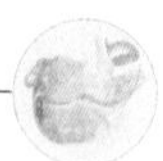

胆囊运动的生理学意义在于充盈和排空胆液。充盈的条件是胆囊内压下降，<0.98 kPa (10 cmH_2O)，有时至0.39～0.49 kPa(4～5 cmH_2O)。排空必须具备收缩的条件，这主要靠缩胆囊素。但在收缩之前还需胆囊颈管和Oddi括约肌的张力增强，在收缩期间2个括约肌的张力减弱，这种协调作用非常重要。正因如此，在施行胆总管肠吻合手术时必须将胆囊切除，否则将因胆囊收缩乏力而引起胆汁淤积、胆囊扩大和易发生炎症。

胆囊收缩程度并非均匀一致，其方式是向椭圆形球的远端中心收缩。近年来，通过X线动态显影观察，胆囊收缩的动态不是一掠即成，而是持续性收缩，有时伴痉挛性颤动，最后形成一小椭圆体或小长茄形体。当胆囊收缩时，胆囊管和漏斗部(特别是后者肌收缩)构成一"S"形虹管，从而更易于排出胆液。胆囊收缩并非一次性将胆液排出净尽，即使是强烈收缩仍可留下5%左右的胆液。胆囊收缩一般在30～60 min完成。>120 min者表明远端有部分梗阻。急剧的胆囊收缩可在10 min左右完成。

漏斗部也称鹅颈，向外隆起，和颈部及囊管相连。漏斗部有较厚肌层，在胆囊排空上起关键性作用。"S"形虹管是靠漏斗部肌层形成的。胆囊肌纤维以底部和漏斗部为最厚。在无力性胆囊症，晚期的张力过强型胆道运动功能障碍症及胆囊管狭曲综合征中，胆囊肌层普遍变薄，而以漏斗部和胆囊底部更为突出；漏斗部的袋状隆起不再存在；胆囊底部变长，有时如帽顶反折。所谓的单纯性漏斗炎，其局部黏膜糜烂，表面有小米粒样肉芽组织，肌纤维稀薄而且夹杂结缔纤维组织。这样，不仅使漏斗缺如，也并发胆囊松弛扩大。

关于胆囊颈管有无括约肌的作用，Westphal在20世纪20年代用感应电刺激迷走神经，立即发现从胆囊瘘口注入的生理盐水不再沿胆囊管流入胆总管。另外，这位研究者改用皮下注射吗啡，也可使胆囊颈管痉挛；若再用亚硝酸异戊酯，则能解除痉挛。由此可知，胆囊颈管确有括约肌的功能。

2.5.2 神经的调控作用

除去缩胆囊素使胆囊收缩和Oddi括约肌松弛的作用外，还有迷走神经和交感神经的作用。迷走神经维持胆道的张力，而交感神经使之松弛。两者相互制约，使胆道张力维持所谓的"正常状态"。如将迷走神经切断，立即可发现整个胆道松弛扩大；如将右侧交感神经切断，由于失去拮抗作用而引起胆道张力增强，其结果是肝外胆道各部紧缩变小，表现为痉挛性胆绞痛。

Oddi括约肌为一"单独器官"，其肌层不附属于肠肌已被解剖学者反复证实，其功能是由缩胆囊素直接控制，但自主神经也起一定的作用。1946年，Magee在牛和羊的离体Oddi括约肌上涂敷肾上腺素，只见括约肌收缩而不见十二指肠蠕动。这个实验在1962年又被Crema等所证实。胆囊和Oddi括约肌之间是否存在神经相互支配的问题，也就是在胆囊收缩的同时是否伴有Oddi括约肌的松弛？这个问题曾经讨论多年。早在1888年Foster、1893年Doyen及1917年Meltzer都提出过自主神经支配论。到1919年开始在临床上应用：以手挤压胆囊而胆液排出仍有困难时，即作为胆囊引流术或胆囊切除的指征。此后10年内有不少学者的实验证明，不论胆总管是否切断，在胆囊收缩时也出现Oddi括约肌松弛。在双侧迷走神经和内脏神经切断后仍然出现这个现象，其结论否定Meltzer的神经相互支配学说。其他否定的证据是：在脂肪和十二指肠黏膜接触后，不管胆囊是否切除，Oddi括约肌均呈现松弛状态。早年曾误认为促胰液素也具有加强胆囊收缩和Oddi括约肌松弛的作用。到1928年，Ivy和Oldberg发现缩胆囊素后遂将研究的摆锤移到内泌素的一边。其后，Hong等利用Thiry－Vella肠襻吻合式进行实验(图2－15)。这个肠襻长度包括胰下10～15 cm至空肠上端10～15 cm。在中点切断后将两臂并行拉到腹壁表面，在肠襻中部处与十二指肠行侧侧吻合，原切断端行端端吻合，以便食物仍沿肠腔自然通畅地运行。这样可以通过造瘘口注入药物和观察反应。附加的手术还有在胆囊内安置内压测定器和在胆总管内安置流量计(图2－16)。通过十二指肠端瘘口注入脂肪、胨和稀盐酸液都引起胆囊收

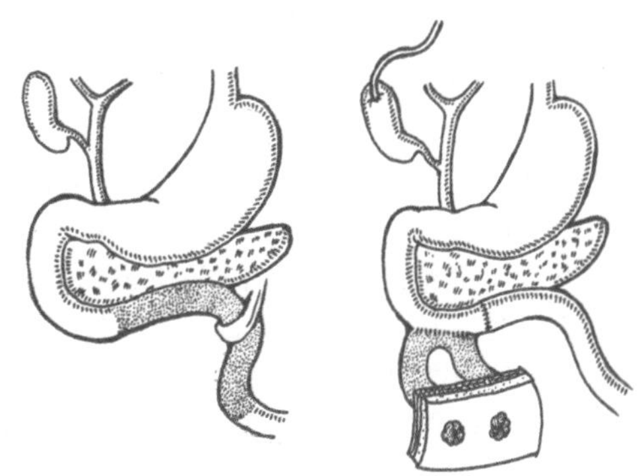

图2－15 Thiry－Vella肠襻和胆囊内压测定

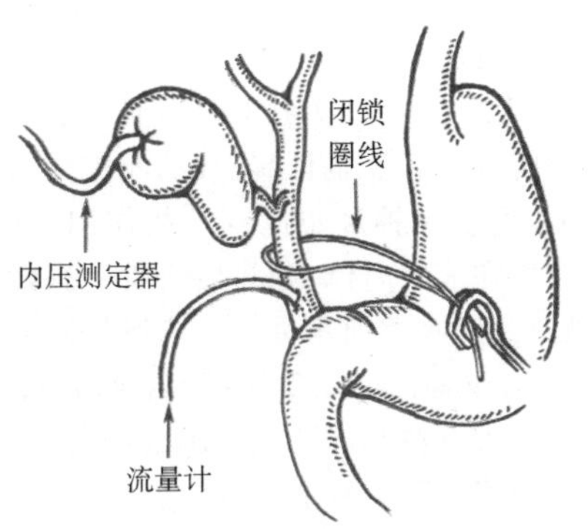

图 2-16 Oddi 括约肌实验示意图

缩和括约肌松弛。如果事先放入 2%普鲁卡因溶液，则不出现胆囊收缩的现象。若从静脉注射普鲁卡因，则仍有 Oddi 括约肌的收缩。因此，可以得出这样的结论：Oddi 括约肌的松弛和胆囊的收缩同时受缩胆囊素的控制。

胆囊功能的调节依赖于神经-体液因素。迷走神经肝支维持胆囊张力，使之保持对缩胆囊素的收缩反应；肾上腺素能神经兴奋则能抑制缩胆囊素诱导的胆囊活动。Strah(1986)认为，目前已知胆囊至少有 3 种类型的迷走神经末梢支配，胆碱能、缩胆囊素能及血管活性肠肽能。在神经末梢内的乙酰胆碱、缩胆囊素及血管活性肠肽可能是作为神经介质起作用，引起胆囊平滑肌收缩和松弛。胆囊张力与收缩由兴奋性的胆碱能-缩胆囊素能及抑制性的血管活性肠肽能纤维相互作用进行调节。胆囊收缩与 Oddi 括约肌相互作用进行调节。胆囊收缩与 Oddi 括约肌松弛的协调就能产生胆囊的排空效果。缩胆囊素由小肠黏膜内的Ⅰ细胞释放，十二指肠内含量最高，越向小肠远端越少，其释放不受迷走神经控制。缩胆囊素通过直接作用于胆囊平滑肌受体和间接作用于胆囊壁内的胆碱能传出神经元，导致胆囊收缩。括约肌也主要由缩胆囊素引起松弛，而这种作用是通过含血管活性肠肽的神经元间接引起的。Shaffer(1982)指出，迷走神经切断后，随着括约肌张力的增加，胆囊增大，胆总管增粗，腔内压力增高，胆囊对缩胆囊素的反应减弱。此外，还直接减少了肝细胞分泌胆汁，并使胆汁的成分有所改变。这些因素的结果明显延迟了肠肝循环的时间，且使胆盐在扩大的胆囊内残留，有效胆盐池减少，胆汁内胆固醇达到饱和，从而易产生结石。

2.6 内分泌与胆道功能的关系

2.6.1 缩胆囊素

（1）缩胆囊素　缩胆囊素(cholecystokinin, CCK)是在 1928 年由 Ivy 和 Oldberg 从十二指肠上段黏膜中提取的。CCK 在胃肠道内以激素和神经肽 2 种方式存在，前者主要由小肠黏膜中的内分泌细胞产生，后者则广泛存在于胃肠道肌间神经丛的神经纤维中。CCK 的释放是由 CCK 释放肽(CCK-releasing peptide, CCK-PP)介导的。后者广泛存在于十二指肠黏膜的上皮细胞内，在小肠黏膜的胆碱能神经作用下 CCK-PP 被释放到肠腔内，刺激Ⅰ细胞分泌 CCK。他们对犬做了这样一个实验：如从静脉注射这种黏膜浸出液，则发现犬的胆囊收缩；若给犬注射脂肪或脂肪分解物，则看不到犬的胆囊收缩。后来有学者更进一步进行实验，对颈动脉交叉吻合的两只犬静脉注射这种浸出液。当一只犬在注射时即能见到另一只犬的胆囊收缩。如将脂肪或稀盐酸液经十二指肠导管给一只犬注入，同样能使另一只犬的胆囊收缩。至此确实证明缩胆囊素是由十二指肠释出并经血液循环而作用于胆囊和括约肌的。分泌 CCK 的细胞为Ⅰ细胞。Ⅰ细胞主要存在于十二指肠和空肠的黏膜；在脑内大量分布于皮质额叶及梨状区、尾核、下丘脑、丘脑、海马等区域。在这些脑区 CCK 的含量远高于小肠。

CCK 具有多种生物学作用，主要表现为以下几个方面(表 2-4)：①刺激胰酶的合成和分泌；②促使胰腺的增生；③增强胰腺分泌碳酸氢盐和胃的排空；④增加肝胆汁的分泌，刺激胆囊收缩，同时使 Oddi 括约肌松弛；⑤促进胰岛素、胰生长抑素、胰多肽和抑胃肽等的释放，增强由促胰酶素引起的降钙

表 2-4 CCK 的生物学作用

作用类别	作用靶点
胃肠分泌作用	刺激胰酶分泌 增加腺泡细胞中钙的输出 对胰液量和碳酸氢盐有一定的刺激作用 对胃酸分泌有中度或较弱的刺激作用 竞争性拮抗促胃液素引起胃酸分泌 促使胰腺增生 增加肠淋巴循环 促进肠肽酶释放

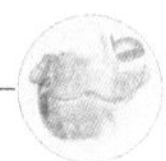

续 表

作用类别	作用靶点
胃肠运动作用	引起胆囊收缩 使 Oddi 括约肌松弛 降低胃排空速率 增加胃窦平滑肌收缩 使胃底平滑肌松弛 降低食管下括约肌张力 刺激食管收缩 抑制肠道对水和电解质的吸收 增加小肠运动和缩短食物输送时间 增加结肠运动
激素释放作用	促进胰岛素、胰生长抑素、胰多肽和抑胃肽等释放 增强由促胰液素引起的降钙素释放
摄食作用	当从静脉给予缩胆囊素时可增加或减少摄食 当从中枢神经系统给予缩胆囊素时可减少摄食

素释放；⑥增强肠道的运动，调整摄食量，当在中枢神经系统给予 CCK 时，可减少摄食而节食。

食物中蛋白质的消化产物和脂肪是刺激 CCK 分泌的最有效物质，迷走神经兴奋也能引起 CCK 释放，这种释放是通过其受体发挥生理学作用的。CCK_A 受体主要分布在胰腺、胆囊等外周组织，也见于中枢及外周神经系统的一些区域。CCK_A 受体介导胰腺分泌，并可增强幽门括约肌的紧张度，从而延缓排空。中枢的 CCK_A 受体可引起饱腹感。CCK_B 受体主要存在于中枢神经系统的大脑皮质、黑质、杏仁核等部位和脊髓。位于伏隔核前部的 CCK_B 受体，对多巴胺（dopamine）的释放具有双重调节作用，对 γ-氨基丁酸（γ - aminobutyric acid）的释放也有促进作用。此外，还与焦虑、恐慌等情绪活动有关。由于促胰酶素的提纯日趋完善，才使人们明确促胰酶素与 CCK 的主要生理学作用完全不同。促胰酶素并无收缩胆囊的作用，它的作用主要是刺激胰酶分泌等。

（2）尿胆囊素与尿抗缩胆囊素 1955 年，Svatos 证明，尿液中有收缩胆囊的物质。1960 年，Caroli 又证实尿液中有抗胆囊收缩的物质，称为尿抗缩胆囊素。其实验结果如下：①用纸电泳法可将尿缩胆囊素和尿抗缩胆囊素分别定位，并且可以分别洗脱。②尿缩胆囊素洗脱物和缩胆囊素晶体物的生理学作用相同。③如在注射缩胆囊素之前即注射尿抗缩胆囊素洗脱物，则胆囊收缩的幅度很小；若在注射缩胆囊素之后再注射尿抗缩胆囊素，则胆囊收缩的幅度和原来的相同。④对胆囊切除后患者的尿液进行检查，几乎查不出有抗缩胆囊素的作用或物质；但是对萎缩性胆囊炎或者丧失胆囊功能的患者尿液进行检查，则有很高的抗缩胆囊素物质。因此，Caroli 认为，产生抗缩胆囊素的组织是胆囊黏膜，尤以漏斗部最多。Caroli 及其同事还证明，将妊娠豚鼠的尿液给雄性豚鼠注射后，只见胆囊有微弱的收缩。但是将孕妇尿液给鼠注射却未见胆囊收缩。Caroli 相信孕妇尿液中含有抗缩胆囊素，只是可能被其他代谢物所抑制或拮抗。假如这个观点得到证实，确能解答多年来一直存在的疑问，即何以孕妇常并发胆囊无力症，生育子女多的妇女易患胆结石。

虽然发现促胰酶素的时间很早，但是在 20 世纪 60 年代前关于它的认识还很少，大致归纳如下：①使胆液分泌增多不是由于胰腺分泌的代谢物，而是直接由促胰酶素所引起，主要是促进胆小管的重碳酸盐、氧化物和水分的分泌。②促胰酶素在刺激胆液分泌上也有其特性，分泌量远比胰分泌量为少。此外，在动物空腹时注射促胰酶素尚不能使胆液分泌增多，需要大量注射促胰酶素，方能使胆液分泌量增多 2 倍；如果用普通餐配合促胰酶素注射，可使动物的基础胆液分泌量增加 3～6 倍。③不少学者认为促胰酶素只能增加胆液内的水分和电解质。

（3）肽促胃液素、促胃液素、8 肽 CCK 和雨蛙肽 CCK 对胆囊肌组织的作用到底是 CCK 直接作用于肌层，还是通过神经末梢的递质起作用？这个问题存在已久。Yan 和 Makhlouf 等于 1973 年对豚鼠的胆囊肌束进行离体实验，所用的内泌素有 CCK - PZ、8 肽 CCK、5 肽促胃液素和一种两栖动物皮肤腺体所产生的类似 CCK 的 10 肽，也称雨蛙肽（caerulein）。这种多肽物都能使胆囊肌束收缩，但收缩程度以 8 肽缩胆囊素（cholecystokinin-octapeptide，CCK - OP）和雨蛙肽的效能最强，比 CCK 分别强 10 倍和 2 倍，而 5 肽促胃液素的效能只及其 1/1 800。如果在实验前加入抗胆碱能、抗肾上腺素能或选择性神经阻滞药物，也不能使收缩效应减弱。这些药物包括阿托品、东莨菪碱、苯胺唑林、普萘洛尔（心得安）和河豚毒素（tetradotoxin）等。因此，可以推论：CCK 和有关的多肽物直接作用于胆囊肌组织。支持这个论点的早年有 Ivy 和 Oldberg，认为阿托品不能抑制 CCK 对犬胆囊所致的收缩。其后 Hedner 等在猫胆囊中也观察到同样情况。Jung 和 Greengard 对豚鼠的实验也有同样的结果。但是必须注意的是，

离体实验远没有活体条件下那样复杂。例如，在活体实验上要估计到 C_{50}（引起一半最大效应所用的内泌素剂量）就比较困难。C_{50} 还涉及靶组织细胞对于所用的内泌素或其他刺激剂的处理效率，以及受体细胞的效应常数等。但 Yau 和 Makhlouf 有相反的实验报道，认为 CCK 类的多肽物通过胆碱能作用于食管下端括约肌和小肠肌。Pitt（1983）、Messing（1983）和 Doty（1985）先后报道全胃肠道外营养（TPN）后 4～6 周的患者，其胆结石的发生率分别为 45%、50%和 34%。Doty 把 17 只犬用实验室标准的实验鼠饲料喂养了 3 个月，然后随机分组。对照组 6 只犬继续用鼠饲料喂养。另 11 只犬经中心静脉插管给予 TPN 共 10 d，其中 6 只犬每天用 CCK－OP 按 5 ng/(kg · min) 的速度由静脉输注，连续输注 10 min；另 5 只犬则用生理盐水输注，量与速度与前相同。然后测定胆囊内胆汁与肝内胆汁的胆酸 ^{3}H 特殊活性比例（ratio of specific activity，Rsa），从而计算出 16 h 以上胆汁淤滞指数。对照组 16 h 以上的胆囊与肝内胆汁的胆酸 ^{3}H 的 Rsa 是 1.05±0.06，两者间完全平衡。而接受 TPN 但未用 CCK－OP 的犬均有胆汁淤滞现象，其 Rsa 为 0.54±0.15；用 CCK－OP 的犬，其 Rsa 为 0.92±0.1。这说明 CCK－OP 能预防胆汁淤滞。所有实验犬的胆囊内胆汁和肝管内胆汁胆固醇饱和指数（cholesterol saturation index，CSI）均<1。给予 TPN 的犬，胆囊和肝管内胆汁的 CSI 在给予 CCK－OP 后则更明显地降低。Sitzmann（1990）也报道 CCK－OP 的此作用。

2.6.2 生长抑素

生长抑素（somatostatin，SST）是一种由神经内分泌细胞、炎症细胞、免疫细胞产生的调节性多肽，具有广泛的生物学效应。天然 SST 为环形肽，有 14 肽（SST－14）和 28 肽 SST（SST－28），分别由 14 个和 28 个氨基酸残基构成，可作为神经递质、旁分泌和自分泌的调质。SST 调节各种生理活动，如细胞的分泌、细胞的吸收和免疫反应等。Ciaccio（2009）研究发现，人体内 SST 的水平随年龄增长而下降。应用免疫组织化学和放射免疫检测技术发现，SST 主要分布在神经系统和消化系统。在胃和十二指肠中，SST 以 SST－14 为主，而胃肠道下段以 SST－28 居多。主要由胰岛及胃肠黏膜中的 D 细胞分泌。SST 作用于人体的不同部位，如垂体、胰腺、肠道、甲状腺、肾脏、肾上腺和 Oddi 括约肌等，调节各种不同的生理功能。

SST 主要有以下生物学作用：①对生长激素的分泌和释放有抑制作用；②对胃肠道有广泛的抑制作用，并能抑制多种胃肠肽的分泌作用，如促胃液素、缩胆囊素、胃动素、抑胃肽、胰岛素及胰高血糖素等；③作为中枢神经系统内神经递质，抑制肿瘤细胞增殖。SST 对 Oddi 括约肌功能的影响目前尚存争议。

2.6.3 胃肠胰内分泌素

（1）*内泌素和神经嵴的关系*　CCK 和促胰酶素，在早年被认为是两种物质而分别命名。后认为两者是同一物质，又因习惯于过去的称呼，故通称为缩胆囊素-促胰酶素（cholecystokinin-pancreozymin，CCK－PZ）。CCK－PZ 与其他内泌素，特别是和胃肠胰内泌素在起源、性质和相互关系上有不少共同之处。首先它们有同一起源和共同性质。例如，这类内泌素细胞都有含胺和（或）摄取胺前体，并有进行脱羧反应而变为活性胺的能力。Pearse（1968）和 Polak（1971）称之为 APUD（amine content and/or amine precursor uptake and decarboxylation）细胞系统。APUD 细胞系统属于组织细胞，不与其他内泌素腺体一样，位于所属器官的细胞之间。它们在胚胎时期都起源于外胚层的神经嵴，以后逐渐迁移到肠前及附属脏器，即在胃、小肠和胰腺等组织中埋藏发育。不论它们在哪个部位都能接受一种化学物质，并可将其部分潜能转变为内泌素信号（或称“密码”）。信号的强弱取决于胃肠腔内刺激的强度和机体处理内泌素的能力之间的平衡。当内泌素释出和进入血液循环后，它只被特定的受体位点所接受，而且在该处有一个很大的专一性或特异性。决定专一性的药物学机制的因素是：内泌素和受体位点的亲和性，以及内泌素和受体结合后的效应程度。这两个因素还受其他条件的影响。例如，其他内泌素、神经末梢的递质、胃肠腔内的机械性或化学性刺激等（前者如膨胀，后者如各种体液）。这些内泌素和神经递质，不论是单独或联合的作用，都是使食物消化时在胃肠道内做横向和纵向输送。横向输送既能完成吸收和分泌的作用，也能改变腔内液（刺激）的强度；纵向输送能使刺激面和消化面扩大。总之，具有将消化过程彻底完成的目的。一切消化活动，包括运动在内都受内泌素、神经递质和腔内液体的控制。APUD 细胞系统既存在于胃肠道组织内，亦可存在于其他系统的组织内，如肾上腺髓质、甲状腺、甲状旁腺、垂体前叶等，分别产生肾上腺素、去甲肾上腺

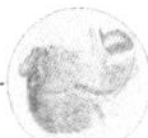

素、降钙素、促肾上腺皮质激素(ACTH)和促黑素细胞激素(melanocyte stimulating hormone, MSH)。这些细胞从发生学来看都是由神经嵴产生的,故有其共同点。藤田提出把以上更为广泛的细胞群,称为旁神经(paraneuron)。

GEPS内分泌激素之间有相互加强和抑制的作用,这方面的生理学意义在于使GEPS内分泌激素和整个机体的内环境得到平衡。GEPS内分泌激素和肽类内分泌细胞类型及其主要分布部位见表2-5。

表2-5　GEPS内分泌激素和肽类内分泌细胞的类型及其主要分布部位

激素或肽类名称	细胞类型	主要分布部位
循环激素		
促胃液素(gastrin)	G,促胃液素细胞(gastrin cell)	胃窦、小肠上部
缩胆囊素(cholecystokinin)	I,中间细胞(intermediate cell)	十二指肠、小肠上部
促胰液素(pancreozymin)	S,促胰液素细胞(secretin cell)	胃、十二指肠、小肠上部
抑胃肽(gastric inhibitory polypeptide)	K, K细胞	十二指肠、小肠上部
胃动素(motilin)	Mo, Mo细胞	小肠
肠高血糖素(enteroglucagon)	L,肠高血糖素细胞(enteroglucagon cell)	小肠下部
胰多肽(pancreatin polypeptide)	PP,胰多肽细胞(pancreatic polypeptide cell)	胰、回肠
非循环激素		
P物质(P substance)	神经递质	脑、胃肠道
胰高血糖素(glucagon)	A, A细胞	胃底、胃体、胰
血管活性肠肽(vasoactive intestinal polypeptide)	D_1,D细胞	全部胃肠道
生长抑素(somatostatin)	DL,胰类D细胞	胃、小肠上部
脑啡肽(enkephalin)	神经递质	脑、脊髓、胃窦、小肠上部
铃蟾肽(bombesin)	P,铃蟾肽细胞((bombesin cell)	胃、小肠上部
神经降压素(neurotensin)	N,神经降压素细胞(neurotensin cell)	小肠下部

(2) 脑-肠肽对胆道功能的影响　存在于胃肠道内的许多生物活性肽类物质也存在于中枢神经系统内,表现为双重分布。这些物质统称为脑-肠肽(brain-gut peptide, BGP)。BGP的作用途径可分为起全身作用(通过血液循环)和局部作用两大类。局部作用BGP不出现在循环血液中,只存在于胃肠道的内分泌细胞和神经纤维中,通过旁分泌、自分泌或神经分泌的形式起作用。

BGP对于胆道功能也有直接或间接的影响。如促胃液素能使胆总管下端、幽门和回盲部的括约肌松弛,促使胆囊、胃、小肠和结肠收缩,轻度加强肝和胆对碳酸氢盐和水的分泌,中度促进胰对碳酸氢盐和水的分泌;促胰酶素可加强CCK的胆囊收缩,使肝分泌的胆盐和碳酸氢盐增多,抵抗促胃液素的胃蠕动作用,使幽门收缩,食管下端松弛和胃排空时间延长;肠血管活性多肽(VIP)可促进肝胆汁分泌,使胆囊松弛,并能拮抗CCK对胆囊的收缩作用,同时还能加强对促胰酶素和CCK的反应;胰高血糖素可降低胆囊张力,抑制CCK和促胰液素对于胰分泌的作用。

在行内镜逆行胰胆管造影(ERCP)时,经导管灌注入胰高血糖素可降低Oddi括约肌的时相性收缩。在胆道放射造影测压时,胰高血糖素可使胆道的排空减少。有人在临床发现,经T管或肝胆管造影时出现的远端胆总管非特异性梗阻,经应用胰高血糖素后,12例中有8例症状解除。Stower(1982)进行有对照的双盲试验来测定胰高血糖素治疗胆道疾病引起疼痛的效果。研究结果表明,胰高血糖素的治疗效果比习惯用的阿托品和山莨菪碱等更有效。其机制可能是:急性胆囊炎引起胆绞痛时,其胆囊内压力增高,使用胰高血糖素后可缓解,并能抑制胆道的过度蠕动;结石嵌顿在胆囊颈部时也可并发胆囊炎,胰高血糖素有助于解除结石嵌顿和引流胆汁。这一作用可促使已进入胆总管的结石排入十二指肠内。由此可见,在胃肠胰系统内泌素中,有一些在调节胆囊的收缩功能方面可与CCK起相互拮抗作用。令人感兴趣的一种多肽是降钙素基因相关肽(calcitonin gene-related peptide, CGRP)。它广泛分布于人类和动物的胃肠道中,与P物质共存一处,提示这两种多肽在调节胆囊收缩方面相互影响。有的学者已发现CGRP能抑制胰腺的内、外分泌,并能使鼠的食管下括约肌松弛和抑制食管的蠕动性收缩。

Hashimoto(1988)用豚鼠做研究，一组做活体内试验，通过输注不同剂量的CCK－OP或P物质对胆囊内压力的影响。另一组做体外研究，将豚鼠胆囊取出，观察上述多肽作用下胆囊肌收缩的变化。研究结果显示，在活体内和活体外均可减弱CCK－OP对胆囊的收缩作用。CGRP除对CCK－OP有拮抗作用以外，在体内还明显抑制P物质的胆囊收缩作用。广泛分布于胃肠道P物质，无论在活体内还是在活体外，均能刺激胆囊收缩。

胆囊的收缩主要依赖于CCK，但也受其他因素影响。既往研究报道，小鼠胆囊并无纤维母细胞生长因子15(FGF15)mRNA的表达，然而，给FGF15基因敲除小鼠注射FGF15可使其胆囊充盈，说明FGF15可作为内分泌激素循环并作用于胆囊、胆总管和Oddi括约肌而发挥作用。研究还发现，囊性纤维化小鼠胆囊FGF15 mRNA表达增加而末端回肠FGF15 mRNA表达减少，这可能与胆囊胆汁酸浓度增加而进入小肠的胆汁酸减少有关。此外，其他一些因素也可以控制胆囊的运动。如胆汁酸刺激的G－蛋白偶联受体TGR5也在胆囊高度表达，是独立于FGF15调节胆囊充盈的因素之一，同时可促进胆囊对胆汁酸的吸收。体外研究表明，TGR5增加cGMP浓度，引起胆囊TGR5依赖性平滑肌松弛。这些影响胆囊动力的因素对胆汁酸在胆囊-肝分流途径中的作用还需要进一步的研究。

2.7 其他因素对胆囊收缩的影响

2.7.1 体位和腹内压对胆囊收缩的影响

日常活动和体位变动、呼吸及饮食都不影响胆囊生理性收缩和松弛功能，但在急剧的咳嗽和呕吐时则可呕吐出胆汁。过去常认为妊娠使腹内压逐渐升高，因而引起胆囊淤滞，甚至可发生胆绞痛，但现已知道，这与机体的代谢异常和有抗缩胆囊素有关。

一般来说，体位变动或其他活动不会影响胆囊排空，在餐后不论是坐位、立位或平卧，不会增强或减弱胆囊的收缩和排空。从内泌素和自主神经的作用来看确实如此。但是，移动性结石的患者常可在午夜由于平卧使胆囊底部上悬和胆液自然外流及胆石在胆囊颈部嵌塞而产生胆绞痛。但当病情一旦缓解，次日仍可照常工作，犹如常人。另一个显著的例子是，胆囊无力症和胆囊管狭曲综合征患者极少在清晨或上午感到右上腹部疼痛。这是因为经过夜间的睡眠，胆囊底部上悬和胆汁自然流出的缘故。患者若经常于午后开始感到疼痛，这是坐、立位使胆囊底部下垂的缘故。因此，体位在特定的情况下能影响胆汁自然流动和排出。

2.7.2 药物对胆囊收缩的影响

在皮下注射10～20 mg吗啡后，不久出现Oddi括约肌痉挛和胆道内压升高，15 min内达到高峰。可待因、氢吗啡酮、阿片全碱等也能引起Oddi括约肌痉挛，但不如吗啡的作用那样强烈。如必须使胆管显影清楚，可在造影剂注射前15～20 min给予吗啡，但必须慎用。能够对抗吗啡作用的药物为亚硝酸异戊酯及其衍生物。阿托品注射不能解除吗啡引起的痉挛，或由于迷走神经张力过强所引起的Oddi括约肌痉挛。临床经验是最好采用口服硫酸镁或亚硝酸异戊酯吸入剂。其他药物如罂粟碱、东莨菪碱、组胺、乙酰胆碱、扁豆碱及普鲁卡因等在解除括约肌痉挛方面，也无明显的效果。

Sylwestrowicz(1988)报道，对胆囊结石患者在用鹅去氧胆酸(chenodeoxycholic acid, CDCA)和熊去氧胆酸(ursodeoxycholic acid, UDCA)治疗期间胆囊排空及充盈情况进行的研究。17例用CDCA治疗，14例用UDCA治疗，于超声检查见结石完全溶解后继续服药3个月，治疗组31例和健康对照组52例均在试验前用静脉注射^{99m}Tc－二异丙亚胺双乙酸(DISIDA)及CCK做定量胆囊闪烁造影，以判断胆囊充盈及排空情况。研究结果表明，治疗组有显著的胆囊充盈下降，溶石者充盈下降17%，且无1例降至0；而溶石失败者充盈下降41%，并有5例降至0。治疗15～18个月时均有显著的排空障碍；相反，溶石成功者均见有排空改善。

2.8 胆液流动及其影响因素

2.8.1 胆道内压与胆液流动的关系

胆管有无肌纤维，是一个长期有争议的问题，即使在不久前，Hass仍否定其存在，而Edmondson则认为越在胆总管远端，其所含的肌纤维也就越多。随之而来的另外一个问题是胆管能否蠕动，这个问题也是颇有争议，学者们各持己见。卢实春等(1989)的研究，62例全胆管组织取自非胆道疾病死亡者的尸体，在死后尸体解剖时间最短20 min，最长36 h进行研究。研究结果表明，62例中除十二指肠

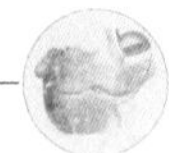

壁内段和所查胆囊管壁外，部分人的部分肝外胆管也有平滑肌存在，肝内二三级胆管则未见到平滑肌。各段胆管平滑肌细胞的发现率是胰腺段 87.1%，胆总管十二指肠上段 53.2%，肝总管 24.2%，右肝管 3.2%，而肝内胆管皆无平滑肌细胞。胆管壁黏膜层之下为一层比较坚实的纤维组织层，其主要成分为胶原纤维和弹力纤维，前者与后者在胆管壁纤维层中的厚度之比约为 3∶1，皆呈环状平行排列，弹力纤维层靠近黏膜下。

关于胆管有无蠕动是不少学者一直进行研究的课题。1958 年，Burnett 把实验动物腹壁开窗直接或用电影及录像记录观察、穴位针刺或药物影响胆管运动的观察，以及 1971 年 Toouli 对离体胆管组织片收缩运动的研究等皆不同程度地发现胆管有某种变形。这些学者都支持胆管有蠕动的观点。文献报道胆管的种种变形不能排除是由于胆囊、胆囊管、壶腹部括约肌的影响或膈肌运动和十二指肠运动等导致腹内压力变化的影响，因而难以肯定是胆管自身的蠕动所致。Toouli(1971)报道的在人和犬的纵切胆总管壁组织片(10 mm×2 mm)的离体实验中记录到胆总管壁组织的收缩活动，这一结果后又为 Watts 在犬的实验上所证实而得到支持。因此，Watts、Ludwick 等认为胆管有主动的伸长和缩短运动，这种运动在胆汁的转送中起重要作用。此外，如果自主神经系统使胆道张力维持平衡，则自上而下的胆液流动是靠着胆道内压梯度差。肝内胆汁分泌压为 2.64～2.94 kPa(27～30 cmH_2O)，肝外胆管的内压为 0.98～1.37 kPa(10～14 cmH_2O)，而 Oddi 括约肌的正常压力为 1.07～1.47 kPa(11～15 cmH_2O)。当胆囊排空后其内压下降至 0.98 kPa(10 cmH_2O)以下，最低至 0.49 kPa(5 cmH_2O)左右，遂使胆液流入胆囊。当脂肪食物进入十二指肠时，情况立即发生变化：由于胆素收缩素-促胰酶素(CCK - PZ)的释放，使肝内胆汁分泌增多，胆囊收缩和括约肌松弛，又使胆液进入十二指肠。在此还须指出，在胆囊收缩前，胆囊颈管括约肌和 Oddi 括约肌先有暂时性收缩，从而使胆囊内压上升至 1.77～2.16 kPa(18～22 cmH_2O)，以便在胆囊颈管括约肌和 Oddi 括约肌松弛时可使胆液能较快地排入胆总管和十二指肠。

2.8.2 Oddi 括约肌的动态

1887 年，自 Oddi 提出在胆总管之末端存有括约肌以来，有关胆汁从胆总管流入十二指肠的控制机制一直是有争论的话题。Oddi 括约肌并非十二指肠肌层的附属部分，而是一个结构复杂的单独器官，其生理功能尽管在一定程度上受十二指肠运动的影响，但仍有其独立性。针对 Oddi 括约肌的最初研究认为其像一个真正的括约肌，在饥饿或禁食时呈持续关闭状态，阻止胆汁流入十二指肠；但在进食后则 Oddi 括约肌松弛，胆汁即进入十二指肠。Oddi 括约肌输出的胆汁并非如水龙头一样强度始终如一，而是有规律的一种蠕动，如“挤乳运动”。每个周期的收缩和舒张约为 6 s(5～8 s)。它的运动方式是：首先 Oddi 括约肌的上部舒张，然后壶腹部舒张，最后乳头开口，从上到下肌纤维依次收缩，遂使胆液得以输入十二指肠。正常情况下其舒张期和收缩期大约各为 3 s(图 2 - 17)。若有大量胆汁需要输出的生理变化，其舒张期可延长 2 倍而收缩期仍维持 3 s 或者稍长些。与此相反，胆液减少舒张期和收缩期的时间就颠倒过来。人体的测压研究已提示在壶腹部存在一个高压区。此外，还可显示处于基础括约肌水平上的时相压(phasic pressure)的变化。然而只有在应用低顺应性测压系统(low compliance manometric system)和通过一根多腔导管记录人体 Oddi 括约肌的压力变化时，才能发现这些压力变化的精确特征。

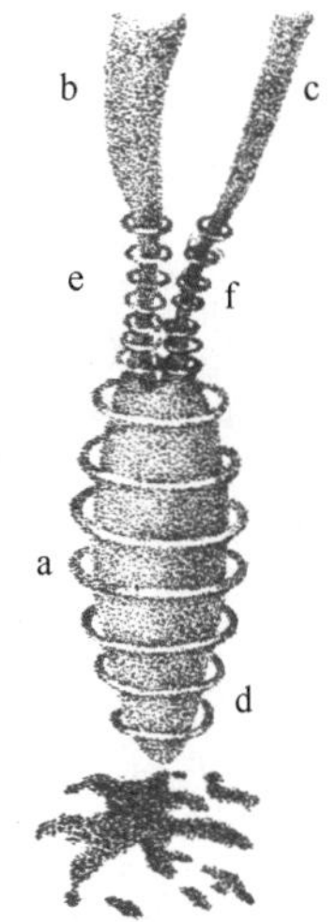

图 2 - 17　Oddi 括约肌的动态变化

a - Vater 壶腹　b -胆总管　c - Wirsung 管　d -壶腹下端与乳头收缩　e -胆总管括约肌收缩　f -胰管括约肌收缩

1989 年，Worthley 对 13 例胆结石患者在胆囊切除并胆总管探查 T 管引流术后，经 T 管造影检查无异常，在恢复正常饮食 1～2 周时，经 T 管置入 1 根三腔三孔测压导管进行测压。该管近端的2个侧孔置于Oddi括约肌处，远端侧孔置于十二指肠，并以十二指肠的基础压力作为零点。分别在禁食、食物引诱刺激、进餐及进餐后测定Oddi括约肌的收缩频率、幅度、压力及持续时间等指标。研究中观察到，十二指肠收缩运动在消化周期(100 min)中可分为4期。Ⅰ期相对静止；Ⅱ期不规则收缩；Ⅲ期快速收缩；Ⅳ期则收缩频率不同于Ⅰ期和Ⅲ期。而Oddi括约肌的收缩周期仅可分为A、B两期。A期(96 min)与十二指肠的Ⅰ、Ⅱ期相对应；B期与Ⅲ期相对应；Ⅳ期则横跨A、B期之间。Oddi括约肌的收缩频率明显小于十二指肠的收缩频率，而收缩波幅、持续时间则明显大于十二指肠的相应指标。在食物的视觉、嗅觉等刺激下，两者的收缩运动形式无明显改变。进餐则使Oddi括约肌的收缩波幅、压力均明显降低，而十二指肠仅是收缩频率增加。Oddi括约肌的运动与胆囊膨胀的程度有一定的关系，并存在有胆囊-Oddi括约肌反射(cholecysto-sphincter of Oddi reflex)。为观察胆囊切除术后对静止Oddi括约肌动力的影响，十二指肠内油酸钠(sodium oleate)对Oddi括约肌的内源性刺激(endogenous stimulation)及静脉注射8肽胆囊收缩素(CCK-OP)的外源性刺激(exogenous stimulation)，Grace(1987)用20条犬做实验。第1次剖腹，对照组仅轻轻扪捏胆囊区，实验组则施行胆囊切除术。8个月后再次剖腹，在胆囊管汇合肝总管的远端切开胆总管，置入1根导管引流肝胆汁；另在该切口的远端再做1个切口，置入1根三腔灌注导管，使其通过胆总管远端并固定在Oddi括约肌处。在胃造口处再置入引流导管以排出远端胆总管的灌注液。对照组的10条犬，均在胆囊中置入1根引流导管，经股静脉置1根硅胶管至下腔静脉以输入生理盐水和CCK-OP；在括约肌远侧2 cm处另置1根导管以便向十二指肠内灌注油酸钠，在灌注前60 min和灌注的当时测定括约肌示波的频率、振幅和基础压力，并得出该10 min的括约肌动力指数(MI)。停止灌注后60 min，静脉注入CCK-OP[10 ng/(kg·min)]，30 min后再测括约肌的基础压力。实验结果表明：第1次剖腹时，对照组和实验组的胆总管直径分别为(1.4±0.1)mm和(1.3±0.1)mm。差别不大；第2次剖腹时，其直径分别为(1.3±0.1)mm和(1.5±0.1)mm，差别也不显著。从表2-6和表2-7可见，胆囊切除后8个月，胆总管径和静止的括约肌动力无变化。灌注油酸钠30 min和60 min后，对照组的括约肌动力指数分别下降46%和75%；而实验组的括约肌动力指数分别下降6%和25%。输注CCK-OP后，对照组的

表2-6 灌注油酸钠后的Oddi括约肌活动

	MI(每10 min)	示波频率(次/分)	振幅(mmHg)	基础压力(mmHg)
对照组				
未刺激	(167±32)	(3.4±0.4)	(4.95±0.68)	(25.05±3.68)
油酸钠(30 min)	(91±34)*	(2.2±0.5)+	(3.45±0.53)	(28.05±3.75)
油酸钠(60 min)	(60±21)++	(1.6±0.3)++	(3.30±0.38)	(24.68±3.68)
胆囊切除组				
未刺激	(216±30)	(3.3±0.2)	(6.23±0.68)	(17.1±1.73)
油酸钠(30 min)	(203±47)	(3.2±0.5)	(5.78±0.9)	(21.45±2.63)
油酸钠(60 min)	(162±30)*	(3.2±0.4)	(4.88±0.68)	(22.43±2.93)

注：* 与未刺激时比较，$P=0.06$；+与未刺激时比较，$P<0.05$；++与未刺激时比较，$P<0.01$；1 mmHg = 0.13 kPa

表2-7 滴注CCK-OP后的Oddi括约肌活动

	MI(每10 min)	示波频率(次/分)	振幅(mmHg)	基础压力(mmHg)
对照组				
未刺激	(103±27)	(3.0±0.4)	(4.05±0.53)	(31.58±5.1)
CCK-OP(30 min)	(283±82)*	(3.4±0.5)+	(7.58±1.5)	(29.63±3.45)
胆囊切除组				
未刺激	(101±13)	(2.7±0.3)	(3.9±0.38)	(25.35±1.95)
CCK-OP(30 min)	(162±32)	(3.3±0.3)	(4.58±0.68)	(25.73±25.35)

注：* 与未刺激时比较，$P=0.05$；+与未刺激时比较，$P=0.025$

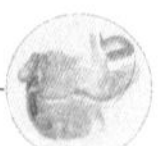

括约肌动力指数上升 175%，而实验组的括约肌动力指数仅上升 60%。这些数据提示胆囊切除不改变静止的括约肌动力，但可降低其对油酸钠灌注和 CCK-OP 的反应。Grace 推测实验组的胆囊切除术改变了传导 Oddi 括约肌动力对内源性和外源性内分泌刺激反应的神经网络。

Oddi 括约肌运动障碍的客观证据较少，但根据临床症状及生化检验结果诊断为 Oddi 括约肌运动障碍的患者却越来越多。此类患者的典型症状为胆囊切除术后数年仍然有胆区疼痛，血液检查有轻度肝功能及血清淀粉酶异常。此时，临床上常诊断为胆总管残余结石或复发结石。有人对 20 例无法解释右上腹痛原因的患者进行了 Oddi 括约肌压力测定。在内镜逆行胰胆管造影(ERCP)检查之后未发现这些患者有胆胰管树的异常。以此作为对照，其 Oddi 括约肌的压力特点是基础括约肌压力(比胆总管和胰管压高出 0.40 kPa(3 mmHg)且有明显的时相收缩，频率为每分钟 4 次。分析 3 min 期间时相收缩波的方向，提示 6%的收缩是从胆总管顺向十二指肠，另 25%的收缩为齐同收缩，15%为逆向收缩。从测压上显示出 Oddi 括约肌的活动长度为 6～8 mm。

Toouli(1984)指出，过去对 Oddi 括约肌如何控制胆汁自胆总管流向十二指肠的争论之所以长久存在，主要原因是对 Oddi 括约肌的研究仅局限于动物实验，患者是在术中或经 T 管进行的。因此，其得出的结论带有局限性和片面性。现在由 ERCP 对人体的检查研究发现，饥饿或禁食状态时胆流控制是由显著的时相性收缩予以维持的，后者持续将小量胆汁排入十二指肠。在正常情况下，一次注射 CCK-OP 可抑制人体的 Oddi 括约肌的时相性收缩，CCK-OP 是随食物摄入而得以释放。由此可知，进食对人体 Oddi 括约肌的时相性收缩有抑制作用，并可降低括约肌基础压，使胆汁由胆总管进入十二指肠。在胆管系统完整的人体中，餐后胆囊收缩产生了胆总管与十二指肠之间的压力差。在胆囊切除后，胆汁分泌压产生了压力差。在胆囊切除后持续存在或复发胆道症状的患者中，初步测压提供了 Oddi 括约肌动力紊乱在理论上的可能性。此后，在胆石症患者中的测压资料提示，动力异常可能参与原发性胆总管结石的形成。这些资料鼓励人们继续进行人和动物 Oddi 括约肌的研究，以便明确这一结构的运动特征及其动力与胆囊和胃肠道其余部分动力活动之间的关系。同时，用先进的 ERCP 测压技术对 Oddi 括约肌动力的研究可提供其功能紊乱的客观指标。总之，Oddi 括约肌的功能在于维持胆道内生理压力，使胆汁由胆总管流入十二指肠内，参与消化、吸收的功能。至于十二指肠本身需要大量胆汁时，则由肠内泌素另做调整。

2.8.3 胰胆管合流异常

胰胆管合流异常(anomalous junction of pancreaticobiliary duct, AJPBD 或 anomalous pancreaticobiliary ductal union, APBDU)最早于 1969 年由 Babbit 首次提出，是指胰管与胆管在解剖学上的异常，即胰管与胆管不在十二指肠壁内汇合，而在十二指肠壁外汇合，同时失去了各自括约肌功能的一种先天性畸形。这种畸形造成共同通道过长，使十二指肠乳头部括约肌的作用不能控制而发生胆汁、胰液混合，互相逆流，引起胆道及胰的一系列疾病。后天性因素如结石、炎症和肿瘤等引起的则除外。

(1) AJPBD 的病理解剖学基础　正常生理情况下，胆道、胰管在胚胎第 8 周时分别进入十二指肠内，在肠壁内几乎平行走行，各有自己的括约肌，在十二指肠黏膜下汇合成一个共同通道。共同通道的长度一般认为在 2～10 mm。胆管内压力为 2.74～2.94 kPa(28～30 cmH_2O)，胰管内压力为 2.94～4.90kPa(30～50 cmH_2O)，胰管、胆管汇合角为 5°～30°。而 AJPBD 患者在胚胎发育过程中，从第 4 周起随着十二指肠逐渐旋转形成"C"形，背侧胰腺与腹侧胰腺的旋转和融合受到异常的影响，胰管和胆管正常分离发生障碍，而导致异常汇合。所汇合的角度增大，从而形成的共同通道过长。在胚胎发育的第 8 周起，汇合部开始向十二指肠内部迁移，至第 12 周时汇合部仍不能完全位于十二指肠壁内，从而导致 AJPBD 的发生。

Kamisawat(2005)等研究认为，过长的共同通道的形成是由于在胚胎期右腹腹侧胰管与终末段胆管的连接所致。

Matsumoto(2001)根据 202 例病例影像学检查发现，胰胆管汇合在十二指肠壁外的病例，其共同通道的长度为 0.5～5.0 cm。其中 35 例从共同通道发出胰管小分支，同时发现在 AJPBD 的病例中，共同通道本身就是主胰管。故认为可能是由于妊娠早期胆管与胰导管系统结合时的胚胎排列错位，而并非在胚胎发育时共同通道未能正常移动进入十二指肠壁内之故。

AJPBD 的病理解剖特点是：①胰胆管在十二指

肠壁外汇合；②共同通道过长；③胆管和胰管的括约肌功能障碍；④通常伴有胆管、胰管及共同通道的形态异常。这些病理解剖异常是引起胆道和胰腺疾病的常见解剖原因。

正常的胆总管下段括约肌分布超过胰胆管汇合点，而AJPBD患者的括约肌位于胰胆管汇合处以下。因此，共同通道的长度、胰胆管汇合的角度均与胰胆反流有关。汇合角度越小，越不易发生胰胆反流；反之，则易发生胰胆反流。

日本胰胆管异常研究会（1987）制订的AJPBD诊断标准是：胰胆管在十二指肠的异常合流，共同通道>15 mm。并把胰胆管汇合方式的异常分为3型：①胆总管下端汇入胰管，即胆管合流型（C－P型）；②胰管开口汇入胆总管下端，即胰管合流型（P－C型）；③混合型。

Komi（1992）对AJPBD提出如下分类标准：Ⅰ型（B－P型）：胆总管注入胰管；Ⅱ型（P－B型）：胰管注入胆总管；Ⅲ型（复杂型）：有副胰管开口于十二指肠襻或不伴复杂的管道网。

Kamisawa（2002）认为，成人共同通道长度≥15 mm，小儿共同通道长度≥5 mm即可诊断AJPBD。

黄平（2010）在AJPBD的并发急性胰腺炎的研究中，回顾性分析了22例AJPBD的资料，并发急性胰腺炎者7例（31.8%），其中C－P型5例（71.4%），P－C型2例（28.6%）。AJPDB致急性胰腺炎的发病机制，可能是由于AJPBD使胰胆合流部流体力学发生紊乱，括约肌不能有效控制通道，胰胆管之间存在的压力差使胰液反流入胆总管。胰液和胆汁混合后，胰液中的蛋白酶、磷脂酶被激活，可对胆道和胰管产生一系列损害作用。胆汁可破坏胰管上皮的黏膜屏障，使HCO_3^-经胰胆管上皮逆行扩散，造成细胞损害。反流入胰管的胆汁卵磷脂被胰液的磷脂酶A_2分解为溶血性卵磷脂，可破坏胰腺细胞膜的完整性。且AJPBD容易使移动的胆石嵌顿于共同通道远端而引起梗阻，刺激括约肌痉挛或引起乳头水肿，导致胆汁、胰液相互反流。胆汁反流入胰管，使胰液中的淀粉酶被激活，造成急性胰腺炎或慢性胰腺炎急性发作。由于胰管压力略高于胆管压力，胰液更易向胆道内反流，但究竟在何种条件下，胆汁经共同通道逆流入胰管而致病，尚有待进一步研究。

陈风（2009）用猫建立更加符合人类胰胆管合流异常生理解剖形态的动物模型，观察AJPBD对胆囊的损伤。该实验成功建立类似人类的胰胆管合流异常模型猫7只，术后6个月后猫的胆囊壁明显增厚。在光镜下观察，可见到术前黏膜呈指状，数目少，无增生；术后黏膜有明显增生及炎性细胞浸润，部分胆管壁纤维增生。电镜下观察，术前上皮细胞排列紧密规则；术后内质网扩张成囊状，细胞间隙增宽，细胞核变形等。这都提示AJPBD时胆囊上皮细胞发生了增生。胆汁淀粉酶在6个月后也明显升高，表明AJPBD时有胰液逆流入胆道。此外，增殖核抗原（PCNA）的染色明显增加，说明胆道系统在逆流胰液的刺激下，胆囊细胞处于增殖状态。增殖活动的增高与上皮恶性变密切相关。因此，胰胆管合流异常可能是胆囊癌发生的因素之一。

一般认为AJPBD患者胆道癌变的机制是胰液逆流入胆道，各种胰酶在胆道被激活，对胆道黏膜产生破坏作用而发生癌变。Otani（2001）认为氧自由基（reactive oxygen species，ROS）起重要作用。ROS诱导DNA损伤，如断裂、碱基修饰、DNA蛋白的交叉互换等。在有氧代谢中5%的氧可以转变成自由基，ROS攻击生物膜中的多不饱和脂肪酸，引发脂质过氧化作用，形成脂质过氧化物，如醛基（maleic dialdehyde，MDA）、酮基等。因此，测试MDA的量常可反映机体内脂质过氧化的程度，间接反映细胞损伤的程度。MDA是衡量ROS产生的一个指标。MDA在上述猫的实验中也显示，术前为（1.095±0.653）nmol/mg蛋白质，6个月后为（2.745±1.533）nmol/mg蛋白质（$P=0.0168$，$F=5.17$），有统计学意义，说明胰胆管合流异常时ROS的产生增加，ROS在胰胆管合流异常时在胆囊的损伤中起一定的作用。

（2）隐性胰胆反流（occult pancreatobiliary reflux，OPBR） OPBR现象由Sai等于2002年采用磁共振胆胰管成像术（MRCP）检查中发现，是指不伴胰胆管汇合部解剖异常的人群中出现胰液向胆道内反流的现象，并可以通过检测胆汁内淀粉酶浓度得到证实。胆道胰液反流是胆道上皮癌变的重要因素，这已在由Kimura（2005）研究的先天性胰胆管汇合异常中得到证实。但是，OPBR是否也可以促进胆道上皮癌变的发生是一个值得探究的问题。

钟征翔（2008）检测340例择期胆囊切除术患者血液和胆囊胆汁中的淀粉酶来确定OPBR。组织病理学观察隐性胰胆反流胆囊标本的不典型增生发生率及免疫组化观察胆囊黏膜上皮的增殖活性，研究结果显示340例择期胆囊切除标本中OPBR发生率为9.4%（32/340）。32例OPBR标本中，发生胆囊

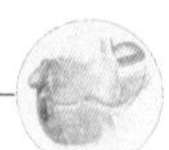

癌 1 例，不典型增生 11 例。胆囊癌和不典型增生的发生率为 37.5%(12/32)。对照组发生不典型增生发生率为 8.4%(26/308)，两组差异有显著统计学意义（$P=0.006$）。OPBR 的胆囊上皮的 ki-67 指数平均为 24.4%，高于对照组 13.2%（$P=0.014$），表示 OPBR 是胆囊癌发生的重要诱因。

2.8.4 肠胆反流

（1）阻止十二指肠液流入胆管的生理机制　机体的内脏不仅具有独自的功能，而且还需有相互制约的作用，使机体内环境维持平衡。十二指肠蠕动阻止肠液逆流进入胆总管的机制如下：正常的 Oddi 括约肌可能维持胆管内压不受十二指肠内压的影响，如胆总管输出口过高或过低，则可发生十二指肠液反流入胆总管。如乳头有病理性松弛（急性或慢性胰腺炎、十二指肠淋巴结炎），则易引起十二指肠液反流入胆总管，有时患者还可呕吐出胆液。在正常情况下，十二指肠蠕动括约肌也使胆液流量减缓。

1）十二指肠蠕动对于 Oddi 括约肌的影响：1955 年，Albot 和 Kapandji 首先提出十二指肠蠕动括约肌的控制学说。十二指肠有 3 个经常交替出现的蠕动波。特点是：①位置固定；②收缩力极强而且有括约肌的作用；③3 个蠕动波不是同时发生，而是交替和上下调换的。人们很早就发现在十二指肠第 1 段有强有力的收缩。Ochsner 的蠕动波位于第 3 段中部，Kapandji 的蠕动波则发生在第 2 段。三者中以十二指肠球部收缩最强。这 3 个收缩波将十二指肠分成 2 个内压很高的闭锁囊袋。不管由于收缩波交替活动所形成的闭锁囊袋怎样上下调换，Oddi 括约肌乳头总是位于囊袋的壁上（图 2-18）。初看这个现象，很容易使人认为肠液将被高压囊挤入胆总管。实际上恰恰相反，肠液极难进入胆总管。

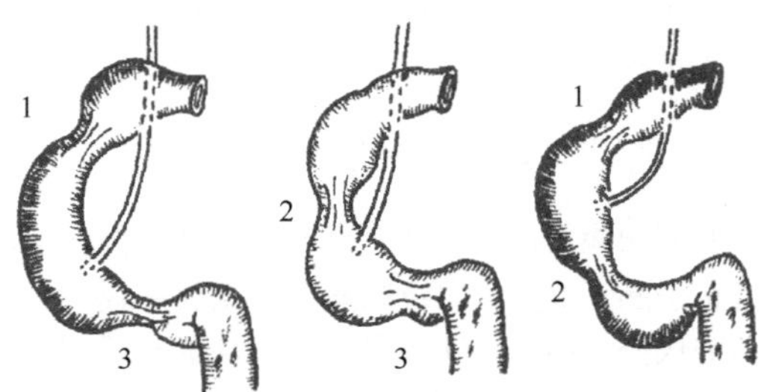

图 2-18　十二指肠蠕动示意图

1-十二指肠球部括约肌　2-Kapandji 括约肌　3-Ochsner 括约肌

这是因为 Oddi 括约肌壶腹部是斜行插入肠壁而且有独特的解剖结构。但是一旦出现畸形、炎症或神经作用失衡，即能发生反流现象。例如，胆总管下端不在正常的位置而在十二指肠第 1 段或者第 3 段，甚至在更远处开口，这种异常使括约肌不是斜行而是横行通过肠壁，其结果是高压的闭锁囊袋将肠液挤入胆总管。此外，胆总管下端或其周围发生急性或亚急性炎症，或者迷走神经张力加强等，都能使胆管和 Oddi 括约肌松弛和扩大，而致使胆道内压降低。上述因素都易使十二指肠液反流入胆总管。

2）脱谷连枷现象：阻止肠液反流入胆总管的机制还有所谓的脱谷连枷（flail phenomenon）现象。Caroli 于 20 世纪 50 年代在胆道 X 线活动显影片上发现了这个现象。当十二指肠的蠕动波上行经过乳头时，在显影片上可看到一疾驰的收缩使壁内的括约肌腔形成 2 个小泡囊。下面的一个泡囊陡然向侧向上倾斜，于是上下两个小泡囊形成近乎直角的扭转，然后恢复原状，胆液即按照上述的正常动态流入肠腔。因此，Caroli 称之为脱谷连枷现象（图 2-19）。这个括约肌壶腹部的运动形式颇与括约肌的解剖结构相符合，其生理学意义是防止十二指肠液反流入胆总管。

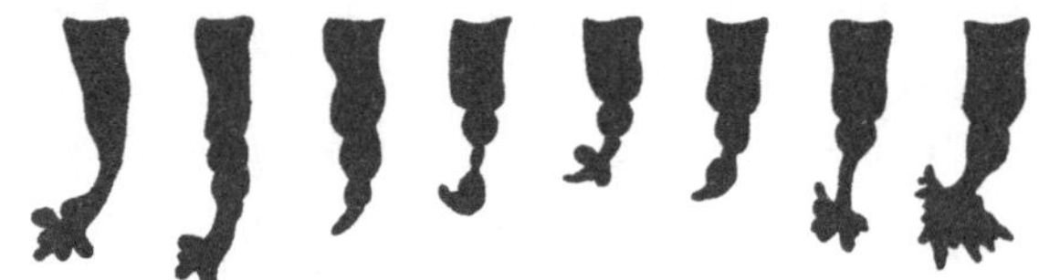

图 2-19　脱谷连枷现象

在此不得不追述 20 世纪 30 年代 Straus 将顽固性胆液淤积，甚至出现明显的黄疸误认为是十二指肠淤积、十二指肠炎、慢性肠梗阻、空肠曲氏（Treitz）韧带短缩综合征等病因的后果，因而主张行 Billroth Ⅱ式胃大部切除术。虽然有些患者也收到了一定的疗效，但毕竟是治标不治本，真正病因正如以上所述，并非如 Straus 所设想的那样。

（2）Oddi 括约肌切开术与胆汁反流　经内镜 Oddi 括约肌切开术（EST）已成为胆总管结石的重要治疗手段之一。但对此治疗方法也有学者提出质疑，如放射线检查显示 EST 术后 50%的患者胆道内有气体影，这种现象提示存在十二指肠胆道反流（duodenal-biliary reflux，DBR）。也有研究者发现 EST 术后患者肠胆反流发生率高达 100%。吴硕东

(2007)报道，用放射性核素^{99m}Tc-DTPA检查判断T管引流术后患者是否存在肠胆反流，然后行经胆道镜Oddi括约肌测压判断其是否存在Oddi括约肌运动功能不良，并检测患者的血浆胃动素及血清促胃液素水平，从而探讨肠胆反流与Oddi括约肌运动及胃肠肽类激素之间的关系。研究结果显示，在123例行胆道镜取石T管引流术后的患者中有44例(35.8%)存在十二指肠胆道反流。反流组Oddi括约肌基础压(SOBP)、收缩波幅(SOCA)、胆总管压(CBDP)显著低于对照组($P<0.001$)；血浆胃动素、血清促胃液素水平明显低于无反流组及对照组($P<0.01$)。血清胃动素与基础压，血清促胃液素与基础压及胆总管压均成正相关。该研究说明，胆道色素结石患者存在着肠胆反流现象，其发病率可达到1/3左右。这类患者的Oddi括约肌功能存在障碍。胆道压力测定和血中促胃液素及胃动素均存在较无反流组低的状态。因而推测神经内分泌失调和解剖形态的改变共同导致这一现象的发生。进而促使胆色素结石的形成。这就提示Oddi括约肌功能障碍可能是原发性胆色素结石发生的重要因素。

正常胆道内是无菌的，Oddi括约肌是调控胆汁、胰液排出的重要阀门，如解剖或功能障碍常会导致功能失调。原发性胆色素结石与感染因素密切相关。一般认为，结石胆汁中的细菌主要来源于反流的肠液。

胃动素及促胃液素来自胃肠道内分泌细胞分泌的多肽物质，前者使平滑肌收缩，使Oddi括约肌的收缩频率明显增加。大剂量时可使动物Oddi括约肌发生痉挛，其作用是通过阿片能、5-羟色胺能发挥的。促胃液素是胃窦黏膜中发现的一种强力刺激胃酸分泌的物质，也能增高Oddi括约肌的基础压力及收缩幅度。Oddi括约肌结构和功能的完整性是保证其正常活动的前提。临床上，经十二指肠镜切开Oddi括约肌后，胆道动力学就会发生明显的变化。Greenfield等研究均提示都有肠胆反流。肠内容物反流入胆道的同时将细菌带入胆道，并导致胆道感染和促使结石的形成。然而，经十二指肠镜切开Oddi括约肌后短期内一般无胆道感染表现。这至少提示在肠道通畅的情况下，反流的肠液容易排出胆道。Scott(1988)的研究也证实了只要胆道通畅，反流物质能进能出就不会发生感染。只有既存在狭窄又有反流的情况下才会出现胆道感染的反复发作。

(3) 生理性十二指肠胃反流　在正常生理条件下，机体存在十二指肠胃反流(duodenal-gastric reflux, DGR)。一般认为这种反流量较少，反流时间短，胃蠕动能将反流物迅速清除，加上胃黏膜有生理性抗反流屏障。因此，对胃黏膜一般不产生病理性损害，称为生理性DGR。生理性DGR多呈间歇性，其短时间反流频率较多，长时间反流频率较少，提示随着十二指肠的蠕动，虽有少量的反流物频繁入胃，但较快被清除，不会对胃黏膜造成损害。

生理性DGR有一定的时间分布特点，人体立位反流时间明显长于卧位，而较多的长反流时间也发生在立位。提示在清醒活动状态反流时间多于卧位睡眠状态，其发生可能与胃窦-幽门-十二指肠的运动变化有关。Dalenbäck(1998)研究认为胃十二指肠消化间期周期性移行性复合运动(migrating motor complex, MMC)Ⅲ期在夜间发生较多，而MMC Ⅲ期能清除未被消化的食物和消化间期的反流物，对胃肠起到"清道夫"(scavenger)的作用，其抗反流作用较强，而清醒活动状态下MMC Ⅲ期则较少。此外，日间胆汁胰液分泌量的显著增加也是DGR发生的重要因素。病理性DGR常有胃黏膜充血水肿、糜烂、毛细血管扩张、腺窝增生、腺体萎缩肠腺化生及不典型增生等不同形式的胃镜及病理改变。

陈维顺(2008)对20名青年健康志愿者进行了生理性DGR与胃黏膜组织学改变的关系研究。以胃内胆红素吸收(gastric bilirubin absorbance, GBA)>0.14为胃内胆红素阳性标记。显示受试者均存在DGR，但均未见引起胃黏膜显著的病理性损害，胃镜及病理学虽报道部分受试者有胃黏膜炎症，但均为浅表性胃炎，炎性细胞浸润少。其中6例原有幽门螺杆菌(*Helicobacter pyrori*, *H. pylori*)阳性者，组织学也无特殊变化。其DGR时间与*H. pylori*阴性者无统计学差别。2例原胃镜诊断为慢性浅表性胃炎伴胆汁反流的受试者，其胆汁反流时间低于平均水平，而且黏膜病理无明显组织学改变，仍属生理性DGR。

2.8.5　胆囊切除与胆汁反流

胆囊切除术后由于失去了胆囊的功能，胆汁的成分也引起了改变。次级胆酸和脱氧胆酸成为主要的胆酸成分。同时。Oddi括约肌的功能也受到了一定的影响，可能有胆汁会反流入胆总管，在空腹时也会有更多的胆汁反流入胃。

(1) 胆汁反流入胃　Scudamore(1973)报道189例胆汁反流性胃炎患者中有一半人先前有胆囊切除

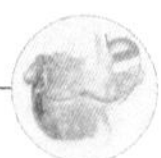

史或有胆囊疾病。Taylor(1978)报道 84 例胆囊切除术加迷走神经或幽门成形术患者中有 27 例发生了胆汁反流性胃炎。Buxbanm(1982)对 2 563 例上消化道不适的患者检查,发现 170 例胆汁反流性胃炎,其中 51%是胆囊切除手术后者,24%是胃切除手术后者,11%是胃和胆囊均经手术切除者,另外 14%患者虽没有手术史,但其中的 36%有胆囊结石。该研究表明,胆汁反流性胃炎与胆囊切除有较大的关系。Eriksson(1984)对 39 例胆囊结石患者在胆囊切除术前和术后 1 年分别行胃镜、胆囊造影及胃内胆汁核素检查。胆囊造影显示 16 例有胆囊功能;核素检查发现 28%的患者在胆囊切除术前、22%患者在胆囊切除术后胃内有胆汁存在。胆囊切除术前无胆囊功能者胃内胆汁反流占 87%,而有胆囊功能者胃内胆汁反流占 44%,但在胆囊切除术后 2 组胃内胆汁反流发生率为 92%和 82%。此研究表明,术前无胆囊功能,不能储存胆汁是胃内胆汁反流的重要原因。这也可解释胆囊充满结石、萎缩性胆囊炎及胆囊已失去功能者易发生胃内胆汁反流。也就是说,胆囊切除术后没有了胆囊,萎缩性胆囊炎者虽然胆囊还在但胆囊已失去了功能,胆汁不能被浓缩而直接源源不断地排入十二指肠,也是引起胆汁反流入胃的重要原因之一。

(2) 胆汁反流入胆道　胆囊切除术后,胆汁也会反流进入胆总管,会把细菌和食物内容物带入胆道,易引起感染,有助于胆总管结石的形成。由于在胆囊的胆汁中,碳酸氢盐排泄相关基因表达比肝内胆管表达高,包括抑制血管活性肽受体-1(VPAC-1),这就使人们认为胆囊是胆汁中碳酸氢盐的主要来源。也有人认为胆汁中碳酸氢盐具有维持肝细胞和胆管细胞顶端表面附近的碱性 pH,以防止非极性疏水胆汁酸膜渗透失控。胆囊切除后,常使 Oddi 括约肌的功能受到影响,胆总管内的流体压力由于失去了胆囊的调节和缓冲作用,更导致了胆总管内压力增高,胆总管势必引起代偿性扩张,使胆总管内的胆汁流速变慢,还可能形成旋流,极易使胆汁中的大颗粒物质沉淀,聚积成石。此外,胆囊切除后,使胆汁无法浓缩,胆管内的胆汁酸浓度降低,可导致对胆固醇的溶解能力降低,更易产生胆泥。实践中发现,原有肝脏疾病患者切除胆囊后可能会引起较多的不良后果。除有较大的手术风险外,还因为失去了胆囊更易在胆管内产生新的结石。

流行病学研究表明,胆囊切除术是肝硬化发生的潜在危险因素。一项来自美国国家卫生与营养调查的队列数据研究显示,对无肝病史而行胆囊切除术患者肝功能变化和肝硬化发生情况进行 21 年随访,发现其发生率较正常人增加了 2 倍。原发性胆汁性肝硬化及其他无胆石症的代偿期肝硬化患者均存在胆囊肿大和胆囊排空延迟现象。然而,这些现象与胆囊-肝分流的关系正在进一步深入研究中。

(顾树南　李清潭)

2.9　胆道测压造影的临床意义

Vondrasek 等于 1974 年首次报道内镜下十二指肠乳头插管进行 Oddi 括约肌测压,为研究 Oddi 括约肌的生理功能提供了一种有效的方法。

近年来,随着多通道测压导管和计算机收集整理数据等新技术的广泛应用,该法变得更为实用,为胆道运动功能紊乱性疾病的诊治提供了依据。同时对探讨某些胰胆器质性疾病的发病机制及一些胃肠功能性疾病的诊治具有重要意义。

胆道测压是诊断胆道运动功能障碍病的有效方法。测压造影的临床意义如下。

1) Oddi 括约肌的功能在于维持胆道内的生理压力,使胆汁由胆总管流入十二指肠内,参与消化、吸收功能。至于十二指肠本身需要大量胆汁时,则由肠内泌素另做调整。

2) 胆道内压力的变化反映胆道通畅程度及 Oddi 括约肌运动功能的情况。通过压力测定可协助鉴别诊断胆道梗阻是器质性梗阻还是功能性梗阻。

3) 术中胆道造影无疑对确定胆管内有无病变有重要作用,但对胆道的生理性改变以及胆道下端、壶腹部直径<4 mm 的微小结石有时也难以发现。采用胆道流体力学的测量则可弥补造影的不足,通过胆道测压能减少残余结石的发生率。

4) 正常时,Oddi 括约肌是在有规律地收缩和舒张。单纯胆道造影时,若刚巧遇上 Oddi 括约肌是在收缩,则易误认为是胆总管末端狭窄;相反,当 Oddi 括约肌由于加压注射造影剂,胆管因压力增大而一过性扩大,也会误认是胆总管末端有狭窄或梗阻。若进行胆道流体力学测定,则可避免误诊。

5) 有助于对 Oddi 括约肌功能障碍做出诊断,一般认为 Oddi 括约肌基础压>5.33 kPa(40 mmHg),收缩幅度>32 kPa(240 mmHg),收缩频率>10 次/分,逆向收缩>50%,对缩胆囊素有矛盾反应,则可考虑Oddi括约肌有功能障碍。可经纤维十二指肠镜进行胆道及胰管测压。胆道流体力学在胆道系统疾病的预防、诊断及治疗方面有重要意义。

（王兴鹏　李清潭）

主要参考文献

[1] 于乐成，陈成伟. 肝脏再生. 肝脏，2012，17：796－797

[2] 王嘉森，刘昆，姚定康. 胆汁性肝硬化中胆管细胞增生的调节因子. 肝脏，2011，16：332－334

[3] 毛奇琦，孙旭. 核受体在胆汁酸和胆固醇代谢中的作用. 国际消化病杂志，2008，28：243－245

[4] 司新敏，黄磊，施瑞华，等. 生长抑素对应激下胆囊收缩素介导的胆汁反流的抑制作用. 世界华人消化杂志，2010，18：2521－2527

[5] 刘勇峰，王桂莲，袁江涛. 胆道流体力学变化与胆系疾病关系探讨. 中国现代普通外科进展，2011，14：318－319

[6] 安纪安，乔杰，张丽亚. 肝纤维化发病机制. 肝脏，2012，17：740－743

[7] 巫协宁. 胆管细胞的增生与凋亡的调节和肝胆系统疾病. 国际消化病杂志，2009，29：155－156

[8] 李清潭. 胆道外科学基础. 西宁：青海人民出版社，1978. 12－22

[9] 吴志宇，赵立新，王瑛. 胆道流体力学的研究进展. 肝胆胰外科杂志，2011，23：523－525

[10] 狄智敏，徐军，刘青光，等. 良性胆管狭窄形成机制的研究. 消化外科，2002，1：321－323

[11] 张汝玲，陆伦根. 胆囊-肝分流途径：胆囊真能保护肝脏. 肝脏，2012，17：881－882

[12] 陈风，吕毅，汪健，等. 胰胆管合流异常肝损伤抗氧化治疗的实验研究. 肝胆胰外科杂志，2011，23：481－483

[13] 陈风，汪健，黄顺根. 胰胆管合流异常对胆囊损伤的实验研究. 中华肝胆外科杂志，2009，15：864－865

[14] 陈永生，吴硕东. 胆囊功能与胆囊胆固醇结石. 中国现代普通外科进展，2017，20：120－123

[15] 罗茜，王军，陈东风. 肝脏微环境对干细胞的分化调控作用. 肝脏，2012，17：347－349

[16] 周斌，张培建. 胆管上皮细胞的生理及其与胆管疾病的相关性. 中国普通外科杂志，2007，16：681－683

[17] 胡国潢，段炼，汤恢焕，等. 胰胆管合流异常与先天性胆总管囊肿. 中国普通外科杂志，2008，17：700－702

[18] 顾树南，李清潭. 胆道外科学. 兰州：甘肃科学技术出版社，1994. 41－66

[19] 黄平，张啸，张莜凤，等. 胰胆管合流异常并发急性胰腺炎的诊治策略及文献复习. 中华肝胆外科杂志，2010，16：407－409

[20] 黄志强. 当今胆道外科的发展与方向. 中华外科杂志，2006，44：1585－1586

[21] 黄志强. 胆道的解剖生理学与肝移植后胆道并发症. 中华外科杂志，2006，44：289－291

[22] 黄珊珊，马雄. 核受体在胆汁淤积中的调控作用. 肝脏，2012，17：504－506

[23] 黄磊，黄侠，费哲为，等. 胆胰管合流异常的胆汁淀粉酶测定及其处理. 肝胆胰外科杂志，2012，24：343－345

[24] 韩天权，邓漾，张圣道，等. 初步认识肝内胆管结石的慢性增生性胆管炎. 中华肝胆外科杂志，2008，14：229－230

[25] Ahmadi O, Nicholson ML, Gould ML, et al. Interstitial cell of Cajal are present in human extrahepatic bile ducts. J Gastroenterol Hepatol, 2010, 25: 277－285

[26] Choi SS, Diehl AM. Epithelial-to-mesenchymal transitions in the liver. Hepatology, 2009, 50: 2007－2013

[27] Dikkors A, tietge UJ. The neglected cousin of the hepatocyte: how gallbladder epithelial cells might contribute to cholesterol gallstone formation. Dig Dis Sci, 2013, 58: 296－298

[28] Forbes ST, Russo FP, Rey V, et al. A significant proportion of myofibroblasts are of bone marrow origin in human liver fibrosis. Gastroenterology, 2004, 126: 959－963

[29] Huang Y, Mei F, Yu B, et al. Distribution of the interstitial Cajal-like cell in the gallbladder and extrahepatic biliary duct of the guinea-pig. Acta Histochem, 2009, 11: 157－165

[30] Lavoie B, Balemba OB, Godfrey E, et al. Hydrophobic bile salts inhibit gallbladder smooth muscle function via stimulation of GPBAR1 receptors and activation of KATP channels. J Physiol, 2010, 588(17): 3295－3305

[31] Lee JM, Dedhar S, Kallun R, et al. The epithelial-mesenchymal transition: new insights in signaling, development, and disease. J cell biol, 2006, 172: 973－981

[32] Matsumoto Y, Fujii H, Itakura J, et al. Recent advances in pancreaticobiliary maljunction. J Hepat Panc Surg, 2002, 9: 45－54

[33] Nemec P, Ondrasek J, Studentik P, et al. Biliary complications in liver transplantation. Ann Transplant, 2001, 6: 24

[34] Paumgartner G. Biliary physiology and disease: reflections of a physician-scientist. Hepatology, 2010, 51: 1095－1106

[35] Ramachandran P, Lredale JP. Reversibility of liver fibrosisi. Ann Hepatol, 2009, 8: 283－291

[36] Towler MC, Hardie DG. AMP-activated protein kinase in metabolic control and insulin signaling. Circ Res, 2007, 100: 328－341

[37] Winstead NS, Wilcox CM. Health-related quality of life, somatization, and abuse in sphincter of Oddi dysfunction. J

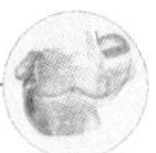

Clin Gastroenterol, 2007,41:773－776

[38] Xu D, Yu BP, Luo HS, et al. Control of gallbladder contractions by cholecystokinin through cholecystokinin — a receptors on gallbladder interstitial cells of Cajal. World J Gastroenterol, 2008,14:2882－2887

[39] Yokohata K, Tanaka M. Cyclic motility of the spincter of Oddi. Hepatobilipancrea Surg, 2000,7:178－182

3 胆汁的成分及其分泌机制

3.1 胆汁的成分

胆汁是由肝细胞持续分泌的，其成分十分复杂，含有水、无机物和有机物三大类物质。无机物主要为钠、钾、氯、钙、镁离子及碳酸氢盐，并含有少量的铁、铜、锰等重金属离子；有机物主要是胆汁酸、胆盐、磷脂、胆固醇，还含有少量的蛋白质、氨基酸、酶类及肽类等物质。

3.1.1 胆汁的成分

人体每天分泌的胆汁为 500～600 ml。其中水分占 97%，胆盐占 1%～2%（主要为甘胆酸盐和牛磺胆酸盐），胆固醇占 0.2%～0.7%。此外，胆汁含有少量的脂肪、脂肪酸、磷脂（以卵磷脂为最多）、胆红素、磷酸酶、淀粉酶、维生素和无机电解质等。各研究测定的量有很大的差异，这是由于受各种生理和病理因素的影响。例如，采取标本的时间（饮食前后、晨间或午后）、部位（胆囊、胆总管、肝总管、左肝管或右肝管）和饮食性质等不同，故所测定的数据有差异。

肝管胆汁透明、浅黄色，相对密度约为 1.008，氢离子指数为 5.70～7.86。胆囊内的胆汁则完全不同，相对密度升高为 1.040，pH<7（表 3-1）。

表 3-1 胆汁的主要成分和含量

主要成分	含量
胆汁酸	3～45 mmol/L
胆色素	1～2 mmol/L
磷脂	1.8～10.45 mmol/L
胆固醇	2.34～8.32 mmol/L
蛋白质	2～20 g/L
肽及氨基酸	4.8～11.2 mmol/L
谷胱甘肽	3～5 mmol/L
碳酸盐	12～55 mmol/L
钾	2.7～6.7 mmol/L
钠	141～165 mmol/L
氯	77～117 mmol/L

胆汁进入胆囊后即开始浓缩，一般 16～24 h 即可完成。胆囊黏膜每小时能吸收水分 3 ml，每天达

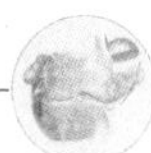

70 ml 左右。在吸收水分的同时，氯化物和碳酸盐也被吸收，而胆盐、胆色素、胆固醇的浓度则相对升高。当胆囊黏膜发炎时，钙盐从细胞内向胆囊壁腔内分泌。

正常的胆囊不分泌胆固醇。胆汁经胆囊浓缩后，其胆固醇含量可升至 23.31 mmol/L。胆色素以胆红素为主，每天的分泌量为 205.2～1 197 mmol/L，进入胆囊后逐渐浓缩，极少数被胆囊所吸收。胆盐和胆酸这两个名词常被通用。绝大部分胆酸为结合胆酸，其中以鹅去氧胆酸和胆酸为主。在炎症时胆盐吸收量即大幅度增加。胆囊对胆盐的吸收量也不同。可根据胆盐吸收量的差别来鉴别胆囊炎和胆囊胆汁淤滞。

胆囊黏膜每天分泌的黏液为 20 ml 左右，这是一种乳白色呈碱性的黏蛋白。对人体各器官所分泌的黏液进行研究时发现，当器官发生炎症时，黏蛋白的分泌也有所改变。但是由于钙盐增多，可使储存的胆汁呈现石灰样。

3.1.2 胆汁主要成分的作用

(1) *有机物* 胆汁的主要有机物为胆盐、磷脂(其中以卵磷脂最多)、胆固醇和胆色素。蛋白质所占比例很小(表 3-2)。以胆固醇结石的形成机制而论，胆盐、卵磷脂和胆固醇居关键位置。

表 3-2 胆汁的主要固体成分

成分(%)	肝胆汁(%)	胆囊胆汁(%)
总固体	1～3.5	4～17
黏蛋白	0.1～0.9	1～4
胆汁酸盐	0.2～2	1.5～10
胆色素	0.05～0.17	0.2～1.5
总脂类	0.1～0.5	1.8～4.7
胆固醇	0.05～0.17	0.2～0.9
磷脂	0.05～0.08	0.2～0.5
无机盐	0.2～0.9	0.5～1.1

Isaksson(1954)首先发现胆盐、卵磷脂和胆固醇分子联成微粒后，能使不溶于水的胆固醇溶解于水。1967 年，Bourges、Small 和 Dervichain 等进一步研究三者分子结构的亲水和疏水极性及胆固醇被混合微粒包绕的分子结构式。这一发现不仅解决了胆固醇结石的形成机制，也澄清了过去的错误看法。例如，肠内脂肪吸收不是所谓的脂肪乳化而是通过胆盐和脂肪形成的微粒的物理化学作用。近年来发现胆盐有更多的重要功能。任何病理原因使胆盐缺乏或丧失，将会引起胃肠功能障碍和营养性疾病。

(2) *无机物* 胆汁内的无机物有以下 4 个特点：①无机电解质比有机物轻，却构成胆汁渗透压的主要物质；②钠离子是无机电解质的主要成分，而且远比血浆内钠离子浓度为高；③碳酸盐和氯化物阴离子的浓度比血浆低，但是碳酸盐与氯化物的比值却比血浆高；④胆汁内胆盐或结合胆盐浓度远比血浆内高，更为重要的是结合胆盐以阴离子而不是以未离解酸的形式出现，而且胆酸阴离子不是像无机电解质那样具有渗透活性，而是聚集为混合微粒，从而使渗透压相应降低。这样，胆汁内的无机阴离子浓度的总和等于所有阳离子浓度总和再减去胆盐总浓度(图 3-1)。尽管血浆和胆汁的各种成分的浓度彼此悬殊，但其渗透压相近似，约为 300 mmol/L。

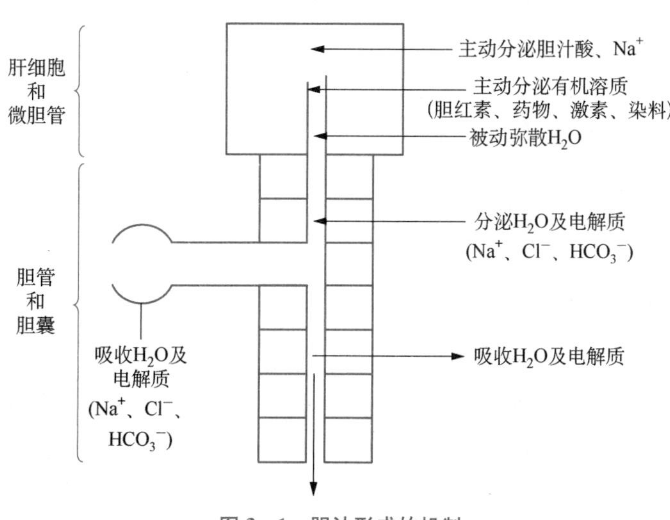

图 3-1 胆汁形成的机制

3.1.3 胆汁蛋白

传统生化技术对蛋白质的研究已有逾百年的历史，但多以某一个或某一类蛋白质的复合物为对象进行研究，且关于胆盐、磷脂、胆固醇、胆红素的研究较多。因胆汁蛋白的成分复杂，分离提纯不易，故有关胆汁蛋白的研究较少。直至 1975 年双向凝胶电泳技术问世，才开始从整体上对一个细胞、组织甚或一种生物的全部蛋白质进行系统分析研究。胆汁蛋白的成分较多且十分复杂(表 3-3)。人类基因组序列的破译，使科研的重点由结构基因组学转向功能基因组学的研究，而蛋白质组学的研究正是作为功能性基因研究的重要内容之一。

表 3-3 胆汁中的蛋白质成分

名称	成分
血浆蛋白	白蛋白，α_1-酸性糖蛋白，α_1-抗胰蛋白酶，α_2-巨球蛋白，apo 脂蛋白(A-Ⅰ，A-Ⅱ，B，C-Ⅲ)，血浆铜蓝蛋白
细胞因子	上皮生长因子，IL-1α，IL-1β，IL-6，TNF-α
血红蛋白	
凝血酶	
免疫球蛋白	IgA，IgG，IgM
胰岛素	
胰蛋白酶原Ⅲ	胰淀粉酶，胰蛋白酶
转铁蛋白	
肝细胞内蛋白	肝细胞生长因子，偶氮代谢结合蛋白，微胆管膜酶(碱性磷酸酶，磷酸二酯酶，核苷酸酶)，溶酶体酶(酸性磷酸酶，β-半乳糖苷酶，β-葡萄糖醛酸酶，N-乙酰-β-葡萄糖胺酶)，其他酶(乙醇脱氢酶，天冬氨酸氨基转移酶，苹果酸脱氧酶，硫酸酯酶)
胆道内蛋白	胆汁特异性抗原，SIgA(分泌型 IgA)，黏液糖蛋白，分泌片段，肿瘤相关抗原[癌胚抗原(CEA)，糖抗原(CA)19-9，糖抗原(CA)125，唾液酸-Tn(Sialy-Tn)蛋白，纤维粘连蛋白]
其他	促成核因子(相对分子质量 130 000，114 000，84 000，42 000) 抗成核因子(相对分子质量 121 000，63 000，58 000)

O'Farrel 等(1975)首先对蛋白质等电点进行等电聚焦研究。Holzback 等(1984)报道了运用凝胶色谱结合二相电泳分析胆汁蛋白，结果提示胆汁中含有多种抑制胆固醇结晶成核的蛋白质。He 和 Jürgst 等(1996)利用阻抗体积描记法-等电聚焦(IPG-IEF)联合十二烷基硫酸钠聚丙烯酰胺凝胶电泳(SDS-PAGE)研究了胆固醇结石和胆色素结石患者的蛋白质表达谱，结果在胆固醇和胆色素结石患者胆汁标本中分别得到 70 和 7 个多肽点。Kristiansen 等(2004)利用分级分离、凝集素亲和色谱法、液相色谱串联质谱技术，结果在 1 例胆管癌患者胆汁中鉴定出 87 种蛋白质，并发现了几种新蛋白。Zhou(2005)在 1 名 65 岁女性胆固醇结石患者胆汁中，一部分利用 2DE/MS，另一部分采用 2D-LC/MS/MS，结果分别鉴定出 28 种和 218 种蛋白质。蛋白质组学技术的发展，对胆汁蛋白的了解不断深入，从而为肝胆外科疾病的早期诊断和有效防治提供了新的方向和依据。

(1) 胆汁蛋白的来源　胆汁蛋白成分主要来自血浆、肝细胞和胆道的上皮细胞、肿瘤细胞、细胞间质等。血浆中的蛋白主要是通过肝细胞或肝细胞旁间隙进入毛细胆管中的胆汁。肝细胞中的酶是胆汁蛋白的重要来源之一。

(2) 胆汁蛋白的量　胆汁是一个中性等渗液，在胆汁固体成分中，胆汁酸盐、胆固醇、磷脂、蛋白质和胆红素分别占 65%、3%、20%、5%及 1%。由此看来，蛋白质在胆汁的固形物中占第 3 位。Reuben 等(1984)研究发现，在人类，肝胆汁的蛋白浓度为 0.02～5.3 g/L，胆囊胆汁蛋白浓度为 5.5 g/L。检测总蛋白的浓度方法有分光光度法、荧光法、免疫法和酶测定法等。它们的敏感性及原理各不相同。故检测所得出的总蛋白浓度也不尽相同。

(3) 胆汁蛋白的分类　通过电泳技术研究的胆汁蛋白有多种分类方法，按胆汁蛋白在胆固醇结晶、成核过程中的作用又可进行分类(表 3-4)。通过这些分类，可以看出胆汁蛋白是非常复杂的，有许多问题有待进一步深入研究。

(4) 胆汁蛋白的作用　胆汁蛋白在胆道外科疾病的发生中有着极其重要的作用，越来越受到人们的重视。尽管胆汁蛋白的渗透压很低，但它对水与溶质在毛细胆管中保持动态平衡起重要作用。1988 年，有学者发现有一种相对分子质量 100 000 的蛋白可作为介导牛磺胆盐运输的载体，可通过运输囊泡从内质网和(或)高尔基体将结合胆汁酸运送到毛细胆管膜，然后经过膜的融合和胞吐作用(exocytosis)再从肝细胞排至毛细胆管。

业已发现，分泌型免疫球蛋白 A(SIgA)在胆道及肠道中起体液免疫的作用。IgA-抗原复合物及唾

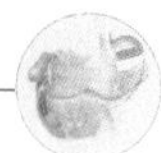

表 3-4 胆汁蛋白的分类

通过电泳分类：
- 麦胚凝素结合蛋白(WGA-BP)
  - 癌胚抗原相关黏附分子-1
  - 角蛋白
  - 多聚免疫球蛋白受体
  - 补体衰变加速因子
  - α-酸性黏蛋白
- 伴刀豆凝集素结合蛋白(ConA-BP)
  - 凝血酶原
  - 凝血酶
  - 补体成分 3
  - 胰脂酶
  - 碱性神经磷酸酶
- 其他蛋白

根据蛋白质的功能分类：
- 免疫性蛋白
- 酶类
- 转运体
- 配基结合或转运体
- 细胞黏附分子
- 酶调节子
- 信号传导子
- 结构分子
- 其他胆汁蛋白分子

根据与结石的关系分类：
- 促成核效应蛋白(主要为糖蛋白)
  - 黏蛋白
  - 免疫球蛋白
  - 纤维连接蛋白
  - 氨基肽酶 N
  - 急性期反应蛋白
- 抗成核效应蛋白
  - 载脂蛋白 A1、A2
- 兼性成核效应蛋白(低浓度时抗成核效应，高浓度时促成核效应)
- 成核无关蛋白
  - 血清白蛋白
  - 阴离子多肽片段
  - 膜联蛋白
  - 纤维蛋白原

液酸糖蛋白(sialoglycoprotein)的分泌具有清除体循环中代谢产物、有害物质和衰变蛋白的作用。因此，许多胆汁蛋白的分泌起到了排泄作用。转铁蛋白可能行使从人体中清除铜和潜在毒性物质的作用。

胆固醇结石形成的原因非常复杂。在胆汁中检出的促成核因子(pro-nucleation factor)与抗成核因子(anti-nucleation factor)，在胆石的形成中起重要作用。胆汁中的促成核因子有相对分子质量>300 000 的黏蛋白，相对分子质量分别为 130 000、114 000、84 000 和 42 000 的糖蛋白，以及钙结合蛋白、免疫球蛋白片段等多肽链。抗成核因子有相对分子质量 121 000、63 000 和 58 000 的糖蛋白，以及载脂蛋白 A1A2 等小分子多肽。这些促成核因子与抗成核因子共同存在于同一胆汁体系中，彼此拮抗而又协调平衡，控制着胆固醇结石的形成过程。

(5) 胆汁蛋白的临床意义　1991 年，Busch 等通过凝集素亲和层析法分离正常人的胆囊胆汁，发现抗成核效应糖蛋白的结构与促成核效应糖蛋白的结构相似，糖蛋白在低浓度时出现抗成核效应；相反在高浓度时则可出现促成核效应。胆汁蛋白的种类虽然很多，有的可能还未被发现，但对其在胆道外科中的作用尚不十分清楚。就当前来说，其中与胆道及外科疾病较为密切的是一些促成核因子和抗成核因子与结石的形成有关，以及与胆道肿瘤有关的相关抗原。它们对在胆道外科疾病中的结石和肿瘤的诊断和治疗具有重要意义。受胆汁中胆盐的作用，胆管癌细胞易脱落破裂，将一些细胞成分释入胆汁中，而那些在胆汁中存在的由肿瘤细胞分泌或异常高度表达的肿瘤相关抗原，作为胆汁中的肿瘤标记物对于胆管癌的早期诊断及恶性鉴别诊断均有重要意义。肿瘤相关抗原如癌胚抗原(CEA)、糖抗原(CA)19-9 等对肝胆肿瘤的预测和判断、对肝叶切除后肝功能衰竭的早期检测、全身炎症反应综合征(SIRS)时细胞因子引起胃肠道继发损伤等均有重要作用。

胆汁中的酶和蛋白，以白蛋白为主，其次是一些免疫球蛋白。胆汁中的免疫球蛋白既可来源于血液，也可经局部产生。Muir 和 Lamm(1998)认为，血浆向胆汁运输多聚免疫球蛋白 A(pIgA)，主要有 3 个功能：①胆汁中 IgA 的存在可提高胆道和肠道的免疫保护机制，以防微生物及其毒性物质对黏膜的攻击。实验中向小肠腔内或肠道淋巴组织内接种各种各样的抗原，会导致胆汁中特异性 IgA 抗体的分泌。②IgA 通过胆汁这一通道可清除来自血液循环中以免疫复合形式与 pIgA 结合的有害抗原物质，从而减低发生体液免疫的可能。③IgA 不是自紧密排列的内皮细胞间通过。相反，IgA 抗体与聚合免疫球蛋白受体在胆管上皮细胞(biliary epithelial cell，BEC)表面结合，通过胞吐(exocytosis)穿过上皮细胞。在人类，IgA 是通过胞吐自血浆进入胆汁的最重要的蛋白。

由于胆汁的成分十分复杂，其间各种物质及各种因子较多，它们之间总是相辅相成，互相配合。胆汁的两个主要功能：一是能排泄内源性物质和外源性物质；二是对食物中脂肪和脂溶性维生素的吸收。因此，胆汁能促进脂肪的消化和吸收；促进脂溶性维生素 A、维生素 D、维生素 E、维生素 K 的吸收；促进肝胆汁的分泌；参与胆固醇代谢的调节；促进胃肠的运动；排泄肝脏的代谢产物和肝脏的解毒产物。所以，胆汁在机体中的作用十分重要。

3.2 胆汁分泌的解剖学

3.2.1 胆汁分泌的微细结构

肝组织的微细结构分为肝小叶(lobule)和腺泡(acinus)。肝小叶中心有一条末端静脉，引流供给肝细胞的数条营养血管，如肝小动脉和门小静脉。一个肝腺泡是以门管区发出的终末肝微动脉和终末门微静脉为轴心，以相邻 2 条中央静脉为两端的卵圆形体，其立体形态似橄榄。根据血流的方向和肝细胞获得血供的情况，Rappoport(1954)将腺泡分成 3 个区带：Ⅰ区带靠近肝门的血管，肝腺泡内的血流是从中轴血管单向性地流向中央静脉，获得的氧含量最高和营养物质最好，代谢活跃，再生能力强。Ⅲ区带的肝细胞相对处于边缘，血液由肝静脉引流，当血流至中央静脉附近时，不仅血中的含氧量及营养物质已经减少，而且接受了沿途肝细胞的代谢产物，如胆盐、胆红素和毒素等。血液成分发生了改变。易发生病理损害，再生能力较差。Ⅱ区带域恰介于Ⅰ区带和Ⅲ区带之间。

Disse 间隙(Disse space)位于窦周隙的上皮细胞和肝细胞膜之间。肝细胞膜有许许多多微绒毛伸入间隙，所以肝细胞能迅速摄取大量的营养物质。

肝细胞内质网有粗面内质网(rough endoplasmic reticulum)和滑面内质网(smooth endoplasmic reticulum)2 种。粗面内质网的膜表面含核糖体(ribosomes)，与产生蛋白质有关。可合成多种分泌蛋白，如血浆中的白蛋白、凝血蛋白、补体蛋白和许多载体蛋白等。滑面内质网的膜表面无核糖体，但有许多酶系的分布，可进行物质的合成、分解、结合和转化等反应，并参与糖原的代谢、固醇类激素的合成、胆汁的合成、脂类的合成等。参与对一些毒物、药物的氧化、还原、水解和结合等反应。对胆红素的代谢起重要作用。肝细胞内的高尔基体(Golgi apparatus)、内质网和溶解微粒体(endoplasmic reticulum and lysosomes)统称 GERL，对胆汁的分泌起重要作用。线粒体(mitochondrium)包括小颗粒和杆状结构，对于胆红素代谢和胆汁分泌的确切作用还不十分清楚。

肝细胞有两个极，即胆极和肝窦极。胆极主要有高尔基体、溶酶体、毛细胆管等微细结构，它们与胆汁的分泌有关。由微丝和微管组成的细胞骨架在该处较多。微丝含肌动蛋白和其他收缩蛋白，构成毛细胆管周围外胞质，并插入毛细胆管微绒毛轴和连接复合体。Boyer(1980)认为所有这些结构均参与胆汁的分泌。肝窦极的肝细胞膜由蛋白质-类脂质复合物组成，其亲水性(hydrophilic)和疏水性(hydrophobic)基因的排列对邻接细胞膜的环磷酸腺苷(cyclic adensine monophosphate，cAMP)和 Na^+，K^+-ATP 酶(亦称 Na^+，K^+ 泵，sodium-potassium pump)的功能很重要。细胞膜的类脂质和胆固醇含量有一定比例。胆固醇过多会增加膜的黏度，影响膜磷脂层的跨膜流动(membrane flow)。肝细胞膜为持续移动而又不断更新的超分子复合物结构，有许多具有重要生理功能的受体，如胰岛素、胰高血糖素、胆汁酸盐受体等。Schaffer(1979)认为胆盐受体在肝窦膜底侧部最多。Bliter 和 Reichen 在 1978 年就指出，在肝窦膜底侧部还有 Na^+，K^+-ATP 酶，后者在肝细胞内胆汁酸转运和胆汁生成中有重要作用。

微胆管位于 2 个或数个肝细胞之间，是肝内胆管系统的顶端。肝细胞的微胆管膜有许多微绒毛伸入微胆管内，以使胆汁流入。动物实验还证明微胆管中心有活动性纤维，其收缩可使胆汁流入远端胆管。在微胆管区的毗邻肝细胞之间有一层彼此相连的平行纤维，使肝细胞位置稳定不移。这种结构主要起封闭作用，是胆汁和血液间的一道屏障，称为紧密连接(tight junction)。其作用还可使微胆管和窦状隙的距离保持稳定。但细胞之间的组织液，仍可在细胞间隙内自由流动。若紧密连接被损害，即可使微胆管内容物通过窦状隙而流入体循环。此外，还证明紧密连接有渗透性，细胞间隙的水分和离子仍能通过紧密连接进行物质交换。

3.2.2 胆汁的分泌单位

肝小叶内板层细胞的两侧被窦血浸泡。每个肝细胞被 3 种功能和形态不同的胞膜包绕。窦血管面约占胞膜的 37%，胆汁酸胆管面约占 13%，其余为相接肝细胞的面，约占 50%。

肝细胞和其他细胞一样，其细胞膜都由 2 层磷脂构成。其中磷脂脂肪酸的疏水尾部指向膜中心，而极性磷脂头部指向膜的外部(细胞外侧)。浮在膜表面的是一种蛋白颗粒并且容易脱落。这类蛋白具

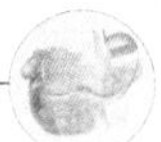

有结构性目的，例如细胞间连接，作为受体、载体或者酶的功能。它们对许多的细胞程序起积极作用。Na^+，K^+-ATP酶、碱性磷酸酶、cAMP、5′-核苷酸酶(5′-nucleotidase)、亮氨酸氨基肽酶(leucine aminopeptidase)和γ-谷氨酰基转肽酶(γ-glutamyl transpeptidas)等都是肝细胞膜的蛋白酶。

肝细胞的窦状隙膜、基侧膜和微胆管膜是实现肝细胞功能的重要部位。现分述如下。

(1) 窦状隙膜　面向血管窦的肝细胞膜有多种酶，主要有Na^+，K^+-ATP酶、环磷酸腺苷(cAMP)等；还有多种受体，如胰岛素受体、高血糖素受体、转铁蛋白受体和唾液酸糖蛋白受体(sialoglycoprotein receptor)等。这些酶和受体使肝细胞具有许多复杂多样的功能。能转运在血浆中紧密连接于白蛋白的化合物，如胆红素和溴磺肽(bromine sulfonated peptide，BSP)，还有较疏松连接于蛋白的化合物，如胆汁酸，都通过此膜被肝细胞摄取。另一方面，一些凝血因子在肝内合成的脂蛋白和许多血浆蛋白都透过此膜进入血液循环。与蛋白连接的较大物质的转运是通过窦血管细胞膜上较大的窗孔。这些窗孔使血浆蛋白进入Disse间隙，从而能直接接触肝细胞的窦膜。肝细胞顶部有许多微绒毛(microvilli)，其直径为100 nm，长500～1 000 nm，微绒毛大大地增加了肝细胞窦膜的面积。有时微绒毛也会突入窦血管腔内，微绒毛的存在促进了物质交换。但在胆道阻塞时，微绒毛可变得短粗，甚至消失。

(2) 基侧膜　基侧膜是指肝细胞侧面从窦周隙延伸到微胆管的边缘。这个面专用于肝细胞的连接和交通，微胆管恰在面的中间，并与血管窦不通。就结构而言，肝细胞间连接颇似从胞膜突出的齿，彼此配对相锁而将细胞间隙封住，又称闭锁带(zonula occludens)，将微胆管与肝细胞外间隙及Disse间隙分隔。但这相互交锁的紧密连接在某些地方仍有缝隙之处，称为缝隙连接(gap junction)。这种结构虽与肾脏的近端肾小管相似，但在肝细胞之间的紧密连接则表现有很大的差别，它的形态是介入紧密和缝隙之间。此外，膜上还有一些离子通道，阳离子(钠、钾、钙离子)和阴离子(氯离子)等及一些亲水的小分子物质可顺浓度差和电位差进出肝细胞。在一些病理情况下，如酒精中毒时可见缝隙连接消失，离子通道关闭；但在病理情况解除后，缝隙连接和离子通道可以再度开放和恢复。现有许多研究认为水、无机盐、电解质和某些有机溶质过大者不能穿过细胞膜，而是从细胞旁进入胆汁，也就是通过细胞间隙穿过紧密连接而直接从血管窦进入微胆管(见图3-1)，称为细胞旁路(paracellular pathway)。

肝细胞之间由蛋白颗粒大小约20 nm组成的连接复合体(junctional complex)相连。在细胞间隙填充满了丝状物，并且在每个细胞质面的连结带是一厚层的呈网状丝状物。其微丝直径约6 nm，并且含有收缩性蛋白，称为肌动蛋白(actin)。因此，连结带不仅起着粘连的目的，还因为有收缩性肌动蛋白丝的存在，可以将内生性力能从这个细胞传至另一个细胞。这些肌动蛋白丝插入连结带而形成网状围绕微胆管。另外，两个特殊结构位于肝细胞的侧面：连结带点(或称粘连斑点)可视为相邻肝细胞间的“焊点”，称为点状桥粒(spot desmosome)，用作胞质无丝面的连结点，也是张力细丝(tonofilaments)的插入之处。可以推测，它起着传递细胞间被动性张力的作用。缝隙连接点也称作交通斑点(communication spot)，是一种特殊膜结构，它通过大分子复合物直接将相邻细胞质连接起来。这些复合物横跨细胞间隙并在其中心有一空的管道，缝隙连接因之能将物质从这个细胞传至另一个细胞。

(3) 微胆管膜　毛细胆管是由2个，偶可有3个相邻的肝细胞的顶侧膜组成的一个腔隙，并被邻近肝细胞的特殊膜面和紧密连接所连接。因此，微胆管网络是位于肝细胞板层中间，或多或少封闭细胞间隙。在扫描电子显微镜下，如将侧面劈开，则可显示出“半微胆管”。毛细胆管壁是由间隙不一的微绒毛和憩室样凹面所构成。这样就增加了毛细胆管表面的面积，在成人其面积有10 m^2大小，这比肾脏毛细血管网的过滤面积大6倍左右。围绕毛细胆管的微丝嵌入微绒毛膜的内面，也伸入微绒毛间，是胆汁成分进入毛细胆管腔的交换场所。毛细胆管两端由连接复合体封闭，构成了胆-血屏障(hemobilia barrier)。在正常情况下，它可阻止大分子物质在毛细胆管与血窦之间的随意流通。有学者对大鼠离体肝脏用放射性核素进行灌注，发现胆-血屏障对阳离子的屏障程度依次为锂>钠>钾；对阴离子屏障程度依次为硝酸银>氯>醋酸>硫酸。这表明尽管有些离子虽可通过复合连接，但其能通过的程度是各不相同的。逐渐增多的资料证明微丝对维持毛细胆管结构和形成胆汁起一定的作用。某些化合物如细胞松弛素(cytochalasin)和鬼笔环肽(phalloidin)可损害微丝功能。如使毛细胆管扩大、微绒毛丧失和胆汁流严重地减少。这些可见于胆汁淤积患者。

在毛细胆管周围组织中还有微管(microtubules)，

它是细胞支架的成分，含有小管蛋白(tubulin)。此为长方形近似管状结构，直径约 24 nm。微管和微丝一样，也参与对聚合化大分子之间的动态平衡及对细胞器运动的调节。微管对胆汁分泌也有一定影响。秋水仙碱(colchicine)和一些植物碱都能对微管起解聚作用，并且还有学者认为两者能降低胆汁流和胆汁酸，可能还使胆汁中的卵磷脂减少。Jones(1979)把胆小管周围 1 μm 厚的胞质称为小管周胞质(pericunalicular cytoplasm)。其中包含有微丝、微管、直径为 100 nm 的小泡、溶酶体(lysosomes)、高尔基体等与胆汁排泄有关的细胞器。当胆汁淤积时，胆小管扩张，微绒毛变粗、变短，甚至消失，小管周胞质增厚，溶酶体增多，高尔基体减少等。

3.2.3 胆汁的收集系统

肝细胞分泌的胆汁排入毛细胆管，从肝小叶的中央流向周边。在小叶边缘汇集成若干小闰管即 Hering 管，这恰与血管窦血流的流向相反。在 Hering 管的一侧为 1～2 个肝细胞，而另一侧为 1～2 个毛细胆管细胞。其立方上皮细胞较肝细胞小，细胞着色浅，胞质内的细胞器较少，细胞基部有基膜，腔面有微绒毛，高尔基体发达，并有吞饮小泡(pinosome)，说明这类细胞具有分泌和重吸收的功能。Hering 管与小叶间胆管相连。毛细胆管和 Hering 管在肝外胆道梗阻和在长期的胆汁淤积时，则可见到 Hering 管扩大和管腔内有胆汁栓。Hering 管出肝小叶后在门管区(portal area)移行为小叶间胆管。小叶间胆管由单层立方上皮细胞组成，再逐渐向肝门方向汇集，同时管腔增大，上皮移行单层柱状上皮，上皮细胞腔面有微绒毛，偶可见纤毛，纤毛的摆动有助于胆汁的流动。小叶间胆管的上皮细胞也有分泌和重吸收功能，主要分泌重碳酸盐和氯，重吸收水使胆汁浓缩，该过程受胆囊收缩素调节。小叶间胆管汇集成左、右肝管，同时管径增大，于肝门处出肝为肝总管，胆囊管与其相汇后称为胆总管。胆汁通过这些管道经十二指肠乳头流入肠道。

3.3 微胆管胆汁的形成

3.3.1 胆汁分泌的基本概念

20 世纪 50 年代初 Brauer 等即证明了胆汁的分泌压高于肝脏的灌注压。随后的研究证明微胆管胆汁的形成和原尿的形成机制完全不同。肾小球产生尿决定于动脉灌注压，而微胆管胆汁则是由肝细胞主动分泌，水分本身的分泌效应是不足的，微胆管胆汁可推测为溶质主动分泌入微胆管。这就建立了渗透压差造成水分的净流入，水分可以从肝细胞弥散而穿入微胆管，但也可通过细胞旁的途径。也有学者认为，胆汁在微胆管里进行着像水一样的纯转运(net transfer)。Brauer 等的功绩在于明确了胆汁的分泌是主动分泌。许多转运因子在胆汁的转运中起着一定的作用。

然而，微胆管过小(直径 0～0.5 μm)，现代技术工具不能直接测量电位差或者通过微胆管穿刺来测定其流动速度。此外，由于肝细胞内溶质可能限于细胞质内，也可能和胞质大分子连接，微胆管膜两侧的溶质浓度难以测量，而溶质进入胆汁有可能与混合微粒或者其他集落(colony)相联。因此，胆汁形成只能用间接方法来衡量。

(1) 微胆管胆汁流的测量　正如采用菊粉(inulin)测量肾小球滤过率一样，可采用赤藓醇(erythritol)或甘露醇(mannitol)等标记物来检测微胆管胆汁流速率。它们都是水溶性物质，由于肝脏对其有屏障，又不被胆道分泌和吸收，因此用它可检测由毛细胆管分泌的肝细胞性胆汁和由细胆管分泌的胆汁量。这些物质进入胆汁后部分或完全靠微胆管的弥散或对流，并不靠胆管或小胆管分泌。因此，用能改变微胆管胆汁形成速度的胆汁酸或其他物质的灌注可引起赤藓醇廓清的变化，而用分泌素(secretin)诱发的小胆管液分泌速度的变化，则不能产生赤藓醇廓清的变化。有研究报道成人毛细胆管对赤藓醇 24 h 的清除量约 450 ml，相当于总胆汁量的 75%。

(2) 胆汁酸依赖流　胆汁酸由肝细胞主动分泌的部分，一般称为胆汁酸依赖流(bile acid dependent bile flow, BADBF)，胆汁中主要有机溶质为胆汁酸。肝细胞向微胆管腔内运输有机阴离子溶质而造成的渗透梯度改变及水分子和其他溶质的渗透性流动，从而促使微胆管胆汁流的形成。若以胆汁流速(ml/min)为纵坐标，胆汁分泌率(mmol/min)为横坐标作图时，可从相关回归统计中直接反映两者的关系。该回归线的斜率代表在一定胆汁酸分泌率下的渗透活性，则可以看出，微胆管胆汁流速度与胆汁酸分泌的速度有关。微胆管胆汁流对胆汁酸分泌量的图线，在胆汁酸分泌速度不同点上所形成的胆汁流的连线形成一直线关系。在大鼠、犬、人和其他哺乳动

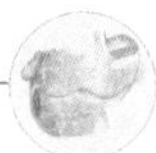

物都有如此表现。这个图线波动(即每个分泌的胆汁酸分子所产生的水量)决定于总胆汁酸分子浓度和胆汁酸类别。

肝细胞以胆固醇为原料合成胆汁酸,胆固醇则由饮食提供和在脂肪代谢过程中由肝脏合成。一部分的胆固醇需转变成水溶性的胆盐后才能排出胆道外,但大部分的胆固醇则要与其他脂质构成能溶于水的复合物后才能溶解在胆汁中。微胶粒(micelle)或囊泡(vesicle)是其主要形式。微胶粒由胆固醇、磷脂及胆汁酸构成,而囊泡则由胆固醇与磷脂构成。在微胶粒和囊泡中溶解的胆固醇在一定条件下可以互相转换。其关键取决于胆汁中胆盐、总脂质的浓度及胆固醇的饱和度。当胆盐含量高于微胶粒的临界浓度时,囊泡可转变为微胶粒;反之,胆固醇的含量超过微胶粒的溶解限度时,过量的胆固醇和磷脂便可重新形成囊泡。肝胆汁与胆囊胆汁由于胆盐浓度不同,前者的胆固醇以囊泡的形式转运,而后者则以微胶粒的形式转运。

胆汁酸在溶液内形成微粒,微粒有几种类型。例如,纯胆汁酸微粒含 2 种或更多的不同胆汁酸。混合微粒在胆汁内含 2 种或更多的不同胆汁酸,还含有胆固醇和磷脂。特定的胆汁酸如与任何类型微粒相联,将降低其在溶液中的浓度,也降低了它的渗透效力。所以,脱氢胆汁酸是不形成微粒的胆酸,并早已被查知它比牛磺酸更能刺激微胆管胆汁流。牛磺酸是形成微粒的原料,因此,它在胆汁中有很低的自由浓度,因而其渗透力较小。微粒大小和集落数目的变化也可部分地解释这种现象。

微胆管胆汁流和胆汁酸分泌量成正相关。肝胆汁内胆汁酸浓度(5～45 mmol/L),正常时超过血浆的胆汁酸浓度(1～5 μmol/L)的 3 个级数。这个现象使人们认为,胆汁酸是由肝细胞主动分泌的。就转运来讲,这个胆汁酸依赖流取决于与微胆管胆汁流对胆汁酸排出量和分泌的胆汁酸量相关的线性度(图 3-2)。在正常情况下,被肝分泌的胆汁酸主要来自门静脉,也就是胆汁通过胆道排入肠道后,大部分胆汁酸被肠道重吸收,并经过肠肝循环再回到肝脏。因此,胆汁酸依赖流应该在禁食期减少,但在进餐刺激胆囊收缩后增多。曾经估计胆汁酸依赖流占微胆管胆汁流的 50%和总胆汁流的 35%～40%(图 3-3)。

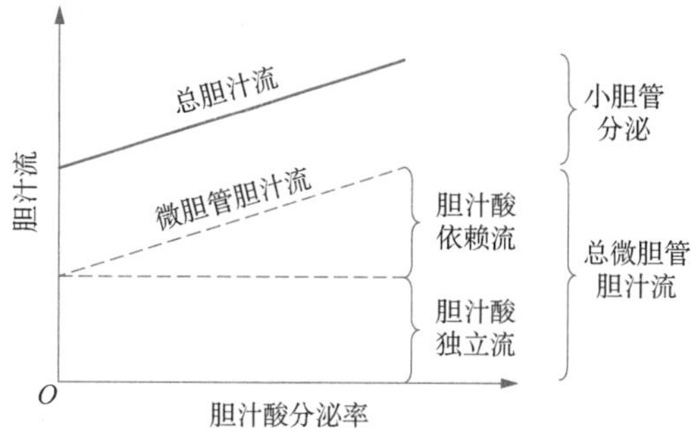

图 3-2 总胆汁流、微胆管胆汁流与胆汁酸分泌的关系

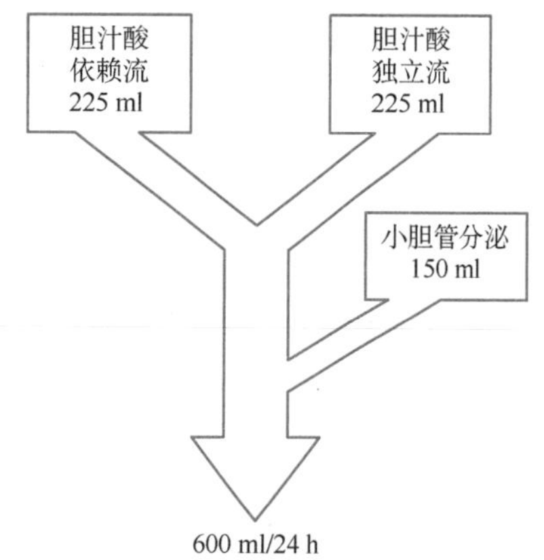

图 3-3 每天肝胆汁量的组成

在肝细胞对胆汁酸主动摄取的机制研究中。Erlinger(1981)指出,肝细胞摄取胆汁酸需 Na^+,胆汁酸和 Na^+ 属于一种共转运系统(symport system),其能量由 Na^+, K^+- ATP 酶提供,并循沿电子化学梯度转运。这一系统不直接与能源(如 ATP)而与离子梯度有关联,属于次级主动转运(secondary active transport)。胆汁酸在肝细胞内积聚,后者与毛细胆管腔之间形成一个化学梯度,使胆汁酸很快移出细胞进入毛细胆管腔内;随之,水和 Na^+ 也被带入管腔。应用活肝、新鲜的游离肝细胞或培养的活肝细胞的各种研究显示,结合胆汁酸进入肝细胞是通过饱和的、Na^+ 依赖的机制转运。胆汁酸摄取的驱动力被认为是由于 Na^+ 的电位差从血管窦血进入细胞质的下降所造成。这个 Na^+ 电位差是由于肝细胞膜内的电位差受肝细胞膜内的 Na^+, K^+- ATP酶的影响所造成的,并为肝摄取胆汁酸提供很多的选择性。结合胆汁酸优于非结合胆汁酸;三羟胆汁酸优于二羟胆汁酸。非结合二羟胆汁酸进入肝细胞大多通过非饱和的、非 Na^+ 依赖的过程,它可能是单纯弥散。与比较有特征的摄取步骤相反,目前对于胆汁酸如何从肝细胞内转运入微胆管所知甚少。有关调整胆汁酸转运和分泌的机制也不十分清楚。最近的研究表明,交感神经神经递质和肽激素可通过和这些膜

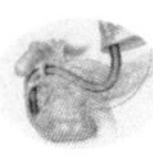

受体相互反应起一定作用。

尽管胆汁酸依赖流确与胆汁酸分泌有关联，但胆汁酸本身只占构成胆汁渗透压的小部分。依照渗透压而言，胆汁溶质是电解质（钠、氯化物和碳酸氢盐），它们随同胆汁酸进入微胆管。因此，电解质的电位差影响着各种胆汁酸的分泌，而不是依赖微粒形成能力来解释。

（3）胆汁酸非依赖流　在研究胆汁酸依赖流后10年内，即明确了不依赖于或独立于胆汁酸的胆汁分泌，它与电解质分泌有关，并且占微胆管胆汁流的较大部分。这种胆汁流称为胆汁酸非依赖流（bile acid independent bile flow，BAIDBF）。证据如下：①由肝细胞排出的胆汁酸所产生的胆汁流在不同的动物之间有很大的差别，而且微胆管胆汁流可随温度变化而变化，但不随胆汁酸分泌多寡而变化；②在灌注离体大鼠肝的实验中，若使胆汁酸分泌可减少95%，而这只使微胆管胆汁流减少31%；③如图3-2所示，从微胆管胆汁流和胆汁酸分泌量的相关截点可以看出，在胆汁酸分泌为0时，胆汁流仍可存在，这种情况在兔、犬和人的实验中都表现出来。上述的现象很难说明只用胆汁酸作为微胆管胆汁流量计算的方法就能代表全部胆汁的流量，必然还存在着独立于或非依赖于胆汁酸的胆汁流。

胆汁酸非依赖流的测定不可能在完全无胆汁酸的情况下进行，即使对离体肝进行实验时也仍有胆汁酸在肝内合成。因此，胆汁酸非依赖流的一般测定是在微胆管胆汁酸分泌的坐标上截点画线。应用这个方法可以看出，胆汁酸非依赖流量占豚鼠、猪、犬、大鼠、兔和仓鼠的总微胆管胆汁流的50%左右。然而，用画线截点法来测定胆汁酸非依赖流也会带来误差。因为在胆汁酸分泌极低时，不能形成直线。此外，胆汁酸非依赖流并非严格准确，因为有证据表明胆汁酸可间接调节胆汁酸非依赖流。显然，仍有部分胆汁流与胆汁酸分泌无直接关系。

微胆管胆汁的胆汁酸非依赖流的形成应是肝细胞的电解质分泌的结果。大多数研究集中于Na^+和Na^+，K^+-ATP酶的作用。按照数量而言，Na^+是胆汁中最重要的电解质，并且胆汁Na^+排出量和胆汁酸非依赖流呈正相关。这两个现象都提示Na^+起重要作用。Na^+，K^+-ATP酶是肝细胞质膜蛋白。它催化一系列反应，包括1分子的ATP水解为ADP和无机磷酸盐配对3个Na^+转出和2个K^+转入细胞。此水解转运过程保持肝细胞和其他细胞内的低钠浓度和高钾浓度。这种情况不仅保持了正常的细胞代谢，还保持了Na^+透过细胞膜的电位差，这对于维护神经细胞的运动功能和胆汁酸的正常摄取起重要作用。

最初推想Na^+直接泵入微胆管是由于微胆管膜内Na^+，K^+-ATP酶的作用，有4个现象支持这个设想：①细胞化学的研究显示微胆管膜内有很高的Na^+，K^+-ATP酶活性；②肝细胞膜有很高的Na^+，K^+-ATP酶，并且微胆管也存在；③在Na^+，K^+-ATP酶活性和胆汁酸非依赖流之间有明显的正相关性；④动物实验，离体肝灌注Na^+，K^+-ATP酶抑制剂之后出现了胆汁流下降的现象。

但是，上述每个证据随后都被否定或质疑，这是因为：①细胞化学的研究显示Na^+，K^+-ATP酶位于肝细胞的窦膜和侧膜而不位于微胆管膜；②微胆管细胞膜的功能常受窦膜和侧膜Na^+，K^+-ATP酶的影响；③在胆汁酸独立流和Na^+，K^+-ATP酶之间缺乏明显的相关性；④Na^+，K^+-ATP酶的抑制剂被认为是增加而不是减少胆汁酸独立胆汁流。虽然这些观察与最初的设想不一致，但促成了另一种新的学说，即Na^+，K^+-ATP酶可间接推动离子通过Na^+配对转运。有关在胆汁酸非依赖流中的Na^+和Na^+，K^+-ATP酶的作用尚需进一步研究。有研究表明，碳酸氢盐在转运中的作用是不可忽视的。碳酸氢盐转运的机制虽然还不十分清楚，但确定是涉及Na^+配对转运或离子泵，而有别于单纯的Na^+，K^+-ATP酶。

过去，胆汁酸被分为依赖胆汁酸和不依赖胆汁酸两部分，后者和依赖Na^+为同义语。Hardaison（1978）认为碳酸氢泵也参与不依赖胆汁酸的胆汁流，以不含碳酸氢盐灌注分离的大鼠肝，Na^+分泌减少，依赖Na^+的胆汁流减少50%。熊去氧胆酸（UDCA）增加毛细胆管碳酸氢盐分泌，因而增加胆汁流量。有学者认为这是碳酸氢盐转运系统受刺激之故。Erlinger（1981）报道，胆汁酸和Na^+，K^+-ATP酶有密切关系。抑制Na^+，K^+-ATP酶使胆汁酸分泌减少；增加胆汁酸则Na^+，K^+-ATP酶活力和依赖Na^+的胆汁流也增加。由此可见，依赖胆汁酸和依赖Na^+的胆汁流都依赖Na^+，K^+-ATP酶，细胞内Na^+和胆汁酸都可成为Na^+泵的调节剂，这已经被多种实验所证实。在人类，胆汁酸非依赖流比动物的胆汁酸依赖流为少，只有犬的1/3，大鼠的1/20，豚鼠的1/100。人若以每天分泌胆汁600 ml来计算，则胆汁酸依赖流和胆汁酸非依赖流相等，各为225 ml，另150 ml为小胆管所分泌。

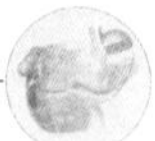

(4) 胆脂质的分泌　食物中的脂类在肠道内经酶的作用形成乳糜微粒(chylomicron),并经淋巴管和门静脉到达肝窦,进而被肝细胞摄取。胆汁内的主要脂质为胆固醇和卵磷脂。磷脂是含磷的脂质,是细胞膜的基本成分,磷脂的醇部分是甘油或鞘氨醇,故可分为甘油磷脂和鞘磷脂2类,都是极性脂。极性脂由极性部分(极性头)和非极性部分(非极性尾)组成。卵磷脂既有水溶性部分,又有非水溶性部分。在部分纯的卵磷脂,它是油样物质,极难溶于水,纯胆固醇也不溶于水。但胆固醇和卵磷脂都溶于正常的人胆汁。这时胆汁酸比胆固醇和卵磷脂更易溶于水,并能起解聚作用,将胆固醇和卵磷脂溶于混合微粒之中。在这些微粒中,磷脂和胆汁酸分子的极性都面向外,这就使之溶于水。磷脂和胆汁酸的疏水端都面向微粒内部,无极性的胆固醇则位于微粒内部。虽然胆汁混合微粒的形状和大小仍不十分明确,但已知其三者的分子比例。胆固醇分子过多或者胆汁酸或卵磷脂过少,都倾向于胆固醇结石的形成。三者比例关系失调,都可出现胆固醇沉淀。

胆汁中的脂质来源主要包括:①肝细胞基侧膜上的清道夫受体B1(Scavenger receptor B1),从血窦中摄取胆固醇;②近毛细胆管膜域合成磷脂酰胆碱(PC);③直接的肝外来源磷脂酰胆碱。有学者用实验动物进行过深入的研究。在肝内新合成的胆固醇占胆汁胆固醇的近1/3,其余部分由血浆脂蛋白提供于肝脏。此外,肝内胆固醇合成的变化并不造成胆汁胆固醇排出量发生同样的变化。胆汁中的磷脂主要由肝细胞的滑面内质网生成,并且磷脂的转运都紧密和胆汁酸的转运联系在一起。但对于胆固醇结石形成的关键,即胆汁中胆汁酸、胆固醇和磷脂各所占的比率及其相互间与形成结石的关系仍在不断深入研究中。

迄今仍不十分清楚微粒在何处形成,但是相信胆汁酸能够溶解微胆管膜的脂质,并进入微胆管。另一个情况是微粒可能在肝细胞内形成,可能是在肝细胞囊泡内,并能排入微胆管。高尔基体(Golgi apparatus)和其他囊泡靠近肝细胞的胆管端,这种胞内器的容积在胆汁分泌活跃时期增大,连于微胆管膜的收缩性微丝及微丝和微管的功能不良都与胆汁淤积和脂质分泌欠缺一起发生。虽然这些现象与混合微粒可预先在囊泡内装置起来并通过微管-微丝系统(microtubules-microfilaments system)转运到微胆管,但这些结构在胆汁分流上的作用也有待进一步的研究。

(5) 其他有机溶质的分泌　肝脏除去分泌无机离子、胆汁酸、胆固醇和磷脂外,还分泌有机溶质如胆红素、药物、激素及色素等。

胆红素和其他有机阴离子,如溴磺肽(BSP)和靛青绿(indocyanine gree, ICG)都依赖下述程序穿过血管窦膜而入肝细胞。这个程序表现载体媒介转运的几个特征,包括剂量增多的饱和度,作用物之间有相互竞争和选择性抑制,可能还有对抗和加速的交换弥散。其载体系统和胆汁酸的载体系统一般不相同。初步研究的结果提示,它不像胆汁酸的载体系统,不依赖于Na^+。它符合于这个载体媒介转运学说的原因是,能够连接胆红素和其他阴离子蛋白从肝细胞膜上分离出来。总之,这些检查提示胆红素在血液循环内和白蛋白紧紧相连,进入Disse间隙,穿过内皮细胞的大裂孔。然后胆红素在Disse间隙脱去其白蛋白,再和肝细胞膜蛋白连接,并且被这些所谓的载体转运入肝细胞。最近的研究提示,胆红素白蛋白复合物与肝细胞膜的物理性相互作用在摄取步骤中的重要性。胆红素进入肝细胞后,与2种连接蛋白结合,即Y蛋白(ligandin)和Z蛋白(fatty acid binding protein)。Y蛋白在大鼠的肝细胞蛋白中占5%。Y蛋白能和许多有机化合物连接,如类固醇(steroids)、氨基偶氮染料(aminoazodyes)等。最初认为Y蛋白在有机化合物转运过程中起重要作用。随后研究表明,Y蛋白是谷胱甘肽-S-转移酶(glutathione-S-transferase)族中的一员。它们能促进谷胱甘肽和一些阴离子结合。对于这些细胞内连接蛋白在胆红素转运方面的确切作用仍有很大的争议。最近的资料提示,Y蛋白能促进胆红素和其他有机阴离子的肝细胞摄取,减少它们的游离浓度,这就减少了它们向血浆的回流。

胆红素是血红素的代谢产物,主要来源于红细胞血红蛋白分解代谢产物,以及肌红蛋白、细胞色素等的破坏降解物。未进入肝细胞进行葡萄糖醛酸化的胆红素是非结合胆红素(unconjugated bilirubin, UCB),在血清中大多数与白蛋白结合;而进入肝细胞经过葡萄糖醛酸苷酶(glucuronidase)生物转化的葡萄糖醛酸胆红素是结合胆红素(conjugated bilirubin, CB),具有亲水性。实验表明,在胆红素与白蛋白的结合状态、向肝细胞内转运及肝细胞内的结合蛋白载体Y蛋白和Z蛋白之间存在着一种平衡关系。通过Y蛋白和Z蛋白,特别是Y蛋白的不断往返载卸,血浆内的胆红素才能不断地转运。当Y

蛋白的浓度增高，Y蛋白与胆红素的结合数量就明显增多，胆红素的转运量则可提高2～3倍。胆红素在肝细胞内是在酶的作用下产生酯化。在胆汁中，胆红素β-葡萄糖醛酸苷（bilirubin-β-glucuronidase）占主要色素部分。现已明确胆红素和葡萄糖醛酸（glucuronic acid）的酯化是被位于内质网的光滑和粗糙面上特定的葡萄糖醛酸转移酶（glucuronosyltransferases）所促成的。但是经过大量研究确认，这个酶的特征和纯化只有部分成效。有一些证据是由单葡萄糖醛酸转化为双葡萄糖醛酸，不是被微体的葡萄糖醛酸转移酶所催化，而是被细胞内其他的酶所催化，这些酶可能位于浆膜。按照这个理论，转换葡萄糖醛酸的作用机制是：一个胆红素-葡萄糖醛酸苷分子的葡萄糖醛酸部分被转移到另一个葡萄糖醛酸苷上，形成等克摩尔质量的双葡萄糖醛酸苷和非结合胆红素。但是，有些研究不能显示出转换葡萄糖醛酸的作用，也就是胆红素双葡萄糖醛酸苷是被微体的葡萄糖醛酸苷转移酶所催化。

由于还不能抽取微胆管胆汁，对于结合胆红素和其他有机阴离子的肝分泌机制也只是间接的实验或推测。但从现有的认识可得出重要的推论：①对每个阴离子，包括对胆红素的研究，都有一个肝最大的分泌率。由于所观察的每个阴离子的最大分泌率小于它们的最大摄取量及灌注量大于分泌量，故造成结合胆红素大量返入血液，可以相信穿越微胆管膜的转运是一个饱和过程。肝内溴磺酚酞（BSP）浓度的增加和BSP分泌的增加呈正相关，这也提示为一个饱和的排泄过程。②各种有机阴离子竞争进入胆汁。总之，这些饱和与竞争提示，微胆管排泄和血管窦摄取一样，都是载体媒介的过程。

正常人胆汁中含有很少的非结合胆红素（胆囊胆汁中的总胆红素只有1%），胆红素需要结合方能排泄的问题一直让学者们感兴趣。曾经推测结合部分的本身可能允许胆红素适合于微胆管膜的特殊载体。另外一个可能是，结合化只简单地用于去掉非结合胆红素Ⅸ上的疏水性内部氢键，从而允许被一个或多个载体系统对许多亲水性阴离子进行转运。有几个现象支持这个假设：①与胆红素Ⅸα不同，有许多亲水性有机阴离子分泌入胆汁只是部分结合化（如BSP），或者不需要结合而进入胆汁[如靛氰绿（ICG）、尿胆素]；②胆红素Ⅸα异构体被认为是非内部氢键连接的，它大部分以非结合形式排泄。这个假设也可以解释为何用光疗法可致使非结合胆红素Ⅸα的肝排泄增多，并引起血浆胆红素浓度降低。这就是光异构物体化结合后去掉胆红素Ⅸα的内部氢键，使之更适合通过有机阴离子载体系统的排泄。

对具有Dubin-Johnson综合征许多特征的变异Coriedale羊（一种动物模型）的研究，提示有机阴离子（包括胆红素和胆汁酸）是通过功能特异的途径被排出。这符合这样的观察，有机阴离子ICG和羧苯磺丙胺（probenecid）并不是同胆汁酸竞争结合于游离的肝表面膜的胆汁酸受体，这种受体在微胆管更丰富。尽管对BSP确有些竞争，在胆汁酸和有机阴离子的排泄之间存在着明显的功能差别。也已观察到胆汁酸灌注使胆红素、BSP、ICG和胆道造影剂碘番酸（iopanoic acid）的分泌率升高，但是增加微胆管胆汁流却不促进胆汁酸排出的化合物不能使大多数有机阴离子的分泌率升高。胆汁酸和有机阴离子分泌之间的关系可以帮助解释胆道造影剂排泄不足和胆囊造影不良，这是胆汁淤积的典型现象。胆汁酸分泌下降也可解释何以在造影检查前禁食的患者也出现显影不良。

3.3.2 胆汁的形成和分泌

胆汁主要由肝细胞及胆管共同形成。

（1）肝细胞胆汁　肝细胞胆汁中的溶质成分主要有胆盐、胆固醇、卵磷脂和其他有机物，而胆管胆汁则主要由水和NaCl、$NaHCO_3$等电解质构成。胆汁的形成和分泌是一个极其复杂的过程，涉及对物质的摄取、转化、合成、转运和分泌。在这个过程中，有许多酶和载体的参与，并受到药物的影响、神经和体液的调节。

在正常情况下，胆汁内的胆色素和胆盐浓度很高。还含有其他许多有机物和化合物。例如，马尿酸衍生物等；在服药者的胆汁内还含有某些药物，如磺胺药物、红霉素、青霉素、氨蓝染料等。肝细胞分泌有机物的情况和肾小管细胞的基本相似，只是肾小管不能分泌与白蛋白结合的胆红素或胆盐，而肝细胞则可分泌。白蛋白进入肝细胞前即被肝细胞膜酶作用所解离。每一种通透细胞膜的酶只能转运一种分子或离子，或与这种分子离子结构非常相似的物质。当浓度过高时，载体可能被饱和，其转运率可达到最大值。这时载体也可被类似物所占领，许多化合物从肝细胞进入毛细胆管时，就出现了竞争性排出的情况，即竞争性抑制作用（competitive inhibition）。当然，其机制并非相同。例如，胆盐、普鲁卡因胺

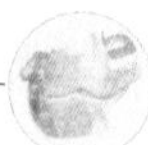

(procainamide)、强心苷(cardiac glycosides)(此物既不属于有机酸,也不属于有机碱化合物)都具有独特的排出机制。因此,肝细胞在排泄功能上,其机制并非划一,也有竞争性。

肝细胞的排出机制是主动的,更确切地讲是借化学能而排出。这种主动性转运还需经过肝细胞内浓缩、饱和和竞争性排出的程序来完成。如果胆汁内某一化合物的浓度始终稳定地高于血浆内浓度,即难以认为肝细胞存在主动性分泌;反之亦然。有学者曾用荧光素给小鼠进行静脉注射,荧光素在肝细胞内即显出浓影,但在周围毛细胆管的显影却很淡,但在4～5 min后,毛细胆管显影转浓而肝细胞显影变淡。可以断定,面对毛细胆管腔的肝细胞必有十分有效的分泌机制。另外有些化合物能以千百倍于血浆内的浓度进入毛细胆管。因此,可以说其分泌机制更为有效。反对主动性转运学说的学者提出,上述的高度转运可用电压梯度差转移电离子的情况来解释。例如,60 mV梯度差能使单价离子在正负极有10倍之差,而180 mV可达百倍之差。持反对意见者认为:毛细胆管膜的两侧电压差还不清楚,而且电压差不能解释中性物、阴离子和阳离子都能同时转运到胆汁内,有些还得用渗透压梯度来解释。

从肝细胞转运到毛细胆管的化合物,其最大排出量或饱和排出量并非相同,至少在检验过的化合物是如此。在犬的牛磺胆酸盐和甘氨胆酸盐的最大排出量为8.5 μg/(kg · min),而BSP为1.9 mg/(kg · min)。人体的BSP是5.7～14.1 mg/(kg · min)。小鼠的胆红素最大排出量为60 μg/(100 g · min)。进入体内的化合物如有毒性或溶解度较低,必然在一定的部位发生沉淀或有某种形式的功能障碍,在这种情况下所获得的最大排出量自不足信。与此相反,进入体内的化合物既无有毒,也无溶解受限,此时出现的饱和现象必然存在载体媒介或者有某种物质和被转运的物质相结合,从而得以迅速完成。研究细胞转运机制的学者称之为"载体媒介转运"(carrier-mediated membrane transport)。

进入肝细胞的物质,其中也有互相竞争排出的现象,其排出机制也非相同。例如,羧苯磺丙胺(probenecid)在肝脏和肾脏就有许多阴离子化合物竞争排出。已知的或曾经检查的有机阴离子都具有载体媒介始能转运或排出。胆盐的转运不妨碍BSP或ICG的饱和排出。这说明其机制不同。肾小管不能排出胆盐。Arias曾报道,在Coriedale变种羊的肝脏中,BSP、结合胆红素和胆红素等排出量都受到明显抑制,可是对牛磺胆酸盐的排出量则完全正常。另外,有机阳离子和有机阴离子的排出方式也不相同。

总之,在肝细胞将化合物转运到毛细胆管的过程中,其机制绝非单纯的渗透或扩散,而是借载体媒介的主动性排出或分泌。常见的4种化合物(有机阴离子、有机阳离子、胆盐和一些中性化合物)极可能各有独自的转运机制。

化合物随血液循环进入肝窦后,还须通过Disse间隙方能和肝细胞接触。胆红素要在肝细胞膜上或膜外将连接的白蛋白离解后,始得通过胞膜而进入细胞质。至于其他化合物如何被肝细胞所摄取,则视其具体情况而定。大多数在血液内运行的化合物与白蛋白相连接。及至进入肝细胞后还须经过化学变化。例如,胆红素在微粒体内,在尿嘧啶核苷二磷酸葡萄糖醛酸和尿嘧啶核苷二磷酸酰基转换酶的作用下,与葡萄糖醛酸结合而成所谓的"直接胆红素或结合胆红素",方能最后进入毛细胆管。因此,可以推测凡需结合的化合物应有类似的化学程序。此外,肝细胞的摄取机制也和排出机制一样,具有饱和和竞争情况。Hunton(1961)从检查BSP、胆红素和ICG的首次消失率而证明在其间有竞争现象。以后,在肝摄取BSP上Goresky也证明也有饱和现象,随后又被许多研究者所证实。在肝细胞摄取的排出上都涉及饱和的载体程序。但是摄取最大量(饱和)远大于其排出最大量,而这种摄取最大量只能在血浆浓度达到一时性高峰时才会呈现。如用BSP静脉滴入法来维持血浆内的浓度不高不低,其排出量可以维持在饱和而不变。此时肝细胞和血浆的浓度保持一定的比例。在临床上,先天性排泄障碍疾病如Dubin-Johnson综合征,在注射BSP,可看到肝细胞对BSP的摄入正常,但排出量(进入胆汁的)则显著减少,其45 min的潴留率虽正常或稍高,但90 min时的潴留率可明显升高。在Roter综合征,BSP 45 min的潴留率可达30%～40%,而90 min时则无第2个高峰。肝内结合化作用是胆红素和某些化合物被肝细胞排入胆汁的必要程序。任何病因使胆红素不能在肝内完成其结合化程序,则必将呈现非结合高胆红素血症。罕见的Crigler-Najjar综合征就是例证。其他化合物如ICG等则可不经过结合化程序而被排出。

肝细胞胆汁内的物质如何通过肝细胞膜而进入毛细胆管,以及胆小管对其的影响的研究,正在不断深入中。胆汁必须克服 2.45～2.64 kPa(250～269 mm－H_2O)的阻力方能进入毛细胆管。

(2) 胆管胆汁　在临床上可见因胆总管造瘘致胆汁不能进入十二指肠而使胆盐大量丢失,并使胆汁量显著减少。若及时补充胆盐及电解质,可使胆汁量明显增加。胆小管对于钠、钾、碳酸盐和氯化物有很高的渗透性。在将犬胆囊摘除后第 2 天即能发现胆汁变稠。注射促胰液素后发生利胆作用,其中水、碳酸盐和氯化物都明显增多。这种现象说明,胆小管和各级胆管除了汇集、运输和改造毛细胆管胆汁外,还可生成胆管胆汁。其生成量约占总胆汁量的 1/4。

按照近年来对于缩胆囊素和促胰液素的化学提纯和其生理实验,认为缩胆囊素没有利胆作用。只是促胰液素具有使重碳酸根、氯化物和水分从血管弥散至胆小管的利胆作用。组胺有中等度的利胆作用,但氯化物量比碳酸盐为多。当然,在进行这个实验前需将胃大部切除,否则无法排除组胺促使胃酸分泌、胰液分泌的一系列作用。促胃液素和组胺的利胆作用相同。

其他的利胆药物还有很多,其主要机制仍不外乎溶质转运、胆汁渗透压升高、胆汁微粒变小等。

3.3.3　转运体在胆汁形成与分泌中的作用

胆汁的形成、分泌和排泄机制相当复杂。胆汁的分泌并不是流体静压的作用,而是一个需要耗能的主动排泌过程。肝细胞和毛细胆管细胞都具有摄取和分泌胆汁的功能,它的行使功能要依赖细胞膜上的各种蛋白分子。胆汁分泌形成的胆汁流可分为肝细胞水平和小胆管水平胆汁流两部分,它们各自通过相应的转运体,完成胆汁的分泌和形成胆汁流(表 3－5)。

表 3－5　肝细胞和胆管细胞膜上的主要转运多肽/蛋白

转运多肽/蛋白的名称	缩写
肝细胞基侧膜域和血窦域	
钠离子-牛磺胆酸共转运多肽	NTCP
有机阴离子转运多肽	OATP
多耐药相关蛋白－3/1	MRP3/1
多耐药相关蛋白－4	MRP4
水通道蛋白 9	AQP9
肝细胞毛细胆管膜域/顶端膜域	
人多耐药 P 糖蛋白基因产物－1	MDR1 P－gp
人多耐药 P 糖蛋白基因产物－3	MDR3 P－gp
多耐药相关蛋白－2	MRP2
胆盐输出泵	BSEP
ATP 结合 C5/C8 转运蛋白	ABC C5/C8
氯离子-碳酸氢盐阴离子交换器异构体－2	AE2
水通道蛋白 8	AQP8
胆管细胞(直径>30 μm)	
顶端钠离子依赖胆盐转运蛋白	ASBT/1SBT
囊性纤维化跨膜调节蛋白	CFTR
氯离子-碳酸氢盐阴离子交换器异构体－2	AE2
多耐药相关蛋白－3	MRP3
碳酸酐酶/碳酸脱水酶	CAⅡ
钠离子-氢离子交换子 1/3	NHE1/NHE3
水通道蛋白 1	AQP1
水通道蛋白 4	AQP4

(1) 肝细胞水平分泌机制

1) 钠依赖-牛磺胆酸共转运多肽:钠依赖-牛磺胆酸共转运多肽(Na^+-taurocholate co-transporting polypeptide, NTCP)是肝细胞基底膜的主要摄取转运体。基因定位于染色体 14q24,其编码蛋白含 349 个氨基酸。能将 80%的牛磺胆酸和 40%的胆酸从门静脉血中主动摄入肝细胞内。NTCP 的表达受胆汁酸、细胞因子和激素的调控。重吸收的胆汁酸经门静脉入肝,被肝细胞摄取。首先在肝细胞基底膜 NTCP 及有机阴离子转运多肽(OATP)的介导下,从窦周隙血液中摄取胆盐、胆固醇等,接着在肝细胞内对摄取的成分进行代谢交换,并将形成的胆汁酸转运至肝。胆汁酸在毛细胆管膜处,经胆盐输出泵(BESP)、磷脂输出泵(MDR－3)等的介导,将胆汁酸分泌至毛细胆管中,逐渐形成胆汁流,进入肠道。

2) 有机阴离子转运多肽(OATP):血液中胆汁酸大部分是结合胆汁酸。其转运是在肝细胞基底外侧膜并通过 NTCP 介导下与钠共转运。OATP 在肝细胞基底膜上有胆酸的摄入受体,介导肝窦内的胆酸到肝细胞的转运过程。可摄取胆盐和多种有机阴离子和阳离子,OATP－C 可转运牛磺胆酸、单葡萄糖醛酸化胆红素、结合型类固醇等。还可从血窦中摄取、转运未结合的胆红素。

NTCP 和 OATP 是基底膜上主要的胆酸摄入转运体,NATP 介导 Na^+ 依赖的胆酸摄取,而 OATP 介导非 Na^+ 依赖的胆酸摄取。当肝细胞内浓度较高时,OATP 还可介导其反向转运,将肝细胞内的底物(包括胆汁酸在内的多种阴离子)转运到肝窦,避免

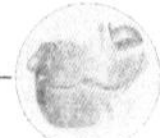

其浓度过高对肝细胞造成损伤。最近有学者认为，人肝细胞膜的 Na^+ 非依赖性载体为人肝特异性载体-1(human－1 liver specific transpoter－1，HLST－1)，而非 OATP。血清胆汁酸的清除是通过 ABC(ATP-binding cassette)转运体激活肝细胞、胆管细胞膜而实现的。胆盐的转运是通过胆盐输出泵(BSEP/ABCB11)实现的，而胆红素及其他有机阴离子是通过多耐药相关蛋白(MRP2)实现转运的。

3）胆盐输出泵：胆盐输出泵(bile salt export pump，BSEP)是将肝细胞内的胆盐转运到毛细胆管，刺激胆盐依赖性胆汁流的形成。胆盐形成的渗透压力驱动胆汁流的产生，此即为胆盐依赖性胆汁流，是控制肠肝循环速度的重要部分。而肝细胞分泌谷胱甘肽(GSH)、碳酸氢盐则形成了胆盐非依赖性胆汁流。胆汁淤积时，有些转运体的表达上调，胆盐可反向输出。这种现象可减轻肝内胆汁酸的负荷，是机体重要的防御机制。由于肝细胞内与毛细胆管内的胆汁酸存在着巨大的浓度差。因此，胆汁酸的排泄是耗能的主动转运，由胞膜上的特异性载体完成。其中与牛磺酸结合的胆汁酸由 MRP2 载体介导，而甘氨酸结合的胆汁酸则由胆汁酸输出泵(bile acid export pump，BAEP)或称 P 糖原蛋白相似物(sister of P-glycoprotein，SPGP)载体介导。

4）多耐药糖蛋白：多耐药糖蛋白(multidrug-resistant glycoprotein)包括 MDR1、MDR2、MDR3、磷脂翻转酶等。MDR1 P－gp 可排泌多种有机阳离子异源物和细胞毒素进入胆小管；MDR3 P－gp 可跨肝细胞膜的双分子层转运磷脂酰胆碱进入胆小管，也称磷脂转运蛋白或磷脂输出泵。

多药耐药(multidrug-resistant，MDR)是肿瘤细胞最重要的耐药形式之一，它是一种抗肿瘤药物出现耐药的同时，对其他许多结构不同、作用机制不同的抗肿瘤药物也产生耐药性。MDR 的作用机制多样，常同时存在并相互影响。近年来，先后发现与 MDR 相关的跨膜转运蛋白，如 P－糖蛋白(P－glycoprotein，P－gp)、多药耐药相关蛋白(MRP)、肺耐药相关蛋白(LRP)、乳腺癌耐药蛋白(BCRP)等，它们均有药物排出泵的功能。P－gp 主要位于细胞膜，小部分位于内质网和高尔基体。主要分布在只有排泄和分泌作用的内皮细胞表面，表明与细胞分泌激素类物质及防止毒素入侵有关。在正常组织和肿瘤组织中都有不同程度的表达。在肾上腺、肝脏、空肠、回肠的正常组织中有高表达；在中枢神经系统和怀孕的子宫中有适度表达；在其他正常的组织器官中则为低表达。

5）多耐药相关蛋白 2(multidrug-resistant-associated protein 2，MRP2)：MRP2 存在于肝细胞毛细胆管膜，介导 ATP 依赖的多特异性有机阴离子，能维持胆红素双葡萄糖醛酸酯、硫酸盐、谷胱甘肽结合物转运入胆汁，通过谷胱甘肽转运形成非胆盐依赖的胆汁流，而 MRP2 是胆盐依赖胆汁流形成的主要因素。

6）Ⅰ型家族性肝内胆汁淤积相关蛋白：Ⅰ型家族性肝内胆汁淤积相关蛋白－1(familial intrahepatic cholestasis 1，FIC 1)是由于 ATP8B1 基因突变影响了 FIC1 蛋白所致。该病最早由 Clayto(1963)在 Amish 宗族中报道。FIC1 蛋白位于肝细胞毛细胆管膜，但在肝内却主要由胆管细胞表达。FIC1 蛋白是氨基磷脂(磷脂酰丝氨酸和磷脂酰胆胺)易位子，负责调节氨基酸磷脂转入细胞内，维持毛细胆管双分子层内膜高浓度的氨基磷脂。毛细胆管腔内，膜双分子层脂质不对称性分布对拮抗高浓度胆盐起保护作用。FIC1 蛋白功能异常可干扰胆管胆汁酸的分泌，使胆管胆汁浓度降低。在临床表现为新生儿期或 1 岁内出现肝内胆汁淤积。有的可在儿童期或青春期因肝功能衰竭致死。

7）氯离子-碳酸氢盐交换体－2：氯离子-碳酸氢盐交换体－2(anion exchange protein 2，AE 2)，位于细胞膜表面，能调节细胞内 pH 及胆汁中碳酸氢盐的排出，可促进碳酸盐离子分泌入胆汁以交换氯离子，并与非胆盐依赖胆汁流的形成有关。

（2）小胆管水平分泌机制

1）依赖胆盐转运体：依赖胆盐转运体(apical sodium-dependent bile acid transporter，ASBT)是胆汁酸肠肝循环重吸收中的主要转运体。胆汁酸、细胞因子、激素和类固醇等对 ASBT 基因的转录具有调控作用，但胆汁酸对 ASBT 表达的调控作用尚存在争议。

在肝细胞内，游离胆汁酸部分被重新合成为结合胆汁酸，与新合成的结合胆汁酸一同随胆汁排入小肠。排入肠道的游离胆汁酸，除石胆酸外，在小肠和结直肠通过扩散作用被动重吸收。结合胆汁酸在回肠通过小肠刷状缘顶端的 ASBT 主动重吸收入小肠黏膜细胞，并与回肠胆汁酸结合蛋白(IBABP)结合，由基底膜终末腔面的有机溶质转运体 OSTα/OSTβ(OSTα/β)重吸收入门静脉，转运到肝窦周隙，再由 NTCP 吸收入肝细胞，进行肠肝循环。

2）囊性纤维化跨膜调节蛋白：胆汁流入胆管后，

胆管上皮细胞可经 ASBT 和 MRP3 对其重吸收，而其上的 AE2 和囊性纤维化跨膜调节蛋白（cAMP-responsive Cl^- channel，CFTR）介导 HCO_3^- 分泌，完成对原始胆汁的稀释和碱化过程。胆汁排入肠道后主要由回肠上皮的 ASBT 重吸收，再经由基底膜上的 OSTα/OSTβ 二聚体进入门静脉系统回流入肝脏。CFTR 虽可促进 Cl^- 进入胆汁以交换碳酸盐，但其在突变时可造成胆汁淤积。进行性家族性肝内胆汁淤积症 1 型（PFIC-1）患者胆汁受损还与胆管细胞囊性纤维化跨膜转导调节子（CFTR）表达有关，这也是患者出现类囊性纤维化样肝外表现的原因。

3）多耐药相关蛋白 3：Scheffer（2002）研究发现，多耐药相关蛋白 3（multidrug-resistant associatid protein 3，MRP3）存在于肾上腺、肾脏、结肠、胰腺和肝脏。在肝脏，存在于肝细胞基侧膜。是多特异性有机溶质转运体，在正常肝脏中的微弱表达，但在胆汁淤积时则有明显的表达。能从肝细胞中排出，并与胆盐结合。在胆管上皮基侧膜上表达。在梗阻性黄疸时，可将淤积胆汁中的胆盐转运出细胞，而转运入胆管周围的血管丛中，再回到门静脉的血液循环中。是把胆盐从胆汁中回吸收入门静脉循环的主要转运体。

4）水通道蛋白 1：1991 年，Agre 发现肾脏水代谢依赖于一种细胞膜蛋白，并命名为水通蛋白（aquaporin，AQP）。水通道蛋白 1（aquaporin 1，AQP 1）定位于肾近曲小管上皮细胞，其功能专一。它不仅是肾近曲小管上皮结构蛋白，同时还是肾脏近曲小管自由水代谢调节的主要蛋白质，是肾脏重吸收水、浓缩尿液，从而维持机体水平衡的主要分子基础。在肾脏功能损伤的早期多伴有不同程度的 AQP 表达的变化。

在静息时与 CFTR 和 AE2 共存于细胞内的囊泡中，受刺激后促使囊泡向胞外移行并插入到顶端膜域形成转运复合体，分泌 Cl^-、HCO_3^- 和水；还高表达于肝内胆管周围血管丛，促进血浆至胆汁的水转运。在胆道梗阻胆汁淤积时，近曲小管 AQP 1 表达出现明显异常。当梗阻解除，胆汁淤积缓解时则可使 AQP 1 表达上调。需要重视的是肾曲小管结构的破坏早于肾功能的变化。

5）水通道蛋白 3：水通道蛋白 3（aquaporin 3，AQP 3）主要分布于集合管上皮主细胞基侧膜，除对水有通透性外，还可转运非离子的小分子物质（如尿素和甘油等），而尿素在尿的浓缩机制中有着重要意义。尿素在 AQP 3 参与下，逆渗透压梯度差被重吸收，小管液中尿素的量增加，是成逆流倍增现象的基础，故 AQP 3 在尿液的浓缩中起重要作用。Combet（2003）敲除大鼠肾脏中的 AQP 3，其饮水量和尿量增加 12 倍以上，表现为严重的尿崩症。大鼠表现为多饮多尿，钠排出增多，尿渗透压降低。另一方面，AQP 3 可使 Na^+，K^+-ATP 酶的活性增强，对原尿中的水及离子重吸收。梗阻性黄疸时，肾脏 AQP 3 表达明显下调，且这种下调随着梗阻时间的延长而进行性加重。

6）碳酸酐酶/碳酸脱水酶（CAⅡ）：碳酸酐酶/碳酸脱水酶（CAⅡ）可分泌碳酸氢盐离子入胆汁。

7）钠离子-氢离子交换子 1/3：Na^+-H^+ 交换子 1/3（NHE1/NHE3）的 NHE1 位于基底膜，NHE3 位于微绒毛和基底膜。主要功能是排泌 H^+。

3.3.4 胆汁分泌的生理学

成人的胆汁分泌每天约 600 ml，其中的水分占 82%，胆汁酸占 12%，磷脂占 4%和胆固醇占 0.1%。此外，还含有 0.1%的结合胆红素和微量金属物。

胆汁酸是极性物质，由胆固醇衍化而成。肝脏每天合成 200～600 mg 胆汁酸，但是在肠肝循环内流动的胆汁酸则达 2～3 g。胆汁酸一经进入胆汁，即与磷脂和胆固醇形成混合微粒。正是这种微粒使不溶于水的胆固醇被带极性的胆汁酸和磷脂所包绕而得以溶于水中。胆汁酸的分泌速度与微胆管内胆汁流密切相关，而胆汁流又被其他因素制约。

胆汁的形成机制可能有 4 种：①微胆管胆汁酸依赖性分泌（bile acid dependent bile secretion，BADBS）；②微胆管胆汁酸非依赖性分泌（bile acid independent bile secretion，BAIDBS）；③细胞旁途径（paracellular pathway）；④胆小管和胆管的吸收和分泌。前 3 种发生在微胆管，每天约产生 450 ml，而第 4 种分泌是单纯的胆小管和胆管，胆汁从微胆管流入小胆管。小胆管电解质分泌受促胰液素的刺激。在小胆管与分泌 NaCl 和 $NaHCO_3$ 的同时，发生水的重吸收，每天产生 150 ml。1982 年，Blitzer 和 Boyer 认为 BADBS 和 BAIDBS 的机制是：胆汁酸阴离子和 Na^+ 配对，并与肝细胞窦周隙的胞膜微绒毛上的载体相连。Na^+ 依靠优势的电压梯度差（−40 mV）而进入肝细胞。由于胆汁酸和 Na^+ 配对，克服了本身的不利电压梯度差而顺势进入肝细胞。此外，位于肝细胞底侧缘的 Na^+，K^+-ATP 酶亦使 Na^+-胆汁酸配对载体的有效作用得以保持。其他阴离子，如 Cl^- 和 HCO_3^- 同样凭借 Na^+-阴离子载体的形成

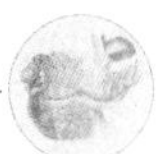

而入肝细胞。

胆汁酸可能还同其他阴离子一起进入肝细胞并运至微胆管膜。关于胆汁酸在细胞内转运机制的确切形式仍在研究之中。有两个推测机制，与溶解性胞质蛋白[可能是连接蛋白(ligandin)]或者是胞质内囊泡有关。胆汁酸和其他阴离子如何穿过微胆管膜的可能机制为：①细胞的胞吐作用，或者阴离子进入囊泡后再传入微胆管腔；②电压差的存在(负电压约－32 mV)，为胆汁酸进入微胆管提供了有效电化学能量；③载体媒介的转运。

在微胆管腔内的胆汁酸聚集为微粒，因此，促使更多胆汁酸转而进入胆管系统。微胆管聚集胆汁酸造成的渗透压差有利于促使水分和溶质进入微胆管内(BADBS)。进入微胆管的其他阴离子也能促进水分和溶质进入微胆管。研究显示，水分和溶质可穿过渗透性细胞连接点。这个过程即所谓的胆汁形成细胞旁途径。Blitzer 和 Boyer 模式提示胆汁分泌单位是由连接肝细胞所形成的机制，从而在血浆和胆汁之间能发生渗透性平衡。它还提示，在几个可能的位点，一经受损害或干扰即能造成胆汁流停顿，产生胆汁淤积。

3.4 胆管、胆囊对微胆管胆汁的改变

3.4.1 胆管对微胆管胆汁的改变

在胆汁由微胆管排出后又被小胆管的分泌和重吸收所改变。由于微胆管胆汁的成分不清楚，被胆管产生的改变只能间接估计。此外，胆小管活性在各种动物体内也不相同。虽然存在这些复杂情况，但关于电解质和水被胆管转运仍可有一般的公论。

对分泌素(secretin)的反应各种动物并不相同，但其一般作用是增多总胆汁流而不是增多微胆管胆汁流。赤藓醇和甘露醇的廓清率降低，则胆汁酸、胆固醇、磷脂和胆红素的胆汁内浓度增高。对活体猪的间接测量表明小胆管对分泌素的反应与胰腺一样，其中碳酸盐的浓度较高。这些现象证实胆管能积极地分泌含丰富碳酸盐。这种分泌不仅被分泌素刺激，还被缩胆囊素(CCK)、促胃液素、浅蓝菌素和蟾铃肽所刺激。

小胆管上皮不仅有分泌功能，还能吸收水和电解质。吸收功能用抑制小胆管分泌最能显示。例如，对犬用胆碱能阻滞方法，对猴用切除胃窦和小肠方法试验时。胆汁和血浆的赤藓醇浓度比例可接近2∶1。由于赤藓醇是在微胆管平面借被动性弥散和对流进入胆汁，这些检查显示出小胆管对液体的吸收，胆汁对血浆的赤藓醇比例比人们在大鼠和兔所看到的稍大。静脉注射生长抑素可使睡眠犬的总胆汁流和胆汁中碳酸盐排出量减少。生长抑素也抑制由静脉注射分泌素或十二指肠酸化产生胆汁分泌。现在尚难以估计重吸收在生理状态下的功能意义。在胆囊切除后，胆管可能增强了吸收功能。

过去将注意力集中于胆管的吸收和分泌水及电解质的方面，也有报道进入微胆管的葡萄糖也被小胆管内皮细胞吸收。因此，胆管细胞可参与身体对于某些有机和无机溶质的转运和代谢。

3.4.2 胆囊对微胆管胆汁的改变

胆囊容量只有 60 ml 左右，食物对胆囊的收缩的促进作用与胆汁的分泌有较大的影响。但其功能意义到底有多大仍有争论。因为，不少哺乳动物并没有胆囊，如大鼠、马、鹿、骆驼、象、鲸鱼和犀牛等。胆囊吸收液体非常迅速，在 3～4 h 内即能吸收肝胆汁中 90%的水分。此时胆囊胆汁有很高浓度的胆汁酸和 Na^+(两者都>200 mmol/L)，K^+为 10 mmol/L，Ca^{2+}为 12.5 mmol/L。但是，所含的氯化物和碳酸盐都较低。因此，在理论上胆囊胆汁含人体的大部分胆汁酸。

胆汁进入胆囊后，由于水分和电解质被吸收而使胆汁浓缩。此吸收过程与 Na^+/H^+ 交换有关。同时将碳酸氢盐转化为 CO_2 而使胆汁酸化。Na^+由胆囊上皮细胞的基底膜泵入胆囊，水分和 Cl^- 则通过细胞旁间隙逸出胆囊腔，同时 Ca^{2+} 也被吸收。胆汁在胆囊内可被浓缩约 20 倍。除结合型胆汁酸阴离子外，大多数阴离子被吸收。多价阳离子被留于胆囊内，因为胆汁酸的单体和微粒难以通过。

胆囊转运的最好特征是由黏膜细胞的 Na^+-Cl^- 配对转运。这个现象提示这样的一种机制，即用硫酸盐代替氯化物或用胆碱代替 Na^+ 可降低 Na^+ 和氯化物同等克相对分子质量的转运并降低水的吸收。随后用单向离子流的研究进一步证实存在 Na^+ 和 Cl^- 一对一配对运动进入黏膜细胞。Na^+ 配对 Cl^- 转运的存在更为这种现象所支持，细胞内 Cl^- 活性(用 Cl^- 敏感的电极测量)大于所预期的被动性分布 2～3 倍，并下降到预期的去掉钠的被动性分布。总之，这些情况表明 Na^+ 进入黏膜细胞的运动降低它的电位差，伴随着 Cl^- 运动，从而使 Cl^- 进入细胞，其电位差则被 Na^+，K^+-ATP 酶所维持。Cl^- 跨越

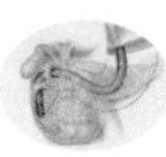

底侧膜的机制尚不确定，但推测是反映胆囊腔和底侧膜之间渗透或转运系统的差别。

在胆囊吸收活跃期的形态研究中已显示细胞间隙扩大，这提示至少有水流通过细胞间紧密连接。这个水流通道之处的紧密连接相对疏松且能被镧离子(lanthanum, La)渗透所证明。

关于有机化合物方面，脂的溶解是穿越胆囊壁的主要决定者。许多化合物的结合，如胆红素、胆汁酸、类固醇激素和胆道造影剂，可能改变它们的水溶解度和离解度，从而抑制胆囊的吸收。例如，非结合胆红素很快被吸收而结合胆红素不被吸收。结合胆汁酸，由于它们的离解度低，在生理 pH 下，被胆囊吸收的速度较慢。与此相反，非结合胆汁酸则有较高的离解度，能较快被吸收，使其他溶质的吸收也增加。因此，由于细菌性非结合作用或由炎症引起的非特异性黏膜改变会损害胆囊胆汁溶解胆固醇的能力，从而促成胆固醇结石；促进胆道系统造影剂的吸收，也可解释慢性胆囊炎患者施行胆囊造影术时何以胆囊不能显影。

3.5 胆汁流的调节

3.5.1 肠肝循环的调节

在人体，胆汁酸依赖性微胆管胆汁的形成主要被胆汁酸的肠肝循环(entero-hepatic circulation)调节。在禁食期间，胆汁酸大部分在胆囊内潴留，胆汁酸依赖流很少。若有逐渐增多则说明胆囊开始有周期性地收缩，能排出 20%～40%的胆汁。在进食时胆囊被释出的缩胆囊素、胃动素和可能的胆碱能机制所刺激而收缩。这样进入肠腔的胆汁流可在饮食期进行 2～3 次的肠肝循环，从而刺激了胆汁酸依赖流。正如人们已知的那样，饮食刺激的内分泌素被释出，如分泌素和缩胆囊素，可能因促成小胆管分泌而增加总胆汁流的所有成分，即胆汁酸依赖流和独立微胆管胆汁流和小胆管分泌，这在进餐后是最明显的。总之，胆汁酸进入十二指肠出现一系列复杂的相互作用，包括胆汁酸依赖流和胆汁酸独立流的形成。在胆囊内的浓缩和改变及小胆管的分泌，这些过程被进食的性质和食物消化的变化所影响。

胆汁中的胆盐和胆汁酸，在肠肝循环中的变化还涉及胆汁酸、尿胆素原和外源性物质 3 个问题。

(1) 胆汁酸　胆汁酸和胆盐是胆汁中最主要的有机成分。胆汁酸是胆固醇的水溶性衍生物，而胆盐则是胆汁酸和甘氨酸或牛磺酸结合形成的钠盐或钾盐，是胆汁参与消化和吸收的主要成分。

初级胆汁酸(primary bile acid)或称原发性胆汁酸，是由肝内胆固醇衍化而成。人体中两个原发初级胆汁酸，即胆酸(cholic acid, CA)和鹅去氧胆酸(chenodeoxycholic acid)。次级胆汁酸(secondary bile acid)是由初级胆汁酸进入肠道后经肠内细菌酶作用转变而成的。其中两个主要的继发胆汁酸为脱氧胆酸(deoxycholic acid, DCA)和石胆酸(lithocholic acid, LCA)，分别由胆酸和鹅去氧胆酸转变而成。回肠瘘患者因其肠液外流，鹅去氧胆酸比正常人少。因此，在结肠腔内形成的继发胆汁酸也少。胆汁酸进入小肠后，90%～95%被小肠吸收，并经门静脉回流入肝，转化后又再排入胆汁，重新进入肠肝循环。有学者把这种胆汁酸称为三级胆汁酸(tertiary bile acid)。当然，继发胆汁酸也可发生在小肠内，如同在大肠一样。两类胆汁酸都能在正常胆汁中找到，但原发胆汁酸常占总胆汁酸池的 90%，而继发胆汁酸仅占 10%，石胆酸在正常胆汁中只有微量。石胆酸可使试验动物发生胆汁淤积。有关结合胆汁酸和非结合胆汁酸的差别也是一个概念性问题。人的胆汁酸在肝内与牛磺酸和甘氨酸是通过酰胺结合的。这种结合将胆汁酸的解离度显著降低，使甘氨酸结合从 6 降到 4，使牛磺酸结合从 6 降到 2。这个解离度的降低，保证大部分结合胆汁酸在正常肠腔 pH 范围内呈现离子化，这种离子形式比质子形式更能溶于脂质。因此，非离子化的弥散也要少，从而较少穿过肠壁。实际上，所有由肝分泌的原发和继发胆汁酸都是结合的。甘氨酸对牛磺酸结合物比例的正常范围是 3∶1 或 4∶1。如果以牛磺酸喂饲，其比例还要低一些。迄今尚未见报道有何种疾病可使肝分泌非结合胆汁酸。不少肠内细菌，包括大肠埃希菌、类杆菌属(*Bacteroides*)和梭形菌都能够水解此酰胺连接，即成为非结合胆汁酸。非结合胆汁酸进入肝后即被重新结合而后再排出。

食物进入十二指肠后即有激素释出，刺激胆囊将胆汁排入肠内，并参与空肠近端 100 cm 内的脂质吸收。在远段回肠 100～150 cm，胆汁酸通过活跃的 Na^+ 依赖转运过程被重吸收。这个过程和肝内 Na^+ 配对胆汁酸转运相似，并且在实际上，对肝的作用物选择上类似肝转运过程。总肠肝循环的 70%～80%是通过这个途径发生的。其余的肠肝循环是通过吸收机制，主要适用于非结合胆汁酸。由于非结合胆汁酸有较高的解离度，且大部分在肠腔的 pH 下不呈

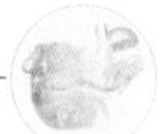

现离子化，所以可能通过非离子弥散。非离子弥散不需要特殊转运系统，在大、小肠均被吸收。人们可预计绝大部分弥散在大肠发生，在大肠内避开回肠转运机制的胆汁酸被大肠的细菌所分解。然而，牛磺酸和甘氨酸结合的水解速度要超过大肠本身的作用。这提示非结合胆汁酸的有限吸收，和可能的甘氨酸结合化的胆汁酸，都是可在小肠通过非离子弥散。

肝每天合成原发胆汁酸 300～600 mg，总胆汁酸池约为 3～4 g。胆汁酸的半衰期为 2～3 d。胆汁酸池每天进行 4～8 次肠肝循环，这依赖于饮食习惯，但从粪便排出的量相当于肝内合成量。肝摄取胆汁酸系统十分活跃，但正常人的内生性胆汁酸仍不足。因此，测定周围血清胆汁酸可提供肠肝循环的情况。胆汁酸的肠肝循环有足够的功效使肝能释出 10～15 次胆汁酸到肠腔。

胆汁酸肠肝循环的异常，影响着肠道的消化和吸收。例如，回肠切除、回肠肉芽肿、淀粉样浸润或放射性损害等都可导致胆汁酸的吸收不良。虽然这些患者可有部分代偿性胆汁酸合成增多和非结合胆汁酸的大肠内非离子吸收，但他们仍有一些胆汁酸缺乏的典型症状。例如，食物中脂肪吸收不良和脂溶性维生素在体内减少，胆石症的发生率增高。回肠切除或回肠疾病可使过多的胆汁酸进入肠道，而由此抑制肠道吸收水分，引起水泻综合征。

对胆盐正常代谢的了解也有助于解释常遇到的小肠活动异常，小肠部分梗阻或解剖的“盲襻”。小肠病段的细菌滋生可促进胆汁酸非结合化，从而容易通过非离子弥散而使肠腔内的胆汁酸浓度下降，进而使微粒形成减少。这是脂肪吸收不良的主要原因之一，当然非结合胆汁酸和细菌滋生使肠黏膜受损也是脂肪吸收不良的原因之一。

(2) 尿胆素原　结合胆红素不被小肠吸收，大部分以原形进入小肠远端和大肠。因此，在肠肝循环中只有极少结合胆红素。在小肠远端和大肠内的结合胆红素被肠内细菌的β-葡萄糖醛酸酶水解为非结合胆红素，然后此非结合胆红素又还原为一系列复杂的四吡咯(tetrapyrrole)，统称为尿胆素原。这些无色的尿胆素原氧化后呈橘色，被称为尿胆素。它们的小部分在小肠末段和大肠被吸收，经门静脉而到达肝脏，此即胆色素的肠肝循环(bilinogen enterohepatic circulation)。重新吸收入肝脏的尿胆素原基本上以原形或转变为胆红素而再度排入胆道和肠道，小部分由尿排出。故测定尿或粪内尿胆素原对于诊断肝胆疾病极少有帮助。例如，尿内尿胆素原增多可以在肝病患者中发生，也可以在过多胆汁色素产生的患者中发生。同样的，粪的尿胆素原排泄对胆红素的测定也是不可靠的。例如，潜血时和完全性胆道梗阻时，尿和粪的尿胆素原都不出现。但是这个检查与灰白色粪便检查的意义同样不大。

关于粪便的颜色，过去认为是尿胆素原和尿胆素使粪便呈棕黄色的。然而事实并非如此，因为这两种物质不是无色而是橘色。有证据认为粪便的颜色大部由食入的叶绿素衍化而成。因此，胆道完全性梗阻时的粪便呈陶土色，不是由于缺乏胆红素降解产物，而是由于食物色素的肠肝循环中断所致。所以，胆汁色素的名词定义应该扩大，即应把胆汁内胆红素和非胆红素的色素都包括进去。

(3) 外源性物质　除内源性物质如胆汁酸和尿胆素原外，还有许多具有临床意义的外源性物质分泌入胆汁并且经过肠肝循环。洋地黄毒苷(digitoxin)是经过肠肝循环的一种药物。周而复始的肠肝循环使洋地黄毒苷的生物半衰期达到 11 d 之久。过去曾有学者试图用阴离子交换树脂考来烯胺(cholestyramine)来中断肠肝循环，而使洋地黄毒苷的半衰期显著缩短，从而解除洋地黄毒苷的中毒症状。曾有报道，有一组工人几个月在暴露于高浓度有机氯化杀虫剂十氯酮(chlordecone)的地方工作，产生了一系列的症状，包括震颤、言语结巴、精神紊乱、肝大、精子减少等。通过检查患者和动物实验查明这种药物可排入胆汁，但粪便内的含量不及胆汁的 10%。因而该药在肠肝循环中可长期不见减少，并可存在长达 5 个多月。给予口服考来烯胺可使十氯酮的半衰期缩短 50%。因此可利用肠肝循环的生理和病理的改变来治疗疾病。

3.5.2 胆道的三相流现象

胆管各部，由于接受的胆汁量不同，其胆汁流量也不同。各部胆管均可认为是“Y”形管相汇合，但汇合的角度、管径、流量不同，故其流速和压力也不同。例如，右半肝体积较左半肝大，若各部分肝细胞分泌量相同，则右半肝胆汁流量必大于左半肝。因此，在肝门汇合的左肝管口和右肝管口的流速和压力也会不同。

胆汁流量 24 h 为 600～800 ml，若以 600 ml 计算，则流经肝总管的速度每分钟仅为 0.42 ml，属于慢流。这与血管中之血流不同，可能是层流形式。

胆囊收缩时，胆总管中的胆汁以高速、高压射出乳头，动能很高。胆囊弛缓时，胆总管中的胆汁很少，流速极慢，压力低微，这时 Oddi 括约肌便关闭。胆总管中的胆汁几乎是静止而无功能的，其静压力对胆总管有扩张作用。对于正常人来说，胆总管内的胆汁通过射流而排入肠管。对于胆囊已被切除、胆囊因有病变而失去功能或有胆囊管梗阻的患者，胆总管中的胆汁几乎是等速、连续地通过 Oddi 括约肌而缓慢排入十二指肠。这时的胆汁流可能与肝内胆管中的胆汁流一样，也属于层流形式。正常情况下，胆汁在胆道内处于完整的统一体而协调地运行流动，胆道内完全是液态的胆汁，故胆汁流为单相流。有胆囊结石时，胆囊内有液态的胆汁和固态的胆结石。胆囊结石排入胆总管或原发的肝内胆管结石，则胆总管或肝管内有液态的胆汁和固态的胆结石，这时的胆汁流为双相流。若患者做过胆肠内引流手术，且胆道内尚残留有结石和存在反流现象，这时的胆汁流中就含有结石、胆汁和肠液，称为三相流（图 3-4），实际上三相流中除了有结石、胆汁和肠液以外，有时还可有肠道气体和食物残渣等物。

气相	肠道气体		
固相	胆结石 食物渣	胆结石	
液相	胆汁 肠液	胆汁	胆汁
流变	胆肠内引流	胆石病	正常
	三相	双相	单相

图 3-4　三相流的组成

冉瑞图(1986)认为胆肠内引流术后，肠内容物及气体不同程度地进入胆道，形成液相、固相和气相的三相流，情况特别复杂。并提出了下列见解。

1）在胆道内部分气体呈泡沫状，有时胆道造影可被误认为结石影。大部分气体上升居于肝内上部胆管内，造影时可因体位移动而表现不同，并可致某些肝管不显影。

2）气体积于胆道，先占据肝内上部胆管。随着进入气体的增加（吸收极缓慢），逐步向下置换胆汁。除某些部位的胆管，如左、右肝下段，因体位关系不易进入之外，其余部位肝胆管皆可为气体占据而使其无胆汁。

3）气体占据吻合口时，同样可使胆肠内引流的大吻合口无胆汁流动，造成结石堆积梗阻。因此，只要吻合口够大就不会梗阻的观点是不可信的。

4）胃肠道中气体与肠液的关系也应从流变学中寻求解释。由于胃内容物中液、固、气三相未能混匀，伴行入肠时到十二指肠中积气甚多，故胆总管与十二指肠吻合后反流入胆道的气体也较多。在空肠内因消化作用而致食物糜团颗粒变小，蠕动搅拌使液、固、气混合均匀，故空肠内容物可被看作为软的固形团块被蠕动推下。

5）胆管内积气时，胆汁在胆管壁面上形成一个薄层，以层流的形式流动。

3.6　胆汁淤积

3.6.1　胆汁淤积的概念

病理学家认为胆汁淤积(cholestasis)是因微胆管和小胆管胆汁栓塞所造成，而临床学家则认为是胆汁分泌障碍或缺欠所致。他们的定义都有不足之处，胆汁流缓慢或停止或许更确切。最好的检查证据是血浆中含有由胆汁排泄的物质。结合胆红素血症引起的黄疸被作为是胆汁淤积的标志，但是在前面已论及的遗传性胆红素代谢症却没有真正的胆汁淤积。血清胆汁酸在胆汁淤积时也升高，高胆固醇血症时常与长期的胆汁淤积相关联。正常血中胆红素一般 $<17.1\ \mu mol/L$，若 $>34.2\ \mu mol/L$，则可出现肉眼可见的黄疸，并可常见伴发皮肤黄斑病。碱性磷酸酶和 5′-核苷酸酶是位于肝细胞膜的酶。虽然血浆内这些酶活性增多时常伴随胆汁淤积，可帮助诊断。但升高的血浆值可反映肝细胞合成增多，也可反映这些酶进入血浆增多或两者兼有，而不是由于胆汁分泌的缺欠。

一旦肯定了胆汁淤积的存在，首先和最重要的问题，是要弄清它的产生是由于肝内在功能上有障碍还是由于肝外胆道梗阻。胆汁淤积可由肝细胞内胆汁形成功能缺陷所致的肝细胞性胆汁淤积，也可由小胆管或胆管内分泌或流动障碍所致的胆管性胆汁淤积。此外，肝窦基侧膜和毛细胆管膜改变、肝细胞骨架改变、胆汁分泌调节异常、紧密连接损伤、毛细胆管和肝内胆管阻塞等也可导致胆汁淤积。

当对于胆汁流机制了解甚少时，所有被除去肝外胆管梗阻的病例都划归于肝内梗阻标题之下或胆汁淤积标题之下。显然肝内胆汁淤积是由于胆管细胞的摄取、代谢或排泄缺欠所致。一个例证是急性病毒性肝炎，整个肝脏都发生了细胞损害，可在肝脏组织病理检查上可看清；而其他病例的肝内胆汁淤积是由于胆汁独立转运发生缺欠，在光镜下不能显

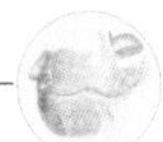

示。从这些缺欠，可以了解到肝内胆汁淤积的病理生理。胆汁淤积与先天性疾病和代谢性疾病密切相关(表 3-6)。

表 3-6　有胆汁淤积表现的疾病

疾病类别	成人	儿童
慢性或进行性胆汁淤积	原发性胆汁性肝硬化 硬化性胆管炎 累及胆管分支的肿瘤	家族性肝内胆汁淤积 Byler 综合征 肝动脉发育不良 Norwegian 型胆汁淤积 北美洲印第安型胆汁淤积 THCA 综合征 胆道闭锁
周期性或自限性胆汁淤积	良性再发性肝内胆汁淤积(BRIC) 妊娠胆汁淤积 酒精性肝炎 脂肪性肝炎 病毒性肝炎 药物性肝炎 胆道梗阻(炎症、结石、寄生虫、肿瘤) 胆道铸型综合征 胆管损伤	生理性胆汁淤积 胆汁浓缩综合征 新生儿肝炎

3.6.2　胆汁酸的排泄缺欠

婴儿的胆汁淤积综合征中有两种与胆汁酸分泌缺欠有关。一种是在婴儿早期即出现并伴发瘙痒，有进行性胆汁淤积，严重时可致肝功能衰竭和死亡。这两个症状都可能是由于染色体的退化。但是有关的胆汁酸代谢研究，提示只在胆汁酸的摄取和结合稍有不足，但是血浆胆汁酸显著升高和十二指肠内胆汁酸浓度下降。总之，这些检查提示胆汁酸有原发性缺欠。另一种是婴儿血浆中石胆酸显著升高，肝中毒的恶化可能由于石胆酸促成。其中的 Byler 病还有溴磺酚酞(BSP)和胆红素的排泄障碍。这可以反映胆汁酸和有机阴离子之间的相互关系，也表明胆汁酸淤积产生毒性和肝损害性病理变化也会妨碍其他胆汁溶质的转运。

3.6.3　肝细胞膜的物理和功能性质的改变

关于肝细胞膜的不同部位在产生胆汁流的功能上在前面已介绍过。血窦膜的载体是执行物质转运首要条件，例如从血窦血进入肝细胞的胆汁酸和有机阳离子。有机溶质的结合化，如胆红素，是由于内质网的酶促成；Na^+，K^+- ATP 酶是存在于肝细胞膜上的酶，对于转运胆汁酸和其他溶质起重要作用。由于这些载体和酶可能依赖于适宜的膜环境，任何能改变肝细胞膜的物理或功能特征的物质都能潜在地改变胆汁流。例如，雌激素被证明能改变微胆管膜的渗透性、流动性(疏水膜内部的黏稠性)和肝细胞膜上 Na^+，K^+- ATP 酶的活性等。氯丙嗪是已知的易致胆汁淤积的一种药物，是阳离子洗垢剂，能够与生物膜相互作用。给予实验大鼠氯丙嗪则可减少胆汁流，因它能使大鼠的血窦膜和微胆管膜产生超微结构变化；改变肝细胞膜的物理性质；降低膜上 Na^+，K^+- ATP 酶活性。氯丙嗪如同雌激素可使肝胆汁流减少，至少是由于它对肝细胞膜的影响所致。

3.6.4　微丝功能的缺欠

微丝的收缩性摆动对维持胆汁流动起一定的促进作用。这是因以下情况提出的：①围绕微胆管的重要位置；②引起微丝功能损害的细胞松弛素(cytochalasin - B)和鬼笔环肽(pholloidin)可使微胆管扩张、微绒毛丧失从而使胆汁流流速下降。同样的结构变化可在各种原因所致的人胆汁淤积症中看到(例如，给予合成代谢的类固醇)。除去氯丙嗪对生物膜的效应外，还有肌动蛋白的变化也值得注意。尽管这些实验是在动物身上进行的，但微丝功能的缺欠在胆汁淤积中所起的作用不容忽视。

3.6.5　胆汁淤积的病理生理

胆汁淤积(cholestasis)是指肝内外各种原因造成胆汁形成、分泌和排泄障碍，胆汁不能正常流入十二指肠而进入血液的病理状态，临床可表现为瘙痒、乏力、尿色加深和黄疸等。早期常无症状，有血清碱性磷酸酶(ALP)和谷氨酰转移酶(GGT)水平升高，病情进展后可出现高胆红素血症，严重者可导致肝衰竭甚至死亡。

引起胆汁淤积的病因较多，常见病因有病毒、细菌、寄生虫、药物(或)毒物、自身免疫、乙醇、结石、肿瘤、遗传和代谢等。任何能引起肝细胞和胆管细胞损伤及胆道系统梗阻的因素均可导致胆汁淤积的发生。

根据发生部位可分为肝内胆汁淤积和肝外胆汁淤积两大类。肝细胞功能障碍，或毛细胆管、细胆管(<15 μm，亦称肝闰管或 Hering 管)及小叶间胆管

(15～100 μm)病变，或阻塞所致胆汁淤积称肝内胆汁淤积；间隔胆管(>100 μm)、区域胆管(300～400 μm)、节段胆管(400～800 μm)、左右肝管、胆总管至壶腹部病变，或阻塞所致胆汁淤积称肝外胆管淤积。大多数胆汁淤积性疾病是肝内胆汁淤积，而原发性硬化性胆管炎(primary sclerosing cholangitis，PSC)可累及肝内的大、小胆管和肝外胆管，因此，部分患者可同时有肝内和肝外淤积的表现。

一般来说，胆汁淤积是指胆汁流受阻而言。胆红素只是淤积胆汁中的一种成分，是胆汁酸-阴离子的运行在微胆管这一部分发生紊乱。高胆红素血症可在胆红素代谢紊乱和胆汁转运时发生。但胆汁淤积的发生可不伴有高胆红素血症(例如，在原发性胆汁性肝硬化)。胆汁淤积的发生，不论病因是肝内(如药物引起)或肝外(胆石、胆管狭窄、肿瘤、异物等)，其电镜下形态的变化是相同的。即微胆管扩张，微胆管绒毛变粗、变短，细胞的紧密连接处变松。肝外病因还有肝外胆管阻塞(如肿瘤)及门管区周围炎症或受压，转而压迫小胆管和引起胆汁流机械性障碍。胆汁淤积引起的肝细胞紊乱，包括 Na^{+}，K^{+}-ATP 酶离子泵障碍、微胆管膜变化及细胞的连接处松弛。肝细胞功能障碍及其发生的病理生理变化是引起淤积性黄疸的主要原因。

高结合胆红素血症是胆汁淤积的结果，因发生在微胆管上的阴离子-胆汁酸分泌障碍。当然，原本在正常时由胆汁分泌出的其他成分也潴留在血液循环内。血中胆汁成分升高也说明微胆管胆汁是在紧密连接处因有疏松而漏入血中。但还无法证明胆汁酸或其他物质(如铜)聚集在肝细胞会使其受损。业已证明，胆汁淤积可并发血液循环内胆汁酸增多。既往认为胆汁酸过多可引起皮肤瘙痒，但近年已有报道皮肤瘙痒与胆汁酸可无一定关系。胆汁淤积除了肝内因素之前外，还有肝外的因素(表 3-7)。

表 3-7　胆汁淤积的肝外因素

类别	因　素
先天性	胆道闭锁、胆总管狭窄、胆总管囊性扩张、迷走血管压迫肝总管或胆总管、迷走胆管压迫肝总管或胆总管
炎症性	化脓性胆管炎、硬化性胆管炎、慢性胰腺炎、急性胆囊炎、Vater 壶腹及乳头炎、十二指肠憩室炎、淋巴结压迫
异物性	胆石、寄生虫(蛔虫、包虫等)、钛夹等，胃肠道反流的食物残渣、血块
外伤性	胆管损伤(手术、内镜检查等)、胆管外伤、Vater 壶腹及乳头部插管检查或手术
肿瘤性	肝门部肿瘤、肝门部囊肿、肝门部转移的淋巴结、肝门部癌破入胆管、原发性胆管癌、胆囊癌、胰腺癌、Vater 壶腹癌、十二指肠癌、霍奇金病或其他恶性淋巴瘤

胆道感染时，由于组织充血、水肿，胆管管腔变细容易发生胆汁淤积。Raper(1989)为研究急性化脓性梗阻性胆管炎时细菌从胆道进入血流的途径，用结扎胆总管后在其近端插管并加入含有大肠埃希菌的肉汤，然后取其股静脉血做培养。用自动闪烁照相显微镜检查实验组大鼠和对照组大鼠的肝脏，显示菌落分布相似，发现大多数菌落分布在门脉周围、胆管和胆小管附近，肝小叶中央区未见细菌。研究资料证明：细菌由胆管进入血流是经由门脉小分支，而不是经中央静脉。在结扎胆总管后 5 min，细菌悬液以 0～0.98 kPa(0～10 cmH_2O)、1.07～1.96 kPa(11～20 cmH_2O)或 2.06～2.94 kPa(21～30 cmH_2O)的压力注入胆总管。结果表明：不管预先胆总管结扎与否，血液中细菌数随着胆道内压力的增高而增加。电镜的检查也提示，不论胆管是否梗阻，细菌最常见于门脉周围区，也见于胆小管周围。也不论胆管存不存在梗阻，细菌可直接进入和经由细胞内空泡进入肝细胞。肝实质细胞的肝窦表面通过具有网状的肝窦内皮直接与血液相通。肝细胞和内皮细胞间的空隙是 Disse 间隙。除胆小管的特别区域以外，相邻的肝细胞是紧密连接的。在正常肝脏中，紧密连接复合物来阻止二氧化钍和镧(La)等元素通过胆小管进入肝窦；反之，也阻止它们从肝窦进入胆小管。胆道梗阻时，电子密度标记的通透性增加，使物质可以从胆汁进入血流。如果将这种标记注入胆管内，则可发现它可越过紧密连接复合物，也可以通过肝细胞内的空泡。Raper 还指出，该实验证明：胆道内的压力作为一种细菌从胆汁反流到血流的决定性因素，较之预置的胆总管结扎更为重要。细菌反流的途径有两条：一为肝细胞之间间隙；二为细胞内的大空泡。光镜检查显示有大量细菌位于肝窦和门静脉间隙区，但不在大血管内。小叶中央静脉内虽未发现细菌，但由于肝脏血流是从门静脉和肝动脉经肝窦流入中央静脉的，所以细菌可经由肝静脉进入体循环。

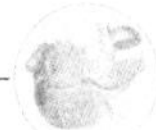

慢性梗阻性黄疸所致的胆汁淤识，最后会导致胆红素代谢的整个过程受到严重障碍。其结果是胆汁排出道为无色透明的液体所充满。这种肝脏的病理状态通常被称为肝积水（hydrohepatosis），而充满胆管的无色液体称为白胆汁（white bile）。Duckett（1971）在 172 例梗阻性黄疸的手术中发现 14 例的胆管内为白胆汁。这 14 例（8%）均有凝血系统的严重障碍。所有患者在胆管测压时均见肝胆管压力在 2.94～3.92 kPa（30～40 cmH$_2$O），吸出的白胆汁为 100～400 ml。目前，对于白胆汁时肝脏病理改变的特殊性尚在研究。一般来说，显微镜下所见与严重胆汁淤积相符合，但有时可见肝细胞的结构与排列严重破坏，大部分肝细胞失去自己的多角形形态，而变成四角形或三角形。肝脏的结缔组织构架发生特殊的改变，嗜银染色时可见到在充满浓缩胆汁的肝细胞间隙中网状纤维大量增加；有些地方网状纤维萎缩，变得粗糙或转变为胶原纤维；胆汁池（bile pool）也不是完整的，而是被致密的纤维所贯穿。保护网状结构免于完全损害的这种特殊机制，在胆汁淤积解除后可促进肝细胞的再生。由于明显的变性，其余的肝细胞功能显著降低，如核酸、琥珀酸脱氢酶含量减少，肝细胞中酸性磷酸酶活性降低，细胞几乎不含糖原，而碱性磷酸酶则增高。由此可见，在胆道内有白胆汁时，肝脏组织就存在有严重的病变。因此，肝积水这个术语并不能确切地反映病变的实质。事实上，存在于胆管中的液体并非完全一致，如果从肝胆管中取得的是无色透明液体，那么小胆管中取得的则是含有胆红素的混合物。白胆汁的化学成分接近于胆囊梗阻时出现的胆汁，Duckett 认为这是血浆透析的产物。其中含有大量的电解质和尿素。由于酵解与氧化还原过程而使胆红素和胆酸减少。一些物质减少，而另一些物质增加，实现了白胆汁形成的特殊过程，这种过程在胆管中进行比在胆囊中进行还要快。在胆管完全梗阻后，白胆汁的形成过程就会加速。这种现象不是偶然的，在梗阻性胆汁淤积时这是合乎规律的病变过程。梗阻的时间越长，梗阻就越完全，则胆管内的液体越加变得无色透明，肝脏的变性也就更加严重，有时甚至可达到不可逆转的程度。因此，肝内的胆管积有白胆汁应视作梗阻性胆汁淤积的严重阶段，患者处于危重状况。这种患者一般不宜行外引流术，而宜行胆总管与肠道的内引流术。因为这样可同时解决胆管的胆汁淤积和肠道缺乏胆汁这两个问题。

慢性胆汁淤积常并发胆固醇和其他脂类物质的潴留。这反映肝细胞合成增多和可以有微胆管脂类物质通过细胞旁途径而反流入门静脉循环。高脂血症易发生黄色瘤（xanthoma）和黄斑瘤（xanthelasma）及红细胞膜形态异常，如靶细胞等。此外，肠内胆汁酸的量减少会造成脂性腹泻和脂溶性维生素（维生素 A、维生素 D、维生素 E、维生素 K）吸收不良。维生素 D 吸收不良会导致骨质疏松。这在长期胆汁淤积的患者和胆汁性肝硬化患者中常见。

3.6.6 肠营养与胆汁淤积

肠外营养作为营养支持的一个重要手段，在外科乃至危重患者的抢救中所起的作用是十分明显的。但在临床上发现其并发的相关性胆汁淤积（parenteral nutrition associated cholestasis，PNAC）也日益受到了重视。李卉（2005）报道血清总胆红素（TBA）和 γ-谷氨酰转移酶（GGT）浓度在 PNAC 早期即开始升高，且与组织学改变相关，提示血清 TBA 和 GGT 浓度可能是诊断 PNAC 的敏感指标。张陵武（2007）对 108 例危重患者研究发现，对外科和重症监护病房（ICU）患者应用肠外营养（parenteral nutrition，PN）支持治疗 5～28 d 后有 33.3%的患者发生 PNAC。在这些患者中所有肝功能、胆红素等相关指标的异常率均高于无 PNAC 组，两组间差异有显著性（$P < 0.05$）。

肠外营养支持与相关性胆汁淤积常与下列因素有关。①原发病：肝脏急性或慢性炎症、脂肪肝、肝硬化等所致的肝功能异常、低蛋白血症、早产等可单独或协同导致 PNAC 的发生。肝脏受损害、肝功能有异常时，由于脂蛋白酶活性改变及胰岛素抵抗，阻止了游离脂肪酸的摄取。而游离脂肪酸与血浆蛋白有较高的亲和力，故游离脂肪酸的增高和血浆蛋白的降低阻碍了结合胆红素的排出，因而形成了胆汁淤积。②感染：特别是在腹腔感染或全身感染时 PNAC 的发病率明显升高。细菌内毒素和炎性细胞因子可使缩胆囊素的分泌受到抑制，胆汁酸在小肠内的浓度及回收均降低，流速降低，胆汁成分改变，导致胆汁淤积。③ PN 和全肠外营养（total parenteral nutrition，TPN）应用时间：PN 和 TPN 应用时间较长时，胃肠道激素的正常分泌受到抑制，胃肠道功能紊乱，肝脏分泌胆汁减少，胆盐浓度增高，肝细胞受损，必然引起胆红素代谢障碍。④营养液配制：营养液的成分及其配制比例，特别是葡萄糖、氨基酸、脂肪乳剂、维生素及微量元素等，均应根据患者的实际情况及时进行调整，否则都会因营养过剩或营养不良而导致 PNAC 的发生。

PNAC 的诊断目前尚无统一的标准，但应根据临床症状、生理、组织病理、临床检验等多项指标来进行综合评估。其主要指标有以下几点：①PN 持续时间在 14 d 以上；②临床出现黄疸或在治疗后黄疸消退缓慢、尿胆红素升高，色浅或胆红素粪便且无法用原发病解释；③肝脏活检可见胆汁淤积、门静脉炎症或胆管增生等改变；④临床检验血清胆红素、总胆汁酸(TBA)、天门冬氨酸氨基转移酶(AST)、碱性磷酸酶(ALP)、谷氨酰转移酶(GGT)升高。直接胆红素(DBIL)>51 μmol/L 且 DBIL/TBIL>50%。

胆汁淤积是由多种肝内和肝外原因导致胆汁分泌或排泄障碍。胆汁不能正常通过胆道排入十二指肠，而反流进入血液循环之中。有时病因较复杂，诊断较困难。欧洲肝病研究学会(EALS)建议胆汁淤积的诊断可按以下步骤进行(图 3-5)，有助于临床检查和诊断，值得借鉴。

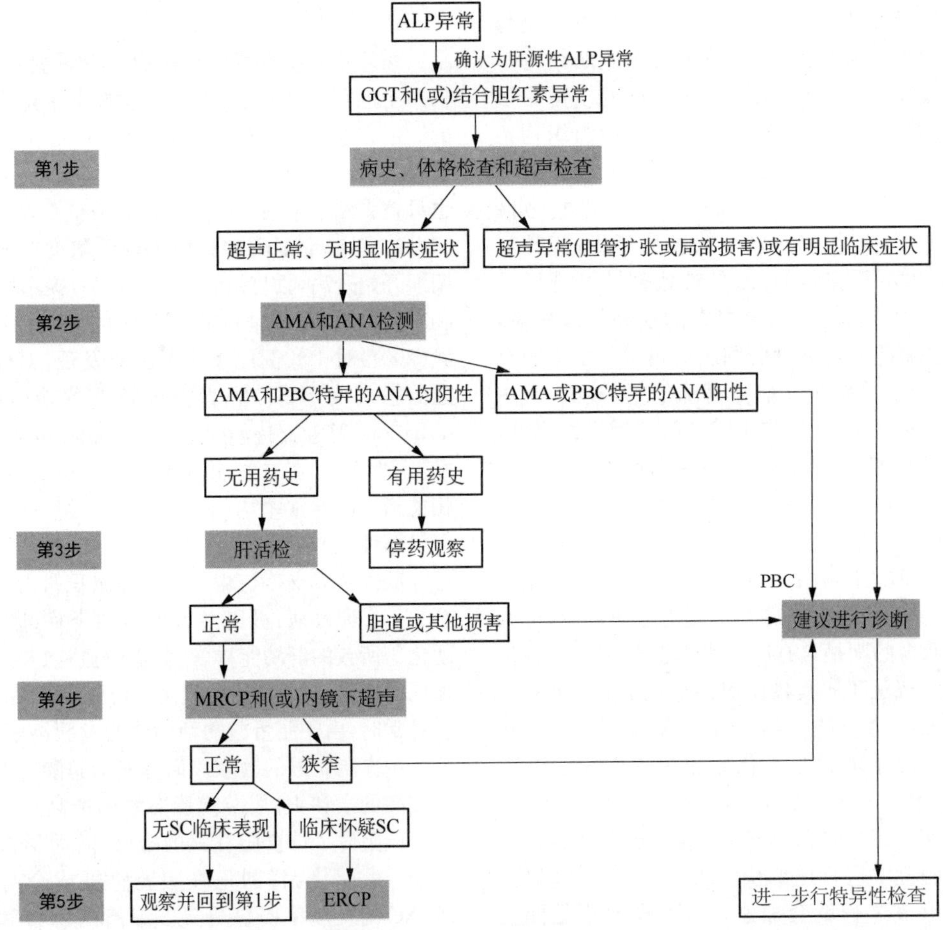

图 3-5　胆汁淤积的诊断步骤

ALP-碱性磷酸酶　GGT-γ-谷氨酰转移酶　AMA-抗线粒体抗体　ANA-抗核抗体　PBC-原发性胆汁性肝硬化　MRCP-磁共振胰胆管成像　SC-硬化性胆管炎　ERCP-内镜逆行胰胆管造影

(顾树南　李清潭)

主要参考文献

[1] 王会敏，王正平，董旻岳. 胆汁酸代谢与调控研究进展. 国际消化病杂志，2010，30：79-82

[2] 王燕，陆伦根. 氧化应激在胆汁淤积中的作用. 肝脏，2012，17：501-503

[3] 中华医学会肝病学分会，中华医学会消化病学分会，中华医学会感染病学分会. 胆汁淤积性肝病诊断和治疗共识(2015). 中华消化杂志，2015，35：799-810

[4] 毛奇琦，孙旭. 核受体在胆汁酸和胆固醇代谢中的作用.

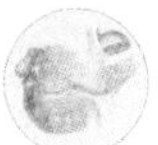

国际消化病杂志，2008，28：243-245

[5] 叶晟，董家鸿. 肝胆转运系统在肝移植后胆汁排泌功能障碍中的作用. 中华外科杂志，2007，45：1031-1033

[6] 许国铭. 胆汁反流相关性疾病. 上海：上海科学技术出版社，2002. 1-41

[7] 李百文，陆伦根. 利用科学发现、解决临床问题. 肝脏，2011，16：183-184

[8] 李娜，卜平，龙爱华. 胆红素主要转运子 MRP2 和 MRP3 在胆汁淤积中的作用. 国际消化病杂志，2008，28：471

[9] 李清潭. 胆道外科学基础. 西宁：青海人民出版社，1978. 12-24

[10] 吴银霞，傅青春. 妊娠期和药物性肝内胆汁淤积的遗传因素. 肝脏，2012，17：583-586

[11] 张殿彩，蔡端. 基于蛋白质组学技术的胆汁蛋白研究进展. 肝胆胰外科杂志，2012，24：83-85

[12] 金晓波，王炳生. 胆汁蛋白成分及在胆道外科中的临床意义. 国外医学外科学分册，2000，27：269-172

[13] 施维锦. 施维锦胆道外科学. 第 2 版，北京：科学出版社，2010. 39-92

[14] 施漪雯，尤红. 重视胆汁淤积性肝病的诊断和药物治疗. 实用肝病杂志，2016，19：641-643

[15] 顾树南，李清潭. 胆道外科学. 兰州：甘肃科学技术出版社. 1994. 67-91

[16] 高德明，鲁建国. 外科梗阻性黄疸的诊断进展. 中国普通外科杂志，2008，17：109-111

[17] 郭红梅，王建设. 炎症在胆汁淤积中的作用. 肝脏，2012，17：574-576

[18] 黄志强. 当代胆道外科学. 上海：上海科学技术文献出版社，1998. 68-84

[19] Chiang JY. Bile acids: regulation of synthesis. J Lipid Res, 2009, 50: 1955-1966

[20] Dawson PA, Lan T, Rao A. Bile acid transporters. J Lipid Res, 2009, 50: 2340-2347

[21] Nejsum LN. The renal plumbing system: aquaporin water channels. Cell Mol Life Sci, 2005, 62: 1-15

[22] Pauli-Magnus C, Meier PJ. Hepatobiliary transporters and drug induce cholestasis. Hepatology, 2006, 44: 778-787

[23] Pauli-Magnus C, Meier PJ. Hepatocellular transporters and cholestasis. J Clin Gastroenterol, 2005, 39: S105-110

[24] Qiu YL, Gong JY, Feng JY, et al. Defects in MYO5B are associated with a spectrum of previously undiagnosed lowγ-gamma-glutamyltransferase cholestasis. Hepatology, 2017, 65: 1655-1669

[25] Scgeffer GL, Kool M, Haas M, et al. Tissue distribution and induction of human multidrug resistent protein 3. Lab Invest, 2002, 82: 193-201

[26] Song X, Kaimal R, Yan B, et al. Liver receptor homolog 1transcriptionally regulates human bile salt export pump expression. J Lipid Res, 2008, 49: 973-984

4 胆盐的形成及其功能

胆汁酸(bile acid, BA)是一大类胆烷酸的总称，是胆汁的主要成分。人类胆汁酸主要有胆酸(cholic acid, CA)、鹅去氧胆酸(chenodeoxycholic acid, CDCA)、脱氧胆酸(deoxycholic acid, DCA)、石胆酸(lithocholic acid, LCA)及熊去氧胆酸(ursodeoxycholic acid, UDCA)。其中以胆酸、鹅去氧胆酸和脱氧胆酸为主。游离胆汁酸分泌到胆小管前均形成结合胆酸，如甘氨酸(glycine)等。

4.1 胆盐的化学结构及其在肠内的变化

胆盐(bile salt)是肝脏所分泌的胆汁酸与甘氨酸或牛磺酸(taurine)结合的钠盐或钾盐，属于无色晶体类固醇。近年来，对胆盐的形成、结构、性质、代谢、排出及其与内毒素关系的研究都有很大的进展。过去只知它有离子去垢剂(ionic detergents)的作用，能促进脂肪、维生素 A、维生素 D、Ca^{2+} 和 Fe^{2+} 的吸收，以及激活胰脂酶和合成长链脂肪酸等作用。现在的研究表明，石胆酸具有热原性和致炎性，可使实验动物发生肝细胞损害和促进肝硬化；脱氧胆酸在肠内形成络胆酸和肠结石并能使许多细胞膜受损，从而抑制与细胞膜有联系的代谢过程；胆盐重要的作用在于与单酸甘油酯(monoglyceride)结合成微粒，从而容易被肠黏膜所吸收。

胆汁酸按其结构可分为游离胆汁酸和结合胆汁酸；按其来源可分为初级胆汁酸(primary bile acid)、次级胆汁酸(second bile acid)和三级胆汁酸(tertiary bile acid)；按其亲水与否又可分为亲水性胆汁酸和疏水性胆汁酸。胆汁酸不仅可以促进脂类的消化吸收，还可抑制胆汁中胆固醇的析出，避免胆结石的形成。胆汁酸本身还具有细胞毒性，其大量淤积会导致肝细胞不同程度的损伤，影响胆汁酸和胆固醇的代谢，导致胆汁淤积症、胆石症等相关代谢异常疾病的发生。

4.1.1 胆盐的化学结构

所谓的原发胆盐是由肝细胞内胆固醇衍生而成。人体内绝大部分原发胆盐为胆酸和鹅去氧胆酸。继发胆盐则是由结肠内细菌酶作用于原发胆盐而成，主要是去掉 7α-羟基而后变成游离胆盐，其中又以脱氧胆酸和石胆酸为主。胆酸和鹅去氧胆酸都是含 24 个碳原子的胆烷酸衍生物。两者的差别只是含羟基数的不同。胆酸含有 3 个羟基(3α、7α、12α)，而鹅去氧胆酸含有 2 个羟基(3α、7α)。次级胆汁酸脱氧胆酸和石胆酸结构特点是在 7 位上无羟基。原发胆酸和继发胆酸的形成如图 4-1 所示。

胆汁酸的典型化学结构是由一个环戊烷多氢菲(cyclopentanoperhydrophenanthrene)作为核心的 24 个碳原子化合物。它的侧链含有 5 个碳原子，在末端与同 1 个羟基相连。胆汁酸有 1 个或多个羟基(—OH)或酮基(═CO)。如果某个化学基在环的平

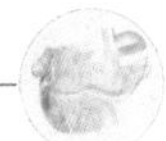

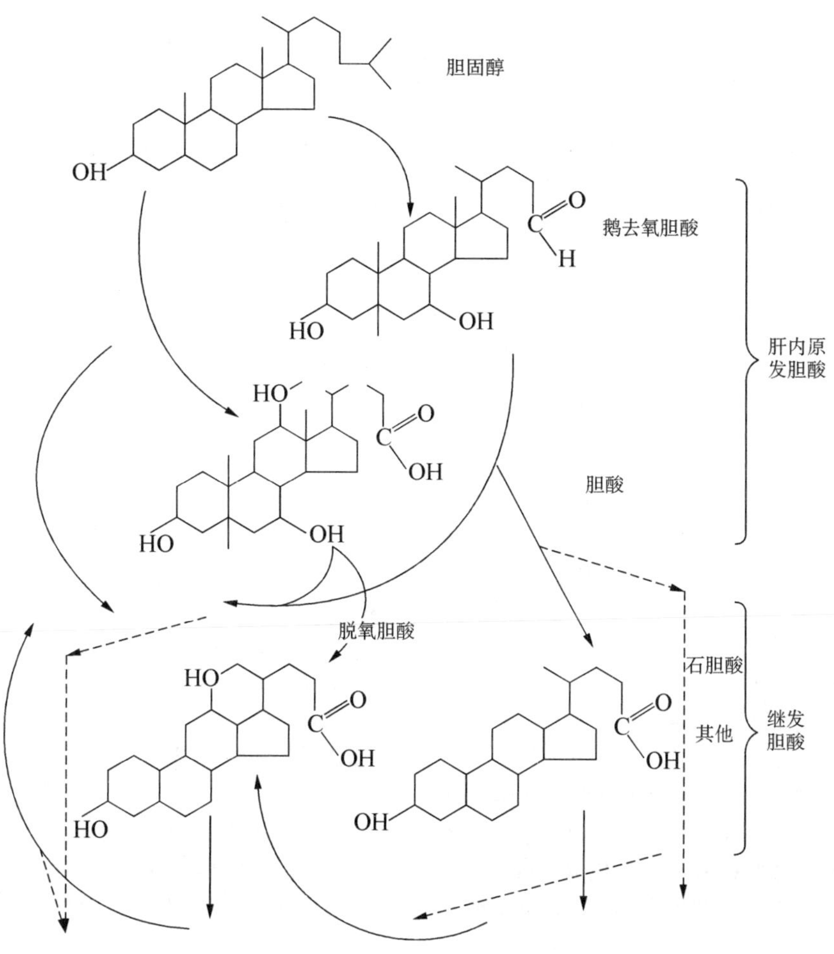

图 4-1 原发胆酸和继发胆酸的形成

面之下，则称为 α 位；在平面之上的，则称为 β 位。C_5 的羟基和 C_{10}的甲基都在 β 位，则统称这个胆汁酸为 5β-胆烷酸(5β-cholanic acid)，而 3α、7α、12α-三羟基-5β-胆烷酸则统称为胆酸。在人体内绝大部分胆汁酸为 5β-胆烷酸。至于差向异构的胆烷酸(例如，3α、7α、12α-三羟基-5β-胆烷酸)在人类和大多数哺乳动物的胆液中是微量的。这种胆汁酸也称别胆酸(allocholic acid)。在人体组织内所有的胆汁酸都是以肽链与甘氨酸(NH_2CH_2 COOH)或牛磺酸($NH_2CH_2CH_2SO_3H$)相连。但因胃十二指肠的 pH 低，也有例外。在人体以甘氨胆酸(glycocholic acid)作用为主，而其他哺乳动物则以牛磺胆酸(taurocholic acid)作用为主(图 4-2)。因此，一般来说，人的胆汁中含有胆酸、脱氧胆酸及鹅胆酸，此外尚含有少量的石胆酸等。

人的胆汁中，甘氨胆酸及牛磺胆酸均存在，约为 4∶6 的比例。在肉食动物及鸟类的胆汁中，牛磺胆酸含量较多；猪及兔胆汁所含的则几乎全是甘氨胆酸。

在胆固醇转化为胆汁酸的代谢过程中有不少中间产物，如 27-碳胆酸、别胆酸和许多其他化合物。有的研究者将各家所查出的胆酸和鹅去氧胆酸代谢过程中的中间产物顺序排成表，竟发现达 19 种之多，其中绝大多数是在动物实验中所发现。例如，蜥蜴的胆汁以别胆酸为主，而鳄鱼则以 5β-粪甾烷酸为主。因此，不少人推测，越原始的动物，其胆汁内胆酸盐越是近似高等哺乳动物的胆酸盐前驱代谢物。

4.1.2 胆盐的合成及其在肠内的变化

人体肝脏可用胆固醇合成 2 种胆汁酸，即胆酸和鹅去氧胆酸。这 2 种胆酸又称为初级胆汁酸，属

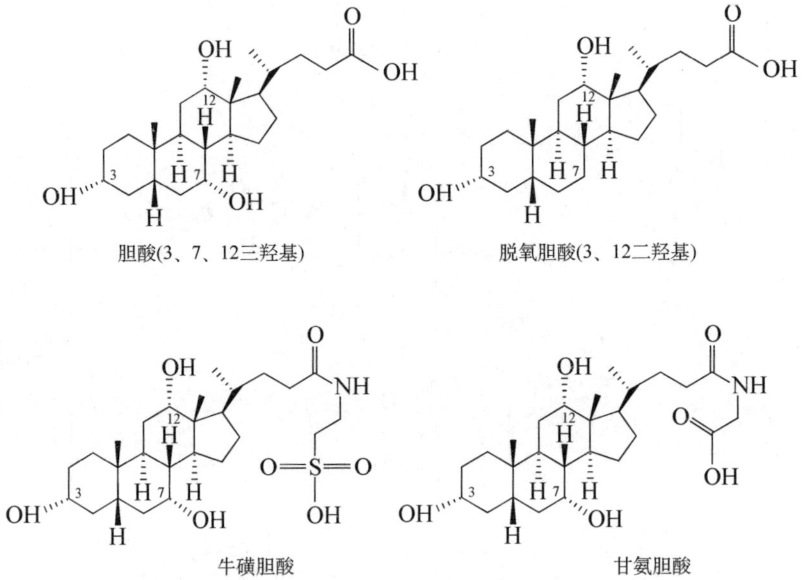

图 4－2　胆酸结构式

于游离胆汁酸，占胆汁酸总量的80%，其余20%的胆汁酸则以脱氧胆酸的形式存在。

胆汁的生成有以下2种途径。

1）经典途径：即经典、中性或微粒体途径(classic, or neutral, or microsomal pathway)。存在于肝脏微粒体中的胆固醇7α－羟化酶(cholesterol 7α－hydroxylase)是一种细胞色素P450单加氧酶(monooxygenase)，能催化胆固醇生成7α－羟胆固醇。因其中间产物为中性胆固醇，故又称为中性途径。这一过程是限速的，受胆汁酸的反馈调节，包括固醇核的还原、羟化、侧链的断裂和加辅酶A等的多步反应。整个反应完全在肝脏内进行，最终生成具有24碳的初级胆汁酸。这个过程非常复杂，涉及15个重要代谢步骤，有10余种酶参与。

2）备选途径：即备选、酸性或线粒体途径(alternative, acidic, or mitochondrial pathway)。由胆固醇27α－羟化酶催化胆固醇生成27－羟基胆固醇。因其中间产物为酸性胆固醇，故又称为酸性途径。不受胆汁酸的反馈调节。因为27α－羟化酶在人体不同组织细胞中都有发现，都可产生这种反应，但不能产生鹅去氧胆酸或胆酸。仅在肝脏内进行这种反应时才能产生鹅去氧胆酸或胆酸。因此，肝脏是唯一完成胆汁酸合成的器官。但它可把肝脏以外组织所产生的含氧类固醇类物质通过此途径排出体外。

胆盐在肝细胞内由胆固醇衍生后，还需经过某种酶(胆酸辅酶A)的作用将牛磺酸或甘氨酸结合为牛磺胆酸盐或甘胆酸盐。只有结合化的胆盐方能进入胆汁。

胆固醇在肝细胞内转化为初级胆汁酸的过程非常复杂，需要经过多种酶的参与及多步骤的酶促反应方可完成。主要有以下几个方面的变化。

1）胆固醇羟化是最重要的一步，胆固醇在限速酶7α－羟化酶的作用下，转变为7α－羟胆固醇。

2）在ATP和辅酶A的参与下，侧链氧化断裂生成24碳的胆烷酰CoA和1分子丙酰CoA。乙酰辅酶A是葡萄糖、氨基酸和脂肪酸在线粒体内的代谢产物。

3）胆固醇的3－β羟基差向异构化，转变为3－α－羟基。

4）胆汁酸及其他亲脂性成分通过结合反应增加水溶性，分别形成胆酸与鹅去氧胆酸。胆烷酰CoA和鹅脱氧胆酰CoA也可与甘氨酸或牛磺酸结合，生成结合型胆汁酸。

经过肝细胞转化生成的结合胆红素随胆汁排入肠道后，受肠道细菌的作用，大部分先脱下葡萄糖醛酸基，再逐步被还原为胆素原。粪胆素原和少量d－尿胆原，统称为胆素原。这些无色的胆素原在肠道下段接触大气后，可分别氧化为尿胆素、粪胆素和d－尿胆素(统称为胆素)。它们都是黄褐色，是粪便

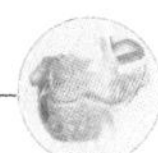

中的主要色素，每天排出总量为 68～544 μmol。当胆道完全梗阻时，因胆红素不能排至肠道，不能形成胆素原及胆素，粪便可呈灰白色。婴儿肠道细菌少，未被细菌作用的胆红素也可随粪便排出。在肠道内，少量胆红素可被吸收入血。经门静脉入肝后，大部分可再分泌入胆汁排出，这就是胆色素的肠肝循环（bilinogen enterohepatic circulation）。其中只有很少部分可随血液运输到肾脏从尿液排出，所以正常人尿液中有少量胆素原。每天从尿中排出的胆素原为 0.85～6.8 μmol。

胆色素是铁卟啉化合物在体内的主要分解代谢产物，包括胆红素、胆绿素、胆素原等多种化合物。主要随胆汁及粪便排出。胆红素是胆汁的主要色素，呈橘黄色。

初级胆汁酸排入肠内受细菌作用、水解和 7α-脱羟基而转变为次级胆汁酸，如脱氧胆酸和石胆酸。胆汁酸在肠内约有 95%被重吸收，其余约 5%则随粪便排出。成人每天排出胆汁酸的量为 0.4～0.6 g。整个小肠特别是回肠末端可以吸收初级和次级胆汁酸，也可吸收结合或游离胆汁酸。胆盐由肠道吸收后经门静脉入肝，肝细胞对它们再进行改造，重新合成结合胆汁酸，在此将所丢失的量补足后再重新回到胆汁中去，排入肠道。这个过程称为胆汁酸（或称胆盐）的肠肝循环。人主要的胆汁酸的肠肝循环如图 4-3 所示。Lindsted（1957）经试验测得，每天正常成人约有 10 次这样的循环，每次的胆盐回收量为 3.5 g（也称胆盐储积量），每天总共约 35 g。这样，每天机体要合成新的胆盐 0.5～0.6 g，以补充所失，相当于每天粪内排出的胆盐。石胆酸的肠肝循环在正常情况下少于总胆汁酸池（total bile acid pool）的 5%。

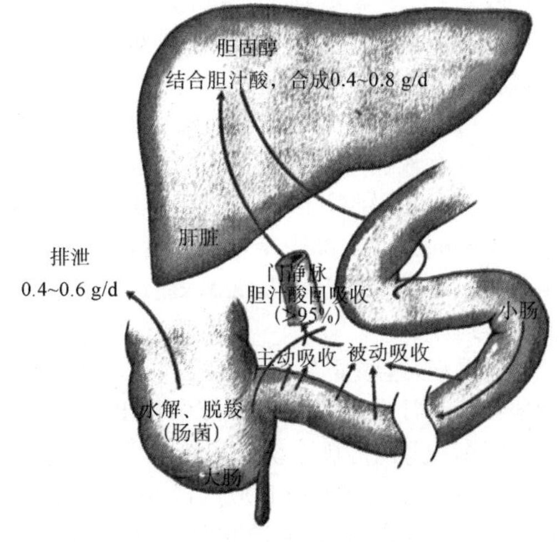

图 4-3　胆汁酸的肠肝循环

一般来说，胆汁酸的合成及代谢有 5 个重要步骤。首先是肝细胞从血液中摄取胆汁成分；其次是脂溶性胆汁成分在肝细胞中经过内羟基化；再次是胆汁酸及其他亲脂性成分，通过结合反应增加水溶性；然后是代谢产物及有害物质从肝细胞分泌至胆汁，再排入肠道；最后是胆盐从肠道吸收后经门静脉再回流入肝，进行肠肝循环。这个过程相互配合，周而复始。

肠肝循环使 90%以上的胆汁酸和胆盐被小肠的回肠末端重吸收而保留于体内，排出的仅仅是极少的一部分。这些未被排出体外而仍在肠肝循环中的胆汁酸和胆盐容量称为胆汁酸池。通过核素稀释技术，可测得胆汁酸池的容量和更新率。成人胆汁酸池的大小约为 5 mmol，每天胆汁酸池的胆汁酸通过肠肝循环运转。胆汁酸的半衰期为 2～3 d。在肝胆汁中新形成的胆汁酸的概率<3%。胆汁酸随胆汁分泌入十二指肠后，缓慢运送至远端小肠后被吸收。胆汁酸在小肠中的移动尤其是在肠肝循环各环节中相对较慢，此环节的快慢可决定胆汁酸由粪便排出体外量的多少。粪便中丢失的胆汁酸将由胆固醇合成新的胆汁酸来补偿。由小肠回吸收的胆汁酸和胆盐全部进入门静脉，所以门静脉的胆汁酸和胆盐的浓度较高，为 0.01～0.02 mmol/L。其中由于鹅去氧胆酸的回吸收更为迅速有效，因此其浓度高于胆酸。

在门静脉内，胆汁酸主要与白蛋白疏水性结合，少部分与高密度脂蛋白结合，而疏水性强的胆酸以自由单体的形式存在于门静脉中，最终由肝脏摄取，完成肠肝循环。肝脏对胆汁酸的摄取率与胆汁酸的结构及与白蛋白结合有关。疏水性胆汁酸摄取率低而亲水性及与白蛋白结合的胆汁酸摄取率高。其中结合型胆汁酸摄取率为 80%～90%，结合型鹅去氧胆酸为 70%～80%；非结合型胆酸为 70%，非结合型鹅去氧胆酸为 60%，非结合型熊去氧胆酸则为 50%。未被小肠回吸收的胆汁酸，在结肠内通过细菌的分解和脱水作用后形成二级胆汁酸。根据其物理和化学的特性，胆汁酸与肠内容物的作用及结肠的通透性不同，也有不同程度的吸收。石胆酸和脱氧胆酸分别由鹅去氧胆酸和胆酸通过脱水作用形成，是人类粪便中的主要胆汁酸。脱氧胆酸的肠肝循环在胆固醇性胆石的发病机制中相当重要。因为胆汁中的脱氧胆酸浓度与胆固醇饱和度呈反比关系。

此外，其他的一些内源性和外源性物质也可进行肠肝循环，如胆红素的细菌还原物、维生素 D_2、维生素 B_{12}及一些抗生素（如氨苄西林）和药物（如华法林）等。所以，肠肝循环是一个非常复杂的过程。

4.1.3 转运体在肠肝循环中的作用

新近研究发现，有几种转运体在胆汁酸的肠肝循环中起重要的作用。其中有肝细胞摄取胆汁酸的钠离子-牛磺胆酸转运多肽（Na^+-taurocholate co-transporting polypeptide, NTCP），肝细胞输出胆汁酸的胆盐输出泵（bile salt export pump, BSEP）及回肠顶端膜刷状缘吸收胆汁酸的顶膜钠离子依赖性胆汁酸转运体（apical sodium-dependent bile acid transporter, ASBT）等。美国科学家 Wang(2001)利用小鳐鱼卵细胞的肝脏 cDNA 文库进行筛选并查找新型有机溶质转运体，发现当 2 种独特的基因表达产物同时存在时可以检测到牛磺胆酸的转运活力。这 2 种基因产物被命名为有机溶质转运体 α－β（organic solute transporter alfa-beta, OSTα－β）。Dawson(2005)经过基因转录剖面测量法也发现了位于回肠上皮细胞基侧膜控制胆汁酸分泌至门静脉血流的这种转运体。

牛磺胆酸或甘氨酸结合胆汁酸（taurine and glycine conjugated bile acid, T/G－BA）在肝细胞合成后通过 BSEP 分泌至毛细胆管。多药耐药相关蛋白 2（multidrug resistance-associated protein 2, MRP2）将少量硫酸盐或葡萄糖酸苷结合胆汁酸（sulfate and glucuronide conjugated bile acid, S/G－BA）运送至毛细胆管。羟基化胆汁酸（hydroxylated bile acid, H－BA）也通过 MRP2 转运至毛细胆管。正常机体有少量的 2 价及 4 价羟基化胆汁酸，但在胆汁淤积时其水平才升高。

进食后在胆囊储存的胆汁酸排放至小肠，近端小肠吸收胆汁酸的功能差。但 T/G－BA 则有效地被远端小肠上皮细胞 ASBT 吸收至上皮细胞内。胆汁酸在胞质内与回肠脂肪结合蛋白（ileal lipid binding protein, ILBP）结合后被基侧膜 OSTα－β 输出门静脉系统。MRP3 可能主要负责转运 S/G－BA 至门静脉，但对 T/G－BA 的转运作用不大。MRP2 通过顶端膜刷状缘将 T/G－BA 输送至肠腔。胆汁酸大部分在小肠末端吸收，但结肠上皮细胞也有低水平的 ASBT 及较高水平的 MRP3 及 OSTα－β 表达。这些转运体可能重吸收一部分非结合胆汁酸。

胆汁酸进入门静脉系统后被肝细胞 NTCP 转运至肝细胞内，属于有机阴离子转运体（organic anion transport protein, OATP）家族的 OATP1B1 及 OATP1B3 也参与转运，但主要是负责摄取非结合胆汁酸。当出现胆汁淤积时，位于肝细胞窦膜的 OSTα－β、MRP3 及 MRP4 等转运体将结合胆汁酸（T/G－BA, S/G－BA 及 H－BA）及非结合胆汁酸等转运至全身血液循环中。

当肝细胞受损，肝脏不能分泌胆汁酸至胆管时，会引起胆汁淤积，患者就会出现黄疸。无论是什么原因引起的胆汁淤积，人体都会改变胆汁酸等毒性产物的合成和分泌来试图减少对自身的损伤。正常肝细胞 MRP3、MRP4 和 OSTα－β 等基侧膜转运体表达水平很低。然而，在胆汁淤积发生时这些替代通路就会被激活，肝脏的 3 个基侧膜转运体表达均被上调，来预防疏水性胆酸盐和其他毒性产物的堆积，从而积极保护肝脏。Soroks(2010)研究发现，把正常小鼠胆总管结扎后，血清胆汁酸、ALT、GGT 等肝纤维化的各项指标均可见明显升高。但是，若把有 OSTα－β 缺陷的小鼠胆总管结扎，则其上述各项指标升高的幅度远不及正常的小鼠。

Paumgartner(2010)报道，血液中胆汁酸大部分是结合胆汁酸，其转运是在肝细胞基侧膜通过 NTCP 介导转运。而肝细胞摄取非结合胆汁酸及其他有机阴离子（如胆红素）是通过由 SLCO 基因编码的有机阴离子转运超家族（OATPs）实现的。非结合胆汁酸（如胆红素）的摄取主要依赖于 OATP1B1，同时受 ICG 抑制。在大多数情况下，血清胆汁酸的清除是 ABC 转运体激活肝毛细胆管细胞膜受体而实现的；胆盐的转运是通过胆盐输出泵（BSEP/ABCB11）实现的；而胆红素及其他有机阴离子是通过 MRP2/ABCC2 实现的。

正常机体也有一小部分胆汁酸不通过肝脏过滤就进入全身血液循环，但经过肾小球过滤后被近端肾小管 ASBT 重吸收并回收至全身血液循环。旨在将尿中排出的胆汁酸减少至最低限度，即便是胆汁酸水平明显增高的胆汁淤积症患者，其肾脏重吸收机制照样运作。

由此看来，这些复杂的综合性转运系统能最大限度地减少胆汁酸从粪便及尿液中排出，将这些毒性物质限制在肝门静脉系统及肠腔内。当出现胆汁淤积时这些系统就能进行相应的改变，增加胆汁酸通过粪便及尿液的排出，通过减少胆汁酸在肝细胞、上皮细胞及肾脏近曲小管细胞内的堆积，从而减轻

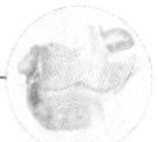

细胞的损伤。

随着对胆盐研究的不断深入，越来越多的炎症介质、激素、肽类、细胞因子、受体、信号通路及转录因子等被发现，这使人们对胆汁酸的认识进一步提高。

4.2 胆盐在消化系统中的作用

4.2.1 胆盐的理化特性及其功能

胆盐分子具有亲水和疏水2种基因的表面活性物质。其极性端有羟基或羧基，为亲水端(hydrophilic end)；而另一端是非极性端，为疏水端(hydrophobic end)。如果胆盐在水油液中，则必然位于水油交界面，亲水端向水，疏水端向油。如胆盐分子中，多余的分子疏水端即互相聚集而不和水接触。这些微粒即在水中溶解，形成微粒的浓度称为临界微粒浓度(critical particles concentration)。卵磷脂分子也与此相同。但是另一些化合物则无此特性，由于无亲水端，因此遇水即可下沉，如胆固醇。但胆盐和(或)卵磷脂的微粒将胆固醇包绕，从而使胆固醇能溶解于水。胆盐和卵磷脂联合形成的混合微粒所包绕的胆固醇分子数相对增多，所用的胆盐和卵磷脂的分子就相对减少。据Small等测定胆汁混合微粒的分子比例，胆盐、卵磷脂和胆固醇之比为6∶2∶1。如胆固醇分子数很多，则可立即发生沉淀。

胆盐微粒同样能将不溶于水的单酸甘油酯和脂肪酸包绕。在脂肪餐后如将空肠液放在离心器上，可分离出乳化油相和微粒相。前者为三酸和二酸甘油酯和未离子化的脂肪酸，而后者的微粒则包括部分离子化脂肪酸、单酸甘油酯和胆盐。单酸甘油酯和离子化脂肪酸是通过膜脂酶作用于三酸甘油酯所产生，随后又经重碳酸根中和作用，使之容易和胆盐结成微粒。至此，这种胆盐-单酸甘油酯-脂肪酸的混合微粒将胰酶的脂解物带入肠黏膜细胞质中。因此，胆酸并非通过过去所谓的乳化作用而是微粒形成方将脂肪吸收。反之，如肠内缺少胆盐或者肠黏膜本身发生病变，则会发生脂肪痢(fatty diarrhea)。

植物油(如芝麻油、花生油、大豆油、棉籽油及桐油等)与动物油(如猪油、牛油、羊油、奶油及鱼肝油等)都是真脂(即三酰甘油)。唾液中无脂肪酶；胃液中虽有消化真脂的胃脂肪酶，但胃液的pH为1～2，与胃脂肪酶的最适合pH(5.6)不相符，并且胃液不含乳化脂肪的乳化剂，故胃脂肪酶对于真脂的消化几乎不起作用。但不满1周岁的婴儿胃液的pH在5左右，同时婴儿饮乳中的脂肪是以乳化状态存在，故婴儿的胃脂肪酶可以消化脂肪。

在正常机体内，摄入的脂肪至少有95%是被吸收的。关于脂肪的吸收机制，过去一直存在着分歧，主要有以下2种学说。

(1) 脂解学说　Verzar等认为脂肪必须完全水解成甘油及脂肪酸后，方能被吸收；胆汁及脂肪酸与碱性离子的协同作用，可乳化脂肪以促进水解。吸收后必须先在肠黏膜内合成脂肪，再进入淋巴系统的乳糜管。合成时必须经过磷酸化作用形成类似磷脂的中间产物；所需甘油可由肠内吸收，也可由黏膜细胞自制(由磷酸二羟丙酮生成)。如果脂肪的合成必须经过磷酸化作用，则当吸收脂肪时肠黏膜内的磷脂便进行合成与分解，磷脂的转换作用非常迅速。但根据含放射性核素磷的磷脂实验，发现无论是否吸收脂肪，肠黏膜中的磷脂转换率并无明显不同。

(2) 分割学说　Frazer认为脂肪在肠内乳化后，只有一小部分被脂肪酶完全水解，而大部分以一酰甘油、二酰甘油及三酰甘油状态存在。被脂肪酶完全水解的脂肪(即脂肪酸与甘油)固然可被吸收，而高度乳化成为微滴(直径<0.5 μm)的未经水解脂肪，也可直接被吸收。此种高度乳化作用是由胆盐、脂肪酸、一酰甘油及二酰甘油等物质构成效力极强的乳化剂所完成。如此直接吸收的脂肪由淋巴系统运输，而已经水解的脂肪(即脂肪酸及甘油)则由血液运输。足见脂肪在吸收过程中分割为两部分。脂肪酸吸收时，可能在黏膜合成磷脂，再以磷脂的状态主要由血液运输。Frazer认为，无论中性脂肪是否在黏膜内合成，其合成作用与磷酸化无关。目前趋向于脂肪在小肠内无须完全水解，但这与最初的完全水解理论已经不完全相同了。

脂肪在消化后主要形成甘油、游离脂肪酸和一酰甘油，此外还有少量的二酰甘油和未消化的三酰甘油。胆盐在这里起着重要作用，它虽然不能使脂肪溶解，但可与脂肪的水解产物形成水溶性复合物。当这些复合物增多时，许多分子就会聚合起来形成脂肪微粒。脂肪微粒的体积只有乳化后脂肪微滴的百万分之一，含有胆盐、一酰甘油和脂肪酸。后2种主要在十二指肠和空肠靠弥散被吸收，但胆盐则须靠主动性转运机制在回肠末端吸收(图4-4)。

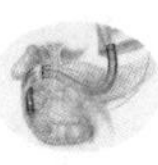

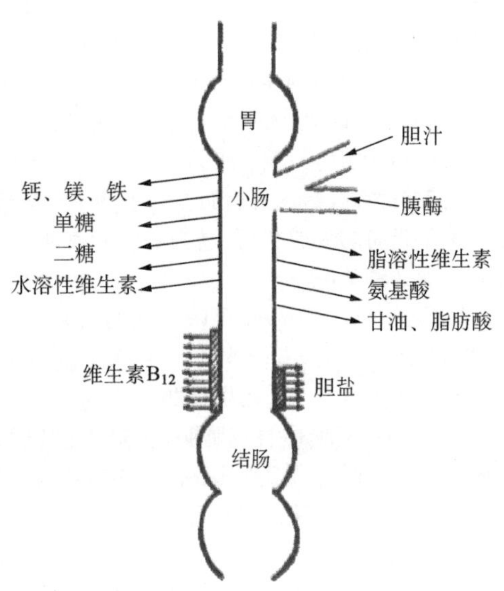

图 4-4 脂肪及其他营养物在小肠的吸收部位

在淋巴瘘患者身上可以看到，摄入的脂肪约有60%在淋巴中出现。动物实验也表明喂饲富含脂肪的食物后数小时，也可在动物的小肠淋巴和胸导管内见到充满呈乳色的淋巴（系乳糜微粒形成而并非脂肪酸）和在肠上皮细胞内重新合成的乳糜微粒及较多的长链脂肪酸被转移至淋巴管，最后仍以此形式进入血液循环。多数短链和中链脂肪酸及一些甘油可以溶于水，在吸收后弥散入毛细血管，再经门静脉到肝脏；而一小部分中链脂肪酸可不经血液而由淋巴运输。

4.2.2 胆盐在肠肝循环中的作用

胆汁酸不仅能促进脂类乳化及消化，对肠肝内疏水性化合物的吸收、清除和转运也起重要作用。胆汁酸代谢受多种因素的调节而使其在人体细胞和组织中的浓度维持在一定的范围内。其中，主要表达于肝脏、肠道、肾脏及肾上腺的法尼醇 X 受体(farnesoid X receptor, FXR)是细胞内的胆酸感受器、调控的靶基因，也是调节胆汁酸代谢的核心因子。它通过调节各种转运蛋白表达而影响胆汁酸的合成、肠肝循环及胆汁酸的解毒过程，以维持胆汁酸的稳态，保护肝细胞免受胆汁酸的毒性作用。胆汁淤积时，机体会发生一系列继发性改变，胆汁酸合成减少、肝细胞减少对胆盐的摄取、毛细胆管中胆盐排出增加、肝内解毒酶活性增强，旨在降低淤积胆酸对肝细胞的毒性。同时，肠道和肾脏中的胆酸也发生改变，使胆酸经粪便和尿排出增加。这一系列代谢调节，主要发生于转录和翻译后水平。配体-核受体转录调控机制在其中发挥了相当关键的作用。Sinal(2000)等研究显示，*FXR* 基因敲除小鼠血清胆酸、胆固醇和三酰甘油水平升高，胆酸粪便排出减少，表现类似 Byler 病。FXR 的内源性配体主要是胆酸，各类胆酸激活 FXR 的能力各有不同，鹅去氧胆酸(CDCA)激活能力最强，因为生理水平的 CDCA 即可激活 FXR。

1984 年，Gurantz 和 Hofmann 指出非结合胆汁酸(如 CDCA)分泌至胆管后可被小胆管重吸收，并返回至肝窦继而再分泌，首次提出了胆汁酸代谢的胆-肝分流途径这一概念。最近，Debray 等应用囊性纤维化小鼠模型进行研究发现，胆道系统中胆汁酸分流途径的主要部位可能不是胆管上皮细胞，而是胆囊。新近又被证实的胆囊-肝分流途径(gallbladder-liver shunt)，即胆囊能把初级胆汁酸直接重吸收入肝。这样就既减少了次级胆汁酸的生成，又减轻了对肝脏的毒性，在一定程度上保护了肝脏。胆囊的这个功能已开始被重视。

胆盐除有上述功能外，还对小肠内许多代谢过程发挥下列不同的作用：①高度纯净的结合胆盐能抑制空肠黏膜中的 ATP 酶的活性。②结合胆盐能加强胰脂酶对于三酰甘油的水解作用，但是对于非脂溶性酶则无作用。这些酶有蛋白酶、糜蛋白酶、淀粉酶和核糖核酸酶等。结合胆盐对于葡萄糖转化为三酰甘油或者由酯酸转化为脂肪亦无影响。③结合胆盐还能促进油酸盐和棕榈酸盐在肠内的酯化和吸收。④结合胆盐使胡萝卜素分解为维生素 A，从而易于吸收，对维生素 D 和维生素 K 也是如此。⑤结合胆盐使钙的溶解度增高，从而也增加其吸收量。这多是因其容易透过肠黏膜的缘故。至于其他情况是否需要胆盐，则须视具体情况而论。溶解亚铁化合物就不需要胆盐，而溶解磷酸铁则需要胆盐。

在正常情况下，小肠内的胆盐几乎全部为结合型，但在大肠内被细菌群降解为游离胆酸(也称继发胆酸)，其中以脱氧胆酸(DCA)和石胆酸(LCA)为多。如果患小肠盲端肠襻综合征(由于小肠端侧吻合术使盲端过长，胃空肠吻合术后近端肠段盲端过长，或巨大的小肠憩室病等)，其后果是细菌淤积繁殖，使患者出现营养不良和发生一系列并发病。此外，肠内产生大量继发性胆盐，例如 DCA 能迅速损伤生物膜(包括细胞膜和细菌膜)，进而破坏细胞质内的线粒体和内质网上的酶，色素氧化酶也受到

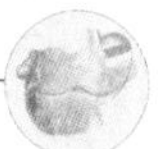

抑制。

一般来说，肠结石(enterolith)多发生在阑尾、盲肠和盲端肠襻内。这种结石的主要成分为络胆酸，是由DCA和多种物质所构成的分子配对化合物及其他有机物(主要为脂肪酸)所构成。脂肪分子的大小决定其周围有多少个DCA分子。如果为硬脂酸和油酸，其DCA和脂肪酸的比例是8∶1。DCA是形成络胆酸的唯一自然界胆汁酸，而DCA的结合体，如甘氨酸、牛磺酸、甲基或甲酸盐等，则不能成为这种结石的分子结合物。前面已经提到非结合胆酸不容易离子化，在盲襻内很容易与菜叶、碎屑块黏合而沉淀，最后形成肠结石。

4.2.3 胆盐的吸收机制

Dietschy等曾于1966年对胆盐在鼠小肠的吸收机制进行研究，认为有3种转运方法：①离子弥散；②非离子弥散；③溶质主动性转运。非离子弥散和溶质主动性转运的速度为离子弥散的5倍。离子和非离子弥散可在全小肠内进行，而溶质主动性转运则多限于回肠末段。两种胆盐都能通过这3种转运方法进入肠黏膜细胞。

在一般情况下，小肠内的胆盐几乎全部为结合型，而且由于肠液pH为6～8，大部分发生离子化。正由于空肠以吸收离子化胆盐为主而且弥散率最低，其吸收量只与空肠的胆盐浓度呈正比。因此有大部分胆盐进入回肠，而回肠在胆盐吸收的功能上恰恰与空肠配合。其特点是：回肠，特别是其末段，是吸收胆盐的主要部位，不仅可有效地进行非离子弥散和溶质主动性转运，也能吸收离子化胆盐。生物进化的确近乎完美无瑕，有高度的适应性。胆盐和小肠的关系即属明显例证，既使小肠充分配合胆盐的特性，又使小肠竭尽吸收功能。

胆盐是胆汁参与消化功能的主要成分，它的协助消化和吸收脂肪的作用基本上是在回肠中进行的。胆盐进入肠道后乳化三酰甘油，并激活肠道、胰腺分泌的脂肪及蛋白分解酶，有助于脂肪及脂类的吸收。空肠吸收脂肪与微粒形成有关，并需足够的胆盐存在，未利用的胆盐在正常情况下于回肠内几乎完全被再吸收。小肠上段内细菌繁殖旺盛、回肠吸收能力的降低或其功能障碍常引起空肠吸收脂肪的紊乱，影响维生素B_{12}的吸收。其结果是：尿中色氨酸分解产物尿蓝母的排泄增加；空肠胆盐的浓度降低；牛磺胆酸结合物较甘氨胆酸结合物浓度低，而二羟基结合物较胆酸结合物的浓度高；正常空肠中无游离胆汁酸，而只是其浓度升高；血清胆汁酸明显升高，且几乎全是游离胆汁酸，而牛磺胆酸结合物几乎缺如。这一系列的变化可由肠道细菌引起，若给予相应抗生素则能恢复正常。由此可以看出细菌因素对胆盐形成的重要性。

有不少因素对胆盐储积与合成有影响，有的影响还很大。例如，因胆总管下段梗阻而行胆总管T管引流的患者，胆汁完全流到体外。这时胆盐合成率竟能增至2 068 mg/d，CDCA增至786 mg/d。又如回肠旷置术、回肠全切除术或严重的回肠炎都能使每天的胆盐合成量急剧增多至0.12～0.15 g，甚至达1.5 g。此外，胆酪胺也称考来烯胺(cholestyramine)在肠内容易与胆盐结合，致使大量胆盐从粪便排出。胆盐丢失过多是肠内胆固醇合成量增加的重要原因(胆盐抑制肠内胆固醇合成)。考来烯胺可使粪胆盐排出量增加3倍之多。高胆固醇血症与胆盐合成无关，因药物使胆固醇降低不影响胆盐合成。但是，同时患有高胆固醇血症和高脂血症者，则胆酸大量增加。未能在小肠内吸收的结合胆盐，在进入大肠后，遂被细菌(主要为梭形芽胞杆菌和球菌)所分解。将胆盐结构环上3、7、12位上的羟基脱掉或改变而成为继发胆盐，其中大部分为DCA和LCA，小部分为其他胆酸物。绝大部分的继发胆盐从粪便中排出。

胆道术后经T管行胆汁外引流是预防手术并发症的常用措施之一。但胆汁的大量丢失对人体的生理功能影响较大。Padillo(2002)报道，胆汁引流量一般可达500 ml/24 h，易引起肠道胆盐缺乏、电解质丢失及维生素吸收障碍等。王希水(2008)报道，将因胆道疾病、胰腺癌等术后需行T管胆汁外引流病例60例，随机分为胆汁回输组30例(胆汁回输＋肠内营养组)和对照组30例(肠内营养组)。2组术前营养状况无明显差别，手术创伤差异无统计学意义。研究表明，胆汁回输组患者的胃肠功能恢复时间明显短于对照组，说明胆汁回输组联合肠内营养能有效促进肠蠕动恢复，并可有效预防和纠正电解质紊乱，有助于机体内环境的稳定。术后第3天回输组血钾浓度已正常而对照组仍偏低，表明胆汁回输可减少钾离子的丢失。胆汁回输联合肠内营养支持可明显促进蛋白质的合成。第8天回输组的血视黄醇结合蛋白(retinol binding protein)明显高于对照组，表明大量胆汁丢失会降低视黄醇结合蛋白的合成，其原因可能是胆汁丢失会导致维生素A吸收障碍。

4.3 胆盐与细菌内毒素

胆盐代谢失衡，轻者虽肝功能可有轻度变化，对肝脏损害较轻，但因无明显的临床症状，易于忽视。重者则一方面胆盐在肝脏内大量淤积，临床上表现为梗阻性黄疸，肝功能损害明显；另一方面，肠道因胆汁流入减少或无胆汁流入，缺失胆盐严重，菌群失调，导致大量内毒素进入门静脉及外周血液循环，对肝、肾、心、脑、肺等重要器官的损害极大。

4.3.1 内毒素

内毒素(endotoxin, ET)是一种革兰阴性细菌菌体细胞壁中的特殊结构，对机体产生毒性作用的成分是脂多糖(lipopolysaccharide, LPS)，其结构如图4-5所示。生长期的革兰阴性细菌和菌体死亡时均可释放大量内毒素。过量的内毒素会引起内毒素血症(endotoxemia, ETM)给机体带来严重的后果。若不及时治疗还会引起脓毒症(sepsis)、休克和多器官功能障碍综合征(multipl organ dysfuction syndrome, MODS)。

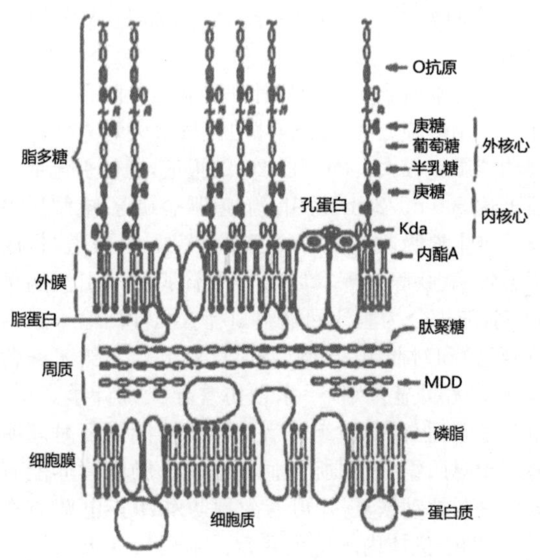

图4-5 脂多糖在细胞中的结构

脂多糖各组成结构因菌株不同而有差异，特别是在多糖抗原部分尤为明显。可分为多糖O抗原-外核、内核-Lipode A，外核、内核-Lipode A和内核-Lipode A 3种类型。脂多糖在体内与可溶性CD14(sCD14)或细胞膜上的CD14(mCD14)受体结合形成脂多糖结合蛋白(lipopolysaccharide binding protein, LBP)激发细胞应答。一方面，脂多糖是革兰阴性细菌的致病因子，在革兰阴性细菌感染的发病机制中起着十分重要的作用；另一方面，脂多糖在抗肿瘤和增强机体特异性抵抗力方面的作用也已日益受到重视。

4.3.2 肝内、胆管内及肠内内毒素

在胆道系统，不同部位的内毒素其来源也不一样，有的是随胆汁而来，有的是由肠道反流而至，也有的是由自身细胞经诱发而产生的。现就胆盐与内毒素的关系分为肝内内毒素、胆道内内毒素和肠内内毒素进行讨论。

(1) 肝内内毒素 肝脏库普弗细胞的功能是网状内皮系统功能的主要组成部分，它能过滤门静脉和肝动脉的血液，能清除血液循环中的细菌、大分子化学物、免疫复合物、内毒素和革兰阴性杆菌细胞壁上的异常脂多糖等。其功能十分重要。

内毒素主要通过刺激库普弗细胞、单核细胞和巨噬细胞产生大量的炎症介质及细胞因子，其中有肿瘤坏死因子(TNF-α)、干扰素(INF)、白细胞介素-1(IL-1)、白细胞介素-6(IL-6)、巨噬细胞炎症蛋白-1(MIP-1)、环氧化酶-2(COX-2)、血栓素(thromboxane, TX)等，并分泌大量的一氧化氮(NO)、内皮缩血管肽-1(ET-1)等。在这些炎症介质和细胞因子的参与下，导致库普弗细胞功能发生障碍，严重影响了网状内皮系统的免疫防御功能。其中最重要的是TNF-α，而其他介质也发挥了不可或缺的协同作用。因肝细胞膜上有内毒素受体，故脂多糖可直接结合到肝细胞脂质双分子中，引起肝细胞跨膜信号传导紊乱。库普弗细胞减少，自噬泡和残体增多，吞噬功能明显下降。TNF-α可通过肝细胞表面的TNF-R激活半胱氨酸天冬氨酸特异性蛋白酶家族，触发并诱导肝细胞凋亡。

在正常情况下，肠道内的潜在性致病菌释放的内毒素，可小量间歇性地进入门静脉或漏入肠淋巴内转入腹部邻近脏器。但当到达肝脏后，迅速被库普弗细胞吞噬清除，而不能进入体循环。由于肝脏内有大量的巨噬细胞，肝脏的免疫防御功能远胜于肠道，细菌移位肠道后可被吞噬，毒素可被清除。但任何致病因素长期作用于肝脏，总会导致肝脏的实质细胞和非实质细胞(主要是库普弗细胞)的严重损伤，破坏肝脏的屏障保护功能，使从肠道而来的细菌及内毒素得不到及时彻底的清除，可引发肠源性内

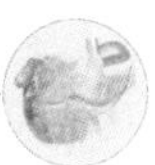

毒素血症，更进一步加重了肝脏和全身各器官的损害。

肝脏在这些炎症介质和细胞因子的参与下，以下3方面需引起重视。①低血糖：黏附于肝窦壁的白细胞、血小板数目增加，严重影响了肝脏血液的微循环和能量代谢，并使肝糖原耗竭。在正常情况下，由门静脉吸收的单糖在肝细胞内转变为肝糖原储存，当血糖下降时，肝糖原再转变成葡萄糖而被再利用。但在肝细胞受损时，肝糖原耗竭，糖原合成受阻，灭活胰岛素的功能障碍而导致高胰岛素血症，从而引起低血糖。②低蛋白血症：肝脏是人体合成和分解蛋白的主要场所，约有30多种血浆蛋白在肝脏中合成，如血浆白蛋白、凝血因子、载体蛋白等。当发生梗阻性黄疸时，组织新陈代谢所需的血浆蛋白合成障碍，引起低蛋白血症，而导致代谢的紊乱，肝细胞进一步受损。③产生ET：库普弗细胞活化后产生的ET-1与肝窦内皮细胞生成的ET可引起内皮细胞窗孔的大小和数量发生变化，从而引起肝窦内皮细胞收缩，使肝内微循环发生障碍。Steve(2005)在研究外伤致脓毒血症时发现，肝脏微循环主要是通过缩血管因子(如ET-1)与舒血管因子(如NO、CO)之间的平衡来维持的。一旦两者平衡紊乱，如脓毒血症致库普弗细胞活化而引起ET-1水平升高时，就发生微循环障碍，导致肝细胞缺氧、死亡。有实验表明，减少ET-1的释放，可以明显改善肝脏的微循环。ET-1是激活梗阻性黄疸时肝脏中血栓素A_2(TXA_2)的大量释放，可导致肝内微血管收缩，阻力增加，肝血流灌注明显减少，同样可使肝微循环产生严重的功能障碍，终致肝细胞缺氧坏死。Parlapiano(1999)认为，ET是一种强有力的血管收缩肽，降钙素基因相关肽(calcitonin gene related peptide, CGRP)是一种舒血管活性多肽。两者在体内均有较广泛的分布，在功能上相互拮抗而维持着平衡状态，又相互协调而保持血流动力学的稳定。对机体维持自身稳定具有重要意义，并在许多疾病的发病机制中举足轻重。内毒素对肝脏的损伤与ET有密切的关系。ET是广泛分布于体内的收缩血管最强的活性多肽，肝脏的内皮细胞、胆道上皮细胞能合成和分泌ET。Ito(2000)研究证实内毒素可以在mRNA水平上促使肝窦内皮的细胞、库普弗细胞和肝小叶中央静脉内皮细胞合成和释放ET。ET与肝血管平滑肌细胞膜上ET受体结合，导致肝血管收缩，肝血流量降低。Chi(2003)报道，内皮缩血管肽与肝窦周围的Ito细胞上ET受体结合，导致Ito细胞收缩，肝窦直径变小，进一步减少肝脏微循环灌注，使肝脏缺血、缺氧加重。此外，ET可使肝细胞线粒体呼吸链功能障碍，氧化磷酸化脱偶联(uncoupling of oxidative phoshorylation)，从而丧失ATP生成功能，导致脂质过氧化物生成增加，溶酶体破裂而释放出酶，更加重了肝脏的损伤。

有资料表明，胆盐能直接结合内毒素阻止其吸收，并抑制革兰阴性菌生长。口服胆盐能降低肠源性内毒素血症。此外，考来烯胺、乳果糖、果胶、山莨菪碱、白陶土等对降低肠源性内毒素血症也有一定的效果。

(2) *胆道内内毒素* 正常人的胆汁一般是无菌的。但Oddi括约肌功能障碍、胆汁反流及胆管结石患者几乎都存在着胆道感染。若胆汁中培养出细菌，但无明显的临床症状则称为菌胆症(bactericholia)。胆汁中的细菌多为肠道细菌，包括需氧菌、兼性厌氧菌和厌氧菌，但以革兰阴性细菌为主。其主要是由肠液通过十二指肠乳头逆行至胆道所致。

胆管结石为我国常见病、多发病。几乎所有胆管结石患者存在着胆道感染，胆汁中革兰阴性菌大量繁殖，产生内毒素，经过多种途径作用于肝脏，导致肝脏损伤。其中ET-1和CGRP在感染胆汁中的浓度变化与肝脏功能的损害有一定的关系。

(3) *肠内内毒素* 随着微生态概念的提出和肠道细菌检测技术的发展，对肠道菌群的构成及功能有了进一步的了解。在肠道微生态环境中，有细菌、真菌、病毒、原虫等，其中主要为细菌，称为肠道菌群。在正常情况下，肠道内含1 000亿个细菌，包括10亿个革兰阴性细菌。住宿细菌包括厌氧菌，在数量上较需氧菌多100～1 000倍，而且占据靠近上皮细胞的空间。此外，肠黏膜的黏液层为靠近黏膜的厌氧菌提供良好的生存环境，黏液中还含有肠道分泌的IgA，能与细菌壁的抗原结合，防止它们和上皮黏附，故有抗细菌定植(colonization resistance)的作用。肠道中的许多益生菌和共生菌在肠道的营养物质代谢、机体保健、疾病预防和肝脏维护等方面起着重要作用。当肠道微生态与宿主平衡破坏时就会发生细菌移位(bacterial translocation, BT)。BT是指活的肠道细菌及其代谢产物穿过肠黏膜屏障向肠腔外移位，到达肠系膜淋巴结和远处器官及组织的过程，并被称为“多器官功能衰竭的原动力(impulsion of multiple organ failure)”。梗阻性黄疸时，胆汁的肠肝循环量减少，肠道内胆盐缺乏，胆汁对肠道内细菌的抑制作用减弱，分泌型IgA减少，使肠道内细菌过度繁殖，内毒素释放增加，肠道黏膜上皮细胞间的桥粒和紧密连接（tight junction）构成的机械屏障也受到损害，促使发生肠道 BT。肠道内活的或死的微生物及其毒素通过肠黏膜屏障进入肠壁内、肠系膜、淋巴结、门静脉及其他脏器中。

有学者认为内毒素的吸收主要通过 3 条途径：①经肠壁直接吸收入门静脉；②经肠管淋巴结；③直接穿过肠壁进入腹膜腔。肠道细菌代谢释放的内毒素被肠壁吸收，随门静脉血进入肝脏后，肝脏的解毒作用是通过肝窦的库普弗细胞对内毒素的吞噬完成的。如果肝脏的网状内皮系统功能降低或大量的内毒素超过了库普弗细胞的吞噬能力，则门静脉中的内毒素即可通过肝脏进入体循环而产生内毒素血症。此外，内毒素还可通过门-体静脉交通支进入外周血液循环；也可通过肠道淋巴管进入淋巴系统，然后再经胸导管进入外周血液循环；还可通过肠黏膜进入腹膜腔，再由腹膜吸收进入外周血液循环中。

有肾功能损害的患者，其外周血液循环中常并存有细菌内毒素。这种内毒素常来源于肠道。

4.3.3 胆盐与内毒素血症

梗阻性黄疸时，胆盐在肝内严重淤积、肠道又严重缺失胆盐，患者易发生内毒素血症。术前的发生率为 24%～28%，术后为 50%～70%。发生内毒素血症的机制尚不十分清楚。有两种学说：一种是肠源性学说；另一种是单核-巨噬细胞系统障碍学说。即在发生梗阻性黄疸时，内毒素血症发生的机制是肠道吸收内毒素和单核-巨噬细胞系统对已吸收的内毒素的清除之间的平衡被破坏。包括以下 2 个过程：①肠道吸收过多，可能与肠腔内容物的改变、肠道菌群失调、肠黏膜屏障改变有关，或是三者相互作用的结果；②梗阻性黄疸时单核-巨噬细胞系统功能障碍，减少了对内毒素的清除，导致门静脉和全身内毒素血症。

内毒素血症对肝脏的损害，以下几个方面备受关注。

（1）*库普弗细胞激活*　库普弗细胞在单核-巨噬细胞系统中是最大的巨噬细胞库，也是组成机体单核-巨噬细胞系统的最大群体，是肝内固定的巨噬细胞，占总量的 80%～90%，担负着重要的内毒素清除“卫士”的任务，并在维持肝脏内环境稳定上起关键作用。内毒素受体参与库普弗细胞对内毒素的摄取。内毒素被库普弗细胞摄取后脱去脂多糖，引起库普弗细胞活化，释放毒性产物，从而导致内毒素血症的发生。库普弗细胞是机体免疫的重要组成部分，能吞噬、清除门静脉中的内毒素。但这时其对毒性物质的吞噬和清除作用下降，大量的毒性产物进入血液，从而导致内毒素血症进一步加重。

（2）*线粒体损伤*　线粒体是细胞器中一个十分重要的细胞器，是能量存储和提供的重要场所，是细胞生命活动的动力站。而线粒体 DNA（mitochondrial DNA，mtDNA）是细胞核外唯一具有遗传效应的物质，具有自我复制功能并控制着线粒体的一些最基本的特性。梗阻性黄疸是临床上常见的疾病，多由结石、肿瘤和术后胆管狭窄引起，由于胆汁在肝内淤积，胆盐代谢严重紊乱；以及多种因素作用于线粒体，导致氧化磷酸化过程障碍，ATP 生成减少，肝细胞缺血、缺氧，活力减弱，功能障碍。已有较多的资料表明，氧化/抗氧化体系的失衡会导致肝脏线粒体功能的失衡及拷贝（copy）数目的减少；另外，由于胆汁淤积，胆盐代谢紊乱，还原性谷胱甘肽生成减少，又使其对氧自由基、脂质过氧化产物的清除能力及对 mtDNA 的修复能力减弱。以上原因造成部分细胞 mtDNA 出现缺失及突变。现已认识到线粒体是梗阻性黄疸时肝细胞内最先受损害的细胞器，线粒体功能是决定肝细胞功能十分重要的因素。

（3）*肝细胞凋亡*　梗阻性黄疸时，肝内胆盐储积，肝内毒性胆盐通过 Fas 依赖机制诱导肝细胞凋亡，过多的凋亡又造成抗凋亡异常。此外，肝内自然杀伤细胞（natural kill cell，NK）中的 Toll 样受体-2（Toll-like receptor－2，TLR－2）和 Fas 配体蛋白（Fas ligand protein）表达增加也与肝细胞凋亡有关。Wang（2005）研究表明，胆盐中的甘氨鹅去氧胆酸钠（sodium glycochenodeoxycholate，GCDC）通过蛋白激酶 c 介导肝细胞凋亡，随着 GCDC 浓度增高，细胞凋亡率明显增加。梗阻性黄疸时可启动肝细胞程序性死亡（programmed cell death，PCD），但在正常肝细胞增殖过程中，肝细胞通过核因子 κB（nuclear factor kappa－B，NF－κB）、Bcl－2 家族、TNF－α、IL－6 的抗凋亡效应能有效减少细胞凋亡。Kurosawa（1997）用胆总管结扎大鼠作为梗阻性黄疸的动物模型，研究了 Bcl－2 在胆酸盐诱导的肝细胞凋亡中的作用。结果在此模型的肝细胞上观察到了正常情况下的肝细胞不表达的 Bcl－2 受体。提示这可能是抵抗毒性胆汁酸盐诱导的凋亡机制。王剑明（2000）的研究表明 Bcl－2 和 Bax 蛋白均参与了梗阻性黄疸肝细胞凋亡的调节。而清道夫受体 A（scavenger receptor A，SR－A）是巨噬细胞表面重

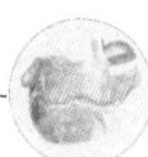

要的防御受体，至少有 6 种不同的分子形式存在。SR－A 除了通过吞噬修饰的血浆脂蛋白，还在介导巨噬细胞对抗原的识别、凋亡细胞的吞噬、内毒素的清除及炎性递质分泌的调控等机体防御反应中起重要作用。

4.3.4 胆盐与急性肾衰竭

早在 1910 年，Clairmont 曾描述过梗阻性黄疸患者在术后死于急性肾衰竭的病例。此后，有关梗阻性黄疸术后发生急性肾衰竭的报道逐渐增多。其发生率在 6%～18%。围手术期出现急性肾功能不全，其病死率可高达 32%～100%，一般在 68%左右。

Coratellicf(1985)报道，对 23 例肝肾综合征患者进行鲎血细胞溶解试验来测定内毒素，其中阳性 15 例，死亡 12 例；阴性 8 例，均能存活。提示内毒素浓度与肾衰竭程度成正比。内毒素能刺激 TXA_2 的生成，刺激巨噬细胞增生并释放肿瘤坏死因子，引起肝坏死和白三烯(leukotrienes，LTS)的产生。LTS 主要经肾脏排泄，其结果是高浓度的 LTS 作用于肾脏，使肾血管收缩，肾血流量和肾小球滤过率降低，从而导致肾功能障碍。

内毒素具有强烈的促肾血管收缩的作用，可引起肾小动脉痉挛，致肾皮质血流减少，肾小球滤过率下降，诱导肾功能不全，导致肝肾综合征的发生。内毒素血症时对肝肾综合征的发生和发展起重要作用。

梗阻性黄疸患者在围手术期出现肾功能障碍多合并肾小球和肾小管损伤，而肾小管损伤的后果严重，易引发肾小管坏死。有研究资料表明，肾近曲小管结构的破坏早于肾功能异常。梗阻性黄疸导致肾功能损伤的病理生理机制目前有 3 种理论，即缺血再灌注损伤、胆红素直接损伤肾小管、肠屏障损伤导致内毒素进入血液。有学者认为其中胆盐与急性肾衰竭的关系十分重要，应予以高度重视。

（顾树南　李清潭）

主要参考文献

[1] 刁同进，高百春，蔡宏剑，等. 恶性阻塞性黄疸临床分析 153 例. 世界华人消化杂志，2009，17：1575－1581

[2] 王会敏，王正平，董旻岳. 胆汁酸代谢与调控研究进展. 国际消化病杂志，2010，30：79－82

[3] 王剑明，孙宏斌，邹倩，等，阻塞性黄疸大鼠肝组织细胞凋亡及相关基因 bcl-2、bax 的表达. 中华实验外科杂志，2000，17：32－33

[4] 王琳琳，胡泽华. 内毒素血症肝损伤机制的研究进展. 医学综述，2009，4：1047－1050

[5] 毛晓光，杨志伟，李建国，等. 人重组生长激素对梗阻性黄疸大鼠肠源性细菌/内毒素移位的影响. 中华肝胆外科杂志，2005，11：407－410

[6] 权启镇，孙自勤，王要军. 新肝脏病学. 济南：山东科学技术出版社，2002. 27－57

[7] 杨慷，刘作金. 肝组织清道夫受体 A 在急性重症胆管炎时的表达与内毒素性肝损伤的关系. 世界华人消化杂志，2009，17：141－145

[8] 李奇为，季福. 胆道手术患者胆汁培养和药物敏感分析的临床研究. 中华外科杂志，2009，47：527－530

[9] 李波，夏先明，刘长安，等. 感染性胆汁中内毒素的变化及意义. 中华肝胆外科杂志，2006，12：8－10

[10] 李高鹏，叶露，陈孝平. 多功能的蛋白超家族—ABC 家族. 中国普通外科杂志，2007，16：581－583

[11] 李清潭. 胆道外科学基础. 西宁：青海人民出版社，1978. 23－31

[12] 吴孟超. 肝脏外科基础与临床. 上海：同济大学出版社，2007. 64－88

[13] 吴涌宏，关养时. 内毒素血症在梗阻性黄疸发生发展中的作用的研究进展. 中国普通外科杂志，2010，19：912－915

[14] 汪雪，邹声泉. 慢性梗阻性黄疸对胆管癌神经浸润的影响. 中华肝胆外科杂志，2008，14：668－356

[15] 张汝玲，陆伦根. 胆囊肝分流途径：胆囊真能保护肝脏？肝脏，2012，17：881－882

[16] 陈灏珠，林果为. 实用内科学. 第 13 版，北京：人民卫生出版社，2010. 1001－1017

[17] 赵常春，陈永标，林恒，等. 梗阻性黄疸患者 mtDNA 损伤缺失及突变分析. 中华肝胆外科杂志，2011，17：401－404

[18] 施维锦. 施维锦胆道外科学. 第 2 版，北京：科学出版社，2010. 39－59

[19] 顾树南，李清潭. 胆道外科学. 兰州：甘肃科学技术出版社，1994. 92－100

[20] 顾树南，蔡珍福，姚全梅. 外科临床手册. 上海：复旦大学出版社，2002. 284－285

[21] 黄志强. 当代胆道外科学. 上海：上海科学技术文献出版社，1998. 91－98

[22] 曹阳，戴朝六，徐锋. 梗阻性黄疸肝再生受损机制的研究进展. 世界华人消化杂志，2010，18：3210－3213

[23] Mauss Berg Rockstroh 著. 王者令译. 临床肝脏病学进展. 北京：北京科学技术出版社，2012. 237－304

[24] Chi X, Anselmi K, Watkins S, et al. Prevention of cultured rat stellate cell transformation and endothelin-B receptor upregulation by retinoic acid. Br J Pharmacol, 2003, 139: 765－774

[25] Katagiri H, Ito Y, Ishii K, et al. Role of thromboxane derived from COX-1 and -2 in hepatic microcirculatory dysfunction during endotoxemia in mice. Hepatology,

2004,39:139-150

[26] Lazar GJ, Paszt A, Kaszaki J, et al. Kupffer cell phagocytosis blockade decreases morbidity in endotoxemic rat with obstructive jaundice. Inflamm Res, 2002,51: 511-518

[27] Mansfield SD, Barakat O, Charnley RM. Management of hilar cholangiocarcinoma in the North of England: pathology, treatment and outcome. World J Gastroenterol, 2005,11:7625-7630

[28] Miller AM, Masrorpour M, klaus C, et al. LPS exacerbates endothelin-1 induced activation of cytosolic phospholipase A2 and thromboxane A2 production from Kupffer cells of the prefibrotic rat liver. J Hepatol, 2007,46:276-285

[29] Paumgartner G. Biliary physiology and disease: reflections of a physician-scientist. Hepatology, 2010, 51: 1095-1106

[30] Seyama Y, Makuuchi M. Current surgical treatment for bile duct cancer. World J Gastroenterol, 2007,13:1505-1515

5 胆红素与黄疸

黄疸(jaundice)是一种临床表现和体征,并非一种独立的疾病。它是由于血液内胆红素浓度增高而致高胆红素血症(hyperbilirubinemia),使皮肤、巩膜、黏膜、体液及其他组织发生黄染的现象。巩膜含有较多的弹性硬蛋白(elastin),它与胆红素有较强的亲和力,故黄疸患者常因被人发现其“眼睛发黄”而引起重视。

正常血中胆红素一般不超过 17.1 μmol/L(1.0 mg/dl),若接近 34.2 μmol/L(2.0 mg/dl)时,临床上开始出现肉眼可见的黄疸,也称临床黄疸。如血液中胆红素已超出正常范围,但未能见到巩膜、皮肤发黄时,则称为隐性黄疸或亚临床黄疸。临床医生还应注意,服用胡萝卜或阿的平过多时,也可出现皮肤黄染,但一般不累及巩膜。另外还有一种绿色黄疸,是指由皮内胆红素经日光照射和氧化作用后发生转变产生的。血液内胆红素浓度的增高是由于胆红素代谢障碍引起,涉及红细胞的衰老、肝细胞的功能,以及肝内、外胆道的排泄功能等问题。又因其发病机制不同,所以黄疸的性质不同,治疗的方法自然各异。因此,对黄疸的发病机制必须了解,对黄疸的鉴别诊断必须掌握,只有这样,才能对黄疸患者及时做出诊断并给予合理的治疗。

5.1 胆红素的来源与代谢

5.1.1 胆红素的分子结构

胆色素是具有 4 个吡咯环(pyrrol ring)并且在其 α 位上被甲烯基(—CH_2; methene, methylene)连接的一个链形结构化合物。这种自然界的色素是由原卟啉-Ⅸ($C_{34}H_{34}N_4O_4$)所衍生,其铁复合物就是所谓的正铁血红素。这个复合物再与球蛋白(globin)结合即转变成血红蛋白。

胆绿素(biliverdin)是和原卟啉最近似的胆色素,因为其 4 个吡咯环之间也是由 3 个甲烯基所连接,但在侧链上没有改变。如中间位的甲烯基还原为亚甲基，即为胆红素，亦称为胆红质（bilirubin）。胆红素经过化学或细菌酶的氧化作用后，可以转变成许多不同结构的尿胆素物。在人类的粪便中最常见的是尿胆素Ⅸ（urobilin Ⅸ）、粪胆色素（sterobilin）和D-尿胆素（D- urobilin）。它们的共同特点是，均有Jaffe-Schlesinger反应（与乙醇醋酸锌及碘相遇后呈现为深绿荧光色锌化合物）和光谱（490～500 μm）吸收等。吡咯、胆绿素、胆红素、尿胆素和粪胆素之间的关系如图5-1所示。

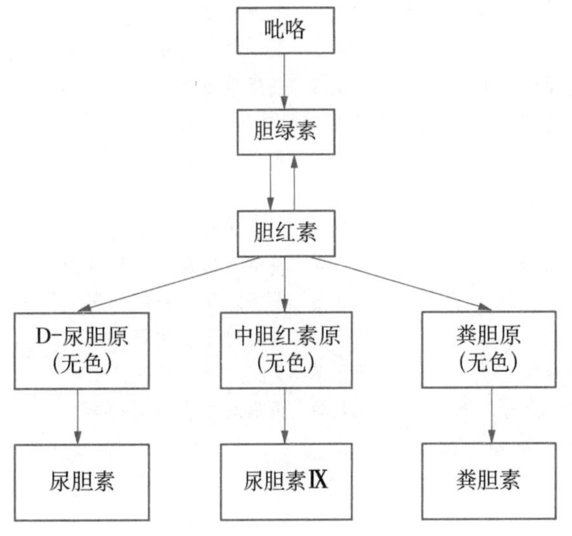

图5-1　吡咯、胆绿素、胆红素、尿胆素和粪胆素之间的关系

近些年有机化学家对血红素和各种胆色素重新给予重视。Fischer等于20世纪30年代后期证明血红蛋白的天然裂解产物为胆红素Ⅸα后，于1942年合成了这一色素。他们所提出的化学结构既成定论且无争议地被人们所接受。但是，现代化学家对这种色素分子提出了不同的看法。根据现代有机化学的概念，胆红素Ⅸ具有独特的结构性质。Schmid（1978）指出，血红素（亚铁原卟啉Ⅸ）是血红蛋白和其他大多数哺乳类动物血红蛋白的辅基。当其在体内降解时，选择性地在卟啉环的α-甲烯桥处断裂（图5-2）。这个α-甲烯桥碳原子转变为CO，使原来的桥断裂，由来自分子氧的2个氧原子所取代，由此形成的直链型四吡咯具有Ⅸα异构体的结构。假如在亚铁原卟啉区环的β-、γ-或δ-甲烯桥处断裂，即分别形成直链型四吡咯Ⅸ及β、γ或δ异构体。虽然体外实验经过非酶的氧化反应可在4个甲烯桥部位随机发生断裂，但其他3种非α异构体则仅有微量存在。

天然胆红素Ⅸα的2个羧基分别位于中央部位的B和C 2个吡咯环上，造成取代基几近对称。众所周知，胆红素Ⅸα可溶于某些非极性溶剂，但几乎不溶于水。与胆绿素Ⅸα相比，二者虽均有2个可离解的羧基，但实际上胆红素Ⅸα具有比想象的更高的脂溶性。对这种溶解度差异的可能解释，最初是

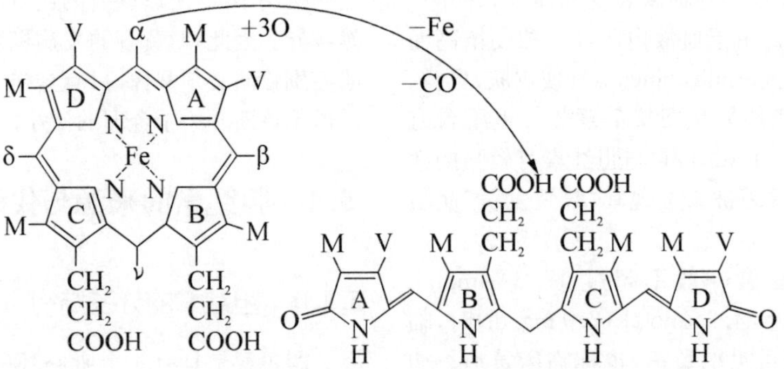

图5-2　亚铁原卟啉Ⅸ转变为胆红素Ⅸα

由Fog等提出的。他们认为胆红素Ⅸα并非如传统所假设的是一个“直链型”四吡咯，而可能是具有一种卷曲的氢键结构，这种结构中的丙酸基与吡咯环氮原子相连接。对这种卷曲的结构，经用X线衍射研究胆红素Ⅸα结晶而得到证实（图5-3）。多处的氢键连接赋予胆红素分子以脊瓦样的结构，使甲烷桥深深隐藏于疏水的中心处。胆红素Ⅸα在有机溶液中很可能具有上述相似的结构，但这种双阴离子结构是否也存在于生理性pH的水溶液中则尚不清楚。假如这种氢键连接的结构也见于水溶液中，则可解释胆红素Ⅸα的某些令人费解的化学和生物学特性。

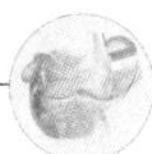

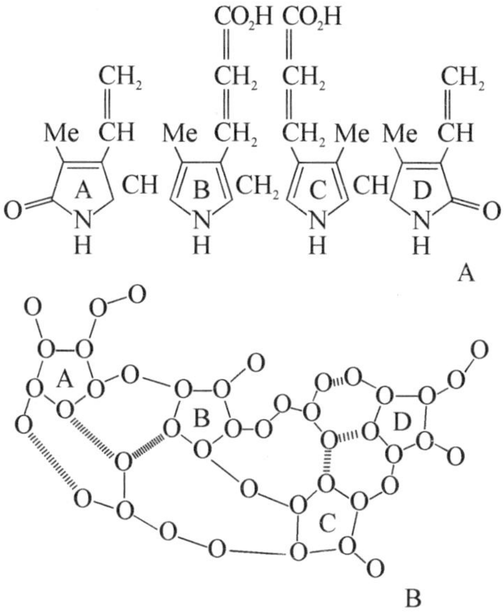

图 5-3 胆红素Ⅸa 的结构

5.1.2 胆红素的来源

胆色素有 2～3 种来源，以红细胞破坏后释出的血红蛋白所衍生的胆红素为主或占绝大部分（约占 75%）。过去认为，骨髓、肝和脾是血红蛋白降解的主要脏器，后来利用放射性核素铁（^{59}Fe）标记的血红蛋白进行实验，查明是肝细胞和肝脏星状细胞起主要作用。但是其有关的代谢或化学程序仍在深入研究中。可以肯定的是，胆绿素是胆红素的前身。胆红素的另一个来源，是骨髓内的血红蛋白在转变成红细胞之前，由于某种原因而发生分解作用，最终于转变为胆红素（约占 3%）。这个学说的根据是通过用^{15}N-或^{14}C-甘氨酸（正铁血红素的前身）对正常人进行静脉注射，然后测定粪便内放射性核素标记的胆红素，最后用时间及其测定量作为坐标绘出曲线。结果发现在曲线上有两个排泄高峰：一个主要高峰是在 90～150 d 内出现；另一个则在数天内出现，只占 10%～20%。如果对恶性贫血、卟啉血病、Cooley 病或大出血患者（均属于红细胞生成减少性疾病）进行同样的试验，早期高峰特别明显。这更说明胆红素是来自骨髓内的血红蛋白。随后又发现第 2 个早期高峰，其来源既非红细胞产生部位，也非其破坏部位，这是用同位素 δ-氨基左旋酸实验显示出来的。早已知道 δ-氨基左旋酸的特征不是标记一般产生或破坏红细胞的胆红素，而是标记另外部位的胆红素。在注射这种药物后在 1～2 h 内出现排泄高峰，表明这种胆红素是来自一种代谢迅速的亚铁血红素。有的学者认为，微粒体内的亚铁血红酶（细胞色素 P450 等）可能是其前身，并且认为肝（可能还包括肾）是可以进行这种代谢的脏器。使亚铁血红素降解为胆红素的酶是微粒体正铁血红素氧化酶和胆绿素还原酶。这两种还原型烟酰胺腺嘌呤二核苷酸磷酸（nicotinamide adenine dinucleotide phosphate，NADPH）依赖酶在网状内皮细胞、肾小管细胞和肝细胞中均可检测到。微粒体亚铁血红素氧化酶的作用是在亚铁血红素环形分子的亚甲桥将其劈开而产生胆绿素并释出 CO 和 Fe；随后胆绿素又被胆绿素还原酶转变成胆红素Ⅸα。这就是在临床上通常所说的非结合胆红素，在实验室检查中呈现间接胆红素反应（图 5-4）。

在正常情况下，红细胞在血液循环中的平均寿命为 120 d，超过了寿限就会被网状内皮细胞破坏并释放出血红蛋白。每克血红蛋白（相对分子质量为 68 000）产生 34 mg 胆红素（相对分子质量 572）。每天有 6～7 g 血红蛋白可转化，即每天约有 1%的红细胞被裂解。大约可产生 250 mg 胆红素。胆绿素则是铁和球蛋白与该分子分离并在 α-亚甲桥处打开四吡咯环时的中间产物。由血红蛋白释出的铁储存于网状内皮系统细胞中或再用于血红素的合成。当组织内出血时，逸出的红细胞即被汇集于出血处的巨噬细胞所吞噬，皮下血肿的颜色改变，此正是由血红蛋白向胆红素转变的反映。除血红蛋白外，还有小量胆红素来自其他血红素蛋白的分解，如肌红蛋白和细胞色素。以^{15}N标记的甘氨酸引入来自胆红素的粪胆素或尿胆素分子进行实验观察，结果发现有小量（10%～22%）标记胆色素在引入放射性核素后数天内即被排出。这种胆色素称为早期标记胆红素（early labeled bilirubin），即由细胞色素主要通过肝脏的降解和未被结合到外周血红细胞的血红蛋白降解而来。后者从造血来讲，属徒劳的无效造血或称骨髓内溶血，也属于造血异常的胆红素或称旁路胆红素。

5.1.3 胆红素在肝内的代谢及其调控

胆绿素还原成游离胆红素，这种游离胆红素也称非结合胆红素、间接反应胆红素或未酯化胆红素。游离胆红素是脂溶性分子，在血浆 pH 条件下，在水溶液中的溶解度极微。胆红素从网状内皮细胞的转运及其后的分布，是由它们与血浆白蛋白的结合所决定的。非结合胆红素具有与白蛋白结合的强烈倾向，故不能透析；相对分子质量较大，故不能由肾小球滤出，不能由尿排出（表 5-1）。非结合胆红素对组织细胞有毒，能通过血脑屏障，特别易进入神经细

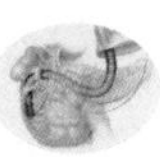

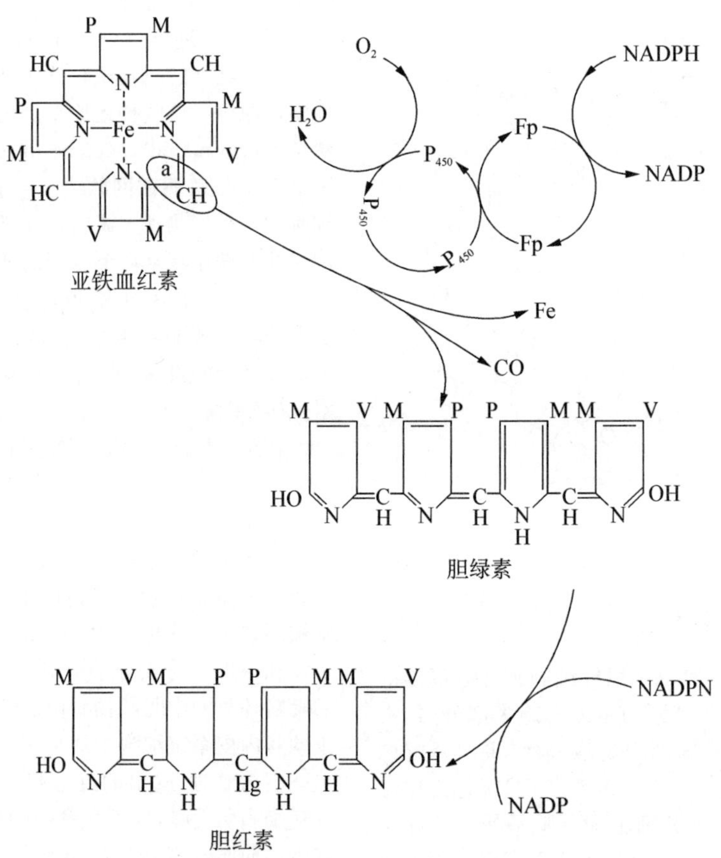

图 5-4 亚铁血红蛋白经酶作用降解为胆红素

Fp＝黄色蛋白(flavoprotein) V＝CH＝CH_2 M＝CH_3,甲基 a＝CH＝methene,甲烯桥 P＝CH_2CH_2COOH,丙酸

表 5-1 游离胆红素和结合胆红素的理化性质比较

理化性质	游离胆红素	结合胆红素
亲脂性	＋	○
水溶性	○	＋
脂膜通透性	＋	○
造成胆红素脑病(核黄疸)	＋	○
与血浆蛋白结合	＋＋＋	＋或○
能通过肾脏排出	○	＋＋＋

＋表示有此特性;○表示无此特性

胞中而造成脑组织的病变,称为胆红素脑病(核黄疸,kern icterus)。非结合胆红素进入血液后,立即与白蛋白结合在一起,这样既可降低其毒性,又可阻止其进入细胞。

非结合胆红素与白蛋白的结合取决于血浆中白蛋白的量及氢离子浓度等因素(图 5-5)。低蛋白血

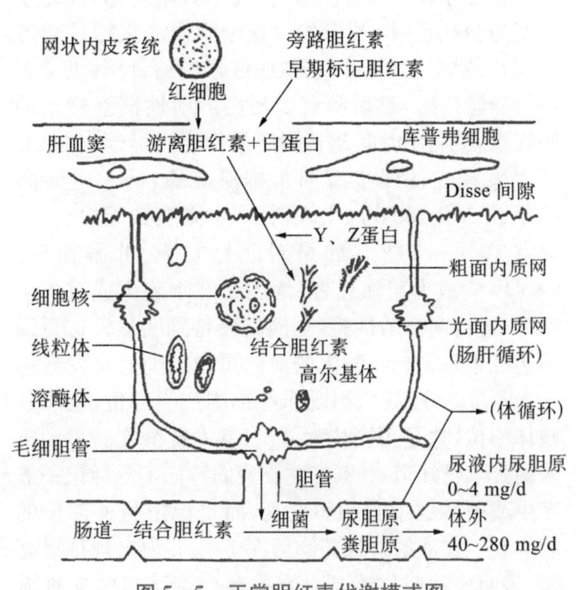

图 5-5 正常胆红素代谢模式图

症、酸中毒、窒息、缺氧等均能影响游离胆红素与白蛋白结合。血中的游离脂肪也与白蛋白结合，并与游离胆红素竞争。此外，磺胺、水杨酸盐、甲状腺素等进入血液后也与白蛋白结合，影响胆红素的结合，可使胆红素呈游离状态，而易导致胆红素脑病（核黄疸）。故对于缺乏尿嘧啶核苷二磷酸葡糖醛酰基转移酶的新生儿，不能多用上述药物。

非结合胆红素被肝实质细胞基底膜上的有机阴离子转运多肽（organic anion transporting polypeptide, OATP）转运体摄取，与配体蛋白结合后运至滑面内质网（smooth endoplasmic reticulum, SER）进行生物转化。

在正常情况下，肝脏能将血液循环内的游离胆红素迅速清除，因而能将血清胆红素水平维持在17.1 μmol/L 以下。胆红素在肝细胞内的转运、结合和排出见图 5-6。非结合胆红素在肝血窦处脱去蛋白，经 Disse 间隙到达肝细胞膜的微突进入肝细胞与细胞质内的载体蛋白 Y 蛋白（连接蛋白，ligandin）和 Z 蛋白（fatty acid binding protein）形成复合物。后者运输至肝细胞的 SER 的微粒体部分。非结合胆红素在肝细胞内质网内，经葡萄糖醛酸转移酶的作用与醛酸结合而成为胆红素葡萄糖醛酸酯或称结合胆红素，又称直接反应胆红素。与 1 个分子葡萄糖醛酸结合的结合型胆红素称胆红素Ⅰ型（单酯），与 2 个分子葡萄糖醛酸结合的结合型胆红素称胆红素Ⅱ型（双酯）。每个非结合胆红素分子含有 2 个丙酸基团，可以与 2 个醛糖酸分子结合而形成胆红素双葡萄糖醛酸酶。如只和 1 个醛糖酸分子结合即为胆红素单葡萄糖醛酸酶。正常胆汁中双葡萄糖醛酸酯（双醛糖酸酯）占 70%～80%，单葡萄糖醛酸酯占 20%～30%。结合胆红素为水溶性，能被肾小球滤过，从尿中排出，因其不能通过生物膜，故一般认为对神经系统无毒性。从胆汁中排出的胆红素绝大部分为双酯胆红素。

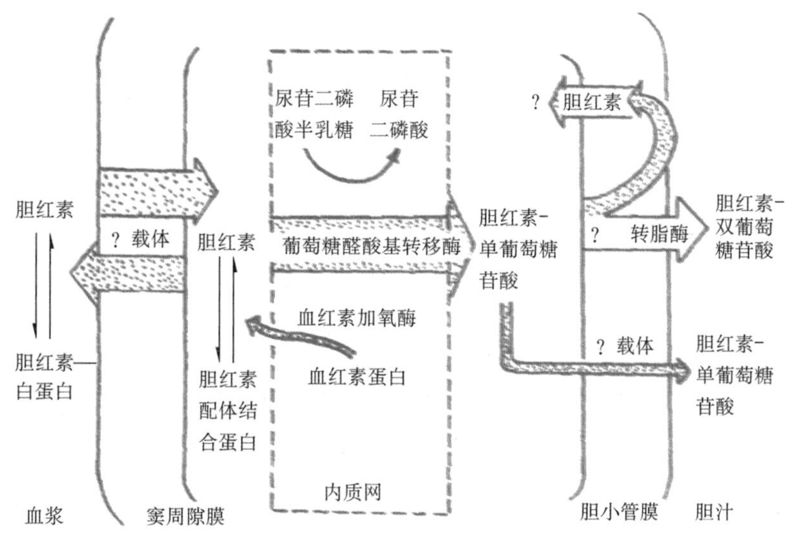

图 5-6 胆红素在肝细胞内的转运、结合和排出

据推测，胆红素摄取机制为载体媒介。胆红素被连接蛋白结合可防止回流入血浆。胆红素再被葡萄糖醛酸转移酶转变成胆红素单葡萄糖苷酸而进入胆汁，或者微胆管膜上的转移酶变成胆红素双葡萄糖苷酸后进入胆汁

梗阻性黄疸和血中结合胆红素含量增高的患者，胆红素由肾小球滤出，随尿排出。黄疸患者的胆红素是在血管内、外白蛋白储池间取得平衡的。在血管外间隙胆色素分布在组织和血浆蛋白结合处之间，而脂溶性未结合胆红素则具有首先与白蛋白结合的特性，不向肝细胞以外的其他细胞扩散，直至白蛋白结合部位均已饱和。故这种由未结合胆红素增多引起黄疸的患者，其脑脊液和泪液不会发黄。结合胆红素能在胆汁内溶解，遇到重氮试剂立即呈现红色反应。未结合胆红素在脂内溶解，与重氮试剂接触后不能立即呈现红色，加入乙醇则出现红色的偶氮胆红素。前者称为直接反应，后者称为间接反应。此试验用来鉴别诊断梗阻性黄疸和非梗阻性黄疸。

利用高效液相色谱分析，又可将胆红素分为如下4种。①α胆红素：即非结合胆红素；②β胆红素：即单葡萄糖醛酸胆红素；③γ胆红素：即双葡萄糖醛酸胆红素；④δ胆红素：该胆红素与血清白蛋白结合，不能被肝细胞摄取，循环于血液中，在血浆中与白蛋白共价结合。它也是一种结合胆红素，但不同于在正常条件下，游离胆红素与血液中白蛋白松散结合后运输至肝脏时的形式，而是由各种原因导致的结合胆红素逆泵进入血液循环，超过肾阈值，在非酶促条件下与蛋白结合。未进入肝细胞进行葡萄糖醛酸化的胆红素是非结合胆红素。在血清中大多数非结合胆红素与白蛋白结合而降低毒性；进入肝细胞，经过生物转化的葡萄糖醛酸胆红素又称结合胆红素，具有亲水性。非结合胆红素被肝实质细胞基底膜上的有机阴离子多肽转运体摄取，与配体蛋白结合后被运至SER进行生物转化。

组成型雄烷受体是胆红素代谢转化的重要调控因子。它与孕烷受体协调发挥调控作用。葡萄糖醛酸化胆红素穿过基底外侧膜和毛细胆管膜后经胆管排出进入肠道；在回肠末端和结肠内细菌的作用下，脱去葡萄糖醛酸基，并还原成胆素原；在肠道下段，这些胆素原氧化成胆素。肠道中10%～20%的胆素原可被肠黏膜的细胞重吸收。经门静脉入肝，形成肠肝循环。这些过程都密切相关，互相影响。

胆红素代谢是一个极其复杂的生理过程，有多种生物酶、各类转运蛋白及各种调控因子参与代谢过程。其中任何一个环节发生病理变化均可导致胆红素代谢的紊乱。近年来，对胆红素在肝细胞内的代谢及调控机制的研究有了许多新的进展，主要表现在以下几个方面。

5.1.3.1 胆红素在肝细胞内的摄取及调控

(1) 摄取过程　胆红素在肝血窦处通过自由扩散进入肝实质细胞，这种扩散是双向的。虽然近年来已证明胆红素的摄取主要是转运体介导的主动过程，但是被动扩散仍是不可缺少的一个部分，其扩散的速度与范围依赖于其底物的浓度。Zucker(1999)等研究发现，胆红素穿过模型脂质双分子层和天然的肝细胞膜是通过被动扩散而不需要载体介导。Briz(2006)研究发现，有机阴离子转运蛋白(OATP)-C(又名OATP-2)和OATPs可能是肝细胞基质膜游离胆红素转运的主要转运体。两者在肝脏细胞基底膜上都有大量表达，一般是OATP-C多于OATPs。但是，它们对胆红素的转运机制不同。OATP-C可能从血清中摄取胆红素进入肝细胞，而OATPs则可能是在肝细胞内胆红素堆积时介导肝细胞中的胆红素逆向排出至血液中，从而起到了保护肝脏的作用。OATP-A由于在肝细胞的表达很低，而且在胆汁淤积时表达无明显改变，故猜测它不是一种重要的有机阴离子转运体。Cui等在2010年发现胆红素仅仅由OATP-C摄入肝细胞而不是OATP-8(基因标记SLC01B3)。两者都在肝细胞基底膜表达，OATP-C可以从白蛋白中提取底膜胆红素，OATP-8则无此功能。

(2) 摄取的调节　进入肝细胞的游离胆红素与细胞质内的配体蛋白结合后，可以减少已进入肝细胞的胆红素外流，增加胆红素的摄取。该配体蛋白即由谷胱甘肽转硫酶-B(glutathione S-transferase B, GST-B)A1和A2组成的同二聚体或异二聚体。GST-B仅仅作为胆红素在肝细胞内的一个储存池，它源源不断地向SER提供已经解离的胆红素，所以胆红素从基底膜到SER不一定经过碰撞机制。Zucker(1995)认为，胆红素的胞内运输可能归结于其浓度梯度的动力学因素。GST的浓度可以调节运输的速度，但不作为其直接的转运体。

2009年，Sanna等在4 300例沙丁岛人身上发现OATP-8的变异，后者可导致先天性轻微高胆红素血症。因此，OATP-8可能参与正常人群血清胆红素的调节，并且可以解释其他相关基因变异不能解释的胆红素异常的变化。Sanna还指出，在多药耐药相关蛋白2受体(multidrug resistance associated protein receptor 2, MRPR2)受损下调时，SLCO1B1可能协同MRP3将肝细胞内的结合胆红素经基底膜逆向转运至血清中。

5.1.3.2 胆红素在肝细胞内的生物转化及调控

(1) 生物转化过程　胆红素-配体蛋白复合物被运到SER进行生物转化。UDP-葡萄糖醛酸基转移酶(UGT)是胆红素在肝内生物转化所需的第二相酶(代谢胆红素的酶是亚型UGT1A1)。胆红素接受UDP-葡萄糖醛酸的葡萄糖醛酸基，生成葡萄糖醛酸胆红素，即结合胆红素或直接胆红素。如果UGT1A1等有先天性缺乏，则各种非胆盐的有机阴离子、造影剂、染料及肾上腺分泌产物等向毛细胆管的转运就会存在障碍，致使这些物质逆向流入血液循环，导致Crigler-Najjar综合征。该病主要的临床表现为游离胆红素增高(170～680 μmol/L)，患者自出生便表现为恶性非结合高胆红素血症。目前认为药物治疗对此病无明显疗效，肝移植是唯一有效的

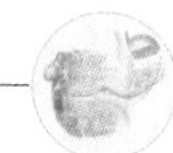

治疗手段。

杨琳（2010）等研究发现，*UGT1A1* 基因GLY71ARG多态性与中国新生儿黄疸有关联性。钟丹妮(2008)也认为,胆红素-尿苷二磷酸葡萄糖醛酸转移酶的某些区域突变与该实验地区的新生儿黄疸有明显的关系。

（2）生物转化调控　CAR的激动可以上调UGT1A1基因的表达而调节肝细胞内生物转化过程。PXP也可以上调 *UGT1A1* 基因的表达。胆红素本身可以通过激活CAR的表达或者可能直接激活该基因的表达。Caputo(2011)等研究发现,食物中的一些脂类物质可以调节 *UGT1A1* 基因的表达。

5.1.3.3　胆红素从肝细胞内泵出的调控

（1）泵出过程　结合胆红素从肝细胞排至毛细胆管是主动转运的过程。MRP2是其转运蛋白。它主要分布于肝细胞胆管侧,另外在肾脏和肠上皮也有分布。Caputo(2011)研究发现,肝脏所摄取的外源性和内源性物质通过与谷胱甘肽、葡萄糖醛酸硫酸盐或其他阴离子物质结合成为MRP2的底物,其中内源性物质与MRP2的亲和力比外源性的物质大。胆红素需经2层生物膜才能排出肝细胞:基底外侧膜和毛细胆管膜。MRP2位于微胆管膜,基底膜的MRP1和MRP3在平时表达很少。在胆汁淤积、内毒素血症或MRP2缺乏导致Dubin-Johnson综合征时有明显表达。这种代偿作用提示,此可能作为一种肝细胞生理性的保护机制。它们把胆红素逆向泵入血液循环,以此来降低肝细胞内胆红素的滞流和淤积。Kartenbeck(1996)在研究Dubin-Johnson综合征的病因时也发现,由于MRP2的缺乏,结合胆红素淤积、堆积、转运障碍、不能排出,从而导致体内结合胆红素升高,是该病发生的主要原因。Cekic等在大鼠用苯诱导下出现急性溶血模型发现,大鼠高胆红素血症时MRP1参与细胞内UCB转运,这些大鼠的MRP1 mRNA和MRP1蛋白除了在肝脏和脾脏的表达都增加外,MRP1还在多种细胞膜上表达。UCB通过上调MRP1的表达,使UCB从胞内泵出来抵制UCB的细胞毒性。这种特性在保护中枢神经系统不受UCB毒性作用中尤为重要。

（2）泵出过程的调控　肝细胞对胆红素的排出是胆红素代谢的限速步骤,由毛细胆管面的转运子介导依赖ATP酶浓度梯度的过程。肝细胞毛细胆管面的排泄是内源性和异种物质从哺乳动物细胞中清除的决定性步骤。在肝细胞中的转移酶催化非结合胆红素与谷胱甘肽、葡萄糖醛酸和硫酸结合,形成双亲阴离子结合物。这些结合物排出到胆汁中需由胆红素主要转运子MRP2介导。

人类NRP2的缺乏是Dubin－Johnson综合征的病因。NRP2的表达下调是引起胆汁排出障碍、胆汁淤积的重要原因。因为MRP2基因编码的蛋白是形成胆汁流的重要推动力。熊去氧胆酸(ursodeoxycholic acid,UDCA)可以通过上调MRP2来加快胆红素的排出。如结扎胆总管或者在内毒素血症时,胆汁流速变慢或滞缓,胆红素淤积,总是伴有MRP2表达的下降及MRP2某些底物的排出障碍。在小鼠实验中,将小鼠胆总管结扎后胆红素上升,MRP2表达下降,这可能是内毒素导致的MRP2下调的结果。

5.1.3.4　核受体对胆红素代谢的调控

（1）结构性雄烷受体　结构性雄烷受体(constitutive androstane receptor,CAR)是肝细胞里的"异物感受器",对内源性和外源性代谢产物起着介导清除的作用。CAR的作用相当广泛,介导胆红素的清除是其主要功能之一。当胆红素的浓度在正常范围内时,CAR几乎处于静息状态,即使CAR的功能没有发挥,也不会影响胆红素的基础清除率。但当胆红素的浓度高于某一范围时,CAR激活苯巴比妥而发挥作用。胆红素和苯巴比妥不直接与CAR结合,但胆红素和苯巴比妥可以使CAR进入细胞核,也可看作是CAR的激活剂。

CAR可以调控胆红素代谢相关酶原的表达,用CAR的激动剂量和用TCPOBOP处理的动物,*UGT1A1*、*GSTA1*、*GSTA2*、*MRP2*、*OATP4* 的mRNA表达增加,而以上的5种靶基因正是胆红素代谢各步骤的关键酶或关键载体。说明CAR对胆红素代谢的各个步骤均起介导作用。新生儿体内的CAR不足,可能是导致新生儿黄疸的主要原因之一。

CAR可以被TCPOBOP等诱导,同时也可被雄烷的代谢产物所抑制。白细胞介素(IL)－1β、LPSS和过度表达的P56relA可以抑制糖皮质激素受体(GR)介导的CAR的反式激活作用。GR激动剂地塞米松介导组蛋白H4－CAR启动子的乙酰化作用而起激动CAR的作用。这是地塞米松可以增加胆红素在肝脏清除的原因之一。

（2）孕烷受体　孕烷受体(pregnane X receptor,PXR)对胆红素的清除具有双重作用。转基因小鼠PXR激活使UGT1A1的表达明显增多,胆红素清除加快。但是,这种情况下的胆红素清除加快与PXR的激活是否相关目前尚不清楚。因为PXR的激动剂同时也可以是CAR的激动剂。Saini(2008)等发

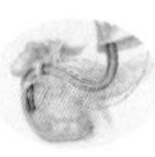

现，在仅仅是缺乏 PXR 的情况下，胆红素清除加快的同时，胆红素代谢的相关酶及胆红素的转运体 mRNA 表达增加，这似乎是 PXR 缺失时对 CAR 的去抑制作用的结果。PXR 是否有靶基因对胆红素清除进行抑制，还是通过抑制 CAR 的诱导作用来抑制胆红素的清除尚不清楚。所以，多数学者认为，PXR 有对胆红素的代谢起诱导和抑制的双重作用，目的在于调控胆红素代谢的平衡。

（3）法尼醇 X 受体　法尼醇 X 受体（farnesoid X receptor，FXR）是一种孤儿核受体，其编码数基因长度 2 213 bp，位于染色体 12q23.1，为配体激活的转录因子。FXR 的主要靶基因包括 CYP7A1、在肝细胞内控制胆汁酸浓度的转运蛋白（NTCP 和 BSEP）、IBABP、磷脂转移蛋白（PLTP）和异二聚体小伙伴蛋白体（SHP）等。FXR 通过与这些基因启动子上的 FXR 反应元件（FXRE）结合来调控基因表达。

在胆固醇分解代谢过程中，50％转变成胆汁酸，其中 10％用于类固醇激素的合成；另外 40％与胆汁酸、磷脂一起排入胆囊。疏水的胆汁酸在肝内大量积聚会产生毒性。因此，胆汁酸的合成和转运是受到严格调控的。胆汁酸合成缺陷会导致进行性肝病、高胆固醇血症等。FXR 在胆汁酸的合成和转运中起着重要作用，同时对胆固醇的代谢平衡也同样起着不可替代的作用。

胆汁酸不仅可与 FXR 直接结合，而且两者的相互作用可导致协同活化因子和辅助抑制因子的募集。这表明胆汁酸是内源性 FXR 配体，故 FXR 又称为胆汁酸受体（bile acid receptor，BAR），其中初级胆酸、石胆酸和脱氧胆酸也可激活 FXR。

FXR 与配体结合可上调 IBABP、BSEP 的转录，促进胆汁酸从小肠向肝脏的转运及胆汁酸从肝脏的分泌。此外，FXR 还可抑制 NTCP 的转录，从而也抑制了肝脏过度摄取胆汁酸。这样可防止胆汁酸的毒性对肝脏的损害，对肝脏起保护作用。

Mak（2002）研究发现，FXR 可诱导 PLPT 的表达，使磷脂从极低密度脂蛋白（VLDL）转移到低密度脂蛋白（LDL），并使高密度脂蛋白（HDL）前体和 HDL 分别形成 HDL3 和 HDL2，由此合成的 HDL 可将胆固醇逆向转运至肝脏降解。另外，FXR 也可激活 apoCⅡ和 LPL，从而增加 VLDL 和乳糜微粒（CM）中三酰甘油三酯的水平。

Davis（2002）研究发现，胆汁酸除以配体依赖方式激活 FXR 及通过 SHP 抑制 CYP7A1 基因表达外，还存在 FXR/SHP 非依赖途径，并发现胆汁酸能通过 c-JNK（c-Jun N-terminal kinasse）级联反应信号途径对 CYP7A1 起反馈抑制调控作用。Chiang（2009）报道 FXR 在不同器官的作用机制有所不同。在肝脏，为 FXR/SHP 途径，即胆汁酸激动 FXR，FXR 诱导 SHP 的表达。SHP 抑制其他核受体 LRH－1 和 HNF－4，进而抑制胆汁酸合成关键酶 CYP7A1 的表达；而在小肠，由 FXR/FGF19 及 FGFR4 介导其作用，具体为 FXR 诱导肠激素 FGF19 的表达。FGF19 通过 β－klotho 激活肝脏 FGFR4 信号通路来抑制胆酸合成，而 β－klotho 为一种存在于肝细胞与 FGFR4 共同表达的膜结合糖苷酶。

次级胆酸 LCA 可以激活 PXR，由此发现 PXR 在胆汁酸代谢平衡中发挥一定的作用。PXR 和 CAR 密切相关，分别与视黄酸 X 受体（retinoid X recepor，RXR）形成二聚体，这两种核受体的配体结合域存在 70％氨基酸同源性，而它们调控的靶基因也存在一定的重叠。PXR 和 CAR 可以代偿性调节胆酸转运体，降低细胞内胆酸浓度，上调肝内解毒酶的活性，如 CYP3A4、SULT2A1 和 PAPSS2 等。PXR 的配体很多，有药物的（如利福平）、天然的和合成类固醇（如孕烯醇酮、黄体酮、植物雌激素和抗糖皮质激素等）。PXR 激动剂可以上调基底膜面 MRP3/4 的表达，增强肝内解毒酶的活性，从而改善胆汁淤积的生化指标。PXR 可以诱导 MDR1/ABCB1 表达，但生理水平的胆酸只能激活 FXR，诱导 ABCB1a 和 ABCB1b 的表达，而 PXR 则无此功能。高浓度的胆酸和胆红素可以激活 CAR，CAR 参与调控肝内 MRP2、MRP3、MRP4 的表达。

CAR 和 PXR 对胆红素清除的调控作用至关重要。PXR 刺激 OATP－C 的表达。该蛋白是胆盐、有机阴及阳离子转运体和具有胆盐羟基化、解毒作用的胆固醇 3α 羟化酶（CYP3A）的调节物。CAR 主要是正向调控 MRP2 和 MRP3 的表达。在 PXR 或 CAR 基因敲除小鼠中，可见胆汁淤积造成的肝脏损害。

CAR 和 PXR 都位于细胞质，与细胞质 CAR 维持蛋白（CAR cytoplasmic retentiom protein，CCRP）和热休克蛋白（heat shock protein，HSP）结合形成复合物。当其暴露于激动剂时，CAR/PXR 从复合物上脱离，进入胞核与视黄酸 X 受体（retinoid X receptor，RXR）形成异二聚体再结合到靶基因相应核受体反应元件，调控靶基因转录的启动。进入核的穿梭需要内源性的核定位信号（nuclear localization signal，NLS）帮助其穿越核孔复合物进

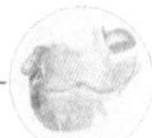

入细胞核，其机制由核定结合位蛋白介导。CAR和PXR具有相互协同的作用，各自的靶点基因有重叠的部分，也有不同的靶基因，其分子机制尚不清楚。当PXR和CAR同时存在时，PXR抑制CAR的活性，以维持代谢的基础水平。这就可以解释在胆红素生理水平情况下，CAR的隐退现象。在PXR缺乏的情况下，观察到CAR的作用明显增强。这支持了PXR抑制CAR的观点。在CAR缺失的情况下，胆红素的基础代谢仍可维持。所以，PXR和CAR是通过相互协同作用来共同调控胆红素的代谢，使其维持在平衡状态。

(4) 肝X受体　肝X受体(liver X receptor, LXR)是饮食胆固醇的感受器，与胆固醇代谢转化胆汁酸过程有关。LXR对维持胆固醇稳态有重要作用。在体内，LXR的配体主要是氧化甾醇，与氧化甾醇配体结合活化后还需与RXR结合形成异源二聚体(LXR/RXR)，才能调控含有LXR反应元件(LXRE)的靶基因表达。

5.1.4　胆红素进入胆汁后的变化

结合胆红素从肝细胞进入胆小管内膜的分泌过程是有载体介导的主动过程。胆色素结合是释放入胆汁的先决条件。正常胆汁仅含有微量的游离胆红素，如无胆红素葡萄糖醛酸转移酶，胆汁即无色，而这些胆色素由其他代谢途径排出。胆红素由血浆进入胆汁的过程，简单地讲可分为4个步骤：①从窦周隙穿过肝细胞膜；②在肝细胞中浓缩；③与双葡萄糖醛酸结合；④释放入胆小管。肝细胞原浆内低相对分子质量结合蛋白(Y与Z蛋白)，协助胆红素由血浆中白蛋白-胆红素复合体通过质膜进入肝细胞。这些细胞内结合蛋白也结合其他阴离子。胆红素在肝细胞内结合为双葡萄糖醛酸酯。这一结合过程，是由微粒体酶(葡萄糖醛酸转移酶)在有尿苷二酸葡萄糖醛酸存在的情况下催化而成的，并使非极性、脂溶性的游离胆红素转变为极性、水溶性化合物而排入胆汁。

肝细胞内缺乏Y蛋白和(或)葡萄糖醛酸转移酶则可造成黄疸。新生儿肝内两者都缺乏，故引起生理性黄疸。由于体质上的缺陷，在儿童时期或少年期因Y蛋白缺乏或同时合并葡萄糖醛酸转移酶缺乏而引起的黄疸称为Gilbert综合征，又称为先天性非溶血性黄疸非结合胆红素增高型或体质性肝功能不全性黄疸。

母乳内含妊烷3α，20β-二醇(pregnane-3α，20β-diol)，它具有抑制婴儿肝内葡萄糖醛酸转移酶的作用。若婴儿出生后1周出现黄疸，2～3周达高峰，1～2个月消失，或改服牛奶后迅速消失者，称为乳汁性黄疸(milk jaundice)。有时母体及婴儿血浆内可含有葡萄糖醛酸转移酶抑制物，与喂乳无关，此可引起暂时性家族性新生儿黄疸。

由于先天性完全缺乏葡萄糖醛酸转移酶，部分新生儿出生后很快出现明显的黄疸，而且急剧加重，血胆红素可达307 μmol/L(18 mg/dl)。患胆红素脑病(核黄疸)患儿往往死于婴儿期或少儿期。这种病称为Crigler-Najjar综合征，可分为两种类型，即属隐性常染色体遗传病的Ⅰ型和属显性常染色体遗传病的Ⅱ型。两型的差异可能与酶的结构不同有关。

结合胆红素从肝细胞内被排泄到微胆管，由于体质上的缺陷而使这一过程发生障碍，也可引起黄疸。这种缺陷使结合胆红素在肝细胞内的转运和排泄发生障碍。这时血中增加的主要是结合胆红素，因为胆红素和胆酸在肝细胞内是通过不同的途径排泄的。若只有胆红素的潴留，而不伴有胆酸的潴留，则在临床上不会出现瘙痒。口服和静脉胆道造影常不显影。这类黄疸称为慢性特发性黄疸或先天性非溶血性黄疸直接胆红素增高Ⅰ型，即Dubin-Johnson综合征。若有胆红素排泄障碍但较轻，同时有摄取的障碍，胆囊和胆道造影常正常，则称为先天性非溶血性黄疸直接胆红素增高Ⅱ型，即Rotor综合征。

胆红素从毛细胆管移向终末小胆管，毛细胆管内微绒毛的功能障碍或病变，使胆红素及胆酸淤积，反流入血，引起胆汁淤积，这种情况发生的黄疸称为胆汁淤积性黄疸。见于妊娠中晚期(妊娠胆汁淤积性黄疸)、甲基睾丸素、氯丙嗪所致的黄疸，以及见于良性复发性胆汁淤积性黄疸、脂肪肝、妊娠末期的急性肝脂肪性变和四环素中毒所致的妊娠性脂肪肝等。肝小叶间胆管的病变，通常称为非化脓性破坏性小胆管炎，其所引起的黄疸称为原发性胆汁性肝硬化。肝段胆管及较大的肝内胆管病变，如细菌感染(胆管炎)、寄生虫(华支睾吸虫等)、结石、肿瘤(胆管细胞癌等)、硬化性胆管炎及胆管周围炎等；肝外胆道的病变，如胆总管结石、胆管癌、胆囊癌、胰头癌、Vater壶腹周围癌、原发性硬化性胆管炎及胆道蛔虫症等，亦均可引起黄疸。这种黄疸大多属于梗阻性黄疸。

在病毒性肝炎及某些药物性肝炎中，黄疸的成因既有胆红素摄取、结合及排泄的障碍，又有因毛细胆管病变所引起的胆汁淤积。病初往往以排泄障碍及淤积为主要原因，以结合胆红素增加为主要表现。肝坏死严重时，结合功能受损突出，此时结合胆红素减少而游离胆红素增多。重症肝炎（如亚急性重型肝炎及坏死后肝硬化等）常合并较重的胆汁淤积症，主要表现为梗阻性黄疸。病理可见肝细胞、毛细胆管及终末胆管内有胆色素颗粒及胆栓。一方面是由于肝细胞及毛细胆管本身的病变，另一方面是由于纤维组织不规则的增生导致小叶间胆管阻塞所致。这类黄疸均表现有肝细胞的功能障碍，如转氨酶、γ球蛋白上升、白蛋白下降等。γ球蛋白的增加与机体的体液免疫功能降低有关。重症肝炎患者可有免疫功能下降、肝内浆细胞浸润不明显等征象。此时临床表现γ球蛋白不高，易误诊为肝外梗阻性黄疸。

5.1.5 胆红素在肠内的变化

结合胆红素以什么分子形式存在于胆汁中？过去认为是以单个分子形式在胆汁内溶解。1967年，Bouchier和Cooperband的实验证明，它与胆盐、卵磷脂和胆固醇结合成混合微粒。但是为什么胆汁一遇到淤积或异物，胆红素首先沉淀出来？这种微粒是如何组成的？这些都需进一步深入的研究。

结合胆红素进入肠道，不能透过肠黏膜细胞，在回肠末端和结肠内经细菌的β-葡萄糖醛酸酶的作用被分解为游离的胆红素和各种尿胆素物。尿胆素物在粪内的最后结构形式决定于不同的细菌。这些尿胆素物包括粪胆色素、尿胆素-Ⅸ、D-尿胆素及其前身。通常用“粪胆素原、尿胆素原”试验对这些尿胆素物进行总的测定。正常人24 h粪尿胆原含量为40～280 mg，大部分从肠道排出，小部分尿胆原（10%～15%）被肠黏膜重新吸收，经门静脉而达肝脏，此即胆色素的肠肝循环。重吸收入肝的尿胆原基本上以原形转变为胆红素而再排入胆道，其中仅小部分进入体循环经肾排出。胆道感染时胆道内胆红素可因细菌作用而形成尿胆原。尿胆原在小肠内较易被吸收。肝硬化时，小肠内的细菌可大量增加，故尿中尿胆原的量也随之增加。粪内尿胆原的量并不能完全反映红细胞破坏的情况，因为部分胆红素可直接分解为无色的化合物而不形成尿胆原。因此，粪内尿胆原含量增加表示溶血存在，但正常或减少并不能排除溶血的存在。

从粪排出的尿胆原的量远低于红细胞和其他含亚铁血红素化合物的转换率，或者用^{14}C-胆红素计算的转换率（300 mg/d）。至于如何处理其余的胆色素，则众说法不一。过去多认为是通过分解代谢，近年来从实验得知二吡咯中褐色素不是一种分解产物，而更多地属于合成代谢的中间产物。

5.1.6 胆红素在肾内的变化

只有血浆内结合胆红素量过高时，才会被肾脏排出。游离胆红素和血浆内白蛋白连接较紧密，不易在肾脏内分离和透析。结合胆红素则不同，但也仅有0.6%从肾小球透过。不少学者认为，尽管结合胆红素或胆红素葡萄糖苷酸在肾小管细胞内沉积，但却不能进入尿液。在全身碱中毒时，尿内结合胆红素增多，而在肾小管细胞内沉积量却减少；酸中毒时恰恰相反。重碳酸钠、水杨酸盐和胆盐等药物具有与结合胆红素竞相结合血浆白蛋白的特性，从而促进胆红素从尿液排出。但是在临床上不能利用这些药物来减轻梗阻性黄疸，因为用药量太多会引起其他并发症（如Crigler-Najjar综合征），导致胆红素脑病。

血清结合胆红素要达到多高值时才会出现胆红素尿，目前还不十分清楚。在急性传染性肝炎出现黄疸症状以前即能查出胆红素尿，但是恢复期血清胆红素值虽已高至171.0 μmol/L（10 mg/dl），却常常没有胆红素尿。一些学者认为，这是由于有某种物质能影响胆红素与血浆白蛋白互相结合的关系，并且推测结合胆盐属于这种物质。但是，非结合高胆红素血症患者尽管在尿中检出胆红素，却检出不到胆盐。因此，必然存在另外的因素。有的学者也推测肾清除胆红素可能借助于多肽载体。

尿胆素原（也称尿胆原）的80%与血浆白蛋白结合，经肝处理后仍变为胆红素，只有少数从肾小球滤过（也可能在肾小管近侧端滤过）。有研究者还认为，远端肾小管在一定氢离子的介导下对尿胆素原尚有重吸收作用。不论是正常人还是肝病患者（包括传染性肝炎、胆小管炎、溶血性疾病等），其尿胆素原排泄量和尿的pH是相关的：碱性尿排泄量大，酸性尿排泄量小。尿胆素原在午后排泄多，午前排泄少，这主要是由于饮食所引起的尿胆素原代谢增强和重碳酸盐增多的缘故。

正常成年人每天尿胆素原的排泄量为0～4 mg。如有肝细胞损害、部分胆管梗阻或溶血性疾病，则排泄量增多；如为胆道梗阻，则排泄量减少，甚至缺如；如为急性传染性肝炎则排泄量可见上下波动。

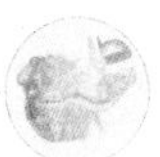

5.2 黄疸的分类

黄疸是肝胆系统疾病的重要症状之一。对黄疸进行分类,研究其发病原因,了解其发病机制,掌握其转归规律,从而做出正确的诊断,制订合理的治疗方案均是十分重要的。

Hippocrates 对黄疸早就有过描述。1847 年,魏尔啸(Virchow)提出了血源性黄疸的学说;1885 年 Stern 认为胆红素是在肝内产生的;1886 年 Minkowski 则更进一步提出了没有肝脏就没有黄疸的肝原学说,从此对黄疸的研究及对肝脏功能研究紧密结合起来。由于研究者各自研究的侧重面不同,理论与临床的侧重面不同,故历来对黄疸的分类方法很多,各有其优缺点。如按其发病机制可分为溶血性黄疸、肝细胞性黄疸和梗阻性黄疸;按胆红素代谢障碍可分为胆红素产生过多性黄疸、滞留性黄疸和胆汁反流性黄疸;按解剖部位可分为肝前性黄疸、肝细胞性黄疸和肝后性黄疸;按其病变情况又可分为器质性黄疸和功能性黄疸等。就国家而言,欧美国家强调胆红素代谢产生黄疸的病理生理,而日本则强调临床实践,故仍然是各有各的分类方法,各有利弊。

现将不同年代具有代表性的黄疸分类法简述如下。

(1) *Aschoff 黄疸分类法(1920)*

1) 潴留性黄疸(retention ikterus)。

2) 吸收性黄疸(resorption ikterus)。

(2) *Mc Nee 黄疸分类法(1923)* 根据黄疸的病因及发病机制分类,但未能将各种因肝脏损害引起的黄疸包括在内。Mc Nee 还强调在一个患者身上可以同时存在 3 种黄疸。

1) 溶血性黄疸(hemolytic jaundice)。

2) 肝细胞性黄疸(hepatocellular jaundice)。

3) 梗阻性黄疸(obstructive jaundice)。

(3) *Rich 黄疸分类法(1930)* 根据胆红素代谢障碍的部位、性质和胆红素回到血流的途径及方式分类,但在反流性黄疸中包括了胆道梗阻性黄疸和肝细胞性黄疸。

1) 潴留性黄疸(retentions ikterus)。

2) 反流性黄疸(regurgitation ikterus):①胆道梗阻性黄疸;②肝细胞性黄疸。

(4) *Varela-Fuentes 黄疸分类法* 根据胆红素对 Vanden Bergh 试验的反应结果分类,不足之处是在由溶血过多所致的黄疸中未能包括非溶血性黄疸,在由胆汁与血液交流所致的黄疸中却又包括了肝细胞损害及胆道阻塞所致的黄疸,均有不妥之处。

1) 由溶血过多所致的黄疸。

2) 由胆汁与血液交流所致的黄疸。

(5) *Van den Bergh 黄疸分类法* 根据病变情况分类,将其他各种原因引起的黄疸均归入功能性黄疸中,由于诊断和治疗不尽相同,故这种分类方法较不合理。

1) 机械性黄疸:包括胆道阻塞所致黄疸。

2) 功能性黄疸:包括其他原因所致黄疸。

(6) *With 黄疸分类法(1946)* 根据胆红素代谢分类,对理论研究较为方便,但对临床应用尚有欠缺。

1) 胆红素产生过多性黄疸(productive jaundice)。

2) 潴留性黄疸(retention jaundice)。

3) 淋巴道性黄疸(lymphogenous jaundice):①反流性黄疸(regurgitation jaundice);②非反流性黄疸(non-regurgitation jaundice)。

(7) *Ducci 黄疸分类法(1947)* 根据解剖部位并以肝脏为中心分类,在临床上有一定的意义,但不够全面。

1) 肝前性黄疸(prehepatic jaundice)。

2) 肝性黄疸(hepatic jaundice):①肝小叶内性(intralobular);②肝小叶外性(extralobular)。

3) 肝后性黄疸(posthepatic jaundice)。

(8) *Pavel 黄疸分类法(1949)* Pavel 指出,功能性胆道梗阻性黄疸多来自于 Oddi 括约肌的痉挛。

1) 溶血性黄疸。

2) 器质性胆道梗阻性黄疸。

3) 功能性胆道梗阻性黄疸。

4) 肝细胞性黄疸。

(9) *Popper - Shaffner 黄疸分类法* 根据胆红素的生成、潴留、胆汁淤积和肝细胞变性分类,对临床的诊断和治疗均有一定的意义。

(10) *龟田治男黄疸分类法(1982)* 根据临床实践和胆红素的代谢障碍分类,并把体质性黄疸和肝内胆汁淤积性黄疸列入重要位置,突出了这种黄疸的特点。

1) 溶血性黄疸(hemolytic jaundice)。

2) 肝细胞性黄疸(hepatocellular jaundice)。

3) 体质性黄疸(constitutional jaundice)。

4) 肝内胆汁淤积性黄疸(intrahepatic cholestatic jaundice)。

5）梗阻性黄疸（obstructive jaundice）。

（11）Sherlock 黄疸分类法

1）胆红素负荷增大（increased bilirubin load）：①溶血性黄疸（hemolytic jaundice）；②旁路胆红素产生过多（non-hemolytic overproduction primary shunt）。

2）胆红素转运障碍（disturbances of bilirubin transport）。

3）胆红素结合障碍（disturbances of bilirubin conjunction）：①酶缺陷（enzyme deficiency）；②酶抑制（enzyme inhibition）。

4）胆红素排出障碍（disturbances of bilirubin excretion）：①肝内胆汁淤积（intrahepatic cholestasis）；②肝外胆汁淤积（extrahepatic cholestasis）。

由此可见，历来黄疸的分类法确实较多，但有的大同小异，有的各具特点。鉴于产生黄疸的机制，特别是胆红素代谢过程中的某些环节，有些理论问题尚未阐明，如何科学分类有待进一步研究。作为临床医生，对黄疸的各种分类法应有整体的认识，只有这样才能结合临床进行科学的综合分析，从而做出正确的诊断。

5.3 体质性黄疸

多年来由于人们对于黄疸疾病的发病机制认识不太清楚，因此，对某些黄疸疾病的命名也就比较笼统，甚至含义不清，如 20 世纪 50 年代对于体质性黄疸（constitutional jaundice）和初生婴儿的生理性黄疸即是如此。现在对它们的发病机制比较清楚，因而有较好的分类、鉴别诊断和治疗方法。近年来，逐渐发现了不少有关胆红素的新现象。例如，骨髓内的血红蛋白不是按正常程序转入红细胞，而是直接转成变为胆红素；用放射性核素标记的 δ-氨基左旋酸能显示出另一胆红素，其来源部位可能是细胞内的铁血红酶；急性传染性肝炎的胆红素尿在黄疸体征之前出现，但在恢复期高血清胆红素时却无胆红素尿。由于对肝细胞在胆红素的摄取、结合、转运和排泄等化学机制方面的研究有了突出的成果，因而使体质性黄疸疾病的鉴别诊断及其分类学有了病因和病理上的依据（表 5-2）。体质性黄疸或称体质性非溶血性高胆红素血症，是一种由肝细胞胆红素代谢异常所致的慢性黄疸，也是一种家族性、遗传性或先天性黄疸，其中除 Crigler-Najjar 综合征以外，预后均良好。

表 5-2 黄疸的分类和与疾病的关系

血中胆红素	病理机制	病症、疾病或综合征
以游离胆红素增高为主	胆红素形成过多	溶血性疾病 手术后黄疸 分流性高胆红素血症
	肝细胞摄取胆红素障碍	Gilbert 综合征 肝炎后高胆红素血症 药物性高胆红素血症
	葡萄糖醛酸转移酶活性改变	Crigler-Najjar 综合征
	活性缺乏	新生儿生理性黄疸
	活性不足	药物中毒
	活性抑制	类固醇 母奶、母血浆
以结合胆红素增高为主	排出障碍 肝细胞排出胆红素障碍	Dubin-Johnson 综合征 Rotor 综合征 妊娠黄疸 药物性及促合成类固醇
	胆道梗阻 肝内胆道梗阻	肝硬化 肝炎 药物引起的胆汁淤积
	肝外胆道梗阻	结石、异物、肿瘤、压迫引起
双向胆红素增高	摄取、结合、转运和毛细胆管梗阻等	肝硬化 肝炎 药物中毒 其他

5.3.1 Dubin-Johnson 综合征

Dubin-Johnson 综合征（Dubin-Johnson syndrome）也称先天性非溶血性黄疸结合胆红素增高Ⅰ型（直接胆红素增高Ⅰ型）、慢性特异性高结合胆红素血症或 Dubin-Sprinz 综合征，是一种家族性、良性肝脏疾病。该病首先由 Dubin 和 Johnson 于 1954 年报道 12 例，同年 Sprinz 和 Nelson 又报道 4 例，其后其他学者也有少量报道。

（1）病因与发病机制　本病系结合胆红素增加，其发病机制是游离胆红素在微粒体中结合成结合胆红素后，由于结合胆红素在肝细胞内的转运及肝脏排泄功能存在先天性缺陷，即各种非胆盐的有机阴离子、结合胆红素、溴磺肽钠、胆影葡胺、染料及肾上腺分解产物等在肝细胞内的转运和向毛细胆管的排泄有先天性缺陷，致使这些物质反流进入血液循环（图 5-7）。如果该病患者进行放射性核素标记的游

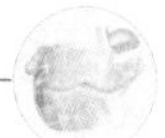

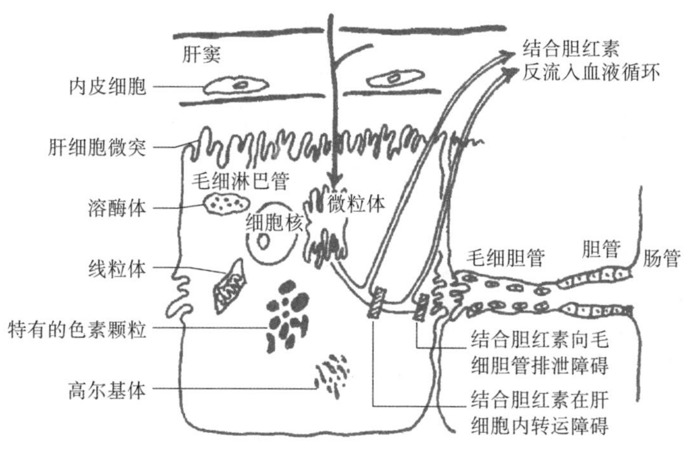

图 5-7 Dubin-Johnson 综合征的发病机制示意图

离胆红素静脉注射，即能发现血清胆红素葡萄糖苷酸量增多。这种情况必然需要经过较长的时间方能排尽增多的结合胆红素，而尿液是唯一的排泄途径。

本病多见于 10～30 岁，可有家族史，为常染色体隐性遗传。表现为慢性和时轻时重的黄疸，不伴有皮肤瘙痒。外科手术、创伤、感染、妊娠、口服避孕药或雌性激素等可促使黄疸加重，有时在饥饿、劳累、饮酒过量时也可使黄疸加重。

(2) 病理改变　肝脏肉眼观或肝活检材料常呈青蓝色或青绿色，甚至可呈黑色。故本病也有人称其为黑色肝。肝组织学上的特征除含有棕褐色色素颗粒之外，再无其他明显组织学上的变化。但有人在光镜下发现肝细胞胞质内的这种色素不能溶解于水、乙醇、稀盐酸、氯仿、丙酮、二甲苯、苯和 10%氢氧化钠溶液内，但可溶于 3%氢氧化钾溶液。具有嗜银染色的特性，铁反应及 Stein 试验阴性，Gmelin 反应显示特殊色泽且与胆色素不同。这种色素与肝细胞对酪氨酸、色氨酸、苯丙氨酸的代谢产物排泄异常有关。电镜检查时最主要的发现是这种色素颗粒常分布在毛细胆管的周围；肝小叶中央区的肝实质细胞内，偶尔在库普弗细胞、淋巴结和骨髓的巨噬细胞内也可找到。色素颗粒常见一层致密膜包裹的小体，其间有充满色素的溶酶体，溶酶体变肥大时则数量也增多。亚细胞结构显示一些溶酶体的酸性水解酶活性增加，但细胞器的结构是完整的。

(3) 临床表现

1) 黄疸：因胆盐排泄正常而表现为虽有黄疸但无皮肤瘙痒。大多数患者可无明显症状。

2) 腹痛：在有症状患者中，约 80%的患者有上腹部疼痛，50%的患者有肝大和乏力，30%的患者有恶心和呕吐。血清结合胆红素和游离胆红素增多。血清胆红素常在 41～324.9 μmol/L(2.4～19 mg/dl)，其中结合胆红素占 60%，游离胆红素占 40%。

3) 胆囊造影：口服胆囊造影不显影，50%的患者静脉胆囊造影不显影。

4) 粪尿检查：尿色呈深褐色，尿胆红素阳性，粪便色浅呈陶土色。这说明胆红素在肝细胞内的转运或排出功能上出现障碍。

(4) 诊断　诊断要点：①有家族史；②以结合胆红素升高为主的慢性黄疸，且不伴有皮肤瘙痒；③无脂肪泻；④可有腹痛，可有肝大；⑤肝功能检查包括血清白蛋白、转氨酶、碱性磷酸酶及胆盐等均在正常范围之内或者稍高；⑥口服胆囊造影不显影；⑦粪便呈陶土色；⑧肝活检有特殊的色素颗粒。本病常易误诊为肝炎或肝内胆汁淤积性黄疸，需与其他体质性黄疸疾病鉴别(表 5-3)。

(5) 治疗　无特殊治疗方法。

(6) 预后　一般预后良好，多不影响寿命。

5.3.2 Rotor 综合征

Rotor 综合征(Rotor syndrome)也称为先天性非溶血性黄疸结合胆红素增高Ⅱ型(直接胆红素增高Ⅱ型)，为常染色体隐性遗传病。本病系 Rotor 首先报道。文献报道，在 27 个家族中有 20 个家族有多人发病，性别无明显差异，说明本病有遗传性，为常染色体隐性遗传。近来国内也有个案病例报道，但较少见。肖玉珍(2013)报道 1 例病倒：女，42 岁。因肝区不适、尿黄 2 个月就医，肝生化检查明显异常。

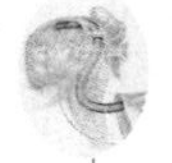

表 5-3　体质性黄疸的鉴别要点

鉴别要点	Dubin-Johnson 综合征	Rotor 综合征	Gilbert 综合征	Crigler-Najjar 综合征	Lucey-Driscoll 综合征
病因	结合胆红素在肝细胞内的转运及向毛细胆管的排泄障碍	结合胆红素在肝细胞内的转运及向毛细胆管的排泄障碍，并有肝细胞摄取游离胆红素障碍	肝细胞摄取游离胆红素障碍，微粒体内葡萄糖醛酸转移酶缺乏	遗传性肝细胞微粒体内葡萄糖醛酸转移酶缺乏	微粒体内葡萄糖醛酸转移酶受抑制
发病时间	新生儿至青春期	新生儿至青春期	多在青春期前	新生儿	新生儿
一般情况	良好	良好	良好	差或很差	差或很差
症状	多有腹痛、乏力，少数有恶心、呕吐和食欲缺乏	少见	有类似神经衰弱的症状	症状重，胆红素脑病并有肌肉痉挛与舞蹈病(choreoathetosis)	症状重
肝大	少见	可有	多见	有	有
增高的胆红素	非结合	结合	结合	非结合	非结合
血清总胆红素	大多<51 μmol/L，也可>225 μmol/L	34～323 μmol/L，一般为 68～102 μmol/L	68～119 μmol/L	大多>170 μmol/L，可达 680 μmol/L	大多>510 μmol/L
尿胆红素	多数阳性	多数阳性	多数阴性	多数阴性	多数阴性
胆囊造影	口服法不显影，静脉法半数可显影	口服法不显影 静脉法半数可显影	大多正常	大多正常	大多正常
肝活检	小叶中心的肝细胞内有粗大的褐色色素颗粒沉着	有黑色素颗粒	大多正常	大多正常	大多正常
治疗	苯巴比妥治疗有效	大多不需要治疗	大多不需要治疗	换血，Ⅱ型可用苯巴比妥治疗	换血
预后	良好	良好	良好	大多在出生后 1 年内死于胆红素脑病(核黄疸)	大多在出生后 1 年内死于胆红素脑病(核黄疸)

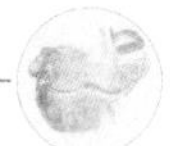

发病以来精神尚可，无胸闷气短、咳嗽，无腹胀，睡眠尚可，大便正常。患者自出生后一直巩膜黄染，无输血史、献血史及手术史，无过敏史。其哥有相同病史，现一般情况良好。体格检查：皮肤、巩膜重度黄染。无蜘蛛痣和肝掌。肝、脾肋下未触及，肝区叩击痛阳性。肝功能检查：总胆红素（TBiL）135.5 μmol/L，直接胆红素（DBiL）104.1 μmol/L，间接胆红素（IbiL）31.4 μmol/L，丙氨酸氨基转移酶（ALT）26.0 U/L，天冬氨酸氨基转移酶（AST）24.0 U/L，碱性磷酸酶（ALP）56.0 U/L，γ-谷氨酰转肽酶（GGT）19.0 U/L，胆碱酯酶（ChE）8 511.8 U/L，总蛋白量（TP）75.4 g/L，α-氨基异丁酸（AIb）47.8 g/L，球蛋白（GLO）27.6 g/L，血清胆红素（BS）5.46 mmol/L，尿素氮（BUN）3.5 mmol/L，肌酐（Cr）36.2 μmol/L，尿酸（UA）119.0 μmol/L。血常规、血脂、电解质、甲状腺功能检查均无异常。凝血酶原时间（PT）11.9 s。肝炎实验室检查均阴性。甲胎蛋白（AFP）0.56 IU/ml。彩超检查示：胆囊壁毛糙。肝穿刺组织病检示：肝组织结构清晰，共见到5个汇管区，未见明显炎症，间质轻度纤维化，门脉与支轻度扩张；3个小终末汇管区，间质轻度混合性炎细胞浸润；中央静脉周围肝细胞内脂褐素较多，局部窦细胞活化，少数肝细胞呈大泡性脂变，范围为3%～10%。病理诊断（肝穿刺）：轻度肝细胞脂变。鉴于临床高胆红素血症，但病理未见胆汁淤积性改变，建议做基因检测排除Rotor综合征。患者血样基因检测证实为Rotor综合征。

（1）病因与发病机制　发病机制是患者有胆红素代谢的先天性缺陷，肝细胞对胆红素的摄取障碍，致血中结合胆红素在肝细胞内转运及向毛细胆管的排泄障碍（图5-8）。由于本病的主要病理表现和Dubin-Johnson综合征相同，仅在次要点上有所差异，因此不少学者认为两者是同类病。其共同点是：①累及儿童和青年，有家族性；②肝功能检查除胆红素外，其他大多无特异性；③胆红素测定一半为结合型，一半为游离型，测定值可高至171 μmol/L；④尿液胆红素阳性。其不同点是：①发现黄疸时患者的年龄偏小。②肝脏常不大。③胆囊造影常显影，偶可不显影。有学者报道在Dubin-Johnson综合征患者家族中也发现有人患Rotor综合征。如对Rotor综合征进行游离胆红素负荷试验，可见到游离胆红素在血中的消失时间延长。这表明肝细胞摄取游离胆红素的机制也有障碍。④肝细胞内无特异性的色素颗粒；⑤尿中粪卟啉总量明显增多，异构体Ⅰ、Ⅲ型分布与正常人相似。Rotor综合征是一种隐性遗传病，虽然父母带有隐性致病基因，但他们外观上是正常的。当母亲每次怀孕时，胎儿有25%的机会从父母双方各获得致病基因而患上此病。

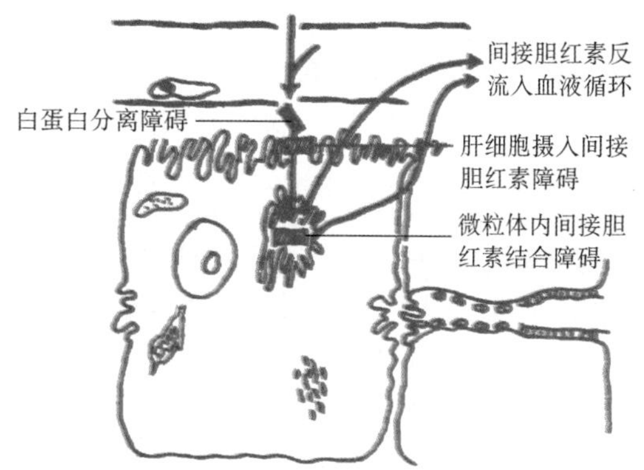

图5-8　Rotor综合征的发病机制示意图

过去认为Rotor综合征与Dubin-Johnson综合征是同一种疾病，前者是后者的一种变异，但近来有的学者认为它们不是同一种疾病。Arias报道同一家族中有4人患Rotor综合征，其中3例肝活组织检查发现肝细胞内有特异性色素颗粒，另1例曾做过2次肝活组织检查，均未发现有特异性色素颗粒。故本病与Dubin-Johnson综合征是否是同一疾病的不同表现或是两种不同的疾病，尚待进一步研究。

（2）临床表现　包括：①儿童和青年多见，常有家族史；②有黄疸，多无皮肤瘙痒；③除血清胆红素增高外，肝功能多无明显异常；④尿液胆红素检查阳性。

（3）诊断　根据患者有黄疸、无瘙痒、实验室检查除胆红素增高外其他无明显异常并有家族史要考虑本病。基因检测可确定诊断。

（4）治疗　本病尚无有效药物治疗。苯巴比妥可促进胆红素的运转及排出。熊去氧胆酸（优思弗）、牛磺胆酸可改善病情。

（5）预后　本病预后良好。患者虽有黄疸但多无瘙痒，肝功能多正常，肝酶无明显变异，肝脏多无肿大。大多数患者一般情况良好，不会演变为肝硬化和肝癌。Peck报道一个家族中有5例患者生存至70岁以上。另有人调查一个家族的6例患者中有4例均生存至60岁左右。

5.3.3　Gilbert综合征

Gilbert综合征（Gilbert syndrome）又称为体质性黄疸、先天性非溶血性黄疸非结合胆红素增高型、家族性非溶血性无尿胆素性黄疸或慢性间歇性青年

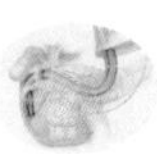

性黄疸等。在成人先天性非溶血性黄疸中，本病是临床最常见的一种家族性黄疸。本病血中非结合胆红素升高，在病因学上可能不是单独的疾病，故名综合征。

(1) 病因与发病机制　发病与肝细胞缺乏葡萄糖醛酸转移酶、肝细胞摄取非结合胆红素能力下降，或非结合胆红素附着于白蛋白的分离障碍有关。也可因二磷酸尿嘧啶核苷葡萄糖醛酸转移酶活性降低引起。国外资料显示，Gilbert 综合征发病率为 2%～7%，系常染色体显性遗传病。Comfort 等报道 35 例病例中，20 例有家族史，10 例是否有家族史未查清，另 5 例则否认有家族史。Dameshe 等报道一家族中祖父、父亲及兄弟患有本病，另一家族中父亲及 7 个兄弟姐妹均罹患本病。

本病系肝细胞从血液摄取胆红素障碍所致，有些学者认为本病应称为“特异性高非结合胆红素血症”。与 Dubin－Johnson 综合征相反，其特点是非结合胆红素增高，而不是结合胆红素增高。因不少病可使非结合胆红素增高，因此，在诊断之前必须排除溶血病、心脏衰竭、脂肪肝、肝肿瘤、病毒性肝炎等。有少数情况也能使红细胞破坏溶解，如晚期中毒性甲状腺肿(即使不伴发心力衰竭也有可能)和门腔静脉吻合术。Berendson 认为在高原生活时间很久的人，其体内红细胞增多，也能发生过多的红细胞溶解。

本病的发病机制至少包括 3 点：①在非结合胆红素进入毛细淋巴管后，肝细胞膜的白蛋白脱解机制有缺陷，不能进入肝细胞；②肝细胞在摄取胆红素的机制上有缺陷；③肝细胞内微粒体缺少二磷酸尿嘧啶核苷葡萄糖醛酸转移酶等。这些都能使非结合胆红素回流入血(图 5－9)。

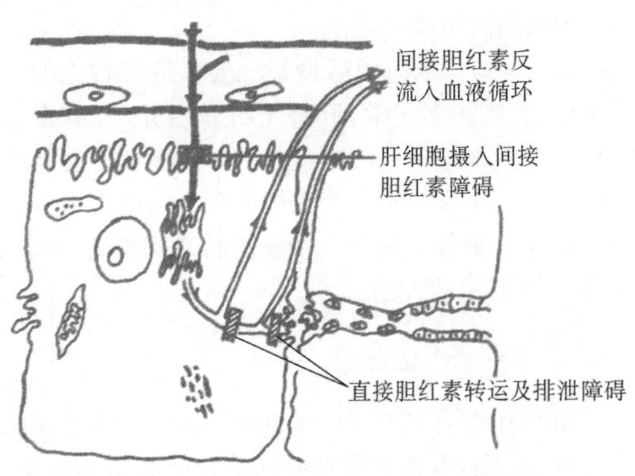

图 5－9　Gilbert 综合征的发病机制示意图

Arias 将成人 Gilbert 综合征按发病机制分为如下两类。

第 1 类：较多见，为慢性病程，常有家族史，血浆非结合胆红素因劳动、饮酒、感染等诱因间歇波动在 17.1～68.4 μmol/L。黄疸常在青年期或病毒性肝炎后初次发现。体格检查除发现有黄疸外其他均正常，偶有轻度肝大。常规血液学、肝功能及肝组织检查均正常。健康状态良好。这一类的发病机制系肝细胞从血液摄取胆红素输送到微粒体的过程有障碍。

第 2 类：较少见。黄疸在患儿出生后不久或在 10 岁内初次发现，持续存在，血清胆红素波动在 85.5～342 μmol/L(5～20 mg/dl)，均为非结合性胆红素。患者自觉良好，可感疲乏及消化不良。血液、肝功能及肝组织检查均正常。尿中无胆红素，粪中尿胆原常减少。口服试验量薄荷脑后，患者比正常人排出葡萄糖醛酸薄荷脑减少。这一类的发病机制系肝中二磷酸尿嘧啶核苷葡萄糖醛酸转移酶活性降低，不能有效地形成结合胆红素，使非结合胆红素在血内淤积所致。或兼有 Y 蛋白的先天性缺乏。

(2) 临床表现　本病的病理和临床特点如下：①常在新生儿、幼儿和青年中发生。平时黄疸稍轻，当疲乏、酗酒、感染、月经或精神紧张时可使黄疸加重。至老年明显减轻。有学者认为服用苯巴比妥可使黄疸减轻。②肝、脾都不大。③肝功能正常，只是血清非结合胆红素升高，但也很少超过 85.5 μmol/L 血清总胆红素增高大多＜51 μmol/L，但也有高达 255 μmol/L 以上者；④肝活体组织切片检查未见色素颗粒。⑤无溶血病。⑥尿胆红素检查阴性。

(3) 诊断　本病应与 Dubin－Johnson 综合征、Rotor 综合征和 Crigler－Najjar 综合征鉴别(见表 5－3)。同时，还应注意下列疾病可伴有 Gilbert 综合征现象而并非是 Gilbert 综合征：①甲状腺功能亢进；②心力衰竭，特别是在伴有肺梗死时；③胆道梗阻、胆管炎；④脂肪肝；⑤肝硬化；⑥毒性肝炎和药物性肝炎的恢复期；⑦门腔分流术后；⑧高原反应。

(4) 治疗　本病尚无有效药物治疗，苯巴比妥治疗可促进胆红素的运转及排出。熊去氧胆酸、牛磺胆酸治疗可改善病情。

(5) 预后　一般预后良好。

5.3.4　Crigler－Najjar 综合征

Crigler－Najjar 综合征是一种伴有胆红素脑病(核黄疸)的先天性非溶血性黄疸。Crigler 和 Najjar

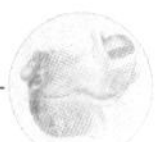

曾报道7例婴儿罹患本病，其中6例均因胆红素脑病而于1岁内死亡。国内罕见报道。

（1）病因与发病机制　本病系常染色体遗传病。因肝细胞微粒体内二磷酸尿嘧啶核苷葡萄糖醛酸转移酶严重缺乏或完全缺乏，胆红素结合作用障碍而完全不能将游离胆红素转变为葡萄糖醛酸胆红素，以致有大量的游离胆红素储积于血中所致。由于血清中游离胆红素与脂肪组织有亲和力，且能通过血脑屏障，故特别易进入神经细胞中，如进入脑基底核、大脑皮质、丘脑、纹状体、乳头体、齿状体等处，使神经元变性黄染。此现象称为胆红素脑病。肝活组织检查多属正常。

（2）临床表现　包括：①一般情况差，症状重。患儿于出生后即出现明显黄疸。②血清游离胆红素一般在170～680 μmol/L(10～40 mg/dl)，严重者可高达885 μmol/L左右。尿中无尿胆红素，粪中尿胆原减少。胆汁无色。③有低蛋白血症、酸中毒。若未能及时治疗，或不适当地应用水杨酸类药物、磺胺类药物时，可促使游离胆红素从结合的白蛋白中游离出来，从而诱发或加重胆红素脑病。

临床上常把Crigler-Najjar综合征分为两种类型。

Ⅰ型：属常染色体隐性遗传病，是肝细胞中胆红素葡萄糖醛酸转移酶完全缺乏，应用苯巴比妥后不能使此酶活性增高，故用该药治疗无效。血清游离胆红素平均为461.7 μmol/L(27 mg/dl)，最高可达820.8 μmol/L(48 mg/dl)。多在出生后1～4天发病，且在儿童期以前因胆红素脑病而夭折。

Ⅱ型：属常染色体显性遗传病，但也有学者对此提出疑问。本型是胆红素葡萄糖醛酸转移酶部分缺乏，应用苯巴比妥后可使此酶活性增高，故用该药治疗有一定疗效。血清游离胆红素可在85.5～376.2 μmol/L(5～22 mg/dl)，但不发生胆红素脑病。该型多见于新生儿至10岁以下的儿童。症状较轻，常可成活至成年。

（3）诊断　一般情况差，症状重。患儿于出生后即出现明显黄疸，肝大。血中非结合胆红素增高，尿液胆红素阴性。肝活组织检查多正常。应与Lucey-Driscoll综合征鉴别，后者又称为暂时性家族性新生儿高胆红素血症，为一种罕见的先天性非溶血性黄疸，是葡萄糖醛酸转移酶受到抑制所致。这种抑制物质可能是孕激素使肝细胞摄取非结合胆红素后使之转变成结合胆红素存在障碍。该抑制物在患儿及母亲血中均可测到。新生儿在出生后48 h即可出现黄疸。症状与Crigler-Najjar综合征相似，病情凶险，多在1年左右死于胆红素脑病（核黄疸）。确诊依赖于基因检测。

（4）治疗　尚无有效治疗方法。换血疗法可改善症状，有一定效果。

（5）预后　Crigler-Najjar综合征Ⅱ型一般症状较轻，常可成活至成年；而Ⅰ型则因发生胆红素脑病而多数在儿童期死亡。

5.3.5　ATP8B1缺陷病

ATP8B1缺陷病（ATP8B1 gene deficiency）又称为进行性家族性肝内胆汁淤积症（progressive familial intrahepatic cholestasis, PFIC），是一组常染色体隐性遗传病，以肝内胆汁淤积为主要表现，一般在婴儿或儿童期起病，最终进展至肝功能衰竭。在儿童胆汁淤积症中，10%～15%由PFIC引起，其发病率为1/100 000～1/50 000，男女发病率无明显差异。

（1）病因与发病机制　根据致病基因的不同，PFIC可分为3型：PFIC1、PFIC2、PFIC3。其中PFIC1由ATP8B1基因突变引起，以持续性肝内胆汁淤积、黄疸伴瘙痒为其特征，一般在1岁之前发病。随着病情的进展，最终发展为肝纤维化、肝硬化和肝功能衰竭。此外，ATP8B1基因突变还可导致良性复发性肝内胆汁淤积症（benign recurrent intrahehatic cholestasis, BRIC）1型和妊娠期肝内胆汁淤积症（intrahehatic cholestasis of pregnancy, ICP）1型。因此，PFIC1、BRIC1及ICP1共同构成了ATP8B1缺陷病的临床疾病谱。Folmer(2009)报道，ATP8B1缺陷病由ATP8B1基因突变引起，ATP8B1基因位于染色体18q21-22区域，编码FIC1蛋白。FIC1(ATP8B1)是P型ATP酶4型亚家族（the type of subfamily of P-type ATPases, P4ATPases）成员。P4ATPases是多重跨膜蛋白，表达于上皮细胞的顶膜，包括肝细胞的毛细胆管膜，参与磷脂由细胞外向细胞内的转移。Zachowski(1993)报道，绝大多数真核细胞中，磷脂酰胆碱和乙醇鞘磷脂集中分布在细胞膜外表面，而氨基磷脂、磷脂酰丝氨酸和磷脂酰乙醇胺主要分布在细胞膜的胞质侧。Paulusma(2006)的研究认为，这种细胞质组分的不对称分布由外翻转酶和内翻转酶维持。已有多项研究证实，ATP8B1是一种内翻转酶介导氨基磷脂和磷脂酰丝氨酸由细胞外膜向细胞内膜的内转位，但其引起胆汁淤积的机制尚不十分清楚。

Chen(2002)报道，ATP8B1基因突变呈世界性分布，不同种族甚至不同患者之间的突变也不尽相同。目前已报道的突变类型超过 70 种。Liu(2010)报道我国的 GGT 进行性胆汁淤积患者中也已检测到 ATP8B1 基因突变，但突变类型与西方人群不同，其中 P209T/IVS6+5G>T 连锁突变是我国 PFIC1 患者中的主要突变类型。

(2) 病理变化　PFIC1 早期可见轻微的肝细胞毛细胆管胆汁淤积，少数肝细胞巨细胞转化及气球样变。肝细胞巨细胞转化多见于婴儿期，随年龄增长逐渐复原。婴儿期胆道损伤轻微，但随时间推移可逐渐明显，最终可出现胆管缺如。Alonso(1994)报道，76%的患儿到 2 岁时会出现肝纤维化。纤维化最初可见于肝小叶中央和(或)门管区。纤维化的持续进展，最终发展为肝硬化。BRIC 和 ICP 患者在发作期间组织学表现可完全正常。在电镜下，ATP8B1 缺陷病患者胆汁呈粗糙的颗粒状，这可与 ABCB11 缺陷病的无定形胆汁相区别。

(3) 临床表现　PFIC1 多以进行性胆汁淤积、黄疸、瘙痒为特征，并伴有肝脾大、生长发育障碍及门静脉高压症等表现，最终导致肝硬化和肝功能衰竭。

(4) 诊断

1) 胆汁淤积：多数患儿在出生后 3 个月左右就逐渐发病。少数也可在新生儿时即起病，但也有部分患者到青春期才出现胆汁淤积。部分患者在儿童期迅速进展到终末期肝病，但也可在青少年时缓慢发展为肝硬化。少数患者可未经任何治疗而存活至青年。

2) 黄疸、瘙痒：多数在黄疸出现后才发现患儿的疾病。瘙痒是本病最主要的特征，但其严重程度与黄疸程度不成正比。瘙痒常发生在脸部、四肢伸侧、肩背部等处。瘙痒严重者常烦躁不安，夜间难以安静入睡。眼部、耳部常因抓痒而留有许多皮肤抓痕。

3) 生长发育障碍：患者生长发育迟缓，多数身材矮小。对于未经治疗而能存活至青少年的患者，其青春期发育不良，第二性征改变不明显。

4) 门静脉高压症：由于胆汁长期淤积，门静脉压力增高，肝、脾大，而导致门静脉高压症，并出现一系列门静脉高压症的表现。如营养不良、消瘦、血小板计数减少、凝血时间异常、四肢碰撞后易出现淤血等。严重者可出现腹壁静脉曲张、腹水及肝功能衰竭。

由于 ATP8B1 存在于多种组织并有表达，故所致临床表现也各异。最常见的肝外表现是胰腺炎、腹泻、听力障碍及慢性咳嗽等。

对于血清 GGT 不升高的原因不明的胆汁淤积性肝病患者需考虑有 ATP8B1 缺陷病的可能。明确诊断要依据 ATP8B1 基因的检测结果。

(5) 治疗

1) 药物治疗：一般药物治疗的疗效有限。用熊去氧胆酸治疗可缓解胆汁淤积时对肝细胞的损害，改善肝功能。因其口服后可部分替代胆盐池中的内源性胆盐，促进排出，减少体内的内源性胆盐含量，但是对胆汁淤积所致黄疸瘙痒无明显改善。Zollner(2009)报道，核受体 FXR 是调控胆汁形成的重要因子，其活化后可激活某些基因转录，发挥促进胆盐排出和解毒的作用。法尼醇 X 受体(FXR)的人工合成配体可能成为治疗胆汁淤积症的药物。Hayashi(2007)研究发现，一种蛋白分子伴侣 4-丁酸苯酯(4-phenylbutyrate acid, 4-PBA)可以稳定由错义突变导致的蛋白质异常折叠，促进导致 ATP8B1 缺陷病或 ABCB11 缺陷病的某些错义突变在体外细胞的表达。随着研究的深入，有望将上述研究成果应用于临床，从而对该病的预防和治疗发挥一定的作用。

2) 胆汁转流术：胆汁转流术是指将部分胆汁进行转流，通过干扰肠肝循环，减少胆盐的重吸收，以降低体内有毒胆盐的累积。部分胆汁转流术(partial biliary diversion, PBD)包括部分体外胆汁转流术和部分体内胆汁转流术。经施行胆汁转流术后，大部分患者的病情可得到一定程度的改善。

3) 肝脏移植：药物及胆汁转流术治疗效果不佳者，可进行肝脏移植手术。但是 PFIC1 常伴有肝外表现，肝移植术不一定能改善肝外病变。一旦发生脂肪性肝病，则易进一步发展为肝硬化。

5.3.6　ABCB11 缺陷病

ABCB11 缺陷病(ABCB11 gene deficiency)又称为遗传性婴儿胆汁淤积症，是儿童因肝病死亡或致残的重要原因。随着分子医学的发展，ABCB11 缺陷病等一系列遗传因素引起的婴儿肝内胆汁淤积症逐渐被发现和认识。ABCB11 缺陷病可引起数种临床表现不同的胆汁淤积，它包括进行性家族性肝内胆汁淤积症 2 型(progressive familial intrahepatic cholestasis 2, PFIC2)、良性复发性肝内胆汁淤积症 2 型(benign recurrent intahepatic cholestasis 2, BRIC2)、妊娠期肝内胆汁淤积症(intrahepatic

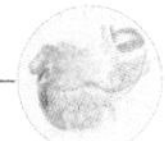

cholestasis of pregnancy 2，ICP2）及药物性胆汁淤积症（drug induced intrahepatic cholestasis，DIC）。其中 PFIC2 和 BRIC2 是常染色体隐性遗传病。PFIC2 多在婴儿早期发病，以黄疸和皮肤瘙痒为主要表现，病情进展多迅速，是我国儿童慢性胆汁淤积的重要原因之一。

（1）病因与发病机制　ABCB11 缺陷病由 ABCB11 基因突变引起，ABCB11 基因位于常染色体 2q24 区域，编码胆盐输出泵（bile salt export pump，BSEP）蛋白。ABCB11（BSEP）蛋白由 1 321 个氨基酸组成，相对分子质量约 160 000，是肝细胞毛细胆管膜转运蛋白，属 ATP 转运蛋白（ATP－binding protein）超家族成员，是位于肝细胞毛细胆管面分泌胆汁酸的转运载体。目前人类尚未发现替代途径。

人类胆汁流的形成 75%是胆盐依赖性的，分泌至毛细胆管的胆盐是形成胆汁流的主要驱动力。ABCB11 蛋白的表达水平和（或）功能受到损害，会严重影响胆盐的分泌，进而影响胆汁流的形成，导致胆汁淤积。储积在肝细胞的胆汁酸会对肝细胞造成毒害并引起严重后果。Strautnieks 等（2008）研究发现，由于突变类型和严重程度的差异，ABCB11 基因突变可表现为 PFIC2、BRIC2、ICP2 或 DIC。目前已报道 100 多种不同的 ABCB11 基因突变，其中以错义突变、无义突变、缺失、插入及剪切位点突变多见。这些突变将导致肝细胞毛细胆管面 ABCB11 蛋白表达水平的下降或缺失。Ho（2010）报道，ABCB11 基因突变和单核苷酸多态性位点也可引起 mRNA 前体剪切异常或 mRNA 表达水平下降。Makishima（1999）研究发现，在人类基因转录水平，ABCB11 主要由核受体 FXR 调控，而胆汁酸是 FXR 的内源性配体，与 FXR 结合后诱导 ABCB11 的转录。除 FXR 之前外，ABCB11 基因转录还受 Nrf2 等其他因子调控。Wang（2008）报道，肝细胞毛细胆管膜 ABCB11 缺乏是人类胆汁淤积性疾病的特征之一。ABCB11 蛋白定位于肝细胞膜的过程要受多种蛋白翻译后的修饰物调控，如糖基化、磷酸化及泛素化修饰等。这些调控异常都可能成为 ABCB11 缺陷病的致病因素。

（2）病理变化　在婴儿期 PFIC2 最常见的病理改变是肝细胞的巨细胞转化。在不同的病例中，肝细胞的巨细胞转化的程度不同。肝组织中也可见到肝细胞凋亡和坏死。肝细胞中可见胆汁淤积，一般伴有肝细胞气球样变性。随着时间的推移，逐渐出现肝组织纤维化，最终进展为肝硬化。一般无小胆管增生表现。BRIC2 的肝组织病理主要表现为胆汁淤积，肝组织结构一般无明显异常，BRIC2 很少进展为肝硬化。

（3）临床表现　PFIC2 通常在新生儿期起病，在 20 岁以后发病者较少见。病程可持续数周或数月。BRIC2 主要表现为反复发作的黄疸和瘙痒。发作期间患者的生化指标的变化与 ABCB11 缺陷病相似。肝功能指标多在正常范围。大多数患表现为进行性胆汁淤积，如不治疗，病情进展较快，常导致肝硬化，临床表现为黄疸和皮肤瘙痒，肝、脾大，生长缓慢。多数患者在 10 岁前进展为肝硬化而发生肝功能衰竭。瘙痒的严重程度与黄疸不成正比。患儿常抓痒不止，烦躁不安。常见有维生素 K 缺乏性出血。多数患者伴有胆结石。PFIC2 患者虽无肝外表现，但易发生肝细胞癌和胆管癌。有些患者可自行缓解，但表现为持续低 GGT 胆汁淤积者可进展为 PFIC2。

（4）诊断　对于不明原因的胆汁淤积，并且血清 GGT 水平不升高的患者应高度怀疑 ABCB11 或 ATP8B1 缺陷病。两者主要依赖临床表现及基因诊断鉴别。此外，尚需要与胆汁酸合成缺陷相鉴别。随着病情的进展，PFIC2 会出现肝硬化、肝功能衰竭等，且 15%PFIC2 患者在病程中可发生肝细胞癌或胆管细胞癌。因此，ABCB11 缺陷病患者应监测血清甲胎蛋白的变化及肝脏形态学的变化。一般需每 6 个月检测血清甲胎蛋白及每 12 个月 B 超或 CT 检查肝脏形态学的变化。此外，BRIC2 也可进展为 PFIC2，并可能出现 ICP2 或者 DIC。

（5）治疗

1）药物治疗：目前常用的药物主要是熊去氧胆酸，它是亲水性胆盐，较内源性胆盐毒性小。口服后可促进内源性胆盐排出，缓解胆汁淤积，改善肝功能。但药物治疗 ABCB11 缺陷病的效果有限。4－丁酸苯酯目前作为新的药物靶点正在研究中。

2）胆汁转流术：胆汁转流术是指通过干扰肠肝循环，减少胆盐的重吸收，以降低体内有毒胆盐的储积。已有研究提示，携带 ABCB11 基因突变 E297G 和（或）D482G 的患者行胆汁转流术治疗效果较好。

3）肝移植：因为 ABCB11 缺陷病无肝外临床表现，并且有很高的肝细胞癌和胆管细胞癌的发病率，故最佳的治疗方法是肝移植。由于 ABCB11 蛋白只表达于肝脏，对于患者而言，肝移植等于完全纠正了

ABCB11 缺陷病引起的病变，因此肝移植的效果是较确切的。

5.3.7 原发性旁路性高胆红素血症

Whipple 最先指出胆汁色素除了来自红细胞的血红蛋白以外，尚有其他途径。London 和 Gray (1950)等用放射性核素^{15}N 和^{14}C 甘氨酸作为血红蛋白的前体来研究胆红素的来源，并证实 Whipple 的观点是正确的。他们发现由衰老的细胞裂解后释出标记的血红蛋白在粪便中的代谢产物要在应用该示踪剂后 90～130 d 后才出现，且在 120 d 前后为最高峰，此时间与红细胞的寿命相当。但也发现用示踪剂后 5 d 内在粪便中即有标记的胆红素代谢物出现，此种胆红素称为早期标记胆红素或称早期胆红素。这种早期标记胆红素的来源有 2 种：①来自非造血部分，系来自肌球蛋白、肝的过氧化酶、正铁血红素色素、细胞色素 P450 等，但不能来自细胞色素 C；②来自造血部分，这一部分是早期标记胆红素的主要部分，系在骨髓及脾脏内一些血红蛋白未参与红细胞生成和(或)已造成的红细胞在发育成熟前即被裂解而转化为胆红素。从造血的角度来说，这类造血为无效造血，属造血异常胆红素，称为旁路性胆红素(图 5－10)。

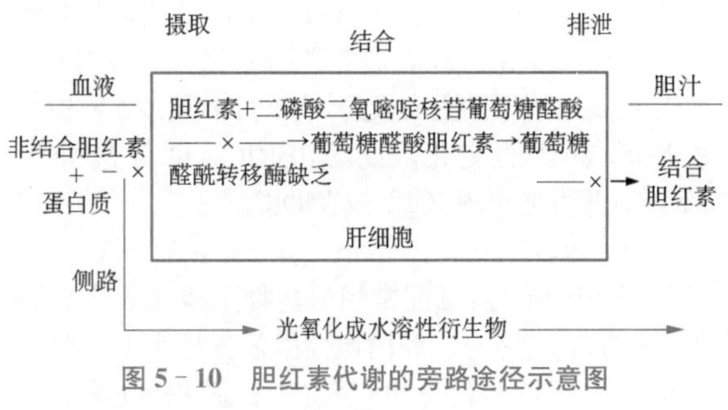

图 5－10　胆红素代谢的旁路途径示意图

London 对一名 23 岁健康人用放射性核素测定旁路性胆红素占总胆红素的 11%，旁路性胆红素可见于新生儿。Vest 用^{15}N 甘氨酸测定该病患者的值比正常人高 1.5～2 倍。Ostrow 对有胆瘘的鼠做实验，给予甘氨酸－2－14C(glycine-2-14C)后 6 h 内，在胆汁中出现标记的胆红素。lsraels 对有胆瘘的犬做实验，给予 2－^{14}C 甘氨酸后 4 h 内出现有^{14}C 标记的胆红素，且能持续 4～6 d。

本病似乎与先天性球形红细胞贫血病相似。在施行脾切除术后，尽管红细胞生长期正常或粪内尿胆素原排泄增多，但黄疸始终不能全退。其特点是：①血清游离胆红素值升高，多在 119.7 μmol/L(7 mg/dl)左右；②肝功能正常；③周围血液循环的网织红细胞增多；④骨髓内红细胞增多；⑤血浆铁代谢率升高，总铁结合物也增多；⑥无肝大，但可有脾大；⑦尿中尿胆原增加，胆红素阴性；⑧其他，如红细胞的生长期、脆性试验、含酶量等均在正常范围，红细胞原卟啉和粪卟啉的浓度亦正常。

原发性旁路性高胆红素血症较为少见，文献中也多为零星报道，有些学者认为该病有遗传性。Arias 报道 2 例为兄弟两人患病；Israels 报道 3 例为兄弟姐妹患病。

5.4 黄疸的诊断

黄疸仅是一种症状，并非一种独立的疾病。一般来讲黄疸的诊断并不困难。但要真正掌握其产生、发展和转归的整个过程，必须要了解胆红素代谢情况，学会判断胆红素代谢障碍的不同环节。要做到这一点就必须详细询问病史，认真检查，对症状、体征和实验室的检查结果等进行综合分析，才能做出正确的诊断。在临床上，特别是在外科，诸多的分类中最常用的是根据黄疸的发病机制将黄疸分为溶血性黄疸、肝细胞性黄疸和梗阻性黄疸(表 5－4)。

表 5－4　溶血性黄疸、肝细胞性黄疸和梗阻性黄疸的鉴别要点

	溶血性黄疸	肝细胞性黄疸	梗阻性黄疸	
			结石性	肿瘤性
发病原因	红细胞破坏过多	感染、中毒引起肝细胞坏死，功能减退；先天性疾病引起肝细胞摄取、结合、排泄胆红素障碍；肝硬化	胆道炎症	胆道炎症、肿瘤梗阻
瘙痒	无	多无，淤胆时有	可有	常有

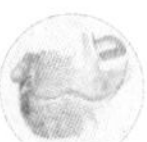

续 表

	溶血性黄疸	肝细胞性黄疸	梗阻性黄疸	
			结石性	肿瘤性
腹痛	病重时有，可累及腰部	右上腹部隐痛不适	疼痛较剧烈，多呈绞痛	持续性隐痛
消化道症状	多无	较明显	有	早期多不明显
肝大	有增大	急性期增大，肝硬化时明显肝大，少数可不增大但发生质变	不增大	一般不增大
外周血象	贫血症，网织红细胞增多	急性肝炎时白细胞计数降低，肝硬化后有贫血、白细胞计数和血小板计数减少	白细胞计数增加	贫血症，白细胞计数可增加
结合胆红素	＜35%	＞35%	＞35%	＞35%
尿液检查	尿色正常，尿中无胆红素	尿色加深，尿中胆红素阳性	尿色深，尿中胆红素有波动	尿色深，尿中胆红素阳性
粪便检查	粪色深，粪中尿胆原增加	粪色正常，尿胆原多无改变	粪色变浅，可有波动	粪色逐渐变浅，呈陶土色
血酶学检查	多数正常	明显上升	多数正常或有上升	中度或明显上升
血胆固醇	大多正常	下降，胆固醇酯下降较明显	升高，＞7.8 mmol/L (300 mg/dl)	可升高
凝血酶原时间	大多正常	延长，不易被维生素K纠正	延长，可被维生素K纠正	延长，可被维生素K纠正
肾上腺皮质激素试验	无诊断价值	急性肝炎的黄疸可明显消退	黄疸消退不明显	黄疸消退不明显
影像学检查	胆系无明显改变	胆系无明显改变	可见结石，胆管可扩张，有充盈缺损	胆管变窄，近端胆管扩张

5.4.1 溶血性黄疸

溶血性黄疸(hemolytic jaundice)的发病机制(图5-11)：①在网状内皮系统内或直接在血管内红细胞的脆性增加，血液中有溶血素或其他因素存在而引起红细胞的大量破坏。常见致病因素有：输异型血、恶性疟疾、新生儿溶血症、遗传性球形细胞增多症、血红蛋白病、溶血性蛇毒，以及服用磺胺类和伯氨喹啉等药物。②血中游离胆红素的产生超过了肝脏对胆红素的清除速率。③贫血、缺氧、红细胞破坏产物的毒性作用，过量含铁血黄素的沉着，以及肝脏负荷的增加，使肝脏功能受损而不能大量排出游离胆红素，致使其滞留于血液中，产生所谓的潴留性黄疸(retention jaundice)。

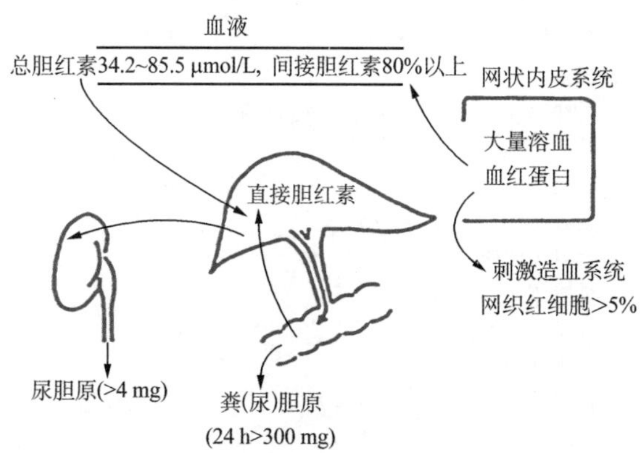

图 5-11 溶血性黄疸的发病机制示意图

溶血性黄疸的特征：①一般皮肤与黏膜黄染较轻，多呈浅柠檬色；若伴有贫血则皮肤较苍白，呈蜡黄色。②皮肤无瘙痒，脾脏常增大；急性发作时常有腰背酸痛、发热，尿常呈酱油色。③血中游离胆红素增加。④游离胆红素不能透过肾小球，尿中无胆红素出现，呈所谓“无胆色尿”(表5-5)。⑤胆汁中结合胆红素大量增加，粪便中尿胆原大量增加。大量尿胆原经肠肝循环被吸收至肝，又因肝功能受损，排泄障碍而致体循环血液中及尿中的尿胆原增加。⑥血中网织红细胞增多，骨髓红细胞系增生旺盛。⑦血清铁含量增加。⑧若系遗传性球形红细胞增多症，则常有红细胞渗透脆性增加。

表 5-5　胆红素代谢与胆色素的关系

胆红素代谢障碍	血清胆红素		尿胆红素	尿胆素		其他
	游离型	结合型		尿	粪	
形成过多	↑	正常	－	↑	↑↑	贫血、红细胞胞质异常、网织红细胞增生、肝功能正常
摄取障碍	↑	正常	－	正常或↓	正常或↓	无肝组织学变化，红细胞寿命正常
结合障碍	↑	↓	－	↓	↓	
排泄障碍						
肝内梗阻	↑	↑↑	＋	↓	↓	溴磺酚酞(BSP)排泄异常、碱性磷酸酶(ALP)、胆固醇增高，丙氨酸氨基转移酶(ALT)可稍升高，肝功能可出现障碍
肝外梗阻	↑	↑↑	＋	↓或0	↓或0	
肝细胞损害						
肝炎	↑	↑↑	＋	↑	↓	ALT增高，肝功能障碍
肝硬化	↑	↑	＋	↑或0	↓	

5.4.2　肝细胞性黄疸

肝细胞性黄疸(hepatocellular jaundice)的发病机制(图5-12)：①患者皮肤黏膜呈浅黄色或深金黄色，可有皮肤瘙痒。②肝实质细胞的病变(如肝炎、肝硬化、肝癌、脓毒症、疟疾、传染性单核细胞增多症、回归热、钩端螺旋体病、伤寒、布氏杆菌病、充血性心力衰竭所致肝脏缺氧)、营养不良、药物的毒性作用(如砷、四氯化碳、吲哚美辛、利福平、保泰松、苯巴比妥、6-巯基嘌呤和磺胺类药的毒性)等，使肝脏对胆红素的摄取、结合、转运和排泄过程障碍。③胆汁中结合胆红素经毛细胆管、Disse腔隙反流入淋巴液及血液中。④胆汁还可经坏死的肝细胞或肝细胞坏死后破裂的毛细胆管反流至肝淋巴及血液中。

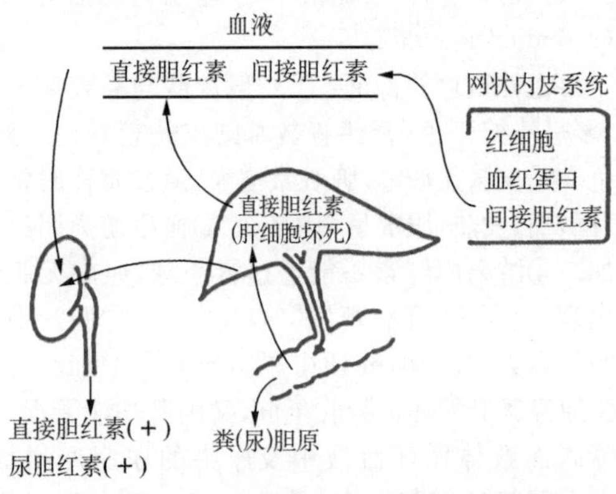

图5-12　肝细胞性黄疸的发病机制示意图

肝细胞性黄疸的特征：①血中游离胆红素和结合胆红素均增加。②尿中胆红素含量增高。③自肠内再吸收的尿胆原因肝功能受损而不能氧化后再排至胆汁，以致血中尿胆原增加，并自肾脏排出，尿中尿胆原含量增高，粪便中尿胆原含量正常或减少。④肝功能有不同程度的损害。⑤肝活组织检查异常。常见的急性病毒性肝炎主要病变为肝小叶结构混乱，肝细胞变性、坏死、再生和汇管区炎症细胞的浸润；慢性迁延性肝炎和慢性活动性肝炎的组织学改变见表5-6；药物及毒素所致的肝组织学改变，轻者为细胞生化及超微结构的变化，重者可见肝细胞淤胆、毛细胆管胆栓形成，肝细胞变性和坏死，肝组织肉芽肿和局灶性结节性增生；酒精性肝炎的病变除肝细胞脂肪变性外，有明显的肝细胞水样变性或气球样变和坏死，细胞质中有Mallory小体。

表5-6　慢性迁延性肝炎和慢性活动性肝炎的组织学改变

病变	慢性迁延性肝炎	慢性活动性肝炎
小叶结构	完好	紊乱
肝细胞		
气球样变	一般少见，但复发或加重时可见	可见
嗜酸性小体	少见	易见
点状坏死	少见或无	多见
碎屑样坏死	无	有
桥样坏死	无	可见
肝细胞岛和腺样结构	无	可见
汇管区		
纤维增生	无或轻微	明显
炎症	轻	中度至重度

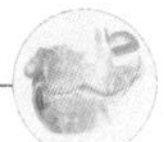

5.4.3 梗阻性黄疸

梗阻性黄疸(obstructive jaundice)的发病机制(图5-13):①肝外胆管梗阻时,梗阻近端的胆管内压力不断增高,胆管逐渐代偿性扩大,最终累及胆小管及毛细胆管致其破裂,胆汁经淋巴管反流到体循环中;②肝内胆管梗阻时,肝细胞及肝功能正常或接近正常,但因有胆小管炎、胆小管周围炎和胆栓形成,特别是连接胆小管与毛细胆管之汇管区的渗透性增加而产生反流性黄疸。

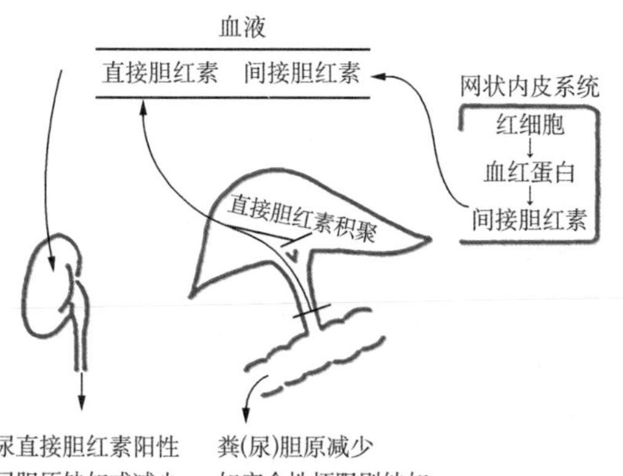

图5-13 梗阻性黄疸的发病机制示意图

(1) 肝外梗阻性黄疸 临床上也称为外科性黄疸。此型黄疸既要与肝内梗阻性黄疸鉴别(表5-7),又要注意与肝细胞性黄疸鉴别。

表5-7 肝外胆道梗阻与肝内胆道梗阻的鉴别

	肝外胆道梗阻	肝内胆道梗阻
胆道梗阻时间	癌性梗阻多为持久性,结石多为波动性	较轻
血清碱性磷酸酶	明显增高	中度增高
胆囊	多增大	不增大
血清天冬氨酸氨基转移酶	增高	明显增高
血清铁量	正常或稍增高	增高
血清天冬氨酸氨基转移酶与铁量之和	<400	>400
B超检查	肝内、外胆管扩张	肝外胆管不扩张
CT检查	肝内、外胆管扩张	肝内胆管扩张

1) 肝外梗阻性黄疸的原因:①胆管内因素,如结石、蛔虫、华支睾吸虫、血凝块、异物等;②胆管壁因素,如胆管狭窄、胆管癌、Vater周围癌、胆管炎、先天性胆管闭锁;③胆管外因素,如胰腺炎、胰腺癌、肝癌、胆囊癌、肝门区淋巴结转移癌或胆总管周围淋巴结转移而压迫胆管、十二指肠球后溃疡等。

2) 肝外梗阻性黄疸的特征:①患者皮肤、黏膜呈暗黄、黄绿或绿褐色,皮肤瘙痒,尿色深,粪便呈浅灰色或陶土色;②多有胆石症及胆道感染史,且多有胆道手术史;③胆管内有结石,胆管扩张,胆囊肿大;④X线钡餐检查常可发现十二指肠曲扩大,或有十二指肠降部内侧壁黏膜受损;⑤结合胆红素、胆盐和其他胆汁成分均可反流入体循环中;⑥胆红素试验呈直接阳性反应;⑦尿中胆红素和胆盐明显增加,但尿胆原缺乏;⑧胆汁中结合胆红素、粪便中尿胆原减少或缺如;⑨血清胆固醇及碱性磷酸酶明显增加。

(2) 肝内梗阻性黄疸 肝内梗阻性黄疸多表现为肝内胆汁淤积综合征,常分为急性型与慢性型两类,以急性型为常见。

1) 肝内梗阻性黄疸的原因:①药物影响,如氯丙嗪、地西泮(安定)、氯氮䓬(利眠宁)、红霉素、链霉素、呋喃唑酮、卡巴砷、他巴唑、甲基硫氧嘧啶、保泰松及口服避孕药等;②疾病因素,如原发性肝癌、华支睾吸虫病、病毒性肝炎、原发性胆汁性肝硬化;③代谢因素,如肝细胞胆红素代谢先天性缺陷、α_1-抗糜蛋白酶缺乏;④其他因素,如妊娠黄疸。

2) 肝内梗阻性黄疸的特征:①患者皮肤、黏膜黄染,黄疸发生快,有皮肤瘙痒,尿色深,粪便色浅;②肝区隐痛不适,肝大;③有肝炎病史或服用氯丙嗪、甲基睾丸素等药物史;④肝功能多有明显损害(血清丙氨酸氨基转移酶增高,碱性磷酸酶增高);⑤免疫球蛋白及抗体(抗核抗体、抗线粒体抗体、抗平滑肌抗体)浓度多正常;⑥血清胆红素的升高值比酶的升高值更为明显(胆红素升高6～30倍,而酶仅升高1～2倍);⑦肝活体组织学检查主要改变是毛细胆管与小胆管内胆汁淤滞与胆栓形成,而肝实质损害轻微;⑧采用泼尼松(强的松)试验治疗,血清总胆红素常下降40%以上,而肝外梗阻性黄疸则下降40%以下。

5.5 黄疸对机体的影响

5.5.1 黄疸的组织学改变

肝内胆汁淤积所致的黄疸,主要是由于肝细胞受到一定的压力使其功能受到抑制，随后导致肝细胞损害和功能障碍、胆盐代谢失常，或由于毛细胆管细胞膜钠离子主动转运受损所致。近年来的研究发现，位于毛细胆管侧肝细胞微丝系统的间断性收缩是胆汁在毛细胆管中流动的推动力，其损害与肝内胆汁淤积有关。胆汁淤积时胆汁本身具有一定的毒性，可引起肝细胞损害。

肝内胆汁淤积所致黄疸的病变主要有以下几方面。

1）胆汁淤积以肝小叶中央区最为明显，除毛细胆管外，肝细胞胞质中胆汁颗粒的堆积较为明显，部分受损肝细胞发生肿胀，胞质出现空泡并呈网眼状结构，称为“羽毛状变性”。

2）汇管区炎症细胞浸润以巨噬细胞最为显著，常吞噬胆汁样物，呈高碘酸-希夫(PAS)阳性反应。即使淤积胆汁消失数周，此变化仍可保留。库普弗细胞也常吞噬类似物质。

3）Hering管及小胆管增生伴上皮细胞变性和通透性增加，结合胆红素渗出，导致汇管区炎症和胆管区周围纤维化，引起胆管栓塞及肝小叶周围区毛细胆管淤胆。该处之肝细胞可发生玻璃样变，病变与酒精性肝损害类似。

肝外胆管梗阻所致黄疸的病变主要有以下几方面。

1）肝内胆管病变主要表现为小胆管增生，小叶间胆管扩张，管腔中有胆汁淤积并形成胆栓，肝管上皮细胞可发生变性和坏死。

2）炎症细胞浸润和结缔组织增生可导致汇管区进行性扩大，在急性炎症期，结缔组织水肿明显并伴有大量中性粒细胞浸润，严重者还可形成微小脓肿，胆管上皮也可发生坏死。在感染轻微的病例或亚急性期，巨噬细胞反应较为活跃，有时可形成肉芽肿样变化，内有泡沫细胞。

3）肝实质除了门脉区或门脉周围区的肝细胞外，一般无明显变化。但若病变严重者可出现肝板断裂、肝细胞淤胆，形成胆汁湖胆管梗阻，后者由坏死细胞碎屑、纤维蛋白所构成，有时还可见异物巨细胞。一般认为胆汁湖或胆管梗阻是诊断大胆管梗阻的指标。若胆管梗阻未能缓解，反见加剧，则可导致急性胆管性肝炎发生。

4）汇管区纤维化伴胆管增生是慢性胆管性肝炎的特异性变化，常导致汇管区扩大、融合，而肝小叶中央区一般无明显变化。

5.5.2 黄疸对肝脏的影响

线粒体是细胞器的重要组成部分，是能量储存和提供的重要场所，是细胞生命运动的动力站。线粒体DNA(mitochondrial DNA，mtDNA)是核外唯一具有遗传效应的物质，具有自我复制功能并控制线粒体的一些基本的性质。梗阻性黄疸是临床上常见的病症，多由结石和肿瘤引起。由于胆汁在肝内淤积，多种损伤因素作用于线粒体，导致氧化磷酸化过程障碍，ATP生成减少，最终引起肝细胞损害。

人的mtDNA是独立于核DNA外、全长16 569 bp的双链环状遗传物质，可编码13种呼吸链酶亚单位，含22种tRNA、2种rRNA，具有相对分子质量小、结构简单、进化速度快、母性遗传、无组织特异性等特点。mtDNA结构紧凑，无内含子，唯一的非编码区是长1 120 bp D-环区，已被证实为mtDNA复制转录区。Nichikawa(1999)研究发现，在mtDNA复制转录区mtDNA的突变率较整个序列高10倍，且与年龄的增长和疾病的发展进程有关。与核基因组相比，它有以下几个特点：①mtDNA缺乏组蛋白的保护；②mtDNA处于不停地合成状态；③线粒体内易产生氧自由基且不易被清除，极易受活性氧的损害；④mtDNA复制的多聚酶γ的校对性差，易导致高复制错配率。所以，mtDNA极易损伤而出现各种突变，尤以核酸片段的丢失最为常见。目前已经知道，最常见的线粒体大片段缺失为4 977 bp的共同缺乏，位于8 470～8 482和13 447～13 459，已经证实它与多种系统和器官、组织疾病的发生有关。

Spivey(1993)研究发现，线粒体是梗阻性黄疸时肝细胞内最先受损的细胞器。Kaplowitz(2000)也强调，线粒体功能是决定肝细胞功能的重要因素。关于线粒体损害中是否存在其基因组的突变，及这种突变的持续存在是否就是引起患者手术治疗效果不佳的原因，目前的相关研究报道较少。

赵常春等(2011)利用17对相互重叠的引物进行聚合酶链反应(PCR)扩增及基因测序，对梗阻性黄疸患者mtDNA的损伤情况进行了研究，为探讨mtDNA缺乏在胆汁淤积性肝损伤的作用机制打下了基础。在研究中通过对各组标本mtDNA进行全长基因分段扩增并测序分析，发现在梗阻性黄疸中部分细胞线粒体出现了不同位置的缺失和突变，尤其是非编码D-loop区约0.6 kb的缺失，并伴有部分基因较高的突变率。张宇(2005)也在该区发现了B4b1亚群在胆结石病组的高发生率，部分细胞出现

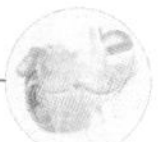

了 mtDNA4977 的共同缺失。这与其他 mtDNA 的共同缺失相仿，部分细胞在保守序列 12sRNA 下游走出现了 0.5 kb 的片段缺失。这些结果揭示了在胆汁淤积的情况下，肝细胞缺血、缺氧，细胞内毒素清除率下降，库普弗细胞被激活，产生大量的氧自由基和活性氧而造成 mtDNA 损伤的一个重要因素。

Shekhawat(2005)报道，由于胆汁淤积，造成还原型谷胱甘肽生成减少，其对氧自由基、脂质过氧化物的清除能力及对 mtDNA 的修复能力均有明显的减弱，故造成了部分细胞 mtDNA 出现缺失和突变。临床通过对梗阻性黄疸患者 mtDNA 损伤缺失的积极探索，为研究梗阻性黄疸导致 mtDNA 缺失所致的肝细胞损害提供了新的思路。这不仅有助于更加深刻理解和完善胆汁淤积对肝细胞的损伤机制，而且为梗阻性胆汁淤积的早期治疗、预防和预后评估开辟了新的途径。

5.5.3 黄疸对肝脏再生的影响

肝脏是机体最重要的器官之一，有研究者称其至少承担着 5 000 种以上的生理功能。肝脏最特殊的生理功能是能够精确调控自身的生长。在正常生理状态下，成熟的肝细胞处于静息而又高分化状态，仅具有微弱的复制能力。每天大约 20 000 个肝细胞中仅有 1 个肝细胞进行有丝分裂。当肝部分切除术、损伤或肝移植后，剩余的肝组织或移植的肝组织可再生至原有的重量和体积后自行停止，以保持最佳的肝重量与肝体积之比。

在肝部分切除后 30 min，首先表达的基因是即刻早期基因(immediate early gene, IEG)，如编码转录因子 *NF-κB*、*STAT3* 和 *AP-1* 等，并持续 4 h 左右。

肝部分切除后 4～8 h，紧接 IEG 之后表达的基因是延迟早期基因(delayed early gene, DEG)，如 *Bclxl* 和 *cdc 2* 等。细胞周期基因(cell cycle gene, CCG)是继 DEG 后被激活的特异性基因，产物包括 *P53*、*mdm2*、*P21*、细胞周期素和细胞周期蛋白依赖性激酶(cycle depedent kinase, CDK)等。当肝再生细胞数目恢复至正常水平后，肝再生活动则会自行立即停止，而不会无限制增殖。这与凋亡机制和肝细胞生长抑制因子的调控作用密切相关。

肝脏再生的过程极其复杂，有许多细胞因子及其与之相关的调控因素参与、协调、平衡和统一，才能使肝脏再生得以实现。一旦有某个环节失衡、失控，都会影响肝脏的再生。有关肝细胞增殖与终止的调控机制，仍有许多问题还不十分清楚，有待进一步的深入研究。

近年来，新的实验技术不仅再次证实了 Nancy Bucher 及其他学者报道的肝脏再生原理，而且还阐明了其他相关的重要问题。肝脏部分切除术可激发密切协同的复制进程。鉴于残余肝脏未受损伤，这可提供一种生理学途径以研究正常肝细胞的增殖途径和经过遗传学修饰的小鼠肝脏的异常再生。肝部分切除术后的肝脏再生有助于认识成熟细胞无休止的自我更新，而这种特性通常被认为仅属于干细胞。肝干细胞是一种能自主决定其复制命运的细胞。这一概念已由 Weglarz 和 Sandgren 等做了很好的阐述。他们将小鼠肝细胞移植到大鼠肝脏，然后进行了 2/3 的肝切除。结果显示，小鼠肝细胞在 2/3 的肝切除术后 40 h 开始分裂，而其周围的大鼠肝细胞在 24 h 才开始分裂。尽管有着同样的内分泌和外分泌的影响，但每个肝细胞还是都保持了其自身的增殖速度。

当前，肝大部分切除术已经广泛应用于进展期肝细胞癌和胆管细胞癌的治疗。但是，在临床上已注意到这样一个重要问题，即梗阻性黄疸患者在肝大部分切除术后常出现肝衰竭的并发症。这提示梗阻性黄疸可能影响肝脏的再生并易导致肝大部分切除术后发生肝衰竭。Yokoyama(2007)的研究表明，梗阻性黄疸所致的胆汁淤积，在肝部分切除后可影响肝脏的再生，并致肝功能进一步损害而引起肝衰竭。其发病机制与门静脉的血流量减少、细胞凋亡率增高及肝脏再生相关因子的表达异常有密切的关系。

1) 门静脉血流量减少：梗阻性黄疸时，肝脏有效供血不足，与肝脏血流动力学的改变有关。Kusaka(2004)研究表明，胆管发生梗阻时肝内胆管扩张，压迫门静脉分支，使门静脉血流减少。同时，门静脉下腔静脉侧支产生分流，使门静脉血流进一步减少。肝组织受压，更使肝小叶的血流淤滞，这样就导致全肝血流减少，整个肝脏组织的血流全面发生障碍。肝细胞缺血、缺氧，肝脏损害进一步加重，呈现出恶性循环。Kanda(1996)用实时超声流计仪检测实验动物的血流量，发现犬的胆总管结扎后，胆道发生梗阻，肝动脉血流迅速增加，门静脉血流明显减少，而肝总血量只在胆道梗阻后的最初 2 h 内增加，以后则逐渐减少。Ito(2000)报道，在门静脉血流减少的同时，肝脏的微循环也发生障碍。产生的内毒素不能清除，肝细胞受损。内毒素血症可影响到肝脏的能

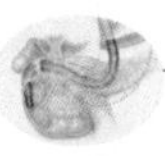

量代谢，使糖原合成受阻，肝糖原耗竭。肝细胞的受损又进一步加重了内毒素的作用。内毒素可激活库普弗细胞和肝星状细胞，使缩血管和扩血管的介质失衡，致使肝窦壁上的白细胞、血小板数目增加，滞留于肝窦或黏附在肝窦后静脉壁上，导致肝窦内血流减少，细胞流速减慢阻塞血管，以及窦状内皮细胞(sinusoidal endothelial cell, SEC)受损严重。肝细胞因营养缺乏而大量坏死，最终发生肝衰竭。

2) 肝细胞凋亡率增高：梗阻性黄疸时，肝内胆汁酸盐储积，诱发肝细胞和胆管细胞的凋亡率明显升高。过多的细胞凋亡又造成抗凋亡异常。这种凋亡与抗凋亡的失衡是梗阻性黄疸肝脏再生受抑制的又一因素。Ogawa(2006)报道，肝内毒性胆盐是通过Fas依赖机制诱导肝细胞凋亡的。另外，肝内自然杀伤细胞中的Toll样受体2(Toll-like receptor 2, TLR2)和Fas配体表达增加也与肝细胞凋亡密切相关。

3) 肝脏再生相关因子的表达异常：在肝脏的再生过程中，一些生长因子可促进或抑制肝细胞增殖，在肝脏再生调控机制中起着重要的作用。表皮生长因子(epidermal growth factor, EGF)、转化生长因子-α(transforming growth factor-alpha, TGF-α)和肝细胞生长因子(hepatocyte growth factor, HGF)等生长因子在体内和体外实验中均可以促进肝细胞合成DNA，而其中HGF已被公认为是最强烈的促肝细胞增殖因子。然而，当肝脏再生相关因子的表达异常而不能平衡时，则肝脏的再生受到抑制，肝脏的损害也会变得日益加重。

据报道，肝脏再生中的新生肝细胞是否来源于成年肝细胞、肝内肝细胞还是循环干细胞仍存在争论。早期的实验结果提示来源于前一种情况。但在现代干细胞生物学时代，许多研究者支持肝脏再生和肝脏正常自稳过程中的干细胞群扩张(expension of a progenitor cell population)的假说，即所谓“流动肝脏假说”(streaming liver hypothesis)。Willenbring及其同事对此提出质疑。他们开发了一种能在成年肝细胞内稳定表达的增强黄色荧光蛋白(enhanced yellow fluorescent protein, EYFP)。该系统允许研究者跟踪随时变化的细胞生命图谱，并证实在正常肝脏自稳的过程中，新生肝细胞来源于成年肝细胞。他们还发现，在肝脏部分切除术后约99%的新生肝细胞来自原已存在的成年肝细胞，从而证实了干细胞在正常肝脏的自稳及再生过程中并不起重要作用。这些创新研究技术的应用，联合炎症、纤维化或经受切除术的脂肪肝等实验模型，将进一步提升我们对肝脏再生能力降低的理解，因为干细胞在肝损伤时肝细胞团块的重建中起更突出的作用。除了肝细胞的自主信号外，内分泌和旁分泌因子对肝脏的正常再生也至关重要。众多的研究工作者已经聚焦于肝脏的微环境，即非实质细胞和细胞外基质在肝脏自稳和再生中的作用。Shahin Rafii实验室着重研究内皮细胞在支持正常肝细胞增殖中的作用，更具预见性的是在恢复再生肝脏功能性脉管系统中有作用。其他非实质细胞，如库普弗细胞、星状细胞和肝内淋巴细胞等也在肝细胞的再生过程中起着不可缺少的作用。预计这些细胞间的相互作用在伴有微环境改变的肝细胞再生过程中可能具有更重要的作用。Liu等进行过一项非常有趣的试验，他们从正常大鼠、代偿或失代偿性肝硬化大鼠肝脏中分离原代肝细胞，应用这些细胞进行再增殖试验，试图阐明异常微环境对肝细胞功能及增殖能力的影响。结果显示，正常大鼠或代偿期肝硬化大鼠的肝细胞移植入正常受体肝脏后，能在正常微环境中立即存活并增殖；而失代偿性肝硬化大鼠的肝细胞在正常受体肝脏微环境中起初并不扩增产生白蛋白，但在2个月后，这些肝细胞的功能得以重建。

肝细胞的再生是一个多步骤、多因子、涉及多种信号相互作用的精确而有序的调控过程，它依赖于实质细胞、非实质细胞、细胞外基质及某些肝外组织来源的因子，通过自分泌、旁分泌和内分泌的协同作用，最终调控基因的表达和细胞的生理、生化和代谢过程来实现。许多辅助性物质，如激素、神经递质及营养物等，本身并不能直接刺激肝脏复制再生，但是它们能通过增强其他刺激因子的作用和降低抑制性物质的作用而促进肝脏的再生。

5.5.4 黄疸对心血管系统的影响

梗阻性黄疸对心血管系统有较大的影响，患者易发生心律失常、循环紊乱，术中易发生心搏骤停。患者术后易发生休克和肾衰竭等致命并发症，这已被临床外科医生所重视，同时已注意到这种患者在术中、术后的低血压就是一个危险的信号。这种血流动力学的改变主要因为梗阻性黄疸可引起极度的血管扩张及对各种血管活性因子加压反应降低，从而产生有效循环血量不足。

但外科文献很少有关于梗阻性黄疸可引起“黄疸心”和对心脏收缩力损害的报道。为了探讨重度黄疸对心脏自主功能的影响，Green(1986)用5条犬

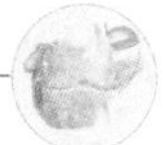

做术前和术后 2 周的对比研究。术中经左肾上腺静脉插管入腔静脉，并与胆总管连通，做成胆总管-腔静脉吻合模型，使胆汁能通过插管全部流入腔静脉而在体循环内循环。实验犬出现重度黄疸，而肝功能及生化检查指标正常则为手术成功的标志。所有实验犬在胆总管-腔静脉吻合后 48 h 内先后出现黄疸。尽管这些犬术后出现高胆红素血症和高磷酸盐血症，但肝功能正常，仅丙氨酸氨基转移酶和白蛋白有轻微的改变。其他生化检查发现血钾和平均血细胞比容降低。胆总管-腔静脉吻合术后的犬有低血压，但平均动脉压和心率与术前比较无明显差异。收缩期末左心室压及左心室压最大增加比率（d*p*/d*t*）明显降低。代表左心室前负荷的左心室收缩期末压在胆血症后无明显改变。平均左心室射血前期在胆总管-腔静脉吻合术后延长，平均左心室射血时间缩短，射血前期和射血时间之比增大，但心脏的收缩力无明显改变。在正常情况下，乌巴因能使犬的心脏收缩时间间隔缩短，但对左心室射血时间和射血前期/左心室射血时间的作用无统计学意义。但犬在做胆总管-腔静脉吻合术后，收缩时间间隔在给予乌巴因前后的变化却具有统计学意义。胆总管-腔静脉吻合术后虽有平均左心室射血时间的缩短，但这种差别与胆血症的左心室射血时间的缩短相一致。同时还发现乌巴因对平均动脉压无明显影响。Creen 的研究以收缩期末左心室压及左心室压最大增加比率和收缩时间间隔的变化，表明实验犬在做胆总管-腔静脉吻合术后的胆血症使左心室功能受损。射血前期延长和左心室射血时间缩短及心脏收缩力改变等是存在心脏受损的有力证据。实验犬出现心脏收缩时间间隔变化和收缩期末左心室压及左心室压最大增加比率的降低，可能与胆血症直接损害左心室的收缩力有关。研究还发现，胆血症犬对拟交感神经药物的心肌收缩作用不敏感。Green 的这项研究说明了梗阻性黄疸患者，可能由于高胆红素血症，累及心脏而影响心脏的功能。同时由于血管的反应性改变及肝脏对血管活性激素代谢的改变而产生有效循环血量的不足。因此，梗阻性黄疸患者由于存在黄疸心及胆红素对血管等影响致使术后易发生低血压、休克、肝衰竭和肾衰竭。Padillo(1999)报道，梗阻性黄疸患者机体总水量、细胞外液量均明显减少，而细胞内液量则无明显变化。巩鹏(2003)在结扎大鼠胆总管后观察心肌的变化，在光镜检查下，发现 6 d 时开始出现心肌细胞肿胀，白细胞浸润；12 d 时心肌肿胀加重，间质血管扩张，有少许心内膜下心肌发生出血、坏死。在电镜检查下，6 d 时可见线粒体肿胀，嵴模糊；12 d 时可见线粒体减少、变形，外膜不清，核糖体颗粒易脱落及心肌肌丝结构紊乱。

Pereira(1994)在结扎大鼠胆总管后，分别在 24 h 和 72 h 测定血浆及心房心钠素(ANF)，两项指标在两个时间点均明显高于对照组。Padillo(2001)测定了 13 例梗阻性黄疸患者的 ANF，均见增高至基础水平的 2～4 倍。提示 ANF 异常可能在梗阻性黄疸引起的水钠代谢紊乱中起作用。

胆红素和胆汁酸对细胞有毒性作用。胆红素能降低组织呼吸商，抑制 NADH 氧化作用，并通过分解线粒体破坏氧化磷酸化。胆汁酸进入细胞后抑制线粒体的氧化磷酸化，使细胞内的 ATP 合成减少，钙泵失活，细胞膜对钙的通透性增加。细胞内钙超载并激活蛋白水解酶引起蛋白质 DNA 和 RNA 分解，细胞功能失常。胆红素与胆汁酸通过损害心肌细胞的新陈代谢、膜的完整性和一系列转运功能及干扰肌浆网对钙的摄取和释放，损害心肌的正性肌力作用。

梗阻性黄疸患者由于胆汁淤积、肝细胞受损、外周血管对血管加压反应降低，以及循环中前列腺素 E_2(prostaglandin E_2)水平增高，致使平均动脉压和体循环阻力显著降低，对肾上腺素、血管紧张素Ⅰ、血管紧张素Ⅱ和异丙肾上腺素的血管加压反应迟钝。前列腺素 E_2 是一种强扩张血管物质，可引起血压下降。此外，胆道系统分布着丰富的自主神经末梢，梗阻性黄疸时胆管内压增高，交感神经张力下降，更导致了血压进一步降低。

5.5.5 黄疸对消化系统的影响

胆汁酸对胆汁内胆固醇、肠内食物脂肪主要起促进吸收的作用，但需首先使之溶解。任何长期的胆汁淤积所致的黄疸，必定会导致脂肪泻和脂溶性维生素 A、维生素 D、维生素 E 和维生素 K 的吸收不良。脂肪的吸收主要是通过脂溶解、肠内溶解作用、黏膜摄取和细胞内代谢 4 个步骤。

绝大多数食物脂肪是三酰甘油(甘油三酯)，为中性脂，包括 3 个脂肪酸分子(主要是长链脂肪酸)通过酯和甘油结合。三酰甘油在肠腔内为非水溶性油滴，其消化的第 1 阶段是被胰脂酶催化溶解。生理过程主要是：胰脂酶在水油界面(即三酰甘油和水的界面)起作用。水解速度取决于油滴大小和界面面积的大小。胆汁酸的去垢作用使油脂滴悬浮和增

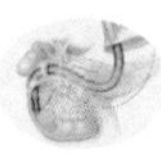

加其界面面积，从而加速其水解。此外，胆汁酸还使脂肪酸不贴附在三酰甘油的表面上。胆汁酸的促进效应还需要胰脂酶的存在。胰脂酶是胰腺产生的一种多肽物，它与脂酶结合而防止胆汁酸在水油界面起抑制胰脂酶的作用。胰脂酶的另外一个重要作用是催化三酰甘油水解为一酰甘油和2个分子脂肪酸，是一酰甘油和脂肪酸，但不是二酰甘油或三酰甘油，且能被胆汁酸水解成为混合微粒。三酰甘油水解为一酰甘油和脂肪酸，从而使三酰甘油的油滴消化的这些产物重新成为混合的胆汁酸，即一酰甘油-脂肪酸微粒。这个重新分布对吸收很重要。

在肠腔消化开始前几乎所有食物脂肪都处于油相。在持续的脂溶解时，油滴内的一酰甘油和脂肪酸重新缓慢地成为混合微粒并且为胆汁酸稳定。与此同时，其原来存在于混合微粒的磷脂被转化成脱脂酸卵磷脂。其中一些离开微粒而入自由溶液。虽然肠腔内混合微粒的特征难以用技术证明，但脂肪酸、一酰甘油、脱脂酸卵磷脂、胆固醇和胆汁酸的相对比例却已有报道。发生于试管的脂消化曾在显微镜下被直接观察过。这就证明胆汁酸的重要作用，但也提示腔内消化的传统概念作为双相系统（不溶解的三酰甘油和微粒）可能过于简单化。

在混合微粒中的一酰甘油和脂肪酸在被吸收之前，它们必须转运到肠黏膜表面，但是溶质必须先通过黏膜表面的液层后方能进入。这个液层可能厚0.5 mm，并且难以与肠腔水划分清楚。一酰甘油和脂肪酸都是非水溶性，可预测它们的通过很缓慢。微粒的重要功能是促进这些物质的弥散和进行到黏膜表面，并使这个过程加快100倍。脂肪酸在微粒中并非稳定不动而是与其他微粒中的脂肪酸持续交换，并且也在溶液内存在。溶液中脂肪酸一旦与黏膜接触即被吸收，其吸收的速度和脂肪酸浓度有直接关联。因此，微粒可能不参与吸收，但执行转运不易溶解水的脂肪滴跨过黏膜水层而达到黏膜表面方能被吸收。

一酰甘油和脂肪酸一经进入黏膜细胞即重新合成三酰甘油，或者将内源性葡萄糖衍化的甘油和3分子脂肪酸合成为三酰甘油。然后三酰甘油形成糜粒。糜粒由三酰甘油和胆固醇酯构成，绕以一层更为极性的脂，内含非脂化胆固醇和磷脂，再被一层脱辅基蛋白所围绕。在从黏膜细胞排出后，形成糜粒的脂从肠被转运出而后进入肠系膜淋巴管。

按普通人的饮食习惯，每天进食60～100 g中性脂肪中有96%被吸收，其中90%是在空肠近段100 cm之内进行的。如果胰腺和肠的功能正常，大约75%的食物三酰甘油可在完全缺乏胆汁酸的情况下被吸收。这大部分归因于肠的储备功能。例如，尽管营养物质能穿越黏膜表面，但吸收非常缓慢，空肠中段和下段与回肠具有极大的吸收面积，可部分代偿因缺乏胆汁酸所造成的吸收不良。这种情况随着肠道的代偿功能减退而逐步减少。肠道的代偿功能不能应用于脂溶性维生素，因它们极少溶于水，在缺乏微粒时极难被吸收。长期胆汁淤积患者必须补充维生素A、维生素D和维生素K，否则可出现夜盲、骨质疏松、软骨病和出血症状。由于食物脂肪的吸收不良时常引起腹胀和排出大量臭味油样粪便，对于这类患者要适当限制脂肪食物和补充中链三酰甘油。后者为合成物，其中脂肪酸主要是C-8酸。这种中链脂肪酸容易被脂酶分解，所释出的中链脂肪酸比较容易溶于水，即使在缺乏胆汁酸的情况下也可穿越水层抵达黏膜细胞，从而起到一定的代偿作用。

5.5.6 黄疸对肾脏的影响

Green(1986)指出，梗阻性黄疸在临床上较常见，但术后的患者易因其发生肾衰竭而致命。Wait(1989)统计1960～1985年2007例因黄疸而手术的患者，术后9%发生了急性肾衰竭，且病死率高达76%；而无黄疸的2 358例患者，胆道术后只有3例死于急性肾衰竭，且这些死亡患者原来均有肾脏疾病。

Roughneen(1988)认为梗阻性黄疸患者术后易发生内毒素血症，这是患者死亡的主要原因。革兰阴性细菌的毒素溶解产物是胆汁淤积者发生肝肾疾病、血流动力学变化和凝血障碍的主要病因。有些学者提出黄疸患者容易引起低血压和肾衰竭。人体和动物实验研究表明，梗阻性黄疸患者总的循环动力学改变为外周血管阻力下降，动脉血压正常或下降，心输出量增高或正常，以及低血容量而致低血压，使肾血流量减少，最终导致急性肾衰竭。

动物实验表明，当胆总管结扎后，肾血流及肾小球滤过率发生变化。由于血流重新分布而使肾皮质血流下降。有些学者认为，肾血流及肾皮质血流减少是儿茶酚胺而不是肾素-血管紧张素系统的作用。有研究表明，黄疸动物的肾血管对去甲肾上腺素的任何效应均可由前列腺素调节。动物结扎胆总管4～6周后，肾脏前列腺素 E_2 升高，肾血流及肾小球滤过率正常；但应用吲哚美辛后，前列腺素产生下

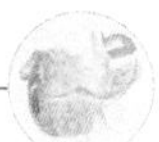

降，导致肾血流及肾小球滤过率明显下降。有人在研究中还发现，应用前列腺素抑制剂后，肾皮质血流有重新分布的情况，即肾脏皮质浅表血流增加，而内层皮质血流下降。

关于胆汁及其某一成分对肾脏的直接毒性问题的研究发现，胆红素可裂解线粒体的氧化磷酸化偶联过程，线粒体功能破坏不但导致肝脏储备功能下降，同时也减弱了肾脏的功能。

Cahill(1987)指出，肾衰竭的发生还与内毒素血症有关。由肠道吸收的内毒素进入门静脉增多，肝脏对其清除能力减弱，故内毒素进入体循环造成内毒素血症，导致肾血管收缩和轻度血管内凝血，引起急性肾小管坏死。

5.5.7 黄疸对神经系统的影响

黄疸对神经系统的影响，主要是胆盐能刺激皮肤感觉神经末梢而引起皮肤瘙痒；同时还可改变神经系统的功能。

黄疸引起的皮肤瘙痒常使患者搔抓不止，难以忍受，即使用药物治疗也难以奏效。黄疸瘙痒的发病机制，尚不清楚。现有多种学说，其中包括胆汁酸潴留和内源性阿片类物质增多，均可导致瘙痒的发生。研究发现，瘙痒症患者的血清中溶血性磷脂酸(LPA)水平升高，且LPA的升高水平与瘙痒的严重程度密切相关。陆伦根(2013)将LPA注入实验小鼠体内可见到小鼠有不停的搔抓动作，提示LPA是导致瘙痒的直接原因。溶血磷脂酶D酶化物(ATX)活化是导致LPA升高的原因。在胆汁淤积性瘙痒患者的血清中也可检测到ATX水平升高，且其升高的程度同样与瘙痒的严重程度直接相关。溶血磷脂酰胆碱的去胆碱化可导致ATX活化。研究者提出这样一个假说，胆汁淤积的生物学效应导致ATX水平增高和活化，继而使LPA水平增高，最终导致瘙痒症的发病。该研究的一个重要发现是：仅在胆汁淤积导致的瘙痒症患者中发现ATX水平升高，而在其他原因导致的瘙痒症患者中并不能检测到这一现象。其次，胆汁淤积性瘙痒症患者无论使用何种治疗方案，如胆汁酸螯合剂、利福平，物理干预治疗[如分子吸附再生系统(MARS)]和鼻胆管引流等，其治疗瘙痒的效果都与血清ATX水平下降直接相关。这就进一步证明，至少在胆汁淤积的患者中，循环中升高的功能性ATX是瘙痒症发生的直接原因。

胆红素对神经系统有毒性作用，特别是游离胆红素，因为它有亲脂性，故对神经的毒性作用更大。实验证明，游离胆红素能对组织细胞的氧化磷酸化作用产生抑制，从而对中枢有抑制作用。游离胆红素容易损害第四脑室底下的灰质、外侧楔状核、下丘核、丘脑下部核区、第三脑神经核、下橄榄体和脊髓前角等。

新生儿血中游离胆红素超过342 μmol/L(20 mg/dl)时，就可能发生胆红素脑病，这对新生儿来说是致命的。临床上患儿有皮肤、黏膜黄染，肌肉抽搐或全身痉挛，舞蹈手足徐动症和锥体外系统运动障碍等神经症状，常易导致死亡。即使幸存，患者也常有紧张性肢体瘫痪。新生儿因为血脑屏障发育不全，血中游离胆红素增高时易渗透过血脑屏障而与脑细胞结合，从而发生胆红素脑病。特别要注意的是，有些药物如磺胺、维生素K等能促进胆红素脑病的发生，这一点在临床用药时要特别慎重。

5.5.8 黄疸对免疫系统的影响

梗阻性黄疸和肝内胆汁淤积对免疫系统均有较大的影响，它可使机体的免疫功能降低和反应性低下。对于手术患者来说，则更易发生术后内毒素血症，从而增加并发症和病死率。

Cainzos(1988)通过对胆、胰疾病和黄疸患者的细胞介导免疫状态——迟发型变态反应来研究机体的免疫功能降低和机体反应性低下的发生率。59例健康人为对照组，60例黄疸患者为实验组。将7种皮试抗原(破伤风、白喉、链球菌、结核菌素、念珠菌、毛癣菌和奇异变形菌)注射到受试者前臂屈侧的不同部位，以70%甘油溶液做对照。48 h后测定局部皮肤反应结果，以硬结的最大和最小直径的平均值大于2 mm为阳性，以7种皮试抗原反应的平均直径总和作为每个人的积分，然后把结果分为3种反应类型组：①直径>10 mm(男性)、直径>5 mm(女性)者为免疫反应正常组。②直径2～10 mm(男性)、直径2～5 mm(女性)者为反应相对低下组。③无反应或直径<2 mm者为无反应组。实验结果表明反应正常组在对照组占76%，在黄疸组占17% ($P<0.001$)。无反应组在对照组占10%，在黄疸组占55% ($P<0.001$)。黄疸组反应低下指标在良性疾病与恶性疾病之间无明显差异。临床观察还发现，无反应组和反应相对低下组患者术后内毒素血症的发病率明显增高。Cainzos的研究表明，黄疸与机体免疫功能及机体反应性低下有密切关系。

Roughneen(1986)发现结扎大白鼠胆总管3周时T细胞对植物血凝集素(phytohemagglutinin,

PHA)丝裂原和同种移植 F_{344} 抗原刺激反应性明显低下,而 B 细胞对脂多糖(lipopolysaccharide, LPS)丝裂原刺激反应却正常。梗阻性黄疸时细胞免疫受损机制尚不十分清楚。T 细胞被抑制是由于肝功能受损及胆汁因梗阻而不能排入肠道所致,Roughneen 认为其机制有两种:一是血液中存在 T 细胞抑制因子;二是存在细胞介导免疫缺陷。

1) 存在 T 细胞抑制因子:许多学者曾提出,梗阻性黄疸时血液中存在 T 细胞抑制因子,但对这种抑制因子的研究报道不一。Poper(1953)观察到,胆总管梗阻后血液中 α-球蛋白升高,这种蛋白中具有免疫抑制作用的成分。α-球蛋白能抑制 T 细胞识别抗原。Gianni(1980)认为,血液中胆酸升高可损害淋巴细胞的功能,体外实验证实胆酸能抑制正常人淋巴细胞对植物血凝素和美洲商陆有丝分裂原(pokeweed mitogen, PWM)的刺激反应,将正常人淋巴细胞与高浓度胆红素孵育时能观察到淋巴细胞受到抑制的现象。

2) 存在细胞介导免疫缺陷:Roughneen 把结扎大白鼠胆总管后的脾淋巴细胞先以 RPMT 缓冲液冲洗 3 次,再用氯化物缓冲液处理,然后观察淋巴细胞对 PHA 和同种移植 F_{344} 抗原刺激的反应性,反复用缓冲液处理的目的是使淋巴细胞净化而不会受高胆红素血症的影响。结果发现,T 细胞对 PHA 和同种移植 F_{344} 抗原刺激反应仍然是降低的。这可能是 T 细胞和 T 抑制细胞相对数值改变、巨噬细胞对提呈给 T 细胞的抗原处理受损或 T 细胞有内在缺陷,存在一种膜结合抑制因子。

Holman(1982)和 Katz(1984)的实验表明,结扎大白鼠胆总管后网状内皮系统功能受到严重损害。网状内皮系统的主要功能是清除血液循环中的内毒素、细菌、免疫复合物和其他大分子化学物等。肝库普弗细胞是网状内皮系统的重要组成部分,是阻止肠道细菌和毒素进入血液循环的屏障,能过滤门静脉和肝动脉血中的细菌。Bailey(1976)和 Bradifield(1974)实验表明,梗阻性黄疸时,机体免疫功能低下,抵抗力下降,易导致全身内毒素血症。这是因为肠腔内胆盐浓度减低,门静脉从肠道吸收内毒素增多;肝脏网状内皮系统被抑制,内毒素"溢出"进入血液循环所致。

由此可见,梗阻性黄疸和肝内胆汁淤积患者,由于胆管内压力升高,肝细胞受损,胆红素胆盐反流入血,从而对机体产生损害,特别是新生儿或儿童发生严重黄疸时还可在胃肠道、脾脏、胰腺、肾上腺、性腺、骨髓和呼吸道黏膜发生渐进性坏死。这种病理改变随着黄疸的加重而加重。若黄疸得以解除,则这些病变就有可能慢慢恢复,有的需半年后才能完全恢复。

Hiscott(2001)指出,NF-κB 是一种广泛存在于体内细胞的核转录因子。它通过对多种免疫相关因子的调节来调控机体正常的免疫功能。在梗阻性黄疸时,可对肝脏发生的炎性损伤及继发的机体免疫功能的改变进行调控。

Ha 等(2005)报道 PDTC 是一种抗氧化剂,可通过直接清除活性氧中间产物(reactive oxygen intermediate, ROI)减少局部自由基的产生,从而抑制 NF-κB 激活,使致炎细胞炎性基因表达受到抑制,进而减少致炎因子的释放。在梗阻性黄疸早期通过 PDTC 可抑制 NF-κB 的活化而减轻肝损伤,后期 PDTC 的作用不明显。由此推想,梗阻性黄疸时机体免疫功能改变是多种因素调节的结果,其中 LPS 和 IL-10 可能是重要的影响因素。因此,应该认识到尽早改善机体的免疫功能是十分重要的。

恶性重度梗阻性黄疸患者无论是手术切除肿瘤还是经姑息胆肠吻合内引流或经微创途径减黄后,常出现较难控制的全身感染、重症胆管炎等并发症,手术切除了肿瘤的患者也常出现术后复发,这些可能与恶性重度梗阻性黄疸时机体免疫功能损害密切相关。在临床上,对于梗阻性黄疸患者术前是否要减黄后再手术常有争论。原因是减黄后手术治疗患者,手术后的并发症并没有减少,反而易发生多器官功能障碍综合征(multiple organ dysfuction syndrome, MODS)而导致患者死亡。有时,外科医生会认为,手术做得很顺利、很成功,患者不应该死亡。如果进一步加强围手术期的处理,减黄后使用一些免疫增强剂,待病情有所改善后再施行手术,术后效果可能会更好些。

(顾树南　李清潭)

主要参考文献

[1] 于乐成,陈成伟. 肝脏再生. 肝脏. 2012,17:796-797

[2] 万学红,卢雪峰. 诊断学. 第 8 版. 北京:人民卫生出版社,2013. 36-39

[3] Mauss Berg Rockstroh 著. 王者令译. 临床肝脏病学进展. 北京:北京科学技术出版社,2012. 237-304

[4] 邝贺龄. 内科疾病鉴别诊断学. 第 2 版. 北京:人民卫生出版社,1990. 407-422

[5] 成小林,时开网,徐锦,等. 梗阻性黄疸大鼠 NF-κB 的变化及其对免疫应答的影响. 世界华人消化杂志,2009,

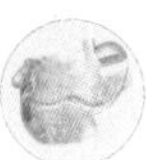

17:662 - 666

[6] 朱明德,方驰华. 梗阻性黄疸对心脏的损害及机制. 中华肝胆外科杂志,2006,12:66 - 67

[7] 李丽婷,王建设. ATP8B1 缺陷病. 肝脏,2012,17:581 - 583 - 591

[8] 李秋红,邵勇. 胆红素在肝脏的代谢及调节机制研究进展. 肝脏,2012,17:56 - 58

[9] 肖玉珍,邵鸣,王建华. Rotor 综合征 1 例. 肝脏,2013,18:69 - 72

[10] 吴涌宏,关养时. 内毒素血症在梗阻性黄疸发生发展中作用的研究进展. 中国普通外科杂志,2010,19:912 - 915

[11] 吴银霞,傅青春. 妊娠期和药物性肝内胆汁淤积的遗传因素. 肝脏,2012,17:583 - 586

[12] 陈灏珠,林果为. 实用内科学. 第 13 版. 北京:人民卫生出版社,2010. 1936 - 1947

[13] 范卫东,聂洪峰,陈永兵,等. 恶性重度梗阻性黄疸对机体免疫功能的影响及免疫增强剂的治疗作用. 肝胆胰外科杂志,2013,25:35 - 38

[14] 罗茜,王军,陈东风. 肝脏微环境对干细胞的分化调控作用. 肝脏,2012,17:347 - 349

[15] 赵长春,陈永标,林恒,等. 梗阻性黄疸患者 mtDNA 损伤缺失及突变分析. 中华肝胆外科杂志,2011,17:401 - 404

[16] 顾树南. 门静脉高压症. 兰州:甘肃科学技术出版社,1987. 92 - 110

[17] 顾树南,李清潭. 胆道外科学. 兰州:甘肃科学技术出版社,1994. 101 - 134

[18] 顾树南,蔡珍福,姚全梅. 外科临床手册. 上海:复旦大学出版社,2002. 26 - 28

[19] 黄珊珊,马雄. 核受体在胆汁淤积中的调节作用. 肝脏,2012,17:504 - 506

[20] 曹阳,戴朝六,徐锋. 梗阻性黄疸肝再生受损机制的研究进展. 世界华人消化杂志,2010,18:3210 - 3213

[21] Arrese M, Trauner M. Molecular aspects of bile formation and cholestasis. Trends Mol Med, 2003,9:558 - 564

[22] Han S, Chiang JY. Mechanism of Vitamin D receptor inhibition of cholesterol 7 alpha-hydroxylase gene transcription in humanhepatocytes. Drug Metab Dispos, 2009,37:469 - 478

[23] Hiscontt J, Kwon H, Ce'nin P. Hostile takeovers: viral appropriation of the NF-κB pathway. J Clin Invest, 2001,107:143 - 151

[24] Kawarabayashi Nseki S, Hatsuse K, et al. Immunosuppresion in the lives of mice with obstructive jaundice participates in their susceptibility to bacterial infection and tumor metastasis. Shock, 2010,33:500 - 506

[25] Kimura F, Miyazaki M, Suwa T, et al. Anti-inflammatory responnse in patients with obstructive jaundice caused by biliary malig nancy. J Gastroenterol Hepatol, 2001,16: 467 - 472

[26] Meier PJ, Stieger B. Bile salt transporters. Annu Rev Physiol, 2002,64:635 - 661

[27] Moore LB, Parks DJ, Lones SA, et al. Orphan nuclear receptors constitutive and rostane receptor and pregnane X receptor share xenobiotic and steroid ligands. J Biol Chem, 2000,375:15122 - 15127

[28] Saini SP, Moschetta A. Activation of LXRs prevents bile acid toxicity and cholestasis in female mice. Hepatolog, 2007,45:422 - 432

[29] Sinal CJ, Tohkin M, Miyata M, et al. Yargeted disruption of the nuclear receptor FXR/BAR impairs bile acid and lipid homeostasis. Cell, 2000,102:731 - 744

[30] Song X, Kaimal R, Yan B, et al. Liver receptor homolog 1 transcriptionally regulates human bile salt export pump expression. J Lipid Res, 2008,49:973 - 984

[31] Trottier J, Werreault M, Grepper S, et al. Human UDP-glucuronosyltransferase (UGT) 1A3 enxyme conjugates chenodeoxycholic acid in the liver. Hepatology, 2006,44:1158 - 1170

[32] Wagner M, Zollner G, Trauner M, et al. Neclear receptors in liver disease. Hepatology, 2011,53:1023 - 1034

6 胆结石的形成

6.1 概述

6.1.1 对胆结石形成的认识

成石胆汁(lithogenic bile)和病理胆囊的存在是胆囊胆固醇结石形成的两个必要的条件。成石胆汁的特征有二:一是胆汁中胆固醇过饱和;二是胆汁的成核时间(nucleating time)缩短。胆固醇在肝细胞中以胆固醇-磷脂泡的形式分泌进入毛细胆管,部分磷脂泡与胆盐结合形成微胶粒。磷脂泡-微胶粒是胆固醇在胆汁中的溶解形式,两者构成相互转换的平衡系统。当磷脂泡中胆固醇与磷脂比值>1时,在促成核因子的作用下,磷脂泡相互聚合而促使胆固醇单水结晶(cholesterol monohydrate crystal)形成。胆固醇结石患者的胆汁均为过饱和胆汁,其成核时间只有1~4 d。胆石的形成只需1周时间。胆固醇结石的主要成分是胆固醇单水结晶,其形成实际上是胆固醇单水结晶形成、增大、凝聚和固化的结果。胆固醇不溶于水,但胆汁中的胆汁酸盐和磷脂可构成3种胆固醇载体协助其溶于胆汁:①简单微胶粒由胆汁酸盐和胆固醇构成。②混合微胶粒由胆汁酸盐、磷脂和胆固醇构成。③磷脂泡由磷脂和胆固醇构成。实验表明,在非饱和胆汁中,胆固醇全借助微胶粒助溶,不析出胆固醇结晶;在过饱和胆汁中,胆汁酸相对不足,一部分胆固醇便从微胶粒中转移到磷脂泡中。磷脂泡不如微胶粒稳定,静止一定时间后,胆固醇结晶便从磷脂泡中析出。胆色素结石的主要成分是未结合胆红素与钙等金属离子共同形成的螯合型高分子聚合物,即胆红素钙。胆色素结石的形成,主要是由于胆汁中结合胆红素被细菌β-葡萄糖醛酸酶分解为不溶于水的游离胆红素,进而与胆汁中的钙离子结合,产生胆红素钙沉淀。胆色素与钙、镁等金属离子所形成的盐或螯合物难以溶解,Small称其为生物高聚物。糖蛋白作为基质将胆色素钙的沉淀微粒凝集在一起而成结石。未结合胆色素是一

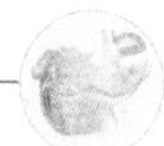

个线性四吡咯环，羧基和亚氨基形成牢固的分子内氢键，阻止羧基等亲水基团与水的作用，表现在水中溶解度极微。胆管狭窄、胆道感染、胆道异物和代谢紊乱是胆色素结石形成的四大诱因。胆结石的形成机制非常复杂，随着成核时间的提出及胆汁中促成核因子和抗成核因子的发现，使对胆结石的研究向前推进了一大步。促成核因子与抗成核因子共存于胆汁中，彼此拮抗而又协调平衡，抑制结石的形成。反之，平衡失调则结石形成。

胆囊结石在保守治疗无效时需采取手术治疗。有研究报道，40 岁以上的胆囊结石患者，约 40%需采用手术治疗；但手术后可能出现结石复发、结石残留、腹腔感染、胆肠吻合口狭窄等并发症，则需再次手术。再次手术率高达 13.67%。因此，不断深入研究胆结石的形成机制，对于治疗和预防胆石症有重要意义。

对于胆囊结石的认识，有相当一段时间多集中在肝外胆道的变化，认为肝外胆道(包括胆囊在内)是产生结石的场所，研究也多涉及胆囊胆汁成分的改变及胆道动力学的变化。在 20 世纪 60 年代早、中期的研究重点为胆石成分分析；60 年代后期至 70 年代中期对胆汁热力学平衡做了广泛的探讨；80 年代对胆汁促成核蛋白/抗成核蛋白的成核动力学因素以及胆道运动失调进行了深入的研究；90 年代以来，人们更加关注胆石形成的综合因素，对胆石发生的分子生物学机制，包括遗传因素等进行了全面的研究。然而自从“致石性胆汁”的概念出现后，加之发现在消除肝外胆道病变后仍存在病理性胆汁及结石再发时，人们对胆囊结石的认识逐渐由肝外转向肝内，认为由于肝脏相关酶及蛋白的功能改变或代谢异常产生的致石性胆汁有利于结石形成。同时，在促成石的相关成分中，除黏蛋白由胆囊上皮分泌外，大部分均来源于肝细胞；而且，胆汁的形成和分泌主要由肝细胞完成，肝细胞是胆固醇合成及向胆汁酸转化的重要器官。因此，肝脏本身功能的改变在胆囊结石形成过程中的重要地位被确立，近年来肝脏及肝细胞已逐步成为结石形成机制的研究新热点。

通过多年来的研究，认识到胆囊胆固醇结石的形成有 3 个连续性的过程，即胆汁胆固醇过饱受和，胆固醇结晶析出，在促核形成因素作用下聚集并逐渐形成结石。现已证实以下 4 种因素可诱发胆固醇结石的形成：①促使胆汁中胆固醇过度饱和的因素；②促进胆固醇析出以及结晶核心形成的因素；③抑制胆囊基础功能的因素(浓缩作用、吸收作用及分泌功能等)；④抑制胆汁酸肠肝循环的因素。

6.1.2 现象与问题

胆结石的形成机制十分复杂。胆结石形成时，胆盐、磷脂和胆固醇的 Admirand-Small 三角坐标关系，以及胆色素结石形成时，β-葡萄糖醛酸酶分解结合胆红素为游离胆红素的作用，曾被认为是解释两大类结石形成的基本理论。但是，在临床实践中却有以下发现。

1) 血胆固醇浓度高者易患胆石症，但高胆固醇血症者，其胆固醇过饱和的胆液不一定形成胆结石。

2) 胆汁酸盐能与胆汁中的钙结合，从而降低胆液中的钙离子浓度，这对胆红素钙的沉淀与结石的形成有预防作用。

3) 胆液中的黏液物质糖蛋白具有很强的凝聚力，可与胆液中的其他物质相结合，并形成支架，在胆结石的形成中起重要作用。

4) 胆结石的形成与饮食结构有明显关系，高脂肪饮食者易患胆固醇结石，而低蛋白和低脂肪饮食者则易患胆色素结石。

5) 肥胖、体重指数与胆结石呈正相关。肥胖超重者易患胆结石，多数学者认为这与基因有关；但未超重者若追求瘦身，盲目减肥，长期不进食早餐，限制饮食的时间越长，使胆囊长期处于松弛状态，胆汁淤积，容易发生胆囊结石。

6) 胆色素结石的形成大多与细菌感染有关，但也可无细菌感染；胆固醇结石的形成与有无细菌感染无明显关系。但不管哪一种胆结石都不是无菌的。

7) 胆结石几乎都含有一种色素与蛋白构成的抗体，以这种抗体为核心，使胆结石逐渐增大。

8) 胆液中既存在促成核因子，同时也存在抗成核因子；既存在促结晶生长因子，也存在抗结晶生长因子。这些因子关系的失衡易形成结石。

9) 胆液自胆管进入胆囊时为阵发性射流，可形成漩涡，使胆液内物质向心聚集，这种流体动力学因素的失调及胆囊功能的不良促进结石的形成。

10) 胆液中的胆固醇除靠混合微胶粒来溶解、转运外，还可由磷脂泡来溶解和转运。

6.2 胆结石分类研究的方法

胆石症是世界范围内的常见病、多发病，流行病学资料提示其人群发病率约为10%。国内外学者针对其病因和发病机制做了大量研究，但至今仍未明确。众多研究表明，不同类型的结石发病机制不尽相同，因此，胆结石的准确分类是病因和发病机制研究的基础和前提。

关于胆囊结石分类的方法国内外的学者做过大量研究，也提出了多种分类方案，有的根据结石外观和剖面特征，有的根据结石化学组成，有的根据显微镜检查，有的根据红外光谱分析结石成分，还有的根据B超和CT等影像学检查将结石初步进行分类。分类根据不同，分类结果也不尽相同。传统分类法按胆结石中胆固醇的含量将胆结石分为三大类，即胆固醇类结石、胆色素类结石和混合型结石。胆固醇含量≥70%为胆固醇类结石，胆固醇含量≤30%为胆色素类结石，胆固醇含量介于两者之间为混合型结石。部分研究者根据结石剖面结构的不同和显微镜下晶体组成的差异，将胆囊结石分为胆固醇类结石、胆色素类结石和其他类结石。傅培彬等根据结石的剖面结构和化学成分将胆结石分为放射状石、放射年轮状石、岩层状叠层石、铸型无定型石、沙层状叠层石、泥沙状石、黑色结石和复合结石八大类，其中放射状石、放射年轮状石、岩层状叠层石为胆固醇类结石，铸型无定型石、沙层状叠层石、泥沙状石为胆色素类结石。

近年来，随着红外光谱分析技术在胆结石研究中的应用，将胆结石分为胆固醇类结石、胆色素类结石、混合型结石和其他类罕见结石(包括碳酸钙、磷酸钙、脂酸钙类)。超声科医生根据结石的声像特征不同初步预测结石类型。胆固醇类结石一般结石形态多为呈半圆形或新月形的强回声光团，颗粒较大，直径常>1.5 cm，边界清楚，结石内部回声不清，结石声影宽度大于或等于结石光带，结石后方组织回声常不显示，声影灰度深且宽；胆色素类结石一般结石形态多不规则，颗粒较小，直径<1 cm，结石内部回声可见，能够完全显示结石的形态大小，结石声影宽度小于结石影，结石后方组织回声可见，声影灰度浅且窄；混合型结石一般呈圆形或不规则形，结石内部可见回声，中心不清或结石中有短光条，结石声影宽度小于结石影，结石后方组织回声部分不清，声影灰度深窄。超声预测胆囊结石类型与术后根据结石成分分析判断结石类型符合率达70%～80%。虽然不完全相符，但对临床的治疗有一定的指导价值。放射科医生根据CT值的不同、衰减系数的差异及其他CT成像特征将胆结石分为胆固醇类结石、胆色素类结石及混合型结石。此分类方法与超声预测结石类型一样也存在不够准确的问题，但对临床的治疗都有一定的指导意义。

上述各种胆结石分类方案，因分类依据不同，分类结果也不尽相同，这使后期的结石形成机制的研究不够系统，无法统一。鉴于此，本书提出了胆囊结石的系统性分类方案：采用红外光谱分析结石的物质成分，扫描电镜观察结石物质成分的分布情况及结石的微观结构，结合X线能谱仪分析结石的元素组成及分布情况对胆囊结石进行分类，将胆囊结石分为八大类十余种亚型，具体方法如下。

(1) 红外光谱分析胆囊结石的成分　采用傅里叶变换红外光谱法分析胆囊结石的成分，方法如下：对于剖面层次结构清晰者，分层分别称取胆囊结石标本2 mg。对于无定形结构胆囊结石经破碎后称取2 mg，与溴化钾粉末按1∶150 mg的比例混匀研磨，压片，采用布鲁克傅里叶变换红外光谱仪(TENSOR27，德国)测定胆囊结石主要成分红外光谱。所得胆囊结石的红外光谱与标准样品的红外光谱进行比较，根据光谱特征峰分析并确定结石成分。

(2) 扫描电镜观察及X线能谱仪分析　扫描电镜观察结石的物质成分、分布情况和微观结构及X线能谱仪分析结石的元素成分和分布情况。随机抽取部分胆囊结石(包括所有仅通过红外光谱分析不能确定结石类型的胆囊结石)行扫描电镜观察：剖面层次结构清晰者分层分别取直径为3 mm左右的结石颗粒1～2颗，无定形结构者经破碎后直接取1～2颗直径为3 mm左右的结石颗粒，将分析面磨平，使样品表面和底面平行，用导电双面胶固定于样品台上，经干燥后的标本采用离子溅射仪镀膜，蔡司扫描电镜观察结石形貌并扫描图片，加速电压为20 kV。将感兴趣区放大至3 000倍，采用X线能谱仪进行微区元素分析，并分析结石的元素分布情况。X线能谱仪分析的元素范围为B5～U92，元素重量百分比超过0.01%均可被检测到。根据红外光谱分析的物质成分和X线能谱仪分析到的元素成分分析判定各种物质成分的微观结构特点，进一步观察各物质成分的含量及分布情况。

(3) 结石类型判断　对结石剖面层次结构清晰者，根据红外光谱分析结果判断结石类型；对无定形结构者，分析两个部位(表面和核心)物质成分，两者成分一致者直接判断结石类型；不一致者结合扫描电镜下物质成分的分布情况将结石分类，以某一种物质成分为主者判定为此物质成分的结石，两种物

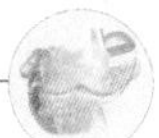

质分布相当者判定为混合型结石。

根据上述系统性分类方案将胆囊结石分为八大类十余种亚型，分别是胆固醇类结石、胆色素类结石、碳酸钙类结石、磷酸盐类结石、硬脂酸钙类结石、蛋白类结石、胱氨酸类结石、混合型结石。其中两种或两种以上成分混合为混合型结石，包括 10 余种亚型。广州市番禺区第二人民医院共发现 11 种亚型，分别为胆固醇-胆红素混合型、胆红素-碳酸钙混合型、胆固醇-碳酸钙混合型、胆红素-磷酸盐混合型、胆固醇-磷酸盐混合型、胆色素-硬脂酸钙混合型、碳酸钙-磷酸盐混合型、胆固醇-胆红素-碳酸钙混合型、胆色素-碳酸钙-磷酸盐混合型、胆固醇-胆色素-磷酸盐混合型、胆固醇-碳酸钙-硬脂酸钙混合型。较常见的为前 4 种混合型结石。

6.3 胆结石常见类型

6.3.1 胆固醇类结石

胆固醇类结石是胆囊结石的常见类型。传统观念认为胆囊结石 80%以上都是胆固醇类结石。目前的研究表明，胆固醇类结石的比例远低于 80%，但作为胆囊结石的重要类型，一直以来都是学者们研究的焦点。20 世纪以来对胆囊结石的大量研究最终认识到形成胆固醇类结石有 3 个重要环节，即胆囊胆汁中胆固醇过饱和、胆囊胆汁促成核异常和胆囊动力减弱导致胆囊胆汁的淤滞。3 个方面综合作用促进了胆固醇类结石的形成，其中胆固醇过饱和是胆固醇类结石形成的首要条件和基础。近年来对胆囊结石的研究认为，胆固醇类结石的形成与细菌感染、遗传、致结石基因、免疫球蛋白等因素有关。

广州市番禺区第二人民医院目前的研究共发现胆固醇类结石病例 334 例，占全部胆囊结石的 36.1%(334/925)。其中 146 例为男性，占 43.7%，平均年龄为(40.94±11.09)岁；188 例为女性，占 56.3%，平均年龄为(41.85±12.37)岁。胆固醇类结石以 30～50 岁的女性为主，女性患病比例高的是胆色素、碳酸钙、磷酸盐类结石。胆固醇类结石患者超重者 156 例，占 46.7%，比例高于胆色素类结石和硬脂酸钙类结石，其中女性 88 例，男性 68 例。

334 例胆固醇类结石患者中 67 例为单发性胆固醇结石(图 6-1)；247 例为多发性胆固醇结石，数目由 2 颗到数百颗不等(图 6-2)；9 例为单发性胆固醇结石并胆泥结石(图 6-3)；11 例为多发性胆固醇结石并泥沙样结石(图 6-4)。结石单发者或结石数目较少者结石较大，一般直径 2 cm 左右，大者直径可达 4 cm，部分位于胆囊颈管处导致胆囊管嵌顿、胆汁淤积和白胆汁形成；结石多发者结石较小，多数直径<1 cm，部分病例结石大小不等，数颗较大结石并数颗较小结石；部分病例结石大小均匀，呈珍珠样外观，个别病例为充满型结石，导致胆囊排空障碍，胆汁淤积，胆汁少且浑浊。其中 27 例患者合并胆囊息肉(图 6-5、图 6-6)，数量从 1 颗到 50 余颗不等，多位于胆囊体部和颈部，多数为胆固醇性息肉或胆固醇性息肉伴腺瘤样增生，少数为腺瘤样息肉，其中 7 例合并华支睾吸虫感染。56 例合并胆囊壁间结石，从 1 窝到 30 余窝不等(每窝内可能有多颗)，多位于胆囊体部和颈部，部分壁间结石可见结石影或黄色飘带征。334 例胆固醇类结石患者中 36 例合并华支睾吸虫感染，其中 56 例合并壁间结石患者中有 9 例合并华支睾吸虫感染。合并壁间结石患者华支睾吸虫感染检测率高于未合并壁间结石患者($P<0.05$)。

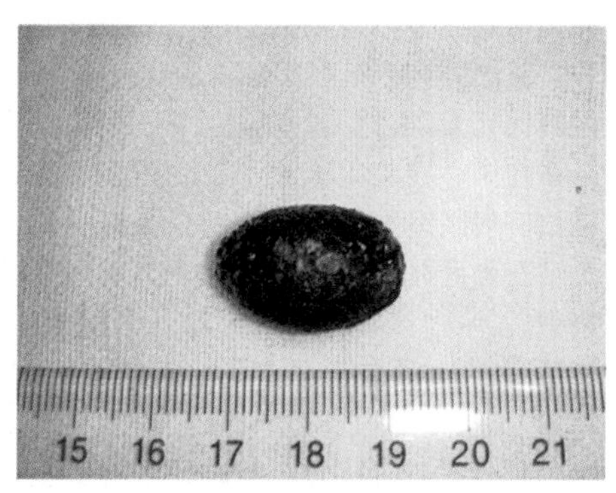

图 6-1　单发性胆固醇结石(深棕色)

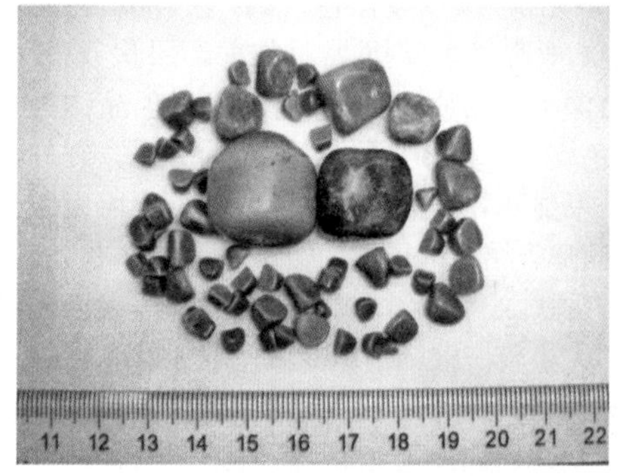

图 6-2　多发性胆固醇结石(棕色)

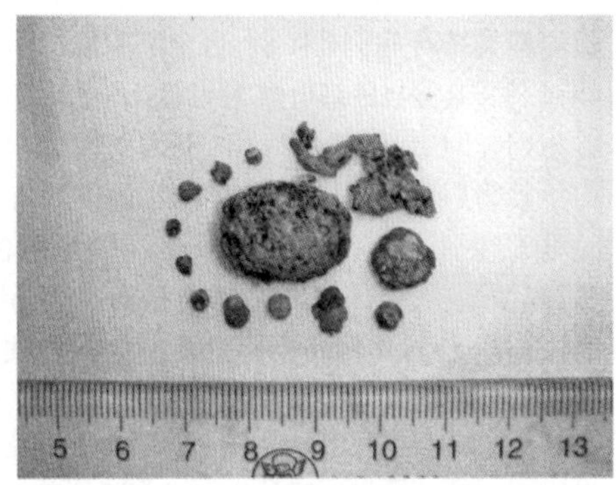

图 6-3　多发性胆固醇结石并胆泥

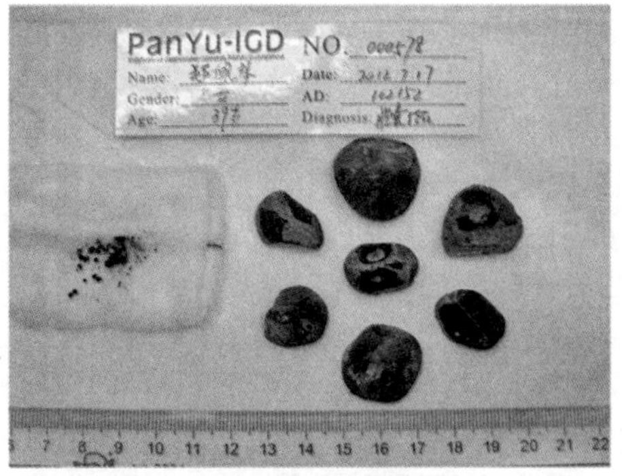

图 6-4　多发性胆固醇结石并泥沙样结石

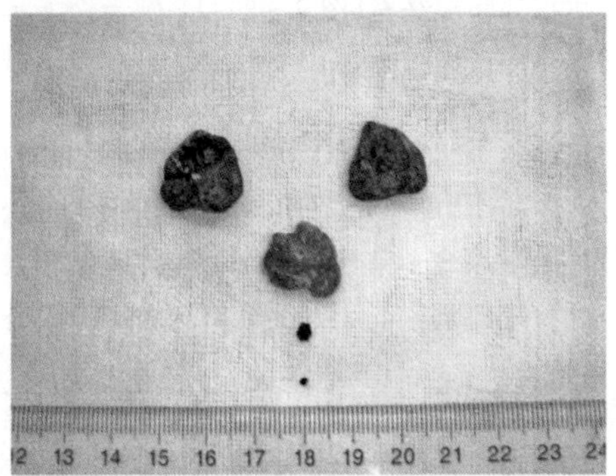

图 6-5　棕色胆固醇结石并息肉

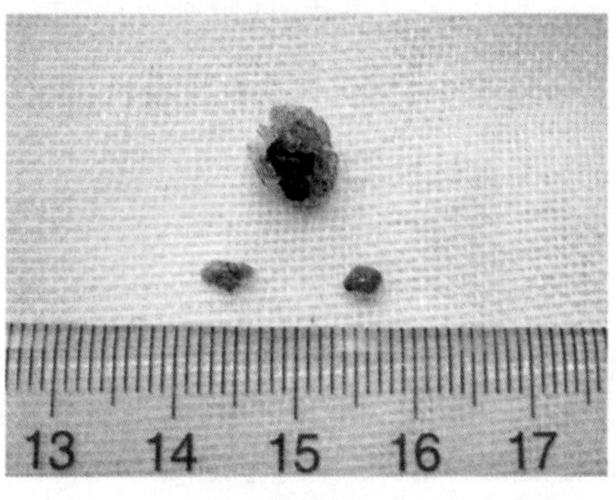

图 6-6　透明玻璃样胆固醇结石并息肉

胆固醇类结石外观有些呈球形或椭圆形，表面大多粗糙，呈桑葚状，也有的光滑表面，颜色以淡黄、浅棕色为主，并可见灰色、灰绿色或黑色，无光泽，质地偏软，直径较大；剖面常呈放射状或放射环层状排列，分层结构不明显，核心处颜色较深，以棕褐色物质为主，外周为白色、浅黄色晶体。红外光谱分析结果显示结石核心及外周的主要成分均为胆固醇，为胆固醇类结石。也有些胆固醇类结石呈不规则多面体，表面平坦光滑，颜色以黑色、深棕色为主，无光泽，质地偏软，直径略小，剖面常呈放射环层状分布，核心主要由深棕色物质组成，外围以浅黄色晶体为主，各层颜色均有差异，但同一层颜色均一致。红外光谱分析结果显示，核心与外周的主要成分均为胆固醇，为胆固醇类结石。还有少数结石呈晶体状，淡黄色，透明，质软，或呈光滑珍珠样或玉石样，表面光滑，有光泽，大小较一致，质软，剖面呈放射状。红外光谱分析显示胆固醇类结石主要成分均为胆固醇。扫描电镜下观察胆固醇类结石，低倍镜下见大部分胆固醇类结石有 1 个较松散的核心区，其内部由形态各异的晶体物质组成，并且有较大的空隙。由结石核心向外周扫描可见结石具有明显的环层状结构，层间分别明显，呈相互交错排列，且基本以核心为中心呈等距排列。各层组成的形态均不同，但同一层中的晶体形态则基本相同且大小近似一致。因晶体本身的结构差异及观察角度的不同，高倍镜下可见这些晶体有的呈棒状，有的呈片层状，有的排列成条索状，有的呈板状，有的呈放射状，有的交错排列无一定的规律，还有的呈云母状或波浪状，晶体之间也常见一些不规则的空隙，间或有少量胆红素颗粒。胆固醇类结石主要元素成分为碳、氯，含有极少量其他元素，如钙、钠、氯、铝、镁、铜等。钙主要集中分布在核心处，多以胆红素钙、硬脂酸钙或碳酸钙存在。一般周边无钙分布或钙分布极少，少量胆固醇类结石表面覆盖一层碳酸钙，钙含量较高，分布也较集中。

6.3.2　胆色素类结石

胆色素类结石为胆结石的重要类型，分为黑色色素结石和棕色色素结石，前者多见于胆囊，后者多见于肝内胆管。据报道，肝内胆管结石 90%以上都

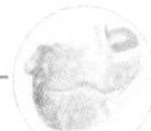

为胆色素类结石，而胆囊结石中胆色素类结石所占比例很小。但根据广州市番禺区第二人民医院的研究资料，胆囊结石中约30%为胆色素类结石。因此，研究胆色素类结石的病因及发病规律，对有效地预防和治疗胆石症具有重要的意义。广州市番禺区第二人民医院目前的研究共发现胆色素类结石246例，占全部胆囊结石的26.6%(246/925)。其中140例为男性，占56.9%，平均年龄(47.10±12.01)岁；106例为女性，占43.1%，平均年龄为(51.56±12.19)岁。胆色素类结石的性别构成与胆固醇类结石相比较有统计学差异。胆色素类结石患者以30～60岁的男性为主，男性的比例高于胆固醇类结石者，而胆固醇类结石患者以30～50岁的女性为主。胆色素类结石患者超重者69例，占28.0%，超重的比例低于胆固醇类、碳酸钙类和混合型结石患者。246例胆色素类结石患者中36例为单发性胆色素结石(图6-7)，179例为多发性胆色素结石(图6-8)，有的为多发性小结石-充满型(图6-9)。2例为单发结石合并胆泥或泥沙样结石，21例为多发结石合并胆泥或泥沙样结石，8例为泥沙样结石，胆囊泥沙样结石的发生率明显高于胆固醇类结石($P<0.05$)。单发者结石较大，但一般直径为1～2 cm，个别超过2 cm；多发者结石较小，直径一般<1 cm。少数患者为数颗较大结石并数颗较小结石，个别病例因较大结石位于胆囊颈管处导致胆囊排空障碍，胆汁淤积，胆汁少且浑浊或白胆汁。40例患者合并胆囊息肉(图6-10)，数量从1颗到50余颗不等，多位于胆囊体和胆囊颈部，少数位于胆囊底部，多为胆囊胆固醇息肉或胆固醇息肉伴腺瘤样增生。少数为腺瘤样息肉或伴腺瘤性增生，其中15例合并华支睾吸虫感染，胆囊息肉的并发率明显高于胆固醇类结石($P<0.05$)。84例合并胆囊壁间结石(图6-11)，从1窝到80余窝不等(每窝内可有多颗)，多位于胆囊体部和胆囊颈部，部分壁间结石可见结石影或黄色飘带征，壁间结石的并发率明显高于胆固醇类结石($P<0.05$)。246例胆色素类结石患者中128例合并华支睾吸虫感染(图6-12)，其中84例合并壁间结石患者42例合并华支睾吸虫感染，华支睾吸虫感染率明显高于胆固醇类结石($P<0.05$)，壁间结石合并华支睾吸虫感染率明显高于胆固醇类结石($P<0.05$)。

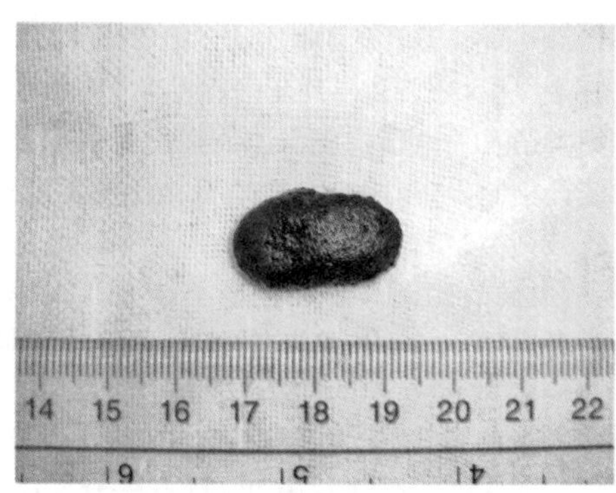

图6-7　单发性胆色素结石

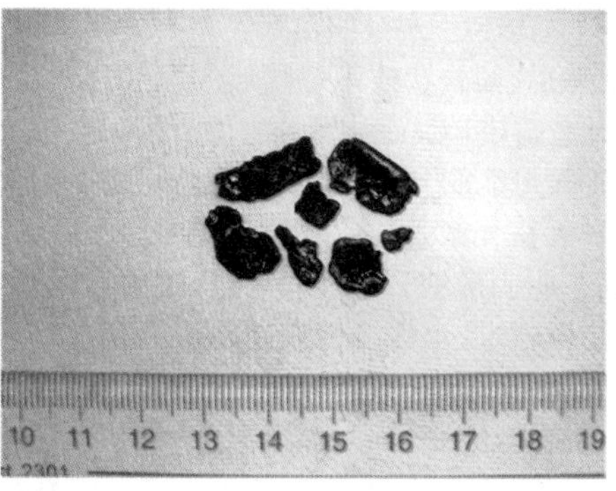

图6-8　多发性胆色素结石(黑色沥青样)

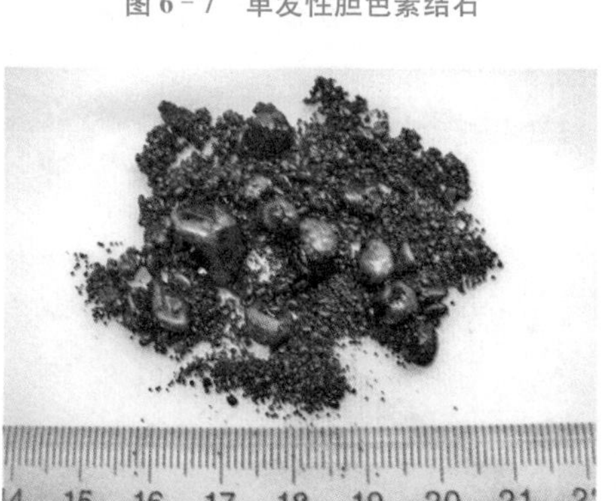

图6-9　多发性小结石-充满型

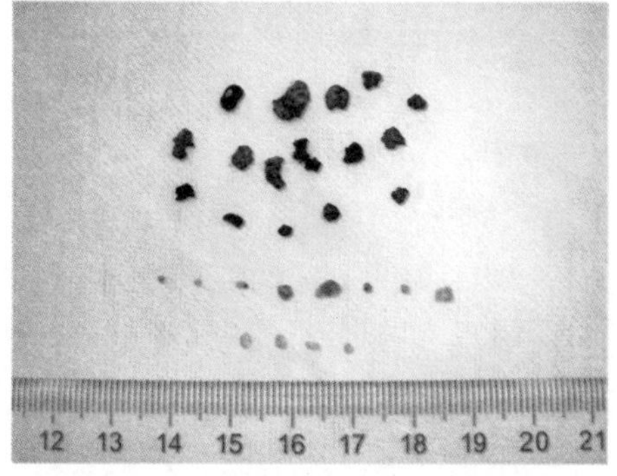

图6-10　棕色胆色素结石并胆囊息肉

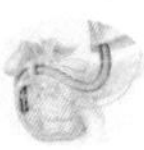

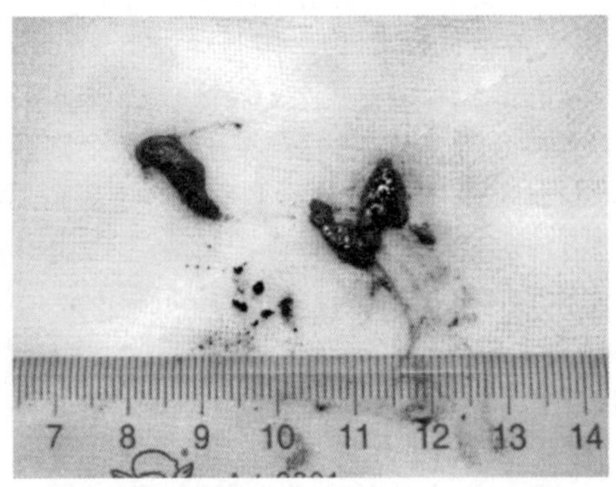
图 6-11　淤泥样胆色素结石并壁间结石

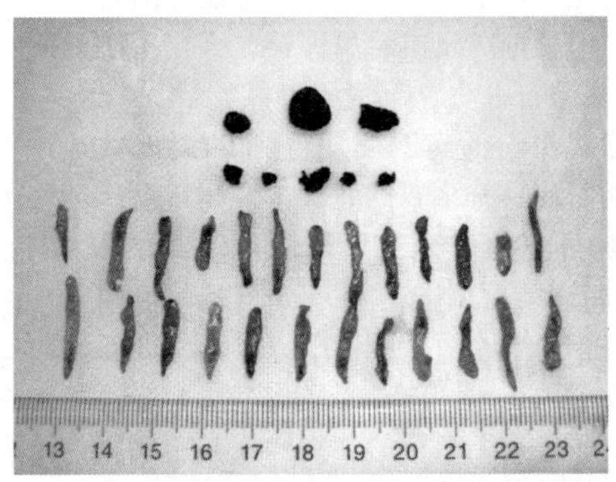
图 6-12　多发性胆色素结石并华支睾吸虫感染

胆色素类结石外观呈无定形的不规则体，颜色为黑色、灰黑色、灰褐色、棕色，表面粗糙，有颗粒，无光泽，质地较脆，结石直径常<1 cm，部分结石直径 2 cm 左右；少数结石表面光滑，有光泽，外观如沥青样。剖面见结石主体由疏松不定形的黑色、棕褐色或棕黄色颗粒状物质组成，结石核心由不规则结构的物质组成。扫描电镜观察低倍镜下可见核心由无规则的块状或颗粒状结构组成，其内空隙较大。由核心向外观察，无明显分层状结构，核外各层结构过渡不甚分明。高倍镜下观察胆色素类结石主要由大小不等的类球形、团块状或不规则形的胆红素颗粒组成，排列比较疏松，无规律，颗粒之间有较大空隙。胆色素类结石元素成分较为复杂，主要元素是碳、氧，含有多种无机元素，可达 10 余种之多。其中钙含量明显高于胆固醇结石，多以胆红素钙的形式存在，分布较广泛，少数以碳酸钙或硬脂酸钙存在，多分布于核心或外壳。

6.3.3　碳酸钙类结石

据之前的文献报道，碳酸钙类结石是一种罕见的结石类型，少见于成人，较多见于少年儿童。由于其肉眼观多为黑色，因此根据传统的胆囊结石分类方法，它又常与胆色素结石、磷酸盐结石和混合型结石一起笼统地被归类为黑色色素结石。广州市番禺区第二人民医院的研究数据表明，碳酸钙类结石是一类不容忽视的结石类型，且并非罕见，所占比例与混合型结石相当，其发生机制与华支睾吸虫感染密切相关。目前的研究共发现碳酸钙类结石病例 167 例，占全部胆囊结石的 18.1%(167/925)。其中男性 100 例，占 59.9%，平均年龄(48.27±10.83)岁；女性 67 例，占 40.1%，平均年龄(47.58±11.57)岁。碳酸钙类结石的性别构成与胆固醇类结石相比较有明显统计学差异，与胆色素类结石相比较无统计学差异。碳酸钙类结石与胆色素类结石一样，都是以男性为主，男性的比例高于胆固醇类结石。碳酸钙类结石患者以 40～60 岁的男性为主，而胆固醇类结石以 30～50 岁的女性为主。碳酸钙类结石患者超重者 79 例，占 47.3%，其中 53 例为男性，26 例为女性。167 例碳酸钙类结石中 33 例为单发性碳酸钙结石(图 6-13)，94 例为多发性碳酸钙结石(图 6-14)，12

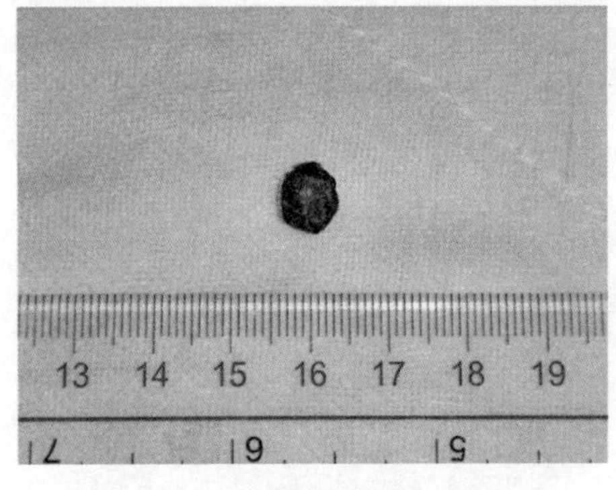
图 6-13　单发性碳酸钙结石(棕黑色)

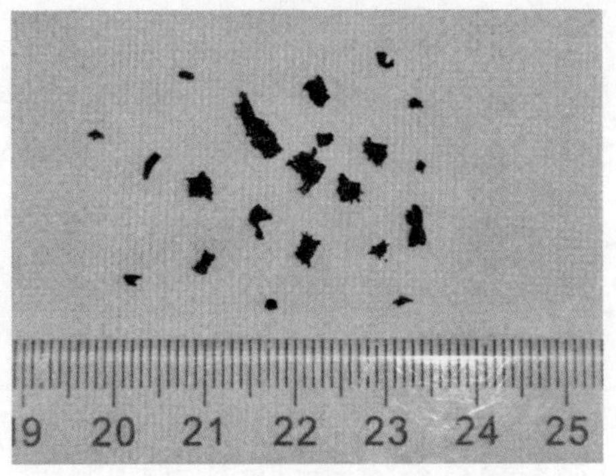
图 6-14　多发性碳酸钙结石(铁屑样)

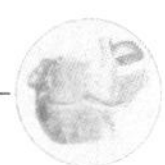

例为单发性碳酸钙结石并胆泥或泥沙样结石，24 例为多发性碳酸钙结石并胆泥或泥沙样结石，4 例为胆囊泥沙样结石，碳酸钙类胆囊泥沙样结石的发生率明显高于胆固醇类结石和胆色素类结石（$P<0.05$）。单发者结石较大，但一般直径为 1～2 cm，个别超过 2 cm；多发者结石较小，一般直径＜1 cm；少数直径＞1 cm，数目由 2 颗到 100 余颗不等。26 例患者合并胆囊息肉（图 6－15），数量从 1 颗到 50 余颗不等。13 例合并华支睾吸虫感染（图 6－16）。胆囊息肉的合并率明显高于胆固醇类结石（$P<0.05$），与胆色素类结石相比较无统计学差异。27 例合并胆囊壁间结石，从 1 窝到 30 余窝不等，167 例胆色素类结石患者中 106 例合并华支睾吸虫感染，其中 27 例合并壁间结石患者中有 21 例合并华支睾吸虫感染。华支睾吸虫感染率明显高于胆固醇类结石和胆色素类结石（$P<0.05$），壁间结石合并华支睾吸虫感染率也明显高于胆固醇类结石和胆色素类结石（$P<0.05$）。

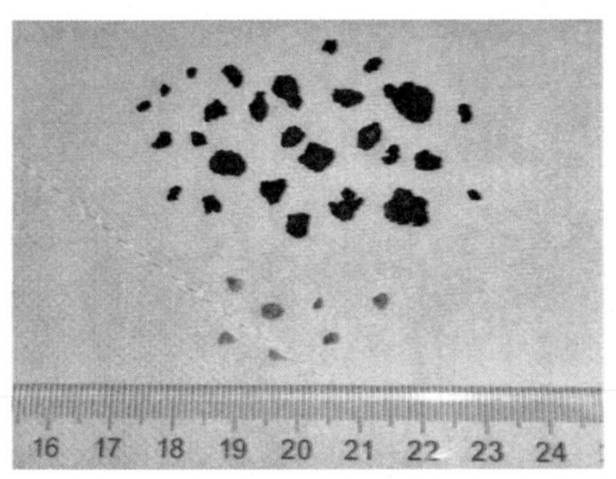

图 6－15　多发性不规则形碳酸钙结石并息肉

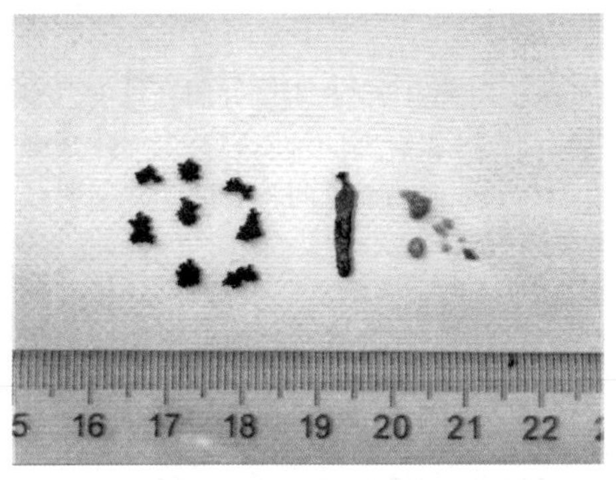

图 6－16　多发性碳酸钙结石、华支睾吸虫成虫及息肉

碳酸钙类结石以黑色为主，其次是绿色、棕色、白色。其中黑色碳酸钙类结石外观多为煤渣样或苍耳子样、珊瑚样、松果样、桑葚样；绿色、棕色碳酸钙类结石多为泥沙样；白色碳酸钙类结石一般为陶土样。苍耳子样、珊瑚样、松果样碳酸钙类结石质地均较硬，泥沙样、陶土样、煤渣样、桑葚样结石质地或脆或硬。红外光谱分析结石主要成分为碳酸钙，分为方解石型碳酸钙和文石型碳酸钙。方解石型碳酸钙结石质地多数比较硬，文石型、方解石型和文石型混合型碳酸钙结石质地硬、脆者大约各占 50%。扫描电镜观察碳酸钙类结石的微观结构显示碳酸钙结晶呈现出多种形态，球形最多见，其次是纺锤形、哑铃形、野菊花样、纽扣样、立方体形、针杆状等，并可见华支睾吸虫卵与球形、山楂样、哑铃形、纺锤形的碳酸钙晶体、黏液样物质、胆红素颗粒相互黏附。碳酸钙类结石主要成分为碳、氧、钙，因碳酸钙晶体多与胆红素盐颗粒黏附存在，其碳、氧、钙的比例与碳酸钙化合物中碳、氧、钙的比例稍有差异。结石表面多为不规则碳酸钙晶体包裹黏液样物质或胆红素钙颗粒，剖面的周边及核心多为规则的碳酸钙结晶，多为球形、椭圆形、纺锤形，可见野菊花样、纽扣样、立方体形、针杆状晶体。

6.3.4　混合型结石

混合型结石是一种重要的结石类型，它是指结石中含有两种或两种以上主要成分的结石。在过去的结石分类研究中，人们常把除胆固醇类及胆色素类结石以外的结石统称为混合型结石。然而对于混合型结石成分分析、形态结构的研究相对较少，缺乏系统性的分类，其病理机制尚不明确。广州市番禺区第二人民医院结合采用红外光谱技术、扫描电镜技术及 X 线能谱分析技术对胆结石进行系统性研究，对混合型结石的构成组分及其微观结构有了更深入的认识。

根据混合型结石主要构成成分及其所占比例的不同，广州市番禺区第二人民医院将其分为 11 种亚型：胆固醇-胆色素混合型，胆色素-碳酸钙混合型，胆固醇-碳酸钙混合型，胆色素-磷酸盐混合型，胆固醇-磷酸盐混合型，胆色素-硬脂酸钙混合型，磷酸盐-硬脂酸钙混合型，碳酸钙-磷酸盐混合型，胆固醇-胆色素-碳酸钙混合型，碳酸钙-胆色素-磷酸盐混合型，胆固醇-胆红素-磷酸盐混合型。其中前 4 种亚型在临床中较为常见，约占混合型结石的 80%以上。混合型结石多为球形、较大，剖面有明显的分层，或呈黑色或灰褐色的不规则颗粒，质地因混合成分的不同而异。扫描电镜下的结石微观结构也因混合成分的不同而形态各异。目前的研究共发现混合型结石149例，占全部胆囊结石的16.1%(149/925)。其中男性78例，占52.3%，平均年龄(47.64±12.48)岁；女性71例，占47.7%，平均年龄(45.59±12.98)岁。混合型结石男女发病比例相当，年龄分布较宽泛，为30～70岁。149例混合型结石中单发结石26例，多发结石111例，从2～200余颗不等。单发结石合并胆泥或胆囊泥沙样结石3例，多发结石合并胆泥或泥沙样结石9例。结石直径较大，一般2 cm左右，较大者可达4.5 cm；16例患者合并胆囊息肉，1～30颗不等；46例合并胆囊壁间结石，1～30窝，其中23例合并华支睾吸虫感染。壁间结石的合并率明显高于胆固醇类结石和碳酸钙类结石($P<0.05$)。149例混合型结石中74例合并华支睾吸虫感染，华支睾吸虫感染率明显高于胆固醇类结石而低于碳酸钙类结石($P<0.05$)。

混合型结石外观多为球形、较大(直径>1 cm)，颜色多样，可呈黑色、灰黑色、棕黄色、黄褐色、绿色、灰绿色、乳白色，剖面有明显的分层结构，或呈黑色或灰褐色的不规则颗粒，剖面无分层结构，质地因混合成分的不同而异。红外光谱分析混合型结石的成分多样，并分为多种亚型，其中最常见的为胆色素-碳酸钙混合型结石、胆固醇-碳酸钙混合型结石和胆固醇-胆色素混合型结石。混合型结石的微观结构因混合成分的不同而异，胆固醇-胆红素混合型结石主要由板片状胆固醇晶体与不规则的胆红素颗粒构成，胆红素-碳酸钙混合型结石主要由不规则的胆红素颗粒与多种形态的碳酸钙结晶构成，胆固醇-碳酸钙混合型结石主要由板片状胆固醇结晶与多种形态的碳酸钙结晶构成，胆红素-磷酸盐混合型结石主要由不规则的胆红素颗粒和磷酸盐颗粒构成。

6.3.5 其他类型结石

磷酸盐类结石、硬脂酸钙类结石、蛋白类结石和胱氨酸结石，因例数较少且较少见，本章节不做详细论述。

(马瑞红　乔　铁　杨柳青)

6.4 胆结石的形成机制

胆结石的成因十分复杂。自20世纪60年代初期以Rains为代表的许多学者已对胆石形态结构及其组成进行了大量的研究。1968年，Admirand和Small用理化实验的方法阐明了胆固醇结石患者的胆汁特性及胆固醇在胆汁中发生溶解和沉淀的条件。而Maki等则对胆红素钙结石进行了详细的研究，提出了胆红素、细菌和酶的重要关系。近年来，胆结石的成因又深入到遗传学、免疫学、细胞生物学、生物物理学、微生物学和寄生虫学等各个领域中，且均有新的发现，使胆结石形成的机制不断完善。现把胆固醇结石和胆色素结石的形成机制简要分述如下。

6.4.1 胆固醇结石

早在1853年Budd曾经提出，胆固醇结石的形成需要3个条件，即胆汁的胆盐含量减少、形成结石的内核，以及胆汁淤积，方能使结晶体沉淀而逐渐形成结石。当时做这个观察和判断以现今有关胆汁和胆固醇结石的新的化学分析结果来衡量，也是敏锐有力的。Small于1971年对胆结石的形成阐述如下。①化学阶段：由于肝内胆汁的成分发生变化，使胆固醇沉淀出来；②物理阶段：由于胆汁存在沉积物作为内核，使胆固醇晶体逐渐在上面堆积变大；③结石成长阶段：只能在胆囊梗阻的条件下，内核和结石颗粒方能不被胆流冲走；④发生症状阶段：胆囊、胆道功能受到影响，临床上出现症状。

Hofmann和Small于1967年才将胆盐、磷脂和胆固醇的化学分子结构式、极性和所组成的混合微粒，以及由此使胆固醇得以在水内溶解或沉淀的关系进行了阐述。1968年，Admirand和Small则用三角坐标来阐明胆盐、磷脂和胆固醇的三者关系。临床医生和化学家都视此发现为划时代的成就。

胆盐、磷脂和胆固醇三者占胆汁干粉重量的90%，其特点是每个分子都有极性，一端亲水而另一端疏水，因此在水油混合液中是按顺序排列的(图6-17)。磷脂在水中不能溶解，但如与胆盐结成微粒即能溶解于水。胆固醇也不能在水中溶解，但如与胆盐和磷脂结成微粒，也发生水溶作用，但其溶解度有限。在正常情况下，胆汁内只有结合胆酸而没有非结合胆酸。结合胆酸有2个或3个羟基和1个带负电荷的羧基或硫酰基是亲水的。结合胆酸的另一极与油相连接。由于结合胆酸能在水内溶解并且与油相连接，因此有去垢作用。

如果胆酸在胆液中浓度超过0.0015～0.002 mol时，多余的即结成微粒。每个微粒由8～10个分子组成，大小为3～10 μm。此浓度称为微粒临界浓度。

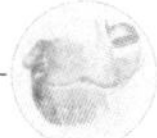

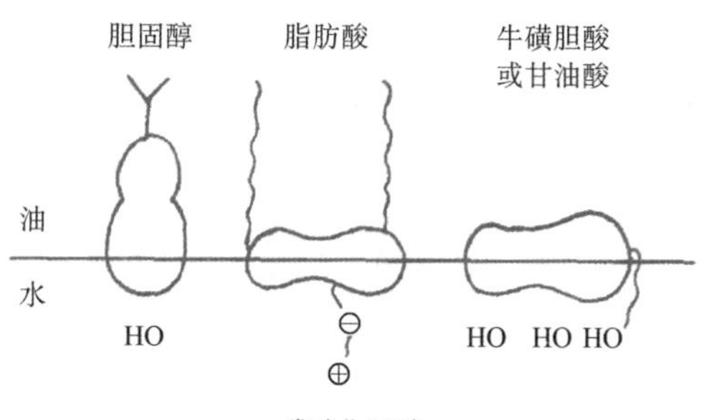

图 6-17 3 种有机物在水油界面的情况比较

疏水端在水内彼此相连接。因此，这种微粒具有将胆固醇包绕的特性，这就是胆酸微粒对于胆固醇的溶解作用。单纯的胆酸微粒的溶解量比较有限，60 个胆酸分子只溶解 1 个胆固醇分子。如有磷脂分子参加，则胆固醇溶解度立即变大。一般来说占比为：胆盐为 80%，磷脂为 15%，胆固醇为 5%。另外，胆汁内胆盐和磷脂的浓度有较大的变动幅度，而胆固醇则极小。因此，胆固醇过多则会沉淀出来。如生理异常使胆盐浓度降低从而使胆固醇量相对升高，也必然发生沉淀。

三角坐标阐明胆盐、磷脂和胆固醇的三者关系（图 6-18）。在$\widehat{ABC}$这条弧形线之内，胆固醇在胆液中呈液态，以微胶粒的形式出现，在该区内即使胆固醇达到过饱和也不会发生沉淀。但若超出这一范围，则胆固醇呈饱和状态，可产生胆固醇结晶，继而形成结石。

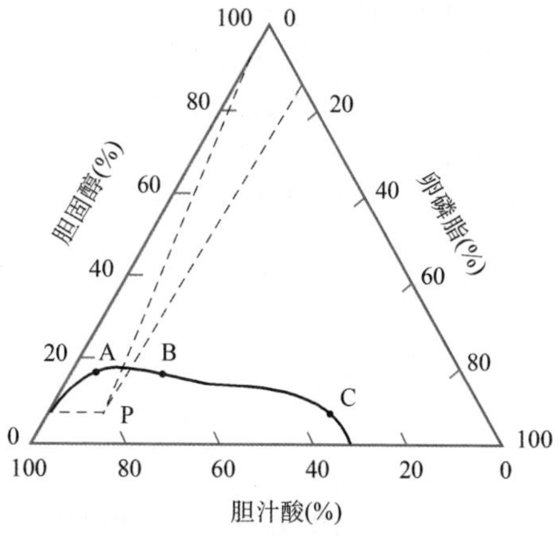

图 6-18 Admirand-Small 三角坐标

$\widehat{ABC}$弧线代表胆固醇的最大溶解度，可至 15%。B 表示 *B* 点的微粒分子排列。D 表示在弧形线之外 *D* 点的微粒分子排列，有胆固醇沉淀。P 表示在弧形线之内 *P* 点的微粒分子排列，无胆固醇沉淀。

Small 等还对正常人、孕妇和胆囊胆固醇结石患者进行肝管胆液内胆固醇的测定，结果是：正常胆固醇浓度为 5%～10%，孕妇近乎临界浓度；在 4 例胆固醇结石患者，其浓度都大于发生混合微粒的浓度。但 Sampliner 等认为胆固醇结石的发生率与肥胖、糖尿病、怀孕次数及血清胆固醇水平均无关系。

1971 年，Holzback 等通过制作人工胆汁模型研究发现，微粒区较之 Admirand-Small 三角坐标上显示的范围明显缩小（图 6-19），说明该微粒区上方尚有一个相对稳定带。黑线区则表示为相对稳定过饱和带，其下为胆固醇未饱和区。当胆液中胆盐、磷脂和胆固醇 3 种成分的交点高于此区上线，则胆汁是过饱和的，胆固醇易于析出而成为游离的胆固醇结晶。若交点低于此区下线，则胆固醇将与磷脂及胆盐结合而溶解于液体中，形成微粒。胆汁中的胆固醇及其脂质成分即使在此区范围内，也会因存在某一成核因素而可能使胆固醇慢慢产生沉淀。1973 年，Carey 和 Small 又找到了在不同实验条件下"胆固醇饱和曲线"变动的规律，建立了"胆固醇饱和可变区"的概念。即在此区域中胆汁可呈微粒、液晶或固晶相状态，且根据不同实验条件而变动。在此区域上方则为胆固醇绝对饱和区或称沉淀区；在此区域的下方则为胆固醇不饱和区，或称微粒区。倘若微粒浓度不足以使胆固醇全部溶解，胆汁就呈过饱和状态，形成所谓的成石胆汁。Garey 和 Small 发现最大溶解曲线的位置与胆汁总脂质浓度及其他一些因素有密切的关系。总脂质浓度越大，溶解曲线的位置越高，溶解胆固醇的能力越大，从而得到一簇曲线，并找到了更精确计算胆固醇饱和度的"五次多项式"公式，从而又进一步发展了原来的 Admirand-Small 三角坐标学说。

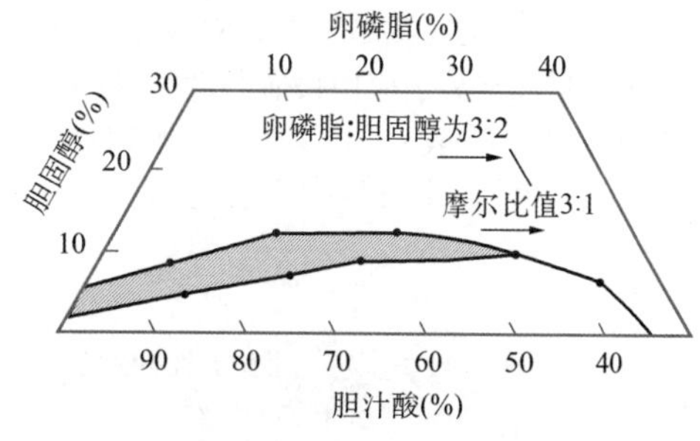

图 6-19 Holzbach 坐标

在过去很长一段时间内，人们认为胆囊是胆固醇结石患者成石胆汁的产生场所。但 Nakayama 等

(1975)发现胆液在胆囊内储存和浓缩的过程中，浓缩最多的是胆酸，其次为磷脂，而胆固醇被浓缩得最少。因此从理论上讲，胆液经胆囊浓缩后，胆固醇的溶解度增大，这不利于胆石的产生。据 Tornpkins 体外实验观察磷脂保持胆固醇于溶解状态的能力比胆盐高 8 倍。正常人胆汁的磷脂与胆固醇的比值(PL/ch)为 6.6，而胆结石患者胆液则为 2.3，后者仅为正常人的 1/2。Nakayama 观察到在好发胆色素结石的日本人胆汁中，其磷脂与胆固醇的比值为 6.0，而在好发胆固醇结石的瑞典人胆汁中为 3.7。Tompkins 的实验显示犬胆汁可以溶解人的胆固醇结石，前者的磷脂与胆固醇的比值为 70，约为正常人的 12 倍。Scoll(1978)分别测定了胆囊胆汁和肝内胆汁的成分，结果发现肝内胆汁的致石能力反而大于胆囊胆液。在实验和临床上都证实肝内胆汁的磷脂与胆固醇的比值较胆囊胆汁更低。在 Admirand-Small 三角坐标中肝内胆汁所示的坐标点比胆囊胆汁更远离胆固醇饱和线，从而有力地证明肝脏是产生成石胆汁的场所。但是胆囊对胆汁的成石性也有一定的影响，这主要是通过肝肠循环改变了胆酸池的大小。Northfield(1975)指出胆结石患者的肝肠循环较快，这样通过负反馈作用抑制了 7α-羟化酶的活性。Salon 和 Coyne 等发现胆结石患者肝内 3 羟-3 甲基戊二酸单酰辅酶 A(HMG-CoA)还原酶活力升高，使胆汁内胆固醇含量相对增加。Shaffer 和 Key (1977)发现胆结石患者磷脂分泌减少，使胆汁的磷脂与胆固醇的比值降低，以及胆酸中各种组成的比例和甘氨酸和牛磺酸的比例失调。胆汁中微粒 Zeta 电位降低，胆囊内黏液物质增多，pH 值改变，异物核心及其抑制物质等，也都与胆结石的形成有一定的关系。

尹光耀等(1988)对 31 份胆囊炎、胆石病患者的胆囊黏膜、胆结石的超微结构及其胆囊黏膜、胆结石和胆汁的微量元素分别应用扫描电镜及 X 线能谱分析仪进行监测研究(表 6-1)。胆囊黏膜扫描电镜观察见有寄生虫残体、多发性微小溃疡和沉积性微小结石(表 6-1)。胆囊黏膜炎症与微小结石的形成有密切的关系，而后者正是胆结石的雏形(图 6-20)。胆囊结石症、胆囊胆管结石症、胆管结石症和非结石性胆囊炎患者的胆囊黏膜绝大多数均有微小溃疡和微小结石，说明凡有胆囊黏膜感染性炎症病变者迟早会有胆结石形成的可能。黏膜上皮细胞分泌黏液小滴(secretory droplet)则随炎症病变的加重而增多，提示感染性炎症病变在胆石形成过程中是不可忽视的基本因素，有时甚至是启动因素。胆道感染性炎症能够改变胆汁成分、理化特性和流体力学状况。炎症刺激胆道黏膜，引起肿胀、溃烂、增生和纤维化，管壁增厚，胆管与胆囊管狭窄或不完全性梗阻；Oddi 括约肌炎性水肿、痉挛和功能障碍，致使胆汁滞留，为胆固醇晶片、胆红素钙和其他有形成分的沉积创造了条件：炎症刺激胆道黏膜上皮分泌黏液物质、黏蛋白和钙离子增加；糖蛋白、非结合性胆红素与金属离子结合成难溶性化合物而沉淀析出，其中硫酸化糖蛋白具有促进钙盐凝固的作用；炎症促使胆汁酸化、pH 下降，细菌在 β-葡萄糖醛酸苷酶的作用下活性增高，葡萄糖二酸-1，4-内酯活性降低。炎症所引起的这些变化有利于胆红素钙形成。胆红素钙与胆固醇结晶黏附在黏液物质上，逐渐沉淀堆叠，形成结晶集合体。铜、铝和铁等金属盐类与钙盐大小相似，很易替代进去。这些沉淀物与炎症组织脱落细胞、细菌簇团、寄生虫残体一起形成结石核心。胆固醇结晶、胆色素钙颗粒及其他难溶性化合物继续沉积在核心表面，不断增大，逐渐形成混合性胆石。

Moody(1989)证实，在胆囊致结石形成过程中有上皮层电阻降低及其深层进行性炎性反应，水吸收减少不明显。所见电位差和电阻降低，提示胆囊上皮离子传导性增加。胆固醇饮食可使黏膜固有层不断有嗜酸性细胞、浆细胞和单核细胞浸润，胆囊壁增厚、重量增加，这些改变与成石有关。由于上皮阻力改变，胆汁中的胆盐、溶血性磷脂等可进入胆囊壁深层，吸收后可起损害作用。这项研究的结果说明胆囊上皮功能完善与壁内病理改变之间的关系。

表 6-1 31 例胆囊黏膜扫描电镜观察比较

	非结石性胆囊炎 $n=3$	胆囊结石 $n=18$	胆囊胆管结石 $n=7$	胆管结石 $n=3$
寄生虫残体	1	2		
多发性小溃疡	2	17	5	3
沉积性微小结石	2	16	4	3

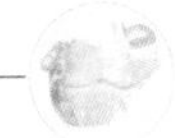

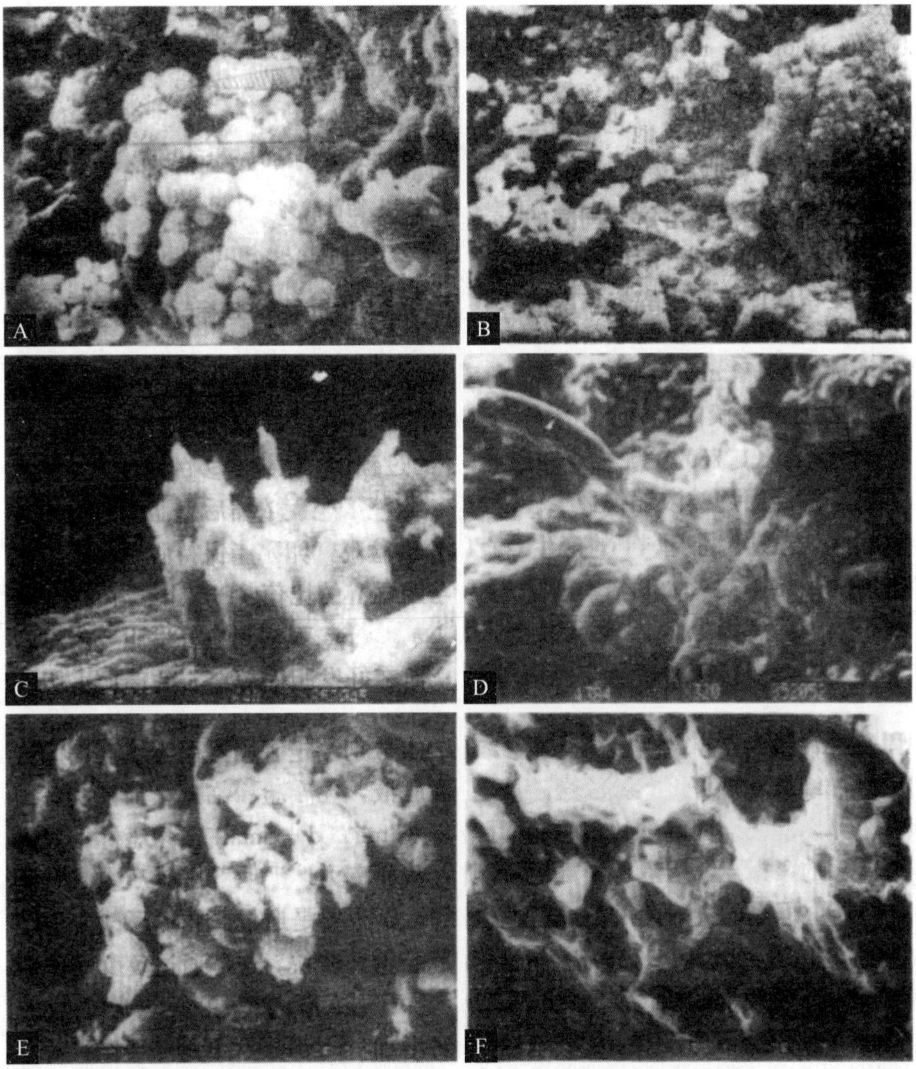

图 6-20　胆结石成因的扫描电镜观察

A-胆囊黏膜炎，上皮细胞分泌旺盛，集簇的黏液小滴呈圆珠状　B-胆囊黏膜炎，成片上皮细胞溃破、糜烂、脱落，形成溃疡　C-胆囊黏膜沉积胆色素性微小结石，并堆积如“石林”一样，或成簇呈“花卉”样　D-胆囊黏膜寄生虫残体，周围有胆色素钙颗粒沉积　E-胆囊黏膜沉积微小结石　F-胆结石超微结构，与胆囊黏膜微小结石结构相似，见胆固醇晶片与胆色素钙颗粒沉积在一起

胆固醇结石的主要成分是胆固醇单水结晶。胆固醇结石的形成实质上是胆固醇单水结晶形成、生长、凝聚和固化的结果。胆固醇单水结晶的形成分为“成核”和“结晶生长”两个步骤，即先形成一个包含数百个分子的颗粒，也即为核，以后才会有结晶的生长。一个系统中溶质自发性成核常常需要很高的过饱和度。这种成核称为“同质成核”；而加入某种特殊的成核因子时，较低过饱和度的溶质也会发生成核，称为“异质成核”。胆汁胆固醇同质成核需要很高的过饱和度，约为 300%，这种情况在人体内是不太可能发生的。异质成核需要成核因子，人体胆汁中可能存在有“促成核因子”和“抗成核因子”“促结晶生长因子”和“抗结晶生长因子”。因此，1980 年 Small 也承认他以前提出的 Admirand-Small 三角坐标学说可能并不适用于人体的实际情况。

另有一些研究者对各种动物的胆汁内胆固醇、磷脂和胆盐进行测定，发现凡是与后两者相比而胆固醇浓度低于 10%者，例如猪、羊、犬、鸡等，既无自发性胆结石，也不能用饮食诱发胆结石。叙利亚田鼠的胆固醇浓度稍高，可以用饮食诱发胆结石；而狒狒的胆汁内胆固醇浓度高达10%～12%，既有自发结石，也能通过饮食诱发结石。此在人类种族上也有差别。例如，瑞典人和美国印第安人，其胆汁内胆固醇浓度高，分别为8%～20%和8%～15%，故胆固醇结石发生率高；而日本人的胆汁内胆固醇浓度低，为5%～8%，故胆固醇结石发生率低。

Sömjen和Gilat(1982)用"准弹性光散射"的方法对人体胆汁进行了研究，首次提出除混合微粒以外，肝脏胆汁中还有一种球形"泡"来溶解转运。转运"泡"是由磷脂和胆固醇构成，个别学者认为转运"泡"中还含有少量的三酰甘油（甘油三酯）和游离脂肪酸。其直径为50～100 nm，平均为70 nm，而微粒的直径为2～6 nm。转运"泡"可以不依赖胆盐而稳定存在，溶解胆固醇的能力大于微粒，是人体胆汁转运胆固醇的一种非微胶粒形式。Halpern(1986)等用"影像增强微分子干涉相衬显微镜"对人体胆液中的转运"泡"及胆固醇单水结晶的形成过程进行了动态的直接观察，发现各种人体胆汁中都有转运"泡"的存在，其直径约为100 nm，并指出胆固醇单水结晶的形成过程是转运"泡"先发生融合凝聚形成直径为1～5 μm的聚集物，以后逐渐长大成为直径>30 μm的聚集物，最后胆固醇单水结晶从这些聚集物中析出而成。郭绍红等(1989)用透射电镜观察人体胆汁，证实在胆总管、T管和胆囊胆汁中均有转运"泡"的存在。胆固醇单水结晶是由转运"泡"的融合凝聚所致。并观察到胆固醇单水结晶并不一定要等有直径>30 μm的聚集物形成后才出现。胆汁中只要有120～1 000 nm大小的聚集物出现时，胆固醇单水结晶就可以形成。此外，在聚集物与胆固醇单水结晶之间还存在一种小方形颗粒的过程，这种小方形颗粒边长60～75 nm，没有典型固定的形态，它在亚显微胆固醇单水结晶出现之前就形成，称为"结晶前体"。这可能是溶解于转运"泡"中的胆固醇析出后，向结晶状态转化的最初始的成核过程。结晶前体也许就是最初的胆固醇结晶核，结晶前体形成后逐渐增大，最后形成有典型结构的胆固醇单水结晶。郭绍红等所观察到的胆固醇单水结晶的形成过程与Halpern观察的结果不尽相同，可分为4个阶段：①转运"泡"重新出现并形成小的聚集物；②聚集物长大的同时在其周边出现新的聚集物；③结晶前体逐渐聚集长大，形成亚显微胆固醇单水结晶；④亚显微胆固醇单水结晶继续长大形成显微胆固醇单水结晶。

6.4.2 胆色素结石

早在20世纪60年代，Maki等曾对胆红素钙结石进行过详细的研究，并提出了胆红素钙结石成因的假设，认为这种结石的形成主要是由于胆汁中结合型胆红素（主要是葡萄糖醛酸胆红素）被细菌性β-葡萄糖醛酸酶(β-glucuronidase)分解为不溶于水的游离胆红素(unconjugated bilirubin)，进而与胆汁中的钙离子结合产生胆红素钙(calcium bilirubinate)沉淀。另外，由于胆汁中存在β-葡萄糖醛酸酶的阻抑物质葡萄糖醛酸内脂，对胆红素钙的析出起了调节作用。

分析胆色素结石患者的胆汁成分，发现与正常胆汁的最大不同在于胆红素钙盐的过饱和。因此，国内外学者一致认为胆红素沉淀，并与钙等相互作用形成难溶的钙盐和高分子多聚物是胆色素结石的主要形成原因。酸性黏液糖蛋白的作用也十分重要，胆道感染、寄生虫、饮食因素等均可促进胆汁理化成分和流体力学的改变而导致胆色素结石的形成。随着对胆石成因研究的不断深入，在胆红素结石的成因上又有了较多的新认识。

(1) 寄生虫与胆色素结石的关系　蛔虫、华支睾吸虫等寄生虫可引起胆道感染，其虫卵或残骸可作为结石的核心逐渐形成结石。王一(2006)报道对青岛及胶东地区原发性肝内胆管结石及第1次手术治疗的患者进行了研究，随机抽取60例患者（其中男26例，女34例；年龄27～86岁）共327块结石。应用光学显微镜在射灯辅助下观察胆石核心剖面，根据核心内有无蛔虫卵、蛔虫残体或异物把结石分为蛔虫异物结石组(42例，占70%)和非蛔虫异物结石组(18例，占30%)，并对两组结石进行分析。光学显微镜下观察蛔虫异物结石组胆石核心剖面有无蛔虫卵，其中有蛔虫角皮41例，有植物纤维1例。结果显示，蛔虫异物结石组胆红素显著高于非蛔虫异物结石组，而胆固醇含量均低于非蛔虫异物结石组；按主要成分含量分类可以看出，蛔虫异物结石组都是以胆红素为主要成分的结石，而非蛔虫异物结石组胆红素、胆固醇成分各占不同比例。胆石症是山东胶东地区的多发病和常见病，在20世纪初，在胆石症的构成上以胆管结石为主，占45.45%；而单纯胆囊结石所占比率较低，仅占25.25%。

华支睾吸虫是寄生于人、猪、犬、猫等动物的肝脏、胆管和胆囊内所引起的一种人畜共患病。人常

因食用未经煮熟含有华支睾吸虫囊蚴的鱼和虾而被感染。

(2) 细菌感染与胆色素结石的关系　细菌感染与东方国家常见的胆红素结石之间的关系早已被确认,但发生在西方国家的胆结石是否由于细菌感染所致仍有质疑。1982 年世界卫生组织把色素结石分为黑色素结石和褐色素结石。在西方国家中,黑色素结石与溶血、肝硬化和年迈有关,而褐色素结石多在胆总管结石复发时发现。为明确各种结石形成与细菌感染之间的关系,Kaufman(1989)采用扫描电镜的"二次电子成像"和"背景散射电子成像"的方法对结石内部进行分析,如发现细菌或细菌管型则认为胆石形成中有感染。在研究的 67 例结石标本中,在全部褐色素结石的胆红素蛋白钙基质中发现细菌。尽管胆固醇结石中的 50%和黑色素结石中的 88%有胆酸钙存在,但不能证实在这些结石中有细菌存在。在 30%的胆固醇结石及 42%黑色素结石中发现极可能被错认为是球菌的磷酸钙微球。所有褐色素结石患者的胆囊或胆总管胆汁有细菌生长,为大肠埃希菌(Escherichia coli)和肠球菌;13%的胆固醇结石和 14%的黑色素结石的胆汁培养为阳性,也为大肠埃希菌和肠球菌。Kaufman 的研究结果显示:细菌感染是褐色素结石形成的基本和(或)促进因素,与黑色素或胆固醇结石的形成无关。

Stewart 在 1987 年曾指出,胆色素结石的成分包括细菌、细菌糖被膜和色素结石。Maki 提出细菌感染可能导致胆红素钙沉淀,释放 β-葡萄糖醛酸酶,后者不与胆红素葡萄糖醛酸结合。单结合和不结合胆红素很少溶于胆汁,沉淀为胆红素钙结晶。"凝结因子"将胆红素沉淀物黏附在一起。细菌糖被膜是一种阴离子糖蛋白,也是所谓的"凝结因子"。因是多聚阴离子,要用钌红染色,糖被膜参与组织和保护细菌集落,提供胆色素沉着的条件。这一新学说认为:①细菌实际上是结石的实体部分;②细菌具有特殊的黏附性,可能在结石中起作用;③细菌对多数黑色和褐色结石的形成起作用;④与东方国家一样,在多数西方国家的胆色素结石形成中,细菌起重要作用。除了细菌在色素沉淀和凝集中起主要作用外,还可以解释胆石症患者最易发生脓毒血症,结石起了庇护作用,它保护细菌免于内源性和外源性抗细菌因素的作用。

胆道感染与胆结石的发生有密切的关系。但是另一个事实也引起了不少学者的注意,即蛔虫是人体中常见的寄生虫,蛔早进入胆道时常有大肠埃希菌随之而入。然而有胆道蛔虫史和大肠埃希菌感染的人并不是都要发生胆色素结石,而是只有少数人发生胆色素结石。其中必然有个体特异性或内在因素的影响。

(3) 饮食与胆色素结石的关系　有人在研究中发现在经济收入较低的日本劳动者中,大多数的胆结石为胆色素结石,认为与饮食中蛋白、脂肪的缺乏有关;而富裕的城镇居民主要是患胆固醇结石,认为与饮食的西方化有关。移居美国的日本人也因生活水平高而以胆固醇结石多见。Capron(1981)认为黑种人饮食中纤维素含量丰富,故非洲黑种人患胆石症者少见。因为含纤维素丰富的食物可以增加胆汁中鹅去氧胆酸的含量。降低胆液的胆固醇饱和度,并改善胆液溶解胆固醇的能力,从而可预防胆固醇结石的形成。然而,在用西式饮食及生活水平较高的黑种人中,胆石症的发病率也有所增加。Boonyapisit 等发现胆色素结石和胆固醇结石的胆汁均可发生结合胆红素的水解。虽然胆色素结石患者胆汁中游离胆红素浓度升高,但结合胆红素的水解与细菌无关,因此他们推测大多数胆色素结石可能是由于感染以外的其他机制所产生。

不少学者都已采用低蛋白饮食在各种动物体内成功地诱发了胆色素结石。铃木彰(1979)用模拟日本人饮食习惯的低蛋白饲料在大鼠中诱发胆色素结石,并进行了红外光谱和薄层层析的分析研究,发现大鼠的胆结石成分与日本人的胆色素结石相似。他认为低蛋白饮食是以往日本人多发胆色素结石和胆固醇结石发病率较低的原因之一。Zaki 认为加入石胆酸可明显增强低蛋白饮食的致石作用,可能系石胆酸影响了肝功能,使胆汁酸代谢产物增多,与胆红素共同沉淀之故。低蛋白饮食诱发胆结石的机制尚未十分明确,可能为:①减少胆汁中葡萄糖醛酸内酯的含量,β-葡萄糖醛酸酶活性增强,胆汁中游离胆红素增多;②降低组织抗损伤能力,胆管上皮再生不良,增加了胆管狭窄和胆道感染的发生率;③改变了胆汁中甘氨酸结合型胆汁酸和牛磺酸结合型胆汁酸的比值,降低胆汁的 zeta 电位;④改变了胆汁中黏蛋白的性质。

(4) 金属离子与胆色素结石的关系　结石中的胆红素并非是游离胆红素,而是胆红素与钙、镁等金属离子所形成的盐或络合高聚物,Small 称其为生物高聚物。这种高聚物用乙二胺四乙酸二钠溶液这样强的络合剂,也不能将其中的钙、镁等金属元素全部络合,最终残渣中还保留了相当量的钙和镁。有的残渣中镁的含量比原胆结石标本中的镁含量还高，提示钙、镁与胆色素之间牢固结合，镁与胆红素的结合可能比钙更强。胆红素分子上的羧基、亚氨基等配位基因不仅能与钙，也可能与镁、铁、铜等其他金属离子配位结合，形成螯合高分子化合物。所以游离胆红素是否沉淀形成结石，很可能不仅仅取决于游离胆红素在胆液中的浓度，还可能取决于胆液中钙、镁等离子的浓度。Atsumi把犬的胆囊管结扎，产生梗阻，在胆囊中注入蛔虫卵，同时再注入氯化钙，虫卵上沉积的胆红素钙量较之单纯注入虫卵的犬有明显的增加。Sutor等报道胆石症患者胆汁中总钙量并不见增高，但在胆石表面有胆红素钙或磷酸钙沉淀的胆液中有"可超滤钙"。"可超滤钙"中包含有离子状态的钙，因而支持胆汁中钙离子浓度增高有利于胆红素与钙形成难溶化合物的设想，但这毕竟还不是直接的证明。

(5) *酸碱度与胆色素结石的关系* Maki(1982)认为胆色素结石中的胆红素以其羧基与钙结合而形成胆红素钙，胆红素与钙的摩尔(mol)比为1∶1。Sutor(1977)曾指出在不同pH下形成的胆红素钙，它们之间的克分子比例是不一样的。在pH为6.3～7.3时形成酸性盐，胆红素与钙之比为2∶1；在pH>7.8时，形成中性盐，胆红素与钙之比为1∶1；而pH为7.4～7.8时，则形成中间盐，每个钙原子与1个半分子的胆红素结合。红外线吸收光谱证实这些不同形式盐的存在。X线衍射研究表明中间盐不是由酸性盐与中性盐以固定比例组成的混合物，而是一种混合结晶，即兼具酸性盐和中性盐两种分子的结晶结构。仅只在20%的胆结石中能发现酸性盐或中间盐。胆红素与钙的结合比将有助胆液中胆红素钙沉淀规律的研究。

(6) *单结合胆红素与胆色素结石的关系* 既往对胆结石成因的研究多是关于单结合胆红素(monoconjugated bilirubin, MCB)与胆管结石及胆固醇与胆囊结石的关系阐述。现已注意到原发性胆固醇性肝内胆管结石的报道也已逐渐增多，更进一步体现出胆石成因的复杂性。特别是近20余年来，逐渐发现各类胆石症患者胆汁中存在高于非结合胆红素十几倍，甚至数十倍的单结合胆红素，其含量也远远高于正常人。这使许多学者认为，单结合胆红素含量的升高与胆石的形成可能存在重要的内在联系。涂向群(2008)对成石胆汁中主要色素的单结合胆红素作了系列的研究，认为单结合胆红素不仅是色素性结石的形成影响因素，而且在胆固醇结石形成过程中也可能起关键的作用；并发现单结合胆红素的溶解度远较双结合胆红素(diconjugated bilirubin, DCB)小，很可能首先从胆汁中沉淀，进而形成结石。通过透射电镜对单结合胆红素与非结合胆红素的相对生理水溶液进行了动态观察，结果发现单结合胆红素的动态变化可分为以下4个阶段。

第1阶段：出现微小颗粒组成的圆形聚集物，其直径为500～1 000 nm。聚集物在1 d内可以出现融合、聚集、溶化等理化改变。聚集的速度也较非结合胆红素快。提示单结合胆红素理化性质不稳定，在不稳定的环境下很容易聚集、融合，而这种聚集、融合从形态上看比非结合胆红素牢固。由于其形态变化上的活跃，很可能是胆石形成的一个关键因素。

第2阶段：微小颗粒消失，融合成等大的融合物。

第3阶段：融合物进一步聚集成较大的融合物。

第4阶段：较大的融合物周边出现溶化现象，同时析出不规则形类似非结合胆红素的超微形态物。

非结合胆红素的超微结构为方块形，边长100～800 nm，也有不规则形，动态变化单一，仅有聚集现象。提示非结合胆红素理化性质稳定，虽然能聚集成大的聚集物而形成结石，但形态上看聚集较松散，起胆石形成始动因子的作用可能小；而单结合胆红素是胆石形成的始动因子的可能性较大(图6-21)。

非结合胆红素的动态变化可分为以下3个阶段。

第1阶段：出现大小不等块状物。

第2阶段：块状物有聚集趋势，没有溶化与融合现象。

第3阶段：聚集物进一步聚集增大(图6-22)。

(7) *肝硬化与胆色素结石的关系* Lichtwitz于1907年提出蛋白质的成石作用以来，很多学者进行了这方面的研究，但仍未能彻底解决胆结石成核是哪种蛋白质的作用。石富等(1989)对胆结石中胶原性蛋白多肽及其成石作用进行研究，发现胆结石中的纤维状蛋白质既不是胶原弹力蛋白、纤维蛋白，也不是网硬蛋白、角蛋白和透明蛋白，而可能是前胶原-多肽。从而认为胆结石的形成机制是：当胆道有炎症或梗阻、胆液淤滞等原因时，胆液分泌量增加，蛋白质量增高，特别是在肝硬化时可增高10倍。由于胶原物质的存在，胶原性蛋白多肽稳定性被破坏，而发生沉淀。蛋白质具有二重性，一方面在酸性环境里，沉淀了的胶原性蛋白多肽作为成石的内核而带正电荷，与带负电荷的胆色素和(或)胆固醇络合成

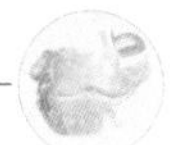

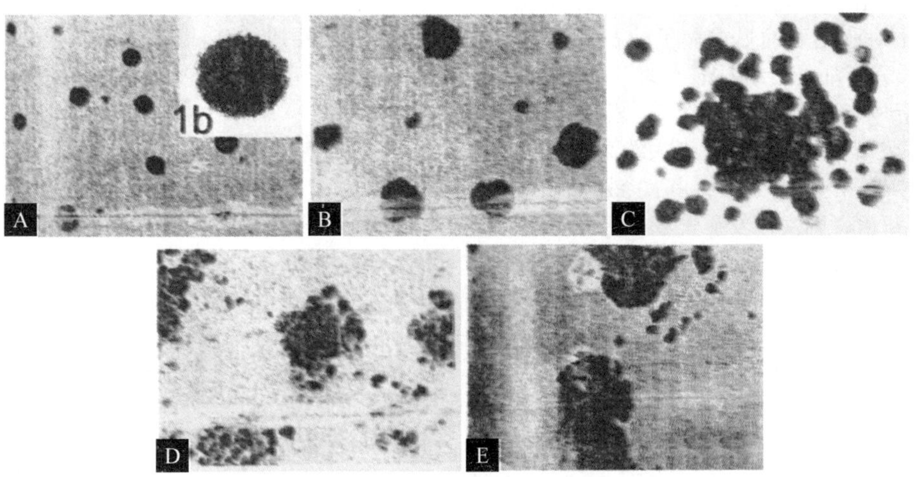

图 6-21　单结合胆红素水溶液的电镜动态观察

A-出现由微小颗粒组成的圆形聚集物，直径为 500～1 000 nm　B-聚集物中微小颗粒逐渐消失、融合成等大的融合体　C-融合体逐渐聚集　D-融合体逐渐聚集成大的融合体，直径 2 500～5 000 nm，大单结合胆红素融合体出现溶化现象（染色变浅）　E-大融合体溶化完全，析出不规则小体，其直径与形状类似非结合胆红素超微结构

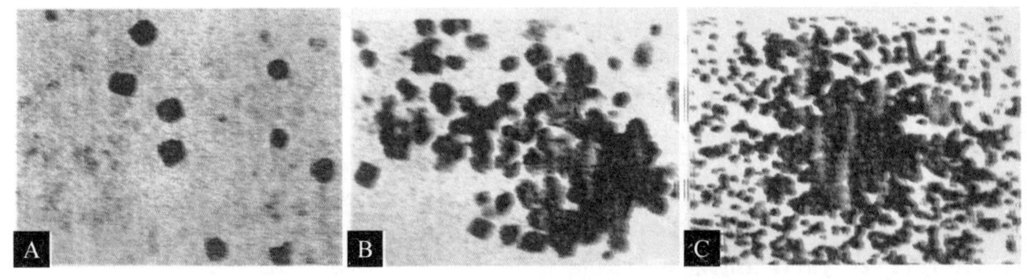

图 6-22　非结合胆红素水溶液的电镜动态观察

A-水溶液孵育 1 h，溶液出现不规则块状物，边长 100～800 nm　B-块状物向不规则形状趋化并聚集成大小不等的聚集物，无溶化及融合现象　C-聚集物进一步聚集成更大的聚集物，周边见大小不等的块状物。以上典型变化在前 5 d 均可出现各期形态，5 d 后则以广泛聚集物为主

结晶；另一面还可能通过苏氨酸或丝氨酸残基的羟基，以及羟赖氨酸残基的羟基等与带负电荷的硫酸化酸性多糖的糖苷键连接络合成糖蛋白，其胆色素和（或）胆固醇结晶直到完全充满和包绕糖蛋白，成为由胶原性蛋白多肽构成的纤维状结构空间内沉着的主要成核物。由于硫酸化酸性多糖是大的多价负离子，有吸引并紧密结合正离子的功能，因多价正离子能增强它们的集聚趋势，故可使钠、钾、钙、铁、锌、铜等正离子和（或）蛔虫卵、蛔虫残体或菌团等沉着，从而增加了结石的体积，硫酸化酸性多糖起胶原性蛋白多肽网的“增塑剂”作用。胆结石中胆色素多的区域，是由于胆液中 β-葡萄糖醛酸酶的活性增加，使结合胆红素水解成游离胆红素，游离胆红素增加进而与胆汁中的钙离子结合产生胆红素钙沉淀而形成胆色素结石。它不仅代替了硫酸化酸性多糖，而且加强了胶原性蛋白多肽网，同时也替换了水本身，故较为疏散；尚未被胆色素及无机盐所替换的部位，纤维状结构排列则较致密和（或）成层状，故较坚韧。这可能是胶原性蛋白多肽与硫酸化酸性多糖的疏水性决定的。在这样的构成里，硫酸化酸性多糖胶原性蛋白多肽网在胆结石的外层最多，逐渐向核心部减少，其间的是胆色素和无机盐或胆固醇等。胆色素结石因胶原性蛋白多肽网近于平行排列，故呈层状；而胆固醇结石因胶原性蛋白多肽网近于纵向排列，故呈放射状。胆结石的增大与胆汁中胶原性蛋白多肽的增加成正相关，即随胆汁中的胶原性蛋白

多肽的增加，结石也随之增大。Bouchier 于 1968 年从理论上对胆结石的形成做了分析以后，认为肝胆汁的成分紊乱是胆结石形成的基础。随后他对 4 895 例尸体解剖资料进行了研究，发现肝硬化患者的胆结石发现率较无肝硬化者大约高出 2 倍；肝硬化并发胆结石者，在性别上无多大差别，而无肝硬化伴有胆结石者，则女性发病率较男性约高 1 倍。在胆结石的成分方面也有很大区别，肝硬化患者胆色素结石为 66.2%，胆固醇结石为 6.3%，混合型结石为 18%；而无肝硬化者则依次为 17.8%、12.9% 和 69.3%，故肝硬化并发胆结石以胆色素结石居多。Nicholas(1972)根据尸体解剖资料，指出肝硬化并发胆结石有以下几个特点：①男性和女性的胆结石发生率相似，而一般胆结石以女性较多见；②以色素性结石为多见，在西方国家一般以胆固醇结石的发病率为高；③肝硬化并发胆结石多无症状，只是偶然在患者体检和尸体解剖时才发现，很可能是由于色素性结石小而易碎，容易由胆管排出；④一般年龄越大，胆石症发病率越高，而肝硬化者各年龄组分布相似。根据这些特点，肝硬化时胆结石的形成似有其一定的特殊性。Nicholas 认为，肝硬化一般均合并脾功能亢进，他观察了 49 例患者，其中 1/3 有红细胞的生存期缩短，所以慢性溶血使胆红素产生过多，增加了胆汁中游离胆红素的排出量，容易产生胆色素结石。此外，肝硬化时的静脉淤血也可促使胆结石的发生。Sherlock(1975)认为肝硬化时胆结石的发生率增高与胆汁中胆固醇溶解度的降低并无关联。Conn(1975)则认为胆汁淤积不是肝硬化的直接并发症，不能以此来解释胆结石的好发，仍考虑由于脾功能亢进使红细胞的转换率增加，胆红素产生过多而易于发生胆结石。但至今肝硬化时胆结石易于形成的确切机制尚不清楚。近 20 多年来对肝硬化时胆汁代谢异常的研究较多，更多地注意到肝硬化时胆液异常代谢与胆结石形成的生化联系。不少学者的研究表明，磷脂代谢紊乱在胆结石的发生上具有重要作用。与增龄有关的体内自由基清除剂减少，自由基积聚，导致磷脂过氧化，膜结构和功能改变，通过钙离子中介激活磷脂酶 A_2(PLA_2)，致使磷脂降解，释放出游离脂肪酸，其中花生四烯酸等多不饱和脂肪酸通过级联反应生成前列腺素，引起黏糖蛋白分泌，有助于结石的形成。此外，自由基的研究还提示，由磷脂过氧化产生的丙二醛是一种双功能基化合物，能与蛋白质等含氨基化合物反应，使之交联，聚合成不溶于水的大分子物质。这种变性的蛋白质可以牢固地与脂质结合。由丙二醛引起的黏蛋白交联聚合并与脂质结合，可能是胆结石成核过程中的重要环节。

6.5 基因蛋白对胆结石形成的影响

胆结石的形成机制非常复杂，引起的因素很多，涉及许多领域。一般认为胆汁成分的改变是成石的基础，促成核-抗成核体系的失衡是成核的关键，而胆道运动功能的障碍则是成石的条件。因此，保护肝脏的代谢功能，调控胆汁成分的稳定，改善胆道的运动功能，已成为当今胆道外科研究的重点。1993 年，Gollish 等发现胆囊黏膜分泌一种能促进胆固醇成核的黏蛋白，自此人们对胆汁中的基因蛋白的研究十分重视，现已能提纯出多种成核效应蛋白，其中绝大多数为糖蛋白，而糖链对维持和调节成核活性起着重要作用。由于各学者研究的课题因条件、方法、角度等的不同，其结果也有所差异，甚至得出的结果可能完全相反。但是，这些犹如冰山一角的新的研究都在推动着对胆结石成因研究的步步深入，使对胆结石成因的认识不断提高，对胆结石的治疗和预防方法的不断完善。

6.5.1 固醇载体蛋白 2

固醇载体蛋白 2 (sterol carrier protein 2, SCP2)，又称固醇携带蛋白，是一种非专一性脂肪转运蛋白，定位于过氧化物酶，是一类相对较小的胆固醇、磷脂、脂肪酸、酯酰 CoA 等胞内转运蛋白，广泛存在于动物、植物、原生生物及真菌中。1980 年，Noland 等从小鼠的肝脏中提纯到了 SCP2，并发现 SCP2 能够激活胆固醇水化酶的活性，从而改变细胞内外胆固醇的浓度；在体内培养系统中，能够影响胆固醇的运输。胆汁胆固醇高分泌，生成致石性胆汁是胆囊胆固醇结石形成的重要原因，肝组织 SCP2 基因表达对结石的形成有关。

安国顺(2006)用 C57BL/6 鼠 20 只平均分为两组。结石组喂 1% 的胆固醇饲料，对照组喂普通饲料，4 周后用 RT-PCR 方法检测肝 SCP2 mRNA 水平的变化，全自动生化仪检测胆脂，并计算胆固醇饱和指数(CSI)。结果显示结石组 SCP2 mRNA 水平较对照组显著升高，胆汁胆固醇和 CSI 也显著增高，表明肝 SCP2 的表达及胆汁 CSI 的增高成正相关，且与胆结石的形成有一定关系。

崔云峰(2006)对有家族性胆囊胆固醇结石患者

(28例)、非家族性胆囊胆固醇结石患者(30例)和非结石患者肝组织SCP2基因进行研究。结果显示,家族遗传性和非家族遗传性胆固醇结石组SCP2 mRNA表达水平较非胆固醇结石组升高,差异有显著性($P<0.05$);家族遗传性胆固醇结石组SCP2 mRNA表达水平较非家族遗传性胆固醇结石升高,差异有显著性($P<0.05$)。SCP2蛋白水平的变化与SCP2 mRNA变化一致,差异有显著性。研究表明,胆囊胆固醇结石患者肝组织SCP2基因表达水平升高,SCP2基因表达上调可能是胆囊胆固醇结石形成的原因之一;SCP2基因表达上调则可能在胆石症遗传中起一定作用;进一步验证了"肝脏是致石性胆汁产生的重要部位,其在胆结石形成中占有重要地位,而且遗传因素在胆石症的发病中可能占有重要地位"这一说法。

张辉(2010)对胆囊胆固醇结石30例(结石组)和非胆囊胆固醇结石10例(对照组),应用反转录-聚合酶链反应技术(RT-PCR)检测SCP2 mRNA和MDR3 mRNA在肝组织表达的水平。结果显示,结石组肝组织SCP2 mRNA的表达水平较对照组高($P<0.05$),而MDR3 mRNA的表达水平则较对照组低($P<0.05$)。SCP2 mRNA, MDR3 mRNA在肝组织表达的水平无年龄、性别、患病时间长短的差异。SCP2基因表达的上调和MDR3基因表达的下调可能是胆固醇结石形成的重要原因。

Gallegos(2001)的动物实验证实,SCP2在新合成的胆固醇转运至胆汁的过程中必不可少,并能将肝脏新合成的胆固醇直接从内质网快速转运至胆汁,而不需要细胞微管系统和高尔基体的介入。

Fuchs等(2001)观察到在结石易感小鼠中SCP2 mRNA与SCP2有同步升高现象,认为是SCP2转录的上调导致了SCP2含量的增多,从而导致肝脏胆固醇和胆汁胆固醇浓度升高,促进结石形成。对易感小鼠的进一步研究发现在结石形成过程中Lith 1基因导致了SCP2 mRNA和SCP2的过度表达。

目前认为SCP2可通过以下机制参与致石性胆汁形成:①促进了7-脱氢胆固醇生成胆固醇;②抑制C7H活性,减少胆固醇向胆汁酸的转化;③抑制ACAT活性,减少胆固醇向胆固醇酯的转化;④提高LDL-C来增加肝细胞胆固醇浓度。

6.5.2 载脂蛋白

载脂蛋白E(apolipoprotein E, Apo E)主要在肝细胞内合成,是三酰甘油脂蛋白微粒和肝低密度脂蛋白(LDL)及乳糜微粒残留物受体的配体,在胆固醇代谢中起重要作用。Apo E是一种多态蛋白,有E2、E3及E4三种异构体,由3个等位基因(ε2、ε3、ε4)所编码,有6种表型:E2/2、E2/3、E2/4、E3/3、E3/4、E4/4。在血脂正常的人群中,不同Apo E者的血浆TC、LDLC水平高低依次为E4/4>E3/4>E3/3>E2/3>E2/2>E2/4E。

1993年Juvonen等在研究Apo E基因多态性与胆固醇结石成因的关系中发现,ε4等位基因可能是胆石形成的相关因子。此后又有大量文献报道Apo E基因多态性与胆石症相关。Bertomeu(1996)等的研究结果也证实了这一结论,但Mella等(2007)和Lin(1999)的结果却与之相反,认为Apo E基因多态性与胆石症没有相关性。为了研究Apo E基因多态性与胆石症的关系,刘照国(2011)检索到相关文献11篇,包括1 248例胆石症患者,1 660例对照者,Meta分析研究发现,Apo E等位基因ε4及基因型E3/E4在胆石症患者中的分布频率明显高于对照组。因此认为胆石症与Apo E基因的多态性密切相关,等位基因ε4及基因型E3/E4是胆石症的危险因子。

Apo E是一种影响脂蛋白代谢的遗传多态性蛋白,是脂蛋白与受体结合的配体,具有运转胆固醇和调节脂质代谢的作用。Zhang(2001)研究发现,人类Apo E基因位于第19号染色体上,全长3.6 kb,含有4个外显子和3个内含子。

Hallmann(1991)发现Apo E存在3种主要的异构体E2、E3和E4。它们之间的差别在于112位与158位的氨基酸不同。E2的112位和158位均为半胱氨酸(Cys),E3的112位是精氨酸(Arg)、158位是Cys,而E4的112位和158位均是Arg。这种单个的氨基酸不同造成的异构体就是由Apo E基因多态性决定的。Apo E是VLDL的主要成分,并部分参与组成乳糜微粒及HDL,由其介导与肝细胞表面LDLR(LDL受体)的结合,是肝细胞摄取胆固醇的重要方式之一。

Zannis(1981)发现,Apo E异构体受一个基因点上的3个等位基因控制。这3个等位基因分别为ε2、ε3、ε4。研究发现ε4基因型因其所对应的Apo E与LDLR的结合力较高,明显增加了肝细胞对胆固醇的吸收。故目前认为ε4表型者是胆固醇结石的高危人群;ε2基因型所对应的Apo E与LDLR的结合力仅为ε4的1%,故其携带者被认为是胆固醇结石的低危人群。

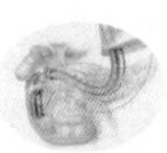

一般认为，Apo E 通过影响脂质代谢来改变胆汁成分及理化性质，促进或抑制胆固醇结晶的产生而影响结石形成。表达 Apo E4 异构体的个体从肠道吸收胆固醇能力增强，清除循环中乳糜微粒残余物的速度加快，肝细胞摄取乳糜微粒残余物增加，抑制了羟甲基戊二酰辅酶 A(HMG - CoA)还原酶的活性，从而使肝内胆固醇合成减少。

Schwiegelshohn(1995)认为胆盐主要由肝细胞合成，胆盐对胆固醇溶解或混合微粒起关键作用。ε4 等位基因个体胆盐合成减少，胆固醇和胆盐比例增加，促使胆固醇结晶形成，最终产生结石。

Amigo(2000)等实验发现，给予 Apo E 基因敲除组小鼠与正常对照组小鼠同样的致石饮食，基因敲除组小鼠的结石发病率明显降低，差异有统计学意义。

另一种载脂蛋白 Apo B 是乳糜微粒及 LDL 的主要成分。Apo B 基因位于人类 2 号染色体短臂，含有 29 个外显子。Apo B 基因 XbaⅠ多态性位于第 26 外显子，编码 Apo B 基因 2 488 位氨基酸苏氨酸密码子发生的 C＞T 碱基置换(ACC＞ACT)，形成被限制性内切酶 XbaⅠ识别的位点。胆石症患者中 X+等位基因携带者频率显著高于正常人，提示该等位基因与胆结石的发生有关，可能是胆石症的易感基因。但是这种多态性并不改变氨基酸，属于同义突变。因此，它可能是通过其他与其连锁的易感基因位点而导致或促进结石的形成。

顾建平(2006)报道为研究 Apo B 基因 XbaⅠ多态性和结石的关系，对 75 例胆囊结石患者与 112 例对照者确定 Apo B 基因 XbaⅠ多态性的基因型，并对其中 41 例胆囊切除术患者和 11 例对照者分析其胆汁成分。研究表明，胆石组携带 X+/－基因型和 X+等位基因的频率显著高于对照组($P < 0.05$)。胆石组患者胆汁胆固醇摩尔百分比(mol/%)和胆固醇饱和指数显著高于对照组，而总脂质降低，差异具有统计学意义。携带 X+等位基因的胆结石患者的胆汁胆固醇摩尔百分比和胆固醇饱和指数高于 X+/－纯合子患者，而总脂质降低。说明 X+等位基因可能是胆石症的易感基因之一。

Aop B 基因 X bal 多态性位点位于成熟肽链区第 2 488 位，属静息突变，不直接影响 Apo B 水平。但其突变型在胆结石患者中的概率明显增加，推测可能与其影响中间分子进而致 Aop B 的结构改变有关。

Apo B 是血浆 LDL 的载脂蛋白成分，通过与肝脏表面 LDLR 结合，LDL 胆固醇被肝脏摄取代谢。由于 Aop B 增加，通过肝脏表面，LDLR 向肝脏转运胆固醇量增加并分泌到胆汁中；另一方面胆汁酸分泌减少，从而升高胆汁胆固醇饱和指数。携带 X+等位基因患者胆固醇饱和指数显著高于不带 X+等位基因患者。

胆石症是一种多基因疾病，因此其发生可能与其他一些代谢相关基因有关，如参与肝脏胆汁分泌的转运蛋白—ABCG5/ABCG8、ABC11 和 ABCB4 等。这些代谢基因有待进一步研究。

6.5.3 钙网蛋白

钙网蛋白(calreticulin, CRT)是 1974 年 Ostwald 和 Mac Lennan 从骨骼肌肌质网膜上提纯得到的。Pocanschi(2011)指出：CRT 是一种存在于高等生物除红细胞之外的所有组织中、高度保守的内质网钙结合蛋白，具有协助蛋白质正确折叠、调节钙离子稳态、参与细胞凋亡和心脏发育的信号转导、调节细胞黏附、T 细胞活化等多种细胞功能，调控多种生理和病理过程。

张殿彩(2012)报道采用免疫组化和 Western blotting 方法研究 CRT 在胆固醇结石患者胆囊组织和胆汁中的表达。分为胆囊切除术的胆固醇结石患者 26 例(胆固醇结石组)和正常对照组 8 例(为肝移植供体)两组进行研究。胆固醇结石组胆囊组织中的 CRT 表达可见阳性细胞，但阳性细胞较少，主要位于细胞的胞质中。正常对照组的胆囊组织中未见阳性表达。

CRT 在非肌肉组织中含量丰富，是内质网主要的钙结合蛋白之一。参与多种生理、病理过程的调控，其生物功能主要有内质网监护蛋白、钙的储藏和信号转导、细胞黏附及基因表达的调控。钙连蛋白(calnexin)和 CRT 是同源性定位于内质网的分子伴侣，帮助糖蛋白在内质网上折叠，与糖蛋白的分拣、投递有关。胆固醇结石患者 CRT 表达上调，表明其糖蛋白的合成增加，而成核活性蛋白绝大多数属于糖蛋白。CRT 上调引起促成核因子的合成增加或修复错配增多，结果导致结石的形成。Chignard(2006)指出，CRT 在多种肿瘤中表达上调，与肿瘤的发生、发展及预后相关。胆固醇结石患者的胆囊癌发生率较正常人群明显升高，CRT 可能起了重要作用。

CRT 的功能主要表现在以下几个方面。①在细胞内的功能：主要存在于内质网腔中，参与蛋白质分选的第 2 条途径，协调一些膜表面蛋白；外分泌蛋白

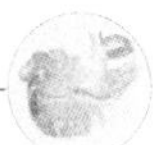

或者是内质网驻留蛋白的折叠与转运；②在细胞膜上的功能：增强免疫系统的巨噬细胞、树突细胞等免疫细胞的应答；③在细胞外的功能：能抑制微血管的形成，在抗肿瘤的生长方面起着重要的作用。

6.5.4 黏蛋白

胆囊黏蛋白(mucoprotein of gallbladder)在胆囊结石发病学上被认为是重要因素。刘文申(2010)报道采用免疫组化法和图像分析检测54例胆囊结石患者的胆囊组织，24例对照者的胆囊组织(来自于壶腹部癌或胰头癌手术切除胆囊)中黏蛋白5AC(MUC5AC)、表皮生长因子受体(epidermal growth factor receptor, EGFR)的表达情况。结果表示MUC5AC和EGFR在胆囊结石胆囊组织中的表达较对照组胆囊组织显著增高($P<0.05$)。EGFR阳性表达区域和MUC5AC阳性表达区域成正相关(rs=0.978, $P<0.001$)，表明MUC5AC、EGFR可能与胆囊结石形成有关。从形态学及病理学观察可看出，所有存在结石的胆囊，都伴有慢性炎症反应的变化，提示炎症与EGFR、MUC5AC表达有一定关系。

一般认为黏蛋白在胆囊上皮可形成不同层次。第1层由膜结合黏蛋白MUC1和MUC3组成，直接保护顶端细胞表面；第2层由分泌型黏蛋白MUC5AC形成黏液层，从而防止上皮细胞受到物理、化学的损害。

胡海(2006)报道，对21例胆囊收缩功能良好的胆囊胆固醇结石(结石组)和12例无胆结石者(对照组)采用RT-PCR法测定胆囊MUC1、MUC2、MUC3、MUC4、MUC5AC、MUC5B、MUC6 mRNA的表达，以GAPDH作为内参组。结果显示，MUC1、MUC5AC、MUC5B和MUC6表达增高(胆石组vs对照组)。两组中均未检测到MUC2和MUCA的基因表达。研究表明，胆囊黏蛋白特别是MUC5的表达增高是胆石症的一个发病因素。本组71.4%病例的胆汁中含量有胆固醇结晶，这除了胆汁胆固醇过饱和因素外，还包括黏蛋白在内的一些促成核因子加速胆固醇结晶的形成有关。过多的MUC5AC和MUC5B同时也可能作为一种促成核因素，促进结石的前体-胆固醇结晶形成并作为结石生长的基质。MUC5AC黏蛋白可在多炎性介质刺激下分泌增加，如肿瘤坏死因子α、白介素9等。还可在前列腺素E2、氧化应激、EGFR等作用下而表达上调。

吴杰(2007)对胆固醇、磷脂、胆汁酸和黏蛋白在胆囊结石结晶化过程中的作用进行了研究。分别用正常饲料、致石饲料饲养对照组和致石组豚鼠。在饲养过程中不同阶段动态观察豚鼠胆囊胆汁中总胆固醇、黏蛋白、总磷脂和总胆汁酸含量的变化，并在偏光显微镜下观察各阶段结晶核的形成和结石晶体生成情况。结果发现，对照组豚鼠胆囊胆汁中的总胆固醇、黏蛋白、总磷脂和总胆汁酸的含量在整个饲养过程中基本保持不变，且在胆汁中未见有形成结石晶体出现。而致石组豚鼠胆囊胆汁中总胆固醇和黏蛋白的含量逐渐升高，总磷脂和总胆汁酸含量却逐渐降低。与对照组相比，饲养10 d后就有显著差异，饲养25 d则差异更大，且随饲养天数的增加，致石组豚鼠胆汁中的液晶微泡日益增多变大并发生聚集和融合，以胆汁液晶微泡融合体为晶核的晶体生成迅速并最终形成大量微结石晶体。表明在胆囊结石形成过程中胆汁液晶是一种基本的结晶核，液晶微泡的聚集和融合是形成晶体生长的关键性因素。胆固醇和黏蛋白起到了促成液晶体微泡产生聚集并相互融合的促成核作用，而磷脂和胆汁酸起到的则是抗成核作用。

Ho等(2000)利用免疫组化技术在31.9%的慢性胆囊炎和53.8%的急性囊炎病例中检测到MUC2蛋白，这可能是因受到炎性因子的诱导使表达增加。陈东风等(2002)采用黏蛋白单克隆抗体，应用免疫组化方法检测表明黏蛋白与胆囊结石发生有一定关系。Zen等(2002)发现细菌成分脂多糖可以通过TNFa提高肝内胆管上皮细胞MUC2的表达，然而这种作用是否发生在胆囊上皮还未确定。由于MUC2和MUC5基因均位于染色体11q15区域，其翻译蛋白可能存在一定的相同区域出现抗体的交叉反应。Finzi等(2007)认为EGFR信号通过抑制剂可完全阻断MUC5AC黏蛋白过多产生。MUC5AC被EGFR通路选择性调节。Vilkin等(2007)认为胆囊炎症伴随MUC5AC高表达，证实了炎症依赖EGFR通路对黏蛋白合成调节具有重要作用。Finzi(2006)炎症是为适应胆汁胆固醇过饱和而先胆囊结石发生，且由于过饱和胆汁胆固醇的吸收促炎症反应影响所致。所以炎症、黏蛋白与胆囊结石间有相关性。MUC5AC、EGFR表达与胆囊结石及胆囊慢性炎症有关。在黏蛋白合成中炎症介质EGFR活化发挥着中心调节作用。炎症使炎症介质EGFR促进MUC5AC表达而促进胆囊结石形成，而结石长期对胆囊刺激促成慢性胆囊炎症，此互为因果，促进胆囊结石发生发展。

6.5.5 微囊蛋白

微囊蛋白(cavelae protein)基因包含3个外显子,其家族已鉴定出3个成员:微囊蛋白-1、微囊蛋白-2、微囊蛋白-3,并被定位于抑癌基因位点区域。微囊蛋白-1基因定位于人类染色体7q31.1,处于D7S522与D7S2460位点之间,由于许多人类癌症患者在此区域存在片段缺失,现在普遍认为D7S522位点附近存在一个抑癌基因。微囊蛋白-2基因定位于微囊蛋白-1基因上游17 kb处。

微囊蛋白-3基因特异表达于肌肉,与肌营养不良蛋白结合在一起。微囊蛋白-3对横纹肌细胞(骨骼肌、心肌)胞质膜微囊的形成具有决定性作用。微囊蛋白-3基因敲除(knock down)小鼠或微囊蛋白-3基因和微囊蛋白-1基因同时敲除小鼠,均存在严重的心肌异常现象。

含高脂、高胆固醇、高胆酸的致石饲料作为外界干扰因素能诱导小鼠血脂含量升高,胆道胆固醇高分泌,总胆汁酸合成减少,促使小鼠胆囊胆固醇结石形成。小鼠胆囊胆固醇结石产生伴随微囊蛋白-1和微囊蛋白-3在肝组织基因和蛋白表达水平发生变化,提示微囊蛋白-1及微囊蛋白-3可能与胆囊胆固醇结石形成有关。SR-BⅠ可能对C57BL/6小鼠胆囊胆固醇结石的形成无显著影响。微囊蛋白-1在肝、胆组织表达下降,可能造成胆固醇转运功能受损,脂质代谢紊乱,胆固醇在肝内大量堆积。微囊蛋白-3可能通过抑制胆囊收缩素A受体(CCKAR)的表达,减弱胆囊平滑肌的收缩,胆囊动力低下,胆汁淤积,促进胆固醇结晶析出、聚集以致结石形成。微囊蛋白-1和微囊蛋白-3有望成为临床胆囊胆固醇结石治疗的药物靶标分子和(或)诊断标记物。

胆囊动力学异常主要包括胆囊收缩功能减弱、Oddi括约肌张力增加。胆囊动力低下,使胆汁储留在胆囊,加速结晶的形成,久而久之,易引起胆囊黏膜的病变,促使结石的形成。微囊蛋白-3是微囊在肌肉细胞的主要结构蛋白,在胆囊平滑肌中主要存在于内环肌,其表达量受质膜上胆固醇调节。微囊蛋白-3与胆囊动力的关系主要表现在以下两个方面:①在胆囊平滑肌细胞膜上,胆固醇大量嵌入微囊,导致磷酸化的微囊蛋白-3减少,微囊蛋白-3和CCKAR滞留在微囊增加。循环利用的受体减少,从而导致胆囊肌肉收缩功能的障碍。②微囊蛋白-3能通过抑制一氧化酶合酶(NOS)激活途经而增加Oddi括约肌的张力。

胆囊收缩功能异常,排空延迟,使得胆囊内过饱和胆汁形成的胆固醇结晶或小结石不能被及时地排入肠道,从而聚集、增大成较大的结石。Panletzk(2000)等对一组经体外碎石治疗的患者进行前瞻性研究,发现胆囊收缩功能异常是导致碎石后结石复发的独立危险因素。但是,Pozo(2004)却发现,胆囊收缩功能异常只存在于胆固醇结石患者,在胆色素结石患者中不存在或不明显。微囊蛋白-3与胆囊动力的关系涉及的因素较多,尚需进一步研究。

6.5.6 尼曼匹克C1样1蛋白

2000年,Davies等在研究尼曼匹克C1蛋白(Niemann-Pick C1 protein, NPC1)同系物时发现人尼曼匹克C1样1蛋白与NPC1蛋白比较,两者氨基酸序列有42%完全相同,51%相似,故命名为尼曼匹克C1样1蛋白(Niemann-Pick C1 like 1 protein, NPC1L1)。NPC1L1基因位于染色体7P13,编码序列全长4 077 bp,共有20个外显子。NPC1L1启动子区含有胆固醇调节元件结合蛋白1(SREBP1)和Ying Yang-1结合位点。NPC1L1蛋白含1 332个氨基酸,是一个多次跨膜蛋白,含13个跨膜区域,3个环形结构,是外源性胆固醇吸收的重要因子,在体内胆固醇代谢过程中发挥十分重要的作用。NPC1L1与多种脂质转运体共同影响着胆固醇代谢。细胞核受体主要通过作用于NPC1L1的表达且受多种因子的调节。多不饱和脂肪酸通过甾体调节元件结合蛋白2(SREBP2)途径下调NPC1L1的表达。

NPC1L1的分布具有组织特异性,在消化系统相关组织中高表达。在人类,NPC1L1在肝脏和小肠组织高表达,其次在胃、卵巢、肺组织中表达,甚至在脑组织中也有微量表达。小肠组织中NPC1L1主要位于空肠上皮细胞而非回肠上皮细胞。以前认为NPC1L1蛋白仅在细胞膜上表达,尤其是在肠绒毛膜褶的上皮细胞膜上高表达。现已有实验证实NPC1L1在细胞膜上和胞浆内均有表达。

机体的胆固醇代谢过程较多,包括胆固醇的重新合成、肠道吸收食物与胆汁来源的胆固醇,以及肝脏向胆汁分泌胆固醇等。人体每日从食物中摄取的胆固醇300～500 mg,胆汁中胆固醇800～1 200 mg。这些胆固醇在小肠上段被重吸收入人体。肠道对胆固醇摄取增加、体内胆固醇重新合成增加及肝脏向胆汁分泌胆固醇增加,都是胆结石形成的重要原因。小肠吸收胆固醇主要通过转运蛋白参与的主动吸收

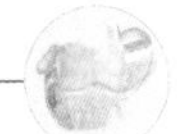

过程，但这种转运蛋白是什么一直不清楚。Altmann(2004)报道参与小肠胆固醇摄取的蛋白是 NPC1L1，揭示了小肠吸收胆固醇的机制。该蛋白在小肠细胞顶端膜侧表达，其表达从小肠近端向远端呈逐渐降低趋势。表达递减趋势的特征与小肠摄取胆固醇的能力相关。动物实验表明，当小鼠 NPC 3 基因敲除时，胆固醇摄取降低，其降低程度与采用 NPC1L1 特异性抑制剂依泽替米贝(ezetimibe)来抑制小肠胆固醇摄取的程度相一致。因此，NPC1L1 是目前发现的参与小肠胆固醇摄取的主要蛋白。上海瑞金医院(2010)发现胆石症患者 NPC1L1 基因的 mRNA 表达增加，提示小肠 NPC1L1 可能参与了胆石症患者摄取过多肠腔内胆固醇的机制。同时还发现胆石症患者的小肠黏膜胆固醇酯化关键酶——乙酰辅酶 A_2 的 mRNA 表达也增加。该酶可促进游离胆固醇被小肠细胞摄取后迅速酯化，形成乳糜微粒并摄入体内。因此，胆石症患者小肠胆固醇摄取增加可能是一个重要的发病因素。

Iyer(2005)研究发现 NPC1L1 基因敲除小鼠胆固醇吸收降低了 69%，同时存在着其他不同脂质的细胞膜摄取和后续转运障碍。NPC1L1 基因敲除小鼠对高脂饮食所诱发的高胆固醇血症是抵抗的。Alrefai(2007)报道，喂正常小鼠高胆固醇食物的同时抑制胆汁酸和胆汁酸盐的分泌与排泄，其胆固醇吸收没有增加，NPC1L1 也没有明显改变。推测可能只有当胆汁酸盐和胆固醇膳食同时存在时 NPC1L1 才能发挥功能。

胆固醇结石胆石症是多基因遗传性疾病。肝脏胆汁胆固醇的高分泌和胆汁胆固醇过饱和是胆固醇结石形成的首要原因。NPC1L1 是胆固醇吸收的关键蛋白，在人类肝脏高表达，在肝脏胆固醇分泌中起重要作用。胆石症患者肝脏 NPC1L1mRNA 的水平降低，且蛋白水平也有类似降低。女性胆石症患者肝脏 NPC1L1mRNA 的水平降低可能减少肝脏对胆汁胆固醇的重吸收，从而对胆汁中胆固醇的饱和度增高有促进作用，这可能是女性发生胆石症的原因之一。

胆囊胆固醇沉积症的主要特征是胆囊黏膜层胆固醇酯和三酰甘油的沉积。其发病机制尚不十分清楚，可能与胆固醇摄取、酯化及转运过程的异常有关。韩天权(2010)把 42 例行选择性胆囊切除术患者分为 3 组：单纯胆囊结石 19 例(结石组)，胆囊结石合并胆囊胆固醇沉积症 12 例(GSCH 组)和胆囊息肉 11 例(对照组)。对所有患者检测胆汁成分及胆囊黏膜胆固醇含量。采用定量 PCR 方法检测胆囊黏膜相关基因 mRNA 表达。采用 Western 印迹法检测胆囊黏膜三酰甘油结合盒 A1 与 B1 型清道夫受体的蛋白表达。结果显示，单纯胆囊结石组胆汁胆固醇饱和度高于对照组 ($P < 0.01$)，与胆固醇沉积症的存在无关。GSCH 组胆囊黏膜胆固醇酯含量显著高于单纯胆囊结石组和对照组 ($P < 0.05$)。GSCH 组胆囊黏膜三酰甘油结合盒 A1 基因 mRNA 表达水平显著高于单纯胆囊结石组和对照组 ($P < 0.05$)，三酰甘油结合盒 A1 蛋白表达也有类似差异。B1 型清道夫受体基因 mRNA 和蛋白水平在各组间没有差异。胆固醇转运蛋白 NPC1L1 mRNA 表达在 GSCH 组也显著高于单纯胆囊结石组和对照组 ($P < 0.05$)。研究发现，胆囊胆固醇沉积症患者胆囊黏膜 NPC1L1 表达增加可能促进了对胆汁中胆固醇的摄取；胆囊胆固醇沉积症患者，三酰甘油结合盒 A1 基因的 mRNA 和蛋白表达均增加，这可能体现了胆囊黏膜细胞通过增加胆固醇的流出以减轻细胞内胆固醇沉积的一种保护机制。

6.5.7 瘦素

我国胆结症主要是胆囊的胆固醇结石和肝胆管的胆红素钙结石。两者的发生与饮食、营养状态密切相关。瘦素(leptin)、胰岛素在调控人体摄食、胆固醇代谢、能量平衡、体脂分布等中具有重要作用。缩胆囊素(CCK)有促进胆、胰分泌及胆囊收缩的作用。CCK 通过与瘦素的交互作用参与长期控制摄食和调节体重。

瘦素发现于 1994 年，是一种循环蛋白。它是脂肪细胞分泌的由 167 个氨基酸组成的蛋白质，其晶体结构属于细胞因子大家族。瘦素具有调节神经内分泌功能、能量平衡、摄食、生长发育等作用。循环血液中瘦素水平与机体总脂呈直接比例。

肥胖是胆固醇结石形成的重要危险因素，而人类肥胖与血浆瘦素水平升高密切相关。瘦素水平伴随体脂呈指数性增加。长期禁食则血瘦素水平降低；过度摄食则血瘦素水平升高。瘦素水平的升高与胆固醇结石的形成相关联。

雷正明(2007)报道对 339 例胆囊结石(GS)，67 例肝胆管结石(HS)及正常对照(20 例)的瘦素、CCK、血脂、胆固醇进行研究，发现 GS 组瘦素、CCK、BMI、胆固醇、三酰甘油、白蛋白、GGT 的水平显著高于 HS 组 ($P < 0.05$)；GS 组瘦素的水平与 CCK、体重指数(BMI)、胰岛素、转氨酶、胆红素、胆固醇的水

平呈正相关（$P<0.05$）。HS组瘦素的水平与CCK、BMI、胰岛素、转氨酶、胆红素的水平呈正相关（$P<0.01$）；与白蛋白的水平呈负相关（$P<0.05$）。

胆囊结石患者瘦素、空腹胰岛素（FINS）、胰岛素敏感指数（ISI）、胰岛素抵抗指数（HOMA-IR）明显高于正常人，ISI则低于正常人。FINS与胆固醇饱和指数呈正相关，并且FINS能进入胆结石危险因素的回归方程。说明高胰岛素血症和胰岛素抵抗是胆结石形成的危险因素。瘦素及胰岛素在胆囊结石患者血液中的含量明显高于正常人，并与胆汁胆固醇饱和指数呈正相关，证实了瘦素和胰岛素是胆结石形成的危险因素，为从代谢的角度来研究结石的形成机制提供了新的思路。

胰岛素对胆结石形成的影响主要是：①胰岛素增加了HMG-CoA还原酶的活性致胆固醇合成增加，促进肝脏分泌胆固醇增加，胆汁中的胆固醇处于饱和状态，促使胆固醇结晶的析出，给结石的形成提供了条件。②胰岛素升高可增加LDLR的数量，进而提高LDLR的活性，LDL-胆固醇由血液循环转入肝脏增加，肝脏排泌胆固醇增多，进而提高了胆汁中胆固醇的饱和度。③胰岛素通过抑制胆盐合成的限速酶-7a羟化酶的活性，从而使胆道中胆汁酸的分泌减少，提高胆汁中钙离子含量，并使胆囊分泌更多的黏多糖类物质。这些物质成为胆汁中的成核因子，打破了胆汁中促成核因子和抗成核因子体系中的动态平衡，加快了胆汁形成胆固醇结晶的速度，促进了结石的形成。④胰岛素通过调节细胞内钠-钾泵的离子浓度及渗透压之间的平衡，进而调节平滑肌细胞的收缩，降低了胆囊的运动功能，致使胆汁淤积，胆液沉淀，结晶形成，从而促使结石的形成。

6.5.8 脂联素

人体的脂肪组织不仅能够储存能量，同时能产生多种活性蛋白分子。1996年，Maeda等首先在人类脂肪细胞中发现脂联素（adiponectin，APN）。APN是位于染色体3q27的基因编码的一种凝胶蛋白，在人体多处组织中均有表达。它是由脂肪组织合成、分泌的一种特异性蛋白，其血浆浓度为5～30 mg/L，占血浆总蛋白的0.01%以上。包括1个氨基酸末端胶原样结构域和1个羧基末端结构上类似于C1q的结构，分子间形成三聚体。有Adipo 1(R1)和Adipo 2(R2)两种受体。R1主要在骨骼肌表达，而R2则主要在肝脏表达。APN具有调节能量平衡、增强胰岛素敏感性、抗感染、抗动脉粥样硬化等广泛的生物学作用。Miyatani(2008)研究发现，胆石症患者血清APN水平低于正常人群，且APN与雌激素水平之间呈负相关。Lindsay等(2002)在研究中发现APN可以作为预测胰岛素敏感性的独立指标。APN与胆结石的形成有一定的关系，其水平降低可能是诱发胆石症的一个危险因素。

尹纯林(2012)报道，为研究血浆APN水平和胰岛素抵抗在胆囊胆固醇结石形成中的作用，对50例胆囊胆固醇结石患者（结石组）与30例正常者（对照组），应用链ELISA测定血清APN、FINS、空腹血糖水平，并计算出BMI、HOMA-RI、ISI。研究结果显示，结石组FINS、HOMA-IR、BMI较对照组高，而APN则低于对照组，差异有统计学意义（$P<0.05$），空腹血糖在两组之间无统计学意义（$P>0.05$）。表明APN、胰岛素抵抗与胆囊胆固醇结石的形成关系密切。

胆石症是一种好发于女性的疾病，患病率是男性的2～3倍，尤以40岁左右多子女及肥胖的女性较多见。这可能与女性体内雌激素水平较高、体内脂肪代谢有利于脂肪的沉积有关。在同为绝经前期或绝经后期的胆囊结石患者中，血清APN与雌激素存在负相关。Kunnari(2008)研究揭示雌激素治疗能降低绝经后期妇女的APN水平，这提示APN与雌激素的负相关可能是雌激素负调节APN的结果。APN降低可能是雌激素导致胆石症的一个易感因素。

APN作为一种特异性的生物蛋白有其独特的生物学功能，其作用机制可能与以下几种情况有关。

1）改善胰岛素抵抗：Yu(2002)通过实验发现，胰岛素增敏剂噻唑烷酮类药物可提高正常人、肥胖及2型糖尿病患者血浆APN水平。其机制为激活APN启动子及减弱肿瘤坏死因子a(TNFa)的信号传导，降低对APN的抑制作用，阻止胰岛素抵抗的进展。完整的APN通过激活胰岛素受体底物Ⅰ及其下游磷脂酰肌醇3激酶通路信号传导，刺激葡萄糖的转运，提高脂肪酸转运蛋白mRNA的表达和肌肉组织中脂肪酸的氧化，降低游离脂肪酸的FFA水平，改善胰岛素抵抗的状态。

2）增加胰岛素敏感性：APN通过5-AMP活化蛋白激酶磷酸化作用，增加肌细胞对葡萄糖和FFA的摄取和氧化，降低肝脏和骨骼肌内TG的含量，增加胰岛素敏感性。哺乳动物的内源性APN，转录翻译形成的蛋白质分子经羟化、糖基化等修饰后，具有提高胰岛素敏感性的作用。

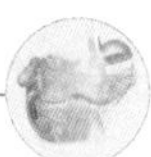

3) 发挥抗感染作用:APN 作为炎症反应中的重要因子,通过与巨噬细胞表面 C1q 受体结合,在体内抑制粒系、单核细胞系生长,在体外抑制 TNF2a 和一些黏附分子的表达,从而发挥其抗感染作用。

胆囊胆固醇结石患者血浆中 APN 水平的降低可能与胰岛素抵抗有关,同时 APN 水平的降低又在一定程度上减弱了胰岛素的敏感性并且加速了胰岛素抵抗的进展。因此,两者之间互为因果,共同参与胆固醇结石的形成。

6.5.9 巨蛋白

1995 年,Khanuja 通过胆结石模型小鼠定位首个致结石基因(Lith 1)时发现该区域与胆结石有关的可能候选基因中有 Megalin。然而 Megalin 在肝细胞并不表达,无法直接参与肝脏脂质代谢调节,因此,一度被认为与胆结石形成无关。直到 Erranz (2004)研究发现 Megalin 在胆囊上皮细胞中有表达后才引起对 Megalin 的重新研究和认识。

巨蛋白(Megalin, M)亦称 gp330 是一个跨膜蛋白,相对分子质量为 640 KD,属于低密度脂蛋白受体家族成员,胞外形成 4 簇潜在的受体配体结合区域,可与多种配体结合,包括受体相关蛋白(RAP)、血纤维蛋白溶酶原、细胞外基质成分、载脂蛋白 E 富集的 β-VLDL、脂蛋白脂肪酶、乳铁转移蛋白及钙离子胰岛素等。Megalin 是一种广泛存在于机体内的多功能内吞(endocytosis)受体,並具有细胞内信号传导的作用。

胆汁中存在 ApoA-1、ApoA-2、ApoB 等,Megalin/Cubilin 在胆囊上皮细胞顶端表达,能够与这些载脂蛋白结合,从而介导胆囊黏膜对胆固醇的吸收。Megalin 和 Cubilin 是两个大分子、多配体的受体糖蛋白,表达于几种上皮组织细胞的顶端,如肾脏近曲小管、小肠、卵黄囊及男性生殖系统。两受体通过胞吞及协同作用介导腔内一些配体的吸收。这类配体的种类繁多,包括血浆白蛋白、维生素结合蛋白、载脂蛋白、低相对分子质量多肽、激素及某些酶抑制剂等。

一般认为,胆汁内持续胆固醇过饱和是肝内胆管树代谢紊乱的主要原因,胆汁内胆固醇过饱和的具体机制尚不明确。目前大多数的研究集中于肝脏分泌胆汁中的胆固醇、磷脂和胆汁酸盐的机制上。胆结石的形成也依赖于发生在胆道内部的因素。例如胆囊通过吸收水分和电解质浓缩胆汁。此作用依赖于胆囊上皮细胞腔内膜的钠、钾交换。胆结石形成也与胆囊分泌黏蛋白增加有关。后者促进结晶形成。胆囊腔内胆固醇-磷脂囊泡的快速聚集与胆固醇结晶的形成有关。因此,胆囊脂类吸收在胆结石的形成过程中十分关键。胆囊吸收大量胆汁中的胆固醇和磷脂酰胆碱以维持两者正常的摩尔比。胆囊内生理性脂类吸收过程降低了胆囊腔内胆汁中胆固醇的比例,抑制了胆固醇晶体及胆结石的形成。因此,维护胆囊正常的收缩和舒张、吸收和分泌的功能十分重要。

6.5.10 胆盐转运因子

胆囊结石的形成是一个复杂的多因素过程,其病因至今尚不完全明了。国内外学者对此进行了大量的研究,发现肝脏分泌的胆汁异常是导致胆固醇过饱和、胆囊结石形成的首要原因。胆汁中胆盐的分泌形成与肝细胞上的胆盐转运因子(bile salt transporters)密切相关,其中胆盐输出泵(bile salt export pump, BSEP)、多重耐药蛋白 2(multidrug resistance protien 2, MRP2)、牛磺胆酸钠转运多肽(sodium taurocholate contransporting ploypeptide, NTCP)在胆囊结石形成中的作用,在动物实验中已经得到较充分的验证,但它们与人胆囊结石形成的关系尚未得到进一步证实。

孔凡民(2006)报道,对胆囊结石患者的肝组织标本 20 例、正常肝组织标本 10 例,应用 RT-PCR 技术和 Western blot 技术检测 BSEP、MRP2、NTCP mRNA 和蛋白的表达。研究结果表明,胆囊结石患者的肝组织中 BSEP、MRP2 和 NTCP mRNA 的表达较正常肝组织减少,光密度平均值分别为 0.47±0.18、1.12±0.39 和 0.56±0.31,而正常肝组织中相应的光密度值分别为 0.90±0.42、2.48±0.89 和 0.76±0.28。统计分析结果显示,BSEP、MRP2 在两组间存在显著性差异 ($P<0.01$),而 NTCP 在两组间无统计学差异 ($P>0.05$)。研究还发现所有组织中 BSEP、MRP2 蛋白均有表达,但胆囊结石患者的肝组织中 BSEP、MRP2 的蛋白表达要显著低于正常的肝组织($P<0.01$)。

这一结果提示 BSEP、MRP2 与胆囊结石的形成有关。BSEP、MRP2 均位于肝细胞的胆管膜侧,它们分别转运一价胆盐和二价胆盐。如果肝细胞的 BSEP 或 MRP2 的 mRNA 表达下降,那么就会导致它们蛋白的表达降低,从而使肝细胞转运一价胆盐或二价胆盐的能力下降,引起肝细胞分泌胆盐的减少。胆汁中的胆盐减少,胆盐/胆固醇的比值降低,会导致胆固醇的非生理性过饱和，胆固醇水化物结晶沉淀，进而结晶凝聚形成成熟的结石。Fickert(2006)等通过对易成石鼠和不易成石鼠的对比研究发现胆管膜侧的胆盐转运子(BSEP、MRP2)对胆汁中的胆固醇过饱和有重要的作用。

胆囊结石患者的肝组织 NTCP mRNA 的光密度值与正常肝组织的差异无统计学意义，提示 NTCP 可能与胆囊结石的形成无关。其原因可能是因为 NTCP 位于肝细胞的基底膜侧，其作用主要是将胆盐从血中转运至肝细胞中，对肝细胞分泌胆盐进入胆汁中的影响不大，所以对胆囊结石的形成无明显的影响。

陈坚(2014)报道胆囊结石患者术后胆盐转运因子水平的变化。选取胆囊结石患者 20 例施行腹腔镜联合胆道镜微创手术治疗。术后患者肝脏组织中 BSEP、MRP2 水平明显比术前升高，差异有统计学意义($P<0.05$)；术后患者肝组织 NTCP 水平与术前无明显变化，差异无统计学意义($P>0.05$)。研究表明，腹腔镜联合胆道镜微创手术治疗胆囊结石能提高患者胆盐转运因子 BSEP、MRP2 水平，促进术后胆盐的转运和胆汁酸代谢，降低胆囊结石的复发率，对临床治疗的研究提供了一个新的研究课题。

(顾树南　陆少波　王湘辉)

6.5.11 核受体

近年来，对胆固醇结石成因的研究靶标已逐渐从胆囊内胆汁的成分延伸到其制造胆汁的肝脏。而肝脏的核受体备受重视，已成为研究的热点。核受体是编码转录因子的一个超基因家族，参与体内多种生理活动的调节。其中肝脏 X 受体(liver X receptor，LXR)和法尼醇 X 受体(farnesoid X receptor，FXR)与胆固醇结石的关系最为密切。1994 年，从肝脏 cDNA 文库克隆得到，因其在肝脏内有大量表达而命名。现统一命名为 NR1H3(nuclear receptor subfamily 1，group H，member 3)，并有 LXRα 和 LXRβ 两个亚型，前者主要表达在肝脏和小肠等胆固醇代谢旺盛的组织，后者广泛分布在体内。

LXR 是饮食胆固醇的感受器，它与胆固醇代谢转化为胆汁酸过程有关，LXR 对维持胆固醇稳态有重要作用。在体内 LXR 的配体主要是氧化甾醇，LXR 与氧化甾醇配体结合活化后，还需要与 RXR 结合形成异源二聚体(LXR/RXR)才能调节含有 LXR 反应元件(LXRE)的靶基因的表达。

肝脏是胆固醇代谢的主要器官，当肝脏中胆固醇过多时，胆固醇的代谢产物氧化甾醇也随之增多，作为 LXR 的体内配体氧化甾醇激活 LXR，活化的 LXR 随之上调胆固醇 7a -羟化酶-胆汁酸合成经典途径的限速酶的表达，促进胆固醇向胆汁酸转化。胆汁酸作为胆固醇代谢的终产物，可促进胆固醇通过 ABC 转运蛋白(ABCG5 和 ABCG8)排泄到胆汁和粪便中去。ABCG5 和 ABCG8 基因表达受到核受体的调控。胆石症患者的 LXR 和肝受体同系物- 1 (LRH - 1)表达增加可能参与 ABCG5 和 ABCG8 表达的调节。

LXR 在胆固醇及胆汁酸代谢中发挥重要作用，与 FXR 作用相反，两者协同调节胆固醇及胆汁到平衡。在人体中 FXR 的抑制作用较 LXR 强，因此，胆固醇间接通过刺激胆汁酸合成激活 FXR，成为人在高胆固醇饮食时出现进展性高胆固醇血症的主要原因。目前发现 LXR 的靶基因有 10 余种，它们主要与胆固醇的代谢有关。

FXR 是 1995 年在大鼠 cDNA 文库中被克隆发现，因其转录活性可被超生理浓度的法尼醇增强而命名，也称为胆汁酸受体。现统一命名为 NR1H4 (nuclear receptor subfamily 1，group H，member 4)。LXR/FXR 涉及胆固醇和胆汁酸代谢，故在肝胆结石的病因研究中是一个重要课题。

胆汁酸是胆固醇代谢的主要终产物，体内多种核受体参与胆汁酸和胆固醇的代谢和调节。胆固醇分解代谢过程中有 50%变成胆汁酸，其中 10%用于甾体激素的合成，40%与胆汁酸、磷脂一起排入胆囊。疏水的胆汁酸在肝内大量积聚会产生毒性。因此，胆汁酸的合成和转运是受严格调控的。胆汁酸合成缺陷会导致高胆固醇血症和进行性肝病。人体内胆汁酸的合成主要有两种途径，即经典途径和替代途径。经典途径占主要地位，但替代途径的作用可能比先前预计的要大。其中胆固醇 7a -羟化酶(CYP7A)是经典途径的起始酶，亦为限速酶。其活性调节是经典调节中心。替代途径的第一步需要胆固醇由微粒体向线粒体转运。在线粒体中，甾醇 27 羟化酶(CYP27)对胆固醇的羟化是整个替代途径的起始反应。胆固醇 7a -羟化酶与甾醇 27 羟化酶的表达均受 FXR 的调节。

FXR 的主要靶基因包括 CYP7A1、在肝细胞内控制胆汁酸浓度的转运蛋白(NTCP 和 BSEP)、IBABP、磷脂转移蛋白(PLTP)、载脂蛋白 C - Ⅱ(apo

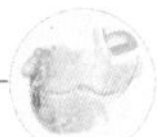

C-Ⅱ)和小异源二聚体伴侣受体(SHP)等。FXR通过与这些基因启动子上的FXR反应元件(FXRE)结合调节器调控基因表达。Rader(2007)研究表明,LXRα参与胆固醇的吸收、输出、转运和分泌等诸多过程,是联系体内脂质代谢的重要调控因子。FXR也是体内胆固醇与胆汁酸代谢的重要调控因子。宁秀云等(2015)发现胡椒碱可以抑制肝脏内Abcg5和Abcg8以及LXR的表达,从而减少肝细胞分泌到胆汁中胆固醇的含量,或许是因其可抑制胆固醇结石的形成机制。胡椒碱或许可用来治疗胆囊结石,仍需进一步研究。

胆汁中胆固醇-胆汁酸平衡紊乱导致的胆固醇非生理性过饱和是胆固醇结石形成的先决条件。其可能的诱发原因有:①肝细胞分泌胆固醇过多;②肝细胞分泌进入胆汁的胆汁酸和磷脂的降低及游离胆固醇增多;③以上二者的联合作用。

肝细胞的胆固醇代谢包括合成及外运两个方面。其来源有二:血液(通过小肠吸收及逆转运);自身合成。其去路有三:转化成胆汁酸;以游离胆固醇形式排入胆汁;生成胆固醇酯及类固醇激素。其中任何一个环节或多个环节出现异常均可导致肝细胞内胆固醇/胆汁酸代谢紊乱,分泌进入胆汁的胆固醇增多,合成的胆汁酸减少,促进胆汁中胆固醇胆汁酸含量失衡,胆汁中胆固醇过饱和,从而最终导致结石的形成。

6.5.12 BI型清除体受体

BI型清除体受体(scavenger receptor B type Ⅰ, SRBI)是在分子水平上第一个确定的高密度脂蛋白(high density lipoprotein, HDL)受体,SRBI在肝脏组织表达并可参与胆固醇在细胞与HDL之间流动。Jiang等(2008)在研究胆结石患者中发现,SRBI在胆结石患者的肝脏组织中表达明显升高,表明胆汁胆固醇增加可能主要来源于SRBI对血清HDL胆固醇的转运。肝脏受体类似物1(liver receptor homologue 1, LRH-1)在胆固醇逆转运、胆汁酸合成和胆汁酸肠肝循环过程中起到重要的调节作用,SRBI的转录表达受到LRH-1的调节。任明等(2014)研究小鼠胆石症时发现,胆囊胆固醇结石的形成,LRH-1可能通过调节SRBI的表达,增加了胆汁中胆固醇的含量,进而导致胆汁中的胆固醇过饱和状态。

6.5.13 胆固醇调节酶

肝脏羟甲戊二酰辅酶A还原酶(HMG-CoAR)、胆固醇7a-羟化酶(C7H)和乙酰辅酶A-胆固醇酰基转移酶(ACAT)是肝脏胆固醇调节的重要酶。Shoda等发现胆囊胆固醇结石患者的HMG-CoAR还原酶mRNA水平显著升高。Zhao(2011)等研究认为HMG-CoAR是肝脏合成胆固醇的一种重要限速酶,其增多时可以促进肝脏合成胆固醇增加,同时肝脏内储积的胆固醇也相应增加,胆汁中胆固醇饱和指数上升与肝脏合成胆固醇增加可能有一定的关系。XU(2004)用致石饲料喂养C57. AKR小鼠后,HMG-CoAR表现活性低调节,C7H活性下降,提示肝脏胆固醇的高分泌与HMG-CoAR和C7H调节异常有关。但Lammert(1999)曾发现ACAT在致石饲料喂养C57. AKR小鼠后肝脏中活性升高,认为肝脏ACAT的调节主要在转录后水平。另有研究表明,肝脏ACATmRNA在用致石饲料喂养C57. AKR小鼠后肝脏中活性无明显变化,提示ACATmRNA的表达与胆囊胆固醇结石的形成无明显关系。具体的机制尚待进一步研究。

胆固醇结石的基因研究,在理论上解释了胆固醇结石的发生为何具有一定的遗传性倾向。已有的研究发现:有些基因如载脂蛋白E、胆固醇载体蛋白2、低密度脂蛋白(LDL)受体、HMG-CoAR还原酶、高密度脂蛋白(HDL)、胆固醇脂转移因子、胆固醇7a-羟化酶等的基因影响胆固醇的代谢;有些基因如多药耐药基因(MDR)可影响肝细胞膜对磷脂的转运;还有些基因则调节胆囊收缩素及其受体,以及胆汁黏蛋白等。无论致石基因的探索,还是核受体及蛋白质研究,都是以肝脏的脂类代谢和转运作为调节器控制的目标。前者在基因水平上决定结石的易感性,后者通过细胞内信号转导调节器控制脂类代谢和转运。国外正在通过研究表观遗传学研究胆固醇代谢及其在胆囊结石疾病中的潜在机制。目前认为,胆固醇结石的形成是一个极其复杂的过程,是多种基因相互作用的结果,这方面的研究进展将有助于筛选易发人群,对预测和预防胆固醇结石的发生有重要临床价值。

(顾树南　陆少波　王湘辉)

6.6 胆结石与遗传因素、环境因素的关系

胆石症是全球性常见病,患病率在10%左右。其病因涉及的方面很多,有遗传因素、环境因素、机体本身器官功能因素等,机制非常复杂,至今仍未完全明了。

6.6.1 胆结石与遗传因素的关系

遗传因素已被公认为胆结石发病机制中的一个重要因素。对遗传因素的研究也在不断深入之中。

胆石症具有家族聚集性特征，表现为有胆囊结石家族史的人群与普通人群比较具有很高的胆结石发生的风险。韩天权(2010)报道瑞金医院在上海地区采集135个胆石症家系，发病率＞53%。其中有一个113人的特大家族系，第2代、第3代的总体发病率高达52%，远远超过5%～10%的人群胆石症发病率。胆固醇结石为胆囊结石的主要类型。胆石症家系支持胆固醇结石的发生具有遗传性，胆石症家系与胆石症特定人群方面，如Pima印第安人、Mapuche印第安人等，表现为较高的发病率。

瑞典的43 411例双胞胎研究显示，遗传因素占胆石症发生总体因素的25%。遗传因素包括常染色体遗传与部分线粒体遗传。

杨松等(1999)对江苏省宜兴市138例胆石症患者为先证者的核心家系进行研究，发现一级亲属1 000人中的胆囊结石发病率为2.60%，明显高于对照组(179个核心家系，1 088人)1.29%的胆石症发病率。据此资料计算出胆石症的遗传度为21.8%。

胆石症的遗传特性成为研究胆石症发病机制的重要途径。国内外研究者从20世纪90年代开始，分析了与胆石症相关的部分候选基因多态性，相继发现了与胆石症发生相关的载脂蛋白E(apolipoprtein E, AopE)、载脂蛋白B(apolipoprtein B, AopB)、低密度脂蛋白受体、胆固醇7α-羟化酶，三磷腺苷结合盒G5/G8等基因多态性。但胆石症的相关基因多态性在不同人群不完全一致。全基因组扫描技术为胆石症易感基因的定位研究提供了新的手段。瑞金医院对中国人胆石症家系的全基因组扫描，将易感基因主要定位于9号染色体，而美国Duggirala对墨西哥裔美国人的胆石症家系全基因扫描，将胆石症易感基因主要定位于1号染色体。这些研究说明，胆石症是一种多基因相关、不均质性遗传性疾病。大多数胆石症易感基因通过脂质代谢异常途径，最终导致胆汁胆固醇过饱和。

对线粒体基因组的研究发现，B4b基因型与胆石症的发生密切相关。该基因型导致的胆石症具有母系遗传的特点。进一步定位、细化乃至明确胆石症家系的相关基因，对于筛选胆石症易感个体，以及迈向胆石症合理有效的预防具有重要意义。

6.6.2 胆结石与环境因素的关系

阿不来提(2006)报道克拉玛依的2 045人中胆囊结石总发病率为17.2%，远高于全国平均10%的发病率。研究表明，胆囊结石的发展与家族有关；女性患病的危险因素较男性为高；随年龄增长患胆囊结石的危险性增大；肥胖是胆囊结石的危险因素；在当地居住时间越长，患胆囊结石的危险度增加；有胆囊结石史、胆囊炎病史、糖尿病病史、高血压病史、血中胆固醇增高、血糖增高是胆囊结石的高危因素；胆囊结石的发生与出生地、汽油暴露史、吸烟、饮酒无明显关系。

胆石症的流行病学表现在国际间差异颇大，基于26个国家该病患者尸检的综述，其发病由加纳的0%到瑞典的37.1%。

Kato(1992)对1900～1919年出生，住在夏威夷群岛的日裔美国人共7 831人，进行了职业、教育、宗教、吸烟史、饮食习惯及身体活动量等的一系列研究。7 831人共152 831人年的随访中，经外科、组织学或影像学确诊471人患有胆囊结石，其中350人(74%)有症状。经过多变量分析，发现下列因素与胆囊结石的发病有关。

1) 肥胖、体重指数与胆囊结石呈正相关：肥胖者的胆汁在胆囊内高度充盈，有利于胆固醇结石的形成，所以肥胖者易患胆固醇结石。

2) 身高与胆囊结石呈轻度正相关：由于身高是在很小时就决定了的，所以有必要对幼年的基因和激素进行调整。

3) 身体活动量与胆囊结石呈负相关：身体活动通过改变血清中的脂类含量影响胆囊疾病的发生，身体活动量与血清三酰甘油水平呈负相关。

4) 吸烟与胆囊结石呈正相关：吸烟能增加脂肪组织中蛋白质酶的活性，影响脂类代谢，吸烟量越大，发病风险越高。

5) 饮食、总热量的摄入与胆囊结石呈负相关：饮食的总热量减少，使胆酸的分泌减少，胆汁中的胆固醇高度浓缩，促使胆结石形成。限制饮食的时间越长，胆囊结石的发病率越高。

6) 饮酒与胆囊结石呈负相关：饮酒者中胆囊结石的发病率低。动物实验表明酒精不利于胆固醇结石的形成。酒精在体内被排除的过程中，可使胆固醇向胆酸转化，并改变胆酸的肠肝循环。

7) 舒张期血压与胆囊结石呈正相关：舒张期血压高者，胆囊结石发病率高。

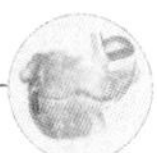

8）血清胆固醇与胆囊结石无明显关系：过去认为血清胆固醇高者易发生胆囊结石，但有的统计表明血清胆固醇高者并不一定发生胆囊结石。

9）三酰甘油与胆囊结石呈正相关：三酰甘油高者易发生胆囊结石。

10）教育、职业、宗教信仰与胆囊结石的发病无明显关系。

综上所述，有关胆囊结石形成的因素很多，形成的机制十分复杂，研究也在不断深入，不断完善中。

（顾树南　李清潭）

主要参考文献

[1] 于江，王一，栾绍海，等. 从青岛市立医院10年胆石症构成分析看胶东地区胆石症发病的变迁. 中华肝胆外科杂志，2010，16：644-647

[2] 马仁，花蟾，项汕宏，等. Megalin mRNA在胆石症患者胆囊上皮细胞的表达变化及其意义，中华肝胆外科杂志，2009，15：20-21

[3] 王一，姜远辉，李哲夫，等. 青岛及胶东地区胆管结石成分调查分析. 中华肝胆外科杂志，2006，12：771-772

[4] 孔凡民，隋春阳，李航宇，等. 胆囊结石形成与胆盐转运子BSEP、MRP2、NTCP关系的研究. 中华肝胆外科杂志，2006，12：161-163

[5] 冯怡燕，李海. 基因多态性参与胆固醇结石发病机制的研究进展. 国际消化病杂志，2009，29：157-159

[6] 乔铁. 胆囊结石的分类研究. 北京：军事医学科学出版社，2013. 39-94

[7] 任明，郭嵩，杨士勇，等. 胆结石小鼠肝脏核受体基因LRH1及其调控基因CYP71的表达. 中国现代普通外科进展，2014，17：763-767

[8] 刘文申，孙明生，赵秀兰. MUC5AC，EGFR在胆囊结石中的表达及意义. 肝胆胰外科杂志，2010，22：392-394

[9] 刘为民，彭彦辉. 胆汁中蛋白成分对胆固醇结石形成的影响. 中国普通外科杂志，2006，15：224-226

[10] 刘臣海，黄强. 人类胆固醇结石的遗传学研究进展. 中华肝胆外科杂志，2008，14：286-288

[11] 刘照国，宋文渊，吕明，等. 载脂蛋白E基因多态性与胆石病关系的Meta分析. 中华肝胆外科杂志，2011，17：397-400

[12] 孙露萤，俞丽芬. 胆固醇结石病和代谢综合征的关系. 国际消化病杂志，2010，30：137-138

[13] 杨士勇，韩天权，张圣道. 胆囊胆固醇结石形成相关的候选基因研究进展. 国际消化病杂志，2006，26：275-276

[14] 李哲夫，陈孝平. 胆固醇结石形成的研究进展，中国普通外科杂志，2007，16：171-172

[15] 李清潭. 胆道外科学基础. 西宁：青海人民出版社，1978. 32-41

[16] 吴硕东，于宏，王昊霖，等. Oddi括约肌与胆管结石形成关系的探讨. 中华外科杂志，2007，45：58-61

[17] 邱艳，许国强. 微囊蛋白-3与胆囊动力的关系. 国际消化病杂志，2013，33：115-118

[18] 张铁. 女性胆囊结石患者血清脂联素和雌激素的相关性研究. 中国普通外科杂志，2010，19：136-138

[19] 张殿彩，丁永斌，刘金龙，等. 钙网蛋白在胆固醇结石患者胆囊中的表达及意义. 肝胆胰外科杂志，2012，24：377-380

[20] 张殿彩，项建斌，蔡端，等. 胆固醇结石患者与正常人胆囊胆汁蛋白质表达谱比较分析. 中华肝胆外科杂志，2008，14：636-639

[21] 张殿彩，蔡端. 基于蛋白质组学技术的胆汁蛋白研究进展. 肝胆胰外科杂志，2012，24：83-85

[22] 阿不来提，马骏，何秀华，等. 克拉玛依市白碱滩及乌尔禾两区胆囊结石的危险因素流行病学调查分析. 中华肝胆外科杂志，2006，12：772-774

[23] 陈东风，郑伟，易萍. 黏蛋白在结石性胆囊炎中的变化及意义. 第三军医大学学报. 2002，24：197-199

[24] 苗彦国，薛东波，张伟辉. 胆囊胆固醇结石成因及其治疗研究进展. 肝胆胰外科杂志，2016，28：155-157

[25] 周彦明，李玉民，曹农，等. 慢性胆囊炎和胆囊癌组织中EGF、EGFR的表达及其意义. 癌症，2003，22：262-265

[26] 胡海，蒋兆彦，所广军，等. 胆固醇结石患者胆囊黏蛋白基因表达差异的研究. 中华肝胆外科杂志，2006，12：37-39

[27] 祝学光，张圣道，黄志强. 我国胆石病10年来的变迁. 中华外科杂志，1995，33：652-654

[28] 祝学光，涂向群，韩建德. 关于单结合胆红素水溶性的研究. 中华实验外科杂志，1997，14：289-291

[29] 夏云峰，崔乃强，李东华，等. 家族性胆固醇结石患者SCP2基因表达的研究. 中华肝胆外科杂志，2006，12：541-543

[30] 顾建平，黄桂余，姜志宏，等. 载脂蛋白B基因xbaⅠ多态性和胆囊结石病关系研究. 中华肝胆外科杂志，2006，12：34-36

[31] 顾树南，李清潭. 胆道外科学. 兰州：甘肃科学技术出版社，1994. 135-175

[32] 涂向群，萧荫祺，邹一平，等. 单结合与非结合胆红素水溶液的电镜动态对比观察及其与胆石形成的关系. 中华肝胆外科杂志，2008，14：812-814

[33] 梅方超，赵亮，王卫星. 胆囊胆固醇结石形成因素分子生物学研究进展. 肝胆胰外科杂志，2016，28：158-161

[34] 梁晓强，章学林，顾宏刚，等. 肝脏核受体LXRs/FXR在胆固醇结石病防治领域中的研究进展. 肝胆胰外科杂志，2014，26：86-87

[35] 蒋兆彦，韩天权，张圣道. 胆固醇结石病的发生机制. 世界华人消化杂志，2010，18：1191-1195

[36] 韩天权，蒋兆彦，张圣道. 胆固醇结石形成机制的基因研

究现状与展望. 外科理论与实践. 2009,14:125-127

[37] 雷正明,曾道炳,陈跃,等. 瘦素、胆囊收缩素、血脂与胆石类型关系探讨,中华肝胆外科杂志,2007,13:220-223

[38] 戴显伟. 胆色素结石及其难溶残渣的粉晶 X 射线衍射分析. 中华外科杂志,1989,27:692-694

[39] Afiehi-Sadat L, Yang JW, Pollak A, et al. Structural and functional analysis of hypothetical poteins in mouse hippocampus from two-dimensional del electrophoresis. J Proteome Res, 2007,6:711-723

[40] Chignard N, Shang S, Wang H, et al. Cleavage of endoplasmic reticulum proteins in hepatocellular carcinoma: detection of generated fragments in patient sera. Gastroenterogy, 2006,130:2010-2012

[41] Cirillo DJ, Wallace RB, Rodabough RJ, et al. Effect of estrogen therapy on gallbladder disease. JAMA, 2005, 293:330-339

[42] Finzi L, Barbu V, Burgel PR, et al. MUC5AC, a gel-forming mucin accumulating in gallstonedisease, is overproduced via an epidermal growth factor receptor pathway in the human gallbladder. Am J Pathol, 2006: 2031-2041

[43] Grebe A, Latz E. Cholesterol crystals and inflammation. Curr Rheumatol Rep, 2013,15:313-333

[44] Kuipers F, Groen AK. Chipping away at gallstones. Nat Med, 2008,14:715-716

[45] Miyasaka K, Takata Y, Funakoshi A. Association of cholecystokinin areceptor gene polymorphism with cholelithiasis and the molecular mechanisms of this polymorphism. J Gastroenterol, 2002,37(Supple):102-107

[46] Miyatani Y, Yasui T, Uemura H, et al. Association of circulating adiponectin with estradiol and monocyte chemotactic protein-1 in postmenopausal women. Menopause, 2008,15:536-541

[47] Panletzk J, Paumgartner G. Defects in gallbladder motor function role in gallstone formation and recurrence. Aliment Pharmacol Ther, 2000,14(supple):32-34

[48] Pocanschi C, Kozlov G, Brockmeoer U, et al. Structural and functional relationships between the lectin and arm domains of calreticulin. J Biol Chem, 2011, 286:27266-27277

[49] Pozo MJ, Camello PJ, Mave GM. Chemical mediators of gallbladder dysmotility. Cur Med Chem, 2004,11:1801-1812

[50] Song XY, Xu S, Hu JF, et al. Pierine prevents cholesterol gallstones formation in mice. Eur J Pharmacol, 2015, 751:112-117

[51] Stewart L, Oesterler AL, Erdan I, et al. Pathógenesis of pigment gallstones in Western societies: the central role of bacteria. J Gastrointest Surge, 2006, 6: 891-903.

[52] Sun H, Tang H, Jiang S, et al. Gender and metabolic difference of gallstone disease. World J Gastroenterol, 2009,15:1886-1891

[53] Vilkin A, Nudelman I, Morgenstern S, et al. Gallbladder inflamation is associated with increase in mucin expression and pigmented stone formation. Dig Dis Sci, 2007,52:1613-1620

[54] Wang SN, Yeh YT, Yu ML, et al. Hyperleptinaemia and hyperadiponectinaemia are associated with gallstone disease. Eur J Clin Ivest, 2006,36:176-180

[55] Wu SD, Zhang ZH, Jin JZ, et al. Effects of different drugs on the sphincter of Oddi motility: study with choledochoscope manometry. Zhonghua Yi Xue Za Zhi, 2005,85:1911-1915

[56] Wu SD, Zhang ZH, Jin JZ, et al. Effects of narcotic analgesic drugs on human Oddis sphincter motility. World J Gastroenterol, 2004,10:2901-2904

[57] Zen Y, Harada K, Sasaki M, et al. Lipopolysaccharide induces overexpression of MUC2 and MUC5AC in cultured biliary epithelial cells:possible key phenomenon of hepatolithiasis. Am J pathol, 2002,161:1475-1484

[58] Zhang GS, Dai CW. Gene polymorphisms of homocysteine metabolism-related enzymes in Chinese patients with occlusive: coronary artery or cerebral vascular disease. Thromb Res, 2001,104:187-195

[59] Zhao L, Chen YX, Tang RK, et al. Inflammatory stress exacerbates hepatic cholesterol accumulation via increasing cholesterol uptakeand de nove synthesis. J Gastroenterol Hepatol, 2011,26:875-883

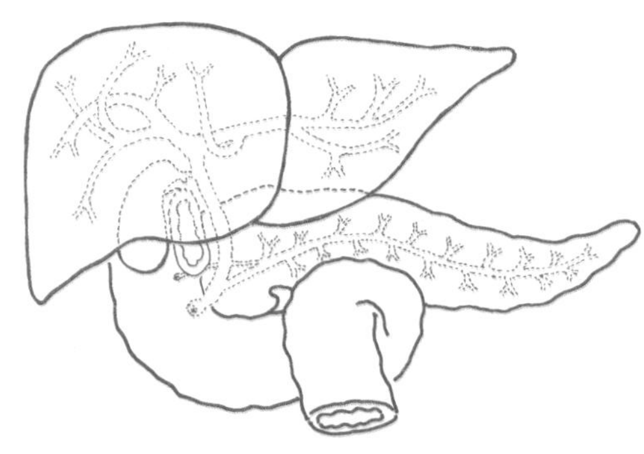

第二篇
胆道外科疾病的相关检查

Dan Dao Wai Ke Ji Bing De Xiang Guan Jian Cha

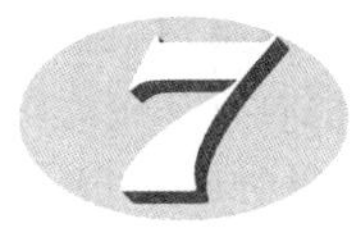

胆道外科疾病的肝脏储备功能检测

中医学早就认识到胆、肝是表里关系。胆腑通降致功能丧失，必然影响肝脏。而肝脏是人体一个重要器官，是机体物质代谢与各种化学反应的大本营，是一个具有极度错综复杂与多样性活动动力器官。几乎没有一种体内生化反应是肝细胞所不能完成的。对于肝脏功能试验有数百种之多，就自然不足为奇了。但是，在诊治疾病时一定要根据患者的病情结合临床有的放矢地选择要检查的项目，主要是要确定有无肝胆系统的疾病，要鉴别清楚黄疸的类型，要寻找引起肝功能损害的病因，要客观评价肝脏的储备功能。

尽管如此，每一种实验还只是从肝脏诸多功能的一个侧面来检查，现在还没有一个单一的肝功能实验能完全反映肝脏的功能。即使从常用的一些肝功能检查来看，有的实验可能是正常的，而另一些实验也可能是异常的。而且，同一个项目的检测，也可因检查仪器的不同、方法的不一、试剂的各异及检验人员的经验多寡而得出的结果，也会存在一定的差异。因此，对肝功能的判断应是紧密结合临床。用循证医学的方法综合分析，才能得出较为正确的结果。

7.1 蛋白质检测

7.1.1 血清蛋白检测

血清总蛋白(total protein, TP)为血清中各种蛋白质的总称，可分为白蛋白(albumin, ALB)和球蛋白(globulin, GLB)两大类。

血清蛋白主要由肝细胞合成，其成分和作用均较复杂，包括白蛋白、纤维蛋白原、血凝因子及α球蛋白和β球蛋白。而γ球蛋白则由网状内皮系统所产生。其主要功能是维持血管内胶体渗透压，是内源性营养源；是血细胞内液和细胞外液与组织间液交流的一种载体，并有运输和储存功能。

ALB由肝实质细胞合成，相对分子质量较小，为66 000，系正常人体血液中的主要蛋白质，占血浆总蛋白的40%～60%。肝脏每天大约合成ALB 120 mg/kg，其半衰期为15～19 d。

在血清总蛋白(TP)除去白蛋白以外的蛋白质，则为球蛋白，也称总球蛋白。球蛋白是多种蛋白质的混合物。血清球蛋白含有较多的免疫球蛋白、补体、各种糖蛋白、脂蛋白、金属结合蛋白和酶类等。球蛋白主要由单核-巨噬细胞系统合成。

测定蛋白质的方法很多，在临床上常用化学沉淀法和纸电泳法。化学沉淀法的缺点是只能将白蛋白和球蛋白分开，测得的结果也不纯净。而电泳法能测定白蛋白、α_1球蛋白、α_2球蛋白、β球蛋白和γ球蛋白等。血清总蛋白减去白蛋白即为球蛋白含量。根据白蛋白和球蛋白的含量，就可以算出白蛋白与球蛋白的比值(albumin/globulin, A/G)。

【正常参考值】血清总蛋白及白蛋白含量与性别无关，但与年龄有关。新生儿、婴幼儿和60岁以上的老年人稍偏低。血清总蛋白中白蛋白占60%，球蛋白占40%。

(1) 血清总蛋白(TP)(双缩脲法)　成人：60～80 g/L；新生儿：46～70 g/L；7个月～1岁：51～73 g/L；1～2岁：56～75 g/L；年龄>3岁：62～76 g/L。

(2) 血清白蛋白(ALB)(溴甲酚绿法)　成人：40～55 g/L；新生儿：28～44 g/L；年龄<14岁：38～54 g/L；年龄>60岁：34～48 g/L。

(3) 白蛋白/球蛋白比值(A/G)　成人：(1.5～2.5)∶1

【诊断意义】肝脏有很强的代偿能力，而白蛋白的半衰期又较长。因此，只有当肝脏损害到一定程度后才能出现血清总蛋白和白蛋白的变化。一般来讲，在急性肝损害的初期，其表现多为正常。血清总蛋白和白蛋白检测主要用于在慢性肝损害评估肝脏实质细胞的储备功能。总蛋白降低常与白蛋白降低相随；总蛋白增高则与球蛋白增高相随(表7-1)。

表7-1　肝胆疾病与血清蛋白的关系

项目	正常参考值	坏死后和门脉性肝硬化	胆汁性肝硬化	梗阻性黄疸	急性肝炎
白蛋白	40～50 g/L	明显减少	减少	正常或减少	正常或减少
白蛋白/球蛋白	1.5～2.5 g/L	典型倒置	1/1或轻度倒置	正常	早期正常
球蛋白					
α_1	1～4 g/L	正常或减少	正常	正常	正常或减少
α_2	5～10 g/L	正常或减少	增加	增加	正常或减少
β	6～12 g/L	增加	明显升高	明显增加	增加
γ	5～16 g/L	增加	增加	正常	早期正常，晚期增加
血清电泳图形变化		有宽大β-γ峰，有β-γ桥，Skijump效应	β明显增加，有β-γ桥	β明显增加，γ正常	儿童肝硬化和新生儿肝炎α_1缺少，狼疮性肝炎时γ明显增加
免疫球蛋白		IgA和IgG增加	IgM和AMA增加		IgG增加

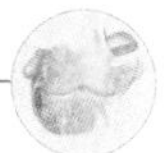

（1）血清总蛋白(TP)　TP 的增高常见于：①各种原因引起的血液浓缩，如严重腹泻、大量出汗；②肾上腺皮质功能减退所致的血清水分减少；③蛋白质合成增加，如多发性骨髓瘤、巨球蛋白血症、系统性红斑狼疮等，主要是这些疾病常表现为球蛋白明显增高，TP 增高主要是球蛋白的增高，而且是 γ 球蛋白的增高。TP 降低常见于：①血液稀释，如水钠潴留、低渗液体输注过多；②营养不良，如摄入不足、消化吸收功能障碍等；③丢失过多，如急性大出血、严重烧伤、蛋白丢失性胃肠病、肾病综合征；④消耗增加，如恶性肿瘤、甲状腺功能亢进症、肺结核、肝脓肿；⑤肝脏蛋白质合成功能障碍，如肝硬化、肝坏死。

（2）血清白蛋白(ALB)　ALB 增高常见于：①各种原因所致的血浓缩，如严重脱水、休克、饮水量不足；②阿迪森(Addison)病。ALB 降低常见于：①蛋白合成不足，如急、慢性肝脏疾病引起的肝细胞损害；②营养不良或吸收不良；③蛋白质消耗增多，如重症结核、甲状腺功能亢进、恶性肿瘤；④蛋白质的丢失增多，如肾病综合征、慢性肾小球肾炎、系统性红斑狼疮、严重烧伤、急性大出血、蛋白丢失性胃肠病。

（3）血清球蛋白(GLB)　GLB 增高常见于：①慢性肝脏疾病，如慢性活动性肝炎、自身免疫性慢性肝炎、慢性酒精性肝炎、肝硬化；②M 蛋白血症，如多发性骨髓瘤、淋巴瘤、巨球蛋白血症；③自身免疫性疾病，如系统性红斑狼疮、风湿热、类风湿关节炎；④慢性炎症和慢性感染，如结核病、麻风病、黑热病、疟疾、血吸虫病。GLB 降低常见于：①先天性免疫功能障碍，如先天性低 γ 球蛋白血症；②免疫功能抑制，如长期应用肾上腺皮质激素和免疫抑制剂；③生理性减少，如 3 岁以下的婴幼儿；④血清球蛋白合成减少。

（4）白蛋白/球蛋白比值(A/G)　常因白蛋白降低或球蛋白增高所致。

1）A/G 增高常见于：①低球蛋白血症；②先天性无 γ 球蛋白血症。

2）A/G 降低常见于：①严重肝功能损害，如慢性肝炎、肝硬化、原发性肝癌；②M 蛋白血症，如多发性骨髓瘤、原发性巨球蛋白血症。

7.1.2　血清蛋白电泳

血清蛋白是由多种蛋白质组成。在碱性环境中，血清蛋白均带负电荷，在电场中向阳极泳动。白蛋白相对分子质量小，带的负电荷较多，泳动速度较快。γ 球蛋白相对分子质量大，带的负电荷较少，泳动速度较慢。根据蛋白的泳动速度，电泳后可分为 5 个主要区带，从阳极开始依次为：白蛋白、α_1 球蛋白、α_2 球蛋白、β 球蛋白和 γ 球蛋白。

血清蛋白电泳的方法有多种，临床上常用醋酸纤维薄膜法(ACM)和琼脂糖凝胶法来检测。血清蛋白质电泳测定各组的含量，通常用各区带的浓度百分比(%)或绝对浓度(g/L)表示。

【正常参考值】各实验室报道的参考值范围略有差异。醋酸纤维薄膜法，正常人一般为：白蛋白 62%～71%；α_1 球蛋白 3%～4%；α_2 球蛋白 6%～10%；β 球蛋白 7%～11%；γ 球蛋白 9%～18%。

【诊断意义】

1）α_1 球蛋白为糖蛋白，增高常见于：①急性感染和急性炎性反应；②急、慢性肾炎；③肝炎；④结缔组织病；⑤恶性肿瘤。α_1 球蛋白降低常见于：①严重肝损害；②肾病综合征。

2）α_2 球蛋白增高常见于：①感染、炎性反应；②组织坏死；③急、慢性肾炎、肾病；④肝炎、肝硬化；⑤糖尿病；⑥胰腺炎；⑦结缔组织病；⑧恶性肿瘤。

3）β 球蛋白是脂蛋白的主要成分。增高常见于：①高脂血症；②肾病综合征；③糖尿病；④慢性肝炎、肝硬化。降低常见于：肝脏严重损害。

4）γ 球蛋白是一组免疫球蛋白。增高常见于：①单克隆免疫球蛋白血症，如多发性骨髓瘤、巨球蛋白血症；②多克隆免疫球蛋白血症，如慢性肝病、结缔组织病和肿瘤；③慢性肝炎、肝硬化、肝细胞癌。降低常见于：①肾病综合征；②糖尿病肾病；③先天性低 γ 球蛋白血症；④蛋白丢失性肠病。

7.1.3　血清前白蛋白检测

前白蛋白(prealbumin，PAB)由肝细胞合成，其相对分子质量较白蛋白小，电泳时速度比白蛋白快。因在电泳图谱上位于白蛋白前方而被称为 PAB。它是一种载体蛋白，能运输维生素 A，与甲状腺素结合，故又称为甲状腺素结合前白蛋白(thyroxine binding prealbumin)。PAB 的半衰期约为 2 d，较其他血浆蛋白短。因此，能比白蛋白更早地反映肝细胞的损害程度。其血清浓度易受营养状况和肝脏储备功能改变的影响。

血清 PAB 的测定常用放射免疫扩散法和琼脂凝胶电泳法。

【正常参考值】成人：280～360 mg/L；1 岁：100 mg/L；1～3 岁：168～281 mg/L。

【诊断意义】血清 PAB 出现降低常较其他蛋白为早。PAB 增高常见于：霍奇金(Hodgkin)病。PAB 降低常见于：①肝脏疾病，如早期肝炎、急性重症肝炎、肝硬化、梗阻性黄疸、肝癌；②营养不良或消化吸收不良；③慢性感染；④恶性肿瘤晚期。

7.2 胆红素检测

7.2.1 血清胆红素检测

绝大部分的胆红素是由红细胞衰老破坏后的血红蛋白转成(红细胞寿命约 120 d，正常人每天约有 0.83%的破坏)；小部分来自骨髓内合成的血红蛋白、肝和骨髓内的正铁血红素前身、肌红蛋白及其他非血红蛋白的正铁血红素蛋白。每天正常成年人约产生 300 mg 的胆红素。在生理情况下，胆红素进入血循环后立即与白蛋白相结合，因此能在血内溶解和转运。每天胆红素的产量和清除量基本相同，保持血清内胆红素含量≤17.1 μmol/L(1 mg/dl)。若胆红素生产过剩，或在肝的摄取、结合和转运的功能上发生障碍，则导致血内胆红素量升高。至于属于何种高胆红素血症、结合性或非结合性，则须视其障碍的环节而定。困难的问题是肝胆疾病后期的胆红素反应常是呈双相的。如何诊断其原发病因，则需依靠临床症状和胆红素定量分析等检查来综合分析。

非结合胆红素(unconnect bilirubin, UCB)又称间接胆红素(indirect bilirubin, I-BIL)。在肝脏被肝细胞摄取并与葡萄糖醛酸结合后，形成葡萄糖醛酸酯，即为结合胆红素(connect bilirubin, CB)，又称直接胆红素(direct bilirubin, D-BIL)。CB 随胆汁排入肠道后，被肠道细菌作用还原成尿胆原，大部分随粪便排出，少部分经门脉流回肝脏。其中大部分又被肝细胞摄取，再转变为 CB 或未经转变再随胆汁排入肠内，即胆红素的肠肝循环(enterohepatic circulation)。另一部分则从门静脉流入体循环进入肾脏，随尿排出。

血清总胆红素(serum total bilirubin, STB)为 UCB 和 CB 的总量。

【正常参考值】

(1) 血清总胆红素(STB)

1) 新生儿(0～1 d)：34～103 μmol/L(2～6 mg/dl)。

2) 出生后：(1～2 d)：103～171 μmol/L(6～10 mg/dl)；(3～5 d)：68～137 μmol/L(4～8 mg/dl)。

3) 成人：1.7～17.1 μmol/L(0.2～1 mg/dl)(重氮法或钒酸盐氧化法)。

(2) 结合胆红素(CB) 0.6～0.8 μmol/L(0.04～0.05 mg/dl)。

(3) 非结合胆红素(UCB) 1.7～10.2 μmol/L(0.1～0.6 mg/dl)。

(4) 结合胆红素/总胆红素(CB/TB) 0.2～0.4。

(5) 高效液相色谱法

1) 结合胆红素单酯(mBC)：(0.07±0.04)μmol/L。

2) 结合胆红素双酯(dBC)：(0.05±0.05)μmol/L。

3) δ 胆红素：男(3.8±0.7) mg/L；女(2.5±0.8)mg/L。

【诊断意义】临床血清 STB、CB 和 UCB 测定，主要用于黄疸的诊断和黄疸类型的鉴别(表 7-2)。

表 7-2 黄疸与胆红素代谢的关系

黄疸类型	血清胆红素(μmol/L)			尿液检查	
	D-BIL	I-BIL	CB/STB	尿胆原	胆红素
正常参考值	0.6～0.8	1.7～10.2	0.2～0.4	正常	阴性
溶血性黄疸	轻度增高	明显增高	20%以下	明显增高	阴性
肝细胞性黄疸	中度增高	中度增高	35%以上	中度增高	阳性
胆汁淤积性黄疸	明显增高	轻度增高	60%以上	减少	强阳性

【诊断意义】

1) 血清总胆红素与黄疸程度的关系：①17.1～34.2 μmol/L(1～2 mg/dl)为隐性黄疸；②34.2～171 μmol/L(2～10 mg/dl)为轻度黄疸；③171～

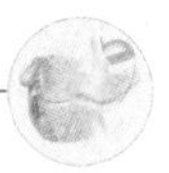

342 μmol/L(10～20 mg/dl)为中度黄疸；④342 μmol/L(20 mg/dl)以上为高度黄疸。

2) 血清总胆红素与黄疸性质的关系：①梗阻性黄疸：171～256 μmol/L(10～15 mg/dl)为不完全性梗阻；342～513 μmol/L(20～30 mg/dl)为完全性梗阻。②肝细胞性黄疸 17.1～1 197 μmol/L(1～70 mg/dl)。③溶血性黄疸，大多在 85.5 μmol/L(5 mg/dl)以下。

3) 血清总胆红素浓度减少时，常见于恶病质、小细胞性低色素性贫血、萎黄病和肾病等。

4) 血清总胆红素测定的操作简易而且只反映在胆红素，比较黄疸指数的测定更为可靠。但是，血清总胆红素测定不能正确反映肝损害的程度。例如，在轻、中度的肝细胞损害或单纯的轻、中度溶血病，只表现微弱的或者没有任何高胆红素血症。其原因是：①肝的胆红素结合化功能很强，比每天的正常负荷量高 2 倍。②近年来，不少研究者注意到这样的事实，在先天性或后天性尿嘧啶核酸二磷酸醛酰转换酶缺少后，高血清胆红素值不是固定不变，而是逐渐下降，这可能是由于某种因素使转换酶功能增加的缘故。当然也可以认为是由于胆红素转入机体组织的缘故，结果是使血胆红素减少。③此外，水杨酸盐、磺胺和游离脂肪酸等具有同白蛋白争夺连接的性质，这样就会使血内一部分游离的胆江素转入血液以外的组织中。

5) 目前都认为 CB 测定在诊断早期或轻度肝细胞损害上比血清总胆红素量测定更为敏感。Watson 和 Gambinl 都曾证明在 30%～50%的原发性和继发性肝病患者的血清内能查出 CB 增高，而血清总胆红素量则是正常。这些疾病包括肝硬化、肝炎、充血性心力衰竭、肝转移癌及其他的肝病并发症。随后又有研究者对 700 余例健康人进行 CB 测定。>4.1 μmol/L(0.24 mg/dl)者只有 1%。因此，利用 CB 测定来诊断轻度或早期的肝实质性损害，还是有一定价值的。

7.2.2 血清总胆汁酸检测

胆汁酸(bile acid, BA)是胆汁的主要成分，由胆固醇在肝脏合成。肝细胞以胆固醇为原料在肝脏合成初级胆汁酸，进而与甘氨酸或牛磺酸相结合，形成结合胆汁酸，并随胆汁排入肠腔。在回肠末端约 98%的结合胆汁酸被重吸收，经门静脉回到肝脏。重吸收回到肝脏的胆汁酸经肝细胞重新转化后，连同新合成的初级胆汁酸再分泌入胆汁。此即胆汁酸的肠肝循环(enterohepatic circulation)。胆汁酸主要有胆酸(cholic acid, CA)、鹅去氧胆酸(chenodeoxycholic acid, CDCA)、脱氧胆酸(deoxycholic acid, DCA)、石胆酸(lithocholic acid, LCA)及熊去氧胆酸(ursodeoxycholic acid, UDCA)。游离胆酸分泌到胆小管前均形成结合胆酸，如甘氨胆酸(cholyglycine, CG)等。胆汁酸是天然的离子化去垢剂，有极强的界面活性，能降低脂、水两相间的表面张力，对脂类物质能稳定地溶解于胆汁中起重要作用。胆汁酸具有以下功能：①调节胆固醇代谢(胆固醇的一半以胆汁酸形式由体内排泄)；②促进胆汁分泌；③促进脂类的消化和吸收。

血清总胆汁酸(total bile acid, TBA)的测定主要采用化学方法，餐后 2 h 的测定比空腹测定更为灵敏。

【正常参考值】

(1) 酶法　血清总胆汁酸(TBA)：0～10 μmol/L。

(2) 气-液相色谱法

1) 胆酸(CA)：0.08～0.91 μmol/L。

2) 脱氧胆酸(DCA)：0.23～0.89 μmol/L。

3) 甘氨胆酸(GCA)：0.05～1.0 μmol/L。

4) 鹅去氧胆酸(CDCA)：0.2～1.61 μmol/L。

(3) 胆酸(CA)/鹅去氧胆酸(CDCA)：0.5～1.0。

【诊断意义】

1) 血清总胆汁酸(TBA)增高常见于：①肝细胞损害，如急性肝炎、慢性活动性肝炎、中毒性肝病，肝硬化和肝癌时则显著升高；②胆道梗阻，如胆囊炎、胆石症、胆道肿瘤、胆道外肿物压迫胆管致胆汁排泄受阻；③生理性升高，进食后 TBA 可呈一时性升高，此属生理现象。

2) 胆汁中胆固醇与磷脂及胆汁酸的比例失调，胆固醇过饱和，胆囊运动功能减弱是胆结石形成的重要因素。胆固醇饱和或超饱和使胆汁中的胆固醇不能分散溶解于胆汁中从而以结晶形式析出，逐渐在胆汁中形成胆固醇结石。胆固醇超饱和的主要原因是胆固醇分泌过多。除了营养过剩、运动减少、肥胖、低纤维食物、长时间饥饿、代谢综合征及胰岛素抵抗等因素外，遗传因素也起一定的作用。

3) 总胆汁酸是一个敏感的肝功能指标，肝细胞有轻微坏死时，即可见升高。其变化早于丙氨酸氨基转移酶(ALT)和胆红素。总胆汁酸增高的急性肝炎经过治疗后，若能下降至 10 μmol/L 以下者则极少转变为慢性肝炎。反之，则大多数要转为慢性肝炎。肝硬化患者 TBA>20 μmol/L 者 1 年病死率为

7%，>50 μmol/L 者 1 年病死率则高达 67%。总胆汁酸的测定不仅是肝细胞损害的敏感指标，而且还有助于估计病情的变化和预后。

4）一般肝切除（正常犬肝的 70%或肝硬化犬肝的 40%），TBA 浓度较术前升高不明显，术后的 7 d 存活率>60%；扩大肝切除术（正常犬肝的 85%或肝硬化犬肝的 70%）TBA 浓度较术前明显升高，术后的 7 d 存活率<33%。

7.3 糖类检测

食物中的淀粉在小肠上部肠腔内和肠黏膜上皮细胞表面几乎全部被消化，水解成葡萄糖、半乳糖、果糖等单糖，并由肠黏膜细胞吸收经门静脉入肝。一部分在肝脏转变成肝糖原，此过程称为糖原生成。未能转变成肝糖原的葡萄糖就进入血循环而使血糖暂时升高。肝糖原不仅可由葡萄糖、半乳糖及果糖生成，而且还可以由乳酸、甘油及成糖氨基酸等非糖物质生成，后者称为糖原异生。当人体血糖浓度下降过低时，肝糖原可分解成血糖来维持血糖水平，此过程称糖原分解。当糖原储存达到饱和时，多余的葡萄糖在酶和胰岛素的参与下可转变成脂肪，此过程称为脂肪形成。当机体能源不足时，又可把脂肪分解成脂肪酸和甘油以供能量，此过程称为脂解作用。人体就是通过糖原生成、糖原异生、糖原分解、脂肪形成和脂解作用等来相互调节，保持平衡，使血糖维持在一定的水平，保证了机体各部分的正常代谢活动。

7.3.1 葡萄糖测定

肝脏是调节糖代谢的重要器官，胰岛素等激素和神经因素也参与了血糖的调节。

正常情况下，机体糖分解代谢和合成代谢保持了动态平衡，当这种平衡失调时，则就会出现血糖的升高或降低。血糖测定对于糖代谢情况的判断及对糖代谢紊乱相关疾病的诊断具有重要意义（表 7-3）。

葡萄糖（glucose, Glu）测定现多用酶法及邻甲苯胺法。血糖标本采集后 1 h 即可出现血糖下降，故应尽快送检。葡萄糖氧化酶法测定易受维生素 C、胆红素、谷胱甘肽等影响。

【正常参考值】

（1）空腹血糖　酶法：3.9～6.1 mmol/L；邻甲苯胺法：3.9～6.4 mmol/L。

表 7-3　糖类及其代谢物监测参考值

检测内容	正常参考值
血葡萄糖测定（GLU）	空腹血糖 酶法：3.9～6.1 mmol/L 邻甲苯胺法：3.9～6.4 mmol/L
口服葡萄糖耐量试验（OGTT）	空腹血糖<6.1 mmol/L 服糖后 0.5～1 h 7.8～9.0 mmol/L，<11.1 mmol/L 服糖后 2 h≤7.8 mmol/L 服糖后 3 h 恢复至空腹血糖水平
血清胰岛素	空腹胰岛素 6.4～33.6 μU/ml
胰岛素释放试验	服糖后 30～60 min 为高峰值（空腹值的 5～10 倍）
血清 C 肽（C-peptide）	空腹 0.3～0.6 nmol/L 服糖后 30～60 min 为高峰值（空腹值的 5～6 倍）
血清糖化血红蛋白（GHb）	电泳法：5.6%～7.5% 比色法 GHb 含量：(1.41±0.11)nmol/L
血清糖化血清蛋白（GSP）	NBT 还原反应法：(1.9±2.5)mmol/L
血酮体	以丙酮计，血浆酮体 定量<20 mg/L 定性阴性（>10 mg/L，定性阳性）
血乳酸（LA）	血浆乳酸<2.4 mmol/L 全血乳酸 0.5～1.7 mmol/L

（2）空腹尿糖　定性为阴性。

【诊断意义】

（1）空腹血糖分级　根据空腹血糖增高程度不同分为 3 级。轻度：7.0～8.4 mmol/L；中度：8.4～10.1 mmol/L；重度：>10.1 mmol/L。当血糖水平超过肾糖阈值 9 mmol/L 时，则尿糖阳性。血糖<3.9 mmol/L 时即为血糖降低，也分为 3 级。轻度：3.4～3.9 mmol/L；中度：2.2～2.8 mmol/L；重度：≤1.7 mmol/L。

（2）血糖的变化　血糖增高常见于以下情况。①生理性或暂时性血糖升高：饭后 1～2 h、高糖饮食、运动、注射葡萄糖后、情绪紧张等，但不应>10 mmol/L；②糖尿病；③应激性高血糖：如颅脑损伤、颅内压增高、脑卒中、心肌梗死等；④升高血糖的激素分泌增加：如嗜铬细胞瘤、甲状腺功能亢进、肾上腺皮质功能亢进、胰岛 α 细胞瘤、垂体功能性腺瘤；⑤肝源性血糖升高：严重的肝脏疾病因不能把葡萄糖转化为肝糖原储存而出现餐后血糖升高；⑥胰腺疾病：胰腺炎、胰腺癌、胰腺大部分切除术后、胰岛功能低下、胰岛素分泌相对或绝对不足的糖尿病；⑦药物影响：口服避孕药、大量服用激素、噻嗪类利

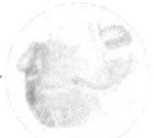

尿剂；⑧其他：妊娠呕吐、腹泻、高热、缺氧、麻醉、窒息等。血糖降低常见于以下情况。①生理性或暂时性血糖降低：饥饿、妊娠、剧烈运动、注射胰岛素后、服用降糖药后；②胰岛素分泌过多：如胰岛β细胞瘤、胰腺腺瘤；③血糖升高激素分泌不足：如甲状腺功能减退、肾上腺皮质功能减退、垂体前叶功能减退；④肝糖原储存不足：长期营养不良、严重肝炎、肝硬化、肝癌、急性黄色肝萎缩、糖原累积病、磷及砒霜中毒；⑤其他：长期不能进食的疾病、酒精中毒等引起的肾小管中毒性糖尿病。

7.3.2 葡萄糖耐量试验

正常人服用一定量葡萄糖后，血糖浓度会暂时升高。同时由于刺激了胰岛分泌胰岛素增多，又促使葡萄糖合成肝糖原储存，致血糖在短时间内降至空腹水平，此现象称为耐糖现象。当内分泌失调等因素引起糖代谢失常时，口服或注射一定量的葡萄糖后，血糖可明显升高或升高不明显，且在短时间内不能降至原有水平，此称为耐糖异常或糖耐量减低。口服或注射一定量葡萄糖后，间隔一定时间测定血糖水平，称为葡萄糖耐量试验（glucose tolerance test，GTT）。葡萄糖耐量试验有口服和静脉注射两种。当血糖高于正常范围而又未达到诊断糖尿病标准者需进行口服葡萄糖耐量试验（oral glucose tolerance test，OGTT）。OGTT 主要用于诊断症状不明显或血糖升高不明显的可疑糖尿病。OGTT 一般将 75 g 葡萄糖溶于 250 ml 水中一次服完或进食 100 g 馒头之后 30 min、60 min、120 min 和 180 min 各取静脉血 1 ml 和留取尿标本送检。静脉注射法是静脉注射 50%葡萄糖液（0.5 g/kg），在注射期间每 5 min 取静脉血 1 次，共 60 min。计算出 K 值。正常人 K 值≥1.2，糖尿病患者 K 值<0.9。

【正常参考值】

1）正常人空腹血糖<6.7 mmol/L。

2）OGTT 法：即口服葡萄糖 1.75 g/kg 体重，最多不超过 75 g 后测定。0.5～1 h 血糖上升过高峰，一般在 7.8～9.0 mmol/L 之间，峰值≤11.1 mmol/L；2 h≤7.8 mmol/L；3 h 降至空腹水平。各次尿糖均为阴性（表 7-4）。

3）静脉注射法血糖高峰出现于注射后 0.5 h，多在 11.2～14 mmol/L 之间。1.5 h 后降至空腹水平以下，2 h 恢复注射前水平。各次尿糖均为阴性。

表 7-4 口服糖耐量试验和糖尿病诊断的血糖参考值

测试时间	口服葡萄糖耐量试验正常参考值	诊断糖尿病的血糖标准
空腹	3.9～6.7 mmol/L	≥7.0 mmol/L
30 min	6.1～9.0 mmol/L	≥11.1 mmol/L
60 min	6.7～9.0 mmol/L	≥11.1 mmol/L
90 min	5.6～7.0 mmol/L	≥11.1 mmol/L
120 min	3.9～6.7 mmol/L	≥7.0 mmol/L

【诊断意义】

（1）糖耐量的变化　糖耐量降低常见于：①2 型糖尿病；②垂体前叶及肾上腺皮质功能亢进，表现血糖高峰超过正常上限值，恢复至空腹水平时间延长，尿糖阳性；③甲状腺功能亢进症，血糖高峰提前出现并超过正常，但恢复时间仍然正常；④肝脏疾病：血糖高峰超过正常，但恢复时间仍接近正常；⑤其他：肥胖病、胰腺炎、胰腺癌、糖原累积病、痛风。葡萄糖耐量曲线低平，空腹血葡萄糖耐量降低，服糖后血糖上升不明显，2 h 后血糖仍处于低水平，常见于：①胰岛β细胞瘤；②甲状腺功能减退症；③垂体前叶功能减退；④肾上腺皮质功能减退。

（2）低血糖　①功能性低血糖：表现为空腹血糖正常，服糖后血糖高峰时间及峰值在正常范围内，但服糖后 2～3 h 可发生低血糖，见于特发性餐后低血糖症等。②肝源性低血糖：表现为空腹血糖常低于正常，服糖后血糖水平超过正常，2 h 后仍不能降至正常，尿糖出现阳性，见于广泛性肝损伤时，如中毒性肝炎、暴发型病毒性肝炎、胆管炎、胆汁淤积及肝肿瘤等。此时，即使没有糖原消耗的增加，也可因肝脏对葡萄糖的分解和糖异生作用的减弱而导致低血糖。

7.3.3 血清胰岛素测定与胰岛素释放试验

胰岛素（insulin）是由胰岛β细胞分泌的一种蛋白激素。人的胰岛素分为 A、B 两条肽链，由二硫键相连。胰岛素在肝、肾等组织中受胰岛素酶灭活，在外周循环中 80%被破坏，半衰期为 4.5 min。

胰岛素能促进肝脏和外周组织摄取利用葡萄糖产生能量，从而使血糖降低。血胰岛素水平受血糖浓度调控，血糖水平升高可刺激胰岛β细胞分泌胰岛素。

糖尿病时由于胰岛β细胞分泌功能异常和有胰岛素抵抗（insulin resistance），使葡萄糖转化为能量受阻。因此，血糖浓度较高而成高血糖症。胰岛素

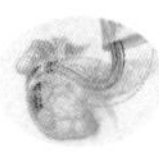

测定常用放射免疫法(RIA)和时间分辨荧光及化学发光免疫比浊法。

胰岛素释放试验(insulin release test)是反映胰岛β细胞储备能力的试验,与OGTT试验方法相同,但可同时测定胰岛素、C肽,直接了解胰岛素β细胞的功能状态。

【正常参考值】 胰岛素及胰岛素释放试验的正常参考值(1 μU/ml=0.04 ng)如下。

(1) 空腹　6.42～33.58(20±13.58)μU/ml。

(2) 1 h　52.9～152.6(102.76±49.9)μU/ml。

(3) 2 h　34.9～118.2(76.52±41.67)μU/ml。

(4) 3 h　14.1～75.8(44.93±30.88)μU/ml。

【诊断意义】 胰岛素及胰岛素释放试验异常常见于以下疾病。

(1) 糖尿病　糖尿病时胰岛素分泌减少,释放迟缓。①1型糖尿病时空腹胰岛素明显降低,服糖后仍很低,胰岛素呈延迟性释放反应;②2型糖尿病时空腹胰岛素可正常,稍高或稍低,服糖后胰岛素呈延迟性释放反应。

(2) 高胰岛素血症或胰岛细胞瘤　胰岛素瘤中大多数为胰岛β细胞瘤,常出现高胰岛素血症。此时空腹血糖降低,糖耐量曲线低平,胰岛素C肽释放曲线相对较高,胰岛素/葡萄糖>0.4。

(3) 胰岛素增高　常见于:①肢端肥大症;②嗜铬细胞瘤;③甲状腺功能亢进症;④肝脏疾病;⑤库欣综合征;⑥肥胖症;⑦感染;⑧肾功能障碍;⑨胰岛素治疗期间;⑩巨人症。

(4) 胰岛素降低　常见于:①脑垂体功能低下;②ACTH缺乏症;③肾上腺皮质功能不全;④饥饿状态。

7.3.4 血清糖化血红蛋白测定

血清糖化血红蛋白(glycosylated homoglobin, GHb)是血红蛋白A1(HbA1)中的HbA1c。它是血红蛋白生成后以其β链末端氨基酸与葡萄糖类进行缩合反应形成的HbA1c酮氨化合物。GHb由HbA1a、HbA1b、HbA1c组成,其中HbA1c约占70%,其结构稳定,故作为糖尿病控制检测指标。

由于糖化过程比较缓慢,相对不可逆,并持续在红细胞生命周期中进行,测定糖化血红蛋白所占百分比就能反映测定前1～2个月内的血糖水平。其测定主要用化学方法。

【正常参考值】

(1) 按GHb占总血红蛋白的百分比计算　电泳法:5.6%～7.5%;微柱法:4.1%～6.8%。

(2) 比色法　GHb含量为1.30～1.52(1.41±0.11)nmol/L。

【诊断意义】

1) 糖化血红蛋白主要见于糖尿病及其他高血糖的血液中,测定糖化血红蛋白能反映测定前1～2个月内的血糖水平。糖尿病时HbA1c值较正常升高1～3倍,糖尿病被控制后HbA1c下降比血糖和尿糖晚3～4周,对鉴别糖尿病性高血糖与应激性高血糖有价值。前者糖化血红蛋白水平多增高,后者正常。

2) 糖化血红蛋白与氧的亲和力强,可促进组织缺氧,特别是晶状体、视网膜、肾、周围神经和血管等更易引起缺氧。长期高血糖时组织细胞糖化血红蛋白增加,易损伤这些组织而致并发症的发生。

7.4 脂质与脂蛋白检测

血清脂质的主要成分为胆固醇(cholesterol, CH)、胆固醇酯、磷脂(phospholipid, PL)、中性脂肪三酰甘油(triglyceride, TG)、类固醇和非酯化脂肪酸(nonesterified fatty acid, NEFA)或游离脂肪酸(free fatty acid, FFA)。游离脂肪酸是指血清中未与甘油和胆固醇等酯化的含量很少的脂肪酸,主要是长链脂肪酸。它与血清白蛋白相结合,其他脂质与载脂蛋白(apoprotein)共同形成脂蛋白复合体,在血液中转运。游离脂肪酸并非游离存在,故称非酯化脂肪酸。

血脂是血液中脂类物质的总称。血清总脂肪酸中大约有45%在三酰甘油中,35%在磷脂中,15%在胆固醇酯中,而非酯化脂肪酸部分不足5%。因它是血清脂类中代谢最活跃的部分,因此受到临床的重视。

三酰甘油和胆固醇是疏水性物质,必须与血液中的特殊蛋白质和磷脂等一起组成一个亲水性球形大分子才能在血液中运输,并进入组织细胞。这种球形大分子复合物称为脂蛋白(lipoprotein, LP)。

磷脂分为磷酸甘油酯与鞘脂两类。血清中的主要磷脂是磷脂、脑磷脂和鞘磷脂。三酰甘油是体内脂肪组织的主要成分,也是能量供应的重要来源。血清中大部分由极低密度脂蛋白转运。消化吸收的及体内合成的三酰甘油都通过血液转运到各组织中。胆固醇与磷脂不断地在血浆与组织之间进行交换。所有这些脂质都由脂蛋白运载。非酯化脂肪酸与白蛋白的复合物可以认为是最简单的脂蛋白,但

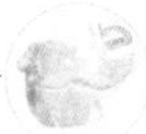

通常不列入脂蛋白分类中。

7.4.1 血清总胆固醇测定

总胆固醇(total cholesterol, TC)包括游离胆固醇(FC)和胆固醇酯(CE)。前者占30%,后者占70%。胆固醇酯是由游离胆固醇与脂肪酸于肝脏内在磷脂胆固醇酰基转移酶(LCAT)作用下而结合生成的。细胞内主要为游离胆固醇,而血浆内则两者均有,主要是胆固醇酯。

人体内的胆固醇大多来源于食物或在肝脏等组织中合成,外源性胆固醇大约只占1/3。胆固醇是一切细胞膜的重要组成部分,也是胆酸、肾上腺和性激素的前体。

【正常参考值】

(1) 成人　2.82～5.95 mmol/L(110～230 mg/dl)。

(2) 儿童　3.12～5.2 mmol/L(120～200 mg/dl)。

(3) 新生儿　1.65～1.95 mmol/L(65～75 mg/dl)。

【诊断意义】 血清胆固醇水平除受病理性因素影响外,还与性别、年龄、生活习惯、饮食性质、环境因素、运动、劳动强度、遗传因素等有一定关系。

1) 总胆固醇增高常见于:①动脉粥样硬化;②糖尿病;③肾病综合征;④脂肪肝;⑤胆总管阻塞;⑥黏液性水肿;⑦家族性高胆固醇血症;⑧妊娠。

2) 总胆固醇降低常见于:①肝硬化、急性重型肝炎、肝性脑病;②恶性贫血、溶血性贫血;③甲状腺功能亢进症;④营养不良、恶病质。

3) 杨文英(2012)采用中国人群糖尿病和代谢紊乱研究资料,对46 239例成年人(年龄≥20岁)的血脂水平进行了分析,为我国成人血脂和脂蛋白水平提供了最新数据(表7-5、表7-6)。结果显示,国人平均总胆固醇、低密度脂蛋白胆固醇(LDL-C)和三酰甘油水平显著高于既往调查数据。在年龄≥20岁一般人群中,31.5%(3.08亿)有总胆固醇边缘升高或升高,20.4%(1.96亿)有LDL-C边缘升高、升高或非常高。与既往调查结果相比,仅5～6年间,国人胆固醇和三酰甘油水平分别增加了23.9%和42.7%。这一增长非常值得关注。而更值得关注的是,血脂异常人群的知晓率(11.0%)、治疗率(5.1%)和控制率(2.8%)显著低于西方国家。经济水平的增长和饮食、生活方式的改变可能是造成国人血脂水平升高的主要原因。在经济快速发展的地区,血脂水平的升高更为明显。若对此不予重视,则在不久的将来,动脉粥样硬化性心血管病的发病率会大幅上升。

表7-5　年龄校正后平均血脂水平(95%可信区间)

项　目	血脂水平
总胆固醇(TC)	4.72(4.70～4.73)mmol/L
高密度脂蛋白胆固醇(HDL-C)	1.30(1.29～1.30)mmol/L
低密度脂蛋白胆固醇(LDL-C)	2.68(2.67～2.70)mmol/L
三酰甘油(TG)	1.57(1.55～1.58)mmol/L

表7-6　年龄校正后血脂异常发生率

项　目	血脂异常水平	发生率/人数(亿人)
总胆固醇(TC)	5.18～6.21 mmol/L (200～239 mg/dl)	22.5%(2.204)
	≥6.22 mmol/L (≥240 mg/dl)	9.0%(0.881)
高密度脂蛋白胆固醇(HDL-C)	<1.04 mmol/L (<40 mg/dl)	22.3%(2.149)
低密度脂蛋白胆固醇(LDL-C)	3.37～4.13 mmol/L (130～159 mg/dl)	13.9%(1.335)
	4.14～4.91 mmol/L (160～189 mg/dl)	3.5%(0.338)
	≥4.92 mmol/L (≥190 mg/dl)	3.0%(0.29)

7.4.2 高密度脂蛋白胆固醇测定

血清总胆固醇中大约有25%是以高密度脂蛋白(high density lipoprotein, HDL)的形式运送的。高密度脂蛋白是血清颗粒中颗粒最小、密度最大的一组脂蛋白。按其密度大小又可分为HDL_2(1.063～1.125)、HDL_3(1.125～1.210)和极高密度脂蛋白VHDL(1.210～1.250)。

一般测定高密度脂蛋白胆固醇(high density lipoprotein cholesterol, HDL-C)含量来反映高密度脂蛋白的水平。高密度脂蛋白可以促进和加速胆固醇从细胞和血管壁清除,并能将胆固醇由外周组织向肝脏的逆转运中起重要作用。因而高密度脂蛋白有抗动脉粥样硬化(atherosclerosis, AS)的作用,故被人们称为"好胆固醇"(good cholesterol)。它在脂蛋白代谢中起重要作用。高密度脂蛋白胆固醇的测定是先用超速离心法分离出高密度脂蛋白,再用化学法测定其胆固醇含量,方法复杂。现已用大分子多阴离子化合物及两价阴离子沉淀血清中的低密度脂蛋白和极低密度脂蛋白,再用酶法测定高密度脂蛋白胆固醇。

【正常参考值】 影响高密度脂蛋白胆固醇的因

素较多。

正常参考值范围大致为：1.03～2.07 mmol/L (40～80 mg/dl)。

【诊断意义】高密度脂蛋白胆固醇降低常见于：①冠心病；②脑血管病；③肝炎；④糖尿病；⑤高总胆固醇血症；⑥手术创伤。

7.4.3 低密度脂蛋白胆固醇测定

低密度脂蛋白是指富含胆固醇的脂蛋白，其组成中45%为胆固醇，其蛋白质成分为载脂蛋白B-100(ApoB-100)。血浆中低密度脂蛋白的来源有两个途径：一是由极低密度脂蛋白(VLDL)异化代谢转变而来的；二是由肝脏合成后直接分泌入血。

低密度脂蛋白胆固醇(low density lipoprotein cholesterol，LDL-C)的主要功能是将胆固醇从肝脏运送到周围组织细胞，且极易在动脉内膜下沉积大量脂质，促使动脉粥样硬化。另外，低密度脂蛋白胆固醇还可以通过清道夫受体(scavenger receptor)进行代谢。在高三酰甘油的病理情况下，能形成小而密的低密度脂蛋白胆固醇(sLDL)，氧化修饰后便能使动脉内膜巨噬细胞和内皮细胞对低密度脂蛋白胆固醇的摄取和降解增多，这样就极大地促进了动脉粥样硬化的发生。

低密度脂蛋白胆固醇的测定一般采用化学法进行测定。

【正常参考值】低密度脂蛋白胆固醇平均值为2.7～3.2 mmol/L(105～125 mg/dl)；合适范围为＜3.12 mmol/L(＜120 mg/dl)；边缘升高为3.15～3.61 mmol/L(121～139 mg/dl)；升高为＞3.64 mmol/L(＞140 mg/dl)。

【诊断意义】

1) 低密度脂蛋白微粒对动脉粥样硬化斑块的形成有极大的作用，人们称它为坏胆固醇(bad cholesterol)。在所有的脂类和各种脂蛋白中，低密度脂蛋白胆固醇和冠心病病死率之间呈现强烈的相关性。

2) 低密度脂蛋白胆固醇的变化常见于下列情况。增高常见于：①高脂血症、家族性Ⅱ型高脂蛋白血症；②冠心病；③甲状腺功能减退症；④肝脏疾病；⑤糖尿病；⑥阻塞性黄疸；⑦高胆固醇及高脂饮食；⑧妊娠；⑨多发性肌瘤；⑩药物影响。降低常见于：①遗传性无β脂蛋白血症；②肝功能异常载脂蛋白B(ApoB)合成减少。

7.4.4 三酰甘油测定

脂质包括脂肪和类脂两大类。三酰甘油(triglyceride，TG)是含1个分子甘油与3个不同脂肪酸分子酯化而成，又称甘油三酯。其主要功能是为生物细胞提供能量，和胆固醇一样与载脂蛋白(apolipoprotein，APO)结合在血浆中运送。三酰甘油分为外源性和内源性两种。富含三酰甘油的脂蛋白是外源性三酰甘油的乳糜微粒和内源性三酰甘油的极低密度脂蛋白。

三酰甘油的测定方法主要采用化学法和酶法。

【正常参考值】

1) TG正常范围为0.56～1.7 mmol/L(50～150 mg/dl)；高TG是指＞1.7 mmol/L(＞150 mg/dl)；低TG是指＜0.56 mmol/L(＜50 mg/dl)。

2) 在各种脂蛋白中，三酰甘油的含量也不尽相同。极低密度脂蛋白-三酰甘油(VLDL-TG)：0.22～0.96 mmol/L(20～85 mg/dl)；低密度脂蛋白-三酰甘油(LDL-TG)：0.22～0.68 mmol/L(20～60 mg/dl)；高密度脂蛋白-三酰甘油(HDL-TG)：0.11～0.22 mmol/L(10～20 mg/dl)。

【诊断意义】

1) 三酰甘油的变化：TG增高常见于：①原发性高脂血症；②心血管疾病：动脉粥样硬化、心肌梗死；③肝胆疾病：酒精性肝硬化、胆汁淤积；④内分泌疾病：糖尿病、胰岛素抵抗症、高胰岛素血症；⑤肾脏疾病；⑥恶性贫血型。TG降低常见于以下情况。①肝胆疾病：肝功能严重损害；②内分泌疾病：甲状腺功能亢进症、肾上腺皮质功能减退症；③代谢性疾病：脂蛋白缺乏症、营养不良；④肿瘤：癌症晚期、恶病质；⑤药物影响：如肝素。

2) 三酰甘油已作为独立的冠心病危险因素。极度的高三酰甘油血症(＞11.4 mmol/L)主要发生在高乳糜微粒血症中。

7.4.5 梗阻性脂蛋白测定

梗阻性脂蛋白(lipoprotein-X，LP-X)又称阻塞性脂蛋白，为在胆汁淤滞、梗阻性黄疸时血中出现的异常脂蛋白。它的生成与胆汁中磷脂逆流入血有关。

用免疫学的方法测定，即用抗梗阻性脂蛋白抗体进行定性及定量测定。

【正常参考值】正常人一般血中无梗阻性脂蛋白出现。

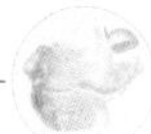

【诊断意义】

1）肝胆疾病伴有胆汁淤滞或胆道梗阻时，血中均可检出梗阻性脂蛋白。

2）肝内胆管梗阻时，梗阻性脂蛋白多在5.18 mmol/L(200 mg/dl)以下；肝外胆道恶性梗阻时，可达15.59～20.72 mmol/L(600～800 mg/dl)。

3）患者若有胆红素增高而梗阻性脂蛋白急速减低者，则表示病情恶化，预后不良。

7.5 酶学检测

酶(enzyme)是蛋白质，是一类由生物机体产生并具有高度特异性的生物催化剂，能在细胞内或细胞外起催化作用。由于酶的存在，人体新陈代谢得以正常进行，各器官的功能得以正常维持。因此，对酶的测定，有助于临床诊断疾病，观察疗效和判断预后。

7.5.1 血清转氨酶测定

血清转氨酶(transaminase)即氨基转移酶(aminotransferase)，是一组能催化氨基酸与α-酮酸之间氨基转移反应的酶。用于肝脏疾病检查的转氨酶主要是丙氨酸氨基转移酶(alanine aminotransferase, ALT)和天冬氨酸氨基转移酶(aspartate aminotransferase, AST)。前者过去曾按反应产物命名为谷氨酸丙酮转移酶(GPT)，后者为谷氨酸草酰乙酸转移酶(GOT)。这两种酶均为非特异性细胞内功能酶。

正常时，ALT和AST的血清含量都很低，当肝细胞受损伤时，它们的血清浓度便会发生变化。在轻、中度肝损伤时，由于肝细胞膜通透性增高，胞质内的ALT和AST释放入血液，而导致血中ALT和AST都升高，但是ALT升高较明显。当严重肝细胞受损时，线粒体受损，故线粒体内的酶被释放入血，此时则AST升高明显。因此，血清转氨酶测定是肝脏损伤的敏感指标(表7-7)。

表7-7 常用肝胆胰功能检测参考值

项目	正常参考值
氨基转移酶	
丙氨酸氨基转移酶(ALT)	<40 U/L(速率法) 5～35 Karmen U
天冬氨酸氨基转移酶(AST)	<40 U/L(速率法) 8～40 Karmen U
碱性磷酸酶(ALP)	15～150 U/L 40～110 U/L(连续监测法)
γ-谷氨酰基转移酶(GGT)	男：0～30 U/L(速率法) 女：<30 U/L(速率法) 6～47 U/L(Brotton-Mouholl) <50 U/L(连续监测法)
乳酸脱氢酶(LDH)	120～150 IU/L(比色法) 110～250 IU/L(速率法)
腺苷脱氢酶(ADA)	0～25 IU/L(速率法)
血清胆红素	
血清总胆红素(STB)	1.70～17.0 μmol/L(0.1～1 mg/dl)
血清间接胆红素(UCB)	6～22 μmol/L(G-J法) 2～12 μmol/L(计算法)
血清直接胆红素(CB)	0.6～0.8 μmol/L 0～6 μmol/L(G-J法)
血清直接胆红素/血清总胆红素(CB/STB)	0.2～0.4
总胆汁酸	<10 μmol/L(酶法)
胆酸(CA)	0.08～0.91 μmol/L(气-液相色谱法)
脱氧胆酸(DCA)	0.23～0.89 μmol/L(气-液相色谱法)
血清总蛋白(TP)	60～80 g/L(双缩脲法)
血清白蛋白(ALB)	36～50 g/L(溴甲酚绿法)
血清球蛋白(GLB)	25～40 g/L(计算法)
白蛋白/球蛋白(A/G)	1.0～2.5(计算法)
前白蛋白(PA)	170～420 mg/L(免疫比色法)
α_1-抗胰蛋白酶(α_1-AT)	0.78～2.0 g/L(免疫比浊法) 60岁以上：1.15～2.0 g/L

ALT和AST测定主要用化学方法。

7.5.1.1 丙氨酸氨基转移酶(ALT)

ALT广泛存在于机体组织细胞内，但以肝脏细胞含量最高，其次为心肌、脑和肾脏的组织中。在肝脏，ALT主要存在于肝细胞中，其次是线粒体内。ALT的半衰期为47 h。由于肝细胞中ALT浓度比血清高2 000倍以上，故只要有1/1 000的肝细胞中的ALT进入血液就足以使血中ALT的浓度升高1倍。因此，ALT是反映肝损伤的一个极其灵敏的指标。

【正常参考值】

(1) 比色法(Karmen法) 5～25 Karmen U/L。

(2) 连续监测法(37℃) 5～40 U/L。

(3) ALT/AST ≤1。

【诊断意义】

1）ALT增高常见于以下情况。①肝胆疾病：传染性肝炎、肝硬化活动期、中毒性肝炎、胆囊炎、胆管炎、脂肪肝、肝癌；②心脏疾病：心肌梗死、心肌炎；③骨骼肌疾病；④传染性单核细胞增多症；⑤药物影响：如服用氯丙嗪、异烟肼、利福平、吡嗪酰胺、锑剂、苯巴比妥、乙醇、某些避孕药与降脂药等。

2) 重症肝炎时，肝细胞大量坏死，血中的 ALT 仅表现为轻度增高，在临终时则明显下降，但胆红素却进行性升高，即所谓的酶胆分离（enzyme-jaundice separation）现象。

7.5.1.2 天冬氨酸氨基转移酶(AST)

AST 主要分布于心肌，其次为肝脏、骨骼肌、肾脏、胰腺、脾脏、肺、红细胞和血清等组织中。在肝脏，AST 大约有 80%以上存在于线粒体中。细胞内外的浓度有明显的差异。其半衰期为 17 h。

【正常参考值】

(1) 比色法(Karmen 法)　8～28 Karmen U。

(2) 连续监测法(37℃)　8～40 U/L。

【诊断意义】

(1) AST 的变化　AST 增高常见于以下情况。①心脏疾病：心肌梗死、心肌炎；②肝胆疾病：急性或慢性肝炎、药物中毒性肝炎、胰腺炎、胆囊炎、胆汁淤积、肝硬化、肝癌；③肺部疾病：肺炎、胸膜炎、肺梗死；④骨骼肌病：重症肌无力、肌营养不良。AST 降低常见于：①糖尿病、酮症酸中毒；②严重肝病；③脚气病。

(2) AST/ALT 的变化　正常人为 0.6～1.0。急性肝炎时如 AST/ALT 值不断升高，则表示 AST 大量从线粒体内释出，预示病情有变化。慢性肝炎时可升到 1.0 以上，肝硬化时可达成 2.0。此比值对判断肝炎的转归特别有价值(表 7-8)。

表 7-8　ALT 和 AST 在不同疾病时的变化

疾病	ALT	AST	AST/ALT
梗阻性黄疸	变化不大，常不超过 5 倍正常值上限	同 ALT	不定，常<1.0
病毒性肝炎	随不同病期和严重程度而异，常明显升高，可达 10～100 倍正常值上限	同ALT，但程度没有 ALT 明显，恢复到正常早于 ALT	<1.0
重症肝炎	不超过 20 倍正常值上限，可出现“酶胆分离”	增高程度常超过 ALT	>1.0
肝硬化	变化不定，常轻度增高	同 ALT，但增高程度常超过 ALT	>1.0
右心衰竭合并肝淤血	正常或轻度升高，个别可达 10 倍正常值上限	增高程度常超过 ALT	>1.0
心肌梗死	正常或轻度升高	明显升高，与肌酸激酶(CK)和乳酸脱氢酶(LDH)相比，无优点	>1.0
心肌炎	正常或轻度升高	急性期可轻度升高	>1.0
肌肉损伤	正常或轻度升高	可高达 2～5 倍正常值上限	>1.0
肌萎缩	明显上升，可达 8 倍正常值上限	同 ALT	>1.0

7.5.2 血清碱性磷酸酶测定

碱性磷酸酶（alkaline phosphatase, ALP）以前常写作 AKP，是一组在碱性环境下能水解多种磷酸单酯化合物的酶。在人体内 ALP 的分布较广，主要分布于骨骼，占 40%～75%，其次是肝、胆再次为胎盘和小肠。但是脂肪餐能使 ALP 分泌增加。血型为 O 型和 B 型的人，其肠分泌量也较多。在肝脏，ALP 主要分布于肝细胞的血窦侧和毛细胆管侧的微绒毛上，经胆汁排入小肠，其中一部分被肠重吸收。当胆汁排泄不畅，胆汁淤积时，滞留的 ALP 易反流，毛细胆管内压升高，可诱发 ALP 产生增多。增殖的胆小管生成的磷酸酶，其酶的活性极高。故 ALP 是胆汁淤积时酶学的敏感指标。

ALP 测定主要用化学方法。

【正常参考值】

(1) 连续监测法(磷酸硝基苯酚为底物，37℃)

成人：40～110 U/L；儿童：<350 U/L。

(2) β-甘油磷酸钠法　成人：2.5～6.5 Bodansky U；儿童：4～14 Bodansky U。

(3) 磷酸苯二钠法　成人：3～13 King-Armstrom U；儿童：5～28 King-Armstrom U。

(4) 磷酸麝香草酚酞法　2.4～17.8 U/L。

【诊断意义】

(1) ALP 的变化　ALP 升高常见于：①肝、胆疾病：当肝内外胆管阻塞时，ALP 升高明显，且 ALP 升高水平与胆红素升高平行。肝炎等累及肝实质细胞的肝胆疾病，则 ALP 仅轻度升高。肝占位性病变如肝肉芽肿、肝脓肿、肝癌 ALP 可有中度升高。②ALP 与 ALT 及胆红素同时测定，则有助于黄疸的鉴别诊断。③骨骼疾病：如变形性骨炎(Paget 病)、

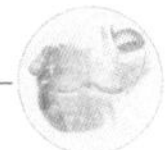

佝偻病、软骨症、骨折、骨肿瘤、肢端肥大症。④内分泌疾病：甲状旁腺功能亢进症。⑤新生儿骨质生成、儿童发育期、妊娠期。ALP 降低常见于：①甲状腺功能低下症；②恶性贫血；③重症慢性肾炎；④乳糜泻；⑤遗传性碱性磷酸酶减少症等。

2) ALP 活力变化　ALP 活力变化与年龄关系密切，新生儿骨质生成时 ALP 略高于成年人，以后逐渐增高。儿童发育期在 1～5 岁有一次高峰，可达成年人值上限的 2.5～5 倍，以后下降，到儿童身长增高期又再次上升。第 2 高峰在 10～15 岁之间，可达成年人值上限的 4～5 倍。20 岁后降至成年人值。到老年期又轻度升高，可能与生理性的激素变化有关。

7.5.3　血清 γ-谷氨酰基转移酶测定

γ-谷氨酰基转移酶（γ-glutamyltransferase，GGT，γ-GT）是含 SH 基的糖蛋白，是催化 γ-谷氨酰基转换的酶。Meister 提出，细胞外游离氨基酸进入细胞内需通过一系列循环生化反应过程才能完成，并命名此循环为 γ-谷氨酸基循环。GGT 存在于肾、前列腺、胰、肝、盲肠和脑中。在肾脏、胰腺和肝脏三者之中，该酶的含量之比约为 100∶8∶4。

血清中 GGT 主要来源于肝胆系统。肝脏的 GGT 主要分布在肝细胞的毛细胆管侧和整个胆管系统。其主要功能是参与组织中氨基酸和肽的分泌、吸收和合成的全过程。因此，GGT 在肝内合成增多或胆管系统有胆汁淤积均可引起血清 GGT 的增高。

GGT 测定方法有连续监测法、速率法和比色法。

【正常参考值】

(1) 连续监测法（硝基苯酚为底物，37℃）<50 U/L。

(2) 速率法（37℃）　成年男性：11～50 U/L；成年女性：7～32 U/L。

(3) 比色法（37℃）　成年男性：3～17 U/L；成年女性：2～13 U/L。

【诊断意义】

1) 血清 GGT 增高常见于以下情况。①肝胆疾病：肝内或肝外胆管阻塞、胆汁淤积、脂肪肝、急性或慢性肝炎、病毒性肝炎、酒精性肝炎、肝硬化、肝癌、胰腺炎、胰腺癌；②药物影响：巴比妥、苯妥英钠、抗凝药香豆素、对乙酰氨基酚、氯贝丁酯、含雌激素的避孕药物等；③心脏疾病：急性心肌梗死；④骨骼疾病：骨质软化症、纤维性囊性骨炎、骨转移性瘤；⑤内分泌疾病：甲状腺功能亢进症、甲状旁腺功能亢进症；⑥其他：前列腺癌、新生儿黄疸（表 7-9）。血清 GGT 降低常见于：①贫血；②慢性肾炎；③恶病质。

表 7-9　血清 GGT 升高的疾病和症状

GGT 变化	疾病和症状
正常范围（<40 U）	急性肝炎早期、慢性肝炎非活动期、肝硬化非活动期
轻度升高（1～2 倍）	急性肝炎（重症）、慢性肝炎（肝硬化前期、非活动性）、肝硬化（非活动期）、脂肪肝、糖尿病、心肌损害（恢复期）、胰腺炎伴肾损害、局限性肝损害（良性）、血吸虫病、药物影响（苯巴比妥等）
中度升高（2～4 倍）	慢性活动性肝炎、酒精性肝硬化活动期、酒精性脂肪肝急性肝淤血、局限性肝损害（恶性）、心肌梗死（急性期）、急性胰腺炎、不全性胆道梗阻、血卟啉病
次高度升高（5～10 倍）	肝内胆汁淤积、胆汁性肝硬化、酒精性肝病、肝外胆道梗阻、肝癌（原发性、继发性）、急性血吸虫病
高度升高（>10 倍）	肝内胆汁淤积、肝外胆道梗阻、酒精性肝病、原发性肝癌

2) 在胎儿期和新生儿期，肝细胞合成 GGT 的能力增强。出生后肝脏合成能力量下降。若 GGT 合成能力升高，呈现返祖现象，则要警惕肝脏恶性肿瘤的可能。

7.5.4　血清胆碱酯酶测定

胆碱酯酶（cholinesterase，ChE）又称乙酰胆碱酯酰基水解酶（acetylcholine acylhydrolase）。ChE 分为两类：一类为乙酰胆碱酯酶（AchE，也称真胆碱酯酶或乙酰胆碱乙酰水解酶）；另一类为酰基胆碱酰基水解酶（SchE，也称假胆碱酯酶）。前者主要分布在红细胞和脑灰质中，在血液中约占 80%。后者则主要分布在肝脏、脑白质和血清中。肝脏有合成 ChE 的功能，其能力大致与制造白蛋白相当。ChE 在血液中约占 20%。两种胆碱酯酶均可催化酰基胆碱水解，但对各种底物的特异性和亲和力不同。有机磷对它们有强烈的抑制作用。

胆碱酯酶测定多采用化学方法。

【正常参考值】

(1) 连续监测法　男性：4 620～11 500 U/L；女性：3 930～10 800 U/L。

(2) 乙酰羟胺显色法　130～310 U/L。

(3) SchE 比色法　30 000～80 000 U/L；连续监

测法(37℃):620～1 370 U/L。

(4) AchE 比色法　80 000～120 000 U/L;连续监测法(37℃)为血清的 1.5～2.5 倍。

ChE 参考值范围较大,但个体参考值较恒定。

【诊断意义】 血清 ChE 的测定主要用于判断肝脏的蛋白合成功能和估计肝脏疾病的预后,对有机磷中毒的诊断具有一定价值。

血清 ChE 的变化常见于下列情况。增高常见于:①肾脏疾病:排泄障碍或合成障碍;②脂肪肝:营养过度性或酒精性;③肥胖、甲状腺功能亢进症、遗传性高 ChE 血症。血清 ChE 降低常见于:①肝脏疾病,如急性或慢性肝炎、肝外胆道梗阻、严重肝细胞性黄疸、肝硬化、肝脓肿、肝转移癌等;②严重感染;③有机磷中毒:两种 ChE 的活性均降低。④进行性播散性硬化症;⑤晚期血吸虫病;⑥恶性肿瘤、恶性贫血、恶病质。

7.5.5　血清单胺氧化酶测定

单胺氧化酶(monoaminoxidase, MAO)是含铜的蛋白质,能催化单胺类物质氧化脱氨的酶。因其含黄素,也称含黄素胺氧化酶。MAO 为水溶性,与结缔组织中 MAO 相似。MAO 多存在于肝脏、肾脏的线粒体中,能催化各种单胺的氧化脱氨反应,并能催化胶原分子中的赖氨酸或羟氨酸残基侧链上的末端氨基氧化成醛基,促进结缔组织的成熟,并使胶原分子内或分子间生成各种桥键,使胶原纤维性能改善,再组成胶原纤维,故 MAO 与组织纤维化有关。血中 MAO 的活性可因体内脏器的纤维增生而增高,故可作为肝脏纤维化的指标。

MAO 的测定用生化比色法。

【正常参考值】

(1) 苯甲胺为底物法　10.0～43.0 U。

(2) 盐酸苯甲胺为底物法　13.0～29.0 U。

(3) 比色法　12～40 U/ml(12 000～40 000 U/L)。

【诊断意义】

1) MAO 的变化。MAO 增高常见于以下情况。①肝脏疾病:急性肝炎时血清 MAO 大多正常或轻度升高;慢性肝炎有纤维增生及肝硬化时升高;亚急性肝炎、重症肝炎、急性重型肝炎时,由于肝细胞线粒体破坏,MAO 向血内逸漏而可升高;②肝、胆疾病:MAO 增高在肝胆外疾病有糖尿病、甲状腺功能亢进症、进行性硬皮病、心脏瓣膜病慢性心衰、肢端肥大症、老年性动脉粥样硬化、老年痴呆、帕金森病、抑郁症等。降低常见于精神分裂症。

2) 肝硬化患者血清 MAO 活性升高的阳性率在 80%以上,且活性升高与肝表面结节形成的进程相关。

7.5.6　α-L-岩藻糖苷酶测定

α-L-岩藻糖苷酶(fucosidase, AFU)为溶酶体酸性水解酶,相对分子质量为(270～390)×10^3,存在于人体肝脏、脑、肺脏、肾脏、胰腺、白细胞和纤维组织等组织细胞的溶酶体中,血清和尿液中也有一定量。

其主要生理功能是参与含岩藻糖苷的糖蛋白、糖脂等生物活性大分子物质的分解代谢。该酶缺乏时,上述生物大分子中岩藻糖苷水解反应受阻,引起岩藻糖苷蓄积病。

AFU 活力测定采用分光光度法、速率法和终点法。

【正常参考值】

(1) AFU 分光光度法　3～11 U/L。

(2) AFU 速率法　14.3～39.9 U/L(27.1±12.8)U/L。

(3) AFU 终点法　3.5～10.3 U/L(6.9±3.4)U/L。

【诊断意义】

(1) AFU 活力增高　①肝癌;②肝细胞癌手术切除后复发。

(2) AFU 活力降低　①遗传性 AFU 缺乏时,出现引起岩藻糖苷蓄积,患儿多于 5～6 岁死亡;②肝细胞癌手术切除后,且病情稳定。

7.5.7　血清淀粉酶测定

胰腺虽可产生各种酶,但可作为诊断胰腺疾病的酶却不多。人的淀粉酶(amylase, AMS/AMY)是 α 淀粉酶,它是从胰腺分泌的一种性质较为稳定的消化酶,能将淀粉、直链淀粉(amylose)和支链淀粉(amylopectin)等多糖类分解为麦芽糖、糊精糖和葡萄糖。AMS 有两种同工酶:一种由胰腺分泌,为胰腺淀粉酶(P-AMS);另一种为唾液腺淀粉酶(S-AMS)。其他器官如肺、骨、卵巢和甲状腺也能生成 S-AMS。

淀粉酶的相对分子质量较小,约为 55 000,半衰期 2 h,易由肾脏排出。人体内的 α 淀粉酶主要由胰腺和唾液腺分泌,其分泌量两者几乎相等。对食物中多糖化合物的消化起着重要作用。尿液中胰腺来源的酶较高,可能是由于胰腺淀粉酶的肾清除率较

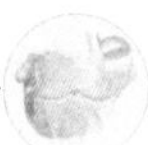

高所致。AMS总活性测定主要用化学方法（碘-淀粉比色法、酶偶联法），同工酶测定用免疫抑制法和电泳法。

【正常参考值】

(1) AMS总活性

1) 碘-淀粉比色法（Somogyi法，100 ml血清中的AMS 37℃ 15 min水解淀粉5 mg为1单位）：血清AMS为800～1 800 U/L；尿液AMS为840～6 240 U/L。

2) 酶偶联法（37℃）：血清AMS为20～115 U/L。

3) 以麦芽多糖为底物的方法：血清AMS为25～125 IU/L；尿液AMS为8.3～53.8 IU/L。

(2) AMS同工酶　免疫抑制法：血清P型为30%～55%；S型为45%～70%；尿液P型为50%～80%；S型为20%～50%。

【诊断意义】

1) AMS活性变化。AMS活性升高常见于：①临床上测定血清淀粉酶主要用于诊断急性胰腺炎或胰腺损伤。此酶常在腹痛3～6 h后升高，20～30 h达高峰，最高可达正常的数倍，以后迅速下降，在3～4 d内恢复正常。故血清淀粉酶的明显升高常作为诊断急性胰腺炎的重要依据之一。②在急性胰腺炎时，尿淀粉酶常在腹痛48～72 h后始见增高，尿淀粉酶活力持续的时间较血清淀粉酶长7～10 d，尿淀粉酶随腹痛的缓解而逐步下降。但一般均较血淀粉酶为晚。③若血、尿淀粉酶值持续升高，且无下降趋势，则应考虑有继发感染、胰腺假性囊肿形成或向慢性胰腺炎过渡的可能。④倘若腹痛等症状有加重而血尿淀粉酶值极低，则提示病情有恶化，常提示预后不良。⑤溃疡病穿孔、肠梗阻、急性腹膜炎、胆道手术后，也常可有血清淀粉酶升高。⑥流行性腮腺炎、细菌性腮腺炎、肾衰竭、应用吗啡或可待因等药物，也可使血清淀粉酶轻度增高。AMS活性降低常见于：①临床诊断为急性胰腺炎，但血清淀粉酶值无增高或反见下降，其原因可能是发病时间短，早期测定血清淀粉酶可不升高；测定时间过迟，病情已缓解。②重症胰腺炎时，胰腺有出血、坏死，腺泡组织破坏过多。③胰腺血管及脾静脉发生广泛性血栓形成。④患者有高三酰甘油血症时，其血清淀粉酶值常正常，可能前者对测定淀粉酶有抑制作用，或者脂质以外的其他物质抑制了淀粉酶活性。

2) AMS同工酶升高常见于：①急性胰腺炎和慢性胰腺炎急性发作P型升高；②腮腺炎、肺癌、卵巢癌等S型升高。

3) 急性胰腺炎时，可引起胸腔渗出性积液，内含较高的淀粉酶。可能是通过横膈由淋巴管道或漏道引起的，也可能是淀粉酶穿过横膈，直接与胸腔沟通所致。腹水中淀粉酶升高，主要见于急性胰腺炎、外伤性胰管或胰体破裂者，也可以见于其他类似胰腺炎的急腹症（表7-10）。

表7-10　胰腺酶学测定

项目	正常参考值
淀粉酶（AMS，AMY）	血清：80～125 U/L（速率法） 800～1 800 U/L（Somogyi法） 20～115 U/L（酶偶联法） 尿液：100～1 200 U/L（速率法） 840～6 240 U/L（Somogyi法）
AMS同工酶	血清　P型：30%～55%（免疫抑制法） S型：45%～70% 尿液　P型：50%～80% S型：20%～50%
脂肪酶（LPS）	血清：0～790 U/L（比色法） 0～160 U/L（浊度法） <1 500 U/L（滴度法）

7.5.8 血清脂肪酶测定

脂肪酶（lipase，LPS）为一种非特异性甘油二酯酰基水解酶，是胰腺外分泌酶，胰腺含量最丰富。长链脂肪酸三酰甘油。脂肪酶仅作用于油和水的界面，也就是只有当基质是油类并且呈乳剂状态时，脂肪酶才起作用。人体脂肪酶主要来自胰腺，其次为胃黏膜和小肠细胞，也有少部分存在于白细胞、脂肪组织中，在血液中的含量很少。胰腺疾病时，LPS被大量释放入血，从而导致血清LPS升高。

脂肪酶测定主要采用化学方法。

【正常参考值】

(1) 比色法（100 ml血清，37℃ 10 min水解1 μmol底物为1个LPS单位）　0～790 U/L。

(2) 浊度法　0～160 U/L。

(3) 滴度法　<1 500 U/L。

(4) 分光度法　13～60 IU/L。

【诊断意义】LPS增高常见于：①急性胰腺炎时，血清LPS活力可增高至正常值的10倍。但多在出现症状后24～48 h才见增高，第4 d达高峰，可持续7～10 d。故在急性胰腺炎后期，当血清AMS下降至正常时，测定LPS可有助于诊断。②肝胆疾病：肝硬化、胆管炎、胆管下端梗阻（结石、肿瘤等）。③胃肠道疾病：急性腹膜炎、胃肠道穿孔、肠梗阻。

7.6 凝血试验

在很久前人类就知道有凝血不良的现象，轻微的皮肤伤可出血不止，甚至可因此而丧失生命。在近代医学史文献上对因肝胆疾病而并发出血不止的情况有过许多描述。Sims 于 1878 年首先提到为慢性梗阻性黄疸患者施行手术，可因出血不止而死亡。因为肝胆疾病而呈现皮下或黏膜下出血、衄血、淤斑或月经过多则更为常见。众所周知，肝脏是代谢中心，对凝血机制所起的作用极大。血液凝固是一系列复杂的酶促反应过程，需要多种凝血因子参加。肝胆疾病可使凝血因子缺乏、血小板发生质和量的变化、产生内源性抗凝物质、血浆纤维蛋白原系统异常等。

7.6.1 血小板测定

血小板（platelet, PLT）来源于骨髓内的多核巨细胞，它在血管内的寿命为 8～10 d。衰老的血小板在血中被清除。血小板的 30%储存于脾脏中，并可与血中循环着的血小板的 70%进行自由交换。

在血管损伤后，血小板迅速黏附其周围，聚集成团，形成较为松软的止血栓子，然后促进凝血并形成坚实的止血栓子，并为血液凝固和血凝块提供物质基础。

聚集是指血小板与血小板间的黏附。当血小板黏附于血管破损处或受活化物质作用激活后，有血浆 Ca^{2+}、血小板活化表露的糖蛋白 GPⅡb/Ⅲa 复合物作为一个纤维蛋白原的受体和纤维蛋白原（Fg）、纤连蛋白（Fn）及某些其他黏附分子结合而聚集成团，起到形成血小板血栓作用。体内凝血酶、花生四烯酸、血栓素 A_2（TXA_2）、肾上腺素和钙离子载体 A、细菌内毒素、病毒及某些肿瘤分泌产物均可引起血小板聚集。

发生聚集现象的因素为：①血管内膜损害后所暴露的胶原将血小板吸附；②血管内膜细胞和血小板破坏后所释放出的二磷酸腺苷将血小板聚集；③当血管和组织破坏时立即引起血管扩张和血流缓慢，结果使血小板转到血流的外缘并在管壁破口处聚集。

在凝血机制中除去血小板在血管破口有聚集堵塞的功能外，体内有多种凝血因子（FⅠ～FⅫ）及前激肽释放酶（pre kallikrein, PK）和高相对分子质量激肽原（high-molecular weight kininogen, HMWK）参与凝血。

血小板具有十分复杂的免疫结构，血小板抗原-抗体系统主要包括同种抗原-抗体和自身抗原-抗体。近来用流式细胞术（FCM）和免疫荧光显微术测定血小板相关免疫球蛋白（platelet associated immunoglobulin, PAIg）和血小板相关补体（platelet associated complement, PA-C）。

【正常参考值】

（1）血小板的正常值　$(100\sim300)\times10^9$/L（10 万～30 万/mm^3）。

（2）ELISA 法　PA IgG 0～78.8 ng/10^7 血小板；PA IgM 0～7.0 ng/10^7 血小板；PA IgA 0～2.0 ng/10^7 血小板；PA－C3（17.6±8.6）ng/10^7 血小板；PA－C4　（9.9±6.2）ng/10^7 血小板。

（3）FCM 法　PA IgG＜10%。

【诊断意义】

1）血小板的变化。血小板减少常见于：①原发性血小板减少性紫癜、骨髓增生障碍性疾病或骨髓被异常组织侵袭病（白血病、再生障碍性贫血病、骨髓内广泛性转移瘤）、脾大（肝硬化、肝外门静脉栓塞、黑热病）、脓毒症、药物或化学中毒（苯、砷、汞）、放射性损伤（X 线、镭、钴）等。②血小板减少常在肝硬化时发生。在酒精性肝硬化患者中减到 100×10^9/L 以下者占 36%。但食管胃底大出血则是由于门静脉高压症致食管胃底曲张静脉破裂所致。血小板增多常见于：①急性大出血；②脾切除术后；③早期的慢性粒细胞性白血病、缺铁性贫血、溶血性贫血、真性红细胞增多症、原发性血小板增多症；④骨髓纤维化症；⑤危重的急性传染病；⑥肾移植发生排异反应时等。

2）血小板聚集试验（PAgT）的变化。PAgT 增高见于：①血栓前状态和血栓性疾病，如心绞痛、心肌梗死、脑血管病变、静脉血栓形成；②高脂血症、糖尿病、妊娠期高血压、肺梗死；③抗原-抗体复合物反应、人工心脏、瓣膜移植。PAgT 降低见于：①血小板无力症、特发性血小板减少性紫癜、低（无）纤维蛋白原血症；②急性白血病；③尿毒症。

3）一般生理变动的情况是血小板上午较少，下午较多。进食、运动、疲劳和月经期则血小板常有增多。

4）血小板计数降至 50×10^9/L，即易出现出血

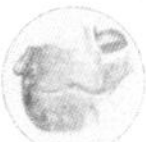

现象，称作临界值。

7.6.2 凝血酶原和凝血酶测定

正常新鲜的血液无凝血酶，只能在凝血过程中由凝血酶原转成。血液凝固的过程是由凝血因子(coagulation factor)(表7-11)。按一定顺序相继激活而生成凝血酶(thrombin)。凝血酶再使纤维蛋白原(fibrinogen)变为纤维蛋白(fibrin)。凝血酶原(thrombinogen)的激活是在凝血酶原酶复合物(prothrombinase complex)作用下进行的。其过程可分为如下3步。第1步：凝血酶原酶复合物(也称凝血酶原激活复合物)的形成。其形成有两个途径：①内源性凝血途径(intrinsic pathway)是指参与凝血的因子全部来自血液。因血液与伤口带负电荷的异物表面接触而被启动，先激活FⅫa。FⅫa一方面使FⅪ激活成FⅪa，从而启动内源性凝血途径；另一方面，前激肽释放酶(prekallikrein, PK)激活成为激肽释放酶(kallikrein)，后者又反过来激活FⅫ。由此形成表面激化的正反馈效应。高相对分子质量激肽原(high-molecular weight kininogen, HMWK)在其中起了重要作用。②外源性凝血途径(extrinsic pathway)又称组织途径(tissue factor, TF)：血管损伤后TF与FⅦa结合形成FⅦa-TF复合物，在磷脂和Ca^{2+}的促使下起作用。第2步：凝血酶原复合物激活凝血酶原，使纤维蛋白原生成纤维蛋白。第3步：启动组织因子参与凝血过程。

表7-11 主要凝血因子的作用

国际命名	同义名	合成场所	作用
Ⅰ因子	纤维蛋白原(fibrinogen)	肝脏	在凝血酶作用下变成纤维蛋白
Ⅱ因子	凝血酶原(prothrombin)	肝脏、肺	在Xa和磷脂等作用下变成凝血酶
Ⅲ因子	凝血激酶(thromboplastin)、凝血质	各种组织细胞	与Ⅶ因子共同作用激活Ⅹ因子
Ⅳ因子	钙离子(Ca^{2+})	维生素D在肝内羟化	为正常凝血过程和血小板凝集功能所必需
Ⅴ因子	前加速素(proaccelerin)、易变因子(labile factor)、血浆加速球蛋白(acceleratoglobulin)	肝脏	参与凝血酶原变成凝血酶
Ⅵ因子	前转化素(proconvertin)、血清加速球蛋白	肝脏	比Ⅴ因子活性更高
Ⅶ因子	稳定因子(stable factor)、血清凝血酶原转变加速素(SPCA)	肝脏、网状内皮系统	参与外源性凝血系统
Ⅷ因子	抗血友病因子(AHG)、血浆凝血活酶因子A(PTF-A)	肝脏、脾脏	参与内源性凝血系统
Ⅸ因子	血浆凝血质成分(PTC)、血浆凝血活酶因子B(PTF-B) Christmas因子	肝脏	参与内源性凝血系统
Ⅹ因子	前期加速素(PPA)、Stuart-Prower因子、Stuart因子	肝脏	参与内源性和外源性凝血系统
Ⅺ因子	血浆凝血活酶前质(plasma thromboplastin component, PTA)	肝脏、网状内皮系统	参与内源性凝血系统
Ⅻ因子	Hageman因子、接触因子(contact factor)	肝脏、网状内皮系统	参与内源性凝血系统、激活纤维蛋白溶酶原、促使激肽释放
ⅩⅢ因子	纤维蛋白稳定因子(fibrin stabilizing factor, FSF)	肝脏、血小板、巨核细胞	在纤维蛋白形成交叉链，使纤维蛋白稳定。此外，与原始纤维细胞生长有关

7.6.2.1 凝血时间测定

凝血时间测定(clotting time, CT)是指血液离体后至完全凝固所需要的时间。它是指在检查采血时血与异物表面接触后至形成可溶性纤维蛋白的一段时间。

测定血液凝固时间的方法有试管法、毛细管法。

【正常参考值】

(1) 试管法　5～10 min。

(2) 硅管法　15～32 min。

(3) 塑料管法　10～19 min。

【诊断意义】

(1) 凝血时间延长　常见于：①较显著的Ⅷ、Ⅸ、Ⅺ因子减少：血友病；②凝血酶原缺乏：严重肝细胞损害、梗阻性黄疸、新生儿出血、双香豆素药物应用过多或过久；③纤维蛋白原减少：严重肝细胞损害、先天性纤维蛋白缺乏症；④纤维蛋白溶解亢进而有大量纤维蛋白原降解产物(FDP)时，如原发性纤维蛋白溶解症或弥散性血管内凝血。

(2) 凝血时间缩短　常见于：①高凝状态、高血糖、高血脂、体内有血栓形成；②在急性中等度出血、某些传染病和药物中毒后发生。由于以往误认为这种情况极为少见，遂以为在临床上意义不大。近几年来逐渐明确，凡导致血管内膜和组织广泛损伤的因素，如脓毒症、传染病、中毒疾病、过敏性疾病及挤压综合征等都能激活血循环内大量的凝血因子和凝血酶原。这样就使凝血时间缩短并因之而发生弥散性血管内凝血。至此方确知凝血时间缩短不仅并非少见，而且也常是致死的原因。

7.6.2.2　血浆凝血酶时间测定

血浆凝血酶时间测定(thrombi time, TT)是指受检血浆中加入"标准化"凝血酶溶液，测定纤维蛋白原转变为纤维蛋白所需时间。

【正常参考值】

(1) 手工法　16～18 s。

(2) 血凝仪　10～14 s。受检值延长超过正常对照值 3 s 以上为延长。

【诊断意义】 TT 延长常见于：①低(无)纤维蛋白原血症(hypofibinogemia afibrinogemia)和异常纤维蛋白原血症(dysfibrinogemia)，血中纤维蛋白原降解产物(FDP)增高；②血中有肝素或类肝素物质存在，如在用肝素治疗中时，系统性红斑狼疮(SLE)和肝脏疾病等。TT 缩短无临床意义。

7.6.2.3　血浆凝血酶原时间测定

血浆凝血酶原时间测定(prothrombin time, PT)是指在被检血浆中加入 Ca^{2+} 和组织因子，观察血浆的凝固时间。它是外源性凝血系统较为灵敏和常用的筛选试验。

【正常参考值】 手工法和血液凝固仪器法：11～13 s，须设对照值。测定值超过正常对照值 3 s 以上为异常。凝血酶原时间比值(international normalized ratio, INR)：$INR=PTR^{ISI}$，其参考范围为 0.9～1.3。国际灵敏度指数(international sensitivity index, ISI)越小，组织凝血活酶的灵敏度越高。INR 是口服抗凝剂的首选监测指标，WHO 推荐使用 INR，INR 以 2.0～3.0 为宜。

【诊断意义】 PT 延长常见于：①先天性凝血因子Ⅰ、Ⅱ、Ⅴ、Ⅶ、Ⅹ缺乏；②获得性凝血因子缺乏，如严重肝病、维生素 K 缺乏、弥散性血管内凝血(DIC)。PT 缩短常见于血液高凝状态。

7.6.2.4　活化部分凝血活酶时间测定

活化部分凝血活酶时间测定(activated partial thromboplastin time, APTT)是指在受检血浆中加入 APTT 试剂和 Ca^{2+} 后，观察血浆凝固时间。它是体外筛查内源性凝血系统较灵敏的最常用试验。

【正常参考值】 仪器法：20～25 s。也可用手工法，须设正常对照值，测定值与正常对照值相比较，若延长超过 10 s 以上为异常。

【诊断意义】

(1) APTT 延长　常见于：①因子Ⅻ、Ⅺ、Ⅸ、Ⅷ、Ⅹ、Ⅴ、Ⅱ激肽释放酶原(PK)、高相对分子质量激肽原(HMWK)和纤维蛋白原(Fg)缺乏；或是它们的抑制物(inhibitor)增多。②APTT 也是监测普通肝素(uFH)和诊断狼疮抗凝物质(LA)的常用试验。

(2) APTT 缩短　常见于血栓性疾病(thrombotic disease)和血栓前状态(prethrombotic state, PTS)，但灵敏度和特异性较差。

7.6.2.5　血浆凝血酶-抗凝血酶复合物测定

血浆凝血酶-抗凝血酶复合物(thrombin-antithrombin complex, TAD)是体内凝血酶与抗凝血酶结合的具有活性的复合物，它能反映凝血酶的活性。

【正常参考值】 酶标法：1.05～1.85 μg/L(1.45±0.4 μg/L)。

【诊断意义】 TAD 增高常见于：①急性心肌梗死、不稳定型心绞痛；②DIC、深静脉血栓形成、脑梗死；③急性白血病。

7.6.3 纤维蛋白原和纤维蛋白测定

凝血酶原复合物(prothrombinase complex)中的 FⅩa，可使 FⅩa 激活凝血酶原的速度提高 10 000 倍。凝血酶可使纤维蛋白原(fibrinogen, Fg)从 N 端脱下两个 A 肽和两个 B 肽而转变为纤维蛋白单体，同时能激活 FⅩⅢ 生成 FⅩⅢa。在 Ca^{2+} 的作用下，FⅩⅢa使纤维蛋白单体相互聚合，形成不溶于水的交联纤维蛋白多聚凝块；而激活的 FⅤ、FⅧ和 FⅪ，则具有形成凝血过程中的正反馈机制。活化的血小板又可为 FⅩ酶复合物和凝血酶原复合物的形成提供有效的磷脂表面。因此，凝血酶原复合物能激活凝血酶原从而使纤维蛋白原生成纤维蛋白(fibrin)，加速了血液凝血过程。血液凝血过程中纤维蛋白的形成是触发纤溶的启动因素，通过纤溶酶选择性地产

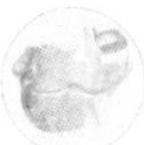

生并作用于纤维蛋白形成的部位，促使血块形成，从而溶解纤维蛋白，清除血凝块、恢复正常的血管和血流。但当纤溶过度时则又可引起出血倾向。

肝胆疾病是引起凝血酶原异常或缺乏的常见原因。所谓凝血酶原时间延长不仅是指由于凝血酶原的异常和纤维蛋白原过少或过多，也偶然见于纤维蛋白原本身异常。不管原因何在，结果都不能转成纤维蛋白。起初形成的纤维蛋白比较疏松，还需要血小板、红细胞和其他因子的作用使之变紧变实。只有这样，才会使血管破损处不再漏血和伤口愈合后不再裂开。

纤维蛋白原的定量测定方法有数种，如凝血酶时间法、酪氨酸法、硫酸胺比浊法和单相免疫扩散法等。

【正常参考值】

(1) 纤维蛋白原(Fg)成人正常参考值　2～4 g/L。

(2) 纤维蛋白原(Fg)定量测定值　常受年龄的影响而其值不一。

10～20 岁：1.85～3.0 g/L。

20～30 岁：1.85～3.4 g/L。

30～40 岁：1.77～3.6 g/L。

40～50 岁：2.15～4.0 g/L。

50～60 岁：2.35～4.55 g/L。

60 岁以上：2.6～5.0 g/L。

【诊断意义】

(1) Fg 定量测定值增高　常见于：①急性重症感染、慢性炎症性疾病；②恶性肿瘤；③心肌梗死、脑血栓；④肾病变；⑤妊娠；⑥应用肝素后中止使用、应用抗血友病球蛋白(AHG)制剂及纤维蛋白原制剂。

(2) Fg 定量测定值降低　常见于：①大量出血；②纤维蛋白溶解性紫癜；③弥散性血管内凝血；④重症肝病；⑤恶性贫血、白血病；⑥癌瘤转移；⑦巨大血栓症；⑧蛇毒咬伤等去除纤维蛋白原疗法。

(3) 其他　血中 Fg 定量测定值<0.6 g/L 时，可有出血性倾向。由各种有关凝血的检查可见凝血时间延长。若其值>7 g/L 时，则有血栓形成的倾向而可出现血黏稠过度综合征(hyperviscosity syndrome)。

7.6.4　出血时间测定

出血时间(bleeding time, BT)是指使皮肤受特定条件的外伤后，出血自行停止所需的时间，以测定皮肤毛细血管的止血能力。毛细血管的止血原理主要与毛细血管的收缩和互相黏合能力、血小板白色栓子形成能力、5-羟色胺等物质的释放及血浆中凝血因子的含量等因素有密切关系(表 7-12)。

表 7-12　出血与凝血检查的参考值

检测项目	正常参考值
出血时间测定(BT)	(6.9±2.1)min(模板刀片法或测定器法)
凝血时间测定(CT)	5～10 min(玻璃试管法) 10～19 min(塑料试管法) 15～32 min(硅化试管法)
血小板计数(PLT)	(100～300)×10^9/L
血小板黏附试验(PAdT)	黏附率：(62.5±8.6)%(玻璃柱法)
活化凝血时间(ACT)	1.1～2.1 min
活化部分凝血活酶时间(APTT)	20～25 s，延长超过 10 s 为异常(仪器法)
血浆凝血酶原时间(PT)	11～13 s，延长超过 3 s 为异常(手工法)
肝促凝血酶原激酶试验(HPT)	63.8%～117.4%
凝血因子 C 活性测定	Ⅱ：C 81%～114.4%(一期法) 150～200 μg/ml(发色底物法) Ⅴ：C 71.5%～133.3%(一期法) Ⅶ：C 85.7%～120.3%(一期法) Ⅹ：C 84%～122%(一期法) 91.8%～136%(发色底物法)
凝血因子 C 测定	Ⅷ：C 77.3%～128.7%(一期法) Ⅸ：C 67.7%～128.5%(一期法) Ⅺ：C 81.6%～118.4%(一期法) Ⅻ：C 71.7%～113.1%(一期法)
凝血因子Ⅷ：C 抑制物测定	剩余因子Ⅷ：C 接近 100%
凝血酶活性测定(TGT)	(0.28±0.07)U/ml(发色底物法)
凝血酶时间(TT)	16～18 s，延长超过 3 s 为异常

WHO 推荐用模板刀片法或出血时间测定器法(template state bleeding test, TBT)测定 BT。

【正常参考值】正常人 BT 值为 4.8～9.0 min(6.9±2.1 min)，超过 9 min 为异常。

【诊断意义】出血时间(BT)延长常见于：①由血小板本身数量减少或质量缺陷引起，如血小板减少性紫癜、血小板增多症、血小板无力症、血小板病、贮藏池(storagepool)病；②由血浆凝血因子缺乏引起的疾病，如血管性假血友病(Von Willebrand 病)、先天性低纤维蛋白原血症、凝血酶原缺乏、纤维蛋白溶解活性增高、弥散性血管内凝血等；③由血管性疾病引起的疾病，如遗传性出血性毛细血管扩张症(Osler 病)、坏血病；④由药物引起的，如阿司匹林、双嘧达莫(潘生丁)、双香豆素等；⑤由其他疾病引起的，如梗阻性黄疸、白血病、再生障碍性贫血、尿毒症、异常蛋白血症、肝细胞损害、甲状腺功能低下症、先天性心脏病等(表 7－13)。

表 7－13　常见的出血病因

分类	疾　病
组织损伤和肿瘤	
外科疾病	严重创伤、挤压综合征、门静脉高压、应激性溃疡、手术后
产科疾病	先兆子痫、子痫、胎儿子宫内死亡、刮宫术
血液病	白血病
肿瘤	肝癌、前列腺癌、支气管癌
血管内膜感染	脓毒血症、内毒素血症、心肌炎、肺炎
多因素血小板或红细胞损伤	
免疫性	爆发性紫斑、系统性红斑狼疮
溶血性	异型输血、溶血性贫血
传染性	脑性疟疾
单或多种凝血因子缺乏	
因子Ⅱ、Ⅶ、Ⅴ缺乏	肝病、维生素 K 缺乏、新生儿出血、先天性凝血因子缺乏、抗凝药物治疗
因子Ⅰ缺乏	肝病、骨髓病、纤维蛋白溶解病
其他出血病	异常血浆蛋白病、维生素 C 缺乏、血小板缺乏、血友病

7.7　肿瘤标记物检测

肿瘤标记物是指由肿瘤细胞直接产生或由非肿瘤细胞经肿瘤细胞诱导后而合成的物质。检测血液中或其他体液中肿瘤标记物(体液肿瘤标记物)及细胞内或细胞表面的肿瘤标记物(细胞肿瘤标记物)。根据其浓度的变化，有可能对肿瘤的存在、病情的变化、治疗的效果及其预后做出一定的判断。至今，尚未发现有 100％特异性和 100％灵敏度的肿瘤标记物。肿瘤标记物和肿瘤之间不是一一对应的关系，而只是有一定的相关性。故肿瘤标记物的检查，可能会出现假阳性和假阴性结果，倘若以此作为诊断，则会误诊，贻误患者而产生严重的后果。因此，一定要用循证医学(evidence-based medicine，EMB)的方法，结合临床，动态地观察，认真地分析，才能做出正确的诊断。

7.7.1　甲胎蛋白测定

甲胎蛋白(alpha-fetoprotein，AFP)是胚胎时期由肝细胞产生，是胎儿血清的正常成分。其含量在 6 周后始见上升，在 14～19 周达到高峰值。然后即较快地下降，出生时仅含少量。2 岁后开始降至最低水平为 1.0～4.2 μg/L(2.6±1.6 μg/L)。成人肝细胞已丧失合成 AFP 的能力。除孕妇外，正常人血中 AFP 的含量用常规免疫法难以检出。但若用放射免疫测定法、放射火箭法、电泳自显影法或反向间接血细胞凝集法测定，则可检出 25 μg/L 以下的 AFP。在成年阶段一般就保持这一低值。但进入老年期后，AFP 值可略见上升。

AFP 常采用放射免疫分析法(RIA)、酶联免疫吸附法(ELISA)、金标记免疫渗透法、化学发光法(CLIA)和电化学发光法(ECLIA)。由于实验室采用的方法不同、试剂盒不一，结果常有差异。

【正常参考值】

(1) 出生时　60 000～120 000 μg/L。

(2) 0～2 个月　25～1 000 μg/L。

(3) 6 个月　20 μg/L。

(4) 成人　<20 μg/L。

(5) 妊娠 3 个月　18～113 μg/L。

(6) 妊娠 4～6 个月　160～550 μg/L。

(7) 妊娠 7～9 个月　100～400 μg/L。

【诊断意义】

(1) *AFP 明显增高的疾病*　对原发性肝癌，特别是小肝癌早期的诊断尤为重要。下列几点有助于早期诊断：①AFP>400 μg/L，B 超、CT、MRI 等检查提示肝内占位性病变者，可诊断为肝癌。②AFP<400 μg/L，而 B 超、CT、MRI 等检查提示肝内占位性病变，应检测 AFP 异质体，若为阳性，可确立诊断。③AFP<400 μg/L，AFP 异质体阳性，而 B 超、CT、MRI 等检查均为阴性，应密切观察。如定位诊断一旦确立，应尽早手术探查。④AFP 阴性，B 超、CT、MRI 等检查发现肝内占位性病变，在排除血管瘤等良性疾病时，应密切观察，并要积极检测 AFP 以外的肿瘤标记物。如发现阳性，提示肝癌可能。如仍不能确诊，可做碘化油肝动脉造影或 B 超引导下细针肝穿刺等检查，对及早诊断有帮助。⑤对肝内型小肝癌，术中无法定位时，术中 B 超探测可获得较满意的定位效果。

(2) *AFP 轻度或中度增高的疾病*　有胃癌肝转移、胰腺癌肝转移、肝硬化、慢性肝病、卵黄瘤(yolk

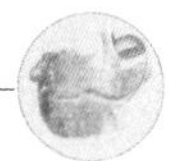

sac tumor)、胎儿脊髓开放性畸形、睾丸胚胎瘤、畸胎瘤、溃疡性结肠炎等。

(3) 其他　AFP 和高尔基体蛋白 73(GP73)同时检查,可明显提高诊断率。

7.7.2 高尔基体蛋白 73 测定

高尔基体蛋白 73(Golgi protein 73, GP73)是近年发现的一种新的跨膜糖蛋白,也称Ⅱ型高尔基体膜蛋白(Golgi phosphoprotein 2, golph 2)和高尔基体膜蛋白Ⅰ(Golgi membrance protein Ⅰ, golmⅠ)。其相对分子质量为 4.5×10^4。

新近研究证实,编码 GP73 蛋白的基因位于 9 号染色体,全长共 3 080 个核苷酸,编码区位于 199～1 404 nt,共编码 420 个氨基酸。GP73 具有亲水性且含有丰富的氨基酸,氨基端为疏水末端,主要位于高尔基体内,构成跨膜区和信号肽的切割点。GP73 能短暂地到达质膜,说明它能通过一种潜在的途径释放到血液循环中去。

GP73 在人体多种组织中均可表达,但表达的强度不一。最高可相差 20 倍。在胃肠、前列腺中表达最强,在肾、脾、肺、子宫及睾丸中表达较弱,在心脏中表达最弱。在正常肝脏中,GP73 主要是在汇管区的胆管上皮细胞中表达,且定位在管腔侧的细胞核和细胞膜之间,呈现典型的极性上皮细胞中高尔基体分布。因此,在正常人,肝细胞几乎不表达 GP73,即使它有表达也是极其微弱的。

研究发现,早期肝癌(T1/T2)患者 GP73 的水平显著高于各种肝硬化者,而且由 AUROC 确定,GP73 的性能优于 AFP。GP73 现已作为早期肝癌诊断的标记物。

GP73 测定常用酶联免疫吸附法(ELISA)、双核体夹心法。

【正常参考值】 正常血清 GP73<65 μg/L。当血清 GP73≤150 μg/L 时,罹患肝癌的风险率低;相反,若≥150 μg/L 时则患肝癌的风险大。

【诊断意义】

1) 肝癌能否早期诊断决定肝癌患者的预后。肝癌患者 5 年存活率<10%。国内有报道 1 112 例肝癌生存 5 年以上者,其中 60%为小肝癌切除术后者,这充分说明早诊断、早治疗的重要性。

2) 在一组 4 217 例研究中发现 GP73 和 AFP 对肝癌的敏感性分别为 74.6%和 58.2%,特异性分别为 97.4%和 85.35%,提示 GP73 对肝癌的敏感性和特异性均优于 AFP,但若行 GP73 和 AFP 联合检测,则可进一步提高对早期肝癌的诊断率。

7.7.3 癌胚抗原测定

1965 年,Gold 和 Freedman 从胎儿肠组织和成人结肠癌抽出物中发现有胎儿性蛋白,称为癌胚抗原(carcinoembryonic antigen, CEA)。CEA 是一种细胞膜的糖蛋白,呈酸性。含 45%～55%糖类,相对分子质量$(150\sim300)\times10^3$。由 641 个氨基酸组成,是免疫球蛋白超家族中的一部分,与免疫球蛋白 IgG 重链结构极相似。可分泌 36 种不同的糖蛋白,其中最主要的一种即 CEA。CEA 有 5 种互相不重叠的抗原决定簇,分别命名为 Gold 1～5,其中 1～3 有很高的特异性,而 4～5 则有交叉反应。CEA 一般由胃肠道癌分泌,其中以结肠癌尤为明显。但胰腺癌、肺癌和乳腺癌也能分泌。成人 CEA 主要是由结肠黏膜细胞分泌,1 d 约分泌 70 mg,大部分由粪便排出,少量吸收入血液。胃肠道肿瘤细胞因极性消失,CEA 反流淋巴或血液而导致 CEA 增高。

CEA 的测定采用放射免疫分析法(RIA)、酶联免疫吸附法(ELISA)、金标记免疫渗滤法、化学发光免疫分析法(CLIA)和电化学免疫分析法(ECLIA)。

【正常参考值】 正常参考值可因测定方法不一而有差异,同一患者宜用同一方法测定,以便于对比观察。

(1) Sandwitch 法　2.5 μg/L。

(2) Z 凝胶法及 EISA 法　5 μg/L。

(3) CIS 药盒法　10 μg/L。

【诊断意义】

1) CEA 明显增高常见于结肠癌、直肠癌、转移性肝癌。

2) CEA 中度增高常见于胆管癌、胰腺癌、甲状腺髓样癌、肺癌、乳腺癌。

3) CEA 轻度增高常见于肝硬化、溃疡性结肠炎、梗阻性黄疸。

4) 结肠癌患者术前 CEA 增高,术后 1 月仍无下降,则预后较差;若术后 CEA 降至正常,但在随访复查过程中又发现增高,患者虽无任何症状,体格检查也未发现问题,则应视作肿瘤有复发。

5) 吸烟者及老年人,也可见 CEA 有轻度增高。

7.7.4 糖抗原 15-3 测定

糖抗原 15-3(carbohydrate antigen 15-3, CA 15-3)是一种乳腺癌相关抗原。正常乳腺组织含量极微,相对分子质量为$(300\sim500)\times10^3$。CA 15-3

包含两种抗体：一是用鼠抗人乳腺癌肝细胞转移株的膜的单克隆抗体 DF3 备制的；还有一种抗体 115DB 是鼠抗人乳脂小球抗体和 DF3 抗体反应的、相对分子质量为(30～45)×10^3 的糖蛋白分子，系多态的上皮黏蛋白。

CA15－3 测定采用酶联免疫吸附法(ELISA)，电化学免疫分析法(ECLIA 法)和化学发光免疫法(CLIA)。CLIA 具有极高的灵敏度。

【正常参考值】 ELISA 法：＜30 U/ml；ECLIA 法：＜25 U/ml；CLIA 法：＜35 U/ml。由于各厂商的产品不同，各地区实验室结果有差异。

【诊断意义】

1) CA15－3 检测的主要价值是对乳腺癌患者治疗效果和病情变化的检测。CA15－3 检测肿瘤复发的临床敏感度为 45%～77%，特异性为 94%～98%。接受治疗的转移性患者中，若治疗有效，则 CA15－3 下降值≥25%；反之，若病情复发或进展则 CA15－3 升高值≥25%。

2) 在乳腺癌转移时，CA15－3 值的变化取决于肿瘤转移的部位。有肝转移时，45.5%患者 CA15－3 值＞50 U/ml，64%患者＞35 U/ml。

7.7.5 糖抗原 125 测定

糖抗原 125(carbohydrate antigen 125，CA125)是一种高分子多聚糖蛋白，相对分子质量＞200 000。是用卵巢浆液乳头状囊细胞系 OVCA 433 免疫 BALB/c 小鼠，与骨髓瘤杂交获得的一株单克隆抗体 OC125，它所识别的抗原被称为 CA125。CA125 存在于上皮性卵巢癌组织和患者的血清中，主要用于辅助诊断恶性浆液性卵巢癌，同时也是手术切除、化疗后疗效观察的指标，有较大的临床价值。

CA125 测定常用酶联免疫吸附法(ELISA)、电化学免疫分析法(ECLIA)和化学发光免疫分析法(CLIA)。CLIA 具有极高的灵敏性、特异性和稳定性。

【正常参考值】 正常人血清 CA125＜35 U/ml。

【诊断意义】

1) CA125 主要用于辅助诊断卵巢癌，评价卵巢癌治疗的效果和监测病情变化。在卵巢癌，CA125 常见增高，与病变程度有较大的相关性，大多＞65 U/ml。卵巢癌手术后 1～3 个月，若 CA125 值增高，则可能有癌组织残留。

2) CA125 增高还见于急性胰腺炎、胰腺癌、胆囊炎、盆腔炎、子宫附件炎等，应结合临床做进一步检查以资鉴别。

7.7.6 糖抗原 19－9 测定

糖抗原 19－9(carbohydrate antigen 19－9，CA19－9)是一种能与结肠癌细胞免疫小鼠所得单克隆抗体 116－NS－19－9 反应的低聚糖类肿瘤相关糖类抗原。相对分子质量(200～1 000)×10^3。它常以细胞膜里面的神经节苷脂、流动性黏液形成的糖蛋白和唾液中的唾液酸以黏糖的形式存在。CA19－9 存在于胰腺、胆道、胃、肠、子宫内膜、涎腺上皮中，与 CEA 的抗原决定簇性质相近。CA19－9 是胰腺癌、胆囊癌及胆管癌的首选肿瘤标记物。

CA19－9 测定常采用免疫放射分析法(RIA)、酶联免疫吸附法(ELISA)、电化学免疫分析法(ECLIA)和化学发光免疫分析法(CLIA)。CLIA 具有极高的灵敏性、特异性和稳定性。

【正常参考值】 正常人血清 CA19－9＜37 U/ml。

【诊断意义】

1) CA19－9 增高常见于：①生理情况，如在月经期和妊娠期；②胰腺癌；③肝癌、胆管癌；④胃癌、结直肠癌。

2) 胰腺癌、肝癌、胆管癌、胃癌和结直肠癌，CA19－9 值常与其手术、化疗、放疗的临床治疗有较好的相关性。治疗效果好时，CA19－9 值会下降，并恢复至正常；反之，若肿瘤复发时则又会上升。

7.7.7 糖抗原 72－4 测定

糖抗原 72－4(carbohydrate antigen 72－4，CA72－4)是从乳腺癌的肝转移灶中得到的肿瘤相关蛋白 TAG－72，是一种高相对分子质量类黏蛋白分子，相对分子质量＞1 000×10^3，含有两种抗体。其一，B72－3 是抗乳腺癌肝转移细胞株单抗；其二，CC49 的抗原来自直肠腺癌株。CA72－4 是胃肠道和卵巢癌的肿瘤标记物。

CA72－4 测定常采用酶联免疫吸附法(ELISA)、免疫放射分析法(RIA)、电化学免疫分析法(ECLIA)。

【正常参考值】 由于采用的方法和试剂盒不同，结果会有差异。ELISA 法：＜6.7 ng/L；RIA 法：＜6.0 U/ml；ECLIA 法：＜6.9 U/ml。

【诊断意义】

1) CA72－4 增高常见于：①胃癌、结直肠癌；②胆管癌、胰腺癌；③食管癌。

2) CA72－4 与病程有一定的相关性。肿瘤切除

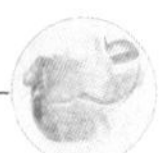

术后CA72－4在2～3周会下降；若出现CA72－4增高，提示肿瘤有复发或转移。

7.8 肝脏储备功能检测

肝脏的功能极为复杂，目前检测的肝功能生化指标难以准确地评估肝脏储备功能。肝功能Child-Puch分级是基于常规肝功能检测项目量化而成，在一定程度上可以反映肝脏储备功能，估计手术的危险性。但其中部分隐性肝脏储备功能下降的患者常被误归入肝功能Child A级或B级而导致肝切除术后出现不同程度的肝功能不全，甚至衰竭。这反映出肝功能Child-Puch分级对轻、中度肝功能损害的评估能力尚存欠缺。

肝脏手术后患者死亡常见的原因是肝功能衰竭，尤其是对于肝硬化的患者，术前肝储备功能的测定和评估具有重要意义。目前临床上较常用的Child-Puch分级已不足以反映肝脏的储备功能，如何准确地评价患者的肝脏储备功能备受关注。近几年来，国内外对于肝脏的储备功能日益受到重视，从各个侧面对肝脏进行检测，方法各异，现分述如下。

7.8.1 氨基比林呼气试验

氨基比林与血浆蛋白结合很少，肝脏摄取率也很低，主要代谢途径是在肝细胞色素P450酶的催化下去甲基。去甲基后产生的CO_2量反映肝脏对氨基比林的代谢率，可作为肝脏微粒体酶活性的一个指标。氨基比林呼气试验(aminopyrine breath test，ABT)通过呼出$^{14}CO_2$来反映肝脏细胞色素P450酶的功能。肝细胞损伤后，其ABT明显降低。若结合临床，能增加Child-Pugh分级对肝功能衰竭死亡判断的正确性。肝炎后肝硬化患者的ABT值与Child-Pugh分级显著相关，且在Child A、B、C 3级的患者中存在差异，它能反映肝脏储备功能和疾病的预后。Wojcicki等(2002)认为ABT在肝硬化分期方面敏感性高于利多卡因试验。在对门静脉分流术的患者监测ABT的结果显示，术后存活1年以上者的ABT值显著高于1年内死亡者。对肝移植患者，每天监测ABT，能较其他肝功能检查更好地预测急性排斥反应。然而ABT为反映肝脏储备能力的方法也存在其局限性。因为细胞色素P450可受许多内外因素的诱导或抑制，如吸烟、药物等均可影响ABT的结果。Forestier(2010)研究发现，ABT是诊断不同病因肝硬化患者的一种可靠、无损伤的方法，并能预测肝硬化患者严重并发症的发生。另外，ABT在评估等待肝移植患者的生存期方面可以与晚期肝病模型(MELD)及CTP分级相比。

7.8.2 利多卡因试验

利多卡因试验(monoethylglycinexylidide，MEGX)是近年来开展的一种用于检测肝脏储备功能的较好方法。因其有准确、快捷的特点，在国外已被应用于临床肝胆外科及肝移植外科。特别是已作为等待肝移植先后顺序的选择标准，以及判断肝移植后效果的一种较好的方法。

利多卡因是一种氨基乙酰胺，静脉注射后，约90%很快被细胞色素P450酶代谢产生单乙基甘氨酰二甲苯胺，再经过肾脏排出。肝硬化患者因有效肝细胞量减少，功能降低，故MEGX浓度较正常为低。MEGX试验检测肝细胞色素P450酶活性的角度来反映肝脏的功能；还可以判断慢性肝组织学特性，判断肝硬化的敏感性、特异性。

MEGX试验是在静脉注射利多卡因1 mg/kg，15 min后采血测定血MEGX浓度。MEGX测定采用荧光偏振免疫测定法(fluorescence polarization immunoassay)或高效液相层析法(HPLC)。也有学者用小剂量法，即静脉注射利多卡因0.5 mg/kg，或50 mg(不管体重)30 min后测定血清MEGX，再按下列公式计算(标准化为1 mg/kg)。

$$C\text{n} = C_{50} \times M \times 0.02\ \text{kg}^{-1}$$

Cn为标准化1 mg/kg法血清MEGX浓度；C_{50}为利多卡因静脉注射后30 min血清MEGX浓度；M为体重。

MEGX＞30 ng/ml时，患者一般无致命并发症存在；若MEGX＜10 ng/ml，则有死亡的危险。

MEGX试验由下列3个因素决定：一是有活力的肝细胞数；二是肝细胞色素P450酶的活力；三是肝血流量。MEGX试验与年龄、性别、服用避孕药等有关；休克的各种因素，包括血流量改变、缺氧等都可以导致MEGX浓度的降低；但血中胆红素和三酰甘油浓度升高则可导致MEGX浓度的升高。胆红素＞205 μmol/L(12 mg/ml)的患者及初生婴儿不宜做MEGX试验。

Freolani(2003)报道MEGX试验判断肝硬化的敏感性为95.5%，特异性为77.5%，其正确性为84.4%。

Hirvonen 等(2000)报道 MEGX 试验可以用来选择供肝,若供肝者 MEGX 的浓度≥50 μg/L,行肝移植后存活率高,并能排除原发性无功能供肝。

Zuckerman(2010)认为 MEGX 浓度>90 μg/L 的供肝移植后,其存活率明显高于浓度<90 μg/L 的供肝。

Conti 等将 MEGX 用于肝移植后肝功能的评估,并作为长期随访的指标。60 例肝移植的患者,在移植后 1 年复查时发现,MEGX 浓度的中位数为 54 ng/ml,低于正常对照组的 78 ng/ml,并随纤维化的加重 MEGX 的浓度也大幅下降。

目前已将 MEGX 作为一项检测肝脏储备功能的方法之一。

7.8.3 美沙西汀呼气试验

呼气试验是将 C(^{13}C 或 ^{14}C)标记的底物引入机体,根据不同标记底物在体内代谢过程中限速酶作用位置及呼出气体中底物的最终代谢产物,再利用放射性核素比值质谱仪等设备检测底物的最终代谢产物 $^{13}CO_2$ 或 $^{14}CO_2$ 的变化来研究机体内代谢反应和器官功能。

美沙西汀呼气试验(methacetin breath test, MBT)呼出气中底物的最终代谢产物为 ^{13}C。有研究表明,在肝硬化时,MBT 参数尤其是 120 min 累积丰度与肝脏病变程度密切相关。120 min 累积丰度对丙型肝炎病毒(HCV)肝硬化的敏感性高达 81%,特异性达 77%。Petrolart 等对 28 例等待肝移植和已接受肝移植治疗的肝硬化患者的肝功能研究显示,MBT45 min 累积氧化代谢率正常对照组为 19.9%~12.9%(16.4±3.5)%,而等待肝移植的肝硬化患者 9.6%~1.2%[(5.4±4.2)%]。在 11 例成功接受肝移植的患者,平均代谢率移植前为 4.9%~1.7%[(3.3±1.6)%],在术后 6 个月上升到 22.2%~11.8%[(17.0±5.2)%]。这说明移植前后 MBT 的变化与肝功能的恢复密切相关。MBT 是微创的,它主要利用气相色谱等昂贵仪器,不易推广,且受基础代谢率、吸烟等诸多因素的影响,目前尚未制订统一的诊断标准。

7.8.4 靛氰绿试验

靛氰绿(indocyanine green, ICG)是一种三羧化菁系红外感光染料。静脉注入身体后,其迅速与血清蛋白结合。随后其高效率选择性被肝细胞摄取,后又从肝细胞以游离形式排泄至胆汁。经胆道系统进入肠道,随粪便排出。血中靛氰绿半衰期<5 min。靛氰绿试验,因具备无肝肠循环,无淋巴回流,不被肝外组织所吸收,又不从肾脏等其他器官排出,不沉着于皮肤,也不参与体内的生物转化,无任何的化学变化,且无毒副作用等特点,故是反映肝储备功能的理想色素。

一般正常人静脉注射 ICG 15 min 后,97%在血液中代谢,通常以 15 min 血中 ICG 潴留率(ICGR15)或 ICG 最大清除率($ICGR_{max}$)作为衡量肝储备功能的指标;也有学者研究以 ICG 血浆消失率(ICG2PDR)来作为衡量指标。

使用清除测定器(PK-1000)利用指尖光学传感器,可以在体外对体内的 ICG 浓度进行连续检测。使 ICG15 的测定更加准确、简便。ICG 能客观地反映肝的储备功能,对外科术式的选择、手术时机的确定有一定的作用。ICGR15 正常值<12.1%。

Leylod(2001)报道 ICGR15 为 6%时可进行较大范围的手术,无禁忌证;15%可行肝切除术;20%可行一段肝切除;30%仅行肝脏浅表切除;40%为禁忌证。

我国台湾学者 Wu 等(2001)提出广泛肝切除改良的 Makuuchi 标准:ICGR15 40%~50%时必须保留>7.5 个肝段;30%~40%时必须保留>7 个肝段;20%~30%时必须保留>6 个肝段;10%~20%时必须保留>5 个肝段;若 ICGR15<10%,应保留 3 个肝段以上;广泛肝切除时,要求 ICGR15 应接近正常范围。

Chewning(2007)认为,ICGR15 < 25% 或 $ICGR_{max}$>0.8 mg/(kg·min)者多可耐受各种肝脏手术。ICGR15 在 25%~40%或 $ICGR_{max}$ 在 0.4~0.8 mg/(kg·min)者仅可耐受肝段或局部切除。ICGR15>25%或 $ICGR_{max}$<0.4 mg/(kg·min)则禁忌各类手术。

影响 ICGR15 的因素很多,如肝血流量、有功能的细胞数、肝细胞向毛细胆管分泌排泄状况、胆道通畅情况、血浆蛋白含量、肝窦侧细胞膜通透性和肝细胞内载体蛋白等。其他因素如血清混浊、乳糜等也会影响试验结果。因此,进行 ICG 检查时要除外上述各种因素的影响。

7.8.5 透明质酸盐测定

透明质酸盐(hyaluronate, HA)是由成纤维细胞合成的结缔组织基质的主要成分之一,属于葡糖胺葡萄糖类(glycosaminoglycan),它受透明质酸酶

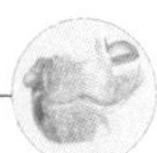

(hyaluronidase)降解。Engström-Laurent 等(1985)首先报道肝脏疾病与血清透明质酸盐有密切关系。肝脏病理变化的程度,可由血清透明质酸盐反映出来。1985 年,Frebourg 等采用一种特异而敏感的酶免疫法测定了各种肝脏病 113 例血清透明质酸盐含量(表 7-14)。近年来,透明质酸盐作为一种反映肝脏纤维化和肝内皮窦细胞功能的标记物迅速被广大学者认可。血清透明质酸在很多细胞中(如成纤维细胞)均有表达,主要在肝内皮窦细胞内降解,且降解迅速。半衰期仅 2～5 min。肝内皮窦细胞通过其受体摄取并降解血中透明质酸盐。当肝脏肝内皮窦细胞含量降低,其清除透明质酸盐能力下降。血清中含量就会增高。

表 7-14 肝胆疾病血清透明质酸盐的含量

疾病	透明质酸盐含量(μg/L)
正常对照组	(23±17)
酒精性肝硬化	(1 225±1 137)
胆汁性肝硬化	(792±739)
病毒性肝炎肝硬化	(644±373)
特发性血红蛋白沉着症	(246±242)
酒精性脂肪肝	(94±63)
急性病毒性肝炎	(73±57)
药物性肝炎	(73±57)

一些研究显示,慢性肝病越重、肝功能越差,血清中透明质酸盐含量越高。并可预测门静脉高压症的风险。在大部分肝切除患者中,凡预后较差,术后有肝功能障碍者,则术前透明质酸盐浓度常增高,两者具有密切的相关性。

在预测肝脏纤维化和门静脉高压症方面,其准确性优于其他指标,包括 ICGR15 检测。血清透明质酸盐检测可以作为预测肝脏纤维化程度和肝细胞损害的标志,也可以预测术后并发症发生的风险。目前将血清透明质酸盐浓度 160 μg/L 作为安全肝切除的临界值。当其>200 μg/L 时,术后肝脏再生能力受到明显抑制;当其>180 μg/L 时,如果此时 ICGR15 也明显增高,则病死率和并发症发生率也明显增高。

7.8.6 动脉血酮体比测定

酮体(ketone body)是 β-羟丁酸、乙酰乙酸和丙酮的总称。为体内脂肪酸分解过程中的产物。健康人中仅含有少量的酮体,其中 78%为 β-羟丁酸、20%为乙酰乙酸,2%为丙酮。体内糖分解代谢不足时,脂肪和蛋白质分解并产生大量酮体,当超过了肝外组织利用速度时,血酮体增加,形成酮血症;过多的酮体从尿中排出,即形成酮尿。

动脉血酮体比(arterial ketone index, AKBR)测定与肝细胞损害程度有密切关系,它是反映肝细胞线粒体能量代谢的敏感指标。肝脏线粒体的功能状态取决于线粒体的氧化还原状况,即 $NAD^+/NADH$ 的值决定了肝脏的能量代谢水平。乙酰乙酸和 β-羟丁酸可自由通过肝细胞膜进入血液,故可应用 AKBR 来评价肝脏储备功能。

Caban(2000)指出,AKBR 值下降,反映了肝脏基础能量代谢障碍和肝脏解毒功能的损害。

一般认为,AKBR>0.7 时,线粒体功能正常,产生足够的 ATP,提示肝储备功能好,能耐受各类手术。

AKBR 为 0.4～0.7 时,线粒体膜损害,酮体生成增加,产生的 ATP 不足,可耐受肝段或局部肝切除术。

AKBR<0.4 时,线粒体严重受损,氧化磷酸化停止,不能产生 ATP,是肝切除术的禁忌证,即使最小的手术也可能导致患者肝功能衰竭而死亡。

肝脏切除术后 1～5 d,AKBR 持续<0.4,则发生肝功能衰竭的比率可高达 100%。

Mori 等早在 1990 年就采用计算氧化还原指数(RTI)对患者肝脏功能储备进行评价,RTI=(100×$\Delta AKBR/\Delta glucose$),术前 RTI 值≥1.0; 0.5≤RTI<1.0 和 RTI<0.5 者,其术后病死率分别为 0%、3.9%和 18.4%,三者间差异显著。

国内也有作者进行过这方面的研究,当 RTI > 0.65 时,肝脏病变较轻,肝脏储备功能较好,可耐受各种类型的肝叶切除术。RTI < 0.65 时,肝脏呈现中、重度病变,肝脏储备功能明显降低;RTI < 0.5 时,不宜行半肝以上的肝叶切除术,应加强围手术期的处理。

7.8.7 功能性肝脏体积测定

去唾液酸糖蛋白受体(ASGPR)是一种存在于人和哺乳动物肝细胞表面的特异性受体。它的量与肝脏功能状态明显相关,可直接反映肝脏的储备功能。用 ^{99m}Tc 标记的去唾液酸糖蛋白类似物半乳糖化人血清白蛋白(^{99m}Tc2GSA)作为配体,通过单光子发射计算机断层摄影(SPECT)扫描测定肝脏 ASGPR 的量并进行 SPECT 显像三维重建,可以清晰地显示肝脏三维模型,真实、数字化地评估术前肝脏储备功能，预测术后余肝功能，模拟并制订肝切除范围，减少术后肝功能衰竭的发生。目前，该技术仅在少数国家应用于明显肝硬化患者的术前评估。Mimura(2001)认为，这种方法不受胆红素的影响，是一种能准确反映肝脏储备功能的新方法。

7.8.8 肝脏储备功能评分

虽然目前检测肝功能的方法很多，但有的方法繁琐，有的较为片面，尚无一种单一的方法能满足既准确又全面地反映肝胆疾病严重程度的要求。

(1) Child-Turcotte-Pugh (CTP) 评分系统　Child(1964)将血清胆红素、血清白蛋白、腹水、凝血酶原时间及患者的一般情况5个指标的不同程度进行计分，根据计分的多少，把肝脏功能分为3级。因“一般情况”的评分标准不易掌握，后Pugh将“肝性脑病”替代了“一般情况”，此即为Child-Turcotte-Pugh肝功能评分，也称Child-Pugh肝功能评分(表7-15)。

表7-15　肝脏储备功能Child-Pugh分级的评价因素及赋值

评价因素	1分	2分	3分
肝性脑病	无	1～2级(或有诱因)	3～4级(慢性)
腹水	无	轻～中度(对利尿剂有反应)	张力性腹水
胆红素(mg/L)	<20	20～30	>30
白蛋白(g/L)	>35	28～35	<28
凝血酶原时间(延长时间，s)	<4	4～6	>6
国际标准化比值	<1.7	1.7～2.3	>2.3

1. Child-Turcotte-Pugh评分将肝功能分为3级计分。A级(5～6分)：患者手术危险性较小，一般预后较好；B级(7～9分)：手术有一定的风险；C级(10～15分)：手术危险性大，一般禁忌手术，预后差。
2. 血清胆红素1.0 mg/L=17.1 μmol/L

(2) MELD评分　终末期肝病模型评分(model for end-stage liver disease score, MELD score)是2000年由美国Malinchoc等在研究了231例门静脉高压症患者施行经颈静脉肝内门体系统分流术(TIPS)治疗的资料后首先提出的。它是一种数学模式，具有能准确、全面地反映肝硬化患者肝脏功能损害严重程度的特点。因其所选变量具有客观性，不同实验室间测定的一致性，易于获得及推广性而得到了世界医学界的广泛关注。

MELD评分公式是：风险记分(risk score)=0.957×loge(肌苷mg/dl，1 mg/dl=0.9 μmol/L)+0.378×loge(胆红素mg/dl，1 mg/dl=17.1 μmol/L)+11.2×loge(INR)+0.643×(病因：酒精性和淤胆性肝硬化取0，其他取1)。研究结果显示，该评分能较准确地判断术后1周、3个月及1年后患者的预后情况。因此，又将这个公式称为Mayo TIPS模型。

Kamath等(2001)为了应用方便将公式变为：MELD评分=9.6×loge(肌苷mg/dl)+3.8×loge(胆红素mg/dl)+11.2×loge(INR)+6.4×(病因：酒精性和淤胆性肝硬化取0，其他取1)，结果取四舍五入后的整数。

2002年，美国实行新的供肝分配政策的公式为：MELD评分=9.6×loge(肌苷mg/dl)+3.8×loge(胆红素mg/dl)+11.2×loge(INR)+6.4。2007年，Kamath又修改为3.8×loge(胆红素mg/dl)+11.2×loge(INR)+9.6×loge(肌苷mg/dl)。去除了肝病病因这一主观因素，使模型完全基于客观的实验室变量，并便于进行计算，又能保持其准确性。

Cucchetti等(2006)研究指出，MELD评分≥11分，是肝硬化患者肝切除术后发生肝功能衰竭的危险因素。

在2010年美国肝病研究学会与美国胃肠病学会联合制订的《酒精性肝病诊治指南》，采纳了该去除病因的MELD公式。MELD公式具有以下优点：①评分是以血清肌酐、国际标准化比率(INR)和胆红素3个客观实验室参数为依据，减少腹水、肝性脑病等主观性指标，经严谨的统计学资料获取，并在大量的不同人群中得到验证，易重复且客观地反映病情；②分值连续无限分布，无穹顶效应，评价病情范围增宽，评分范围更广，能够更准确地区分患者病情和反映肝功能的变化情况；③引入重要参数指标肌酐，更能客观、敏感地反映肾脏并发症的发生；④使器官分配更加合理。但MELD公式仍有以下不足之处：①纳入研究的变量系经验性选择，不能排除一些重要的变量或许没有被考虑到模型中；②INR检测，因年代或各实验室测定方法不同而存在一定的差异；③肌酐易受血流动力学、利尿剂及其他医疗干预措施(服用乳果糖、穿刺放腹水)等影响；④计算繁琐，不能在床旁实施；⑤肝硬化的并发症没有得到体现，许多患者在等待肝移植的过程中死于并发症。

(3) MELD-Na评分　2006年Biggins等提出了MELD-Na评分，其计算公式为MELD-Na=MELD+1.59×(135-SNa)。除具有MELD的优势

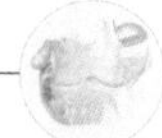

外使得低钠血症的患者得到与其死亡风险相应的优先权，降低了等待名单中的病死率。Huo(2008)研究表明，对于肝癌患者，严重失代偿性肝硬化患者，6个月生存率优于MELD评级分型。与MELD相比，其优点是已反映了肝硬化并发症之一的腹水。但肝硬化最主要的并发症门静脉高压症并没有得到体现。肝硬化早期，门静脉压力就已经增高。Ripoll(2007)的研究表明，门静脉压力的变化是预测早期肝硬化病死率最好的指标，对晚期肝硬化也具有独特的预测能力。

(4) Lille 模型　法国著名肝脏外科专家Louvet等根据对320例严重酒精性肝病(ALD)患者早期生存预测和其对激素治疗的反应，提出了Lille模型。该模型包括5个常规变量(年龄、白蛋白、胆红素、凝血酶原时间、肾功能)和7 d后的胆红素值1个动态变量。该研究认为，Lille模型分值＞0.45分的患者6个月病死率较＜0.45分者明显降低，在预测短期病死率方面比MELD评分更准确。但由于该模型应用临床时间尚短，仍存在一些问题值得思考。首先该模型是建立在ALD基础之上，对其他病因所致的肝硬化患者是否有同样的评估价值，即使有价值是否会有很高的敏感性和特异性？另外，Lille模型公式中肌酐易受到许多因素的影响，而以一个截断值来区分病情连续变化是否过于笼统？这些问题仍需要通过大量的前瞻性对照研究来加以阐明和证实。

综上所述，肝脏储备功能的检测无论是动态检验还是静态检验都各有其优缺点，如能把两者结合起来进行评估，则一定能够提高检测的准确性。Zipprich等(2010)首次提出动静态联合评估肝脏储备功能的方法：即MELD-ICG，其公式为MELD-ICG＝MELD－1.26×(45-ICG)＋(0.031×MELD)×(45-ICG)＋45。研究表明，其在对终末期肝病生存率的预测上比MELD和MELD-Na的准确性更高。对其他不同期的肝硬化预后是否有较好的预测，尚须进一步临床观察，以期寻求循证医学的支持。

7.9 酸碱平衡与血气分析

7.9.1 基本概念

体液的主要成分是水和电解质。它分为细胞内液和细胞外液两部分。在细胞外液中，最主要的阳离子是Na^+，主要的阴离子是Cl^-、HCO_3^-、蛋白质。在细胞内液中，主要的阳离子是K^+和Mg^{2+}，主要的阴离子是P^{3-}和蛋白质(表7-16)。细胞外液和细胞内液的渗透压相等，一般为290～310 mmol。体内还有一部分液体存在于“第三间隙”，称为第三间隙液体，如脑脊液、胸腔和腹腔内的渗液、胃肠道中的消化液及尿路中的尿液等。这些液体不属于细胞外液范围。在某些外科疾病中，如腹膜炎、肠梗阻等，就会使其大量丢失而引起水总量及其分布的变化。

表7-16　血清钾、钠、氯检测参考值

检测内容	正常参考值
钾(K^+)	血清3.5～5.5 mmol/L 尿液25～100 mmol/24 h尿
钠(Na^+)	血清135～145 mmol/L 尿液130～260 mmol/24 h尿
氯(Cl^-)	血清96～108 mmol/L 尿液250～423 mmol/24 h尿

正常人的体液保持着一定的H^+浓度，也就是保持着一定的pH值，以维持正常的生理和代谢功能。人体在代谢过程中，既产生酸也产生碱。故体液中H^+浓度总是在变动的。但若变动过大，将影响细胞内的pH值而使细胞的代谢紊乱。为维持人体细胞的正常代谢活动，机体就通过缓冲系统(buffer system)肺的呼吸和肾脏的调节作用使血液的pH保持在7.35～7.45。其中以血液及体液缓冲系统最为迅速，但不持久，也不彻底。

细胞缓冲能力虽强，3～4 h后即发挥作用，但维持时间不长，且可导致血钾的改变。肺的调节效能最大，30 min内已达到最高点，然而只对代谢产生的CO_2有作用。肾脏的调节作用较缓慢，常在数小时之后发生作用，但维持时间则较久，特别是对保留Na^+和排出非挥发性酸(硫酸、磷酸、乳酸、丙酮酸等)具有重要作用。因此，这几方面作用总是相辅相成，取长补短，共同完成调节任务。

血液pH之所以能恒定在较狭窄的正常范围内，主要是体内有一整套调节酸碱平衡的机制。其中起主要作用的是血液中的缓冲系统。在血液的缓冲系统中，每一弱酸(缓冲酸)与其相对应的共扼碱(缓冲碱)组成一对缓冲系统。血液中的缓冲系统较多，其中以血浆中[HCO_3^-]/[H_2CO_3]体系最为重要，因为：①HCO_3^-的含量较其他缓冲体系高；②[HCO_3^-]/[H_2CO_3]＝20∶1，缓冲的能力远比缓冲碱大；③HCO_3^-与H_2CO_3的浓度易于调节。当体液中的

代谢性 H^+ 过多时，H^+ 的浓度便不致有过多的增高，同时缓冲碱的浓度降低；当体液中的代谢性 H^+ 减少时，H^+ 的浓度可以得到部分恢复，同时缓冲碱的浓度增加。当血浆 pH 值降低或 H_2CO_3 增多时，呼吸中枢的兴奋性增加，呼吸增快、加深，CO_2 的排出增多；反之，血浆 pH 值增高或 H_2CO_3 减少，则能抑制呼吸中枢的兴奋性，呼吸变慢、变浅，CO_2 的排出减少。而肾脏调节酸险平衡的机制是：①H^-－Na^+ 的交换；②HCO_3^- 的重吸收；③分泌 NH_3 与 H^+ 结合成 NH_4^+ 排出；④尿的酸化而排出 H^+。

酸碱内环境紊乱常伴有钾代谢的紊乱，钾代谢的紊乱也常伴有酸碱平衡紊乱。一般来说，酸中毒常伴高血钾，碱中毒常伴低血钾。

7.9.2 酸碱参数与血气分析

（1）酸碱度（pH） pH 与生命活动有很大的关系，pH 的相对恒定是机体进行正常生理活动的基本条件之一。细胞内生物化学变化，生长与分化，伤口愈合，细菌、病毒的繁殖生长等均受 pH 的影响。人体内不同组织、不同部位的 pH 也不同。细胞外液 pH 构成细胞的生活环境，但对细胞功能真正起影响的是细胞膜表面的 pH。

细胞膜表面的 pH 与临床测得的血液 pH 之间有一定的差异。这种差异是由于细胞表面与细胞外界间存在着电位差（Zeta 电位）。细胞内 pH 与血液 pH 之间的差异则更大。HCO_3^- 与 H_2CO_3 的比值是决定血液 pH 的重要因素，两者任何一方变化均可影响 pH，而且两者之间还可有代偿性增高或减低。因此，应注意 pH 只能决定是否有酸血症或碱血症；单凭 pH 不能区别是代谢性还是呼吸性酸碱平衡失调。即使 pH 正常也不能排除有无酸碱失衡。

在正常情况下，细胞核偏碱而细胞内线粒体却偏酸。一般认为酸有利于生长，碱有利于分化。细胞受到损伤时可导致胞质的 pH 下降，而胞核的 pH，仅在不可逆损伤时才下降。局部 pH 的下降则有利于伤口的愈合。pH 越小，表示氢离子浓度越高；反之，pH 越大，则表示 H^+ 浓度越低。动脉血液 pH 正常参考值为 7.35～7.45（7.40±0.05）。pH<7.35 为酸中毒（acidosis）确切地应称为酸血症（acidemia）。因酸中毒时尚有代偿作用，故血液 pH 不一定<7.35。pH>7.45 为碱中毒（alkalosis），确切地应称为碱血症（alkalemia）。pH 的病理变化范围为 6.80～7.80。

通常 pH 偏酸者较偏碱者为多。pH<7.20 表示病情危重。酸碱平衡失调的血气及电解质变化见表 7－17。

表 7－17 酸碱平衡失调的血气及电解质变化

酸碱平衡失调类型	pH	$PaCO_2$	HCO_3^-	BE	K^+	Cl^-	Ca^{2+}	AG(阴离子隙)
慢性呼吸性酸中毒	—↓	↑	↑		↑—	↓		
急性呼吸性酸中毒	↓	↑	—↓	—↓	↑	—		
慢性呼吸性碱中毒	↑	↓	↓	—	↓	↓	↓	
急性呼吸性碱中毒	↑	↓	—↓	—	↓	↑	↓	
代谢性酸中毒(高 AG)	↓	↓—	↓	↓	↑	—		↑
代谢性酸中毒(正常 AG)	↓	↓—	↓	↓	↑	↑		—
代谢性碱中毒	↑	↑	↑	↑	↓	↓		
呼吸性酸中毒合并代谢性酸中毒	↓↓	↑	↓	↓	↑	—↑	↑	
呼吸性碱中毒合并代谢性碱中毒	↑↑	↓—↑	↑—↓	↑	↓	↓		—↑
呼吸性酸中毒合并代谢性碱中毒	↑—	↑↑	↑↑	↑↑	↓	↓	↓	
呼吸性碱中毒合并代谢性酸中毒	—↓	↓	↓↓	↓	—	↑		↑
代谢性碱中毒合并代谢性酸中毒	↓↑	↓↑	↓↑	↓↑	↓	↓		

↑升高；↓降低；—接近正常或无变化；↑↑明显升高；↓↓明显降低

（2）无呼吸影响的酸碱度（non respiration pH，pHNR） 它是指血样假定用 PCO_2 为 5.3 kPa（40 mmHg）平衡后应有的 pH，也就是排除了呼吸影响的 pH。因此，pHNR 是更能反映代谢性酸碱内稳的一个指标。将 pHNR 与实际测得的 pH 比较，可以看出呼吸因素是否参加及参加酸碱内稳的程度，无论 pHNR 是大于或小于 pH，只要不是相等，都说明有呼吸因素的参加。正常人 pHNR 与血液 pH 基

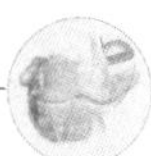

本上是相等的。这说明机体酸碱内稳没有受呼吸的影响。在正常情况下，pHNR>pH 为呼吸性酸中毒(respiratory acidosis)，pHNR<pH 为呼吸性碱中毒(respiratory alkalosis)。

(3) 血红蛋白(haemoglobin, Hb)　Hb 是血液红细胞的主要组成成分，是血液中的红色素。Hb 的主要功能为运输气体 O_2 及 CO_2，但同时又是很重要的缓冲物质。Hb 在红细胞内缓冲机体组织代谢所产生的碳酸。由于在人体血管中流动的是血液而不是血浆，所以反映机体缓冲情况时还必须了解 Hb。血液中 Hb 浓度越高，则碳酸氢随单位 pH 变化就越小。因此在计算 BEb、BEecf、标准碱(SB)、氧饱和度($SatO_2$)等参数时，必须知道血液 Hb 值。由 Hb 与 PCO_2 及酸碱平衡的关系可以得出：①Hb 的量可影响缓冲碱(BB)；BBb=(HCO_3^-)+蛋白质(Pr^-)+(Hb 克数×0.42)；②Hb 每增加 1 g，BB 增加 0.42 mmol/L，也就是说 1 g Hb 具有 0.42 mmol/L 缓冲能力；③Hb 氧合程度与酸碱平衡有关；④PO_2<8 kPa(60 mmHg)时，Hb 氧饱和度急速下降，血红蛋白结合氧的情况对体液酸碱调节有一定影响，而细胞组织的缺 O_2 更促进酸碱内稳的明显变化，因此 Hb 对呼吸性酸碱内稳紊乱意义更大。

(4) 缓冲碱(buffer base, BB)　BB 是血中各种缓冲阴离子浓度的总和，包括血浆和红细胞中的碳酸氢根、血红蛋白、氧合血红蛋白、蛋白质(Pr^-)和磷酸根等碱基的总和。因此，缓冲碱可定义为：在 PCO_2 为 0 的条件下，当滴定到各种蛋白质的表现等电点 pH 时，可滴定碱的浓度。“缓冲碱”与“碱超”的基本区别是滴定终点的选择不同，后者滴定终点为 pH7.4。全血缓冲碱为完全氧合血的缓冲碱。正常参考值为 45～50 mmol/L。在代谢性酸中毒和碱中毒时，将分别出现缓冲碱降低和升高；在呼吸性酸中毒和碱中毒时，缓冲碱在开始时可不发生变化，但随着肾脏的代偿出现，缓冲碱可分别高于正常值或低于正常值。

(5) 碱超(base excess, BE)　BE 也称碱剩余，指全血中所有起缓冲作用的阴离子的总和。系在 PCO_2=5.3 kPa(40 mmHg)、37℃条件下，用强酸或强碱滴定全血(血浆)至 pH7.4 时，可滴定碱的浓度，称碱超浓度。正常参考值为±3 mmol/L，均值为 0。正值称碱超，表明非碳酸的酸缺乏，提示代谢性碱中毒；负值称碱缺(base deficit, BD)，表明血或血浆中非碳酸的酸相对过多，提示代谢性酸中毒。碱超或碱缺是纠正血液 pH 应给予补充酸或碱的 mmol/L 理论值。但在实际上，一般补入量均应较理论值要少些。在呼吸性酸中毒和碱中毒时，碱超开始无变化，随着肾脏的代偿作用，碱超可分别出现正值增加或负值增加。

(6) 实际碳酸氢盐(actual bicarbonate, AB)　是指人体血浆中实际的 HCO_3^- 含量，是在含量上仅次于氯离子的第 2 种阴离子。正常参考值为 22～27 mmol/L，平均为 24 mmol/L。

(7) 标准碳酸氢盐(standard bicarbonate, SB)　是指血液在 37℃用 PCO_2=5.3 kPa(40 mmHg)及 PO_2>13.3 kPa(100 mmHg)的混合气体平衡后血浆的 HCO_3^-。正常参考值为 22～27 mmol/L，平均为 24 mmol/L。在呼吸性酸中毒时，可见实际碳酸氢根升高，但标准碳酸氢根正常。如已有肾脏代偿，则标准碳酸氢根也升高，但实际碳酸氢根高于标准碳酸氢根。而在呼吸性碱中毒时，实际碳酸氢根低于正常，但标准碳酸氢根正常。如肾脏代偿，则标准碳酸氢根也有降低，但实际碳酸氢根低于标准碳酸氢根。若把 AB 与 SB 这两个指标结合起来分析，则在酸碱维持内稳上才有一定的诊断意义。AB 与 SB 的临床意义如下。

1) AB=SB，两者皆正常，为酸碱内稳正常。

2) AB=SB，两者皆低于正常，为代谢性酸中毒失代偿。

3) AB=SB，两者皆高于正常，为代谢性碱中毒失代偿。

4) AB>SB 提示 CO_2 潴留，见于通气功能不足；表示呼吸性酸中毒或代谢性碱中毒。

5) AB<SB 提示 CO_2 排出过多，见于通气过度；表示呼吸性碱中毒或代谢性酸中毒(表 7-18)。

表 7-18　血气分析参数值及临床意义

检测内容	正常参考值	临床意义
酸碱度(pH)	7.35～7.45(A*) 7.32～7.42(V**)	<7.35 为酸中毒，>7.45 为碱中毒；在 7.35～7.45 之间，机体可能是正常或代偿性酸碱中毒；<7.20 表示病情危重

续 表

检测内容	正常参考值	临床意义
二氧化碳分压（PCO_2）	4.65～5.9 kPa(A) 5.58～6.65 kPa(V)	反映肺泡 PCO_2 值：PCO_2 增高示肺通气不足（原发或继发），CO_2 潴留；PCO_2 降低示肺通气过度（原发或继发），CO_2 排出过多，在代谢性酸中毒或碱中毒时要结合临床分析
氧分压（PO_2）	11.3～13.96 kPa(A) 4.79～6.65 kPa(V)	是指血浆中物理溶解的 O_2 分子所产生的压力，是判断缺氧程度及呼吸功能密切关系的一项参数
血红蛋白（Hb）	120～160 g/L(男) 110～150 g/L(女)	Hb 降低携 O_2 减少，缓冲酸碱能力降低，氧含量也降低，参与 BE、SB 及 $SatO_2$ 的运算
P_{50}	3.19～3.72 kPa(A)	P_{50}增高，氧解离曲线右移，Hb 与 O_2 亲和力降低；P_{50}降低，氧解离曲线左移，Hb 与 O_2 亲和力增高
标准碳酸氢盐（SB）与实际碳酸氢盐（AB）	平均为 21.0～27.0 mmol/L(AB=SB)	表示血液 HCO_3^- 的储备量；SB 增高提示代谢性碱中毒，SB 降低为代谢性酸中毒血液实测 HCO_3^- 量；AB>SB 为呼吸性酸中毒，AB<SB 为呼吸性碱中毒；AB 增高和 SB 增高为代偿性碱中毒，AB 降低和 SB 降低为代偿性酸中毒
缓冲碱（BB）	BBb 45～54 mmol/L(全血) BBp 41～43 mmol/L(血浆)	BB 降低为代谢性酸中毒或呼吸性碱中毒，BB 增高为代谢性碱中毒或呼吸性酸中毒，BB 降低而 AB 正常则提示 Hb 或血浆蛋白含量降低
碱剩余（BE）	－3～＋3 mmol/L	BE 为正值，表示 BB 增高，为代谢性碱中毒；BE 为负值，表示 BB 降低，为代谢性酸中毒或呼吸性碱中毒；因代偿关系，BE 也可能升高或降低
总 CO_2（TCO_2）	23～28 mmol/L(A) 24～30 mmol/L(V)	与代谢因素及呼吸因素有关，主要说明代谢因素影响酸碱平衡，因 TCO_2 的 95%为 HCO_3^- 量
阴离子间隙（AG）	AG=[Na^+]－[Cl^-]－[HCO_3^-]，为(12±4 mmol)/L(V)	AG 增高是代谢性酸中毒，AG 正常的酸中毒可见于高氯性代谢性酸中毒
氧含量（$ContO_2$）	7.6～10.3 mmol/L(A)	判断缺氧程度和呼吸功能的指标
氧饱和度（$SatO_2$）	95%～98%(A) 60%～85%(V)	判断 Hb 与氧亲和力的指标；H^+，2,3-二磷酸甘油酸(2,3-DPG)，PCO_2 和 PO_2 均影响 O_2Sat 值
氧合指数（OI）	>400	当急性呼吸窘迫综合征（ARDS）和其他换气功能衰竭时 OI<300
呼吸指数（RI）		在机械通气时，RI<0.80 则可不用呼吸机

＊A-动脉血；＊＊V-静脉血

（8）二氧化碳分压（carbon dioxide pressure，PCO_2） 血液的 PCO_2 系指血液中游离 CO_2 所产生的张力，所以也称 CO_2 张力。正常参考值人动脉血的 PCO_2 为 4.5～6.0 kPa(34～45 mmHg)，平均为 5.3 kPa(40 mmHg)。PCO_2 是反映呼吸性成分的指标。在肺通气功能不足、CO_2 潴留引起呼吸性酸中毒时，首先出现的是血液 PCO_2 高于正常值；在通气过度、呼出 CO_2 增多，引起呼吸性碱中毒时，将首先出现 PCO_2 低于正常值。然而，在代谢性酸中毒和碱中毒时，由于呼吸的代偿作用，PCO_2 也可分别低于正常值和高于正常值。因此，还需结合反映代谢性成分的一些指标来进行分析和判断。

（9）二氧化碳总量（total carbondioxide，TCO_2） 指血浆中所有各种形式存在的 CO_2 的总含量。其中大部分(95%)是 HCO_3^- 结合形式，少量为物理溶解。此外，还有一些以碳酸、蛋白质、氨基甲酸酯等形式存在。TCO_2 在体内受呼吸及代谢两种因素的影响，但以后者为主。当 CO_2 潴留或体内 HCO_3^- 增多时 TCO_2 升高；当 CO_2 或 HCO_3^- 减少时，则 TCO_2 降低。TCO_2 动脉血正常参考值为 22～31 mmol/L。

（10）氧分压（partial pressure O_2，PO_2） PO_2 是指血浆中物理溶解的 O_2 分子所产生的压力。PO_2 正常参考值为动脉血 11.3～13.96 kPa；静脉血 4.79～6.65 kPa。PO_2 是判断缺氧程度及呼吸功能的一项参数。

（11）氧饱和度（oxygen saturation，$SatO_2$） 是指血液在一定的 PO_2 下，HbO_2 占全部 Hb 的百分比。其中，氧含量（oxygen content，$ContO_2$）是指 100 ml 血浆中 Hb 所带的实际氧量加上物理溶解的氧量，以容积(%)为单位。氧容量(oxygen capacity)是指 Hb 完全呈氧合血红蛋白(HbO_2)时所能携带的氧量加上物理溶解的氧量，单位与氧含量相同。PO_2、$SatO_2$ 和 $ContO_2$ 均可通过一定的仪器测量，三者都是反映机体有无缺氧的客观指标，但其敏感程

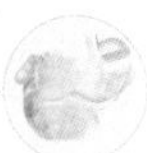

度并不一致。特别是氧饱和度和氧含量均受到 Hb 量的影响。贫血或红细胞增多，Hb 变性等均可妨碍这两项指标的判断，而 PO_2 则不受 Hb 直接影响。当 PaO_2<8 kPa(60 mmHg)时，不论年龄大小，都可诊断低氧血症。但应指出 PaO_2 正常或不存在低氧血症时，只能表示组织供氧正常，但不等于肺部摄氧及氧运输也一定完全正常。因为在特定条件下(如氧疗)PaO_2 可正常，然而并不提示缺氧原因也随之消失。PaO_2 的正常值随年龄而不同，一般随年龄增加而逐渐下降。

1) 正常人 $SatO_2$：动脉血为 95%～98%；静脉血为 60%～85%。

2) $ContO_2$：动脉血为 6.6～10.2 mmol/L；静脉血为 4.4～8.0 mmol/L。

(12) 肺泡-动脉氧分压差($A-aDO_2$) 肺泡氧分压与动脉血氧分压在数值上两者不相等，存在一个差值，即 $A-aDO_2$。它是判断肺换气功能正常与否的一个依据。正常人呼吸空气时，$A-aDO_2$ 为 0.7～2.0 kPa(5～15 mmHg)，此值随年龄而增长。在 50 岁以上不超过 2.7 kPa(20 mmHg)，70 岁时不超过 3.7 kPa(28 mmHg)。在心肺复苏时，$A-aDO_2$ 是反映预后的一项重要指标。当 $A-aDO_2$ 显著增加时，反映肺淤血和肺水肿，肺功能可严重减退。若 PaO_2 正常，而 $A-aDO_2$ 异常，则提示肺摄氧功能障碍。在病理状态时 $A-aDO_2$ 增加主要由 3 个因素组成：解剖分流、通气/灌注比例失调及"肺泡-毛细血管屏障"的弥散障碍。$A-aDO_2$ 的变化临床意义主要是：①$A-aDO_2$ 显著增大表示肺的氧合功能障碍，同时 PaO_2 明显降低。这种低氧血症，吸纯氧不能纠正，PaO_2 常<8 kPa(60 mmHg)。一般是由肺内短路增加所致，如肺不张、ARDS。②$A-aDO_2$ 中度增加的低氧血症，一般吸入纯 O_2 可望得到纠正，如慢性阻塞性肺病(COPD)类疾病。③由于通气不足(表现为 $PaCO_2$ 增加)造成的低氧血症，若 $A-aDO_2$ 正常，则提示基础病因多半不在肺，很可能在中枢神经系统或神经肌肉病引起肺泡通气不足。④PaO_2 降低，而 $PaCO_2$ 与 $A-aDO_2$ 正常时，要考虑此种低氧血症是吸入氧浓度降低，而不是肺部本身病变所致，如高原性低氧血症。

(13) 氧合指数(oxygenation index, OI) 正常参考值>400，当 ARDS 和其他换气功能衰竭时 OI<300。

(14) 呼吸指数(respiration index, RI) $RI=P(A-a)O_2/PaO_2$[$P(A-a)O_2$ 为肺泡-动脉血氧分压差，PaO_2 以 mmHg 计]。当机械通气时，如 RI<0.80，则可撤掉呼吸机。作为呼吸衰竭分级指标，RI>0.85 为轻度呼吸衰竭；RI>1.0 为中度呼吸衰竭；RI>1.5 为重度呼吸衰竭。

(15) 换气指数(expiration index, EI) 正常参考值<500，EI 可作为预测 ARDS 发生之可能性的指标。EI<510，发生 ARDS 的可能性很小，EI>510 则发生 ARDS 的可能性极大。

(16) 血氧饱和度为 50% 时氧分压(PO_2 at halfsaturation of haemoglobin, P_{50}) P_{50}指血红蛋白 50%氧饱和时的氧分压。取隔绝空气的静脉全血，用电化学法和分光光度法测定 P_{50}。

成人在 37℃测定，正常参考值为 3.3～3.9 kPa(25～29 mmHg)；新生儿为 2.4～3.2 kPa(18～24 mmHg)。P_{50}增高即血红蛋白氧亲和力减低。主要原因有高温、酸血症、高碳酸血症，或血中有氧亲和力减低的异常血红蛋白。P_{50}减低，即血红蛋白氧亲和力增加。主要原因有低温、低碳酸血症、异常血红蛋白。

(17) 阴离子隙测定(anion gap, AG) 指血清中所测定的阳离子总数与阴离子总数之差。阴离子隙是近年来评价体液酸碱状况的一项重要指标。它可鉴别不同类型的代谢性酸中毒，是早期发现代谢性酸中毒合并代谢性碱中毒，慢性呼吸性酸中毒合并代谢性碱中毒，呼吸性碱中毒合并代谢性酸中毒，混合性代谢性酸中毒及三重性酸碱失衡的有用指标。其计算公式为：$AG(mmol/L)=Na^+-[Cl^-+HCO_3^-]$或 $AG(mmol/L)=Na^++K^+-[Cl^-+HCO_3^-]$。

1) 正常参考值：$Na^+-[Cl^-+HCO_3^-]$ = 12 mmol/L(7～14 mmol/L)。$Na^++K^+-[Cl^-+HCO_3^-]$=16 mmol/L(10～18 mmol/L)。

2) AG 值增高型常见于：①氢离子增加引起的代谢性酸中毒，如糖尿病酮症酸中毒、乳酸中毒和肾功能不全等；②碳酸氢根被消耗；③有机酸增高；④pH 降低。

3) AG 值正常型常见于：①碳酸氢根浓度降低而血氯增高的患者，如腹泻失去碳酸氢根而血氯增高；②肾小管酸中毒时对碳酸氢根重吸收障碍及氢离子排泄障碍。同样，碳酸氢根浓度降低而氯离子增加。AG 值减少型在临床上少见。

(顾剑锋　姚全梅)

主要参考文献

[1] 王鸿利. 实验诊断学. 第 2 版，北京：人民卫生出版社，

2010. 152 - 190

[2] 尹大龙,裴铁明,刘连新,等. 术前肝功能评估的研究进展. 中华外科杂志,2010,48:863 - 865

[3] 刘石龙,邬林泉. 肝脏储备功能的检测. 国际外科学杂志,2009,36:106 - 109

[4] 杨斌,鲁建国,杜锡林,等. 吲哚氰绿测定和肝纤维化定量评估储备功能的研究. 中国普通外科杂志,2009,18:727 - 729

[5] 李弘,刘永峰,孟一曼,等. 吲哚氰绿清除试验评估肝脏储备功能的临床应用. 中华消化外科杂志,2009,8:382 - 383

[6] 李红梅,魏雪,管小娟,等. DDG - 3 300 K 肝储备功能分析仪检测方法与临床应用. 西北医学杂志,2013,34:178

[7] 李建华,邬林泉,刘石龙,等. MEGX 试验对肝脏储备功能评估价值. 世界华人消化杂志,2009,17:1126 - 1129

[8] 李哲夫,陈孝平. 肝脏储备功能的检测方法及意义. 中华肝胆外科杂志,2006,12:714 - 716

[9] 汪甫柱,倪鎏达. 肝脏功能评估研究现状. 肝脏,2012,17:743 - 744

[10] 张秀明,黄宪章,曾方铭,等. 临床生化检验诊断学. 北京:人民卫生出版社,2012. 1020 - 1025

[11] 张洁,曹芸,王之春,等. 常规生化指标评估慢性肝功能损害的临床应用价值. 胃肠病学,2008,13:620 - 622

[12] 陈文彬,潘祥林. 诊断学. 第 8 版,北京:人民卫生出版社,2013. 291 - 295

[13] 陈水平,邵江华. 肝功能储备的检测方法. 中华肝胆外科杂志,2008,14:142 - 144

[14] 赵玉石,韩德恩. MELD 评分及研究进展. 中华肝胆外科杂志,2005,11:855 - 856

[15] 胡蜂,王中峰,王伟,等. 吲哚氰绿清除试验和终末期肝病模型评分. 肝脏,2012,17:551 - 553

[16] 夏雷,马优钢,吴孟超. 血清 CA19 - 9 在胆道系统疾病中的临床意义. 中华肝胆外科杂志,2008,14:170 - 172

[17] 顾树南,李清潭. 胆道外科学. 兰州:甘肃科学技术出版社,1994. 176 - 232

[18] 顾树南,蔡珍福,姚全梅. 外科临床手册. 上海:复旦大学出版社,2002. 376 - 387

[19] 顾剑锋,李明峰,顾树南. GP73 与肝癌关系的研究进展. 肝胆胰外科杂志,2011,23:520 - 522

[20] 黄志勇,梁宾勇,陈孝平. 术前如何评估肝切除术的安全性. 中华外科杂志,2010,48:163 - 165

[21] Biggins SW, Kim WR, Terrault NA, et al. Evidence-based incorporation of serum sodium concentration into MELD. Gastroenterology, 2006,130:1652 - 1660

[22] Cescon M, Vertrone G, Grazi GL, et al. Trends in perioperative outcome after hepatic resection: anslysis of 1500 consecutive unselected case over 20 years. Ann Surg, 2009,249:995 - 1002

[23] Ercolani G, Grazi GL, Calliva R, et al. The lidocaine (MEGX) as an index of hepatic function: its clinical usefulness in liver surgery. Surgery, 2003, 127: 464 - 471

[24] Forestier J, Dumortier J, Guillaud O. et al. Noninvasive diagnosis and prognosis of liver cirrhosis: a comparison of biological scores, elastometry and matebolic liver function tests. Eur J Gastroenterol Hepatol, 2010, 22: 532 - 540

[25] Gallegos JF, Vargas HE. Liver transplantation: from child to MELD. Med Clin North Am, 2009, 93: 931 - 950

[26] Huo TI, Hin HC, Hsia CY, et al. The MELD-Na^+ is an independent short and long term prognostic predictor for hepatocellular carcinoma: a prospective survey. Dig Liver Dis, 2008,40:882 - 889

[27] Merle V, Sieg O, Stremmel W, et al. sensitivity and specifitity of plasma disappearance rate of indocyanine green as a prognostic indicator in acute liver failure. BMC Gastroenterl, 2009,9:91 - 106

[28] Ripoll C, Groszmann R, Garcia G, et al. Hepatic venous pressure gradient predicts clinical decompensation in pationts with compensated cirrhosis. Gastroenterology, 2007,133:481 - 488

[29] Torestier J, Dumortier J, Guillaud O. et al. Noninvasive diagnosis and prognosis of liver cirrhosis: a comparson of biological scores, elastometry and matebolic liver function tests. Eur J Gastroenterol Heoatol,2010,22:532 - 540

[30] Wu CC, Yeh DC, Liu MC. Improving operative safety for cirrhotic liver resection. Br J Surg, 2001,88:210 - 215

8 胆道外科疾病的影像学诊断

建立正确的诊断是实施有效治疗的前提和保障。胆道系统由于其位置较深、解剖上与胰腺和十二指肠等脏器毗邻关系复杂；胆道系统与肝脏从形态结构(构成胆树)到生理功能(胆汁的形成与排泌)都有不可分割的密切联系(图8-1)。因此，诊断胆道疾病时，应当注意与上述脏器本身疾病的鉴别。胆道疾病主要包括发生于胆囊和胆管的结石、炎症和肿瘤及由上述疾病或因损伤及先天性胆管发育障碍(闭锁)所引起的胆道梗阻等。随着对肝、胆、胰及十二指肠的结构与功能在分子生物学和分子病理学等方面基础研究的不断深入及迅速向临床应用方面转化及新型检测技术与装置的引进等重大进展，大大提高了胆道疾病诊断的准确性和敏感性及与肝脏、胰腺疾病的鉴别能力。目前，影像学检查在胆道疾病的诊断方面发挥了越来越重要的作用。

8.1 胆道系统的超声检查

超声检查是诊断胆道外科疾病的首选方法。超声在人体内传播，由于人体各种组织或病理组织的声阻抗有一定的差异，超声波在两种不同组织界面处产生反射、折射、散射、绕射、衰减及多普勒(Doppler)效应等物理特性。应用不同类型的超声诊断仪，采用各种扫查方法，接收这些反射、散射信号，

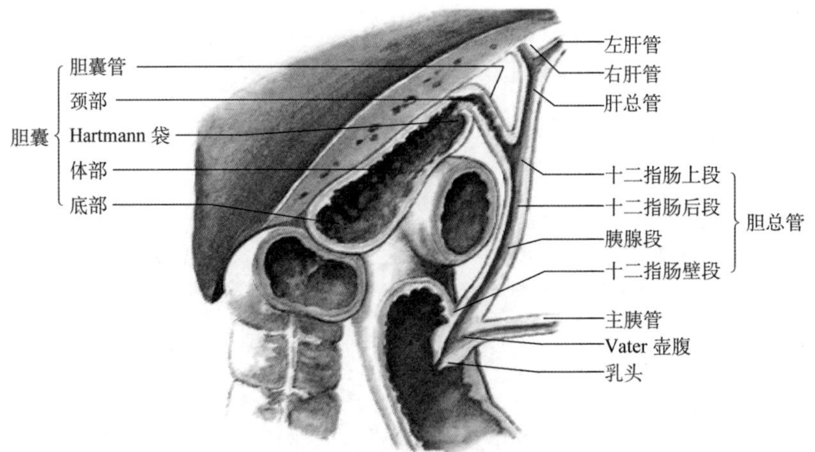

图 8-1　正常胆道系统及其毗邻结构模式图

加以检波等处理后，显示为波形、曲线或图像等，显示各种组织及其病变的形态，结合病理学、临床医学，观察、分析、总结不同的反射规律，而对病变部位、性质和功能障碍程度做出诊断。

在评价胆囊疾病的时候，胆囊的超声检查是已公认的明显优于其他影像学检查的主要检查方法。造影增强超声是已经建立的可靠的检测和诊断局灶性肝脏病变的方法，在胆囊和胆管疾病中该方法还没有得到公认，但是其可以作为对普通超声检查的有力补充。在保证患者的安全及并不需要暴露于辐射的情况下，造影增强超声具有实时、可重复和多平面成像的优点。它可以通过特定的信息，因为当给患者施用造影剂后，通常会使病理特征变得非常明显，这可以使医师能详细地评估胆囊和胆管中的良性和恶性疾病。该检查可以清楚地明确疾病的过程及更方便于疾病的诊断。

8.1.1　B 超诊断的基本原理

B 型超声又称辉度调制型(brightness mode)，是取 Brightness 一词的第一个字母 B 而得名，故也简称为 B 超。超声波束有良好的指向性。入射人体脏器组织后，由于器官表面和内部结构、密度与声速的不同，正常组织之间，正常组织与病灶之间都存在声阻抗差，界面就会发生反射(reflection)、散射(scattering)、声衰减(attenuation)及多普勒效应(Doppler effect)等物理特性的改变。这是超声成像的基本原理。

超声波束经过体内液体时，几乎不衰减；而经过骨、结石、气体时可有明显的衰减。病灶的衰减特性也不相同，某些含纤维组织成分较多的病灶和某些恶性肿瘤组织衰减常较明显。声像图上病灶的衰减特性主要表现在其后方的回声状况。当超声波束通过囊肿等含液体成分病灶到达它们的后方时，其能量较通过相邻组织的超声波束能量强，因而后方的回声有增强；反之超声波束通过衰减特性强的病灶时，其后方的回声则有减弱。前者称为回声增强；后者称为回声减弱，也可称为“声影”(acoustic shadow)。

B 超检查的回声形态常有下列几种。①光团：强回声光点聚焦成明亮的结节状、团块状，有一定的界限；②光斑：强回声光点聚焦成小片，直径<0.5 cm；③光点：回声呈细小点状；④光环：强回声光点的排列呈圆环状；⑤光带：强回声光点的排列呈线带状、线条状。

8.1.2　B 超对机体病变的显像

(1) 积液或囊肿　液体内部均质而无声阻抗差的界面，故不产生界面反射的回声，声像图上表现为一无回声的暗区，又称液性暗区，如血液、胆汁、尿液、腹水等。若液体混浊或脓液，暗区可见浮游或沉于底部的粗细不均的光点或光带，且重力转移症阳性。囊肿的声像图特征是：①多为球形或卵圆形的无回声区；②界面清晰锐利，边缘光滑；③囊肿后方回声增强；④周围结构可有受压移位表现，但无浸润破坏征象。

(2) 肿块　肿块的主要表现为空间实质性占位病变，可呈低回声，较强回声或强回声。内部光点分布均匀或不均匀。脏器形态可以有改变，内部支持

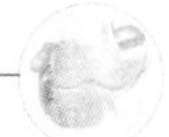

结构被挤压或移位。一般而言，良性病变界限清楚，边缘光滑，形态规则，内部回声均匀，衰减不明显；恶性病变界限多不清楚，边缘可呈浸润状，形态多不规则，内部光点分布不均匀，呈低回声，衰减常较明显；有出血坏死时，内部可有无回声区出现，衰减常明显。

(3) 炎症　急性炎症早期，以炎性水肿为主，局部回声减低，脏器肿大。慢性炎症，组织修复，一旦纤维组织增生，则回声增多、变粗。如急性胰腺炎时，胰腺外形肿大，回声减低，后方回声可有轻度增强；慢性胰腺炎时，胰外形可变小，回声可因组织纤维化而增加，后方回声可减弱。又如慢性肝炎后肝硬化，肝内呈线状、网状或斑片状回声增强，肝内管道扭曲、变细、外形变小，表面结节样突起。

(4) 结石、钙化　二者的声速与密度均较大，界面反射强。入射超声的大部分声能被消耗，后方出现特征性的低声能无回声之声影。

矢沢孝文(1988)根据日本消化病学会胆石分类标准，按肉眼所见剖面结构分类，对 148 例胆石进行了研究。其中胆囊结石 134 例，胆管结石 14 例。把直径>10 mm 者划为大胆石，<10 mm 者为小结石。其 B 型超声结果如下。

1) 大胆石回声图分 3 型：

Ⅰ型：表现为强回声，内部为强声影。

Ⅰa 型：回声呈彗星尾状越过胆石后面。

Ⅰb 型：呈半月形。

Ⅰc 型：呈新月形。

Ⅱ型：

Ⅱa 型：回声呈狭条弧状或角状，其声影逐渐增强。

Ⅱb 型：内部呈点状或线状强回声。

Ⅲ型：基本可描绘出胆石的整体图像。

Ⅲa 型：为类似肝实质的回声，其回声和声影均弱。

Ⅲb 型：为均一的强回声像，其回声强而声影弱。

Ⅲc 型：胆石内部为层状回声，其回声及声影较Ⅲa 型强。

2) 从回声与胆石性状的关系分析：

Ⅰa 型和Ⅰb 型 13 例全呈放射状，系纯胆固醇结石及混合石，且无钙化。

Ⅰc 型呈层状结构，系混成结石(指结石剖面可见层状和放射状两种结构)及混合结石，73%有钙化。

Ⅲa 型(9/13)呈微细层状或无结构，13 例全系胆红素钙结石，其中 12 例为胆管结石。

Ⅲb 型(5/6)是黑色素结石，83%钙化。

Ⅲc 型(7/8)是胆红素钙结石，其中 5 例为胆囊结石。

3) 小结石按存在形式分为 5 型：

充满型：在胆囊内为均一的强回声及宽阔的声影。

堆积型：胆石象堆积在胆囊腔内。堆积 a 型：仅胆石表面为强回声而无声影；堆积 b 型：胆石整体为强回声，呈彗星尾状，而胆囊后或胆石最下层回声线不明显；堆积 c 型：呈胆石整体像回声而胆囊后或胆石最下层回声较明显。堆积 a 型和堆积 b 型声影强，堆积 c 型声影弱。

游离型：呈强回声伴声影。

浮游型：在胆囊内，不呈带状，一部分可接近胆囊后壁，呈强回声伴声影。

块状型：回声类似肝实质，呈肿块样且声影弱。从回声图与胆石性状的关系分析，充满型、堆积型 a、堆积型 b 全是混合结石，充满型和堆积型 a 分别有 20%和 15%钙化，堆积型 b 无钙化；堆积型 c、游离型是胆红素钙结石和黑色素结石，50%有钙化。浮游型 3 例全为混合结石，仅 1 例钙化且引起胆囊管梗阻；块状型是直径为 5 mm 以下的泥沙状小胆红素钙石的集结。

(5) 气体与软组织　气体与软组织间声阻抗差甚大，其界面常可将入射超声的 99.9%都反射回去，界面呈强回声。肠、肺气体使超声探测受到限制。气体的强团声光团、后方也伴有声影，应与结石、钙化鉴别。气体流动性大、静止观察时可发现强回声光团随肠腔蠕动、呼吸活动而迅速变化。

(6) 肿瘤　恶性肿瘤因含有丰富的胶原蛋白，能大量吸收超声能量，故病灶后方的回声呈现衰减状。

(陈　琪　高　巍　孙　丽)

8.1.3　正常声像图及检查方法

8.1.3.1　正常胆囊声像图

胆囊通常位于右锁骨中线和第 9 肋软骨交叉处，借结缔组织连接，附着于肝脏的胆囊窝内，可分为底、体和颈 3 部(图 8-2)。胆囊的大小、形态和位置均有较大的变异，并且与胆囊内胆汁充盈情况和体位的改变有关。

(1) 形态　纵切面呈梨形，横切面呈圆形或椭圆形。

(2) 分部　底、体、颈部。

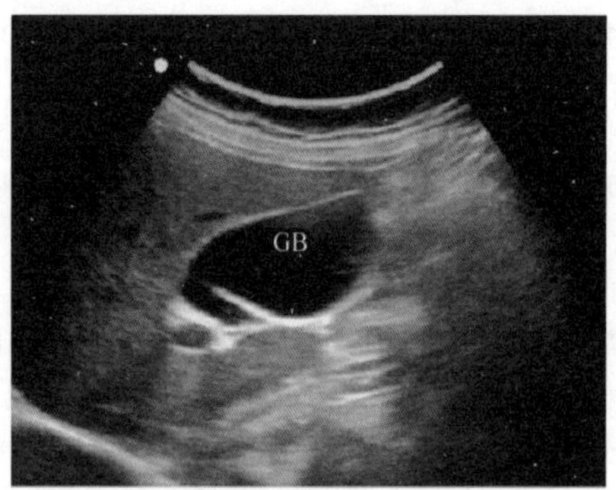

图 8-2 正常胆囊声像图

(3) 大小 长径 5～8 cm,横径 3～4 cm,壁厚＜3 mm。

(4) 胆汁 无回声,后方回声增强。

(5) 胆囊壁 线状高回声,轮廓清晰,边缘光整。

8.1.3.2 正常胆管声像图

(1) 肝内胆管 一般只能显示 1～2 级肝内胆管,即肝总管和左右肝管,左、右肝管位于门静脉左、右支前方,内径一般≤2 mm(图 8-3)。

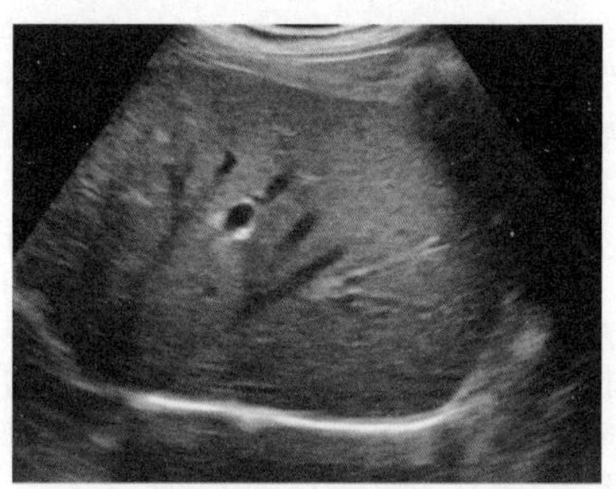

图 8-3 正常肝内胆管声像图

(2) 肝外胆管 分为上、下两段。上段与门静脉伴行,形成双管结构(图 8-4),其内径小于伴行门静脉的 1/3。下段与下腔静脉伴行,并向胰头背外侧延伸,成人正常肝总管内径＜4 mm,胆总管内径＜6 mm。

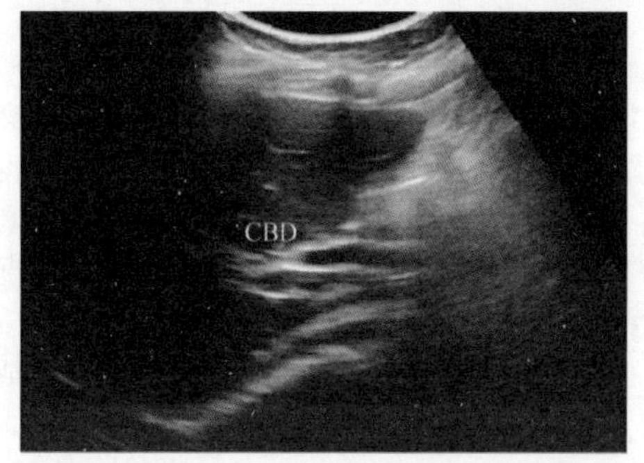

图 8-4 肝外胆管与门静脉伴行形成双管结构

8.1.3.3 检查方法

(1) 患者准备 ①检查前患者一般禁食 8～12 h,检查前 1 d 少吃油腻食物,前 1 d 晚上清淡饮食。禁止服用影响胆囊收缩的药物。②X 线胃肠造影的钡剂是超声的强反射和吸收剂,一般应先安排超声检查,或在 X 线胃肠造影检查 3 d 后,胆系造影 2 d 后再行超声检查。③小儿或不配合者,可给予镇静安眠药物后进行检查。急诊患者不受以上条件限制,可在密切观察下及时进行检查。

(2) 检查体位及扫查方法

1) 患者体位:仰卧位(最常用)、左侧卧位、坐位、半坐位、右侧卧位等。

2) 仪器:常用凸阵探头,成人一般用 3.5 MHz 探头。

3) 扫查切面:连续横断、纵断及斜切扫查,探头应在扫查区连续滑动,避免跳跃式检查,必要时可通过饮水或口服胃窗造影剂来消除胃肠道气体的干扰,有助于肝外胆管的清晰显示。

8.1.4 胆道外科疾病的超声诊断

8.1.4.1 胆囊结石

根据结石的化学成分,通常分为胆固醇结石、胆色素结石、混合型结石。B 超检查对胆囊结石的诊断率高达 90%以上,能发现直径只有 3 mm 的结石。胆管结石因受肠道气体的干扰,诊断率虽不如胆囊结石,但可以看到因胆管结石而引起的胆管扩张、管壁增厚等改变。

(1) 典型表现 胆囊腔内形态稳定的强回声团,后方伴有声影,随体位改变而移动(图 8-5)。

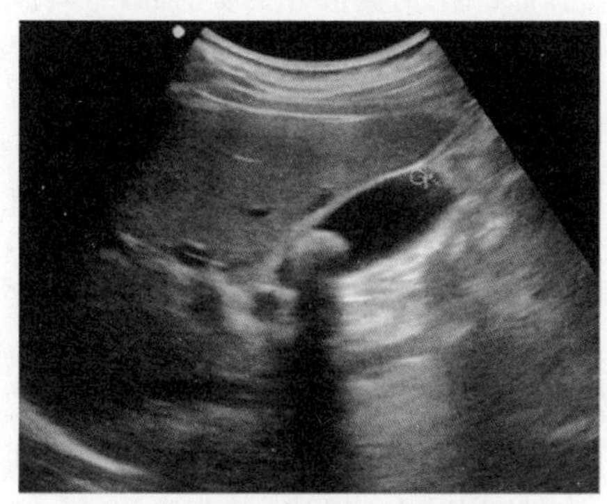

图 8-5 典型胆囊结石声像图

↑提示结石后方声影

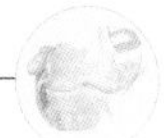

(2) 非典型表现

1) 充满型胆囊结石：正常胆囊腔内无回声区消失，仅表现为胆囊前壁呈弧形或半月状的强回声带，后方伴较宽声影。当胆囊充满结石时，液性腔消失，在胆囊床一边是边界清楚的弧回声带；胆囊壁增厚时，在其表面有一相应的弱加声带，后方伴声影，这时呈现为胆囊壁结石声影三联征，即“WES 征”(wall-echo-shadow)(图 8-6)。

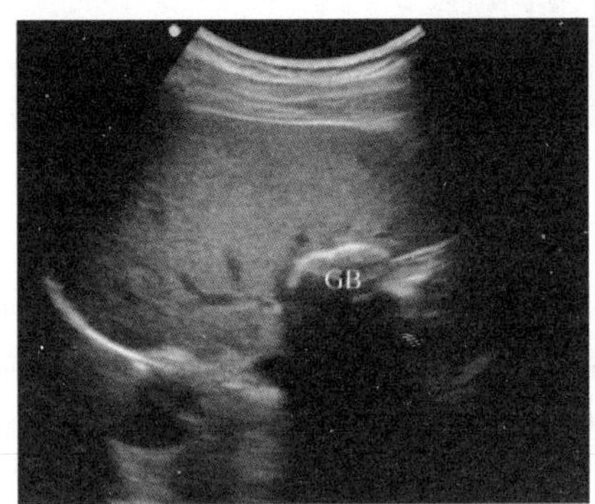

图 8-6　胆囊充满型结石

正常胆囊液性暗区消失

2) 胆囊壁内结石(胆固醇结晶)：胆囊壁常增厚，回声增强，壁内可见单发或多发的微小强回声斑，后方出现多重反射回波形成的“彗星尾征”(图 8-7)。

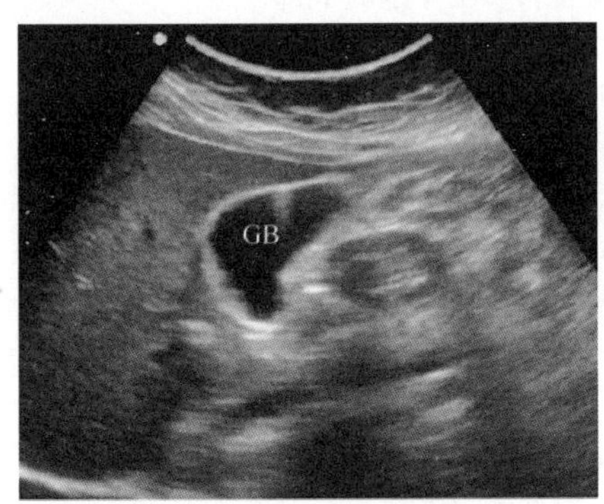

图 8-7　胆囊壁胆固醇结晶

壁内多发强回声斑

3) 泥沙样胆囊结石：主要成分为胆色素，沉积在胆囊后壁，有声影和移动变形等特征时，不难诊断。若颗粒细小，沉积层较薄，回声增强及声影不明显时易漏诊，应变动体位，仔细观察沉积颗粒有无移动。

8.1.4.2　胆管结石

(1) 肝内胆管结石

1) 肝内沿胆管分支走行出现点状、团状强回声，后方伴声影(图 8-8)，不随体位改变而移动。

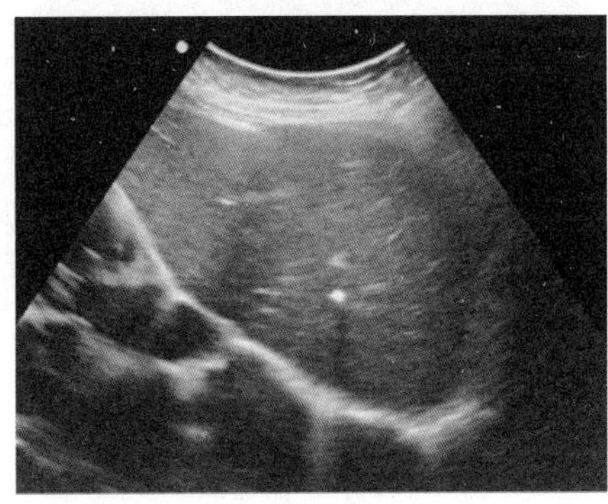

图 8-8　肝内胆管结石

2) 当有淤滞的胆汁充盈在肝内胆管时，可见强回声团出现在扩张的胆管内。

3) 强回声近端小胆管轻度扩张，扩张的肝内胆管与伴行的门静脉形成“平行管征”。

(2) 肝外胆管结石

1) 肝外胆管腔内见形态固定的强回声团，后方伴声影，也有少部分松散的泥沙样结石，呈中等或较弱的回声团，后方声影不明显(图 8-9)。

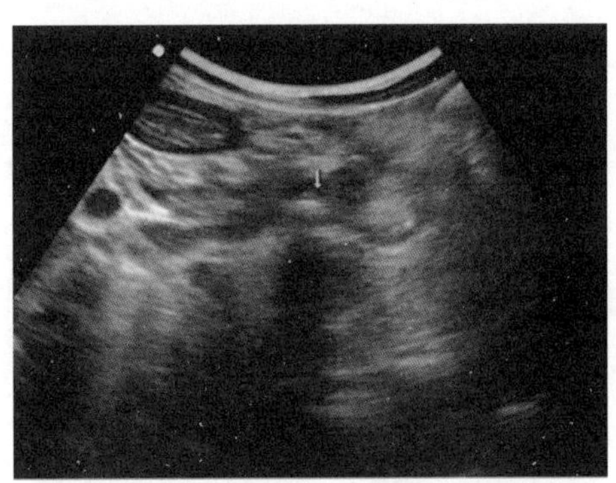

图 8-9　肝外胆管多发结石

2) 强回声团与胆管壁分界清楚，结石周围可见细窄的无回声带。

3) 近端胆管可有不同程度扩张，胆管壁增厚，回声增高。

8.1.4.3　胆囊炎

(1) 急性胆囊炎

1) 胆囊外形饱满，体积增大，横径常>4 cm。

2) 胆囊壁弥漫增厚，呈强回声带，其间出现间断或连续的弱回声带，浆膜下水肿时出现胆囊壁的“双层”或“三层”影，多伴胆囊结石或胆囊颈部结石嵌顿(图 8-10)。

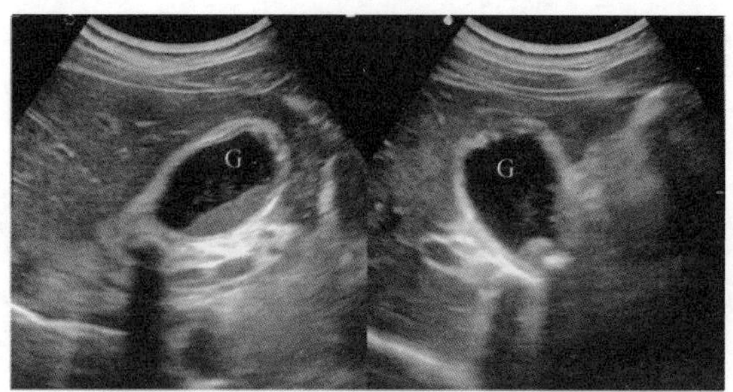

图 8-10　急性胆囊炎

囊壁明显水肿增厚，胆囊颈部结石嵌顿

3）胆囊内透声差，充满稀疏或密集的细小或粗大回声斑点，呈斑片状或絮状，无声影，有移动性，有时可表现为沉积性回声光带。

4）探头扫查胆囊区时有明显的触痛，即超声 Murphy 征阳性。

（2）慢性胆囊炎

1）第 1 阶段：初期，胆囊的形态、大小和囊壁的表现无明显异常，或是胆囊壁稍增厚，胆囊内有结石。

2）第 2 阶段：胆囊肿大、壁毛糙增厚，较重时，囊壁间出现弱回声层（图 8-11）。

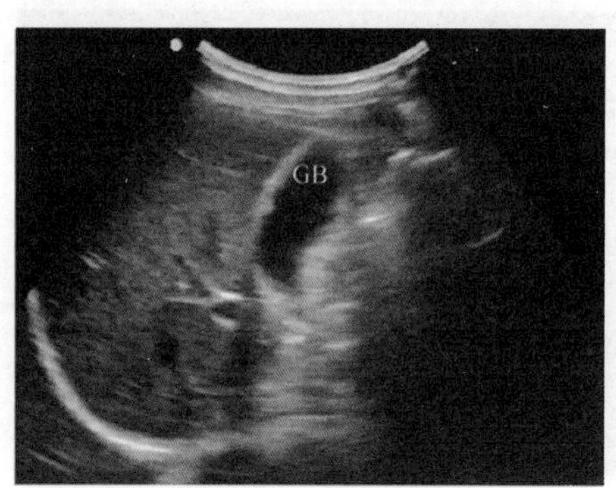

图 8-11　慢性胆囊炎

胆囊壁水肿增厚，壁毛糙

3）第 3 阶段：表现差异较大。增殖型表现为胆囊壁明显增厚，可达 10～15 mm；萎缩型表现为胆囊缩小，前后径＜15 mm，其内可充满结石，表现为"WES 征"。偶见严重萎缩的胆囊，仅残留一块瘢痕组织。

8.1.4.4　胆囊息肉样病变

（1）胆囊息肉

1）胆囊的形态、大小正常，病灶自胆囊黏膜面向腔内隆起，呈乳头状或桑葚状，一般为多发性，以胆囊体部多见，体积较小，直径一般≤10 mm，以高回声或中等回声为主（图 8-12）。

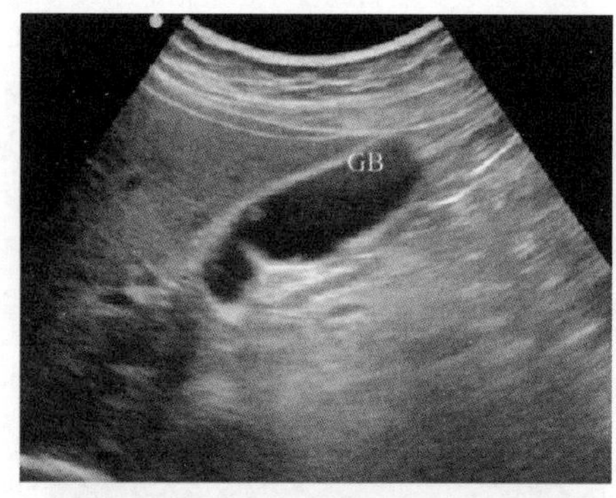

图 8-12　胆囊体部前壁小息肉

呈中等稍高回声

2）病变不随体位的改变而移动，后方不伴声影。基底部较窄，部分可见蒂与胆囊内壁相连；如蒂很细长，则可见病变在一定的范围内移动。

3）彩色多普勒血流影像（CDFI）：病灶内彩色血流信号的检出率低，血流分布以点状或短线状为主。

（2）胆囊腺肌症

1）胆囊壁呈弥漫性、节段性或局限性增厚、隆起。

2）增厚的胆囊壁内有多个微小的类圆形无回声囊腔，可合并壁内结石，表现为强回声斑点及后方"彗星尾征"，多见于胆囊底部。

3）由于部分或广泛的胆囊壁增厚，顺应性减退，使得胆囊腔部分狭窄、变形。

4）CDFI：病灶内一般无血流信号显示。

（3）胆囊腺瘤

1）自胆囊壁向腔内隆起的乳头状或息肉状强回声或等回声结节，多数基底较宽，少数有蒂。

2）体积一般大于息肉，多数直径≤15 mm，不随体位改变而移动，后方无声影。直径＞13 mm 者应高度警惕恶变可能。

3）好发于胆囊颈部和底部，可多发。

4）CDFI：部分腺瘤病灶内可检出彩色血流信号，其检出率与瘤体大小有关。

8.1.4.5　胆囊癌

（1）小结节型　常发生于胆囊颈部，病灶体积一般较小，典型的呈自胆囊壁突向腔内的乳头状中等回声团块，基底较宽，表面不光整。

（2）蕈伞型　为基底宽而边缘不规整的蕈伞状肿块突入胆囊腔，呈弱回声或中等回声，局部胆囊壁回声不连续，可单发或多发成片状。

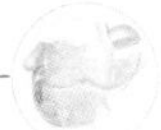

(3) 厚壁型　胆囊壁呈局限型或弥漫型不均匀增厚，回声不均匀，以颈部、体部增厚显著，内壁线多不规则(图 8-13)。

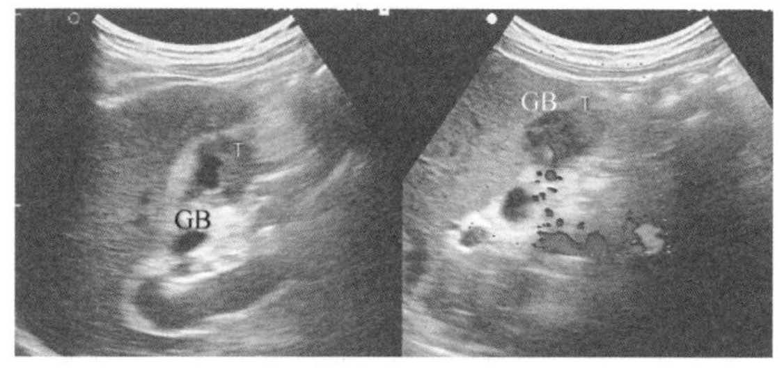

图 8-13　厚壁型胆囊癌

胆囊壁弥漫性增厚，局部形成肿块突向囊腔，并可见较丰富彩色血流信号

(4) 混合型　胆囊壁增厚伴乳头状或蕈伞状肿块突入胆囊腔，即蕈伞型加厚壁型的表现。

(5) 实块型　胆囊肿大，边缘不规则，正常胆囊无回声区缩小或消失，表现为囊腔内不均质的实性肿块，癌肿浸润肝脏可使肝与胆囊之间的正常强回声带破坏、中断，甚至消失(图 8-14)。

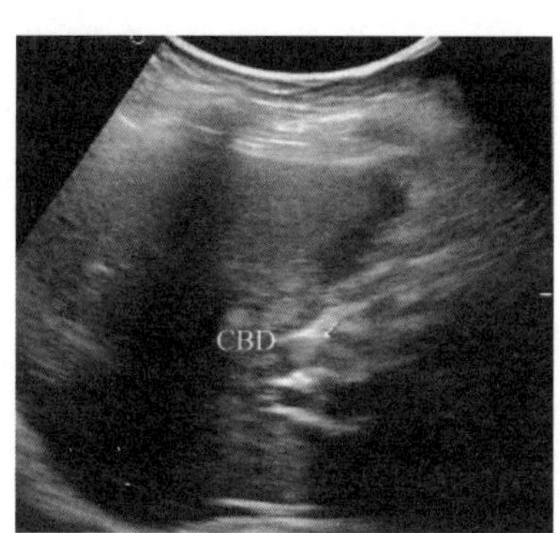

图 8-14　实块型胆囊癌

胆囊肿大，其内见不均质实性肿块

(6) CDFI　癌灶内可见丰富的彩色血流信号，血流分布呈分支状或杂乱型。

8.1.4.6　胆管癌

(1) 直接征象　分为乳头型或结节型、截断型和狭窄型。

(2) 间接征象　病灶以上肝内外胆管明显扩张；肝脏弥漫性肿大；肝门淋巴结肿大或肝内有转移灶，胆囊多肿大。

(3) CDFI　由于肝外胆管癌为少血供组织，肿瘤内纤维成分较多，一般难以显示其血流。

(4) 高位胆管癌

1) 肝脏肿大，回声增强，肝内胆管扩张显著，伴行门静脉受压变窄。

2) 沿扩张的胆管追踪扫查，在截断部可见强回声或等回声的球状或乳头状结节，肿瘤较小。浸润型胆管癌显示为胆管壁增厚时声像图表现可不典型。

3) 胆囊及肝外胆管一般呈正常状态或不显示。

(5) 肝外胆管癌　如图 8-15 所示。

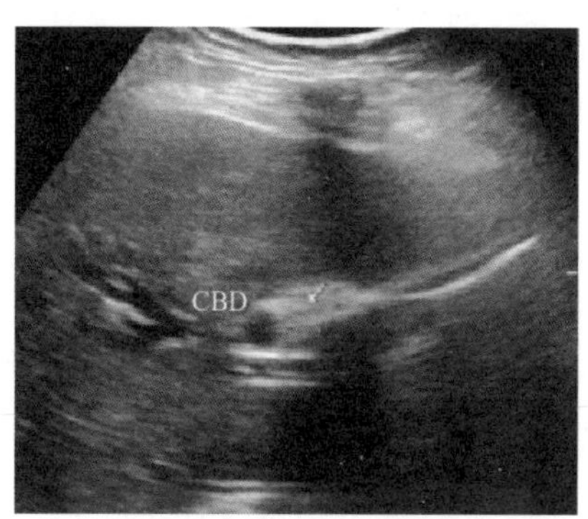

图 8-15　肝外胆管癌

↑示胆总管管壁明显增厚，管腔明显狭窄(CBD：慢性胆道转移)

1) 扩张的肝外胆管突然截断，局部显示弱-等-强回声肿瘤，呈乳头状或结节状。乳头型肿瘤较大，与管壁分界较清晰；结节型多呈较小的肿瘤；结节浸润型多见较局限的肿瘤及局部增厚残缺。

2) 扩张的胆管腔逐渐变细变窄或呈鼠尾状，局部管壁增厚，多见于浸润型癌。

3) 弥漫型胆管癌的表现为增宽的胆管腔内等-强回声肿瘤，或胆管壁不规则增厚，沿胆管腔浸润性生长。

8.1.4.7　胆道蛔虫症

1) 肝外胆管呈不同程度的扩张，其内有数毫米宽的双线状强回声带。

2) 虫体前端圆钝，边缘清晰光整，中心贯穿液性暗带为蛔虫假体腔，其内可出现回声点，横切面呈同心圆状。蛔虫死亡后，虫体中心暗带逐渐变得模糊层次消失。

3) 如虫体存活，实时超声观察蛔虫在胆管内蠕动，具有诊断性特征。

8.1.4.8　胰腺癌

胰腺局限性肿大，肿瘤部位的胰腺失去正常形态，边界显示不清；肿瘤内部回声可分为结节型强回声、低回声、弥漫型。以衰减型低回声最多见；周围血管受压，胆总管及胰管扩张。

8.1.5 超声检查的优缺点

（1）优点

1）超声的扫查可以连贯地、动态地观察脏器的运动和功能；可以追踪病变、显示立体变化，而不受其成像分层的限制。超声检查已被公认为胆道系统疾病首选的检查方法。

2）B超对实质性器官（肝、胰、脾、肾等）以外的脏器，还能结合多普勒技术监测血液流量、方向，从而辨别脏器的受损性质与程度。

3）超声设备易于移动，没有创伤，对于行动不便的患者可在床边进行诊断。

4）价格低廉，B超检查也因此经常被用于健康查体。

5）超声对人体没有辐射，对于特殊患者可以优先采用。

（2）缺点

1）在清晰度、分辨率等方面，明显弱于CT、MRI检查等。

2）B超检查对肠道等空腔器官病变易漏诊。

3）气体对超声影响很大，患者容易受到患者肠气干扰等多方面因素影响检查结果。

4）B超检查需要改变体位屏气等，对于骨折和不能配合的患者不适用。检查结果也易受医师临床技能水平的影响。

（韩月冬）

8.2 胆道外科疾病的介入超声检查

介入超声（interventional ultrasound）是现代超声医学的重要分支之一，是1983年在哥本哈根召开的国际介入性超声学术会议上被正式命名。从传统意义上讲，它是在腹部超声引导下各种穿刺活检、X线造影诊断和抽吸、插管、注药、引流等治疗技术。从超声技术发展的新概念上讲，还应包括术中超声（intraoperative ultrasound，IOUS）、腔内超声（intraluminal ultrasound）、微泡造影增强超声（contrast-enhanced ultrasonography，CEUS）、肿瘤的热消融和化学消融及高强度聚焦超声（high-intensity focused ultrasound，HIFU）治疗等范畴。其中腔内超声又可分为内镜超声（endoscopic ultrasonography，EUS）、腹腔镜超声（laparoscopic ultrasonography，LUS）、管腔内超声（intraductal ultrasonography，IDUS）、血管内超声（intravascular ultrasonography，IVUS）等。介入超声以其微创特点迎合时代主旋律，已经成为继传统腹部超声（transabdominal ultrasonography，TUS）、CT、内镜下逆行性胰胆管造影术（ERCP）、磁共振胆管胰腺造影术（MRCP）后在胆道外科疾病的诊断与治疗中的不可或缺的又一重要手段。

8.2.1 腹部超声引导经皮经肝胆道穿刺术

腹部超声引导经皮经肝胆道穿刺术（PTC）是检查胆道梗阻原因的主要手段之一。而经皮经肝胆道引流术（PTCD）是姑息性治疗恶性胆道梗阻的重要方法之一。PTCD术的引导方式主要有超声引导和X线透视引导两种。1969年，Kaude等报道了X线引导下PTCD（XG－PTCD）获得成功。1979年，Classen首先报道了在B型超声引导下PTCD（UG－PTCD）获得满意疗效。UG－PTCD具有穿刺胆管准确性高、损伤小、并发症少、术者受X线辐射量少及操作简单的优点，因此近年较多使用此种引导方法。

（1）PTC路径　PTC术的路径在20世纪50年代用经腹部穿刺法和经肋间穿刺法，60年代开始用腹膜外肝裸区穿刺法（图8－16）。

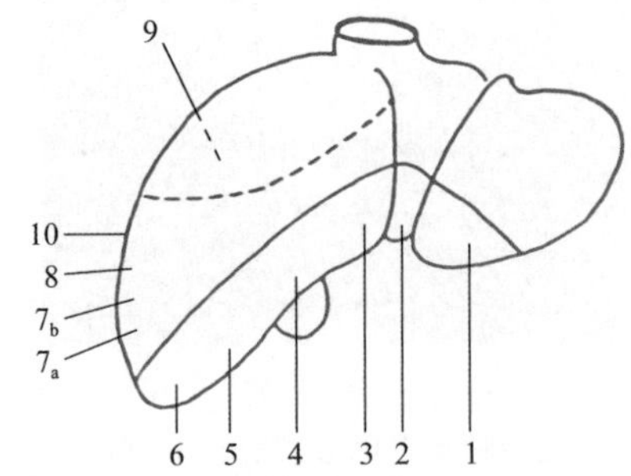

图8－16　经皮肝胆道穿刺部位变迁示意图

1－肋弓下，左侧中线（1952）　2－中线剑突下（1953）　3－肋弓下，左侧中线（1953）　4－肋弓下，右锁骨中线（1954）　5－肋弓下，中线至腹外侧2/3处（1956）　6－肋弓下，右腋前线（1953）　7－右腋前线第9肋间（7b）或第10肋间（7a）（1957）　8－右腋中线第9肋间（1957）　9－肩胛骨下角第11肋间（肝脏后方裸区）（1960）　10－胸外侧第7或第8肋间（1969）（实线表示肋弓缘，虚线表示肺下缘）

（2）手术方法　将超声仪调至穿刺引导状态，探头用消毒隔离袋套装，置于右侧第7～9肋间，二维

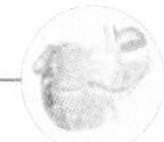

超声检查胆道梗阻部位、肝内外胆管扩张程度、左右肝管是否相通。彩色多普勒超声观察扩张胆管与周围血管的关系，选择显示清晰的较粗、较直且能避开血管的扩张胆管为靶胆管。

核实穿刺点后，2%利多卡因局麻，尖刀切开皮肤 0.5 cm，在彩色多普勒超声引导下用 PTC 针穿刺靶胆管：嘱患者浅呼吸，先进针至肝脏浅表处，调整穿刺针方向使其对准靶胆管，令患者屏气，快速将穿刺针刺入胆管内，拔出针芯，将导丝经穿刺针管送入靶胆管后退出穿刺针，用扩张管循导丝同轴逐步扩充皮下通道，然后将引流管循导丝置入靶胆管内，拔出导丝后引流管头端接引流袋，并用缝线将引流管固定于皮肤上。若使用 J 形引流管，则将细丝线锁在引流管尾部。

8.2.2 术中超声在胆道外科中的应用

随着术中专用高频探头及高分辨率快速实时超声现象设备的发展，术中超声（intraoperative ultrasonography，IOUS）已成为肝胆外科医生不可缺少的辅助诊断手段之一。

（1）IOUS 特点　与术前超声相比，IOUS 高频探头的应用，可获得比低频探头分辨率高的图像，提供病灶与肝内管道结构的准确信息。正确应用 IOUS，可以发现 1 mm 胆管结石，3～4 mm 的肿瘤，1～2 mm 的囊肿，以及 1～2 mm 的血管病变。另外，由于探头与受检脏器直接接触，不仅降低了远场图像插补造成的图像失真，同时避免了腹壁和胃肠气体干扰，与 CT、门脉造影 CT 扫描（CTAP）、剖腹探查相比，IOUS 具有更高的敏感性。

（2）IOUS 应用

1）辅助肝切除手术：IOUS 可以清楚地显示肝内胆管走行及分布情况，从而清楚显示 Couinaud 法肝段的界限，克服肝表面缺乏分段标志的困难。

2）诊断胆管结石：IOUS 与术中胆道造影相比，前者省时、费用低、无放射性、可重复性，不存在解剖死角，如膈顶部、肝后叶、尾状叶等，可同时显示胆管及胆道镜位置指导手术，容易区别结石与气泡，即使胆管充满结石，进而降低残石率。IOUS 被认为是术中胆道造影的可靠替代方法，可以在胆囊切除时常规使用。但是 IOUS 不能完整显示胆树形态，尽管能够显示 3 级胆管以上的结石，但是要完全取净结石有时较为困难，仍难以避免术后残石。

3）观察胆管壁：IOUS 可准确显示胆管直径、管壁厚度、胆道梗阻部位及原因，在存在各种粘连、肿块压迫、肿瘤侵犯等导致解剖结构明显改善时，可清楚辨认胆总管及血管位置，降低胆总管探查术中的副损伤。

8.2.3 内镜超声在胆道外科中的应用

内镜超声（EUS）是指将微探头安装于内镜顶端，把内镜插入消化道，对消化道管壁及其邻近脏器进行的 360°成像超声检查。与经腹超声相比，EUS 具有探头频率高，分辨力高，图像清晰，探头直接接近靶器官和可排除腹壁、胃肠气体干扰等优点，因而提高了对疾病诊断的敏感性和特异性。EUS 可清晰地显示胆系疾病，已备受临床关注。对于临床上常规检查中度或高度怀疑胆总管结石的患者，应行第一线的无创 MRCP 检查。当检查结果为阴性时，则应进一步行 EUS 检查，因为 EUS 在诊断胆总管结石的敏感性和特异性方面均显著高于 MRCP。

（1）辅助临床诊断

1）胆总管结石：临床诊断 EUS 对胆总管结石的显示显著优于经腹壁超声。有研究表明 EUS 对胆总管结石的诊断敏感性和特异性均达 95%。EUS 对胆泥淤滞及微小结石的诊断具有显著优势，它能较好的分辨出大小仅为 0.5 mm 的结石。胰胆管水成像（MRCP）是临床诊断胆总管结石的重要方法，其诊断准确率及敏感性均较高，而且具有无创和可重复性强等优点，对于 MRCP 未能检出而高度怀疑胆总管结石的受试者，可行内镜逆行胆胰管造影（ERCP），但在微小结石诊断方面，EUS 具有更高的优势。

2）胆管狭窄：引起胆管狭窄的主要原因为炎症、损伤、结石及肿瘤。由于胆管造影对胆管良性与恶性狭窄无法准确区分，对于高度怀疑恶性狭窄时，可进一步行 EUS 检查。胆管癌的 EUS 表现为胆管附近回声团，胆管壁出现增厚。部分情况下胆管癌的胆管壁增厚与炎性增厚难以区分。由于胆管造影对胆管良性与恶性狭窄无法准确区分，内镜超声结合细针穿刺不仅能观察胆管的形态与胆管周围的组织结构，而且能同时获得相应的病理组织结果，显著提高了胆管狭窄诊断的敏感度和准确度。

（2）临床治疗

1）EUS 介导的胆总管十二指肠吻合术：该治疗方法是指用针形的电刀在十二指肠球部将肠壁切开，继而在胆总管中插入细针，将胆汁吸出后注入造影剂进行胆管成像，然后使用导丝经由通过针道向内插入，待针刀拔出后沿导丝方向将金属支架或塑料支架放入。

2) EUS介导的肝胃吻合术：该手术过程与其步骤与EUS介导的胆总管十二指肠吻合术相似，仅穿刺部位不同。EUS介导的肝胃吻合术穿刺部位为胃小弯或贲门部，手术建立胃与左肝胆管间分流通路。

3) EUS介导的会师技术：主要是指通过肝内、肝外两种途径将导丝送入胆管内，导丝沿着胆管若能顺行通过狭窄部位经由乳突部穿出，则用将十二指肠镜替代，使圈套器将乳突部位导丝抓住，将胆管支架放入后实现胆汁引流。临床医生通过自然腔道引流胆汁，使内镜超声介导的会师技术成功完成，其临床并发症的发生率在上述几种方法中最低。

8.2.4 管腔内超声在胆道外科中的应用

管腔内超声内镜检查(IDUS)是在内镜超声基础上发展起来的新技术，是经常规内镜活检钳将高频超声微探头置人胰胆管腔内进行实时超声扫描的一种技术，是准确诊断胰胆疾病的新途径。该探头直径仅为1.8～2.0 mm，传感频率一般为12～20 MHz(实验研究曾增至30 MHz)，可以直接通过胰胆管对胰胆系统进行超声扫描检查，故影像解析度高于EUS，有利于显示局部精细结构，特别适用于探查1～2 cm大小的浅表病灶。新型超声微探，能通过0.889 mm的导丝，无须行乳头括约肌切开，既增加了十二指肠乳头胰胆选择性插管的成功率(98.2%～99.2%)，又简化了操作。其他应用途径还有：经皮经肝胆总管引流(PTCD)窦道完成肝内外胆管超声检查，经胆囊管进行的IDUS胆管探查，经Vater乳头逆行胆囊插管的胆囊癌IDUS联合细胞学检查。

尽管ERCP是诊断胰胆管形态学改变的“金标准”，但其对胰胆管壁和其邻近周围组织结构的判断有一定的局限性，而IDUS能弥补上述ERCP检查的相对不足。因此，理论上ERCP检查的同时进行IDUS检查能提高临床对胰胆疾病的诊断水平，其适应证主要包括：①胆管微结石，IDUS在检出直径<5 mm的胆管微结石及结石数量方面的敏感性显著高于ERCP。②梗阻性黄疸的鉴别诊断。③胆管良、恶性狭窄的鉴别诊断：依据解剖学结构改变和超声回声特点，IDUS能对胆管的良、恶性狭窄做出准确判断。国外文献报道，IDUS的准确性显著高于ERCP；国内文献报道，IDUS对胆管良、恶性狭窄的鉴别诊断具有较高的敏感性(100%)。尽管IDUS对胆管良、恶性狭窄鉴别诊断的准确率较高，但由于高频超声的组织穿透深度相对有限，故IDUS对超出肝十二指肠韧带远处病变的评价受到一定的限制。因此，IDUS在肿瘤局部淋巴结和部分血管侵犯的评价上，并不明显优于EUS；其对于肿瘤远处转移和浸润的判断，也可能相对不足。④胆管癌的诊断与Bismuth分期评估。⑤十二指肠乳头良恶性肿瘤的鉴别诊断，与EUS相比而言，IDUS不仅对近端胆管或肝门区胆管系统及其周围组织结构具有更为清晰的分辨力，提高胆管疾病诊断的正确性，还能可靠地从乳头结构中辨别出Oddi括约肌，增加十二指肠乳头肿瘤良恶性鉴别诊断的敏感性和特异性。⑥对ERCP失败或PTC失败或造影显示充盈性缺损而性质未明者进行进一步检查。⑦恶性阻塞性黄疸支架的选择、判断支架放置位置及判断支架是否完整张开。⑧为壶腹癌提供准确的术前分期，为治疗决策提供有用信息，特别是选择可行内镜乳头切除术患者。⑨辅助内镜乳头球囊扩张术(EPBD)或内镜乳头括约肌切开术(EST)，减少结石残留和早期复发率。

近年来，3D-IDUS技术开始出现，可以精确评估胆管癌的周围浸润和与累及周围脏器的毗邻关系，特别是诊断门静脉和胰腺侵犯情况有重要作用，优于CT扫描和血管造影。虽然IDUS对胆总管病变鉴别诊断有其独特优势，但也有其局限性。有文献报道，IDUS对近端和中端广泛上皮内蔓延胆管癌会出现漏诊，鉴别诊断自身免疫性胰腺炎引起的远端胰腺段胆总管良性狭窄有困难。

8.2.5 腹腔镜超声在胆道外科中的应用

近年来，腹腔镜在胆道外科得到了广发的应用，但是腹腔镜外科也存在一些内在缺陷，如触觉丧失效应、二维术野带来的视觉信息的部分丧失等。腹腔镜超声(laparoscopic ultrasonography, LUS)技术的临床应用解决了常规超声难以解决的问题，特别在配合腹腔镜手术方面有其独到的优点，较常规超声具有更高的分辨率和检出率。腹腔镜超声探头直接接触靶器官进行扫描，扫描图像没有受到腹壁、腹腔其他脏器的物理屏障干扰，高频探头的图像分辨率、检出率更高，而且能发现CT、MRI检查及常规超声不能发现的微小病灶。在腹腔镜手术中LUS可代替外科医师的双手，更准确地识别肿瘤的大小、深度、具体位置与邻近血管的关系，显著提高了肿瘤分期和可切除性的评估能力。对在术中不能定性的占位性病变还可通过超声探头上的活检导孔，引导

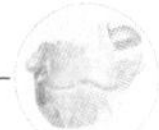

活检器械准确取得病理活检材料。在胆道外科，LUS主要用于替代胆道造影发现胆道残余结石和协助辨明解剖结构、辅助完成LC手术。

(1) LUS辅助的腹腔镜胆囊切除术(laparoscopic cholecystectomy，LC) 腹腔镜胆囊切除术已经成为治疗有症状胆囊疾病的"金标准"术式，在世界范围内广泛开展，然而由此引起的胆管损伤并发症和胆管结石残留的机会也增多，曾经一度被冷落的术中胆管造影(IOC)再次被提上重要议题，引发了关于LC术中是否需要常规使用IOC的争论。然而随着LUS的出现，能够为外科医生同时提供内镜影像和反映内部结构的超声影像，不少学者推荐LC术中使用LUS胆道探查，了解胆管结石和胆系解剖结构，认为其诊断价值等于甚高于IOC，部分原因是腹腔镜IOC最初存在许多技术和操作上的障碍。近10余年来，许多研究者报道了他们在LC术中使用LUS的经验。LUS是一种微创、耗时较少，可以准确发现胆总管结石及异常解剖的检查方法，有逐渐取代术中胆道造影的趋势。

(2) LUS胆道探查 LUS检测胆总管隐匿性结石的敏感性为83%～100%，特异性为98%～100%。在该手术中，LUS体现的辅助价值主要表现在以下几个方面：①LUS可对整个胆道系统做全面的扫描，以判断结石是否仅限于胆总管，将探头置于肝膈面，反复横行扫描，可充分显示整个胆道系统，避免遗漏某支肝内胆管的结石，因为仅依靠术前经皮超声或术中胆道镜可能遗漏肝内胆管结石；②LUS可准确地认定胆总管并测出准确的内径，借助LUS的多普勒血流显像功能，术者可方便地判断胆总管的真实性，不必再行复杂的切开前胆总管穿刺，同时较术前经皮超声更准确地测量胆总管的内径，为术者选择中转开腹或继续腹腔镜下探查提供参考；③通过LUS对结石大小的测量，术者能更好地把握胆总管切口的大小，避免切口过大造成的镜下胆管切口缝合困难及反复延长胆总管切口；④LUS还可显示胰头有无占位性病变，避免遗漏胆总管结石合并的胰头癌。

8.2.6 血管内超声在胆道恶性肿瘤中的应用

血管内超声(IVUS)是一项令人振奋的新技术，现在可以证明它和经皮超声一样有用。与经皮超声血管成像不同，IVUS是从内向外进行血管超声成像的一种方法。IVUS系统是以导管技术为基础的，可对病变的和正常的动脉、静脉进行极精确的测量和检查。

在胆道疾病中，可用于检测胆道恶性肿瘤的血管侵犯，特别是门静脉，临床上常以门静脉是否受肿瘤浸润累及，作为判断胆道恶性肿瘤的可切除性和治疗方法选取标准之一。Kaneko等于1995年报道了用血管内超声发现胰胆恶性肿瘤门静脉癌栓形成的应用研究，其敏感性、特异性、准确性指标分别为100%、93.3%、96.7%。作者指出，IVUS对判断胰胆恶性肿瘤与门静脉之间的关系提供了精确的信息，对早期识别发现或排除胰胆恶性肿瘤的门静脉侵犯，进而采取相应的外科诊疗策略，对患者预后的改善具有十分重要的意义。

临床上，由于一次性血管内超声探头的花费昂贵和特殊超声仪器的需要，限制了这项技术的广泛应用。IVUS通常都是在其他检查手段(如CT)无法发现病变周围关系时才考虑使用。如果传统影像学检查能够明显地显示肿瘤累及门静脉，可以不做IVUS检查。只是在无法区分病变对门静脉壁究竟仅仅造成压迫还是已经形成浸润的时候，才使用IVUS。但是，随着EUS、IDUS和超声造影技术的出现，IVUS在胆道恶性肿瘤评估中的用途似乎并没有普及，自Kaneko后未见相关报道。

8.2.7 三维超声在胆道外科中的应用

三维超声作为一种新的超声影像处理技术，具有以下基本特征和功能：①显示感兴趣区立体形态和内部结构；②表面特征；③空间位置关系；④单独显示感兴趣区结构，并精确测量容积和体积。因此，三维超声对疾病的定位、定性和定量诊断能起到重要的辅助作用。胆道系统作为含液的器官结构，适宜行三维超声检查，目前已经用于准确记录胆道阻塞的特征和位置，更成功更安全地引导PTCD操作，三维重建整个胆道系统。

(1) 对常见胆道疾病的检查

1) 胆囊息肉：病变的大小及基底部的宽窄是诊断胆囊息肉样病变有两个重要指标。二维超声观察病变大小并无困难，但是对息肉的数目、表面形态、息肉与囊壁的关系等的显示还不够理想，特别是很难显示息肉基底部的宽窄和是否带蒂，而后者对息肉样病变的鉴别诊断及选择治疗方式非常重要。三维超声可准确评价病灶大小、形态、数量、是否带蒂及基底部的宽窄，尤其是对于某些较难诊断的特殊部位，如胆囊颈部、胆囊折叠处等。

2) 胆道肿瘤：三维超声除能获得与二维超声相

似的结构断面外，其重建图像清晰直观，立体感强，显示二维超声无法看到的肿瘤整体观及与周围脏器的空间位置关系能，更加直观地了解肿瘤病变的部位、大小、形态、性质、浸润深度、扩散方向、术前分级、邻近器官压迫及转移等，并对肿瘤术后吻合口有无肿瘤复发及化疗效果做出判定。

3) 胆结石：三维超声可更直观地显示病灶数量、形态、位置、胆管扩张程度，尤其是二维超声容易漏诊及误诊的胆囊泥沙样结石、附壁软结石、胆管多发软结石等。

(2) B超三维胆囊功能检测

1) B超三维胆囊功能检测的方法：Everson(1980)首先提出采用圆柱体体积总和的方法来计算胆囊的体积，分别在空腹及脂餐后每10 min测量胆囊的长、宽、高三径，以胆囊空腹容积及餐后容积动态变化来反映胆囊收缩功能。由于过程繁杂，未能推广。Dodds等(1985)建立用椭圆体积的计算公式，虽有改进，但仍难以在临床上开展。上海瑞金医院(2013)提出了改良B超三维测量胆囊功能的方法，包括改良椭圆形法和圆柱体总和法，以30 min与60 min为固定测量时间点，采用数学公式计算胆囊收缩率与容积。

在检查前日晚餐后禁食。检查日上午，采用B超(探头频率3.5 mHz)检查胆囊有无胆石、胆固醇息肉，同时测量空腹胆囊容积及胆囊壁厚度。胆囊容积须测量三径(长、宽、高)。先测胆囊长径(图8-17)，然后将超声探头原位旋转90°后测量胆囊宽径与高径(图8-18)，分别以cm表示，精确到0.1 cm。脂肪餐为两个油煎鸡蛋(荷包蛋)，或一包牛奶(约250 ml，肪含量为5%)。于餐后60 min、90 min重复检查2次，得到2个时点的胆囊容积，取较小者为餐后残余容积，测量方法同空腹容积。

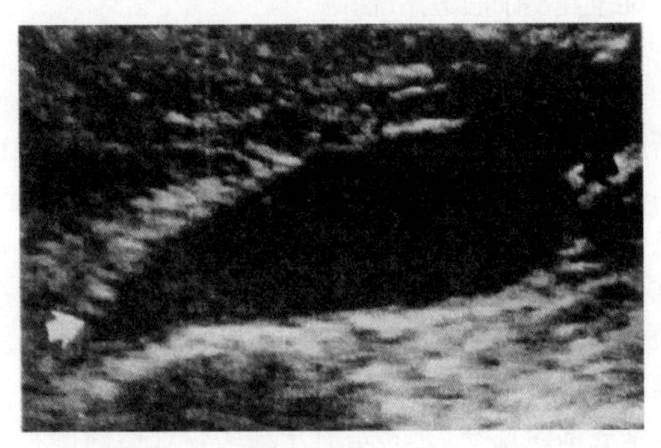

图8-17　胆囊长径的超声荧光屏显像

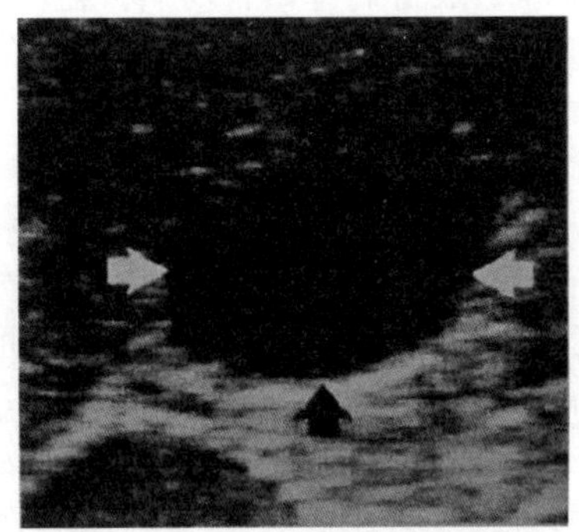

图8-18　探头于原位旋转90°后超声图像

显示胆囊宽径与高径

胆囊容积(空腹容积、餐后容积)的计算公式为：容积(ml)=0.52×长(cm)×宽(cm)×高(cm)。胆囊收缩率的计算公式为：收缩率(%)=(空腹容积－餐后容积)÷空腹容积×100%。现以某男性为例，计算胆囊收缩率。空腹胆囊长6.2 cm，宽2.7 cm，高2.9 cm。空腹容积=0.52×6.2 cm×2.7 cm×2.9 cm=25.24 ml。餐后胆囊长4.4 cm，宽1.4 cm，高1.4 cm。餐后容积=0.52×4.4 cm×1.4 cm×1.4 cm=4.48 ml。胆囊收缩率=(25.24－4.48)÷25.24×100%=82.25%。胆石组和对照组胆囊收缩功能的比较见表8-1。

表8-1　胆石组和对照组胆囊收缩功能的比较($\bar{X}\pm SD$)

例数	胆石组 (n=106)	对照组 (n=434)	P值
男/女	80/26	297/137	/
年龄(岁)	(47.9±11.4)	(47.4±12.1)	0.699
空腹容积(ml)	(25.8±13.8)	(23.4±10.8)	0.103
餐后容积(ml)	(6.5±7.1)	(4.4±3.8)	0.004
收缩率(%)	(75.1±17.0)	(80.9±12.7)	0.001

中华医学会胆道外科学组开展全国多中心胆囊结石清除术的临床研究，拟采用B超三维胆囊功能检测来测量胆囊的容积与收缩率。

2) B超三维检测胆囊功能的标准：较全面的胆囊功能包括胆囊收率、空腹胆囊容积和餐后最小胆囊容积，以及胆囊壁厚等指标。为方便临床应用，可简化正常胆囊功能的标准为胆囊收缩率≥75%和胆囊壁厚≤3 mm两项指标。胆囊收缩率降低或胆囊壁增厚，两项指标中任何一项不在正常范围内，即表示胆囊功能不正常。应用这两项指标进行评判，基

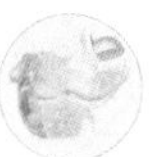

本可排除胆囊功能的不正常。

8.2.8 超声对比增强造影技术在胆道外科中的应用

超声对比增强造影(contrast-enhanced ultrasonography, CEUS)是指用专用超声造影剂来增强超声图像的分辨力。造影剂是含微泡的物质,它有弹性,可压缩,常比水的密度低。微泡是极有效的超声能量反射物,因此被用做超声造影剂。微泡还可用做治疗剂的载体,在超声波解剖区内,微泡受空化效应后破裂,导致治疗剂在特定毛细血管床释放,因此还有治疗的作用。目前,超声造影在胆道疾病的应用尚处于初级阶段,国内外报道相关论文尚不多。大部分研究表明其在各种胆道良、恶性病变的诊断与鉴别诊断上有价值,还能分辨肿瘤浸润范围、深度及邻近脏器有无侵犯、血管和远处转移,但对增生性病变的定性有困难。Bauditz 等认为超声造影可以增强肝门胆管癌的影像分辨力,能测量癌组织大小和肝实质浸润情况,绝大部分 Klatskin 肿瘤表现为乏血供。中山大学附属医院超声科团队在这一技术上做了大量工作,他们提出超声增强造影能有效区别良、恶性胆囊疾病,诊断正确率为 96.3%;在肝门胆管癌诊断中,超声造影诊断正确率比 CT 增强造影明显提高(93.8%对 78.1%),在门静脉是否浸润的判断上两者并无差别;在肝内胆管癌的诊断正确率上 CEUS 与 CT 增强造影(CECT)一致,可以替代 CECT 成为一种新的诊断方法。超声造影通过评估病变区域血管的不同时相血流灌注的情况,还可以诊断与鉴别诊断胆道囊腺癌、Vater 壶腹部印戒细胞癌、胆道错构瘤、绒毛状腺瘤,也有将微泡造影剂注入 PTCD 窦道做 CEUS 诊断胆总管漏的报道。

(杨玉龙　张　诚)

8.3 胆道系统的 X 线检查

用传统的 X 线摄片进行的检查都属于普通放射检查,包括透视、平片和造影,由于胆系与腹部其他脏器间缺乏明显的密度差,腹部平片、透视很少单独用于胆系疾病诊断。

8.3.1 X 线平片

腹部 X 线平片对于鉴别诊断胆道和其他腹部脏器的疾病有很大意义,有时甚至起决定性的作用,所使用的 X 片要大,使能包括膈肌和盆腔在内,至少是 35 cm×42.5 cm。

(1) 钙化阴影　肝胆胰区在平片上如见有钙化阴影,常由病理改变所造成,应结合临床进行分析、鉴别和诊断。

1) 肝内钙化阴影:多来自慢性炎症,如阿米巴肝脓肿愈合后或膈下脓肿钙化,肝组织胞浆菌病、肝癌、转移性肝肿瘤、肝血管瘤及错构瘤的钙化,肝包虫病钙化,肝动脉瘤钙化,以及肝内胆管阳性结石等。

2) 胆囊及胆总管部位钙化阴影:因为纯胆固醇结石与纯胆色素结石在平片上均不显影,只有碳酸钙结石才显影,所以胆结石在 X 线平片上的显影率远比肾结石为少。有足够钙质的胆结石不超过 10%~15%。约有 10%的急性胆囊炎病例在 X 线平片上显出多发性结石,或胆固醇结石外层钙质的影像。此外,瓷瓶胆囊(porcelaneous gallbladder)能在平片上显示钙化轮廓。瓷瓶胆囊多在慢性胆囊炎而极少在急性胆囊炎病例中呈现。石灰样胆液也不易在平片上看出,因此常在手术台上误诊为胆囊积脓。

3) 胰腺部位钙化阴影:常见于慢性胰腺炎钙化、胰腺管结石和胰腺囊肿钙化。慢性胰腺炎的病例,约有 30%可发生钙化。其钙化程度常与胰腺功能损害成正比。若胰腺功能有明显损害,则 1 年后即可见有钙化。

4) 肝胆胰部位的钙化阴影:尚需与胃黏液癌的钙化、脾动脉钙化、肾上腺钙化、腹主动脉钙化、肠系膜淋巴结钙化、肾癌、肾结核、肾结石、肋软骨钙化、右肺底结核、胸膜钙化等相鉴别。

(2) 胆道内气体影　在正常情况下,胆道内无气体。只有在下列情况下才会发生:①由于胆总管下端炎症或 Vater 壶腹周围炎(如十二指肠球部后淋巴结炎、胰头炎)引起的 Oddi 括约肌松弛、僵直、关闭不全等功能障碍;②Oddi 括约肌开口位置过高或过低,使十二指肠蠕动囊的气体挤入胆总管;③由于胆内瘘或胆肠吻合术后;④经内镜逆行胰胆管造影术后或 Oddi 括约肌切开术后;⑤胆道蛔虫病;⑥由胆囊炎或肝脓肿的产气细菌所产生。

(3) 肠淤积　急性胆囊炎时,邻近胆囊的上部空肠及十二指肠肠管可发生反射性淤积,也可累及回、升结肠,结肠肝曲或右半横结肠,表现为局限性肠内积气、肠管扩张,甚至还可见到有液平面。在急性胰腺炎时,有时可见十二指肠明显积气,其内缘出现“双边缘征”或“ε 字征”。

总的来讲,腹部平片对胆系疾病的诊断价值有限。若正位片发现右上腹异常密度影,又不能判断是来自肾脏还是胆囊时,可加拍侧位片(图 8-19)。

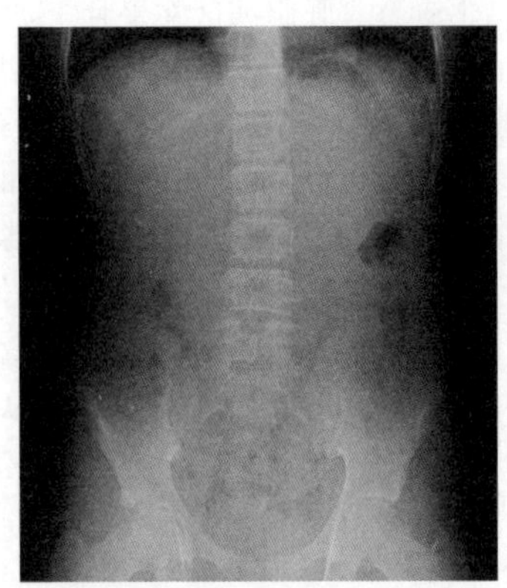

图 8-19 腹部 X 线平片

腹部平片操作简便,费用低廉,无创,无明确禁忌证,虽不能直接显示正常胆系,但可通过肝脏轮廓,推测胆囊、胆总管位置。对含钙盐多的高密度结石诊断价值较高,对部分异位胆结石,可通过形态特征的分析做出诊断,但对等密度或低密度结石的诊断价值则远不及 US、CT、MRI 检查。由于胆系结石多为低密度结石,腹部平片价值不高,通常只在需要判断是否有消化道穿孔、肠梗阻等并发症时才用。

尽管腹部平片对胆系疾病价值有限,但也可有些异常发现,其临床意义各不相同:胆囊增大,见于胆囊炎、胆囊癌、胆管梗阻;胆管积气,见于 Oddi 括约肌松弛、胆-肠吻合、胆-胃吻合、化脓性胆管炎;胆囊积气,见于气性坏疽性胆囊炎、术后;膈下积气,见于膈下脓肿、消化道穿孔时;胆区致密影,见于阳性结石、瓷胆囊、钙胆汁、淋巴结钙化、右肾结石;反射性肠淤积,见于急性胆囊炎;肠管扩张并肠腔积液,见于胆石性肠梗阻。

8.3.2 造影药物

8.3.2.1 口服造影剂

口服胆囊造影剂必须具备能从肠道吸收和主要由肝脏排泄的物理化学特性。目前常用的造影剂(contrast medium, radiopaque)一般毒性较低,但均应做碘过敏试验。

(1) 碘阿芬酸(iodoalphionic acid) 也称双碘羟双苯丙酸、碘苯丙酸等,系白色结晶或无色粉末,遇光久后色变深,不溶于水,溶于乙醇或乙醚中,含腆 51.5%。每片 0.5 g。成人一次剂量为 3.0 g。

(2) 碘番酸(iopanoic acid) 系白色粉末,不溶于水,溶于乙醇或碱性液中,含碘量 66.68%。每片 0.5 g。成人一次剂量为 3~6 g。

8.3.2.2 静脉造影药物

(1) 胆影葡胺 胆影葡胺(meglumine adipiodon biligrafin)为有机碘化合物,呈无色透明或微黄水溶液,是胆道系统造影剂,胆囊功能减退者也可应用。

静脉注射后 20 min 在胆道内有足够的造影浓度。2~2.5 h 后胆囊中浓度最高。静脉滴注用 30%胆影葡胺以 0.6 ml/kg 加入 5%葡萄糖注射液 150 ml 缓慢滴注 30 min 以上。肥胖者可用 50%的胆影葡胺。

造影前 1 d 服用缓泻剂,排除肠中积物、积气。造影当日早餐禁食。碘过敏者禁用。注射剂为 20 ml(30%)、20 ml(50%)。

(2) 泛影葡胺(安其格纳芬)(angiografin) 属离子型对比剂。1 ml 水溶液中含 650 mg 泛影葡胺(meglumine diatrizoate),碘浓度 306 mg/ml。可用于腹部血管造影、静脉造影及 CT 检查。体部 CT 检查快速需静脉推注,慢速则可静脉滴注。用药量需视检查部位而定。一般肝脏用 80~100 ml,2~5 min 内静脉注射。肝脏用 80~100 ml,2~5 min 内静脉注射。在血管内注射时可能会出现一过性由轻度到中度的恶心、温热感、头晕等不良反应。若出现寒战、出冷汗、脸色苍白、呼吸急促等,则可能是休克的前兆,应立即停止用药,积极给予治疗和抢救。这种情况多与过敏体质有关,与用药剂量及给药方式无关。

明显的甲状腺功能亢进和失代偿性心功能不全时禁用。急性胰腺炎时禁行 ERCP 检查。检查当天患者须空腹,给予充足的水分,纠正水、电解质紊乱。腹部血管造影时,造影前 2 d 应服用缓泻剂,禁食易产气食物,如豌豆、黄豆、沙拉、黑面包等。因肠内无粪块及气体时可明显提高诊断效果。注射剂为 50 ml(65%)、100 ml(65%)。

(3) 欧乃派克(omnipaque) 成分为碘海醇(iohexol)是无色至淡黄的澄清液体。可用于静脉造影、经内镜逆行胰胆管造影(ERCP)、瘘管造影、经皮肝胆管穿刺造影(PTC)、胃肠道造影及 T 管造成影等。给药剂量取决于检查的种类、患者的年龄、体重、心输出量、全身情况及使用技术。通过静脉注射到体内的碘海醇于 24 h 内几乎 100%由尿液中排出。用药前必须保证体内有充足的水分。常见的不良反应为轻度的感觉异常(如有热感、暂时性的金属味觉等)、偶有腹部不适和疼痛。过敏反应少见,表现为轻度呼吸道和皮肤反应(如呼吸困难、皮疹、红

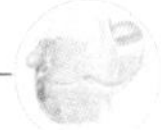

斑、荨麻疹、瘙痒和血管水肿等）。但出现问题应及时处理。ERCP 检查时，淀粉酶可见有暂时性升高。若在肾脏内见有对比剂时则要警惕，提示 ERCP 检查后有并发胰腺炎的可能。文献也有并发重症急性胰腺炎的案例。有碘过敏及严重甲状腺疾患者禁用。注射液为 3 g(10 ml)、15 g(50 ml)、22.5 g(75 ml)、26.25 g(75 ml)、35 g(100 ml)。

(4) 威视派克(visipaque)　其成分为碘克沙醇(iodixanol)，是一种低渗透压非离子型、双体、六碘、水溶性的 X 线造影剂。与全血和其他相应规格的非离子型单体造影剂相比，所有临床使用浓度的纯碘克沙醇水溶液具有较低的渗透压。常用于成人的腹部血管造影(常规的与 iaDSA)、心血管造影、脑血管造影(常规的与 iaDSA)、泌尿系造影及 CT 增强检查。碘克沙醇在体内快速分布在细胞外液，平均分布半衰期 21 min，与蛋白结合率低于 2%。碘克沙醇主要由肾小球滤过经肾排出，平均排泄半衰期为 2 h。健康志愿者经静脉注射后，约 80%在 4 h 内以原形从尿中排出，97%在 24 h 内排出，只有 1.2%的注射量在 72 h 内从粪便中排出，最大尿药浓度在注射后约 1 h 内出现。给药剂量取决于检查的种类、患者的年龄、体重、心输出量各全身情况及使用技术。在给药前后应给患者足够的水分。非离子型造影剂的不良反应要比离子型造影剂的少。常见的不良反应为轻度的感觉异常，如热感或冷感；胃肠道反应如恶心、呕吐也少见。过敏反应偶尔发生，表现为轻度呼吸道和皮肤反应，如呼吸困难、皮疹、红斑、荨麻疹、瘙痒和血管水肿等，可在注射后立即出现或几天后出现。但出现这些反应均应及时处理为妥。注射液为 13.5 g(50 ml)、16 g(50 ml)、27 g(100 ml)、32 g(100 ml)。

(5) 优维显　优维显(ultravist)其成分为碘普罗胺(iopromide)。优维显 300，每毫升溶液含碘普罗胺 623 mg；优维显 370，每毫升溶液含碘普罗胺 769 mg。两者均为无色或呈微黄绿色澄明液体。常用于 CT 增强造影、数字减影血管造影(DSA)、静脉造影、动脉造影、体腔造影(瘘管造影、子宫输卵管关节造影)等。但是不能用于蛛网膜下腔造影。

(6) 钆塞酸二钠(gadolinium ethoxybenzyl diethylenetriamine pentoacetic acid, Gd-EOB-DTPA)　是新型的肝胆系统特异性 MR 对比剂，其显像更清晰。

全身 CT 的造影剂用量和注射速率要依据检查部位、诊断目的，尤其要根据所用扫描机扫描及重建影像的时间而异。使用低速扫描机宜行滴注；使用快速扫描机则宜行快速注射。不良反应通常是轻微至中等程度，且是暂时的。稍有恶心、呕吐、疼痛和温热感是常见的反应，可经减慢注射速率或暂停注射来改善。寒战、发热、出汗、头痛、荨麻疹、面色苍白、晕眩、气短、血压升高或下降、水肿等则可能是休克的先兆，应停止注射造影剂，并及时治疗和处理。严重反应曾有致命的报道。患者有碘过敏史、明显的甲状腺功能亢进者禁用。急性胰腺炎时，禁行 ERCP 检查。注射液为 20 ml、50 ml、75 ml、100 ml 和 200 ml。

(7) 马根维显　马根维显(magnevist)成分为钆喷酸葡胺(gadopentetic acid dimeglumine)。其注射造影剂每毫升含 469 mg 钆喷酸葡胺，pH 值为 7.0～7.9，注射后 24 h 内几乎全部排出体外。全身 MRI 常用于论证或排除肿瘤、炎症和血管损伤；确定这些损伤部位的范围；区分组织病变部位的内部结构；评估正常组织与病理组织的血供情况；鉴别肿瘤治疗后的肿块是瘢痕还是肿瘤复发；对肾脏可进行肾形态学诊断和肾功能的半定量评估。该药适用于 0.14～1.5 Tesla 的磁场强度，在此范围内不受磁场强度的影响。将所需剂量从静脉注入，必要时可行团注。继之立即开始 MRI 强化扫描。最佳时间为注射后 45 min 之内。全身 MRI 通常使用 0.2 ml/kg 体重的剂量即可得良好的强化效果并满足临床需要。药物注射后偶有恶心、呕吐及皮肤、黏膜的过敏反应。有过敏倾向的患者更易发生不良反应和过敏反应。注射时在局部可能会有短暂性温热感或疼痛。快速团注时可有一过性味觉异常。高渗注射时可能会引起注射血管周围组织的疼痛，但可自行消退而不留后遗症。对钆喷酸葡胺注射的任何成分过敏者均应禁用该药。患者在检查前 2 h 必须禁食。肾功能有障碍者，造影剂的排出会受到延迟，药品对肾功能尚无肯定的影响。注射液为 469 mg/ml×10 ml、469 mg/ml×15 ml、469 mg/ml×20 ml。

8.3.3 造影检查

8.3.3.1 口服胆囊、胆管造影

(1) 口服胆囊造影　20 世纪初，人们就发现酞(phthaleins)及其衍生物能从肝细胞分泌而后排入胆液。1924 年，Graham 和 Cole 用四溴酚酞化合物做动物实验，获得胆囊显影成功。后即用于人，也获成功。1940 年，德国合成碘阿芬酸，才使胆囊造影逐渐在临床得以开展。

口服胆系造影依据两个生理原则，氯族染剂分泌入胆汁并在胆囊内浓缩到 8～10 倍。这样使胆囊在放射线上能显示出来。常用的染剂为碘番酸。在口服后即通过空肠和回肠吸收，然后在血内和白蛋白结合，再被肝摄取，碘番酸和葡萄糖醛酸苷结合，在胆汁内溶解。它和胆红素的运转相似。一经进入胆囊，由于水分被吸收而浓缩。只有浓度达到 0.5%～1.0%时方能显影。对于正常胆囊这个浓度需要在口服后 14～17 h 达到。如果使用水溶比衬剂，吸收更快，胆囊能在 10～12 h 显影。由于 B 超已普遍应用，诊断胆结石又快又好，故口服胆系造影术已有所减少。口服胆系造影(oral cholegraphy)包括口服胆囊造影(oral cholecystography)、口服胆管造影(oral cholangiography)及口服胆石染色造影。

1) 适应证：①慢性胆囊炎胆石症；②疑有胆石症而胆囊平片无阳性发现者；③疑有胆囊疾病而症状不典型者；④胆囊区钙化影的定位和定性。

2) 禁忌证：①碘过敏；②严重的肝、肾衰竭；③阻塞性黄疸血清胆红素 51.3 μmol/L(3 mg/dl)以上时；④幽门梗阻、呕吐、腹泻等影响药物吸收时；⑤慢性胆囊炎急性发作时；⑥胆囊已切除；⑦胆肠吻合术后；⑧Oddi 括约肌切开术后；⑨甲状腺功能亢进。

3) 患者准备：①检查前 1～3 d 进高脂肪食物，使胆囊内胆汁排空，以利于造影时造影剂能更好地进入胆囊而显影清晰。也可在检查前一天中午进食脂肪餐；②造影前应摄胆系区平片 1 张，以便与造影后对比观察；③服药当天晚餐照常，但以无油高糖饮食为宜。服药后禁食；④检查当天晨空腹，并做清洁灌肠。

4) 造影技术：造影摄片前，首先做腹部透视，观察胆囊显影情况，并予定位。服造影剂 12 h 后取俯卧位摄第 1 片，观察胆囊显影情况。14 h 后取立位摄第 2 片，观察胆囊浓缩情况。摄片后即服脂肪餐(油煎鸡蛋 2 个)，餐后 15～30 min 摄第 3 片，观察胆管显影情况。再在 1 h 后取俯卧位摄第 4 片，观察胆囊收缩，若不收缩，1 h 后再补摄一张。若第 2 片未见胆囊显影，则无须服脂肪餐，也不需摄第 3 片。

(2) 口服胆管造影

1) 适应证：①胆囊切除术后疑有胆道残余结石者；②对静脉胆道造影有困难者；③对静脉造影剂有严重反应者。

2) 禁忌证：①严重的肝、肾衰竭；②血清胆红素 51.3 μmol/L(3 mg/dl)以上者；③胆肠吻合术后；④Oddi括约肌切开术后；⑤甲状腺功能亢进者；⑥肠道吸收不良者；⑦碘过敏者。

3) 患者准备：同口服胆囊造影。

4) 造影技术：口服胆管造影法有直接胆管造影和间接胆管造影两种。①直接胆管造影法是在早餐后服碘番酸双倍剂量，即每 5 min 服 0.5 g，1 h 共服 6 g。2 h 后摄片，每小时 1 张，共摄 4 张。②间接胆管造影法是用碘番酸 3～6 g，做常规口服胆囊造影。胆囊显影后，取俯卧位服脂肪餐，使胆囊收缩，含有高浓度碘番酸的胆汁迅速排入胆管，从而使胆囊管和胆总管显影。

(3) 口服胆石染色造影

1) 适应证：①有胆道手术史，症状复发，静脉胆道造影仍不能确定肝内外胆管有无结石；②有胆管结石手术史，症状复发，要鉴别症状为胆管炎或系复发的胆管结石，而确定是否再次手术；③曾做过胆肠吻合术或 Oddi 括约肌切开术，疑有胆道结石而静脉胆道造影难以显影者。

2) 禁忌证：①有碘过敏者；②有严重肝、肾功能损害者；③胃肠功能紊乱，肠道吸收不良者。

3) 患者准备：①服药期间，多进素食，使含碘胆汁在胆管内停留时间延长；②并多饮水，以便能稀释尿液中碘酸浓度，加速经肾脏排出，减少碘酸的毒性刺激。

4) 造影技术：1958 年，Salzman 等首先发现长时间口服碘番酸，胆石表面可附着一层造影剂。在 X 线片中，能显示出胆结石的轮廓，常呈环状致密影称为环征或轮缘征。用这种方法进行造影，称为口服胆石染色造影法。实验证明胆色素结石的胆绿素与碘番酸有较大的亲和性，而胆固醇结石及胆色素混合结石则无此特征。常用的方法有 4 种。①碘番酸 4 天法：每天餐后服碘番酸 1 g，每天 3 次，连用 4 d，共 12 g。第 5 天摄片。此法系 Salzman 倡导使用。②碘番酸 8 天法：每天晨服碘番酸 0.5 g 和阿片浸膏 10 mg，共服 8 d，总量为 4 g。第 9 天摄片。由于剂量较小，无不良反应，又因时间较长，故显影较 4 天法为优。③碘番酸 2 天法：先做双倍剂量口服胆囊造影。如胆囊不显影，再于当日午餐、晚餐和睡前各服碘番酸 3 g。第 3 天上午摄片。检查期间宜进素食，因该法在 2 d 内共服用碘番酸 15 g，剂量较大，易致肾功能损害，应予注意。④碘番酸 5 天法：第 1～4 天，每天 3 次，每次 0.5 g；第 5 天 3 次，每次 1.0 g，共 9 g。第 6 天晨摄片。此法因服用碘番酸的剂量较小，一般无严重毒性反应。

(4) 口服胆系造影的诊断意义

1) 正常胆囊的标准：根据下列 2 个条件判定。①口服碘番酸造影剂后 12～14 h 摄片，胆囊影像浓密均匀，边缘光滑，未见结石或粘连变形等征象；②脂肪餐后 30～40 min 摄片，胆囊影像仍均匀，有收缩功能，未见结石或梗阻征象。

2) 脂肪餐后不显出胆囊收缩：这种情况表明胆囊无力和纤维化，或有胆总管胆汁淤滞。如有胆绞痛而没有或很少胆囊收缩，说明有胆囊管部分梗阻。正常的胆囊收缩可以将 1/3～3/4 的容量排出，但即使强烈的收缩也不能完全排净。有的研究者认为仍留 5%左右。当然，如有胆囊萎缩或胆囊管闭塞，胆囊影就不可能显示。

3) 有胆囊收缩而无胆液排出：这种情况说明胆囊管闭塞或痉挛。当然这种胆囊也不会充满胆液。亚硝酸异戊酯可将痉挛解除。

4) 胆囊不显影：口服胆系造影胆囊显影率只有 85%，即使施行再次造影也仅增 2%～3%。而静脉胆系造影的显影率可高达 95%～98%。在口服胆系造影失败后改用静脉胆系造影，如胆总管显影而胆囊仍不显影，即可诊断为胆囊萎缩或胆囊管梗阻。因此，在这点上口服胆系造影不能说明和肯定胆囊不显影的意义。胆囊不显影的原因很多，除胆囊萎缩和胆囊管梗阻外，还有张力减弱型胆道运动功能障碍、肠吸收功能不良、血清白蛋白缺乏、肝细胞严重损害、肝内外胆管显著梗阻、大量比衬剂由肾脏排泄等(表 8-2)。

表 8-2 口服胆系造影异常病因分析

胆囊造影异常表现	病因
胆囊增大和(或)显影浅淡	慢性胆囊炎、胆囊管部分梗阻、胆囊结石
胆囊增大	胆管梗阻、胆囊管部分梗阻、慢性胆囊炎、胆囊结石
胆囊缩小、显影浅淡	慢性胆囊炎、胆囊结石、肝功能不良所致的显影不良
胆囊内充盈缺损	胆囊结石、肿瘤、胆固醇沉着症、腺肌增生症
胆囊轮廓模糊不整	慢性胆囊炎、胆囊周围炎
胆囊变形，周围有致密斑点胆囊显影浓密	胆囊腺肌增生症
胆囊显影浅淡	肝功能不良、胆囊管颈部不全梗阻、胆囊内有多数结石、胆汁淤滞、Oddi 括约肌松弛、造影剂剂量不足、肠道吸收减少
胆囊收缩功能不良	慢性胆囊炎、迷走神经切断术后、胃肠手术后、脂肪餐用量不足、慢性阑尾炎
胆囊收缩亢进	胆囊增生性疾病、胃十二指肠溃疡
胆囊收缩而排出障碍	胆囊管和(或)颈部梗阻(胆石、炎症、肿瘤、外在性压迫等)、胆总管下端梗阻

5) 胆囊管狭曲综合征：此征的显影特点是，胆囊膨大形如长茄子，漏斗部消失，胆囊管狭窄弯长，胆囊仍有一定的收缩功能以及胆总管内径基本正常等。

6) 胆囊内游动结石、瓷瓶胆囊和石灰样胆液：游动结石有两个显影特征，即随体位移动而更换位置，在仰卧时随胆液下流而至颈部，站立后又回到底部。此外，结石也能按其比重在适当的胆液层面上悬浮。瓷瓶胆囊由于壁层广泛钙化而在 X 线片显出轮廓，但是要警惕这种阴影极易和“Hornikiewtsch”征混淆。后者是由于比衬剂在胆囊黏膜特别浓缩所造成，石灰样胆液是含钙化物很多而形成的，一般说来，这种情况在 X 线片上不显影。

7) 单纯扩大的慢性胆囊炎：该病变无胆结石、钙化或胆固醇沉积，而仅仅是胆囊扩大、变厚、收缩反应差和慢性炎症。其病因常属于胆总管远端的梗阻病变，但是也可由晚期的胆道运动功能障碍和胆囊管狭曲综合征所造成。

8) 胆固醇沉着症：其特征是在胆囊固有层的载脂巨噬细胞内沉着胆固醇酯。这种情况使增殖黏膜呈现一种粗糙而带黄色的斑点疣生物，颇似草莓状。当胆固醇沉着过大时，在胆囊造影上可见局限性卵圆形或圆形缺损，或全面地累及胆囊。胆固醇沉着症不同于胆石症，前者在 X 线片上为固定不变的缺损，而后者是可因体位改变而移动的缺损。

(5) 口服胆系造影的优缺点　其优点在于脂餐前片可了解胆囊的浓缩功能，脂餐前/后片比较可判断胆囊收缩能力。对胆囊阴性结石的诊断价值较高。适合腹部平片，有利于与肾结石等胆囊外钙化性病变鉴别。其缺点是对肝内、外胆管的显示能力不强。肠炎患者，因消化道吸收造影剂能力差，可导致假阳性诊断，对息肉等小病变也常出现假阴性诊断。造影剂为碘泛酸，目前已基本停产。

8.3.3.2 静脉胆道造影

静脉胆系造影是一种安全、快速、简便的检查方法，可以了解胆道解剖结构有无扩张、炎症、狭窄、梗阻、结石、肿瘤、蛔虫、异物等情况。1923年就研制了静脉造影剂四溴酚钠，由于此剂毒性反应大，遂在1924年改为口服剂。直至1953年发明了造影剂胆影酸(adipiodonum)之后，静脉胆系造影才真正在临床得以开展。口服胆系造影的优点是不良反应少而轻；其缺点是显影率低，有时仅使胆囊显影而不能使胆囊管和胆总管显影，对急症病例不能应用，对肠吸收功能不良和贫血严重的患者无效。比衬剂在胆囊内浓缩后反而容易使结石影像显示不清等。静脉胆系造影不仅弥补了这些缺点，而且还有以下的优点：①如口服胆系造影不能将胆囊显出，可改用静脉胆系造影。若仍不显影，即可判断为胆囊萎缩或胆囊管闭塞。②静脉胆系造影的另一个优点是能同时将胆总管显出。这样就将正常和异常的形态呈现出来。例如，胆道有无扩大、狭窄，有无胆结石、异物、蛔虫或肿瘤，胆道走行有无变异等。后有人采用“时间蓄积试验法”，即在注射比衬剂100～120 min后，原来不显影或内径正常的胆总管影变浓，内径变宽。这个情况说明胆总管下端有一定程度的梗阻。③能够将胆囊切除后遗下的胆囊和胆囊管残端及进入胆总管的残余结石显示出来。④能将Vater壶腹和乳头区域的形态及结石等显示，但常是不够清楚，还须进一步采用X线断层摄片或手术中胆道测压造影术。

(1) 静脉注射法胆系造影

1) 适应证：①胆囊已经切除者；②口服胆系造影胆囊不显影者；③胃肠功能紊乱，有吸收障碍者；④疑有胆道结石、炎症、肿瘤及先天性异常者。⑤胆管或胰腺肿瘤；⑥慢性胆囊炎、胆囊结石、胆囊肿瘤和胆囊功能障碍者。

2) 禁忌证：①碘剂过敏者；②肝、肾功能有严重损害者；③严重心脏病及甲状腺功能亢进者；④严重的梗阻性黄疸，血胆红素值在68.4 μmol/L(4 mg/dl)以上者；⑤过敏性体质者。

3) 患者准备：①做碘过敏试验。②血清胆红素在68.4 μmol/L(4 mg/dl)以下者，为尽量使其显影，可在检查前3 d每天静脉注入50%葡萄糖60 ml加维生素C 0.5 g，以提高肝脏功能。③造影前一天晚进脂肪餐，使胆囊充分排空；并可服用轻泻剂，以排除肠道粪便和气体。④造影当日免早餐。

4) 造影技术：①患者取仰卧位。②造影剂于10 min内均匀、缓慢地注射完毕。③一般于注射后20、40、60、120 min各摄片一张，取俯卧位右侧稍高或仰卧位左侧稍抬高15～20°，避免胆管影与脊柱互相重叠。④若欲观察胆囊排泄功能，可在胆囊显影后让患者服脂肪餐，餐后30～60 min再摄一片。根据显影情况再决定是否继续追查。

(2) 静脉滴注法胆系造影

1) 适应证：①常规静脉胆系造影不显影或显影不满意者；②黄疸、低血糖、低血压患者；③曾做过胆肠吻合手术或有其他胆道内瘘者。

2) 禁忌证：①肾功能有严重损害者；②严重心脏病及甲状腺功能亢进者；梗阻性黄疸，血胆红素>68.4 μmol/L；③过敏性体质者。

3) 患者准备：请参考静脉注射法胆系造影。

4) 造影技术。①单剂量法：50%胆影葡胺20 ml，加5%葡萄糖溶液50～100 ml，静脉滴注15 min。在开始滴注后30、60、90和120 min各摄片一张。②双剂量法：取50%胆影葡胺40 ml，加50%葡萄糖溶液50～60 ml，静脉滴注20～30 min；或加5%葡萄糖溶液250 ml，滴注120 min。滴注结束时开始摄片。

(3) 静脉胆系造影的诊断意义

1) 胆管不显影或显影淡浅：如果患者没有黄疸或者黄疸很轻微，并在注射比衬剂后胆囊、胆总管和十二指肠都不显示比衬剂的阴影，此时应先考虑肝细胞损害、低血浆白蛋白症，或是否完全由肾脏排出等，然后再注意局部问题。以胆总管内有多发而成柱状的结石为多见。下流的胆液量少而稀薄，不可能使胆总管和其中的结石显影清晰。此外，某些胆内瘘病，如胆囊结肠瘘、胆管结肠瘘会使胆液和比衬剂迅速进入结肠内。静脉胆系造影异常的常见原因如表8-3所示。

2) 胆总管的直径：根据国内外资料的统计分析，大多数学者认为7 mm以内为胆总管直径的绝对正常值，8～12 mm为相对正常值，12 mm以上为绝对增宽值。

3) 肝外胆管结石：肝外胆管内充盈缺损是胆管结石的直接征象之一。充盈缺损的形状、大小、多少和移动度等，可因结石的性质、病期长短、病情轻重等因素而异。胆红素钙结石所致的充盈缺损大小不一，边缘不整。若胆管内既有结石又有蛔虫体时，则可出现逗点状、短段片状、或“S”状的充盈缺损。胆管内胆固醇混合结石的充盈缺损常为圆珠状、豆状、串珠状，边缘规则清楚，结石内有时可见钙化影。较小的结石常在胆总管下端，Oddi括约肌的近端部分或Vater乳头处卡住不动。在胆总管下端的结石所引起的比衬剂阴影比较容易辨别，其上缘或突然横断、或若弯月形。有时由于在胆结石的一侧下流，致

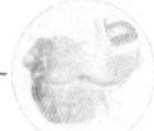

使所显出的整个暗影外形颇似笋尖。位于胆总管Oddi括约肌上端的结石很容易将右后壁挤成憩室并使结石藏于憩室内。这种位置的结石既不易显影，也不容易通过手术探查证实其存在，只有靠胆道镜来确诊和取出。位于Vater壶腹或乳头的胆结石很难在造影片上显出，有时需进一步用断层X线摄影来协助诊断。关于结石嵌顿后近端胆总管扩张的程度也不一致。例如，胆结石完全嵌顿无疑可使胆总管近端明显扩大；若胆结石系不全性嵌顿，则胆总管的扩张程度就很不一致，其中与时间的长短也有一定的关系；急性胰腺炎只能引起胰内段胆管松弛和轻度扩大并且形如圆柱；慢性胰腺炎则使胆总管另成一种形态，即胰内段被瘢痕组织压挤变小，其近端胆总管只有轻中度扩张。

4）肝内胆管结石：肝内胆管充盈缺损，是诊断结石的直接征象之一。表现多样，常见有下列几种。①豆状：为孤立结石，呈圆形或半圆形，边缘清楚。②串珠状：为成串排列的结石所致。③息肉状：结石偏于管腔一侧，紧贴管壁，犹如息肉。④铸状：泥沙样结石充满肝内胆管后，若沿管壁在结石表面涂抹一层造影剂，则犹如空玻璃管的投影或有时形如双轨，该部肝管多呈柱状扩张。⑤杯口状：出现在某支肝内胆管一端或管的侧壁。⑥蜂窝状：系造影剂进入成堆的泥沙样结石之间而形成，有时还可呈现卷发样改变。胆总管下端有长期间歇性梗阻，其后果是胆总管、肝总管、左右肝管及其分支都扩大。如果仅仅是肝管明显变宽，应结合具体情况予以分析。例如，双侧肝管及其分支均扩张，可能在肝总管或双肝管汇合处有胆结石嵌顿、狭窄畸形或癌肿。若一侧肝管及其分支有扩张，应该详细观察在左右肝管交叉处的一侧或其近端有否狭窄影像。这可能是由于此处有管壁组织畸形隆起，结石嵌顿和肿瘤。如果肝总管或肝管所呈现的狭窄影较长，就可能是沿着内膜而蔓延的癌瘤，或是罕见的节段性胆管硬化病。下列征象常提示有狭窄：①某一部分或某一支肝内胆管的扩张，造影剂排空延迟；②肝门位置有偏移；③肝内胆管全部或一部较肝外胆管或相应肝内胆管有明显扩张；④肝管某一分支未显影；⑤肝内胆管或某一支胆管持续显影。

5）缩窄性乳头炎：该病在静脉注射造影片上所呈现的影像比较典型，颇似细窄而曲的小笋尖。所能进入十二指肠的比衬剂也很少。不过还须排除张力过强胆道运动功能障碍和正常的乳头蠕动。后两者都有上述描述的影像。重要的鉴别诊断点在于缩窄性乳头炎病还具备胆总管轻中度扩张的影像，而在张力过强胆道运动功能障碍和正常乳头蠕动则无此显影特征。

（4）静脉胆系造影异常病因分析　如表8-3所示。

表8-3　静脉胆系造影异常病因分析

胆囊	胆管	原因
胆囊显影	胆管显影异常	
	胆管扩张	胆管结石、胆管蛔虫、胆管炎、Oddi括约肌狭窄症、先天性胆总管囊状扩张症、胆系运动功能失调
	胆管狭窄	胆管结石、胆管炎、硬化性胆管炎、慢性胰腺炎、胆管血吸虫、胆管手术后
	胆管充盈缺损	胆管结石、蛔虫、胆管肿瘤、胆管手术瘢痕、浓稠胆汁或黏液条块
	胆管外压迫	胆管外肿瘤、淋巴结炎或转移、血管（门静脉、腹腔动脉瘤）、十二指肠乳头旁憩室
	胆管走行异常	肝叶萎缩、肝门部严重粘连、先天性异常、外在性肿瘤和肿大淋巴结压迫
	胆管延迟显影	肝功能不良、胆管内胆汁淤滞、胆管积脓、胆管结石、Oddi括约肌狭窄症、胆管肿瘤、胆管外在性压迫
	胆管持续显影	胆管结石、胆管炎、胆管低位狭窄、Oddi括约肌狭窄症或外在性压迫
胆囊不显影	胆管显影	
	胆囊管征	胆囊管梗阻（结石、炎症、肿瘤或胆管先天性扭曲）、胆囊已切除胆囊管残端过长
	胆囊漏斗征	胆囊内充满结石、黏稠胆汁淤滞
	胆总管征	胆囊管和（或）胆囊颈部梗阻、急性胆囊炎、胆囊内充满结石胆囊严重萎缩
	胆管不显影	
	胆系本身因素	肝功能严重损害、梗阻性黄疸、胆管结石、肿瘤、外在性压迫、Oddi括约肌松弛、急性胆系感染、胆管蛔虫发作期
		先天性胆道闭锁或缺如
	胆系外因素	急性胰腺炎、急性阑尾炎、溃疡病穿孔、严重贫血
		血浆蛋白过低
	技术因素	用药错误、剂量过少、投照条件差

8.3.3.3　术中胆道造影

(1) 条件设备　术中胆道造影只需要一台小型C臂X线机和与其配套的拍片手术床，方法简单，有利于提高胆道手术效果，减少术后并发症。通过术中胆道造影可获得胆管树形结构的解学剖影像图，既能清晰、准确、完整地显示胆管走向及病变的具体位置，也能为临床医生提供很好的诊断依据和手术视野。

(2) 造影剂量　造影剂浓度一般为20%～30%，一次用量为20 ml，胆管扩张者可适当增加剂量。值得注意的是造影剂过浓或注入量过多均可掩盖小结石和小的新生物，易造成假阴性结果而产生误诊。造影前先推注少量生理盐水排空造影管和胆道内的空气，以防出现伪影，产生假阳性结果。胆囊结石患者术中遗漏胆管结石是造成再次手术的主要原因，通过术中胆管造影可以发现一些临床上没有明显症状的胆总管结石。对肝内胆管结石，采用术中胆管造影结合术中B超检查，其准确率会更高。术中胆道造影还有助于发现微小胆管的胆漏、肝内胆管的狭窄、早期胆管癌，有助于辨认肝内胆管结石与钙化、胆道与十二指肠内瘘等。

(3) 术中胆道造影的指征

1) 术前绝对适应证：①术前BUS、CT、PTC、ERCP明确有胆管结石及胆管狭窄；②有胆道症状的胆道系统手术史；③有胰腺结石者；④十二指肠乳头部纤维化或狭窄者；⑤胆汁或粪便中排出结石者。

2) 术前相对适应证：①现有黄疸或既往有黄疸史者；②现有胆管炎或既往有胆管炎病史者。

3) 术中绝对适应证：①触之胆道有结石；②胆管壁肥厚或胆管有狭窄；③胆管穿刺胆汁混浊、有絮状物；④胆管蛔虫。

4) 术中相对适应证：①胆管扩张＞1.2 cm；②胆囊内有多发小结石；③胆囊管扩张；④胰头部硬结；⑤胆汁性肝硬化；⑥有胆绞痛而胆囊内无结石者；⑦胆囊管内有小结石者；⑧胆囊萎缩而胆囊内无结石者；⑨胆道内异常高压值；⑩怀疑胆胰合流异常、乳头狭窄等壶腹部疾病者。

(4) 技术与方法

1) 经胆囊管造影：①直接置管法。常规切除胆囊后，将胆囊管残端开放，置入内径为2 mm的硅胶导管。此方法适用于胆囊管较长，又没有解剖变异的病例。②间接置管法(侧方置管)。先解剖显露胆囊管，邻近胆囊颈部结扎胆囊管，在结扎线近胆总管侧切开胆囊侧壁(2 mm)，用胆囊做牵引向胆囊管内置管。此方法适用于胆囊管基底与胆总管分界不清或试图事先了解胆管解剖的病例。由于有胆囊管做牵引，使侧方置管较容易，但此方法不适用于胆囊管有结石嵌顿者。③穿刺置管法。适用于胆囊管闭锁的病例。取带硅胶导管的6号针头直接穿胆囊管(与胆囊管纵轴平行向胆总管方向穿刺)，抽出胆汁后即行造影，但要避免在胆总管壁上直接穿刺。

2) 经T管胆道造影方法：患者取头低脚高仰卧位，投影中点位于右锁骨中线与肋缘交叉处，以荧光屏上显示肝胆轮廓为宜，然后经T管缓慢注入造影剂，显示屏上可见肝内、外胆管显影，并能观察到Oddi括约肌的舒缩功能及向肠腔排泄造影剂状况。

3) 术中经胆囊管残端置管法或经胆囊壶腹部穿刺法：用4根缝线固定胆囊管，将小弯钳插入胆囊管内，破坏胆囊管中的螺旋瓣直至胆总管，插入输液器前端塑料管，深度为2～3 cm，导管固定于胆囊管内。

4) 胆总管直接穿刺法：用细针直接穿刺胆总管，抽出胆汁后确定为胆总管即可注射造影剂造影。

(5) 术中胆道造影优点与缺点

优点如下。

1) 避免或弥补胆管副损伤：经胆囊管造影能帮助医生迅速、准确地找到胆管，发现可能存在的胆囊管结石，避免胆囊切除过程中误伤胆管，从而提高胆道手术的安全性，尤其适用于炎症粘连、结构变异患者。

2) 降低胆道阴性探查率：临床研究表明，通过术中胆道造影，至少2/3的患者可避免胆总管探查，不必再以黄疸史、胆管炎、胰腺炎、多发胆囊结石作为胆总管探查的相对手术指征。

3) 降低胆道结石残留率：临床研究报道，胆总管取石术后结石残留率达30%，而30%～50%肝胆管结石患者术后有残余结石。应用经胆囊管术中造影术能使10%的病例避免了可能发生的胆道残留结石。

4) 发现壶腹部疾病：胆道造影过程中如果胰管显影提示可能存在胆胰合流异常，造影剂排泄延迟提示可能存在十二指肠乳头狭窄、乳头占位性病变、十二指肠乳头炎等疾病，需进一步行十二指肠镜检查，防止漏诊。

术中胆道造影缺点为：术中胆道造影也可能出现部分假阳性和假阴性结果，发生率为3%～5%。造成假性结果的原因包括：①造影剂浓度；②气泡干扰；③投照条件；④对造影结果分析水平。其中

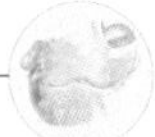

造影剂浓度尤为重要，如果浓度过高，可遮盖较小结石阴影；而浓度过低，则使胆管显影不清，不利于结果分析。

（6）术中胆道造影注意事项　包括：①造影剂和冲洗T管的生理盐水应适当加温；②以50%的泛影葡胺进行胆道造影；③推注造影剂时前排除导管内气泡；④一般匀速推入造影剂15 ml，等待2～5 s后进行拍摄，对于多次胆道手术患者，在术中经T管造影时应该加大造影剂的剂量，一般30～50 ml，时间可延迟5～15 min；⑤造影剂注入不能过快，避免Oddi括约肌痉挛而易误诊为胆总管下端狭窄，同时要防止因胆肠反流诱发的急性胆管炎的发生；⑥若发现各级胆管充盈好，肠腔有大量造影剂时，立即点片或打印成像。

8.3.3.4　经内镜逆行胰胆管造影

（1）优点　可同时了解胆管、胰管情况，造影成功与否不受肝功能影响。对胆胰病变的诊断价值高（图8-20）。对部分胆管、胰管梗阻性病变，通过十二指肠乳头切开、网篮取石等介入技术还能达到治疗作用。

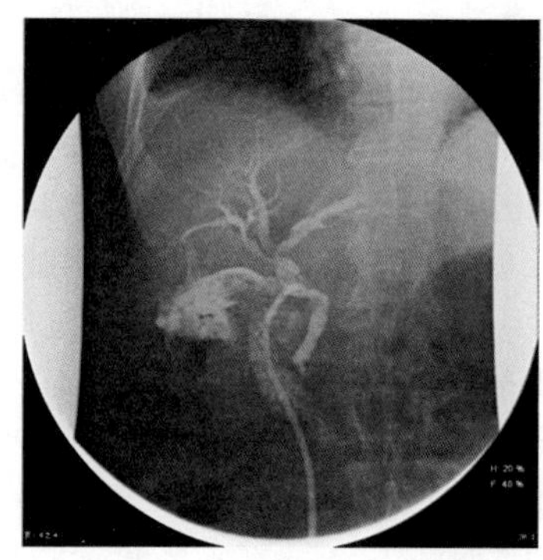

图8-20　ERCP示肝内外胆管通畅

（2）缺点　需无菌环境，对手术操作技术要求高，有1%～4%的造影失败率，4.6%～12%并发症发生率（主要是胰腺炎、胆道感染）。属创伤性检查，检查过程较痛苦。胆囊显示率相对较低，不能显示胆囊的浓缩、收缩功能，非生理状态成像。不能直接显示胆管和胰管外的组织结构，完全梗阻时，不能显示梗阻点以上胆管，对末梢肝内胆管结石显示率和诊断准确率不高。

（3）适应证　梗阻性黄疸患者，疑十二指肠乳头病变，要求同时了解胆管、胰管者。

（4）禁忌证　食管梗阻、食管静脉曲张、恶病质、碘过敏或过敏体质、胰腺炎或活动期、胆道感染。

目前，基于探针的共聚焦激光内显微镜与通过内镜逆行的胆管胰腺图谱和标准组织采集实现的恶性胆管狭窄的诊断比较，显示出了更高的准确性，并且具有发展成为胆管窥镜检查的有用辅助方法的潜力。

8.3.3.5　经皮经肝穿刺胆道造影

经皮经肝穿刺胆道造影（percutaneous transhepatic cholangiography，PTC）因操作方便、易于掌握、并发症少，且能由上而下清晰地显示肝内外胆管形态，明确病变的部位和形态，提供定位和定性诊断，对手术方案的制订提供可靠的依据，我国20世纪80年代已广泛应用于临床，成为胆系疾病诊断方面不可缺少和重要的检查方法之一。

（1）优点与缺点　其优点是：肝内外胆管显示率高，对肝内胆管内病变的诊断能力高。其缺点是：需无菌环境，技术要求高，属创伤性检查，检查过程较痛苦；对肝内胆管不扩张者，造影成功率不高；胆囊显示率有限，也不能显示胆囊的浓缩、收缩功能；完全梗阻者不能显示梗阻点以下的胆管。因此，PTC很少单独用于诊断目的而进行。

（2）PTC的意义

1）明确梗阻部位及原因：逆行胆道造影时，包括经T管胆道造影或ERCP，当肝内某肝胆管支因病变阻止造影剂进入使诊断不清，针对该支肝胆管行选择性PTC检查，可进一步明确诊断。

2）PTCD后胆道造影：原发性肝内、外胆管结石合并肝胆管狭窄的高龄患者，胆道梗阻和感染可引起重症急性胆管炎，由于病情危急、来势凶猛，被迫在面临休克的情况下采取经皮肝胆管穿刺引流手术。术中因病情垂危、病变复杂，有时很难详细探查和彻底处理肝内胆管梗阻性病变，术后经引流管造影可明确显示肝内有梗阻的部位及原因。经PTCD放置胆道金属支架是目前治疗恶性梗阻性黄疸的重要保守治疗方法之一，经PTCD管造影可明确梗阻部位，指导金属支架的放置，金属支架放置后再次造影可进一步了解支架放置的效果。

8.3.3.6　术后经T管胆道造影

术后经T管胆道造影（T-tube cholangiography）在判断结石残留、胆管狭窄、胆漏等病变方面与术中胆道造影相同，能较长时间地观察到肝内外胆管的显影情况，特别是对发现有价值的影像变化时，可以从不同角度，不同体位进行观察，以确定影像变化的可靠性。对常规检查的盲区肝尾状叶及右前叶胆管，能全方位地观察到其中小体积、低密度结石影像或其他病变及十二指肠乳头舒缩、通畅状况。术后要了解肝尾状叶及右前叶胆管状况，可让患者转换为俯卧位再观察。若发现胆管显影差、不显影或有其他异常影像变化时，可延长时间或转换体位，从不同角度观察胆管内的影像变化，明确胆管内有价值的影像变化存在时。

胆总管切开取石术后经T管造影，对判断手术效果，确定是否存在残石或其他病变，以及了解术后胆道的通畅情况，均有很大的价值。该检查具有简单易行、安全可靠、可重复性强的优点，以成为胆总管切开取石术后必备的检查项目。而术后经T管造影的动态观察更是弥补了常规T管造影摄片方法中存在的盲目性、瞬间性、重复性。

其优点为造影成功率高，胆管显示好(图8-21)。若发现胆管内有残石，还可以通过胆道镜取石。其缺点是:无菌要求高，胆管内小气泡与残石有时鉴别较难。近距离摄片，通常不用于胆管测量。

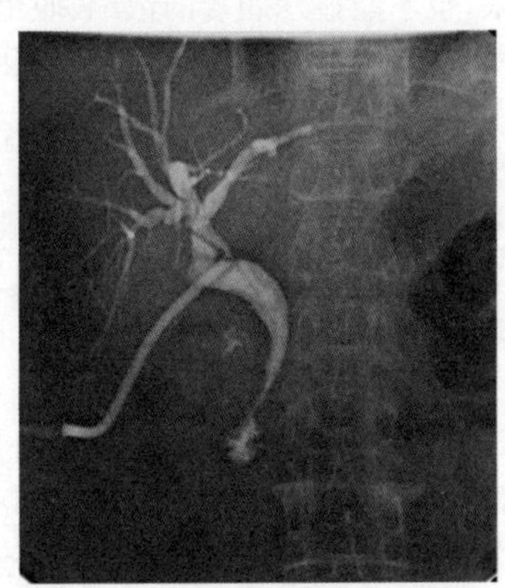

图8-21　T管造影，肝内外胆管未见明显异常

8.3.3.7　选择性血管造影技术

选择性血管造影技术(high selective artery angiography)自1953年Seldinger首先报道经皮穿刺动脉插管法以来，Odman、Ström和Rösch依次在1958年、1962年、1969年开展了腹腔动脉造影，肠系膜上、下动脉造影和超选择性动脉造影。该技术是目前在数字减影血管造影(DSA)及血管内介入治疗中广泛应用的一种造影技术。该技术通过导引导丝的引导和支撑将造影导管置于感兴趣区的供血血管内，然后进行局部血管的造影检查。该技术可明显增大感兴趣区血管床的造影剂浓度和灌注压，从而达到清晰显示血管影像的目的。选择性腹腔内脏动脉造影的方法、选择的血管、造影剂的用量及注射速度如表8-4所示。

表8-4　选择性腹腔内脏动脉造影剂量表

方法	动脉名称	注射速度(ml/s)	造影剂剂量单次(ml)	造影剂剂量总量(ml)
选择性	腹腔动脉	10～15	30～40	<4 ml/kg
	肠系膜上动脉	10～15	20～30	
	肠系膜下动脉	4～6	10～15	
超选择性	胃十二指肠动脉	6～8	6～8	12～16
	脾动脉	10～12	10～12	20～60
	胰背动脉	2～5	2～5	4～10
	胰十二指肠下动脉	4～6	4～6	8～12

(1) 适应证

1) 诊断胃肠道、胰腺、肝、脾的肿瘤性病变、炎症与外伤。如常见的胃肠道良性和恶性肿瘤、胰腺癌、胰岛细胞瘤、促胃液素瘤、慢性胰腺炎、胰腺囊肿、原发性肝癌、继发性肝癌。对胃和肝、脾病变可单用腹腔动脉造影，也可用肝动脉造影和超选择性造影。对空肠及升结肠病变可单用肠系膜上动脉造影。对胰腺及十二指肠病变，可同时应用腹腔动脉及肠系膜上动脉造影。

2) 诊断内脏系统血管性病变，如动脉瘤、动静脉瘤、动静脉瘘、血管栓塞、血管畸形。

3) 用于消化道出血的诊断和定位，如胃、十二指肠溃疡出血、门静脉高压症食管胃底曲张静脉破裂出血、胃肠道肿瘤和出血性胃炎等出血，以及肝脾破裂和胆道出血等。并可通过导管注入止血剂。

(2) 禁忌证　包括：①碘过敏或过敏性体质；②出血性疾病；③肝、肾功能明显受损；④心力衰竭；⑤严重主动脉粥样硬化、动脉闭塞；⑥急性感染；⑦败血症。

(3) 插管用品

1) 动脉穿刺针：由无刃的外套管、有刃的内套管和针栓组成的称为三套针。不带内套管的称为二套针。成人用18号薄壁套针，儿童用19号。

2) 导丝：用于引导导管进入动脉，由富有弹性的不锈钢细丝呈螺旋状盘曲而成，内为同样材料的钢丝所贯穿，两端焊接固定。导丝远端柔软可屈并逐渐变细呈圆锥形。尖端伸直的导丝称为标准导丝，尖端制成特殊形状者称为塑形导丝。导丝的内心分为固定和活动的两种，周径为0.711～1.321 mm，长度为80～120 cm。

3) 导管：分为聚四氟乙烯(teflon)、聚氨基甲酸乙酯和涤纶3种，均掺以钡、铋或铅盐，使成为不透X线的导管，有的还用聚四氟乙烯包覆。聚乙烯导管

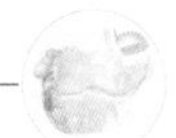

易塑形、质软、插管时不易损伤血管内膜，而涤纶导管则较硬，易损伤血管内膜或穿透血管。Kifa 导管即 Odmen-Ledin 导管，分为红、绿、黄三色的标准导管和淡红、淡绿和灰色的薄壁导管两种。成年男性用绿色导管，儿童和女性用红色导管。由于选择造影的血管不同，管尖弯曲的形状也就各异。

4）导管扩张器：由短而硬的聚乙烯导管制成。当插管困难时，可先用导管扩张器扩张穿刺部位后再进行插管。

5）导管接头：包括导管固定帽和开关接头（stopcock）。

6）连接管：用以连接导管和高压注射器，通常用 30 cm 长的可屈性聚乙烯导管。

7）压力注射器：有气动和电动两种。前者以高压气体为动力，调整所用压力，以控制注射速度的快慢。后者以电动泵作动力，直接控制注射器速度。

（4）患者准备

1）测定出血时间、凝血时间、血小板计数、凝血酶原时间。

2）做碘过敏试验和青霉素过敏试验。

3）做好患者思想工作，解除其顾虑，避免紧张，密切配合。

4）穿刺部位及其邻近的毛发予以剃除。

5）造影前肌内注射地西泮（安定）10 mg，哌替啶（杜冷丁）50 mg。

（5）造影技术

1）常用造影剂为离子型血管造影剂安吉格那芬（angiografin）、泛影葡胺（urografin）和碘他位葡胺（conray）。

2）一般选右侧股动脉为穿刺点。局部常规消毒，用 1%普鲁卡因 5～8 ml 做局麻。以腹股沟韧带下约 2 cm、股动脉搏动最明显处为穿刺点。用尖刀片将皮肤切开约 0.3 cm，将示指和中指固定股动脉，用 Seldinger 针以 45°刺入（图 8－22），当针尖触及动脉壁感到穿刺针随动脉搏动时，拔出针芯，逐渐退出套管直至见动脉血喷出，迅速插入引导钢丝，退出外套管，将扩张器套入导丝，以扩张穿刺部位的动脉壁。拔出扩张器，沿引导钢丝插入导管，接上三通开关含有肝素的生理盐水 3～4 ml（肝素 12 500 U 加入 250 ml 生理盐水内），关闭三通管的导管腔。

3）在电视荧屏监视下，将导管尖端送达第 12 胸椎水平，然后缓缓地抽回导管至第 12 胸椎下缘与第 1 腰椎上缘水平。此通常为腹腔动脉的开口，将导管指向动脉前壁送入腹腔动脉，可先注入 50%造影剂

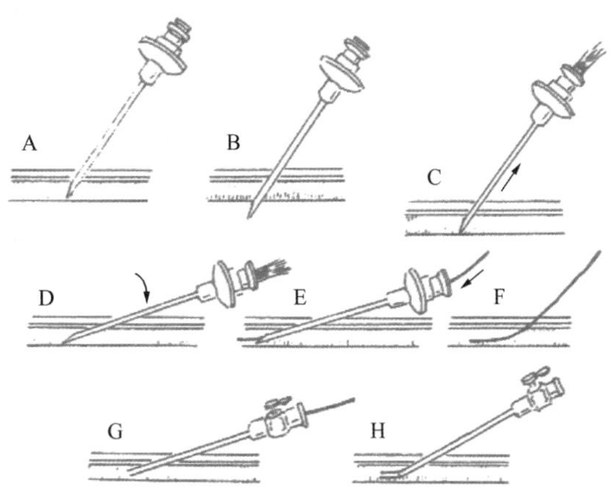

图 8－22 Seldinger 针穿刺法

A－穿入动脉 B－贯通动脉后壁 C－拔出针栓和内套针，血液喷出 D－针稍倾斜 E－插入导丝 F－退出外套针 G－导丝诱导下插入导管 H－退出导丝

2～5 ml，以观察导管位置是否准确。如插入腹腔动脉可见脾动脉或肝总动脉显影。

4）接上压力注射器，打开三通开关，快速连续摄片。造影剂用量及注射速度：腹腔动脉造影 40 ml，10 ml/s；肝总动脉造影 35 ml，5～7 ml/s；脾动脉造影 30 ml，5～7 ml/s。

5）胰腺动脉造影须加摄右后斜位，以使胰头部显示得更好。

（6）选择性腹腔内脏动脉造影的诊断意义

1）腹腔占位性病变：其造影基本影像如下。①血管移位，伸直或迂曲，可互相分离或呈抱球状；②肿瘤包绕血管，血管壁不规则和僵硬，管腔狭窄，甚至闭塞中断；③增粗之供应血管；④肿瘤血管短小、迂曲，边缘毛糙或粗细不匀，呈网状分布的异常小血管；⑤静脉过早显影，提示肿瘤区有动静脉瘘存在；⑥肿瘤湖（tumour lake），动脉期在瘤区造影剂呈湖样不规则充盈，常消退延迟；⑦肿瘤染色，见于毛细血管期（可开始于动脉晚期），显示肿瘤区密度增高，常可勾画出肿瘤体的轮廓，若瘤中心有坏死，则染色之中央密度减低，或染色密度不匀；⑧毛细血管期实质内显示充盈缺损。

2）肝胆管细胞癌：血管可因癌肿浸润而有推移、挤压现象。若侵及管腔、血管呈现锯齿形或蛇形扭曲。若较大血管因癌肿侵蚀而发生栓塞和闭锁，则可在其周围可见小血管有迂曲和扩张。

3）肝癌：巨块型肝癌可有血管移位，且有血管有变细或增粗现象。若癌瘤密度增加，即谓肿瘤染色。出现有动静脉瘘时，说明门静脉常有侵犯。结节型

肝癌一般瘤体较小，血管移位等改变多不明显，转移性肝癌可呈大小不等的多发性结节或充盈缺损，随血供情况而异。

4）胰腺癌：其特征性表现为胰腺内或胰腺周围血管的侵蚀，常见被侵蚀的血管管腔狭窄管壁边缘呈不规则的锯齿状，严重者血管腔可闭塞中断。毛细血管期胰腺有染色者是可见肿瘤区有充盈缺损。

5）海绵状血管瘤：可见多数边界清楚的细小血管，呈扭曲或网状扩张或互相聚集成团状的阴影。有的可见瘤区周围的血管有移位呈弧形。若血管瘤发生纤维化，则呈现为有动脉血管所包绕的无血管区。

6）腹腔脏器出血：主要造影所见为造影剂外溢到血管外而出现的影像。根据造影剂外溢的血管和残留的部位，便可确定出血的部位。

8.3.4 胃、十二指肠钡餐检查

胃十二指肠钡餐检查是借助硫酸钡在胃十二指肠所显示的阴影及其和胆道、胰腺等脏器的相互毗邻关系来诊断胆道和胰腺的疾病。

（1）上牵性憩室畸形　这种畸形是由于胆囊炎（特别是萎缩性胆囊）、上部肝外胆管炎或肝脓肿的炎性液浸润到浆膜外及其周围，最后和附近脏器粘连所造成。这些脏器有胃窦部、十二指肠球部、结肠肝曲、肝和网膜。这些大小和形状怪异的憩室势必引起被累脏器的液体淤滞、膨胀和发炎。这就是所谓的胆囊周围炎综合征。

（2）十二指肠球部外侧压迹影　任何病因，特别是胰十二指肠癌引起的胆囊淤滞和扩大，必然使十二指肠的球部外上侧受压。这个变形压迹恰和胆囊边缘相当。如在胃十二指肠钡餐造影片上显出这个切迹，应考虑胰十二指肠癌的可能性。

（3）十二指肠"C"形或"ε"形影　十二指肠降段在钡餐造影片上向右侧突出，形如"C"形；内壁黏膜扁平僵硬而外壁黏膜皱褶则接近正常；有时十二指肠横段的右半显示淤滞和扩大。有这3个特征的影像就可以考虑为胰头癌。有时在造影片上显示"ε"或"反3"的影像，则说明为胰头癌。这个影像是因胰头的上下部组织向右侧隆起而十二指肠乳头相对地向左侧突出所造成的。此外，胰头囊肿或胰头炎也能产生类似的阴影，但不如胰头癌所产生的影像那样典型。

（4）十二指肠第2段拱形压迹影　这个压迹影只有在俯位和斜位上拍摄方能显示。一般的后前位拍片不能显示。如果C形影和这个拱形影都已显示，更有利于胰头癌的诊断。

（5）十二指肠狭窄影　若胰头癌已进入晚期，单以局部浸润而言，也必然使十二指肠降段狭窄，此时多采用保守疗法。但是在建立这个诊断之前，还须与十二指肠环状异位胰腺、胰头囊肿或胰头脓肿相区别。三者都能使十二指肠变窄，但以环状异位胰腺最为显著。鉴别诊断在于配合其他病状和检查。如狭窄的十二指肠上的部分显著扩大，则容易将这个囊泡和胃误诊为葫芦形胃。

（6）Vater乳头隆起影　这是从十二指肠降段内侧壁向腔内隆起的阴影，其位置相当于Vater乳头。这是因乳头和癌肿一起向肠腔突出的缘故。但是此处的胆结石没有这个显影特征。

（7）十二指肠淤滞影　不少疾病能产生这个显影病症。例如，邻近自主神经系统紊乱、急性胰腺炎、十二指肠球部后淋巴结炎、门静脉炎、肠系膜上动脉综合征、曲氏（Treitz）韧带紧缩综合征及慢性空肠梗阻等。钡剂检查能使十二指肠显示扩大、淤滞、充气和黏膜皱褶扁平的影像。如果同时还存在胆道无力，会使胆道出现气体。

（8）十二指肠憩室　以胃十二指肠钡餐造影来发现十二指肠憩室并不困难，但是在准确的定位上，在胰头的背侧、腹侧或者其组织以内则比较困难。如果憩室恰在壶腹区域，还需用断层摄片或静脉胆道造影方能判断憩室和Vater壶腹、胆管及胰管的毗邻关系。否则，在手术台上将遭遇找不到憩室的困境。

（9）胃脏位置异常影　通过所看到的部分胃脏的异常影像来判断胰腺病变的部位，是常用的钡餐检查方法。例如，胃窦被推向腹前侧或腹前上侧，应考虑为胰头癌或囊肿；如胃体部被推向腹前上侧而且大小弯变长并且向背侧弯垂，则多属于胰体上的病变。

8.4 胆道系统的CT检查

1895年，德国科学家伦琴（Röntgen）发现了X线，从而使人们认识到X线在医学界所具有的无法估量的潜力。1972年，英国科学家豪斯菲尔德（Hounsfield）博士研制成功的横断面成像CT成为医学界又一次重要的革命，它把人体组织以最直观的图像呈现出来。1989年，螺旋CT的问世是CT技术的一个飞跃，1998年之后的10年是多排CT发展

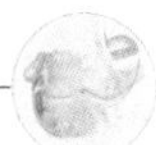

的黄金期，2008 年能谱 CT 的问世改变了人们对传统 CT 的认识。

CT 是用 X 射线束对人体某部一定厚度的层面进行扫描，由探测器接收透过该层面的 X 射线，转变为可见光后，由光电转换变为电信号，再经模拟/数字转换器（analog/digital converter）转为数字，输入计算机处理。图像形成的处理有如对选定层面分成若干个体积相同的长方体，称之为体素（voxel）。

扫描所得信息经计算而获得每个体素的 X 线衰减系数或吸收系数，再排列成矩阵，即数字矩阵（digital matrix），数字矩阵可存储于磁盘或光盘中。经数字/模拟转换器（digital/analog converter）把数字矩阵中的每个数字转为由黑到白不等灰度的小方块，即像素（pixel），并按矩阵排列，即构成 CT 图像。所以，CT 图像是重建图像。每个体素的 X 线吸收系数可以通过不同的数学方法算出。各种物质都有一定的密度，每个密度等级作为 1 个 CT 单位（Hounsfield unit，Hu）来计算，把纯水的 CT 值定为 0 Hu，骨皮质为＋1 000 Hu，空气为－1 000 Hu。人体的每一种组织也都有其一定的密度。为测定方便，把人体组织等分为 2 000 个密度等级，每个密度等级作为 1 个 CT 单位（Hu）。人体各组织、体液的 Hu 值如表 8－5 所示。

表 8－5　人体组织、体液的 Hu 值

各种组织和体液	正常参考值(Hu)
组织	
骨（密质骨）	＞250
骨（松质骨）	30～230
甲状腺	35～50
肝脏	45～75
肌肉	35～50
脾脏	35～55
淋巴结	40～60
胰腺	25～55
肾脏	20～40
脑白质	28～32
脑灰质	32～40
脂肪组织	－50～100
钙化	80～300
体液	
血液	50～90
血浆	25～30
渗出液（蛋白≥30 g/L）	＞15
渗出液（蛋白＜30 g/L）	＜18
水	0

8.4.1　CT 扫描技术

（1）CT 平扫　检查前晚进流食，检查日晨空腹，检查前 15 min 口服纯净水 500～1 000 ml 以充盈胃腔。扫描范围从膈顶到胰头钩突部。层厚 5～10 mm，若发现胆囊或胆管小病变，应加用 3～5 mm 薄层重建。

（2）增强扫描　增强扫描适用于平扫发现占位性病变或者其他检查提示有病变而平扫未发现时。由于肝胆疾病关系密切，胆系增强扫描与肝脏扫描技术类似，采用动态扫描（动脉期＋门静脉期＋平衡期），对微小病变也应用薄层扫描或多平面重建。特别注意行增强扫描检查前，患者应做碘过敏试验。

（3）后处理　多层螺旋 CT 能在很短时间内完成超薄层（≤1 mm）连续扫描，计算机根据不同检查目的出来这些原始数据，重建出各种衍生图像。这种技术称为计算机后处理技术。16 层以上的中高档多层计算机断层扫描（MSCT）的原始信息量大，后处理图像质量也高。针对胆系的 CT 后处理技术主要有以下 3 种。

1）CT 胆道曲面重建：沿肝外胆管长轴曲面重建图像［多平面重建（multiplanar reconstruction，MPR）］，适用于了解胆管扩张原因者，通常选择增强扫描门静脉期或延迟期重建。因要结合平扫及增强扫描，患者接受的累积辐射剂量通常较大，现在更多情况下被冠状面 MRI 平扫及增强扫描所代替。

优点：直观显示增厚的胆囊壁、梗阻点的形态和强化特征，直接显示胆管毗邻病变对胆管的侵犯情况，对胆总管和胰-十二指肠壶腹区小病变的诊断和鉴别诊断价值较高。

缺点：肝外胆管为纵行走行，横断面小，要重建出高质量冠状面图像需要大范围扫描，不仅对设备要求高，患者接受的辐射剂量也大，若胆管不扩张，计算机不能自动追踪胆管腔，重建出的图像质量不高。

2）CT 胰胆管造影（computed tomographic cholangiopancreatography，CTCP）：通过静脉胆道造影或经 T 形管等技术胆管内给予对比剂，连续薄层 CT 扫描，直接重建胆系。

优点：胆系三维图像，结合断面图像，诊断价值高。

缺点：重建图像质量与胆系内对比剂浓度呈正比，对比剂浓度越高，重建图像越好。对设备要求高，检查费用高，患者接受的辐射剂量大。静脉胆道造影所用对比剂难求。

3) CT 血管造影(CT angiography, CTA):根据显示血管的不同,显示上腹部的 CT 血管造影分为 CT 腹腔动脉造影(CTA)、CT 门静脉造影(CTP)和 CT 肝静脉造影,一般很少用于胆系疾病诊断。

8.4.2 多层螺旋 CT

多层螺旋 CT (multidetecter helical CT, MDCT)对胰腺常见肿瘤有很高的敏感性。近年来,随着病理学对胰腺肿瘤认识进一步深入,既往少见的胰腺肿瘤的检出率逐渐增加,约达 11.9%。这些疾病因为以前认识不足,设备条件欠缺,检查手段有限,有时导致了误诊、误治。胡增刚(2013)回顾性分析经外科手术和病理证实的 23 例胰腺少见肿瘤的 MDCT 检查资料。每例均行 CT 平扫和动脉期、胰腺期增强扫描。动脉期延迟 25～30 s,胰腺期延迟 65～75 s。图像处理重建层厚 1.25 mm,进行多平面、曲面重组,结合多组图像显示肿瘤的部位、数目、形态、大小、强化特征及周边结构、其他组织器官的改变。研究结果发现 MDCT 对胰腺少见的肿瘤,如胰头部实性假乳头状瘤(图 8-23)、胰腺导管内乳头状黏液癌(图 8-24)、胰岛素瘤(图 8-25)、胰腺非功能性神经内分泌癌(图 8-26)、原发于胰腺的肿块型淋巴瘤(图 8-27)、左肾透明细胞癌胰腺转移(图 8-28)等在 MDCT 检查时,其平扫表现和动态增强表现均有其各自的特点(表 8-6)在胰腺肿瘤的诊断及鉴别诊断上有重要价值。

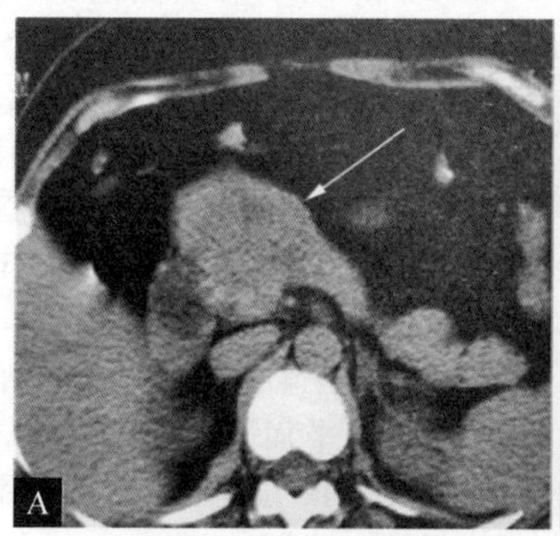

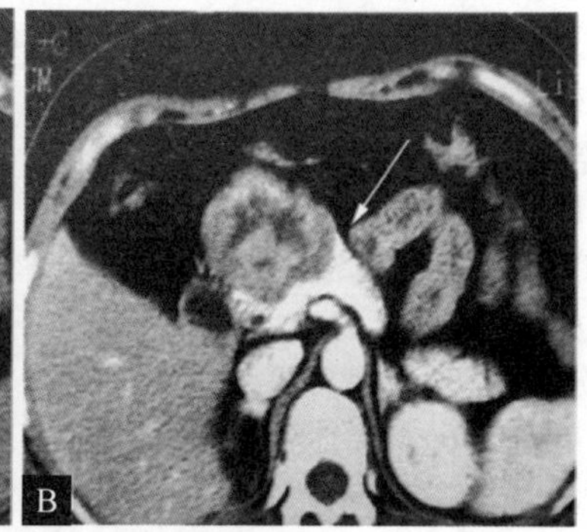

图 8-23 胰头部实性假乳头状瘤 CT 检查

A-CT 平扫示胰头部实性为主肿块,肿瘤呈不均质较低密度,外壁较光滑(↑)
B-增强动脉期,肿块实性部分轻-中度不均质强化,囊性部分未见强化,边缘清晰,内壁见乳头状及结节状强化,肿瘤与胰腺间见"喇叭口"样界面(↑)

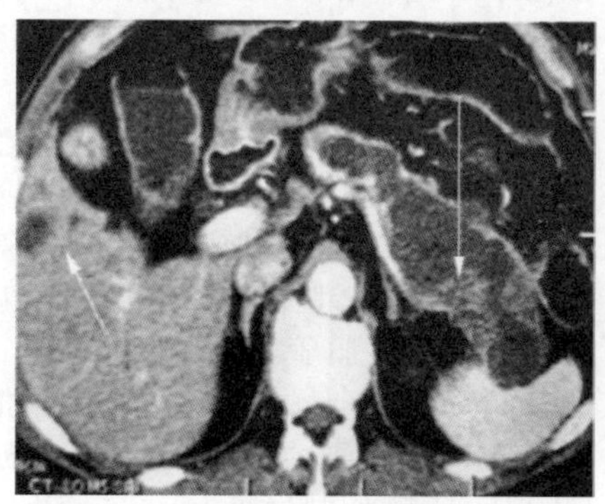

图 8-24 胰腺导管内乳头状黏液癌(主胰管型)增强动脉期 CT 检查

主胰管全程扩张,最大直径约 40 mm,胰尾部管壁见多发壁结节,最大高度约 20 mm,轻度不均匀强化(长↑),肝脏囊状低密度转移灶,不均匀环状强化(短↑),胰腺轮廓较清晰,实质受压萎缩,邻近未见渗出及肿大淋巴结

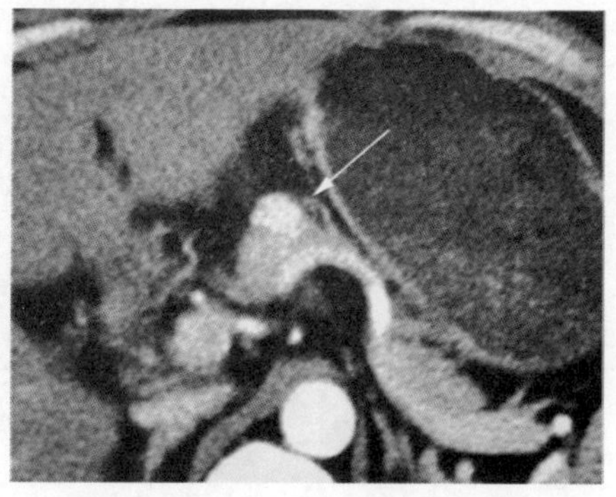

图 8-25 胰岛素瘤 CT 检查

增强动脉期,肿瘤位于胰颈部,呈单发类圆形肿块,直径约 15 mm,增强呈均匀明显强化,较胰腺呈高密度,相应胰颈部局限稍外突,胰管未见扩张(↑)

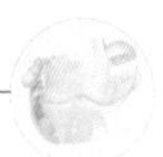

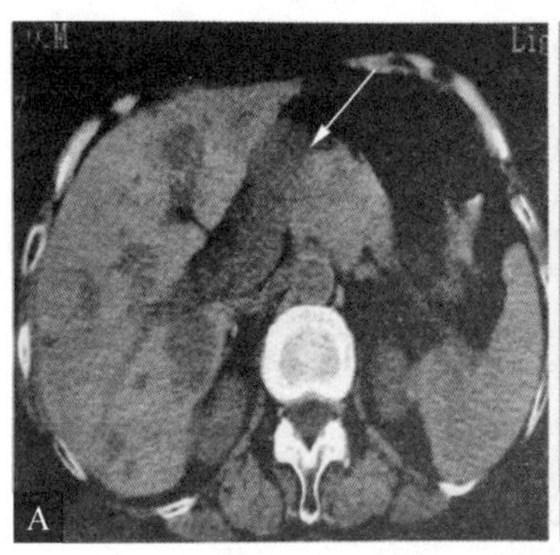
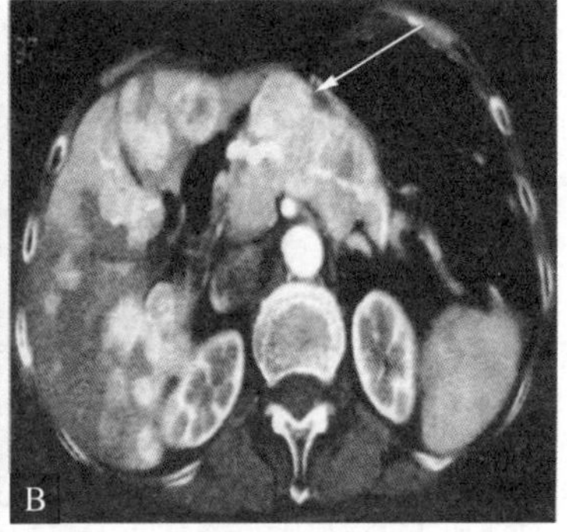

图 8-26 胰腺非功能性神经内分泌癌并肝脏转移 CT 检查

A-CT 平扫,胰腺体、颈部为主见一不规则分叶状低密度肿块,密度不均,轮廓不清(↑),肝内多发大小不等低密度结节、团快灶 B-CT 增强动脉期,胰腺肿块明显不均匀强化(↑),肝内多发灶明显环状强化

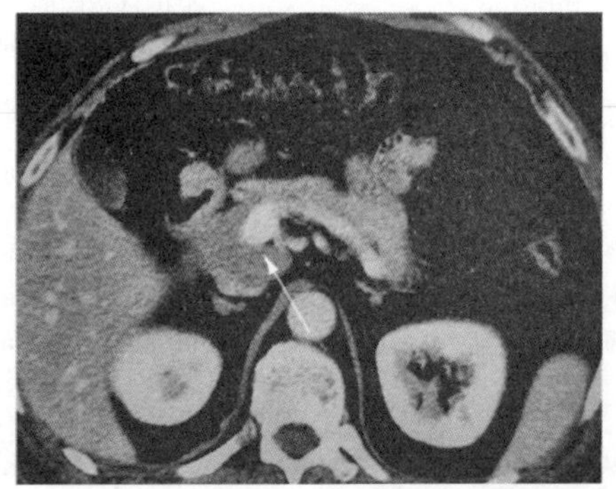

图 8-27 原发于胰腺的肿块型淋巴瘤 CT 检查

增强胰腺期,见肿瘤位于胰头、钩突部,外形不规则,呈较均匀中等强化,包绕门静脉类似"血管漂浮征"(↑)

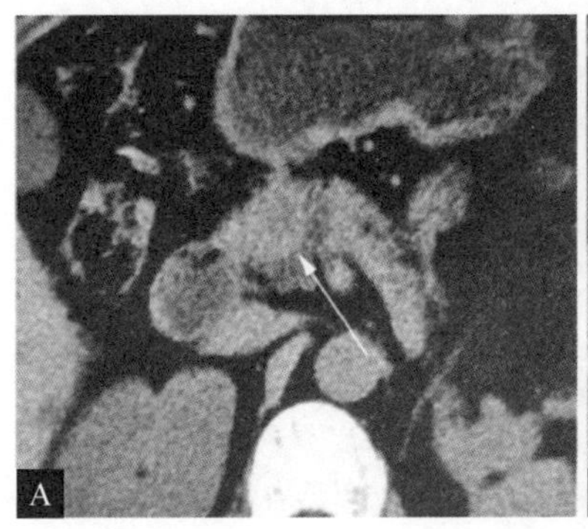
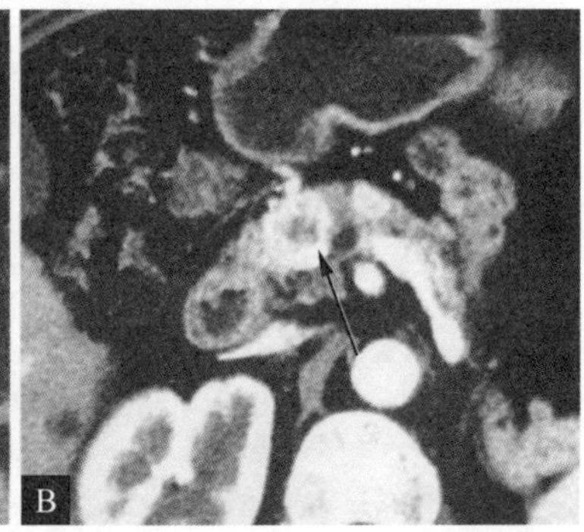

图 8-28 左肾透明细胞癌胰腺转移 CT 检查

A-CT 平扫见胰颈部类圆形单发肿块,周围环状中等密度,中央少低密度,边缘清晰(↑) B-增强动脉期肿块明显不均匀环状强化,边界清晰,外周为高密度,中央为较低密度,内壁欠光滑(↑)

表 8-6　胰腺少见肿瘤的 MDCT 表现

胰腺少见肿瘤	平扫表现	动态增强表现
实性假乳头状瘤	平扫见单发较大或巨大囊实性肿块，不均匀低或高密度，边缘较清楚	实性或进行性中度强化，以胰腺期较明显，但强化弱于正常胰腺；多有完整或较完整的薄膜。部分较大的肿瘤可见肿瘤与胰腺间呈喇叭口样界面，提示来源于胰腺。肿瘤即使巨大，一般无胆管及胰管扩张，也无腹腔及腹膜后淋巴结肿大或远处转移
胰腺导管内乳头状黏液癌	病理上分主胰管、分支胰管和混合型。主胰管型表现为主胰管弥漫性或节段性扩张，一般直径>6 mm。胰管内黏液密度呈较低密度；分支胰管扩张分叶状或葡萄状，内有多个直径10～20 mm的小囊聚合而成，少数也可以融合为单一较大囊性灶，其内伴有条状分隔；混合型的分支导管和主胰管受累，沿扩张的主胰管可见许多小分支导管扩张，薄层CT检查对囊壁、壁结节、囊液及肿瘤大小、主胰管扩张及远处转移都显示较好	管壁乳头状瘤增强后中等强化
胰岛素瘤	肿瘤多较小，直径<20 mm，呈等密度或稍低密度	一般呈富血供表现，动脉期、胰腺期呈高及较高密度；延迟期呈等密度，境界较清楚。因动脉期肿瘤明显强化，呈高密度，与正常胰腺组织对比明显
非功能性胰腺神经分泌癌	呈等密度或不均匀低密度较大的不规则肿块，轮廓不清，有时有钙化	增强动脉早期有不均匀明显强化，边界较清晰。胰腺期强化仍较明显，但较动脉期减弱，呈稍高密度，胰腺实质强化可使得两者分界不明显。多数肿瘤见包膜，可见肿瘤边缘环状强化。转移灶肝内多见，强化一般与胰腺主体病灶同步
胰腺淋巴瘤	一般单个或多个病灶。病灶边界不清，密度相对不均匀。坏死囊变少见	动态增强呈轻-中度较均匀的持续强化，较大的病灶往往包绕血管，无论动脉与静脉，血管形态正常，边缘光滑。类似于"血管漂浮征"，这与淋巴瘤的起源和生长方式有关
胰腺转移癌	大部分病灶直径<40 mm，呈类圆形；少数病灶直径>40 mm，呈分叶状。CT表现取决于原发肿瘤。多呈低及稍低密度，少数原发肿瘤为高密度（如骨肉瘤）。转移灶也可为高密度	多呈轻度环形强化，边缘较清晰，但轮廓欠光滑。胰腺强化减弱可呈不均匀稍低密度，与正常胰腺密度接近，两者分界不清，有的内壁不光整，可见小的壁结节

纪建松等(2014)报道多层CT对成人非外伤性急腹症1 632例的CT诊断与临床手术、病理及出院的最后诊断进行了研究，发现多层CT检查的诊断有较高的正确性(表8-7)。

表 8-7　急腹症患者行多层 CT 检查的诊断结果(例)

病因	病例临床诊断	CT诊断	误诊	漏诊	CT正确诊断	诊断正确率(%)
泌尿系统结石	293	293	0	0	293	100.0
阑尾炎	280	278	0	2	278	99.3
肿瘤	231	229	2	2	227	98.3
胆石症、胆囊炎	221	213	0	8	213	96.4
急性胰腺炎	166	160	1	6	159	95.8
肠粘连	108	103	3	5	100	92.6
胃肠道穿孔	94	92	0	2	92	97.9
腹内、外疝	62	59	0	3	59	95.2
肠套叠	44	43	1	1	42	95.4
胃肠扭转	36	34	1	2	33	91.7
肠道异物	23	23	1	0	22	95.6

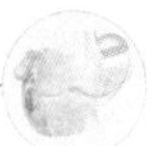

续 表

病因	病例临床诊断	CT诊断	误诊	漏诊	CT正确诊断	诊断正确率(%)
异位妊娠	13	12	0	1	12	92.3
血管性疾病	16	16	0	0	16	100.0
炎性肠病	9	7	0	2	7	77.8
其他疾病	36	31	4	5	27	75.0
合计	1 632	1 593	13	39	1 580	96.8

8.4.3 CT检查的优缺点

(1) 优点　包括：①密度成像，密度分辨率优于其他影像检查，病变检出率高；②薄层、快速扫描，后处理功能强大；③设备普及率广；④技术成熟，经验丰富，临床认知度高；⑤由于成像原理不同，与MRI检查有互补作用。

(2) 缺点　包括：①有射线损伤；②有碘过敏危险；③对部分等密度、弥漫性病变诊断价值有限；④后处理功能对设备、技术要求高。

8.5 胆道系统的MRI检查

核磁共振成像（nuclear magnetic resonance imaging，NMRI），又称自旋成像（spin imaging），也称磁共振成像（magnetic resonance imaging，MRI）。它是利用磁场与射频脉冲使人体组织内运动的氢核（即 H^+）发生震动产生射频信号经计算机处理而成像的。原子核在进动中，吸收与原子核运动频率相同的射频脉冲，即外加交变磁场的频率等于拉莫尔频率，原子核就发生共振吸收，去掉射频脉冲之后，原子核磁矩又把所吸收的能量中的一部分以电磁波的形式发射出来，称为共振发射。共振吸收和共振发射的过程叫做“核磁共振”。核磁共振成像的“核”指的是氢原子核，因为人体的约70%是由水组成的，MRI即依赖水中氢原子。当把物体放置在磁场中，用适当的电磁波照射它，使之共振，然后分析它释放的电磁波，就可以得知构成这一物体的原子核的位置和种类，据此可以绘制成物体内部的精确立体图像。

8.5.1 MRI扫描技术

(1) 常规扫描　胆道系统扫描与上腹部常规MRI扫描类似，平扫包括横轴位和冠状位，由于胆管为长管状结构，必要时应该沿胆管走行方向扫描斜冠状面或斜矢状面。扫描范围自膈顶到肝下缘，常规采用梯度回波序列（GRE），包括T1WI（图8-29）和抑脂T2WI序列（图8-30）。由于正常肝脏含有脂质及慢性肝病的脂肪变性，使得T2WI病变与肝实质之间对比降低。因此，T2WI应常规应用脂肪抑制技术。胆道病变一般比较小，因此应该进行3～5 mm薄层扫描。

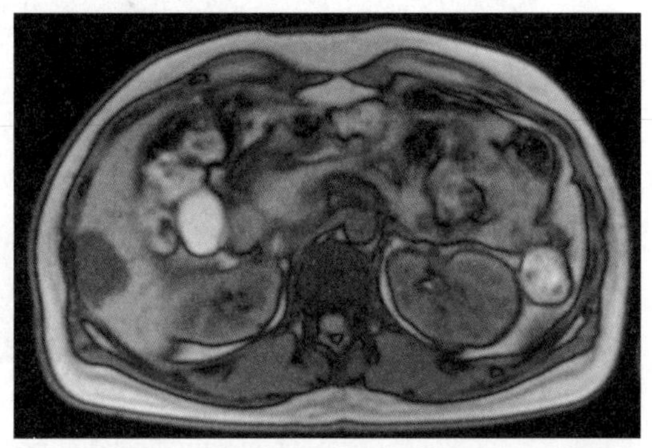

图8-29　T1WI序列显示腹腔内各脏器解剖结构更清晰

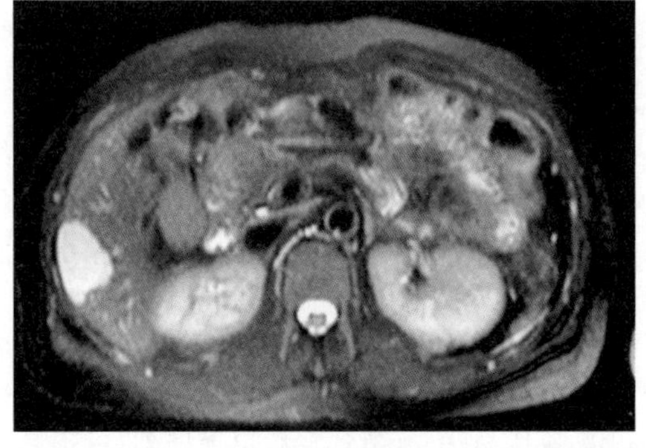

图8-30　T2WI抑脂序列对比肝内病变与周围组织更清晰

(2) 增强扫描　增强扫描适用于平扫不能定性的占位性病变。胆道病变的MRI增强扫描最好采用三维容积内插扰相GRE T1WI序列，如LAVA、FMAE、VIBE、THRIVE等进行横轴位扫描。增强扫描注药前应该先利用增强扫描序列平扫一次，以便进行对比(图 8－31)。对比剂常用钆喷酸葡胺 Gd－DTPA,但近年来肝细胞特异性对比剂如普美显(Gd－EOB－DTPA)、莫迪司(Gd－BOPTA)等的应用,实现了肝胆系统形态学与功能学影像的一站式检查,显示出了广阔的应用前景。

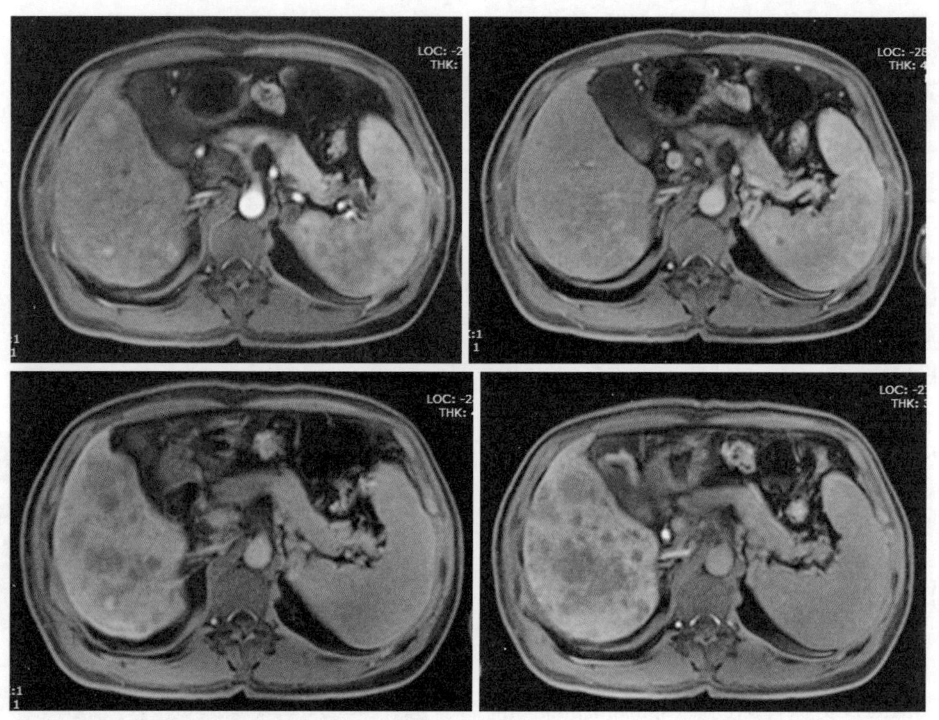

图 8－31　肝脏增强扫描

4 张图依次展示了利用 VIBE 序列 Gd－EOB－DTPA 肝脏增强扫描动脉期、门静脉期、延迟期及肝细胞特异期图像

(3) 其他成像技术

1) 磁共振胆胰管造影(magnetic resonance cholangiopancreatography, MRCP)

技术:MRCP 利用 MR 重 T_2 的效果使含水的结构显影,达到水造影的目的,使得胰胆管产生优良的对比度。目前临床上常采用 FSE/TSE 或单次激发 FSE/TSE T2WI 序列。

优点:无创,无须用对比剂,无辐射;生理状态成像,直接多角度观察,检查成功率高,影像与常规造影相仿,临床易接受;结合常规扫描序列,可提高病变诊断率,对阴性结石诊断能力明显优于 CT 检查,对胆总管远端结石诊断能力最佳。

缺点:易受邻近结构(腹腔、胃肠道、病灶、尿路)液体信号干扰;受液体流动速度、流动方式、液体成分等影响,存在假阳性、假阴性;血凝块、结石、肿瘤、气体、胆泥等病变均为低信号,有时难以鉴别;结合常规断面扫描,检查费用较高;不能进行介入、活检等操作。

2) 磁共振血管造影(magnetic resonance angiography, MRA):利用薄层 MRI 增强图像,重建出的腹部大血管影像就是 MRA,其图像质量略不及 CTA,很少单独用于胆系疾病诊断。

3) 排泌性 MR 胆管成像(secretory MR cholangiography, SMRC):该方法需要注射肝细胞特异性对比剂如泰乐影(Mn－DPDP)、莫迪司(Gd－BOPTA)、普美显(Gd－EOB－DTPA),一般作为常规 MRI 和肝脏增强扫描的一种补充检查,在注射肝细胞特异性对比剂后的肝细胞排泌期进行扫描。所用的序列一般为 3D 超快速扰相 GRE T1WI 序列,并需要施加脂肪抑制技术,得到的原始薄层图像利用 MIP 等方法进行重建,显示胆道结构的全貌。临床上 SMRC 主要用于术前了解胆道解剖结构,确认有无解剖变异等,有助于制订手术计划,这对于活体肝移植供体和受体的术前检查具有较高的实用价值。

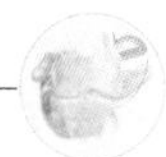

8.5.2 MRI 的特点

（1）优点 包括：①组织化学成像，敏感性、密度分辨率高；②无辐射，无碘过敏危险，对比剂安全系数大；③有多种成像方法，包括直接多轴面成像、三维重建、功能成像、水成像、血管成像等技术，提供的信息多；④容积采集，没有漏扫等问题；⑤由于成像原理不同，和 CT 检查可以形成互补。

（2）缺点 包括：①扫描参数多，技术选择难，不同技术间缺乏对比性；②成像因素多，伪影种类多，图像难解释；③对钙化和结石的敏感性、特异性不高；④不能用于体内有金属异物及磁敏感器件植入患者，如骨折内固定术后、安装有心脏起搏器等，以及患有自闭恐惧症者；⑤检查费用高，扫描时间长。

8.6 胆道系统的 PET/CT 检查

8.6.1 PET/CT 的组成

PET/CT 是 PET 和 CT 的组合体，将 PET 和 CT 设计为一体，由一个工作站控制。

单光子发射计算机断层成像术（single-photo emission competed tomography，SPECT）和正电子发射断层成像术（positron emission tomography，PET）是核医学的两种 CT 技术，由于它们都是对从患者体内发射的 γ 射线成像，故统称发射型计算机断层成像术（emission computed tomography，ECT）以区别于 X 线 CT 所采用的透射型计算机断层成像术（transmission computed tomography，TCT）。X 线 CT 对透过患者身体的 X 线成像，得到人体组织衰减系数的三维图像，则反映了患者代谢（metabolic）和生理学（physiologic）状况。

1998 年，世界上第 1 台专用 PET/CT 的原型机安装在匹兹堡大学医学中心。该设备机架的长、宽、高分别为 110 cm、170 cm 和 168 cm，CT 部分和 PET 部分中心相距 60 cm，孔径为 60 cm。PET/CT 是将 PET 与 CT 两种不同成像原理的设备同机组合，不是其功能简单相加，而是在此基础上进行图像融合，融合后的图像既有精细的解剖结构，又有丰富的生理，生化功能信息，能为确定和查找肿瘤及其他病灶的精确位置定量、定性诊断提供依据（图 8-32）。PET 是核医学功能成像的奇葩，特别是 PET 与 CT 的结合形式的 PET/CT 结合了解剖成像与功能成像的优势，为医学影像诊断学开创了一个新天地，具有里程碑的意义。

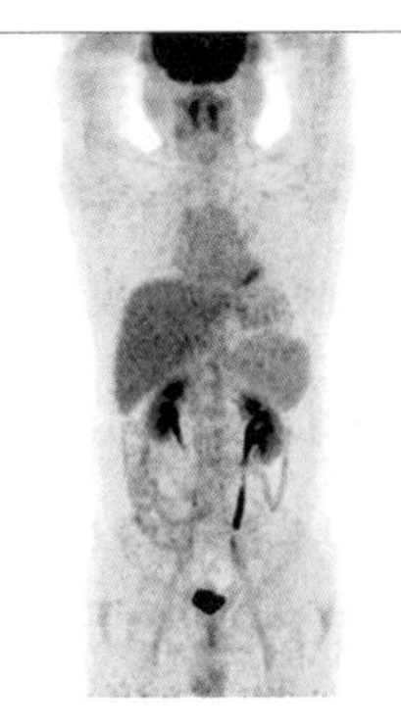

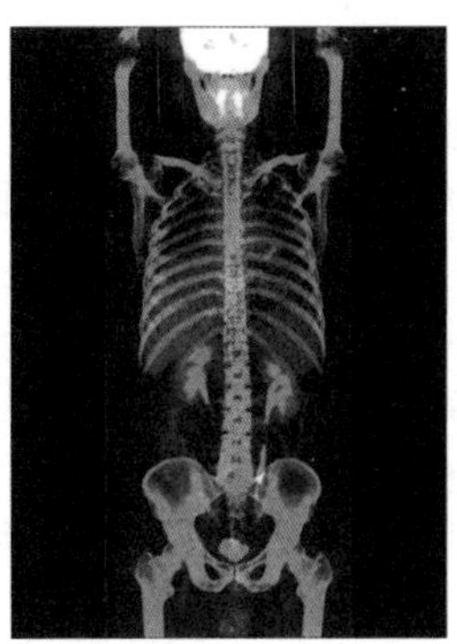

图 8-32 PET 图像

8.6.2 PET/CT 的基本原理

PET/CT 检查是通过 ^{11}C、^{13}N、^{15}O、^{18}F 等核素标记在人体所需营养物质（如葡萄糖、氨基酸、水、氧等）或药物上，可以从体外无创、定量、动态地观察这些物质进入人体后的生理或病理的生化变化，从分子学上洞察代谢物或药物在人体的分布和代谢活动。因此，PET/CT 图像反映的是用发射正电子的核素标记的药物在体内的生理和生化分布，以及随时间而变化的全过程。通过使用不同的药物就可以测定组织的葡萄糖代谢活动、蛋白质合成速率及受体的密度和分布等。因此，PET 可使空间定位、探测灵敏度大大提高，图像清晰，诊断准确率高，也被称为“活体生化显像”。

当前，^{18}F-脱氧葡萄糖（^{18}FDG）、^{18}F-多巴胺（^{18}FDOP）、^{11}C-蛋氨酸等药物已在临床应用（表 8-8）。其中以 ^{18}FDG 应用最多，约占 90% 以上。早期肿瘤患者常因无明显的症状和体征，即行 CT 和 MRI 检查，也可能由于肿瘤体积小、密度及信号分辨率低与正常组织相差不明显而致病灶不易发现。^{18}FDG 进入组织后，能像葡萄糖一样被摄取和磷酸化，但几乎不能进一步降解或逆转反回血液。被“陷入”细胞内的 ^{18}FDG 在一定时间内相对稳定，可以用来反映组织对葡萄糖需要量，也称利用率或代谢率。由于肿瘤组织对 ^{18}FDG 的摄取远高于正常组织，使病变部位浓聚较高的 ^{18}FDG 形成“亮点”而易于发现。PET 作为一种无创、安全的显像技术，又能一次获得三维的全身图像，可以发现其他检查所不能发现的问题。它将先进的分子功能，代谢成像与经典的解剖、形态、密度显示相结合，对于临床诊断具有重要意义，其产生的效果往往是“1+1＞2”。且一次全身PET检查的照射量远小于一个部位的常规CT检查，故受到了患者的青睐。^{18}F－氟－脱氧葡萄糖(^{18}F-2-deoxy-D-fluoro-glucose，^{18}F－FDG)是PET肿瘤代谢显像最常用的显像剂。其分子结构与葡萄糖类似，在注入体内后能够通过细胞膜葡萄糖转运体进入细胞内。^{18}F－FDG进入细胞后在己糖激酶作用下被磷酸化成6－磷酸－FDG，但是由于与葡萄糖结构不同，不能进一步代谢，并且不能通过细胞膜反向弥散进入血循环中，从而可滞留在细胞内一定时间进行成像。与正常细胞相比，恶性肿瘤细胞生长活跃、细胞异常增殖，对能量需求大，即DNA合成和氨基酸利用增加，糖酵解加速。因此，恶性肿瘤细胞能够摄取较多的^{18}F－FDG，表现为病灶部位放射性异常浓聚。^{18}F－FDG作为葡萄糖类似物，在肿瘤中的摄取与肿瘤的代谢、增殖、病理分级、分化程度等生物学特征密切相关。肿瘤细胞分化好，^{18}F－FDG摄取较低；肿瘤细胞分化差，^{18}F－FDG摄取较高。当^{18}F－FDG衰变时由湮没辐射发射出的两个能量相等、方向相反的光子，经过PET的符合探测与重建，在三维体层图像上能清楚地显示出FDG的浓聚部位。

表8－8　PET检查常用药物反映的功能

放射性药物	生物类似物	反映的功能
^{18}F－脱氧葡萄糖(^{18}FDG)	葡萄糖	葡萄糖需要量
^{18}F－多巴胺(^{18}F－DOPA)	多巴胺	多巴胺神经传递
^{11}C－蛋氨酸	蛋氨酸	氨基酸代谢
^{13}N－氨	铵盐	心机、脑灌注
^{15}O－水	水	组织灌注
$^{15}O_2$	氧	氧的作用

8.6.3　PET/CT的适应证

(1) 肿瘤鉴别　肿瘤组织的重要特点之一就是生长迅速、代谢旺盛，特别是葡萄糖酵解速率增高。因此，代谢显像是早期诊断恶性肿瘤的最灵敏的方法之一。如发现肺部单发结节，PET显示代谢明显活跃，则提示为恶性病变；若无代谢增高表现，提示良性病变可能性大，手术的选择就要慎重。

(2) 确定分级　PET能一次进行全身断层显像，这也是其他显像设备所无法实现的。除了发现原发部位病变，还可以发现全身各部位软组织器官及骨骼有无转移病变，对肿瘤的分期非常有帮助，并提供准确的穿刺或组织活检的部位，协助临床医生制订最佳的治疗方案。

(3) 效果评估　对肿瘤各种治疗的疗效进行评估并进行预后判断，指导进一步的治疗。

(4) 鉴别诊断　PET可以对治疗后肿瘤残留或复发进行早期诊断，并与治疗后纤维化、坏死进行鉴别，同时根据治疗后病灶分布情况进行再分期，CT及MRI检查等结构信息为主的影像手段很难做到这一点。

(5) 病灶寻找　通过快速的全身PET/CT扫描，为不明原因的转移性肿瘤寻找原发病灶。

(6) 靶区定位　帮助放疗科医生勾画生物靶区。例如，在肺癌合并肺不张等情况下，放疗师很难判断肿瘤的实际边界，PET将有助于确定代谢活跃的病灶范围，为放射治疗(尤其是精准放疗)提供更合理、准确的定位，降低治疗的副作用。

8.6.4　PET/CT的临床意义

有资料报道称，拿破仑家族多死于胃癌，其中包括拿破仑的祖父、父亲、一个兄弟、两个姐妹及拿破仑本人。国外有报道，一个家庭的970个成员中，有164个人不幸患癌，其中女性多患子宫癌，男性多患胃肠道癌。我国也有一家9代人中有56人死于食管癌的报道。大量医疗实践表明，遗传因素在癌症的发生过程中确实起了一定的作用。这可能是由染色体畸变造成的。正常人体每个细胞有46条染色体，各种致癌因子都可以引起染色体的畸变，使得染色体在数目上和形态上与正常细胞不同，这种染色体的畸变有时会传递给后代，使下一代比普通人患癌的风险更大。有癌症家族史的人，一方面要认识到自己虽然可能因遗传而有癌症素质，但应避免不必要的恐惧心理；另一方面要更加注意防癌，争取做到早发现、早诊断和早治疗。大多数癌症患者可以长期存活或治愈的。而PET/CT是目前最先进的肿瘤筛查诊断设备。

何宝明(2012)报道，它在临床上具有下列意义。①可做到早期诊断：PET/CT能比常规检查早1年左右时间发现肿瘤，如CT、MRI检查一般直径＞5 mm的肿瘤才能诊断，而PET/CT可以检出0.5 mm大小的肿瘤。在很多肿瘤的早期CT、MRI检查不能判定，而通过PET/CT检查，对很多肿瘤可进行早期诊断，争取宝贵的治疗时间从而达到很好的治疗效果。②可进行临床分期：癌症一旦确诊，需要进一步扫描以便观察全身有无转移，这对治疗方案的制订极为重要。③可鉴别癌症复发和瘢痕：CT、

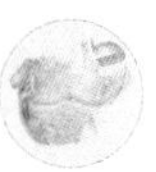

MRI 只是结构影像，手术等治疗很多时会导致结构发生改变，这使得难以鉴别瘢痕和肿瘤。而 PET/CT 是功能影像和结构影像结合，可进行很好的鉴别。④可进行放化疗效果的评价：放化疗后，用 PET/CT 可进行早期评价，能判定该治疗是否有效，从而决定是否继续治疗，是不需要更改治疗方案，而及时调整治疗方案不仅可以节省费用，更重要的是能使患者获得最好的治疗效果。⑤可对放疗治疗进行定位：PET/CT 可以反映肿瘤的代谢情况，对可能需要进行放疗的患者在检查时就一同勾画出放疗靶区，有助于集中射线照射部位，发挥精确放疗优势，在取得最佳疗效的同时，极大地减轻了患者的痛苦。

8.7 胆道系统的核医学检查

肝胆核医学是指利用放射性药物（表 8－9）进行肝胆系统形态观察、功能判断，主要包括肝胶体显像、肝血流灌注及血池显像、肝胆动态显像。近年，随着正电子影像诊断技术的发展，肝胆系统肿瘤正电子体层显像在其诊治中发挥重要作用。

表 8－9 常用的胆系显影剂

显像剂	物理半衰期	主要 γ 射线能量(keV)	成人剂量(μci)	给药途径
I－131－玫瑰红	8.04 d	364(82%)	300	静脉
^{99m}Tc－HIDA	6.02 h	140(90%)	8 000～12 000	静脉
^{99m}Tc－EHIDA	6.02 h	140(90%)	4 000	静脉
^{99m}Tc－PYG	6.02 h	140(90%)	8 000～12 000	静脉
^{99m}Tc－PI	6.02 h	140(90%)	3 000～4 000	静脉

8.7.1 肝胶体显像

肝胶体显像主要是利用放射性药物显示肝脏占位性病变的大小、位置、功能状态，但并不能确定占位性病变的性质，需要与其他放射性核素检查联合应用，对肝内病变进行定性诊断。

（1）显像原理　静脉注射^{99m}Tc－植酸钠，与血液中钙离子螯合成^{99m}Tc－植酸钠钙胶体，颗粒大小为 20～40 nm，正常时 90%被肝脏库普弗细胞吞噬，其他被脾、淋巴结的单核细胞吞噬。所以肝脾明显显影，当肝脏库普弗细胞被破坏或功能不全时，可出现放射性稀疏或缺损区。

（2）适应证　包括：①了解肝脏大小、位置、形态；②辅助诊断肝转移性肿瘤；③鉴别诊断肝内良、恶性病变；④诊断肝外伤；⑤肝脏手术或放、化疗疗效评价与随访。

8.7.2 肝血流灌注和肝血池显像

（1）显像原理　正常肝脏 75%血液供应来自门静脉，25%血液供应来自肝动脉。静脉“弹丸式”注射显像剂后，立即启动显像仪器连续快速采集肝脏血流灌注影像，30 min 或更长时间后，显像剂在血循环中分布达到平衡，肝血池内放射性分布明显高于邻近组织而清晰显影，此时获得的影像为肝血池影像。分析肝血流灌注及肝血池影像可了解肝内占位性病变的血供特点，对占位性病变进行定性诊断。

（2）适应证　了解肝脏病变血供特点，有助于肝脏占位性病变良、恶性的鉴别诊断。

8.7.3 肝胆动态显像

（1）显像原理　肝脏具有生成并分泌胆汁的功能。肝细胞不断地生成胆汁并排入毛细胆管，再汇入小叶间胆管，然后入肝管、胆总管，最后排入十二指肠。胆汁是重要的消化液，当进食油腻食物时，胆囊收缩，将胆汁排入肠道，帮助脂肪消化吸收。因此，静脉注射能被肝细胞选择性摄取并分泌显像剂，通过类似处理胆红素的过程，将其分泌入胆汁，并与胆汁一起经由胆道系统排泄入肠道。应用动态显像可了解肝胆功能及胆道通畅情况。

（2）适应证　包括：①评价肝胆系统功能；②急、慢性胆囊炎的诊断与鉴别诊断；③胆总管闭塞诊断与鉴别诊断；④新生儿肝炎与新生儿先天性胆道闭锁的诊断与鉴别诊断；⑤胆道手术后的疗效判断与随访，包括胆漏或吻合口狭窄等；⑥移植肝的存活检测；⑦肝细胞癌的诊断与鉴别诊断。

8.8 胆道损伤的影像学检查

胆管损伤仍然是目前胆道外科一个不容忽视的问题，即便是经验丰富的腹腔镜外科医生，若不警惕也会发生这样的并发症。不仅处理棘手、医疗费用增加、住院时间长，而且影响患者生活质量，容易引起医疗纠纷。大多数胆管损伤是由于技术上失误或对解剖关系的错误认识，而空间定向障碍是造成胆管损伤的主要原因。术中常规胆道造影虽然能及时发现胆管损伤和降低损伤的严重程度，但不能预防胆管损伤、术前获得清晰的胆道树图像，了解胆总管、肝总管、胆囊管的解剖关系及走行，对制订治疗方案，防止术中胆管损伤至关重要。

胆管损伤的确切诊断应通过解剖影像诊断技术全面检查胆道结构的完整性，明确损伤的部位和程度，以指导进一步的临床治疗。确定性手术修复前是否进行高质量的胆道成像检查能显著影响胆管损伤患者的最终预后。术前没有进行任何胆道成像检查的确定性手术，96%的患者修复失败，但如在术前进行完整的胆道影像学检查，84%的患者手术修复成功。

临床常用的影像学诊断技术包括胆道造影(PTC、ERC、经T管造影、经瘘管造影)、磁共振胆管成像(magnetic resonance cholangiography, MRC)、CT和MRI等检查。

(1) PTC检查　PTC检查能正确地显示损伤或狭窄近端胆管树的解剖结构，尤其是针对胆道不连续的横断伤和损伤后胆道完全梗阻的患者。PTC检查同时具有通过胆道减压治疗损伤后胆管炎、引导术中肝门部胆管定位的价值。因此，该检查方法曾被认为是诊断胆管损伤的“金标准”，在许多胆道外科中心作为胆管损伤确定性手术前的常规诊断和治疗技术。但PTC检查是一种有创的诊断技术，存在出血、继发感染、穿刺失败的风险。对伴有胆汁漏而胆管无明显扩张的新近胆管损伤，PTC常常难以实施。

(2) 内镜下逆行性胆管造影(ERC)检查　ERC检查可清晰显示连续性完整的胆管树结构。对以胆汁漏为主要特征的胆管损伤，ERC检查可通过造影剂的外溢提供诊断胆管破裂的直接证据。ERC检查在诊断的同时具有能利用支架或球囊扩张治疗胆汁漏和胆管狭窄的优势，使得部分胆道外科中心更倾向于ERC检查。但对于胆管完全横断或狭窄的患者，ERC检查难以显示损伤近端胆管树的结构。

(3) 磁共振胆管造影(MRC)检查　MRC检查作为一种非侵袭性的胆道显像技术可多方位全面显示各种损伤类型的胆管树解剖结构，准确提供胆管狭窄的部位、范围和程度及近端胆管扩张程度等信息，从而为手术方案的设计提供可靠依据，已在部分胆道外科中心成为评估胆管损伤的首选诊断方法。一项前瞻性对照研究结果显示，MRC检查能提供所有PTC检查所能提供的信息，病例系列研究结果也证实MRC检查对于诊断胆管损伤具有良好的实用价值。基于目前的各种影像学检查均具有不同的特点和适应证，准确评估胆管损伤的部位、范围和程度等常需要联合多种影像学诊断技术。

影像学在胆道外科疾病的诊断和治疗方面显示出了越来越重要的作用。总之，各种影像学检查方法各有优缺点，在临床实践中，对于胆道外科疾病合并肝硬化等患者，胆道病变的术前评估单独使用一种影像学检查手段常常不能得出准确而全面的诊断，往往需要联合应用两种甚至多种影像学检查手段相互印证才能达到正确而全面诊断的目的。

(韩月冬)

主要参考文献

[1] 王鸣鹏. 医学影像技术学. 北京：人民卫生出版社，2012. 22-29

[2] 王树松，韩明宏，刘春林. 彩色多普勒超声引导经皮经肝穿刺胆道引流术治疗梗阻性黄疸. 中国微创外科杂志，2012，12：90-91

[3] 尹方龙，唐俊益，张宗龙，等. 170例胆道术后T管造影的动态观察. 中国普外基础与临床杂志，2003，10：457-458

[4] 刘华钢. 临床实用药物手册. 第3版，北京：人民卫生出版社，2014. 538-540

[5] 刘丽，徐辉雄，吕明德，等. 三维超声在胆囊疾病中的应用价值. 中国超声医学杂志，2002，18：848-851

[6] 许勇，刘荣. 腹腔镜超声在肝胆胰外科的应用进展. 腹腔镜外科杂志，2006，11：536-538

[7] 纪建松，卢陈英，杨宏远，等. 多层CT对成人非外伤性急腹症病因的诊断价值. 中华放射学杂志，2014，48：391-394

[8] 汪家富，刘绪舜. 介入超声在胆道外科临床应用现状. 肝胆胰外科杂志，2013，25：171-173

[9] 沈建伟. 内镜超声在临床肝胆疾病中的应用进展. 现代诊断与治疗，2012，23：1407-1409

[10] 张永学，黄刚. 核医学. 第2版，北京：人民卫生出版社，2010. 55-59

[11] 罗丁，陈训如. 腹腔镜超声在腹腔镜胆道手术中的应用. 中国普外基础与临床杂志，2005，12：542-543

[12] 金征宇. 医学影像学. 第2版，北京：人民卫生出版社，2010. 15-21

[13] 顾树南，李清潭. 胆道外科学. 兰州：甘肃科学技术出版社，1994. 233-268

[14] 郭涛，杨爱明，姚方，等. 管腔内超声对胰胆疾病诊断价

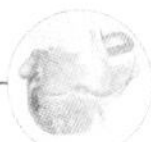

值的初探. 中华消化内镜治疗,2008,25:286 - 289

[15] 唐晓勇,东红,朱晓铭. 术中胆道造影 151 例应用体会. 中国普外基础与临床杂志,2010,17:287 - 288

[16] 唐寒秋,陈新,宋博. 超声引导经皮穿刺置管引流技术的临床应用. 中国实用医药,2014,9(4):103 - 104

[17] 脱小飞,王光霞,徐松. 三维超声在胆道疾病诊断中的应用价值. 中华医学超声杂志(电子版),2012,9:985 - 988

[18] 蒋兆彦,韩天权,乙芳,等. 改良的 B 超三维胆囊功能检测与判断标准. 肝胆胰外科杂志,2013,25:229 - 231

[19] Braga M, Cooper DS, Clinical review 129: Oral cholecystographic agents and the thyroid. J Clin Endocrinol Metab, 2001,86:1853 - 1660

[20] Fatima Z, Ichikawa T, Motosugi U, et al. Magnetic resonance diffusion-weighted imaging in the characterization of pancreatic mucinous cystic lesions. Clin Radiol, 2011, 66:108 - 111

[21] Gullo L, Migliori M, Falconi M, et al. Nonfunctioning pancreatic endocrine tumors: a multicenter clinical study. Am J Gastroenterol, 2003,98:2435 - 2439

[22] Kosmahl M, Seada LS, Janig U, et al. Solid pseudopapillary tumor of the pancreas: its origin revisited. Virchows Arch, 2000,436:473 - 480

[23] Lee NK, Kim S, KIM GH, et al. Diffusion-weighted imaging of biliopancreatic disorders: correlation with conventional magnetic resonance imaging. World J Gastroenterol, 2012,18:4102 - 4117

[24] Luo X, Li W, Bird N, et al. On themechanical behavior of the human biliary system. World J Gastroenterol, 2007,13:1384 - 1392

[25] Nayer H, Weir EG, Sheth S, et al. Primary pancreatic lymphomas: a cytopathologic analysis of a rare malignancy. Cancer, 2004,102:315 - 321

[26] Noone TC, Hosey J, Firat Z, et al. Imaging and localization of isletcell tumous of the pancreas on CT and MRI. Best Pract Res Clin Endocrinol Metab, 2005,19: 195 - 211

[27] Scatarige JC, Horton KM, Sheth S, et al. Pancreatic parenchymal metastases: observations on helical CT. AJR Am J Roentgenol, 2001,176:695 - 699

[28] Shinya S, Sasaki T, Nakagawa Y, et al. The efficacy of diffusion-weighted imaging for the detection and evaluation of acute pancreatitis. Hepatogastroenterology, 2009, 56:1407 - 1410

[29] Tsitouridis I, Diamantopoulou A, Michaelides M, et al. Pancreatic metastases: CT and MRI finding. Diagn Interv Radiol, 2010,16:45 - 53

[30] Ziessman HA, Tulchinsky M, Lavely WC, et al. Sincalide-simulated cholescintigraphy: a multicenter investigation to determine optimal infusion methdology and gallbladder ejection fraction normal values. J Nucl Med, 2010,51:277 - 281

医学图像三维可视化技术在胆道外科的应用

医学图像三维可视化技术(medical imaging three-dimesional visualization technology)是一个与多学科密切相关的研究领域,是目前的一个研究热点。微创精准外科(mini-trauma and precise surgery)是以精准可控的外科干预,达到去除病灶、尽力保护组织器官,把创伤减少到最小,实现手术安全性、治疗有效性和干预微创化,最终使患者获得最佳治疗和康复。微创精准外科的实现,依赖于现代科学技术的迅速发展,不断将传统外科技术与现代科学技术相结合,把新技术、新理念应用于临床实践。医学图像三维可视化系统(medical imaging three dimesional visual system, MI-3DVS)在临床的应用,更有助于提高医生临床的诊断和治疗水平。对于外科来说,还可以进行手术模拟、制订手术预案、实时指导精准外科手术。这对于微创精准外科向纵深的发展无疑起着至关重要的作用。

9.1 概述

通过计算机断层技术(computed tomography, CT)、磁共振成像(magnetic resonance imaging, MRI)、超声波成像(ultrasonography, US)、电子发射计算断层造影(PET)等医学影像技术可以得到人体组织、器官的二维数字断层图像。医生可以通过这些二维断层图像来观察患者的病情,分析患者的病灶部位及病灶与周围组织器官的关系。但是二维图像只是表示某个断层的信息,并不能提供人体内部组织、器官的系统解剖结构,更不能提供组织器官的功能情况。因此,医生只能凭借自己的临床经验来估计病灶的结构、形态及其与周围组织的关系来做出诊断。

医学图像三维可视化技术是指通过对具有空间特征的组织、器官,在静态或动态的三维空间中进行处理,以视觉信息的形式充分反映组织、器官中丰富

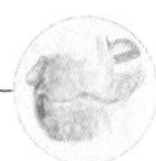

隐含的信息。对医学图像序列进行可视化，得到人体组织、器官及病灶的三维图像，可以帮助医生进行临床诊断、手术规划和手术模拟。因此，对医学图像三维可视化技术进行研究有重要意义和广泛的应用前景。

1970 年，Greenleaf、Tu 和 Wood 3 人在 IEEE 的《核科学分册》上发表了从体素(voxel)的角度研究医学图像三维重建的文章。三维可视化的医学图像模型和图像是通过对 CT、MRI、US、PET 等图像数据，直观地展示出具有三维立体逼真的人体器官组织图像。1989 年，美国开始从事可视人计划(visible human project，VHP)的研究。2000 年，韩国的可视韩国人(visible Korean human，VKH)数据集问世，使人们大吃一惊。2002 年 10 月，第三军医大学完成了我国首例数字化可视人体，并向国内外公布了中国可视人(virtual Chinese human，VCH)数据集。这一成果为我国提供了目前最系统、最完整、最细致的一部人体结构基本数据和图像资料，也使我国成为继美国、韩国之后，世界上第 3 个拥有自己国家的可视人体数据集的国家。

9.2 立体视觉

人的两只眼睛相距约 65 mm，它们是以不同的角度来观察世界的。同一个物体，左眼所看到的物体的形状和大小与右眼所看到的物体的形状和大小不完全相同。在它们之间存在着微小的差别(图 9－1)。大脑根据这两个有着细微差别的场景，进行综合处理，产生精确的三维物体，以及该物体在场景中的定位，并产生具有深度的立体感觉，这就是立体视觉成像的基本原理。

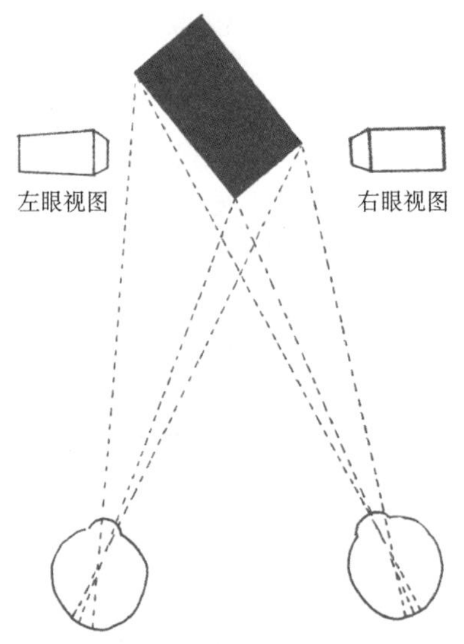

图 9－1 两眼产生视差的示意图

物体在光线的照射下，不同颜色可以反射出明暗不同的光线，光线经过瞳孔，进入眼球，透过角膜、晶状体、玻璃体的折射，在视网膜上形成景物的像，成为信号。视网膜上的感光细胞受到光的刺激后，经过物理化学反应，成为电信号，经过视神经传入大脑视觉中枢。这样我们就能看到物体了。经过大脑皮质的信号综合分析，产生了立体视觉，不但看到了物体的大小和形状，而且实现了认知。

9.3 仪器设备与配置

医学图像三维可视化系统主要有 CT、MRI、PET 或 US 等仪器设备和相应的应用软件(software)等组成。医学图像三维可视化系统不仅可以辅助医生准确进行诊断和治疗，同时又可帮助医生更进一步地深入了解和读懂 CT、MRI、PET 和 US 等医学图像三维化技术。

在医学图像的研究中，用得较广泛的两个算法平台是 VTK(visualization toolkit)和 ITK(insight segmentation and registration toolkit)。其中 VTK 是一套进行数据化的开发工具包，并支持多平台(如 windows、Unix 和 Linux)的软件系统。利用 VTK 可视化工具包 Visual studio 2008 平台上实现了医学序列图像三维的可视化，在对三维数据的预处理和优化基础上，在多格式照相机(MFC)实现的可交互界面上，用立方体移动(marching cubes)算法和光线投射(ray-casting)算法对医学数字成像和通信标准(DICOM)格式的切片进行三维重建。ITK 是一个医学影像分割与配准的算法平台，但单独使用 VTK 或 ITK，或者两者联合应用，还都存在着不足之处，限制了它的进一步使用(图 9－2)。

2008 年，法国 IN asense 公司研发了一个全新的三维手术模拟系统(Myrian XP2 Liver)。可自动分割人体正常肝脏和病变区域并进行三维重建。我国在医学图像三维可视化系统软件的研发上也取得了可喜的成就。MITK(medical imaging toolkit)是由中国科学院自动化研究所开发的一套集成化的医学影像处理与分析 C＋＋类库。主要是针对医学影像领域提供一套整合了医学图像分割、配准和可视化等功能的具有一致接口的、可复用的、灵活高效的算法开发工具。方驰华自主研发的腹部医学图像三维

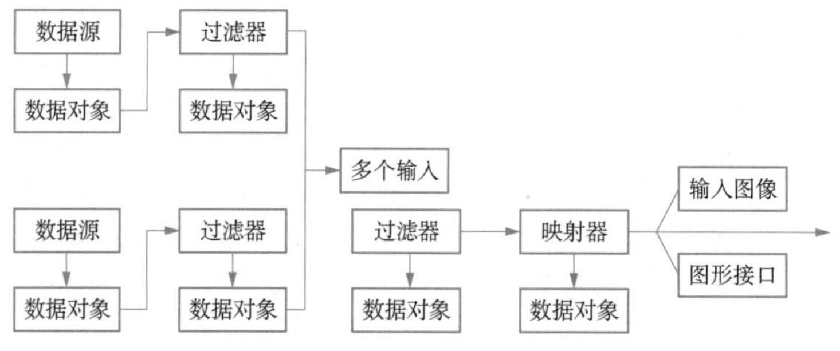

图 9-2　VTK 框架结构及可视化流程

可视化系统(MI-3DVS)(软著字 105977),林科灿应用自主研发的虚拟肝脏手术系统软件 Liv 1.0,杨剑研发具有自主知识产权的医学图像三维可视化系统(软件利号:2008SR 18798)等,也都已在外科手术中应用,特别是在肝脏外科、胆道外科、胰腺外科的高难度手术中应用,也都显示出了较好的效果。

9.4　医学图像的处理与重建

医学图像的处理与三维重建是研究用二维图像序列构建组织或器官的三维医学图像,使它能直观、立体、逼真地显示在屏幕上,并可对三维图像进行交互操作。

9.4.1　医学图像的预处理

对原始的二维图像数据,一般要经过适当的预处理,为三维重建得到更精准做好必要的准备。预处理主要包括以下几点:①数据规范化处理,如灰度拉伸、归一化等。②滤波处理,在图像重建的过程中,各种仪器设备及外界的因素等都会产生干扰和噪声,影响信息的完整性,需要进行滤波处理,如中值滤波、平滑滤波和形态学滤波等。同时为了使图像更逼真,常会对图像做增强处理,如直方图均衡、各向异性扩散处理等。

9.4.2　医学图像的融合

图像配准是指消除图像获取时因拍摄位置等因素而带来图像缩放、旋转、平移等方面的误差,使两幅图像上所有的解剖点达到匹配。人体上同一解剖点在两张匹配图像上有相同的空间位置,解剖点达到空间上的一致过程就是医学图像配准的过程。医学图像配准是医学融合的前提,是目前医学图像处理中的热点。

融合算法能清晰地在一幅图像中反映两幅图像的信息。

9.4.3　医学图像的插值

插值是指函数逼近或者数值逼近的重要组成部分。在人体器官或组织由 B 超或 CT 等显示出二维图像,再要转换为三维立体可视图像时,在这些转换的过程中,数据之间存在着函数关系。但是,这些关系的显式表达式不一定都知道,通常只是由观察或测试得到一些离散数据,且只能用这些数据的近似表达。数据表达得越精准则图像就越真实。图像插值方法一般分为两类:基于灰度的图像插值和基于形状的图像插值。

(1) 基于灰度的图像插值　灰度插值(grey-level interpolation)算法是一种直接利用已知断层图像的灰度信息来构造插值图像的算法。传统的灰度插值较为简单,多为最近邻域插值和线性插值。灰度插值是利用图像的灰度信息来寻找原始层图像中的匹配点。基于匹配点的灰度插值算法是 Goshtasby 插值算法。它是一种自动完成点对匹配的方法,它利用图像灰度信息自动完成点对匹配,提高了插值效率。

(2) 基于形状的图像插值　基于形状的图像插值(shape-based interpolation)算法是指一种能通过已知的断层图像的形状直接构造出中间插值图像轮廓,便于显示。由于基于形状的插值只需对已知的断层图像进行分割,而不用分割求得的插值图像,因此可以大大简化三维数据的表面绘制过程。

此外,还有一种基于小波(wavelet)的医学图像插值算法,是对原图进行小波变换的过程中获得图像边缘对应的小波系数的位置信息,在断层图像的相应小波系数之间进行强度和位置插值,使新的图像不仅在灰度上,而且在组织形状上,介于原来的断层图像之间,满足了医学图像插值的要求。不足之处是若对低频子图仅采用点对点的插值方法进行插值

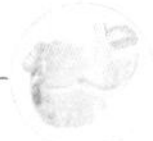

处理会使得到的插值图像在灰度上显示受到影响。

9.4.4 医学图像的分割

图像分割是指将图像中具有特定含义的不同区域分开来。这些区域是互不交叉的，每个区域都满足特定区域的一致性，分割过程主要利用图像的各种特征（如图像灰度、颜色、纹理、局部统计特征或频谱特征等）区分不同的目标物体。因此，这种分割具有针对性。医学图像的三维分割也有两种不同的形式。一种形式是直接将切片数据集看成三维数据来进行三维分割。由于成像设备本身的限制，切片间距往往比切片内相邻像素的距离大，或者说数据集在三维度上的分辨率是不同的，这就造成了数据集的不一致性。另一种形式是以切片分割为基础来进行分析。但考虑切片之间数据在灰度值和空间位置上的相关性，提供比单一切片更多的信息，从而可获得更好的分割结果。因此以切片分割可提供更多的信息，效果较好。

9.4.5 医学图像的重建

医学图像的三维重建一般是指利用人类的视觉特性通过计算机对二维数字断层图像序列形成的三维体数据（volumetric data）进行处理，将其变换为具有直观立体效果的图像来展示人体组织、器官的三维形态。三维可视化的目的是对一系列能够显示二维切片数据（图像）进行重建，从而得到器官、组织的三维表示。三维数据可视化就是三维医学图像。三维可视化技术主要包括医学图像的预处理和其相对应的绘制技术。具体地说，三维可视化的流程主要包括数据读取、图像预处理、特征提取、图像重建和图像显示等部分。三维图像可视化技术通常可分为面绘图制（surface rendering）和体绘制（volume rendering）两种。

（1）面绘制方法　面绘制方法指通过分割一系列组织、器官的二维图像建立其三维模型，并以表面的方式显示出来（图 9－3）。表面模型一般以平面片，特别是三角面片来逼近表示。这种表面模型常有数十万至数百万个三角片，从而能够显示出一个逼真的三维医学图像。

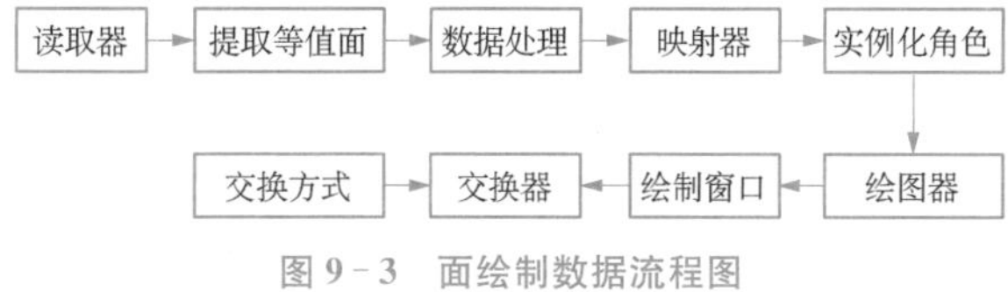

图 9－3　面绘制数据流程图

（2）体绘制方法　其在体数据处理和特征信息表现上的优势受到了关注。

体绘制是指以视觉成像原理为依据，由于体素（voxel）在不同的光照模型及不同的属性下，有着不同的光强度和不透明度。体绘制并不产生等面值，而是给数据场中的体素赋予一定的色彩（grayness）和透明度（opacity），由光线穿越半透明物质时能量集聚的光学原理，进行色彩合成的成像操作。体绘制的步骤原则上可分为投射、消隐、渲染和合成 4 个部分。因为体绘制方法研究的是体素和体数据场的直接关系，中间无须进行转换，使结果的可靠性更高。VTK 系统是利用光线投射（ray casting）算法进行绘制。光线投射算法的基本原理如图 9－4 所示。

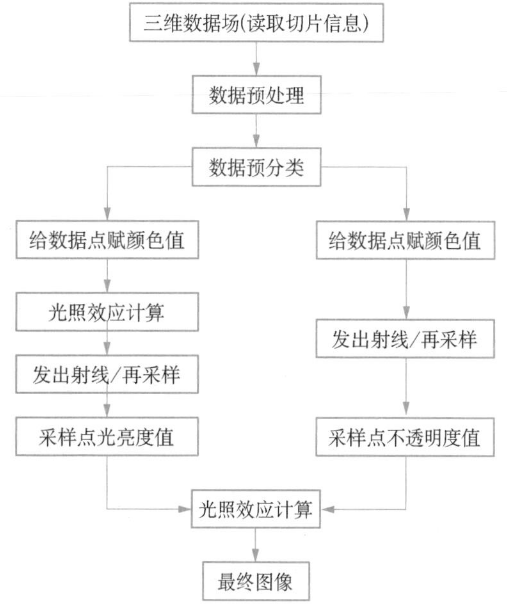

图 9－4　光线投射算法基本原理流程图

由于处理数据域的不同，可把手体绘制分为时间域算法和变换域算法两种。前者是不经过任何变换真接在空间域处理体数据；后者的算法在应用前要先对体数据进行变换，并在变换域里处理体数据。空间域名的典型算法有足迹算法（foot print）、错切-变形算法（shear-warp）、光线投射算法（ray casting）和投影算法（projection）等。因体绘制能把体素中的许多细小信息得以保留，保真性大为提高，故其图像质量要优于面绘制。体绘制方法在体数据处理和特征信息表现上的优势更受到了关注。体绘制加速技术的研究也正在不断深入和拓展。

9.5 医学图像三维可视化技术的应用

9.5.1 肝脏体积测量

自肝切除术治疗肝脏肿瘤及肝移植术治疗胆道终末期疾病得到广泛临床应用以来，术前肝脏体积的测量便成为术前准备的一个关键环节。准确的肝脏体积测量是术前评估手术成功与否的重要指标之一。

（1）影像学肝脏体积测定　利用CT三维成像技术不仅能测量出肝脏解剖学体积，还能测出实质性肝脏切除比例及剩余肝体积，两者均可为肝硬化患者提供一种能正确估计肝切除量的方法。而多层螺旋CT则是具有快速螺旋扫描及三维成像的能力，显著提高了图像质量，从而提高了肝脏体积的测量水平。

方驰华（2010）通过采集64排螺旋CT扫描数据，应用自主研发的腹部图像三维可视化系统平台，对5具尸体的肝脏体积进行测量研究。尸体肝脏以解剖位置固定于人体腹腔模型中。进行薄层扫描，扫描数据从CT工作站上导出，以DICOM格式保存，并再直接导入到自主研发的腹部医学图像三维可视化系统中，系统进行程序化肝脏体积测算，得出模具及肝脏体积绝对值（图9－5）。

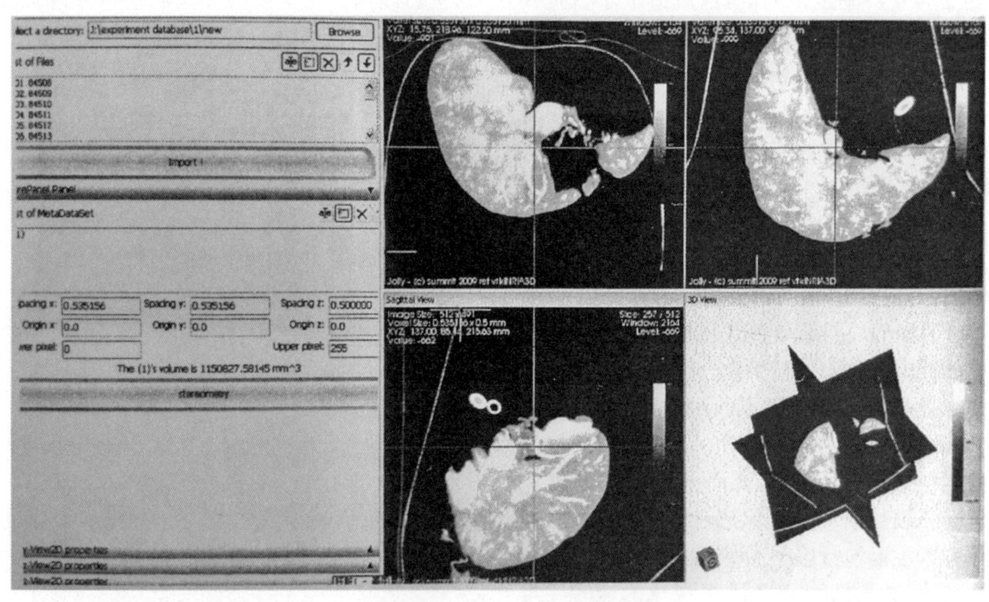

图9－5　软件测量界面

左侧为数据计算面板；右侧为各个切面的肝脏二维三维显示板

该研究测算方法的特点及优势是：①耗时短，单独测算一个肝脏体积只需2～3 min；②结果精确，肝脏测量体积与肝脏实际体积相差较小；全过程自动化处理；重复性好；③体积测量模块是基于自主研发的腹部医学图像三维可视化系统平台，可以准确计算出切除肝脏的体积和残余肝脏的体积；④对于肿瘤及结石患者，可将肿瘤与扩张胆管部分先进行删减，再进行测量，从而能排除非正常肝脏组织，计算出正常肝脏组织的体积。

（2）功能性肝脏体积测定　脱唾液酸糖蛋白受体（asialoglycoprotein receptor，ASGPR）是一种存在于人和哺乳动物肝细胞表面的特异性受体。研究表明它的量和肝功能的状态密切相关，可直接反映肝脏的储备功能。有学者认为测定ASGPR的量，对于确定手术范围和预测术后情况比解剖学肝脏体积测定更有意义。Kokudo（2002）报道对肝切除术与术后发生肝功能衰竭的关系进行了研究。111例肝脏切除患者的Child-Pugh评分、ASGPR血液清除率、ASGPR肝脏15 min摄取率、$ICGR_{15}$、ASGPR浓度、全肝ASGPR量、肝实质体积、切除肝实质百分数、术中出血量、残余肝脏ASGPR量等指标，应用Logistic多元回归分析。得出预测术后与发生肝功能衰竭的有关因素，结果发现只有残余肝ASGPR量是个最有意义的指标，当它＜0.05 mmol/L时，术后肝功能衰

竭发病率为 100%。

9.5.2 成人标准肝脏体积预测公式

在做肝脏切除手术或肝脏移植手术时，总要先明确要切除肝脏的体积和残留肝脏体积的大小，以便能正确评估残肝的储备功能。但现在在肝移植时，术前均采用 Urata 公式来预测供肝者标准肝脏体积、移植物与患者标准肝体积比。但在不同的人群中，用 Urata 公式进行计算，存在着明显的差异。因为这些模型原本是根据西方人和日本人的数据建立的。王小飞(2008)为了研究建立一个既简单又能准确地预测中国成人标准肝脏体积(estimation standard liver volume, ESLV)的公式，收集了 2005～2007 年连续实施的 90 例活体肝移植供者的资料，包括身高(BH)、体重(BW)、性别(G)、年龄(Y)及术前 CT 扫描的全肝体积(total liver volume, TLV)。其中男性 46 例，女性 44 例。年龄为 19～58 岁(中位年龄为 37 岁)。并计算出体质指数(BMI)和体表面积(BSA)。分析全肝体积与上述其他指标的相关性，通过多重线性逐步回归法建立以自变量预测应变量的回归方程。

全肝体积用下列公式计算：

$$TLV(\mathrm{ml}) = 12.5 \times BW(\mathrm{kg}) + 536.4$$

供受者关系包括父亲、母亲各 5 例，儿女 6 例，妻子 14 例，丈夫 1 例，兄妹 36 例，其他 23 例。

公式预测的标准肝体积和 CT 扫描的全肝体积的结果与其他学者的研究的结果存在着差异。其比用 Urata、Chan、Hashimoto、Chandramohan 等公式计算的标准肝体积分别平均低估了 137.6、115.7、118.9 和 52.9 ml；而与 Yu、Heinemann、Chouker 的公式计算比较又分别平均高了 78.1、126.4 和 446.3 ml。肝脏体积数据差异的原因可能是由于他们是基于尸检测得到的数据。尽管 Heinemannr 等的研究认为尸检和 CT 测量的肝脏体积无明显差异，但死亡原因(如心力衰竭)、死亡前治疗方式(如液体复苏)和死亡后病理生理学改变(如肝内血管淤血、组织水肿等)等因素均可导致尸检时肝脏体积增大。另外，人种的差异也可能是其原因之一。本研究表明预测中国成人标准肝脏体积的公式是可行的，有重要的临床应用价值。

9.5.3 肝脏管道灌注

现代肝脏外科的发展，与肝脏临床解剖学的发展及现代科学技术手段在医学上的应用密切相关。为了研究数字化肝脏，曾对虚拟中国人女性 1 号(VCH-F1)数据集中的肝脏数据进行了分析和三维重建的系统研究。在建立离体肝脏标本灌注模型后，用螺旋 CT 扫描所获得的图像数据进行三维重建，发现以上两种断面图像数据不能充分反映肝脏肝动脉、肝静脉、门静脉和肝内外胆管 4 种管道的信息。为此，周五一(2006)用 4 种颜色的灌注材料对肝脏的 4 种管道分别进行灌注、固定、包埋、冰冻和铣切。获取连续肝脏断面图像的数据集，再将数据集的图像经配准和分割后在 VTK 的平台上，使用面绘制和体绘制相结合的方法进行三维重建和虚拟切割实验。

在 CT 扫描无异常的一个标本用蓝色凝胶包埋，并在肝脏四周放置棕红色的 8 个标记物，作为获取的图像的配准点(图 9-6)。采用面绘制和体绘制相结合的方法，对重建后的三维肝脏模型进行显示，通过对各个结构表面赋予不同的颜色值和不同的透明度，显示各结构(图 9-7)。如对肝脏表面透明度设定为半透明即 0.5，对其他组织表面透明度设定为 1.0 时，这样既能看到肝脏的外部轮廓，又能看到肝脏内部的管道结构。

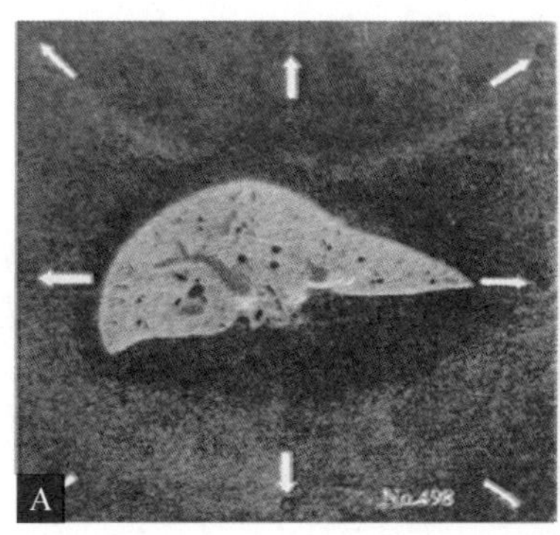

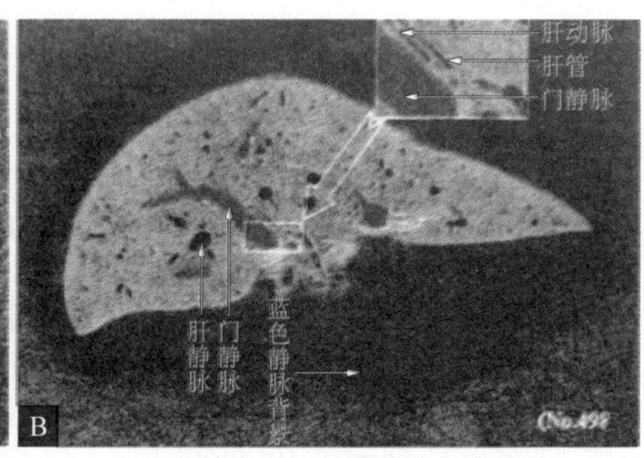

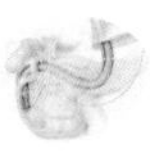

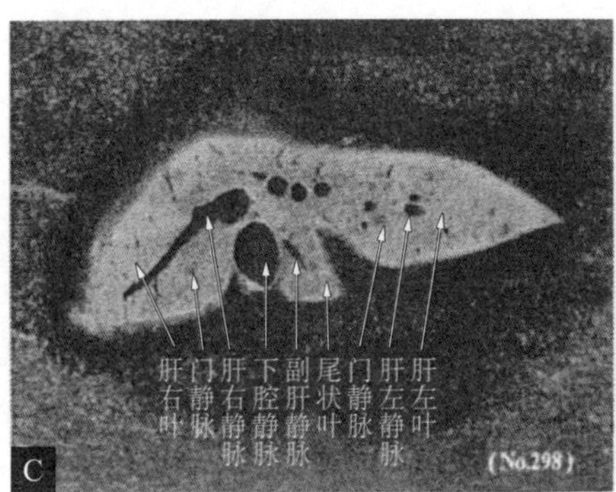

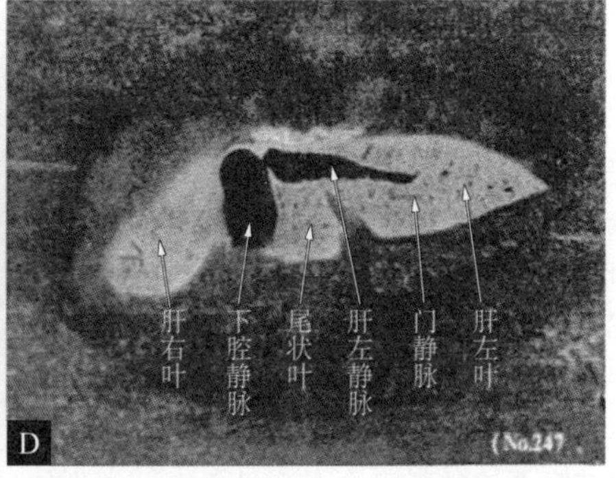

图 9－6　肝脏灌注后铣切断面图像

A－肝门层面的原始图像(No. 498)(箭头指向配准点)　B－肝门层面的配准后图像(No. 498),清晰可见门静脉、肝管等结构　C－肝右静脉层面配准后图像(No. 298),清晰可见肝右静脉、下腔静脉、尾状叶等结构　D－肝左静脉层面配准后图像(No. 247),清晰可见肝左静脉、下腔静脉、尾状叶等结构

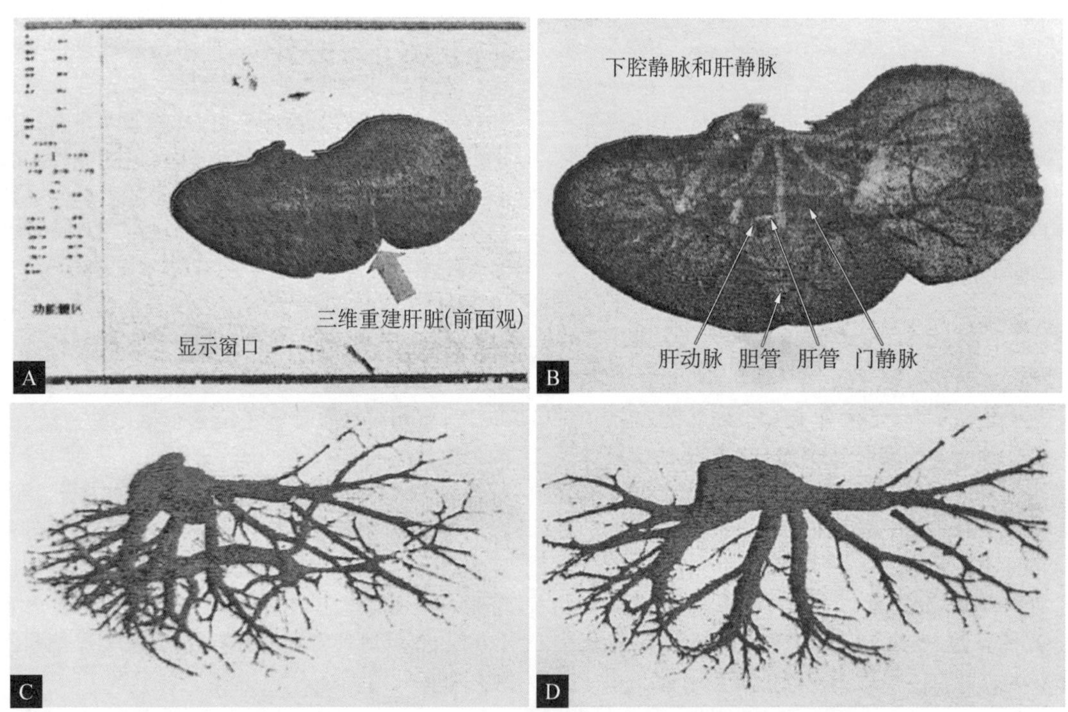

图 9－7　三维重建肝脏及其内部结构形态模型

A－显示窗口及肝脏立体模型(前面观)　B－三维重建的肝脏及其内部结构(前面观)(透明度:肝脏为 0.5,其他为 1.0)　C－肝静脉和门静脉的关系(前面观)(透明度:肝静脉、门静脉为 1.0,脏为 0.5,其他为 0)　D－肝静脉(上面观)(透明度:肝静脉为 1.0,其他为 0)

在获取 910 张连续肝脏断面图像中,由于 4 种管道颜色不同,三维重建肝脏模型形态逼真,又能随意旋转、放大和缩小,通过设定肝脏及其各管道结构的透明度和颜色能单独或组合清晰地显示各种管道的结构,并且在模型上能行虚拟肝脏的切割实验。在三维重建的肝脏立体模型上,设计一个虚拟切割面,通过调整虚拟切面与肝脏管道的位置关系,可计算截面的图像,获得切割后的截面图像(图 9－8)。对肝脏管道灌注的研究,可以进一步掌握肝脏 4 种管道的行径、相互间的关系及其与周围组织器官关系。这对施行微创精准外科手术有重要指导意义。

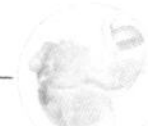

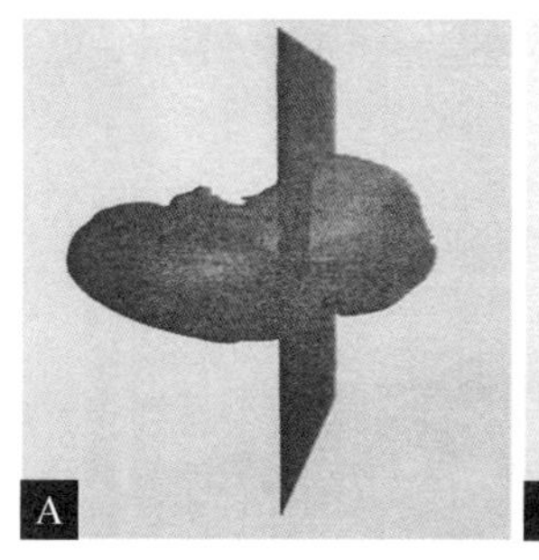
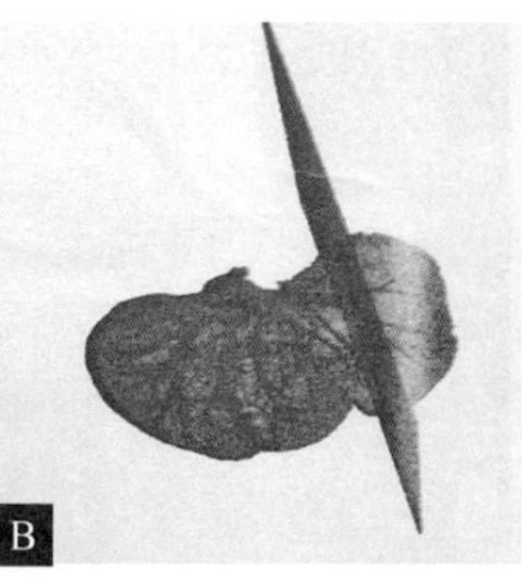
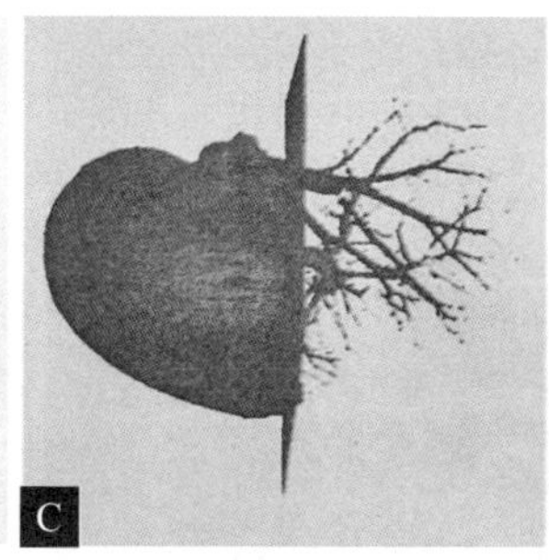
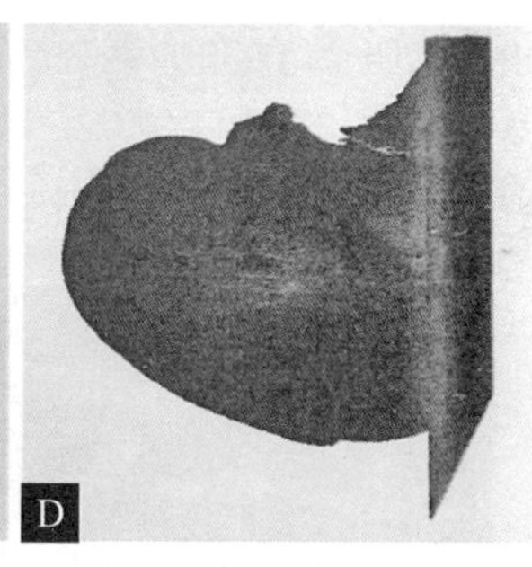

图 9-8 虚拟手术演示图像

A-虚拟手术切面位置图像 B、C-虚拟手术切面与肝脏内部管道的关系图像 D-虚拟手术后肝脏图像

9.5.4 胆管变异

胆管变异在正常人群中的发生率可高达42%，这给肝脏外科手术带来了较大的风险。术前准确评估胆道变异情况是保证手术顺利完成、减少术后胆漏等并发症发生的重要前提。X线、CT及MRI技术下的胆道造影技术是临床诊断胆道变异的主要影像学方法。而超声技术主要是用于胆管病变的初步筛查，并可初步判断胆道梗阻的原因及胆道扩张程度。但要显示并判断胆道较为复杂的解剖结构异常，常规超声无能为力。

自超声造影开始并逐步广泛应用于观察各种脏器血管腔内的血液灌注情况以来，对非血管的管腔内的病变也受到了逐步关注和重视。胆管内超声造影的应用是其中的一个热点，国内外已有关于经皮二维超声造影(CEUSC)的应用报道。该技术主要用于诊断胆管梗阻性病变部位及程度，以及对胆漏的诊断，均显示出较为满意的临床价值，但由于二维超声平面图像受扫描切面的影响，不能全面显示胆管树的形态(morphology of bile duct tree)，故很难对胆道解剖结构做出正确的判断。

许尔蛟(2011)报道应用术中经皮三维超声胆道造影技术(three-dimensional contrast-enhanced ultrasonic cholangiography，3D-CEUSC)对胆管变异的诊断能力及其应用价值进行了研究。13例健康活体肝移植供体开腹术中胆囊管插管，14例因胆管梗阻性病变经皮留置T管或经皮经肝胆管引流(PTCD)管，分别经引流管注入稀释的超声造影剂后行术中3D-CEUSC或者经皮3D-CEUSC。所有13例术中3D-CEUSC和14例经皮3D-CEUSC均能成功显示立体胆管树状结构，从肝总管一直显示至不同级别的左、右肝内的胆管(图9-9、图9-10)，并且可以任意角度旋转观察受前后影像重叠的分支。在显示胆管树分支方面，术中3D-CEUSC优于经皮3D-CEUSC。其中，对第1、第2级胆管分支的显示率，两种方法无明显差异，但对于第3级胆管分支的显示率，则有明显的差异。13例术中3D-CEUSC检出3例胆管变异(图9-11)，分别为：右前

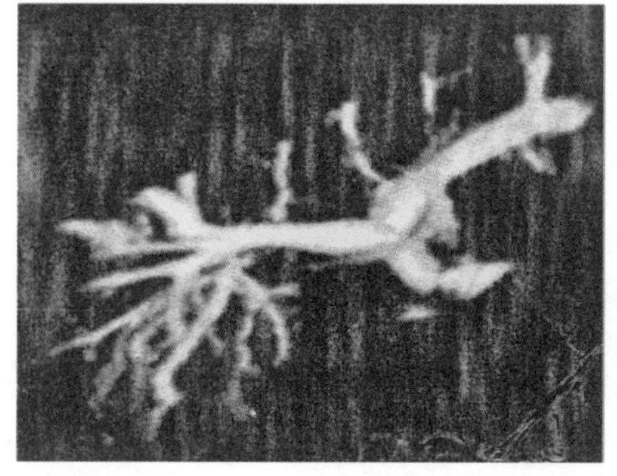

图 9-9 术中3D-CEUSC

男，25岁。活体肝移植供体，显示正常胆道解剖结构

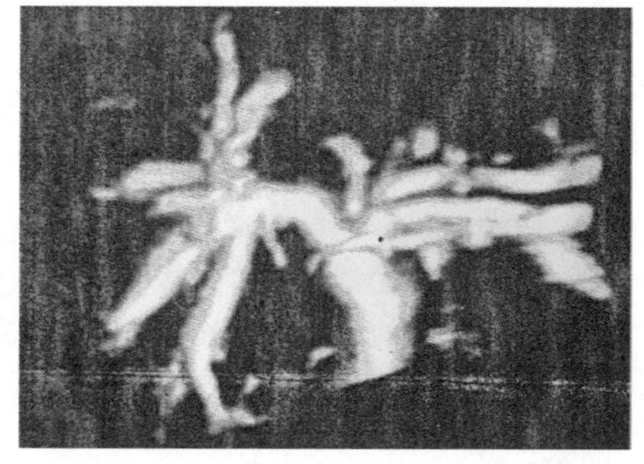

图 9-10 经皮3D-CEUSC

男，41岁。胰头癌患者，术前置PTCD引流管，显示正常胆道解剖结构

支胆管、右后支胆管及左肝管同时汇入肝总管1例，右后支胆管与左肝管汇合后再与右前支胆管汇合形成肝总管2例。14例经皮3D-CEUSC检出4例胆管变异(图9-12)，均为右后支胆管与左肝管汇合后再与右前支胆管汇合形成肝总管。所有正常胆道解剖及解剖变异均得到X线胆道造影证实，27例受检者总的胆管变异率为25.9%(7/27)。

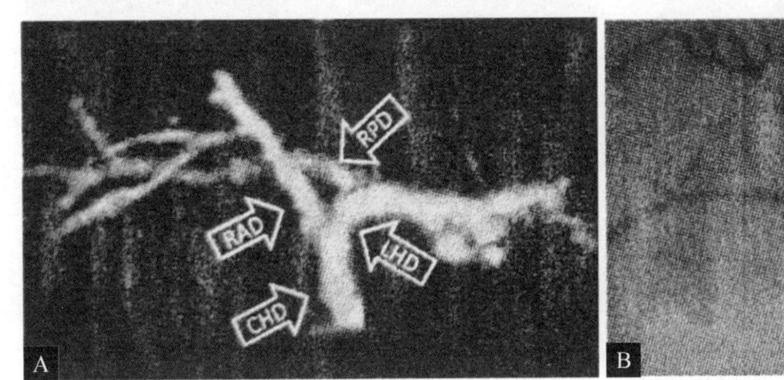

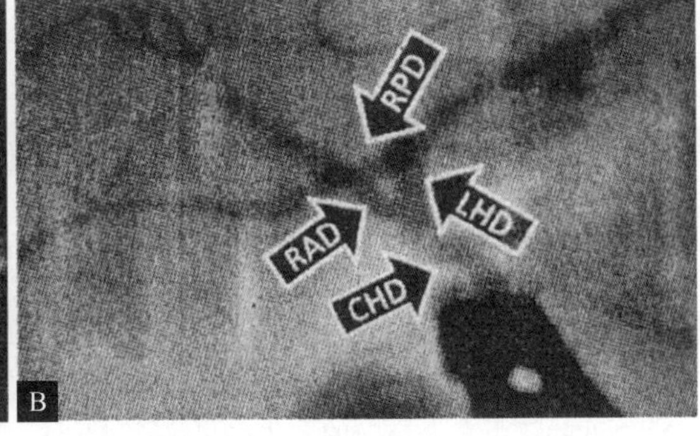

图9-11　术中3D-CEUSC与X线胆道造影图像的比较

男性，45岁。活体肝移植供体，右后支胆管与左肝管汇合后再与右前支胆管汇合形成肝总管(CHD:肝总管；LHD:左肝管；RAD:右前支胆管；RPD:右后支胆管)。A-术中3D-CEUSC显示胆道变异　B-该供体的X线胆道造影图显示相应的胆管变异改变

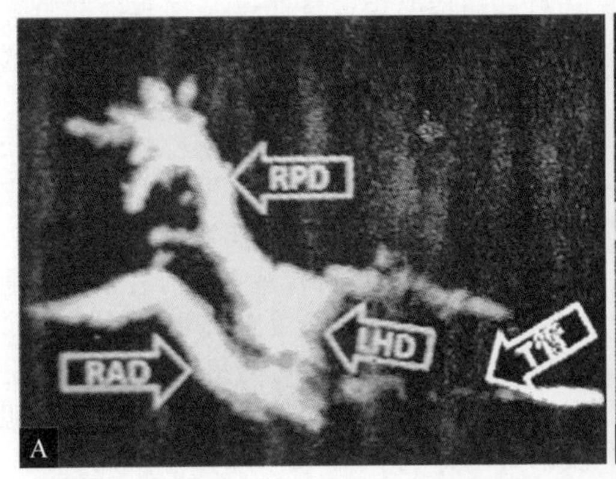

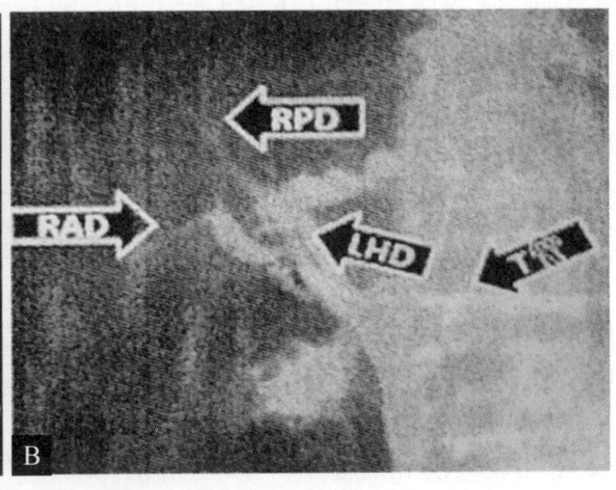

图9-12　经皮3D-CEUSC

女性，46岁。胆管结石患者。术后留置T管。右后支胆管与左肝管汇合后再与右前支胆管汇合形成肝总管。(LHD:左肝管；RAD:右前支胆管；RPD:右后支胆管)。A-显示胆道变异　B-该患者的X线胆道造影图显示相应的胆管变异改变

由于肝内胆管解剖变异主要发生于肝门部第1、第2级胆管，故肝内3级以上的小胆管的显示一般对外科手术方案的制订和实施无太大的影响。无论术中3D-CEUSC，还是经皮3D-CEUSC对胆管树的第1、第2级分支均有较好的显示能力，能够满足外科手术的要求。3D-CEUSC是一种新型的肝胆管解剖结构显示技术，无论开腹术中，还是经皮检查，均可有效显示胆管树的结构并检出胆管结构变异，有望成为肝胆手术术前及术中评估胆道解剖的一种新技术。

9.5.5　肝脏肿瘤

在肝脏肿瘤中，最关注的是肝脏的恶性肿瘤，特别是肝癌。因为不但要考虑手术的治疗问题，而且要考虑手术后患者的生活质量问题。肝癌发病率在世界癌症发病中排名第6位，病死率排名第3位。我国2012年肝癌新发病例约35万，占所有新发肿瘤的10%。目前，肝切除术仍然是治疗肝癌的主要手段。然而，由于患者大多伴有乙型肝炎、肝硬化等慢性肝病，故手术治疗常受到一定的制约。若肝脏切除过

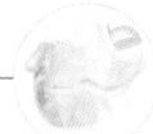

少，有肿瘤残留，不能根治；若肝脏切除过多，残肝体积减小，又可能引起术后严重的肝功能衰竭，危及生命。为了防止术后发生肝功能衰竭，一般对无肝硬化者，术后剩余肝脏体积需超过 30%；对于有肝硬化者，剩余肝脏体积需超过 50%。这样才可有效防止术后肝功能衰竭的发生。

（1）掌握好肝脏切除的量　杜振双（2015）报道采用三维模拟系统- Myrian XP 2 Liver 对 2011～2013 年间 35 例肝癌患者行极量肝切除手术。其中男性 29 例，女性 6 例。年龄 20～78 岁，平均 52 岁。35 例患者术前经甲胎蛋白（AFP）及一项或两项以上动态影像学检查明确诊断，所有患者均为首次手术。肿瘤直径为 10.5～20.5 cm。术前肝功能 Child-Pugh 分级均为 A/B 级，靛氰绿造影（ICG）15 min<10%，AFP 为 1～58 344 μg/L（7 782.7±17 573.9）μg/L。肿瘤邻近门静脉、下腔静脉、肝静脉、膈肌或右肾上腺等重要组织者有 7 例；有血管癌栓形成者 5 例，其中门静脉癌栓 3 例，下腔静脉癌栓、肝静脉癌栓各 1 例。35 例均在三维模拟系统- Myrian XP 2 Liver 的导航下顺利完成极量肝切除手术，其中行大部分肝切除者 23 例，肝段切除者 10 例，局限性肝切除者 2 例。

典型病例：男性，38 岁。术前影像学检查提示右肝巨大肿瘤（图 9－13A）。术前检查提示无肝硬化，肝功能 Child-Pugh 分级均为 A 级，ICG 15 min<10%。利用三维重建软件行三维重建（图 9－13B、C），可清晰显示肿瘤与血管间的关系（图 9－13D、E）。对患者行虚拟的传统右半肝切除术（图 9－13D）。经计算，模拟肝脏切除体积为 1 323.5 ml，剩余肝体积为 385.4 ml，仅为全肝体积的 22.6%，提示术后发生严重肝功能不全的可能性较大。为此，认真细致地调整手术方案，模拟保留部分肝Ⅷ段的右半肝切除术（图 9－13F）。模拟手术发现保留的部分肝Ⅷ段由与肿瘤毗邻的右门静脉前支供血。故在实际手术时特别强调需注意保护右门静脉前支。此方案模拟切除肝脏体积为 207.0 ml，剩余肝体积为 565.0 ml，占全肝体积 35%。这样，术后发生严重肝功能不全的可能性就降低了。按此方案，行保留部分Ⅷ段的右半肝切除术，术中小心分离和保留了右门静脉前支。实际切肝为 1 135.0 ml，与模拟切肝体积相近。患者术后无严重肝功能不全，2 周内痊愈出院。

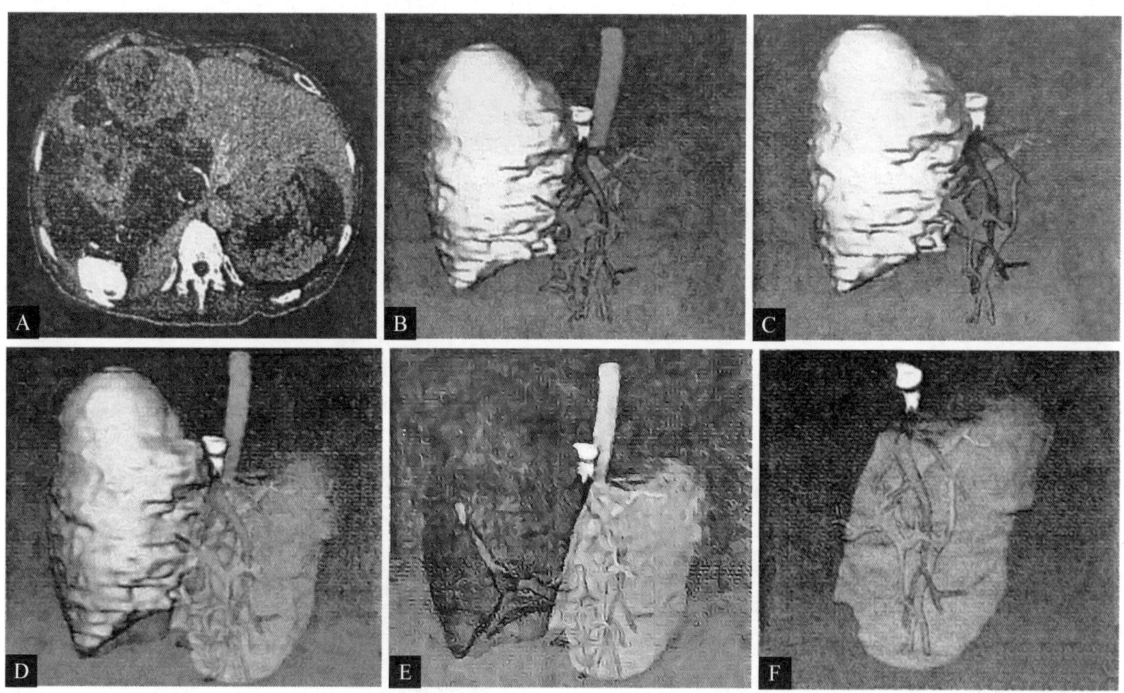

图 9－13　右肝巨大肿瘤三维手术模拟

男性，38 岁。A－影像学检查提示右肝巨大肝肿瘤　B、C－利用三维重建软件行三维重建　D－虚拟的传统右半肝切除图像　D、E－模拟系统可清晰显示肿瘤与血管的关系　F－模拟保留部分肝Ⅷ段的右半肝切除术图像

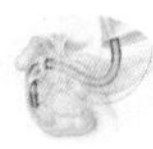

Abdalla(2004)的研究发现，个体间肝脏体积差异较大，右肝体积占全肝体积的 49%～82%，左肝体积占全肝体积的 17%～49%，肝Ⅱ段与Ⅲ段体积总和占全肝体积的 5%～27%。而肝Ⅱ段与Ⅲ段体积不到肝体积 20%的比例为 75%，左肝占全肝体积不到 25%的比例≥10%。Schütte(2009)又指出，肝癌患者常合并肝功能障碍，应提高警惕。残肝体积越小，术后发生严重肝功能不全和感染的机会越高。因此，对于肝癌患者，尤其是合并肝硬化的患者，术前精确评估肝脏的体积非常重要。既往依靠二维 CT 图像进行评估得到的结果误差较大。本组病例利用三维重建软件测量手术切缘的距离，结果显示模拟数据与实际值有统计学的相关性。模拟数据与实际值平均相差 0.3 mm(12.2 mm 对 11.9 mm)，明显小于之前文献的报道。

随着肝脏外科的发展，及手术技术的提高，极量肝切除越来越受到重视。但目前尚无一种十分理想的方法进行术前肝脏体积测量及术前手术方案的设计。不少学者都在努力探索和实践，以便能研究出一种更合理、更科学的方法。

方驰华(2010)报道利用自主研发的腹部医学图像处理系统(abdominal medical image proceeding system, AMIPS)对 32 例肝肿瘤患者的 64 排螺旋 CT 数据进行研究分析。其中男性 15 例，女性 17 例。平均年龄 52 岁。巨大肝肿瘤(直径≥10 cm)9 例，包括肝血管瘤 2 例，原发性肝癌 7 例。运用 AMIPS 对 9 例巨大肝肿瘤患者进行极量肝切除分析。术后病理均未见切缘有瘤细胞。术后恢复顺利。未发生肝功能衰竭及术后继发性出血等并发症，平均住院时间为 21 d。实现了在切除肿瘤病灶的前提下，最大限度地保留正常肝体积的可能。现择其典型病例分享之：男性，41 岁。因反复发热伴乏力、食欲缺乏 1 个月，腹痛 10 d 入院。有乙型肝炎感染及肝硬化病史。实验室检查：甲胎蛋白(AFP)14.32 μg/L，CT 检查示：肝右叶巨块型肝癌(图 9－14A、B)。术后病理诊断：右肝肝细胞癌，中分化。在虚拟手术环境中，三维重建立体模型及其附件能通过放大、缩小、旋转及透明化观察组织结构及组织器官，明确肿瘤与肝内血树的毗邻关系及肿瘤的血供类型，较传统的 CT 图像更为直观(图 9－14C)。对于正常型门静脉患者，将肝脏分为 8 段(即传统的 Couinaud 八分法)，对于变异的门静脉，如"三叉型"门静脉，则将肝脏分为 7 段，可通过个体化的肝段划分，实现对肝肿瘤的个体化准确诊断(图 9－14D)。在仿真手术系统中，实现了巨大肝脏占位模型的个体化数字分段及各个肝段相对体积的计算(图 9－14E)。根据肿瘤的大小、数目、其与肝内管道系统的相互空间结构关系及肿瘤的定位结果，利用仿真手术器械实现了肝段切除及极量肝切除的分析。在 9 例巨大肝肿瘤患者中，右半肝切除术 2 例，肝脏Ⅵ、Ⅶ段切除术 5 例，肝脏Ⅴ、Ⅵ、Ⅶ段及部分Ⅷ段切除术 2 例。以其中 1 例右肝巨大肝癌患者为例，经过极量肝切除分析后，仿真行肝脏Ⅵ、Ⅶ段切除(图 9－14F)，结合术中探查情况，术中所见与术前三维模型及仿真手术相符合(图 9－14G)，决定行肝脏Ⅵ、Ⅶ段切除(图 9－14H)。术后病理报告切缘未见肿瘤细胞，恢复良好。术后 18 d 顺利出院。

极量肝切除是指患者所能耐受的最大失肝量，即残肝的肝功能刚能够满足机体的需要，不致于术后发生肝功能衰竭。吴孟超将肝右三叶切除术定义为极量肝切除术，这是对规则性肝叶切除的定义。一般认为，切除正常肝的 70%～80%，残肝完全能够维持机体正常生理功能。但对于伴有肝硬化者只能耐受 25%～50%的肝切量。因此，切除无肝硬化肝脏的 70%或有肝硬化肝脏的 50%，均可称为极量肝切除术。极量肝切除是一种高难度、高风险的手术。

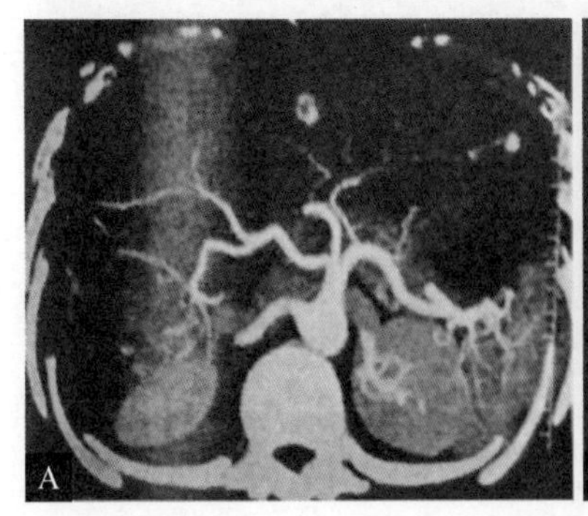
A

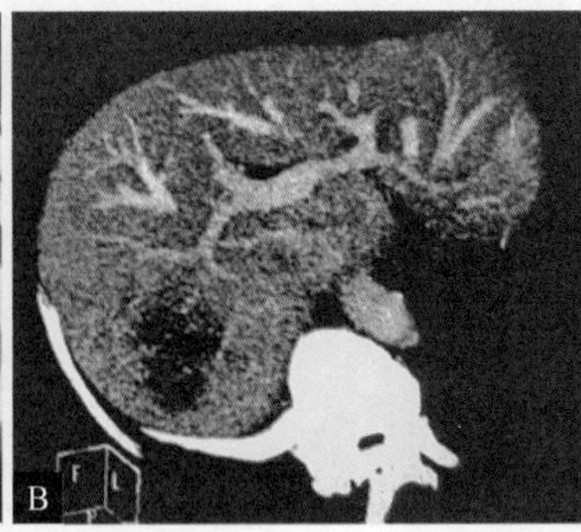
B

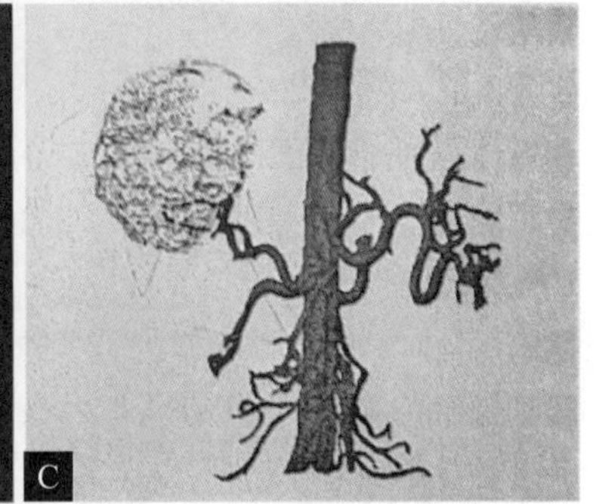
C

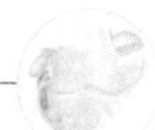

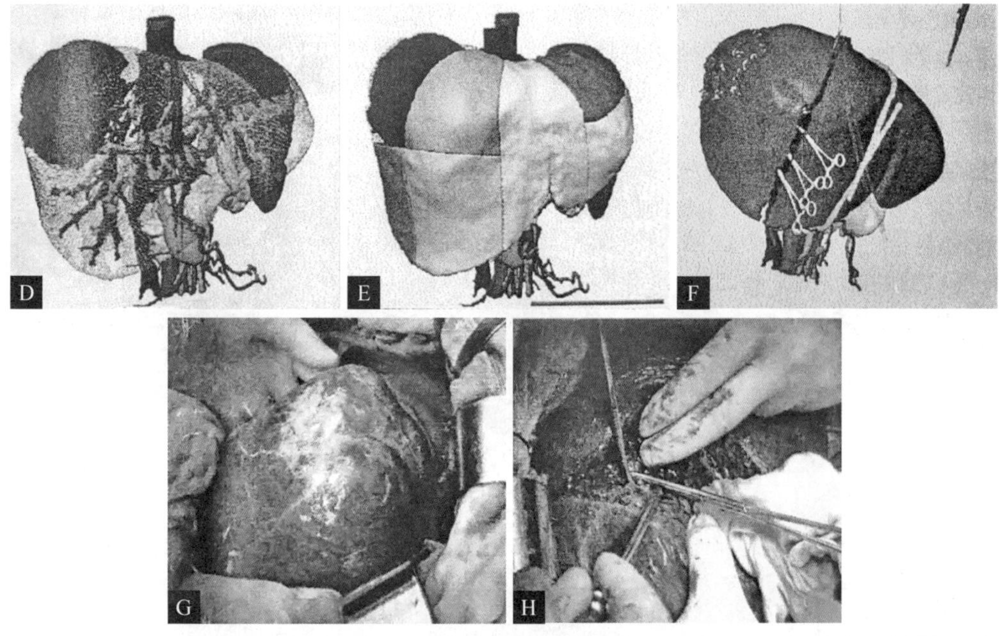

图 9-14 肝右叶巨块型肝癌(男性,41 岁)

A-CT 动脉期图像 B-CT 门静脉期图像 C-直观显示肿瘤的血管毗邻关系 D-肝肿瘤个体化定位诊断及体积测量 E-肝脏数字化分段 F-仿真肝脏Ⅵ、Ⅶ段切除术 G-术中所见肿瘤情况 H-术中行肝脏Ⅵ、Ⅶ段切除术

术前准确评估肝功能是预防术后发生肝功能衰竭的关键环节。术中选择适当的血流阻断方法及阻断时间恰当,则可达到最佳的止血效果,并可减少并发症的发生。此外,灵活应用切肝器械也是减少术中出血的重要措施。尽量减少术中出血、最大限度地保留残肝功能是极量肝切除的基本原则。对有适应证的肝癌患者,应争取尽早手术治疗。加强围手术期的处理可降低手术并发症和病死率,提高手术疗效。应用三维手术模拟软件可准确进行图像重建和体积计算,而虚拟手术模拟则可协助外科医生制订手术计划。三维手术模拟系统可有效、准确评估和模拟肝脏手术情况,对极量肝切除的手术开展具有较好的指导及辅助作用。

(2) 注意门静脉与肝静脉的变异 门静脉与肝静脉在肝肿瘤外科手术中的位置十分重要。术中预切除和预保留的门静脉分支是否正确是手术成败的关键。此外,肝脏的血液回流即肝静脉也是制约肝脏手术成功与否的重要因素。影像学等辅助医学的发展大大提高了手术的安全性和手术切除的成功率。然而二维图像不够直观,外科医生不能很好地了解肿瘤与血管的三维关系,故常规肝切除术不能保证残肝充分的供血及回流。术后肝功能衰竭的风险较高。肝脏脉管系统解剖的复杂性和变异性也增加了手术操作的难度。现今肝脏手术对三维可视化的需求越来越高。方驰华(2014)运用自主研发的医学图像三维可视化系统(MI-3DVS)立体观察肝静脉、门静脉的走行、变异及其与肿瘤的关系,以期在保证术后残肝血供及引流的前提下,为外科医生行小块或大块肝切除时的术式选择提供一种安全可行的方法。在 81 例肝切除患者中,其中男性 61 例,女性 20 例。年龄 12～81 岁,中位年龄 46 岁。恶性肿瘤患者 69 例(其中甲胎蛋白阳性者 51 例),包括肝细胞癌 66 例,肝胆管细胞癌 3 例;良性肿瘤 12 例,其中肝细胞腺瘤 1 例,肝脏局灶性结节增生 4 例,肝海绵状血管瘤 7 例。有乙肝病史者 59 例,伴有肝炎后肝硬化者 41 例。患者术前肝功能 Child-Pugh 分级均为 A 级,恶性肿瘤患者无肝门部及远处淋巴结转移,无邻近器官转移,无其他脏器器质性病变。在 81 例患者中,50 例(61.7%)肝左静脉与肝中静脉共干,其余均为肝左、肝中、肝右静脉单独汇入下腔静脉。24 例(20.6%)患者肝右静脉为一细小短支,但均有周围肝静脉代偿引流;10 例(12.3%)患者有粗大的肝右后下静脉(图 9-15A);6 例(7.4%)有发达的肝中静脉代偿引流右肝血液(图 9-15B)。34 例(41.9%)出现Ⅳ段肝静脉,其中 18 例(22.2%)汇入肝左静脉(图 9-15C),12 例(14.8%)汇入肝中静脉

(图 9－15D),4 例(4.9%)汇入下腔静脉(图 9－15E)。观察门静脉 0～2 级分支,门静脉主干在肝门处分为左支和右支者 64 例(图 9－15F);门静脉主干在肝门处呈三叉状者 10 例(图 9－15G);门静脉左支和右前支共干从主干分出,右后支单独从主干发出者 6 例(图 9－15H);因肿瘤侵犯未显影导致门静脉左支水平段缺如 1 例(图 9－15I)。

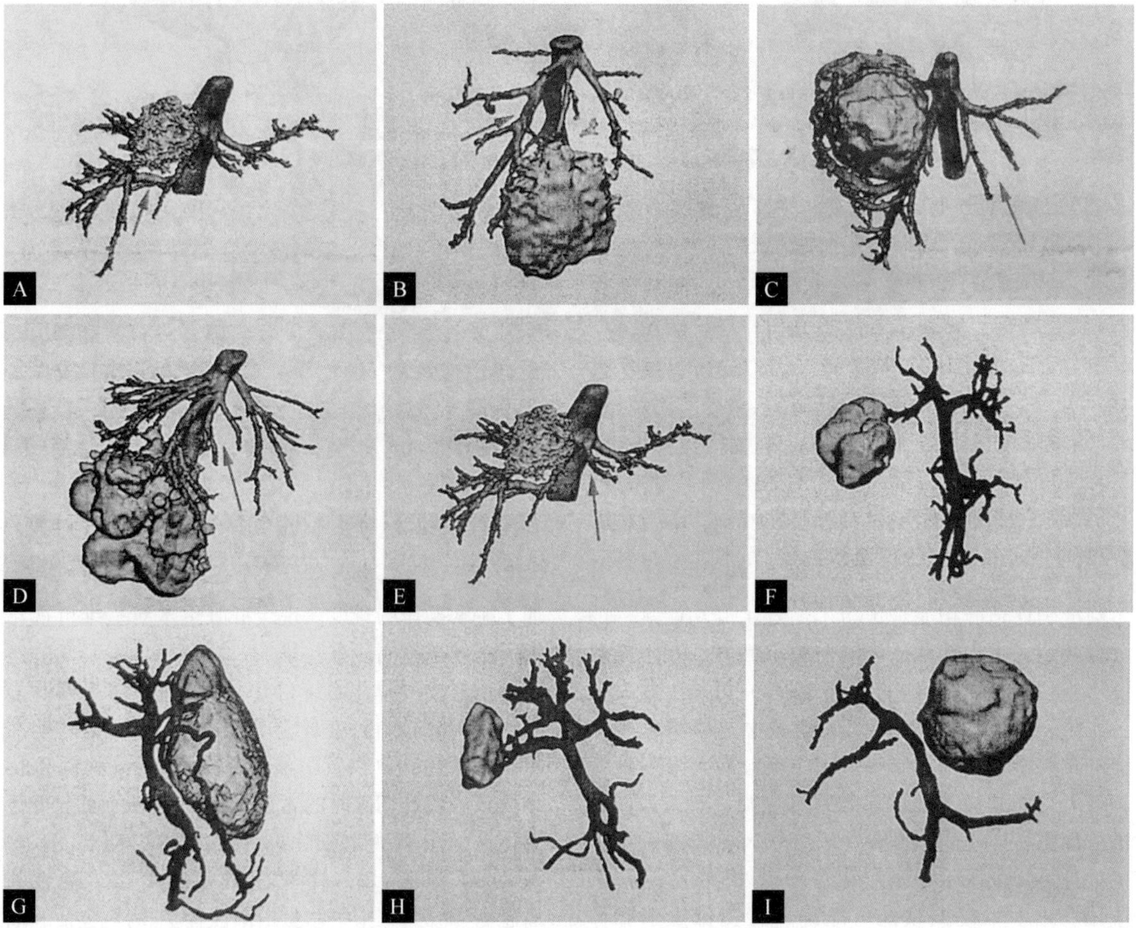

图 9－15　三维重建显示肝静脉、门静脉变异情况

A-粗大的肝右后下静脉(↑)　B-发达的肝中静脉代偿引流右肝血液(↑)　C-Ⅳ段肝静脉汇入肝左静脉(↑)　D-Ⅳ段肝静脉汇入肝中静脉(↑)　E-Ⅳ段肝静脉汇入下腔静脉(↑)　F-门静脉主干在肝门处分为左支和右支　G-门静脉主干在肝门处呈三叉状　H-门静脉左支和右前支共干　I-门静脉左支水平段缺如

81 例患者均在三维重建指导下进行手术,术式及与手术过程与仿真手术基本一致。术后病理证实为恶性肿瘤者 69 例,5 例失访,其余 64 例中,行小块肝切除者、相对缩小的非解剖性大块切除者、解剖性大块肝切除者 1 年生存率分别为 83%、77%和 75%。所有患者都实现根治性切除。术后 35 例(43.2%)患者出现胸腔积液(左侧 5 例,右侧 30 例),经胸腔闭式引流或保守治疗后痊愈。术后 6 例患者门静脉血栓形成,经溶栓治疗后痊愈。现举典型病例两例共享。

例 1:男性,35 岁。乙肝病史 10 年,合并肝炎后肝硬化。实验室检查:AFP 127.8 μg/L,肝功能 Child-Pugh 分级为 A 级。CT 扫描静脉期见肝右叶大块状低密度影,15 cm×12 cm×11 cm 大小,肿瘤侵犯肝右静脉远端。CT 测量肿瘤距肝右静脉根部 2.5 cm;距肝中静脉最近距离 1.5 cm(图 9－16A);门静脉期可见Ⅷ段门静脉分支,距肿瘤最近距离 0.8 cm(图 9－16B)。三维重建清晰显示了肿瘤与周围血管的关系(图 9－16C、D)。仿真切除右半肝,残肝体积比为 45.6%。通过旋转观察重建模型,可见Ⅴ段、Ⅷ段门静脉分支完整,未受肿瘤侵犯,距肿瘤

最近距离分别为 0.21 cm、0.77 cm，静脉引流充分(图 9-16C、D)。按照保留部分Ⅴ段、Ⅷ段的手术方式进行仿真切割，残肝体积比为 75%(图 9-16E、F)，实际手术按此方式进行，手术程序与仿真手术一致(图 9-16G、H)。术中残肝断面静脉系统在术前仿真切除中得以清晰的显示；切缘多处活检冰冻结果均为阴性。术后 1 个月复查 AFP 12.8 μg/L，术后 3 个月复查 AFP 为阴性。

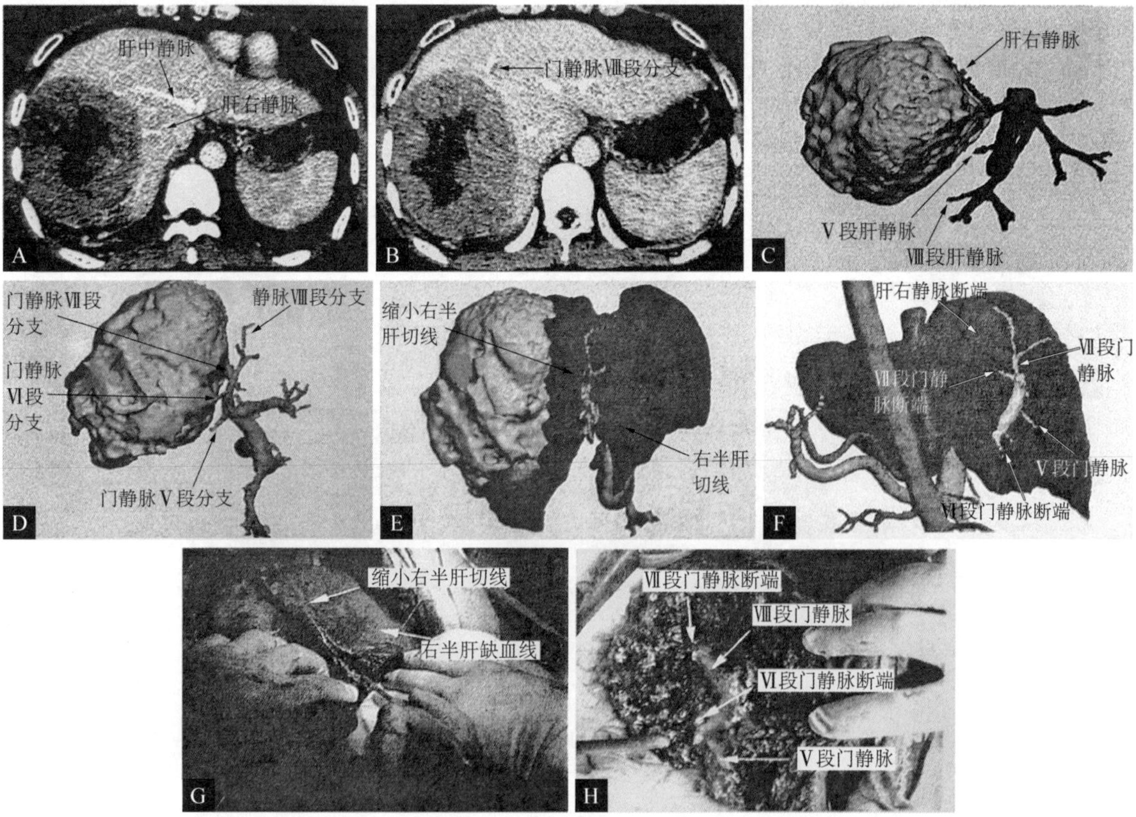

图 9-16　例 1：男性，35 岁

A-CT 图像显示肝右叶大块低密度影，肿瘤侵犯肝右静脉远端　B-门静脉期可见Ⅷ段门静脉分支　C、D-三维重建清晰显示了肿瘤与周围血管的关系　E、F-按照保留部分Ⅴ段、Ⅷ段的手术方式进行仿真切割　G、H-术中所见与仿真手术一致

例 2：女性，57 岁。乙肝病史 30 年，合并肝炎后肝硬化。实验室检查：AFP 4 718 μg/L，肝功能 Child-Pugh 分级为 A 级。CT 扫描静脉期见肝脏Ⅳ段、Ⅴ段肝占位，5.5 cm×4.1 cm×4.0 cm 大小。肿瘤与门静脉右支关系密切，CT 测量最近距离为 0.3 cm(图 9-17A)。三维重建可见肿瘤与门静脉右支的关系密切(图 9-17B)，与肝静脉主干关系不密切(图 9-17C)。仿真行右半肝切除，残肝体积比为 34%。旋转观察门静脉与肿瘤的关系，可见肿瘤与门静脉右支之间尚有空隙，三维重建测量最近距离为 0.29 cm(图 9-17D)，仿真局部切除Ⅳ段、Ⅴ段，以保留门静脉右支，残肝体积比为 78%。实际手术按此程序进行，手术过程与仿真手术一致(图 9-17E～H)术中门静脉右支得以完整保留(图 9-17G、H)。切缘多处活检冰冻结果均为阴性。残肝血供及引流通畅。术后 1 个月复查 AFP 57.7 μg/L，术后 3 个月复查 AFP 为阴性。

(3) 精准地进行手术　林科灿(2010)报道用自主研发的虚拟肝脏手术规划系统软件 Liv 1.0 对在外院判定“无法切除”的肝肿瘤患者 142 例进行了手术。男性 121 例，女性 21 例。年龄 19～73 岁，平均 40 岁。原发性肝癌 127 例，肝血管瘤 15 例。肝功能均为 Child-Pugh A 级。肿瘤的最大直径为 3～26 cm，平均(13±6)cm。左半肝切除 9 例，右半肝切除 27 例，左三叶肝切除 6 例，右三叶肝切除 9 例，肝段切除 4 例，联合肝段切除 6 例，局限性肝切除 75 例。142

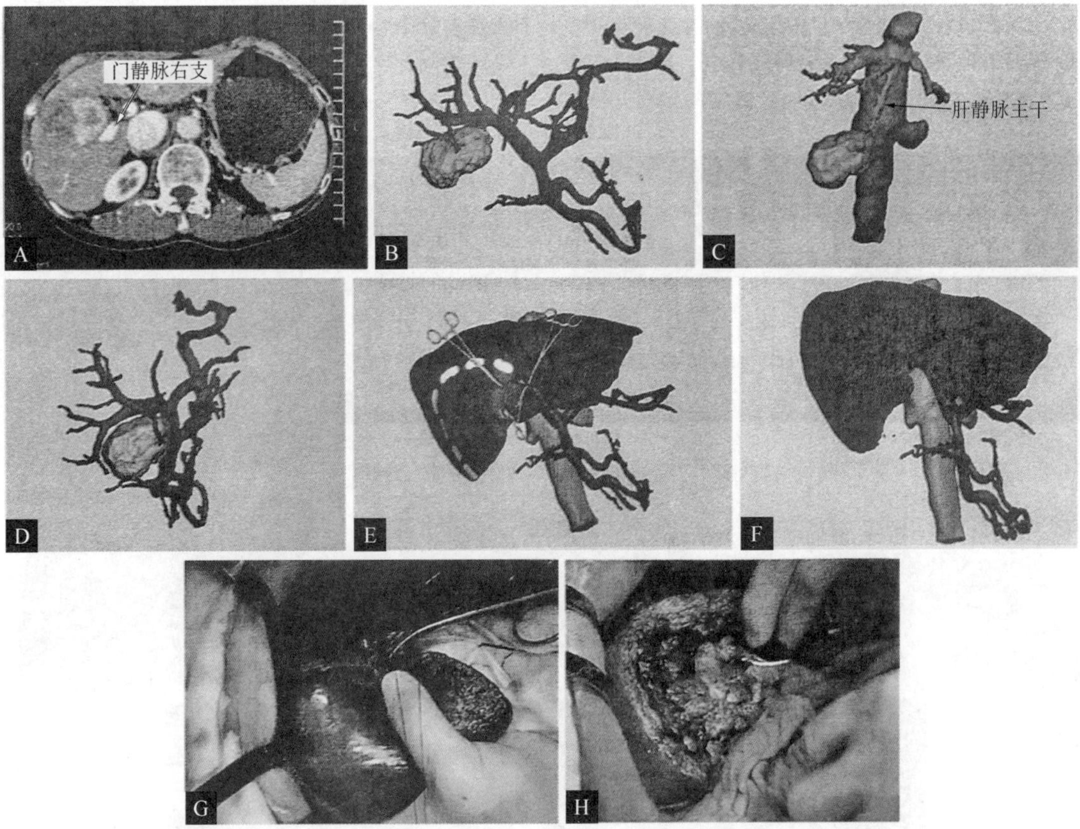

图 9-17 例 2:女性,57 岁

A-患者 CT 图像 B-三维重建图像 C-显示肿瘤与门静脉右支的关系密切,与肝静脉主干关系不密切 D-肿瘤与门静脉右支之间尚有空隙 E、F-仿真手术行Ⅳ段、Ⅴ段局部切除,保留门静脉右支 G、H-实际手术与仿真手术一致

例均获手术成功。无围手术期死亡,术后未发生胆漏、腹腔内大出血、肝功能衰竭等严重并发症。现以 1 例右肝巨大血管瘤为例(图 9-18),介绍虚拟肝脏手术规划系统软件 Liv 1.0 的应用情况。CT 图像显示该患者肝内多发性血管瘤,其中右肝肿瘤巨大,与肝内主要管道关系密切,在外院被判定为无法进行手术切除。术前虚拟可视化肝脏清晰显示肝内血管瘤与肝内主要管道的空间毗邻关系,可见肝右静脉被肿瘤包绕。在切除肿瘤过程中需结扎肝右静脉根部。在虚拟肝切除术后肝右静脉末端回流的肝脏Ⅵ段和部分Ⅴ段显示为淤血区,体积为 89 ml,据此判断需一并切除。而肝中静脉上段及有脏Ⅷ段属支紧贴肿瘤表面,与肿瘤为推压关系。因其主要回流左内叶静脉血,应予保留。倘若切断肝中静脉主干,左内叶显示为淤血区,肝左静脉回流区域主要是左外叶,仅占全肝体积的 23.6%,术后可能会因余肝静脉回流受阻而导致肝功能衰竭。虚拟手术证实可切除右肝巨大血管瘤、肝脏Ⅵ段及部分Ⅴ段肝组织,仿真切除得到的肝断面清楚显示保留的肝中静脉,并计算出余肝体积为 886 ml。按虚拟手术规划方案实施手术,结果既保留了肝中静脉又顺利地完整切除了肿瘤。在实际手术的肝断面上可见余肝断面裸露的肝中静脉及右前属支,与虚拟肝断面完全一致。

(4) 3D 打印技术实时导航 2015 年 4 月 22 日,南方医科大学珠江医院方驰华数字医学团队采用 3D 打印技术(three dimension printing technology)成功打印巨大复杂肝癌患者的肝脏仿真立体模型,指导更快更准确地完成复杂肝肿瘤切除手术,在国内尚属首创。患者男性,35 岁。伴肝硬化、脾大,肝内多发性结节。诊断为"右肝巨块型占位",肿瘤 12.4 cm×11.7 cm×10.6 cm 大小。肝中静脉、门静脉右支受压。因肝肿瘤与肝内血管关系密切,常规影像学方法不能提供血管变异诊断信息,难以评估大范围肝切除后发生肝功能衰竭的风险,

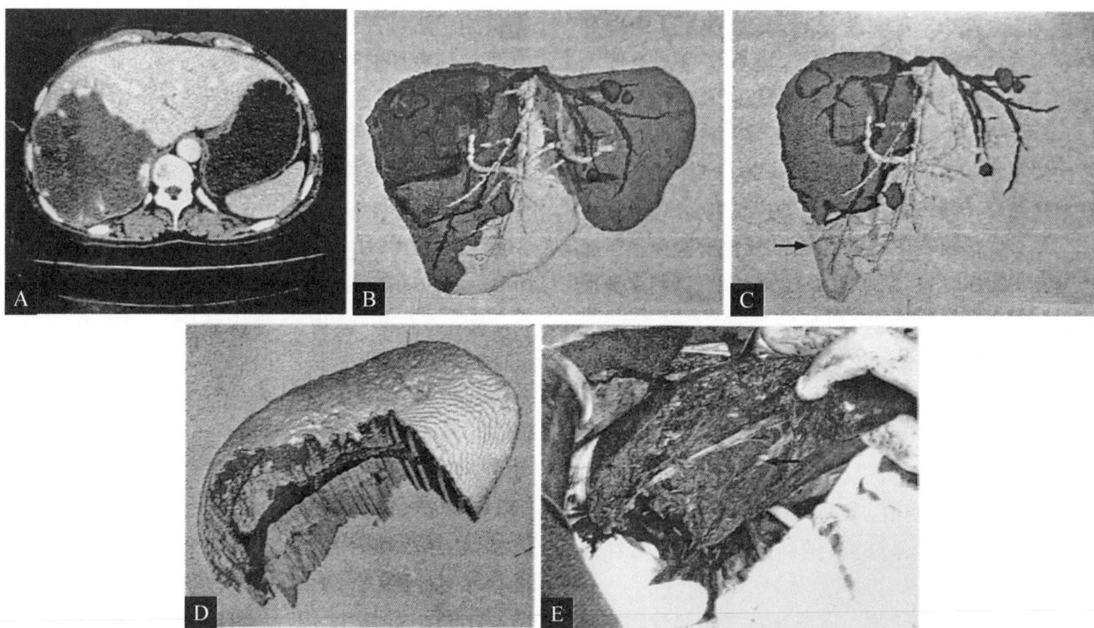

图 9-18　右肝巨大血管瘤患者的虚拟手术规划及术中情况

A-CT 检查图像　B-三维可视化肝脏，显示肝脏主要管道和肿瘤，并自动划分肝静脉回流区域，肝左静脉（紫色），肝中静脉（粉红色），肝右静脉（蓝色）　C-三维可视化肝脏，显示肝右静脉被肿瘤包绕，肝右静脉末端回流的肝脏Ⅵ段和部分Ⅴ段体积为 89 ml（箭头所指），肝中静脉上段及肝脏Ⅷ段属支紧贴肿瘤　D-虚拟肝脏切除肝断面，显示保留的肝中静脉及肝中静脉肝脏Ⅷ段属支（蓝色管道）、门静脉右前支和右后支的断端（绿色），余肝体积为 886 ml。余肝未见明显缺血或淤血区　E-术中照片，显示余肝断面肝中静脉（箭头所指）及肝中静脉肝脏Ⅷ段属支，与术前虚拟手术规划断面吻合

手术难度极大。采用自主研发的医学图像三维可视化系统（MI-3DVS），发现腹腔动脉系统、门静脉系统变异畸形，肝脏肿瘤巨大且形状不规则。将 MI-3DVS 重建的肝脏 3D 图像数据导入快速成型软件，采用专用打印机 1∶1 打印 3D 肝脏模型（图 9-19），用以直观、真实、多维度观察（multi-dimensional observation）和掌握解肝动脉、门静脉、肝静脉变异的情况，评估肿瘤与门静脉右前支、Ⅳ段分支、右后支以及与肝右静脉、肝中静脉的空间关系；了解右肝管道的解剖特点，评估腹腔镜下解剖第 1 肝门、选择性半肝血流阻断的可行性。由于应用 3D 打印肝脏模型为手术医生实时导航，精准地、顺利地切除了肿瘤。该病例病情复杂，若常规手术需切除 70%～80%的肝脏，而患者伴有肝硬化，最少须保留 50%的肝脏，否则术后易发生肝功能衰竭。采用 3D 打印立体模型指导手术精准切除肿瘤，将切除部分减少到 42.8%，保留肝组织 57.2%，对患者术后的恢复，维护肝脏的功能具有非常重要的意义。

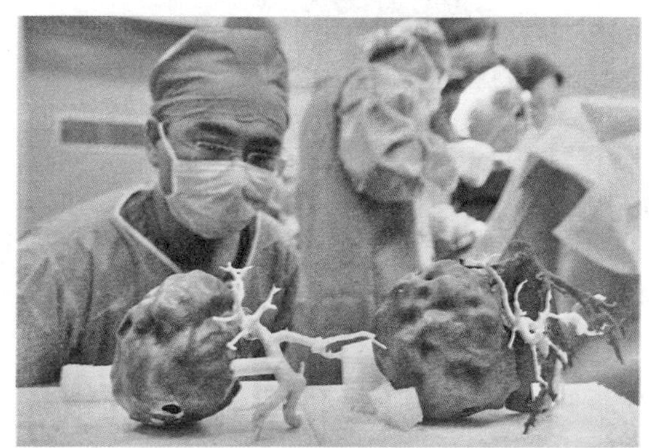

图 9-19　3D 打印肝脏模型为手术医师提供实时导航

9.5.6　胆管结石

胆道结石是肝胆外科的一种常见病、多发病。胆道术后残留结石是胆道手术的一种常见并发症。文献报道其发生率 14%～28%，占胆道手术的 33%～59.5%。随着 B 超、CT、MRI 等影像学的发展以及胆道镜、ERCP 等在临床的广泛应用，术后残留结石的发生率已有明显降低，但术后出现残留或复发结石等原因而需要再次手术的并不少见。再次手术较首次手术更为复杂，风险也更大。造成术后结石残

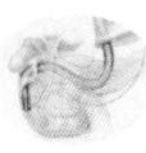

留或复发的原因较多，除了患者的病情、生活环境及遗传因素外，医院的器械设备、医生的技术水平也是一个因素。但是，术前对结石的部位、形态、数目的了解不够，对胆道狭窄的情况、囊肿形成的原因不清，是术后引起结石残留和复发的重要原因。

方驰华(2008)报道应用医学图像三维重建技术将肝脏和其内的各个管道系统及结石进行配准，重建的肝脏模型能真实反映肝脏的实际体积和肝脏的解剖标志，并且通过调节肝脏的透明度可同时显示肝脏和肝内的动脉、静脉、门静脉、胆管系统和部分腹部血管的解剖结构。肝内胆管内结石的位置、大小、数目、形状等清晰可见，胆管树的解剖结构一目了然。形态逼真，立体感强。同时还可对模型任意放大、缩小、移动、旋转，进行全方位的观察。使医生能真正掌握患者的病情，术前制订手术预案，对术中可能遇到的问题均有对策，做到心中有数，沉着操作，取尽结石。

典型病例：女性，52 岁。以反复右季肋部及剑突下疼痛 17 年，加重 2 d 入院。T：38.5℃，P：96 次/分钟，R：28 次/分钟，BP：110/76 mmHg。右季肋部及剑突下有压痛。无反跳痛及肌紧张。Murphy 征阳性。CT 及 B 超检查均提示：①胆囊结石；②胆总管结石；③肝总管结石；④肝内胆管多发性结石。入院诊断：①结石性胆囊炎；②胆总管结石；③肝内外胆管多发性结石。重建的肝脏模型(图 9－20A)能真实反映肝脏的实际体积和肝脏的解剖标志，并通过调节肝脏的透明度可同时显示肝内的动脉、静脉、门静脉各分支、腹主动脉及其分支、胃十二指肠动脉、肾左动脉、肾右动脉、胃右动脉、胃左动脉、肝固有动脉、脾动脉、肠系膜部分动脉、胆道系统及胆树各支内的结石等结构(图 9－20B)。立体感强，形态逼真。当肝脏透明度设置为 0 时，可完全显示肝内的各种管道结构和腹腔的血管结构(图 9－20C)。同时还能对模型放大、缩小、移动和旋转等全方位观察的操作，通过节点的选择控制节点所属的管道树枝的透明度和颜色设定来单独或组合显示肝脏及其管道结构各部分。肝内、外胆管结石的部位、数目均清晰可见，肝内、外胆管扩张及狭窄情况一目了然(图 9－20D)。

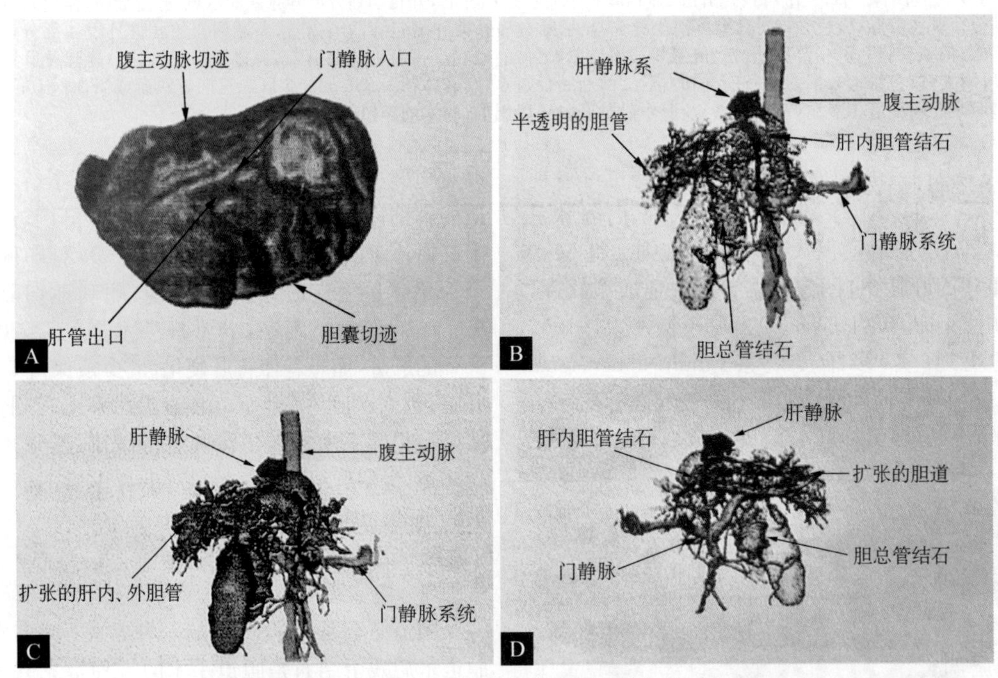

图 9－20　肝内、外胆管结石典型病例

女性，52 岁。A－重建的肝脏模型　B－透明后的肝脏及其内管道　C－隐去肝脏后的肝内管道　D－肝内、外胆管结石及胆管狭窄、扩张情况

肝胆管结石的基本病理改变是胆道梗阻、胆道感染和肝实质的破坏。临床特点是结石区域性分布、肝胆管狭窄和扩张、组织的多重性损害和组织的萎缩-增生复合征。肝胆管结石虽是胆道外科的良

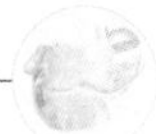

性疾病，但是治疗是复杂的，手术并发症是极其严重的。它的治疗方针是去除病灶、取尽结石、矫正狭窄、通畅引流、防止复发。因此，必须认真对待，切不可麻痹大意。

9.5.7 门静脉高压

在胆道外科疾病中，以胆囊结石和胆管结石为最常见。若患者伴有肝硬化门静脉高压症时，因门静脉系统血管内压增高，血管曲张，其管壁甚薄，术中若不小心，则极易损伤血管发生出血。一旦发生出血，有时止血非常困难，盲目止血又容易损伤胆管。故在手术时要如履薄冰，慎之又慎，认真操作。现有的CT容积再现法(volume rendering, VR)对较小的静脉及大部分侧支循环的显示效果较差；CT最大密度投影法(maximum intensity projection, MIP)虽然对小静脉显示效果较好，但其缺乏整体感和立体感，容易造成误判。

方驰华(2014)对51例门静脉高压症患者的门静脉系统食管胃底血管的曲张形态、侧支循环情况应用三维可视化技术进行了研究。食管胃底静脉曲张(gastroesophageal varices, EGV)根据CT-MIP与MI-3DVS对EGV三维分布的特征将EGV分为4型。

1) Ⅰ型：食管下端伴胃小弯近贲门侧静脉曲张(图9-21、图9-22)。

2) Ⅱ型：孤立的胃底静脉曲张不伴食管静脉曲张(图9-23)。

3) Ⅲ型：胃体和胃底广泛静脉曲张(图9-24)。

4) Ⅳ型：食管下端、胃底均见静脉曲张(图9-25)。

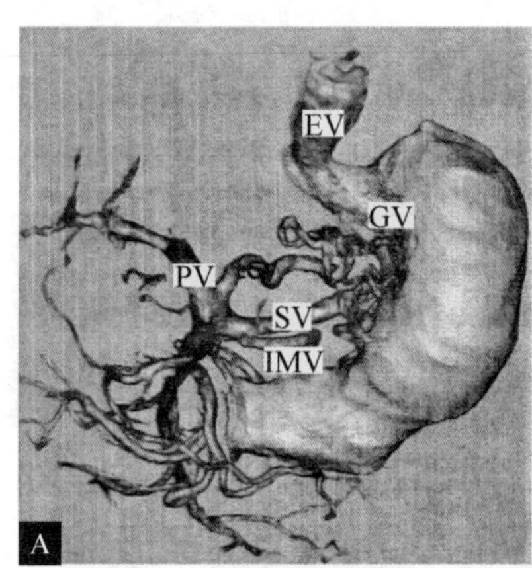

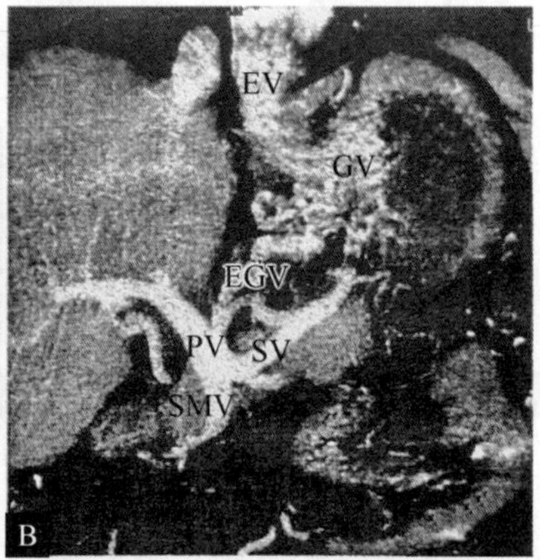

图9-21 Ⅰ型食管胃底静脉曲张，食管下端伴胃小弯近贲门侧静脉曲张

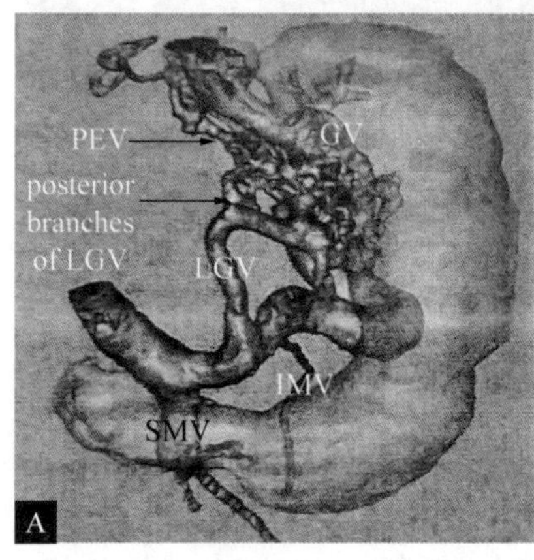

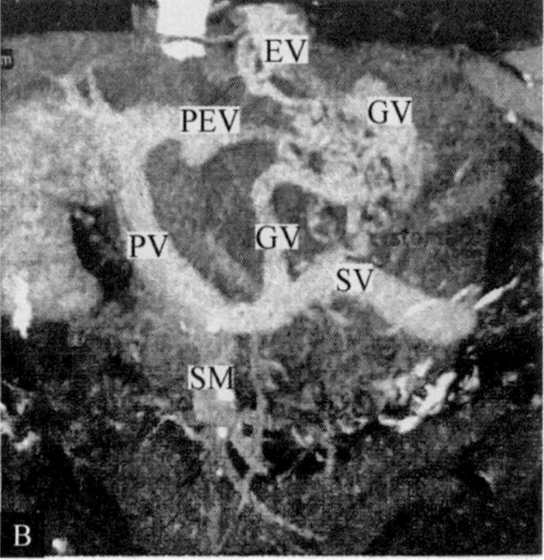

图9-22 Ⅰ型食管胃底静脉曲张，伴食管旁静脉曲张

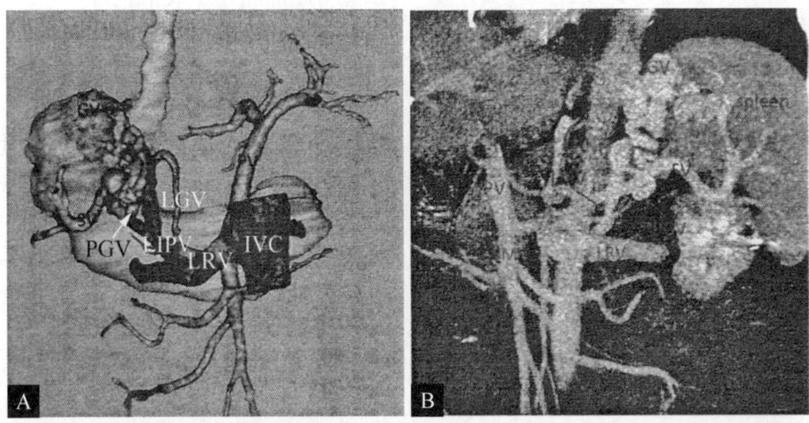

图 9-23　Ⅱ型食管胃底静脉曲张

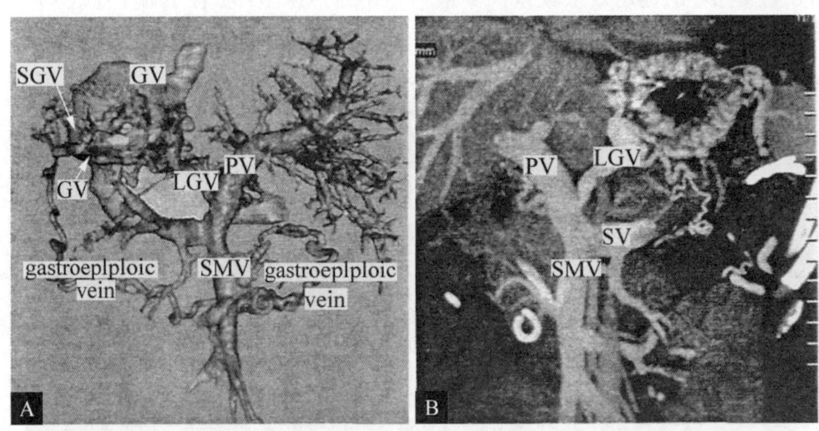

图 9-24　区域性门静脉高压症导致Ⅲ型食管胃底静脉曲张

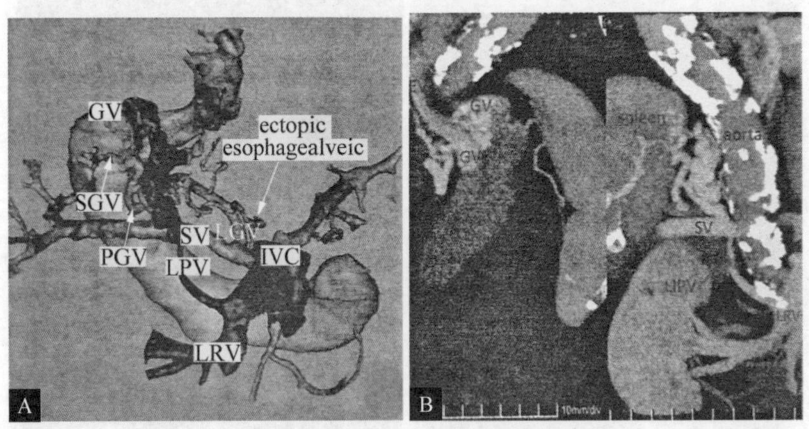

图 9-25　Ⅳ型食管胃底静脉曲张

在食管胃底静脉曲张分型图中，A 图均为腹部医学图像三维可视化系统成像，B 图均为 CT 最大密度投影法成像。EV-食管静脉曲张　GV-胃静脉曲张　PEV-食管旁静脉曲张　LGV-胃左静脉　SGV-胃短静脉　PGV-胃后静脉　SV-脾静脉　PV-门静脉　SMV-肠系膜上静脉　IMV-肠系膜下静脉　LPV-左膈下静脉　IVC-下腔静脉　LRV-左肾静脉　UmV-再通后的脐静脉

MI－3DVS 对所有患者相关腹腔脏器、门静脉系统及脾胃区侧支循环三维重建显示系统完整，细小血管可以直观显示，所得图像美观、清晰、立体观强。92.2%(47/51)患者可获得满意的食管胃底静脉曲张三维呈现，且可以结合食管、胃的三维模型进行食管胃底静脉曲张分布与血供的观察。51 例中，出现自发性胃肾分流者 12 例(23.5%)，表现为胃后静脉(图 9－26A)或胃左静脉(图 9－26B)通过胃底胃静脉、腹膜后曲张静脉丛与左膈下静脉相交通，再经左肾上腺静脉汇入左肾静脉。出现脾肾分流者 5 例(9.8%)，其中 1 例有直接血管襻连接脾静脉与肾静脉(图 9－27A)，4 例表现为脾周曲张静脉丛、左膈下静脉与左肾上腺静脉高度曲张(图 9－27B)

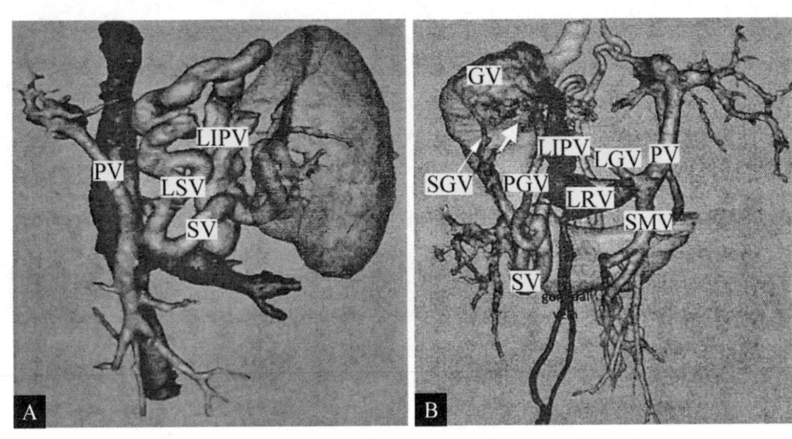

图 9－26　腹部医学三维可视化系统成像显示胃肾分流

A－胃左静脉分流至左肾静脉　B－胃后静脉分流至左肾静脉

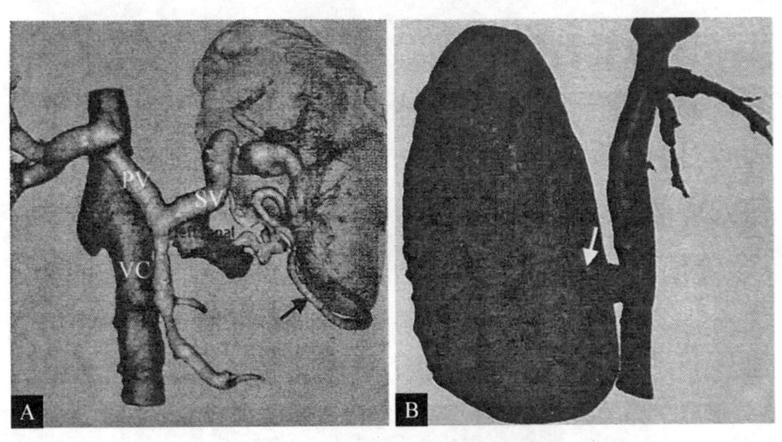

图 9－27　腹部医学三维可视化系统成像显示脾肾分流

黑↑－分流血管襻；白↑－左肾上腺静脉

9.5.8　胰腺肿瘤

多排螺旋 CT(MSCT)及三维重建技术的广泛应用，为胰腺癌的诊断、分期及可切除性评估提供了技术支持。但在临床应用中，仍有部分胰腺肿瘤患者因被错误的诊断和评估而不得不放弃手术治疗。方驰华(2010)对上腹部 64 排螺旋 CT 增强扫描检查的 12 例胰腺肿瘤患者的图像数据，应用于自主研发的医学图像三维可视化系统进行分析研究。典型病例：男性，37 岁。在外院检查胰头部有 7.0 cm×6.0 cm 肿块，诊断为胰腺癌晚期。因肿瘤已侵犯门静脉主干和下腔静脉，认为肿瘤已不可切除(图 9－28)。但使用 MI－3DVS 对腹腔脏器、肿瘤及脉管进行三维重建后发现：①肿瘤来自胰头钩突部并向后上方生长于门静脉主干及下腔静脉间；②瘤体向前推挤、压迫门静脉主干并形成光滑的凹形压迹，未导致管腔狭窄及中断(图 9-29)；③对下腔静脉向后推挤、压迫，未导致管腔狭窄及中断。结合其他检查并未发现远处转移征象，评估肿瘤为可切除。手术探查见肿瘤形态、血管走行与术前 MI-3DVS 重建相符(图 9-30)。门静脉主干后壁受压并与肿瘤包膜粘连，但可剥离。下腔静脉受压但管壁未受侵犯。行标准胰十二指肠切除术。病理报告实性假乳头状瘤，大小为 12 cm×7 cm。术后 6 个月影像学检查未见复发，三维重建见门静脉及下腔静脉恢复正常走行和形态(图 9-31)。

对 1 例不可切除的胰体部癌患者行 MI-3DVS 重建结果见图 9-32。三维模型可见胰体部肿瘤完全包绕腹腔干及肝总动脉、胃左动脉、脾动脉起始部；

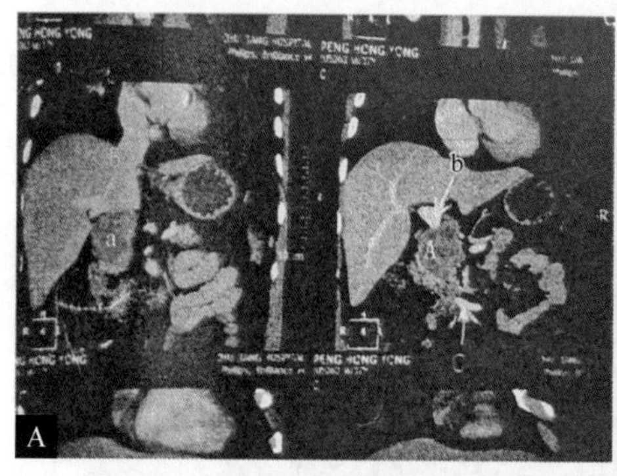

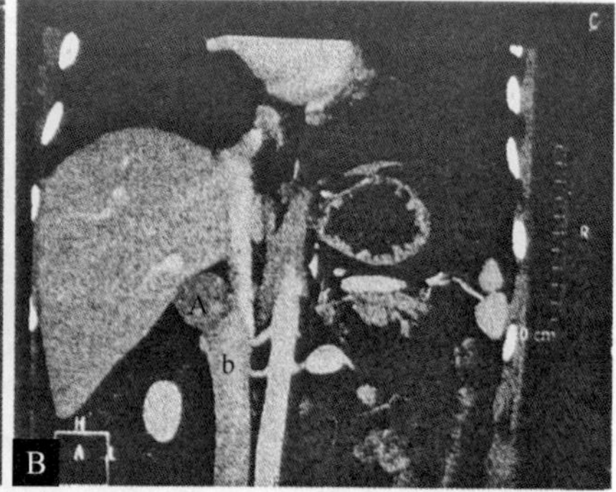

图 9-28　64 排螺旋 CT 行最大密度投影(MIP)重建后结果

A-门静脉、肠系膜上静脉似受侵犯中断(a：肿瘤；b：门静脉主干及左右支；c：肠系膜上静脉)　B-肿瘤对下腔静脉似侵犯(a：肿瘤；b：下腔静脉)

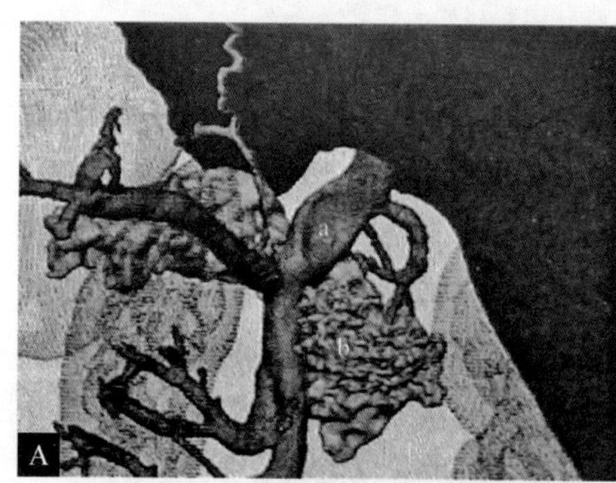

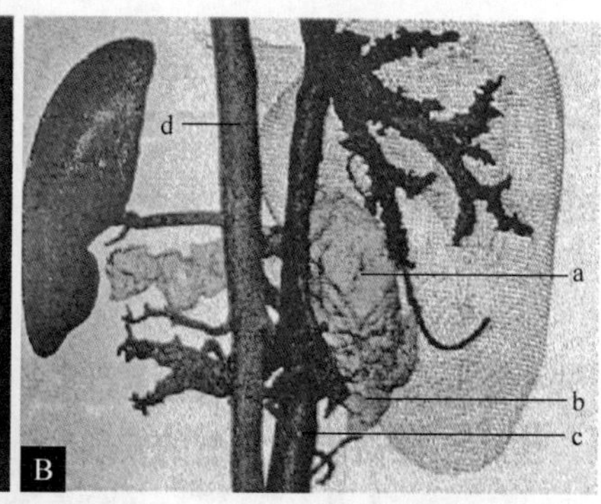

图 9-29　三维重建结果

A-可见肿瘤对门静脉主干向前压迫的光滑凹形压迹，但未致管腔狭窄(a：门静脉主干凹陷压迹；b：胰头钩突部)　B-肿瘤对下腔静脉局部压迫(a：肿瘤；b：胰头；c：下腔静脉；d：腹主动脉)

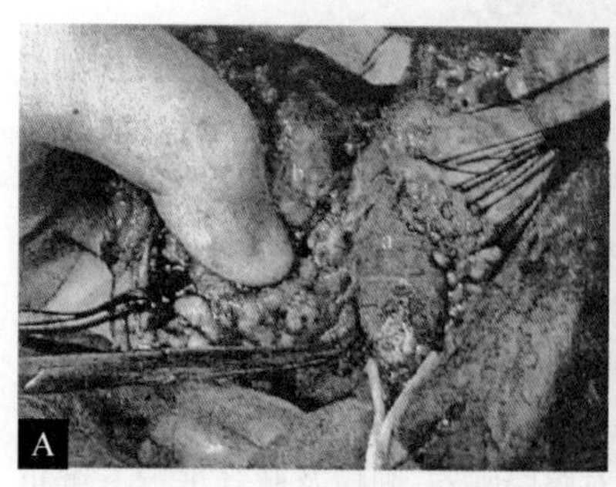

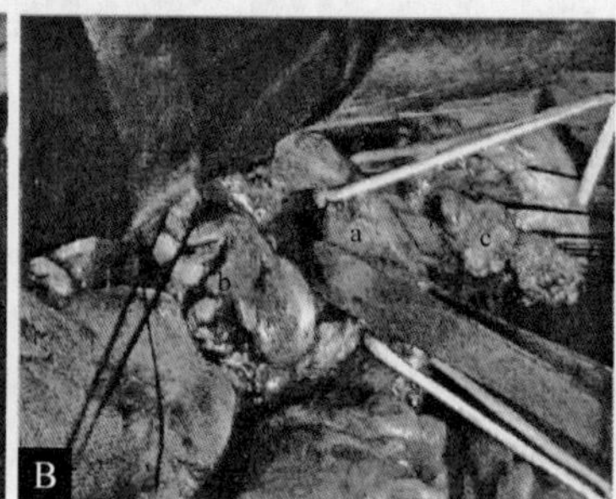

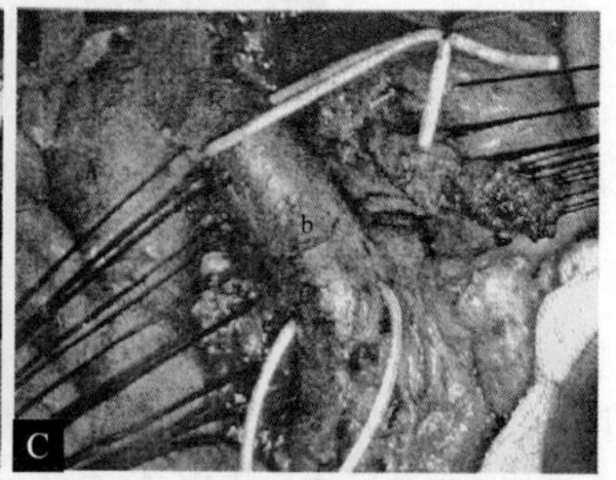

图 9-30　术中所见

A-分离门静脉主干右后与胰头肿瘤的间隙(a：门静脉主干；b：肿瘤；c：胰腺远端)　B-部分切除肿瘤后，可见门静脉主干后方剥离肿瘤后间隙(a：门静脉主干；b：肿瘤；c：胰腺远端)　C-肿瘤切除后可见门静脉受推移变形，门静脉壁和下腔静脉壁均完好无损(a：下腔静脉；b：门静脉主干)

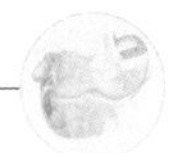

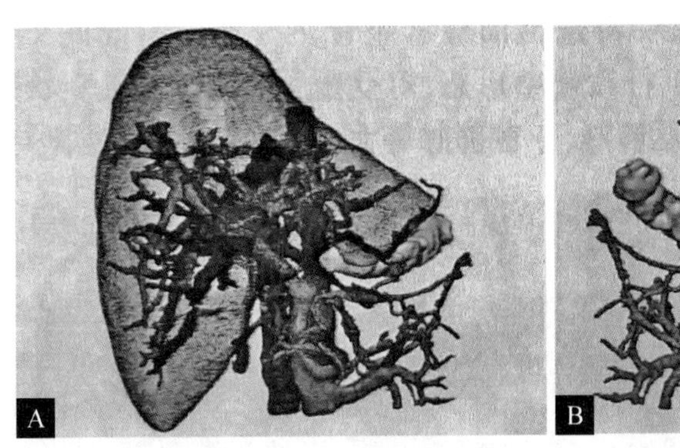

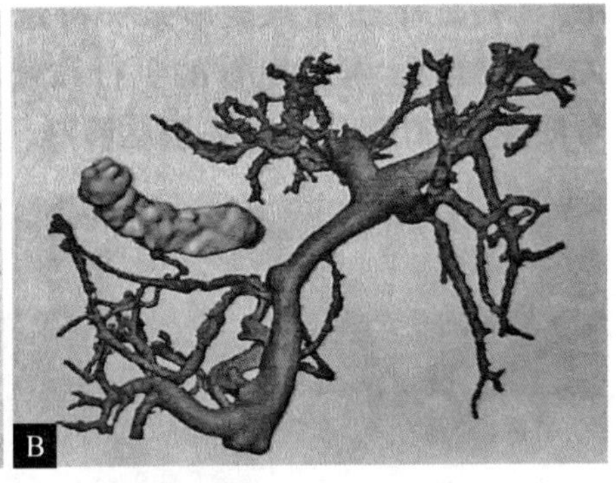

图 9-31 术后 6 个月三维重建结果

A-前面观 B-后面观

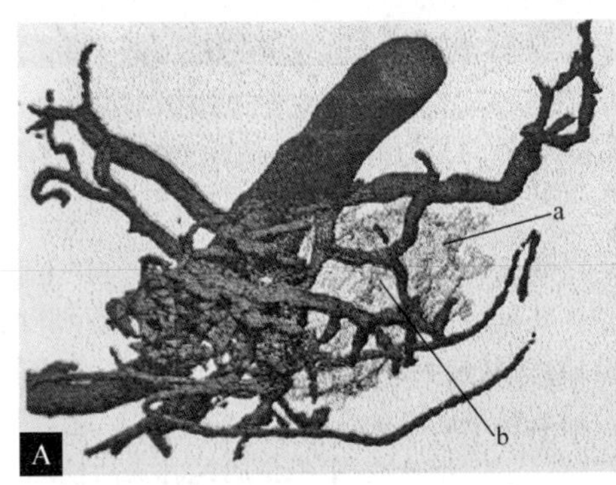

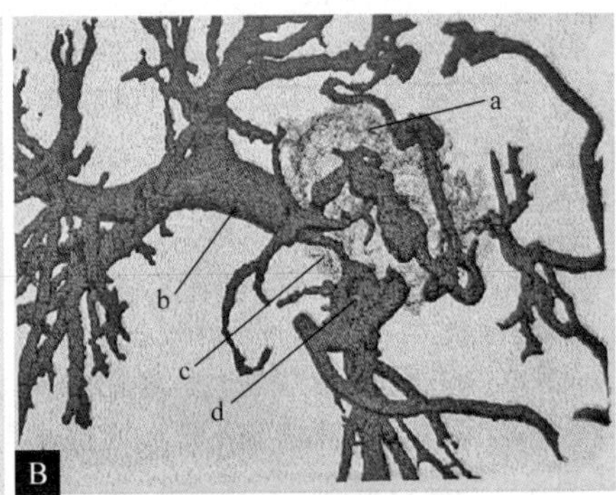

图 9-32 1 例不可切除的胰体部癌患者三维重建结果

A-腹腔干各级主要分支被包绕(a:肿瘤,绿色透明显示;b:受肿瘤包绕侵犯的腹腔干及分支)
B-门静脉受侵犯,脾静脉受侵犯且中断缺失(a:肿瘤;b:完好的门静脉壁;c:受侵犯导致管腔狭窄的门静脉;d:肠系膜上静脉)

脾静脉受侵犯中断;肠系膜上静脉与门静脉主干交汇部管腔狭窄。故评估肿瘤为不可切除。

胰腺癌常累及大血管其原因除肿瘤的侵袭性外,肿瘤与这些血管的位置关系也十分重要。受肿瘤侵蚀的胰周大血管管腔形态在 MI-3DVS 重建图像中具有典型的特征,如腹腔干及肠系膜上动脉自肿瘤穿出走行僵直或管壁呈“锯齿样”改变,以及管腔“沙漏样”狭窄,提示大血管受侵犯严重或被肿瘤完全包绕,肿瘤无法切除。依据典型的三维图像特征可减少不必要的剖腹手术探查,减轻晚期癌症患者的痛苦。

MI-3DVS 在临床的应用,外科医生可在更精确的影像学三维重建的指导下做出正确的诊断,同时也可在影像学三维重建的指导下进行精准的切除胰腺肿瘤的手术,使更多患者能获得微创精准的手术治疗。

在胰腺肿瘤手术治疗时,对肝动脉的变异要高度警惕。因为肝动脉解剖变异发生率高达 45%。变异肝动脉的存在会大大增加胰十二指肠切除术中胰腺切除和重建的难度。若不慎将其损伤,则会影响所供应区域肝脏和胆道的血流灌注,导致肝功能不全、肝脓肿、胆漏、腹腔出血等并发症。数字减影血管造影术(DSA)是目前研究活体肝动脉的标准方法,可以直接显示肝动脉的起源及走行,但难以判断肝动脉与胰腺等器官组织的立体关系。而且 DSA 作为侵入性的检查方法,限制了其在胰腺肿瘤术前的广泛应用。杨剑(2014)报道 2010～2012 年南方医科大学珠江医院和第三军医大学西南医院 114 例施行胰十二指肠切除术的胰头及壶腹周围肿瘤患者,在术前进行上腹部 64 层螺旋 CT 腹腔血管造影(CTA)检查,并使用 MI-3DVS 进行腹腔脏器及血管三维重建,以便评估手术切除的可能性及制订手术预案。114 例患者中共发现变异肝动脉 14 例。其中男性 8 例,女性 6 例。年龄 21～84 岁,平均(58±15)岁。术后诊断胰头癌 7 例,壶腹周围癌 6 例,胰头部实性假乳头状瘤 1 例。利用 MI-3DVS 重建的腹腔脏器及血管 3D 模型可获得全维度的动态影像,清晰显示肿瘤的大小及形态、血管的起源及走行、肿瘤与脏器及血管的立体解剖关系。3D模型共诊断变异肝动脉14例(12.3%, 14/114),包括替代肝右动脉起自肠系膜上动脉者9例(7.9%, 9/114)(图9-33A),替代肝总动脉起自肠系膜上动脉3例(2.6%, 3/114)(图9-33B),替代肝左动脉起自胃左动脉2例(1.8%, 2/114)(图9-33C)。其中2例起自肠系膜上动脉的替代肝右动脉走行于胰头实质内,但未见肿瘤浸润。测量12例起源于肠系膜上动脉的变异肝动脉起始部至肠系膜上动脉起始部距离为15.3~38.8 mm,平均(25.9±6.9)mm。

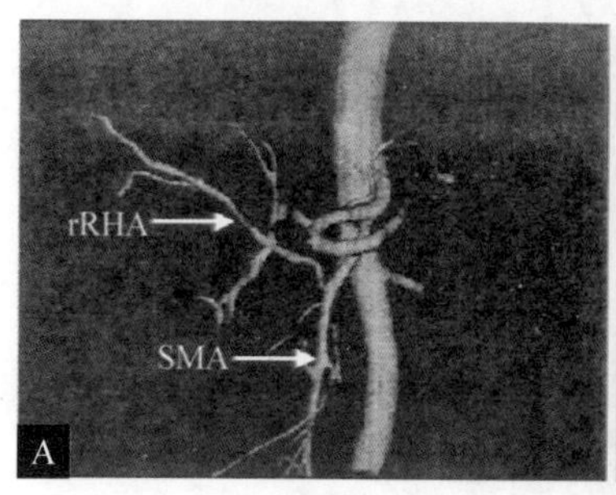

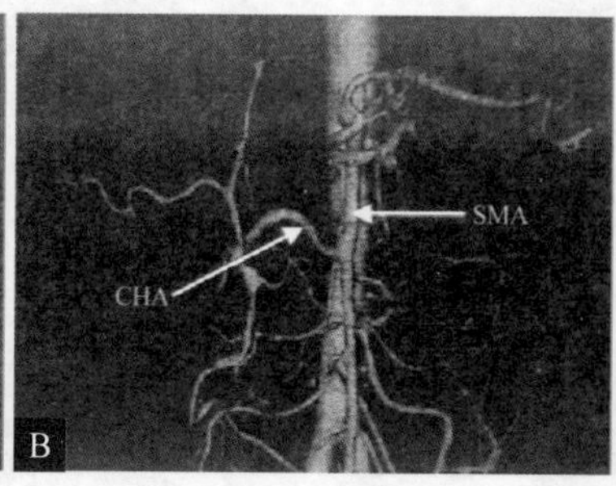

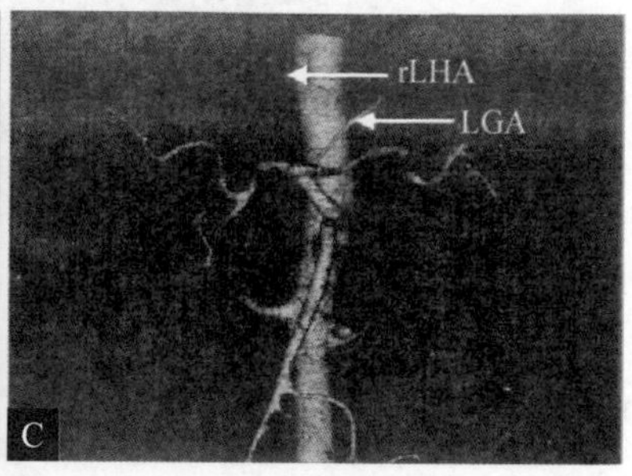

图9-33 肝动脉变异

A-替代肝右动脉(rRHA)起自肠系膜上动脉(SMA) B-肝总动脉(CHA)起自肠系膜上动脉(SMA) C-替代肝左动脉(rLHA)起自胃左动脉(LGA)

14例肝动脉变异者肝动脉的变异情况、肿瘤部位、大体形态、血管毗邻关系与术前3D模型相符。在3D模型指导下,14例肝动脉变异者均顺利切除肿瘤。术后未发生肝脓肿、胆漏、肝功能不全和腹腔出血。但发生2例轻度胰漏、1例肺部感染和1例胃空肠吻合口出血,均经保守治疗痊愈。无围手术期死亡病例。典型病例:女性,61岁。因"上腹部疼痛伴皮肤巩膜黄染2周"入院。CTA显示肝内外胆管明显扩张,梗阻部位位于胆总管末端,考虑胆总管下端癌或胰头癌可能性较大。肝右动脉起自肠系膜上动脉(图9-34A)。十二指肠镜乳头活检提示黏膜慢性炎症。CA19-9:134.1 kU/L。腹腔脏器及血管3D

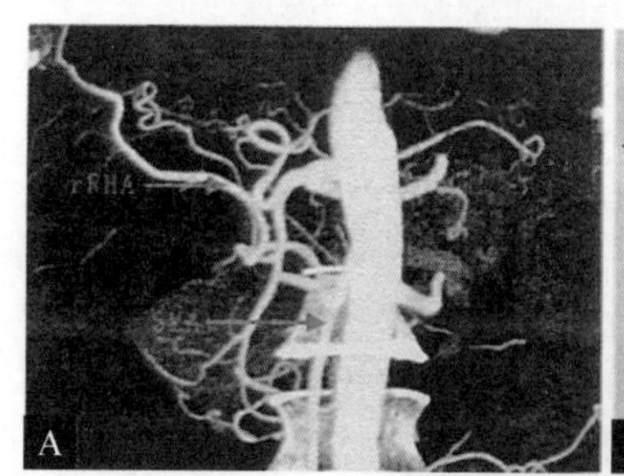

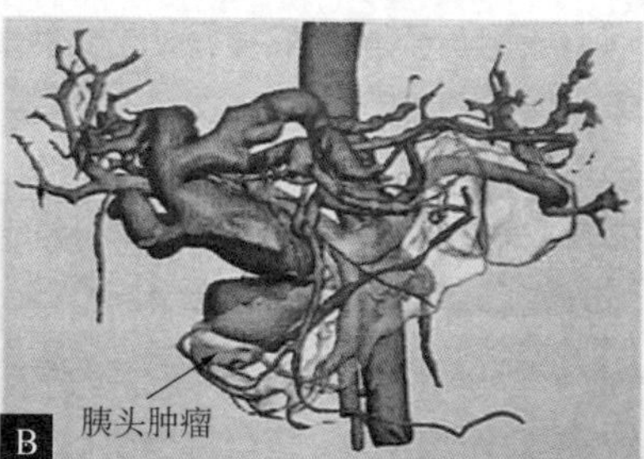

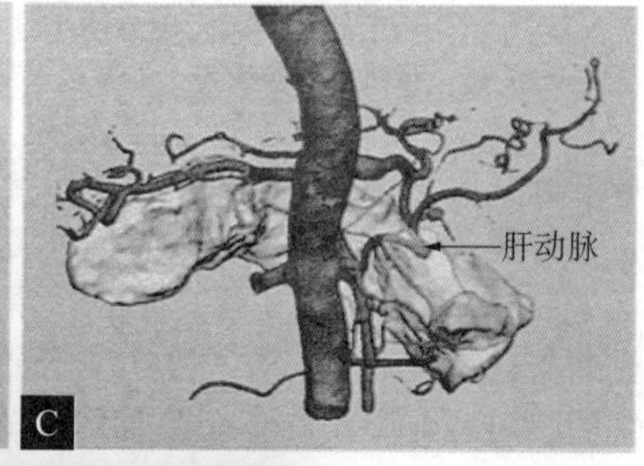

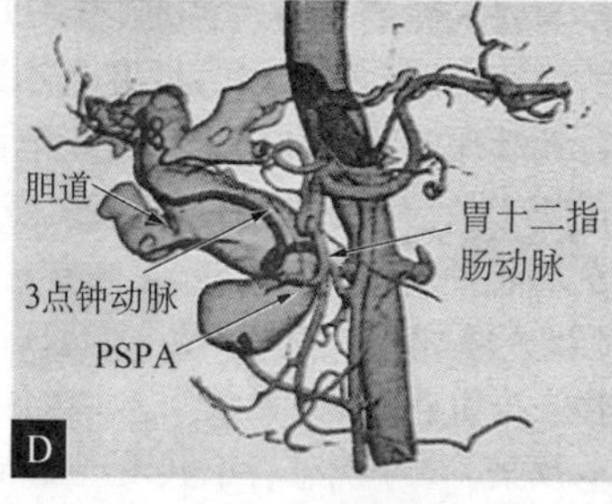

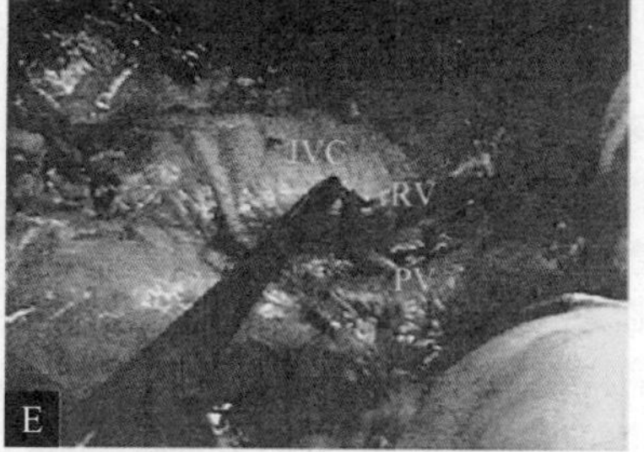

图9-34 变异肝动脉典型病例

患者,女性,61岁。胰头占位行胰十二指肠切除术。A-术前CTA三维重建显示替代肝右动脉(rRHA)起自肠系膜上动脉(SMA),但无法立体显示变异肝动脉与周围脏器关系 B-重建腹部脏器3D模型 C-胰腺半透明显示,肝脏和胆囊隐去(箭头指示胰腺肿瘤);后面观可见变异肝动脉经过胰腺实质,但未见肿瘤浸润 D-腹腔动脉和胆道融合显示肝外胆管由胰十二指肠上后动脉和替代肝右动脉共同供血,并吻合形成胆管3点钟动脉 E-患者术中探查结果与术前3D模型完全符合(IVC:下腔静脉;PV:门静脉)

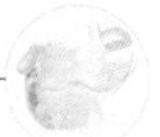

模型显示：①肿瘤位于胰头部，引起肝内外胆管及主胰管梗阻扩张，肿瘤与肠系膜上动、静脉界限清晰(图 9-34B)；②替代肝右动脉起自肠系膜上动脉，在胰头后方经过部分胰腺实质向右上走行入肝，所经胰腺组织未见肿瘤浸润(图 9-34C)；③肝外胆管由十二指肠上后动脉和替代肝右动脉共同供血，并吻合形成胆管 3 点钟动脉(图 9-34D)。结合患者3D模型及 CA19-9 检查结果诊断为胰头癌，评估肿瘤可切除。结合术前规划，在胰腺实质内解剖分离出替代肝右动脉、肝外胆管在肝总管水平离断，避免过分分离胆管两侧缘，以保护 3 点钟动脉，行标准胰十二指肠切除术。手术情况与术前 3D 模型完全符合(图 9-34E)。病理诊断为胰头中分化癌。

CTA 和 MI-3DVS 诊断变异肝动脉的敏感度、特异度及准确率分别为 85.7%、100%、98.2%和100%、100%、100%。但仅对变异动脉做出诊断是不够的，在 3D 模型中能够对肿瘤、脏器、血管的任意融合、折分、旋转、缩放、透视等操作，外科医生可从多维度观察肿瘤的形态和大小、血管的走行及其与周围组织器官的关系等来充分评估肿瘤的可切除性。特别是要注意掌握变异肝动脉的走行，有无经过胰腺实质内及肿瘤浸润包绕，选择制订合理的最佳个体化手术方案。旨在提高胰腺肿瘤手术切除的成功率，减少术后并发症的发生率，从而使胰腺癌患者的生活质量有所提高，5 年生存率有所提高。

9.6 医学图像三维可视化技术的意义

医学图像三维可视化技术是目前的一个研究热点，它是一个多学科交叉的研究领域，是计算机图形学和图像处理在生物医学工程中的重要应用，它涉及数学图像处理、计算机图形学及医学领域的相关知识。医学图像三维重建及可视化在诊断医学、手术规划及手术模拟、整形及假肢外科、放射治疗、解剖教学等方面都有着密切的关系。因此，对医学图像三维重建的研究，具有重要的学术意义和广泛的、非常重要的应用价值。

9.6.1 临床诊断

CT、MRI、US 已广泛应用于疾病的诊断。但是，这些医疗仪器设备只能提供人体内部的二维图像。二维图像只是表示某个断层的信息，并不能提供人体内部组织、器官的结构。因此，医生只能凭自己临床经验的多寡从多幅二维图像中去发现疾病，估计病灶的大小及形状，病灶与其周围组织的三维几何关系。这样做出的诊断，难免有误诊、漏诊。这就给治疗带来了困难，给患者造成了痛苦。医学图像的三维重建就是对 CT、MRI、US 图像序列进行处理，构造出三维几何模型，把看不见的人体内部组织、器官以三维形式“真实”地显示出来。从而可以发现疾病，看到组织、器官上病灶的部位、大小和形态，并给人以立体、直观、逼真的感觉。便于医生做出准确的诊断。

9.6.2 手术模拟

有些肿瘤的诊断已经明确，最好的治疗方法是手术切除。但是由于病情复杂，是否能切除肿瘤，心中无数。其主要原因是对人体内部肿瘤与重要组织、器官和血管的关系无法充分了解，能否切除肿瘤没有把握。所以常用的手术名称是“剖腹探查”。应用医学图像三维可视化系统，可以把肿瘤的大小、形态、仿真地显示出来。并且可以任意上下左右移动、旋转，肿瘤与血管的关系一目了然。在复杂的解剖关系中可以知道它们之间的间距是多少，手术分离有无困难，从何处先分离最好。这些问题都可以在手术模拟的操作中不断修正、不断完善直至达到满意的程度。由于在术前已经作过反复多次的模拟操作，医生在手术时就可胸有成竹，顺利切除肿瘤，完成手术。

9.6.3 制订个体化手术方案

每一种外科疾病，在手术治疗时总有一定的原则。但在手术的术式上，可能会有多种的手术方式。而每一种术式在治疗的结果上都有其优点和不足之处。对一个患者来说，虽是患同一种疾病，但因每个人的病情不一、个体有差异，手术治疗自然不能千篇一律，要根据患者的具体情况来进行手术。对于肿瘤患者，更要强调进行个体化治疗。因为肿瘤的大小和性质，每个人是各不相同，肿瘤有无侵及周围组织、器官，以及有无转移等都会影响决定手术方案的制订。医学图像三维可视化系统技术，可以把肿瘤大小、形态、与邻近组织、器官的关系，可以立体、直观的清晰地显示出来，使医生在制订具体手术方案时作参考，同时还可在手术过程中，指导具体的手术。使原本复杂的、风险较大的手术可在三维可视化系统技术的帮助下精准的解剖分离，切除肿瘤。避免误伤、减少术后并发症。

9.6.4 临床治疗

外科手术是创伤性疾病的治疗手段，是以祛除病灶、恢复功能为目的。手术对机体是有损伤的。手术的范围越大、手术的时间越长、涉及的脏器越多，则对机体的创伤就越大。由于腹腔镜胆囊切除术在临床的广泛开展，外科进入了微创精准的新时代。在医学图像三维可视化技术的辅助下，医生可以精准地进行外科手术，达到了切口小、痛苦少、恢复快、效果好的目的，甚至可看不出手术的瘢痕，受到了人们的青睐。

对于肿瘤术后复发或未行手术治疗的肿瘤往往需进行放射治疗。医生要根据CT、MRI的成像数据，重建出肿瘤病灶和周边组织的三维模型，实现精准的放射治疗。通过放射治疗的高剂量区与病灶的形状大小对准、匹配，这就达到了既要损毁肿瘤病灶，又要达到保护正常组织、器官安全的目的。

9.6.5 医学教学

医学图像三维可视化技术在计算机辅助教学中，已经发挥了重要作用。学生既可在尸体上或解剖图谱上学习人体解剖，又可在三维可视化系统上学习，而后者学习起来更生动、更形象。因为组织器官的形态、色彩逼真，并可以任意翻转、反复从多方位观察学习。学生的兴趣高、记得牢、效果好，而且学习起来非常方便。

9.6.6 远程医疗

分布式协同可视化技术(distributed coordination visualization technology)已在远程医疗领域中应用，通过Tele In ViVo系统可以将计算机二维断层医学数据进行异地传送，进行远程会诊。请异地专家诊断、制订治疗计划，甚至可进行实时远程手术(tele-operation)指导。

9.6.7 可视人和医用机器人

医学图像三维可视化技术对CT、MRI、US等图像数据的处理，不但可以直观地、逼真地展示出具有三维立体效果的人体组织、器官图像，显示出病灶的大小和形态，给医生在诊断和治疗时参考，而且可以构建人体的组织、器官的解剖结构，给学生在学习时当教材使用。在美国(Visible Human)、韩国(Visible Korean Human)和我国(Virtual Chinese Human)都已经有了自己国家的虚拟可视人。这对科学研究具有重要意义。医用机器人结合了机器人技术、数字图像处理技术、虚拟现实技术、计算机网络控制技术和医疗外科技术等先进技术和装备，已经在临床开展了机器人手术，并在康复医疗、医院服务等方面显示出了非常广阔的应用前景。

(方驰华　顾树南)

主要参考文献

[1] 王小飞，李波，划蓝翔等. 成人标准肝体积预测公式的初步构建中华外科杂志，2008，46：1129－1132

[2] 王显龙，方驰华，全显跃，等. 亚毫米CT观察肝外胆管的供血小动脉中国组织工程研究，2012，16：3305－3309

[3] 方驰华，叶荣强，顶楠，等. 门静脉高压症患者门静脉系统的三维重建特点. 中华消化外科杂志，2012，11：143－147

[4] 方驰华，冯石坚，范应方，等. 三维可视化技术在评估残肝体积及指导肝切除中的应用研究. 肝胆外科杂志，2012，20：95－98

[5] 方驰华，伍天崇，叶永强，等. 三维可视化技术在食管胃底静脉曲张评估中的应用研究. 中华外科杂志，2014，52：50－54

[6] 方驰华，苏仲和，范应方，等. 腹部医学图像三维可视化系统在胰腺肿瘤诊断和切除性评估中的作用. 中华外科杂志，2010，48：681－685

[7] 方驰华，杨文哲，范应方. 三维可视化技术指导闭合性肝外伤个体化诊治. 中华实验外科杂志，2014，3：2846－2848

[8] 方驰华，杨剑，范应方，等. 肝脏仿真手术的研究. 中华外科杂志，2007，45：753－756

[9] 方驰华，张永祥，范应方，等. 个体化肝静脉、门静脉三维重建在肝切除术中的应用. 中华外科杂志，2014，52：45－49

[10] 方驰华，周五一，钟世镇. 虚拟人研究现状及展望. 中华外科杂志，2004，42：953－955

[11] 方驰华，周五一，黄立伟，等. 虚拟中国人女性一号肝脏图像三维重建和虚拟手术的切割. 中华外科杂志，2005，43：748－752

[12] 方驰华，郑晓辉，黄燕鹏，等. 腹部医学图像处理系统在极量肝切除术中的临床应用研究. 中华外科杂志，2010，48：181－184

[13] 方驰华，项楠，范应方，等. 64层螺旋CT门静脉三维成像在门静脉高压症中的应用价值. 第四军医大学学报，2007，28：919－921

[14] 方驰华，钟世镇，吴坤成，等. MRI、CT三维重建肝脏管道系统的灌注和铸型的建模. 世界华人消化杂志，2004，12：216－217

[15] 方驰华，钟世镇，吴坤成，等. 适用于CT薄层扫描和三维

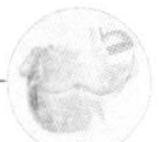

重建肝脏管道系统的灌注和铸型的建模研究. 第四军医大学学报,2003,24:2076-2080

[16] 方驰华,钟世镇,原林,等. 数字化虚拟肝脏图像三维重建的初步研究. 中华外科杂志,2004,24:94-96

[17] 方驰华,黄燕鹏,鲁朝敏,等. 个体化仿真手术在肝血管瘤手术治疗中的应用价值. 中华实验外科杂志,2008,25:1068-1069

[18] 方驰华,常旭,鲁朝敏,等. 肝内外胆管结石 64 排 CT 三维数据重建及其临床意义. 南方医科大学学报,2008,28:370-372

[19] 方驰华,鲁朝敏,黄燕鹏,等. 数字医学技术在肝胆管结石诊治中的应用价值研究. 中华外科杂志,2009,47:909-911

[20] 方驰华,鲁朝敏,黄燕鹏,等. 数字医学技术在肝癌外科诊治中的应用价值. 中华外科杂志,2009,47:523-526

[21] 吕维雪,段会龙. 三维图像可视化及其应用. 杭州:浙江大学出版社,2001. 113-121

[22] 朱玉云,史小平,伍炼. 国产 MITK 软件在医学影像三维可视化中的应用研究. 生物医学工程与临床,2008,12:380-384

[23] 许尔蛟,毛仁,廖梅,等. 术中和经皮三维超声胆道造影技术在胆管解剖变异诊断中的价值. 中华肝胆外科杂志,2011,17:631-634

[24] 许尔蛟,郑荣琴,陆敏强,等. 活体肝移植供体术中胆道三维超声造影的初步应用. 中华超声影像学杂志,2009,18:40-43

[25] 杜振双,何谦,林康泉,等. 三维手术模拟系统在肝癌患者极量肝切除术中的应用:35 例报道. 中华肝胆外科杂志,2015,21:152-155

[26] 杨剑,方驰华,范应方,等. 三维可视化技术在合并肝动脉变异的胰十二指肠切除术中的应用. 中华外科杂志,2014,52:55-59

[27] 李京兵,杜文才. 二维和三维医学图像稳健数字水印技术. 北京:知识产权出版社,2011. 5-9

[28] 张子群,陈渊. 基于 VTK 的医学图像三维可视化系统. 生物医学工程学进展,2011,32:130-132

[29] 张俊华. 医学图像三维重建和可视化—VC++实现实例. 北京:科学出版社,2014. 5-9

[30] 陈家新. 医学图像处理及三维重建研究. 北京:科学出版社,2010. 7-12

[31] 林科灿,刘景丰,曾金华,等虚拟肝脏手术规划应用于肝切除术的研究中华外科杂志,2010,48:185-188

[32] 罗火灵,许永忠,陈世仲. 基于 VTK 和 MFC 的医学图像三维重建研究和实现. 生物工程学进展,2010,31:23-28

[33] 周五一,方驰华,黄伟立,等肝脏管道灌注后数字化虚拟肝脏及其手术. 第四军医大学学报,2006,27:712-715

[34] 郑小中,周振环,赵明. 基于 VTK 医学图像三维可视化实现. 深圳职业技术学院学报,2011,10:17-25

[35] 贾洪顺,全显跃,方驰华,等. 64 层 CT 评价胰周小血管的价值. 南方医科大学学报,2008,28:411-412

[36] 常旖旎,鲁雯,聂生东. 医学图像三维可视化技术及其应用. 中国医学物理学杂志,2012,29:3254-3258

[37] Abdalla EK, Denys A, Chevalier P, et al. Total and segmental liver volume variations: implications for liver surgery. Surgery, 2004,135:404-410

[38] Chandramohan A, Eapen A, Govil S, et al. Determining standard liver volume: assesment of existing formulae in Indian population. Indian J gastroenterol, 2007,26:22-25

[39] Chen TW, Yang ZG, Li X, et al. Evaluation of entire gastric fundic and esophageal varices secondary to posthepatitic cirrhosis: portal venography using 64-row MDCT. Abdom Imaging, 2010,35:1-7

[40] Fang CH, Xie AW, Chen ML, et al. Application of a visible simulation surgery technique in preoperation planning for intrahepatic calculi. World J Surg, 2010, 34:327-335

[41] Hashimoto T, Segawara Y, Tamura S, et al. Estimation of standardliver volume in Japanese living liver donors. J gastroenterol Hepatol, 2006,21:1710-1713

[42] Kim HC, Park SH, Park SI, et al. Three-Dimensional recostructed images using multidetector computed tomogaphy in evaluation of the biliary tract: an illustrative review. Abdom Imaging, 2004,29:472-478

[43] Kokudo N, Vera DR, Tada K, et al. Predictors of successful hepatic resection: Prognostic usefulness of hepatic asialoglycoprotein analysis. World J Surg, 2002, 26:1342-1344

[44] Schütte K, Bornschein J, Malfert HP. Hepatocellular carcinoma: epidemiological trends and risk factors. Dig Dis, 2009,27:80-92

[45] Shukla PJ, Barreto SG, Kulkarni A, et al. Vascular anomalies encountered during pancreatodudenectomy: do they influence out comes? ANN Surg Oncol, 2010,17: 186-193

[46] Spitzer VM, AcKerman MJ, Scherzinger AL, et al. The visible human male: a technical report. J Am Med Inform Assoc, 1996,3:118-130

[47] Yu HC, Tou H, Lee H, et al. Estimation of standard liver volume for liver transplantation in the Korean population. Liver Transpl, 2004,10:779-783

10 纤维内镜在胆道外科中的应用

纤维胆道镜技术是目前国际上一项先进的内镜微创诊断和治疗技术，曾被誉为医学史上的一次划时代的进步。纤维胆道镜技术是内镜技术的重要组成部分之一，它不仅在诊断和治疗胆道镜残余结石方面是一种有效的非手术的重要治疗手段，而且随着微创技术的发展，它在微创外科方面尤其是在微

创保胆手术治疗胆囊结石和胆囊息肉方面取得了重大进展。随着微创医学的不断发展，纤维胆道镜的应用范围将越来越广泛，必将发挥越来越重要的作用。

10.1 胆道镜的分类

10.1.1 按照胆道镜的类型分类

（1）硬性胆道镜（rigid choledochoscope） 因不能弯曲，故多用于手术中胆道检查和治疗。

（2）软性胆道镜（flexible choledochoscope） 即临床应用最为广泛的纤维胆道镜，因其镜身可弯曲，故为用于手术中、术后及经皮经肝胆道镜。

（3）经口胆道镜（peroral choledochoscope） 此类胆道镜可用于内镜下十二指肠乳头括约肌切开(EST)术后经口直接进入胆道进行检查，可分为：①胆道子母镜；②滑脱型胆道镜；③直接胆道镜。

10.1.2 按照胆道镜的应用技术分类

（1）术中胆道镜（intraoperative choledochoscope，IOC） 系指在手术中直接切开胆管，胆道镜由切口处进入胆道进行检查和治疗。术中胆道镜按常规术中无菌要求，将灭菌的胆道镜经胆总管切口处进入胆道，在直视下进行胆道镜检查或取石。一般检查顺序为先检查胆总管下端而后检查肝内胆管。若行保胆手术则从胆囊底部切开处进入胆囊进行观察和治疗。在检查过程中，应通过灌注系统向胆道内持续滴注生理盐水以保持视野清晰，如发现可疑病变则可取活体病理检查。

术中胆道镜检查时，因患者在麻醉状态下，且对术野污染，故术中胆道镜检查治疗时间不宜过长。对于术前术中已断定结石难以取净(即预计胆道残余结石)者，则应术后胆道镜治疗。

（2）术后胆道镜（postoperative choledochoscope，POC） 术后纤维胆道镜取石一般于胆道术后6周窦道壁较为牢固时方可进行。术后纤维胆道镜主要是通过以下几种方式进入胆道：①经过T形引流管窦道进入胆道；②经过胆肠吻合术后引流管窦道或经空肠盲襻进入胆道。③经胆囊造瘘引流管窦道进入胆道。术后胆道镜主要适用于胆道手术后的病例，多使用软性纤维胆道镜，此乃目前应用最多的一种检查治疗方式，操作简单，应用方便。术后胆道镜仍需在外科手术建立与胆道相通的窦道的前提下，方可施行。因此，还没有完全摆脱外科手术。

（3）经皮经肝胆道镜（percutaneous transhepatic choledochoscope，PTCS） 经皮经肝胆道镜是指先经非手术方法行经皮肝胆管穿刺后置入胆道引流管(PTCD)，然后经数次窦道扩张术，待窦道扩张至可通过纤维胆道镜时，再行纤维胆道镜检查与治疗。

（4）经皮经肝胆囊镜（percutaneous transhepatic cholecystoscope，PTCS） 经皮经肝胆囊镜是指在B超引导下于胆囊长轴方向最大面积处行经皮经肝胆囊穿刺引流术(PTCCD)，然后扩张窦道置镜。经皮经肝胆囊镜是不需要行外科手术，胆道镜即可直接进入胆囊内进行检查、治疗，完全避免了外科手术的痛苦。此法适用于无胆道引流管的患者，特别是反复发作急性胆囊炎的老年、高危胆囊结石患者，此法对解除胆囊梗阻，缓解临床症状起到了积极作用。

（5）经口胆道镜（peroral choledochoscope） 此种方法系指EST术后，胆道镜经口或经子母镜进入胆道。

10.1.3 新型胆道镜

（1）微型内镜 微型内镜是一种做胆管和胰管检查的、可弯曲的、有2种不同硬度的微型内镜(poly diagnost ERCP)。弯曲度更大的远端部分的外径为2.3 mm(7F)。长300 mm，余下1 500 mm的镜子，直径为2.7 mm(8F)，到把手的总工作长度为1 800 mm。把手上有一个滑行控制器，它可使镜子的尖端在一个平面上弯曲90°角。另外，把手上有Luer-lock装置，它可提供2个通道：内径1.2 mm(3.6F)的工作通道和0.4 mm(1.2F)的冲洗通道。图像传输的纤维束由3 000 quartz纤维(30 000像素)组成。光学系统的视角为70°。

ERCP的操作：胆管或胰管可能有病变的患者，可用poly diagnost ERCP镜做ERCP。所有病例都用标准内镜先做常规检查(如Olympus JF IT 20，Olympus Optical Co，汉堡，德国)。它们都带工作道，直径分别为3.2 mm和3.8 mm，是子镜的载体(母镜)。做了ERCP后，可通过Vater壶腹向有问题的管道插管。如失败，则用球囊扩张(Pauldrach，Garbsen，德国)；如仍失败，可沿导管方向做乳头切开，以使子镜通过。通过冲洗管道冲生理盐水，以保证视野清晰。有报道18例接受了21次poly diagnost ERCP检查，10次胰管检查中的8次及11次胆管检查全部获得成功。11例中，10例胆管有充

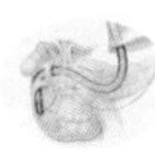

盈缺损，其中 6 例为结石，均做了乳头切开术并取石。有 1 例在直视下做了液电碎石。11 例中有 7 例可将内镜插入肝内胆管分支。其中 4 例受阻(3 例系结石，1 例系肿瘤)。2 例术后有轻度胰腺炎(上腹痛，淀粉酶升高，白细胞计数升高)，无严重并发症发生。

poly diagnost ERCP 检查在胆道外科疾病中的意义体现在以下几个方面：①明确诊断肝外和肝内胆管癌变；②探查肝胆管狭窄的原因；③胆总管结石通过机械、激光和液电的碎石后取除；④治疗胆道蛔虫、胆道异物的取除。

(2) Spy Glass 系统　内镜逆行胰胆管造影(ERCP)及超声、CT、磁共振胆管胰腺造影术(MRCP)等影像学技术、经口十二指肠子母镜、电子子镜技术等，也因各种各样的原因，均未能使胰胆管疾病的定性诊断获得实质性的进展。胰胆管活检和病理诊断是消化内镜最后的“盲区”。应用新型经口胰胆管内镜 Spy Glass 系统进行胰胆管检查、活检，使影像学或临床怀疑胰胆管的患者能接受病理检查，获得定性诊断，从而使治疗能做到有的放矢，以获得更准确或更好的治疗效果(图 10－1)。研究显示，在接受 Spy Glass 系统进行胰胆管检查的病例中，约 80%的病例修正了最初的影像诊断和治疗计划。

Spy Glass 系统主要由光源成像系统和操作传送导管两部分组成。操作传送导管外径为 10F，有 4 个孔道，分别是光纤孔道(0.9 mm)、活检孔道(工作孔道，1.2 mm)、导丝和冲水孔道(均为 0.6 mm)。Spy Glass 系统的重要功能是可以活检，活检钳可以较为自由地进出活检孔道。活检孔道也可用于特殊治疗，如激光纤维可通过活检孔道进入胆管进行激光碎石及肿瘤激光或光动力治疗等。

操作传送导管另一个特殊的设计和功能是有两个旋钮，可以上、下、左、右 4 个方向调节子镜头端在胆管内的方向，利于全方位(4 个象限)观察和寻找病变，引导活检。研究显示，若是一个旋钮的子镜可调节两个方向，可观察到 4 个象限的概率为 56%，而双旋钮的 Spy Glass 系统可 100%地观察到所有 4 个象

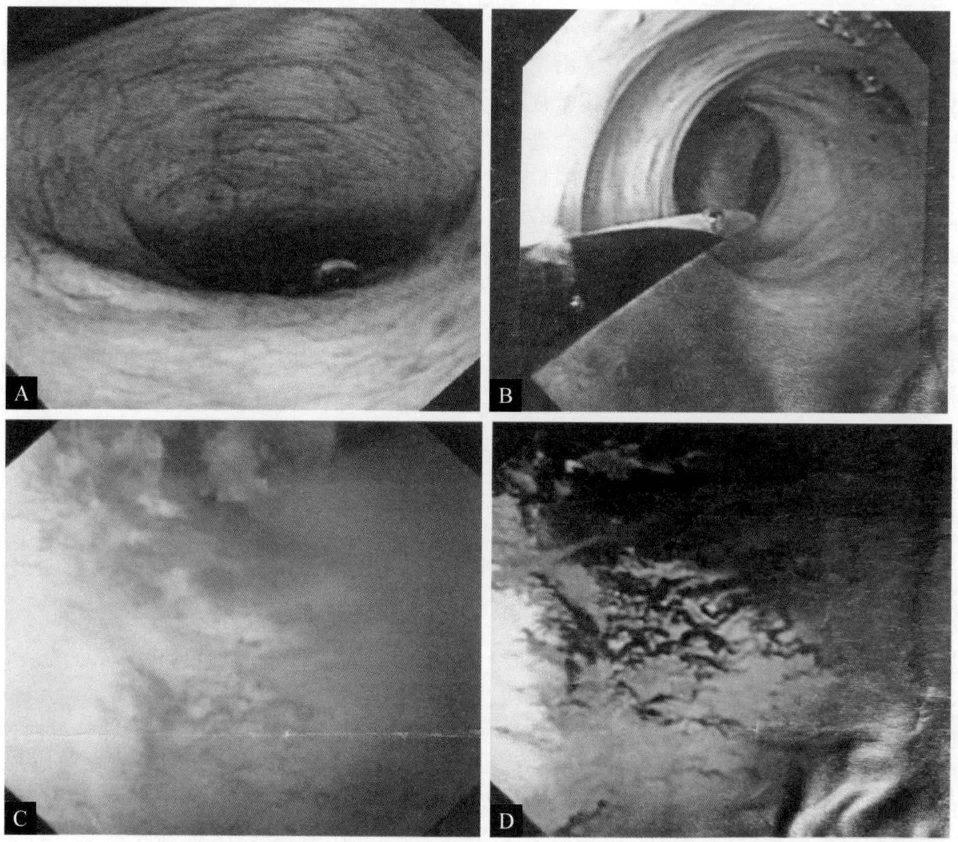

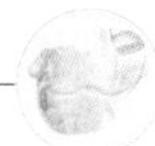

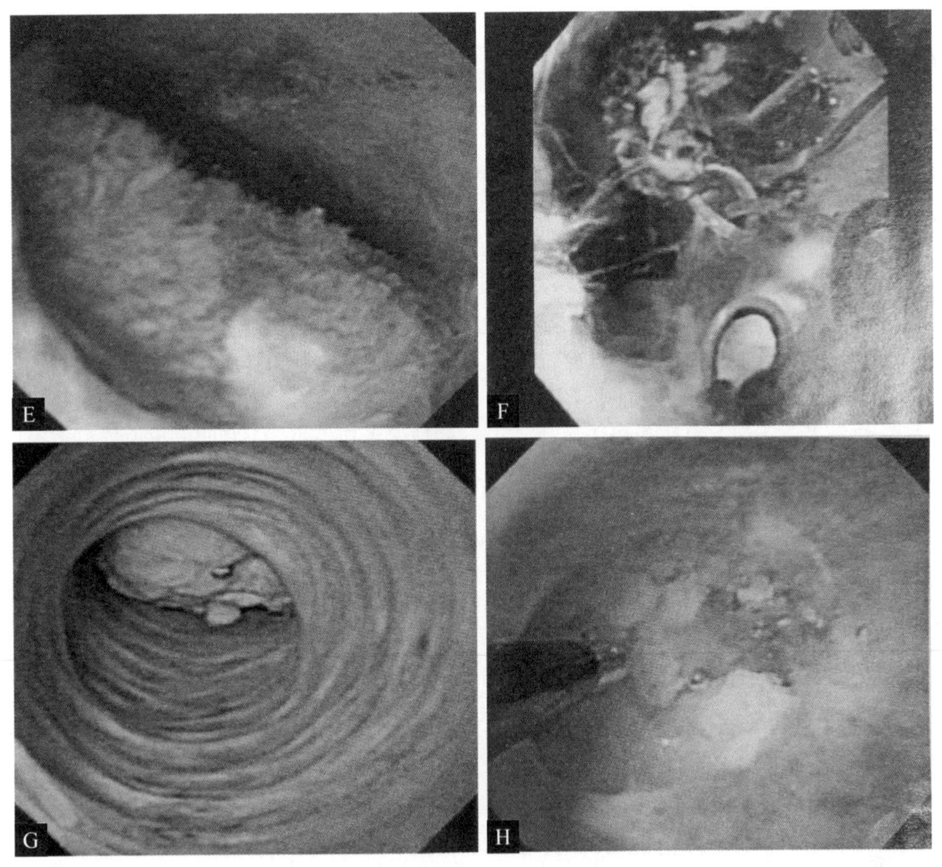

图 10－1　Spy Glass 系统在应用中所见的几种图像

A－胆道镜下所见正常左肝管，管腔明显，黏膜血管正常　B－扭曲胰管的腔内图像，在图像右上角可见扩张的胰管侧支，导丝置入引导胆道镜进入更深的部位　C－白光胆道镜下所见恶性胆管狭窄部位的新生血管　D－C 图同一部位 NB1 胆道镜所见　E－胆道镜下见肿块突出于胆管腔　F－高清胆道镜下见胆道内金属夹、缝合材料及异物附近的结石　G－胆管内的胆固醇结石　H－胰管镜引导下梗阻性胰管结石的震波碎石，图像左下角可见碎石探头（引自 Gastrointest Endosc. 2014，79：936）

限，大大改善对病变的全方位观察、检查及活检效果。Spy Glass 系统在临床的应用，将胰胆管疾病的诊断向前推进了重要一步。

（3）一步法经鼻胆道镜　一步法经鼻胆道镜（TNC）是一种新兴的直接胆道镜技术，由于它提供一个单人操作的平台，图像又显著优于传统子镜的图像质量，且能实施进一步的治疗，是一种有吸引力的替代技术。这种超细内镜具有更大的工作孔道（2.0 mm），可以插入较大的活检钳，以及其他操作附件，如氩等离子体凝固术（APC）和激光碎石等。因一步法经鼻胆道镜采用超细内镜与导管内球囊相结合的技术来保持胆道通路，故不再要用以往常规进行的先行内镜逆行胆管造影术（ERC）来放置导丝。采用超细内镜经鼻插入，可以直接观察胆总管病变，并能对胆道病变进行镜下治疗。一步法经鼻胆道镜只需一名操作者，不需要十二指肠镜及额外的光源和处理器，从而简化了操作程序，缩短了操作时间，降低了费用，受到了人们的青睐。

德国美因兹大学（2011）学者进行了一项为期 13 个月的前瞻性观察性临床研究，评价了这种新技术的可行性。其纳入 25 例之前接受括约肌切开术的胆道疾病患者，主要观察终点是操作的成功率及并发症的发生率。在这 25 例患者中，有 18 例（72%）成功接受了一步法经鼻胆道镜检查，并发现了 3 例胆总管结石、4 例良性胆道狭窄、1 例导管内腺瘤和 3 例胆管癌；6 例患者进行了直视下钳取活检，7 例患者接受了进一步的治疗干预措施，包括 2 例氩等离子体凝固术（ABC），1 例激光碎石术，1 例支架置入术和 3 例取石术。除 1 例发生与操作相关的胆管炎外，没有其他并发症发生。

10.2 胆道镜的清洁、保养和消毒

内镜的消毒是关系到医疗安全的重要内容，内镜医师必须高度重视内镜消毒工作，严格按照卫生部《内镜清洗消毒技术操作规范》执行。内镜工作人员必须认真执行规范，正确掌握胆道镜的清洗和消毒工作。

(1) 胆道镜清洗消毒的基本设备　包括专用流动水清洗消毒槽、负压吸引器、超声清洗器、高压水枪、干燥设备、计时器、注射器、纱布、棉棍等。

(2) 胆道镜的消毒清洗剂　包括多酶洗液、75%消毒酒精、消毒剂等。

(3) 胆道镜的清洗原则　清洗原则为：①胆道镜使用结束后立即用湿纱布擦去外表污物，用注射器反复冲洗管道；②在流动水冲洗槽内彻底冲洗镜身，用纱布反复擦洗镜身及操作部；③用清洁毛刷彻底刷活检孔道；④用高压水枪反复冲洗管腔；⑤将管腔内的水分用吸引器吸干并将镜身擦干；⑥将取石网、活检钳冲洗管等附件用毛刷刷净，清洗后擦干进行超声清洗。

(4) 酶洗　①将擦干后的内镜置于酶洗槽中，并用酶洗液冲洗活检孔道；②将超声清洗后的附件用多酶洗液浸泡；③用高压水枪彻底清洗胆道镜管道；④将管道内水分吹干。

(5) 消毒　将酶洗后的胆道镜泡入2%戊二醇溶液中10 min。

(6) 冲洗　①将胆道镜从消毒槽中取出，用注射器将管道内消毒液吹净；②将胆道镜放入清水冲洗槽中用流动清水反复冲洗镜身及管腔，擦干后备用；③胆道镜必须按照有关规定定期进行消毒效果的监测，发现问题应及时纠正。

10.3 术后胆道镜

术后胆道镜(postoperative choledochoscope, POC)系指胆道外科手术后再经窦道插入纤维胆道镜进入胆道检查。其中最常见的为经T管窦道插入胆道镜。术后胆道镜较术前术中胆道镜应用更为普遍，其形式包括：T管窦道胆道镜、胆囊造瘘术后胆道镜、胆肠吻合术后经空肠盲襻胆道镜、肝内胆管造瘘术后胆道镜等。术后胆道镜检查应于手术后6周开始，过早进行胆道镜检查和治疗，易发生窦道穿孔。若需多次胆道镜治疗的病例每次应间隔5～7 d。

术后胆道镜检查、治疗，痛苦小、安全易行，不需麻醉。

10.3.1 术后胆道镜的适应证和禁忌证

(1) 适应证　①已知或可疑胆道残余结石；②T管造影可疑胆管占位性病变；③T管造影示肿瘤占位需病理活检；④T管造影提示胆道畸形；⑤T管造影提示胆道内异物；⑥胆道内出血；⑦需行选择性胆管造影者；⑧其他需胆道镜确诊者。

(2) 禁忌证　术后胆道镜无绝对禁忌证，但有下列情况者应慎重：①有明显出血或凝血时间异常者；②有明显心功能不全者；③不能配合者。

10.3.2 胆管、胆囊的正常图像

正常肝内胆管图像，可见胆管开口为圆形，黏膜光滑呈淡粉色，可清晰地看到胆管分支，胆管内可见新鲜胆汁，肝外胆管可见黏膜光滑色淡粉，其末端胆管可见随肠蠕动而运动，末端黏膜呈绒毛状，开口可见收缩和舒张运动。偶可见胆管末端左侧壁见有胰管开口。在肝总管处可见胆囊管的半月形开口。

胆囊黏膜呈绒毛状淡红色，囊腔较大，可见胆囊黏膜下的网状血管。在胆囊床一侧有时可见迷走胆管开口有胆汁溢出。胆囊颈部黏膜较光滑黏膜下网状血管明显，胆囊内胆囊管开口处开可见扁平状开口，有胆汁流入。较细之纤维胆道镜可沿胆囊管螺旋瓣(Heister瓣)进入。偶可进入胆总管。

10.3.3 胆道病变的镜下所见

(1) 胆管炎　镜下见胆管黏膜充血、水肿，重者可见黏膜糜烂，甚至发生溃疡，后者常伴有结石嵌顿。此时胆管管腔由于弹力纤维断裂致胆管塌陷。表现为管腔开口由圆形变为扁平口状或不规则状。管口可呈现病理扩张，也可变小狭窄。有时管腔内有较多脓液或团块状絮状物，有时可见有絮状物自管腔飘出，状如彗星，称之彗星征。

(2) 胆结石　胆道镜诊断胆结石由于直视下检查，故十分可靠，可排除由气泡、血块等所致的假阳性。有文献报道，术后T管造影的准确率仅为80%左右。不仅如此，纤维胆道镜还可以区分结石的大小、形状、颜色及和胆管的相对关系。

(3) 彗星征　临床上有时B超或T管造影均明确提示有肝内胆管结石，而纤维胆道镜检查该支胆管却无结石，然而此时却可见该支胆管内有黄白色

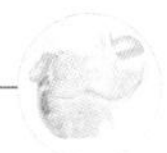

絮状物自胆管壁飘出，呈带状，头小尾大，状如彗星，若沿此“彗星”状物追寻，仔细探查“彗星”头部，将会发现极度狭窄的胆管开口，将此口扩开定能发现胆管结石，此彗星状物实为从狭窄开口之肝管飘出的絮状物。此现象由张宝善发现，并称之为彗星征(comet sign)，并将此现象总结为：“肝内胆管有彗星征必有结石，但不能逆反”。并由张宝善命名为彗星定律。彗星征定律的发现，对防止胆道镜检查时遗漏胆石具有重大的临床指导意义及理论和学术价值。

(4) 硬化性胆管炎　在胆道镜下可见胆管黏膜充血、水肿、黏膜下出血点，胆管管腔狭窄引流不畅，有黄白色絮状物或胆泥存在。经胆道镜活检可明确诊断。

(5) 胆道肿瘤　胆管肿瘤可分为良性、恶性两种。前者多为息肉或炎性息肉，后者多为乳头状腺癌。①息肉：息肉常位于胆囊内，镜下清晰可见多为黄白色分叶，呈珊瑚状。有时在 T 管放置胆总管处可见黏膜有息肉样隆起，多由于 T 管刺激胆管黏膜增生所致，拔除 T 管后即可自愈，不需处理。②胆管癌：胆管癌可位于肝内胆管，镜下见胆管有结节样肿物，质脆硬，轻触即易出血。病理活检即可明确诊断。

(6) 胆总管囊肿　胆总管囊肿为先天性疾病，表现为胆总管呈囊性扩张，胆总管末端失去正常的漏斗形而为扁平状，开口极小，常偏于一侧，同时常伴有肝门狭窄。

10.3.4　胆道镜取石的常见困难与手术技巧

(1) 胆管内巨大结石及嵌顿结石　胆管内结石的直径若＞2 cm 或嵌顿于胆管内，是胆道镜取石中的常见困难。前者即使取石网篮套住结石也难以从窦道中拉出体外；而后者取石网篮难以张开套住结石，即所谓“望石莫及”，甚而使取石失败。此时可用活检钳行结石开窗碎石术、结石横切挖沟碎石法或用等离子碎石器、液电碎石器、胆道镜碎石钻、激光碎石、微爆破碎石等方法将结石破碎，解除嵌顿，分别将碎石取出，如此常可获得满意效果。

(2) 胆管狭窄和胆管过度弯曲　此种情况也是胆道镜取石中的常见困难，个别病例处理起来十分棘手。有时狭窄为管状，开口狭窄如针孔，胆道镜无法进入该支胆管取石，甚而使取石失败。肝内胆管狭窄多为膜状，用活检钳和纤维胆镜镜前端直接扩张后即可解除狭窄，便于取石；如为管状狭窄，则可行胆道镜内瘘管球囊扩张治疗，常可成功。

(3) 肝内胆管过度弯曲　因纤维胆道镜弯曲度受限，难以到达该支胆管取石。此时可先用导丝导入该支胆管，然后胆道镜沿导丝滑入该支胆管再行直视下取石，大多可以成功。

(4) 肝内胆管盲端小结石　结石过大常是胆道镜取石中的困难，但结石过小且位于胆管盲端也是取石中的困难。一则易于漏网；二则也不易进网，无法套住结石。此时张开半网，通过取石网边冲洗至小结石浮起时套住结石，常可成功。

(5) 窦道十二指肠瘘　有时因 T 管压迫十二指肠壁而发生窦道十二指肠瘘，此时胆道镜经瘘口易进入十二指肠肠腔，而难以进入胆道。此时关键是寻找通向胆道的瘘口，在十二指肠腔内则找不到胆道瘘口，此时应将纤维胆道镜徐徐退出十二指肠肠腔，在肠腔外瘘口处仔细寻找，如见有胆汁外溢，定能找到通向胆管的窦道而进入胆管再施行胆道镜取石。

(6) 胆管狭窄的胆镜治疗　胆管狭窄的胆镜治疗在经皮经胆道内镜检查(PTCS)节已经详述，不再重复。然而术后胆道镜治疗胆管狭窄更为方便。部分胆道镜内瘘术放置内瘘导管的方向与 PTCS 正好相反，操作更加方便。

(7) 胆道晚期肿瘤　胆道肿瘤当应首选早期手术切除根治；但此处所指肿瘤多为胆管肿瘤术后未能切除或未能根治者。在留有胆管引流管的情况下，可行术后胆道镜治疗。也即可通过术后胆道镜而行激光烧灼肿瘤、肿瘤局部化疗和放疗。

(8) 胆道镜取蛔虫　蛔虫可以在胆道术后 T 型管未拔除之前钻入胆道，也可在术前钻入肝内胆管术中未能发现，或蛔虫死于胆道，呈腐烂状或节段状。此时纤维胆道镜取蛔虫易如反掌，很容易全部取净，可用取石网或活检钳来完成。

(9) 纤维胆道镜取异物　胆道内异物包括线头、腹腔镜钛夹、折断的取石网蓝、T 管残端等(若留于胆管易形成结石，然而胆道镜取异物十分容易，效果满意)。

10.3.5　术后胆道镜的并发症

胆道镜检查一般无严重并发症，至目前为止未见有胆道镜检查死亡病例的报道。常见的并发症如下。

(1) 发热　一般为低热，38℃以下，多为一过性，只要开放胆道引流，大多可自行消退。

(2) 窦道穿孔　多因操作粗暴，或取石时间过早，结石过大，拉出窦道时损伤胆道，预防方法为进镜时遵“循腔进镜”的原则，通过窦道，过大结石不易拉出体外，应使用其他办法碎石，切忌粗暴用力拉出结石。

(3) 胆道出血　肝内胆管常因胆石压迫而致黏膜糜烂、溃疡，部分患者伴有门脉高压症，故取石及使用碎石设备时均应准确、轻柔；反之，则有损伤胆管引起出血的危险。

(4) 腹泻　多因胆道镜取石时滴注生理盐水过多所致，一般每次取石盐水滴入量在 3 000 ml 以内为宜。

(5) 恶心呕吐　多系由于纤维胆道镜在进行胆管扩张或由于滴入盐水时引起胆管内压力过高所致，此时应拔出胆道镜即缓解。

(6) 取石网折断　国内已有取石网折断于胆道内的报道，此时应更换取石网，将断网取出。

10.4　术中胆道镜

术中胆道镜是指在开腹的状态下，在胆道手术的过程中运用胆道镜技术对胆道病变进行检查治疗，是外科手术与内镜技术的有机结合，它可以直视病变，正确运用此技术可以发现许多难以发现的胆道病变，甚至微小病变，可明显提高手术质量。

10.4.1　术中胆道镜的适应证与禁忌证

所有胆道手术，术中均应行胆道镜检查，对于胆总管探查的患者尤为重要。能耐受胆道手术者均可行胆道镜检查，无单独禁忌证。

10.4.2　术中胆道镜的操作要点与技巧

术中胆道镜按其入路不同可分为 3 类：经胆总管胆道镜、经胆囊管胆道镜、经空肠盲襻胆道镜。

(1) 经胆总管胆道镜　行胆总管探查术，纵向切开胆总管约 0.5 cm，纤维胆道镜自切开处进入胆道，此时先将胆道内胆汁、血液吸净，待视野清晰时再进行观察，一般先观察肝外胆管，然后再观察肝内胆管，依次观察右肝管各支，左肝管各支，注意胆道内有无结石、狭窄、肿瘤、蛔虫、炎症，有否胆管扩张、塌陷等，对于结石、蛔虫可用取石网取出，对于狭窄可利用胆道镜镜身或球囊进行扩张。在观察胆总管下端时，应注意胆总管下端有无结石、狭窄、肿瘤，特别是观察胆总管下端括约肌收缩情况，此时可适当扩张，部分患者纤维胆道镜可通过 Oddi 括约肌进入十二指肠，若无法通过，切忌使用暴力，此时可用取石网经胆道镜活检孔送入胆道，在胆道镜直视下将其通过 Oddi 括约肌，而后将胆道镜引导进入十二指肠，若仍无法通过则不必勉强。

(2) 经胆囊管胆道镜　少部分患者可通过胆囊管将胆道镜送入胆总管，但因胆囊管一般较细，加之胆囊管螺旋瓣的影响，一般不易进入，有时须在导丝引导下或在胆道镜头端套上透明帽后方可进入，若进行取石操作，较大结石则无法取出。

(3) 经空肠盲襻胆道镜　在行胆管空肠吻合术的患者，若结石复发，则可行手术将空肠盲襻切开，术中经空肠盲襻进入纤维胆道镜，由胆管空肠吻合口处进入胆道，进行胆道镜检查。

10.4.3　术中胆道镜常见问题的处理

(1) 胆管结石　术中胆道镜若发现胆道内少量散在结石可即刻取出，其取石方法见直视下胆管内取石术。对于胆总管下端、肝门部左右肝管开口处的结石应尽量取出，较多的嵌顿的复杂结石，因术中胆道镜污染，加之患者处于麻醉下，术中仅进行简单处理即可，待术后再行胆道镜取石。

(2) 胆道肿瘤　对于胆道肿瘤，胆道镜因其可直视胆道内部，故诊断率颇高；还可进行活体组织检查，取得病理资料。对于无法手术切除的病例可通过纤维胆道镜，直视下放置各种支架、引流管等。

(3) 胆道蛔虫　术中胆道镜发现的胆道蛔虫多为死蛔虫，使用取石网或活检钳较易取出，应取净蛔虫。

(4) 胆道狭窄　胆道狭窄可通过纤维胆道镜在直视下进行扩张，既可使用胆道镜的镜身扩张，也可以使用各种气囊进行扩张，因其是在直视下扩张，故位置精确，扩张效果好。

(5) 胆道出血　即便是在术中，对于胆道出血也难于判定其出血的部位，若使用胆道镜则可轻而易举地找到胆道出血的位置，且可通过纤维胆道镜进行胆道出血的治疗，如灌注止血药物，使用胆道镜镜身压迫止血，使用气囊压迫或其他治疗方法进行止血。

术中纤维胆道镜检查，解决了传统开腹手术中无法直视胆道内部的缺憾，但胆道镜术中有大量生理盐水和胆汁从胆总管造口处溢出，造成腹腔污染，且纤维胆道镜无依托，不易固定，患者又处于麻醉状态下，故行术中胆道镜不如行术后胆道镜方便。

（杨玉龙　张　诚）

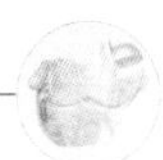

10.5 经皮经肝胆道镜

经皮经肝胆道镜（percutaneous transhepatic choledochoscope，PTCS）是指先经非手术方法行经皮经肝胆管穿刺后置入胆道引流管（PTCD），然后经数次窦道扩张术，待窦道扩张至可通过纤维胆道镜时（一般为 4～5 mm，16Fr），再行纤维胆道镜检查与治疗。此种技术乃是目前真正的非手术微创伤介入治疗方法，具有广阔的发展前景。具体操作步骤如下。

10.5.1 经皮经肝胆道镜的适应证与禁忌证

（1）适应证

1）梗阻性黄疸，经 PTC、B 超、ERCP、CT、核磁等影像学检查提示有肝内胆管扩张而无法确诊者。

2）胆管肿瘤未能确诊者。

3）肝内胆管结石者。

4）各种胆道狭窄伴肝内胆管扩张者。

5）胆肠吻合口狭窄者。

6）胆道畸形者。

（2）禁忌证　同 PTCD 的禁忌证。

10.5.2 经皮经肝胆道镜的操作要点与技巧

（1）先行 PTCD，应在数字减影血管造影（DSA）X 线透视下进行

1）PTCD 穿刺入路的选择：PTCD 穿刺点可分为前入路、右侧入路、后入路、后侧入路，常选用前入路或右侧入路。

2）前入路：穿刺点位于剑突下 2 cm 近右侧肋弓处，针尖方向向上向后与皮肤呈 60°夹角朝向左肝管方向进针。

3）右侧入路：穿刺点为右侧腋中线或腋前线与第 7～9 肋间交界处。

4）穿刺入路的选择：根据 PTCD 的原则，应选择病变侧进行穿刺即病变在哪侧就穿刺哪侧，以其腔道减压，减轻黄疸的目的。然而若从 PTCS 的角度选择穿刺部位，为避免在同侧肝胆管进入纤维胆道镜无法折返进入同侧胆管，原则上应进入对侧胆管穿刺，即右侧胆管病变选择前入路穿刺左肝管，左侧胆管病变应选择右侧入路穿刺右肝管。

5）穿刺方法：与 PTCD 穿刺法相同。

（2）PTCD 窦道扩张术　在施行 PTCD 2 周后即可开始行窦道扩张，在 X 线下进行。扩张时应先将导丝置入引流管内，后拔出引流管，将导丝留置于胆道内，后将扩张引流管沿导丝重新置入胆管内，在 X 线透视下调整好引流管位置拔出导丝。其后可每周扩张一次，经 2～3 次扩张，窦道即可达到放入 16～18Fr 引流管，即可进入纤维胆道镜进行治疗。

（3）经皮经肝胆道镜检查要点　经皮经肝胆道镜的胆道镜检查顺序与手术中、术后胆道镜不同，术中、术后胆道镜是由大胆管向小胆管方向进镜，而经皮经肝胆道镜是纤维胆道镜由皮肤与肝脏窦道进入同侧胆管，然后再由同侧胆管经肝门进入对侧胆管；反之亦然。故关键是要正确辨认肝门部胆管、肝总管、胆总管及 Oddi 括约肌开口处各部胆管的形态，进行纤维胆道镜检查时要参照 PTCD 时的 X 线片。

10.5.3 经皮经肝胆道镜的并发症

（1）胆道出血　系由于患者凝血功能异常，穿刺损伤肝内大血管所致，也可能在取石时由于结石较大，用暴力套取结石损伤血管所致。

（2）胆汁性腹膜炎　多因胆管穿刺或扩张窦道过早，引起窦道穿孔及引流管胆汁流入腹腔所致。

（3）发热　多为一过性，为胆汁引流不畅所致，故应保持引流管通畅。

（4）心血管意外　多因在检查时刺激迷走神经引起，特别是心功能不全的患者应格外注意。

10.5.4 经皮经肝胆道镜的临床意义

1）经皮经肝胆道镜可使患者免遭手术的痛苦，是真正的微创非手术疗法，是纤维胆道镜应用于临床近 30 年来开展的一项新的内镜技术。与术中、术后胆道镜相比，经皮经肝胆道镜是真正的非手术疗法，通过穿刺的方法，建立与胆道相通的瘘管，采用非手术的方法将纤维胆道镜插入胆道内进行治疗。由于它的微创与方便，必将更加广泛地应用于临床。

2）可以准确地诊断胆管内的病变。对于胆道的病变，有时经 B 超、CT、MRI、ERCP 等检查仍不能确定诊断，如肿瘤、息肉、炎症等，而经皮经肝胆道镜下经过纤维胆道镜能直接观察到病变，且能取到活体组织，从而进行病理诊断。此是其他技术不可比拟之处。

10.6 胆道镜下选择性胆管造影

传统的经 T 管胆道造影，是将造影剂经 T 形引流管直接注入胆道内，依压力与重力使造影剂弥散

充盈到各支胆管。在造影过程中虽可经体位变化，但往往使胆管显影不完全，造成遗漏病变。

选择性胆管造影（selective cholangiography）则克服了以上弊病，它是利用纤维胆道镜技术，在胆道镜直视下选择特定的胆管，将造影剂直接注入该胆管的造影方法。运用此种技术可以毫无遗漏地将所有胆管显影，特别是对于肝内胆管狭窄、充满型肝内胆管结石及胆道畸形、胆-肠吻合术后无法造影者具有独特的诊断意义。

10.6.1 选择性胆管造影的操作技巧

操作在 DSA 下进行，纤维胆道镜经胆道引流管瘘道进入肝内胆管，对于"彗星征"胆管、狭窄胆管或者可疑胆管，使用斑马导丝超选入该支胆管后行造影，在直视下插入气囊导管，气囊充气后堵住胆管，防止造影剂逆流，经注水孔注入造影剂，充分显影，如需要可将气囊导管超选至某一支肝内胆管再造影。造影完成后，如发现肝内胆管结石呈串珠状排列或堆积成团而同时没有明显的远端胆管扩张及近端胆管狭窄，即抽出造影剂，或用生理盐水冲洗，气囊抽空后退出。多可发现远端胆管扩张或者呈角畸形并可见结石伪影。此时，在导丝引导下植入胆道扩张球囊对狭窄胆管扩张[球囊压力为 8 个 atm(大气压)(1 atm＝101 kPa)，10 min]，最后网篮取石。对于巨大结石、嵌顿结石或者铸型结石取石前应行等离子碎石治疗。

10.6.2 选择性胆管造影的要点

1）注入造影剂时压力要适中，切勿压力过高造成术后发热。

2）术中应在 X 线透视下仔细辨认每一支胆管，以免遗漏。

3）术中应特别注意有无开口狭窄之胆管，应使用造影管仔细探查可疑之胆管开口处，并注入造影剂造影，防止漏诊。

4）造影结束后，使用纤维胆道镜用抗生素生理盐水将各支胆管内造影剂冲洗干净后重新安放引流管，并用无菌敷料固定，开放引流 24 h。

10.6.3 选择性胆管造影的并发症

（1）造影剂过敏　虽术前经碘过敏试验，但也偶有过敏者。

（2）术后发热　多因造影时注药压力过大逆行感染所致。

（3）心血管意外　多因患者心功能不全所致。

10.6.4 选择性胆管造影的临床意义

1）选择性胆管造影是近 20 年来开展的一项最新胆管影像学技术，它是将内镜技术与传统的 X 线造影技术完美地结合起来，赋予了直接胆管造影这一造影术以新的临床意义。它是迄今以来医生首次能够任意选择任何一支胆管进行造影，可以清晰地显示每一支胆管的微小病变，可以准确地诊断各种胆道疾病。原发性肝内胆管结石多采用患肝切除、剖开取石或者胆-肠吻合预防结石复发。总体上原发性肝内胆管结石，治疗困难，且术后结石残留、复发率较高，再次手术更为困难，已成为肝胆外科治疗的焦点。随着纤维胆道镜技术的进步，肝内胆管结石的治疗方式逐渐转变为微创地、分阶段地经 T 管瘘道纤维胆道镜取石治疗。但在术后取石过程中常常发现结石多合并胆管狭窄，而且正是胆管狭窄造成术中胆道镜无法进入上级胆管，造成取石困难，甚至无法发现结石，更有甚者连胆管入口都不能发现。曾有 1 例患者在结石收尾阶段行 4 次胆道镜仍未发现其肝右后叶胆管口及结石。腹部 CT、超声等检查虽然能确定结石大致部位，但是尚不能精确定位于某支胆管并指导胆道镜取石。T 管造影时，压力低则肝内胆管树无法充分显影，加压后由于胆道下段通畅致肝外胆道显影而造影剂仍未进入肝内胆管。尤其是结石嵌顿于某一支肝内胆管、胆管狭窄时，即便加压也无法注入造影剂。斑马导丝直径较细，胆道镜直视下将导丝插入可疑胆管更为顺利(图 10-2A、B)，并且在狭窄胆管的"门口"进行造影，也避免了盲目的造影，而且能直接反映出该胆管是否存在病变。造影时可将胆道镜逐渐退至肝门部，使肝内胆树显影更加完全、直观。

2）选择性胆管造影，可以清晰地显示常规胆道造影所无法显示的胆管病变与开口严重狭窄的胆管，对于胆道畸形也有确诊意义。选择性造影发现了 T 管造影所未发现的结石，这在很大程度上与造影剂无法进入狭窄胆管有关。为提高诊断率，术前应仔细分析 T 管造影及腹部 CT、磁共振胆管造影(MRCP)等检查结果，术前初步将肝内结石定位，术中胆道镜应在重点部位仔细检查每一可疑胆管，有些胆管可直接进入取石网篮，见碎石渣或者套住结石者即可确定结石部位。对于不能通过取石网篮者，当发现"彗星征"也多为结石所在，当然有的狭窄胆管十分隐蔽，特别容易忽略的是尾状叶、右后叶肝

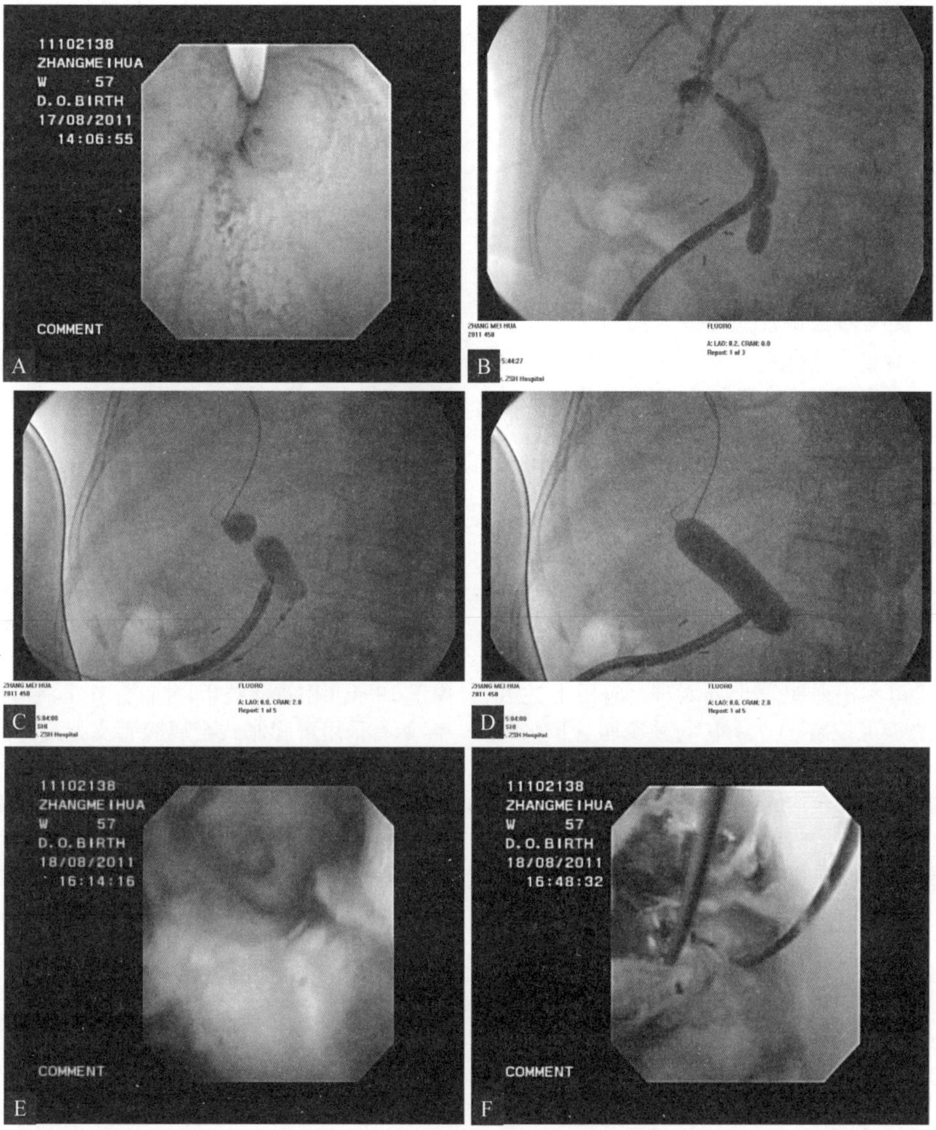

图 10－2　胆道镜下选择性胆管造影

A－导丝超选胆管　B－超选胆管造影　C－球囊扩张胆管　D－球囊扩张胆管后　E－球囊扩张胆管后所见　F－扩张胆管后取石

内胆管，狭窄口直径多为数毫米，往往容易忽略，对于这样的胆管，可在该胆管门口将导丝植入，随后导入内镜下逆行性胆管(ERCP)造影管，然后再行造影(图 10－2A、B)。此时若发现远端胆管扩张，胆管口狭窄并出现结石伪影，将胆管扩张球囊植入狭窄胆管行扩张治疗(图 10－2C～E)，随后行胆道镜直视下取石治疗(图 10－2F)。为避免盲目造影，术前应仔细分析腹部影像学检查，对于术中仍无法成功超选者，可将胆道镜由某支胆管逐渐退至肝门部胆管并持续造影观察多可防止胆管的遗漏。

3) 对于胆肠吻合术后残余结石胆道镜取石术后的患者，这是非创伤胆道镜造影的唯一方法。

对于如何能提高超选择性胆管造影的成功率，我们多年的临床经验总结如下：①超选择性胆管造影的前提是纤维胆道镜寻找到狭窄的、可疑的胆管口。这要求操作者有娴熟的纤胆镜技术和立体定位思维。明确所进入的胆管为几级胆管，是肝内的哪一叶、哪一段的胆管。②对存在胆石的胆管开口特征有足够的认识，如胆管黏膜充血、管口形状不规则及"彗星征"等；对各种狭窄的特点有清醒的判断，如膜状狭窄、管状狭窄、绝对狭窄、相对狭窄等。③充分利用腹部影像学结果，特别是腹部CT检查对超选胆管纤胆镜寻找结石位置也有重要的指导意义。纤维胆道镜下选择性胆管造影须由经验丰富的胆道内镜医师操作。导丝超选胆管时勿暴力进行，以防止导丝穿破肝脏导致医源性胆瘘或者胆道出血。另外，助手的配合也十分重要，尤其是在球囊扩张胆管过程中，在球囊内注水速度要缓慢，避免压力突然升高，造成胆管撕裂或者球囊破裂。有时直接将造影剂注入球囊，可在透视下动态观察球囊扩张程度使得胆道造影更加直观。而在球囊扩张后，球囊压力应缓慢释放，发现活动性出血立即恢复压力进行压迫止血，胆道压力的改变可激活凝血系统。此时，切记不可将胆道镜退出该胆管，同时注入止血药物。因为一旦将胆道镜撤出，由于出血导致术野消失，再次将胆道镜植入出血胆管十分困难。应用上述方法，胆道出血多可控制。④另外，行狭窄胆管扩张时由于胆道压力升高，患者可能出现难以忍受的腹痛、恶心等不适症状，建议应在基础麻醉下进行。

胆道镜直视下选择性胆管造影指导胆道镜取石不失为一种治疗复杂肝内胆管结石的有效方法，值得广大胆道外科医师学习和应用。

10.7 十二指肠镜

10.7.1 十二指肠镜概述

1968年，美国乔治·华盛顿大学的McCune等组装了一种内镜下胰胆管插入器械：在Eder式纤维十二指肠镜上装上一根导管，对Vater乳头直视下进行插管。此属首次报道，但成功率仅有25%。1970年，日本Oi和Kasugai又相继做了进一步探索，使这一技术臻于完美，并在世界范围内广泛应用于临床。1978年，陈敏章及王仪生等在国内首次报道应用十二指肠镜，使我国ERCP诊疗技术逐步普及，成功率也渐提高。在诊断性ERCP进一步完善和提高的同时，各种治疗性ERCP的技术也相继问世。1970年，德国Soehendra设计塑料胆管支架，首次报道采用内镜下胆管内引流术（endoscopic retrograde biliary drainage, ERBD）治疗胆管梗阻。1973和1974年分别由Kawai、Classen及相马等报道了内镜下十二指肠乳头括约肌切开术（endoscopic sphincterotomy, EST）治疗胆总管残留结石和复发结石。1975年，川井和永井等首先试行经十二指肠镜行鼻胆管引流成功。1976年，有经内镜十二指肠镜套取胆道蛔虫的成功案例。1977年，Web和Classen采用鼻胆管引流术（endoscopic nasobiliary drainage, ENBD）治疗急性化脓性胆管炎。1983年，国内于中麟、鲁焕章教授首先开展此项技术。在积极开展治疗性ERCP的治疗胆道疾病的同时，20世纪80年代初，相继开展了胰腺疾病的治疗。1982年，Seigel报道了胰胆管狭窄的经十二指肠镜下水囊胆管扩张术。1983年，Stantiz首创用对于乳头括约肌损伤小的有望替代部分EST的经内镜十二指肠乳头气囊扩张术（endoscopic papillary balloon dilation, EPBD），同年Seigel等率先应用塑料支架治疗胰管梗阻性疾病。1985年，Carrasco等率先将原用于血管内的可膨胀式金属支架应用于胆管狭窄的治疗。1989年，始在世界范围内广泛用于胆管恶性梗阻的减黄治疗。国内于1994年引进此技术，并首先在上海应用。1994年，始有采用可膨胀式金属胆管支架治疗胰头癌所致的胆管梗阻的报道，我们于2013年使用全覆膜自膨式可回收金属支架用于治疗胆管的良、恶性梗阻。急性胰腺炎过去被认为是ERCP手术治疗的禁忌证，目前采取内镜下胰管内引流术（endoscopic retrograde pancreatodrainage, ERBD）及内镜下鼻胰管引流术（endoscopic nasopancreatic drainage, ENPD）治疗急性胰腺炎。

ERCP不断发展的同时，其相关的诊断技术也相继问世。1971年开展了纯胰液的收集及相应的分子生物学检查，大大地提高了胰腺疾病的鉴别诊断正确率。1975年开展了胆管、胰管细胞刷检，提高了胰胆疾病的诊断率。近年，随着腔内超声技术的发展，相继开展了胰胆管内的腔内超声检查（intraduct ultrasonography, IDUS），通过对内镜在最接近病变的部位进行超声检查，显示十二指肠及胆胰管的层次结构，不仅显示病变所在部位的结构破坏，还可以显示有无浸润、浸润深度及周边淋巴结的情况。这些技术弥补了ERCP仅能观察管腔形态，不能观察壁内或实质内病变的缺陷。相信，随着医学科学技术的发展，ERCP还会进一步发展，更加完善。

10.7.2 十二指肠镜逆行胰胆管造影术

十二指肠镜逆行胰胆管造影术（endoscopic

retrograde cholangiopancreatography, ERCP)是指十二指肠镜进入十二指肠降段,找到十二指肠乳头,经内镜孔道插入造影导管,并进入乳头开口部、胆管或胰管内,注入造影剂,做X线胆管、胰管造影。如果胆管、胰管同时显影或先后显影,则称之为ERCP;如果仅有胰管显影,则称之为内镜下逆行性胰管造影(endoscopic retrograde pancreatography, ERP);如果仅有胆管显影,则称之为内镜下逆行性胆管造影(endoscopic retrograde cholangiography, ERC)。

ERCP是胆胰疾病诊治的重要技术,迄今已有40余年历史。从2006～2012年我国开展ERCP的医院由470家增至1 156家,ERCP年操作量有63 787例次增长至195 643例次,其中95%以上为治疗性ERCP。主要适应证为胆总管结石(66%)、恶性胆管梗阻(18%)、慢性胰腺炎(5%)和其他(11%)。2012年我国报道的ERCP术后不良事件包括ERCP术后胰腺炎8 471例(4.33%),出血1 016例(0.52%),穿孔352例(0.18%),胆管炎1 285例(0.66%)。

10.7.2.1 十二指肠镜的适应证和禁忌证

(1) 适应证 一般认为怀疑有肝胆胰系统疾病均为其适应证,主要是:①疑有胆管结石、肿瘤、炎症、寄生虫、异物者;②原因不明的梗阻性黄疸;③胆囊切除后或胆管术后症状复发者;④疑有十二指肠乳头炎、十二指肠乳头旁憩室或肿瘤者;⑤疑有肝内外胆管囊肿等先天畸形者;⑥疑有胆胰合流异常者;⑦疑有胰管结石、胰腺肿瘤、慢性胰腺炎或复发性胰腺炎缓解期;⑧原因不明的胰管扩张者;⑨外伤或上腹部术后疑有胆管或胰管损伤者;⑩需收集胆汁、胰液或行Oddi括约肌测压者;⑪需内镜治疗的胆胰疾病;⑫原因不明的上腹部疼痛而怀疑胆胰疾病者;⑬某些肝脏疾病。

(2) 禁忌证 ①有心肺功能不全等其他内镜检查禁忌者;②有上消化道狭窄或梗阻,内镜不能进入十二指肠降段者。

对于急性胆源性胰腺炎、急性非结石性胰腺炎、胰腺囊肿等以往被认为是ERCP禁忌证,近年来由于十二指肠镜内外引流技术的开展,广泛用于紧急胆道减压、引流和去除胆石梗阻,从而减少了胆管炎及胰腺坏死的发生,大大降低了并发症的发生率和病死率,尤其适合于合并心肺功能障碍而不适合开腹手术的高龄患者,但是在内镜介入治疗的时机、手术方式选择上仍存在争议。

10.7.2.2 十二指肠镜的操作技巧与要点

(1) 寻找乳头及辨认乳头开口 内镜到达十二指肠降部,并经过标准的缩短镜身操作后,可在十二指肠降部沿纵行襞走向寻找到乳头,典型乳头结构包括系带、隆起部和缠头皱襞(图10-3)。一些患者乳头解剖位置异常,乳头可移近至十二指肠球部顶端,或者远至于十二指肠水平部甚至升部。副乳头通畅位于主乳头的右上方,相距约20 mm,多无缠头皱襞。

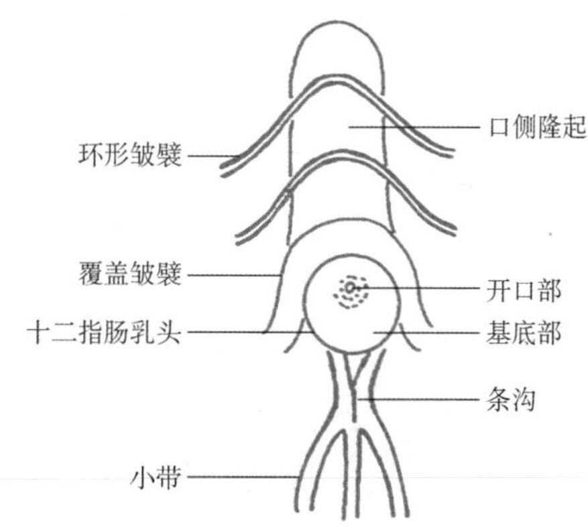

图10-3 十二指肠乳头的基本结构

寻找到乳头后还需辨清其开口类型。①绒毛型:多见,占52%,乳头隆起的中心或系带起始部可见稍红润的晕区,中心处绒毛较细,范围2～3 mm,插管易成功;②颗粒型:占15%,晕圈小,绒毛少,开口窄,中心有时可见米粒样息肉脱垂;③裂口型:占13%,开口呈纵行线状,常有较粗的系带,无明显晕圈及绒毛;④纵口型:占11%;⑤单孔型:少见,占3%,开口呈小孔状,硬而固定(图10-4)。

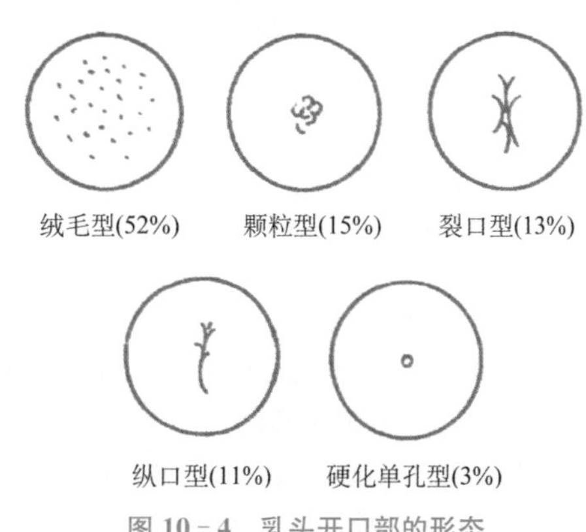

图10-4 乳头开口部的形态

(2) 插管 在插管和注射造影剂之前,常规摄取右上腹平片,观察十二指肠镜与脊柱的位置关系。乳头插管最好位于平面中心位置,借助内镜头端的弯曲功能、旋转镜身、使用抬钳器、推进或回拉镜，调节造影导管接近乳头。

胆管插管多从乳头下方插入或用导管挑起乳头，向 11～12 点方向插管。胰管插管多垂直十二指肠壁或向 1～2 点方向插管。

如果插管困难，可用导丝引导插管，也可选择弓形双腔乳头切开刀，通过调节钢丝的张力改变导管头的方向，并可上抬乳头切开刀，使导管头端顺应胆管轴的方向，有利于插管。操作过程中，时常注射少量造影剂，判断插管是否成功。

ERCP 是一项对技术要求较高的内镜操作。在临床上常因胃肠手术后解剖结构异常、十二指肠乳头周围憩室、壶腹癌浸润和胰胆管高度狭窄等各种原因而导致乳头插管困难。既往这种情况只能通过 PTCD 来进行补救治疗。美国学者（2012）报道，ERCP 失败者可在超声内镜下顺行胰胆管造影（endoscopic anterograde cholangio pancreatography，EACP），若能将导丝经胆管或胰管通过乳头，则可进行"会合式"ERCP 治疗（图 10－5）。

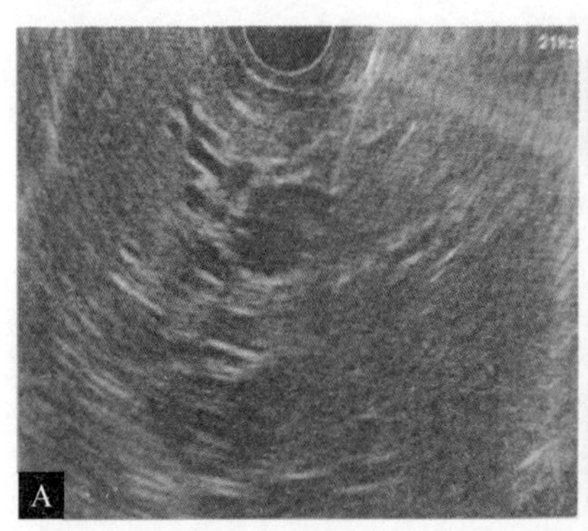

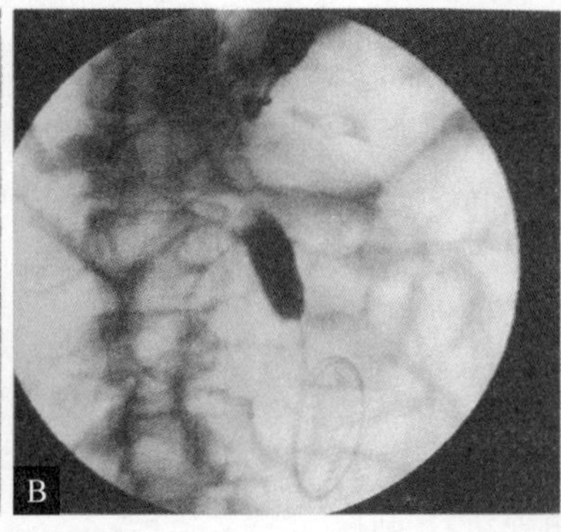

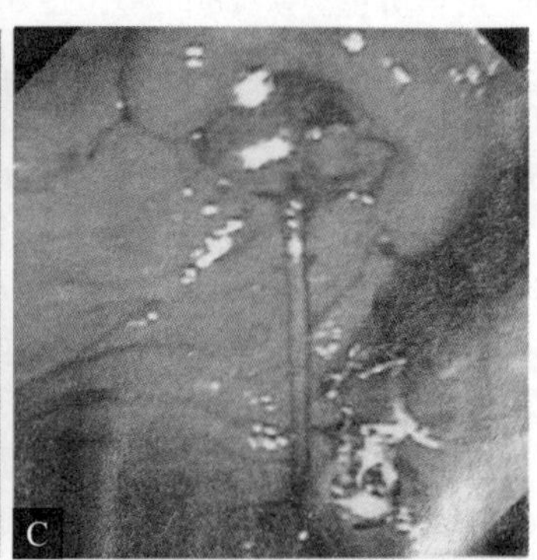

图 10－5　恶性胆道梗阻

1 例恶性胆道梗阻患者在 ERCP 失败后，接受了 EUS 引导下 EACP 的"会合式"ERCP 治疗（张澍田，2012）。A－EUS 引导下经胃穿刺扩张的肝内胆管　B－在 X 线下，穿刺针内置入 1 根导丝，导丝经胆管狭窄部到达十二指肠　C－在十二指肠镜下，采用活检钳抓取导丝，进行"会合式"ERCP 操作

（3）造影　插管成功后，先回抽胆汁或胰液，降低胆管或胰管内压力，同时排空造影导管内空气，再进行造影。胆道造影时，造影剂浓度高，管道显影好，但是易遮盖结石、病灶而成假阴性；浓度过低，透视下管道显示不清。为了减轻造影剂对胰腺及胆管的损伤，可选用非离子型造影剂，如碘普胺（优维显）、碘海醇。推注速度以 0.2～0.6 ml/s 为宜。造影剂注入量视造影目的而定，胰管造影时，1 ml 显胰管，2 ml 显一级分支，3 ml 显 2、3 级分支，4 ml 显胰腺实质，通常情况下 2～3 ml 即可；胆总管及肝管显影需 10～20 ml，根据胆囊大小及肝内外胆管扩张程度可用 20～80 ml，个别巨大胆管囊肿可用达 120～200 ml，胆管造影的原则是肝内 3 级胆管显影即可。造影过程中如果压力过大、量过多，引起胰腺腺泡及毛细胆管显影，术后发生急性胰腺炎及急性胆管炎的概率高。

疑有胆总管结石，注射造影剂前摄 X 片，因为一些小结石呈"半月征"，注射造影剂后可能会屏蔽这些小结石。术中可以改变体位或旋转 X 线机器排除一些干扰，如肠气、骨结构、遮盖物。倾斜检查台可利用重力作用，使造影剂充盈肝内胆管或胆总管末端，其中头低脚高位可使肝内胆管显示清楚，仰卧位可充盈右侧肝内胆管，头高脚低位则能更好地显示胆总管下端及胆囊，判断乳头引流和胆管的排空状态。

胰管在无梗阻的情况下，胰管内造影剂通常 1～2 min 排空，因此在胰管尾部充盈后应立即摄片，造影剂在胆管内滞留时间比在胰管内长，如果胆管内造影剂在术后 45 min 仍未排空，则提示引流不畅，应疑有乳头功能障碍或乳头切开不够。

10.7.2.3　十二指肠镜的术后处理

ERCP 是指通过人体自然腔道进镜头下直视观察和造影检查，除了给患者带来咽喉部等局部不适外，也可能因器械造成胃肠穿孔、出血，以及灌注造影剂引起的胆管炎、胰腺炎、胆囊炎，如治疗不及时，可危及患者生命，因此在行 ERCP 术后需注意以下方面。

1）预防性应用革兰阴性杆菌敏感的广谱抗生素。术后第 2 d 晨查血常规，血象无升高者，抗生素

使用2 d；血象升高者，根据血象升高程度及体征，调整抗生素档次、剂量、疗程，检测血常规变化，必要时行血液培养及药敏实验，选择敏感性抗生素，直至恢复正常位置。

2）常规应用抑酸、解痉药物。术中如胰管显影或有 ERCP 术后胰腺炎高危人群，预防性应用抑制胰酶活性及抑制胰液分泌的药物。

3）严格禁食。术后 3 h、12 h 查血清淀粉酶，如超过正常值且伴有腹痛、发热、血象升高者，应以急性胰腺炎处理，严格禁食、补液、解痉、止痛、胃肠减压等，个别发展为重症胰腺炎，应急诊手术或采取 ERCP 行胰管括约肌切开及胰液引流减压治疗。

4）注意有无寒战、发热、腹痛、黄疸等情况。

10.7.2.4 十二指肠镜并发症的预防和治疗

ERCP 检查是比较安全而具有价值的胆胰疾病的检查方法，但是如有操作不慎也可发生一些并发症，有些并发症甚至能危及生命。Bilbao 统计 10 000 例 ERCP 检查结果，并发症发生率为 4%，病死率为 0.2%。上海协作组统计 1 674 例 ERCP，并发症发生率为 1.19%，病死率为 0.18%。ERCP 术后常见的并发症是注射造影剂后引起的急性胰腺炎、急性胆管炎、胃肠穿孔等，这些并发症轻则延长住院时间，重则导致严重损害甚至危及生命。

（1）急性胰腺炎　多因造影剂注入过快、量过大，引起胰管过度充盈，造影剂或气泡进入胰腺实质，引起胰管或腺泡的急性型损伤，反复插管还能引起乳头括约肌水肿，导致胰液排泄不畅，引起胰管内高压。内镜附件，如导丝、造影导管或扩张器等引起胰管损伤或将肠管内细菌带入胰管内。对于急性胰腺炎的预防和处理措施主要包括以下方面：①选择非离子型造影剂，如碘普胺（优维显）、碘海醇；②术中要尽量减少造影剂过度充盈，避免胰管反复插管时将气泡或造影剂注入胰腺，一般 2～3 ml 造影剂以 0.2～0.6 ml/s 速速缓慢推注，全胰管系统即可显影；③胰管造影后 10 min，造影剂排泄不净，可将胰管括约肌切开或植入胰管外引流管引流；④术后常规应用抑酸、解痉药物及抗生素，如胰管显影或有 ERCP 术后胰腺炎高危人群，预防应用抑制胰酶活性及抑制胰液分泌的药物；⑤术后 3 h、12 h 查血清淀粉酶，如超过正常值且伴有腹痛、发热、血象升高者，应以急性胰腺炎处理，严格禁食、补液、解痉、止痛、胃肠减压等。个别发展为重症胰腺炎，应急诊手术或采取 ERCP 行胰管括约肌切开及胰液引流减压治疗。对于血淀粉酶明显升高而无体征者，可不予处理。

（2）急性胆管炎　内镜附件，如导丝、造影导管或扩张器等引起乳头水肿或将肠管内细菌带入胆管内，造影剂注入过快、量过大，引起胆管内高压，导致毛细胆管破裂，胆汁、细菌等可经毛细胆管进入肝窦内。对于急性胆管炎的预防和处理措施主要包括以下方面：①急性胆管炎发作期，应做鼻胆管引流，胆道压力降低后再行胆管造影；②胆道造影推注造影剂时，速度要慢而均匀，3 级胆管显影后即停止造影，胆管直径约细，速度要越慢；③十二指肠乳头狭窄或伴有急慢性乳头炎时，可同时行 EST 治疗；④预防应用革兰阴性杆菌敏感的广谱抗生素，术后第 2 d 晨查血常规，血象无升高者，抗生素使用 2 d；血象升高者，根据血象升高程度及体征，调整抗生素档次、剂量、疗程，检测血常规变化，必要时行血液培养及药敏实验，选择敏感性抗生素，直至恢复正常位置。术后留置鼻胆管者可选择稀释庆大霉素或敏感性抗生素行鼻胆管冲洗，用于控制 ERCP 术后急性胆管炎疗效显著。

（3）胃肠穿孔　诊断性 ERCP 很少发生胃肠穿孔，往往因内镜操作不慎所致，其后果严重，有腹膜刺激征者往往需外科手术处理，仅有后腹膜气体者，可采取内科保守治疗。对于胃肠穿孔的预防和处理措施主要包括以下方面：①操作者应在学习胃镜的基础上进行 ERCP 模拟训练，尤其是注意过幽门及插管方位调整的练习，达到稳、准、轻、柔；②进境时注意手感无阻力、寻腔进境、胃腔少进气，避免暴力操作。

（4）呼吸抑制及低氧血症　ERCP 术中出现呼吸抑制及低氧血症主要是剂量太大或呼吸道不畅，其预防和处理措施主要包括以下几方面：①对于高龄、黄疸及肝功能较差者，术中镇静药物需减量；②通气功能不足者，给予吸氧；③清除胃内潴留液，减少误吸的发生。

（5）恶心、呕吐　部分患者咽喉部反应较重，十二指肠镜进入及操作过程中及术后出现难以耐受的恶心及呕吐症状，其预防和处理措施主要包括以下几方面：①延长咽喉部黏膜麻醉药物在咽喉的停留时间；②增加镇静药物剂量；③术后如出现恶心及呕吐症状，给予对症处理即可。

（6）其他　可见药物不良反应及造影剂过敏反应；迷走反射诱发心律失常，甚至是心搏骤停；急性梗阻性化脓性胆囊炎（AOSC）者出现感染性休克，予以补充血容量、抗休克、抗感染治疗。

10.7.3 Oddi括约肌切开术

内镜下乳头括约肌切开术(endoscopic sphincterotomy, EST)是在诊断性ERCP基础上发展起来的一种内镜下介入治疗方法,是指十二指肠镜经口插入至十二指肠乳头,用特制的高频电刀将乳头括约肌切开。自1973年开展EST以来,在此基础上发明了多种附加治疗措施,这些措施技术简单、适应证广、并发症少、病死率低、患者痛苦小及恢复快,甚至优于外科剖腹手术,在世界范围内得到普及,被广泛应用于胆管末端良性狭窄、胆总管结石、急性胆源性胰腺炎等乳头括约肌功能障碍或协助管内胆胰疾病的治疗中。

10.7.3.1 Oddi括约肌切开术的适应证和禁忌证

(1) 适应证 ①胆总管结石;②乳头括约肌良性狭窄;③壶腹周围肿瘤;④胆胰合流异常;⑤急性梗阻性化脓性胆管炎,急性胆源性胰腺炎;⑥胆道蛔虫,胆道异物;⑦胆漏,特别是术后胆漏、T管拔除后胆漏;⑧胆肠吻合术后胆管盲端综合征;⑨Oddi括约肌功能障碍;⑩十二指肠乳头旁憩室。

(2) 禁忌证 ①不能签署手术同意书者;②全身状况差,不配合或不稳定者;③有严重凝血功能障碍及出血性疾病者;④近期行胆肠吻合术者;⑤食管、幽门及十二指肠球部狭窄,十二指肠镜无法通过者;⑥肝内外胆管狭窄未解除者。

造影剂过敏不是EST的禁忌证,但是需预防,静脉应用糖皮质激素;肝硬化使用阿司匹林或其他非类固醇消炎药物也不是重要的出血风险因子,但是抗血小板药物,如氢氯吡格雷、氯吡格雷、噻氯吡啶,应该在选择EST术前根据个体风险大小至少停药7 d以上。

10.7.3.2 Oddi括约肌切开术的操作技巧

(1) 十二指肠镜检查 观察乳头形态、开口类型、乳头长度、是否合并乳头旁憩室、有无肿瘤及解剖变异。

(2) ERCP 胆管造影,了解胆管树形态,扩张及狭窄部位,结石的部位、数目及大小,有无胆胰合流异常等,决定是否行EST治疗。

(3) 胆管括约肌切开 EST主要应用于壶腹部及胆管括约肌的切开,进行胆道疾病的诊断及各种治疗性操作,目前最常用的是拉式切开刀,插入切开刀进入胆总管内,适量退出切开刀,后拉钢丝使切开刀头端呈弓形,刀丝头端1/2~2/3位于乳头内,调节切开刀使刀丝位于11点~1点钟方向,接通电流后即可进行EST。

(4) 胰管括约肌切开 胰管括约肌切开的方法基本与胆管切开相似,但是胰管的壁内段较胆管更短,为了降低穿孔的危险,沿1点~2点钟方向切开,大乳头切开的长度一般不超过1.0 cm,小乳头切开长度一般为0.2~0.3 cm。

10.7.3.3 Oddi括约肌切开术的手术要点及难点

(1) 切开刀的选择 不同的电刀切开方法有一定的差异,拉式切开刀适用于乳头开口较大,切开刀较易插入者;对于乳头开口小、壶腹部结石嵌顿,而导丝无法进入胆总管者,可选用针状切开刀做乳头开窗术或将乳头剖开,可以将针状刀头插入乳头内,通过上抬抬钳器,沿胆管方向向上切开乳头,也可以在距离乳头开口处5 mm处,将针状电刀刺入乳头内,下降抬钳器或向下弯曲镜头,使针状电刀切开乳头,显露胆管腔,再插入拉式切开刀切开乳头;对于扁平状乳头及乳头开口较小,导丝无法进入胆总管者,选用推式切开刀,可边切割边插管,更适用于胰管括约肌切开,待乳头切开后,再使用拉式切开刀切开乳头。

(2) 切开电流的选择 切开的电流波形包括单纯切割电流及切割凝固混合电流,前者容易出血,后者切割速度慢,术后胰腺炎发生率高。长期以来对EST电流模式的选择存在争议,最常使用高强度切割、低强度凝固的混合电流。

(3) 乳头切开的长度 乳头切开的长度取决于乳头形态、结石大小及数目等,通常行小切开即可,但是对于直径超过1.5 cm的结石往往需要行大切开。临床上应用的大、中、新切开可根据乳头上的3条环形皱襞来确定,切开深度不超过缠头皱襞为小切开,超过缠头皱襞而未超过第2条环形皱襞为中切开,超过第2条环形皱襞为大切开。目前已很少需要进行危险的大切开,如需一个较大的开口,可先行小切开或中切开,然后使用球囊扩大切开。

(4) 切割速度 临床上往往通过控制通电时间与电刀张力来控制切割速度,为了预防EST出血、穿孔等并发症,切开速度不宜过快,避免过度拉紧刀丝,防止产生“拉链现象”。

(5) 导丝的应用 对于乳头较小,切开刀插入困难者,可先在胆管内预置一根导丝,以导丝做定位,减少术中造影及插管的次数,在导丝的引导下置入切开刀进行EST,能降低术后胰腺炎的发生概率。

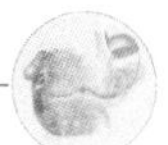

（6）无效切割或切割不全　①乳头切开失败可能是刀丝与胆管壁组织接触过少，仅使导丝的前 1/3 留置胆管内；②如导丝与组织接触过少，会导致不全切割，切割前要拉紧导丝，使用抬钳器上举切开刀，使导丝与组织紧密接触；③切割过程中，特别是频发或过高的使用凝固电流，导丝表面会有组织粘连，增加阻力，影响切割。要拉出切开刀，清理导丝；④对于乳头肥厚者，切开的时间稍长，不要误认为无效切割，而过度拉紧导丝，可能产生"拉链现象"，增加出血及穿孔等并发症。

（7）切开方向　胆管括约肌切开的方向定为在 11 点～1 点钟方向之间，如偏离正常方向，将面临出血及穿孔的风险。导丝位置偏离时，可以对切开刀的头端重新定形，术中拉紧刀丝可以使切开刀向右偏，也可以转动切开刀来调整导丝与纵轴的位置。

（8）特殊类型 EST　①Billroth-Ⅱ式术后 EST：Billroth-Ⅱ式术后者乳头与正常解剖相比，十二指肠镜下乳头旋转 180°，切割点位于 5 点钟方向，常规导管及乳头切开刀难以接近乳头或偏离乳头。其解剖结构设计的反式乳头切开刀利于插管、切开等操作，但是要将切割刀丝保持在 5 点钟位置十分困难，通常的办法是先植入胆管内引流管，再以支架为指引应用针状切开刀沿胆管壁轴向切开乳头。尽管如此，国内 Billroth-Ⅱ式术后 EST 的成功率与常规 EST 成功率有显著差异。②结石嵌顿于乳头内的 EST：乳头内有结石嵌顿时妨碍插管及乳头括约肌切开，此时可先用导丝越过嵌顿结石进入胆总管，在导丝的引导下插入双腔乳头切开刀，行乳头括约肌切开。或者采取拉式切开刀或针状切开刀，对于乳头开口隐蔽者，更适合使用针状切开刀。③憩室旁或憩室内乳头的 EST：憩室旁或憩室内乳头因为开口比较隐蔽，乳头位置变异，胆总管壁隆起不明显，缠头皱襞难以辨认等导致乳头切开的难度较大，EST 容易发生穿孔，因此乳头旁憩室被认为是 EST 的危险因素。在找到乳头开口以后，可以使用针状切开刀沿胆管壁逐步切开。如胆总管走向不能确认，可以先植入胆管内引流管，再以支架为指引应用针状切开刀沿胆管壁轴向切开乳头切开。对于憩室旁或憩室内乳头的处理，往往先乳头括约肌小小切开，随后行内镜下球囊扩张术，以降低穿孔的风险。

10.7.3.4　Oddi 括约肌切开术的术后处理

1）预防应用革兰阴性杆菌敏感的广谱抗生素。术后第 2 d 晨查血常规，血象无升高者，抗生素使用 3 d；血象升高者，根据血象升高程度及体征，调整抗生素档次、剂量、疗程，检测血常规变化，必要时行血液培养及药敏实验，选择敏感抗生素，直至恢复正常为止。

2）常规应用抑酸、解痉药物。术中如胰管显影或有 ERCP 术后胰腺炎高危人群，预防应用抑制胰酶活性及抑制胰液分泌的药物。

3）严格禁食。术后 3 h、12 h 查血清淀粉酶，如超过正常值且伴有腹痛、发热、血象升高者，应以急性胰腺炎处理，严格禁食、补液、解痉、止痛、胃肠减压等。个别发展为重症胰腺炎者，应急诊手术或采取 ERCP 行胰管括约肌切开及胰液引流减压治疗。

4）注意有无寒战、发热、腹痛、黄疸等情况。

5）观察患者有无黑便、呕血、皮下积气。

6）术后血淀粉酶正常且无明显腹痛者，进 2～3 d 全流食，随后改为半流食，1 周后可恢复正常饮食。

10.7.3.5　Oddi 括约肌切开术并发症的预防与治疗

（1）EST 相关胰腺炎　ERCP 术后胰腺炎诊断标准是术后患者新出现或出现较术前加重的腹痛，术后 24 h 血清淀粉酶或脂肪酶超过正常上限值的 3 倍，对于 EST 相关胰腺炎的预防和治疗主要包括以下几点。①选择非离子型造影剂，如碘普胺（优维显）、碘海醇；②如不需胰管显影，应做选择性胆管插管，避免造影剂注入胰管；③如需要胰管显影，术中要尽量减少造影剂过度充盈，一般 2～3 ml 造影剂以 0.2～0.6 ml/s 速度缓慢推注，全胰管系统即可显影；④胰管造影后 10 min，造影剂排泄不净，可将胰管括约肌切开或植入胰管外引流管引流；⑤避免胰管反复插管时将气泡或造影剂注入胰腺，可在导丝引导下插管及完成其他操作；⑥行 Oddi 括约肌切开时，可选用切割电流，少用凝固电流，可减少组织水肿及损伤；⑦术后常规应用抑酸、解痉药物及抗生素，如胰管显影或有 ERCP 术后胰腺炎高危人群，预防应用抑制胰酶活性及抑制胰液分泌的药物；⑧术后 3 h、12 h 查血清淀粉酶，如超过正常值且伴有腹痛、发热、血象升高者，应以急性胰腺炎处理，严格禁食、补液、解痉、止痛、胃肠减压等。个别发展为重症胰腺炎，应急诊手术或采取 ERCP 行胰管括约肌切开及胰液引流减压治疗。对于血淀粉酶明显升高而无体征者，可不予处理。

（2）EST 相关出血　EST 发生出血的发生率约 2%，对于 EST 相关出血的预防和治疗主要包括以下几点：①术前1周停用阿司匹林或其他非类固醇消炎药物。②有梗阻性黄疸、急性梗阻性化脓性胆管炎等有出血倾向患者，术前输注新鲜血浆及补充脂溶性维生素 K_1，术中可以向乳头内预先注射1∶1 000肾上腺素。③EST切开点靠近乳头12点位置，避开十二指肠血管。④切割时使用混合切割电流。⑤EST时注意放慢速度，防止产生“拉链现象”。⑥EST切开大小要适当，禁忌暴力取石，对于直径1.5 cm以上的结石可联合内镜乳头括约肌球囊扩张术及机械碎石。⑦切开初期的出血多来自毛细血管，如果乳头功能正常，这种的出血多呈自限性，切开后期的出血或扩大切口引起的出血可能源自十二指肠后动脉的变异支。轻微的渗血可以局部喷洒1∶1 000的肾上腺素或凝血酶冻干粉。如果出血不止，可以使用拉式切开刀或针状切开刀的电凝或混合电流予以烧灼止血，也可以在胆总管末端充盈气囊压迫出血点5 min，或者使用内镜注射针向切开的括约肌注射1∶1 000的肾上腺素或稀释的白眉蛇毒血凝酶促进血管的收缩和血栓的形成，但是使用注射针时注意避开胰腺开口，防止胰管开口周围组织水肿引起胰腺炎。若为十二指肠后动脉出血，因出血量较大，前几种方法止血效果不佳时，可以使用内镜下金属夹止血，如果仍无效，则应急诊手术或选择介入动脉栓塞止血。⑧EST术后常规留置鼻胆管，对术中发生出血或有发生迟发性出血的高危患者，术后常规使用稀释的凝血酶冻干粉或1∶10 000的肾上腺素冲洗3 d，能降低术后迟发性出血的概率。

（3）EST相关穿孔　EST发生穿孔的概率较低，约0.3%，其中Billroth-Ⅱ式术后及疑有SOD患者发生率高，患者常伴有腹痛和后背部疼痛、发热及血象升高、腹部X线显示后腹膜存在气体。对于EST相关穿孔的预防和治疗主要包括以下几点：①术前使用解痉剂、镇静剂，避免肠管的频繁蠕动；②根据组织特性选择刀丝的长短，可用刀丝较短的乳头括约肌切开刀（20～25 mm），并采用分段切开；③根据乳头大小选择适宜的电流，切开时通电时间不宜超过3 s；④避免乳头大切开，对于直径>1.5 cm的结石可以在小切开的基础上联合内镜乳头括约肌球囊扩张术及机械碎石；⑤禁忌暴力取石；⑥根据不同类型的穿孔采取不同的治疗方案。导丝穿孔者可选择保守治疗；对明确的穿孔可试行内镜下钳夹封闭，同时行充分的胆道引流，并行胃肠减压及非手术治疗，如内镜下钳夹封闭失败者采取外科干预，目前常用的治疗方案是后腹膜穿刺引流及剖腹修补术。

（4）EST相关胆管炎　EST术后并胆道感染的概率较低，对于急性胆管炎EST相关胆管炎的预防和处理措施主要包括以下方面：①完全解除胆道梗阻，如胆总管内结石不能全部取净者，可做鼻胆管引流或置入胆道内引流塑料支架。②怀疑有胆系感染者，预防性应用革兰阴性杆菌敏感的广谱抗生素，术后第2 d晨查血常规，血象无升高者，抗生素使用3 d；血象升高者，根据血象升高程度及体征，调整抗生素档次、剂量、疗程，检测血常规变化，必要时行血液培养及药敏实验，选择敏感性抗生素，直至恢复正常位置。③联合经皮经肝胆管穿刺或经皮经肝胆囊穿刺置管引流术治疗EST术后胆道梗阻未解除者。

（刘京山　杨玉龙）

10.8　胆道子母镜

ERCP技术的应用改变了胆、胰疾病诊断和治疗的传统模式，部分常规开腹手术已逐渐被内镜下检查和治疗所取代，从而开创了现代胆、胰微创外科技术的新时代。ERCP技术在胆、胰疾病的诊断中具有不可或缺的重要价值，但是在应用过程中，其影像具有一些不确定因素可造成假阳性、假阴性的结果，干扰了诊断和治疗的正确思路，从而导致治疗效果欠佳甚或带来不应有的创伤。鉴于以上原因，胆道子母镜（biliary mother baby endoscopy）应运而生。经口胆道子母镜（peroral cholangioscopy）检查技术，是在ERCP基础上发展而来的新技术，由两个内镜组成。初始一个母镜即专用十二指肠镜，外径较粗（直径14.5 mm），无法进行ERCP与EST等技术操作，仅仅起一个通道作用。子镜即经口胆道镜，可经母镜操作管道插入子镜。在母镜的视野下，调整角度将子镜插入胆道，在直视下观察肝内、外胆管黏膜的病变，鉴别结石、血凝块、絮状物及气泡。可对ERCP无法解释的病理现象作进一步的说明；可配合激光或液电碎石设备治疗肝内、外胆管巨大结石和嵌顿结石，进一步拓宽了内镜治疗的适应证范围。

10.8.1　胆道子母镜的适应证和禁忌证

（1）适应证　凡临床怀疑胰、胆管疾病，超声、CT、MRI检查等不能明确诊断者皆为胆道子母镜检查适应证，主要有：①各种原因所致梗阻性黄症；②不明原因的胰、胆管扩张；③胰、胆管狭窄或充盈缺损性病变的良、恶性鉴别；④可疑胰、胆管微小病变的诊断；⑤Mirriz综合征的鉴别诊断；⑥胰、胆管

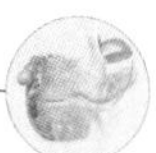

肿瘤的诊断及定位；⑦对 ERCP 技术无法解释的病理现象进行鉴别；⑧对胆管巨大结石碎石后疗效判定及有无残余结石进行鉴别。

（2）禁忌证　主要有：①上消化道梗阻，十二指肠镜不能通过者；②有严重心、肺功能不全者，凝血功能障碍者；③胆总管末端重度狭窄、子镜无法通过者；④不能耐受检查和治疗者。

10.8.2 胆道子母镜的操作方法与技巧

（1）胆道子母镜的操作方法　胆道子母镜检查需要由两名有 ERCP 经验的内镜医生来操作。操作母镜的医生是引导子镜插入的关键控制者，操作子镜医生进行诊断和治疗。患者的准备程序如普通 ERCP，首先用普通十二指肠镜先行检查和治疗，再行胆管插管及造影，证实为胆道子母镜检查及治疗适应证，立即行十二指肠乳头括约肌切开术。子镜插入胆管后，可直达肝门，然后退镜检查，结合 X 线影像及子镜在胆管腔内解剖定位，由左右肝管、肝总管、胆囊管开口、胆总管顺序检查，发现病变后，根据需要插入活检钳、细胞刷、液电探头或激光光纤行子镜下治疗。在胆总管内操作需要在胆管内放置鼻胆管进行持续的生理盐水灌注，以利于胆管腔的观察。

由于子镜非常纤细、易碎，注意不要在固定于母镜工作通道上的转接处弯曲和扭转子镜。操作子镜的医生应站在紧挨着母镜操作者的旁边使子镜保持垂直，子镜通过乳头切开处进入胆道后尖端轻度向上转动，并轻微举起抬钳器，使母镜向上转动。子镜在胆道内的活动主要由子镜的插入和退出，近端的向上和向下转动、母镜的转动和 X 线引导来控制。

胆道子母镜的具体操作步骤如下。

1）母镜插入法：母镜插入和普通十二指肠镜相同，插至十二指肠降段，将乳头调整在视野中央，并拉直镜身。

2）常规行 ERCP 与 EST 术：乳头切开的长度以子镜容易插入为原则，为了便于子镜的插入，通常做中、小切口。而联合使用乳头括约肌切开及胆道柱形球囊扩张术，可避免乳头括约肌的过多损伤。

3）子镜插入母镜：在母镜活检孔道口装有子镜插入用的附属置入器，通过该装置插入子镜。如准备进行激光碎石则应将激光光纤经子镜操作管道预先置人，否则子镜插入胆道后激光光纤无法伸出。当子镜插入至母镜先端部时，应将大小螺旋钮、抬钳器完全放松，直到子镜弯曲部完全伸出钳道，以避免损伤子镜。

4）子镜插入胆管内：当子镜在母镜视野内显露 3～5 mm 时，母镜操作者将母镜保持稍许前屈，利用两镜的角度调节及母镜的抬钳器来协调完成，调整子镜向上的角度钮和母镜抬钳器，使之形成一个有利于插入胆管的角度。为了使子镜顺利插入胆管，当子镜向胆道插入的瞬间，将抬钳器还原。如子镜插入困难，可用导丝引导将子镜沿导丝插入胆总管，但此方法不适宜经胆道子母镜激光碎石的操作。传统的子镜插入胆管后激光光纤无法伸出，必须将激光光纤预先置入，导丝与光纤两者不能兼顾使用；而德国铅立公司子镜因有双管道，可同时插入，应用比较方便。

（2）胆道子母镜的操作技巧

1）胆管内的观察：子镜插入胆总管后，为避免子镜脱出，可尽量插至肝门或扩张的肝内胆管。如仅做诊断性的检查，可由此退镜观察，顺序为肝门部左右肝管分叉、肝总管、胆囊管开口部、胆总管。

2）取组织活检：一旦发现胆管内有病理性改变，如乳头状瘤、胆管炎症、狭窄、占位性病变等，可选择细胞刷检、活检钳取材或腔内超声来进行诊断。

3）碎石：子镜插入胆管完成后，通过子镜观察胆管壁及结石情况，并通过鼻胆管推注造影剂，X 线透视可确定结石的位置和数量。通过子镜工作通道插入碎石探头，使探头远离子镜镜端达一定距离，并使之接触结石表面，在经鼻胆管推注生理盐水的过程中进行放电碎石，保证探头在结石周围充满盐水和紧贴结石的情况下进行放电。每次放电 1～2 s。碎石过程中，已破碎的小结石常使工作视野模糊，影响观察和继续碎石，可通过盐水冲洗和运动子镜镜身来使视野清晰。结石的破碎可通过内镜直接观察到，同时可以通过推注造影剂在 X 线透视下证实。

4）胆管狭窄：对于肝外胆管及左、右肝管的良、恶性狭窄，需放置胆道支架治疗者，在操作过程中，可能因为狭窄的位置、胆管的走行及内镜的角度等问题造成导丝无法通过狭窄段，从而难以进行有效的治疗，可在子镜直视下将导丝插入狭窄段，经球囊扩张后，放置适当长度塑料支架或金属支架。

10.8.3 胆道子母镜的并发症

胆道子母镜并发症大多与 ERCP 及 EST 相似，包括十二指肠乳头切开部位出血、急性胰腺炎或高淀粉酶血症、胃肠道穿孔、结石嵌顿等。针对胆道子母镜检查及治疗，尚有几种特殊的并发症。

（1）胆道出血　在胆管肿瘤或炎症糜烂的基础

上合并损伤所致,可行局部压迫或注入止血药物治疗。如乳头开口出血,可于黏膜下注射 1∶10 000 肾上腺素溶液或局部使用止血夹、凝血探头止血。出血较多者需配合静脉应用止血药物,如为活动性出血,经以上措施仍不能有效止血,可放置覆膜可回收金属支架,1 周后再将其取出。

(2) 胆管穿孔　该并发症孔极少见,多因子镜操作不慎、动作粗暴或液电碎石过程误伤胆管壁所致。胆管穿孔一旦发生,应立即停止操作,置入鼻胆管引流。术后严密观察各生命体征及腹部情况。一般均可经保守治愈。如出现弥漫性腹膜炎,应即刻行外科手术治疗。

(3) 腹泻　多因在子镜观察或碎石过程中注入过多的生理盐水所致,无须特殊处理可逐渐恢复正常。

胆道子母镜虽然技术复杂,操作较复杂,但是在胆胰疾病诊断和治疗方面具有很大优点,大大改变了胆道外科的临床面貌,解决了胆道外科临床中的许多疑难问题。传统的 B 超、CT 及 MRI 均为间接影像检查,胆道造影、ERCP 虽为直接影像,但不能定性诊断,子镜可经口直视下观察胆管、胰管黏膜,早期发现病变,并可做活检、刷检病理诊断,达到早发现、早诊断、早治疗的目的。子镜可以发现残留的肝内外胆管结石,对巨大结石可直视下利用液电或激光碎石等。子母镜扩大了非手术治疗胆道疾病的范围,同时还被应用于保胆取石等疾病的治疗中。

10.9 腹腔镜

1910 年,Jacobaeus 首先报道用腹腔穿刺术置入腹腔镜(laparoscope)来观察腹部脏器的疾病。1987 年,法国里昂的妇产科医生 Mouret 应用腹腔镜首次在人体上成功地切除胆囊以来,世界各国均开展了此项手术。根据目前国内外文献报道,腹腔镜手术已涉及外科的各个领域,有的还打破了以往的“手术禁区”,并取得了可喜的成果,受到了人们的青睐。(请详见本书第 30 章“胆道外科疾病的腹腔镜手术”)。近几年来由于 B 超、CT、MRI 等广泛应用于临床,对疾病的检查、诊断起了很大的作用。然而,腹腔镜对脏器组织形态学的观察更为直观,这对疾病的诊断和鉴别诊断方面有时常优于 B 超和 CT 检查。

10.9.1 腹腔镜的适应证和禁忌证

(1) 适应证

1) 用于诊断:①原因不明的肝大;②疑有肝硬化、肝肿瘤;⑧腹腔包块;④腹膜疾病;⑤原因不明的黄疸;⑥原因不明的腹水;⑦盆腔脏器疾病。

2) 用于治疗:腹部外科疾病需要手术治疗的均可用腹腔镜治疗。

(2) 禁忌证

1) 严重心肺疾病或心肺功能不全。

2) 有明显出血倾向,经治疗无明显改善者。

3) 腹部手术后有广泛粘连者。

4) 肠梗阻。

5) 腹腔有急性炎症。

6) 孕妇。

7) 有较多腹水者。

8) 不能很好配合检查者。

10.9.2 腹腔镜检查与诊断的意义

1982 年,Body 综合肝脏肿瘤的文献,指出腹腔镜的诊断率为 80%～95%,假阳性为 0;肝核素扫描诊断准确率为 79%～89%,假阳性为 3.5%,假阴性为 23%。腹腔镜检查对早期胆囊癌、胆囊炎、胰腺炎的诊断有重要意义(表 10-1),对黄疸的鉴别也有一定意义(表 10-2)。以往,腹腔镜的检查大多由内科医生施行,由于条件、设备的限制,临床应用并不普

表 10-1　外科腹部疾病的腹腔镜所见

疾病	腹腔镜所见
腹膜炎	在脏器间隙和腹腔凹陷处有混浊的渗出液,腹膜充血并附着有纤维素、肠襻胀气、肠蠕动减弱或消失
腹腔脏器炎症	浆膜充血,表面附着纤维素,可见出血和坏死灶
胃、十二指肠穿孔	在右肝下间隙和右外侧沟显示出比较多的咖啡色液体。可见穿孔处有胃肠液溢出,肝圆韧带和镰状韧带明显充血,右叶肝脏上、下两面及胃前壁附着有纤维素。在掩蔽性穿孔以及后壁溃疡穿孔时,则显示右肝下区腹膜充血,有一层纤维素和混浊的渗出液

续 表

疾病	腹腔镜所见
急性胰腺炎	水肿型表现为胃被推向腹前壁，胃结肠韧带膨隆，须结合临床方能确诊；在出血坏死型，大、小网膜上显示脂肪坏死斑，小网膜和十二指肠周围组织水肿，腹腔内有血性渗出液
急性胆囊炎	胆囊胀大、紧张，常与网膜粘连，胆囊壁明显充血，右肝下间隙有黄色渗出液积聚
梗阻性黄疸	肝外梗阻性黄疸的特征是肝脏呈绿、黄、棕色，胆囊显著增大而无炎症
胆囊癌	示灰白色隆凸的肿块，表面血管扩张；或胆囊增大紧张，浆膜呈灰色，表面有大小不等的肿瘤结节；或胆囊增大变形，触诊很硬
肠系膜血管血栓形成及肠坏死	有深暗色血性渗出液，肠襻明显膨胀，可呈发绀色、暗紫色或黑色。这些征象可见于绞窄性肠梗阻
急性附件炎	输卵管变形，明显充血，与肠管粘连，盆腔和髂窝有混浊的渗出物
腹部闭合性损伤	在实质性脏器破裂时腹腔内有血液，浆膜下出血或有脏器损伤的直观征象；空腔脏器破裂时，有胃肠内容物外溢，并出现腹膜炎征象

表 10－2　经腹腔镜对各种黄疸的鉴别

疾病	肝脏	胆囊	脾脏
急性肝炎	红色，光滑	空虚，松弛	肿大
胆汁淤滞性肝炎	红色并带有轻度蓝绿色	空虚，松弛	肿大
慢性肝炎	灰红色，不甚光滑	充盈	肿大
肝硬化有急性坏死	污红及灰白，有结节	增大，紧张	肿大
胆汁性肝硬化	绿色斑状，不平整	空虚	肿大
脂肪肝	黄色斑块，光滑	正常	肿大
肝硬化伴肝癌	灰黄或灰白，有癌结节	增大	肿大
胆总管梗阻	蓝绿色	增大，紧张	不肿大
肝总管梗阻	蓝绿色	空虚，松弛	不肿大
胆总管下端梗阻	蓝灰，包膜下淋巴结肿大	增大，紧张	肿大
肝脏胆汁淤滞	绿色斑块	空虚，松弛	常不肿大
溶血性黄疸	红色，光滑	正常	肿大
Dubin-Johnson 综合征	灰黑色	正常	不肿大
Gilbet 综合征		正常	常肿大

及。当今，高科技已在腹腔镜系统中应用，腹腔镜手术创伤小、痛苦轻、恢复快、效果好已被公认，受到人们的赞赏。

10.9.3　腹腔镜诊治的并发症

腹腔镜检查、腹腔镜手术都要充气，形成空间，便于观察和手术操作。气腹和手术创伤对人体有一定的影响。可能出现的并发症有以下几个方面。

（1）人工气腹并发症

1）上腹部疼痛：多系注气后第 7～12 肋间神经受到压力刺激，以及膈肌向上移位、伸展而引起。Vilardell(1986)报道 1%～3%的患者可因疼痛而发生休克。

2）肩部疼痛：肩部疼痛为气体到达横膈下刺激膈神经的终末细支而引起，右侧及左侧膈神经将疼痛传至第 3～5 颈段。牵涉性疼痛自该处经颈皮神经及前中后 3 支锁骨上神经，到肩胛骨上部的皮区。牵涉性疼痛的机制，是膈肌为颈肌节的演变物，在胚胎发育早期，位于头部附近；下降到永久解剖位置时，其构成的肌节随第 3～5 颈神经而下降。

3）血管气栓：Habeck 报道 3 000 例人工气腹，其中 7 例发生血管气栓。血管气栓的症状视进入血循环中气泡的体积及其部位而异。血管气栓后患者常表现为烦躁不安，面色苍白出汗、眩晕、视力模糊，语言失调，定向障碍。常有强直性及阵挛性肌肉搐搦，呼吸窘迫，知觉消失。多数患者因此而死亡。Gernstrom 报道 2 例，其中 1 例死亡。Zoeckler 报道 3 例均死亡，其中 1 例空气注入肝内，随后进入右心。Giggiberger 报道 3 例也均死亡。

4）纵隔气肿：纵隔气肿可发生在注入气体数分钟至数小时后发生。气体可经主动脉裂孔、食管裂孔、腔静脉孔、横膈先天性裂隙、隔膜韧带附着点撕裂处进入纵隔内。压迫内部器官，引起呼吸困难、咳嗽、喉内及其邻近部疼痛、胸骨后疼痛、吞咽困难、声音嘶哑等症状。轻者可在数小时至三四天后减轻，严重者须在胸骨上端引流气体外出。Strietzel 总结 91 例严重并发症中，19 例为纵隔气肿。在他报道的 1 055 例腹腔镜检查中，就有 14 例发生纵隔气肿。

5）皮下气肿：发生的原因为，针头尚未插入腹膜腔内就已注气，致气体在皮下弥散；腹膜腔内注气过多，压力过大，气体自针孔或切口逸到皮下。一般无须特殊处理，数日后即能自行吸收。此外，还可发生阴囊气肿。

（2）脏器损伤

1）出血：常见的是套针刺破腹腔内血管所致或肝脏穿刺后引起大出血。Strietzel 的报道中，以肠系膜血管损伤及网膜血管损伤为多见。若穿刺部位不妥，也可损伤腹壁血管而引起出血。Gemsjagar 报道 16 例因肝穿并出血而死亡的病例。Strietzel 报道肝穿后引起严重静脉性内出血 2 例，动脉性内出血 3 例，肝包膜下血肿 1 例。

2）肠道损伤：多为气腹针穿刺时不慎所致，Strietzel 统计的文献中有 7 例，其中 6 例为乙状结肠，1 例仅肠壁中层积气。严重者可发生腹膜炎。

3）胆汁性腹膜炎：多为阻塞性黄疸患者做了肝穿后引起胆汁外溢所致；也可因胆囊或胆管损伤所致。

腹腔镜检查操作不慎可引起严重的并发症，甚至可危及生命。Sackier(1991)统计世界大宗文献，腹腔境检查的病死率为 0.01%～0.1%，大多在 0.04%左右。死亡原因有的是周身疾病（心肺疾患），有的是腹腔脏器损伤或气栓等。

上海东方医院胡海(2015)报道已研究成功单孔免气腹膨胀式术野显露装置，该装置如格尺般的软长条状“气袋”，与体外的充气泵连接后可支撑出一个边长约 10 cm 的三角形有效空间，适合于腹腔镜胆囊切除、保胆取石等手术。克服了需向腹腔灌注二氧化碳而增加部分患者的风险，解决了采用提拉腹壁方式可能造成腹壁牵拉伤等腹腔镜技术上的瓶颈问题。

（杨玉龙　张　诚）

10.10 纤维胆道镜的临床评价与展望

10.10.1 纤维胆道镜治疗胆道术后残余结石

胆道术后残余结石病的治疗十分困难，肝内结石尤其如此，以往仅靠外科手术难于取净治愈，是胆道外科临床的一项复杂疑难课题。虽然手术方式几经改革，且手术有越做越大趋势，但因手术未能完全解除肝内胆管多处狭窄，又没能取净多发或深部的残余结石，故其手术效果至今不甚满意。加之，再次或多次手术的并发症和病死率肯定较前次为高。最后导致胆道反复感染、胆汁性肝硬化、肝和肾衰竭，甚而死亡，成为良性病的“不治之症”，使患者处于绝望境地，临床亟待解决。

纤维胆道镜具有直视和可以弯曲的特点，它可以到达扩张的Ⅰ～Ⅳ级胆管，甚而窥见Ⅴ级胆管，又可以达胆总管末端，甚而穿出 Oddi 括约肌开口进入十二指肠降部。故可以做到哪里有结石胆道镜就可以到达哪里取石，克服了手术取石的盲区。如此，纤维胆道镜技术使过去的疑难之症一跃变为易治之症。北京大学首钢医院外科报道纤维胆道镜治疗胆道术后残石 600 例，取石成功率 98.2%，其中肝内胆管结石 200 例，成功率 98.3%。临床实践证明：纤维胆道镜治疗胆道术后残石，疗效高(98%)、收效快、安全易行，并可避免再次手术的痛苦。纤维胆道镜取石不需禁食，无须麻醉和住院，门诊即可施行治疗，十分简单方便。

10.10.2 纤维胆道镜技术在微创外科领域的进一步应用

由于纤维胆道镜技术在临床上的广泛普及，其应用范围已不仅限于诊断及治疗胆道术后残余结石。此外，在微创外科方面有其更重要的意义。微创保胆治疗胆囊结石、胆囊息肉便是成功的一例。以往胆囊结石或胆囊息肉其治疗方法就是胆囊切除术，无论是传统的开腹手术还是腹腔镜手术，其最终结果均是切除胆囊，但是由于有了纤维胆道镜技术，使保胆手术成为可能。纤维胆道镜可以直视胆囊腔内，对于胆囊内病变一览无余，使结石、息肉暴露于内镜的直视之下。医生在内镜的直视下完成病变观察、治疗的全过程。从某种意义上讲有了纤维胆道镜技术才有微创保胆技术。从而促使胆道外科产生了微创保胆理论，这一理论的产生纤维胆道镜技术

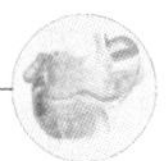

功不可没。

10.10.3 纤维胆道镜技术在外科其他方面的应用

纤维胆道镜有其广泛的用途，使许多原本很复杂的治疗变得十分简单。如胆肠吻合术、肝内胆管结石复发患者再次手术十分棘手，最后导致手术越做越大，越做越复杂，治疗效果往往不理想。若使用纤维胆道镜技术仅手术时将空肠盲襻重新安放引流管即可，局麻即可完成手术，剩下的工作使用纤维胆道镜技术就变得十分轻松了。纤维胆道镜技术可以非常方便地将肝内胆管结石取出，完成治疗，如此简便安全的治疗方法何乐而不为？

纤维胆道镜技术在胆道外科的应用，改变了以往外科手术的被动局面，使胆石症的治疗由过去单一手术而进入手术、内镜综合治疗的新时代，迎来了内镜外科的新纪元。

（张宝善）

主要参考文献

[1] 王广义. 医源性胆管损伤的临床进展. 中国实用外科杂志，1999，19:497 - 499

[2] 王兰，张诚，杨玉龙，等. 顺行胆道造影胰管显影的临床意义及内镜治疗. 肝胆胰外科杂志，2016，28:407 - 411

[3] 王秋生. 胆囊息肉样病变的特点与手术时机. 中国实用外科杂志，1995，15:9 - 11

[4] 王祥，于忆，刘子燕，等. 乳头括约肌切开术后迟缓出血的临床处理对策. 中国内镜杂，2010，16:548 - 550

[5] 乔铁，张宝善，冯禹阳，等. 硬性胆道镜保胆取石 80 例报道. 中国内镜杂志，2007，13:1302 - 1304

[6] 刘京山. 内镜微创保胆手术中几种特殊情况的处理. 中国内镜杂志，2010，1:55 - 56

[7] 刘京山. 纤维胆道镜下胆囊切开取石治疗胆囊结石 612 例分析. 中华外科杂志，2009，4:279 - 281

[8] 刘京山. 经皮经肝胆道镜在治疗术后肝外胆管狭窄中的作用. 中华肝胆外科杂志，2002，8:54 - 56

[9] 苏进根，王建平，陈跃宇，等. 乳头括约肌小切开加大口径气囊扩张术治疗胆总管结石的价值. 肝胆外科杂志，2012，20:340 - 342

[10] 李兆申，许国铭. 胆道疾病内镜诊断与治疗学. 上海第二军医大学出版社，2006. 140 - 220

[11] 邹声泉. 实用腔镜外科学. 北京：人民卫生出版社，2002. 114 - 115

[12] 张诚，杨玉龙，林美举，等. 内镜下 Oddi 括约肌切开治疗和预防合并十二指肠乳头憩室的胆系结石. 中华腔镜外科杂志(电子版)，2012，5:481 - 484

[13] 顾树南，李清潭. 胆道外科学. 兰州：甘肃科学技术出版社，1994. 269 - 290

[14] 黄志强. 当代胆道外科学. 上海：上海科学技术文献出版社，1998. 183 - 213

[15] 黄留业，崔俊. 子母镜在胆胰疾病中的应用. 中国消化内镜，2007，1:17 - 21

[16] Misra SP, Dwivedi M. Large-diameterballoon dilationafter endoscopic sphincterotomy for removal of difficult bileduct stones. Endoscopy, 2008,40:209 - 213

[17] Dolay K, Soylu A. Easy sphincterotomy in patients with Billroth Ⅱ gastrectomy: a new technique. Turk J Gastroenterol, 2008,19:109 - 113

[18] Bergman JJ, Van Berkel AM, Bruno MJ, et al. Arandomizedtrial of endoscopic balloon dilation and endoscopic sphincterotomy for removal of bile duct stones in patients with a prior Billroth Ⅱ gastrectomy. Gastrointest Endosc, 2001,53:19 - 26

[19] Kasapidis P. Cannulating the papilla from the reverse position. Therapeutic ERCP in patients with Billroth Ⅱ gastrectomy. Ann Als Gastroenterol, 2006, 19: 121 - 124

[20] Kaya M, de Groen PC, Angulo P, et al. Treatment of chplangicarcinoma comlicating primary sclerosing cholangitis: the Mayo Clinic experience. Am J Gastroenterol, 2001, 96:1164 - 1169

[21] Singh p, Gurudu SR, Davidoff S, et al. Sphincter of Oddi manometry does not predispose to post-ERCP acute pancreatitis. Gastrointest Endosc, 2004,59:499 - 505

[22] Sugiyama M, Atomi Y. Endoscopic papillary balloon dilation causes transient pancreatobiliary and duodenobiliary reflux. Gastrointest Endosc, 2004,60:186 - 190

[23] Walsh RM, Ponsky JL, Dumot L. Retained dallbladder/systic duct remanent calculi as a cause of postcholecystectomy pain. Surg Endosc, 2002,16:981 - 984

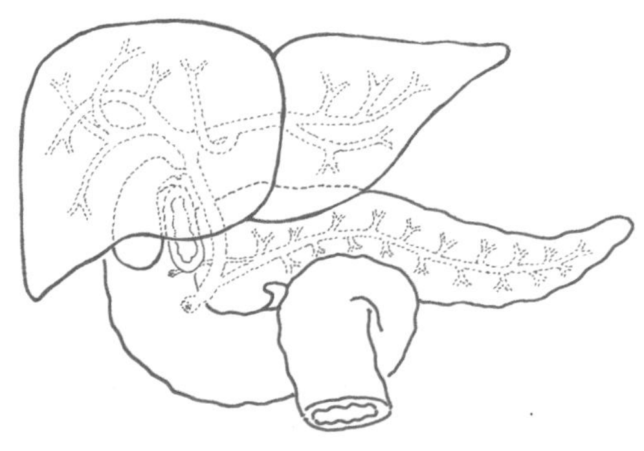

第三篇
胆道外科疾病

Dan Dao Wai Ke Ji Bing

11 胆道外科疾病的症状、病征与综合征

现代有关疾病的理化检查方法日新月异，涉及的基础学科和技术范围极广。用这些检查方法固然能使诊断比较快的建立，但有些是操作繁琐费时，或价格昂贵，故有一定的局限性。临床医生如何综合分析和选择必要的适宜的检查方法，达到既节约省时，又能及时做出正确诊断，是必须认真对待的问题。人类诊断疾病最初的科学方法——病史的询问和病症检查的望、闻、叩、听，至今仍然是十分重要的。在诊疗技术迅速发展的今天，越发令人相信，只有充分掌握全面的病史及患者的症状和体征，方能理解疾病发展过程中的病理学变化。也只有在此基础上才能合理地选择影像检查和生化检验，从而及时地做出正确的诊断。需要指出的是，忽视患者的病史，不注意症状和体征，不加分析地依赖检查报告是导致诊断错误的重要原因之一，必须认真克服。

11.1 症状

11.1.1 胆绞痛

（1）疼痛的性质　胆绞痛这个术语沿用已久，但越来越多的生理学家和临床学对之持有异议，不再相信以往所说的“胆绞痛是胆道肌的强烈收缩或痉挛性疼痛，或者和阵发性抽筋样疼痛相同”，而认为是一种持续迅速加剧，在发作之前和发作时还有上腹压迫感或膨胀感。由于胆囊和胆总管的急性膨胀实验和胆道内压力测定，已证明胆道内压力急剧升高是产生胆绞痛的原因。近年来，由于胰胆管逆行

造影的开展，又发现造影剂的急速注入胆管、胰管能引起同样的绞痛。此外，在胆管壁层内没有或极少肌纤维组织，也足以说明胆管不会产生强烈的肌纤维性收缩。但在胆囊则完全不同，它有较厚的肌层。不论是急性胆囊炎或胆囊颈嵌顿结石的疼痛，都是由于强烈的肌收缩所造成。Willians 和 Fish 在急性胆囊炎起病 2～3 d 后方能测出内压升高，至 6～7 d 达到顶峰，即是有力的证据。临床医生也熟谙急性胆囊炎后期不再有绞痛的事实。胆囊炎和肠梗阻的病因都是内容物不能通畅之故。肌层强烈收缩的目的在于使之通畅无阻。有强烈收缩方能产生绞痛。当然，在强烈收缩时，胆囊、胆道内压也必然升高。例如，当降结肠或乙状结肠因排便而强烈收缩时，内压升高程度可比平时大几倍。但是疼痛仍属肌收缩性。因此，胆绞痛是由于胆石迁移而阻塞于胆囊颈、胆囊管、肝内外胆管、Vater 壶腹，或由于 Oddi 括约肌、胆囊的强烈收缩而致胆道或胆囊内的压力升高，产生上腹部剧烈的阵发性疼痛。

（2）炎症性疼痛　这种疼痛的病因、性质和表现与上述绞痛完全不同，称为炎性脏器痛。其疼痛原因除脏器本身炎性膨胀所引起的以外，还由于炎性液体向外渗出而累及脏器浆膜和附近的腹膜刺激神经。这样就引起腹肌的强直、压痛，反跳痛，皮肤刺激的收缩反应，以及在患者身体振动时立即感到病灶处疼痛。这是诊断腹腔脏器炎症的重要体征。对于急性胆囊炎来说，如果在炎症性疼痛的同时还能扪出右上腹部包块，这就更能协助确立诊断。就上述的发病程序——右上腹或上腹中部反射性疼痛、恶心和呕吐及炎症性脏器疼痛而言，急性胆囊炎和急性阑尾炎基本相同，只是后者的早期反射性病状更为显著，且疼痛常在 24 h 内转移至右下腹部。

（3）疼痛发作时间　急性胆囊炎，特别是胆囊结石症的疼痛发作时间常在午夜，尤其是常在当晚饱餐之后。这种剧烈疼痛可使患者辗转不安，在不长时间后即逐渐缓解，并于次晨照常工作。其发作是因仰卧使胆囊底部上悬和脂肪餐的收缩反应，从而造成胆囊内结石下移而在颈部嵌顿；其缓解是因患者躁动不安后又使胆囊结石退回胆囊腔内。如果颈部黏膜水肿或胆囊结石嵌顿后不再移动，影响血液循环则就可立即继发急性胆囊炎。

（4）放射性疼痛　60%～80%的患者有右肩胛或右上腰背部放射性痛，其次在右肩，很少发生在锁骨以上。因为胆囊和胆管的感觉神经纤维属交感神经，源于胸段脊髓第 7～10 节：神经末梢分布在胆总管下端和胆囊管最密集处。所谓的 Boas 征（在右侧第 12 肋和第 1 腰椎的三角区顶部的压痛）对于诊断胆囊炎尤为重要。这可能是放射性疼痛，也可能是接触性炎症所致。

（5）非典型疼痛部位　这里所指的不是在右上腹，而是在右下腹，自觉疼痛和压痛都明显存在，而且以老年人为多见。这是由于胆囊松弛无力和下垂至右髂窝的缘故。常易误诊为急性阑尾炎而仓促施行手术。一般说来，和胆绞痛容易混淆的脏器疾病有两类。一类属于被同一交感神经束分出的神经纤维所支配的脏器，如肝、胆、胰，甚至心脏；另一类脏器则因靠近胆道所引起的症状，如右上腹疼痛很容易互相混淆。这些脏器包括横结肠、十二指肠、胰腺、右肾等。因此，在做诊断时应与下列疾病进行鉴别。

1）心绞痛和胆绞痛：人们早已注意到胆绞痛和心绞痛有时易混淆。但又因两者分别在膈肌上下，无法用现有的解剖学或生理学做完善的解释。1927 年，Levine 发现将胆囊切除会使 Stoke-Adams 综合征的症状缓解。在 20 世纪 40 年代，Mc Arthur、Wakefield 及 Messer 都对胆囊都做过急性膨胀的实验，证明部分患者发生心率加速、心律不齐、T 波改变、PR 间期延长或缩短，甚至发生心脏传导阻滞等。Ravdin 等外科学家也证实胆绞痛和心绞痛易混淆，且可有缺血性心电图变化。在 20 世纪 50 年代，Mendelsohn 和 Monheit 在手术台上牵扯或扩张胆囊，使有心脏病患者发生心率加快和心肌传导的变化。另外，该研究者也进行过类似的动物实验，胆囊内压突然升高，可产生冠状动脉痉挛和心电图变化。目前，对心绞痛和胆绞痛彼此混淆不再置疑。如何通过症状和体征或者用简单的试验来鉴别这两种绞痛，是当前有待解决的问题。心绞痛引起的放射性疼痛的部位包括肩、上臂、后背、前胸、剑突下、右上腹部及锁骨上，甚至达到下颌部。但是，这些并非在同时全部出现。胆绞痛的放射性疼痛很少在锁骨以上出现。由于两者的放射性疼痛部位极不稳定，因此也不能凭此进行鉴别诊断。有人建议用阿托品静脉注射（每次 3 mg）或用亚硝酸异戊酯吸入剂。其诊断标准是：如前法不能使心电图的改变在 45 min 内回到正常，就属于心绞痛。后一试验能使心绞痛立即缓解。众所周知，亚硝酸异戊酯吸入剂同样能解除高动力性胆道运动功能障碍疾病和过敏性胆囊痉挛的疼痛。总之，一般都认为目前尚无迅速的鉴别方法。可喜的是对于这类疾病，允许有一定的时间进行边治疗和边观察。如果是急性胆囊炎或胆石

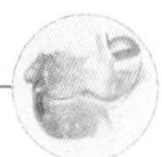

病，在 6～12 h 内将出现典型的症状和体征。如果是心绞痛，患者常有恐惧感，且用心电监测也能证实。

2) 心绞痛和急性胰腺炎：患者是否会并发心绞痛也是需考虑的问题。早在 20 世纪 40 年代就有学者如 Mc Arthur 和 Wakefield 认为急性梗阻性胆管炎所显示的心肌缺血性疼痛和心电图变化是由并发的急性胰腺炎所造成。又如 Gottesman、Gasten 和 Beller 使犬产生急性胰腺炎，不论其严重程度如何都能看到缺血性心电图的变化；在实验室造成胃肠穿孔或小肠梗阻却无同样的心电图变化。

3) 急性病毒性肝炎：病毒性肝炎是指由肝炎病毒所引起的传染病。有部分急性病毒性肝炎患者常因急性右上腹剧痛而就诊，并被误诊为急性胆囊炎或急性阑尾炎而施行急诊手术。如能注意下列 5 点，可以避免此种错误诊断。①患者从无胆绞痛或其他胆道疾病；②在发病前 3～5 d 曾有感冒、关节痛、偏头痛或荨麻疹等先驱病症；③详细询问病史可知在腹痛前 24～48 h 已显示黄疸病症，而胆总管结石病引起的黄疸则在腹痛的同时或稍后出现；④注意对病毒性肝炎的检测，其中以乙型肝炎最常见，检测乙肝表面抗原(HBsAg)、e 抗原(HBeAg)、乙肝核心抗原(HBcAg)及其抗体，任何一项阳性，均可视为乙型肝炎病毒感染的标志；⑤肝活体组织检查对肝炎的诊断价值较大，但应严格掌握指征、谨慎操作；⑥B 超检查和血常规检查有助于诊断。

4) 急性肝被膜膨胀疾病：这类疾病包括急性细菌性肝脓肿(单发或多发)，或暴发性急性化脓性感染的阿米巴肝脓肿、肝棘球蚴病、肝癌和肝包膜下血肿等。由于急性渗出液猛增和肝脏被膜骤然膨胀，遂产生右上腹部急剧疼痛。在临床上常误诊为急性胆囊炎而施行急诊手术。但是这对于多发性肝脓肿和阿米巴原虫肝脓肿是不必要的。对于这类疾病从病史、体征和迅猛的全身性中毒病状即能鉴别诊断。另一罕见的急性 Budd-Chiari 综合征也能引起肝和肝被膜骤然膨胀和右上腹部剧痛。

5) 消化性溃疡穿孔：有不少十二指肠消化性溃疡穿孔由于穿孔小或已被大网膜所包绕(在穿透性溃疡更为常见)，炎症范围受限，所表现的间歇性疼痛和压痛颇似胆囊炎。加之右下腹部也有压痛，常使医生徘徊于胆囊炎、阑尾炎和十二指肠溃疡之间而不能肯定下来。这种情况在临床上比较多见。若能首先掌握病史和下述 3 点，是可以进行鉴别诊断的。①消化性十二指肠溃疡穿孔在发病后 6 h，压痛点主要在右上腹腹直肌处，而胆囊炎压痛点则在右肋缘下与右腹直肌交界区；②胆囊炎发病时 80%可扪到胆囊肿块，而十二指肠穿孔则由于大网膜包绕，既不易扪到包块，也不可能扪到类似胆囊的包块；③在发病初期有恶心呕吐者多属于急性阑尾炎或胆囊炎，绝非十二指肠穿孔；④在发病初期没有恶心呕吐而有剧烈疼痛，并且在 6～12 h 后方出现右下腹压痛者，多属于十二指肠穿孔。

6) 结肠痉挛性疼痛：能引起右半横结肠痉挛的疾病较多，如习惯性便秘、黏液性结肠炎、特异性和非特异性结肠炎、肠血管活性多肽引起的结肠痉挛等。这些疾病常可引起右上腹部的阵发性疼痛。肝曲部结肠癌也可出现右上腹部隐痛或阵发性绞痛，常伴有不全性畅梗阻症状，但不易触及包块。若能对结肠疾病的病史询问详尽，并做粪便的潜血试验，则就可避免误诊。

7) 游走性右肾：右肾游动常使患者感到右腰疼痛。但有时也可在右上腹部感到隐痛，甚至绞痛。再加上在仰卧位或左侧卧位能扪及半圆形包块，很容易误诊为胆囊炎或胆囊积液。此时应提高警惕，令患者仰卧、侧卧、站立进行扪诊加以比较，就不难鉴别游走性右肾和胆囊炎。B 超检查则可进行鉴别。

11.1.2 发热

发热系指病理性体温升高，是人体对于致病因子的一种全身性反应。一般来说，口腔温度在 37.3℃以上，或直肠内温度在 37.6℃以上，或昼夜间体温波动在 1℃以上时可认为是发热。发热可以是患者的主观症状，也可以是用体温计测得的客观体征，但两者有时因患者的年龄、机体的反应性等不同而可不一致。有些患者即使是有轻微的发热而能敏锐地觉察到。相反，也有些患者虽有高热而不能自知。也还有些人是自觉发热而测得的体温却是正常的。实际上，当体温迅速上升时，患者并不能感觉到是发热，而是感觉到发冷、畏寒，甚至发生寒战(rigor)。发热时患者常感有头昏头痛、疲倦无力、周身不适和肌肉酸痛等症状。引起发热的疾病很多，简单地可区分为感染性疾病和非感染性疾病两大类。对于胆道外科疾病来讲，前者常见于急性或慢性全身性或局灶性感染引起的发热，如急性胆囊炎、肝下脓肿、急性梗阻性化脓性胆管炎、脓毒症等；后者则少见，如肝硬化、胆囊癌、胆管癌、Vater 壶腹周围癌等。胆道系统的疾病，约有 70%的患者在腹痛发生后出现畏寒或发热。体温一般为 38～39℃。病变在胆囊时，发热出现较迟且体温常在 38℃左右，常是有发热而无

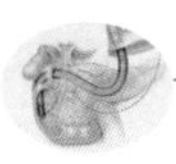

畏寒发冷。若胆囊化脓、坏疽或形成胆囊周围脓肿时，则局部及全身症状明显恶化，可表现为高热。但要警惕的是有些机体反应性差的患者或年迈体弱者有时也可并不发热。对此，更应注意虽无发热而病情已严重的患者。急性梗阻性化脓性胆管炎时，90%以上患者有畏寒、发热，体温常在39℃以上，达42℃者也不少见。由于大量细菌和毒素很快上行扩散，进入肝内血管内，全身中毒症状明显，很快就出现烦躁、谵语或嗜睡、昏迷，以及血压下降和感染性休克的临床表现。病势凶猛，若不及时治疗，常在1～2 d内或数小时内因循环衰竭而死亡。在这种患者中，有些从发病一开始体温根本就不升，但其酸中毒和感染性休克的临床表现总是存在的。胆总管结石时，其临床表现取决于结石阻塞的程度和有无合并感染。发作时剑突下阵发性绞痛、寒战、发热和黄疸是胆总管结石阻塞后出现胆道感染的典型表现，也称为Charcot征。肝内胆管结石时，临床表现很不一致，一般无明显的发热，但当结石阻塞并继发感染时则可出现畏寒和发热。若肝脏有肝脓肿时，则体温常在38～40℃，甚至可达41℃。往往寒热往来，反复发作，多呈一天数次的热型。胆囊癌或胆管癌时，一般可无发热或仅有不规则的微热。若癌肿有坏死或伴有感染则可有中等热，少数也可出现高热。

11.1.3 黄疸

黄疸是血清内胆红素过多所造成，而胆红素的生产和排出不能平衡是其发生的机制。其中涉及红细胞破坏过多，肝细胞对胆红素的摄取、结合和转运等机制障碍及胆管梗阻等因素。正常的血清胆红素值为8.55～17.1 μmol/L(0.5～1.0 mg/dl)，超过此值就会在黏膜和皮肤上显出黄染，这就是黄疸病征。

血清内非结合胆红素过多则间接反应阳性，而结合胆红素过多则直接反应阳性。有3种情况可以发生非结合胆红素过多：一为严重的溶血性疾病使肝脏不能在短时内将血内胆红素全部摄入。二为胆红素在血内必须和白蛋白连接方能溶解，然后在肝内的淋巴腔(Disse space)脱解白蛋白后方能进入肝细胞。任何一个环节有异常均能使胆红素滞留在血循内。三为胆红素进入肝细胞后，还需在微粒体内转成结合胆红素。如果由于缺乏尿嘧啶核苷二磷酸葡萄糖醛转换酶而不能使结合化程序完成，非结合胆红素仍然可返回血液循环。尽管非结合胆红素在微粒体内得以完成结合化，结合的胆红素还需经过转运机制方能进入毛细胆管，再经胆小管和肝外胆管而入肠腔。如果转运或胆管的任何一个环节发生障碍，结合胆红素依然可返回血液循环。至于判断黄疸属于何种疾病或何种病因和病理，首先要重视询问病史，全面分析症状和体征，现扼要叙述如下。

1) 如患者为婴幼儿或青年，其家族或亲属也有黄疸史者，应考虑是否为遗传性球形红细胞增多症、Dubin-Johnson综合征、Rotor综合征、Grigler-Najjar综合征，或旁路性高胆红素血症。

2) 如患者在突发黄疸之前3～5 d有感冒样症状、关节痛、偏头痛或荨麻疹等，特别是以往无胆道疾病者，应想到急性病毒性肝炎的可能。

3) 腹痛：一般来说急性病毒性肝炎的腹痛并不十分剧烈，其疼痛时间也不会超过十几个小时，而急性梗阻性化脓性胆管炎的疼痛则更重、更久，且只有用吗啡类药物方能缓解。如黄疸出现在腹痛之后，多属于梗阻性黄疸。如黄疸在腹痛之前1～2 d即已出现，多系急性病毒性肝炎。重要的是，在没有明确诊断之前，切勿匆忙施行急诊手术。

4) 寒战和发热：如黄疸患者伴有畏寒和发热，应考虑为急性梗阻性化脓性胆管炎。如在黄疸前已表现有轻度畏寒和发热，还可能与药物中毒性肝炎、急性病毒性肝炎或其他过敏性肝炎等有关。

5) 药物或化学中毒。

A. 很多药物都可引起急性肝内胆汁淤积而发生黄疸。发病机制被认为是机体对药物的变态反应或是药物干扰了肝细胞对胆红素和磺溴酞钠的排泌作用，特别是影响了毛细胆管和溶酶体的功能所致。药物性黄疸有下列临床特点：①黄疸的发生在用药后1～4周内出现；②停药后黄疸可逐渐消退，但再次用药后黄疸很快再发；③伴有炎症反应时，常有发热、皮疹与嗜酸性粒细胞增多。药物性黄疸需与毛细胆管炎性病毒性肝炎鉴别，以免混淆。

B. 由于工农业用的化学药物日益繁多，化学中毒性肝炎也不少见。其临床特点是：①有明确的化学药物接触史。②潜伏期短最快者2～3 d，如黄磷；较长者约7 d，如敌敌畏、二硫化碳、对氯硝基苯胺中毒。③出现黄疸时常无发热。④肝大，但无脾大。⑤肝功能一般表现为转氨酶升高、血清胆红素增高。

11.1.4 消化不良

(1) 恶心和呕吐　急性胆囊炎常引起恶心和呕吐，恶心更是多见。Zllinger及其同事曾对此进行病例分析，有结石和无结石的急性胆囊炎出现呕吐的分别为87%和44%；急性梗阻性化脓性胆管炎更高，

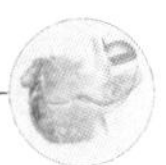

为91%，如患者频繁地急剧地呕吐而自己不能控制，则多为结石嵌顿。近年来，不少临床中心采用手术中胆道测压造影术，切实证明了胆道内压力升高是产生恶心和呕吐的直接原因。外科医生应熟谙这样的事实，一经将T管在胆总管内安置妥善，胆汁能通畅地引流，呕吐可立即停止。

（2）食后饱胀　食后饱胀、食欲缺乏等对于诊断胆道疾病有一定意义。有相当一部分患者都是因"胃病"就诊而最后被诊断为胆囊结石的。其他的消化不良一般症状如疲倦、乏力、头晕、食欲缺乏、嗳气、反胃、腹胀、怕油腻食物等对于诊断胆道疾病无特殊意义。但如患者还伴发右肩胛或右肩放射性疼痛，Boas征阳性，或者在午夜有右上腹部绞痛而于次晨宛如常人，则要疑有胆囊疾病了。当然还需排除其他疾病，如胃炎、消化性溃疡、病毒性肝炎、胰腺炎、十二指肠炎及结肠疾病。一般说来，横结肠以上的腹腔脏器疾患容易和胆道疾病混淆，故应认真鉴别；而横结肠以下的腹腔脏器疾患则容易与胆道疾病相鉴别。不论上下何者，其鉴别诊断还应详细询问病史和分析病史，结合B超、胃镜等检查。可以明确诊断。由于在前章内曾分别涉及过这些疾病的病象，故不再重复。现就下列3个比较多见但又易于误诊的病症加以叙述。

1）胆囊周围炎综合征：过去临床医生很容易忽视这个病变。因此，常误诊为附近脏器的疾病。在胆囊炎的发病过程中势必易与邻近脏器引起粘连，累及的脏器先后次序多为：胃幽门窦部、十二指肠球部、结肠肝曲远端部分、大小网膜和肝脏的脏面等。由于炎症的累及，粘连的牵扯，可形成憩室和使胆汁淤滞，所表现的病状有右上腹胀感、嗳气、恶心、烧灼感等。显然这些是继发病状。在治疗上绝不应舍本求末地围绕继发病去延误时间。当然，仍须在正反方面进行鉴别诊断。

2）结肠疾病：将结肠疾病误认为胆道或胃十二指肠病，在临床上屡见不鲜。因为结肠疾病引起的症状如腹胀、嗳气、恶心、食欲缺乏及右上腹间歇疼痛都能误诊为结肠或上腹部的脏器病，特别是胆道疾病。如果以右上腹疼痛为主而理化检查时胆囊又属正常，就往往容易误诊为胆道运动功能障碍病。

3）神经官能症：上述的胆囊周围炎综合征、结肠疾病及其他疾病由于未能认识或阳性检查轻微，常归诸神经官能症。这个误诊情况在过去比较多见，对于老年妇女患者更是如此。在现时的外科门诊仍也不算少见。纠正的方法在于要提高对胆管周围炎综合征病理过程的认识，认真分析病情，提高警惕。

11.1.5　腹部包块

在发生急性胆囊炎或急性胆管炎时，30%～45%的患者能在右上腹部扪到包块。除非胆囊早已萎缩或胆囊管有梗阻。不能扪出的原因是腹肌紧张和检查时匆忙。最好用轻柔手法使患者先指出其最重的痛点和包块，然后核实。往往患者自己确能指出包块的所在。

医生和患者协同诊断往往非常重要。当然，在判断右上腹部包块时，还须排除胆囊癌、胆总管囊肿、肝脏包块（如肝癌、肝血管瘤、肝囊肿、肝棘球蚴病）。这首先还是要依靠病史及包块的位置、大小和轮廓。此外，还须对右上腹包块和黄疸的关系进行鉴别诊断。

1）有胆囊包块而无黄疸：在临床上常遇到这样的患者，由于右上腹部不适或轻度疼痛和包块而来就诊。体检也颇似胆囊包块但无黄疸。这种情况可能是胆囊积液、胆囊无力、低张力性功能障碍、胆囊管狭曲综合征或游走性右肾等。

2）胆囊包块和黄疸均有：如患者还表现畏寒、发热和剧烈疼痛，可能是急性胆囊炎压迫胆总管、Mirrizi综合征、急性梗阻性化脓性胆管炎、胆囊癌并发急性胆囊炎。如患者仅有胆囊包块和较重黄疸而无其他病状，尽管曾有右上腹部绞痛，就应联想到Vater壶腹癌、胰头癌、十二指肠癌、胆管癌、原发性硬化性胆管炎、Vater壶腹周围的疾病及肿瘤等。

11.2　病征

（1）Boas征　急性胆囊炎时，在右侧背部肩胛骨下角第9～11肋骨区域有皮肤过敏现象及压痛，称为Boas征阳性。

（2）Charcot征　胆石突然迁移且嵌顿在胆总管时，常出现剑突下绞痛、寒战或高热、黄疸三联征。

（3）Courvoisier征　Courvoisier征又称Courvoisier定律。用于鉴别梗阻性黄疸的性质。胆道结石性梗阻时，由于梗阻不完全，并伴有胆囊炎、胆囊周围炎、胆囊萎缩或胆囊与周围组织粘连，虽然胆囊内压增高，但胆囊不见肿大；即或胆囊肿大，也常有局部触痛及腹膜刺激症状。而胆道癌肿性梗阻时，由于梗阻完全，且不伴有胆囊炎，故胆囊常肿大。扪诊时可触及一表面光滑，略可活动及无触痛之胆囊。

（4）Cullen征　急性出血坏死性胰腺炎时，脐周皮肤可呈蓝色，称为 Cullen 征阳性。此征在腹腔大出血（如肝破裂、脾破裂、宫外孕破裂）时也可见到。若脐部发生子宫内膜异位症，在月经期间脐周皮肤也可呈现蓝色，但较少见。

（5）5F 征　一般认为具有下列 5 点者易罹患胆结石病。①40 岁（forty）；②女性（female）；③肥胖（fatty）；④多生育者（fertily）；⑤家族史（family）。因为这几点都是以英文字母 F 为首的，故称 5F 征。

（6）Fitz 征　暴饮暴食、酗酒后上腹部突然剧痛，伴以恶心和呕吐，且很快发生虚脱或休克。24 h 内出现上腹部的局限性肿胀，触之肌紧张，叩之呈鼓音，体温在 38℃左右，即为 Fitz 征阳性。暗示有急性出血性坏死性胰腺炎的可能。因此征出现有一定的规律性，自觉症状、体征等方面与内脏的改变存在着一种相对应的时相规律故又叫 Fitz 相律（Fitz rule）。

（7）Gobiet 征　急性出血坏死性胰腺炎时，胃与横结肠有明显积气，致使上腹部出现膨隆现象。

（8）Gray-Turner 征　重症急性胰腺炎时，在腰肋部可出现蓝色或青紫色斑，为 Gray-Truner 征阳性。

（9）Jons 征　急性胆囊炎时在第 9 肋软骨之肋弓附着部有压痛。

（10）Körte 征　急性胰腺炎时，在上腹部可扪及肿大的胰腺，且有触痛，即为 Körte 征阳性。

（11）Leotta 征　当胆囊与肝、肠、网膜粘连时，用手压右上腹，可由于压迫的牵引而产生疼痛。若用手在下腹部压迫肠管，同时令患者深呼吸，可因膈肌上升而肠管又被手压迫固定，可发生牵引性疼痛。自右侧腹部向内侧推压，或由内侧向右侧推压而产生疼痛，可能是结肠或网膜与腹膜侧壁有粘连。该征之检查可对估计胆囊与周围的粘连程度和部位有帮助。

（12）Livierato 征　急性胆囊炎时，由于体位的变换而引起腹腔脏器的活动，可出现反射性腹痛、腹肌紧张、心悸、心律不齐、心前区闷沉感等，称为 Livierato 征。若血管运动功能障碍较明显者可出现腹腔-心脏反射（abdomino-cardiac reflex），严重者可发生心脏意外。

（13）Löwy 征　急性胰腺炎时，若将 0.1%的肾上腺素溶液滴入结膜内 1～2 滴，瞳孔有显著扩大者称为 Löwy 征阳性。该征说明自主神经（特别是交感神经）的兴奋性增高所致。

（14）Mackenzie 征　胆结石的绞痛发作时，右侧第 9 肋软骨处有皮肤过敏和压痛，即为 Mackenzie 征阳性。

（15）Mended 征　急性胆囊炎时，叩击上腹部时右上腹胆囊区有疼痛。

（16）Murphy 征　急性胆囊炎时，检查者站在患者右侧，用左手大拇指置于右肋缘下，其余各指放在肋骨上。令患者做深吸气动作，当肝脏下移时常可触及胆囊而产生疼痛，就发生突然屏息呼吸之现象，称为 Murphy 征阳性。

（17）Reynolds 征　胆石症患者，突然出现右上腹部绞痛，寒战或高热、黄疸、休克、精神症状或神志改变之五联征者，提示胆总管有结石嵌顿，并已引起急性梗阻性化脓性胆管炎。

（18）Rigler 三联征　胆石性肠梗阻的典型放射学表现为 Rigler 三联征，即部分或全部肠道梗阻，胆道积气和肠道内异位胆石影。

（19）Robson 征　右侧乳头与脐连接成一线，在此线的下 1/3 与中 1/3 的交界点称为 Robson 点。急性胆囊炎时，若按压之点，即有剧烈疼痛。

（20）Whipple 三联征　诊断胰岛素瘤的 Whipple 三联征是空腹时症状发作，空腹或发作时血糖<2.8 mmol/L，进食或静脉推注葡萄糖可迅速缓解症状。

（21）Xiphoid 征　胆囊炎及胆管炎时，用手压剑突顶点上方则有疼痛者称为剑突征阳性。有时此点之压痛较其他部位之压痛点更加明显。因为胆囊与剑突后方有较丰富的淋巴管和淋巴结互相沟通。当胆囊或胆管发炎时，也可引起剑突后方之淋巴管和淋巴结发炎，故压痛较为明显。

（杨少成　李清潭）

11.3　综合征

11.3.1　胆-心综合征

胆-心综合征（biliary-cardiac syndrome）首先由 Horsters 于 1953 年提出，系指有胆道系统疾患的患者，在疾病发作时出现有类似冠心病的症状、体征及心电图的改变。Виноградов（1977）对 1 000 例各种胆道疾病的患者进行了研究，其中 530 例（53%）有心绞痛。以有严重胆道疾病老年患者发生率较高。慢性胆道疾患只要近期有发作，在再次发作时也易出现冠心病样的症状和体征。

【病因与发病机制】胆道系统疾患常通过下列机制出现冠心病样病症。

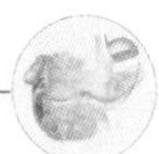

(1) 神经反射性机制　一般认为心脏受 $T_1 \sim T_5$ 脊神经支配，而胆囊受 $T_7 \sim T_{10}$ 脊神经支配，但感觉管理上有定位弥散。通过脊髓同节反射，胆道系统的病理性刺激可经迷走神经反射性地引起冠状动脉收缩，致使心肌血供受到影响而发生心绞痛。术中牵拉胆囊或胆道也可影响心脏的功能，严重者也可引起心搏骤停，应予重视。顾树南(2000)报道腹腔镜胆囊切除术中心搏骤停 18 min 抢救成功 1 例，极为少见，经验可贵。

患者为女性，55 岁。因慢性胆囊炎胆石症入院。有青霉素过敏史。心电图报告为窦性心律，电轴左偏，异常心电图，肢导低电压，部分 T 波低平。在全麻下行腹腔镜胆囊切除术。CO_2 气腹至腹内压达 1.6 kPa(12 mmHg)，当牵拉胆囊准备分离胆囊三角的浆膜时患者出现心动过缓，血压下降，即暂停手术。继而很快出现心律失常、室颤、心搏骤停。立即进行心、肺、脑复苏。拔除 Troca，腹部减压，心脏按压，心内注射，冰帽降温。先后静脉给予：利多卡因 4 次，共 400 mg；肾上腺素 4 次，共 5 mg；维拉帕米(异搏定)及地塞米松等药物。心脏除颤 5 次。18 min 后出现心跳，但有反复。70 min 后始有反应，能睁眼，有听力。75 min 后意识逐渐恢复，遂送入 ICU 病房。患者经多科全力合作抢救、治疗，未留下任何后遗症，恢复良好。翌年又再次住院，顺利施行了胆囊切除术。该病例应铭刻在心，外科医生在手术时应如履薄冰，谨慎小心，遇有问题要沉着冷静，全力应对，积极抢救。只要有一线希望，也要作百分之百的努力。

敏志刚(2007)报道高海拔地区 3 例胆囊炎胆石症病例，在连续硬膜外麻醉下行腹腔镜胆囊切除术中，当牵拉胆囊三角时发生心搏骤停。其中例 1，女性，40 岁，藏族。抢救 9 min 后心跳恢复，18 min 有自主呼吸，患者处于浅昏迷状态，21 h 后完全清醒。在 Stephenson 报道的 1 200 例心搏骤停复苏成功的病例中，有 64%是在心脏停搏后 4 min 内开始抢救的，超过该时值，急救成活的患者均出现严重的神经系统后遗症。由此提出，缺氧超过 4 min 的时限，即使能复苏也易成为“植物人”等严重后果。

(2) 胆道疾患对心脏的影响　胆道系统疾病对心脏有一定的影响。有人曾作过研究，诱发胆囊病变可反射性地引起心律的改变和冠状动脉血流的变化。特别是原有冠心病患者尤为明显。使胆道内压力升高时，可诱发心绞痛样疼痛，一旦使胆道内压力下降时，则心绞痛也就缓解，肝脏有病变时可致脂肪代谢发生障碍。肝细胞功能不全时可产生心肌毒性作用。胆道梗阻可使胆固醇升高。高脂血症除可引起动脉粥样硬化外，还可直接使冠状动脉血流减少，影响心肌血供。高脂肪餐后可使冠状动脉血流量减少 20%左右而易诱发心绞痛。梗阻性黄疸时之胆盐，可刺激迷走神经而产生心动过缓，胆盐直接作用于心肌及传导系统，可产生各种心律失常。

(3) 水、电解质与酸碱平衡失调　水与电解质平衡失调、酸碱失衡均可影响心肌的功能，而休克状态及内毒素等因素则又可直接影响心肌的血循而使心肌缺血、缺氧而发生心肌受损。

【临床表现】

(1) 心绞痛　心前区疼痛，疼痛为针刺样或阵发性绞痛，可向左肩部及左上肢放射。这种放射痛的产生是由于有膈神经的分支分布于胆囊，此处受到刺激后，则可向心性的传至第 3～5 颈髓后根，并使疼痛向肩部放散。患者虽有心绞痛样的疼痛，但并不产生恐惧感。

(2) 心律失常　常为心动过缓，也可有期前收缩、阵发性房性心动过速及心房颤动等。

(3) 心功能不全　心音低弱，血压偏低。

(4) 心电图改变　①节律改变：常为窦性心律不齐(多为心动过缓)与室性期外收缩，少为心房纤颤。②心肌缺血：可分 3 型。Ⅰ型：sT 段下降；Ⅱ型：T 波倒置；Ⅲ型：T 波下降或变平。缺血改变多见于急性发作期。③束支传导阻滞：以右束支传导阻滞多见。

【诊断】患者原有胆道系统疾患，发病后出现心绞痛样疼痛，应用血管扩张药无效，心动过缓时阿托品试验为阴性，心律不齐时应用抗心律不齐药无明显疗效，再结合临床检查则可明确诊断。

【治疗】以积极治疗胆道系统疾患为主；同时相应地对症处理，如酌情应用抗生素、氨基酸、血浆，积极纠正水、电解质与酸碱平衡。

【预后】胆-心综合征的预后取决于胆道疾病的病变程度及心肌受损的程度。若能正确诊断，尽早治疗，去除病因，则预后较好。

11.3.2 胆囊、颈、管残留综合征

胆囊、颈、管残留综合征(residual gallbladder-neck-tube syndrome)是胆囊切除术后的一种并发症，其症状与胆囊切除前类似，抑或加重。患者常因腹痛而奔波多家医院，其结果总是认为是“胆囊切除术后综合征”，医生在治疗上常感到“该用的药都已用，再已没有什么药可用了”，表现为束手无策；而患者则因疾病缠身，久治无效，痛苦万分，万般无奈。

施维锦(2013)对这类患者进行了认真的研究，认为凡病必有其因，凡症必有其根，寻因找根才能知因明根。现择其4例，分享其经验。

(1) 例1 女，52岁。8年前因胆囊结石、慢性胆囊炎行胆囊切除术，术后恢复良好。近3年来右上腹部时有疼痛，且发作频繁。腹部MRCP、CT、ERCP检查除发现胆囊管残留过长外，余无异常发现。经解痉、消炎、利胆等药物治疗无效，再次手术见残余胆囊管约2.0 cm×1.5 cm×1.5 cm大小，管壁明显增厚，质硬，内含少量胆汁，无结石。术后病理报告:胆囊管黏膜慢性炎症。术后随访3年无复发。本例乃典型的单纯性胆囊管残留过长，症状发作时不伴有寒战、高热，无黄疸等胆管炎症状。就因胆囊管残留过长使患者受折磨多年。

(2) 例2 男，55岁。10年前因胆囊结石、胆总管结石伴胆管炎而行胆囊切除＋胆总管切开取石＋T管引流术。术后2年左右开始反复发作右上腹痛。多由饱食后诱发，常伴低热，但无寒战、高热。近1年来腹痛发作频繁且伴有黄疸。MRCP检查胆囊残管扩张、胆总管扩张下段结石。术中见残余胆囊管扩张达2.0 cm×0.8 cm×0.8 cm，胆总管下段有直径1.0 cm大小混合结石，行残余胆囊管切除＋胆总管切开取石＋T管引流术。术后疼痛消失，恢复良好。病理报告:胆囊管黏膜慢性炎症，胆结石。随访3年无复发。本例胆囊管残留过长，术后2年胆囊管内结石形成，腹痛又发；晚近结石被排入胆总管致下段梗阻，出现腹痛、黄疸。可见胆囊管残留过长，有成石的可能。

(3) 例3 男，57岁。15年前因急性胆囊炎胆囊结石在当地医院行胆囊切除术，术后右上腹经常不适。2000年出现右上腹痛、畏寒、发热，当地某三甲医院诊断为“胆总管结石”而施行胆总管切开取石＋T管引流术。术后T管造影无残石后拔管，治愈出院。2005年春又有右上腹部疼痛，伴寒战、发热、恶心、呕吐。至另一三甲医院行ERCP检查，见胆总管结石。第3次手术时，切开胆总管后未找到结石，T管引流后症状缓解出院。出院3月后又出现腹痛、黄疸、寒战、发热和恶心、呕吐，而入上海仁济医院。手术中见粘连严重，穿刺为脓性胆汁，切开“胆管”，上方似为左、右肝管，但Bake探条不能进入；下方不能进入十二指肠。置管造影见管道通向肝内一盲腔，远端则有一杯口状中断。认真解剖分离，在切开管道的左侧找到一直径1.5 cm壁增厚的肝总管。切开后见有一0.6 cm×0.8 cm×0.6 cm结石嵌顿于胆囊颈管部出口，且突入胆总管而形成Mirrizi综合征。胆总管远端有1个0.3 cm×0.5 cm×0.3 cm结石，清除结石，切除埋在肝内的胆囊及胆囊管，置管造影见胆道显影良好，无残石。随访8年，一切良好。首次急诊手术因炎症粘连较重，加之胆囊呈葫芦状畸形，在其狭窄处离断误为是胆囊管。第3次手术探查胆总管阴性，可能是结石在胆囊管内，难以发现。

(4) 例4 男，37岁。2年半前因急性胆囊炎胆囊结石而行腹腔镜胆囊切除术。手术顺利，4 d出院。但一个半月后右上腹又出现疼痛不适，且逐日加重。与进油腻食物有关。需注射哌替啶(度冷丁)止痛。复读院外MRCP片见胆囊管残留过长。在排除其他疾病后施行手术。术中见残留胆囊管有2.0 cm×0.7 cm×0.7 cm大小，壁厚质硬，腔内有少量胆汁，无结石。病理报告:慢性炎症。术后疼痛消失，随访半年，一般情况良好。

【病因与发病机制】 胆囊切除后结石残留并不少见，特别是腹腔镜胆囊切除术广泛普及以来，胆囊结石残留率有升高趋势。特别是在胆囊管解剖形态有变异，胆囊三角粘连较重，术时对胆囊管汇入胆总管处未能解剖清楚，则更易在胆囊管中残留结石。Mahmud(2001)报道，胆囊管残留结石占腹腔镜胆囊切除手术的12.3%。胆囊、颈、管残留综合征的病因与下列因素有关:①胆囊管与胆总管汇合异常；②急诊胆囊切除手术，胆囊三角粘连严重，胆囊管解剖不清，致胆囊管残留过长；③胆囊畸形，特别是葫芦胆囊，易把其狭窄部误认为是胆囊管；④胆囊狭长、萎缩，误把胆囊体认为是胆囊管；⑤术者心中无数，害怕损伤胆总管而把胆囊管有意多留，以策安全。胡春雷(2013)对2 235例腹腔镜胆囊切除术进行回顾性分析胆囊管结石残留情况，并将其各危险因素独立进行统计(表11-1)。但在临床上，结石残

表11-1 胆囊管残留结石与各相关危险因素的关系

分组	总例数	发生结石残留例数	发生率(%)	*P*	*OR*
有解剖异常	63	15	23.81	<0.001	84.53
无解剖异常	2 172	8	0.37		
急诊手术	105	5	4.76	<0.001	5.87
择期手术	2 130	18	0.85		
泥沙样结石	134	11	8.21	<0.001	15.59
非泥沙结石	2 101	12	0.57		
有结石嵌顿	213	9	4.22	<0.001	6.33
无结石嵌顿	2 022	14	0.69		

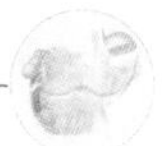

留中有多个因素存在，且几乎都有胆囊三角区明显粘连，难以解剖清楚，满足于把胆囊管处理了就行了。更未能再进一步去检查胆囊管中有无结石、胆囊管是否通畅。这是胆囊管结石残留的主要原因。

【临床表现】胆囊、颈、管残留综合征的临床表现多为上腹部时有隐痛，食后饱胀不适犹如慢性胆囊炎胆石症的症状。若有结石且进入胆总管，阻塞胆总管下段则可有腹痛、黄疸，寒战、高热，恶心、呕吐等急性胆管炎的症状。

【诊断】应首选 MRCP 检查。B 超、ERCP 检查仅有助于诊断。

【治疗】这类患者大多是经多家医院多次检查，服用过西药、中药多种药物无效而来院的。因此，对待患者要有耐心，对患者检查的资料要认真分析，千万不要轻易讲手术没问题，治也没好办法。要记住凡病必有其因，凡症必有其根。寻因找根才能知因明根。一旦确诊为胆囊、颈、管残留综合征，则应手术治疗。

【预后】胆囊、颈、管残留综合征经手术治疗，祛除病根，则预后良好。曾有结石的，术后更要注意保肝利胆，预防结石再生。

（戴建国）

11.3.3 胆囊-结肠肝曲粘连综合征

胆囊-结肠肝曲粘连综合征（cholecystohepatic flexure adhesion syndrome）又称 Verbrycke 综合征。1930 年，Verbrycke 就发现右上腹部有不明原因隐痛的患者，其胆囊造影片上常可见结肠肝曲积气。经过 10 多年的研究，Verbrycke 认为结肠肝曲的积气是由于胆囊与结肠肝曲粘连而使结肠运动受影响而致，并指出这是一种新的综合征。

【病因与发病机制】急性胆囊炎时，肿大的胆囊易与结肠肝曲部发生粘连，胆囊底部受牵拉，虽胆囊本身尚能维持其基本功能，但由于餐后胆囊收缩受影响而常有右上腹部饱满、胀痛，有时因消化受影响而发生恶心、呕吐。立位时尤可使症状加重。同时，由于结肠肝曲也受胆囊的牵拉，可形成一锐角，使肠内容物通过困难，而致结肠肝曲常有一较为恒定的积气区。

【临床表现】

（1）右上腹部疼痛　疼痛常在餐后发生，长久站立及活动时可使疼痛加剧，平卧时可见缓解。一般无胆绞痛。有时可有上腹部压痛，或听到气过水声，但无反跳痛和肌紧张。

（2）轻度恶心感　因胆囊与结肠肝曲粘连，相互牵拉，故常有轻度恶心感觉，但一般无呕吐。而食欲缺乏、消化不良、腹胀不适，也较常见。

（3）恒定气体影　在 B 超、X 线片上常可见一椭圆形的气体影，位置较固定。令患者平卧用手触压后再做检查，气体影可消失，但以后又可再次出现。

【诊断】有急性胆囊炎的病史而胆囊内无结石，且胆囊造影见功能尚好。胆囊造影与胃肠系统钡餐造影联合检查；方法为检查前 24 h 吞钡，13 h 前服胆囊造影剂，如胆囊与结肠肝曲相连或相邻而不能分开，即可诊断。如再做脂肪餐试验，则胆囊与结肠之关系更易看清。B 超检查可见胆囊底部不光整，同时用手压迫结肠肝曲，可见胆囊有被牵拉现象。

【治疗】以手术治疗为主。若胆囊正常，则可用腹腔镜作粘连松解术，若胆囊有病变，则可切除胆囊。症状较轻者，也可内科对症治疗。

【预后】一般预后良好。

（陈志勇　戴建国）

11.3.4 胆囊管狭曲综合征

胆囊管狭曲综合征（narrow-winding ductus cysticus syndrome）首先由李清潭于 1977 年报道 40 例，这是临床上并不少见的一个综合征，其特点是：胆囊管狭长而弯曲，漏斗部不明显或缺如，胆囊淤滞扩大；在整个胆道系统无明显器质性或功能性病变；胆囊对脂肪餐、山梨醇或玉米黍油都有相当程度的收缩反应；胆囊疼痛的时间有一定的规律性。

【病因与发病机制】在医学上早就知道妊娠常引起胆囊胆汁淤积。但这能否成为胆囊松弛扩大和胆囊管狭曲的原因尚有争论。下列事实使人们相信妊娠不是致病的主要原因：①绝大多数的和多次分娩的妇女并不患胆囊管狭曲综合征。Saoehetti 等于 1973 年报道 402 例无胆道疾患的胆囊造影，发现妇女在禁食后胆囊按比例的确大于男性的胆囊，但是排空的速度则不同。②作者曾遇见一例 23 岁女性，因首次人工流产不全而并发慢性子宫出血、忧郁，身体衰弱。后经胆道造影证实为胆囊管狭曲综合征，经胆囊切除术后痊愈。③于 20 世纪 60 年代初，Caroli 及其同事将妊娠豚鼠的尿给雄豚鼠注射，发现后者的胆囊收缩功能被抑制。但是对于人进行同样的实验则无此效果。Caroli 等仍然相信抗缩胆囊素的存在，可能它本身或它的作用被其他代谢物所破坏或抑制。④能否因妊娠致使胆囊淤滞扩大而后继发胆囊管狭曲呢？在笔者遇见的早期就诊的患者，其胆囊尚未显著扩大时胆囊管狭曲和临床症状已有典型的表现。总之，不能认为妊娠是胆囊管狭曲综合征的主要病因。

推测患者身体衰弱是重要的因素之一。在整个机体衰弱的情况下，胆囊张力不足也不能避免。由于漏斗部是使胆囊颈和囊管构成虹吸管和加强胆囊收缩力的关键部分，势必逐渐使胆囊扩大，从而牵拉胆囊管，使胆囊管变得细长。又因胆囊管在一定的距离上松弛固定，必然以弯度来适应距离。弯度越大，该处管腔越窄。进而使胆囊的淤滞和扩大更严重。加之在站立或坐位时胆囊下垂使胆液进入易而排出难。这就使胆囊扩大和胆囊管狭曲发生恶性循环。在早期和中期胆囊虽形如长茄，尚可维持边缘弯圆，但可能产生胀痛和绞痛。至晚期的胆囊则颇似悬吊水袋或斜三角形。此时病程至少已有8～10年之久。患者经常感到右下腹和右腰背坠痛。如果还看到胆总管变宽的影像，很容易误诊为张力减弱型胆道运动功能障碍病。

李清潭报道的40例中，经胆囊切除术治疗的21例，占这个时期（10年）胆道手术病例的20%左右。其余未行手术治疗。所有手术治疗的患者都是女性，年龄为23～40岁，平均36岁。除1例23岁的患者只流产一次外，其余均分娩2～6次。在体型方面比较肥胖的只占30%，其余均为瘦高型。其中4例属于胆道运动功能障碍病。此4例中3例为张力过强型，1例为张力减弱型；前者均在半年至两年后自行缓解，而后者几年仍未解除疼痛。这种误诊是由于早期缺乏经验之故。相信这个综合征发病率还应该高于此数。

【临床表现】

（1）规律性疼痛　疼痛的时间规律颇为典型，经常在午后到午夜这段时间内发作，尤其是在晚上加重。疼痛随着病程加重而延长，疼痛多在上午11:00左右，清晨发生疼痛者较少。疼痛性质为胀痛或绞痛不一，主要是在右上腹部，右肩胛或右腰背部有牵涉性钝痛。一般无中上腹部和左上腹部疼痛。患者在清晨最感舒适轻松。此时不感疼痛的原因是，夜间睡眠的仰卧位使昼间坐立位的胆囊底下垂改变为上悬，遂使昼间淤积在胆囊的胆液借自身的重力而徐徐通过狭曲的胆囊管，经胆总管而流入十二指肠。故在清晨必然感到轻松，宛如常人。

（2）胆囊肿大　扪诊检查时在胆囊区域可有深压痛；若在晚间扪诊，常可触及肿大的胆囊。

（3）消化不良　常有食后饱胀、不适，食欲缺乏，乏力等症状。

【诊断】本病在临床并非罕见，诊断可根据本综合征的特点及临床表现来建立。下列几点还可供参考。

（1）疼痛　多在夜间发生，无畏寒和发热，血常规检查无异常。

（2）肝功能检查　本综合征患者在门诊时常误诊为慢性病毒性肝炎。主要是由于无法解释右上腹部疼痛，而血清转氨酶又略高。临床外科医生必须十分谨慎，转氨酶升高可以在许多疾病发生，还须进一步做鉴别诊断。单纯的胆囊管狭曲综合征患者的血清碱性磷酸酶试验一般情况均属正常。但有时由于疲乏、食欲缺乏和Oddi括约肌痉挛，这些试验可稍呈阳性。血清转氨酶的测定值也有所升高。

（3）静脉胆道造影　其典型影像是：①胆囊管狭长弯曲，漏斗部不再外突或缺如，胆囊扩大如长茄子形。极少能见到所谓悬吊的水袋形，或如三角形底边的。②脂肪餐能使胆囊发生良好收缩，甚至正常。③胆总管的宽度正常，Vater乳头显示正常。在摄片上为使上述影像清楚，特别是为显出胆囊管狭曲影，要在注射比衬剂和用脂肪餐后20～30 min摄片，否则，常常不能将胆囊管和胆总管显示出来。只将胆囊轮廓和收缩程度显示出来是不够的。

【鉴别诊断】在确诊这个综合征之前，还应将极易混淆的而且治疗方法不同的疾病加以鉴别清楚。

（1）张力减弱型胆道运动功能障碍　这个功能性疾病比胆囊管狭曲综合征的发病率低，男女均可罹患。病因是由于迷走神经功能减弱或者交感神经张力增强。其特点是：①胆囊松弛扩大而且形状如悬吊的水袋，胆囊底部不再显示正常的圆弯而形如三角底；②胆囊失去大部分收缩功能；③胆总管松弛变宽；④乳头松弛张口。尽管其临床病状类似胆囊管狭曲综合征，但病因、病理和显影完全不同。治疗方法也不一样。

（2）张力过强型胆道运动功能障碍　这个功能性病的特点是：①在早期和中期的胆囊，不是松弛变大而是有所缩小，至晚期始因弹性纤维和肌纤维乏力而变大；②胆总管和乳头由于张力强和痉挛使胆道内压升高；③在实验室检查上血清碱性磷酸酶升高。有许多学者认为大便秘结、黏液性结肠炎、胰腺炎及十二指肠慢性穿通性溃疡都能诱发类似张力过强型胆道运动功能障碍。因此，还须将这些疾病排除。最后以阿托品，最好以亚硝酸异戊酯吸入剂来证实疼痛能被解除，从而确诊为张力过强型胆道运

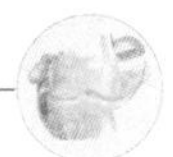

动功能障碍。对于此病不能用胆囊摘除术治愈。笔者曾将一位女性患者误诊为胆囊管狭曲综合征而施行了胆囊摘除术。术后患者疼痛依然如故。以后经过两年时间的保守疗法，方逐渐痊愈。

在此必须说明上述的两个类型的胆道运动功能障碍是沿用旧分类法。其原因是：①从临床病症和理化检查可以鉴别诊断张力过强型和张力减弱型胆道运动功能障碍。②1976 年，Sirfert 提出的新分类方法根据张力、运动和共济活动完全分开和互不相关的概念(在过去三者是异名同意)而分为胆囊正常张力高运动型、正常张力低运动型、低张力低运动型和高张力型(又称痉挛型，其运动功能可以正常、迅速或迟缓)，以及 Oddi 括约肌高张力和低张力两个型。这个新分类是复杂的，而且它们的病状基本相似。因此，无法据以选择检查方法而有利于鉴别诊断。它们的鉴别诊断仅靠 X 线造影上的胆囊形态、大小和收缩情况而定。但是除个别类型胆囊的大小、形态和收缩的变化比较显著或突出外，大多数型胆囊在这方面是不易识别的。Siffert 还采用胆液引流时间来复证。如乙胆液应在甲胆液出现后的第 8 min 出现。又如在给予硫酸镁后，正常括约肌有 2 min 的闭锁相。如果检查结果偏离上述的正常情况，即表明有张力和(或)运动功能障碍。但是十二指肠胆汁引流术并非操作容易和经常准确无误。新分类法的另一些令人置疑点是：如有括约肌张力过强同样使胆囊排空困难，就这和胆囊管不畅因素混淆起来；所谓的张力强型胆囊是形如长茄和缺乏漏斗部隆起，而我们所见到这样状的胆囊都是由于张力减弱所致。总之，新分类法在目前似乎属于纯生理学的，不容易在临床上识别和大胆应用。

(3) 胆囊无力症　胆囊无力和胆囊管扭结、胆囊管黏膜瓣肥大等病变，过去常在文献上提到，但从未作为一种临床疾病或综合征来描述。在我们所提到的胆囊管狭曲综合征中，也未查见黏膜瓣肥大者。按照 Caroli 等所讲："无功能胆囊对于内源性(脂肪和胃酸进入十二指肠后引起的)和外源性(注射剂等)的缩胆囊素均无收缩反应，而且胆囊黏膜还分泌抗缩胆囊素。"这类胆囊的黏膜呈现炎症性萎缩。有的研究者相信局限性漏斗炎也分泌抗缩胆囊素。Caroli 等自 1960 年后进行了一系列的实验，对这类萎缩性胆囊炎患者的尿进行电泳检查，证实含有抗缩胆囊素。如切除胆囊，就不再得到。继而将妊娠豚鼠的尿注射给雄豚鼠，也有抗胆囊收缩的物质出现。用同样方法对人进行实验则无效果。但是，Caroli 仍相信妊娠妇女的尿液中含有抗缩胆囊素，可能被尿液中其他代谢物所对抗或中和。

常见的胆囊无力症同能够分泌大量抗缩胆囊素的胆囊在病理变化上有显著差别。前者是胆囊松弛扩大，极轻微的黏膜炎症，而后者则是萎缩变小，极严重的黏膜和壁层炎症。由于造成胆囊无力症的病因很多，不能将它看作是一种疾病，而仅是一综合病变。至于严重的局限性漏斗炎所产生的抗缩胆囊素量，能否使胆囊松弛扩大，尚待进一步研究证实。

(4) 胆囊管综合征　在解剖学上很早就提及胆囊管螺旋瓣肥大或过度弯曲，能使胆囊排空困难。在 1920 年 Schmieden 将胆囊管梗阻归在 Aschoff 所说的"淤滞胆囊"的病因范畴。自 1953～1959 年，又有几组作者以不同病名报道此症。但是由于病因不完全一致，发病率低和病状特征不足，没有引起普遍的注意。自 1967 年以后始正式称为胆囊管综合征(cholecystic duct syndrome)。现介绍 1976 年 Goldstein 所列出的特点：①先天性胆囊管狭窄或粘连压迫；②后天性炎症引起的粘连压迫；③胆囊管过度狭长弯曲；④胆囊和邻近脏器粘连所产生的漏斗颈部和胆囊管的锐角畸形。此外，还提到胆囊并发轻度或中度的炎症，一些胆囊有轻度增殖性胆囊病。少数患者还有轻度黄疸。Goldstein 推断乳头有缩窄病变。我们认为，先天性胆囊管缩窄或纤维变性较为少见，而且应该在儿童时期即发生病状。1971 年，Valberg 等学者曾报道"青年妇女的无结石胆绞痛"，这恰和我们的"胆囊管狭曲综合征"全在青年妇女中发生完全一致。由于我们诊治胆绞痛有典型的时间规律，能排除胆道运动功能障碍病和其他器质性胆道疾病，并且在胆囊切除后获得痊愈，应该将胆囊管狭曲综合征和胆囊管综合征截然分开。

【治疗】胆囊管狭曲综合征的有效治疗方法是将胆囊切除。当然，另一个关键问题是要排除胆道运动功能障碍疾病、结石、胆总管下段的病变及疾病。

【预后】手术治疗者预后较好。在我们遇见的未经手术治疗的这种患者，10 年症状也无缓解、反而加重。其胆囊松弛下垂，形如悬吊的水袋，至髂前上棘的连线以下。

11.3.5　胆栓综合征

胆栓综合征(bile-plug syndrome)，又称浓缩胆汁综合征(inspissated bile syndrome)。该征于 1927

年首先由 Still 报道，系指新生儿溶血性疾病后出现明显梗阻性黄疸的一组综合征。

【病因与发病机制】新生儿溶血性疾病，如有核红细胞症、Rh 因子、ABO 等，都可发生溶血，继而出现贫血症状。由于红细胞过度破坏，胆汁中结合胆红素浓度增高，胆汁变得黏稠，严重者可形成胆栓(bile-plug)，致使肝内小胆管胆汁流动受阻，胆汁淤滞，胆汁排泄障碍，小胆管内压力增高而处于高压状态，结合胆红素直接反流入血中而引起黄疸，这种黄疸系梗阻性。此外，小胆管内高压及胆汁中高浓度的胆红素，还可使肝细胞营养受阻而发生肝细胞缺氧、肿胀、功能障碍，继而导致肝内胆汁淤积。因此，浓缩胆汁综合征虽也有黄疸，但它与由胆总管结石引起的肝外胆管梗阻黄疸之性质是截然不同的。

【临床表现】

(1) 梗阻性黄疸　新生儿出生后 2 d 之内即可出现黄疸，黄疸轻重不一，但为梗阻性黄疸。粪便色浅或呈陶土色。尿胆红素阳性，尿胆原阴性。血清胆红素浓度升高，以结合胆红素为主。

(2) 溶血症状群　新生儿在 1～2 周时便可出现贫血，且日见加重。贫血程度与黄疸之轻重不成正比。肝、脾大。网织红细胞增多。有些患儿抗人球蛋白(Coombs)试验呈直接阳性，或母婴间 Rh 因子不合。

【诊断】Hsia 提出本征的诊断标准为：①新生儿在出生后 2 d 之内出现黄疸；②黄疸持续 3 周以上；③血清胆红素(包括总胆红素、直接胆红素、间接胆红素)均为增高，并且有梗阻性黄疸的特征；④母婴血型不合，新生儿有溶血性疾病的临床表现。

本征应与新生儿肝炎、先天性胆道闭锁等器质性肝外胆道梗阻疾病相鉴别。

【治疗】熊去氧胆酸(UDCA)和牛磺熊去氧胆酸(TUDCA)治疗对病情有一定的缓解。采用输血换血、紫外线光疗法也有效，并可降低胆红素脑病[核黄疸(Kern icterus)]的发生率。有肝功能损害者应给予中西医结合疏肝利胆等护肝治疗。

【预后】大多数患者经积极治疗后在 3 周左右可望逐渐恢复。约有 10%的患儿发生胆红素脑病，则预后较差。极少数患儿病程可迁延数年而发展为肝硬化。

11.3.6　良性复发性胆汁淤积综合征

良性复发性胆汁淤积综合征(benign recurrent cholestasis)又称良性复发性肝内胆汁淤积、间歇性家族性肝内胆汁淤积性黄疸或良性复发性肝内阻塞性黄疸。本征于 1959 年首先由 Summerskill 报道 2 例，其特点是在同一家族内有反复发生的梗阻性黄疸，但不引起肝硬化等永久性的肝损害，常伴有疲乏无力、食欲缺乏、体重减轻和右上腹胀痛等一组综合征。

【病因与发病机制】发病机制尚未完全清楚。多数学者认为属常染色体隐性遗传性疾病，其发病与胆盐代谢异常有关。胆汁不能通畅地从肝细胞排至毛细胆管。肝内胆汁淤积时，肝组织学改变为肝小叶中心性淤胆、门管区扩张、毛细胆管扩张及胆管内胆栓(bile plug)形成。电镜下可见肝细胞的微绒毛缩短和减少，毛细胆管扩张及胆汁淤积。病情缓解期间肝组织检查则可无明显异常。

【临床表现】

(1) 周期性黄疸　黄疸的发生常与环境和季节有关，常在每年相同时间发生，呈现出一定的规律性。黄疸可持续 2 周至数月，且逐渐加重，为梗阻性黄疸。粪色由浅黄变为陶土色。发作时常伴有皮肤瘙痒和皮疹等变态反应。

(2) 右上腹胀痛　肝脏因肝内胆汁淤积而肝大，右上腹及肝区常有胀痛和不适，但无明显触痛。

(3) 体重减轻　常有疲乏无力，食欲缺乏，慢性腹泻，体重逐见减轻，但一般无恶心和呕吐症状。

(4) 胆囊造影不显影　因血清胆红素增高，故在疾病发作时胆囊造影不显影。

【诊断】根据有家族同样患病者，结合有周期性梗阻性黄疸、右上腹部胀痛、体重减轻，胆囊造影不显影等可考虑本征。若有肝活体组织学在急性发作期与缓解期之对比，则更有助于诊断。

【治疗】尚无特殊治疗。黄疸发作期可给予低脂、高蛋白、高维生素饮食。考来烯胺(消胆胺)对解除瘙痒症状有效。秋水仙碱(colchicine)可减缓病情的发展。熊去氧胆酸(UDCA)和牛磺熊去氧胆酸(TUDCA)对改善胆汁淤积有一定的疗效，而皮质类固醇激素则对黄疸的消退无明显效果。

【预后】本征预后良好，多数患者可自然痊愈。

11.3.7　胆管消失综合征

胆管消失综合征(vanishing bile duct syndrome, VBDS)是指由多种因素引起的以肝内胆汁淤积为主要临床表现的一种综合征，较为少见。

【病因与发病机制】它是由发生学、免疫学、遗

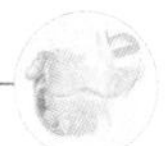

传、感染、肿瘤、缺血与缺氧、药物和毒物等多种因素引起肝内胆树(intrahepatic biliary tree)的破坏、胆管局灶性或弥漫性消失,无正常肝胆管可见,在临床上主要呈淤胆现象。胆管消失综合征的发病机制尚未完全阐明。中毒(T 细胞毒性介导的胆管上皮细胞异常凋亡)及变态反应引起的可能性较大。药物可作为半抗原与胆管上皮表面的角蛋白发生作用,所产生的自身抗体可损伤胆管上皮细胞导致胆管消失。文献报道,能导致胆管消失综合征的药物有 30 余种,而且即使停药仍有可能还会发生。这些药物主要分为以下几类。①抗生素:阿莫西林是报道最多的一种。其与克拉维酸钾的复方制剂(阿莫西林/克拉维酸钾)更易导致严重胆管消失综合征。喹诺酮类抗生素引起的药物相关性胆管消失综合征多为在过敏反应的急性肝损害。曾有人因服用莫西沙星导致慢性胆汁淤积,并最终进展为胆管消失综合征而需要进行肝移植手术以缓解肝功能衰竭。也有大环内酯类及碳青霉烯类抗生素引起胆管消失综合征的报道。②非类固醇抗生素:布洛芬、洛索洛芬等非类固醇消炎药引起的胆管消失综合征多见于成年人。Taghian(2004)曾报道 1 例应用布洛芬治疗后出现急性胆汁淤积的 10 岁女童,同时并发窦状性梗阻综合征(SOS),在接受熊去氧胆酸治疗 7 个月后肝脏恢复正常。并证实为布洛芬诱发急性胆管消失综合征。Kawasaki(2013)报道 1 例因发热应用 1 d 洛索洛芬和 2 d 双芬酸治疗后出现黄疸的 13 岁女童。故在对于未成年人应用非类固醇抗生素时应该引起重视。③抗精神病药:丙戊酸、卡马西平、拉莫三嗪等都是临床应用广、疗效好的广谱抗精神病药物。患者多因长期服用此类药物而引起肝功能异常,并逐渐进展为胆管消失综合征。Vuppalanchi(2006)曾报道因应用氯丙嗪、唑尼沙胺等而引起胆管消失综合征。④其他药物:其他引起胆管消失综合征的药物还包括性激素、抗病毒药及免疫抑制剂等。Kochar(2010)在一大宗临床研究中共纳入 1 121 例接受奈韦拉平治疗的患者,发生肝脏损害的概率是 1.2%。其中 1 例年轻孕妇因感染艾滋病病毒而用奈韦拉平高效反转录羰毒治疗继发胆管消失综合征,应用熊去氧胆酸治疗后黄疸症状有所减轻,病情有所缓解。在胚胎期胆管因受某些因子的作用而呈进行性破坏,则可出现肝内胆管缺乏(家族性 PIBD),常伴有其他先天性畸形、慢性淤胆,但不伴发肝硬化或继发性门静脉高压症。非家族性肝内胆管缺乏有时可见于巨细胞病毒感染、风疹、呼吸道和肠道病毒 3 (reovirus 3)感染、α_2-抗胰蛋白酶缺乏症及三羟基别胆甾烷酸增高的患者。这种患者预后差,多数在 1 岁之内死亡。成年人发生的胆管破坏或消失与免疫功能低下有密切关系。可见于原发性胆汁性肝硬化、原发性硬化性胆管炎、肉样瘤病、胰腺纤维性囊肿病、化脓性胆管炎、Caroli 病、肝移植后排斥、霍奇金病、慢性药物性淤胆症、药物性硬化性胆管炎等。在原发性胆汁性肝硬化中,胆管病变局限于直径 50～100 μm 的叶间胆管,90%为女性,均具有线粒体酶抗体,具细胞毒性的淋巴细胞侵入胆管壁而使之破坏。胆管细胞有Ⅱ类人类白细胞抗原的增多,这提示免疫功能的低下及失去其调节功能。细胞免疫参与移植体排斥,其中胆管上皮细胞显示出主要组织相容性复合物抗原。胆管消失综合征可在移植后即刻暴发或相隔在移植体具正常功能后一段时间才发生,但多数发病缓慢,在肝移植中的发生率为 8%～15%。若肝功能逐渐衰竭,则必须再重新进行肝移。但 Hubscher 报道 6 例肝移植后发生了胆管消失综合征,但均见能逆转。

原发性硬化性胆管炎的病因不明,70%的患者有溃疡性结肠炎病史,与自身免疫性慢性活动性肝炎一样均见白细胞抗原- 88 和白细胞抗原- DRw3 增多。巨细胞病可引起艾滋病患者黏膜进行性不规则损害和胆管破坏。动脉内注射氟尿嘧啶脱氧核苷(FUDR)及治疗肝包囊虫病时甲醛和高渗氯化钠溶液渗入胆管也可引起原发性硬化胆管炎。氯丙嗪和氟氯西林(flucloxacillin)可导致淤积性黄疸,常可持续半年以上。这与胆管消失综合征的严重程度有关。

胆管消失综合征有时也可累及肝外胆管,但外科可纠正的病因一般不会发生胆管消失综合征,且其肝外胆管通常是正常的。Psdds(2011)报道,胆管消失综合征的病理检查常显示汇管区小叶间胆管消失>50%,甚至胆管可全部消失。伴有汇管区炎症、纤维化、小叶中心性肝细胞坏死和明显胆管上皮细胞破坏。

【临床表现】

(1) 黄疸与皮肤瘙痒　该征由于以慢性淤胆为主,患者逐渐出现黄疸,且久黄不退。血中因胆盐浓度较高,刺激神经末梢而发生皮肤瘙痒。有时瘙痒较黄疸出现为早。

(2) 消化不良　由于肠道缺乏胆盐,影响脂肪的乳化与吸收,常有腹泻。这又影响脂溶性维生素 A、维生素 D、维生素 K 和钙的吸收。患者表现营养不良。

(3) 肝、脾大　由于肝脏长期淤胆，肝脾均可代偿性增大。

(4) 出血倾向　由于维生素 K 和凝血因子Ⅶ的缺乏，毛细血管脆性增加，血小板减少，患者常可有皮下青紫斑块，刷牙时易出血等现象。

(5) 其他　常有乏力、精神不振、高胆固醇血症、黄色瘤。

【诊断】实验室检查血清碱性磷酸酶(ALP)和谷氨酰转肽酶可有明显的升高，也可有直接胆红素血症和转氨酶轻度增高。本病主要累及小胆管，影像检查常无特异性改变，B 超或 CT 检查仅供参考。若能做逆行胰胆管造影(ERCP)则更有帮助，可协助除外肝外胆管损伤。自身抗体、细胞免疫和体液免疫测定也有参考价值。肝活检是诊断胆管消失综合征和明确病因的主要手段。胆管消失综合征要与特发性成人肝内胆管缺失症(idiopathic adulthood ductopenia，IAD)鉴别。后者是一种极少见的疾病，1988 年，Ludwig 首次描述了 3 例。在一个单中心的回顾性评价中，2 082 例肝内胆管损伤的患者中有 1.2%不能明确胆管损伤的病因分类，故命名为 IAD。其发生原因尚不清楚，可能与遗传有关。Ludwig 提出 IAD 的诊断标准是：①成人后发病，含青春期后期；②ALP 水平增高；③组织学上可见 50%以上的汇管区小叶间胆管消失；④胆管造影和结肠气钡双重造影或结肠镜检查基本正常。

【治疗】取决于对病因的认识。目前还没有可以诱发胆管再生的确切方法。治疗方面多集中于支持对症治疗，但动物实验在有效诱导胆管增生方面已有初步的报道。

【预后】鉴于胆管消失综合征是一种进行性病变，其后果严重，病死率高。目前虽无特殊治疗方法，但若能提高认识，及时诊断，去除病因，对症治疗，使病情能得以控制，争取在早期有所逆转，延长其生命，还是可以争取的。

11.3.8　胆道铸型综合征

肝移植后并发症包括胆道并发症、血管并发症、各种感染、各型排斥反应等。其中胆道铸型综合征(bliary cast syndrome，BCS)是肝移植后严重威胁患者生命的胆道并发症之一。目前其机制尚不十分清楚。其发生率为 4%～18%。胆道铸型(biliary cast，BC)这一概念最早在 1975 年由美国的 Waldram 提出，而胆道铸型综合征则由 Starzl 于 1977 年提出。它是指肝移植后在肝内外胆道内形成的胆道树样铸型坏死物“胆道铸型”充填于胆道，同时可伴有一处或多处非吻合口胆道上皮坏死或狭窄，并由此而导致的一系列临床症状。

【病因与发病机制】BCS 的发生并非由单一致病因素所致，是多因素综合影响的结果。常见的病因与以下几个方面有关。如胆道局部缺血、肝动脉栓塞、急性排斥反应、感染、胆道梗阻、支撑管或引流管的刺激、胆道损伤、肝脏冷热缺血时间的长短、缺血再灌注损伤、肝移植手术的方式、供肝胆道内残留胆汁、残余肝分泌胆汁的成分失调、ABO 血型不符等，都可以促使 BCS 的发生。Shah(2003)对胆道铸型物的成分进行了研究，发现胆红素占 10%～50%，蛋白质占 5%～10%，胆汁酸化合物和胆固醇较少。胆道上皮受各种因素的影响而出现渗出性炎症反应，纤维蛋白在胆道中弥漫性或局部沉积，遇到胆汁变性固定，并逐渐形成胆道铸型骨架，而胆红素以骨架中的某些成分为核心沿管壁而沉积。有时可呈中空结构。赵青、窦科峰等(2006)研究发现，胆道铸型 70%的成分由胆红素组成，30%是增生的纤维组织，其中夹杂有小血管，未见有坏死的胆管结构。纤维蛋白染色显示有纤维蛋白的渗出。胆管铸型一旦形成，堵塞胆管，胆汁引流不畅，从而诱发胆道感染。若存在胆道上皮坏死的继之以瘢痕组织代替坏死的胆道上皮组织。瘢痕组织增生或收缩均会导致该处胆管狭窄，继而进一步影响胆汁的引流。

朱晓丹(2009)回顾性分析 103 例肝移植后胆道铸型综合征的临床表现资料中有 4 例胆道铸型的外形完整、颜色质地各异的铸型标本，并对其进行蛋白分析，以明确了解胆道铸型中蛋白质的表达情况。在胆道铸型样本的全蛋白质溶液中，共检出 208 种蛋白质。其中例 1 检测出蛋白质 82 种，例 2 检出蛋白质 44 种，例 3 检测出蛋白质 56 种，例 4 检测出蛋白质 65 种。通过比对分析，重叠 4 个标本的蛋白质有 13 种，重叠 3 个标本的蛋白质有 20 种，重叠 2 个标本的蛋白质有 25 种。这对胆道铸型的认识和治疗有重要意义。

按照纤维胆道镜检查所见，根据病变程度不同，把 BCS 的病理分为下列 6 型。

Ⅰ型：单纯胆道铸型，胆道上皮完好。

Ⅱ型：有胆道铸型形成，肝总管段胆道上皮局限性坏死。

Ⅲ型：有胆道铸型形成，胆道上皮坏死累及肝总管及左肝管。

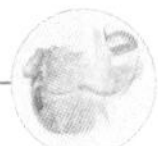

Ⅳ型：有胆道铸型形成，胆道上皮坏死累及肝总管及右肝管。

Ⅴ型：有胆道铸型形成，胆道上皮坏死累及肝总管及左右肝管。

Ⅵ型：有胆道铸型形成，胆道上皮坏死累及肝总管、左右肝管及以上胆管。(图 11-1)

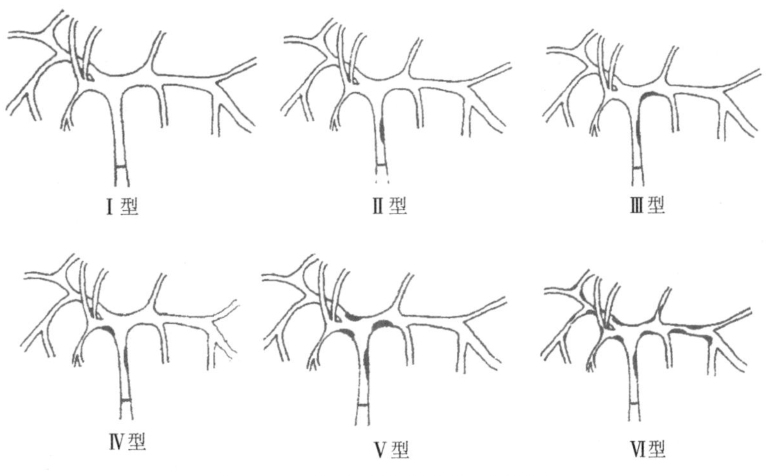

图 11-1　各型胆道铸型综合征的形态

【临床表现】临床表现主要取决于胆管阻塞的程度。常见的症状有黄疸、发热、寒战、右上腹胀痛，皮肤瘙痒，陶土色大便，尿色深黄，胆汁引流量减少等。

【诊断】患者有肝移植手术史，结合临床表现，肝功检查有变异，胆道造影显示胆管充盈缺损则可诊断。而纤维胆道镜、纤维十二指肠镜检查则是诊断的“金标准”。

【治疗】因胆管铸型在胆管内较为固定，不会自行排出，该处又是狭窄处，故多数宜用手术治疗。但患者若留有 T 管则可用纤维十二指肠镜或胆道镜治疗是较好的选择。治疗梗阻性黄疸明显者，若带有 T 管，可经 T 管向肝内放置引流管。若未保留 T 管者则可采用 PTCD、内镜逆行胆道引流(ERBD)或内镜胆管引流(ENBD)治疗。待全身情况稳定后再进一步处理。对于胆道铸型的处理，因大多患者的体质差，不能承受再次手术的创伤，微创的内镜治疗就成为首选。可用纤维胆道镜或纤维十二指肠镜取出，同时对狭窄部位进行球囊扩张，去除胆道铸型，扩张狭窄部位，充分引流胆汁。

【预后】胆道铸型的治疗较为困难，主要是通过纤维十二指肠镜或胆道镜治疗。一般预后较差。

11.3.9　Vater 壶腹阻塞综合征

Vater 壶腹阻塞综合征(ampulla of Vater obstruction syndrome)又称 Courvoisier-Terrier 综合征。1890 年，Courvoisier 就指出，无疼痛性梗阻性黄疸，伴胆囊肿大，常提示有胰腺癌。本征系指 Vater 壶腹部肿瘤引起壶腹部梗阻、胆汁淤积、胆道内压增高、胆囊肿大、无痛性梗阻性黄疸、粪便呈陶土色、恶病质等一组综合征。本征出现典型症状与体征时，一般都属肿瘤晚期，已失去根治性手术的机会。

【病因与发病机制】胰头癌、Vater 壶腹周围癌、十二指肠腺癌、十二指肠乳头癌、胆总管下段癌等都可使胆道发生梗阻而使胆汁淤积，胆道内压力不断增高，胆囊被动性充盈扩张、肿大，胆总管、肝总管乃至肝内胆管有代偿性扩张。胆管内压力增高超过胆囊和胆道的代偿能力后，则胆汁高度淤积，黄疸迅速加重，同时肝细胞受损日益严重。肝功能开始有明显变异。周身情况日趋恶化。

【临床表现】

(1) *黄疸*　黄疸为进行性加重，系梗阻性。粪便色泽由黄色逐渐变为淡黄色和陶土色。尿胆红素阳性，尿胆原阴性。

(2) *疼痛*　早期可无疼痛，后因胆道梗阻由不全性发展至完全性梗阻。胆道压力不断增高，胆管代偿性扩张、胆管蠕动收缩、Oddi 括约肌的痉挛可致中上腹部持续性隐痛、胀痛或绞痛。典型的胰腺癌腹痛较剧烈，常向腰背部放射，尤以夜间为甚。患者常不能平卧，而被迫采取前屈位而跪爬在床上。

(3) *胆囊肿大*　发现黄疸时，胆囊一般都可触及,边缘光滑,略可活动,无压痛。

(4) 恶病质 食欲缺乏,恶心、呕吐,发热,体重进行性下降,逐日消瘦,日趋衰竭。

【诊断】无痛性黄疸发现后,即应做B型超声、CT、MRI检查。可疑胰腺有肿瘤时,再行内镜逆行胰胆管造影,或选择性动脉造影及CT检查。一般多无困难。部分患者在胃肠钡餐检查时也能建立诊断,则多属中晚期,手术已难以根治。一般无手术切除肿瘤指征,因患者已处于恶病质,勉强手术有时得不偿失,应持慎重态度。

【治疗】一旦Vater壶腹阻塞综合征的症状典型,多属中晚期,手术难以根治。多采取经皮肝胆道穿刺置管引流术,使胆汁得以引流,胆道压力得以减小,从而保护肝脏。若引流保持通畅,则可使症状缓解。

【预后】本征预后差,多数在3～6月内死亡,1年存活率不超过10%。

11.3.10 十二指肠乳头旁憩室综合征

十二指肠乳头旁憩室(periampullary diverticula, PAD)是指十二指肠乳头周围3 cm以内的憩室。若合并有腹痛、发热、黄疸等胆道系统疾病症状,则称为十二指肠乳头旁憩室综合征(duodenoperiampullary diverticular syndrome, DPADS),也称Lemmel综合征。PAD为十二指肠常见病,在小肠憩室中最为常见。可发生在任何年龄,以50～60岁者多见。其发生率为2%～22%,尸检检出率为3.2%～26%。

【病因与发病机制】PAD大多向肠壁外突出的腔外憩室,少数为腔内憩室。66%～95%发生于十二指肠的系膜侧。该处通常与胆总管进入十二指肠的开口处乳头较近,且大多数在乳头2.5 cm范围内,故也称为Vater壶腹周围憩室。该处因有胰管、胆管和血管通过,肠壁肌层较薄。当肠腔内压持续升高,可导致肠壁黏膜和黏膜肌层呈疝样突出而成为憩室。位于十二指肠球部的憩室,大多为假性憩室。这是由于十二指肠球部溃疡愈合后瘢痕收缩及局部肠壁变薄所致。十二指肠乳头的位置,与十二指肠乳头旁憩室的关系可分为3型。①包绕型:乳头位于十二指肠憩室内;②边缘型:乳头位于十二指肠憩室的边缘;③并列型:乳头位于十二指肠憩室的旁侧。十二指肠憩室炎常累及乳头,致乳头充血水肿,阻塞乳头的开口,使胆汁、胰液引流不畅,严重者可引起黄疸和胆管炎。其致病菌多为大肠埃希菌,产生外源性葡萄糖醛酸酶把结合胆红素水解为游离胆红素,形成结石的核心。胆道感染时,胆汁pH下降,促使胆红素结石形成。

【临床表现】

(1) 腹胀不适 大部分患者可无任何症状。约10%的患者可有上腹部不适,或有轻度饱胀感。

(2) 饱食后疼痛 当憩室有炎症或有溃疡时,饱食后常有疼痛,症状较重且持久。这时上腹部常有压痛。

(3) 黄疸发热 Vater壶腹周围憩室约27%合并有胆道结石。一旦结石引起梗阻,乳头水肿发炎阻塞胆管开口,则易发生胆管炎或胰腺炎。

(4) 出血 憩室炎症重且并有溃疡者可导致出血、穿孔,但较少见。出血可由于憩室糜烂或血管发育不良所致,也可因穿透附近的肠黏膜血管引起。穿孔可至门静脉、胆道或胰腺,甚至可在该处形成脓肿。

(5) 肠梗阻 PAD也可引起十二指肠梗阻,致肠内容物淤滞。主要表现为餐后上腹部饱胀和绞痛。呕吐后即可缓解。

【诊断】PAD的诊断主要依赖X线钡剂造影和内镜检查。X线钡剂造影可获诊断。如未发现憩室,但1 h后十二指肠乳头部位仍有钡剂残留或腔内有不规则的图像,则应再进一步检查。十二指肠纤维内镜检查可明确诊断。庞尔君(2012)对十二指肠纤维内镜检查的PAD206例(乳头组)和1 024例非乳头旁憩室(对照组)研究发现,该病与胆胰疾病的关系密切。206例中合并有胆道结石155例(75.24%)。PAD直径>3.0 cm胆道结石构成比为88.24%(15/17),与直径<3.0 cm者对比有显著统计学意义。边缘型乳头合并胆道结石为84.84%(56/66)。乳头组的胰头癌发病率与对照组相比也具有统计学差异($P<0.001$)。

【治疗】无症状的PAD无须治疗。有症状者且腹部有其他疾病者则应先治疗其他疾病。单纯PAD以中西医结合内科治疗为主,包括适宜锻炼、调节饮食、制酸解痉、体位引流等。PAD一般不考虑手术治疗。若有恶变则宜手术治疗。

【预后】本病只要加强体育锻炼、注意饮食,预后较好。

11.3.11 胰腺恶性病变综合征

胰腺恶性病变综合征(pancreatic malignant syndrome)又称胰头癌梗阻性黄疸综合征或Bard-Pic综合征。本征于1888年首先由Bard和Pic描

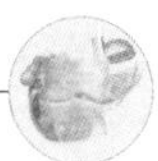

述，系指由胰头癌压迫胆总管，或胰体、胰尾癌侵犯胰头及肝胆系统，在临床上表现为黄疸、腹痛、胆囊肿大、肝大、症状性糖尿病、消瘦、恶病质等的一组综合征。

【病因与发病机制】本征的发病因素不十分清楚，但与致癌物质（亚硝胺）、饮食（生豆粉、咖啡、肉类罐头）、吸烟、糖尿病等有一定关系。胰头癌发生是直接浸润胆总管壁，或压迫胆总管下段引起梗阻性黄疸。同时随着癌瘤的发展也可侵及胃、十二指肠、大肠和下腔静脉，并与之发生粘连。

【临床表现】

（1）黄疸　病初多为无痛性进行性梗阻性黄疸。但胰体、胰尾部一般无黄疸，如侵入胰头或肝胆系统时则也可出现黄疸。

（2）消瘦　乏力怠倦、食欲缺乏、食后腹胀、恶心呕吐等，常为进行性加重。患者日益消瘦，体重可下降 5～15 kg 而呈现恶病质貌。

（3）腹痛　上腹部和左上腹部有持续性钝痛或阵发性绞痛，并向腰背部及左季肋部放射，尤以夜间为甚，发作时常呈跪爬体位，辗转不安。

（4）其他症状与体征　常见有发热、胆囊肿大、肝大、腹水、尿糖等。

【诊断】根据临床表现及 B 超、CT、MRI、选择性动脉造影等检查都有助于诊断。而内镜下逆行性胆管造影术（ERCP）检查则可明确诊断。

【治疗】早期诊断且能做根治手术者仅占 25%左右。中晚期病例做相应的姑息性处理。胆道减压，引流胆汁，保护肝脏，营养支持等十分重要。中西医结合治疗是保守治疗的重要方法。一般预后差。根治手术成功者 5 年生存率仅为 5%～10%。

11.3.12　急腹症-高脂血症综合征

急腹症-高脂血症综合征（acute abdomen hyperlipoidemia syndrome）是指有腹痛，肝、脾大，高脂血症及胰腺炎的一组综合征，1932 年首先由 Bürger 和 Grütz 报道，又称 Bürger-Grütz 综合征。

【病因与发病机制】高脂血症可分为原发性高脂血症和继发性高脂血症。前者是指一种家族性、常染色体隐性遗传缺陷导致的脂质代谢障碍，后者常与高脂饮食、肥胖、糖尿病、酗酒、妊娠、服用药物[如雌激素、他莫昔芬（三苯氧胺）]等有关。高脂血症胰腺炎的发病机制尚不清楚。一种是游离脂肪酸（free fatty acid）损伤学说，认为胰腺及其周围高浓度的血三酰甘油（triglyceride，TG）被胰脂肪酶水解后，产生大量的游离脂肪酸，诱发酸中毒，进而激活胰蛋白酶原，导致胰腺的自身消化（autodigestion）。此外，游离脂肪酸还可破坏胰腺毛细血管内皮细胞，导致胰腺的循环障碍。另一学说是认为三酰甘油和载脂蛋白结合后在血中运行，为生物细胞膜提供能量。含有三酰甘油的脂蛋白是乳糜微粒（外源性三酰甘油）和极低密度脂蛋白（内源性三酰甘油），由于脂酶缺乏或其活性减低，乳糜微粒和极低密度脂蛋白在血中浓度升高，且不能从循环中除去，造成高脂血症。高血三酰甘油可使血液处于高凝状态，促使血栓形成，且脂质颗粒堵塞胰腺的微血管，使胰腺血循受阻，灌注不足，缺血坏死而导致胰腺炎的发生。

【临床表现】

（1）腹痛　常在脂肪餐后发生，上腹有压痛和反跳痛。伴有发热和白细胞计数增高。

（2）肝、脾大　但肝功能正常，脾区无压痛。

（3）血三酰甘油　明显升高，但血淀粉酶和尿淀粉酶常正常或轻度升高。林建华（2012）报道高脂血症胰腺炎 41 例，血三酰甘油（TG）均明显升高。其中 11 例 TG 在 5.65～11.3 mmol/L 之间，且伴有血清乳糜状；30 例 TG≥11.3 mmol/L，最高达 111.69 mmol/L。血清胆固醇值升高 2 倍者 16 例。28 例血淀粉酶和 20 例尿淀粉酶值为正常或仅有轻度升高。血清脂肪酶值升高 2 倍以上者 30 例。血清转氨酶值轻度升高者仅 3 例。急性胰腺炎在孕产妇中的发病率随着人们生活水平的提高有逐年上升的趋势。为探索高脂血症与急性胰腺炎的关系，高娜娜（2016）回顾性分析了 29 例妊娠期高脂血症性急性胰腺炎（hypertriglyceridemic pancreatitis in pregnancy，HPP）的临床资料。其中孕早期 5 例（17.2%），孕晚期 24 例（82.8%）；轻型胰腺炎 8 例（27.6%），中型胰腺炎 14 例（48.3%），重型胰腺炎 7 例（24.1%）。TG 平均为 15.5mmol/L，孕产妇无死亡，胎儿死亡率为 17.2%（5/29），且均为胎死宫内。急性胰腺炎在孕产妇中常由胆道疾病引起，虽较少见，但由于重症急性胰腺炎病人的胎儿常可死于宫内，故应高度重视。

（4）黄色瘤　约 1/3 的患者可见皮肤有黄色瘤（xanthelasma），少数还可在黏膜处出现。有些患者数周后黄色瘤可逐渐褪色，甚至完全消失。

【诊断】根据摄食高脂肪餐后，发生腹痛，上腹部有压痛及反跳痛，伴有发热及血象增高；皮肤黏膜常可见有黄色瘤；肝、脾大；血胆固醇和三酰甘油增高，再结合CT、MRI检查有助于诊断。结合基因检查可明确高脂血症的类型，能反映肝功能的酶学指标ALT和AST大多正常，这有助与胆源性胰腺炎鉴别。

【治疗】治疗以非手术为主。可采用禁食、胃肠减压、营养支持、抑制胰液分泌、降血脂、预防感染等综合措施来保护胰腺和胃肠道。

1) 脂肪控制在摄入热量的20%～25%，故不用脂肪乳剂。宜用葡萄糖及氨基酸输液。使用葡萄糖时要注意监测血糖的变化。特别是有糖尿病患者在强化胰岛素治疗时要谨防低血糖反应。

2) 给予抑制胰液分泌的药物，如乌司他丁，加贝酯，奥曲肽(善宁)等。

3) 贝特类降脂药物能显著降低血三酰甘油水平，并能提高高密度脂蛋白的水平。其作用机制是能过提高脂蛋白酶，减少肝脏对三酰甘油的合成，增加胆固醇逆向运转。Jain(2007)报道长期服用贝特类降脂药物可以使血清三酰甘油水平维持正常，并能有效阻止胰腺炎的复发。Eald(2009)认为，当血三酰甘油水平下降至5.65 mmol/L以下时，便可阻止病情的进一步发展，并趋向平稳。而他汀类降脂药物如辛伐他汀(simvastatin)、阿托伐他汀(atovastatin)、氟伐他汀(fluvastatin)、洛伐他汀(lovastatin)或普伐他汀(pravastatin)等，主要是对血清胆固醇升高的高脂血症，使用时要注意分清。

4) 要合理使用抗生素，要有针对性，切忌盲目。

【预后】高脂血症若是由家族性、常染色体隐性遗传缺陷导致的脂质代谢障碍引起的，虽有高脂血症，但一般不发生动脉粥样硬化。但需要注意的是一旦饮食不当，就易诱发急性胰腺炎。

11.3.13 肝静脉阻塞综合征

肝静脉阻塞综合征(Budd-Chiari syndrome, BCS)又称肝静脉阻塞，是指肝的主要静脉(即肝上静脉或主干静脉)阻塞，并伴有下腔静脉与肝静脉交界处的阻塞综合征。本病首先由Lambroan(1842)提出，后由德国病理学家Chiari(1899)报道3例和Budd报道7例。他们对本病做了详细描述，并提出本病是一种独立的疾病。后称之为Budd-Chiari综合征。在文献中可见有些学者也把下列情况也包括在BCS之内：①仅有肝的主要静脉阻塞；②仅有肝部下腔静脉(指位于下腔静脉窝内的长约6 cm一段下腔静脉)阻塞；③兼有肝的主要静脉及肝部下腔静脉阻塞，但其概念尚存争论。

一般认为，BCS是由各种原因引起的肝静脉流出道阻塞性疾病，阻塞可发生在从肝小静脉到下腔静脉与右心房交汇处的任何部位。

【发病率】Standford大学在11 970例尸检中仅发现5例，Parker(1959)复习文献共164例。中村省三(1969)收集日文文献118例，加上他自己已经报道的11例共129例。我国于1957年在沈阳发现1例，赵东海(1985)报道22例。

【病因与发病机制】BCS可分为原发性和继发性。前者主要是由于血管本身病变所致，后者主要是由静脉外的病变压迫与浸润引起。BCS的病因可能与下列因素有关(图11-2)。

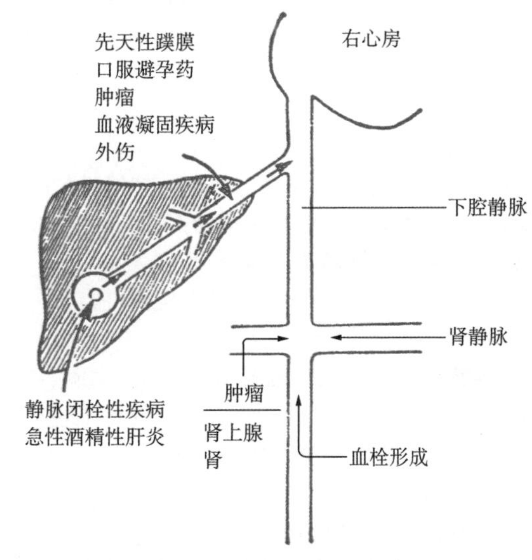

图11-2 与肝静脉阻塞有关的因素

(1) 血管外的压迫 如外伤、血肿、脓肿、炎症肿块、肿瘤等。

(2) 血管内赘生物 可继发于侵及肝静脉腔及下腔静脉腔的肝肿瘤，或肾癌侵及下腔静脉腔，还可见原发的下腔静脉肿瘤。

(3) 畸形 有下腔静脉上段的先天性蹼膜、下腔静脉穿过膈肌部位的漏斗状狭窄。日本学者对蹼膜样结构做了深入仔细的研究。纤维状膜样结构厚度≤5 mm。显微镜下所见系胶原纤维组成，弹力纤维较少，不含肌层，无炎症和血栓改变，其结构和附近继发肥厚部分可清楚区分。在某些方面与静脉瓣相似。在胚胎研究上表明，肝部下腔静脉是腔静脉、肝脏血管、脐血管及右心房形成时的结合点，也是体循环的肝静脉回流血与脐静脉的动脉血合流之处。胎生时由左、右脐肠系膜静脉即卵黄静脉(vitelline

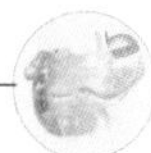

vein)伸入肝始基中,形成卵黄窦状隙(vitelline sinusoid)。其近心端演变为肝静脉、肝内门静脉及脐静脉;远心端形成肝外门静脉。因此,肝部下腔静脉正是由卵黄窦状隙形成的。为防止脐静脉导管中的动脉血向静脉系统反流,胎生期肝下腔静脉部存在一个螺旋瓣,出生后随着脐静脉导管的闭锁而逐渐消失。也有人认为,膜样结构闭锁是螺旋瓣的残留。在日本报道的病例中,约70%有肝部下腔静脉腔内膜瓣形成。

(4) 静脉血栓形成　静脉血栓形成可继发于红细胞增多症、血小板增多症、溶血性贫血、血栓性静脉炎、门静脉毒血症、口服避孕药等。凝血机制的改变,主要是凝血因子增加,也是病因之一。

(5) 长期口服避孕药　长期口服避孕药及多次妊娠与本病有一定的关系。Khuroo(1980)报道的105例肝静脉阻塞综合征中,有16例与长期口服避孕药及多次妊娠有关。并且认为是其主要原因。

【临床表现】BCS具有门静脉高压的特点,患者常表现有肝、脾大,脾功能亢进,食管胃底静脉曲张,腹水等。若肝脏有较明显的硬化等病变,则在肝功能变化时易发生食管下段曲张静脉破裂大出血而致出血性休克。Bismuth等将BCS分为暴发型、急性型、亚急性型和慢性型4型(表11-2)。汪忠镐为了准确判断疾病的严重程度与预测外科治疗的预后,将BCS分为4级(表11-3)。

表11-2　BCS的临床分型

分型	门静脉高压	转氨酶升高水平	病程
暴发性	急性	极度升高	急速,数天内死亡
急性	腹水+++,脾大+	中度升高	病程短,数天内死亡
亚急性	腹水++,脾大+	正常或轻度升高	症状逐渐出现,病程较长
慢性	腹水+,营养不良	变化不定	病程长,肝硬化逐渐加重

表11-3　BCS的病情分级

分级	生活质量	腹水	食管胃底静脉曲张	血清蛋白(g/L)	胆红素(μmol/L)	临床状态	手术危险性
Ⅰ	好	无或少量	无或轻度	>35	<20.5	好	小
Ⅱ	尚可	中等	中度	34~30	22.2~41.0	尚可	中等
Ⅲ	差	大量	重度或有出血史	29~25	42.8~49.6	差	大
Ⅳ	最差	难以控制	急性呕血	<24	>51.3	恶病质	极大

【诊断】2009年,美国肝病学会(AASLD)认为符合下列4种情况应高度怀疑Budd-Chiari综合征:①急性或慢性上腹部疼痛、腹水或肝大;②具有血栓形成危险因素的患者发生肝脏疾病;③具有大面积网状皮下静脉显露体征的肝脏疾病者;④排除其他原因所致的肝脏疾病。

BCS诊断主要依靠影像学检查,其中多普勒超声是确诊BCS的最方便、最快捷的方法。CT和MRI检查可提供肝静脉或下腔静脉阻塞,以及侧支循环建立的情况,可作为BCS确诊的依据。

【治疗】据文献资料,BCS的治疗主要是手术治疗,其传统的手术治疗方法有30余种。目前,介入治疗应为首选。BCS的治疗原则是:①BCS确诊后要立即开始抗凝治疗,对无抗凝治疗禁忌证或严重并发症的情况下,应维持长期抗凝治疗;②对于有症状的BCS患者均应进行相关检查,明确静脉阻塞部位情况,以评估其是否适合行经皮血管成形术或支架置入术;③对于经抗凝治疗而疾病未出现持续性缓解的患者,应考虑行经颈静脉肝内门体静脉分流术(transjugular intrahepatic portosystemic shunt, TIPS);④对于TIPS失败或一般情况未改善及发生急性肝功能衰竭的患者应考虑进行肝移植。

(顾剑锋　姚全梅)

11.3.14　肝肺综合征

肝肺综合征(hepatopulmonary syndrome, HPS)是指在各种肝病基础上发生的以肺内血管扩张、低氧血症为主要病理变化的肺部疾病,是慢性肝病终末期的一种严重并发症。早在1884年Fluckiger就论及肝病与肺部疾病之间的联系,并对肝病引起缺

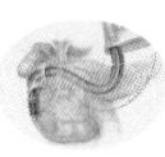

氧症状进行了详细的描述。但肝肺综合征这一概念是由 Kennedy 和 Knudson 在 1977 年首次提出的，并指出肝肺综合征是肝硬化的一种严重并发症，是以劳力性低氧血症、直立性低氧、低碳酸血症、高动力为循环特征，而肺容积、肺通气分布正常的一种综合征(图 11-3)。

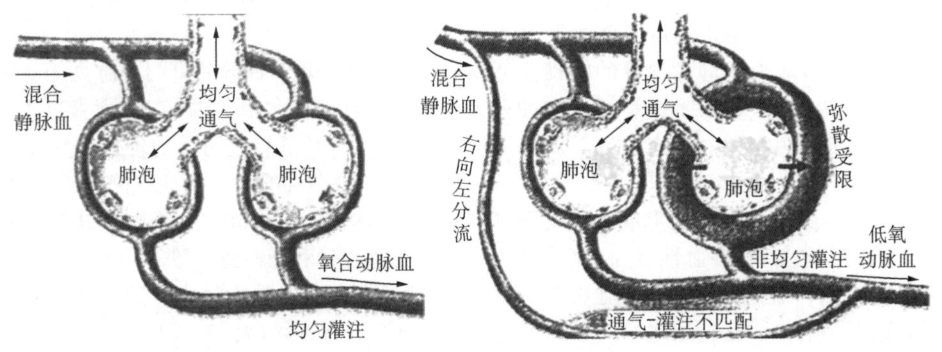

图 11-3　HPS 动脉低氧血症的机制

Martin(2008)报道肝硬化或严重门静脉高压的小儿 HPS 的发生率为 8%，成人 HPS 发生率为 4%～29%。等待肝移植的患者 HPS 发生率为 22.4%。在报道 1 例梅毒女性患者时，同时对肝硬化、发绀及杵状指进行了描述。

【病因与发病机制】 急性或慢性肝病都可以引起 HPS，但大多数是由肝硬化所引起。

(1) 肝硬化　肝炎后肝硬化、胆汁性肝硬化、酒精性肝硬化、血吸虫性肝硬化等，但以肝炎后肝硬化最多见。

(2) 非肝硬化性门静脉高压症　如门静脉血栓形成，肝结节性再生性增生，先天性肝纤维化、Budd-Chiari 综合征等。

(3) 其他　原发性硬化性胆管炎、自身免疫性疾病、Wilson 病等。

HPS 的基本病理改变为肺内血管扩张，尤其是肺底部。根据病理改变分为 3 型。Ⅰ型：大量前毛细血管弥漫性扩张；Ⅱ型：肺基底部动静脉交通支形成；Ⅲ型：胸膜蜘蛛痣形成。HPS 的发病与多种因素的作用相关，而一氧化氮(NO)、肿瘤坏死因子-α(TNF-α)、内毒素、内皮素-1(ET-1)和一氧化碳(CO)等都是致肺内血管扩张的基本因素，这些因素均可使肺内血管的扩张与收缩功能障碍而失衡。早期可仅有肺内血管扩张而无低氧血症，但随着病情的发展可逐渐发生氧合作用异常而出现低氧血症。

【临床表现】 HPS 的临床表现常见有肝、脾大，腹水，肝掌，蜘蛛痣，消化道出血，肝功能异常等。且一般都有肝功能损害、肝硬化、门静脉高压症的症状和体征。它的特征性表现由于低氧血症而出现呼吸困难、胸闷、憋气、口唇发绀等多呈斜卧或端坐状、杵状指(趾)、甲床发绀及扁平足等。若过度通气可导致碱中毒而出现头痛、头晕、手足发麻等，蜘蛛痣的出现是肺内血管扩张的一个重要标志。Sari(2011)的研究表明，蜘蛛痣与 HPS 的严重程度呈正相关。

2004 年欧洲呼吸病学会对 HPS 分为以下 4 级。

Ⅰ级(轻度)：$P_A-aO_2 \geqslant 15$ mmHg，$PaO_2 \geqslant 80$ mmHg。

Ⅱ级(中度)：$P_A-aO_2 \geqslant 15$ mmHg，80 mmHg$>PaO_2 \geqslant 60$ mmHg。

Ⅲ级(重度)：$P_A-aO_2 \geqslant 15$ mmHg，60 mmHg$>PaO_2 \geqslant 50$ mmHg。

Ⅳ级(极重度)：$P_A-aO_2 \geqslant 15$ mmHg，$PaO_2 <$ 50 mmHg(当患者吸 100%氧气时 $PaO_2 <$ 30 mmHg)。

由于 HPS 是由原发性肝病引起的肺内血管扩张和动脉氧合不足构成的三联症，故其临床表现以原发性肝病及肺部病变为主要临床特点，可出现下列 3 种情况：①直立性缺氧(orthodeoxidation)；②患者由仰卧位改为站立位时 PaO_2 降低>10%；③仰卧呼吸(platypnea)；患者由仰卧位改为站立时出现心慌、胸闷、气短。恢复仰卧位时则上述症状改善。

【诊断】 HPS 除了有肝脏疾病和门静脉高压症的症状和体征外，最明显的症状就是进行性呼吸困难。若患者出现低氧血症、皮下蜘蛛痣、杵状指(趾)和口唇发绀时即可能有 HPS 存在。

【治疗】 一般以治疗原发病为主，缓解低氧血症并发症以对症支持治疗为辅。①吸氧及高压氧舱；②血管活性药物：如阿米三嗪(烯丙哌三嗪)、生长抑

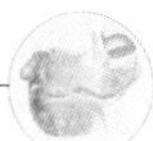

素能阻断神经肽对肺血管的扩张作用；③前列腺素抑制药：可抑制肺内前列腺素 $E_2\alpha$ 的合成，减轻肺血管床的扩张作用；④肝移植为最佳的治疗方法。肝移植后，其 5 年生存率可达 76%。

【预后】 HPS 的预后较差，多数患者肺内血管扩张仍在不断加重，气体交换随着时间而进行性恶化，自然缓解者极少见。Saad（2007）报道，HPS 一般确诊后 2.5 年，患者的病死率高达 41%。

11.3.15 肝肾综合征

肝肾综合征（hepatorenal syndrome，HRS）首先由 Helwig 在治疗胆道梗阻术后患者发生肾衰竭时提出的，是严重肝病时发生的一种进行性、功能性肾功能不全，多见于肝硬化晚期重症病毒性肝炎、暴发性肝衰等。也有学者称之为肾功能自发性损害、肾血流动力衰竭、肾循环衰竭及少尿性肾衰等，但以肝肾综合征及功能性肾衰竭的名称最常用。Cines 等（1993）对没有氮质血症的肝硬化患者 1 年和 5 年的随访显示，HRS 的发生率分别为 18%和 39%。

【病因与发病机制】 HRS 的发病机制复杂，至今仍不清楚。任何严重肝病都是 HRS 的发病基础，尤以晚期肝硬化最为常见。HRS 与休克所引起的肾前性肾衰竭与急性肾小管坏死不同，在组织学上无明显变化。HRS 发展至后期也可发展为肾小管坏死。但 HRS 的发生主要是由于肾血流的改变。晚期肝硬化患者常会合并有顽固性腹水，且有血容量减少，造成肝及肾的血流灌注减少。这是 HRS 发病的主要原因（图 11-4）。

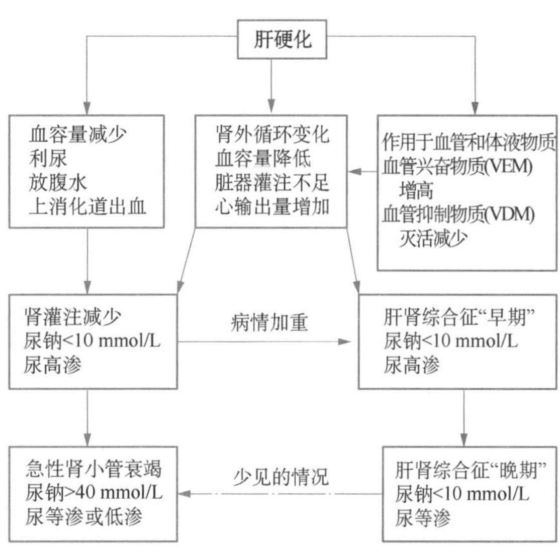

图 11-4 HRS 的发病机制（参考 Carlos）

Schrier 等（1988）等提出外周动脉扩张学说（peripheral arterial vasodilation hypothesis）能较好地解释肾循环改变、缩血管因子活化与全身血流动力学紊乱之间的关系，并得到了大多数学者的认同。该学说认为，肝硬化时门静脉高压导致外周动脉扩张和外周阻力下降，使血管容积和血容量之间出现失衡，动脉压和有效血容量下降。同时，肾素-血管紧张素-醛固酮系统、交感神经系统和抗利尿激素等被激活，促进了肾脏对水分的重吸收以维持外周阻力。同时，上述血管因子的激活引起肾脏动脉剧烈收缩，使肾血流和肾小球滤过率下降。最终导致少尿、无尿、血肌酐（Cr）和血尿酸氮（BUN）升高。此时，肾脏病理检查可无明显器质性改变，若不能尽快纠正，肾脏小血管内有微血栓形成，其范围可逐渐扩大，最终将演变成肾脏的器质性病变。过去总认为 HRS 是由于外周血管扩张所引起，但目前发现心功能异常也发挥了一定的作用。最新研究认为，HRS 发病机制与下列因素有关。①外周动脉血管扩张。②心功能下降：高动力血液状态是终末期肝硬化病理生理发展过程中的一大特点，表现为心排出量增加、外周阻力血管扩张及平均动脉血压降低。③腹腔内高压：当腹腔内压高于 15 mmHg 时，患者出现少尿；当压力继续升高，超过 30 mmHg 时，患者表现出无尿等症状。但如果在疾病的早期进行有效的腹腔减压，可以大大地改善患者的肾脏功能，并提高预后的生存率。④肝肾反射：大量文献已报道肝脏可以通过肝肾反射影响肾脏的功能。其中涉及多种不同的感受器，如肝血窦压力感受器的激活可经反射兴奋肾交感神经，导致肾动脉收缩，从而降低肾血浆流量肾小球滤过率。此外，门静脉血浆渗透压升高同样可以通过肝肾反射引起肾脏排钠能力增加，而切除肝脏迷走神经亦可消除这一作用。⑤相对肾上腺功能不全：Arabi 等（2010）研究发现，肝硬化易于继发细菌感染，伴感染性休克的患者，并发相对肾功能不全（relative adrenal insufficiency，RAI）的概率较高，可高达 76%。⑥肾脏自调功能失常：研究发现，失代偿肝硬化的患者，其肾脏自我调节曲线出现了向右和向下的位移，意味着在同一血压值的基础上，肝硬化患者的肾血流量较正常时减少。经 TIPS 治疗后，肾脏自我调节曲线向上和向左进行了移动，肾功能也在一定程度上得到了好转。⑦二次打击学说：临床上发现并不是所有肝功能严重异常的患者会发展成 HRS。因此提出“二次打击”的学说，其认为窦性门静脉高压症和肝功能失代偿作为“第一次打击”，引起全身外周血管扩张，有效循环血容量减少。在此基础上，任何加重血流动力学的诱因（比如上消化道出血、过度利尿、自发性细菌性腹膜炎、大量抽取腹水等），即“第二次打击”可促进 HRS 的形成。可见 HRS 发病不是单纯一个或几个因素叠加作用和结果，而是一个由多种机制共同参与的复杂过程。

【临床表现】 慢性肝硬化后期患者均存在有不同程度的腹水、黄疸、低蛋白血症、凝血酶原时间延长。这些患者在使用利尿剂、放腹水、上消化道出血或电解质紊乱以后则易发生进行性肾衰竭。临床上以少尿、氮质血症、酸中毒和电解质紊乱为主要表现。HRS 的发病可很急，进展很快，24～48 h 便可发生肾衰竭。且 HRS 患者约 50%合并有肝性脑病。根据肾衰竭的起病方式和严重程度，HRS 可分为 2 型。Ⅰ型：肾功能急剧下降，表现为 2 周内血 Cr 水平升高 2 倍以上，并超过 221.0 μmol/L(2.5 mg/dl) 或 24 h Cr 清除率下降 50%以上并＜20 ml/min。Ⅱ型：肾衰竭进展速度达不到Ⅰ型标准。通常其血 BUN＜17.8 mmol/L(50 mg/dl)，Cr＜77 μmol/L (2 mg/dl)。

【诊断】 HRS 的诊断尚无统一的标准，主要依靠临床来全面判断。1994 年，国际腹水协会（IAC）通过 HRS 的诊断标准，其主要标准是必需的，辅助标准可以进一步支持主要标准做出诊断。主要标准：①合并肝功能衰竭和门静脉高压症的急、慢性肝病。②血 Cr＞132.6 μmol/L(1.5 mg/dl)或 24 h Cr 清除率＜40 ml/min。③排除休克、持续性细菌感染或最近应用肾毒性药物；排除胃肠道丢失液体（反复呕吐或持续性腹泻）或肾脏丢失液体（过度利尿）。④在停用利尿药后和用 1.5 L 生理盐水扩容后肾功能无持久改善（血 Cr＜33 μmol/L(1.5 mg/dl)或 Cr 清除率＞40 ml/L）。⑤尿蛋白＜500 mg/d，并无阻塞性尿路疾病或实质性肾病变的超声依据。辅助标准：①尿量＜500 ml/d；②尿钠浓度＜10 mmol/L；③尿渗透压＞血浆渗透压；④尿红细胞＜50 个/HP；⑤血钠浓度＜130 mmol/L。

【治疗】 HRS 的治疗较为困难，治疗的关键是要积极改善肝功能，并要积极地预防肝病的并发症，特别是要预防上消化道大出血和预防感染的发生。HRS 作为肝硬化晚期的严重并发症，若肝功能难以恢复，则肾功能也无望恢复。药物治疗、门腔分流及连续性肾脏替代治疗（continuous renal replacement therapy，CRRT）等也只是暂时性的对症治疗。原位肝移植（orthotopic liver transplantation，OLT）是治疗 HRS 的最佳选择。因为它能从根本上治疗原发性肝脏疾病，从而使功能性的肾衰竭得到了逆转，并能显著提高 HRS 患者存活率。

【预后】 HRS 一旦发生，预后很差，病死率甚高。Reynolds 报道 61 例中只有 8 例生存，病死率为 87%。Ⅰ型 HRS 患者预后很差，80%在 2 周内死亡，只有 10%的患者能生存 3 个月以上。Ⅱ型 HRS 患者通常发生于肝脏储备功能较好者，其后果是导致利尿剂抵抗性腹水，它的病死率比 HRSⅠ型低。Jeyarajah 等(1997)研究显示，HRS 患者行肝肾联合移植和单纯肝移植术后 5 年的生存率分别是 48.1% 和 67.1%。因此，认为 HRS 患者行单纯的肝移植术即可使其得到成功的治愈。因为 HRS 只是一种功能性的肾衰竭。在过去的 30 多年里，针对 HRS 治疗手段非常有限，肝移植是唯一可以治愈的方法。但随着对 HRS 发病机制的不断深入的研究，在内科方面的治疗也取得了很大的进展，联合使用以特利加压素（terlipressin）为代表的血管收缩药和以白蛋白为代表的扩容剂后，患者的生活质量得到了明显的提高，预后也有了很大的改善。

（孙太明）

11.3.16 小肝综合征

小肝综合征（small-for-size syndrome，SFSS）是一种可发生于尸体劈裂式肝移植、减体积肝移植或扩大肝切除术后的临床综合征。Heaton(2003)对小肝综合征提出的概念是：由于植入肝脏体积过小，功能上不能满足受者需求而出现的一种临床综合征。其发生率为 4%～13%。植入肝脏体积过小的小肝供体是指除了体重较轻的小儿供肝外，体重较重的儿童及成人活体供肝都应该叫小肝供体（small-for-size graft，SFSG）。使用小体积供肝，即移植物重量/受体体重（graft-to-recipient weight ratio，GRWR)＜0.8%或者供肝体积（graft volume，GV）＜受体标准肝体积 30%均应称之为小肝供体。

【病因与发病机制】 随着肝移植技术的不断提高，肝移植适应证的不断拓展，供肝短缺问题在全球范围内越来越严重。受传统道德及宗教观念的影响，尸体供肝就更显得不足，而成人间活体肝移植（living donor liver transplantation，LDLT）的出现为解决供肝严重匮乏提供了一个新的途径。为了减少供者的风险，供肝常被切成较小的体积，一旦当供肝

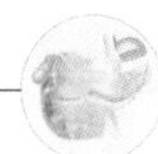

的体积所发挥的功能不能满足受肝者机体的需求时，就会导致受者术后肝功能不全。这不但会对受者本人造成重伤，还可导致本已移植成功的肝脏本身发生肝功能障碍 。Kiuchi 在 1999 年就指出，在肝移植中，活体供肝移植的体积低于受者标准肝脏体积(standard liver volume，SLV)的 40%～50%时，就可能导致肝功能障碍。供肝本身的质量、术中冷热缺血时间的长短及受再灌注损伤的打击等都是重要的相关因素。此外，Lee 等(2007)指出对终末期肝病患者，门静脉高压是术后肝功能障碍和发生小肝综合征的重要原因。Dahm 和 MaYF 等(2005)报道，这种肝脏的组织学改变为：肝细胞呈气球样变，脂肪变性，胆汁淤积形成胆栓，肝脏缺血性坏死区和增生区并存，肝动脉血栓形成。

【临床表现】患者在术后可出现不易消退的高胆红素血症、肝脏持续性胆汁淤积而肿大、凝血机制紊乱等。若有门静脉高压症，患者还可出现腹水。持续性的肝功能异常可诱发脓毒血症、胃肠道出血等严重并发症。约 50%的受肝者在移植后 4～5 周常死于脓毒血症。

【治疗】在 LDLT 中，良好的供肝可降低小肝综合征的发生率。右半肝的移植较左半肝好。右半肝通常占整个肝脏的 70%左右。对成人患者，采用右半肝作为移植物，既可显著减轻肝脏大小不匹配问题，又可减少移植后的并发症提高移植后的质量。但对供肝者来说，其危险性就会增加。在进行右半肝移植时，是否保留肝中静脉尚存争议，有待临床进一步研究。

【预后】朱雄伟(2012)报道 4 例 SFSS，4 例均有高胆红素血症，2 例出现顽固性腹水。最终 2 例死亡，1 例经保守治愈，1 例经急诊再次肝移植后治愈。

11.3.17 腹腔间隔室综合征

任何原因引起的腹腔内压(intra-abdominal pressure，IAP)渐进性或急剧增高所致的心、肺、肾等多种器官功能不全称为腹腔间隔室综合征(abdominal compartment syndrome，ACS)。1984 年，Kron 在描述 1 例腹主动脉瘤手术后发生明显的腹腔内压升高，并引起心肺等重要脏器的一系列的功能不全的患者时，首先应用了腹腔间隔室综合征的名称，同时还介绍了腹腔内压测量的方法和指标。文献报道 ACS 的发生率为 1%～14%，有的高达 52%。

【病因与发病机制】ACS 的发生常是多种危险因素共同作用的结果。常见的病因有以下几种。

(1) 腹腔内病变　腹腔内病变是最重要的危险因素，腹腔内容物增加是腹腔内压升高的最常见原因。例如，重症急性出血性坏死性胰腺炎、机械性肠梗阻、急性肠系膜静脉栓塞、腹主动脉瘤破裂、胃肠道穿孔所致的急性弥漫性腹膜炎等。

(2) 腹壁因素　是指由于腹部多次手术、腹壁烧伤瘢痕等各种原因使腹腔容积缩小，腹壁顺应性降低，腹壁活动受限，都易促使 ACS 的发生。

(3) 腹部创伤　腹腔脏器的破裂出血，如肝脾破裂的大出血、血管损伤破裂的大出血等。

【临床表现】腹腔内压升高能导致膈肌上升，使胸腔内压升高，肺血管阻力增加，引起肺容量进行性减少，从而导致肺顺应性下降。肺换气不足，进而引起呼吸功能衰竭。

腹腔内压升高，能使中心静脉压升高，肺动脉楔压升高，静脉回流受阻，心脏受压。当腹腔内压高于 20 mmHg 时，心输出量就出现下降。

腹腔内压升高，肾血流量和肾小球滤过率进行性下降致尿量减少。当腹腔内压在 15～20 mmHg (2～2.7 kPa)时，即可出现少尿。30 mmHg(4 kPa)时可出现无尿。此时即使采取扩容或给予多巴胺及襻利尿剂等药物，也难奏效。

当腹腔内压升高超过 20 mmHg 时，即使心输出量和血压能维持在正常范围内，腹腔内压进行性升高，将使肝动脉、门静脉及微循环的血流灌注也进行性地下降。由于腹腔内血管阻力是调节肝动脉和门静脉的主要因素，因此，腹腔内压的升高还可以通过影响腹腔内脏血管阻力来促使肝、肾、胃肠道等脏器灌注量的下降，使其供血不足，发生功能障碍。特别要强调的是重症胰腺炎引起的 ACS 有其自身特点，它可在全身性炎症反应综合征(systemic inflammatory response syndrome，SIRS)期间发生速发性 ACS。这既存在在腹腔、腹膜后病变的原发性因素，也存在 SIRS 导致全身毛细血管渗漏综合征(systemic capillary leakage syndrome，SCLS)而进行大量晶体液复苏后腹内脏器和腹膜的炎症水肿等继发因素，并因缺血复苏后再灌注损伤而加重以及麻痹性肠梗阻等。在重症急性胰腺炎(SAP)感染期，大面积的腹腔、腹膜后坏死、腐蚀周围器官致胃肠穿孔、大出血、再发全身性炎症反应综合征(SIRS)和全身毛细血管渗漏综合征(SCLS)，导致迟发性 ACS。

【诊断】测量腹腔内压的方法分直接测定法和间接测定法两类。前者是通过直接连通腹腔的管道测量，如通过腹腔镜测量。后者是通过股静脉、直肠、胃或膀胱内的压力传导装置来测量。其中通过测定胃和膀胱内压来反映腹腔内压是临床最常用的方法。

Kron(1984)报道在床旁通过福氏尿管测量膀胱内压(intra-cystic pressure，ICP)的方法。具体步骤是排空膀胱后将 50～100 ml 无菌盐水注入膀胱，通过福氏导尿管连接压力传感器来测定膀胱内压以反映腹内压力，并把耻骨联合处作为零点高度。这种方法至今在临床上仍广泛应用。近年来，有学者用腹腔灌注压(平均动脉压减去腹内压)来表示 ACS 的严重性，认为腹腔灌注压＜50 mmHg(6.7 kPa)就应该诊断 ACS，并需行腹腔减压。

ACS 的诊断由于受诸多因素的影响，目前尚无统一的意见，根据文献资料，诊断应结合病史，根据下列几点诊断：①严重腹胀和腹壁肌紧张；②心率加快和(或)血压下降；③呼吸道阻力增加或吸气峰压值增加(＞8.33 kPa)，低氧血症和高碳酸血症；④少尿或无尿，对液体复苏、多巴胺及呋塞米(速尿)等药物皆无效。

Ertel(2000)认为 ACS 的早期体征是呼吸道阻力增加和高碳酸血症[如气道压＞4.4 kPa(45 cmH_2O)，PaO_2＞50 mmHg]；伴少尿[尿量＜0.5 ml/(kg^{-1}·h^{-1})]后期体征是腹胀、少尿或无尿和氮质血症、呼吸衰竭、肠管和肝脏血流量降低及低心排综合征。

CT 示球形腹征阳性(前后径/横径＞0.8)，后腹膜张力性浸润、严重腹胀、下腔静脉受压、肾脏受压或移位，肠壁增厚等有助于 ACS 的诊断。若能及时行腹腔减压能迅速而有效地改善患者的临床表现，也是存在 ACS 的有力证明。

【治疗】 ACS 若未能及时发现和采取积极而有效的措施，则病死率很高。重症胰腺炎引起的 ACS 病死率高达 50%～60%。研究发现，当腹腔内压(IAP)为 20 mmHg 剖腹减压手术能使受损的器官功能很快恢复正常。Meldrum(1997)等提出了 ACS 的 4 级治疗方案，分级基础是膀胱压力的测定和器官功能衰竭的并发症。

1 级：IAP 为 10～15 mmHg(1.3～2 kPa)，行维持有效血容量的保守治疗。

2 级：IAP 为 16～25 mmHg(2.1～3.33 kPa)，行积极的液体复苏以维持心输出量。

3 级：IAP 为 26～35 mmHg(3.47～4.7 kPa)，行各种腹腔减压术。

4 级：IAP＞35 mmHg(4.7 kPa)，肠管毛细血管通透性受到损害，可能存在显著的腹腔内出血，所有的患者均存在呼吸、心血管和肾功能障碍，应行标准化的开腹减压。用腹腔镜技术减压可使腹腔内高压明显缓解。剖腹减压术后常行的临时性腹腔关闭(temporary abdominal closure，TAC)。TAC 可以避免开放腹腔所带来的污染，水、电解质丢失，保护裸露的腹内脏器，防止膨出的脏器特别是肠管外露损伤、穿孔等并发症发生。

【预后】 ACS 若未及时发现和采取积极而有效的措施，则病死率很高。重症急性胰腺炎引起的 ACS 病死率高达 50%～60%。

11.3.18 Bouveret 综合征

Bouveret 综合征(Bouveret syndrome)是指胆囊结石经胆囊十二指肠瘘进入肠道，并嵌顿于十二指肠，造成胃排出口梗阻(gstric outlet obstruction)而引起恶心和呕吐，少数可出现发热和黑便。本病于 1896 年由 Bouveret 首先报道，故称为 Bouveret 综合征。

Bouveret 综合征多发于老年女性，国外文献报道，平均年龄为 68 岁，20%～50%的患者有胆道疾病史，且常有反复发作的胆囊炎和胆囊周围炎。

【病因与发病机制】 胆囊结石患者炎症早期只限于胆囊黏膜的病变，随着胆囊炎发作的次数的增多，炎症累及胆囊壁全层，胆囊浆膜常有纤维素性和脓性渗出物，侵犯临近的十二指肠，发生粘连，若炎症未能控制，则胆囊壁层的动脉出现痉挛、闭塞，引起胆囊壁的局部缺血，加上结石的压迫，胆囊壁极易出现坏疽、穿孔。若胆囊壁穿入十二指肠，则形成胆囊十二指肠瘘。一旦此内瘘形成，胆囊内压力降低，胆囊炎症多可暂时得以缓解。但胆囊壁炎症可逐渐机化，形成瘢痕。胆囊内的结石不断增大，刺激瘘口，也就不断扩大，一旦较大的结石排入十二指肠，就可引起结石嵌顿，引起十二指肠梗阻。内瘘口也可因炎症，在较大的结石排出时而损伤而发生出血。赵宏兴(2004)报道一男性，70 岁，因反复恶心、呕吐伴上腹部不适而入院。有胆囊结石病史。患者痛苦貌，巩膜轻度黄染，舟状腹。上腹剑突下有压痛。胃镜检查见胃幽门出口处有 3 cm×3.5 cm 大小色素结石，并嵌顿于幽门，钳夹取出困难。改为剖腹手术，术中见肝门部明显粘连，大网膜包裹，胆囊与幽门十二指肠处粘连较重。胆囊与近端十二指肠有一 2.5 cm×3 cm 大小瘘口。取出结石，修补瘘口。结石 3.5 cm×3 cm×3 cm 大小。

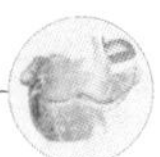

【临床表现】患者常有反复的剑突下及上腹部隐痛和不适，多伴有恶心和呕吐。严重时有脱水和消瘦。

【诊断】由于Bouveret综合征的临床表现，多与急性胆囊炎相似，缺乏典型性和特异性。临床主要以靠影像学检查。腹部X线平片，B超检查、CT检查都有助于诊断，纤维十二指肠镜检查可明确诊断。

【治疗】Bouveret综合征一旦确诊，即应积极进行治疗。若嵌顿于十二指肠的结石过大，则要通过碎石后再用纤维十二指肠镜取石；也可在腹腔镜下把结石推挤入胃，直接切开胃壁取石或通过纤维胃镜取石；也有结石排入肠道后瘘口自行闭合的报道。但多数仍需外科手术处理。

【预后】该病应积极进行治疗，一般预后较好。但若治疗不及时，则可产生严重并发症，会影响患者日后生活质量。

11.3.19 Clarke-Hadefield综合征

Clarke-Hadefield综合征又称胰腺幼稚病(pancreas hypoplasia)或先天性胰腺外分泌发育不全综合征，系指在临床上表现为一组胰腺外分泌不足的综合征。本征首先由Clarke-Hadefield于1924年报道，故命名之。

【病因与发病机制】本征病因不明。也有的学者认为本征可归为胰腺囊性纤维化的一种类型，但意见不一。

【临床表现】男女发生率无明显差异，多在婴幼儿期发病。临床表现主要有全身表现和消化系统表现。

(1) 全身表现　患儿营养不良、消瘦、皮下脂肪缺乏、生长发育迟缓，偶可见中性粒细胞减少和血小板计数减少。

(2) 消化系统表现　时有痉挛性腹痛。食欲亢进，消化不良，常有腹泻。粪便量多，恶臭，呈稀水样，有油腻感，含有未消化食物。胰酶活力降低。血液、尿液、粪便及收集到的胰液中，胰淀粉酶、胰脂肪酶、胰蛋白酶等明显减少，甚至缺如。其酶活力也明显降低。

【诊断】根据本征典型的临床表现及在胰液、血液、尿液、粪便中不能检出胰腺外分泌酶活力时即可诊断。胰腺穿刺活检可获得组织学的阳性结果。由于本征缺乏胰腺外分泌酶，故在穿刺时无发生胰漏之虞。本征与胰腺囊性纤维化不同，后者常有呼吸系统表现及汗液和电解质检查常有异常。

【治疗】饮食宜进清淡、易消化食物，长期服用胰酶制剂作为替补性治疗。胰腺移植可望成为本征的根治方法。

【预后】本征之预后一般认为较胰腺囊性纤维化为好。

11.3.20 Comfort-Steinberg综合征

Comfort-Steinberg综合征又称家族性遗传性胰腺炎(familial hereditary pancreatitis)。本征由Comrot及Steinberg于1952年首先报道在一个家族中有4名成员及2名亲属患有该病而被命名之，并认为这是一种独立的疾病，系一种特殊类型的慢性复发性胰腺炎，其发病有家族倾向。

【病因与发病机制】病因至今不明，可能是由于胰腺导管分泌水分和碳酸盐减少，致使乳铁蛋白(1actoferrin)在胰管内沉积，久之形成蛋白柱或胰石，阻塞胰管，胰液引流受阻而发生逆流，导致胰腺炎的发生。文献中所报道的遗传因素，其差异较大，提示可能为多因素控制的遗传。

【临床表现】女性儿童多见，初次发病年龄在5～20岁，但以10岁左右多见。

(1) 反复发作的腹痛　腹痛多局限于中上腹部或左上腹部，常向腰背部放射，其疼痛程度不一。轻者多为隐痛，重者为剧痛。

(2) 脂肪泻　主要由于胰液引流受阻，致使十二指肠液中缺乏胰淀粉酶、胰蛋白酶和胰脂肪酶，小肠的消化吸收功能障碍而发生脂肪泻与“肉质泻”。

(3) 间歇期宛如常人　该病的间歇期可无任何症状而宛如常人。间歇期的时间有的仅为数天，但也有长达数年者。病史较长且有反复发作者，易发生胰腺假性囊肿和糖尿病。

(4) 腹腔积液　少数患者可有胸腔积液和腹腔积液等，严重者可积脓。

【诊断】根据典型的腹痛和腹泻的特征，结合家族史，一般应考虑本征。若发作时血清胰淀粉酶常升高，B超或X线检查常可见胰腺钙化或胰管结石则可做出诊断。应注意的是晚期病例因胰管实质有广泛破坏，故可不出现高淀粉酶血症。

【治疗】

(1) 抑制胰腺分泌　禁食可使胰腺免受食物和胃酸的刺激，减少胰腺的分泌。抗胆碱能药物可解痉和减少胃肠分泌。乌司他丁(ulinastatin)可抑制胰蛋白酶等各种胰酶活性的作用。生长抑素

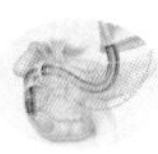

(somatostatin)可抑制促胃液素(胃泌素)、胃酸及胃蛋白酶的分泌,减少胰腺的外分泌和内分泌。氟尿嘧啶(5-fluorouracil, 5-FU)可抑制 DNA 和 RNA 合成,减少胰腺分泌,对胰蛋白酶有抑制作用。

(2) 镇静与止痛　可应用地西泮(安定)或哌替啶(度冷丁)。

(3) 补充血容量,纠正电解质与酸碱平衡失常　补充液体的量应根据中心静脉压来决定,包括晶体液和胶体液,积极纠正低血容量休克。并注意补充葡萄糖酸钙、氯化钾和碳酸氢钠。

(4) 控制感染　若已发生重症急性胰腺炎时,则易继发细菌感染,应给予头孢曲松(ceftriaxone)、亚胺培南/西司他丁(imipenem/cilastatin)等广谱抗生素治疗。

(5) 手术治疗　清除坏死组织,消除无效腔,充分引流。

【预后】若发生重症急性胰腺炎者,则病死率较高。

11.3.21　Hanot 综合征

Hanot 综合征是指由肝内小胆管的非化脓性炎症与梗阻为特点,以进行性黄疸和肝、脾大为主要临床表现的慢性胆汁淤积而引起的综合征。1851 年首先由 Addison 及 Gull 报道。1857 年 Hanot 又对本征做了深入的研究,并根据其病理改变的特点做了详细的描述,故称 Hanot 综合征。Hanot 综合征好发于 40～60 岁的女性,男女发病之比为 1∶9。该病的发病率在亚洲较欧美为低。我国较少见。解放军 302 医院 1997～1999 年共报道 15 例。其中女 14 例,男 1 例,年龄 32～63 岁。

【病因与发病机制】一般认为本征是一种自身免疫性疾病。其病因基础是对组织相容性抗原(histocompatibility antigen)的异常免疫反应。发病机制尚不清楚。Hanot 综合征患者常伴有其他自身免疫性疾病,如类风湿关节炎、Sjögren 综合征(口、眼干燥和关节炎综合征。表现为干燥性角膜炎、口腔黏膜干燥、慢性风湿性关节炎或有其他结缔组织疾病)、皮肌炎、硬皮病、CREST 综合征[是由皮肤钙化、雷诺现象,吞咽困难,指(趾)硬化和毛细血管扩张的第一个英之字母组成,即 calcinosis cutis, Raynaud phenomenon, esophagal dysfunction, sclerodactyly and telangiectasia]和自身免疫性甲状腺炎等。患者血中常出现抗线粒体抗体,其阳性率高达 99%,血中 IgM 升高,T 抑制细胞减少,功能下降。也有一些学者认为本征与某些病毒感染、肠道感染、药物(口服避孕药、氯丙嗪等)有一定的关系。

肝脏病理检查可见肝脏明显增大,可达 1 500～2 500 g,呈深绿色,边缘钝,较硬,表面平滑或略有不平。根据肝脏病理组织学的改变,Schaffner(1975)把本征分为以下 4 期。

(1) Ⅰ期(非化脓性破坏性胆管炎期)　是叶间小胆管的损伤,其上皮细胞呈空泡状,核固缩或破裂。由于一些上皮细胞的死亡或空泡变性,失去正常的扁平或立方状的排列,上皮细胞堆成乳头状。门管区由于炎症细胞的浸润而扩大,主要为淋巴、巨噬细胞和浆细胞,也有一些中性粒细胞和嗜酸性粒细胞。在 1/3～1/2 的患者中,炎症的门管区内有淋巴滤泡和典型的肉芽肿形成,随着疾病的进展,其数量减少。肝细胞界限正常,但肝窦内巨噬细胞活跃,无淤胆现象,毛细胆管的三磷腺苷酶活力和电镜所见均为正常。

(2) Ⅱ期(小胆管增生期)　由于小胆管破坏,出现小胆管性的增生,其周围有炎症细胞和成纤维细胞,因此称为"小胆管周围炎"。增生的小胆管上皮细胞内有含糖原染色阳性或有染胆汁的空泡。肝细胞正常,但小叶周围区邻近门管区的肝细胞有淤胆现象。胞质呈空泡变性,空泡磷脂染色阳性,胞核存在,称为"胆盐淤积"。小叶周围区的毛细胆管腔扩大、微绒毛丧失、缩短或水肿。

(3) Ⅲ期(瘢痕期)　增生的小胆管也破坏,炎症减轻但不规则。遗留下呈星状的瘢痕。周围区的淤胆和"胆盐淤积"更为显著,可见小胆管梗阻。

(4) Ⅳ期(肝硬化期)　从瘢痕形成的门管区,放射出纤维隔、肝小叶被完全分隔,有再生结节形成。起初肝血管分布正常,当肝硬化形成时,再生结节使血管扭曲。肝细胞及其周围区被胆汁深染,肝脏呈深绿色,呈弥漫性的淤胆现象,尤以周围区显著。毛细胆管细胞的三磷腺苷酶明显减少。有充血性脾大及其他门静脉高压现象。在同一肝脏内,同时可有不同期的变化。

【临床表现】Hanot 综合征起病隐匿,且呈缓慢发展。早期症状轻微,约 10%的患者可无任何症状。常见的症状和体征如下。

(1) 皮肤瘙痒　全身皮肤瘙痒为早期之特征性症状,且大多数在黄疸之前 6 个月至 2 年出现。少数患者瘙痒和黄疸同时发生。但黄疸先于瘙痒者则较少见,只有黄疸而无瘙痒者则属罕见。由于血中胆盐浓度增高,刺激末梢神经而有皮肤瘙痒。病久后

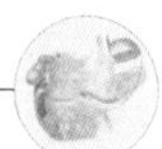

则有皮肤粗糙,色素沉着,脱屑与增厚。

(2) 黄疸　多为轻度或中度黄疸,晚期则可有重度黄疸。黄疸期中尿色加深,粪色变浅,但呈陶土色粪便则少见。

(3) 小肠吸收不良　由于胆汁淤积,肠道缺乏胆盐,影响食物中脂肪的乳化与吸收,常可引起脂肪泻。

(4) 骨质软化疏松　由于维生素 D 缺乏,骨质软化,骨质疏松,易发生病理性骨折。腰背及肋骨等处常有疼痛。

(5) 出血　主要系维生素 K 和凝血因子Ⅶ的缺乏,毛细血管脆性增加和脾功能亢进引起的血小板计数减少等因素引起,常可见皮肤黏膜的出血性淤斑。

(6) 黄色瘤　由于胆道梗阻,血清脂类总量和胆固醇含量持续增高,常＞11.6 mmol/L(正常值为 2.8～5.9 mmol/L),常发生黄斑疣或黄色瘤(xanthelasma)。前者多位于眼睑内眦,后者则多见于掌、颈、躯干和乳房下等处。

(7) 肝、脾大　由于长期胆汁淤积,肝脏明显肿大。由于有肝硬化者常有脾大。晚期多出现门静脉高压症而并发食管胃底曲张静脉破裂大出血。严重者还可有腹水和发生肝性脑病。

【诊断】本征诊断主要依据下列几点。

1) 中年及老年前期女性,临床表现为皮肤瘙痒、黄疸和肝、脾大。

2) 肝功能检查见血清胆红素升高,且以结合胆红素为主。血清碱性磷酸酶、IgM、胆固醇升高。血浆白蛋白降低,γ-球蛋白升高。

3) 血清抗线粒体抗体、平滑肌抗体和抗核抗体阳性。

4) 肝活检有特征性病理改变,可见有胆管炎、肉芽肿、局灶性汇管区淋巴细胞积聚、汇管区周围胆汁淤积、肝小叶完整、轻度碎屑样坏死。

5) 排除肝外胆道梗阻性黄疸或继发性胆汁性肝硬化,并要与肝炎后肝硬化进行鉴别。

【治疗】本征因病因不明,故多采取支持疗法及对症治疗。

(1) 饮食　以低脂肪、高碳水化合物和高蛋白饮食为主,脂肪摄入量每日应低于 40～50 g。

(2) 免疫抑制疗法　常用泼尼松龙(强的松龙)和硫唑嘌呤。可缓解症状和恢复血液生化指标,但无改善肝脏组织学变化的作用。长期用药易发生不良反应和并发症。环孢素 A 可诱导抑制 T 细胞的作用。苯丙酸氮芥可改善生化指标,减轻汇管区炎症细胞的浸润。甲氨蝶呤可改善肝组织学变化。秋水仙碱(colchicine)减少结缔组织增生。

(3) 止痒　可用考来烯胺(消胆胺),早餐前、后服。因这时肠内胆酸的排泄量最高。消胆胺为一种不吸收的离子交换树脂,在肠内结合阳离子及胆酸后由粪便排出。

(4) 护肝药物　青霉胺(penicillamine)系青霉素的分解产物,为含有巯基的氨基酸。它对肝的纤维化有防治作用。秋水仙碱(colchicine)能抑制细胞内微管的分泌与排泄糖化的 α 肽链,也能促进胶原纤维酶活力来降解胶原纤维。熊去氧胆酸和牛磺熊去氧胆酸可改善胆汁淤积,保护肝细胞。

(5) 肝移植　1963 年,Starzl 首先完成了人体原位肝移植,开创了人类肝移植的历史。Scharschmidt 报道的 819 例肝移植中 13%系 Hanot 综合征,移植后的效果较好,2 年生存率为 18%,5 年生存率为 16.7%。

【预后】确诊为 Hanot 综合征者生存期一般为 5～7 年。主要死亡原因有肝功能衰竭、食管胃底曲张静脉破裂大出血、肝性脑病等。

11.3.22 Shwachman 综合征

Shwachman 综合征系指一种婴幼儿罕见的遗传疾病,其临床表现为发热、脂肪泻、发育不良、中性粒细胞减少等一组综合征。本征首先由 Shwachman 于 1964 报道,后 Burke(1967)又作了详细描述,故也有称为 Burke 综合征。

【病因与发病机制】本征为常染色体隐性遗传性疾病。一般认为胎儿在宫内受损伤所致。其理由是胰腺外分泌组织和骨髓都在妊娠 20 周时发育,若这时因某种因素影响胎儿的正常发育,则可出现胰腺外分泌不足、发育不良及血液系统的病变。

【临床表现】婴幼儿多见,男女发病无明显差别。

(1) 发热　由于中性粒细胞减少,抵抗力降低而易引起感染所致。

(2) 胰腺外分泌不全　由于胰腺外分泌不足,胰液量明显减少且胰酶活力低下,故常有脂肪泻。

(3) 血液学改变　白细胞计数明显减少而导致反复感染。血小板计数减少时可引起紫癜。有些患儿可有慢性白血病、急性单核细胞性白血病或红白血病。

(4) 骨骼发育不良　由于骨骼干骺端软骨发育

不良而致患儿发育迟缓，身体矮小。

【诊断】根据婴幼儿时有发热、腹泻、胰酶活性降低或缺如、白细胞计数明显减少，以及身体矮小即可做出诊断。

【治疗】一般以对症治疗为主。饮食宜清淡而富有维生素。服用胰酶制剂来改善症状。发生感染时则应酌情应用抗生素。

【预后】病死率较高，为 15%～25%。死亡原因多为严重感染、恶性血液病或大出血等。

11.3.23 Von Meyenburg 综合征

Von Meyenburg 综合征是指由紊乱、扩张、畸形的胆管形成的大小不一的囊状管错构瘤，多发生于肝内的毛细胆管和肝管之间或胆管的分支中。本征 1918 年首先由 Von Meyenburg 描述，故称为 Von Meyenburg 综合征，又称胆管性错构瘤（bile duct hamartoma）。本征较为少见，男性多于女性，年龄 2～70 岁，以成年人多见。

国内有零星报道。靳二虎（2008）报道 7 例，王革（2009）报道 11 例。一般无特殊临床症状，通常在体检、手术或尸检时才被发现。尸检发现率为 0.69%～2.8%。

【病因与发病机制】Von Meyenburg 综合征的发病机制尚不清楚。罹患 Caroli 病、先天性肝纤维化和多囊肾者易患本征，可能与遗传有关。本征在肝内多发，分布形式多种多样。可以局限于某一肝段，也可累及多个肝段，但总会以某一个肝段为主。最常见的是弥漫分布于所有肝段，边界清楚，无包膜，形态多样，可为圆形、长条形、柱状形、菱形或多角形。因囊壁由胆管上皮构成，周围以绕以纤维组织，故不易扩张，尽管有一定的张力，多数病灶难以形成圆形。其边缘不如肝囊肿那样光整，边界也不如肝囊肿那样清晰。Kabayashi（2005）认为该病的发生与胆道胚胎的形成后期外周小叶间胆管畸形有关。常可见较小的、多发性和散在性囊性病灶分布于肝实质内，呈灰白色或暗绿色结节。

肝组织病理检查常显示，病变多位于汇管区，由不规则的导管构成，在胶原组织中有较多的细小的及中等大小的胆管增生，胆管扩张，形态不规则。管腔中常含有浓缩的胆汁或嗜酸性物质。胆管由单一的低柱状或立方形上皮组成。胆管内壁可衬扁平单层上皮，但细胞常无异型。间质常呈纤维化，胆管间可见疏松玻璃样胶原可呈透明样变。周围以结构紊乱的小胆管增生为主，并伴有胆管的囊状扩张。囊壁由胆管上皮组成，周围绕以纤维组织。细胞遗传学研究显示，该病变可能是一种肿瘤而非错构瘤。

任伟光（2011）报道 1 例 Von Meyenburg 综合征，系男性，50 岁。主诉上腹不适 1 月。在 B 超引导下行肝穿刺检查，光学显微镜见肝细胞局灶性轻度水样变、气球样变，肝细胞质内可见棕色黄色色素颗粒沉积，以小叶中央静脉周围为著。偶见小叶内胆汁淤积，部分汇管区明显扩大。结缔组织疏松，汇管区周围小胆管增生，部分胆管呈囊状扩张，腔内可见胆汁淤积；CK19（CK19 属于胆管细胞型细胞角质素，胆管上皮细胞呈阳性着色）免疫组织化学染色，增生胆管上皮呈阳性反应。最后确诊为 Von Meyenburg 综合征。

【临床表现】

1）一般无明显临床症状，有时可有上腹部不适感。其临床症状的出现多与肝脏的大小、是否有淤胆等情况有关。

2）多数患者有乏力、腹胀、黄疸。少数可有肝大。

3）实验室检查无特异性，部分患者可出现转氨酶、胆红素异常，但甲胎蛋白、癌胚抗原一般多为正常。

【诊断】多在体检时偶然发现，该病主要依靠 B 超、CT、MRI 等影像学检查来协助诊断。Semelka（1999）认为 MRI 检查胆管性错构瘤较超声和 CT 检查敏感，约 44%的胆管错构瘤在胆管扫描时难以显示。胆管错构瘤的典型 MRI 表现为大小及分布一致，直径通常<1 cm 的 T1W1 低信号，T2W1 高信号结节性病灶。此征象有助于与肝囊肿及肝转移癌鉴别。增强扫描病灶可不强化，边缘强化或缓慢、均匀的强化。肝组织病理检查是该病确诊的重要依据。胆管板畸形（DPM）常见于 Von Meyenburg 综合征，其特征是肝内出现不规则的、界限清晰的扩张性胆管结构，周边是致密的纤维基质，弥漫性或局灶性分布。

Von Meyenburg 综合征患者常伴有多囊肾等畸形。

【治疗】无明显临床症状，肝功能无明显异常者无须特殊治疗。较大单发胆管错构瘤者可施行手术切除。弥漫性胆管错构瘤，肝功能损害且呈现终末期肝病，严重者可行肝移植。

（姚全梅　顾剑锋）

主要参考文献

[1] 王春友，陶京. 提高对重症胰腺炎并发腹腔间隔综合

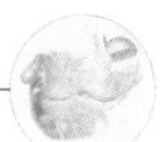

征的认识和诊断水平. 中华外科杂志,2007,45:724-726

[2] 王胤佳. 李超. 肝移植后的腹内压监测. 肝胆胰外科杂志,2010,22:346-347

[3] 毕永林,朱彤,潘晓峰,等. 胆囊切除术后综合征116例ERCP分析. 中华肝胆外科杂志,2007,13:32-34

[4] 朱明德,方驰华. 梗阻性黄疸对心脏的损害及机制. 中华肝胆外科杂志,2006,12:66-67

[5] 朱晓丹,沈中阳,陈新国,等. 肝移植后胆道铸型综合征的临床表现与病理分型. 中华外科杂志,2008,46:728-732

[6] 朱晓丹,沈中阳,曾熔,等. 肝移植后胆道铸型综合征103例的治疗体会. 中华外科杂志,2007,13:174-178

[7] 朱晓丹,臧运金. 肝移植后胆道铸型综合征. 中华外科杂志,2007,45:1034-1036

[8] 任伟光,赵素贤,南月敏. Von Meyenburg综合征1例. 中华肝脏病杂志,2011,19:560-563

[9] 任志刚,周琳,郑树森. 小肝综合征(SFSS)的研究进展. 中华肝胆外科杂志,2011,17:437-439

[10] 孙玥,赵新颜,贾继东. 胆管消失综合征病因学诊断及预后进展. 肝脏,2014,19:137-139

[11] 杨智勇,王春友,姜洪池,等. 早期目标指导的容量治疗防治重症急性胰腺炎腹腔高压和多脏器功能不全的作用. 中华外科杂志,2009,47:1450-1454

[12] 李乾国,任锐,杜成友. 肝肺综合征研究新进展. 肝胆胰外科杂志,2009,21:417-419

[13] 张文胜,王宝恩,贾继东. 特发性成人肝内胆管缺失症. 肝脏,2004,9:264-266

[14] 张东伟,杨维良. Bouveret综合征的诊治现状. 中国普通外科杂志,2008,17:174-175

[15] 张驰豪,罗蒙. 肝肾综合征发病机制的研究进展. 肝胆胰外科杂志,2016,28:343-345

[16] 陈文庆. 现代胸腹结合部外科. 北京:人民军医出版社,1996. 137-148

[17] 林建华,胡经纬,倪仲琳,等. 高脂血症性胰腺炎41例诊治分析肝. 胆胰外科杂志,2012,24:426-428

[18] 赵青川,窦科峰,何勇,等. 肝移植后胆道铸型组织化学和超微结构观察. 中华外科杂志,2006,44:306-309

[19] 胡志坚,柏立山,柴新群. 肝肺综合征的诊治现状. 国际外科学杂志,2012,39:34-39

[20] 胡春雷,刘海斌,王向昱,等. 胆囊管结石残留的原因分析及及其解剖学基础. 肝胆胰外科杂志. 2013,25:44-46

[21] 段维佳,贾继东. 常见肝脏血管疾病诊治进展. 肝脏,2012,17:225-228

[22] 姜皓,施维锦. 胆囊管残留综合征的诊治. 肝胆胰外科杂志,2010,22:104-106

[23] 顾树南. 门静脉高压症. 兰州:甘肃科学技术出版社,1987. 343-391

[24] 顾树南,李发智,范瑞芳,等. 腹腔镜胆囊切除术中心搏骤停18分钟抢救成功1例. 腹腔镜外科杂志,2000,5:27-28

[25] 顾树南,李清潭. 胆道外科学. 兰州:甘肃科学技术出版社,1994. 291-316

[26] 顾树南,陈文庆. 经颈静脉肝内门腔静脉分流术治疗门静脉高压症. 新消化病学杂志,1997,5:123-124

[27] 高娜娜. 妊娠期高甘油三酯血症性胰腺炎的诊治分析. 临床肝胆病学杂志,2016,32:1763-1765

[28] 敏志刚. 高海拔地区胆心反射致术中心搏骤停的防治探讨. 中华肝胆外科杂志,2007,13:103-105

[29] 程凯,杨振林. 腹腔间隔室综合征研究进展. 国际外科学杂志,2008,35:404-406

[30] 靳二虎,梁宇霆,张澍田,等. 胆管错构瘤的CT和MRI表现. 中国医学影像技术,2008,24:1142-1143

[31] 雷若庆,邓漾,许志伟. 急性胰腺炎患者痊愈过程相关因素与外科的作用. 肝胆胰外科杂志,2013,25:89-90

[32] 鞠卫强,何晓顺,黄洁夫. 肝肾综合征的临床处理研究进展. 中华肝胆外科杂志,2005,11:350-352

[33] Ewald N, Hardt PD, Kloer HU, et al. Severe hypertriglyceridemia and pancreatitis presentation and management. Curr Opin Lipidol, 2009,20:497-504

[34] Green J, Bevar R, Sideman S. The "jaundiced heart", a possible explanation for postoprative shock in obstructive jaundice. Surgery, 1986,100:14-20

[35] Heaton N. Small-for-size liver syndrome after auxiliary andsplit liver transplantation donor selection. Liver Transpl, 2003,9:260-280

[36] Kobayashi A, Takahashi S, Hasebe T, et al. Solitary bile duct hemartome of the liver. Scand J Gastroenterol, 2005,40:1378-1381

[37] Lassandre F, Gagliard N, Scuderi M, et al. Gallstonal ileus analysis of radiological findings in 27patients. Eur J Radiol, 2004, 50:2329

[38] Mahmud SH, Amaza Y, Nassar HM. The significance of cystic duct stones encountered during laparoscopic chlecystectomy. Surg Endosc, 2001,15:460-462

[39] Mimatsu K, Oida T, Kawasaki A, et al . Preoperatively undetected solitary bile duct hamrtoma (Von Meyenburg complex) associated with esophageal carcinoma. Clin Oncol, 2008,13:365-368

[40] Reau NS, Jensen DM. Vanishing bile dcut syndrome. Clin Liver Dis, 2008, 12:203-217

[41] Salles VJ, Marotta A, Netto JM, et al. Bile duct hamartoma: Mey Meyenburg complex. Hepatobiliary Pancreat Dis int, 2007,6:108-109

[42] Shah JN, Haigh WG, Lee SP, et al. Biliary casts after orthotopic liver transplantation: clinical factors, treatment, biochemical analysis. Am J Gastroenterol, 2003,98:1861-1867

[43] Tanaka K, Ogura Y. "Small-for-size graft" and "small-

for-size syndrome" in living donor liver transplantation. Yonsei Med J, 2004,45;1089 - 1094

[44] Walsh RM, Ponsky JL, Dumot J. Retained gallbladder/cystic duct emmant a Calculi as a cause of postcholecystectomy pain. Surg Endosc, 2002,16:981 - 984

[45] Whitson BA, Wolpert SI. Cholelithiasis and cholecystitis in a retained gallbladder remnant after cholecystectomy. J Am Coll Surg, 2007,205:814 - 815

[46] Yadav D, Pitchumoni CS. Issues in hyperlipidemic pancreatitis. J Clin Gastroenterol, 2003,36:54 - 62

12 先天性胆道疾病

12.1 肝胆胰的胚胎发生

肝、胆、胰无论在解剖关系方面，还是生理功能方面，都有着密切的复杂联系。某一脏器的疾病不但导致本脏器病理生理改变，而且可引起其他脏器一系列的病理改变。

（1）肝脏的胚胎发生　胚胎发育的第 4 周，在前肠和卵黄管交界处，内胚层增厚，向腹侧生出一囊状突起，称为肝原基或肝憩室。肝憩室向腹面头侧生长，突入原始横膈的间充质中，从头端生出两个分支：一支向头侧称为头支，以后发育为肝脏和胆管；另一支向尾侧称为尾支，以后发育为胆囊和胆囊管。肝憩室的底基部发育为胆总管。

胚胎发育的第 4 周末，肝憩室头支迅速发育增生，长出许多上皮索。这些上皮索在原始横膈的间充质中反复分支，互相吻合成网。网中的间充质分化为内皮，铺在网的内表面，构成了肝窦。上皮索分化为肝板和肝内各级胆管。胚胎 6 周左右，肝板中肝细胞间出现一些小泡，至第 4 月初，肝细胞开始分泌胆汁，这些小泡变长而成为小管，并互相连成网，形成微胆管。发育中的肝憩室迅速增大，走行于前肠两侧的一对卵黄静脉，被包绕的一段卵黄静脉阻断并发出若干分支进入肝组织，反复分支后，末端与肝窦相连。左右卵黄静脉的远心段演变为门静脉。

（2）胆囊和胆总管的胚胎发生　肝憩室的尾支最初为一实质性细胞索，其远端膨大形成胆囊，基部变窄形成胆囊管。肝憩室的基部增长变细，形成胆总管。起初，胆总管开口于十二指肠的腹侧壁，由于十二指肠壁生长不平衡，使胆总管的开口由腹侧通过外侧和背侧转至十二指肠内侧。

胚胎早期，胆囊、胆囊管和胆总管发育过程中，管壁上皮细胞一度增生旺盛，可完全堵塞了管腔（实心期）。以后增生的上皮细胞中央部分形成许多空泡，空泡互相沟通，管腔重新开放。如发育停顿，管腔未重新开放或开放不全，则会形成胆囊、胆囊管或胆总管闭锁。肝憩室分化过程中，如其端不分出尾支，或分出两个尾支则形成无胆囊或双胆囊畸形。

（3）胰腺的胚胎发生　胰腺来源于两个独立的原基。胚胎第 4 周末，于十二指肠背侧、相当于肝憩室基部对面偏头侧，内胚层增生，长出一个憩室，为背胰原基。背胰原基出现不久，肝憩室起始处，形成一芽状突起，为腹胰原基。背胰原基生长迅速，在十二指肠背系膜中延伸，呈长索条状。原基中上皮索反复分支，发育为各级胰管。纵贯背胰全长的一条导管为背胰管。腹胰原基较小，生长慢。原基中的上皮条索反复分支，形成各级导管，其中央也有一条贯穿全长的腹胰管。由于肝憩室基部迅速增长并分化为胆总管，腹胰的起始点移到胆总管根部，使腹胰管先与胆总管汇合再共同开口于十二指肠。如腹胰原基的起点与肝憩室起点较远，胰管和胆总管则分别开口于十二指肠。

胚胎第7周，由于肠壁生长不平衡，腹胰从右侧移至背侧，与背胰融合，共同构成单个胰腺。背胰构成胰体、胰尾和部分胰头，腹胰构成胰头大部。胚胎第3个月胰腺开始出现分泌功能，背、腹两胰的导管互相融合沟通形成主胰管。腹胰管的近端构成主胰管的近段，背胰管的近段消失，远段汇入腹胰管，构成主胰管的远段。如背胰管近段不消失，构成副胰管，单独开口十二指肠。如胰腺原基伸入胃肠及胆系，则形成异位胰腺。

12.2 胰胆管共同通道异常

自1969年Babbitt首次报道胆总管囊肿合并合流异常病例以来，此两管合流异常日渐受到临床外科医生的重视。近年来，各种检查方法的改进，发现胰胆管合流异常病例增多。随着对胰胆管乳头部的结构、功能、病理及临床研究的深入，进一步揭示了胰胆管共同通道异常（anomalous junction of pancreaticobiliary duct，AJPBD）或胰胆管合流异常（pancreaticobiliary maljunction，PBM）与某些胆道和胰腺疾病的关系。黄志强院士将胆胰结合部描述为胆道流域与胰管流域的“枢纽工程”，是一个无法代替的奇妙结构，也是体现着结构-体液调控-神经网络高度协调的系统工程。

Morine(2013)对日本全国141家医疗中心的病例回顾性研究显示：PBM患者总的胆道癌发病率是普通人群的200倍。在成人PBM合并胆管扩张的患者中发生胆道癌变的概率达21.6%，其中胆囊癌占62.4%，胆管癌占32.1%；与之相反，在不合并胆管扩张的患者中，其总的胆道癌症发生概率为42.4%，其中胆囊癌占88.1%，胆管癌7.3%。Deng等(2011)对PBM与胆囊癌关系的Meta分析显示：相对于对照组，胆囊癌患者中PBM的检出率更高（10.6% vs 1.76%，$P < 0.000\,01$）。

12.2.1 胚胎发育

胚胎第4周，前肠与卵黄管交界处的肠管内胚层增生突出，形成肝憩室。肝憩室迅速分为头尾两支，头支形成肝脏和肝管，尾支发育成胆囊和胆囊管，憩室底部将形成胆总管。此时，在前端靠近肝憩室处还有两个肠管内胚层增生所致的突起，即胰背和胰腹。当肝憩室底基部伸延形成胆总管时，腹胰管便成为胆总管上的一个分支，两者有共同通道，开口于十二指肠。胚胎第7周时，腹胰内十二指肠腹侧转至背侧，与背胰合并成胰腺。背胰构成胰体、胰尾和部分胰头，腹胰构成胰头大部，胰管由腹胰管全部和背胰管远端构成。背胰管近段消失，如不消失，则形成副胰管，单独开口于十二指肠。在胚胎第8周，胆总管和胰腺管恰好在十二指肠壁外汇合，形成胰胆管共同通道（胚胎期壶腹）。这时十二指肠正处于上皮细胞增生、空泡化和再腔化过程，十二指肠壁的肌层已经形成。胰胆管共同通道从十二指肠降部内侧斜形穿入十二指肠壁，经纵肌裂和环肌窗开口于十二指肠乳头。随胎龄增长，胆总管和胰管汇合处不断向十二指肠壁内迁移，共同通道逐渐缩短。胚胎15周共同通道占十二指肠壁厚度的75%，第20周占肠壁厚度的67%，出生时占肠壁的60%，生后5个月占肠壁50%，7岁时仅占肠壁的35%。随胰胆管汇合处不断向肠壁内迁移，胆总管和胰管的夹角越来越小，几乎平行，在黏膜下层或黏膜层互相连接。胆总管与主胰管汇合为共同通道入肠，胚胎发育过程中即先有共同通道，后在胆胰管之间形成隔膜，逐渐向出口方向延伸，使汇合口靠近肠壁，也有可能最后使两管并行入肠而不相汇合，即不存在共同的管道。若中肠旋转时背胰与腹胰的旋转和融合受到异常影响，胰管胆管正常分离发生障碍导致异常汇合，汇合角度增大，所形成的共同通道过长，常伴有远端狭窄和近端扩张。

12.2.2 胰胆管共同通道异常的类型

1916年，Kizumi首先提出胰胆管合流异常这一概念。AJPBD是一种特殊的胆胰结合部病变，在解剖上胰胆管共同通道在十二指肠壁外合流，造成共同通道过长，使十二指肠乳头括约肌的作用不能影响到整个合流部，胆汁胰液互相逆流而引起胆道及胰腺的各种疾病。目前认为胆胰管共同管道小儿＞5 mm，成人＞15 mm即为异常。日本宫野武将胰胆管汇合异常分为2型。Ⅰ型：长形共同通道。该型又分为囊状、梭形和扩张型3个亚型；Ⅱ型：即混合型。宫田晋等则将胰胆管合流异常分为3型：①胆管合流型；②胰管合流型；③中间型。户谷拓二将其分为4型。①A型：包括胆管合流型，胆-胰管型及胆管型；②B型：包括胰管合流型，胰-胆管型及胰管型；③C型：复杂型；④D型：不明型。Komi将其分

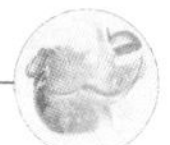

为 3 型。①A 型:即胰管型,胆管在胰管合流;②B 型:即胆管型,胰管在胆管合流;③C 型:副胰管型。目前多数学者根据胰管和胆管汇合方式分为两种:①胆管-胰管型(B-P 型),即胆总管汇入主胰管形成共同通道,此型多伴有胆总管下端狭窄。②胰管-胆管型(P-B 型),主胰管汇入胆总管,此型多不伴胆管狭窄。

12.2.3 胰胆管共同通道异常的病理

十二指肠乳头部有 3 种括约肌,胆总管括约肌、胰管括约肌和壶腹部括约肌。这 3 种括约肌称为 Oddi 括约肌,起控制和调节胆胰液流出的作用(图 12-1)。在正常情况下,胰管内压力为 2.9～4.9 kPa(30～50 cmH_2O),胆管内压力为 2.45～2.94 kPa(25～30 cmH_2O)。AJPBD 时括约肌包绕合流后的共同管道。该肌由发达的环行及斜体肌构成,对两管远端的共同管有括约作用。Oguchi 等从组织病理学角度对 AJPBD 进行了研究,发现正常的胆总管下段 Oddi 括约肌分布超过胰胆管汇合点,而胰胆管汇合异常者 Oddi 括约肌均分布于胰胆管汇合点以下。正常情况下两管呈平行走向,在黏膜下呈锐角合流,括约肌可调节胆汁的流向,防止胰液、胆汁的交流(图 12-2)。若两管在括约肌外合流,共同管长、合流处呈钝角,远端有壶腹括约肌作用,则两管自由交通。正常时由于胰管的最大压力大于胆管的压力,但 Oddi 括约肌阻止了胰液反流入胆道。当胰胆管汇合异常时胰胆管汇合处括约肌失去控制,胰管内压力高,高压的胰液逆流入胆道内。进食后胆囊收缩,胆总管压力增加,也可使胆汁流向胰管。由于胆胰液互相逆流,胆胰混合液作用于胆道和胰管壁引起胆道和胰腺一系列胆道及胰腺疾病。其中起重要作用的是胆汁中的胆汁酸和胰液中能强烈损害

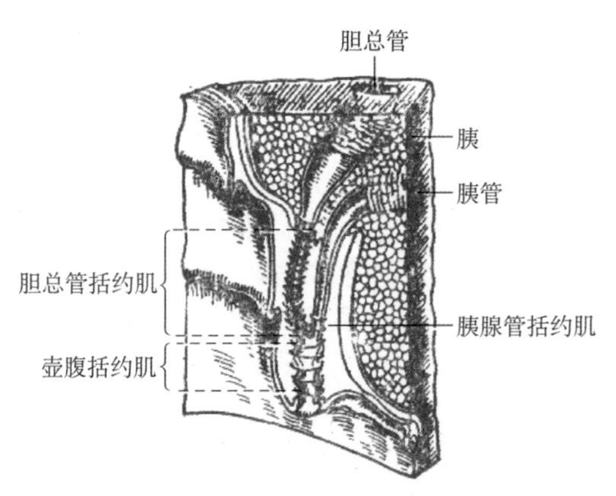

图 12-1 Oddi 括约肌

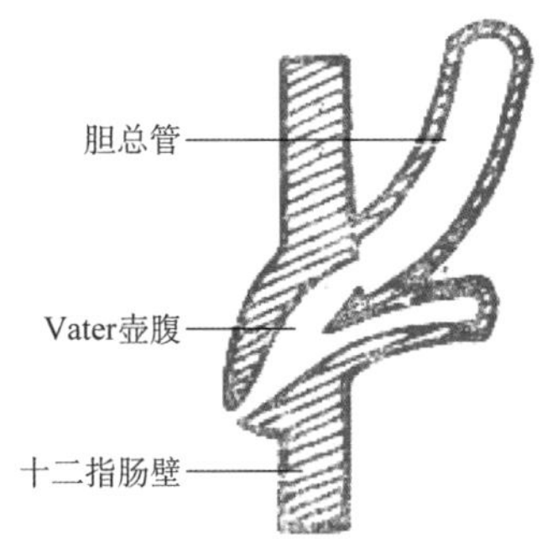

图 12-2 胆胰汇合模式图

组织的胰蛋白酶。胰蛋白酶(trypsin)激活,继而磷脂酶 A_2(phspholipase A_2)、弹力纤维酶Ⅰ(elastase)也被激活,浸润胆道壁的磷脂酶 A_2、胰蛋白酶、弹力纤维酶Ⅰ向血中移行也很明显。磷脂酶 A_2 对细胞膜起直接作用,细胞膜的磷脂被水解,产生了可溶性磷脂及游离脂酸,这些物质对细胞有强力的损害作用。胰液向胆道内逆流使胆道上皮损害,可出现慢性胆管炎,上皮细胞剥离、脱落,或上皮再生引起胆道壁内腺管样结构出现上皮过度化生及异型性变化,引起胆系黏膜癌前期病变。临床观察及研究已基本确认先天性胆道扩张症 100%并合胰胆管共同通道的异常。同时发现胆管癌患者大多数有共同通道异常。AJPBD 合并慢性胰腺炎的发生率达 15.3%～32.5%,合并主胰管结石的发生率也高。其他诸如胆囊炎、胆结石、胆道炎、小儿特发性胆管穿孔、急性胰腺炎等均可发现 AJPBD。

12.2.4 胰胆管共同通道异常的诊断

(1) 临床表现 右季肋痛、右上腹肿块、黄疸为其三大主要症状,但有 3 种症状者仅占 10%～18%。腹痛伴呕吐者与胰腺炎有关,AJPBD 患者急性胰腺炎的发病率高达 30%,还可并发慢性胰腺炎或胰腺结石。有一过性发热者应考虑胆道感染,部分 AJPBD 患者伴有胆总管囊性扩张,约半数病例出现黄疸、灰白色便。对黄疸、发热、腹痛的患者应想到 AJPBD,及时进行相关检查。

(2) 影像学检查 AJPBD 的诊断主要依据影像诊断,包括超声检查(B 超)、电子计算机体层扫描(CT)、磁共振成像(MRI)、经皮肝穿刺胆道造影(PTC)、内镜下逆行胰胆管造影(ERCP)、术中胆道造影检查。尽管 B 超和 CT 检查可以诊断胆系疾病,但因其图像为断层,故对胆系及胰管的全貌不能在一张图像上完全显示,特别是对胆总管远端、胆管与

胰管是否有异常汇合不能做出诊断。磁共振胆胰管显像(MRCP)发展迅速,应用 MRCP 对胆管扩张和狭窄检出率近 100%,但对小儿的 AJPBD 检出率略低,尤以伴胆管扩张者显示不甚满意。MRCP 属无创检查,患者易于接受,但 AJPBD 诊断的精确程度不如 ERCP。ERCP 不仅可以清楚地显示肝内外胆管影像,而且可以显示胆胰管两者间汇合的关系、共同管长度、直径及胰管的形态等,对胰胆管汇合异常可提供较为客观可靠的依据。术中胆道造影可证明合流异常,又可观察肝门部及肝内胆管的形态,对巨大囊性扩张可分别从肝侧及胆管远端造影。术中全胆胰造影(ITCP)可以显示肝内、肝外胆管及胰管,了解全部胆道及胰管的病理形态。术中选择性胰胆管造影(ISCP)可以观察胆管远端有无狭窄、胆胰管合流情况,可根据病变情况选择。对合并胆道闭锁、硬化性胆管炎、胰腺炎及梭形胆总管囊肿十二指肠无明显移位者选用 ITCP;对胆总管囊肿巨大、十二指肠向前移位者可选用 ISCP。

(3) *酶学检查* 由于胰胆管开口于共同通道,在胰胆管汇合异常类型中主胰管汇入胆总管型的胰液胆道反流率达 100%。正常胆汁中不含消化酶,胆汁中淀粉酶显著高于血清淀粉酶正常值是胰液反流入胆道的重要标志,也是诊断胰胆管汇合异常的客观依据之一。酶学检查包括测定血清、尿中胰淀粉酶,术中测胆汁中胰淀粉酶,胆道感染、胆道穿孔、急性胰腺炎合并腹膜炎时可测定腹水中的胰淀粉酶。

12.2.5 胰胆管汇合异常的治疗

针对胆胰结合部疾病引起的胰腺炎重要环节——胰胆反流,治疗原则是去除病因,解除胆管和胰管的狭窄,防止胆汁向胰管反流和胰管堵塞。对于单纯 Oddi 括约肌功能性运动障碍、Oddi 括约肌高张状态、痉挛收缩及症状轻微的乳头炎等疾病患者,解痉药物和抗炎药物能收到一定的效果。部分严重的 AJPBD 伴有胆总管囊性扩张患者应行胆胰分流手术;对不伴有胆总管扩张而表现为反复发作的胰腺炎患者,诊断明确后可行经内镜括约肌乳头切开术(EST),如发现胆总管结石则取石;如有胆总管下段狭窄或共同通道过长,内镜逆行胆道引流术(ERBD)可有效减少胰液向胆道内逆流。但此类患者因胰液的反复刺激,胆囊癌发生率较高,应行预防性胆囊切除。当 AJPBD 并发胆囊炎、胆道穿孔、胆道癌、慢性胰腺炎、肝内结石等,主张早期手术。如上腹部有复发性疼痛,发作时血清淀粉酶升高,出现黄疸及肝功能障碍,胆道造影显示胆道扩张者应视为外科手术的适应证。但应注意:①胆道扩张常为一过性,不能只根据造影确定扩张与否;②复发性腹痛出现淀粉酶升高的胰腺炎症状时胆道不一定扩张;③内镜下行胰胆管造影显示汇合异常时,即使胆道无扩张也是手术适应证。手术方法因病情选择保留与废用胆胰结合部,切除废用或旁路废用胆胰结合部。包括 Oddi 乳头切开成形术、胆肠吻合术、胰肠吻合术、病变局部切除术、胰十二指肠切除术及胃局部切除十二指肠旷置术等。

12.3 先天性胆道闭锁

先天性胆道闭锁(congenital biliary atresia, CBA)是新生儿梗阻性黄疸的常见原因之一。本病并非一少见疾病,其发病率西方国家每 2 万个活产儿中约 1 例,亚洲地区尤其在日本较之高 1 倍。本病多见于女性,男女发病率为 1∶1.5。如不及时外科治疗,患儿多因胆汁淤积性肝硬化在 1 年左右死亡。自 1959 年 Kasai 创立肝门-空肠吻合术以来,手术率不断提高。明确诊断先天性胆道闭锁且肝硬化不严重的患儿需行 Kasai 手术(肝门空肠吻合术)重建肝外胆道,术后需结合药物治疗共同改善预后情况。尽管如此,对于因严重肝硬化而未行 Kasai 手术或 Kasai 手术后反复发作胆管炎等情况导致肝硬化并呈进行性加重的患儿,最终仍需行肝移植治疗。

【病因】 CBA 的病因尚不清楚,以往多被认为是一种先天性胆管发育异常,在胚胎衍化过程中发生闭塞和停顿。通常,在胚胎初期,胆管是通畅的,其后因胆管上皮细胞增生而闭锁,形成一暂时的实心期(solid stage)。后在胆管上皮细胞中出现空泡,空泡互相融合,胆道再次沟通形成管腔。如在胚胎第 2 或第 3 个月中发育紊乱,则可形成各种解剖形态的胆道闭锁畸形。近年来,临床与实验研究发现先天性胆道闭锁极少合并其他部位畸形;而大量各种胎龄的胎儿尸解中,也从未发现胆道闭锁畸形;而该病的临床症状往往在出生后 1 周到数周才开始出现,在新生儿生理黄疸消退后,再出现黄疸;提示该病并非是先天畸形,而是出生后的一种获得性疾病。

近年来,通过流行病学调查和病理学观察,多数学者认为胆道闭锁是一种炎症样改变,与新生儿肝炎的病理改变极相似。如门静脉区炎症细胞浸润、肝小叶局限性坏死、胆管闭锁是肉芽组织引起。因

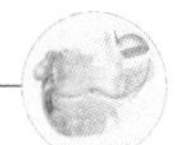

此，认为本病是新生儿肝炎的炎症终末阶段，致使胆管纤维化瘢痕化闭锁，胆汁排泄通路梗阻，出现梗阻性黄疸。

【病理改变】胆道闭锁可以发生于肝内胆管、肝管、胆总管、胆囊及胆囊管任何一个部位，甚至整个肝内及肝外胆管完全闭锁。胆囊大多完全闭锁，形成纤维条索，有时可见腔隙存在，内无胆汁，含有少量黏液。肝脏常有明显的淤胆和胆汁性肝硬化，肝体积增大、质硬、呈褐绿色，肝组织呈弥漫性破坏增生，表面可见有结节，切面可见网络状灰白色结缔组织增生。显微镜下，肝小叶被增生的纤维组织条索分隔变形，大小不等，形状不一，中央静脉偏位或不清，肝细胞索排列紊乱，肝血窦扩张或变窄。肝细胞有胆汁沉着，成均匀黄染、细颗粒状或粗颗粒状。所有病例肝细胞空泡样变性、肝细胞肿胀、肝细胞增生和库普弗细胞动员象。闭锁的胆道在组织学上符合炎症改变，有少许细胞浸润的结缔组织组成，其内面覆盖肉芽组织，在肉芽组织中可见到很多圆形细胞浸润和吞噬胆色素的组织细胞。

【分型】CBA 有多种分型方法，根据胆管闭锁的病变范围不同，目前常分以下几种类型。

(1) 肝内型　少见，肝内胆管闭锁，肝外胆管正常。

(2) 肝外型　分为 3 型，各型中再分为数个亚型。

Ⅰ型：胆总管闭锁，分为 2 个亚型(图 12－3)。

Ⅰa 型：胆总管下段闭锁。

Ⅰb 型：胆总管高位闭锁。

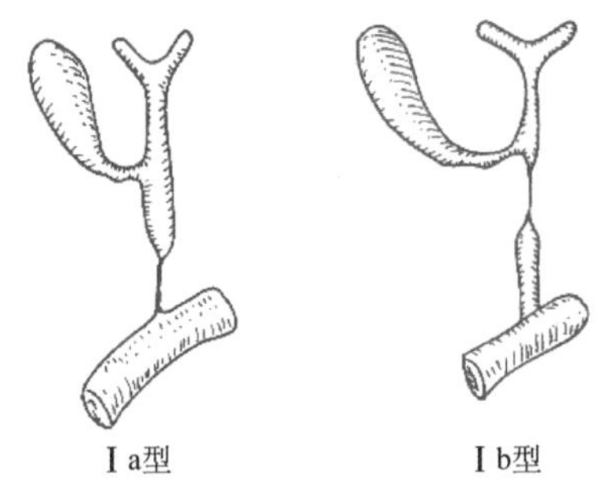

图 12－3　先天性胆管闭锁Ⅰ型(胆总管闭锁)

Ⅱ型：肝管闭锁，分 3 个亚型(图 12－4)。

Ⅱa 型：胆囊至十二指肠间的胆管开放，肝管完全缺损或呈纤维条索状。

Ⅱb 型：肝外胆管完全闭锁。

Ⅱc 型：肝管闭锁，胆总管缺如。

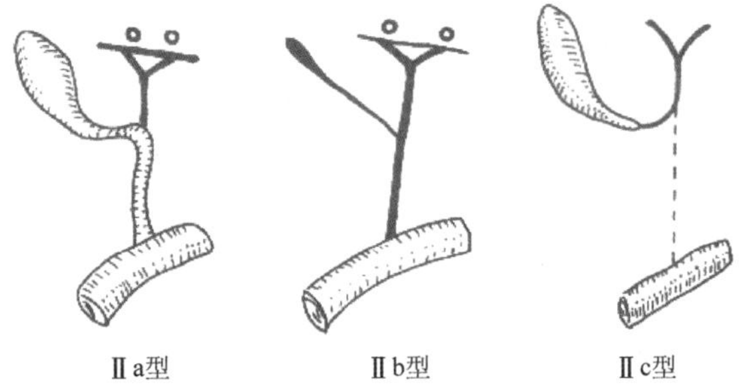

图 12－4　先天性胆管闭锁Ⅱ型(肝管闭锁)

Ⅲ型：肝门区胆管闭锁，有 6 个亚型(图 12－5)。

Ⅲa 型：肝管扩张型。

Ⅲb 型：微细肝管型。

Ⅲc 型：胆湖状肝管型。

Ⅲd 型：索状肝管型。

Ⅲe 型：块状结缔组织肝管型。

Ⅲf 型：肝管缺如型。

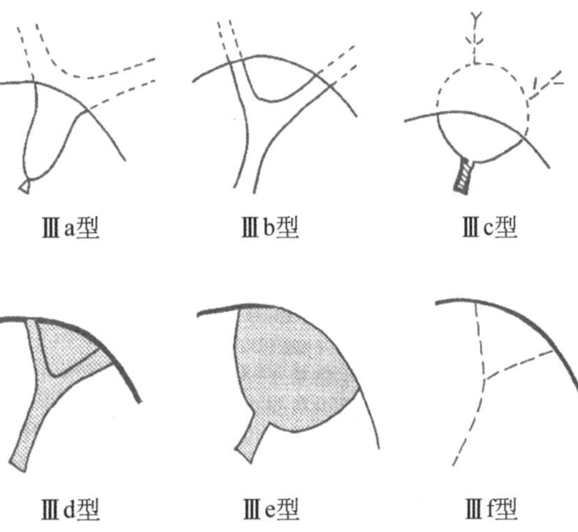

图 12－5　先天性胆道闭锁Ⅲ型(肝门区胆管闭锁)

【临床表现】主要为渐进性黄疸，婴儿出生时并无异常，无黄疸，胎粪颜色正常。一般在生后 2 周逐渐出现黄疸，开始微黄，被误认为是生理性黄疸。黄疸出现的同时大便变为淡黄色，随黄疸加深大便变为陶土样灰白色。尿色加深，将尿布染成黄色。黄疸出现后不减退，且日渐加深，皮肤变成金黄色或灰褐色，黏膜及巩膜也显著黄染。随病情进展胆红素在血液及内脏器官浓度增加，泪液及唾液也可变黄。少量胆红素可通过肠黏膜进入肠腔，粪便呈淡黄色，若将大便拨开内部仍为陶土色。患儿生后 2～3 个月营养及发育情况一般尚好，体重和身长与正常婴

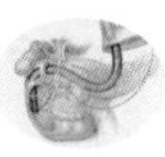

儿无差异，偶尔可有精神倦怠，动作和反应稍为迟钝。病程5～6个月发育开始变慢，精神萎靡。胆道闭锁胆汁不能进入肠道，可出现脂肪泻及脂溶性维生素吸收困难。维生素K缺乏，致血清中凝血酶原减少，有些患儿有出血倾向，皮肤淤斑、鼻出血，皮肤如破裂则出血不止。维生素D缺乏，可伴有佝偻病。随病程延长，皮肤瘙痒可见抓痕，有时可见皮下黄色瘤(xanthelasma)出现。腹部异常膨隆，肝大明显，晚期肝右叶下缘可抵达髂棘以下，肝边缘清楚，质地坚硬。大多数患儿脾大，腹壁静脉明显可见。晚期可出现腹水，胆汁性肝硬化，门静脉高压，上消化道出血，肝性脑病而死亡。如不能手术重建胆道或进行肝移植，一般生存期为1年。

【辅助检查】

(1) 实验室检查　血常规检查一般无改变，有时有轻度贫血。肝功能化验血清胆红素升高，特别是直接胆红素的动态观察是较为肯定的一种方法。血清胆红素可高达171～513 μmol/L(10～30 mg/dl)，ALT及AST多数显示轻度或中度升高，很少超过800 U/L，但个体差异较大。血清γ-谷氨酰转肽酶(GGT)也应用于胆管闭锁的诊断。大部分胆管闭锁病儿GGT高峰值高于300 U/L，呈持续高水平或者迅速增高状态。溴磺肽钠(BSP)的血浆清除分析是一种技术较为简单的方法。胆管闭锁BSP清除曲线特点为胆汁分泌相的缺如。5′-磷酸吡哆醛(PLP)在患儿的血中明显升高，尿中PLP略升高，但意义尚未肯定。用十二指肠引流管收集十二指肠液加以分析的方法是多年来诊断胆管闭锁的方法之一，十二指肠液中无胆汁。病程晚期，由于胆汁性肝硬化，肝细胞坏死，肝功检查可呈现肝细胞性黄疸改变，与肝炎相似。

(2) 放射性核素检查　^{131}I标记的孟加拉玫瑰红(^{131}I-RB)排泄试验常用于胆管闭锁的诊断。Maksoud认为^{131}I-RB粪便排泄若低于5.8%者为胆管闭锁，还可用于肝胆系统扫描显像。近年来，应用氮亚氨乙酸(IDA)及其同类物作为肝胆显影物。用^{99m}锝(^{99m}Tc)将其标记后，借助γ相可观察肝胆系统的功能状态，其优于^{131}I-RB，是胆管闭锁诊断的较好方法之一。

(3) B超检查　B超检查胆囊不显像或胆囊显著瘪小(1.5 cm以下)。

(4) 造影检查　经皮肝穿刺胆道造影(PTC)是一种简单切实可行的方法。术前PTC的目的是：①鉴别新生儿肝炎；②了解肝内胆管结构；③判断胆管闭锁的病理类型；④为手术方法提供依据。术后PTC的目的是：①了解吻合口有无狭窄；②估计预后；③再次手术的选择。胆管闭锁的造影成功率低于50%，而且胆漏、出血等操作方面的并发症1%～2%，故应予注意。

(5) 腹腔镜检查　是一种简单、安全而且迅速的诊断方法，可同时行肝活检。当腹腔镜检查未见胆囊或胆囊体积小，以及胆囊发育不良时，可在直视下将造影剂注入胆囊床下的肝实质内或胆囊内，观察有无正常肝内胆管及造影剂能否进入胆囊或十二指肠。

【诊断与鉴别诊断】

(1) 诊断　先天性胆道闭锁的主要症状是持续性黄疸，尿色深黄，灰白色粪便。多数患儿都有肝、脾大。晚期因胆汁性肝硬化可出现腹水，腹壁静脉怒张，凝血机制障碍。个别患儿由于肝内生成“血管舒张物质”，使肺循环与体循环短路开放，而出现发绀及杵状指。

(2) 鉴别诊断

1) 新生儿肝炎：本病与新生儿肝炎鉴别最困难。有学者认为胆道闭锁与新生儿肝炎可能为同一疾病的不同病理改变。约20%的新生儿肝炎有胆道完全性阻塞阶段，梗阻性黄疸的表现极似胆道闭锁，但此类患儿肝外胆道大部分正常，很少见脾大。经一般治疗，多数4～5个月后，胆道疏通，黄疸逐渐消退，可自然痊愈。所以通过长时间的临床观察，可做出鉴别诊断。先天性胆道闭锁若能在2个月内行胆道重建手术，可获得良好的胆汁引流效果；超过3个月肝脏由于胆汁性肝硬化已造成了不可逆的损伤，即使手术，效果也不佳。因此，早期鉴别诊断十分重要(表12-1)。

表12-1　新生儿肝炎与先天性胆道闭锁的鉴别

		新生儿肝炎	先天性胆道闭锁
病史	性别	男多于女	女多于男
	黄疸	一般较轻，有波动性改变	黄疸持续性加重
	粪便	多为黄色软便	陶土色便

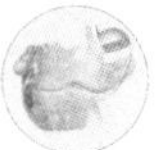

续 表

		新生儿肝炎	先天性胆道闭锁
	体征	肝轻度增大,质地软	肝大明显、质韧、边钝
	病程	半年后多能缓解痊愈	极少能存活1年
实验室检查	血碱性磷酸酶	很少>40 U,病情好转时下降	持续上升
	血亮氨酸转肽酶	25%的病例>500 U,病情好转时下降	全部增高,95%>50 U
	血胆酸	轻度增高	明显增高
	甲胎蛋白	增高	阴性
	5′-核苷酸酶	正常或轻度升高	明显增高
特殊检查	十二指肠液中胆红素	多数含有胆红素	多数无胆红素
	^{131}I玫瑰红排泄试验	粪便排泄量均在10%以上	90%病例粪便排泄量在5%以下
	B超检查	肝内外胆管、胆囊在正常范围	肝外胆管不显示,胆囊小或不显像
	PTC	肝内外胆管、胆囊基本正常	可发现肝内外胆道存在病变部位

2) 新生儿溶血症:病因主要是ABO血型不合,Rh血型不合,我国以前者为多。ABO血型不合中,多为抗A型,即母亲O型,新生儿A型。胎儿A型红细胞进入母体。母体产生免疫性抗A抗体,再进入胎儿体内发生溶血。此病早期表现与胆道闭锁极为相似,其特点为在出生时婴儿皮肤呈金黄色,有明显的贫血,肌张力松弛,以及有神经系统症状。外周血中可见有大量的有核红细胞,随胎儿长大,血象可自行恢复正常。当血清胆红素浓度过高时,胆红素沉积于胆道,致胆道梗阻,即所谓"浓缩胆栓综合征",酷似胆道闭锁,但B超扫描可见肝外胆管正常。

3) 先天性胆管囊肿:新生儿期也可有黄疸,腹部包块。黄疸为间歇性,右上腹可触及囊性肿物,B超扫描可探及囊状扩张胆管外型。

4) 哺乳性黄疸:出生后1周内黄疸明显加重,2~3周黄疸最深,血胆红素高达256.5~427.5 μmol/L (15~25 mg/dl),以后黄疸慢慢减轻。停止哺乳2~4 d,血胆红素迅速消退。本病无肝、脾大,无陶土样大便。病因为葡萄糖醛酸基转移酶的功能受到母体中某种物质的抑制引起。

胆道闭锁的早期诊断有时很困难,需结合临床及实验室检查进行综合分析,辅以放射线核素检查、胆道造影等,对诊断困难者主张早期手术探查。

【治疗】手术重建胆道或进行肝移植为本病的唯一治疗方法。胆道重建术最好在出生后6~8周进行,一般超过出生后2~3个月就可形成胆汁性肝硬化,肝功能损伤渐向不可逆方向转化,即使手术做到良好的胆汁引流,也难免术后死于肝功能衰竭,故有人认为新生儿黄疸于出生后7周内尚不能确诊者应考虑手术探查。术前应给予维生素K治疗,补充葡萄糖、维生素B、维生素C、维生素D,适当地输血、血浆及抗菌药物,并做好术中造影准备。

手术目的是重建良好的胆汁流出通道,使胆汁顺利排入肠道,预防反流性胆管炎发生。对肝外梗阻的病例用肝外开放的胆道与十二指肠或空肠吻合;而肝外胆管呈纤维条索状闭锁者,在肝门区纤维组织团块的基底部可见1~4个针尖大小的孔道,轻压肝脏可见纱布上有黄染。研究表明,若小孔直径>300 μm时胆道重建、胆汁引流可成功。因此,近年来对所谓"不能手术矫正型"成功地进行了空肠肝门吻合术。对于只有胆管闭锁,胆囊、胆囊管和胆总管均通畅者,经术中胆囊穿刺造影成功证实后,可将胆囊自胆囊床上游离,保护好胆囊动脉,用胆囊与肝门部吻合,这样可保留Oddi括肌功能,防止反流性胆管炎发生。

手术方式如下。

(1) 利用胆囊的胆道重建　适用于单纯肝总管闭锁和胆总管下段闭锁病例。根据病变情况行胆囊肝门吻合、胆囊肝总管吻合、胆囊十二指肠吻合。手术关键是游离胆囊、保留胆囊动脉,解剖肝血管前方结缔组织,必要时切除部分肝方叶直至肝门(图12-6)。

(2) 肝门、空肠Roux-en-Y吻合术　剖腹后首先再次明确诊断及胆管闭锁位置。若胆囊外表正常,用细针穿刺胆囊造影,观察肝外胆管通畅与否。当肝管不显影,该处胆管呈条索状纤维组织,即可诊断。由胆囊床分离胆囊,沿胆囊管显露残留肝总管及胆总管纤维索条,再沿肝管纤维索条向肝门分离,切除肝门区的纤维组织团,仔细结扎团块与门静脉之间小静脉分支。切除纤维肿块后,即可见到细小的肝门胆管开口,行肝门-空肠Roux-en-Y吻合术(图12-7)。

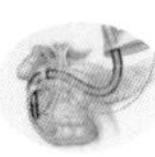

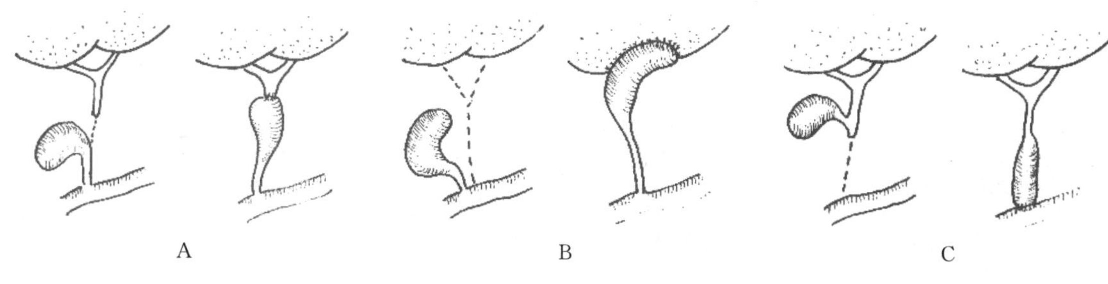

图 12-6　利用胆囊的胆道重建

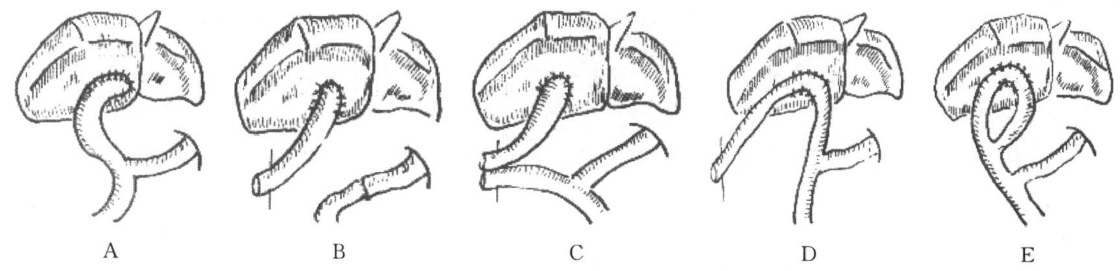

图 12-7　肝门-空肠 Roux-en-Y 吻合术

A-Kasai 法(1959)　B-Sawaguchi 法(1968)　C-Suruga 法(1970)　D-Ueda 法(1972)　E-Yura 法(1973)

王凯等(2016)收集 2015 年 12 月～2016 年 4 月首都医科大学附属北京儿童医院资料完整、自肝生存的胆道闭锁 Kasai 手术后病倒 14 例，行腹部 MR 检查。观察结果显示，肝、脾形态学改变；通过公式计算患儿标准肝体积值、与腹部 MR 检查测量 3 次所得的患儿平均肝体积值比较，获得平均肝体积值、肝体积比值、肝体积差值、同理获得平均脾体积值、脾体积比值、脾体积差值及脾/肝体积比值；并收集患儿血清天门冬氨酸氨基转移酶(AST)、血小板计数(PLT)，通过公式计算 AST 与血小板比值(APRI)结合肝硬度测量(liver stiffness measurement, LSM)与上述指标进行相关性分析；对患儿合并的腹腔内畸形进行进一步研究。研究表明，腹部 MR 检查观察到不同程度的各叶比例失调(6/14)，伴有结节状改变(1/14)。其中 1 例 13 岁 4 个月女孩，于生后 102 d 经开腹探查明确诊断为Ⅲ型囊肿型胆道闭锁，行 Kasai 手术，术后患儿一般情况良好。复查时发现肝内胆管呈轻度串珠样囊状扩张，以肝左叶为明显。1 例 3 岁 2 个月女孩，于生后 56 d 诊断胆道闭锁并行 Kasai 手术，其肝硬度测量(LSM)值为 19.9 kPa (>15.15 kPa)，血小板比值(aspartate aminotransferase to platelet ratio index, APRI)为 3.065(>1.885)，2 项指标均提示肝硬化，其腹部 MR 检查可见肝脏呈结节状改变。与肝硬化相关的肝外改变主要由继发性门静脉高压症所致。2 例可见有腹水，所有儿童均有脾脏不同程度的肿大。14 例中 4 例伴有副脾，另 1 例合并多个副脾同时伴有腹腔全内脏转位。脾/肝体积比积、脾体积比值、脾体积差值与 LSM 值呈线性正相关(r-值分别为 0.684、0.633 和 0.579，P 值分别为 0.007、0.015 和 0.030)，脾/肝体积比值，平均脾体积、脾体积比值、脾体积差值与 APRI 值呈线性正相关(r-值分别为 0.764、0.646、0.659 和 0.796，P 值分别为 0.001、0.013、0.010 和 0.001)；平均肝体积、肝体积比值、肝体积差值均与 LSM 值、APRI 值无线性相关关系。胆道闭锁患儿合并腹腔内畸形、脾畸形(4/14)和全内脏转位(1/14)。

Davenport 等(2006)将胆道闭锁分为围生期型和胚胎型 2 种。其中胚胎型胆道闭锁可以合并多系统畸形，如心脏、血管畸形，脾畸形，内脏转位，肠旋转不良等。但脾脏畸形最为常见。

长期存活患儿，可发生肝内胆管扩张，甚至伴结石形成。表现为胆管炎反复发作，其原因可能是肝内胆管存在扩张，尤其是囊状扩张者，胆汁排泄时对其冲刷作用不强。导致部分细菌未能被排出而定植于囊状扩张的胆管内，生长繁殖，从而形成难治性复发性胆管炎。1 例存在肝内胆管囊状扩张的 13 岁 4 个月女孩，因患难治性复发性胆管炎就诊，应用强效抗生素亚胺培南/西司他丁钠(Imipenem/Cilastatin)合理、规范治疗 3 周后，发热、黄疸等症状才见控制，病情得以好转。

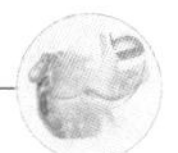

胆道闭锁外科治疗效果取决于以下因素：①早期手术；②胆道闭锁类型；③手术方式；④反流性胆管炎的预防。少数术后胆汁不畅，易发生上行性感染，造成细小的胆道小孔炎性肿胀，阻塞了胆汁的引流。本病术后40%～60%并发胆管炎，使术后一过性良好的胆汁引流又失败。治疗逆行性感染应用广谱高效的抗菌药物、利胆剂及抗炎性酶制剂。许多经手术获得较佳短期疗效者都不同程度地发生渐进性肝硬化的改变，进而导致肝功能衰竭。所以，肝移植是患儿更佳选择。

肝移植术在欧美等国开展较多，因胆道闭锁而行肝移植者占全部肝移植50%～70%，5年生存率达50%左右。Algille认为75%的胆道闭锁病儿适宜行肝移植术。其中40%是Kasai术后胆液引流不佳者，30%者虽有胆液流出却仍有持续黄疸，5%者虽术后疗效尚可，却渐发展为肝硬化。肝移植并不能完全取代Kasai手术。若年龄不超过90 d，也无明显慢性肝病，则以先行Kasai手术为宜。如患者已有明显肝硬化、门静脉高压或肝组织活检结果不佳者，宜首选肝移植术。对肝门肠吻合术后胆汁引流较多而突然引流减少者，还可再次手术探查行肝门肠吻合术。如果肝门肠吻合术后胆汁持续引流少，肝功能进行性恶化，持续性黄疸[血胆红素>171 μmol/L (10 mg/dl)]，最终会导致肝硬化者宜及早行肝移植术。

12.4 先天性胆管囊状扩张症

先天性胆管囊状扩张症(congenital cystic dilation of the bile duct)是一种伴有胆汁淤积的胆道外科疾病。1793年，Vater报道了首例胆总管囊肿，此后相继有报道。1852年，Douglas首次命名为先天性胆总管囊肿。1924年，MC Whorter首次施行囊肿切除手术。先天性胆管囊状扩张症可发生于除胆囊外的肝内、外胆管的任何部位。1958年，Caroli详细描述了肝内胆管的囊状改变，所以先天性胆总管囊肿等名称已经不能包括此类病的全部，学者们认为统称为囊状扩张或胆管囊肿为宜。此病多发于亚洲地区，欧美各国相对较少。本病2/3在婴儿和儿童期发现，1/3发现于青壮年。女性多于男性，男与女之比大约为1∶4。

【发病机制】

(1) 胆管上皮异常增殖学说　1936年，Yotsuyanagi提出的先天因素学说为多数学者接受。他认为胚胎时期胆管发生过程中，其上皮增殖异常，导致胆管各处的上皮增生速度不均匀，下部入十二指肠段狭窄，使胆管压力增高，上部胆管发育不良处扩张。Alonson-lej等提出胚胎期发育不良，肝外胆管系统的形成多在胎儿第5～7周。十二指肠、腹侧膜芽和近端肝外胆道发生旋转，胆总管进入十二指肠表面的左后部，衬在胆管系统的上皮细胞增生，形成实性细胞索，后空泡形成并融合成腔，在空泡形成和融合期间发生的异常，可形成先天性胆管囊状扩张。

(2) 胰、胆管合流异常学说　近年来，对胰胆管深入研究，发现胰胆管共同通道异常、胰液反流入胆道是胆管囊状扩张形成的原因之一。宫野发现扩张的胆管内胆汁淀粉酶值异常增高，间接证明了合流异常。Babbitt等通过等观察该类患者的造影片发现：①主胰管和胆总管交接处距离Vater壶腹部较远，形成2～3.5 cm的共同通道(正常<1.0 cm)；②主胰管与胆总管汇合成直角(正常此角度为锐角并包绕于Oddi括约肌中)。胰管内压力增高达2.94～4.9 kPa(22.1～36.8 mmHg)，胆总管内压为2.45～2.94 kPa(18.4～22.1 mmHg)，致使胰液反流入胆管，胰酶活化后，破坏胆管黏膜，造成反复发作的胆管炎，胆管壁纤维化，最终在胆管内压力增高情况下发生囊性扩张。能代等将人的胰液灌注入小山羊的胆囊内，发现有类似于先天性胆管扩张症的形态学改变。

(3) 神经发育异常学说　Kusunoki检查正常胆总管和囊状扩张的胆管壁的神经节细胞，发现囊状扩张的远端胆管壁明显缺少神经节细胞，提示神经节细胞缺少是胆管囊状扩张的原因，与先天性巨结肠病相似。

(4) 肝外胆管阻塞　有学者认为胆管囊状扩张，尤其是成人胆管囊状扩张症，主要是由于胆管完全或者是不完全性梗阻，导致胆汁淤滞、感染，使胆管壁发生纤维化而丧失弹性，当胆管内压力增高时，出现继发性近端胆管扩张，逐渐形成囊肿。梗阻多为胆管炎症、胆管结石、肿瘤或者继发于损伤。另外，妊娠、肝门部淋巴结肿大、胰腺肿瘤、内脏下垂以及十二指肠内乳头状瘤等均可导致胆管下端梗阻而引起本病。胆总管下端阻塞可能有以下几种原因：①胆总管进入十二指肠壁的方向异常，形成“S”形扭曲；②胆总管末端先天性狭窄或闭锁；③炎性纤维瘢痕形成等。这种情况下，胆汁引流不畅，管内压力增高，继发的部分或全部胆管囊性扩张。这些后天

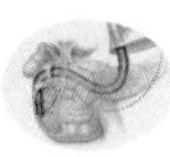

因素所导致囊性扩张病变是否存在潜在的先天异常因素尚需进一步探讨。Kato 等将幼犬与成龄犬的胆管黏膜局部刮除后，结扎胆管远端，结果仅幼犬产生了胆管囊肿，而成龄犬无此结果。此实验也说明，胆管囊肿是由于胆管壁先天性薄弱因素基础上辅以后天胆管梗阻因素而发生的。胆管囊肿的形成一般应具有两个条件即管壁狭窄和胆管压力增高因素，后者必然是以胆管下端梗阻为前提的。

【临床分型】 目前尚无统一分型。1959 年，Alonso-Lej 首先将胆总管囊肿分为 3 型，此后诸多学者在此基础对先天性胆管囊状扩张症的分型不断地加以补充完善。主要分类法如下。

(1) Alonso-Lej 分类

Ⅰ型：胆总管囊状扩张。

Ⅱ型：胆总管憩室。

Ⅲ型：胆总管末端囊肿。

(2) Arthur 分型(1964)　在 Alonso-Lej 分型基础上，将合并肝内胆管扩张列为第Ⅳ型。

(3) Klotz 分型(1973)

Ⅰ型：Ⅰa、Ⅰb、Ⅰc 型分别同 Alonso-Lej 分类的Ⅰ、Ⅱ、Ⅲ型。

Ⅱ型：胆总管囊肿合并肝内胆管扩张。

Ⅲ型：Ⅲa 型，单发或多发肝内胆管囊肿；Ⅲb 型，肝内胆管囊肿合并其他先天性多囊病变或先天性纤维化。

(4) Flanigan 分型(1975)　前 4 型同 Arthur 分型，将肝内胆管有囊状扩张而肝外无扩张者列为Ⅴ型。

(5) Todani 分型(1975)　如图 12－8～图 12－12 所示。Ⅰ、Ⅱ、Ⅲ型与 Alonso-Lej 分型相同，但Ⅰ型分为 3 个亚型，即Ⅰa 型囊肿型；Ⅰb 型节段型；Ⅰc 型梭状型。Ⅳ型又分为：Ⅳa 型，肝内及肝外胆管多发性囊肿；Ⅳb 型，肝外胆管多发性囊肿。Ⅴ型：肝内胆管单发或多发性囊状扩张。

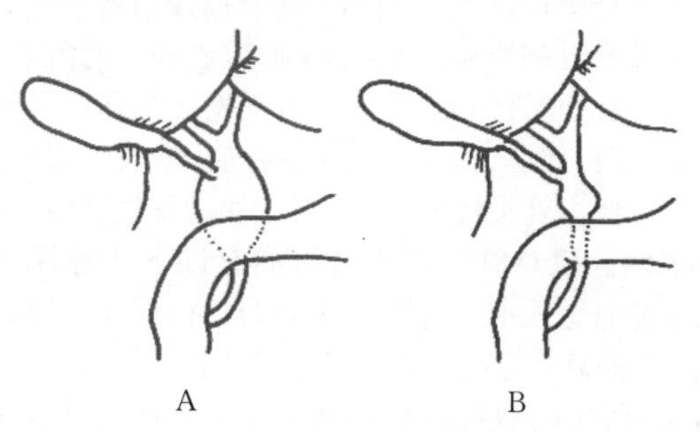

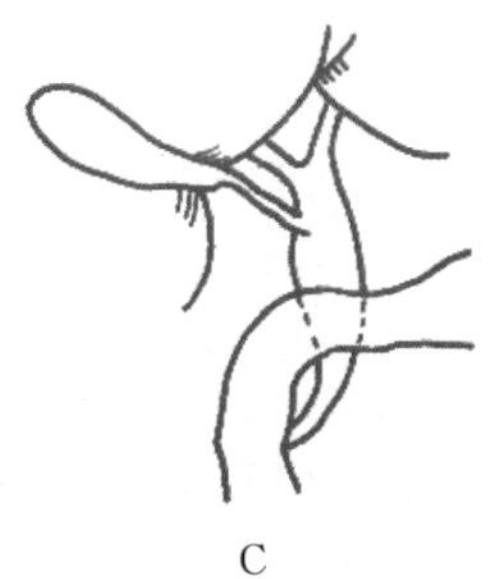

图 12－8　先天性胆管囊状扩张症Ⅰ型(胆总管囊状扩张)

A－Ⅰa 型：囊肿型　B－Ⅰb 型：节段型　C－Ⅰc 型：梭状型

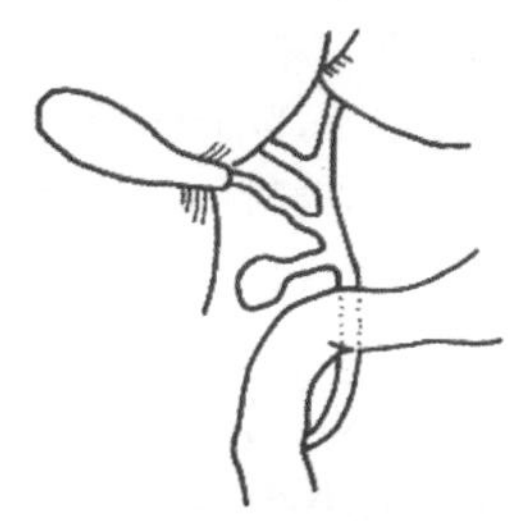

图 12－9　先天性胆管囊状扩张症Ⅱ型(胆总管憩室型)

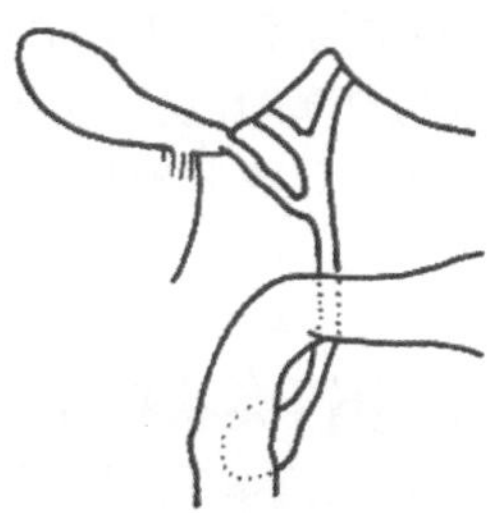

图 12－10　先天性胆管囊状扩张症Ⅲ型(胆总管末端囊肿)

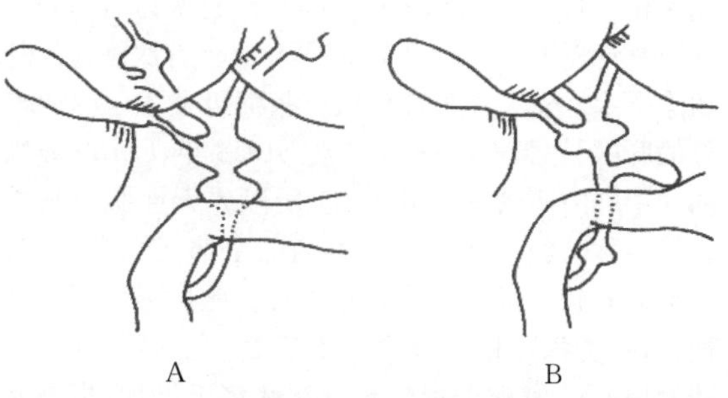

图 12－11　先天性胆管囊状扩张症Ⅳ型(肝内外胆管扩张)

A－Ⅳa 型：肝内及肝外胆管多发型囊肿　B－Ⅳb 型：肝外胆管多发性囊肿

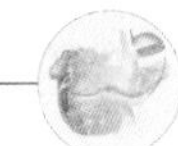

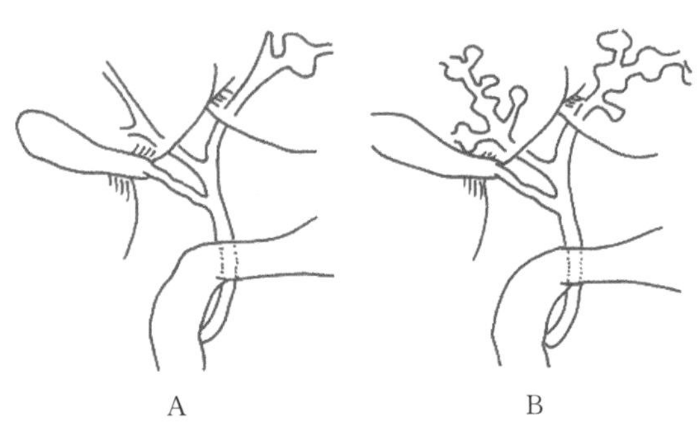

图 12－12　先天性胆管囊状扩张症Ⅴ型(肝内胆管扩张)
A－单发囊状扩张　B－多发性扩张

诸多学者从不同角度还有其他多种分型方法，但就胆总管囊肿而言，多数学者倾向于 Alonso-Lej 分类方法。临床上以胆总管囊状扩张症为多见，即 Alonso-Lej Ⅰ型，约占先天性胆管囊状扩张症的 90％以上。Alonso-Lej Ⅱ、Ⅲ型极少见，Ⅱ型约占的 2％，Ⅲ型约占 1.5％。

【病理组织学】肝外扩张的胆管外面覆有腹膜，囊壁内没有正常的黏膜，胆总管下端狭窄梗阻。梗阻段可见局限性肌层增厚，以纵肌为主，占 70％。电镜下观察可见平滑肌细胞间有胶原纤维增生。长期慢性炎症刺激胆管，使局部结缔组织增生，瘢痕形成，囊肿壁水肿、肥厚，肌层发育不良，肉眼可见散在的片状黏膜溃疡病灶、瘢痕及上皮细胞斑状缺如，囊液混浊甚至污秽浊绿。囊肿壁因反复的炎症刺激增厚，由致密结缔组织、弹力纤维和平滑肌索组成，缺乏黏膜上皮及肌层，可见圆柱状上皮呈岛状分布。胆管囊肿处的炎症发展可以加重，甚至出现囊壁坏死而穿孔。还可以有囊肿内结石，甚至囊肿癌变。有学者观察到囊肿黏膜残存的上皮细胞中 75％存在着上皮复层化生现象，无分泌功能的胆管上皮细胞发生化生后，其下层腺体增加，随年龄增长，可导致具有分泌功能的肠上皮化生，成为癌变的基础。肝脏可有淤胆性改变，进一步发展可以形成胆汁性肝硬化。肝内胆管可有慢性增生性炎症改变。

本病也可并发其他先天畸形，发生率为 5％～19％，如多囊肾、先天性肝纤维化、胆管闭锁或胆囊闭锁等。

【临床表现】上腹部包块、腹痛、黄疸是常见的临床表现。包块位于右上腹部，近 90％的患儿可发现肿块，包块有囊性感，当囊内充盈较多的液体而紧张时呈实性感，小的胆总管囊肿不易发现。腹痛多位于右上腹或上腹部，为隐痛或胀痛，有时可为绞痛。当囊腔合并感染时则为剧烈疼痛，伴有发热、恶心及呕吐。婴幼儿缺少腹痛的主诉，主要表现为不明原因的哭闹。约 70％患者有黄疸，为间歇性梗阻性黄疸，黄疸深浅与胆总管梗阻的程度和囊腔感染有直接关系。当有囊腔感染时腹痛加剧，黄疸加深，体温升高，恶心呕吐。粪便呈灰白色，尿色深如浓茶。如未及时治疗，反复发作的胆管炎最终导致胆汁性肝硬化、门静脉高压症。有时因胰胆管汇合异常可引起急性胰腺炎。极少数患者因反复发作的囊腔感染，致囊壁坏死穿孔，出现胆汁性腹膜炎及脓毒症而危及生命。

【诊断】本病诊断依据有从幼年时期间歇性的出现上腹部痛、黄疸和上腹部包块的主要临床表现，患者年龄较小，女性较多。但单纯根据临床表现，其确诊率甚低。Ishide 报道仅 3.5％。辅助以下列检查 95％以上的患者可以确诊。

(1) 腹部 X 线检查　当胆总管囊肿在上腹部可扪到肿块时，腹部 X 线平片可见右上腹部有一致密的边缘光滑的圆形肿物阴影，此阴影往往与肝相连，将胃推向左下方。有时可见囊壁钙化，囊内有气液平面；上消化道钡餐透视可见胃受压向左移位，十二指肠 C 型肠襻影增大，结肠肝曲下移。侧位可见胃十二指肠受压，被推向前方。

(2) B 超、CT 检查　是安全、有效而无损伤的检查手段，可以较好地确定囊肿大小及其部位。其诊断率较高，而且可以鉴别肝脓肿及肝脏肿瘤。尤其是廉价而有效的 B 超，可作为首选的检查方法。如果 B 超检查发现胆管囊肿内有囊壁增厚或结节样改变时，应警惕癌变。

(3) 静脉胆道造影检查　有时对诊断有帮助，但是通常显影极淡，难以显示囊肿全貌和胆总管下端的病理改变，囊肿巨大时则不显影。

(4) 逆行胰胆管造影(ERCP)、经皮肝胆管造影(PTC)检查　这两种检查一般可以显示胆管的全貌，明确囊肿的具体位置及大小，并可显示胆总管末端的异常病变，如胆总管下狭窄或扭曲，有无结石、肿瘤及胰胆管汇合处的异常。两者联合应用时，对诊断无典型三联症者或疑难病例尤有价值。这两种检查仅适用于大龄患儿和成人，婴幼儿则难以进行这种检查。

(5) 磁共振胆胰管显像(MRCP)检查　MRCP 是近年来快速发展的一种非创伤性磁共振水成像技术，可以获得和 CT 及 ERCP 等同的影像学资料，能反映胆管树的全貌，可以清晰地显示肝内外胆管和胰管，准确地对胆管囊状扩张症进行分型。临床上已有取代 ERCP 和 PTC 的趋势。

(6) ^{131}I 瑰红玫扫描　可用于小儿胆管疾病的检查。

(7) 胆管术中造影　可大大提高本病的诊断率，并了解整个胆管病理改变情况。

其他检查尚有选择性腹腔动脉造影及数字减影、肾盂造影、^{99m}Tc－HTDA 闪烁显相，诊断价值不大，临床较少选择。

【鉴别诊断】主要与肝胆系各种囊状病变(如黏液囊肿、血性囊肿、淋巴液囊肿、肝包虫、多囊肝等)鉴别。此外，还应注意鉴别的有 Wilms 瘤、腹膜后肿瘤、胰腺囊肿、肝脏肿瘤及其液化、肠系膜囊肿、胆管肿瘤、胰腺肿瘤、十二指肠憩室及双胆囊等。

【治疗】先天性胆管囊状扩张症的唯一有效的治疗方法是手术，在囊肿切除的基础上重建胆道是目前应用最多的术式。

(1) 外引流术　有囊肿外引流术、胆囊外引流术两种。主要在全身状态极差情况下，如严重胆管感染、重症黄疸、囊肿破裂并发弥漫性腹膜炎、伴中毒性休克，或者由于其他原因暂不宜行复杂手术时，作为急救术式酌情采用。长期外引流术后可使患者丧失大量胆汁，造成内环境紊乱，所以待状态改善后需施行二期手术。二期手术前应行相关检查了解肝内外胆管扩张情况，囊肿的变化及通向十二指肠的情况。

(2) 内引流术　利用囊肿或胆囊与消化道吻合将胆汁引流入消化道，这是 20 世纪 60 年代以前常用术式，包括囊肿十二指肠吻合术、囊肿空肠吻合术及囊肿胃吻合术等。但该术式存在引流不畅、反流性胆管炎、肿囊癌变等问题，目前已较少采用。

(3) 囊肿切除、胆管重建术　是目前应用最多的一类术式。囊肿切除的意义有：①囊壁失去正常弹性，结缔组织增生，单纯内引流囊肿不能回缩到正常管道形态，残留盲袋或无效腔易感染；囊腔内壁不光滑，上皮缺如，胆汁排泄不畅，则易形成结石；囊肿切除后可无此虑。②胰胆管汇合异常是诱发胆管囊状扩张的原因之一，囊肿切除后消除了胰胆管汇合异常所致胰液反流。③囊肿切除后消除了因长期慢性炎症刺激继而诱发胆管癌的可能。切除后的胆管重建术式有多种，如肝总管十二指肠吻合、肝总管空肠吻合、肝内胆管空肠吻合、肝门部大口肝肠吻合及空肠间置十二指肠吻合术等。但应用最普遍的是肝总管空肠 Roux-en-Y 吻合术，此术式由 Mc Whorter 于 1924 年创立，其后又不断完善，尤其是 1979 年 Lelly 介绍的囊肿内壁切除的手术方法，可有效地防止与囊肿后壁粘连的大血管被损伤，降低手术病死率，减少术后并发症，防止囊肿癌变。1971 年，Grassi 创立的囊肿切除空肠间置十二指肠吻合术用于先天性胆管囊状扩张症时具有出血多、胰管反流、胆管炎、结石形成及残余囊肿癌变等缺点。1995 年，Farelly 首先报道了采用腹腔镜行先天性胆总管囊肿切除、肝管-空肠 Roux-en-Y 吻合术，近年来随着腔镜技术的发展，国内外采用微创方法治疗的病例逐渐增多。相对于传统手术具有创伤小、恢复快、美容效果好，但操作相对复杂，应严格掌握好适应证。

(4) 肝部分切除术　对单纯的左或右肝内胆管囊状扩张以肝部分切除为宜，消除了癌变的基础。对于双侧肝内囊状胆管扩张者，应行左半肝切除，右肝管空肠吻合术。对于肝内、外囊状胆管扩张者，治疗上较困难，可切除肝外囊状扩张胆管酌情行肝门部胆管空肠吻合术。

Todani 建议按分型分别选择下列术式。①Ⅰa 型：囊肿切除＋肝总管消化道吻合；Ⅰb 型：囊肿切除＋肝总管、胆总管吻合；Ⅰc 型：乳头部括约肌成形。②Ⅱ型：囊肿切除。③Ⅲ型：乳头部括约肌成形。④Ⅳa 型：胆总管囊肿切除＋肝内囊肿部分切除＋肝门部的肝内囊肿空肠 Roux-en-Y 吻合术。Ⅳb 型：胆总管囊肿切除＋肝管、空肠吻合。⑤Ⅴ型：肝叶切除或胆管(肝内或胆总管)空肠 Roux-en-Y 吻合。

【预后】胆管囊状扩张症的预后与手术方式的选择及囊肿本身的病理改变程度密切相关，关键在于手术后能否恢复到近似于正常的胆管状态。对囊肿已出明显异常的病理变化者应切除病变的囊肿，做到与正常胆管黏膜组织的吻合。Chijiiwa 回顾了九州大学 1965～1990 年间诊治的 46 例胆管囊状扩张症患者，平均随访期(17.1±9.9)年，发现在 24 例囊肿肠道吻合术中(孤立的肝外胆管梭形囊 14 例，肝内或肝外的单个或多个囊肿 10 例)，主要的后期并发症是胆管炎(88%)、胆总管结石(25%)、肝内胆管结石(33%)、腺胰炎(21%)和肝硬化(17%)，提示囊肿肠道吻合术后产生并发症的比例很高，其中 70%的患者需再次手术。而行囊肿切除加肝管空肠 Roux-en-Y 型吻合术者，远期效果较好。在 12 例患者中仅 1 例因肝内胆管结石胆管炎需再次手术。此外，还随访了 1 例行内镜十二指肠乳头括约肌成形术的患者(系十二指肠内胆管憩室，胆总管膨出)，2

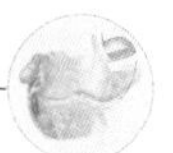

年后效果满意。

12.5 Caroli 病

Caroli 病属先天性肝内胆管囊状扩张性病变，故又称肝内胆管囊状扩张症或交通性肝内胆管囊状扩张症。Vachell 及 Mc Whorter 分别于 1906 年和 1939 年曾报道肝内胆管囊状扩张病例。1958 年，法国学者 Caroli 首先描述了此病的特征，故称其为 Caroli 病。其特征为肝内胆管囊性扩张而形成囊肿，可为单发，也可多发，肝内胆管常呈节段性囊性扩张，扩张的胆管与肝内主要肝管相通；常易发生胆道感染和形成结石，少数可发生癌变；常合并有先天性肝纤维化、多发性肾小管扩张。

【病因】 确切病因尚不十分清楚，多数学者认为，Caroli 病是一种染色体隐性遗传所致的先天性疾病。先天性染色体缺陷导致胆管重构停止、肝纤维化所致。胆管由实心向空心演变时组织增殖快慢不一，部分节段发育慢或停止，表现为狭窄，其远端因阻塞而扩张，阻塞越重则扩张越大，从而形成大小不一的囊样病变。

【分型】

(1) Caroli 分型　1973 年，Caroli 主张将肝内胆管囊状扩张分为两种类型。Ⅰ型为单纯型，此型多伴有肝内胆管结石，临床表现为反复发生胆道感染。Ⅱ型又称汇管区纤维化型，此型多数同时伴有先天性肝纤维化，以肝、脾大、门静脉高压症、上消化道出血为特点。Caroli 报道Ⅰ型少见，而我国则以Ⅰ型多见。可能与我国先天性肝纤维化病少见有关。

(2) Flanigan 分型　1975 年，Flanigan 将先天性胆管囊状扩张症分为 5 种类型，其中胆总管囊肿合并肝内胆管扩张列为第Ⅳ型，肝内胆管囊状扩张而肝外无扩张者列为第Ⅴ型。因此，Caroli 病为 Flanigan Ⅳ型、Ⅴ型的先天性胆管囊状扩张症。

(3) 木村邦夫分型　1985 年，木村邦夫对肝内胆管扩张的造影图像分析后提出分两型。主肝管型，肝内Ⅰ～Ⅱ级胆管囊状扩张；末梢型，肝内胆管Ⅲ级分支以上的囊状扩张。

(4) 黄志强分型　黄志强院士从外科治疗角度出发，根据 Caroli 病的 CT 检查结果，将囊肿在肝内的分布与相关病理改变分成以下类型。

Ⅰ型：单纯型或局限型，常呈肝叶性分布，不伴肝纤维化，其中又分两个亚型。周围型(Ⅰa)：囊肿群在肝的周围，一叶或一侧；中央型(Ⅰb)：囊肿群在肝中央部，与肝门处主要肝管相通。

Ⅱ型：弥漫型，常伴有肝纤维化。

Ⅲ型：弥漫型伴节段性分布的肝内囊肿群。

Ⅳ型：合并胆总管囊状扩张。

【病理】 Caroli 将该病的病理特点归纳为以下几点：①肝脏汇管区有较多小胆管增生，胆管腔常扩张，伴有纤维组织增生；②汇管区的门静脉小分支仍明显可见，汇管区之间常有纤维条索相连；③肝小叶结构基本正常。Mercadie 指出本病的典型病变常见于汇管区，即仅侵犯肝叶段内的胆管，扩张的胆管及其近端引流的胆管纤维组织浸润，胆管壁增厚，内含多条扩张的毛细胆管，胆管上皮可呈乳头瘤样增生。大体标本可见肝内胆管单个或多个圆形或卵圆形膨大，直径 2～10 cm。扩张的胆管走行迂曲，呈“蛇游动形”。近肝门部胆管因分支多，还可呈“丛状”或呈“树枝状”。明显的肝内胆管扩张，切面见有大小不等的囊泡，易于与多囊肝混淆，但腔内潴留的是胆汁而不是透明的液体。显微镜下可见上皮细胞受压而变得扁平，而多囊肝囊壁则无上皮。扩大的胆管周围肝实质颜色正常，无萎缩。组织学检查见扩张胆管的周围有丰富的神经束，有的呈腺瘤样增生，肝小叶结构存在。

【临床表现】 本病多见于男性，男女患病比例为 2∶1，以儿童及青年多见。主要临床表现为右上腹痛、发冷、发热的胆管炎表现，有时仅为肝区胀痛。可无黄疸，或仅有轻度黄疸，有胆管炎者黄疸可加深。若合并严重的胆管感染，可形成肝脓肿和发生革兰阴性杆菌脓毒症。肝内胆管囊性扩张有结石形成时，易引起梗阻和反复发作的胆管炎，最终形成胆汁性肝硬化、门静脉高压症。本病也可并发胆管淀粉样变和胆管癌，60%～80%的 Caroli 病伴有海绵肾。体检时发现肝脏通常增大，无肝功能衰竭的症状和体征。儿童发病时，表现为间歇性腹痛发热，而不出现黄疸，无典型的胆石症所致的胆道感染三联征，容易漏诊。实验室检查除碱性磷酸酶和谷氨酰转肽酶有轻度升高外，多为正常。

【诊断】 对有反复发作的胆管炎的青少年应考虑本病的可能。B 超扫描可显示囊肿的形态大小和分布，B 超检查的特异表现为肝内胆管扩张，管腔内有球状突出，扩张的胆管内有桥自胆管壁伸入管腔内，门静脉的分支部分或全部被扩张的肝内胆管包绕。影像学主要表现为肝内胆管囊状扩张与胆管树相通，呈局限性或弥漫性。其他重要征象有：①“中央点征”(central dot sign):CT平扫囊性病灶内见点状影,MRI平扫点状影呈流空改变,增强扫描后均明显强化,可伴囊内分隔与点状影相连。这相当于扩张胆管内有门静脉小根生成形成桥状,即囊内血管束。②“蝌蚪征”:囊状扩张的胆管与条状胆管相通,形状似“蝌蚪”。CT、MRI及MRCP检查均可对Caroli病进行准确诊断,并可发现肝门处的胆管相对狭窄,利于术前评估和选择手术方式。尤其是MRCP已成为诊断Caroli病的首选方法,可显示肝内胆管扩张的程度、部位及有无结石存在等。文献报道MRCP对胆管扩张或狭窄的敏感性为90%~95%,对正常肝外胆管的显示率近100%,能直接客观地反映生理状态下的胆胰管扩张程度。内镜逆行胆道造影,经皮经肝穿刺胆管造影,可显示肝内外胆管树全貌和肝内胆管囊肿形态和位置,以及和肝内胆管关系,但是它们属于有创检查,可导致严重的并发症,诱发胆道感染。特别是ERCP原则上应禁忌,而PTC检查在一部分患者中可慎重地使用,以明确囊肿群与肝内胆管的联系而制订手术方案,造影前后需用抗菌药物预防感染。

【鉴别诊断】本病需与原发性肝内胆管结石继发的肝内胆管扩张鉴别:①Caroli病患者的年龄较年轻;②胆管憩室样扩张或多个部位的胆管扩张其形态相同或相似,多为Caroli病;③继发性肝内胆管扩张其下段必定有结石或胆管狭窄,而Caroli病只有部分伴有胆管结石或狭窄;④Caroli病胆管壁上黏膜少而管壁较薄,继发性胆管扩张则管壁较厚;⑤伴有先天性肝纤维化的必定为Caroli病。

此外,还需与硬化性胆管炎、多囊肝等鉴别。原发性硬化性胆管炎病程进展慢而隐蔽,表现为进行性胆管炎性闭塞,临床表现与本病相似,但胆管树呈不规则的狭窄和多处扩张,肝内胆管分支减少和串珠样改变,胆管僵硬。多囊肝一般无胆管炎等临床表现,影像学上肝内多发性囊肿与胆管树无沟通,无“中心点征”及“蝌蚪征”。

【治疗】内科治疗包括控制胆道感染和消炎利胆药物的使用。对有症状的患者多数学者主张手术,手术的目的是切除扩张的胆管,解除胆管梗阻,建立通畅的胆汁引流。但对无胆管梗阻或无胆管炎症状的患者,可暂不予治疗,随访观察。

(1) *手术适应证* ①有明显临床症状的患者;②囊肿群限于一叶或一段,手术能彻底切除;③合并有感染、肝内外胆管结石;④合并有胆总管囊状扩张;⑤疑有恶性可手术切除者。以下患者不应施行手术:①无症状的弥漫型患者,应避免无帮助的手术,特别是禁忌行ERCP检查;②儿童患者存在无法矫正的病变;③癌变晚期。

(2) *手术方式* Ⅰa型多无肝纤维化改变,彻底切除囊肿群后一般能收到最好效果。Ⅰb型属中央型病变,囊肿群位于肝中央部连接肝门处,部分囊肿直接与主要肝管相通,囊内可见多数与肝门相连的皱襞,其内含肝脏的门静脉管道,完全切除囊肿已属不可能。对于此类肝囊肿近年来国内学者认为广泛的囊壁切除大开口低位引流是手术的关键。手术方法是尽量切除囊肿前壁及部分肝组织直达肝门处,使其处于肝脏的低位引流位置,然后将Roux-en-Y肠襻的断端沿肠系膜对侧缘剪开,达能足够将全部开口覆盖,形成一大口低位囊腔间置空肠人工乳头成形十二指肠吻合,同时切除残余的胆总管囊肿。此手术有别于一般的囊肿空肠吻合术。对于广泛的肝内囊性病变,一般不宜行囊肿内引流术,因引流不畅囊内感染将无法得到控制。但对于胆总管下段阻塞和Flanigan Ⅳ型的胆总管囊状扩张症,当合并有肝门部胆管狭窄和部分性梗阻时,以往也常考虑用胆肠吻合。当前的观点是在Oddi括约肌正常时,应尽量保存括约肌的第一线防卫作用,狭窄部可用胆囊壁瓣或其他组织瓣修复而不必行胆肠吻合。一些患者经长时间的胆道内外引流,肝内囊肿逐渐缩小,引流胆汁的性质也由开始时的量多、色淡、混浊、多沉渣而逐渐转向正常,肝内结石再发也随之减少。此种“正常化”过程需时较长。肝内外引流相结合的治疗方法,可能给此类广泛而复杂的Caroli病患者提供有效的治疗方法,但外引流管需要放置多久尚无定论。病变侵犯双侧半肝时,治疗上多较困难,Mercadier主张做扩大的左半肝切除取净右肝扩张胆管内的结石,然后做肝内胆管空肠吻合术。我国学者通过对肝门解剖的观察,采用沿右前叶下段肝管支广泛纵向切开,暴露右后支肝管开口,清除结石,然后大口径高位肝管空肠Roux-en-Y吻合的方法结合外引流。近期效果尚可,但远期疗效不佳,对此类患者现主张行肝移植。对术后反复发生胆管炎、严重的肝硬化、广泛的胆管扩张致肝纤维化终末期、胆管癌变不易切除者,也应考虑行肝移植手术。

黄志强院士总结的Caroli病治疗经验为:①禁止ERCP诊断检查;②争取完全切除肝内囊肿群,保存括约肌;③中央型囊肿部分切除,低位引流;④长期经肝U型管胆道引流配合术后处理;⑤内引流只

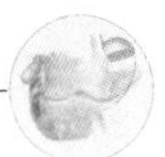

宜用于引流必需时，不能作为预防性措施。

12.6 先天性胆囊畸形

先天性胆囊畸形（congenital malformation of gallbladder）与胚胎发育有关。胆囊是肝外胆管的一部分，在胚胎早期与胆管一样，有一上皮细胞增生的实化期和一空泡形成、融合的再沟通期。如胚胎早期肝憩室未分出尾状支，则形成无胆囊；如分出两个尾状支则形成双胆囊畸形；如空泡化过程障碍或部分停止，则形成胆囊分隔、胆囊憩室和形态变异；如尾状支发生异位，则可形成胆囊异位。尽管有些先天性胆囊畸形很少见，但在临床中很重要，稍有不慎，容易造成严重后果。先天性胆囊畸形可有胆囊数目、形态和位置等异常。

12.6.1 胆囊位置异常

（1）肝内胆囊　胚胎在 8 周内，胆囊位于肝脏内，以后逐渐移至肝外。如胚胎期未移至肝外，则形成肝内胆囊（intrahepatic gallbladder）。胆囊可完全位于肝内，仅于胆囊部位可见肝部分隆起，或无此征象。也可见胆囊底及体位于肝内，仅部分胆囊颈位于肝外。有时见部分胆囊在肝内，仅小部分胆囊底和颈位于肝外。肝内型胆囊因收缩困难，胆汁排出障碍，可形成结石和易发生感染。切除此类患者胆囊时可导致严重出血。有时术中要准确判别肝内胆囊会觉困难，术中造影或术中 B 超检查可以证实，并可鉴别是肝内胆囊，还是先天性胆囊缺如。

（2）肝左叶下胆囊　这类畸形分为 2 种：①内脏全部反位，肝和胆囊均在左侧；②无内脏反位，仅胆囊位于左侧。此类胆囊位于肝镰状韧带左侧。这类左位胆囊的出现是由于胎儿发育过程中左、右侧均发生一个胆囊，但随后右侧胆囊消失而左侧胆囊持续存在。肝左叶胆囊如发生结石和感染，可造成临床诊断困难。B 超、MRCP 等影像检查可明确诊断（图 12 - 13）。

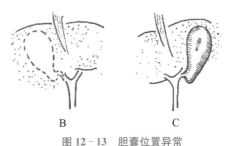

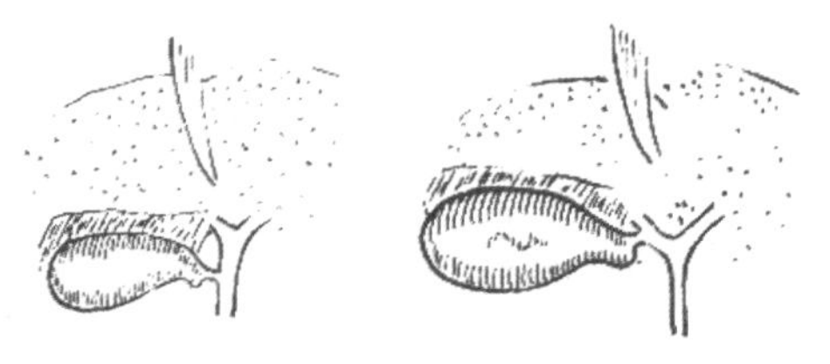

图 12 - 13　胆囊位置异常

A -横位型胆囊　B -肝内型胆囊　C -左位型胆囊

（3）横位胆囊　胆囊位于肝横沟内，左、右肝管或肝总管分别引流胆汁入胆囊。

（4）右肝后胆囊　此种异位相当少见。

12.6.2 胆囊数目异常

（1）胆囊缺如（absence of the gallbladder）　此畸形系胚胎早期肝憩室未分出尾状支所致。据国外两组尸解资料统计，胆囊缺如约为 10 000 人中有 7 例。胆囊缺如有时在右肝脏面胆囊部位，见一纤维索样组织，多数情况下没有任何痕迹。胆囊缺如可并有胆道闭锁，也可不伴有胆道闭锁。后者常与胆道其他异常同时存在，如胆囊缺如伴两支以上肝管缺如，伴胆总管缺如，2 支肝管分别进入十二指肠。胆囊缺如常可见胆总管扩张、胆总管结石。胆囊缺如应与肝内胆囊区别，B 超检查可予以鉴别。术中如未找到胆囊，可能因慢性胆囊炎胆囊极度萎缩；也可胆囊位于广泛紧密粘连之中。术中 B 超检查可证实是否为胆囊缺如。

（2）双胆囊（double gallbladder）　系胚胎早期肝憩室分出两个尾状支所致。双胆囊少见，有人收集 19 000 例尸解资料，仅发现 5 例。双胆囊有以下几种形态。①双胆囊、双胆囊管：双胆囊位置正常，两个胆囊各有自己的胆囊管，分别汇入肝总管；或一个胆囊管汇入肝总管，另一胆囊管汇入右肝管。②双胆囊、“Y”形胆囊管：双胆囊位置正常，两个胆囊管先联合为一总的胆囊管，再汇入肝总管。③双胆囊伴肝内副胆囊管：双胆囊位置正常，一个胆囊管汇入肝总管，另一胆囊管汇入肝内胆管。④部分性肝内副胆囊：一个胆囊位置正常，而另一个胆囊部分位于右肝内，并有一短的胆囊管汇入肝总管。⑤左侧副胆囊：一个胆囊位置正常，另一胆囊位于肝左叶下方，其胆囊管汇入左肝管。⑥肝胃韧带内副胆囊：一胆囊位置正常，另一个胆囊位于肝十二指肠韧带内，胆管短粗，直接汇入肝总管(图 12－14)。

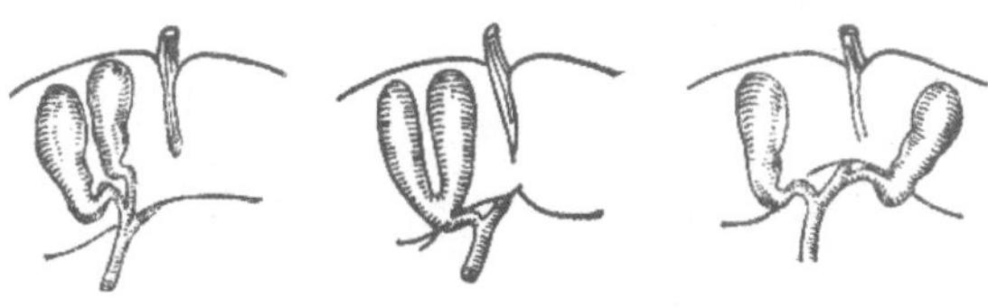

图 12－14　双胆囊畸形

双胆囊可无临床意义，但副胆囊较正常胆囊更易发生胆囊炎和形成结石。笔者曾手术切除 1 例双胆囊，术前 B 超及 MRCP 检查怀疑为先天性胆管囊状扩张症。术中见正常位置上的胆囊有慢性炎症，另一胆囊大部分位于右肝内，有急性炎症，其内为脓性胆汁混有泥沙样结石，两个胆囊管先联合为一较短的总胆囊管，再汇入肝总管(图 12－15)。

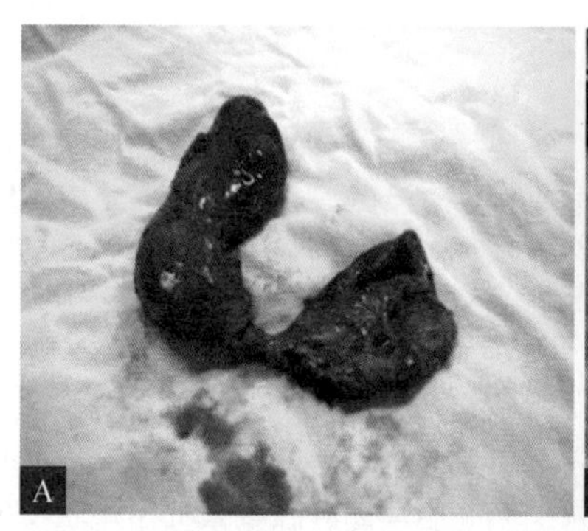

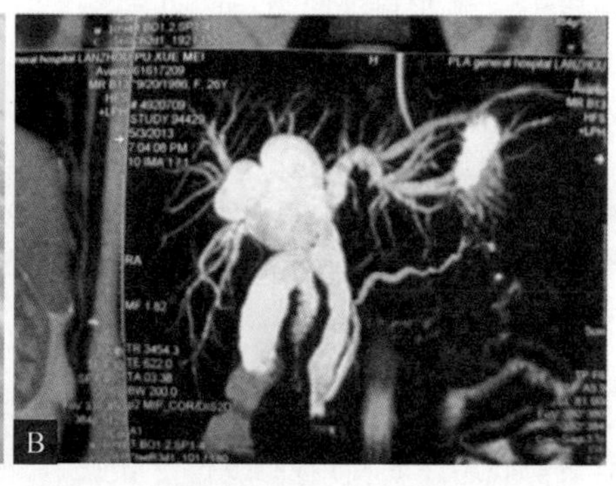

图 12－15　双胆囊手术标本及术前 MRCP 似胆管囊状扩张图

A－双胆囊手术标本　B－术前 MRCP 似胆管囊状扩张

12.6.3　胆囊形态异常

胆囊形态异常多因胚胎期胆囊空泡再沟通发育停顿或部分停顿所致。有如下几种类型。

(1) 双房胆囊　胆囊外形正常而里面有纵行隔膜，将囊腔分成两个房(图 12－16)。

(2) 双叶胆囊(bilobed gallbladder)　又称中隔胆囊，胆囊囊腔被完全性或部分性间隔分成两个腔。系胚胎时期形成胆囊的单一芽组织分为两部分，使胆囊底部完全分离，至胆囊颈部又互相汇合，由一个胆囊管进入胆总管(图 16－17)。

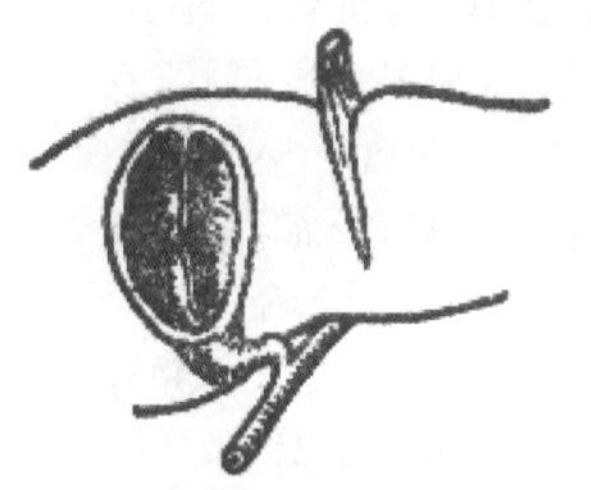

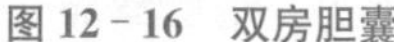

图 12－16　双房胆囊

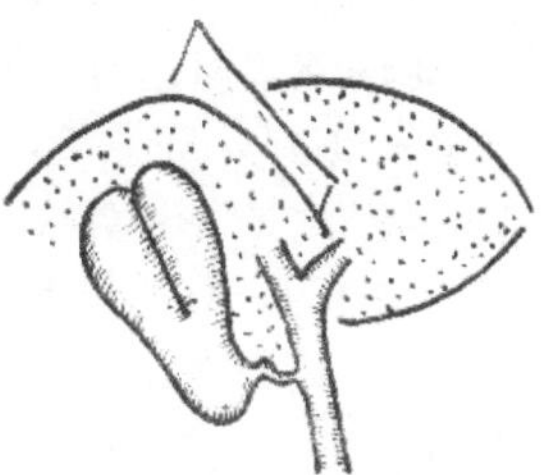

图 12－17　双叶胆囊

(3) 囊胆憩室(diverticulum fo the gallbladder)　可发生于胆囊任何部位，但常见部位为 Hartmann 袋。憩室大小不等，组织学与胆囊壁完全相同。一般无临床症状，如憩室内有结石形成，易于感染，症状酷似急性胆囊炎。胆囊憩室的常见形态如图 12－18 所示。

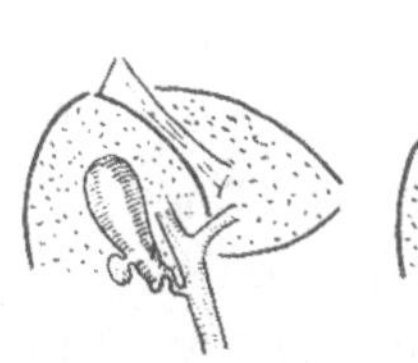

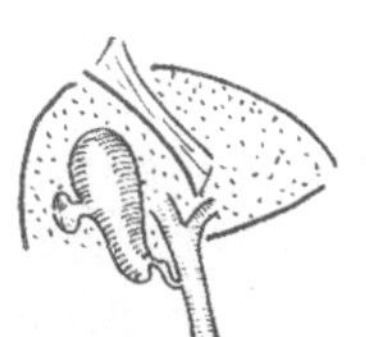

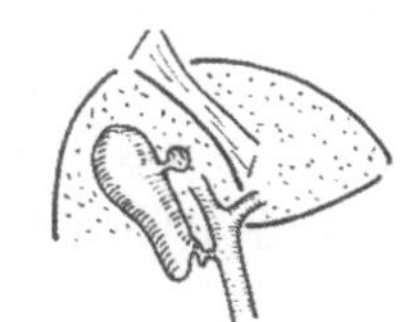

图 12－18　胆囊憩室

(4) 葫芦状胆囊(hourglass gallbladder)　可能是由于胆囊过度皱折而形成。胆囊体部变细形似葫芦。此处触之稍硬，常伴有胆囊腺肌病。

(5) 折皱胆囊　胚胎期中，肝脏的胆囊床有 3 个前后方向弯曲，第 1 个弯曲相当于胆囊管的最高点；第 2 个弯曲相当于胆囊颈体交界部；第 3 个弯曲相当于胆囊体底交界处。正常时第 3 个弯曲消失。发育过程中如果第 3 个弯曲继续存在，胆囊原基发育快超过胆囊的发育速度，胆囊底部发生皱折。如胆床发育过短，无第 3 个弯曲，则加重第 2 个弯曲，胆囊皱折则发生于颈体交界处。此种畸形可分为两种类型。①浆膜后型：皱折在胆囊体与胆囊底之间，胆囊顶部向前折曲，形如僧帽；②浆膜型：皱折位于胆囊

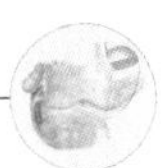

体与漏斗部之间。据统计正常人18%有胆囊皱折存在，无实际的临床意义。

12.6.4 胆囊附着异常

（1）游离胆囊　又称飘浮性胆囊（floating gallbladder）。它是指正常的胆囊被疏松的结缔组织和腹膜固定于胆囊窝而不能充分活动。游离性胆囊则由肝脏下面2～3 cm长的腹膜皱襞悬吊于肝下。此腹膜皱襞常位于胆囊管和胆囊颈部，胆囊体及底部游离。此种胆囊的底部易发生扭转而出现剧烈的右上腹部痛。随年龄增长，网膜脂肪逐渐减少，内脏下垂程度增加，胆囊游离更甚，故老人更易发生胆囊扭转（kinking of the gallbladder）。胆囊扭转后可出现右上腹及右季胁部持续性疼痛，向背部放射，常伴有呕吐及虚脱。有时在右上腹部可触及肿块，数小时后随腹痛减轻而消失。如腹痛持续不缓解，且逐渐加重，疼痛范围扩大，并出现腹膜炎的体征，则应及时剖腹探查切除胆囊。

（2）胆囊先天性粘连　胆囊可先天性的与十二指肠、结肠肝曲或与肝右叶有广泛的粘连，犹如蚕茧（silkworm cocoon）。一般无临床症状，此种胆囊收缩功能差，易形成结石。

（王湘辉）

主要参考文献

[1] 于则科，张立军，李洁，等. 胰胆管合流异常影像学诊断和外科治疗原则探讨. 中华消化内镜杂志，2002，19(6)：346-348

[2] 王凯，陈亚军，彭春辉，等. 腹部磁共振在胆道闭锁患儿Kassai术后随访中应用的相关研究. 中华小儿外科杂志，2016，37：917-923

[3] 孔凡民，孙延斌，李昱骥，等. 成人先天性胆管扩张手术治疗. 中国实用外科杂志，2006，26(7)：520-521

[4] 石景森，王炳煌主编. 胆道外科基础与临床. 北京：人民卫生出版社，2003. 437-445

[5] 朱文珍，漆剑频，冯杰雄. Caroli病的影像诊断及治疗. 中华小儿外科杂志，2008，29(7)：411-413

[6] 朱安东，陈德兴，周金铭. 腹腔镜下胆总管空肠Roux-en-Y吻合术在胆系手术中的应用. 中国微创外科杂志，2010，10(2)：120-122

[7] 李龙，张金山. 胰胆合流异常与先天性胆管囊肿病因的关系及治疗原则. 中国实用外科杂志，2010，30(5)：348-353

[8] 陈盛. ERCP在胰胆管合流异常相关疾病中的诊断进展. 中华消化内镜杂志，2010，27(8)：446-448

[9] 顾树南，李清潭. 胆道外科学. 兰州：甘肃科学技术出版社，1994. 317-335

[10] 郭光. 胆胰肠结合部的应用解剖. 中国实用外科杂志，2010，30(5)：395-399

[11] 黄志强. 胆胰结合部——外科“遗忘”的角落. 中国实用外科杂志，2010，30(5)：329-331

[12] 黄顺根，汪健. 磁共振胆胰管成像在先天性胆管扩张症诊断中的应用. 中华小儿外科杂志，2010，31(1)：72-74

[13] 龚金龙，彭创. 胰胆管汇合异常的临床研究进展. 中国普通外科杂志，2017，26：375-379

[14] Davenport M, Tizzard SA, Underhill J, et al. The biliary atrsia splenic malformation syndrome: a 28-year singl-center retrospective study. J Pediatr, 2006，149：313-400

[15] Deng YL, Cheng NS, Lin YX, et al. Relationship between pancreaticobiliary maljunction and gallbladder carcinoma: Meta-analysis. Hepatobiliary Pancreat Dis Int, 2011，10：570-580

[16] Hara H, Morita S, Ishibashi T, et al. Surgical treatment for congenital biliary dilatation, with or without intrahepatic bile duct dilatation. Hapatogastroenterology, 2001，48(39): 638-641

[17] Kamisawa T, Matsukawa M, Amemiya K, et al. Pancreatitis associated with pancreaticobiliary maljunction. Hepatogastroenterogy, 2003, 50(53): 1665-1668

[18] Kasai M. Treatment of biliary atresia with special reference to hepatic porto-enterostomy and its modification. Prog Pediatr Surg, 1974，6：5-8

[19] Kassahun WT, Kahn T, Wittekind C, et al. Caroli's disease: liver resection and liver transplantation experience in 33 patients. Surg, 2005，138(7)：888-898

[20] Morine Y, Shimade M, Takamatsu H, et al. Clinical features of pancreaticobiliary maljunction: update analysis of 2nd Japan-nationwide survey. J Hepatobiliary Pancreat Sci, 2013，20：472-480

[21] Ohi R, Yaoita S, Kamiyama T, et al. Surgical treatment of congenital dilatation of the bile duct with special reference te late complications after total excision operation. Pediatr Surg, 1990，25(4)：613-617

[22] Ozlem Y, Yusuf B. Clinical characteristics of Caroli's disease. World Gastroenterol, 2007，13(13): 1930-1933

[23] Todani T, Watanabe Y, Narusue M, et al. Congenita bile duct cysts: Classification, operative procedures, and review of thirty-seven cases including cancer arising from choledochal cyst. Am J Surg, 1977，134(2): 263-269

[24] Toouli J, Craig A. Sphincter of Oddi function and dysfunction. Can J Gastroenterol, 2000，14(5): 411-419

13 胆道结石病

人类很早就知道胆结石。在我国可以追溯到夏商时代,甚至更远。《黄帝内经》一书中已有胆结石的记载(公元前 2550—前 1066 年)。在国外,据 Hoppe-Seyler 记述,仅在公元后 400 年由 Alexander、Trallius 等在牛的胆囊内发现结石。在埃及的木乃伊(公元前 1085—前 945 年)中,也发现有胆囊结石。1975 年,在湖北省江陵县凤凰山出土的公元前 167 年西汉古尸体中,经武汉医学院病理解剖检查,发现胆囊内有胆固醇和胆色素等的混合结石 270 余块。

13.1 胆道结石和胆道外科疾病

胆道结石是人体内结石形成最多见的部位。在西方国家,胆结石的发病率为 10%～40%,且主要为胆囊结石。而在东方国家,其发病率相对较少,为 10%左右。

在胆道结石中,胆囊结石多见,胆管结石少见,但可因不同地区而发病率有所差异。胆结石所致的胆道梗阻和胆道感染是胆石症临床征象发生的基本原因,由于胆结石的位置不同,其发生梗阻所引起的胆道病理也就不同。胆囊结石常被排入胆囊颈或胆囊管内而发生嵌顿,这时胆囊内胆汁潴留,使胆囊肿大,胆囊表面张力增大,引起胆绞痛。胆囊结石对胆囊或胆囊管的局部压迫而致使血液循环障碍,易发生出血、坏死和细菌感染,有的还可发生穿孔而并发腹膜炎。

胆总管结石大多由胆囊结石或肝内胆管结石而来,胆总管一旦被结石阻塞可使胆道内压力增高。当肝内胆管内压力超过 2.45 kPa (25 cmH_2O)时,胆汁将由毛细胆管向肝静脉逆流。若伴有胆道感染,则胆道内压力会变得更高。胆管内细菌向体循环的逆流,其结果就出现了急性胆管炎的常见症状,即突然出现寒战、高热、腹痛和黄疸等症状。但在临床上,由胆结石所致的胆道梗阻,大多是不完全性的。值得注意的是,由于胆道梗阻合并感染而产生的急性梗阻性化脓性胆管炎可引起极严重的脓毒血症,若治疗不当,常可危及生命。胆道梗阻后又会使肝脏功能受到损害。胆道梗阻如不能解除,则终将发生胆汁性肝硬化。有的学者报道胆道梗阻、胆汁淤滞,3 个月就可发生肝硬化。而胆总管结石和胆道狭窄者,由于是一种间歇性或慢性胆道梗阻,一般在 5～7 年就会发生胆汁性肝硬化。由于肿瘤而引起的胆道梗阻,虽常接近完全性,但胆汁常为无菌的。当然,胆道肿瘤发生肝硬化的时间要比胆道结石梗阻者要早,因为前者都为趋向完全性梗阻,而后者常为间歇性梗阻。

肝内胆管结石,一般是指左、右肝管汇合处以上肝内胆管有结石存在而言,与肝胆管结石病不同。肝胆管结石病即原发性肝内胆管结石(primary intrahepatic stones)是特指始发于肝内胆管系统的结石,不包括由胆囊内排出的结石上移至肝内胆管,也不包括继发于损伤性胆管狭窄、胆管囊肿、胆管解剖变异等其他胆道系统所致的胆汁淤滞和胆道炎症

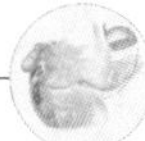

后形成的肝内胆管结石。本病占我国胆石症病例的15%～30%。

外科手术是肝胆管结石治疗的主要手段。“解除梗阻，去除病灶，通畅引流”是其原则。后来发现胆管狭窄的存在是影响肝内胆管结石术后结石残留、结石复发的重要因素，故把治疗原则又改成“解除梗阻，去除病灶，纠正狭窄，通畅引流”。近几年由于对其病因的研究不断深入，认识不断加深，对“解除梗阻”的含义又有了进一步的理解，一是要清除结石所造成的梗阻，二是要修复因炎症、增生、纤维化所致的瘢痕狭窄。因此，又将治疗原则改为“去除病灶，取尽结石，纠正狭窄，通畅引流，防止复发”。从而使其治疗原则不断完善。这使肝胆管结石的治疗提到了一个新的高度。

13.2 胆囊结石

13.2.1 不同位置引起的不同病理表现

胆结石在胆囊内的位置可分为两类，固定的和移动的。后者因体位变换和胆囊收缩程度而不同，有时也能在颈管嵌顿。固定的结石是指胆结石固定于一定的位置而言。例如，胆囊壁间结石、在漏斗颈部的嵌顿结石，累及全部黏膜或仅累及漏斗部黏膜的胆固醇颗粒沉着症。可移动的结石常可因体位的改变而活动，也可因胆囊收缩而使结石的位置移动。有时也能在胆囊壶腹部嵌顿，小的结石更容易在胆囊管嵌顿。

有些固定的结石也是相对而言的，当稍有松动，也有可移动的。胆囊结石在胆囊镜下按其位置可分为腔内结石、壁间结石、胆囊管结石、黏膜结石、嵌顿结石和移动结石等(图 13-1、图 13-2)。

单纯胆固醇结石常是单个的，且常位于漏斗颈管部。单纯性胆固醇结石与局限性漏斗炎及其引起的胆固醇沉着病相关。一般认为漏斗颈部的解剖特殊，易于产生结石和结石存留。胆囊内胆汁的成分与胆道内胆汁的成分有别。在胆囊管内的小结石，也由于因胆囊管内有 Heister 瓣而易使结石滞留。外科医生和病理学者有时在黏膜上看到息肉样结石，其基底部也呈现炎症和损害。

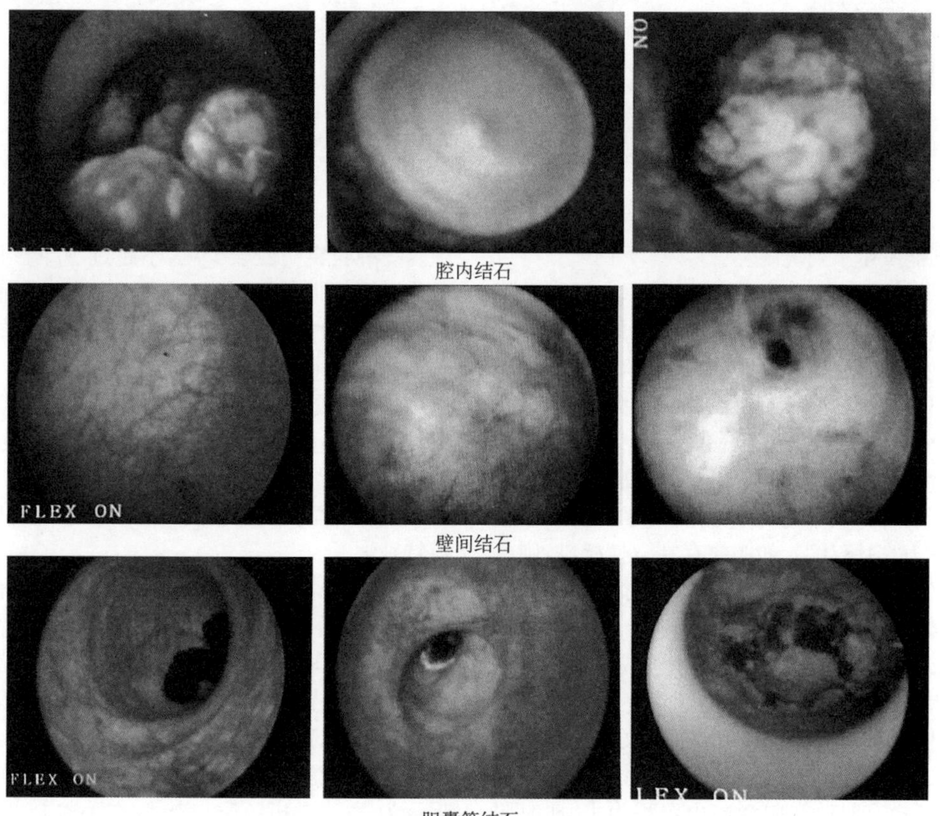

图 13-1 胆囊腔内结石、胆囊壁间结石、胆囊管结石(内镜下观察)

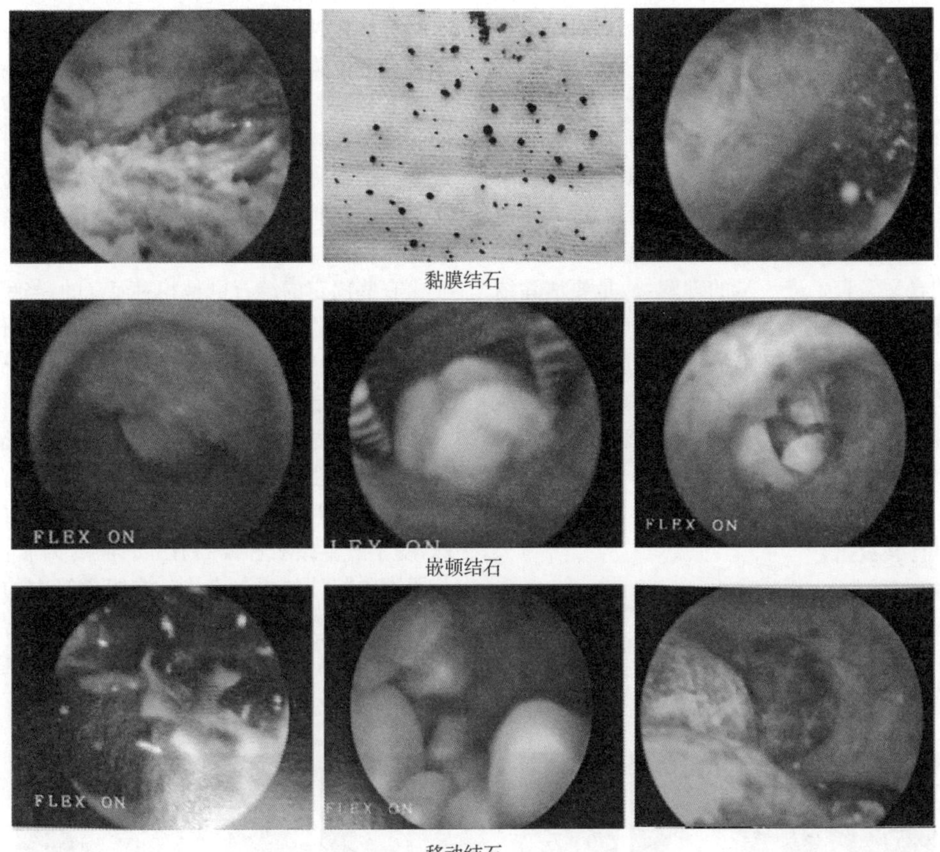

图 13-2　移动结石（内镜下观察）

不管胆囊结石的原来位置如何，一经在漏斗颈部嵌顿，即能发生下列疾病。

（1）胆囊积液、胆囊积脓和含钙积液　胆结石一经在漏斗颈管部嵌顿，引起继发性水肿或纤维性变，必然使该处完全梗阻而导致各种胆囊病变。如果胆囊没有或只有轻微的炎症，胆囊将积存大量黏液，患者能在 2～3 d 内突然发现胆囊包块，但无严重症状，这种病称作胆囊积液。如胆囊管慢性梗阻而引起胆囊积液，胆囊可因含非感染性黏液而逐渐使胆汁呈现白汁，称为"白胆汁"。如胆囊存在急性感染，则患者迅速发生急性胆囊炎和中毒症，此时胆囊呈现急性炎变，囊壁坏死和穿孔，胆液如稠脓，这种病称作胆囊积脓或脓性胆囊。所谓含钙积液或胆囊石灰样积液，必须具备胆囊管闭塞和慢性炎症的条件方能发生。具体说来，还需足够的时间吸收胆盐和胆色素，同时又析出大量的钙盐，只有这样才会发生石灰样胆液。钙盐有时以在胆囊壁内沉积为主，此时胆囊脆若瓷瓶，在 X 线片上呈现胆囊轮廓的阴影。

（2）萎缩性胆囊　胆囊积液、胆囊积脓和含钙积液这 3 种胆囊病变较少见，不超过 10%。比较常见的病变还是胆囊萎缩。一些研究者认为这种病理变化是由于急性炎症和慢性炎症交替发作的结果；另一些研究者则认为以首次急性炎症的破坏和纤维反应为主。严重的萎缩常常是胆囊结石的并发症。其典型病变是：萎缩变小的胆囊将结石紧紧包住，与周围器官有严重粘连，黏膜缺损，壁层厚而硬，以及将胆总管和肝总管拉向胆囊。有 4 种形式的胆囊粘连应特别注意。

1）严重粘连型：这种粘连比较广泛而严重，与胃、十二指肠、横结肠、肝、大网膜、小网膜都发生粘连，并且将肝牵拉向下和将附近脏器拉向胆囊和肝脏器面。这样引起各种形式的牵引性憩室，从而并发胃肠淤滞、黏膜发炎和部分梗阻的病状，这就是所谓的胆囊周围炎综合征。如病史询问不详细，常易误诊为胃、十二指肠病。当然，在手术分离粘连时也易于损伤脏器而发生大出血或并发瘘。

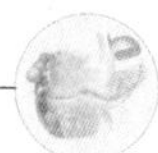

2) 汇合性结石：由于胆囊逐渐萎缩变小，将结石挤入胆囊管，最后竟使结石位于胆囊管、肝总管和胆总管的汇合口。平时胆液尚能在结石周围流通无阻，一遇炎性水肿完全堵塞。这种病变比较少见。

3) Mirrizi 综合征：Mirrizi 综合征和汇合性结石不同，尽管结石也被推入胆囊管，却未进入肝总管或胆总管(图 13－3)，仅使胆囊管扩大成囊状憩室，逐渐反折而压迫肝总管，最后造成梗阻，其所引起的病状和胆总管结石相同。这种并发症比上述的汇合性结石稍多。其实，囊状憩室也可向下反折而压迫胆总管。Mirrizi 综合征有以下 4 个特征：①胆囊管和肝总管并行一段后，胆囊管再与肝总管汇合而成胆总管；②胆囊管或胆囊颈结石嵌顿；③肝总管因结石或炎症而致部分梗阻或引起肝总管狭窄；④黄疸、反复发作胆管炎，并向胆汁性肝硬化演变。

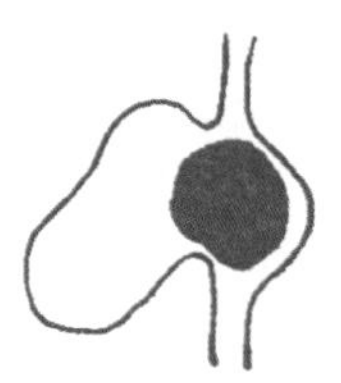
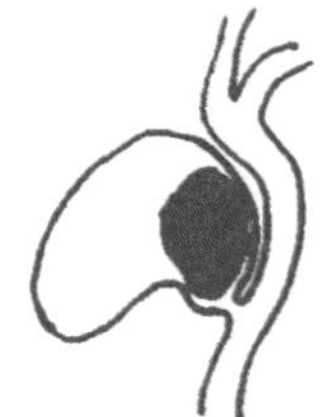
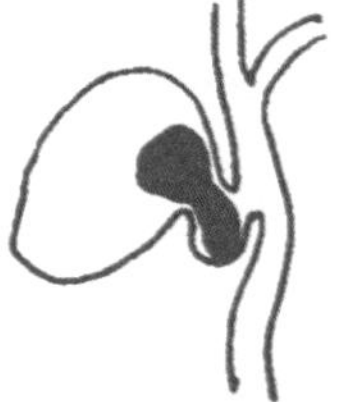
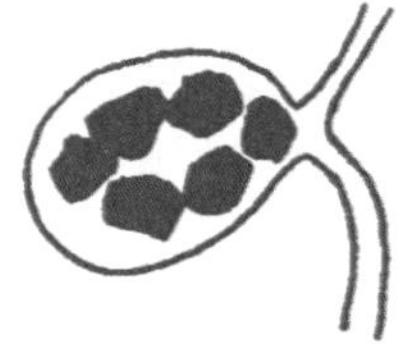

图 13－3　胆囊结石的位置变动情况

4) 牵扯型胆囊萎缩：这种病变远比汇合性结石和 Mirrizi 综合征多见。其特点是胆囊在胆囊床原位做向心性缩小和纤维性变，从而将肝总管和胆总管拉向胆囊，使胆管与之成 Y 形畸形。上述 3 种畸形是使外科医生在术中误伤胆总管和切断胆总管或肝总管的常见原因之一。

13.2.2　胆囊结石侵蚀性病变

胆囊结石所引起的侵蚀性病变，大致有下列 2 种。

(1) 胆囊穿孔　胆囊管梗阻、胆囊炎症使胆囊内压力升高时，可引起胆囊壁内血管栓塞，局部血液循环障碍，组织坏死，进而发生胆囊穿孔。胆囊穿孔发病率为 2%～11%，病死率达 9.5%，常发生在胆囊底部，漏斗部次之。

胆囊底部穿孔多见于老年人，因为胆囊动脉为终末动脉，极少有侧支循环，而老年人常伴有不同程度的动脉粥样硬化，胆囊壁内的动脉管腔相对狭窄，造成胆囊壁供血不足。当胆囊壁发生急性炎症时，极易造成胆囊壁内的小动脉栓塞；同时老年人常伴有不同的心肺疾病，机体缺氧更易导致胆囊壁坏疽，炎症加剧，胆囊内张力增加而造成穿孔。漏斗部穿孔常因结石压迫所致溃疡而并发。

胆囊穿孔多位于其游离面，可分为 3 型：Ⅰ型为急性穿孔，引起弥漫性腹膜炎；Ⅱ型为亚急性穿孔，形成胆囊周围脓肿；Ⅲ型为慢性穿孔，形成胆囊内瘘。临床上以Ⅱ型最常见。胆囊急性穿孔致腹膜炎的症状和体征典型，亚急性穿孔症状及体征不典型，临床容易误诊，需依靠影像学辅助检查协助诊断。而由胆囊体部向肝内穿孔较罕见，以肝脓肿为主要表现。

胆囊穿孔超声表现为胆囊壁连续性中断，当穿孔孔径≥0.5 cm 时，诊断率接近 100%。但是胆囊穿孔孔径＜0.5 cm，又位于后壁时，超声诊断也较困难。在怀疑胆囊穿孔时，应注意胆囊周围及腹腔有无潜行暗区。胆囊穿孔 CT 检查表现为胆囊壁缺损或连续性中断，伴有胆囊周围积液，尤以 CT 增强显示明显，但是准确率偏低，容易误诊。

(2) 胆囊瘘　胆囊瘘分内外两类。外瘘是指胆囊或胆管和腹壁相通而言，内瘘则指其和空腔脏器相通。在尚未发明胆囊切除术之前，胆囊瘘患者比较多见。这是因为在当时只能以促进腹壁脓肿自发溃破和手术切开及胆囊造瘘术用作治疗手段的缘故。

随着胆囊结石发病率的增高及胆囊手术的增多，对胆囊结石合并胆囊内瘘的相关病例报道逐年增多，但其总体发病率仍＜1%，且无明显特异临床症状，术前确诊困难。最常见的是胆囊十二指肠瘘，较少见的有胆囊结肠瘘、胆囊胃瘘、胆囊小肠瘘等。

目前对于胆囊结石瘘的术前确诊较少，多在术中诊断。胆囊结石患者术前应认真分析病史，结合 B 超、X 线平片、CT、ERCP、MRCP 等检查，对具有以下特点的胆囊炎、胆囊结石的患者应考虑伴发胆囊内瘘：①出现腹痛、腹胀、呕吐伴肛门停止排气、排便等肠梗阻症状，及腹部立位平片、CT 提示肠梗阻。

②临床表现为反复胆道感染及胆道出血,或者表现为长期的慢性腹泻及黑便。③ERCP、PTC 等发现非胆管开口有胆汁或造影剂溢出;口服造影剂或钡剂灌肠见造影剂进入胆囊;患者既往未曾行 Oddi 括约肌切开或胆肠吻合术,B 超、CT、腹部平片发现胆道积气。④对于术前 CT、B 超提示原有的明确的胆囊结石消失、异位出现,应考虑胆囊内瘘的存在。

Hicken 和 Glenm 报道胆囊结石所致的胆囊瘘术前诊断率为 17%~75%,说明有些胆囊瘘的诊断还较困难。以下几点可有助于诊断:①胆囊结肠瘘患者可突发寒战、高热及反复发生水样腹泻,而不能用一般常见病来解释;②B 超检查胆囊结石自行消失或位置改变,尤其是结石直径>1.5 cm,难经胆囊管或胆总管排出者;③肝内胆管发现低密度串珠状气体阴影,酷似胆管结石,而经皮经肝穿刺胆管造影和腹部 X 线平片与 B 超检查的结果又不相符;④既往有胆结石、胆管炎病史,突然出现肠梗阻或黄疸、腹痛和高热等 Charcot 综合征表现,但未经治疗能自行迅速缓解者。其中 Rigler 三联征为胆石性肠梗阻的典型放射学表现:①部分或全部肠道梗阻;②胆道积气;③肠道内异位胆石影。根据以上情况,详细分析病史与影像学检查结果,可望提高胆瘘的术前确诊率。

胆囊瘘不论其与胃肠道相通还是与体表相通,均增加了胆道再感染的机会;胆汁流入胃肠道可引起胃肠炎,出现腹痛、腹泻。大的结石从瘘口排入肠道后可发生胆石性肠梗阻。胆囊内瘘保守治疗虽然有效,但是容易反复,因此胆囊内瘘一旦确诊,就应手术治疗。手术治疗基本原则是切除胆囊、祛除病因、切除瘘管、修补瘘口、通畅引流、解除消化道梗阻。根据术中不同发现治疗应个体化:①术前积极控制感染、加强营养、纠正水电解质紊乱、做好肠道准备;②遇到 Calot 三角解剖不清时,可先探查胆总管并向右肝管置入导尿管后解剖胆囊,也可以从肝缘打开胆囊,从胆囊内寻找瘘口,必要时可行术中造影。并可预留胆囊壁作为瘘口修补的补片,但胆囊结石一定要取净;③对消化道管壁上瘘口处瘢痕需仔细探查,以免遗漏隐性瘘造成术后严重膈下感染。胆肠瘘患者所切除的瘢痕组织应常规行术中冰冻病理检查,以排除胆囊或肠道恶性肿瘤的可能。

13.3 胆囊壁间结石

胆囊壁间结石(intramural calculus)是胆囊结石的特殊类型,是指嵌顿在胆囊壁内的结石。可位于黏膜层、肌层,甚至深达浆膜层。1761 年,解剖学家 Morgagni 首先对此进行了描述。Halpert(1927)提出胆囊黏膜层陷入胆囊壁平滑肌层的疝样或憩室样结构称为罗-阿窦(Rokitansky-Aschoff sinuses),在其中发现的微小结石称之为罗-阿窦内结石或胆囊壁间结石。根据其发生部位的不同,分为黏膜层结石、肌层结石和浆膜层结石。

在高新技术高度发展的今天,胆道镜及高分辨率摄影系统作为“第 3 双眼睛”,能近距离观察胆囊黏膜,更清楚地认识到“黏膜下结石”的存在,同时发现了“黄色飘带征”和“黏膜下阴影”。参照上述内镜下特征,能发现几乎全部的黏膜层和肌层结石。

胆囊标本大样本回顾性分析显示罗-阿窦内结石最常见于颈部,约占 66.4%,底部最少,平均直径 0.4 cm;79.3%为罗-阿窦内多发性结石,2~5 个者占 53%;混合性结石占 68.6%,胆固醇性结石占 24.2%,胆红素钙结石仅占 6.7% 。罗-阿窦为胆囊正常黏膜下陷而形成呈憩室样结构,胆囊腔内小结石可直接陷入罗-阿窦,胆囊颈管不畅引起的胆囊内高压也可使胆汁经窦与腔之间管道进入罗-阿窦,引起窦内胆汁淤积,形成窦内结石。窦内结石能诱发罗-阿窦炎性反应,导致窦上皮杯状细胞化生、炎性肉芽组织或纤维组织增生,堵塞窦口致窦内结石难以自行排出。大部分合并结石的罗-阿窦窦口闭塞或仅有一较细的管道和窦腔相通,胆道镜下表现为“黏膜下阴影”,在负压吸引时淤积的胆汁经管道涌出形成“黄色飘带征”,如图 13-4A、B 所示,部分窦内结石形成而无淤积的胆泥或者窦口闭塞者仅表现为“黏膜下阴影”。

在腹腔镜胆囊切除术作为胆囊结石治疗的“金标准”的年代,胆囊切除是治疗罗-阿窦内结石唯一微创而行之有效的方法。随着内镜微创保胆技术的发展,手术经验的积累,精细器械的更新,部分胆囊疾病患者得以成功保留胆囊,复杂性胆囊结石患者不再满足于“微创”的胆囊摘除治疗,更多要求采用现代的技术和手段保留胆囊。国内学者将吸附器套入胆道镜头端,近距离观察胆囊黏膜,采取推、挤、压手法清除胆囊黏膜表现的胆泥和飘浮的絮状物,采取挤、压、推、撕、撑、冲 6 手法使黏膜下结石到胆囊腔内,然后用胆囊泥沙样结石吸取箱设备取出。该方法主要适用于泥沙样结石,对于块状结应用该法也可以使结石破黏膜而出,但是成功率仅为 20%,对于窦口闭塞或成型的大块状结石则难以取出。此种

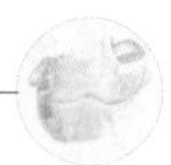

胆囊收缩时也可进入胆囊腔内的细小结石即使取出后，胆汁仍然能再次充满罗-阿窦，而罗-阿窦开口依然狭窄，由此是否会导致罗-阿窦内结石短期的复发是一个有待研究的课题。

十二指肠镜下乳头切开技术趋于成熟，杨玉龙将此技术转移至胆道镜，开展胆道镜下高频电切手术治疗胆道疾病，利用高频发生器的热效应使局部组织碳化而切开。在胆道镜头端套上专用吸附器，顺时针方向逐探查，发现罗-阿窦内结石后，固定镜头使罗-阿窦内表面黏膜位于视野的 12～1 点，经钳道进入针刀，连接高频发生器及负压吸引器，黏膜切开后立刻进行负压吸引，将罗-阿窦内结石吸出。取石过程中需注意以下情况：①电切之前必须更换为葡萄糖、注射用水等去离子水，以减小热损伤；②电切过程中应当注意将针刀电极绝缘部暴露于镜下，以免损伤胆道镜镜头内的电荷耦合元件；③针刀的热损伤深度一般<3 mm，对于表浅的罗-阿窦内结石可将针刀头部接近黏膜，依靠余热使罗-阿窦表面的黏膜碳化，在负压吸引下将结石取出，如图 13-4C、D 所示；④对于深部的罗-阿窦结石，可以将针刀头端插入黏膜内将罗-阿窦表面的黏膜纵向切开，如图 13-4D 所示，敞开窦腔，配合挤、压、推、撑、冲、吸等辅助方法将结石逐一取出；⑤在取深部结石或因胆囊黏膜炎症较重，切开的过程中可能出现活动性出血，可以使用针刀进行电凝止血，如图 13-4E、F 所示。按此方法将罗-阿窦内结石逐一清理干净。对术后胆囊黏膜炎性水肿较轻，而术前胆囊收缩功能正常者，行一期缝合，但是对于炎症较重或术前胆囊收缩功能不良者，为了预防胆囊内絮状物淤积至短期内结石复发或继发胆总管结石而行胆囊造瘘，术后 6～8 周行胆道镜检查发现切开的罗-阿窦表面未发现瘢痕形成，说明电切后仅使罗-阿窦腔表面的黏膜或少部分的肌层碳化，术后由黏膜而非成纤维细胞进行修复。通过脂餐实验了解术后胆囊收缩功能恢复情况，结果显示提示 94.7%的胆囊收缩率高于 30%，在随访过程中虽然有 1 例胆囊结石复发，行二次保胆取石手术，但是术中未发现复发的黏膜下结石。

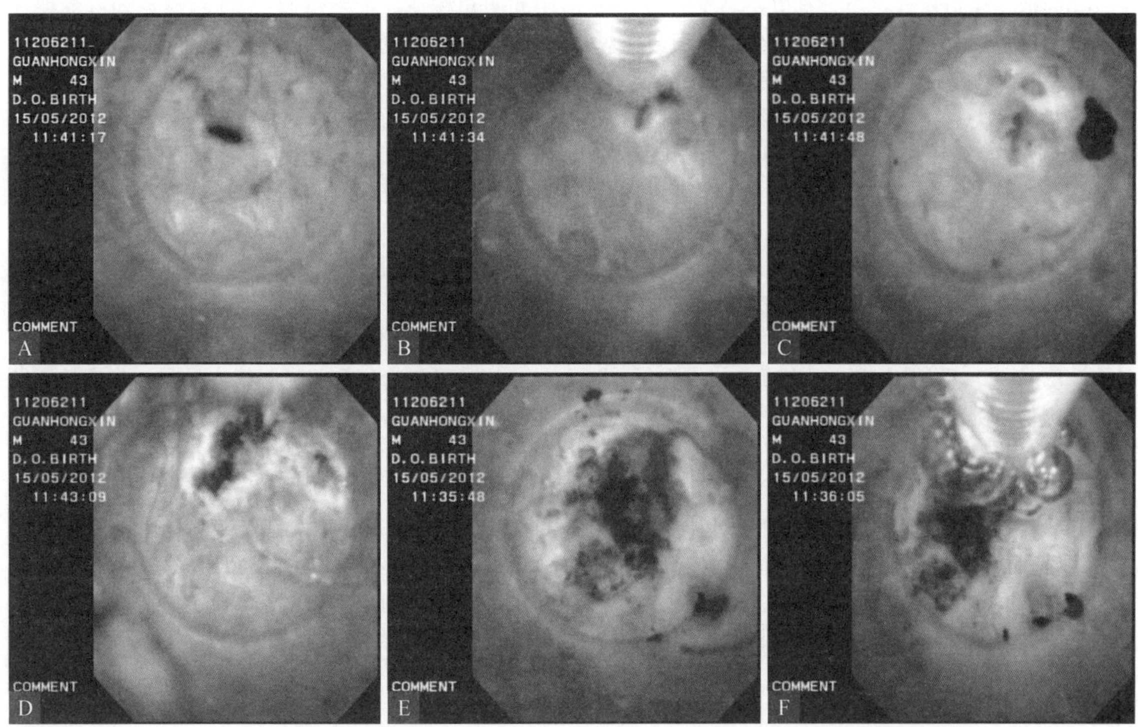

图 13-4　胆囊壁间结石

A-"黄色飘带征"和"黏膜下阴影"　B-对表浅结石黏膜进行点状电切　C-罗-阿窦窦口敞开、结石溢出　D-对深部结石黏膜进行纵向切开　E-黏膜切开后出血　F-针刀进行电凝止血

胆道镜下电切技术能处理不同大小的罗-阿窦内结石，达到取净结石的目的，通过针刀的热效应将罗-阿窦表面的黏膜碳化，彻底敞开窦腔，有效防止结石复发。整个操作过程简单，对发生的黏膜出血能同步处理，从而缩短手术时间，值得临床推广运用。

（杨玉龙　张　诚）

13.4 Mirizzi 综合征

Mirizzi 综合征(Mirizzi syndrome)又称肝管狭窄综合征、功能性肝脏综合征(functional hepatic syndrome)。系指胆囊管或胆囊颈嵌顿结石或合并炎症引起肝总管狭窄，在临床上出现胆管炎、梗阻性黄疸和肝功能损害的综合征。1905 年，Kehr 描述胆囊管结石引起肝、十二指肠韧带和胆囊颈炎症而出现黄疸，可能为本征的最早报道。1940 年，阿根廷外科医生 Mirizzi 在术中胆道造影中发现肝总管括约肌。1948 年，他又详细描述了因胆囊管结石和炎症引起肝总管梗阻性黄疸，并称之为功能性肝脏综合征。当时他发现胆囊结石患者有以下特征：①平行的胆囊管解剖学改变；②结石嵌顿在胆囊颈或胆囊管中；③因结石及周围炎症压迫使肝总管部分梗阻；④复发性胆管炎；⑤肝管内环行肌纤维挛缩。后来即将胆囊管结石和炎症引起的梗阻性黄疸称为 Mirizzi 综合征。

该病是胆囊结石少见的并发症，其发病率占所有胆囊切除术的 0.7%～1.4%。Csendes(1989)在对 17 395 例胆囊切除术后的患者研究中发现，有 219 例(1.3%)为 Mirizzi 综合征。且术中胆管的损伤率较高。Tan(2004)报道一组 24 例 Mirizzi 综合征，术中胆管损伤 4 例(16.7%)。

【病因与发病机制】

Mirizzi 综合征是特殊类型的胆囊结石。胆囊管与肝总管伴行过长、胆囊管与肝总管汇合位置过低，胆囊颈部、胆囊管结石嵌顿压迫肝总管引起肝总管狭窄，反复的炎症发作导致胆囊肝总管瘘的形成。

胆囊管有结石时，胆囊内胆汁排出受阻，胆囊内压力增高，胆囊管逐渐代偿性扩张。另一方面，胆囊管有结石嵌顿，最终引起胆囊管因受压而局部血循障碍，继发感染。这更使胆囊管肿胀，更加增粗，甚至扭曲，乃至压迫肝总管或炎症累及肝总管，有的还可发生内瘘。肝总管受压使肝内胆汁排出受阻，肝内胆管内压升高，胆管扩张。而梗阻之远侧胆总管则处于空虚或狭窄状态，故有些学者也把本征称为肝内胆管扩张综合征。在临床上可产生梗阻性黄疸，肝功能受损的一系列表现。为克服胆囊管因有结石嵌顿而产生的阻力，胆囊就持续性收缩、痉挛，从而出现胆绞痛状症。胆囊管解剖变异在本征的发病中具有重要作用。有些患者的胆囊管汇入胆总管的位置较低，有一段胆囊管与胆总管平行，或仅隔一层薄膜，偶有胆囊管呈螺旋状缠绕肝总管。这时胆囊管结石很容易产生对肝总管的压迫，胆囊管的炎症也较易波及胆总管或肝总管。也有学者认为，左右肝管汇合处的先天性狭窄，也是本征的病因之一。田毅峰(2001)研究发现，结石的大小与 Mirizzi 综合征的发病有关，结石在 5～15 mm 之间的嵌顿率最高，且容易引起胆囊胆管瘘，其瘘的发生率是其他结石的 5.8 倍。

【病理表现】 Csendes(1989)对 219 例被认为有 Mirizzi 综合征和(或)胆囊胆管瘘患者所切除的胆囊都做仔细的组织学检查，以排除癌症。把所有的良性胆道狭窄，Oddi 括约肌狭窄、胆总管癌和胆道消化道瘘都除外。慢性胆囊炎均有囊壁增厚和纤维化，并可见单核炎症细胞浸润；急性胆囊炎均有囊壁充血、水肿和多形核白细胞存在。Csendes 根据病理变化归纳为如下 4 型。

Ⅰ型：结石嵌顿在胆囊颈或胆囊管，使肝总管外部受压(原发 Mirizzi 综合征)。

Ⅱ型：因结石嵌顿使肝总管前壁或后壁侵蚀造成胆囊胆管瘘，但瘘口小于肝总管周径 1/3。

Ⅲ型：胆囊胆管瘘口径不超过肝总管周径的 2/3。

Ⅳ型：胆囊胆管瘘环形破坏整个肝总管壁。

Mirizzi 综合征和胆囊胆管瘘是同一疾病的不同发展阶段，结石嵌顿在胆管颈、管，反复发作的炎症，逐渐使胆囊与肝总管或胆总管粘连并压迫胆管，从而产生梗阻性黄疸(Ⅰ型)；嵌顿的结石压迫组织，侵蚀管壁穿透胆管(Ⅱ型)；甚至破坏胆管前壁形成更大的瘘口(Ⅲ型)；同时，结石逐步移入胆管，造成胆管的环形破坏(Ⅳ型)。关于其他的胆内瘘(胆囊十二指肠瘘、胆囊结肠瘘或胆囊胃瘘)均基于同一模式，但不能形成Ⅰ型病变，因为这些器官比胆管更宽大。

1997 年，Nagakawa 等提出了新的 4 型分类法。Ⅰ型：胆囊颈部结石压迫肝总管；Ⅱ型：胆囊管与肝总管之间有融合(胆囊胆管瘘)；Ⅲ型：胆囊颈管部结石压迫右肝管；Ⅳ型：胆囊颈管部无结石，由于三角

区炎症纤维化引起反复发作性的胆管炎、胆管狭窄。Khan(1999)根据手术术式把 Mirizzi 综合征简化为两种类型:凡仅需做胆囊完全或部分切除的病例属于Ⅰ型;若须加做胆瘘修补或利用胆囊残壁胆管整形修补加 T 管引流及胆管空肠吻合的病例,一律属于Ⅱ型。2000 年,Karademir 等将 Mirizzi 综合征分为两型。Ⅰ型为不伴有胆囊胆管瘘;Ⅱ型为伴有胆囊胆管瘘者。Karademir 分型较为实用,有利于手术术式的选择。对于不伴胆囊胆管瘘的 Mirizzi 综合征的Ⅰ型患者,只需施行胆囊切除即可;而Ⅱ型患者则要依据瘘口大小、胆管破坏程度、有无胆管狭窄等,在胆囊切除的基础上选择瘘口修补的方法或进行胆管空肠 Roux-en-Y 吻合术。Mirizzi 综合征的分型是各学者根据病理的变化、术式的选择、手术的方法不同而分成多种类型的,各有所长,可供临床参考。

【临床表现】 Mirizzi 综合征的临床表现多与胆囊炎胆石症相似,若胆道梗阻完全,则还可出现急性梗阻性化脓性胆管炎的症状。

(1) 胆绞痛　好发于饱餐或脂肪餐后,常有反复发作史,一过性疼痛多见。

(2) 发热　若在胆管梗阻的基础上并有感染,则常有发热,体温为 37.5～39℃。

(3) 黄疸　多为梗阻性黄疸,深浅可有波动。

【影像学检查】

(1) B 超检查　可见与肝总管平行的异常管道结构,肝内胆管扩张及胆囊管结石,胆总管则无明显的扩张。Joseph(1985)报道超声显像检查可显示梗阻、扩张的胆囊管,如发现胆囊管,肝总管和门静脉呈现所谓的“三管征”,则应考虑本综合征,但典型的超声表现在临床上并不多见。

(2) CT/MRCP 检查　可见胆囊管以上胆管(包括肝总管)扩张,胆囊颈结石嵌顿,从扩张的肝管突变至结石以下正常的胆总管;还能发现肝内胆管及胰腺上段肝外胆管扩张或肝门部多囊多管征,主要结构间脂肪间隙模糊消失、胆囊颈增宽、胆囊管增宽、胆囊壁增厚与周围结构间脂肪间隙消失等征象。在腹腔镜超声检查,可较为直观地了解胆囊管、肝总管及胆总管的情况,均有助于 Mirizzi 综合征的诊断。MRCP 可利用冠状位和轴状位二维成像,类似于直接胰胆管造影。并具有可多方向旋转、多角度观察等特点,能发现直径 2 mm 结石,并对胆道狭窄诊断的敏感性达 93%～100%,特异性达 98%。

(3) ERCP 检查　有较高的诊断价值,可见肝总管受压、胆囊管解剖变异、胆囊管结石及残留胆囊管扩大等征象。ERCP 或 PTC 通过直接造影,可显示肝总管左侧边缘平行的圆形或弧形压迫切迹,而远侧胆总管内径则正常;若胆管和胆囊之间出现交通阴影时则表示有内瘘的存在。较好地显示病变部位、性质和范围,是诊断 Mirizzi 综合征的重要方面。仿真内镜成像(STVE)类似胆道镜检查,可三维立体显示胆道内部情况,进一步判断胆道内有无结石、肿瘤及其受压情况。

【诊断】 Mirizzi 综合征在临床上缺乏典型的症状,大多表现为胆囊结石和胆囊炎症状和体征,影像学检查又常提示为胆囊或胆总管结石、胆总管狭窄,故术前诊断有一定的难度。术前诊断率仅为 20%～25%。诊断 Mirizzi 综合征的主要依据是病史及临床表现,特别是要有胆囊管结石,胆总管或肝总管受压和出现黄疸 3 个要点。富畸(1983)年提出 Mirizzi 综合征的定义为肝总管狭窄不是由于恶性肿瘤而是因胆囊结石或合并炎症并伴有胆管炎和黄疸症状。他们还从诊断和治疗观点也将本征分为 4 型。

Ⅰ型:因胆囊颈或胆囊管嵌顿结石引起肝总管狭窄。

Ⅱ型:胆囊颈或胆囊管嵌顿结石与肝总管形成胆瘘。

Ⅲ型:三管汇合部结石引起肝总管狭窄。

Ⅳ型:胆囊颈或胆囊管无结石而是由于胆囊炎的炎症反应引起肝总管狭窄。

Waisberg(2005)报道 Mirizzi 综合征的主要临床表现是腹痛(100%),其次是黄疸(87.5%)和消化道症状(62.5%)。

Mirizzi 综合征与胆囊癌有很高的相关性。血清糖抗原 19－9(CA19－9)明显升高,峰值可达 1 000 U/ml,且胆囊组织发生肠上皮化生时则可明显升高。由于胆囊结石引起胆囊黏膜持续性损害时,使其上皮细胞对致癌物质的防御能力降低,胆汁长期淤积,有利于胆汁酸向增生性物质转化,反复胆囊炎发作导致胆囊上壁溃疡和纤维化等,可能是胆囊癌高发的原因。

【治疗】 本症治疗以手术为主。其原则是切除病变胆囊、取净结石、解除梗阻、修复缺损、通畅引流。Ⅰ型可行保留胆囊管的胆囊切除术。对于“不存在”胆囊管的病例,需留足够的胆囊颈,并妥善缝合,以避免结扎而引起肝总管或胆总管的扭曲、狭窄。对Ⅱ型和Ⅲ型的手术方式存在较大的争议。过度的解剖胆囊颈和暴露胆囊三角将损伤甚至扩大肝总管瘘口,这样有时就会导致无足够的组织满意的缝合瘘口。瘘口的修补可采用胆囊壁、镰状韧带、带血管蒂的空肠或胃小弯等组织。对于Ⅳ型，现已公认可采用胆管空肠吻合术、胆总管或肝总管 Roux-en-Y 胆肠吻合术较为妥善。术后较少发生胆道逆行感染或吻合口狭窄。

对 Mirizzi 综合征是否可行腹腔镜治疗，仍存争议。一般认为，Mirizzi 综合征使用腹腔镜手术治疗将比传统开腹手术的胆道损伤率高。Lai(2004)对大量资料研究后发现，腹腔镜胆囊切除术中转开腹比例为 0%～100%；若是Ⅱ型以上，或是瘘口比较大的病例，则中转率高达 100%，并发症发生率在 0%～60%，胆道损伤率为 0%～22.2%，住院病死率 0%～25%。Wei(2005)报道手助腹腔镜手术与单纯腹腔镜手术相比，具有缩短手术时间，最低限度的减少并发症的优点，可替代单纯腹腔镜手术进行比较复杂的胆石症手术。

Mirizzi 综合征在解剖学上也有其特点，如胆囊管不清、胆囊壁明显增厚、胆囊管周围炎症明显，并与肝总管有紧密粘连以及肝总管有狭窄等。因此，在手术时应注意以下几点：①切开胆囊壁时，取出结石，此时可看出胆囊的轮廓并仔细分离胆囊，才可避免损伤胆总管或肝总管。若术时企图一开始就先结扎胆囊动脉或胆囊管，多难以如愿，且易发生误伤邻近组织。②在胆囊高度增厚、水肿且与周围粘连时，也可切开胆总管，放入胆道探子做指引后，再小心解剖分离较为安全。③在分离 Hartmann 囊时，更要辨清肝总管和胆总管的位置。若分离确有困难，则应切开胆囊，除去结石，可对残留部分的胆囊组织，其黏膜搔爬后再用碘酊涂擦或电凝处理。④胆囊切除后，要检查肝总管是否有狭窄，必要时可探查胆总管并行 T 管支撑引流或行胆管成形术或胆肠吻合术。⑤手术中如遇大出血，切忌盲目钳夹止血。应采用纱垫压迫止血，务必使术野暴露清楚。用吸引器吸净积血，去除纱垫，辨明出血部位，然后再准确地钳夹、结扎止血。如出血凶猛，术者可用左手二、三指自肝十二指肠韧带外缘伸入小网膜腔，摸到肝动脉，以左手拇、食二指捏紧压迫肝动脉止血；并嘱助手在大网膜戳一孔，伸入手指压迫腹腔动脉止血。这时术者便可腾出手来找寻出血点。对于年老或病情危重的 Mirizzi 综合征，可行经皮经肝穿刺胆管引流术，以后再酌情手术治疗。

【预后】 本征若处理恰当，预后良好。在 Csendes 报道的 219 例中，手术死亡 15 例，其中Ⅱ型 2 例，Ⅲ型 12 例，Ⅳ型 1 例。主要死亡原因为腹腔内出血、胆汁性腹膜炎、胆外瘘和膈下感染。王小梅(2008)报道手术治疗 Mirizzi 综合征 53 例，其中Ⅰ型 31 例，Ⅱ型 12 例，Ⅲ型 7 例，Ⅳ型 3 例。Ⅰ型 31 例中有 30 例行腹腔镜手术。患者住院时间最短 5 d，最长 2 月，平均 15 d。术后发生胆瘘 1 例。术后随访 6 月至 10 年，其中 5 例失访，1 例因其他疾病死亡，2 例胆道再发结石经手术治愈，全组无手术死亡。

（王湘辉　顾树南）

13.5 胆管结石

胆管结石(calculus of bile dute)包括胆结石与胆石症两个有联系又有区别的含义。胆结石是胆道系统结石的总称，它包括多种不同类型的结石。其成分不同，以致其组成成分、性状以及分布部位呈现一定的特征性。胆石症则是指胆结石与其引起的一系列临床综合征，它的病因发病学的主要环节包括胆流障碍及胆道感染、炎症。根据结石位置可分为肝内胆管结石和肝外胆管结石。肝外胆管结石根据结石位置的不同，又可分为十二指肠上胆管结石、括约肌上结石、乳头结石、壶腹结石和胆总管固有括约肌结石。

13.5.1 肝外胆管结石

【分类与发病机制】 肝外胆管结石按结石的部位可分为以下几种类型(图 13-5)。

(1) 十二指肠上胆管结石　这段胆管包括从十二指肠上缘直到肝管交叉处的部分。由于左右肝管结石容易嵌顿，特别是左肝管，常可引起局限性狭窄，致使其上方的肝管扩张，重者还可呈现囊状扩张。长期慢性肝内胆管狭窄梗阻，可引起肝实质的纤维化和萎缩。而其余的肝脏则可代偿性增大，并以腔静脉为轴心向对侧旋转移位，如有右肝管狭窄时，增大的左肝将向右后方旋转移位，若胆囊仍在原位，则胆囊的位置将移至右侧结肠旁沟的上方。在肝总管和胆总管内的小结石，由于游动性大，既难发生明显病灶，也不容易在手术时扪到，有时可漂浮至肝内胆管，致使胆道探查时结石遗漏。

(2) 括约肌上结石　这是常见的结石位置，恰恰在胆总管固有括约肌的近端。由于此处的右后方管壁比较薄弱，逐渐因结石外挤而成为憩室。仅用探条检查，往往难以发现结石的存在，即使用手指扪到结石，也可由于结石在憩室粘着而不易取出，胆道镜检查过程中容易发现，网篮取石较容易。另外一个

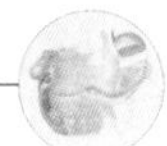

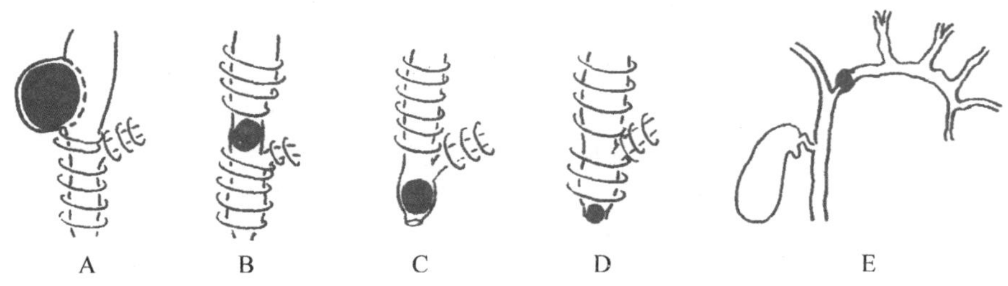

图 13-5　胆管结石不同位置引起的病变模式

A-胆总管括约肌上结石　B-胆总管括约肌内结石　C-壶腹部结石　D-乳头结石　E-肝管分叉附近结石

特点是平时胆液比较畅通，在有严重炎症时方引起胆管梗阻。

(3) 乳头结石　这种结石位置较少见。由于位置低和移动性小，使胆总管、胰管和 Vater 壶腹部都扩张，因此易发生胆、胰液相互反流。早年，Opie 即视此为胰腺炎的发生机制之一。

(4) 壶腹结石和胆总管固有括约肌结石　这两种结石远比乳头结石为多见。两者都能使胆总管或胰管末端堵塞，却难以引起反流性胰腺炎。一般来说，如无水肿，不易发生急性完全性梗阻，但是患者的血清碱性磷酸酶或血清淀粉酶可增高。

(5) 肝内胆管结石　这里所指的是属于左、右肝管及第一、二分支上的原位结石。其形成机制多因在胆管分叉处有畸形隆起(或狭窄)和炎症，以致胆流受阻、胆汁淤积、胆泥沉淀，从而易形成结石。

肝外胆管结石按其生成，可分为继发性和原发性结石。继发性结石主要是由胆囊结石排入胆总管并停留在胆总管内，故多为胆固醇结石或黑色胆色素结石。原发性结石则主要是由胆总管或肝总管内形成的结石。

【临床表现】一般平时无症状或仅有上腹不适，当结石造成胆管梗阻时可出现腹痛或黄疸，如继发胆管炎时，可有较典型的 Charcot 三联征：腹痛、寒战高热、黄疸的临床表现。

(1) 腹痛　发生在剑突下或右上腹，多为绞痛，呈阵发性发作，或为持续性疼痛阵发性加剧，可向右肩或背部放射，常伴恶心、呕吐。这是结石下移嵌顿于胆总管下端或壶腹部，胆总管平滑肌或 Oddi 括约肌痉挛所致。

(2) 寒战高热　胆管梗阻继发感染导致胆管炎，胆管黏膜炎症水肿，加重梗阻致胆管内压升高，细菌及毒素逆行经毛细胆管入肝窦至肝静脉，再进入体循环引起全身性感染。约 2/3 的患者可在病程中出现寒战高热，一般表现为弛张热，体温可高达 39～40℃。

(3) 黄疸　胆管梗阻后可出现黄疸，其轻重程度、发生和持续时间取决于胆管梗阻的程度、部位和有无并发感染。如为部分梗阻，黄疸程度较轻，完全性梗阻时黄疸较深；如结石嵌顿在 Oddi 括约肌部位，则梗阻完全、黄疸进行性加深；合并胆管炎时，胆管黏膜与结石的间隙由于黏膜水肿而缩小，甚至消失，黄疸逐渐明显，随着炎症的发作及控制，黄疸呈现间歇性和波动性。出现黄疸时常伴有尿色变深，粪色变浅，完全梗阻时呈陶土样大便；随着黄疸加深，不少患者可出现皮肤瘙痒。

【诊断】

(1) 体格检查　平日无发作时可无阳性体征，或仅有剑突下和右上腹深压痛。如合并胆管炎时，可有不同程度的腹膜炎征象，主要在右上腹，严重时也可出现弥漫性腹膜刺激症状，并有肝区叩击痛。胆囊或可触及，有触痛。

(2) 实验室检查　当合并胆管炎时，实验室检查改变明显，如白细胞计数及中性粒细胞升高，血清总胆红素及结合胆红素增高，血清转氨酶和碱性磷酸酶升高，尿中胆红素升高，尿胆原降低或消失，粪中尿胆原减少。

(3) 影像学检查　除含钙的结石外，X 线平片难以观察到结石。B 超检查能发现结石并明确大小和部位，可作为首选的检查方法，如合并梗阻可见肝内、外胆管扩张，胆总管远端结石可因肥胖或肠内积气干扰而观察不清，但应用内镜超声(EUS)检查可不受影响，对胆总管远端结石的诊断有重要价值。PTC 及 ERCP 为有创性检查，能清楚地显示结石及部位，但可诱发胆管炎及急性胰腺炎和导致出血、胆

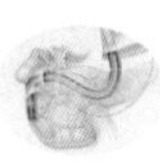

漏等并发症，有时 ERCP 需做 Oddi 括约肌切开，使括约肌功能受损。CT 扫描能发现胆管扩张和结石的部位，但由于 CT 图像中胆道为负影，影响不含钙结石的观察。MRCP 是无损伤的检查方法，尽管观察结石不一定满意，但可以发现胆管梗阻的部位，有助于诊断。

胆绞痛的患者除了胆囊结石以外，需要考虑肝外胆管结石的可能，主要依靠影像学诊断。合并胆管炎者有典型的 Charcot 三联征则诊断不难。腹痛应与下列疾病鉴别。①右肾绞痛：始发于右腰或胁腹部，可向右股内侧或外生殖器放射，伴肉眼或镜下血尿，无发热，腹软，无腹膜刺激征，右肾区叩击痛或脐旁输尿管行程压痛。腹部平片多可显示肾、输尿管区结石。②肠绞痛：以脐周为主。如为机械性肠梗阻，则伴有恶心、呕吐，腹胀，无肛门排气排便。腹部可见肠型，肠鸣音亢进，可有高调肠鸣音，或可闻气过水声；可有不同程度和范围的压痛和(或)腹膜刺激征。腹部平片显示有肠胀气和气液平面。③壶腹癌或胰腺癌：黄疸者需做鉴别，该病起病缓慢，黄疸呈进行性、且较深；可无腹痛或腹痛较轻，或仅有上腹不适，一般不伴寒战高热，体格检查时腹软、无腹膜刺激征，肝大、常可触及肿大胆囊；晚期有腹水或恶病质表现。ERCP 或 MRCP 和 CT 检查有助于诊断。EUS 检查对鉴别诊断有较大帮助。

【治疗】治疗肝外胆管结石仍以手术治疗为主。术中应尽量取尽结石、解除胆道梗阻、术后保持胆汁引流通畅。近年，对单纯的肝外胆管结石可采用经十二指肠内镜取石，获得良好的治疗效果，但需要严格掌握治疗的适应证，对取石过程中行 Oddi 括约肌切开(EST)的利弊仍有争议。

(1) *非手术治疗* 也可作为术前的准备治疗。治疗措施包括：①应用抗生素，应根据敏感细菌选择用药，经验治疗可选用胆汁浓度高的、主要针对革兰阴性细菌的抗生素；②解痉，如丁溴东莨菪碱；③利胆，包括一些中药和中成药，如胆石利通片；④纠正水、电解质及酸碱平衡紊乱；⑤加强营养支持和补充维生素，禁食患者应使用肠外营养；⑥护肝及纠正凝血功能异常的治疗。争取在胆道感染控制后才行择期手术治疗。

(2) *手术治疗*

1) 开腹胆总管切开取石：该术式适用于单纯胆总管结石，胆管上、下端通畅，无狭窄或其他病变者。若伴有胆囊结石和胆囊炎，可同时行胆囊切除术。为防止和减少结石遗留，术中可采用胆道造影、B 超或纤维胆道镜检查。术中应尽量取尽结石，如条件不允许，也可以在胆总管内留置橡胶 T 管(不提倡应用硅胶管)，术后行造影或胆道镜检查、取石。术中应细致缝合胆总管壁和妥善固定 T 管，防止 T 管扭曲、松脱、受压。放置 T 管后应注意：①观察胆汁引流的量和性状，术后 T 管引流胆汁 200～300 ml/d，较澄清。如 T 管无胆汁引出，应检查 T 管有无脱出或扭曲；如胆汁过多，应检查胆管下端有无梗阻；如胆汁浑浊，应注意结石遗留或胆管炎症未控制。②术后 10～14 d 可行 T 管造影，造影后应继续引流 24 h 以上。③如造影发现有结石遗留，应在术后 6 周待纤维窦道形成后行纤维胆道镜检查和取石。④如胆道通畅无结石和其他病变，应夹闭 T 管 24～48 h，无腹痛、黄疸、发热等症状可予拔管。

2) 腹腔镜胆道探查：随着腹腔镜技术的普及提高，开展腹腔镜胆道探查治疗肝外胆管结石的选择也越来越多。多项研究证实，从手术效果、手术安全性及对机体的侵袭性方面比较，该术式是治疗胆总管结石更为理想的方式。在手术指征的选择上，肝外胆管结石较一致、单发或虽多发但直径≥5 mm，胆总管径≥8 mm 的非急性化脓性胆管炎，视为进行腹腔镜胆总管探查(laparoscopic common bile duct exploration，LCBDE)的适宜条件。如术前肝功能检查 ALP、ALT、AST 明显升高者，即使胆红素正常、影像学检查没有发现胆总管结石病变，也要高度疑诊。这部分患者以及术中发现胆总管宽度≥10 mm，与术前检查结果不符合者，可经胆囊管插管行术中胆道造影。

3) 胆肠吻合术：由于胆肠吻合术废弃了 Oddi 括约肌的功能，因此使用逐渐减少。仅适用于：①胆总管远端炎症狭窄造成的梗阻无法解除，胆总管扩张；②胆胰汇合部异常胰液直接流入胆管；③胆管因病变而部分切除无法再吻合。胆肠吻合术常用的吻合方式为胆管空肠 Roux-en-Y 吻合，为防止胆道逆行感染，Y 形吻合的引流襻应超过 40 cm，并可采用如人工乳头、人工瓣膜等各种抗反流措施，但效果仍不确定。胆管十二指肠吻合虽手术较简单，但食物容易进入胆管、吻合口远端可形成“盲袋综合征”，因此已逐渐少用。胆肠吻合术后，胆囊的功能已消失，故应同时切除胆囊。对于嵌顿在胆总管开口的结石不能取出时可以应用内镜下或手术行 Oddi 括约肌切开，这也是一种低位的胆总管十二指肠吻合术，应严格掌握手术的适应证，禁忌用于有出血倾向或凝血功能障碍、乳头开口于十二指肠憩室、合并肝内胆管

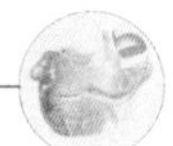

结石者。

4) ERCP:肝外胆管结石既往多采用开腹或腹腔镜手术方法。随着内镜治疗技术的发展，ERCP 取石术治疗肝内胆管结石是一种实用的微创手术，并且成功率高。首先行内镜逆行胆胰管造影证实肝外胆管内存在结石，再行 EST 和(或)EPBD,根据造影所提示的结石具体情况(大小、数目、软硬度)，采用适宜的方法取净结石。常用方法有气囊导管取石、网篮取石、碎石(网篮机械碎石、液电碎石、激光碎石)后取石。但是 EST 大切开破坏了乳头的完整性，术后并发症约为 11.2%，最常见的并发症为急性胰腺炎、出血、穿孔、胆管炎。对于一些复杂的胆管结石，如胆总管结石巨大或憩室旁、憩室内乳头等，单纯采用 EST 取石困难，通常需要碎石及反复多次的取石，存在操作时间长、风险大、费用高等缺点。EPBD 用于胆总管结石的治疗，既保留了十二指肠乳头括约肌的功能，且出血、穿孔并发症低，对于直径 <1.0 cm 的结石具有操作简单、安全、有效等优点，也适用于 EST 高危及禁忌证患者，但是 EPBD 术后急性胰腺炎的发生率相对较高。采取 EST 后联合 EPBD 应用肝外胆管结石内镜治疗中安全、有效，对于结石大、乳头条件差的患者效果尤其明显，可明显提高取石成功率和结石取净率，并且能够减少并发症的发生。

13.5.2 肝内胆管结石

肝内胆管结石是指左、右肝管汇合部以上发生的结石，与常见的胆囊结石及肝外胆管结石临床表现有明显不同。常表现为反复发作胆管炎，甚至肝脓肿，因其易复发，难根治，常需多次手术治疗，且易导致严重的终末期肝病。随着肝切除治疗肝内胆管结石的重要性逐渐被认识，局限性的胆管结石已取得良好的疗效。随着新的治疗手段不断出现，治疗肝内胆管结石的选择性越来越多，但如何更好地治疗肝内胆管结石仍然是一个有挑战的课题。

它是我国的常见病和难治性疾病之一。肝内胆管结石好发于左肝内胆管，左、右肝管汇合处以及右后叶肝内胆管，常为多发，也可呈弥漫性分布，约60%的肝内胆管结石合并肝外胆管结石。肝内胆管结石常因胆道反复感染而常伴有胆管狭窄。严重者可引起肝实质损伤、局部肝萎缩纤维化和胆汁性肝硬化。有些患者既往已有胆道手术史并取尽了结石，但以后又发现了结石，是结石没有取尽还是结石残留？多数学者认为，复发性胆管结石是指术后 6 个月以后出现的结石，6 个月之内者为结石残留。

【流行病学】肝内胆管结石最常见于远东及东南亚地区，最常见于我国、韩国、菲律宾、印度尼西亚等国家，报道的发病率 4%左右，而西方国家发病率仅为 0.6%。近年来随着营养状况及公共卫生服务的改进肝内胆管结石的发病率有所下降，而胆囊结石的发病率明显上升。我国台湾的一项调查发现肝内胆管结石的发生率由 21.3% 降至 18.7%，而胆囊结石的发生率由 50.8%升至 63%。我国大陆地区也呈同样的变化趋势，从全国调查提示肝内胆管结石的相对发病率也由 16.1%下降至 4.7%。但在我国西南地区，肝内胆管结石依然高发。广西壮族自治区一项调查显示尽管胆囊结石构成比呈上升趋势，而肝内胆管结石在胆石病的构成比仍然高达 35.8%，且呈明显上升趋势。鉴于肝内胆管结石呈明显的地域性分布，局部地区肝内胆管结石仍呈高发状态，对其的诊疗仍具有重要的公共卫生意义。

【病因与发病机制】肝内胆管结石病因复杂，传统观点认为，肝内胆管结石的发生与细菌感染及胆汁淤积有关。此外，也有文献报道本病的发生与特定的地理位置(农村、山区、渔村)、经济状况(不发达地区)、种族(亚洲人)、饮食习惯(高糖、低脂、低蛋白)、营养条件(贫血、营养不良)、慢性寄生虫(蛔虫、华支睾吸虫、肝吸虫等)、慢性肝炎及胆道的先、后天疾病和解剖异常相关。但是这些因素之间的因果关系、相互间在结石形成过程中的作用尚未彻底明了。尽管目前对胆色素结石的认识相对成熟，但胆固醇结石的成因仍存在许多疑问。总之，人们对原发性肝内胆管结石成因的认识尚不十分清晰。

肝内胆管结石以棕色胆色素结石(胆红素钙结石)为主，发病机制较为复杂，与多种因素有关杂:如细菌和寄生虫感染、胆管炎和胆汁淤积、肝脏代谢的障碍、转运因子的缺陷、遗传与环境因素等，都会影响肝内胆管树胆汁流变学的改变，导致成石胆汁的形成。细菌感染与棕色胆色素结石之形成密切相关。感染胆汁的细菌能产生大量 β-葡萄糖醛酸苷酶，能将结合胆红素水解为非结合胆红素(UCB)和葡萄糖醛酸，非结合胆红素再和钙离子结合析出胆红素钙，为结石的形成创造了条件。胆汁酸可增加胆红素钙在胆汁中的溶解度。较之胆总管结石的胆汁，肝内结石胆汁的总胆汁酸浓度较低，胆汁酸的细菌代谢产物——结合胆汁酸(如甘氨胆酸、牛磺胆酸)所占比例较高(图 13-6)。从图中可以看出，非结合胆汁酸必须占到总胆汁酸一半以上才会形成

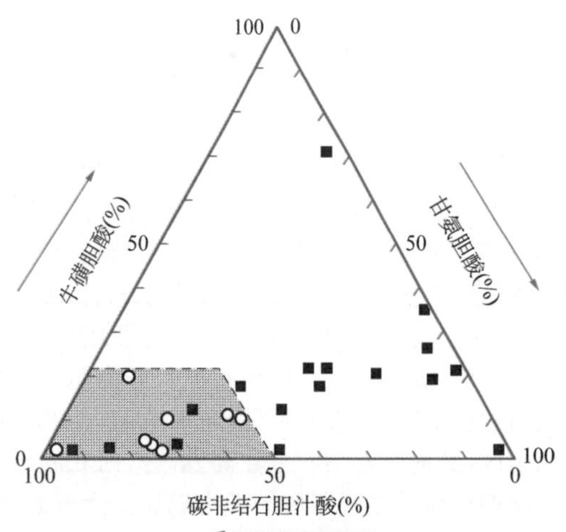

图 13-6 24 碳非结合胆汁酸、甘氨胆酸、牛磺胆酸的比例

肝外胆管结石。细菌感染虽然是棕色胆色素结石形成的一个关键因素,但也有不少肝内胆管结石的患者胆汁中并未发现细菌。肝内胆管结石的胆管主要形态学改变是慢性增生性胆管炎,围绕胆管壁内外的腺体大量增生,内皮细胞增生肥大。肝内胆管结石患者胆管中黏液核心多肽(MUC)基因的表达呈多态性(polymorphism),胆汁中的分泌型黏液(MUC2、MUC3、MUC5A、MUC5B、MUC6)较高,其中MUC2和MUC5A为成胶黏液(gel-forming mucins),这可能对肝内胆管结石的形成所起的作用较为重要。

炎性细胞因子介导的磷脂酶 A_2(PLA_2)和环氧合酶 2(COX-2)是这个级联反应的关键酶,磷脂酶 A_2 和环氧合酶 2 导出的前列腺素 E_2(PGE_2)在炎症的发生和发展方面起了很重要的作用。长期给予前列腺素 E_2,实验显示其病理改变类似于肝内胆管结石患者的病理改变。肝内胆管结石患者的胆管在慢性增生性胆管炎的改变与无结石胆管炎对照组相比,前者的分泌型磷脂酶 A_2-ⅡA 酶(PLA_2-ⅡA)和 COX-2 的 mRNA 水平明显增高,免疫染色揭示了在增生腺体和内皮细胞中的环氧合酶 2 蛋白也见增高。这些变化同时伴随前列腺素 E_2 在胆管和胆汁听增加。在有结石的胆管中,前列腺素 E 受体亚型(EP2、EP3、EP4)的 mRNA 被放大了,受体在腺体和通过原位杂交的环氧合酶 2 上皮的表达升高了。该增强了的花生四烯酸代谢途径可能就是肝内胆管结石患者导致慢性增生性胆管炎的机制(图 13-7)

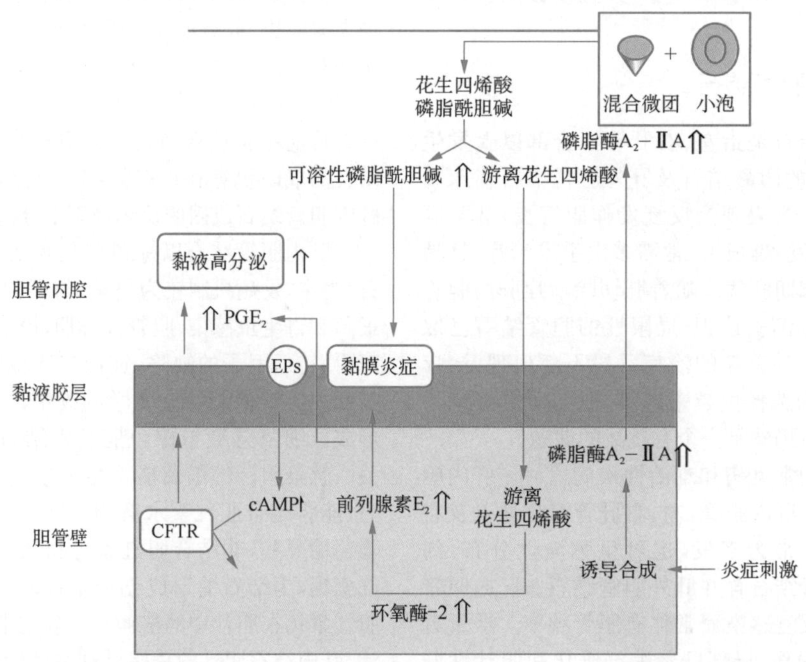

图 13-7 肝胆管结石胆管壁内磷脂酶 A_2-ⅡA、环氧合酶 2、前列腺素 E_2 和前列腺素受体介导的炎症反应级联放大机制

PGE_2:前列腺素 E_2　EPs:前列腺素 E 受体
cAMP:环磷酸腺苷　CFTR:中性纤维化跨膜转运调节因子

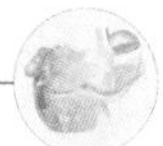

肝内棕色胆色素结石比肝外棕色胆色素结石的胆固醇含量要高(43%：20%)。Shoda(2003)在比较肝内胆管结石和胆囊结石，胆总管结石的异同后认为，由于肝内胆管结石的发病原因和化学成分在胆囊结石(胆固醇结石)和胆总管结石(棕色胆色素结石)之间，所以它被认为是这两种结石之间的一个杂交体(hybrid)(表 13-1)。此外，近几年发现肝内胆管结石是纯胆固醇结石的报道也有所见。

表 13-1 肝内胆管结石与胆囊结石、胆总管结石的异同

		胆囊结石	肝内胆管结石	胆总管结石
肝脏合成	胆固醇	→或↓	↑	
	胆汁酸	→	↑	
	转运体 MDR3 糖蛋白	→		→
肝内胆汁	磷脂	→	↓↓	
	胆固醇饱和指数	↑	↑↑	
细菌感染		−	+	+
胆道	胆管炎	−	++	+
	胆管癌		++	−
胆石成分	胆固醇	>90%	50%	20%
	胆红素钙		30%	60%
胆石剖面		放射状	多种多样	分层

【病理表现】肝内胆管结石时肝微循环的改变与肝实质病理改变的发生、发展有着密切的关系。1987 年，黄晓强对肝内胆管结石的肝脏微循环改变进行研究，结果发现在肝内胆管结石时，肝动脉扩张，几乎所有的肝标本都有不同程度的增生性动脉内膜炎，血管铸型显示门静脉很容易受到周围纤维组织的压迫而呈现狭窄或闭塞。一些扩张的胆管，其周围血管丛的内层毛细血管网受到破坏，同时外层静脉网在纤维组织压迫下变得扭曲，造成胆管壁的血循环障碍。胆管壁的这种微循环改变，可能造成局部的防卫及修复能力下降，使慢性胆道感染不易控制。病变后期胆管壁的极度纤维性增厚，微血管闭塞，血循减少，致使在全身使用抗生素及其他药物时难以发挥作用。

肝胆管结石病病理改变的基本特点是肝胆管的炎症、肝胆管梗阻和肝脏实质的损害。胆管的炎症主要表现为胆管炎和胆管周围炎。结石部位的胆管和其近端部位扩张、管壁增厚，由成熟度不同的纤维组织构成。胆管黏膜上皮因炎症大部脱落，其固有层内常有浆细胞和淋巴细胞浸润。炎症破坏和管腔内压力的增高，还可见较大胆管壁内平滑肌纤维，弹力纤维和腺体较正常减少；也可见到管壁弹力纤维断裂，肉芽组织形成和纤维化等黏膜溃疡修复的现象。这些肝内胆管的改变主要在汇管区。胆管周围的炎症浸润，使与肝胆管伴行的小动脉管壁增厚，管腔变窄，呈现增生性动脉内膜炎的改变。门静脉小支因胆管内结石及胆管周围的纤维增生而受压、变形或变窄。这些改变是炎症损害的结果，随病程的演进而加重。当炎症发作时，则常表现为急性、亚急性或慢性炎症急性发作等化脓性炎症改变。在有的标本中可见胆管炎性脓肿形成，管壁破坏，胆汁外溢。如未被清除在被纤维组成包裹后形成新的结石。有的病例除在结石存在的胆管支内有明显的炎症破坏外，其他不含结石的胆管支内也常呈现不同程度处于不同状态的类似胆管炎与胆管周围炎的损害。这种改变可在一叶、半肝，甚至全肝存在。

胆管结石、胆管增生、胆管狭窄乃至胆管闭塞都是常见的梗阻因素。梗阻的危害因它所处的部位、程度和时间而异。一般来说，梗阻的部位越低，对胆汁的引流影响较大，对肝脏的损害也越大。梗阻的程度越完全，持续的时间越长，对胆管的损害，对肝脏的损害也越重。在胆管炎症的发生、发展和肝脏的损害程度，梗阻起着关键性的作用。急性炎症发作时梗阻造成被阻塞上段胆管区域的胆道高压，加上炎症的破坏，导致小胆管与肝血窦相联通，或胆管小脓肿向肝实质、门静脉小支或肝小叶中央静脉内穿破。高压的脓性胆汁、细菌及毒素向血内逆流，有时可发生感染的胆砂流向肝静脉、下腔静脉，甚至肺动脉内有胆砂栓塞。慢性持久的梗阻，则逐渐造成被阻塞胆管范围的肝内胆汁淤积、肝实质细胞的破坏，胆汁性肝硬化、肝段或肝叶乃至半肝的肝纤维化、萎缩。胆管狭窄造成的梗阻是机械性的，并且是持续性的，有时甚至是进行性的。当并发严重感染时，该部肝脏肿大，常为嵌闭性胆管感染，极易发生肝脓肿、膈下脓肿，少数并可穿入胸腔形成脓胸、肺脓肿、胆管支气管瘘。若病情得以控制而恢复，则肝内大片瘢痕形成，肝脏萎缩。而对侧肝脏由于受炎症影响较轻，常呈代偿性增生、肿大，导致肝变形，肝门向左或左侧旋转偏移。若狭窄阻塞在肝门区大胆管，肝损害则更为严重，至病程晚期，常导致胆汁性肝硬化，门静脉高压症，使治疗变得更为棘手，且治疗效果常难以满意。

从肝内胆管结石肝切除的病理标本进行组织学和血管灌注扫描电镜观察，可见结石病变部位的肝

内门静脉小分支破坏、闭塞、汇管区纤维化等是肝脏病变的基本特征，这种病变呈严格的节段性分布。肝内胆管结石继发性病理变化如下。①肝胆管梗阻：可由结石的阻塞或反复胆管感染引起的炎性狭窄造成，阻塞近段的胆管扩张、充满结石，长时间的梗阻导致梗阻以上的肝段或肝叶纤维化和萎缩，如大面积的胆管梗阻最终引起胆汁性肝硬化及门静脉高压症；②肝内胆管炎：结石导致胆汁引流不畅，容易引起胆管内感染，反复感染加重胆管的炎症狭窄；急性感染可发生化脓性胆管炎、肝脓肿、全身脓毒症、胆道出血；③肝胆管癌：肝胆管长期受结石、炎症及胆汁中致癌物质的刺激，可发生癌变。

根据结石在肝内胆管的分布、相应肝管和肝脏的病变程度以及合并肝外胆管结石的情况分为 2 个主要类型和 1 个附加型。

Ⅰ型：也称区域型，结石沿肝内胆管树局限性分布于一个或相邻几个肝段内，常合并病变区段肝管的狭窄及受累肝段的萎缩。

Ⅱ型：弥漫型，结石遍布双侧肝叶胆管。根据肝实质病变情况，又分为 3 种亚型。Ⅱa 型：不伴有明显的肝实质纤维化和萎缩；Ⅱb 型：伴有区域性肝实质纤维化和萎缩，通常合并萎缩肝脏区段主肝管狭窄；Ⅱc 型：伴有肝实质广泛性纤维化甚至胆汁性肝硬化和门静脉高压症，通常伴有肝门部胆管的严重狭窄。

E 型：附加型，指同时合并肝外胆管结石。根据 Oddi 括约肌功能状态，又分为 3 个亚型。Ea：Oddi 括约肌正常；Eb：Oddi 括约肌松弛；Ec：Oddi 括约肌狭窄。

【临床表现】 可多年无症状或仅有上腹和胸背部胀痛不适。绝大多数患者以急性胆管炎就诊，主要表现为寒战、高热和腹痛，除合并肝外胆管结石或双侧肝胆管结石外，局限于某肝段、肝叶的可无黄疸。严重者出现急性梗阻性化脓性胆管炎、全身脓毒症或感染性休克。反复胆管炎可导致多发的肝脓肿，如形成较大的脓肿可穿破膈肌和肺形成胆管支气管瘘，咳出胆砂或胆汁样痰；长期梗阻甚至导致肝硬化，表现为黄疸、腹水、门静脉高压症和上消化道出血、肝功能衰竭。如腹痛为持续性，进行性消瘦，感染难以控制，腹部出现肿物或腹壁瘘管流出黏液样液，应考虑肝胆管癌的可能。体格检查可能仅可触及肿大或不对称的肝，肝区有压痛和叩击痛。有其他并发症则出现相应的体征。

实验室检查急性胆管炎时白细胞计数升高、分类中性粒细胞增高并左移，肝功能酶学检查异常。糖抗原(CA19-9)或癌胚抗原(CEA)明显升高应高度怀疑癌变。

对反复腹痛、寒战高热者应行影像学检查。B 超检查可显示肝内胆管结石及部位，根据肝胆管扩张部位可判断狭窄的位置，但需要与肝内钙化灶鉴别，后者常无合并相应的胆管扩张。PTC、ERCP、MRCP 均能直接观察胆管树，可观察到胆管内结石负影、胆管狭窄及近端胆管扩张，或胆管树显示不全、某部分胆管不显影、左右胆管显影不对称等。CT 或 MRI 检查对肝硬化和癌变者有重要诊断价值。

13.5.3 三维可视化指导诊断与治疗

【分型】 根据获得的个体化肝脏、脉管、结石、腹腔血管和周围脏器的三维可视化图像，观察、分析肝脏、胆道、结石和肝内血管。对于没有肝脏萎缩、肥大或胆汁性肝硬化患者，中华医学会数字医学分会、中国研究型医院学会数字医学临床外科专业委员会(2017)推荐三维可视化肝动脉分型参照 Michels 分型，三维可视化肝静脉分型参照 Nakamura 分型。

(1) 三维可视化肝动脉 Michels 分型　美国 Michels 通过 200 例尸体解剖，将变异肝动脉分为以下 10 种类型。

1) Ⅰ型：肝固有动脉分出肝右、肝中及肝左动脉。

2) Ⅱ型：替代肝左动脉起源于胃左动脉。

3) Ⅲ型：替代肝右动脉起源于肠系膜上动脉。

4) Ⅳ型：替代肝左动脉起源于胃左动脉＋替代肝右动脉起源于肠系膜上动脉。

5) Ⅴ型：副肝左动脉起源于胃左动脉。

6) Ⅵ型：副肝右动脉起源于肠系膜上动脉。

7) Ⅶ型：副肝左动脉起源于胃左动脉＋副肝右动脉起源于肠系膜上动脉。

8) Ⅷ型：替代肝右动脉起源于肠系膜上动脉＋副肝左动脉起源于胃左动脉。

9) Ⅸ型：肝总动脉起源于肠系膜上动脉。

10) Ⅹ型：肝总动脉起源于胃左动脉。

(2) 三维可视化肝静脉 Nakamura 分型　分型如下。

1) A 型：肝右静脉粗大，引流肝外侧部和旁正中外侧部(Ⅴ、Ⅵ、Ⅶ、Ⅷ段)；肝中静脉引流旁正中腹侧或内侧(Ⅳ、Ⅴ、Ⅷ段)。

2) B 型：出现右肝副静脉引流下部(Ⅳ段)，肝右静脉中等大小，引流剩余上外侧(Ⅴ、Ⅶ、Ⅷ段)。

3) C 型：肝中静脉粗大，引流旁正中部和外下部(Ⅳ、Ⅴ、Ⅷ段)；肝右静脉细小，引流外上部(Ⅶ段)；

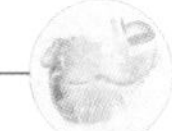

肝右后静脉粗大，引流外下部（Ⅵ段）。

(3) 三维可视化门静脉分型分型　分型如下（图13-8）。

1) 正常型：门静脉主干在肝门处分为左支和右支。

2) Ⅰ型变异：门静脉主干在肝门处呈三叉状直接分为左支、右前支和右后支。

3) Ⅱ型变异：门静脉主干先发出右后支，向上行分为右前支和左支。

4) Ⅲ型变异：门静脉右支水平分出前支和后支。

此外，门静脉尚有特殊变异：如门静脉左支水平段缺如，门静脉左支来自于右前支等。

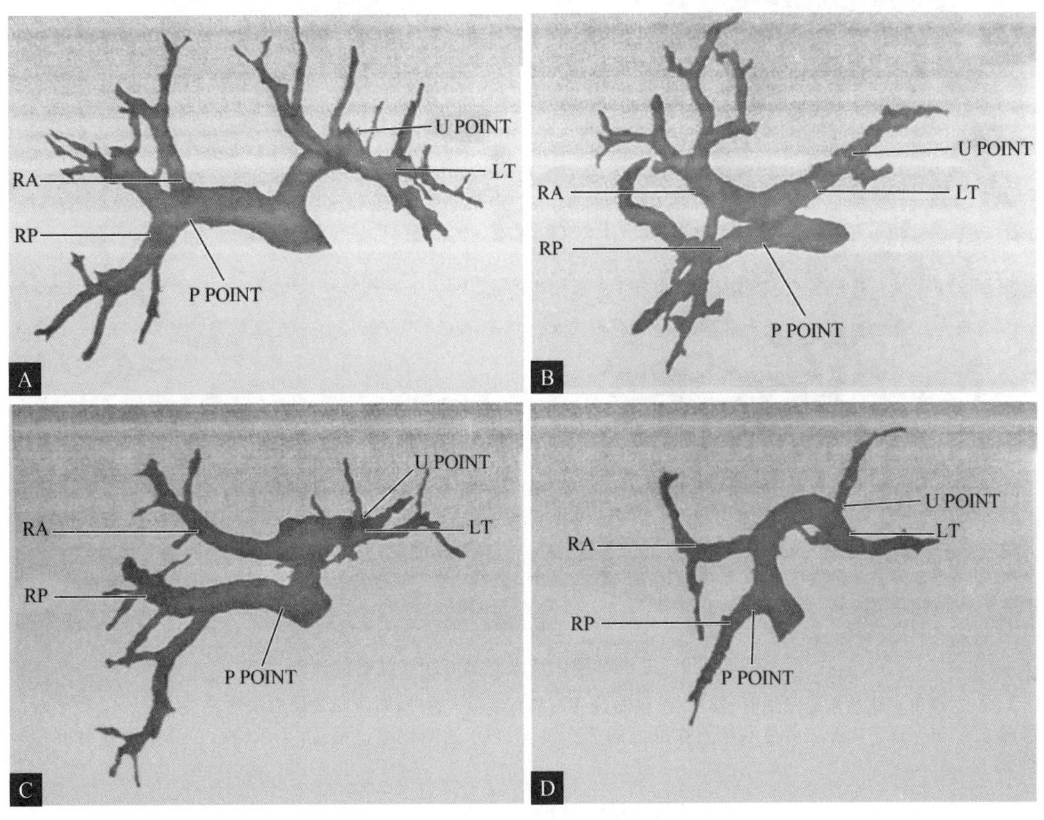

图 13-8　三维可视化门静脉分型

A-正常型　B-Ⅰ型变异　C-Ⅱ型变异　D-Ⅲ型变异。PA：门静脉右前支；RP：门静脉右后支；LT：门静脉左支；U Point：U 点；P Point：P 点

对于发生肝脏萎缩、肥大或胆汁性肝硬化病人，由于肝脏脉管发生病理学形态改变，肝脏脉管三维可视化分型对选择手术方式、降低手术并发症发生率和风险性尤为重要。对需行手术患者，术前进行三维可视化模型分析，立体、全方位、多视角动态观察肝脏各个脉管结构，以指导制订合理的手术方案。

在三维可视化技术构建的立体化模型中，肝内“胆管树”(bile tree)和“血管树”立体形态及相关关系、结石的大小及其在各肝段胆管内的分布、胆管狭窄程度和范围、血管变异、肝脏有无萎缩等均可得到清楚显示。在进行诊断时，可参考结石分布的位置(location，L)、胆管狭窄(stenosis，S)、胆管扩张(distention，D)、肝硬化(cirrhosis，C)等因素对肝胆管结石进行数字化诊断。例如，LⅥ代表肝Ⅵ段有肝胆管结石，SⅦ代表肝Ⅶ段有胆管狭窄等。利用三维可视化技术可明确肝胆管结石的诊断（图13-9），有助于寻找最佳的手术入路和指导仿真手术（图13-10）。

肝脏3D可以真实还原器官在体内的特征，使人体肝脏在三维可视化的基础上进一步逼近现实（图13-11）。对既往腹部手术造成腹腔粘连、肝门部胆管严重狭窄或转位需要行胆管整形，存在肝叶或肝段萎缩的患者，可行三维可视化技术指导开腹肝叶或肝段切除术联合胆道镜（软镜/硬镜）靶向碎石、取石术（图13-12）。如肝胆管结石有肝切除的适应

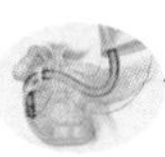

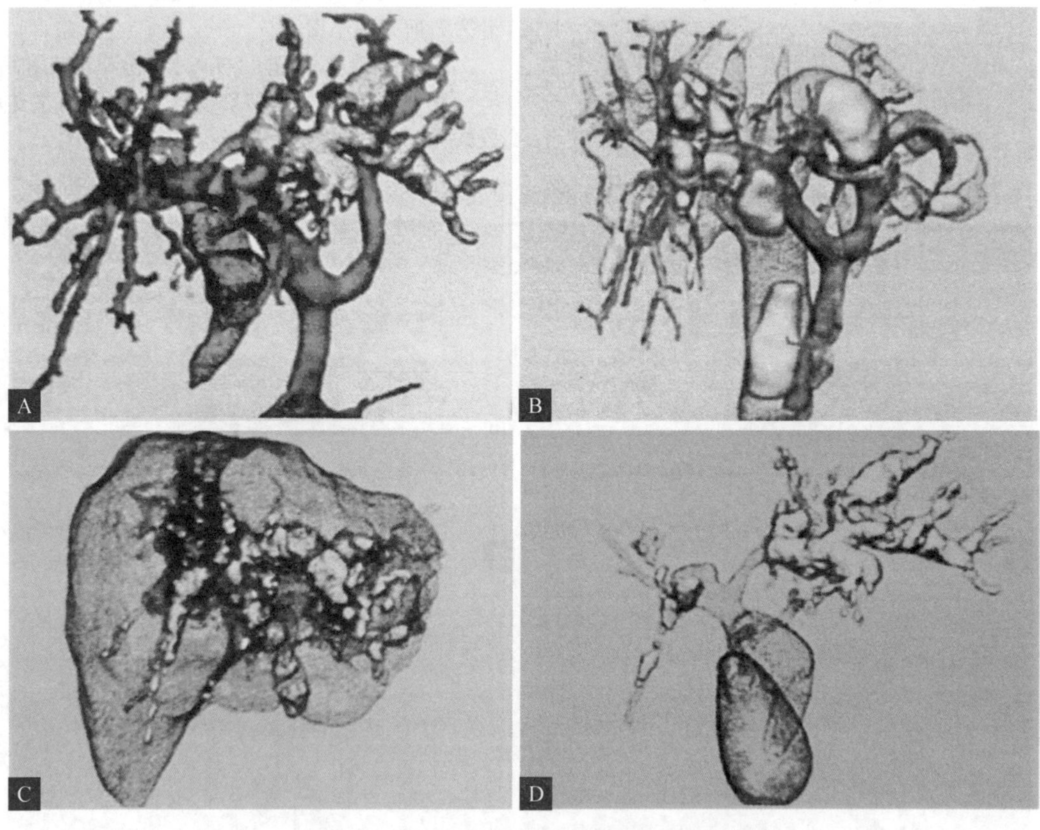

图 13-9　三维可视化技术明确肝胆管结石的诊断

A-三维可视化技术显示结石、狭窄、扩张胆管和门静脉关系　B-透明化胆管后显示结石分布、大小、形态与门静脉关系　C-透明化肝脏后显示结石在肝内的分布情况　D-透明化胆道系统，显示结石在肝内位置和肝左管狭窄

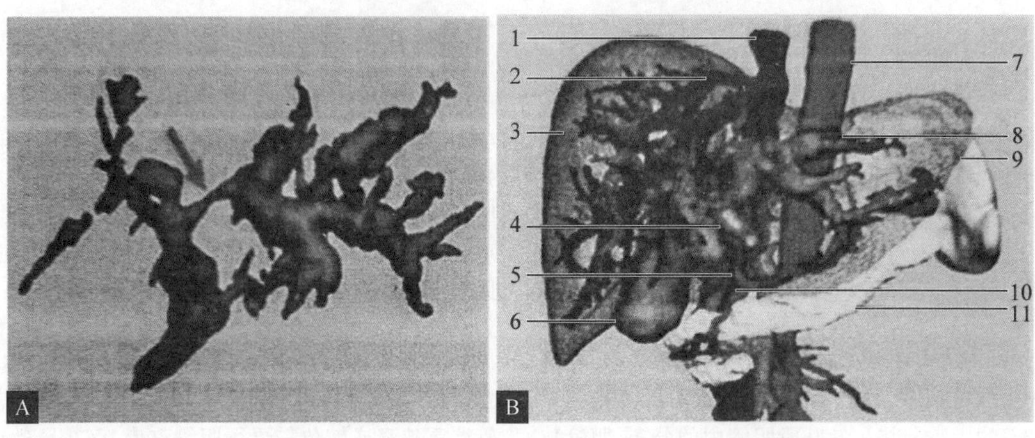

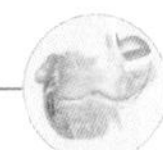

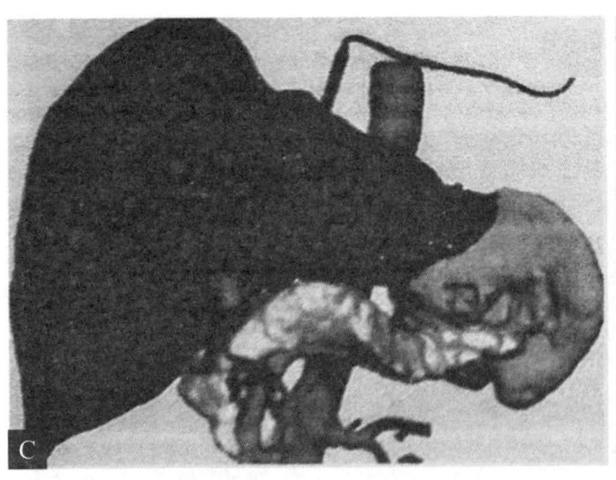

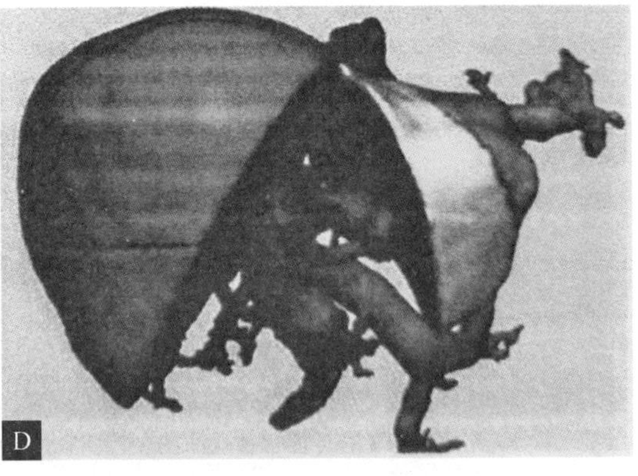

图 13-10　三维可视化技术指导仿真手术

A-三维可视化技术准确显示左肝管狭窄部位　B-透明化肝脏后显示结石、胆道、门静脉和肝静脉的关系：1. 下腔静脉；2. 肝右静脉；3. 肝脏；4. 门静脉主干；5. 肝动脉；6. 胆囊；7. 腹主动脉；8. 扩张胆管；9. 脾脏；10. 肠系膜上静脉；11. 胰腺　C-仿真左半肝脏切除过程　D-仿真手术切除后残余肝脏

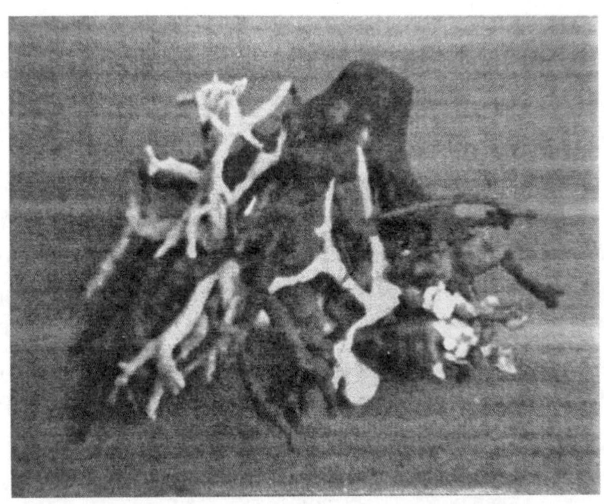

图 13-11　复杂性肝胆管结石的 3D 打印模型

深蓝色：肝静脉；红色：肝动脉；浅蓝色：门静脉；绿色：扩张胆管；白色：结石

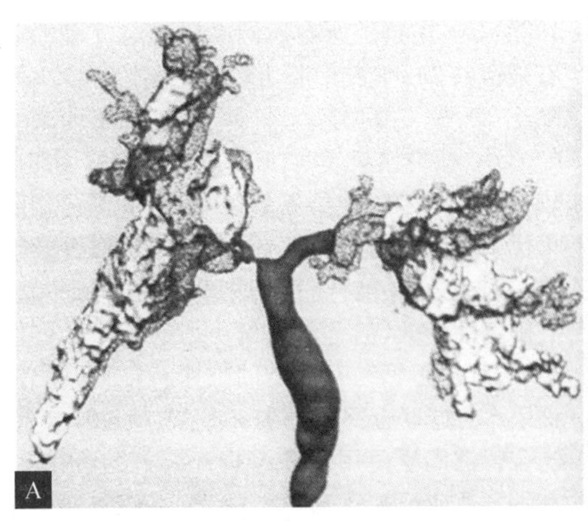

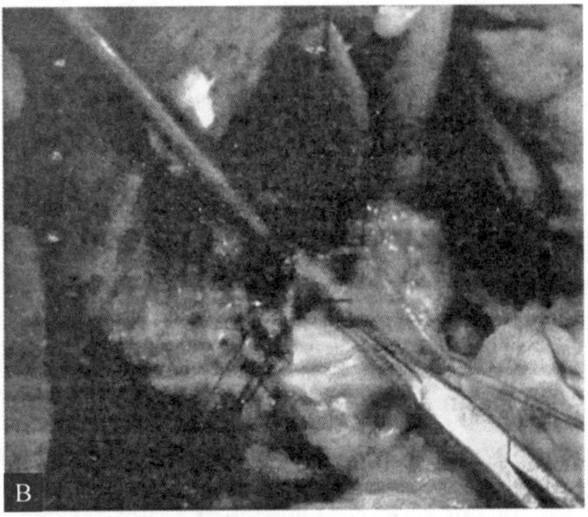

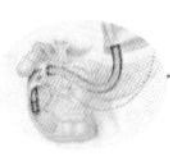

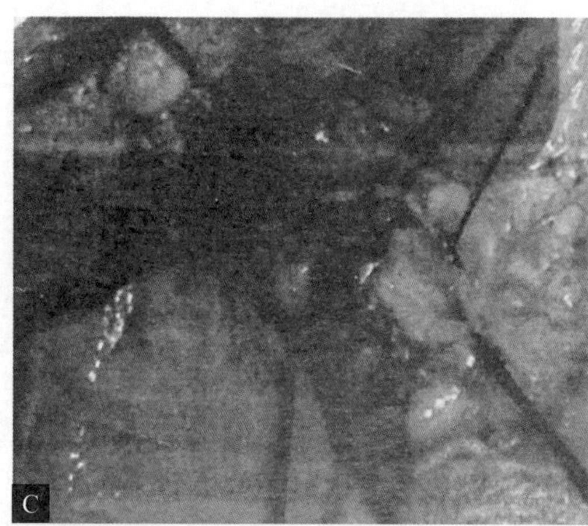
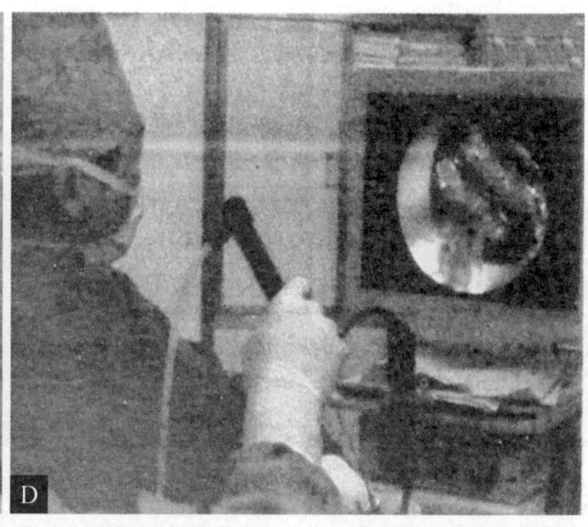

图 13－12　三维可视化技术指导开腹联合胆道镜靶向碎石、取石术

A－三维可视化技术显示右肝管、右前、右后胆管重度狭窄　B－实际手术见复杂型胆道狭窄　C－术中行胆管狭窄整形　D－术中对结石行气压弹道碎石术

证，可行三维可视化技术指导腹腔镜肝叶或肝段切除术联合胆道镜（软镜/硬镜）靶向碎石、取石术。

【治疗】 肝胆管结石的治疗原则是：去除病灶，取尽结石，矫正狭窄，通畅引流，防止复发。

随着微创理念和技术的不断深入外科治疗的各个领域，肝内胆管结石的治疗已有了许多新的进展。由于肝内胆管结石具有按肝内"胆管树"呈节段性分布的特点，精准地解剖性肝切除术不仅能彻底清除胆管内的结石，同时可切除狭窄的胆管和萎缩纤维化的肝组织，并且还可能切除存在的肝内胆管癌病灶。各种手术的治疗方法都要遵守微创、精准的原则，常用的手术有以下几种。

(1) 传统开腹手术治疗　如小切口胆囊切除术、胆管切开取石术、肝叶段切除术等。

1) 肝叶切除或肝部分切除。自从肝切除术应用于治疗肝内胆管结石以来，肝切除术在肝内胆管结石治疗中的作用被逐渐认识并重视。肝内胆管结石的重要临床病理特点是结石沿肝内病变胆管树呈区段性分布，其基本病理改变是胆道梗阻、胆道感染和肝实质破坏，受累的胆管可发生局部狭窄、狭窄以上胆管扩张继发胆道感染以及胆管周围肝实质受损，肝内胆管结石反复并发感染，可引起局部肝的萎缩、纤维化和功能丧失，后期可并发肝胆管细胞癌。理想的手术方式应该是在去除病灶、取尽结石的同时积极处理由结石所导致的并发症。

肝切除因其能同时去除病灶、取净结石并解除引起结石形成及复发的肝内胆管狭窄，并可防止病变肝段、肝叶的癌变，故往往能取得较好治疗效果。国内外的众多研究认为肝切除术是目前治疗肝内胆管结石效果最好的治疗手段。

肝切除术因为手术侵及范围大，手术过程复杂，对肝功能影响重，理论上以及临床实践中往往导致较多并发症发生，必须严格掌握适应证，包括：①一侧肝叶纤维性萎缩并失去正常功能，切除后可去除感染病灶而减少结石再发的可能性；②肝内胆管结石合并胆管难以解除的区域性狭窄；③一侧肝管结石合并肝内胆管环形狭窄，术中难以取净或术后经胆镜难以取石者；④一侧肝内胆管结石并发局限性胆管源性肝脓肿者；⑤一侧肝胆管结石并发胆管内大出血，不能排除恶变者或肝内胆管多处囊状扩张者。

刘杰等（2016）回顾性分析 2010 年 1 月～2014 年 1 月收治的 201 例肝内胆管结石（伴或不伴肝外胆管结石）。将病例分为 2 组：肝切除术组 134 例；非肝切除术组 67 例。所有病例术后均经 T 管造影。结石残留共 39 例，其中肝切除组 12 例（9.0%），非肝切除组 27 例（40.3%），两种方法差异明显（$P < 0.05$）。研究结果表明，肝切除组治疗肝内胆管结石较非肝切除术治疗结石残留率低，肝部分切除术效果优于肝实质切开取石及单纯胆总管取石治疗。

2) 胆肠吻合术。肝切除术在其适应证范围内具有确定性疗效，但并不能解决所有类型的肝内胆管结石，肝内胆管结石复杂的临床特征使其仍需要多种手术方式联合并用。在 20 世纪 70～90 年代，胆肠吻合曾被广泛应用于肝内胆管结石的治疗，由于对其手术适应证缺乏谨慎的认识，人们寄期望于肝内

残余结石能通过宽大的内引流吻合口自行脱落入肠道而排出。然而，术后的长期随访发现胆肠吻合术治疗肝内胆管结石的作用并非预期那么理想，由于肝内胆管结石复杂的病理、生理，常伴有胆管狭窄，而且手术破坏了胆道的密闭性和 Oddi 括约肌的功能，术后出现许多并发症，如反流性胆管炎、肝胆管结石复发、吻合口狭窄、消化道功能紊乱、盲袢综合征及乳头括约肌功能的丧失等。现在的研究认为胆肠吻合作为肝内胆管结石的辅助术式是通畅引流的主要方法，有不容忽视的缺点和并发症，应严格把握胆肠吻合术的指征。其应用的基本前提是去除病灶和解除胆管狭窄。目前多将胆肠吻合术作为胆管狭窄及感染病灶去除后保证胆汁引流通畅的措施。

胆肠 Roux-en-Y 内引流术适应证为：①胆管狭窄无法修补；②Oddi 括约肌功能丧失；③囊性扩张并结石的胆总管或肝总管切除后；④胆总管十二指肠吻合后，因肠液或食物反流反复发作胆管炎者。对胆肠吻合后可能出现吻合口狭窄者，应在吻合口置放支架管支撑引流，支架管可采用经肠腔或肝面引出，或采用 U 管、两端分别经肠腔和肝面引出，为防止拔管后再狭窄，支撑时间应维持 1 年。

3) 胆总管探查取石＋T 管引流术。在 20 世纪 90 年代以前，由于肝脏外科和围手术期处理技术发展的局限，肝切除术及胆肠吻合术应用于肝内胆管结石较少，胆道探查取石＋T 管引流术是治疗肝内胆管结石的基本术式，术中应用胆道镜的价值在于可观察肝内外胆管的全貌，了解有否结石或蛔虫残留、肝内胆管相对狭窄及胆道内病理改变的存在。

对肝内Ⅰ、Ⅱ级胆管结石，可在胆道镜直视下取石；对Ⅲ级胆管或较大嵌顿结石，可在等离子碎石或冲洗至较大肝管后取石；对于取出困难、较大的肝胆管结石，往往借助于等离子碎石后方可取出。需要注意的是，术中不必为取净结石而耗时过长，以免延长手术及切口暴露和麻醉的时间，增加手术危险和切口感染的机会。原则上对于一般状况较好，结石数目不多，结石位于Ⅰ，Ⅱ级胆管内，结石容易取的患者，可考虑术中取净结石。否则，应留置合适的 T 管，一般放置 22 F－24 F 的 T 管，形成粗而短直的瘘道，便于术后胆道镜取石。

4) 胆囊肝总管吻合术。该术式是将游离的胆囊壶腹部切开与切开的肝总管进行吻合，为肝内外复发结石的取出提供便捷通道，保留功能正常的胆囊。在吻合完成前常放置 T 管，T 管的两横臂伸入胆管内，尾端从胆囊底部引出体外，从而防止吻合口狭窄并为肝内胆管结石的胆道镜取石建立通道。保留胆囊功能、胆汁的生理流向、Oddi 括约肌的功能、胃肠道正常通道。对于术后结石复发者，可先穿刺入胆囊进行扩管，然后胆道镜通过吻合口进入肝内胆管进行取石治疗，避免了二次开腹手术的风险。

(2) 应用内镜治疗　如经皮经肝胆道镜碎石术、内镜下钬激光碎石术(图 13－13)、内镜下乳头括约肌切开术，经皮经肝胆道镜取石术等。对于复杂的结石，可根据病人的具体情况采用多镜联合应用治疗，如腹腔镜＋胆道镜、胰十二指肠镜＋腹腔镜＋胆道镜等。

1) 经皮经肝穿刺胆道镜技术。经皮经肝胆道镜(PTCS)是指在经皮经肝穿刺胆道引流的基础上进行瘘道扩张后，利用胆道镜技术结合现代高科技的碎石、取石设备及引流支架对肝胆结石进行治疗。它简单、有效、安全、易重复进行，特别适合于年老体

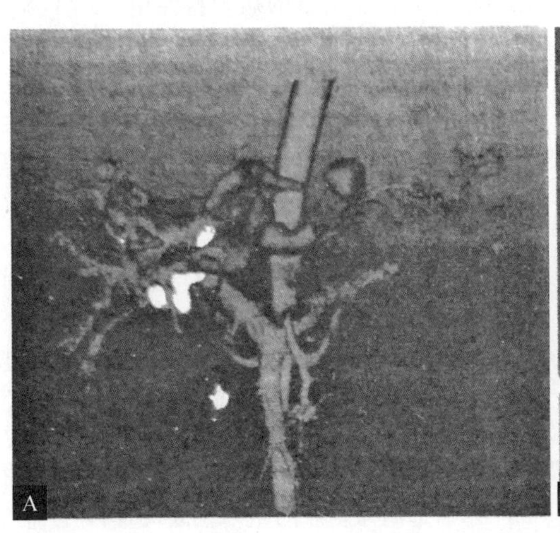

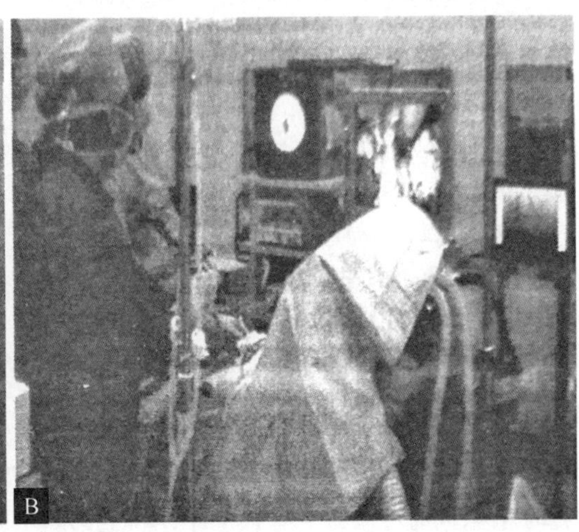

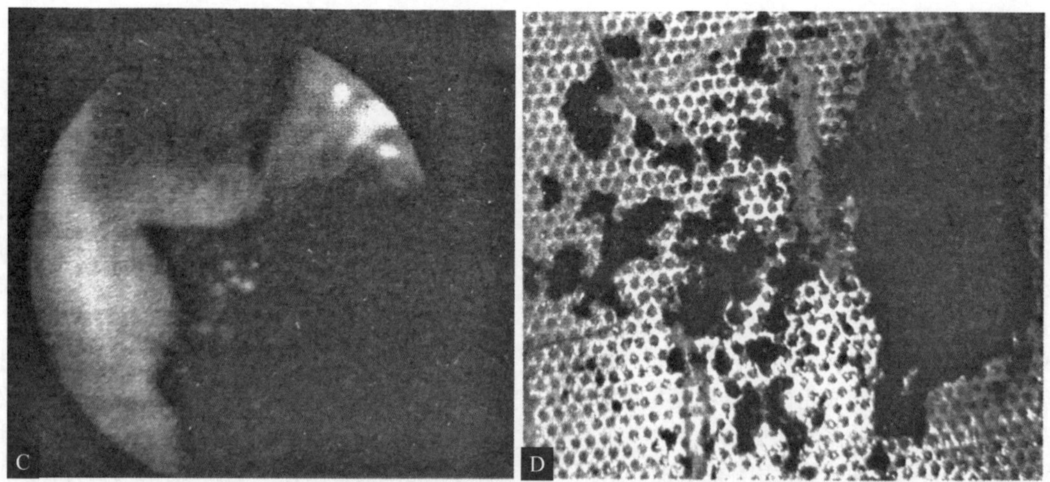

图 13-13 三维可视化技术指导腹腔镜联合胆道镜靶向碎石、取石术

A-三维可视化技术显示结石分布、胆道狭窄与血管关系 B-三维可视化技术指导腹腔镜手术 C-术中气压弹道碎石 D-手术取尽结石

弱、不适合或不愿意行传统手术者及有多次手术史、其他内镜治疗效果欠佳的患者，是一种非常有前途的肝胆疾病治疗手段。此方法再联合 Oddi 括约肌切开或机械碎石，结石取净率可达 98.5%。但是 PTCS 必须先经皮、经肝穿刺胆道引流留置引流管 1 周后，再行瘘道探条扩张术，逐步将瘘道扩张至 16F-22F，一般需 2～3 周后才能行经皮经肝胆道镜治疗，较为费时，而且可出现并发症，如腹腔内出血、胆道出血、胆瘘、胆道感染、胆汁性腹膜炎、瘘道穿孔等；再者，患者需要接受较长时间的 X 线辐射。

2) 术后胆道镜。肝内胆管结石手术后结石残留较常见，为 20%～40%。因此，后续治疗对减少结石残留有重要的作用。治疗措施包括术后经引流管窦道胆道镜取石；激光、超声、微爆破碎石；经引流管溶石，体外震波碎石，以及中西医结合治疗等。

术后经胆道镜取石、碎石为肝胆管残留和(或)再发结石治疗的后续治疗，结石取净率可高达 97%～99%。因此，胆道手术后应常规行胆道镜检查，以防遗漏结石和未处理的胆管狭窄。经胆道镜取石一般在术后 4～6 周进行，经 T 管形成的瘘道、胆肠吻合术留置皮下的空肠盲襻或扩张的经肝胆管瘘道实施取石。胆道镜能直视肝内Ⅰ～Ⅴ级胆管，甚至更高级病理扩张胆管的全貌，窥视胆管狭窄的程度和位置以及黏膜病变，鉴别胆管内的血块、蛔虫、肿物、气泡、结石，明确结石的大小、形态和位置，可直视下进行取石和胆管扩张治疗，克服了常规器械取石的盲区；同时可借助于镜下等离子碎石技术，提高取石成功率和有效率。

肝胆管结石往往合并肝内胆管的狭窄，而狭窄的存在是残石和结石复发的重要原因，尤其是肝内Ⅱ级胆管以上的多发多处狭窄。这是手术中所难以解决的遗留难题，是术后赋予胆道镜的使命。胆道镜具备随意弯曲、可直视肝内胆管解剖的特性，可圆满解决此难题。北京大学第一医院从 1 024 例肝胆管结石病例中发现 40.72%病例伴有肝内胆管狭窄，且多数病例不但一支胆管有一处狭窄，而且一个病例多支胆管有多处狭窄，或一支胆管有多处狭窄。在胆道镜的直视下可以看到胆管狭窄程度不一，细小者状如针眼；根据其长度(或厚度)的不同，提出了膜状狭窄和管状狭窄的概念及其相应的处理方法。从胆管狭窄合并结石的病理特性中发现了著名的“彗星征”定律，这些胆道镜技术领域的理论为解决肝内胆管的狭窄提供了指导，具有重大的临床意义：认识“彗星征”就可以避免肝胆管结石漏诊；认识“彗星征”就知道肝内胆管狭窄是否存在，提示胆镜取石的难度增大；认识“彗星征”就可推测肝胆管结石的预后。

有学者认为，内镜下乳头括约肌切开术(endoscopic sphincterotomy。EST)可永久破坏 Oddi 括约肌的功能，导致肠内容物反流至胆管内引起胆管炎和促使结石的再生。这是 EST 术后远期并发症的主要原因，也是反对应用 EST 术的依据。但 Yang 等(2015)研究指出，Oddi 括约肌的功能变弱不是 EST 术后远期并发症的主要原因，远期并发症主要

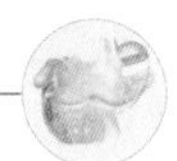

受到术后胆道感染和胆道高压危险因素的影响。近年来，内镜下乳头球囊扩张术和内镜下乳头加大球囊扩张术得到了发展。Guo 等(2015)报道并推荐施行有限的 EST＋内镜下乳头加大球囊扩张术的联合应用，可能会保留 Oddi 括约肌的部分功能，减少出血、穿孔及术后结石复发率，似为一种更为合理的改进，有待临床验证。“三镜”在复杂性肝内胆管结石的联合应用，充分表现出了微创外科的优势。关键是在腹腔镜联合胆道镜之前先要应用十二指肠镜完成 EST 和内镜下鼻胆管引流(endoscopic nasobiliary drainage, ENBD)，其作用主要在于明确内镜治疗的合理选项择，降低胆道压力，改善全身情况，以及鼻胆管在术中的指引作用，在术后作为胆总管一期缝合的支撑、减压、引流的基础。目前，“三镜”联合应用主要适用于：①胆总管结石较大、较多；②单一内镜取石、碎石困难；③胆总管下端狭窄段较长。“三镜”联合应用充分发挥了各种内镜的长处，克服了单一内镜的局限性，达到了优势互补。秦明放等(2004)根据病人的具体情况，采用一镜、二镜、三镜方案治疗肝内、外胆管结石 2 668 例，成功率为 97.79%，术后均无严重并发症发生，与开腹手术相比，更突出了创伤小、成功率高、住院时间短、恢复快等优点。

(3) 应用腹腔镜手术治疗　如腹腔镜胆囊切除术、腹腔镜胆总管切开取石术、腹腔镜胆肠吻合术、腹腔镜肝切除术等。

(4) 应用机器人手术治疗　近十几年来，机器人手术系统不断改进，日益完善；手术范围不断扩大，已涉及外科的各个领域；操作更加灵巧精细，深受青睐。

（杨玉龙　张　诚）

主要参考文献

[1] 王小梅，孙科，吴传新，等 Mirizzi 综合征诊治分析 53 例. 世界华人消化杂志，2008，16：221－224

[2] 王敬民，鲍恩武，蔡军. 胆囊壁内结石 290 例临床分析. 肝胆外科杂志，1998，6：28－29

[3] 王路兵，张超峰，黄侠. 22 例胆囊内瘘的诊治体会. 肝胆胰外科杂志，2012，24：138－149

[4] 中华医学会数字医学分会，中国研究型医院学会数字医学临床外科专业委员会. 肝胆管结石三维可视化精准诊治专家共识. 中国实用外科杂志，2017，37：60－65

[5] 孔昭如，蚁国铮，白光林，等. 胆囊壁结石 283 例临床病理观察. 临床与病理杂志，1997，13：41－42

[6] 石小举，王广义，刘亚辉. 肝胆管结石病的治疗进展. 肝胆胰外科杂志，2011，23：437－438

[7] 乔铁，张宝善，冯禹阳，等. 胆道镜处理胆囊黏膜下结石 8 例. 中国微创外科杂志，2008，8：850－851

[8] 乔铁，张宝善，陈训如. ChiAO 胆囊镜取石(息肉)保胆手术探索与实践. 北京：军事医学科学出版社，2012. 72－80

[9] 刘卫怀，李吉，胡志霞，等. 腹腔镜技术在肝外胆管结石治疗中的应用分析. 中华肝胆外科杂志，2010，16：473－474

[10] 刘杰，李江发，袁晟光，等. 肝部分切除术治疗原发性肝内胆管结石临床体会. 肝胆胰外科杂志，2016，28：301－304

[11] 刘京山，赵期康，李晋忠，等. 内镜微创保胆手术中几种特殊情况的处理. 中国内镜杂志，2010，16：55－56

[12] 杨玉龙，冯秋实，张宝善. 胆道内镜微创治疗肝内外胆管结石的几点思考. 肝胆胰外科杂志，2011，23：80－83

[13] 杨玉龙. 胆道镜下高频电(套)切技术在胆道内镜外科中应用. 中国内镜杂志，2010，16(增刊)：261－264

[14] 杨建青，潘光栋，王晓源，等. Mirizzi 综合征的手术治疗. 中国普通外科杂志，2008，17：124－126

[15] 杨俊涛，顾红光. 37 例 Mirizzi 综合征的诊断志治疗. 消化外科杂志，2004，3：31－33

[16] 李宇袁，黄志强. 肝内外胆管结石的诊治研究. 医学信息，2014，27：678

[17] 李清潭. 胆道外科学基础. 西宁：青海人民出版社，1978. 42－45

[18] 应江波，李立波. 胆总管结石的治疗进展. 肝胆胰外科杂志，2010，22：522－524

[19] 张会元，程光明，李荫山. 98 例 Mirizzi 综合征的诊治体会. 国际外科学杂志，2007，34：162－164

[20] 张甫政，刘利. 胆囊穿孔的 CT 诊断及鉴别诊断(附 12 例分析). 实用医学影像学杂志，2012，13：173－175

[21] 张诚，杨玉龙，吴萍，等. 带侧孔 T 管在胆囊肝总管吻合术中的应用. 中国普外基础与临床杂志，2014，21：341－344

[22] 张诚，杨玉龙，林美举，等. 内镜下 Oddi 括约肌切开治疗和预防合并十二指肠乳头憩室的胆系结石. 中华腔镜外科杂志，2012，5：42－44

[23] 张诚，杨玉龙，林美举，等. 胆道镜正电切治疗胆囊罗-阿氏窦内结石的临床体会. 肝胆胰外科杂志，2013，25：56－58

[24] 陈晓鹏，崔巍. 精准外科时代胆管结石的诊断与治疗. 肝胆胰外科杂志，2012，24：353－355

[25] 尚敏杰，张成武. 肝内胆管结石的微创治疗进展. 肝胆胰外科杂志，2016，28：436－438

[26] 易彬，周健，何宋兵，等. 胆囊内瘘 15 例临床诊治分析. 肝胆胰外科杂志，2013，25：151－153

[27] 周小江，李国华，陈幼祥，等. 十二指肠乳头切开术联合球囊扩张术在肝外胆管结石内镜治疗中的作用. 中华消化内镜杂志，2012，29：452－454

[28] 周海军，沈彬，肖卫星，等. 胆道镜保胆取石术中肌壁间

结石的处理. 肝胆胰外科杂志,2012,24:242-243

[29] 胡永均,施金怡. 老年人急性无结石性胆囊穿孔 18 例诊治体会. 肝胆外科杂志,2007,15:374-375

[30] 胡颖,邓云久,毛骞. 胆囊穿孔的超声诊断及漏诊分析. 中国误诊杂志,2005,5:1232-1233

[31] 段炼,李宜雄. 肝胆管结石发病机制的研究进展. 国外医学·外科学分册,2005,32:255-259

[32] 秦明放,赵宏志,王庆,等. 肝外胆管结石的系列化治疗方案研究. 中华肝胆外科杂志,2006,12:24-26

[33] 袁小伟,张震生,吴奕强,等. 肝内胆管结石外科治疗的术式选择. 中华肝胆外科杂志,2013,28:822-825

[34] 顾树南,李清潭. 胆道外科学. 兰州:甘肃科学技术出版社,1994. 336-343

[35] 钱锐,陈晓鹏. 复杂性胆管结石治疗进展. 肝胆胰外科杂志,2016,28:514-517

[36] 陶国青,严承铨,张嵩海. Mirizzi 综合征并发胆囊癌 3 例临床分析. 南京医科大学学报(自然科学版),2003,23:591-592

[37] 鲁嘉越,王坚. 原发性肝内胆管结石成因研究现状. 中华肝胆外科杂志,2011,7:168-170

[38] Ausania F, Guzman SS, Alvarez GH, et al. Gallbladder perforation: morbidity, mortality and preoperative risk prediction. Surg Endosc, 2014,10:27-38

[39] Bagia JS, North L, Hunt DR. Mirizzi syndrome: an extra hazard for laparoscopic sugery. ANZ J Surg, 2001,71:394-397

[40] Chan CY, Liau KH, Ho Ck, et al. Mirizzi syndrome: a dianistic and operative challenge. Surgeon, 2003 1:273-278

[41] Hsu JM, Pham TN. Damage control in the injured patient. Intern J Crit Illness Injury Scien, 2011,1:66-72

[42] Karademir S, Astarclogh H, Sokmen S et al. Mirizzi syndrome: diagnostic and surgical considerations in 25patients. Hepatobiliary Pancreat Surg, 2000,1:72-77

[43] Lai EC, Lau WY. Mirizzi syndrome history, preaent and future development. ANZ J Surg, 2006,76:251-257

[44] Miauno T, Masaoka A. Intramural giant gallstone: report of a rare case. Am J Gastroenterol, 1987,82:454-456

[45] Nagakawa T, Ohm T, Kayahara M. A new classification of Mirizzi syndromefrom diagnostic and therapeutic viewpoints. Hepatogastroenterology, 1997,44:63-67

[46] Namgoong JM, Kim KH, Park GC, et al. Comparison of laparoscopic versus open left hemihepatectomy for left-sided hepatolithiasis. Int J Med Sci, 2014,11:127-133

[47] Preasad TL, Kumar A, Sikora SS, et al. Mirizzi syndrome and gallbladder cancer. J Hepatobiliary Pancreat Surg, 2006,13:323-326

[48] Robertson AG, Davidson BR. Mirizzi syndrome complicating an anomalous biliary tract: a novel cause of a hugely elevated CA19-9. Eur J Gastroenterol Hepatol, 2007,19:167-169

[49] Rohatgi A, Singh KK. Mirizzi syndrome: laparoscopic management by subtotal cholecystectomy. Surg Endosc, 2006,20:1477-1481

[50] Sanchez M, Gomes H, Marcus EN. Elevated CA19-9 levels in a patient with Mirizzi syndrome: case report. South Med J, 2006 99:160-163

[51] Shim CS, Moon JH, Cho YD, et al. The role of extracorporeal shock wave lithotripsy combined with endoscopic management of impacted cystic duct stones in patients with surgical risk. Hepatogastroenterology, 2005,52:1026-1029

[52] Shoda J, Oda K, Suzuki H, et al. Etiological significance of metabolic defectsof cholesterol, phospholipid and bile acid in the liver of patients with intrahepatic calculi. Hepatology, 2001,33:1194-1205

[53] Shods J, Tanaka N, Osuga T. Hepatolithiasis epidemiology and pathogenesis updat. Front Biosci, 2003,8:C398-409

[54] Smith R, Rosen JM, Alderson PO. Gallbladder perforation: diagnostic utility of cholescintigraphy in suggested subacute orchronic cases. Radiology, 1986,158:63-66

[55] Suzuki Y, Mori T, Yokoyama M, et al. Hepatolithiasis: analysis of Japanese nationwide suveys over a period of 40 years. J Hepatobiliary Pancreat Sci, 2014,21:617-622

[56] Tan JW, Tan YC, Chen F, et al. Endoscopic or laparoscopic approach for hepatolithiasis in the era of endoscopy in China. Surg Endosc, 2015,29:154-162

[57] Tan KY, Ching HC, Chen CY, et al . Mirizzi syndrome noteworthy aspects of a retrospective study in one centre. ANZ J Surg, 2004 74:833-837

[58] Waisberg J, Corons A, de Abrew IW, et al. Benign obstruction of the common hepatic duct (Mirizzi syndrome): diagnosis and operative management. Am Gastroenterol, 2005,42:13-14

[59] Wei Q, Shen LG, Zheng HM. Hand-assisted laparoscopic surgery for complex gallstone disease: a report of five cases. World J Gastroenterol, 2005,11:3311-3314

14 胆道炎性疾病

14.1 急性结石性胆囊炎

急性结石性胆囊炎(acute calculous cholecystitis, ACC)是外科领域中常见的一种急腹症,发病率占急腹症的第2位,仅次于急性阑尾炎。急性胆囊炎多发生于35岁以上的患者,以40～60岁更为多见。女性发病率较高,男女之比约为1∶4。急性胆囊炎约95%是由于胆囊结石阻塞胆囊管而继发细菌感染引起的,这种由结石引起的胆囊炎称为结石性胆囊炎。仅15%～25%的结石患者可发生急性胆囊炎。

【发病机制】 急性结石性胆囊炎的病因和发病机制主要有下列几点。

(1) 胆囊管梗阻　绝大多数由结石阻塞胆囊管引起,其次为胆道寄生虫、胆囊管狭曲、胆囊扭转、胆囊肿瘤及Oddi括约肌痉挛等引起。当胆囊管被阻塞后,胆囊内的胆汁排出受阻,胆囊内压力升高,胆汁浓缩,高浓度的胆盐可损伤胆囊黏膜。结石嵌顿处的胆囊黏膜可由于机械性损伤而释放出一种溶酶体酶(lysosomal enzymes)。这种酶可进一步损害黏膜,且易发生炎性反应。此外,磷脂酶 A_2 (phospholipase A_2)还可将胆汁中的磷脂转化为溶血磷脂(lysolecithin)致使黏膜损害,这时细菌极易侵入而导致急性胆囊炎。

(2) 细菌感染　常见的细菌有革兰阴性杆菌(如大肠埃希菌、克雷白杆菌、产气杆菌、铜绿假单胞菌、脆弱类杆菌等)和革兰阳性球菌(如链球菌等)。胆囊内胆汁细菌培养的阳性率为80%～90%,其中大肠埃希菌感染占30%～60%,其次为克雷白杆菌和链球菌;厌氧菌培养之阳性率为10%～15%。主要是脆弱类杆菌,且常与需氧菌一起造成混合性感染。细菌侵入胆囊的途径有4条。

1) 通过胆道:胃肠道的细菌经门静脉而进入肝脏,若未被全部消灭,则可通过胆汁经胆管而进入胆囊。当细菌在胆管或胆囊中,若机体有一定的抵抗力,则可带菌而不致病;若机体抵抗力低,则可致病。

2) 通过血运:当患者患有伤寒、副伤寒、流行性感冒、猩红热及胃肠道的传染病时,细菌易通过血运而至胆囊。

3) 通过淋巴:细菌经肝脏、肠道的淋巴管而进入胆囊。

4) 通过邻近器官:胆囊周围邻近器官有急性炎症时,细菌则可直接侵及胆囊。Pieretti曾报道16例儿童急性胆囊炎,均未发现有先天性胆系畸形。认为感染是重要发病因素,但胆汁培养均未发现与感染疾病有何关系。其中4例有感染病灶者,均有脱水症状。可能是导致胆囊内胆汁淤滞、浓缩而易并发感染的原因。

(3) 化学刺激　任何原因引起胆道功能紊乱,胆管阻塞,则胆囊胆汁淤滞,可使胆盐浓度增高,由于细菌作用,去结合化的胆汁酸盐对胆囊黏膜刺激、损害而导致急性胆囊炎。

(4) 神经因素　有人曾做过这样的实验,把人的胆固醇结石置于犬的胆囊内,再切断迷走神经,则80%的犬发生急性胆囊炎。这是因为迷走神经被切断,胆囊运动受阻,排空延迟,胆汁滞留、浓缩之故。

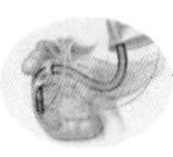

大多数的急性结石性胆囊炎是在慢性炎症和病变的基础上发生的。其特点是：①90%～95%的急性结石性胆囊炎是由胆结石阻塞胆囊管引起的；②在病理改变上以急性组织坏死，小血管栓塞，破溃和渗出液为主。如患者患有严重的糖尿病或血管粥样硬化症，则病理变化更为急剧；⑧在急性结石性胆囊炎的早、中期也难见多形核白细胞明显升高；④在发病的 2～3 d 内细菌学检查阳性率较低；⑤近年来，由于采用手术中测压术，发现胆囊内压在起病后 2～3 d 可达 2.25～ 2.74 kPa (23～28 cmH_2O)，至第 6 d 可高达 4.9 kPa (50 cmH_2O)。这些特点足以说明结石或其他器质性梗阻乃是急性结石性胆囊炎的直接病因或促成病因。

【病理改变】急性结石性胆囊炎绝大部分是属无菌的化学性的，细菌性感染常为继发性的。急性结石性胆囊炎根据病变可分为以下几种。

(1) 急性卡他性胆囊炎　是较轻的一型，系由化学性刺激引起。胆囊肿大，表面光滑，充血不明显。切面见囊壁明显水肿，质软，黏膜面皱襞完好，呈红色或小灶糜烂。镜下见黏膜上皮完好，固有膜疏松水肿，伴有血管扩张充血和淋巴细胞浸润，偶见中性粒细胞。肌层和浆膜仅有水肿。胆汁肉眼观无明显异常或略显混浊，细胞培养多为阴性。

(2) 急性化脓性胆囊炎　常因继发细菌感染所致。胆囊明显肿大，浆膜呈暗红色，常有灰白色或灰黄色絮状渗出物附着。切开胆囊、囊壁增厚，胆汁浑浊，黏膜呈暗红，附有灰黄色小片状渗出物，部分黏膜有坏死脱落，可有小溃疡。在胆囊颈部及胆囊管内常可见到有结石嵌顿。镜下见黏膜上皮脱落，血管扩张充血；黏膜层、肌层和外膜内均有多量中性粒细胞浸润。

(3) 坏疽性胆囊炎　整个胆囊可因重度循环障碍而呈深暗红色或黑色。壁厚而脆。切面见黏膜面呈暗红色，皱褶消失而呈粒状粗糙面。镜下见黏膜上皮消失，血管怒张，血管内外为红细胞充满，夹杂白细胞碎屑。肌层结构模糊不清。

急性结石性胆囊炎时，炎症累及浆膜后常波及胆囊周围组织，发生粘连。胆囊黏膜面有溃疡形成或在坏疽性炎症时，胆囊易发生穿孔而引起腹膜炎。

急性结石性胆囊炎从发病时间、病变程度及手术情况结合起来可分做 3 个阶段：①早期只为时 1～3 d，通常在 48 h 之内。这时炎症较轻，仅有黏膜红肿而较少糜烂和溃疡。需注意的是浆膜由于下层水肿而浮起，浆膜本身由苍白而很快变为暗红。在此期间如施行胆囊切除术，由于粘连新鲜和浆膜浮起，既便于剥离胆囊同周围脏器的粘连，也便于沿胆囊床边缘环切浆膜，从而容易将胆囊从肝脏的胆囊床面分开。这样就不会在肝脏面上遗留任何胆囊组织，并且能将通到胆囊的小血管和异常的小胆管电凝处理。如到中、晚期施行手术，必然会带来技术上的困难。②病变中期通常在起病第 2～4 d。胆囊的病变特征是斑块样组织坏死，胆囊内压升高 2.25～2.74 kPa(23～28 cmH_2O)和渗出液增多。临床上所谓的坏死性穿孔即在此时出现。穿孔以胆囊底和漏斗处为多见。前者因位于远端和缺血所致，后者则是结石嵌顿所产生的溃疡所致。③晚期是在第 4～7 d。胆囊内压极度升高。可达 2.74～ 4.9 kPa (28～50 cmH_2O)，组织严重坏死。常见胆囊异常淤滞肿大，壁层暗紫而薄。外溢的脓液被网膜和其他邻近脏器所包绕。若周围为新鲜粘连，其间多是一层脓液。若新旧粘连兼杂，则在新粘连下聚为脓肿。在肝脏的右下间隙(Morrison 窝)也常淤积一定的脓液。除非属于大穿孔，否则难以造成弥漫性腹膜炎。从以上的病变情况来看，对中晚期急性胆囊炎患者施行胆囊切除术，都将遇到技术上的困难。例如不易将粘连剥离清楚，不易将胆囊床处理干净，容易损伤血管和脏器，容易使炎症扩散和不易将病灶彻底清除等。

【临床表现】一般的急性结石性胆囊炎，可能是第 1 次发作，但更多的是慢性胆囊炎的急性发作。患者在初次发作时，症状多不严重，病情较轻，以后屡次发作，演变为慢性胆囊炎，常易误为“胃病”。急性发作时，患者常呈急性病容，右上腹疼痛、恶心和体温升高，有时伴有呕吐、寒战和黄疸。常见的症状如下。

(1) 腹痛　疼痛常发生在饱餐后的晚上或深夜。因患者处于仰卧体位时，胆囊管或颈部的位置较低，结石易于滚动而滑入 Hartmann 袋处或进入胆囊管中，形成嵌顿，则可出现右上腹部阵发性绞痛。如结石可松动滑脱，梗阻解除，则症状即可缓解。如梗阻不能解除，则可有刀割样剧痛，患者常辗转不安，喜将身体向右侧弯曲，常不愿讲话，小心而缓慢地呼吸，旨在减轻疼痛。数小时后，若并有炎症，则疼痛范围可有扩大。约有一半病例，疼痛可向右肩背部放射。

(2) 恶心、呕吐　是常见的症状，有时呕吐较剧，呕吐时痛苦难忍，吐出物初多为胃内容物，后常为胆

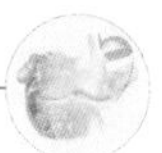

汁样液。吐后自觉症状稍可缓解，但不久又可再次出现呕吐。并常伴有腹胀和便秘。

(3) 畏寒、发热　患者常有畏寒、发热，少数可有寒战和高热。一般体温常在38～39℃之间。发热的程度与炎症的类型及范围，以及机体抵抗力的强弱有关。

(4) 黄疸　一般并不伴有黄疸，当胆囊嵌顿之结石压迫胆总管和(或)胆总管内有结石阻塞时则可产生黄疸。Oddi括约肌痉挛或水肿，以及并发有胆管炎和胆囊淋巴结肿大压迫胆总管时也可引起黄疸。黄疸一般较轻，少数严重的病例可有较重的黄疸。

(5) 压痛和肌紧张　右上腹部胆囊区常有明显压痛和肌紧张。当炎症较重侵及周围组织时，则还可有反跳痛。Murphy征常为阳性。若并有局限性腹膜炎、弥漫性腹膜炎或胰腺炎时，则触痛范围就相应地扩大。有时在右侧背部肩胛骨下角第9～11肋骨区域有皮肤过敏现象，称为Boas征。

(6) 肿块　15%～30%的患者可在右上腹部扪及肿块，此为肿大之胆囊或为炎变的胆囊为大网膜和邻近的肠襻所包围而形成的肿块。多有触痛。若急性胆囊炎属卡他型，则肿大之胆囊多稍可活动，且边缘光滑。对于肥胖或腹肌紧张的患者来说，肿块常难以扪清。

【实验室检查】白细胞计数大多升至(10.0～15.0)×10^9/L，但很少>20.0×10^9/L。若白细胞计数>20.0×10^9/L时，则常提示胆囊坏疽且有穿孔的危险。肝功能检查常提示有急性损害。丙氨酸氨基转移酶(ALT)轻度升高；20%～40%患者血清胆红素可达34.2 μmol/L (2 mg/dl)：若血清胆红素明显升高伴有碱性磷酸酶(ALP)升高，则常提示有继发性胆总管结石存在。尿量较少而深，黄疸患者尿胆红素常为阳性。最近有学者发现，作为临床诊断胰腺癌最敏感的肿瘤标记物糖抗原19-9(CA19-9)，也与胆道疾病密切相关。

【诊断】急性结石性胆囊炎患者大多有右上腹突发性疼痛的病史。体检时右上腹部有压痛、反跳痛和肌紧张，Murphy征阳性，有时且可扪及肿大的胆囊。化验检查白细胞计数升高，一般诊断不难。但有时常需与十二指肠溃疡穿孔、急性阑尾炎、急性胰腺炎、淋球菌性肝周围炎(Fitz-Hugh-Curtis综合征)、肝脓肿、病毒性或酒精性急性肝炎相鉴别。影像学检查有助于诊断和鉴别诊断。

(1) B超检查　正确率可达96%。急性结石性胆囊炎时可显示胆囊增大，囊壁增厚。因有结石则可出现强回声光团，并伴声影；结石若无嵌顿，则光团可随体位改变而移动。

(2) X线检查　①右上腹平片：片中偶可见到肿大的胆囊阴影；10%～15%可显示胆囊阳性结石；如有气胆现象，应怀疑气肿性胆囊炎或有胆囊胆道瘘存在。②静脉胆系造影(intravenous cholangiography)：当肝功能无明显损害，血清胆红素<51.3 μmol/L (3 mg/dl)时，仍可进行胆系造影。如胆管显影，胆囊不显影，即可诊断为胆囊炎；如胆囊和胆管均显影，则可排除急性胆囊炎。③胆囊灌注法断层摄片(infusion tomography of the gallbladder)：静脉注射大剂量碘溶液(meglumine diatrizoate or renografin) 300 ml/20 min，右上腹做断层摄片，可显示出胆囊壁的轮廓，正常时胆囊壁厚1 mm，如胆囊壁增厚至2～5 mm，即可诊断急性结石性胆囊炎，正确率可达95%。

(3) 核素胆系造影(radionuclide cholangiography)　目前使用γ放射性复合物进行放射性核素胆系造影术已有取代静脉胆系造影之势。静脉注射^{99m}Tc-HIDA(^{99m}锝标记的免疫性甘油二醋酸酯酸)，然后在胆区进行扫描或应用γ-照相进行断层摄片，如胆管显影，胆囊不显影，则提示急性胆囊炎，其正确率在95%以上。血清胆红素在51.3～85.5 μmoL(3～5 mg/dl)以下时仍可应用。这项检查可给人以深刻的印象，是一项非常有用的诊断方法。

(4) 磁共振成像(MRI)检查　急性结石性胆囊炎时因胆囊壁增厚，炎症渗出和水肿，故可在T2权重像上呈现出厚度不等的高信号强度。胆囊增大，胆囊内影像信号强度在T1权重像上为低信号强度，在T2权重像上信号强度增高明显，但与正常改变不大。急性胆囊炎时，因胆囊床内可见液体渗出，其表现在T1权重像上为胆囊壁外低强度信号区，推压胆囊床的脂肪移位。在T2权重像上渗出液体信号增高。因胆石的质子密度很低，其产生的磁共振信号很弱。磁共振检查能够发现胆囊结石系因结石周围的胆汁与结石信号强度不同。在T2权重像上，胆汁的信号强度增高明显，故可发现强度信号的圆形或不规则形胆石位于胆囊内。

对高龄患者或糖尿病患者，急性结石性胆囊炎的症状、体征和胆囊实际病变的程度有时并不成正比。因此，对病情必须认真观察，仔细分析，才能做出正确的判断。胆绞痛、急性胆囊炎和急性胆囊炎的化脓性并发症的鉴别诊断如表14-1所示。

表 14-1　胆绞痛、急性结石性胆囊炎和急性胆囊炎的化脓性并发症的鉴别诊断

症状	胆绞痛	急性结石性胆囊炎	有并发症的胆囊炎
疼痛	急性痉挛性	持续性	持续性
恶心	有	有	有
呕吐	无或有	有	有
发作	与饮食有关	与饮食可能有关	与饮食可能有关
发热	无	37～38℃	>39℃
白细胞计数	$<10\times10^9$/L	$(10\sim15)\times10^9$/L	$>1.5\times10^9$/L
胆红素	正常	17.1～68.4 μmol/L (1～4 mg/dl)	>68.4 μmol/L (>4 mg/dl)
病程	1～4 h 缓解	24～28 h 缓解	病情无缓解

Murphy 征阳性是急性胆囊炎腹部体征的主要特征，但 Simeone 等研究发现，有 2/3 的坏死性胆囊炎患者，由于胆囊壁坏死，导致了胆囊失神经支配，故 Murphy 征反而是阴性。因此对于急性胆囊炎患者病情严重但与临床表现不符者，尤应注意。

目前急性结石性胆囊炎(ACC)的诊断和治疗存在着较大的争议。学术上争论的焦点主要在于手术时机的选择，对于手术还是保守治疗的选择。特别是针对高手术风险的患者，这方面的问题仍缺乏广泛的论证。《2016 年世界急诊外科学会急性结石性胆囊炎指南》提出了 8 个关于急性胆石性胆囊炎诊疗的关键问题(表 14-2)，以对主题进行全面分析和充分讨论并提出了急性结石性胆囊炎的治疗步骤(图 14-1)

表 14-2　ACC 共识会议关键问题及关键词(2016)

关键问题	关键词
1. ACC 的诊断：调查研究	ACC 的诊断、超声、胆石症的诊断
2. ACC 的治疗最佳选择	胆石溶解、不适宜手术的胆石、体外冲击波碎石、ACC、胆石管理、内镜检查、取石，胆石的监测
3. ACC 的抗菌治疗	抗生素、ACC、胆石症、胆石管理
4. 手术患者选择	急性结石性胆囊炎、胆石症、手术风险评分、高危患者、老年患者 PPossum 评分、APACHE Ⅱ评分
5. ACC 的手术时机	ACC、急性胆囊炎
6. ACC 的手术方式	ACC、手术、腹腔镜检查、开腹手术、胆囊切除术、局部胆囊切除术、不完全胆囊切除术、肝硬化、妊娠
7. 相关 CBDS：疑似与诊断	胆总管结石(CBDS)、超声内镜、MRCP、ERCP
8. 高危患者的替代治疗	ACC、手术、胆石症、经皮胆囊引流

引自《2016 年世界急诊外科学会急性结石性胆囊炎指南》

【并发症】急性卡他性胆囊炎一般不引起明显的并发症，而急性化脓性胆囊炎和坏疽性胆囊炎则不然，常可引起严重的并发症。尽管并发症的发生率并不高，但由于并发症的发生有时难以预测，一旦发生又后果严重，故应予注意。常见的并发症有下列各种表现。

(1) 胆囊穿孔　急性结石性胆囊炎进入晚期，若无有效治疗，则有 5%～10%并发穿孔。急性结石性胆囊炎并发穿孔与病程的时间长短尚无明显规律可循，但与胆囊病变的程度则有明显的关系。问题在于有时临床表现与病变速度不成平行关系，临床医生认为临床症状较轻的患者，却突然发生了穿孔。一般来说，首次发生的急性结石性胆囊炎易发生胆囊穿孔。尤其是患有动脉粥样硬化的老年人穿孔的比例较高。因为胆囊是一个盲袋，胆囊管梗阻后，胆囊仍在分泌，而吸收功能则逐渐丧失，胆囊内压力增高，胆囊壁的血液循环和淋巴循环受阻，加之血管脆性增加，易在黏膜上形成溃疡区和坏死区，甚至发生大片的坏疽，最终发生了穿孔。慢性胆囊炎常因是慢性炎症而使胆囊壁逐渐增厚，纤维化，与周围组织有粘连，或胆囊本身已萎缩，发生急性穿孔的机会却较少。

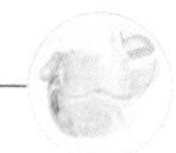

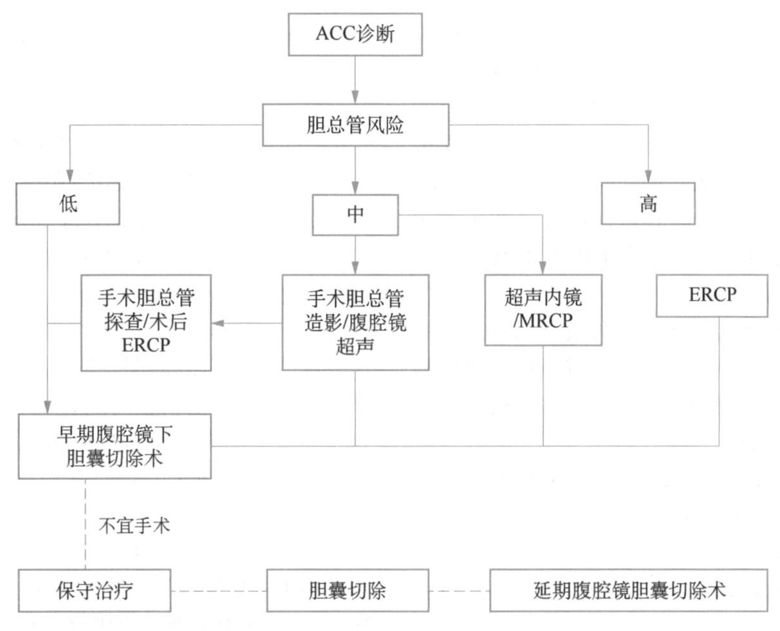

图 14-1 ACC 治疗的总体流程

引自《2016 年世界急诊外科学会急性结石性胆囊炎指南》

(2) 胆汁性腹膜炎　常在起病的 72 h 发生。由于急性化脓性胆囊炎或急性坏疽性胆囊炎病变发展迅速，胆囊尚未与邻近器官发生粘连，一旦胆囊发生穿孔，胆汁即流入腹腔而引起胆汁性腹膜炎。临床上常有明显的中毒症状：高热，脉细速，有时可无明显的右上腹部疼痛感觉。但检查时全腹可有肌紧张，压痛和反跳痛，白细胞计数增高常在 15×10^9/L 以上，腹腔穿刺可吸出含有胆汁样的渗液。据统计这种弥漫性穿孔占胆囊穿孔的 25%。

(3) 胆囊周围脓肿　常在起病的第 2 周发生。这时炎症反应最为严重，胆囊与邻近组织已有部分粘连，胆囊穿孔后胆汁外流，但可被周围组织包裹而不扩散，形成胆囊周围脓肿。这时右上腹部可突然出现包块而显得饱满，局部有压痛和反跳痛。

(4) 形成内瘘　胆囊与邻近组织粘连，一旦病变进一步发展而发生穿孔，则可与十二指肠、结肠、空肠、胃和胆总管相通形成内瘘，胆汁也就流入肠道、胃或胆总管中。文献中曾有胆囊与肾盂、支气管形成内瘘的报道。内瘘形成后，胆囊内胆汁流入被穿通的器官，胆囊内压力随之降低，临床症状常可缓解，且难以发现。胆囊十二指肠瘘一般可无明显的症状。胆囊结肠瘘则可由于胆汁直接流入结肠而有消化不良的症状。特大的胆石通过瘘口进入肠腔可引起胆石性肠梗阻。Grey-Turner 曾报道 1 例 81 岁的男性，因有胆囊结肠瘘而致巨大胆石进入结肠而引起胆石性肠梗阻(gallstone ileus)，后经手术治愈。巨大胆石的周径为 17.8 cm，重 150 g。

(5) 肝脓肿　急性化脓性胆囊炎或坏疽性胆囊炎直接向胆囊床穿破侵入肝组织则可发生肝脓肿；也可并发急性梗阻性化脓性胆管炎后引起肝脓肿。

(6) 慢性窦道　胆囊周围脓肿向腹壁穿破，或经手术切开引流，如果存在胆瘘，则可形成慢性窦道。实际上这是胆瘘所致。

(7) 气肿性胆囊炎(emphysematous cholecystitis)　男性多见，约 30%的患者有糖尿病史。其发病机制是在胆囊管梗阻和急性胆囊炎的基础上，胆囊内压力迅速增高，胆囊壁血液和淋巴循环受阻，组织缺氧，厌氧菌在胆囊壁内滋生并产生气体。气体首先在胆囊壁内积聚，然后向胆囊周围组织延伸扩展。若合并有大肠埃希菌、链球菌感染时，则更易发生组织气肿。

(8) 门静脉炎　胆道与门静脉相毗邻而伴行，故急性胆囊炎时，感染可直接累及门静脉而导致门静脉炎，有时还可引起门静脉内血栓形成。

【治疗】急性结石性胆囊炎的治疗包括非手术治疗和手术治疗。大约有 85%的急性结石性胆囊炎患者经非手术治疗后病情可以得到缓解，仅15%的患者需要急诊手术治疗。治疗方式的选择应考虑以下因素：①诊断的可靠性；②有无胆系并发症；③患者的一般情况，心、肺、肝、肾有无疾患及其代偿能力；④手术的危险性和对术后并发症的估计；⑤患者及其亲属对手术治疗的态度。

（1）非手术治疗　急性结石性胆囊炎初次发作或无明显急诊手术指征者，可先用中西医结合的非手术治疗。

1）禁食：急性结石性胆囊炎发病18 h以内，应予禁食。有恶心、呕吐和腹胀者，则可酌情放置胃肠减压。如病情有好转，胃肠功能恢复，可酌情先给予流食或低脂半流饮食。

2）解痉止痛：有阵发性腹痛者，可给予50%硫酸镁溶液30 ml，口服或由胃管内注入；酌情使用硫酸阿托品、哌替啶(度冷丁)。

3）补液：补充液体，维持营养，纠正酸血症，保持水与电解质平衡。

4）抗生素的应用：对急性结石性胆囊炎患者是否常规应用抗生素尚有争论。因为当有胆囊管或胆总管梗阻时，应用抗生素难以在胆道系统达到有效的浓度。如不及时解除梗阻，化脓性胆囊炎的并发症的发生率并未因使用抗生素而有明显降低，其病死率也是如此。急性胆囊炎时若有发热、白细胞计数增高，并有坏疽穿孔趋势或有并发症时，应用抗生素对控制感染的扩散和改善症状无疑是有效的。在应用抗生素时，宜联合用药，注意革兰阴性菌的感染。

为合理应用抗生素推荐以下治疗方案(表14-3 ACC推荐抗生素治疗方案)。

表14-3　ACC推荐抗生素治疗方案

类别	治疗方案
社区获得性	1. β-内酰胺/β-内酰胺酶抑制剂联合方案 阿莫西林/克拉维酸　(病情稳定) 替卡西林/克拉维酸　(病情稳定) 哌拉西林/三唑巴坦　(病情稳定) 2. 头孢类治疗方案 头孢曲松＋甲硝唑　(病情稳定) 头孢吡肟＋甲硝唑　(病情稳定) 头孢拉定＋甲硝唑　(病情稳定) 头孢唑啉＋甲硝唑　(病情稳定) 3. 碳青霉稀类治疗方案 厄他培南　(病情稳定) 亚胺培南/西司他丁　(仅病情波动) 美罗培南　(仅病情波动) 多利培南　(仅病情波动) 4. 氟喹诺酮类(针对β-内酰胺类过敏) 环丙沙星＋甲硝唑　(仅病情稳定) 左氧氟沙星＋甲硝唑　(仅病情稳定) 莫西沙星　(仅病情稳定) 5. 甘氨酰环素类治疗方案 替加环素(病情稳定/超广谱β-内酰胺酶风险因子)
医疗相关性	替加环素＋哌拉西林/三坐巴坦　(病情稳定) 亚胺培南/西司他丁±替考拉宁　(仅病情波动) 美罗培南±替考拉宁　(仅病情波动) 多利培南±替考拉宁　(仅病情波动)

引自《2016年世界急诊外科学会急性结石性胆囊炎指南》

5）中药治疗：治疗原则是理气活血、清热燥湿、通里攻下。辨证施治：凡气郁、血淤重者，以理气活血为主，其中血淤偏重者则以活血化瘀为主；湿热重者以清热燥湿为主，其中热偏重者，宜重用清热解毒，通里攻下；湿偏重者宜重用清热燥湿和清热利湿。如热积不散，火毒扩入营血时则重用清热凉血。寒湿者应温化寒湿；虫积者应利胆驱虫。在进行攻下时，注意培本，可攻补兼施。恢复期时当兼顾脾胃。

（2）手术治疗　急性结石性胆囊炎患者经非手术治疗后，若症状加重，出现下列情况者应急诊手术：①寒战、发热，白细胞计数在20×10^9/L以上；②黄疸加重；③胆囊明显肿大；④右上腹部有明显的压痛、反跳痛和肌紧张；⑤有并发急性胰腺炎的症状与体征；⑥年龄在60岁以上。对于无并发症的急性胆囊炎患者，何时做手术为最佳时间至今仍有争论。由于非手术治疗可使大多数的急性结石性胆囊炎患者病情得到控制和缓解，所以有些外科医生主张等患者完全恢复6周后再做择期手术，切除胆囊。但近几年来，早期手术得到广泛采用。

所谓早期手术并非急诊手术，而是通过12～48 h充分的术前准备后再进行手术。它有如下优点：①早期手术是在发病后72 h以内手术，这时局部虽有充血水肿，但周围粘连少，解剖关系清楚，手术操作相对比较容易；②有些患者虽病情有缓解，但等待不到6周又可能再次发病；③可避免患者再次入院做择期手术，既可减轻患者经济负担，又可免除痛苦；④可降低手术的并发症和病死率。

择期手术是患者在急性结石性胆囊炎经非手术

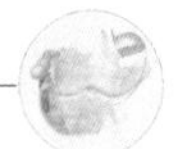

治疗完全恢复后 6 周以后，再进行手术，它有如下优点：①患者经过充分准备，对手术的耐受能力增强；②组织已无充血和水肿，解剖关系较清楚，手术的精确性和安全性有较大提高；③手术成功率高，减少了再次手术的可能性；④术后并发症和病死率较低。

急性结石性胆囊炎的手术方式有胆囊切除术、胆囊造瘘术和胆总管 T 管引流术等。对于早期手术，可首选腹腔镜胆囊切除术；对于手术有较高风险者，可先进行经皮胆囊穿刺造瘘，引流、减压，待病情好转后再进一步处理。

【预后】急性结石性胆囊炎若进行及时治疗，效果较好。急性胆囊炎急症行胆囊切除术的并发症与病死率与患者年龄、病变程度及伴随疾病有关。Bishop 报道一组一般情况较好的患者，择期进行手术，胆囊切除术后效果较好。一般情况较差的患者，特别是老年人和糖尿病患者，并发症的发生率可明显增加。其死亡的主要原因是脓毒症、肺炎和心脏病。

14.2 急性非结石性胆囊炎

1844 年，Duncan 首先报道了 1 例股疝修补术后的患者突然发生了急性坏疽性胆囊炎。因胆囊内未发现有结石，故称为急性非结石性胆囊炎（Acute acalculous cholecystitis，AAC）。以后不少学者发现这类胆囊炎与创伤、手术有关，故又称为创伤后急性胆囊炎（post-traumatic acute cholecystitis）或手术后急性胆囊炎（post-operative acute cholecystitis）。急性非结石性胆囊炎的发病机制与急性结石性胆囊炎有不同之处，临床表现也有其特点，病情重，发展快，易并发胆囊穿孔，病死率高；多数学者认为应作为一个独立疾病来对待。

【发病率】急性非结石性胆囊炎，占急性胆囊炎的 5%～10%。

急性非结石胆囊炎以男性多见，这与急性胆囊炎不同。男女患病比例为（2～7）∶1。任何年龄均可发病，Inoue 报道的 494 例中最小 5 岁，最大 85 岁。但以老年人常见，占 50%～70%。不少资料表明，本病有日益增多趋势。Glenn（1982）指出，1950～1979 年间其发病率从 2.9%上升至 9.5%。这可能与人均寿命延长，外科大手术增多有关。

【发病机制】急性非结石性胆囊炎可在与胆道无关的各种手术、各种多发性损伤、烧伤、分娩等之后发生。它的发病机制较为复杂，发病原因可能是受到各种因素的影响。

（1）胆汁淤滞　Glenn（1956）首先提出手术后禁食、使用镇痛剂等可影响胆囊排空，从而使胆汁淤滞，黏度增高，引起胆囊管的功能性梗阻。恢复进食后胆囊收缩加强。但由于胆囊管有胆泥而梗阻，遂发展为炎症，引起胆囊炎。Flancdanm（1985）也提出急性非结石性胆囊炎与大剂量应用镇痛药有关。因为胆囊颈及胆囊管的闭塞，细菌感染及胆囊壁缺血是造成急性胆囊炎的 3 个重要因素。应用镇痛药就能使 Oddi 括约肌痉挛，胆汁排空受阻，胆总管和胆囊内压升高，胆囊壁张力增加，血循受阻，细胞营养障碍。组织坏死，易并发感染。如皮下注射吗啡 10 mg，就可使胆总管内压力自 1.96 kPa（200 mmH_2O）上升至 1.96～2.94 kPa（200～300 mmH_2O）。胆囊内压力升高后胆囊逐渐膨胀，黏膜水肿、变性、炎性细胞浸润，继续发展为黏膜脱落，导致胆囊壁坏死、穿孔和胆囊周围脓肿。Golden（1973）认为急性非结石性胆囊炎的发生与手术和麻醉引起的脱水有关。因为脱水时胆汁就相对浓缩，胆囊运动迟缓无力，胆汁淤滞，逐渐变得黏稠而成为胆泥（sludge）。在术后恢复进食时，胆囊收缩将浓缩的胆泥推入胆囊管，即可引起一过性的排空障碍和梗阻，从而导致急性胆囊炎。这些患者常可发现有先天性解剖异常或胆囊狭窄、过长等情况。Lindberg 和 Dupriest 认为在创伤时，患者大量输血和腹膜后血肿的吸收都会使血中胆红素的浓度增高。发热、脱水又使胆汁黏稠度增加，易诱发急性胆囊炎。Thorbjarnarson（1982）认为反复输血能增加胆汁中血红蛋白降解产物胆红素的浓度。胆汁浓缩后胆盐浓度增加，高浓度的胆红素和胆盐对胆囊黏膜有较强的化学刺激作用，有利于继发的细菌感染。Messing（1983）证实全胃肠外营养时胆酸代谢受到影响，从而改变了胆汁成分。进食后胆囊收缩时黏稠的胆汁可引起胆道的功能性梗阻，使胆囊内压升高，胆囊壁血液循环障碍而导致急性非结石性胆囊炎的发生。

（2）局部供血障碍　Thompson（1962）发现手术后发生急性胆囊炎的患者，其胆囊都有小动脉和小静脉的血栓形成，推测与血管缺血有关。Howard（1891）也认为胆囊局部供血障碍是急性非结石性胆囊炎发病重要因素。一方面，低血压、休克、心力衰竭、贫血、动脉粥样硬化等可使胆囊血液灌注不足；另一方面，使用去甲肾上腺素、多巴胺等血管活性药物，也可减少胆囊的血流。局部缺血、缺氧则使胆囊对致病因素如化学性刺激、细菌感染等更为敏感而易发生胆囊炎。Golden 曾用犬做实验，使其血压降至 5.3 kPa(40 mmHg)。3 h 后，犬在临死前出现了急性胆囊炎。1982 年，Glenn 等提出Ⅻ凝血因子(Hageman Factor)激活理论。认为急性非结石性胆囊炎的病理变化是胆囊肌层和浆膜层血管严重损伤，包括动脉和静脉壁局灶性坏死，并伴有血栓形成。目前已知血浆接触胶原组织及革兰阴性杆菌内毒素均可激活Ⅻ因子。灌注含有Ⅻ因子碎片的白蛋白制剂可使一些患者发生缓激肽性低血压。在 4℃储存过的血浆能导致前激肽释放酶转变为激肽释放酶。在豚鼠的皮肤中已发现具有活化前激肽释放酶活性的类似Ⅻ因子的物质。如果人类皮肤也含有这种物质，在严重烧伤及创伤时则可引起这种物质的释放和活化。此外，某些恶性肿瘤也能合成血浆素原活化素，并直接释放入血而激活Ⅻ因子。动物实验表明，于犬或猴体内注射多酚类(polyphenol)或细菌内毒素可激活Ⅻ因子。因此，创伤、感染、癌症、多次输库存血或血浆引起的急性非结石性胆囊炎可能与Ⅻ因子的激活有关。因为胆囊是Ⅻ因子激活后受损的靶器官，因而发生胆囊肌层、浆膜层血管严重损伤，导致缺血及坏疽。

（3）感染　Lindberg (1970)报道了 6 例急性非结石性胆囊炎患者胆汁细菌培养阳性，并发现这种菌种与血液和伤口的菌种相同，故认为手术及创伤后，胆囊可能成为菌血症中的靶器官。儿童的急性非结石性胆囊炎大多与伤寒、脓毒症、猩红热、蛔虫症等有密切关系。Glenn(1979)报道 2 例儿童均被证明在发病前有溶血性链球菌的血行感染。并认为感染时可产生血因子(blood-borne factor)，而胆囊对该因子敏感。Flanbaum(1985)报道 18 例急性非结石性胆囊炎中 9 例做了胆汁培养，常规的病原体的次序是：克雷白杆菌属、肠杆菌属、大肠埃希菌属、肠球菌及假单孢菌属。Inoue(1988)报道日本 494 例术后急性胆囊炎中，210 例做了胆汁培养，52%为阳性结果，生长的细菌有大肠埃希菌、克雷白杆菌、粪链球菌、假单孢菌属等，并发现这些细菌可单独感染或混合感染。

（4）胆道异常　Lygidakis(1981)报道 130 例急性非结石性胆囊炎中有胆道异常者占 49%。认为胆道异常是该病致病的原因之一。此外，胆囊管扭曲、粘连、邻近淋巴结肿大等都可导致胆囊管梗阻而成为急性非结石性胆囊炎的发病因素。

（5）胰液反流　Glenn(1979)和 Herlin(1982)认为手术后由于肠道麻痹和 Oddi 括约肌痉挛等原因，可使胆囊排空迟缓，胆汁淤滞，而且胰液还可向胆囊反流。有些患者就可引起胆囊黏膜强烈的炎性反应。因为不少急性非结石性胆囊炎的患者血清淀粉酶值有升高。

（6）神经因素　创伤、手术后的危重患者，若交感神经兴奋性增高，则可引起血管收缩而加重胆囊局部的缺血。Inoue(1988)报道的 494 例中，60%的患者做了迷走神经切断术和上腹部淋巴结解剖。迷走神经切断术或腹腔的其他手术损及迷走神经，皆可使胆囊排空功能受损，胆汁淤滞，易发生急性非结石性胆囊炎。

（7）药物因素　Parry(1988)回顾了 1982～1987 年间治疗的 137 例急性非结石性胆囊炎患者的情况，并对 33 例不明原因者做了重点分析，发现其中 12 例在发病之前用过红霉素、氨苄西林，12 例患者中有 2 例症状和体征与以前应用红霉素的情况相同，停用抗生素后症状和体征随之消失。

由此可见，急性非结石性胆囊炎的发生与多种因素有关。在病因学上，非结石性胆囊炎与结石性胆囊炎明显不同。结石性胆囊炎的急性发作是以胆汁排空不畅为主，可见胆囊管或胆总管结石嵌顿以致胆囊内高压、供血受累。胆石形成是一个慢性过程。由于结石损伤胆囊黏膜，最终引起感染。其急性发作的病理变化轻重不等，或为水肿，或为缺血坏死。而急性非结石性胆囊炎则以一系列胆囊血管系统的变化为主，其发生机制可能与Ⅻ因子的活动有关。由于血管广泛损伤，胆囊可很快发生坏疽以致穿孔。当然，老年衰弱患者如早有结石性胆囊炎存在，再遭遇一次创伤或严重感染，也可能在结石胆囊炎的基础上发展为急性坏疽性胆囊炎。

【病理改变】Andrew(1971)报道在 2 456 例烧伤患者中，发现急性非结石性胆囊炎 10 例。手术切除的胆囊呈弥漫性急性炎症改变，有大量多形核白细胞和浆细胞浸润，并检出细菌。有的胆囊内有局部血管内凝血及梗死。Frank(1982)对 14 例急性非结石性胆囊炎胆囊标本显微镜下观察。主要表现为：胆囊浆膜及黏膜水肿并有散在局灶性坏死，可见血栓形成，血管壁有中性多核细胞浸润，其中 2 例血管内膜被红细胞分层剥离导致血栓形成。Glenn (1982)对创伤后急性非结性胆囊炎的组织变化做了较细致的观察，发现其与普通急性结石性胆囊炎有别。其组织学的主要变化为胆囊浆膜和肌层的显著水肿和局灶性坏死，动脉和静脉壁的局灶性坏死，有时伴有血栓形成。胆囊肌层、浆肌层和血管中有中

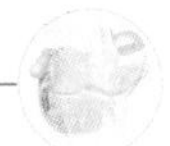

性粒细胞浸润。血管的早期改变为血管内膜和上皮细胞的局灶性损害，导致上皮细胞被红细胞分离，血栓形成，最终导致栓塞。创伤后急性非结石性胆囊炎的胆囊血管受阻后，可以产生浆膜和肌层水肿、缺血、胆囊壁部分或全部坏死，然而胆囊黏膜较少有损害。Parry(1988)报道的一组患者，其胆囊黏膜有大量嗜酸性粒细胞浸润，囊壁全层存在白细胞，使肌层和纤维组织层受损，并认为嗜酸性粒细胞的分布是由于胆汁中被浓缩的红霉素和氨苄西林所致。胆管中有许多部分浓缩胆汁，许多实质细胞的胆红素增加和胆管硬化可引起梗阻，胆道上皮炎性水肿也可造成梗阻，从而使血清胆红素和转氨酶升高。

【临床表现】急性非结石性胆囊炎的临床表现多不典型，与急性胆囊炎相似。常见的症状和体征有右上腹疼痛、发热、恶心、呕吐、黄疸和右上腹压痛。常伴有白细胞计数和转氨酶的升高。

(1) 腹痛　约80%的患者可有不同程度的腹痛，多呈持续性胀痛。老年及肥胖者有时疼痛的感觉较迟钝。

(2) 发热　多数患者有发热，体温常在38℃以上。

(3) 恶心、呕吐　呕吐物多为胃内容物，呕吐后恶心症状可略有减轻。

(4) 黄疸　约50%的患者可出现黄疸。

(5) 右上腹触痛和肌紧张　82%的患者有右上腹部压痛和肌紧张。右上腹可触及肿块者仅占15%。

【实验室检查】白细胞计数大多在15.0×10^9/L以上，达20.0×10^9/L时常提示胆囊有穿孔的危险。转氨酶、血清胆红素或血清淀粉酶也常有不同程度升高。

【诊断】过去由于对本病认识不足，术前难以做出正确诊断。如Howard(1972)报道20例急性非结石性胆囊炎，但术前做出诊断者仅11例。Dupriest(1979)报道12例，术前做出诊断者2例。Herlin(1982)报道11例，术前做出诊断者6例。

近年来，由于对急性非结石性胆囊炎提高了认识，引起了重视，特别是在有下列情况时更应警惕：①创伤和手术；②应用麻醉性镇痛药；③术后禁食，腹胀，恢复期延长；④输血超过10个单位；⑤呼吸末正压机械性通气(PEEP)；⑥有感染病灶存在；⑦长期静脉高营养。因此，凡创伤或手术后患者，如有右上腹痛和发热者，应考虑到有发生本病的可能。

不少学者认为口服胆囊造影不宜作为本病的诊断检查。静脉胆道造影时胆道系统大多不显影。但其诊断的可靠性仍有争议，而且在危重患者中也难以进行。B超和CT检查有助于诊断的确立。

【治疗】一旦确立诊断，即应手术治疗。手术的方法取决于病变的程度和患者的情况。常采用的手术是胆囊切除和胆囊造瘘术。

(1) 胆囊切除　这是大多数学者所主张的手术方法。因为急性非结石性胆囊炎是一个胆囊内的炎症、坏死、坏疽的病理过程，只有切除胆囊，才能使这个病理过程得以终止。

(2) 胆囊造瘘　当患者情况恶化，不能忍受胆囊切除时，则应做胆囊造瘘，或在B超引导下行胆囊穿刺置管引流。造瘘虽可把胆囊内的胆汁引出，得以减压，部分患者可就此能转危为安。但有些患者在做胆囊造瘘后，胆囊仍有进一步缺血、坏死的可能。文献中有胆囊造瘘后发生胆囊动脉大出血的报道。

【预后】由于急性非结石性胆囊炎易发生胆囊坏死和坏疽，故穿孔的发生率较高，常危及生命。死亡原因多为全身严重感染或发生多器官功能衰竭。

14.3 慢性非结石性胆囊炎

胆囊内有结石的慢性胆囊炎的发病率很高，占85%～95%，其余为无结石者。胆道外科医生已熟知这样一些事实：绝大多数的患者常并发胆囊炎和结石，两者互为因果；单纯胆固醇结石属于代谢性。除非引起胆囊梗阻，一般无炎症；大多数的无结石胆囊炎都有梗阻病因。

【发病机制】慢性非结石性胆囊炎(chronic noncalculous cholecystitis)的发病因素也较多，常见的有下列几种。

(1) 细菌感染　从胆囊内胆液所培养的细菌阳性率较低，即使在有结石的胆囊内胆汁、胆囊壁层组织和胆囊管淋巴结，阳性率也仅分别为35%、63%和86%。无结石胆囊的阳性率更低。有结石的急性胆囊炎的细菌阳性率也只占2/3，且常在起病2～3 d后方能达到这样高的阳性率。换言之，只有在壁层组织发生缺血和坏死之后，细菌阳性率才会升高。不少动物实验早已证实，从胆囊壁穿刺而注入细菌就容易产生感染和结石，而从胆囊管腔注入细菌就难以成功。囊壁组织坏死足以为先决条件。

由于19世纪末Cushing在患过肠伤寒病者的胆

囊液和胆结石中查见伤寒杆菌，使细菌感染学说广泛流行。但是在肠伤寒患者中却罕见并发急性胆囊炎者。有些学者不相信细菌感染是慢性和急性胆囊炎的首要病因。急性周身性菌血症者容易引起急性胆囊炎，特别是青少年患者更是如此。实际上，这种并发症也属罕见。其误诊原因是只要细菌毒脓栓子经肝动脉而入肝脏较为广泛，则可发生多发性小脓肿，而使肝脏被膜突然膨胀和引起右上腹部剧烈疼痛。临床上，阿米巴肝脓肿和肝棘球蚴病，一旦并发急性化脓性感染，也能产生类似病征。

感染途径主要有以下 5 个方面。

1）血源性感染：就历史发展看，在细菌发现前有人已提出肠酵素能对胆液起腐败作用。随后又明确提出卡他性胆囊黏膜炎和胆囊结石形成的关系。至 20 世纪 20 年代，由于 Rosenow 从扁桃体炎和龋齿中分别培养出细菌，给动物做静脉注射而产生胆囊炎，方有力地证明血源性感染是胆囊炎的重要途径。但是在临床上还有许多特异现象，需进一步研究。例如，在慢性胆囊炎中细菌培养阳性率比较低，在急性胆囊炎的起病 1～2 d 日内，组织坏死远比细菌感染更为突出。在肠伤寒期并无急性胆囊炎并发病。在急性周身性脓毒血症极少见到并发急性胆囊炎，即使有右上腹剧痛，也常是由于肝急性水肿和肝包膜膨胀所致。

2）淋巴感染：胆囊炎和胆管炎经常使沿着肝十二指肠韧带的淋巴结肿大和感染，但是很少见到因此而使邻近脏器发生感染。反之，邻近脏器的炎症也难以通过淋巴途径而感染肝外胆道。当然，淋巴结炎和压迫是足可使邻近脏器发生接触性感染和梗阻性黄疸。

3）下行性感染：这里指的是由肝脏病灶向下感染胆道而言。多年来认为这个途径远较由肠向上感染胆道的少。下行性感染在急性多发性肝脓疡和阿米巴肝脓肿、肝棘球蚴病及罕见的肝囊肿并发化脓性感染等情况下，特别是在脓液溃入胆小管后容易发生。因此，下行性感染途径在一定情况下有其重要性。

4）上行性感染：临床上多年来认为这个感染途径比较重要，这是因为肠液容易通过 Vater 乳头而反流入胆道的缘故。Bockus 认为，在正常情况下，由于十二指肠液近于无菌以及 Oddi 括约肌的屏障作用，不易发生上行性感染。然而这个区域有许多异常因素可引起上行性感染。例如，炎症性或神经性 Oddi 括约肌松弛和胆总管下段扩张，先天性 Vater 乳头口过高或过低，急性或亚急性胰腺炎，十二指肠球部后淋巴结炎，十二指肠淤滞（包括十二指肠或空肠各种不全梗阻所引起的），胆总管下段狭窄，Vater 壶腹游动结石，胆道寄生虫不全梗阻等。在临床上多以胆总管空肠吻合口缩窄所引起的感染最为典型。这个感染途径虽似已成定论，但仍有令人怀疑之处。为何这类胆道感染的细菌群常和下段小肠内的细菌群相同？Dineen 曾对豚鼠进行实验，将胆囊管结扎后从体循环动脉和静脉注射细菌液，都不能引起急性胆囊炎。但是从门静脉系统的小血管注射同样的细菌，则几乎所有的实验动物发生急性胆囊炎。仅就上述的临床和实验事实，即能说明对上行性感染途径还不能全然肯定。

5）接触性感染：由于右上腹部的脏器炎症和腹膜炎而产生的胆道感染，只能使之红肿、淤滞和继发一般的消化不良，甚至发生隐性黄疸，但是不会发生较严重的胆道疾病。当然，胆道受压迫而引起梗阻，且当别论。

（2）代谢性或化学性因素　有的研究者将胰蛋白酶注入胆囊后产生急性胆囊炎。如果将刺激量减少但重复多次，也可引起慢性胆囊炎和右上腹部疼不适。近年来文献陆续有肝动脉灌注化疗过程中发生急性胆囊炎的报道。1983 年，美国 Corrasco 报道 Adson 和 Mason 两所医院 3 年内行 700 例肝动脉灌注化疗，在治疗过程中出现 4 例典型的急性胆囊炎。Pierrafitta（1986）通过植入埋藏式的滴注泵（implantable infusion pump）行持续性肝动脉灌注化疗，在进行到第 8 例时就出现了 1 例药物性胆囊炎。他还详细描述了 1 例药物性胆囊炎在手术中所见的情况：胆囊皱缩增厚，胆囊内为黏液状出血样物质，无结石。镜下观察见胆囊壁缺血坏死、增厚，代之以肉芽组织。

（3）过敏因素　在临床上常遇到一些患者由于吃了某种非脂肪食物而发生胆绞痛。因此，曾有研究者对此进行研究，所用过敏原多属蛋白质，例如，鸡蛋白、杆菌滤液、羊血清等，并且只在过敏后的动物方能成功。Demuro 和 Ficari 曾于 1946 年用羊血清对实验兔做间断性静脉注射，直到获得过敏性反应。随后将羊血清注入胆囊腔内，实验中只有过敏的和事先将胆囊管结扎的兔子方能发生急性胆囊炎。因此认为，这是由于过敏反应直接作用于壁层神经肌纤维的缘故，并推论在临床所见的过敏性胆绞痛也由于同样的病理机制所引起。

（4）梗阻因素　许多动物实验和临床事实都无

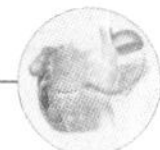

可置疑地说明，梗阻是产生胆囊炎的首要病因。有研究证实，即使将细菌、过敏原和浓缩后的胆液注入胆囊腔，若不将胆囊管结扎或刺伤胆囊壁，也不能引起胆囊炎。在临床上85%～90%的胆囊炎有结石，其余病例常能查到其他的梗阻病因。无结石的慢性和急性胆囊炎基本相同。对这类胆囊炎病仅将胆囊摘除，仍会留有后遗症。现将非结石的梗阻病因归纳如下。

1）属于胆囊方面的病因：①胆囊管狭曲或扭曲；②胆囊管黏膜瓣肥大；③漏斗炎和漏斗萎缩；④胆囊腺窦炎；⑤"草莓"胆囊；⑥变异胆囊动脉压迫；⑦胆囊管淋巴结肿大和压迫；⑧胆囊运动功能障碍病；⑨寄生虫病；⑩胆囊癌；⑪周围脏器炎症或肿瘤的压迫性浸润。

2）属于胆总管方面的病因：①继发性和原发性缩窄性乳头炎；②Vater壶腹和乳头部肿瘤；③胰十二指肠肿瘤；④Vater乳头腺肌肥大症；⑤非胆道疾病性十二指肠球部后淋巴结肿大；⑥周围脏器病（如门静脉炎、憩室炎、肿瘤等）所引起的压迫或接触感染；⑦胆总管癌；⑧原发性硬化性胆管炎；⑨胆道运动功能障碍病；⑩胆道寄生虫病；⑪十二指肠淤滞或小肠梗阻。

【病理改变】慢性非结石性胆囊炎的显著病变是：壁层发生小血管硬变和栓塞，单核细胞浸润和纤维组织增生，黏膜呈现不同程度的糜烂，肉芽组织、腺管闭塞和腺体在肌层下淤积和增生。一般说来，有结石胆囊容易萎缩变小，甚至紧包结石，而无结石胆囊常是扩大和壁层变厚。后者如再并发胆总管腔变宽的情况，说明有远端的梗阻病变。很少遇到无结石慢性胆囊炎的胆囊呈现严重萎缩。如果发生，必然有过严重感染。现将两种无结石慢性胆囊炎简述如下。

（1）漏斗炎　胆囊漏斗部有几个特点：黏液腺和肌纤维都比较多，在该处浆膜下层只有稀松的蜂窝状脂肪组织，因而使漏斗都能收缩自如并且能发挥虹吸作用。所谓漏斗炎，其首要条件必须是炎症病理仅限于漏斗部或者仅在该处严重。具体的病变是：①黏膜粗糙，呈现有针尖大的溃疡和肉芽组织；②肌层硬化并显示肌纤维减少，结缔纤维增生和腺管受压；③腺体在肌层下发生淤滞扩大、增生，构成各种形状的囊窦，并且往往藏有颗粒状胆固醇结晶物。此时漏斗部不再外突而变平，并且和浆膜内外有一定的粘连。所谓弥漫性腺窦炎，即Aschoff-Rokitansky窦炎，是指上述的病变累及全部黏膜而言。单纯漏斗炎远较弥漫性腺窦炎为多见。

（2）草莓胆囊　草莓胆囊或称胆囊黏膜胆固醇沉着症，是指在黏膜内及其下方的吞噬细胞内藏有大量胆固醇酯和其他类脂物而言，是由于血液中胆固醇类脂成分高，析出后为囊壁组织细胞吞噬。在黏膜表面有颇似草莓的黄红色颗粒向外突出。这就容易令人相信胆固醇结石或其他胆囊结石可能由脱落的颗粒形成，即泡沫细胞，用苏丹Ⅲ染色呈猩红色证明为脂类。这些细胞充满于黏膜层内使膜向腔面呈小球形突起。当然，与此同时胆囊还有一般的炎症变化。多数学者认为其病因是属于代谢性的。草莓病变的范围和轻重也不一致。弥漫性胆固醇沉着症的发病率比较局限性胆固醇沉着症为少见。因此，有的学者相信，至少有部分漏斗炎的病因与此病相同。弥漫性胆固醇沉着症的发病率也不超过6%～10%。临床病症基本和慢性胆囊炎相同，但以能在十二指肠引流出的胆液查到颗粒样胆固醇结晶物为可靠依据。

【临床表现】慢性非结石性胆囊炎的临床表现无特异性。常见的是右上腹部或心窝部隐痛，食后饱胀不适，嗳气。进食油腻食物后可有恶心，偶有呕吐。右上腹部常有压痛，但无肌紧张和反跳痛。

【诊断】慢性非结石性胆囊炎，由于其临床表现无特异性，差别又较大，且与实际病理变化也不一致，有时给诊断带来困难。对于这类患者，在除外胃、十二指肠疾患之外，应进行口服胆囊造影，由于胆囊的病变程度不一，可分别显示为胆囊显影正常、不显影、显影浅淡。若胆囊显影则可了解胆囊的形状、大小和收缩功能。若胆囊不显影则可进行静脉胆道造影。当胆囊造影见有胆囊收缩功能减退或丧失时常可确诊。超声显像检查可以显示出胆囊的形状、大小、胆囊壁的厚度及胆囊的收缩和排空功能。这对诊断慢性非结石性胆囊炎有重要意义。

【治疗】慢性非结石性胆囊炎若有多次发作，则应手术治疗。胆囊切除是主要手术方法。新近有学者强调，慢性非结石性胆囊炎患者，可能实际上是有微小结石的带石者，不过是胆系造影和超声显像检查还难以显示出这些微小结石之故。也有学者认为，慢性非结石性胆囊炎很容易发展为结石性胆囊炎。

【预后】慢性非结石性胆囊炎经手术治疗者，大多数症状可消失而痊愈，但也有少数患者可出现与术前类似的症状，或这些症状稍有减轻。这主要是患者还可能存在胆道的某些疾患所致。

14.4 黄色肉芽肿性胆囊炎

Christensen和Ishak(1970)首先报道了7例纤维黄色肉芽肿性胆囊炎。1976年,Mcloy正式把这种胆囊炎命名为黄色肉芽肿性胆囊炎(xanthogranulomatous cholecystitis, XGC)。XGC是慢性胆囊炎的一种特殊类型,其特点是胆囊壁内有多发性黄棕色结节形成。也有称胆囊蜡样色素肉芽肿和胆囊假瘤者。Guzmán-Valdivia (2005)报道其占所有胆囊炎性疾病的0.7%~13.2%。XGC的发病机制至今尚不十分明确,目前认为可能与胆囊急性炎症和胆汁淤积等综合因素有关。因胆囊壁炎症及微小脓肿形成,胆汁沿破裂的罗-阿氏窦(Rokitansky-Achoff sinus)或黏膜溃疡处不断渗入胆囊壁,导致胆囊慢性炎症反应,巨噬细胞聚集并吞噬胆汁中胆固醇与磷脂后,形成富含脂质的泡沫样组织细胞。随着病程的进展,纤维组织大量增生,炎性肉芽肿形成,胆囊壁增厚并与周围器官或组织形成不同程度的粘连或浸润,甚至形成内瘘。XGC因常侵犯周围组织,并与周围组织发生致密粘连,而影像学检查常提示胆囊壁增厚或胆囊占位性病变,易误诊为胆囊癌。本病相当罕见,至1989年世界文献共报道57例。胡军红(2009)共检索到相关文献19篇,共337例,加上他的19例,共356例。其中男154例,女202例,男女之比为1∶1.31,发病年龄23~81岁,平均58.4岁。其中以中老年人居多。

【病因与发病机制】 XGC是在胆囊慢性炎症的基础上发展而来的。其发病的重要因素是胆汁渗入胆囊壁,胆汁可从破裂的Rokitansky-Aschoff窦或黏膜溃疡处渗致间质,产生炎性反应,驱使炎症部位的吞噬细胞吞噬胆汁中的胆固醇和磷脂。

胆汁中的胆固醇和磷脂进入胆囊黏膜可能被巨噬细胞摄取,形成类似胆固醇沉着病变。若病变局限于一处,则相当于无症状的胆固醇息肉。相反,当胆囊壁炎症继续向深层发展时,就可累及Rokitansky-Aschoff窦或黏膜溃疡病灶中。后者为浓缩的胆汁和黏液所堵塞,导致膨胀甚至破裂,窦内所含的胆汁与黏液遂进入到邻近组织,引起组织细胞聚集和吞噬炎症反应。胆汁继续又降解为不溶性胆固醇与胆汁脂质,这两种物质具有促吞噬作用和使组织细胞汇集增多的作用,形成以泡沫细胞为特征的黄色肉芽肿,炎症消退之处可见纤维瘢痕。结石嵌顿、胆汁淤滞、胆泥沉积、代谢紊乱、复发炎症是黄色肉芽肿性胆囊炎的重要病因。巫佩霞(1993)则认为黄色肉芽肿性胆囊炎是一种迟缓型变态反应,在炎性胆囊壁间,壁间质中的胆固醇与蛋白质结成为抗原,产生过敏反应,从而形成肉芽肿。

【病理改变】 XGC的标本有独特的病理表现,肉眼可见胆囊大小一。浆膜上有致密的纤维组织与周围组织粘连。胆囊壁增厚达0.5~2.5 cm,壁内可见到散在的黄色、棕黄色、墨绿色结节,直径在0.5~1.0 cm,结节质地软而脆,但在病程较长的病例,结节也可较坚硬。结节呈单个散在分布,也有其边界欠清楚者,有时其边缘可互相渗透。结节常隐于黏膜下形成隆起,所覆黏膜常有溃疡形成和出血灶,偶尔可看到黏膜与结节之间呈脐状连接。镜下见棕色、黄色斑块或结节,它们是由丰硕类脂质细胞、炎性细胞和纤维细胞组成;也可见胆固醇沉积、异物巨细胞、含铁血黄素和渗入的胆汁。纤维细胞增生程度不一,若增生严重,则常易误诊为纤维瘤、肉瘤或癌症。在病理上,黄色肉芽肿性胆囊炎可分为3型:即多结节型、局灶型和弥漫型。局灶型最常见,占41%;多结节型占36%,该型可致胆囊明显机化。

胆囊壁有泡沫状组织细胞与炎症细胞浸润,并可有微小脓肿,但组织学表现与病变的新旧有关。新形成的病灶,有更多的炎症与坏死表现。而旧病灶则主要为纤维组织伴有少量泡沫细胞浸润。典型的泡沫组织细胞呈圆形。有小而稍偏心的细胞核和丰富的泡沫状胞质,后者含有脂肪。少数结节中还可见到多核巨细胞与胆固醇碎片。除以上黄色肉芽肿的特征性表现外,所有胆囊壁都有不同程度的慢性炎症表现,有的可发生胆囊壁的坏死和穿孔。

术中常可见胆囊壁明显增厚,与周围组织有广泛、致密的纤维粘连,浆膜与肝实质间多无法解剖分离。炎症可累及邻近器官,发生胆囊十二指肠瘘、胆囊外瘘和Mirizzi综合征。病变也可累及其他组织结构,如肾脏、子宫内膜、卵巢、肺、淋巴结、骨骼、软组织等。

XGC不仅在外观上与癌相似,而在实际上这两种病变也有阳性联系。但分子遗传学研究未发现黄色肉芽肿性胆囊炎中*P53*基因突变,提示两者非因果关系。

【临床表现】 黄色肉芽肿性胆囊炎的临床表现与普通胆囊炎相似。在女性中较为多见,好发于60~70岁。

(1) 腹痛　以右上腹痛为主,呈急腹症症状。但也可呈隐痛而持续数天至数月。急性发作时常伴有

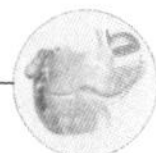

恶心和呕吐。

(2) 发热　急性发作时常伴有中等热或高热。

【实验室检查】白细胞计数升高，碱性磷酸酶升高，胆红素升高。胆汁细菌培养阳性，以克雷白杆菌和大肠埃希菌最多见。若血培养阳性，则与胆汁培养所生长的细菌是相同的。

【诊断】XGC 的诊断可根据以下几点考虑：①女性多见，年龄在 50 岁以上。②有慢性胆囊炎胆囊结石病史，且常反复发作。③右上腹部有压痛，饱满或可触及包块。④B 超检查显示胆囊壁增厚，其间有多个稍强不均质及回声结节，胆囊腔内或胆囊颈部有结石。⑤CT 检查可见胆囊壁间低密度结节，胆囊黏膜线连续完整，外壁欠规则；增强 CT 检查胆囊壁轻度强化，胆囊形态不规则；肝低密度灶因水肿强化不明确显，腹腔内、肝门、腹膜后之淋巴结不肿大。⑥术中可见胆囊壁厚，浆膜下有单发或多发棕色黄色小结节，胆囊与十二指肠、横结肠、肝脏等周围组织明显粘连，层次不清，难以解剖分离；严重者可并有内瘘或外瘘。在文献报道的 356 例中，术中见胆囊增大或萎缩 284 例(79.8%)；胆囊与周围组织明显粘连 297 例(83.4%)；胆囊结石 329 例(92.4%)；胆囊与周围组织形成内瘘 44 例(12.3%)；剖开胆囊壁，见胆囊壁厚薄不一，均可见胆囊壁间有棕黄色或黄绿色大小不一的小结节。

由于 XGC 的胆囊壁内存在着多发性结节，所以临床上常与胆囊癌相混淆。有时尽管在组织学上有特征性表现，但在临床上仍很难与其他慢性胆囊炎进行鉴别。手术中若发现胆囊的炎症严重，且有黄色团块与肝脏、小肠、大肠和网膜相连，粘连面广，手术困难，则应考虑是 XGC。最后诊断需由切除的胆囊做病理检查后才能决定。因此，术中进行冰冻切片检查是必要的。

【治疗】XGC 的治疗是手术切除胆囊。因其有广泛粘连，分离困难，术时更要仔细，要防止邻近脏器的误伤，这是千万要注意的。若已确诊为 XGC，胆囊床则应予以电凝或切除肝面胆囊床，因为 XGC 与胆囊腺癌有一定的关系。

14.5 急性梗阻性化脓性胆管炎

急性梗阻性化脓性胆管炎(acute obstructive suppurative cholangitis)是指在胆管部分梗阻的基础上发生的化脓性胆管炎。其特点是发病急骤，病势凶险。多有寒战、高热、右上腹疼痛、黄疸、中毒性休克和脑病等一系列脏器功能异常，并发症多，病死率高。国内报道其病死率为 4.5%～43.5%，国外为 20%～87.5%，因而被列入为胆道疾患中病死率最高的疾病，也是急腹症中较常见的险症之一。自 1959 年 Reynolds 等详细描述本病的临床表现并强调早期手术的重要性以来，才引起普遍的重视。

【发病机制】急性梗阻性化脓性胆管炎的发病机制中有 3 个主要因素，即胆管梗阻、胆管内压力升高和细菌及其毒素的作用。

(1) 胆管梗阻和胆管内压力升高　引起胆管梗阻的因素国内最常见的是结石，其次为寄生虫和胆管狭窄。后两者也常可并有结石。寄生虫中尤以蛔虫多见，少则 1 条，多则可达数十条。而胆管狭窄多继发于胆道手术后炎症、肿瘤、慢性胰腺炎等。国外则以结石、肿瘤、乳头部炎症及纤维化等引起。Huang 等实验证实，胆管部分性梗阻时，注入胆管的大肠埃希菌在胆管内压力超过 1.9 kPa(20 cmH_2O)时出现于胸导管，当压力超过 2.45 kPa (25 cmH_2O)时就可出现菌血症。胆管内的压力越高，进入淋巴和血液内的细菌就越多。胆管内压力升高，不仅在脓毒症的发病机制中有重要意义，而且对肝脏分泌功能也有明显的影响。当胆管内压力超过 3.53～3.72 kPa (36～38 cmH_2O)时，肝脏分泌胆汁的功能就停止。胆管内的压力升高，可破坏肝细胞的连接部结构，致使胆管内的细菌、胆色素颗粒等可由此逆流入肝血窦，进入血循环。此外，肝细胞、各级胆管均可发生不同程度的坏死，肝细胞线粒体明显减少。应该特别指出的是，肝内某一叶胆管梗阻后，虽病灶范围不大，但仍然可有大量的细菌进入血液循环，甚至导致中毒性休克。由结石为主并发的急性化脓性胆管炎，有其一定的病变过程，开始结石可能较小，胆道并无明显的梗阻，但结石侵入的细菌繁殖而发生感染，加之胆道的炎性反应，发生水肿、狭窄及括约肌痉挛，更加重梗阻。有些学者称反复急性发作的胆管结石并发胆管炎为复发性化脓性胆管炎(recurrent pyogenic cholangitis)，而急性梗阻性化脓性胆管炎实际上就是这种胆管炎发展到一个严重阶段的突出表现。蛔虫钻入胆道而成为胆道蛔虫症，肠内的大量细菌也随之进入胆道，但由于蛔虫的活动，虽蛔虫本身可阻塞部分胆道，因其虫体的活动又可使胆汁引流而很少发生黄疸。一旦蛔虫死在胆道内，则细菌迅速大量繁殖，胆道梗阻，可发展成为急性梗阻性化脓性胆管炎。同样，胆管的狭窄，胆总管十二指肠吻合口的狭窄，十二指肠炎和乳头炎

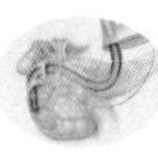

(papillitis)所引起的 Oddi 括约肌狭窄等，都是与急性梗阻性化脓性胆管炎的发病密切相关的。

(2) 细菌感染和内毒素　在正常情况下，经常有少量细菌由结肠经门静脉进入肝脏。由于肝脏的屏障作用，部分细菌在肝内被吞噬，其余的细菌随胆汁而排入十二指肠。有时肠道内的细菌也可逆流入胆道，由于肝脏每天要分泌 800 ml 左右的胆汁，也可把这些细菌冲刷至肠道而不致发病。但当胆道梗阻时，细菌在淤滞的胆汁中迅速生长繁殖，形成化脓性感染。胆管内压力逐渐增高，细菌进入血液循环，并可导致内毒素血症(endotoxemia)。在急性梗阻性化脓性胆管炎时，在胆汁中可培养出多种细菌。有报道术中胆汁细菌培养的阳性率可高达 95.6%，其中主要为革兰阴性杆菌。以大肠埃希菌最为多见占 66.67%，副大肠埃希菌占 8.33%，铜绿假单胞菌占 10%，变形杆菌占 1.67%，金黄色葡萄球菌占 3.33%，其他为 10%。

【病理改变】急性梗阻性化脓性胆管炎的病理特点是胆管梗阻及胆管化脓性炎症。梗阻的部位以胆总管下段最常见，其次为肝总管或左右肝管的开口处，而发生在位置较高的某一叶的肝胆管则较为少见。

胆总管和肝总管均可见明显扩张，管壁呈弥漫性充血。胆总管直径>3 cm 者约占 50%。有的直径甚至可超过 5 cm 而犹如扩大的小肠。但少数患者也可因有慢性胆管炎而使管壁增厚、变硬，这时胆总管也可无明显扩张。胆总管内张力大，其内充满黄色浑浊液及脓性渗出物。切开胆总管时即可见有大量的脓性胆汁喷出。胆管内常有结石及坏死组织。由于胆管内结石的压迫和刺激，可使胆管发生慢性溃疡、肉芽肿，或愈合而产生纤维增殖和狭窄。镜下可见管壁上皮坏死脱落，壁内血管充血及中性粒细胞浸润之化脓性炎症。炎症可向上扩散而引起肝内胆管炎及其周围炎。

在急性梗阻性化脓性胆管炎时，由于胆管壁充血，血管张力大，加之胆管壁本身的血管较丰富，炎症容易扩展到小静脉内而发生脓毒症(sepsis)。有时，胆总管管壁的血管因高度充血扩张而可破裂出血，这就可形成血性胆汁或凝血块阻塞现象。

胆囊大小不一，取决于胆囊管有无阻塞以及胆囊有无纤维化等因素，大多数患者胆囊内常有结石。由于胆总管内压力高，致使胆囊内胆汁不易排出，其结果就通过胆囊壁渗出而引起胆汁性腹膜炎。若胆囊壁血管有血栓形成，则血液循环受阻，胆囊壁就易发生坏死穿孔和腹膜炎。

由于胆管内压力不断增高，细菌和毒素迅速向肝脏扩散。肝脏充血肿大，呈急性炎症变化。如肝细胞肿胀，胞质疏松不匀，肝细胞板紊乱，肝窦扩张，胆管及其周围有中性粒细胞及淋巴细胞浸润，胆汁淤滞。严重者有大片的肝细胞坏死及多发性小脓肿。大量的细菌、细菌毒素和细菌分解的游离胆色素颗粒，可从肝窦经下腔静脉进入肺和大循环，引起其他脏器化脓性炎症和脓肿形成。有报道肝脓肿内有胆小管-门静脉瘘，内含胆砂栓，甚至在肺血管内可见有广泛性胆砂性血栓。

【临床表现】患者过去常有胆道疾病发作史和(或)胆道手术史，且多见于 40 岁以上女性。根据其病理生理特点和临床演变过程，急性梗阻性化脓性胆管炎的临床表现，主要有三方面的症状：一是有急性胆道系统感染的症状；二是有急性中毒性休克的症状；三是有急性中毒性中枢神经系统损害的症状。

(1) 腹痛　腹痛位于右上腹部或剑突下，多为持续性，并有阵发性加剧。腹痛的性质可因胆道系统病变的性质及部位而不同。如胆总管结石则有剧烈的绞痛；胆道蛔虫则有阵发性绞痛，并有难以忍受的钻顶感；胆道狭窄、胆管肿瘤则为右上腹和肝区有剧烈的胀痛感。这些疼痛均可向右肩或右背部放射，且在发作时常伴有恶心和呕吐。右上腹部常有明显的腹肌紧张、压痛和反跳痛。肝和胆囊多有肿大，若原胆囊已经切除，则肝则有代偿性肿大。

(2) 畏寒、发热　发热常突然发生，多高达 39～40℃，呈弛张热，为多峰型。发热前常有畏寒或寒战。有时一天可能有数次寒战，多提示每次有大量细菌及毒素进入血流。若并有肝实质炎症或多发性肝脓肿，则可有持续 40℃以上的高热。

(3) 黄疸　绝大多数有明显的黄疸，但也可无明显的黄疸。黄疸的程度与梗阻的部位、程度及病程的长短有密切关系。黄疸在早期多为梗阻性，当伴有肝细胞损害时，则黄疸就变为混合性了。若梗阻的部位较高，在肝内的某一分支而胆总管并无梗阻时，临床上既可无明显的黄疸，也可无明显的腹痛。但患者有反复高热和肝区叩击痛，这种称为急性高位梗阻性化脓性胆管炎。部分患者有胆囊肿大，常提示胆总管的梗阻是完全性的。上腹部疼痛、寒战高热和黄疸称作 Charcot 三联征。

(4) 休克　多数患者在寒战、腹痛之后常烦躁不安，脉搏增快(130～140 次/min)，呼吸急促(40 次/min)并有呼吸窘迫的表现，血压一度偏高后继而很

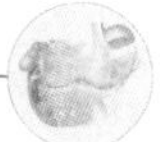

快下降≤10.7 kPa，出现中毒性休克。病情严重者也可在发病数小时后出现休克，且常伴有少尿或无尿，失水、酸中毒、电解质紊乱、弥散性血管内凝血等严重的临床症候。若出现肝肾综合征，则提示病人晚期。

（5）意识障碍　多数患者在出现休克之后发生意识障碍，少数患者在休克之后发生，表现为嗜睡、谵妄、烦躁不安、神志恍惚，以致昏迷。严重者可在数小时内死亡。但也有个别患者在临终前神志始终清楚。临床上有腹痛、发热、黄疸、休克和意识障碍，称为 Reynold 五联征，是急性梗阻性化脓性胆管炎的典型表现。

【诊断】急性梗阻性化脓性胆管炎的诊断主要依据病史和典型的临床表现，下列几点可供参考。

1）有反复胆道系统感染史。

2）发病急，上腹部有持续性疼痛，阵发性加重，伴有寒战、高热、恶心、呕吐，继而出现黄疸等症状。

3）脉搏细速，低血压及中毒性休克。

4）右上腹部及剑突下有明显压痛，肌紧张和反跳痛。肝大，且有触痛和叩击痛。胆囊可肿大，且有压痛。

5）有 Reynold 五联征或 Charcot 三联征阳性。

6）血白细胞及中性粒细胞计数明显增多；个别患者可呈类白血病样反应，其白细胞计数升高的程度常与感染的严重程度成正比；多数患者有明显的中性粒细胞左移和中毒性颗粒。

7）血清胆红素、碱性磷酸酶、丙氨酸氨基转移酶及 γ-谷氨酰基转移酶均可升高。

8）血培养常为阳性，可培养出大肠埃希菌、产气杆菌和变形杆菌等。

9）血液内毒素定量测定内毒素浓度常超过正常值数十至数百倍（正常值为<50 pg/ml）。

10）常有肝、肾功能损害，尿中常有蛋白和颗粒管型；多有代谢性酸中毒和低钾血症。

11）超声检查显示胆管扩张，其内可有异物。

12）术中探查胆总管压力较高，内有脓性胆汁，常伴有结石和蛔虫等；胆汁细菌培养常为阳性。

【治疗】从急性梗阻性化脓性胆管炎的病因、病理过程和致死原因来看，治疗原则应包括 4 个方面：有效地控制感染，及时地解除梗阻，积极地防治休克，认真地维护肝、肾功能。

（1）非手术治疗

1）加强监护与支持疗法：急性梗阻性化脓性胆管炎一经诊断，即应积极开始抢救和治疗。主要是：①保持呼吸道通畅，给予吸氧；②高热者采取物理降温，因用药物降温常对肝脏不利，故应慎用；③解痉止痛；④测定血、尿常规，出血时间和凝血时间，血小板计数，凝血酶原时间，血二氧化碳结合力、非蛋白氮、尿素氮、肝功能，必要时应做血气分析；⑤给予胃肠减压，留置导尿管，测定中心静脉压；⑥补充液体，必要时输血浆，维持水、电解质和酸碱平衡；⑦胸部摄片，进行心电监护；⑧给予维生素 B、维生素 C、维生素 K 及护肝药物；⑨注意保护肾脏功能；⑩强调中西医结合治疗。

2）控制感染：合理地选择抗生素，科学地应用抗生素是有效地控制感染的重要环节之一。急性梗阻性化脓性胆管炎的细菌大多来自肠道，肠道细菌常可分为 3 类致病菌：一是以大肠埃希菌为主的革兰阴性细菌；二是以粪链球菌为代表的肠球菌；三是以脆弱类杆菌和梭状芽胞杆菌为多见的厌氧菌。而在急性梗阻性化脓性胆管炎时，多数是混合性细菌感染。因此，在选用药物时应使用足量的广谱抗生素，同时强调要联合用药，这既可扩大抗菌谱、增强抗菌效果，又可降低和延缓耐药性的产生。特别要指出的是，在应用抗生素时要注意保护肝、肾功能。给药途径当选静脉。近年，有些学者提出通过门静脉给予抗生素的方法最为合理。它的优点是明显提高了入肝的药物浓度。从周围静脉给药，须经肺、心循环，故由肝动脉入肝的抗生素浓度较低；而经脐静脉插管至门静脉直接给药，入肝血中抗生素的浓度可提高数百倍。插管可选经胃网膜右静脉或脐静脉。脐静脉由脐孔起始，最初位于腱膜下，此部称腱膜下部，然后静脉突然增粗，沿镰状韧带游离缘的圆韧带行走，称腹腔内游离部，与腹壁或 40°角。游离部长约 12 cm，最后穿越部分肝实质进入门静脉左支的脐部，并与之直线相连。脐静脉与门静脉左支交接点距门静脉主干分叉点 2～3 cm。经脐静脉插管至门静脉，导管一般可保留 2～6 周。通过此管既可给药，又可输液，且并发症少，得到了不少学者的推荐。在用抗生素的治疗时，一旦感染控制，不宜过早停药，力求治疗彻底，以免复发。首次感染后，可能由于细菌的某种嗜胆汁特性、耐药性和胆道中生理或病理滞留因素阻碍胆汁净化，炎症转入相对静止期，即所谓临床下感染。但胆汁仍然含菌，当含菌数<10^5/ml 时，胆汁可显示出正常色泽。一旦胆道有梗阻，胆液排出不畅而有淤滞，则细菌即可迅速大量繁殖而再次诱发急性感染。

3）防治休克：当患者出现休克时，休克是主要矛盾，要严密监护，动态分析，积极治疗。若患者尚无休克表现，则要预防休克的发生。防治休克主要包括以下几个方面。①扩充血容量：有效血容量不足是感染性休克的突出矛盾，如不及时补充和改善微循环及心输出量，则休克难以纠正。扩容的液体包括胶体液、晶体液和葡萄糖液，应根据患者具体情况合理组合才能维持内环境的恒定。②纠正酸中毒：纠正酸中毒可以改善微循环，防止弥散性血管内凝血的发生和发展，并可使心肌收缩力加强和提高血管对血管活性药物的效应。如酸中毒不纠正，则休克也难以控制。③血管活性药物的应用：有扩血管和缩血管两类药物。多数认为扩血管药的应用较缩血管药更为合理和重要，但后者无疑仍有其一定应用指征。选用时应注意以下各点：无论应用何种血管活性药物，有效血容量必须补足，酸中毒必须纠正，这对扩血管药来讲尤为重要；除早期轻型休克或高排低阻型可单独应用缩血管药外，晚期病例或低排高阻型宜采用扩血管药，或扩血管药和缩血管药联合应用；缩血管药单独应用时以选用间羟胺或新福林为宜，与扩血管药合用时以选用间羟胺或去甲肾上腺素为宜；应用扩血管药时开始血压可有下降（下降 1.3～2.7 kPa），一般随微循环功能的改善而逐步回升至正常范围。如血压下降后很快稳定在新的水平，而组织血流灌注已明显改善，应认为已取得良好效应，不必采取其他措施将血压再行提高；应用血管活性药物时宜将收缩压维持在 12.0～13.3 kPa（90～100 mmHg），不宜过高，脉压维持在 2.7～4.0 kPa（20～30 mmHg）以上。④皮质激素的应用：国外有不少学者认为，应用大剂量皮质激素对外周血管有解痉作用，在 24 h 内给予相当于 2 g 以上的氢化可的松，最长不超过 72 h，待微循环改善、休克情况有好转后即停药；并指出应用大剂量激素的病例有较高的存活率。我国一般应用中等剂量的皮质激素，即每天用氢化可的松 200～300 mg，这一剂量可减轻毒血症症状和在一定程度上具有稳定细胞溶酶体膜的作用，但不能起血管解痉和降低外周血管阻力的作用。⑤防治弥散性血管内凝血：可用复方丹参注射液，也可用短程小量肝素治疗。如用双嘧达莫（潘生丁）可取得协同作用，肝素剂量可酌减。急性梗阻性化脓性胆管炎时，多为低排高阻型休克，故宜早期使用毛花苷丙（西地兰）以增强心肌功能，使肺循环及体循环得以改善。

4）内镜鼻胆管引流：Edward（2006）指出急性梗阻性化脓性胆管炎，患者行紧急鼻胆管引流（emergency nasobiliary drainage），手术后病死率降低，表明早期应用鼻胆管引流是有益的，特别是对不宜选择手术治疗的危重的急性梗阻性化脓性胆管炎患者提供了安全、有效的胆道减压方法。急性梗阻性化脓性胆管炎是在胆管梗阻的基础上发生的化脓性胆管炎，因其胆道内压增高，发病急骤，病势凶险，应积极进行胆道引流减压，使病情得以控制、缓解。可采用内镜下鼻胆管引流术（endoscopic nasobiliary drainage，ENBD）或内镜下乳头括约肌切开术（endoscopic sphincterotomy，EST）。陆仁达（2013）报道对 75 岁以上胆总管结石患者内镜治疗 101 例，其中高龄高危胆总管结石患者行内镜下胆道塑料支架引流（endoscopic biliary plastic stent drainage）56 例。56 例均为因病情危重不能耐受手术治疗者。其中男 26 例，女 30 例；年龄 75～92 岁，平均 83.6 岁。均顺利完成内镜下支架置入术。术后 24～48 h，腹部体征消失，症状缓解；1～2 周患者均痊愈出院。刘伟林（2013）报道对 167 例胆道恶性梗阻者行胆道金属支架（metal stent）置入引流术，其中内镜逆行胆道金属支架置入术 132 例，经皮经肝穿刺胆道金属支架置入术 35 例。成功率分别为 96.9%和 100%。内镜下胆道支架引流术是一种简单、有效、安全的治疗措施，短期疗效显著。

5）中西医结合治疗：中医学认为急性梗阻性化脓性胆管炎属黄疸范畴，病因为湿热。按其临症所见可归纳为“痛、热、黄、厥”四大病症。其发病机制为湿热郁结，郁久化热，久热成脓，热毒炽盛，热极而易转为热厥。因胆为六腑之一，宜泻而不藏，性喜疏达，以通为用。故治疗原则应标本兼治，以通为用。可将其治法归纳为 3 个方面：①扶正养阴、回阳救逆：适用于休克期。常与西医的各种抗休克措施配合应用，可选用生脉散、复方丹参注射液、参附汤；②清热解毒、凉血散血：在于抗感染和减轻各种毒血症状和出血倾向，常与西医的抗生素和激素等配合应用；③通里攻下、利胆排石：主要采用泻药和利胆的中药，可选用清胆汤、胆道排石汤。

（2）手术治疗　经过数小时的积极准备和治疗后，若病情仍无明显好转，则应毫不迟疑地进行手术治疗。手术治疗的目的是解除梗阻，祛除病灶，胆道减压，通畅引流。对于老年或病情危重者，手术力求简单有效。若梗阻部位在肝外胆道，特别是在胆总管的下段，则可切开胆总管，尽可能清除结石，并放置 T 管引流。肝内胆管梗阻在处理上较为困难，且

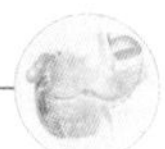

又较易忽略而误诊。若系左肝内胆管狭窄和结石，可切除左肝外叶，并行肝内外胆管-空肠 Roux-en-Y 吻合术(图 14－2)。肝内外胆总管与空肠吻合口距空肠行 Roux-en-Y 吻合口宜在 40 cm 以上，以防反流。

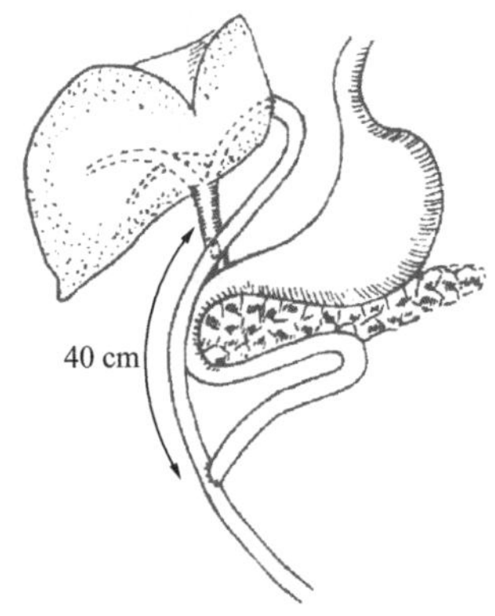

图 14－2 肝内外胆管空肠 Roux-en-Y 吻合术

Moreno-Gonzalez 设计了一种新的间置空肠胆管十二指肠吻合术(biliary-duodenal interposition of a de-functionalized jejunal limb)。选用的间置空肠段长度宜在 30 cm 以上，且经横结肠系膜穿过，空肠近端以顺蠕动方向与肝内外胆管吻合，空肠远端与十二指肠吻合。这种手术方法是目前较为理想的，因为它既能预防反流性胆管炎和十二指肠溃疡，又能保证肠道的正常吸收功能。对于有多次胆道手术史的患者，肝下常有广泛的紧密粘连，肝十二指肠韧带常形成炎性团块，难以分离解剖或根本无法分离解剖，若患者有胆汁性肝硬化所致的门静脉高压症，则静脉曲张，在分离粘连时则可造成不易控制的大出血，应予注意。为解决这个问题 Villaba 提出了横结肠下经十二指肠显露法，切开横结肠系膜的根部和肠系膜血管右侧的后腹膜，直接进入十二指肠后的无粘连区，切开十二指肠后就能找到肝外胆管，这样可大大方便手术的进行(图 14－3)。

近几年，由于内镜在临床的广泛应用，经内镜括约肌切开术已经开展。Lam(1984)报道 134 例复发性化脓性胆管炎经内镜括约肌切开术。成功 118 例(88.1%)，失败 16 例，是由于以往有手术史，局部因粘连而解剖变形所致。118 例成功者中 108 例胆总管内有结石，其中 84 例术后自行排石，15 例用网篮取石成功，6 例因多发性结石做了手术取石，余 3 例单个结石观察 3～9 个月造影显示胆道通畅，其中 1 例在括约肌切开术后因严重胆管炎而急诊手术。Lam

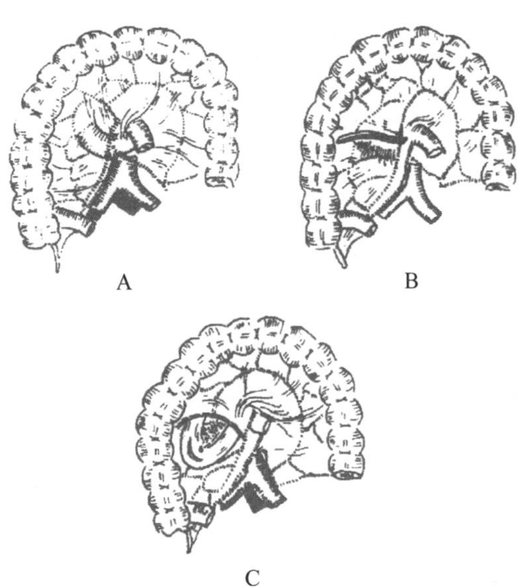

图 14－3 切开横结肠系膜经十二指肠后显露胆管的方法

A－显露横结肠下间隙的解剖标志 B－切开横结肠根部的后腹膜，显露十二指肠 C－游离十二指肠第 2、第 3 段和胰头，切开十二指肠，显露 Vater 壶腹

指出经内镜括约肌切开术的并发症及病死率远较手术治疗组低，尤其在 60 岁以上患者，经内镜括约肌切开的成功率和排石率均较高，远期效果好，平均随访 2.3 年无症状者达 95.8%，是值得推荐选用的方法。

14.6 原发性硬化性胆管炎

原发性硬化性胆管炎(primary sclerosing chloangitis, PSC)，又称硬化性狭窄性胆管炎、闭塞性胆管炎、慢性纤维化性胆管炎，是一种原因不明的以肝内、外胆管纤维化和炎症改变为特征的综合征。该病首先由法国 Delbet 于 1924 年报道 1 例，故也称 Delbet 病。该病多发于青少年，常合并炎症性肠病，病变不易预测。一旦出现临床症状，则很快发展为肝硬化、进行性黄疸、反复胆道感染、门静脉高压症、肝功能衰竭。过去一般在剖腹探查及活体组检查后才明确诊断，而今由于提高了认识，开展了经内镜逆行胰胆管造影、经皮经肝穿刺胆管造影及 B 超、CT 的检查，术前诊断已属可能。

2010 年美国肝病学会(AASLD)发表的关于"PSC 诊治指南"强调，对疑诊为 PSC 的患者均应进行血清 IgG4 检测，筛选 IgG4 相关硬化性胆管炎(immunoglobulin G4-related sclerosing cholangitis,

IgG4－SC)。IgG4－SC近年才被逐渐认识，临床上常被诊断为PSC。PSC是一种累及肝内、外胆管系统的慢性胆汁淤积性肝病，以进行性纤维性病变为特征，最终进展为肝硬化和肝功能衰竭。目前尚无有效治疗方法。

梗阻性黄疸是IgG4－SC常见的临床表现，而PSC中则较为少见。PSC的临床表现主要是以乏力和皮肤瘙痒为主。但有15%～55%患者在诊断时并无症状，92%常在体检时发现碱性磷酸酶(ALP)升高而诊断。晚期可出现食管静脉曲张、腹水、肝硬化等表现。92%的IgG4－SC的患者有胰腺受累表现，常累及单个或多个器官。Lin等(2015)的一项前瞻性队列研究纳入118例IgG4相关性疾病(IgG4 related disease，IgG4－RD)患者，受累脏器和临床表现多种多样，绝大多数患者表现为2个以上器官受累，少数可有7个器官受累。

IgG4－SC对糖皮质激素治疗敏感且患者预后良好。掌握PSC与IgG4－SC之间的鉴别方法和诊断手段，对临床工作十分重要。

PSC是一种慢性胆汁淤积性肝病，常累及胆管树的中胆管和大胆管。患者表现为胆道系统的弥漫性炎症和纤维化，形成纤维-闭塞性胆管炎表现。PSC流行率为(1～16)/10万。

目前研究认为，PSC是具有遗传易感性的个体，由于胆管细胞暴露于毒物或者感染性物质(例如细菌通过逸漏的肠道迁移至肝脏)，而引起持续免疫介导的损伤，最终致胆管的进行性破坏、胆汁淤积，甚至进展性肝纤维化。多项关于PSC的全基因组关联分析研究结果显示，人类白细胞抗原(human leukocyte antigen antigen，HLA)中的HLA－DR3、HLA－B8及DR6是该病的易感位点。此外，胆汁酸膜受体G蛋白胆汁酸偶联受体5(TGR5)也被证实参与了PSC的疾病进展，TGR5基因的一个外显子区域单核苷酸多态性与PSC以及溃疡性结肠炎(ulcerative colitis)显著相关。

胆管造影与PSC表现可能相似的继发性硬化性胆管炎及疾病分类参见表14－4。

表14－4 胆管造影与PSC表现可能相似的继发性硬化性胆管炎及疾病分类

致病因素	疾病分类
感染	细菌性/寄生虫性胆管炎 复发性化脓性胆管炎
免疫缺陷相关(感染)	先天性免疫缺陷 获得性免疫缺陷(如HIV) 联合免疫缺陷 血管免疫母细胞淋巴结病
机械性/中毒	胆石病/胆总管结石病 外科手术胆管损伤 动脉内化疗引起的硬化性胆管炎 药物引起的硬化性胆管炎
缺血	血管性创伤 肝同种异体移植物动脉功能不全 阵发性夜间血红蛋白尿
其他胰胆管疾病	囊性纤维化 危重症疾病硬化性胆管炎 ABCB4相关的胆管病 慢性胰腺炎
系统性炎症	IgG4相关的系统性疾病 嗜酸性粒细胞增多综合征 结节病(sarcoidosis) 移植物抗宿主疾病
可能类似于胆管造影术的表现	朗格汉斯细胞组织细胞增生症(Langerhanscellhistiocytosis) 系统性肥大细胞增多症 Caroli病 先天性肝纤维化 其他类型的胆管板异常 霍奇金病(Hodgkin disease) 腺性增生性胆管炎 肿瘤/肿瘤转移性疾病 淀粉样变(amyloidosis) 肝同种异基因移植物排异

引自：2017版欧洲肝病研究学会(EASL)《内镜在原发性硬化性胆管炎(PSC)中作用》
注：HIV是指人类免疫缺陷病毒

【发病机制】原发性硬化性胆管炎(PSC)的病因与发病机制至今尚未阐明，但与下列因素有关。

(1) *门静脉菌血症* 原发性硬化性胆管炎与炎症性肠病，特别是与溃疡性结肠炎的关系密切。故认为结肠溃疡面的细菌易侵入血中而引起门静脉菌血症，从而导致慢性胆管炎与胆管纤维化，发生原发性硬化性胆管炎。

(2) *病毒感染* Schwartz(1958)发现多数原发性硬化性胆管炎患者的黏膜完全，故可除外因胆汁的化学成分刺激而造成本病的可能。另外，一般患者无全身发热及白细胞计数升高，故推测可能是病毒在局部感染所引起。Holubitsky(1964)还发现局部淋巴结肿大和血中发现不典型的淋巴细胞，更支持Schwartz提出的病毒感染学说。由于本病未发现

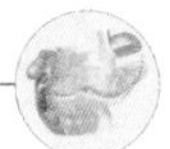

有胆道黏膜损害，故有不少学者提出和赞同病毒感染学说，并把这些炎症病变看作是病毒感染的局部反应。

（3）遗传和自身免疫　Smith首先提出自身免疫因素是原发性硬化性胆管炎的发病基础。也有些学者认为既然原发性硬化性胆管炎与溃疡性结肠炎之间关系十分密切，且又在溃疡性结肠炎患者的血清中已找到了自体免疫的抗体，因此认为原发性硬化性胆管炎也可能是一种自身免疫性病变。支持这种观点的间接证据是：①本病与其他自身免疫性疾病有关；②类固醇治疗有效；③嗜酸性粒细胞增多；④IgM升高；⑤发现血中有免疫复合物；⑥对免疫抑制剂治疗有效。

（4）肿瘤　Altemeier(1966)等报道18例肝门部硬化性胆管癌中，8例曾被诊断为原发性硬化性胆管炎，最后经组织学检查为胆管癌。实际上高度分化型硬化性胆管癌和良性狭窄在组织学上很难鉴别。他认为根本不存在有原发性硬化性胆管炎，只要经过长期随访或手术中从多处取样活检，最后结果都诊断为肿瘤，所以认为原发性硬化性胆管炎本质上是一种发展缓慢的胆管癌。Peck(1974)也报道13例肝外硬化性胆管炎，除2例随诊不久同原诊断外，其他11例均诊断为胆管癌，其中3例已出现转移。

（5）其他　Viteri(1979)认为本病是胆道的过敏性反应。Thompson则认为原发性硬化性胆管炎是超过敏性血管炎的一种征象。有些学者还发现原发性硬化性胆管炎与类圆线虫感染有关，也有的认为与药物、酒精中毒及某些化学物品中毒有关。Quigley(1983)报道原发性硬化性胆管炎肝细胞内铜的含量增加，可高达200～244 μg/g干肝重（正常为15～35 μg/g干肝重），过多的铜可作为一种毒性物质，促发原发性硬化性胆管炎或使其病程持续。也有人认为铜的增加，可能是原发性硬化性胆管炎胆汁排泄障碍的结果。Cross(1985)对70例原发性硬化性胆管炎患者的肝铜、血清铜和血清铜蓝蛋白进行了研究，发现全部患者的铜试验至少有1项不正常。87%患者的肝铜含升高，64%患者的24 h尿铜排出量也升高，这相当在肝豆状核变性或原发性胆汁性肝硬化患者中所见到的数值。Cross认为异常的铜代谢是原发性硬化性胆管炎的一个常见特征，肝铜含量和24 h尿铜排出量随病变的进展而增加，并对本病的预后是有参考价值的。

【病理表现】肉眼见肝外胆管硬韧，呈可滚动的“绳索状”或“栓塞性血管”样感觉，管壁增厚，管腔狭小，其直径一般在3～5 mm，而管壁增厚的程度可达正常的8倍。少数病例全胆管系统均可有病变，也可有囊性改变。胆管周围、肝十二指肠韧带、小网膜孔及胰周有致密粘连，或呈结节状肿块，肝门部淋巴结肿大。胆囊一般不受累。胆囊内无结石。但当有弥漫性纤维化时也可侵入胆囊，严重者可使胆囊、肝外胆管和胰头均有纤维化而难以辨认。术中切开胆总管时，可见肌层及黏膜自切口膨出。胆汁一般均较清亮，黄色，但有时也可呈泥砂样或呈黏稠或糊状。

镜下所见：Fee(1977)报道肝外胆道呈明显纤维化伴慢性炎性反应，但限于胆管浆膜、浆膜下及黏膜下，黏膜一般正常。但Roberts(1955)曾发现有时黏膜也可有萎缩或斑点状坏死，黏膜下和浆膜下纤维化，两者间有水肿、慢性炎症改变。

【临床表现】原发性硬化性胆管炎的发病率男女之比为1～5∶1。年龄最小3岁，最大72岁，以40～50岁者多见。临床上无特殊症状和体征，仅以胆汁淤滞综合征为其主要表现。起病隐袭渐进，早期无症状，就诊时以黄疸、瘙痒、体重减轻、非特异性腹痛和肝、脾大为多见。黄疸瘙痒多为早起始症状，黄疸常呈间歇性、无痛性和进行性，但陶土样粪便少见。黄疸可持续数周至数年。病程较长者常继发为胆汁性肝硬化和门静脉高压症。若伴有感染时，即出现腹痛、发热、黄疸等急性胆道感染的症候。约有50%的原发性硬化性胆管炎症患者合并有慢性溃疡性结肠炎，肉芽肿性结肠炎，回结肠炎和溃疡性直肠炎等炎性肠炎。部分可伴有腹膜后纤维化、Riedel甲状腺炎、结节性脉管炎、Söjgren综合征、眼眶假肿瘤和硬化性纵隔炎等自身免疫性疾病。由于合并的疾病不一，故其临床表现也就有不同之处。

【实验室检查】①血象无特殊，偶有不典型淋巴细胞和嗜酸性粒细胞增多；②符合梗阻性黄疸的表现，血清胆红素多＞171 μmol/L；③碱性磷酸酶明显升高（85%的病例常高于正常3倍以上），天冬氨酸氨基转移酶升高通常不超过正常值4倍，多数患者有高胆固醇血症；④多数患者由胆管上皮细胞表达的HLA-Bs值升高，部分患者IgM值升高；⑤抗线粒体抗体、抗核抗体、平滑肌抗体及HBsAg均为阴性；⑥伴有溃疡性结肠炎者常有贫血和低蛋白血症。

【影像学检查】

（1）B超检查　常有下列发现：①胆管明显狭

窄,但多均匀一致,胆总管内径常＜4 mm,但在节段性或局限性原发性硬化性胆管炎时,上段胆管可呈轻度扩张;②胆管壁明显增厚,回声增强;③病变累及胆囊时,可见胆囊壁增厚,胆囊功能减弱;④声像图无结石及肿瘤存在。

(2) ERCP和PTC检查　由于胆管狭窄,PTC检查的成功率仅为50%,而ERCP检查的成功率为82%～100%,故ERCP应列为首选。胆管造影常见胆管系统多呈弥漫性狭窄和串珠样改变。按病变情况可分为3种类型。①弥漫型:病变累及整个胆管系统,可见肝内、外胆管均匀一致的缩窄、变细、僵硬失去弹性,整个胆管系统酷似枯树枝样改变;②局限型:病变累及部分胆管,肝外胆管最常受累,ERCP检查显示受累胆管呈一细条状僵硬的狭窄区,长度在2 cm以上,狭窄胆管的近端偶有轻度扩张;③节段型:较少见,病变呈"跳跃式",胆道系统多处同时受累,呈串珠样改变。

【诊断】首先,临床医生对本病应有一定的认识,除了症状和体征之外,实验室检查多呈梗阻性黄疸改变,而B超检查未发现有胆管扩张及隐源性肝硬化患者要警惕有原发性硬化性胆管炎存在的可能性。

Schwartz(1958)提出了如下诊断标准:①多发于中年男性,有进行性胆汁淤滞症状;②无胆石和手术所致的胆道狭窄,有胆管弥漫性硬化改变;③经长期观察可排除胆管癌。

Myers(1970)提出诊断本病的必要条件是:①进行性梗阻性黄疸;②无胆道结石;③既往无胆道手术史;④胆道系统弥漫性增厚和狭窄;⑤长期随访后未发现恶变的征象;⑥肝活体组织检查无原发性胆汁性肝硬化;⑦不合并其他病变(如溃疡性结肠炎、局限性肠炎或后腹膜纤维化等),说明胆道病变并非是继发于腹内病变或全身病变的一部分。

Oviedo(1974)则认为本病实际上按临床表现可分为两类:①单纯的原发性硬化性胆管炎;②先有某种疾病,而后出现的继发性硬化性胆管炎。如有过胆石症胆道手术史或伴有溃疡性结肠炎、甲状腺炎和腹膜后纤维变性等,但又不是胆道损伤后的纤维瘢痕化。

也有学者认为,有以下情况应考虑本病:①溃疡性结肠炎伴碱性磷酸酶持续升高;②溃疡性结肠炎伴肝功能异常;③"隐性肝硬化"伴碱性磷酸酶升高;④原发性胆汁性肝硬化而抗线粒体抗体阴性。

原发性硬化性胆管炎易误诊为原发性胆汁性肝硬化,其鉴别诊断如表14-5所示。

表14-5　原发性硬化性胆管炎与原发性胆汁性肝硬化之鉴别

项目	原发性硬化性胆管炎	原发性胆汁性肝硬化
性别	男女之比为2∶1	90%为女性
年龄	25～45岁	32～72岁
临床表现	黄疸、右上腹痛、发热	瘙痒、黄疸(早期无症状)
胆管造影	串珠样表现	树枝状表现
肝活检		
胆道病变	－	＋
肉芽肿	－	＋
实验室检查		
胆红素	显著升高	中等度升高
碱性磷酸酶(AKP)	显著升高	中等度升高
嗜酸性粒细胞	常见升高	少见升高
胆固醇	明显升高	轻度升高
抗线粒体抗体	－	＋
手术所见	肝外胆管增厚、管腔细、无胆石	肝外胆管无明显异常

【治疗】原发性硬化性胆管炎尚无可治愈的疗法,治疗的目的是改善症状,减缓发展,延长生存期。

(1) 非手术治疗　饮食以高蛋白、低脂肪饮食为主,给予维生素A、维生素D、维生素K。对胆管炎、吸收障碍及瘙痒等症状进行对症处理。

1) 皮质类固醇:具有抗炎利胆作用。多数学者主张,泼尼松(强的松)开始量30～40 mg/d,显效后改为7.5～15 mg/d,服用6～12个月。若与免疫抑制剂合用,则其效更好。Thompson和Wager曾报道在应用皮质类固醇后,患者发生感染而死亡。故是否应用皮质类固醇,尚有争论。

2) 利胆药物:可促进胆汁分泌,降低胆汁黏稠度,以利胆汁引流,减轻黄疸,保护肝脏。常用药物有熊去氧胆酸(优思弗,ursodeoxycholic acid)、牛磺熊去氧胆酸(滔罗特,tauroursodeoxycholic acid)。

3) 抗生素:用以控制继发性胆道感染,多采用广谱抗生素。其原则是要联合用药、足量、疗程充分。

4) 免疫抑制剂:常用硫唑嘌呤。

5) 中医中药。常用清胆汤:柴胡10 g、黄芩10 g、木香10 g、银花30 g、地丁草30 g、玉金10 g、大黄10 g(后下)。

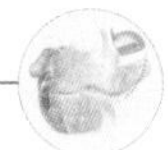

(2) 手术治疗 原发性硬化性胆管炎一旦出现梗阻性黄疸是手术治疗的适应证。手术治疗的目的在于解除胆道梗阻，进行胆道减压，保护肝脏功能，终止胆汁性肝硬化的发展，但胆道减压的方式必须根据病变的具体情况而定。原发性硬化性胆管炎的传统手术是胆囊切除及T管引流术，但有些患者疗效不佳而需再次行胆-肠吻合术。

1) 外引流：适用于远段胆管无扩张者。无病变的胆囊不宜切除，必要时可行吻合用。探查胆总管后置T管引流；也可定期行胆道造影，以观察病变情况。T管留置时间一般认为2～4周为宜。有些患者需终身带管。

2) 内引流：适用于节段性狭窄而近段胆总管扩张，外引流失败及孤立的胆管远段狭窄。常用术式有：①胆管局限性狭窄者可做胆囊胃吻合术、胆囊十二指肠吻合术、胆囊空畅 Roux-en-Y 吻合术；②胆总管远段狭窄者可做肝管或胆总管空肠 Roux-en-Y 吻合术、肝管十二指肠吻合术、胆总管十二指肠吻合术，Oddi 括约肌切开成形术。

有些学者认为原发性硬化性胆管炎常累及整个肝外胆道，胆管过细，有的做内引流手术十分困难，有的虽做了内引流手术，但术后常发生吻合口狭窄和感染，其效果也难令人满意，故主张做外引流手术。对结肠切除术的看法尚有分歧，有些人认为可改善症状，阻止病变发展。但也有的认为切除结肠既无益，也不能改变原发性硬化性胆管炎的病程，甚至有患溃疡性结肠炎行结肠切除术后发生原发性硬化性胆管炎的报道。

【预后】由于 ERCP、PTC 的广泛应用，使原发性硬化性胆管炎得以早期诊断，早期治疗。但因其病因尚未完全阐明，故治疗效果也不一致。据多数文献报道，自诊断之日起平均存活 2～6 年，伴有溃疡性结肠炎者，则预后更差。

14.7 腐蚀性硬化性胆管炎

腐蚀性硬化性胆管炎（caustic sclerosing cholangitis）见于肝包虫手术后之患者，可能是有腐蚀作用的杀头节溶液（scolicidal solution）如 2%甲醛、20%氯化钠和无水酒精，从包虫囊肿扩散到胆道内而引起胆管的病变。

【发病机制】手术、创伤可引起硬化性胆管炎，而肝包虫病外科手术后发生硬化性胆管炎，则可能是与向包囊内注射具有腐蚀作用的杀头节溶液有关。胆道和包囊之间常有窦道，造成胆管上皮的损害。其他为胆管旁脓肿或胆道外科损伤引起。甲醛在外科临床沿用已久，而硬化性胆管炎却并不多见，其原因可能是需有很高的浓度和(或)长期接触才会导致胆道损害。

【病理表现】由肝包虫手术后引起的腐蚀性硬化性胆管炎，轻者其病变可局限在肝内胆管的一小部分，也可不引起临床症状；而重者则可波及大部分胆道而引起严重的胆管炎。在实验中向胆道内注射 20%氯化钠和 0.5%甲醛溶液后可见：上皮细胞扁平，胆小管增生，库普弗细胞增生及肝细胞局灶性坏死。胆管上皮的损伤和溃疡性结肠炎引起的硬化性胆管炎类似，但在胆管造影中未见胆管硬化或狭窄。对于常规杀灭人体包囊虫的 2%甲醛溶液在大部分鼠中可引起硬化性胆管炎及假性肝硬化（pseudocirrhosis）。对于损害的发病机制仍有争论，可能还与免疫功能有关，但更倾向是直接腐蚀胆管造成的。

【临床表现】Belghiti 报道的 5 例腐蚀性硬化性胆管炎有下列临床表现。

(1) 黄疸 4 例有黄疸。胆红素升高，82～171 μmol/L，其中 1 例伴有皮肤瘙痒。

(2) 肝、脾大 肝大 3 例，脾大 1 例。

(3) 食管下端胃底静脉曲张 经纤维胃镜证实 1 例。

(4) 腹水 1 例。

(5) 发热 1 例。因伴有胆系感染，体温高达 39℃。

(6) 实验室检查 白细胞计数升高(12～13.5)×10^9/L。碱性磷酸酶升高为 9～20 Bodansky U/dL。(正常值为 1～5 Bodansky U/dL)。丙氨酸氨基转移酶升高，15～70 U/L(正常值为 10～40 U/L)。

【诊断】根据患者有肝包虫手术史，且术后有黄疸，碱性磷酸酶和丙氨酸氨基转移酶升高，胆道造影证明有胆管狭窄，则可明确诊断。肝包虫病手术后发生腐蚀性硬化性胆管炎与原发性硬化性胆管炎应予鉴别，有下列几点不同：①在临床表现上，原发性硬化性胆管炎通常是渐进性的，而腐蚀性硬化性胆管炎进展较快；②原发性硬化性胆管炎仅部分病例出现狭窄，近端胆管扩张，而腐蚀性硬化性胆管炎的全部病例均有狭窄和近端的胆管扩张；③原发性硬化性胆管炎的多数病例狭窄累及整个胆道，而腐蚀性硬化性胆管炎的病例多局限在部分胆道。

【治疗】腐蚀性硬化性胆管炎的治疗，目前尚无特殊治疗，仍以对症治疗为主。如给予高蛋白低脂肪的饮食，补充维生素，服用提高免疫功能的药物，辅以中药活血化瘀、疏肝利胆等，都是有益的。对并有胆道感染者则要给予抗生素。对于病情较重者则要酌情进行胆道引流。

【预后】Belghiti 报道的 5 例中，3 例在术后的 2 年仍存活，1 例在术后 1 年 7 个月死亡，另 1 例在术后 5 年 6 个月死亡。

14.8 灌注性硬化性胆管炎

经肝动脉灌注脱氧氟尿嘧啶(fluorodeoxyuridine, FUDR)治疗原发性或继发性肝癌，可使肿瘤缩小，症状减轻，生存期延长和生活质量提高。但它的一个严重并发症是有 7%～17%的患者可发生硬化性胆管炎，即所谓肝动脉持续灌注 FUDR 引起的硬化性胆管炎(sclerosing cholangitis after continuous hepatic arteryinfusion of FUDR)，也称为灌注性硬化性胆管炎(infusional sclerosing cholangitis)。近几年，经肝动脉灌注 FUDR 治疗肿瘤在临床上已逐渐开展，对它所引起的硬化性胆管炎已被临床外科医生所重视。

【发病机制】肝动脉持续灌注 FUDR 引起的硬化性胆管炎与 FUDR 的剂量和浓度有密切关系。因为 FUDR 它对胆管有直接损害，使胆管细胞变性、坏死和纤维化，也可对血管有损害而使胆管的营养血管(vasa vasorum)血栓形成，管壁纤维化，使营养血管失去弹性，管壁僵化，血流受阻，进而使胆管壁因缺血而最终导致发生硬化性胆管炎。灌注性硬化性胆管炎的胆管呈节段性狭窄，这与不同节段的胆管有不同的主要供血动脉有关。肝内胆管有相应的肝动脉分支供血。肝门部胆管由左右肝动脉分支双重供血，十二指肠上段胆总管的血供，60%由胃十二指肠后动脉和门静脉后动脉的分支供血，38%的血供来自肝动脉。十二指肠部胆管由胃十二指肠动脉的分支供血。肝内小胆管壁周围的静脉丛回流入小叶间静脉和门静脉(图 14 - 4)。由于肝门部胆管由左右肝动脉双重供血，肝内胆管由肝动脉分支供血，故肝门部胆管最易累及，肝内胆管次之。

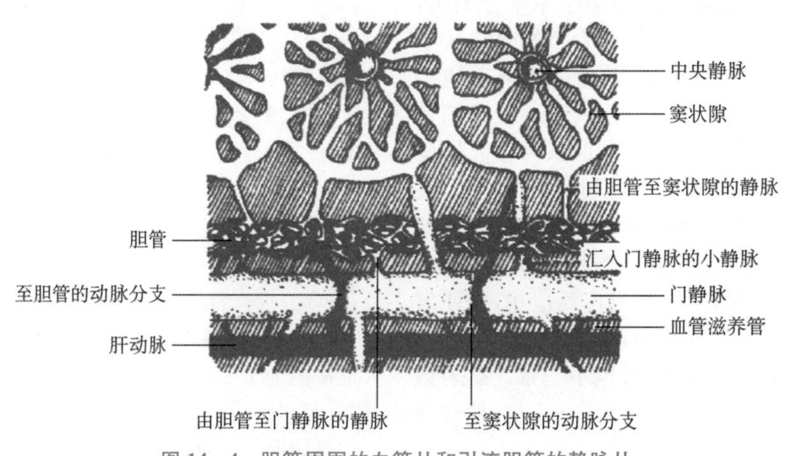

图 14 - 4 胆管周围的血管丛和引流胆管的静脉丛

【病理表现】灌注性硬化性胆管炎的病理特点为节段性胆管壁纤维化，胆管内膜坏死及纤维化，管壁及管周血管无论是动脉还是静脉均可有不同程度的血栓形成，管腔阻塞。由于病变部位与胆管不同节段的血供有关，故一般可分为 4 种类型。

Ⅰ型：病变局限于肝门胆管汇合部。

Ⅱ型：病变在肝门胆管汇合部及肝内胆管。

Ⅲ型：病变在肝门胆管汇合部及近端肝外胆管。

Ⅳ型：病变累及整个肝内外胆管。

根据病变的严重程度可分为 4 级。

Ⅰ级：胆管有轻度锯齿状(mild serration)或呈串珠状改变。

Ⅱ级：胆管逐渐变细，但近端胆管却无扩张。

Ⅲ级：胆管中度狭窄，近端胆管可见代偿性扩张。

Ⅳ级：胆管明显地呈节段性狭窄，近端胆管明显扩张。

【临床表现】灌注性硬化性胆管炎的临床表现与其他硬化性胆管炎有些类似，主要有下列表现。

(1) 黄疸　黄疸多为逐渐加重，并伴有皮肤瘙痒；少数患者也可先出现皮肤瘙痒，后再出现黄疸。

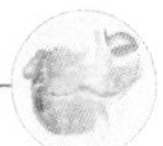

(2) 右上腹胀痛　多系胆汁淤滞，肝脏代偿性肿大所致；还可因消化不良等因素引起。

(3) 发热　伴有胆道感染时则常有寒战、高热。

【实验室检查】可见白细胞计数轻度升高，碱性磷酸酶和丙氨酸氨基转移酶升高。有时虽经治疗这些酶可有所下降，但难以降至正常值。

【诊断】灌注性硬化性胆管炎的诊断一般并不困难。可根据下列几点成立诊断。

1) 患者有肝动脉插管化疗史，灌注性硬化性胆管炎多在持续用 FUDR 化疗后 1～9 个月发生。

2) 临床表现以进行性黄疸、右上腹胀痛不适、消化不良、皮肤瘙痒和肝大为主。

3) B 超、ERCP、PTC、CT 和 MRI 检查可见病变部位胆管有狭窄、变细现象，近端胆管有程度不等的代偿性扩张。

4) 腹腔动脉造影或肝动脉造影有助于诊断。

5) 碱性磷酸酶、丙氨酸氨基转移酶升高。

【治疗】Fukuzumi(1990)认为灌注性硬化性胆管炎是胆管呈缓慢地进行性的不可逆性病变，治疗困难，仅对症治疗为主。Kemeny 报道的 8 例灌注性硬化性胆管炎中，经 T 管引流 3 例，经皮胆管引流 1 例，对症治疗 3 例，未接受治疗 1 例。结果 2 例病情有所改善，3 例死亡，其中 2 例死于肝功能衰竭，1 例死于心肌梗死。

14.9　缩窄性乳头炎

Oddi 括约肌纤维性狭窄与 Vater 乳头炎是胆道的一种常见病变，可总称之为缩窄性乳头炎(stricture papillitis)。过去，一直认为只有一种慢性缩窄性乳头炎，而且是由于胆结石所引起。这主要是受到两位权威学者的影响。现因广泛施行乳头切开术和胆道测压造影术，又发现缩窄性乳头炎患者在胆道或壶腹内从无胆结石和明显炎症，在其邻近脏器也未发现有炎症。此后，前者称为继发性缩窄性乳头炎，而把不合并胆道疾病的 Vater 乳头狭窄称为原发性缩窄性乳头炎。

【发病机制】

(1) 继发性缩窄性乳头炎　在临床上所统计的继发性缩窄性乳头炎的发病率差异较大。除去患病时间的原因外，还决定于诊断标准。例如，单纯依靠通过的探条的大小，乳头切开术的组织切片检查，胆总管测压造影术等。一些研究者多用一种标准，而另一些研究者则侧重于另一个标准。Hess(1964)报道的发病率就比较高。而李清潭(1978)多采用括约肌探条检查，以不能通过 3 mm 探条为缩窄的标准，而少采用胆总管测压造影(表 14－6)。

表 14－6　继发性缩窄性乳头炎的发病率

	胆囊结石	胆总管结石	无结石慢性胆囊炎
Hess(1964)	22.6%	51.7%	13.3%
李清潭(1978)	16%	40%	7%

(2) 原发性缩窄性乳头炎　1950 年，Caroli 首先提出此病，随后被其他的欧洲学者所承认。病因迄今仍不清楚。确立其诊断的条件是：①排除胰腺炎，十二指肠球部后淋巴结炎，十二指肠溃疡和憩室炎，门静脉炎及肝内外胆管结石和胆囊结石等；②用手术胆道测压和胆道造影能证明乳头缩窄；③不能通过直径 3 mm 的探条；④有胆道梗阻的病状；⑤组织切片检查可见到结缔纤维病变。现将继发性和原发性缩窄性乳头炎的鉴别要点列表如下(表 14－7)。

表 14－7　继发性和原发性缩窄性乳头炎的鉴别

部位	继发性	原发性
胆囊	多呈现萎缩性改变	多呈现扩大、变厚、灰白而炎症轻
胆总管	若远端有显著梗阻，则胆总管有明显扩大，甚至可累及肝总管及肝内胆管	胆总管只有轻、中度扩大(这是由于胆囊的代偿作用)
乏特乳头	Vater 乳头明显缩窄	Vater 乳头有轻度缩窄
并发症	常并发肝硬化和胰头炎	少见有肝硬化和胰头炎

【病理表现】缩窄性乳头炎的病理改变，在不同患者中有一定的差异。

(1) 急性乳头炎　主要病理包括急性水肿、充血和多形核白细胞浸润。病变范围可累及 Oddi 括约肌的全部。使用胆道探条检查时易引起乳头部出血。手术中胆道测压造影术不能鉴别诊断急性或慢性乳头炎。急性乳头炎的水肿和炎症一经消退，则恢复正常的组织结构。

(2) 慢性缩窄性乳头炎　其病理改变包括结缔纤维组织增多、肌纤维减少和退化，有时能见到玻璃样改变。单核白细胞减少恰与结缔纤维增多成反比，其乳头内腺体或表现扁平或表现囊状扩大，有时上皮黏膜可呈息肉样改变。继发性和原发性缩窄性乳头炎的病理变化只有量的差别而无质的不同。乳头硬变可向上蔓延而累及 Vater 壶腹和胆胰管固有括约肌。这样就形成了“Y”形狭窄，从而导致胆汁性肝炎和胰腺炎。但在原发性缩窄性乳头炎则少见达到如此程度。尽管这样，对两者来说都需要施行乳头切开或成形术方能解除缩窄性梗阻。

Griffin(1982)把乳头狭窄分为如下 4 型。

Ⅰ型：乳头纤维化。乳头收缩和缩小，有的胆总管开口已无乳头外形而呈凹痕状，切开时有致密的软骨样感。

Ⅱ型：括约肌肥大。从十二指肠的外面按摸时有橡皮样坚硬的增大感。

Ⅲ型：乳头黏膜口狭窄。乳头外观和按摸感觉大体上正常，导尿管能通过壶腹但被阻于乳头黏膜口，其顶端尚可看到。

Ⅳ型：壶腹狭窄。狭窄部按摸查感正常，导尿管不能通过狭窄处，其尖端不能见到或感到。

【临床表现】Oddi 括约肌具有维持胆管内压力，调节胆囊充盈与胆汁的排出，控制胆汁的流量以及防止十二指肠内容物逆流入胆管等重要生理功能。其病理生理变化与许多胆胰疾病的发生和发展有密切关系。胆总管开口狭窄及失去对胆汁的调节功能，在临床上就出现胆道内压力升高的种种表现。

(1) 腹痛　腹痛多为上腹部持续性胀痛，与饮食有密切关系，故常在下午或晚上发生。这种腹痛与胆囊炎胆石症引起的不同，前者常累及右下胸部、第 12 胸椎及第 1 腰椎平面，有所谓“穿胸痛”的特点。而胆囊炎胆石症所引起的疼痛有多向右肩背部放射的特点，且常伴有阵发性绞痛。

(2) 恶心呕吐　急性发作时部分患者可有恶心和呕吐，但并不严重。

(3) 黄疸　部分患者可出现轻度黄疸，病情缓解后即可随之逐渐消退。若胆总管内有结石，则黄疸消退的时间和程度，取决于结石的大小及胆总管梗阻的程度。

【实验室检查】常有血清胆红素及碱性磷酸酶升高。

【影像学检查】静脉胆道造影可见胆总管有扩张。正常胆总管直径应在 7 mm 以内，若超过 12 mm，则应认为有明显扩张。含造影剂的胆汁排空延迟，进入十二指肠的造影剂量少而缓慢。造影后 2～3 h 胆总管及肝总管仍有显影，甚至显影更为清楚，即有所谓“滞留密度增加征”。胆囊常增大，显影淡，排空迟缓。

【诊断】缩窄性乳头炎的诊断，除要结合病史、临床表现外，更重要的是要依赖静脉胆道造影、ERCP 检查、内镜测压和手术探查来建立。

(1) 静脉胆道造影　胆总管显示有扩张，且出现“滞留密度增加征”，胆囊增大，造影剂排入十二指肠缓慢，且呈细线流状。

(2) 内镜检查测压　Toouli(1985)提出凡出现下列之中任何两条者即可确诊为缩窄性乳头炎：①Oddi 括约肌收缩频率增加；②基础压及峰压均有明显升高；③逆蠕动增加，占每分钟蠕动数的 50%以上。

(3) 手术探查　1950 年，Trommald 提出若用 3 号 Bakes 探条检查，不易通过胆总管口者可确定为乳头狭窄。Griffith(1982)提出用 F10 号(3.3 mm)橡胶导尿管经胆囊管或胆总管插入，若导尿管能通过乳头而进入十二指肠，乳头开口大小可定为无异常；若导尿管不能进入十二指肠，则应切开十二指肠直接暴露和检查乳头来确定，并同时行括约肌切开术。

【治疗】缩窄性乳头炎一旦诊断，非手术治疗均无明显疗效，而应采取手术治疗。常用的手术方法有下列几种。

(1) 括约肌扩张术　若 Vater 黏膜有粘连性狭窄，而括约肌功能正常者则可进行括约肌扩张术。括约肌扩张术可使开口处的黏膜扩张分离。犹如二尖瓣狭窄时的二尖瓣扩张分离术一样，效果较好。

(2) 括约肌切开术(sphincterotomy)　括约肌切开术可在内镜下进行。括约肌切开术只能暂时降低胆管内压力的现象并不难理解。根据外科原则，对任何括约肌肌肉纤维做一单纯切开，使括约肌失禁的情况下都不能持久。

(3) 括约肌成形术(sphincteroplasty)　是一种经十二指肠端对边胆总管末端与十二指肠吻合术的手术，使吻合口与胆总管最大腔径相一致，吻合口是永久性的，其整个括约肌机制被完全消除(图 14－5)。

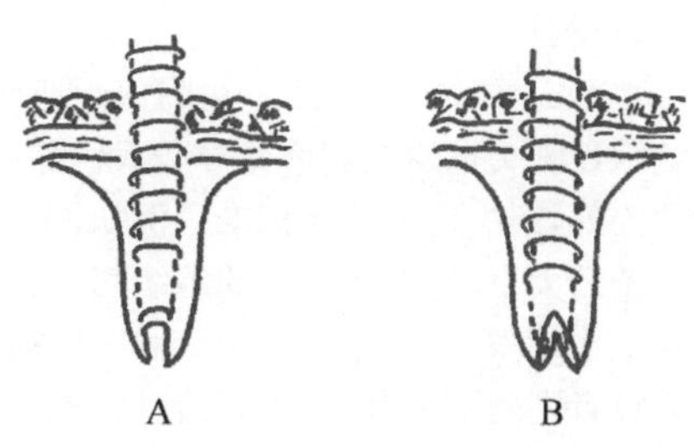

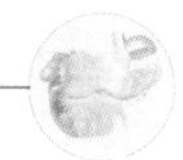

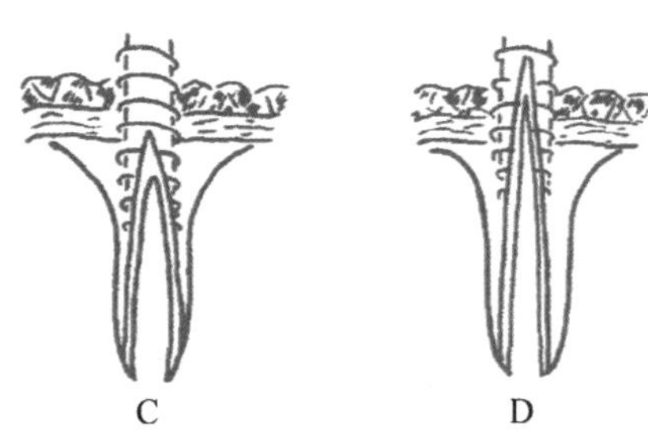

图 14-5 括约肌手术的类型

A-正常乳头 B-乳头切开术 C-括约肌切开术 D-括约肌成形术

(4) 胆总管十二指肠吻合术 胆总管狭窄段较长而近侧胆总管有明显扩张者,可施行胆总管十二指肠吻合术。Reidel(1892)首先报道采用经十二指肠远端外侧胆总管十二指肠吻合术(transduodenal distal lateral choledochoduodenostomy)来移除胆总管结石和胆道减压。为使该手术能更好地在临床开展,Guarnieri(1987)设计了一种导引切开器,笔者又加以改进,使其更加趋于完善(图 14-6)。

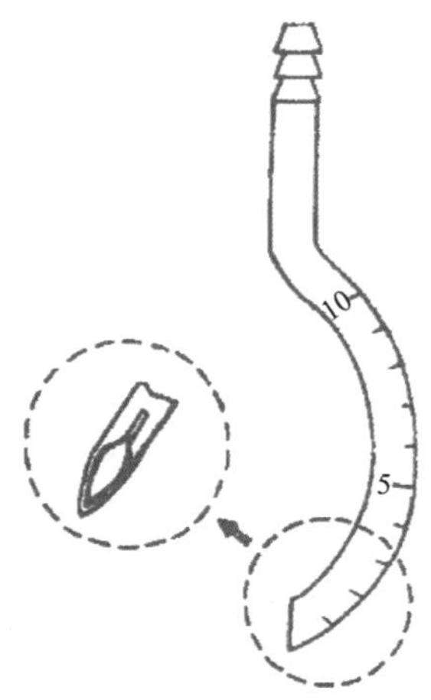

图 14-6 导引切开器

其具体操作方法是:显露胆总管及十二指肠,在十二指肠上缘纵向切开胆总管,选择适宜型号的导引切开器,尾端接上负压吸引器后插入胆总管,吸除淤滞的胆汁、细小结石、碎屑和蓄积物,进行探查。然后把导引切开器插向胆总管的远端,并把其头部翘顶,并用手在十二指肠外触及后即在该处纵向切开十二指肠长 3~4 cm,充分显露十二指肠后壁。检查导引切开器已达胆总管远端外侧后,即把头部斜面转向外侧方,沿槽沟切开长约 2 cm。这时便已切开十二指肠后壁和胆总管远端的外侧壁。导引切开器既可作为支架,又可作为吸引器用,吸除血液、胆汁和肠液,使术野保持清洁。十二指肠和胆总管用 4—0 单纤维可吸收缝线间断缝合 8~10 针。缝合时要注意使黏膜对合。缝合完毕胆总管与十二指肠就成为一个宽敞的内吻合口。胆总管和 Vater 壶腹有结石残留,还可经此吻合口清除。十二指肠前壁横形或纵形间断全层内翻缝合后再行浆肌层缝合,胆总管置 T 管引流,肝下、十二指肠处放置烟卷引流(图 14-7)。

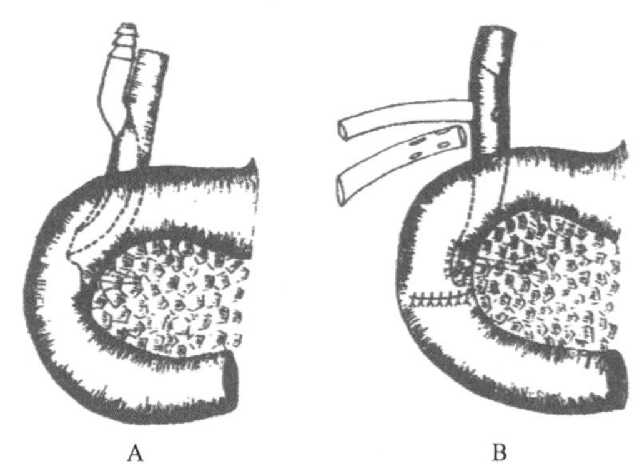

图 14-7 经十二指肠远端外侧胆总管十二指肠吻合术

A-导引切开器插入胆总管的远端,并把其头部向外侧翘顶 B-术毕后,吻合口宽敞,胆总管内放置 T 管,肝下、十二指肠处放置引流管

【预后】 缩窄性乳头炎的预后关键是要有正确的诊断和合理的手术治疗。以往该病在临床上常误诊为"胆囊切除术后综合征",以致总是采取对症的治疗方法,使患者难以彻底治愈,影响了生活质量,甚至有部分患者可因胆道内长期高压而时发胆管炎或并有肝硬化。如采用的手术方式合理,则可取得较好的效果。

(顾树南 李清潭)

主要参考文献

[1] 王益钟,梁延波,景泉荣,等. 黄色肉芽肿性胆囊炎 8 例. 中国普通外科杂志,2002,11:252-253

[2] 孙文郁,姜晓峰,姜洪磊,等. 胆道手术后继发性硬化必胆管炎体会. 中国普通外科杂志,2010,19:169-171

[3] 巫佩霞,邸庆荣. 黄色肉芽肿性胆囊炎 48 例临床病理分析. 实用外科杂志,1993,13:366-367

[4] 李孟军. 黄色肉芽肿性胆囊炎. 国外医学·外科学分册,1995,22:239-240

[5] 李清潭. 胆道外科学基础. 西宁:青海人民出版社,1978. 54-62

[6] 李燕妮,周璐,赵新,等. 原发性硬化性胆管炎与 IgG4 相

关硬发性胆管炎的异同. 中华消化杂志,2017,37:213-216

[7] 沈军,董谦,杨勇,等. 黄色肉芽肿性胆囊炎的诊断及治疗. 中国普通外科杂志,2007,16:186-187

[8] 林继宗,刘波.《2016 年世界急诊外科学会急性结石性胆囊炎指南》摘译. 临床肝胆病杂志,2016,32:1843-1852

[9] 胡军红,史朝晖,任学群. 黄色肉芽肿性胆囊炎诊断与治疗并文献复习. 中国普通外科杂志,2009,18:194-195

[10] 顾树南,李清潭. 胆道外科学. 兰州:甘肃科学技术出版社,1994. 344-391

[11] 顾树南. 胆总管括约肌切开术 607 例分析. 国外医学·参考资料外科学分册,1981,2:122-123

[12] 顾树南. 急性胆囊炎患者的黄疸. 青海卫生,1976. 6:54-55

[13] 殷薇薇,黄朝晖. 黄色肉芽肿性胆囊炎的影像学表现中国临床医学影像杂志,2004,15:537-538

[14] 韩圣华,陈燕凌. 黄色肉芽肿性胆囊炎的诊治:附 17 例报道. 中国普通外科杂志,2008,17:830-832

[15] Abdalian R, Heathcote EJ. Sclerosing cholangitis: a focus on secondary causes. Hepatology, 2006,44:1063-1074

[16] Benhamou JP. Primary sclerosing cholangitis. Rev Prat, 2000,50:2146-2149

[17] Benninger J, Grobholz R, Oeztuerk Y, et al. Sclerosing cholangitis following severe trauma: description of a remarkable disease entity with emphasis on possible athophysiologic mechanisms. World J Gastroenterol, 2005,11:4199-4205

[18] Cassas D, Andres RP, Jimenez JA, et al. Xanthogranulomatous cholecystitis: a radiological study of 12 cases and review of the literature. Abdom Imaging, 1996,21:456-459

[19] Christensen AH, Ishak KG. Benign tumors and pseudotumors of the gallbladder. Arch Pathol Lad Med, 1970,90:423-432

[20] Gossard AA, Angulo P, Lindor KD, et al. secondary sclerosing cholangitis: a comparison to primary sclerosing cholangitis. Am J Gastroenterol, 2005,100:1330-1333

[21] Guzman VG. Xanthogranulomatous cholecystitis in laparoscopic surgery. J Gastrointest Surg, 2005,9:494-497

[22] Guzmán-Valdivia G. Xanthograulomatous cholecystitis in laparoscopic surgery. J gastrointest Surg, 2005,9:494-497

[23] Lazaridis KN. Sclerosing cholangitis epidemiology and etiology. J Gastrointest Surg, 2008,12:417-419

[24] Lin W, Lu S, Ghen H, et al. Clinical characteristics of immunoglobulin G4-related disease: a prospective study of 118 Chinese patients. Rheumatology (Oxford), 2015, 54:1982-1990

[25] Lopez JI, Elizalde JM, Calvo MA, et al. Xanthogranulomatous cholecystitis associated with gallbladder adenocarcinoma. A clinicopathological study of 5 cases. Tumor, 1991,77:358-360

[26] Mohsine R, Blanchet MC, EI Rassi Z, et al. Liver transplantation for secondary sclerosing cholangitis following biliary surgery. Gastroenterol Clin Biol, 2004, 28:181-184

[27] Narendra K, Shailaja S, Manoj J, et al. Fine needleaspiration cytology in xanthogranulomatous cholecystitis, gallbladder adenocarcinoma and coexistent lesions. Acta Cytol, 2000,44:508-514

[28] Parra JA, Acinas O. Xanthogranulomatous cholecystitis: clinical sonographic and CT findings in 26 atients. AJR, 2000,174:979-983

[29] Reed A. Xanthogranulomatous cholecystitis. Am Coll Surgerons, 1994,179:249-252

[30] Roberts KM, Parsons MA. XGC: Clinicopathological study of 13 cases. J Clin Pathol, 1987,40:412-417

[31] Ruemmele P, Hofstaedter F, Gelbmann CM. Secondary sclerosing cholangitis. Nat Rev Gastroenterol Hepatol, 2009,6:287-295

[32] Smith T, Befeler AS. High-dose ursodeoxycholic acid for the treatment of primary sclerosing cholangitis. Curr Gastroenterol Rep, 2007,9:54-59

[33] Worthington J, Chapman R. Primary sclerosing cholangitis. Orphanet J Rare Dis, 2006,24:41-42

15 胆瘘、胰瘘与肠瘘

15.1 胆瘘

胆瘘(biliary fistula)是指胆汁或者含有胆汁的液体持续通过非正常途径流出，包括胆外瘘和胆内瘘。当胆汁经病理性通道由体表流出时则形成胆外瘘；而胆内瘘(internal biliary fistula, IBF)为胆道系统与邻近器官之间的非生理性通道。其中又以胆囊与邻近空腔脏器之间的非生理性通道为最常见，称为胆囊内瘘(cholecystoenteric fistula)。由于胆内瘘的诊断及治疗远较胆外瘘复杂，故本章重点介绍胆内瘘的相关知识。

【病因与发病机制】 胆瘘的发生可源自疾病本身的发展(自发性胆瘘)或治疗不当所致(医源性胆瘘)。自发性胆瘘是由于原发疾病本身的发展而形成的胆道系统与相邻脏器间的异常通道，主要发生于老年患者，女性多于男性。可由多种疾病所致，其中70%～90%是胆石症的并发症，溃疡病、恶性肿瘤及寄生虫也可引起，常并发营养不良及糖尿病等疾病。术前诊断率低，术中处理较为棘手。近年来，随着对该疾病的认识及重视，术前诊断率也有所提高。

医源性胆瘘可发生于任何胆道或者胆道邻近脏器的外科手术，是肝胆外科常见的术后并发症之一。胆道术后胆瘘的发生率为0.5%～2.4%，一旦发生则可能造成更严重的并发症，甚至造成患者的死亡。医源性胆瘘最常发生于胆道探查中，在使用Baker探子粗暴或在胆道引流时T管臂过长压迫十二指肠壁所引起。

胆道手术时胆瘘发生的原因如下。①解剖变异：胆囊管开口变异，如开口位于胆总管左侧或位于右肝管；胆囊管过长和肝总管紧贴并行，完全切除胆囊管时损伤肝总管。②病理因素：急、慢性胆囊炎时胆囊三角区组织充血、水肿、粘连、瘢痕增生，术中分离时误伤肝外胆管；Mirizzi综合征时形成胆囊胆总管瘘。③技术因素：术中麻醉效果不好，切口过小，视野不清；胆囊切除术中胆囊管残端处理不佳致结扎线脱落或腹腔镜下胆囊切除术(LC)术中钛夹脱落或夹闭不全；术中损伤副肝管，胆床存在毛细胆管(Luschka管)未进行恰当处理；胆肠吻合口存在感染、缺血、张力、吻合技术缺陷致吻合口漏。④患者因素：高龄、合并糖尿病、慢性支气管炎、低蛋白血症者，营养不良致手术后窦道形成缓慢，吻合口瘘等。

此外，胆道手术放置T管处置不当也可形成胆瘘。如拔T管时用力过猛而损伤窦道或撕裂胆管；术后T管意外滑落或窦道愈合不良；腹壁戳口过小，缝合胆总管的线过粗或缝合过密；选取T型管过粗，修剪不平，留置T管横臂过长，T管腹腔内行径扭曲过长等均可致胆瘘形成。

【分型】 胆瘘可有多种分型，按照胆瘘致病原因可分为自发性胆瘘和医源性胆瘘；按照胆汁流出途径是否与体表相通分为胆外瘘和胆内瘘。

胆内瘘可发生在任何肝内外胆道与邻近器官之间，其中胆囊十二指肠瘘最常见，约占胆内瘘的40%。此外，胆总管十二指肠瘘、胆囊胆总管瘘、胆囊结肠瘘、胆囊胃瘘也较为常见。较为罕见的胆内瘘有胆管门静脉瘘、支气管胆管瘘、心包胆管瘘、胆囊肾盂瘘，胆道膀胱瘘等。

胆囊胆管瘘即Mirrizi综合征也是胆内瘘之一，临床上可表现为无痛性黄疸，与胆道肿瘤不易鉴别。目前由于影像技术的发展以及临床对此病经验的积累，术前诊断率有所提高。

由于内镜技术的广泛应用，尤其是逆行胰胆管造影技术的广泛应用，胆总管十二指肠瘘的诊断率越来越高，此类型瘘甚至超过胆囊十二指肠瘘。胆总管十二指肠瘘又可分为胆总管十二指肠乳头旁瘘及其他类型的瘘。

【病理改变】胆内瘘大多因结石合并反复炎症，炎症的反复发作使胆囊或胆道与邻近脏器粘连，加之结石压迫，而导致胆囊壁局部坏疽、溃破，最终使胆囊与邻近脏器沟通形成内瘘。因此对于多数病例而言，炎症及局部压迫是胆内瘘的病理基础。当胆囊结石嵌顿于胆囊壶腹部或胆囊管引起急性胆囊炎时，附近的脏器如胃、十二指肠、大网膜等即趋向胆囊，靠近并与之紧密粘连或将其包裹。随着胆囊内压力的不断升高，胆囊静脉和淋巴回流受阻，胆囊壁和胆囊黏膜水肿。静脉和淋巴回流受阻使壁内压升高，血流进一步减少，胆囊壁和胆囊黏膜水肿使胆囊失去吸收功能，而血管通透性的改变使大量渗出液进入胆囊，使胆囊内压力更高，最后动脉血流受阻，血管内血栓形成，胆囊壁缺血坏疽，胆囊内的高压穿透坏疽的囊壁。该处与之粘连的邻近器官如胃十二指肠壁等同样发生充血水肿、血栓形成及肠壁坏死的病理变化。最后该处的高压又穿透坏疽的胃十二指肠壁，形成内瘘。此时胆囊内容物进入肠管，胆道得以减压，感染渐趋缓解。

结石的嵌顿压迫使局部组织缺血、坏死，也是导致胆内瘘形成的一个直接因素，可致 Mirrizi 综合征、胆管门静脉瘘等。在解剖结构上，胆囊底部囊壁相对薄弱，血供差，是该处易发生坏疽、穿孔的原因之一。

胆总管结石容易嵌顿于胆总管胰头段与十二指肠壁内段交界处，压迫胆总管，使之缺血、坏死，加上感染、水肿等因素，致胆总管十二指肠乳头旁瘘形成。医源性因素也是造成胆总管十二指肠瘘的常见原因。在胆管探查时，操作粗暴，损伤胆管壁及肠壁，形成内瘘。部分患者在探查胆管后留置 T 管管臂过长，长时间压迫胆管壁，致内瘘形成。

胆道梗阻与感染。梗阻因素多为胆道结石、胆管狭窄、胆道蛔虫症、阿米巴肝脓肿、肝包虫病囊肿感染病脓肿、细菌性肝脓肿及肝外伤感染病脓肿都可引起胆管支气管瘘。由于诸种因素引起急性梗阻性化脓性胆管炎，随着病情加重、肝胆管内的压力增高，必然引起胆管壁的破坏，形成胆源性肝脓肿，并与膈肌、肺底炎性粘连，严重者穿破膈肌、肺底、胸膜，发展至肺脓肿，破溃入支气管，形成胆管支气管瘘。

近年来，随着腹腔镜胆囊切除术的普及，为了避免胆管损伤，胆囊管有残留过长趋势。因此，在胆囊切除术后患者有持续或反复的胆管炎并发症时，残余胆囊管与肠道之间有形成内瘘的可能。

肝胆手术后胆汁渗漏、引流不彻底，肝裂伤处理时创面小胆管未予结扎等造成胆汁淤积，随积聚的胆汁增多，局部组织炎症、坏死，使胆汁经组织薄弱处(如切口、引流口等)排出体外。如胆汁流量较少，经引流等处理，可逐渐愈合。当胆汁流量较大或与主要胆管相通，患者存在组织愈合能力差的基础状况，由于胆汁具有细胞毒性作用，则易形成经久不愈的胆外瘘。

【临床表现】

(1) 腹痛、呕心、呕吐　由于胆瘘多为继发，除胆瘘引起的相关体征外，临床上主要为原发疾病引起的相关临床症状。多数患者有长期反复发作右上腹疼痛，常伴有恶心及呕吐，近半数的患者可有发热伴黄疸。部分患者至少有一次剧烈腹痛病史后可有一段很长时间的无症状期。这是因为胆瘘形成后，胆道梗阻得以解除，瘘管暂时取代了正常胆道的胆汁引流。然而由于瘘口直径通常较小(0.4～2.0 cm)，而且常由于炎性肉芽组织生成，长时间后因瘢痕化而使之变细、狭窄，导致再次发生胆道感染。

(2) 腹胀、腹泻　胆囊十二指肠瘘和胆囊胃瘘的患者恶心、呕吐症状较常见，这可能与含有感染物的胆汁直接刺激胃肠有关。胆囊结肠瘘患者中腹泻较常见，这与胆内瘘的短路作用阻断了胆汁的肝肠循环有关，胆汁中胆盐直接进入结肠而引起腹泻，一般以脂肪泻多见。

(3) 黄疸　为最常见的体征，近半数的患者可有黄疸的症状，主要原因是胆道梗阻和胆道感染。胆内瘘尤其是胆总管十二指肠瘘形成后，如瘘口直径较小，瘘口的炎性组织增生，久而久之，瘘口瘢痕化而狭窄。此时如果正常胆管出口引流不畅，或并存结石，则可能造成梗阻性黄疸。另一方面，如胆内瘘瘘口直径较大，肠内细菌反流入胆道造成反流性胆道感染，反复发作，引起黄疸，此时引起黄疸的因素既有胆道的梗阻，又有肝细胞的损伤。这在胆囊结肠瘘的患者中较为常见，可能与结肠内致病力强的细菌进入胆道有关。胆道感染的另一因素是内瘘形成后，正常胆道引流不畅，形成类似盲端的结构，食物及胆汁滞留于盲端引起感染。

(4) 胸痛、胸闷、咳嗽、咯血　支气管胆管瘘和心

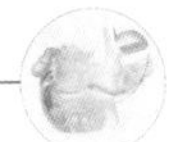

包胆管瘘是由于胆道梗阻，引流不畅所致。故除了胆道梗阻、感染的症状和体征，支气管胆管瘘还可出现肺部感染表现，如胸痛、胸闷、咳嗽、咯血、不能平卧等，咳出苦味、臭味脓痰，痰量最多者达 500 ml/d。痰液呈碱性、胆红素阳性，咳出胆汁样痰为其特征性病变。心包胆管瘘有明显的心包炎的表现，可经 X 线及心包穿刺证实。

(5) 消化道出血　有些胆内瘘则以上消化道出血为主要表现。这是由于内瘘形成后，大结石通过瘘口时反复挤压摩擦瘘口炎性组织引起，主要见于胆囊十二指肠瘘。出血呈间断性，结石直径一般＞2.5 cm。如为持续性大出血，则为胆总管门静脉瘘所致出血可能，可很快出现失血性休克表现。

(6) 肠梗阻、结石性肠梗阻　是胆内瘘较为严重的并发症，占肠梗阻患者的 0.4%～5.0%，占胆内瘘患者的 19.0%～43.4%，以胆囊十二指肠瘘的患者多见，多发生于结石直径超过 2.5 cm 的患者。胆石性肠梗阻的临床特点为：①老年女性多见；②间歇性排便、排气，因为胆石引起肠梗阻后，结石仍有向梗阻近端移动的可能，嵌顿较紧时才引起完全梗阻；③腹部平片可显示胆道积气和结石影。大部分患者可因结石嵌顿于回盲部末段引起急性机械性肠梗阻。

(7) 胆道感染　胆内瘘的严重并发症为反流性胆管炎，主要表现为腹痛、发热和黄疸，严重时可出现休克和精神改变。

(8) 腹膜炎　胆外瘘多发生于上腹部手术尤其是肝胆手术后，出现过局限性或弥漫性腹膜炎，胆汁经引流管或伤口处排出。

(9) 营养不良　主要见于胆囊结肠瘘，其原因是长期腹泻导致营养不良。此外，胆内瘘患者胆囊癌的发病率明显高于一般胆囊疾病患者，可能与胆内瘘患者胆囊受炎症反复刺激增生有关。

【诊断】胆外瘘根据病史及瘘口排出胆汁，即可诊断，经瘘口造影可进一步了解瘘管情况。胆内瘘除表现为胆囊、胆道或胃肠道症状外无特异性症状，术前诊断比较困难。大多在手术时术中诊断或剖腹探查时发现。其中支气管胆管瘘可有胆汁样痰，心包胆管瘘可有心包炎的临床表现，有助于临床诊断。

胆肠内瘘的可靠诊断依据是胆囊或胆管内可见到瘘口，或通过纤维胆道镜、胆道造影等明确发现与邻近脏器的异常通道。

对下列高危因素的患者可行进一步检查，以提高术前诊断率。①有长期胆道病史，反复出现胆道感染发作，尤其是老年人，胆囊结石较大、位于壶腹部、胆囊萎缩者；②既往有 1 次以上胆囊炎剧烈疼痛发作，症状突然消失一段时间或有肠梗阻病史者；③腹部平片见胆囊或胆道积气、结石梗阻，钡餐检查可见钡剂反流入胆囊或胆道内；④ERCP、PTCD 或胆道造影可见异常通道造影剂外溢；⑤有长期较多胆汁性腹泻或脂肪泻者。

辅助检查如下。

(1) B 超检查　对结石的诊断率高，但一般对胆内瘘不能直接诊断。可通过某些间接征象怀疑胆内瘘存在，如既往结石突然消失、异位发现结石、壶腹部结石嵌顿伴胆囊萎缩等。

(2) 腹部 X 线摄片　可见胆囊或肝内外胆道内异常积气，或见胆囊内消失的异位阳性结石，以上征象有助于胆内瘘的诊断。

(3) 上消化道钡餐　胆囊胃或十二指肠瘘患者，检查时胆道可显影，排除胆肠吻合或其他医源性因素，可确定诊断。

(4) 钡灌肠　怀疑胆囊结肠瘘是，可行钡剂灌肠，检查时胆道显影，可达到诊断目的。

(5) PTC 或 ERCP 检查　可通过胆道造影，了解异常开口位置及大小，注入造影剂时宜缓慢，防止十二指肠内过分充盈从而掩盖了细小瘘口。

(6) CT 检查　怀疑胆内瘘患者可在口服造影剂后扫描，可见胆囊或胆管内有造影剂出现，从而达到诊断，同时还可显示有无占位性病变。

(7) MRCP 检查　行胆胰管成像，部分患者可看到异常胆肠内瘘通道。

【实验室检查】胆瘘患者一般实验室检查无明显特异性。通常表现为原发胆囊或胆道疾病特点，如白细胞计数、中性粒细胞、胆红素、转氨酶、尿胆原及尿胆红素升高等。

【治疗】对于胆外瘘最重要的治疗措施为充分引流，根据患者全身情况进行营养支持，必要时可使用抗生素预防感染。如果患者的原发病得到有效控制且胆道无梗阻现象，大多数患者在 4 周左右即能康复，个别患者可能需 3～6 个月才能痊愈。经内镜十二指肠乳头切开胆管引流或经皮肝穿刺胆道引流术等方法可减少胆汁经瘘管的流量，加速胆瘘的愈合。当胆汁量较大，每天 300 ml 且无减少趋势时，应检查胆瘘是否与胆管主干相通，酌情考虑是否手术修复。

对于胆内瘘患者如明确诊断，除有明确手术禁忌证，不能耐受手术者外，均应积极行手术治疗，防止病情进一步加重或恶变，增加手术难度或错失治疗时机。

胆内瘘手术处理原则是去除病灶，清除结石，中断瘘管，闭合瘘口，通畅引流。术中应仔细探查，了解病变与周围组织器官关系，必要时可行术中造影，防止盲目粗暴进行分离处理，增加胆道损伤，使病情复杂化，如病变已有癌变，则应遵循肿瘤根治性原则进行相应处理。

手术方法：根据胆内瘘不同类型可采用以下手术方式。①胆囊十二指肠瘘：对于良性病患者，一般行胆囊切除术，十二指肠瘘口修补术即可；对于胃或胆囊恶性病患者，往往肿瘤已属晚期，除可进行根治性手术外，一般不建议手术治疗。②胆总管十二指肠瘘：对于胆管结石或医源性因素形成瘘者，可行胆囊切除术同时，行胆总管探查十二指肠或胃修补术。如为胃良性溃疡所致病变，则可行胃大部切除，Billroth Ⅱ式吻合即可。③胆囊结肠瘘：对于胆结石、结肠溃疡等良性病变所致者，行胆囊切除及结肠修补即可。对于胆囊或结肠癌所致者，争取行根治性手术，如无可能则行姑息性手术切除。④支气管胆管瘘：如有明确胆汁样痰，一经确诊，应尽早手术，中断瘘管，解除胆道梗阻，缓解患者症状。⑤心包胆管瘘：术前可行心包穿刺，改善症状，明确诊断后应及早进行手术治疗，中断瘘管，解除胆管梗阻，如患者有膈下或胸腔脓肿，同时需予以引流。⑥胆石性肠梗阻：如确诊为结石引起肠梗阻，如患者一般情况允许，需尽早行手术治疗，根据患者体质及手术耐受情况，同时或二期处理胆内瘘。

目前，随着腹腔镜技术的成熟及发展，如瘘管较长，粘连不严重，胆内瘘可考虑行腹腔镜下手术治疗，但如粘连较重、瘘管短，不能强求微创治疗，需果断中转开腹手术治疗，避免大出血及肠瘘等严重并发症出现。为防止内瘘癌变或恶性肿瘤基础上形成内瘘，术中对可疑瘘口组织需常规送冰冻活检，防止误诊或漏诊。

（王湘辉　上官建营）

15.2　胰瘘

胰瘘(pancreatic fistula)是指胰腺疾病或胰腺外科或腹部其他手术后，胰管经异常通道与体内器官或与外界相通，胰液由非生理途径外流的病理现象。《克氏外科学》中对胰瘘的定义为：各种原因致胰管破裂，胰液从胰管漏出 7 d 以上即为胰瘘。胰瘘分为胰外瘘和胰内瘘两种类型。胰内瘘为胰液腐蚀穿破周围脏器并与之相通或被周围脏器、组织包裹形成囊肿。胰内瘘包括胰腺假性囊肿、胰性腹水、胰性胸腔积液及胰管与其他脏器之间的瘘，如胰肠瘘、胰胃瘘。

【分类与发病机制】 临床所说的胰瘘，通常指的是胰腺外瘘(以下简称为胰瘘)。胰外瘘是胰腺外科的严重并发症之一。

术后胰漏被分为 A、B、C 3 级。

A 级：最为常见，又称作“一过性瘘”，没有临床意义，一般不会推迟出院，可通过延迟拔除手术留置的引流解决。

B 级：需要改变处理策略或调整临床治疗方案。通常患者需要禁食、使用部分或全肠外内营养支持，一般会推迟出院，或者需要出院后再入院治疗。

C 级：需要显著改变处理策略或调整临床治疗方案，积极地进行临床干预。要禁食，全肠外或肠内营养，应用抗生素以及生长抑素类似物，在监护病房接受治疗。当并发脓毒症(sepsis)和器官功能障碍时，可能需要再度手术探查。

2016 年，国际胰腺外科研究组(International Study Group of Pancreatic Surgery，ISGPS)更新了关于术后胰瘘(postoperative pancreatic fistula，POPF)的定义和分级。

术后胰瘘定义的更新：明确了胰瘘的诊断需满足以下条件。术后第 3d 或以后引流的淀粉酶数值达正常上限的 3 倍以上，同时产生了一定的治疗影响，需积极临床治疗。仅仅是淀粉酶升高达正常上限 3 倍以上而无临床影响不再诊断为胰瘘。

术后胰瘘分级的更新：分级标准的更新主要表现在以下方面。

1）取消了 A 级胰瘘的诊断。将 A 级胰瘘改为生化漏(biochemical leakage，BL)，术后第 3d 或以后引流液淀粉酶升高达正常上限 3 倍即可诊断。生化漏不再认为是一种真正的胰瘘。

2）B 级胰瘘。在生化漏的基础上出现显著的临床症状，需更改治疗方案且需满足以下 5 种情况中的任意一种：①腹腔引流管留置时间＞3 周；②因胰瘘而改变了治疗方案；③胰瘘需经皮内镜下穿刺引流；④胰瘘相关出血需血管造影介入止血；⑤胰瘘导致感染，但无脏器功能衰竭。

3）C 级胰瘘：若 B 级胰瘘需手术处理，或导致脏器功能衰竭，或导致死亡，则为 C 级胰瘘。

根据每天胰液的引流量可将胰外瘘分为 3 类：

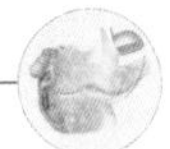

①低流量胰瘘，胰液引流量<200 ml/d；②中流量胰瘘，胰液引流量为200～500 ml/d；③高流量胰瘘，胰液引流量>500 ml/d。也有学者根据每天胰液流量的多少分为大型胰瘘（>1 000 ml/d）、中型胰瘘（100～1 000 ml/d）和小型胰瘘（<100 ml/d）。也有将胰外瘘分为侧瘘与断端瘘，侧瘘是指胰管与胃肠道的连续性仍存在，也称部分瘘；端瘘是指胰管与胃肠道的连续性消失或中断，也称完全瘘。文献报道，术后无感染的胰腺侧瘘的自愈率可达86%，而合并感染的侧瘘在治疗22周后其自愈率也仅能达56%。端瘘的患者无法自愈，需手术治疗，根据病情可行胰瘘的内引流手术或胰腺的部分切除术。

【病因与发病机制】胰瘘不是一种独立的疾病，而是胰腺疾病或手术后常见的并发症，多见于胰头十二指肠切除、胰岛素瘤摘除、急性坏死性胰腺炎引流、胰腺外伤、假性胰腺囊肿引流及胰腺活检术后。胰瘘也可发生于胰腺周围脏器手术时医源性损伤所致，如胆道、胃、十二指肠、脾脏手术等。引起胰外瘘的手术依次是胰腺假性囊肿引流术、胰十二指肠切除术、坏死性胰腺炎清创术、脾切除术、胰腺远端切除术和保留十二指肠的胰头切除术。国外文献报道引起胰瘘的原因与国内不同，可能与国外重症胰腺炎发病率较高有关。

（1）胰腺切除术　包括胰十二指肠切除术、胰腺肿瘤切除术、胰体尾切除术、胰腺体部或头部切除术，此为引起胰瘘的重要原因。胰瘘是胰头十二指肠切除术后较常见且严重的并发症之一，是胰腺手术后最常见的死亡原因之一，其发生率为10%～24%，少数报道高达40%。一旦发生胰肠吻合口瘘，常可致腹腔感染或出血，病死率高达40%以上。胰腺尾侧切除术后胰瘘的发生率为4%～10%。

（2）胰腺外伤　胰腺外伤后胰瘘的发生率高达40%。由于外伤时胰腺组织多正常，质地较软，因此包埋或吻合时欠满意，易发生胰瘘；加之外伤时胰管和壶腹部的水肿或狭窄，导致胰液流出不畅，更易发生胰瘘。

（3）胰腺囊肿引流术　外引流术因可引起胰外瘘，现多已被内引流术所取代，故大大降低了胰瘘的发生率。内引流术发生胰瘘主要与术者手术技巧及手术时机的选择有关。

（4）非胰腺手术　非胰腺手术导致的胰瘘实质是病变侵犯了胰腺或手术中误伤了胰腺所致。最常见的手术是脾切除术伤及胰尾发生胰瘘、胃大部切除术及胃癌根治术因术中误伤或病变侵及胰腺造成胰瘘。胃癌根治术合并胰腺体尾部切除时，胰瘘发生率为24.6%左右，发生率高的原因与患者术前糖耐量异常、肝功能障碍、高龄及胃癌的进展程度有关。

（5）重症急性胰腺炎（SAP）　Artz等报道SAP引流术后生存者中20%可发生胰瘘。SAP发病之初即可有胰腺组织坏死，其范围不断扩大侵蚀胰管，造成胰液漏出，长时间引流到体外，即形成胰瘘；若积聚在胰周，可形成胰腺假性囊肿或脓肿，胰腺脓肿也可以侵蚀胰管，造成胰管继发破裂，导致胰瘘。

（6）胰管的继发破裂　胰管的损伤是胰瘘形成的根本原因，而胰管继发破裂作为一个隐匿的发病因素则更应受到重视。胰管继发破裂可以由胰腺进行性坏死所致，也可以由胰腺感染、脓肿造成，两者常常互为因果。胰腺手术、炎症和创伤均可造成胰腺组织不断地坏死及胰腺脓肿形成，长期侵蚀胰管可以导致胰瘘。另外，胰瘘感染影响破损胰管的修复也是促使胰瘘形成的原因之一。

【病理改变】胰腺具有外分泌与内分泌功能，胰腺的外分泌主要是胰液，正常胰腺每天分泌的胰液量达800～1 500 ml。胰液的主要成分为水、电解质和蛋白质，其中Na^+、K^+和Ca^{2+}的浓度与血清基本相似，Cl^-的浓度较血清值低；胰液中HCO_3^-浓度为115 mmol/L，胰液呈碱性，pH为8.0～8.6。胰液蛋白占胰液量的1%～3%，其中90%是消化酶，蛋白酶分解蛋白为多肽，脂肪酶分解脂肪酸和三酰甘油，淀粉酶分解淀粉为双糖和单糖。

胰瘘发生后，胰液丢失量最多一天可达1 500～1 800 ml。由于胰瘘造成胰液的大量丢失，可引起程度不同的水、电解质紊乱和酸碱代谢平衡失调，营养物质消化和吸收障碍，严重者可引起酸中毒、低蛋白血症。另外，由于胰液含有大量胰酶，如果胰液引流不畅在腹腔内储积，这些胰酶被活化后，具有较强的分解能力，腐蚀性极强，由此可发生胃瘘、肠瘘、胆瘘和胰支气管瘘，腐蚀血管时可发生致命性的大出血，其病死率可高达50%。胰腺外瘘口周围的皮肤可出现充血、糜烂、溃疡甚至出血，也可由于引流不畅形成假性胰腺囊肿，或合并感染，且感染后胰酶的激活过程加快，消化腐蚀作用加强。胰液漏入腹腔后，胰蛋白酶和胰脂肪酶侵蚀周围组织和脏器，可引起难以控制的腹腔感染。胰漏常是导致其他并发症的重要原因之一。因此，对胰漏的防治是胰腺外科的重要课题之一。

胰瘘形成的病理基础是主胰管或分支胰管的破

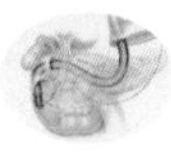

裂或断裂，主胰管或分支胰管部分破裂的称为部分性胰瘘(partial fistulas)，丧失胰液量较少，多能自然愈合；主胰管或分支胰管完全断裂的称为完全性胰瘘(complete fistulas)，丧失胰液量较多，常难以自然愈合。部分胰瘘和完全胰瘘的区别点在于是否有胰液排入肠道。

【诊断】

(1) 胰腺内瘘　胰腺与十二指肠或高位空肠形成内瘘以后，漏出的胰液直接进入肠道，可缓解原有的假性胰腺囊肿或感染的胰周脓肿所引发的症状和体征。如原来即无明显的临床表现，内瘘形成后未引起出血、感染等并发症，患者也无特殊表现。形成结肠内瘘时，由于胰液丢失，可引起程度不同的低钠、低钾和低钙血症，以及消化不良、代谢性酸中毒、营养不良等。

(2) 胰腺外瘘　大多数发生在手术后，一般认为手术后1～2周是胰瘘的好发期。低流量胰瘘或小型胰瘘除可引起外瘘口周围的皮肤改变外，一般无其他临床表现。高流量胰瘘或中、大型胰瘘可以出现与结肠内瘘相似的临床表现。没有与消化道相通的、纯胰腺外瘘的漏出液是无色透明的清亮液体，胰淀粉酶含量>2万U/L(索氏单位，下同)；混有淋巴漏出液时，淀粉酶含量为1 000～5 000 U/L；漏出液呈混浊、带胆汁色、绿色或黑褐色时，表明胰液已经与肠液混合，胰酶被活化，其腐蚀性强，可引起组织的破坏、大出血等并发症。如果并发出血、感染或肠瘘，则有相应的临床表现。当胰瘘引流不畅时，患者可出现腹痛、发热、肌紧张、白细胞计数增多等症状。进行瘘管造影时胰管显影即可确诊。

(3) 胰性腹水或胰性胸腔积液　多发生在男性患者，其发生率明显多于女性。胰性胸腔积液患者可发生呼吸困难、胸背痛、咳嗽，有时可有上腹胀。胰性腹水患者有腹胀感，可伴有食欲缺乏、恶心、呕吐，还可合并腹泻和水肿。急性型患者可在短期内出现明显的腹胀、腹痛，并出现腹膜炎体征。

【实验室检查】①手术后7 d以上，引流液中含有胰液，淀粉酶含量>1 000 U/L；②胸腔积液或腹水淀粉酶含量>5 000 U/L，甚至>10 000 U/L。

【影像学检查】常用于胰瘘的诊断，主要有CT、ERCP和瘘道造影。

(1) CT检查　CT检查可判断是胰外瘘还是胰腺假性囊肿，对观察胰瘘周围是否有脓肿形成、了解假性囊肿壁的厚度有重要帮助，从而判断和决定手术时机。通过胰腺的薄层CT扫描和增强扫描还可了解胰腺的病变与胰管的走行与变化。CT检查还可揭示少见的胰内、外瘘，如胰腺支气管瘘和胰腺胸膜瘘。

(2) ERCP检查　对于瘘管造影不满意和胰腺假性囊肿的患者需行ERCP检查。ERCP可进一步了解瘘管与胰管及周围脏器的关系、瘘管有无分叉、胰瘘引流是否通畅及对端瘘和侧瘘进行区分。在进行ERCP检查的同时，对于近端胰管有狭窄的患者还可行内支架植入治疗，促进胰外瘘的自愈。

值得注意的是，在进行ERCP或瘘管造影时，应注意避免诱发胰腺炎。在检查前后使用生长抑素及其类似物对预防和治疗并发的胰腺炎可能有所帮助。

【相关危险因素与预防措施】术后胰瘘相关的危险因素包括以下几个方面。①患者一般因素：包括年龄>75岁、性别、肥胖、体重指数过大、糖尿病等；②疾病相关因素：包括残余胰腺的形态学特点、胰管的大小、胰腺的病理改变等；③技术操作因素：包括吻合的方式、手术时间、术中失血量、术后引流情况等；④其他因素：如尿中胰蛋白酶原-2的增高、术后第1 d引流液淀粉酶的量等。在这些危险因素中，最重要的可能是残余胰腺的组织学特点。事实上，尽管在质地较硬的胰腺组织中仅有5%发生术后胰瘘；在质地较软的胰腺组织中就会上升至20%。术后胰瘘的风险与切除标本中最后的病理学诊断也有着显著的关系。在腺癌的风险较低，而在胆管始发肿瘤或疾病者则较高；纤维化硬质残留胰腺及扩张的胰管则很容易吻合，而柔软的胰腺由于其脆性和分泌大量胰液就存在胰漏的危险。

【治疗】

(1) 非手术治疗　胰外瘘治愈标准是胰液外漏停止，症状消失，患者可进食正常饮食并不再需要应用抗生素。胰外瘘发生后，总的治疗原则是首先促进其自愈，在一定时间仍未能自愈的则择期手术。

胰瘘的治疗原则首先是胰瘘引流，包括各种经皮置管引流、手术引流和经内镜引流；其次是抑制胰腺分泌，包括营养支持、抑制胰酶活性和使用生长抑素类似物。

1) 一般处理：禁食、胃肠减压能减少胃液、胆汁等对胰腺的刺激，在胰瘘的初期有良好作用。胰外瘘患者常见的水、电解质失衡是低钾、低钠与脱水，主要与丢失过多和补充不足有关。对高流量胰瘘者应注意纠正水、电解质失衡，维持机体内环境稳定。尤其要注意的是低渗透性脱水。由于患者口渴感不

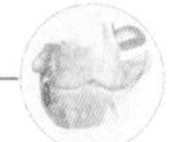

明显、尿量无明显减少，但伴随着胰液丢失也会有钠的持续丢失，如果再补充不足，就极易发生低渗性脱水。通过血生化监测，根据血钠浓度，适量补充3%氯化钠溶液，多可及时纠正。对于严重的低血钾血症，必要时可通过微量泵经腔静脉补充氯化钾来进行纠正。

2）营养支持：高流量胰瘘者常因大量胰液外溢致胰酶丢失，患者消化与吸收功能明显受到影响，常发生营养不良，且同时并存的感染会进一步加重营养不良。近期体重丢失超过原有体重的15%或白蛋白<30 g/L，即可诊断为营养不良。应给予积极补充热量、维生素、蛋白质以改善全身情况，促进胰瘘愈合。胰瘘早期可行完全胃肠道外营养（TPN）支持，TPN能抑制胰腺外分泌，减少胰瘘的引流量，缩短窦道的闭合时间。肠道功能恢复后应设法恢复肠内营养支持，因肠内营养可促进肠道功能恢复，保护肠黏膜屏障作用、防止细菌移位，有利于预防全身炎症反应综合征及多器官功能衰竭的发生。肠内营养给予的途径以经空肠给予为优，可经鼻腔、口腔植入营养管于胰瘘（胰肠吻合口）远端进行肠内营养，因其可避免对胰腺进一步的刺激，以促进胰瘘愈合。

3）防治感染。胰外瘘患者有以下指标之一即可诊断其合并感染：①血细菌培养阳性；②直肠温度>38.5℃；③白细胞计数>12×10^9/L或白细胞计数<3×10^9/L；④低血压需要血管活性药物支持；⑤尽管有辅助吸氧或机械通气，血氧分压<8 kPa（60 mmHg）。

胰外瘘合并感染首先必须充分引流。胰液外溢后，胰酶被激活继而消化周围组织，如引流不畅，多可导致细菌的增殖引起感染。一旦引流通畅，多数胰外（侧）瘘均可自愈。胰瘘合并感染常致严重后果，且有较高病死率。引流液应常规做细菌培养及药敏试验，合理选择抗生素。在无培养结果时，可先经验性使用抗生素。腹腔感染一般开始多为革兰阴性菌及厌氧菌，首选第3代头孢抗生素或氨基糖苷类抗生素加甲硝唑或喹诺酮类治疗。

4）生长抑素类似物：生长抑素及其衍生物对胰腺外分泌有强大的抑制作用。胰瘘治疗中应用生长抑素类似物的主要作用为抑制胰腺外分泌和松弛肠道平滑肌，其可显著减少胰液的分泌，加快瘘口的闭合，如与TPN联合应用效果更佳。动物实验和健康志愿者实验研究发现，肠道内存在胰腺外分泌调节系统，且肠道内胰酶反馈抑制理论在临床上有较大的应用价值，采用口服胰酶治疗慢性胰腺炎及胰瘘已有成功的报道。一项随机前瞻性临床研究发现，预防性地应用生长抑素可降低选择性胰腺切除术后胰瘘的发生率和病死率。

5）经皮置管引流：胰瘘可经皮置引流管引流胰液，促使瘘口闭合，但由于胰瘘胰液对局部组织的消化腐蚀作用，存在引流时间长、瘘管愈合慢等问题，尤其是对与主胰管相通的胰瘘效果欠佳。但充分引流是治疗胰瘘、避免胰瘘继发感染和出血、避免胰瘘引起全身炎性反应等并发症的重要手段。一般是使用多孔乳胶或橡胶管引流，但多数情况下引流仍不满意。建议使用双套管负压吸引即滴水双腔负压吸引管进行引流，均能取得理想的效果。

6）防治腹腔出血。①胰瘘后腹腔出血：常见于胰十二指肠切除术或胰头部切除后的胰肠吻合口瘘，单纯的胰尾部瘘出血较少。出血的主要原因是漏出的胰液对胰腺及周围组织的消化腐蚀所致。特别是胶原酶等胰酶的激活是组织消化出血的重要原因。因此，阻止了胰酶的激活，也就阻断了组织的被消化及继发的出血。应设法通过生长抑素来抑制胰液的分泌或设法分流胰液与胆液和胃液的混合。②引流不畅：是胰外瘘出血的常见原因。很多患者在被动的乳胶管引流改为主动的负压引流后，出血很快就停止了。其原因就是消化液被主动吸出后已无法再消化周围组织。这种主动负压引流应是滴水双腔负压吸引管。有使用单腔负压吸引的，但由于管尖易吸附组织而失去引流的意义。③出血点缝扎：可在床旁直视下进行出血点的缝扎止血。出血量大，出血视野不清时应行剖腹止血术。对出血部位进行直接缝扎。如缝扎止血不满意，还可根据出血所在的部位结扎供应该部血运的血管。手术应尽可能简单，以达到止血为目的，可同时行胃造口，留作术后持续胃肠减压，以减少经鼻胃肠减压的肺部并发症。可行向上插的空肠造口，以及时引流高位空肠的胰液和胆液，减少肠液反流后经瘘口的流量，最大限度地减少肠液内胰酶对吻合口周围组织的消化。行向下插的空肠造口以实施肠内营养支持。④促进凝血与血管收缩：包括全身使用止血药物、局部使用凝血酶。使用去甲肾上腺素溶液冲洗局部出血部位等措施，也可能使部分患者出血停止。⑤血管介入栓塞：如出血量较大，应用止血药物效果不佳或无效，可行经股动脉插管到腹腔干，行选择性腹腔血管造影寻找出血部位，然后行出血血管栓塞。此方法效果良好，又可避免剖腹手术探查止血。

7）胰内瘘的内镜治疗：胰内瘘即胰腺假性囊肿。

Dell Abate 对 15 名胰腺假性囊肿行内镜下引流，平均住院 4.8 d，病死率为 0%，严重并发症发生率也为 0%，表明内镜下引流对压迫胃肠道的胰腺假性囊肿有良好疗效。

8) 胰外瘘的内镜治疗：对与主胰管相通的胰瘘，可经内镜行鼻胰管负压引流，把胰液引流到体外促使瘘管闭合，也可行内镜下胰管支架置放引流，促使瘘口闭合。

a. 内镜下鼻胰管引流：国内孙志为等报道采用鼻胰管负压引流治疗 8 例胰瘘患者，瘘管 6～28 d 愈合，但鼻胰管易脱落，且不能解决胰管狭窄的根本问题。

b. 胰管支架引流：内镜下胰管置放支架引流可解除胰管狭窄和梗阻，使胰液引流通畅，胰瘘外引流量减少，促使瘘口闭合。

c. 生物胶闭塞瘘管：传统上，由于胰腺坏死引起的胰腺瘘管形成，其处理手段为长期经皮导管引流或手术后开放引流，但手术后部分胰腺功能丧失，还有并发感染和静脉栓塞的危险。

总之，胰内瘘的内镜治疗安全、有效，一般无严重并发症发生。胰外瘘的内镜下胰管支架置放引流，促使瘘口闭合方面，疗效尚可。

(2) 手术治疗

1) 胰外瘘的手术治疗：全胃切除术和脾切除术并发的胰外瘘多为胰尾瘘，胰管近端一般是通畅的，如有效的引流与相应的治疗措施，多能自行愈合。对于胰十二指肠切除术并发的胰肠吻合口瘘也应遵循先引流等待其自行愈合，最后选择确定性手术的原则。对于胰腺外伤所致胰瘘则取决于胰瘘的类型，如为侧瘘，多能自行愈合；如是端瘘则需手术治疗。

胰外瘘经有效的引流和相应的内科治疗后自愈率可达 75%左右，但因各作者报道患者的病因不同和疾病严重度不同又有所差异。手术治疗方法包括手术切除胰尾、胰瘘内口与空肠的 Roux-en-Y 吻合术等方式。但在确定具体手术时机和手术方式时又因引起胰外瘘的原因、胰瘘的类型而有所不同。

在进行手术治疗时应行 ERCP 检查了解胰管走行。胰管近端通畅且位于胰尾部的胰外瘘最适于做胰尾切除术。胰管近端不通畅的胰尾瘘可行胰尾切除和胰腺空肠吻合术或胰瘘口空肠吻合术。位于胰头、胰颈或胰体的胰外瘘则应行空肠胰瘘口的 Roux-en-Y 吻合术。

若有下列情况则是手术治疗的适应证：①大型胰瘘经 1～2 个月非手术治疗未见明显好转者；②中型胰瘘经 3～6 个月非手术治疗未见好转者；③小型胰瘘经 6 个月以上非手术治疗不愈合者；④瘘管造影显示瘘管与主胰管相通，主胰管内有狭窄或结石者；⑤胰腺假性囊肿引流后形成的胰瘘。

术式选择应因人因病而定。

A. 瘘管切除术：仅适用于瘘管细小，无胰液外溢者，经瘘管造影头侧胰管无狭窄及梗阻者。

B. 瘘管及胰腺远侧切除术：适应于瘘管位于胰体尾部，尤其是瘘管位于尾部者。术前应行瘘管造影或行 B 超、CT 检查，证实近侧胰管无结石、狭窄及梗阻。由于胰瘘管多发生于急性坏死性胰腺炎引流或胰腺手术后，虽属良性病变，但因周围粘连严重，手术需行包括瘘管在内的尾侧胰腺及脾脏一并切除。胰腺呈楔形切断，并注意剥离胰管，将其确切结扎，合掌式缝合胰腺残端，于胰床及脾窝放置引流管。

C. 胰腺瘘管与胃吻合术：瘘管位于胰头或颈部时，估计采取包括瘘管在内的尾侧胰腺切除后，容易发生胰腺内、外分泌功能低下者，或因患者周身条件差，难以耐受切除手术者，均宜选择瘘管与胃肠道吻合的内引流术。

D. 瘘管胃吻合术：手术前向瘘管内插入管径适当的导尿管并固定。纵向切开腹壁，沿瘘管周围梭形切开皮肤，用组织钳钳夹并提起瘘口边缘，以导尿管为引导，将瘘管与周围组织分离，尽量剥离瘘管的全长，到达胰腺为止。

E. 瘘管空肠内引流术：瘘管切除、胰腺空肠行 Roux-en-Y 吻合术，适用于任何部位的大型胰瘘，尤其适合于瘘管较粗的胰瘘。

F. 瘘管空肠内植入术：开腹与剥离瘘管同瘘管胃吻合法。由于空肠襻间折曲可能引起肠腔通过障碍，因此，需要行空肠输入和输出段间侧侧吻合(Braun 吻合)，吻合口长 4～5 cm。

G. 瘘管空肠吻合术：术中应注意下列几个问题。

a. 剥离瘘管时，要保持其具有适宜的厚度，以免造成吻合的困难，而发生吻合口渗漏。

b. 瘘管植入胃肠道内，注意不要发生扭曲，以免引流不畅。

c. 如果剥离后瘘管血运不佳或上皮化不全，就将瘘管靠近胰腺处切段，显露瘘口，直接行瘘口与空肠 Roux-en-Y 吻合。

d. 瘘管与胃肠吻合周围放置多孔乳胶管引流。

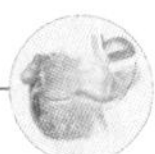

e. 放置引流者，应注意观察引流量及性状，如无吻合渗漏，于术后 7 d 拔除引流管。

术式评价：胰瘘发生在胰尾部者，可以根据患者情况尽早手术治疗，采取的术式为包括瘘管在内的远侧胰腺切除。胰瘘位于胰体或胰头部者，宜采取瘘管与胃肠道吻合术。瘘管与胃肠道吻合术式繁多，应根据瘘管的部位、周围粘连程度以及患者全身状态来选择，其中以瘘管或胰腺与空肠 Roux-en-Y 吻合术为佳。但由于胰瘘多发生于外伤或手术后，尤其是急性坏死性胰腺炎引流术后，多因腹腔粘连严重，如选择瘘管与空肠 Roux-en-Y 吻合术困难较大，此时宜采取瘘管与附近胃或空肠吻合术。

2）胰内瘘的手术治疗：胰内瘘常见的有两种情况，即胰腺假性囊肿和胰性腹水或胸腔积液。还有少见的一种即胰腺空腔脏器的内瘘。假性囊肿治疗的选择包括：内引流、囊肿切除、外引流、经皮或内镜技术。如有可能，完整的治疗措施还应包括囊肿壁的活检以排除囊性新生物。

A. 胰腺假性囊肿的治疗：胰管破裂后，外渗的胰液被胰腺周围组织包裹形成无上皮组织内衬的囊肿，称为胰腺假性囊肿。假性囊肿可位于胰腺实质内，但更常见的是位于胰腺与周围脏器之间的潜在间隙。胰腺假性囊肿占胰腺囊性病变的 70%。囊肿内的电解质与血浆相同。囊液内含有高浓度的胰酶，包括淀粉酶、脂肪酶和酪蛋白酶。只要假性囊肿与胰管相通，胰腺假性囊肿将持续存在。如果囊肿与胰管之间的通路因钙化等原因阻塞，囊肿内的液体可吸收，假性囊肿也就可随之消失。急性胰腺炎发作后约有 10%发展成假性囊肿，其他原因引起的胰腺炎及慢性胰腺炎、胰腺创伤和胰腺肿瘤均可引起胰腺假性囊肿。急性胰腺炎发作 3 周以内的腹腔积液称作急性胰周积液，不认为其是胰腺假性囊肿。

胰腺假性囊肿最常见(90%)的临床表现是上腹痛，其他的非特异性症状包括恶心、呕吐和体重丢失。大多数患者的体征有上腹压痛，有不到一半的患者表现为腹部包块。胰腺假性囊肿最典型的临床表现是腹痛及囊肿压迫胃十二指肠所致的早期饱胀感和恶心与呕吐。其他的临床表现有囊肿压迫胆总管引起的黄疸，门静脉或脾静脉压迫所致食管静脉曲张破裂出血，囊肿感染引起的全身感染。

囊肿的治疗策略是由临床的综合情况来决定的，如有无临床症状、囊肿的存在时间与大小、有无并发症。常见的临床情况是在一次急性胰腺炎发作后，发现了胰腺假性囊肿。在胰腺炎缓解后，患者无并发症又能经口摄食后即可允许其出院。出院后每月复查 CT 或 B 超来分析囊肿的大小、稳定性及回声的变化。一般应观察 6 周以后再决定手术与否，以期囊肿的自行缓解或消失同时保证满意的内引流效果。

胰腺假性囊肿的实验室检查并无特异。大多数有血清淀粉酶的升高，少数患者有肝功能的异常。尽管通过临床表现和实验室检查可以怀疑胰腺假性囊肿，但需影像学的检查来确诊。CT 检查在首次确定有无胰腺假性囊肿的诊断中非常重要，B 超检查在诊断假性囊肿中的作用与 CT 检查相似，在其以后的随访中可使用 B 超观察囊肿大小的变化。分析囊肿内液体的成分可帮助区分假性囊肿、黏液性囊腺瘤和浆液性囊腺瘤。但在大多数患者，这类侵入性检查并不需要，根据胰腺炎发作的病史就可明确诊断。

CT 为追踪假性囊肿精确的自然病程提供了理想工具。无论囊肿大小如何，只要无症状，均可通过非手术方法治疗。只有在持续腹痛、囊肿不断增大或出现并发症时才考虑手术治疗。囊肿的大小与手术与否相关。囊肿直径＞6 cm 的患者，67%需手术治疗；囊肿直径＞10 cm 的患者中，有 27%通过非手术疗法得到成功治愈。资料均表明不能仅靠囊肿的大小来决定对囊肿患者实施手术还是非手术疗法。

胰腺假性囊肿的治疗应由囊肿的自然病程所决定。既往文献报道认为只有 25%的假性囊肿可以自行消失。资料表明，病程不到 6 周的假性囊肿有 40%可自行缓解，并发症的发生率为 20%；病程超过 12 周的假性囊肿无一例自行缓解，并发症的发生率达 67%。假性囊肿的大小也曾是决定患者是否需要外科手术因素之一，大多数作者建议直径＞5 cm 的假性囊肿需手术治疗。以这些标准来决定手术与否，假性囊肿手术治疗的病死率是 5%～12%，并发症发生率达 21%～53%。

对于无胰腺炎病史也无胰腺创伤病史的胰腺假性囊肿，囊肿发生的时间也无法确定。如无临床症状，可通过 CT 或 B 超检查随访数个月，注意观察囊肿大小与回声的变化。但如在发现囊肿的同时伴有明显的症状，又可肯定囊肿的壁已成熟，则需要行介入治疗。

对无并发症的假性囊肿患者目前均倾向于内引流术。囊肿的内引流方法有 3 种，即空肠囊肿 Roux-en-Y 吻合、囊肿胃吻合和囊肿十二指肠吻合。空肠囊肿吻合是最有效和最常用的引流方法，特别适用于位于横结肠基底部的囊肿或非胃后壁的囊肿。当

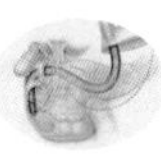

囊肿位于胃后壁时可行囊肿胃吻合术。如果可行，较之于囊肿空肠吻合术，囊肿胃吻合术在技术上更为简单省时。内引流的最后选择就是囊肿十二指肠吻合术。但这一术式受一定限制，仅用于十二指肠周边 1 cm 内且位于胰头的胰腺假性囊肿。囊肿十二指肠吻合有形成十二指肠瘘的危险。该术式与囊肿胃吻合术相类似，即首先切开十二指肠侧壁，在十二指肠的内侧与囊肿之间通过吻合建立一引流通道。大多数手术治疗的胰腺假性囊肿是通过囊肿空肠和囊肿十二指肠吻合进行内引流的。

胰腺囊肿的切除术仅适用于很少数的患者，通常限于胰尾切除术以治疗位于胰尾的假性囊肿。无论是否同时行脾切除术，这时进行胰尾切除术都有一定难度，因为胰周和囊肿可能有一定的炎症。囊肿切除后，如果近端胰管有梗阻，需要通过残端胰腺空肠吻合术以引流残端。

通过手术进行囊肿的外引流主要适用于下列情况：伴有囊肿感染；患者病情不稳定不能接受复杂的外科手术；囊肿壁薄尚未纤维化，即囊肿壁不成熟；无法进行安全的内引流术。外引流后会形成胰外瘘，但经治疗后多可自行愈合。如胰外瘘持续存在则需要择期手术治疗。

近年来，囊肿的非手术引流疗法开始流行。有经皮引流和经内镜引流两种方式。目前，最常用的是经皮导管引流术。一般是使用套管针穿刺技术或导丝引导技术。在进入囊肿后，抽尽囊液，在囊肿内置入导管。导管予以留置，每天多次用少量生理盐水冲洗囊肿。置管引流的时间持续约数天至数个月不等。

内镜法治疗胰腺假性囊肿有两种方法。一种方法是使用胃镜或小肠镜找到突出入胃或十二指肠腔内的囊肿，通过在肠腔和囊肿之间建立内支撑的方法抽吸、引流囊肿。Buecker 还报道在囊肿引流干净后，一般是在 3 周后经导管注入黏合剂，可促进胰瘘的闭合。另外一种新的方法是经腺管开口置入导管以达引流囊肿和支撑破裂胰管从而促进胰管闭合的目的。

B. 胰性胸腔积液、腹水的治疗：胰性胸腔积液和胰性腹水有着类似的病因与病理生理。两者的原因都是由酗酒引起的胰腺管破裂引起的，但又多无胰腺炎发作的病史。胰性腹水是由于胰管破裂后向前方引流进入腹腔所引起的。胰性胸腔积液是由于胰管破裂后向后方引流进入腹膜后，此后再向上引流进入纵隔和胸腔所引起。

胰性腹水的患者通常表现为无痛性大量腹水，开始多被认为是由于酒精性肝硬化引起的腹水。胰性腹水主要靠腹腔穿刺腹水化验分析确诊，胰性腹水的主要特点是淀粉酶浓度高（>1 000 U/L）和白蛋白浓度高（>30 g/L）。胰性胸腔积液的患者通常表现为原发性的肺部症状如呼吸困难、胸痛和咳嗽。腹部症状可能缺如，查体也仅能提示胸腔积液体征。胰性胸腔积液的诊断也是通过胸腔穿刺来确诊的，检查均有淀粉酶升高和白蛋白浓度升高。1/4 的患者可同时表现为胰性胸腔积液和胰性腹水。无论是胰性胸腔积液还是腹水，血浆淀粉酶均有可能升高但也不是绝对的。

胰性胸腔积液和腹水的患者在疾病早期可行非手术治疗。治疗的目的是减少胰腺的外分泌以促进胰管的愈合。治疗措施包括禁食、胃肠减压、全肠外营养、适时进行腹腔穿刺或胸腔穿刺抽吸腹水或胸腔积液以促进胸膜或腹膜的壁层与脏层的粘连。可辅助使用生长抑素或类似物以减少胰腺的外分泌，长效奥曲肽也有一定的有益作用。非手术治疗 2～3 周后，约有 50%的患者可获缓解。非手术疗法无法治愈的患者，通过 ERCP 或其他影像学检查了解胰管的走行与破裂部位后可行手术治疗。大多数胰性腹水或胸腔积液的患者是由于囊肿形成不完全或囊肿破裂使胰液外溢所致，仅有极少数是由于胰管直接破裂所致。具体手术方案通过胰管造影来决定。远端胰管破裂或胰体尾的囊肿破裂可行远端胰腺切除术或胰管空肠 Roux-en-Y 吻合术。如果胰管的外漏发生在近胰头部则可行空肠和破裂部位胰管或囊肿的吻合术。

C. 胰肠内瘘：胰腺囊肿或脓肿向周围空腔脏器破裂可产生自然的内引流，由此产生胰肠内瘘。内瘘发生的通常部位是胰腺与横结肠或结肠的脾曲。相对少见的内瘘部位是胃、十二指肠、小肠和肝外胆道。囊肿破裂入空腔脏器引流后少数患者可获自愈，但大多数患者症状鲜有消失。通常情况下囊肿破裂入空腔脏器后还会引起出血或感染，此时需要按情况进行手术治疗。

（李　桢）

15.3 肠瘘

肠瘘（fistula of intestine）是指肠道与其他空腔脏器、体腔或体腔外有异常的通道，肠内容物将循此异常通道进入其他器官、体腔或体外，并将由此而引

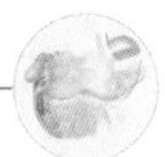

起感染、体液丧失、内部稳态失衡、器官功能受损、营养不良等改变。

【病因与发病机制】 肠瘘的发生可由先天性发育缺陷、炎症、肿瘤、外伤、医源性损伤等引起，也可因治疗所需而造成。一般可分为创伤性和非创伤性两大类。

(1) 创伤性　①外伤：开放性损伤如火器伤、刺伤、刀伤等；闭合性损伤如撞击、坠地等。②手术：医源性损伤（手术、内镜检查）、肠吻合口缝合不良、异物残留（纱布、器械、引流管）等。

(2) 非创伤性　①先天性因素：卵黄肠管未闭。②感染：化脓性如肠穿孔、阑尾炎；疾病憩室炎；炎性肠道疾病，如克罗恩病（Corhn's disease）、白塞病（Behcet's disease）、溃疡性结肠炎；特异性感染，如结核、伤寒、阿米巴痢疾、放线菌。③肿瘤。④肠梗阻。⑤治疗：肠造瘘。

【肠瘘的分型】 肠瘘常可根据瘘口的部位、形状、数量及肠液的流量来进行分型。有时病情较复杂，也可同时存在肠内瘘与肠外瘘，形成有多条通道的复杂肠瘘。

(1) 肠内瘘与肠外瘘

1) 肠内瘘（internal fistula of intestine）：是指肠道之间或肠道与其他空腔脏器之间出现病理性通道，肠道内容物不流出体腔外，如胆囊十二指肠瘘、胆囊结肠瘘、胃结肠瘘、回肠膀胱瘘等。

2) 肠外瘘：（external fistula of intestine）：是指肠道与体腔外相通，肠内容物可循其管道流出体腔外。肠外瘘又可分为：①管状瘘（tubular type fistula）：肠管瘘口远离皮肤，肠内容物经一瘘道引流至体外者称管状瘘。肠管瘘口与腹壁外口之间有一段不同长度、弯曲或较直的、粗细不一的瘘管。瘘管的周围可存在一个或多个脓腔。②唇状瘘（stomal type fistula）：肠黏膜外翻，与皮肤黏合呈口唇状者，称为唇状瘘或肠皮肤瘘。唇状瘘与管状瘘均已定型，统归为成熟瘘或可控制瘘。③断端瘘（disrupted fistula）：肠管全部或接近全部断裂，肠内容物均从瘘口流出体外。这种瘘都是有治疗目的而人工造成的。严重创伤有时可致肠管断裂，但自然演变为断端瘘者少见。肠瘘的发生，因手术引起者占 75%～85%，疾病造成的自发性破裂占 15%～25%。

(2) 单个瘘与多发瘘　肠管上的瘘口可以是单个或多个，腹壁上的外口也可相应地是单个或多个。多发瘘的患者可同时存在管状瘘和唇状瘘。

(3) 高位瘘与低位瘘　一般肠管以 Treitz 韧带为界，以上者为高位瘘，以下者低位瘘。但在临床上，常把胃、十二指肠和距 Treitz 韧带 100 cm 之内空肠的瘘均列为高位瘘。

(4) 高流量瘘与低流量瘘　一般将每日空腹肠流出肠液量超过 500 ml 定为高流量瘘；少于 500 ml 称之为低流量瘘。

【病理改变】 肠瘘的发生发展一般经历 4 个阶段。

(1) 腹膜炎期　主要发生创伤或手术后 1 周之内。由于肠内容物经肠壁缺损处漏出，对漏口周围组织产生刺激，引起腹膜炎症反应。其严重程度依瘘口的位置、大小、漏出液的量及肠液内容物的性质而不同。高位、高流量的空肠瘘，漏出液中含有大量胆汁、胰液，具有强烈的腐蚀作用，而且流量大，常可导致弥漫性腹膜炎。瘘口小的低位肠瘘则可形成局限性腹膜炎或局部积液。

(2) 局限性脓肿期　多发生于肠瘘发病后的 7～10 d。由于急性肠瘘引起腹膜腔的炎症反应，腹腔内纤维素渗出，引流作用，大网膜的包裹，肠漏周围器官粘连等，使渗漏液局限，包裹并形成局限性脓肿。

(3) 瘘管形成期　上述脓肿在没有及时治疗的情况下，可发生破溃，侵及周围组织或器官。从肠壁瘘口至腹壁或其他器官瘘口处形成异常通道，脓液与肠液经此瘘道流出。

(4) 瘘管闭合期　随着全身营养情况的改善和有效的治疗，瘘管内容物引流通畅，周围组织炎症反应消退以及纤维组织增生，瘘管内逐渐被肉芽组织充填而形成纤维瘢痕而愈合。

在由瘘口流出的肠液中除含有大量的胆汁、胰液、胃液外，还含有大量的细菌。肠液外溢后，可引起水电解质紊乱、内环境失衡、营养不良、免疫功能下降。严重的腹腔感染、腹膜后感染和皮肤软组织感染又进一步加重病情的发展。肠液内含有大量胰酶，外溢的肠液常导致瘘口周围组织与腹壁皮肤糜烂，引起组织坏死；腐蚀血管，引起出血。感染与出血可进一步导致多脏器功能障碍，并形成恶性循环。

【临床表现】 肠瘘的临床表现可因瘘口的部位、形状、数量而不同，其差异较大。早期多有腹痛、发热等急腹症症状。严重者还可有休克等表现。中期患者多因肠瘘经久不愈，常表现出不同程度的营养不良，患者不断消耗，病程迁延多月。晚期则可有脓毒症、脓毒性休克，严重者常可因多器官功能衰竭而死亡。

【诊断】

1) 多有腹腔手术、腹腔创伤或严重腹腔内感染史。

2) 腹壁伤口有肠液、食物残渣、粪便或气体溢出,有时可见到肠黏膜外露。

3) 口服骨炭或染料(靛胭脂)后,伤口处可见其排出。

4) 从腹壁瘘口造影,可了解瘘管的形态、走行、有无多个脓腔及肠管的瘘口部位。

5) 消化道钡剂检查:为避免硫酸钡不能吸收而漏入胸腹腔,进而造成感染或局限性包裹,故造影剂应采用泛影葡胺或非离子型造影剂。可显示造成影剂进入肠腔并了解瘘管的形态、走行及起源。

6) CT 仿真模拟小肠镜(CTE):在检查前需要口服用 2.5%等渗甘露醇 2 000～2 500 ml(>20 mm),以清晰显示肠壁与腹壁之间的关系及肠道与肠道间瘘管的形态、走行及其形成瘘管的原因。磁共振小肠造成影(MRE)同样要求检查前分次口服等渗性造影剂后,动态观察肠道蠕动及形态,增强扫描对于肠壁完整性及瘘管的显示效果较好。

7) 手术中探查可发现消化道与其他空腔脏器相通,或消化道之间有异常通道。

【治疗】肠瘘的治疗要根据病人的具体情况、肠瘘的不同类型和病理变化采取有效的营养支持,抗感染,减少肠液分泌,并纠正肠液外溢所致的各种病理生理性改变。维持内环境稳定,促进瘘管愈合以及选择性手术等综合措施,积极缩短疗程,以使患者能早日康复,提高治愈率。

(1) 肠瘘局部处理　保护好瘘口周围的皮肤,有效地引流肠内容物,促进瘘管变细、愈合,恢复肠道的连续性。具体是要做好“吸”“堵”“补”3 件事。①吸:在瘘口处于“由小变大”的过程中,瘘口引流要避免使用乳胶管引流,更不能使用太细的引流管。可使用既能滴水冲洗又能负压吸引的黎氏双套管,进行积极、有效地吸引,减轻肠液对组织的刺激,促进炎症消退。②堵:用机械的方法将瘘口堵住,使肠液不能外溢,有利于瘘口的“从大到小”,促进愈合。外堵可用纤维蛋白胶、硅胶片、水压法和应用中药等方法。③补:用手术方法进行肠瘘的局部切除缝合、肠管旷置、空肠浆膜覆盖修补和经瘘口插管造口等。

(2) 阶段性治疗　黎介寿院士(2015)强调,肠外瘘的治疗要有阶段性治疗策略,可分为以下 3 个阶段。

第 1 阶段:患者可能合并有严重休克、急性呼吸窘迫综合征和肾功能障碍等多脏器功能障碍。在这一阶段要非常重视合理液体治疗与血管活性药物的使用。积极的气管插管和呼吸机支持及连续肾脏替代治疗(continuous renal replacement therapy, CRRT)可使肠瘘患者在第一次打击中存活下来。对于经复苏与脏器功能支持治疗后的病情稳定者,通过各种造影和 CT 检查并结合临床症状与体征明确肠瘘诊断,了解肠瘘部位与引流情况,选择并采取合理的感染源控制措施,包括更改引流方式、经皮脓肿穿刺引流、再次手术清创、引流坏死组织、控制感染源。如果患者腹内压较高,感染源一次无法清除或合并明确的腹腔间隔室综合征(abdominal compartment syndrome, ACS),还可采取腹腔开放疗法。

第 2 阶段:主要处理各种并发症,包括感染、出血、水及电解质紊乱、脏器功能障碍和营养不良。在维持阶段,营养支持是主要任务,早期主要是肠外营养。部分患者通过有效引流、全肠外营养支持与生长抑素使用可达到肠外瘘的自行愈合。但长时间使用肠外营养可能导致肠黏膜萎缩与肠道菌群易位。肝脏功能障碍和血管内导管相关感染也是长期肠外营养难以克服的并发症。因此,当这些并发症的早期征象表现出来后,进一步维持这一方案可能加重患者病情,造成患者瘘口迟迟不能愈合而病情与全身状态每况愈下。这时应暂停以治愈肠瘘为中心的治疗原则,转而逐渐尝试恢复肠内营养。待患者情况改善后,可再考虑中止肠内营养,重新开始肠外营养,促进肠瘘自愈。对已明确无自愈可能的唇状肠瘘患者,则应尽早恢复肠内营养,鼓励患者下床运动,促进患者恢复至健态,为施行手术创造条件。

第 3 阶段:肠外瘘确定性手术是针对肠瘘肠段的肠切除肠吻合手术。如患者有腹壁缺损,还包括腹壁重建手术。在剖腹术后 2～3 个月内,腹腔内肠管会形成广泛粘连,早期为炎性疏松粘连,后期为致密性粘连。在此期间,肠管炎症较重,入腹极为困难,若进行手术,强行分离,则可能会导致更多的肠破裂与肠外瘘。在大约 3 个月以后,肠管炎症消退,炎性粘连可慢慢演化成可以分离的纤维膜状粘连。这时,患者多具备再次手术的条件。但时间仅仅是必要的条件这之一。营养状态与脏器功能应尽可能恢复至正常。这样,才能使得确定性手术成功有最大的把握。肠外瘘发生的早期,肠液外溢是发生感染和出血并发症的主要原因,因此也是治疗的重点。但在肠外瘘的后期,因为感染、手术等应激的打击,

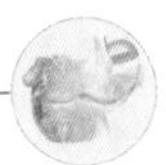

营养不良和脏器功能障碍又成为治疗的主要矛盾，表现为全身情况较差、蛋白质严重缺失、组织愈合缓慢和瘘口迁延不愈。再次行确定性手术的风险较大。

(3) 生长抑素与生长激素　自肠外营养用于临床之后，发现由于不经胃肠道实施营养，肠液的分泌量明显减少，感染与出血的并发症也随之减少，甚至可促使瘘口自行愈合。此外，生长抑素和生长激素在临床的应用，使肠外瘘的治疗又向前迈出了一大步。

1) 生长抑素(somatostatin)：是由下丘脑分泌的由 14 个氨基酸组成的多肽类激素。生长抑素通过生长抑素受体发挥作用。体内有 5 种生长抑素受体，主要分布在胃肠道、胰腺和骨。通过分布在胃肠道的生长抑素受体，生长抑素可抑制肠液分泌，从而减少肠液漏出量。但生长抑素半衰期只有 3 min，一旦停用，会出现肠液大量分泌与漏出量增大的“反跳”现象。为此，要使用生长抑素时，必须使用微量注射泵持续静脉推注。

2) 生长激素(growth hormone)：是通过抑制胆汁、胰液和胃液分泌以达到减少肠液分泌的目的。长期使用后由于胆汁分泌量减少，胆道内胆汁流动缓慢，最终导致胆道内胆汁稠厚淤积的不良反应。胆道内胆汁淤积其最初表现是碱性磷酸酶和谷酰转肽酶的升高。这两个酶的升高提示有胆汁淤积。但其升高程度与胆汁淤积并不成正比。胆汁淤积进一步加重的表现是胆红素升高。胆红素进一步升高的最终结果是转氨酶升高，转氨酶升高提示肝功能的损害。此时，应停止使用生长抑素，甚至暂停以肠外瘘为主的治疗，逐渐恢复肠内营养。肠内营养恢复后，患者胆汁淤积症状多可逐渐逆转，瘘口仍有自行愈合的可能。可停用肠内营养，再次使用肠外营养与生长抑素，促进瘘口愈合。

3) 生长抑素和生长激素联合应用：在瘘发生的早期，通过有效的引流、营养支持和施他宁(Stilamin)的应用，减少肠液的分泌与外溢，控制感染，促进管状瘘形成。接着使用生长激素思真(Saizen)以改善蛋白合成和组织增殖，促进瘘管的缩小与闭合，最终达到肠瘘的愈合。

在肠外瘘的后期，因为感染、手术等应激的打击，营养不良和脏器功能障碍成为治疗的主要矛盾。患者表现为组织愈合缓慢，瘘口迁延不愈。同时患者的内脏蛋白水平较低、全身情况较差，再次行确定性手术的风险也较大。一般认为，这与肠瘘合并感染导致过度炎症反应与免疫抑制有关。有些患者还可能合并甲状腺功能低下、贫血和运动功能障碍。更严重的患者还可表现为呼吸机依赖等重度营养不良。生长激素是由垂体前叶分泌的多肽类激素，其具有促进蛋白质合成、生长发育的作用。对迁延不愈的慢性肠外瘘患者，进行营养支持的同时加用生长激素可促进肠外瘘的自愈。在肠外瘘早期使用生长激素有两个问题需要注意：一是会增加肠液的分泌量；二是会放大感染患者应激程度，加重糖、脂肪与蛋白质的紊乱。前者在肠外溢控制不理想时，会增加肠外瘘并发出血和感染风险。后者则会明显升高血糖，出现代谢紊乱。因此，近年来，多不推荐在肠瘘早期或急危重肠瘘患者使用生长激素治疗，仅在使用肠内营养、纠正贫血与甲状腺功能低下时，仍无法改善营养状态，才可谨慎使用。

(4) 肠瘘介入性治疗技术

1) 真空负压引流：内镜下真空负压引流(endoscopy vacuum therapy，EVT)是要把与创面接触的海绵根据创面的大小和深度修剪成形，并小于创面，以保证可折叠嵌入创面。每次更新海绵需重新评估，修改海绵的大小。将海绵缝在引流管的前端，必须将引流管侧孔嵌入海绵中，以通畅引流。引流是解决脓腔的关键。EVT 可在内镜的协助下改善引流，在肠瘘发生早期即可应用。

2) 胶堵：适用于每日瘘口引流量＜200 ml，窦道长度＞2 cm 的单纯管状瘘，但需排除存在全身及局部的感染、瘘口及瘘道内有脓腔或异物、肠道远端梗阻等情况。Lippert(2011)报道采用胶堵治疗 52 例消化道瘘，单纯胶堵治疗成功率为 36.5%；联合内镜后治疗成功率为 55.7%。有学者认为，多数手术后发生的肠瘘，经积极有效的治疗后，一般要到 2 周左右才能达到稳定状态。内镜下治疗可在稳定后进行，但不宜迟于 4 周。Rubago 等(2002)报道 15 例肠瘘(2 例内瘘，13 例外瘘，其中 4 例为高流量瘘)在十二指肠镜辅助下经皮胶堵，13 例痊愈，平均愈合时间为 16d，平均操作为 2.5 次。随访过程中 1 例复发。

3) 支架：支架植入要跨过瘘口，可促进创面愈合，预防狭窄形成。如肠瘘患者全身情况稳定，感染控制后可放置。但是支架可能出现覆盖不全、移位，组织长入支架内或肠腔狭窄者则可导致支架移除困难。自膨式支架的材料包括塑料和金属两种，各有优缺点。塑料支架易移位；金属支架虽然移位风险较低，但一旦组织长入其内则可能使移除支架变得更为困难。Mantta(2013)报告，较大的瘘可在金属支架内放置塑料支架,使长入的组织发生压力性坏死,待治疗结束后2个支架均可顺利移除。

4) 窦道栓:肠瘘患者全身情况稳定,在排除全身和局部的感染后,可在窦道内插入生物材料,促进瘘道组织愈合。Miranda(2009)报道在内镜下放置窦道栓(fistula plug)成功治愈1例术后低流量结肠瘘。Toussaint(2009)经皮内镜下放置窦道栓治疗5例减肥术后吻合口瘘,其中3例联合支架植入,4例肠瘘愈合。窦道栓联合支架植入可治疗难治性、反复发作的肠外瘘。

5) 缝合:内镜下缝合可在瘘口周围经充分引流消除局部感染、黏膜水肿消退后实施。缝合可封闭胃肠道瘘、食管瘘、胃和结肠的全层切除以及消化道穿孔。缝合的成功与否与瘘口的最大直径有关。最大径≤10 mm的瘘缝合成功率高于最大径>20 mm的瘘。肠瘘可采用内镜下缝隙合联合其他内镜修补技术进行治疗。

6) OTSC吻合夹:2010年,美国食品药品监督管理局批准OTSC(over-the-scope clip)吻合夹用于肠瘘的治疗。OTSC吻合夹采用超弹性形状记忆合金(nitinol)制成,与软性内镜配套使用,可用于消化道瘘、穿孔、出血等的夹闭。操作时需根据瘘道的大小及内镜的型号进行选用。有多种瘘口可采用OTSC吻合夹进行治疗,包括炎性状态或有肿瘤新生物生长的瘘、吻合口瘘、医源性或自发性消化道穿孔、腺瘤切除、内镜下黏膜剥除、内镜下黏膜整片切除、经口内镜肌切开等造成的消化道缺损。Nishiyama(2013)选择23例消化道瘘、穿孔和出血的患者进行OTSC吻合夹治疗,其中19例(82.6%)成功愈合,治疗平均耗时18 min。治疗后观察67 d,无患者出现治疗相关并发症。OTSC吻合夹治疗的禁忌证则是合并腹膜炎和脓肿而导致的迟发瘘。

【预后】 肠瘘多系手术的并发症。一旦发生,若不能积极地、及时地、规范地治疗,病程可迁延数月。患者会承受着病痛的各种折磨,痛苦万分。发生肠瘘后由于肠内容物的丢失、水及电解质平衡失调、营养障碍、免疫力下降,加之感染等,使得病情变得非常复杂,极易引起多个器官的功能障碍。临床医生只有掌握肠瘘发生、发展的病理生理过程,发现问题,及时处理,才能减轻患者的痛苦,使患者早日康复。

(顾树南　吴　钢)

主要参考文献

[1] 中华医学会外科学分会. 胰腺切除术后消化道重建技术专家共识. 中国实用外科杂志,2014,34:227-230
[2] 叶启文,李林立,张代场,等. 胆囊胆管十二指肠瘘的诊断及个体化治疗22例报道. 中华肝胆外科杂志,2013,19:55-57
[3] 田孝东,杨尹默,庄岩. 胰十二指肠切除术后胰瘘的危险因素分析. 中华肝胆外科杂志,2005,11:390-393
[4] 田雨霖. 胰腺外科手术学. 沈阳:沈阳出版社,1995. 221-232
[5] 任建安,黎介寿. 胰瘘. 中国实用外科杂志,2000,20:645-651
[6] 刘秀娟,孙娜,姜洪,等. 胆囊十二指肠内瘘伴胆石性肠梗阻的CT诊断价值分析. 医学影像学杂志,2011,21:1501-1503
[7] 刘威,苗雄鹰,李永国. 静脉输注奥曲肽预防胰十二指肠切除术后胰瘘. 中国普通外科杂志,2004,13:927-929
[8] 孙备,许守平,姜洪池. 胰十二指肠切除术后胰瘘的有关问题. 肝胆胰外科杂志,2009,21:85-87
[9] 孙福群,赵爱民,赵俊昌. 先天性胆管扩张症并胆囊支气管瘘一例. 中华肝胆外科杂志,2007,13:471
[10] 杜义安,郭剑民,程向东,等. 胰瘘窦道体外桥式空肠内引流术在治疗高流量胰瘘中的应用. 浙江创伤外科,2002,7:385-386
[11] 李新,董明,周建平,等. 胰十二指肠切除术后胰瘘相关危险因素分析. 中华外科杂志,2009,47:752-754
[12] 吴秀文,任建安,黎介寿. 肠瘘内镜下介入性治疗的研究进展. 中华外科杂志. 2016,54:233-237
[13] 张秋学,王铁功,刘汝海,等. 不同胰肠吻合方式胰十二指肠切除术后胰瘘发生率比较. 实用医学杂志,2013,29:3002-3004
[14] 苗毅,蒋奎荣. 重症急性胰腺炎术后胰瘘的处理. 中国实用外科杂志,2006,26:388-390
[15] 范作升,孙仕林,李杰,等. 支撑引流管在胆肠吻合中置放反应的实验研究. 中华肝胆外科杂志,2010,16:845-846
[16] 林叶,简志祥,金浩生,等. 胰十二指肠切除后发生胰瘘的危险因素分析. 实用医学杂志,2013,29:2165-2167
[17] 易为民,蒋波,周海兰,等. 肝胆管结石合并支气管胆瘘35例诊治经验. 中华肝胆外科杂志,2012,18:115-117
[18] 赵栋,田力. 40例胰瘘治疗的临床回顾性分析. 中国老年学杂志,2008,28:1008-1009
[19] 胡亚,赵玉沛,廖泉,等. 胰腺术后腹腔感染和引流液细菌培养结果与胰瘘关系研究. 中国实用外科杂志,2008,28:53-55
[20] 徐庆祥,吴亚夫,施晓雷,等. 胆管支气管瘘的诊断和治疗. 中华肝胆外科杂志,2010,16:70-73
[21] 鲁建国,高德明,马庆久,等. 降低胰十二指肠切除术后胰瘘发生率及病死率的体会. 中国普通外科杂志,2005,14:863-865
[22] 曾其强,周蒙滔,韩少良,等. 生长抑素预防胰十二指肠

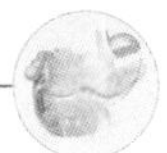

切除术后胰瘘及其他并发症的 meta 分析. 中华普通外科杂志，2007，22：694 - 697

[23] 黎介寿. 肠外瘘. 北京：人民军医出版，2004. 22 - 53

[24] 黎介寿. 肠外瘘的治疗进展. 外科研究与新技术，2016，5：1 - 3

[25] Bassi C，Dervenis C，Butturini G，et al. Post operative pancreatic fistula：an international study group definition. Surgery，2005，138：8 - 13

[26] Chikamori F，Okumiya K，Inoue A，et al. Laparoscopic cholecystofistulectomy for preoperatively diagnosed cholecystoduodenal fistula. J Gasteornteorlogy，2009，36：125 - 127

[27] De Carlis L，Ferla F，Di Sandro S，et al. Pancreatico-duodenectomy and postoperative pancreatic fistula：risk factors and technical considerations in a specialized HPB center. Updates Surg，2014，66：145 - 50

[28] Eshuis WJ，Tol JA，Nio CY，et al. Leakage of the gastroenteric anastomosis after pancreatoduodenectomy. Surgery，2014 Jul；156：75 - 82

[29] Nishiyama N，Mori H，Kobara H，et al. Efficacy and safety of over-the scope clip：including compications after endoscopic submucosal dissection. World Gastroenterol. 2013，19：2752 - 2760

[30] Sato N，Mori Y，Minagawa N，et al. Rapid postoperative reduction in prognostic nutrition index is associated with the development of pancreatic fistula following distal pancreatectomy. Pancreatology. 2014，14：216 - 20.

[31] Wangensteen OH. Intestinalobstructions. 3th. Springfield. Illinois. USA. 1955. 507

[32] Zhou YM，Zhang XF，Wu LP，et al. Pancreatic fistula after central pancreatectomy：case series and review of the literature. Hepatobiliary Pancreat Dis Int. 2014，13：203 - 208

16 胆道寄生虫病

16.1 胆道蛔虫病

胆道蛔虫病(ascariasis of the biliary system)是指由于蛔虫自肠道上窜钻入胆道而引起的疾病。中医学又称为"厥"或"蛔厥",是肠道蛔虫病的严重并发症之一。在农村其发病率较高。发病率占胆道疾患的8%～12%,有的地区可高达25%,其中80%患者发生在10～30岁之间,10岁以下和40岁以上较少见。女性略多于男性。近20多年来,由于环境卫生的不断改善,人们生活水平的不断提高,胆道蛔虫病的发病率有所下降,但是仍占胆道疾病的8%～10%。

【发病机制】 一般情况下,蛔虫寄生在小肠的中、下段,主要以空肠与回肠上段为主。虫体常以头向胃端,吸噬肠内食渣及分泌液,可做摇摆、旋转、折曲等运动。当肠道内环境发生变化时,如饥饿、高热、腹泻、饮食不节、胃酸度降低、驱虫不当及妊娠等引起胃肠道功能紊乱时,蛔虫因其寄生环境发生变化而窜动。加之蛔虫本身有游走、钻孔和厌酸喜碱的癖性,可顺碱性胆汁的来源而上行到达十二指肠。若再加上Oddi括约肌功能失调,蛔虫即可钻入胆道内引发症状。

【病理改变】 蛔虫进入胆道后,由于异物阻塞的机械性刺激,引起胆总管口括约肌阵发性痉挛或强烈收缩,而产生阵发性剧烈绞痛,但早期一般无明显炎症性体征。绞痛在蛔虫仅部分窜入胆总管者为剧烈,当蛔虫完全进入胆总管内,症状反会缓解。若多数蛔虫相继钻入胆道,则刺激症状频发。多数虫体在胆管内扭结或进入胆囊管时,或当部分虫体嵌顿在壶腹部通道时,刺激最为强烈。虫体进入胆管后,有时虽有成团蛔虫的阻塞,胆管明显扩张,但很少表现阻塞性黄疸,此可能是由于虫体为长圆形结构,并且不断活动,相互间不致紧贴,又由于胆管壁有一定弹性,从而不致阻断胆汁的流通,故在临床上不表现黄疸。蛔虫多钻入肝外胆管,有的可钻入肝内胆管或肝脏实质内。个别可钻破肝包膜,窜出到腹腔内。但很少窜入胆囊。其原因是由于胆囊管与胆总管成锐角,同时胆囊管内有螺旋瓣,妨碍蛔虫进入。蛔虫钻入胆道的数量,多数病例只有1条,少数者可数条,个别病例可达百余条。

蛔虫钻入胆道时,刺激胆总管口Oddi括约肌产生强烈收缩或痉挛,加之钻入的蛔虫部分阻塞胆道,引起胆流淤滞,使蛔虫带入胆道的细菌,主要为大肠埃希菌、副大肠埃希菌、产气杆菌及铜绿假单胞菌等,得以繁殖,导致胆道系统感染。如机体抵抗力低下或病菌毒力过强,严重者可发生急性梗阻性化脓性胆管炎。感染上行,累及肝内小胆管或其周围组织,发生毛细胆管炎或形成肝脓肿。脓肿如破溃,可引起弥漫性腹膜炎。蛔虫阻塞胆总管口或窜入主胰管,可造成胆源性胰腺炎。蛔虫活动所致的损伤和继发感染可引起胆道溃疡,发生胆道出血,或胆道穿孔,引起胆汁性腹膜炎。蛔虫卵在肝组织内可形成蛔虫卵性肉芽肿,此肉芽肿易被误认为肝癌。蛔虫引起的继发感染还可以导致蛔虫性肝硬化。蛔虫进入胆道后,可通过下列方式自行退出:①虫体部分进入胆道、部分留在十二指肠内受到刺激,尾部卷曲后拉;②胆汁分泌的压力冲击,胆总管口括约肌松弛,以及十二指肠蠕动牵拉;③在胆管内调头退出;④死亡后随胆汁排出。有的蛔虫在胆道内可继续生存、在胆道内生存1个月者并不少见,有的报道可长达300余天。蛔虫退出的时间,一般多在7～10 d,在

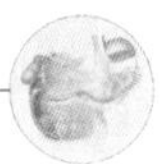

临床症状消失后行 X 线胆管造影显示，约 1/3 患者胆道内仍有蛔虫影。

已死的蛔虫残体或虫卵可作为异物，可依其为核心形成结石，这种结石主要是胆色素结石，国内资料说明肝外胆管结石约 25%与胆道蛔虫病有关。肝内胆管结石则约为 35%。在胆道蛔虫病多发地区，有 70%～80%结石标本中发现蛔虫残体。

胆道蛔虫病所致的病理改变主要为化脓性胆管炎、胆管周围炎、肝实质的炎性坏死及单发或多发脓肿形成。在此基础上尚可发生化脓性胆囊炎。胆囊、胆管或肝脓肿穿破可并发胆汁性腹膜炎、胆道出血、发生脓毒症，中毒性休克等，甚至可导致死亡。

胆道蛔虫病的严重性在于它可以引起较多、较严重的并发症。据统计，可引起约 10 种的并发症：细菌性肝脓肿占首位，其次是化脓性胆管炎，胆道结石，急、慢性胆囊炎，胆汁性腹膜炎，中毒性休克，胆道出血，胆道穿孔，胆囊穿孔，急性胰腺炎，胆汁性肝硬化等。而引起这一系列严重并发症的病理基础则是蛔虫进入胆道后胆道系统的炎症改变。因此，也是临床工作者需提高警惕之所在。

【临床表现】

症状严重而体征轻微是胆道蛔虫病的特点，其主要临床表现是：突发而又忽止的右上腹钻顶样剧烈绞痛，并向右肩背放射。发作时捧腹，跪卧不安，呻吟不止，出冷汗，面色苍白，四肢厥冷。甚至有些患者表现为头顶床头或墙壁、跪在床上，双手捧腹之特殊体位。发作缓解期较短，缓解时疼痛可以完全消失，宛若常人，安静休息或玩耍嬉戏。腹痛再发时则又难以耐受。常伴恶心呕吐，吐出物多为胆汁及胃内容物，有时有蛔虫。早期多无发热、畏寒或黄疸。晚期或合并感染时因胆管炎或蛔虫阻塞可出现高热、畏寒和黄疸。黄疸一般较轻，若黄疸较深时多因胆总管伴有结石阻塞所致。

腹部体征不多，一般仅有右上腹局限性压痛及轻度反跳痛，多无腹肌紧张。在间歇期上述体征减退完全消失。合并胆囊炎时胆囊可肿大并有压痛，较严重胆道感染和梗阻时肝脏也可肿大并有压痛。

实验室检查：白细胞计数轻度升高和嗜酸性粒细胞计数增多。胃十二指肠液和粪便中多可查到蛔虫卵。

合并较严重并发症时，其临床表现及体征均较严重，而且复杂多样，与各并发症的发展密切关联。一般腹痛表现除阵发性绞痛外，兼有持续性疼痛，并向肩部放射，绞痛间歇期也不能缓解。如有肝脓肿时，有肝区疼痛和腰背部胀痛。并发胰腺炎时，疼痛扩散至上腹中部及左上腹并左腰部。并发胆道穿孔胆汁性腹膜炎时腹痛变为全腹持续性剧痛。有并发症时，除疼痛有变化外，尚伴有严重的全身中毒症状，如发冷发热，甚则有高热、寒战，血压下降，四肢厥冷等中毒性休克表现。而且一般黄疸较前明显加重。此时腹部体征也较前明显加重。可出现腹膜刺激症状：腹部有压痛、反跳痛、腹肌紧张等。肝大并有明显压痛。实验室检查：白细胞计数明显升高，常超过 20.0×10^9 g/L，甚至超过 30.0×10^9 g/L，中性粒细胞可超过 0.95(95%)，并含有中毒颗粒。血细菌培养可有致病菌生长，如并发胰腺炎，血清淀粉酶有不同程度升高。

【诊断】 对早期的胆道蛔虫病正确诊断率在 95%以上，其主要根据是：①突然发作的上腹部阵发性绞痛，辗转不安，而疼痛间歇期则宛若常人；②阵发性绞痛时，伴有频繁的恶心、呕吐、部分患者吐出蛔虫；③症状重而体征轻，患者有剧烈腹痛而体征仅有剑突下右侧轻微的钝压痛外，无腹膜刺激征象；④全身中毒反应不明显，体温、血象大多正常。

根据病史及典型的临床症状，多能做出正确的诊断。少数患者，因病情复杂，治疗效果不满意时，为进一步明确诊断，尚可采用一些辅助检查方法。

1) 十二指肠引流液检查法：如十二指肠液内在显微镜下可见到蛔虫卵，则有重要诊断价值。口服硫酸镁能使 Oddi 括约肌松弛，有止痛、利胆及利于蛔虫排出胆总管而达到治疗目的。

2) 胃肠钡餐透视检查：借钡剂的对比，在荧光透视下有时可见蛔虫的条状影，甚至可见蛔虫在十二指肠腔内摆动。

3) 静脉胆管造影：在急性发作时，胆管内可见蛔虫条状阴影，可以作为诊断重要的依据。

4) B 超检查：可见胆道内有条状阴影，有助于诊断。

5) 纤维十二指肠镜检查：对诊断及治疗均有一定价值。

【鉴别诊断】 典型胆道蛔虫症的诊断并不困难，但有时需与以下疾病鉴别。

(1) *胃炎、胃痉挛* 胃炎、胃痉挛多有饮食不当病史，腹痛为持续性有阵发性加重，呕吐后往往腹痛减轻。而胆道蛔虫症则多无饮食不当病史，腹痛为阵发性，痛后宛如常人，呕吐后腹痛不减轻。

(2) *胃、十二指肠溃疡* 腹痛有特殊的规律性，与饮食有关，并有胃病史及胃烧灼感，有反酸、嗳气等症状，对症治疗可得到缓解，而胆道蛔虫病则无上述症状。

(3) 胆囊炎、胆石症　首次发作的青少年，剑突下偏右呈剧烈钻顶样痛，痛后宛如常人，腹痛剧烈而腹部体征轻微者，有呕吐蛔虫史，则应多考虑为胆道蛔虫病。而多次发作之老年及壮年，腹痛和腹部体征一致者，黄疸明显，感染较重者则多考虑为胆囊炎、胆石症。而患有胆道结石急性发作时，是否伴有胆道蛔虫病，有时确诊比较困难。

(4) 急性胰腺炎　两者虽有很多相似之处，而急性胰腺炎腹痛多位于上腹部偏左侧，疼痛为持续性，无钻顶痛，而为刀割样痛，并且有血、尿淀粉酶增高。

(5) 急性肠梗阻及其他肠绞痛　疼痛程度不如胆道蛔虫剧烈，疼痛部位多在脐周或下腹部，无钻顶样痛，也不向背部放射。呕吐常较胆道蛔虫病更为频繁，肠梗阻时常有腹胀，腹部平片可见肠管扩张，并有多个液面。肠炎或食物过敏时又常有明显腹泻，肠鸣音均亢进等。这些都不是胆道蛔虫病所有的症状。

【治疗】胆道蛔虫病多采取非手术治疗。达到解痉、止痛、驱虫、抗感染和纠正水、电解质紊乱的目的，以促使蛔虫自行从胆道退出，并防止各种可能出现的并发症。如北京儿童医院张金哲报道：采用非手术疗法治疗胆道蛔虫病 290 例，治愈率高达 97%，无一例死亡或发生并发症。又如温州医学院统计 1958～1962 年间，共收治胆道蛔虫病 280 例，仅 9 例采取手术治疗，余全部采用非手术治疗获痊愈，无一例死亡。只有在非手术疗法无效或已有并发症时，才考虑改用手术治疗。

(1) 非手术疗法

1) 解痉镇痛。①针刺：针刺鸠尾、上腕、足三里、太冲等穴有较好的解痉止痛作用，配内关穴也可减轻恶心、呕吐的程度。针刺肝俞、胆俞、足三里、加上关元，太冲等穴有使胆囊收缩、胆汁排出量增加和驱蛔虫等作用。②中药乌梅汤：乌梅 15 g、苦楝子 15 g、使君子 15 g、槟榔 12 g、木香 12 g、川茭 6 g、细辛 3 g、干姜 6 g、大黄 9 g(后下)，加水 500 ml，煎成 200 ml。两次分服，每天 1 剂。③米醋 60 ml 或陈醋、芝麻油各 25 毫 ml 口服。④阿托品、东莨菪碱(654－2)等胆碱能阻滞药物，可解除平滑肌痉挛，有解痉止痛作用。必要时可肌内注射哌替啶(杜冷丁)50 mg 止痛。

2) 利胆排虫。①胆道排蛔汤：木香 15 g、金钱草或茵陈 30 g、郁金 9 g、若楝皮 15 g、槟榔 9 g、枳壳 9 g、乌梅 12 g、黄芩 9 g、使君子 15 g、大黄 9 g(后下)，加水 500 ml，煎成 200 ml。两次分服，每天 1 剂。有利胆、排虫和消炎的作用。②33%硫酸镁溶液，每次 10 ml 口服，每天 3 次。

3) 驱除肠道蛔虫。①驱虫药物的应用：阿苯达唑(albendazole)2 岁以上口服 2 片。1～2 岁口服 1 片，疗效不佳时，3 周后再服上述剂量一次。或可选用阿苯达唑、甲苯达唑、哌嗪、左旋咪唑、伊维菌素等。②氧气驱虫。置入胃管后，成人一次缓慢注入氧气 3 000 ml，小儿减量。有溃疡病史者禁用。③33%硫酸镁 40 ml 口服。④蛔虫虫体部分已砧入胆道，则可用十二指肠镜钳取或圈套器将蛔虫取出。

4) 序贯治疗：刘金生(2010)报道采用序贯治疗胆道蛔虫病，简单易行，疗程短，效果好。其方法有 3 步。第 1 步：维生素 C 6～8 g 加入 5%～10%葡萄糖 20～40 ml 中，于 5 min 内推注。第 2 步：待胆绞痛(剑突下痛)停止或 B 超下见蛔虫完全退出胆道 5～10 min 后即口服食醋 10～20 ml，3～6 h 一次，或口服阿司匹林 1 g，每天 3 次，小儿相应减量。第 3 步：胆绞痛消失当日口服驱蛔虫药(如哌嗪、复方甲苯达唑、左旋咪唑)任一种。完成上述 3 个步骤为一完整疗程。如有并发症则给予相应处理。19 例胆道蛔虫病中，15 例 1 个疗程治愈，2 例 2 个疗程，1 例 3 个疗程，1 例无效。无效者复查 B 超见胆总管内有多条光带影，系死蛔虫。第 1 步治疗后，疼痛最快消失者 2 min，最慢 80 min，平均 22 min。止痛效果明显。

5) 防止感染：一般用胆道排蛔汤即可达到防治胆道感染的目的。如感染较重，可在上方基础上加用黄连、栀子、公英、双花、虎杖等药。或加用甲硝唑或广谱抗生素。因主要以革兰阴性杆菌感染为主，故多选用能抑制革兰阴性杆菌的药物。

6) 纠正水和电解质代谢失调，纠正酸碱平衡。

(2) 手术疗法

1) 手术适应证：①单纯性胆道蛔虫症，经非手术治疗 5 d 以上不见好转者；②胆道蛔虫症合并胆石症，或考虑为多条蛔虫者；③胆道并发严重感染，经短期治疗无效者；④胆道死蛔虫有残余症状，经中药治疗 2 个月以上，经胆道造影或 B 超检查证实仍未排出者。

2) 手术方法

A. 内镜下胆道蛔虫圈套术：发现蛔虫虫体在十二指肠乳头外，可钳夹取出。对于儿童，若蛔虫在胆道内，取虫时要特别注意保护 Oddi 括约肌的功能，

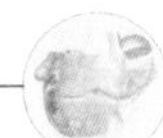

切忌轻易切开 Oddi 括约肌。

B. 胆总管切开取虫及 T 管引流。

C. 胆囊切除术：适用胆囊蛔虫并发感染。

D. 并发胆道出血者，可以在胆总管取虫引流的同时，结扎肝固有动脉；并发肝脓肿者，则行脓肿切开引流或置管引流。

3）手术注意事项：①剖腹探查时要注意肝脏、胰腺的炎症，肠内的蛔虫部位及数量；②常规行胆道镜检查，反复冲洗胆道，检查胆总管至无蛔虫时为止；③必要时可经 T 管向十二指肠内注入 2%三道年酒精 8 ml，加生理盐水 20 ml；④如术中发现空肠内有蛔虫团应尽量把蛔虫赶至回肠或结肠内，以利于排出。

【预防】病从口入，注意饮食卫生，饭前洗手都是非常重要的。预防胆道蛔虫病及其可能发生的各种并发症，关键在于消除肠道蛔虫。因此，防止蛔虫感染，及时治疗肠蛔虫病，都是预防的重要措施；否则胆道蛔虫病无论采用手术或非手术疗法，仍有复发的可能，终非根治之法。

（王扬伦　李金福　王湘辉）

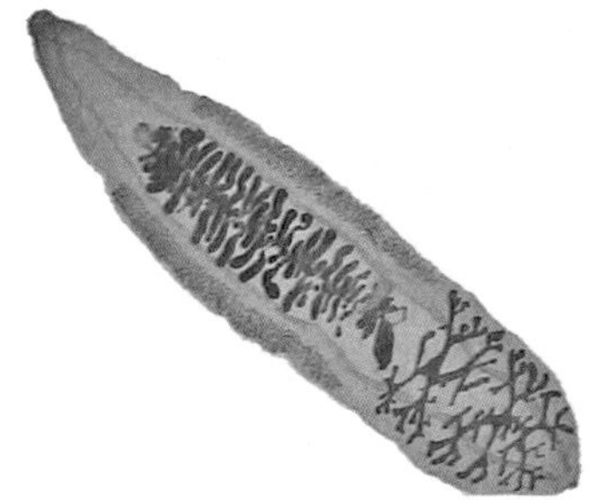

图 16－1　华支睾吸虫成虫

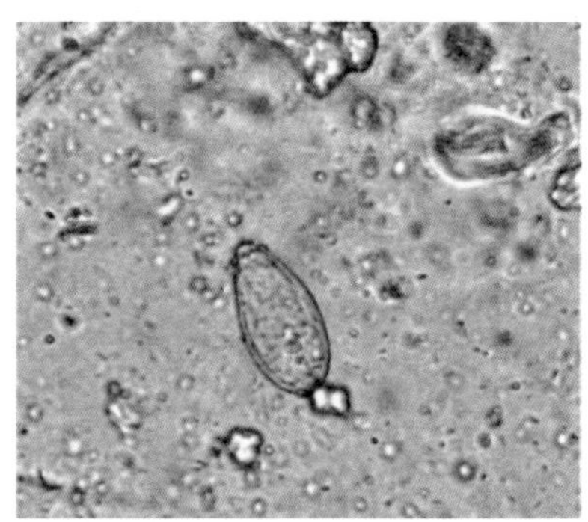

图 16－2　粪便中的华支睾吸虫卵

16.2　胆道华支睾吸虫病

华支睾吸虫（*Clonorchis sinensis*），又名肝吸虫（liver fluke）、华肝蛭。成虫寄生在人、猪、犬、猫等动物的肝脏、胆管或胆囊内，可引起华支睾吸虫病。华支睾吸虫病与胆结石、胆管炎、胆囊炎、肝硬化，甚至原发性肝癌及胆管癌有着密切的因果关系。东亚和东南亚地区，包括朝鲜、韩国以及北美的一些亚洲移民聚居区为华支睾吸虫病的流行区。我国也是华支睾吸虫病的重要流行区，感染人数高达 1 500 万。华支睾吸虫已成为了我国最严重的食源性寄生虫之一。

【华支睾吸虫的生物学特点】

（1）形态及解剖结构　华支睾吸虫在分类上属扁形动物门、吸虫纲、复殖目、后睾科、支睾属。成虫大小(10～25) mm×(3～5) mm，体形狭长，背腹扁平，前端稍尖，后端圆钝，呈叶状，体表光滑无棘。口吸盘略大于腹吸盘，前者位于虫体前端，后者位于虫体前 1/5 处(图 16－1)。

华支睾吸虫虫卵在成虫的近子宫前端趋于成熟。排出的成熟虫卵很小，为(26～33) μm×(15～17)μm，黄褐色，形似芝麻，前端较窄有卵盖，卵盖周围卵壳增厚形成肩峰。后端圆钝，有一小疣状突起，1～1.5 μm 长(图 16－2)。卵内有一成熟毛蚴。扫描电镜观察虫卵表面满布网状纹理，呈不规则的网状膜质隆起，该隆起至卵盖处中断，与卵盖上的隆起无联系，盖口缘及盖外缘突共同形成肩峰，两缘呈疏松连接。卵盖圆形，直径 6～6.5 μm，肩峰宽 0.2～0.3 μm。卵壳为一层，厚 0.7～1 μm，壳内壁可见纵行条纹状隆起。

（2）生活史　华支睾吸虫生活史(life cycle)为典型的复殖吸虫生活史，包括成虫、虫卵、毛蚴、胞蚴、雷蚴、尾蚴、囊蚴及后尾蚴等阶段。终宿主为人及肉食哺乳动物(犬、猫等)，第一中间宿主为淡水螺类，如豆螺、沼螺、涵螺等，第二中间宿主为淡水鱼、虾。成虫寄生于人和肉食类哺乳动物的肝胆管内，虫多时可移居至大的胆管、胆总管或胆囊内，也偶见于胰腺管内。人不是华支睾吸虫的唯一宿主。

成虫产出虫卵，虫卵随胆汁进入消化道随粪便排出，进入水中被第一中间宿主淡水螺吞食后，在螺类的消化道内孵出毛蚴，毛蚴穿过肠壁在螺体内发育成为胞蚴，再经胚细胞分裂，形成许多雷蚴和尾蚴，成熟的尾蚴从螺体逸出。尾蚴在水中遇到适宜的第二中间宿主淡水鱼、虾类，则侵入其肌肉等组织，经 20～35 d，发育成为囊蚴。囊蚴呈椭球形，大小平均为0.138 mm×0.15 mm，囊壁分两层。囊内幼虫运动活跃，可见口、腹吸盘，排泄囊内含黑色颗粒。囊蚴在鱼体内可存活3个月到1年。囊蚴被终宿主（人、猫、犬等）吞食后，在消化液的作用下，囊壁被软化，囊内幼虫的酶系统被激活，幼虫活动加剧，在十二指肠内破囊而出。一般认为，脱囊后的幼虫循胆汁逆流而行，少部分幼虫在几小时内即可到达肝内胆管。但也有动物实验表明，幼虫可经血管或穿过肠壁到达肝胆管内。

囊蚴进入终宿主体内至发育为成虫并在粪中检到虫卵所需时间随宿主种类而异，人约1个月，犬、猫需20～30 d，鼠平均21 d。

（3）*宿主及传播途径* 华支睾吸虫完整生活史包括第一中间宿主、第二中间宿主及终宿主（传染源）。

1）第一中间宿主：目前已发现10种淡水螺可成为华支睾吸虫的第一中间宿主，包括豆螺科的纹沼螺、中华沼螺、曲旋沼螺、赤豆螺、檞豆螺、长角涵螺，黑螺科的方格短沟蜷，黑龙江短沟蜷和瘤拟黑螺以及拟沼螺科的琵琶拟沼螺。各种螺感染华支睾虫程度各地报道不同。李雪翔（1982）观察安徽阜阳地区纹沼螺和长角涵螺的感染率分别为15.45%和1.51%；李富春等（1998）报道广东韶关地区的纹沼螺和长角函螺的感染率分别为2.8%和0.8%；蔡连顺等（2000）报道纹沼螺在黑龙江省东部地区的感染率为0.13%；李树林等（2002）调查表明广西壮族自治区赤豆螺、纹沼螺、长角涵螺和赤豆螺的感染率分别为1.38%、0.45%、2.58%和1.99%。

2）第二中间宿主：华支睾吸虫的第二中间宿主十分广泛，仅在日本、韩国、我国大陆和台湾地区所发现的可作为华支睾吸虫第二中间宿主的淡水鱼就有139种，分属16科，71属，其中在我国（含台湾地区）发现的有102种，分属15科，59属。常见的家养鱼种如鲤鱼、鲢鱼、青鲩、白鲩、鲫鱼等均易被感染。华支睾吸虫囊蚴可以寄生在鱼类的体表和体内，几乎遍布全身，但70%以上分布在肌肉内，尤其是背部的肌肉。野生小鱼一般感染较重，鱼体内的囊蚴密度可从每克鱼肉数个到数千个，国内报道在1 g麦穗鱼肉中检获华支睾吸虫囊蚴6 548个，在1条仅重0.2 g的麦穗鱼体内共分离出华支睾吸虫囊蚴3 429个。但是，由于采样、季节、地区分布等差异，各地报道的鱼类感染率差别很大。

3）终宿主：华支睾吸虫的终宿主包括人和保虫宿主。

A. 人既是终宿主又是传染源。在大多数流行区，华支睾吸虫感染者多为轻度感染，也称为“带虫者”，多无明显的症状，粪便中虫卵较少，往往不能主动就诊，而多是在普查中发现，以致不能得到及时治疗。中度感染和重度感染者，有时谓之华支睾吸虫患者，体内虫数一般较多，为数百条至数千条。有报道肝内寄生虫数多达27 600条和每克粪便虫卵数达157 000个的患者。

B. 国内已报道自然感染华支睾吸虫的保虫宿主有33种，包括猫、犬、猪、狼、獾、鼬、貂、狐狸、豺、鼠类、兔、牛、鸭等，这些动物还可作为华支睾吸虫病的传染源。各种保虫宿主的华支睾吸虫感染率在不同地区，不同时间段的调查差别较大。

4）传播途径：我国珠江、长江、松花江流域和五大淡水湖泊为主要分布区。由于其特殊的生活史模式，能排出华支睾吸虫卵的感染者、家畜和野生动物均可作为传染源，称为保虫宿主。流行传播依赖于粪便中的虫卵是否有入水的机会。华支睾吸虫的分布主要由第一中间宿主淡水螺的分布情况决定的，因此呈现随流域、水系在第一、第二中间宿主及当地人群是否有生吃或半生吃淡水鱼虾的习惯。人感染华支睾吸虫的无性别、年龄、种族之分，人群普遍易感，为食源性感染。当地人群是否有生吃或半生吃淡水鱼虾的习惯是华支睾吸虫传播的关键因素。根据感染方式的不同，流行区可划分为已知主动感染型和未知感染型。珠江三角洲、我国香港和台湾等地居民有吃“鱼生”“鱼生粥”和烫鱼片的习惯；东三省及朝鲜族居民则喜用生鱼片佐酒；广西的少数民族除喜吃“鱼生”外，还有吃“酸鱼”的习惯（未煮熟的腌鱼），为主动感染型。山东、湖北、河南等地多为烹饪鱼类时未煮熟导致感染，为未知主动感染型。此外，抓鱼或切鱼后不洗手、用嘴叼鱼、用切过生鱼的刀或砧板切熟食、用盛过生鱼的器皿盛熟食等也是重要的感染原因。

【华支睾吸虫病的流行病学】 华支睾吸虫病是由华支睾吸虫寄生于肝胆管内引起的以肝胆病变为主的一种人兽共患性寄生虫病，也称为肝吸虫病。该病也是一种重要的食源性寄生虫病，人类通过摄食生的或半生熟的携带华支睾吸虫活囊蚴的淡水鱼虾而感染。囊蚴在十二指肠内脱囊，脱囊后的幼虫循胆汁逆流而行，在肝胆管内发育成成虫。但也有动物实验表明，幼虫可经过血管或穿过肠壁到达肝胆管内。成虫在肝胆管内破坏胆管上皮细胞和黏膜下血管，虫体的排泄分泌物、代谢产物和对寄生部位

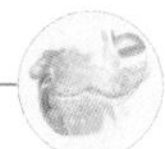

的机械性损伤引起胆道的一系列病理改变。华支睾吸虫感染与胆结石、胆管炎、胆囊炎、肝硬化等的发生密切相关，严重者还可能导致胆管癌和原发性肝癌。此外，儿童长期患病可导致营养发育不良，甚至生长发育障碍。本病于 1874 年在印度加尔各答一华裔木匠胆管内首次发现，直到 1903 年在中国境内才有了首个病例报道。但华支睾吸虫病存在的历史要久远得多。考古学家在广东省明代古尸、湖北省西汉古尸、战国楚墓古尸及荆门古尸体内残留的粪便中发现了华支睾吸虫卵，证明华支睾吸虫病在我国已至少流行了两千多年。

(1) 地理分布及流行病学调查　华支睾吸虫病主要分布在亚洲，如中国、日本、朝鲜半岛、越南以及东南亚国家。从 1991 年起，日本已无华支睾吸虫感染的病例。韩国和越南的感染率分别为 1.4%和 5.3%～28.4%。有研究资料显示，在北美国家等非流行区生活的亚洲移民感染率约为 26%，表明华支睾吸虫病可随着人群的迁移而传播。目前全球范围内约有 3 500 万人感染华支睾吸虫病。其中我国的感染人数高达 1 500 万，平均感染率约为 0.58%。

根据全国人体寄生虫分布调查结果，华支睾吸虫病在我国呈随流域、随水系分布的规律。珠江流域、长江流域、松花江流域和五大淡水湖泊为主要分布区。除内蒙古、宁夏、青海、西藏和新疆外，我国其余省、自治区、直辖市以及香港、澳门特别行政区等均有该病的存在。

我国华南地区、东三省、台湾地区、湖南、江西及四川省部分地区是华支睾吸虫病的流行区，尤以广东、广西两地最为严重。广东省的平均感染率约为 18%，位居全国之首。陕西、山西、云南、贵州等省虽然有发现华支睾吸虫感染的报道，但感染率较低或仅有散发病例存在。而北京、山东、湖北、安徽等省市华支睾吸虫感染虽然比较普遍，但除个别处于江河流域的地区感染较严重外，其他地区感染率≤10%。

(2) 流行特点　华支睾吸虫的感染无性别、年龄和种族差异，人群普遍易感。我国南方气候温和，雨量充沛，境内河流池塘众多，淡水鱼、螺丰富，为华支睾吸虫的生长发育与华支睾吸虫病的流行创造了有利条件。而除了适宜的第一、第二宿主外，居民的饮食习惯，尤其是吃鱼的方法和频率是导致流行的关键因素。嗜吃淡水“鱼生”的饮食习惯及生熟不分的烹饪习惯是导致华支睾吸虫感染的重要原因。

我国华支睾吸虫病的流行特点为：①南北两端感染率高，由于广东、广西和东三省等地居民嗜食“鱼生”或烫鱼片，其他地区感染则多与烹饪方法不当或不良生活习惯有关；②在有吃“鱼生”习惯的地区，感染率随年龄的增加而升高，并且男性感染率显著高于女性，可能与男性更频繁的交际应酬及更多在外就餐的机会有关；③流行区呈点片状分布，在无河流地区以点状分布为主；在有河流地区则沿河流呈线状、片状分布，这可能和中间宿主的分布情况有关。此外，寄生虫调查的结果还显示，不同职业人群感染情况不同，商人、公务员等感染率较高；从感染人群的民族分布看，少数民族的感染率一般较高。

【病因与发病机制】

(1) 病因与发病机制　由华支睾吸虫感染后肝胆系统的病理生理和病理改变可以知道，华支睾吸虫病可以引起胆汁成分、胆道解剖和功能的改变，促进了特定成分的结石的形成。胆结石来源于胆汁，局部胆汁成分、解剖结构和功能改变可促使结石形成于肝内、外胆管的任何部位(图 16－3、图 16－4)。

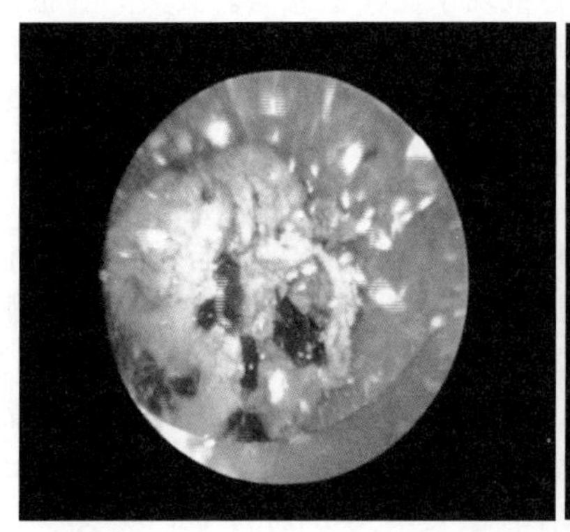

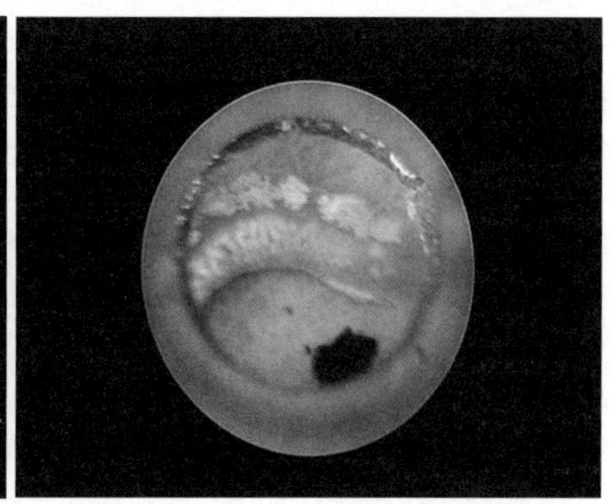

图 16－3　胆道镜下的华支睾吸虫成虫与胆囊结石

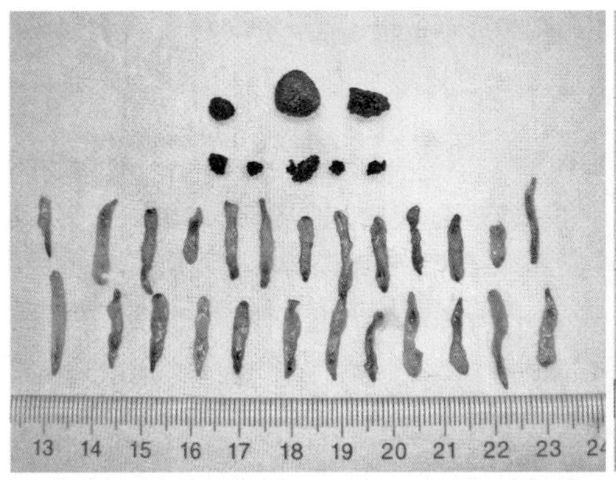

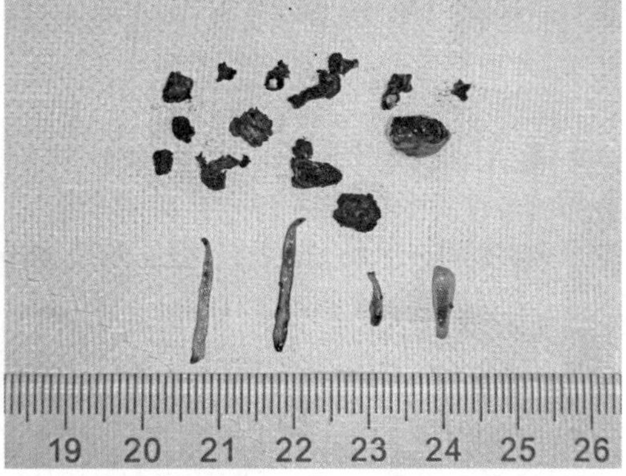

图 16-4　取出的华支睾吸虫成虫(下)与结石(上)

因华支睾吸虫成虫寄生于人体肝胆管内，胆囊结石合并华支睾吸虫感染者常同时有胆管炎症状表现。由于成虫的机械性刺激、阻塞及其代谢产物、虫卵对胆管上皮细胞的刺激作用，导致胆管上皮细胞变性、脱落，结缔组织增生，胆管狭窄，可致继发性胆汁性肝硬化，反复炎症还可诱发胆管癌。临床上华支睾吸虫感染较重或慢性重复感染者可出现疲乏、上腹不适、消化不良、腹痛、腹泻、肝区隐痛、头晕、体重减轻、肝大和脾大等。常见急性症状为腹痛、发热、黄疸等急性胆管炎表现。主要因大量成虫堵塞胆总管而出现胆道阻塞并发症。

在华支睾吸虫感染流行区，胆囊结石患者华支睾吸虫感染率高达 52.2%。男性胆囊结石患者中更是达到 64.7%，其中 30 岁以上患者的检出率更是高达 70.2%，阳性率最高的年龄段为 41～50 岁，达到 80.3%；60 岁以上的女性患者中阳性率也达 59.4%。

(2) 研究现状

1) 华支睾吸虫与胆石：韩国学者 kim 等(2009)在全国 26 家医院研究胃肠疾病与华支睾吸虫感染的关系时，发现华支睾吸虫感染者与非感染者之间胆囊结石的发生率(11.4%vs12.7%)没有统计学意义；Choi 等(2008)通过病例对照试验，得出肝内胆管结石而非胆囊结石与华支睾吸虫感染的影像学诊断证据有关。这些研究的结果并不支持华支睾吸虫感染与胆囊结石有关。

但多数报道对华支睾吸虫感染可能导致胆囊结石提供了理论和数据支撑，如杨六成等(2004)回顾了 650 例华支睾吸虫感染者的临床资料，结果有 324 例(49.85%)合并有肝胆胰外科疾病，其中胆道疾病 289 例，占并发症的 89.2%。而胆道疾病中最多的是胆石症 184 例(56.8%)。陈祖泽等(1997)报道，华支睾吸虫感染者中胆结石发生率为 4.2%，而无感染对照组的胆结石发生率为 0.3%，差异具有统计学意义。Huang SC 等(1994)报道了胆囊癌合并胆囊结石患者的胆囊内发现了钙化的华支睾吸虫卵，提示二者存在相关性。边红放等(2001)、谢琼珺等(2009)、郑善子等(2009)更是报道了多例胆囊结石患者合并华支睾吸虫感染的个案。

广州市番禺区胆囊病研究所乔铁等(2012)对来自华支睾吸虫病流行区的胆囊结石患者的 183 例结石进行了分析，在 122 例结石中发现了华支睾吸虫卵，检出率达到 66.7%。同时，虫卵阳性结石中胆色素结石占到了 79.5%，远远高于虫卵阴性结石的 29.5%。该研究不仅提供了最直接的证据：即在流行区，胆囊结石中存在大量的虫卵，而且比例很大，更是指出了胆色素结石而非其他类型结石与华支睾吸虫感染有关。

还有一些报道，由于研究的侧重点不同，一些信息或现象往往被忽略。虽然一些报道指出胆结石(包括胆囊结石、肝外胆管结石、肝内胆管结石)的发生率与华支睾吸虫感染无关，但其中具体到胆囊结石与其他胆管结石的区别，却没有深入分析。比如，韩国学者 Joo KR 等(2005)对华支睾吸虫流行区的胆道疾病患者的胆汁进行了虫卵检查，发现 182 例胆结石患者中有 48 例华支睾吸虫感染，感染率为 26.4%，与其他胆道疾病如胆囊炎症、肿瘤的检出率无差别；但是，其中却以胆囊结石患者感染率最高，为 32.7%(17/52)，肝外胆管结石和肝内胆管结石患者的感染率则分别为 28.3%(26/92)和 13.2%(3/38)。

胆囊结石与华支睾吸虫感染是否有关尚有待流

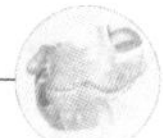

行病学上的确认。然而，流行病学调查依然面临许多问题。

2) 胆囊结石和华支睾吸虫与患者年龄的关系：感染从年龄和性别的分布上来看，感染阳性患者中，41～50岁的男性占该组男性的43.8%(57/130)，60岁以上的女性占同组女性的23.2%(19/82)，均高于相应阴性患者的比例(19.7%，14/71和10.6%，13/123)($P<0.05$)；而30岁以下(包含30岁)的男性比例低于阴性组(3.8%vs25.4%，$P<0.05$)，其余各年龄段的构成比无差别($P>0.05$)。这些结果显示，广东珠三角地区合并华支睾吸虫感染的胆囊结石患者在其性别、年龄分布上与报道的华支睾吸虫感染人群的分布特点基本一致，提示胆囊结石可能是华支睾吸虫感染的并发症或合并症，也或有一定相关性。

3) 胆囊结石和华支睾吸虫与其他因素的关系：胆囊结石是一种多因素疾病，比如好发于女性，怀孕、肥胖、西化饮食、全胃肠外营养等均可增加胆结石的患病风险，而华支睾吸虫感染可能只是其中之一而非决定因素，因此其可能会改变胆囊结石的人群分布和结石类型，但对发病率影响不大。

胆囊结石与华支睾吸虫感染的关系是一个值得深入研究的课题。理论上，胆囊结石合并华支睾吸虫感染存在3种可能性：①人体感染华支睾吸虫后继发胆囊结石病；②罹患胆囊结石后合并华支睾吸虫感染；③二者只是简单的发病重叠，比如30～50岁的成年人既是胆囊结石又是华支睾吸虫病的好发年龄，可能同时患有两种疾病。从现有的资料来看，似乎3种可能都存在，但这并不意味着二者的关系是无法证实的。

4) 华支睾吸虫卵的形态变化与胆囊结石的关系：华支睾吸虫感染相关的胆道结石的病理机制迄今尚不明了，而虫卵是否参与病理过程及如何参与更是未见报道。在华支睾吸虫病流行区，在胆囊结石患者的胆囊胆汁、胆囊胆汁沉积物/胆泥和胆囊结石中均发现了华支睾吸虫卵。通常，胆汁沉积物/胆泥被认为是胆囊结石的形成前状态或前体，在同一患者的胆囊胆汁沉积物/胆泥和胆囊结石中，或胆囊胆汁和结石中同时发现华支睾吸虫虫卵，提示华支睾吸虫虫卵存在于这些胆囊结石及形成前的多种状态中。换言之，华支睾吸虫虫卵参与了这些胆囊结石形成的所有过程。

A. 胆囊胆汁、胆汁沉积物/胆泥和结石中的华支睾吸虫卵形态对比。光学显微镜下，胆囊胆汁中的虫卵绝大多数易于辨认：即芝麻形，有壳，卵内常可见内容物，狭窄一端可见突出的卵盖，宽而钝圆的一端(卵盖对侧)可见到点状小突起。相比之下，胆汁沉积物/胆泥中的虫卵形态则大部分发生改变，如外形改变、卵内容物和卵盖消失、表面和四周吸附黏液样物质和(或)胆红素等；而结石中的虫卵形态几乎全部有上述形态变化且黏附其他晶体，更加难于辨认。

B. 华支睾吸虫卵表面和周围物质的钙盐沉积。胆囊结石的形成可以被看作是一种异常的生物矿化(包括钙化)过程，因此，虫卵表面和周围物质的钙盐沉积(钙化)情况，可部分反映虫卵在胆囊内储留的时间。Von Kossa染色(钙盐染色)结果显示：3种标本中，华支睾吸虫卵表面和周围物质的钙化程度与虫卵的形态改变有关(从胆汁、胆汁沉积物/胆泥到结石逐步递增。而且，即使在同一份标本上，华支睾吸虫卵表面和周围物质的钙化程度也存在差异。虫卵参与结石形成是渐进累积的过程并与多种因素有关，比如机体的感染程度和免疫情况、成虫的排卵量、胆囊的炎症和收缩功能、胆汁的化学成分等。这也可以解释为什么不是所有的华支睾吸虫感染患者都会发生胆囊结石。

C. 华支睾吸虫卵周围的黏液样物质染色。华支睾吸虫卵是如何停留在胆囊内并参与结石的形成？研究发现，一方面，扫描电镜下虫卵表面为特殊的网状结构，此结构使虫卵容易吸附并停留于凹凸不平的胆囊黏膜皱襞内。另一方面，虫卵周围和表面不同程度附有黏液样物质，对这些物质行PAS(糖原)染色，发现华支睾吸虫卵表面和周围的黏附物为染色阳性，且阳性区域与黏液样物质所在区域基本一致，提示这种物质含有大量糖原，从而具有很高的黏附性。这些物质可能不仅将虫卵黏附、包裹于胆囊黏膜上，使其不易排出胆囊，更可能为钙盐(碳酸钙、胆红素钙、磷酸钙等)的沉积提供了不可或缺的基质或条件，是结石形成的关键因素。但是，这种糖蛋白物质的来源和功能还需要进一步去探索。

D. 胆囊胆汁和结石中的华支睾吸虫卵存活状况分析与比较。如果华支睾吸虫卵能够停留在胆囊内并参与胆囊结石的形成，除了形态上的改变，可能还会发生功能上的变化：即胆汁中的虫卵大多为“新鲜”的或有活力的，而结石中的虫卵由于长时间的停留、环境改变和营养缺乏等因素，绝大多数会发生活力的丧失，甚至死亡。

华支睾吸虫卵在胆囊结石患者体内，从排入胆

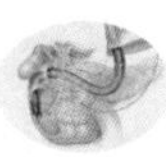

汁起，部分虫卵通过表面的纹理状结构和黏液样物质潴留于胆囊内，随着时间的推移发生形态变化、变性、死亡，如此过程的反复，逐步钙化成核，形成沉积物或胆泥，进而参与胆囊结石的形成。

【病理改变】人体感染华支睾吸虫后，寄生在肝胆管内的成虫的摄食活动、虫体蠕动等均对上皮细胞造成机械损伤。其分泌-排泄产物会引起上皮细胞增生、杯状化生或腺瘤样病变等。此外，吸虫感染后可激发宿主免疫应答，引起宿主对虫体和虫卵的炎性反应，激活的炎性细胞会释放一些活性氧或活性氮类物质，它们可以转化为超氧阴离子自由基，并经过一系列的化学反应，最终引起DNA损伤。氧化DNA损伤可以使单链或者双链DNA发生断裂，有的DNA会发生点突变或者移码突变，这些突变会导致染色体异常衰从而增加细胞癌变的危险。同时，华支睾吸虫引起的胆道炎症反应还会引起相关的细胞信号转导蛋白的改变，从而引起细胞异常增生、凋亡、死亡，导致一系列临床病变。

主要病理改变为胆管的机械性阻塞。其主要取决于成虫在胆管内的数量，轻者变化不明显，严重者肝内胆管及其分支均充满虫体，可多达数千至数万条。由于成虫的机械性刺激及其分泌物和代谢产物的作用，胆管上皮细胞脱落，继而呈腺瘤样增生，胆管壁增厚，胆管周围淋巴细胞浸润和纤维组织增生。胆管上皮增生、管腔变窄和虫体堵塞胆管可引起胆汁淤滞，胆管呈圆柱状或囊状扩张。胆管堵塞可继发细菌性胆囊炎、胆管炎。虫卵和死亡的虫体，脱落的胆管上皮，炎性渗出物，细菌等可构成结石的核心，形成胆石症。偶尔成虫可寄生于胰管、引起胰腺炎。

肝脏可见充血、淤胆、肿大。扩大的胆管可压迫周围肝组织，局部血液循环障碍，使其发生肝坏死。胆管及门静脉周围可见结缔组织增生，淋巴细胞和嗜酸细胞浸润，并向肝实质侵入。严重感染时可导致门脉性肝硬化。因长期胆汁淤滞可发生胆汁性肝硬化。原发性肝癌、胆管上皮癌的产生可能与华支睾吸虫有一定关系。

华支睾吸虫所致的病理改变主要发生于肝脏的次级胆管内。华支睾吸虫感染后，早期即出现胆管上皮细胞和肝细胞的死亡、细胞再生等现象。胆管上皮细胞的腺瘤样增生常伴有恶性转变，被肿瘤组织包围的胆管内则常有华支睾吸虫成虫。寄生在不同的解剖结构并且由于感染虫体的数量和病程长短差异可以引起不同的临床变化。

轻度感染者可无临床症状，重度感染者可出现消化不良、上腹隐痛、腹泻、精神不振、肝大等临床表现，严重者可发生复发性化脓性胆管炎、胆囊炎、胆道结石、肝硬化、胆道肿瘤、胰腺炎以及糖尿病等并发症。感染严重的儿童常有明显营养不良和生长发育障碍。华支睾吸虫感染后由虫体对胆管组织局部损伤，虫体、虫卵及代谢产物引起的机械性阻塞、刺激是导致相应疾病的主要因素，虫体等产生的抗原所引起的过敏反应也起一定作用。引起的临床改变与感染时间的长短、病原体数量、患者的机体状态、是否合并感染或并发症有关。华支睾吸虫吸吮胆管周围血管丛时可造成胆管上皮损伤、脱落、增生，胆管周围纤维组织增生，胆管壁增厚，管腔可因反复炎症刺激而狭窄。严重感染时，虫体增大增多足以堵塞肝胆管，胆汁排泄受阻，使胆管呈圆柱状或囊状扩张。扩张的胆管压迫周围肝组织，在虫体与虫卵的作用下，肝脏可发生脂肪变性，甚至坏死。由于左肝胆管较平直，幼虫易于入侵，故肝左叶被华支睾吸虫寄生的机会较多，病变也常较重。另外，由于胆汁淤积，常合并胆道的细菌感染，导致胆管炎发生；死亡虫体、虫卵、脱落的胆管上皮细胞、炎性渗出物等，可作为胆石核心，继发形成胆结石。当虫体或继发形成的结石嵌顿发生在胆囊管或胆总管时，可出现急性胆囊炎或急性化脓性梗阻性胆管炎。在胆管阻塞和反复胆道感染的基础上可发生胆汁性肝硬化。有人认为华支睾吸虫感染可能与原发性肝癌的发生有关。也有学者认为本病的胆管上皮细胞腺瘤增生，有可能导致胆管癌。

在流行区常见先感染华支睾吸虫后再感染病毒性肝炎者。患病毒性肝炎后，其乏力及食欲缺乏等消化道症状会明显加重，肝、脾大可较显著，肝功能不易恢复正常，并常存在肝胆道感染，其黄疸也较难消退。也有慢性病毒性肝炎患者再感染华支睾吸虫而致病情加重的报道。

【临床表现】轻度感染者可无临床症状，轻度感染者常无症状或仅有食欲稍减，腹胀、乏力。重度感染者可出现消化不良、上腹隐痛、腹泻、精神不振、肝大等。感染较重者多缓慢起病，食欲缺乏、倦怠乏力，上腹隐痛及饱胀，轻度腹泻，肝区隐痛，肝大尤以左叶为明显，且质地较硬，肝区压痛不明显等慢性消化道症状。并有头晕、失眠、精神不振、心悸、记忆力减退等神经衰弱症状。如大量成虫阻塞胆总管则可出现胆绞痛和阻塞性黄疸。严重者可发生复发性化脓性胆管炎、胆囊炎、胆道结石、肝硬化、胆道肿瘤、

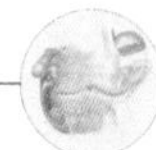

胰腺炎及糖尿病等并发症。感染严重的儿童常有明显营养不良和生长发育障碍。华支睾吸虫感染后由虫体对胆管组织局部损伤，虫体、虫卵及代谢产物引起的机械性阻塞、刺激是导致相应疾病的主要因素，虫体等产生的抗原所引起的过敏反应也起一定作用。引起的临床改变与感染时间的长短、病原体数量、患者的机体状态、是否合并感染或并发症有关。在流行地区约40%的胆道外科疾患是由华支睾吸虫感染所致，其中并发结石者高达60%左右，临床征象类似急性胆囊炎或胆管结石。

慢性重复感染的严重病例可有肝硬化及门脉高压症。表现为消瘦、贫血、水肿、肝及脾大、腹水、黄疸、夜盲和不规则发热等。严重感染的儿童可出现营养不良和生长发育障碍，甚至可引起侏儒症。少数成年妇女可引起习惯性流产和不孕症。

对本病无免疫力者，可在严重感染后1个月左右突然发生寒战、高热，肝大伴压疼，有轻度黄疸，少数出现脾大，并可有肺部浸润。血中嗜酸性粒细胞计数增高。数周后急性症状消失而进入慢性期，表现为疲乏、消化不良、肝大伴压痛等。

总之，当引起阻塞性化脓性胆囊炎，胆管炎时，则表现为外科急腹痛，与一般急性化脓性胆囊炎，胆管炎的临床过程相似，如未及时处理，也可引起各种严重的并发症。

【诊断】

(1) 流行病学资料　凡流行地区居民或到过流行区的旅行者，且有进食生的或半生不熟的淡水鱼、虾史，当发生慢性消化道功能紊乱如腹胀、腹痛、腹泻，不能容纳脂肪饮食及有肝区不适等肝胆疾患的症状时，即应考虑本病的可能。

(2) 临床表现　有胃肠道症状，肝大(以左肝大明显)为主，常伴有神经衰弱或有胆囊炎、胆管炎、胆石症等症状。

(3) 实验室检查　①粪便或十二指肠引流液中发现虫卵，即可诊断。②血象：嗜酸性粒细胞计数增高，可达0.1～0.4(10%～40%)或更高。③皮肤试验：以成虫盐水冷浸液为抗原[稀释度为1∶(15 000～30 000)]做皮内试验，阳性率为97.9%。本试验简便易行，特异性高，与其他吸虫类疾病无交叉反应，故常用辅助诊断和流行病调查。④间接血凝试验(PHA)或酶链免疫吸附试验(ELISA)可作为辅助诊断，PHA的阳性率为53.7%，ELISA的敏感性和特异性高，阳性率为98.3%。

实验室检查如肝脏功能指标、血液常规等可用来辅助诊断华支睾吸虫感染。但是由于胆囊结石患者多数会有反映肝胆功能的指标变化，如丙氨酸氨基转移酶或谷丙转氨酶(ALT)、天冬氨酸氨基转移酶或谷草转氨酶(AST)、碱性磷酸酶(ALP)、总胆红素(TBIL)等的升高，所以这些指标特异性不强，需结合患者的流行病学史资料做出辅助诊断。血常规检查对胆囊结石患者是否合并华支睾吸虫感染有一定意义，但敏感性较差。

血清华支睾吸虫抗体检查：用于辅助诊断有很高的敏感性，阳性率在90%以上，但敏感性稍差，可出现约10%的假阳性结果。如果辅助诊断怀疑华支睾吸虫感染，应做粪便检查。粪便找到华支睾吸虫卵是诊断华支睾吸虫感染的依据。病理学检查行胆囊黏膜及胆囊壁组织检查，可见胆囊壁上黏附或壁间华支睾吸虫卵。实验室检查对胆囊结石、胆泥、胆汁等进行化验，可找到华支睾吸虫卵及成虫残骸。这些检查均可作为确诊的依据。

(4) 影像学检查　如腹部超声诊断胆囊结石阳性率在96%以上，可明确胆囊内结石的大小、数目、位置、活动度、胆囊壁厚度、胆囊大小及其与邻近器官的解剖关系等情况。同时，超声还可发现大多数(80%～90%)华支睾吸虫病的特殊声像。比如：肝大、肝内光点较粗、分布不均；肝胆管、胆总管扩张，管壁增厚毛糙；胆囊、胆总管内、肝胆管内有短小细等号样光斑，有时可见游动现象；胆囊内出现絮状漂浮物或沉积物、胆囊结石合并胆泥、胆囊多发性结石并胆囊壁黏附息肉样物质等；但由于有时上述特征多与胆囊结石的声像特点互有重叠，应仔细鉴别，综合判断，胆囊结石患者报道上述声像特点时，临床应考虑合并华支睾吸虫感染可能。

在非流行区，由于对本病认识不足，常被误诊，因肝大或胆囊炎症状可误诊为肝炎或胆道感染。以慢性腹泻为主要表现者可被误诊为慢性肠炎或菌痢。所以应予以鉴别，实验室检查对于确诊是很重要的，尤其在与其他吸虫病鉴别时更为重要。

【治疗】胆囊结石与华支睾吸虫病治疗并无冲突。胆囊结石合并华支睾吸虫感染的患者在积极治疗胆囊结石的基础上口服驱虫药能获得满意效果。

(1) 非手术治疗　非手术治疗包括溶石、碎石、排石等手段，但只适用于无明显临床症状且有适应证的患者，并不能保证完全去除胆囊结石。关键是治疗的同时应结合积极的抗虫治疗，并密切观察病情变化。关于溶石、碎石、排石等非手术手段治疗的效果，目前相关的报道很少。其他的保守治疗多为一般的对症治疗：包括合理使用抗生素、解痉、维持水及电解质和酸碱平衡、支持治疗。胆绞痛急性发作时可行禁食、胃肠减压。胃肠道症状可以通过调整饮食、利胆化淤等治疗。在保守治疗的同时应密切观察病情变化，并做好各种围手术期的准备。

需要指出的是：一些无症状的患者，如果结石不大、肝脏功能和胆囊收缩功能良好，积极的抗虫治疗和辅助利胆、排石等治疗，在治愈华支睾吸虫感染后，胆囊结石是否会减少甚至消失，是一个值得研究的课题。

（2）*手术治疗* 无论采用何种手术治疗方式，合并华支睾吸虫感染的胆囊结石患者都应辅助积极的抗华支睾吸虫治疗，避免后续的由华支睾吸虫病引发的合并症或并发症发生。

目前，随着应用腹腔镜治疗胆囊结石技术日益成熟，绝大部分病例选择了腹腔镜胆囊切除术（laparoscopic cholecystectomy，LC）。但是当华支睾吸虫感染或胆囊结石引发胆囊急性炎症时，可表现为胆囊壁水肿，甚至可出现急性化脓性胆囊炎、胆囊坏疽穿孔、胆囊萎缩、Mirizzi 综合征等，造成 Calot 三角及周围组织脏器解剖关系复杂。大量文献报道胆囊管末段炎性病变是腹腔镜胆囊切除术中即刻中转开腹的重要指征之一，也是各种方式胆囊切除术中造成胆管损伤、胆总管残余结石、胆囊切除术后残留病变等的重要因素。尽管腹腔镜胆囊切除术的发展不断成熟，但腹腔镜胆囊切除术胆管损伤、胆瘘等仍是常见并发症。

近年，胆囊切除后一系列远期副作用开始引起国内外的注意，如消化不良、腹胀腹泻；十二指肠液的胃反流，胃液的食管反流；结肠癌发生的危险性增加；胆管损伤；胆囊切除术后综合征；胆总管结石发生率增高等。胆囊的重要生理功能也渐得到人们的重视。“微创”的内涵更强调机体组成完整、脏器生理功能保留和总体的和谐平衡。应用硬质胆道镜治疗胆囊结石的内镜微创保胆技术符合患者既治疗胆囊结石，又保留有功能胆囊的迫切要求，而且该手术路径、方法安全可行，无胆管损伤等严重并发症，疗效确切，渐被人们广泛接受。

总之，合并华支睾吸虫感染的胆囊结石患者的治疗，无论采取何种方式，必须兼顾治疗胆囊结石和华支睾吸虫感染。因为，两者的关系仍不十分明确。孰因孰果，也或交叉平行，尚难断定，但两者都会造成胆道的损伤和临床表现。对患病个体而言，胆囊结石手术治疗后的重点是治疗华支睾吸虫感染，这依赖于术中的全面处理、术后的胆汁、结石分析和用药策略和疗效监测等。

（3）*治疗与预防药物*

1）华支睾吸虫病的防治药物：目前，治疗华支睾吸虫病的首选药物是吡喹酮（praziquantel），阿苯达唑和氟苯达唑也有一定疗效。三苯双脒（tribendimidine）是我国新研制的具有独立自主知识产权的氨基苯脒类广谱抗肠道蠕虫新药，已用于抗肠道线虫，特别是蛔虫和钩虫感染。其后在动物试验中发现三苯双脒具有抗华支睾吸虫的作用，而且其对感染华支睾吸虫的大鼠和仓鼠的疗效优于吡喹酮。抗疟药青蒿琥酯和蒿甲醚不仅已被发展为预防血吸虫病的药物，而且发现它们对多种吸虫有效，尤其是对华支睾吸虫。

A. 治疗药物

a. 吡喹酮：吡喹酮为吡嗪啉化合物，无色无臭结晶粉末，微溶于乙醇，不溶于水。本品是一种广谱抗寄生虫药，对某些寄生虫的糖代谢有明显的抑制作用，能影响虫体对葡萄糖的摄入，促进虫体内糖原的分解，使糖原明显减少或消失。本品对吸虫类、绦虫类寄生虫的幼虫、童虫及成虫均有较强的杀灭作用。

治疗华支睾吸虫病，每次口服剂量为 25 mg/kg 体重，每天 3 次，连服 2～3 d 为 1 个疗程。治疗后 1 个月粪便华支睾吸虫卵转阴率达 90%以上。若粪便虫卵仍为阳性，则可再重复一个疗程。若 25 mg/kg 体重，每天只服 1 次，则疗效欠佳，服药 5 周后的粪便虫卵转阴率仅为 30%。

服药后可能会出现一些不良反应，如头昏、头痛、乏力、腹痛、关节酸痛、腰酸、腹胀、恶心、腹泻、失眠、多汗、肌束震颤、心电图改变（房性或室性早搏、T 波压低等）和血清丙氨酸氨基转移酶（ALT）升高等，一般无须特殊处理，停药后可逐渐恢复正常。虽然口服吡喹酮、阿苯达唑等驱虫药后可能出现的不良反应较轻，但是当患者在门诊接受治疗时仍应将联系电话告诉患者，以便及时交流治疗情况，必要时做相应处理。

严重心、肝、肾疾病患者及有精神病史者慎用。哺乳期妇女于服药期间，直至停药后 72 h 内不宜喂乳。

b. 阿苯达唑（albendazole）和氟苯达唑（flubendazole）：阿苯达唑为广谱驱虫药，对线虫、吸虫、绦虫以及囊尾蚴均有明显的驱除作用。在体内代谢为亚砜类或砜类后，抑制寄生虫对葡萄糖的吸收，导致虫体糖原耗竭，或抑制延胡索酸还原酶系

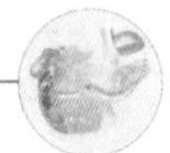

统，阻碍 ATP 的产生，使寄生虫无法存活和繁殖。

阿苯达唑对华支睾吸虫病也有疗效，每片 0.2 g，每次用量为 10 mg/kg，每天 2 次，连服 7 d 为 1 个疗程。治疗后 1 个月粪便华支睾吸虫卵转阴率也可达 90%以上。

氟苯达唑为甲苯达唑的含氟衍生物，其作用及作用机制与甲苯达唑基本相同，能不可逆地抑制肠道蠕虫对葡萄糖的摄取，导致能量来源缺乏，以致不能生存和繁殖。本品口服几乎不被胃肠道黏膜吸收，血浆中药物含量不到口服剂量的 0.1%，3 d 内可有原药的 80%由粪便排出。每片 0.1 g，治疗华支睾吸虫病时，成人每天口服 3 次，每次 2 g，连服 7 d。

c 氨基苯脒类：三苯双脒。三苯双脒是我国新研制的氨基苯脒类新药，已用于抗肠道线虫，特别是蛔虫和钩虫感染。其后在动物试验中发现三苯双脒具有抗华支睾吸虫的作用，而且其对感染华支睾吸虫的大鼠和仓鼠的疗效优于吡喹酮。在人群疗效观察上虽未发现其具有统计学意义的优于吡喹酮，但是至少说明三苯双脒具有和吡喹酮相似的治愈率。

三苯双脒与吡喹酮一样对治疗华支睾吸虫感染有效。在虫卵减少率中，所有涉及三苯双脒治疗组均超过 95%以上，其中三苯双脒单药组的虫卵减少率均达到 99%以上，高于吡喹酮组的 93.19%。

d. 青蒿素类药物：蒿甲醚和青蒿琥酯。青蒿素及其衍生物，属中草药成分，是一类抗疟药。对吸虫类也有杀伤作用。蒿甲醚和青蒿琥酯对华支睾吸虫成虫有效而童虫的疗效较差。14 d 的童虫对两种药物的敏感性高于 7 d 的童虫。

B. 预防药物：预防性服药可选用吡喹酮，按治疗剂量及疗程服药。服药后定期检查粪便。

2) 胆囊结石病的防治药物：对合并华支睾吸虫感染的胆囊结石患者的治疗，作者多采取 CHiAO 硬镜取石保胆术，因此这里主要介绍术后预防结石复发的有关药物。

A. 降血脂药物：适用于术后控制饮食后，复查血脂仍然高于正常范围的患者。降血脂药物有五大类。

a. 他汀类：主要有洛伐他汀(lovastatin)，常用药物有美降之、罗华宁、洛特、洛之特、血脂康；辛伐他汀(simvastatin)，常用药物有舒降之、理舒达、京必舒新、泽之浩、苏之、辛可；普伐他汀(pravastatin)，常用药有普拉固、普伐他汀；氟伐他汀(fluvastatin)，常用药物有适可；阿托伐他汀(atorvastatin)，常用药物有立普妥、阿乐。他汀类药物是目前治疗高胆固醇血症的主要药物。该类药物最常见的不良反应主要是轻度胃肠反应、头痛。与其他降脂药物合用时可能出现肌肉毒性。

b. 贝特类：主要有环丙贝特、苯扎贝特、非诺贝特及吉非贝齐，适用于高三酰甘油血症或以三酰甘油升高为主的混合型高脂血症。该类药物常见的不良反应为胃肠反应、恶心、腹泻，严重者可导致肝损害。

c. 烟酸类：属 B 族维生素。该类药物的适用范围较广，可用于除纯合子型家族性高胆固醇血症，及Ⅰ型高脂蛋白血症以外的任何类型高脂血症。但是，该药的速释制剂不良反应大，一般不单独应用。

d. 胆酸螯合剂：也称为胆酸隔置剂。常用考来烯胺(cholestyramine)，俗名降胆宁。该药常见的不良反应为胃肠反应、恶心、便秘或腹泻、肠梗阻或头痛等。

e. 胆固醇吸收抑制剂：目前，该类药物上市很少。

调脂治疗应在非药物治疗基础上，根据血脂异常类型、药物的作用机制及调脂治疗的目标来选择调脂药物。在治疗中应充分发挥他汀类药物的作用，做到早期、足量、合理使用。尽早使用调脂药，起始剂量应充分。

B. 硫酸镁口服液：适用于术前彩超检查提示胆囊收缩功能不良者和术后发现胆泥者。例如，胆囊收缩率<50%，术中胆囊壁增厚(>5 mm)、胆囊壁柔韧或僵硬者。用法：33%硫酸镁溶液，每次 25 ml，每天 3 次，餐前服用，2 d 为一个疗程，每 2 周服用一个疗程，直至术后 3 个月复查彩超提示胆囊收缩功能良好。不良反应有腹泻等。

C. 熊去氧胆酸：适用于术后结石检验提示为胆固醇性结石或以胆固醇为主的混合性结石及术中硬质胆囊镜下明确有胆囊胆固醇沉积者。用法：每天 8～10 mg/kg，早、晚进餐时分次给予。术后 3 个月复查彩超，视胆囊情况再确定是否需继续服药。

D. 消炎利胆片：适用于证实有胆囊急、慢性炎症者，其主要成分为穿心莲、溪黄草、苦木，功效为清热、祛湿、利胆。用法：口服，一次 6 片，一天 3 次。服用至复查彩超检查提示胆囊壁变薄、胆囊黏膜变光滑，胆囊炎症消退后停药。

【预防策略】傅培彬教授在 1981 年就指出，外科医师不仅要努力钻研针对胆石病的外科手术治疗方法，更需要花大力气研究胆石的发病机制以及预防的方法。他认为胆石病的最终出路是预防。胆石病的研究可能包括4个阶段：首先是要认识胆石，其次要研究胆石病的发病机制，在此基础上要研究胆石病的预测，最后落实到胆石病的预防。内镜微创保胆取石术治疗胆囊结石及合并华支睾吸虫感染的胆囊结石，以及术后后预防复发归属于胆石病的三级预防。此处重点介绍基于术后胆囊结石、胆汁的实验分析结果的预防结石复发，治疗华支睾吸虫感染的策略。

(1) 胆石症的一级预防

1) 普遍预防：胆石病一级预防的目的是防止胆石形成。热量和脂肪摄入高，胆石症发病率增加；摄入少则胆石症发病减少。根据流行病学和成石机制研究，推荐下列预防措施。

A. 预防胆固醇过饱和胆汁：肥胖者体内胆固醇过多，胆汁排出多。另一方面肥胖患者应用种种方法减轻体重，消耗体内脂肪组织，其中的胆固醇便排入胆汁也增加胆汁胆固醇量。因此避免肥胖有积极意义。

B. 增加摄入钙和纤维素：血清脱氧胆酸(deoxycholic acid，DCA)增加胆汁胆固醇分泌，抑制胆汁酸合成限速酶的活性，诱导成核加快。钙和纤维素高的食物可以降低DCA，预防胆石形成。

C. 减少摄入饱和脂肪酸：动物实验证明，食物中饱和脂肪酸的减少不但可降低胆汁胆固醇含量，还可使胆汁成核活性降低。

D. 定期进餐和增加运动：在动物模型中每天用脂类和蛋白质混合物或外源性胆囊收缩素(CCK)刺激胆囊排空，预防胆汁淤滞，明显减少了胆石发生。推荐按时进餐，避免两餐间歇过长，减少胆汁酸肠肝循环的阻断时间。当肝脏分泌胆汁酸时，胆汁泡中胆固醇/磷脂的比值降低。建议三餐之后在临睡前增加一次小餐，缩短一夜的空腹时间。经常排空胆囊，不但促使胆汁酸的循环，还减少胆汁在胆囊中的停留时间。这种饮食方式可能增加了热量的摄入，有导致肥胖的危险，因此要增加体力活动，促使能量消耗。

2) 高危人群的预防：除了对一般人群进行初级预防以外，还要选择性地对部分即将形成胆石的高危人群进行重点预防。胆石高危人群是指具有形成胆石危险因素的人。流行病学指出，年龄增加、女性、多产妇、高脂血症等都是危险因素。对高危人群的胆石预防，不但需要上述的饮食调节和增加体力活动，还要有计划地给予药物，纠正早期病理变化。

华支睾吸虫感染与胆囊结石的关系已经初步得到证实。根据人感染华支睾吸虫流行病学规律，阻断水源污染，防止摄入被华支睾吸虫污染的水源和食品(淡水鱼、虾等)，积极药物治疗华支睾吸虫感染，对降低华支睾吸虫流行区胆囊结石的复发率，甚至发生率有重大意义。

(2) CHiAO胆囊镜取石(息肉)保胆手术后基于胆汁、胆石分析的复发预防　内镜取石保胆术在保留有功能胆囊的情况下，存在着胆石复发的问题，因此三级预防的内容是采用初级预防方案，纠正患者体内导致胆石形成的病理基础，避免胆石复发。医生和患者都要认识到非手术治疗和内镜微创取石保胆术后有可能胆石复发，注意定期复查，同时调节饮食类型避免肥胖，加强身体锻炼。一旦发现胆石前期改变就早期予以治疗，可望收到较好的效果。

1) 术后标本分析

A. 术后胆汁分析：包括胆汁的物理性状(颜色、透明度、黏稠度等)、生物化学成分(胆红素、胆固醇、胆汁酸、pH、总钙、酶类、糖蛋白等)、有形成分(寄生虫卵、细胞、结晶、细菌和真菌等)和细菌培养。

B. 术后胆石分析：包括胆石的外观、电子扫描显微镜观察结石超微结构、能谱仪分析元素组成、傅里叶红外光谱仪分析结石性质。

2) 基于实验分析结果的个性化健康指引

A. 华支睾吸虫感染阳性胆囊结石病患者：胆囊胆汁、胆囊结石等检查发现有华支睾吸虫虫卵者，术后应给予抗华支睾吸虫治疗，首选吡喹酮治疗。

B. 胆固醇结石患者：术后结石检验提示为胆固醇性结石或以胆固醇为主的混合性结石，以及胆汁离心沉淀物中发现胆固醇结晶者，应注意术后控制胆固醇的摄入量，少吃含胆固醇高的食物，如：动物内脏、海鲜类、蛋黄等，并辅予熊去氧胆酸治疗。

C. 其他结石类型患者：对于术后结石检验为胆色素和碳酸钙为主的结石，应结合胆汁成分分析结果、血液中肝胆功能指标来综合处理。

如果结石主要成分为胆色素，患者胆汁中胆红素、钙离子浓度较高、胆汁高度黏稠者，可考虑使用稀化胆汁和促进胆汁分泌的药物如去氢胆酸。

如果结石主要成分为碳酸钙，通常患者胆汁的pH偏碱和碳酸氢根偏高，可使用胆酸类药物(去氢胆酸和熊去氧胆酸等均可)，同时服用硫酸镁，胆酸既可减少碳酸氢根的浓度又能与钙离子结合，从而减少碳酸钙结晶的形成；同时硫酸镁可促进已经形成的碳酸钙结晶的胆汁排出。

如果结石成分为两种以上的混合性结石，可根

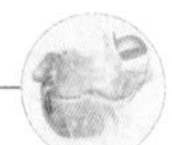

据胆汁和血液学指标联合使用多种药物，一些具有消炎利胆、排石功效的中药方剂也可选择。

D. 胆道细菌感染者：术后胆汁培养发现细菌者，应根据药敏试验结果合理选用抗生素，足程治疗；因为细菌感染与胆囊结石的复发密切相关，应当引起重视。此外，一些患者如果存在幽门螺杆菌感染，也应当积极治疗，但这一点往往被忽视。

E. 术后随访发现胆泥患者：建议间断口服 33% 硫酸镁溶液，临床证实效果良好。33%硫酸镁能使 Oddi 括约肌开放，同时使胆囊收缩，从而促进胆泥排出。胆泥的彩超影像特征为胆囊腔内的稍高密度回声，改变体位可变换形状、缓慢移动，无明显声影。

总之，基于实验分析的系统防治策略使得胆囊结石病的防治尤其是术后的预防复发更有针对性和个性化，更有临床依据。对于取石保胆手术而言，根据这些结果去用药、治疗和预防复发，并尝试和探索新的预防方案，对于术后的预防复发，甚至胆囊结石的病因探索可能有着深远的意义。

（杨柳青　乔　铁）

16.3 血吸虫病

血吸虫病（schistosomiasis）是危害人类最严重的疾病之一。据统计，全球有 74 个国家 6 亿左右的人受到血吸虫病的威胁，有 2 亿～3 亿人感染血吸虫病。血吸虫病在国内分布较广泛，遍及长江流域及长江以南 13 个省市的 300 余个县市，对人体有很严重的危害性，不少患者可因此致命。胆道疾病的发生与患者长期有血吸虫病的感染直接有关，而且病死率也较一般胆道疾病患者为高。血吸虫病引起的胆道疾病多发生于晚期血吸虫病的患者，引起的病变主要是增生性胆囊炎和胆管狭窄。其病因与虫体或虫卵无直接关系，可能是成虫产生的毒素或代谢产物的致病作用有关。

【病理改变】

（1）胆囊　外观呈灰白色，轻者表面光滑，仍有一定的光泽。重者表面粗糙，失去光泽，常与大网膜或其他邻近脏器粘连。因肝硬化门脉高压症使胆囊静脉怒张或曲张，尤以胆囊两侧和内侧为著。胆囊床周围有明显脂肪沉着、囊壁呈弥漫性增厚。可厚达 5 mm 以上，呈纤维性硬化改变。胆囊萎缩，囊腔缩小，胆囊似无花果状。胆囊的排空和扩张功能均有减退甚至完全消失。胆囊镜检可见胆囊壁组织结构弥漫性的过度增生。黏膜增生肥厚，黏膜“窦”数目增多，并可扩大穿至肌层，形成“黏膜内憩室”、胆囊肌肉组织常见有不同程度萎缩，约 2/3 病例胆囊肌层，有中、少量腺体。胆囊浆膜层增生最显著，呈弥漫性。一般胆囊均有慢性炎症改变。胆囊壁增生肥厚，主要是黏膜增生，肌层有明显纤维变。胆囊腔有不同程度缩小，重者有胆囊管管腔狭窄，甚至胆囊管几乎阻塞，影响胆汁排出胆囊。胆囊淋巴组织呈慢性增生性炎症反应，本病可并发胆囊结石，以混合结石为多，其次为胆色素结石。少数病例胆囊可发生癌变。

（2）胆管　肝外胆道广泛性病变为特征。肝门区组织增生，肝十二指肠韧带增厚，脂肪沉着增多，可有静脉怒张或曲张，尤以胆囊内侧及胆总管表面静脉为主。小网膜孔周围慢性粘连。胆总管周围组织水肿，淋巴结肿大。胆总管壁呈弥漫性纤维化增生和硬化，状如索条，管壁可增厚至 3～5 mm，纤维变以纤维肌层为主，黏膜有增生肥厚，为慢性炎症反应，管腔狭窄。病变可涉及肝内胆管，胆汁较稠，含有黏液。

（3）肝脏　呈结节性硬化，因硬化使肝内胆管受牵拉或直接受纤维团块压迫，而发生狭窄并发炎症和结石。

【临床表现】根据病程和临床表现，血吸虫病可分为急性期、慢性期和晚期 3 种类型。

（1）慢性血吸虫病　接触疫水 1～2 d 后可出现尾蚴性皮炎。一般无明显症状，少数有轻度的肝、脾大。如感染较重，可出现腹泻、腹痛、黏液血便等。患者有不同程度的消瘦、乏力。

（2）急性血吸虫病　潜伏期平均 40 d，多数在 3 周至 2 个月间。主要症状为发热与变态反应。体温常在 40℃左右。热型以间歇型和弛张型为多见，重者可持续 1 个月左右，甚至达数月。可伴有神志迟钝、昏睡、谵妄、脉缓等毒血症状。患者大多有肝、脾大，有的可有腹水。

（3）晚期血吸虫病　根据临床可分为 4 型：巨脾型、腹水型、结肠增殖型和侏儒型。

因反复或重度感染血吸虫尾蚴，未及时治疗或治疗不彻底，经较长时间（5～15 年以上）的病变发展，形成门静脉高压症；儿童期感染严重则影响生长发育，可发展为晚期血吸虫病。历史上，在重度流行区晚期血吸虫病的病例占患者总数的 5%～10%。

1）仅有胆囊病变：早期可无临床症状。到晚期一定程度时，可出现临床症状，其表现与一般慢性胆囊炎胆石症相似，也可有急性发作，患者有右上腹痛、发热、恶心、呕吐。检查右上腹部肌紧张、有压痛，也可有反跳痛，部分患者可触及肿大之肝脾。

2）肝外型胆道狭窄：在急性发作时，与化脓性胆管炎极相似，有上腹部疼痛、畏寒、发热及黄疸，可伴恶心、呕吐，而且发病急骤，有的可出现休克。既往有慢性胆囊炎或肝炎病史，有的也可无此病史。体征有剑突下及右上腹肌紧张，并有压痛和反跳痛。可触及结节性硬化的肝脏。实验室检查：白细胞计数及分类、中性粒细胞可在正常范围，尿三胆、肝功能均符合梗阻性黄疸表现。

3）肝内型胆管狭窄：由于胆管狭窄而发生梗阻的部位不同，症状也可不同。如梗阻部位在右侧主肝管，其症状与肝外型相似。如梗阻位于二级胆管以上的较小肝胆管，则症状较轻，一般仅有上腹部胀痛，低热、黄疸较轻或无。体征仅有剑突下压痛、腹软、肝、脾大，但胆囊无肿大。白细胞计数及分类，中性粒细胞多属正常。肝功检查大致正常，或也可符合梗阻性黄疸改变。

【诊断】血吸虫病所致的胆道疾患，术前诊断较为困难，往往被人们忽略，常被误诊为化脓性胆管炎、慢性肝炎、慢性胆囊炎或有急性发作等。如能注意患者是来自疫区，有血吸虫病史，结合有胆囊炎胆石症或有肝外型或肝内型的临床表现，有肝、脾大，胆囊可不肿大，血白细胞计数及分类中性粒细胞又属正范围内，应想到本病的可能。此时做静脉胆道造影或口服胆囊造影，再结合B超或CT等检查均可协助诊断。

目前，血吸虫病的诊断方法主要包括病原学诊断、免疫学诊断和分子生物学检测等。①病原学诊断：主要是在粪便中检出血吸虫虫卵，但虫卵检查的敏感性低，由于尾蚴进入宿主后要经过其自身的生活史周期发育为成虫后才开始排卵，所以无法满足早诊断和要求。②免疫学诊断：是建立在抗原抗体之间的免疫学反应，能过特异性结合的抗原或是抗体实现彼此检测的目的。虽然免疫诊断法是血吸虫病实验室诊断的主要手段，但目前仍以血吸虫抗体检测为主。对血吸虫抗原的检测迄今未取得突破性进展。由于抗体检测不能区别既往感染与现症感染，也不能用疗效考核，而循规蹈矩行抗原的检测可作为对血吸虫病感染时期和治疗效果的评判依据。③分子生物学检测：主要针对血吸虫中间宿主钉螺的检测，如PCR法、环介导等扩增技术（LAMP）等，虽然敏感性高，但对实验条件要求高，且操作过程易受污染而易出现假阳性结果，影响检测的正确性。

目前，最新研制的血吸虫纳米抗体（VHH－1）在免疫反应中有良好的敏感性和特异性，有望对日本血吸虫感染的早期准确诊断。

（1）病原学检查　在粪便检查及直肠黏膜活组织检查中有血吸虫病原体（血吸虫卵或毛蚴），是确诊的依据。

（2）免疫学检查　①检测抗体：常用的方法有虫卵沉淀试验（COPT）、间接血细胞凝集反应（IHA）、ELISA、免疫印迹技术（immunoblotting）、免疫荧光试验（IFT）、乳胶凝集试验（LA）和快速纸法（dipstick assay）。其中COPT、IHA、ELISA和快速纸法具有操作简单、检查结果报告快和经济实惠等特点。②循环抗原的检测；③生物标记物检测：检测血吸虫病的特异性DNA片段与病原学检测具有同样的确诊价值。

（3）B超检查　B超对中晚期血吸虫病在肝脏的表现有诊断意义。其超声分期的诊断判断，是以肾实质回声作为正常的对照标准。判断回声强弱分为如下4级。

0级：肝脏回声正常。

Ⅰ级：肝脏病灶分散在肝实质，没有明显的界线。回声密集，尚均匀，但增强增粗。

Ⅱ级：为较强的光带形成鱼鳞样图案，回声欠均匀，光点粗大，全肝均可见散在的细网状回声；肝血管壁增厚，回声稍增强，肝血管走行大致正常。

Ⅲ级：回声密集呈带形或相互连接呈网状，回声较强且不均匀，光点增粗；全肝均可见粗大网络状回声；门静脉血管壁明显增厚，肝内血管腔变细，显示不清；肝脏体积缩小。

【治疗】

（1）非手术治疗

1）吡喹酮：吡喹酮（praziquantel）是高效、低毒、疗程短、给药方便的杀虫药物，WHO已指定为治疗吸虫、蠕虫的首选药物。

2）青蒿素及其衍生物：有明显的杀血吸虫的作用，并能减轻宿主肝脏的病理损害。对不同发育期血吸虫病的治疗都有效，其中对第7 d的血吸虫童虫效果最佳，第35 d的成虫次之。

3）中药治疗：可用活血软坚、利胆止痛（孕妇忌用）。采用中西医结合疗法的治疗效果颇为满意。

（2）手术治疗　血吸虫病引起胆囊病变者，若胆囊已失去功能且有临床症状，应切除胆囊。胆管狭窄者，多于手术中发现，可以根据术中胆道镜检查明确狭窄部位不同而选择手术方法。主要是要达到纠

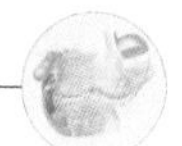

正狭窄，通畅引流的目的。对肝外型，胆管的内、外引流的各种疗法均可根据情况选用。对肝内型，则以T管引流为主。胆管扩张法也可采用，但忌用暴力，以免损伤胆管或肝实质而造成大出血。

1）手术前后注意事项：本病具有一定的双重性损害，不但本病可有肝脏的急、慢性损害，有黄疸、腹水、胆汁性肝硬化等，而且血吸虫病也可引起结节性肝硬化、门静脉高压症、腹水等。因此这类患者常有低蛋白血症，白蛋白、球蛋白倒置，凝血酶原时间延长。因脾功能亢进，又并有全血细胞减少，包括血小板计数减少。对麻醉和手术的耐受性都较差。影响切口愈合，并可有严重出血趋向。肝功能障碍的患者，往往也有肾功能损害。所以术前要做好各项围手术期的准备，术后要注意预防并发症的发生。

2）手术中注意事项：血吸虫病晚期常并有肝硬化门静脉高压症，静脉侧支循环丰富，严重者血管曲张宛如手指，壁薄易破，千万要谨慎小心，切不可大意。

A. 粘连多，肝门区曲张的血管易被损伤出血，分离粘连要特别仔细，避免发生大出血、否则不易止血。

B. 胆囊萎缩、壁厚、纤维化、提胆囊时不要过于用力，否则易撕裂肝实质或拉断细小的胆囊动脉而增加手术困难。

C. 胆总管壁厚，粘连重与周围组织界限不清、找寻狭窄的胆总管很困难，应耐心仔细。可根据胆管旁淋巴结，小网膜孔，门静脉，肝动脉等或穿刺抽出胆汁来定位。

D. 因胆总管壁增生的纤维组织呈层次样改变，手术切开胆总管壁时，不要误为管腔，而乱用探条探查。管腔探查，不能使用暴力。否则易穿破胆管，损伤肝实质或血管而发生大出血。

E. 如术中造成出血，千万不要慌乱，可用手指伸入小网膜孔，压迫肝十二指肠韧带，看清出血点，再予以处理。或用纱条填塞，耐心等待，终可止血。

F. 遇有肿大淋巴结，若不影响手术，也无胆管受压时不必分离切除，否则徒增麻烦。切除胆囊之前应先了解胆总管情况，如果胆管狭窄情况与肠道吻合估计非常困难时，可根据胆囊情况，以便必要时可行胆囊肠道吻合。

（3）防止复发注意事项　本病的手术后复发率较一般胆道病例为高，术后4年内复发率平均为50%。因此，要求提高手术疗效，减少复发。另外要重视术后复发的防治，主要是中西医结合处理，预防抗胆道纤维化增生性病变，是最为重要的措施。

16.4　包虫病

【病原与流行病学】细粒棘球绦虫（*Echinococcus granulosus*）所引起的棘球蚴病（echinococciasis）是人、兽、畜共患的流行性寄生虫病，又称包虫病，是人畜共患的最严重的流行病之一，本病几乎遍布全球。我国的新疆、青海、内蒙古、甘肃、宁夏、西藏等地区是本病的流行地区。

【流行地区】在全世界，棘球蚴病几乎遍布各大洲。流行情况与畜牧业关系十分密切。泡球蚴病和多房泡球绦虫主要分布于北半球，其流行区域没有棘球蚴病广泛。在中国的宁夏，新疆较其他区域多见，且有一定的地区性。

【发病率与好发部位】解放初期人的患病率为16%～20%，现在为1.0%左右。人体棘球蚴病的好发部位依次为肝脏76.49%，肺11.58%，肠系膜、大网膜3.32%，胸腔0.53%，肌肉、皮下1.25%，脾1.99%，肾0.37%，脑0.26%，心0.19%，眼眶，0.64%，骨骼，0.53%，女性盆腔2.12%，甲状腺0.19%，其他0.45%。

泡球蚴虫进入人体后多数寄居肝内，有的发育形成恶性肝包虫，通过浸润扩散、血液循环、淋巴转移及种植等方式，转移到肺、脑。其发生率为0.14%。

【传播途径】棘球蚴病和泡球蚴病的传播途径基本相同，人类皆因吞食虫卵所致。犬的肛门周围的皮毛及脚瓜的虫卵阳性率最高，其次是大腿和腹部。

一般认为与终末寄主密切接触是主要途径。70%以上都有与犬、猫的密切接触史。因携带成虫的犬、猫随地排泄粪便，可以污染许多地方。如果人们频繁而密切地接触时，随时都有被感染的机会，尤其是儿童，常与犬、猫亲昵，更易感染。与终末寄主无接触而被感染的比较少见，这主要是由于去流行区域出差、劳动等，因野营、吃饭、饮水而被感染。

侵入人体的途径主要有：①经消化道传入；②经呼吸道传入；③经皮肤或伤口传入；④经胎内传入；⑤经阴道黏膜直接植入感染。

【诊断】

（1）临床诊断　棘球蚴病与泡球蚴病在临床症状上表现不一样，这两种病的诊断也不是十分困难。只有在一些特殊情况下，才会给临床诊断造成困难。

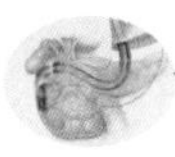

其造成诊断困难的原因有以下几种情况。

1）囊肿不大，没有任何自觉症状和体征，因而早期发现比较困难，也易漏诊。

2）发生在罕见部位的棘球蚴病常易被人们所忽略。

3）在伴有比较复杂的并发症时，经常掩盖了原有的一些特殊的临床表现，也易误诊。

4）泡球蚴病因比较少见，其临床体征与肿瘤相似，在肉眼下有时易与癌肿混淆。虽然存在一些困难，但是棘球蚴病和泡球蚴病，在临床上有它自己的一些特点，还是比较能明确诊断的。

5）肝包虫破入胆道，55%～60%发生在右胆管，25%～30%发生在左胆管，约10%破入肝总管、胆总管、胆囊管和胆囊。可引起胆道梗阻、急性化脓性胆管炎、肝脓肿、急性胰腺炎等。

临床诊断要求如下：

1）患者大多数是牧民，或来自流行区的居民，这些患者大都有与犬或其他动物的接触史。只有在疫源地或其边缘地区工作和生活过的人，才有误食六钩蚴虫卵的可能，忽略了接触史，就有误诊或漏诊的可能。

2）本病的病程一般比较缓慢，早期症状和体征都不甚典型。对可疑的患者，应用实验方法来进行辅助诊断。

3）体征方面，肝棘球蚴病到一定程度则可出现局部隆起，也可扪到囊性包块，包块表面比较平整光滑，有一定的弹性或韧性感，境界清晰，质地中等，多数无压痛，偶还可触及“包虫震颤”，但比较少见。

泡球蚴病的体征与棘球蚴病不同，肝泡球蚴病的腹部包块，扪之坚硬如石，表面可凹凸不平，呈结节状，触诊似肝癌样感觉。

4）在并发症方面有肝包虫继发肝脓肿，残腔继发肝脓肿，肝包虫破入胆道等。

肝包虫病应与肝囊肿、胆总管囊肿、肝血管瘤、肝脓肿、膈下脓肿等鉴别。

（2）实验室诊断

1）嗜酸性粒细胞检查：血液中嗜酸性粒细胞分类计数正常值为0～0.06（0%～6%），平均0.02（2%）。患棘球蚴病时增高，在0.04～0.1，少数可高达0.2～0.3。

2）肝功能检查：大多数患者的肝功能基本正常，有压迫胆管者血清胆红素增高，38%有白蛋白低于正常。

3）沉淀试验与絮状试验：①棘球蚴沉淀试验的阳性率为65%；②头节沉淀反应的阳性率可达97%；③简易滴血凝集试验的阳性率为87.8%；④水解矽酸铝胶絮状试验的阳性率为90%。

4）补体结合试验：阳性率68.9%，平均77.3%。许多学者认为补体结合试验对棘球蚴病的敏感性次于Casoni试验。

5）Casoni皮内试验：1911年，Casoni用皮内试验的方法对棘球蚴进行辅助诊断。此法简单易行，而且比较可靠，是血清学，免疫学诊断方法中最有价值的一种试验。虽然此法比较古老，但一直未被淘汰，而且在临床上仍然经常应用。棘球蚴在人体内的生长过程中，有少量抗原被吸收，致使机体产生抗体，这种敏感性在进行皮内试验时可反映出来，在局部皮肤可产生过敏反应。如果对抗原的反应为阳性说明机体过去曾经受过感染或正在患病阶段。

6）免疫学检查。①包虫病4项检测：由新疆医科大学第一附属医院（2011）提出包虫病4项检测，包括抗囊液抗原抗体（抗EgCF抗体）、抗头节抗原抗体（抗EgP抗体）、抗EgB抗体和Em2抗体，敏感性和特异性较好。②基因工程技术研制的重组抗原和人工合成多肽抗原的应用：我国已在试应用cDNA文库和建立人噬菌体库（CE感染者的脾细胞和外周血淋巴细胞）研制优质诊断性抗原和人源抗棘球蚴单链可变区抗体，拟用于未来包虫病的诊断、随访和疗效评价。③血清DNA的检测：泡状棘球绦虫感染有5%～10%血清学方法无法检出，用反转录聚合酶链反应（PCR）方法检测泡状绦虫特异mRNA可有效提高诊断正确率。

（3）特殊检查

1）B超诊断：利用超声波对人体各种组织和器官的声阻不同，以及对超声波的吸收、衰减和反射面形态的不一样，可出现不同的超声回声图变化，借此可区别人体器官和组织的各种生理和病理改变。

A. 肝包虫病B超检查表现：①单发的肝包虫病在肝内出现圆形或椭圆形无回声性占位性病变。一般单房囊肿直径较大，可达5～25 cm，囊壁较厚，包虫囊有退行性变性，囊壁萎缩，钙化、增厚、壁明显毛糙、透声减弱或消失。囊内可伴有小的子囊，可出现不规则沉积样光团，系多数囊砂及头节或子孙幼囊所致，可随体位改变而移动。②多发肝包虫，囊肿数目1个或多个孤立存在。大小不一致，大者可达10 cm左右。③多囊肝包虫在肝区一个大囊肿内出现一类圆形的、周边厚薄不一的较强光带，其中心可见分隔光条形成圆形及椭圆形或互相挤压而成的类

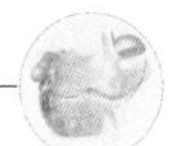

圆形无回声区、分隔光条厚薄不一，可呈“I”字形、“人”字形、“十”字形或花瓣状。④包虫囊肿的某些继发征象和其他伴随现象：囊壁外层钙化引起强回声及声影；囊壁内层与壁层脱离、萎缩；肝包虫破入胆道系统或挤压胆总管，引起胆总管阻塞；合并感染者其声像图具肝脓肿的特征性改变，液性暗区内部回声有大小不等的小光点漂浮、沉积。泡球蚴病是一种特殊类型的包虫病，占人体包虫病的 1.40%～1.70%。

B. 脾包虫病 B 超检查表现：脾包虫多与肝包虫并存或与腹腔包虫并存，均为单囊型，囊肿直径 4～9 cm，与脾囊肿不易鉴别，Casoni 皮内试验阳性则可确诊。

C. 腹腔包虫病与肝膈面包虫病 B 超检查表现：腹腔包虫多为多发单囊型，大小不一，大者达 18 cm，常合并有肝包虫、脾包虫、膀胱包虫、子宫包虫、输卵管包虫等。肝膈面包虫紧靠膈面，有单囊也有多囊。

D. 胆囊包虫病 B 超检查表现：胆囊包虫病，胆囊被挤压萎缩，显示不清，在胆囊区可见一圆形无回声区，与胆管不相通，术前不易诊断。

E. 泡球蚴病 B 超检查表现：此病比较少见，约占包虫病的 2.36%，为实块型病变，超声表现形态不一，回声强弱不等，边缘界线清楚或伴声晕或模糊不清。

鉴别诊断：肝包虫病的 B 超声诊断，虽然准确率较高，但还应与单纯性肝囊肿、Caroli 病、先天性胆总管囊肿、胆囊积液、胆囊畸形、右肾巨大囊肿、肝脓肿、胰腺囊肿、肠系膜囊肿等鉴别。

2) CT 诊断

A. 肝包虫病 CT 检查表现：肝棘球蚴和肝泡球蚴病在 CT 扫描中表现完全不同。肝棘球蚴病在 CT 上的表现为大小不一，单发或多发，单囊或多囊，边缘光滑的圆形、卵圆形或分叶状低密度病灶。CT 值近于水。其特征性改变是多房性、塌陷的内囊和钙化。

B. 肝、膈面包虫 CT 检查表现：肝顶部包虫突入膈肌或肺包虫与膈肌粘连所致，CT 检查可明确定位。CT 表现为位于膈肌上下的囊性区，多囊或单囊，密度一般较均匀，有壁且在近肝脏表面常有包虫囊壁的钙化。当包虫破裂感染后，其囊内密度升高，不均，有气体。囊壁不完整，界限模糊，突入胸腔部分常看不到明确的囊壁组织，类似脓胸表现。位于腹腔内部分，都可看到囊壁。

C. 腹腔包虫病 CT 检查表现：在腹腔内任何地方都可发生包虫病，但常见于肝脏下部和盆腔，多为多发。CT 表现为多囊或单囊，有清楚的囊壁，对周围器官有挤压但无浸润，注射造影剂后无强化。单发单囊包虫位于盆腔时不易和卵巢囊肿鉴别。

3) X 线诊断：X 线检查是诊断人体内包虫病的重要手段之一。X 线征象：肺包虫囊肿表现为圆形或卵圆形的阴影，密度均匀一致。囊肿边缘一般清晰锐利，除非合并感染。

A. 肺包虫囊肿破裂征象：①部分性破裂接近囊肿外壁的细小支气管被侵蚀破坏后，完全可进入外囊之内，停留在内外囊之间。X 线表现为新月状密度减低影，多位于囊肿的上极。②完全性破裂，主要是外囊并伴有内囊破裂，气体进入内囊，液体自内囊流出，形成液气腔，可见液平面，此时内囊因内在张力消失而下陷，与子囊共同飘浮在液平面上形成所谓“水上浮莲”征象。

B. 特殊部位的包虫，如肝膈面，肝包虫囊肿可直接穿过膈肌。

C. 肝是包虫病的好发部位，但 X 线检查对此是有限的。因为肝脏和包虫囊肿的密度是一致的，基本上无密度差别。肝包虫囊肿增大推挤使膈肌上移，常见者为右膈升高。肝包虫合并感染时，囊内产生气体，形成单囊或多囊型肝气囊肿，X 线表现为肝区有液腔存在。形成肝支气管瘘时，也可显示。肝包虫退化衰亡时，囊壁钙化，X 线表现为弧形或圆圈状钙化影，肝泡球蚴 X 线检查所见主要为肝脏增大，右膈上升胃肠道受压移位，无特异性。肝泡球蚴病的钙化呈斑丛状，小结节状范围很广，分布于肝的一部或大部。

4) 放射性同位素诊断：同位素是指同属一种元素，化学性质相同，在周期表中占同一位置但原子量不同者，就叫做该元素的同位素。在临床上使用的是人工放射性同位素，以及它们的化合物，也称标记化合物和放射性药物。这些人工放射性同位素或标记化合物，经静脉注入人体，通过血液循环可到达肝脏。这样放射性同位素均聚集在肝组织内。正常肝组织就有较高的放射性，同位素扫描仪器检查，在扫描图上即可发现肝脏的位置，大小、形态；通过放射性同位素的分布，可了解到肝脏的功能。在有病变的肝组织中，由于病变组织对放射性同位素没有聚集能力，如肝癌、肝包虫、肝脓肿、肝囊肿等，则可形成一个局限性放射强度减低区，从而使扫描图上形成强弱对比分布区域。通过这个放射性强度不同的分布区，即可判断病变的性质、部位、范围大小。

肝包虫病的扫描结果：在肝扫描图中看到境界与边缘极其清晰的圆形放射性强度减低区，也称稀疏区或空白区。

肝泡球蚴病者则与此大不相同。因它的病理形态是无规则地向周围侵蚀生长，因而反映在扫描图上，则见到放射性强度减低区是一个境界模糊、形状不整齐、边缘又不规则的大块病变，与肝癌图形相似。

【治疗】

(1) 非手术治疗　肝棘球蚴病至今仍无有效的药物治疗。虽然有报道用药物治愈或好转的，但未能得到公认。且都是一些零星的病例报道。文献报道常用的药物有碘剂、吡喹酮和苯并咪唑(benzimidazole)类药物。后者又有苯硫咪唑(fenbendazole)和甲苯咪唑(mebendazole, MBZ)、氟化甲苯咪唑(F－MBZ)和阿苯达唑(albendazole, ABZ)。因为这些药物尚无肯定疗效，或有的正在研究之中。

(2) 手术治疗

1) 肝包虫手术治疗：肝包虫明确诊断后，应做手术治疗，以减少并发症的发生。对肝包虫来说，只有极少数患者的包虫病尚能完整切除。绝大多数患者只能行包虫囊穿刺内囊摘除术。但胆囊包虫，脾包虫以及大多数腹腔包虫则能连同外囊一并完整切除。

A. 肝包虫内囊摘除术：手术时将病变处显露后，周围以干纱布妥善填塞，切勿使囊液及其头节污染腹腔。通过一连接于三通接头之穿刺针，抽除囊液，然后注射20%氯化钠溶液(图 16－5)。待 10 min 即可将囊液中的头节杀死。过去常用 2%～4%甲醛(福尔马林)溶液以杀死头节，因其效果差且毒性大，有时还会引起患者突然死亡，故目前已弃用。此外，近年来提倡用 0.01%过氧化氢、1%碘溶液、0.05%次氯酸、25%甘油等药物注入包虫囊内来杀灭头节。对与肺支气管、胆管相通的囊肿，则更不能用甲醛。切开纤维包囊壁后，便可用海绵钳将内囊及其子囊全部取尽，然后再用 20%氯化钠纱布涂抹，以杀死可能余下的头节(图 16－6)。手术中仔细检查，有无与肝内胆管相通，若有此种情况，可置放负压引流管，术后可用 10%～20%生理盐水每天或隔天冲洗一次，并持续负压吸引引流(图 16－7)，1 个月后残腔明显缩小，胆瘘自行闭合。引流物很少时方可拔除引流管。

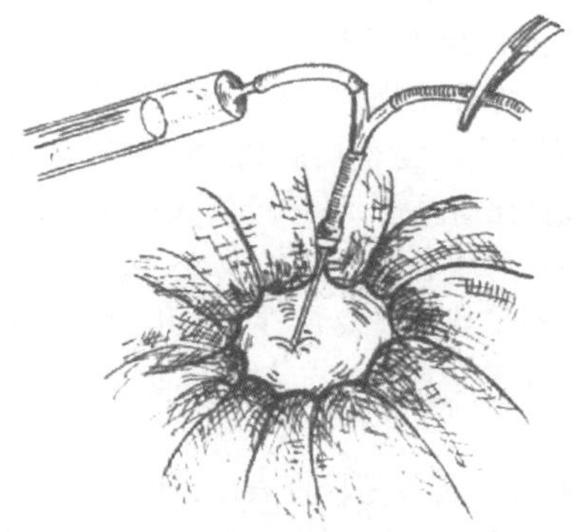

图 16－5　通过三通管注入药物

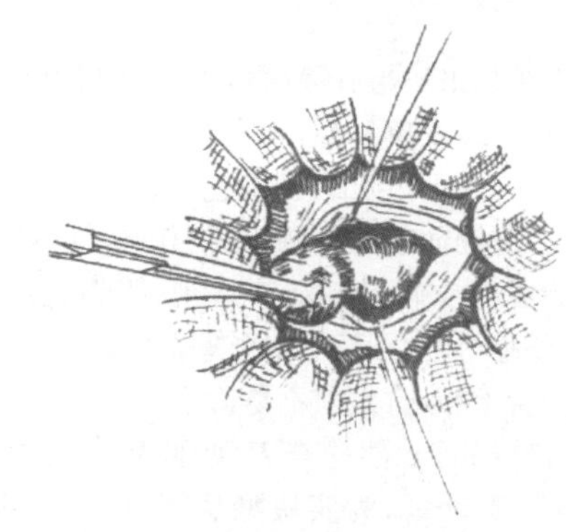

图 16－6　切开囊壁取出内囊后再用药物涂擦

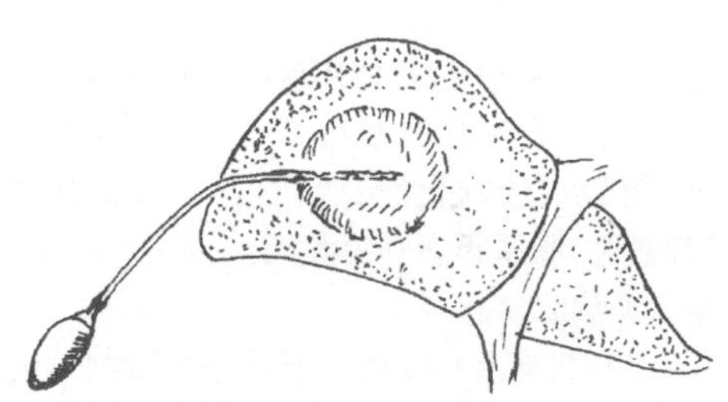

图 16－7　感染包虫囊肿用负压球引流

术中发现胆瘘者，若胆道未予减压，一般不宜缝合，缝合后多不成功。

B. 腹腔镜肝包虫内囊摘除术：谭家忠(1993)在国内首次报道用腹腔镜做肝包虫摘除术 10 例获得成功。共有肝包虫 16 个，包虫直径 4～12 cm。其中单囊型包虫 10 个，多子囊型 6 个。单纯性包虫 8 个，合并坏死钙化 8 例。肝脏多发包虫 4 例，并存胆囊结石一并切除 2 例。有肝包虫手术史者 2 例。按包虫手术的"无瘤操作"原则和步骤进行操作，用长纱布保护手术野，经内囊穿刺抽尽包虫液，注入灭活剂杀头节，切除肝外部分囊壁，用吸引器吸垮内囊、子囊、彻底清理残腔，外囊予以敞开，腹腔置管由侧腹部经

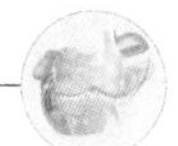

穿刺圆锥鞘内引出。术后不需止痛药。当天下地活动，进流食。体温均在37℃左右。平均住院5.3 d即可出院。无中转开腹手术。认为肝内型包虫和肝包虫合并严重细菌性感染、肝包虫破裂及上腹部多次手术而广泛粘连者不宜采用本术式。

C. 囊周切除术(pericystectomy)：肝包虫囊肿膨胀性生长，压迫肝实质，形成一层纤维性假包膜，为囊肿外膜。囊肿外囊和外膜之间有一层潜在的间隙，沿此间隙可完整切除肝包虫囊肿，不会损伤重要结构。创面可敞开引流，虽然其引流量较闭合者增多，有时会出现胆漏，但只要创面处理仔细，引流通畅，其治疗效果更为安全可靠。

2) 肝泡球蚴病手术治疗：无包囊且呈进行性的浸润性发展，早期一般能切除，晚期治疗却十分困难。其手术常采用下列方法。①根治性肝切除术：根治性肝切除术是目前治疗肝泡球蚴病，首选方法。切除范围要求超过病灶边缘1～2 cm以上的正常肝组织，以消除肝泡球蚴病病灶活跃增生带。②病灶姑息性肝切除＋内外引流术：对于无法切除的晚期肝泡球蚴病，姑息性切除术的主要目的是减少或预防梗阻性黄疸、坏死液化感染等严重并发症对机体的损害，延长生命，提高生活质量。姑息性手术可为以后肝移植争取时间。目前常用的方法包括病灶姑息性肝切除＋外引流术，单纯性外引流术以及肝内血管或胆道内支架置入术。术后需长期口服抗包虫病药。③肝移植术：肝移植术已被公认为治疗晚期肝泡球蚴病的有效方法。但由于术后感染和胆道并发症相对较高，加之仍存在复发和转移的可能性，故视为外科治疗肝泡球蚴病的最后选择。

2016年12月5日北京清华长庚医院董家鸿等医生为一位终末期肝包虫患者成功施行了体外肝切除及自体余肝原位再移植术。患者系藏族同胞，58岁。患泡型肝包虫23年，先后经历2次切除右半肝脏，但仍然复发并严重侵蚀剩余肝脏与血管。由于多次手术，腹腔器官严重粘连，病灶已经大范围侵犯肝脏，且破坏与肝脏功能相关的重要脉管结构。手术经历14个多小时，术中出血不到500 ml。术后生命体征平稳，肾脏及心脏功能良好，再植肝脏已分泌胆汁。手术全程进行全球视频直播，有专家称赞该手术为“肝胆外科宝塔尖上的明珠”。

为探讨手术联合阿苯达唑脂质体(Albendazole liposomes)治疗晚期泡型肝包虫(advanced hepatic alveolar echinococcosis)的效果及临床价值，赵顺云等(2015)回顾分析2002年1月至2013年11月71例晚期泡型肝包虫患者资料，根据手术方式的不同及是否联合阿苯达唑脂质体治疗将患者分为4组进行研究。术后随访时间最短5个月，最长44个月。研究表明：①单纯减体手术治疗组病死率为82.3%(14/17)；②减体手术＋阿苯达唑脂质体治疗组病死率为52.3%(11/21)；③单纯手术治疗组病死率为28.5%(4/14)；④根治手术＋阿苯达唑脂质体治疗组病死率为21.1%(4/19)。

根治手术＋阿苯达唑脂质体治疗组病死率与根治手术组及减体手术＋阿苯达唑脂质体治疗组比较，其差异有统计学意义($P<0.05$)；

单纯根治手术组病死率与减体手术＋阿苯达唑脂质体治疗组比较差异无统计学意义($P>0.05$)；

单纯减体手术治疗组病死率与减体手术＋阿苯达唑脂质体治疗组及单纯根治手术组与根治手术组＋阿苯达唑脂质体治疗组比较差异有统计学意义($P<0.01$)。研究结果表明，手术联合阿苯达唑脂质体治疗晚期泡型肝包虫病，可降低或减少患者术后复发的可能，提高患者生活质量和延长生命。

【并发症】

(1) 肝包虫病合并感染　为最常见的并发症，其病情比较复杂，治疗困难，有时还可造成死亡。

1) 肝包虫病合并感染的病因：肝包虫合并感染的发病率较高，据国外报道为12%～15%。肝包虫破入胆道、子囊坏死、血源性感染、试探性穿刺及外伤等因素均可导致囊肿感染。病原菌多为大肠埃希菌、葡萄球菌和链球菌，其中15%～20%为厌氧菌。①85%～90%的肝包虫囊肿常与毛细胆管相通，或包虫囊肿与胆管之间常存在裂隙，形成毛细胆管瘘。胆汁内的细菌通过瘘口进入包虫囊腔，造成感染。49%的囊内为胆汁样液体，28.5%的囊内为脓性胆汁，说明感染是在毛细胆管瘘的基础上发生的。②肝右叶是肝包虫囊肿的好发部位，也易继发感染。门静脉血流呈河槽样分流，其右支比左支粗，来自肠系膜上静脉的血液大部分注入门静脉右支。因此，肠道的病原菌可经门静脉而容易进入肝右叶，导致该叶包虫囊肿感染。此外，肝右叶包虫囊肿破入胆道时，包虫碎屑先阻塞右肝管，包虫囊肿便在胆道梗阻的基础上继发感染。③体积较大的包虫囊肿压迫肝脏，肝脏发生一系列的病理生理改变，肝脏库普弗细胞吞噬能力降低，造成潜在的细菌滋生条件。容量较大的包虫囊液又是细菌得以繁殖的良好培养基。在适当的条件下，病原菌经血流或胆道途径造成包虫囊肿的感染。相反，体积较小的包虫囊肿一般不易继发感染。④位于肝左、右叶中心附近或肺门处的包虫囊肿，易压迫肝内或肝外胆管，造成胆道梗阻、高压和门静脉回流受阻，胆汁逆流，肝脏缺氧。如胆汁逆流到包虫囊腔内，即有可能合并感染。在胆道完全梗阻的情况下，胆管内细菌大量繁殖，胆管内压力不断增加，毛细胆管和胆小管壁的黏膜屏障功能即可发生不同程度的损害，也为包虫囊肿继发细菌感染的重要因素。⑤部分包虫囊肿，约15%，囊腔内为咖啡样液体或有血性液体。出血的原因可能由于肝脏缺氧，包虫囊肿的滋养血管破裂所致。包虫囊肿在囊内出血的基础上有可能继发感染。

2）肝包虫病合并感染的病理生理：①肝包虫合并感染后，由于炎性刺激，囊液急骤增加，张力逐渐升高，囊肿明显增大，因而可在其纤维囊薄弱处发生破裂，破入邻近的脏器或体腔。这时，由于囊内压力和生化条件的突变，母囊或子囊大量死亡。如囊肿破入邻近的脏器，可成为内瘘，使其感染加重。包虫囊肿的感染和破裂互为因果，形成恶性循环。②较大的肝包虫囊肿，尤其是肝脏中心附近或肝门处的包虫囊肿继发感染后，可严重地压迫肝组织、胆道或门静脉，导致肝组织缺氧，胆道梗阻、高压及肝功能损害。并可有不同程度的黄疸。如果肝内包虫破入胆道，或胆总管包虫合并感染后，有类似重症急性胆管炎的病理改变。③因门静脉高压和继发性脾充血，可导致脾大、脾功能亢进。肝包虫囊肿合并细菌感染后对肝脏的物理、生化作用，使肝细胞发生自溶。自溶所产生的毒性物质可损害肾脏。由于毒素吸收，体液丢失及内环境紊乱，肝脏及其他脏器的病理改变和功能障碍，最终致肝包虫性恶病质。④大部分肝包虫合并感染者位于肝右叶，少部分位于左叶或肝顶部，但也可有全肝受累者。肝包虫囊肿既有单发，也有多发。囊肿大小一般在10 cm×10 cm×9 cm至30 cm×15 cm×10 cm。囊液为100～10 000 ml。多为胆汁样液体，少部分为脓性胆汁，咖啡样脓液、血性液体或为胶冻样感染性物质。囊壁较厚，发白或黄染，部分可有钙化或坏死现象。

3）肝包虫病合并感染的症状和体征：肝包虫合并感染后，80%以上的患者有高热或弛张热，有时与肝脓肿不易区别。如果肝包虫继发感染后破入胆管，出现黄疸，与重症急性胆管炎难以区别。根据青海省人民医院大宗病例报道，有肝区胀痛，包块迅速增大，则发热寒战占81%；右上腹触痛占75%；食欲缺乏，贫血和消瘦占67%；胸痛、咳嗽占60%；黄疸占40%；肝、脾大占20%；肝肺相对浊音界升高占20%；右季肋部压痛和软组织水肿占11%；全身水肿及腹水占11%；咳胆汁样痰，并咯出子囊或囊皮占9.5%；呕出或便出子囊或囊皮占6.4%；急性全腹疼痛占4.8%；上消化道大出血占1.6%。由此可见，肝包虫若在早期且无并发症出现时，一般可无症状或无明显症状，但一旦出现并发症，则临床症状及体征就较明显，这与肝包虫囊肿的大小、部位，累及的邻近脏器及病变的程度有密切关系。

4）肝包虫病合并感染的实验室检查：60%以上的患者有贫血、血红蛋白在45～98 g/L，平均80 g/L。白细胞计数升高。少数患者肝功能有变异，血胆红素升高。总蛋白降低，白蛋白和球蛋白比例倒置。

5）肝包虫病合并感染的X线检查：右侧肝顶部包虫合并感染时右膈肌升高，并出现肝气囊肿表现，以及右肺不张、右膈肌活动受限、右膈下积液、右肺肺炎等表现。

6）肝包虫病合并感染的诊断：肝包虫是否合并有细菌感染，主要依据以下几点：①患者多为青壮年，病程在1年以上，一般情况较差，常有不同程度的贫血和肝功能损害。②患者右上腹原有的包块在短期内急剧增大，伴有明显的肝区胀痛和发热寒战。有人称之“肝包虫合并感染三联征”。这是肝包虫继发感染的突出临床表现，结合流行病史，诊断并不困难。不过在临床表现上很像细菌性肝脓肿。其鉴别要点患者有流行感染病史和Casoni皮内试验阳性。③X线检查：胸部肝区X线检查有助于本病的诊断。肝包虫继发感染时，囊内常产生气体，形成单囊或多囊型肝气囊肿。在肝区或腹部平片上可见肝区有气液腔。如感染的包虫囊肿破裂后形成肝支气管瘘，肝肠瘘或肝胃瘘，或破入胆管时，肝区也可出现气液腔。有时X线征象类似膈下脓肿。在胸部X线检查时，可见右膈肌明显升高，且呈半球形凸向胸腔，膈下可见气液腔。有时可发现右胸腔内有积液现象。此外，还可见右膈肌活动受限及右肺肺炎，肺不张等征象。术后经负压球引流管注入造影剂可见囊腔大小、肝内胆管显影情况及胆瘘情况（图16-8）。④同位素肝扫描：对肝包虫寄生的部位、大小、数目及肝脾有无代偿性增大等有诊断价值。但对有无感染则无定性意义。⑤Casoni皮内试验：肝包虫合并感染后，囊肿变性、坏死、失去抗原性，故结果多为阴性。

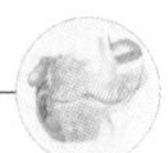

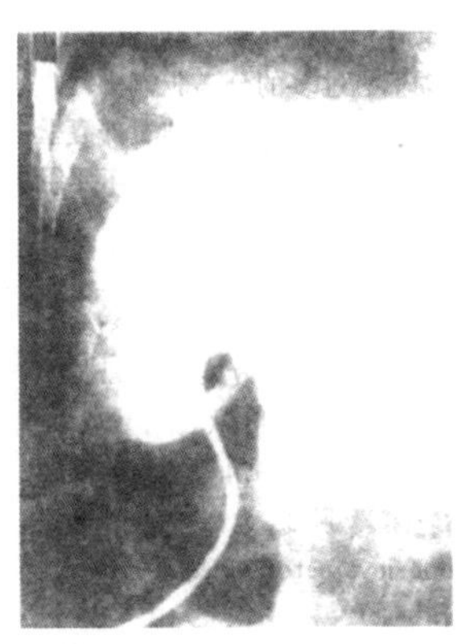

图 16-8 右肝包虫胆瘘

7) 肝包虫病合并感染的外科治疗

A. 肝包虫病合并感染后，更要加强围手术期的处理。手术的关键在于清除囊内容物，并给以通畅的负压引流和定期用 10%～20%生理盐水冲洗感染囊腔。其优点是：①此法简单，安全，有效。对危重患者尤为适用。愈合时间短，不会形成慢性窦道，无须进行第 2 次手术；②负压吸引有利于囊腔的闭缩；③既可经导管冲洗，又可注入抗生素，还可进行造影。便于观察残腔渗液性质，残腔的大小以及与胆道相通的情况；④便于护理，并可减少交叉感染的机会；⑤患者能早期带管下床活动，有利于疾病的恢复；⑥经过 2～4 周的引流，引流物明显减少且无混浊，经造影及 B 超检查，胆瘘及囊腔已闭合，则可拔管。

B. 肝顶部的包虫继发感染后，经腹手术，绝大多数能较好地完成。对于肝后的或肝实质较深的肝包虫囊肿，要小心处理。肝后的从肝脏脏面进入，肝内的先要采取预防出血的止血措施，否则易发生难以控制的大出血。

C. 肝包虫破入胆道的处理方法。肝包虫破入胆道，手术的原则是清除肝包虫内囊和子囊，妥善处理包虫外囊残腔，胆道镜探查胆总管，并实施有效引流。术后残腔内胆瘘是其严重的并发症，可引起积液和感染，部分患者甚至要长期带管。为有效地缩短患者的带管时间，及预防术后胆瘘的发生，在有效胆道减压的同时确切地缝合胆道在残腔破损处是被公认为是合理、有效的方法。它具有创伤小、操作简便等特点。摘除内囊后探查残腔时要确实找到与残腔相通的胆管。

但发现瘘口率较低，一般在 11.7%～17.7%。通过术中 B 超、胆道镜检查有时也难发现瘘口。因此，胆道造影和胆道内注射亚甲蓝是简单、可行、检出率较高的方法。和重症急症胆管炎一样，行胆总管探查，取净包虫内囊，吸净脓液和包虫子囊，置 T 管引流和腹腔引流，这样可避免发生支气管胸膜瘘。

D. 如肝包虫合并感染已与胃壁发生粘连，而其外囊仍然完整时，在摘除内囊后行外囊-胃吻合术，即可解决术后残腔问题，方法简单且创伤小。

E. 关于内引流问题：合并坏死、感染和胆瘘的肝包虫囊肿，用外囊腔-空肠 Roux-en-Y 吻合以来，发现囊内容易并发感染。以后不少学者在吻合技术上做了一些改进，但仍难以完全避免上述并发症的发生。近几年来有人报道借助胆囊架桥行肝包虫外囊与十二指肠吻合术(图 16-9)。此内引流不同于空肠 Roux-en-Y 吻合术。因外囊-空肠 Roux-en-Y 吻合术是囊肿残腔直接和肠管相通，发生反流和继发感染的机会较多。肝包虫囊肿十二指肠胆囊架桥内引流，因囊肿残腔不直接和肠管相通。若同时结扎切断胆囊管，胆囊只承担引流通路的作用，阻断了由肝总管来的胆汁进入残腔。手术虽然简单但比单纯负压引流要复杂些。其吻合口直径宜在 3～5 cm 大小，使引流通畅。如果张力不大，不必过多地分离胆囊。

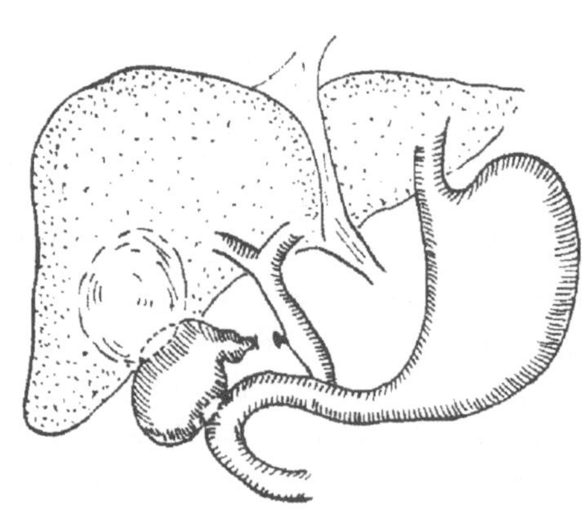

图 16-9 胆囊架桥，外囊-十二指肠内引流

F. 用带蒂大网膜铺覆外囊壁：顾树南(1988)报道，对囊内有严重感染并有大量坏死组织的外囊，可在清除坏死组织后用带蒂大网膜铺覆，再放置粗胶管或 U 形管，进行冲洗和吸出脱落的坏死组织，促使残腔闭合，免除袋形缝合。因此，在内囊摘除术后采用带蒂大网膜铺覆外囊壁的方法是值得推荐的。

G. 经皮穿刺引流与刮吸疗法(therapy of percutaneous puncture drainage and curettage, PPDC)：王校智(1993)报道在 B 超引导下经皮穿刺引流与刮

吸疗法治疗肝包虫合并感染 204 例，取得了较为满意的效果。肝包虫囊肿穿刺治疗，近百年来几乎被列为禁忌，其原因包括多个方面，主要有：①穿刺可使囊液漏入体腔引起过敏性休克乃至死亡之可能；②穿刺不能取出子囊及寄生虫本体，长期存在于腹腔易致感染；③残留的原头蚴及生发囊有形成新囊的可能；④文献记载包虫囊液原头蚴含量 40 万个/ml，穿刺导致体腔扩散种植的可能性大。王校智经 7 年多的研究之后，采用 B 超引导下经皮穿刺引流和囊腔刮吸的方法，结合局部及全身用药治疗包虫囊肿，达到了与手术完全相同的目的，既彻底清理了囊腔，引流了囊腔，并还能对囊腔用一些其他的后期处理。如囊腔刮吸，胆道镜检查等。这种治疗方法，操作简单，容易掌握，创伤轻，疗效好，易被患者接受，且未发生严重并发症，也未发现有与穿刺有关的播散及复发病例。但尚需进一步观察研究。

(2) *右肺包虫与肝膈面顶部包虫*　右肺包虫与右侧肝膈面顶部包虫，在临床上并不少见。本病的特点是除右肺某一部位患有包虫囊肿之外，同时在横膈之下有肝脏膈面也有包虫囊肿生长。这里主要是指横膈下的肝膈面包虫。这类患者多诊断为“右肺包虫”而住院，合并的肝膈面顶部的包虫在门诊常被漏诊，或发现患者肝脏轻度增大、下移而未加注意。本病在发展过程中，包虫囊肿逐渐生长增大，压迫周围脏器。在某些条件下，可致包虫囊内感染及破裂。因此，包虫囊肿因继发感染和破裂而造成的多种并发症常使病情复杂化，经久不愈。

1) 右肺包虫与肝膈面顶部包虫的临床表现：患者多为男性，有农牧区生活史，有犬、牛、羊接触史，除部分患者有胸痛、咳嗽外，其余无明显症状。

2) 右肺包虫与肝膈面顶部包虫的诊断：右肺包虫合并肝膈面顶部的包虫的诊断，关键是在于肝膈面顶部包虫的诊断，这是肝包虫因其生长部位不同而形成的一种特殊类型。对有右肺包虫的患者，要时刻考虑到肝隔面顶部的包虫和肝脏其他部位包虫存在的可能性，对于不明原因的肝脏肿大或下移的患者，更要加以警惕。X 线检查仍然是重要检查方法之一。肝膈面与横膈及膈下间隙之间存在自然对比，从胸部 X 线片上一般均能显示肝膈面包虫囊肿的部位，形状及大小。无并发症的典型 X 线征象是：右膈升高为常见，同时膈肌活动减弱，右膈升高使心脏呈横位并向左移位，一般为右横膈下有一圆形或椭圆形阴影，密度均匀一致，边缘锐利清晰。在阴影之上的膈肌多有一局限性的半圆形突起，在 X 线透视下观察，令患者深呼吸，可见阴影随膈肌的运动而形态有轻微的舒缩性改变，这是一个很重要的征象。另外，用人工气腹对肝顶部包虫的诊断有一定价值。能显示清晰的囊影，定位正确，能区别肝膈及胸内三者之关系，有利于术前确诊和正确选择手术进路。

CT 检查可明确定位。CT 表现为位于膈肌上下的囊性区，多囊或单囊，其内密度一般较均匀。当包虫破裂感染后，其囊内密度升高，不均，可有气体。囊壁不完整，界限模糊。突入胸腔部分常看不到明确的囊壁组织，类似胸腔表现。而位于腹腔内部分，都可看到囊壁。囊壁周围有低密度区，为炎症充血，水肿改变。B 超检查发现肝顶部或在横膈上方有一明显的液暗区，有包囊。故用 B 超检查肋间隙诊断肺包虫和肝顶部包虫有一定的价值。

3) 右肺包虫与肝膈面顶部包虫的治疗：右肺及肝膈面顶部的包虫和人体其他部位的包虫囊肿一样，在早期都表现为隐匿性，多无症状。一旦右肝膈面顶部包虫病合并感染，常可破入胸腔，形成胆汁性脓胸、支气管胸膜瘘及膈下脓肿。右肺包虫病感染并破裂后，有时可造成患者窒息死亡。因此，本病的早期诊断及治疗显得十分重要。手术治疗右肺及肝顶部的包虫可采用同期手术，先做肺包虫摘除后再切开膈肌清除肝膈面包虫，对肝包虫穿破膈肌破入右肺，形成肝包虫囊支气管瘘者，须采用经胸分开并切除膈与肺间的窦道，缝合支气管瘘，然后切开膈肌处理肝包虫。虽然经右胸一期处理右肺包虫及肝膈面包虫有暴露清楚，操作十分方便，避免重要血管的损伤和二次手术。但为了避免胸腔的污染和肺部感染，以及开胸引起的心肺功能紊乱和护理工作上的复杂化，作者认为 90%的膈面下肝顶部的包虫囊肿均通过腹部切口可完成手术。切口选择右肋缘下斜切口或右上腹直肌切口。术中所见：肝顶部包虫囊肿呈半球状突出肝表面，其色为乳白色，肝顶与膈面粘连处，常是包虫囊肿表面最薄处，这时用套管针直接穿刺于包虫囊肿，吸净囊液后用两把长血管钳夹穿刺部位，切开包虫纤维囊，取出内囊，囊腔用 20%生理盐水杀灭头节，间断缝合纤维囊，在打最后一个结时，用吸引器吸净囊内的空气，造成负压，使纤维囊相互紧贴在一起。如果有胆汁瘘，要置放引流管。

胆囊包虫病较为少见，青海省人民医院发现 2 例，均为原发，一例为单囊，另一例为多囊，多囊者并有继发感染和衰老退化变性。

B 超声检查和同位素检查对继发感染或衰老退化变性的胆囊包虫的诊断也无多大帮助。胆囊包虫

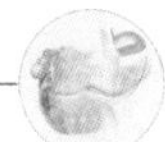

无纤维囊，而且胆囊及其内膜替代纤维囊，这点与肝包虫不同，其病理演变比较特殊。

（王杨伦　李金福　王湘辉）

主要参考文献

［1］万维喜，顾树南，吴钢，等. 经腹腔镜行肝包虫囊肿内囊摘除术 4 例. 世界华人消化杂志，1999，7：813

［2］马玉刚，武林枫，代文杰，等. 胆道结石术后复发与残留的成因及预防肝胆胰外科杂志，2008，(02)：147－149

［3］王一，姜远辉，李哲夫，等. 青岛及胶东地区胆管结石成分调查分析. 中华肝胆外科杂志，2006，12：771－772

［4］王乐旬，徐劲. 华支睾吸虫致胆管癌的研究进展. 国际医学寄生虫病杂志，2010，37(6)：135－138

［5］方悦怡，吴军，柳青，等. 广东省华支睾吸虫病流行现状调查和分析. 中国病原生物学杂志 2007，2(1)：54－56

［6］叶尔干艾力，邵英梅，赵晋明，等. 肝包虫破入胆道的诊断与治疗. 中华肝胆外科杂志，2007，13：381－383

［7］冉博，叶尔干艾力，邵英梅，等. 经胆囊管探查减压在肝囊型包虫手术中的应用. 中华肝胆外科杂志，2010，16：356－358

［8］包炎毅，阎波，朱雯怡. 结石嵌顿性胆囊炎的腹腔镜手术体会. 腹腔镜外科杂志，2006，10：439－440

［9］边红放，张利永，向军，等. 华支睾吸虫感染并发胆结石一例. 中国寄生虫学与寄生虫病杂志，2001，19(6)：353－353

［10］乔鸥，金焰. 腹腔镜胆囊切除术中转开腹的影响因素. 腹腔镜外科杂志，2008，8：343－344

［11］乔铁. 华支睾吸虫感染与胆囊结石. 北京：军事医学科学出版社，2013. 50－73

［12］乔铁，张阳德. 胆囊结石及胆囊结石中华支睾吸虫卵微观结构图谱. 北京：军事医学科学出版社，2012. 39－78

［13］全国人体重要寄生虫病现状调查办公室. 全国人体重要寄生虫病现状调查报道. 中国寄生虫学与寄生虫病杂志，2005，23(5)：332－340

［14］刘国兴，吴秀萍，王子见，等. 三种吸虫感染与胆管癌发病关系的研究进展. 中国寄生虫学与寄生虫病杂志，2010，4：018

［15］刘金生，袁璐. 序贯治疗胆道蛔虫病 10 例. 中华肝胆外科杂志，2010，16：673－674

［16］安春丽，罗恩杰，陈金宝，等. 医学寄生虫学彩色图谱. 上海：上海科学技术出版社 2007. 29－49

［17］许强华，周世平. 胆红素的提取和含量测定. 安徽化工，2005，31(4)：31－32

［18］孙家骏. 胆囊包虫病一例报道. 青海医药，1991，2：28

［19］杨六成，黄宝裕，薛桂芳，等. 华支睾吸虫感染与肝胆胰外科疾病的关系(附 650 例临床分析). 中华肝胆外科杂志，2004，10(3)：165－166

［20］李国清，谢明权. 高级寄生虫学. 北京：高等教育出版社 2007. 277－278

［21］李海涛，单骄宇，邵英梅，等. 阿苯达唑片治疗囊型包虫病的临床疗效及安全性. 中华肝脏病学杂志，2011，19：532－536

［22］李朝品. 人体寄生虫学实验研究技术. 北京：人民卫生出版社，2008. 52，55

［23］肖树华，吴惠敏，王翀. 三苯双脒——一种新的广谱抗肠道蠕虫新药. 中国寄生虫学与寄生虫病杂志，2004，22(5)：312－315

［24］肖树华，薛剑，Tanner M，等. 三苯双脒、青蒿琥酯、蒿甲醚和吡喹酮单剂、多剂或合并治疗大鼠华支睾吸虫感染的实验研究. 中国寄生虫学和寄生虫病杂志，2008，26(5)：321－326

［25］吴阶平，裘法祖. 黄家驷外科学. 第 4 版，北京：人民卫生出版社，1988. 1227－1239

［26］吴建斌，张明金. 腹腔镜胆囊切除术并发症及其对策. 中国实用外科杂志，2005，25：99－100

［27］吴德，余新炳，吴忠道. 华支睾吸虫病的流行概况. 热带医学杂志，2002，2(3)：269，277－279

［28］闵志钧，叶敏，徐明. 腹腔镜胆囊切除术并发症原因分析. 肝胆胰外科杂志，2009，21：65－67

［29］张圣道，韩天权. 执着追求胆石病的预防. 外科理论与实践，2005，(04)：299－300

［30］张宝善，刘京山. 内镜微创保胆取石 1 520 例临床分析. 中华普外科手术学杂志(电子版)，2009，(2)：410－414

［31］张效公. 右肺包虫合并肝膈面包虫的诊断与治疗. 青海医药，1978，5：26－28

［32］张晨光，李月廷. 中医药在胆结石预防和治疗中的应用. 医学综述，2009，(13)：2023－2026

［33］陈荣信，屈振麒，曾明安，等. 青蒿素及其衍生物驱大鼠华支睾吸虫的效果观察. 药学通报，1983，18(10)：410－411

［34］陈祖泽，方悦怡，张启明，等. 华支睾吸虫感染与急性胆囊炎的关系——流行区调查与临床资料分析. 中国寄生虫病防治杂志，1997，10(1)：31－32

［35］郑培明，乔铁，马瑞红，等. 实时荧光 PCR 检测胆囊结石患者胆囊壁华支睾吸虫 DNA 的研究. 国际医学寄生虫病杂志，2013，40(001)：6－9

［36］郑斌，陈睿，楼涤，等. 抗日本血吸虫 SEA 纳米抗体制备与分析. 寄生虫与医学昆虫学报，2016，23：198－204

［37］郑善子. 华支睾吸虫致胆囊结石 1 例. 延边大学医学学报，2009，3：23－26

［38］赵玉元. 破裂肝包虫囊囊肿的处理. 中华肝胆外科杂志，2005，11：815－817

［39］赵顺云，郭亚民，李冰. 手术联合阿苯达唑脂质体治疗晚期泡型肝包虫. 中华肝胆外科杂志，2015，21：321－323

［40］胡文庆，张鸿满. 不同途径感染华支睾吸虫的初步观察. 中国寄生虫病防治杂志，1998，11：367－369

［41］段炼，李宜雄. 肝胆管结石发病机制的研究进展. 国外医

学·外科分册,2005,5(32):255-259
[42] 贺宪,李瑶,成凯.根治性肝包虫外囊剥除术27例报道.中华肝胆外科杂志,2005,11:568-569
[43] 顾树南.门静脉高压症.兰州:甘肃科学技术出版社,1987.148-163
[44] 顾树南,李清潭.胆道外科学.兰州:甘肃科学技术出版社,1994.302-416
[45] 顾树南.肝包虫病159例术式的研究.临床肝胆病杂志,1988,4:50-53
[46] 顾树南.肝包虫囊肿手术.黄志强主编,裘法祖主审.腹部外科手术学.长沙:湖南科学拔术出版社,2001.639-649
[47] 梁炽,胡旭初,吕志跃,等.华支睾吸虫生活史在实验室的建立.中国寄生虫学与寄生虫病杂志,2009,27(2):148-150
[48] 彭文伟.传染病学.第3版,北京:人民卫生出版社,1990.236-261
[49] 董擂,李克军,程雷.急性胆囊炎腹腔镜胆囊切除术中转开腹危险因素分析.腹腔镜外科杂志,2009,1:31-32
[50] 敬基刚,李永忠.肝泡状棘球蚴病的超声及病理表现.世界华人消化杂志,2008,16:3001-3004
[51] 蒋兆彦,韩天权,张圣道.胆固醇结石病的发生机制.世界华人消化杂志,2010,(12):1191-1195
[52] 谢琼珺,徐仙赟,苏水莲.重症华支睾吸虫病合并胆结石1例.中国寄生虫学与寄生虫病杂志,2009,27(2):106-106
[53] 廖宵斌,赵晋明,张金萍,等.腹腔镜在肝包虫术中的应用.中华肝胆外科杂志,2010,16:555-558
[54] 潘波,方悦怡,史小楚,等.广东省第二次人体寄生虫分布调查.中国寄生虫病防治杂志,1998,11(14):246-249
[55] 操治国.我国华支睾吸虫病的流行概况及防治对策.中国热带医学,2007,7(8):1455-1457
[56] 戴自英,徐肇明.传染病学.上海:上海医科大学出版社,1991.237-251
[57] 戴季蓬,邵英梅,温浩,等.肝包虫病的诊断与治疗进展.中华肝胆外科杂志,2011,17:432-433
[58] Belii L, Aseni P, Rondinara GF, et al. Improved results with pericystectomy in normothermic ischemia for hepatic hydatidosis. Surg Gynecol Obstet,1986,163:127-128
[59] Belli L. Resection versus pericystectomy in the treatment of hydatidosis of the live. Am J Surg, 1983, 145:239-241
[60] Chen JH, Wang H, Chen JX, et al. Frontiers of parasitology research in the People's Republic of China: infection, diagnosis, protection and surveillance. Parasites Vectors, 2012,5:221-230
[61] Choi BI, Han JK, Hong ST, et al. Clonorchiasis and cholangiocarcinoma: etiologic relationship and imaging diagnosis. Clin Microbiol Rev, 2004,17:540-552
[62] Choi D, Lim JH, Lee KT, et al. Gallstones and Clonorchis sinensis infection: a hospital-based case—control study in Korea. J Gastroenter Hepatol, 2008, 23 (8pt2): e399-e404
[63] Elhamel A. Pericystectomy for the treatment of hepatic hydatid cysts. Surg, 1990,107:316-317
[64] Galanc P. A siplified technique for surgical management of echinococcal cyst. SGO, 1987,165:269-271
[65] Hong ST, Yun KS, Lee M, et al. Repeated treatment of clonorchiasis monitored by fecal examination and sonography. Parasitol Internl, 1998, 47 (Supplement 1): s241-s245
[66] Huang SC, Chen L, Eng HL, et al. Gallbladder adenocarcinoma with gallstone and calcified ova of clonorchis sinensis—a case report. Chang Gung medical journal/Chang Gung Memorial Hospital, 1994, 17(1): 94-97
[67] Im Kim T, Yoo WG, Kwak BK, et al. Tracing of the Bile-Chemotactic Migration of Juvenile Clonorchis sinensis in Rabbits by PET-CT. PLoS neglected tropical diseases, 2011, 5(12): e1414-e1417
[68] Joo KR, Bang SJ. A bile based study of Clonorchis sinensis infections in patients with biliary tract diseases in Ulsan Korea. Yonsei Med J, 2005, 46(6): 794-798
[69] Kim HG, Han J, Kim MH, et al. Prevalence of clonorchiasis in patients with gastrointestinal disease: A Korean nationwide multicenter survey. World J Gastroenterol, 2009,15(1): 86-94
[70] Lee JJ, Jung BK, Lim H, et al. Comparative Morphology of Minute Intestinal Fluke Eggs That Can Occur in Human Stools in the Republic of Korea. The Korean Journal of Parasitology,2012, 50(3):207-213
[71] Lim JH. Liver flukes: the malady neglected. Korean J Radiol, 2011,12(3):269-279
[72] Lin RQ, Tang JD, Zhou DH, et al. Prevalence of Clonorchis sinensis infection in dogs and cats in subtropical southern China. Parasit Vectors, 2011, 4: 180-185
[73] Lun ZR, Gasser RB, Lai DH, et al. Clonorchiasis: a key foodborne zoonosis in China. Lancet Infect Dis, 2005,5(1):31-41
[74] Min HK. Clonorchis sinensis: pathogenesis and clinical features of infection. Arzneimittelforschung, 1984,34: 1151-1153
[75] Niels T, Nguyen VD, Ha VV, et al. Little effect of praziquantel or artemisinin on clonorchiasis in northern Vietnam. A pilot study. Tropic Med Intern Health, 1999, 41: 814-816
[76] Qiao T, Ma R, Luo X, et al. Cholecystolithiasis is

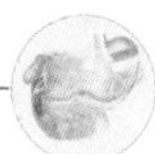

associated with Clonorchis sinensis infection. PLoS One, 2012, 7(8): e42471 - e42475

[77] Rim HJ. Clonorchiasis in Korea. Korean J Parasitol, 1990,28(suppl):63 - 78

[78] Rim HJ. The current pathobiology and chemotherapy of clonorchiasis. Korean J Parasitol, 1986,24(suppl):1 - 141

[79] Sung-Tae Hong, Sang Hyup Lee, Seung-Jin Lee, et al. Sustained-release praziquantel tablet: pharmacokinetics and the treatment of clonorchiasis in beagle dogs. Parasitol Res, 2003, 91: 316 - 320

[80] Uddin MH, Bae YM, Choi MH, et al. Production and Deformation of Clonorchis sinensis Eggs during In Vitro Maintenance. PloS one, 2012, 7(12): e52676 - e52768

[81] Wang CR, Qiu JH, Zhao JP, et al. Prevalence of helminthes in adult dogs in Heilongjiang Province, the People's Republic of China. Parasitology research, 2006,99(5):627 - 630

[82] World Health Organization. Control of foodborne trematode infections. World Health Organ Tech Rep Ser, 1995,849

17 胆道运动功能障碍病

17.1 概述

自从 1903 年 Krukenberg 首先提到胆绞痛可以在没有胆结石或任何胆道疾病的情况下发生以来，虽然对这类疾病逐步有了较深入的认识，但迄今在病因、发病机制及鉴别诊断上仍有一定的困难。主要原因是有些与此混淆的胆道系统疾病在以往未能被认识，其次是对此病的典型病征仍无定论，甚至在过去的一段时期内曾将胆囊摘除术后的胆绞痛也包括在内，并且认为这种术后的胆绞痛可能在半年内恢复正常。因为多数学者相信术后胆绞痛是因局部自主神经紊乱所引起。目前大量资料证明绝大部分患者是由于原发病变未除或有新的病变发生。

历史的进展是迂回的。就无胆石或任何胆道病的胆绞痛而言，在 1913 年 Borghi 重新提出 Krukenberg 的看法。在此之前，Aschoff 和 Bacmeister 由于见到单纯胆固醇结石能在无炎症胆囊内发生，因而推断淤滞、肥大或萎缩性胆囊都能在无胆结石、狭窄或炎症下发生。Meltzer 于 1917 年曾对胆囊和 Oddi 括约肌的神经支配关系进行动物实验，认为在两者之间有相互影响的关系，只是单纯的括约肌痉挛也足以导致胆绞痛和黄疸。因此提出“对抗性神经支配定律”学说。Schmeiden(1920)相信胆绞痛和(或)黄疸可因胆液淤滞和胆囊膨胀引起，而器质性或功能性梗阻都是胆液淤滞和胆囊膨胀的原发病因。他还建议在手术台上对膨胀胆囊用手挤压，如有排空障碍，即作为胆囊摘除的指征。显然，这个指征的检查方法过于简单，虽曾流行一时，但被迅速废弃不用。

20 年代后不少学者为寻求其病因，对胆道系统，特别是括约肌解剖学和生理学进行研究。1922 年，Berg 认为 Vater 乳头肌纤维肥大症能导致此病，但多继发于功能痉挛而不是解剖病变。随后有不少的学者同意这个看法，其中以 Westphal (1923) 和 Newmen(1933)最为著名。他们提出张力性和无力性两种胆道运动障碍病。Giodano 和 Mann 及 Strauss 则从另外的角度对脏器病变进行研究。Giodano 和 Mann(1927)认为 Oddi 括约肌肥大不仅在一些胆囊炎病例上见到，也可以在一些消化性溃疡病例上见到。Strauss 及其同事在 1933 年报道十二指肠炎和淤滞能引起 Vater 乳头炎，然后转而引起胆液淤滞，甚至黄疸。因此，主张采用 Billroth Ⅱ式胃部分切除和胃空肠吻合术，或胆总管十二指肠吻合术。显然，这两组研究者所提出的疾病不属于胆道运动功能障碍病的范畴。

Westphal 通过感应电刺激右侧迷走神经的实验而发现：①弱刺激使胆囊收缩，胆总管固有括约肌蠕动和乳头松弛。他相信这是对抗性神经支配定律的正常反应。②较强刺激可使胆囊收缩加强，从而造成胆囊迅速排空，称之为高运动性运动障碍(hypermotildyskinesia)。③如用更强的刺激，则引起胆囊收缩和 Oddi 括约肌的窦部痉挛和胆液停止流动。这种胆道痉挛必然使患者发生胆绞痛，可称为高张力性运动障碍（hypertonic dyskinesia）。Westphal将高运动和高张力胆道运动功能障碍统称为高运动性运动功能障碍（hyperkinetic dyskinesia）。当内脏神经被电刺激时，则发生胆囊松弛，括约肌窦部松弛和乳头收缩，这样就导致了胆囊淤滞扩大和胆液停流。Westphal称此为无力性运动障碍（atonic dyskinesia）。

Westphal根据实验结果将胆道运动功能障碍病分为高张力性、高运动性和无力性3型。其实，在临床应用上只能辨别出高张力性和无力性两型，目前普遍称作张力过强型胆道运动功能障碍和张力减弱型胆道运动功能障碍。

Westphal的功绩在于，首先用实验方法将自主神经和胆道运动功能的生理关系证明清楚。随后又经其他研究者用普鲁卡因对内脏和迷走神经封闭而从反面得到证实。至于如何在临床上将两者鉴别诊断，还是以后的事情。

Newman于1933年发表其著名论文，从临床病象、十二指肠引流液检查和胆囊造影来鉴别诊断这两种病型。此后有不少学者，如Hill（1937）、Schoendube（1939），继续对此进行研究。现将Hill所汇集Newman的临床特征和他本人所观察的X射线显影特征归纳如下（表17-1）。

表17-1　胆道运动功能障碍病的症状和检查

症状和检查	张力型运动障碍	无力型运动障碍
性别	女性多	女性多
年龄	发病时间约36岁	发病时间大于36岁
体型	粗壮	瘦弱
疼痛		
性质	钝性痛，似轻度胆绞痛	沉胀痛，持续性
发作时间	餐后1～2 h	餐后即可见
放射方向	左侧和左背	上腹部
恶心	常见	罕见
呕吐	偶见	多见
黄疸	在发作期有潜性黄疸	潜性黄疸罕见
肠道运动	活跃，倾向于腹泻	抑制，倾向于便秘
局部压痛	在胆囊区	在肝区和上腹部
胃十二指肠引流		
胃	酸度高	酸度低
十二指肠	很少有胆红素	有少量胆红素
油反应	潜伏期较长，反应佳	经久方缓慢流出
毛果芸香碱	反应迟至5 min	无潜伏期，立即反应
感染	无	无
放射线检查		
胆囊浓缩程度	正常	差
胆囊大小	正常	长而壁薄
脂肪餐后胆囊排空	迟缓	有时迟缓
胆总管	可以扩张	正常或稍有扩张
胃	过敏，排空快（如有幽门痉挛则无）	无力，排空缓慢

但是，上述的病状和检查并不能使临床医生在胆道运动功能障碍病的鉴别诊断上迎刃而解。其主要原因有二：其一是症状和检查的特殊性不足；其二是有不少与此混淆的疾病尚未认出，如原发性乳头炎、乳头腺肌肥大症、胰头炎所致的胰内胆管段狭窄、十二指肠球部后淋巴结炎、Oddi括约肌解剖异常（如位置过高或过低）、Vater壶腹和乳头黏膜皱褶肥大或蒂状瘤、十二指肠炎、结肠炎及抗缩胆囊素的作用等。这些疾病或病变都是到20世纪30年代之后始逐渐发现或者认识清楚。由于对胆道运动功能病的化学试验更加深入，以及在X线造影术和手术中胆道测压和比衬造影剂的应用，自50年代后完全能将胆道的器质性疾病和运动功能性疾病区别开来。自60年代后绝大多数的医生是能够鉴别诊断张力过强型和张力减弱型胆道功能紊乱的。

Siffert等于70年代初根据胆囊在X线造影上的形状和在脂肪餐后的收缩反应，从而按张力和运动功能将胆囊和括约肌的动态分成若干型。例如，正常张力高运动型、低运动型、高张力型（运动功能可表现为正常、迅速或迟缓）、低张力低运动型、胆囊纤维病变和胆囊管梗阻，以及括约肌低张力和高张力型等。但是由于这个新分类具有将功能性和器质性病因混杂一起，忽视了神经紊乱同时对胆囊、胆总管和括约肌有不同影响，缺乏典型病状的缺点，至少对我们来说，尚无法只靠造影片上的胆囊形状来进行鉴别诊断。对于Siffert提出的新分类法尚有置疑。

20世纪80年代以来，由于纤维内镜在胆道外科上广泛应用，对于胆道内的压力测定手段越来越先进，对于胆道内的早期病变得以较早地确诊，对于胆道无器质性病变的胆道运动功能障碍病也能得以明确。这给治疗上指明了方向，从而避免了那些原不宜做的手术，致使医疗质量提高，患者痛苦解除。

1893年，西班牙Cajal发现了一类特殊的间质细胞，称为原始的"间质神经元"或Cajal间质细胞(interstitial cells of Cajal，ICC)。Thuneberg(1982)根据ICC的突起与平滑肌慢波之间的时空关系、ICC与平滑肌细胞之间的缝隙连接(gap junction)等形态学依据，推测ICC是慢波电位发生的起搏细胞(pacemaker cell)。随后的研究逐渐证实了这一说法，并认为不同于一般细胞的起搏机制。ICC内的初始内向电流是非电压依赖性的，而主要是受ICC内的Ca^{2+}调控。Ward(2000)的实验发现线粒体摄入Ca^{2+}是慢波电流(slow wave，SW)的起始因素，因为在线粒体内记录到的Ca^{2+}振荡的频率与SW的频率相同，并且线粒体内Ca^{2+}的增高稍早于SW的起搏电流，而局部Ca^{2+}浓度的降低激活了内质网(endoplasmic reticulum)释放Ca^{2+}的通道。Ward(2008)又发现慢波能过ICC-IM与ICC-DMP的信号传导是其长距离散布开来的重要基础。损伤ICC后的平滑肌对胆碱能与肾上腺素能神经的反应减弱。周吕(2003)发现ICC损伤后几乎可完全抑制胃动素(motilin，MOT)和促胰液素(secretin，SEC)对胃体、胃窦的收缩与舒张作用。Faussone-Pellegrini(2006)通过电流记录法监控ICC的活性时发现其对Ach、NO、VIP、ATP等肠神经递质均有反应性。其中NO是肠道中的主要抑制性神经递质，可能是通过激活ICC内可溶性鸟苷酸环化(cGMP)、继发激活cGMP依赖性蛋白激酶的方式，ICC内Ca^{2+}增加，使ICC释放某种因子导致平滑肌舒张，而NO是作为第二信使起舒张作用。这说明ICC是神经元细胞和平滑肌细胞的纽带，启动起搏点电活动同时，调节整合来自神经元的信号下达至肌细胞。ICC由于出现在那些具有节律性收缩的器官或组织内，呈现出自主起搏功能和平滑肌细胞媒介作用。ICC的减少或缺失，首先被人们与运动相关性疾病联系起来。如胆道、胆囊及Oddi括约肌的舒缩功能的失调，糖尿病性胃轻瘫，慢传输型便秘，溃疡性结肠炎以及克罗恩病等，都与ICC有关。对于胆道ICC的进一步深入研究，有助于对胆道运动功能障碍疾病的进一步解释。

17.2 胆道运动功能障碍综合征

胆道运动功能障碍综合征(biliary tract dyskinesis syndrome)系指胆道并无器质性病变，而是由于胆道运动功能障碍而引起的上腹部疼痛、消化不良、恶心、呕吐，甚至伴有黄疸的一组综合征。该征于1931年首先由Westphal报道。胆道运动功能障碍综合征，通常可分为两型：一型为由Oddi括约肌痉挛所致的张力过强型胆道运动功能障碍；另一型为由Oddi括约肌麻痹所致的张力减弱型胆道运动功能障碍。临床上以前者多见。

17.2.1 张力过强型胆道运动功能障碍

张力过强型胆道运动功能障碍又称为痉挛性胆道运动功能障碍。本病多在胆囊摘除术后方被认识出来，而且在术中也未发现胆囊内有任何结石，也未对胆道进行测压。一般来说，本病不用手术治疗。如果因误诊而施行了胆囊摘除，那么疼痛和其他病状还要持续1～2年或者更久，然后才得以缓解。

【病因】引起Oddi括约肌痉挛的原因如下。

(1) 反射性因素　腹膜、肾脏及胃肠道的疾病可反射性地引起Oddi括约肌痉挛。常见的有阑尾炎、十二指肠溃疡、肾结石、胰腺炎、腹膜炎等。

(2) 自主神经功能紊乱　如过度疲劳、心情紧张、妇女月经期等。

(3) 胃酸过高　胃酸过高本身可刺激Oddi括约肌发生痉挛。

(4) 激素的因素　妊娠早期激素浓度的改变常可引起Oddi括约肌发生痉挛。

Oddi括约肌痉挛轻者可无明显病理变化，严重时可有不同程度的胆道扩张，胆汁淤滞，产生黄疸。有的还可继发胆道感染，但较少见。

【临床表现】

(1) 餐后腹痛　餐后2 h左右常有右上腹部不适和腹痛，疼痛可向肩胛和右腰背部放射。

(2) 消化不良　食欲缺乏，食后饱胀，进食油腻食物后可有恶心和呕吐，有些患者常伴有胃酸过高而有反酸、嗳气。

(3) 轻度黄疸　因Oddi括约肌痉挛、水肿而产生轻度梗阻性黄疸。

【诊断】患者原无胆囊结石而做了胆囊切除术，或未做手术而经B超、胆道静脉造影，或经内镜逆行胰胆管造影也无异常发现。但患者有餐后腹痛、轻度黄疸和消化不良的症状。绞痛发作时可给予亚硝酸异戊酯吸入剂，能立即解除疼痛。这说明是张力过强型胆道运动功能障碍病，而不是胆道器质性疾病。此外，胆道内测定压力升高、血清碱性磷酸酶轻

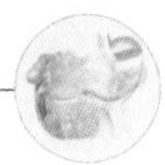

度升高、血清胆红素直接反应阳性等均有助于诊断。

【治疗】 一般说来，不会由于胆囊切除术或其他胆道手术而解除患者的绞痛及其他症状。外科医生均主张保守治疗。其实不论用哪种治疗方法，最终是靠其自然缓解。常用的药物疗法以用普鲁卡因溶液做迷走神经阻滞术的效果最为迅速有效。

【预后】 本病预后良好。

17.2.2 张力减弱型胆道运动功能障碍

张力减弱型胆道运动功能障碍又称胆囊弛缓综合征(atony gallbladder syndrome)、惰性胆囊综合征和Chiray综合征。于1953年首先由Chiray报道，后来即被广泛采用，但也有对其观点持异议者。

【病因】 Hess认为张力减弱型是因体质虚弱和自主神经系统紊乱所致。因此，常伴有胃、肾或横结肠下垂、疝、便秘和黏液性结肠炎。在他报道的24例张力减弱型胆道运动功能障碍患者中，18例就有上述的伴发病。笔者报道的13例中，大多属体型细瘦、腹腔内脏下垂和胃酸降低者。引起胆囊排空延迟的因素较多，诸如迷走神经切除或功能低下，交感神经兴奋性增高，缩胆囊素的分泌受到抑制，胃酸降低或缺乏，哮喘和某些蛋白质的变态反应，妊娠等内分泌的改变及完全胃肠道外营养等。

何春兰(2007)报道1例罕见的巨大胆囊。女性，55岁患者，以腹胀5年，加重半年，诊断腹腔囊肿入院。术中见右上腹一巨大囊肿与肝脏关系密切，在胆囊三角区与胆囊管相连，确认为巨大胆囊。从胆囊内抽出黄绿色混浊液3 600 ml，胆囊管直径4 mm，胆总管直径8 mm，胆囊管和胆总管内均无结石，胆流通畅。切除胆囊病理报告为胆囊壁组织，内衬柱状上皮，可见罗-阿窦形成。病理诊断为慢性胆囊炎。

【临床表现】

(1) 疼痛　在右上腹部有胀痛、坠痛或绞痛，多属持续性，局部可有深压痛，但无腹肌激惹现象。常可有右腰背部疼痛不适，Boas征阳性。无寒战、高热和黄疸。

(2) 消化不良　常有消化不良，食欲缺乏，厌食脂肪类食物，时有恶心，但呕吐少见。

(3) 胆囊肿大　胆道静脉造影时可见胆囊大而无力，若悬吊的水袋，底部呈三角形。Hess也提到胆囊的收缩功能大部丧失，对脂肪餐没有反应，或者颇显微弱。笔者所见到的胆囊管狭曲综合征，不仅胆囊尚存在相当程度的收缩反应，而且其形状仍保持边界弯圆，只是胆囊扩大，其外形如长茄。第3个显影特点是Vater乳头松弛，致使含碘的胆液迅速流入十二指肠内。此外，胆道管内径稍见有增宽。

(4) 胆道内低压　据文献报道，胆囊和胆总管的充盈压力和流动压力均有不同程度的降低。内压测定不能在麻醉下进行，也不应在患者精神紧张时进行。往往需要先施行胆囊造瘘术或者经皮胆道穿刺及通过内镜来测定。

【诊断】 瘦弱型女性多见，右上腹部时有疼痛和不适，厌食油腻食物。静脉胆道造影或B超检查胆囊肿大且弛缓，排空延迟。肝功能检查正常。血清碱性磷酸酶均正常。根据上述几点，一般诊断不难。但要注意的是，如继发胆囊或胆道感染、结石时，则应诊断为继发疾病。本征尚应与慢性胆囊炎、慢性病毒性肝炎及肝外胆道梗阻所引起的胆囊代偿性扩大相鉴别。

【治疗】 胆囊切除术不能治愈这类患者，也难在手术后逐渐缓解。药物治疗如缩胆囊素可起暂时的效果。最好是做内脏神经普鲁卡因阻滞术。内脏神经切断术的疗效也只能维持半年左右。如继发感染或结石时则应行相应的治疗。

【预后】 根本解除症状较困难。建议进行体育锻炼，增强体质，可能会收到良好的效果。

（李清潭　顾树南）

17.3 Oddi括约肌功能障碍综合征

Oddi括约肌功能障碍综合征(sphincter of Oddi dysfunction syndrome, SODS)是指由于Oddi括约肌功能异常而在临床上常出现反复发作的上腹部疼痛，黄疸、肝功能异常，血清转氨酶、淀粉酶增高等为主的一个综合征。常可分为Oddi括约肌狭窄(sphincter of Oddi stenosis, SOSS)和Oddi括约肌运动功能障碍(sphincter of Oddi dyskinesia, SODK)两类。前者是多指由于Oddi括约肌的慢性炎症和纤维化所致部分或全部括约肌狭窄；而后者多指括约肌高压带间歇性功能性阻塞，常由Oddi括约肌痉挛、肥厚、去神经所致，但可被平滑肌松弛剂的应用而有所缓解。

Oddi括约肌功能障碍(sphincter of Oddi dysfunction, SOD)是指无论有无胆囊切除病史，在胆胰管解剖结构无变化的情况下，Oddi括约肌(sphincter of Oddi, SO)失去正常生理功能，导致患者胆汁、胰液排出受阻，使胆管、胰管内压升高，出现胆汁淤积、胰源性腹痛或急性胰腺炎。它是一个病理症状，而非对病因、病理生理及对解剖层面概念的描述，主要表现为腹痛、肝脏或胰腺的酶谱升高、胆道或胰管扩张或胰腺炎发作。临床上，SOD 并不少见，特别是在胆囊切除术后，发生率可达 1.5%，女性多见。胆囊切除术后的患者，SOD 检出率<1%，在胆囊切除术后仍有症状的患者中，检出率为 14%。与之对应的胆囊功能障碍属于胆囊动力障碍，临床特征为胆囊炎样痛。其病因可以是胆汁代谢紊乱（胆汁中胆固醇浓度过高），也可以是胆囊动力改变。胆囊动力异常可引起胆汁淤积，影响胆汁流向及循环，进而使胆囊内胆汁组成成分改变，最终可导致胆石症和急性胆囊炎等器质性病变。

【Oddi 括约肌的解剖与生理】Oddi 括约肌（sphincter of Oddi，SO）是一种神经肌肉类组织，位于胆管、胰管和十二指肠交界处。Oddi 括约肌的解剖结构在各物种间的变化较小，Oddi 括约肌中存在着广泛的神经支配，以调节其运动，同时也调节 Oddi 括约肌与十二指肠、胆囊和胃之间的运动。Oddi 括约肌的功能还受到胆道 Cajal 间质细胞（interstitial cell of Cajal，ICC）、神经、生物活性药物和神经递质等多种因素的调控。研究 Oddi 括约肌的运动调节和神经反射的作用，有助于进一步了解正常的 Oddi 括约肌的功能，以及对它功能有影响的相关因素。

Oddi 括约肌（SO）是位于十二指肠降段内侧偏下部位肠壁内向肠腔突出平滑肌，于 120 多年前由 Ruggero Oddi 发现并命名。Oddi 括约肌由胆总管括约肌、胰管括约肌、壶腹部括约肌和纵肌束组共同组成，主要功能是调节胆汁、胰液流入十二指肠，防止肠液反流入胆管、胰管及调控胆囊的充盈。上述这些功能的有效调控主要是通过 Oddi 括约肌收缩和舒张运动来实现的，Oddi 括约肌的运动主要由受体液和神经因素两方面共同调节。副交感神经是 Oddi 括约肌的主要神经支配。动物试验表明，迷走神经干切断后 Oddi 括约肌呈兴奋和抑制综合性反应，但最近的研究表明更倾向于抑制作用。缩胆囊素（cholecystokinin，CKK）是调节胆道运动最主要的激素，在 CCK 受体以 4 种类型存在于胆道系统，包括位于胆囊肌层和黏膜内的胆碱能节后神经元的兴奋型受体。另外两种分布于 Oddi 括约肌，包括位于黏膜内的非肾上腺素非胆碱能神经元和位于 Oddi 括约肌的环形肌的受体。前者介导 CCK 对 Oddi 括约肌的松弛效应，而后者与 CCK 结合后对 Oddi 括约肌的运动具有兴奋作用。生长抑素（somatostatin，SS）可以调节 Oddi 括约肌的运动，国内外学者认为 SS14 对 Oddi 括约肌具有松弛作用已经基本达成共识，其能降低 Oddi 括约肌的基础压和收缩幅度。其他激素如促胰液素、促胃液素，促胃动素等均可影响 Oddi 括约肌运动。

Oddi 括约肌的主要功能是：①调节胆汁和胰液进入十二指肠；②调节胆汁进入胆囊；③防止十二指肠的内容物反流入胆道系统，使胆管胆汁不被污染；④适时排出胆汁，帮助消化。

【胆囊运动】空腹时肝胆汁在胆囊中浓缩并在进食时排入十二指肠，胆囊使胆汁流入肠道帮助消化，促进脂类和脂溶性维生素的吸收，并抑制肠道菌群过度繁殖。胆囊的收缩活动受到神经和激素的调节，其中 CCK 是胆囊收缩的主要介质。胆固醇结石组患者进食后胆囊排空明显减弱或消失。胆囊运动障碍是胆囊结石形成的直接因素，还是导致继发炎症或过剩胆固醇在胆囊平滑肌上的储积仍有争议。但是，胆囊运动会受到妊娠、肥胖、肥胖患者体重快速下降、糖尿病、全肠外营养等胆囊结石高危因素的影响，而胆囊运动受损是成功体外碎石后结石复发的独立因素。胆囊运动取决于胆囊平滑肌细胞膜 CCK 及其协同剂受体的含量而非炎症或损伤。研究表明，奥曲肽可抑制餐后 CCK 的释放及胆囊的收缩。*CCK-1* 基因敲除的小鼠可诱导胆囊淤滞，增加结石形成的概率，胆囊结石患者 CCK 受体的 mRNA 表达降低，使胆囊空腹体积增加而导致胆囊胆汁淤积。给予全肠外营养患者予以每天注射 CCK，或者给予快速体重下降者以含脂饮食诱导 CCK 释放恢复胆囊的动力可明显预防结石的形成。所以胆囊运动障碍是胆囊结石的重要因素之一。

【胆囊与 Oddi 括约肌】胆囊与 Oddi 括约肌功能的关系一直存在争论。Thune 等发现人胆囊与 Oddi 括约肌之间存在反射性调节，这一反射受胆囊和（或）胆道上段的充盈度调节，以维持胆道压力的稳定。Tanaka 认为胆囊起缓冲池的作用。关于胆囊切除之后 Oddi 括约肌的功能改变尚有争论。Edward 认为胆囊切除对 Oddi 括约肌功能无直接影响，Schumpelick（1990）也认为胆囊切除术后胆道排泄所致的功能性后果很少。而 Corazziar（2010）发现胆囊切除后，Oddi 括约肌基础压及收缩压降低。Middelfart（1999）动物实验表明，胆囊切除改变了 CCK 对 Oddi 括约肌功能的正常效应，胆囊切除增加了胆总管压力，减少了时相收缩频率，对于基础运动改变不大。Schoeneman 认为胆囊切除后，导致胆汁

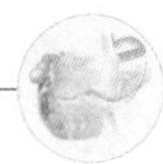

的压力缓解作用消失，十二指肠-胆道反流，胆汁代谢改变，而对于胆管的改变，例如 Oddi 括约肌功能异常、结石、狭窄的影响很少。印弘等发现胆囊对稳定 Oddi 括约肌压力起重要作用，两者存在内在稳定关系，胆囊切除者 Oddi 括约肌基础压明显降低，造影图像显示 Oddi 括约肌段管腔在排胆时管径增大，排胆开放时间延长。Oddi 括约肌功能与形态的这种改变，利于胆汁的排出，但因其基础压降低，收缩时间缩短，提示阀门作用减弱。

【结石与 Oddi 括约肌】壶腹部结石、Oddi 括约肌痉挛或狭窄都是引起胆道疾病的原因。胆结石在患者急性腹痛时，由于胆道内压力突然增高，各种形状不同、大小不一的结石在排出胆道时极易损伤 Oddi 括约肌，严重时可导致 Oddi 括约肌撕裂、出血。愈合后就致纤维化，形成 Oddi 括约肌组织狭窄，严重者则导致 Oddi 括约肌关闭不全(sphincter of Oddi dysclosure，SODC)。研究表明，有胆结石的患者一旦出现剧烈的腹痛，则应想到有结石从胆道排入肠道的可能。

【病因与发病机制】

(1) 基础压升高　Oddi 括约肌的基础压为 10 mmHg，若超过 45 mmHg 则认为是异常。胆囊切除术后，因为切断了支配 Oddi 括约肌抑制性非胆碱能非肾上腺素能神经，致使 Oddi 括约肌失去或减弱了抑制的调节。相反，这时的 Oddi 括约肌的兴奋性神经原作用相对增强，均可使 Oddi 括约肌的基础压升高。此外，胆囊和 Oddi 括约肌均是 CCK 受体的主要存在部位。在生理条件下，CCK 促胆囊收缩，同时使 Oddi 括约肌处于舒张状态以利于胆汁的排出，并协调两者之间的运动。当胆囊切除术后，两者之间的协调作用消失，CCK 对 Oddi 括约肌的直接激动占优势，导致 Oddi 括约肌的蠕动增强。

(2) 收缩频率增加　Guelrud 等研究了 50 例正常人 Oddi 括约肌自主节律性收缩压力，平均的自动节律力压要比基础压力高出 128 mmHg，其平均频率是 4 次/min，平均收缩时间是 6 s。正常人 Oddi 括约肌的自动收缩具有方向性。60%的收缩波为顺行性，14%是逆行的。若逆行性收缩波的大量出现，提示可能存在 Oddi 括约肌功能障碍综合征。研究发现，Oddi 括约肌的逆向收缩超过 50%，则会导致胆汁排出障碍，引起胆道压力增高，产生疼痛。即使是顺行性收缩，若每分钟收缩 2～6 次，则连续反复收缩就可产生高于十二指肠 50～140 mmHg 的压力。使胆道处于高压状态。

(3) Oddi 括约肌对 CCK 的异常反应　在正常情况下，CCK 对 Oddi 括约肌节律性收缩产生抑制作用，并使基础压下降，而有些 Oddi 括约肌功能障碍患者经静脉注射 CCK 后，由于抑制性神经纤维的损伤或缺失，可导致 CCK 直接作用于平滑肌而引起兴奋作用，表现为收缩频率增加。基础压升高。

【SOD 的病理与临床分型】目前，SOD 有两种病理类型。①Oddi 括约肌组织狭窄(sphincter of oddi stenosis，SOSS)。括约肌的部分或全部狭窄，由慢性炎症和纤维化所致，与胰腺炎、胆道结石所致的乳头损伤、胆总管手术时创伤有关。此种结构的异常可伴内镜测压仪显示的括约肌基础压力升高和收缩相改变，属于组织结构上的异常。②Oddi 括约肌运动障碍(sphincter of oddi dyskinesia，SODK)是指括约肌高压带的周期性功能阻滞，多是由于括约肌痉挛、肥大或去神经所致，也可引起括约肌基础压的升高。与括约肌狭窄所不同的是后者可被平滑肌松弛剂缓解，属于间歇性、功能性胆道系统压力增高。

17.4 胆道 Oddi 括约肌功能障碍

【临床表现】主要表现为上腹痛或右上腹痛，可向肩背部放射，同时伴恶心、呕吐，每次发作持续 3～4 h，数周或数月发作 1 次，解痉药物可缓解。部分患者呈急性发作，表现为上腹部持续性疼痛或不适，使用阿片类镇痛药物无效，甚至可加重发作。与腹痛有关的临床表现是：恶心、呕吐，以及背部和(或)右侧肩胛间区放射性疼痛(胆道型)。疼痛可因身体前屈可减轻(胰腺型)，进食后发作或者加重，夜间痛醒。除上腹或右上腹轻度压痛外，腹部常无阳性体征，无局限性腹膜炎表现。胆汁排出不畅，可有不同程度巩膜黄染。

【辅助检查】

(1) 内镜下括约肌测压(sphincter of oddi manometry，SOM)

1) 十二指肠镜下括约肌测压术：在胰胆管造影显示胆树并排除胆道结石、肿瘤之后，可插入测压管进行胆、胰管测压。测压法是直接测量 Oddi 括约肌胆道动力学改变，是目前诊断 SOD 的“金标准”。Oddi 括约肌的正常平均基础压为 15 mmHg(5～35 mmHg)，而 SOD 患者的压力＞40 mmHg(表 17-2)，SOSS 患者不受使用平滑肌松弛剂的影响，对 Oddi 括约肌运动失常者则其收缩压可高达 50 mmHg，收缩频率加快＞7 次/min。因此，一般将 Oddi 括约肌压力＞40 mmHg 作为诊断的临界标准。Ⅰ型 SODF 患者的 SOM 异常率高达 95%，而Ⅱ型 SODF 的 SOM 异常率仅 28%～60%，Ⅲ型 SODF 的 SOM 异常率仅为 7%～55%。胆道测压存在一些弊端：①创伤性检查，费用昂贵，操作复杂；②与单纯 ERCP 相比，内镜测压后胰腺炎发病率增加，其原因包括逆行插管造成的 Oddi 括约肌机械损伤、高压灌注、造影剂的使用、细菌感染、原有的胰腺炎病史等；③镇静剂的使用影响数据测定，不能真实反映压力与疼痛间的相关性。

表 17-2 胆总管和胰管压力测定参考值

指标	正常($X \pm SD$)		胆胰管异常
	胆总管	胰管	
导管压力(mmHg)	(7.4±1.7)	(8.0±1.6)	
基础压力(mmHg)(8～26)	(16.2±5.8)	(17.3±5.8)	＞40
位相性收缩			
幅度(mmHg)	(136.5±25.9)(82～180)	(127.5±21.5)(90～160)	＞350
持续时间(s)	(4.7±0.9)(3～6)	(4.8±0.7)(4～6)	
频率(次/min)(3～10)	(5.7±1.4)	(5.8±1.5)	＞7
传导方式(%)			
同时	55(10～100)	53(10～90)	
顺行	34(0～70)	35(10～70)	
逆行	11(0～40)	12(0～40)	＞50

2）胆道镜下括约肌测压术：其原理及器械与十二指肠镜下测压类似。优势在于胆道镜下压力测定操作简单，技术要求相对不高。但是由于胆道系统处于非封闭状态，测量结果多低于 ERCP 测量结果。另一优势是胆道镜测压后急性胰腺炎的发病率大大低于经 ERCP。不足之处是只能适合术中或术后留有 T 管的患者。

（2）内镜下逆行性胰胆管造影（endoscopic retrograde cholangio-pancreatography，ERCP） ERCP 可直接观察十二指肠乳头的改变，同时可对胆管和胰管造影，具有狭窄带显像（narrow-band imaging，NBI）功能的内镜可排除十二指肠乳头、胆总管末端和胰腺器质性病变。SOD 患者内镜下可发现以下情况：①十二指肠乳头开放和关闭运动减弱或消失；②乳头狭窄致插管困难；③平卧摄片胆总管直径＞12 mm、胰头部直径＞6 mm、体部直径＞5 mm；④平卧造影剂排空时间延长，胆总管排空时间超过 45 min，胰管排空时间超过 9 min；⑤胆总管下端狭窄。胃肠道穿孔、胰腺炎等创伤性并发症是 ERCP 的主要弊端。

（3）血清生化学检查 转氨酶升高，至少两次与胆痛密切相关，就应考虑胆管型 Oddi 括约肌功能障碍的可能性。腹痛发作时伴淀粉酶和（或）脂肪酶增高，应考虑胰管型 Oddi 括约肌功能障碍，但该检查敏感性和特异性相对较低。

（4）定量的肝胆管核素闪烁扫描（quantitative hepatobiliaryscintigraphy，QHBS） 是一种非创伤检查，注射核素^{99m}Tc（^{99m}锝）后通过括约肌阻力的增加来间接判断括约肌的运动功能。Oddi 括约肌狭窄（SOSS）患者显示核素通过率减少，具有高度的可重复性，而 Oddi 括约肌运动障碍（SODK）患者则在重复扫描时显示不恒定。但动态肝胆闪烁显像不能用于区别肝实质、肝内胆汁淤积和肝外胆道病变，无助于胰源性疼痛者的诊断。有学者提出 CCK 刺激后肝胆闪烁显像与视觉和定量指标相结合的评分体系，可用于胆囊切除术后疑似 SOD 者的筛选检查。

（5）超声检查 正常人行脂餐试验或胆囊收缩刺激试验（CCK-8）后，胆总管直径多无变化，但在 SOD 患者，尤其是胆囊切除术后的患者，其直径多增加 2 mm 以上，为胆汁排泄受阻导致。促胰液素试验是在促胰液素刺激下测量主胰管的直径及 SO 的运动情况。SOD 的患者在肌内注射促胰液素后可出现主胰管持续扩张＞20 min。超声下促胰液素试验针对 SOD 胰源型的诊断提供了一项有价值的诊断方法。该检查的诊断意义不及 Oddi 括约肌测压。Ⅲ型患者中其敏感性和特异性较Ⅰ型患者显著降低。其优点是非侵入性和操作方便；不足之处在于需要经验丰富的超声医师，并且该检查时间较长，多需要在注射促胰液素后观察 1 h。

（6）分泌素刺激的 MRCP 检查（secretin-stimulated MRCP，ssMRCP） MRCP 在临床上已被广泛使用，经促胰液素刺激 MRCP 是静脉给予促胰液素后行 MRCP 检查。外源性促胰液素刺激胰腺外分泌部分分泌液体和碳酸氢盐。在内镜测压研究中已经表明在健康受试者这种效果是暂时的。给药 1 min 后胰管压力增加，5 min 后几乎完全恢复到基础值。这种现象可以被解释为：促胰液素刺激增加了胰管细胞分泌液体，同时在给药后前 5 min 增加 Oddi 括约肌收缩，阻止液体通过 Vater 壶腹释放。Oddi 括约肌测压法是目前最精确的 Oddi 括约肌功

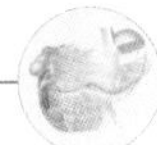

能障碍测试方法，但是这种方法增加了测试后胰腺炎发生的风险，经促胰液素刺激 MRCP 有类似于 ERCP 的诊断价值。Mariani 等(2003)在 18 例特发性急性复发性胰腺炎的患者中进行了经促胰液素刺激 MRCP 和 Oddi 括约肌测压法评估 Oddi 括约肌功能障碍的对比研究，经促胰液素刺激 MRCP 和 Oddi 括约肌测压法在 13/15 患者中结果一致(86.7%)，诊断的阳性率和阴性率各为 81.8%和 100%(kappa value 0.706)。经促胰液素刺激 MRCP 对于 Oddi 括约肌功能障碍是有用的非侵袭性诊断方法。

(7) 吗啡/新斯的明激发试验　肌注 10 mg 吗啡和 1 mg 新斯的明后，可导致 Oddi 括约肌痉挛，又可促进胰液分泌，此时若天冬氨酸氨基转移酶、丙氨酸氨基转移酶和(或)血清淀粉酶升高 4 倍或者以上并产生腹痛被视为阳性。虽然一直声称这个测试简单实用，但该试验的特异性和可重复性是比较低的，因为它可能产生的 Oddi 括约肌痉挛与由于肠痉挛而产生的非特异性腹痛十分相似。Tzovaras(1998)联合应用药物激发试验与闪烁扫描法，发现药物激发试验阳性与扫描梗阻图像间有很好的相关性。

【诊断及依据】功能性胆道型 Oddi 括约肌紊乱必须具备下列 2 个条件：①符合胆囊及 Oddi 括约肌功能紊乱诊断标准；②淀粉酶/脂肪酶正常。具备以下特点支持诊断：血清氨基转移酶、碱性磷酸酶或结合型胆红素短暂升高，且至少与 2 次腹痛发作相关。

【鉴别诊断】

(1) 胆囊结石/胆囊炎　腹部疼痛多在脂肪餐后出现或加重，可有较窄样疼痛，伴有右肩背部放散痛，右上腹部或者剑突下方有压痛，典型病例可有 Murphy 征阳性，腹部超声可确诊，常需手术治疗。

(2) 胰腺炎　多在饱食、脂肪餐或者大量饮酒后发作，腹部疼痛剧烈，血、尿淀粉酶显著升高，腹部 CT 检查可发现胰腺肿胀、渗出。

(3) 胃炎　症状轻重不一，主要表现为上腹饱胀、隐痛。食欲缺乏、嗳气、反酸、恶心、呕吐等。内镜检查可见胃黏膜充血、水肿、渗出，可有点状出血及小糜烂灶。

(4) 消化性溃疡　腹部疼痛有一定规律性、季节性，如饥饿痛，严重者可有消化道出血、穿孔表现，上腹部可有压痛，胃镜检查多可发现溃疡病灶，目前以抑酸药物为主的保守治疗。

(5) 结肠肝区肿瘤　多为隐痛，有 50%～60% 患者血红蛋白<100 g/L，腹部包块也是结肠肝区肿瘤常见表现，肠镜检查可予确诊。

(6) 右肺炎　右下肺炎由于刺激膈肌可产生类似右上腹部疼痛的表现，但常伴有咳嗽、咳痰、发热等呼吸道表现，胸部影像学检查可鉴别。

【并发症】

(1) 胆源性胰腺炎　胆道压力增高，若高于胰管压力，胆汁可能逆行进入胰管，引起胰酶提前激活进而造成胰腺炎，合并胆道感染也可刺激胰管括约肌而诱发胰腺炎。

(2) 胆管炎　Oddi 括约肌长时间处于收缩状态，胆道系统胆汁储积，合并细菌感染多可诱发胆管炎。

(3) 胆囊炎　Oddi 括约肌长时间处于收缩状态，胆道系统胆汁储积，胆囊内胆汁排空延迟、胆汁淤积合并细菌感染多可诱发胆囊炎。

(4) 抑郁症　患者反复入院，未接受有效治疗，腹部疼痛反复发作，影响休息、工作，可出现类似抑郁症等精神类疾病。

(5) 厌食症　与进食后腹部不适疼痛有关，腹部疼痛时也不敢进食，进而形成恶性循环，最终导致患者不敢进食或者不能正常进食。

【治疗】SOD 的治疗包括药物治疗、内镜治疗及手术治疗，目的是降低胆道及胰管的压力。

(1) 药物治疗

1) 抗胆碱能药物：该类药物主要通过抑制平滑肌上胆碱能受体起作用，常用药物有阿托品、颠茄类生物碱及其衍生物。阿托品对压力正常的 Oddi 括约肌无作用，但对压力高的 Oddi 括约肌有一定的松弛作用。实验证明，按 12 pg/kg 静注阿托品，可显著降低 Oddi 括约肌基础压与基础收缩幅度。由于该药在心血管方面的不良反应，目前仅用于急性发作时缓解症状。

2) 生长抑素及其类似物：代表药物是生长抑素(思他宁)，国内外学者认为生长抑素能降低 Oddi 括约肌的基础压和收缩幅度，甚至减慢收缩频率。而奥曲肽对 Oddi 括约肌的影响还存在争议，国内实验证明高浓度的生长抑素可以抑制 Oddi 括约肌肌电活动，导致 Oddi 括约肌处于舒张状态；而低浓度维持剂量可以使 Oddi 括约肌肌电活动处于兴奋状态，导致 Oddi 括约肌蠕动加快。Fazel 等发现能降低 Oddi 括约肌基础压和收缩压，且并不明显影响 Oddi 括约肌收缩幅度和收缩频率及胆道压力，进一步认为奥曲肽对 SOD 患者是有治疗价值的药物。另有学者报道蛋白酶抑制剂加贝酯能明显抑制 Oddi 括约肌的运动。

3）促胃肠动力药：常用药物有多潘立酮，西沙必利等。Baker 等（1990）观察了西沙必利对澳洲负鼠的 Oddi 括约肌的影响，结果发现用药后 Oddi 括约肌的运动功能明显受抑制，而且西沙必利可促进胆囊排空，说明它可以促进胆囊和 Oddi 括约肌的协调运动。

4）镇痛镇静药：常规剂量的吗啡及布桂嗪（强痛定）对 Oddi 括约肌起激动作用，哌替啶（杜冷丁）对 Oddi 括约肌无明显作用，曲马朵对 Oddi 括约肌具有抑制作用。咪达唑仑（咪唑安定）：对 Oddi 括约肌基础压，收缩频率，收缩幅度，收缩间期均无作用。

5）钙离子拮抗剂：该类药物通过阻滞钙通道而松弛平滑肌，对 Oddi 括约肌有抑制作用。常用硝苯地平（心痛定）10～20 mg，口服，可以降低 Oddi 括约肌压力，缓解症状。

6）硝酸甘油类：能降低 Oddi 括约肌基础压和时相性收缩幅度，对 Oddi 括约肌痉挛有解痉作用，但作用短暂。长期疗效有待进一步研究。

（2）*内镜治疗*　包括肉毒杆菌毒素注射疗法、支架植入术、球囊扩张术、内镜下 Oddi 括约肌切开术（EST）等。

1）肉毒杆菌毒素治疗：在括约肌内注射肉毒杆菌毒素（botulinum toxin，BTX）可降低其平均基础压、振幅和运动指数，促进胆汁排泄，缓解部分症状。方法：内镜下在主乳头部 1 点处，注射 100 U 肉毒毒素，约 80% 患者经治疗后，3 个月内无症状出现。Wehrmann 等（1998）研究表明内镜下 Vater 壶腹注射肉毒素是安全的，从而避免半数患者不必要的括约肌切开，而且肉毒素注射后无效者行 EST 仍然无效。与 EST 相比，内镜下 BTX 注射技术要求低，不良反应小，该方法是一种短期、安全、有效的治疗方法。

2）支架置入术：对 SOD 引发的特发性胰腺炎具有较好的疗效。支架引导的 EST 术可以减少单纯 EST 术后急性胰腺炎等并发症的发生。

3）球囊扩张：对 Oddi 括约肌的损害较小，更多地保留了 Oddi 括约肌的功能。对胆道Ⅰ、Ⅱ型疗效较好，Ⅲ型不佳；对胰源型 SOD 也无明显疗效。1982 年，Staritz 首先介绍在内镜下乳头气囊扩张术（endoscopic papillary balloon dilation，EPBD）用于治疗 SOD，1994 年以后才被广泛应用，但其损伤并不比 EST 轻，而且长期效果也不理想，不能替代 EST。

4）EST：对于反复发作的 Oddi 括约肌功能障碍患者，最好的治疗方法是 Oddi 括约肌切开术，尤其是胆道 SOD 治疗反应率为 30%～70%。John（2005）等资料显示，EST 对Ⅰ、Ⅱ、Ⅲ型患者症状改善率分别为 100%、91% 和 50%。这说明病变越严重切开术的疗效越满意。Ⅰ型 SOD 是括约肌的纤维狭窄性病变，应首选内镜下 Oddi 括约肌切开术（endoscopic sphincterotomy，EST），Shrestha 等（2001）主张Ⅰ型 Oddi 括约肌功能障碍患者可不行 Oddi 括约肌测压而直接行 EST。EST 可使 90% 以上患者的症状得到缓解；倘若在技术操作上有困难时则只能剖腹施行 Oddi 括约肌切开成形术（sphinterotomy and plasty，SOP）。根据术中情况，必要时也需对胰管开口做切开引流。Ⅱ型为括约肌运动功能障碍，首先以药物治疗为主，可使用钙通道拮抗剂，Friedenberg 等（2004）报道使用肉毒素，可有效地治疗Ⅱ型 SOD，无效者可考虑行 EST。

（3）*手术治疗*　对于不宜行 EST 治疗或 EST 治疗失败的 SOD 患者可考虑外科手术治疗。外科手术可解除胆道末端、胰管开口处的梗阻，避免壶腹瘢痕和再狭窄。常采取括约肌切开术、十二指肠乳头成形术、十二指肠乳头切开术和胆肠吻合术等，其中以乳头成形术的疗效较好。

1）括约肌切开成形术：符合胆流的正常生理通道，与肝外胆道空肠或十二指肠吻合术相比没有形成盲端综合征的可能性。同时不改变胃肠道正常生理通道。不足之处在于仍有可能发生不可避免的肠胆反流。若反流又不能顺利排出，则易招致逆行胆道感染发生，反复胆道感染也增加胆管癌风险。胆道手术也可出现十二指肠漏、出血和急性胰腺炎等严重并发症。一旦发生，病死率极高。

2）胆肠吻合术：适应证如下。①Oddi 括约肌切开术后复发者或 Oddi 括约肌切开成形术后逆行感染严重者；②胆总管末端狭窄段较长者；③胆总管明显扩张，肝胆管内堆满结石难以取净者；④Oddi 括约肌狭窄并发胆总管泥沙样结石并有结石复发倾向者。常用术式为胆囊空肠襻式吻合术（即改良式胆囊空肠 Roux-en-Y 形吻合术）、胆总管十二指肠吻合术、间置空肠胆管十二指肠吻合术、胆管空肠 Roux-en-Y 形吻合术。胆管空肠 Roux-en-Y 形吻合术适于任何部位的胆道重建术，也适于十二指肠乳头 Oddi 括约肌狭窄的胆道重建术，与胆总管十二指肠吻合术相比。该术式防反流效果较好，胆道逆行胆道感染的发生率小。

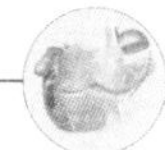

17.5　胰管 Oddi 括约肌功能障碍

【临床表现】胰腺型 Oddi 括约肌功能紊乱多见于中年女性，患者常表现为间歇性、发作性上腹痛，发作时伴有血淀粉酶或脂肪酶升高，有时可伴有肝脏酶学异常。经反复检查不能发现患者的确切病因，临床常诊断为特发性复发性胰腺炎。

【辅助检查】见功能性胆管型 SOD。

【诊断及依据】功能性胰腺型 Oddi 括约肌疾病诊断必须同时具备以下 2 项：①符合胆囊及 Oddi 括约肌功能紊乱特点；②血淀粉酶/脂肪酶升高。

【鉴别诊断】

（1）复发性胰腺炎　由胆囊结石的通过，胆汁淤积或微小结石等引起。

（2）亚临床性慢性胰腺炎　由酒精、结构性的损害（如肿块，畸形等）、药物和高脂血症等引起。

【并发症】见功能性胆管型 SOD。

【治疗】见功能性胆管型 SOD（图 17－1）。

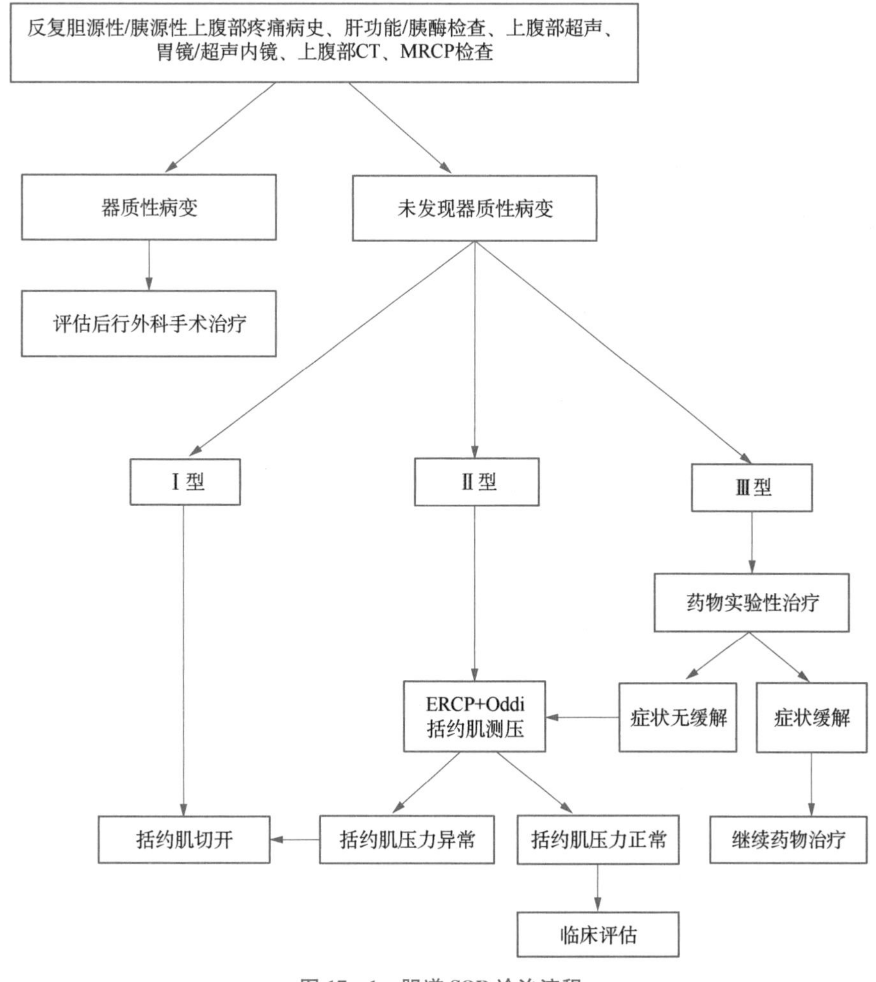

图 17－1　胆道 SOD 诊治流程

（杨玉龙　张　诚　史力军）

17.6　胆囊切除术后综合征

胆囊切除术后综合征（post-cholecystectomy syndrome，PCS）首先由 Primbam 于 1950 年提出，当时的含义仅指胆囊切除术后产生的功能紊乱。但目前胆囊切除术后综合征的含义是指胆囊切除术后，术前的症状持续存在或反复发作，或者重新发生一些胆道系统的器质性或功能性疾病。

【病因与发病机制】 胆囊切除术后综合征是胆囊切除术后常见的并发症。但其真正病因过去因检查方法受限而难以识别。当时曾有过不少不切实际的臆断，总认为胆囊炎胆石症的患者，只要把胆囊切除了就把病彻底治愈了。如果仍有上腹部疼痛，腹胀不适等临床症状，只要检查胆总管没有结石，就认为是胆囊切除术后综合征，没有什么好办法治疗了。这种认识尤其是在20世纪50年代之前更是如此。

自1936年Mc Gowam和Butsch，1940年Layne和Berg先后对实验动物和人的胆总管注入生理盐液而产生胆总管内压升高和胆绞痛之后，临床医生遂凭此推断胆囊切除术后的胆绞痛是由于Oddi括约肌痉挛所引起。这个看法曾风行一时。20世纪50年代，始逐渐被许多实验和临床事实所否定。在胆囊切除术后括约肌张力不是增强而是降低，胆总管内压也非上升而是下降。术后胆绞痛的发生应是原有的器质性或功能性病变未予祛除的缘故。

郑显理报道胆道术后综合征163例中，胆道残余结石、胆道感染、胰腺炎、胰管结石、胆管损伤、胆总管狭窄、胆囊管残留过长等是常见的原因(表17-3)，并非仅是胆道功能性疾病。

表17-3　163例胆道术后综合征病因分析

病因	例数163(%)
胆管结石	55(33.8)
肝外胆管结石	20
肝外胆管结石和乳头狭窄	19
肝外胆管结石和残余胆囊管	3
肝外胆管结石和胰腺炎	3
肝内胆管结石	4
可疑胆管结石	6
胆道感染	38(23.3)
胰腺炎	21(12.9)
乳头部狭窄	16(9.8)
胆道功能紊乱	5(3.1)
胆道蛔虫	3(1.8)
残余胆囊管	2(1.2)
胆管癌	1(0.6)
胆瘘	1(0.6)
胆管损伤	1(0.6)
肠粘连	4(2.5)
原因不明	16(9.8)

胆道疾病手术也可因出血、腹膜炎、膈下脓肿、组织互相粘连而产生症状。非胆道系统功能紊乱而引起的胆囊切除术后综合征，其主要表现是肠道易激综合征(irritable bowel syndrome)表现、消化不良和精神因素等。

胆道系统以外的疾病和因素，也可引起胆囊切除术后综合征。如将食管裂孔疝、溃疡病、慢性复发性胰腺炎等疾病误为胆道疾病而进行了手术；胆道疾病伴有肝硬化、病毒性肝炎，或其他肿瘤时，虽胆道疾病已做了手术，但后者伴有病未能予以有效治疗。

本征发病率颇高，在80年代文献中，其发生率为20%～30%。

【临床表现】

(1) 轻者　仅有消化不良，食后饱胀不适，上腹部有短暂的隐痛，可有便秘或轻度腹泻。

(2) 重者　可有右上腹或上腹部疼痛或有绞痛、恶心和呕吐，可伴有黄疸和发热。

【诊断】 对胆囊切除术后综合征的诊断，要慎重，不宜轻易做出，否则会贻误病情，给患者造成痛苦。

根据患者有胆囊切除史或胆道手术史，术后仍有与术前几乎类同的腹痛、恶心、呕吐、黄疸、发热或消化不良、便秘、腹泻等症状，而一般的X线静脉胆道造影、常难以诊断。B超、MRCP、ERCP检查及胆道测压有助于诊断。在诊断时应注意对内科疾病的鉴别。

【治疗】 治疗的方法取决于病因，只要把病因弄清楚了，就应采取有效的治疗方法。如胆道系统有残余结石，则应通过内镜或再次手术清除结石；若有胆管狭窄，则需纠正狭窄，严重者应做胆肠Roux-en-Y手术或置入支架引流；Oddi括约肌狭窄则应通过内镜或手术来做Oddi括约肌切开术；如系胆道系统以外的疾病所引起，则应予相应的治疗。

【预后】 若病因较明确的胆道器质性病变所引起，则手术去除病因后一般效果较好；若病因不明或系功能性者，则其症状易有反复。

17.7　过敏性胆囊痉挛病

在文献上还偶可见到过敏性胆囊痉挛病(hypersensitivity cholecyst spasm disease)。其特征是间歇性发作胆绞痛，每次发作与进食之性质有关，也可与其他致敏物质有关。

临床表现为右上腹部阵发性绞痛而从无黄疸症状。其他则无明显阳性体征。在胆道造影片上可见

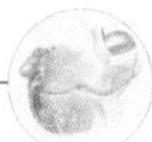

胆囊缩小如珠球状，而胆管系统则可表现为细窄成枝条状，颇似干枯树枝上悬挂一个小水果的画图。如用亚硝酸异戊酯吸入剂，则临床症状即可见缓解。此时如再做胆道造影，则胆囊及胆管系统并无异常。此病极为罕见。

在治疗上主要是要查清致敏因子，避免因再次接触而发病。发病时除用抗组胺类药物脱敏之外，还应用亚硝酸异戊酯 0.2 ml 吸入。

（李清潭　顾树南）

主要参考文献

[1] 王永向，吴涛，纪宗正，等. 胆囊切除术后奥狄括约肌功能障碍的内镜治疗. 中华消化内镜杂志，2002，19(1)：21-23

[2] 王琪，李启刚，简斌，等. 再谈 Oddi 括约肌功能障碍. 中华肝胆外科杂志，2006，12：642-643

[3] 田忠，吴硕东，孔静，等. 胆管结石患者术后经"T"管窦道胆道镜 Oddi 括约肌测压的表现及意义. 世界华人消化病杂志，2006，14：1119-1124

[4] 乐淳，郑起，林擎天. Oddi 括约肌切开成形术 43 例疗效分析. 肝胆胰外科杂志，2007，19：174-175

[5] 全卓勇，彭开勤，张应天. Oddi 括约肌切开成形术 168 例临床分析. 中国实用外科杂志，2002，22：411-413

[6] 刘海东. 胆囊切除术后胆道动力障碍 33 例诊疗体会. 中国普通外科杂志，2007，16(2)：34-38

[7] 池肇春. Oddi 括约肌功能障碍诊治进展. 临床肝胆病杂志，2005，21：134-136

[8] 杨维良，张新晨. 十二指肠乳头良性狭窄治疗的术式选择与评价. 医师进修杂志(外科版)，2004，27(10)：57-59

[9] 李甫，张晞文. 胆道 Cajal 间质细胞的研究进展. 肝胆胰外科杂志，2011，23：514-516

[10] 李虎城，董家鸿，胡志安等. 奥曲肽对 SO 肌电活动的影响. 消化外科，2004，3(1)：54-57

[11] 李衍军，何异萍，周翼，等. 内镜下括约肌切开术治疗 Oddi 括约肌功能障碍. 中国内镜杂志，2002，8(1)：105，107

[12] 李清潭. 胆道外科学基础. 西宁：青海人民出版社，1978. 63-69

[13] 李清潭. 胆囊管狭曲综合征的初步报道. 青海卫生，1977，4：36-38

[14] 吴高松，邹声泉. Oddi 括约肌功能异常的诊断与治疗. 中华肝胆外科杂志，2003，9：442-444

[15] 张振海，吴硕东，孔静，等. 麻醉镇痛药物对 Oddi 括约肌运动功能影响的研究. 中华肝胆外科杂志，2004，10：450-452

[16] 林擎天. 有关胆囊切除综合征问题. 肝胆胰外科杂志，2005，17：3-4

[17] 林擎天. Oddi 括约肌功能障碍的诊断与治疗. 肝胆胰外科杂志，2010，22：443-445

[18] 禹建峰，李智华，李晓武，等. 犬双侧迷走神经干切断术对胆道动力学的影响. 第三军医大学学报，2006(11)：1173-1175

[19] 夏青，李兆申. Oddi 括约肌功能障碍与复发性急性胰腺炎的相关性研究进展. 国外医学·消化系疾病分册，2003，23：172-175

[20] 顾树南，李清潭. 胆道外科学. 兰州：甘肃科学技术出版社，1994. 417-426

[21] 董家鸿，冷建军. Oddi 括约肌功能障碍. 中国现代手术学杂志，2002，6：164-165

[22] 蔡秀军，祝子逸. 胆囊切除术后 Oddi 括约肌功能紊乱的诊断与治疗. 中国实用外科杂志，2007，27：438-440

[23] Ahmadi O, Nicholson NL, Gould ML, et al. Interstitial cell of Cajalare present in human extrahepatic bile ducts. J Gastroenterol Hepatol, 2010, 25: 277-285

[24] Aisen AM, Sherman S, Jennings SG, et al. Comparison of secretin-stimulated magnetic resonance pancreatography and manometry results in patient with suspected sphincter of Oddi dysfunction. Acad Radiol, 2008, 15: 601-609

[25] Aisen AM, Sherman S, Jennings SG, et al. Comparison of secretin-stimulated magnetic resonance panreatography and manometryresults in patientwith suspected sphincter of Oddi dysfunction. Acad Radiol, 2008, 15: 601-609

[26] Amaral J, Xiao ZL, Chen Q. Gallbladder muscle dysfunction in patients with chronic acalculous disease. Gastroenterology, 2001, 120: 506-11

[27] Behar J. Physiology of the biliary tract. In: Haubrich WS. Schaffner F, Berk JE eds. Bockus Gastroenterology. 5th ed. Philadelphia, PA: Saunders, 1994. 2554-2572

[28] Bertalan V, Saepes A, Assessment of the reproducibility of quantitative hapetobiliary scintigraphy (QHBS) in patient with sphincter of Oddi dysfunction (SOD)-inappropriate method or intermittent disease? Hepatogastroenterology, 2006, 53: 160-165

[29] Bertalan V, Saepes A. Assessment of the reproducibility of quantitative hapetobiliary scintigraphy (QHBS) in patient with sphincter of Oddi dysfunction (SOD)—inappropriate method or intermittent disease? Hepatogastroenterology, 2006, 53: 160-165

[30] Capodicasa E. Ruggero Oddi: 120 years after the description of the eponymous sphincter: a story to be remembered. J Gastroenterol Hepatol, 2008, 23: 1200-1203

[31] Corazziari ES, Cotton PB. Gallbladder and sphincter of Oddi disorders. Am J Gastroenterol, 2010, 105: 764-769

[32] Friedenberg F, Gollamudi S, Parkman HP. The use of botulinum toxin for the treatment of gastrointestinal

motility disorders. Dig Dis Sci, 2004,49:165-175

[33] Friendenberg F, Gollamudi S, Parkman HP. The use of botulinum toxin for the treatment of gastrointestinal motility disorders. Dig Dis Sci, 2004,49:165-175

[34] Geenen JE, Hogan WJ, Dodds WJ, et al. The in patientswith sphincter of Oddi dysfunction. N Engl J Med, 1989,320:82-87

[35] Geenen JE, Hogan WJ, Dodds WJ, et al. The in patients with sphincter of Oddi dysfunction. N Engl J Med, 1989,320:82-87

[36] Geenen JE, Nash JA. The role of sphincter of Oddi manometry and biliary microscopy in evaluating idiopathic recurrent pancreatitis. Endoscopy. 1998,30: A237-241

[37] Hinescu ME, Ardeleanu C, Gherghiceanu M, et al. Interstitial Cajal-like cell in human gallbladder. J Mol Histol, 2007,38:275-284

[38] John Baillie. Sphincter of Oddi Dysfunction: Overdue for an Overhaul. Am J Gastroenterol, 2005, 100: 1217-1220

[39] Maldonado ME, Brady PG, Mamel JJ, et al. Incidence of pancreatitis in patients undergoing sphincter of Oddi manometry (SOM). Am J Gastroenterol, 1999,94:387-390

[40] Mariani A, Curioni S, Zanello A, et al. Secretin MRCP and Endoscopic Pancreatic Manometry in the Evaluation of Sphincter of Oddi function: a comparative pilot study in patients with idiopathic recurrent pancreatitis. Gastrointest Endosc, 2003, 58:847-852

[41] Mc Loughlin MT, Mitchell RM. Sphincter of Oddi dysfunction and pancreatitis. World J Gastroenterol, 2007,13:6333-6343

[42] Sgouros SN, Pereira SP. Systematic review: sphincter of Oddi dysfunction-non-invasive diagnostic methods and long-term outcome after endoscopic sphincterotomy. Aliment Pharmacol Yher, 2006,24:237-246

[43] Sgouros SN, Pereira SP. Systematic review: sphincter of Oddi dysfunction—non-invasive diagnostic methods and long-term outcome after endoscopic sphincterotomy. Aliment Pharmacol Yher, 2006,24:237-246

[44] Shrestha S, Pasricha PJ. Chronic Visceral Right Upper Quadrant Pain Without Gallstones. Curr Treat Options Gastroenterol, 2001,4:123-131

[45] Toouli J. Sphincter of Oddi: Function, dysfunction, and its management. J Gastroenterol Hepatol, 2009, 24 Suppl 3:S57-62

[46] Tzovaras G, Rowland BJ. Diagnosis and treatment of Sphincter of Oddi dysfunction. Br J Surg, 1998,85:588-595

[47] Weber FH Jr, Sears RJ, Kendall B, et al. Effect of octreotide on human Sphincter of Oddi's motility following liver transplantation. Dig Dis Sci, 1997, 42: 1168-1175

[48] Wehrmann T, Seifert H, Seipp M, et al. Endoscopic injection of botulinum toxin for biliary sphincter of Oddi dysfunction. Endoscopy, 1998,30:702-707

18 胆道出血

胆道出血(hematobilia)是因损伤、感染、肿瘤等导致肝内外血管与胆管之间形成病理性内瘘,血液经胆管流入消化道,是上消化道出血常见来源之一。1654年,法国 Glisson 在解剖一例穿透性腹部创伤死者肝脏中最早描述;1848 年,Owen 报道了来自胆道出血引起的大量呕血及黑便;1948 年 Sandblom 将外伤后血液从主胆管流出命名为"损伤性血胆症",并于 1973 年收集世界文献 500 余例。胆道出血在欧美以外伤引起的居多,而在亚洲则以胆道结石和胆道感染所致者为主。出血部位可源自胆系的任何部位,肝内占50%,胆囊和肝外各占 25%,少数来自于胰腺。余小舫统计国内 287 例胆道出血,肝内占 86.76%,肝外占13.24%,以 Glisson 管系中与胆管伴行的肝动脉分支间形成内瘘最为多见,来自门静脉者次之。

18.1 胆道出血的病因与分类

胆道出血为上消化道出血原因的第 3 或第 4 位,居溃疡病、门静脉高压并食管胃底静脉曲张破裂和急性胃黏膜糜烂出血之后。在胆道病变中,1%～5%患者可发生胆道出血。随着近年来微创治疗在临床的广泛开展,如经皮肝胆管穿刺置管引流(PTCD)、肝脏肿瘤的消融等,其发病率有增长趋势。出血主要来自肝实质或胆系的损伤、感染、肿瘤及凝血机制障碍。西方国家以肝损伤及医源性为主,东南亚国家则以胆道蛔虫及胆石所引起的肝胆系感染为主。

胆道出血可根据出血部位分为:肝内和肝外两种类型。

根据病因可分为以下几类。

(1) 损伤　包括外伤和医源性损伤。

(2) 肿瘤　肝脏及肝内、外胆道恶性肿瘤。

(3) 炎症　细菌、蛔虫等引起的肝脓肿、胆管炎、胆囊炎。

(4) 结石　压迫侵蚀其邻近血管壁、胆管黏膜糜烂溃疡形成。

(5) 肝脏血管性疾病　动脉瘤、血管畸形、肝海绵状血管瘤、门静脉高压症、动脉粥样硬化、高血压等,最常见的是动脉瘤。

(6) 其他　急性或亚急性黄色肝萎缩、胰腺疾病及全身性出血疾病等。

18.2 胆道出血的发病机制

胆道出血主要来自动脉,其次是静脉。当血管与胆道病理性沟通时,血液可直接经胆管流出而发生消化道出血;也可在胆道内形成血凝块,血凝块的大小和数量决定症状出现的时间和频率。胆道外伤后发生的胆道出血症状,有的出现在 1 个月至数年后,还有报道症状反复出现长达 36 年。血凝块还可能成为色素结石的核心。

18.2.1 损伤性胆道出血

(1) 创伤　钝性暴力或锐器刺伤均可引起外伤

性胆道出血(traumatic hematobilia)。肝受锐器穿通伤同时涉及肝动脉和胆管,直接形成血管和胆道沟通,很快发生胆道出血。钝伤所致肝深部伤,无论伴或不伴有 Glisson 鞘撕裂伤及肝中央型破裂伤,肝创面缝合后包膜下继续出血,受损的肝动脉分支形成搏动性肿块,肿块不断扩大造成肝内胆管压迫性坏死而发生胆道出血。肝挫伤后形成血肿,如继发肝脓肿形成,而又缺乏敞开的引流,若肝组织进一步坏死,侵蚀胆管及血管壁后则血液入胆道发生胆道出血。有的肝内血肿机化后形成假性动脉瘤,再溃破入胆管导致后期胆道出血。有时胆道内存在血块及坏死物,被胆汁和肝酶溶解,使本已停止的胆道出血出现周期性复发,病死率可高达 17%～20%。

(2) 医源性损伤　由于肝胆系影像学穿刺和引流及肝脏肿瘤消融等技术的广泛开展,医源性损伤已成为胆道出血的第 1 位。医源性损伤发生胆道出血的机制有以下几种。①肝胆道或邻近器官手术:在肝门部、胃十二指肠或胰腺手术,操作时不慎损伤动脉而形成假性动脉瘤,后者腐蚀或穿入胆管形成胆管动脉瘘致胆道出血。②因胆石梗阻,胆管反复发作的化脓性胆管炎使肝胆管壁充血、肿胀、质地变脆,当结石嵌顿,取石手法不当过于粗暴,在去除肝内胆管结石时易损伤胆管壁。③行胆管狭窄段切开整形大口径胆肠吻合术、肝叶或肝段切除时,因止血不彻底或缝线脱落,均可发生术后出血。④胆总管探查术后,放置 T 管管径过粗、缝合张力大,放置时间较长时,T 管可压迫胆管壁形成溃疡,侵蚀破溃邻近的肝动脉支或门静脉致胆道出血。⑤各种经肝穿刺:如经皮经肝穿刺针吸活检、经皮肝穿刺胆管造影(PTC)、经皮肝穿刺胆管置管引流(PTCD)、肝脏肿瘤射频消融或微波消融等,因肝内胆管与肝动脉、门静脉在解剖上关系密切,肝穿刺,尤其是反复多次穿刺,可引起胆道大出血。肝穿刺针吸活检后胆道出血的发生率为 3%～7%,用改细针穿刺后出血率下降至 1%以下。Walter 和 Ragan 报道肝穿刺后发生肝动脉或门静脉胆管瘘的患者,术后出现胆绞痛,经纤维十二指肠内镜检查可见血从 Vater 壶腹部流出,胆道造影见肝动脉或门静脉与胆管沟通。PTC 和 PTCD 穿刺针入肝脏后有可能穿通肝内胆管或血管分支致胆道出血,发病率为 2%～10%。穿刺刺破门静脉的机会较多,由于门静脉压力较低,破口多能自行封闭,出血来源于门静脉的较少。在有梗阻性黄疸和胆道感染时,肝动脉血管增粗,动脉的胆管周围血管丛增生,汇管区内的肝动脉支也增多,行 PTC 后并发假性动脉瘤和胆道出血的发病率也增高。

18.2.2　感染性胆道出血

在我国及东南亚国家,胆道感染是造成胆道出血的主要原因,多继发于胆道蛔虫和肝内胆管结石,致病菌多为大肠埃希菌。感染性胆道出血(infective hematobilia)多发生在化脓性胆管炎的基础上,使本来已危重的病情更趋恶化,患者可能直接因失血性休克死亡或死于肝功能衰竭、脓毒症等,病死率较高。

(1) 急性胆囊炎并发出血　胆囊炎时胆囊黏膜上溃疡形成,胆囊动脉扩张或血管硬化与溃疡沟通而出血,但多为不伴有明显上消化道出血的少量出血(隐性胆道出血)。

(2) 肝外胆道出血　小量出血多来自胆总管黏膜溃疡及管壁上小血管,一般大量出血较少见。因肝外胆道与肝动脉之间不似肝内包绕在 Glisson 鞘内,胆管与血管间有一定的距离。肝外胆管的营养血管来自周围动脉的分支,称为 3 点钟动脉(胆总管左侧旁)和 9 点钟动脉(胆总管右侧旁)。在病程较长的化脓性胆管炎时胆管黏膜溃疡侵蚀溃破与营养血管沟通可能发生胆道出血。起源于肠系膜上动脉或少数源于腹腔动脉的门静脉后动脉,向上行于胰头背部,在十二指肠上方与胆总管下端与十二指肠后动脉汇合,在胆管炎或重症胰腺炎时均有可能被侵蚀溃破致胆道大出血。肝右动脉自肝固有动脉分出后一般紧贴胆总管或肝总管的深面,从左向右行走,此胆管血管交叉点是肝外胆管与肝动脉间关系密切部位,在少数急性化脓性胆管炎时,在后壁形成较深的溃疡可侵蚀肝右动脉而发生大量出血。

(3) 肝内胆管出血　较常见,主要是化脓性肝胆管炎,诱发原因是胆道蛔虫、胆管及肝内胆管结石、肝脓肿等,其中以蛔虫合并出血较多见,其次为结石引起急性化脓性胆管炎。肝内感染性胆道出血主要来自弹力纤维少而管壁薄的门静脉分支及小叶间静脉,也可来自肝动脉。其病理损害取决于感染的程度及范围,可分为下列类型。①广泛多发性小脓肿:由于蛔虫、胆石或胆管炎性肉芽肿致使肝内胆管胆汁引流不畅,从而形成胆管源性多发性小脓肿。病变多发生在汇管区,因脓肿系多发性,处理很困难。壁薄的静脉被脓液腐蚀后易与邻近的小胆管沟通,出血量虽少,但多个脓肿与多个胆管血管沟通可汇集成胆道出血来源。②局限性脓肿:多因蛔虫钻入肝内胆管、肝内胆管结石阻塞胆管而形成局限性脓肿。

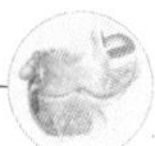

严重的感染集聚的脓液有可能腐蚀邻近的门静脉或肝动脉而发生胆道大出血。③胆管因素：急性梗阻性化脓性胆管炎时，梗阻上方肝胆管黏膜上皮脱落可形成多个溃疡，溃疡可穿透邻近门静脉或肝动脉而发生胆道大出血。在胆管广泛炎症时，冲洗胆道、滴注药物、注入造影剂均可能刺激胆管黏膜而激发胆道出血。④血管因素：急性化脓性胆管炎时，炎症波及汇管区的门静脉或肝动脉分支，可形成感染性门静脉扩张或假性动脉瘤。这些血管瘤样结构可能突入肝胆管内，糜烂溃破后，即可发生胆道出血。但与在严重化脓性胆管炎伴胆管高压时胆汁经肝窦反流至血液循环及肝胆管内胆砂进入血液循环形成的胆砂性血栓不同，后两种情况不引起胆道出血，而以脓毒症和多器官衰竭为主要表现。

胆道内的细菌、蛔虫及其所分泌的毒素和代谢产物等也会加重胆道的炎症、感染及脓肿，一旦溃疡腐蚀伴行的肝血管壁即引起胆道大出血。

18.2.3 肝脏血管性疾病出血

肝脏血管性疾病如动脉瘤、血管畸形、肝海绵状血管瘤、门静脉高压症、动脉粥样硬化、高血压等引起的胆道出血也非少见，其中最常见的是动脉瘤，尤其伴有凝血功能异常时更要警惕胆道出血的发生。动脉瘤有动脉粥样硬化引起的真性动脉瘤、真菌性炎性动脉瘤及损伤性假性动脉瘤。

18.2.4 癌性胆道出血

肝脏恶性肿瘤及肝内、外胆管恶性肿瘤侵蚀血管、糜烂坏死可致癌性胆道出血（carcinous hematobilia)，但较少见。

原发性肝癌直接破溃至肝内胆管发生出血，也可能发生于肿瘤早期，如及时发现有手术切除肿瘤的可能。巨块型肝癌、肿瘤内出血、坏死形成血肿破溃至附近肝内胆管时便发生胆道出血，出血也可周期性发生伴胆绞痛。

胆管癌、Vater 壶腹癌常有进行性黄疸及上消化道出血。少数患者由于肿瘤坏死破溃黄疸可短时期消退，后又重复加重，也可能出现急性胆管炎症状。因此，对胆道出血患者应考虑胆道肿瘤之可能。

18.2.5 胰腺疾病

Glass 等报道急性胰腺炎、假性胰腺囊肿和肠壁异位胰腺组织可并发胆道出血。文献中因胰腺疾病致胆道出血者约占胆道出血病例的 2%。

18.3 胆道出血的临床表现与诊断

胆道出血的患者多有外伤、胆道结石、蛔虫、感染、肿瘤或手术史。胆道出血的典型表现为上消化道出血、腹痛、黄疸三联征，间歇性发作。临床上具有完整的三联征者占 40%。腹痛缓解后，上消化道出血停止，黄疸逐渐消退。这是由于凝血块堵塞胆道及后续的凝血块液化和胆道再通的结果，血块排出胆道或被胆汁中消化酶溶解。当出血再起时，又如此循环，故临床表现为周期性呕血与便血，发作间歇期为 5～14 d，如呕吐物内有管条状血块对诊断有很大帮助。如出血不予以控制，患者将死于出血性休克或严重感染。凝血块如不清除也将成为胆色素结石的核心。

首次出血的时间与病因相关。Curet 收集 73 例胆道出血病例，发生在经皮肝穿刺针吸活检后平均 4 d，肝损伤后平均 21 d，肝胆道手术后平均 1 个月，周期性发作者占 8%。

临床表现与出血量及出血速度有关。出血缓慢而量少时则无典型的临床表现，仅表现为血便或粪隐血试验阳性，大量胆道出血才具有三联征。在胆道梗阻伴有胆道内高压时、胆道严重感染及肝胆外伤或医源性操作后出现上消化道出血者，均应考虑胆道出血的可能性。在门脉高压症患者，经颈静脉放置肝静脉门静脉分流（TIPS）导管乃至经皮胆道引流操作都要警惕胆道出血的发生。出血量大，病势凶猛，很快进入失血性休克的胆道出血应考虑为动脉瘤破溃入胆道。

当临床表现典型，结合病史，诊断多无困难。而出血量少、出血缓慢时，多无典型的临床表现，此时诊断不易。为明确诊断，可根据病情选用下列辅助检查。

(1) 内镜检查　遇有上消化道出血时，应行食管胃十二指肠镜检查以寻找出血源。如在或邻近 Vater 壶腹有出血或凝血块时，胆道出血的可能性极大，如见到血液从 Vater 壶腹流出即可确诊为胆道出血。但因胆道出血常呈周期性发作，发作间歇期不能看到活动性出血，故内镜检查应在出血期进行。内镜检查应列为不明的胃肠道出血的常规检查。无急性胆管炎症时，逆行胰胆管造影（ERCP）可显示胆管中血凝块的充盈缺损或造影剂与肝内血肿、动脉瘤或其他腔隙相通，从而获得胆道出血的定位、定性诊断。

(2) 选择性血管造影　选择性经腹腔动脉和(或)肠系膜上动脉造影是了解胆道出血最有价值的诊断和定位方法。在大多数胆道出血病例可见造影剂从肝动脉支漏出汇集于肝动脉假性动脉瘤囊内,或经动脉胆管瘘流进胆管或肝内腔隙。由于这种方法显影率高、定位准确、可重复检查及能清楚显示肝动脉的解剖,为手术及选择性肝动脉栓塞止血提供依据,近年来在有条件的医疗单位已将此定为胆道出血的首选诊断方法。如在选择性血管造影快速摄片后,再行数字减影血管造影(DSA)显示血管结构更清楚,可进一步提高病变检出率。血管造影可检出胆道出血病例的90%血管异常。

(3) CT扫描和磁共振成像(MRI)检查　CT扫描多用于外伤患者,MRCP常应用于以梗阻性黄疸为主要表现或疑为肿瘤性出血的患者。胆道疾病CT定位诊断正确率:胆总管病变为82.4%,肝胆管及胆囊病变均为66.7%;定性诊断正确率:胆管疾病为70.6%,胆囊疾病为66.7%,肝胆管病变为55.6%。CT扫描和MRI检查仅对引起胆道出血的原发病灶的定位和定性诊断有帮助。

(4) 放射性核素显像　放射性核素闪烁扫描能显示肝胆系肿瘤、外伤、血肿、炎症,对腔道出血的病因检查有一定的诊断价值。Shapiro曾提出在胆道出血速率仅0.1 ml/h时即可被检出(如^{99m}Tc标记的红细胞法),但有不同的看法,诊断作用尚存在争议。

(5) 胆道造影　各种胆道造影只能显示结石分布和胆管有无扩张和狭窄,不能显示胆管血管瘘,对诊断一般无帮助。

(6) 钡餐检查　常用于排除食管或胃底曲张静脉破裂或溃疡病引起的出血。

(7) 超声显像检查　B超显像检查仅用于寻找胆道出血的原因,如肝内血肿、脓肿、良性或恶性肿瘤、胆管有无扩张等。

(8) 剖腹探查　经上述方法均不能确定胆道出血的部位时,剖腹探查可能是明确出血部位的唯一途径。但应慎重选择,因上述检查方法不能明确胆道出血的部位时,提示患者处于出血间歇期,手术探查有可能仍不能确定出血部位而术后再次出血。

胆道出血应与胃、十二指肠溃疡、胃肠道肿瘤、急性出血性胃炎、食管下端静脉曲张、胃肠道血管畸形等疾病引起的出血鉴别。造成胆道出血误诊原因为:①对胆道出血临床表现认识不足;②忽视外伤、手术和原发病的病史;③首先考虑消化道出血来自常见的溃疡病,反复钡餐检查延误诊断;④原发病为急性化脓性胆管炎,因感染中毒症状严重,误诊为应激性溃疡出血;⑤出现黄疸又误认为是大量输血致血清性肝炎或溶血所致;⑥有手术史又考虑为手术损伤,止血不完善及出血倾向等;⑦胆道出血量不多,间歇期较长而易被忽视。

18.4 胆道出血的治疗

胆道出血是很多疾病的严重并发症,病死率较高。病死率与病因、出血量及出血速度相关。提高治愈率和降低病死率的关键是去除病因,如控制胆道感染、正确处理肝损伤,同时抗休克和支持等非手术治疗也很重要。

18.4.1 非手术治疗

凡胆道出血缓慢或出血量不大时,可先行非手术治疗,除输血、血浆、冷沉淀、止血药和循环支持等全身治疗外,可采用胆道局部应用止血药。部分胆道出血的病例,经非手术治疗后可出血自止。如为胆道术后出血,早期经T管冲洗胆道,用100 ml生理盐水加去甲肾上腺素4~6 mg每次冲洗20 ml,反复多次冲洗一般能达到暂时止血效果。此外,胆管内滴注凝血酶、过氧化氢(双氧水)等,以及静滴垂体加压素及生长抑素,均有成功应用于胆道止血的报道。但非手术治疗不能处理胆道出血的病因,因而止血效果欠确切。国外统计数据表明非手术治疗止血成功率为40%(42/105)。因此,非手术治疗一般选择:①出血量不大,或出血量逐渐减少的多次反复出血者;②无寒战、高热、黄疸或血压下降等重症胆管炎的临床表现者;③患者情况极差,不能耐受手术或因肿瘤出血、病期较晚不同意手术者;④术前准备。

18.4.2 手术治疗

手术可达到准确止血和去除出血病灶的目的。在非手术治疗时应积极地进行术前准备,如非手术治疗无效,全身情况能耐受手术者应考虑适时手术。手术时机宜选择活动出血期,因出血期中易发现出血病灶。一般认为手术指征有:①两次以上大量出血,且每次出血量有增多的趋势;②有腹痛、寒战、高热、黄疸等重症胆管炎症状;③出血量大伴有休克等临床表现;④经非手术治疗无效;⑤有明确的需要手术治疗的病灶。术中首先要明确出血的部位,首先要鉴别出血是否来自胆道,如自胆总管内抽得鲜

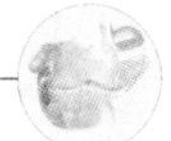

血，即可证实为胆道出血。其次要鉴别出血来自肝内或肝外病灶，肝外胆道出血常因动脉瘤穿入胆道所致，于肝门处可扪及搏动性肿块。肝内胆道出血常来自肿瘤和(或)感染。此外，还要精确定位肝内胆道出血灶，肝内胆道出血常需切开胆总管，取净血块，观察出血来自左或右侧肝管口。必要时可利用道胆镜观察出血部位。采用术中B超检查有助于发现原发病灶和出血部位。

手术方式的选择需要根据原发病变的性质和出血部位、患者的全身状况来确定。

(1) 血肿切开止血　适用于外伤性胆道出血，对血肿位置表浅、手术显露良好者可选择直接切开血肿，切除部分血肿壁，清除血凝块及坏死组织，结扎血管或缝合，彻底止血。手术时可根据情况选择肝门阻断以减少术中出血。在出血的间歇期，血管裂口可被血栓暂时堵塞而不易发现致术后再出血。

(2) 胆囊切除术　适用于因胆囊病变引起的胆道出血，如急性出血性坏疽性胆囊炎、胆囊肿瘤、胆囊动脉瘤或肝动脉瘤胆囊瘘等。对肝内胆管出血时应根据胆囊病变情况决定是否切除。

(3) 胆总管探查T管引流　胆总管探查T管引流的意义有：①寻找出血来源，解除梗阻因素；②降低胆道内压，减轻黄疸、促进出血灶的愈合和改善肝功能；③便于观察术后再出血；④可经T管注入止血药物；⑤控制胆道感染。对于部分因胆道黏膜炎症溃疡引起的出血，引流后出血可逐渐停止，但因未处理出血病灶，对大多数胆道出血达不到止血的目的。因此，胆道引流术仅适用于严重胆道感染和一般情况差而不能耐受复杂手术的患者，一般不作为主要的手术方式。

(4) 肝动脉结扎术　肝动脉结扎术是治疗胆道出血的一种简便、安全和有效方法，止血有效率可达80%。肝动脉结扎术只能阻断出血病灶的血供，未处理出血灶，治疗后再出血较多。原因在于肝动脉有许多吻合支，且部分出血来自门静脉。因此，肝动脉结扎术仅适用于：①因肝动脉支破裂引起的活动性肝内胆道出血者；②双侧肝内胆道多处出血，无明显感染者；③出血量大，出血部位不明确者；④因手术探查时，出血已停止，不能明确出血灶者；⑤经血管造影诊断为假性动脉瘤或动脉胆管瘘者；⑥肝癌、胆管癌所引起的胆道出血，肿瘤已不能切除或不能耐受手术者。术中应观察血肿的变化，当肝动脉结扎后血肿变软、搏动消失，切开血肿后出血停止说明肝动脉结扎已达到止血的目的。肝动脉结扎术后有可能加重肝损害，如原有肝功能损害时术后可发生肝功能衰竭。Kim统计肝动脉结扎术肝功能衰竭的发生率为3.7%，总病死率为18.5%。因此临床上要慎重选用，对有严重休克的患者最好不做肝动脉结扎。

(5) 肝部分切除术　肝部分切除包括肝叶、肝段切除，对肝内胆道出血既能达到止血的目的，又可去除原发病灶，是最理想的治疗方法。但其创伤较大，当患者出血量大合并休克时难以耐受。肝叶切除后，残余肝脏必须能维持全身代谢。外伤性胆道出血行肝部分切除时，应采取损伤控制性手术原则，充分考虑患者的全身状况和肝脏损伤情况，行不规则肝切除。对某些严重的肝毁伤损伤，只需将已脱离、失活的肝组织切除，在切面将血管、胆管妥善结扎，即“清创性肝叶切除”，术后充分引流可获治愈。某些肝内胆管结石合并肝内感染，肝组织破坏严重，除肝切除外，很难用其他方法治愈。精确定位，切除出血病灶是手术的关键。统计国内报道肝切除治疗肝内胆道出血26例，立即止血率为85%，有效率为89%。失败原因为病灶非局限在一叶或并发严重感染及肝功能衰竭。因此，肝叶切除治疗肝内胆道出血的适应证为：①可切除的肝脏为恶性肿瘤，肝功能良好者；②肝血管瘤及其他良性肿瘤；③局限性肝内慢性感染；④肝损伤时清创性肝叶切除；⑤已确认出血来自一侧的肝，尤其是左外叶，但未能明确病灶性质；⑥全身情况能耐受手术创伤，残余肝脏能维持正常代谢功能。

(6) 肝动脉栓塞术　近年来血管造影和栓塞疗法(TAE)在胆道出血的应用越来越受到推崇。Velmahos提出TAE是控制胆道出血的一个安全而有效的方法。在选择性肝动脉造影协助下，确定病灶部位，将导管尽可能靠近出血部位，以获得高选择性节段性栓塞，使肝坏死的范围降到最低限度。栓塞剂有自体血凝块、气囊、微金属圈、异丁基-2-氰基丙烯酸、明胶海绵等，其成功率可达80%～100%。肝动脉栓塞治疗胆道出血的优点有：①血管造影能明确出血部位及肝动脉的解剖；②动脉栓塞创伤小，方法简单和安全，保留导管可重复栓塞；③对有腹膜广泛粘连和感染性胆道出血者，肝动脉栓塞较肝动脉结扎简单易行；④肝动脉具有众多异常吻合支或部分出血来自门静脉，栓塞术比肝动脉结扎止血更加可靠。

肝动脉栓塞后可有短暂腹痛、低热、转氨酶升高，对症治疗易缓解；TAE还可发生如胃肠道出血、肝坏死、胆囊坏死、急性胰腺炎、十二指肠穿孔等严重的并发症。故TAE有一定的危险性，一般在大量胆道出血时才考虑行TAE治疗，当有门静脉栓塞时禁用TAE。此外，TAE还存在以下不足之处：①TAE未处理原发病灶，术后血凝块存留于胆道内，常引起腹痛、发热，严重者仍需手术解除胆道梗阻和引流；②TAE后被栓塞区肝细胞可发生溶解坏死，易发生肝功能衰竭；③TAE后由于侧支循环的建立，再次发生出血；④当肝脏有感染性病灶和门静脉高压症时，TAE的并发症和病死率倍增。

18.5 胆道出血的预防

胆道出血的病死率较高，虽然近年来有所下降，但随着微创治疗在临床的广泛开展，医源性胆道出血的报道逐年增多。因此，应重视胆道出血的预防，尤其应避免医源性损伤造成的胆道出血。

预防胆道出血的措施有以下几个方面。

1）正确妥善处理肝损伤：肝损伤时常有胆管和血管壁破损、肝组织坏死，肝内血肿和继发感染等。手术时在清除全部失活肝组织后，应仔细缝扎肝创面的血管和胆管，缝合后用盐水纱布贴敷在肝的创面上，观察是否有黄染、出血；畅通引流，一般采用双套管引流，术后保持引流管通畅。缝合肝裂伤不能仅缝合肝表面伤，残留空腔会出现胆汁淤积、血肿和继发感染，发生延迟性胆管血管瘘而致胆道出血。肝中央部损伤，应在充分备血后切开，缝扎血管和胆管并畅通引流。

2）肝穿刺针吸活检：要用细针，在影像引导下精确定位，尽量避免反复多次穿刺。

3）PTC和PTCD时应注意以下几点：①穿刺前应检查患者的凝血功能，要求患者无严重的凝血功能障碍；②穿刺点最好选择在外周扩张的胆管，尽量避免穿刺中心管状结构；③穿刺后常规使用止血剂；④穿刺时一旦导管内有鲜血流出，可采用导管芯丝堵塞，使血液淤积、凝固而止血；经导管注入去甲肾上腺素加生理盐水或凝血酶等，夹管1 h常能使出血停止。如出血仍不止，可直接经导管采用明胶海绵等栓塞剂止血。

4）正确处理肝胆管结石、蛔虫和胆道感染：原发性肝胆管结石，特别是肝内胆管结石手术治疗时，应避免粗暴的搔刮胆管，取石不宜操之过急。对狭窄的胆管常需切开狭窄、整形，并根据情况选择合适的重建方式。切开后出血较明显的胆管壁，应进行妥善处理，以防术后胆道出血。胆道蛔虫并发胆管炎、肝胆管感染，宜及时手术取虫并引流胆管。术中术后发现经T管胆道出血时，可采用去甲肾上腺素、凝血酶局部灌注，或静脉滴注垂体后叶素、生长抑素止血。

5）及时治疗肝脏、胆道原发疾病。

（王湘辉）

主要参考文献

[1] 石景森，王炳煌. 胆道外科基础与临床. 北京：人民卫生出版社，2003. 585

[2] 张延龄. 胆道出血症. 国外医学·外科学分册，2002，29(3)：140－145

[3] 郑光琪，李缨来，周勇. 122例胆道大出血的诊治经验. 实用外科杂志，1989，9(5)：233－235

[4] 柴新群，王春友，郑启昌，等. 胆道出血的诊断及治疗. 中华外科杂志，2000，38：612－614

[5] 彭志毅，严森祥，周先勇，等. 肝动脉血管造影和栓塞术对胆道术后出血的诊断和治疗价值. 中华医学杂志(英文版)，2011，114(8)：803－807

[6] Czerniak A, Thompson JN, Hemingway AP, et al. Hemobilia, a disease in evo1ution. Arch Surg, 1988, 123(6): 718－723

[7] Gao JM, Du DY, Zhao XJ, et al. Liver trauma: experience in 348 cases. World J Surg, 2003, 27: 703－706

[8] Green MH, Duell RM, Johnson CD, et al. Hemobilia, Br J Surg, 2001, 88: 773－777

[9] Moodley J, Singh B, Lalloo S, et al. Nonoperative management of hemobilia. Br J Surg, 2001, 88: 1073－1078

[10] Sandblom P, Mirkovitch V. Hemobilia: Some sailent feateres and their causes. Surg Clin North Am, 1977, 59(2): 397－402

19 胆道肿瘤

19.1 胆管良性肿瘤

肝外胆管良性肿瘤临床上相当少见，约占肝外胆道肿瘤的 6%，手术比例仅占胆道手术的 0.1%～0.2%。发病率以壶腹部相对较高，向上则逐渐减少。在胆管良性肿瘤中 2/3 为乳头状瘤，其他肿瘤如纤维瘤、颗粒细胞瘤、间质瘤、神经鞘瘤等则罕见。胆管良性肿瘤与胆管癌不易区分，术前极少确诊，往往因出现胆绞痛、黄疸等症状进行影像学检查而发现肝外胆道异常时手术，术后经病理学检查才能得以明确诊断。

【分类及临床病理】 胆管良性肿瘤可来源于上皮组织或间叶组织，WHO 对肝外胆管良性肿瘤的组织学分类如表 19－1 所示。

表 19－1 胆管良性肿瘤分类

良性上皮肿瘤	良性非上皮肿瘤
腺瘤	颗粒细胞肿瘤
管状腺瘤	神经鞘瘤
乳头状腺瘤	脂肪瘤
乳头状管状腺瘤	间质瘤
乳头状瘤病(腺瘤病)	淋巴管瘤
囊腺瘤	神经纤维瘤

(1) 良性上皮肿瘤

1) 乳头状瘤(papilloma)：乳头状瘤是最常见的胆管良性肿瘤，分管状、乳头状及乳头管状 3 种类型，以管状腺瘤最常见。胆管乳头状瘤来源于胆管腺上皮，约占胆管良性肿瘤的 2/3，呈菜花状或息肉状突起，直径约 2 cm，软柔，富于血管，有蒂或无蒂，个别呈囊性改变，也称囊性乳头状瘤。乳头状瘤有恶变可能，发病部位以壶腹部多见，占 47%，其次为胆总管占 27%，近端胆管占 23%，胆囊管占 3%。

2) 乳头状瘤病(multiple papillomatosis)：乳头状瘤一般为单发性，少数为多发性，称为乳头状瘤病。此时多发的瘤体呈弥散性分布，直径在 2～20 mm，质软而脆，肉眼呈粉红色或白色，可分泌大量无色黏性液，可同时伴有结直肠良性息肉样病变。乳头状瘤病切除后极易复发，被认为低度潜在恶性病变。

3) 囊腺瘤(cystodenoma)：一般认为囊腺瘤来源于先天异位的错构胆管，90% 于位肝内，肝外的囊腺瘤不到 10%，体瘤为囊性、实性或混合性，实性部分呈分叶状或乳头状。病理特征呈多房状，肉眼或镜下均可见房性结构，囊壁和中隔衬以高柱状上皮，类似正常胆管的衬里。典型的囊腺瘤由浓染的柱状细胞组成，此种细胞伴有凸起的核，频繁地有丝分裂形成乳头状突起和多形腺体。该病虽为良性病变，但切除后易复发，并可发展为囊腺癌，临床又显示恶性的特征。

(2) 非上皮性肿瘤

1) 颗粒细胞瘤(granular cell tumor)：颗粒细胞瘤来源于神经的外胚层，可发生于人体的任何组织中。胆道颗粒细胞瘤于 1952 年由 Coggins 首先报道，发病率约占胆道良性肿瘤的 10%，其中半数发生

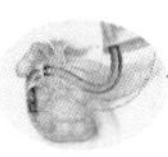

在胆总管,37%发生在胆囊管,约11%发生在肝总管。多见于黑人妇女,偶见于黄色人种。肉眼所见为较硬的黄褐色肉样肿物,边界不甚清楚,直径3 cm以下,切面呈黄色实体肿物,表面黏膜正常,不侵犯周围结构。组织学所见肿瘤由成束的多角形细胞组成,胞质丰富,呈嗜酸性;胞质颗粒呈高碘酸-希夫染色(PAS)强阳性反应;核小,卵圆形,居中;表面由胆道黏膜柱状上皮细胞覆盖。另有弥漫型,病变紧包绕胆管,含丰富的纤维组织,形成胆管狭窄,与胆管癌相似。

2) 神经鞘瘤及神经纤维瘤:神经鞘瘤(myoschwannoma)来源于神经鞘的许旺细胞(Schwanncell),故又称许旺瘤,由Masson 1932年首次命名。常单发,多沿周围神经、脑神经或交感神经分布。在消化系统中,神经鞘瘤常见于肝脏和胃,原发于肝外胆管者罕见。神经纤维瘤(neurofibroma)来源于胆管壁神经组织,临床也罕见。胆管壁分布有密集的交感和副交感神经纤维分支,相互交织成网,是发生神经鞘瘤和神经纤维瘤的解剖学基础。组织学所见如同其他部位的神经鞘瘤及神经纤维瘤。由于神经鞘瘤细胞生长活跃,核异型,可见核分裂象,易误诊为恶性。因此,神经鞘瘤良恶性判断应慎重。神经鞘瘤和神经纤维瘤起源于胆管壁外层,主要向壁外呈膨胀性生长,当瘤体较大时可压迫胆管引起胆道梗阻,或压迫门静脉致门静脉高压症。

其他胆管良性肿瘤临床极为罕见,仅有个案报道。

【临床表现】胆管良性肿瘤患者一般无症状,当肿瘤生长到一定程度,可压迫胆管引起胆道梗阻而出现黄疸。早期为隐匿性黄疸,因肿瘤生长非常缓慢,黄疸虽逐渐加重但进展缓慢,很少伴有其他症状或仅有进高脂肪饮食后上腹不适。个别患者可在病程某个阶段发生胆管炎而表现为突然出现的黄疸,伴有上腹部的绞痛并向肩背部放射,同时伴恶心、呕吐、发热等表现。个别向胆管外生长的肿瘤可因长期缓慢压迫门静脉而出现门脉高压症的相关症状。因肿瘤生长缓慢,很少造成体质消耗,体重减轻者少见。体格检查时可发现肝大、胆囊肿大、右季肋部压痛,但均为非特异性体征。

【诊断】胆管良性肿瘤罕见,临床表现无特异性,早期诊断困难。当肿瘤生长到一定程度时,可伴有梗阻性黄疸,但临床上仍很难与其他原因的阻塞性黄疸区分。故除了临床症状和体征外,影像学检查是本病的主要诊断手段。

(1) B超检查　通常为首选检查,可发现梗阻部位以上胆管扩张和(或)胆囊肿大。部位在十二指肠上方的肿瘤,B超检查可见肿瘤的异常回声改变、胆管壁增厚或胆管内充盈缺损等征象。应注意胆管良性肿瘤有时虽有胆道梗阻存在而胆管扩张不明显,有时可表现为暂时性胆管扩张,B超检查时可无异常发现。

(2) CT扫描　CT扫描能准确显示胆管梗阻的平面,可发现圆形或类圆形的软组织密度影、肿块可强化;肝内外胆管扩张、胆囊增大等征象,薄层动态增强CT扫描能更清晰地显示出病变的部位、大小和周围组织关系,其诊断价值要高于B超声检查。间叶性肿瘤CT平扫可见边界清晰的实性占位灶,密度与肝脏相近,增强后病灶轻度不均匀强化。有的胆管良性肿瘤如神经鞘瘤起源于胆管壁外层,主要向壁外呈膨胀性生长,至肿瘤压迫胆管时瘤体通常已较大,可区别于瘤体较小沿胆管壁浸润性生长的胆管癌。胆管腔内生长的肿瘤,CT增强扫描后瘤体强化可与酷似肿瘤的结石相鉴别。

(3) 胆管造影　经PTC或ERCP胆管造影可以明确梗阻部位及范围。对因肿瘤体积较大,充盈缺损范围广而很难确定其起源部位时,两者联合检查可能更有诊断价值,现临床上多为MRCP所取代。此外,PTC和ERCP可导致已梗阻而未引流肝段的急性感染,从而延误手术时机。因此,对多数胆管良性肿瘤术前胆管造影并非必要,而且当术中需要确定病变的解剖范围时可选择术中胆道造影或术中超声检查。

(4) 血管造影　血管造影对了解肿瘤邻近的血管受累情况有诊断价值。当肿瘤生长巨大(如神经鞘瘤),血管造影对了解肿瘤与周围血管的关系,确定手术方案有重要的指导价值。因属有创检查,目前临床多采用CT血管成像(CTA)来了解肿瘤与周围血管的关系。

(5) 磁共振成像(MRI)扫描　MRI对诊断和鉴别胆管肿瘤的作用显著,增强型磁共振成像对于区分肿瘤的性质、大小以及和周围组织的关系作用类似于增强CT。磁共振血管成像(MRA)与CTA作用相近,磁共振胆胰成像(MRCP)可无创显示整个胆道、胰管情况。

临床上,胆管良性肿瘤多以梗阻性黄疸为主要表现,影像学检查多发现胆管扩张、软组织结节影为主要提示,常将此诊断为胆管癌、胆管炎性狭窄、胆管结石等疾病。下列几点可能对鉴别诊断有所帮

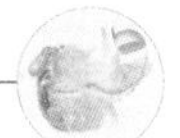

助：①胆道良性肿瘤梗阻性黄疸为间断性，呈进行加重。②胆道良性肿瘤患者的一般状况较轻，没有进行性耗竭的表现。③胆管腔内生长的肿瘤，CT 增强后扫描瘤体强化可与酷似肿瘤的结石相鉴别。但应注意胆管肿瘤可合并胆石症，不应只满足于结石的诊断而遗漏胆管肿瘤。④胆管恶性肿瘤的影像学检查一般表现为边缘不规则、伴有腔外扩展的腔内肿块。但术前几乎难以通过影像检查获得明确诊断，多数是经术后病理检查才获得诊断。

【治疗】胆管良性肿瘤可致梗阻性黄疸，长时间的梗阻可引起胆汁性肝硬化，甚至有压迫门静脉致门静脉高压症的报道，有些类型的良性肿瘤也可发生恶性变。因此，应积极手术切除。可根据患者全身状况、医疗条件和病变部位及范围，选择合适的手术方法。手术原则为完整切除肿瘤，解除胆道梗阻，防止肿瘤复发。

手术方式如下。

(1) 局部切除　对于颗粒细胞瘤、间质瘤、神经鞘瘤等可行病变局部切除。胆道重建的理想方式是行胆管对端吻合，如胆管缺损＞3 cm，胆管端端吻合困难，可行胆管空肠 Roux-en-Y 吻合。位于胆管壶腹部的肿瘤可采用经十二指肠切开的局部肿瘤切除，同时行 Oddi 括约肌成形。位于高位胆管者，切除后如胆管重建有困难，可考虑行肝方叶切除，以利肝胆管显露和胆肠吻合。

(2) 根治切除　对于乳头状瘤及囊腺瘤等有恶变可能的肿瘤，局部切除易复发，多主张扩大手术范围，包括切除部分正常胆管壁，以保证切缘无肿瘤，然后行胆肠吻合。Vater 壶腹部肿瘤需行局部广泛的切除或胰十二指肠切除，无条件切除时也可旷置肿瘤，行姑息性胆肠吻合术以解除胆道梗阻。

(3) 多发性乳头状瘤病的手术　术中应用胆道镜检查明确病变范围，对于局限于肝外胆管或一侧肝内胆管者，可行根治性切除(肝叶切除)。对肝内外弥散性病变者可切开胆管、肝管空肠 Roux-en-Y 吻合，并将空肠盲端置于腹壁形成窦道，术后可经窦道胆道镜多次重复电灼治疗。

胆管良性肿瘤手术切除预后一般较好，但切除不彻底者可复发，复发后可再手术切除。鉴于胆管良性肿瘤高复发率及癌变的特点，应采取更为积极的手术，应适当扩大手术切除范围。

胆管肿瘤术前很少能获取组织学诊断，术中冰冻病理检查对于手术方式的选择意义不大。因此，临床多不提倡依赖病理诊断来确定手术方式。

19.2　胆囊息肉样病变

胆囊息肉样病变(polypoid lesions of gallbladder, PLG)是指胆囊壁向腔内呈息肉样突起的一类病变的总称，又称“胆囊小隆起性病变”(small apophysis disease of the gallbladder, SADG)，是基于影像检查的一种形态学名称，目前尚无统一的命名。从病理学角度上看，它是一组性质不同的疾病，不仅包括肿瘤性息肉(主要是各种腺瘤)，也包括非肿瘤性息肉(炎性息肉、胆固醇性息肉)。

【发病率】PLG 的发病率差别很大，为 1.5%～9.5%，但大宗资料统计的人群发病率多为 5%以上，以男性居多。近年来，随着影像学技术的不断发展，B 超等检查手段在临床上的广泛应用，PLG 的检出率逐年上升。其中以胆固醇性息肉(cholesterol polyps, CPS)最多，占 PLG 的 50%以上。在良性非胆固醇性息肉样病变中以腺瘤性息肉最多，占 PLG 总数的 5%～13%。

【病理分类】Christenen 和 Ishak 从病理学上进行的分类在国外被广泛采用(表 19－2)。

表 19－2　Christenen 和 Ishak 分类

良性病变	恶性病变
腺瘤	腺瘤癌变
单纯性腺瘤	单纯腺瘤癌变
乳头状腺瘤	乳头状腺瘤癌变
平滑肌瘤	腺癌
胆固醇性息肉	乳头状腺癌
炎性息肉	中分化腺癌
腺肌瘤	低分化腺癌
腺瘤样增生	低分化鳞癌
囊壁淋巴结慢性增生	转移性癌
囊壁小血肿	腺癌
胆固醇性肉芽肿	透明细胞癌
炎性肉芽肿	
瘢痕组织增生	
慢性胆囊炎	

尽管病理学诊断更科学、更准确，但由于临床应用困难，难以普及。而临床形态学检查手段(B 超、CT、造影等)则应用非常普及，且局限性隆起性病变并非均为息肉，因而应用息肉样病变这一诊断名词更为合理。在国内胆囊息肉样病变常指以下 5 类良性病变：①胆固醇性息肉，因胆固醇的代谢异常，泡

沫细胞将其吞噬后聚集而成。可发生于胆囊的任何部位,大部分多发,外观黄色分叶状,桑葚样,柔软易脱落。②炎症性息肉,为慢性炎症刺激所致。可单发或多发,一般直径 3～5 mm,粗蒂或蒂不明显,颜色与邻近黏膜相似或稍红。③胆囊腺肌病、腺肌瘤,是一种由于胆囊上皮和平滑肌增生而引起的胆囊壁肥厚性病变,分为局限型、节段型、弥漫型。④增生性息肉,来源于胆囊上皮,形似腺瘤样隆起状,表面光滑,通常无蒂,单发或多发,以胆囊底、体部多见。⑤腺瘤性息肉,即胆囊腺瘤,是真性胆囊良性肿瘤,一般有粗短的蒂,表面光滑或分叶状。腺瘤多为单发,好发于胆囊体、底部。而日本学者将胆囊息肉样病变分为 4 种: ①炎性息肉; ②胆固醇息肉; ③增生; ④腺瘤。

而真正胆囊良性肿瘤从病理学角度包括两大类。①胆囊腺瘤:即腺瘤性息肉,是来源于胆囊黏膜上皮的良性肿瘤,可进一步分为乳头状和非乳头状肿瘤。②间叶组织肿瘤:是来源于支持组织的胆囊良性肿瘤,包括纤维瘤、间质瘤、血管瘤、脂肪瘤、黏液瘤、神经鞘瘤等。

【病理学特征】 在 PLG 中腺瘤是目前公认的癌前病变,其癌变率在 10%左右。此外,越来越多的证据表明腺肌增生症也有潜在癌变的危险,癌变率为 3%～10%。胆囊腺瘤(adenoma of gallbladder)可发生在胆囊的任何部位,以体、底部较为多见,多为单发,约 1/3 患者为多发,向胆囊腔内生长,直径 0.3～2.0 cm,多数直径<1.0 cm。按组织学特点可分为管状腺瘤、乳头状腺瘤和管状乳头状腺瘤,以管状腺瘤最为常见。

胆囊腺肌瘤又称胆囊腺肌增生症,是以胆囊黏膜和肌纤维肥厚、罗-阿窦数目增多、窦腔扩大并穿入肌层为特征的一种增生性疾病。上皮的增生在病变的中心最明显,周围的腺体常呈囊状扩张,并充满黏液,扩张的腺体内有钙质沉积。病变通常位于胆囊底部,形成结节。

而大多数 PLG 属非肿瘤性息肉,以胆固醇息肉为主。胆固醇息肉由积聚的泡沫组织细胞构成,外观呈黄色分叶状或桑葚样,大部分有细长蒂与胆囊壁相连。息肉大小不一,一般直径为 3～5 mm,绝大多数直径<10 mm。组织学检查显示充满脂类的吞噬细胞积聚在黏膜上皮下,其表面由单层柱状上皮覆盖,具有结缔组织蒂和微血管分支的绒毛样凸起。

胆囊炎性息肉属于反应性病变,是由炎症直接刺激所引起的肉芽肿,呈单发或多发,直径为 3～5 mm,很少超过 10 mm,粗蒂或无明显蒂,呈乳头样向腔内突出,颜色与邻近组织相似或者稍红,周围的胆囊壁有明显的炎症改变,可伴有结石。镜检见其表面柱状上皮呈单层或少数呈多层覆盖,上皮与邻近的胆囊黏膜上皮相似,部分黏膜呈炎性坏死,黏膜下有淋巴细胞及单核细胞为主的炎性细胞浸润。

黄色肉芽肿性胆囊炎是由于炎症和阻塞的共同作用使胆囊壁罗-阿窦的黏膜发生溃疡或破裂,胆汁渗入胆囊壁内,致胆囊壁的单核巨噬细胞浸润并增生。胆囊大小可正常,胆囊壁增厚达 1.5 cm,胆囊壁内有多发性黄色结节形成,直径在 0.5～1.0 cm,结节质地软而脆(在病程较长的病例中,结节也可较坚硬)。

胆固醇性息肉、胆囊炎性息肉、黄色肉芽肿性胆囊炎等非肿瘤性息肉临床常见,其临床意义在于如何将其与真正的胆囊良性肿瘤相鉴别,并正确掌握胆囊切除的指征。

神经鞘瘤又称神经膜瘤或许旺细胞瘤,由 Masson(1932 年)首次命名,系起源于神经膜(许旺鞘)的良性肿瘤,常单发,多沿周围神经、脑神经或交感神经分布。消化系统中,神经鞘瘤常见于肝脏和胃,原发于胆囊的神经鞘瘤罕见,缺乏典型的症状及体征,临床诊断较困难,只有术后病理检查方可明确诊断。其他胆囊良性肿瘤如颗粒细胞瘤、间质瘤、神经纤维瘤等临床也罕见,仅有个案报道。

【临床表现】 PLG 无特异的临床表现,多数为体格检查时或轻微右上腹或上腹部不适、隐痛,或伴有消化道症状时行 B 超检查而偶然被发现。常见的症状有:右上腹隐痛,右肩部放射痛,可伴恶心、食欲缺乏、腹胀不适,易误认为慢性胃炎。少数患者可有发热、黄疸等症状。阳性体征主要为右上腹压痛。上述症状及体征在年轻患者相对表现轻微,随着年龄的增加,可能逐渐明显。可能与老年人抵抗力下降或病变性质及程度等因素有关。

【诊断】 由于 PLG 无特异的临床表现,诊断基本上依赖影像学检查,B 超检查是其主要的诊断方法。

(1) B 超检查　是 PLG 的主要方法检查,可见突入胆囊腔内的光团,其后方无声影,不随体位改变而移动。腹部超声检查 PLG 的敏感性达 90%,特异性达 94%。使用高分辨率超声探头检查可进一步提高其敏感性和特异性,反复多次超声检查可进一步提高诊断符合率。彩超的诊断价值更高,诊断的准确率优于 CT 扫描。国内有学者将 PLG 的 B 超表现

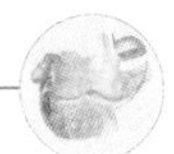

分为 4 种类型。Ⅰ型:呈米粒状或桑葚状,且呈均匀强回声,多为胆固醇性息肉。Ⅱ型:呈单个或分支状乳头样实质回声的病变,多为胆固醇性息肉,有时也可为胆囊癌。Ⅲ型:呈蕈样实质性回声,多为腺瘤,也可能是癌。Ⅳ型:为不规则隆起实质性回声,恶性可能性极大,即使病灶较小,也应高度怀疑为恶性。

(2) 内镜超声(EUS)检查　诊断的准确性明显高于普通超声,可高达 98%。EUS 将胆囊壁分为 3 层:内层为高回声的黏膜及黏膜下层,中间为低回声的肌纤维层,外层为高回声的浆膜下层及浆膜层。EUS 对鉴别肿瘤性与非肿瘤性息肉有较高的价值,胆固醇息肉轮廓呈颗粒状,内部为点状高回声,并可见清晰的 3 层囊壁。若 EUS 显示息肉轮廓呈结节状,内部为低回声,则多为肿瘤性息肉。

(3) CT 扫描　CT 扫描对 PLG 的检出率低于超声检查,其诊断价值不如彩超和 EUS 检查。行 CT 增强扫描时,如 PLG 有强化,则有助于胆囊肿瘤的诊断。当胆汁过分黏稠或胆囊积脓、胆囊萎缩,尤其又伴有胆囊颈部结石时,B 超检查可能会出现假阴性结果。此时行 CT 增强扫描对于鉴别与胆汁密度相近的肿瘤有特殊诊断价值。

(4) MRI、PET-CT 等检查　虽有文献报道对胆囊息肉样病变的良恶性鉴别有较高价值,但价格昂贵,临床应用少。

【治疗】胆囊息肉样病变应依据病变的影像学表现,结合患者年龄,病变大小、部位和有无伴发胆囊结石等临床病理学特征,仔细辨别病变的性质以决定是否手术。由于某些息肉有恶性变的可能,B 超等影像检查又难以对病变的性质进行准确的鉴别,临床上多采用切除胆囊来治疗胆囊息肉样病变。但胆囊具有浓缩、收缩和调节缓冲胆道压力的作用,是维护人体正常生理功能的一个十分重要的消化器官。研究发现胆囊切除术后不仅可以引起胆囊功能消失、胆道压力紊乱、胆汁反流、脂肪泻、腹胀等消化不良症状,而且使大肠癌发病的危险性增加了 2.1 倍。因此,对胆囊息肉样病变是否应行胆囊切除应持慎重态度。

对胆固醇性息肉,大多数患者无临床症状或症状轻微,而且胆囊功能良好,不增加胆囊结石的发病率,也无恶性变的证据,手术指征应从严掌握。对该类息肉应以非手术治疗为主,仅对那些临床症状明显甚至影响日常生活或者年纪较大(年龄>50 岁)的患者,考虑手术治疗。对年轻无症状者,可不做任何处理,仅需定期(6～12 个月)B 超检查。对有轻微症状者,可给予利胆、消炎等对症治疗,并注意观察病情变化。当出现明显临床症状或病变明显增大或继发急性胆囊炎、急性胰腺炎时应考虑行胆囊切除。

良性非胆固醇性息肉样病变如腺瘤和腺肌瘤等均具有癌变可能,其中腺瘤的癌变率约为 10%,腺肌增生症也有潜在癌变的危险。准确评估病变的癌变潜能是制订个体化治疗方案的关键,但多数情况下依赖影像检查明确息肉的病理性质非常困难。因此,对这些病变的手术应采取积极的态度。

对 PLG 的手术适应证把握应从患者的年龄、病变大小、病变部位、和有无胆结石等方面综合考虑。1989 年全国第四届胆道外科会议提出的胆囊息肉样病变中识别肿瘤危险因素为下列 4 个指标:①单发病变;②病变直径>10 mm;③广基;④有增大趋势。这 4 项指标对目前的临床实践仍有重要的指导意义。

综合文献国内外文献,胆囊息肉样病变的手术指征为:①单发、直径 1 cm 以上者。PLG 直径<5 mm 者多为胆固醇性息肉、腺肌瘤样病变和炎性息肉,胆囊癌的可能性较小;直径>10 mm 的病变,尤其是>15 mm 者,恶性的可能性极大。②年龄 50 岁以上、广基而单发的 PLG 应高度怀疑胆囊癌具有手术指征,对年龄>60 岁的患者更要注意恶性的可能,可列为绝对手术指征。③病变在短期内变化较快,基底变宽、有增大趋势或病灶周围的黏膜有浸润、增厚表现。④合并胆囊疾病,如胆囊结石、急性或慢性胆囊炎,有明显临床症状者。⑤息肉较大、长蒂或胆囊颈部息肉,影响胆囊排空,有胆绞痛发作史者。⑥合并胆囊壁不规则增厚者。

PLG 目前尚无药物治疗,一旦手术指征明确,应建议患者首选腹腔镜胆囊切除术,但对高度怀疑为胆囊癌的胆囊息肉样病变患者不宜选择腹腔镜胆囊切除术。胆囊切下后应立即剖开检查,对于有怀疑恶变可能的胆囊应进行冰冻切片检查。在临床工作中应严格掌握手术指征,不能因担心胆囊病变有癌变可能而扩大手术指征,把很多非肿瘤性息肉患者的有正常功能的胆囊切除,给患者带来不必要的损害。对于暂无手术指征者,因其仍有潜在恶变的可能,应定期随访观察。如发现病变发生变化,则应及时手术治疗。对于近年来有的学者提倡的保胆取息肉手术,在保存胆囊功能和去除病变方面能否使患者真正受益尚缺乏循证医学依据。

(王湘辉)

19.3 胆囊腺肌增生症

胆囊腺肌增生症(adenomyomatosis of the gallbladder)是指一种以胆囊的黏膜和肌层增生为主的胆囊非炎性的良性病变。这种病变也可在胆总管和乳头部发生。

【发病机制】胆囊腺肌增生症的病因尚未完全阐明。有人提出其发病原因必须能解释下列3个基本现象:①在胆囊黏膜上皮发生变化的局部,必定有肌层肥大的变化;②至少在发病的早期,病变周围的胆囊壁均属正常;③病变倾向于产生缩窄和在胆囊底部产生结节两种表现形式。

胆囊腺肌增生症的发病原因可能与下列因素有关。

(1) 退行性变 一般以为胆囊腺肌增生症不是一种先天性疾病,而是一种退行性变。因其发病率是随年龄的增长而增高。发病时的年龄多在35~40岁。

(2) 胆囊排空障碍 Aschoff曾指出,无论是先天性抑或获得性胆囊和胆囊管狭窄,均会影响胆囊的排空。由于胆囊腔内压力增高,最后可导致黏膜从肌层裂隙中突出,且多见于胆囊的远端。多数放射科医生也用此理论解释壁内憩室的形成。这也适用于肌层肥厚和过度收缩造成的胆囊缩窄、压力升高和产生壁内憩室的现象。故认为胆囊腺肌增生症可能是胆囊动力和收缩功能紊乱的结果。

(3) 慢性炎症 King(1931)报道在Rokitansky-Aschoff窦内深部可见有胃样腺细胞,窦旁有慢性炎症,并在病变范围内有肌层的肥大。因为除病灶部位外的胆囊壁均属正常,故本病呈现明显的局限性。Ram(1975)曾做胆汁的细菌培养,以推测其感染是否是发病原因,但培养结果均无细菌生长。尽管做组织切片检查也未发现有感染的证据,少数学者仍然认为与慢性炎症有关。

(4) 神经肌肉活动紊乱 Breiftellner(1964)对6例乳头腺肌瘤病做局部自主神经支研究时发现,该神经分支纤维有退行性变。神经肌肉活动紊乱表现为功能亢进。Hidalgo(1980)认为,由于胆囊黏膜面积增加而引起胆汁浓缩过度;由于胆囊壁的肌层肥大,在脂肪餐后胆囊排空完全,并有收缩过度现象;由于胆囊壁的神经纤维异常增生,在脂肪餐后5 min,胆囊已见排空,这种胆囊排空异常迅速现象为兴奋过度所致。目前这种病因推断已得到多数学者的支持。

【病理改变】正常胆囊壁厚度多为1~2 mm,黏膜由高柱状上皮组成,形成纤细的微绒毛(microrilli)。在绒毛之间常可发现由上皮排列的腺体样裂或窦,即Rokitansky-Aschoff窦。此窦并非真正腺体,正常时不穿过肌层,只能在显微镜下观察到。一般当胆囊腺肌增生症形成后,可见胆囊壁增厚,可达正常的3~5倍,囊腔缩小,黏膜上皮有过度增生现象,Rokitansky-Aschoff窦增多和肌层增厚。由于黏膜增生,它会突入或穿过肌层形成小窝或小管,最终窦与胆囊相通形成假性憩室,故有壁内憩室之称。在这些憩室中常潴留有浓缩的胆汁、胆泥(sludge)和小结石,它们能促使憩室发生慢性炎症和纤维化,有的憩室还可发生肠上皮化生或幽门腺上皮化生等病理变化。

胆囊腺肌增生症,根据其病变范围可分为3型:弥漫型、节段型和局限型(图19-1)。

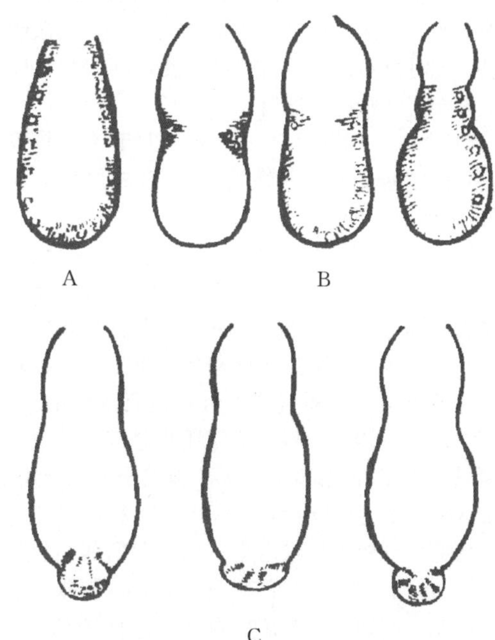

图19-1 胆囊腺肌增生症分型

A-弥漫型 B-节段型 C-局限型

Ⅰ型(弥漫型):较少见,病变从胆囊颈至胆囊底侵犯整个胆囊,胆囊壁呈普遍性增厚。胆囊造影可见围绕胆囊影有许多斑点状致密影,代表壁内憩室的充盈显影。其排列分布好像地图上海岸边多个小岛屿一样,形态和大小不一,可为圆形、卵圆形或不规则形,自针尖至直径10 mm大小,一般为2~3 mm。

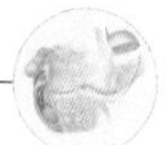

可排列成串珠状或呈锯齿状。这些憩室影与胆囊影之间有一层透光带隔开，即出现"花环征"或"月晕征"。

Ⅱ型(节段型)：胆囊壁有节段性腺肌增生，使病变区胆囊腔造成环形狭窄。一般多见于胆囊体的中部，形似葫芦。胆囊造影可见突入胆囊腔的增生组织表现为三角形、半月板形或带状的透光影，位于胆囊腔的一侧或两侧，伸向腔内，故该部腔径变窄不整，胆囊影因而变为哑铃形或葫芦形胆囊(hour-glass gallbladder)。病变常累及胆囊颈、漏斗部，狭窄远侧胆囊腔正常或也有"狭窄变形"。多发性狭窄比较少见。

Ⅲ型(局限型)：常见于胆囊底部，局部病变明显，容易辨认，多为单发。胆囊造影可见胆囊底部肿块样增厚或结节突入腔内形成充盈缺损；充盈缺损的中央有一致密点影，为肿块中央凹下的脐；充盈缺损的周围有壁内小憩室影；病变部分胆囊弯曲，与胆囊体形成锐角。

【临床表现】胆囊腺肌增生症女性多见。发病年龄在21～74岁，以35～40岁者多见。当胆囊腺肌增生症伴有结石时，其临床表现如同胆囊炎和胆石症一样难以鉴别，但本病也有一定的特点。

(1) 腹痛　一般在进食脂肪餐时可产生典型的胆绞痛。在疼痛时，可观察到食管下段的强烈收缩。此外，由于胆囊腺肌增生症胆囊黏膜下神经纤维密集，故对促胆囊收缩物质的反应加强，胆囊可在5 min内排空，并较正常者收缩得小，这种胆囊动力的改变也提供了产生疼痛的基础。

(2) 恶心、呕吐　在急性发作时常可有程度不一的恶心和呕吐，这与食管下段、胃及十二指肠运动亢进及痉挛有关。

(3) 消化不良　胆囊腺肌增生症若不伴有结石，则起病多较隐匿，病程缓慢，主要表现为消化不良、食欲缺乏、中上腹部饱胀感和嗳气。

(4) 腹泻　由于胆囊强烈收缩，胆汁可迅速排入十二指肠，刺激肠道蠕动增强而发生腹泻。

(5) 黄疸　若有胆总管腺肌增生症或乳头腺肌增生症，则因胆道有狭窄、梗阻而可出现梗阻性黄疸。

【实验室检查】若伴有黄疸者，则血清胆红素和碱性磷酸酶升高。

【X线检查】胆囊造影时可见胆囊壁增厚，围绕胆囊有串珠样改变；胆囊可呈葫芦形；胆囊底部有肿块样增厚或呈结节状。静脉胆道造影时若系胆总管腺肌增生症或乳头腺肌增生症，则可见胆总管有扩张抑或狭窄。

【诊断】胆囊腺肌增生症的诊断主要根据病史和临床表现。而X线检查是非常重要的。胆囊造影时胆囊变形，轮廓不规则或局部狭窄；增生所致的透光间隔影.壁内憩室所致胆囊外的多个点斑状致密影；胆囊底部充盈缺损；胆囊浓缩功能和收缩功能良好或亢进。诊断胆囊腺肌增生症用进食脂肪餐后胆囊造影是不可缺少的。若应用缩胆囊素，则效果更佳，因为这种方法可使胆囊显示得更为清晰。对于不典型的胆囊腺肌增生症的诊断，有时要靠病理检查来确定。

【治疗】由于胆囊腺肌增生症既不是炎性疾病，又不是肿瘤，仅是胆囊的动力和收缩功能紊乱，故治疗的方法尚有不同的意见。

(1) 非手术疗法　限制油腻饮食和使用解痉剂，如硝基甘油及阿托品等可有效地控制病情的发作，但不能获得彻底的治愈。

(2) 手术疗法　胆囊腺肌增生症一旦确诊，则宜手术，切除胆囊。可首选腹腔镜胆囊切除术。胆总管腺肌增生症，若在胆总管中段，可做胆总管节段性切除，然后行胆总管空Roux-en-Y吻合术。乳头部腺肌增生症可切除乳头部病变组织，行Oddi括约肌切开成形术。

有些病例虽作胆囊切除，效果不佳，其主要原因是伴有胆管炎，或存在胆总管、乳头部的腺肌增生。胆囊腺肌增生症若临床有症状而不进行治疗，则少数患者可因Rokitansky-Aschoff窦内的小结石逐渐增大后可侵蚀胆囊黏膜，发展成腔内大结石，也可穿破胆囊壁产生腹膜炎，或穿入消化道而形成内瘘。

【预后】胆囊腺肌增生症由于过去认识不够，临床上很少考虑该病，故常被漏诊。对症治疗的效果仅是暂时的，以致迁延多年得不到确诊。凡确诊的患者经手术治疗后，其疗效较好。

(顾树南　李清潭)

19.4　肝内胆汁瘤

肝内胆汁瘤(intrahepatic biloma)是指肝内胆管因严重缺血、坏死、破裂，胆汁由胆管内漏出进入到肝实质内并形成包裹性胆汁淤积，在影像学上表现为肝脏囊性占位性病变，称之为肝内胆汁瘤(biloma)。传统概念上的胆汁瘤(biloma)曾有多种名称，如胆汁样肝囊肿、肝下胆汁潴留等。通常是指继发于肝胆手术后的并发症，是由于胆汁漏出包裹

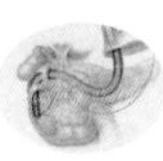

并形成胆汁性囊肿,多位于小网膜囊内,与假性囊肿相似。

随着肝癌患者的逐年增多,肝切除、肝移植手术及对肝癌各种微创介入治疗的广泛开展,肝内胆汁瘤作为其治疗的并发症的报道已逐渐增多,其严重性已引起了高度重视。

【发病率】肝内胆汁瘤多为零星报道,尚无大宗病例报道。路建宽(2009)报道在246例肝肿瘤经肝动脉化疗栓塞和经皮肝穿无水酒精注射治疗后的病例中发现2例肝内胆汁瘤。

蔡丽萍(2010)报道7例(男4例,女3例;年龄43～65岁)。王平(2012)报道在137例肝囊肿中发现7例胆汁瘤,其中老年患者6例(男2例,女4例;年龄69～82岁)。谢峰(2007)报道3例复杂性肝内胆汁瘤,现择其一例如下:男,50岁。曾因原发性肝癌施行肝切除术,术后肿瘤复发,再行经典式原位肝移植术。术中胆总管内未放置T管引流,术后第2日出现胆漏。术后2周开始出现腹痛,并伴有反复寒战、高热,体温常在39.8℃左右。CT检查发现肝内多发性低密度区。B超检查液性病灶主要位于肝左内叶,最大病灶约55 mm×50 mm。在B超引导下行穿刺置管引流。引流液为胆汁。引流后5个月MRCP提示左右肝内胆管扩张呈囊状,原胆汁瘤稍有增大。遂行ERCP检查,发现肝总管及肝内胆管结构紊乱,吻合口狭窄,行扩张并留置鼻胆管于肝总管引流。引流1个月后拔除鼻胆管。肝左内叶之胆汁瘤继续留置PTCD管引流。4个月后复查肝功,提示仍有轻度黄疸,血总胆红素降至33 μmol/L,CT提示肝内胆管扩张,肝内胆汁瘤无缩小。因胆管炎反复发作,内科治疗无效,遂再次行肝移植手术治疗。

【病因与发病机制】肝内胆汁瘤的发病机制并不十分清楚。

肝内胆汁瘤多见于肝癌、肝转移性肿瘤患者,经用无水酒精注射、微波、射频、氩气刀等治疗,经肝切除或肝移植术后,特别是经导管肝动脉化疗栓塞使用铂类制剂与碘油乳剂及经皮肝穿无水酒精注射治疗之后发生。

肝内胆汁瘤因病因不同可分为外伤性胆汁瘤,医源性胆汁瘤和胰源性胆汁瘤。

(1) 外伤性胆汁瘤　多因外力或机械力所致肝内胆管受损,胆汁外漏,潴留、胆汁积聚被包裹而形成胆汁瘤。胆汁瘤与肝内胆管相通是外伤性胆汁瘤的特征性改变;也有胆汁瘤是在肝囊肿的基础上发生的。患者最初被诊断为单纯性肝囊肿,在治疗过程中发现囊液为胆汁才明确是肝内胆汁瘤。这种情况可能是由于囊肿的不断增大,压迫其周围的胆管,致胆管细胞血供受阻,发生退行性变,最终使囊肿与胆管相通。胆汁进入囊内形成胆汁瘤。这种胆汁瘤往往较大。有的直径可达数十厘米。

(2) 医源性胆汁瘤　多见于在肝穿刺活检、肝脏手术和肝肿瘤微创介入治疗之后。肝脏手术后一般或多或少总有胆汁渗漏,大多均可经引流管引出体外,3～5 d后可自行停止而愈。肝肿瘤介入治疗后由于肝动脉被阻塞,血液循环受阻。因肝内胆管的血供全部来源于相伴行的小肝动脉,介入治疗后常可栓塞这些邻近肿瘤的小动脉分支,从而引起相应的胆管缺血,胆管上皮细胞坏死,纤维组织增生,而近侧胆管因胆汁淤积、胆管内压增高,胆管扩张或胆汁外漏形成胆汁瘤。肝肿瘤经导管肝动脉化疗栓塞和经皮肝穿无水酒精注射治疗后2～5周后就可能引起胆汁瘤。其损伤机制据文献资料可能与以下情况有关。

1) 微创介入治疗在穿刺时其针本身有可能伤及胆管,其损伤的程度与穿刺针的粗细、穿刺和治疗的次数(平均穿刺治疗4次/人)及穿刺的深度有关。

2) 化疗药物或碘油等直接栓塞了局部肝内胆管滋养的小动脉,使血液循环受阻,胆管缺血。

3) 胆管壁滋养血管受化疗药物的影响,可引起化学性脉管炎,造成血管狭窄、血管痉挛或因微小血栓而引起血管阻塞致使血管缺血。

4) 药物对胆管壁上皮细胞的直接毒性作用,而使胆管壁损伤、通透性增大,使胆汁更易外漏。

5) 介入治疗还与操作者的经验、靶血管的选择、患者的状态等有关。

谢峰(2011)报道2例因行ERCP后发生肝内胆汁瘤。有梗阻性黄疸的肝门部胆管癌,在施行ERCP检查和放置支架后分别在2周及2个月后突然出现腹痛、寒战、高热,体温达40.2℃并伴有休克。B超、CT检查一例发现右肝内有多发性低密度积液区,大小分别为75 mm×50 mm和25 mm×25 mm。另一例在左肝内有135 mm×60 mm的液性暗区。均经穿刺置管治疗。并都抽出大量黄褐色胆液、絮状物、胆泥和坏死组织。细菌培养为大肠埃希菌、产酸克雷伯菌。多为多种细菌的混合感染。其发生的原因可能是:①在ERCP时,导丝头对胆管壁的机械性损伤以及造影时压力过高,易使肠道或胆道下段的细菌侵袭胆管表面的保护屏障,破坏胆管周围的毛细血管,引起胆管坏死,最后发生胆管周围肝实质坏死

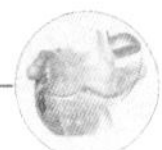

和胆汁瘤。②在 ERCP 时，放置胆道支架本身可使胆管黏膜受损，胆道周围血管丛受到压迫和损伤，引起胆管细胞缺血、坏死和脱落；多次的 ERCP 还可因 Oddi 括约肌痉挛引起胰液反流，进一步加重胆管细胞的损害。

(3) 肝门部胆管癌　特别是Ⅳ型胆管癌患者，本身自身免疫力低下，有的已经过多次化疗、放疗或 ERCP 的置管引流，一旦发生感染，细菌极易在胆管周围繁殖生长，常导致胆管周围肝实质的坏死，形成多个或巨大的胆汁瘤。

(4) 胰源性胆汁瘤　急性胰腺炎并发肝内胆汁瘤的病例少见，研究甚少。其机制不清。可能为胰液对胆管壁的化学性刺激有关。急性胰腺炎特别是重症急性胰腺炎时有较多的胰液外溢，在这些胰液中含有各种胰酶，诸如胰蛋白酶、胰脂肪酶、弹力纤维酶、磷脂酶 A_2 等。当胰液沿 Glisson 鞘进入肝内，可随门静脉、胆管分支向远侧浸润。胰液可损伤肝细胞和胆管细胞，使胆汁溢入窦周隙，进入血液造成黄疸；肝小叶间的静脉、动脉及胆管在胰液的作用下，均可发生不同程度的损伤，管壁破坏，胆汁、血液外漏，在肝实质内积聚而逐渐形成胆汁瘤。这种胆汁瘤常与胆管相通，但也可不通。

在临床上已注意到，若肝癌患者伴有肝硬化，因肝内有小血管丛生，降低了胆管缺血损伤的可能性，胆汁瘤发生的可能性倒反而变得较小。

【病理改变】胆汁瘤的病理改变主要是伴随胆管的血管狭窄、阻塞或闭塞，从而使相应的胆管缺血、缺氧，胆管上皮细胞缺血、坏死和脱落，胆管通透性增大或损破，引起胆汁外漏。外漏的胆汁被纤维组织包裹而形成胆汁性囊肿。欧阳墉(2008)将微创介入治疗术后形成的胆汁瘤依其病程的进展情况分为如下 3 期。

Ⅰ期：早期由于受损胆管水肿，胆管扩张和其周围肝组织梗死，而出现门静脉旁的线状或树枝状低密度影，并与 Glisson 鞘的走行相一致。

Ⅱ期：进展期由于胆管坏死，胆汁漏出并沿着坏死的胆管壁积聚。CT 平扫为低密度柱状胆汁瘤。

Ⅲ期：后期由于大量胆汁呈囊状积聚于碘油沉积的病灶旁。CT 平扫显示边缘欠光滑的低密度囊状影，增强扫描无强化。有时还可见“软藤状”胆管扩张，胆汁瘤与胆管可相通。

【临床表现】较小的胆汁瘤可无明显的症状。较大的胆汁瘤可因有感染而出现症状。黄疸、腹痛是常见的症状，胆道感染若反复多次，多为多重细菌感染，常有寒战、发热。严重者也可出现上腹部绞痛、寒战、高热、黄疸、休克和精神症状的 Reynolds 五联征。

【诊断】

1) 大多系肝胆系统癌症患者，且多有肝脏手术、放疗、化疗和肝肿瘤微创介入治疗的病史。

2) 影像学检查肝脏内多呈圆形或椭圆形低密度占位性改变。

3) 穿刺引流物为黄褐色胆汁样液体。感染严重者在胆汁中常混有坏死组织。

4) 胆汁细菌培养常有多种致病菌。

【治疗】对于较小的胆汁瘤若无明显症状，则可随访观察；有症状者可给予消炎、利胆、护肝等治疗。胆汁瘤较大者需穿刺置管引流，引流无效者需进行外科治疗。若胆汁瘤多发，且常有急性胆管炎的反复发作，经多种治疗无明显疗效者，则可考虑施行肝移植。

【预后】较小的、无症状的胆汁瘤一般预后较好。复杂性胆汁瘤的预后大多较差，还取决于原发病的治疗效果。

(顾树南　王湘辉)

19.5 胆管颗粒细胞瘤

胆管颗粒细胞瘤(biliary granular cell tumor)是一种罕见的非转移性疾病。通常发生在皮肤、口腔或皮下组织，也可发生在乳腺、喉、气管和胃。该病首先由 Abrikossoff(1926)报道。1952 年，Coggins 又首先报道该病也可发生在胆管。1988 年，Butterly 报道 2 例并加上世界文献中的 37 例共 39 例。

【病因与发病机制】有关颗粒细胞瘤的组织发生学尚有争论。Abrikossoff(1926)认为来自横纹肌，Feyrler(1935)认为来自神经组织，而 Fust(1948)则认为来自许旺细胞(Schwann cells)。现代的光学和电子显微镜显示颗粒细胞瘤与神经密切相关。

【临床表现】胆管颗粒细胞瘤多发于 20～30 岁的青年人。文献报道最小年龄为 11 岁，仅 2 例年龄＞40 岁。本病以女性多见，尤其多发于黑种人妇女。文献报道的 39 例中，黑人男性仅 2 例(5%)。37 例女性患者中，东方民族 2 例，白种人妇女 7 例，4 例民族不详，其余均为黑种人妇女。肿瘤多位于胆囊管、肝总管和胆总管汇合处。大多数病例均可累及胆囊、胆囊管和胆总管。少数患者的肿瘤可生长在胆管和胰腺段胆管。

胆管颗粒细胞瘤的临床表现与肿瘤生长的位置有关。肿瘤若位于胆囊管，则可有胆绞痛、胆囊炎；在胆总管和胆总管汇合处，常表现为上腹部或右上腹部疼痛，并常伴有黄疸。

位于胆总管下段，则黄疸常为首要表现，且伴有上腹部胀痛及隐痛。

因胆管颗粒细胞瘤罕见，现把 Butterly 报道的 2 例摘录如下。

例 1：黑人妇女，37 岁，因餐后右上腹剧痛间断发作并有黄疸而入院。无发热、无慢性肝病的特征，肝肋缘下 6 cm，无压痛，脾不大。血象正常。血清总胆红素 37.62 mmol/L，直接胆红素 27.36 μmol/L。转氨酶 128 u/ml（正常值＜40 u/ml），5′-核苷酸酶 43 Bodansky u（正常值＜362 Bodansky u）。腹部超声扫描和 CT 检查显示肝内胆管和肝外胆管扩张，但未见肿块。ERCP 检查显示胆总管同心轴区狭窄，胰管正常。术前诊断为胆管癌，术中见肝总管圆形肿瘤，光滑，直径约 1 cm，类似神经纤维沿胆管行走的绒毛状突起结构。切除胆囊和肝管汇合区以下的胆总管，行胆管空肠 Roux-en-Y 吻合。组织学检查证实为胆管颗粒细胞瘤。患者已成活 3 年。

例 2：白人妇女，26 岁。因右上腹部剧痛 12 h 入院。第 1 次发作在 1 年前，近数月发病较频繁。超声检查未发现明显异常。入院时无发热。中上腹部及右上腹部有压痛。白细胞 12×10^9/L。血清淀粉酶、血清胆红素、碱性磷酸酶和转氨酶值均在正常范围。多次超声检查未见胆囊结石，肝内胆管和肝外胆管无狭窄和扩张。术前诊断为急性胆囊炎。剖腹探查未见结石，但胆囊有炎症表现。术中胆管造影显示在胆囊管汇入胆总管处之胆总管有节段性狭窄，在胆囊和胆总管汇合区有 1.0 cm×0.3 cm 肿块。切除肿瘤、胆囊和胆总管，行胆总管空肠 Roux-en-Y 吻合。组织学证实为胆管颗粒细胞瘤。术后患者已存活 1 年，一般情况良好。

【诊断】胆管颗粒细胞瘤好发于年轻的黑人妇女。肿瘤的分布靠近胆管、肝管和胆总管汇合区。其症状可能与胆囊结石、胆总管结石或其他类型的胆管梗阻相混淆。但胆管造影一般显示同心轴狭窄，类似胆管癌或节段性硬化性胆管炎。病程较长或伴有胆道感染者，血清淀粉酶可正常，但血清碱性磷酸酶、转氨酶和胆红素常升高。ERCP 检查有助于诊断，确诊有赖于病理学检查。误诊常使治疗不当，以致未能切除本可手术治疗而效果较好的肿瘤。恶性颗粒细胞瘤很少见，仅见于大腿部，尚未见有发生在胆道的。这种肿瘤有向局部延伸的倾向。

【治疗】剖腹探查时常可见胆管有圆形或卵圆形光滑的肿块，质地较硬。胆管呈向心性环形狭窄。治疗以手术切除为宜。可行肝总管-空肠 Roux-en-Y 吻合术。如肿瘤位于胆囊和胆囊管，则切除胆囊即可。如肿瘤位于胰腺段胆管，取活检又困难，则应根据患者的具体情况决定手术范围，如行单纯的旁道手术或行胰十二指肠切除术。手术治疗的效果较好，有关复发的报道较少。

（顾树南　王湘辉　王先知）

19.6 胆囊癌

胆囊癌（gallbladder carcinoma，GBC）是指发生于胆囊及胆囊管的癌肿，由维也纳 Stoll 医师最早于 1777 年报道。1800 年，Hochenegg 首次成功施行胆囊癌切除术，1932 年，Finstere 报道了胆囊癌扩大根治术。GBC 是最常见的胆道恶性肿瘤，在消化道肿瘤中仅次于胃、结肠、直肠、食管、胰腺肿瘤，占第 6 位。文献报道的胆囊癌总体 5 年生存率仅为 5%～38%，出现淋巴结转移或远处转移的患者 5 年生存率极低，平均生存时间不足 6 个月。且多位学者经过分析 GBC 患者的生存情况后发现，近数十年 GBC 患者的预后几乎没有任何改善。1997 年，Frezza 总结了 Howard University 过去 28 年治疗的 GBC 病例，并检索了过去 20 余年的有关 GBC 的英文文献，结果显示：Nevin Ⅰ期患者的术后 5 年生存率为 100%，Ⅴ期患者的 5 年生存率为 0，Ⅱ、Ⅲ、Ⅳ期患者的 5 年生存率分别为 51%、12%和 10%，放化疗并没有有效延长患者的生存期。近年来随着放疗技术（调强放疗）的进步、新一代化疗药物（吉西他滨）的应用及综合治疗的重视，GBC 患者的生存期有所改善。

【发病率】近年来，国内外的流行病学资料显示，GBC 的发病率有逐年上升的趋势。上海市肿瘤研究所 2005 年的流行病学调查资料显示，上海市胆道癌（胆囊癌、胆管癌）的发病率以约 5%逐年递增。GBC 多见于老年妇女，约 75%的患者超过 65 岁，女性较男性高 3～5 倍，部分因素与胆囊结石发病率有关。GBC 恶性程度高，早期缺乏特异性症状而不易诊断，癌肿极易向肝等邻近器官浸润和出现远处淋巴结转移而不能根治性切除，预后极差。

【病因】GBC 的确切原因尚不明确，但以下危险因素可能与之相关。

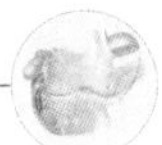

(1) 胆石症　GBC与胆石症有密切的联系，胆囊结石患者患GBC的相对危险系数为13.6～14.8。据统计，75%～90%的GBC合并胆囊结石；胆囊结石患者GBC的发生率比无结石者高7倍；结石直径>3 cm比直径<1 cm患GBC的危险性高10倍；症状性胆囊结石患者(特别是有反复发作的胆囊炎)患GBC的风险明显高于无症状性胆囊结石患者；胆囊结石患者发生GBC的比例约为0.4%，未经治疗的胆囊结石患者20年内发生GBC的危险性为0.2%～0.4%；约1%的因胆石症行胆囊切除术的胆囊标本可发现隐灶癌。但胆囊结石的诱癌作用仍不清楚，可能与结石的机械刺激、炎症、胆固醇的代谢异常、胆汁刺激和致癌物质的作用等有关。

(2) 胆囊良性肿瘤　胆囊良性肿瘤与GBC的关系越来越受到重视。胆囊腺瘤和胆囊腺肌瘤已被确认为GBC前病变。胆囊腺瘤的癌变率约为10%，合并有胆囊结石的胆囊腺瘤癌变的危险性增加。胆囊腺肌瘤是一种以胆囊黏膜和肌层为主的增生性疾病，依病变范围可分为弥漫型、节段型和局限型，胆囊腺肌瘤的癌变率为3%～10%，以节段型癌变率最高。

(3) 胆胰管汇合异常(anomalous pancreatobiliary duct junction，APBDJ)　APBDJ易发生包括GBC在内的胆道恶性肿瘤，胆总管囊肿患者患GBC的发生率约为12%，可能与胰液反流致胆汁成分的改变、基因突变和上皮细胞增生有关。胆汁中的磷脂被胰液中的磷酸脂酶A_2水解产生脱脂酸磷脂，后者有损害细胞膜的作用；由于胆囊具有浓缩胆汁的作用，致使胆囊内反流的胰液浓度较高，使胆囊内产生较高浓度的脱脂酸磷脂，刺激胆囊上皮，使上皮细胞发生变性、非典型增生以致癌变。

(4) 胆囊壁钙化　胆囊壁钙化又称为瓷性胆囊，恶变率为12%～61%。

(5) 其他因素　细菌感染如伤寒和副伤寒杆菌的慢性感染和携带者患GBC的危险性比正常人高100倍以上；溃疡性结肠炎患者的GBC的发病率为一般人群的10倍；Mirizzi综合征、肥胖、原发性硬化性胆管炎、雌激素水平等均与GBC发病有关。

近几年研究发现，慢性伤寒带菌状态与胆结石、胆囊癌有密切的关系。流行病学调查显示，3%～5%急性沙门菌感染的病人会变成长期带菌者，因为伤寒沙门菌长期存在于胆道中会引起胆囊的慢性炎症。一项有关伤寒带菌状态和肝胆系统恶性肿瘤之间的病例对照研究显示，伤寒带菌者因肝胆系统肿瘤死亡的概率是对照组的6倍。Kuma(2006)伤寒和胆囊癌高发地区进行了病例对照研究，以高纯度的伤寒沙门菌Vi抗原与抗体相结合为对照，结果在29.4%胆囊癌患者中检测到相当高的Vi抗原效价，健康对照者为5%，胆结石患者为10.7%，这说明在胆囊癌病人中伤寒沙门菌的检出率较高。Strom(1995)在玻利维亚和墨西的研究发现，有伤寒病史的人群是正常人胆囊癌发病危险的12倍。

【病理改变】

(1) 大体分型　GBC多呈弥漫性生长(70%)，少部分(30%)呈息肉样肿块。80%位于胆囊颈部或壶腹部，只有20%位于胆囊体、底壁。通常表现为胆囊内的肿块，也可表现为局部胆囊壁增厚或息肉样新生物。大体外观可分为4型：肿块型(15%)、浸润型(75%)、胶质型(5%)和少见的混合型。

(2) 组织学分型　GBC依组织分化程度分为高分化(G1)、中分化(G2)、低分化(G3)和未分化(G4)。组织类型主要有腺癌(90%)、未分化癌(4%)、鳞癌(3%)和混合型(1%)，其他包括腺鳞癌、燕麦细胞癌、癌肉瘤等。腺癌又可分为硬化型腺癌(60%)、乳头状腺癌(20%)、黏液腺癌(10%)和管状腺癌(10%)。

(3) 转移途径　GBC可经多种途径播散，包括直接侵犯、淋巴、血行、沿神经血管丛播散、腹腔内种植、胆管腔内播散等。直接侵犯(肝脏及周围脏器)和淋巴转移是GBC的两种主要转移方式。在确诊的GBC病例中，癌肿局限在胆囊壁仅约25%，出现局部淋巴结转移或侵犯肝脏等邻近脏器35%，40%存在远处淋巴结或脏器转移。胆囊壁与肝脏的接壤处无浆膜层覆盖，胆囊静脉丛直接入肝脏，故GBC通过胆囊床直接侵犯肝(第Ⅳ和Ⅴ肝段)比较多见；也可经血行途径引起肝内远处转移或远处脏器转移。癌肿也可直接侵犯胆囊周围邻近脏器(胆总管、胃窦、十二指肠、胰腺和横结肠等)，或经血管神经丛沿肝十二指肠韧带上下蔓延，直接侵犯肝外胆管或肝门周围淋巴结转移，压迫胆总管而致梗阻性黄疸。胆囊壁内有深浅两层淋巴管，浅层位于浆膜下，深层位于黏膜下层和肌层，胆囊黏膜下层受浸时，即可出现淋巴结转移。淋巴结转移绝大多数首先发生在胆囊管淋巴结，其次是胆总管周围淋巴结和肝门淋巴结，最后转移至其他区域淋巴结(胰腺周围、十二指肠旁、门静脉周围、腹腔干、肠系膜上动脉周围淋巴结等)。少数可逆行向上转移至肝门部。

【临床诊断】

(1) 临床表现　GBC早期无特异性症状和体

征。最常见的症状为右上腹痛，其性质类似急、慢性胆囊炎，部分患者可有恶心、呕吐、乏力、食欲缺乏等，合并急性胆囊炎时可有右上腹压痛。胆总管受到侵犯或压迫时，可出现阻塞性黄疸、胆囊管阻塞致胆囊肿大。肿瘤累及肝或邻近器官时可扪及腹部肿块。腹部肿块、黄疸、明显消瘦、肝大、腹水、下肢水肿、贫血和邻近脏器压迫症状等为肿瘤晚期表现。

（2）实验室检查　如不伴黄疸患者肝功能多正常，血清球蛋白显著升高，常高于 7 g/L。虽然迄今尚未发现 GBC 特异性肿瘤标志物，但血清和胆汁中癌胚抗原（CEA）及糖抗原 19 - 9（CA19 - 9）测定对早期诊断有一定的帮助，特别是后者的阳性率较高，可用作辅助诊断和根治术后的疗效观察。ALT 和 AST 升高表明有肝脏侵犯。

（3）影像学检查

1）超声检查：B 超检查为首选的检查方法，B 超检查对 GBC 的诊断敏感性为 85%，断诊符合率 80%。对胆囊微小隆起性病变及早期 GBC 的诊断价值优于 CT 扫描。彩色多普勒超声能测及肿块内血流，可与胆囊胆固醇性息肉和结石鉴别，对胆囊隆起性病变的鉴别诊断具有重要价值。超声造影检查对 GBC 诊断准确率更高。内镜超声（EUS）扫描采用高频探头隔着胃或十二指肠对胆囊进行扫描，避免了肠道气体的干扰，可清晰地显示出胆囊壁的 3 层结构，精确判定胆囊壁各层结构受浸深度和范围、周围血管受浸情况及区域淋巴结有无转移，对 GBC 早期诊断、精确分期及手术可切除性评估具有更高价值。

2）CT 扫描：CT 扫描是诊断 GBC 的重要手段，对 GBC 的诊断、分型、评估手术切除可能性均有帮助，是术前不可缺少的检查。增强 CT 扫描能够精确地显示肿瘤直接侵犯肝或肝门部、是否有肝转移、淋巴结及邻近脏器转移情况。GBC 典型的 CT 扫描表现有：①胆囊壁局限或整体增厚，多超过 0.5 cm、不规则、厚薄不一，增强扫描有明显强化。②胆囊腔内有软组织块影、基底多较宽。③增强扫描有强化，密度较肝实质低而较胆汁高。薄层和增强 CT 扫描可精确地显示胆囊壁厚度及胆囊壁的浸润深度、肝及邻近器官和组织的受侵犯范围和程度、有无区域淋巴转移和肝内转移等。CT 扫描对判断 GBC 可切除和不可切除的准确率分别为 80%和 89%。

3）磁共振成像（MRI）扫描：MRI 扫描比 CT 扫描具有更高的软组织分辨率，在对腔内小结节型早期 GBC 的显示优于 CT 扫描。磁共振胆管成像（MRCP）检查可无创地获取整个肝内外胆管树的影像，对胆管受侵范围和程度可做出精确判断。磁共振血管成像（MRA）检查能精确地显示肝门区血管的受侵情况。GBC 的 MRI 扫描典型表现可分为以下四期。Ⅰ期：胆囊壁局限性或弥漫性不规则增厚，胆囊内壁毛糙不光整或凹凸不平，可伴有突向腔内的菜花状或结节状肿块，T1WI 呈低信号，T2WI 呈等偏高信号，MRCP 见可胆囊内充盈缺损影，但胆囊壁的浆膜面光整。Ⅱ期：胆囊窝有不规则异常软组织肿块，与胆囊壁分界不清，胆囊浆膜面毛糙，胆囊窝脂肪间隙模糊不清。Ⅲ期：胆囊窝脂肪间隙消失，胆囊区见不规则软组织肿块，T1WI 呈等偏低信号，T2WI 呈等偏高信号，肿块占据胆囊大部分囊腔，胆囊基本形态不同程度消失，MRCP 检查表现为胆囊不显影或胆囊显示不清。邻近肝实质内出现异常信号，T1WI 呈偏低信号，T2WI 呈高信号，边缘不规则，与胆囊分界不清。Ⅳ期：除了上述Ⅲ期的表现外，还可有直接侵犯胃窦部、十二指肠，侵犯邻近腹膜、肝十二指肠韧带的表现，侵犯肝内外胆管和结肠等，以及腹腔肝门淋巴结转移、胰腺及胰头周围淋巴结转移、后腹膜淋巴结转移等的相应征象。

4）正电子发射-断层扫描（PET - CT）：PET - CT 扫描是目前判断胆囊良、恶性占位，GBC 根治术后的有无复发和转移的最精确的检查方法，还能精确地显示意外胆囊癌行胆囊切除术后的肿瘤残余情况及远处淋巴结和脏器的转移情况。

5）内镜逆行胰胆管造影（ERCP）：ERCP 对胆囊癌常规影像学诊断意义不大，早期诊断价值不高，仅适用于鉴别肝总管或胆总管的占位病变或采集胆汁行细胞学检查。

6）PTC：PTC 对出现梗阻性黄疸者可显示梗阻部位及梗阻以上胆管树情况，有利于手术前对病变范围做出评估并选择术式。

ERCP 和 PTC 的诊断价值已逐渐被 MRCP 所取代，但在术前减黄或姑息性治疗方面仍有其价值。

【鉴别诊断】早期 GBC 应与胆囊息肉、胆囊炎和胆囊结石鉴别。对老年女性、长期患有胆囊结石、胆囊萎缩或充满型结石、腹痛症状加重、发作频率增多或持续时间变长时，应警惕 GBC 的可能。晚期 GBC 需要与原发性肝癌侵犯胆囊鉴别，肝癌侵犯胆囊后可在胆囊区和肝门部形成较大肿块，类似晚期胆囊癌侵犯肝门胆管或淋巴结转移。胆囊颈管癌可直接侵犯或通过淋巴转移发生高位的胆管阻塞，临

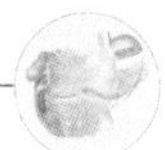

床表现类似肝门部胆管癌。

（1）GBC与胆囊息肉　早期GBC鉴别困难，对影像学检查发现广基、单发、直径＞1.0 cm、生长较快的息肉应考虑GBC的可能。对年龄＞50岁的女性、合并有胆囊结石者更应怀疑GBC。对此类患者应建议尽早手术并行术中冰冻检查以明确诊断。

（2）GBC与胆囊结石　胆囊结石B超检查为强光团回声伴声影，可多发，位置可随体位变化。

（3）GBC与慢性胆囊炎　早期两者临床表现基本相同，且GBC往往又由慢性胆囊炎演变而来。早期GBC往往会被误认为是慢性胆囊炎而未能得到及时的诊断和治疗，以至于延误病情。B超和CT等影像学检查可提供鉴别诊断的依据。早期GBC可表现为突入胆囊腔内的息肉样病变或胆囊壁的轻度增厚。进展期GBC超声检查可发现肝内外胆管梗阻、区域淋巴结的情况、肝脏受侵犯或转移的情况。但对于隐匿性GBC而言，术前很难与慢性胆囊炎鉴别。确诊有待于术中和术后的病理检查。

（4）GBC与黄色肉芽肿性胆囊炎　黄色肉芽肿性胆囊炎（xanthogranulomatous cholecystitis，XGC）是一种特殊类型的慢性胆囊炎症。由于该疾病可以形成类似恶性肿瘤的局部浸润，胆囊的轮廓不清、变形，胆囊腔缩窄、穿孔、甚至瘘管形成，从而使得该疾病在影像学，手术中，病理上都容易误诊为GBC。XGC是由于炎症和阻塞的共同作用使胆囊壁罗-阿窦的黏膜发生溃疡或破裂，胆汁渗入胆囊壁内，致胆囊壁的单核巨噬细胞浸润并增生。胆汁中的脂质和胆固醇被单核-巨噬细胞吞噬而形成泡沫细胞和多核巨细胞并聚集形成肉穿肿性病变。XGC与GBC的区别在于：①XGC虽然粘连严重，但无向肝实质或胆管、邻近肠管的浸润性肿块。GBC的患者则往往可见胆囊床周围肝实质的侵犯。②尽管XGC也出现胆囊壁的不规则增厚，但在CT下XGC的胆囊内壁是光整的。③病理上XGC为黄色，而GBC组织则呈灰白色。镜下XGC标本可见大量聚集的泡沫细胞，免疫组织化学检查提示肉芽肿的泡沫细胞来源于单核-巨噬细胞。④DNA含量测定可提供进一步的诊断依据。XGC只会有二倍体DNA，而不会有多倍体DNA。

【临床分期】GBC主要有3种分期：Nevin分期、美国抗癌联盟（American Joint Committee on Cancer，AJCC）和日本胆道外科学会分期（JSBS），其中AJCC的TNM分期（表19-3）是目前被广泛接受的分期方法。

（1）Nevin分期　1976年，Nevin根据肿瘤侵犯胆囊壁的深度和扩散范围进行如下分期。

Ⅰ期：肿瘤位于黏膜内。

Ⅱ期：肿瘤侵犯黏膜下层和肌层。

Ⅲ期：肿瘤侵犯胆囊壁全层，无淋巴结转移。

Ⅳ期：肿瘤侵犯全层伴胆囊周围淋巴结转移。

Ⅴ期：肿瘤直接侵犯肝或邻近脏器或远处转移。

（2）TNM分期

T：原发肿瘤。

T_x：原发肿瘤无法评估。

T_{is}：原位癌（肿瘤位于黏膜或黏膜下层）。

T_1：肿瘤侵及固有层或肌层。

T_{1a}：肿瘤侵犯固有层。

T_{1b}：肿瘤侵犯肌层。

T_2：肿瘤侵犯肌层周围结缔组织，尚未浸透浆膜或侵入肝。

T_3：肿瘤浸透浆膜（脏腹膜）和（或）直接侵犯肝和（或）一个其他邻近器官或组织，如胃、十二指肠、结肠、胰腺、大网膜和肝外胆管等。

T_4：肿瘤直接侵犯门静脉或肝动脉主干，或侵犯两个或更多的肝外器官或组织。

N：局部淋巴结。

N_x：区域淋巴结转移无法评估。

N_0：无局部淋巴结转移。

N_1：局部淋巴结转移，如肝门淋巴结、胆囊管淋巴结、胆总管、肝动脉、门静脉旁淋巴结。

N_2：其他区域淋巴结，如腹腔干、十二指肠旁、胰腺周围、肠系膜上动脉周围淋巴结等。

M：远处转移。

M_x：远处转移无法评估。

M_0：无远处转移。

M_1：有远处转移。

根据TNM情况进一步分为0～Ⅳ期（表19-3）。

表19-3　胆囊癌TNM分期

Stage 0	T_{is}	N_0	M_0
Stage Ⅰ	T_1	N_0	M_0
Stage Ⅱ	T_2	N_0	M_0
Stage ⅢA	T_3	N_0	M_0
Stage ⅢB	$T_{1\sim3}$	N_1	M_0
Stage ⅣA	T_4	$N_{0\sim1}$	M_0
Stage ⅣB	Any T	Any N	M_1
	Any T	N_2	M_0

(3) JSBS分期　日本胆道外科学会(JSBS)淋巴结分期如下。

N_1:胆囊颈淋巴结及胆总管周围淋巴结。

N_2:胰十二指肠后上淋巴结、肝总动脉旁淋巴结和门静脉后淋巴结。

N_3:腹腔动脉淋巴结、主动脉旁淋巴结和肠系膜上动脉淋巴结。

N_4:其余更远处的淋巴结。

【治疗】根治性切除是目前GBC唯一可能治愈的手段。随着外科技术的进步,GBC的手术治疗在手术规范性、手术安全性和患者延长生存期等方面都取得了令人瞩目的进展。手术方式有单纯胆囊切除、根治性切除、扩大根治手术及各种姑息性手术等多种,具体手术方案的制订依赖于GBC的临床分期和患者的全身状况。

(1) 单纯胆囊切除　适用于早期胆囊癌(Nevin Ⅰ、Ⅱ期;TNM 0、Ⅰ期),对于Nevin Ⅰ、Ⅱ期胆囊癌,单纯胆囊切除5年生存率在80%以上。由于胆囊肌层有丰富的淋巴管,当肿瘤为T_{1b}(浸润浸及肌层)时单纯胆囊切除是否能达到根治目的尚有争议。Wakai回顾分析了1981～1999年622例胆囊癌患者手术资料,其中PT_{1a}和PT_{1b}各189例和25例。结果显示10年总生存率为87%,PT_{1b}期中单纯胆囊切除10年生存率为100%,而根治性手术为75%,两者无统计学差异($P=0.16$)。但Sikora等认为T_{1b}期胆囊癌发生淋巴转移可能性极大,且发生肝转移也不少见,应行根治性切除。由于早期胆囊癌病例较少,尚缺乏大样本的多中心随机对照研究结果。Pawlik于2007年发表了一项多中心研究,对115例行单纯胆囊切除的T_{1b}期胆囊癌再次行根治性切除,结果表明46%的患者在再次切除的标本中存在肿瘤残留。邹声泉报道TNMⅡ期行单纯性胆囊切除后的5年生存率为14.3%,而根治性切除后的5年生存率为57.5%,二者有显著差异。Shirai分析了98例单纯胆囊切除后发现为原发性胆囊癌的治疗结果。48例为T_2期病变的患者,单纯胆囊切除后5年生存率为40%,而再次手术行根治性切除的5年生存率为90%。目前多个指南建议对T_{1a}期病变采用单纯胆囊切除,而对T_{1b}期病变应行根治性胆囊切除。

顾剑锋(2004)曾报道1例腹腔镜意外胆囊癌(unexpected gallbladder carcinoma)切除术后生存10年,该患者至今仍健在已21年,实属少见。现报道如下:女性,55岁。因右上腹间歇性疼痛1年而于1993年7月21日入院。疼痛发作无规律,与饮食无明显关系。疼痛常向右肩放射,且伴有恶心、呕吐,曾按"胃病"治疗,无明显疗效。B超检查示胆囊显像清,6.8 cm×3,2 cm大小,壁薄,毛糙。胆囊内见多个黄豆大小的强光团,后方伴声影。诊断为慢性胆囊炎,胆囊结石。施行腹腔镜胆囊切除术,术中见胆囊约13 cm×4 cm×3 cm大小,与大网膜明显粘连。胆囊壁血管明显扩张,迂曲、侧支网多。顺利切除胆囊。胆囊内有结石175块,胆囊肝侧壁见5 cm×3 cm、2 cm×2 cm菜花样新生物。病理报告为慢性胆囊炎,胆囊结石,胆囊乳头状腺癌。术后患者未经特殊治疗,定期复查,无明显异常。

腹腔镜胆囊切除术现已普遍开展,许多胆囊手术都由腹腔镜完成。顾树南(1997)报道腹腔镜胆囊癌切除术后腹壁套管穿刺孔处癌瘤种植2例。现择其中之一。女,65岁。因上腹部隐痛、腹胀1周入院。3周前曾在他院行腹腔镜胆囊切除术,术中发现胆囊与周围组织粘连,但手术顺利。病理诊断为胆囊癌。但未能再行手术治疗。术后1周出院。检查:患者消瘦,皮肤巩膜未见黄染。在剑突下及脐部原腹腔镜穿刺孔处分别可扪及4 cm×4 cm×3 cm及5 cm×3 cm×3 cm之肿块,表面光滑,边界尚清、质地中等,较固定,有压痛。腹部有移动性浊音。肿块活检病理报道为灰黄、灰白色组织2块,切面灰色,质韧,见瘤细胞呈浸润性生长,细胞界线不清,瘤细胞胞质丰富,嗜碱核大,瘤细胞异型性明显。病理诊断:转移性腺癌。翌日患者突然出现呼吸困难,血压下降,神志不清,经抢救无效死亡。胆囊癌的转移方式较多,可经血行、淋巴、腹膜、神经、胆道腔内、肝脏和经腹腔镜转移。经腹腔镜转移是目前最易被忽视的一种转移方式。经腹腔镜转移实际上是医源性的癌瘤细胞种植。术中电切、电凝时发生的烟雾中,可含有癌瘤细胞;气腹时腹腔内压过高,易使癌瘤细胞扩散;器械操作不当可使癌瘤细胞脱落:器械表面黏附上的癌瘤细胞极易与其他组织接触而扩散;胆囊从脐部拖出时更易因与穿刺孔道紧密接触而发生种植。这些因素应加以注意,要采取手术的无瘤原则,严防术中的癌瘤转移。

(2) 根治性手术　根治性手术的要求是肿瘤完全切除,病理学切缘阴性,切除范围至少应包括胆囊、受累的肝(切除胆囊附近2 cm以上肝组织,甚至肝右叶切除或扩大肝右叶切除)和区域淋巴结。淋巴结的清扫要求将整个肝十二指肠韧带、肝总动脉周围及胰头后方的淋巴结缔组织连同血管鞘一并清

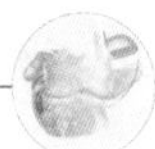

除，只有使肝门真正"骨骼化"才符合操作规范。胆囊癌未累及肝十二指肠韧带行根治术时是否需要切除肝外胆管，还存在争议。若肿瘤位于胆囊颈部侵犯胆总管，或胆囊管手术切缘不够，应该进行胆总管切除和肝管空肠吻合。必要时还要游离胰头十二指肠，行腹主动脉周围骨骼化清扫。由于胆囊癌患者就诊时多数为进展期，能获根治性切除者只占23%左右。据国内3 776例胆囊癌根治术后随访结果，术后5年生存率分别为Nevin Ⅰ、Ⅱ为82.0%，Nevin Ⅲ期为47.5%，Nevin Ⅳ、Ⅴ期为0.8%。

（3）扩大根治术　以往胆囊癌患者只要出现黄疸、腹部肿块等即认为已属晚期，无手术治疗指征。但随着对胆囊癌认识的进一步加深和外科手术技术的进步，Nevin Ⅳ、Ⅴ期（TNM Ⅲ、Ⅳ期）的胆囊癌病例已不再是根治性手术的绝对禁忌证。胆囊癌根治术时可同时切除邻近脏器（胃、十二指肠、结肠等），累及肝外胆管时可同时行肝外胆管切除、胆管空肠 Roux-en-Y 吻合术，甚至胰十二指肠切除术。TNM Ⅲ期及部分Ⅳ A期患者，扩大根治术后5年生存率可达20%～40%。只要患者情况允许及肿瘤无远处转移，局部晚期（T_3、T_4）的胆囊癌施行扩大根治手术是合适的。

（4）姑息性手术　对部分Ⅳ期胆囊癌患者出现相关的并发症，为延长患者生存时间或改善患者生活质量可施以姑息性治疗手段，5年生存率为0%～5%。根据患者的主要症状可采用多种姑息性手段。①姑息性减黄治疗：可手术放置T管外引流或行Rou-en-Y胆肠吻合内引流、PTCD或ERCP引流或胆道内支架置入术。在姑息性减黄方法上应首选微创方法以减轻患者的痛苦，并为放、化疗等综合治疗争取时间。②胃空肠吻合术：主要应用于以十二指肠梗阻为主要临床表现的患者。③姑息性胆囊切除术：对伴有胆囊炎患者，出现局限性腹膜炎、胆囊可能发生坏疽甚至穿孔时，可行姑息性胆囊切除。

（5）综合治疗　传统的观念认为胆囊癌对放、化疗均不敏感，根治术后放、化疗并不改善患者的生存期。但随着辅助治疗的研究深入，新的放、化疗技术方法的进步以及新的化疗药物的应用，越来越多的前瞻性研究显示放疗、化疗及免疫治疗等综合治疗能明显延长胆囊癌患者的生存时间及改善患者的生活质量。

近年来，有关胆囊癌化疗的系列性研究报道逐年增加，一些新的化疗药开发应用以及化疗增敏方面的研究受到重视。目前较为常用的胆囊癌化疗药有：紫杉醇或多烯紫杉醇、吉西他滨、依立替康、奥沙利铂或顺铂等，单药或两药联合，常用的方案为吉西他滨联合铂类（顺铂）。2009年，Valle等发表了吉西他滨联合顺铂治疗晚期胆道肿瘤的多中心Ⅲ期临床随机对照试验，结果表明吉西他滨联合顺铂治疗晚期胆囊癌较吉西他滨单药显著延长患者的无病中位生存时间（8.4个月 vs 6.5个月，$P=0.003$）和中位总生存时间（11.7个月 vs 8.3个月，$P=0.002$）。因此，吉西他滨联合顺铂可作为TNM Ⅱ期以上胆囊癌辅助治疗和晚期胆囊癌的标准化疗方案。

因为胆道系统腺癌分子及生物学特征不同（表19-4），故在化学治疗效果、基因突变、术后复发、5年生存率等方面均表现出一定差异。目前胆囊癌的预后仍很差，总体（包括手术和非手术）5年生存率不足5%，平均生存时间不足6个月。根本原因在于40%的患者就诊时已属晚期，根治性切除率仅约25%。改善患者预后关键在于早发现早治疗，规范胆囊癌手术，合理的综合治疗。此外，正确处理术中未能及时发现而在术后经病理证实的胆囊癌（意外胆囊癌）对改善胆囊癌的预后有重要意义，有文献报道意外胆囊癌占全部胆囊癌的比例高达41%～49%。1997年6月～2001年5月，上海市40家二、三级医院手术病理证实胆囊癌390例，其中意外胆囊癌占78例。术中仔细剖检胆囊并及时送病理检查是防止良性疾病胆囊切除后漏诊胆囊癌的关键，当发现TNM Ⅱ期、Ⅲ期的意外胆囊癌时应再手术治疗。

表19-4　胆道系统腺癌分子及生物学特性差异

	肝内胆管癌	肝外胆管癌	胆囊癌
化疗缓解率	较低	较低	最高
GMOX+TKI	获益	获益	无获益
5年生存率	较低	最高	最低
单纯手术组和辅助治疗组的MST	较短	最长	最短
术后复发情况	肝内复发为主	局部复发为主	远处转移为主
KRAS突变率	50%	10%	20%～40%
P53突变率	不明	不明	36%
BRAF突变率	22%	不明	33%
EGFR突变率	0	5%	15%
SMAD4高表达率	13%	55%	不明

GMOX：吉西他滨+奥沙利铂；TKI：酪氨酸激酶抑制剂；MST：中位生存期

【预后】甲胎蛋白(Alpha fetoprotein, AFP)是一种血清糖基化蛋白,发现已有60余年,属胚胎性血清蛋白。AFP是诊断原发性肝癌和卵黄囊肿瘤的特异性标记物。近年来研究发现,源于内胚层器官肿瘤如胃癌、肠癌、胰腺癌、肺癌中,AFP有不同程度的升高。胆囊癌的常见阳性标记物为CA19-9,但临床上一部分胆囊癌出现AFP升高,具有与普通胆囊癌明显不同的生物学特点。温志坚等(2016)报道第二军医大学东方肝胆医院2003年1月~2013年12月收治血清AFP阳性胆囊癌20例(研究组)与血清AFP阴性胆囊癌140例(对照组)进行研究。研究组与对照组相比,研究组的淋巴结转移明显增多($P=0.001$),肝侵犯明显增多($P=0.002$),手术根治率明显降低($P=0.001$)。研究组的1年、3年、5年生存率分别为45.0%、20.0%、7.5%,中位生存时间为10.93个月;而对照组1年、3年、5年生存率分别为68.4%、47.6%、36.2%,中位生存时间为27.06个月。单因素分析显示,术前血清AFP、TNM分期、组织分化、意外胆囊癌、术前黄疸、肝侵犯、肿瘤部位与预后有关($P<0.05$);多因素分析显示:N分期(HR=1.566, 95%CI:1.090~2.250, $P=0.015$)、手术方式(HR=1.450, 95%CI:1.053~1.997, $P=0.023$)是胆囊癌患者的独立预后危险因素($P<0.05$)。而术前血清AFP水平不是影响预后的独立危险因素($P>0.05$)。研究表明,血清AFP阳性胆囊癌更易发生淋巴结转移和肝侵犯,手术根治率降低,但血清水平不是影响预后的独立危险因素。

(王湘辉　邹声泉)

19.7 胆管癌

原发性胆管癌(primarily cholangio-carcinoma)通常是指肝外胆管癌,也包括左、右1级肝管,左、右肝管汇合部,肝总管和胆总管部位的恶性肿瘤。

胆管癌(cholangio-carcinoma, CCA)较胆囊癌为多,老年人多见,男性多于女性。常表现为无痛性阻塞性黄疸(90%)、瘙痒、腹痛和体重减轻等。根据肿瘤生长的位置,可分为上段胆管癌、中段胆管癌和下段胆管癌。其中上段胆管癌占33%~40%。三者在病理、手术治疗方法和预后都有一定的差别。自从Durant(1840)发现胆管原发性肿瘤,仅有少量的临床病例报道,未引起医生们高度的关注。1878年Schaeppel称之为胆道癌。Musser(1889)收集报道胆管癌和胆囊癌18例。Stewart等(1940)收集文献306例。Sako等也总结了从1935年到1954年的文献并新发现了570例胆管癌。1957年Altemeier报道了3例肝内胆管腺癌。西方国家胆管癌在尸体解剖中的发生率为0.01%~0.3%,低于胆囊癌的发生率,占恶性肿瘤总数的1%~2%。法国2000年公布的552例肝外胆管癌中,上段胆管癌307例,占总数的56%,中、下段胆管癌分别为71例(13%)和101例(18%),余下的为胆管弥漫性肿瘤因其上下蔓延,故难以划分肿瘤的原发部位。美国每年17 000例肝胆肿瘤的新增病例中,Klatski瘤约占3 000例,远段胆管癌不足2 000例;英国每年新增的胆管癌病例总数不满500例;在日本的发病率较高,约为5.5/10万。而国内胆管癌发病情况稍有不同,但发病率也是逐年增加的。我国尸检的胆管癌发生率为0.07%~0.3%,胆管癌占同期胆道手术的1.5%~4%。

根据中华医学会外科学分会胆道外科学组1990年所统计的1 098例原发性肝外胆管恶性肿瘤,胆管癌占总数的75.2%,与胆囊癌的比例大致为3∶1。其中上段胆管癌占58.4%,中、下段胆管癌分别为22.6%和19.0%。1997年,中华外科学会全国第七届胆道外科学术会议资料报道了3 875例胆囊癌的发病率占同期胆道手术的0.96%~4.9%;男女比例为1∶2.54;发病年龄在25~80岁,平均57岁。50岁以上者占70%~85%,尤以60岁左右患者最多。值得指出的是,胆管癌在不同地区其发病率有差异。据1997年西安医科大学医院石景森报道,在我国西北地区统计40年胆道癌中,胆囊癌占72.4%,而胆管癌为27.6%。胆管癌的发生与其他肿瘤一样,也是一个多因素、多阶段的是一个渐变的过程,一般都要经历暴露于高危因素,细胞增殖调控异常,逃避凋亡与免疫监视,最后发展成癌的过程。肝门部胆管癌病可并发于胆石病、硬化性胆管炎、溃疡性结肠炎、胆总管囊肿、Caroli病、肝华支睾吸虫病等。Kassai等报道了最初的一例胆管癌肿恶变病例后,大量流行病学的调查发现,胆管癌确与先天性胆总管囊肿和Caroli病有关。Irwin与Morison(1944年)还发现胆管囊肿合并胆管癌与正常人群的发病年龄相比提前至40岁。Sanes和McCallum(1942年)首次报道胆管癌合并肝内胆管结石。Bergquist、Ahrendt等认为,除了原发性硬化性胆管炎所致的慢性炎症,还可能与染色体变异和癌基因的突变有关。近年来我们在临床与实验方面都证实乙型肝炎病毒和丙

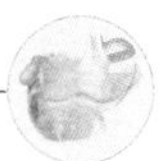

型肝炎病毒感染是肝门部胆管癌重要的致病因素之一。

美国耶鲁大学病理学系 Gerald Klatskin(1965年)首先报道13例因胆管阻塞引起的肝脏功能不良和肝脏胆管感染,而不同于因肿瘤广泛侵犯转移至肝脏或肝内胆管、肝门部左右肝管汇合的胆管上皮腺癌或胆管癌,这类肝门部胆管癌称为“Klatskin 肿瘤”(Klatskin tumor)。

CCA 是一种异质性强的恶性肿瘤,其发生位置遍布于毛细胆管到胆总管,可起源于胆道系统的任何部位。根据解剖部位,胆管癌可分为肝内胆管癌(intrahepatic cholangio carcinoma, ICCA)、肝门部胆管癌(perihilar cholangio carcinoma, PCCA)和远端胆管癌(distal cholangio carcinoma, DCCA)。它们有特殊的相似之处,但也有肿瘤间和肿瘤内部的差异,这些差异会影响肿瘤的病理机制和预后。

胆管癌是原发性肝癌中发病率占第2的肿瘤,占所有消化道肿瘤的3%。流行病学资料显示,胆管细胞癌的发病率以及其分型具有显著的地域性,提示不同的发病群体暴露于不同的危险因素。尽管在大多数国家胆管细胞癌是一种罕见的疾病(发病率低于6/100 000),然而在有些国家和地区,其发病率又异常的高。这些国家包括智利、保加利亚、韩国、泰国北部。

到20世纪末,世界范围内肝内胆管癌的发病率呈递增趋势,在最近10年其发病率已达到平台期。与此相反,肝门部胆管癌和远端胆管癌的发病率在下降。

【病因】肝门部胆管癌的病因目前尚未阐明,汇集当前的资料可能与以下等因素有关。

(1) 胆管结石 全国调查826例肝外胆管癌而接受手术的病例中140例合并胆石症,占16.9%。也有学者报道,上段胆管癌的患者55.9%的伴有胆管结石。在胆道结石发病率高的地区,胆管癌的发病率也相对较高。结石长期存在于胆管对胆管壁的刺激,胆道慢性炎症可导致胆道黏膜上皮增生性改变是肝外胆管癌发病的原因之一。

(2) 原发性硬化性胆管炎 原发性硬化性胆管炎病因不明,其病理特点为胆管壁的大量纤维组织增生,从而导致胆管壁慢性炎症、胆道狭窄或胆道梗阻、胆汁淤滞和继发性胆道感染,以致胆道上皮发生异性增生和肠上皮化生,可能诱发肿瘤的发生。1988年 Marsh 等报道美国匹兹堡大学55例因原发性硬化性胆管炎而行肝移植的病例中,有5例发现胆管癌。1991年 Rosen 对 Mayo 医院70例原发性硬化性胆管炎患者随访30个月,有15例死亡,其中12例做了尸检,发现5例合并胆管癌,占42%。

(3) 慢性溃疡性结肠炎 慢性溃疡性结肠炎患者胆管癌的发病率为0.4%~1.4%,高于正常人10倍,其平均发病年龄为40~45岁,慢性溃疡性结肠炎导致的慢性肝门静脉系统的菌血症与胆管癌的发生相关。

另外,肝门部胆管癌发生相关的因素与先天性胆总管囊肿、胆道寄生虫感染,尤其是华支睾吸虫感染在东南亚地区与肝门部胆管癌发生有明显的关联,其发生率与大便中虫卵的数目相关。

国内邹声泉2003年报道,肝门部胆管癌的发生与乙型肝炎病毒和丙型肝炎病毒感染有明显的关系。

【病理】肝门部胆管癌根据其大体形态可分为4种类型。

(1) 硬化性胆管癌 肝门部胆管癌多数属于这种类型。肿瘤在肝内外胆管广泛浸润,肿瘤段长度0.8~3 cm不等,病变呈灰白色,有大量纤维结缔组织增生,肿瘤与正常组织分解不清,很多病例很难确定肿瘤的始发部位。此型切除率低,预后差。

(2) 结节性胆管癌 较管壁浸润型少见。黏膜上皮肿瘤细胞呈结节状向胆管腔突出,瘤体表面不规则,基底宽,向周围组织浸润的程度较轻。

(3) 乳头状胆管癌 此型在肝门部胆管癌中较少见,可发生于胆管的任何部位。肿瘤组织主要向腔内生长,可向胆管壁浸润,肿瘤瘤体较大,为灰色或粉红色乳头状团块样组织,组织也脆,在早期切除,预后较好。

(4) 弥散浸润性胆管癌 此型为弥散浸润性病变,侵犯胆管壁,有大量纤维结缔组织增生,壁管增厚狭窄,病变广泛,预后差。

【临床分期】1975年,Bismuth-Corlette 根据肿瘤部位,将肝门部胆管癌分为4型:Ⅰ型是指肿瘤限制在肝总管,Ⅱ型是指肿瘤位于左右肝管汇合处,$Ⅲ_A$型是指肿瘤侵犯肝总管、汇合部以及右肝管,$Ⅲ_B$型是指肿瘤侵犯肝总管、汇合部以及左肝管,Ⅳ型是指肿瘤侵及左右肝管(图19-2)。此种分类方法有助于手术等治疗方案的制订,但是有时临床上患者已属晚期,常难以确定肿瘤的起始部位。

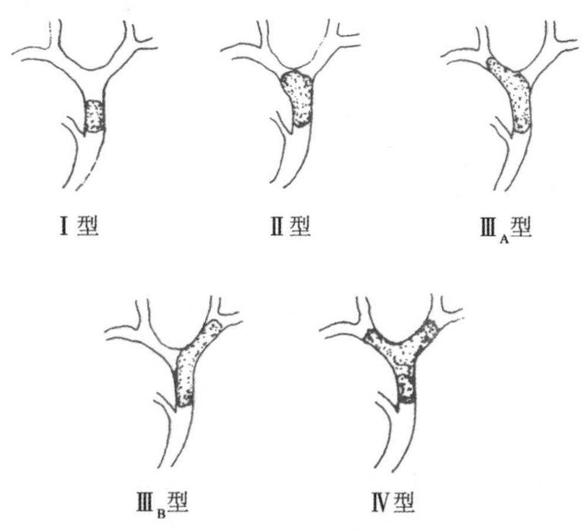

图 19－2　胆管癌 Bismuth 分型

【临床表现】

胆管癌早期无明显临床症状，当通过结合血清或组织中非特异性的生物标志物及影像学检查等手段确诊时，其常常已经发生转移。晚期诊断会影响患者选择有效的治疗方式。考虑到胆管细胞癌对化疗有显著的抵抗性，一般有效的治疗方法是手术切除和(或)肝移植，但也只是姑息治疗而已。肿瘤大小和其他特征如解剖位置、血管和淋巴浸润及转移情况决定手术和放疗方案，但是复发的概率极高。每例肿瘤个体特征(如基因型、表型、分子标志物)都可以为病理机制、预后、化疗敏感性提供有价值的信息。因此，可以为每位患者制订最佳的治方案，以及为治疗提供新的潜在靶点。

(1) 黄疸　肝门部胆管癌多见于 50～60 岁的男性。许多最终诊断为肝门部胆管癌的患者，最早引起患者注意的症状为尿色深黄、继之出现黄疸，并进行性加深，全身皮肤出现瘙痒、大便颜色变浅或陶土样大便。

(2) 消化道症状　许多患者在黄疸出现之前感上腹部不适、饱胀、食欲缺乏、厌油、易乏等症状。

早期常无明显临床症状，合并乙型肝炎者、丙型肝炎者易误诊为“传染性肝炎”；另外，患者合并胆道结石者在出现黄疸时，误认为胆结石的存在，而对胆道肿瘤未进一步检查延误了诊断。

临床上，患者以黄疸为首发症状，黄疸出现的时间多为 2 周左右，因单侧胆管的肝门部胆管癌在一侧胆管出现梗阻时可不出现黄疸，待出现黄疸时肿瘤已广泛的浸润肝外胆管。还有患者在出现黄疸之前，无明显的临床症状或仅有上腹部不适、食欲缺乏，这给肝门部胆管癌的早期诊断带来了很大的困难。凡是遇到不明原因的胆管扩张伴有黄疸者皆应行进一步的相关检查深究其因以免漏诊。

(3) 胆道感染　肝门部胆管癌导致胆管梗阻的患者常发生胆道感染的可能，出现腹痛、发热、黄疸等急性胆管炎的征象。

(4) 体征

1) 全身皮肤、巩膜黄染，黄疸进行性加深，患者继之出现消化道症状，进行性消瘦，逐渐出现恶病质，合并胆汁性肝硬化者晚期出现腹水。

2) 体格检查时可发现肝大、质硬、边缘钝，通常为对称性肝大。若一侧胆管的梗阻，则可能出现对侧肝大，同侧肝脏萎缩。另外，其胆道梗阻的部位在肝门部，所以体格检查时胆囊常不可触及。

3) 随着胆汁性肝硬化的出现晚期患者可出现脾大，并伴脾功能亢进。

【实验室检查】 肝门部胆管癌患者血液化验检查的结果与患者病程的早晚、肿瘤梗阻的部位和梗阻的程度，以及与胆道梗阻所造成的肝、肾功能损害的程度相关。肝门部胆管癌病程的早期梗阻不完全的病例，可不出现肝功能的明显改变。血清肿瘤标记物可有助于诊断肝门部胆管癌，其中 CA19－9 和癌胚抗原(CEA)最为常用。Patel 报道，CA19－9＞100 U/ml 对诊断肝门部胆管癌的敏感度为 53％，而对肝癌非恶性疾病的良性胆管狭窄患者的阴性分辨率约 96％和 92％。文献报道，单一的 CEA 检查对肝门部胆管癌的诊断敏感性和特异度不高。

血清生物标记物可以准确有效地诊断肝内胆管癌。临床上常用的 CA19－9 和癌胚抗原(CEA)在很多癌症或胆汁淤积伴肝损害的患者中都会升高，并没有特异性。因此，它们无法诊断胆管癌。其他潜在的有效标记物包括 DU－PAN－2、CA 125 及 interleukin-6 等。Kashihara 等报道 CYFRA21－1 在胆管癌中的表达要明显高于肝癌和肝脏的良性疾病。此外，CYFRA 21－1 作为检测胆管癌诊断标记物的敏感性达到了 87％，明显优于 CEA 的 17.35％和 CA19－9 的 61％。综合运用这些血清标记物或许能更有效的提升诊断 ICCA 的敏感性和特异性。Matsuda 等(2013)报道紫藤多花凝集素(WFA)可以有效地鉴别正常胆管上皮、良性胆管疾病及肝内胆管癌，若结合 WFA 唾液黏蛋白的检测，其对肝内细胞癌诊断精确性将有显著提高。SSP411 (spermatogenesis-associated protein 20)是男性生殖细胞特意表达的基因，并与精子成熟、受精和胚胎发

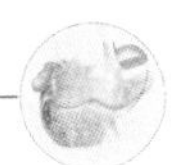

育等关系密切，其表达的蛋白属于硫氧还蛋白(thioredoxin)家属成员中的一员。Shen(2012)发现SSP411诊断胆管癌的敏感性为90.0%、特异性为83.3%，可以作为潜在的胆管癌血清诊断标记物。Shi(2013)在肝内胆管癌患者中的DKK1的表达明显高于健康志愿者，其敏感性达到75.7%，而特异性高达100%。并发现高表达的DKK1与人金属蛋白酶-9、血管内皮细胞生长因子C的表达有关，且预示着肿瘤有淋巴转移。

近年来，关于肝内胆管癌的分子诊断也有了很大的突破，发现异柠檬酸脱氢酶基因(IDH1/IDH2)、BAP1、P53、KRAS、FGFR等都与肝内胆管癌有显著的关系。Borger(2012)在发现10%～28%的胆管癌病人中有异柠檬酸脱氢酶基因IDH1、IDH2的突变。Grassin(2014)研究认为IDH1、IDH2的突变会导致代谢胆管癌肿瘤细胞产物2-羟基戊二酸二乙酯的升高，而它又与DNA甲基化和组蛋白的改变有密切的关系。Wu等(2013)在2例胆管癌患者中发现了融合蛋白FGFR2-BICC1。Arai(2014)在66例肝内胆管癌中发现有9例患者有FGFR2融合基因，占13.6%，其中7例患者FGFR2-AHCYL1融合基因，2例为FGFR2-BICC1融合基因。而Ross(2014)则在肝内胆管癌患者中发现了3种融合基因，即FGFR2-BICC1、FGFR2-KIAA、FGFR2-TACC3。有研究表明TGFR2融合基因具有致癌作用，并针对有FGFR2融合基因的患者使用抑制剂相比不用的对照组有更好的疗效。这都表明识别FGFR2融合基因对于治疗肝内胆管癌有着重要的治疗意义。

许多蛋白与肝内胆管癌的发生、发展、转移及其临床诊断、治疗都有密切关系。Tian(2012)发现胆管癌肿瘤细胞中的GATA6可以通过启动因子来介导调节67LR受体蛋白进而影响肿瘤的侵袭与转移，表明异常表达的GATA6会导致胆管癌患者更差的预后。与肿瘤上皮间质化(epithelial-mesenchymal transition, EMT)过程有关的许多蛋白，如上皮细胞钙黏蛋白E、cadherin、β-连环蛋白、β-catenin、波形蛋白、Vimentin等，都在肝内胆管癌患者中被发现。近来Korita就报道了波形蛋白的高表达与肝内胆管癌的较差预后有显著的关系。纤维连接蛋白在许多肿瘤中都活跃表达，并且不少学者认为其与肿瘤的侵袭性以及患者的预后相关。故认为肿瘤转移性相关蛋白如CD151、GATA6、GLIL、S100A4等都可以作为肿瘤生物标记物。

【影像学诊断】

(1) B超检查　B超检查是本病的首选检查方法。其优点是：无创、简便易行、可重复性高，在我国的普及率高。通常本病的B超表现为肝门部软组织影、肝内胆管扩张、胆囊空虚、肝外胆管不扩张、肝脏对称性或不对称性肿大。

B超检查还可以探查肝内有无转移灶，是否合并肝硬化、腹水，肝门静脉有无阻塞，有无脾大及腹腔淋巴结有无转移。可探查肿瘤与肝门部血管的关系，对肿瘤是否已侵犯血管的诊断有一定的帮助。

(2) CT扫描　CT扫描对肝门部胆管癌的诊断和分期非常重要，可整体显示肿瘤的大小、梗阻部位、浸润的范围，肝内胆管扩张的情况及是否有肿大的淋巴结和腹水等。MRI扫描也可对肝门部胆管癌梗阻部位、程度、血管侵犯范围、肝脏萎缩、淋巴结大小及远处转移等提供可靠信息。MRCP检查对肝门部胆管癌中胆管受侵的准确率可达70%～92%。MRI成像的效果与CT扫描相近，但是MRI扫描可做冠状面和矢状面的成像，并可提供胆道的三维成像。

(3) PTC检查　PTC检查是直接将造影剂注入肝胆管诊断胆管癌的主要方法之一。其优点是可清晰地显示肝内胆管，因而能详细地了解肿瘤造成梗阻的部位和胆管扩张的情况。但是在左右肝胆管梗阻而相互无法沟通的情况下，单侧的穿刺就无法反映肿瘤的全貌。对梗阻性黄疸肝功能不全、凝血功能障碍的患者应视为禁忌。

对于在行PTC检查时是否同时行PTCD，不同学者有不同的看法，行PTCD的优点是可达到术前减黄、改善肝功能的目的。但有学者认为PTCD易导致胆道感染。如果遇到肝门部胆管癌左右肝管不能沟通，单处引流则不能达到充分引流的效果。

(4) ERCP检查　ERCP检查能够提供清晰的肝门部胆管癌下方的肝内癌外胆道图像，但对于梗阻上方图像则无法显示，且ERPC尚有造成逆行性感染和导致急性胰腺炎之虑，所以ERPC对于肝门部胆管癌的诊断是一项非必需检查。

(5) 三维(3D)重建成像技术　直接胆道造影成像是诊断肿瘤沿胆道浸润发展的“金标准”。和MRCP一样，三维(3D)胆道成像技术是提高肝门部胆管癌成像准确度的一项新技术。利用3D图像评估残肝体积，手术设计其术前3D手术模拟技术等可以提高肝门部胆管癌的诊断率和手术切除率。

根据：Bismuth-Corlette 分型评价胆道受肿瘤浸润程度。MSKCC T 分期评价肿瘤对门静脉的侵犯，以及肝脏萎缩情况。综合两者优点，将三维可视化肝门部胆管癌分为 5 型(图 19－3)。由于三维可视化技术不能确定淋巴结的性质，因此分型中不涉及此内容。

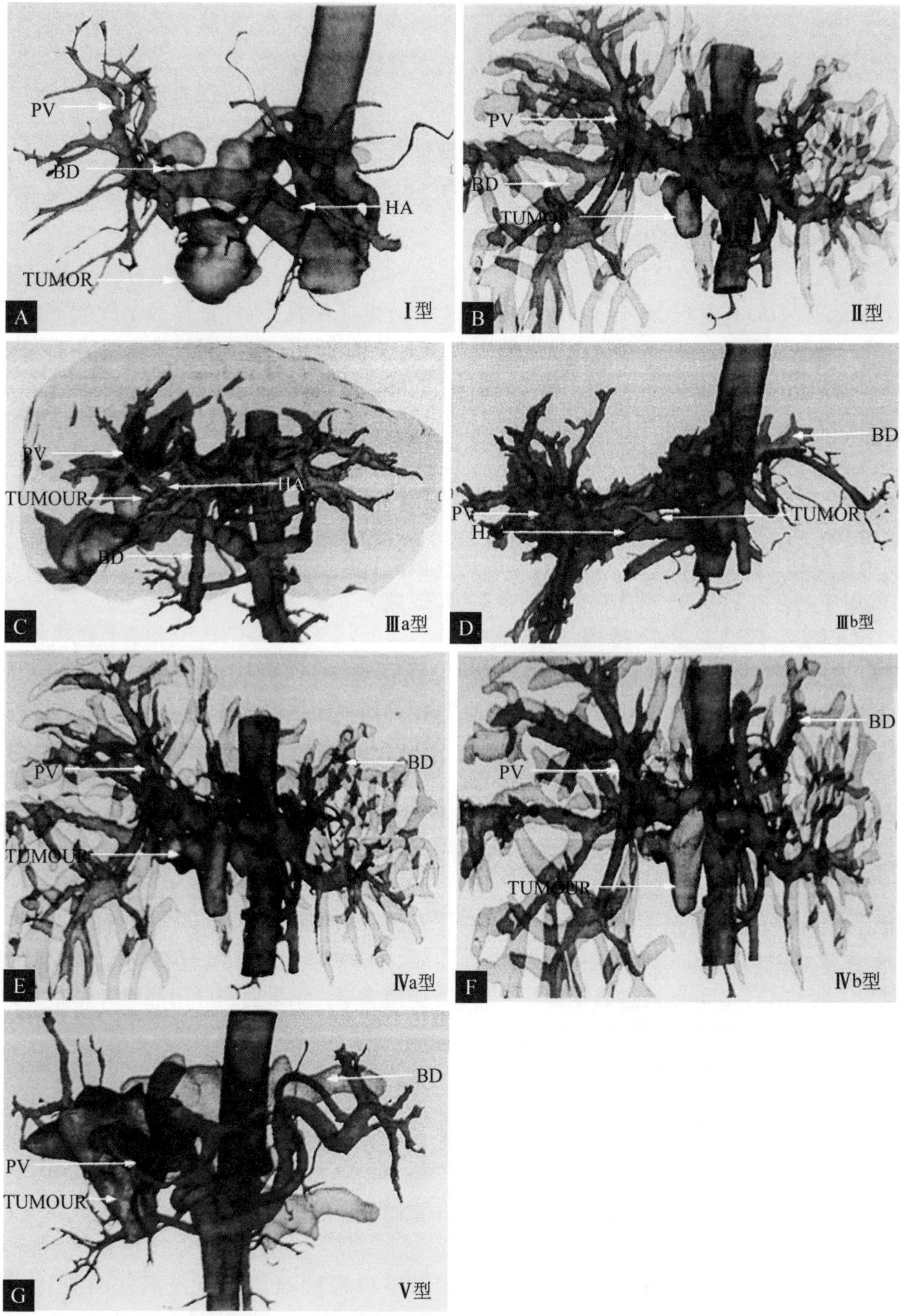

图 19－3　应用三维可视化技术进行肝门部胆管癌临床分型

A. Ⅰ型；B. Ⅱ型；C. Ⅲa 型；D. Ⅲb 型；E. Ⅳa 型；F. Ⅳb 型；G. Ⅴ型。
PV：门静脉；BD：胆管；HA：肝动脉；TUMOR：肿瘤

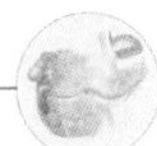

1）Ⅰ型：肿瘤侵犯肝总管，未侵犯左右肝管汇合部，无肝动脉、门静脉侵犯，无肝区或段萎缩。

2）Ⅱ型：肿瘤侵犯左右肝管汇合部，有或无肝动脉、门静脉侵犯，无肝区或段萎缩。

3）Ⅲa型：肿瘤侵犯左右胆管汇合部，侵犯右肝管为主，伴右肝动脉或门静脉右支侵犯，有或无右侧肝区或段萎缩。

4）Ⅲb型：肿瘤侵犯左右胆管汇合部，侵犯左肝管为主，伴左肝动脉或门静脉左支侵犯，有或无左侧肝区或段萎缩。

5）Ⅳa：肿瘤侵犯左右肝管汇合部，侵犯右肝二级胆管，右肝动脉或门静脉右支侵犯，未超出P点范围，右侧肝区或段萎缩。

6）Ⅳb：肿瘤侵犯左右肝管汇合部，侵犯左肝二级胆管，左肝动脉或门静脉左支侵犯，未超出U点范围，左侧肝区或段萎缩。

7）Ⅴ型：胆瘤侵犯范围超越两侧胆管切除极限点，侵犯左、右肝动脉及门静脉左支、右支侵犯；伴或无全肝及萎缩。

肝门部胆管癌患者术前行三维可视化临床分型和评估，可指导选择合理的手术方式。

对肝门部胆管癌患者，需要进行右半肝切除/扩大右半肝切除、肝动脉或门静脉部分切除、血管重建的患者，在三维可视化研究和分析的基础上行三维可视化肝脏3D打印（图19-4），可用于术中间接导航指导精准手术切除。正常型门静脉胆管分离极限点（U点：指门静脉左支水平部与矢状部的转角处；P点：在门静脉右前支、右后支分叉部）是指肝切除术中胆管能从并行的门静脉及肝动脉中剥离出来的极限部位，在这个极限点上游的胆管不能单独分离和切断。通过对极限点（P、U点）进行三维可视化分析和肝脏三维可视化3D打印，可以立体、全方位地观察正常型门静脉、各型变异门静脉P、U点，从而指导手术方案的制订和精准手术（图19-5）

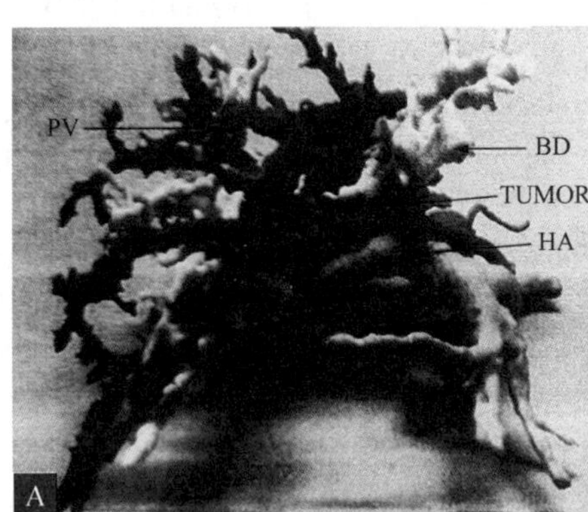

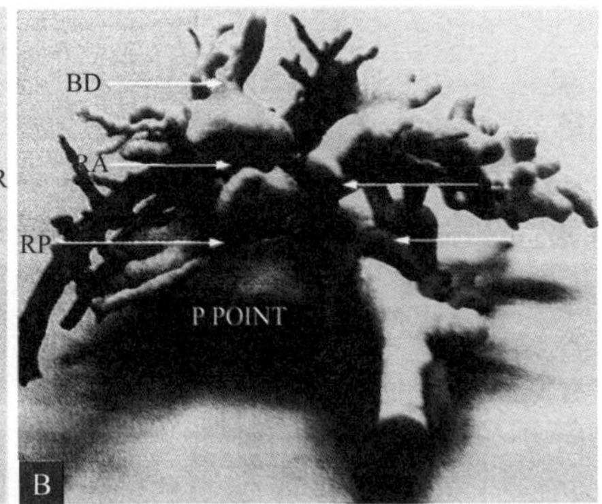

图19-4　3D打印模型清楚显示P点及U点

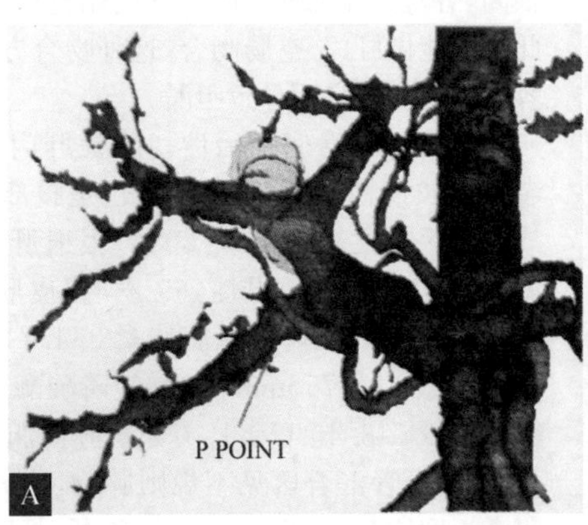

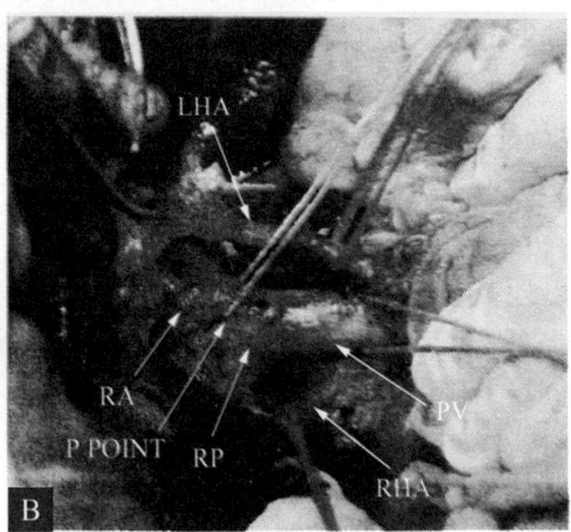

图19-5　Ⅱ型门静脉变异时P点前移

A-Ⅱ型门静脉变异，术前三维清楚显示P点前移　B-Ⅱ型门静脉变异，术中三维清楚显示P点前移，与术前三维可视化一致。LHA：肝左动脉；RA：门静脉右前支；RP：门静脉右后支；RHA：肝右动脉，来自肠系膜上动脉；P　POINT：P点

多层螺旋CT(MDCT)和三维(3D)成像技术的临床应用,对肝胆胰的诊断和治疗都带来最新进展和技术进步,为提高肝胆胰疾病的早期诊断和提高手术切除及5年生存率有很大的进步。

目前,胆管恶性狭窄所致黄疸的诊断主要依赖于CT及胆管成像的影像学诊断,然而,对于占位效应不明确的病例诊断较为困难。吴晰(2010)报道,除影像学诊断之外,采用不同方法对胆管组织细胞取样并行进一步检查,是明确诊断的重要途径。遗憾的是目前的各种检查方法诊断胆管癌的特异性虽高,但敏感性均比较低。细胞刷检的细胞学检查诊断特异性接近100%,但敏感性仅为20%~60%。胆管内活检诊断肿瘤的敏感性43%~65%,特异性为97%~100%。但这项操作技术难度高,且有胆道出血及胆道穿孔的危险。收集胆汁进行细胞学检查,其敏感性差异较大,多在6%~32%。

【治疗】肝门部胆管癌最有效的治疗手段仍是手术治疗,因其病变早期缺乏特异性的临床症状,早期诊断困难,故手术切除率低。

(1) 术前准备　肝门部胆管癌患者通常合并梗阻性黄疸、肝功能不全、营养不良、凝血机制障碍、免疫功能低下等,因而充分的手术前准备十分重要。应对患者纠正水、电解质及酸碱平衡紊乱和营养支持治疗,需护肝和围手术期抗生素治疗。患者常伴有严重黄疸,容易发生胃黏膜病变,应用制酸剂降低胃内pH保护胃黏膜可降低消化道出血的发生率。

(2) 术前减黄问题　肝门部胆管癌患者术前是否减黄治疗,目前仍存在争议。主张减黄的学者认为:手术前减黄可以改善患者的肝功能不全、凝血机制障碍,有利于改善患者的全身状况,因而减黄治疗可以提高手术的安全性。血清胆红素>300 μmol/L并提示可能行根治性手术或需切除大块肝组织时,术前应予以减黄治疗。

有学者认为:根据国内外前瞻性和随机性大宗资料的综合分析,减黄并没有降低肝门部胆管癌的病死率和手术并发症的发生率。手术前减黄的手段目前仍然为经ERCP鼻胆管引流即(ENBD)和PTCD。ENBD对于肝门部胆管癌造成胆道梗阻的引流效果不理想。至于PTCD又有胆漏、出血和肿瘤细胞沿导管逆向播散性转移等缺点。另外,据报道PTCD需经2~3周的引流才能达到减黄的目的,长期置管延误手术的时机会增加感染的机会。

(3) 判断手术切除的可能性　手术前的影像学治疗对于判断病灶切除的可能性非常重要,当然,临床上也有不少病例在进腹探查之后才能决定是否切除。如果手术前的各项影像学资料提示肝门部胆管癌累及了4个或4个以上的肝段胆管,几乎无法切除;如果侵犯了3个肝段胆管,切除率可能达到83%。如果肝动脉、肠系膜上动脉或肝门静脉侵犯,切除率为35%左右,但是若血管完全闭塞,也几乎无法切除。如果出现以下情况时应视为手术的禁忌:①腹膜种植转移;②肝门部广泛淋巴结转移;③双侧肝内转移;④双侧2级以上胆管侵犯;⑤肝固有动脉或左右肝动脉同时被侵犯;⑥双侧肝门静脉干或肝门静脉主干为肿瘤直接侵犯包裹。

(4) 手术方式　肝门部胆管癌的根治性手术方式,随肿瘤大小、生成方式等因素的不同而异。最理想的手术(Ro手术)是术后切缘的病理学报道为阴性,只有这样才能达到真正根治性手术的目的。

对于BismuthⅠ型可切除肿瘤、肝外胆管、清除肝门部淋巴结。对于BismuthⅡ型应加尾叶切除。对于BismuthⅢa型应在上述的基础上切除右半肝,BismuthⅢb型,在上述的基础上切除左半肝。至于BismuthⅣ型已有广泛的浸润,手术切除已很困难,有条件者可行全肝切除加肝移植。肝门部胆管癌切除之后最理性的胆道重建方式仍然是胆管-空肠Ronx-en-Y吻合。肝门部胆管癌在肿瘤切除后,通常肝门部会有数支肝内胆管残端,这些胆管与空肠吻合有时困难,可以将这数支胆管中相邻的胆管做侧-侧吻合以形成较大的胆管,然后再与空肠吻合。对于左右肝管残端相距较远的分别与空肠吻合。如果肿瘤的位置较高,切除肿瘤之后胆管残端位置也会很高,有时因而无法将胆管的残端直接与空肠吻合,此时只能做肝门-空肠吻合,这种吻合方式的吻合口容易因愈合不良而导致胆漏。

肝门部胆管癌根治性切除是肝门部胆管癌患者获得长期性生存的有效手段,是腹部外科具有挑战性的手术之一。石军(2016)报道肝门部胆管癌肝中叶切除1例。男性,69岁,因皮肤、巩膜进行性黄染1个月入院。总胆红素354.71 μmol/L,直接胆红素334.75 μmol/L,碱性磷酸酶515.4 U/L,CA19-9 748.40 U/ml。CT示肝内胆管弥漫性扩张,左右肝管汇合区见不规则肿物,边界不清,累及胆道长度约3 cm(图19-6)。诊断:梗阻性黄疸,肝门部胆管癌。行经皮肝穿刺胆道置管引流3周后手术。肿瘤位于左肝管与右前肝管汇合处,大约2 cm×3 cm×3 cm。门静脉左支发自门静脉右前支,门静

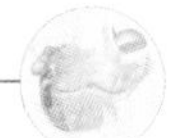

脉左支起始部受侵。术中B超未发现肝脏其他部位占位性病变。术中第13组淋巴结切除快速冰冻病理报告阴性。距肿瘤边缘约1 cm切断胆管、受侵门静脉左支,术中冰冻病理报告切缘均阴性。最终行肝脏第Ⅳ、第Ⅴ、第Ⅷ及尾状叶整体切除,胆囊及肝外胆管切除,区域淋巴结清扫。切除受累门静脉左支后重建,肝门胆管扩大成形,胆肠吻合术。术后病理报告:左右肝管汇合处可见胆管腺癌,低分化,肿瘤大小约2 cm×2 cm×1.5 cm。癌组织浸透胆管壁,并浸润肝门处肝组织和累及胆囊管。可见神经侵犯,未见明确脉管内癌栓。门静脉右前支、右前胆管、左肝管断端及肝脏手术切缘均未见癌浸润。淋巴结0/19(8、9、13组淋巴结,部分12组淋巴结)未见癌转移。术后患者恢复顺利,无并发症。术后第9天复查CT示:肝内胆管无扩张,门静脉左支、右支通畅,显影良好。

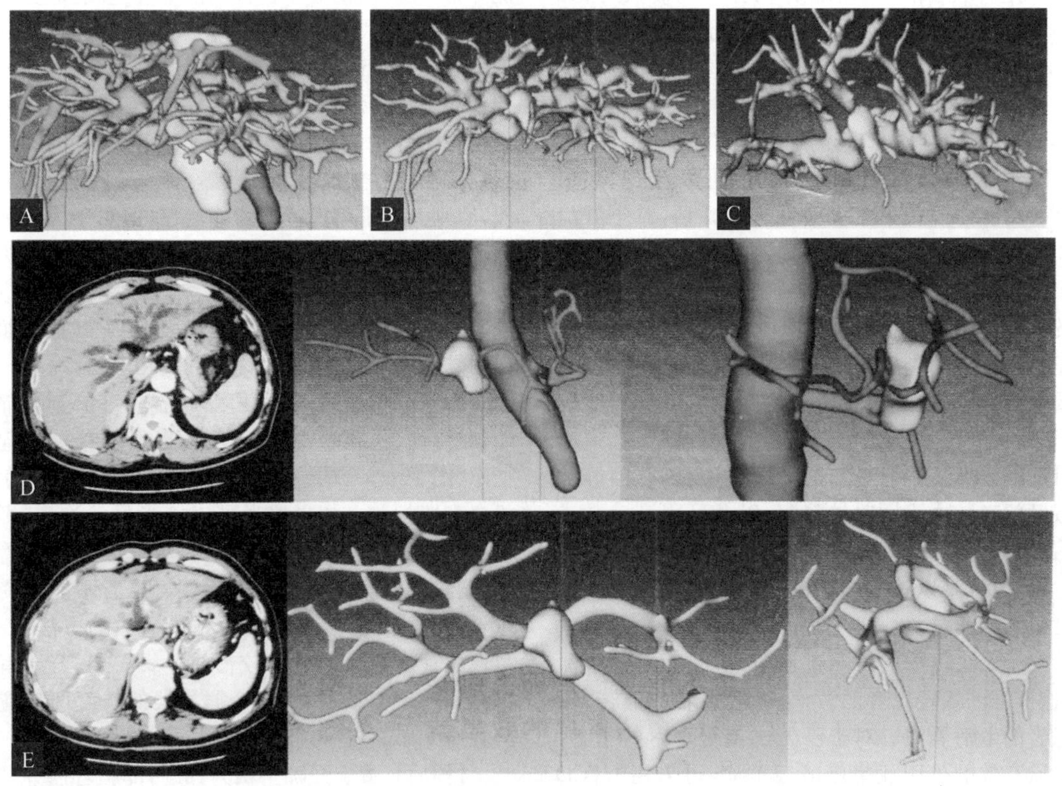

图19-6 根据肝脏增强CT影像的3D重建

A-病灶(黄色)与肝静脉(蓝色)、门静脉(浅蓝色)和胆管(绿色)的关系 B-肿瘤病灶(黄色)位于左Ⅱ、Ⅲ段肝管和右肝管汇合处 C-肿瘤病灶与肝右动脉的关系 D-肿瘤病灶与肝右动脉的关系 E-肿瘤病灶与门静脉左支和右支的关系,门静脉左支可能发自门静脉右前支,为一少见血管变异情况

李科浩(2015)报道南昌大学第二附属医院2010年1月~2015年1月收治11例BismuthⅡ型肝门胆管癌病例行胆管癌根治性切除及左、右肝管成形(left and right side plastic duct and choledochojejunostomy of hilar cholangiocarcinoma)后分别与空肠端侧吻合。手术时间平均5 h,术中出血平均400 ml,术后3~6 d进食,住院时间11~20 d,无住院死亡病例。术后发生胆漏3例,腹腔感染2例,胸腔积液3例。经抗感染及穿刺引流治疗后症状缓解,未出现吻合口出血病例。10例病例随访3~60个月,经过T管造影、CT、MRI复查。其中1例出现吻合口狭窄,考虑胆管癌复发。1例偶发胆道感染,经抗生素治疗后改善。10例患者中位生存期29个月。Bismuth Ⅱ型肝门部胆管癌切除肿瘤后,左、右侧创面胆管残端数目较多且距离较远,可行左、右胆管单独整形之后分别与空肠行端侧吻合术。

肝内胆管癌发生于二级胆管以上的肝末梢胆管,为肝细胞癌之后的第二大常见的原发性肝脏恶性肿瘤，占原发性肝癌的10%～15%。由于肝内胆管癌早期缺乏特异性的临床症状，多数患者确诊时已为肿瘤进展期。此外，肝内胆管癌恶性程度高，进展较快，早期就易伴发肝门淋巴结转移，根治性手术治疗是目前延长患者生存期的有效治疗策略之一。但是，肝内胆管癌根治手术是否需要常规联合淋巴结清扫术仍存在争议。庞书杰(2016)从计算计检索2005年1月～2015年3月31日全球肝内胆管癌根治术中是否联合淋巴结清扫术对预后的文献共522例，其中行淋巴结清扫术272例，未行淋巴结清扫术250例。Meta分析显示术后3年总生存率、术后5年总生存率、术后3年无瘤生存率表明，术中常规联合淋巴结清扫对肝内胆管癌预后无明显影响。

对于肝门的血管处理应根据术前评估、3D成像及肝肾功能体质及手术安全性综合评估，对于肝门部胆管癌侵犯了肝门静脉的病例，有学者主张切除肿瘤之后同时切除被侵犯的肝门静脉段，然后取患者的髂外静脉或人造血管搭桥吻合。至于肝动脉被侵犯患者，应慎重判断病情选择合理的手术方式。只要肝门静脉是通畅、患者无深度黄疸或肝功能较差，切断一侧肝动脉分支，甚至肝动脉一般不会造成肝脏的缺血坏死。但是如前文所述，双侧肝门静脉干或肝门静脉主干同时被侵犯，以及肝固有动脉或左右肝动脉为肿瘤直接侵犯包裹，行根治性手术不但危险，而且难以达到预期的疗效。因此被列入根治性手术的禁忌。

对于无法切除的肝门部胆管癌可采用U管引流，这样可以减轻患者的黄疸，减轻患者的痛苦、提高患者的生活质量。对于已无法接受手术的患者，应采取有效的外引流措施减轻黄疸，可采用PTCD或经皮放置胆道支架。

(5) 内镜治疗　胆管狭窄梗阻，由低位到高位梗阻的常见原因是各种原因引起的十二指肠乳头病变、十二指肠病变、Vater壶腹周围肿瘤、慢性胰腺炎、胆管腔内息肉、结石、胆管癌、胆管良性狭窄、硬化性胆管炎、胆管周围肿瘤、胆管周围淋巴结转移浸润、胆管癌栓、肝癌、肝胆管细胞癌等。胆管排出道的任何一段因胆管腔内病变、管壁自身疾病、管壁外浸润压迫等疾病，造成胆汁排泄不畅甚至完全阻塞的机械性梗阻，其结果是正常分泌的胆汁不能顺利排泄到肠道而导致消化不良、胆汁淤积、黄疸、肝功能异常，继而出现机体各种功能下降、多脏器功能障碍等一系列病理生理改变，甚至可导致死亡。令狐恩强(2009)报道，十二指肠乳头肿瘤虽多数为良性，但癌变率较高。乳头腺瘤及癌前病变等疾病以内镜下切除治疗为主(图19-7)，其他可采用激光、氢离子固化治疗、电凝、射频治疗等。对于十二指肠乳头癌，原则上不采用内镜下切除治疗，但对于因各种原因不能接受手术切除治疗者，可进行内镜下乳头切除，与癌前病变不同的是术前应常规使用IDUS进行乳头癌的分期诊断，对于病变局限在Oddi括约肌以内的乳头癌患者，可行内镜下乳头切除治疗(图19-8)。对于低位胆管恶性梗阻，包括Vater壶腹部肿瘤、胆管癌、胰腺癌、胆管周围淋巴结转移等引起的梗阻(图19-9)，内镜治疗的方法与患者是否有手术机会密切相关。如果患者可以接受手术治疗，则内镜治疗的目的主要是术前减黄，可以放置鼻胆管引流、塑料支架及可回收支架等。若患者不能接受手术治疗，则内镜治疗将成为姑息治疗的方法之一。可在胆管放置通畅时间较长的金属支架，若患者生存时间在1年半左右，则金属支架的长度两端应超出肿瘤2 cm左右为宜。

【预后】黄志强院士认为：肝门部胆管癌并非是一个单一的疾病，也极少表现为“良性”的过程，它更是一个区域性的疾病而不是局部性的疾病，它具有沿神经周围淋巴间隙以“跳跃”性形式转移，以及侵犯

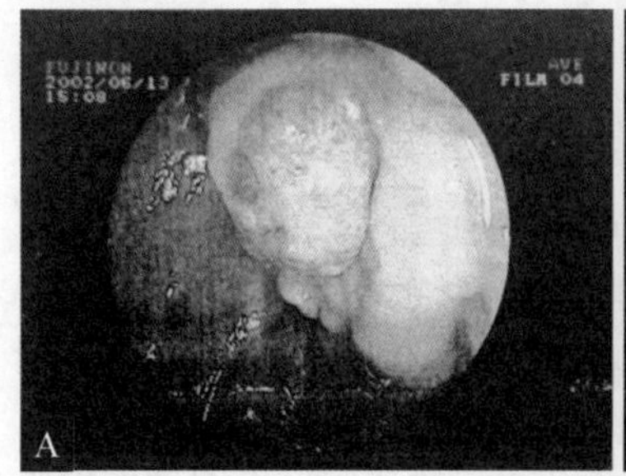

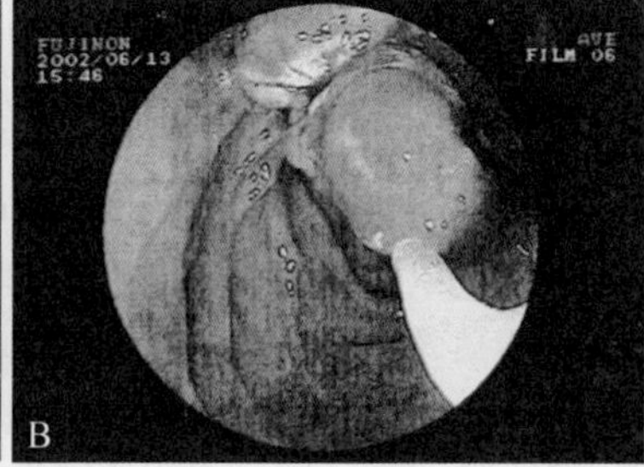

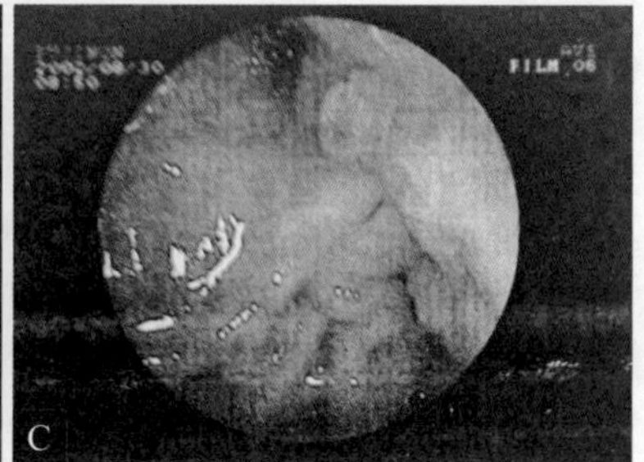

图19-7　乳头腺瘤及癌前病变的内镜切除

A-十二指肠乳头腺瘤　B-内镜下切除过程　C-术后2个月的乳头表现

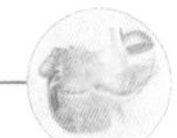

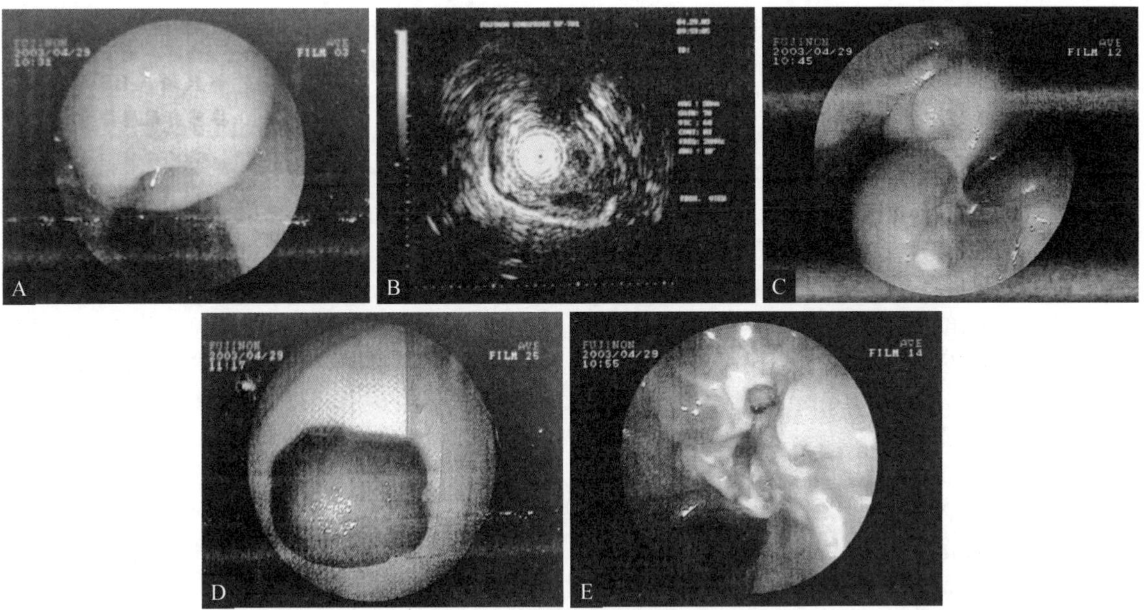

图 19－8　十二指肠乳头癌内镜下切除治疗

A－十二指肠乳头肿瘤　B－IDUS 检查确定病变位于 Oddi 括约肌以内　C－内镜下切除过程　D－切除的乳头　E－切除后局部情况

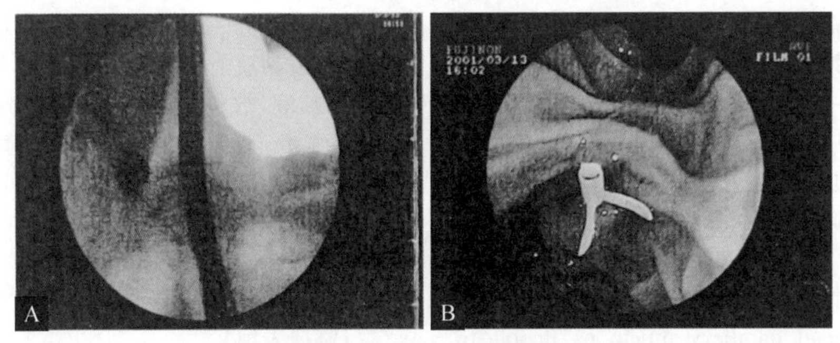

图 19－9　低位胆管恶性梗阻

A－Billroth Ⅱ式术后淋巴结转移，胆管梗阻　B－Billroth Ⅱ式术后胆管支架内引流

周围组织、血管、淋巴的转移，在肝门区这个狭窄的空间里，很难做到根治切除。笔者的研究表明，肝门部胆管癌可能与丙型肝炎和乙型肝炎病毒的肝外组织感染有关，并且也可能与肿瘤的预后有关，因而更增加此问题的复杂性。然而，早期手术切除仍然是使肝门部胆管癌唯一的可能获得治愈希望的方法。

（邹声泉）

19.8　胆管黏液腺癌

胆管黏液腺癌（mucin-producing cholangiocellular carcinoma）是胆管癌中十分少见的病理类型，以分泌大量胶冻样物质为表现。首发症状多以胆管炎、阻塞性黄疸为特征。术前不易明确诊断，治疗效果不佳。据不完全统计，1994～2005 年全国报道 63 例，其前诊断正确率不足 10%。近几年也有零星报道，如王坚报道 5 例，张蕃昌报道 7 例等。现择其中 2 例分享。

例 1. 男，46 岁。8 年前因反复右上腹痛伴寒战高热，皮肤、巩膜黄染入院。诊断为胆管炎，胆总管结石。体检：皮肤、巩膜深度黄染，右上腹剑突下压痛，肝、脾未扪及，腹部无包块。白细胞 12.3×10^9/L，中

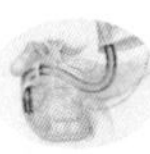

性粒细胞88%,血总胆红素122.6 μmol/L,直接胆红素76.2 μmol/L,糖抗原CA19-9 2 568.00 U/ml,癌胚抗原49.6 ng/ml。B超显示胆囊肿大,肝内、外胆管扩张伴胆总管下端结石。CT见胆囊肿大,壁厚,肝内、外胆管扩张伴胆总管下端结石。MRCP提示肝内、外胆管扩张,管壁不规则,胆总管下端充盈缺损。术中发现胆总管扩张2.5 cm,肝内、外胆管充满透明胶冻样物及黏液,左、右肝内均可扪及肿块。胆道镜检查见左右肝管及远端胆管内壁有多发性圆形隆起病灶。病灶组织病检报告为:胆管黏液腺癌。

例2.女,62岁。6年前因右上腹痛、发热、寒战伴皮肤、巩膜黄染,以胆总管结石、胆管炎、阻塞性黄疸入院。既往曾因"胆石症"施行胆囊切除、胆总管切开取石T管引流术。当时曾发现胆管内充满黏液,但未病检。入院后检查:B超提示肝内外胆管明显扩张,胆汁内见漂浮絮状光点和光斑。CT示左、右肝管明显扩张,胆管壁不规则状。MRCP见肝内、外胆管扩张,胆总管下端充盈缺损。白细胞9.2×10^9/L,中性粒细胞85%,血总胆红素186.0 μmol/L,直接胆红素102.0 μmol/L,丙氨酸氨基转移酶111 U/L,谷氨酰转肽酶120 U/L,糖抗原CA19-9 756.34 U/ml,癌胚抗原10.20 ng/ml。术中检查:左、右肝内均可扪及肿块。胆总管内径3.0 cm,壁厚,左、右肝管均扩张,肝内、外胆管内有大量胶冻样黏稠物质阻塞胆道,胆总管下端有结石1枚。清除黏液性物后用胆道镜检查见肝内外胆管内膜呈"苦瓜皮"样改变。胆管组织病理报告:胆管黏液腺癌,低度恶性。

Kim(2010)报道,胆管及胰管的导管内乳头状黏液腺癌(intraductal papillary mucinous neoplasm,PMN)或黏液腺瘤属于胆胰肿瘤的少见类型,以分泌大量黏液而引起胆管或胰管扩张为主要特征,由此可并发梗阻性黄疸、急性胆管炎、急性胰腺炎等。发生于胆管者,称为黏胆症(mucobiliary disease)。Kim等报道97例,并分成胃型(15例)、肠型(46例)、胰胆管型(33例)和肿瘤型(3例)。胃肠型分泌的黏液最多,而胰管型更容易发生侵袭。该病在国内仅屠金夫(2002)和黄颖鹏(2006)等有报道。

胆管导管内乳头状黏液瘤(intraductal papillary mucinous neoplasm of the biliary tract,BT-IPMN)是一种临床少见,以黏液高分泌为特点的胆管内乳头状瘤病。近年来随着对该病的认识的加深,有关报道逐渐增多,但其临床特点、影像特征、治疗方法及预后等仍有未达成共识之处。吴昕等(2017)报道北京协和医院自2012年6月~2016年7月共收治BT-IPMN患者19例,占同期胆管肿瘤病人(815例)的2.3%;其中男性9例,女性10例,男女之比为1.0∶1.1;年龄25~78岁,平均(60.6±12.9)岁;黄疸(10例)和腹痛、腹胀(6例)是较常见的发病症状。术前较典型的影像学检查结果为胆管扩张和胆管肿物。所有患者均有病理诊断证实为BT-IPMN。18例接受手术治疗。其中左肝外侧叶或左半肝切除术8例,胰十二指肠切除术6例,高位胆管病变+肝门胆管成型+胆管空肠吻合术3例,中肝肿瘤切除术1例。平均手术时间280 min,平均术中出血量515 ml。14例病例进行淋巴结清扫术,淋巴结阳性比例为3.2%(3/94)。获得随访16例,随访时间1~51个月,平均(25.7±19.5)个月,14例生存,2例死亡。死亡时间分别为术后3个月和17个月。死亡原因均为肿瘤复发和转移。研究分析结果认为,BT-IPMN临床少见,早期诊断较困难,淋巴结转移率低,手术是首选的治疗方式并且具有较好的预后。

【病理表现】胆管黏液腺癌是源于肝内胆管腺上皮的恶性肿瘤。胆管内有大量黏液和胶冻样物质集聚,也称胶样癌。病理特征胆管有囊性肿块,其内有许多小间隔。在囊壁、间隔壁上有乳头状突起或结节,被覆黏液上皮细胞,分泌大量含有大量有黏液蛋白的黏液,故称之为"黏蛋白高分泌"胆管肿瘤。黏液经囊腔-胆管通道进入胆管。其中黏蛋白凝固成胶冻样物,导致胆总管阻塞并引起胆囊扩张。

因胆道系统腺癌分子及生物学特征不同,故在化学治疗效果、基因突变、术后复发、5年生存率等方面均表现出一定差异。

【临床表现】

1) 上腹部时有不适、饱胀感,多系消化不良引起。

2) 腹痛、黄疸、发热等胆管炎表现为主要就医主诉。

【诊断】

1) 有上腹部痛、黄疸、寒战、发热等胆管炎症状。

2) 糖抗原CA19-9、癌胚抗原可升高。

3) 影像诊断学检查,显示肝内、外胆管扩张,胆管内密度不均,梗阻部位又难以确定,且未发现有结石、占位、或狭窄时,则应考虑是否存在胆管黏液腺癌的可能性。

【治疗】胆管黏液腺癌的生长缓慢,病理属低度恶性,若处理得当,尚可获得较长期生存。文献报道对本病的治疗方法如下。

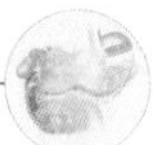

1) 彻底清除胆道内胶冻物，力争切除产生黏液和胶冻样物质的病灶，充分引流胆道。如果单纯引流胆道则往往可因黏液性物质再度阻塞胆道而致疾病复发。曹明儿(2011)报道采用皮下盲襻式胆管空肠 Roux-en-Y 吻合术 2 例，其中一例在术后曾通过皮下盲襻引排黏液、取出癌栓 3 次，该患者已存活 8 年；另一例也曾于在术后 3 年通过盲襻取出过癌栓，并用大口径乳胶管引流冲洗治疗，现已存活 6 年。

2) 病变范围明确，则可酌情施行肝段或半肝切除，肝部分切除的效果较佳。

3) 若肿瘤同时累及左、右肝管及其分支，则应考虑行肝移植。但 Pascher(2003)认为，由于胆管癌在肝移植后的 5 年生存率不足 50%，故应慎重考虑。

【预后】王坚(2005)报道一组 5 例胆管黏液腺癌，其中 4 例均因术后胆管内黏液积聚，阻塞胆管，黄疸再发，肝功能衰竭而死亡。术后生存期为 8 个月至 2 年。

（顾树南　王湘辉）

19.9 胆管多发性肿瘤

在胃肠道不同部位的任何一个器官都可发生多发癌(multiple carcinomas)，这已有多起报道。如结肠同时或以后第 2 个癌的发生率高达 10.7%，胰腺多中心癌(multicentric carcinomas of the pancreas)高达 31%，食管多中心鳞状细胞癌也高达 30%。但是胆管多发性癌(multiple malignant tumors of the bile ducts)罕见。

国内胆管多发性肿瘤仅有零星报道。

【发病机制】胆管多发性肿瘤的发病机制尚未完全阐明。慢性非特异性溃疡性结肠炎和胆管多发性囊性扩张与胆管癌的关系较为密切。慢性非特异性溃疡性结肠炎患者尸体解剖时发现有胆管癌者占 1.6%。有人对慢性非特异性溃疡性结肠炎长期随访，发现有胆管癌者可达 1%～7%。有的学者还发现慢性非特异性溃疡性结肠炎发作后 10～15 年易发生胆管癌。此外，动物实验发现某些化学因子(氨基偶氮甲苯、联苯胺-亚硝胺等)及寄生虫(华支睾吸虫、蛔虫、肠贾弟虫属等)也可引起胆管壁上皮不典型增生，甚至癌变。但这些因素与胆管多发性肿瘤之间的关系究竟如何，还有待进一步地研究。

【病理改变】胆管癌大多为腺癌，少数为鳞状上皮细胞癌与硬癌，可呈结节型(髓样癌)、绒毛型(乳头状癌)与弥漫型(浸润癌)，尤以结节型多见。胆管多发性肿瘤系指两个肿瘤位于胆管的不同部位。确定为多发性肿瘤的标准时两个肿瘤之间有正常组织，组织学证实并无黏膜下或胆管周围的淋巴播散。胆管内播散也有可能，胆管原发性肿瘤细胞随胆汁而种植在胆囊黏膜上，若原有结石等引起的胆管黏膜创伤，则更有利于肿瘤的穿入胆囊。

【临床表现】胆管多发生性肿瘤无特殊的临床表现，主要有黄疸，多呈进行性梗阻性黄疸，常伴有瘙痒，少数患者黄疸可呈波动性，但不会完全消退。右上腹部胀痛不适也较多见，系胆汁淤滞所致；常伴有消化不良、恶心和腹泻。肝脏可代偿性地增大。当并有胆道感染时，常出现畏寒和发热。

【诊断】黄疸是最常见的症状，也是就诊的主要原因。但黄疸一旦出现，病情则发展较快。B 超、PTC、ERCP、CT 和 MRI 可选择进行检查，若其中 2～3 项检查同时进行，则更能提高诊断率。影像学表现为胆管壁僵直变厚，管腔狭窄梗阻，造影剂充盈缺损或有突然中断现象。十二指肠低张造影有可能显示乳头部附近黏膜受侵犯的征象。十二指肠引流物中可无胆汁或胆汁很少，且可找到脱落的癌细胞。80%的 CA19-9 抗原显著升高。血尿便常规检查多呈梗阻性黄疸表现。粪便潜血试验常为阳性。胆道镜检查或术中胆道造影有较大的诊断价值。活检做冰冻切片有很大的诊断价值。

【治疗】胆管多发性肿瘤的治疗以手术为主，但其疗效仍不佳。Gertsch 报道的 5 例中作肝管空肠吻合术 4 例，患者均在术后 6 周至 6 个月内死亡。仅 1 例系肝外胆管弥漫性乳头状瘤患者，术中进行胆管肿瘤刮除，术后 15 个月尚无明显症状。

（顾树南　王先知）

19.10 Vater 壶腹癌

1720 年，Vater 将胆总管穿经十二指肠壁与胰管汇合的膨大区称为胆胰壶腹(即 Vater 壶腹)，壶腹及其外周环绕的括约肌向十二指肠肠腔突出，使十二指肠黏膜隆起形成十二指肠乳头。壶腹癌发病率较低，约占胃肠道恶性肿瘤的 0.2%，手术切除率和预后都明显好于胰头癌；男性多见，约为女性的 2 倍；年龄多在 40 岁以上，以 40～70 岁多见，发病率呈上升趋势。

Vater 壶腹癌(Vater ampullary carcinoma)与壶腹周围癌是两个不同的概念，壶腹癌是指发生于 Vater 壶腹的恶性肿瘤，而壶腹周围癌

(periampullary carcinoma)泛指起源于Vater壶腹周围2 cm范围内的恶性肿瘤，包括Vater壶腹本身及胰腺头颈部、胆总管末端、十二指肠乳头及周围黏膜的恶性肿瘤。这些来源不同的恶性肿瘤，由于其特殊的解剖部位、类似的临床表现、相同的治疗方法，甚至在手术时也难以将其截然分开，故统称为壶腹周围癌。这种笼统称呼其不同来源的肿瘤仍有争议。尽管壶腹周围癌因特殊的解剖学结构均有相同的临床表现、相似的影像学特征及基本相同的手术方式，但在发病率、生物学特性、生存率等方面不同来源的癌之间存在较大差异。但在临床实践中由于解剖关系和功能密不可分。该部位肿瘤以梗阻性黄疸为共同特点，术前难以精确诊断，这种用同一病名概括仍具有实际意义。Cooper等统计手术后结果表明在壶腹周围癌中，来源于胰头占60%，壶腹占20%，胆管远端和十二指肠各占10%。Henson等分析1973～2005年美国国立癌症研究院收集的101 043例壶腹区域的癌症病例，发现胰腺癌、胆囊癌、肝外胆管癌、Vater壶腹癌的发病率明显不同，分别为11.71/10万、1.43/10万、0.88/10万和0.49/10万，而中位发病年龄相近，分别为70.3岁、71.2岁、71.5岁和69.7岁。壶腹癌的手术效果比胰腺癌好，术后5年生存率远远高于胰腺癌。文献报道壶腹癌的手术切除率为80%～90%，5年生存率为20%～60%，平均在35%以上。2010年，WHO消化系统肿瘤分类中，将Vater壶腹肿瘤作为一个整体章节单独列举叙述并进行TNM分期。

【病因】病因不明，可能与胆石症、慢性胆管炎、胆道感染、家族性腺瘤样息肉病(FAP)及壶腹腺瘤、乳头状瘤等恶变有关。目前认为Vater壶腹腺癌的发生具有相似的腺瘤-腺癌的过程，在腺瘤残留区可发现多达91%的Vater壶腹癌，而50%的Vater壶腹良性肿瘤潜藏恶性肿瘤成分。Henson等认为Vater壶腹癌与胰腺癌、胆囊癌、肝外胆管癌具有共同的胚胎祖细胞、分化通路、黏膜组织类型和共同的致癌因素，相同的癌变概率，只是因胰头上皮黏膜表面积最大使胰头癌发病率最高。

1969年，Babbitt等发现某些壶腹部癌患者存在胆管和胰管在十二指肠壁外提前汇合现象，导致胰液和胆汁过早混合，首次提出胰胆合流异常(pancreaticobiliary maljunction，PBM)理论。其后Funabiki等证实PBM人群的胆管癌和胆囊癌发病率达10.4%，是普通人群患病风险的285倍；胰腺癌的发病率为0.8%，是普通人群患病风险的49.4倍。因此，认为PBM是Vater壶腹部肿瘤发生的一项高危因素。继Slaughter等提出区域癌化理论后，Bernstein等提出区域损伤学说：在致癌因素作用下，某些细胞发生遗传学改变，获得较周围细胞更易于增殖的能力，出现克隆增生并取代正常细胞，从而形成一小片异型增生区域，微卫星不稳定性和附加突变过程不断重复，直至细胞恶变。这种具有成癌倾向的癌前病变区称为区域癌化，其本质是“炎-癌链”，即炎症可导致癌症的发生，相当于上皮内瘤变。1982年Greenburg等提出上皮-间质转化(epithelialmesenchymal transitions，EMT)的概念：即在特定的生理和病理情况下，具有极性的上皮细胞可以转化成在细胞基质间自由移动的间质细胞。这种转化使细胞失去上皮表型而获得间质特性，细胞间黏附性下降，更具侵袭性及转移能力。EMT有时使细胞发生功能改变，但形态并未改变。E-cadherin在EMT过程中起重要作用，染色体丢失、基因突变或E-cadherin启动子甲基化均可下调E-cadherin表达而使细胞发生EMT。1949年Imai首先描述肿瘤浸润前缘“出芽”的病理现象，1989年Morodomi等再次提出肿瘤出芽的概念：即位于肿瘤前缘的单个或少于5个的癌细胞团弥散浸润于间质中，呈孤立或不规则小梁状分布，出芽现象一般出现在淋巴管浸润之前，成为肿瘤发生转移的前奏。近年来，肿瘤干细胞的研究已成为国内外热点。最近研究发现，Vater壶腹部肿瘤干细胞标记物的表达与患者生存率有关。

【病理改变】Vater壶腹癌大体形态有3种类型：①壁内生长型(肿瘤生长于壶腹内，不突向十二指肠)；②壁外生长型(肿瘤息肉样生长并通过壶口突出于十二指肠)；③壶腹溃疡型。Kayahara等发现大体形态与淋巴结转移和5年生存率相关，壁外生长型淋巴结转移为22%，混合型为42%，而溃疡型为100%。5年生存率壁外生长型为75%，混合型为49%，而溃疡型仅为17%。镜下Vater壶腹腺癌分为肠型和胰胆管型。肠型癌腺体密集，呈假复层排列，细胞呈柱状，核卵圆形或杆状，类似于胃和结肠的管状腺癌。肠型癌起自覆盖于乳头部的肠上皮细胞，并且经历腺瘤→不典型增生→癌变这样一个类似于结肠癌的癌变过程。胰胆管型癌由单一的或呈分支状腺体组成，管腔常扩张，上皮呈单层或立方状，核圆形，异型性明显，组织学特征为乳头状突起伴少许纤维组织核心。胰胆管型癌起自远端胰管、远端胆管或者两者合并部位的上皮细胞，其发展过

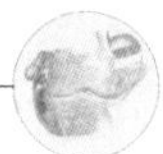

程与上皮内瘤样变类似，较肠型癌更具有浸润性，组织行为上类似胰腺腺癌，预后较前者差。

通过免疫表型分析可对壶腹周围癌的来源进行鉴别。CDP-二酰甘油合酶(CDX2)作为肠道特异性转录因子，常表达于肠上皮及相应肿瘤，而 Villin 一般只表达于具有纹状缘的细胞中，尤其是胃肠道。联合标记 CDX2 与 Villin 若两者均阴性，可排除肿瘤的肠道起源。CK7 是碱性角蛋白，在胆胰管上皮及肿瘤中有较高的阳性率；CK20 属于酸性角蛋白，在 CK 家族中发现最晚；大部分胰胆管型腺癌中 CK7 阳性，CK20 阴性；大部分肠型腺癌中 CK20 阳性，50%病例 CK7 阳性。大部分胰腺导管腺癌迁徙到壶腹黏膜表达 CK7 和 MUC－1，而肠上皮标记物 CK20、MUC－2 和 CDX2 均阴性。分化差的胰腺导管腺癌中波形蛋白(vimentin)阳性率较高，并与患者预后不良相关。鉴别诊断壶腹癌及壶腹周围癌需联合标记多个抗体；而通过 MUC2 和 CK7 与 CK20 免疫组化染色可区分 Vater 壶腹的两种组织类型。分子病理学研究表明，壶腹癌病理类型以腺癌多见，其 *K-ras*、*APC*、*P16* 和 *P53* 的基因突变与胰腺癌不同，HER－2、EGFR、BRAF 及表观遗传学改变，如 MGMT 甲基化等分子病理学检测，对分子靶向治疗等临床个体化医疗非常重要。

【临床表现】壶腹癌解剖位置深、恶性程度高、进展快，加之起病隐匿、早期缺乏特异症状，易被忽略，多数患者就诊时病情已进展到晚期。早期临床表现可仅出现上腹不适、食欲缺乏及上腹隐痛，随着病情的发展可出现黄疸、胆管和十二指肠双重梗阻、顽固性腹痛及不明原因的体重明显下降等。其自然病程难以确定，文献报道约为 2 年。在出现梗阻性黄疸后，未经治疗的壶腹癌患者仅可存活 2～6 个月。

(1) 症状

1) 黄疸：最常见，出现较胰头癌早，因壶腹癌多呈浸润型生长，肿瘤首先阻塞胆管开口引起黄疸。由于肿瘤溃烂脱落、黄疸可暂时缓解，但随肿瘤的生长又逐渐加重，呈现波动现象，易与胆石症相混淆。随黄疸出现常伴胆囊肿大、肝大，尿如浓茶、皮肤瘙痒、陶土便等。

2) 腹痛：中上腹胀痛较多见，可与黄疸同时或先后出现。多因胰管阻塞所致，常于进食后明显，并向肩背部放射，但没有胰头癌明显。

3) 寒战、发热：合并胆道感染时可出现寒战、高热。

4) 消瘦、乏力：早期不明显，中、晚期可出现食欲缺乏、消瘦、乏力、体重下降等。

5) 出血、贫血：癌肿浸润肠壁及溃疡形成，可引起十二指肠梗阻和上消化道出血、贫血等，大便隐血试验可阳性，并可引起十二指肠梗阻，出现恶心、呕吐等消化道症状。

6) 胰腺炎症状：因胆、胰管开口堵塞而引起胆汁和胰液反流，可诱发胰腺炎。Rattner 报道 25%的壶腹癌患者有胰腺炎发作史，多为水肿性，坏死性少见。

7) 其他：晚期病例可出现恶病质，极度消瘦、严重贫血、腹水、肝及肾衰竭等。

(2) 体征　体格检查可发现梗阻性黄疸、消瘦、贫血等，中上腹可有轻压痛，可扪及肿大胆囊、肝大，晚期患者可有腹水征。淋巴结转移和远处转移总体较胰头癌晚，多转移至肝，晚期可累及周围大血管和脏器，如胰头、肝十二指肠韧带、门静脉和肠系膜上静脉等，但很少有相应的体征。

【诊断】壶腹癌的临床诊断主要依靠影像学检查，同时结合病史、体征和实验室检查，并注意与其他疾病引起的胆道梗阻或胰腺炎进行鉴别，确诊有待病理检查结果。

(1) 临床表现　以往认为黄疸、体重下降及腹背部疼痛为壶腹癌的典型临床表现。实际上当患者出现这些典型表现时多已属中晚期。这是因为肿瘤生长早期仅对胰胆管造成压迫或局部占位，胆道可通过增强排空和代偿性扩张使胆道内压力低于肝脏的分泌压。因此，临床医生应注意壶腹癌的早期症状是非特异性的，包括上腹部不适、发热、恶心、呕吐、食欲缺乏、腹痛、腹泻、黑便、皮肤瘙痒、腰背痛等。其中以腹部胀痛最常见，并随体位而改变。这可能与肿瘤膨胀性生长，压迫胰管致远端梗阻有关。文献报道 78%～92%的壶腹部癌患者确诊前均有明确的中上腹疼痛病史，其中有 37.4%～67.6%的患者被误诊为消化不良、黄疸型肝炎、胆石症、胃肠炎、慢性胰腺炎、糖尿病等，延误诊治时间长达 1 个月至 2 年。

(2) 实验室检查　壶腹癌无特异性实验室检查结果，除反映胆道梗阻的生化指标如 GGT、ALP 增高外，2/3 的患者出现 ALT 升高，1/3 的患者血清淀粉酶升高。当其发生梗阻性黄疸时，可表现为血清总胆红素、直接胆红素明显升高、尿胆红素阳性；发生胰腺炎时血、尿淀粉酶显著升高等。

目前尚未发现壶腹癌特异性的肿瘤标记物，血清 CA19－9、CEA、CA153 和 CA125 为相对特异的标记物。资料表明，CA19－9 对诊断胰头癌和其他壶腹周围癌有较高的敏感性，分别为 72.9％和 70.1％；而其余 3 种诊断敏感性较低，但 4 种肿瘤标记物联合测定可提高胰头癌和壶腹周围癌诊断的敏感性，分别为 91.5％和 76.4％。

（3）医学影像学检查

1）超声检查：B 超检查可显示胆总管、肝内胆管扩张，胆囊肿大。当肿块直径<2 cm 时，易受肠道气体干扰，对肿块的显示差，故对于壶腹癌适用性较差。

2）内镜超声（EUS）检查：内镜超声检查不但对于壶腹部肿瘤的良恶性，而且对于恶性肿瘤的 T 分期、淋巴结转移、胰腺受侵犯等情况可做出精确的判断。文献报道内镜超声对壶腹部肿瘤的诊断符合率为 93％；T 期分准确率为 75％；且大部分 T 分期判断偏差出现在对于 T_2 的过大估计和对于 T_3 的估计不足，这对于治疗方案的确定影响很小；对淋巴结转移判断的准确率为 53％～87％；对胰腺受侵犯判断的准确率为 86％。EUS 检查对于壶腹癌诊断价值很高，同时对指导治疗作用明显，可作为首选辅助检查。

3）内镜下逆行胰胆管造影（ERCP）：ERCP 可直接观察十二指肠乳头部病变，钳取组织活检，同时可做胰胆管造影，必要时还可行支架植入。由于 Vater 壶腹癌肿瘤组织往往长于黏膜深面，活检假阴性率高达 50％，故 ERCP 对于早期 Vater 壶腹癌的漏诊率较高。此外，临床中还应注意内镜下可见乳头部位肿块时，仅行组织活检即可，一般不做胰胆管插管造影，以免诱发急性胰腺炎等并发症，甚至使患者丧失手术机会。

4）薄层动态增强 CT 扫描：CT 扫描能显示壶腹部占位的直接或者间接征象，如壶腹部圆形或类圆形的软组织密度影、肿块的不规则强化。壶腹癌特异的表现为增大的乳头区包块与十二指肠内侧壁相切形成内切实心圆。胆总管壁的不规则扩张等，肝内外胆管扩张（软藤状）、胰管扩张（双管征）、胆囊增大等征象。薄层（1～3 mm）动态增强 CT 扫描更能清晰地显示出病变的部位、大小和周围组织关系，还可通过 CT 血管成像（CTA）明确门静脉、腔静脉、肠系膜上动静脉等周围血管受侵犯情况，对 Vater 壶腹癌的分期和手术可切除性做出有效的评估，是 Vater 壶腹癌常规且有效的检查手段。

5）磁共振成像（MRI）和磁共振胆道成像（MRCP）扫描：增强型磁共振成像（MRI）扫描对于区分壶腹部肿瘤的性质、大小及和周围组织的关系作用类似于增强 CT 扫描，磁共振血管成像（MRA）与 CTA 作用相近。磁共振胆道成像（MRCP）是一项无创显示患者整个胆道、胰管情况的检查方式，是对增强 CT 或者增强 MRI 的有力补充，对诊断和鉴别诊断壶腹癌的作用显著。壶腹癌的主要表现为壶腹部肿块和低位胆管梗阻，肿块是最常见的直接征象，大部分呈稍长 T1、稍长 T2 信号，增强扫描各期呈均匀或环状中度强化。胆管“软藤”状扩张是壶腹癌的一个重要征象，梗阻水平位于钩突平面以下，与扩张胰管间距<5 mm（图 19－10）。“双管征”是壶腹周围癌的另一重要征象，壶腹癌呈并行“双管征”（图 19－11）。Sugita 等发现 MRI 可清晰显示正常壶腹区域的组织结构，在评估肿瘤侵及周围组织结构方面的敏感性、特异性、准确性、阳性预测价值和阴性预测值分别为 88％、100％、96％、100％和 94％。

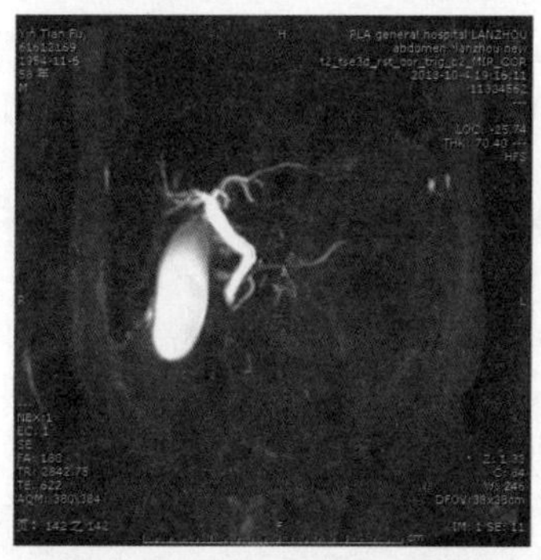

图 19－10　MRCP 示胆管“软藤”状扩张

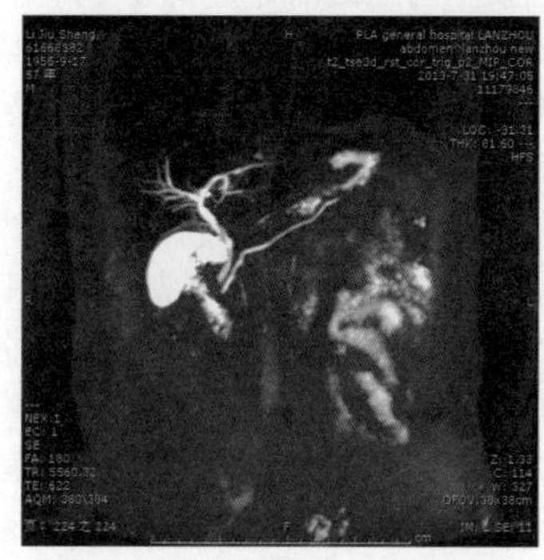

图 19－11　MRCP 示并行“双管征”

【鉴别诊断】

（1）传染性肝炎　为肝细胞性黄疸，转氨酶升高明显，胆红素和转氨酶呈平行性变化，壶腹癌则多呈“分离现象”，肝炎病毒及其抗体的血清学检查有助

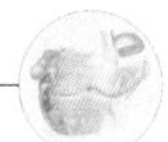

于诊断。

(2) 胆总管结石　常伴有胆囊结石或肝内胆管结石，合并胆管炎时有腹痛、寒战发热、黄疸等Charcot三联征表现，B超检查可见强光团回声伴声影，CT扫描见可高密度结石影，增强后无变化，鉴别较容易。临床上应注意的是部分胆总管结石患者可合并壶腹癌(图19-12、图19-13)。

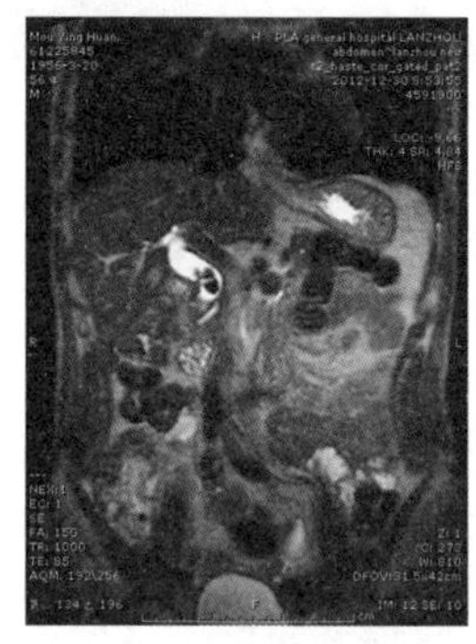

图19-12　MRCP示胆总管结石并胆胰管扩张

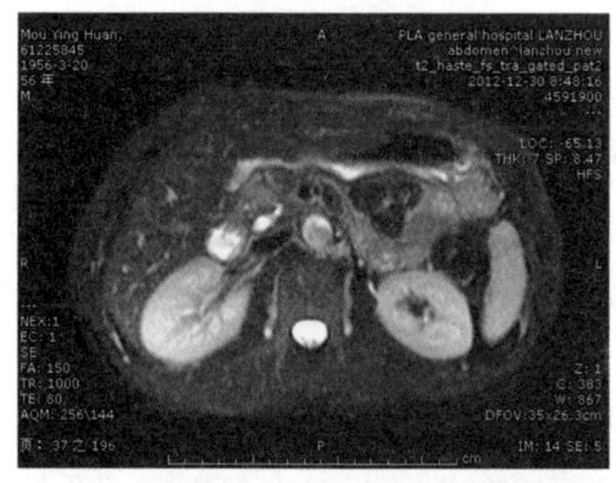

图19-13　壶腹癌

T2示钩突平面以下梗阻，扩张胆胰管间距<5 mm，经手术证实为壶腹癌

(3) 胰头癌　黄疸进行性加深，无波动性变化，出血、胆管炎等症状少见。体重下降和腹痛较壶腹癌为重。影像学典型表现为胰头、钩突部前后径>3 cm，外形圆隆或呈分叶状。胰头癌多发生于胰管上皮，为少血供无包膜实性肿瘤，CT平扫多呈略低密度或等密度，动态增强扫描肿瘤呈不均匀低强化，中心可有坏死，边界欠清。胰头癌具有围管浸润生长的特性，易侵犯压迫胆总管下端，扩张的胆总管在胰头处突然截断变形，阻塞胰管引起远侧段胰管扩张，早期就可表现出"双管征"。因邻近的肠系膜上动静脉易受侵，造成肠系膜上动静脉周围脂肪间隙模糊、消失。B超、CT检查可见胰头增大或占位病变，ERCP内镜及超声、胆管内超声检查有助于诊断。

(4) 胆总管下段癌　胆总管下段癌与壶腹癌的鉴别比较困难，有时在术中也难以鉴别。出血、胰腺炎、胆管炎等症状少见。胆总管下端癌是起源于胆管上皮，早期肿瘤常浸润胆管壁，导致管腔不规则狭窄，管壁局限性僵硬，或呈息肉状突入管腔。CT扫描显示胰头段胆总管壁偏侧性增厚，边缘不规则，或显示突入管腔内乳头状圆形结节影。狭窄上端胆总管扩张，梗阻末段不规则，一般不造成胰管扩张，这一点有助于胰腺癌和壶腹癌的鉴别诊断。

(5) 十二指肠乳头癌　十二指肠乳头癌在早期无黄疸，胰腺炎、胆管炎症状少见。影像上学难以与壶腹癌进行鉴别。宝石CT的能谱栅成像技术，通过特征性能谱曲线、不同的基物质及对有效原子序数等多参数的综合应用，有助于十二指肠乳头癌(图19-14)与壶腹癌的鉴别(图19-15)。此外，ERCP检查可见向十二指肠腔内突出的菜花样肿瘤等。

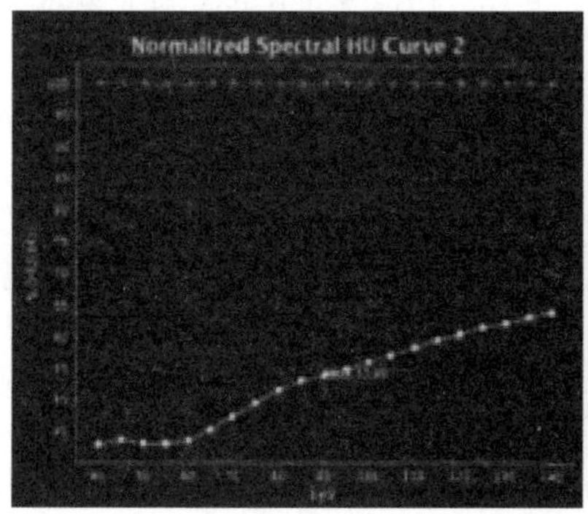

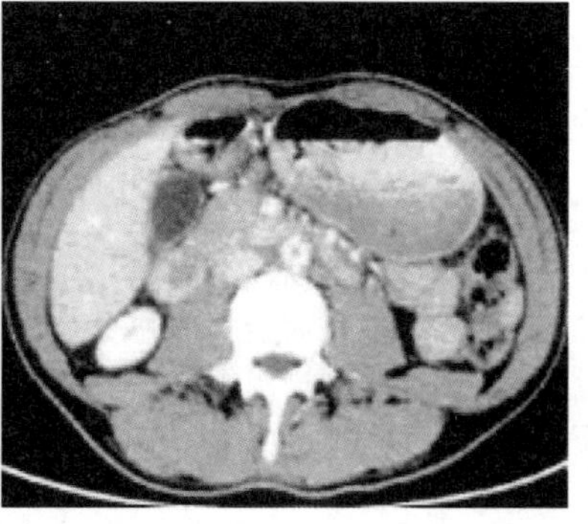

图19-14　十二指肠乳头癌能谱曲线

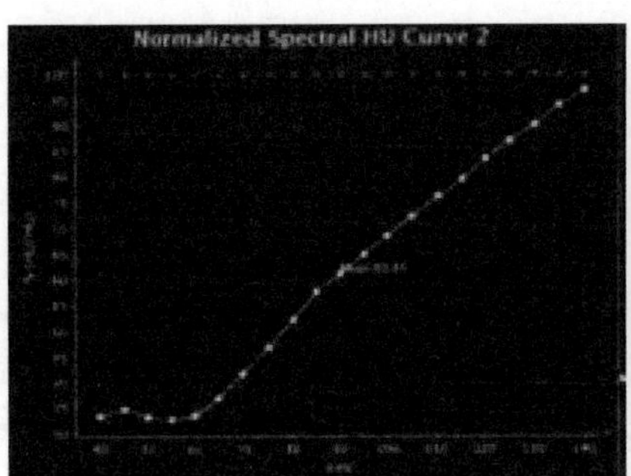

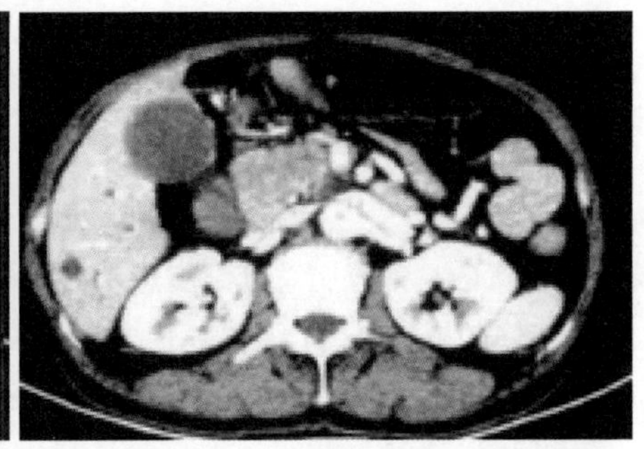

图 19-15 Vater 壶腹癌能谱曲线

(6) 慢性胰腺炎 黄疸少见，常有腹痛、腹泻、消化不良等，血清淀粉酶可升高。CT、MRCP、ERCP检查可见胰管狭窄、串珠样改变、胰石等。

【临床分期】2010 年起，WHO 将 Vater 壶腹癌列为一个单独章节进行 TNM 分期。

AJCC 对壶腹癌的 TNM 分期如下。

(1) 原发肿瘤(T)

T_{is}:肿瘤局限于黏膜层。

T_1:肿瘤局限在 Vater 壶腹。

T_2:肿瘤侵犯十二指肠壁。

T_3:肿瘤侵犯胰腺深度$\leqslant$2 cm。

T_4:肿瘤侵犯胰腺深度$>$2 cm 或侵犯其他邻近器官。

(2) 域区淋巴结(N)

N_0:无区域淋巴结转移。

N_1:有区域淋巴结转移。

(3) 远处转移(M)

M_0:无远处转移。

M_1:有远处转移。

根据 TNM 情况分 4 期，其中Ⅳ期又分$Ⅳ_A$期和$Ⅳ_B$期两个亚期。

Ⅰ期：T_1，N_0，M_0。

Ⅱ期：$T_{2\sim3}$，N_0，M_0。

Ⅲ期：$T_{1\sim3}$，N_1，M_0。

$Ⅳ_A$期：T_4，$N_{0\sim1}$，M_0。

$Ⅳ_B$期：任何 T，任何 N，M_1。

【治疗】对壶腹癌的治疗，无论 NCCN 还是 ESMO 都无指导性建议。一般认为壶腹部肿瘤无论良恶性均应立即手术。因壶腹肿瘤组织往往生长于黏膜深面，ERCP 活检假阴性率高达 50%，故对于影像表现典型的患者术前不应强求病理结果而延误手术。标准的治疗方式为胰十二指肠切除（图 19-16)，该手术切除范围大，吻合口多。根据胃肠、胆肠、胰肠吻合的顺序不同又有多种术式(请参阅第四篇第 29 章胰十二指肠切除术中的图 29-33)。部分患者可根据患者具体情况选择性地行局部切除或微创治疗，包括内镜切除、激光治疗或光动力治疗、支架引流等。

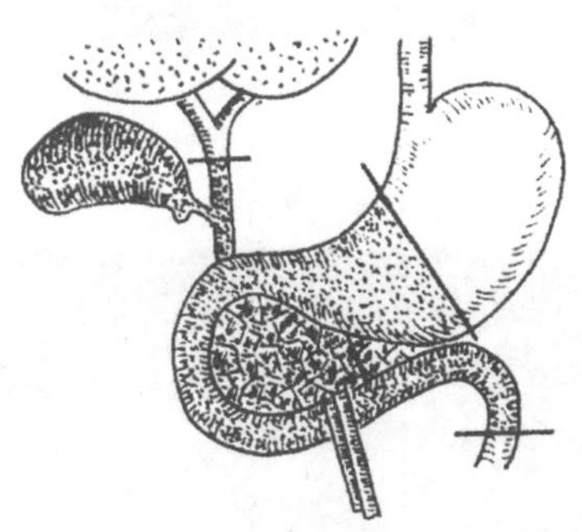

图 19-16 胰十二指肠切除范围

(1) 手术治疗 1889 年，Halsted 首次推出壶腹部癌的局部切除术，术后患者仅生存 6 个月，因其复发率较高，疗效差而未被推广。全球首例壶腹部癌根治术于 1909 年 Kausch 分两期手术进行，术后 9 个月患者死于重症胆管炎，尸解证实无肿瘤复发及转移。1914 年 Hirschel 对壶腹部癌行一期胰十二指肠切除，术后患者存活 1 年。1935 年 Whipple 总结性提出了二期手术方法，并在 1942 年改进为一期切除手术，形成现今的经典的胰十二指肠切除术。1944 年，Child 又对吻合顺序及方法进行了改良，明显降低了胰瘘的发生率。随着对壶腹癌认识的深入，传统的胰头十二指肠切除术(PD)有多种方式的改良，包括壶腹部癌的局部切除、经典 PD 和保留幽门胰十二指肠切除术(PPPD)，以及全胰切除和区域性胰腺切除术。目前切除术式主要有局部切除和根治性胰十二指肠切除术。无论选择何种术式，均应严格掌握手术适应证。采用术中快速冰冻病理检

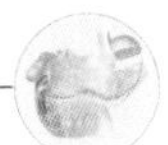

查，既可保证安全的手术切缘，将肿瘤彻底切除，避免复发，又可最大限度地保留正常组织，减少并发症的发生。

1）根治性胰十二指肠切除术：对一般状态好，年龄<70 岁，无肝脏等远处转移，肿瘤局部血管无侵犯或侵犯的血管可切除重建者，均适宜行根治性胰十二指肠切除。壶腹癌淋巴结的转移途径多为：胰十二指肠后淋巴结→胰十二指肠下动脉淋巴结→主动脉旁淋巴结。切除组织及淋巴结清扫范围应包括胰十二指肠、肠系膜上血管、胆总管周围、门静脉后和主动脉旁淋巴结。胰十二指肠切除术已是一项成熟的手术方式，其手术病死率在多数中心已<5%，手术并发症发生率为 25%～60%，5 年生存率可达 60%。

2）局部切除术：虽然外科技术的进步，胰十二指肠切除术已是较安全的手术，但仍是一种侵袭很大的手术，尽管手术病死率已降至 5%以下，手术并发症发生率仍然高达 25%～60%。尤其是对于高龄患者或伴有较严重的其他脏器疾病的患者，手术的风险更大。随着微创技术的发展，壶腹癌的局部切除术近来又受到重视。对部分不能耐受胰十二指肠切除术的患者和良性腺瘤患者行局部切除术已为多数学者所接受。但对于早期壶腹癌患者是否适合行局部切除术，目前仍有争论。多数学者认为适合做局部切除的壶腹部肿瘤为：①十二指肠乳头腺瘤可疑恶变、早期癌、癌组织浸润局限于黏膜内或 Oddi 括约肌内，即原位癌或 $PT_1N_0M_0$，分化程度为 G1 或 G2，无淋巴结转移，局部切除可以达到根治的目的；②肿瘤直径<2.0 cm，局限；③年龄较大、解剖上可以行局部切除、全身情况不宜行 PD 手术者。Rattner 等认为局部切除适应证为肿瘤直径<3.0 cm，局限于壶腹部，无周围浸润，无淋巴结转移的 T_1 期肿瘤。

局部切除应包括：①切除胆胰结合部和部分胰头组织；②重建胆总管、主胰管进入十二指肠通道；③清扫胰头前、后缘淋巴结和沿 Winslow 孔的十二指肠上淋巴结。切除范围原则上距肿瘤边缘越远越好，Farouk 等主张至少应 1 cm，但由于局部空间所限，此点常难做到，但至少应在 0.5 cm 以上且要保证切缘阴性。手术时采用边切边间断缝合的方法可达到确切的止血，防止胆总管、胰管的回缩。胰管内放入支撑管，将修复后的胆总管下端、胰管开口及十二指肠黏膜间完全内膜化等措施可减少胆漏、胰瘘的发病率。

随着内镜技术的提高，内镜下切除推荐为良性壶腹部肿瘤的首选。但不能因微创而扩大切除指证，并非所有壶腹部良性肿瘤均需切除。多数专家认为，直径<1 cm 的壶腹部良性肿瘤可以暂时观察，直径>1 cm 的壶腹部良性肿瘤应切除。对于术前判断良性壶腹肿瘤而行局部切除的患者，术中需行冰冻切片，明确肿瘤良恶性。

局部切除术虽具有创伤小、出血少、恢复快、对生理干扰轻的特点，但术后胆漏、胰瘘、胆道感染等并发症的发生率仍然较高，手术的结果尚不能令人满意。因该部位解剖特点，应由有经验的高年资医生进行。文献报道壶腹癌局部切除后的 3 年和 5 年总生存率为 54%和 21%，局部控制率为 36%和 31%。

3）保留幽门胰十二指肠切除术（PPPD）：PPPD 具有以下优点：①由于不做胃切除，缩短了手术的时间；②保留了胃张力和较符合生理的消化通道；③餐后促胃液素（胃泌素）和肠促胰液素的释放是正常的；④减少了胃术后如倾倒综合征等并发症的发生。但 PPPD 可能存在淋巴结的清扫不够，Kayahara 等通过分析 36 例壶腹癌术后淋巴结转移情况，发现壶腹癌的淋巴结转移率较高，42%的患者存在淋巴结转移，其中以胰十二指肠下淋巴结（31%）和肠系膜上淋巴结（17%）转移率最高。因此，对于多数早期的壶腹癌，采用 PPPD 手术可以达到根治的目。PPPD 手术的缺点是术后胃排空障碍及空肠溃疡发生率较高，且因其根治性受影响，仅在早期壶腹癌可以选择性应用。

4）扩大胰十二指肠切除术：由于壶腹癌的淋巴结转移多局限于胰头周围，以胰十二指肠下淋巴结和肠系膜上淋巴结为主，按胰头癌手术方式的扩大淋巴结清扫似无必要。对于壶腹癌的扩大胰十二指肠切除，更多的情况是肿瘤局部侵犯门静脉或肠系膜上静脉而需行门静脉/肠系膜上静脉（PV/SMV）部分切除重建及后腹膜淋巴结的清扫。壶腹癌极易侵犯 PV/SMV，以往高达 48%的患者在剖腹探查后发现肿瘤侵犯 PV/SMV 而认定无法切除。研究表明 PV/SMV 受侵主要是由肿瘤的特殊部位所致，而非预后不良的指标，因而对 PV/SMV 的侵犯主张联合切除。资料显示联合血管切除可将壶腹癌的切除率从 20%提高到 46%，术后 5 年生存率可达 20%。有学者提出后腹膜淋巴结的清扫范围包括：水平方向宜从右肾蒂到主动脉左界，垂直方向宜从肝门静脉水平到十二指肠第 3 段下界水平（相当于肠系膜下动脉起始部）。但这种扩大的淋巴结清扫从总体上未能改善患者的生存率。

5）全胰切除术：对于壶腹癌一般不主张采用全胰切除术。由于壶腹癌可浸润胰腺，有时难以判别肿瘤是源于壶腹部浸润胰腺还是源于胰腺向壶腹部浸润而按胰腺癌行全胰切除。全胰切除后的长期生存率并不比PD好，且手术病死率高，术后生活质量低，应严格限制选用此手术。

（2）姑息性引流术

1）内引流术：对于无法施行根治术式的患者，可采取姑息性手术以解除梗阻，改善生活质量。最常用的姑息性手术为胆肠分流：如胆管空肠侧-端或侧侧Roux-en-Y吻合术，胆囊-空肠吻合术。胆囊-空肠吻合的方法比较简单，但必须先明确胆囊管通畅而且口径够大，如果胆囊管不够粗大，可先将胆囊壶腹部与胆总管做侧-侧吻合，然后再行胆囊-空肠吻合。

由于微创技术的发展和术前诊断水平的提高，目前多采用内镜和放射介入置入记忆合金胆道内支架或临时胆道支撑管而行内引流。

2）外引流术：对不能耐受手术或ERCP失败的晚期患者可行经皮经肝胆总管（PTCD）外引流术，外引流的缺点是易发生出血、感染、导管堵塞或滑脱等并发症。

3）胃空肠吻合术：晚期肿瘤引起十二指肠梗阻时，行胃空肠吻合术，解决患者无法进食的问题。

（3）综合治疗　壶腹癌的综合治疗包括根治术后的辅助治疗化疗、局部放疗或放、化疗。化疗方案和胰腺癌化疗方案相近。目前常用的化疗方案为吉西他滨或S_1单药及吉西他滨、S_1联合铂类（顺铂）。尽管已经有很多患者采用这样的治疗方式，但是对于术后辅助治疗的疗效目前尚缺乏遁证医学证据。建议对TNM分期超过Ⅲ期（N_1）的患者在根治术后可选择化疗或放疗。对于不能手术切除的患者，单纯化疗对改善患者的生存期极为有限。放疗虽然可以控制肿瘤局部生长，但并不能改善患者的远期生存率。根治术后辅助放疗可以进一步提高患者的长期生存率，应强调的是放疗的作用在于进一步改善根治手术的疗效，而不是弥补手术的根治不足。

【预后】壶腹癌的手术治疗效果比胰腺癌好，其手术切除率、5年生存率远远高于胰腺癌。文献中壶腹癌的手术切除率为80%～90%，5年生存率为20%～60%，平均在35%以上，术后复发率为25%～40%。

影响壶腹癌预后的因素主要为TNM分期、肿瘤病理特性和是否行根治性切除。与大部分恶性肿瘤一样，壶腹癌TNM分期越早提示肿瘤预后越好，反之越差。文献报道，肿瘤浸润深度、淋巴结转移和远处转移三者均为影响预后的独立因素，且并没有哪一项对预后影响较其他两项更为显著。Kayahara等分析结果表明壶腹癌根治术后无淋巴结转移者的5年生存率为74%，有淋巴结转移者5年生存率仅为31%。肿瘤病理特性也是影响预后的一个重要因素，在壶腹腺癌的肠型和胰胆管型两个亚型中，肠型的预后明显优于胰胆管型。De Paiva Haddad等分析了壶腹癌病理类型与预后的关系，97例患者中43例为肠型，47例为胰胆管型，胰胆管型的预后较肠型明显要差。肿瘤的大小对于预后无明显差异。根治性切除术的患者，预后明显好于无法手术切除的患者，无法手术切除患者的平均生存期约6个月，好于无法手术切除的胰腺癌患者。多因素分析显示，延长存活时间的最佳预示指标是术中没有输血。术中输血是影响Vater壶腹部腺癌切除术后长期存活的重要因素。术中输血少于2个单位者，术后中位生存时间为24.7个月，相比之前下，输血超过2个单位者则为10.2个月。而晚近的多因素分析表明，肿瘤的生物学特性较输血对生存的影响更大。

与胰腺癌相比，Vater壶腹癌及Vater壶腹周围癌的切除率更高，预后更好。因淋巴结有累及和转移而影响预后，故早发现、早诊断、早治疗极为重要。此外，外科医生的精湛技术、术中避免输血也能促进患者长期存活。

（王湘辉）

19.11　Vater壶腹周围癌

Vater壶腹周围癌（Vater periampullary carcinoma）系指Vater壶腹、胆总管下端、胰管开口处、十二指肠乳头及其附近的十二指肠黏膜等处的癌肿。一般起源于：①壶腹乳头本身；②胰头部胆总管；③胰管上皮；④覆盖于胆总管、乳头上的十二指肠黏膜或其腺体的癌肿。这些来源不同的肿瘤，其解剖部位毗邻，有着相同的临床表现，鉴别困难，手术时也难以将其截然分开，故常作为一个类型，统称为Vater壶腹周围癌或壶腹周围癌（periampullary carcinoma）。

Vater壶腹周围癌既往也包含胰头癌，主要是因为胰头癌与壶腹周围癌具有较为相似的临床表现，手术治疗方法也基本相同。但在肿瘤的生物学特性

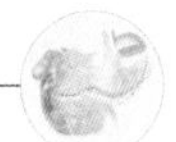

和转归上胰头癌与壶腹周围癌具有明显的不同，壶腹周围癌的恶性程度低于胰头癌，手术切除率和5年生存率都明显高于胰头癌，故现已习惯将胰头癌单列。

Vater壶腹周围癌在癌肿较小时即可引起胆总管和主胰管的梗阻而出现梗阻性黄疸，病程进展较慢，黄疸出现早。主要表现为黄疸、胆囊肿大、上腹痛、发热、体重减轻、肝大等。发病年龄多在40～70岁，平均为55岁，男性居多，男女比例约为2∶1。由于肿瘤体积较小时即可引起黄疸，故可获得早期诊治，手术切除率60%左右，且由于肿瘤恶性程度低，预后较胆囊癌、胰头癌好，5年治愈率35%～40%。

【病因】 Vater壶腹周围癌病因尚不十分清楚，可能与多种因素有关，如饮食、饮酒、环境、胆道结石或慢性炎症等，有证据表明良性腺瘤也可恶变为壶腹周围癌。另外，下列因素可能与壶腹周围癌的发生有关：①家族性腺瘤样息肉病（familial adenomatous polyposis，FAP）患者罹患壶腹周围癌的风险明显增高。50%～90%的FAP患者会发生十二指肠腺瘤，其中多发生在十二指肠大乳头附近，部分可进一步恶变为壶腹周围癌。②*K-ras*基因突变。③基因组微卫星不稳定性。④染色体17p与18q杂合缺失。从大体形态上，壶腹周围癌可分为息肉型、结节型、肿块型及溃疡型。

【病理表现】 Vater壶腹周围癌一般体积较小，肿瘤直径多为1～2 cm，很少直径>3.5 cm。肿瘤大体标本可分为息肉型、结节型、肿块型和溃疡型。起源于壶腹的癌肿，多呈息肉样，柔软，表面可糜烂、坏死，常引起间歇性梗阻而出现间歇性黄疸，黄疸可间歇性加重和减轻；起源于乳头的癌肿，多呈小的乳头状，易缺血、坏死、脱落和出血；来自胰管和胆总管末端黏膜的癌肿，多呈结节状或肿块型，大多较坚硬，可形成溃疡，浸润性强；来自十二指肠降部内侧黏膜的癌肿，多呈溃疡型；来自于胰头腺泡的癌肿，多较坚硬，呈肿块型，常呈浸润性生长，常压迫邻近组织。

组织病理学将壶腹周围癌分为肠型（intestinal type）和胆胰型（biliopancreatic type），其中肠型的预后明显好于胆胰型。其组织学类型主要是腺癌，其次为乳头状癌、黏液癌、未分化癌、网织细胞肉瘤、平滑肌肉瘤、类癌。美国国家癌症研究所（National Cancer Institute）SEER项目（Surveillance，Epidemiology，and End Results）的统计资料表明壶腹周围癌中腺癌约为65%（7.5%由腺瘤恶变为腺癌）、乳头状癌约为5.6%、黏液癌约为4.7%，印戒细胞癌约为2.0%。腺癌多分化良好，分化不好的腺癌约占15%。

Vater壶腹周围癌扩散方式主要是沿胆管及胰管或十二指肠黏膜扩散。转移方式主要有：①直接蔓延至胰头、门静脉及肠系膜血管。②区域淋巴结转移较胰头癌晚，可转移至十二指肠后、肝十二指肠韧带、胰头上下等处的淋巴结；超过一半的患者可有淋巴结转移，十二指肠周围淋巴结通常最先受累，而第2站淋巴结、肠系膜上血管、胃十二指肠动脉、肝总动脉、脾动脉及腹腔干周围淋巴结次之。③远处转移以肝转移常见，约占66%，其次为肺转移。大血管受累、淋巴结、腹膜及其他远处转移是预后不良的危险因素。

在整个Vater壶腹周围癌中，Vater乳头癌是最易得到根治的一种。影响Vater乳头癌手术后长期生存的主要因素仍然是有无周围淋巴的转移问题。淋巴结转移与肿瘤类型有明显的关系，但与肿瘤的大小无一定的关系。

不能手术切除的Vater壶腹周围癌，局部肿瘤侵犯各有特点。胰头癌多侵犯大血管（如肠系膜上、门静脉系统、肠系膜上动脉等），胆总管癌和十二指肠癌多侵犯壶腹周围组织，胰头癌的血管侵犯倾向使得自身的手术切除率要显著低于非胰腺性壶腹周围癌。手术切除对壶腹周围癌预后的影响十分显著，切除肿瘤后能获得24个月的中位生存期。肿瘤发生位置不同、临床表现不同、肿瘤进展的时间不同、局部侵犯和远处转移也显著不同，这样就能通过影响肿瘤的手术切除的可能性、对预后产生巨大的影响。

【临床表现】 Vater壶腹周围癌发病年龄多在40～70岁，男性居多，约半数患者在症状出现后3个月内就诊，约10%的患者因症状较轻不引起重视而在1年以上就诊。无痛性进行性或间歇性黄疸、胆囊肿大、间歇性黑便为其主要症状。

（1）黄疸　较早出现，多为无痛性黄疸，或与上腹部胀痛不适同时或先后出现，皮肤黏膜黄染较明显，可呈暗绿色，多伴有皮肤瘙痒。黄疸多数为持续性、进行性加重；少数患者可因肿瘤坏死脱落、胆管再通而黄疸减轻或消退，但随着肿瘤的再生，黄疸再次加深，呈现波动性黄疸。黄疸进行性加重是胆管完全阻塞的表现。黄疸出现的同时，可有尿色加深。应注意与胆石症所致胆道梗阻或肝细胞性黄疸相鉴别。

Vater壶腹周围癌所在的解剖学部位不同，黄疸表现可能存在差异。远段胆总管癌和壶腹癌都发生在胆汁通路上，容易出现胆道梗阻，黄疸的发生率达到90%。胰头部分包绕远段胆总管，胰头癌出现黄疸的比例低于远段胆总管癌和壶腹癌。壶腹周围十二指肠和远段胆总管之间有胰腺隔开，十二指肠癌也不侵犯壶腹，黄疸的比例和黄疸的严重程度远低于其他3种肿瘤。

(2) 腹痛　约3/4的病例可有中上腹隐痛不适，可与黄疸同时出现或早于黄疸。由于癌肿的特殊位置，早期部分患者(约40%)因肿瘤阻塞胆总管和主胰管，致胆汁及胰液引流不畅而导致管腔内压升高，产生剑突下钝痛。腹痛可放射至背部，常于进食后、傍晚、夜间或脂餐后加重。总之，引起腹痛的原因有：①胰胆管出口梗阻引起其强烈收缩，腹痛多呈阵发性，位于上腹部；②胆道或胰管内压力增高所引起的内脏神经痛，表现为上腹部钝痛，餐后1～2 h加重，数小时后减轻；③胰腺的神经支配较丰富，神经纤维主要来自腹腔神经丛，左、右腹腔神经节，肠系膜上神经丛，其痛觉神经位于交感神经内，若肿瘤浸润及压迫这些神经纤维丛就可致腰背痛，且程度剧烈，患者常彻夜取坐位或躬背侧卧，多属晚期表现。

(3) 间歇性寒战、发热　肿瘤破溃、阻塞可引起胆汁淤积，进而引起胆道感染而出现寒战、高热。其特点是反复出现、突发突止，高热伴畏寒多呈短暂性，可出现较为典型的胆道感染"三联征"或"五联征"。应注意与胆道结石所引起的胆道感染相鉴别。

(4) 消化道症状　主要表现为食欲缺乏、饱胀、消化不良、乏力、腹泻或脂肪痢、大便灰白等消化道症状。其与胆汁、胰液排入肠道障碍而引起消化吸收功能紊乱有关。壶腹癌可直接浸润肠壁形成肿块或溃疡、肿瘤部分坏死、食物对肿瘤坏死创面的机械性损伤等均可导致慢性出血，可出现黑便或粪便潜血试验阳性，继而出现继发性贫血。在疾病晚期，由于癌肿腹膜转移或门静脉转移可出现腹水。

(5) 胆囊肿大　多数患者可自行在右上腹触到肿大的胆囊或肝脏，其原因为肿瘤所致胆管梗阻、胆汁淤滞而引起，肿大的肝脏质地较硬、光滑。对于长期黄疸患者，可致胆汁性肝硬化、脾大等。

值得注意的是，对于无上述典型症状，而出现以下情况，应引起特别注意：①年龄在40岁以上，数月来持续而渐重的上腹部饱胀与隐痛；②持续而进行性加重的上中腹痛，可放射至腰背部，夜重日轻，平卧位加重，侧卧、蜷曲或前俯坐位减轻；③进行性消瘦；④一向健康的中年或老年人突发明显糖尿病或胰腺炎，或原有糖尿病无明显诱因而加重者；⑤突然出现各种神经精神症状。

【辅助检查】

(1) 血、尿、粪常规检查　多数患者有轻度贫血，尿胆红素阳性而尿胆原阴性，粪便潜血试验持续阳性。

(2) 肝功能、肿瘤标记物检查　血清总胆红素增高，多在256.5～342 μmol/L，在早期以直接胆红素升高为主，随着肝功能损害的加重，间接胆红素也随之升高，但直接胆红素仍占总胆红素的50%左右；血ALP、LDH及同工酶、γ-GT至中度增高，胰腺胚胎抗原(POA)、CEA、血清铁蛋白、胰腺癌相关抗原(PCAA)、CA19-9和CA125可升高。

(3) 十二指肠引流液检查　十二指肠可引流出血性或暗褐色液体，其潜血试验阳性，镜检可见大量红细胞，脱落细胞学检查有时可发现癌细胞。

(4) B型超声与超声内镜检查　B超检查可显示肝内、外胆管扩张，胆囊增大，胰管扩张(正常直径≤3 mm)；对无黄疸者也能提供早期进一步检查线索。对于探及肿块者，可在超声引导下作经皮细针穿刺活检；也可行超声造影(CEUS)检查。CEUS被广泛应用于评价组织器官和病变血流灌注，能真正地反映病变组织的微循环血流灌注情况，反映肿瘤血管的生成情况与其浸润、转移及预后的关系，是肿瘤生物学行为的重要预测指标，对判断肿瘤性质有一定帮助。超声造影可用于壶腹周围癌术前血管生成的评价，用于反映壶腹周围癌的生物学行为及预后的判断。

超声内镜(EUS)检查优于普通B超检查，有条件者要做此项检查。EUS是近距离接近消化道并能提供高分辨率图像的影像学检查，EUS探头距壶腹区较近，克服了胃肠道内气体及周围软组织阴影的干扰。它能清楚地显示胃肠道5层结构，甚至壶腹区7～8 cm以外的周围组织和器官，如肝脏、胆囊、周围大血管和淋巴结等。EUS能清楚地显示壶腹部结构，正常十二指肠乳头表现为强回声区，内部可见胆总管及胰管通过，乳头周围十二指肠壁结构清晰。EUS可发现传统超声不能发现的小胰腺病变，对直径<2 cm的胰腺病变的敏感性可达94%～98%。EUS对判断血管受累也优于普通BUS，但与操作者的经验和水平有一定关系。

微细超声探头能通过普通胃镜活检孔插入到十二指肠乳头开口及胆总管或胰管内进行管腔内超声内镜检查(IDUS)。利用IDUS还可取胆汁、胰液进行生物化学分析或脱落细胞检查等。在IDUS基础

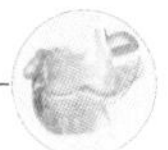

上开展的管腔内彩色多普勒超声检查(ICDUS),能更清楚地显示肿瘤区域血管分布和改变等情况,如门静脉受压或其内癌栓形成等。三维腔内超声(3D-IDUS)是对IDUS图像作电脑三维影像处理,对进一步了解肿瘤的形态、大小、浸润程度等情况很有价值。通过超声内镜引导下细针穿刺术(EUS-FNA)对可疑病灶及淋巴结取活检,做病理检查。EUS-FNA不仅较完全,有效,对患者痛苦小,且对壶腹周围占位性病变的诊断和鉴别诊断很有参考价值。

EUS的胆管肿瘤影像随肿瘤病理类型不同而改变。乳头状或结节状表现为胆管腔内强回声影隆起,伴管腔不同程度狭窄及狭窄以上的胆道扩张,也可见正常胆管壁影消失。而硬化型和弥漫型,一般表现为胆道管壁增厚,管腔狭窄,癌肿呈强回声影伴正常胆管壁结构破坏现象。此外,可观察到肿瘤侵犯周围组织、器官,如周围大血管、淋巴结转移、肝脏、胆囊和胰腺等,对术前肿瘤切除率与预后的评估很有参考价值。IDUS对胆管下段癌的诊断高达90%以上。EUS对胆管癌淋巴结转移检出率达70%~90%,对肿瘤TN分期评估正确率为65%~85%,优于体表超声、CT,ERCP和MRCP等检查。

Vater壶腹肿瘤与炎症性狭窄有时在临床上较难鉴别。壶腹癌EUS影像表现为低回声块、内部回声不均匀、边界不清、向十二指肠肠腔内隆起、表面高低不平,甚至浸润邻近组织、器官。病变周围十二指肠壁破坏,胆管胰管开口显示不清,也可见肝内外胆道扩张和胰管扩张。少数壶腹癌表现为高回声。据国内文献报道,EUS对壶腹癌诊断正确性、敏感度和特异性达95%~100%,明显优于体表超声、CT、ERCP和MRCP等检查。

壶腹区结石包括胆总管下段结石、胰管(胰头段)结石、十二指肠乳头和Vater壶腹结石占胆道结石的20%~30%。对壶腹区结石者,体表超声的诊断率为50%~75%(对直径<5 mm结石的诊断率较低),而EUS由于克服了胃肠道内气体及周围软组织阴影的干扰,能更清楚地显示大多数胆总管及胰管结石,甚至泥沙样结石等。此外,EUS还能清楚地显示胆总管、胰管扩张或狭窄及胆囊结石,甚至部分肝内胆管结石。

(5) 胃肠钡餐及十二指肠低张造影检查　胰头癌及壶腹周围癌多只在病程的晚期,肿瘤较大或侵及邻近器官时才在钡餐检查时有所显示,表现为十二指肠乳头增大,黏膜呈不规则紊乱或充盈缺损或溃疡形成;有胆道梗阻时因胆管增粗可以引起十二指肠球部后方有一条索状压迹,胆囊肿大者十二指肠球部可有一弧形压迹;增大的胰头癌可使十二指肠圈扩大或十二指肠降段内侧呈反"3"形等征象,有时可见十二指肠的双边压迹,晚期可引起十二指肠梗阻。

(6) 十二指肠镜及ERCP检查　可以窥视十二指肠内侧壁和乳头情况,可见乳头肿大隆起或者有菜花样肿物,表面不规则,呈结节状,质脆易出血,可活检进行病理学确诊。但ERCP的成功率在一定程度上受十二指肠乳头解剖位置、形态和壶腹部占位等情况的影响。此外,ERCP检查可能诱发胆道逆行感染,引起十二指肠乳头及胆胰管损伤,严重者还可能出现急性胰腺炎等不良后果。而EUS检查较为安全,且对壶腹部病变有很高的诊断率,故对壶腹周围病变,应缩小ERCP检查的适应证,而多推广EUS。另外,对于壶腹周围癌,ERCP检查不易插管成功,胰头癌者常常显示为管道狭窄或者中断,或呈现双管征,并能了解病变累及范围。

(7) PTC检查　因壶腹乳头高低不平,管腔狭窄、堵塞,ERCP检查常不易成功。PTC检查可显示肝内外胆管扩张,胆总管呈"V"字形不规则充盈缺损或闭塞。PTC检查有定位诊断和鉴别诊断价值。

(8) CT、MRI/MRCP检查　CT扫描可发现直径>1 cm的肿瘤,其符合率可达89%。胰腺区动态薄层增强扫描可获得优于B超的效果,且不受肠道气体的干扰,对判断肿瘤的可切除性具有重要意义。壶腹部肿块为壶腹周围癌的主要征象,肿块远端胰腺不同程度萎缩、稀疏,胰后脂肪间隙模糊,胆总管远端和胰管近端间距增宽,可显示胆总管、胰管均可扩张或仅胆管扩张,有时可见扩张的胆总管内有软组织影或异常信号。

MRI检查可发现直径>2 cm的肿瘤,但总体成像检出效果并不优于CT扫描。MRCP检查能清楚显示整个胆管树及胰管,可清楚地显示胆管内的充盈缺损,显示扩张胆总管远端呈"鼠尾"状改变等征象。部分壶腹癌不能明确显示肿块,但胆总管远端和胰管近端间距缩小,MRCP显示扩张胆总管远端呈截断表现对诊断有帮助。胆总管远端癌表现肝内外胆管高度扩张,并在扩张的胆总管内见软组织影。十二指肠乳头癌典型表现为十二指肠降段肠腔内充盈缺损或局部肠壁增厚,但与壶腹癌甚难区别。MRCP作为非侵袭性不需注射对比剂的影像学检查更较ERCP优良。MRCP对检测胆管、胰管扩张和狭窄的敏感率可达93%～100%，现已作为诊断梗阻性黄疸的重要方法之一。

螺旋CT具有三维重建的技术优势，可获得上腹部器官、组织薄层、较清晰的图像。螺旋CT在评价血管受累方面甚至优于血管造影。螺旋CT不同循环阶段的整个胰腺和邻近组织的成像，能更好地显示胰腺实质与毗邻血管的对比差异。螺旋CT血管造影(CT arterial portography，CFAP)对评估胰腺癌与其周围的血管关系能提供清晰的解剖学结构。有报道其与手术发现的符合率达90%以上。在胰头癌时则胰头增大、有肿块，胰管扩张；环影突然中断变形，出现双环影，表示胰头、胆总管均有侵犯。影像学检查有助于本病诊断，可显示肿瘤的位置与轮廓。影像上壶腹周围癌与胆总管癌表现相似。

一组CT、MRI/MRCP对壶腹周围癌和胰头癌的诊断价值的文献显示，"不相交征"和"胰胆管截断征"见于：病理为胰头癌组100%(60/60)、胆总管下段癌组86.7%(13/15)、壶腹癌组77.8%(7/9)和十二指肠乳头癌组69.6%(16/23)；壶腹周围癌的MRI和MRCP发现，只要出现"不相交征"或"胰胆管截断征"，手术病理证实就有原发癌直接侵袭胰头，而且其临床转归和预后具有与胰头癌同样的凶险。"不相交征"和"胰胆管截断征"是胰头癌的MRI和MRCP的特异征象。

(9) 选择性腹腔动脉造影(SCA)　对胰头癌诊断有益，从血管位置改变，可间接确定胰腺癌所在部位。

(10) 核素检查　可了解梗阻部位。75Se-蛋氨酸胰腺扫描，在胰腺癌肿处出现核素缺损(冷区)。

【诊断与鉴别诊断】由于Vater壶腹周围癌可引起上腹闷胀不适、黄疸，有时并发胆道感染、血清淀粉酶升高，须与胆管结石进行鉴别。但根据反复发作史，Charcot三联征、波动性黄疸，影像学检查多可加以区别。根据临床症状、无痛性或波动性黄疸、血直接胆红素升高、粪便颜色变浅、尿液检查、结合超声/超声内镜、CT、MRI/MRCP、PTC、ERCP等检查，梗阻性黄疸多能诊断，但肿瘤的来源在疾病早期不易诊断。在肿瘤的中晚期，因肿瘤较大，术前鉴别也十分困难，即使术中也难于区分原发病变。

(1) 壶腹癌　出现黄疸比胰头癌相对早，黄疸常波动，与肿瘤坏死脱落有关。如肿瘤表面有溃疡，或坏死脱落，黄疸可暂时消退，大便潜血可呈阳性，症状可反复。合并胆管感染则可出现类似于胆管结石表现。影像学检查显示肝内、外胆管扩张而胰头不大。PTC及MRCP检查均见胆总管下端梗阻。ERCP检查发现壶腹部隆起或菜花样肿物，插管困难，并可同时取组织行病理检查明确诊断。ERCP检查成功则可见胆管与胰管汇合处中断，其上方胆胰管扩张。

(2) 胆总管下段癌　恶性程度较高。黄疸出现早，进行性加重，出现陶土色大便。多无胆道感染。胰管末端受累时可伴胰管扩张。对食欲和营养状况的影响较胰头癌轻。影像学检查显示胆总管下段管壁增厚僵硬、凹凸不平，狭窄处呈鼠尾状。ERCP胆管不显影或梗阻上方胆管扩张，其下端中断，胰管可显影正常。

(3) 十二指肠乳头癌　来源于十二指肠上皮，十二指肠镜能窥视乳头周围溃疡型或肿块型病变，镜下活组织病理检查能确诊。胆道梗阻不完全，黄疸出现较晚，黄疸不深，进展较慢。由于肿瘤出血，大便潜血可阳性，患者常有轻度贫血。肿瘤增大可致十二指肠梗阻。

胰头癌恶性程度高，病情发展快，迅速出现胰腺和周围淋巴结转移，黄疸出现晚，手术切除率20%左右，5年治愈仅3%～10%。

Vater壶腹周围癌的鉴别主要依靠B超、ERCP、PCT及CT或MRI检查，但在手术前确诊肿瘤来源仍不易。

壶腹周围癌术中确诊是决定手术方式的重要依据，尤其是在决定行根治性切除手术之前，取得明确的病理诊断至关重要。但壶腹周围癌有时在术中取得病理诊断十分困难，尤其是胰腺慢性炎症有时与肿瘤难以区分，硬化型胆管癌与胆管炎性狭窄也不易区别，以致术者在决定术式时迟疑不决，错将良性疾病行根治手术或使恶性肿瘤失去根治手术机会。

手术中应根据肿瘤生长方式、部位、肿块性质等合理选择下列确诊方法。①穿刺细胞学活检：穿刺针应准确地刺入肿块内，反复提插、旋转针头获得足够数量的细胞，并请有经验的病理科医生进行细胞学诊断。有时一次不能获得阳性结果，而又高度怀疑恶性肿瘤时可以多点穿刺取材以提高诊断阳性率。细胞学活检阳性诊断率一般在80%左右。②穿刺组织学活检：有利于提高阳性率，但要注意穿刺点的选择，避免穿刺引起胰瘘、胆瘘、出血、肠瘘等并发症。③切取肿瘤组织活检：由于壶腹周围的特殊解剖结构，在准备切取肿瘤组织活检之前，应该首先判定能否行根治性手术。对不能行根治切除的病例，如果贸然采取这种方法，破坏了壶腹周围的复杂结构，

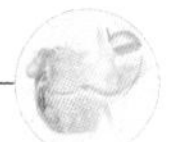

可能会造成腹腔污染、胰瘘、胆瘘等严重后果。对于判定可以行根治切除的病例，应根据病变部位不同，采用不同方法直接切取肿瘤组织进行冰冻快速病理诊断。④刮取胆总管肿瘤组织活检：用刮匙直接刮取胆总管肿瘤组织有时也可取得肿瘤标本，送冰冻病理检查确诊。其缺点是刮取后容易引起胆道出血，围绕胆管浸润型硬癌不易取得肿瘤标本。⑤胆汁细胞学诊断：胆管癌患者胆管内的癌细胞脱落后胆汁中可能有浮游的癌细胞，将胆汁离心后涂片找癌细胞也有助于确诊。这种方法简便易行，但确诊率不高。⑥淋巴结活检：胰腺癌、壶腹周围癌临床多属中、晚期癌，往往在胰周和肝十二指肠韧带内有肿大的转移淋巴结。因此，切取转移淋巴结冰冻快速病理检查也可确诊。转移淋巴结一般质地硬韧，色泽灰白。⑦切取肝转移灶活检：转移灶一般为多发结节散在分布全肝，呈灰白色，质地硬，凸起于肝的表面。直接切取肝转移灶冰冻快速病理可获明确诊断。⑧术中胆道镜活检：术中应用胆道镜检查可以直接观察病变，也可以切取肿瘤组织活检确诊。主要适用于胆管癌和壶腹部癌。

【治疗】 Vater 壶腹周围癌临床表现复杂，早期诊断困难，易误诊、误治，大多数患者就诊时肿瘤已属于进展期甚至晚期，其根治性手术难度大，手术风险性高，术后严重并发症多，围手术期病死率高。恶性程度较高，手术后肿瘤复发率高、术后长期生存率较低、预后较差，仍然是困扰外科医生的一个难题。能最终获得外科根治性手术切除的壶腹周围癌患者较少也是影响 Vater 壶腹癌(AVC)综合治疗效果的主要因素。

(1) 根治性手术治疗　外科手术治疗目前仍是 Vater 壶腹周围癌最重要和唯一的根治性方法，本病一旦病理确诊，应行根治性手术治疗。根治性手术包括标准的 Whipple 胰十二指肠切除术(SPD)、根治性胰十二指肠切除术(RPD)及扩大的胰十二指肠根治性切除术(ERPD)等。但由于穿刺活检或针吸细胞学检查假阴性的存在，临床需根据病史、影像学表现和术中探查所见进行综合分析判断做出根治性胰十二指肠切除的决定。如果根据病史、影像学检查、实验室检查和术中探查所见综合判断为壶腹周围癌的可能性最大，而快速冰冻病理诊断仍不能确诊时，在取得患者家属充分理解的基础上，实施胰十二指肠切除术的决定最为稳妥。

胰十二指肠切除术的范围包括远侧 1/2 胃、十二指肠、胰头部、空肠近端约 10 cm 及胆管十二指肠球后段以下部分，然后进行各种方式的消化道重建(手术具体方法及手术技巧详见相关章节)。此手术切除范围广、创伤大，加之患者长期黄疸、肝及肾功能损害、消化吸收功能低下、营养不良，故必须做好术前准备，给予高糖、高蛋白、高维生素饮食，并给予胆盐胰酶等助消化药物。手术前应肌注或静滴维生素 K，以改善凝血功能；必要时术前输红细胞、血浆、白蛋白等予以支持，以纠正贫血及低蛋白血症。

ERPD 范围包括全胰腺切除术，更大范围的淋巴结、神经丛软组织切除及 PV 血管、肠系膜血管部分切除术。目前对于扩大淋巴结清扫术是否能提高患者生存率尚未达成共识。因资料显示，扩大切除术并不能提高患者的总体生存率，反而有增加胃排空障碍、顽固性腹泻等并发症发生率的趋势。

对于黄疸严重的患者，既往认为应进行手术前引流减黄，以保证手术的安全性。术前减黄的标准为血清总胆红素＞256 μmol/L 并持续 4 周，或血清总胆红素＞500 μmol/L。但文献研究发现，胰十二指肠切除术后并发症及病死率的危险因素主要为术中出血量、手术时间、血清胆红素水平及黄疸持续时间，血清胆红素水平并非为唯一因素。目前关于 AVC 患者是否需要术前胆管引流减黄的观念已基本达成共识，仅以胆红素水平作为主要减黄指标的方法基本被摈弃，代之以患者的全身因素如年龄大小、营养状况、重要脏器功能、肿瘤位置、肿瘤分期、大血管受累及情况等作为综合评估标准。倾向对梗阻性黄疸患者不推荐术前减黄作为围手术期的常规处理措施。

Vater 壶腹周围癌根治性切除术的适应证一般为：①年龄一般＜70 岁，无心、肺、肝、肾等重要脏器功能的严重障碍；②癌肿一般局限于壶腹部或直接侵犯胆总管末段、十二指肠、脾、胃等可一并切除的范围内；③肿瘤一般未侵犯周围的大血管，或仅局限于侵犯压迫 PV/SMV，特别是癌肿未浸润腹腔动脉(CA)、肠系膜上动脉(SMA)、下腔静脉等；④无腹腔内广泛的淋巴结转移；⑤无肿瘤的腹膜种植，或无肝、肺、骨等的远处转移。

胰十二指肠切除术严重并发症是指胰头十二指肠切除术后围手术期所发生的对患者生命健康造成重大伤害或严重影响的并发症。可分为与手术或手术操作技术有关的手术并发症及与手术无显著关联性的非手术并发症。手术并发症主要是指消化道出血、腹腔内出血、胰瘘、胆瘘、胃肠吻合口漏、腹腔内感染、严重的胃排空障碍、顽固性腹泻等；非手术并

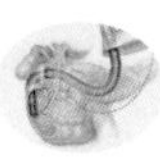

发症主要是指肺部严重感染、急性肺栓塞、急性下肢深静脉血栓形成、凝血功能严重障碍、急性呼吸窘迫综合征(ARDS)、肝肾综合征、急性肝功能衰竭、急性肾衰竭、急性肺水肿、急性心肌梗死、急性心功能衰竭等。胰瘘、胆瘘等严重并发症的预防及处理详见相关章节。

(2) 姑息性手术治疗　对于剖腹探查发现肿瘤不能切除时,如癌肿已侵及门静脉、广泛腹膜后转移、肝转移等不能切除时,则应行姑息性手术治疗。姑息性手术治疗主要包括十二指肠乳头癌局部切除术、胆道外引流术、胆肠内引流术(胆囊空肠吻合术、胆囊十二指肠吻合术、胆囊切除及胆总管切断胆管空肠吻合术、胆囊切除及胆总管十二指肠吻合术)、胃肠旁路术、胆道胃肠双旁路术、解除胰管梗阻手术等。内、外引流术的目的为减轻黄疸、改善肝肾功能、提高生存质量、延长生存时间;胃肠旁路的目的是解除或预防十二指肠梗阻,改善进食。

1) 解除胆管梗阻的手术:无论是癌肿直接侵犯,还是压迫胆管,使管内的胆汁流动受阻,梗阻近侧的胆汁就会淤积,引起"胆高压"。进而胆汁透过肝窦进入血液循环,发生"梗阻性黄疸";肠道内缺乏胆汁酸,对脂肪的消化吸收产生困难,脂溶性维生素难以吸收,凝血功能也将受到影响;日久肝脏的蛋白合成功能、解毒功能等等都要受损,胆汁性肝硬化在所难免。目前,针对梗阻性黄疸的手术包括以下几种。

胆道外引流术包括:①经皮经肝穿刺胆管引流。②经皮经肝穿刺胆囊引流。以上两者是在B超或CT指引下,用特制的穿刺针穿入胆管或胆囊,然后导入引流管将胆汁引出体外。③鼻胆管引流在十二指肠镜下,将引流管经乳头开口,通过病变处插向梗阻近侧胆管引出胆汁。④胆总管切开T管引流。⑤胆囊造瘘。外引流的缺点是胆汁丧失,电解质大量损耗;消化道内仍无胆汁,对食物消化不利;肠道内缺乏胆汁酸,细菌移位、内毒素血症很易发生。

胆道内引流术具体方法有:①经皮经肝穿刺胆道内引流。②内镜下胆道内支架引流。前者是在经皮经肝穿刺胆管引流的基础上,运用导引钢丝引导技术,把特殊引流管通过梗阻点,将胆汁引向肠道;后者是在内镜鼻胆管引流的基础上,运用导引钢丝引导技术,把胆道内支架通过梗阻点放到上方高压的胆管内,以引流胆汁。这2种内引流虽有非手术达到胆汁内引流的优点,但成功率较低,而且引流管易堵塞。③胆总管空肠 Roux-en-Y 内引流。④胆囊空肠 Roux-en-Y 内引流。以上两者减黄效果好,但对一个晚期癌肿患者创伤较大。⑤胆管空肠T管架桥内引流,这种方式是集胆总管切开T管引流术、胆总管空肠 Roux-en-Y 内引流术和空肠造瘘术的优点而设计实施的。它是将胆总管切开T管引流的T管长臂,穿过横结肠系膜戳孔后,置入距空肠起点10 cm左右的肠腔而完成的。其优点是操作简便、创伤小,耗时短,术后胆汁能通畅地引入空肠,无外引流管拖在体外的累赘。

2) 解除十二指肠梗阻的手术:当肿瘤侵犯十二指肠引起肠腔梗阻或部分梗阻,胃内容不能及时排空时,就会出现恶心、呕吐、营养不能维持、水及电解质失去平衡、消瘦日益严重的症状,此时宜做胃空肠吻合术使食物改道。

Vater壶腹周围癌一般先出现胆、胰管梗阻,部分病例几个月后才出现十二指肠梗阻,也有的病例直到死亡都不发生十二指肠梗阻。那么当胆、胰管梗阻行胆、胰内引流姑息手术时,是否要加做预防性食物转流手术,要参考当时的症状、全身情况和术中探查发现和估计病情发展再决定。预防梗阻而做的胃空肠吻合宜选用胃空肠 Roux-en-Y 型吻合术更妥。因当时肠腔尚未阻塞,食糜仍能通过十二指肠进入肠道。这样就有可能在上消化道"恶性循环",出现饱胀、呕吐等不适。

3) 解除胰管梗阻的手术:胰管梗阻后胰液不能排出,胰高压随之发生。胰高压胰管扩张将引起上腹闷胀不适乃至腰背疼痛;肠内缺乏胰液,由此引起消化不良乃至脂肪泻。胰管空肠吻合术,可明显改善或消除多数患者的顽固性腰背痛,原有的腹泻也可基本治愈,甚至继发性的糖尿病也容易有所控制。解决胰管梗阻可采用胰管空肠T管架桥内引流术,方法是将胰管切开后置入T管,并将T管长臂穿过横结肠系膜戳孔后置入空肠。与传统的胰管空肠吻合术比较,创伤明显减少。临床上,胆、胰管常需与空肠联合做内引流术。

Vater壶腹周围癌最佳姑息性手术方式应为胆道、胃肠双旁路术,胆肠内引流术可采取胆囊切除-胆总管横断-胆管空肠 Roux-en-Y 吻合术。胆囊空肠吻合术容易形成"茶壶嘴效应"致胆汁引流不畅,肝胆管空肠侧侧吻合术易造成术后胆管下段结石残留或沉渣的"漏斗综合征"。

肿瘤局部切除术通常适用于术前或术中活检病理提示不伴间变的壶腹部腺瘤,且不能耐受胰十二指肠切除术的患者,但术后肿瘤复发率高。术后

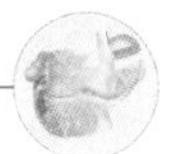

早期下床活动可明显降低手术并发症。一般在术后2～5 d内进流食，对于胃排空延迟的患者，可酌情使用红霉素。

对于手术前已判断肿瘤不能手术切除或不能耐受手术或预期生存时间不长的患者，可采用较为简单的经皮胆管穿刺外引流（PTCD）、经皮胆管穿刺胆道支架植入内引流或十二指肠镜下胆道支架植入内引流术，以利减轻黄疸，改善肝、肾功能。

（3）非手术辅助治疗　非手术治疗、姑息性手术治疗及手术切除治疗后应根据患者全身情况、年龄大小、肝及肾重要脏器功能情况、肿瘤大小、肿瘤部位、临床分期、肿瘤分化程度、病理学特点、免疫组化检查结果、手术根治切除情况、经济状况等施行个体化的综合治疗。

肝转移、腹膜转移、远处淋巴结转移及大血管受累均为手术根治的禁忌证。对于壶腹周围癌的辅助放化疗尚有争议。目前欧洲多采用氟尿嘧啶（5-Fu）或吉西他滨为基础的联合化疗方案，而美国则主张建议放化疗同时进行。关于壶腹周围癌的放化疗疗效，文献报道差异较大，但有部分患者也可以取得良好疗效，对于身体条件较好，可耐受放化疗的患者，可酌情选用，但尚缺乏对放化疗敏感性预测的可靠指标。

对化学疗法一般不敏感，常用5-Fu、丝裂霉素或与阿糖胞苷、长春新碱等联合用药，用药途径可经中心静脉或腹腔动脉化疗药物灌注，可用2～3个疗程，观察疗效。文献报道，吉西他滨单药化疗，剂量为1 000 mg/m^2，每周1次，连用7周。或吉西他滨联合替加氟化疗，剂量为吉西他滨1 000 mg/m^2，第1天和第8天；替加氟600 mg/m^2，第1～5 d，21 d为1个周期，连用4个周期。可使部分患者临床获益，提高生存质量，总的1年生存率为43%。无手术条件的患者可积极采取高剂量局部照射及放射性同位素局部植入照射等，配合化疗。此外，还可应用具有抗癌或提高免疫功能的中药等治疗。

支持及对症治疗：对于食欲缺乏，不能进食患者，可给予输液及营养支持治疗，维持水及电解质平衡；能口服者，应口服各种消化酶，补充维生素（维生素A、维生素D、维生素K等）及其他营养物质；消化道梗阻患者，可给空肠造瘘，经造瘘管滴注营养物质及水电解质等。剧痛者予止痛药，皮肤瘙痒者可选用考来烯胺（消胆胺）（胆道完全性阻塞时忌用），或外用薄荷樟脑炉甘石洗剂。有高血糖者适量应用胰岛素。

【预后】 Vater壶腹周围癌的预后较胰腺癌好，其手术切除率60%～70%，切除肿瘤后能获得24个月的中位生存期。5年生存率可达40%～60%，而胰腺癌5年生存率仅5%。在较好的肝胆、胰腺外科中心，壶腹周围癌手术病死率可降到5%以下。Vater壶腹周围癌的预后与肿瘤大小、淋巴结转移、大血管受侵、神经受侵、肿瘤细胞分化级别、肿瘤切缘、术中或术后输血等均相关。统计数据表明局部（local）、区域（region）、未知（unknown）及远处转移（distant）壶腹周围癌的5年生存率分别为45%、31%、14%和4%。肿瘤自身的生物学行为特征决定了外科治疗的预后，胆胰型肿瘤较之肠型肿瘤预后差。绝大多数患者死于术后肿瘤复发，术后3个月内复发，常预示预后不佳。

（李　桢）

19.12 胆道恶性肿瘤分期

美国癌症联合委员会（American Joint Committee on Cancer, AJCC）癌症分期系统是国际通用的确定癌症分期、选择治疗方案、判断预后和比较疗效的“金标准”。目前使用的AJCC“第7版癌症分期系统”自2010年开始应用，经过6年多的临床实践检验，随着分子生物学技术发展及对肿瘤全面认识的加深，逐渐显露出其若干不足及缺陷。2016年10月6日，AJCC“第8版癌症分期系统”制定，并将于2018年1月1日起在全球应用。为帮助临床医生在临床实践中正确理解分期系统推荐意见，AJCC成立了循证医学与统计学核心组，采用了AJCC证据等级量化标准（AJCC Levels of Evidence）。证据等级共分4级，其证据质量由Ⅰ～Ⅳ级递减（表19-5）。分别对AJCC第7版与第8版癌症分期系统肝内胆管癌分期标准（表19-6）、胆囊癌分期标准（表19-7）、肝门部胆管癌分期标准（表19-8）、远端胆管癌分期标准（表19-9）、壶腹癌分期标准进行比较（表19-10），可以看出，AJCC第8版癌症分期系统更注重临床的可操作性，引进证据质量分级系统更具有指导意义；同时又注重生物学标记物，甚至基因图谱对预后的指导价值；并且对预后判断的相关信息也进行了证据等级的评分。在某些肿瘤中非解剖学分期系统已显示出具备实用价值，但在胆道恶性肿瘤中还处于起步阶段。现阶段胆道恶性肿瘤分期应用中应更注重解剖学分期的细化、病理学诊断的精准化与报告的规范化，以便能更好地指导预后和制订治疗手段。

表 19-5　AJCC 证据等级量化标准

等级	量化标准
Ⅰ级	证据来自多个大型国家或国际研究的一致性结果，要求研究设计及实施良好，满足在适宜的患者人群中进行研究，并具有合适的研究终点及合理治疗方案
Ⅱ级	证据至少来自一项大型研究，要求研究设计及实施良好，满足在合适的患者人群中进行研究，具有合适的研究终点，具有外部验证
Ⅲ级	证据来自的研究具有一定缺陷，主要包括：研究数量、规模或质量；多个研究结果间具有不一致性；存在患者研究人群的适宜度和结果的适宜度问题
Ⅳ级	尚未进行合理研究

表 19-6　AJCC 第 7 版和第 8 版癌症分期系统肝内胆管癌分期标准比较

第 7 版肝内胆管癌分期标准(2010)		第 8 版肝内胆管癌分期标准(2016)	
原发肿瘤(T)	分期	原发肿瘤(T)	分期
Tis：原位癌	0：Tis、N0、M0	Tis：原位癌	0：Tis、N0、M0
T1：单个病灶无血管浸润	Ⅰ：T1、N0、M0	T1a：单个病灶无血管浸润，≤5 cm	ⅠA：T1a、N0、M0
		T1b：单个病灶无血管浸润，>5 cm	ⅠB：T1b、N0、M0
T2a：单个病灶伴血管浸润	Ⅱ：T2、N0、M0	T2：病灶浸润血管；或多发病灶，伴或不伴血管浸润	Ⅱ：T2、N0、M0
T2b：多发病灶，伴或不伴血管浸润			
T3：穿透腹膜，或直接侵及局部肝外结构	Ⅲ：T3、N0、M0	T3：穿透腹膜，未侵及局部肝外结构	ⅢA：T3、N0、M0 ⅢB：T4、N0、M0 任何 T、N1、M0
T4：胆管周围浸润	ⅣA：T4、N0、M0 任何 T、N1、M0 ⅣB：任何 T、任何 N、M1	T4：直接侵及局部肝外结构	Ⅳ：任何 T 任何 N、M1
局部淋巴结(N)		局部淋巴结(N)	
N0：无区域淋巴结转移		N0：无区域淋巴结转移	
N1：有区域淋巴结转移		N1：有区域淋巴结转移	
远处转移(M)		远处转移(M)	
M0：无远处转移		M0：无远处转移	
N1：有远处转移		M1：有远处转移	

表 19-7　AJCC 第 7 版和第 8 版癌症分期系统胆囊癌分期标准比较

第 7 版胆囊癌分期标准		第 8 版胆囊癌分期标准	
原发肿瘤(T)	分期	原发肿瘤(T)	分期
Tis、N0、M0	0：Tis、N0、M0	Tis：原位癌	0：Tis、N0、M0
T1a：侵及固有层	Ⅰ：T1、N0、M0	T1a：侵及固有层	Ⅰ：T1、N0、M0
T1b：侵及肌层		T1b：侵及肌层	
T2：侵及肌周结缔组织，未超出浆膜或进入肝脏	Ⅱ：T2、N0、M0	T2a：腹腔侧肿瘤侵及肌周结缔组织，未超出浆膜	ⅡA：T2a、N0、M0
		T2b：肝脏侧肿瘤侵及肌周结缔组织，未进入肝脏	ⅡB：T2b、N0、M0
T3：穿透浆膜和(或)直接侵入肝脏和(或)1 个邻近器官或结构	ⅢA：T3、N0、M0 ⅢB：T1～3、N1、M0	T3：穿透浆膜和(或)直接侵入肝脏和(或)1 个邻近器官或结构	ⅢA：T3、N0、M0 ⅢB：T1～3、N1、M0

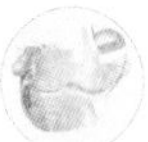

续 表

第7版胆囊癌分期标准		第8版胆囊癌分期标准	
原发肿瘤(T)	分期	原发肿瘤(T)	分期
T4:侵及门静脉或肝动脉主干,或直接侵入2个或更多肝外器官或结构	ⅣA:T4、N0～1、M0 ⅣB:任何T、N2、M0 任何T1 任何N、M1	T4:侵及门静脉或肝动脉主干,或直接侵入2个或更多肝外器官或结构	ⅣA:T4、N0～1、M0 ⅣB:任何T、N2、M0 任何T 任何N、M1
局部淋巴结(N)		局部淋巴结(N)	
N0:无区域淋巴结转移		N0:无区域淋巴结转移	
N1:转移至沿胆囊管、胆总管、肝动脉、门静脉分布的淋巴结		N1:1～3枚区域淋巴结转移	
N2:转移至主动脉旁、腔静脉旁、肠系膜上动脉和(或)腹腔动脉干周围淋巴结		N2:≥4枚区域淋巴结转移	
远处转移(M)		远处转移(M)	
M0:无远处转移		M0:无远处转移	
M1:有远处转移		M1:有远处转移	

表19-8　AJCC第7版和第8版癌症分期系统肝门部胆管癌分期标准比较

第7版肝门部胆管癌分期标准		第8版肝门部胆管癌分期标准	
原发肿瘤(T)	分期	原发肿瘤(T)	分期
Tis:原位癌	0:Tis、N0、M0	Tis:原位癌/不典型增生	0:Tis、N0、M0
T1:局限于胆管、可达肌层或纤维组织	Ⅰ:T1、N0、M0	T1:局限于胆管、可达肌层或纤维组织	Ⅰ:T1、N0、M0
T2a:超出胆管壁达周围脂肪组织	Ⅱ:T2a～b、N0、M0	T2a:超出胆管壁达周围脂肪组织	Ⅱ:T2a～b、N0、M0
T2b:浸润邻近的肝脏实质		T2b:浸润邻近的肝脏实质	
T3:侵及门静脉或肝动脉的一侧分支	ⅢA:T3、N0、M0 ⅢB:T1～3、N1、M0	T3:侵及门静脉或肝动脉的一侧分支	ⅢA:T3、N0、M0 ⅢB:T4、N0、M0 ⅢC:任何T、N1、M0
T4:侵及门静脉或其双侧属支,或肝总动脉,或双侧的二级胆管;或一侧二级胆管的肿瘤侵及对侧的门静脉或肝动脉	ⅣA:T4、N0～1、M0 ⅣB:任何T、N2、M0 任何T 任何N、M1	T4:侵及门静脉及其双侧属支,或肝总动脉,或双侧的二级胆管;或一侧二级胆管的肿瘤侵及对侧的门静脉或肝动脉	ⅣA:任何T、N2、M0 ⅣB:任何T、N、M1
局部淋巴结(N)		局部淋巴结(N)	
Nx:淋巴结转移无法评估		Nx:淋巴结转移无法评估	
N0:无区域淋巴结转移		N0:无区域淋巴结转移	
N1:转移至沿胆囊管、胆总管、肝动脉、门静脉分布的淋巴结		N1:1～3枚区域淋巴结转移	
N2:转移至主动脉旁、腔静脉旁、肠系膜上动脉和(或)腹腔动脉干周围淋巴结		N2:≥4枚区域淋巴结转移	
远处转移(M)		远处转移(M)	
M0:无远区转移		M0:无远区转移	
M1:有远区转移		M1:有远区转移	

表 19-9　AJCC 第 7 版和第 8 版癌症分期系统远端胆管癌分期标准比较

第 7 版远端胆管癌分期标准		第 8 版远端胆管癌分期标准	
原发肿瘤(T)	分期	原发肿瘤(T)	分期
Tis:原位癌	0:Tis、N0、M0	Tis:原位癌	0:Tis、N0、M0
T1:局限于胆管	ⅠA:T1、N0、M0 ⅠB:T2、N0、M0	T1:侵及胆管壁深度<5 mm	Ⅰ:T1、N0、M0
T2:超出胆管壁	ⅡA:T3、N0、M0 ⅡB:T1~3、N1、M0	T2:侵及胆管壁深度 5~12 mm	ⅡA:T1、N1、M0 T2、N0、M0 ⅡB:T2、N1、M0 T3、N0~1、M0
T3:侵及胆囊、胰腺、十二指肠或其他邻近器官,但没有侵及腹腔动脉干或肠系膜上动脉	Ⅲ:T4、任何 N、M0	T3:侵及胆管壁深度>12 mm	ⅢA:T1~3、N2、M0 ⅢB:T4、任何 N、M0
T4:侵及腹腔动脉干或肠系膜上动脉	Ⅳ:任何 T、任何 N、M1	T4:侵及腹腔动脉干、肠系膜上动脉和(或)肝总动脉	Ⅳ:任何 T、任何 N、M1
局部淋巴结(N)		局部淋巴结(N)	
N0:无区域淋巴结转移		N0:无区域淋巴结转移	
N1:有区域淋巴结转移		N1:1~3 枚区域淋巴结转移	
		N2:≥4 枚区域淋巴结转移	
远处转移(M)		远处转移(M)	
M0:无远处转移		M0:无远处转移	
M1:有远处转移		M1:有远处转移	

表 19-10　AJCC 第 7 版和第 8 版癌症分期系统壶腹癌分期标准比较

第 7 版壶腹癌分期标准		第 8 版壶腹癌分期标准	
原发肿瘤	分期	原发肿瘤	分期
Tis:原位癌	0:Tis、N0、M0	Tis:原位癌	0:Tis、N0、M0
T1:局限于 Vater 壶腹或 Oddi 括约肌	ⅠA:T1、N0、M0 ⅠB:T2、N0、M0	T1a:局限于 Vater 壶腹或 Oddi 括约肌	ⅠA:T1a、N0、M0 ⅠB:T1b~2、N0、M0
		T1b:浸润超出 Oddi 括约肌(括约肌周围浸润)和(或)侵及十二指肠黏膜下层	
T2:侵及十二指肠壁	ⅡA:T3、N0、M0 ⅡB:T1~3、N1、M0	T2:侵及十二指肠固有肌层	ⅡA:T3a、N0、M0 ⅡB:T3b、N0、M0
T3:侵及胰腺	Ⅲ:T4、任何 N、M0	T3a:侵及胰腺,深度≤0.5 cm	ⅢA:T1a~3b、N1、M0 ⅢB:T4、任何 N、M0 任何 T、N2、M0
		T3b:侵及胰腺,深度>0.5 cm,或侵及胰周软组织或十二指肠浆膜,未累及腹腔动脉干或肠系膜上动脉	
T4:侵及胰腺周围软组织、或除胰腺外的其他邻近器官或结构	Ⅳ:任何 T 任何 N、M1	T4:侵及腹腔动脉干、肠系膜上动脉和(或)肝总动脉	Ⅳ:任何 T 任何 N、M1
局部淋巴结(N)		局部淋巴结(N)	
N0:无区域淋巴结转移		N0:无区域淋巴结转移	
N1:有区域淋巴结转移		N1:1~3 枚区域淋巴结转移	
		N2:≥4 枚区域淋巴结转移	

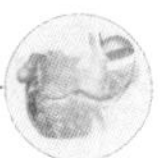

续 表

第7版壶腹癌分期标准	第8版壶腹癌分期标准
远处转移(M) M0:无远处转移 M1:有远处转移	远处转移(M) M0:无远处转移 M1:有远处转移

主要参考文献

[1] 刁同进,朱敏,蔡宏剑,等. 壶腹周围癌早期诊断与外科处理(附195例报告). 中国普外基础与临床杂志,2010,17:944-950

[2] 王一澎,崔修铮,李智宇,等. 早期壶腹癌的局部切除治疗. 中华普通外科杂志,2010,25:193-197

[3] 王乐,余永强,王海宝,等. 壶腹周围癌 MRI 诊断与鉴别诊断. 实用放射学杂志,2010,26:207-210

[4] 王丽萍,谢光辉,殷信道,等. 多层螺旋 CT 增强扫描对壶腹周围癌诊断价值探讨. 医学影像学杂志,2009,19:870-872

[5] 王坚,吴志勇,施维锦,等. 肝内胆管黏液腺瘤的诊治分析. 外科理论与实践,2005,10:335-337

[6] 王晓燕,靳二虎. 磁共振胆胰管成像显示"双管征"的意义. 国外医学·临床放射学分册,2007,30:323-325

[7] 王逢春,丛嘉. 胆囊腺瘤伴出血一例. 肝胆胰外科杂志,2013,25:80-83

[8] 王涛,刘宏,胡鹏,等. 化疗联合放射治疗对不能手术的壶腹周围癌患者的疗效观察. 中华肝胆外科杂志,2012,18:688-671

[9] 王翔,程红岩,乐园,等. 经肝动脉途径行肝癌化疗栓塞后胆汁瘤形成的CT表现与临床意义. 中华放射学杂志,2006,40:241-244

[10] 中华医学会外科学分会胆道外科学组. 胆囊良性疾病治疗决策的专家共识(2011版). 中华消化外科杂志,2011,10:14-19

[11] 中华医学会数字医学分会,中国研究型医院学会数字医学临床外科专业委员会肝门部胆管癌三维可视化精准诊治专家共识. 中国实用外科杂志,2017,37:48-52

[12] 方三高,肖华亮. Vater 壶腹癌及壶腹部癌的诊治进展. 临床与实验病理学杂志,2013,29:1001-1003

[13] 石景森. 胆囊息肉样病变和胆囊良性肿瘤的分类. 中华肝胆外科杂志,2001,7:320-323

[14] 吕永峰,孙海明,钱丽萍,等. 2 864 人胆囊壁胆固醇结晶自然转归初步观察. 肝胆胰外科杂志,2012,24:370-372

[15] 朱峰,秦仁义. 壶腹部占位的诊断与治疗方式的选择. 肝胆外科杂志,2013,21:167-169

[16] 刘宁,梁寒,张汝鹏. 淋巴结转移数目是 Vater 壶腹癌术后显著的预后指标. 中华胃肠外科杂志. 2007,10:350-352

[17] 刘刚,石景森. 胆囊癌组织 ER 和 PR 的表达及其与血清 E2 水平的相关研究. 中华肝胆外科杂志,2001,7:90-93

[18] 汤朝晖,田孝东,魏妙艳,等. 美国癌症联合委员会胆道恶性肿瘤分期系统(第8版)更新解读. 中国实用外科杂志,2017,37: 248-254

[19] 孙学军,石景森,王健生,等. 胆囊息肉样病变的诊断与手术指征(附194例报道). 中华肝胆外科杂志,2005,11:41-45

[20] 苏铭,王学汉. 胆囊息肉样病变的诊治进展. 中华肝胆外科杂志,2006,12:862-864

[21] 杨兴无,林韬,杨春明. 胆囊息肉样病变的处理. 中华肝胆外科杂志,2012,18:733-735

[22] 李贞,范铁艳,程留芳. 胆囊腺肌瘤病 23 例临床分析. 临床肝胆病杂志,2007,23:367-368

[23] 李科浩,邬林泉,殷香保,等. 肝门胆管癌术中左右胆管成形后分别与空肠吻合 11 例临床研究. 中国实用外科杂志,2015,35:1329-1332

[24] 李静静,何小东,武峤,等. 壶腹肿瘤手术 238 例分析. 中华肝胆外科杂志,2013,19:359-362

[25] 肖亿,潘光栋. 无痛内镜下胆道金属支架联合胰管支架治疗壶腹周围癌. 肝胆胰外科杂志,2013,25:432-434

[26] 吴卫泽,陈胜,韩天权. 十二指肠乳头神经内分泌癌1例. 肝胆胰外科杂志,2010,22:340-341

[27] 吴在德,吴肇汉. 外科学. 北京:人民卫生出版社,2012. 583-586

[28] 吴昕,李秉璐,郑协群,等. 胆管导管内乳头状黏液瘤的诊断和外科治疗. 中华肝胆外科杂志,2017,23:28-31

[29] 何少武,金钢,胡先贵,等. 黄疸前期壶腹周围癌的诊断和治疗. 中华胰腺病杂志,2010,10:398-340

[30] 邹声泉主编. 胆道肿瘤外科学. 北京:人民军医出版社,2011. 269-287

[31] 张阳,兰勇,牟永华. 原发性胆囊癌诊治进展. 肝胆胰外科杂志,2013,25:86-88

[32] 张国慧,王文红,薛继蔚. MRCP 联合常规 MRI 及超声诊断壶腹周围癌的价值. 实用放射学杂志,2013,29:64-68

[33] 张海深,王勇,王志芳,等. 肝脏胆汁瘤的 MSCT 表现及临床意义. 实用放射学杂志,2011,27:70-72

[34] 张毅,张积华,袁梅,等. 胆囊小隆起病变的临床病理学特点与超声诊断的对比. 世界华人消化杂志,2010,18:2707-2711

[35] 陈涛,汤礼军,田伏洲,等. 姑息性外科手术在晚期壶腹周围癌治疗中的作用. 中国普外基础与临床杂志,2011,

18:423-425

[36] 陈惟,卢绮萍.肝内胆管细胞癌诊治的分子学进展,国际外科学杂志,2016,43:716-720

[37] 陈嘉佳,李文岗.《2016年欧洲胆管癌研究网络共识:胆管细胞癌研究现状及前景展望》摘译。临床肝胆病杂志,2016,32:1874-1850

[38] 邵永孚,吴铁成,单毅,等.壶腹周围癌631例的临床病理表现和外科疗效.中华医学杂志,2005,85:510-513

[39] 欧阳墉.经导管肝化疗栓塞术的严重并发症.介入放射学杂志,2008,17:822-826

[40] 国际肝胆胰学会中国分会.胆管癌诊断与治疗——外科共识.临床肝胆病杂志,2015,31:12-16

[41] 庞书杰,施洋,杨宁,等.术中联合淋巴结清扫对肝内胆管癌预后的影响荟萃分析.肝胆胰外科杂志,2016,28:17-21

[42] 赵玉沛.壶腹周围癌早期诊断和鉴别诊断.中华消化外科杂志,2008,7(6):401-403

[43] 赵东兵,单毅,王成锋.Vater壶腹及乳头癌的淋巴结转移特点及相关因素.中华普通外科杂志.2006,21:617-619

[44] 赵向前,董家鸿.局部切除术壶腹部肿瘤的进展.中华外科杂志,2009,47:389-390

[45] 胡军,陆保林,周龙翔.胆囊腺瘤及癌变的诊断与治疗.肝胆外科杂志,2003,11:289-290

[46] 施维锦.壶腹周围癌的手术治疗.上海医药,2012,33:3-5

[47] 顾树南,李发智,王湘辉,等.电视腹腔镜胆囊癌切除3例.新消化病学杂志,1996,4:135-138

[48] 顾树南,李清潭.胆道外科学.兰州:甘肃科学技术出版社,1994.433-455

[49] 顾剑锋,顾树南.腹腔镜意外胆囊癌切除术后生存10年1例.腹腔镜外科杂志,2004,9:93-97

[50] 栾凤鸣,葛春林.胆囊息肉样病变的诊断和治疗.中华普通外科杂志,2008,23:313-315

[51] 高金梅,唐少珊,富崴,等.超声造影在壶腹周围癌诊断及鉴别诊断中的应用价值.中国超声医学杂志,2009,25:686-689

[52] 黄志强.提高胆囊癌的诊断和治疗水平.中国实验外科杂志,1997,17:515-516

[53] 曹明儿,李松林,王树同.皮下盲襻式胆管空肠Roux-en-Y吻合术在胆管黏液腺癌治疗中的应用.中华肝胆外科杂志,2011,17:681-683

[54] 彭淑牖,曹利平,郑放.胆管癌的扩大根治术.黄志强主编.见:腹部外科手术学.长沙:湖南科学技术出版社,2001.1025-1028

[55] 温志坚,杨平华,杨珏,等.血清甲胎蛋白阳性胆囊癌的临床病理特征及预后分析.国际外科学杂志,2016,43:680-685

[56] 赖海平.螺旋CT增强扫描对胆总管下端梗阻病变的鉴别诊断体会.海南医学,2012,23:87-88

[57] 蔡丽萍,赵克立,吴杨.胆汁瘤介入超声诊断及治疗体会.中华医学超声杂志,2010,7:1566-1567

[58] 樊嘉主编.肝胆胰肿瘤诊断治疗学.北京:人民军医出版社,2011.86-98

[59] 潘金铎,候元凯,张东,等.十二指肠乳头癌行胰十二指肠切除术疗效及预后因素分析.肝胆胰外科杂志,2012,24:362-366

[60] Akazawa S, Omagari K, Amenomori M, et al. Bronchobiliary fistula associated with intrahepatic after transcatheter arterial chemoembolization for hepatocellular carcinoma. J Hepatol, 2004,40:1045-1046

[61] Andrew X Z, Theodore SH, Aram FH, et al. Current Management of Gallbladder Carcinoma. Oncologist, 2010,15: 168-181

[62] Bartlett DL, Fong Y, Fortner JG, et al. Long-term results after resection for gallbladder cancer. Implications for staging and management. Ann Surg, 1996, 224 : 639-646

[63] Chen WX, Xie QG, Zhang WF, et al. Multiple imaging techniques in the diagnosis of ampullary carcinoma. Hepatobiliary Pancreat Dis Int, 2008, 7: 649-653

[64] Choi SB, Han HJ, Kim CY, et al. Fourteen year surgical experience of gallbladder cancer: validity of curative resection affecting survival. Hepatogastroenterology, 2012, 59:36-41

[65] Gaspar B, Beuran M, Paun S, et al. Current strategies in the therapeutic approach for adenocarcinoma of the ampulla of Vater. J Med Life, 2013, 6: 260-265

[66] Gaspar B, Beuran M, Paun S, et al. Current strategies in the therapeutic approach for adenocarcinoma of the ampulla of Vater. J Med Life, 2013 15(6):260-265

[67] Henson DE, Schwartz AM. Carcinomas of the pancreas, gallbladder, extrahepatic bile ducts, and ampulla of vater share a field for carcinogenesis: a population-based study. Arch patho lab med, 2009, 133:67-71

[68] Hondt M, Lapointe R, Benamira Z, et al. Carcinoma of the gallbladder: patterns of presentation, prognostic factors and survival rate. An 11-year single centre experience. Eur J Surg Oncol, 2013, 39(6):548-553

[69] Honjo Y, Kobayashi Y, Nakamura T, et al. Extrahepatic biliary schwannoma. Dig Dis Sci, 2003, 48: 2221-2226

[70] Inui K, Yoshino J, Miyoshi H. Diagnosis of gallsladder tumors . Inter Med, 2011,50:1133-1136

[71] Kamisawa T, Tu Y, Egawa N, et al. Clinicopathologic features of ampullary carcinoma without jaundice. J Clin Gastroenterol, 2006,40:162-166

[72] Kang HJ, Eo SH, Kim SC, et al. Increased number of metastatic lymph nodes in adenocarcinoma of the ampulla

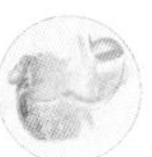

of Vater as a prognostic factor: a proposal of new nodal classification. Surgery, 2014, 155:74 - 84

[73] Kim WS, Choi DW, You DD, et al. Risk factors influencing recurrence, patterns of recurrence, and the efficacy of adjuvant therapy after radical resection for gallbladder carcinoma. Gastrointest Surg, 2010, 14: 679 - 687

[74] Kurihara C, Yoshimi F, Sasaki K, et al. Clinical value of serum CA19 - 9 as a prognostic factor for the ampulla of Vater carcinoma. Hepatogastroenterology, 2013, 60 (127):1588 - 1591

[75] Mahul BA, Stephen E, Frederick LG, et al. AJCC Cancer Sttaging Manual. 8th ed. New York: Springer, 2016

[76] Qiao QL, Zhao YG. Carcinoma of the ampulla of Vater: factors influencing long-term survival of 127 patients with resection. World J Surg, 2007, 31:137 - 143

[77] Roh YH, Kim YH. The clinicopathologic and immunohistochemical characteristics of ampulla of Vater carcinoma: the intestinal type is associated with a better prognosis. Hepato-gastroenterology, 2007, 54: 1641 - 1644

[78] Sasturkar SV, Pamecha V. Factors influencing readmission after pancreaticoduodenectomy: a multi-institutional study of 1302 patients. Ann Surg, 2014, 259:e72 - 75

[79] Shiba H, Misawa T, Fujiwara Y, et al. Glasgow prognostic score predicts therapeutic outcome after pancreaticoduodenectomy for carcinoma of the ampulla of Vater. Anticancer Res, 2013,33:2715 - 2721

[80] Talebi A, Mohammadizadeh F, Hani M, et al. Signetring carcinoma of ampulla of vater. Adv Biomed Res, 2014, 9(3):30 - 35

[81] Todoroki T, Koike N, Morishita Y, et al. Patterns and predictors of failure after curative resections of carcinoma of the ampulla of Vater. Ann Surg Oncol, 2003,10:1176 - 1183

[82] Tsukada K, Takada T, Miyazaki M, et al. Diagnosis of biliary tract and ampullary carcinomas. J Hepatobiliary Pancreat Surg, 2008, 15: 31 - 40

[83] Yang SJ, Ooyang CH, Wang SY, et al. Adenosquamous carcinoma of the ampulla of Vater—a rare disease at unusual location. World J Surg Oncol, 2013, 31(11): 124 - 128

[84] Zhong J, Palta M. The role of local excision in invasive adenocarcinoma of the ampulla of Vater. J Gastrointest Oncol, 2013,4:8 - 13

[85] Zhou J, Zhang Q, Li P, et al. Prognostic factors of carcinoma of the ampulla of Vater after surgery. Tumour Biol, 2014, 35:1143 - 1148

20 胆道、胰腺损伤与胆管狭窄

胆道损伤(injuries of the biliary tract)与胆管狭窄(bile duct stricture)是胆道外科中一个病变复杂、处理十分困难的问题。胆道损伤若未能及时发现,可产生严重的并发症;胆管狭窄若处理不当,可产生严重的后果。

20.1 外伤性胆囊损伤

外伤性胆囊损伤(traumatic injury of the gallbladder)多见于枪伤、刀伤、车祸、坠落伤、跌伤等,且常合并有其他脏器的损伤,病情复杂,应高度重视。

临床上,外伤性胆囊破裂很少见,在腹部钝性损伤中占2%～3%,这可能与其解剖密切相关。胆囊位于肝下,位置深、体积小,并且较柔韧,前方有肋弓保护。因此,在闭合性腹部外伤中,单纯胆囊损伤少见。但是当胆囊受到较集中的直接暴力作用时,因胆囊管比较细小,胆囊处于相对紧闭状态,可导致胆囊损伤。

【胆囊损伤分型】 胆囊损伤一般分为胆囊挫伤、胆囊床撕裂、胆囊破裂和出血。胆囊挫伤临床症状轻微或无症状,影像学表现缺乏特征性,容易被忽略;胆囊撕裂是指胆囊自胆囊床撕裂,可继发内出血或胆囊扭转;胆囊破裂为胆囊连续性的破坏,破口多在胆囊底部,体部或颈部少见。

【临床表现】

(1) 症状　当胆囊发生破裂后,少量血液积聚在胆囊内形成血块,胆汁和血液一起进入腹腔,引起右上腹局限性疼痛。

(2) 体征　较早出现腹膜炎体征,并逐渐向全腹扩散,类似于十二指肠穿孔等,但是腹透无膈下游离气体。

【辅助检查】

(1) CT检查　是创伤性患者首选诊断方式,胆囊破裂主要CT表现为:①胆囊腔内或胆囊窝区血肿,多为急性胆囊损伤;②胆囊萎缩、胆囊壁肿胀、增厚和胆囊底扭曲,以及弥漫性腹腔内积液,多为亚急性胆囊损伤;③单纯的外伤性胆囊损伤较少单独出现,常常合并腹腔其他脏器的损伤,如胆汁性腹膜炎。

(2) B超检查　可发现胆囊水肿、壁厚等相应声像改变。

(3) 腹腔穿刺　腹腔穿刺液为胆汁和血液的混合液,以后出血停止,腹腔穿刺液变为混浊胆汁。

胆囊损伤缺乏特异性表现,有时可以出现无急性症状,无疼痛的临床过程。因此,难以做出及时诊断,经过一段时间后,发展成严重的出血性腹膜炎,甚至出现休克时才被认识,造成治疗失误。因此,早期诊断和及时治疗对患者预后至关重要。结合外伤史,术前可以明确诊断,应积极手术治疗。

【手术方案】 原则上行胆囊切除,术中诊断胆囊穿孔前必须排除胃十二指肠穿孔。术中需切开十二指肠外侧腹膜、游离十二指肠,了解腹膜后有无水肿、发黑及脓苔等,必要时从胃管内注入亚甲蓝(美蓝),挤入十二指肠,了解局部有无渗出,以排除十二指肠穿孔。

20.2 外伤性胆管损伤

外伤性胆管损伤(traumatic injury of the biliary

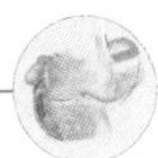

tract)常伴有严重肝损伤和多脏器损伤，单独损伤罕见，术前诊断非常困难，术中漏诊可发生胆汁性腹膜炎、胆瘘、黄疸等。

【术中胆道损伤的诊断】 诊断的关键在于术中仔细探查，找到损伤的胆管，避免漏诊或误诊。王氏等报道 8 例胆管损伤的患者，仅 1 例在首次手术发现，其中有 6 例再次手术时仍未找到损伤的胆管。McFadden 等认为，胆管损伤在首次手术未发现，其后果严重，再次手术也很棘手。若损伤胆管处理不当易发生胆管狭窄，可能多次手术，甚至导致肝功能衰竭而死亡。腹部闭合性肝损伤时，必须仔细探查有无胆道损伤。

胆囊损伤容易发现，而胆总管、肝总管、左右肝管损伤不易发现，造成胆管损伤遗漏的原因，虽有术者疏忽的可能，但更主要的是由于损伤部位的出血水肿、解剖不清楚、胆管内无胆汁溢出和(或)损伤的胆管回缩至肝实质内，不易辨别。当肝门及肝十二指肠韧带处有浆膜撕裂或淤血时，可用洁净纱布挤压创面或胆囊，发现胆液溢出或被污染时，应考虑胆管损伤，并及时切开胆总管进行探查，将探条插入胆总管，寻找胆管的破裂口。

为了提高胆管损伤诊断率，可以行术中胆道造影。结合我国国情，创伤患者首次治疗绝大多数集中在基层医院，而这些医院多不具备术中造影的条件，同时，造影也仅提供间接的影像部位，而亚甲蓝省时、方便、费用低，无须特殊仪器设备，无毒副作用，且它的特殊颜色直接显示胆管损伤的部位。易为术者识别，经临床应用表明，亚甲蓝是防止胆管损伤遗漏的一种简便有效和适于各层次医疗单位运用的方法。

【胆管损伤的治疗】 寻找到损伤胆管后，尽可能行Ⅰ期手术，即修复损伤的胆管、胆肠吻合、置胆管内支撑管及 T 管和腹腔引流等。注意不要为寻找破裂口而浪费时间，尤其是微小破裂口不易找到，只要保证各引流通畅，小破损口有自愈的可能。

(1) *胆总管损伤处理* 先剪开十二指肠外侧腹膜，以便减张和游离胆总管。撕裂伤可直接修补，另戳口置 T 管支撑引流。完全横断伤，可行胆总管空肠襻式吻合术或传统的胆肠 Roux-en-Y 吻合术。

(2) *左、右肝管损伤处理* 切开胆总管，取外径 2～3 mm 的支撑导管，经胆总管插入损伤的胆管内，使两断端会师，插入近端深度 1～1.5 cm，以导管为引导，用 5～0 单纤维可吸收缝合线行损伤胆管对端吻合，留置支撑管从胆总管引出，可吸收线缝合固定。撕裂伤处理：取支撑管经胆总管置入损伤的胆管内，修补撕裂口，并从胆总管引出固定。

(3) *Ⅲ级以上胆管损伤* 闭合性肝损伤时均有胆管损伤，其中只有少部分是Ⅰ级胆管和肝外胆道损伤，而大部分是Ⅲ级以上和部分Ⅱ级胆管损伤，Ⅱ级以上胆管均在肝实质内且无明显胆汁外漏时，可不必处理，只要保持胆管引流通畅，一般不会发生胆管狭窄或梗阻性黄疸，有些可能形成肝内胆汁瘤(intrahepatic biloma)，大部分无明显症状，可自行吸收好转。有症状或较大胆汁瘤，可在超声引导下行胆汁瘤穿刺置管引流术即可。对Ⅱ、Ⅲ级胆管损伤伴有胆液外漏时，可直接缝扎，一般无不良后果。

20.3 缺血性胆管损伤

缺血性胆管损伤(ischemic bile duct injury，IBDI)是指各种致病因素造成的胆管血供损害而引起的局灶性或弥漫性的胆管损伤。损伤可分为病因明确型 IBDI 和病因不明确型 IBDI，也有“缺血性相关胆管病变”“缺血性胆管炎”等称谓，但基本病理过程大致相同。

【肝移植】 临床肝移植是胆管血供及缺血性胆管损伤研究的源头及动力。致病因素包括：动脉并发症，供肝冷、热缺血，再灌注损伤等引起的小动脉和胆管外膜下血管丛损伤。遗憾的是，在肝移植已成为常规临床项目的今天，缺血性胆管损伤等胆道并发症仍是影响肝移植成活及长存疗效的主要障碍，仍是全球肝移植界高度关注的焦点。

肝移植后早期供肝胆道的血供仅靠肝动脉，因此，胆管的血供更为脆弱，肝动脉、胆管周围血管丛的供血障碍均可以导致胆管缺血性损伤。肝移植后肝动脉并发症较易发生，也最为凶险。主要包括肝动脉血栓形成、肝动脉狭窄和肝动脉假性血管病等。发生的原因比较复杂，一般与手术操作不当、肝动脉口径过小、供肝缺血时间过长、排斥反应及肝流出道不畅有关。

早期主要临床表现是胆管坏死、胆漏等，后期则主要为胆管狭窄、胆汁瘤。少数受体也可表现隐匿，其中大多数是儿童。目前认为，肝移植后胆管铸型症也与晚期肝动脉供血障碍有关，胆管组织全层坏死是其病理特征，临床表现为术后远期进行性黄疸、胆管壁增厚、管腔狭窄。

肝动脉并发症所致的胆道损伤诊断一般无困难。彩超、CT、MRI、选择性肝动脉造影等检查均可准确提示肝动脉的病变。肝动脉并发症导致的胆管损伤，尤其是发生在移植术后早期，后果是灾难性的，必须立即行针对性处理。不但要有效地引流胆汁，更重要的是处理肝动脉病变，甚至再次肝移植。

【肝动脉化疗栓塞术】 经肝动脉化疗栓塞(transarterial chemoembolization, TACE)是治疗肝癌的主要手段之一，TACE后发热、腹痛、肝功能损害、骨髓抑制等并发症已被普遍认识，但是关于TACE后缺血性胆管损伤的报道较少。随着临床病例的积累和指征的扩大，缺血性胆管损伤的并发症逐渐被认识和重视。

(1) TACE所致的缺血性损伤有如下规律

1) 多发生在无肝硬化背景的转移性肿瘤，发生率为5%～20%。

2) 乏血供肿瘤较富血供肿瘤易发生。

3) 与化疗药物制剂有关，使用铂类制剂易发生。

4) 介入次数、非超选择性栓塞、剂量、灌注速度等均可增加胆管损伤概率。

5) 较早发生，2个月内占70%左右。

(2) TACE导致缺血性胆管损伤的机制　主要是病灶区域的胆管供血动脉，包括胆管外膜下血管丛栓塞，血管内皮细胞坏死、狭窄，造成栓塞区域胆管的缺血性损伤。肝硬化肝动脉扩张、胆管外膜下血管丛增生、动静脉分流，是机体针对肝脏供血减少的代偿反应，富血供肿瘤动脉血流丰富，这些改变降低了TACE对病灶区域胆管的供血影响，减少了胆管的缺血性损伤的发生。

(3) TACE所致缺血性胆管损伤病理　较突出特征是胆管缺血、坏死、胆漏，形成胆汁瘤。

(4) 影像学表现　根据胆管缺血、坏死及胆漏的病程进展，影像学检查可有如下不同表现。

1) 早期仅在门静脉旁发现线状或树状低密度区。

2) 进展期胆汁继续漏出后在胆管壁外间隙积蓄，形成柱状胆汁瘤，走向与Glisson系统相一致。

3) 后期胆汁漏出增多，囊状，多位于碘油沉积的病灶旁。早期及进展期的胆汁瘤需与残癌灶或子灶鉴别。

(5) 治疗　小胆汁瘤可能逐渐吸收变小，较大的胆汁瘤常合并感染、出血，继发胆管炎、肝脓肿等。对TACE治疗2周以上患者出现上腹痛、黄疸进行性加深并伴有寒战、高热等临床症状时，应考虑为TACE胆管缺血性损伤的可能。较大的胆汁瘤须及时置管充分引流，PTCD可降低胆管压力，加速胆汁瘤的愈合。这部分病例大多处于肝癌晚期，原发病的治疗已十分棘手，加上胆管并发症，预后极差。因此，有越来越多的专家主张要严格控制TACE的指征，实施个体化的技术操作，在预防层面上尽量减少TACE后缺血性胆管损伤的发生。

【胆管手术】

(1) 胆道探查　胆管探查术后部分患者发生迟发性胆管狭窄，T管过粗、缝合过紧导致的局部压迫性缺血损伤有关，这点已形成共识。

(2) 胆囊切除　胆囊切除术后，尤其是腹腔镜胆囊切除术(LC)后，极少数患者发生迟发性肝内胆管扩张，肝门部胆管狭窄，一般在6～12个月时出现胆管症状，进行性黄疸。分析原因可能与胆囊切除术时对肝门部胆管周围组织分离过多，尤其是胆囊动脉处理不当，损伤了胆囊动脉的肝外胆管分支及毗邻部9点钟动脉有关，值得继续关注及研究。肝门部肝固有动脉、肝右动脉损伤对胆管血供也有一定的影响。

(3) 胆肠吻合术　术后发生的迟发性吻合口狭窄也大多与胆管吻合缘供血不良有关。犬的实验证明，胆管边缘轻度供血不足(下降10%)，吻合口狭窄的发生率极低，当结扎胆管边缘两端的边缘动脉，使吻合口血供降至正常的30%时，大部分犬的吻合口发生狭窄。

总之，缺血性胆管损伤是各型胆管损伤中的一种，它的发病背景为胆管细小供血动脉或胆管外膜下血管丛发生损伤，肝动脉灌注化疗栓塞术、肝移植术后缺血性胆管损伤的机制已部分被阐明，胆囊切除术中血管损伤与迟发缺血性胆管损伤的关系尚需进一步研究证实。缺血性胆管损伤是一种较为常见但尚未引起重视的损伤，此类胆管损伤一旦形成，又将使临床医生在选择治疗策略时面临困境。

20.4 医源性胆管损伤

医源性胆管损伤(iatrogenic bile duct injury, IBDI)是医疗相关操作破坏了胆道系统的完整性和通畅性所造成的。IBDI的原因很多，但是，自从开腹胆囊切除手术(open cholecystectomy, OC)开展以来，IBDI的发生就一直相伴随着(表20-1)，尤其是腹腔镜胆囊切除术(laparoscopic cholecystectomy, LC)的迅速发展和普及，其胆管损伤的发生率比开腹胆囊切除更高(表20-2)。

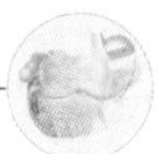

表 20-1 胆囊切除术胆管损伤发生率

作者	年份	手术方式	手术例数	胆管损伤例数	发生率(%)
Roslyn	1993	OC	42 474	84	0.235
Deziel	1993	LC	77 604	459	0.591
Russel	1996	OC	14 990	9	0.060
Russel	1996	LC	15 221	38	0.249
黄志强	1997	LC	39 238	126	0.321
Vecchio	1998	LC	114 005	561	0.492
刘国礼	2001	LC	142 946	273	0.191
雷海录	2003	LC	18 726	28	0.150
张吉祥	2006	LC	13 000	11	0.085
张光全	2007	MC	10 200	12	0.117
王 坚	2014	MC	31 354	8	0.026

OC: open cholecystectomy,开腹胆囊切除术;LC: laparoscopic cholecystectomy,腹腔镜胆囊切除术;MC: minilaparotomy cholecystectomy,小切口胆囊切除术

表 20-2 国外腹腔镜胆囊切除术胆管损伤的发生率

国别	作者	年份	损伤率(%)
美国	Deziel	1993	0.59
	Mac Fadyen	1998	0.50~1.40
	Fletcher	1999	0.50~1.40
	Calvete	2000	0.50~1.40
英国	Barton	1995	0.20
荷兰	Go	1993	0.50~0.80
	de Reuver	2007	0.50~0.80
挪威	Trondsen	1994	0.60
瑞士	Waage	2006	0.32~0.47

胆胰肠结合部损伤,多见于胆总管探查术、ERCP 检查、Oddi 括约肌扩张术和内镜十二指肠乳头切开术、结石篮取石等。损伤后轻者给患者造成痛苦,重者给患者造成沉重经济负担,甚至死亡。千万不能存在侥幸心理,掉以轻心,应引起高度重视。高志清(2009)报道在 5 年中遇到 9 例,教训深刻,引以为戒。

例 1:男,44 岁。某医院外科主任。胆囊结石继发胆总管结石,行乳头切开取石术。术后腹痛,逐渐加重,各种治疗无好转,患者逐处于休克状态,因病情危重而转入。患者腹膜炎体征明显,经抗感染、抗休克后,剖腹探查。行十二指肠右侧 Kocher 游离、清除坏死组织、切除胆囊、胆总管 T 管引流,空肠造瘘、腹腔引流。术后又先后行 3 次手术,引流腹膜后脓肿,清除坏死组织。继后又发生大出血,行清除血肿、止血等。病情稍稳定后又发生十二指肠受压,频繁呕吐,吐出胃内容物。予以持续胃肠减压,空肠造瘘管营养及静脉营养支持等。患者拒绝再次手术,要求出院回单位医院治疗。2 个月后胃肠道恢复良好,但 1 年后以发生粘连性肠梗阻,再次入院手术。术后病情不稳定,又入 ICU 病房监护。病情稳定后转回单位休养。该患者先后经过 5 次重大手术,耗资 80 余万元,现仍不能坚持工作。

例 2:女,50 岁。外院行 ERCP 检查,损伤十二指肠发生瘘。2 次手术仍未能解决问题。遂请院外专家会诊,再次手术时未找到损伤处,清除坏死组织,而行十二指肠造瘘、空肠造瘘和胆总管 T 管引流术。术后患者寒战、高热、腹腔引流出大量血液。转入我院。当日引流出血液约 700 ml,患者休克,被迫再次手术抢救。清除坏死组织、止血,发现十二指肠管已脱出到腹腔内,术后病情危重,入 ICU 病房监护。期间引流口再次大出血,急诊手术。行十二指肠 Kocher 游离,清除腹膜后大量坏死组织,见十二指肠水平部有 2 cm 大小的破口,系原十二指肠造瘘所致。另见升结肠坏死。行右半结肠切除,并予回肠及横结肠造瘘。术后经积极治疗,营养支持,病情稳定。回单位医院继续治疗。3 个月后拔除引流管,再次剖腹探查,行回肠与横结肠吻合术。术后始获痊愈。该患者系因做 ERCP 检查而致十二指肠损伤,先后行 6 次手术,耗资 60 余万元,仍不能工作。

【病因与发病机】胆管损伤的原因一般总结为:肝门和 Calot 三角解剖不清、胆囊炎症、解剖变异、电凝使用不当、手术操作失误、术中出血等。但是,已有不少文献报道一些容易忽略的原因,如一侧肝切除损伤对侧胆管,过分分离胆管造成胆管缺血坏死,射频消融时损伤肝内胆管造成胆汁漏,肝癌的肝动脉栓塞治疗引起胆管缺血坏死,胆囊切除时合并右肝动脉的损伤,胆囊、胆管肿瘤切除时右肝动脉损伤。还有一种少见的损伤是胆道探条探查胆道远侧或内镜逆行胰胆管造影(ERCP)诊断、治疗胆道疾病时,盲目使用暴力造成的胆总管远端穿通伤等。这些原因虽然不是全由胆囊切除引起,甚至在治疗过程中并不容易发现,但往往可导致严重胆管损伤并发症,使诊断和处理上更加困难。

在胆管损伤的病例中,合并血管损伤的比率较高,人为的因素应引起重视。多为术者解剖不熟悉,技术不熟练,盲目操作,盲目自信,粗心大意,追求手术切口小、速度快,操作粗疏,术中遇到出血又惊慌失措,盲目地钳夹、缝扎、电凝止血。这些现象均应引起重视,认真克服。

腹腔镜胆囊切除术的胆管损伤是一种电热损伤，其损伤的特点是电刀高温电凝伤，损伤范围大，有时在术中不易发现。若损伤胆管则可发生胆漏，引起胆汁性腹膜炎；若胆管仅受电凝损伤而发生穿孔，则可发生延迟性胆管狭窄。

随着医疗器械的不断进步和发展，高频电刀在手术中的优势愈加明显，它可减少或避免手术出血，加快手术进程。它不仅广泛应用于外科手术中，而且还应用于内镜手术中。

高频电刀是用电流的“集肤效应”研制而成，它是通过有效电极尖端产生的高频高压电流与机体接触时对组织进行加热，从而达到对肌体组织的分离和凝固，实现切割和止血的目的。当高频电刀作用于人体组织时，刀尖处高密度电流产生的高能电火花，将表面组织快速汽化，使组织成分汽化或爆裂。由于高频电流每一震荡电脉动冲时间极短，离子很难引起迁移，仅仅在富有黏滞性的体液中振动，因摩擦生热，黏膜组织在管这种热效应下极易发生凝固气化损伤。高频电刀利用高频电流释放的热能和放电对组织切割、止血。电流在电刀的刀头前段形成高温、高能和放电，使接触到的组织快速脱水、分解、蒸发、血液凝固，实现分解组织和凝血的作用，达到切割、止血的目的。高频电刀对组织的损伤程度与电刀的功率、作用时间和组织的阻抗性有关。在同一处组织上，功率高且作用时间长会使局部温度过高，电热损伤过大过深，严重者可造成组织穿孔并损伤邻近脏器；功率小，作用时间短则又达不到治疗的目的。因此，手术操作人员必须经过严格的培训，掌握好相关的知识和具备熟练的技能，才能做好手术。

Salameh(2004)用猪食管黏膜试验显示：当电凝功率固定时(5 W)，随着电凝时间的增加(5～30 s)，黏膜产生皱褶；当电凝时间固定时(20 s)，高频电刀的输出功率从 15 W 升高到 60 W 时，黏膜组织会经历从空泡形成，固缩，黏膜全层及周围组织破坏，基质胶原纤维变性、渗出，中性粒细胞聚集，黏膜下肌层变薄，糖原消失等一系列组织学变化。对黏膜的损伤依次为黏膜、黏膜下层、浅肌层、深肌层、全层。最后发现当电凝装置电凝功率设置在(30～45 W)，电凝时间在 20 s 之内时能够有效地达到电凝目的而不引起组织黏膜损伤。

Jeon(2009)等研究显示，出血的发生与性别、受伤区域的大小、损伤的类型、黏膜有无溃疡无显著的联系。并把高频电刀黏膜下切除术造成的出血分为 4 级。①0 级：术中未见出血；②1 级：细小出血点能够自然停止或容易通过电凝止血；③2 级：细小出血点能够通过连续电凝或止血夹止血；④3 级：较大出血需要较多止血夹或者多重电凝才能止血。

【分类】胆管损伤的分类较多，主要是为了区分胆管损伤的程度和决定处理的对策。常用的是 Bismuth 分类法、Strasberg 分类法和刘永雄分类法。

(1) *Bismuth 分类法*

Ⅰ型：左、右肝管汇合部下方肝总管或胆管残端长度≥2 cm。

Ⅱ型：左、右肝管汇合部下方肝总管残端长度<2 cm。

Ⅲ型：左、右肝管汇合部顶端完整，左、右肝管系统相连通。

Ⅳ型：左、右肝管汇合部顶端受损，左、右肝管系统不相连通。

Ⅴ型：Ⅰ型、Ⅱ型或Ⅲ型＋右侧副肝管狭窄。

(2) *Strasberg 分类法* 是对 Bismuth 分类法做了改进，将胆管损伤分为 A～E 5 型，其中以将 E 型按 Bismuth 分类法再分为 5 型，以便更好地描述腹腔镜胆囊切除术中所致的胆管损伤模式。Strasberg 分类法如下。

A 型：胆囊管残端漏或肝床小胆管漏。

B 型：右副肝管闭塞。

C 型：右副肝管横断且未结扎。

D 型：主胆管侧方损伤。

E 型：分为 E1 型～E5 型，分别与 Bismuth 分类法的Ⅰ型～Ⅴ型相对应。

(3) *刘永雄分类法* 根据胆管损伤的原因、部位、损伤的类型、胆管缺损程度及修复特点对医源性损伤进行了如下分类。

Ⅰ型：肝内胆管损伤。Ⅰa 切割伤；Ⅰb 缺血性损伤；Ⅰc 化学性损伤。

Ⅱ型：肝外胆管损伤。Ⅱa 小的缺损或钳夹；Ⅱb 累及左右肝管的缺损；Ⅱc1 缺损<2 cm；Ⅱc2 缺损≥2 cm；Ⅱd 热力损伤。

Ⅲ型：胆总管下端损伤。

Ⅳ型：副肝管损伤。

【临床表现】医源性胆管损伤的典型临床表现多表现为阻塞性黄疸、胆漏或胆汁性腹膜炎，容易及时发现。对于小的损伤或合并血管损伤可能没有典型的临床症状，仅能发现手术后肝脏酶学升高，往往被认为是胆道手术后肝功能受损的一过性表现而忽略。

【修复术式、时机及技术】胆管损伤修复后的远

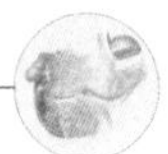

期效果与损伤的部位、性质、胆管病理状况、发现和修复的时机、术式选择、术者的技术经验等诸多因素相关。应遵因人而异、因伤而异、因时而异的原则。

若能早期发现及时处理，根据损伤类型、性状选择恰当的术式，采用精细的显微外科技术进行修复的远期优良效果可达 80%～90%。

1）术中发现医源性胆管损伤：术中应及时发现损伤并及时修复的效果最好，寻找与确定胆汁渗漏的部位与程度，是主肝管或副肝管、肝总管或胆总管、是否为针眼漏，是横断或是胆管结扎或是切除一段胆管。

A. 肝外胆管侧壁损伤，破口小于胆管壁周径 1/4 者，可用 4～5 个 0 号微创线直接缝合并放置适宜的支撑管。侧壁破口缺损超过周径 1/4 者，可适当用整形细线横形缝合、缺损过多难以整形缝合者可根据具体情况用带蒂肠瓣或胆肠吻合等修复并放置支撑管。

B. 胆管横断伤，首选即时对端吻合比较合理。但若高位损伤或缺损过多，对端吻合有困难者宜行胆管空肠 Roux-en-Y 型吻合。

C. 副肝管损伤，直径＜2 mm 或经造影确定引流区小于一个肝段者可以结扎。直径＞2 mm 者多为引流肝胆汁的范围较大，可根据具体条件选择与胆囊管残端吻合或与空肠 Roux-en-Y 型吻合为妥。

2）术后 24～72 h 发现：应根据损伤部位、病理状况、局部和腹腔炎症反应程度、全身情况，分别选择胆管对端吻合、胆肠吻合、胆管引流和腹腔引流等术式。重视早期发现、及时处理，注意初次修复的技术细节才能提高成功率：①尽量做到较宽大的吻合口径，将胆管残端修成斜面进行对端吻合、纵行剖开胆管残端 1.5 cm 与空肠吻合，有利于扩大吻合口径。②残端修剪整齐、血运良好。③4～5 个 0 号微创线，用显微外科技术黏膜对黏膜一层行间断吻合。④对于修复后是否放置支撑管意见不一，多数学者主张应该放置粗细适宜的支撑管，并至少留置 3～6 个月以上。⑤在基层医院或术者经验不足的情况下，最好及时转院或请有经验的医师进行。

3）LC 因电热、钛夹等所致隐性损伤或开腹手术钳夹、缝扎等因素所致迟发性胆管狭窄未并发胆管炎者，可待 3～4 周胆管有一定程度扩张后行胆管空肠吻合效果良好。

4）初次修复后发生胆管或吻合口狭窄、反复胆管炎、梗阻性黄疸应再次手术。晚期再手术以胆管空肠 Roux-en-Y 型吻合的效果比较可靠。晚期再手术应注意：①尽可能宽大的吻合口。高位损伤多需剖开肝门和左、右肝管，才能实现宽大的吻合口。有的病例因瘢痕增生或肝门深藏于肝实质内、肝方叶增大覆盖肝门或左右肝管，有时需切开或楔型切除部分肝方叶才能显露并剖开狭窄的肝门胆管和左右肝管、保证吻合口 3 cm 上。②用细线和微创技术，尽可能实现黏膜对黏膜完善吻合。③空肠 Y 型襻 40～50 cm 为宜。④空肠与空肠吻合处可行同步或瓣膜式吻合，减少肠胆反流。⑤支撑管最好固定在吻合口留置半年以上。对于瘢痕多、胆管扩张不明显或吻合口较小者应延长支撑时间至 9 个月以上。

5）用带蒂胃、肠壁瓣，脐静脉瓣、心包组织等进行成型修补损伤后期狭窄胆管已有近期成功的零星报道，远期效果有待观察，目前未被广泛采用。

6）关于介入支架治疗，一些文献报道对于损伤后期或修补后的胆管狭窄，经 PTCD 或 ERCP 途径置入球囊扩张，放置内支架治疗，近期有较好的效果。但对其适应证选择和远期效果有待进一步研究和观察。

【医源性胆管损伤的预防】医源性胆管损伤，预防重于治疗。要针对可能发生的各种因素，把预防措施落实在发生之前。包括：①提高责任心，应重视每例胆道手术。②熟悉胆道解剖，包括局部解剖变异。③提倡顺行、逆行结合切除胆囊。胆囊管发生结石嵌顿时，先切开胆囊壁取出结石后，切断胆囊管；若胆囊壁层次不清，可先大部切除胆囊，在囊腔内缝扎胆囊颈管，电灼、苯酚、浓碘酊烧灼残余胆囊黏膜。④谨慎对待特殊病理变化，如 Mirizzi 综合征。⑤对 LC 的操作者必须进行正规、严格的培训。⑥严格掌握 LC 的手术指征和及时中转开腹手术的指征。⑦术中发生大出血时，切忌盲目钳夹，而应以左手示指伸入 Winslow 孔，与大拇指对捏压迫肝十二指肠韧带阻断出血，看清出血点后，准确钳夹，予以结扎或缝扎。⑧熟练掌握胆总管探查方法，确保操作在直视下进行。

20.5 炎症性胆管狭窄

炎症性胆管狭窄（inflammatory stenosis of bile duct）是由胆道反复感染，胆管壁炎症、溃疡形成所致的纤维瘢痕性狭窄，也称缩窄性胆管炎（stenosing cholangitis）。炎症性胆管狭窄在国内有较高的发病率，病变部位主要位于左、右肝管汇合处，左肝管横部和二级肝内胆管汇合部。肝内胆管狭窄较肝外胆管狭窄多见。

肝内胆管结石，是一种多发、难治性疾病，结石、炎症及狭窄三者互为因果。40.72%肝内胆管结石合并胆管狭窄。

【胆管狭窄原因分析】胆管狭窄多由炎症引起，常与结石并存，结石-梗阻-炎症-狭窄-结石的恶性循环为肝内胆管结石反复发作的病理生理改变，而胆肠吻合术后，Oddi括约肌功能的丧失，胆肠吻合输出襻防反流人工瓣膜疗效不显著，更是加速了这一病理改变。胆管狭窄突出表现为胆道瘢痕性挛缩和管腔狭窄，瘢痕形成是创面愈合的必然产物，任何创伤的愈合均伴有轻重不同程度的瘢痕形成，病变部位肌成纤维细胞过度增殖、胶原的过量沉积导致瘢痕过度增生，从而形成胆管狭窄。瘢痕的过度表达与炎症反应中多种细胞因子密切相关，持续存在的炎症反应造成TGF-β1、α-SMA、CTGF、Smad4/Smad7等高表达，扰乱了胶原合成与降解的平衡，刺激成纤维细胞产生胶原及其基质成分并沉积，导致瘢痕增生，最终狭窄形成。^{103}Pd放射性支架通过增强Fas基因表达，促进犬胆管增殖性平滑肌细胞凋亡，从而抑制犬肝外胆管狭窄。组织结构、胆汁刺激作用及肠胆反流三方面因素与胆肠吻合术后吻合口狭窄关系密切。胆管梗阻型损伤后，随着病程的发展，近端胆管出现扩张，胆管局部由炎症水肿逐渐变为纤维化增生粘连。因此，打断这一恶性循环，取尽结石，首先必须解除狭窄。

【治疗方法】

（1）开腹手术治疗

1）传统手术治疗：对肝内结石的临床治疗常采用切开狭窄环、胆管成形与空肠吻合或带蒂胆囊瓣修复胆管狭窄或行肝叶切除等多种手术方式，其中以胆肠吻合和肝叶、肝段的切除作为肝内胆管结石合并狭窄治疗的理想方法。部分肝切除术只适用于病变局限于某一肝段或叶分布的病例，对于多部位结石，特别是对于弥漫分布的病例则束手无策。胆肠吻合因方式不当、病灶清除不彻底、引流不通畅、吻合技术欠佳、吻合材料使用不当，胆肠吻合术后再手术率高达91.1%。

2）肝外胆管修补成型：Roux-en-Y胆肠吻合术是目前治疗胆管狭窄、胆管损伤、胆总管囊肿等良性胆道系统疾病的方法之一。但该术式破坏了人体正常的生理解剖，反流不可避免，常引起逆行性胆系感染、复发性肝内胆管结石、盲襻综合征等并发症。要解决Roux-en-Y胆肠吻合术的这些不足，必须保持肝内外胆道系统的密闭性。胃、肠、胆囊、圆韧带、脐静脉、腹膜及自体大隐静脉等带蒂或游离的组织或器官均可用于胆管的重建，在重建肝内外胆管的同时保留Oddi括约肌的功能，取得了较好的疗效。

3）皮下通道型胆囊肝胆管吻合术：该手术在肝门部狭窄胆管切开整形后，以胆囊作为肝门狭窄切开整形的修补物，既解决了狭窄问题，又保留胆囊功能、胆汁的生理流向、Oddi括约肌的功能、胃肠道正常通道。对于术后结石复发者，可先穿刺入胆囊进行扩管，然后胆道镜通过吻合口进入肝内胆管进行取石治疗，避免了二次开腹手术的风险。

（2）内镜治疗　随着内镜技术的发展及内镜辅助设备的不断完善，使用胆道镜通过胆道管状系统进入肝内进行碎石、取石治疗，在胆道镜直视下，可以取尽一、二级胆管内结石，而肝内胆管结石多合并胆管扩张，对于二级以上的扩张胆管，胆道镜仍可以进入取石，确属于肝内胆管结石的微创治疗，完美体现了肝内胆管结石治疗所遵循的取尽结石、解除狭窄、去除病灶、通畅引流的手术原则。

对于狭窄的治疗，目前常采用的方法为活检钳扩张、镜身扩张、导管扩张和气囊扩张。这些方法均存在不足：活检钳直径较小，只适用于小胆管的扩张，或用其将膜状狭窄撕开可，但易导致出血；光纤构成的胆道镜无法承受较大的外力，扩张过程中可造成胆道镜损坏；导管扩张无法在直视下进行，盲目扩张易造成胆管损伤或出血；气囊扩张虽可在直视下将气囊导管放入狭窄的胆管内，进而扩张胆管，达到治疗目的，但球囊导管价格昂贵且易损坏。

上述各种解决狭窄的方法都是利用机械力，撕裂局部瘢痕，扩大胆管腔。而机械压迫所导致的组织充血、水肿，却引起了瘢痕的二次形成。在对狭窄胆管壁结构的观察中发现：狭窄胆管的上皮细胞完整，上皮细胞增生，线粒体脱颗粒、断嵴，内质网扩张，提示胆管上皮细胞存在功能障碍；狭窄胆管及周围组织黏液腺先大量增生，腺体破坏区有局限性纤维化，并可参与胆管壁纤维化；在各部位狭窄胆管壁组织中，可见部分弹性纤维断裂，排列紊乱，使狭窄管壁的应变能力减弱；狭窄胆管胶原纤维排列紊乱，可见玻璃样变性，体积密度大于正常胆管。因此利用机械力量对于狭窄胆管的扩张，往往需要长时间的多次扩张，方能扩张胆管腔，达到短期解除狭窄的目的，对胆管上皮细胞的功能障碍、黏液腺的增生、胆管壁纤维化等胆管壁结构的变化无任何治疗意义，反而加重了瘢痕的形成，远期疗效不理想。近期

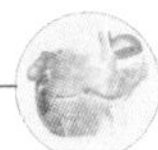

的动物实验研究发现，对于狭窄胆管，行球囊扩张后放置^{103}Pd及^{125}I支架胆管内放射可以有效抑制平滑肌细胞增生，预防胆管狭窄。放射性支架治疗良性狭窄仅限于动物实验，缺乏临床病例。而且良性狭窄放置金属支架后，易导致胆泥堵塞、胆管黏膜破坏，加重胆管壁纤维化，甚至导致胆汁性肝硬化，出现严重的并发症。

利用化学反应治疗胆管狭窄也逐渐应用与临床，微波在食管狭窄的治疗上取得良好疗效，逐渐被应用在肝内胆管狭窄的治疗上，但目前利用微波治疗胆管狭窄的动物实验和临床研究方面的报道仍然较少。而胆道镜下高频电切开治疗胆管狭窄还未见报道。

十二指肠镜下乳头切开技术趋于成熟，笔者将此技术转移至胆道镜，实现胆道镜下高频电刀切开，利用高频发生器的热效应使局部组织切开、凝灼，彻底地解除狭窄，同时可以达到镜下止血的效果。肝内胆管狭窄多为膜性狭窄。利用电刀从多点切开膜性组织，使其发生气化直至膜性组织根部，从而彻底消灭狭窄。对于长度＞0.5 cm的管状狭窄，直接行电刀切开，难度较大，可以行球囊扩张与高频电刀切开相结合，先行球囊扩张，使狭窄胆管内有足够的空间，再行高频电切多点线性切开治疗，使增生的纤维气化或变形坏死。

因此，利用热化学反应切开纤维瘢痕，确实为胆管狭窄的治疗开辟了一条新途径，但是高频电刀切开的时间、深度、角度、部位、方向难以把握，无标准可循。电切频率低、时间过短，难以切开狭窄环，甚至有发生出血的可能，而频率过高、切开时间过长、深度过大，又会造成胆管壁过度热损伤，坏死面积大，修复困难，甚至有发生肝脓肿可能。管状狭窄又可分为真性狭窄和假性狭窄。对于假性狭窄，胆管壁结构正常，无纤维增生，球囊扩张疗效较好，禁忌行电切开。对于真假狭窄的内镜下辨别困难，可先行球囊扩张，1周后行胆道镜检查，如狭窄回缩，可再行电切开治疗。总之，采用热学反应的电切开治疗胆管狭窄虽然存在缺乏一定的切开标准，但对EST经验丰富的医生而言，确是一种操作简单、安全、疗效显著的治疗胆管狭窄的新方法，值得临床推广。

（杨玉龙）

20.6 损伤性胆管狭窄

损伤性胆管狭窄（traumatic stricture of the bile ducts）多由于医源性损伤胆管所致，由外伤引起者较少。狭窄多发生于肝外胆管。

【发病机制】损伤性胆管狭窄常有两种情况：一是手术中误将胆总管切断、结扎或切除，而致胆管狭窄，占80%～90%。二是手术后晚期的胆管狭窄，患者于手术时有胆管损伤，但未能发现，因损伤较小或轻，手术后数周、数月甚至1年以上无症状，之后逐渐出现梗阻性黄疸，或急性胆管炎发作后出现黄疸。这种类型占10%～20%。其发生的原因主要如下。①术中胆管部分性损伤：如术中止血时胆总管被止血钳钳夹；大块组织缝扎时或缝合时，缝上了部分的胆总管壁；分离胆囊管时，胆总管有创伤；胆总管周围分离过多，致使胆总管壁部分缺血、坏死等，均可使胆总管在术后不同时间内逐渐发生狭窄。②继发于胆总管周围炎：这种原因引起的胆总管狭窄并非少见。胆总管周围炎常由于胆汁淤积于胆总管周围所引起。如胆囊切除术后肝下间隙引流不畅；胆总管切口缝合过紧，发生管壁坏死，胆汁外漏；胆总管切口缝合不当，有胆汁渗漏；胆囊管残端结扎线松脱，副肝管损伤等。由于胆汁长期积聚在胆总管的周围，胆汁内的胆酸对组织具有高度的刺激性及致炎性，加上细菌感染，结果在胆总管周围有较多的纤维组织增生，使胆总管被包围于一团坚韧的纤维瘢痕组织中，使管腔变小而狭窄。此外，胃大部切除术后也可能发生胆总管的狭窄，这主要是由于局部组织纤维化形成瘢痕所致。由此可见，损伤性胆管狭窄不仅包括手术中对胆管错误的切割、电凝、撕拉、缝合、结扎、钳夹等直接损伤所引起的损伤，而且还应包括手术后因胆管自身营养血供的障碍，胆汁渗漏的化学刺激及炎症、瘢痕增生产生的纤维化胆管缩窄。

【病理改变】胆管损伤后，常并发胆汁性腹膜炎、胆瘘、肝下或膈下胆汁积聚和脓肿、胆管炎及胆管周围炎等改变。肝十二指肠韧带内的胆总管，由于感染及纤维组织增生，损伤部位以下胆管常致闭塞，再次手术寻找时较为困难。狭窄处以上的胆管呈进行性扩张，管壁增厚，并向肝门部收缩，肝门部也常被致密的瘢痕组织所包裹，手术时的解剖也非易事。

胆管狭窄梗阻后，肝脏呈相应的进行性病变，血清胆红素和碱性磷酸酶升高，凝血酶原时间延长。病程较长者，血浆白蛋白降低，血清碱性磷酸酶升高。狭窄阻塞以上肝胆管呈进行性扩张，胆管上皮萎缩，小胆管增生，汇管区周围有多量的纤维组织增生及炎性细胞浸润，最终导致胆汁性肝硬化。当伴有胆管炎时，狭窄处以上更易形成结石，上述的病理改变加快，肝实质的损害加重，还可发生肝细胞大块坏死，约有20%的患者导致门静脉高压症。这些患者常死于肝功能衰竭或消化道大出血。

【临床表现】 损伤性胆管狭窄的临床表现是不尽相同的。主要是有梗阻性黄疸、复发性化脓性胆管炎、胆瘘、T管不能闭合、胆汁性肝硬化、门静脉高压症，以及胰瘘、肠瘘、膈下感染、脓毒症（sepsis）等。血清碱性磷酸酶升高。

【诊断】 损伤性胆管狭窄的诊断主要以下几点。

（1）病史　有右上腹部手术史或外伤史。

（2）临床症状　术后曾出现过胆汁性腹膜炎，胆汁从引流处流出：当胆汁引流量减少后，随即发生上腹部疼痛、发热、梗阻性黄疸。或术后早期就出现持续加深的梗阻性黄疸。

（3）经皮经肝穿刺胆管造影　对症状出现较晚，需与其他原因所致的梗阻性黄疸相鉴别时可采用此法。从造影的X线片上可以了解梗阻的部位，肝内胆管系统扩张的程度，肝胆管的形态与解剖关系；胆管内有无结石，胆管狭窄的程度及其性质等。

（4）瘘管造影　可显示梗阻近侧的胆管影像和梗阻部位。

（5）静脉胆道造影　病程短，血清胆红素<51.3 μmol/L（3 mg/dl）者，可用本法显示胆管。若胆管直径>15 mm，注射造影剂后2 h胆管显影较1 h的密度显著增加者，均提示胆总管有部分梗阻。如并有结石，大部分可呈现充盈缺损。但有反复感染、肝功能障碍或有胆瘘者，成功的机会较少。

（6）经内镜逆行胰胆管造影　对胆管狭窄的部位、长度、程度及周边的关系等可明显提示。患者若进行过胃大部切除术，对有经验的医生来说，ERCP同样可获得成功而并非是检查的禁忌证。

【治疗】 损伤性胆管狭窄的修复与重建术都是手术难度大，操作环节多，复杂而费时的大手术，而患者的各种情况又往往较差。特别是合并重度梗阻性黄疸、重症化脓性胆管炎和胆外瘘的患者，尤其是如此。因此，要特别重视围手术期的处理，使患者的周身情况得以改善，提高患者对手术的耐受力，保护和支持机体的应激能力等，这些都是十分重要的。

（1）手术治疗　对于损伤性胆管狭窄的治疗，主要是对胆管的修复和重建。两者的含意是不同的。各种形式的近端胆管与肠道的吻合都属于重建的范畴，是一个新的人工通路。而对不完全梗阻的狭窄段胆管的切开，以后用肠管同这个切开的狭窄及其上下段胆管相吻合，或以其他组织材料对狭窄切开后胆管的缝补都属于修复的范围，它仍然保持并利用其天然的通道。但是，对于一个病情复杂的患者来说，有时修复和重建需同时进行。在对损伤性胆管狭窄的治疗之前，应了解以下几个问题：①应用自体或异物移植物以保持正常解剖、引流通路来替代胆道；②胆道黏膜再生能力低，上皮再生与结缔组织增生之间的竞争，结缔组织增生常占优势；③用塑料管代替一段上皮缺损，只会引起瘢痕而不能形成有功能的胆道，而且有缩窄的倾向；④任何一种起内固定作用的引流管不能防止狭窄，只能暂时起胆道缝合线的减压作用。胆汁成分溶解关系的不稳定性，通过钙质沉积使引流管阻塞，甚至形成结石；⑤重建手术的中心问题是使胆汁持续畅通地流入肠道。损伤性胆管狭窄的外科治疗，经过不断的探索与总结，现已有不少的发展，但各种术式均有其一定的优点，同时也难免其有一定的缺点。对一个具体患者来讲，应结合实际情况，选择手术的术式进行个体化治疗，这样才能获得最佳的治疗效果。现把常用的术式和新近开展的术式简述如下。

胆肠通路的重建主要有3种术式：即胆管与胆管端端吻合术、胆管十二指肠吻合术和胆管空肠Roux-en-Y吻合术。

1）胆管与胆管端端吻合术：这种吻合术最符合生理要求，但并不优于胆肠吻合术。仅适用于术中或术后早期发现的切断或缝扎造成的胆管损伤或肝外胆管小范围的环状狭窄。术时必须具备下列条件：①狭窄部位较短；②胆总管直径应>8 mm，有时可对不同管径的两端施行斜切；③吻合部无炎症；④胆管的营养良好，营养血管循环良好；⑤乳头及远端胆道通畅；⑥吻合口无张力。对上述条件应严格掌握，否则术后易失败。因此，宜推荐施行胆肠吻合术。

2）胆管与十二指肠吻合术：优点是对中段的胆管横断与狭窄，较易完全吻合。因只有一个吻合口，故手术较为简便，速度较快。缺点是有瘢痕的十二指肠不易游离，吻合后有食糜反流及十二指肠后盲袋形成。尽管如此，不少学者仍常采用，因该术式对于胃分泌正常或增高者，则效果是比较满意的。1980年Moreno-Gonzales提出了一种新的手术方法，即于胆管与十二指肠第二部之间移植一段空肠（图20－1）。该术式既达到了重建胆肠通路的目的，又大大避免了其他手术容易发生的并发症。归纳其优点有：①胆管空肠吻合口大，必要时还可将胆道切口向左肝管延伸扩大，所以吻合口不易发生狭窄；②移植的空肠有足够的长度使十二指肠内容物不易

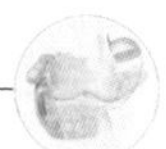

向胆道反流，胆管炎和肝脏损害得以防止；③胆汁仍经由十二指肠进入小肠，使消化功能和脂肪吸收功能保持正常，也减少了溃疡的发生率；④移植段空肠安置方便，对吻合口不产生张力。因此，该手术方法不失为重建胆道的一种较为理想的方法。为更有效地防止反流，钱光相等(1984)设计应用在间置空肠的远端做一人工乳头，置入十二指肠内，收到了较好的效果。

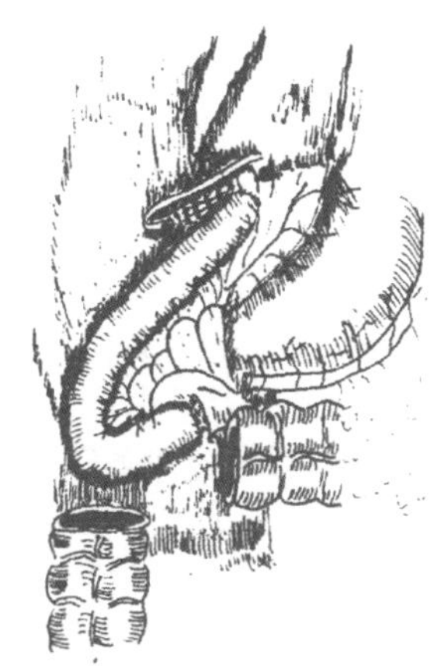

图 20－1　胆管和十二指肠间移植空肠段重建胆道

3) 胆管空肠 Roux-en-Y 吻合术：这是较常用的术式。其优点是：①便于肝门部胆管或肝内胆管吻合；②肝胆管整形后吻合口宽大；③旷置空肠襻长度可达 50～60 cm，不易发生反流；④空肠襻血运良好，吻合口无张力，不易发生渗漏；⑤可通过切开靠近吻合口的空肠，再进行手术探查和治疗。该术式适用于各种困难胆管狭窄的重建。高位胆管狭窄和术后再狭窄的重建，不少学者用这种方法。但它也有一定的缺点：由于胆汁转流，十二指肠内碱性内容物减少，可能并发十二指肠溃疡，其发病率 5%～8%。因此，对胃酸偏高的患者，应附加适当的预防溃疡病的手术。Waxler 报道的空肠黏膜移植术(图 20－2)，也是采用空肠胆管 Roux-en-Y 吻合的原理。基本方法是切除失功能空肠袢上一小块浆肌层，在黏膜膨出的中央开一小孔，通过支持引流管带入肝内胆管，并和其上皮接触后，其周围的空肠壁再缝着于肝门组织上。导管的远端留在失功肠袢内，近端通过肝脏－腹壁引出体外。其优点不仅是无须缝合，操作简化，适于处理更困难的高位狭窄，而且没有缝线，不会引起炎症反应。Waxler 报道 50 例，经 3 年左右随访，良好率达 85%。为了解除高位胆管狭窄，有时肝门部的解剖非常困难，Hepp 首创左肝管空肠吻合法。当这一途径遇到困难时，Blumgart (1984)报道了经肝圆韧带显露左肝管的方法，已成功地应用于 36 例。肝外胆管及与邻近的肝动脉和门静脉间有多种解剖变异，但左肝管及其分支的解剖常是恒定的。左肝管始终存有肝外段，其长度随方叶的基底而定。方叶的基底宽阔者，左肝管长而横行；基底狭而锥状者，左肝管短而斜行。然后它与腹膜反折内的门静脉左支向左行走在肝脐裂处进入左肝叶。肝圆韧带横过肝的脐裂，常架有舌状肝组织。显露左肝管有 2 种途径：①打开脐裂：先切断肝圆韧带和游离镰状韧带，在切断的肝圆韧带上置一带子，备做向上牵引肝脏。分开连接右肝叶与方叶之间的桥形肝组织，这一步骤可暴露脐裂，便于解剖

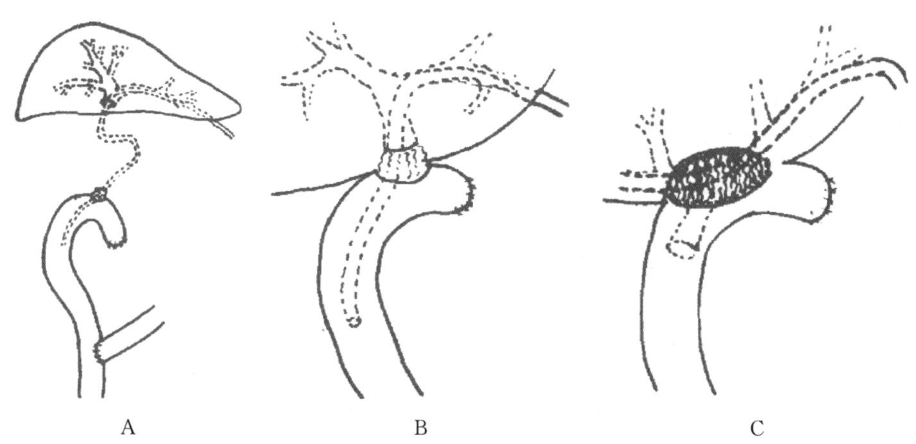

图 20－2　空肠黏膜移植术

A－在经肝脏内支撑引流管的引导下，把空肠黏膜带向肝总管　B－狭窄位于肝总管时　C－狭窄位于左右肝管时

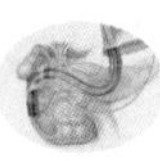

方叶的基底部。方叶基底的解剖至 Glisson 包膜和包裹左叶血管的腹膜反折的平面内，再向右解剖，暴露肝管汇合部及右肝管。如不能充分显露右肝管，可在胆囊窝的连线切开肝组织，打开肝裂有利于提起方叶。然后纵向切开左肝管，与 Roux-en-Y 型空肠襻作内翻侧侧吻合。②肝圆韧带进路：若因左肝管暴露困难，如致密粘连、出血、方叶过大而累及左肝管等，可采用肝圆韧带径路。提起肝圆韧带，切断跨过脐裂的桥形肝组织，然后握起肝组织向下牵开肝圆韧带，在韧带的上侧面进行解剖，切开进入肝组织的伸展部分，清除韧带上方及覆盖肝管上的组织。穿刺有助于确定肝管的位置。纵向切开肝管，进行空肠吻合。为避免多次大手术而采用更简便的方法治疗复发性胆管狭窄这一难题，Hutson(1984)将胆总管或肝管空肠 Roux-en-Y 式吻合术的输入空肠襻近端造瘘于前腹壁(图 20－3)，后经改良埋置于皮下。需要时经此途径置入器械进行胆道扩张、取石或放置胆管支撑管。器械操作推迟至术后 6 周进行，以便胆管空肠吻合口充分愈合，所有经皮造瘘口终能愈合而藏于皮下，采用该方法的病例，术后胆道畅通，未见胆管炎复发。损伤性胆管狭窄大多可用手术矫治，但复发率在 20%～40%。胆管空肠吻合术时外置空肠输入袢或将既往手术的输入空肠襻外置，为长期反复扩张胆道设置了简便的途径。

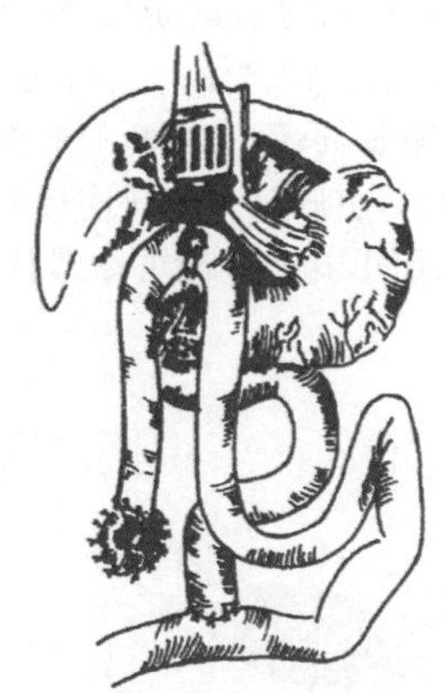

图 20－3 胆总管空肠侧侧吻合输入袢近端造口于前腹壁

有研究(1982)认为胆肠吻合术后有些患者的疗效欠佳，其主要原因是因易引发胆管炎、肝脓肿、肝硬化、肝肾功能不全、脓毒症等。造成胆管炎的原因有：①术前已有原发性胆管炎，在胆肠吻合后持续存在；②盲袋综合征时因胆管末端胆汁淤滞发生胆管炎；③因吻合口狭窄胆汁淤滞发生胆管炎；④由于消化液分泌的相互关系失调，特别是胃分泌明显受到抑制或胃液缺乏，致上消化道上行性感染扩散到胆道；⑤食物糜的反流。胃液具有明显的杀菌特性。胃液缺乏是发生上行性感染、十二指肠炎、胆管炎的原因之一。因而在这种情况下，利用十二指肠行胆肠吻合术可以促使感染扩散到胆道，并使已经存在的胆管炎症状在术后进行性加剧，并具有顽固的复发病程。如果胃液分泌正常或增高，那么胆汁起着中和作用，以保护十二指肠黏膜不受酸性胃内容物的影响。若胆汁的中和作用被阻断，则可能发生十二指肠溃疡。这种并发症可见于胆总管空肠吻合后的患者。肝胆系统疾病时，胃分泌多数是低下的，但也可见少数胃分泌是正常甚或增高。因此，对于胆道疾患患者进行检查时，必须包括胃分泌的检查，特别是那些拟作胆肠吻合术者。如果胃分泌正常或增高，则胆总管十二指肠吻合术是适宜的。但如果在胃分泌低下状态下引起上行性感染，那么最好采用胆道空肠 Roux-en-Y 吻合术。若患者合并有十二指肠溃疡，胃酸分泌高，但因十二指肠变形，只能利用空肠同胆道吻合，并加上选择性近端迷走神经切断术则效果较好。有人将胆汁灌入胃内或将胃置于胆汁中。前者引起胃炎，后者可将胃黏膜小片放入胆囊内，黏膜小片无甚变化。事实上，纯胆汁的作用轻微，而当 pH 下降时其危害性可见增加。

胆肠通路的重建，其良好率在 53%～95.6%，病死率在 1.6%～13%。在胆管与胆管端端吻合术、胆管十二指肠吻合术和胆管空肠 Roux-en-Y 吻合术中，其效果以胆管空肠 Roux-en-Y 吻合术较好，胆管十二指肠吻合术次之，而胆管与胆管端端吻合术则较差。

(2) 胆管的修复　胆管的修复是指用不同的方式用患者自体组织为材料完成对胆管狭窄的切开后修复，在这方面的大宗资料较少，常用的有下列几种。

1) 利用胆囊修复：刘永雄(1986)报道利用正常的自体胆囊为一创伤性胆管损伤的 6 岁半儿童完成了胆囊壶腹与肝总管的吻合术(图 20－4)。利用自体胆囊为一肝外伤后右肝管及肝内胆管断裂的患者完成了胆管-胆囊-空肠吻合术(图 20－5)。后又用保留血运的胆囊壶腹补片修复切开的胆管狭窄。这些手术均获成功。但有待病例的积累和长时间的观察。笔者认为能找到并利用患者自体组织完成一部分胆管狭窄的修复，不仅是可取的，也是可行的。

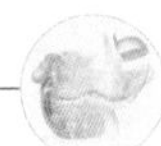

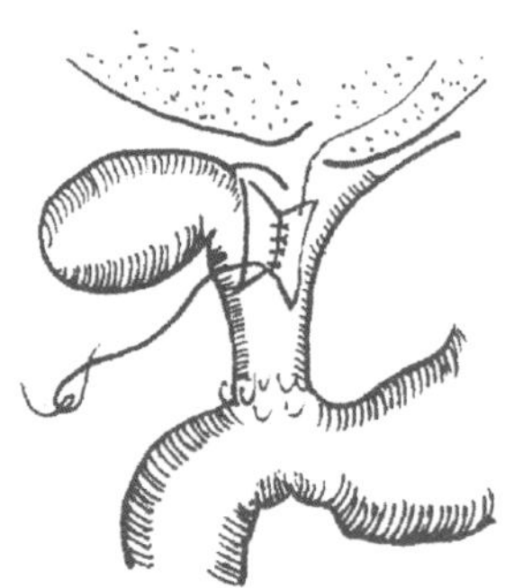

图 20-4 胆囊壶腹与肝总管吻合术

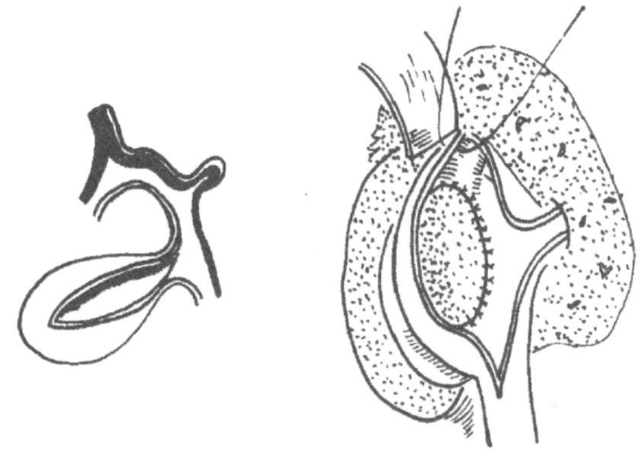

图 20-5 切开肝管利用胆囊作肝管吻合

2) 利用带蒂空肠修复：冈村隆夫(1982)采用扩大切开狭窄部位的方法，以带蒂肠壁补片修补缺损，重建胆道，获得良好效果。方法是切开狭窄胆道之前壁，上端至左、右肝管的正常壁，下端至胆总管的正常壁，使狭窄部充分扩大。于 Treitz 韧带 30～40 cm 处向下切取 10 cm 长一段空肠，保留其系膜血供，使之带蒂空肠段通过横结肠系膜，向胆管方向靠拢。在此空肠对系膜侧作纵向切开，用含抗生素的生理盐水清洗，然后修剪成较之切开后的胆管前壁缺损区大 1.5 倍左右的补片。将修剪后的肠壁补片四周的黏膜游离，并做切除，保留的黏膜面积稍大于胆管缺损区。将胆管壁全层与空肠黏膜做间断缝合，再将胆管外层与空肠浆膜做间断缝合。缝合之前，于缺损区以下的正常胆总管壁上做一小切口，把较细的 T 管的长臂自缺损处逆行插入，经此切口引出，T 管横臂则横跨置入左、右肝管内，以做引流。此术式适应于所有的肝外胆管损伤性狭窄，尤其适于胆囊切除术后发生的胆管狭窄和肝内结石有肝门处胆管狭窄的病例。带蒂的空肠襻，也可通过横结肠系膜向上拉至肝门处，分别与胆管的上下端吻合，内置 T 管经空肠襻肠壁引出(图 20-6)。

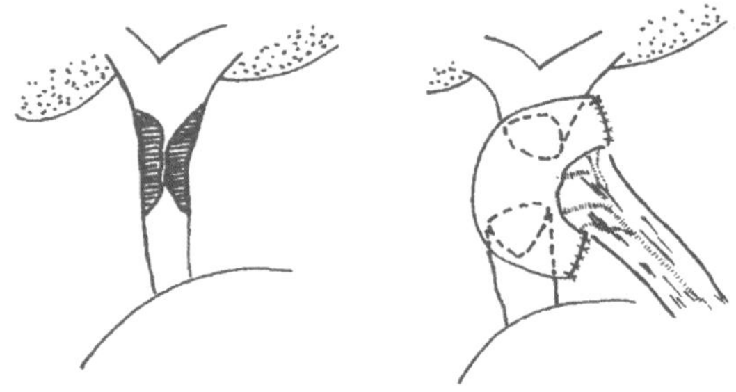

图 20-6 带蒂空肠襻与胆管上下端吻合

3) 利用带蒂胃补片修复：胃补片可取胃小弯侧或胃大弯侧，但以取胃大弯侧的黏膜瓣补片较为合适，因为保留的胃右网膜血管弓有足够的长度能满足于高位胆管狭窄的修复。操作上也较采用带蒂空肠壁黏膜瓣简单易行。移植的胃壁黏膜在胃肠内分泌激素的作用下，可分泌胃酸，使胆汁 pH 有降低(图 20-7)。

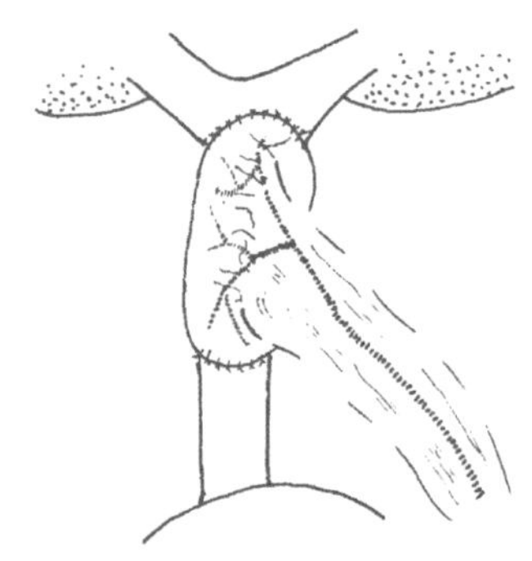

图 20-7 用胃大弯侧黏膜瓣修复胆管

4) 利用脐静脉修复：切开肝总管和左肝管的狭窄部。切断脐静脉，把其近端前侧剪开，使其能与切开之肝总管和左肝管吻合。然再把肝总管和左肝管的上切缘与脐静脉的下切缘缝合(图 20-8)。利用

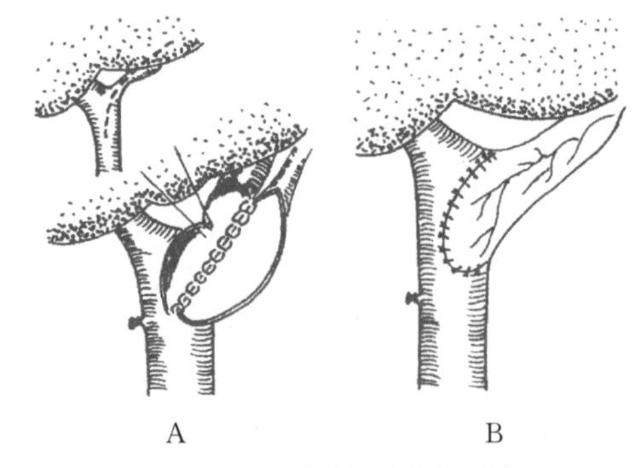

图 20-8 用脐静脉修复胆管

A-带蒂脐静脉修复胆管时胆管的切口及吻合方法 B-带蒂脐静脉修复胆管吻合完成

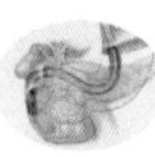

带蒂脐静脉修复胆管，适用于肝门部胆管狭窄、肝外胆管狭窄和Oddi括约肌功能正常者。

（3）*放置内支架治疗* 胆管、胰管狭窄伴有黄疸，由于患者不能接受手术治疗，可置入内支架支撑引流胆汁减黄，以维持胆道通畅。

支架由于创伤小、并发症少、改善黄疸症状快、住院时间短、手术病死率低，且对高位梗阻有其独特的优势，已被广泛应用于临床，受到患者的青睐。支架一般分塑料支架和金属支架。金属支架效果较差，易堵塞且不易取出。大多选择用塑料支架。现在，在临床上常用的支架有聚乙烯支架、聚亚安酯支架、覆硅树脂膜的自膨式金属支架、Teflon 支架、Double Layer 支架、PUPA 支架和 Tannenbaum 支架等。

放置支架要选择与胆管直径相匹配。过大则易压迫胆管影响血液循环，过小则易移位。为防止支架阻塞，一般放置3～6个月后就需更换。

在临床实践中发现，胆管支架在对解除胆胰良性、恶性狭窄引起的梗阻，特别是肝门部肿瘤所致的恶性梗阻性黄疸的效果较为明显。但是，肿瘤的不断生长、胆汁成分的改变、胆汁流动速度变缓、细菌的大量繁殖生长、支架的抗黏附性等诸多因素都是可促使支架的逐渐阻塞，致使胆管再度梗阻，黄疸再起。这是支架的主要并发症。因此，研究新型的胆管、胰管防堵塞支架是一个方向。有机硅是一种被看好的支架制作材料，它具有防生物老化、与机体无排异反应、对周围组织不发生炎症等特性，且有机硅材料的表面张力低可起隔离作用。但有机硅橡胶质地柔软，若利用有机硅化合物改善聚乙烯的特性，则有望研究出一种既能保持聚乙烯支撑硬度又具有防黏附能力的新支架。在金属支架方面，Wallstent 支架、Ultraflex Diamond 支架也在不断改进中。

（陆少波　王扬伦　顾树南）

20.7 胰腺损伤

胰腺损伤是临床上较少见的腹腔脏器伤，占腹部损伤的1%～2%。近年来随着交通事故和暴力事件的增加，胰腺损伤与胰腺合并其他脏器损伤的发病率有明显增多的趋势。当发生胰腺单纯损伤时，由于胰腺的解剖位置深在等原因而易致漏诊；而当胰腺损伤合并其他脏器损伤时，使术者的术时注意力往往集中于处理容易被探查发现的位置浅表的脏器损伤，结果疏忽了腹后壁深部的、胰腺部位的探查而致漏诊胰腺损伤。胰腺损伤在第1次手术漏诊后，如未能及时发现及再行手术将会造成腹膜后具有侵袭消化性破坏的胰性脓肿，造成致死性的胰腺及胰外组织的坏死与出血。

【分类】胰腺损伤可分为：①开放性穿透伤：异物贯穿过程中常引起其他腹部脏器的合并损伤。②闭合性钝器伤：胰腺可能受到来自暴力和脊柱之间的挤压，甚至可以引起胰腺完全断裂。胰腺受损的部位常取决于外力的作用点和角度。当外力作用在脊柱的右侧、上腹部正中或脊柱的左侧时，常可分别引起胰头、胰颈或胰体和胰尾部的损伤。③医源性手术误伤：常见于腹部手术，例如脾切除术等。这种损伤通常可以通过认真细致的胰周手术操作而避免。

【诊断】血清淀粉酶或脂肪酶的血液检查，对诊断胰腺损伤的敏感性较低。由于胰腺位置深在，受胃肠胀气影响，B超检查对胰腺损伤的诊断阳性率不高。CT扫描诊断胰腺损伤的敏感性特异性分别是90%和98%，多层螺旋CT扫描是判断胰腺损伤最有价值的检查方法，同时腹部CT扫描还可检出合并伤，为临床制订治疗方案提供重要依据。但是，CT扫描也有可能遗漏、胰腺完全性断裂等。ERCP对诊断主胰管损伤非常有价值，但这项检查只能用于病情稳定的病例。

剖腹探查常用于处理合并腹腔其他脏器损伤的病例。对胰腺损伤的剖腹探查术要求对胰腺进行全面的检查，切开胃结肠韧带，打开小网膜囊可以显露胰腺的前面；延长 Kocker 切口可以暴露胰头的后部；切开脾肾韧带可以显露胰尾的后面；沿胰腺下缘剪开胰腺被膜，可将胰腺向上游离以便显露胰腺的后面。

【分级】1990年发表的美国创伤外科协会关于“胰腺损伤的器官损伤分级标准”：Ⅰ级，胰腺轻微的挫伤或表浅的撕裂伤；Ⅱ级，胰腺有明显的挫伤或撕裂伤；Ⅲ级，主胰管损伤并伤及肠系膜上静脉左侧的远端胰腺；Ⅳ级，主胰管损伤并伤及肠系膜上静脉右侧的近端胰腺；Ⅴ级，胰头遭到广泛性撕裂性破坏，常有胰十二指肠合并损伤。

Horst(1989)指出，胰腺损伤有一个进展时限，最初胰腺可能是挫伤，有些血肿，后由于胰液的外渗而沿挫伤线发展成自我消化(autodigestion)，最后导致胰腺横断(图20-9)。

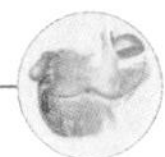

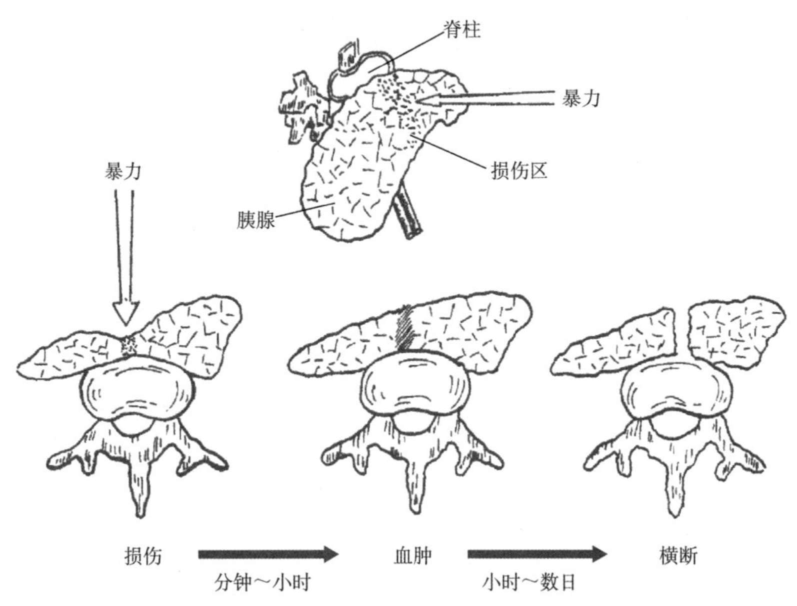

图 20－9　胰腺由挫伤发展为横断

【治疗】多数胰腺损伤伴有腹腔其他脏器损伤，常需要急诊剖腹探查。急症剖腹探查的指征为：低血压、血细胞比容进行性下降、可见腹膜裂口，体格检查发现有腹膜刺激征和不能排除腹腔内脏器损伤。腹部以外的脏器损伤也要及时处理。对有急诊探查指征的病例不应一味等待检查结果，而应及时进行手术探查。对暂时无急诊手术探查指征的病例，应密切观察并及时进行必要的检查。

（1）胰腺Ⅰ、Ⅱ级损伤　为最常见的胰腺损伤，占80%～90%的病例。处理方法为彻底止血和充分的负压吸引外引流。

（2）胰腺Ⅲ级损伤　最佳的处理方法是行远端胰腺切除术，脾脏通常被一并切除。只有在病情稳定的情况下才考虑进行保留脾脏的远端胰腺切除术，如局限性胰腺损伤或合并较轻的其他脏器损伤。对病情不稳定或合并多发性其他脏器损伤的病例，应尽量避免行保留脾脏的胰腺切除术。

（3）胰腺Ⅳ级损伤　胰腺Ⅳ级损伤累及胰头部主胰管。比较合理的处理方法是：缝合近端胰腺裂口，行远端胰腺与空肠 Roux-en-Y 吻合。La Raja 等提倡术中行 ERCP 检查以了解主胰管是否受到损伤。

（4）胰腺Ⅴ级损伤　对较轻的胰十二指肠合并损伤伴主胰管损伤，修补十二指肠的破损，严密缝合近端胰腺裂口和行远端胰腺、空肠 Roux-en-Y 吻合。对严重的胰腺损伤，应进行 Whipple 手术。该手术的指征是：①十二指肠和（或）胰头遭到广泛性破坏，已失去生机；②十二指肠和胰头复杂性损伤；③合并 Vater 壶腹损伤；④无法控制的胰头出血。严重的胰十二指肠合并损伤但无主胰管损伤的处理：①十二指肠憩室化手术，其方法是：缝合十二指肠裂口、阻断幽门、十二指肠造瘘、胃空肠吻合和胆总管 T 管引流；②幽门暂时缝合阻断术：包括经胃窦切口缝合幽门、暂时关闭胃幽门、胃空肠吻合以及修补十二指肠破损。

（杨玉龙）

主要参考文献

［1］王开阳，傅华群. 医源性胆管缺血性损伤. 国际外科学杂志，2009，36(2)：75－77

［2］王坚，周玉坤. 胆管损伤的微创诊治与思考. 国际外科学杂志，2008，35：222－224

［3］王坚，郝立校，蔡珍福，等. 应用循证医学理念处置小切口胆囊切除术中医源性胆管损伤. 肝胆胰外科杂志，2014，26：23－26

［4］王炳煌，张小文. 再谈预防和处理医源性胆管损伤的几点意见. 中华肝胆外科杂志，2008，14(9)：593－595

［5］王雪红，纪凤颖，马志文. CT 诊断外伤性胆囊破裂 1 例. 中国急救医学，2004，24(3)：194－197

［6］车剑，李永，杨志辉. 外伤性胆总管拔出一例. 中华外科杂志，2007，45：165－168

［7］叶奕兰，方宏洋，何闯，等. CT 诊断外伤性胆囊破裂一

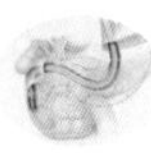

例. 中华临床医师杂志(电子版),2012,6(5):1369－1372

[8] 冯秋实,张宝善,魏九九. 疑难肝内结石的胆镜治疗. 中华肝胆外科杂志,2000,6(3):168－169

[9] 吕文平,黄志强,董家鸿. 腹腔镜胆囊切除术与医源性胆管损伤. 中华外科杂志,2008,46:463－466

[10] 刘允怡,迟天毅. 胰腺损伤的诊断和处理. 中国实用外科杂志,2002,22(1):24－26

[11] 刘永雄. 医源性胆管损伤的再手术. 腹部外科学,2003,16:136－137

[12] 刘永雄. 医源性胆管损伤临床防治的现实思考和相关问题. 临床外科杂志,2006,14:5－7

[13] 刘国礼. 我国腹腔镜外科的现状. 中华普通外科杂志,2001,16:562－564

[14] 杨玉龙,陈海龙,谭文翔,等. 胆道镜经银夹标记的胆肠通道治疗胆肠吻合术后胆管结石复发. 中国普外基础与临床杂志,2008,15(2):132－133

[15] 杨玉龙,谭文翔,冯众一,等. 胆肠吻合术后肝内胆管结石、狭窄的防治. 中华外科杂志,2006,44(23):1604－1606

[16] 吴德全. 医源性胆管损伤再手格相关问题. 国际消化病杂志,2006,26:67－69

[17] 张吉祥,陈训如. 腹腔镜胆囊切除胆管合并血管损伤. 中华肝胆外科杂志,2011,17:688－689

[18] 张光全,徐荣华,廖忠,等. 小切口胆中切除术 10 200 例并发症及预防. 中国普能外科杂志,2007,16:117－120

[19] 张好春,罗丁. 医源性胆管损伤的病理生理改变与手术时机. 中华肝胆外科杂志,2010,15:641－643

[20] 张启瑜. 胆管损伤的微创诊断与治疗的临床应用. 国际外科学杂志,2008,35:224－226

[21] 张诚,杨玉龙,林美举,等. 胆囊肝总管侧侧吻合术在肝胆管结石和嵌顿性胆囊管结石中的应用. 中国内镜杂志,2013,19(增刊):134－136

[22] 张诚,杨玉龙(通讯作者),林美举,等. 带侧孔 T 管在胆囊胆管吻合术中的应用. 中国内镜杂志,2012,18(增刊):90－92

[23] 陈一奇. 亚甲蓝在诊断外伤性胆管损伤中的应用. 中华创伤杂志,1993,9(4):246－247

[24] 陈积圣. 微创外科胆管损伤防治中应注意的几个问题. 国际外科学杂志,2009,36:217－220

[25] 金立,林擎天,候宝生,等. 损伤性肝外胆管狭窄的诊断和治疗. 肝胆胰外科杂志,2010,22:483－485

[26] 项本宏,吴鹏飞,张毅,等. 兔胆管电热损伤早期修复过程中组织病理学变化. 肝胆胰外科杂志,2012,24:136－139

[27] 赵志华,孟智渊,李炜,等. 胰腺损伤与胰腺复合伤的诊断与治疗. 肝胆胰外科杂志,2010,22(3):208－209

[28] 姜洪池,高位. 医源性胆管损伤的不可忽视性及其防治策略. 中华肝胆外科杂志,2005,11:152－154

[29] 耿智敏,向国安,韩庆,等. 良性胆管狭窄形成机制的实验研究. 中华肝胆外科杂志,2001,7(10):618－620

[30] 顾树南,李清潭. 胆道外科学. 兰州:甘肃科学技术出版社,1994. 463－470

[31] 顾树南. 医源性胆管狭窄的预防与处理. 肝胆外科杂志,1997,5:135－137

[32] 徐方,徐德征. 腹腔镜胆囊切除术胆管损伤的预防. 中华肝胆外科杂志,2006,12:214－215

[33] 高志清,王建锋. 纱布填塞压迫治疗严重肝外伤. 肝胆外科杂志,2013,35:149－150

[34] 高志清,付由池,刘正才. 医源性胆胰管结合部损伤的预防和处理. 肝胆胰外科杂志,2009,21:400－402

[35] 黄晓强,冯玉泉,黄志强腹腔镜胆囊切除术的并发症(附39 238 例分析). 中华外科杂志,1997,35:654－656

[36] 梁力建. 医源性胆管损伤的现状和展望. 中国实用外科杂志,2011,31(7):554－557

[37] 焦龙,胡海. 高频电刀对黏膜损伤的影响研究进展. 肝胆胰外科杂志,2016,28:169－171

[38] 雷海录,张康泰,陈勇,等. 单中心 18 726 例腹腔镜胆囊切除术并发症分析及预防理对策探讨. 中华肝胆外科杂志,2006,12:214－216

[39] 赛福丁,克力木,阿迪力,等. 外伤性胆道损伤的处理对策. 中华创伤杂志,2012,28(12):1105－1106

[40] 戴欣,耿小平. 缺血性胆管损伤的病因学研究进展. 中华普通外科杂志,2012,27(1):79－81

[41] Archer SB, Brown DW, Smith CD, et al. Bile duct injury during laparoscopic cholecystectomy: results of a national survey. ANN Surg, 2001,234:549－559

[42] Deziel DJ, Millikan KE, Economou, SG, et al. Complication of laparoscopic cholecystectomy: a national survey of 4 292 hospitals and an analysis of 77 604 cases. Am J Surg, 1993,165:9－11

[43] McPartland KJ, Pomposelli JJ. Iatrogenic biliary injuries: classification, identification, and management. Surg Clin North Am, 2008,88:1329－1343

[44] Sicklick JK, Camp MS, Lillemoe KD, et al. Surgical managementof bile duct injuries sustained durimg laparoscopic cholecystectomy: perioperative results in 200 patients. Ann Surg, 2005,241:793－795

[45] Vitale GC, Tran TC, Davis BR, et al. Endoscopic management of postcholecystectomy bile duct stricture. J Am Coll Surg, 2008,206:918－923

[46] Zuzzo G, Giuliante F, Giovannini, et al. Bile duct injury duriog laparoscopic cholecystectomy: resultsof an Italian national survey on 56 591 cholecystectomies. Arch Surg, 2005,140:986－992

21 先天性胰腺疾病

21.1 异位胰腺

异位胰腺(pancreatic heterotopia)又称为迷走胰腺(aberrant pancreas)或副胰腺，是正常胰腺解剖部位以外的孤立胰腺组织，与正常胰腺之间无任何解剖、血管关系，拥有独立的血液供应和神经支配。属于一种先天性畸形，可能发生在消化道或消化道外的很多部位。异位胰腺可以产生分泌各种胰酶和胰液；也可以发生急性、慢性胰腺炎，甚至囊肿、肿瘤等正常的胰腺可发生的任何病变。

【流行病学】临床上，异位胰腺病变比较罕见，通常误诊为其他疾病，需手术及术后病理学证实。其发生率国外资料为 1.52%～18.7%，国内为 0.29%～0.71%。尸体解剖时发现率为 2%～3%。一般剖腹探查时发现率为 0.2%。

任何年龄段的人群都可发生，常见为 30～60 岁，儿童少见。男女之比为 3∶1。

【发病机制】异位胰腺发生机制目前还不清楚，关于其发病的学说很多，归纳起来主要有以下几种。①迷路学说：即胚胎时期背侧和腹侧胰原基随着原肠上段旋转过程中，一个或数个原基保留在原肠壁内，随原肠纵形生长而将胰腺始基带走行成异位胰腺；②胚胎返祖学说：由于少数异位胰腺可发生在肺、纵隔或其他少见的远离部位，因而推论是人类在胚胎发育过程中，重演种系发生史；③细胞种植学说：脱落的胰腺原始细胞种植于各部位，继而出现的各部位的胰腺组织；④萎缩不全学说：在胰腺原基胚胎发育过程中，少数人的原基是左右成对发生的，左侧在发育过程中逐渐萎缩，如果不萎缩或萎缩不彻底，则形成异位胰腺；⑤胚胎转化学说：其他部位的内胚层较早期的原始细胞在发育过程中转化成为胰腺细胞，继续发育成为异位胰腺。

【解剖及病理特点】国外报道以胃、十二指肠和空肠、Meckel 憩室为多见，少见部位如肠系膜、肝脏、胆道、胆囊、脾脏、小肠憩室、食管、肺、纵隔、脐孔、肾上腺、直肠、盆腔等。十二指肠是异位胰腺最易好发部位，尤其是壶腹部周围区。

据国外统计，发生于十二指肠占 30%～31.8%，胃占 25%～31.46%，空肠占 15%～21.7%，回肠占 3%～9.36%，Meckel 憩室占 6%，其余发生在阑尾、胆囊、肝、脐部及纵隔之畸胎瘤内。

异位胰腺常单发，少数有 2～3 个，很少多发。大小形态不一，平均直径为 1～2 cm(0.1～5 cm)，国内有报道 11 cm×11 cm×6 cm 者。异位胰腺多呈淡黄色、淡红色或灰黄色，圆形或不规则形，可呈分叶状。质地一般较韧、硬，多分布于消化道的黏膜下层(60%～75%)，4%在浆膜下，有些甚至可深入至肌层(25%)，或累及全层。胰管多开口于胃肠道，若无开口，则有导管扩张或囊肿形成。异位胰腺无包膜，不能剥离，直径>5 cm 者有囊变或癌变的可能。异位胰腺可发生在许多部位，且具有正常胰腺的所有成分，包括组织学上的胰腺泡、胰管、胰岛，但缺乏主胰腺的解剖结构及血管的连续性。在病理学上分型方法较多，但各种分型方法大同小异，较具代表性的为 1909 年 Heinrich 的分型方法：Ⅰ型为具有完整结构的腺泡、导管和胰岛成分，Ⅱ型为仅有腺泡和导管的结构，Ⅲ型为只有导管的成分。

【临床表现】根据患者出现的临床症状大体上可分为异位胰腺自身病变引起症状和异位胰腺对邻近器官引起的症状两种。①异位胰腺自身病变：正常胰腺可发生的任何疾病在异位胰腺上均可发生，临床上出现相对应的症状及体征。临床上少数病例因局部形成肿块而就诊。这些病例多是发生在近体表的部位，如腹壁、精索等部位。②异位胰腺引起所在部位的病变：上消化道异位胰腺可出现非特异性胃肠症状，诸多症状与单纯性消化道对应部位的溃疡类似，如腹痛、反酸、嗳气、恶心、呕吐、呕血、黑便、食欲缺乏和消瘦，并发消化道炎症、溃疡、出血和梗阻，甚至癌变；肝胆系统及十二指肠位于十二指肠Vater壶腹部附近的异位胰腺阻塞胆总管而出现黄疸和发热。

【辅助检查与诊断】

(1) X线造影检查　对上消化道异位胰腺可疑的患者可行消化道造影检查，其征象为界限清楚的黏膜下，呈圆形或卵圆形充盈缺损，中央有一钡斑，似溃疡之壁龛，称为“脐样凹陷(concave like umbilicus)”或“颊窝”。与此钡斑相延续的细带状致密影，称为“导管征”。对位于幽门前区的充盈缺损，加压后出现脐样征，切线位有导管征可确诊为异位胰腺。对异位胰腺具有诊断意义。

(2) 多层螺旋CT(MSCT)检查　由于消化道的特殊形态及解剖学所限，较小的异位胰腺在没有导致并发症时往往被漏诊，对较大的异位胰腺或引起并发症时结合增强扫描多可发现病灶。其表现为肿块影：边缘清楚的圆形或卵圆形肿块，增强扫描后其强化程度、速度与正常胰腺类似，呈均匀或不均匀强化，肿块表面可见强化明显、完整的黏膜皱襞，该类表现占多数。发生于胃壁的异位胰腺可广基地与之相连，也可仅表现为胃壁的增厚，类似于平滑肌瘤改变，若显示中心“脐凹征”，则诊断异位胰腺具有特征性。

(3) CT仿真内镜(CT VE)检查　CT VE检查对体积较大的异位胰腺诊断价值较大，能显示病变内部的结构，提供相关病变的部位、大小，为异位胰腺的诊断提供较为准确的资料。

(4) 超声内镜检查　近年来，利用超声内镜检查诊断异位胰腺的报道逐渐增多。异位胰腺在超声内镜下表现多样，病变多是中等回声，也可以是混合回声，可发生于胃壁的任何一层或多层，但多发生于黏膜下层，如果能发现腺管结构则对诊断更有意义。

(5) 内镜检查　内镜检查除了可以看到异位胰腺及其造成的周围器官组织病变外，还可以取其导管流出液检验淀粉酶，其最大优势是可以进行病理活检确诊，甚至进行内镜下切除治疗。

【治疗】 对于偶然发现的异位胰腺如果不处理是否会出现症状还存有争议。对于无症状者，有部分学者建议切除以防止后续出现的并发症；但如果已有症状则多建议切除。在开腹手术中如若偶然发现则多倾向切除，以避免将来可能出现的并发症。但实际上，由于对肿块的定性困难，大多数患者多是在切除后才明确诊断为异位胰腺。

(1) 内镜下黏膜切除(endoscopic mucosal resection，EMR)　具有创伤小、恢复快，并发症少的特点，但仅对于超声内镜显示病变位于黏膜下层或浅肌层的病灶；若病变位于深肌层或甚至浆膜层，则可行腹腔镜辅助下的内镜切除或开放手术治疗。

(2) 手术切除　在开腹手术中，术中多行局部切除后送快速病理检查，可排除常见的胃肠道恶性肿瘤、良性肿瘤、神经瘤、淋巴瘤、其他转移灶；除非发生恶变，否则不应行扩大切除术，以避免增加手术并发症。近年来，随着腹腔镜技术的发展，对胃部的异位胰腺行腔镜治疗，取得了良好的效果。

21.2　环状胰腺

环状胰腺(annular pancreas)属先天性发育畸形，是胚胎时期腹面胰始基未能随同十二指肠向左旋转，以致部分胰腺组织绕着十二指肠降部发育成为环绕十二指肠的环状胰腺(图21-1)。同时此病常伴有其他部位的先天性畸形。该病首先由Tiedemann(1818)报道，1862年，Ecker经解剖病例明确其导管系统后正式命名为环状胰腺，并发现本病多伴有肠旋转不良等先天性畸形。1905年Vidal首先施行胃空肠吻合术治疗本病。

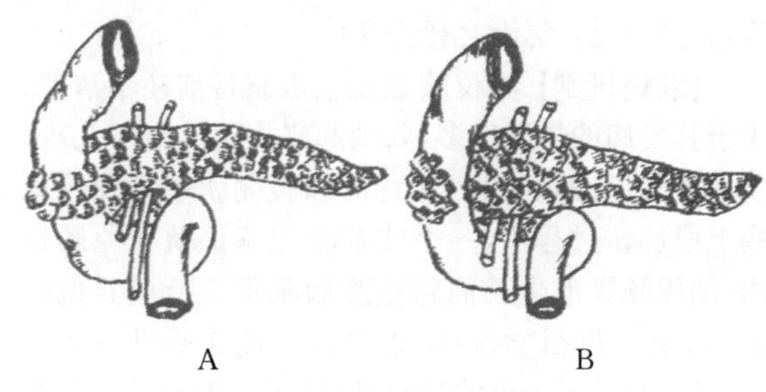

图21-1　环状胰腺

A-完全型：胰腺组织完全包绕十二指肠　B-不完全型：胰腺组织大部分包绕十二指肠(占肠管周径的⅔～⅘)

【发病率】 环状胰腺大多数在新生儿期发病。20世纪初欧美统计了300例。日本统计(1922～1990)为121例。2003年李盟统计国内(1955～

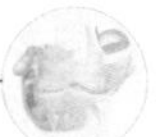

2000)18 岁以下患者共 33 例。文献报道其发病率约为 0.14%，占十二指肠梗阻患者的 10%～30%。

【病因】环状胰腺形成是由于胰腺发育受挫所致。病因学说有：①胰腺原基增生；②背侧、腹侧胰腺原基分裂并肥大；③由背侧原基形成；④由腹侧原基与十二指肠交织形成等。

【病理特点】60%～80%的环状胰腺位于十二指肠降部 Vater 乳头以上，胰腺组织包绕十二指肠紧密无间隙，外形呈后面宽厚、前面薄窄，不完全型环状胰腺占肠管周径的 2/3～4/5，并形成一间隔区。此区多位于十二指肠降部前壁或外侧壁。其胰腺组织与正常位置的胰腺组织外观无差异，组织结构相同，含有胰岛细胞、腺泡和导管系统。胰环部的十二指肠可变薄而失去正常的黏膜结构。

环状胰腺可有一个分泌管连接于胆总管或主胰管，其开口可分为 4 型：①环状部胰管进入主胰管。此型占多数，这也表明是腹侧胰突起发育异常所致。②环状部胰管独立开口于胆总管。和主胰管互不相通，这也说明腹侧胰突起的残余或右叶早期分离残余的结果。③环状部胰管和与胆总管在一起，共同开口于十二指肠乳头。在乳头没有主胰管，仅有副胰管，这说明环状胰腺是由于腹侧胰突起右叶的反转异常而形成的。④环状部胰管开口于副胰管。此似支持胚期胰头部异常增生的学说。

在胚胎时期即已存在的环状胰腺直到患者成年后才出现十二指肠梗阻症状，机制尚不清楚。可能是由于环状胰腺的炎症改变造成梗阻的逐渐发展所致，大多数环状胰腺并不造成完全的十二指肠梗阻，故早期无任何症状，但这种压迫必然影响被包绕部分的十二指肠蠕动和扩张。由于环状胰腺组织可穿过十二指肠与壁层组织交织在一起，再加之长期食物团块刺激导致局部血流受阻、缺血、水肿、纤维组织增生致管腔狭窄出现症状。

【分型】一般情况下，环状胰腺是与胰头相连续的正常胰腺组织，呈环状，将十二指肠降部完全或部分的包绕。前者称为完全型环状胰腺，后者称为不完全型环状胰腺。

【临床表现】症状出现的早晚取决于环状胰腺对十二指肠的压迫程度。十二指肠受压严重，症状出现早，症状重。成人环状胰腺的病程比较长，多在出现症状 5～6 年后才被确诊，这与多数病例在诊治过程中未注意到该病或医生对本病认识不足及并发症的影响有关。

环状胰腺依据临床症状出现的早晚分为：新生儿型、小儿型、成人型、无症状成人型 4 型。成人型环状胰腺的主要症状依据因有无下列病变而不同：①十二指肠狭窄或闭塞；②慢性十二指肠狭窄所致的胃十二指肠继发性病变；③环状胰腺的硬度和是否被完全环绕引起的病变；④压迫胆总管或合并其他畸形。成人型多以消化性溃疡、胆道疾病、胰腺炎、十二指肠梗阻等并发症而发病。主要表现为上腹部疼痛、腹胀、恶心、呕吐、黄疸、便血、食欲缺乏、体重减轻、腰背酸痛等。腹痛和呕吐的特点是夜间重，由平卧后环状部胰腺组织屈曲十二指肠造成完全梗阻所致。新生儿多表现完全性肠梗阻，呕吐呈持续性，呕吐物内多含有胆汁；如为壶腹部近端梗阻，则不含胆汁，为胃内容物或咖啡样物。体格检查可见上腹胀满，有时可见胃型和胃蠕动波。容易发生脱水、电解质紊乱和体重下降。儿童病例则多属慢性十二指肠梗阻，表现为间歇性呕吐，有食欲缺乏、营养不良。病程较长并发溃疡者，有呕血、便血。

【并发症】30%～70%的成人环状胰腺易并发十二指肠溃疡。环状胰腺压迫十二指肠使食物在胃内停滞，酸度过高，造成胃肠黏膜溃疡；伴有慢性胰腺炎时，由于环状胰腺纤维化而变硬，使十二指肠扩张受限，进一步阻碍与碱性十二指肠液中和而造成溃疡。20%～40%环状胰腺并发急性胰腺炎，12%合并慢性胰腺炎，由于胰管走行弯曲成角、缩窄，慢性胰腺炎的瘢痕纤维化，胆总管下端受压及十二指肠乳头炎症等使胰液引流障碍，造成胆汁、胰液逆流激活胰酶而发病。9%～13%环状胰腺并发胆结石、胆系感染，由于胰腺炎反复发作，十二指肠乳头部狭窄，胆汁引流不畅淤积，食物残渣逆流易继发胆系感染和形成结石。本病还易合并恶性肿瘤，约占 11%，常见的有十二指肠乳头部癌、胆囊癌、胰腺癌、胃癌等。

【辅助检查及诊断】

(1) 腹部平片检查　可见胃和十二指肠球部扩张、胀气的“双泡征”，即十二指肠第 1 段和胃各有一液平面。有的在球部、窦部、胃底部 3 处均可见液气面而称为“三气泡征”。但这只能说明十二指肠梗阻的程度，不能证实为环状胰腺，必须结合其他检查确诊。

(2) 低张十二指肠钡气 X 线造影检查　为目前最有价值的简便诊断方法。其特点是：①胃扩张，内有大量液体潴留；②十二指肠降部可见由外界压迫而形成的环状缺损阴影，但黏膜无紊乱和集中影像并有助于鉴别肿瘤；③近端十二指肠对称扩张，球部伸长;④从环状部向近端十二指肠的逆蠕动。本病应与十二指肠球后溃疡及发生于胰腺的良、恶性肿瘤相鉴别。球后溃疡一般在十二指肠外侧可见龛影,无龛影时狭窄部近端黏膜水肿,也提示该诊断,而良、恶性肿瘤可见黏膜破坏影像。应当强调,凡在典型狭窄附近发现异位的溃疡即应首先考虑本病。

(3) *ERCP 检查* 可见主胰管在胰头部从后外侧向右侧环绕十二指肠,并向左侧横向走行。体、尾部主胰管变短,降部狭窄被牵拉,乳头位置变异等影像。

(4) *磁共振胰胆管成像(MRCP)* 显示主胰管的走行围绕十二指肠降部形成环状,胰管和胆管汇合的共同管很短,而且在十二指肠壁内。

(5) *MRI 扫描* 显示 T1WI 加脂肪抑制像上见包绕十二指肠的环状胰腺组织呈高信号而周围组织和十二指肠为低信号区域。如行动态增强扫描更有助于环状胰腺诊断。

(6) *CT 扫描* 可见十二指肠内腔狭窄、壁肥厚和环绕十二指肠的胰腺组织,但因环状胰腺组织较薄,直接描绘环状胰腺较困难。可口服碘造影剂后再行 CT 扫描,有助于诊断。

(7) *B 超检查* 显示十二指肠降部肿块或肠管局限性环周壁增厚,与胰头紧密相连、界限不清,团块回声与胰腺相同。包绕处十二指肠降部受压变窄,胰头上方十二指肠及胃充盈扩张和胃肠逆蠕动有助于肿块与胰腺关系的显示,并易与胰头其他疾病相鉴别。

(8) *其他* 超声内镜可扫描出环状胰腺形态且无创伤,可作为可疑病例的筛选。血管造影可见来自胰十二指肠动脉的十二指肠支扩张和胃十二指肠动脉的畸形分支。十二指肠镜可见十二指肠降部远端外界压迫性狭窄。此处黏膜环状皱襞重叠、密集但无红肿。

【治疗】成人环状胰腺如无症状无需特殊治疗,但大多数情况因梗阻症状、消化性溃疡等并发症而手术。手术方法分为:①直接切除环状胰腺;②捷径(短路)手术;③胃切除 BillrothⅡ式吻合术。环状胰腺的病理特点是胰腺组织可穿透十二指肠壁与壁层组织交织在一起,已有梗阻程度的十二指肠壁肥厚,多数病例分离困难,即使切除环状胰腺、肠管也不会充分扩张,多需再手术。术后约 50%还易造成胰瘘、十二指肠瘘、胰腺炎及再狭窄梗阻等问题。说明直接单纯切除效果不佳,现已不常用。目前几乎均行捷径手术、胃空肠吻合术。但该术式有 2 个缺点:①术后易发生吻合口溃疡。为克服此缺点可先行胃大部切除,再行 BillrothⅡ式胃空肠吻合或行高选择迷走神经切断术,这也是成人环状胰腺最为理想的方法。②梗阻上部十二指肠引流不畅。为克服此缺点可同时行幽门括约肌切开。十二指肠空肠吻合术仍为目前小儿该病首选术式。吻合口应在十二指肠扩张的最低位。有胆道梗阻或恶性肿瘤时,应考虑加行空肠胆总管及 Roux-en-Y 形吻合术或 Whipple 手术。成人本病诊断明确采取手术治疗后一般预后良好,术后病死率为 5%~10%,合并其他畸形和恶性肿瘤的预后较差。小儿手术治疗预后相对较差,术后病死率为 50%。

21.3 胰腺囊状纤维化

胰腺囊状纤维化(cystic fibrosis of the pancreas, CF)是白种人群最常见的致命性隐性常染色体疾病,以慢性化脓性肺病和胰腺功能不全引起的消化不良为主要症状。70%的 CF 患者有编码囊性纤维化转膜转导调节蛋白基因的突变。有些 CF 患者可并发胰腺炎,但其流行病学、自然病史及与 CF 相关性胰腺炎的基因型尚不清楚。

【发病机制】本病病因不明,一般认为与染色体隐性遗传有关。患者汗腺内的电解质常有异常。汗腺组织形态学无异常改变,但汗液中氯和钠却明显升高。这种汗液内电解质升高主要由于氯和钠在汗腺管内再吸收障碍有关。电解质升高出现时间与本病病情无明显关系。胰腺囊状纤维化病常伴有胃肠道异常(表 21-1)。

表 21-1 CF 伴有胃肠道异常表现的发生率

胃肠道异常表现	发生率(%)
胰腺	
全部消化液缺乏	85~90
部分消化液缺乏或功能正常	15~20
胰腺炎	5~10
糖耐量异常	20~30
糖尿病	1~2
肠道	
胎粪性(Meconium)肠梗阻	10~15
直肠脱垂	20
远端肠梗阻综合征(与胎粪性肠梗阻相同)	10~15
肠套叠	2~5
积气性小肠炎	1~5

续 表

胃肠道异常表现	发生率(%)
黏膜功能损伤	15～50
肝脏	
脂肪肝	15～30
局灶性胆道纤维化	25
肝硬化伴有门脉高压	2～5
胆道	
胆囊异常,无功能性胆囊或小胆囊	45
胆石症	4～12
胆囊炎	15～30

1989 年,Riordan 等成功克隆和分离出 CF 的相关基因,获得了基因序列和对基因突变的分析。CF 相关基因位于染色体 7q 长臂上,被命名为 CF 跨膜转导调节因子(CFTR)基因Ⅲ。这一基因编码一种表达于外分泌上皮细胞胞膜顶部的蛋白。CFTR 主要作用于环磷酸腺苷(cAMP)依赖的,Cl^- 通道,同时还可能调节其他离子通道。CF 是由 CFTR 基因突变引起的。到目前为止已经发现了近 1 000 种 CFTR 突变基因。最常见的 CFTR 损害是 AF508 的基因突变,这是在外显子 10 上 3 bp 的缺失引起蛋白产物中 508 位点上苯丙氨酸的丢失。突变基因分为 5 种类型,CFTR 受损引起气道上皮跨膜离子转运紊乱,Cl^- 和伴随的水钠不能向管腔内分泌,从而导致分泌物黏稠,并损伤黏膜纤毛的清除功能。胃肠道和胰管是由与气道上皮转运特性相似的上皮细胞线性排列而成的,肠道上皮细胞将离子、营养物质和水转运穿过肠壁,当转运功能失调时,引起多种肠道表现,如胎粪性肠梗阻。同样,胰腺导管上皮也会出现类似变化,胰腺异常主要表现为导管细胞碳酸氢盐依赖的水分分泌减少,当 Cl^- 分泌缺陷时 Cl^-/HCO_3^- 交换被抑制。这样,在 CF 时胰腺分泌液中碳酸氢盐减少,pH 降低,浓缩的分泌液阻塞导管,引起导管扩张,随后引起腺泡细胞变性和继发的胰腺纤维化,导致脂肪、蛋白和淀粉的消化障碍。

【临床表现】CF 的临床症状多样(表 21-2),但常见有以下几种。

表 21-2　CF 的受累器官及临床表现

临床表现	
汗腺	汗液 Na^+、Cl^- 含量升高(>60 mmol/L)
消化系统	胰腺功能不全、胰酶缺乏、消化吸收不良、脂肪泻、胎粪性肠梗阻、直肠脱垂

续 表

临床表现	
肝胆系统	胆汁黏稠性黄疸、胆汁性肝硬化
呼吸系统	细支气管堵塞,肺通气功能减退、气喘、缺氧、支气管扩张、慢性阻塞性肺气肿
唾液腺	腺管堵塞、腺体纤维化、鼻旁窦炎
循环系统	心功能不全、血浆渗透压降低(血 $Na^+ <$ 120 mmol/L),易出现热衰竭、休克
生殖系统	男性或女性不孕不育
营养状态	营养不良、发育迟钝、脂溶性维生素缺乏、低蛋白血症、低脂血症、糖代谢紊乱

(1) 胰腺功能不全的症状和体征　胰腺的病理改变可能随着年龄而进展,一些起初为胰腺功能正常的患者可能会发展为胰腺功能不全。脂肪餐、饮酒、服用四环素或胆囊切除术后诱发的急性胰腺炎发作可能是这种进展的标志。胰腺外分泌功能不全导致蛋白、脂肪消化不良,并从腹泻中丢失。晚期严重的低蛋白血症可能会引起伴有贫血的明显水肿。脂肪吸收不良会导致腹胀和脂肪泻,同时出现体重减轻、消瘦、营养不良。持续性腹泻可能引起部分儿童出现直肠脱垂。

(2) 慢性胰腺炎　慢性胰腺炎是胰腺外分泌功能障碍最常见的表现,在成人中的发病率为 4.7/10 万。在欧洲和美国绝大多数患者发病与饮酒有关,表现症状多变,初始的症状是疼痛、体重减轻。随着疾病进展,间断性症状可能会发展为持续性症状。终末期出现胰腺萎缩,引起外分泌和内分泌功能障碍,主要症状为脂肪泻、严重体重减轻和糖尿病。

(3) 急性胰腺炎　急性胰腺炎在成人和儿童患者中均有发生,但儿童中发生比例较少,且病因与成人不同。

(4) 胎粪性肠梗阻(meconium ileus)　CF 患儿因胰腺腺体萎缩,腺体与小叶之间纤维组织明显增生,而胰岛细胞则无异常,但分泌则见减少,蛋白酶缺乏,致胎粪变得稠厚,常呈胶样物质而引发少见的胎粪性肠梗阻。在右下腹可触及条索状肿块。

(5) 胰腺囊状纤维化病变　还可累及多个外分泌腺体和器官:①呼吸系统受累的表现为反复的呼吸道感染、痰液黏稠,痰菌培养以铜绿假单胞菌、金黄色葡萄球菌等感染为主,病程后期患者出现以上叶为主的支气管扩张和呼吸衰竭;②消化系统受累的患者表现为新生儿营养不良、胰腺纤维化、胆汁性肝硬化；③泌尿系统受累，多数男性CF患者可伴先天性输精管缺如，因无精症而不育。

【辅助检查与诊断】CF的诊断主要依靠临床表现和实验室检查，其影像学表现缺乏特征性表现，但影像学检查可用作疾病程度和范围的评价。CT扫描表现大致可分为4型：①胰腺完全脂肪化，最常见。胰腺增大呈分叶状改变，密度与脂肪组织类似，内部可散在分布细微的分隔。②胰腺组织部分被脂肪替代，表现为胰腺局部或弥漫性萎缩，内部可见类似脂肪密度的病灶，偶见点状钙化灶。③胰腺仅表现为萎缩，内部没有脂肪组织替代。④胰腺囊肿样变，由于黏稠分泌液阻塞胰管，使之明显扩张。表现为胰腺轮廓缩小伴形态不规则，有大小不等的囊肿形成。胰腺实质密度增高，残存点状钙化散在分布。

【治疗】CF强调综合治疗，维持适当的营养状况，预防或积极治疗肺部和其他并发症，鼓励进行体育锻炼，提供适当的精神支持。针对胰腺功能不足，主要是使用胰酶类替代品。饮食上需要补充足够的热量和蛋白质，应超过全国食品和营养研究委员会推荐的通常饮食需要量的50%。同时补充双倍于推荐的日需要量的多种维生素，在炎热和大量出汗时注意补充盐，使用广谱抗生素的婴儿和有肝脏疾病及咯血的患者应补充维生素C。

21.4 胰腺分裂

胰腺分裂(pancreas divisum)是指一种胰管系统的解剖变异，一种先天性异常。首先由Obie于1903年报道。

胰腺分裂，最初是指在胰腺胚胎发育7周后，背侧胰腺和腹侧胰腺未正常融合的先天性畸形。现在的定义为胰腺背侧胰管腹侧胰管的不融合(经典分裂)，或部分融合(不完全性分裂)，也称胰腺分离、胰腺分隔等。Kamisawa(2004)报道胰腺分裂约占正常人群的5%～12%。欧美检出率高于亚洲，因为常把胰腺分裂患者出现反复发作的急性胰腺炎、慢性胰腺炎或胰性腹痛等症状称为胰腺分裂症。

在人胚胎第5～7周，前肠长出背芽(dorsal pancreatic anlage)和腹芽(ventral pancreatic anlage)形成了胰腺，由于十二指肠旋转的关系，腹芽顺时针旋转并和背芽融合，腹芽形成了钩突部和胰头下部，背芽则形成胰头的其余部分和体尾部。腹侧胰管和背侧胰管汇合在一起形成主胰管(Wirsung duct)，开口于Vater壶腹部。背侧胰管也常存在，开口于Vater壶腹上方2～3 cm处的十二指肠内，为副胰管即Santorini管。胚胎性胰管存在的结果，腹侧的Wirsung管引流钩突部和胰头下部，而其余部分则引流入Santorini管。如腹背侧胰管未能融合，其结果就成为胰腺分裂(图21-2)。

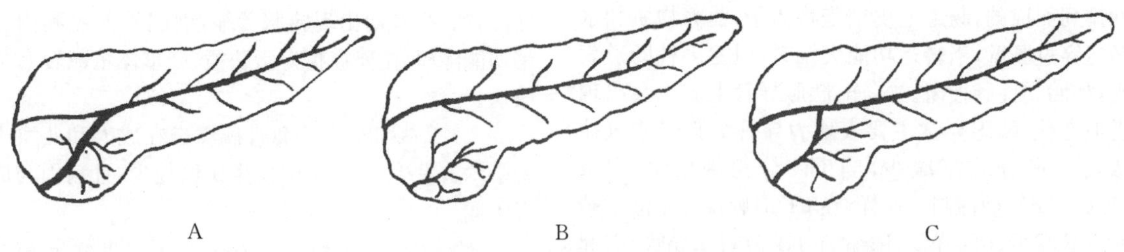

图21-2 胰腺分裂类型

A-背侧胰管与腹侧胰管未融合，背侧胰管直接汇入胆总管 B-背侧胰管与腹侧胰管之间无交通支 C-背侧胰管与腹侧胰管之间有交通支

Gregg发现胰腺分裂患者的胰液分泌量和背侧侧胰管大小之间不成比例。根据分别插管和收集胰液分泌量研究表明，胰管有功能性狭窄。Cooperman也指出，胰裂患者背侧胰管开口都有狭窄存在，似可以解释这类患者容易发生胰腺炎的原因。

人群中胰腺分裂发生率大概为10%。在胰腺分裂患者表现出诸如胰腺炎发作或者胰性腹痛等相关症状时，就称之为胰腺分裂症。

【流行病学】西方学者通过大量尸体解剖得出胰腺分裂的发生率为8%～12%，ERCP的检出率为5%～7%，MRCP的检出率为9.3%～10.8%。该变异无明显的种族特性，但在高加索人中更为普遍。男女比例大致为1∶1。发病年龄从7个月到98岁不等，平均诊断年龄为57岁。

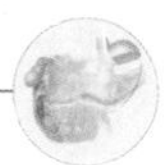

【病理生理学】大部分胰腺分裂患者是不会表现出临床症状的，少部分患者表现出的症状常常为胰腺炎发作及上腹部疼痛。通常胰腺分裂症是指在胰腺分裂解剖学基础上表现出相关的临床症状。最初，研究者发现特发性胰腺炎患者中出现胰腺分裂的概率是增高的。此外，在特发性胰腺炎患者中，通过胰管造影检查发现高达25.6%的患者存在胰腺分裂。这些观察性研究的结果促使着研究者们寻找一些更加直接的证据来证明胰腺分裂和胰腺炎的相关性。对于这种相关性的最初的一个解释是：胰腺分裂患者依靠背胰管引流大部分胰液，而背胰管内径较小，胰液的量又很大，这就造成了引流不畅，从而引起了阻塞。但是，这个理论与临床上绝大部分胰腺分裂患者都是无症状的这一事实相矛盾。现在最为大家所接受的看法是：胰腺分裂症患者存在着副乳头狭窄。从胰腺分裂合并胰腺炎患者外科手术标本的病理学变化中，研究者证实了这一理论。然而大部分胰腺分裂合并复发性胰腺炎患者并没有背胰管扩张，于是一些研究者又认为这种梗阻应当只是暂时的，梗阻可能和蛋白质间断性阻塞副乳头有关，在大部分时间里，背侧胰管—副乳头应该是引流通畅的。副乳头阻塞必然会引起胰管压力的变化。

Cotton(1983)根据胰腺分裂与胰腺炎的临床表现关系把胰腺分裂分为如下4组。

A组：解剖变异与胰腺炎无关。

B组：有胰腺炎和胰腺分裂而无其他致病因素。

C组：有滥饮酒精者。

D组：有胰腺分裂且有复发性腹痛者。

Cotton的分组说明胰腺分裂与胰腺炎的关系密切，而酒精又是引起胰腺炎的诱因。

Garg(2009)、Bertin(2012)等从基因水平分析指出，胰腺分裂本身不是导致胰腺炎的独立因素，而只是特发性胰腺炎相关胰腺分泌胰蛋白酶抑制剂基因(SPINK 1)、胰蛋白酶原基因(PRSS 1)，尤其是纤维化跨膜传导调节基因(CFTR)突变的一部分，是胰腺炎发生的综合性因素之一。

【临床表现】Sugawa(1987)对1 529例患者进行检查，发现41例(2.7%)有胰腺分裂，性别无明显差异。临床表现主要是有上腹部疼痛、黄疸、腹部包块。多数人的症状与胰腺炎相似(表21-3)。

表21-3　41例胰腺分裂的临床表现

临床表现	胰腺分裂/检查数	发生率(%)	性别		平均年龄
			男	女	
黄疸、肿块	21/565	3.7	10	11	61.1
不明原因的上腹部疼痛	6/361	1.7	2	4	42.2
酒精性胰腺炎	12/521	2.3	8	4	38.7
特发性胰腺炎	2/82	2.4	1	1	65
总计	41/1 529	2.7	21	20	48.5

胰腺分裂症及副乳头狭窄的症状常常在饮酒时诱发，进食油腻食物时加重，表现为不同程度的腹痛、胸痛并向背部放射。患者也可表现为一些非特异的症状，如恶心、呕吐、消瘦、腹泻及梗阻或非梗阻性黄疸。患者还可以表现出血清淀粉酶、脂肪酶、胆红素和白细胞计数升高，或合并有尿淀粉酶、尿肌酐升高。

【辅助检查与诊断】目前胰腺分裂的诊断主要依赖于影像学检查，如内镜逆行胰胆管造影(ERCP)、磁共振胰胆管造影(MRCP)、内镜超声检查(EUS)、薄层螺旋CT(三维重组)等。ERCP是胰腺分裂诊断的主要方法，也是主要的治疗手段。

(1) *内镜逆行胰胆管造影(ERCP)*　诊断胰腺分裂的标准为：①主乳头插管造影见腹侧胰管长度＜60 mm，直径＜3 mm，胰体尾胰管不显影；②通过副乳头插管才能使贯穿全胰腺的背侧胰管显影，不与主乳头细而短的胰管相连；③若腹侧胰管与背胰管之间存在细的交通支称为不完全胰腺分裂。

文献报道内镜检查胰腺分裂的检出率为0.8%～5.8%。

(2) *计算机断层扫描(CT)*　常用来分析慢性胰腺炎或慢性腹痛患者的胰腺大小、轮廓和局灶的病变。通过CT扫描显示胰管结构要比显示胰腺实质的结构困难得多。薄层螺旋CT运用三维重建技术可得到高质量的立体图像。其诊断标准为背、腹胰管未融合及背胰管直接与胆总管相连。

(3) *磁共振胰胆管造影术(MRCP)*　作为一种无创的检查手段，对于显示胰胆管及实质的形态异常有较高的准确性。胰腺分裂表现为背侧胰管和腹侧胰管同时显像,腹侧胰管呈一段短管腔,可与胆总管共同开口于十二指肠乳头,也可单独开口。Kushnir(2013)对 3 个中心通过 EUS、MRCP、多层 CT 对 45 例胰腺分裂患者的检出率进行比较,发现 EUS 的检出率最高为 86.7%,明显高于 MRCP(60%)及多层 CT 扫描(15.5%)。

近年来,研究者又提出,促胰液素增强的动态 MRCP(S-MRCP)可以清楚地显示胰腺分裂症患者未融合的背、腹胰管,从而明显提高胰管的显影质量,降低 MRCP 诊断的假阴性率,提高检出率。

促胰液素增强的超声检查也是一种无创的检查手段,可以得到连续的胰管超声图像,但是由于这个检查受到患者体形、肠内气体的影响的限制,并不能十分清晰地显示胰腺分裂的解剖学异常。

【治疗】目前普遍认可胰腺分裂的治疗原则为:①无症状的胰腺分裂无须特殊治疗,有轻微症状的可对症处理;②胰腺分裂伴急性胰腺炎时可禁食、禁水,同时应用抑酸、抑制胰腺分泌的药物等保守治疗;③近期反复发作的急性胰腺炎,内科保守治疗无效者可内镜治疗;④内镜治疗或复发,尤其是合并慢性胰腺炎者,建议外科手术治疗。

胰腺分裂症治疗主要有药物治疗、内镜下介入治疗和外科手术治疗。药物治疗主要为抗炎、制酸、抑制胰腺分泌及对症处理。由于不能解决胰管狭窄及胰液引流不畅,只能暂时缓解症状,效果不理想。内镜治疗主要方法是内镜下副乳头扩张术、副乳头括约肌切开术、副胰管支架置入术(endoscopic pancreatic stent, EPS)。通过扩大副乳头开口,解除梗阻,使胰液通畅引流,降低胰管内压力,从而解除腹痛等症状。Bhasin(2013)报道内镜治疗慢性胰腺炎的胰腺分裂患者 47 例,其中 45 例临床症状明显缓解。但是,目前对内镜治疗还存在很多异议。主要是:①通过 ERCP 副乳头扩张或联合切开术短期内效果明显,但易复发,最终还要通过外科干预;②EPS 作为内镜治疗的首选方法,其支架长期放置除会发生支架阻塞外,还可能导致胰腺形态改变,诸如胰管不规则、变窄,胰管周围组织纤维化、炎症及萎缩等。常需要更换支架,经济费用较高;③胰腺分裂有慢性胰腺炎者,胰管狭窄,若结石嵌顿较紧,则内镜括约肌切开取石有困难,仍需外科手术治疗。因此,内镜治疗的远期疗效是否优于外科手术尚需进一步观察。外科手术治疗的方法主要有:①经十二肠副乳头切开成形术;②副胰管空肠侧侧吻合术(Frey 手术);③胰腺部分或全部切除术。目前多数学者认为,胰腺分裂患者如伴有慢性胰腺炎肉眼可见有纤维化改变,则不宜行乳头切开成形术,而优选保留十二指肠的胰头切除术(duodenum-preserving pancreatic head resection, DPPHR)或保留幽门的胰十二指肠切除术(pylorus-preserving pancretic oduodenectomy, PPPD)。伴有慢性胰腺炎的胰腺分裂者,经内镜治疗术后仍有疼痛,宜行胰腺部分切除术。当前,腔镜外科迅猛发展,为胰腺分裂患者的微创治疗提供了更高、更好的平台,会使胰腺分裂的治疗更加完善,效果更好。

(刘宏斌　韩晓鹏)

主要参考文献

[1] 孙骥,郃升. 胰腺分裂症的诊断与治疗进展. 肝胆胰外科杂志,2014,26:173-175

[2] 杨成伟,廖专,李兆申. 胰腺分裂症研究进展. 临床消化病杂志,2006,18:313-315

[3] 李兆申,许国铭,孙振兴. 胰腺分裂症的 ERCP 诊断与治疗价值. 世界华人消化杂志,2000,8:246-248

[4] 李兆申,许国铭,孙振兴. 胰腺疾病内镜治疗与诊断学. 上海:第二军医大学出版社,2004. 269-275

[5] 李建国,林志川,卢燕辉. 新生儿环状胰腺 11 例诊治分析. 临床小儿外科杂志,2009,8:39-40

[6] 顾树南,李清潭. 胆道外科学. 兰州:甘肃科学技术出版社,1994. 481-490

[7] 钱礼. 腹部外科学. 第 2 版,上海:上海科学技术出版社,1987. 897-899

[8] 郭细军,王志强,莫崖冰. 先天性十二指肠梗阻的诊断与外科治疗. 临床小儿外科杂志,2004,3:214-216

[9] Aoun E, Muddana V, Papachriston GL, et al. SPINK 1 N34S is strongly associated with recurrent acute pancreatitis but is not a risk factor for the first or sentinel acute pancreatitis event. Am J Gastroenterol, 2010,105:446-451

[10] Bertin C, Pelletier AL, Vullierme MP, et al. pancreas divisum is not a cause of pancreatitis by itself but acts as a partner of genetic mutations. Am J Gastroenterol, 2012,107:311-317

[11] Bhasin DK, Rana SS, Sidhu RS, et al. Clinical presentation andoutcome of endoscopic therapy in patients with symptomatic chronic pancreatitis associated with pancreas divisum. JOP, 2013,14:50-56

[12] Britt LG. Pancreas divisum: is it a surgical disease? Ann Surg, 1983,197:654-655

[13] DiMaguo MJ, Dimaguo EP. Pancreas divisum does not cause pancreatitis, but associates with VFTR mutations.

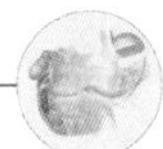

Am J Gastroenterol, 2012,107:318 - 320

[14] Garg PK, Khajuria R, Kahra M, et al. Association of SPINK 1 gene mutation and CFTR gene polymorphysms in patients with pancreas divisum presenting with idiopathic pancreatitis. J Clin Gastroenterol, 2009,43:848 - 852

[15] Glick PI. A simple technique for accessory papilla sphincteroplasty in pancreas divisum. SGO, 1987,165:543 - 545

[16] Ksmisawa T. Clinical significance of the minor duodenal papilla and accessory pancreatic duct. J Gastroenterol, 2004,39:605 - 615

[17] Kushnir VM, Wani SB, Fowler K, et al. Sensitivity of endoscopic ultrasound multidetector computedtomography, and magnetic resonance cholangiopancreatographyin the diagnosis of pancreas divisum: a tertiary center experience. Pancreas, 2013,42:436 - 441

[18] O'Connor KW. An improved technique for accessory papilla cannulation in pancreas divisum. Gastrointest Endosc, 1985,31:15 - 16

[19] Sugawa C. Pancreas divisum: is it a normal anatomic variant? Am J Surg, 1987,153:62 - 63

22 胰腺炎性疾病与胰腺结石

22.1 急性胰腺炎

急性胰腺炎(acute pancreatitis)是一种由于胰管阻塞、胰管内压突然增高、胰腺血流灌注不足、胰液外溢而引起胰腺组织的自我消化(autodigestion)疾病。因其与全身其他脏器的关系密切,且常可相互影响而使病情变得复杂。

急性胰腺炎是外科常见的急腹症之一,多数病情较轻,治疗效果较好。但有5%~15%的患者表现为暴发性病程,病情凶险,病死率可高达20%~60%。

1992年,在美国亚特兰大(Atlanta)召开的国际急性胰腺炎讨论会上提出了以临床为基础的急性胰腺炎分类法(a clinically based classification system for acute pancreatitis),为急性胰腺炎分级制订了一项全球性的和普遍适用的标准。

根据《亚特兰大急性胰腺炎分类》及《中国急性胰腺炎诊治指南》(2013,上海),急性胰腺炎分为3类,即轻度急性胰腺炎(mild acute pancreatitis, MAP)、中度急性胰腺炎(moderate severe acute pancreatitis, MSAP)和重度急性胰腺炎(severe acute pancreatitis, SAP)。但是随着对疾病研究的不断深入,一些"亚特兰大分类标准"存在不足和定义混淆。

为了更好地了解急性胰腺炎时器官衰竭及胰腺坏死的病理生理机制及其预后,同时也为了能更进一步改进胰腺炎的影像诊断方式。来自多个国家的胰腺病及影像学家参与了修订该共识的网络会议,并形成了一个最新共识。该共识报道于2013年1月发表在*GUT*杂志上[Gut, 2013, 62(1):102-111]。新的修订共识用最简单的临床和放射学标准为急性胰腺炎的分级提供了明确的定义。新的分级标准将急性胰腺炎分为两期:早期和晚期。早期一般是指时间<1周,有可能延长至第2周。晚期急性胰腺炎的特点是持续的系统性炎症反应或出现局部并发症,只出现在中度或重度急性胰腺炎中。

急性胰腺炎是指胰腺的急性炎症过程,并涉及各种局部组织或远处器官系统,其临床特点为起病急,伴有上腹部疼痛和不同程度的腹部体征,并常有呕吐、发热、心动过速、白细胞计数增高和血尿淀粉酶升高。病理学检查发现有镜下的间质水肿和脂肪坏死至肉眼可见的胰腺和胰周坏死和出血。

2015年版《中国急性胰腺炎MDT共识》(简称《共识》)将急性胰腺炎的分类标准进行了统一,分为轻症急性胰腺炎(mild acute pancreatitis, MAP)、中度重症急性胰腺炎(moderate severe acute pancreatitis, MSAP)和重症急性胰腺炎(severe acute pancreatitis, SAP)三大类。《共识》建议以是否有局部或全身并发症和是否有器官功能衰竭为区分要点。其中前者是MAP和MSAP的鉴别要点,后者是MSAP和SAP的鉴别要点(持续48 h)。

SAP的救治应充分体现多学科协作(multiple disciplinary teams, MDT)的理念。

(1) MAP　是最常见的急性胰腺炎,没有器官功能障碍、无局部或系统并发症,对治疗反应较好,一般在1周左右恢复。

(2) MSAP　具备急性胰腺炎的临床表现和生物学改变,伴有轻度器官功能障碍(<48 h),可出现局部并发症,对液体补充反应良好。Ranson评分<3,APACHE-Ⅱ评分<8分,CT分级为A、B、C级。

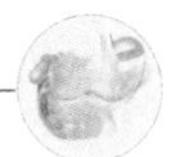

(3) SAP　是指具备急性胰腺炎的临床表现和生物学改变，伴有器官功能衰竭(>48 h)，有局部并发症(胰腺坏死、胰腺脓肿、假性囊肿)或系统并发症(胰性脑病)。Ranson 评分≥3，APACHE≥Ⅱ>8 分，CT 分级为 D、E 级。

传统的 SAP 分为 MSAP 和 SAP，两者主要区别在于脏器功能衰竭持续时间以 48 h 为界限。

【病因与发病机制】 急性胰腺炎的发病因素较多，其发病机制尚未完全阐明。在众多学说中，胰腺的"自身消化学说"一直是占主要地位的理论，近几年来，关于"炎症介质学说""肠道细菌易移位学说""细胞凋亡学说""胰腺腺泡内钙超载学说"等也受到了关注和重视。此外，高脂血症尤其是高三酰甘油血症与急性胰腺炎的关系也成为一个新的研究热点。急性胰腺炎的发生最终是局部和全身性炎症反应。这与炎性介质生成有关，细胞因子可以通过"扳机样作用"触发炎性介质的瀑布样级联反应，使得急性胰腺炎易于从局部病变迅速发展成全身炎症反应综合征(systemic inflammatory response syndrome，SIRS)和多器官功能衰竭(multiple organ failure，MOF)。

在临床上，常见的病因有以下几个方面。

(1) 胆道疾病　①Vater 壶腹部狭窄、结石嵌顿，蛔虫阻塞、炎症水肿和肿瘤等可引起胆道梗阻，致使胆道内压力增高，胆汁反流入胰腺。胆汁中的磷脂被胰液的磷脂酶 A 和脂酶分解为溶血磷脂，成为胆源性胰腺炎的介质；②胆总管炎症累及胰管，胰液引流不畅而向胰组织内反流；③感染胆汁中的细菌酰胺酶，可以激活胰酶，造成胰腺自身消化和急性炎症；④Oddi 括约肌功能不全，产生逆向蠕动，十二指肠液反流入胆管/胰管或胆管结石被推入胰管，引起急性胰腺炎。

(2) 酒精　过去认为酒精对胰腺主质细胞的毒性作用致使发生急性胰腺炎，但从目前的研究材料来看，又趋向于否定这种观点，现在较公认的观点是：①酒精能刺激 G 细胞分泌促胃液素(胃泌素)，从而使胃酸分泌增多，胃酸进入十二指肠后，刺激缩胆囊素和促胰液素，导致胰液胆汁分泌增多，Oddi 括约肌又可因促胰液素而松弛，十二指肠液反流入胰管，胰管内压力增高；②酒精进入十二指肠引起乳头水肿，多次酒精刺激能引起胰管上皮增生，胰管内压力增高；③饮酒者代谢旺盛，血脂增高，尤其是三酰甘油增高；④饮酒后胰液内蛋白质增高，易沉淀于导管内，发生胰腺导管内栓子，致使胰管阻塞；⑤饮酒后消化功能紊乱，呕吐时胃肠内压力增高，十二指肠液反流入胰管；⑥饮酒刺激胰液大量分泌，在患者胆道已有部分阻塞时，可使超量分泌的胰液排出障碍，导致胰小管和胰腺腺泡破裂，胰液外溢；⑦饮酒可使 Oddi 括约肌的紧张度增加，使胰液难以排出(图 22-1)。

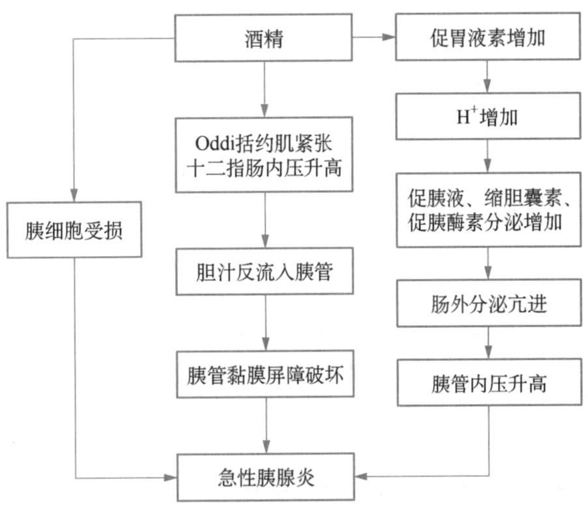

图 22-1　酒精诱发急性胰腺炎的机制

(3) 感染　感染是急性胰腺炎的重要因素。①细菌感染：伤寒杆菌、大肠埃希菌、溶血性链球菌，甚至脓毒症，均可导致胰腺炎。②病毒感染：腮腺炎患者常可伴有急性胰腺炎，柯萨奇病毒感染、传染性单核细胞增多症及病毒性肝炎，也可并发急性胰腺炎。肠道细菌移位是急性胰腺炎感染的主要原因之一，肠道黏膜屏障的破坏是细菌移位的前提。在正常情况下，肠道内有 500 多种常驻细菌，由于受到肠道黏膜屏障的阻止而难以移位。肠道细菌移位有 3 个条件：小肠细菌过度生长、肠道黏膜屏障破坏和免疫应答受损。肠黏膜缺血、缺氧、或缺血-再灌注损伤，则是介导肠道黏膜屏障损伤的重要机制。

(4) 休克　Donahue(1984)指出急性胰腺炎有严重出血坏死，从发病后第 1 个小时起胰血流量即有明显减低，患者可很快进入休克状态。Martin(1984)认为这种休克不能完全以胰周和腹腔内失液解释，而主要原因是血液循环和腹腔液中存在胰酶、血管舒缓素、缓激肽(bradykinin)组胺和其他毒性物质造成全身广泛的血管损伤所致。缓激肽是一种调节小血管口径的激素，它可使小血管扩张，血压下降，毛细血管通透性增加，体液渗出。大量的体液通过毛细血管壁渗入腹腔，蛋白质也随之丢失，结果造

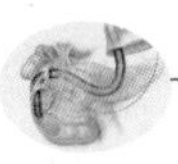

成血液浓缩，血小板和红细胞及白细胞聚集，纤维蛋白血栓形成，致使全身有效循环血量减少，组织灌注不足，细胞缺氧，血液静脉回流锐减和心输出量降低，再加上小血管扩张造成的血压下降，于是产生休克。

（5）损伤　胰腺损伤常见于下列几种情况：①上腹部手术时由于挤压、牵拉、触摸胰腺而使胰腺损伤，或因损伤有关血管而致使胰腺供血不足。②经内镜逆行胰胆管造影时，若插管不慎可损伤Vater壶腹部，甚至可直接损伤胰管。注射造影剂时若注射过多，压力过高，可使胰管内压过高而使胰小管或胰泡破裂。③胆道内结石迁移(migration)可致Vater壶腹或Oddi括约肌受损。④腹部开放性或闭合性损伤，可使胰腺损伤，甚至发生胰腺横断。

（6）血管因素　动物实验证明，用不同大小的微球注入胰十二指肠动脉内，阻断其供血，不可逆地阻塞终末小动脉，可复制犬出血坏死性胰腺炎。若注射较大颗粒的微球则通常阻塞较大血管，其近端血管可形成侧支循环，故仅造成胰腺水肿。血栓和动脉粥样硬化斑块可堵塞胰腺的微循环而发生胰腺炎。动脉粥样硬化，结节性动脉炎等血管性疾病，若累及胰腺血管，可引起胰腺组织缺血而发生胰腺炎。长期低血压、休克，胰腺血液灌注不足，胰腺缺氧、缺血，以及手术时损伤胰腺血管都可引起急性胰腺炎。急性胰腺炎初期胰腺缺血在胰腺坏死的形成中具有重要意义。实验证实，血管内血容量丢失引起全身循环衰竭时，多合并胰腺循环紊乱，可能的机制包括：化学物质引起血管收缩、直接损伤血管壁、血管内凝血和血管内膜通透性增加，结果导致胰腺水肿、血液浓缩及静脉回流障碍。这些局部的病变所引起的胰腺缺血，可使轻度的胰腺炎演变为实质坏死。Klar(1990)指出缺血是急性胰腺炎起病及恶化的因素。死于严重低血容量性休克的患者尸检时发现多伴有急性胰腺炎、胰腺坏死或脓肿，并伴有肾小管坏死，但无肾脏本身的病变。急性胰腺炎时常伴有微循环障碍。Klar发现胆源性胰腺炎形成后30 min，胰腺的微循环即受累，而3 h后仅见少量毛细血管能维持灌注。这说明胰腺中高能磷酸键的耗竭与营养血流障碍相平行以及胰腺缺血在急性出血坏死性胰腺炎发病机制中的重要性。血管收缩在胰腺炎的发病机制中也非常重要。猫胆源性胰腺炎模型证实，刺激垂体后叶以增加交感神经活性，可使轻度水肿型演变为出血坏死型胰腺炎。但若行节后交感神经干切断术则可阻止胰腺水肿恶化为坏死。胰腺血管的严重损害可引起出血、内皮细胞分离和血栓形成，血液浓缩和血管内凝血等均可引起胰腺缺血，从而可促使和加重胰腺的出血坏死。

（7）药物　能引起急性胰腺炎的药物达30余种。如噻嗪类、磺胺类、吲哚美辛（消炎痛）、四环素类、水杨酸制剂，激素、普鲁卡因胺、地高辛、免疫抑制剂、利福平、苯乙双胍(降糖灵)、口服避孕药、雌激素类、有机磷类杀虫剂等。Nakashima总结英国、日本、法国112例由药物引起的急性胰腺炎，其中51例为皮质激素，16例为利尿药，6例为雌激素，2例为硫唑嘌呤，3例为降糖灵引起。这些药物引起急性胰腺炎的机制尚不清楚，但与用药后直接损伤胰腺组织、胰液胰酶分泌亢进、胰腺管上皮细胞增生、腺泡扩张纤维性变、β细胞退变等有密切关系。例如，激素可引起胰液浓缩，胰导管上皮增生，间质组织发炎，脂肪坏死和高脂血症；雌激素可引起血清三酰甘油增高；阿片类和可待因等药物可引起Oddi括约肌痉挛；硫唑嘌呤可直接损害胰腺组织细胞并发生过敏反应。

（8）内分泌与代谢因素　①甲状旁腺功能亢进或其他原因所致的高钙血症，可激活胰酶；②10%的孕妇易并发胰腺炎；③激素的作用；④有两类脂代谢疾病的患者易患胰腺炎：一类是Fredetickson Ⅰ、Ⅳ、Ⅴ型高脂血症。此类患者有遗传性素质，易导致脂肪栓塞，局部缺血，毛细血管扩张，进一步释放胰酶而引起胰腺炎。Farmar认为三酰甘油>11.3 mmol/L(1 000 mg/dl)即可发生急性胰腺炎。另一类是高脂血症伴酒精性胰腺炎。Venu(1981)认为高脂血症引起急性胰腺炎的机制，可能是三酰甘油在胰腺主质细胞内被胰脂酶转化成有毒的自由脂肪酸所致。

（9）氧衍生自由基　氧衍生自由基(oxygen derived free radicals, ODFR)在正常情况下，当胰液进入十二指肠后，肠激酶原被激活为有生物活性的消化酶，对食物进行消化。任何原因促使胰酶原激活都是急性胰腺炎的始动因素。胰蛋白酶原激活肽(trypsinogen activation peptides, TAP)胰蛋白酶原氨基末端的一段短肽，在胰蛋白酶原激活后转变为活化的胰蛋白酶过程中被释放出来，并直接被释放进入腹腔和血液循环及尿液中。急性胰腺炎时常伴有血清细胞因子和胰蛋白酶原激活肽升高。

丝裂原活化蛋白激酶(mitogen activated protein kinase, MAPKs)家族是多种细胞信号传导的重要枢纽。其中p38MAPK通路的激活可促进白细胞介素-1β(interleukin-1β, IL-1β)、IL-6、肿瘤坏死因子-α(tumor necrosis factor-α, TNF-α)等多种促炎

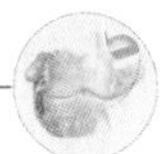

因子的表达和释放。补体瀑布样反应：Roxvall(1990)认为急性胰腺炎时蛋白酶由胰腺释放进入周围组织和血液循环之中，而胰蛋白酶及其他诸因素(各种异体物质、胰腺血流灌注不足、高热、机械创伤)都可引起组织改变，从而使补体系统激活，产生补体瀑布样反应(complement cascade)。在这个反应中，补体C3、C5被激活成为过敏毒素。另一方面，过敏毒素灭活因子(anaphylatoxin inactivator)可使C3a、C5a灭活形成C3a desArg和C5a desArg。C3a desArg无活性，而C5a desArg作为一种过敏毒素部分无活性，但能刺激中性粒细胞。同时，补体激活还产生终末补体复合物(terminal complement complexes, TCC)，也称膜损伤复合物。终末补体复合物按其激活部位不同而分为两种形式：一是csb9m，通常称为膜损伤复合物，这与补体溶解有关，且可在细胞膜上检测到这种复合物；另一种是SC5b9，存在于血浆中，为非溶解性。Hammerschmidt等认为补体激活可促发成人呼吸窘迫综合征而使病情变得夏杂和凶险。血浆中存在终末补体复合物说明补体瀑布的终末部分被激活，而且补体激活是完全的。实验和临床已证实血浆中过敏毒素持续增加与多器官功能衰竭的发生与发展有密切的关系。急性出血坏死性胰腺炎及多器官功能衰竭患者尤其是这样，更易发生脓毒血症。被激活的胰酶、弹力蛋白酶、磷脂酶A、脂肪酶、缓激肽等其本身进入胰腺间质组织后，对血管有损伤作用，使血管通透性增加，引起毛细血管内血液淤滞和血栓形成，导致胰小汁叶内出血和坏死。同时，被激活的胰酶还能在血液中破坏血细胞而生产氧化血红色(hemim)和血色原(hemochromogen)。这些物质又能加速胰腺的坏死。酶与坏死组织液还可经血液循环和(或)淋巴途径输送到全身，产生全身性脏器的损害，从而导致多器官功能衰竭。

Sanfey(1984)指出，所谓氧衍生的游离基系指过氧化物自由基(O_2^-)、过氧化氢(H_2O_2)和羟基(OH^-)等有高度活性的强氧化剂，是体内进行氧化代谢时产生的毒性副产物。正常情况下由内源性的细胞内自由基清除剂(free radical scavenger, FRS)，包括细胞内超氧化物歧化酶(superoxide dismutase, SOD)和过氧化氢酶(catalase, CAT)。但在一系列病理情况中，氧衍生自由基的产生可超过清除能力，从而破坏了细胞膜的稳定性使毛细血管渗透性增加。因此，胰的消化酶在细胞内活化，损伤并破坏了胰组织本身。同时，活化的胰酶也不断向全身释出，可引起休克、成人呼吸窘迫综合征、肾衰竭等急性胰腺炎的严重并发症。

(10) 免疫因素　Thal等在实验性感染后胰腺炎中提取出淀粉酶、脂酶、胰蛋白酶抗体，用以反复进行动物注射，结果产生了急性胰腺炎。胰腺有实质细胞坏死、萎缩，间质内细胞浸润。也有些学者认为急性胰腺炎也可发生于过敏反应。目前报道较多的是肾移植后并发的急性胰腺炎，其发生率达2%左右，这与免疫因素有一定关系。

(11) 精神因素　情绪激动可使胃肠道和Oddi括约肌的功能紊乱，肾上腺素分泌亢进。前者与自主神经失调有关；后者则可使胰腺血流减少而有一过性缺血，促使多巴胺分泌增高而使胰腺分泌亢进，有利于胰腺炎的发生。

(12) 十二指肠乳头旁憩室　该病1895年由Boyd首次报道。憩室通常在十二指肠第2部，偶见于第3部。有报道在50例十二指肠乳头旁憩室中，40%同时有其他解剖异常，如胆总管和环状胰腺。正常胚胎第7周十二指肠关闭，然后再管化，若再管化不完全，则引起十二指肠闭锁、狭窄或隔膜形成。十二指肠乳头旁憩室部分或全部附着在十二指肠周径，可能是由横膈气胀引起，也可能是双重再管化的残端。用此学说可解释新生儿很少发生此病。十二指肠乳头旁憩室常见于30～50岁的人，有腹痛和梗阻症状，也可伴有胃肠道出血。

(13) 胆汁淤积　在急性胰腺炎中，20%～40%的患者找不到明显的病因，对于这种急性胰腺炎，常称之为急性特发性胰腺炎(acute idiopathic pancreatitis)。Lee(1992)强调指出，胆汁淤积是急性特发性胰腺炎的一个不可忽视的原因——胆囊胆固醇沉着。以往胆固醇沉着和胰腺炎之间的关系未引起足够的重视。Paricio(1990)认为原因不明的复发胰腺炎患者很可能有胆囊胆固醇沉着。对可能急性胰腺炎再复发的病例，胆囊切除术是一种根本的治疗方法。

(14) 肿瘤　以急性胰腺炎为首发症状的胰腺癌在临床上并不少见，有文献报道5%～7%的胰腺癌患者最早表现为急性胰腺炎。姚玮艳(2012)报道上海瑞金医院对胰腺癌与胰腺炎的关系研究。最初表现为急性胰腺炎的胰腺癌与患者的年龄相关，年龄＜40岁、40～60岁和＞60岁胰腺癌患者的急性胰腺炎发生率分别为3%、21%和25%。从最初发生急性胰腺炎到确诊为胰腺癌的时间约为34周，且90%以上发生急性胰腺炎的胰腺癌患者表现为轻度急性胰腺炎，故极易忽视。根据胰腺癌引起急性胰腺炎的临床特点及上海瑞金医院多年的临床经验，对已发生急性胰腺炎而又疑有胰腺癌可能的患者，推荐如图 22－2 所示的诊断流程，旨在警惕急性胰腺炎背后的“癌王”。

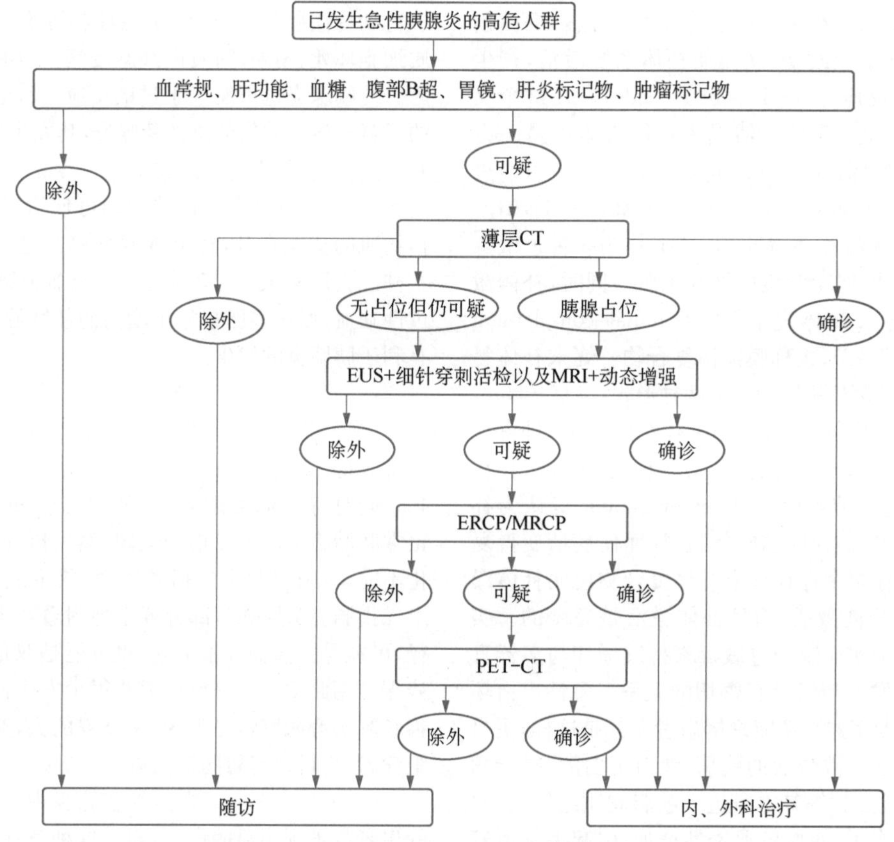

图 22－2　上海瑞金医院警惕胰腺癌的诊断流程(2012)

急性胰腺炎的发病因素较多，但就一般而言，胰腺分泌增多，胰液引流不畅，胰酶被激活而发生自我消化。在正常情况下，由于胰管内压力大于胆道内压力，故胆液不会逆流入胰管。另一方面，胰腺导管的上皮细胞能分泌含高浓度 HCO_3^- 的碱性液体和黏多糖。前者能抑制胰蛋白酶的活性，而后者则可起黏膜屏障的作用。胰液内的胰蛋白酶原、糜蛋白酶原、磷脂酶 A、弹力蛋白酶原、羟基肽酶、激肽酶原等原是无活性的酶原，一旦被激活，就可发生自我消化。胰蛋白酶原被激活成胰蛋白酶时，就可使胰腺自我消化损伤、充血、水肿，胰蛋白酶再激活其他酶原，使胰腺自我消化加重。其中较重要的是磷脂酶 A，被激活后能将胆汁内的磷脂和脑磷脂转变为有细胞毒性的溶血磷脂和溶血脑磷脂。溶血磷脂能使细胞膜磷脂层破坏，造成细胞坏死、红细胞溶血。所以，它不仅使胰腺本身受损害，而且可导致全身脏器损害。弹力蛋白酶原被激活为弹力蛋白酶，能使血管壁弹力纤维溶解，发生胰血管坏死、破裂出血。因此，弹力蛋白酶在急性出血坏死性胰腺炎中尤为重要。激肽酶原被激活成激肽酶，能将血中激肽原分解成具有血管活性的激肽，胰蛋白酶将激肽原又分解为缓激肽。缓激肽可使组胺释放，一方面激肽使全身性应激状态发生紊乱；另一方面可发生强烈的血管扩张，使血管的通透性增加而导致急性胰腺炎。

【病理改变】 过去将急性胰腺炎分为水肿型、坏死型和出血型 3 型。也有学者把出血坏死型又分为一般型(轻型)、死亡型(重型)和猝死型(极重型)。近年来，将坏死型和出血型合并为出血坏死型。按病变不同性质，本病可分为急性水肿型胰腺炎及急性出血坏死型胰腺炎两型。急性水肿型可发展为急性出血坏死型，但最重者可不经水肿阶段，在发病开始即发生出血及坏死。

(1) 急性水肿型　也称间质型。此型较多见，主要的病变为水肿，占 90％以上。病变可累及部分或

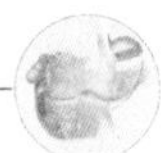

整个胰腺，以尾部为多见。胰腺肿大变硬，胰腺实质呈灰白色。剖面可看到血管明显充血，但无出血和脓液。在显微镜下见到小叶间质、腺泡发生充血、水肿、炎性细胞浸润。这种炎性水肿一般在 7～10 d 消失，不留任何纤维病变。可发生轻微的局部脂肪坏死。少数患者可发展至出血坏死型或化脓性胰腺炎，有的可不经水肿阶段，在发病开始即发生出血及坏死。

(2) 急性出血坏死型　主要是由于胰管突然梗阻和内压急剧升高，胰液外溢，胰酶被激活，发生胰腺的自我消化，来势凶猛。此型少见。胰腺肿大变硬，腺泡及脂肪组织坏死及血管坏死出血是本型的主要特点。肉眼可见胰腺内有灰白色或黄色斑块的脂肪组织坏死病变。胰腺和邻近的脂肪组织一并坏死和边界不清，呈暗红色并有大量出血。在胰脏表面及其切面上可见到灰白色结节样脂肪坏死。一般在坏死早期呈灰黄色，质坚韧，不易分离，当出血坏死进一步发展，常呈紫黑色，继而液化、感染和化脓。

组织学检查见胰腺坏死病变呈间隔性小叶周围分布，坏死灶外周有炎性细胞包绕。腺泡细胞和小胰管浑浊不清，小血管破裂，出血现脂肪酸晶体和巨细胞。脂肪坏死不仅在胰腺发生，也可在网膜、系膜和腹膜下的脂肪组织出现。并常见静脉炎、淋巴管炎和血栓形成。此外，尚可有胰腺脓肿、假性囊肿等。

严重者还可在胸膜和心包上出现。此外，还有大量血液渗入腹腔和腹壁内，在临床上有所谓 Gullen 征(脐周围皮下淤血)和 Turner 征(胁腹部皮下淤血)。

过去在分型中有化脓型，这种胰腺炎实际上是在急性坏死和出血的病理基础上，由于迅速严重的细菌感染所致。在胰腺组织有多发性脓肿和在胰周围脓液局限而发生的脓肿。这种病变不是在发病后立即出现，而要在 3～7 d 后出现。按病变不同性质，本病可分为急性水肿型胰腺炎及急性出血坏死型胰腺炎两型。急性水肿型可发展为急性出血坏死型，但最重者可不经水肿阶段，在发病开始即发生出血及坏死。

【临床表现】 由于本病常累及全身的脏器，故也可出现各脏器的病征。

(1) 腹痛　腹痛是急性胰腺炎的主要症状。除水肿型外，其他型的急生胰腺炎都非常剧烈。典型者常突然感到脐上腹部疼痛，持续性并有阵发加重。疼痛呈刀割样，颇似向后方钻入，致使患者前倾弯腰和辗转不安，重者可发生休克。疼痛的部位极为典型。胰头部炎症者疼痛部位在脐平线的右上腹，胰体部炎症在脐上中腹部、胰尾部炎症在脐平线的左上腹。随着炎症的扩散，腹膜后渗出增多，疼痛可呈束带状向左侧或两侧腰背部放射。若渗液扩散至腹腔，则也可出现全腹疼痛。但腹痛部位仍以沿脐平线上为最重要。急性胰腺炎所致的腹痛，是由于胰腺水肿和炎症，胰包膜伸展牵拉，张力增大；胰腺肿胀刺激腹腔神经丛；血液、炎性渗出及胰腺分泌液外溢至腹膜后，引起腹腔水肿、出血；化学性腹膜炎；胰胆管痉挛；胰管梗阻及胰管内高压等原因所致。

(2) 恶心和呕吐　恶心和呕吐是急性胰腺炎的早期症状，几乎在腹痛的同时都有恶心和呕吐。在疼痛的初期呕吐常为喷射状，且较频繁，呕出物常为食物。以后由于胃壁受炎症的影响，逐渐麻痹。呕吐时仅使胃液缓缓呕出。有时常带胆汁。呕吐后腹痛一般无明显缓解。酒精性胰腺炎者，由于长期饮酒，多伴有慢性胃炎，恶心和呕吐常在腹痛之前出现，但胆石性胰腺炎者则相反，恶心和呕吐常在腹痛之后出现。

(3) 黄疸　一般较轻。但若由于 Vater 壶腹部结石嵌顿、蛔虫阻塞、Oddi 括约肌因受炎症刺激而发生痉挛，则均可发生黄疸。若胰头部炎症水肿，也可压迫胆总管而引起黄疸。

(4) 腹胀　腹胀是急性胰腺炎的常见症状，有时腹胀是肠梗阻的表现之一，故应予重视。急性胰腺炎时脂肪坏死的炎性反应扩散到腹腔神经丛，以及肠系膜根部的出血都可引起腹胀。炎症和缺血又是引起肠梗阻的原因，这种肠梗阻，多系麻痹性肠梗阻。若因肿大之胰腺及其渗出液体损伤和压迫胰腺周围器官，而引起十二指肠或横结肠发生肠梗阻，即所谓哨兵襻征与结肠截断征。腹胀之程度与胰腺炎的病变程度有一定关系。一般轻者腹胀可持续 2～3 d，中等度持续 7 d 左右，重者可持续 7 d 以上。腹胀可随急性胰腺炎的好转而缓解，反之则可加重。

(5) 消化道出血　约见于 5.2%的病例。由于剧烈呕吐，急性胃黏膜病变或原来有溃疡病，或胰液渗漏腐蚀胃肠黏膜，或累及胆道引起胆道出血，或假性囊肿、胰腺脓肿向周围器官压迫，侵蚀招致缺血或坏死、脓肿、囊壁穿破、囊液、脓液，血液进入腹腔、胃肠道、门静脉引起出血。也可以由于出血坏死性胰腺炎的胰腺坏死病变蔓延至胃部、十二指肠或结肠造成瘘管，并致上消化道或下消化道出血。

（6）发热　发热是中度、重度急性胰腺炎的常见症状之一，且随并发症的出现而加重，一般为 38～40℃。常提示有急性胰周液体积聚（acute peripancreatic fluid collection）、急性坏死物积聚（acute necrotic collection）、包裹性坏死（walled-off necrosis）、胰腺脓肿（pancreatic infected necrosis），或是已行引流手术而引流不畅所致。同时还要注意有无肺部的感染。

【诊断】 急性胰腺炎常有上腹部剧烈疼痛，呈刀割样，伴恶心和呕吐；腹部压痛和腹肌紧张：多数患者腹部压痛，以上腹部为主。但当胰液外溢累及腹膜及肠系膜引起出血和渗血时，常导致局限性或弥漫性腹膜炎。这时就有局限性压痛或全腹压痛，并有腹肌紧张和反跳痛。由于腹腔内神经丛炎原因出现腹肌紧张，严重时呈板状腹，称为假性 Ogilvie 综合征。

在临床实践中急性胰腺炎或重度急性胰腺炎等诊断名称难以完全反映患者的实际完整病情，全面客观的临床诊断应考虑到急性胰腺炎的诊断、基础疾病的诊断及对器官功能的评估 3 个方面。日本急性胰腺炎诊断流程如图 22－3 所示。

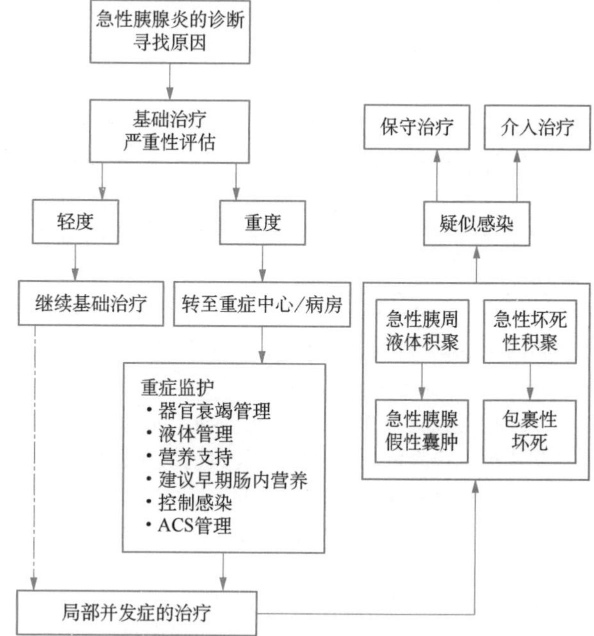

图 22－3　急性胰腺炎的管理流程（日本《胰腺炎强化治疗指南，2015》）

＊不建议早期进行介入治疗（最好发病时间＞4 周）

（1）诊断标准　根据《中国急性胰腺炎诊治指南》（2013，上海），急性胰腺炎的诊断及分级如下。急性胰腺炎（AP）的诊断标准：临床上符合以下 3 项特征中的 2 项，即可诊断急性胰腺炎。①与急性胰腺炎符合的腹痛（急性、突发、持续、剧烈的上腹部疼痛），常向背部放射；②血清淀粉酶和（或）脂肪酶活性至少 3 倍于正常值上限值；③增强 CT/MRI 或腹部超声检查呈急性胰腺炎影像学改变。

（2）分级诊断

1）轻度急性胰腺炎（MAP）。符合急性胰腺炎诊断标准，满足以下情况之一：无脏器衰竭、无局部或全身并发症，Ranson 评分＜3 分，急性生理功能和慢性健康状况评分系统（acute physiology and chronic health evaluation，APACHE）Ⅱ评分＜8 分，急性胰腺炎严重程度床边指数（bedside index for severity in AP，BISAP）评分＜4 分。

2）中度急性胰腺炎（MSAP）。为符合 AP 诊断标准，急性期满足下列情况之一：Ranson 评分≥3 分，APACHE Ⅱ评分≥8 分，BISAP 评分≥3 分，MCTSI 评分≥4 分，可有一过性（＜48 h）的器官功能障碍，恢复期出现需要干预的假性囊肿、胰瘘或胰周脓肿等。

3）重度急性胰腺炎（SAP）：为符合 AP 诊断标准，伴有持续性（＞48 h）器官功能障碍（单器官或多器官），改良 Marshall 评分≥2 分（表 22－1）。

表 22－1　改良 Marshall 评分

	评分				
	0	1	2	3	4
呼吸（PaO_2/FiO_2）	＞400	301～400	201～300	101～200	＜100
循环（收缩压 mmHg）	＞90，补液后可纠正	＜90，补液后不可纠正	＜90	＜90，pH＜7.3	＜90，pH＜7.2
肾脏（肌酐 μmol/L）	＜134	134～169	170～310	311～439	＞439

PaO_2 为动脉血氧分压；FiO_2 为吸入氧浓度，按照空气（21%），纯氧 2 L/min（25%），纯氧 4 L/min（30%），纯氧 6～8 L/min（40%），纯氧 9～10 L/min（50%）。换算：1 mmHg＝0.133 kPa

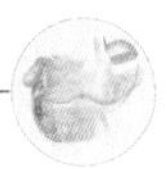

临床上完整的急性胰腺炎诊断应包括疾病诊断、病因诊断、分级诊断和并发症诊断。例如，急性胰腺炎［胆源性、重度、急性呼吸窘迫综合征(ARDS)］。在临床上应注意一部分患者有从轻度急性胰腺炎转化为重度急性胰腺炎的可能。因此，必须对病情作动态的观察，除 Ranson 评分、APACHE Ⅱ评分外，其他有价值的判别指标如体重指数(BMI)＞28 kg/m^2，胸膜渗出，尤其是双侧胸腔积液，72 h 后 C 反应蛋白(CRP)＞150 mg/L，并持续增高等，均为临床上有价值的严重评估指标。

判断急性胰腺炎严重程度的评分标准较多，可根据临床需要选用。Ranson 评分因陈旧且需动态观察而不适用，APACHE Ⅱ评分虽然可靠但计算复杂。相比之下，BISAP 评分和改良 CT 评分(MSCTI)包含指标少，且易判断。多学科诊疗组(multiple disciplinary teams，MDT)共识推荐用于临床判断急性胰腺炎严重程度。

BISAP 评分有 5 项：①BUM＞25 mg/dl(9 mmol/L)；② 神志异常；③SIRS(T＜36℃ 或＞38℃；RR＞20 次/分钟或 PCO_2＜32 mmHg；P＞90 次/分钟；WBC＜4×10^9 或＞12×10^9/L，或幼稚中性粒细胞＞10%。至少符合其中 2 项可确定为 SIRS)；④年龄＞60 岁；⑤胸腔积液。

每项符合者为 1 分，不符合为 0 分，总分＞3 分考虑为 MSAP 或 SAP 改良 CTSI 有 3 项：①胰腺形态正常为 0 分，胰腺和(或)胰周炎性改变为 2 分，单个或多个积液区或者胰周脂肪坏死为 4 分；②无胰腺坏死为 0 分，坏融会贯通范围≤30%为 2 分，＞30%为 4 分；③无胰腺外并发症为 0 分，并发胸腔积液、腹水、胃流出道梗阻，假性囊肿出血，脾静脉或门静脉血栓形成等职为 2 分。

总分≥4 分，考虑 NASP 或 SAP。

器官衰竭的 Marshall 评分用于诊断 SAP。

【实验室检查】

(1) 水、电解质测定　急性胰腺炎常有低血容量性休克，感染又加重了水、电解质代谢与酸碱平衡失调。因此，在补液前应先测定血红蛋白和血细胞比容、二氧化碳结合力、非蛋白氮以及钠、钾、氯、钙等电解质。

(2) 血糖测定　急性胰腺炎发作时可有短期的血糖增高，可持续数小时至数天。血糖增高的程度与胰岛受累的范围和程度有关。血钙在出血坏死型胰腺炎发生后 2～5 d 开始下降，如在 1.75 mmol/L (7 mg/dl)以下，说明病情重笃。水肿型胰腺炎一般很少出现血钙下降。尿常规检查时应注意有无尿糖及酮体。若肾功能受损时则可出现蛋白、红细胞和管型。

(3) 淀粉酶浓度测定　①血清淀粉酶测定：任何病因引起胰腺实质性组织的严重破坏或胰管梗阻，都能使血清淀粉酶值升高。血清淀粉酶一般用 Somogyi 法测定，正常最高值为 150 U。在急性胰腺炎发生 1～2 h 后即开始增高，24 h 后达最高峰，持续 72～96 h。超过 500 Somogyi U 即可诊断。早期的胰头癌或有严重的肝实质性组织破坏时，血清淀粉酶也有增高。但必须注意非胰腺疾病的急腹症，如急性胆囊炎、急性胆管炎、肠梗阻、消化性溃疡穿孔、尿毒症等，其血清淀粉酶均可增高(表 22-2)。这可能是由于肾上腺皮质的效应所引起。非胰腺疾病的急腹症的血清淀粉酶值平均在 200～300 Somogyi U，难以超过 500 Somogyi U。急性胰腺炎则不同，常为 500 Somogyi U 或者更高。②尿淀粉酶浓度测定：淀粉酶能在尿液中排出，但在正常人尿内只有少量淀粉酶(35～260 Somogyi U)。淀粉酶在尿液中出现的时间较血清迟 12～24 h，但持续时间在 24～96 h。

表 22-2　可引起血清淀粉酶升高的非胰腺疾病的急腹症鉴别

	类似点	鉴别要点	应急检查	参考
胆结石	腹痛、背部痛、发热、黄疸、血淀粉酶升高	1. 多为右上腹痛，左腹痛少见 2. 疼痛在呕吐后有所缓解 3. 应用解痉止痛药常能奏效 4. 有畏寒、发热 5. 血淀粉酶仅轻度升高	B超检查可见胆石光团伴声影	若有左腹疼痛则应疑有胆石性胰腺炎
溃疡穿孔	腹痛、背部痛、血淀粉酶升高	1. 肝浊音界消失 2. 腹肌紧张，压痛明显 3. 常有便血 4. 发热，白细胞计数明显增高 5. 血淀粉酶轻度升高	腹部站立位透视可见有游离气体	早期急性胰腺炎很少有出血，但出血坏死性胰腺炎可并发上消化道出血

续 表

	类似点	鉴别要点	应急检查	参考
肠梗阻	腹痛、恶心、呕吐、血淀粉酶升高	1. 腹痛多为绞痛，并伴有腹胀 2. 呕吐物常带粪臭 3. 排便、排气停止，有时可扪及肿块 4. 既往有腹部手术史 5. 血淀粉酶仅轻度升高	腹部平片可见多个液平面或有持续币变单独突出张大的肠襻	
宫外孕破裂	腹痛、恶心、呕吐、血淀粉酶升高	1. 下腹部疼痛 2. 明显贫血 3. 停经、阴道流血 4. 血淀粉酶仅轻度升高	后穹窿穿刺可有不凝固的血液	
糖尿病性酮症酸中毒	腹痛、恶心、呕吐、腹泻、血淀粉酶升高，淀粉酶肌酐清除率升高	1. 糖尿病治疗中 2. 呈重度脱水状态 3. 意识模糊 4. 出现 Kussmaul 呼吸，呼气有丙酮臭 5. 血淀粉酶可有升高 6. 腹膜刺激症状明显	血糖：明显升高；血酮：升高；酮尿：阳性；pH：失代偿期下降	

③腹腔液淀粉酶浓度测定：这是较可靠的测定方法，因为腹腔液的淀粉酶含量往往高于血清淀粉酶，并且持续的时间也比血清淀粉酶长 2～4 d。如果腹腔穿刺液淀粉酶含量超过 500 Somogyi U，即应结合临床病症考虑急性胰腺炎。出血坏死型胰腺炎的患者其腹腔液的淀粉酶含量将更高，可达 1 000～2 000 Somogyi U。但是在水肿型胰腺炎，腹腔液淀粉酶值一般不超过 500 Somogyi U。正常的或其他疾病的腹腔液淀粉酶值均在 100 Somogyi U 以下。

(4) *脂肪酶浓度测定* ①血清脂肪酶浓度测定：在急性胰腺炎发作时，测定血清脂肪酶比测定血清淀粉酶更具有特异性和敏感性。并有两个优点：在急性胰腺炎发病后，血清脂肪酶值即迅速上升；持续时间较长，一般为 7～8 d，有的可达 2 周。正常人血清脂肪酶值为 0.5～1.0 Comfort U。Hemingqay (1988)报道用免疫法测定脂肪酶诊断急性胰腺炎的确诊率较淀粉酶的确诊率为高，特别是对发病后期就诊的患者更有诊断价值。

(5) *C 反应蛋白测定* C 反应蛋白(C reactive protein, CRP)是指由肝细胞合成的一种急性反应蛋白，正常人血清中仅含微量。在感染、损伤或发炎的刺激下，只要数小时血清 CRP 就会急剧升高，并于 24 h 达到高峰。

随着病情的好转又会迅速下降，恢复正常。CRP 与急性胰腺炎的关系呈正相关，胰腺病变越重，则 CRP 则越高；反之亦然。急性胰腺炎发病 72 h 后，CRP>150 mg/L，则提示胰腺组织坏死。若同时有 IL-6 升高，常表示病情严重，预后不良。

【影像学检查】

(1) *超声检查* 在发病初期 24～48 h 行超声检查，可以初步判断胰腺组织形态学变化，同时有助于判断有无胆道疾病及邻近脏器疾病。

(2) *CT/MRI 检查* 发病 1 周左右的增强 CT 扫描诊断价值较高，可区分液体积聚和坏死的范围。在重度急性胰腺炎的患者中，应强调每周 1 次 CT 检查，密切注意胰腺的动态变化。

根据急性胰腺炎的严重程度通过 CT 检查可分为 A～E 级 5 级。

A 级：正常胰腺。

B 级：胰腺实质改变，包括局部或弥漫的腺体增大。

C 级：胰腺实质及周围炎症改变，胰周轻度渗出。

D 级：除 C 级外，胰周渗出显著，胰腺实质内或胰周单个液体积聚。

E 级：广泛的胰腺内、外积液，包括胰腺和脂肪坏死，胰腺脓肿。

A～C 级：临床上为轻症胰腺炎；D～E 级：临床上为重症急性胰腺炎。按照改良 CT 严重程度指数(modified CT severity index, MCSI)，胰腺炎性反应分级为：正常胰腺(0 分)，胰腺和(或)胰周炎性改变(2 分)，单发或多个积液区或胰周脂肪坏死(4 分)。胰腺坏死分级为：无胰腺坏死(0 分)，坏死范围≤30%(2 分)，坏死范围>3%(4 分)。胰腺外并发症：胸腔积液、腹水、血管或胃肠道等(2 分)。CT/MRI 评分≥4 分，可诊断为中度或重度。影像学检查时需注意：①当怀疑急性胰腺炎发作时，建议采用超声诊

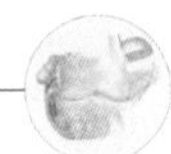

断；②CT 适用于急性胰腺炎的诊断；③MRI 在诊断胆源性胰腺炎及出血坏死性胰腺炎方面优于 CT；④增强 CT 有助于诊断急性胰腺炎伴活动性出血及血栓形成。

【并发症】急性胰腺炎的局部并发症有：胸腔积液、胃流出道梗阻、消化道瘘、腹腔出血、胰腺假性囊肿、脾静脉或门静脉血栓形成、坏死性结肠炎等。局部并发症并非判断急性胰腺炎严重程度的依据。全身并发症有：全身感染、腹腔内高压（IAH）、腹腔间隔室综合征（ACS）、胰性脑病、全身炎症反应综合征（SIRS）和多器官功能衰竭（MOF）等。

（1）成人呼吸窘迫综合征（adult respiratory distress syndrome，ARDS） 为急性胰腺炎最严重的肺部并发症，发生率为 15%～20%。急性胰腺炎患者在病初 48 h 内多数有程度不等的低氧血症，如轻度气急和过度换气。发病后 2～4 d 可出现非心源性肺水肿，表现为气急、心动过速和烦躁不安。在病后 2～7 d 内容易发生成人呼吸窘迫综合征，也可在患者数小时迅速发生。表现为明显的呼吸增快（>35 次/min）、呼吸窘迫、发绀、PaO_2 明显降低<8.0 kPa），吸氧也难以纠正。胸部 X 线片检查可见弥漫性网状或片状影。成人呼吸窘迫综合征的发生与下列因素有关。①急性胰腺炎时：由于腹痛、腹胀，致使膈肌升高，通气减少，通气/血流比例失调。②胰酶及其降解产物、活性肽的作用：循环中胰蛋白酶增加可激活激肽系统，引起肺毛细血管扩张，纤维蛋白原活化为纤维蛋白，致使肺毛细血管微血栓形成。磷脂酶 A 入血，使肺泡表面活性物质主要成分的磷脂水解，肺表面活性降低，肺泡功能障碍。胰脂酶入血，血清三酰甘油水解，其游离脂肪酸可直接损伤肺泡毛细血管，导致肺水肿和间质水肿。胰腺受损后大量组胺入血，使肺毛细血管通透性增加，又可使肺水肿和间质水肿加重。肺泡上皮细胞合成磷脂减少，致使肺泡表面活性降低，功能衰竭。③补体系统被激活：补体介导的中性粒细胞在肺泡血管聚集、淤积。

（2）腹腔内出血 急性胰腺炎可引起胃肠道应激性溃疡（stress ulcer）而引起呕血和柏油样便。同时，也可由于弹力蛋白酶和其他酶直接腐蚀血管壁而引起腹腔内大出血。这种腹腔内出血，可在剧烈咳嗽翻身活动或在移动引流管时发生。

（3）胰腺脓肿 胰腺脓肿是急性胰腺炎的严重并发症，病死率为 22%～53.9%；其中经引流者病死率为 14%～50%，而未经引流者病死率高达 100%。在急性胰腺炎中，由酒精、胆石和手术引起者，则胰腺脓肿的发病率较高（表 22－3）。急性胰腺炎的症状无好转且反有加重，白细胞计数增高持续 10～14 d，则往往提示有胰腺脓肿形成的可能性。上腹部若触及包块则有助于诊断。X 线摄片示脓腔积气称为“肥皂泡征”，为胰腺脓肿的特异性 X 线表现。Holden（1976）指出，近 90%的胰腺脓肿是与急性胰腺炎首次发病同时形成，其中 30%是在急性发作 48 h 内发生，70%在胰腺炎的后期发生。胰腺脓肿可穿破胃或结肠形成内瘘，尤以结肠脾曲多见。脓液腐蚀瘘口血管，有时可发生致命的大出血。无出血的内瘘，一般经脓肿引流或近端结肠造口术后常能逐渐自愈。

表 22－3 胰腺脓肿的原因

作者	例数（%）	酗酒（%）	胆石（%）	术后（%）	外伤（%）	综合因素（%）	不明原因（%）
Altemeier	32	22	56		3		18
Bolooki	74	54	10	15	14	2	5
Miller	63	23	27	48	4	15	11
Camer	113	10	29	41	0.8	5	13
Grace	20	40		55			5
Holden	28	72	1.8				10
Ranson	28	6.6	3.6	39		15	
Becker	66	18	56	39		6	

（4）胰性脑病 急性胰腺炎时大量活性蛋白水解酶、磷脂酶 A 进入脑内，引起脑组织出血、软化和脱髓鞘改变而出现中枢神经系统损害综合征，称为胰性脑病（pancreatic encephalopathy，PE）。胰性脑病是重度胰腺炎的并发症，发生率为 10%～35%。缺乏特异性临床特征，病情凶险，预后极差，病死率高达 40%～100%。

胰性脑病的病因不明，发病机制不清，可能与低氧血症、低钙血症、电解质紊乱、脑缺血及磷脂酶 A 有关。磷脂酶 A 增多，可使胆汁中磷脂转变为溶血磷脂，它可透过血脑屏障而直接损害脑组织。重症急性胰腺炎时，大量胰酶包括胰蛋白酶、胰脂肪酶、弹力纤维酶、磷脂酶 A_2（phospholipase A_2，PLA_2）、血管紧张素及激肽等，这些酶被激活并释放入血。在胰性脑病的发生中起了重要的作用。其中以 PLA_2 尤为重要。它是引发 PE 的主要介质，能将磷脂和脑磷脂转化为溶血磷脂。溶血磷脂具有强烈的细胞毒性和很强的噬神经性，能直接溶解脑细胞膜上的磷脂结构，破坏血脑屏障，进而使毒素和胰酶进入脑组织，使脑组织发生出血、水肿、局灶性坏死，甚至神经纤维脱髓鞘，破坏中枢神经系统白质的髓鞘结构，进而引发多样的精神、神经症状。此外，PLA_2 还可破坏肺泡表面的活性物质，使肺泡塌陷，增加呼吸阻力，降低肺的顺应性，导致肺脏通气/血流失调，引起低氧血症，加重脑组织代谢紊乱及损伤脑组织。

胰性脑病常在急性胰腺炎发病后 2～5 d 发生。常见的症状为谵妄、意识模糊、昏迷、烦躁不安、抑郁、恐惧、妄想、幻觉、语言障碍、共济失调、震颤、反射亢进或消失及偏瘫等。脑电图常显示异常。

根据其不同的临床表现，殷保安、蔡端(2003)将其分为兴奋型、抑郁型和混合型 3 型。①兴奋型：表现为恐惧紧张，定向力障碍，烦躁不安，幻觉妄想等；②抑郁型：表现为抑郁，嗜睡或昏迷，木僵，反应迟钝等；③混合型：兴奋型和抑郁型症状交替出现或同时出现。

胰性脑病的治疗主要是对症治疗，用甘露醇脱水降低颅内压；冬眠疗法减轻脑氧耗，保护脑细胞；胞二磷脂胆碱、肌苷、辅酶 A 等中枢神经营养药物保脑组织功能及对兴奋型胰性脑病的镇静安神治疗。近年来，对胰性脑病的发病机制有了新的认识，针对发病机制的治疗取得了较好的效果。有下列几种方法。①生长激素和生长抑素的联合应用：生长激素和生长抑素可以改善脑水肿，和血脑屏障的通透性，减少脑细胞凋亡。对重症急性胰腺炎的脑损伤有保护作用。②低相对分子质量肝素的应用：低相对分子质量肝素可通过抑制胰酶的释放，下调 TNF-α、IL-6 等炎症介质，减少炎症因子的产生和脑神经元细胞的凋亡，从而降低胰性脑病的发生率和病死率。③血液净化(continuous blood purification, CBP)：重症急性胰腺炎是胰腺自身消化启动的严重的全身炎症反应性疾病，是机体促炎因子与抗炎因子之间的失衡所致。炎症细胞过度激活并大量释放细胞因子，以及由此产生的细胞因子级链反应是重症急性胰腺炎病情加重的关键所在。重症急性胰腺炎早期行 CBP 治疗，能清除体内过度释放的炎症介质。纠正促炎因子和抗炎因子的失衡，调节免疫紊乱状态，改善微循环。Yekebas(2002)报道持续静脉-静脉血滤(continuous veno-venous hemofiltration, CVVH)能降低血浆中促炎因子 TNF、PLA_2 水平。

重症急性胰腺炎时，大量胰酶包括胰蛋白酶、胰脂肪酶、弹力纤维酶、磷脂酶 A_2(phospholipase A_2, PLA_2)、血管紧张素及激肽等，这些酶被激活并释放入血。在胰性脑病的发生中起了重要的作用。其中 PLA_2 尤为重要，它是引发胰性脑病的主要介质，能将磷脂和脑磷脂转化为溶血磷脂。溶血磷脂具有强烈的细胞毒性，和很强的噬神经性，能直接溶解脑细胞膜上的磷脂结构，破坏血脑屏障，进而使毒素和胰酶进入脑组织，使脑组织发生出血、水肿、局灶性坏死，甚至神经纤维脱髓鞘，破坏中枢神经系统白质的髓鞘结构，进而引发各式各样的精神、神经症状。此外，PLA_2 还可破坏肺泡表面的活性物质，使肺泡塌陷，增加呼吸阻力，降低肺的顺应性，导致肺脏通气/血流失调，引起低氧血症，加重脑组织代谢紊乱及损伤脑组织。

(5) 假性囊肿　急性胰腺炎患者约 5%有假性囊肿。常在急性发作期后 3 周左右发生。这种囊壁缺乏上皮细胞内衬，因其并非由胰腺长出，仅囊肿的部分后壁与胰腺相连，且通常与主胰管相通，由于胰管梗阻，而腺泡仍能继续分泌。此外，囊壁的其他部分也可为后腹膜、肝胃韧带、胃后壁、胃结肠韧带、肠系膜等组成。囊内含有大量胰液、血液和细胞碎屑。假性囊肿不发生感染化脓。

《美国消化内镜学会指南：内镜检查在炎性胰腺液体积聚诊疗中的作用(2016 更新版)》对急性胰周液体积聚、假性胰腺囊肿、急性坏死性积聚和包裹性坏死 4 种炎性胰腺液体积聚进行了定义和分类(表 22-4)。这对于临床的诊断和治疗作了规范。

表 22-4　急性胰腺液体积聚分类

名称	定义	增强 CT
急性胰周体液积累	间质性水肿性胰腺炎的胰周出现体液与胰周坏死无关。该术语仅用于间质水肿性胰腺炎发病 4 周内胰周积液，无假性囊肿的特征	胰周积聚的液体密度均匀，积液局限在正常的胰周筋膜内，无囊壁对积液形成包裹。积液与胰周相邻(但不是从胰腺内扩散而来)
假性胰腺囊肿	胰周体液积聚由边界清晰的炎性囊壁包裹而成，通常位于轻微胰腺坏死或无坏死的胰腺外周，在间质水肿性胰腺炎发病 4 周后发生	边界清楚的圆形或椭圆形密均匀的液体，没有非液体成分。有明确的囊壁完全包裹。囊壁通常在胰腺炎发病 4 周后成熟，并伴有间质水肿性胰腺炎的发生

续 表

名称	定义	增强 CT
急性坏死性积聚	坏死性胰腺炎包含数量不等的液体和坏死组织积聚，坏死物可以是胰腺实质和(或)胰周组织	坏死性积聚只发生在急性坏死性胰腺炎，在不同部位出现不同程度、成分不同的非液体密度影(有部分在病变早期可呈均匀密度)，积聚物周围没有边界清楚的囊壁包裹，可位于胰腺内和(或)胰腺外
包裹性坏死	成熟的胰腺和(或)胰周坏死组织边界清楚的炎性囊壁包裹而成。通常在坏死性胰腺炎发病4周后出现	伴有大小不等、囊腔形成、不均匀的液体或非液体密度影(部分可变为均匀的)，有明确的囊壁完全包裹，位于胰腺内和(或)胰腺外。通常需要在急性坏死性胰腺炎发病4周后成熟

(6) 真菌感染　急性胰腺炎时由于患者免疫功能低下，抵抗力降低，大量多种抗生素的长期联合应用，致使肠道菌群失调，白念珠菌、跟足菌和酵母菌等在口腔、肠道发生感染，严重者可有真菌血症，甚至可发生内脏等深部真菌感染。若未引起重视，常可致命。

(7) 门静脉血栓形成　急性胰腺炎时由于凝血机制异常，可引起肠系膜、门静脉系统血管血栓形成，导致肠梗死、肠坏死。临床上常见有剧烈腹痛和便血。

【治疗】急性胰腺炎的病理生理基础是胰腺间质水肿，继而炎症恶化致全身各脏器功能障碍，是以胰酶为中心的恶性循环。因此，必须充分认识急性胰腺炎的特点是：病变在胰腺，影响全身。必须紧紧把握好急性胰腺炎的病程规律：轻度急性胰腺炎一般经1～2周正规的非手术治疗可以逐渐痊愈，无并发症，预后良好。重度急性胰腺炎则病情险恶，发展较快，并发症多，病死率高。总的治疗要求是：当胰腺病变尚在水肿阶段，则应控制病情发展，阻断恶性循环，使胰腺得以修复，争取痊愈；当病变已发展到出血坏死阶段，则应彻底清除坏死组织，通畅引流，严防并发症，全力抢救，千万不可松懈，争取转危为安。急性胰腺炎的处理原则如图22-4所示。

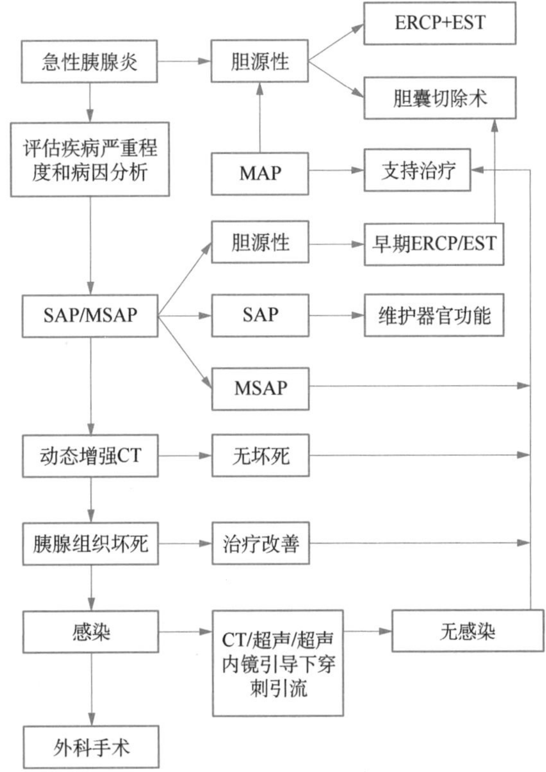

图22-4　急性胰腺炎的处理原则(2013，上海)

(1) 治疗指南　日本《胰腺炎强化治疗指南》(2015)指出，遵循该指南进行治疗可能有助于提高重症急性胰腺炎患者的预后。原则上，除在特殊情况下，建议严格遵循以下所有10项对急性胰腺炎进行规范治疗。这些治疗是否遵循实施均应详细记录。

A. 一旦确诊急性胰腺炎，在确诊当时，24 h内以及确诊后24～48 h，均应遵循JSS标准(表22-5)反复进行严重程度评估。

B. 对于重症急性胰腺炎患者，在确诊后3 h内必须决定是否转达至具有相应医疗条件的医疗场所进行治疗。

C. 对于急性胰腺炎患者，应在确诊后3 h内明确其病因。

D. 对于胆源性胰腺炎伴胆管炎和(或)胆道梗阻引起黄疸时，建议早期采用ERCP+ES治疗。

E. 对于重症胰腺炎患者，在初次治疗3 h后，建议行腹部增强CT检查，明确其未增强区域以及病变范围，以便评估其严重程度。

F. 对于急性胰腺炎患者，应予以补足液体量，并在发病 48 h 内进行严密监测。平均动脉压维持在 65 mmHg 以上，每小时尿量应维持在 0.5 ml/kg 以上。

G. 应对急性胰腺炎患者进行有效地疼痛控制。

H. 在重症急性胰腺炎发病 72 h 内，应预防性应用广谱抗生素。

I. 即便肠蠕动未恢复，建议在确诊 48 h 内开始应用少量的肠内营养。

J. 胆源性胰腺炎伴胆囊结石的患者，建议在胰腺炎控制后行胆囊切除术。

表 22-5　日本急性胰腺炎严重程度评估(JSS)

A. 预后因素(每项 1 分)
1. 减过剩≤−3 mEq/L 或休克(收缩压<80 mmHg)
2. 动脉血氧分压≤60 mmHg 或呼吸衰竭
3. 尿素氮≥40 mg/dl(或肝酐≥2.0 mg/dl)或少尿(尿量<400 ml/d)
4. 乳酸脱氢酶>2 倍正常值上限
5. 血小板≤100×10^9/L
6. 血 Ca^+ 浓度≤7.5 mg/dl
7. C 反应蛋白≥15 mg/dl
8. 符合 3 条以上全身炎性反应综合征(SIRS)标准
9. 年龄≥70 岁

B. CT 表现评级
1. 胰腺外炎症进展
　肾旁前间隙　0 分
　结肠系膜根部　1 分
　肾下缘下方　2 分
2. 胰腺的低增强病变
　胰腺分为 3 段(头、体、尾)
　局限于某一段或仅胰腺周围　0 分
　波及 2 段　1 分
　完全覆盖 2 段或 2 段以上　2 分
1+2=总分
　总分=0 或 1　1 级
　总分=2　2 级
　总分=3 或以上　3 级

C. 严重程度评估
预后因素评分≥3 分或 CT 表现评级≥2 级，可评为“严重”

(2) 非手术治疗

1) 液体补充：重度急性胰腺炎早期由于呕吐、出汗，以及炎性渗出，常引起大量液体丢失，这不仅引起胰腺自身组织的血液循环障碍，更重要的是可导致重要脏器的灌注不足，胃肠道黏膜受损而致细菌移位，和引起心、肺、肾功能障碍的发生。液体的补充要达到下列目标。①心率(HR)：80～110 次/min；②平均血压(MBP)：65～90 mmHg；③血细胞比容(HCT)<35%；④中心静脉压(CVP)：0.8～1.2 kPa (8～12 cmH_2O)；⑤尿量：≥0.5 ml/(kg·h)。液体治疗方案：①急性胰腺炎患者首次补液推荐使用乳酸林格氏液；②对于急性胰腺炎早期休克或不伴脱水患者，推荐进行短期快速液体复苏(根据休克与否以及脱水严重程度，补液体量为 150～600 ml/h)，快速液体复苏需谨慎进行，以避免过度输液；对于无脱水患者，应予以严密监控并适当补充液体(130～150 ml/h)；对于伴有心衰、肾衰竭等并发症的患者，应仔细评估循环容量后再决定补液速度。③当患者的平均动脉压≥65 mmHg 或者每小时尿量≥0.5 ml/kg 时，建议减慢补液速度或者终止快速补液。

2) 胰酶抑制剂应用：胰酶抑制剂应尽早应用。抑肽酶(aprotinin trasylol)：属碱性多肽，能阻断蛋白分解，抑制胰蛋白酶、糜蛋白酶、血管舒张素、纤维蛋白溶酶等，但抑肽酶对弹力蛋白酶及磷脂酶 A 无作用。

生长抑素及其类似物(奥曲肽)可抑制胃肠液、胰液、胰酶分泌，以及减少炎性介质的释放，因此能阻断炎性细胞因子链启动。生长抑素不仅对胰腺内外分泌有显著的抑制作用，而且还可以刺激肝脏网状内皮系统减轻内毒素血症，抑制血小板活化因子(PAF)释放，对胰腺细胞有保护作用。维持机体的正氮平衡，保证机体的免疫功能。H_2 受体拮抗剂或质子泵可通过抑制胃酸分泌而间接抑制胰腺分泌，并能预防应激性溃疡的发生。蛋白酶制剂(乌司他丁、加贝酯)能广泛抑制与急性胰腺炎有关的胰蛋白酶、磷脂酶 A 等的活性及其释放，并可稳定溶酶体膜，改善微循环，减少急性胰腺炎的并发症，故应在早期足量应用。胰岛素有阻断脂肪酶的作用，防止脂肪坏死，与胰高血糖素同用有较好的疗效。胰岛素的应用，对控制血糖有重要意义，并应根据血糖和尿糖情况及时调整用量。胰高血糖素：可减少胰液及胃酸分泌，抑制胃肠道运动功能。

3) 抗生素应用：业已证明，预防性应用抗生素不能显著降低急性胰腺炎的病死率。对于非胆源性的急性胰腺炎不推荐预防性使用抗生素。但胆道疾患常是急性胰腺炎发病的重要因素，且急性胰腺炎又易引起继发感染。因此，选用适宜的抗生素是十分必要的。因此，对于非胆源性的急性胰腺炎不推荐预防性使用抗生素。对于胆源性轻度急性胰腺炎或伴有感染的中度急性胰腺炎和重度急性胰腺炎应常规应用抗生素。胰腺感染的致病菌主要为革兰阴性菌和厌氧菌等肠道常驻菌。抗生素的应用应遵循

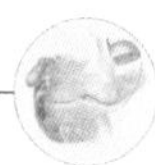

"降阶梯"策略，抗生素的选择应针对革兰阴性菌和厌氧菌为主，且要脂溶性强能充分穿透胰腺组织、能有效通过血胰屏障的药物。如碳青霉烯类药，青霉素＋内酰胺酶抑制剂，第3代头孢素＋抗厌氧菌药物，喹诺酮＋抗厌氧菌药物等。其疗程为7～14 d，特殊情况下可延长应用时间。要注意真菌感染的诊断。临床上无法用细菌感染来解释发热时，应考虑有真菌感染的可能性。可经验性应用抗真菌药，同时要进行血液或真菌的培养。若有真菌感染可选用卡泊芬净[科赛斯(cancidas)]，阿尼芬净(anidulafungin)，米卡芬净(micafungin)等药物。应用抗生素时需注意下列几点：①对于轻度急性胰腺炎患者，其感染发生率及病死率均较低，因此没有必要预防性使用抗生素；②对重症急性胰腺炎及坏死性胰腺炎患者，在早期(发病72 h之内)预防性使用抗生素可能有助于改善患者的预后；③尚无证据表明预防性使用真菌剂对治疗急性胰腺炎有效时，不宜使用。

4）营养支持：轻度急性胰腺炎患者只需短期禁食，不需肠内或肠外营养。中度急性胰腺炎或重度急性胰腺炎患者则要先进行肠外营养，待胃肠动力能够耐受时，及早(发病48 h内)实施肠内营养。肠内营养的最常用途径是内镜引导或X线引导下放置鼻空肠管。输注能量密度为4.187 J/ml的要素营养物质。若能量不足，可以辅以肠外营养，并观察患者的反应。如能耐受，则逐渐加大剂量，应注意补充谷氨酰胺制剂。对于高脂血症者，应减少脂肪类物质的补充。进行肠内营养时，应注意患者的腹痛、肠麻痹、腹部压痛等，胰腺炎症状和体征是否加重，并定期复查电解质、血糖、血清胆红素及血清酶学的改变，注意血常规及肾功能的变化等，以评价机体代谢情况，调整整肠内营养的剂量。可采用短肽类制剂，再过渡到整蛋白类制剂。要根据患者的血糖、血脂的情况进行肠内营养的选择。

要点如下：①对于轻度胰腺炎患者，不建议静脉营养支持。如有可能尽可能避免全肠外营养；②在重症胰腺炎患者中使用肠内营养，其预感受染的意义要大于营养支持本身，因此，该措施可应用于不伴有肠道并发症的重症胰腺炎；③在发病早期使用肠内营养可有效降低并发症的发生率，并提高病菌生存率；④原则上，要求留置鼻饲管至空肠并穿过Treitz韧带，但是一旦鼻饲管未插入至空肠，其营养反而会流至十二指肠或胃中；⑤需根据腹部疼痛程度及血清胰酶(尤其是血清脂肪酶)的水平来决定是否采取肠内营养。

5）血液净化：重症急性胰腺炎反应期的主要病理生理变化是胰腺局部反应失控而进展为全身炎症反应综合征(SIRS)。其特点为过度激活的巨噬细胞和血管内皮细胞释放大量的炎性介质和细胞因子，并因此引起细胞因子级联反应导致全身毛细血管渗漏和多器官功能衰竭。血液净化(continuous blood purification，CBP)有促进促炎因子和抗炎因子平衡、阻断炎性介质的级联效应所致多器官功能衰竭的作用。高脂血症导致的重度急性胰腺炎其早期处理主要是将血脂降至正常范围内和补充血容量，限用脂肪乳剂，避免使用可能升高血脂的药物。当三酰甘油(TG)＞7.0 mmol/L时，需要行血脂吸附，且血液净化不受发病时间的限制，只要血脂未达到安全范围，则要及时进行血脂吸附。这样才能有效防止多器官功能的衰竭。

6）内镜治疗：对怀疑或已经证实的胆源性胰腺炎，如符合重症指标和(或)有胆管炎、黄疸、胆总管扩张、或最初判断是轻度急性胰腺炎，但在治疗中有病情恶化者，应行鼻胆管引流(ENBD)或内镜下十二指肠乳头括约肌切开术(EST)。胆源性重度急性胰腺炎发病48～72 h内行ERCP是最佳时机，而轻度急性胰腺炎则在住院期间均可行ERCP治疗。在胆源性重度急性胰腺炎恢复后，应尽早行胆囊切除术，以防再次发生急性胰腺炎。

2015年美国消化内镜学会执行委员会制定的有关急性胰腺炎(AP)内镜诊治的几条意见：①对于年龄超过40岁的特发性AP，若病史、体格检查、实验室检查及磁共振成像(MRI)或CT腹部影像学检查未能明确病因，建议采用EUS评估(中等质量证据)；②对于单次发作的AP，不推荐行诊断性ERCP(高等质量证据)；③对特发性、急性、复发性胰腺炎，怀疑2型胰腺Oddi括约肌功能障碍(SOD)的评估，当EUS和(或)磁共振胰胆管成像检查发现正常且不怀疑为胆结石、泥沙或慢性胰腺炎者，推荐可考虑行ERCP及Oddi括约肌测压，替代措施包括ERCP结合经验胆管和/或胰管括约肌切开术(中等质量证据)；④怀疑但未经证实的自身免疫性胰腺炎(AIP)病例，推荐EUS引导下活组织检查，尽管细针穿刺抽吸术对年龄较大的患者排除潜在恶性疾病有益，但可能需要更大规格针芯的组织设备活检才能确定AIP诊断(高等质量证据)；⑤对于1型胰腺SOD或经测压证实为2型胰腺SOD患者，推荐胆管和(或)胰管括约肌切开术(高等质量证据)。

7）腹腔压力测定：对于腹腔内高压要高度重视，

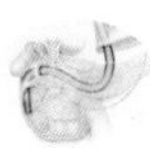

因其易引起腹腔间隔室综合征(abdominal compartment syndrome, ACS)而导致器官的功能障碍甚或衰竭。应注意下点:①对于过度输液,合并肾、肺严重并发症以及CT可见腹部多处积液的急性胰腺炎患者,建议持续监测其腹腔压力(intra-abdominal pressure, IAP)。②当IAP持续或反复≥12 mmHg时,建议开始采取保守治疗(胃肠减压、腹内减压,以改善腹壁的顺应性,适量的补液以及控制循环容量)。目标是将IAP控制在15 mmHg以下。③对于IAP≥20 mmHg,且保守治疗无效的患者,同时存在器官功能障碍各衰竭风险,建议采取手术减压。

8) 胰腺感染坏死的处理:急性胰腺炎感染性坏死是急性胰腺炎局部并发症中较为严重的一种,其发病率高达10%~20%。传统的开放下清创术曾是临床上唯一的治疗方式,但是这种治疗方式总是预后不佳,如今越来越倾向于采用保守治疗和微创手术治疗的方式。患者通常首先于ICU接受治疗,而一些外科干预治疗往往可暂缓进行。经皮穿刺引流在治疗初期应积极采用,若需要进行坏死组织清除术,则可选用腹腔镜下清创或视频辅助腹膜后清创术(video assisted retroperitoneal debridement, VARD)等方法。传统开腹手术坏死组织清除术现已较少采用,只在一些难治性患者中有所应用。急性胰腺炎感染性坏死的处理方式可总结为3D,即延期(delay)、引流(drain)和清创(debride)。它并非是一个单纯的外科问题,而是一个涉及多学科的复杂问题。

9) 中医中药:中医中药在治疗水肿型胰腺炎有较好的疗效。其治则主要是疏肝理气、清热解毒及通理攻下。常用消胰汤:柴胡15 g,黄芩12 g,枳实15 g,白芍12 g,姜半夏12 g,生大黄15 g(后下)。每天1剂,分2次服。第1 d可服2剂。

在治疗急性胰腺炎的同时,应积极寻找发病原因,针对病因积极进行治疗。因急性胰腺炎的发病因素较多,常见的有以下几个方面:①胆石症;②饮酒过度;③遗传性高脂血症;④ERCP检查术后;⑤胰胆管共同开口处异常;⑥甲状旁腺功能亢进;⑦十二指肠乳头部癌及其胰头疾患;⑧手术后;⑨创伤;⑩原发性;⑪其他,如输入襻综合征等。

(3) 手术治疗 急性胰腺炎经非手术治疗无效,疑有出血坏死或不能排除其他急腹症时,则应采取手术治疗。外科手术既可明确诊断,又可了解病情发展的程度,以便针对具体情况,采取相应的措施,以达到治疗病因,消除病灶,引流减压的目的。Feig(1992)对急性胰腺炎伴发胰周积液的治疗进行了研究,并提出了下列治疗流程方案。

1) 胰周积液<7 cm。①无胰腺坏死:仅做观察,如症状加重或积液范围扩大,改行经皮引流。②伴胰腺坏死:症状不多,APACHEⅡ<5,坏死范围小,暂观察。有感染征象,CT扫描见气体,APACHEⅡ>5,做手术清创和引流。

2) 胰周积液≥7 cm。①无胰腺坏死:无感染征象,症状少,APACHEⅡ<5,暂观察。有感染征象,症状严重,APACHEⅡ>5,做经皮引流,如有困难者,做手术引流。②有胰腺坏死,或有感染征象:做手术清创。

3) 上述病例凡在3周内病情未见改善者,一律行手术引流或清创。

Feig提出的治疗方案,在临床实践中有一定的指导意义。急性胰腺炎伴发胰周积液,是一个病理过程,这个过程是在变化的。对一个具体患者来说,只有掌握疾病的发展规律,了解病情变化,采取合适的治疗方法,才能提高医治质量,减少并发症,降低病死率。

重度急性胰腺炎有出血坏死的早期手术有下列几种术式。①坏死病灶清除术(sequestrectomy):用手指或刀柄尽量清除坏死的胰腺组织及腹膜后坏死的组织。②引流术:腹腔引流,胰床引流,腹膜后间隙引流和胆道引流。所谓"三造口术"即胆囊造瘘和(或)胆总管引流、胃造口术、肠造口术。③胰切除术:胰腺部分切除(图22-5)和全胰切除。对于胰腺广泛坏死的病例,处理极其棘手,病死率很高。Alexandre(1981)建议作全胰腺切除(图22-6),在他手术的22例中,手术存活10例。尽管这样,对是否做全胰切除术,不少学者意见也不一致。

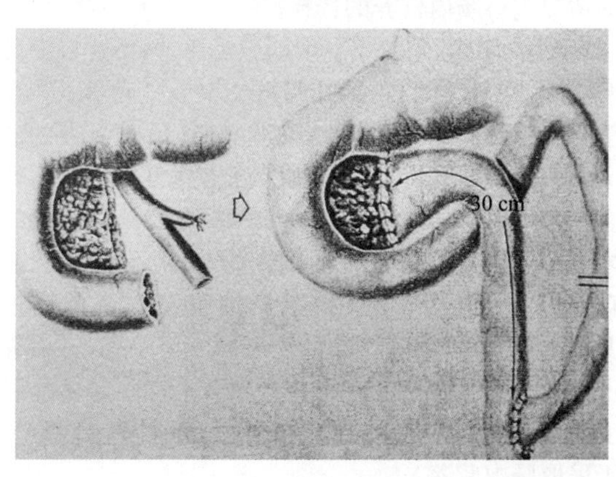

图22-5 胰腺次全切除

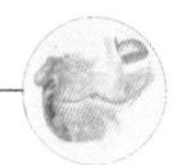

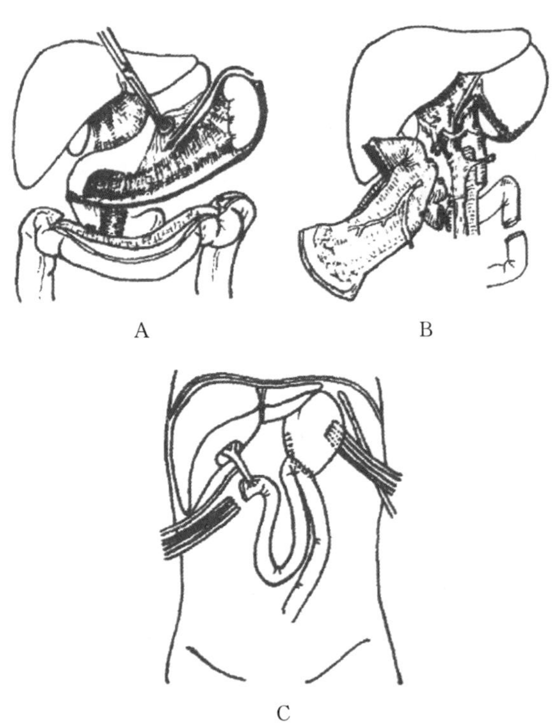

图 22-6　Alexandre 法全胰切除术

A-游离结肠和肠系膜、肝曲和脾曲，结扎脾血管　B-切除部分胃，游离胰头，显露门静脉。距曲氏(Treitz)韧带 15 cm 处切断空肠　C-切除胆囊，做胆总管空肠吻合术和胃空肠吻合术。经鼻插管至空肠内进行肠内营养

死于急性胰腺炎的患者常见有两种情况：约 50%的死亡发生在发病第 1 周，患者遭受到严重的“首次打击”(first hit)，出现过度的全身性炎症反应综合征(SIRS)最终发展至多器官功能不全综合征(MODS)死亡。渡过“首次打击”的重症患者，随后常死于一个相对较小的、正常情况下不危及生命的“二次事件”。按“第二次打击学说”(second hit theory)，最初过度的 SIRS 在某种程度上 TNF-α、IL-6 等细胞因子已为第 2 次打击准备了条件。患者常继续有胰腺坏死扩展。由于细胞免疫功能减退、细菌移位、坏死组织感染、将引起过度的二次炎症反应及 MODS 导致患者的后期死亡。急性胰腺炎中 MODS 的第 1 个征象常是急性呼吸窘迫综合征(ARDS)造成的肺功能损害，临床上在重度急性胰腺炎发病后几个小时即可观察到肺部的变化，过度的 SIRS 导致的白细胞活化，部分滞留在肺微循环，随着病情的发展，白细胞迁移进入肺间质，内皮通透性增加，导致间质水肿促使病情急剧发展。因此，对于重度急性胰腺炎的病情变化要严密监测，丝毫不能放松警惕，只有这样才能把病死率降到最低。

(顾树南　刘宏斌)

22.2　慢性胰腺炎

慢性胰腺炎(chronic pancreatitis)也称为慢性复发性胰腺炎，是指组织学上胰腺呈持续的弥漫性或局限性炎症改变或炎症后改变，其临床表现应持续 6 个月以上。这是由于在慢性胰腺炎的基础上经常有急性发作的缘故。一般说来，急性发作多因胰管突然完全梗阻所致。但是慢性胰腺炎的原发病因非常复杂，少数病因直接作用于胰腺组织，多数病因系首先使胰管或 Vater 壶腹发生梗阻而引起。后者在外科占更重要位置。

【病因与发病机制】

(1) *胆道疾病*　不少学者报道在慢性胰腺炎中，50%～60%有胆囊、胆总管或 Vater 壶腹部结石。在胆道的炎症性疾病中，继发性乳头炎的发病率高达 55%，这些都是由于胆道疾病直接引起胰腺炎的重要原因。

1) Opie 综合征：Opie 于 1902 年提出 Vater 壶腹有嵌顿结石可使胆液反流而发生胰腺炎。随后 Archibald(1918)和 Doubilet(1948)又认为乳头痉挛也足以使胆液流入胰管而同样可发生胰腺炎。胆液在正常情况下不能激活胰蛋白酶或胰蛋白酶原。胰蛋白酶在生理状态下被十二指肠致活酶所激活，在病理时则可为坏死过程中的胰细胞释出的酶所激活。只有在高压下胆液才会使胰滤泡破裂而引起胰腺炎。近年就有行胰管造影时因注射造影剂压力过高而引起了胰腺炎并致死的报道。Opie 的反流学说就是由于接受 Bernard 的错误意见“胆液能激活胰蛋白酶原”所造成。其实只有在乳头发生梗阻和胰液淤滞后才会引起胰腺炎。

2) 缩窄性 Vater 乳头病：这是个综合名称，包括继发性(胆结石)缩窄性乳头炎、原发性缩窄性乳头炎、乳头腺肌肥大症、乳头浸润硬化性癌以及乳头周围十二指肠癌等。不论哪个病变，都能招致淤滞性胰腺炎和黄疸。这种胰腺炎具有其病理特征，也比较易于外科治疗，在所有的胰腺炎中占很大比例。

3) 胆囊炎性胰腺炎：这个继发于胆囊炎的胰腺炎比较多见。其病因学是由于胆囊炎引起的球部后淋巴结炎的接触感染所致。因此，被累及的胰组织只限于胰头右上部，一经将胆囊切除可逐渐复原。

但病程过久者也能使胰管受压，从而发生胰头硬化和淤滞性胰腺炎。

(2) 慢性中毒　在这类胰腺炎中以酒精和铅中毒引起的最为常见。铅中毒性的病变较轻，而且被它所引起的腹疼和血象变化所掩盖。酒精中毒性急性和慢性胰腺炎是由饮酒过多过久所招致。酒精中毒性急性胰腺炎常常逐渐变成慢性。有的学者对有饮酒史的患者和对照组进行血清淀粉酶测定，前者有24%增高，而后者只有2%增高。酒精一直被认为是慢性胰腺炎的重要病因之一，但只有10%的酗酒者会发展为慢性胰腺炎。唐承薇(2010)报道，长期饮酒可导致胰腺发生脂肪样变，胰酶生成减少，胰外分泌功能低下。临床表现为消化功能不良，需经常补充消化酶。研究发现，长期饮酒者可见脂肪浸润的羽毛状改变，腺体实质信号不均，全胰脂肪含量增加1倍。酒精性脂肪胰(alcoholic fatty pancreas)的组织学、细胞学变化并不随着戒酒而发生逆转，提示酒精性脂肪胰病变是一种不可逆的胰腺提前“衰老”。临床上很多长期饮酒者在出现消化不良等等症状后，彻底戒酒，但症状仍不能缓解。不可逆的酒精性脂肪胰可能是其原因。唐承薇(2010)研究大鼠模型研究显示，长期摄入酒精未导致慢性胰腺炎的组织学改变，但表现为腺泡细胞内线粒体和粗面内质网广泛受损，脂滴形成，酶原颗粒减少(图22-7)，戒酒后仍留有胰腺细胞退行性病变(图22-8)。

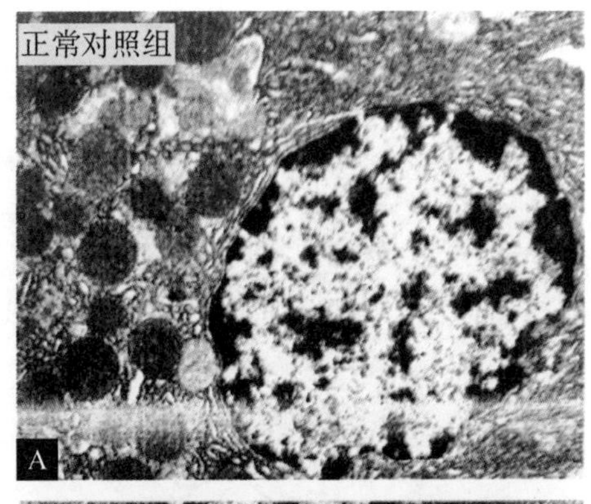

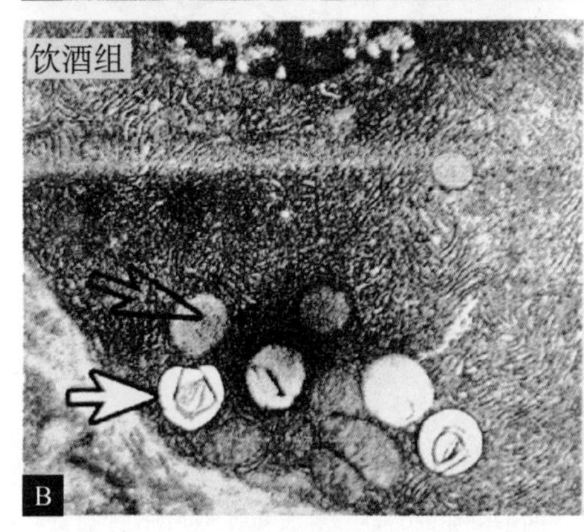

图22-7　长期摄入酒精后胰腺电镜图

长期摄入酒精后，大鼠胰腺可见脂滴沉着(空心箭头)，但无纤维化。实心箭头所指是髓样小体，即变性的细胞器

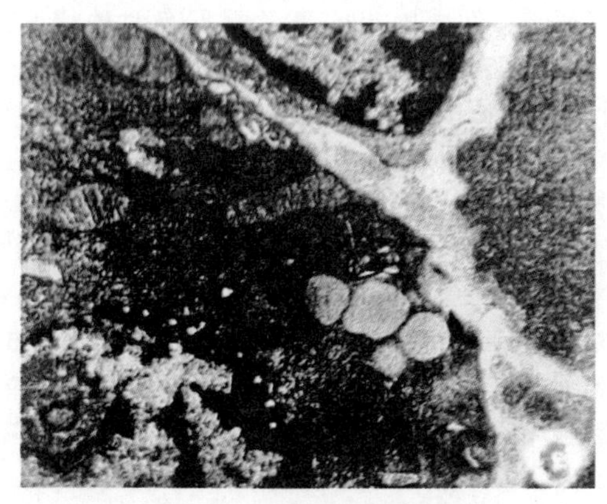

图22-8　戒酒后胰腺电镜图

戒酒后胰腺仍留有腺泡细胞退行性变

(3) 感染　急性传染病也能并发急性胰腺炎。病毒有腮腺炎、肝炎、单核细胞增多症、天花等；细菌有白喉、伤寒、脓毒症和猩红热。但是所引起的胰腺病变较轻，有时临床表现也较轻。从外科角度来看，胃十二指肠穿通性溃疡、十二指肠憩室炎及周围淋巴结炎(特别是在胃十二指肠球部的后方)引起的局限性胰腺炎并非少见。但也须注意在外科治疗上一经将原发病灶去除，局限胰腺炎即能逐渐缓解或痊愈。

(4) 代谢障碍　有足够的证据说明代谢障碍也是胰腺炎形成因素之一。①营养缺乏：如长期患溃疡性结肠炎、回肠炎、Sprue病等慢性消耗病，有时也并发胰腺炎。有的研究者用乙基硫氨酸(ethionine)喂饲实验鼠，可引起胰腺间质炎和腺泡坏死，而给予甲硫氨基酪或者酪蛋白则能防止其坏死。②血脂过高：曾有人报道复发性胰腺炎有血脂过高现象和皮肤黄疣。因此，推测是由于黄疣淤积于胰腺组织或堵塞胰腺小血管的缘故。③肝脏疾病：不论在临床上或尸检中常见到严重的肝病患者并发慢性胰腺炎。例如，营养不良性肝硬化、酒精中毒性肝硬化、肝血色素沉着病(hematochromatosis)。这些疾病只能引起轻度或中度胰腺炎。

(5) 血管因素　临床上对血管因素致病的重视还不够。因为只能在动物实验或偶然在尸检中见

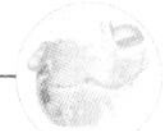

到。在文献中记载有小动脉粥样硬化栓塞、门静脉高压引起的胰静脉栓塞、播散性小血管栓塞等病因。

(6) 过敏　曾有人报道3例急性胰腺炎并发嗜伊红血细胞增多和周身荨麻疹等现象，与此同时有急性腹痛和血清淀粉酶升高。关于机体自身免疫性胰腺炎有时能在肝病后继发，这可能和某种抗原有关。精神情绪过度紧张也可使胰腺分泌旺盛和Oddi括约肌痉挛而引起急性胰腺炎。

(7) 损伤　不论是钝性暴力直接撞击腹上部抑或因高处落下而跌伤，都可能会使胰腺损伤而出现胰腺炎，至后期则易形成假性胰腺囊肿。在个别情况下由于胰主管损伤和缩窄而发生淤积性和纤维性胰腺炎。

(8) 先天性胰腺疾病　在先天性胰腺疾病中以缩窄性隔膜症和先天性黏液过多症最易引起淤积性和纤维性胰腺炎。由于前者常位于体部而且是横断隔膜样缩窄，遂使胰尾部分发生淤积性胰腺炎。其病理变化基本上和乳头梗阻所引起的淤积性胰腺炎相同。因此，最适宜胰腺部分切除和胰空肠吻合术。后者也称囊性纤维性胰腺炎。如果在胚胎期黏液分泌紊乱病较轻，也未累及其他脏器，生后可以成长。但是至儿童或青年期即能因胰管内黏液堵塞而导致囊性纤维性病变。总之，如将胆道疾病和其他病因所引起的淤积性慢性胰腺炎统计在一起，至少占慢性胰腺炎病例总数的60%或者还多一些。

【病理表现】慢性胰腺炎的病理变化，虽以纤维病变为主，却常因胰组织和腺泡有慢性水肿及胰管和腺泡扩张，常将肿大的胰腺误诊为肿瘤。绝大多数晚期和重度的慢性胰腺炎的病理大致相同，即纤维组织增生、胰管扩张和钙化现象。病理学家只能根据这3个病理变化的程度，结合病史和检查，做出具体的病理和病因诊断。

(1) 结缔纤维增生　这种结缔组织纤维增生和其他实质脏器发生的并无不同。由于它沿原有的纤维组织小梁和隔而增生，因此在小叶之间、腺泡团之间和腺泡之间呈现弥散性结缔纤维增生，其腺泡也渐次发生萎缩、减少和纤维性变。这种弥漫性结缔纤维性变在接触感染或局限性的胰腺炎中属轻微或者少见。

(2) 胰管系统的病变　在病因一节内已经提到，胰管系统的扩张以缩窄性乳头炎、壶腹梗阻和胰头硬变所引起的胰管变化最为明显。其次即属先天性隔膜缩窄病。其扩张的特点是：①逐渐累及胰管全长及其分支；②先是单纯的变宽变长，然后弯曲，颇和下肢静脉曲张相似；③此外，还使腺泡中心扩张和模糊不清。但是在原发性慢性胰腺炎中，即使在后期呈现严重的胰管扩张，也难见到有这样齐备的和典型的淤滞形象。这主要是因为原发的坏死病灶分散不同和程度不一所造成。在整个扩张的胰管有多处被压窄。

(3) 钙化病变　胰腺发生钙化病变以原发性慢性胰腺炎病较多见，阳性率并非很高。但是一经被X线发现，对诊断胰腺炎有决定性意义。这个钙化病变是由坏死组织及其衍生的碳酸钙和磷酸钙所组成，颗粒大小不一，在X线片上显示程度不同的片状影，而且常在第12胸椎和第2腰椎之间。换言之，钙化点多在胰头和胰体右半部发生。有的研究者报道在所有尸检病例中能查出5%有钙化现象，以酒精中毒性胰腺炎为最多。

慢性胰腺炎发作期，胰腺有水肿、脂肪坏死与出血且多为弥漫性。覆盖胰腺的腹膜呈不透光增厚，有白色隆起的脂肪坏死点。胰腺质地变硬，体积缩小，小叶间隔增宽，结构丧失，变为大小不一的区域，有时伴有囊肿、导管内结石。镜下可见小叶间隔纤维组织增生，伴有淋巴细胞浸润，小叶结构分散；严重者有纤维瘢痕形成，腺泡及胰岛萎缩消失，导管上皮可发生鳞形化生；当出现钙化时，在胰管内可有含有黏多糖体的蛋白质栓子(protein plug)，有的还可有钙盐沉着。若由寄生虫引起的慢性胰腺炎，还可见到虫体及虫卵沉积。

【临床表现】众所周知，慢性胰腺炎的临床表现极为繁杂。因而有典型和非典型之分。学者Kaplan、Collius和Oroens等将慢性胰腺炎分成下列几种类型。①无痛型：主要是没有疼痛发作，而只有腰背部酸痛或胀痛。②胃肠型：主要为胃肠消化不良或类似溃疡病症状。③腹泻型：粪内含有脂肪球和不消化的肌纤维。④黄疸型：主要症状是黄疸，在早期可没有疼痛或有剧痛。⑤结石型：大多数患者有绞痛，但也有少数患者无明显病状。X线检查有钙化影。⑥消瘦型：明显消瘦，并常感上腹部食后不适，腹胀。此外，也有根据病因、有无胰腺钙化、有无复发及有无疼痛而分为：①钙化性胰腺炎(calcifying pancreatitis)；②遗传性胰腺炎(hereditary pancreatitis)；③无痛性胰腺炎(painless pancreatitis)。Bartholomew把慢性无痛性胰腺炎又分为下列3组。Ⅰ组：脂肪便、胰钙化；Ⅱ组：脂肪便、胰钙化、糖尿病；Ⅲ组：脂肪便、糖尿病。

【临床症状】 慢性胰腺炎多见于中年男性，其突出的特点是病程长和以疼痛为主的症状发作。

(1) 腹痛 慢性胰腺炎的主要症状是腹痛，据佐藤统计可高达98%。开始每年1～2次，后来数月发作一次。其后每周1～3次，最后呈持续性疼痛。但也有少数患者终于不再疼痛，此时胰外分泌缺乏的病状和病征即显著出现。疼痛的另一特点是：疼痛极为剧烈，其性质颇似向后钻进，以致患者向后多取前屈姿势(pancreatic posture)来缓解疼痛。疼痛位于脐上部并向腰背牵涉，但很少牵涉到左上臂和颈。此点可用以排除心绞痛。此外，其急性发作期很难在数小时内缓解，往往长达十几个小时至20多个小时。急性胰腺炎的疼痛同胆绞痛或肠绞痛也不相同，在初期即伴发板状腹和虚脱或休克。一般说来，这种急性疼痛说明有急性完全性胰管梗阻(至少累及部分胰组织)，或者说有淤积性胰腺炎。不少研究者将这种胰腺炎称为急性复发性胰腺炎。腹痛虽然是慢性胰腺炎的主要临床症状，但3%～20%的患者显的腹痛，仅在体检或出现Ⅲ型、Ⅳ型症状时才得以诊断。如果患者没有黄疸或虽有而较轻时，也可考虑诊断。

(2) 恶心、呕吐 约半数以上患者有恶心和呕吐，但呕吐后腹痛症状并无缓解。

(3) 体重减轻 体重减轻和疼痛发作的频率与程度有关。主要是由于畏惧疼痛的发生而有意限制饮食，致使长期营养不良而体重减轻。若并有糖尿病者，也可使体重减轻。

(4) 腹泻 约有1/4的患者可有腹泻。每天排便3～5次，粪量多而有光泽，色浅而有恶臭。腹泻与摄取脂肪量的多少和胰外分泌功能有关。

(5) 腹部肿块 一般无明显肿块，若能扪及腹部肿块则应考虑有胰腺囊肿形成。

(6) 黄疸 慢性胰腺炎的急性发作期，约有1/3的患者可以出现黄疸，也可能在缩窄性乳头炎或胆总管结石或两者兼有的情况下出现。因此，需要对这类黄疸进行鉴别。持续性黄疸比较少见，它是胰腺炎的后期病征，但容易和乳头癌或胰腺癌所引起的黄疸相混淆。不论何种黄疸，鉴别诊断时特别着重于病史的详细询问。

(7) 胸腔积液、腹水 部分患者可有胰性腹水(pancreatic ascites)。若出现胸腔积液，则以左胸为多见。胸腔积液和腹水中的淀粉酶值均见升高。

过去的慢性胰腺炎分类系统繁多，均较为繁琐，不适合我国慢性胰腺炎发病的特征。《多学科指南》在既往指南的基础上，提出了符合我国慢性胰腺炎临床表现分型和分期方法(3期4型)，简单明了，易于临床操作。

1期：

Ⅰ型(急性发作期)：急性上腹部疼痛，伴血淀粉酶升高和影像学急性炎症改变。

Ⅱ型(慢性腹痛型)：间歇性或持续性上腹部疼痛。

2期：

Ⅲ型(局部并发症型)：有假性囊肿、消化道梗阻、左侧门静脉高压症、腹水、胰瘘等并发症。

3期：

Ⅳ型(内、外分泌功能不全型)：消化吸收不良、脂肪泻、糖尿病和体重减轻等症状。

根据慢性胰腺炎的分型，在临床上又可分为3期。

Ⅰ期：仅有Ⅰ型或Ⅱ型的临床表现。

Ⅱ期：出现Ⅲ型临床表现。

Ⅲ期：出现Ⅳ型临床表现。

【诊断】 慢性胰腺炎的诊断，主要依据：①有典型的临床表现：反复发作的上腹部疼痛或急性胰腺炎；②影像学检查：提示胰腺钙化、胰管结石、胰管狭窄或扩张；③病理学检查：有胰腺腺泡萎缩、破坏和间质纤维化；④胰腺分泌功能不全。

慢性胰腺炎的诊断流程如图22-9所示。

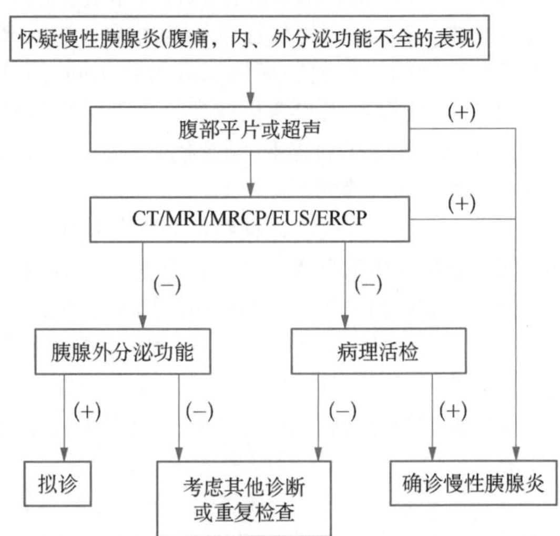

图22-9 慢性胰腺炎的诊断流程

【实验室检查】

(1) 慢性胰腺炎急性发作期　可见血清淀粉酶升高,如合并有胸腔积液、腹水,则在胸腔积液、腹水中的淀粉酶则明显升高。血糖测定及糖尿病耐量试验可反映胰腺内分泌功能。慢性胰腺炎也可出现血清 CA19-9 增高。如有明显升高,应警惕胰腺癌的可能。检测 IgG4、血钙、血脂、甲状旁腺、病毒等检查对病因诊断有意义。

(2) 慢性胰腺炎胰功能检查　胰腺分泌试验(PST),用促胰酶素(CCK-PZ)、促胰液素(secretin)刺激分泌的十二指肠液中,碳酸氢盐浓度降低,胰酶及胰液量减少,则可诊断。PST 中只有碳酸氢盐降低或胰酶及胰液量减少,胰腺外分泌功能检查(PED)中,尿中邻氨甲酸(PABA)排泄率<70%则为异常。若 PST 中胰液,胰酶或碳酸氢盐有 1 项增加,血中胰酶刺激试验呈阳性,则仅可考虑。

【影像学检查】

(1) B 超检查　可诊断的条件是:①胰石;②胰管扩张(>3 mm)伴下列 3 项之一:胰管壁不规则及间断的强回声图像;延续的胰管囊肿图像;胰腺萎缩及局部肿大。检查异常是:①胰管扩张(>3 mm);②胰腺囊肿。可做参考的是:①胰腺萎缩及局部肿大;②胰腺内粗大的强回声图像;③胰腺边缘及胰管壁不规则或强回声图像。B 超检查从胰腺长轴和短轴两方面判定胰腺的萎缩或局部肿大,胰腺前后径<10 mm 为萎缩,>30 mm 为肿大。

(2) CT/MRI 检查　可诊断的条件是:①胰腺钙化;②主胰管扩张及胰腺囊肿;③主胰管扩张及胰腺萎缩或局限性肿大。检查异常是:①主胰管扩张;②胰腺囊肿。可做参考的是:①胰腺萎缩,局限性肿大及胰实质密度不均匀;②胰腺萎缩,局限性肿大及边缘不规则。所谓主胰管扩张,不仅在 CT 上可确认出主胰管,还应有主胰管的明显扩张或不规则扩张。胰腺的前后径小于椎体横径 1/3 称为萎缩,大于 3/4 称为肿大。李兆申(2012)根据影像学检查表现,提出了慢性胰腺炎的诊断和治疗流程(图 22-10),对慢性胰腺炎的诊断和治疗有指导意义。

在对慢性胰腺做出诊断前,尚应对胆道系统和胃肠系统进行认真检查,进行鉴别。即使是胰腺本身的疾病,也应对胰腺囊肿、胰腺癌认真鉴别(表 22-6)。

(3) ERCP 检查　可予诊断的条件是:①主胰管,分支及微细胰管呈不规则扩张;②胰石;③伴有下述异常之一:主胰管部胰腺囊肿;主胰管闭塞。检查异常是:①只有分支及微胰管的不规则扩张;②主胰管局限性狭窄;③分支水平的胰囊肿;④分支及微细胰管的闭塞或狭窄。可做参考的是:①胰管单纯性扩张;②主胰管扭曲迂行;③胰管僵硬变直;④胰腺部胆总管狭窄。

【治疗】慢性胰腺炎的治疗流程如图 22-11 所示。

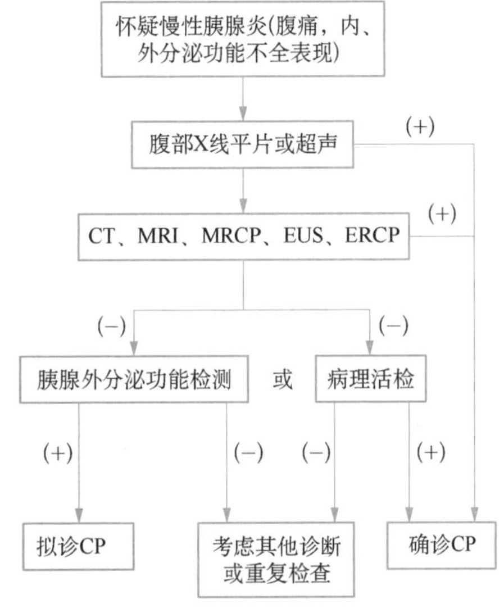

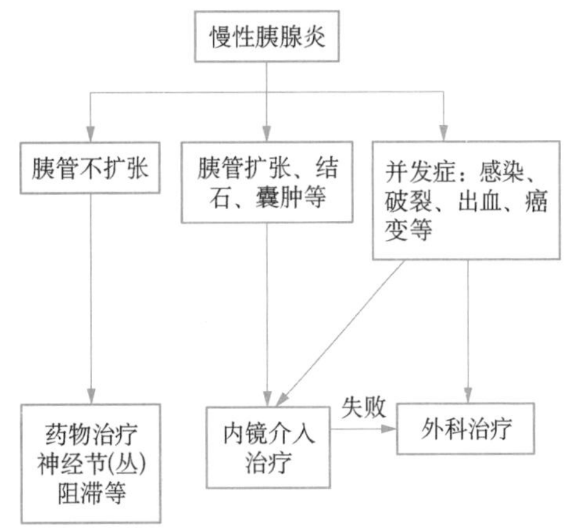

图 22-10　慢性胰腺炎根据影像学检查表现的诊断和治疗流程

表 22-6 慢性胰腺炎、胰腺囊肿及胰腺癌的鉴别

鉴别要点	慢性胰腺炎	胰腺囊肿	胰腺癌
病史及临床症状	有急性胰腺炎病史，有持续性上腹部疼痛、体重下降、腹泻、黄疸、糖尿病	有胆道、胰腺手术史、上腹部外伤史；上腹部不适饱胀、腹部有囊性肿块	顽固的上腹痛、食欲缺乏、进行性体重减轻、黄疸；右上腹可触及肿大的胆囊
胃肠钡餐造影及十二指肠低张造影	十二指肠内侧变平，黏膜皱褶消失；有双边征，但无结节影；有反“3”字征	胃肠有推压、移位，但边缘光滑黏膜正常；无双边征；无反“3”字征	胃十二指肠压迹不规则，黏膜破坏；双边征中可见结节影；有反“3”字征
胰管造影	主胰管扩张，可呈串珠状粗细不匀；主胰管狭窄范围广泛，可多发；偶见腺泡充盈；可见结石或假性囊肿形成	胰管受压移位呈弧状；有时胰管与囊肿相通	主胰管狭窄、纤细或有腔内不规则充盈缺损；有时可见闭塞；主胰管不规则、僵直狭窄，远段扩张；造影剂排空迟缓
胰动脉造影	血管不规则增粗、弯曲和伸直，但血管壁光滑；毛细血管相出现早，密度大；萎缩性胰腺炎可见血管减少	血管不增粗；动脉移位或环抱囊肿	营养肿瘤的血管可增粗，肿瘤区血管壁边缘不规则，可有狭窄、中断；可见肿瘤区网状血管、动静脉瘘毛细血管相有充盈缺损
胰周充气断层摄影	胰腺可有增大或缩小，如有粘连则分界不清	胰腺增大明显，边缘清楚光滑	胰腺增大、边缘凸凹不平，边界不清
B超检查	有局限性结节形成，胰腺内布满回声，可见扩张的胰管、结石	肿块出现明显的液性暗区，其间无光点，边缘光滑且清晰	胰腺呈不规则肿大，边缘不清晰，胰腺内有许多回声光点；邻近组织有改变
CT检查	胰腺有钙化，胰管扩张，有囊肿，胰腺有萎缩、局限性肿大，边缘不规则	可显示胰腺囊肿的部位、大小和数目	有时与慢性胰腺炎的鉴别不易，需结合临床诊断

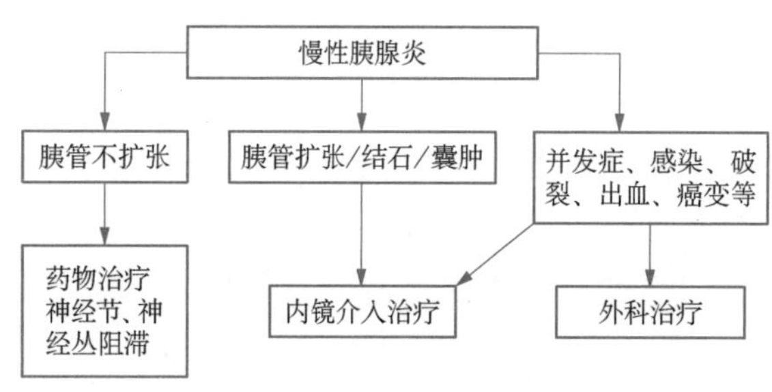

图 22-11 慢性胰腺炎的治疗流程(2012，上海)

慢性胰腺炎的治疗分非手术治疗和手术治疗。治疗目的是：①预防及治疗慢性胰腺炎的复发；②治疗腹痛和腹泻；③促进胰液引流通畅；④改善胰腺的内、外分泌功能；⑤治疗并发症；⑥去除病因。

(1) 非手术治疗 应禁酒戒烟，避免高脂、高蛋白饮食，要控制好血糖和血脂。有脂肪泻者要注意补充脂溶性维生素及维生素 B_{12}、叶酸，适当补充微量元素。进行中西医结合治疗。其中最重要的是戒酒和积极治疗胆道疾病。因为慢性胰腺炎的症状加重无不与饮食有关，而饮酒尤为重要。戒酒可使病情稳定或进展缓慢，倘若不能戒酒而暴饮暴食，则各种治疗措施终将宣告失败。胆道疾患也是重要病因之一，积极进行治疗，去除病因同样对预后有很大影响。慢性胰腺炎急性发作的治疗方法与急性胰腺炎相同。

(2) 手术治疗 手术治疗在慢性胰腺炎的治疗中占有重要地位，手术方式较多，应根据其临床实际慎重选择。其手术适应证是：①与其他急腹症(肠梗阻、腹膜炎等)难以鉴别；②非手术治疗病情无改善；③并有胆结石，胆管狭窄等胆道疾患；④有胰管结石、胰管炎等胰管梗阻、狭窄；⑤并有胰腺囊肿、胰腺脓肿或胰瘘；⑥并有局部门静脉高压、消化道出血或通过障碍；⑦顽固性疼痛治疗无效；⑧疑有胰腺癌。

手术治疗分引流术和切除术两种，常用的手术方式有下列几种。

1) 胰切除术：①胰头十二指肠切除术；②胰体、尾部切除术；③胰全切除术。

2) 胰管减压术：①乳头部胰管口切开成形术；②胰管、空肠侧侧吻合术；③尾侧、胰管空肠吻合术。

3) 对于并发症的手术。①对于胰腺囊肿、脓肿的手术：造瘘术(包括超声引导下经皮穿刺引流，内镜下胃-囊肿引流)；囊肿胃肠道吻合术；囊肿切除

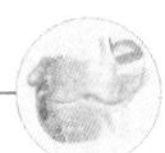

术。②胆道手术：胆囊切除术；胆管内引流与外引流术（包括 PTCD）；乳头部手术（包括内镜乳头切开术）。③胃手术：胃切除术；胃空肠吻合术；迷走神经切断术。④其他：脾切除术。

4）神经切断术及神经阻滞术：胰头神经丛切断术；内脏神经丛切断术；腹腔神经丛切断术，以及神经阻滞术等。

5）腹腔及腹膜后引流术：慢性胰腺炎的手术目的在于解除腹部和背部疼痛并尽可能保留更多的内外分泌功能，凡存有继发于一处或多处梗阻的胰管扩张，胰管减压引流则可完全或明显缓解疼痛，有效率可超过 80%。常用的引流手术有以下 3 种。

A. Duval 手术：手术方法是切除胰尾，胰尾切端和空肠做 Roux-en-Y 吻合（图 22－12）。

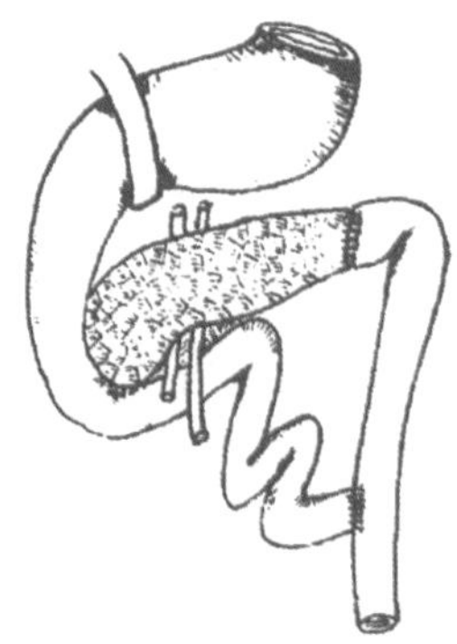

图 22－12　Duval 手术

B. Puestow-Gillesby 手术：因胰管常有链湖样（chain-of-lakes）狭窄和扩张，故提出手术要切除胰尾，自胰尾切面至肠系膜血管的右侧纵向切开胰管，胰腺埋入空肠襻内，胰空肠做 Roux-en-Y 吻合，并切除脾脏（图 22－13）。

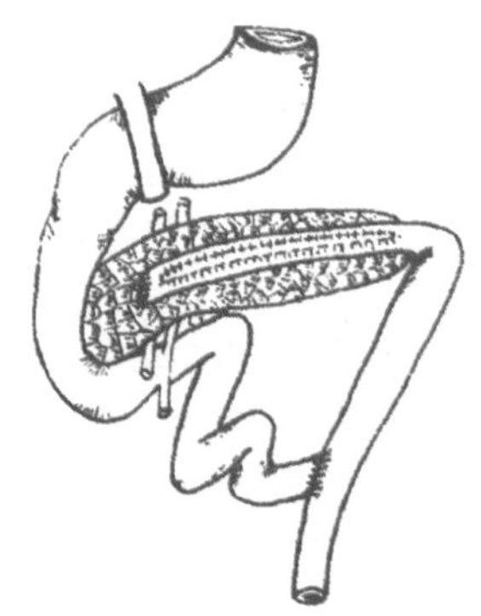

图 22－13　Puestow-Gillesby 手术

C. Partington-Rochelle 手术：该手术是 Puestow 的改良术式。不需切除胰尾和脾脏，因为胰岛较集中在胰尾，不切除胰尾对糖尿病患者有利，不需将胰管套埋在空肠内。胰空肠的侧侧吻合越长越好，起自十二指肠缘 1 cm 处以保护胰十二指肠血管。切口长 8～10 cm。因不受肠系膜血管的限制，故可引流胰管的全程，即自邻近十二指肠和壶腹部胰管至胰尾，更能有效引流胰头和钩突部的导管，故是常用的手术（图 22－14）。

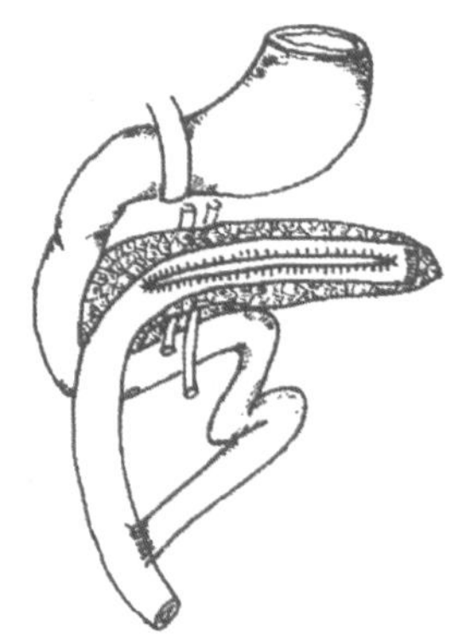

图 22－14　Partington-Rochelle 手术

Greenlee（1990）比较了这 3 种引流手术的效果，认为 Partington-Rochelle 手术最好，Puestow-Gillesby 手术次之，而 Duval 手术较差。胰管内充满结石，若要清除干净，颇为困难，后又对 Puestow 术式进行了改良（图 22－15），改良的 Puestow 手术，使胰管切开得更长，清除胰管内结石更彻底，引流更充分。

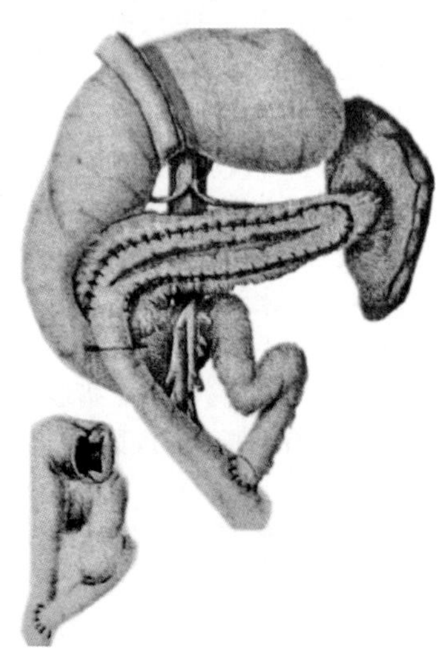

图 22－15　改良的 Puestow 手术

在慢性胰腺炎中，有 3.2%～45.6%的病例伴有胆总管梗阻，而其中仅有 5%～10%的病例需胆道减压。胰内段胆总管狭窄的原因主要是纤维性炎性收缩和假性囊肿压迫。针对这些问题，Beger(1990)和 Frey(1990)分别介绍了新的手术方法。

1) Beger 手术：手术操作有两个主要部分：一是在胰头和胰体结合部切断，做胰头次全切除，在胆总管和十二指肠壁之间留下一小块盘状(a small disk)胰腺头部组织。在切除钩突时，保护十二指肠系膜血管，一旦需要切断胃十二指肠动脉时可不至于损伤十二指肠的血供。二是重建胰液流出道，即在左侧胰腺部和上段小肠间置一空肠襻，保留胆总管和十二指肠之间一小块胰头组织及 5～8 mm 厚的钩突，可维持十二指肠的血液供应。在胰头及其后方的腔静脉之间，包括胰包膜在内的纤维组织，可维持胰头后部的正常血液循环。与 Whipple 手术相比，该手术不必做胃切除术、十二指肠切除和胆总管下段切除，并以保留言胰腺的内分泌功能，疼痛缓解效果持久，手术病死率和并发症率较低，是一种较有效治疗慢性胰腺炎的手术方法。Beger 报道 141 例伴胰头部炎性肿大的慢性胰腺炎施行了保留十二指肠的胰头切除术，住院期间病死率为 0.7%，后期病死率为 5%。手术疗效为：疼痛完全缓解 77%，其中 67%恢复原来的工作。平均随访 3.6 年，81.7%无糖代谢异常，10.0%有病情恶化，8.3%患者见有改善。

2) Frey 手术：该手术不需切断胰腺，仅挖空胰头部组织以减压胰内段胆总管，并作胰空肠 Roux-en-Y 吻合。主要操作有 3 部分：胆总管空肠端侧吻合、胰空肠侧侧吻合和十二指肠空肠侧端吻合。

Howard(1990)报道 Whipple 手术缓解慢性胰腺炎疼痛的效果极佳，近期的手术病死率不足 2%。胰腺切除术可降低胰腺功能，而代谢缺陷可部分获得代偿，因为疼痛缓解和停用麻醉剂能改善营养状态。对有经验的外科医生来说，胰管细小的慢性胰腺炎可首先选用 Whipple 手术，尤其是主要病变位于胰头和钩突部，并伴有胆总管和十二指肠梗阻时是手术的适应证。当疑有胰腺癌时，则更应用 Whipple 手术。

慢性胰腺炎的疼痛，还可用内脏神经切除术。Ihse(1990)认为经皮麻醉剂、酒精或酚注射内脏神经节和内脏神经较手术为简便，但仅半数获得缓解，其疗效持续时间不足 2 个月。Stone(1988)报道经胸双侧迷走神经和左侧内脏神经切除术的疗效良好。Hiraoka(1986)的胰腺神经完全断离(complete denervation of the pancreas)也待进一步总结。这些方法可在引流或切除手术失败的病侧中试用。

在慢性胰腺炎，罕见壶腹狭窄引起胰腺导管均匀扩张。因此，常不需做 Oddi 括约肌和 Wirsung 括约肌切开术。

【预后】慢性胰腺炎是一种难治的疾病，手术治疗虽有一定疗效，但更要强调预防为主。Howard 曾报道 32 例慢性胰腺炎，全为酒精性的胰结石病例，从经常饮酒起，平均在 9 年后成为慢性胰腺炎，再过 6 年就发现有胰结石和糖尿病，从发生慢性胰腺炎到死亡平均 11 年。一般来说，酒精性慢性胰腺炎的预后较差。

(顾树南　刘宏斌)

22.3 急性胆源性胰腺炎

急性胆源性胰腺炎(acute biliary pancreatitis，ABP)又称急性胆石性胰腺炎(acute gallstone pancreatitis，AGP)。系由于结石从胆总管经乳头排入十二指肠或一过性嵌顿于壶腹部而引起的胰腺炎。但它与胆道疾病特别是与胆石的关系明确。国内外文献报道，胆石症是急性胰腺炎的首要病因，占胰腺炎全部发病因素的 55%～65%。但也有学者认为严格的胆源性胰腺炎定义须包括：①在胰腺炎的急性阶段，有胆总管下端结石的影像学证据；②B 超和 CT 检查示胆总管直径>12 mm；③临床上有肉眼可见的黄疸；④临床上有梗阻性胆管炎的表现。对胰腺炎并有胆囊结石患者，若无上述表现，应诊断为胰腺炎合并胆囊结石。

【发病机制】急性胆源性胰腺炎的发病机制目前还不十分清楚。壶腹部结石嵌顿、蛔虫及异物阻塞、局部创伤、水肿、炎症、Oddi 括约肌痉挛和纤维化，都是胆道疾患患者并发急性胰腺炎的原因。

早在 1882 年，Prince 就指出了胆石症和胰腺炎有着密切关系，两者可有其共同原因。胰腺炎可引起胆石症，而胆道炎症可通过淋巴由胆道侵及胰腺。1901 年，Opie 首先报道了由于结石嵌顿在 Vater 壶腹而引起的急性胆石性胰腺炎。他在尸检时发现结石嵌顿于 Vater 壶腹，挤压胆囊时可见胆汁反流入胰管，并提出了“共同通道”学说。近几年来，国外对急性胆源性胰腺炎引起了重视，进行了深入的研究。

然而也有一些证据指出了 Opie 学说的不完善之处。首先有学者指出：一般情况下胰腺的分泌压

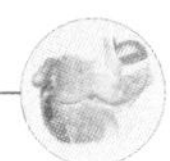

大于胆汁的分泌压，胰管内压大于胆管内压；即使共同通道有阻塞，胆汁通常不会逆流入胰管，而只有胰液反流入胆管的可能。何况共同通道一般仅长 3～5 mm，直径＞5 mm 的结石必然会同时堵塞胰管开口，胆汁又如何进入胰管？也有学者通过动物实验证明，单纯的主胰管开口堵塞而不需要胆汁反流即可诱发急性胰腺炎；在临床上，至少有 50%的患者仅有胆囊内或肝内胆管结石，而无明确的胆总管梗阻或排石史，仍可致严重的急性胰腺炎，这些患者也不能完全用共同通道学说或反流学说解释。

有学者认为以下机制可能共同参与了急性胆源性胰腺炎的发病：①一过性结石滑动，尤其在胆囊内多发的小结石(＞10 粒)和悬浮游离的小结石，特别是微结石(直径＜3 mm)的存在。②胆囊收缩与十二指肠乳头括约肌开放功能不协调。Melter 学说认为胆囊与 Oddi 括约肌之间的协调舒缩是由两处交感与副交感神经的对应的兴奋与抑制所致。有些实验表明，阿托品可使胆囊与 Oddi 括约肌同时舒张，匹罗卡品又能使两者同时收缩；而组胺与垂体后叶素则使胆囊收缩与 Oddi 括约肌舒张，提示胆道系统的神经支配甚为复杂；动物实验表明，在发生急性胆囊炎时，可产生迷走神经紧张低下性胆道运动障碍，可诱发 Oddi 括约肌痉挛，导致胆流受阻；胆囊病变造成炎性胆汁流入胆总管，在 Oddi 括约肌开放运动不协调时导致胆道压力升高，炎性胆汁反流入胰管引起急性胰腺炎。③胆囊炎时十二指肠分泌的缩胆囊素-促胰酶素(CCK－PZ)和促胰液素分泌增多，不仅使胆囊强烈收缩，也使胰腺外分泌增强。因此，曾怀疑在十二指肠乳头处是否存在类似心脏窦房结样的结构，当受到胆泥、胆固醇结晶、结石、炎症、水肿，以及胆道压力等刺激时，会引起细胞的电势差异、腺泡细胞酶原激活，激素与细胞因子之间的平衡破坏，刺激神经纤维，促使 Oddi 括约肌的收缩或舒张功能障碍。从而产生“异位起搏”样的 Oddi 括约肌的痉挛、收缩，这种理论有待进一步研究证实。

Acosta 等从急性胰腺炎患者的粪便中发现了结石，并肯定了胆道内结石的迁移(migration)是发生急性胆石性胰腺炎的主要原因。Acosta(1974)和 Kelly(1976)分别提出了“胆石移动学说”(migratory stone theory)，认为胆源性胰腺炎是由于胆石移动引起壶腹部一过性阻塞所造成。从这些患者的粪便中检出的胆石及手术中由壶腹部取出的结石，其外观特征和化学成分均与胆囊内的结石相同，说明引起壶腹部一过性阻塞的结石一般都来自胆囊。Acosta 根据 76 例术中造影，把壶腹部梗阻分为 4 型(图 22－16)。

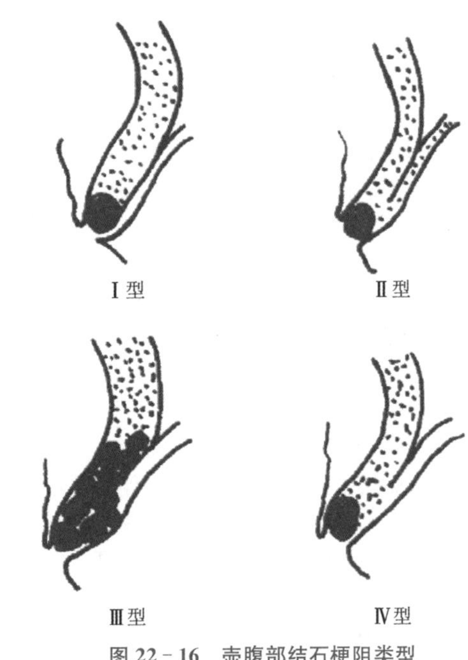

图 22－16　壶腹部结石梗阻类型

Ⅰ型：完全性低位梗阻(43%)。

Ⅱ型：完全性低位梗阻伴有胆汁反流入 Wirsung 管(23%)。

Ⅲ型：多数结石(多至 32 块)的完全性高位梗阻(13%)。

Ⅳ型：部分性梗阻(21%)。

壶腹部结石嵌顿虽然是急性胆源胰腺炎的主要原因，但有些研究者的报道仅只有 1%～8%。因为这些患者都有典型的胆道症状和体征，硬而小的结石在胆绞痛后就可由胆道通过 Vater 壶腹进入肠道。且在发病后数天的粪便中可以发现结石，在有些患者中，嵌顿的结石还可不通过 Vater 壶腹进入十二指肠，而是又退回到胆总管中去。这两种情况都解释了 Vater 壶腹部结石嵌顿率低的原因，并均经手术或尸检证实。Safrany(1981)经内镜发现，壶腹部结石嵌顿之乳头口以及结石嵌顿处之均有黏膜损伤、溃疡。这与结石嵌顿以及结石通过 Vater 壶腹时所致创伤有关。Senninger(1986)认为急性胆源性胰腺炎是由于胆管和胰管同时阻塞引起的。胆管阻塞时，血中缩胆囊素和促胰液素量增多，故能增加胰腺的外分泌。此外，血中内毒素也有增加，加上肝脏的网状内皮系统受损，不能有效地消除内毒素，以致血中内毒素和胰蛋白酶-抗胰蛋白酶复合物(trypsin-antitrypsin complexes)增多,促使胰腺炎的发生和发展。有关细菌在急性胆源性胰腺炎发病中的作用,学者们的意见也不一致。有人认为感染的胆汁会加速胰酶的激活,细菌产生的酰胺酶(amidase)是强力的蛋白水解酶,会直接损害胰腺而有助于胰腺炎的发生。急性胆源性胰腺炎的临床过程与酒精性胰腺炎也不同。前者血清淀粉酶较高,一旦病因解除,临床症状及体征可见明显好转。Shapiro 指出,这是因为急性胆源性胰腺炎的胰腺细胞具有正常分泌功能,而酒精性胰腺炎则由于反复发作而导致胰腺细胞破坏,胰腺功能受损。故其临床过程也不尽相同。

【临床表现】急性胆源性胰腺炎的发病率为急性胰腺炎的41%~61%。女性多见,男女之比为1∶(2~3)。50 岁以上多见,最小年龄为 16 岁,最大为 92 岁。临床症状主要是右上腹绞痛,伴有恶心和呕吐。部分患者可有轻度黄疸和发热,右上腹部可有压痛、肌紧张和反跳痛。白细胞计数增高。胆红素和碱性磷酸酶上升,血清钙下降,血糖升高,血清脂肪酶升高。血、尿淀粉酶升高。X 线腹部检查常提示肠管有扩张现象,尤以横结肠更为明显。B 超检查常提示胆囊内、胆管内有结石;胆总管有轻度扩张或正常。

【诊断】急性胆源性胰腺炎的诊断,有赖于病史(有胆绞痛史或胆道手术史)、症状和体征、实验室检查、影像学检查和同位素检查。实验室检查主要是白细胞计数中度增高,但中性粒细胞则可达 80%~90%。血清淀粉酶升高,常在 500~2 000 Somogyi,甚至可达 3 000 Somogyi 以上;血清脂肪酶可升高至 1.5 U 以上;血清脱氧核糖核酸酶Ⅰ的活性升高且持久。影像学的检查主要是要确定在胆道系统有无结石存在,胆总管和胰管有无扩张,特别要注意 Vater 壶腹部的病变情况。Davidon(1988)对 368 例诊断急性胰腺炎的患者进行研究来明确其发病原因是胆石性的还是非胆系性的。预测胆石存在的 3 种生化方法及其标准是:①天冬氨酸氨基转移酶(AST)/丙氨酸氨基转移酶(ALT)>60 U/L,预示胆石存在;②碱性磷酸酶(ALP)>225 U/L,AST/ALT>75 U/L,胆红素>40 μmol/L,其中有 1 项以上成立,预示胆石存在;③女性,年龄>50 岁,血清淀粉酶>4 000 U/L,AST/ALT>100 U/L,ALP>300 U/L,其中 3 项以上成立,预示胆石存在。

急性胰腺炎 3 种预测胆石的方法比较研究表明,其敏感性为 62%~74%。上述方法①和②比方法③更为敏感,方法②同样比方法③预测更为准确。Davidon 指出,尽管临床生化预测急性胰腺炎是否伴有胆石的方法存在局限性,但还是非常有用的。特别是方法①,其最大的优点是简便易行,值得推广应用。

2015 年,日本《胰腺炎强化治疗指南》对胆源性胰腺炎的管理流程(图 22-17)作了修订,对胆源性胰腺炎的管理更为明确。

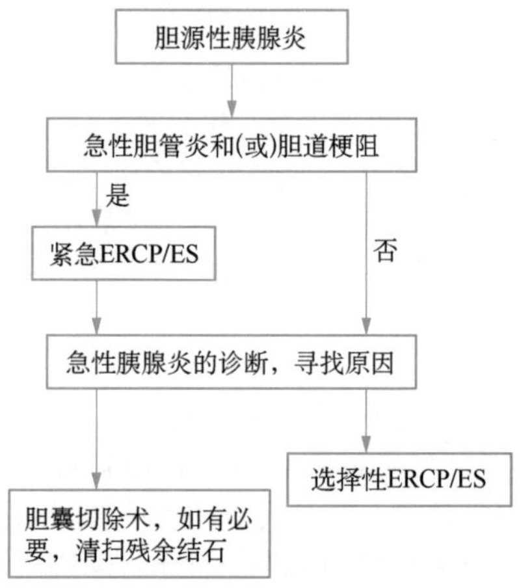

图 22-17 胆源性胰腺炎的管理流程(日本《胰腺炎强化治疗指南,2015》)

* ES:内镜 Oddi 括约肌切开术(endoscopic sphincterotomy)

超声内镜(EUS)在胆源性胰腺炎(ABP)中的诊断价值受到重视。强调 EUS 不仅可以增加胆道结石诊断的敏感性,与 ERCP 相比,还可减少不必要的内镜治疗及手术产生的相关并发症。其次,ABP 早期内镜治疗的指征、时机得到进一步确认。由于早期有效解除梗阻对缓解对 ABP 的病情发展、减少机体创伤具有重要的作用。解除胆道梗阻最有效的手段为手术及内镜治疗,但手术不能阻止胰腺炎的病理过程,使处于应激状态的机体遭受二次打击,增加并发症和病死率。因此,不主张急诊外科手术解除胆道梗阻。早期内镜治疗已成为 ABP 的一线治疗手段。解放军总医院莫晨报道一项 Meta 分析,纳入 10 项随机对照研共 809 例病例,结果证实:早期 ERCP 治疗能显著降低重症急症胆源性胰腺炎(SABP)患者的病死率,器官衰竭的发生率,缩短腹痛时间及住院时间。因 ERCP 操作的相关并发症较少,操作安全,因此建议 SABP 患者在早期进行 ERCP 治疗。

【治疗】急性胆源性胰腺炎的治疗原则应在积

极对症、支持疗法的基础上，认真地观察病情变化，掌握时机进行手术治疗。但目前对手术时机及手术范围尚有争议。

手术时机一般分为以下 3 种。

（1）早期手术　即在淀粉酶仍升高的期间进行，常指在发病后 3 d 内进行。

（2）延期手术　指在淀粉酶恢复正常后即手术，多在急性发作后 7 d 左右手术。

（3）择期手术　即在急性期症状、体征完全消失后进行。

Acosta(1980)认为，急性胆石性胰腺炎晚期手术则胰腺出血和坏死的发病率较高，病死率高达 23%，故积极主张早期手术。他根据 78 例手术探查结果，把胰腺病理变化分为 4 级。Ⅰ级：水肿（36 例）；Ⅱ级：脂肪坏死，腹膜渗出（16 例）；Ⅲ级：出血（11 例）；Ⅳ级：大片坏死，脓肿，胰腺假性囊肿（15 例）。胰腺病变与发病的时间关系非常密切。发病时间越短，则胰腺病变越轻。反之，发病时间越长，则胰腺病变越重。发病在 24 h 之内，胰腺间质水肿 24～36 h，脂肪坏死和（或）出血，48 h 以上，胰腺广泛出血和坏死。78 例中，胆道感染 26 例（33%）；胆汁培养阳性 10 例，以大肠埃希菌占多数；术中肝活检阳性 9 例；有发热、血清胆红素和白细胞升高、脓性胆汁和肝脓肿者 7 例；Ⅲ级和Ⅳ级胰腺病变者占 47%，而 Dixon、Raloyan、Hermann 和 Hertzer 等则主张在急性炎症完全消退后或只有当病情继续恶化时再施行手术。Kim(1980)报道急性胆源性胰腺炎 33 例，其中除 2 例有腹膜炎体征加重或经皮肝穿造影后并发胆汁性腹膜炎急诊手术外，其余 31 例均作了择期手术。入院后 3 d 内手术 2 例，4～7 d 手术 10 例，7 d 以上手术 21 例。手术时已无急性胰腺炎的临床体征。术中发现胰腺正常 20 例，胰头硬化或轻度肿胀 9 例、胰腺出血 2 例，胰腺坚硬、水肿并有脂肪坏死 2 例。

鉴于上述情况，Kim 主张只有高度怀疑有胆道疾患时才考虑手术。Kelly(1988)认为在初次住院患者中以延期手术为佳。因为大多数阻塞在壶腹部的结石最终要进入十二指肠。研究结果表明，不论在早期还是延期手术以及胆石是否被取出均可能发展成水肿或出血坏死性胰腺炎。而且早期去除结石并不会缓解胰腺炎的发展。在回顾性的研究中有延期手术而无死亡的报道，而早期手术则有 12%死亡的报道。必须强调，胆源性胰腺炎的早期诊断非常重要。如果能切除胆囊和去除所有胆道结石，那么复发性胰腺炎就能得到控制。早期除去阻塞的结石能防止胰腺炎的发展，这无疑是非常重要的。但这个重要机会可能是在非常早的时候，甚至在症状出现之前。疾病的发展与消化酶抑制物的量和消化酶的活性有关，而不是决定于壶腹部结石阻塞时间的长短。换句话说由水肿型胰腺炎发展到出血坏死性胰腺炎在入院前或入院后就成定局，这主要取决于消化酶抑制物和被激活消化酶的量。Stern 和 Mcldoleshi 的实验证明与腺泡细胞和毛细血管内皮的损伤有关。因为胆石源胰腺炎的发展过程并不会因为早期除去结石而得到改善；重症胰腺炎的患者在早期手术时其发病率和手术病死率显著增高。因此，他们也支持初次住院的患者在急性症状已经缓解之后再采取延期手术的方法较为适宜。

Ranson(1979)提出了下列对急性胰腺炎病变程度估计的 11 条标准（表 22－7），在他报道的 80 例中，有 0～2 项者 57 例，病死率为 1.8%；有 3～4 项者 19 例，病死率为 11%；有 5～6 项者 3 例，病死率为 33%；有 7～8 项者，病死率为 100%。KelLy(1989)报道把 165 例急性胆源性胰腺炎分成早期和延期手术两组，患者在性别、年龄和 Ranson 标准等方面两组无明显差异，胆囊造影 92%表明有结石。早期手术组中胆总管结石占 61%，延期手术组中占 32%。早期手术的 83 例中 49 例（58%），胰腺水肿 11 例（14%）胰腺出血坏死 23 例（28%）胰腺正常。延期手术的 82 例中，34 例（42%）胰腺正常，36 例（44%）胰腺水肿，12 例（14%）胰腺出血坏死。在 Ranson 标准中，3 项或 3 项以下的轻度胰腺炎患者中，早期和延期手术相比，其发病率及病死率无明显差异，而在 3 项以上的重度胰腺炎中，早期则就有明显差异。

表 22－7　对急性胰腺炎病变程度估计的 11 条数据

在入院或诊断时

1. 年龄＞50 岁
2. 白细胞计数＞16.0×10^9/L(16 000/mm^3)
3. 血糖＞11.1 mmol/L(200 mg/dl)
4. 血清乳酸脱氢酶＞350 IU/L
5. 血清天冬氨酸氨基转移酶＞250 U/dl

最初的 48 h 内

6. 血细胞比容下降＞10%
7. 血尿素氮升高＞1.875 mmol/L(5 mg/dl)
8. 血钙＜2 mmol/L(8 mg/dl)
9. 动脉血氧分压＜9.3 kPa(60 mmHg)
10. 碱缺乏＞4 mmol/L
11. 体液丧失估计＞6 000 ml

手术治疗是较为彻底的治疗方法。它可以使非手术治疗的复发率由36%～63%下降至2%～8%。原则上急性胆石性胰腺炎都应做胆囊切除术和胆总管取石减压引流术和胰包膜切开胰床引流术。若病情重笃，手术困难，也可先做胆囊造瘘和胆总管引流，但胆道结石必须力求清除。胰腺有局灶坏死，宜作病灶局部切除。胰腺有出血或大片坏死，可做部分胰腺切除或全胰切除，若坏死已扩展至远处蜂窝组织，胰腺已难切除时，应尽量消除坏死病灶，并用多根双套管充分引流。

内镜括约肌切开术(EST)的成功率高达92%～96%。Safranny报道对急性胆源性胰腺炎11例进行了内镜括约肌切开术，最大年龄85岁，他曾从一长约35 mm的切口中拉出26 mm×36 mm的结石。这种方法对手术危险性大的危重患者较为适宜，甚至在一组老年危重患者中并发症能降至6%，病死率在1%以下。内镜括约肌切开术在急性胆源性胰腺炎的治疗作用究竟如何，过去认识不足。Neoptolemos(1993)建议在下列情况下常规应用ERCP和采用内镜括约肌切开术：①重症胆源性胰腺炎应尽早做ERCP，同时加做内镜括约肌切开术。尽管尚未确认内镜括约肌切开术的益处，但由于胆囊结石不断排出或在ERCP检查中未能发现的胆管小结石及胆泥(sludge)的原因，故目前在许多医院中对全部胆石患者主张合理的应用括约肌切开术。②轻度胰腺炎治疗效果无明显改善者应通过ERCP检查，决定加用内镜括约肌切开术治疗。③对有局限于胰腺的并发症如胰腺坏死而需要手术治疗的患者，此时术中进行胆道探查是危险的，通常又无更好的治疗方法，应在ERCP监视下决定是否加用内镜括约肌切开术。④为了预防胰腺炎复发，对于高危且不能耐受手术的老年患者采用内镜括约肌切开术可以代替胆囊切除术。

对胆源性胰腺炎的治疗各学者都有各自的经验。一般来说，对于早期的轻度急性胰腺炎(MAP)，B超或CT检查发现胆管增粗，或确定胆管内有结石、蛔虫、异物者，可先行ERCP检查，内镜胆道引流术(EBD)、鼻胆管引流术(ENBD)或内镜括约肌切开术治疗；若有结石嵌顿于Vater壶腹部，结石直径<10 mm，则可通过内镜括约肌切开术取出，直径>10 mm的结石则可用Dormia取石网篮或碎石后取出，成功率可达90%以上。若经治疗病情继续加重并发生中度急性胰炎(MSAP)或重度急性胰腺炎(SAP)者，则应遵循急性胰腺炎的治疗原则进行个体化治疗。

(顾树南　王湘辉)

22.4　自身免疫性胰腺炎

自身免疫性胰腺炎(autoimmune pancreatitis，AIP)是一种较为少见的消化系统疾病，是一种特殊类型的慢性胰腺炎，是全身自身免疫性病变在胰腺的表现。曾被称为慢性硬化性胰腺炎、淋巴细胞增殖性硬化性胰腺炎、导管损坏性慢性胰腺炎等。1961年Sarles等首先报道了因自身免疫而引起的慢性胰腺炎症性硬化后，1995年日本学者吉田(Yoshida)等首次正式提出自身免疫性胰腺炎的概念。这才引起了临床重视，对自身免疫性胰腺炎的认识得以逐渐提高，不断加深。2001年自身免疫性胰腺炎被作为慢性胰腺炎的一种独立分型而存在。自身免疫性胰腺炎占慢性胰腺炎的1.86%～8.4%。日本学者在451例慢性胰腺炎中诊断出21(4.6%)例自身免疫性胰腺炎。

我国2006年1月～2016年4月共报告IgG4相关性自身免疫性胰腺炎92例，其中弥漫性自身免疫性胰腺炎78例，局限性自身免疫性胰腺炎14例(f-AIP)。IgG4相关性疾病(IgG4-related disease，IgG4-RD)是近年来新发现的由免疫机制参与的系统性疾病，可累及全身大部分器官，包括胰腺、胆囊、唾液腺、泪腺、前列腺、垂体、肺、肾等。自身免疫性胰腺炎是一种特殊类型的慢速性胰腺炎，以胰腺增大及胰管显示规则狭窄为主要特征。

【病因与发病机制】自身免疫性胰腺炎是IgG4-RD在胰腺的局部表现。胰腺对自身成分作为抗原，由$CD4^+$的辅助细胞的识别产生免疫应答的结果而造成胰腺的炎症性病变。因此，所有自身免疫病理机制均可成为自身免疫性胰腺炎的病因。如Sjögren综合征、硬化性胆管炎等自身免疫性疾病易发生自身免疫性胰腺炎。

【病理改变】自身免疫性胰腺炎的大体标本可见胰腺弥漫性肿大，质地较硬。镜下显示胰腺导管周围有致密的淋巴细胞和浆细胞浸润，腺泡萎缩，小叶间、小叶周围可见明显的纤维化，伴闭塞性小静脉炎和静脉周围炎。

自身免疫性胰腺炎的主要表现为胰腺组织淋巴-浆细胞浸润伴纤维化，有时可见中性粒细胞上皮损伤、阻塞性脉管炎、局部导管上皮破坏等表现。根据其临床表现及组织学、影像学的不同可分为2种亚

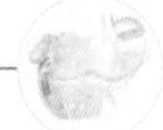

型。①Ⅰ型:好发于亚洲人群,包含于 IgG4-RD 疾病谱内,即 IgG4 相关性 AIP;②Ⅱ型:在欧美流行率较高,其受累器官的组织学改变与 IgG4-RD 不同,并不伴有 IgG4 的异常,病理学表现为粒细胞上皮受损。

【临床表现】 自身免疫性胰腺炎好发于中老年患者,男女比例为 2∶1。因其常以梗阻性黄疸而入院,易被误诊为胰腺癌而施行不必要的手术,应予以注意。

(1) 食欲缺乏和体重减轻　因胰腺外分泌功能受到损害,患者多有食欲缺乏、消化不良,食后饱胀不适。由于营养缺乏,入不敷出,疾病消耗,体重逐见减轻者占 32%。

(2) 黄疸和腹痛　自身免疫性胰腺炎约有 53% 人以梗阻性黄疸就诊,在影像学上表现的胆总管胰腺段狭窄,是由于肿大的胰腺的压迫,更重要的是被累及引起自身免疫性胆管炎所致。约 49%有腹痛,多为上腹部轻中度腹痛,急剧的腹痛少见。

(3) 糖尿病　由于胰腺内分泌功能被破坏,50% 的患者可出现糖尿病或高血糖症。

【诊断】 自身免疫性胰腺炎的诊断标准较多,但现有的诊断标准都是针对自身免疫性胰腺炎Ⅰ型的。诊断指标主要包括影像学表现、血清标记物、组织学、其他器官累及情况及对激素治疗的反应。目前,自身免疫性胰腺炎的诊断标准主要有日本标准、韩国标准、美国标准和意大利标准。2008 年推出的亚洲标准为自身免疫性胰腺炎的诊断提供了更为明确和统一的指南(表 22-8)。

表 22-8　Ⅰ型自身免疫性胰腺炎诊断标准

	美国梅奥医院 HISORt	日本(2006)	韩国(2006)	亚洲(2008)
1. 影像学表现	① 典型表现:弥漫性胰腺肿大,延时强化,弥漫性主胰管狭窄 ② 不典型表现:局限肿块,局灶性主胰管狭窄,胰腺萎缩钙化	① 胰腺弥漫性或局限性增大 ② 弥漫性或局限性主胰管狭窄	① 胰腺弥漫性肿大 ② 弥漫性或局限性主胰管狭窄	① 弥漫性或局限性胰腺肿大 ② 弥漫性或局限性主胰管狭窄
2. 血清学指标	IgG4↑	血清 γ 球蛋白、IgG 或 IgG4↑,或抗核抗体、类风湿因子等阳性	IgG4↑,或自身抗体阳性	IgG 或 IgG4↑,或自身抗体阳性
3. 组织病理学	① 手术标本或活检:Ⅰ型 AIP ② 淋巴-浆细胞浸润,IgG4(+)细胞≥10 个/高倍视野	淋巴-浆细胞浸润伴纤维化	淋巴-浆细胞浸润伴纤维化	淋巴-浆细胞浸润伴纤维化及 IgG4(+)细胞浸润
4. 激素治疗反应	胰腺及胰腺器官均反应良好		反应良好	反应良好
5. 腹外器官受累	IgG4(+)淋巴细胞浸润			
6. 诊断	A. 第 3 点①+第 3 点② B. 第 1 点①+第 2 点 C. 第 2 点和(或)第 5 点+第 4 点 满足 A、B、C 任何 1 条均可诊断	第1点(必要)+第 2 点或第 3 点+排除胰腺癌	第1点(必要)+第 2 点或第 3 点或第 4 点	A. 第 1 点(必要)+2 或 3 B. 手术标本病理诊断明确 C. 第 4 点+肿瘤标志物阳性 满足 A、B、C 任何 1 条均可诊断

根据 2012 年 5 月国际病理学界发表的 IgG4-RD 病理表现共识:①诊断主要依赖其组织病理学特征,次要标准是其组织内的 IgG4 阳性细胞计数及 IgG4 阳性细胞比例;②IgG4-RD 组织病理学特征包括:①大量淋巴浆细胞浸润;②纤维化,特征性形态为席纹状;③闭塞性静脉炎;④IgG4 阳性细胞计数的阳性界点:IgG4 阳性浆细胞>50 个/高倍视野(胰腺手术标本)或>10 个/高倍视野(胰腺活检标本),IgG4 阳性/IgG4 阳性细胞比值>40%。

【实验室检查】 血清 IgG 或 IgG4 升高,γ 球蛋白升高。或者自身抗体如抗核抗体、类风湿因子等阳性。血清 IgG 或 IgG4 和 γ 球蛋白升高被认为在自身免疫性胰腺炎诊断中具有重要意义。在92例AIP中，对血清学检查IgG4相关AIP的血清标志物检测：血清IgG4水平明显升高83例(90.21%)，抗核抗体阳性20例(21.73%)，类风湿因子阳性31例(33.60%)，中性粒细胞胞浆抗体弱阳性5例(5.43%)，CA19-9升高35例(38.04%)，血清淀粉酶升高11例(11.69%)。

【影像学检查】陈佩钦、王俭(2012)对自身免疫性胰腺炎演变的动态影像学表现进行了深入的研究。胰腺的形态在活动性炎症阶段，病变胰腺形态饱满，多数外缘略膨隆，胰腺增粗；仅0%～15%的胰腺外缘平直、粗细正常。或者多见于吸收消散期。从病变范围可分为3型：弥漫型(11%)、局限型(28%)和混合型(弥漫性肿大伴局部肿块，56%)。病变部位以胰头最常见(75%)，胰尾次之(19%)，胰颈和胰体较为少见，各为(3%)。病变远端胰腺可正常或萎缩。病变胰腺质地密实，失去正常的"羽毛样"外观。

(1) B超检查　病变胰腺呈低回声并伴有粗糙的斑点状回声。

(2) CT扫描　平扫像上，90%的病灶与正常胰腺组织密度相仿(图22-18)，仅10%呈略低密度。

(3) MRI平扫　约56%的病灶与正常胰腺间有信号差异，T1W1略低信号，T2W1略高信号(图22-19)。仅凭平扫，无论CT还是MRI扫描，都难以与胰腺癌鉴别；动态增强扫描，动脉像上与胰腺癌表现类似，为相对乏血供肿块。延迟像上呈较均匀的明显强化，强化幅度明显超过正常胰腺组织，这种"渐进式"强化特点与胰腺癌明显不同，可以作为鉴别点；PET-CT像上，自身免疫性胰腺炎的病灶呈明显高摄取，仅凭摄取特征和标准化摄取值(SUV)不能与胰腺癌鉴别，加上病变胰腺局部膨隆，极易误诊为胰腺癌(图22-20)，若结合CT、MRI特征影像，则诊断不难。

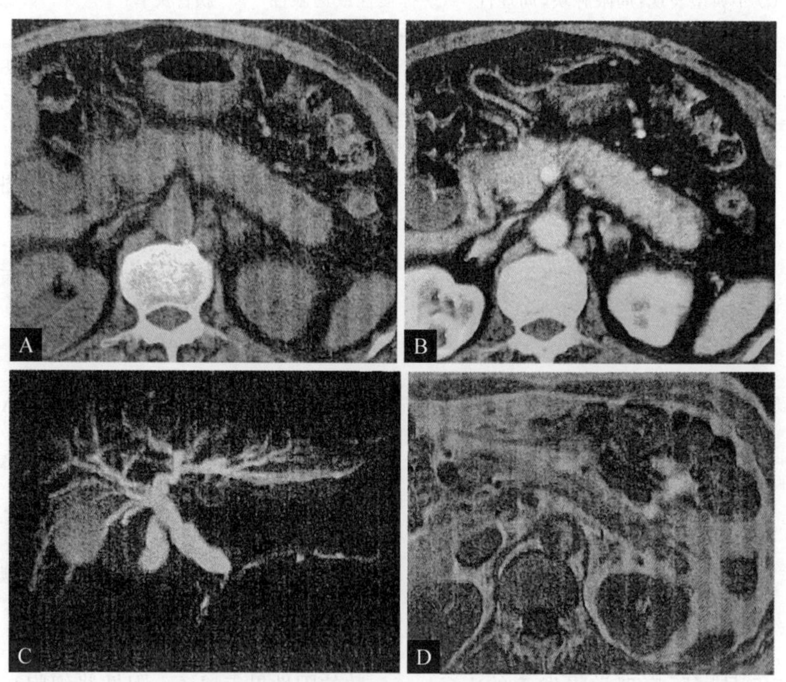

图22-18　局限型自身免疫性胰腺炎

男，75岁。A-CT平扫见胰腺体尾部质地密实，形态饱满，边缘平直　B-增强扫描门静脉期：病变胰腺明显强化，胰腺表面有相对乏血供的"盔甲样"假被膜，使病变胰腺呈腊肠样，可见到"胰周线征"　C-MRCP显示病变胰腺的胰管跳跃式、不均匀的轻度狭窄　D-经正规激素治疗2个月后MRI复查，胰腺形态基本恢复正常

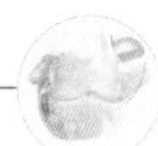

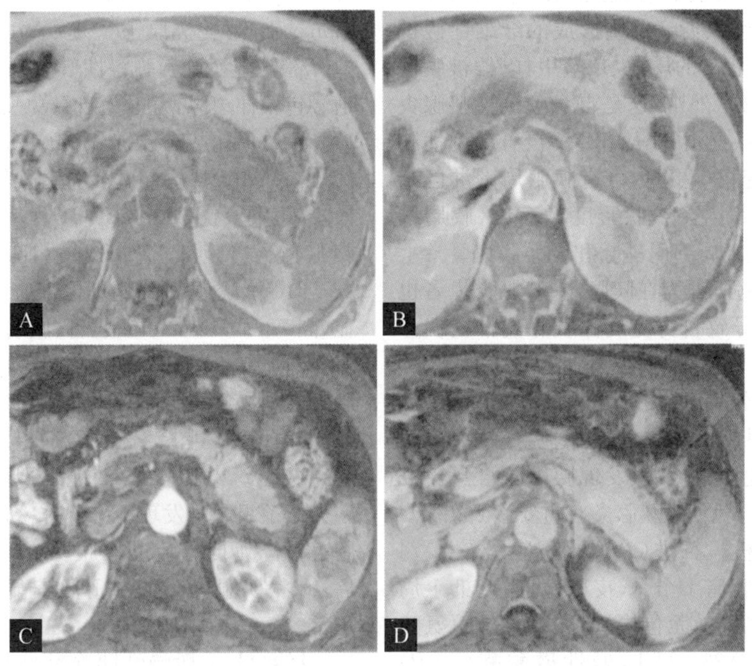

图 22-19　混合型自身免疫性胰腺炎

男，75 岁。A-胰尾部肿块在 T1W1 上为略低信号　B-T2W1 上为稍高信号　C-增强扫描动脉期的强化幅度不及正常胰腺　D-延迟期强化明显，增厚的胰腺假被膜在平扫 T2W1 上为更低信号，增强扫描呈"渐进式"强化特点

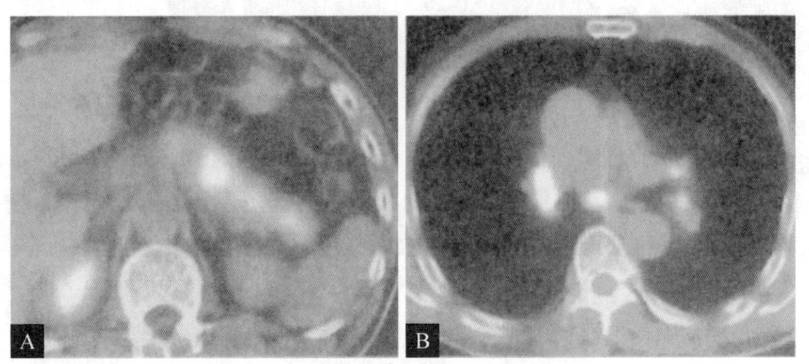

图 22-20　弥漫型自身免疫性胰腺炎(男，62 岁)

A-全胰腺形态饱满　B-双侧纵隔、肺门淋巴结对称性肿大　PET-CT 放射性摄取异常浓聚，SUV 值升高

自身免疫性胰腺炎和胰腺癌都可出现胰管狭窄、中断和病变近端胆管扩张等表现。但仔细比较其影像细节还是有区别的：自身免疫性胰腺炎的胰管呈不规则狭窄、中断，其范围与胰腺病变一致，呈弥漫性或局限性，范围多较长，常超过胰管总长度的 1/3 或呈跳跃式狭窄(见图 22-18C)。病变近端胰管可轻到中度扩张，但扩张程度比胰腺癌轻，约半数自身免疫性胰腺炎的患者还可见胰管管壁增厚、延迟强化表现。胰腺癌则不同，其胰管狭窄、中断的范围局限，典型者呈"截断征"，其近端胰胆管因梗阻而明显扩张，扩张的胰胆管一般没有管壁增厚和延迟强化。在胰腺外的改变上，自身免疫性胰腺炎病变的局部胰腺表面可见特征性的"盔甲样"结构，CT 平扫为较低密度，常被误认为积液，T2W1 上呈低信

号，动态增强扫描，该结构呈延迟强化。病理研究表明，胰腺周围脂肪组织炎症反应形成的纤维性假被膜是其病理基础。密实的质地与"盔甲样"假被膜使病变胰腺呈"腊肠样"外观，这是自身免疫性胰腺炎病变的特征性影像（见图 22－18B）。自身免疫性胰腺炎的胰腺外病变相对少见，可有胰腺周围淋巴结肿大、胰周脂肪组织内条纹状密度增高影（胰周线征）等，严重者可包绕局部门静脉和肠系膜血管。上述的改变特征性不强，因为在胰腺癌、胰腺炎患者也可有此表现，故是导致自身免疫性胰腺炎常被误诊的重要原因之一。作为全身自身免疫性疾病的一种表现形式，自身免疫性胰腺炎患者可同时患有结节病（见图 22－20B）、腹膜后纤维化、自身免疫性肝炎等其他脏器的自身免疫性疾病，发现胰腺外自身免疫性疾病，对确诊自身免疫性胰腺炎有重要诊断意义。

【细针穿刺活检】石进（2014）报道一男性，74岁患者，因间断性腹痛 1 个月，皮肤、巩膜黄染 1 周入院。腹部软，轻压痛，无包块。院外检查：丙氨酸氨基转移酶（ALT）231 U/L，碱性磷酸酶（ALP）302 U/L，γ－谷氨酰基转移酶（GGT）354 U/L，总胆红素（TBIL）131.72 μmol/L，直接胆红素（DBIL）104.7 μmol/L，糖类抗原 19－9（CA 19－9）585.5 U/ml，MRI 检查显示胰腺弥漫性增大，呈略低信号，胰周低信号包膜样边缘，考虑为自身免疫性胰腺炎（图 22－21A）。入院检查：IgG4 7 110 mg/L，γ－球蛋白占 22.8%；MRCP 检查显示主胰管多处狭窄，胆总管上段扩张，下段狭窄（图 22－21B）。考虑为自身免疫性胰腺炎。内镜下 ERCP 显示胆总管下段狭窄（图 22－21C）胆总管刷片病理检查显示细胞异型性不明显（图 22－21D）。予以胆管、胰管双支架引流术（图 22－21E），患者黄疸减轻。超声内镜检查显示胰腺肿大，呈网络状低回声改变，予以细针穿刺活检术（EUS－FNA）（图 22－21F）抽出组织 3 条。病理检查：1 条组织中观察到 2 个腺体，腺上皮未见异型性；在另 2 条组织中发现纤维素样渗出物及少量炎性细胞。报告为自身免疫性胰腺炎。在接受激素治疗后，症状明显缓解，MRI 复查显示胰腺形态恢复正常。

【治疗】一般慢性胰腺炎是不用类固醇激素治疗，但当患者有自身免疫性疾病和罹患自身免疫性

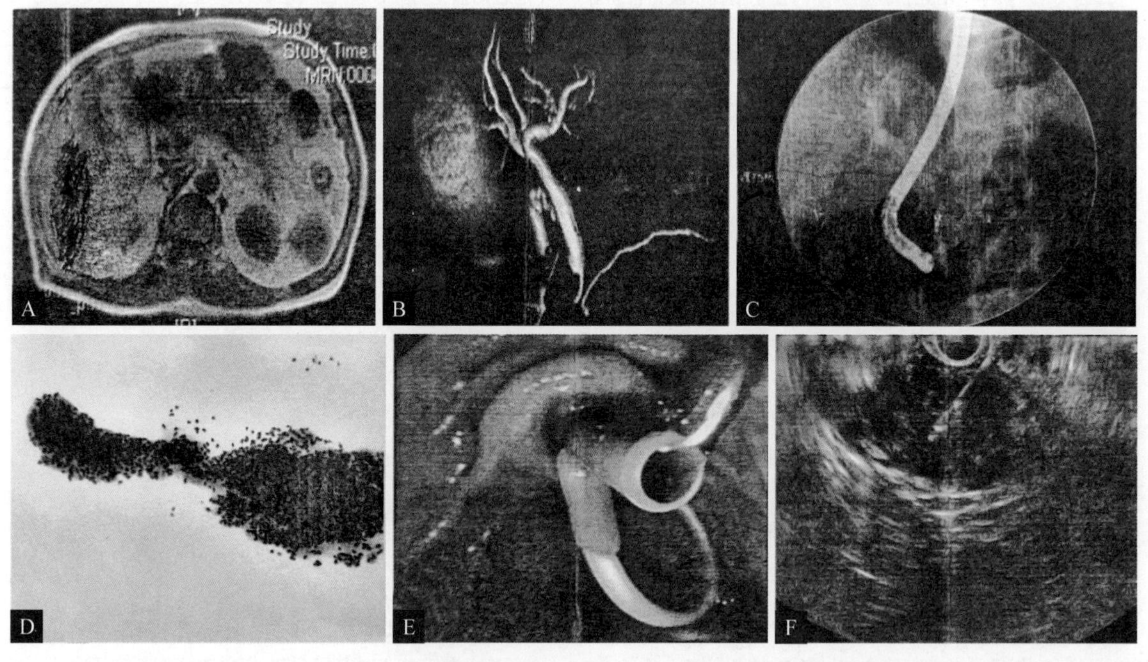

图 22－21　超声内镜下细针穿刺活检（EUS－FNA）诊断自身免疫性胰腺炎

A－腹部 MRI 显示胰腺体、尾部弥漫增大，呈略低信号，胰周低信号包膜样边缘　B－MRCP 显示主胰管多处狭窄、胆总管上段扩张、下段狭窄　C－ERCP 显示胆总管中下段狭窄，行细胞刷片获取标本送检　D－胆总管刷片显示，较多脱落上皮细胞，细胞异型性不明显　E－ERCP 沿导丝置入 5 Fr×8 cm 胰管支架及 8.5 Fr×10 cm 胆道引流管，胆汁引流通畅　F－超声胃镜于胰头部可见 3.16 cm×3.17 cm 不均匀低回声团块，行 EUS－FNA，抽出组织 3 条送病检

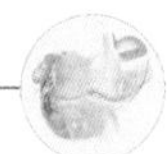

胰腺炎时，可采用类固醇治疗。常口服用药，每天30～40 mg开始，观察治疗反应；每间隔2周左右逐渐减量到5 mg为宜。若每天40 mg开始时，初次可减10 mg。治疗效果是要达到腹痛的减轻和胰酶的降低。逐渐减量和低剂量用药是为了防止病情波动和复发。自身免疫性胰腺炎合并有胰管结石、难治性疼痛、假性囊肿时需进行手术治疗。此外，肿瘤形成性胰腺炎(tumor formative pancreatitis)中会并有自身免疫性胰腺炎，这个类型的胰腺炎较多，有明显的胆管狭窄、进行性黄疸，当胰腺难以切除时，也要积极进行减压引流手术。在92例自身免疫性胰腺炎中，17例因诊断不明或误诊实施手术治疗。82例使用糖皮质激素治疗，78例病情缓解，有效率达95.12%。自身免疫性胰腺炎的反复发作可以演变成慢性胰腺炎、胰腺萎缩等。有关IgG4相关性自身免疫性胰腺炎是否有恶变可能仍有争议，需长期密切随访。

(李明峰　顾剑锋)

22.5 药物性胰腺炎

药物性胰腺炎(drug-induced pancreatitis, DIP)是指由于药物本身或其代谢产物、或机体特异质反应引起的超敏反应导致的胰腺损伤。这种急性胰腺炎性损伤与药物性肝损伤(drug-induced liver injury, DILI)在有些方面相似，都是由药物不良反应引起的。既往认为药物性胰腺炎发病率很低，为少见疾病。但近几年研究表明，随着新药的不断推出，各种药物的广泛应用，药物性胰腺炎的发病率有上升趋势。虽然报道的发病率明显低于药物性肝损伤，但研究认为，药物性胰腺炎通常是以单发病例出现，缺乏大宗病例的前瞻性研究和报道，而且在大多数情况下，由于对药物性胰腺炎的认识不足，即使发生急性胰腺炎总会以为是由于胆石症或饮酒所致，致使药物性胰腺炎的统计数字就常被忽略。

自1955年首次报道糖皮质激素可引起急性胰腺炎，不断有国外文献报道原本未发现引起胰腺的药物可引起药物性胰腺炎。而我国关于DIR的报道较少，表明药物性胰腺炎尚未引起国内医生的普遍重视。

【发病率】儿童、老年人、女性、进展期人类免疫缺陷病毒(HIV)感染者、炎症性肠炎(IBD)患者、免疫抑制剂治疗及复合用药患者是药物性胰腺炎的高危人群。国外文献报道其发病率为0.3%～5.3%，约占急性胰腺炎发病原因的2%。其中克罗恩病(CD)和溃疡性结肠炎(UC)患者急性胰腺炎发生率分别为正常人的4.3倍和2.1倍。2011年，美国胃肠病学杂志荷兰学者一项多中心观察性研究显示，在168例急性胰腺炎中，有70例(41.6%)的发病原因与服用与胰腺炎相关的药物有关。其中，常见与急性胰腺炎相关的药物如表22-9所示。最近，抗糖尿病新药胰高血糖素样肽-1(glucagon-like peptide-1, GLP-1)，可能增加胰腺炎的风险，已引起关注。

表22-9　与急性胰腺炎相关的药物

药物种类	药物
激素类药	结合雌激素、氯米芬(克罗米芬)、失轭雌激素、他莫昔芬、氢化可的松
抗菌类药	四环素、甲硝唑、氨苯砜、复方磺胺甲噁唑(复方新诺明)、呋喃妥因、克拉霉素、红霉素、异烟肼、奈非那韦、拉米夫定、去羟肌苷、干扰素/利巴韦林、喷他脒、葡甲胺、葡萄糖酸锑钠
利尿类药物	呋塞米、氯噻嗪、氢氯噻嗪
抗肿瘤与免疫抑制类药物	巯基嘌呤、长春新碱、顺铂、环孢素、阿糖胞苷、异环磷酰胺、天冬酰胺酶
止痛类药物	吗啡、可待因、舒林酸、吲哚美辛、芬必得
心血管疾病用药	依那普利、赖诺普利、雷米普利、氯沙坦、甲基多巴、胺碘酮、辛伐他汀、普伐他汀、佛伐他汀、苯扎贝特
消化系统用药	奥美拉唑、西咪替丁、雷尼替丁、奥沙拉秦、柳氮磺胺吡啶、美沙拉嗪
神经精神病用药	丙戊酸、氯氮平
内镜检查用药	丙泊酚
中草药	地龙、水蛭

【病因与发病机制】关于DIP，现因被重视而有所报道。但鉴于伦理考虑，很多未进行激发试验。世界卫生组织(WHO)数据库中列出了500多种药物，在用药后可能会引起急性胰腺炎。国外有文献报道，在140例药物性胰腺炎中，由皮质醇类药物引发的占46%，抗生素类药占21%，利尿类药占14%，另有19%则是由多种药物引起的。

Underwood(1998)研究指出，呋塞米(速尿)、戊双脒等的毒性作用是能通过影响机体或正常的排泌使腺体细胞变性坏死、胰酶激活而致病。在此类DIP中，女性发病率是男性的3倍。其中以噻嗪类最常见。临床最多发生于妊娠、高血压、肾炎治疗期间且与应用的药物、剂量、疗程、用法等有一定的关系。其常见诱发剂量为氯噻嗪 2～100 mg/d，多在用药后3～5 周内发病。多数人有典型的急性胰腺炎的临床表现。但少数人仅见有淀粉酶活力轻度升高(1.5～2 倍)。极个别患者可因反应严重而突发休克而猝死。长期使用用肾上腺糖皮质激素、性激素、口服避孕药，可使血中脂肪酸微粒凝集，胰腺血管栓塞、致胰酶作用于乳糜微粒，释放大量脂肪酸，继发局部毛细血管和腺泡破裂而致急性胰腺炎。雌激素、口服避孕药引发的 DIP 多见于青年女性或用于更年期替代治疗者，尤其是原有血脂偏高者，更易发病。可的松、雄激素还可能影响胰腺腺泡的血液循环障碍而致胰腺坏死。

袁耀宗(2014)认为 DIP 的发病机制主要有以下几方面：①药物的毒性直接作用于胰腺细胞；②药物导致胰腺充血、水肿，释放激活胰酶原的组胺、炎症渗出物，导致免疫或过敏反应；③药物所致高血脂或高血钙，进而导致胰腺的渗透性增加或促使胰腺分泌旺盛；④有些药物可使胰管阻塞或胰腺排泄不畅，使胰腺内压增高，腺泡破裂，胰酶进入间质后被激活而诱发急性胰腺炎；⑤有些药物可使 Oddi 括约肌痉挛或胆管阻塞致胆汁反流入胰管，激活胰酶而诱发急性胰腺炎。

为提高对明确引起药物性胰腺炎的认识，国内外学者对与胰腺炎相关药物进行了研究分类。

【诊断】 DIP 的诊断较为困难。目前国内外尚无统一诊断标准。临床医生对 DIP 的认识又不足，加之当前临床用药适应证控制不严，使用的药物又较多、可能导致 DIP 的病例会逐渐增多。另一方面，首次用药后至发生胰腺炎的时间关注不够，更增加了诊断的困难。钱佳鸣(2014)提出 DIP 的诊断应包括以下几点：①满足急性胰腺炎的诊断标准；②排除其他可能导致急性胰腺炎的病因；③有服用药物史；④服药后致病的时间是否与多数文献报道的潜伏期一致；⑤停药后胰腺炎症及胰酶下降情况；⑥再次服药后的临床表现及胰酶升高(激发试验)。但激发试验涉及伦理问题，需征得患者同意，并在利大于弊的情况下谨慎使用。

在临床处理上，首先要符合急性胰腺炎的诊断标准，即符合以下 3 项中的 2 项：①上腹部疼痛符合急性胰腺炎的特点；②血清淀粉酶或脂肪酶大于正常值上限的 3 倍；③CT、MRI 或 B 超检查显示胰腺炎特征的改变。其次要仔细分析病史，排除常见病因，如大量饮酒、胆石症、高脂血症等。可能病因如自身免疫性胰腺炎、胰腺癌、腹部外伤、手术史等。再次是在排除以上病因后，对特发性胰腺炎患者要仔细询问用药史，尤其是最近的用药情况(药名、剂量、时间)，包括非处方药物和植物素。如考虑患者服用任何引起胰腺炎的药物，病情许可时要暂停服用；如不能停用，应优先选择其他类别的药物代替。否则，选择用同类别的其他药物。停药可疑药物后如症状缓解，诊断 DIP 较合理。在再次用该药时须十分谨慎，仅在收益大于风险、并考虑风险可能为重症胰腺炎，经患者同意后方能在严密监视下使用。如再次合用药物后胰腺炎再次发作，则该药物即为明确引起胰腺炎的药物，应禁用。

【治疗】 一旦 DIP 的诊断成立，治疗措施与《胰腺炎诊治指南》相同。病情应严密观察，治疗应积极。对轻、中度急性胰腺炎给予禁食、禁水、补液，抑酸和抑制胰酶分泌，纠正水与电解质紊乱等支持治疗，防止局部及全身并发症；重度急性胰腺炎应在 ICU 病房密切监测生命体征，进行液体复苏，维护脏器功能，营养支持，处理并发症。

【预防】 首先要识别引起 DIP 的药物，特别要警惕证据水平高的Ⅰ类药物。其次识别 DIP 的高危人群，如使用免疫抑制剂硫唑嘌呤治疗的 IBD 患者。对既往发生过 DIP 的患者，则用药更要谨慎小心。

临床的 DIP 以水肿型多见，且多数呈自限性过程，若能及时发现，做出诊断，则其预后明显优于胆石性和酒精性胰腺炎。水肿型胰腺炎病死率＜3%。停药后 90%的自然病程＜6 周，其中 50%以上停药后即可治愈。极少数可转为慢性。为了能及时确诊药物性胰腺炎，当患者出现下列两种以上情况时，应严加注意：①年龄＞55 岁；②病初血糖＞11.1 mmol/L；③白细胞计数＞16×10^9/L；④乳酸脱氢酶＞350 IU；⑤天冬氨酸氨基转移酶＞250 IU。

DIP 与药物性肝损伤(DILI)均属于药源性消化道疾病。从病因及发病机制上有一些相似性。此外，部分药物可同时引起 DIP 与 DILI，如对乙酰氨基酚是常见的引起 DILI 的药物。但也有文献报道，它可以促使胰腺假性囊肿的形成。病情较重者两者可共存。如严重的 DILI 可以引起重症胰腺炎，而 DIP 较重者则可引起肝损伤甚至多器官功能衰竭。两者之间的联系参见表 22－10。

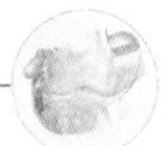

表 22-10 DIP与DILI的类系

比较项目	DIP	DILI
病因	药源性	药源性
发病率	0.3%～5.3%	9.5%
易感人群	儿童、老年人、女性、HIV感染者、IBD患者、免疫抑制剂治疗及复合用者	年龄>55岁，饮酒或妊娠，营养状况差，患肝、肾疾病及糖尿病者，遗传易感性(肝药酶 P_{450} 遗传多态性)
发病机制	毒性作用、特异性反应	毒性作用、特异性反应
发病情况	轻度、中等、重度	用海氏法则(Hy law)评估
诊断	排除其他原因引起的胰腺炎，有与用药及潜伏期相一致的肝损害病史	排除其他原因引起的肝脏损害，有与用药及潜伏期相一致的肝损害病史
治疗	停药、按胰腺炎治疗	停药，支持治疗或用解毒药，出现肝衰竭时应用人工肝支持疗法或行肝移植
相互联系	重症DILI并发多器官功能衰竭可伴有重症急性胰腺炎	重症DIP时可并发包括肝脏在内的多器官功能衰竭

海氏法则是评价DILI严重程度的指标，有以下3条：①ALT或AST高于正常值上限；②不伴胆汁淤积的总胆红素增高，大于正常2倍以上；③无其他可用来解释转氨酶增高及胆红素增高的病因

(李明峰　顾剑锋)

22.6 胰腺结石

胰腺结石(pancreatic calculus)首先由Regnier De Graaf(1667)报道。至1958年世界文献共报道300余例。川满(1985)对13例先天性胆道扩张症作内镜逆行胰胆管造影检查，发现胰腺阳性结石1例和非阳性结石2例，均系儿童。加上日本文献报道的42例共45例，有学者研究发现。胰胆管合流异常者伴有胰腺结石者占13%，年龄在5～71岁，非阳性胰腺结石占74%，同时合并胆石者48%，合并胰管扩张者39%，合并胰腺功能障碍者79%。

胰腺结石在临床上较为少见，世界上以欧洲国家、美国、日本、印度等多见。发生率约为1%。随着生活方式的改变，以及内镜及影像诊疗技术的发展，其发病率有上升趋势。胰腺结石和慢性胰腺炎的关系密不可分，在胰管结石去除后其慢性炎症反应所导致的胰腺组织的继发病理改变无法根除，故治疗效果不尽如人意。治疗后仍常可有以前的症状复发和胰腺结石再生的可能。同时在临床实践中，发现在胰腺结石的患者中，胰腺癌的发病率较高，尤要引起警惕。

【病因与发病机制】 其发病机制迄今尚不十分清楚。多与酗酒、慢性胰腺炎、营养不良、甲状旁腺功能亢进、发育异常、肿瘤及年龄等因素有关。

胰腺结石的形成与胆结石和唾液腺结石的形成有相似之处，即胰液淤积及感染起了重要作用：胰腺结石通常由致密的表面层和网络状的中心部分构成。除含95%的碳酸钙外，表面层含有17种元素，其中心部分含铁、铬、镍、镁等。在慢性钙化性胰腺炎患者的胰腺结石中和正常人胰液中有一种新的蛋白——胰石蛋白(pancreatic stone protein，PSP)。它是一个相对分子质量约为13 500的磷酸糖蛋白(phosphoglycoprotein)。在正常胰液中。PSP是一个钙的弱螯合剂，它通过封锁碳酸钙的活性部位，抑制碳酸钙形成结晶和发生沉淀。当过量酗酒、营养不良而损害胰石蛋白的产生时，则易发生胰腺炎，而再可导致胰腺结石的形成。一般认为PSP降低者易发生胰腺结石：因为PSP降低，可使过饱和的碳酸钙不再受到抑制，从而易形成结晶。这些碳酸钙结晶沉积于脱落的上皮细胞、黏膜及胰酶或非酶蛋白成分(包括乳铁蛋白)所形成的网络状结构上。由于这些结晶体表面有很高的电位活性及这些网络结构有很大的表面积，其中一些金属离子便通过吸引和沉淀而陆续结合到这些网点上，最终形成胰腺结石。由此可见，PSP值的降低是慢性钙化性胰腺炎患者中碳酸钙结晶形成和胰腺结石发生的关键因素。Multiger(1985)报道在非钙化性胰腺炎患者的X线随访中，2年内所有患者均发生胰腺钙化(pancreatic calcification)。15年后90%的患者有胰腺结石。同时随访PSP值无降低的慢性胰腺炎(如肿瘤、十二指肠乳头炎及瘢痕狭窄造成的阻塞性慢性胰碌炎)则未发现有胰腺结石的形成。

(1) 蛋白因素

1) PSP：Multingner在体外条件下进行胰管结石及胰液分析时发现了一种与胰管结石形成密切相关的蛋白质，并命其为胰石蛋白(PSP)。De Caro等发现PSP在胰腺腺泡内合成，N-端有较高相对分子质量的糖基，它经外分泌作用分泌到胰管内，然后N-端糖链被切断形成PSP-S。体外试验因它对胰液饱和的$CaCO_3$有抑制其降解的作用从而保证胰液正常，所以它的生物学作用可能是保持胰液$CaCO_3$稳定。由此认为胰石蛋白在体内有碳酸钙晶体抑制剂的作用。Giorgi等进一步通过分析PSP-SmRNA序列，在胰液中没有发现与其相似序列的蛋白质，同时PSP-SmRNA在慢性胰腺炎的胰液中明显减少，然而，其他蛋白成分没有发生改变，认为其中慢性钙化性胰腺炎(chronic calcific pancreatitis)是特异性的。PSP也存在于间质中，并抑制$CaCO_3$晶体的成核，在体外实验可减少结石的生长率。

2) 其他蛋白：胰液中的成分除了PSP外，其他蛋白也有成石作用。胰蛋白酶原在胰管结石的形成中起作用，并且它的作用不是胰酶的沉淀或者吸附，而是在结石发生的早期胰蛋白酶原在胰管内沉积，然后在其他多种因素下逐渐形成结石。弹性蛋白酶-1和淀粉酶的成石作用很小。Nakamura(2002)在慢性胰腺炎患者的标本中发现有骨桥蛋白(osteopant)的表达，但是在正常的胰腺组织不表达，提示骨桥蛋白可能参与慢性胰腺炎胰管结石的形成。在胰管结石形成过程中，的主要病理生理机制是胰石蛋白分泌异常，同时乳铁蛋白、脱落的上皮细胞及胰酶也参与其中，也起到了一定的作用。

(2) Reg家族　Terazono(1998)在胰腺部分切除手术后剩余的组织内再生的胰岛β细胞中分离出一种cDNA的表达，并命名为Reg。暗含有像Langerhans小岛再生的作用。编码的蛋白质即为PSP或者称胰腺线样蛋白(PTP)。这个基因编码含166个氨基酸的蛋白质，这个蛋白可能作为胰管、胰岛β细胞和胃肠黏液膜细胞的有丝分裂因子。后来经过研究并发现了许多同源的基因，如再生基因同种异体(REGH)、Reg相关序列(RS)、胰岛β细胞生长因子(INGAP)、胰腺炎相关蛋白(PAP)等，被称为Reg基因家族。Unno等(1993)建议按照基因最初结构上的不同进行分类，将哺乳动物中Reg和Reg相关基因分为不同的3型。

Ⅰ型：包含166位氨基酸的人类PSP和RFGH(RegⅠβ和RegⅠα)及RS。

Ⅱ型：包括大鼠的RegⅡ，一种包含173位氨基酸蛋白，末端有一个独特的7个氨基酸的插入片段，在人类尚未分离出RegⅡ型。

Ⅲ型：为典型的人类胰腺炎相关蛋白PAP(RegⅢ)，是175个氨基酸的蛋白质。

事实上，原来的胰腺外分泌中发现的所谓的胰石蛋白，就是Reg家族中的第Ⅰ型。Nakamura(2002)等，在慢性胰腺炎的患者标本中发现有骨桥蛋白的表达，但是在正常的胰腺组织中不表达，提示骨桥蛋白可能参与慢性胰腺炎胰管结石的形成。

(3) 酒精　经常饮酒者能使胰液内蛋白质增高，胰液易于淤积、滞流，刺激胰管上皮增生，致胰管内压力增升高；极易发生胰管内栓子，促使胰腺结石的形成。

(4) 内分泌与代谢因素　如甲状旁腺功能亢进，常伴有高钙血症，胰液中钙离子浓度升高可激活胰酶，也是形成结石的重要因素之一。

(5) 遗传因素　遗传性胰腺炎是一种罕见的儿科疾病。80%的患儿合并胰腺结石。患者多在5岁前发病，成年后有饮酒等因素更易引起胰腺结石的形成。

(6) 肿瘤　胰管结石与胰腺肿瘤的关系密切，两者互为因果。Paulino(1960)报道胰管结石患者的胰腺癌发病率为25%，何振平(2002)报道为16%。发生率高的原因，一方面，慢性胰腺炎可引起胰管结石，而胰腺炎又可加剧胰腺炎症，慢性炎症刺激诱发肿瘤的发生；另一方面，某些肿瘤本身是形成结石的始动因素。在胰岛素瘤患者中有高达20%的患者合并胰管结石。究其原因可能是肿瘤堵塞胰管导致胰液排出不畅，蛋白堆积钙化。而乳头状癌伴发胰管结石的原因可能是肿瘤分泌大量的黏液不能排出，天长日久，钙化成石。并发胰腺癌者多为大结石，约半数在胰头部。合并胰腺癌的发病率各家报道不一。欧美文献记载为3.6%～25%，日本小口寿夫报道例胰结石并发胰腺癌31例(占14.8%)。日本一般报道为5.3%～10%。

(7) 年龄　Nagai(1984)报道原发性胰管结石多发生在70岁以上人群，并且多数为周围胰管小结石，直径在1～3 mm。

【病理改变】 胰腺结石常在Wirsung管与Santorini管内发生，且主要在胰头部发生。越近胰尾则发生的可能性越小。胰管的阻塞率和阻塞程度与结石的大小密切相关，结石直径>5 mm者，94%可发生胰管阻塞。胰腺结石一般可分为两类：主胰

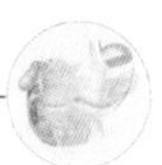

管内的结石称为真性结石；胰小管内的钙化石称为假性结石。胰腺结石与唾液腺结石极为相似，多为白色、灰白色或黄白色。外形呈圆形、卵圆形或细长的枣核形。大小不等，数目不一，Wilson(1954)报道最大的胰腺结石 2.5 cm×2.2 cm 大小。最多的胰腺结石有 300 粒圆形结石。Monroe 指出，胰腺结石引起胰管阻塞而逐渐使胰管扩张，这一过程导致胰腺腺泡逐渐萎缩，继而胰腺纤维化，并常有囊肿形成，但一般胰岛仍不受影响，因此不会发生糖尿，只有累及胰岛组织伴有严重的间质性胰腺炎(interstitial pancreatitis)时才可见有糖尿。

【临床表现】 胰腺结石的临床表现，与胆石症及胰腺炎的症状和体征类似。

(1) 腹痛　上腹部常有无规律的闷胀和隐痛，但也可呈连续性钝痛或间歇性疼痛。发作时类似胆绞痛。疼痛有时也可仅表现为背痛，且向左肋下放射。

(2) 脂肪泻　多由于胰腺慢性炎症和结石阻塞致胰腺外分泌功能降低所致。此外，常有食后饱胀、消化不良，恶心和呕吐。患者常因腹泻而逐日消瘦。

(3) 糖尿　多在病程晚期出现。系胰岛细胞受破坏所致。Snell 报道的 18 例胰腺结石中，有 8 例(44%)并发了糖尿病。

(4) 黄疸　胰腺结石所致胰腺病变常波及周围脏器，胰腺肿大或纤维化的硬结压迫胆总管，约有 27%的患者因结石阻塞和压迫而出现黄疸。压迫脾静脉可导致脾-门静脉血栓形成而出现继发性门静脉高压症。

(5) 发热　伴有感染者常可有发热。

【诊断】

(1) X 线平片检查　胰腺结石含有大量碳酸钙，因放射线不能透过，故腹部 X 线平片有极大的诊断意义。胰腺结石在平片上可分为 3 种类型。①弥漫型：有散在的粟粒大小的结右；②孤立型：为单个或数个的块状结石；③混合型：既可见有粟粒状结石，又可见块状结石。Comfort 建议下列患者应进行腹部摄片，以查明胰腺区有无病变：①上腹部隐痛发作；②腹泻且呈脂肪痢；③无法解释的肝大伴有腹水或不伴有腹水；④糖尿病患者，特别是有上腹部隐痛不适及有腹泻者；⑤原因不明的黄疸。

(2) B 超检查　因无创伤，可作为首选。其阳性率可达 91%。

(3) CT 检查　诊断率可达 100%。在胰管结石合并胰腺癌的诊断上具有较大的意义，但难以区分胰管结石和胰腺实质钙化。故当 CT 扫描显示不伴胰管扩张的胰腺高密度影时，应高度怀疑有胰腺结石的可能。MRCP 检查胰腺结石的诊断率为 100%，并能显示胰管狭窄、扩张、充盈缺损等情况。对胰腺肿瘤、囊肿、先天性疾病及肝、胆等毗邻器官都有较大的检查价值。

(4) ERCP 检查　内镜逆行胰胆管造影对确定诊断有重要意义。它可显示胰腺结石的大小、数目、形状和部位，并可见胰管扩张的程度及其他形态学的改变。ERCP 也是治疗胰管结石的方法之一。有的作为首选，因其是属具有创伤性的检查，且检查与治疗的效果与术者的技术经验有较大的关系。

陈勇(2004)根据影像学检查(B 超、ERCP、CT)把胰管结石分为 4 型。

Ⅰ型：结石主要位于胰头部。

Ⅱ型：结石主要位于胰体部。

Ⅲ型：结石主要位于胰尾部。

Ⅳ型：结石广泛分布于头、体和尾部主胰管。

(5) 实验室检查　患者多有肝功能受损；血糖、尿糖升高；血清胆固醇、三酰甘油等可有轻度异常；少数患者碱性磷酸酶(ALP)可以升高；合并胰腺癌者癌胚抗原(CEA)常为阳性。胰石蛋白测定值都有不同程度的降低。

在鉴别诊断时需注意弥漫性胰腺钙化症(diffuse calcification of the pancreas)与胰腺结石的鉴别。不同之处在于前者在钙化过程中累及整个胰腺，同时并有胰腺实质的破坏。

【治疗】 胰腺结石的治疗，应根据患者的具体病情进行个体化治疗。

(1) 非手术对症治疗　主要是针对慢性胰腺炎的症状治疗。

1) 疼痛：首选非镇痛药物，如胰酶制剂、生长抑素及其衍生物；疼痛剧烈者可用曲马朵、羟考酮等；药物治疗无效时可在 CT 或 BUS 介导下行腹腔神经丛阻滞治疗。

2) 脂肪泻：调整饮食，采用胰酶制剂，中西医结合治疗。

3) 糖尿病：需规范化治疗。

4) 碎石溶石：在严格掌握适应证的情况下也可进行体外震波碎石(ESWL)，或在内镜下机械碎石(mechanical lithotripsy)、液电碎石(electrohydraulic lithotripsy)等。体外震波碎石(ESWL)结石受到冲击波的作用，成为 3 mm 或更小的碎块，有利于内镜取石或自行排出(图 22－22)。

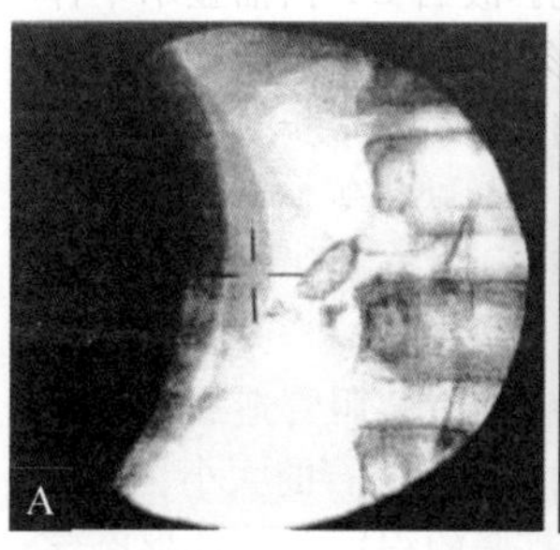
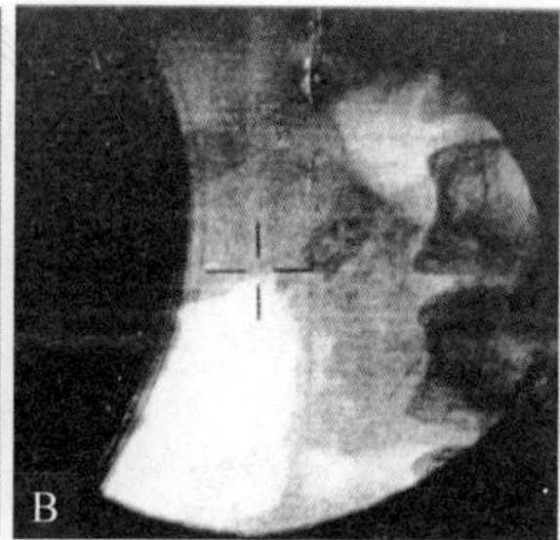
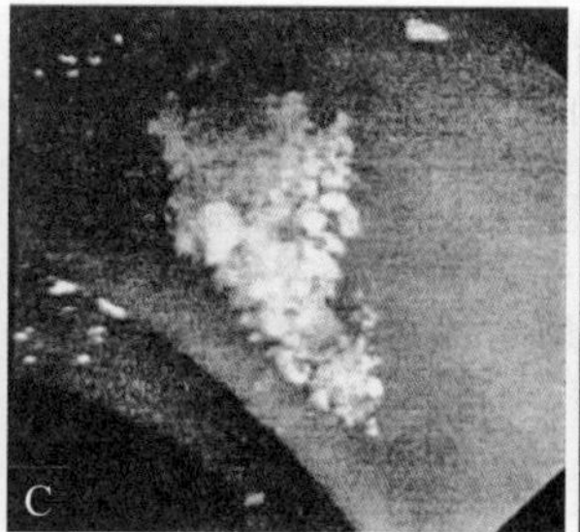
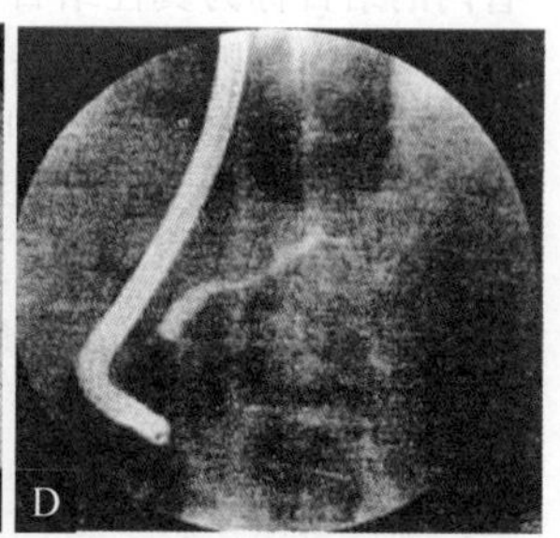

图 22-22 ESWL 碎石图像(胡良皞,2012)

A-ESWL 系统透视监视屏显示结石影 B-结石被粉碎后图像 C-ERCP 取石内镜图像 D-结石清除后胰管显影未见充盈缺损影

CT 三维重建后显示治疗前后的结石情况(图 22-23)。文献中还有口服溶石成功的报道。

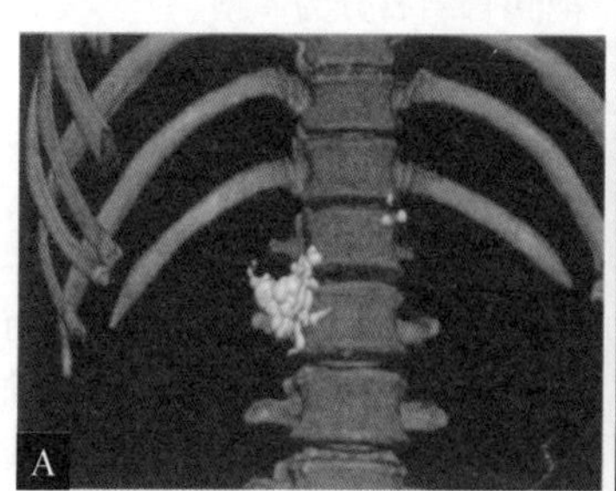
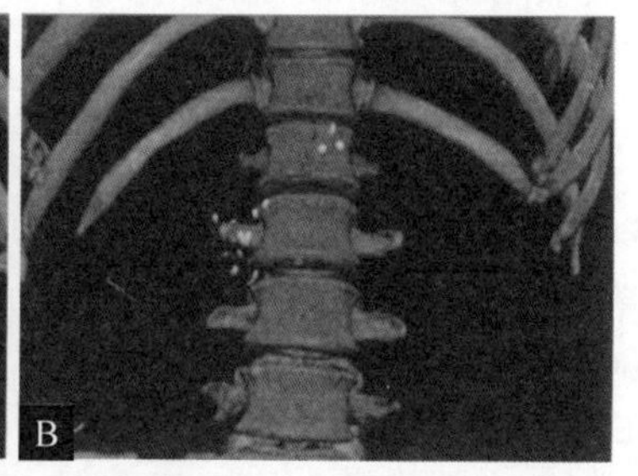

图 22-23 CT 三维重建图

A-治疗前 B-治疗后

5) 内镜治疗:在内镜下可采用乳头切开术、胰管狭窄气囊扩张术、放置支架等方法进行取石、引流、减压等治疗。胰腺结石若位于 Vater 壶腹部或在胰管开口处,可用 Dormia 取石篮、取石勺及取石钳把结石取出。

(2) 手术治疗

1) 手术原则:清除结石,解除梗阻,通畅引流,缓解症状,改善胰腺功能。Caparell(1883)首先报道用外科手术方法治愈了胰腺结石。正确的术前和术中诊断、分型,结合针对性的个体化处理对策,在慢性胰腺炎导致的胰管结石治疗中具有重要意义。对于主要位于胰头部的Ⅰ型结石,可采用内镜取石和介入治疗。若疗效不佳,可行胰十二指肠切除术(Whipple 手术);结石主要位于胰体部的Ⅱ型结石,可采用胰管切开取石、胰管空肠吻合术(Puestow 手术);结石主要位于胰尾部的Ⅲ型结石,可采用胰尾加脾切除术;结石广泛分布于胰头、胰体和胰尾主胰管的Ⅳ型结石,则可采用,Puestow-Gillesby 手术和胰颈部离断、胰管探查取石加行胰管空肠 Roux-en-Y 吻合术。

2) 手术适应证:①上腹部疼痛并且反复发作,有时难以忍受,药物治疗无效;②结石巨大(图 22-24);③慢性胰腺炎反复发作且严重加剧;④伴有严重的外科并发症,如胰瘘、胰腺囊肿、门静脉阻塞等;⑤疑有恶变,短期内疼痛加重,体重减轻。

3) 手术方法:胰腺结石的手术治疗的方法可分为胰管引流减压术和胰腺切除术两类。胰管引流术是将胰管切开取石并行胰管空肠吻合,其中包括有胰管空肠侧侧吻合术在内的 Puestow 手术和改良的 Puestow 手术。胰腺切除术包括经典的胰十二指肠切除术(Whipple 手术)、保留幽门的胰十二指肠切除术(PPPD)、保留十二指肠的胰头切除术(Beger 手术)、胰头局部切除加胰管空肠侧侧吻合术(Frey 手术)及胰尾切除术等。此外,尚有内脏神经切断术,这仅对患者有难忍的疼痛,用其他方法治疗无效者可采用。但该方法仅起缓解疼痛作用,并不能治疗胰腺本身的疾病。金巍巍(2013)报道采用腹腔镜胰管切开取石、胰管空肠侧侧吻合术例治疗 4 例胰管

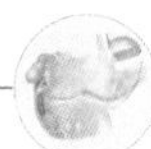

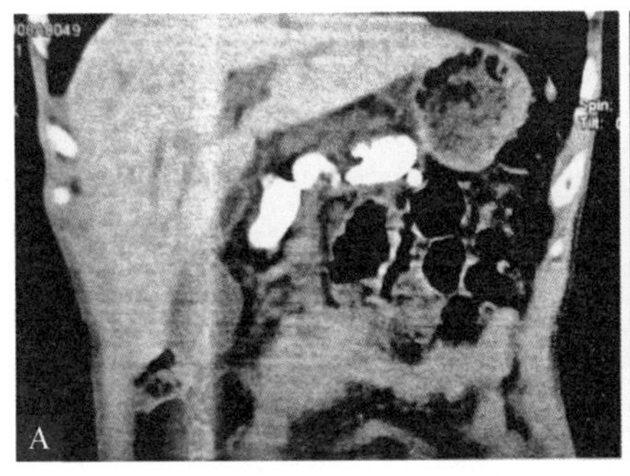

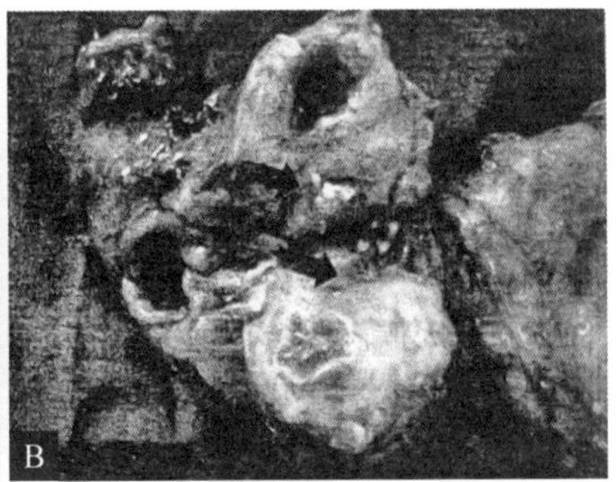

图 22-24　胰管结石图像

A-CT 示巨大胰管结石　B-手术标本中的嵌顿结石(蓝色箭头所示)

结石,取得了较好的效果(其中有 1 例后诊断为胰腺癌)。该手术能最大可能保留胰腺功能,有效缓解患者疼痛,具有出血少、恢复快、疼痛轻等微创优势。

对于胰腺结石的治疗,尽管方法较多,且各种方法都取得了较好的效果,但外科手术治疗仍为目前较为确切的治疗方法。

(顾树南　李清谭)

主要参考文献

[1] 王俭. 自身免疫性胰腺炎典型影像学表现. 肝胆胰外科杂志,2014,26:57-58

[2] 王恺,邵江华. 胰管结石的治疗进展. 国际外科学杂志,2009,36:620-622

[3] 王喆,李非. 急性胰腺炎感受染性坏死的外科处理进展. 中华肝胆外科杂志,2017,23:67-70

[4] 叶永强,董家鸿. 胰腺结石的研究进展. 国外医学·外科学分册,2005,32:78-81

[5] 田伏洲,张丙印,黎冬暄,等. 内镜胆管减压治疗急性胰腺炎 20 年探索与思考. 中国实用外科杂志,2005,6:347-349

[6] 安玉秀,马荣花. 国内 IgG4 相关性自身免疫性胰腺炎病例荟萃分析. 肝胆胰外科杂志,2016,28:424-428

[7] 杜奕奇,李兆申. 2015 年版中国急性胰腺炎 MTD 共识意见解读. 中华胰腺病杂志,2015,15:289-291

[8] 杨文彬,曹罡,王永恒,等. 重症急性胰腺炎胰周感染的诊治分析. 中国普通外科杂志,2008,17:937-938

[9] 李兆申. 重视整合医学在急性胰腺炎诊治中的作用. 中华消化杂志,2013,33:653-655

[10] 吴金术,彭创,尹新民,等. 胰管结石的治疗(附 37 例报道). 中国普通外科杂志,2008,17:264-266

[11] 何文华,吕农华. 药物性胰腺炎. 临床内科杂志,2012,29:79-80

[12] 何振平,邓有松,马宽生,等. 胰管结石与并发胰腺癌. 中华肝胆外科杂志,2002,8:90-92

[13] 宋洪旭,王单松. 自身免疫性胰腺炎误诊为胰腺癌一例. 肝胆胰外科杂志,2012,345-346

[14] 张圣道,雷若庆. 重症急性胰腺炎的诊治规范与指南解读. 中华外科杂志,2009,47:1441-1443

[15] 张建平,倪家连. 胰性脑病诊治研究进展. 肝胆胰外科杂志,2011,23:439-441

[16] 陈佩钦,王俭. 自身免疫性胰腺炎与胰腺癌影像学鉴别. 肝胆胰外科杂志,2012,24:260-261

[17] 陈勇,何勇,赵建,等. 胰管结石的外科分型及处理对策. 中华外科杂志,2004,42:417-420

[18] 陈婧华,陈勇,王辉. 急性胰腺炎发病机制研究进展. 世界华人消化杂志,2009,17:2478-2483

[19] 范照冬. 药源性胰腺炎及其相关药物. 医学综述,2008,14:760-761

[20] 钮宏文,戴坤扬,李里,等. 胆源性胰腺炎的胆道探查及其定义. 肝胆胰外科杂志,2001,13:200-201

[21] 禹静,贾继东. 药物性肝损害的危险因素、诊断规范及停药标准. 临床肝胆病杂志,2013,29:674-677

[22] 夏慧,王伟力. 自身免疫性胰腺炎 4 例临床病理分析. 肝胆胰外科杂志,2014,26:55-57

[23] 顾树南,李清谭. 胆石胰腺炎病理生理学. 青海卫生,1978,5:66-68

[24] 顾树南,李清潭. 胆道外科学. 兰州:甘肃科学技术出版社,1994. 491-531

[25] 顾树南. 急性胆石胰腺炎. 兰州医学院学报,1985,1:79-81

[26] 顾树南. 急性胆石胰腺炎 37 例分析. 甘肃医药,1990,1:45-47

[27] 钱佳鸣,王淑君. 药物性胰腺炎的诊断与治疗. 临床肝胆病杂志,2014,30:722-724

[28] 唐普贤,韦军民. 自身免疫性胰腺炎的诊治现状与进展. 中华肝胆外科杂志,2011,17:690-694

[29] 陶勇,汤志刚. 自身免疫性胰腺炎的临床研究进展. 国际外科学杂志,2010,37:184-186

[30] 曹厚军,牟一平. 胰管结石的治疗进展. 国外医学·外科

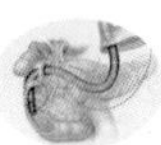

学分册,2002,28:218-220

[31] 梁冰,何松.《美国消化内镜学会指南:内镜检查在炎性胰腺液体积聚诊疗中的作用(2016 更新版)》摘译. 临床肝胆病杂志,2016,32:1253-1255

[32] 雷宇鹏,何文华,吕农华. 2015 年度急性胰腺炎内镜诊治进展回顾. 中华医学信息导报,2016,31:15-18

[33] Asconape JJ. Valproate-associated pancreatitis. Epiepsia, 1993,34:171-182

[34] Ceagea A, Cellier C. Scope of drug-induced infectious and allergic esophageal injury. Curr Opin Gastroenterol, 2008,24:496-501

[35] Cheatham ML. Abdominal compartment syndrome. Curr Opin Crit Care, 2009,15:154-162

[36] Fambacher MJ, Schoen C, Rabenstein, et al. Pancreatic duct stones in cgronic pancreatitis: criteria for treatment intensity and success. Gastrointest Ebdosc, 2002, 56: 501-505

[37] Gonoi W, Akai H, Hagiwara K, et al. Pancreas divisum as a predisposing factor for chronic and recurrent idiopathic pancreatitis: initia in vivo survey. Gut, 2011 60:1103-1108

[38] Isenmann R, Rau B, Beger HG. Early severe acute panceratitis: characteristics of a new subgroup. Pancreas, 2001,21:274-278

[39] Isogai M, Yamaguchi A, Harada T, et al. Chlangitis score: a scoring system to predict severe cholangitis in gallstone pancreatitis. J Hepatobiliary Pancreat Surg, 2002,9:90-104

[40] Kim DB, Cho YK, Song HU, et al. A case of acute pancreatitis and acute hepatitis caused by ingestion of ceramium kondoi. Korean J Gastroenterol, 2013,62:306-309

[41] Lee JK, Kwak KK, Park JK, et al. The efficacy of nonsurgical treatment of infected pancreatic necrosis. Pancreas, 2007,34:399-404

[42] Milnerowicz H, Sliwinka-Mosson M, Rabezynski J, et al. Dysfunction of the pancreas in healthy smoking persons and patients with chronic pancreatitis. Pancreas, 2007,34:46-54

[43] Nakamura M, Oka M, Iizuka N, et al. Osteopontin expression in chronic pancreatitis. Pancreas, 2002,25: 182-187

[44] Shen Y, Wang Z, Yang T, et al. Japanese guidelines for the management of acute pancreatitis: Japanese guidelines 2015. J Hepatobiliary Pancreal Sci, 2015,22:405-432

[45] Trivedi CD, Pitchumoni CS. Drug-induced pancreatitis: An update. J Clin Gastroenterol, 2005,39:709-716

[46] Tsigrelis C, Pichurmoni CS. A potential cause for acute pancreatitis. World J Gastroenterol, 2006, 12: 7055-7057

[47] Underwood TW, Frye CB, Collins CE, et al. Drug-induced acute pancreatitis. Clin Pharm, 1998,17:440-448

[48] Van Geenen EJ, Smits MM, Schreuder TC, et al. Smoking is related to pantreatic fibrosis in humans. AM J Gastroenterol, 2011,106:1161-1166

[49] Wittel UA, Pandey KK, Andrianifahanana M, et al. Chronic pancreatic inflammation induced by environmental tobacco smoke inhalation in rats. AM Gastroenterol, 2006,101:148-159

[50] Yang DJ, He YI, Cai SR, et al. Early operation for fulminant acute pancreatitis: a possible way to decrease mortality. Chin Med J(Engl), 2009,122:1492-1494

[51] Yu Z, Jia TD. Risk factors, diagnostic criteria, and drug discontinuation criteria for drug-induced liver injury. J Clin Hepatol, 2013,29:674-677

[52] Zamboni G, Luttges J, Capelli P, et al. Histopathological features of diagnostic and clinical revevance in autoimmune pantreatitis: a study on 53 resection specimens and 9 biopsy specimens. Virchows Arch, 2004,445:552-563

23 胰腺肿瘤

23.1 胰腺囊肿

胰腺囊肿(pancreatic cyst)是一种较为少见的疾病,其发病率为 0.04%～0.07%。胰腺囊肿分类方法很多,常以囊肿内面有无细胞覆盖而分为胰腺真性囊肿和胰腺假性囊肿。在临床上,则以 Howard-Jordan 分类(表 23－1)和吉冈分类(表 23－2)较为常用。

表 23－1 胰腺囊肿分类(Howard-Jordan 分类法)

假性囊肿	真性囊肿
炎症后	先天性
急性胰腺炎	单发性囊肿病
慢性复发性胰腺炎	多发性囊肿病
创伤后	纤维性囊肿病
钝性创伤	皮样囊肿
穿透性创伤	后天性
手术性创伤	潴留囊肿
新生物	炎性囊肿
寄生虫	创伤性囊肿
蛔虫	继发性寄生虫囊肿
自发性	继发性新生物
	寄生虫
	细粒棘球绦虫
	绦虫
	新生物
	良性
	囊腺瘤
	成血管囊泡
	恶性
	囊腺瘤
	畸胎瘤

表 23－2 胰腺囊肿分类(吉冈分类法)

A. 先天性发育异常
　先天性囊性纤维病(Anderson 病)
　伴有其他脏器囊肿病的胰腺囊肿(Lindau 病)
　不伴有其他脏器囊肿病的胰腺囊肿
　皮样囊肿
　封闭囊肿
B. 储留性囊肿
　病因分类
　　慢性胰腺炎
　　胰管外压迫
　　胰管内梗阻(如胰管上皮化生增殖、结石、炎症、寄生虫)
　形态分类
　　胰管潴留性囊肿(Virchow)
　　胰管球形扩张
　　胰腺痤疮(Klebs)
C. 假性囊肿
　病因分类

续　表

外伤性
出血性
炎症性
肿瘤
位置分类
胰内假性囊肿
胰外腹腔假性囊肿
胰外后腹膜假性囊肿
与胰管有无相通分类
有交通
无交通
根据生长方向
Kortc
Primrose
D. 寄生虫性囊肿
包虫棘球绦虫属
有钩囊虫猪囊尾蚴
E. 肿瘤性囊肿
良性(囊性腺瘤、淋巴管瘤)
恶性(囊性腺癌)

23.1.1　胰腺假性囊肿

胰腺假性囊肿(pancreatic pseudocyst，PPC)是最常见的胰腺囊性病变，多在急、慢性胰腺炎或胰腺损伤后形成。近年来，PPC的发病率逐步上升。新技术的应用丰富了其诊断和治疗的选择，但如何选择合理的检查手段，确定恰当的治疗时机并采取合适的治疗方案，常常使临床医生陷入困惑之中。

【定义】PPC是指由各种原因(急性胰腺炎、慢性胰腺炎、胰管梗阻及胰腺创伤等)导致的胰腺内或者胰腺周围的异常物质(外漏的胰液、血液、坏死组织等)存留形成的囊腔，其囊壁由腹膜、网膜或炎性纤维组织构成，因其囊壁内无上皮细胞衬托故称之为假性囊肿，以此区别于真性囊肿。占全部胰腺囊肿的80%以上(图23-1)。

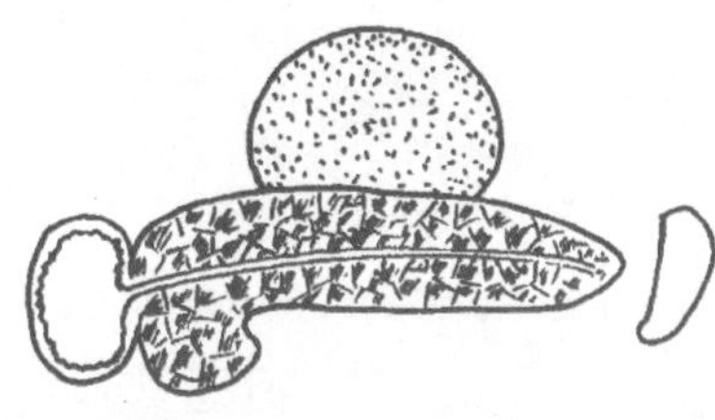

图23-1　PPC

【分类】Atlanta分类将PPC分为4类：①急性液体聚集，在急性胰腺炎早期发生，缺乏由纤维或肉芽组织组成的囊壁；②急性假性囊肿，为急性胰腺炎或外伤后形成；③慢性假性囊肿，见于慢性胰腺炎患者，无急性胰腺炎发作史；④胰腺脓肿，胰周包裹性积脓，含少量或不含胰腺坏死组织。这种情况非常罕见，且由于易产生混淆，"胰腺脓肿"未被广泛应用，2012年对Atlanta分类标准修订后不再采用这一名词。急性液体聚集大多数情况下都能够自然消退，但5%～15%的急性胰腺炎及40%的慢性胰腺炎发生急性液体聚集后，仍会持续存在并引起炎症反应(4～8周)，最终形成由纤维或肉芽组织包裹的假性囊肿。

Nealon等根据假性囊肿胰管解剖结构的情况及对不同类型假性囊肿的治疗经验将其分为7型。Ⅰ型：胰管结构正常，与囊肿无交通；Ⅱ型：胰管结构正常，与囊肿形成交通；Ⅲ型：胰管狭窄，与囊肿无交通；Ⅳ型：胰管狭窄，与囊肿交通；Ⅴ型：胰管完全阻塞；Ⅵ型：慢性胰腺炎，胰管与囊肿无交通；Ⅶ型：慢性胰腺炎，胰管与囊肿交通。

【发病机制及病理改变】PPC主要由外伤和胰腺炎所引起，少数患者有腹部手术史，也有原因不明者。当胰腺有炎症或损伤时，胰腺泡或腺管破裂，胰液外渗储积于胰周。由于胰蛋白酶和胰脂酶的活性作用，胰腺发生自溶，实质被破坏。此时可渗出大量含有胰酶的液体与胰腺坏死组织。通常胰腺前壁先被破坏，渗出的液体常易储积在小网膜囊内，形成包裹性积液。因这类囊肿的部分囊壁是由胰腺组成，而其他部分则由胰腺周围的脏器或组织围成，囊壁内并无胰腺上皮细胞相衬，故称为PPC。PPC的囊壁厚1至数毫米，内含液体，囊液可清亮或混浊。若囊内有出血则囊液呈黑褐色或棕色，若有继发感染则可呈脓性。囊液内常含有胰酶。PPC大多为单发，可含液体量为200～1 000 ml。文献有能容8 000 ml液体的报道，少数病例也可有多个囊肿。

【诊断】

(1) *病史*　PPC诊断应充分考虑患者的病史，明确其为急性或慢性假性囊肿。急性胰腺炎大多有胆石症或者酗酒引起。

(2) *临床表现*　PPC多见于成年人，男性较女性多。临床表现取决于囊肿的大小，囊肿对周围脏器的影响及有无并发症。一般来说，小的PPC临床表现多不明显，较大者则可出现临床症状，常见于下列3个方面。

1) PPC本身所引起的症状：如囊肿占位引起的腹部胀满感，腹部扪或可隐约触及包块，囊内炎症可引起持续性疼痛。

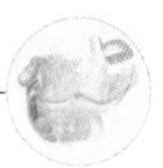

2) PPC 压迫周围邻近组织引起的症状：如压迫胃及十二指肠可引起上腹部胀满不适，尤在餐后加重。压迫胆总管下段可出现黄疸、恶心、食欲缺乏。

3) PPC 并发出血或感染时引起的症状：可出现腹胀，腹痛，腹部包块肿大，发热、体重减轻，周身衰竭等表现。囊肿还可向胃肠道、腹膜后组织穿破，发生出血或腹膜炎。后者病死率较高。

(3) 实验室检查　血清学检查对 PPC 的诊断有一定的价值。PPC 患者血清淀粉酶和脂肪酶可升高。高脂血症性胰腺炎者三酰甘油可升高；胆源性胰腺炎患者常伴有肝功能异常；高丙种球蛋白血症和 IgG4 升高，提示自身免疫性胰腺炎；CEA 和 CA19－9 明显增高，往往提示胰腺囊性肿瘤的可能性大。

【影像学诊断】 PPC 的诊断主要依赖于影像学检查。包括 B 超、CT、ERCP、MRI，MRCP 和超声内镜(EUS)等，通过影像学检查可明确 PPC 的特征，如大小、位置、囊壁厚度及分隔等。尽管如此，仍有近 10％的 PPC 边界不清，与囊性肿瘤难以鉴别。

(1) B 超　B 超已成为 PPC 筛查和随访的首选手段。PPC 超声表现为：胰腺局部或周围出现圆形或椭圆形的无回声暗区，边界清晰，后方回声增强；部分可见囊内分隔及组织碎屑沉积或絮状回声；囊肿如与胰管相通，则可见液性暗区与胰管相通；多普勒超声检查可显示部分较大的 PPC 囊壁上存在微弱的星点样血流信号。在恢复期，囊腔可变小或消失。因此，在动态观察囊性病变时，如其大小及声像图在较短时间内发生改变，多为 PPC。

超声检测 PPC 的敏感度为 88％～100％，特异度为 92％～98％。但超声诊断主要依靠检查者的临床经验，且检查诊断 PPC 的阴性预测值较低，仅为 9％，难以发现直径＜2 cm 的 PPC。

(2) CT 扫描　CT 扫描不仅能显示胰腺囊肿的大小、位置形态、壁厚、囊内结构，而且能显示病变周围的解剖结构(胰管、胆总管和周围血管等)的异常，CT 扫描诊断假性囊肿的敏感度达 82％～100％，特异度为 98％～100％(阴性预测值：92％～94％)，总准确率为 88％～94％。PPC 的 CT 表现为胰腺内或胰周局限性圆形或椭圆形水样低密度区，单房多见，囊内分隔和多房少见；合并感染时，CT 扫描显示囊壁较厚并可出现异常强化。如囊内见不规则的小气泡或气液平面，则应考虑坏死可能。

CT 扫描在胰腺囊性病变的定性诊断方面有一定的局限性，特别是对 PPC 与囊性肿瘤如黏液性囊腺瘤、导管内乳头状黏液瘤的准确鉴别价值有限。

(3) ERCP 检查　ERCP 检查虽然在显示 PPC 大小及周围器官的解剖结构改变方面效果不及 CT 和超声检查，但可显示胰胆管的解剖，明确是否存在胆道压迫及胰管与 PPC 是否存在交通，对治疗策略选择有一定价值。目前，ERCP 的应用不仅限于诊断目的，更注重于对 PPC 的治疗。文献报道，40％～69％的 PPC 患者胰管与囊肿存在交通，ERCP 条件下可施行经十二指肠引流治疗 PPC。但 ERCP 是有创检查，可导致囊肿发生感染，因此对怀疑存在胰管与囊肿交通的患者行 ERCP 的患者应预防性应用抗生素。

(4) MRI 扫描　MRI 扫描对 PPC 的部位、形态和大小显示较好，且在判定囊液成分方面优于超声和 CT 检查。PPC 扫描中坏死组织碎屑的形态往往不规则，有助于鉴别 PPC 与囊性肿瘤。相对 ERCP 而言，MRCP 对胰胆管造影的敏感度仅为 70％～92％，但 MRCP 具有无创、并发症少的优点，随着 MRI 技术的发展，MRCP 有逐渐替代 ERCP 等有创检查手段的趋势。

(5) EUS 检查　EUS 检查可直接到达可疑病变部位，提供高质量的图像，灵敏度高，特别是对于直径＜2 cm 的 PPC，EUS 检查优于 CT 检查。EUS 检查可识别假性囊肿内的组织碎屑，进而提高检查的灵敏度，但囊肿无实质性结构，其对 PPC 的诊断价值仍存在争议。

EUS 引导下细针穿刺(FNA)(EUS guided fine needle aspiration，EUS＋FNA)既可抽取囊液行生化检查，也可穿刺活检，通过组织学检查明确病变的性质，为胰腺囊性病变良恶性的鉴别提供了重要手段。但不同研究显示 EUS＋FNA 的成功率和灵敏度差别很大。Frossard 等对 123 例来源不明的胰腺囊性病变行 EUS＋FNA，诊断正确率从 73％提高至 97％。Brandwein 等对 96 例胰腺囊性病变 EUS＋FNA 检查结果与术中情况及术后病理进行对比，EUS＋FNA 的诊断正确率仅为 50％。根据胰腺囊肿研究协作组对 341 例直径＞1 cm 的胰腺囊性假性病变进了 EUS＋FNA 的研究结果，取囊液行 CEA、CA72－4 及 CA19－9 检测，发现 CEA＞192 μg/L 时，预测恶变的特异度及敏感度分别为 84％及 73％。EUS 还可用于囊肿的内镜治疗，利用多普勒超声可确认进针路线上有无血管结构，以提高操作的安全性。

【鉴别诊断】 胰腺囊性肿瘤较 PPC 少见，占胰腺囊性病变的 15%。因此，PPC 需与胰腺囊性肿瘤相鉴别。急性 PPC 病因及过程典型，与胰腺囊性肿瘤较容易鉴别。慢性胰腺炎常形成小的、直径为 2～3 cm 的假性囊肿，其形态在影像学表现上无特殊性。因此，对于临床医生而言，慢性胰腺炎假性囊肿与胰腺囊性肿瘤的鉴别则较为困难。囊性肿瘤常存在囊内分隔，囊壁明显钙化，MRI 或 EUS 检查可发现囊内分隔和实质成分，如果仍不能明确诊断，可采取 EUS 引导下囊肿细针穿刺，抽取囊液行生化、肿瘤标记物检测和细胞学分析，必要时可对囊壁行病理学检查。

【治疗】

（1）保守治疗　一般认为，PPC 无明显症状、无并发症、无增大趋势者可予以保守治疗。保守治疗主要是在肠内外营养支持的基础上加用抑制胰酶分泌或影响胰酶活性药物，其中奥曲肽为生长抑素的类似物，其半衰期长，具有生长抑素的广泛抑制作用，包括胰液分泌的抑制作用。早期使用奥曲肽可促进囊肿的闭合，生长抑素类药物对胰腺外分泌有明显抑制作用。部分假性囊肿经保守治疗后可自然消退，急性胰腺炎 PPC，若囊肿较小，且无明显增大，又无感染，可在 B 超随诊下动态观察自然消退率在 50%以上；慢性胰腺炎 PPC 患者囊肿壁较厚，常伴有胰管结构的改变（如胰管断裂、狭窄、结石形成等），自然消退率<10%。

PPC 自然消退的影响因素主要有：胰腺多发囊肿；胰腺尾部假性囊肿；囊壁较厚，直径>1 cm；囊肿与胰管交通，邻近胰管狭窄；随访发现囊肿增大；胆源性或手术后胰腺炎产生的假性囊肿；慢性酒精性胰腺假性囊肿胰腺外扩张。慢性囊肿因不易自行吸收，且可发生囊内感染、出血、破裂等并发症，应及时手术治疗。

通常认为具备以下条件者可采取保守治疗：①患者一般情况较好；②病因不为胰腺慢性疾病；③囊肿为单发，慢性者直径<4 cm，急性者直径<8 cm，存在时间<6 周且无进行性增大；④囊壁较薄且不规则；⑤囊腔与胰管无沟通；⑥囊液性质稳定，胰酶（特别是淀粉酶）含量趋近于正常，无感染征象。

（2）经皮穿刺置管引流术　经皮穿刺置管引流可在超声或 CT 引导下进行，创伤小、操作简单，可放置 1 根或多根引流管。经皮置管引流无须等待囊壁完全成熟，如发现 PPC 引起相关症状，未成熟的假性囊肿逐渐扩大，假性囊肿不能自然消退，出现感染等情况下，可立即行穿刺引流。具体方法：操作可在导丝或 trocar 引导下经腹腔、经腹膜后及经肝、胃、十二指肠等途径置入 7～12F 猪尾形导管至假性囊肿内进行持续引流，每天用抗生素盐水冲洗 1～2 次，引流 7～10 d。经皮置管引流术的失败率约为 16%，复发率 7%，并发症发生率 18%。慢性胰腺炎患者多数存在胰管结构异常及囊肿胰管交通，经皮置管引流的失败率高。经皮置管引流的主要并发症为出血、脓毒症、肺炎、气胸、脓胸、心肌梗死、肠梗阻、肠瘘和脾损伤等。拔管指征：囊肿塌陷，24 h 引流量<10 ml，囊肿造影证实导管通畅，囊肿与胰管或消化道不交通。

此外，行经皮穿刺置管引流必须常规行囊腔造影了解有无胰管交通。引流时间较长的非交通性囊肿可注入无水乙醇或四环素促其粘连闭合，拔管前必须夹管 3～7 d，并经 B 超或 CT 检查证实囊腔已闭合，然后逐渐向外退管，直至最后拔除。

（3）内镜治疗　内镜治疗的目的在于建立囊肿与消化道之间的通道，使囊肿内容物通过支撑支架流入胃肠道而达到治疗目的。PPC 内镜治疗的主要方式包括：经乳头囊肿引流术、内镜囊肿胃引流术、内镜囊肿十二指肠引流术。成熟的囊壁是影响内镜治疗效果的重要因素，囊壁厚度在 0.3～1.0 cm 时较适合内镜下穿刺引流，术前行胰管造影有助于选择合理的治疗方式。内镜引流相对外科手术创伤小，可避免胰液外漏，且有较高的长期治愈率，已成为治疗 PPC 的重要方法。

内镜治疗应注意的事项包括：囊肿与消化道壁之间的距离<1 cm；穿刺部位应选择在囊肿膨出最明显处；囊肿一般应为单个，囊壁成熟，直径>5 cm；消化道受压明显者首先应行胰管造影，如胰管与囊肿交通，经十二指肠乳头引流首选。如胰管与囊肿无交通，则可选择囊肿胃或十二指肠引流术；对囊内成分行生化、肿瘤标记物和细胞学分析；囊肿有症状、保守治疗无效、持续存在>6 周者可考虑行内镜治疗；应除外囊性肿瘤及假性动脉瘤，以避免内镜穿刺后引发大出血的风险。

现在多采用超声内镜（EUS）引导穿刺，以精确定位穿刺点并减少损伤到血管的概率。在超声内镜下治疗胰腺假性囊肿具有创伤微小、并发症少、病死率低等优点，EUS 正逐步取代传统引流术及外科手术，成为治疗胰腺假性囊肿的主要方法。EUS 治疗假性囊肿的时机至今仍是个有争议的问题，但患者

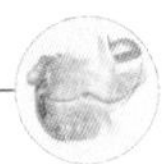

需行内镜治疗的绝对指征为疼痛、胃排空梗阻、不能进食、胆道阻塞引起黄疸或发热等症状。急性胰腺假性囊肿如有症状，并且囊肿增大者需行外科治疗；慢性胰腺假性囊肿由于其较严重的并发症及相对较少可以自行消散，推荐诊断后在短时间内进行引流。只要符合超声内镜穿刺标准即可采用 EUS，这样对缓解症状、解除患者痛苦、降低对邻近脏器，尤其是胰腺的压迫等均迅速有效，能预防一系列并发症的发生，且可减少治疗费用。

超声内镜引导下胰腺假性囊肿引流治疗的并发症难以完全避免，了解并预见可能的并发症及具有处理并发症的能力是非常重要的，可以降低危险的发生率。EUS 治疗胰腺假性囊肿的主要并发症是穿孔。多在囊肿腔同消化道管壁间有较大距离时发生，为预防该并发症发生，术前须反复阅片、集中讨论、仔细检查后再行内镜下引流。出血较少发生，避免的方法除严格掌握适应证外，穿刺手法也很重要，应尽量垂直刺入，切忌左右摆动针刀。严重出血的原因是动脉撕裂(如脾动脉破裂)，发生后需行动脉栓塞术或手术止血。感染也为常见并发症，当胃肠腔同假性囊肿间建立通道后，细菌就不可避免地进入假性囊肿腔内，通过操作前后预防性应用抗生素及抗真菌治疗，以及选择假性囊肿内无明显坏死组织的患者穿刺治疗，可以预防并降低感染的发生。

(4) *外科手术治疗* 外科手术目前仍是治疗 PPC 最为重要、应用最广泛的方法，并取得了良好的效果。其优势在于一些潜在的疾病可以一并处理，而且假性囊肿引流比较彻底。尽管近年来有许多微创技术治疗 PPC 的报道，但是临床上对已经明确的 PPC 仍然偏爱手术治疗。外科手术治疗 PPC 的适应证为：①内镜和介入治疗失败或禁忌者；②复杂性胰腺假囊肿和多发主胰管狭窄，并发其他复杂疾病如胰头炎性肿块；③假性囊肿压迫胆总管；④静脉压迫阻塞；⑤多发胰尾假性囊肿；⑥囊肿出现出血、感染、破裂等；⑦怀疑囊性肿瘤。目前手术方式主要有内引流术、囊肿及胰腺部分切除术和外引流术。

1) 囊肿切除术：一般囊肿全切除在技术上较为困难，因假性胰腺囊肿与周围脏器中粘连较紧，危险性大。只有当假性胰腺囊肿位于胰尾时，且囊肿较小，可采用囊肿切除术。分离囊肿与胰腺相连的部位时应注意勿遗漏开放的胰管，防止术后胰液流出在局部潴留形成复发性假性囊肿。若囊肿位于胰体尾部后方并与脾门紧密粘连，难以实施囊肿单纯切除，需切除胰尾和脾脏，故临床上也很少采用。

2) 胰腺切除术：胰切除的并发症和病死率均高，前者为 20.0%～21.5%，后者为 10.8%。对交通型或伴主胰管梗阻的假性胰腺囊肿，外引流手术一般无效，而内引流手术的复发率又较高，若假性胰腺囊肿位于胰头或胰尾，则宜做胰腺部分切除。全胰的切除，则宜慎重，切除只用于慢性假性胰腺囊肿，而多因考虑慢性胰腺炎的治疗而施行的。

3) 外引流术：传统的外引流术创伤较大，易出现胰液外瘘、出血、继发感染或导管移位、阻塞等并发症和较高的囊肿复发率。因此，以单纯外引流为目的的手术已基本放弃。但传统的外引流术操作简单、引流通畅，成功率较高，可迅速改善患者的全身情况、缓解症状。适用于囊壁尚未成熟的早期合并破裂或囊肿感染化脓。前者常为急诊手术，经胃结肠韧带在小网腰囊内置管引流，一般 3 周左右可见引流液消失，然后拔管。这种外引流较袋状外引流术更为简单，患者痛苦小，术后并发症少。后者置管引流后，因囊内有脓性液和感染灶，常合并体液和电解质的大量丢失，且囊腔不易闭合而难以拔管，故应尽量避免使用。对于无感染的囊肿，有人主张在 B 超引导下行经皮囊肿穿刺减压及置管外引流，为内引流做准备。也有人认为此举反可引起感染，无多大意义。

4) 内引流术：多数学者认为内引流术是治疗假性胰腺囊肿的理想术式，其手术方法有：囊肿十二指肠吻合术、囊肿胃后壁吻合术、囊肿空肠 Roux-en-Y 吻合术。

A. 囊肿十二指肠吻合术：该术式适用于胰头部十二指肠旁囊肿，手术比较简单，损伤较小。手术适应证为：胰头部直径>5 cm 的成熟型假性囊肿，囊肿与十二指肠第 2 段、第 3 段粘连紧密且距十二指肠 1 cm 以内者，囊肿未累及胆总管。但由于一旦发生十二指肠瘘，后果将会十分严重，故临床应用较少。

B. 囊肿胃后壁吻合术：这种手术方式多适用于胰体尾部的囊肿，囊肿前壁与胃后壁粘连成熟型者，该途径安全有效。经典的手术过程包括：取正中或肋缘下切口，暴露小网膜囊，囊壁活检，抽吸囊液，打开囊壁，吻合口直径至少 3～4 cm，并且吻合口位置应最低，以防囊腔内囊液不能彻底引流或胃内容物反流引起感染，但 Cooperman 认为由于胃排空周期相当短暂，所以后者的可能性很小。也有报道称该术式易引起吻合口出血，可能与缝线过稀、假囊壁糜烂、假性动脉瘤形成破裂等有关。由于考虑到上述

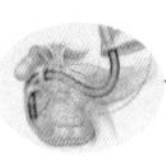

并发症，该术式近年来较少应用。

C. 囊肿空肠 Roux-en-Y 吻合术：因其有可与任何部位成熟型较厚囊壁囊肿进行吻合的特点，能选择最低位的吻合口，引流通畅，同时因旷置较长的空肠段，可有效避免逆行性感染的发生，是首选的内引流术式。尤其适用于囊肿位置远离胃、十二指肠又不适宜切除的病例。目前，囊肿空肠 Roux-en-Y 吻合术是治疗 PPC 比较理想的术式，但应注意以下几点：①选择的时机宜在囊肿形成后 6～8 周以上。因一般在 6～8 周后"囊壁成熟"便于吻合，不易致吻合口狭窄；另一方面，6～8 周后坏死胰腺组织分界清楚，易于清除。②术中探查囊肿内是否有分隔，如存在分隔，应将隔膜切开成单腔后再行引流术。③可采用结肠前或结肠后吻合，以后者为优，吻合口一定要在囊肿最低位，且长度应在 6 cm 左右。临床上以选择横结肠系膜根部的右侧为多。④为预防逆行感染，桥襻空肠应不少于 30～40 cm 或加抗反流装置，如肠套叠、矩形瓣等。⑤在清除囊肿内的坏死组织时，宜在直视下以压挤抹脱为主，切忌盲目扯脱以防内出血。⑥囊肿空肠 Roux-en-Y 吻合术后，宜联合使用奥曲肽或生长抑素（施他宁）等药物，以防胰腺炎急性发作或胰漏产生。⑦对于术前无法区分的真假性囊肿，术中可行快速冰冻切片。⑧术中发现炎症严重寻找囊肿困难时，可先行穿刺，抽出囊肿液，确定囊肿部位。

23.1.2 胰腺真性囊肿

胰腺真性囊肿（true pancreatitic cyst）是由胰腺组织发生，囊壁常由腺管或腺泡上皮组成，故囊壁内层有胰腺上皮细胞衬里，这与假性胰腺囊肿不同，囊内含有胰液（图 23－2）。囊肿形成初期均在胰腺之内，但当囊肿逐渐增大后，大部分囊体便可向胰腺外突出。由于囊内压的持续不断增高，囊内炎症的刺激和胰酶的消化作用，囊壁衬里的上皮细胞可逐渐失去原有的结构，致使在临床上难以与假性胰腺囊肿相鉴别。

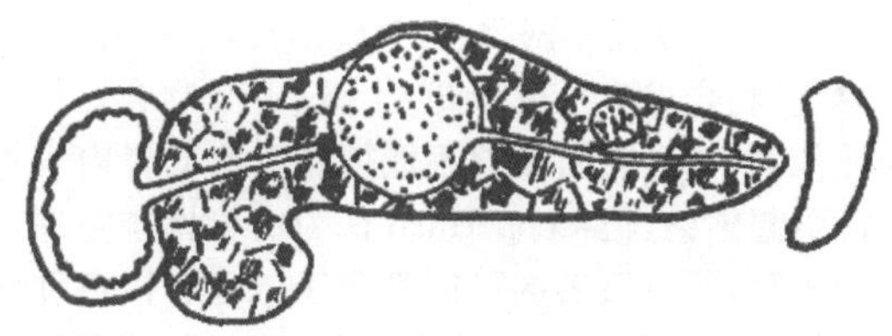

图 23－2　胰腺真性囊肿

【病因分类】

（1）先天性囊肿（congenital cyst）　多见于小儿，属胰腺导管、腺泡的发育异常。只发生在胰腺的一个囊肿，称为单发性囊肿（simple cyst）。有的与肝、肾等其他脏器合并发生，称为多发性囊肿病（polycystic disease）。先天性胰腺囊肿，囊腔较小（图 23－3）。囊内含有浅黄色液体，其中含有胰酶，但酶的活性较低。囊壁由单层或立方形上皮被覆，囊肿周围的胰腺组织无炎症和粘连。若囊壁为鳞状上皮被覆，而囊壁又有皮肤附属器及其他胚叶成分时，则称为皮样囊肿（dermoid cyst）。

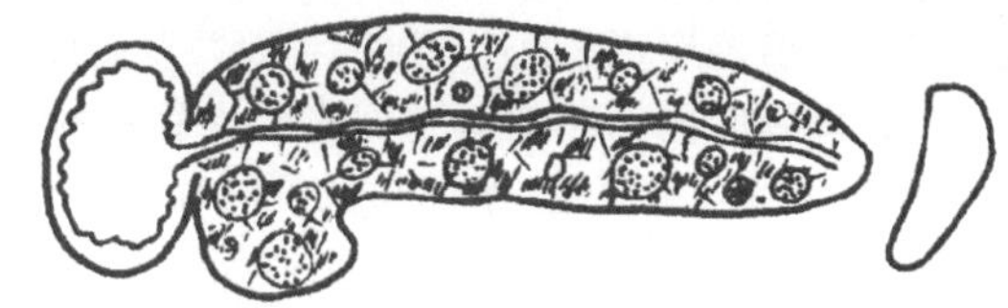

图 23－3　先天性胰腺囊肿

（2）潴留性囊肿（retention cyst）　多由于炎症、结石、寄生虫、肿瘤等使胰管阻塞，其近段逐渐代偿扩大而形成囊肿。

（3）寄生虫性囊肿（parasitic cyst）　蛔虫、华支睾吸虫等侵入胰管，引起胰腺炎症，胰管逐渐狭窄、阻塞而形成囊肿。此外，胰腺包虫病也偶可发生。

（4）增殖性囊肿（proliferous cyst）　此类囊肿是由于胰腺管或腺泡组织内上皮细胞增生，以致分泌潴留而发生肿瘤样囊性变。如畸胎瘤、囊腺瘤、囊腺癌等。

【临床病理特点】 在临床上胰腺真性囊肿较少见，约占全部胰腺囊肿的 10%。胰腺真性囊肿多无明显的症状和体征，少数患者可出现恶心、呕吐、腹部不适，伴腹胀、腹痛，发现腹部肿块是就诊的主要原因之一。胰腺囊性肿瘤的发病约占胰腺囊性疾病的 10%，主要包括胰腺囊腺瘤和囊腺癌，以及其他少见的肿瘤类型。胰腺浆液性与黏液性肿瘤最常见，分别占囊性肿瘤的 32%～39%与 10%～45%。浆液性囊腺瘤较为特殊，囊肿的数目较少，单个囊肿体积较大，一般不发生恶变，黏液性囊腺瘤有恶性变倾向。胰腺囊腺瘤和囊腺癌的临床表现并无特异性，术前往往难以鉴别囊肿的性质，易造成误诊误治。

胰岛内有许多细胞具有分泌不同激素的功能，这些细胞发展而成的肿瘤称为胰腺内分泌肿瘤，根据内分泌细胞可分为功能性胰岛细胞肿瘤（占 64%～

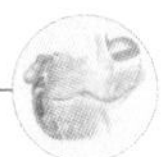

85%)和无功能性胰岛细胞肿瘤(占15%～36%),无功能性胰岛细胞肿瘤少见,其生长缓慢,很少恶性病变。囊性胰岛细胞瘤占胰腺囊性肿瘤的3%～5%,多见于50岁以上人群,男女发病率相近。

胰管内乳头状黏液性瘤占21%～33%,分为3种类型:分支胰管型、主胰管型和混合型。以分支胰管型最多见。病理组织学表现:以黏液分泌为主时,充满黏液可使主胰管或分支胰管囊状扩张,胰管内可有大小不一的多灶性、乳头状为主的病变,有时伴有筛状结构及不同程度的上皮非典型性,这种病变为导管乳头状黏液肿瘤,如伴有浸润成分时称为癌。

【诊断与鉴别诊断】 随着B超、CT等检查技术的发展,本病的定位诊断可靠,但胰腺真性囊肿术前亚型诊断较为困难。ERCP检查可显示胰腺囊肿与主胰管的交通情况,鉴别真性囊肿与假性囊肿。通常浆液性囊腺瘤和黏液性囊腺瘤多与主胰管不相通。如囊腔内充盈时可见充盈缺损或多发性囊腔,有黏液从乳头排出,则有导管内乳头状黏液瘤的可能,并可取排出的黏液做细胞学检查行鉴别诊断,而胰腺假性囊肿多与胰管相通,囊腔内造影剂充盈。MRCP检查没有ERCP检查的并发症,具有明显的诊断优势。

Fernandez等认为,从囊液中检出黏液和黏液细胞是黏液腺瘤或黏液癌的特征性表现,含糖原细胞则多见于浆液性囊腺瘤,而炎性细胞、囊液中淀粉酶浓度高与假性囊肿有关。囊肿中癌胚抗原(CEA)值升高,提示为囊腺瘤,CEA＞400 μg/L则可能为恶性肿瘤。

【治疗与预后】 对于先天性胰腺囊肿,且累及胰头、胰体和胰尾部者,则无手术指征。少部分无症状的多囊性和潴留型囊肿可暂不手术,行定期B超、CT复查。多数胰腺真性囊肿如黏液性囊腺瘤、实性假乳头状瘤与胰管内乳头状黏液性瘤等都具有潜在恶性,胰腺内分泌肿瘤和浆液性囊腺瘤也有癌变可能。因此,胰腺真性囊肿的治疗原则上应积极手术治疗,术中快速病理检查是必需的,以作为手术方式的选择依据,手术以切除囊肿为目的。具体的手术方式可根据囊肿的部位、大小及性质选择,包括单纯囊肿切除、胰腺节段性切除或保留脾脏的胰体尾切除、胰体尾部＋脾切除、胰十二指肠切除、保留十二指肠的胰头切除(Beger手术)、胰腺肝转移者做局部病灶切除及区域淋巴清扫处理等。

胰头颈部表浅且单发的孤立囊肿宜采用单纯囊肿切除术或应用腹腔镜进行囊肿切除术。这样,损伤小、恢复快,对胰腺内外分泌功能影响小;而胰体尾囊肿,不管是肿瘤或非肿瘤性,最好行胰体尾部切除术,避免囊肿单纯摘除,引起术后胰漏的发生。对于胰头部不易完全摘除的囊肿,可采用囊肿肠道吻合术,并应同时行病理检查证实诊断。对于有癌变倾向的囊肿,术中如有怀疑,应在冰冻病理检查的基础上果断行胰十二指肠切除术。

(杨玉龙　张庆宝　戈小虎)

23.2 胰腺癌

胰腺癌(cancer of the pancreas)是一种发病隐匿,进展迅速,治疗效果及预后极差的消化道恶性肿瘤,其发病率有明显增高的趋势。40岁以上好发,男性比女性多见。目前,胰腺癌居常见癌症死因的第4位,居消化道癌症死因的第2位,仅次于大肠癌。胰腺癌的中位生存期为3～5个月,5年生存率为1%～5%。

2004年,美国估计有31 270人死于胰腺癌,位于各种癌症导致死亡的第4位。男性的危险略高于女性(相对风险率1.35),而非洲裔美国人的发病风险较高(高出30%～40%)。高龄似乎是最大的危险因素,胰腺癌发病年龄的高峰是六七十岁的人群,诊断的平均年龄是60～65岁。其他危险因素包括Ashkenazi犹太遗传、吸烟、糖尿病、慢性胰腺炎、肥胖、低运动量和对致癌因素的职业暴露。有6种遗传综合征与胰腺癌相关:遗传性胰腺炎、遗传性非息肉性结直肠癌、遗传性乳腺和卵巢癌、家族性非典型多胎黑色素瘤综合征、Peutz-Jeghers综合征和共济失调-毛细血管扩张症。糖尿病、胰腺炎和胰腺癌之间的关系非常复杂并存在争议,因为胰腺癌本身即可以通过破坏胰腺实质和其他尚不清楚的机制,引起胰腺炎和高血糖症。

从临床角度考虑,应提高对胰腺癌诊断的警惕性,具有下列情况者,应考虑为胰腺癌的高危因素:年龄＞40岁;严重的吸烟者;梗阻性黄疸;不明原因的最近体重下降超过原体重10%;不能解释的上腹痛或腰背痛;新近的食欲缺乏;在近4年内新发的糖尿病;不明原因的胰腺炎;不能解释的脂肪泻。

【病因与发病机制】

胰腺癌的发病机制非常复杂,与饮食习惯、环境污染、家族遗传、罹患疾病等因素有关,是综合因素所致,至今尚未阐明。但与下列因素的关系密切。

（1）吸烟　吸烟与胰腺癌的关系密切，吸烟者发生胰腺癌的发病率是不吸烟者的8倍。并已得到大量研究的证实，其原因是：①吸烟可促使致癌物质烟草中的特异性N-亚硝酸盐分泌到胆汁中，随后反流入胰管，同时也可随血流进入胰腺，促使胰腺细胞变异；②吸烟可使血脂升高，促发胰腺癌。吸烟者可能因细胞甲基化水平降低而致癌。Stolzenberg等的实验证实，保持足够的叶酸和吡哆醛浓度，可减少与吸烟有关的胰腺癌的危险性。

（2）饮酒　研究发现，饮酒与胰腺癌的发病有关。但不同种族的人经常饮酒后其胰腺癌的发病率也不同。Silverman等研究发现美国黑种人与白种人相比，黑种人男性嗜酒者及女性中度饮酒者胰腺癌的发病率较高。

（3）糖尿病　一项较大的人群调查显示，与正常人相比，糖尿病患者在3年内患胰腺癌的风险高8倍。实验研究表明，胰岛素在体外或体内都能促使胰腺癌细胞生长。高浓度胰岛素样生长因子-1受体活化，产生包括细胞周期进程改变的生长促进效应，使其易发生胰腺癌。

（4）慢性胰腺炎　流行病学和分子流行病学研究表明，慢性胰腺炎长期反复发作，易发展为胰腺癌。对钙化性慢性胰腺应加以重视，以防癌变。Friess的研究显示，在5 600个基因中，34个基因在胰腺癌和慢性胰腺炎患者中表达减少；157个基因在胰腺炎中表达增强，而其中的152个基因在胰腺癌中也表达增强。这项研究从分子水平证明了慢性胰腺炎与胰腺癌存在一定的联系。

（5）幽门螺旋杆菌（Hp）感染　多个研究表明，胰腺癌患者中幽门螺旋杆菌血清阳性结果与对照组相比有显著差异，提示幽门螺旋杆菌感染与胰腺癌的发生有关。

（6）咖啡　调查发现常喝咖啡者患胰腺癌的风险比不喝者增加4倍。研究证明，咖啡可抑制DNA修复，并在DNA复制完成前诱导有丝分裂过程，是致癌的主要原因。

（7）基因　胰腺癌患者的家族史应高度重视。许多基因如*Notch*、*K-ras*、*P53*、*TGF-β*、*DPC4*等在胰腺癌的发病中十分重要，其作用极其复杂。但确切的机制尚不清楚。肿瘤的发生、发展是一个复杂的多阶段过程，是多种肿瘤相关基因表达失常或许多肿瘤抑制基因失活所致。DNA芯片技术可直接检测mRNA的种类及丰富度，是研究基因表达的有力工具。

新近，外泌体是胰腺癌研究中的一个新热点。外泌体（exosomes）是细胞主动分泌的小囊泡，起源于内涵体，直径为40～150 nm。结构上，外泌体由脂质双层包裹细胞液而成，常含有细粒体、核糖体等细胞器。其囊液富含蛋白质，如热休克蛋白、细胞信号蛋白等，以及核酸如信使RNA、微小RNA（microRNAs、miRNAs）、DNA等。在胰腺癌的发病机理研究中，研究已显示，外泌体参与肿瘤的增生、血管形成、凋亡抑制，同时促进上皮间质转化、侵袭及转移、诱导免疫耐受及耐药性形成。在胰腺癌的发生和发展中，外泌体起以下作用。①促进胰腺癌细胞增殖：与其他上皮来源的肿瘤相比，胰腺癌的间质成分较多。胰腺星状细胞（PSCs）是胰腺间质中的重要组成成分，主要分布于胰腺血管周围，在正常情况下处于休眠状态。Charrier（2014）发现在胰腺癌中，激活的PSCs释放富含miR-21的外泌体，可促进肿瘤上皮细胞向间质细胞转化，增强肿瘤细胞的增殖能力，并促进细胞间质增生。②促进胰腺癌细胞转移：肿瘤转移是导致胰腺癌患者预后不良的重要因素。在多种肿瘤研究中均发现外泌体在肿瘤转移过程中起关键作用。Gosta-Silva（2015）在胰腺癌小鼠模型中发现，来源于胰腺癌的外泌体可以促进肝细胞微环境的纤维化（属于转移前的改变），从而促进转移的发生。③促进胰腺癌细胞耐药性形成：鉴于外泌体在细胞之间具有信息传递的作用，其在胰腺癌化学药物治疗耐药性形成中很可能也发挥重要作用。Xiao（2014）研究发现，在化疗的肿瘤患者从其体内分离出的外泌体可以将已产生的耐药性传递给其他未接受化疗法的细胞。④促进胰腺细胞免疫耐受形成：Huber等（2010）发现巨噬细胞通常分为M1型（促炎型）和M2型（抑炎型）两型。M1型主要分泌大量炎性因子如IL-1、IL-6、IL-23和TNF，促炎症反应；而M2型则分泌少量炎症因子，阻止T细胞增殖，抑制炎症反应。目前研究认为，肿瘤细胞分泌的外泌体与巨噬细胞分化密切相关。Di Caro（2016）实验结果显示，肿瘤细胞分泌的外泌体含有大量的MFG-E8，其与诱导巨噬细胞吞噬作用密切相关。免疫组化试验证实，在胰腺癌侵袭的边界，多为M2型巨噬细胞，并且其数量与周围淋巴结转移程度及早期远处转移呈正相关，而与患者预后呈负相关。

【病理表现】胰腺癌包括胰头癌、胰体尾部癌。90%的胰腺癌为导管细胞腺癌，少见黏液性囊腺癌和腺泡细胞癌，系从导管的立方上皮细胞发生而来。

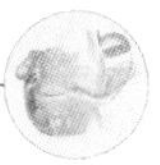

这种癌的特点为长成致密的纤维性硬癌或硬纤维癌，肿瘤硬实，浸润性强而没有明显界限。切面常呈灰白色，胰腺由于和附近器官如十二指肠、胆总管下端、胃、横结肠、门静脉解剖关系密切，尤其是胆总管下端行经胰头实质之内和十二指肠血管供应及胰腺位于腹膜后，紧贴内脏神经，故胰腺癌的浸润很容易侵及这些附近器官和组织并出现相应的临床症状。

胰腺癌早期容易侵及胆道，大约80%的胰头癌具有黄疸，除了胰腺癌直接累及胆管下端外，还可以通过胰内淋巴管转移至胆管周围，造成"围管浸润"现象。早期发生围管浸润是胰腺癌的一种生物学行为特点。胰头癌常早期侵犯胆总管，即使在小胰癌，指直径<2 cm的癌灶，离胆总管有相当距离，也可有明确的围管浸润。这不是邻近癌组织的直接累及胆管下端而是胰头癌的转移性浸润，其途径可能是通过胰内淋巴管扩散而到达胆总管壁。胰体癌向腹膜后扩散是否也有同样性质，有这种可能。这种早期经淋巴扩散的方式可能是胰腺癌预后不好的重要原因。90%的患者具有不同程度的神经周围浸润。50%可累及门静脉或肠系膜上静脉，甚至导致血栓形成。胰体尾癌可侵犯脾静脉，造成血栓形成和区域性门脉高压。晚期患者可侵犯肠系膜上动脉、脾动脉、横结肠、胃、肾脏和左侧肾上腺。胰腺癌的多中心起源比较少见，少数患者可沿胰管扩散。最常见的转移方式是局部淋巴结转移和肝转移，早期淋巴结转移多见于胰十二指肠后淋巴结和胰腺上缘淋巴结。

近年研究证明，胰腺癌存在染色体异常。在胰腺癌致癌因素中，吸烟是唯一公认的危险因素，但是，吸烟增加胰腺癌发病危险性的机制尚不完全清楚，可能与烟草特异性N-亚硝酸盐对器官的特异作用，或是N-亚硝酸盐分泌到胆管，随后反流到胰管有关。

目前，外科切除是唯一有可能治愈胰腺癌的方法，但只有一部分患者可以获得。因为能否切除对预后影响很大。《AJCC癌症分期方案》的最新版本(2002年)对胰腺肿瘤同时做了两项改变(表23-3)。首先，T_4期表示肿瘤已侵及腹腔干或肠系膜上动脉，而认为局部已无法切除。相对的，T_1、T_2和T_3期病变均是可切除的。其次，Ⅲ期不再列入淋巴结转移，现在Ⅲ期是指有主要内脏动脉受侵而肿瘤局部无法切除的患者(T_4)。

表23-3 美国癌症联合委员会(AJCC)癌症分期：胰腺外分泌

原发癌(T)			
T_X	原发肿瘤未确定		
T_0	无原发肿瘤的证据		
T_{is}	原位癌(PanIN)：胰腺上皮内肿瘤		
T_1	肿瘤局限于胰腺，最大径<2 cm		
T_2	肿瘤局限于胰腺，最大径≥2 cm		
T_3	肿瘤超出胰腺，但是没有侵及腹腔干或肠系膜上动脉		
T_4	肿瘤侵及腹腔干或肠系膜上动脉(原发灶不能切除)		
区域淋巴结(N)			
N_X	区域淋巴结不能确定		
N_0	无区域淋巴结转移		
N_1	有区域淋巴结转移		
远隔转移(M)			
M_X	远隔转移不能确定		
M_0	无远隔转移		
M_1	有远隔转移		
分期组			
0期	T_{is}	N_0	M_0
ⅠA期	T_1	N_0	M_0
ⅠB期	T_0	N_0	M_0
ⅡA期	T_3	N_0	M_0
ⅡB期	T_1	N_1	M_0
	T_2	N_1	M_0
	T_3	N_1	M_0
Ⅲ期	T_4	任意N_0	M_0
Ⅳ期	任意T	任意N_0	M_1

【临床表现】 胰腺癌患者的临床症状以上腹部疼痛、饱胀不适、黄疸、食欲缺乏和消瘦最为常见。

(1) 上腹疼痛、不适　是常见的首发症状。胰腺癌早期无特异性症状，多数仅表现为上腹部不适或隐痛、钝痛和胀痛等。极易与胃肠和肝胆疾病的症状相混淆。早期因肿块压迫胰管，使胰管不同程度的梗阻、扩张、扭曲及压力增高，出现上腹不适，或隐痛、钝痛、胀痛。少数(约15%)患者可无疼痛。通常因对早期症状的忽视，而延误诊断。中晚期肿瘤侵及腹腔神经丛，出现持续性剧烈腹痛，向腰背部放射，致不能平卧，常呈蜷曲坐位，严重影响睡眠和饮食。

(2) 黄疸　是胰头癌最主要的临床表现，多数是由于胰头癌压迫或浸润胆总管所致，呈进行性加重。黄疸出现的早晚和肿瘤的位置密切相关，癌肿距胆总管越近，黄疸出现越早。胆道梗阻越完全，黄疸越深。多数患者出现黄疸时已属中晚期。伴皮肤瘙痒，致遍体抓痕，久之可有出血倾向。大便的颜色随着黄疸加深而变浅，最后呈陶土色，小便色越来越浓呈酱油色。体格检查可见巩膜及皮肤黄染，肝大，多数患者可触及肿大的胆囊。

（3）消化道症状　如食欲缺乏、腹胀、消化不良、腹泻或便秘。饮食习惯改变，尤不喜油腻和高蛋白食物。部分患者可有恶心、呕吐。晚期癌肿侵及十二指肠可出现上消化道梗阻或消化道出血。

（4）消瘦和乏力　患者因饮食减少、消化不良、睡眠不足和癌肿消耗等造成消瘦、乏力、体重下降，晚期可出现恶病质。

（5）其他　胰头癌致胆道梗阻一般无胆道感染，若合并胆道感染易与胆石症相混淆。少数患者有轻度糖尿病表现。部分患者表现有抑郁、焦虑、性格狂躁等精神障碍，其中以抑郁最为常见。晚期偶可扪及上腹肿块，质硬，固定，腹水征阳性。少数患者可发现左锁骨上淋巴结转移和直肠指诊扪及盆腔转移。

胰腺癌晚期，除上述表现更显著外，疼痛剧烈尤为突出，常牵涉到腰背部、持续而不缓解，致不能平卧，常坐而前俯，通宵达旦，十分痛苦，是癌肿侵犯腹腔神经丛的结果，当肿瘤累及胰体部时，此种临床表现相当常见。晚期常出现腹水、肿块和恶病质，消化功能紊乱及消化道症状也属常见。出现黑便可能因黄疸及凝血机制障碍所致。

上述表现根据肿瘤所在部位不同，首先表现的症状也有所不同，胰头癌以腹痛、黄疸和上腹饱胀不适为最多见。体尾部癌则多以腹痛、背痛和腹部包块多见。尾部癌出现症状较迟。

【检查和诊断】 由于大多数胰腺癌患者就诊时已属晚期，失去了手术根治的机会。因此，胰腺癌的诊断要强调早期诊断，并加强医生和患者对胰腺癌的警惕性。多数患者就诊时已有明显黄疸，但黄疸并不是早期症状。胰腺癌的早期症状为上腹部不适或隐痛、食欲缺乏和体重下降等，在 40 岁以上的病例，有上述表现而无明显其他原因者应想到胰腺癌的可能性。特别是有胰腺癌家族史，慢性胰腺炎，突发性糖尿病等病史者。因此，也将这类患者视为高危人群，需进一步检查。

（1）体格检查　体格检查的目的为检查有无肉眼可见的黄疸、左锁骨上淋巴结转移，了解心肺是否正常，检查腹部和胰腺或壶腹周围癌直接有关的一些体征，如肝大、胆囊肿大，上腹部结节状包块，尤其是右上腹部的不正常感，如肌肉紧张、深压痛、深部隐约与隆起不平感等。可惜这种发现每个检查者体会常不一致，一旦确定，已非早期。出现腹水和明显包块都是晚期表现。胰腺癌患者可出现周围静脉血栓性静脉炎，在临床上并不常见。

（2）实验室检查

1）血清生化学检查：胰头癌导致胰管梗阻的早期可有血、尿淀粉酶的一过性升高，空腹或餐后血糖升高，糖耐量试验有异常曲线。胆道梗阻时，血清总胆红素和结合胆红素升高，碱性磷酸酶、转氨酶也可轻度升高，尿胆红素阳性。

2）免疫学检查：大多数胰腺癌血清学标记物可升高，包括糖抗原（CA19－9）、糖抗原（CA72－4）、癌胚抗原（CEA）、胰胚抗原（POA）、胰腺癌特异抗原（PaA）及胰腺癌相关抗原（PCAA）。但是，目前尚未找到有特异性的胰腺癌标记物，肿瘤标记物的联合检测可以提高检测的敏感性和特异性。CA19－9 目前最常用于胰腺癌的辅助诊断和术后随访。

（3）影像学检查　影像学诊断技术是胰头癌的定位和定性诊断的重要手段。

1）B 型超声扫描：B 超以其简便经济、无创伤、可重复检查、相对准确等优点成为对胰腺癌高危人群和临床上怀疑胰腺癌患者进行筛查的首选影像学手段。该法可显示肝内、外胆管扩张，胆囊胀大，胰管扩张（正常直径≤3 mm），胰头部占位病变，同时可观察有无肝转移和淋巴结转移。B 超检查对直径＜2 cm 胰癌的诊断率为 21％～64.5％。可发现直径≥2 cm 的肿瘤。

2）内镜超声（EUS）：优于普通超声，可发现直径＜1 cm 的肿瘤，对评估大血管受侵犯程度敏感性高，是目前对胰头癌 TN（tumor & nodes）分期最敏感的检查手段，可作为评估肿瘤可切除性的可靠依据。

3）胃肠钡餐造影：在胰头癌肿块较大者可显示十二指肠曲张扩大和反“3”字征。低张力造影可提高阳性发现率。

4）电子计算机断层扫描（CT）：对疑有胰腺癌患者 CT 扫描可作为首选诊断工具，其诊断准确性高于 B 超检查。CT 扫描诊断准确性可达 80％以上，可以发现胰胆道扩张和直径＞1 cm 的胰腺任何部位的肿瘤，且可发现腹膜后淋巴结转移，肝内转移及观察有无腹膜后癌肿浸润。胰腺薄层动态 CT 及多排螺旋 CT 检查在临床中广泛应用，对于胰腺肿瘤的定性、定位诊断提供非常重要的影像学依据，可大大提高胰腺癌的诊断率，并通过多种后期图像处理不仅可以发现肿瘤而且可以进行可切除性的评估。尤其是对胰腺肿瘤的术前可切除性评估具有重要意义，目

前可作为胰腺肿瘤患者的首选影像学检查手段。

5) 逆行胆胰管造影(ERCP):即经纤维光束内镜逆行胰胆管造影,不仅可观察十二指肠降部侧壁,Vater 壶腹,而且插管入胆道、胰管,注射对比剂,使胆道或胰管显影,ERCP 是胰腺癌诊断最有价值的检查方法之一,胰腺癌时 ERCP 可表现为主胰管及其主要分支的狭窄、扩张、阻塞、扭曲、充盈缺损、不规则囊性扩张,以及造影剂胰管外渗出,排空延迟和不显影等。双管征即胆管、胰管均有狭窄,且两管的距离因癌肿浸润收缩而拉近,是胰头癌在 ERCP 检查中的特征性征象。由于 80%以上的胰腺癌起源于导管上皮,所以根据上述变化进行胰腺癌早期诊断非常敏感,可达 90%~100%,甚至直径<1 cm 的微小胰癌也可发现。此种检查可能引起急性胰腺炎或胆道感染,应予警惕。也可在 ERCP 的同时在胆管内置入内支撑管,达到术前减轻黄疸的目的。

利用 ERCP 收集纯胰液,刷取脱落细胞行细胞学检查、癌基因突变及肿瘤标记物检测是近年来胰腺癌早期诊断的一项进展,它能显著提高早期胰腺癌的检出率。近年来,有人将 ERCP 与螺旋 CT 相结合,创立了 ERCP - CT 技术,即 ERCP 后立即行螺旋 CT 检查,对图像进行三维重建,显示胰管能力优于单一行 ERCP,具有一定的临床应用前景。

6) 经皮肝穿刺胆道造影(PTC):可显示梗阻上方肝内、外胆管扩张情况,对判定梗阻部位,胆管扩张程度具有重要价值。在做 PTC 的同时行胆管内置管引流(PTCD)可减轻黄疸和防止胆漏。PTCD 有引起出血、胆血瘘、引入感染等并发症的可能,以及引流不畅、导管脱出等,是其缺点。

7) 磁共振成像(MRI)或磁共振胆胰管成像(MRCP):单纯 MRI 检查诊断并不优于增强 CT 检查。MRI 检查对明确病灶边缘,是否侵犯血管及胰周和淋巴方面优于 CT 检查。MRCP 检查能显示胰、胆管梗阻的部位、扩张程度,具有重要的诊断价值,具有无创性,多角度呈像,定位准确,无并发症等优点。

8) 选择性动脉造影(SAG):对胰头癌的诊断价值不大,但对显示肿瘤与邻近血管的关系以评估根治性手术切除的可行性具有一定意义,目前已逐渐被增强 CT 扫描所替代。

9) 正电子发射型计算机断层成像(PET):PET 可显示早期胰腺癌,并可显示肝脏及远处器官的转移、腹部可检出小至 0.5 cm 的转移淋巴结,其鉴别肿瘤复发及手术后改变的情况优于 CT,但在术前评估肿瘤可切除性方面不及增强 CT。另 PET 也有价格昂贵、缺乏经验等缺点,仅适用于其他常规影像学检查手段难以判断时,作为补充手段。

10) 经皮细针抽吸(fine-needle aspiration, FNA)细胞学检查:在超声或 CT 引导下穿刺肿瘤做细胞学检查阳性率可达 80%左右;也可做基因检测,如检测 C-Ki-ras 基因第 12 密码子是否有突变,其阳性率为 90%左右。

11) 经口胰管镜(peroral panceratoscope, POPS)与胰管内超声镜(intraductal endoscopic ultrasonography, IDUS):POPS 可直接观察主胰管,并能在直视下搜集胰液及细胞活检进行细胞学分析,提高对早期病变的检出率。IDUS 是将 B 型超声探头经逆行方式插至主胰管中,可显示直径<10 mm 主胰管内病变。

(4) 诊断性腹腔镜探查术　尽管进行了仔细的术前检查和评估,仍有少部分患者其术中发现与术前检查结果不符,特别是对可切除性的判断。患者会因此而行不必要的剖腹探查术,造成术后并发症发生率和病死率升高。对于生存期已受影响的患者,其生活质量会进一步下降。诊断性腹腔镜探查术是一种针对晚期肿瘤患者、可能发现其腹膜播散和肝转移灶而避免不必要剖腹探查术的微创诊断方法。与螺旋 CT 联合应用时,诊断性腹腔镜探查术的阳性预测值可达到 100%,阴性预测值为 91%,整体准确率为 94%。腹腔镜超声对于诊断性腹腔镜探查术是一种辅助,可以发现实质内病变和血管侵犯或肿瘤包绕血管。结合腹腔镜超声,诊断性腹腔镜探查术判断可切除性的准确率可达 98%。如果腹腔镜探查术认为可切除,则继续行剖腹探查术;否则,将终止手术,患者可以避免不必要的大手术切口。

腹腔镜探查术的应用范围备受争论。支持者认为腹腔镜探查术可以在 30%的患者中发现隐藏的转移灶,而之前行 CT 扫描往往不能发现。因此,一些中心强烈推荐诊断性腹腔镜探查术作为一种常规手术。反对者认为常规行腹腔镜探查术不符合成本-效益比。随着新一代 CT 的应用,误诊的肝脏或腹膜转移率低于 20%。常规对每一个患者施行腹腔镜探查会使 80%那部分可切除或仅需姑息治疗的患者承担不必要的外科手术时间和成本。

作者建议主要依靠螺旋 CT 或 MRI 检查来确诊和判断可切除性。根据患者的个体情况决定是否来确诊和判断可切除性;根据患者的个体情况决定是否采取其他检查方法。当 CT 或 MRI 检查显示了相似的结果，特别是显示肿瘤可切除，一般采取手术探查并尝试切除肿瘤。对于根据各种检查仍难以把握可切除性者，可选择腹腔镜探查。新近，医学图像三维可视化技术在临床的应用，对胰腺癌的诊断，特别是手术治疗方案的制订具有重要指导意义。

【治疗】 迄今，胰腺癌的治疗主要依赖于手术、放疗、化疗等传统方法，单一学科无法满足胰腺癌患者整个治疗阶段的需求，同时传统的综合治疗体系在诊治过程中随意性较强，容易延误诊治疗时机，降低治疗效果。多学科合作诊疗团队(multi disciplinary team，MDT)则可以针对患者的具体病情，依据最新的循证医学证据，结合本专业的临床经验，制订最佳的诊治方案。MDT强调以患者个体为中心，提供规范化、连续性的最优诊疗方案，是胰腺癌个体化治疗法的延伸和发展。胰腺癌一经确诊，经全面检查，若无禁忌证，应首先选择手术治疗。

能切除者应尽量切除肿瘤及相关淋巴结，不能切除者则可行姑息性手术治疗。胰体部癌由于发现时绝大多数已属晚期，常难以切除。胰尾部癌较为少见，如发现早且无转移，手术一般不困难。

手术切除是胰头癌有效的治疗方法。尚无远处转移的胰头癌，均应争取手术切除，术后结合患者情况还需施行化疗、放疗及免疫治疗等，以延长生存时间和改善生存质量。

近年，有学者提出血管侵犯并非是胰腺癌根治的绝对禁忌证只要掌握好原则，并对患者进行准确的评估，联合血管切除的胰腺癌根治术仍然能给部分胰腺癌患者提供长期生存的机会。

根据胰腺癌CT血管造影图像及Loyer分级(表23-4)将血管受侵分型，是决定胰癌能否切除的“金标准”。何时应行联合血管清除及重建的胰腺癌根治术，可参考Fortner的手术分型(表23-5)。

表23-4 Loyer分级标准及相应处理方式

Loyer分级标准	处理方式
A型：低密度肿瘤和(或)正常胰腺与邻近血管之间有脂肪分隔	A型和B型胰腺基本能够切除
B型：低密度肿瘤与血管之间有正常胰腺组织	
C型：低密度肿瘤与血管之间有凸面点状接触	C型和D型须仔细分离血管周围间隙才能较为完整切除肿瘤
D型：低密度肿瘤与血管之间有凹面接触，或部分包绕	
E型：低密度肿瘤完全包绕邻近血管，但尚未造成管腔变化	E型和F型认为胰腺癌难以切除，或者须联合血管切除和血管重建才能切除
F型：低密度肿瘤阻塞血管或浸润血管致血管狭窄	

表23-5 Fortner手术分型与胰腺癌根治术的选择

Fortner手术分型	胰腺癌根治术的选择
0型	全胰切除(包括半胃、胆囊胆管、脾及腹膜后淋巴结清扫)
Ⅰ型	胰部分或全部切除加肠系膜上静脉、门静脉节段切除重建加后腹膜淋巴结清扫
Ⅱ型	
Ⅱa型	Ⅰ型加肠系膜上动脉重建
Ⅱb型	Ⅰ型加腹腔干和(或)肝动脉重建
Ⅱc型	Ⅰ型加腹腔干和(或)肠系膜上动脉重建

(1) 根治性手术　胰十二指肠切除术(PD)，为Whipple(1935)首先提出，故统称为Whipple手术。1909年，德国外科医师Walther Kausch首次成功地完成首例PD。25年后，美国外科医师Allen Oldfather Whipple完成了以他的名字命名的第1台PD手术。他一生共完成了37例PD。胰十二指肠切除术切除范围包括胰头(含钩突)、远端胃、十二指肠、上段空肠、胆囊和胆总管。需同时清除相应区域的淋巴结。切除后再将胰腺、胆总管和胃与空肠重建。近10年来随着外科技术及围手术期处理的进步，在大的医疗中心，Whipple手术的病死率已降至3%以下，因此对胰头癌患者在条件许可情况下，应争取手术切除。关于手术切除范围一直有争论，目前主张胰头癌根治术的合理切除范围是：①肝总管中部以下的胆道及周围淋巴结；②肝总动脉和腹腔动脉旁淋巴结；③远端1/2胃，十二指肠和10 cm空肠；④胰头颈部，在门脉左侧1.5 cm处切断胰腺；⑤肠系膜上动脉右侧的软组织；⑥肠系膜及肠系膜根部淋巴结；⑦下腔静脉及部分腹主动脉前的腹膜及软组织，如肿瘤仅局部浸润门静脉，可切除部分门静脉。术前应采用影像学检查判断肿瘤的可切除性，以避免不必要的术前准备和手术探查。常见的手术指征包括：壶腹部癌及壶腹周围癌；早期胰头癌；十二指肠癌；胆管下端癌；胰十二指肠区的良性

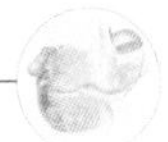

肿瘤和良性疾病无法与癌区别或必须切除以求治愈者(图 23-4)。

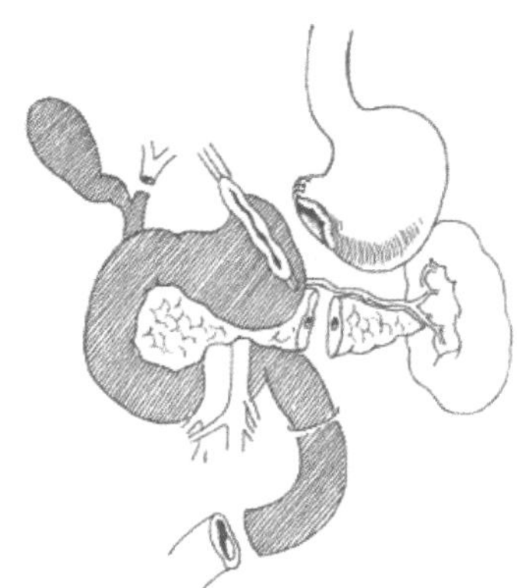

图 23-4 典型的 Whipple 胰十二指肠切除术切除范围

胰头癌在术前难以评估是否能切除,常在术中探查来确定。朱成林等(2017)回顾性分析了 2014 年 1 月~2015 年 12 月收治的 104 例胰头癌患者的临床资料,筛选与胰头癌可切除性相关的血清肿瘤标志物,并采用受试者工作特性曲线(ROC)与曲线下面积(AUS)来分析其对胰头癌可切除性的预测价值。研究结果显示,104 例患者均行手术探查,其中可切除 54 例(可切除组),不可切除 50 例(不可切除组)。两组术前血清 CA50 和 CEA 水平差异无统计学意义(均 $P < 0.05$),而不可切除组 CA19-9、CA242 和 CA125 水平明显高于可切除组(317.99 kU/L vs 152.98 kU/L; 67.81 kU/L vs 39.36 kU/L; 71.53 kU/L vs 29.22 kU/L;均 $P < 0.05$)。ROC 分析得出 CA19-9 和 CA125 对胰头癌可切除性均有判断价值,其最佳截点分别为 236.13 kU/L 和 16.44 kU/L。AUS 值分别为 0.667 和 0.678(均 $P <$ 0.05)。而单项检测 CA242 对胰腺癌可切除性诊断无明显价值(AUS=0.609, $P = 0.085$)。CA19-9 和 CA125 联合诊断胰头癌可切除性诊断的灵敏度和特异性提高。研究表明,术前检测血清 CA19-9 和 CA125 水平可作为辅助指标应用于胰头癌的可切除性评估,两者联合检测更能提高灵敏度和特异性。

1) 胰十二指肠切除术手术技巧:对身材矮小、腹部较宽的患者可选择屋顶样切口。切断圆韧带和镰状韧带,彻底探查肝脏。仔细检查腹膜上有无转移结节。仔细检查盆腔有无种植转移,探查肠系膜根部判断肿瘤的可切除术性。Kocher 手法充分游离十二指肠侧腹膜,判断肿瘤与肠系膜上动脉的关系。只有能做到 R_0 切除,才宜继续进行切除手术。打开胃结肠韧带进入小网膜囊。向左分离胃结肠韧带至胃短血管的最内侧支。这种方法可以在肠系膜上静脉-门静脉干切除后保证脾血管的回流通畅。胃网膜静脉在其汇入胃结肠静脉干处切断。可在胰腺上缘找到肠系膜上静脉,切开胰腺表面覆盖的腹膜,更清晰地显露胰腺边界。在胰腺下缘缝两针牵引线帮助显露胰颈与肠系膜上静脉-门静脉干之间的间隙。此时,注意十二指肠上间隙。如果准备保留幽门,则切断胃右动脉和胃网膜右动脉,并剥离幽门下方十二指肠约 2 cm,使用直线闭合器切断十二指肠,使用 15 号刀片切开胰颈,并用剪刀完全切断。向上牵拉硅胶管及 4 号牵引线,避免损伤下方的肠系膜上静脉-门静脉干,使用单丝聚丁烯酯缝线缝扎胰腺断端的出血点。不建议使用任何形式的电烧灼止血,因为烧灼胰腺实质止血是不可靠的。电烧灼还可能损伤胰腺组织,影响胰腺吻合口的愈合。检查门静脉干的侧面及后面有无肿瘤侵犯。如果需要切除静脉,则在切除阶段最后一步完成。

2) 胰十二指肠切除术后残余胰腺的处理:胰十二指肠切除术后残余胰腺的处理仍然是一个有争议的问题。Allen Whipple 的最初处理方式是堵塞胰管,后来他以胰腺空肠吻合术代替这种方式,由此胰腺空肠吻合成为第 1 个胰肠吻合方式。胰腺残端和空肠之间吻合的方式包括胰管和肠黏膜缝合端侧吻合或胰腺残端套入空肠的端侧吻合或胰腺残端套入空肠的端端吻合方式。Matsumoto 等在对 100 例病例的回顾性研究中发现,胰腺导管黏膜缝合的端对空肠侧壁的吻合方式的胰漏发生率(4.2%)远低于胰腺残端套入空肠的端端吻合方式(26.4%)。Marcus 等还发现前者较低的术后胰漏发生率与患者的胰管扩张或胰腺质地坚韧相关,而后者对于胰管较小或胰腺质地较软且易碎的患者更安全。其他一些研究发现经吻合口放置支架可能有助于从吻合口处转移胰液分泌液,同时也使得缝合部位更加精准,从而防止胰管堵塞。总之,不论采取何种吻合方式,精良的技术对于胰十二指肠切除术的良好预后具有关键作用。该技术包括吻合口良好的血流灌注、无张力且无吻合口远端梗阻的细致胰腺导管空肠黏膜缝合的胰腺空肠吻合。

3) 胃肠道重建:胰十二指肠切除术消化道重建包括:胰、胆、胃与空肠吻合。胆、胰瘘是手术后最常见而危险的并发症,许多手术改革都是在胰肠吻合的基础上进行的。常用的是典型 Whipple 手术的端侧型胰管空肠吻合。胰十二指肠切除术后消化道重建一般是按照胰-胆-胃空肠吻合的顺序。胰空肠吻合的方法上，有采用Child提出的胰空肠对端吻合形式或Whipple的胰管空肠端侧吻合的方式，两者在手术结果和预防胰瘘形成效果上均接近。手术方式的选择，主要是根据手术者的经验和局部的情况(特别是胰管的情况)来决定。对术者而言，术者最熟练的方式就是最佳吻合方式。掌握多种吻合方式，有利于术中灵活应用。在临床上对于胰管直径<3 mm者，可选用空肠套入法；直径>3 mm者，可选用胰管-空肠吻合。对于胰腺残端肥大，可选用胰腺-空肠端侧吻合，对于胰腺残端质地特别软者，可选择胰胃吻合，出现胰瘘的概率明显降低。

胃空肠吻合放在胰、胆空肠吻合的下游，若行保留幽门的十二指肠空肠吻合术，应注意保持十二指肠端的血运良好，缝合时勿损伤幽门环。鉴于保留幽门的胰十二指肠切除术后有胃排空迟缓的趋向，可常规在手术时放置一暂时性胃造口管，以供手术后调整胃内潴留。

胰十二指肠切除术后腹腔内引流放置是减少手术后胆、胰瘘的威胁性的重要措施，引流途径宜短，所以胰-肠吻合处的引流应经左上腹引出，而胆-肠吻合处的引流则经右上腹引出(图23-5)。

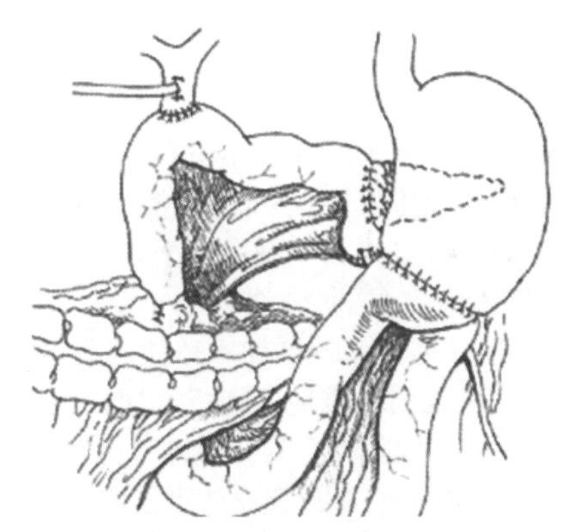

图23-5　胰十二指肠切除术消化道重建方式

4) 胰十二指肠切除术后胰瘘的预防及处理：胰十二指肠切除术后并发胰瘘平均约发生在术后第5 d，胰瘘可以带来严重后果，特别是合并腹膜后感染时，胰瘘是手术相关病死率的主要原因。主要临床表现为患者体温升高、心率加快、腹膜刺激征、腹痛和呼吸急促；不少患者合并有左侧胸膜腔积液。减少胰十二指肠切除术后胰瘘发生的最重要措施是做好胰管空肠吻合术。胰肠吻合的基本原则包括轻柔处理胰腺组织、无张力原则、良好的血流灌注、无远端梗阻等。胰管空肠吻合的要点包括：①在无血情况下切断胰腺，找出胰管，当胰管不扩张时此措施更重要；②胰管内放入导管将胰液引出手术野外；③仔细缝扎止血，以Prolene 4-0线褥式缝合控制胰断端渗漏；④空肠系膜对侧缘与胰腺断端相当之浆肌层切开，Prolene 4-0线连续缝合；⑤空肠黏膜切开与胰管相当；⑥Prolene 4-0线连续缝合黏膜前后层，将导管放至空肠内之后，拉紧打结；⑦Prolene 4-0线连续缝合胰包膜与空肠浆肌层。

在预防胰瘘方面，坚持标准和精细操作要比胰腺的质地或使用的吻合方式更加重要。围手术期使用奥曲肽有积极作用。在无腹膜炎、感染、出血或器官衰竭时，一般采用保守疗法治疗胰瘘。"保守疗法"包括外引流控制胰瘘、静脉内抗生素、营养支持和严密监测。对大多数低流量胰瘘这种方法有效。如果胰瘘合并严重并发症如出血和感染加重、经保守疗法无效时，可以进行早期手术干预。补救措施包括拆除吻合口、两端结扎或在残端活力不佳、关闭残端不可靠时行全胰切除。在少数情况下如果胰瘘口小且周围组织较新鲜，可尝试再行胰腺空肠吻合术。

5) 胰十二指肠切除术后出血的处理：胰肠吻合口漏可导致胰十二指肠切除术后死亡风险的增加。裸露血管和吻合口的腐蚀能导致致命的大血管和缝合处出血。特别是胰肠吻合口漏导致的出血是胰十二指肠切除术术后死亡的重要原因。适当的复苏对于抢救危重病例是至关重要的。重要的常规治疗措施包括做好交叉配血，准备好输血品，建立大口径静脉通道以便快速输血、输液，纠正凝血障碍等。胰十二指肠切除术后动脉出血的常见部位之一是胃十二指肠动脉残端。近年来，由于各种精细动脉导管的出现，一些选择性甚至高选择性的导管插管能够实现，从而使得血管干预技术变得越来越精细。其基本治疗方式仍然是经动脉栓塞出血动脉的远端和近端而止血。绝大多数胰十二指肠切除术后的晚期出血与吻合口漏和腹腔感染有关，因此手术治疗该类患者是常用的方式。手术具有两方面的功能：一是控制出血；二是处理感染灶。手术的指征为大出血及与出血相关的严重腹腔内感染。手术基本原则是止血和广泛引流。手术的优点就是能够处理破裂的吻合口，同时处理积液和脓肿，还能做到充分引流。对于血流动力学不稳定的患者，除了直接手术可能没有其他选择。但如果术中不能顺利进入出血区域

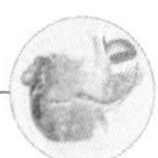

并确切止血的话，术后应考虑行血管栓塞治疗。对于血流动力学稳定的患者，血管造影和栓塞应作为首选。同时，经皮穿刺引流或手术引流控制感染应给予相同的重视(图 23-6)。

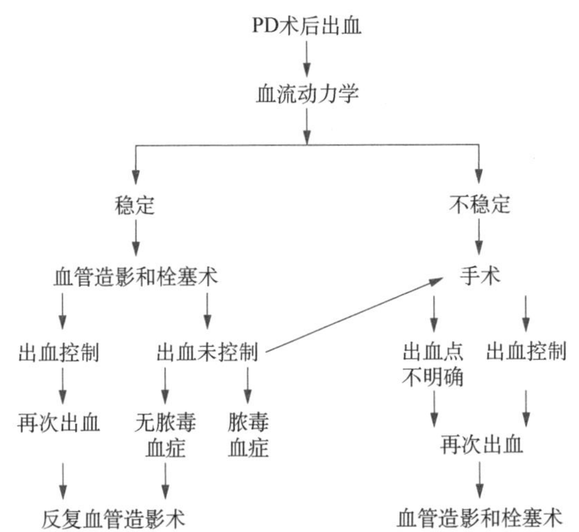

图 23-6　胰十二指肠切除术后晚期出血的建议处理原则

为提高胰十二指肠切除术质量，应加强围手术期准备。对术前 PTCD 的减黄治疗现有争论，因并不一定能改善患者的一般情况，提高患者对手术的耐受性；分期手术基本已经不需要，均可一期手术完成胰十二指肠切除术。据北京协和医院经验，术前 PTCD 及营养支持，主要是经鼻放细硅胶管到十二指肠或空肠，灌要素饮食，并回输胆汁，改善肝功能，提高患者对手术的耐受力。国内已有多篇报道，手术病死率已降到 5%以下，这与术前准备改进有明显关系。多数学者皆主张将血清胆红素在 255 μmol/L 以上者作为进行 PTCD 的指征，PTCD 也有其并发症，如感染、胆瘘、出血等，因此黄疸不太高，一般情况较好的患者不必使用。近年来更倾向于经内镜下放置胆管十二指肠支架管内引流，与 PTCD 比较，并发症少，即起减黄作用，又能解决肠道胆盐缺乏所致内毒素血症问题。术中采用细针穿刺细胞学检查和切端组织冰冻切片检查，以确定切除是否足够，必要时可及时加以适当扩大手术是有可能改进预后的一项措施。

近年来，随着微创技术的发展，微创外科(MIS)在许多情况下优于传统的开腹手术。手辅助下腹腔镜手术(HLA)是一个令人振奋的进步，它不仅增加了手术操作过程中的可触知感，还能更好地对器官进行操作及处理出血。但就 Whipple 手术而言，微创外科与开腹手术相比并没有优势。因为胰头十二指肠切除术的并发症与切口无关而与腹腔内的操作有关。因此，不能将其可行性与优势相混淆。因此，在常规的实践中对于腹腔镜 Whipple 手术最好采取一个谨慎的立场。

(2) *保留幽门的胰头十二指肠切除术*(PP-PD)　该术式近年来在国外较多采用，适用于幽门上、下淋巴结无转移，十二指肠切缘无癌细胞残留者，术后患者生存期与 Whipple 手术相似，最重要的优点就是缩短手术时间，减少术中出血，但同时也使患者术后胃溃疡和胃排空障碍的发生有所增加。

(3) *不可切除胰头癌的姑息性手术*　适用于高龄、已有肝转移、肿瘤已不能切除或合并明显心肺功能障碍不能耐受较大手术的患者。90%的胰头癌患者需要行姑息手术以解除黄疸和十二指肠梗阻，缓解腹痛和腰背部疼痛。开腹手术解除黄疸的方法有胆囊空肠吻合，胆总管十二指肠吻合及胆总管空肠 Roux-en-Y 吻合术等方式。由于前两种手术方式术后黄疸复发和胆管炎发生率较高，仅适用于预期生存时间较短的患者。目前多主张采用胆管空肠 Roux-en-Y 吻合术解除胆道梗阻，同时附加胃空肠吻合术，以解除或预防十二指肠梗阻。北京协和医院对部分合并有明显胰管梗阻的患者，在行胆肠、胃肠吻合的同时，附加胰管空肠吻合，可解决胰管高压造成的疼痛，改善胰腺外分泌功能不足。开腹手术的同时也可行无水酒精腹腔神经丛封闭术，可以缓解患者的疼痛。经腹腔镜内脏神经切除，B 超、CT、MRI 引导下经皮腹腔神经丛封闭均可达到良好的止痛效果。

(4) *辅助治疗*　吉西他滨(gemcitabine)1 g/m^2，30 min 静脉滴注，每周 1 次，连续 3 周，4 周为一周期作为晚期胰腺癌治疗的一线方案的地位已经比较明确。胰腺癌切除术后，多主张采用化学疗法，以氟尿嘧啶(5-Fu)和丝裂霉素为主，辅以其他抗癌药物，剂量和疗程尚缺乏定规，新药吉西他滨(健择)比氟尿嘧啶(5-Fu)毒性小而效果较好。目前多主张联合化疗和局部灌注给药，局部动脉灌注化疗不仅可以提高药物在肿瘤组织中的浓度，而且可以减少化疗药物的不良反应，缓解疼痛，降低肝脏转移的发生率。另外不少学者主张以化疗为基础联合放疗，可收到一定效果。放疗包括术中、术后和适形调强放疗。近年来，还有高能聚焦、冰冻、射频、微波固化和免疫等疗法，收到一定效果。

(5) *术前化疗、放疗*　理论上，使用术前化、放疗较手术后辅助治疗有一些潜在的优势：术前应用辅助治疗，消除了因手术创伤未恢复而延误化、放疗或治疗不全的风险；术前化、放疗后，可使有转移灶的患者避免没有确定意义的手术；因为放射治疗的效果依赖于氧化，在手术前未切断组织血管时辅助治疗可能更有效。因此，化、放疗治疗作用有望提高根治性手术切除率，减少肿瘤术中散播的机会。

(6) 局部进展期肿瘤的治疗　依据《AJCC癌症分期方案》的描述，局部无法切除的胰腺癌肿瘤已侵及腹腔干或肠系膜上动脉（T_4 病变），归类为疾病Ⅲ期。这些患者治疗的主要目标是减轻原发肿瘤引起的3个并发症：梗阻性黄疸、胃十二指肠梗阻和腹痛。

非手术治疗方案适用于有远处转移或其他并存病不适合手术者。梗阻性黄疸不治疗会引起药物无法控制、难以忍受的瘙痒，还可以导致肝功能进行性损害，引起肝功衰竭死亡。大多数情况下，胆道减压可以采用内镜下胆管内支架置入。使用可膨胀金属内支架可以减少塑料内支架的支架移位问题，防止黄疸的持续时间更长。但肿瘤生长可以造成晚期支架管堵塞。当内镜方法不能成功时，可采用经皮经肝胆道引流，它已转变为完全的留置内支架。

在有限的生存时间内，50%～90%无法切除的胰腺癌患者会有严重的疼痛。疼痛的治疗是根据世界卫生组织的阶梯序贯止痛方案进行系统药物治疗。有些无法切除的胰腺癌患者，腹腔神经丛阻滞的止痛效果优于全身用药。这种情况可以采用介入或者内镜方法来治疗。

(7) 有远处转移患者的治疗　虽然进展期胰腺癌行化疗可以延长生命，但这种结果是很有限的，主要的治疗目标是缓解症状。目前对于局部进展期和远处转移的胰腺癌使用吉西他滨还是标准的化疗方案。与氟尿嘧啶相比，吉西他滨使患者的生存时间得到有限的延长。更重要的是，使用吉西他滨治疗而观察到临床改善的患者数目不断增加。随着对胰腺癌生物学基础的不断了解，新的治疗手段正在不断发现。目前发现胰腺癌中基质金属蛋白酶为错误调控，并可能参与致病，正在评价一些基质金属蛋白酶抑制剂。其他药物还有法尼基转移酶抑制剂和针对血管内皮生长因子和上皮生长因子受体的单克隆抗体。此外，经过基因修饰可分泌粒-巨噬集落刺激因子的异源肿瘤疫苗正在进行Ⅱ期研究中。在未来，患者选择手段和靶向药物治疗的提高可使壶腹周围癌的患者得到更好的个体化治疗。

【预后】胰腺癌由于转移早，发现晚，手术切除率低，手术后远期疗效不满意，术后5年生存率不足20%，总的来说预后很差。术后生存期的长短与多种因素有关。经多因素分析提示，二倍体肿瘤DNA含量、肿瘤大小、淋巴结有无转移、切缘有无癌细胞残留等是较客观的指标。改善预后的关键在于早期诊断、早期发现、早期治疗。在现有条件下主要是尽早诊断，尽早手术治疗。因此，应重视胰腺癌高危人群的检测，建立胰腺癌诊治的绿色通道，以提高胰腺癌的手术切除率和远期生存时间，改善患者的生活质量。

胰腺癌虽然不是很常见的疾病，但以其是最凶险的恶性肿瘤之一，使医生在治疗上常显得无能为力。1988年，Warshaw在一篇回顾性文章中写道："20世纪虽然只还剩下10年，但胰腺癌仍然是一致死性的疾病，它夺去99%患者的生命。外科手术切除仍然是可以治愈患者的唯一手段，但总的手术切除率低（5%～10%），治愈性切除手术后的中位生存率只是17～20个月。"而在手术时便有约40%的患者已达局部晚期（locally advanced disease），50%以上已有远处转移。当前已经进入21世纪之际，此种基本状况仍未有明显改变，虽然在一些治疗机构，对少数经过高度选择的患者群，当病变尚较早期时，施行治愈性切除手术后，5年生存率有可望提高至15%～25%；而就整体而言，对胰腺癌的外科治疗中的问题，仍是任重道远！

自20世纪70年代医疗，近代影像技术的发展（超声、CT、MRI、PTC、ERCP、MRCP、DSA等），使对胰腺癌的诊断已不再是单纯的临床分析，而是向着更为客观的解剖学定位诊断，当前的问题是在这众多的检查方法中，如何才能够应用得更合理、更有效和更能减少患者的负担。虽然现有多种检查方法，但发现为2 cm以内的早期胰腺癌仍然是很少见的，有待于进一步提高诊断技术和更多的卫生知识宣传教育。

切除手术仍是当前唯一的能使患者得到长期生存的手段，但迫切需要新的辅助治疗以提高其疗效。归根结底，胰腺癌的外科治疗仍是21世纪的难题，未来胰腺癌的治疗是基于肿瘤基因组学、转录组学、蛋白质组学、表观遗传学的个体化治疗将是胰腺癌的治疗方向。随着研究的不断深入，提高警惕性，加强多学科、多领域合作，努力研究制作生物芯片，胰腺癌的早期诊断率一定会有所提高。

（蔡　逊）

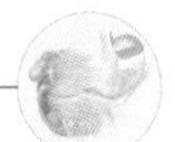

23.3 胰腺导管内乳头状黏液性瘤

胰腺导管内乳头状黏液性瘤（intraductal papillary mucinous tumor，IPMT）是一种少见的胰腺肿瘤。它具有恶性潜能，有的能从腺瘤发展为浸润癌。日本学者 Ohhashi 于 1982 年首先报道了 4 例特殊类型的胰腺肿瘤伴有胰腺导管扩张和有大量的分泌黏液。之后，对发生胰腺的此种类型肿瘤的报道逐渐增加。1996 年，WHO 将其确定为胰腺导管内乳头状黏液性瘤，并将其与其他有黏液分泌的胰腺囊性肿瘤区别开来。目前认为，胰腺导管内乳头状黏液性瘤与黏液性囊性肿瘤（mucinous cystic neoplasm，MCN）相似，均产生黏液，但因为胰腺导管内乳头状黏液性瘤与胰管相通，因此被认为是一种独立的疾病。2000 年，WHO 又对胰腺导管内乳头状黏液性瘤定为发生在胰腺主导管或其主要分支导管内的乳头状黏液分泌性肿瘤。其乳头状上皮成分、黏液与分泌量、囊性导管扩张程度及浸润能力可以有较大差异。

徐明月（2016）报道 1994 年 1 月～2015 年 6 月解放军总医院收治经术后病理检查证实为胰腺黏液囊性肿瘤 113 例，其中男 21 例，女 92 例，年龄 21～81 岁，平均年龄（50.2±14.5）岁，无明显症状仅因体检或其他原因发现 48 例（42.5%），有腹痛、腹胀等主要症状者 65 例（57.5%）。肿瘤好于胰体尾部。性别、平均年龄、有无症状、肿瘤大小、CA19－9、在伴有不典型增生和浸润癌的黏液性肿瘤患者中差异有统计学意义（$P < 0.05$）。恶性肿瘤更易出现囊内乳头结构及合并主胰管扩张。58 例伴有不典型增生的患者获得随访，仅 1 例术后复发。31 例伴浸润性癌者获得随访，死亡 22 例，其中 1、3、5 年生存率分别为 76.9%、56.5%、36.6%。淋巴结转移和术后肿瘤复发是影响恶性肿瘤患者预后的重要危险因素。

【发病率】 发病男女相当。中年起即可发病，以 60～70 岁者多见。浸润性癌患者年龄较无浸润者大 4～6 岁。胰腺导管内乳头状黏液性瘤占胰腺囊性肿瘤的 7%～35%。Sohn 等回顾性分析 John Hopkins 医院（1987～2003）因胰腺导管内乳头状黏液性瘤手术切除标本 136 例，发现自 20 世纪 90 年代末期以后，胰腺导管内乳头状黏液性瘤的发病率显著增加。发病年龄平均（66.8±1.1）岁。男性稍高于女性。

胰腺导管内乳头状黏液性瘤在国内的报道中，择其典型的供读者分享。

姜皓（2009）报道 1 例男性患者，61 岁。因反复中上腹部胀痛 1 个月而入院。有急性胰腺炎发作史，经保守治疗而愈。发病来无黄疸、无发热、无血糖升高，胃纳可，无明显消瘦。检查无明显异常的阳性体征。CA125 升高为 85 U/ml；CEA 升高为 47 U/ml，CA19－9 正常。MRCP 检查显示胰管扩张（图 23－7A）。ERCP 检查显示乳头扩大，胰管扩张伴胰头体交界处固定充盈缺损约 1 cm，主胰管内见大量黏冻物（图 23－7B），超声内镜检查提示胰腺头体交界处 1.0 cm 高回声影。黏液及脱落细胞检查未见异常。CT 扫描提示胰腺头颈局部囊性扩张，囊性肿瘤可能。内见有引流管留置（图 23－7C）。术中见胰腺头部肿大、质硬，呈结节样改变；整个胰管增粗，颈体部胰管有 3 cm 一段直径达 1 cm，管壁黏膜部分呈乳头样增生。ERCP 及超声内镜检查显示的胰颈部固定的 1 cm 充盈缺损即为增生隆起的黏膜，质软；胰管内含有少量浅褐色胶冻样物；胰管周围淋巴结肿大。施行胰腺中段切除、腺尾与空肠端端吻合术。术中冰冻切片证实切缘阴性。病理报告为胰腺导管上皮乳头状异型增生，癌变。胰周淋巴结为慢性炎症。

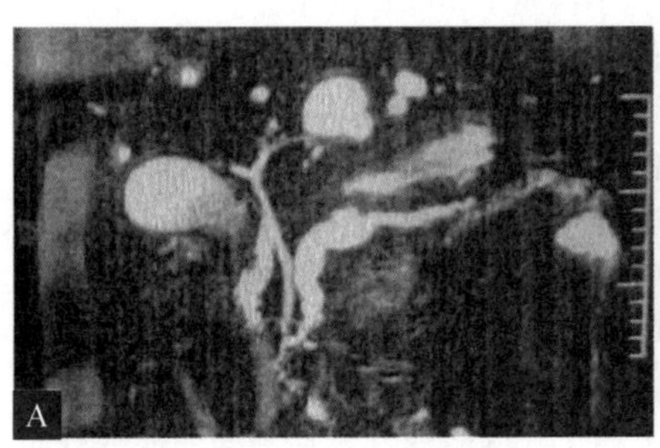

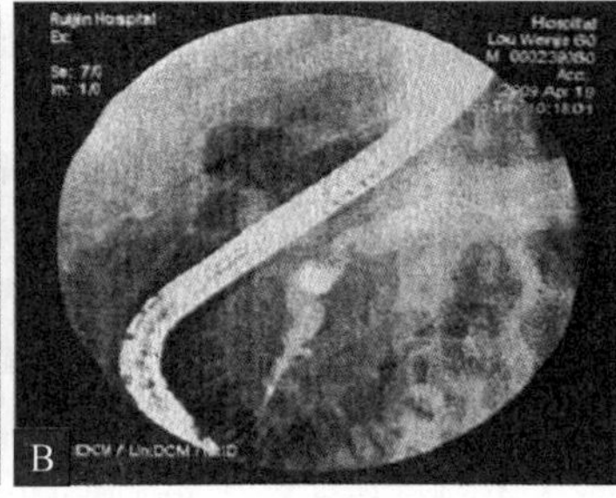

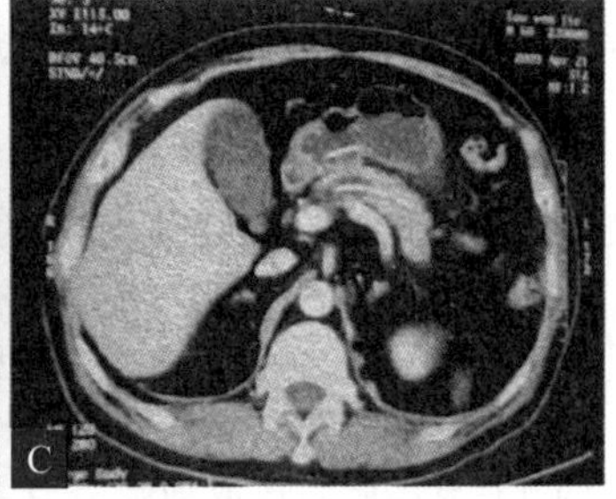

图 23－7 IPMT 癌变

孙聪(2011)报道1例胰腺导管内乳头状黏液性癌(浸润性),男,46岁。因"油腻便"、消瘦半年入院。发病以来无发热、无黄疸、无腹痛,也无恶心和呕吐。既往有糖尿病史。每天排便5~10次,色黄,呈油腻状。曾按肠易激惹综合征治疗无效。电子肠镜检查无异常。体查:明显消瘦,BMI 17,余无明显阳性体征。因粪便有大量脂肪球,考虑为胰源性腹泻。给予得每通(croon 10000)和得舒特(dicetel)治疗及营养支持,腹泻控制,全身情况改善,体重增加。CT、MRI检查提示胰头不规则增大伴胰管及胆总管下段扩张。考虑为胰头占位、胰腺导管内乳头状瘤。CA19－9轻度升高。PET－CT检查显示胰十二指肠壶腹部囊实性肿块。腹主动脉旁淋巴结FDG代谢轻度增高。考虑为十二指肠壶腹部或胰腺囊性癌,淋巴结转移。胰管内超声内镜检查提示胰管部分狭窄,管壁可见高回声结节,胰体、胰尾部胰管扩张。胰液病检见大量肿瘤细胞,核重叠,中度异型,胞浆及背景有黏液。初诊为胰腺导管内乳头状黏液性瘤(恶性或交界性)。术中见腹腔明显粘连,胆总管直径1.5 cm,胰头部有2.0 cm×2.0 cm×2.0 cm大小肿块,质地较硬,活动度差,与周围血管组织无明显粘连。胰周未见明显淋巴结肿大。术后病理诊断:胰腺导管内乳头状黏液性癌(浸润性)。术后营养支持,得每通和得舒特治疗。1年后随访患者一般情况良好,体重增加6 kg。

【病理表现】胰腺导管内乳头状黏液性瘤可发生在胰腺的任何部位,但以胰头为最常见,约占50%。也可发生在紧贴胰腺的其他组织内。其特征是主胰管或支胰管上皮发生病变,导致胰管囊性扩张、上皮乳头状突起并分泌大量黏液。

按照2003年国际专家组制订的《指南》,胰腺导管内乳头状黏液性瘤是发生在主胰管或其分支。肉眼可见产生黏液,乳头结构明显,或很少呈扁平乳头的上皮性肿瘤;常伴有不同程度的导管扩张;胰腺导管内乳头状黏液性瘤病变直径>1 cm;可包括多种细胞类型,并伴有不同程度的细胞异型和组织结构异型性。

根据肿瘤不典型增生最重的区域,WHO(2000)将胰腺导管内乳头状黏液性瘤分为良性、交界性和恶性(恶性非浸润型和恶性浸润型)。

1) 胰腺导管内乳头状黏液性瘤:上皮由含黏液的高柱状细胞组成或细胞呈轻度或无不典型增生,高分化;

2) 交界性胰腺导管内乳头状黏液性瘤:上皮呈中度不典型增生,失去极性的细胞不超过中等程度;核增大、染色深,呈现假复层排列;乳头区域可见间质核心,也可见假乳头结构;

3) 胰腺导管内乳头状黏液性癌:无论有无浸润成分出现,上皮如果出现重度不典型增生则归类于癌(或原位癌)。肿瘤形成乳头或微乳头,筛状生长和小簇上皮细胞向管腔内出芽则支持原位癌的诊断。

重度不典型增生的细胞及细胞核的多形性、核增大、出现核分裂象(尤其是基膜上缘或管腔侧)。严重的不典型增生细胞可缺乏黏液。如果出现浸润,则为浸润型胰腺导管内乳头状黏液性瘤。其浸润成分出现顺序是管状腺癌(60%)、胶质癌(27%)、管状、胶质混合型癌(7%)和间变型癌(6%)。

根据肿瘤细胞异型性的和度高低,从组织学上将其分为导管内乳头状黏液瘤、交界性、原位癌和浸润性导管内乳头状黏液癌。

胰腺导管内乳头状黏液性腺瘤起源于胰腺导管组织,是由胰管内分泌黏蛋白的上皮细胞乳头增生而形成的。基本病理改变是胰管内分泌黏蛋白,上皮细胞乳头增生,导致胰管内大量黏液潴留、胰液淤滞和胰管扩张。常分为主胰管型、侧支型和混合型。多数侧支型为良性。恶性程度则与肿瘤直径大小有关,而主胰管型和混合型多为恶性。

胰腺囊性肿瘤并不常见,但随着对其认识的提高和影像学检出率的增加,在过去10年里,这类肿瘤受到了前所未有的关注。胰腺囊性肿瘤在病变性质上可分为良性、交界性和恶性。2000年,世界卫生组织(WHO)根据肿瘤形态上及上皮细胞的特征,将胰腺囊性肿瘤分为浆液性囊性肿瘤(serous cystic neoplasm, SCN)、黏液性囊性肿瘤(mucinous cystic neoplasm, MCN)和导管内乳头状黏液性瘤(intraductal papillary mucinous neoplasm, IPMN)3类。实性假乳头状肿瘤(solid pseudopapillary tumor, SPT)不再属于胰腺囊性肿瘤。

1) 浆液性囊性肿瘤:占胰腺囊性肿瘤的20%~40%,呈微囊腺瘤。法国外科学会对398例囊性胰腺肿瘤患者回顾分析发现,浆液性囊性肿瘤患者170例(45%),其中86%是女性,平均年龄为56.6岁。常见的症状是腹痛和可触及腹部肿块,黄疸、消瘦。但1/3的浆液囊性肿瘤患者没有症状。胰腺炎的发生率仅为10%。一般认为,浆液囊性肿瘤多少见于胰体尾,但上述170例浆液性囊性肿瘤的病变分布整个胰腺。浆液性囊性肿瘤的影像学特点明显,70%~90%是微囊腺瘤,由充满浆液的小囊组成。

CT 扫描，尤其是 MRI 可清晰显示呈蜂巢样结构，小囊直径多<2 cm，数目多>6 个。小囊境界清楚，静脉强化有增强，1/3 有中心星状的痂，类似“光的放射状照射(sunburst)”，有时伴有钙化。肿瘤细胞来源于腺泡细胞，囊壁由富含糖原的单层立方上皮组成。囊液的特点是清亮，无黏液成分，富含糖原，癌胚抗原(CEA)、糖抗原(CA19－9)浓度低。影像学表现不典型。李非(2011)报道一例男性患者，78 岁，因“胃间质瘤”行 CT 检查，发现为胰腺浆液性囊性肿瘤(图 23－8)。

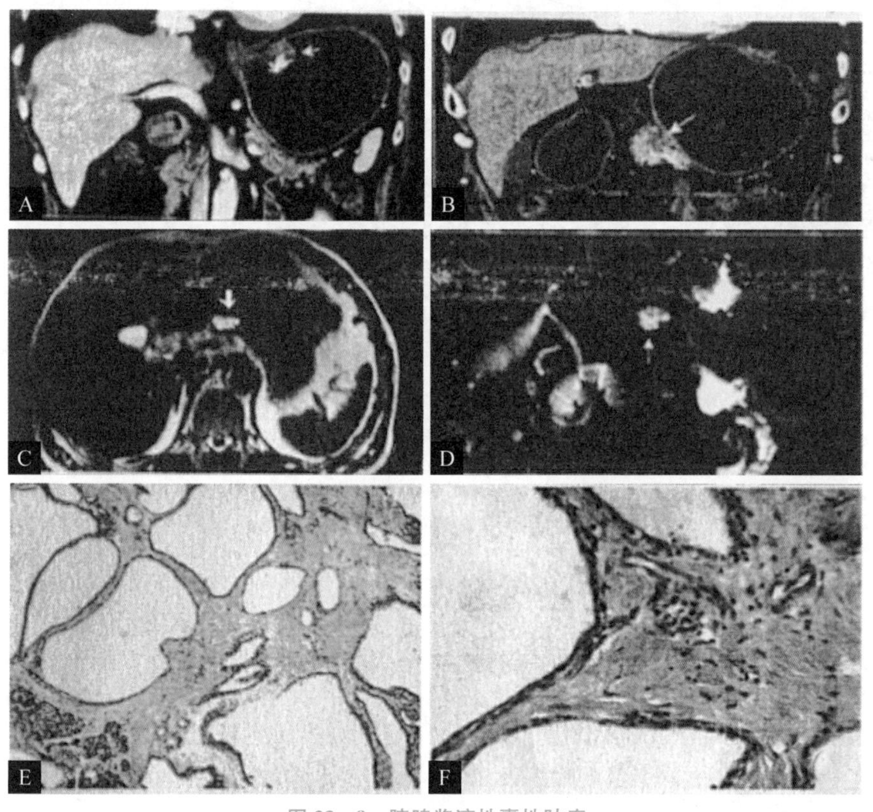

图 23－8　胰腺浆液性囊性肿瘤

A－CT 显示胃底部 3.5 cm 间质瘤，伴钙化　B－腹部示胰体部 2.5 cm 蜂巢状低密度灶　C－MRI 示胰体部病灶 T_2 加权相不规则高信号影　D－磁共振胰胆管造影(MRCP)示胰体尾蜂巢状不规则高信号病灶，胰管无扩张　E－因“胃间质瘤”行胃部分切除术，同时行胰体尾切除术，术后病理示胰体部病灶由多个微囊组成　F－显微镜下显示，微囊上皮由圆形胞核和透明胞浆的单层立方上皮组成(箭头所示为病灶)

2）黏液性囊性肿瘤：占胰腺囊性肿瘤的 20%～30%。黏液性囊性肿瘤与胰管不相通。有明显的恶性倾向。多为女性。平均发病年龄为 48～52 岁。黏液性囊性肿瘤相关浸润性癌患者的平均年龄为 64 岁。25%～50%的黏液性囊性肿瘤患者没有症状。常见的症状是腹痛，4%～17%的患者可能会出现急性胰腺炎。肿瘤大多位于胰体，或胰尾，平均直径为 5～6 cm(图 23－9)，黏液性囊性肿瘤相关浸润性癌平均直径为 7 cm。B 超、CT、MRI 检查可显示囊壁不规则，其内有分隔。囊壁薄而光滑时恶变的可能性较小；而在囊壁出现隆起病变时，则可能有恶变。若囊壁有钙化则多为恶性。囊液的特点是 CEA 浓度高，淀粉酶浓度低。其他标志物如 CA72－4、CA19－9、CA125、和 CA15－3 也有一定的参考价值。

3）导管内乳头状黏液性瘤：占胰腺囊性肿瘤的 7%～35%，患者平均年龄为 65 岁，浸润性癌患者年龄大多在 70 岁左右。性别无差别。多数患者无症状，25%患者有症状，且以腹痛为主。B 超、CT、MRI 检查的特点是低密度肿物伴胰管扩张，胰管扩张分为主胰管型和分支胰管型。前者主胰管扩张>1 cm，后者是指病变与胰管相通，但无主胰管扩张，

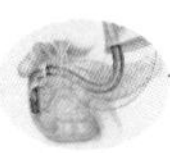

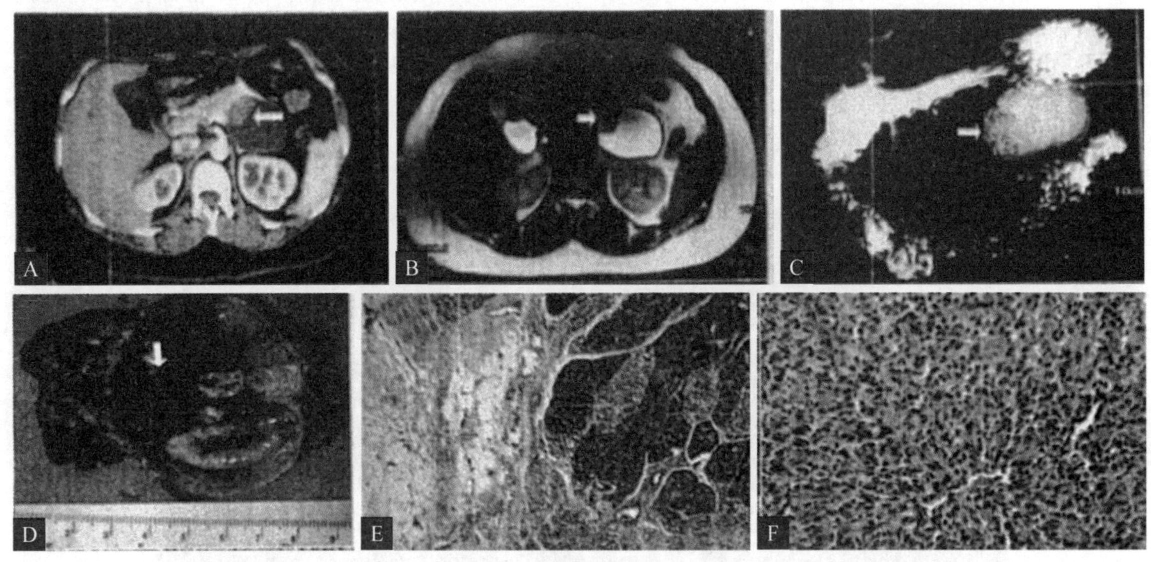

图 23-9 胰腺黏液性囊性瘤

A-CT 示胰体尾后方见直径 6 cm 的囊性低密度影，边界清楚，右侧壁可见实性结节，平扫囊壁有钙化 B-MBI 示胰尾后方有一类圆形病变，T2 加权相为高信号，其前壁、上壁可见中等信号结节 C-MRCP 示胰体尾囊性肿物，内侧有结节，胰胆管无扩张 D-行保留脾脏的胰体尾切除术，可见胰腺内囊性肿物，囊内可见附壁的乳头状组织 E-术后病理示纤维壁下乳头状突起，胰腺组织旁肿瘤细胞弥漫排列 F-显微镜下见肿瘤细胞大小一致，可见核沟

表现为分叶葡萄状。主胰管型的恶变率为 57%～92%，显著高于分支胰管型的 6%～46%。导管内乳头状黏液性瘤的 MRCP 检查表现为胰管扩张、囊壁呈结节状，最大的特点是胰管与囊肿相通。ERCP 检查可见十二指肠乳头肥大、黏液从乳头流出、胰管扩张、充盈缺损，分支胰管扩张。囊液为黏液，CEA 和淀粉酶浓度升高。

【临床表现】胰腺导管内乳头状黏液性瘤的临床表现无特异性，一般与肿瘤的发生部位、肿瘤的性质、肿瘤的大小及累及周围组织的程度有关。腹痛和体重减轻是最常见的症状。其次可表现为腹泻、黄疸、乏力、食欲缺乏、胰腺炎或糖尿病相关症状。梗阻性黄疸在浸润型胰腺导管内乳头状黏液性瘤或恶性胰腺导管内乳头状黏液性瘤病例较常见。部分患者可伴有糖尿病或胰外其他器官的恶性肿瘤。需要指出的是，有些病例可没有胰腺导管内乳头状黏液性瘤的相关症状，而是在体格检查或手术时偶然发现的。

【诊断】

1）B 超、CT、MRI 等检查有助于诊断；胰腺导管内乳头状黏液性瘤的影像学特征是低密度肿物伴胰管扩张。扩张的胰管可呈现主胰管型或分支胰管型(图 23-10)。

2）ERCP 检查可见十二指肠乳头肥大，黏液从

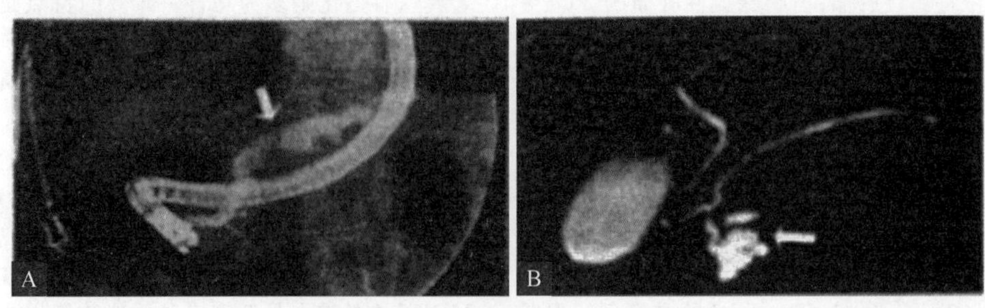

图 23-10 胰腺导管内乳头状黏液性瘤

A-主胰管型，ERCP 示主胰管的不规则扩张 B-分支胰管型，MRCP 示分支胰管不规则扩张，呈葡萄串状

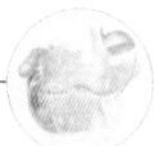

乳头流出，胰管扩张，充盈缺损，分支胰管扩张。对获取的胰液要进行分析，其 CEA 和淀粉酶常可升高，做细胞学检查更可明确诊断。

3) 血清 CEA 和 CA19-9 常可升高。

【鉴别诊断】胰腺导管内乳头状黏液性瘤本身有良性和恶性之分，即使当前是属良性，但因其具有恶变的潜能，故在诊断时更应认真地进行鉴别，这样才能正确地进行治疗而不会贻误病情。

(1) 胰腺导管内乳头状黏液性瘤主胰管型　B 超、CT、MRI 等影像学检查可显示主胰管呈节段性或弥漫性扩张，管内有大量黏稠液体积聚，有时可有实性成分(如壁结节)。ERCP 检查可见黏稠液体从扩张的 Vater 壶腹溢出，并显示主胰管充盈缺损。由 ERCP 检查获得的液体黏稠透明，含有大量蛋白质。胰腺导管内乳头状黏液性瘤主胰管型可与梗阻性慢性胰腺炎相混淆。其鉴别主要是前者有支胰管扩张，乳头突入十二指肠和(或)可见到主胰管内的黏稠液体排入十二指肠。

(2) 胰腺导管内乳头状黏液性瘤支胰管型　B 超、CT、MRI 等影像学检查可显示胰腺内囊肿，部分病例可见壁结节；囊肿与主胰管相通是其鉴别的重要特征。主胰管无扩张，囊液黏稠透明，囊液内含有丰富的黏蛋白和淀粉酶。需与胰腺导管内乳头状黏液性瘤支胰管型和混合型鉴别的病变主要有假性囊肿、黏液性囊肿和浆液性囊肿。其鉴别要点如下。①假性囊肿：为非黏液性病变，囊液不含黏蛋白和肿瘤标志物；②浆液性囊肿：囊液不含黏蛋白，囊肿与胰管无交通；③黏液性囊肿：大多数含卵巢型基质，为黏液性病变。囊肿通常与胰管不相通，囊液黏液蛋白和肿瘤标记物无鉴别价值。绝大多数囊液仅含有少量淀粉酶。

(3) 其他　对胰腺导管内乳头状黏液性瘤有无浸润性的预测与有无浸润性的有关因素较多，如患者有明显临床症状(消瘦、乏力、黄疸等)、主胰管直径>12 mm、囊肿直径≥30 mm、有壁结节、血清或囊液的 CEA 或 CA19-9 升高等。其中囊肿大小及主胰管的直径最具有临床价值。其次是壁结节。但都不是独立的危险因素。当前认为囊液细胞学发现恶性细胞才是独立危险因素。下列预测指标可供参考：

1) 胰腺导管内乳头状黏液性瘤主胰管型：在诊断时大多数为浸润性，故对所有主胰管型应高度警惕。特别是在有下列一项表现者：①主胰管直径>12 mm，特别是直径>15 mm；②壁结节；③有症状，特别是出现黄疸、糖尿病恶化或近期突然发生糖尿病。

2) 胰腺导管内乳头状黏液性瘤支胰管型或混合型：有下列 1 项或 1 项以上者。①与囊肿有关的症状；②囊肿直径≥30 mm；③壁结节；④囊肿细胞学检查为恶性或疑为恶性。

一般认为，年龄>70 岁，胰管壁结节>5 mm 或者胰液中 CEA 水平达到或超过 110 ng/ml，早期出现糖尿病则提示是恶性胰腺导管内乳头状黏液性腺癌。

黄疸、体重减轻、主胰管型、存在管壁结节或者结节直径>5 mm，胰液中 CEA 水平≥110 ng/ml，血清 CA19-9 水平升高，则提示浸润型胰腺导管内乳头状黏液性腺癌。

【治疗】胰腺导管内乳头状黏液性瘤的治疗以手术为主。胰十二指肠切除术和远端胰体尾切除术是其主要手术术式。

2009 年，Mayo 医院的学者提出了胰腺导管内乳头状黏液性瘤的手术指征如下：①肿瘤直径>30 mm 或有症状的肿瘤的直径<30 mm 的分支胰管型胰腺导管内乳头状黏液性瘤都应手术切除。②直径<30 mm 的分支胰管型胰腺导管内乳头状黏液性瘤，且无症状、无壁结节的患者，则要列入严格的随访计划。③对于直径<10 mm 的病变，则每年均需行 MRI 或 CT 检查，若病变稳定且无壁结节，则要继续观察。④而对于直径 10～30 mm 的病变，超声内镜检查若发现有壁结节或主胰管扩张，则应手术切除；若没有发现壁结节或主胰管扩张，对于其中直径 10～20 mm 的病变，每 6～12 个月行 CT 或 MRI 检查；而其中直径 20～30 mm 的病变，则每 3～6 个月行 CT 或 MRI 检查。⑤随访中出现症状、肿瘤直径>30 mm 或其他高危因素时，则必须手术切除。

对其有以下共识：主胰管型的发生率高，大多数患者在诊断时已是恶性，且多数已有浸润。若患者有手术适应证，则应积极争取手术切除；对囊肿直径<30 mm、无症状且无壁结节的支胰管型，只要累及主胰管，就应积极手术。主胰管型的恶性程度高，一旦确诊应积极手术切除治疗。而侧支型预后良好，极少数会发生恶变，可暂不施行手术，严密随访观察。

手术的方式选择与肿瘤的位置、与周围组织的浸润情况有关。位于胰头颈部者多行胰十二指肠切除术；位于胰体尾部者多行胰体尾切除，同时行脾切除术；术中组织病理学检查发现主胰管扩张者，需行胰腺切除术。如切缘表面有肿瘤细胞则需要扩大切除胰腺至胰腺切缘面为阴性。其具体手术方法应根据肿瘤类型不同而有所不同。

【预后】 Tanaks(2006)报道胰腺导管内乳头状黏液腺性瘤手术19例,无手术死亡。术后并发症5例(26.3%),包括胰瘘3例和胰周积液2例。平均随访37个月(7～94个月),无死亡病例。非浸润性病变,无复发。有1例(主胰管型)浸润性患者复发(14.3%)。良性或非浸润型胰腺导管内乳头状黏液腺瘤,全部切除预后较好,对扩大根治术仍有争议。全胰切除仅用于肿瘤已播散至整个胰腺并有手术指征者。术前行IDUS检查有利于指导手术方式及手术切除范围的选择。非浸润型的胰腺导管内乳头状黏液腺癌的复发率为1.3%～9.3%,而浸润型的胰腺导管内乳头状黏液腺癌的复发率为12%～68%。总体复发率为7%～43%。手术切除后残留的肿瘤组织生长较缓慢,有的在2～3年随访时间后才出现临床症状。因此,术后长期监测复发情况十分重要。

胰腺导管内乳头状黏液腺瘤合并胰腺癌并不少见。有学者报道,在168例分支型胰腺导管内乳头状黏液腺瘤患者的随访中发现9例发生了胰腺癌。故即使是恶性程度比较低的胰腺导管内乳头状黏液腺瘤,术后也需警惕胰腺癌的发生。

胰腺导管内乳头状黏液腺瘤的预后较胰腺癌好。原位癌术后的生存率可以高达80%～90%。浸润性癌的术后生存率在50%～70%。平均中位生存时间为21个月。若伴有淋巴结转移、肿瘤恶性程度高、瘤体直径＞2 cm或者年龄＞66岁,则总体预后较差。

胰腺癌在发病早期即发生转移,是复发率及死亡率最高的消化系统恶性肿瘤之一。其中胰腺导管腺癌(pancreatic ductal adenocarcinoma, PDAC)占胰腺癌病理分型80%以上。胰腺癌以发现晚、复发及转移发生率高为特点。目前的治疗方法无论是根治为目的的手术治疗,还是化疗及放疗,均不能明显改善生存率。早发现、早治疗仍然是胰腺癌治疗提高生存率的基础,基因治疗是目前研究的方向。过氧化还原蛋白(peroxiredoxins, PRDXs)是一类抗氧化酶,对细胞氧化活性具有调控作用,从而影响着细胞的分化、增殖及凋亡等生物学功能。

PRDX1是PRDXs家族重要成员之一,对其在恶性肿瘤中的作用存在着抑癌及促癌两种不同的观点。PRDX1在胰腺癌中的研究较少。张小薄(2016)对117例胰腺导管腺癌及41例癌旁正常胰腺组织石蜡切片中PRDX1进行的研究表明,PRDX1在胰腺导管腺癌中表达阳性率高于癌旁正常胰腺组织。新鲜胰腺导管腺癌组织中PRDX1蛋白及mRNA表达明显高于配对的癌旁正常胰腺组织;PRDX1表达与肿瘤直径、肿瘤TNM分期、淋巴结转移及病理分级有关。PRDX1与术后复发率相关,PRDX1表达与生存期限负相关。研究表明,PRDX1与胰腺导管腺癌的恶性性程度有关,可作为判断胰腺导管腺癌预后的预期因素。

23.4 胰腺实性假乳头状瘤

胰腺实性假乳头状瘤(solid pseudopapillary tumor of pancreas, SPTP)是一种少见的胰腺肿瘤,属于胰腺非内分泌肿瘤,具有低度恶性或潜在恶性,以往对其认识不足,又因临床症状不典型,B超、CT等影像特征不明显,实验室生化检查无特异,常导致临床诊断较为困难。

本病首先由Frantz于1959年报道,最初报道多发于黑种人女性。但随着病例数的增多,特别是非黑种人病例数的增多,该特点现已不再提及。由于该肿瘤组织形态结构比较多样,导致早期文献用了多种名称,诸如实性乳头状上皮瘤、乳头状囊腺瘤、囊实性肿瘤、实性乳头状瘤、Frantz瘤(Frantz neoplasm)等。1996年由WHO统一命名为胰腺实性假乳头状瘤。国内有零星报道。罗汉传(2012)报道1例:女,19岁。因发现右上腹肿块入院。平时无明显不适。检查:皮肤、黏膜无黄染,浅表淋巴结无肿大。全腹软,右上腹可触及一直径约8 cm的肿块,活动度差。无触压痛。CA19-9:31.01 U/mL,余实验室检查未见异常。超声检查:腹腔内探及大小约13.9 cm×11.9 cm类圆形团块,边界清楚,内以无回声暗区为主及实质性低回声区。CDFI:团块周边探及少量血流信号(图23-11A)。CT检查:肝下缘类圆形囊实性肿块,边界清,大小约13 cm×12.5 cm×10 cm。增强扫描见病灶实质部分有中等度不均匀强化,肿块与胰头分界不清。胰腺体部萎缩,胰管扩张。肿块示能排除胰腺来源(图23-11B)。MRI检查:腹腔右肾前下方见一卵圆形肿块影,边界清,大小13 cm×12.5 cm×10 cm,肿块信号不均,T2序列不均匀高信号,T1序列呈高等混杂信号,压脂序列病灶信号未见改变。增强扫描病灶实质部分轻度强化。肿块与胰头分界不清,胰管扩张,

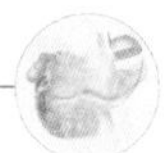

考虑为胰腺实性乳头状上皮瘤(图 23－11C)。术前诊断:胰头部肿瘤(乳头状上皮瘤? 间质瘤?)。术中见胰头部有一直径约 13 cm 圆形肿物,包膜完整,表面被大网膜及胃包裹,肿物与门静脉右前壁粘连,肝脏、胆囊未见明显异常。胆总管无扩张。胰管扩张,直径约 1 cm。施行改良 Whipple 手术。大体病理:标本剖面见大范围出血、坏死伴囊性变,残余实质为形状不规则的质脆灰白鱼肉样组织。病理报告:符合胰腺实性假乳头状瘤。免疫组织化学染色 Vimentin(＋),CK(－),PR(＋),NSE(＋),Syn(＋),CgA(－),CEA(－),AFP(－),EMA(－),P53(＋＋),ki－67＜10%。根据免疫组化结果,支持胰腺实性假乳头状瘤的诊断。术后恢复顺利,无术后并发症发生,治愈出院。

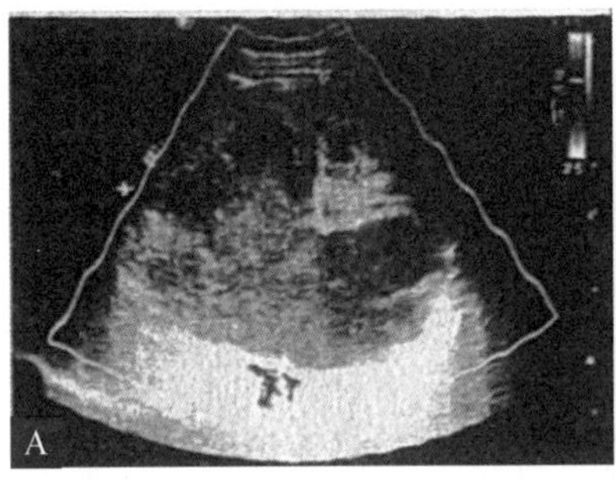

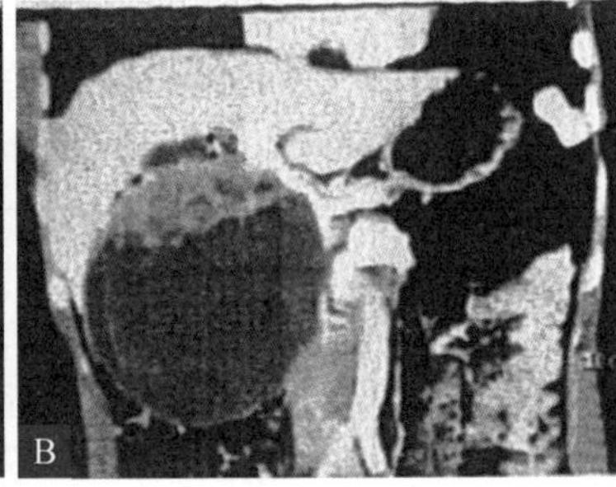

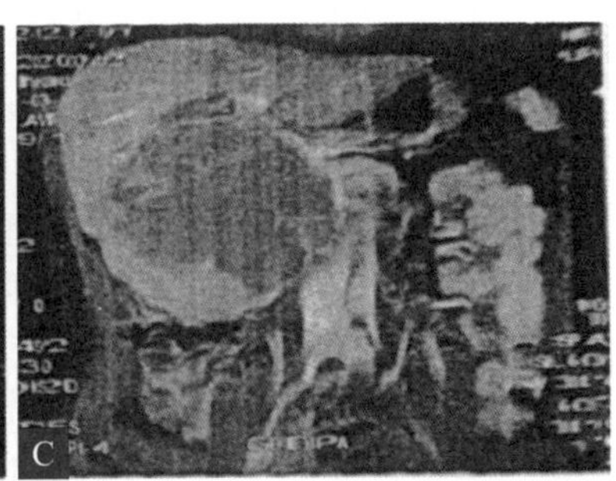

图 23－11 胰腺实性假乳头状瘤

【发病率】胰腺实性假乳头状瘤占胰腺肿瘤的 0.13%～2.7%。多见于年轻女性(平均发病年龄为 24 岁),偶发于男性和老年女性。男女比例为 1∶9,也有报道为 1∶22。

【病因与发病机制】胰腺实性假乳头状瘤的发病原因尚不清楚。对胰腺实性假乳头状瘤的组织学起源仍有不少争议,但总的包括 4 类学说,即导管细胞起源、腺泡细胞起源、内分泌细胞起源和多能干细胞起源。多数学者认为胰腺实性假乳头状瘤起源于胰腺组织,但随着胰腺实性假乳头状瘤免疫组织化学研究的深入,发现该肿瘤有多向表达的情况,即胰腺内分泌、外分泌和局灶性上皮的表达,提示胰腺实性假乳头状瘤极有可能起源于胰腺胚胎多能干细胞。Chen 等报道在胰腺实性假乳头状瘤内发现了黑色素颗粒,认为有黑色素沉着的外周神经鞘瘤和黑色素瘤等由神经嵴分化而来,故推测胰腺实性假乳头状瘤可能起源于神经嵴。也有学者认为胰腺实性假乳头状瘤起源于生殖嵴,其理由是胰腺实性假乳头状瘤主要发生在青春期和生育期女性,其发生可能与性激素有关。在生育期,黄体酮水平升高刺激了肿瘤生长。在月经周期中,激素水平的升降,可以合理解释胰腺实性假乳头状瘤中大片的出血坏死灶。缪飞等报道的 11 例胰腺实性假乳头状瘤中,免疫组织化学检测表明,神经元特异烯醇化酶(neuron specific enolase, NSE)和嗜铬颗粒蛋白(chromogranin, CgA)呈阳性的表达分别较 α_1－抗胰蛋白酶(α_1-antitrypsin, α_1－AT)和 α_1－抗糜蛋白酶(α_1-antichymotrypsin, α_1－ACT)的表达为低,提示肿瘤胰源性的可能性远较神经内分泌细胞胰源的可能性要大。Kosmah 的研究表明,胰腺实性假乳头状瘤有复杂的免疫表型,而这些表型同胰腺的任何一种细胞表型都不一致,所以认为胰腺实性假乳头状瘤是胰腺起源的可能性大。Morales 在对 1 例妊娠妇女患有胰腺实性假乳头状瘤者的研究中发现,其肿瘤的生长速度较快,可能与怀孕后体内的黄体酮含量较高有关。从以上对组织起源的不同假设可以看出,胰腺实性假乳头状瘤起源于干细胞的可能性更大。

【病理表现】胰腺实性假乳头状瘤可发生于胰腺的任何部位,但多见于胰头和胰尾。

(1) 大体病理　可见肿瘤呈圆形或椭圆形,其直径多在 8～20 cm。多呈外生性、膨胀性生长。多数包膜完整,包膜厚 2～4 mm,与周围组织界限清楚。少数的包膜可不完整,但有向周围组织浸润的迹象。良性胰腺实性假乳头状瘤被认为是一种具有恶心性潜能的肿瘤,大体病理的切面呈分叶状,浅棕色,囊实性。

(2) 镜下病理　其组织病理学表现与其他胰腺肿瘤不同。体积较小的肿瘤多为实性,体积较大的肿瘤常可见有特征性的假乳头状结构。病理诊断主要依据典型的光镜下表现来确定。光镜最主要的特征为实性结构和乳头状结构,以及由于肿瘤的蜕变和出血而形成的囊性结构。肿瘤细胞大小一致，排列成实性片块，伴有不同程度的硬化。变性坏死区因细胞解离而形成假乳头和小囊。嗜酸性肿瘤细胞围绕纤维血管蒂排列成假乳头状结构。目前多数学者认为假乳头区是由肿瘤实性区逐渐退变造成的。退变初期，细胞间的相互黏附力下降，部分远离血管的细胞开始脱落，最后仅剩血管周围的1层或数层细胞围绕，面形成假乳头状结构。从实性区至假乳头区，实际上是渐进性退变的过程。囊性区实质上是由肿瘤退变脱落形成，可伴有瘤内出血、坏死、囊性变、泡沫细胞聚集和胆固醇性肉芽肿的形成。

(3) 免疫组织化学检查　波形蛋白(vimentin)、α_1-AT和α_1-ACT多呈现弥漫性阳性表现；NSE、Syn、S100和CgA可表现为阳性或阴性；CA19-9和CEA一般表达为阴性；ER、PR和CK可表现为阳性或阴性，其中α_1-AT和波形蛋白染色阳性更支持本病的诊断。

(4) 细针穿刺检查　涂片内肿瘤细胞为具有特征性的分支状、乳头状排列的细胞团，具有明确的血管轴心，被覆一层或多层形态一致的细胞，核圆形。染色质呈颗粒状或点彩状，常伴核沟及小核仁。胞质呈嗜酸性颗粒状，边界不清。并可见一些散落细胞，常为裸核，泡质碎裂。涂片背景尚干净，可见泡沫细胞、沙砾体及出血，偶见大的嗜酸性小滴。

上述各类病理特征主要显示了胰腺实性假乳头状瘤呈良性生长的特点，而Laura等报道的2例具有侵袭性的胰腺实性假乳头状瘤中，病理特征则较为特殊，其病理表现如下：①弥漫性生长方式伴有广泛的肿瘤坏死灶；②核分裂象多见；③存在未分化的组分，如肉瘤样癌的成分。患者分别在诊断后6个月和16个月死亡。当胰腺实性假乳头状瘤的病理出现上述这些特征时，要引起注意。因其在一定程度上可作为有不良预后的提示。胰腺实性假乳头状瘤尽管其包膜完整，但也可少许浸润周围胰腺组织。有趣的是：在肿瘤中还可见到肿瘤组织与正常胰腺组织互相交叉，但无间质反应的现象。表现为胰腺腺泡及胰岛嵌入肿瘤边缘实质而肿瘤也呈岛状陷入正常胰腺组织中。真正的血管瘤栓少见，也可直接浸润神经及周围组织深部。以上为胰腺实性假乳头状瘤的恶性指标，一旦出现，即可诊断为胰腺实性假乳头状癌。

【临床表现】胰腺实性假乳头状瘤早期可无明显的症状，随着肿瘤的增大，当压迫邻近器官时则可产生相应的临床症状。常见表现如下。

1) 多发于青年女性。

2) 胰腺实性假乳头状瘤是有潜在低度恶性的肿瘤，生长缓慢，早期可无明显的临床表现，若不体检，易于忽略。儿童大多是被偶然发现的。

3) 肿瘤逐渐长大时，可出现压迫症状。压迫胃肠时可发生腹胀不适、食后饱胀、上腹隐痛、恶心、呕吐，肿大的胰头压迫十二指肠时可发生肠梗阻。

4) 黄疸的出现较少见。由于胰腺实性假乳头状瘤多有外生性特征，加之肿瘤本身质地较软，故因压迫胆管而引起胆管梗阻者较为少见。

5) 文献中有肿瘤破裂出血的报道，表现为急性腹痛、休克等症状。

【诊断】胰腺实性假乳头状瘤因早期无特异性的临床症状，影像学的检查有重要参考价值，肿瘤标志物有助于诊断，但确诊必须经病理学检查来确定。

1) 早期多无明显症状。当肿瘤增大，伴有压迫消化道时可出现上腹部不适、隐痛、腹胀等消化不良的症状，重者可并发肠梗阻。

2) B超检查可见肿物有完整的包膜，呈实性或囊性相间；部分肿瘤可有钙化灶。

3) CT检查显示肿瘤包膜完整，包膜厚2～4 mm，光滑；肿瘤内呈实性和囊性结构，与胰腺分界清楚。

4) MRI检查显示边界清楚的肿物，内可见有分层现象，T1加权像呈高强度信号，T2加权像呈低或不均匀信号。

5) 内镜超声表现为不规则、壁厚的实性和囊性肿块，并可见高回声的钙化环。

6) 肿瘤标记物检查有助于诊断。

7) 术前和术中细针穿刺病检是可靠的诊断依据。

8) 妊娠妇女，当出现顽固性呕吐时，在排除了甲状腺疾病、胃食管反流性疾病和胆汁淤积性疾病时，应考虑胰腺实性假乳头状瘤。因为胰腺实性假乳头状瘤细胞对黄体酮有一定的反应性，在妊娠时可导致肿瘤细胞的快速生长。

【鉴别诊断】胰腺实性假乳头状瘤需与胰腺浆液性囊腺瘤、胰腺黏液性囊腺瘤、无功能性胰岛细胞瘤和胰母细胞瘤等疾病鉴别。

(1) 胰腺浆液性囊腺瘤和胰腺黏液性囊腺瘤　多为单房或多房，可见纤维条状间隔呈放射状或蜂窝状排列；CT平扫时呈低密度，囊内有分隔，有时肿瘤壁厚薄不均，壁结节可突入囊腔内的可有囊壁钙化。

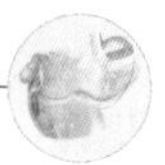

(2) 发生在儿童的胰腺实性假乳头状瘤　需与胰母细胞瘤鉴别。后者多在 8 岁以下发病，无性别差异；由于肿瘤常有中央坏死，病理检查可见囊性成分，其比胰腺实性假乳头状瘤更具侵袭性，常伴有肝脏或淋巴结转移。诸建明(2012)报道儿童胰腺实性假乳头状瘤 3 例，体检均发现腹部有包块，CT 检查提示中上腹或腹膜后有不均质回声包块。其中 1 例无临床症状，2 例有腹痛或有呕吐病史。

(3) 无功能性胰岛细胞瘤　多发生于中年以上的人群，无女性发病倾向，由于不引起内分泌症状，发现时往往体积已较大，可表现出肿块中心坏死、囊性变及钙化，恶性者可有肝内转移。这些表现常与胰腺实性假乳头状瘤相混淆，有时需经手术、病理和免疫组织化学染色予以证实。

【治疗】胰腺实性假乳头状瘤是属于具有恶性潜能的良性肿瘤、交界性肿瘤或低度恶性肿瘤。其生长缓慢，又无明确的临床特征，易被忽视。一旦发现，大多肿瘤已较大，对放疗和化疗不敏感，手术是最有效的方法。常用的手术有肿瘤剜除术、胰腺节段切除术、胰体尾切除术和胰十二指肠切除术等。选择何种术式，可根据术中探查情况及术者的经验酌情选用。

(1) 肿瘤局部切除术　适用于肿瘤包膜完整、位于胰腺表面或向外生长形成外生性肿瘤，邻近血管或脏器无侵犯，与周围组织界限清楚，且手术时较易剥离。术中冰冻病理检查未发现恶性细胞。

(2) 胰腺节段切除术　适用于肿瘤大部分位于胰腺实质组织内。肿瘤邻近胰管及血管，在剥离时易损伤胰腺及胰管而可能发生术后并发症者。

(3) 胰十二指肠切除术　肿瘤位于胰头或胰颈部且已侵及胰管，肿瘤具有侵袭特征者。

鉴于胰腺实性假乳头状瘤的生物学特性和良性预后，即不能因为肿瘤巨大或已侵犯周围组织而轻易放弃手术，也不能盲目扩大手术范围。胰腺实性假乳头状瘤很少有淋巴结转移。文献报道在 500 例胰腺实性假乳头状瘤中，淋巴结有转移者仅 5 例。

少数病例报道胰腺实性假乳头状瘤对化疗和放疗不敏感，因其并非大宗病例的研究统计报道，故尚待进一步的临床探索。

【预后】Klimstra 等报道的病例中，胰腺实性假乳头状瘤完全切除后其治愈率＞95%。Hussan 报道 1 例亚洲 16 岁女孩，肿瘤位于胰头部大小为 14 cm×12 cm，并有 12 处肝转移。2 次手术治疗分别切除原发肿瘤和转移瘤。术后恢复良好。随访 18 个月未见异常。相关文献报道有术后存活最长达 21 年者。

23.5　胰母细胞瘤

胰母细胞瘤(pancreatoblastoma，PBL)是指一种较为罕见的胰腺低度恶性肿瘤。1957 年，Becker 首先报道过 1 例。1975 年，Kissane 首先提出胰腺胰母细胞瘤的概念。1977 年，由 Horie 等研究分析了婴儿型胰腺癌的形态学特征，发现其结构类似胚胎第 8 周的胰腺，具有错构母细胞瘤的性质，并对肿瘤进行了组织学的详细描述，直到 1994 年才被明确为胰腺胰母细胞瘤。

胰母细胞瘤是儿童较为罕见的肿瘤。1957～1994 年英文献共报道 41 例。1995 年，David 报道 14 例(其中 2 例尸检，5 例成人)。国内 1981 年以来颜道真等有零星个案报道。至 2013 年底国内外文献共报道仅 200 例，且大多为个案报道。

【发病率】胰母细胞瘤占胰腺肿瘤的 0.16%～0.5%，多累及 8 岁以下的儿童，男女发病率相等。偶可见成人的胰母细胞瘤，成人已有 20 多例的报道，年龄在 18～78 岁，男女比例为 1.3∶1，男性略多见。有学者报道在 22 783 例儿科肿瘤病理切片中，胰母细胞瘤占 0.01%，亚洲人较多，其中又以日本人发病居多。胰母细胞瘤罕见。在文献中分别摘录张美德(1999)、尹鲁皖(2001)、年娣(2009)各 1 例。

例 1：男，6 岁。因厌食、进行性消瘦 2 年、3 周前发现左上腹肿块入院。检查：体重 12 kg，营养不良，皮肤、黏膜无黄染，左上腹部隆起，能触及 12 cm×8 cm×8 cm 大小之肿块，表面不光滑，无压痛及波动感，移动度差。术中见肿物位于左上腹腹膜后，在肝左叶及胰头间的十二指肠弓内，包膜完整、质硬、与周围组织无明显粘连。切除全部肿瘤。术后患儿死亡。病理检查：肿物 8.5 cm×6.5 cm×6 cm，包膜完整，质硬、切面呈灰白色，有细小纤微分隔成小结节。中央见胶冻样物质。镜下见瘤细胞由上皮和间叶成分组成，瘤细胞大小较一致，呈多角形、巢状、条索状或腺泡状排列。并见梭形细胞围绕成鳞体的实性细胞团，即鳞状上皮小岛。未见核分裂象，间质见成熟的胶原纤维。免疫组化：上皮膜抗原、癌胚抗原、角蛋白、神经元特异性烯醇酶、α-抗脂蛋白酶均为阳性。病理诊断：胰母细胞瘤。

例 2：女，3 岁。因发现腹部肿块 10 余天入院。肿块为其母在无意中发现，有鸡蛋大小。患儿无其他不适。体检：上腹部膨隆，可触及 6 cm×6 cm×6 cm 大小的肿块，较韧、尚可活动。CT 提示腹腔有 10 cm×8 cm 肿物，其内可见钙化点，考虑为腹膜后畸胎瘤。术中见肿瘤在部分游离，基底部位于胰头、胰体，表面分叶状，包膜完整。无肿大淋巴结。完整切除肿块。病理报告：胰母细胞瘤。术后化疗。随访 1 年，发现有肝转移。

例 3：女，6 岁。发现右上腹肿块 6 d 入院。检查：右上腹可触及一 8 cm×8 cm×8 cm 包块，质稍硬，表面光滑，尚可活动，分界清楚。无压痛。B 超显示右上腹有一 8.6 cm×7.4 cm×6 cm 之实质性肿块，质地均匀，包膜完整，外形规则，其后与肾紧贴，上与肝脏紧贴，有尚可见有分界之处。CT 提示腹膜后实质性肿块。术中见肿瘤位于横结肠、十二指肠和胰头之间。约 10 cm×8 cm×8 cm 大小，包膜完整，血供丰富。与横结肠系膜、十二指肠内侧粘连。切除肿瘤。病理诊断：胰母细胞瘤。患儿术后未行放疗、化疗等其他治疗。已无瘤生存 7 年。

【病因与发病机制】 病因尚不清楚。Kerr(2002)研究指出，胰母细胞瘤最常见的遗传性异常是 11P 染色体短臂杂合性缺失，缺失的等位基因来自父亲。50%～80%的胰母细胞瘤有 β-联蛋白(catenin)/APC 通路改变。大部分病例有 β-catenin 基因(CTNNB1)突变，导致 β-catenin 蛋白核聚集。1 例 FAP 患者有 APC 等位基因失活，但导管腺癌常见的 *κ-ras* 基因突变和 p53 蛋白聚集，在胰母细胞瘤中未检测到。

【病理表现】 胰母细胞瘤与胰腺癌不同，它可以发生在胰腺的任何部位。一般肿瘤的体积较大。Dhebri 等报道 123 例胰母细胞瘤，其中 39%发生在胰头，24%发生在胰尾，13%发生在胰体，13%发生在胰体尾，4%发生在胰头胰体，7%弥漫分布在整个胰腺。肿瘤大小不等，大多直径在 2～10 cm。目前报道胰母细胞瘤最大直径达到 25 cm。肿块多呈膨胀性生长，质软，大多包膜完整。有些瘤体可呈分叶状，切面呈棕色或黄色，常伴有中心性坏死。多数肿瘤因钙化明显而切面成沙砾状结构。切除标本镜检，可见肿瘤主要是由小原始细胞巢组成的，含有腺泡和乳头管状导管分化灶，无鳞状细胞成分。在肿瘤实质内，细胞有小的圆形或椭圆形核，伴相对丰富的原生质。在有些区域细胞排列成腺泡状。鳞状小体是胰母细胞瘤的特征性结构，从大的胞质宽的上皮样细胞岛到梭形细胞构成的漩涡状细胞巢均可，伴明显的角化而成为鳞状细胞岛。鳞状小体较周围细胞而言，核更大，更倾向于卵圆形。由于生物素的堆积，可见到透亮的核。在不同的病例及肿瘤的不同区域，鳞状小体的数目及组成都可有所不同。组织化学染色显示淀粉酶消化后高碘酸-希夫染色(PAS)阳性的酶原颗粒及胰酶免疫组织化学标记，包括胰蛋白酶、糜蛋白酶及脂酶阳性。阳性的区域可能为局限性，通常限于腺泡分化区域的肿瘤细胞包质内，在 2/3 以上的病例至少可见到局灶性内分泌分化的免疫组织化学标记铬粒蛋白(CgA)、触突蛋白(Syn)、角蛋白(CK)呈现阳性。何乐健(1999)报道在首都医科大学附属北京儿童医院(1955—1997)病检 44 023 例中有胰母细胞瘤 14 例，其中男 9 例，女 5 例。年龄 5～8 岁。镜下见密集的上皮细胞被纤维间质分隔形成巢状或器官样结构。肿瘤显示腺泡、导管和内分泌分化，其中细胞角蛋白 14 例阳性，上皮膜 12 例阳性，神经元特异性烯醇酶 11 例阳性，癌胚抗原 10 例阳性，突触素 9 例阳性，嗜铬粒素 A7 例阳性，α_1-抗胰蛋白酶 8 例阳性。

Cavallini(2009)发现胰母细胞瘤免疫组化可以同时表现为腺样分化、内分泌分化及腺管样分化的特征，可分泌胰岛素、促胃液素、生长抑素、甲胎蛋白、癌胚抗原、α-抗胰蛋白酶和角蛋白等。胰母细胞瘤常向肝及淋巴结转移，尤其是在肝门区及门静脉周围。Imamura(1998)复习日本文献报道 26 例加上他自己的 1 例，共 27 例，其中有 9 例已有转移，占 33.3%。

【临床表现】

(1) 无痛性黄疸　肿瘤若位于胰头部，则常可因压迫胆总管而发生黄疸。黄疸的出现常是最先被发现的症状；肿瘤若发生在胰体或胰尾部，对胆总管无影响时，则有时因无黄疸而难以被发现。

(2) 腹部肿块　胰母细胞瘤的瘤体一般较大，其直径大多在 2～10 cm。儿童多因偶然发现而就医。

(3) 腹痛　若肿瘤破裂则可引起腹痛，出现急腹症、出血性休克等症状。宜春市人民医院(2011)报道成功抢救 1 例出血性休克 8 岁儿童，患儿胰尾部有一约 6 cm 大小肿物，肿物破裂出血约 1 200 ml，肿瘤质地较韧，包膜完整，肿瘤破裂口 2 cm 大小。病理报告为胰母细胞瘤。

【诊断】

1) 儿童多见。腹部有无痛性肿块。有些有疼痛、消瘦和黄疸。少数可出现库欣综合征，有的还可并有 Beckwith-Wiedeman 综合征。肿瘤指标检测：Ohaki(1987)对 3 例儿童检测发现，甲胎蛋白阳性染

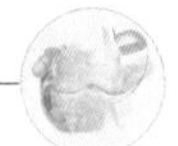

色率为 67%(2/3)，α_1 - ATT 为 100%(3/3)，角蛋白为 33%(1/3)。认为这些组织学差异进一步证实胰母细胞瘤的胚胎特性，并可作为肿瘤的诊断标记。

2) B 超、CT、MRI 等检查胰腺有肿块，均有助于诊断。

3) 手术病理检查可得以确诊。

【治疗】 胰母细胞瘤的治疗首选是外科手术切除。若能手术切除，则其效果较好。可根据肿瘤的部位、大小、局部浸润及远处有无转移的情况，酌情施行胰十二指肠切除术、胰体尾切除术、单纯肿瘤切除术等。Imamura 认为，术前给予多柔比星(阿霉素)和顺铂等进行化疗，可提高手术的切除率。在 27 例中，就有 21 例成功地切除了肿瘤。Ogawa 等报道 1 例 4 岁女孩术前进行了 3 个疗程的化疗，发现肿瘤明显缩小，术后又继续化疗 2 年，甲胎蛋白一直保持在正常范围，无复发。对化疗不敏感的患者可选择用放疗。有学者报道 1 例对化疗不敏感而改用放疗，放疗后肿瘤明显缩小，患者存活长达 10 个月。另有 1 例术后 6 个月后复发，放疗后肿瘤全部消退。

胰母细胞瘤为恶性肿瘤，若手术完全切除，则效果较好；若病灶发生转移，则术后应辅以放疗和化疗，但预后仍相对较差。因此，早期诊断和尽早手术是非常重要的。

【预后】 胰母细胞瘤是一种恶性肿瘤。确诊时约有 35%有淋巴结或肝转移。无转移者治疗后预后较好。多数经手术联合化疗后可治愈。已有转移或成人患者则治疗效果较差。平均存活时间为 1.5 年。

儿童胰母细胞瘤治疗的效果较好。有 1 例已存活 20 年以上。Klimstra(1995)报道成人胰母细胞瘤治疗的效果远较儿童为差，是因为两者的生物学行为不同所致。

(顾剑锋　刘宏斌)

23.6 胃肠胰神经内分泌肿瘤

23.6.1 概述

神经内分泌细胞广泛分布在人体，不仅存在于一些内分泌器官或组织中，还散在分布于支气管和肺、胃肠道、胰腺的外分泌(导管)系统、胆道和肝脏等，即所谓弥散性神经内分泌系统(DNES)。神经内分泌肿瘤(neuroendocrine tumor, NET; neuroendocrine neoplasm, NEN)起源于具有胺前体摄取和脱羧能力的神经内分泌细胞，是一组具有显著异质性的肿瘤，可以显示从惰性、低度恶性到显著恶性、高侵袭性和转移性的一系列生物学行为。胃肠道和胰腺分别分布着 12 种和 4 种神经内分泌细胞，是 NEN 最常发生的部位，占所有 NEN 的 55%～70%。因此，胃肠胰神经内分泌肿瘤(GEP - NET)是 NET 中最常见的类型。既往认为此类肿瘤发病率较低，但最近美国国家癌症研究所建立的肿瘤流行病学监测及最终结果数据库显示，美国 NEN 的发病率在过去 30 年内增加了 5 倍。此外，欧洲、日本和澳大利亚等报道其发病率在近 20 年中也有了显著增加。

在以往较长一段时间内，由于人们对 NET 的认识不足，其命名和分类较为混乱。在 GEP - NET 的命名上，一直使用隐含有"良性"意味的术语"类癌"。目前最常使用和参考的分类方法是世界卫生组织(WHO)2012 年的 NET 分类法。此法根据肿瘤生物学行为的不同，将肿瘤分为神经内分泌微腺瘤、NET(分 G1、G2)、神经内分泌癌(ENC，分大细胞或小细胞癌)、混合性腺内分泌癌(MANEC)、肠嗜铬细胞分泌 5 -羟色胺的 NET(类癌)、促胃液素(胃泌素)瘤、胰高血糖素瘤、胰岛素瘤、生长抑素瘤和血管活性肠肽(VIP)瘤。

诊断和治疗缺乏规范，使 NEN 的早期诊断率低，延误治疗，导致确诊时往往已出现转移，病死率居高不下。2010 年第 4 版《世界卫生组织消化系统肿瘤分类》对 NEN 的命名、分类和分级进行修订；2011 年 4 月《中国胃肠胰神经内分泌肿瘤病理学诊断共识(2011 版)》发表；随后，2013 年 4 月在北京举行的"2013 年中国胃肠胰神经内分泌肿瘤病理学诊断共识专家研讨会"上，与会专家对 2011 版共识进行了更新和补充，撰写了《中国胃肠胰神经内分泌肿瘤病理诊断共识(2013 版)》，成为统一我国 GEP - NEN 病理诊断名称、分类和分级，以及规范 GEP - NEN 病理诊断报道的指导性意见。同年，经过中国临床肿瘤学会(CSCO)神经内分泌肿瘤专家委员会全体委员多次认真讨论和修改，形成了中国《GEP - NEN 诊治共识》，用于指导临床医师进行 GEP - NEN 的规范诊治。

【流行病学】 NEN 曾被认为是一类罕见的疾病。然而近 30 年来，随着内镜技术的发展及诊断性生物标记物的研究应用，NEN 的发病率和患病率均显著上升。美国监测、流行病学与最终结果数据库(SEER)的数据显示，NEN 发病率的上升幅度高达

500%(图 23－12、图 23－13)。据估计,NEN 发病率为 5.25/10 万,其中 GEP－NEN 占 NEN 的 65%～75%。按照肿瘤来源,GEP－NEN 可以分为胃肠道神经内分泌肿瘤(GI－NEN)和胰腺神经内分泌肿瘤(pNEN)。前者包括胃、十二指肠、小肠、阑尾、结肠及直肠 NEN,其中回肠、直肠和阑尾 NEN 最为常见。在西方国家,GEP－NEN 仅占胃肠道恶性肿瘤的 2%,但其患病率仅次于结直肠癌,成为排名第 2 位的胃肠道肿瘤。来自日本的数据表明,空、回肠 NEN 在亚洲人群中的年发病率仅为 0.20/10 万,而直肠 NEN 占所有消化道类癌的 60%～89%,与欧美国家的差异较大,其他部位 NEN 无明显差异。在所有 GEP－NET 中,pNEN 占的比例最大。日本的资料表明,pNEN 的年发病率为 2.23/10 万,其中无功能 pNEN 占全部 NEN 的 47%。

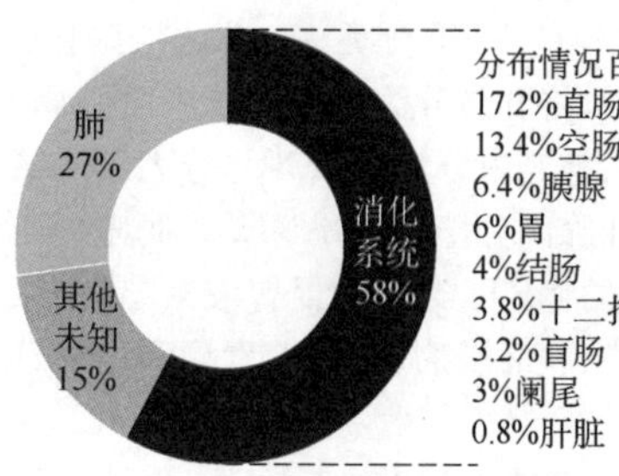

图 23－12 消化系统是神经内分泌肿瘤(NET)的原发部位(美国数据,2016)

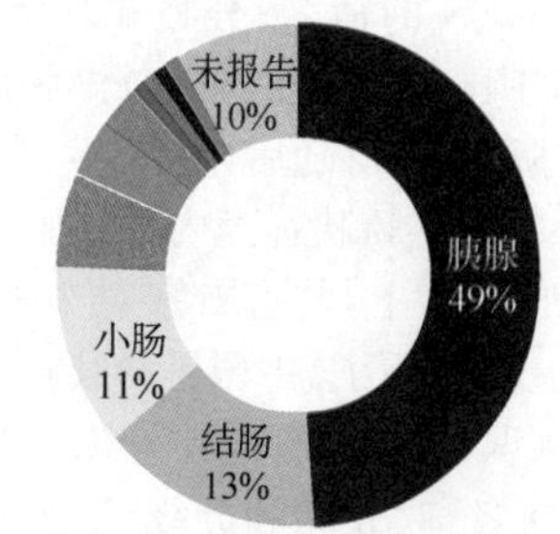

图 23－13 胰腺是神经内分泌肿瘤最常见的原发器官

近年来,我国对 GEP－NEN 的报道也有逐渐增多的趋势。由于尚未建立覆盖全国的肿瘤登记系统,对国内现阶段 GEP－NET 流行趋势、临床特征以及防治状况不甚明了,也缺乏与其他国家可比的数据信息。2012 年国内学者回顾分析了 1954～2011 年国内发表的所有相关文献,汇总 GEP－NEN 共 11 671 例,以 pNEN 最为常见(5 807 例),占 49.8%;pNEN 中,功能性 pNEN 为 5 205 例,占 89.6%,其中胰岛素瘤例数最多,共 4 962 例(85.4%);其次为直肠 NEN(2 835 例),占 24.3%;阑尾 NEN(1 298 例),占 11.1%;其他部位 NEN 所占比例均未超过 10%,与日本数据类似。研究还发现,GEP－NEN 的误诊率高达 55.1%。另外,中山大学第一附属医院回顾性总结了该院 1995～2012 年共 178 例 GEP－NEN 患者,也以 pNEN 最多,有 62 例(34.8%),其次是直肠,有 36 例(20.2%)。世界卫生组织(WHO, 2012)的 NET 分类法是根据肿瘤生物学行为的不同,将肿瘤分为神经内分泌微腺瘤、NET(分 G1、G2)、神经内分泌癌(NEC,分大细胞或小细胞癌)、混合性腺内分泌癌(MANEC)、肠嗜铬细胞 5－羟色胺的 NET(类癌)、胃泌素瘤、胰高血糖素瘤、胰岛素瘤、生长抑素瘤和 VIP 瘤。

【病因】由于绝大部分 GEP－NEN 是散发的,其发生的分子机制仍不明确,常见的抑癌基因 *P53*、*P16*、*Rb* 和原癌基因 *RAS*、*FOS*、*SRC* 很少发生改变。目前家族遗传性 GEP－NET 的研究发现,抑癌基因 MEN－1、VHL、NF－1 的失活与胰腺神经内分泌肿瘤有关。

【病理】

(1) 命名 2010 年,第 4 版《WHO 消化系统肿瘤分类》将所有源自神经内分泌细胞的肿瘤称为“neuroendocrine neoplasm, NEN”,中文译名为“神经内分泌肿瘤”,泛指所有起源于肽能神经元和神经内分泌细胞,从表现为惰性、缓慢生长的低毒恶性到高转移性等明显恶性的一系列的异质性肿瘤。根据不同分化程度,NEN 分为高分化 NEN 和低分化 NEN,前者英文名为“neuroendocrine tumor, NET”,中文译名为“神经内分泌瘤”;后者英文名为“neuroendocrine carcinoma, NEC”,中文译名为“神经内分泌癌”。尽管“类癌”这一名称已有 100 多年历史,但由于它既不能反映 NEN 起源及具有激素分泌的特性,也不能提示肿瘤生物学行为,因此建议在 GEP－NEN 常规病例诊断时不再使用“类癌”这一名称。

混合性腺神经内分泌癌(mixed adenoneuroendocrine carcinoma, MANEC)是指同时具有腺管形成的经典型腺癌和神经内分泌肿瘤形态特点的上皮性肿瘤,每种成分至少各占肿瘤的 30%,均为恶性,应当分别进行组织学分级。少数情况下,可以是鳞状细胞癌和神经内分泌肿瘤的混合。若经典型腺癌中免疫组织化学染色显示散在的、神经内分泌标记

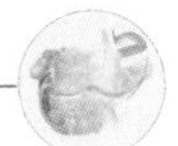

阳性的细胞，不符合 MANEC 的诊断标准，也不建议使用“腺癌伴神经内分泌分化”的诊断名称，以免给临床医生带来概念上的混淆和治疗上的疑惑。

（2）NEN 的组织病理学形态特点和分化　组织病理学形态是诊断 GEP－NEN 的基础，判断组织学分化程度是 NEN 诊断的重要步骤。NEN 具有独特的显微镜下表现。高分化的 NET 具有典型的组织病理学形态特点，光镜下瘤细胞排列成实性巢状、缎带状、小梁状或腺管样。肿瘤细胞形态均匀一致，为小细胞或中等大小细胞，多边形，胞质中等量或丰富，嗜伊红、双染或透亮，部分呈细颗粒状；核圆形或卵圆形，大小形态规则，染色质呈略粗的颗粒状；核仁一般不明显。在瘤细胞巢外周有丰富的小血管和多少不等的纤维间质围绕。

典型的低分化的 NEC 包括小细胞神经内分泌癌（简称小细胞癌）和大细胞神经内分泌癌，形态与肺的相应肿瘤相同。小细胞癌的瘤细胞小、圆形或卵圆形，似淋巴细胞；有些瘤细胞拉长呈纺锤状，胞质稀少，核细颗粒状或深染，核仁不明显，核分裂象易见，呈弥漫分布或巢团状排列，常伴坏死。值得指出的是，小细胞癌的瘤细胞体积一般＜3 个淋巴细胞，但是偶尔可以≥3 个淋巴细胞，甚至为巨细胞，只要满足其他形态特点仍然可以诊断为小细胞癌。大细胞神经内分泌癌的瘤细胞往往＞3 个淋巴细胞，染色质粗颗粒状，核仁明显，胞质丰富，坏死和核分裂象易见，呈器官样、菊形团状排列或弥漫分布，常伴片状或地图状坏死。

（3）分类和分级　2010 年，WHO 将 GEP－NEN 分为 4 种病理类型：①神经内分泌瘤（NET），按增殖活性和组织学分为 1 级和 2 级，其中 1 级就等同于以前的“类癌”。②神经内分泌癌（NEC），包括小细胞癌和大细胞癌，按增殖活性和组织学分为 3 级。③混合性腺神经内分泌癌（MANEC）。④增生性及肿瘤前病变。其中 3 个级别定义主要依据核分裂象计数和 Ki－67 指数的高低。低级别（G1，核分裂象＜2 个/10HPF，Ki－67＜3%）、中级别（G2，核分裂象 2～20 个/10HPF，Ki－67 3%～20%）和高级别（G3，核分裂象＞20 个/10HPF，Ki－67＞20%）。该分级仅考虑了肿瘤的分化和增殖能力，对于肿瘤的位置、大小、范围、脉管侵犯的情况已经包含在 TNM 分期中。

根据《中国胃肠胰神经内分泌肿瘤病理诊断共识》（2013 版），目前推荐使用 2010 年《WHO 消化系统肿瘤分类标准》，即将 GEP－NEN 根据分化程度分为：①高分化的 NET；②低分化的 NEC；③MANEC；④部位特异性和功能性 NEN，包括产 5－羟色胺 NET，产促胃液素（胃泌素）NET，节细胞副神经节瘤、产胰高血糖素样肽和产 PP/PYY NET，产生长抑素 NET，促胃液素（胃泌素）瘤、胰高血糖素瘤、胰岛素瘤、生长抑素瘤、血管活性肠肽瘤等 NET。

GEP－NEN 根据肿瘤细胞的增殖活性分级，增殖活性的级别采用核分裂象和（或）Ki－67 阳性指数两项指标。大部分分化好的 NET 为 G1 或 G2 肿瘤，大部分 G3 肿瘤为分化差的 NEC。2010 年，WHO 消化系统肿瘤分类定义 NET 是高分化肿瘤，为低度或中度恶性，而 G3 属于高度恶性肿瘤，因此建议不宜采用 NET G3 分类。研究显示，不包括小细胞癌在内的 G3 肿瘤中有 20%的病例其组织形态学分化良好，Ki－67 阳性指数介于 25%～60%，平均 35%，这部分 NEN 按照 2010 年 WHO 消化系统肿瘤分类标准无法归类。目前，临床上对于组织形态学分化良好，但分级达到 G3（但 Ki－67 阳性指数一般不超过 60%）的这部分无法归类的 NEN 患者应当采用何种治疗方法尚无定论。为了进一步认识和研究这些特殊病例，建议将这部分形态学不符合低分化 NEC、分化良好，而 Ki－67 阳性指数超过 20%（一般不超过 60%）的 NEN 命名为“高增殖活性的 NET”，以区别于 NEC G3。

目前，Ki－67 阳性指数 2%和 20%分别是区分 G1 和 G2、G2 和 G3 的临界值，但有部分研究结果对此分级方法提出了质疑。Scarpa 等分析了 274 例胰腺 NEN 后发现，以 5%和 20%作为临界值分级才是预后相关的独立因素。Klimstra 等研究了 202 例晚期胰腺 NEN，同样发现如果按照 2%作为 G1 和 G2 的临界值，在预测疾病进展上的差异无统计学意义，但是若以 5%作为临界值区分 G1 和 G2，则在预测疾病进展上差异有统计学意义。以上研究提示，至少在胰腺 NEN，Ki－67 阳性指数作为分级的指标，其临界值的设定需要进一步探讨。故目前建议在病理诊断报道中必须包括 Ki－67 阳性细胞的具体百分比。

【临床表现及预后】GEP－NEN 的临床表现主要与肿瘤分泌的激素及其活性有关（表 23－6），也与肿瘤所在部位及累及的范围有关。如类癌多伴有 5－羟色胺分泌过多的表现，如皮肤潮红、哮喘、腹泻、心内膜纤维化、三尖瓣病变等。反复低血糖为胰岛素瘤的典型表现。胰高血糖素瘤特有的表现为坏死松懈性游走红斑，有明显体质量下降及糖耐量不良。

胰腺或者十二指肠的促胃液素(胃泌素)瘤主要表现为反复发作的十二指肠溃疡、胃食管反流。临床上有很大一部分肿瘤由于分泌的物质缺乏活性或者分泌量不足所以产生相应症状,这些肿瘤往往只表现为局部的肿块和(或)转移病灶。

表 23-6 GEP-NET 及其分泌激素和临床表现

肿瘤名称	分泌激素	临床表现
胰岛素瘤(insulinoma)	胰岛素	体弱、多汗、震颤、行动过速、焦虑、乏力、头痛、头晕、定向障碍、癫痫发作、精神错乱、视力障碍、意识模糊
促胃液素(胃泌素)瘤(gastrioma)	促胃液素	顽固或复发性消化溃疡、消化性溃疡并发症(肠梗阻、出血、穿孔)、腹泻
血管活性肠肽瘤(VIPoma)	血管活性肽	大量水样腹泻、面色潮红、低血压、腹痛
胰高血糖素瘤(glucagonoma)	胰高血糖素	坏死性游走性红斑、舌炎、口炎、唇炎、口角炎、糖尿病、重度体重减轻、腹泻、贫血、消瘦
生长抑素瘤(somatostatinoma)	生长抑素	体重减轻、胆石症、腹泻、多发性神经纤维瘤
无功能性胰岛细胞瘤(NICT)	无或不明确	肿瘤压迫症状、梗阻性黄疸、胰腺炎、十二指肠梗阻

(1) 胃肠(GI)-NEN

1) 胃神经内分泌肿瘤(g-NEN):g-NEN 可分为 3 型,1 型、2 型 g-NEN 是由高促胃液素(胃泌素)血症引起的肠嗜铬细胞样细胞瘤(ECLoma)。其中 1 型 g-NEN 是由自身免疫性萎缩性胃底炎继发胃酸缺乏引起,复发率高。临床通常是因消化不良、大细胞或缺铁性贫血行胃镜检查时发现,多数预后良好(NET G1)。常表现为胃底息肉,65%为多发,中位直径为 5 mm;2 型 g-NEN 则是由于促胃液素瘤分泌大量激素导致高促胃液素血症(卓-艾综合征,ZES)引起,绝大部分患者合并多发性内分泌腺瘤病 1 型(MEN1)。3 型 g-NEN 较少见,多为散发,不伴随胃部病变。该型恶性度较高(NEC G3),生物学行为类似胃腺癌,治疗方法应参照胃癌。

2) 十二指肠神经内分泌肿瘤(d-NEN):75%的 d-NEN 直径<2 cm,大多局限在黏膜层及黏膜下层,虽然>95%的 d-NEN 分泌 GI 肽/胺,但 90%的患者没有症状,临床多由于消化不良行胃镜检查时发现 d-NEN。其余 10%患者引起的症状包括:ZES(10%)、类癌综合征(4%)以及其他症状(<1%)。40%~60%的 d-NEN 伴随区域淋巴结转移。

d-NEN 可分为十二指肠促胃液素瘤(占所有 d-NEN 的 48.3%)、生长抑素瘤(占所有 d-NEN 的(43±6)%)和无功能性 d-NEN。无功能性 d-NEN 即没有临床症状,但免疫组化提示 5-羟色胺阳性,占所有 d-NEN 的(27.6±7.2)%,或降钙素阳性,占所有 d-NEN 的(9.0±2.5)%,以及十二指肠节细胞性副神经节瘤和 NEC。另外,由于壶腹周围 NEN 与非壶腹周围的 d-NEN 的临床、病理、免疫组织化学等特征有较大差异,可将 d-NEN 分为壶腹周围 NEN(占所有 d-NEN 的 20%)及非壶腹周围 NEN。50%~60%的壶腹周围 NEN 存在黄疸,易出现疼痛、呕吐、腹泻等不适。壶腹周围 NEN 更易伴随 Recklinghausen 病(约占 18%),且 25%~100%患者生长抑素的免疫组织化学为阳性,但是这些肿瘤很少表现出生长抑素分泌相关的临床症状。十二指肠节细胞性副神经节瘤多位于壶腹周围,肿瘤较大,侵犯黏膜肌层,但多数预后良好。

3) 空回肠 NEN:占小肠肿瘤的 30%~50%。大多是由于发现转移后寻找原发灶或不经意间发现。原发灶引起的最常见的症状为非特异性腹痛,腹痛的原因主要包括小肠蠕动障碍、小肠梗阻、肠系膜纤维化导致的肠系膜缺血等。在转移性小肠 NEN 中,20%~30%的患者表现出类癌综合征,其中分泌性腹泻占 60%~80%,面颊潮红占 60%~85%,另外约 20%表现为类癌心脏病及右心纤维化。95%肝转移的患者表现为类癌综合征;而腹膜后转移及卵巢转移(约占 5%)分泌过量的速激肽或者 5-羟色胺可越过肝脏直接引起系统性类癌综合征。此外,肠道缺血也是除类癌综合征外另一可引起腹泻及腹痛症状的因素。类癌危象通常是由麻醉或其他侵入性手段,如手术等引起的潜在致命性的激素大量分泌。临床症状表现为面颊潮红、高或低血压、腹泻、严重的支气管痉挛和心律失常等。

4) 阑尾 NEN:好发于 40 岁左右,70%的肿瘤位于阑尾尖部。大部分阑尾 NEN 在阑尾切除术后被发现,所以没有特异的症状。阑尾可发生杯状细胞类癌和小管状类癌。直径≤1 cm、浸润深度在浆膜下或浸润阑尾系膜 3 mm、切缘阴性的患者在阑尾切除术后无复发风险。而对于阑尾根部、直径>2 cm 及深度浸润或切缘阳性的患者复发风险较高,可以考虑再次手术。

5) 结直肠 NEN:患者的症状与结直肠癌类似,

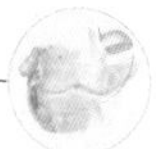

有功能的肿瘤非常少见。结肠 NEN 在 GI－NEN 中预后较差，5 年生存率为 43%～50%，大部分患者发现时已出现转移，转移型结肠 NEN 的生存期仅为 5 个月。直肠 NEN 大多为直肠息肉，总转移率为 2.3%。直径<2 cm 的息肉极少出现转移，预后良好，内镜下切除可根治。直径>2 cm 的息肉及淋巴血管侵犯的直肠 NEN 更易出现转移。各部位 NEN 的临床表现和生物学行为有较大差异，详见表 23－7。

表 23－7　各部位 GI－NEN 的临床表现及转移部位

部位	分泌激素	临床症状	类癌综合征	常见转移部位
胃	促胃液素（胃泌素）	1、2 型：几乎无症状；3 型：疼痛、体重下降、缺铁性贫血	极少	2 型易发生肝及远端淋巴结转移；3 型易出现腹腔外转移
十二指肠	GI 肽/胺	疼痛、黄疸、消化不良	4%	区域淋巴结、肝、骨
空回肠	5－羟色胺、速激肽	腹痛、体重下降、乏力和发热、肠梗阻、出血	转移性患者中 20%～30%	肝、肠系膜上动脉淋巴结
阑尾	无	不特异的右下腹腹痛	极少	肝（预后不良）
结肠	突触素、少量 5－羟色胺、生长抑素	与结肠癌类似：腹泻、腹痛、出血、体重减轻	极少	肝脏、淋巴结、肠系膜或腹膜
直肠	胰/肠高血糖素	与直肠癌类似：大便习惯改变、便血、肛门症状（里急后重、不适或疼痛）、体重减轻	极少	骨、淋巴结、肝脏

（2）pNEN

1）功能性 pNEN：常见的有胰岛素瘤和促胃液素（胃泌素）瘤，比较罕见的包括胰高糖素瘤、生长抑素瘤、血管活性肠肽（vasoactive intestinal peptide，VIP）瘤、分泌促肾上腺皮质激素和导致库欣综合征的 NEN、导致类癌综合征的 NEN、导致血钙过多的 NEN 及异常分泌黄体类激素、凝乳酶或促红细胞生成素的非常罕见的 NEN 等（图 23－14）。

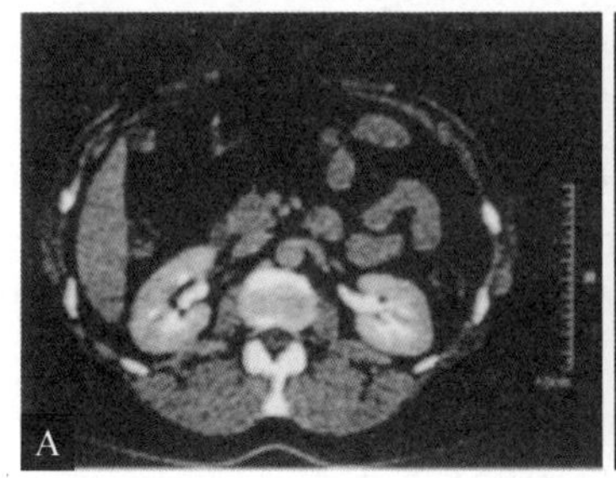

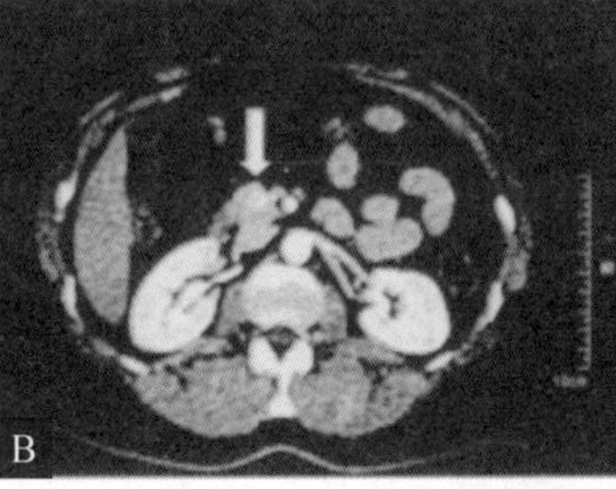

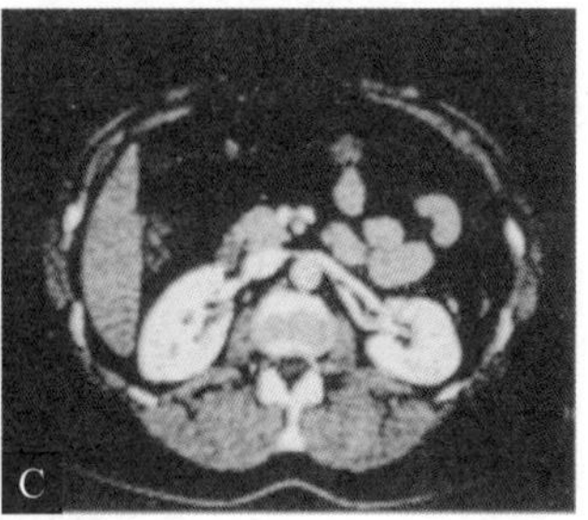

图 23－14　胰腺头部 PNEN 患者腹部 CT

A－平扫　B－动脉期显示胰腺头部高强化影像，直径约 2.5 cm　C－静脉期

2）无功能性 pNEN（NF－pNEN）：在血液和尿液中可能存在激素水平的升高，并不表现出特定的症状或综合征。当肿瘤体积增大到一定程度时，可能出现肿瘤压迫的相关症状，如消化道梗阻和黄疸；也可能出现转移相关的症状。

【诊断】 GEP－NEN 的诊断除了依靠临床表现、病理学特征外，各项生化标记物的检出具有重要意义。不同 NET 分泌的激素有所不同，如促胃液素瘤和胰高血糖素瘤患者空腹血清促胃液素、胰高血糖素明显升高。突触囊泡蛋白、嗜铬粒蛋白、5－羟色胺、作用于血管的甲胺转运蛋白等则为较常使用的免疫组织化学标志物。其中嗜铬粒蛋白 A（CgA）在正常神经内分泌细胞和 GEP－NEN 的神经内分泌细胞分泌颗粒中表达，诊断 GEP－NEN 方面具有较高的敏感性，也具有相当的特异性，不过肾功能不全、慢性萎缩性胃炎患者血 CgA 也升高；循环血中的 CgA 与肿瘤的体积、累及范围有关，对于监测肿瘤和判断预后也有很大作用。

在 GEP－NEN 的生化和组织标记物中，最重要的有嗜铬粒蛋白 A（CgA）、5－羟基吲哚乙酸（5－

HIAA)。CgA 是许多正常神经内分泌细胞和多种 NET 分泌的一种酸性糖蛋白。不同检测方法可能影响其敏感度，酶链免疫吸附法(ELISA)比放射免疫法(RIA)更敏感。60%～80%的 GEP－NEN 患者血清中的 CgA 水平升高，但要注意一些因素如肾功能不全、使用质子泵抑制剂或慢性萎缩性胃炎等。5－HIAA 是 5－HT 的代谢产物，可用于诊断胃肠的 NET。

过去几十年，各种影像学技术取得了长足的发展，这为 GEP－NEN 的诊断提供了方便。尽管如此，仍然有 20%～50%的 GEP－NEN 无法找到原发病灶，特别是促胃液素瘤和来源于中肠的肿瘤，临床医生常在发现转移灶的时候才回头去寻找原发灶。①生长抑素受体显像(SRS)：大多数 GEP－NEN 的细胞表面富含大量生长抑素受体，合成的生长抑素短肽(奥曲肽或喷曲肽)与放射性核素(^{111}In)结合，大大提高了肿瘤的定位诊断率。SRS 是识别所有 GEP－NEN 肝转移最敏感的方法，其敏感度为 81%～96%，诊断非胰岛素瘤的敏感度为 55%～77%，诊断胰岛素瘤的敏感度仅为 25%。SRS 阴性患者的预后更差，可能与这部分患者不能从生长抑素及其类似物治疗中获益有关。②CT 或 MRI 检查：CT 或 MRI 检查有助于 GEP－NEN 的定位诊断，但诊断直径<1 cm 的肿瘤时较困难。③PET－CT 检查：尽管^{18}F－FDG－PET 是一种公认的肿瘤成像技术，但除侵袭性肿瘤外，对大多数 GEP－NEN 价值不大。④超声内镜(EUS)：怀疑来源于胰腺的 NEN，行 EUS 检查有助于诊断，特别是 EUS 结合细针穿刺活检，对 PET 的敏感度可为 84%～90%。

【治疗】

(1) 手术治疗　无论是有功能的，还是无功能的神经内分泌肿瘤，手术被认为是唯一能达到治愈目的的手段。但因 GEP－NEN 临床表现各异，早期诊断较困难，确诊时多已发生转移，此时手术难以完全切除。GEP－NEN 的部位不同，手术适应证也不同。目前，手术已很少用于直径<1 cm 的Ⅰ、Ⅱ型 GEP－NEN，因其绝大多数呈良性表现；Ⅲ型肿瘤为恶性，必须行肿瘤切除。十二指肠和胰腺原发的神经内分泌肿瘤通常需手术治疗，即使肿瘤发生肝转移。通过切除原发灶和(或)肝转移灶，可降低肿瘤负荷，减轻与肿瘤分泌的激素相关的临床症状，显著延长患者的生存期。其中肿瘤直径<2 cm 的后肠肿瘤，手术治疗常获得较好效果。肝转移灶的完整切除率较低，仅为 7%～15%，不能完整切除者预后较差；肝部分切除且无肝外残留病灶的年轻患者，可考虑行肝移植。对已接受过药物治疗并有二次手术指征者，仍可行手术治疗以提高其无病生存期。但是，对术前确诊时 80%已发生了肝和(或)淋巴结转移的患者，仅手术治疗效果较差。另外，目前对于肿瘤直径<0.5 cm 或微转移灶，还没有好的定位方法，手术效果也不理想。

1) pNEN

A. 手术治疗原则：①局限期 pNEN，除非患者合并有危及生命的其他疾病或高手术风险，否则应建议手术切除。胰岛素瘤和直径<2 cm 的无功能性 pNEN，在能完整保留主胰管的前提下(肿瘤距离胰管≥3 mm)，可考虑行肿瘤剜除术/局部切除术，或保留脾的远端胰腺切除术。对偶然发现的直径≤2 cm 的无功能性 pNEN 是否需要手术治疗尚有争议。②直径>2 cm、或有恶性倾向的 pNEN，无论是功能性还是无功能性(如胰高血糖素瘤、VIP 瘤、生长抑素瘤)，应行根治性切除。手术范围包括：切除肿瘤且切缘阴性(包括相邻器官)，并清扫区域淋巴结。胰头部的 pNEN 应行胰十二指肠切除术(Whipple 术)；位于胰腺体尾部的肿瘤应行远端胰腺切除术，同时行脾切除或保留脾的手术。③局部复发、孤立的远处转移、或不可切除的 pNEN 经治疗后转为可切除病灶，如果患者体力状况允许，应考虑手术切除。④转移性 G1/G2 的无功能 pNEN 患者，为预防出血、急性胰腺炎、胆道梗阻等肿瘤相关并发症时，可考虑行原发灶切除；针对有症状的功能性 pNEN 患者，减瘤手术(切除>90%的病灶)有助于控制激素的分泌，但是否可以延长生存目前尚有争议。对于肿瘤为进展期或不可切除的患者，在手术治疗之前，建议在专业的诊治中心经多学科团队进行术前评估。

B. 无功能 pNEN：局限期可切除的病例一般应手术治疗。对直径>2 cm 或表现为恶性的无功能性肿瘤，应当行根治性切除，并保证切缘阴性，清扫区域淋巴结。对于局部晚期 pNEN(包括 G3)，R_0/R_1 切除可使患者获得生存获益。在采取积极手术治疗之前，应评估周围器官和血管受侵情况。肿瘤包绕肠系膜上动脉、腹腔动脉干、门静脉为手术的禁忌证。没有证据表明减瘤术能使不可切除的局部晚期 pNEN 患者获益，但有报道减瘤术可以减轻巨大肿瘤引起的相关症状。

C. 功能性 pNEN 的手术治疗：①胰岛素瘤：所有胰岛素瘤，无论大小都应尽量行手术切除，85%～

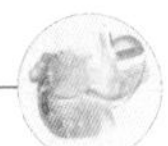

95%的患者通过手术可以达到治愈。外生性胰岛素瘤多数预后良好，术中应通过触诊及IOUS仔细探查。若肿瘤距离主胰管>2 mm，可行肿瘤剜除术，否则建议行胰腺部分切除术，但不需要进行淋巴结清扫。对于极少数怀疑恶性，以及出现局部复发或肝转移的患者，如有根治性手术可能，应当尽可能达到R_0切除。②促胃液素瘤：根治性切除及周围淋巴结清扫是唯一可治愈的手段，长期治愈率达20%～45%。肿瘤若不邻近胰管(≥3 mm)，应行剜除术，并同时清扫十二指肠周围淋巴结；其他情况均应行根治性切除。由于PPI的疗效显著，目前已不推荐行胃大部切除。术中常规探查肝脏并行淋巴结清扫。③RFT：大多数RFT较大，并且易出现肝转移，建议行开腹胰腺根治术联合淋巴结清扫。库欣综合征的患者可考虑行双侧肾上腺切除术。为避免出现肺栓塞，在胰高糖素瘤的治疗中应考虑围手术期的抗凝治疗。

D. pNEN肝转移的手术治疗：与其他胃肠道恶性肿瘤一样，肝脏是pNEN最容易出现远处转移的部位，如果手术可达到几乎没有肿瘤残余(切除>90%的病灶)，可考虑行原发灶和肝转移灶同期或分期切除。手术以尽量达到R_0/R_1切除为目的，至少应满足以下条件：①分化好的G1/G2肿瘤；②无腹腔外转移及弥漫性腹膜转移；③无右心功能不全；④奥曲肽扫描阳性(存在生长抑素受体)者可以在减瘤术后给予肽受体放射性同位素(peptide receptor targeted radiotherapy，PRRT)治疗。5年生存率为47%～76%，高于未手术切除者的30%～40%，但切除后的复发率可达76%，多数局限在肝内复发。

需要注意的问题：①进展期pNEN患者手术后，若需要长期行奥曲肽治疗，建议同时行胆囊切除术，否则会增加患者胆汁淤积和胆囊炎的风险。②合并类癌综合征的患者在麻醉前，需静脉输注奥曲肽，以防止出现类癌危象。

2) GI-NEN：对于转移性中肠和后肠NEN，完整切除(R_0/R_1)可以延长患者的远期生存。

A. g-NEN：1型g-NEN，建议内镜下切除。直肠>1 cm的息肉应当行EUS后，再进行内镜下切除。肿瘤浸润超过黏膜下层、内镜下黏膜切除术(EMR)术后切缘阳性、存在远处转移、淋巴结转移或者低分化(G3)的患者，应当行根治性手术联合淋巴结清扫。胃窦切除或者SSA抑制促胃液素分泌的治疗目前存在争议。2型g-NEN，仅需行局部切除术。3型g-NEN，应当按照胃癌的处理模式进行手术及术后治疗。

B. d-NEN：对于直径≤1 cm的d-NEN可行内镜下切除，直径>2 cm或者存在淋巴结转移的肿瘤，无论大小均应手术切除；壶腹周围NEN，无论大小均应行胰十二指肠切除并清扫周围淋巴结。对于少数潜在可切除肝转移的患者，在不增加手术风险的前提下，可考虑手术联合射频消融治疗(radio frequency ablation，RFA)或单纯RFA治疗。

C. 空回肠NET：根治性切除+淋巴结清扫(包括肠系膜周围淋巴结)为首选的治疗方式，有经验的医生可根据患者情况选择腹腔镜下手术。由于接受SSA治疗的患者患胆石症及胆囊炎的概率增高，可考虑术中切除胆囊，但目前没有前瞻性的研究证实患者可以从中获益。对于存在远处转移的患者，建议通过多学科讨论制订手术方案，无论转移灶是否可切除，原发灶切除可以为患者带来生存获益，尤其是肝转移和有肠梗阻风险的患者。对于有症状或者为其他治疗做准备的患者可考虑行姑息性减瘤手术。

D. 阑尾NET：手术方式包括单纯阑尾切除及右半结肠切除术。直径<1 cm的肿瘤行单纯阑尾切除即可。但对于极少数位于根部且未完整切除、侵犯系膜直径>3 mm的肿瘤，可考虑行右半结肠切除术。直径>2 cm的NEN建议行右半结肠切除术。对于直径1～2 cm的肿瘤，由于可能出现淋巴结转移，且阑尾NEN患者的中位年龄在40岁左右，尤其是当肿瘤位于阑尾根部(特别是R_1切除)、侵犯系膜>3 mm、血管受侵及G2的患者建议行右半结肠切除术。

E. 结直肠NEN：结肠NEN的根治性手术与结肠腺癌的手术切除范围及淋巴结清扫类似。但对于转移性结肠NEN手术理念则与腺癌不同，由于易引起梗阻，通常需要切除原发灶，再针对转移灶进行治疗。

对于直径>2 cm、T3/T4、G3或者存在区域淋巴结转移的直肠NEN治疗方法同直肠腺癌。对于直径>2 cm无远处转移的直肠NEN，可考虑全直肠系膜切除(TME)的直肠前切除术或腹会阴联合切除术(APE)。对于直径<2 cm肿瘤建议行局部切除。

(2) 化学药物治疗　多数GEP-NEN在诊断时已发生转移，仅少数可手术治疗。因此，进展期GEP-NEN可考虑联合化疗或其他治疗措施。而对于广泛转移的GEP-NEN，细胞毒药物化疗则为一线治疗，但有效率仅为0%～33%。目前，常用的化疗药物有氟尿嘧啶、链脲霉素、达卡巴嗪、多柔比星、依托泊苷、顺铂等。多柔比星、氟尿嘧啶、链佐星单药治疗的有效率为20%～30%。以链佐星为基础的两药联合化疗方案，如链佐星＋环磷酰胺、链佐星＋氟尿嘧啶、链佐星＋多柔比星，并不比单药提高生存优势。达卡巴嗪作为先前化疗失败的挽救治疗单药有效率为8%，联合氟尿嘧啶和多柔比星的有效率将近25%。近年来，有报道替莫唑胺＋氟尿嘧啶/卡培他滨（希罗达）的有效率高达70%，较以前的替莫唑胺＋沙利度胺的有效率45%有明显提高。对于起源于中肠、分化差的GEP－NET也可以选择依托泊苷联合顺铂方案，但治疗中可能会出现激素危象。最近，北京肿瘤医院沈琳等的研究发现，对于进展期或转移性GEP－NEC的患者，以顺铂联合伊立替康进行化疗，可以取得良好的疗效，且患者耐受性良好。新药依维莫司（everolimus）也已开始用于临床，其效果有待进一观察。

（3）生物治疗　生物治疗是近年GEP－NEN治疗研究的热点，并显示出良好的应用前景。GEP－NEN的生物治疗主要包括干扰素（IFN）和生长抑素类似物（SSA）。

自20世纪80年代，SSA就开始用于控制NEN患者的症状。时至今日，该类药物仍是控制由于原发肿瘤或转移灶过量的自分泌激素或神经分泌引起的临床症状的主要药物，如面颊红、水样腹泻综合征及低血糖等。生长抑素及其类似物与生长抑素受体结合抑制多肽释放改善症状，同时阻断细胞周期的G1期，抑制肿瘤生长；还通过非生长抑素受体依赖途径调节免疫、抑制血管形成、促进凋亡等阻止肿瘤细胞生长。目前应用于临床的药物有长效奥曲肽微球、兰瑞肽缓释剂。研究证明，长效奥曲肽可使75%的患者肿瘤相关症状得到改善，并且降低血清肿瘤标志物，持续应用不良反应可以耐受。但这一类制剂对肿瘤生长的抑制作用有限，只有＜5%的患者获得影像学上肿瘤的缩小，大约50%的患者肿瘤仍保持稳定。生长抑素及其类似物对有功能的生长抑素受体阳性的GEP－NEN有较好的疗效，对无功能的GEP－NEN的治疗仍有争议。2009年发表的PROMID试验是GEP－NEN生物治疗史上的首项前瞻性、随机、双盲、安慰剂对照、多中心Ⅲ期临床试验。试验结果证实，长效奥曲肽与安慰剂比较，能显著延长转移性高分化中肠NEN的疾病进展时间（TTP）（14.3个月对6.0个月）；治疗6个月后，长效奥曲肽组的肿瘤稳定率为66.7%，而安慰剂组为37.2%，而且无论在有功能还是无功能的肿瘤患者中均能观察到类似的治疗反应。亚组分析发现原发肿瘤切除且肝脏转移瘤负荷较小的患者（肝脏累及0～10%）接受长效奥曲肽治疗后TTP获益尤为显著（29.4个月vs 6.1个月）。

IFN的作用机制尚不明确，可能的机制有抑制细胞的增殖、免疫细胞介导的细胞毒作用、抑制肿瘤血管生成及阻断细胞周期来减慢肿瘤生长。IFN可在一定程度上改善GEP－NEN患者的症状和生化指标，临床症状缓解率为30%～70%，对面颊红的疗效优于腹泻。但肿瘤缩小率低，为10%～15%，目前常用的是IFN－α。对于IFN与SSA的相互作用目前尚有争议。有研究提示，IFN和SSA联合治疗有一定协同效应。IFN可以上调SSTR的表达，SSA则可以降低IFN的不良反应发生率，从而提高GEP－NET的治疗效果，减少不良反应，延长患者的中位生存期。但一项多中心的前瞻性研究发现，两药联用并不能明显提高疗效，反而还增加不良反应发生率。此外，有研究显示，IFN－β对GEP－NEN有更强的抑制作用，但尚处于实验研究阶段。

（4）放射性治疗　放射治疗对GEP－NEN的意义不大，仅适用于脑转移或控制骨转移引起的疼痛。约80%的GEP－NEN细胞膜表达生长抑素受体，应用核素标记的生长抑素类似物作为转移性的GEP－NEN靶向治疗取得了一定的进展，放射性核素靶向治疗（PRTT）已成为GEP－NEN的重要手段。目前，关于这类物质研究最多的是^{111}In－DTPA－奥曲肽、^{90}Y－DOTA－奥曲肽、^{90}Y－DOTATOC、^{177}Lu－DOTA－奥曲肽。其中，^{177}Lu－DOTA－奥曲肽的肿瘤组织摄取率最高，有较好的肿瘤/肾脏比值。Kwekkeboom等用其治疗生长抑素受体阳性患者，完全缓解率达63%，治疗前肿瘤组织SSA摄取率越高者缓解率越高。患者对PRRT的反应性与内分泌肿瘤细胞生长抑素受体表达呈正相关，PRTT对晚期GEP－NEN也有一定疗效，显示出广阔的应用前景。

（5）分子靶向治疗　分子靶向治疗是指利用肿瘤细胞可以表达特定的基因或基因的表达产物，将抗癌药物定位到靶细胞的生物大分子或小分子上，抑制肿瘤细胞的生长增殖，最后使其死亡。与传统细胞毒抗癌药物不同，分子靶向药物作用的分子在正常细胞很少表达或不表达，在最大限度杀伤肿瘤细胞的同时，对正常细胞伤害最小。第1个用酪氨酸激酶抑制剂治疗神经内分泌肿瘤的临床试验结果显示，部分缓解率为5%～18%，疾病稳定率为14%～

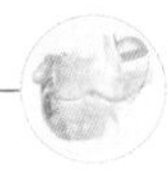

93%,疾病进展率为 6%～15%,无进展生存中位时间 24～42 周,其中对小肠神经内分泌肿瘤疗效较好。近年来,靶向治疗的一大突破在于哺乳动物雷帕霉素靶蛋白(mTOR)受体信号通路及血管内皮生长因子(VEGF)受体信号通路。PI3K/AKT/mTOR 受体信号通路在 NET 细胞的生长、增殖、代谢和血管生成中发挥重要作用。针对此信号通路的靶向药物,mTOR 抑制剂依维莫司已经在晚期胰腺 NET 中完成了Ⅲ期临床试验,并取得了显著的效果。RADIANT-3 试验结果表明:依维莫司与安慰剂相比能显著延长晚期 PET 患者的 PFS(11.0 个月 vs 4.6 个月)。依维莫司组治疗 18 个月时无进展生存率为 34%,而安慰剂组仅为 9%。依维莫司的不良反应大多为 1～2 级,包括口腔炎、皮疹、腹泻、疲劳和感染等,3～4 级严重不良反应事件发生率较低。作用于 VEGF 受体等多个靶点的舒尼替尼也已经在晚期 PET 中完成了Ⅲ期临床试验。结果证实,舒尼替尼与安慰剂比较能显著延长晚期 PET 患者的 PFS (11.4 个月 vs 5.5 个月);治疗 6 个月后舒尼替尼组的无进展生存率为 71.3%,而安慰剂组仅为 43.2%。舒尼替尼组的常见不良反应包括腹泻、恶心、乏力、呕吐和中性粒细胞减少等。安全性与其他肿瘤临床研究中的结果相似。其他一些作用于各种促血管生成因子的靶向药物包括贝伐单抗、索拉非尼、帕唑帕尼也正在进行 GEP-NEN 治疗的Ⅱ期临床试验。

(6) 局部治疗 神经内分泌肿瘤最常见的转移部位是肝脏,有很大部分患者在就诊时往往已经出现了肝脏转移灶。对于只有肝脏转移而又无法行手术切除的 GEP-NEN 患者,可选择针对肝脏转移灶的局部治疗,从而减小肿瘤的体积及减少激素的分泌,改善生活质量,延长存活期。治疗的方法包括选择性肝动脉结扎或栓塞、肝动脉插管化疗或栓塞化疗、射频治疗术等。

【随访】 目前认为,所有的 NEN 都是具有恶性潜能的肿瘤,应该长期随访。根治性切除术后的 pNEN,每 6～12 个月 1 次,至少需要随访 7 年;若出现症状随时复查。对于未手术切除的低危患者,第 1 年应每 3 个月随访 1 次,以后每半年 1 次,至少 3 年,之后每年随访 1 次。出现远处转移的 pNEN 患者,应当每 3～6 个月随访 1 次。接受治疗的患者随访时间应相应缩短,pNEN 患者需按照腺癌的随访要求进行。随访内容至少应包括血清 CgA、血神经特异性烯醇化酶(NSE)、CT 或 MRI 检查,对于表达生长抑素受体 2α 的 pNEN 也可联合 SRS 进行随访。

23.6.2 胰岛素瘤

胰岛素瘤(insulinoma)又称胰岛 β 细胞肿瘤,也称内源性高胰岛素血症,是一种以分泌大量胰岛素而引起发作性低血糖综合征为特征的疾病,为器质性低血糖症中较常见的病因。本病是各种胰岛细胞瘤中最常见的一种,占胰岛细胞肿瘤的 70%～75%。胰岛素瘤中约 83%为胰岛 β 细胞的良性肿瘤,约 7%为 β 细胞增生,恶性肿瘤不到 10%,且常有肝及附近淋巴结转移。肿瘤中约 83%为单发性腺瘤,13%为多发性者。另外,有微腺瘤、腺癌(罕见)及弥漫性胰岛细胞增生或胰岛 β 细胞增殖症,有 4%与其他内分泌腺瘤如肾上腺瘤、甲状旁腺瘤、垂体瘤同时存在,与甲状旁腺瘤和垂体瘤组成Ⅰ型多发性内分泌腺瘤病(MEN-Ⅰ)。肿瘤绝大多数(约 90%)位于胰腺内,在胰腺头、体、尾发生概率相同,但胰头及钩突部位不易发现。此外,肿瘤也可发生在胰腺外脏器,如网膜、脾门、胃壁、肝胃韧带、十二指肠、肝脏、胆囊、肠系膜、空肠、回肠、美克尔憩室等。

【流行病学】 本病的确切发病率不详,尸解的发病率自 1/8 000～1/63 不等。其中约 80%患者的胰岛素瘤为单发良性肿瘤,10%为多发良性肿瘤(可同时或相继发生),其余 10%为恶性肿瘤。一般组织学检查很难辨别肿瘤的良恶性,需密切随诊,如有转移即为恶性,如体积过大,且有钙化,则提示恶性的可能。几乎所有(99%)胰岛素瘤位于胰腺实质内,质软、不易触及。仅 1%为异位瘤,大多位于十二指肠、肝门及胰腺附近。这给术前定位常带来困难,手术时也不易被发现。本病可发生于各个年龄段,但 40～60 岁多发,20 岁以前的患者较少见,男女无显著差异。病程可从 2 周～14 年,平均 2.8 年,长期反复出现低血糖,可造成中枢神经系统严重损害。

【病因与发病特点】 通常在饥饿、饮酒、感染、活动过度等应激状态发病。多数由偶发至频发,逐渐加重,甚至每天发作数次。发作时间可短至数分钟,长至持续数天,甚至长达 1 周以上,可伴发热等其他并发症。若及时进食或静脉注射葡萄糖,则数分钟即可缓解。初发病者或糖尿病患者伴本病的,血糖水平未降至 3.33 mmol/L(60 mg/dl)以下,即可出现低血糖症状。患者的临床症状和血糖水平并不成正比:有的甚至从不在早餐前发病;发作后血糖并不一定很低,发作时不予补充葡萄糖也可自行缓解;若病情严重或发作时间延长,有时在进食数小时后症状才消失。这些不典型的临床表现,可能与肿瘤间歇

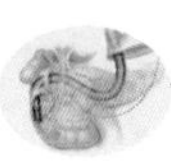

性分泌胰岛素有关，也与血糖的下降程度、速度、持续时间、病程长短及个体差异对低血糖的敏感性不同等有关系。这种复杂的临床表现给诊断带来一定困难。常被误诊为癫痫、癔症、精神病、一过性脑供血不足，但也有长期应用镇静剂和抗痉药，造成脑组织损害等而出现的神经症状。因此，需要充分认识本病不同情况下的临床特点。

胰岛素瘤体积一般较小，直径在 0.5～5.0 cm，最大者也可达 15 cm，但 80%以上的肿瘤直径＜2 cm，多数呈球形大部分肿瘤虽边界清楚，但无明显包膜；部分肿瘤有包膜或假包膜。质地较正常组织为软，血供丰富。手术中见到的活体肿瘤为红褐色或蓝紫色，而术后肿瘤切面呈暗红或淡红色。胰岛素瘤约 50%的肿瘤为单纯的 β 细胞瘤，但有些是含有 α、δ，PP 和 G 细胞的混合性肿瘤，但无论是光镜还是电镜都很难鉴别瘤细胞的具体类型。胰岛素瘤由瘤细胞、结缔组织和沉积于瘤细胞和毛细血管间的淀粉样物质所构成光镜下表现为局部胰岛的体积增大或数量增多。光镜下瘤细胞与正常的 β 细胞颇为相似，呈多角形、立方形或柱状，胞核呈圆或卵圆形，核分裂罕见。瘤细胞的组织学排列类型不一，有实体或弥漫结构的，呈腺泡或管样结构、小梁或脑回状结构等。电镜下瘤细胞内有丰富的功能性细胞器，胞质中线粒体丰富，在部分肿瘤的瘤细胞内还含有典型的 β 细胞分泌颗粒，但由于并非所有的胰岛素瘤细胞内部均含有分泌颗粒，而且其他类型的胰岛细胞中也可出现高密度的分泌颗粒，故电镜下仍很难判断瘤细胞的具体类型。免疫组织化学是迄今为止确诊和鉴别胰岛肿瘤的最好技术，该法利用特异的抗胰岛素抗体，使绝大多数的 β 细胞瘤呈免疫阳性反应，是目前胰岛素瘤病理学诊断的主要依据。

电镜下或免疫组化检查，瘤细胞呈几种不同形态。Ⅰ型腺瘤：完全由典型 β 颗粒细胞组成，该型占 50%以上；Ⅱ型腺瘤：大部分为典型 β 颗粒细胞，少数为不典型 β 颗粒细胞混合组成；Ⅲ型腺瘤：完全由不典型 β 颗粒细胞组成；Ⅳ型几乎全部由无颗粒细胞组成。在典型 β 颗粒细胞中胰岛素含量最多，而不典型 β 颗粒细胞含有胰岛素原或胰岛素原类似物，无颗粒细胞可能为恶性肿瘤。

恶性胰岛素瘤（胰岛 β 细胞癌）很少见，单从形态上不易与良性者区分，一般癌体较大，多发生在胰尾，呈灰色或暗红色，镜下癌细胞排列也呈索状，但细胞形态不一，胞质透明，核深染，呈方形或多角形，常见核分裂，但目前诊断恶性胰岛素瘤的可靠依据是肿瘤转移或明显的周围组织浸润。β 细胞增生有弥漫性和结节性两种，有时可伴微小腺瘤，光镜下表现为局部胰岛的体积增大或数量增多。

【临床表现】 常表现为软弱、无力、出汗、震颤、心悸、饥饿感、面色苍白、恶心、呕吐等伴有精神失常、意识朦胧、抽搐、颜面抽动、角弓反张、口吐白沫、牙关紧闭、大小便失禁、反应迟钝、定向力障碍、视物模糊、复视或呆视、一过性偏瘫、锥体束征阳性、反射消失、昏迷等。轻者可表现为两眼发直、痴呆不语、记忆力减退、反应迟钝等；重者可有狂躁不安、胡言乱语、性格变态、理智丧失，甚至幻听、幻视及妄想等精神行为异常表现。部分病例伴卓-艾（Zollinger-Ellison）综合征，约有 10%患者伴有消化性溃疡。当然，任何一种低血糖症都可出现多种多样症状。此外，不少患者为防止低血糖发作而多进饮食，出现肥胖表现。癌症患者，病程进展快，出现肝大、质硬、消瘦、腹痛、腹泻及严重的低血糖症状。当患者有多发内分泌腺瘤（胰岛素依赖型），可并存垂体瘤、甲状腺瘤、肾上腺瘤和甲状旁腺功能亢进症在临床上除低血糖症状外尚有头痛、骨痛、多尿等症状。

【诊断与鉴别诊断】 胰岛素瘤根据典型的 Whipple 三联症诊断多无困难，即：①自发性周期性发作低血糖症状、昏迷及其精神神经症状，每天空腹或劳动后发作；②发作时血糖＜2.78 mmol/L；③口服或静脉注射葡萄糖后，症状可立即消失。但是，有些患者的症状并不典型，可做血糖测定、胰岛素测定、甲苯磺丁脲（D860）激发试验、胰高血糖素实验、L-亮氨酸试验、钙剂激发试验、血清 C 肽测定等都对胰岛素瘤的诊断有帮助，并有助于排除其他低血糖的原因。由于胰岛素瘤瘤体较小，位置不恒定，可做 B 超、电子计算机断层扫描（CT）、磁共振成像（MRI）、腹腔动脉造影、选择性门静脉系统分段取血（SPVS）、选择性动脉注射美蓝等定位诊断技术的检查，可正确判断肿瘤的位置。

（1）定性诊断

1）Whipple 三联症：①空腹时具有低血糖症状和体征；②血糖浓度在 2.78 mmol/L（50 mg/dl）以下；③静脉注射葡萄糖后症状立即缓解。

2）国内总结出五联征：①饥饿或劳累后突然发生低血糖；②空腹或发作时血糖＜2.78 mmol/L（50 mg/dl）以下；③不能耐受禁食；④在良好的健康状况下发病；⑤口服或注射葡萄糖后症状迅速消失。这些传统的诊断方法和不具有特殊检查的基层医疗单位，目前还在应用，而且仍具有提示诊断的实用

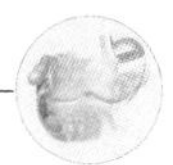

价值。

3) 饥饿试验：临床症状不典型，空腹血糖＞2.8 mmol/L(50 mg/dl)者方可做此试验。每4～6 h测定1次血糖、胰岛素和C肽水平。如低血糖发作严重时，当血糖≤2.5 mmol/L(45 mg/dl)应即刻终止试验，并静脉注射50%葡萄糖溶液60～80 ml，尤其是伴有肝病和垂体-肾上腺功能减退者也可诱发严重低血糖，必须警惕。一般在禁食12～18 h后可诱发低血糖发作；禁食24 h阳性率为85%；禁食48 h阳性率为95%以上。禁食72 h为98%，增加运动诱发低血糖，尤其是血糖水平下降，而血浆胰岛素水平不下降，具有诊断意义。如经72 h禁食而仍未诱发低血糖者，可除外本病。此试验必须在严密观察下进行，并备好抢救措施，防止发生意外。

4) 口服葡萄糖耐量试验(OGTT)：多次测定空腹血糖，而且＜2.8 mmol/L(50 mg/dl)，则对胰岛素瘤有重要诊断价值。一般认为在服糖后1 h呈早期低血糖症，或2～3 h出现低血糖并一直呈低平曲线时，这是因为胰岛素分泌增多，使血糖迅速被转化和利用。胰岛素瘤或胰岛组织增生时，具有自主性分泌，可能时而多，时而少，甚至暂时停止分泌时，使受抑制的正常β细胞功能尚未恢复，此时可能出现糖尿病曲线，必要时静脉内留置针头，30 min取血标本1次，连续5 h。

5) 胰岛素和胰岛素原测定：除空腹及发作时血糖＜2.2 mmol/L(40 mg/dl)外，可采用下列试验。

A. 空腹发作时血浆胰岛素测定：正常人空腹静脉血浆胰岛素浓度，一般在5～20 mU/L范畴内，很少超过30 mU/L。但本病常有自主性分泌的高胰岛素血症，当患者于清晨空腹12～14 h后约80%者可出现低血糖症并伴相对较高的血浆高胰岛素水平。对既有低血糖症又有高胰岛素血症的患者，血浆C肽测定有助于区分外源性胰岛素引起的人为的医源性低血糖症。95%胰岛素瘤患者C肽水平≥300 pmol/L。然而低血糖症由于磺脲类药物引起者，不能用C肽测定排除。尿中这些药物的检测是必需的。但肥胖症、肢端肥大症、皮质醇增多症、妊娠后期、口服避孕药等可致高胰岛素血症。胰岛β细胞瘤性低血糖时，大多数胰岛素原水平升高，尤其是低血糖患者在测定胰岛素和C肽数据出现不一致时，测定胰岛素原是非常必要的，对鉴别内源性胰岛素和外源性胰岛素所致低血糖症是有诊断价值的。但不能仅仅凭胰岛素原升高，而做出低血糖症的诊断。

B. 胰岛素释放试验：以判断胰岛β细胞功能状态，可采用口服75 g葡萄糖后做糖耐量试验，在每次测血糖水平同时取血测胰岛素水平。本病糖耐量曲线大多属低平，但胰岛素曲线相对较高，如各时点中其中1点高峰超过150 mU/L则有助于胰岛素瘤的诊断。也可采用25 g葡萄糖静脉注射法葡萄糖耐量试验，如曲线示胰岛素水平在各时点中其中1点高峰超过150 mU/L，也支持胰岛素瘤诊断。由于胰岛素瘤分泌胰岛素可以是间歇性的，可疑患者需要定期重新检查。各种疾病患者的糖耐量曲线可显著不同。

C. 术中胰岛素测定：除了空腹测定外，还可在手术中经门静脉取血测定胰岛素。方法为：手术中在输葡萄糖液前用细针穿刺门静脉主干取血，测定血糖和胰岛素水平。如门静脉主干血的胰岛素＞100 μU/ml时，应考虑有胰岛素瘤存在的可能，如胰岛素值＞200 μU/ml，可诊断为胰岛素瘤。此法在诊断上的特异性优于周围静脉血所测定的结果；也可用于判断胰岛素瘤是否已切除完全。

D. 空腹周围静脉血胰岛素浓度与葡萄糖浓度的比值(IRI/G)诊断法：患者禁食15～72 h，再检测周围静脉血胰岛素和葡萄糖水平，并计算胰岛素(IRI)和葡萄糖(G)比值。正常人IRI/G＜0.3；如＞0.3可诊断胰岛素瘤。本方法比单独测定胰岛素或血糖更为准确。

E. 甲磺丁脲(D860)激发试验：甲磺丁脲可刺激胰岛释放胰岛素，产生持续3～5 h的低血糖。①静脉法：早晨空腹抽血测血糖后，静脉注射甲磺丁脲(20～25 mg/kg体重，溶于20 ml生理盐水中)，于注射后5、15、30、45、60 min各测血糖1次，第2、3 h每半小时测血糖1次，观察血糖变化。正常人在用药后0.5 h血糖达最低值，1.5～2 h恢复正常。胰岛素瘤患者注药后5～15 min出现明显低血糖，且2～3 h后低血糖仍不恢复。②口服法：口服甲磺丁脲和碳酸氢钠各2 g，然后每半小时测血糖1次，连续5 h。正常人于服药后1～3 h内血糖达最低值；胰岛素瘤患者可早期出现血糖最低值，且持续3～5 h血糖不回升，血浆胰岛素含量增高。

进行甲磺丁脲试验时应注意以下几点：①对D860不敏感者可出现假阴性；②空腹血糖＜2.78 mmol/L时不宜做此试验；③肝硬化患者可能引起低血糖昏迷。

6) 胰高血糖素试验：静脉注射胰高血糖素1 mg，每30 min测血糖和血浆胰岛素水平。30 min内血糖迅速升高，而胰岛素浓度下降；注射后 1～1.5 h 血糖降至正常，2 h 后出现低血糖，而胰岛素含量升高。如果血糖＜2.5 mmol/L，胰岛素＞100 μU/ml，即可明确诊断。正常人无低血糖表现。本试验阳性率达 80%，且较甲磺丁脲法安全，准确性更大。

7）胰岛素原与胰岛素比值测定：正常人胰岛素原与胰岛素的比值不超过 25%，而胰岛素瘤患者的比值增高，有恶性变时更加显著。

8）其他试验：L-亮氨酸试验、钙剂激发试验、血清 C 肽测定等都对胰岛素瘤的诊断有帮助，并有助于排除其他低血糖的原因。

（2）定位检查

1）B 超检查：安全，但定位不到 50%，在手术探查时可采用术中超声检查有助进一步诊断。开腹术中用超声探针直接对准胰腺能更好地区别肿瘤及正常组织。超声表现：胰岛 β 细胞瘤病变在胰腺边缘或胰腺内，圆形或椭圆形，肿块内呈低回声，边缘清楚。恶性胰岛细胞瘤边界不规则，内部回声不均匀。

2）CT 与 MRI 检查：对于直径≥2 cm 的胰岛素瘤，CT 的检出率可达 60%以上，对于直径＜2 cm 的肿瘤，虽然 CT 的定位能力比 B 超略强，但其敏感性仍只有 7%～25%；用 CT 检查胰岛素瘤时必须增强扫描，而且尽可能采用增强后的动态扫描。虽然 CT 的检出率并不高，但由于属非创伤性检查，而且能同时发现多发病变和肝转移，故是目前胰岛素瘤手术前定位最常用的方法之一。MRI 检查对胰岛素瘤的定位能力尚不如 CT 检查，其敏感性为 20%～50%；对肝转移的检出率也不及 CT，故一般不用 MRI 做术前定位检查。CT 检查表现：①平扫胰腺内等密度肿块，多较小，可包括埋在胰腺内或局部突出于胰腺表面；②由于功能性胰岛细胞瘤无论良、恶性均为多血管性、富血供肿瘤，所以增强扫描早期（肝动脉期）肿块显著强化呈高密度结节，高于周围正常胰腺；③非功能性肿瘤通常较大，密度均匀或不均匀，多发于胰体、尾部，约 20%出现瘤体内钙化，增强后可有强化，密度稍高于正常胰腺，中心可出现囊变；④若合并局部淋巴结肿大或邻近器官受累或转移，为恶性肿瘤征象。

3）选择性功能造影：对定位有帮助，但此方法有血管损伤，腹腔血管造影相对缺乏敏感性。①选择性腹腔动脉造影：由于胰岛素瘤含有丰富的血供，通过高选择性腹腔动脉造影（脾动脉或胃十二指肠动脉），能清楚地显示肿瘤的位置，尤其是结合运用数字减影等新技术，可使准确定位率更高。②选择性动脉注射美蓝：由于胰岛细胞肿瘤能选择性地结合美蓝等生物染料，通过动脉或静脉注射美蓝，有助于寻找胰岛素瘤的所在部位。

4）选择性经皮肝静脉取血样与血浆胰岛素测定相结合：通过胰岛素梯度变化对明确胰头、体、尾局部的高胰岛素血症，但有以下几点需引起注意。①必须具有选择静脉导管插入手术的经验。②术后使腹腔内出血、感染、胆汁泄漏的发病率高。③对有些不常见病例，如多发性腺瘤伴增生，用这种方法尚不能确切定位。在脾及门静脉系统取样时，由于该处血流速度快，血样被稀释，造成血浆胰岛素低的阴性结果。④取样前使用抑制胰岛素分泌的药物至少停药 24 h，才能使患者低血糖再发。

5）内镜超声显像技术（endoscopic ultrasonography）：目前，这一技术是手术前最好的显像技术，大约可以确诊 95%的胰腺内胰岛细胞瘤，但它需要相当熟练的操作技术人员。胰腺放射性核素扫描、内镜逆行胰胆管造影、数字减影等技术均有助于此瘤的诊断。

6）其他：最近，用标记 ^{125}I-酪氨酸复合物的 8 肽作为扫描药物，定位胰岛细胞瘤及其转移灶，发现其具有特殊的生长抑素受体。这种方法在术前对肿瘤定位可能有帮助。

（3）鉴别诊断　起病缓慢，少数经长时间方获确诊，如长期误诊可造成永久脑损害。本症常易误诊为癫痫、脑血管意外、癔症、精神分裂症、直立性低血压、脑膜炎、脑炎、脑瘤和糖尿病酸中毒、高渗性昏迷、肝性脑病、垂体功能减退症、阿狄森病（Addison disease）、甲状腺功能减退症、自身免疫性低血糖症、药物性低血糖症、非胰岛素瘤性低血糖症等。

【治疗】本病无有效预防措施，早发现早诊断是本病防治的关键。

（1）一般治疗　早期应用药物和饮食相结合的方法，对减轻部分患者的症状有效：包括进食碳水化合物增加就餐次数和数量，在预期易发时间前口服或静脉注射葡萄糖，尤其是在晚间不限制摄入糖类吸收较慢的食物，如面包、马铃薯、大米等；当低血糖发作时，用快速吸收的糖类，例如水果汁或蔗糖等；病情严重的，难治性低血糖患者，采取持续静脉输入葡萄糖的治疗方法。

（2）手术治疗　外科手术切除是治疗胰岛素瘤唯一有效的方法，凡是诊断明确、全身状况能耐受手术者，恶性肿瘤病灶局限、未发生远处转移者，均应及早手术治疗。因为反复发作的低血糖性昏迷，可

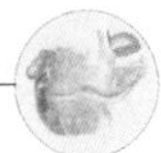

使脑细胞产生不可逆的改变。手术主要目的是切除病灶，手术方式包括肿瘤局部切除，胰体尾切除、胰腺钩突切除以及胰十二指肠切除等。Mayo 对 154 个患者做了手术，85%患者手术成功，病死率为 5.4%，但是对一些未发现明确肿瘤的患者，进行胰体尾盲切成功率明显下降，仅 50%的患者病情缓解，还有部分患者因未发现有原发灶或转移灶，或因为肿瘤太小而暂不手术切除。尽管对手术的反应多种多样，其他因素也可改变葡萄糖水平，但仍然推荐手术治疗为首选治疗方案。

(3) 非手术治疗

非手术治疗可应用于下列情况：①解除低血糖症状；②作为术前准备；③已有转移而不能切除恶性胰岛素瘤患者；④拒绝手术治疗或手术有禁忌证的患者；⑤手术未找到腺瘤或切除腺瘤不彻底，术后仍有症状者。

抑制胰岛 β 细胞分泌的药物：二氮嗪(氯甲苯噻嗪)、氯丙嗪、普拉洛尔(心得安)、苯妥英钠等。①二氮嗪：临床最多用的口服药是二氮嗪(氯甲苯噻嗪)，属于非利尿类的苯噻嗪类药物，该药直接作用于 β 细胞，抑制胰岛素的释放和增加肾上腺素的分泌，能改善高胰岛素血症的症状。对大部分胰岛素瘤患者二氮嗪可以抑制肌肉中磷酸二酯酶的活力。治疗剂量成人每天所需剂量根据其个体反应性而定，范围 100～200 mg/次，1～2 次/d，口服，维持期用量较开始治疗量逐渐减少。儿童剂量为每天每千克体重 12 mg。此药总体安全，常用于特定及待手术患者的术前治疗，也用于不适宜手术及恶性肿瘤转移的患者。②苯妥英钠：苯妥英钠有升高血糖的作用，苯妥英钠中毒时常伴有高血糖、高渗性昏迷。苯妥英钠引起高血糖是由于抑制了胰岛分泌胰岛素，机制尚不明。剂量为 300～600 mg/d，分 3 次口服。临床上，胰岛素瘤低血糖发作易被误诊为癫痫发作，使用苯妥英钠治疗而使部分症状得以缓解，导致诊断更为延误，应引起注意。③生长抑素：对二氮嗪无效病例，可试用长效生长抑素类药物。是胰岛素分泌较强的抑制剂，但半衰期短，不能成为临床有效的药物。长效生长抑素类似物 8 肽，半衰期为 90～120 min，1 d 数次皮下注射，能稳定抑制激素的分泌，可作为胰岛素瘤药物治疗的有效替代物，但是，唯一长期应用此药抑制胰岛素分泌仍然较为困难。可同二氮嗪合用发挥协同治疗作用，或用做因大剂量二氮嗪产生不可缓解不良反应的二线药物。奥曲肽(善得定)：奥曲肽(善得定)是一种具有广泛抑制作用的胃肠肽，能抑制正常胰岛细胞的分泌，也能抑制胰岛素瘤的分泌，其剂量 3 次/d，每次为 50～150 μg 皮下注射，最大剂量为 3 次/d，每次 450 μg。该药短期使用使 40%的胰岛素瘤患者症状减轻。生长抑素可有效抑制胰岛素分泌，但半衰期短，临床应用受限。

新型长效奥曲肽制剂(奥曲肽醋酸盐-LAR)具有较长的半衰期，在发挥生长抑素作用的基础上，单次用药即能保持较长时间(4～5 周)的抑制分泌、维持血糖的作用，效果确实、使用方便，但价格相对昂贵，目前主要用于术前低血糖的预防和维持。

促肾上腺皮质激素或皮质类固醇类药物：对减轻症状有一定的效果，但由于常带来显著的不良反应，不宜常规使用。

钙离子拮抗药：包括维拉帕米(异搏定)和地尔硫䓬(硫氮䓬酮)等。

(4) 化疗药物　恶性胰岛素瘤由于恶性程度低，临床经过相对良性，即使已有转移至肝和局部淋巴结转移的病例，其病程仍长达 5～6 年，故仍可考虑积极治疗。对高龄、体弱者不能手术的恶性胰岛细胞瘤患者，可采用链脲霉素，对 β 细胞有溶解特性。此药可以减少低血糖症发作的频率，使肿瘤变小及患者存活时间延长。然而这种药有显著的毒性，当全身给药时，会产生短暂的恶心、呕吐、肾小球损伤和肝毒性。另外，对恶性胰岛细胞瘤的治疗可试用氟尿嘧啶、普卡霉素(光辉霉素)、多柔比星、干扰素 α 等，但疗效均不十分理想。上述化疗药物对良性胰岛素瘤皆无效。

1) 链佐霉素：是由无色链霉菌培养中分离出来的一种抗肿瘤抗生素，此药通过抑制脱氧核糖核酸(DNA)合成从而抑制肿瘤的生长。对胰腺 β 细胞有选择性损害，对转移性胰岛细胞癌也有较好疗效。剂量为 20～30 mg/kg，静脉注射，1 次/周，连续用 8～10 次，总量为 8～10 g；或每天 20～30 mg/kg 体重，静脉注射连续应用 5 d 为一个疗程，休息 6～8 周后重复。也可直接注入腹腔动脉，5～10 mg/kg，隔天 1 次，连用 5～10 次，有 50%～63%的患者经治疗后肿瘤回缩，胰岛素过高症状消失。但应注意对肝肾、胰的损害，并有恶心呕吐等不良反应。

2) 替加氟(呋喃氟尿嘧啶，喃呋啶)：本药对多数实体瘤有抑制作用，在体内能干扰阻断 DNA、RNA 及蛋白质的生物合成从而产生抗癌作用。口服后经胃肠道吸收，1～3 h 血中浓度达最高峰，持续时间长于静脉给药。口服剂量为 200～400 mg/次，3 次/d。也可由 100 mg 开始，3 次/d，逐渐增加剂量。20～

35 g 为一个疗程。不良反应主要为腹泻、全身无力及轻度恶心、呕吐，皮疹或脱发等；可引起白细胞计数减少，故应定期检查血象对肝肾功能不良者应慎用。

3) 氟尿嘧啶(5-FU)：此药能使核酸产生变异，阻挠核酸的生物合成，从而抑制肿瘤的生长。用量为 500～750 mg，静脉滴注，1 次/d，连用 5 d 后，改为隔天 1 次，再连用 5 次。一疗程量为 5～15 g。不良反应有白细胞计数降低，骨髓抑制。

【预后】单发性肿瘤术后疗效良好，但因长期低血糖所致的精神、神经症状则不易恢复。外科手术治疗胰岛素瘤效果较好，国外文献报道 80%～90%患者术后低血糖症状消失，国内有学者报道为 95%。术后复发的原因可能有切除不彻底、胰岛细胞增生或又发生新的肿瘤，一般复发率较低。手术最常见的并发症是胰瘘，尤其是胰头部肿瘤术后发生率高达 50%。术中引流管的正确放置可减少其发生。手术病死率国外报道为 1%～5%，国内为 4.5%。

23.6.3 促胃液素(胃泌素)瘤

促胃液素瘤(gastrinoma)也称卓-艾综合征(Zollinger-Ellison syndrome，ZES)，临床少见，但在胰腺神经内分泌肿瘤中仅次于胰岛素瘤居第 2 位，由 Zollinger 和 Ellison 于 1955 年首先报道。临床表现主要为大量促胃液素分泌、顽固性多发性上消化道良性溃疡和胰岛非 β 细胞瘤三联征。促胃液素瘤的发病率约为(0.1～15.0)/100 万，高发年龄为 40～50 岁，男女比约为 3∶2。临床约 0.1%的消化性溃疡和 2%～5%的复发性溃疡是由促胃液素瘤引起的。

【临床病理】促胃液素瘤可分为散发性(sporadic gastrinoma，SG)和多发性内分泌肿瘤Ⅰ型(multiple endocrine neoplasia type Ⅰ，MEN-1)相关型两类。SG 更为常见，其临床表现与生物学行为更类似恶性肿瘤。近期 SG 的研究发现 80%以上的肿瘤发生 22qLOH。这些结果表明位于 22q 上的某些基因丢失(如抑癌基因 TIMP3)可能是导致 SG 的机制之一。另有文献报道，1 号染色体杂合缺失(LOH)，且以 lqLOH 为主，与促胃液素瘤进行性生长和肝转移显著相关。当切除原发肿瘤后，检测 lq31～32 和 lq21～25 两个频发区有无 LOH 对于预测肿瘤的良恶性，判断促胃液素瘤的预后可能有重要的临床意义。10%～25%的促胃液素瘤属于 MEN-1，具有以下特点：①有明确家族史，家系中多有 11 号染色体 q13 的变异；②促胃液素瘤常为微小、多发且多分布于十二指肠，手术效果差；③肿瘤生长缓慢，带瘤生存时间长。

促胃液素瘤的病因不明，可能来源于胰腺的 α_1 细胞，还可能由胃窦 G 细胞增生引起。促胃液素是胃酸分泌的主要兴奋性激素，作用于壁细胞引起胃酸分泌增加。同时由于促胃液素的大量分泌，同时壁细胞数量增加，使胃酸分泌持续亢进，导致消化道内溃疡形成。

促胃液素瘤好发于"促胃液素瘤三角"区，该区域是指胆囊管与胆总管的交界点、十二指肠降部外缘和水平部下缘切线的交界点和胰头于胰颈的交界点三点连线所构成的三角形区域，约 90%的病灶位于这个区域内。在少数情况下，其他部位可发现异位的促胃液素瘤，如胃、卵巢、肝脏等。

【临床表现】促胃液素瘤虽多数为恶性，但因瘤体小，发展缓慢，所以肿瘤本身很少引起明显的症状，到疾病的晚期，方出现恶性肿瘤浸润的症状。其临床表现主要为大量促胃液素分泌、顽固性多发性上消化道良性溃疡和胰岛非 β 细胞瘤三联征。

(1) 腹痛　由于消化性溃疡所致，可有消化性溃疡的家族史。溃疡主要在十二指肠球部，10%～20%为多发性溃疡。临床表现为上腹部烧灼样疼痛，且对正规溃疡治疗无效，且容易出现穿孔、出血等溃疡并发症。这是由于促胃液素强烈而持续刺激胃黏膜，使胃酸和胃蛋白酶大量分泌所致。溃疡常呈单个，也可多个，直径一般<1 cm，少数可>2 cm。

(2) 腹泻　30%～70%的患者有不同程度的腹泻，其中约 10%的患者以腹泻为本病的初发症状或唯一症状。促胃液素瘤的腹泻为分泌性，腹泻常呈大量、水样和脂肪泻。每天可 10～30 次。严重者可产生水及电解质紊乱，而出现脱水、低钾血症和代谢性酸中毒等症状。腹泻有以下特点：①腹泻程度轻重不等，以水泻为主。②抑制胃酸可缓解腹泻，如应用抑酸剂或经鼻胃管抽吸胃液。③粪便肉眼无黏液、脓血，镜下无白细胞和红细胞。④停用抑酸剂后可迅速复发。

(3) 多发性内分泌腺瘤病　主要为 MEN-1 型患者。累及内分泌腺的分布依次为甲状旁腺、胰腺、垂体、肾上腺、甲状腺等部位。出现相应的与内分泌腺功能亢进有关的临床表现。

(4) 食管炎　多达 2/3 的患者可有反流性食管炎症状，病理表现为轻度至重度食管炎，可并发食管狭窄和 Barrett 食管。

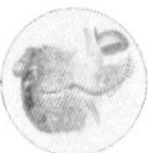

【实验室检查】

(1) 促胃液素测定　诊断促胃液素瘤的最灵敏和具有特异性的检测方法是测定血清促胃液素浓度。促胃液素瘤患者空腹血清促胃液素水平常＞150 pg/ml，平均水平接近1 000 pg/ml。临床上有消化性溃疡症状和高胃酸分泌的患者，空腹血清促胃液素浓度明显增高时(＞1 000 pg/ml)，促胃液素瘤的诊断即可成立。

(2) 激发试验

1) 促胰液素激发试验：是判断促胃液素瘤患者最有价值的刺激试验。静脉注射促胰液素后，超过95%的促胃液素瘤出现阳性反应。本试验的假阳性罕见。

2) 钙剂激发试验：80%的促胃液素瘤患者在输注钙剂后表现促胃液素释放增多，且多数促胃液素瘤患者浓度增加显著(增加量＞400 pg/L)，最高促胃液素浓度通常在注射初始就达到。钙剂激发试验的敏感度和特异性较促胰液素激发试验差。若促胃液素瘤患者对促胰液素激发试验无阳性反应，一般也不会对钙剂激发试验发生反应。

3) 标准餐刺激试验：标准餐包括1片面包、200 ml牛奶、1个煮蛋、50 g奶酪(包括20 g脂肪，30 g蛋白质，25 g碳水化合物)，摄食前15 min、0 min及摄食后每隔1 min分别抽血测定促胃液素值，直至摄食后90 min。上述检查应在开始任何激发试验(如促胰液素激发实验)之前完成。如果高促胃液素血症系由胃酸缺乏或胃酸过少引起，则没有必要做促胃液素瘤的进一步检查。

(3) 嗜铬粒蛋白A(chromogranin A，CgA)测定　CgA诊断MEN－1的特异性和敏感性为100%和59%。即使没有肝转移的促胃液素瘤通常有CgA的升高。

【影像学检查】

(1) B超检查　B超检查是临床上最常采用的检查方法，也是首先考虑的无创检查方法，但阳性率仅在20%～30%。

(2) 增强CT扫描　定位价值较B超检查高，诊断准确率40%～50%。优点是能显示肿瘤与周围器官、尤其是与血管的关系，还能发现肿瘤的转移性病变。

(3) MRI扫描　目前尚无证据表明MRI扫描对促胃液素瘤的定位诊断有较高的敏感性。准确率为20%～26%。优点是能获得冠状切面和矢状切面像，并能确定有无肝转移。T_2加权呈现明显的高信号。

(4) 纤维内镜和超声内镜检查　超声内镜检查能准确显示胰腺，对胰腺内小的腺瘤有高度的敏感性。还能发现上消化道溃疡和黏膜皱襞的变化，以及能直接发现存在于胃、十二指肠内的肿瘤。超声内镜阴性，可基本排除胰腺内的促胃液素瘤。超声内镜检查对于促胃液素瘤的敏感性达46%～100%。

(5) 生长抑素受体核素显像(SRS)　约90%的促胃液素瘤存在生长抑素受体，因此可将核素标记的奥曲肽注入体内，经ECT显像可以发现原发病灶和转移灶，该方法被认为是一种很有前途的敏感的定位方法，有条件的医院可以当作首选检查。具体方法为将^{123}碘或^{111}铟标记的奥曲肽静脉内注射，4 h和24 h行ECT检查获得图像，可检出92%的肝转移瘤，对胰腺内促胃液素瘤的检出率则近于100%。SRS应联合CT或MRI扫描提供明确的肿瘤定位。

【诊断】促胃液素瘤的临床诊断分为定性诊断和定位诊断。换句话说就是首先诊断患者是否患有促胃液素瘤，再诊断促胃液素瘤的患病部位。

中华医学会2008年制订了《促胃液素瘤的定性诊断指南》：①对经正规药物或手术治疗无效后仍反复发生的消化性溃疡、少见部位的消化性溃疡、消化性溃疡伴腹泻、MEN－1患者需考虑促胃液素瘤可能。②血清促胃液素浓度＞1 000 ng/L，胃酸pH＜2。③对血清促胃液素浓度＞200 ng/L，但＜1 000 ng/L者，进行促胰液素或钙离子激发试验。即注入2 μg/kg的促胰液素后30 min内促胃液素水平上升幅度＞200 ng/L；或3 h内静脉滴注54 mg/(kg·h)的葡萄糖酸钙，促胃液素＞395 ng/L，可诊断促胃液素瘤。④建议测定血清钙、甲状旁腺激素(PTH)、促胃液素等激素的水平，以排除MEN－1。通过上述检查确定患者罹患促胃液素瘤后，需进一步行定位诊断。促胃液素瘤的大小与其部位有关，胰腺内的促胃液素瘤直径通常＞1 cm，十二指肠内的促胃液素瘤往往＜1 cm。目前用于定位诊断的辅助检查方法有无创检查和有创检查，大多数影像学方法不能发现直径＜1 cm的促胃液素瘤。一般先选用无创检查，如不能明确定位，再选用有创检查。

【鉴别诊断】

(1) 消化性溃疡　以单个溃疡或胃、十二指肠均有1个溃疡(复合性溃疡)多见，胃或十二指肠多发性溃疡相对少见。

(2) 胃癌　和促胃液素瘤的相似之处是内科治疗效果差以及腹腔内转移，但胃癌很少合并十二指肠溃疡，也无高胃酸和高促胃液素分泌特征，胃镜活检病理组织学检查有鉴别诊断价值。

【并发症】患者可有消化道出血、溃疡病穿孔等并发症；合并有其他内分泌肿瘤的也并不少见。

【治疗】不管促胃液素的水平和肿瘤的大小和数量，消除促胃液素瘤或适当的抑制胃酸分泌，能有效地降低病死率且有利于患者的长期生存。因此无论是药物，还是手术，降低胃酸，控制溃疡，防止并发症及控制肿瘤发展，是促胃液素瘤患者的治疗目标。

（1）内科治疗　适用于术前准备、恶性促胃液素瘤广泛转移或有手术禁忌及恶性促胃液素瘤的化疗。促胃液素瘤患者内科治疗的主要目的是减轻临床症状、抑制胃酸分泌和防止消化性溃疡。所有促胃液素瘤患者都应周期性滴定胃酸浓度以决定制酸药的用量，应达到在下一次给药前将胃酸分泌降至<10 mmol/h 水平。

1）质子泵抑制药质子泵抑制药：奥美拉唑、兰索拉唑、泮托拉唑、雷贝拉唑、埃索美拉唑通过与壁细胞的 H^+，K^+-ATP 酶不可逆结合而有效地抑制胃酸分泌，其效果可持续超过 24 h，很多患者可每天给药一次。

2）H_2 受体拮抗药：H_2 受体拮抗药可缓解症状，减少酸分泌和治愈溃疡。西咪替丁是第 1 个被证明有效的 H_2 受体拮抗药，可治愈 80%～85%的促胃液素瘤患者的溃疡，雷尼替丁和法莫替丁同样有效。H_2 受体拮抗药与抗胆碱能药物联合应用可增加 H_2 受体拮抗药减少胃酸分泌的疗效。

3）奥曲肽：通过直接抑制壁细胞及促胃液素释放而减少胃酸分泌，其长期应用与奥美拉唑相比并无优越性。近来的研究发现，长效奥曲肽能抑制促胃液素的分泌，缓解症状，而且对肿瘤细胞有干扰复制效应，从而使肿瘤体积缩小，抑制肿瘤生长。

4）化疗：适用于转移性恶性促胃液素瘤治疗，目前最佳化疗方案是多柔比星、氟尿嘧啶(5-FU)和链脲霉素。化疗前要求是先行抗酸药物治疗。化疗不能减少胃酸分泌，但对缩小肿瘤体积和减轻肿瘤包块压迫或侵袭所引起的症状有一定效果。目前认为干扰素可使 25%转移性促胃液素瘤患者肿瘤停止生长，但不能缩小肿瘤体积和提高存活率。

5）对症处理：纠正水、电解质平衡紊乱，加强营养，补充维生素。

（2）外科治疗　手术切除促胃液素瘤是最佳治疗方法。治疗目标是通过手术彻底切除肿瘤，消除高促胃液素分泌、高胃酸分泌和消化性溃疡，保护患者免受恶性肿瘤的侵害。手术治愈的标准为：手术切缘阴性、空腹血清促胃液素水平正常、促胰液素刺激实验阴性、CT 及 SRS 等影像学定位检查阴性。手术依据肿瘤的位置不同而采取不同的手术方式。

1）胰腺肿瘤：包膜完整、直径<2 cm 的肿瘤可考虑局部切除术，注意勿伤及主胰管；位置较深、多发、较大的可考虑胰腺部分切除术，胰头或钩突部肿瘤可行胰十二指肠切除术。

2）十二指肠肿瘤：位于十二指肠的促胃液素瘤一般体积较小，大多位于近端十二指肠，且 60%伴有局部淋巴结转移。十二指肠内病灶小而多发，为防遗漏，对无胰内病灶的病例，宜行保留胰头的十二指肠切除术，并清除"促胃液素瘤三角"的淋巴结。

3）胰十二指肠切除术：在无肝转移及其他远处转移的条件下，有下列情况可考虑行胰十二指肠切除术。①胰头部肿瘤位置较深；同时有胰头、十二指肠多发性肿瘤；②十二指肠已侵及浆膜外或壶腹部；③胰头或十二指肠肿瘤，局部淋巴结转移。

4）促胃液素瘤：临床有一些促胃液素瘤的患者，探查不能发现原发肿瘤，仅能发现异常肿大的淋巴结。原发性淋巴结性促胃液素瘤的存在与否是有争议的。文献报道证明原发性淋巴结性促胃液素瘤的存在，但是没有临床、实验室、手术的特点预示这些淋巴结是原发的还是转移的。手术应将促胃液素瘤三角区的淋巴结给予清除。

【预后】多数促胃液素瘤患者预后良好，肿瘤完全切除，即使存在淋巴结转移，10 年生存率也多在 85%以上。肿瘤不能切除或不能完全切除的患者 5 年和 10 年生存率为 43%和 25%。影响促胃液素瘤患者预后的最重要因素是有无肝转移，而不是淋巴结转移。促胃液素瘤的治疗为终身治疗，无论患者的肿瘤是否被切除，也无论肿瘤有无转移，都应定期随诊与复查。

23.6.4　血管活性肠肽瘤

胰腺血管活性肠肽瘤（vasoactive intestinal peptide tumors，VIPoma）是一种较为罕见的胰腺内分泌肿瘤，1958 年，Verner-Mnrrison 首先报道命名为 Verner-Mnrrison 综合征，又称为胰性霍乱(pancreatic cholera)。胰体尾部是病变的主要部位。

血管活性肠肽瘤是胰岛 D_1 细胞的良性或恶性肿瘤，由于 D_1 细胞分泌大量血管活性肠肽(VIP)而引起严重水泻（watery diarrhea）、低钾血症(hypopotassemia)、胃酸缺乏(achlorhydria)或胃酸过

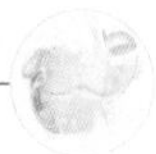

少(hypochlorhydria),故又称为 WDHA 或 WDHH 综合征。

【发病率】 VIPoma 的发病率据国外报道约为 1/1 000 万,发病年龄平均为 49 岁。使用中国生物文献数据库和中国知网,血管活性肠肽瘤为关键词查询 1979 年 1 月～2008 年 10 月,共检出相关文献 44 篇,其中 VIPoma 共检出 28 例。

【临床表现】

(1) 腹泻　本病最突出的症状就是大量的分泌性腹泻,有 70%的患者每天的腹泻量在 3 L 以上,粪便稀薄如水样,外观如茶色,黏液少,无脓血。腹泻是由于胰岛 D_1 细胞分泌大量的血管活性肠肽引起。腹泻常呈突发性、暴发性发作,但在重症患者可呈持续性腹泻。VIPoma 患者在禁食 48～72 h 后,腹泻仍然持续发生,故禁食 72 h 可供与其他原因引起的腹泻进行鉴别。腹泻病程长短不一,2 个月～15 年不等。早期为间断性或突发性,并逐渐加重。晚期肿瘤发生恶变时为持续性腹泻。腹泻频繁而量增加意味着病情的进展。大量水样腹泻可导致严重的电解质紊乱和脱水,甚至引起休克,酸中毒而死亡。

(2) 水、电解质和酸碱平衡紊乱　由于长期持续的严重腹泻,可伴有大量电解质的丢失,患者不同程度地存在脱水、循环血容量下降、低钾血症、低氯血症、代谢性酸中毒等水、电解质和酸碱平衡的紊乱;重症患者甚至可进一步导致心律失常、低钾性肾病或肾衰竭等并发症,乃至死亡。大多数 VIPoma 患者的低血钾严重而持续,且不易纠正,即使大量补钾也很难纠正,只有切除肿瘤才能治愈。

(3) 低胃酸或无胃酸　有 3/4 的患者胃液酸度降低,甚至无胃酸。其发生机制是血管活性肠肽结构和促胰液素、胰高血糖素、肠抑胃肽等相近,使碱性胰液分泌增多,从而抑制胃酸分泌,其中部分患者可导致无胃酸。对患者行胃黏膜活检,发现壁细胞数量正常,进一步表明胃酸减少与壁细胞本身的变化无关。

(4) 低磷血症和高钙血钙　有约 60%的患者会出现低磷血症,50%的患者有高钙血症。出现钙、磷代谢障碍的机制尚未完全阐明,由于在肿瘤切除后高血钙、低血磷都可恢复正常,推测与胰岛肿瘤本身分泌甲状旁腺样激素增多有关。

(5) 葡萄糖耐量降低和高血糖症　约 50%的患者有葡萄糖耐量减低,而出现血糖增高者则略少些,约为 18%。其原因为血管活性肠肽的分子结构与胰高血糖素很相似,因此可能发生胰高血糖素样效应;可能为低血钾对胰岛功能影响的结果。在切除肿瘤之后葡萄糖耐量也可恢复正常。

(6) 其他　约 62%的 VIPome 患者可有腹部痉挛;20%的患者会出现阵发性皮肤潮红,常发生在颜面部或胸部;Bloom 报道 4%的患者发生肾结石,其机制仍不清楚。

本病从症状开始出现到确诊的时间平均需要 3 年(2 个月～4 年),也有报道长达 15 年才最后确诊的。虽然在做出诊断时,恶性 VIPoma 常常已发生转移,但因此致死者并不多见;死亡患者往往是由于严重腹泻引起水、电解质紊乱,最后导致心律失常或肾衰竭。

【诊断】 原因不明及常规治疗无效的水样腹泻应怀疑本病,影像学检查和血浆 VIP 检测可辅助确诊。

(1) 定性诊断

1) 临床症状:对于出现 WDHA 或 WDHH 综合征,即严重水泻、低钾血症、胃酸缺乏或胃酸过少的患者应怀疑 VIPoma 可能。其中,周期性分泌性腹泻是诊断 VIPoma 的要点,成人每天水样泻在 700 ml 以上,持续 3 周;顽固性腹泻经积极治疗效果不佳时,均应考虑本病。

2) 血浆 VIP 检测:血浆 VIP 检测是确诊本病的重要依据。采用放射免疫分析法测定血浆胰血管活性肠肽值是确诊本病的重要依据。VIPoma 患者血浆 VIP 浓度常高于正常值上限的 2 倍以上。但在疾病早期、腹泻间歇期,血浆 VIP 水平可能正常,因为 VIPoma 并不持续分泌 VIP,在腹泻症状明显时测定更有意义。VIP 测定还可用于判断肿瘤切除是否彻底、有无复发、药物治疗是否有效及术后随访观察等。

3) VIP 免疫组织化学染色:由于其他胰腺内分泌肿瘤很少有 VIP 免疫组织化学反应阳性,因此 VIP 免疫组织化学染色阳性有助于 VIPoma 的诊断。至于肿瘤良、恶性的鉴别主要结合其生物学行为,如是否有转移或血管侵犯来进行判断。

4) 其他神经内分泌标记物:如促胃液素、胰多肽、嗜铬粒蛋白 A 等,有助于判断。由于 VIPoma 产生的大量 VIP,可抑制垂体腺苷酸环化酶激活肽 1 受体的生长,在体内测 VPAC1 受体,有助于诊断。

(2) 定位诊断　VIPoma 定位诊断首选超声内镜检查。文献报道,超声内镜检查可检出 80%以上直径＜2 cm 的微小胰腺内分泌肿瘤病灶,是目前最有效的定位方法。增强 CT 扫描能显示有无肿瘤、肿

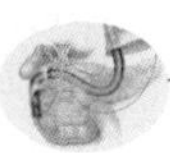

瘤的部位及大小、数量，了解有无邻近脏器及周围淋巴结侵犯、有无转移，并对临床手术指征和随访具有重要价值（图 23－15）。因此，超声内镜检查提示VIPoma，术前建议增强CT检查。MRI对胰内小肿瘤与周围组织有良好分辨率，恶性肿瘤敏感性为85%。近年来认为奥曲肽扫描的生长抑素受体闪烁描记法，是最佳的影像诊断技术。有文献报道，同位素扫描可发现91%的原发灶，75%的转移灶。

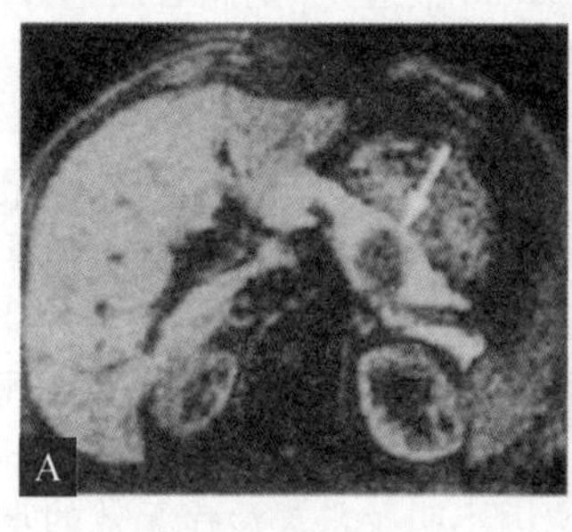
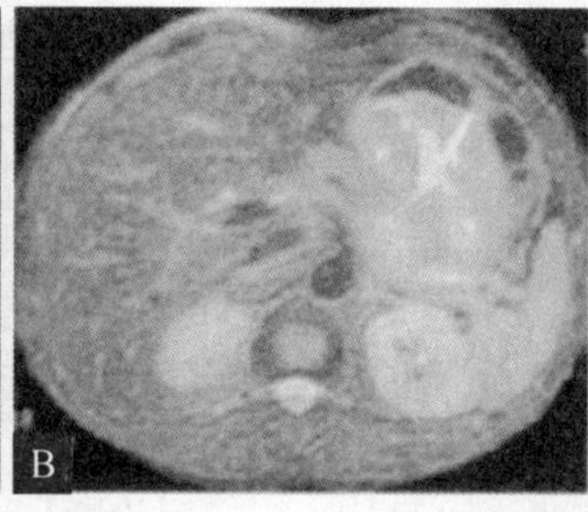
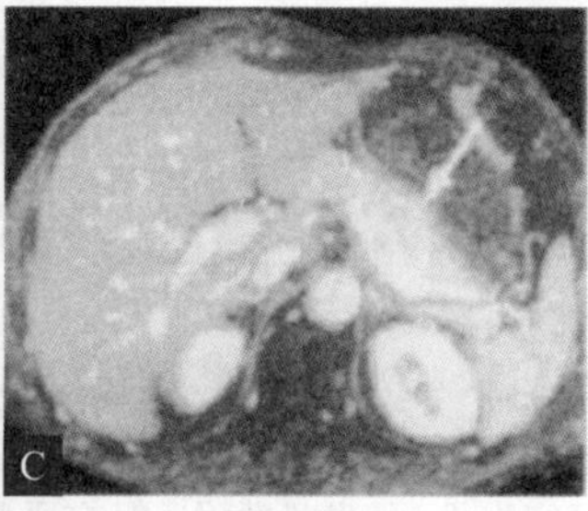

图 23－15　胰体尾血管活性肠肽瘤累及包膜（郝继辉，2013）

A－MRI平扫FE－T1WI示胰体尾类圆形肿块呈低信号改变，境界清楚，边缘光滑　B－MRI平扫FS－T2WI示肿块呈高信号　C－MRI增强门脉期示，瘤体周边薄壁环形增强，增强程度高于胰实质

【鉴别诊断】

（1）*严重水泻应与其他多种原因引起的腹泻进行鉴别*　①感染性腹泻：由细菌感染引起的腹泻比VIPoma患者的分泌性腹泻起病更急，大便镜检或培养可发现致病性细菌，而VIPoma患者的大便中无致病菌。②霍乱或副霍乱：霍乱起病较急，如未经治疗常急剧恶化，粪便培养有霍乱或副霍乱弧菌；而VIPoma患者则病程可长达数月、数年，粪便培养无上述细菌。③渗透性腹泻：这类腹泻可由食物吸收障碍或肠道渗透压负荷过大，如乳糖吸收不良等原因引起，与VIPoma的鉴别可通过禁食试验来进行。在禁食48～72 h后，渗透性腹泻者症状消失，而分泌性腹泻则持续存在。④其他功能性内分泌肿瘤：也可有腹泻，但都有各自独特的临床表现可予以鉴别。

（2）*VIPoma与促胃液素瘤的鉴别*　促胃液素瘤患者的胃酸增高、溃疡素质、粪便中含钾量少等，可与VIPoma区别；而且促胃液素瘤患者经胃肠减压后常常能消除腹泻，而VIPoma患者虽经胃肠减压，腹泻仍无变化。

（3）*VIPoma与生长抑素瘤（somatostatinoma）的鉴别*　后者腹泻的主要是脂肪痢，与前者的水样腹泻明显不同。

（4）*VIPoma与类癌（carcinoid）的鉴别*　类癌患者也有腹泻、皮肤潮红等症状，但其血液中5－羟色胺、缓激肽水平升高，尿中5－羟吲哚乙酸（5－HIAA）含量增加，可供与VIPoma患者鉴别。

【治疗】

（1）*手术治疗*　VIPoma患者围手术期的处理很重要，必须对术前、术后水及电解质紊乱（尤其是低血钾）、营养不良、代谢性酸中毒、糖尿病、高血钙、低血镁、感染等进行监测与纠正，并做好心、肺、肾功能的保护。术前、术中的影像学诊断对于定位肿瘤是重要的辅助手段。术后胃液量增加，胃酸分泌增加，应抑酸并留置胃肠减压。

手术切除肿瘤是治疗本病的首选方法，具体术式选择遵循以下原则。

1）肿瘤较小且为单个者，采用肿瘤剜出术或胰腺部分切除术。如肿瘤位于胰尾部可将胰尾切除，或行体尾部切除术，多可治愈。位于胰头和钩突部的巨大肿瘤（直径>5 cm）或胰头多发肿瘤，可行保留十二指肠的胰头切除、保留幽门的胰十二指肠切除或经典胰十二指肠切除术。即使术前定位明确，也需进行全胰探查。建议辅以术中B超检查，避免遗漏可能存在的多发小病灶，并明确肿瘤与周边血管和胰管的关系；还可对可疑部分进行细针穿刺活组织检查，以帮助明确诊断。

2）术中应仔细探查肾上腺和自膈肌至膀胱的交感神经分布区，了解是否存在神经节细胞瘤。神经节细胞瘤的手术效果较好。由于有10%的VIPoma位于胰腺外，如术中未能找到肿瘤，应仔细探查肠系膜根部及后腹膜等隐匿部位。

3）对转移性肿瘤应争取行根治性切除术，但即使行肿瘤减容手术，也能缓解本病的临床症状。

（2）*药物治疗*　手术前稳定病情、纠正代谢紊乱，对没有手术指征的晚期患者都很重要。要大量补液，纠正脱水、电解质紊乱和酸碱平衡失调。口服

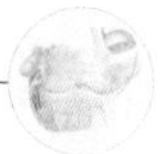

葡萄糖和电解质溶液较静脉输液更佳,因为前者可以促进空肠吸收水和电解质,减少粪便中体液的丢失。腹泻。奥曲肽对于术前电解质的调节起促进作用,联合奥曲肽、化疗、外科治疗对于治疗肿瘤包括转移性疾病都很有帮助。但生长抑素类似物随着应用时间延长,疗效下降,用药量增加,且不能控制恶性肿瘤的发展。一旦停用,又会出现严重腹泻、水样便症状。故生长抑素类似物主要适用于术前准备控制症状或肿瘤未能切除的患者以改善症状。

(3) *化学疗法* 化疗对转移性肿瘤的治疗是有效的,还可能控制对药物治疗未能奏效的患者的症状。应用链脲霉素(streptozocin)静脉推注,每周1次,可连用8~10次;也可直接注入腹腔动脉。据报道其有效率为50%,并且还能使肿瘤缩小。如果加用5-FU,可增强链脲霉素的疗效。腹腔动脉内注药法具有减小剂量、增强疗效、减轻肾毒性反应等多方面作用。另有文献报道,血管紧张素对VIPoma有一定治疗作用。

总之,VIPoma最佳治疗应由内分泌学专家、外科专家、病理学专家、介入专家、影像学专家等多学科专家组成的团队共同完成。有条件的医疗中心应建立以患者为中心、以多学科专家组为依托的多药物治疗(MDT)模式。

【预后】 Soga(1988)统计241例成人血管活性肠肽瘤,其中胰腺血管活性肠肽瘤89例,5年平均生存率为68.5%,有转移者为59.6%,无转移者为94.4%。Johnston(2008)报道1例VIPoma患者已存活25年,后因肝转移而行肝移植,现已存活9年,取得了良好的疗效。

23.6.5 胰高血糖素瘤

胰高血糖素瘤(glucagonoma)是起源于胰岛A(α_2)细胞的内分泌肿瘤,是一种非常罕见的胰腺内分泌肿瘤(pancreatic endocrine tumors, PETs)。1942年,皮肤科医生Becker第1次对本病做了描述:胰腺恶性肿瘤伴有皮肤坏死性红斑、口舌炎、糖尿病、贫血、体重下降、重度抑郁及静脉血栓等特殊症状。Zhdanov于1956报道1例合并有恶性胰岛细胞瘤的病例,并用组织化学方法证明这种肿瘤含有A(α_2)细胞。1966年,Mc Gavran明确提出这种患者的胰岛细胞瘤中含有大量胰高血糖素,并且血浆中胰高血糖素水平也有升高。1973年,Wilkinson对本病特征性皮肤病变命名为坏死溶解性移行性红斑(necrolytic migratory erythema, NME),已成为本病皮肤病变的特异性名称。

胰高血糖素瘤发病率极低,年发病率为(0.01~0.1)/100万,国外报道男女比例为1∶(2~3),平均年龄52岁(19~73岁)。相对于其他胰腺内分泌肿瘤而言,胰高血糖素瘤体积往往较大,临床发现时直径多超过4 cm(0.4~35 cm),90%为单发,几乎全部发生在胰腺,偶有发生在十二指肠的病例报道,其中50%~80%发生在胰体尾部,50%~80%为恶性,50%~60%的患者就诊时已有转移。该病诊断比较困难,往往以皮肤病变而就诊。早期手术切除肿瘤后,皮肤损害和糖尿病可迅速消失。

【病理和发病机制】 胰高血糖素由胰岛A(α_2)细胞分泌,是由16种氨基酸组成的单链多肽,相对分子质量为3 485。胰高血糖素在α_2细胞内核蛋白体上合成,自高尔基器接受包膜围绕形成α_2颗粒。胰高血糖素主要包含巨胰高血糖素、大分子胰高血糖素、真性胰高血糖素及低分子胰高血糖素4种相对分子质量不同的成分。正常人血浆中胰高血糖素基础水平为50~100 pg/ml。在胰高血糖素瘤患者中,血浆胰高血糖素基础水平常有明显升高,往往在1 000 pg/ml以上。在大多数患者中这种血浆胰高血糖素水平的升高来自于真性胰高血糖素,有时大相对分子质量的前胰高血糖素(9 000)也有增高。

胰高血糖素瘤在光镜下细胞呈多角形或柱状,大小不一,核分裂极少见;瘤细胞呈巢状或网状结构排列,有的地方呈菊形团样或腺泡状,细胞间有纤维组织,恶性组织含有丰富的血管。电镜下有α_2细胞的特点,带有圆形致密的分泌颗粒,但也有其他细胞含有不同的颗粒存在。用间接荧光免疫法可证实瘤细胞内含有胰高血糖素。对高血糖素抗体免疫荧光反应阳性可予确诊。皮肤病变镜下最明显的组织学改变为表皮生发层的上层呈坏死溶解,并导致大疱性破裂,在表皮层的血管周围有轻度淋巴细胞浸润。在经久形成的病变中,呈非特异性皮炎样改变,有不规则的棘皮症伴有海绵层水肿,梭状角质细胞伴核固缩,无皮肤棘层松解,免疫荧光检查阴性。

胰高血糖素瘤的病理生理基础在于过多胰高血糖素的分解代谢作用:胰高血糖素可以激活肝脏磷酸化酶,促进肝糖原分解成葡萄糖,并促进糖原异生,抑制糖酵解和脂肪生成。肝糖原的异生作用及肝糖原分解作用致血糖升高,糖耐量降低。糖异生的增强使血氨基酸水平明显下降,影响蛋白质代谢,脂肪合成减少且分解增加,这些因素构成了胰高血糖素瘤的病理生理基础。皮炎的发生类似于长期注射外源性胰高血糖后的皮肤改变，此形成与过多胰高血糖素的分解代谢亢进后的低氨基酸血症有关，也为皮炎促发因素。此外，口炎、唇炎、舌炎及贫血等也与低氨基酸血症相关，故应用多种氨基酸液注射后常可使皮炎、唇炎、口唇炎等症状获得缓解。

【临床表现】本病早期较难发现，多因其他疾病或体征到医院检查时偶然发现胰腺肿瘤。典型的临床表现是皮肤坏死性移行性红斑和糖尿病。

(1) 表皮坏死性移行性红斑(necrotic migratory erythema，NME)　大多数病例均有此皮损表现(国内外报道发生率为67%～90%)。因此，许多患者长期在皮肤科就诊，容易误诊。①好发部位：面部、腹部、腹股沟、下肢、下腹部等皮肤皱褶易摩擦部位和口角等处；②开始主要为区域性红斑，也可为脱屑性红色丘疹及斑疹，常呈环形或弧形，可为大疱、糜烂结痂，由于易被细菌及酵母菌所感染，出现坏死溶解性大疱状斑疹。病变自出现至愈合需1～2周。③皮损范围不断向外扩展，新、老皮疹交替出现，临床上可看到同一病例的皮肤病变可呈红斑、大疱、结痂、色素沉着、正常等并存的情况。④皮肤病变不易治愈，微小创伤或医用黏膏接触皮肤后即可引起皮肤病变。⑤皮损活检的特点是表皮坏死溶解，而表皮下层和真皮层正常。胰高血糖素瘤的皮肤病变发生机制，可能是由于胰高血糖素分泌增加，造成低氨基酸血症或因锌缺乏所致。也有人认为是胰高血糖素或肿瘤分泌的某些物质对皮肤的直接作用，因肿瘤切除后皮肤病变可完全消失。

(2) 糖尿病表现　国外文献报道75%～95%的患者都有糖尿病症状，为非胰岛素依赖型，症状多较轻，往往经饮食节制或口服药物即可得到控制；偶尔病情较重，需要大剂量胰岛素注射才能控制。从未见这种患者发生酮症酸中毒的报道，很可能是由于绝大多数患者同时伴有血浆胰岛素升高，因而抵消了高血糖素的作用。此外，增多的胰高血糖素导致D细胞分泌内源性生长抑素激素增加，起到抑制肿瘤细胞分泌胰高糖素的作用，从而降低血糖。

(3) 深静脉血栓　30%的患者出现无凝血异常的深静脉血栓，这在胰腺内分泌肿瘤中是较独特的临床表现。

(4) 贫血　大多数胰高血糖素瘤患者会出现贫血症状，一般为正红细胞和正血红蛋白型贫血。骨穿检查一般无红细胞生成异常。原因主要与长期的低氨基酸血症、高分解代谢、消耗、营养不良等相关，其血清铁、维生素B_{12}、叶酸水平正常，补充铁剂和维生素B_{12}不能纠正其贫血。

(5) 口舌炎　口舌炎也是该病较常见的临床症状。表现为口角溃烂、舌质绛红、开裂如牛肉，经久不愈，影响进食，进而也导致营养不良和消瘦。

(6) 体重减轻　主要是由于氨基酸的分解代谢增加导致负氮平衡，加之恶性病变的消耗，导致患者消瘦，甚至有部分患者出现肌萎缩。

(7) 其他　少数患者有精神神经病史，如抑郁、痴呆、视神经萎缩、眼球震颤、共济失调、反射异常等。产生神经系统症状是由于广泛中枢神经系统功能不全所致，与大量胰高血糖素作用于中枢神经系统有关。外阴阴道炎发生率为12%，约15%患者发生腹泻。

【诊断】

(1) 临床表现　“4D”综合征，即diabetes(糖尿病)、dermatitis(皮炎)、deep venous thrombosis(深静脉血栓)、depression(抑郁症)，结合其他临床症状，包括口舌炎、贫血、消瘦等，应想到胰高血糖素瘤的可能。特别是坏死性移行性红斑的患者，需对其特点有足够的认识，及时进行皮损活检，否则易误诊为其他皮肤病。

(2) 实验室检查

1) 血清胰高血糖素的测定：基础测定胰高血糖素多显著增高，可超过1 000 pg/ml，为正常值5～10倍，正常值为150～200 pg/ml，文献记录胰高血糖素瘤患者血浆胰高血糖素可达380～9 600 pg/ml，口服或静脉注入葡萄糖往往不能抑制高血糖素的分泌。饥饿、胰腺炎、肝肾功能不全或衰竭、库欣综合征、急性应激、低血糖症、糖尿病酮症酸中毒、菌血症及家族性高胰高血糖素血症均可使血清胰高血糖素水平升到500 pg/ml以上，应注意鉴别。

2) 其他实验室检查：空腹血糖、糖耐量试验、血浆白蛋白水平、血浆氨基酸谱分析等均有助于胰高血糖素瘤的定性诊断。糖原性氨基酸浓度低于正常的25%即有诊断意义。

(3) 皮疹部位活检　组织学符合前述坏死性移行性红斑的改变，对诊断该疾病有帮助。

(4) 肿瘤定位　B超和CT检查是定位诊断的首选方法。CT检查约能发现86%的胰高血糖素瘤。超声内镜检查也可作为肿瘤定位的诊断方法，敏感性和特异性均较高。

【治疗】

(1) 手术切除　手术仍然是胰高血糖素瘤唯一可能根治的办法。确定诊断后，应及时采用手术治

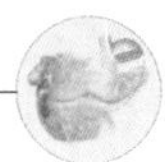

疗,有怀疑者也应手术探查。但由于该疾病发现时已多有转移,手术切除率低。手术方式有胰体尾切除术、胰腺部分切除术、胰十二指肠切除术等。对于合并肝转移的病例,争取一期切除,如此至少可以减少胰高血糖素的分泌,达到减轻症状的目的。

(2) *化学疗法* 对已有转移的病例无法切除者或已切除原发病灶者,术后可试用化学疗法:链脲霉素、氮烯咪胺、多柔比星、5-FU等可能有一定疗效,但应用较少,尚难总结。

(3) *生长抑素* 奥曲肽能使67%的患者皮疹好转,75%的患者血胰高血糖素水平下降,但随时间延长它的疗效逐渐下降,用药量逐渐增加,不良反应也增加。

(4) *皮肤损害的治疗* 对本病早期尚未表现出特异性皮肤病,或尚未弄清诊断之前,可口服肾上腺皮质激素、土霉素、双碘喹林或硫唑嘌呤等药物,缓解皮肤病变症状。近年来,使用锌剂及肾上腺皮质激素外用也有缓解皮肤病变症状,但对其他症状无效。

(5) *营养支持* 静脉补锌、氨基酸和必需脂肪酸常能改善症状,减轻皮疹,改善营养状况,纠正贫血,但对肿瘤本身无效。

【预后】胰高血糖素瘤大多为恶性,易误诊,临床发现时多为晚期且伴有肝转移或广泛转移,患者营养不良、消瘦、贫血。但由于肿瘤生长缓慢,且有研究表明,许多恶性肿瘤患者的死亡与肿瘤本身无关。因此,经过积极手术治疗、生长抑素类药物治疗,仍有可能获得较高的缓解率和长期生存率,文献报道其5年生存率可达50%~60%。

23.6.6 生长抑素瘤

生长抑素瘤(somatostatinoma)是一种十分罕见的胰腺内分泌肿瘤,可以发生在胰腺或胰腺外,后者主要是指十二指肠和Vater壶腹部。生长抑素瘤来源于胰岛D细胞的肿瘤,由于肿瘤释放大量的生长抑素(somatostatin, SS),引起脂肪痢、糖尿病、胃酸过少和胆石症等综合病症,又称为生长抑素瘤综合征。

生长抑素瘤是最罕见的功能性内分泌肿瘤之一,首先由Larsson在1977年报道。据Prison统计,截至1987年全世界共报道生长抑素瘤31例,其中16例位于胰腺,其余15例则位于十二指肠、空肠和胆道系统。

据Mozell等截至1990年文献近50例生长抑素瘤的报道统计,68%发生于胰腺,胰腺外肿瘤部位包括:十二指肠19%,壶腹部3%,小肠3%,其他7%。国内关于生长抑素瘤的报道尚不超过5例。

【病理及病理生理】

(1) *病理生理* 生长抑素瘤的瘤体一般较大,为1.5~10 cm,平均5 cm。有90%的肿瘤呈单个孤立性分布。大多数生长抑素瘤为恶性肿瘤,其中3/4的患者在诊断时已有转移,常见的转移部位有肝脏、胰腺周围淋巴结和骨髓等。生长抑素瘤可以释放大量的生长抑素。

生长抑素存在于下丘脑、胰腺D细胞、胃、十二指肠和小肠等组织器官中,是一种包含14个氨基酸的多肽,能广泛抑制各种肽类物质的释放,不仅能抑制内分泌和外分泌,而且还抑制肠蠕动和胆囊收缩,故又称其为抑制激素,可引起机体广泛的病理生理变化。

1) 中枢神经系统:抑制脑垂体释放的各种促激素,如:生长激素、促甲状腺素、促肾上腺皮质激素和泌乳素等。

2) 胃肠道:直接抑制胃酸分泌、胃排空、十二指肠运动、胆道和胆囊运动、胰腺外分泌功能及葡萄糖、氨基酸和三酰甘油等的吸收。生长抑素对胃肠道局部具有旁分泌效应,对由肽类精细调控的消化和代谢过程起负反馈调节作用。

3) 内分泌系统:明显抑制胰腺的内分泌激素的释放。比如,胰岛素、胰高血糖素、促胃液素、胃动素、促胰液素、缩胆囊素、胰多肽和血管活性肠肽等。无论是正常组织还是肿瘤组织,生长抑素都能通过特异的或受体的作用,抑制上述肽类激素的释放。

(2) *病理改变* 应用普通染色在光学显微镜下检查,难以分辨细胞的类型和性质,故不能确定诊断;应用电子显微镜技术检查,可见分化良好、含有D细胞颗粒的胰岛细胞;应用免疫荧光技术检查,对生长抑素具有阳性反应。后两者为诊断本病的主要病理学依据。

【临床表现】

(1) *糖尿病* 由于大量生长抑素抑制了胰岛素的释放或者由于胰腺被肿瘤组织替代,致使胰岛素的合成和分泌大大减少,进而导致大多数患者发生糖尿病或糖耐量减低,其严重程度可从血糖轻微升高到显著的酮症酸中毒。但是,另有约10%的患者出现低血糖症状,其机制目前尚不清楚。推测是由于肿瘤抑制了胰高血糖素、生长激素等正常自身调节机制,或者损害了糖的吸收功能。

(2) 食欲缺乏　由于生长抑素抑制了促胃液素的分泌以及胃的泌酸功能，使几乎所有患者都导致胃酸过少，部分患者甚至出现无胃酸症。患者表现为消化不良症状和进食后上腹部饱胀。

(3) 胆石症　由于生长抑素抑制了胆囊收缩素的释放，抑制了胆道和胆囊的运动功能。此外，生长抑素瘤的患者多合并脂类代谢障碍，故而导致有26%～65%的患者发生胆石症，其中约16%的患者伴有皮肤和巩膜黄疸。

(4) 腹痛　腹痛的发生率约为35%，其发生机制有：①营养吸收障碍；②胃肠道蠕动迟缓；③肿瘤压迫或继发感染。

(5) 腹泻　本病有26%的患者有腹泻表现，主要是由于对糖、脂肪和氨基酸的吸收障碍导致粪便中的渗透压增高；有些患者是因为存在脂肪泻。

总之，生长抑素瘤的临床表现十分复杂，呈现多样性改变，而且这些症状在其他许多疾病过程中都是很常见的。有人把同时有糖尿病、胆石症和脂肪泻称为生长抑素瘤的"三联症"。

【诊断】由于本病临床表现的复杂多样性，使诊断十分困难，尤其是很难做到早期诊断。如果患者同时存在糖尿病、胆石症、脂肪泻这三联症表现，以及消化不良、胃酸过少、体重下降、腹痛或腹部肿块等症状，应想到有患生长抑素瘤的可能性。再结合实验室检查、胃肠钡餐、十二指肠低张造影检查、B超、CT、MRI检查、选择性腹腔动脉造影等定位检查来确定肿瘤的位置。

(1) 实验室检查

1) 胃液分析：胃酸过少，甚至无胃酸。

2) 血糖：升高，或葡萄糖耐量试验下降。

3) 基础血浆生长抑素测定：为诊断本病的主要依据，在清晨空腹状态下，正常人的生长抑素水平＜100 pg/ml，生长抑素瘤患者为0.16～107 ng/ml，平均15.5 ng/ml。

4) 激发试验：对于血浆生长抑素水平不升高的患者，可通过激发试验来进一步明确诊断。①甲苯磺酰丁脲(D860)激发试验：静脉注射甲苯磺酰丁脲后，有肿瘤存在者可因刺激生长抑素的释放，使血浆生长抑素水平明显升高。②钙-五肽促胃液素试验(calcium-pentagastrine test)：本病患者在静脉注射钙(葡萄糖酸钙)和五肽促胃液素后3 min，血浆中生长抑素水平可增加2倍，10 min后逐渐恢复正常；无论胰腺或胰外生长抑素瘤患者，伴有肝脏转移者，其血浆生长抑素水平也显著增高。

(2) 定位诊断

1) 胃肠钡餐或十二指肠低张造影检查：对位于十二指肠降段或胰头部肿瘤，可见充盈缺损、十二指肠环变大、压迹等改变，但对胰腺体、尾部肿瘤无帮助。

2) B超、CT或MRI检查：由于本病瘤体通常较大，常可发现胰腺原发肿瘤及肝脏转移性肿瘤，定位诊断率高。

3) 选择性腹腔动脉造影：能显示胰腺多血供性肿瘤及其肝脏转移灶，对本病的定位诊断意义与B超、CT和MRI检查相仿，诊断率＞85%。

4) ERCP：对于胰腺占位性病变，ERCP可以显示胰管的结构改变。但这些检查都只能确定肿瘤的存在，而不能做出定性诊断。

【治疗】

(1) 外科治疗　外科手术仍然是治疗该疾病的首选方法。由于许多患者在做出诊断时已经出现转移，故手术切除率较低。胰腺切除是主要的手术方式。

1) 对于胰腺体、尾部的肿瘤，可行胰腺体尾部切除术。

2) 对位于胰头部的肿瘤，应行胰腺次全切除术或胰十二指肠切除术。

3) 对于已无法行根治性切除的巨大肿瘤或肝脏转移性肿瘤，行减容术也可达到减轻症状，延长生命的目的。

4) 对难以手术切除的病例，Coppa(2001)建议若符合下列条件可行肝移植术：①年龄＜50岁；②组织学明确为神经内分泌肿瘤；③转移灶体积≤50%的肝脏总体积；④除肝脏外其他脏器无转移；⑤术前病情稳定。

(2) 内科治疗　对于肿瘤晚期无手术条件者可采用内科综合的治疗措施。但是，由于病例数过少。对具体化疗措施及其效果的评价受到一定的影响。对不能切除的肝脏多灶转移可行肝动脉碘油栓塞术，链脲霉素对播散的生长抑素瘤有效，氟尿嘧啶、多柔比星(阿霉素)联合链脲霉素对某些病例有效。Angeletti对3例表达生长抑素受体的患者应用奥曲肽0.5 mg/d皮下注射后，血浆生长抑素浓度明显下降，其中2例患者的糖尿病和腹泻症状改善。Saifuddiu等报道干扰素治疗有效。

【预后】目前尚无确切的组织学预后标准，然而即便存在肿瘤转移，经积极治疗仍可长期存活。Rosenau(2002)报道57例因肝转移行多途径治疗的

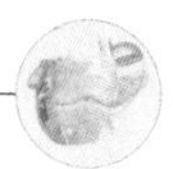

患者,5年和10年生存率分别为64%和28%;而肝移植治疗组19例,5年和10年生存率分别为80%和50%。远高于非肝移植组。Lang(1997)发现神经内分泌肿瘤肝转移灶不到肝脏体积40%～50%的患者,肝移植后随访无肿瘤复发,认为肝移植对转移多灶肿瘤负荷相对低的患者来说是一种根治性疗法。

23.6.7 无功能性胰岛细胞瘤

无功能性胰岛细胞瘤(non-functioning islet cell tumor, NFICT)是指具有胰岛细胞组织学特征而无特异性内分泌激素过多所致临床综合征的肿瘤,属于无特征性内分泌表现的胰岛细胞肿瘤,其发病率低于胰岛素瘤,位居胰岛细胞瘤中的第2位,占胰岛细胞瘤的15%～52%,其中44%～67%为恶性。50%～75%的NFICT能分泌胰多肽,还有一些分泌促胃液素、血管活性肠肽和胰高糖素等激素,但由于分泌激素的量过少或为无活性的激素前体,或激素虽能合成但无法释放入血,或分泌的为几种相互拮抗的激素,所以不具生物学效应。目前认为NFICT引起的胰腺内分泌激素升高不超过正常值的2倍,且不包括多内分泌腺病Ⅰ型(MEN Ⅰ)和von Hippel Lindan病。

【流行病学】 NFICT的发病率为1/20万,临床罕见,在所有胰腺肿瘤中的发生率为1%～2%。NFICT多见于40～50岁人群,平均发病年龄女性32岁,男性50岁,女性发病明显多于男性,国内报道男女性别比约为1∶3。

【病因及临床特点】 本病发病原因不详,可能与患者的内分泌系统失调有一定的关系。NFICT具有以下临床病理特点:①大部分的肿瘤包膜完整,容易剥离;②肿瘤大多为外突型,良性不会侵袭静脉及胰管;③肿瘤组织血管较多,但血管易分离与结扎,对出血可以良好控制;④恶性肿瘤常侵犯神经、血管及包膜;⑤治疗方案主要以手术治疗为主;⑥预后相对较好,恶性者术后生存率也相对较高。

【病理】 NFICT瘤体通常很大,甚至直径>10 cm。肿瘤多数位于胰头,部分位于胰体尾,少部分患者的肿瘤累及全部胰岛。镜下检查可见细胞丰富,呈单行排列,椭圆形或多角形,形态较为一致,细胞核圆形,常偏于细胞一侧,核仁较淡,有时可见到颗粒性胞质。免疫组织化学染色或透射电镜观察穿刺细胞中无神经分泌颗粒也有助于诊断。无功能性胰岛细胞瘤表现为囊性肿瘤者,其囊液淀粉酶、CEA、CA19-9、CA125均正常。恶性肿瘤占所有肿瘤的一半左右,病理检查中通常表现为侵犯周围组织,淋巴结或肝内有转移等。

【临床表现】 NFICT一般无临床症状,后期可因肿瘤生长和胰周浸润及远处转移引起如腹痛、消瘦、黄疸等症状。腹部肿块是本病最主要的症状。若肿块发生于胰头或胰颈部,压迫十二指肠、胆总管或主胰管时,可出现腹部隐痛不适、饱胀、梗阻性黄疸或类似胰腺炎表现;压迫门静脉、脾静脉,可出现脾大及门脉高压表现;压迫腹腔神经丛则有可能出现背部疼痛。

NFICT通常不表现为内分泌紊乱综合征,但并非其无分泌功能,而是同以下因素有关:①分泌的物质不引起明显的临床表现,如分泌的胰多肽;②分泌的激素过少,不会引起明显的临床表现;③分泌多种功能相拮抗的激素;④肿瘤细胞功能缺陷,只能合成但不能释放;⑤肿瘤细胞只能合成激素而不能进行进一步的加工修饰。

【影像学检查】 由于NFICT的临床表现十分隐匿且不典型,目前该病的诊断主要依靠影像学检查,B超、CT及MRI联合检查不但可以显示原发肿瘤灶,还可以显示胰周肿大的淋巴结和转移灶,为NFICT良、恶性的鉴别提供依据。在肿瘤的定位及定性诊断中均发挥了重要作用。

(1) *超声检查* B超检查对NFICT定位诊断的准确率为50%～100%,常表现为上腹部圆形或椭圆形低回声团块,位于胰腺边缘或胰腺内,边缘清楚,内部回声均匀。恶性胰岛细胞瘤则边界不规则,内部回声不均匀。如肿瘤较大合并坏死、出血和液化,可呈不均质回声和有分隔的液性暗区。肿瘤巨大压迫胰腺使其失去正常解剖位置和结构时,B超检查定位困难,常误诊为肝、胃和腹膜后等临近脏器肿瘤。饮水800～1 000 ml后使胃充盈形成透声窗,结合体位变化或使用内镜超声可改善胰腺显像质量,提高定位诊断率。

(2) *CT检查* CT检查定位准确率为70%～81%,随着多排螺旋CT和三维CT重建技术的应用,结合B超检查可进一步提高定位诊断准确率。两者除可发现原发灶,还能显示胰周肿大淋巴结和肝脏转移灶,为明确肿瘤的良恶性提供依据。无功能性肿瘤通常较大,密度均匀或不均匀,多发于胰体、尾部,约22%出现瘤体内钙化。NFICT血供丰富,和周围正常胰腺组织相比,增强CT扫描时动脉期和静脉期均呈高密度影,伴囊性变时,强化常延迟至静脉期或门静脉期。巨大肿瘤增强后,表现为肿瘤边缘环状强化和中央轻度不规则强化。

(3) 血管造影　间歇性脾门静脉造影可了解脾静脉及门静脉受压及侵犯情况，对手术治疗有重要的指导意义。由于NFICT是多血管肿瘤，选择性腹腔动脉和(或)肠系膜上动脉造影对本病诊断有重要价值。其典型表现是肿瘤区浓染，为实质期肿瘤密度持续增高，并可见边缘清楚的肿瘤染色，周围血管受压移位，尤以脾静脉受压闭塞多见，部分病例还可显示肿瘤营养血管，可根据血供来源了解肿瘤的发生部位。肿瘤囊性变时还可见无血管区，但无胰血管浸润。因此，对定位和定性诊断均有帮助。但数字减影血管造影(DSA)为有创检查，临床上一般不作为诊断的首选方法。

(4) 其他检查　NFICT在MRI的T1加权下为低信号，T2加权下为高信号。ERCP可显示胰管的扭曲、移位、受压部位的狭窄和远端扩张，但功能性非胰岛细胞肿瘤(NIT)的胰管壁形态多正常，且NIT囊性变时，和胰管多无交通。

【实验室检查】实验室诊断方法主要依靠血清消化道激素的检测，患者可能会出现促胃液素、血管活性肠肽、胰多肽、生长抑素、胰高血糖素等激素水平的升高，但升高不明显，往往未超过正常值的2倍，对诊断的意义有限。神经内分泌标记嗜铬素A(CgA)、突触素(Syn)和神经特异性烯醇化酶(NSE)在无功能胰岛细胞瘤中呈强阳性表达，是NFICT的良好标记物，联合检测有助于提高检测的敏感性。免疫组织化学研究有助于肿瘤的分类，但目前尚未发现其对临床治疗和预后判断具有实际价值。术前血清肿瘤学标记物如CA19-9的检测对判定良恶性的价值也有限，对术前升高手术切除后降低患者，术后肿瘤标志物的再次升高通常预示着肿瘤的复发或转移，且能早于影像学手段1～3个月。

【病理学检查】病理诊断对预后及术后治疗有明确的指导意义。目前，判断NFICT良、恶性的病理学标准存在一定争议，国外多认为NFICT大多是恶性的，即使缺乏淋巴血管或神经周围的浸润也不能排除潜在恶性。而国内多认为根据肿瘤细胞核分裂象及异形性不能确定为恶性，明确淋巴结及肝脏等部位发生转移才是恶性胰岛细胞瘤的诊断标准。作者推荐将镜下肿瘤神经、血管及包膜侵犯作为恶性的诊断标准。尽管如此，诊断恶性NFICT还是应采取较为慎重的态度。

【鉴别诊断】

(1) 功能性胰岛细胞瘤　由于其较典型的CT表现及具有特征性的临床综合征和实验室检查结果，不难做出鉴别。

(2) 胰腺癌　无功能性胰岛细胞瘤需要与胰腺癌进行鉴别。①无功能性胰岛细胞瘤较大，直径常>10 cm，而胰腺癌肿块相对较小；②前者属多血管性病变，增强扫描后肿块密度一般高于正常胰腺，后者则相反；③前者瘤体钙化率较高(20%～25%)，后者较少(2%)；④前者一般不出现胰腺后方动脉周围的侵犯，如腹腔动脉干及肠系膜上动脉等，而后者常见；⑤前者肝内转移性也表现为多血管性强化结节，而后者相反；⑥前者边界清楚，较大者有液性暗区，而后者边界多不清楚，很少有液性暗区。

【治疗】对NFICT的治疗原则是一旦确诊后早期彻底切除。具体手术方式需根据肿瘤的生长部位，肿瘤与周围器官的关系，良、恶性，以及术中的情况综合判定。如无特殊禁忌证均应行手术探查，必要时于术中行冰冻切片，依病理结论来选择术式。但是，由于病理学检查对本病的定性诊断并非绝对，所以术中快速病理结果对术式的选择仅起参考作用，对病理报告为恶性者，手术范围可适当扩大。

(1) 手术治疗　目前对NFICT的手术指征仍存在争议，缺乏标准化方案，但手术切除疗效确切，是治疗的首选。良性肿瘤手术方式的选择取决于肿瘤部位及其和胰管的关系。包膜完整并与正常胰腺组织界限分明，能保留主胰管并未侵犯门静脉者，只行肿瘤完全摘除即可。如肿瘤位于胰头部，局部摘除有困难，在保证十二指肠血运的情况下，可以行保留十二指肠的胰头切除术，否则需行胰十二指肠切除术。位于胰体尾者，如无法局部切除，可行胰体尾加脾切除或保留脾脏的胰体尾切除术。位于胰颈者，可行胰颈部切除，胰头部残端关闭，胰体尾部残端和空肠Roux-en-Y吻合术。在能够获得根治的前提下，如肿瘤累及全胰，也可行全胰切除术，但术后由于糖尿病难以控制，营养不良，生活质量较差，即使肿瘤为恶性，也应采取积极态度，尽量给予手术探查机会，如有可能切除原发病灶，即使是姑息性手术，也能延长患者的生命。

(2) 手术并发症的预防　胰漏是该病术后的主要并发症，在预防上可以采取以下措施：①术前完善的影像学检查，如发现肿瘤压迫胰管导致胰管扩张时，不应当行局部切除术；②必要时行术中B超，肿瘤边界距离主胰管2～3 mm时才能保证切缘干净并且不伤及主胰管；③术中胰腺创面处理要恰当，对于创面的血管或小胰管断端尽量行结扎或缝扎，创面

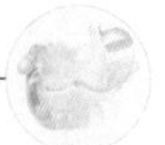

可用生物蛋白胶封闭；④如为胰体尾部肿瘤，可行体尾部切除，断端丝线缝扎，也可用空肠 Roux-en-Y 吻合断端，此法也可用在头、颈体部肿瘤切除后扣上 Roux-en-Y 空肠襻；⑤必要时行空肠插管造瘘术后经此进入流体营养，有助减少胰腺分泌和促使胰瘘愈合；⑥肿瘤切除后，给患者静脉注射促胰液素，可及时发现有胰漏处分泌出胰液，及时予以修补，但促胰液素昂贵，并不实用。

(3) 化学治疗和放射治疗　NFICT 治愈性切除后是否需行化疗尚存争议，也缺乏标准方案。对于恶性的 NFICT 不能切除的病例，虽有一定的疗效，但总的来讲化疗效果不好。对于有梗阻性黄疸而肿瘤不能切除者，先做置管引流，再用化疗，可能起到一些安慰作用。而对手术无法切除干净的患者和术后复发以及肝转移灶者，可以选用化疗。常用药物为链脲霉素、氟尿嘧啶和多柔比星等，国内习惯使用顺铂，还有使用长春新碱和依托泊苷的报道。肝动脉介入化疗和栓塞对肝转移患者的也有一定的疗效。放射治疗对原发性肿瘤和转移病灶均有一定疗效，可改善病情，缓解症状并延长生存期。

【预后】恶性肿瘤完整切除者 1 年生存率可达 80%，3 年生存率为 60%，5 年生存率 50%；对于行姑息性手术或切除不完全者，包括肿瘤切除不完整边沿有残留或肿瘤切除而淋巴转移切除不完整者，5 年生存率<40%。手术患者的中位生存时间 7.1 年；未手术的患者，中位生存时间为 5.2 年。有远处转移的患者，仅切除原发病灶，5 年生存率为 49%，未手术者 5 年生存率为 16%。肿瘤直径是否<10 cm、有无淋巴结转移和肿瘤、是否完整切除是影响预后的重要因素，其中原发病灶能否切除是影响生存率的独立相关因素。

总之，NFICT 患者的临床症状缺乏特异性，术前诊断具有重要的指导意义，外科手术治疗是主要治疗手段。术中快速病理检查结果对术式的选择起指导作用，术后病理诊断对判定预后及术后治疗有明确指导意义，恶性肿瘤者需配合化疗以延长生命。

（蔡清萍）

主要参考文献

[1] 于愿，薛新波，申铭，等. 胰岛素瘤的诊断和外科治疗. 中国普通外科杂志，2010，19：973 - 976

[2] 马刚，郭克捷，田雨霖，等. 胰岛素瘤的诊断和治疗：(附 137 例报道). 中国普通外科杂志，2007，16：480 - 482

[3] 王大伟，张文君. 胰腺实性假乳头状瘤 6 例并文献复习. 肝胆胰外科杂志，2012，24：509 - 510

[4] 王旭，马向涛. 以 Schwartz-Bartter 综合征为主要临床表现的胰腺肿瘤 1 例. 世界华人消化杂志，2006，14：1942 - 1943

[5] 王建军，张一楚，郑松根. 生长抑素瘤(附 1 例报道). 中国实用外科杂志，1995，15：224 - 225

[6] 王祖森，吴力群，赫建帅，等. 胰腺血管活性肠肽瘤 1 例报道暨国内文献复习. 中国普通外科杂志，2010，19：330 - 332

[7] 石毅，孙跃明，苗毅，等. 无功能胰腺神经内分泌癌的诊断和外科治疗. 中国普通外科杂志，2007，16：939 - 942

[8] 田玉旺，许春伟，王林国. 外胰母细胞瘤文献计量和研究热点分析. 肝胆胰外科杂志，2014，26：109 - 112

[9] 冯留顺，李旭辉，李捷，等. 胰岛素瘤的诊断和治疗附 120 例报道. 中国普通外科杂志，2007，16：480 - 482

[10] 朱成林，余安，黄强. 用于胰头癌可切除性判断的术前血清标志物筛选。中国普通外科杂志，2017，26：265 - 270

[11] 孙晓寅，袁周，郑起. 胰腺癌早期断进展. 肝胆胰外科杂志，2010，22：439 - 441

[12] 时霄寒，金钢. 外泌体在胰腺癌研究中的进展. 中华胰腺病杂志，2017，17：60 - 63

[13] 何友钊，翟年宽. 胰岛素瘤的诊断与治疗. 肝胆胰外科杂志，2014，26：1 - 4

[14] 何度，张秀辉. 胰管内乳头状黏液性肿瘤的新认识. 临床与实验病理学杂志，2007，23：605 - 606

[15] 邹波. 胰腺导管内乳头状黏液瘤的诊断和外科治疗. 肝胆外科杂志，2009，17：110 - 113

[16] 张小薄，石刚，谭晓冬，等. PRDX1 在人胰腺导管癌中的表达及其与病理指标的关系. 肝胆胰外科杂志，2016，28：32 - 36

[17] 张正筠，周光文，中川，等. 肝移植治疗胰腺生长抑素瘤肝转移一例. 中华外科杂志，2007，45：1075 - 1076

[18] 张延龄. 酷似胰腺癌表现的罕见病变. 国外医学・外科分册，2000，27：83 - 85

[19] 罗汉传，肖顺祟. 胰腺实性假乳头状瘤一例. 肝胆胰外科杂志，2012，24：256 - 257

[20] 姜皓，施维锦. 胰腺导管内乳头状黏液性肿瘤 1 例. 肝胆外科杂志，2009，21：407 - 408

[21] 顾树南，李清潭. 胆道外科学. 兰州：甘肃科学技术出版社，1994. 532 - 550

[22] 徐明月，史宪杰，芦芳，等. 胰腺黏液性囊性肿瘤 113 例治疗分析. 中华外科杂志，2016，54：196 - 200

[23] 诸建明，乔键. 儿童胰腺实性假乳头状瘤诊治分析. 肝胆胰外科杂志，2012，24：511 - 513

[24] 蒋奎荣，苗毅，徐泽宽，等. 无功能胰岛细胞瘤的诊断和外科治疗. 中华外科杂志，2009，47：326 - 328

[25] Abboud B, Boujaoude J. Occult sporadic insulinoma: Localization and surgical strategy. World J Gastroenterol,

2008,14:657-665

[26] Andrejevic-Blunt S, Kosmahl M, Sipos B, et al. Pancreatic intraductal papillary mucinous neoplasms: a new and evolving entity. Virchows Arch, 2007,451:863-869

[27] Biankin AV, Kench JC, Colvin EK, et al. Expression of S100A2 calcium-binding protein predicts response to pancreatectomy for pancteratic cancer. Gastroenterology, 2009,137:558-568

[28] De Herder WW. Insulinoma. Neuroendocrinology, 2004, 80:20-22

[29] Jang JY, Kim SW, Lee SE, et al. Treatment guidelines for branch duct type intraductal papillary mucinous neoplasms of the panceras: when can We operate or observe? Ann Surg Oncol, 2008,15:199-205

[30] Ko AH, Dito E, Schillinger B, et al. Phase Ⅱ study of fixed dose rate gemcitabine with cisplatin for metastatic adenocarcinoma of the pancreas. J Clin Oncol, 2006,24: 379-385

[31] Mackenzie MJ. Molecular therapy in pancreatic adenocarcinoma. Lancet Oncol, 2004,5:541-549

[32] Masahiro S, Tamito S, Yoshifumi F, et al. Management of intraductal papillary mucinous neoplasms of the panceras. J Clini Gastrointerol, 2006,40:856-862

[33] Nagai K, Doi R, Kida A, et al. Intraductal papillary mucinous neoplasms: clinicopathologic characteristics and long-term follow-up after resection. World J Surg, 2008,32:271-278

[34] Nakashima A, Murakami Y, Uemura K, et al. Usefulness of human telomerase reverse transcriptase in pancratic juice as a biomarker of pancreatic malignancy. Panceras, 2009,38:527-533

[35] Ramirez PJ, Vickers SM. Current status of gene therapy for pancreatic cancer. Curr Surg, 2004,61:84-92

[36] Reddy S, Wolfgang C. Solid pesudopapilliary neoplasms of the pancreas. Adv Surg, 2009,43:269-282

[37] Salvia R, Castillo CF, Bassi C, et al. Main-duct intraductal papillary mucinous neoplasms of the panceras clinical pedictors of malignancy and long-term surival following resection. Ann Surg, 2004,239:678-687

[38] Sang M, Ji K, Sang H, et al. Survival and prognosis of invasive intraductal papillary mucinous neoplasms of the panceras. Pancers, 2008,36:50-55

[39] Sarr MG, Murr M, Smyrk TC, et al. Primary cystic neoplasms of the panceras. Neoplastic disorders of emerging importance current state of the art and unanswered questions. J Gastrointest Surg, 2003,7:417-428

[40] Sohn TA, Yeo CJ, Cameron JL, et al Intraductal papillary mucinous neoplasms of the panceras: an updated experience. Ann Surg, 2004,239:788-797

[41] Tanaks M, Chari S, Adsay V, et al. International consensus guidelines for management of intraductal papillary mucinous neoplasms and mucinous cystic neoplasms of the pancreas. Pancreatology, 2006,6:17-32

[42] Yoshda T, Ohnami S, Aoki K. Development of gene therapy to target pancreatic cancer. Cancer Sci, 2004, 95:283-289

[43] Yu PF, Hu ZH, Wang XB, et al. Solid pseudopapilliary tumor of the pancreas: a review of 553 cases in Chinese literature. World J Gastroenterol, 2010,16:1209-1214

24 胆道疾病与其他疾病的关系

胆道系统的组织结构复杂，与邻近组织器官的解剖关系密切，胆道系统的疾病常可引起与其相邻或关系较为密切的脏器的功能障碍，甚至发生病变。相反，其他脏器的病变也可影响胆道的生理功能。了解胆道疾病与其他疾病的关系，对于预防和治疗胆道疾病及其他疾病均有重要意义。

24.1 胆道疾病与心血管疾病

胆道疾病与心血管疾病的关系较为密切，甚至有时两者难以区别而发生误诊误治。

有人总结 120 例老年人胆囊炎胆石症，术前误诊率为 22.3%，其中 29.4%误诊为冠心病，47.1%误诊为胃、十二指肠疾病。胆道疾病因炎症、梗阻、功能障碍常可引起胆管内压力的变化和对迷走神经的刺激，从而可产生心绞痛样的疼痛及心律失常，甚至可发生心搏骤停(cardiac arrest)。文献曾报道在胆道疾病术中因胆总管突然减压，牵拉胆总管，或在分离胆囊时突然发生心搏骤停，有些学者称之为迷走-迷走神经反射(vago-vago reflex)。有人曾对 1 000 例各种胆道疾病的患者进行研究，其中 750 例进行了手术治疗，发现 725 例(97%)患胆石症，25 例(3%)患无胆石性胆囊炎。在这 1 000 例中，329 例(32.9%)发现有心脏缺血性病史，149 例早已诊断为心肌梗死。但是将病史、临床症状和心电图等客观检查的结果相比较后发现，心脏缺血性疾病与心肌梗死的发病率被夸大了。

胆囊炎、胆管炎等胆道系统疾病通过神经反射引起冠状动脉收缩，导致冠状动脉供血不足，供氧-需氧失衡，从而出现心绞痛、心律不齐、心肌梗死，甚至心搏骤停等临床综合征，为胆心综合征(chole-heart syndrome)。该征 1909 年首先由 Babcock 提出，其主要临床表现为：①先有胆系疾病，再继发心脏症状；②心前区有程度不同的闷痛或绞痛，每次发作时间较长，有的可持续数小时，常有心悸、心律不齐、心电图出现心肌缺血改变；③心脏症状多由摄入高脂食物或情绪激动而诱发。使用硝酸甘油或速效救心丸不易缓解，而用阿托品或哌替啶(度冷丁)则可缓解。

胆道疾病易发生胆心综合征确切的机制尚不十分清楚，目前有以下几种学说。①胆道神经反射学说：心脏受胸 2～8 脊神经支配，而胆囊受胸 4～9 脊神经支配，两者在胸 4～5 脊神经存在交叉。Reilly 认为，来自胆囊的病理刺激，通过迷走神经传导至迷走神经背侧核，再由此经迷走神经到达心脏的冠状动脉，引起冠状动脉收缩而致心肌缺血。桐生恭好等研究证明，迷走-迷走神经反射中枢不只在背侧核，还包括弧束核、脑干网状结构。心血管疾病发生是胆囊或胆管形成的病理刺激，经迷走神经到达脑干的网状结构，刺激产生的兴奋在此积累后，再经迷走神经下行到心脏、冠状动脉，从而引起心肌电能活动紊乱，冠状动脉痉挛收缩，导致心肌缺血缺氧，于是发生心绞痛、心肌梗死、心律失常、胸部憋闷、心电图异常等一系列心血管疾病表现。②感染中毒与代谢紊乱学说：有报道 64 例胆道感染病例中，有 24 例为重症急性胆管炎。后者因其胆道压力较高，心血管系统的反应也较突出。胆道内压力的高低，常是决定病情严重程度的重要因素之一。特别是在胆汁反流并发胰腺炎时，胰蛋白酶原被激活，胰脂酶被激活，胰淀粉酶升高，导致代谢紊乱、中毒症状明显，心血管系统反应更为敏感。动物实验也证实，当胆道压力>1.96 kPa时，注入胆管内的大肠埃希菌就会出现在胸导管；当压力>24 kPa时就会出现菌血症。由于大量细菌和毒素进入血液，从而导致全身各脏器的损害。胆道系统感染时毒素的吸收可引起心肌代谢障碍、脂类代谢障碍；在高胆固醇血症患者中，胆石症和冠心病发病率高，因高胆固醇血症是这两种疾病发病的共同基础；胆管因结石或炎症发生梗死时，胆道内压力增高，胆汁反流，胆汁中的胆盐可刺激迷走神经而影响心脏。严重的胆道系统感染造成的水与电解质平衡失调及酸中毒，可使心肌细胞内的线粒体受损，从而影响心肌内的氢化磷酸化过程，可致心脏节律、传导系统及自动调节发生障碍，冠状血管发生痉挛，从而引起心绞痛和心律失常。因此，应积极治疗胆道疾病，胆道疾病治愈或缓解后，心脏病症状常可减轻，甚至消失。但若心血管疾病已有不可逆转的病变，则胆道疾病的治疗虽有利于心血管疾病的改善，但主要是治疗心血管疾病。③胆道-心脏内分泌学说：近年来，发现心血管系统具有多种内分泌功能，心钠素(atrial natriuretic peptide, ANP)、心肌抑制因子(myocardial depressant factor, MDF)、内皮缩血管肽(endothelin, ET)等均为心脏分泌的调节肽。胆道系统的感染，可使胆道内压力增高，细菌的毒素可直接或通过神经递质使心脏产生心肌抑制因子，从而进一步加重心脏损害。心钠素、内皮缩血管肽也可因冠状动脉缺血而释放。胆囊及胆管系统管壁内除了有肾上腺素能和胆碱能神经纤维外，通过免疫组织化学的观察，还存在有肽神经纤维(neuropeptide fibers)、血管活性肽(vasoactive intestinal polypeptide, VIP)、P物质(substance P, PS)、生长抑素(somatostatin, SST)、前列腺素(prostaglandins, PGS)等。血管活性肽有利胆的作用，胆囊壁、胆总管和Oddi括约肌内都含有血管活性肽神经纤维，在胆道感染、失血或血液循环障碍缺血缺氧时，血液循环中的血管活性肽增加，且与病情的严重程度成正比。前列腺素可使胆汁分泌增加，同时使Oddi括约肌松弛，有利于胆汁的排出。而生长抑素、P物质则有抑制胆酸和胆汁分泌的作用。胆道-心脏内分泌联系和相关的机制，尚不十分清楚，有待进一步深入研究。

根据2015年全球疾病负担、伤害及危险因素研究(GBD2015)报告，1990～2015年收缩压(SBP)升高(≥110 mmHg及≥140 mmHg)的人数有较大增加，由于导致的伤残调整生命年(DALY)损失，死亡亦增加。在DALY损失中有超过一半来自中国、印度、俄罗斯、印度尼西亚和美国。在与高SBP相关的死亡中，最常见的是缺血性心脏病，其次是出血性卒中和缺血性卒中。研究纳入154个国家844项研究中869万例受试者的数据。发现两个测量值：≥110 mmHg和≥140 mmHg，在高质量前瞻性队列研究中发现SBP≥110 mmHg死亡风险开始增加；而SBP≥140 mmHg是医生启动降压治疗和高血压病诊断的界值。这些数据说明应采取措施降低SBP≥140 mmHg人群心血管病的风险，如健康饮食、控制体重或促进超重肥胖者减肥、坚持服用降压药及控制相关的血管危险因素。除需预防SBP≥140 mmHg外，还要格外注意防止SBP从110 mmHg升至140 mmHg。这对麻醉、手术的安全是非常重要的。

24.2 胆道疾病与糖尿病

胆道疾病与糖尿病(diabetes mellitus)的关系早已引人注目。国际糖尿病联盟(IDF)公布，2015年全球糖尿病患者3.15亿。我国流行病调查显示，糖尿病在成人中患病率已达11.6%，近1亿人。餐后，特别是早餐后，血糖6 mmol/L是一个理想的状态，血糖7.8 mmol/L是个临界值。倡导早餐7.8 mmol/L的理念，就来源于希望人们理想的餐后2 h血糖值为7.8 mmol/L。一日之计在于晨，美好的一天从健康早餐开始，早餐的营养直接决定了一天营养状况和血糖变化趋势。只有积极控制血糖，才能有效降低胆囊炎和胆石症的发病率。1925年，Mayo医院提出胆囊疾病可能引起糖尿病，并称为胆石性糖尿病(gall stone variety of diabetes)，把成人胆囊炎看成是糖尿病患者易发生的疾病之一。有关胆道疾病与糖尿病的关系，虽已有大量文献发表，但在不少发病机制上仍有争议，至今尚未一致。

糖尿病是由遗传因素、免疫功能紊乱、微生物感染及其毒素、自由基毒素、精神因素等各种致病因子作用于机体导致胰岛功能减退、胰岛素抵抗等而引发的糖、蛋白质、脂肪、水和电解质等一系列代谢紊乱的综合征；糖尿病是以慢性高血糖为特征的终身性代谢性疾病，临床上以高血糖为主要特点，典型病例可出现多饮、多食、多尿和消瘦等表现，即“三多一少”症状。长期血糖增高常会引发多个脏器的并发症，如冠心病、高血压、胆石症、糖尿病肾病、糖尿病视网膜病变、糖尿病性神经病变等。特别要注意的

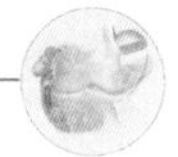

是糖尿病可以引起脑血管意外、酮症酸中毒性昏迷，若处理不当，常可危及生命。糖尿病分 1 型糖尿病、2 型糖尿病、妊娠糖尿病及其他特殊类型的糖尿病。在糖尿病患者中，2 型糖尿病所占的比例约为 95%。1 型糖尿病和 2 型糖尿病因病因尚不十分清楚，称为原发性糖尿病；其他已明确病因的糖尿病称为继发性糖尿病。

许多学者认为糖尿病患者的胆囊炎和胆结石的发生率较高，但也有些学者对此观点持否定态度。尽管这样，糖尿病患者的胆道疾病和胆道手术的病死率较高是大多数学者所一再强调的。

Ikard(1990)指出，胰腺炎能引起一过性血糖增高及急性胆囊炎，并可合并糖尿病，但在胆石和糖尿病中未能找到因果关系。糖尿病常有胆囊扩张，称为胆囊肥大。放射核素研究表明，糖尿病患者的胆囊收缩能力减弱，非炎症的胆囊很容易充满，但胆囊排空功能明显障碍。认为胆囊自主神经张力降低，在糖尿病伴有自主神经病变时胆囊收缩功能特别差，甚至对甲氧氯普胺(胃复安)没有反应，即使应用缩胆囊素也不能增强胆囊收缩。

关于糖尿病者易发生胆石的机制，除胆囊扩张、胆汁淤滞外，胆汁酸也增加，用胰岛素治疗糖尿病时，胆囊胆汁的浓度增加。有报道成人糖尿病时胆汁脂质成分增加，在肥胖和糖尿病胆汁饱和指数没有密切的关系。

曹泽伟(2004)报道对糖尿病患者的胆囊进行病理研究，发现其胆囊上皮细胞内局部组织溶解，血管内皮细胞变性，血管平滑肌细胞变性，基底板增厚和基底水肿。而未合并糖尿病者则无上述改变。

糖尿病患者易并发感染，且有利于细菌的繁殖生长。有调查表明，糖尿病患者胆汁细菌培养阳性率高达 50%～90%。Swidsinski 等采用巢式- PCR 法检测，发现在常规细菌培养阴性的胆固醇结石中，细菌 DNA 检出率高达 80%。细菌产生的磷脂酶可将磷脂降解为软脂酸而沉积，具有促成核作用，同时能促进胆囊上皮分泌黏蛋白。该物质是胆石形成的基质，可促进胆石的形成。

在急性胆囊炎中，有 20%～40%的患者可出现严重的感染，若系糖尿病患者，则病情的发展更为凶猛。Roslyn(1987)报道胆囊穿孔的 16%～25%是患有糖尿病患者。患有动脉粥样硬化的老年人，胆囊也易穿孔。Bonnabeau 报道，气肿性胆囊炎(emphysematous cholecystitis)是胆囊严重感染的另一种形式，老年人多见，其中 25%～50%是患有糖尿病者。Reiss 总结 11 年间 1 500 例胆道疾病手术，将糖尿病患者 189 例与非糖尿病患者 1 311 例进行分析研究。糖尿病患者占整个手术组的 12.6%，男女之比为 1∶1.6。2/3 的患者年龄＞60 岁，30%的患者年龄＞70 岁。34.5%的糖尿病患者患有急性胆囊炎，30.9%的糖尿病患者有心血管疾病，18.9 的糖尿病患者为肥胖者。特别是在糖尿病患者中，胆囊坏疽性改变高达 35%，而结石性胆囊炎的发生率几乎是非糖尿病的 2 倍。最惊人的是术中已有脓性胆汁和胆总管结石者多系糖尿病患者。在急症胆道手术的患者中，糖尿病患者占 20%。尤其是年龄在 50 岁以上者，病情大多较危重。

30 年前，糖尿病胆囊手术的病死率为 8%～20%，而急症病例的病死率高达 30%。Mc Sherry (1980)和 Gutman(1988)报道，现在胆囊切除的病死率在 2%以下，年龄＜60 岁的患者在 1%以下。显然，糖尿病患者的胆道手术病死率明显高于非糖尿病患者。而 Mundth 和 Turrill 则强调糖尿病患者的胆道手术病死率是非糖尿病患者的 20 倍。近年，由于对糖尿病患者进行了认真的围手术期术前准备，创造条件施行择期手术；对于急症患者经过 12～18 h 的积极准备后施行早期手术，病死率和并发症都已有明显下降。例如，北加罗林大学(1986)报道糖尿病伴急性胆囊炎手术的病死率为5.0%，密西根大学(1982)为 7.9%，克利富兰医院(1987)为 7.0%。这些病死率虽然较过去已有下降，但仍高于非糖尿病患者。

Ikard 指出，多因素分析(several multivariate analyses)表明糖尿病本身没有危险因素，在糖尿病的严重程度和并发症的发生率之间似乎没有联系。问题在于肾、心血管疾病，高龄和急性感染常使胆道疾病变得复杂化，并发症增加，病死率增高。大部分并发症出现在老年人，而非糖尿病患者多为中年妇女。Hickman(1988)认为两者在年龄和其他危险因素相比，脓毒症和病死率在糖尿病中都有明显增高。

对于糖尿病伴有症状的胆囊疾病，其治疗应和非糖尿病患者相同，但更应重视。但糖尿病患者虽有胆囊结石，但无症状时，多数学者主张应积极地安排择期手术，避免发生严重的并发症，将病死率降到最低限度。由于对糖尿病伴胆囊疾病的自然病程(natural history)了解不够，对糖尿病行预防性胆囊切除还没有被多数学者所接受。

24.3 胆道疾病与门静脉高压症

门静脉高压症(portal hypertension, PH)是指由门静脉压力增高引起的一组综合征，主要临床表现为脾大、门腔侧支循环形成及有腹水。各种原因引起的肝硬化是 PH 的主要病因，约占病因的 90%以上。

胆道疾病与肝炎后肝硬化 PH 的关系密切，可互为因果。PH 合并胆结石多为胆色素结石，这与溶血性贫血合并胆结石的情况相似。

其发生机制是与门静脉高压后引起脾脏代偿性肿大、脾功能亢进、脾脏对红细胞破坏和吞噬加强、血中胆红素增高有关。在脾大时，红细胞渗透压抵抗试验减弱和红细胞渗透脆性增加。脾脏摘除术后红细胞渗透压抵抗作用增强，贫血改善。此外，脾大时还可因红细胞形态变化而极易被脾脏吞噬破坏，这也是贫血原因之一。

PH 可并发胆石症；反之，胆石症也可并发 PH。这种患者一般都有较长的病史，且常反复发作。肝内、外胆道结石引起胆管梗阻、局部炎症、胆管发生狭窄则是形成 PH 的基本因素。结石在肝内、外胆道引起阻塞后，胆汁排出受阻，胆管内压力增高，加之感染的胆汁引起的小胆管周围炎，使汇管区形成明显的炎性浸润与纤维组织增生。由于长期炎症反复发作，加重了肝脏的损害。最终是纤维组织明显增生，并伸向肝小叶间形成膜性间隔的假小叶。这又加重了胆汁的淤积，促使了胆石的形成。因此，胆道梗阻、感染、胆管狭窄，互为因果，都能加重肝脏的损害，而肝内血管阻力增加及门-脾血流增加等，促使 PH 的形成(图 24-1)。

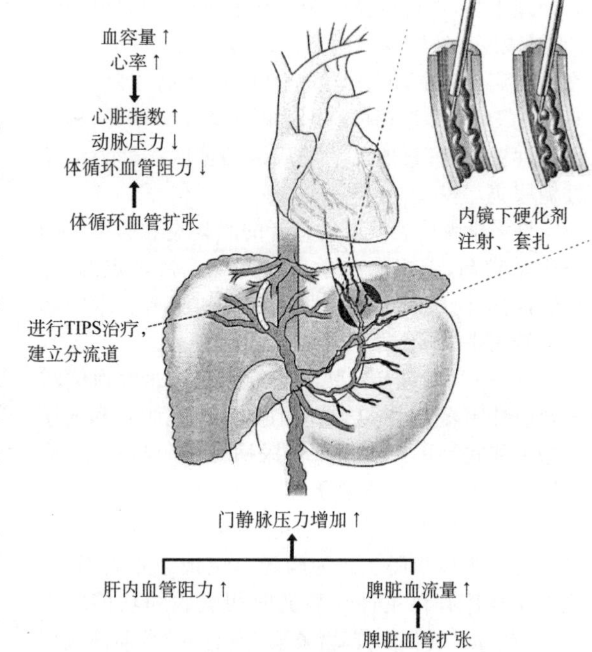

图 24-1 PH 形成机制及治疗手段
(诸葛宇征,2011)

目前，临床评估门静脉压力最常用的方法是肝静脉压力梯度(hepatic venous pressure gradient, HVPG)，其具有很好的重复性和可信度。HVPG 正常范围为 3～5 mmHg(1 mmHg=0.133 kPa)，≥12 mmHg 是形成静脉曲张和(或)出血的阈值。HVPG 变化对食管、胃底静脉曲张的进展，破裂出血风险及曲张静脉并发症发生和死亡有预测价值。当 HVPG<12 mmHg 时，不会形成静脉曲张；当 HVPG≥20 mmHg 时则易发生早期再出血(入院第 1 周复发出血)或不可控制的大出血，1 年内病死率较高。未经治疗的患者约 60%会发生迟发性再出血，且多以上次出血后 1～2 年内发生。

首次食管、胃底静脉破裂出血停止后，1～2 年内发生再出血率为 60%～70%，病死率高达 33%。因此，预防再出血至关重要。

食管、胃底静脉曲张按照食管静脉曲张形态及出血危险程度可分为轻度、中度、重度 3 型。

轻度(G1)：食管静脉曲张，呈直线形或略有迂曲，无红色征。

中度(G2)：食管静脉曲张，呈直线形或略有迂曲，有红色征或食管静脉曲张呈蛇形迂曲隆起，但无红色征。

重度(G3)：食管静脉曲张，呈蛇形迂曲隆起，且有红色征或食管静脉曲张呈串球状、结节状或瘤样(不论是否有红色征)。

胃底静脉曲张，通常根据其与食管静脉曲张的关系及其在胃内的位置进行分型，胃底静脉曲张是食管静脉曲张的延伸，分为 3 型。

1 型静脉曲张(GOV1)：最常见，表现为连续并沿胃小弯伸展至胃食管交界处以下不超过 2～5 cm，曲张静脉较直。

2 型静脉曲张(GOV2)：沿胃底大弯延伸，超过胃食管结合部，通常更长、更迂曲或贲门部呈结节样隆起。

3 型静脉曲张(GOV3)：既向小弯侧延伸，又向

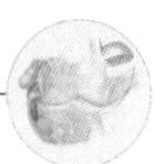

胃底延伸。

Nicholas 认为门脉性肝硬化形成 PH 后，因脾功能亢进红细胞破坏过多，胆汁中的游离胆红素浓度增高与胆石的形成有重要关系。当然，患有慢性贫血、溶血及胆红素的结合缺陷也是非常重要的。

胆道疾病不但可以引起胆汁性肝硬化而发生 PH，而且还可与肝炎后肝硬化 PH 并存。当患有肝炎时，肝炎病毒不仅存在于肝内外胆道系统，而且还常可致使胆道系统发生炎症而阻塞或形成胆泥，甚至形成结石。肝细胞受病毒损害后，影响其分泌功能，分泌的病理性胆汁中含有较高的胆固醇、胆色素，而胆道内皮系统的损害则加强了上述病理变化过程，使胆汁滞留，加速了晶体析出形成胆泥。病毒性肝炎持续存在，胆道内的胆泥就可形成结石。若合并细菌感染、寄生虫或有胆道狭窄，胆汁排泄障碍，则形成结石的机会就更高。

因此，对肝功能的检查就显得十分重要，同时要判断有无肝炎的存在，在肝炎活动期尤应注意。表 24－1 表示乙型肝炎两对半出现模式及临床意义。既往认为，人体感染乙肝病毒后，血清 e 抗原(HBeAg)阳性提示病毒活动性复制，且传染性强，而出现 e 抗体(抗－HBe)后，病毒复制减少，疾病趋向恢复，传染性降低。但在临床工作中，却发现一部分 e 抗体阳性的乙肝患者，病情时有反复，有些甚至发展至肝硬化或重型肝炎，令人难以解释。最近，有关 e 抗体阳性乙肝已有新的观点：乙肝病毒脱氧核糖核酸有 4 个编码基因区：①S 基因区(S－ORF)；②C 基因区(C－ORF)，可分为前 C(pre－C)区和 C 区两部分；③P 基因区(P－ORF)；④X 基因区(X－ORF)。其中 e 抗原的合成、分泌由前 C/C 基因区决定。当前 C 基因区发生突变时，则 e 抗原的合成无法进行，所以血清 e 抗原阴性，但 e 抗体阳性。这种

表 24－1　乙肝两对半出现模式及临床意义

HBsAg	抗－HBs	HBeAg	抗 HBe	抗－HBc	临床意义
∅	∅	∅	∅	∅	正常；过去和现在未感染过 HBV
+	∅	+	∅	+	俗称"三阳牌"系慢性乙型肝炎，提示 HBV 复制
+	∅	∅	∅	+	急性 HBV 感染；慢性 HBsAg 携带者；传染性弱
+	∅	∅	+	+	急性 HBV 感染趋向恢复；慢性 HBV 携带者；传染性弱；长期持续易癌变
∅	+	∅	∅	+	既往感染仍有免疫力；非典型恢复型急性 HBV 感染
∅	∅	∅	+	+	既往感染过 HBV；急性 HBV 感染恢复期；少数标本仍有传染性
∅	∅	∅	∅	+	既往感染过 HBV；急性 HBV 感染窗口期
∅	+	∅	∅	∅	被动或主动免疫后；HBV 感染已康复
∅	+	∅	+	+	急性 HBV 感染后康复；既往感染过 HBV
+	∅	∅	∅	∅	急性 HBV 感染早期；慢性 HBsAg 携带者
+	∅	∅	+	∅	慢性 HBsAg 携带者，易转阴，易发生基因整合；急性 HBV 感染趋向恢复
+	∅	+	∅	∅	早期 HBV 感染，或慢性携带者，强传染性
+	∅	+	+	+	急性 HBV 感染，趋向恢复；慢性携带者
+	+	∅	∅	∅	亚临床型 HBV 感染早期；不同亚型 HBV 二次感染
+	+	∅	∅	+	亚临床型 HBV 感染早期；不同亚型 HBV 二次感染
+	+	∅	+	∅	亚临床型或非典型性感染
+	+	∅	+	+	亚临床型或非典型性感染
+	+	+	∅	+	亚临床型或非典型性感染早期
∅	∅	+	∅	∅	非典型性急性感染；提示非甲非乙型肝炎
∅	∅	+	∅	+	非典型性急性感染
∅	∅	+	+	+	急性 HBV 感染中期
∅	+	∅	+	∅	HBV 感染后已恢复
∅	+	+	∅	∅	非典型性或亚临床型 HBV 感染
∅	+	+	∅	+	非典型性或亚临床型 HBV 感染
∅	∅	∅	+	∅	急、慢性 HBV 感染趋向恢复，但有些也可有反复

前C基因区突变的乙肝病毒称为乙肝病毒前C基因突变株。随着该突变株的发现,目前趋向将慢性乙肝分为两大类型:e抗原阳性慢性肝炎和e抗体阳性慢性肝炎。前者也称经典型慢性乙肝,由乙肝病毒野型株感染引起,其自然史分为e抗原阳性期和e抗体阳性期。e抗原阳性期体内乙肝病毒复制活跃,血清含高水平乙肝病毒脱氧核糖核酸,肝脏有不同程度活动性炎症。当e抗原向e抗体转换时,体内乙肝病毒复制减少,血清乙肝病毒脱氧核糖核酸趋于阴转,肝脏炎症逐渐消散,肝功能恢复正常。仅有少数病例,可因重叠感染等因素致乙肝病毒复制活化及肝脏炎症再活动。e抗体阳性慢性肝炎也称异型慢性乙肝,由乙肝病毒前C基因突变株感染引起。其特点为:①血清e抗原阴性;②血清e抗体阳性;③肝内存在核心抗原;④乙肝病毒前C基因突变株有持续复制能力;⑤血清乙肝病毒脱氧核糖核酸阳性;⑥重叠丁肝病毒感染时一般不加重病情,原因是乙肝病毒突变株不能为丁肝病毒复制提供充分的辅助功能;⑦临床上易引起严重慢性肝炎或重型肝炎,甚至可发展至肝硬化和肝癌。由此可见,乙肝患者e抗体阳性并非都是病情好转;相反,有些患者更加容易出现病情反复。这是应该引起注意的。Schwartz认为肝硬化PH时进行任何腹腔手术都是危险的,尤其是胆道手术,外科医生是在过度的血管增生、扩张的胆道和伴有瘢痕组织的肝门区手术,极易发生难以控制的大出血或组织的损害,并认为这是最危险的手术。1982年,Aranha证实了Schwartz的观点,发现肝硬化PH患者施行胆道手术时其病死率要比一般患者的胆道手术高10倍。因此。术前要对肝脏储备功能认真的检查,在评估肝脏的储备功能时常采用Child-Pugh评分法。

肝硬化PH时使胆道手术变得复杂而危险,其主要原因是:①患者一般情况差,麻醉、手术时易发生意外;②肝脏萎缩,胆囊随之上移,暴露困难;③由于肝内存在动静脉分流及门静脉高压、胆囊、胆道周围有丰富的极度扩张的血管,有时触之即破裂而发生出血,且不易处理;④胆囊三角区解剖不清,且多有纤维性变,勉强分离易发生误伤组织;⑤切除胆囊时,胆囊床易发生出血,若此时盲目向肝内进行缝扎,则反可使出血变得严重,而且肝组织常有撕裂伤之虞;⑥外科医生对肝硬化PH患者进行胆道手术缺乏经验、估计不足,盲目手术而导致严重后果。文献中已有多起PH在施行胆囊手术时因大出血而死亡的报道。

Bornman(1985)指出肝硬化PH并有凝血酶原时间延长的患者,胆囊切除的病死率为36%～38%,死亡的主要原因是出血。因此对PH患者在术中发现胆囊难以切除时,可采用胆囊部分切除术(subtotal cholecystectomy),其方法是不过度分离,也不试图分离解剖胆囊三角或胆总管。沿胆囊床切除胆囊前壁,保留后壁,切缘缝合止血,术中也不分离胆囊动脉。闭塞胆囊管口有两种方法:借助探针用结扎线结扎胆囊管或荷包缝合或对合缝合胆囊管开口。后一种方法在分离胆囊三角困难时更适用。残留胆囊黏膜电灼处理或用碘酊、乙醇处理。胆囊部分切除与标准胆囊切除的不同点是:胆囊开放,保留胆囊后壁,残留胆囊管长。胆囊部分切除达到了胆囊完整切除的目的,因为没有残留的异常胆囊黏膜与胆道系统连续,因而避免了结石的复发。采用这种手术,还可避免因行胆囊造影而再需行第2次手术的问题。因此,胆囊部分切除术是一种在胆囊难以切除时应该首先选用的方法。

胆道疾病并有PH的治疗要高度重视。失代偿期肝硬化患者的5年生存率仅24%～30%。食管胃底静脉曲张破裂出血是其主要的死因之一。初次出血病死率高达48%～62%,生存患者中2年内再发出血的危险性高达60%～70%。顽固性腹水可导致自发性细菌性腹膜炎和肝肾综合征。脾大导致脾功能亢进,血小板计数减少,患者易于发生出血和感染。有效降低门静脉压力减少其并发症的发生对于提高生存率和生活质量是至关重要的。由于药物治疗PH有一定的局限性,在恰当时机选择外科手术,进行脾切除手术及血管分流、断流或限流手术,可获得良好的治疗效果。2005年,美国肝病研究学会(AASLD)在制订食管胃底静脉曲张破裂出血(EGVB)治疗和预防指南中将经颈静脉肝内门腔静脉分流术(transjugular intrahepatic portosystemic shunt,TIPS)定位于二线治疗方法,即在活动性或二级预防食管胃底静脉曲张破裂出血的治疗中,经颈静脉肝内门腔静脉分流术均作为药物和内镜下治疗失败后的补救手段(图24-2)。

美国Schulman(2017)报道,在活体动物中应用腔内并列金属支架(lumen-apposing metal stent,LAMS)及直接静脉测压来进行超声内镜肝内门体分流术(EUS-guided intrahepatic portosystemic shunt,EIPS)是一项治疗肝硬化门静脉高压症的最新方法。因其操作并不十分复杂,相对安全性较高,这对于预防和治疗肝硬化门静脉高压症并发食管胃底曲张静

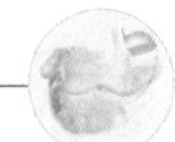

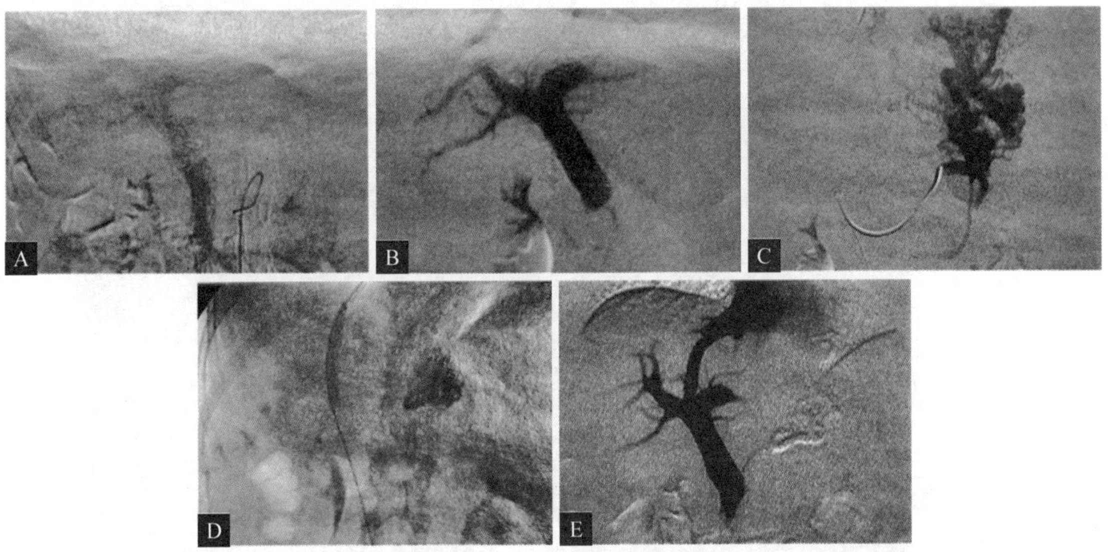

图 24-2 TIPS 治疗 PH

A-间接门静脉造影 B-从肝静脉穿入门静脉后，行直接门静脉造影，观察穿入门静脉的位置 C-经 TIPS 途径行胃冠状静脉选择性造影显示曲张的侧支静脉 D-在用组织胶栓塞曲张侧支静脉后，用球囊扩张穿刺道 E-在分流道置入支架后，行门静脉造影，显示分流道通畅，侧支静脉已无血流(诸葛宇征，2011)

脉大出血有非常重要的意义。因为 TIPS 需要进行颈静脉穿刺，可能会导致颈动脉或气管损伤。此外在导管通过心脏到达肝静脉的过程中可能会引起多种心律失常，如房颤、房室传导阻滞等。因此，经超声内镜引导的肝内门体分流术作为一种微创并且可直接测定门静脉压力的方法，弥补了 TIPS 的不足。

Schulman(2017)报道，选取体重在 40～50 kg 的猪 5 头，术前用超声内镜对门静脉或肝静脉/下腔静脉进行确认，再用装有压力导丝的 19 G 细针穿刺活检(FNA)针通过食管中段对其穿刺，经过 30～60 s 获得平均压力，然后导丝在超声内镜(EUS)引导下进入门静脉后再次测压(图 24-3)，随后用 0.889 mm 的导丝交换穿刺针，再用 4 mm×4 cm 的胆道扩张球囊对邻近血管进行扩张。在 EUS 和透视引导下置入 LAMS 并打开(图 24-4)，最后经多普勒超声确认血流情况，支架两端分别在门静脉和肝静脉/下腔静脉。在最后 3 例操作中，使用 10 mm 的球囊导管对支架进行扩张，后再次进行静脉压力测定。研究结果显示，5 例 EIPS 平均操作时间为 43(31～55)min。操作前门静脉和肝静脉/下腔静脉压力为 7.0±1.6(5～9)mmHg 和 5.0±1.4(3～7)mmHg，支架置入后压力分别为 6.3±0.8(5～7)mmHg 和 6.0±0.5(4～7)mmHg。2 周后对 5 例猪进行解剖发现，4 例猪体内支架在肝静脉和肝内门静脉之间，另 1 例在门静脉和下腔静脉之间(图 24-5)。前 2 例未进行扩张的支架在解剖过程中发现支架内有少量血栓，1 例进行扩张的支架内亦发现有少量血栓形成；只有 2 例在靠近支架的肝叶中可见其少量斑点和脓肿。所有实验动物在解剖过程中均未见出血灶。

肝硬化合并食管胃底静脉曲张破裂出血的抢救是临床十分棘手的问题，由于病情危急，出血视野不清，内镜治疗效果较差，多数医院仍采用药物治疗或双囊三腔管压迫，抢救成功率较低。尤丽英(2011)报道 39 例肝硬化合并食管、胃底静脉曲张破裂出血者进行经颈静脉肝内门体分流术，成功 37 例。另 2 例中 1 例因血管变异无法经常规路径进入门静脉，

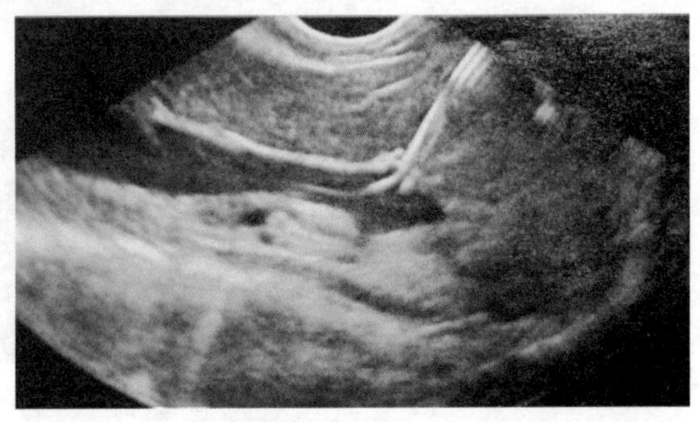

图 24-3 导丝在超声内镜引导下进入门静脉后再次测压

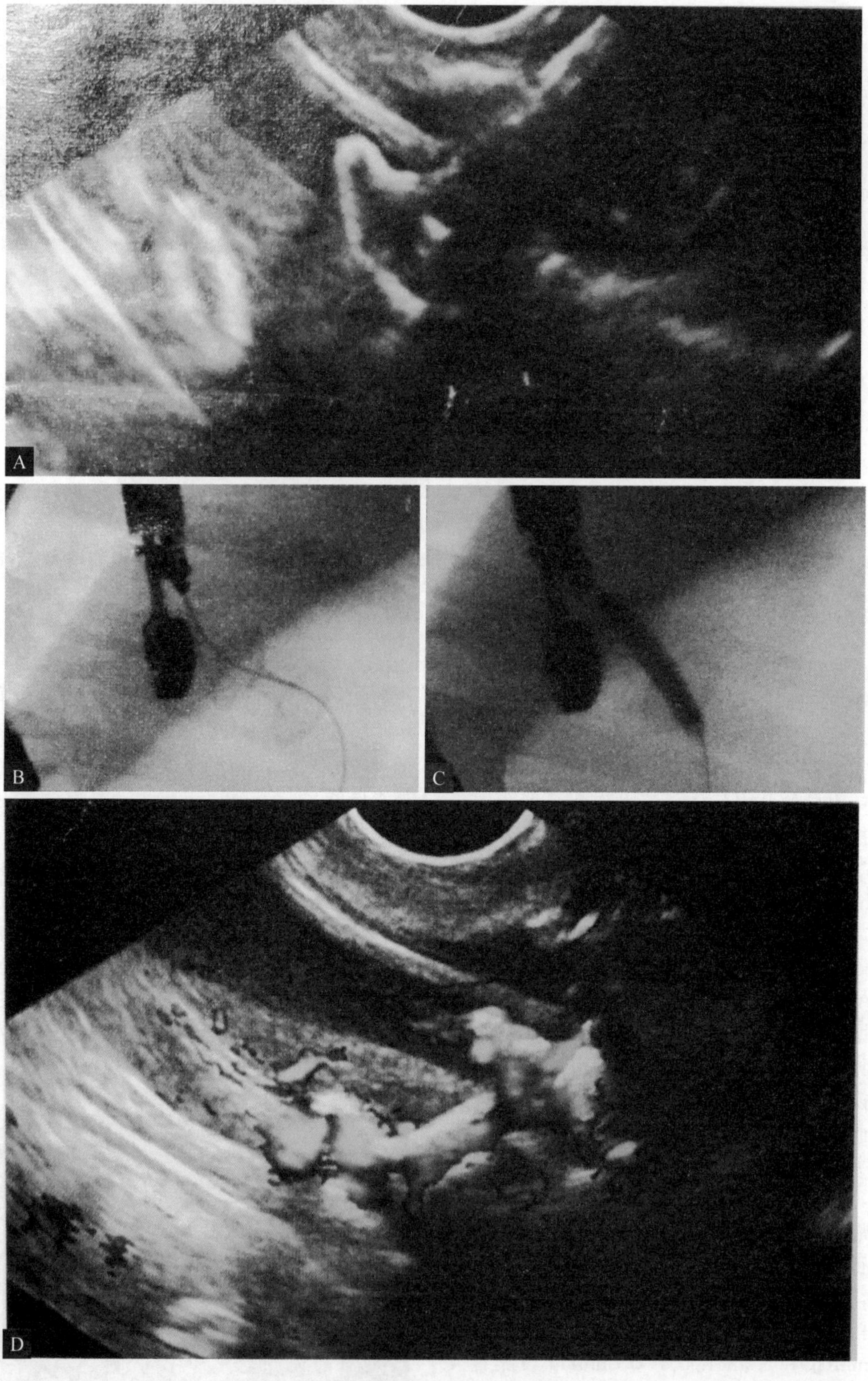

图 24-4 LAMS 置入打开过程

A-EUS 引导下置入支架 B-透视引导下置入支架 C-扩张支架 D-多普勒超声确认血流情况

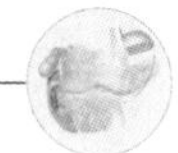

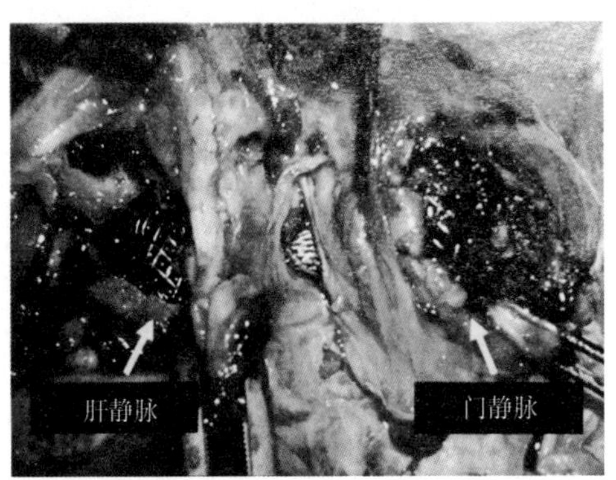

图 24－5　动物解剖后可见支架位于肝静脉和门静脉之间

1 例因肝脏体积明显缩小，大量腹水等原因改为经皮穿刺门静脉，成功行胃冠状静脉栓塞术。止血率术后 24 h 达 100%。魏波(2011)报道对经颈静脉肝内门体分流术联合胃冠状静脉栓塞术降低曲张静脉再出血率进行研究，根据经颈静脉肝内门体分流术前 1 周活动性出血情况，将 122 例肝硬化食管胃底静脉曲张二级预防再出血患者分别纳入分流组 44 例，给予经颈静脉肝内门体分流术治疗；分流联合断流组 78 例，给予经颈静脉肝内门体分流术联合胃冠状静脉栓塞术治疗。分流组 1 年再出血率为 41.1%，分流组联合断流组为 19.5%。两组比较，$\chi^2 = 6.320$，$P = 0.012$，差异有统计学意义。两组 1 年支架通畅率及病死率比较 P 均>0.05，差异均无统计学意义。研究结果表明，经颈静脉肝内门体分流术联合胃冠状静脉栓塞术较单纯经颈静脉肝内门体分流术可降低术后 1 年内的再出血率。

2015 年，中华医学会外科学分会门静脉高压症组制订了肝硬化门静脉高压症急性大出血治疗流程(图 24－6)和肝硬化门静脉高压症二级预防的外科诊疗图(图 24－7)。这对病人病情的评估、出血风险的预测、治疗方法的选择进行了规范，在临床实践中具有指导意义。

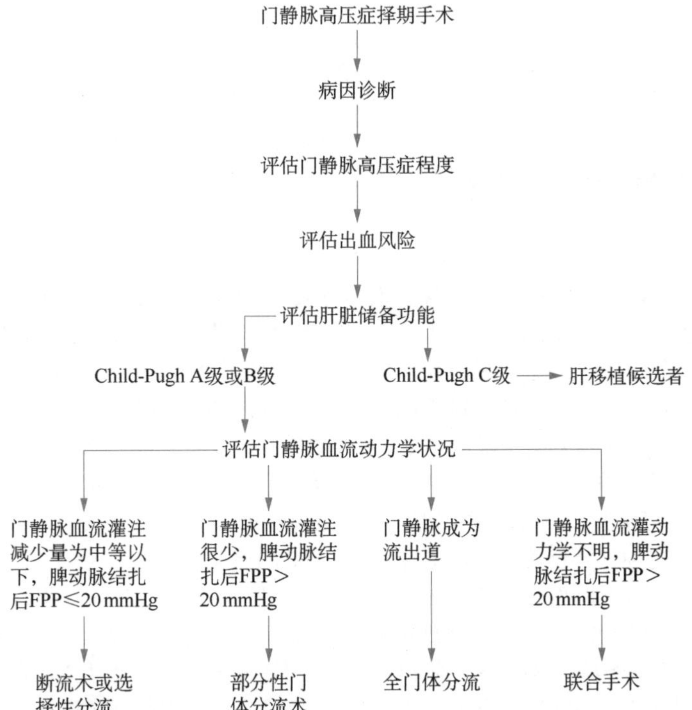

图 24－6　肝硬化门静脉高压症二级预防的外科诊疗图

(中华医学会外科学分会门静脉高压学组. 肝硬化门静脉高压症食管、胃底静脉曲张破裂出血的诊治共识，2015 年)

FPP：自由门静脉压(free portal pressure)

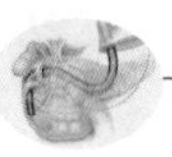

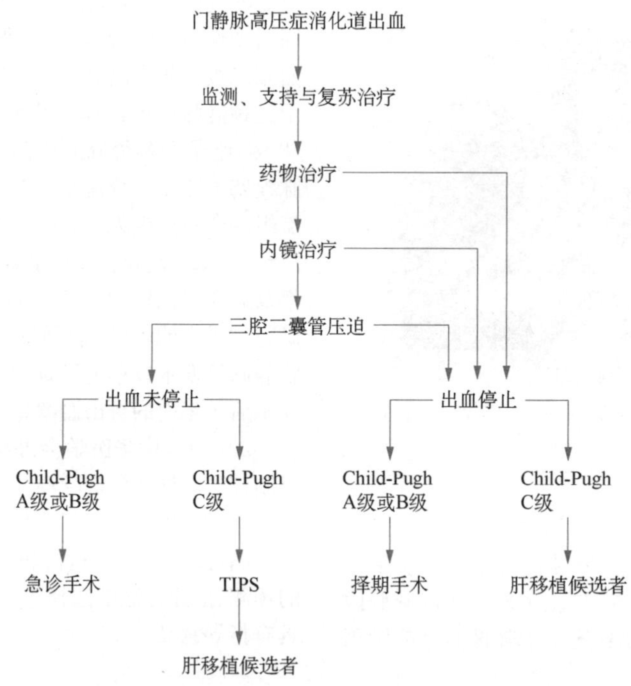

图 24－7　肝硬化门静脉高压症急性大出血治疗流程

（中华医学会外科学分会门静脉高压学组，肝硬化门静脉高压症食管、胃底静脉曲张破裂出血的诊治共识，2015 年）

24.4　胆道疾病与胃、十二指肠疾病

目前一般认为胆汁反流可引起反流性胃炎(reflux gastritis)及溃疡(ulcer)，并证实大多数胆道疾病患者存在胆汁反流。一般情况下，正常人胃内无胆汁，只有在应激状态等特殊情况下胃内才有胆汁。正常胃黏膜有一对氢离子和钠离子弥散的屏障，各种破坏屏障的因素均可使氢离子吸收增加而引起胃黏膜损害。氢离子和钠离子的增加可致屏障损害。屏障可被各种能溶解脂质的化合物(如胆汁酸和溶血磷脂)所破坏，这种化合物使黏膜的通透性异常增高，氢离子逆向弥散增加，而黏膜仍能分泌胃酸及胃蛋白酶。胃酸逆向弥散入黏膜，刺激肥大细胞释放组胺，后者又刺激壁细胞分泌胃酸。氢离子的逆向弥散也刺激胃蛋白酶的分泌，这样就可引起胃黏膜的炎症、糜烂，甚至形成溃疡。胃黏膜血流减少，则更易发生胃糜烂。

Marshall(1998)提出了"肠-肝轴"的概念(图 24－8)，主要是机体在遭受打击后，一方面肠屏障功能受损，肠道细菌和内毒素脂多糖(lipopolysaccharide，LPS)大量进入门静脉系统，另一方面，肝脏内的库普弗细胞等被这些脂多糖激活，释放一系列炎性因子(inflammation factor)，这些炎性因子可进一步造成肠道黏膜及远隔器官的损伤。共同的胚胎起源肝与肠道保持着"天然的"密切关系。两者在各种上解剖和生物学功能之间存在很多内在的联系。在正常情况下，肠道屏障(机械、生物、免疫和化学屏障)构筑了人体间外源性物质接触的第一道防线，对于逃逸胃肠黏膜免疫监视的抗原和炎性因子，肝脏则成为第二道防线。大量研究表明，在肝脏疾病患者中，肠黏膜屏障功能存在异常，而改善肠黏膜屏障则有助于肝胆疾病的治疗。近年来，在"肠-肝轴"的研究中，肠肝免疫间的密切关系成为热点。肠肝免疫的基础是肠肝间淋巴细胞归巢/再循环，肠黏膜淋巴细胞可在两脏器间相互迁移。在肝肠间淋巴细胞归巢出现紊乱时可引起肝肠病变及其并发症的发生。

Крылов(1983)研究 52 例胆囊炎(其中 41 例为结石性胆囊炎)患者的十二指肠及胰腺状况，证实胆囊炎时十二指肠有形态上的改变。表现为十二指肠与胆囊粘连，向右牵拉而发生成角变形，肠黏膜增宽及变形，肠腔轻度扩张；功能改变有十二指肠球部淤

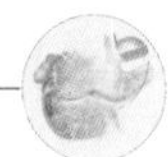

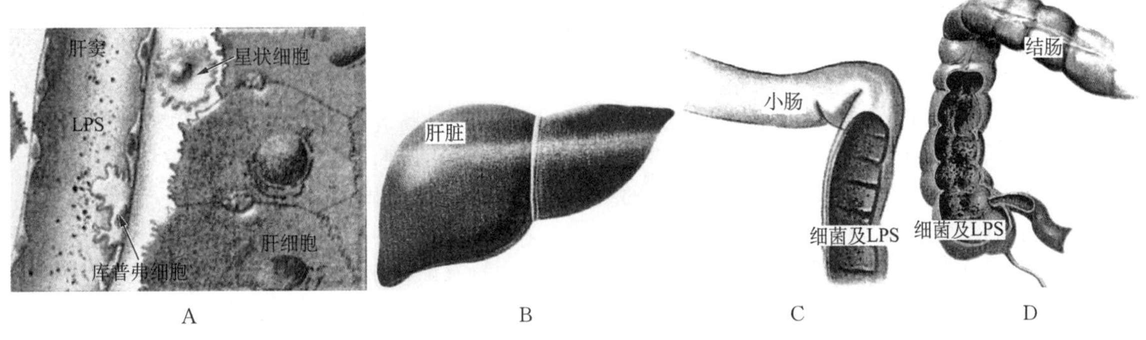

图 24-8 “肠-肝轴”假说(刘玉兰,2010)

A-肝脏内以库普弗细胞、肝细胞为代表的免疫系统是阻止外源性物质进入门静脉系统的第二道“防线” B-肠屏障功能受损,肠道内毒素(LPS)进入门静脉 C-内毒素激活肝库普弗细胞,导致一系列炎性因子释放,这些炎性因子可反过来对肠屏障及远隔器官造成损伤 D-肠屏障是阻止肠内细菌、内毒素等外源性物质大量进入门静脉的第一道“防线”

滞,括约肌痉挛,少数有十二指肠降部痉挛。也有括约肌功能不良者。这说明十二指肠除了解剖形态改变外,还有自主神经功能紊乱所致的胃肠功能失调。其产生的原因可能与炎症及疼痛有关。有人(1983)指出,在副交感神经兴奋性增高时,胃蠕动增强,周期性幽门痉挛,十二指肠碱化能力降低,使十二指肠长期处于酸化环境,为胃蛋白酶的水解作用创造了条件,最终发生黏膜自身消化(autodigestion)而形成十二指肠炎及溃疡。在交感神经兴奋性增高时,胃蠕动减弱,幽门闭合能力降低,十二指肠淤滞,压力增高及逆蠕动等均可使胆汁及流入胃,从而引起胃的病变。1983 年,幽门螺杆菌(*Helicobacter pylori*, Hp)被发现,人们对胃黏膜损伤机制的认识发生了彻底的变革。胆汁中幽门螺杆菌 DNA 的发现使得幽门螺杆菌与肝胆疾病的关系日益成为研究热点。

Myung(2000)PTCD 抽取 11 例肝内胆管结石患者胆汁,采用 UreA 及 16Sr-RNA 引物行基因扩增,结果 UreA 组及 16Sr-RNA 组均有 3 例阳性,从而认为幽门螺杆菌可能参与了肝内胆管结石的形成。Kuroki(2002)对 14 例肝内胆管结石患者胆管黏膜上皮分别行病理组织学和聚合酶链反应(PCR)鉴定有幽门螺杆菌感染者各有 5 例和 4 例;并且对两组胆管上皮细胞行增殖细胞核抗原检测,结果幽门螺杆菌感染阳性者其胆道上皮增殖标记指数明显较幽门螺杆菌阴性组活跃。因而推测 Hp 感染有可能导致胆管上皮增殖,胆管狭窄,胆流变缓,胆汁淤滞进而促进结石的形成。方驰华采用 PCR 技术对胆囊结石患者的胆汁、黏膜、结石和门静脉血细菌群进行研究发现胆汁中存在幽门螺杆菌 DNA,而门静脉血液及淋巴系统中均未检测到幽门螺杆菌 DNA,故推测胆汁中的幽门螺杆菌可能系十二指肠反流所致。

早在 1710 年 Chomel 首次描述了十二指肠憩室。1934 年,Lemmel 就强调指出十二指肠乳头旁憩室与肝、胆、胰的疾病有关系。Wilbur(1954)也指出,如果患者没有胆结石或胆管狭窄,而又反复发生胆囊炎或胆道梗阻,应当考虑十二指肠憩室的可能。Pimpaker 复习文献发现 17.2%的十二指肠憩室患者有胆道疾病,在日本这类患者的胆道疾病发生率为 10.5%~55%。Lander(1966)报道憩室在十二指肠第二部的胆石发生率为 31.3%,憩室在其他部位的结石发生率只有 13.4%。Eggert(1982)指出,憩室距十二指肠乳头越远,胆结石的发生率越低。

Kennedy(1999)认为在胆囊切除术后 3 年以上再次出现胆总管结石的患者,约 59%存在着十二指肠乳头旁憩室,胆道结石复发与十二指肠乳头旁憩室有关的原因可能是十二指肠乳头旁憩室会导致 Oddi 括约肌功能障碍。在正常情况下,人类 Oddi 括约肌在胆道输送胆汁的协同作用中具有“总阀门”的作用,Oddi 括约肌在中等收缩时有“蠕动泵”的功能,在强力收缩时则有“阻力器”的作用。十二指肠乳头旁憩室的乳头往往是部分缺损或完全失去正常形态。由此推测十二指肠乳头旁憩室可能引起 Oddi 括约肌结构异常,同时也导致 Oddi 括约肌功能障碍。

Culver 等根据 36 例十二指肠乳头旁憩室的资料分析,指出憩室的排空延迟可造成 Oddi 括约肌功能失调,最终导致胆汁排出受阻。Mcscherry 指出膨胀的憩室和十二指肠内容物压迫十二指肠壁内的胆管，造成胆汁淤滞、感染和继发结石。Iotveit(1982)指出，十二指肠乳头周围的憩室可使已切除胆囊的患者反复发生结石。从上述报道中可以看出十二指肠乳头旁憩室与胆道疾病有密切的关系。

Suzuki(1984)为了观察十二指肠充液压力对胆道压力的影响，在31例十二指肠乳头周围憩室患者的手术中做了测压研究。Suzuki根据术中测压的结果将十二指肠憩室分为3型。

Ⅰ型：患者无胆道功能失调，这类患者当十二指肠内充满液体时胆道压力轻度上升，解除十二指肠压力后胆道压力下降或保持不变。

Ⅱ型：有大的憩室，十二指肠内充液后胆道压力明显增加，排水后则胆道压力迅速下降，证明十二指肠的压力影响胆道压力。

Ⅲ型：有小憩室，在十二指肠充水时对胆道压力的影响不一致。残留压高或排空时间延长多提示在胆管壁和乳头有病变。

Suzuki认为Ⅱ型患者因憩室对胆道有显著的影响，可以导致胆汁淤滞、感染和结石形成，应当手术。而Ⅰ型和Ⅲ型则不应把十二指肠憩室看作是手术的适应证。

多数学者认为，乳头旁憩室与胆管结石有明显的相关性。Christoforidis(2002)报道，在仅有胆管结石而无胆囊结石的患者中，十二指肠乳头旁憩室的发生率几乎为无十二指肠乳头旁憩室患者的两倍。同时发现，十二指肠乳头旁憩室的患者，无论有无结石，其胆总管直径均大于无十二指肠乳头旁憩室的患者($P<0.001$)。有学者曾将胆囊切除的十二指肠乳头旁憩室患者与具有完整胆囊的十二指肠乳头旁憩室患者比较，其胆总管结石的发病率无统计学意义，因而认为胆囊的切除并未减少胆总管结石的发病率，由此进一步推断胆总管结石多为原发性结石。同时，胆总管结石的复发也被认为是与十二指肠乳头旁憩室有关。Kim(2001)认为其为原发性胆管结石的独立危险因素。Zoep(2001)在对350例十二指肠憩室患者的回顾性分析中发现，有憩室的患者与其对照组的胆管结石的复发率分别为6.6%和1.4%($P=0.002$)。该研究还报道，十二指肠乳头旁憩室患者中化脓性胆管炎的发生率为5.4%，而对照组为2.6%($P=0.059$)。胆囊结石与乳头旁憩室的关系仍存在争议。Egawa(1998)报道尽管在总体上十二指肠乳头旁憩室与胆囊结石无明显的关联性，但是当直径>20 mm时，其胆囊结石的发生率为73.3%，明显高于无十二指肠乳头旁憩室患者的胆囊结石发生率($P<0.05$)。肝内胆管结石与十二指肠乳头旁憩室的关系则报道较少，尚不清楚。

十二指肠乳头旁憩室与胰腺炎的关系尚不明确，尤其是引发胰腺疾病的原因是伴发的胆道结石或是十二指肠乳头旁憩室本身难以定论。Uomo(1996)研究发现，十二指肠乳头旁憩室患者的急性胰腺炎发生率明显高于无十二指肠乳头旁憩室患者($P<0.001$)，但两组中胆源性胰腺炎发生率则无差别。而特发性胰腺炎十二指肠乳头旁憩室患者高于对照组($P=0.04$)；而在Zoepf(2001)报道的350例对照组中，十二指肠乳头旁憩室患者急性或慢性胰腺炎的发生率与对照组相比其差别均无统计学意义。但老年人十二指肠乳头旁憩室者发生急性胰腺炎的发病率为青年人的2～3倍，因而可视为老年人急性胰腺炎的危险因素之一。十二指肠乳头旁憩室如同胃肠道其他部位的憩室一样，所形成的盲袋有利于细菌的定植和生长，并且细菌感染的发生率随年龄的增长而上升。>60岁的十二指肠乳头旁憩室者胆道中细菌感染率明显增高。十二指肠乳头旁憩室患者胆汁培养细菌阳性率为70%～80%，与憩室内取得的标本同源，主要为大肠埃希菌、粪链球菌、变形杆菌及厌氧菌。也有学者研究发现有十二指肠乳头旁憩室患者比无十二指肠乳头旁憩室的胆总管结石患者胆道中更易感染产β-葡萄糖醛酸酶的细菌，且β-葡萄糖醛酸酶的活性也明显增高。前者十二指肠的细菌浓度也较高。在十二指肠乳头旁憩室患者分离的细菌为肠杆菌和粪链菌，无十二指肠乳头旁憩室患者中分离到的主要是为革兰阳性球菌。

Shinagawa(1991)报道，十二指肠乳头旁憩室患者胆汁细菌培养阳性率为78%，而无十二指肠乳头旁憩室患者胆汁细菌培养阳性率仅为42%，同时伴有胆色素结石者胆汁细菌培养阳性率为94.6%。十二指肠乳头旁憩室患者多伴有胆总管结石；反之，胆总管结石伴有十二指肠乳头旁憩室较无十二指肠乳头旁憩室者高2.6倍。

Sugiyama(2001)通过测定胆管内胆汁淀粉酶浓度发现，伴有十二指肠乳头旁憩室患者的胆石症患者或胆囊息肉者，胆汁中淀粉酶浓度明显高于无十二指肠乳头旁憩室者，因而推断十二指肠乳头旁憩室患者存在一定的胰液反流。十二指肠乳头旁憩室患者多合并胆色素结石，一般为褐色素结石，结石呈同心圆排列。可能为人类自身或细菌产生的β-葡萄糖醛酸酶使胆汁中的结合胆红素分解为非结合胆红素，并与钙结合形成结石。朱克祥(2011)对31例十

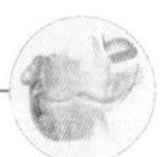

二指肠乳头旁憩室同时合并胆总管结石复发者，估计经内镜 ERCP 取石困难的患者，选择胆道探查，胆总管远端闭合，胆总管空肠 Roux-en-Y 吻合术，术后随访 5 年，无胆总管结石再次发生。这表明该术式对十二指肠乳头旁憩室同时合并胆总管结石近期治疗的效果较好。胆总管远端闭合，胆总管空肠 Roux-en-Y 吻合术对憩室转流和胆汁流出改道，不但避免了憩室导致 Oddi 括约肌功能障碍和乳头狭窄对胆道的影响，而且克服了憩室对胆道的压迫，从而使胆汁引流通畅，消除了十二指肠乳头旁憩室对胆总管结石再形成的可能因素。

24.5 胆道疾病与结肠癌

近年来，结肠癌（cancer of the colon）的发病率逐渐增多，在结肠癌的病因研究中，发现胆囊切除术后易罹患结肠癌。但也有学者持不同的看法，认为在罹患胆石症的病程中，实际上就存在着发生结肠癌的潜在危险。

Turnbull(1977)认为胆囊切除术后结肠癌发生的危险性将增高 45 倍。Allende(1984)对结肠癌的尸检材料进行了回顾性研究，发现女性结肠癌患者既往曾行胆囊切除者为 13.8%，而对照组仅为 5%。Linos(1981)分析了 1950～1969 年间 2 413 例胆石症资料，其中 1 681 例做了胆囊切除术（男性 460 例，女性 1 221 例），胆囊切除后每个患者均随访到发生结肠癌，直至死亡或近期就诊时。随访时间 1～29 年，平均 13 年。胆囊切除后有 42 例发生了结肠癌或直肠癌，其中男性 13 例，女性 29 例。而对照组则胆囊切除后的结肠无特殊表现。如果按性别和肿瘤部位分别统计，则已做胆囊切除的女性结肠癌和直肠癌的发生率比一般女性增加 70%。其肿瘤发生部位而论，不论男性患者还是女性患者，右侧结肠癌较多见。而切除胆囊后的女性右侧结肠癌的发生率比一般女性多 2 倍。女性从胆囊切除到发生右侧结肠癌的时间平均为 6 年。Vernick(1980)报道 291 例右侧结肠癌中，38 例(13%)有胆囊切除史，而 415 例左侧结肠癌中仅 26 例(6.3%)有胆囊切除史。他在 1982 年又进行对照研究，发现 150 例右侧结肠癌中 14% 有胆囊切除史，左侧结肠癌 8% 有胆囊切除史，而正常人 8.9% 有胆囊切除史，相对危险度分别为 1.87 和 0.82。

陈曼彤(2007)报道，应用回顾性分析方法比较大肠癌患者 1 880 例（大肠癌组）与健康体检者 631 例（对照组）中胆囊结石患病率，比较胆囊结石患者 5 663 例（胆囊结石组）与原发性高血压者 27 581 例（高血压组）、慢性胃炎患者 11 569 例（慢性胃炎组）中大肠癌的患病率，并对大肠癌发生部位、性别等因素进行分析研究。研究结果显示，大肠癌组胆结石患病率为 11.6%，对照组胆结石患病率为 7.13%，两组比较差异有统计学意义；大肠癌组结肠癌与直肠癌、男性与女性胆囊结石患病率比较均无统计学意义；胆囊结石组大肠癌患病率为 3.67%，高血压组大肠癌患者病率为 0.77%，慢性胃炎组大肠癌患病率为 1.15%，胆囊结石组与高血压组和慢性胃炎组大肠癌患病率比较，差异均有统计学意义。胆囊结石可能导致大肠癌发生的危险性增加。

以 Vernick、Alley、Lions 等为代表的大多数学者认为，胆囊切除术后大肠癌的发病率确有增加。Turnen 发现胆囊切除者发生大肠癌的危险性较未切除者增加了 1.9 倍。有关文献表明胆囊切除术后发生大肠癌者以女性为多，且多在右半结肠。

大肠癌与胆囊结石共有的高发病率增加了两种疾病同时在一个患者身上发生的概率。两者有着共同的致病因素：高脂肪、高蛋白质、低纤维饮食，精制的碳水化合物可增加胆汁中胆固醇的饱和度，使其容易形成结石。低纤维饮食可延长食物在肠道中的停留时间，使初级胆汁酸更多的脱羟化转变为次级胆汁酸，从而增加了大肠癌的发病率。肠道中次级胆汁酸浓度的增高是大肠癌发病率升高的原因之一。患有胆囊结石者，其胆囊在胆汁的储存、浓缩和排泄的功能上都发生异常。胆汁的分泌失去正常的周期性，胆酸在肠道内始终保持着高浓度，使脱氧胆酸生成增多。有些胆囊结石患者，由于胆囊颈部结石嵌顿或胆囊已经萎缩，胆囊已失去功能，纤维组织增生，胆囊已失去胆汁浓缩和排泄的功能。其胆酸代谢紊乱的机制与胆囊切除者相似，即肝内胆汁未被浓缩而直接持续不断地排入肠道，使胆汁酸的肠肝循环次数增加，胆汁酸与肠黏膜接触面积增大，由此增加鸟氨酸脱羧酶的活性，进一步刺激大肠上皮细胞的增生，从而构成了大肠癌发生的基础。胆汁酸的肠肝循环次数增多，7α-脱羟化增加胆酸池中二级胆酸（脱氧胆酸和石胆酸）比例将增加。二级胆酸中的石胆酸是结肠癌的促发剂，而且脱氧胆酸可转化为甲基胆蒽。后者被证实是一种强致癌物质。胆囊结石也常伴发慢性胆囊炎，炎症刺激使肠道内细菌和菌群失调，对肠道有害的细菌增加。其结果是既使肠道脱氧胆酸生成增加，又使正常的肠道黏膜受到破坏,极易致肠道在反复炎症的过程中发生癌变。因此,胆囊结石并不是一个独立的疾病,长期存在可以增加大肠癌发生的危险。所以,对胆囊结石,特别是胆囊萎缩且结石直径>3 cm者,应高度重视。

不过也有相反的观点:Adami对16 773例胆囊切除者随访14～17年后认为胆囊切除术后患大肠癌的危险性并没有增加。Friedman、Neugut也持同样观点。

更有一些研究者认为大肠癌也与胆石症有关,而且其关系比胆囊切除更为密切,认为大肠癌在胆囊切除前就已存在。

对胆囊切除、胆囊结石诱发结肠癌的机制的研究也在不断深入。在生理情况下,在肝脏内由胆固醇合成的胆汁酸为初级胆汁酸(primary bile acid),小肠内由细菌对初级胆汁降解后成为次级胆汁酸(secondary bile acid)。一般说来,胆汁中存在的以初级胆汁酸为主,而粪便中则主要为次级胆酸。但由于到达小肠的胆汁酸大部分由小肠吸收后经门静脉回到肝脏,结合后的胆汁再重新释放入肠肝循环(enterohepatic circulation)。这种以次级胆汁酸的形式被小肠吸收并再回到肝脏再被转化变成的胆汁酸,有学者称之为三级胆汁酸(tertiary bile acid)。

胆囊具有储存、浓缩胆汁并调节胆道内压力的功能。胆囊切除后,Oddi括约肌长期开放,肝细胞分泌的胆汁昼夜不停地进入肠道,这样就使胆汁酸的肠肝循环及与肠道细菌接触增加,7α-脱羟化作用增强,从而导致胆盐池中一级胆汁酸(CA, CDA)的比例减少,二级胆汁酸(DCA, LCA)比例增高。

胆囊未切除患者在胆石症病程中大肠癌发病率增加的原因可能是:①胆囊结石与大肠癌存在共同的致病因素。高脂、高蛋白、低纤维素饮食既是大肠癌的成因之一,也是胆囊结石的成因之一。精制的碳水化合物可增加胆汁中胆固醇的饱和度而使其容易成石。低纤维素饮食可延长肠内容物在肠道的停留时间,增加细菌降解一级胆汁酸为二级胆汁酸,DCA含量随之增加。而DCA既是一种致石性胆汁酸,又对大肠黏膜有致癌作用。低纤维素饮食还可使对大肠黏膜有致癌作用的物质排出减慢。高脂高蛋白食物既可促进胆固醇的合成使胆汁中胆固醇含量增加,又可导致大肠内梭形芽胞杆菌生长活跃,后者作用于胆汁酸和胆固醇可形成具有致癌作用的非饱和多环烃类物质。胆汁中胆汁酸下降既可使胆固醇和游离胆红素沉淀形成结石,又可影响脂肪代谢使肠道内游离脂肪酸和胆固醇过剩。游离脂肪酸对大肠上皮细胞有损伤作用,而胆固醇在肠道细菌作用下生成的类固醇是肿瘤促进因子。②部分胆囊结石患者或胆囊内充满结石,或胆囊颈部结石嵌顿或胆囊萎缩使胆囊自截,胆囊已失去功能,其发病机制尤似胆囊切除。

胆囊切除后和胆囊结石病程中大肠癌发病率上升,这一结论有以下临床意义。

由于大肠癌发生的危险性在胆囊结石的病程中已经存在,因此胆囊结石是否要切除胆囊要根据病情,不必顾虑胆囊切除术后会增加大肠癌的发生率。

鉴于部分安静结石可以终身安静,其癌变率只有1%～2%,且癌变前都有前驱症状,故多数学者主张不做预防性切除,但具体治疗应视年龄、胆囊功能、结石大小、病程长短、伴随病等等个体情况并须作定期复查。凡年老、合并糖尿病、胆囊壁增厚、结石直径>3 cm者都应积极手术。少数大肠癌患者进食后胃结肠反射引起的结肠不全梗阻性疼痛往往被误认为由慢性胆囊炎引起,若患者原有胆囊安静结石则更易被误诊而作胆囊切除,所以胆囊手术进腹后要全面探查腹腔内脏尤其是大肠,以免漏诊。

大肠癌手术中发现胆囊结石者,如果大肠癌不是晚期且患者条件许可,应一并予以根治。其优点是并不增加手术难度及病死率。

胆囊切除后促使结肠癌发生的机制尚未阐明,一般认为胆囊切除后胆盐池中次级胆汁酸的含量或比例增高,而次级胆汁酸具有致癌或协同致癌的作用。由于近端结肠中次级胆汁酸的浓度较高,而且右半结肠对次级胆汁酸的吸收大于左半结肠,故胆囊切除术后结肠癌的好发部位在右半结肠。人体结肠癌的发生率与粪便中胆汁酸的浓度有关,结肠癌患者粪便中胆汁酸的浓度较对照组明显增高。

有些学者对胆囊切除后易发生结肠癌持有相反的意见。认为虽然胆囊切除后结肠癌的发生率有明显增高,但实际上在胆石症患者的病程中就已潜伏着这种危险性。胆囊切除和结肠癌可能存在着共同的致病因素。众所周知,高脂、高胆固醇、高碳水化合物饮食就是两者共同的致病因素。在胆囊切除后,胆汁连续不断地进入肠道,胆汁酸的肠肝循环也是持续不断地在进行,使结合型的胆汁酸与肠道的厌氧菌接触增多,初级胆汁酸转化为次级胆汁酸增加。这在胆石病患者中,虽胆囊存在但已失去功能时,也同样存在着这种改变。Oddi括约肌的张力及胆道内压力的改变,使胆石症患者胆道系统中的内

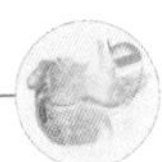

环境发生改变，胆道内的反复感染，增加了胆汁酸在细菌中暴露和接触的时间，使细菌对胆汁酸的分解作用增强，石胆酸、胆酸和脱氧胆酸增加。故有的学者认为胆石病合并有结肠癌的患者，宜在做结肠癌根治性切除的同时也做胆囊切除，这样可以减少肠道细菌的感染机会，减少胆汁酸在胆系细菌环境下的暴露时间，从而减少了细菌对胆汁酸的分解作用。胆石病的存在除了影响本身胆道系统的病理、生理改变外，还使被污染而激活的高浓度胆汁酸源源不断地流入肠道，增加了肠黏膜的通透性，有利于二甲基肼等致癌物的吸收。这种观点，目前正逐渐被外科医生所接受。

24.6 胆道疾病与肥胖病

肥胖病目前未见有统一的定义，一般认为超过正常标准体重10%即可称为肥胖。这种肥胖对身体虽有一定危害但并不严重。而病态肥胖（morbid obesity，MO）则对身体是有明显危害的。

在19世纪中叶，比利时学者提出用身体质量指数(body mass index，BMI)来衡量人体的胖瘦程度以及评估是否健康的一个指标。现在世界已公认采用BMI的计算公式：

$$BMI = W/H^2$$

W表示体重(kg)，H表示身高(m)。

WHO制订的肥胖标准(BMI)如下。正常：18.5～24.9；超重：≥25；偏胖：25.0～29.9；肥胖：30.0～34.9；重度肥胖：35.0～39.9；极重度肥胖：≥40.0。

WHO制订的肥胖标准是以西方人群的研究数据为基础的，不适合亚洲人群。中国肥胖问题工作组在2013年首次提出中国成人的肥胖标准：体重指数≥24为超重，体重指数≥28为肥胖；男性腰围≥85 cm、女性腰围≥80 cm为腰部肥胖标准。研究表明，腰围是衡量腹部肥胖的一个重要指标，它反映部脂肪储积的程度，而腹部脂肪的储积与一系列代谢异常相关。

研究表明，体重指数增高，冠心病和脑卒中发病率也随之上升，超重和肥胖是冠心病和脑卒中的独立危险因素。体重指数每增加2，冠心病、脑卒中、缺血性脑卒中和相对危险性分别增加15.4%、6.1%和18.8%。一旦体重指数达到或超过24时，则患高血压、糖尿病、冠心病、血脂异常和胆石病等严重危害健康的疾病概率会显著增加。

腰部肥胖是代谢综合征(metabolic syndrome，MS)的一个重要特征。一直被认为是胆石症发生的危险因素。胆石症发生的一个必要条件是胆汁胆固醇过饱和，这与胆汁中胆固醇增加和(或)胆汁酸降低导致两者比例失衡有关。与男性比较，女性肥胖患者肝脏胆固醇合成增加超过胆汁酸合成的相应增加，其胆汁更具易成石性，所以，肥胖女性胆石症的发病率也相应更高。Mendez-Sanchez研究显示，胆石病患者中合并代谢综合征的占40%，显著高于对照组的7.2%。Scragg检测胆石病患者血清胰岛素后发现，其含量明显高于正常对照组。在不同人群中进行的相关研究发现，血清胰岛素含量与胆石病发生的危险性相关。胰岛素抵抗(IR)是代谢综合征系列代谢异常的共同发病基础。遗传易感性、肥胖、缺乏运动、拮抗因素等均可导致胰岛素抵抗。而腰部肥胖、内脏肥胖则是引起胰岛素抵抗的始动因素。巨噬细胞在体内是一种来源于单核细胞系统的多核巨噬细胞，具有高度可塑性及迁移性，能从骨髓随血液循环进入各种组织，并影响这些组织细胞的表达与功能(图24-9)。最近的研究表明，巨噬细胞可能

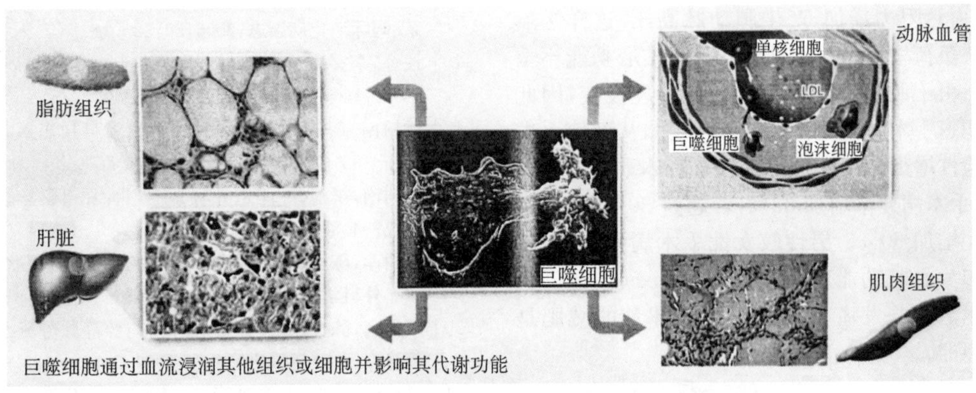

图24-9 巨噬细胞通过血流浸润其他组织或细胞并影响其代谢功能(付予昌，2010)

在代谢疾病的发生发展过程中发挥重要作用。巨噬细胞在肥胖者的脂肪组织中大量增加，在极端的例子中，巨噬细胞可占脂肪组织的40%。脂肪组织是胰岛素作用的靶组织之一，而巨噬细胞能分泌胰岛素抵抗性炎症细胞因子，这一特点使其成为脂肪组织对胰岛素抵抗的潜在根源。

肥胖常易患糖尿病、高血压、退行性关节病变和胆石症。肝组织的活检资料表明，约50%的肥胖者合并有脂肪肝。而肥胖人中胆囊炎和胆石症的发病率随肥胖程度和年龄而增加，其中胆固醇性胆石症为非肥胖者的3倍，与肥胖者肝和其他组织合成的内源性胆固醇增多有关。

正常胆汁中胆盐加磷脂与胆固醇之比为11∶1。若低于此比例则胆固醇将因过饱和而析出结晶和沉淀，进而易形成胆石。特别多见于肥胖和多次生育的女性患者，可能反映雌激素刺激胆固醇分泌的重要作用。服用含雌激素的避孕药能促进胆汁中胆固醇饱和。妊娠期则有利于胆石的形成，因血浆胆固醇和三酰甘油水平升高使胆汁成分改变，高血清孕酮水平能引起胆管张力过低，减少胆囊的排空，胆汁淤滞和胆固醇浓度升高是形成结石的重要因素。有些肥胖患者为了减肥，不适当的节食反可促使结石的形成。因为限制碳水化合物的摄入而减少了植物纤维，而植物纤维有通便的作用，这样就减少继发性胆盐和脱氧胆盐的再吸收，后者能作用于肝胆系统以减低胆盐的浓度和促进胆固醇的分解。因此，低纤维饮食不仅会导致肥胖患者发生便秘，而且也增加了胆石形成的危险。

肥胖可引起氧耗量增加，通气功能障碍，换气功能受阻。缺氧可使交感神经终末产生儿茶酚胺，致心率增快，心肌收缩力增强，周围血管扩张，静脉回流增多，心输出量增加；但缺氧对肺循环的影响则不同，缺氧及高碳酸血性酸中毒可促使肺动脉收缩及痉挛，肺血管阻力增加，产生肺动脉高压，这样必然导致右心负荷增加、心肌肥厚和劳损、右心功能不全或衰竭。由于肥胖患者有上述病理生理改变，因此在进行胆道手术时，易发生术后并发症，从而使手术后的危险性增加。Alexander报道，若体重超过正常10%，其手术病死率增加33%，若超过20%以上，手术病死率增加50%。男性较女性手术病死率高，死亡原因多为心脏功能衰竭。因此，Alexander认为，为减少术后的并发症和降低病死率，术前的减肥是非常重要的。

（姚全梅　顾树南）

主要参考文献

[1] 于经瀛，顾占军，林瑞兰. 无症状上消化道憩室的增龄性改变. 中华老年医学杂志，2005，24：742－743

[2] 尤丽英，李迎春，闫东，等. 经颈静脉肝内门体分流术治疗肝硬化合并食管胃底静脉曲张破裂出血的研究. 中华肝脏病学杂志，2011，19：490－493

[3] 中华医学会外科学分会门静脉高压组. 肝硬化门静脉高压症食管、胃底静脉曲张破裂出血的诊治共识（2015版）. 中华外科杂志，2015，53：917－921

[4] 包文中，孟翔凌. 幽门螺杆菌与胆道疾病的研究进展. 国外医学. 外科学分册，2005，32：397－400

[5] 包文中，孟翔凌. 幽门螺杆菌与原发性肝内胆管结石形成的关系. 安徽医科大学学报，2006，41：199－201

[6] 朱万坤，顾树南，王湘辉. 腹部外科兼症与原发病的关系及其对原发病的诊治影响. 西北国防医学杂志，1997，18：239－240

[7] 朱克祥，李汛，周文策，等. 壶腹周围憩室合并胆总管结石复发的手术选择. 中华肝胆外科杂志，2011，17：677－678

[8] 朱建清，蒋丹斌，乐红琴，等. 十二指肠乳头旁憩室与胆总管结石及胆囊切除术后综合征的关系. 胃肠病学和肝病学杂志，2008，17：576－578

[9] 杨金燕，林礼务，薛恩生，等. 中国东南地区胆囊结石与大肠癌关系的探讨. 中国肿瘤临床，2004，31：1160－1162

[10] 杨波，朱善德，赵永光，等. 肝细胞内β-葡萄糖醛酸酶与胆红素结石关系的免疫电镜研究. 中华肝胆外科杂志，2000，6：123－124

[11] 李霆，孟翔凌. 幽门螺杆菌与原发性肝内胆管结石的研究进展. 国际外科学杂志，2007，34：259－260

[12] 张克俭，董恩钰，戴希真. 老年十二指肠乳头旁憩室特殊性分析. 中国误诊学杂志，2002，2：660－661

[13] 陈曼彤. 胆囊结石与大肠癌的相关性研究. 中国医师进修杂志，2007，30：11－12

[14] 庞尔君，陈巍，杨俊，等. 十二指肠乳头旁憩室与胆胰疾病的关系. 肝胆胰外科杂志，2012，24：30－32

[15] 胡琼舸，蔡建庭. 十二指肠乳头旁憩室与胆胰疾病的关系. 国际消化病杂志，2006，26：32－34

[16] 段炼，李宜雄. 肝胆管结石发病机制的研究进展. 国外医学·外科学分册，2005，32：255－260

[17] 顾树南. 门静脉高压症. 兰州：甘肃科技出版社，1987. 167－203

[18] 顾树南，李清潭. 胆道外科学. 兰州：甘肃科学技术出版社，1994. 551－561

[19] 顾树南，陈文庆. 外科治疗食管静脉曲张的现状. 国外医学·外科学分册，1982，3：157－159

[20] 顾树南，陈文庆. 经颈静脉肝内门腔静脉分流术治疗门静脉高压症. 新消化病杂志，1997，5：123－124

[21] 梁海清，王世和，李延青，等. 胆结石与代谢综合征的关

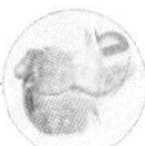

系分析. 山东医学,2007,47:44 - 46

[22] 蔡元坤,岳正学. 大肠癌与胆囊结石相关性的回顾性分析. 实用肿瘤杂志,2002,17:44 - 45

[23] 薛猛,潘洁,姒健敏. 幽门螺杆菌感染与胃黏膜损伤. 国际消化病杂志,2009,29:303 - 304

[24] 魏波,陈爽,李肖,等. 经颈静脉肝内门体分流联合胃冠状静脉栓塞术降低曲张静脉再出血率的研究. 中华肝脏病学杂志,2011,19:494 - 497

[25] Apostolov E, Al-Sound WA, Nilsson I, et al. Helicobacter pylori and chronic Helicobacter species in gallbladder and liver of patients with cholecystitis detected by immunological and molecular methods. Scand J Gastroenterol, 2005,40:96 - 102

[26] Kuroki T, Fukuda K, Yamanouchi K, et al. Helicobacter pylori acclerates the biliary epihelial cell proliferation activity in hepatolithiasis. Hepatogastroenterology, 2002,49:648 - 651

[27] Myung SJ, Kim MH, Shim KN, et al. Detection of Helicobacter pylori DNA in human biliary tree and its association with hepatolithiasis. Dig Dis Sci, 2000,45: 1405 - 1412

[28] Negut AL, Murray TL, Garbowski GC, et al, Cholecystectomy as a risk factor for colorectal adenomatous and carcinoma. Cancer, 1991,68:1644 - 1648

[29] Neri V, Margiotta M, de Francesco V, et al. DNA sequences and protein antigens of H. pylori in cholecystic bile and tissue of patients with gallstones. Aliment Pharmacol Ther, 2005,22:715 - 720

[30] Schulman AR, Ryou M, Aihara H, et al. EUS-guided intrahepatic portosystemic shunt with direct portal pressure measurements: a novel alternative to transjugular intrahepatic portosystemic shunting. Gastrointest Endosc, 2017,85:243 - 247

[31] Schulman AR, Thompson CC, Ryou M. EUS-guided portal pressure measurement using a digital pressure wire with real-time remote display: a novel, minimally invasive technique for direct measurement in an animal model. Gastrointest Endosc, 2016,83:817 - 820

[32] Shoda J, Tanaka N, Osuga T. Hepatolithiasis-epidemiology and pathogenesis update. Front Biosci, 2003,8:C398 - C409

[33] Stalke P, Ai-Soud WA, Bielawski KP, et al. Detection of Helicobacter species in liver and stomach tissues of patients with chronic liver diseases using polymerase chain reaction-denaturing gradiant gel electrophoresis and immunohistochemistry. Scand J Gastroenterol, 2005,40:1032 - 1041

[34] Thomas LA, Veysey MJ, French G, et al. Bile acid metabolism by fresh human colonic contents: a comparison of caecal versus faecal samples. Gut, 2001,49:835 - 842

[35] Vorobjova T, Nilsson I, Terjajev S, et al. Serum antibodies to enterohepatic Helicobacter spp. in patients with chronic liver diseases and in a population with high prevalence of H. pylori infection. Dig Liver Dis, 2006, 38:171 - 176

[36] Wu XZ, Chen D. Helicobacter pylori and Helicobacter carcinoma: correlated or no correlated? Gastroenterol Hepatol, 2006,21:345 - 347

25 老年人胆道外科疾病

25.1 老年人胆道外科疾病的特点

随着人民生活条件的改善，卫生知识的普及，医疗保健工作的加强，提高了老年人的生活质量，人类的平均年龄已有明显提高。同时，老年人胆道疾病的发生率也就随之增高。由于老年人胆道疾病患者的潜在危险性高，临床表现与病理变化常不一致，术前合并症多，术后并发症发生率高，故应对老年人胆道疾病加以重视，提高认识。

25.1.1 潜在危险性高

随着人类平均寿命的提高，老年人胆道疾病患者也随之增加。Glenn 统计纽约医院 1930 年需要手术的老年急性胆囊炎患者为 5.3%，而到 1970 年已增加至 39.8%。Krarup 指出 70 岁以上老年人患胆囊炎胆石症者占 40%～50%。1987 年，上海同济大学仁济医院调查上海地区健康人的胆石发生率，结果发现 30 岁以下为 0.91%，31～40 岁为 3.26%，40～50 岁为 5.12%，51～60 岁为 7.20%，60 岁以上为 10.5%。我国全国调查资料表明，80 岁以上老年人胆石的发病率为 23%。除胆石以外，胆道肿瘤在老年人的发病率也较高。1979～1988 年，上海同济大学附属医院外科收治胆道疾病 1 034 例，其中老年人 416 例，占 40.23%。由此可见，老年人胆道疾病越来越引起外科医生的重视是医学科学发展的必然结果。

老年人顾名思义是年龄高者。年龄虽不是手术禁忌证，但不可否认，年龄增高可以使手术的危险性增加。这主要是随年龄的增高，全身各器官功能逐渐减退，常见的如高血压病、冠心病、气管炎、胃炎、糖尿病及肝、肾的病变，电解使紊乱所致的低血钾等，都可以使机体的免疫功能降低，抵抗疾病的能力下降。对手术耐受性差，术后的并发症多，病死率也较高。在 21 世纪初，就认为 50 岁以上患者进行手术是危险的，从而把 50 岁以上的患者列为手术的禁忌证。一般来说，年龄越高，手术危险性越大。Buynett 报道一组 70 岁以上的病死率为 9.2%。Symou(1986)研究指出，70 岁以上老年人手术后生存 5 年者可达 60%，生存 10 年者可达 46%，甚至认为 100 岁以上老年人手术后还有希望生存 2 年。在英国 75 岁男性可期望再活 7 年，而女性则有希望再活 9 年。

Pitt 指出，对老年人的胆道外科手术应予高度重视，并提出老年人手术的潜在危险性有 5 个临床因素和 10 个实验室参数(表 25 - 1)。此外，胆道疾病手术危险性增高的因素还包括胆管炎、脓毒症(sepsis)、肾功能损害、营养不良伴低血红蛋白症、肝

脏网状内皮细胞清除毒素能力降低及中间免疫抑制等。因此，要提高老年人胆道外科手术的安全性和临床效果，应努力改善上述潜在危险因素，充分做好术前准备，防止和及时解决可能出现的并发症。这对减少和防止术后并发症，促进早日康复有着十分重要的作用。

表 25-1 胆道疾病患者手术潜在危险因素和实验室参数

5个临床因素
(1) 年龄>60岁
(2) 近2周内有黄疸史
(3) 近1周内有发热、寒战
(4) 在18 h内体温>38℃
(5) 患有恶性疾病
10个实验室参数
(1) 血细胞比容<30%
(2) 白细胞计数>10.0×10^9/L(>10 000 mm^3)
(3) 凝血酶原活性低于正常的85%
(4) 血清尿素氮>7.14 mmol(>20 mg/dl)
(5) 血清肌酐>114.9 μmol/L(>1.3 mg/dl)
(6) 总胆红素>171 μmol/L(>10 mg/dl)
(7) 碱性磷酸酶>10 U(金氏)
(8) 血浆白蛋白<30 g/L(<3 g/dl)
(9) 血清丙氨酸氨基转移酶>100 U/L
(10) 血清天冬氨酸氨基转移酶>100 U/L

25.1.2 临床表现常与病理改变不符

由于老年人常是年老体衰，耳聋眼花，感觉迟钝，反应较差，患病以后不能及时发现，即使去医院就诊，也可能对病情叙述不清，这给医生采集病史带来了困难。老年人的胆道急性炎症病情急，变化快，且易发生胆囊穿孔。这是因为病史大多在3～5年以上。胆囊炎多次反复发作，使胆囊壁组织变脆、缺血、局部坏死而易并发穿孔；胆囊炎大多合并有结石，由于结石压迫并刺激胆囊壁，使血液循环受阻，胆囊壁发生缺血坏死而并发穿孔；除胆囊本身的疾病外，全身性疾病也不少见，如高血压、冠心病等，胆囊动脉腔也常变硬变窄，管壁脆弱而弹性差，外周血管常因急性炎症而发生闭塞，从而引起胆囊的缺血和坏死，发生胆囊穿孔。此外，由于老年人胆囊壁硬而脆，收缩能力差，穿孔之后大网膜又难以包裹，故常导致弥漫性腹膜炎。这在临床上又常因老年人驼背较多，腹肌松弛差，检查时如不认真，极易忽视。加之老年人机体抵抗力差，免疫功能低下，即使已有明显的胆道急性感染，也可体温正常，血象无明显变化。施维锦(1990)报道一组老年人急性胆囊炎，发病后6 h就诊者只占急诊入院总数的8.2%。相反，超过72 h就诊者高达46.4%。这些病例均经手术证实大多数的胆囊充血、水肿明显、坏疽、穿孔合并有局限性或弥漫性腹膜炎。有些病例的胆囊极度肿大，甚至超过脐下，胆囊内充满白色胆汁或有稠厚的脓液。但体格检查时无明显阳性体征，体温、白细胞计数均无明显增高。因此，对老年人的胆道疾病，即使临床表现不明显，仍应高度警惕，认真观察病情变化，仔细地检查分析，只有这样才能做出正确的判断而进行及时有效的治疗。

25.1.3 合并症与并发症多

老年人常并存有各种疾病，且随年龄的增长而增多，这就给手术带来了复杂性和危险性。在合并症中，50%～67%为心血管疾病。心血管病变及老化是老年人的主要特征之一。老年人心脏退行性变化表现为心肌细胞萎缩、心内膜增厚并有脂肪浸润，瓣膜及支持组织变性、二尖瓣环钙化、主动脉瓣纤维化甚至钙化，以及传导系统细胞脱落、纤维化、窦房结内传导细胞减少、房室结及房室束均有变性及钙化、胶原组织及脂肪组织增多等。这些改变势必影响心脏的功能，致使心跳加速、心律失常、心输出量降低。此外，老年人常有冠状动脉粥样硬化。其特点是：无心绞痛或非典型的心绞痛较常见；心肌梗死急性期也可为无痛性，其他症状也不典型；突然出现的心源性休克、急性肺水肿、严重的心律失常等往往作为冠心病的症候出现。由于手术等应激情况，可致冠状血流减少、心肌收缩力减弱，而易诱发心力衰竭。在临床上，有些患者并无明显器质性心脏病，也无心血管疾病的症状和体征。但实际上，心脏的储备功能已明显降低，一旦失去代偿功能，即可发生心力衰竭。老年人血管壁组织老化、增厚或断裂及进行性动脉粥样硬化，使血管弹性降低，甚至血管闭塞，外周阻力增加，成为老年患者并有高血压的主要因素。老年人高血压的特点是收缩压常升高而舒张压低，一天之内血压波动幅度较大，故一次的血压记录仅供参考，不能作为肯定或否定高血压的依据。诸骏仁(1982)曾分析161例65岁以上老年人施行非心脏手术患者的心脏问题，其中54.2%有较严重的基础心脏病，10%伴有心功能不全，手术过程中也无因心脏病原因而死亡，也未发生严重心律失常、心力衰竭或休克。一般来说，老年人伴有心血管疾病的患者，只要手术前无严重的心律失常、心力衰竭和频繁的心绞痛发作，半年内未发生心肌梗死及发病前能坚持每天散步，经过认真的准备，一般都能耐受手术。对每个手术患者在制订手术方案时除充分估计其心脏功能外，术前可给予含有热量合剂的 GIK (10%葡萄糖液 1 000 ml，胰岛素 20 U，氯化钾 3 g) 溶液静滴，术中持续低流量给氧及维持血压平稳以保护心肺功能，手术严密观察，精心护理等乃是手术成功的重要保证。

老年人大多有老年肺的表现，即肺泡大小不一、畸形和广泛气肿样改变；一部分间隔破裂，肺泡融合，腔内呈蜂窝样小囊状，小囊周围布满毛细血管，有时中下叶显示水肿。肺纤维化后弹力降低，生理无效腔增大，潮气量小，严重影响通气功能和正常的通气/血流比例。由于上述改变，老年人肺炎发生在慢性支气管炎基础上者多见，且多为混合感染。感冒、脑血管病、心功能不全等多种疾病或病理变化可成为肺炎的诱因。此外，老年人若有吸烟的习惯，则可引起气道阻塞，最终导致肺泡结构上的破坏而形成肺气肿。

老年人含水分多的肌肉成分减少，含水分少的脂肪组织增多，即老年人随年龄的增长而体液量减少。成年人机体 60%为水分，老年人仅为 55%，而且细胞内液减少显著。老年人随着细胞成分的减少，钾的储备降低，肾脏对 pH 的调解能力降低，故 HCO_3^- 减少。又因肺的换气不佳，使 H_2CO_3 浓度增高，因此易发生酸中毒且难以纠正。此外，老年人由于细胞活性降低，细胞膜的通透性增加，水和离子易透过血管壁和细胞膜，因此当内环境改变时，容易发生水、电解质紊乱。值得注意的是，有不少患者的心律失常和心电图异常是由于水和电解质紊乱、高热、中毒、神经反射和心肌代谢障碍所引起的。应注意纠正上述因素时，心脏的功能即可得到改善。

老年人的免疫功能降低与年龄的增长成反比。胸腺的重量在 11～12 岁时最重，至 28 岁时其重量明显减轻，30 岁后则缓慢逐渐减轻。构成胸腺的皮质自出生到青春期占胸腺的 50%～60%；青春期后此比例下降，而脂肪和结缔组织的比例上升，血液胸腺浓度 20 岁后也迅速下降，老年人呈低值。外周淋巴细胞随年龄而减少。许多研究表明，T 细胞功能的增龄变比最为显著，老年人 T 细胞数量减少，功能下降。但 B 细胞的变化不甚明显。脾脏及淋巴结大小虽然保持不变，但生发中心减少。体液免疫也随增龄而变化。老年人 IgG、IgA 显著增高，而 IgM、IgE 则变化不大。但也有报道 IgD 及 IgE 随年龄而减少者，IgM 可明显下降。Walford 等指出，增龄可导致某些球蛋白增加，如 γ 球蛋白自 30～70 岁可从 0.87 g/dl 提高到 1.39 g/dl。老化时的体液免疫特点是对外来抗原产生抗体的能力降低而对自身抗原产主抗体的能力亢进。因此，老年人容易发生自身免疫性疾病，如系统性红斑狼疮、风湿热、类风湿关节炎、皮肌炎、自身免疫性(桥本)甲状腺炎、阿迪森病、萎缩性胃炎、恶性贫血、溃疡性结肠炎、自身免疫性慢性活动性肝炎、肾炎、糖尿病、粒细胞减少症、血小板减少性紫癜等。

老年人产生内分泌激素的脏器随增龄其重量减少，一般年龄越高越明显。增龄可使性功能逐渐减退、男性睾酮分泌减少更为明显，前列腺肥大；女性在闭经后雌激素的分泌明显减少，卵巢和乳腺均逐渐萎缩。

由此可见，老年人各器官的退化性变，使老年人机体内环境处于相对不稳定状态和代偿的边缘，即使是认为正常的老年人，实际上也常患有多个系统和器官的多种疾患。一旦某一个疾病成为主要矛盾时，机体各器官的功能都可发生影响，代偿功能失调，则易出现种种继发病。由于上述种种原因，老年人胆道疾病手术后易发生肺部并发症、下肢静脉血栓形成和心血管意外。就手术本身而言，手术切口愈合不良、感染和裂开是常见的并发症。这是因为老年人对于术损伤修复能力减退、切口愈合初期起作用的免疫能力和愈合后期所需要的结缔组织增生能力均随着年龄的递增而减弱，也因为老年人循环血量量减少，切口肉芽组织得到的营养物质较少，生长激素的反应水平降低的缘故。继发病和并发症常可互相影响，使病情变得复杂，使处理变得困难，甚至可危及生命。

25.2 老年人胆道外科疾病的处理

老年人胆道外科疾病的治疗一直存在着争论，其关键问题是非手术治疗还是手术治疗。主张非手术治疗的认为老年人全身情况差、手术危险性大，尤其是急诊手术后并发症和病死率都很高。因此，采取尽可能非手术治疗的态度。而主张手术治疗的认为，老年人胆道外科疾病，非手术治疗往往难以彻底治愈，即使采用非手术治疗暂时得到缓解，但以后仍可复发。而这种非手术治疗本身有很大的危险性。而且年龄增长，病程延长，合并症增多，均可为以后的手术带来更大的危险性，故应创造条件，争取早期术。笔者认为，对患有胆道外科疾病的患者，应做具体分析，并积极做好术前准备，争取手术治疗。

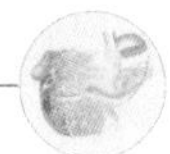

25.2.1 手术时机的选择

老年人胆道急诊手术后残留结石率高，并发症多，且病死率高。在一般情况下，应尽量避免不必要的急诊手术。对于急诊手术的指征应严格掌握，只有在下列情况下为抢救患者生命才应进行急诊手术：①急性梗阻性化脓性胆管炎；②在急性坏疽性胆囊炎，胆囊穿孔并弥漫性腹膜炎；③胆源性肝脓肿破裂并弥漫性腹膜炎。急症患者的情况往往较差，常伴有严重的中毒症状或感染性休克，脱水，电解质紊乱，酸碱平衡失调，肝、肾功能受损及凝血机制障碍等，应在术前尽力予以纠正，术前准备一般应在 12 h 内完成。对急诊患者应从老年高龄、抢救生命和长期疗效 3 个方面综合起来考虑，原则是抢救生命第一，解决疾病的主要矛盾，使病情得以控制。只有在生命安全有较大把握时才能根治疾病。千万不可急于求成，勉强手术，否则后果严重，甚至患者在手术中死亡。

老年人胆道疾病诊断明确，且只有手术治疗才能获得彻底治愈。对于这样的患者，宜进行择期手术，以求得最佳的于术时机和最佳的于术效果。要做到这一点，就必须加强医学卫生知识的宣传和教育，使患者对自己所患的疾病有一个比较正确的认识而愿意接受手术治疗。临床上，常可遇到一些老年人，患了疾病又不愿接受手术治疗，反复住院，最终失去了手术机会。其人力、财力的消耗也是非常大的。

25.2.2 术式的选择

手术方式的选择取决于患者的全身情况、病程的长短、病变的程度、对麻醉和手术的耐受力及外科医生经验的多寡。对于急性胆囊炎，宜争取作胆囊切除。术中如发现胆囊三角区不易解剖时，可做逆行法切除或作胆囊部分切除术。若患者病情危重，全身情况又差，麻醉开始或术中血压又不稳定、手术时间又不允许延长，适宜做胆囊造瘘术。对于病情危重，不能耐受麻醉者，可行超声引导下经皮经肝胆囊穿刺管引流术，待炎症控制、一般状况改善后再行根治性手术。对于梗阻性黄疸、急性梗阻性化脓性胆管炎，可行 ERCP 及胆道内外引流手术，以达到解除梗阻、通畅引流和控制感染的目的。对于老年人，在做胆道抢救手术时，手术宜从简，又能解决主要矛盾为上策。不宜同时做较复杂的手术。在经过认真术前准备的择期手术中，则可根据患者的具体情况，施行能彻底清除病灶、充分引流胆道的手术。如有病变的肝叶或肝段切除，行胆总管十二指肠吻合术或胆总管空肠 Roux-en-en-Y 吻合术等。

25.3 损伤控制外科理念在老年人胆道外科疾病中的应用

25.3.1 损伤控制外科理念

严重创伤、感染及危重急腹症患者极易发生死亡三联征：低体温、凝血功能障碍和酸中毒。对于严重创伤患者而言，手术的最终目的是挽救生命，而不是追求所谓的“完美手术”“大手术”“复杂手术”，一旦达到主要的治疗目的，任何多余的操作都可能增加患者机体的负担，加重机体内环境的紊乱，甚至导致机体生理耗竭而危及生命。1983 年，Stone 等回顾性总结 31 例严重创伤并发凝血障碍患者的救治经验，认为创伤早期施行简单的外科手术进行损伤控制，可以挽救原来认为不可挽救的危重患者，从而提出损伤控制外科(damage control surgery, DCS)的概念及阶段性治疗原则。

“damage control”一词最早来源于海军术语，形容一艘破损船只承受损害和维持完整的能力。1894 年，Kusnetzoff 和 Pensky 报道了应用纱布填塞肝脏止血和早期终止手术救治的方法。1983 年，Stone 等指出凝血功能障碍是大出血患者预后不良的主要原因，应尽早终止手术，逆转患者的全身状况和凝血功能，待情况好转后再行确定性手术。这些都是 DCS 早期的实践应用。1993 年，Rotondo 等首次将“damage control”应用于医疗救治之中，并制订了腹部贯通伤患者实施损伤控制手术的操作规范。包括首次手术控制出血和感染、尽快结束手术，然后在重症监护室复苏及再次确定性手术。从此，损伤控制理念受到了越来越多外科医生的重视和认可，在危重创伤患者的抢救过程中获得了较大成功。Garrison(1996)通过分析 70 例腹部创伤的患者的治疗结果后提出了下列术前预测 DCS 的指标：①创伤严重度评分(injury severity score, ISS)>35；②pH<7.25；③低血压和休克的持续时间>70 min；④凝血酶原时间(PT)>19 s；⑤激活部分凝血活酶时间(APTT)>60 s。越早期决定行 DCS 则预后越好。

DCS 治疗方案分为 3 个阶段进行。

第 1 阶段(初始简化手术)。在初期病情极其危重时，采用简单易行的方法控制损伤，主要为止血和阻止空腔脏器泄漏。可使用填塞、结扎、钳闭、气囊止血、大血管破裂处分流等法，还可配合介入治疗，如血管造影栓塞或在破裂大血管腔内放置支架来达到控制致命性大出血。例如，在严重肝伤时填塞止血是一个传统的方法，肝动脉结扎也是快速有效的止血手术。

第 2 阶段(ICU 复苏治疗)。纠正由于大失血和严重胸伤和脑伤等导致的血流动力学紊乱和通气障碍，纠正凝血病，复温并给予充分的通气支持，使患者的生理学状态恢复正常，此期一般需要 24～72 h。Parr 等强调，ICU 治疗阶段的一个重要目标是对致死三联征的积极处理。大失血和大量输注库存血显然与致死三联征的发生有关。大失血时凝血因子大量丢失，而大量输注的库血其凝血因子也大多破坏。因此，在 DCS 的第 2 阶段 ICU 复苏治疗中，如需大量输注库血，应经升温篮加热至 38℃左右再输入，应补充输入血小板，并适时给予碱性药物。

第 3 阶段(确定性修复重建手术)。经复苏治疗好转后，再次进入手术室，移除填塞物和实施确定性的修复和重建手术，正式关腹。对于少数需要在大医院处理的危重创伤患者，也可在乡村基层医院实行第 1 和第 2 阶段，然后转入大的创伤中心实行第 3 阶段的确定性手术。实施确定性手术时必须全面探查，避免遗漏多脏器伤而导致被迫近期再手术；同时应仔细止血和精确完成脏器或血管的修复、重建或切除手术，防止不彻底和失败的手术。第 3 次开腹必将使并发症和病死率大增。

25.3.2 损伤控制外科理念在胆道外科疾病中的应用

随着临床医生对这一理念的认同及 DCS 在腹部创伤外科获得良好疗效，逐渐延伸至骨科、胸心外科、泌尿外科、血管外科、颅脑外科、ICU 等全身各系统创伤的临床救治中，并取得了很大的进展。但是，目前 DCS 的应用仍集中于创伤外科，对于非创伤性高风险患者而言，某些小手术或复杂的操作对机体产生的影响与创伤的影响是一致的。因此，DCS 理念不仅适用于创伤的救治，也可用于临床常规手术中。

(1) 胆道外科损伤控制手术　目前，胆道系统符合 DCS 理念的手术包括 EST/EPT、ENBD/ENPD、ERBD、PTCD、PTGBD 等多种治疗手段。大连大学附属中山医院(2012)报道 99 例重症胆道系统疾病(2008～2012)患者采用损伤控制理念指导老年胆道外科疾病治疗进行研究。其中男 36 例，女 63 例。年龄 60～93 岁，平均 69.8 岁。入选条件：①年龄≥60 岁；②体温≥38.5℃或≤35.9℃；③在药物治疗的基础上，上腹部疼痛、黄疸症状进行性加重，甚至出现腹膜炎或感染性休克的症状或体征；④有上腹部开放性手术史；⑤心功能Ⅳ级；⑥慢性缺氧，阻塞性或限制性通气障碍，耐力差；⑦维持性透析；⑧肝硬化、门静脉高压症、上消化道出血史、肝性脑病、肝功能衰竭史或肝功能 Child-Pugh 分类 C 级者。其中①～④为必备项，同时满足⑤～⑧中任何一项即符合 DCS 治疗条件。不同胆道外科疾病的治疗方式见表 25-2。择期手术治疗后的结果较好，总的治愈率达到 92.9%(表 25-3)。

表 25-2　不同胆道外科疾病(DCS)的治疗方式

疾病类型	DCS 方式	例数
急性梗阻性化脓性胆管炎	EST+ENBD	22
	EST+ERBD+ENBD	3
	EST+球囊取石+ENBD	17
	PTCD	4
胆源性胰腺炎	EST+ENBD	3
	EST+球囊取石+ENBD	7
	EST+球囊取石+ENPD	2
急性结石性胆囊炎	PTGBD	7
	胆囊造瘘	17
肝内胆管结石伴急性胆管炎	PTCD	4
	胆道探查 T 管引流	11
外伤性或医源性胆漏	EST+ENPD+腹腔穿刺	4

表 25-3　择期手术治疗情况

DCS 方式	二期手术方式	例数	手术次数	结果
PTCD	扩管+PTCS	4	5.75±1.25	取尽结石
	开腹胆道探查取石	4	2.00±0.81	取尽结石
PTGBD	扩管+PTCS	5	6.00±1.41	取尽结石
	胆囊切除+胆道探查	1	1	取尽结石
	胆囊切开取石+探查	1	2	取尽结石
胆囊造瘘	经瘘管胆道镜取石	17	2.40±5.45	取尽结石
T 管引流	经瘘管胆道探查取石	11	4.00±1.22	取尽结石
ERCP 术后	ERCP 取石	7	1.29±0.49	取尽结石
	ENBD	4	1	未行取石
	开腹胆道探查取石	14	2.23±1.16	取尽结石

在治疗中为降低风险，7 例高龄胆总管结石患者放置 ERBD 通畅引流，而未行取石治疗。虽然个别患者 ERCP 治疗后出现胰腺炎，开腹探查患者出现胆漏及切口感染，PTCD 术后出现皮下脓肿，但是经保守治疗均治愈，未发生诸如大出血、急性重型胰腺炎等重大并发症。待患者渡过急性期后，二期手术可选择方案明显增多，可以行开腹胆道探查；对不能耐受开腹手术者，可再次行 ERCP 取出胆总管内结石；带引流管者，可待瘘道扩张后行 PTCS，配合胆道镜下等离子碎石、电切、选择性胆管造影、球囊扩张取净残留结石并解决狭窄等问题。

但是采取 DCS 治疗胆系疾病也存在一些问题，如 DCS 方案治疗时间长，患者需反复入院接收多次手术治疗，消耗医疗资源较大，费用偏高，必须严格把握 DCS 治疗的适应证。目前，创伤外科公认的 DCS 适应证是死亡三联征，但是上述每一项均为机体的极限指标，对胆系疾病而言此时采取 DCS 策略也为时已晚，根据笔者的经验，符合以下情况即符合 DCS 范围：①年龄≥60 岁；②体温≥38.5℃或≤35.9℃；③在药物治疗的基础上腹痛、黄疸症状进行性加重，甚至出现腹膜炎、感染性休克的症状或体征；④上腹部开放性手术病史；⑤心功能Ⅳ级；⑥慢性缺氧，阻塞性或限制性通气障碍，运动耐力差；⑦慢性透析者；⑧肝硬化、门脉高压、有上消化道出血史、肝性脑病、肝功能衰竭病史或肝功能 Child-Pugh C 级者。其中①～④为必备项，同时满足⑤～⑧中任何一项。资料同时显示不同疾病手术方式不同、疗程长短不一、并发症各异，选择符合病情的“个体化”手术方案尤为重要。对于胆囊结石，可以选择开腹胆囊切除、胆囊造瘘或 PTGBD，对于胆总管结石可以选择开腹胆道探查、ERCP 或 PTCD，而肝内胆管结石也可选择胆道探查或 PTCD，其中开腹手术对患者机体打击大，同时还需承担麻醉风险，而 PTCD、PTGBD 仅需局部麻醉即可，但是经瘘道扩管及取石病程长，花费大，需反复多次入院。因此，强调术前充分评估患者病情，选择适宜的手术方式，既治愈疾病，又降低手术风险，同时还能缩短治疗时间。

（2）术中损伤控制　同时 DCS 理念应贯穿手术治疗的整个环节：①急性结石性胆囊炎直接行胆囊造瘘，暂不行取石及胆囊切除术；②对肝内胆管结石者，取出一、二级胆管嵌顿性结石，主要胆管恢复通畅即可，手术中不可妄想一次解决所有问题，而忽略患者对麻醉和手术的承受能力；③在对急性梗阻性化脓性胆管炎（AOSC）患者行 ERCP 治疗过程中，可以仅行 EST 或放置 ENBD 通畅引流，并不行取石治疗，对于高龄患者胆总管多发或巨大结石者即使度过急性期后，暂不行取石治疗，越过结石放置 ERBD 管行内引流即可；④PTCD/PTGBD 术中使用伞状导鞘管和猪尾巴导管可以有效地防治导管滑脱，超声和 X 线（DSA）的双重引导更能提高 PTCD/PTGBD 成功率。对于重症病例，DCS 治疗原则首先是通畅引流，其次才是去除病因。因此，大部分急诊手术者并不行取石治疗，目的是缩短手术及麻醉时间，降低手术及麻醉风险。对于胆囊结石合并胆总管结石患者，应首先解决胆总管梗阻，其次才是胆囊管梗阻，因胆总管梗阻所致的黄疸及胆系感染更危及患者生命。AOSC 合并胆囊梗阻者，先采取 ERCP 放置 ENBD 解决胆总管梗阻，把握患者病情的缓解情况，再决定是否行 PTGBD 降低胆囊压力。患者均获得良好的疗效，而这种先重后轻的治疗思考也属于 DCS 理念范畴。

25.3.3　损伤控制外科理念在老年胆道疾病中的临床价值

老年患者胆道疾病病史较长，由于自身生理功能下降，抗病能力差，对炎症的应急反应迟钝，以致临床症状和体征往往比实际病理改变轻，症状不典型，容易误诊或治疗不及时。基于胆道系统解剖学的特点，细菌可以经胆道逆行入血导致全身性感染。胆囊结石、肝内外胆管结石引起梗阻时，更容易导致重症感染及代谢性酸中毒，危及患者生命。

胆道系统疾病保守治疗效果差，往往更需要外科介入，解除胆道梗阻、通畅引流。患胆道系统疾病的高龄患者，往往伴有心脑肺肾等多种基础疾病，免疫力低下，重要脏器功能减退或不同程度障碍，对外科手术的应激、代偿、修复、愈合等能力均低于非老年人，往往难以承受长时间麻醉及手术的打击，风险较大，更需要以 DCS 理念去指导其救治过程。进而分解手术风险，在置于疾病的基础上，缓解老年患者的痛苦，降低疾病及手术病死率。孙明伟（2007）用 DCS 理念抢救、治疗 22 例严重肝外伤。初期均采用大纱布垫填塞的方法控制出血后关腹；IUC 内复苏；所有患者进行了“计划外手术”，结果 18 例痊愈，死亡 4 例；术后出现腹腔感染 1 例，胆瘘 3 例，均经非手术治疗痊愈。

25.4　老年人胆道外科疾病的病死率

老年人胆道疾病和胆道手术的病死率均较高。

Glenn(1981)曾分析因胆道疾病而施行手术者2 401例，手术病死率为3.8%，而65岁以上老年人为9.8%，较前者高出2倍。施维锦(1990)报道老年人胆道疾病416例，病死率为8.89%。病死率的增高与年龄的增高有一定的关系(表25-4)。从死亡的原因上来分析，可能与下列因素有关。

表25-4 胆道疾病患者年龄与病死率的关系

年龄	例数	死亡数	病死率(%)
59岁以下	618	14	2.26
60～69岁	284	15	5.28
70～79	112	14	12.5
80岁以上	20	8	40.00

(1) 急诊手术　因急而对手术前的准备认识不足，重视不够，仓促手术。

(2) 产生严重的并发症　如急性梗阻性化脓性胆管炎，急性出血坏死性胰腺炎，胆囊穿孔并发弥漫性或局限性腹膜炎。这些并发症虽经治疗但病情仍未能控制，感染性休克未能纠正。

(3) 原有重要脏器合并症　胆道疾病发作后这些合并症进一步的恶化，如原有阻塞性肺气肿、慢性支气管炎胆道疾病发作后肺功能失代偿，以致呼吸衰竭死亡。如原有冠状动脉粥样硬化性心脏病、慢性肺源性心脏病、高血压病，则易发生心力衰竭。

(4) 患者就诊太晚　就诊时病情已发展到难以回逆的阶段，如阻塞性黄疸、胆汁性肝硬化出现肝性脑病及腹水，有的患者已出现肝肾综合征。

(5) 危险因素评估　医生及家属对手术的危险估计过高，以致非手术治疗时间过长。有些原经手术治疗有希望的患者也就失去了手术治疗的时机。

(6) 其他　患有胆道恶性肿瘤，浸润范围太广或已有广泛转移。

鉴于上述原因，施维锦认为有必要开展胆道疾病的卫生知识教育，提倡老年人有病及早就医、预防严重并发症。对有合并症的患者要全面考虑治病方案。非手术治疗期间要密切观察病情变化。若有病情恶化或积极地非手术治疗16～24 h仍无明显好转，应及时采取包括手术在内的治疗措施。

(杨玉龙　王湘辉)

主要参考文献

[1] 于毅，曹文声，范庆桥，等．损伤控制性理论在严重肝外伤中的应用．肝胆胰外科杂志，2010，2：216-217

[2] 王胜利．快速康复外科理念在胆总管结石患者围术期中的应用分析．肝胆外科杂志，2012，20(4)：280-283

[3] 史力军，杨玉龙，范明慧，等．损伤控制性理念用于急性梗阻性化脓性胆管炎中的外科处理．中华腔镜外科杂志(电子版)，2012，5(1)：26-30

[4] 白明东，徐海，刘先武，等．快速通道外科在胃癌手术中的应用．国际外科学杂志，2012，39：737-741

[5] 闫柏刚，徐世伟，万中庚，等．损伤控制外科技术在严重创救中的应用．创伤外科杂志，2007，9：106-108

[6] 孙明伟，王前清，曾俊，等．损伤控制性手术救治严重肝损伤．四川医学，2007，28：522-523

[7] 孙备，李德辉，姜洪池．实施损伤控制手术的理论基础．中国实用外科杂志．2007，27：33-35

[8] 孙涛，傅卫．快速康复外科的现状与展望．中国微创外科杂志，2007，7：564-566

[9] 李宁．外科新理念：损伤控制性手术．中国实用外科杂志，2007，27：28-32

[10] 吴钢，殷保兵，陈进宏，等．损伤控制在急性胆管炎治疗中的应用．肝胆胰外科杂志，2006，18：208-210

[11] 邹一平，萧荫祺，郑方，等．腹腔镜胆囊切除术后胆管损伤围手术期处理．中华肝胆外科杂志，2006，12：751-753

[12] 张诚，杨玉龙，林美举，等．损伤控制在老年胆道系统结石中的应用．肝胆胰外科杂志，2012，24(5)：373-376

[13] 郑建辉，刘玉福．老年人急性期胆囊胆道手术的麻醉选择．中国老年学杂志，2005，11(25)：1411-1412

[14] 姜洪池，孙备，王刚．快速康复外科的新理念值得重视．中华外科杂志，2007，45：577-579

[15] 顾树南，李清潭．胆道外科学．兰州：甘肃科学技术出版社，1994．569-583

[16] 黎介寿．对Fast-track Surgery(快通道外科)内涵的认识．中华医学杂志，2007，87：515-517

[17] 黎介寿．腹部损伤控制性手术．中国实用外科杂志，2006，26：561-562

[18] 戴睿武，田伏洲，王雨，等．急性化脓性梗阻性胆管炎的损伤控制性外科的治疗．中国实用外科杂志，2009，29：78-80

[19] Brenner M, Bochicchio G, Bochicchio K, et al. Long-term impact of damage control laparotomy: a prospective study. Arch Surg, 2011, 146: 395-399

[20] Freeman AJ, Graham JC. Damage control surgery and angigraphy in cases of acute mesentastic ischemia. Ann Surg, 2005, 75: 308-314

[21] Kehlet H. Multimodal approach to control postoperative pathophysidogy and rehabilitation. Br J Anaesth, 1997, 78: 606-617

[22] Kehlet H, Wilmore DW. Fast-track surgery. Br J Surg, 2005, 92: 3-4

[23] Parry AT. Damage control surgery and intensive cure. Injury, 2004, 35: 713-722

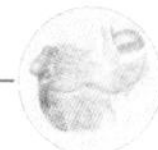

[24] Stagnitti F, Mongardini M, Schillaci F, et al. Damage controlsurgery: the technique. G Chin, 2002,23:18－21

[25] Subramanian A, Balentine C, Palacio CH, et al. Outcomes of damage-contrl celiotomy in elgery nontrauma patients with intra-abdominal catastrphes. AM J Surg, 2010,200:783－788

[26] Wilmore DW, Kehlet H. Management of patients in fast track surgery. Br Med J, 2001,322:473－476

26 多器官功能障碍

26.1 全身炎症反应综合征

【概述】 20 世纪 80 年代以来，由于临床诊断技术的进步，发现危重疾病患者共同的特征性变化是血浆中炎症介质增多，而细菌感染并非必要条件。基于上述原因，1991 年美国胸科医师学会和危重医学会(ACCP/SCCM)在芝加哥召开的联合会议上提出了全身炎症反应综合征(systemic inflammatory response syndrome SIRS)的概念，次年在 *Critical Care Med* 上发表。

感染、创伤、烧伤、休克、胰腺炎等各种严重侵袭导致体内炎性介质大量释放而引起的全身反应，包括体温、呼吸、心率及白细胞计数等方面的改变即为 SIRS。SIRS 是机体对促炎反应和抗炎反应的平衡失去控制导致过度放大且造成自身损害的炎性反应。表现为播散性炎性细胞激活、炎性介质释放入血，并由此引起远隔部位的炎性反应。这个概念一经提出随即得到了广泛关注和普遍认同。近年来，随着医学对 SIRS 认识的进展，对一些疾病的认识发生了根本的变化，认识到创伤性休克的多器官功能障碍、皮肤移植的排异现象、心肌梗死后缺血再灌注损伤等的基本病理属于炎症反应的范畴。

【病因与发病机制】 能够激活大量炎性因子的各种因素都可以引起 SIRS，可分为感染和非感染两个方面因素。感染因素包括细菌、病毒、寄生虫等各种致病微生物导致的感染。病原微生物自身增殖及所产生的内、外毒素是导致 SIRS 的主要原因。非感染因素包括严重创伤、休克、烧伤、胰腺炎、自体免疫性疾病、缺血与再灌注损伤等。这些因素所产生的坏死组织、代谢产物、免疫复合物等均可导致炎症激活，一旦机体的促炎反应与抗炎反应失去平衡即可导致 SIRS 的发生。

在外科实践中，手术也是导致 SIRS 的主要原因之一，精准外科、微创外科等减少组织创伤等则可以有效减少 SIRS 的发生。刘文利(2013)研究中显示，采用腹腔镜子宫切除术相对于传统开腹子宫切除术，可以有效减少 SIRS 的发生。魏武等(2007)回顾分析了 294 名输尿管镜钬激光碎石术患者，SIRS 发生率达 12.6%，而术前已有感染、结石负荷较大及冲水压力较高等因素更容易导致 SIRS 的发生。罗爱林等(2005)对 60 例心肺转流心内直视术患者的研究中发现，SIRS 的发生率高达 43%，除了手术打击之外，还与术前内毒素、缺血与再灌注损伤、导管装置等直接刺激释放炎症因子等因素相关。

SIRS 的发病与下列因素有关。

(1) *局部炎症反应* 损伤、烧伤、组织缺血或局部病原微生物入侵导致局部炎症反应，坏死组织、病菌增值产生的多种酶、内毒素等可以激活凝血系统、补体、巨噬细胞等导致炎性介质生成并活化，如肿瘤坏死因子(tumor necrosis factor α，TNF-α)、白细胞介素-1(interleukin-1，IL-1)、干扰素调节因子(interferon regulatory factor，IRF)、血栓素(thromboxane，TXA)、趋化因子等。内皮细胞受损引起血管通透性增加及血管扩张、局部血流增加、炎性渗出，导致局部炎症反应的红、肿、热、痛等症状。粒细胞、单核/巨噬细胞趋向进入病变部位，释放促炎因子并发挥吞噬功能，清除病原微生物及坏死组织等，后期释放抗炎因子促进炎症转归。如果感染及创伤严重，导致大量坏死组织及炎性物质的产生，或是促炎反应与抗炎反应失衡导致大量促炎因子的

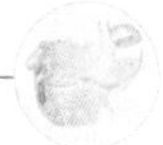

释放，引起全身炎性反应。

（2）全身炎性反应　侵袭性感染引起的全身性炎症反应与局部感染的径路一样，只是炎症反应的激活更为普遍，而且缺乏局部反应中明确的定向病灶。病菌及其产物逃脱局部防御进入循环系统，导致血管内补体及凝血因子的激活。肥大细胞被全身激活所释放的组胺、5-羟色胺等导致血管扩张及通透性增高。局部炎症严重时，可以释放出大量TNF等促炎信号，使得循环中的巨噬细胞、中性粒细胞被激活，而且远隔部位的巨噬细胞，如肺泡巨噬细胞、肝内库普弗细胞也被激活，引起播散性炎症细胞活化，全身水平上的炎症启动。炎症反应生成的趋化因子促使白细胞/内皮细胞相互反应及移行。促炎因子连锁反应，刺激中性粒细胞释放溶酶体酶，并通过"呼吸爆发"（respiratory burst）[又称氧爆发（oxygen burst）]生成大量氧自由基，目的在于杀死吞噬的细菌及分解坏死组织，但同时也引起微血管内皮损伤，引发血管收缩和凝血功能障碍，最终导致微循环阻断及组织破坏。坏死组织的形成又可引发局灶性炎症反应，并扩展到全身，炎症介质释放呈"瀑布反应"（clotting cascade），炎症被无限放大，导致感染性休克、弥散性血管内凝血（disseminated intravascular coagulation，DIC）、多器官功能障碍综合征（multiple organ dysfunction syndrome，MODS）。近年的研究发现中性粒细胞（polymorphonuclear neutrophil，PMN）在SIRS的发生、发展和转归中发挥着关键的作用。PMN引起"呼吸爆发"的主要原因是：在SIRS时存在PMN凋亡的延迟，如果大量PMN凋亡延迟，则耗氧量显著增加，产生大量氧自由基引起"呼吸爆发"。正常生理情况下，PMN在循环中半衰期很短（6～10 h），然而当其进入炎症部位时，其寿命将成倍延长。衰老的PMN在没有细胞因子和促炎物质条件下发生自发凋亡，自发凋亡的PMN不发生细胞膜的破裂，可以完整地被巨噬细胞吞噬而不释放其毒性细胞内容物。这种把凋亡的PMN吞噬的方式，可以阻止PMN由于坏死而释放各种酶、毒性物质及炎症介质等引起的组织损伤；而且，巨噬细胞吞噬凋亡PMN也不会激活巨噬细胞释放炎性介质。Hilvers等（2000）研究认为凋亡是机体清除具有潜在损害活性的PMN有效的生理调节机制。在急性炎症时，由于PMN从循环中向炎症部位迁移，组织中PMN的数量将大大增加，而且炎症介质作用使其凋亡减少，这就使PMN持续被激活，最终可引起SIRS。所以，通过诱导、加速PMN凋亡或给予一些相关的药物来特异性地增强吞噬细胞对凋亡PMN的清除，则能够减轻SIRS。尚东等（2006）研究发现大黄素能诱导SIRS患者外周血液PMN的凋亡，从而达到对SIRS的治疗。

（3）炎症介质　机体受到各种严重侵袭时，炎症细胞会释放大量的炎症因子，使白细胞趋向、聚集，产生炎症反应，从而清除病原微生物、组织坏死物质等各种致病因子。大量炎症细胞激活引发SIRS时，机体同时会释放多种抗炎因子参与其中，使这种炎症反应的程度得到有效控制。目前，这种促炎因子与抗炎因子之间的调控、平衡、相互作用是如何进行还不十分清楚。促炎因子具有激活炎症细胞、收缩和损伤内皮细胞、增加血管通透性、促进白细胞趋化聚集、巨噬细胞M1分化、T细胞Th1和Th17分化、P-选择素高表达引发微循环微血栓形成等作用促进炎症反应。已知的促炎因子包括：早期炎症因子，如TNF-α、IL-12、IL-23、IL-6、IL-8、IL-1β等；晚期炎症因子，如高迁移率族蛋白B1（HMGB1）、信号转导和转录激活因子1（STATs1）、趋化因子（CXCL9、CXCL10）和干扰素因子（IRF-γ、IRF5）等。已知的抗炎因子包括细胞因子（IL-10、IL-4、IL-5、IL-9、IL-13）、信号转导和转录激活因子6（STATs6）、趋化因子（CCL17、CCL12、CCL24）和干扰素因子（IRF4）等。

（4）炎症反应的调节　炎症反应是机体的重要防御反应，但过度的炎症反应则会造成机体自身的损害。机体有一套复杂的反馈机制来调节炎症反应，维持炎症反应和抗炎反应的平衡。一旦这种平衡被打破，炎症反应失去控制，则可能出现炎症因子的释放"瀑布反应"（inflammatory cascade），炎症被无限放大，导致感染性休克及MODS，最终产生不可估计的后果。TNF-α是炎症反应过程中出现最早、最重要的炎性介质之一，能激活中性粒细胞和淋巴细胞，使血管内皮细胞受损、通透性增加，调节其他组织代谢活性，并促使其他细胞因子的合成和释放；IL-6能诱导B细胞分化和产生抗体，并诱导T细胞活化增殖、分化，是炎性反应的促发剂；IL-8能刺激中性粒细胞、T细胞和嗜酸性粒细胞的趋化，促进中性粒细胞脱颗粒，释放弹性蛋白酶，损伤内皮细胞，使微循环血流淤滞，组织坏死，造成器官功能损伤。TNF-α、IL-12、IL-23、STATs1、IRF-γ、IRF5等促炎因子还可以通过诱导巨噬细胞M1分化和T细胞Th1/Th17分化等发挥促炎作用。而抗炎因子能够抑制巨噬细胞M1分化和T细胞Th1/Th17分化，诱导巨噬细胞M2分化和T细胞Th2分化等产生抗炎作用。机体分泌的糖皮质激素具有强烈的抗炎作用，能够抑制包括细胞因子在内的众多炎症介质的形成，从而发挥重要的炎症反应的调节作用。促炎反应和抗炎反应可以形成协调、抑制或是拮抗作用，炎症反应的失控与促炎反应与抗炎反应的失衡有关，可以表现为3种态势：①促炎反应占优势的SIRS(图26-1)；②促炎反应和抗炎反应同时存在的混合性拮抗反应综合征(mixed antagenists response syndrome，MARS)；③抗炎反应占优势的代偿性抗炎反应综合征(compensatory anti-inflammatory response syndrome，CARS)。大量临床研究发现SIRS可以出现在临床侵袭经过治疗情况基本稳定又再次遭受较轻的打击之后，原发的致病侵袭使机体的炎症细胞处于容易被激活的“致敏状态”，即使遭受第2次较轻的打击也可以造成强烈的全身炎症反应而引发严重后果，临床上要特别注意。

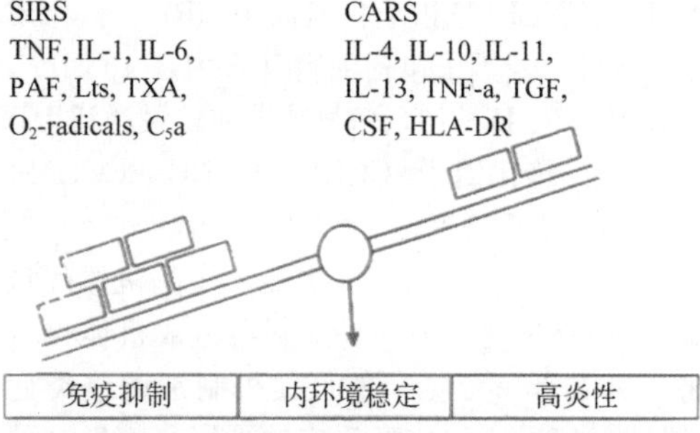

图26-1　全身炎症反应与代偿性抗炎反应失衡

SIRS：全身炎症反应综合征；TNF：肿瘤坏死因子；IL-1：白细胞介素1；IL-6：白细胞介素6；PAF：血小板活化因子；Lts：白细胞三烯；TXA：血栓素；O_2-radicals：氧自由基；C5a：补体5a；CARS：代偿性抗炎反应综合征；IL-4：白细胞介素4；IL-10：白细胞介素10；IL-11：白细胞介素11；IL-13：白细胞介素13；TNF-a：肿瘤坏死因子-a；TGF：转化生长因子；CSF：集落刺激因子；HLA-DR：人白细胞DR抗原

【诊断】根据1991年美国胸科医师学会和急救医学会(ACCP/SCCM)在芝加哥召开的联合会议上提出的诊断标准，临床上出现下列两项或两项以上表现时即可诊断为全身炎症反应综合征。

1）体温>38℃或<36℃。

2）心率>90次/min。

3）呼吸>20次/分钟或$PaCO_2$<4.3 kPa。

4）白细胞计数>12×10^9/L或<4×10^9/L，或未成熟粒细胞>10%。

进入21世纪以来，SIRS作为一个概念仍被应用。值得注意的是，这一诊断标准过于宽松，特异性欠佳，临床指导意义有限。有的学者提出，炎症介质溢出到血浆并在远隔部位引起全身性炎症才是真正意义上的SIRS，其诊断应有更为严格的标准，如必须有血浆中炎症介质的阳性发现，诊断方可成立等。

【治疗】SIRS的治疗分为对原发疾病的治疗和对SIRS的控制两个方面。在临床实践中，预见和发现SIRS的高危因素，如控制感染、微创和精准外科手术、医用导管等材料的组织相容性改进等是预防和避免SIRS的重要手段。SIRS一旦出现，则需要早期干预，积极治疗，避免进一步加重，甚至发展成为MODS，从而导致严重后果。近年来的一些研究发现乌司他丁、中药甘遂等对SIRS都有比较好的疗效。

【预后】SIRS的预后跟炎症反应的严重程度密切相关。近些年来，有国内外学者，进行了有关预后判断的研究。李艳红等(2008)在SIRS小儿凝血和纤容功能的动态变化的研究中发现，SIRS反应越重，血小板(platelet，PLT)计数下降越显著，持续的PLT下降提示预后差，检测循环血中的PLT参数变化有助于病情预后判断。国外学者Gulio等(2006)也发现PLT及凝血功能的异常可反映SIRS及脓毒症的严重程度。

（敖金文　刘宏斌）

26.2　脓毒症

【概述】脓毒症(sepsis)是指由感染因素诱发的全身炎症反应综合征(systemic inflammatory response syndrome，SIRS)。“拯救脓毒症运动(surviving sepsis campaign，SSC)”将脓毒症定义为全身性的、伤及自身的感染应激反应，可以导致严重脓毒症(由明确或疑似感染继发的急性器官功能不全)和感染性休克。脓毒症的概念即为存在全身感染表现(可能或明确)的感染，或称为由感染引起的全身炎性反应综合征；严重脓毒症为脓毒症加上脓毒症引起的器官功能障碍或组织灌流不足；感染性休克为严重脓毒症加上体液复苏无反应性低血压(图26-2)。

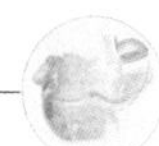

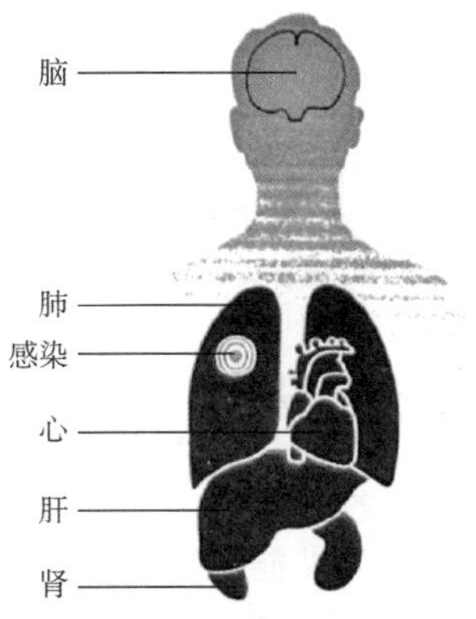

第 1 阶段：局部感染（如肺部感染）强度超过了局部防御能力，致病菌及其毒素突破原发感染灶进入循环系统，继而导致 SIRS

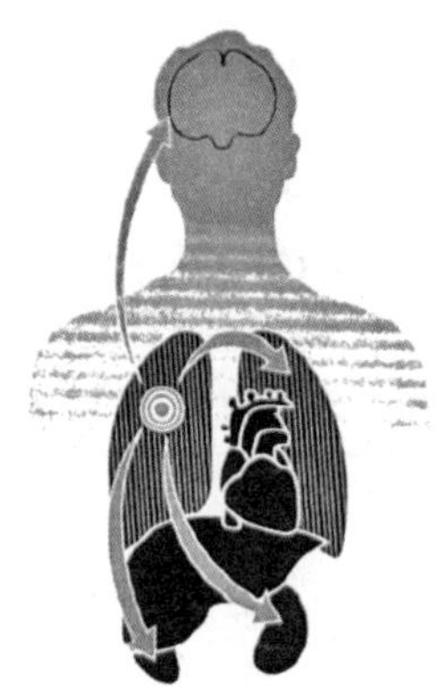

第 2 阶段：个别器官功能开始恶化，且可能完全衰竭

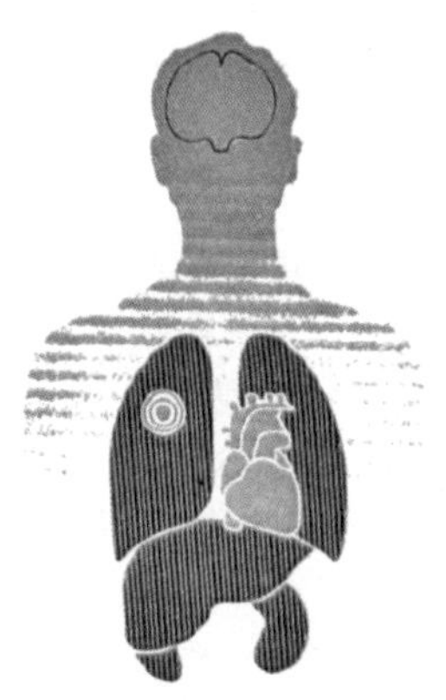

第 3 阶段：多个器官的功能先后或同时衰竭，心肺衰竭导致血压突降，即发生脓毒性休克

图 26－2 脓毒症的定义及概述

严重脓毒症和感染性休克时病死率较高，是威胁人类健康的最主要的疾病之一，严重脓毒症的发生率为每年(76～110 例)/10 万人。据 2011 年的统计，全球每年有 2 000 万～3 000 万人患脓毒症，全球每天约有近百名患者死于脓毒症，且有不断升高的趋势。从 2002 年发起拯救脓毒症运动至今，脓毒症的病死率远没有降到人们预期的水平，其主要原因是对脓毒症的认识不足。

一项大型的全欧洲流行病学调查数据显示，重症监护病房(intensive care unit，ICU)中重症患者的脓毒症高发率与病死率之间呈明显正相关。Engel 等(2007)在纳入德国 454 家 ICU 中的 3 877 例患者的项前瞻性研究显示，脓毒症的患病率为 12.4%，严重脓毒症包括感染性休克的患病率为 11.0%；ICU 病死率为 48.4%，且与医院规模差异无统计学意义。

脓毒症在 60～70 岁的老年人为发病高峰，男性多见，有种族差别（北美的非白种人）和基因差别(IFN－γ 基因 D 等位基因纯合子个体发生脓毒症的危险明显增加，携带 4G/4G 基因的人群脓毒症发生率较高)，同时患有多种疾病、恶性肿瘤、免疫缺陷或免疫功能低下、慢性器官功能衰竭、酒精依赖等人群的发病率高于正常人。绝大多数患者可明确有感染部位，甚至有多部位的感染，大约有 20%的患者不清楚其感染部位。

2016 年 2 月《美国医学会杂志》更新了脓毒症和脓毒性休克的定义。综合证据发现，先前定义的局限性包括：过度关注炎症，对脓毒症后续的严重脓毒症导致休克的误解，SIRS 诊断标准的特异性和灵敏性不足。目前有多种名词用于描述脓毒症、脓毒性休克、器官衰竭，导致发病率和死亡率的报道有误差。研究小组认为“严重脓毒症”这个词是多余的。

新的脓毒症定义为宿主对感染的特异性反应导致的威胁生命的器官功能障碍。在临床操作中，器官障碍可表现序贯（脓毒症相关的）器官衰竭评分(SOFA)≥2 分，住院死亡率＞10%。脓毒性休克应定义为脓毒症的一个子集，是指极其严重的循环，细胞和代谢异常，与更高的死亡率有关。发生脓毒性休克的患者临床定义为：需要使用血管升压药维持平均动脉压为 65 mmHg 或更高；血容量减少时血清乳酸＞2 mmol/L(＞18 mg/dL)。这两种情况同时存在时，住院死亡率＞40%。在院外、急诊科或综合医院病房，成人可疑感染如果包含至少 2 项以下临床标准时可迅速识别，而不能等出现典型脓毒症症状，此时预后不良。这些标准组成了新的床边评分法，称为快速 SOFA(qSOFA)，包括：呼吸频率＞22 次/min，意识改变，收缩压≤100 mmHg。这次更新的定义和临床标准应取代之前的定义，为流行病学研究和临床试验提供更加一致的标准，促进对脓毒症或有发展成为脓毒症风险人群的早期诊断和及时治疗。

Wilmore 认为“肠是外科应激的中心器官”，Macfie 更认为胃肠道是多器官功能障碍征(MODS)的发动机。直至 2016 年，Klingensmith 进一步称肠是危重症 MODS 的发动机。20 世纪末即发现肠道内细菌不单有致病的一面，而且还与代谢和各器官的功能有直接或间接的关系，并对肠道细菌生态（microbiota）进行了研究。研究认为“菌群有益于人体健康”“细菌与人共生”。更有研究者将肠道菌群比喻为“器官中的器官”。

20 世纪 90 年代以后，美国欧洲肠外肠内营养学会指南、美国肠外营养指南、危重病人治疗指南、极度严重感染病人指南、重症急性胰腺炎治疗指南、烧伤治疗指南、加速康复外科程序（ERAS）等无一不提出宜用早期肠内营养（early enteral nutrition, EEN）。因为 EEN 有以下作用：①促进肠蠕动；②对肠黏膜细胞有直接营养作用；③刺激生长因子产生；④调节肠道菌群微生态；⑤激活肠碱性磷酸酶的产生。Jean（2013）EEN 的作用可分为非营养作用和营养作用两部分；非营养作用包含有作用于胃肠道的组织结构，肠道微生态，刺激生长因子、酶和激素等的产生，以及免疫和代谢作用；营养作用是提供营养物质，蛋白质、维生素和矿物质等。文献中认为，在手术后的危重患者给予 EEN 时，其滋养作用（trophic effect）是患者营养需要量的 1/4～1/3。黎介寿等（2016）从动物实验证明，在给予需量的 20% 时，就能维持肠屏障的功能，达到维持肠黏膜细胞间紧密连接蛋白的功能、肠碱性磷酸酶（intestinal alkaline phosphatase, IAP）的产生及有效防止细菌的移位（图 26-3）。从动物实验证实，肠屏障可分为黏膜屏障、免疫屏障和生物屏障 3 种。①黏膜屏障：亦称机械屏障，是由黏膜细胞体、黏膜细胞间隙的紧密连接蛋白和淋巴细胞及黏膜细胞分泌的激素和酶组成；②免疫屏障：为肠腔内分泌型免疫球蛋白（SIgA），肠黏膜层和黏膜下层的淋巴细胞、肠壁淋巴板、肠系膜淋巴结、肝及脾等所组成；③生物屏障：包括胃液（pH）、胆液、胰液、胃肠道黏液，肠道益生菌及肠蠕动等。除此以外，尚有各种生物酶和细胞因子等。

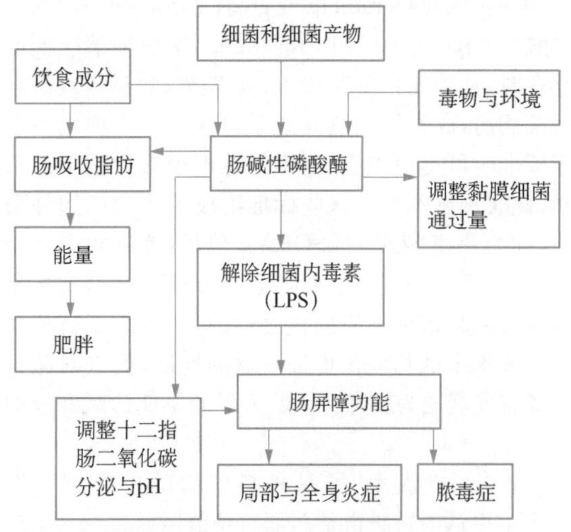

图 26-3 碱性磷酸酶对肠屏障的作用（黎介寿，2016）

【病因与发病机制】 脓毒症为感染导致的 SIRS，是机体对病原体的对抗反应不匹配，导致失去控制的过度炎性反应或免疫抑制、凝血功能异常、血流动力学异常、微循环功能障碍、线粒体功能障碍、器官损害和细胞凋亡（apoptosis），最终造成组织器官功能损害，甚至发生感染性休克。机体与病原微生物之间的相互作用相当复杂，与侵袭微生物的数量及毒力、机体的免疫状态、种族、基因等多种因素有关。现有的研究尚不能完全阐明在脓毒症中，机体的免疫反应是如何失去控制的，但可能与下列因素有关。

（1）免疫调节　脓毒症是一种涉及固有免疫和适应性免疫反应的复杂综合征，发病机制复杂，影响因素较多。现有的研究对病原微生物入侵后，机体免疫信号的传递、免疫细胞的分化、免疫的调节等诸多环节还没有得到统一的认识。

巨噬细胞是一种全身广泛分布的吞噬细胞，在病原微生物入侵机体后，巨噬细胞通过表面的受体识别病原微生物并将其吞噬消化，是固有免疫的主要力量，经过抗原呈递作用呈递给 T 细胞，并产生大量的炎症细胞因子（inflammatory cell factor）及趋化因子（chemotactic factor），从而调节适应性免疫。其主要作用如下。①巨噬细胞对病原微生物的识别、摄取和杀伤：通过表达一系列可识别病原微生物的受体，包括调理性受体（IgG Fc 受体和补体受体）和非调理性受体[凝集素受体如树突细胞（dendritic cell）相关性 C 型植物血凝素 I（dectin I）、清道夫受体（scavenger receptor, SR）如 A 类清道夫受体（SR-A）]，发挥向细胞内部传递信号的主要是一种介导宿主天然免疫的跨膜蛋白受体，叫做 Toll 样受体（toll-like receptors, TLRs）。SR-A 是一种吞噬受体，可以介导由脂多糖（lipopolysaccharides, LPS）等诱发的非调理系吞噬过程，还可接受脑膜炎奈瑟菌表面蛋白成分作为配体发挥吞噬过程。dectin I 是一种凝集素受体，可以识别真菌感染中的 β 葡聚糖，在 TLRs 的协助下介导促炎反应。巨噬细胞在通过上述受体识别病原微生物后，以吞噬方式将其摄取。病原微生物进入细胞质后，由膜泡包裹形成吞噬体，

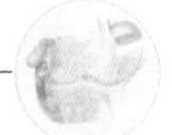

细胞质中的嗜天青颗粒和特殊颗粒进入吞噬体内形成吞噬溶酶体。溶酶体内部含有大量活性分子及毒性分子，对病原微生物进行杀伤。其中活性氧(reactive oxygen species, ROS)和一氧化氮(nitric oxide, NO)是最主要的杀伤分子。NO可以调节ROS的表达水平及其反应活性，并且可以与ROS反应生成活性氮(reactive nitrogen species, RNS)。这些分子共同形成一个氧化还原的大"熔炉"，消灭入侵的病原微生物。MMP-12是基质金属蛋白酶(matrix metalloproteinase, MMP)的一种，主要表达于成熟巨噬细胞的表面。当病原微生物进入细胞质后，MMP-12迁移至溶酶体内，贴附于细菌的细胞壁上破坏其完整性，从而达到杀菌目的。②巨噬细胞的分化：巨噬细胞识别病原菌后，可以针对不同的抗原产生不同的活化效应。在细菌和病毒感染时，巨噬细胞发生M1分化，即促炎反应占优势的SIRS：产生大量炎症细胞因子[如肿瘤坏死因子-α(tumor necrosis factor alpha, TNF-α)、白细胞介素-1β(interleukin-1β, IL-1β)等]、NO、趋化因子等；表面受体发生改变从而促进吞噬病原菌及呈递抗原。而在寄生虫感染或是LPS耐受的条件下，巨噬细胞还可以发生M2分化。M2分化的巨噬细胞主要产生精氨酸酶-1(arginase-1)、抵抗素样分子α、白细胞介素-10(IL-10)、几丁质酶-3样蛋白3、巨噬细胞甘露糖受体1等。其中精氨酸酶-1可以将精氨酸转化为尿素，从而抑制精氨酸在诱导型一氧化氮合酶(inducible nitric oxide synthase, iNOS)作用下生成NO杀伤病原菌的过程。因此，脓毒症晚期机体抵抗外来病原菌的能力减弱，即产生免疫抑制可能也与巨噬细胞M2分化有关。此外，M2型巨噬细胞表面高表达清道夫受体、C型凝集素受体等，这对巨噬细胞吞噬自身凋亡细胞及组织修复等具有重要意义。研究发现，信号转导和转录激活因子(activating transcription factors, STATs)是一组相对分子质量为84 000～113 000的蛋白质，STATs家族中STAT1促进巨噬细胞发生M1分化，而STAT6则诱导M2分化；环磷酸腺苷(cyclic adenosine monophosphate, cAMP)反应元件结合蛋白(cAMP response element binding protein, CREB)能抑制巨噬细胞M1分化，促进M2分化；干扰素调节因子(interferon regulatory factor, IRF)家族中的IRF5介导M1分化，IRF4则促进M2分化。这提示M1/M2分化是由多种不同亚型的蛋白组进行调控，这些蛋白亚型之间的此消彼长成就了巨噬细胞不同的分化方向。③抗原呈递(antigen present)：病原微生物被巨噬细胞吞噬修饰后，呈递至细胞表面，形成第1信号[抗原肽-主要组织相容性复合物(major histocompatibility complex, MHC)供T细胞表面T细胞受体(tcell surface receptor, TCR)识别]。T细胞的激活还需要第二信号，即共刺激分子(抗原呈递细胞与T细胞表面接触的重要蛋白)，它能提供第二信号诱导T淋巴细胞的活化增殖，没有第二信号的刺激，T淋巴细胞则不会增值而会抑制，进而导致T淋巴细胞无能或凋亡。④巨噬细胞的原位增殖：传统观念认为，巨噬细胞只能从单核细胞分化，不能自我增殖。但Jenkins等(2011)的研究发现，在丝虫感染过程中，定居的巨噬细胞可以发生原位增殖，且这种现象多发生于T细胞Th2的分化过程中，且与IL-4密切相关(IL-4能刺激原位巨噬细胞的增殖，同时抑制单核细胞向感染部位的迁移)。通过制备小鼠腹腔丝虫感染模型，给予单核细胞迁移抑制剂，观察到感染部位仍有大量巨噬细胞聚集，而外周血单核细胞并没有发生迁移。继续将外周血单核细胞清除后依然可见大量巨噬细胞在感染部位聚集。这对炎症修复过程具有一定的保护作用。实验还发现除了定居的巨噬细胞，迁移产生的巨噬细胞同样也可以在IL-4的刺激下发生增殖。这一发现可能会为研究脓毒症局部感染与全身炎症反应之间的关系研究带来新的方向。

淋巴细胞是白细胞的一类，约占白细胞总数的1/4，主要分类为T细胞和B细胞。B细胞被激活后，转化为浆细胞，产生免疫球蛋白(抗体)进入血液，通过血液或体液，与抗原发生作用，参与体液免疫；T细胞是发挥细胞免疫作用的淋巴细胞，受刺激后可增殖分化为效应T细胞(effector T cell, Te)、调节T细胞(regulatory T cell, Tr)、记忆T细胞(memory T cells, Tm)、辅助T细胞(helper T cells, Th)等多个亚群。参与免疫调节的主要是Tr。Tr通过调节Th的分化、与巨噬细胞相互调节等方式发挥免疫调节作用，通常起着维持自身耐受和避免免疫反应过度损伤机体的重要作用。姚咏明等(2007)在脓毒症的研究中发现，Tr通过调节T细胞克隆无反应性、促进T细胞Th2分化等对脓毒症状态下细胞免疫产生抑制作用，同时还可以影响巨噬细胞分化。在把单核细胞与Tr一起培养后发现，这些细胞的CD163、CD206、CCL18的表达上调，吞噬能力明显增强，人白细胞DR抗原(human leucocyte antigen DR, HLA-DR)表达减少，对LPS的刺激后产生促炎细胞因子(IL-1β、IL-6、IL-8、TNF-α)的能力下降,即发生M2分化。进一步研究发现,巨噬细胞对LPS的刺激后产生促炎细胞因子的能力下降的原因是Tr产生了IL-10、IL-4、IL-13;而CD206的表达上调也完全依赖这些细胞因子的作用,CD163、CCL18的表达上调及吞噬能力增加则仅与IL-10有关。巨噬细胞反过来对Tr的影响作用主要是通过其分泌的细胞因子而产生作用。如:巨噬细胞分泌的晚期炎症介质(HMGB1等)对Tr在脓毒症中可能是涉及多受体、多信号通路的复杂免疫调节。除了Tr外,Th也与巨噬细胞产生相互的免疫调节作用,发生M1分化的巨噬细胞可以产生早期炎症细胞因子(TNF-α、IL-12、IL-23)、晚期炎症介质如高迁移率族蛋白B1(high-mobility, group box-1, HMGB1)、趋化因子(CXCL9、CXCL10)等,促进T细胞发生Th1分化。发生Th1分化的细胞进而产生干扰素调节因子-γ(interferon regulatory factor gamma, INF-γ)促进巨噬细胞M1分化,形成正反馈,放大炎症反应。M2型巨噬细胞产生IL-10及趋化因子CCL17、CCL22、CCL24,而这些趋化因子的受体在Th2细胞表面高表达,因此可以诱导T细胞发生Th2分化抑制炎症反应,并促进组织修复与再生。另外,发生M1分化的巨噬细胞还可以产生IL-6,进而促进T淋巴细胞发生Th17分化。研究表明,脓毒症患者外周血T细胞Th17分化增加,且与病情严重程度呈正相关。因此,巨噬细胞的不同分化状态可以对T细胞Th1/Th2/Th17的分化平衡产生影响,共同对脓毒症的免疫功能紊乱状态进行调节。

(2) 线粒体功能障碍　脓毒症的一个主要特征是组织器官线粒体(mitochondria)氧化磷酸化障碍,导致氧的利用障碍,能量产生下降,最终导致细胞病理性缺氧,器官功能障碍。Singer等(2007)的研究显示,线粒体功能障碍在MODS中起着关键的作用。

1) 脓毒症早期线粒体功能障碍:脓毒症导致线粒体功能障碍的机制复杂,至今仍有不少争议,大量研究表明其可能与下列因素有关。①内毒素:(endotoxin)可以直接损害线粒体功能,抑制电子传递,损害线粒体复合物Ⅰ呼吸,使呼吸控制率明显下降,三磷腺苷(adenosine triphosphate, ATP)产生减少。②RNS的影响:RNS包括NO和过氧化氮盐($ONOO^-$),在线粒体功能障碍中发挥关键作用。在脓毒症的早期,线粒体诱生型一氧化氮合酶(mt-iNOS)被激活,大量产生NO。NO主要是与O_2竞争性结合复合物Ⅳ的亚铁细胞色素a3位点,可逆性抑制复合物Ⅳ的活性,从而抑制线粒体的功能。在低氧环境下,低浓度的NO能够可逆性抑制线粒体的呼吸链功能,下调ATP的供应和氧的消耗量,使细胞能够产生缺氧适应性"冬眠样反应"(hibernation like reaction)而得以存活下来。但高浓度的NO能使锰的超氧化物歧化酶(manganese-superoxide dismutase, Mn-SOD)失活,继而不可逆地损害和中断线粒体的功能,使细胞利用氧的能力下降。$ONOO^-$则可能激活mt-iNOS而产生大量的NO,并可损害线粒体的外膜,增加通透性,致使各种细胞凋亡诱导物释放,介导细胞死亡等导致器官功能障碍。③ROS的影响:线粒体是产生ROS的主要场所,细胞内超过90%的ROS是由电子传递链电子漏形成的,脓毒症时大量的ROS产生直接损害膜脂、膜蛋白DNA等大分子物质,导致线粒体功能障碍,致使细胞损伤和凋亡。④炎症介质:可以直接损害线粒体的功能,如TNF-α能增加ROS的产生,损害线粒体并可介导TNF-α的其他细胞毒性。TNF-α还可以抑制细胞氧化磷酸化反应,使ATP的生产减少。⑤线粒体相关基因表达:在脓毒症中线粒体多个基因被激活、转录,基因表达有的上调,有的下调。线粒体的功能下降可能与呼吸链相关基因表达下调有关,但是具体调控机制尚未阐明。⑥ATP水平的变化:ATP的水平可以反应能量的产生和利用之间的平衡,但不能准确的反应ATP的合成和消耗量的增减。脓毒症的早期,一些器官的代谢可能增加,而线粒体ATP的生产随之增加,使ATP的水平维持不变,但随着代谢适应性下降(即"冬眠样反应",一种细胞的自身保护反应)和线粒体功能的减低,细胞对ATP的需求和生产均下降,这时ATP的水平仍然可以维持不变。当线粒体功能障碍严重受损时,ATP生产严重下降,从而不能满足机体的最低要求,致使ATP的水平明显下降甚至耗竭,介导ATP依赖的各种酶功能障碍,线粒体内部Ca^{2+}超载,导致线粒体肿胀,膜破坏乃至细胞凋亡。⑦氧消耗:脓毒症早期,组织代谢增加,氧耗量增加,这时机体利用氧的能力尚正常。因此,氧耗量依赖氧的供应量,即增加氧的吸入可以满足机体对氧的需求。随着脓毒症持续加重,机体的氧耗量反而下降,这是因为机体对氧的利用能力下降,所以脓毒症患者组织中大多不缺氧,而是氧的利用能力障碍。在临床上则显现出患者机体呈缺氧状态而氧分压却正常的现象。

2）脓毒症 MODS 期和恢复期线粒体的变化：Singer 等（2007）的研究认为，MODS 是机体为了适应过度炎症的一种潜在性保护反应，线粒体功能降低是 MODS 发病的关键因素。在早期，由于 ROS、活性氮中间体（RNS）、炎症介质等损害线粒体，使线粒体的数量及功能都降低，导致线粒体产生能量的能力和机体对能量的消耗均减低，从而形成一个新的平衡（即"冬眠样反应"），应对体内环境的恶化和强烈的有害刺激，以增加机体存活的机会。这种适应性反应使细胞功能减低和关闭，从而导致器官功能减低和关闭（即 MODS）。Vanhorebeek 等在（2005）研究后发现 MODS 的一个主要特征是没有细胞凋亡和坏死，如果机体存活下来，大多数器官的功能几乎完全恢复，目前这种"冬眠样反应"的基因调控机制尚不清楚。Carre 和 Hardie 等（2008）研究认为这可能与低氧诱导因子－1（hypoxia-inducible factor 1，HIF－1）或 ATP－活化蛋白酶的调控有关。度过 MODS 阶段得以存活下来的患者受累的器官功能在数天至数周的时间内几乎完全恢复至正常水平，患者的临床康复取决于线粒体功能的恢复及快速再生。Nisoli 和 Elfering 等（2004）研究发现 NO 在线粒体的再生中起着关键作用，可使线粒体蛋白消化，极大地加快了新线粒体的蛋白的周转。因此，持续的 NO 过量生产在脓毒症的早期可使线粒体功能抑制，而在恢复期又可使线粒体功能复原。

（3）*凝血功能障碍* 过去认为，凝血机制障碍或弥散性血管内凝血（disseminated intravascular coagulation，DIC）是脓毒症晚期的并发症，而近来大量的动物及临床研究证实凝血障碍贯穿于脓毒症整个病理过程，是 MODS 的最主要原因之一，也是脓毒症发生、发展及预后的关键环节之一。

脓毒症凝血激活主要通过组织因子（tissue factor，TF）途径，虽然经典途径在严重脓毒症也可被激活，但不是脓毒症时凝血激活的主要途径。脓毒症时激活了凝血系统，凝血系统活化又促进了脓毒症的发展。血管内皮细胞及单核细胞在内毒素及炎症介质肿瘤坏死因子等诱导下可表达 TF。TF 与活化的Ⅶ因子组成复合物，在有钙离子存在的条件下，激活成Ⅹ因子，导致凝血反应。此外，内皮细胞还可在炎性因子的诱导下表达凝血调节蛋白、凝血酶受体、生长因子，以及 E－选择素、细胞间黏附分子－1、血管细胞黏附分子－1 等，促进白细胞与内皮细胞黏附，并激活白细胞。

近年来研究发现，选择素家族的 P－选择素（P-selectin，又称选凝素）是一种高糖基化的单链跨膜糖蛋白，是细胞黏附分子的家族成员之一。主要存在于静息血小板的 α 颗粒剂内皮细胞的 Weibel-Palade 小体中。它主要表达于活化的血小板、血管内皮细胞的表面，通过介导细胞起始黏附启动参与了包括白细胞的黏附迁移级联过程，在炎症和血栓形成过程中起着重要的作用。其主要配体为白细胞表面的一种糖蛋白，名为 P－选择素糖蛋白配体－1（P-selectin glycoprotein ligand-1，PSGL－1）。静息状态下，血小板或内皮细胞表面不表达 P－选择素，在组织缺氧和炎症介质如氧自由基、氧化剂、组胺、凝血酶、胶原、去甲肾上腺素、ATP、TNF－α、补体 C5a、高血糖等的刺激下，血小板的 α 颗粒和内皮细胞的 Weibel-Palade 小体膜与细胞膜迅速融合，使 P－选择素于数分钟内在这些细胞表面表达，通过与 PSGL－1 相互作用，促进血小板或内皮细胞与白细胞的黏附，导致白细胞在内皮上滚动、迁移、聚集和活化。生理情况下，P－选择素介导的细胞黏附是机体生理止血的重要基础。

在脓毒症血栓形成过程中，P－选择素起着始动作用，受损的血管内皮内膜下表达 P－选择素，与循环中的白细胞捆绑、结合，能够抵抗高血流切应力，有利于其他黏附分子的共同作用和血小板激活因子对中性粒细胞的激活，使细胞间的黏附变得不可逆转。P－选择素通过介导中性粒细胞、单核细胞与血小板活化等环节参与炎症及血栓形成。

Oberle 等（2007）在一项体外研究发现单核细胞系 MM6 和分离的血小板衍生微泡（platelet-derived microvesicle，PMV）迅速形成结合物而启动凝血，聚集体的进一步形成有赖于纤维蛋白网络。P－选择素抗体预孵可以阻断这一结合，说明 P－选择素的存在可以不依赖血小板即可启动凝血，而在脓毒症时 PMV 水平极高，更易导致血栓形成。

Mosad 等在（2009）研究了 176 例脓毒症 DIC 患者，发现 P－选择素水平与 DIC 评分、纤维蛋白原消耗、纤维蛋白溶解（D－二聚体）、凝血酶激活标记和组织因子途径抑制物（tissue factor pathway inhibitor，TFPI）等呈正相关；P－选择素和 TFPI 有助于早期 DIC 的诊断。Asaduzzaman 等在（2009）研究 PSGL－1 在脓毒症诱导的中性粒细胞聚集和肺组织损伤中的作用，发现免疫中和 PSGL－1 或 P－选择素能降低 CLP 诱导的支气管肺泡内中性粒细胞聚集 56% 以上，降低肺髓过氧化物酶活性 62%。而且 PSGL－1 和 P－选择素抑制剂阻断 CLP 诱导的肺水肿形成和组织损伤;使用抗 PSGL－1 和抗 P－选择素抗体预处理鼠的 CLP 诱导的 CXC 细胞因子形成没有变化,说明 PSGL－1 在腹部脓毒症相关的中性粒细胞肺浸润和肺水肿起关键作用。胆汁淤积也是脓毒症的主要并发症之一,P－选择素和白细胞聚集在内毒素血症相关的胆汁首瘀积也有重要作用。Laschke 等(2007)通过腹腔内注射内毒素制造鼠脓毒症模型,发现阻断 P－选择素后胆汁流量和胆汁排泄恢复正常水平,肝髓过氧化物酶水平减少 60%以上,肝细胞的凋亡和坏死明显减少,但肝 TNF－α 和 CXC 细胞因子化学增活素水平不受影响,证实脓毒症肝损伤胆汁淤积的主要原因是 P－选择素介导的粒细胞聚集而不是局部促炎介质的生成。

【临床表现】 脓毒症的临床症状主要包括原发感染病灶的症状,全身炎性反应综合征的症状,MODS 的症状和感染性休克的症状等。

1) 局部感染灶:表现为红、肿、热、痛等,如果感染灶为腹膜炎则可表现为腹痛、腹胀、呕吐,腹部压痛及反跳痛等;如果为尿路感染则可以表现为尿频、尿急、尿痛及腰痛等。但是部分患者可以找不到明确的感染灶,老年患者、免疫低下者也可以没有明确的局部感染症状。

2) 全身炎症反应综合征的表现:大多数有发热、头痛、呕心、心率以及呼吸频率增加、白细胞计数增加、中性粒细胞比例增加、核左移等。值得注意的是,部分老年患者及免疫低下者可以没有明显的发热,甚至有的仅有心率、呼吸加快及神智等改变。

3) MODS 的表现:MODS 一般发生在在严重感染、创伤或大手术等急性重症疾病过程中,同时或相继并发的 1 个或 1 个以上的系统或(和)器官的急性功能障碍或衰竭。通常情况下呼吸系统最先受累,次为肾、肝、心血管、中枢系统、胃肠、免疫系统和凝血系统功能障碍。MODS 发病的特点是继发性、顺序性和进行性。MODS 的临床表现很复杂,且个体表现差异很大,但在很大程度上取决于器官受累的范围及损伤是由一次打击还是多次打击所致,在一次打击经治疗恢复过程中,二次遭受打击者,尽管二次打击很小,仍然可以造成严重的后果。

4) 感染性休克的表现:感染性休克是外科多见和治疗较困难的一类休克。当脓毒症发展为严重脓毒症,且病情继续发展,合并循环功能衰竭时,即为感染性休克,又称为中毒性休克、内毒素性休克或脓毒性休克。在感染性休克早期多数患者表现为交感神经兴奋,如烦躁、焦虑、神情紧张,面色和皮肤苍白,口唇和甲床轻度发绀,肢端湿冷等症状,但也有少数患者表现为皮肤暖和,即高排低阻型休克(暖休克)。可有恶心、呕吐。尿量减少。心率增快,呼吸深而快,血压尚正常或偏低、脉压小。随着休克发展,患者表现为意识淡漠甚至神志不清;呼吸浅速,心音低钝,脉搏细速甚至不能扪及,表浅静脉塌陷;血压下降,收缩压降低至 10.6 kPa(80 mmHg)以下,原有高血压者,血压较基础水平降低 20%～30%,脉压小。皮肤湿冷、发绀、皮肤花斑蚊;尿少,甚或无尿。休克晚期可出现弥散性血管内凝血(DIC)和重要脏器功能衰竭等。

【诊断】 1992 年,ACCP/SCCM 提出的脓毒症的诊断标准缺乏特异性,不能精确地反映机体对感染反应的分层和预后,在 2001 年提出了 PIRO 系统(表 26－1),即从 4 个方面完善了脓毒症的阶段性诊断。①P(predisposition):易感因素,指脓毒症患者病前的基本状态、对疾病治疗的反应性及对脓毒症的易感性。②I(insult):感染病损,即感染,应该确认感染的部位、类型和程度。③R(response):机体反应,要求能够反映机体反应特征的物质作为标记物。对新发现的物质,需要进行流行病学研究,已确认它们是否有助于患者的分层。④O(organ dysfunction):器官功能障碍。但是至今 PIRO 还没有得到循证医学的证明。

表 26－1 脓毒症分期的 PIOR 系统

领域	目前	将来	理论基础
易感因素(predisposition)	伴有缩短可能短期存活的基础疾病,文化或宗教信仰,年龄,性别	炎症反应中基因多态性的影响(如 TIR、TNF、IL－1、CD14);提高病原体和宿主疾病特异作用的理解	目前,患病前的因素影响急性病损的患病率和病死率。病损的恶性结果明显决定于基因的易感因素
感染病损(insult)	感染病原菌的培养和敏感性;确定可控制原发灶的疾病	分析微生物产物(LPS、甘露聚糖、细菌 DNA)基因转录描述	针对引起病损的特殊治疗要求证实和描述该病损

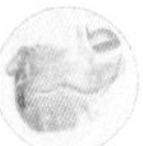

续 表

领域	目前	将来	理论基础
反应(response)	SIRS,脓毒症的其他症状,休克,CRP	激活炎症的非特异性标志物(如PCT、IL-6或损害的宿主反应HLA-DR);确定特殊的治疗目标(如蛋白C、TNF、PAF)	病死率和对治疗的反应随严重疾病(如休克)的非特异性治疗措施不同而变化;针对介质的治疗取决于介质的出现和活性
器官功能不全(organ dysfunction)	器官功能不全:器官衰竭的数目和综合评分表达(如MODS、SOFA、LODS、PEMOD、PELOD)	动力学检测细胞对病损的反应:细胞凋亡,细胞病理性低氧,细胞应激	如果损害已经出现,对于预先的治疗(针对微生物和早期介质)不可能有反应;针对细胞损害过程的治疗需要细胞损害的出现

根据《拯救脓毒症运动:国际严重脓毒症和感染性休克管理指南:2012》的定义,符合感染导致的全身炎性反应综合征即可诊断为脓毒症(表 26-2)。严重脓毒症的定义为感染导致的组织低灌注或器官功能障碍,并首次提出严重脓毒症的诊断标准(表 26-3)。

Seymour 等共筛查了美国宾夕法尼亚州西南地区 12 家医院 130 万份电子健康记录,对其中的 148 970 例疑似感染者进行统计分析。结果表明,脓毒症相关的 SOFA(表 26-4),对 ICU 疑似感染患者住院死亡的预测效能与逻辑器官功能障碍系统评分(logistic organ dysfunction system score, LODSS)相

表 26-2 脓毒症的诊断标准

确诊或疑诊的感染合并下列情况:
一般指标
发热(>38.3℃)
低体温(核心温度<36℃)
心率>90 次/min 或多于 2 个标准差以上的正常年龄值
呼吸急促
神志改变
显著的水肿或液体正平衡(>20 ml/kg 超过 24 h)
无糖尿病的高血糖[血糖>7.7 mmol/L(140 mg/dl)]
炎症指标
白细胞增多(白细胞计数>12×10^9/L)
白细胞减少(白细胞计数<4×10^9/L)
白细胞计数>10%幼稚细胞
血浆 C 反应蛋白高于正常值的 2 个标准差
血浆降钙素原高于正常值 2 个以上的标准差
血流动力学指标
低血压(成人收缩压<90 mmHg, MAP<70 mmHg,或收缩压下降>40 mmHg,或低于同龄正常水平 2 个标准差)
脏器功能衰竭指标
动脉低氧血症(PaO_2/FiO_2<300)
急性少尿(尽管有足够的液体复苏,尿量<0.5 ml/(kg·h),至少 2 h)
肌酐升高>44.2 μmol/L(0.5 mg/dl)
凝血功能异常(INR>1.5 或 APTT>60 s)
肠梗阻(肠鸣音缺乏)
血小板减少(血小板计数<100×10^9/L)
高胆红素血症[血清总胆红素>70 μmol/L(4 mg/dl)]
组织灌注指标
高乳酸血症(>1 mmol/L)
毛细血管再充盈量减少或花斑蚊

WBC:白细胞;SBP:收缩压;MAP:平均脉压;INR:国际标准化比值;APTT:活化部分凝血活酶时间。儿童人群脓毒症的诊断标准是炎症加上感染的症状和体征与高或低体温(肛温>38.5℃或<35℃),心动过速(在低温的患者可能会缺失),并至少有 1 项以下显示器官功能改变:精神状态改变、低氧血症、血乳酸水平增加或洪脉

表 26-3 严重脓毒症

任意以下一条均被认为与感染相关
脓毒症引起的低血压
乳酸超过实验室正常上限
尽管有足够的液体复苏，尿量<0.5 ml/(kg·h)，超过 2 h
无感染性肺炎，急性肺损伤 PaO_2/FiO_2<250
有感染性肺炎，急性肺损伤 PaO_2/FiO_2<200
肌酐>176.8 μmol/L(2.0 mg/dl)
胆红素>34.2 μmol/L(2 mg/dl)
血小板计数<100×10^9/L
凝血功能障碍(国际标准化比值>1.5)

当。然而 SOFA 计算复杂，且需血液化验检查难以快速使用。研者通过多元回归分析，发现呼吸频率≥22 次/min、Glasgow 昏迷评分≤13 分及收缩压≤100 mmHg。这 3 项危险因素对脓毒症发生的预测价值较高，由此提出了床旁快速 SOFA(qSOFA)的概念。

脓毒症和脓毒性休克的临床诊断流程图对临床有指导意义(图 26-4)，对于感染乃至疑似感染的患者当 qSOFA(呼吸频率≥22 次/min，意识状态改变及收缩压≤100 mmHg，各项各计 1 分≥2 分时，应进一步评估患者是否有器官功能障碍。此时，若患者 SOFA 评分变化程度≥2 分，则表示存在器官功能障碍。例如，若患者在感染前无急、慢性器官功能障碍病史，可假定其 SOFA 基础水平为 0 分；当患者此时 SOFA≥2 分时，可诊断为脓毒症，其院内整体死亡风险为 10%。

依照定义，脓毒症、严重脓毒症、感染性休克等诊断并不困难，困难在于如何早期获得诊断，以及对患者病情危重程度和预后的判断和评估，从而早期进行针对性治疗，提高患者生存率。近 10 年对于如何早期获得诊断的研究取得了可喜的进展，血乳酸、血糖、C 反应蛋白(C-reactive protein, CRP)和降钙素原(procalcitonin, PCT)等是在临床上应用最为广泛的实验室检测指标。此外，还有大量的标记物被发现，针对病原菌的细菌核酸分子研究等均应用于脓毒症的早期诊断。

(1) CRP　Tillett 和 Francis(1930)首次在急性大叶性肺炎患者的血清中发现一种能在 Ca^{2+} 存在时与肺炎球菌细胞壁中的 C-多糖发生特异性沉淀反应的物质。1941 年，Avery 等测知它是一种蛋白质，故称为 C 反应蛋白(CRP)。CRP 是一种能与肺炎链球菌 C 多糖体反应形成复合物的急性时相反应蛋白，半衰期 19 h；血清 CRP 由肝脏合成，IL-1b、IL-6 及 TNF-α 等是其合成的最重要的调节因子；CRP 的相对分子质量为 105 500，由含有 5 个相同的未糖基化的多肽亚单位组成，每个亚单位含有 187 个氨基酸，这些亚单位间通过非共价键连接成环状的五聚体，并有一个链间二硫键。关于 CRP 的研究已经有 70 多年的历史，传统观点认为 CRP 是一种非特异的炎症标记物。CRP 与 WBC 存在正相关，且可早于白细胞计数而上升，回复正常也很快，故具有极高的敏感性。细菌感染后，CRP 水平都会升高，而病毒性感染 CRP 大多正常。

表 26-4 SOFA 评分表

项目	评分				
	0	1	2	3	4
FO_2/FiO_2 [mmHg(Kp)]	≥400(53.3)	<400(53.3)	<300(40.0)	<200(26.7) 且需呼吸支持	<100(13.3) 且需呼吸支持
血小板计数 (×10^9/L)	≥150	<150	<100	<50	<20
血胆红素浓度 [mg/dl(μmol/L)]	<1.2(20)	1.2～1.9(20～32)	2.0～5.9(33～101)	6.0～11.9(102～204)	>12.0(204)
心血管功能	MAP≥70 mmHg	MAP≤70 mmHg	多巴胺<5.0 或多巴酚丁胺(任意剂量)[a]	多巴胺 5.0～15.0 或肾上腺素≤0.1 或去甲肾上腺素≤0.1[a]	多巴胺>15.0 或肾上腺素>0.1 或去甲肾上腺素>0.1[a]
Glasgow 昏迷评分[b]	15	13～14	10～12	6～9	<6
血清肌酐浓度 [mg/dl(μmol/L)] 质量(ml/d)	<1.2(110)	1.2～1.9(110～170)	2.0～3.4(171～229)	3.5～4.9(300～440) <500	>5.0(>440) <200

a. 血管活性药物剂量为 $\mu g \cdot kg^{-1} \cdot min^{-3}$，使用时间≥1 h；b. Glasgow 评分范围为 3～15

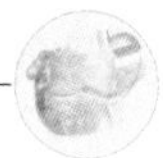

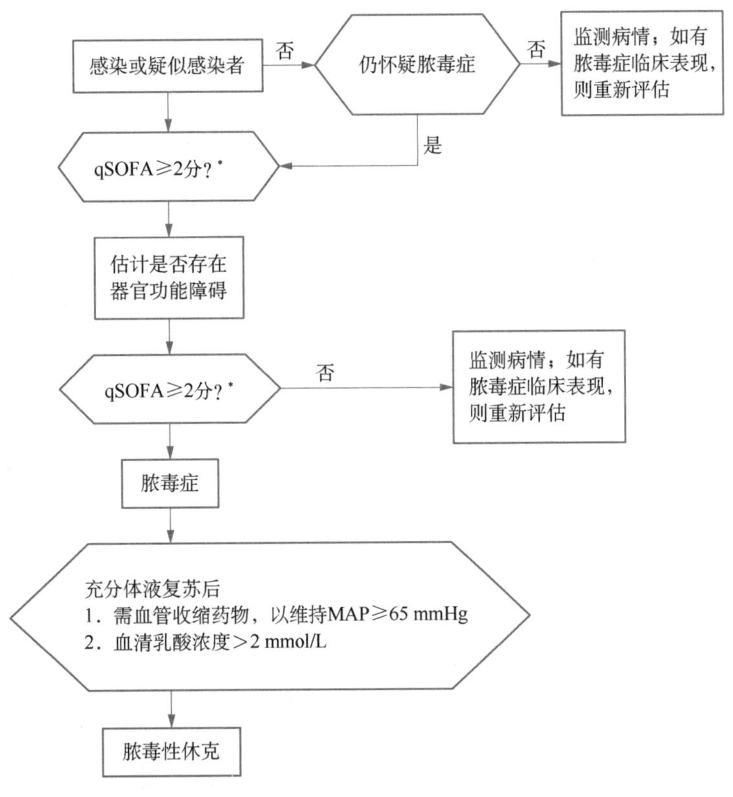

图 26-4　脓毒症和脓毒性休克的临床诊断流程图

* qSOFA 评分。呼吸频率≥22 次/min：1 分；意识状态改变：1 分；收缩压≤100 mmHg：1 分

在脓毒血症 CRP 迅速升高，早期即可检测，而依赖血培养则至少需要 48 h，且其阳性率不高。CRP 用于评估急性胰腺炎的严重程度。当 CRP>250 mg/L 时，则可提示为广泛坏死性胰腺炎。另外，在恶性肿瘤患者，如 CRP 与甲胎蛋白(AFP)的联合检测，可用于肝癌与肝脏良性疾病的鉴别诊断。CRP 测定用于肿瘤的治疗和预后有积极意义。超敏 C 反应蛋白(hypersensitive C-reactive protein, hs-CRP)是血浆中的一种 C 反应蛋白。hs-CRP 是临床实验室采用了超敏感检测技术，能准确的检测低浓度 C 反应蛋白，提高了试验的灵敏度和准确度，是区分低水平炎症状态的灵敏指标，血清 hs-CRP 水平与动脉粥样硬化及急性脑梗死(ACI)的发生、严重程度及预后密切相关，hs-CRP 的临床指导作用主要表现在对心血管疾病、新生儿细菌感染、肾移植等方面。

(2) PCT　PCT 来自定位于第 11 号染色体上(11p15, 4)的单拷贝基因，该基因由 2 800 个碱基对组成，含 6 个外显子和 5 个内含子。转录后在甲状腺滤泡旁细胞粗面内质网内翻译成降钙素原前体(preproca lciton in)，包括 N 端 84 个氨基酸、活性降钙素和降钙蛋白 3 部分。降钙素原前体在内源多肽酶作用下剪掉 nPro-CT 端单一序列，生成 116 氨基酸的 PCT，相对分子质量约为 13 000，PCT 和降钙素具有一个相同的 32 个氨基酸的序列(60～91 位)，PCT 是无激素活性的降钙素前肽物质。研究表明，生理状态下，PCT 由甲状腺 C 细胞产生，其量极少，在严重感染或全身炎症反应时，在细菌内毒素、TNF-α、IL-6 等因素作用下，由甲状腺外组织如：肝、脾、肾、肺的神经内分泌细胞或特殊细胞而产生，故血清中的 PCT 明显升高。动物实验证明，PCT 可能是一种次级炎症因子，本身不直接参与启动脓毒血症反应，但可放大并加重脓毒血症病理过程。PCT 选择性地对细菌感染、相似菌感染及原虫感染有反应，而对无菌性炎症和病毒感染无反应或仅有轻度反应。因此，PCT 能很方便地运用于是否细菌感染的诊断。如，成人呼吸窘迫综合征、坏死性胰腺炎等有无细菌感染的鉴别诊断；细菌性脑膜炎与病毒性脑膜炎的鉴别诊断。在脓毒症中常用于早期检测，确定有无细菌感染，为早期抗生素治疗以及停用抗生素提供依据。

（3）sTREM－1　髓系细胞触发受体－1（triggering receptor expressed on myeloid cell 1，TREM－1），主要表达于中性粒细胞、单核细胞/巨噬细胞等髓系细胞，是一种促炎因子，可作为介导感染性休克的关键介质触发并扩大炎症反应。sTREM－1是TREM－1的可溶性亚型，在感染过程中释放入血或体液。Palazzo等（2012）的研究中表明，脓毒症时血浆中sTREM－1的表达水平与感染的严重程度密切相关。Jiyong等（2009）的一项研究发现，除了泌尿系感染之外，sTREM－1可作为细菌感染的一项可靠指标。

（4）IL－6　IL－6是典型的炎症介质，是介导脓毒症组织损伤的重要因素之一。Adib等多位学者（2012）的研究均表明IL－6作为标记物，可以反映脓毒症的病情危重程度。国内学者赵有成等（2006）的研究也发现IL－6与脓毒症的预后具有较好的相关性，能够反映患者感染的严重程度。刘占国等（2012）研究发现IL－6与肝、肾器官功能的损害指标血清胆红素、血肌酐等具有显著正相关，即IL－6的浓度越高肝、肾功能损害越严重，作者还将IL－6与APACHEⅡ评分系统进行相关性分析，发现两者呈显著线性正相关。

（5）低钙血症　低钙血症常见于严重创伤、烧伤、胰腺炎和脓毒症等危重病症。众多的文献报道表明脓毒症患者的低钙血症发生率为20%～50%。刘晖等（2013）一项研究显示脓毒症患者的低钙血症发生率为45.7%，严重脓毒症患者的低钙血症发生率可高达72.7%，且与脓毒症的严重程度呈正相关，即高浓度越低病情越严重，但死亡组与好转出院组之间的钙离子浓度比较无统计学差异。因此，脓毒症患者的预后与钙离子浓度的相关性尚有争论，需要进一步研究证实。

（6）sCD163　CD163又名血红蛋白清道夫受体（hemoglobin scavenger receptor，HbSR），是一种迄今仅在单核/巨噬系统细胞膜上发现的跨膜分子，内毒素能诱导CD163脱落成为可溶性血红蛋白清道夫受体（soluble hemoglobin scavenger receptor，sCD163），在循环系统中发挥抗炎作用。Andrzej等（2011）一项研究表明，sCD163可能是脓毒症早期敏感指标，sCD163的检测水平可作为器官功能衰竭的早期预测指标。邓文龙等（2012）一项研究则发现sTREM－1和sCD163均可作为炎症感染的指标，能反映脓毒症的严重程度，其敏感性均高于PCT、CRP和WBC。两者呈显著正相关关系，sTREM－1和sCD163（串联）可作为诊断脓毒症的可靠指标。

（7）皮质醇　在脓毒症早期，由于机体的应激反应等因素，皮质醇及促肾上腺皮质激素（ACTH）升高。边毓尧等（2013）的研究发现脓毒症时皮质醇与ACTH、PCT、TNF－α呈正相关，而与抑制炎症的IL－10呈负相关，而ACTH与炎症因子相关性较皮质醇弱，提示炎症因子可以直接刺激肾上腺皮质，使皮质醇升高，可以不受ACTH的调控，该研究还显示皮质醇水平可以反映和预测早期脓毒症的病情严重程度和预后，提示在脓毒症早期，表现为高血浆皮质醇、高TNF－α和低IL－10水平的患者预后较差。Vermes等（1995）还发现危重患者的慢性阶段ACTH降低而皮质醇反而升高，这种现象原因一直未能明确。

（8）细菌核酸分子诊断试验　脓毒症的早期病原菌诊断能有效指导临床决策并提高严重感染患者的存活率。作为感染性疾病的“金标准”血培养耗时长、灵敏度低且易受干扰。脓毒症早期细菌核酸分子诊断试验可分为建立在血培养基础之上和直接作用于临床标本的诊断试验两种类别；从整体方法和策略角度主要包括3种：针对某一种病原菌进行的种属特异性鉴定、针对血中细菌或真菌基因组保守序列通用性鉴定及多重聚合酶链反应（polymerase chain reaction，PCR）。

脓毒症常用实验室检查指标的主要意义和判断见表26－5。

表26－5　脓毒症常用实验室检查指标的主要意义和判断

实验室检查指标	主要意义和判断
（早期判断）有无细菌感染的指标	
CRP	细菌感染时明显升高，病毒感染时不升高
PCT	PCT升高是早期判断有无细菌感染的可靠指标
sTREM－1	细菌感染的可靠指标（泌尿系统除外）
（早期）诊断及病情严重程度的指标	
sCD163	可反映脓毒症的严重程度（敏感性高于PCT、sTREM－1），与PCT和sTREM－1串联可作为脓毒症的可靠指标

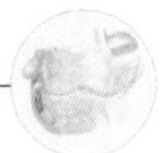

续 表

实验室检查指标	主要意义和判断
IL-6	可准确判断脓毒症病情的严重程度
血 Ca^{2+} 浓度	血 Ca^{2+} 浓度越低，病情越严重
病情预后判断的指标	
TNF-α IL-10	脓毒症早期，高 TNF-α 和低 IL-10 提示预后较差
细菌核酸分子诊断试验	
	脓毒症的早期病原菌诊断能有效指导临床决策并提高严重感染患者的存活率

【治疗】 2002 年，国际脓毒症研究相关学术团体发起 SCC，共同签署了“巴塞罗那宣言”，2004 年提出《处理重度脓毒症与脓毒性休克的拯救脓毒症运动指南》，并于 2008、2012 年两度更新。

“集束化策略”：“集束化策略”首先是将能有效降低病死率的多种治疗措施进行归纳、优选，形成“集束”的具体内容，进而根据治疗需求按时间顺序制订出详细的流程图，同时对流程中的每一步都进行严格的时间限制，从而赋予“集束化策略”强大的约束力，让每一位患者都能在规定的时间内接受最有效的治疗。

《拯救脓毒症运动：国际严重脓毒症和感染性休克管理指南(2012)》的集束化治疗要求在 3 h 内完成休克复苏，在 6 h 内采取一系列脏器保护和支持措施，以便为抗感染药物起效赢得宝贵时间(表 26-6)。

表 26-6 拯救脓毒症运动(BUNDLES)

3 h 之内完成：
1) 测量乳酸水平
2) 抗生素使用前留取血培养
3) 给予广谱抗生素
4) 低血压或乳酸≥4 mmol/L 的 30 ml/kg 晶体液
6 h 之内完成：
5) 应用升压药(初始液体复苏不能纠正的低血压)维持平均动脉压(MAP)≥65 mmHg
6) 容量复苏后的持续存在低血压的情况下(感染性休克)或初始乳酸 4 mmol/L(36 mg/dl)： —测量中心静脉压(CVP) —测量中心静脉血氧饱和度($ScvO_2$)*
7) 测量乳酸，如果最初乳酸升高*
*《指南》定量复苏的目标是 CVP≥8 mmHg，$ScvO_2$≥70%和乳酸的正常化

(1) 低血压及组织低灌注的治疗　一旦严重脓毒症的临床诊断成立，在低血压和(或)血乳酸＞4 mmol/L 时，应立即在 1 h 内启动初步体液复苏治疗，初始液体复苏量应至少＞30 ml/kg 晶体液，在复苏的前 6 h 内应达到如下目标：①CVP8～12 mmHg；②平均动脉压(MAP)≥65 mmHg；③尿量≥0.5 ml/(kg·h)；④上腔静脉血氧饱和度($ScvO_2$)或混合静脉血氧饱和度(SVO_2)分别达 70%或 65%；⑤乳酸应降至正常水平。早期复苏的液体建议使用晶体液，不推荐使用相对分子质量＞200 000 和(或)取代级＞0.4 的羟乙基淀粉(hydroxyethyl starch, HES)液体。尽管缺乏大样本的随机对照研究。现有的研究结果证实，脓毒症患者在输注足够晶体液的情况下，使用白蛋白实施液体复苏是安全的，并通过快速、有效纠正大多数脓毒症患者存在的严重低蛋白血症，更好地维持有效血容量以保持血流动力学的稳定。有证据表明，早期使用白蛋白纠正严重低蛋白血症，有益于脓毒症患者器官功能的保护，甚至改善预后。对于血管活性药物，推荐使用去甲肾上腺素为一线使用药物，当去甲肾上腺素效果不佳时可以联合使用肾上腺素或血管加压素。多巴胺仅限于心律失常风险极低、心输出量低下或心动过缓时使用。而多巴酚丁胺则应当在有足够的血容量和平均动脉压，而仍存在持续的组织低灌注或合并心功能障碍时使用。

(2) 抗菌药物的治疗　感染是造成人类死亡的重要原因之一。据 WHO 统计，2012 年全球因感染而死亡的人数约为 950 万人，占总死亡人数的 17%。同时，抗生素滥用带来的耐药性问题日趋严重，为防止“超级细菌”的蔓延，世界范围内已开始抗生素“限制令”。感染的临床症状和体征缺乏特异性，可靠的辅助诊断方法和炎症标志物对感染的诊断和指导抗生素的使用具有重要意义，而降钙素原(procalcitonin, PCT)是细菌感染和脓毒症的重要生物标记物。有多种疾病或因素可导致 PCT 的异常(表 26-7)。PCT 检测对细菌的感染具有高度敏感性和特异性，且不易受到标本类别和内源性物质(血红蛋白、血胆红素、血乳糜)的干扰。并与局部感染、系统性感染(脓毒症)、严重脓毒症和感染性休克患者病情的严重度呈正相关。因此 PCT 结果对严重脓毒症和感染性休克患者的诊断有重要意义(表 26-8)，从而对早期发现感染、鉴别感染类型、评价感染程度和预后评估具有重要的作用，并且是指导抗生素合理使用进而防止耐药率增高、控制耐药菌过快增长的有力辅助工具，已受到临床的普遍认可。1 h 内静脉注射有效的抗生素，在没有血培养或其他细菌特征检查证据之前，初始经验抗感染，可根据可能感染灶及可能病原菌，选用1种或多种有效的、组织内有足够渗透浓度的抗菌药物，并每天应重新评估抗菌药物治疗方案明确潜在降阶梯可能。①只要不会显著的延迟(>45 min)开始抗菌治疗，抗菌治疗前作培养的临床处置是适当的，且血培养应在45 min内进行，一般留取两套(需氧和厌氧)标本。②中性粒细胞减少的严重脓毒症患者，难治性多药耐药菌如不动杆菌，假单孢菌属的细菌病原体感染患者需经验性联合用药。对于合并有呼吸衰竭和感染性休克的严重感染患者，可联用广谱β-内酰胺类和1种氨基糖苷类或氟喹诺酮类药物抗铜绿假单胞菌菌血症。肺炎链球菌感染性菌血症的感染性休克患者可联用β-内酰胺类和大环内酯类药物，经验性的联合用药不应该超过3～5 d。应尽快依据药敏结果，降级选用最合适的单一药物，表26-9为脓毒症休克患者抗生素的选用方案。值得注意的是，由于近年来抗生素的滥用，细菌耐药性日益严重，超级细菌的出现使得多数抗生素都对其无效，所以，规范使用抗生素显得尤为重要。③治疗时间通常是7～10 d，临床治疗反应缓慢、渗出性病灶、金黄色葡萄球菌菌血症、某些真菌和病毒感染或免疫缺陷包括中性粒细胞减少症的患者，可予较长的疗程。④病毒源性严重脓毒症或感染性休克患者应尽早开始抗病毒治疗。⑤值得注意的是，抗菌药物不适用于治疗确诊的非感染性严重炎症反应状态。⑥1，3β-D-葡聚糖(G试验)、半乳甘露聚糖(GM试验)的测定和抗-甘露聚糖抗体检测，可用于侵袭性念珠菌感染的鉴别诊断。⑦监测降钙素原水平或类似的生物标志物可用以协助临床医生作为停用抗生素的依据，但需要没有后续感染的证据。

表26-7　可导致PCT异常的常见疾病

可导致PCT异常的常见疾病
细菌感染导致的全身炎性反应综合征
手术后
严重创伤(多发性)
严重烧伤
持续性心源性休克
严重灌注不足、MODS、重症胰腺炎
严重的肾功能不全和肾移植术后
严重的肝硬化或急、慢性病毒性肝炎
新生儿出生的最初数天
中暑
真菌感染
某些自身免疫性疾病
肿瘤晚期、副癌综合征
横纹肌溶解症
持续心肺复苏后
药物因素：使用抗淋巴细胞球蛋白、抗 CO_3 或鸟氨酸-酮酸转氨酶抗体、大剂量的促炎因子后

表26-8　对于PCT结果判读的建议

PCT质量浓度(ng/ml)	临床意义	处置建议
<0.05	正常值	
<0.5	无或轻度全身炎性反应，可能为局部炎症或局部感染	建议查找感染或者其他导致PCT增高的病因
0.5～2	中度全身炎症反应。可能存在感染，也可能是其他情况，如严重创伤、大型手术、心源性休克	建议查找可能的感染因素。如果发现感染，建议在6～24 h后复查PCT
2～10	很可能为脓毒症、严重脓毒症或脓毒症休克。具有高度器官功能障碍风险	建议每日复查PCT，如果PCT持续高水平(>4 d)，重新考虑脓毒症的治疗方案
>10	几乎为严重细菌性脓毒症或脓毒性休克。常伴有器官功能衰竭，具有高度死亡风险	建议每日检测PCT以评价治疗效果

PCT水平必须集合临床情况进行判读。应避免脱离患者具体情况而进判读，并要考虑有假阳性或假阴性的可能

表26-9　脓毒症休克患者抗生素的选用方案

脓毒症病灶	初选抗生素方案	替换抗生素方案
社区获得性肺炎	第3代头孢菌素(头孢噻肟、头孢曲松、头孢唑肟)＋氟喹诺酮(环丙沙星、左氧氟沙星、莫西沙星)或大环内酯类(阿奇霉素)	哌拉西林＋氟喹诺酮或大环内酯类

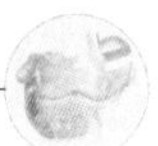

续 表

脓毒症病灶	初选抗生素方案	替换抗生素方案
院内获得性肺炎	亚胺培南或美罗培南	氟喹诺酮(环丙沙星)＋万古霉素，或哌拉西林＋妥布霉素＋万古霉素
腹部(需氧与厌氧)	哌拉西林或亚胺培南或美罗培南	氨苄西林＋甲硝唑＋氟喹诺酮(环丙沙星)
泌尿系统感染	氟喹诺酮(环丙沙星)	氨苄西林＋庆大霉素或第3代头孢(头孢噻肟、头孢曲松、头孢唑肟)
原发性菌血症	哌拉西林＋万古霉素	亚胺培南＋万古霉素
发热、粒细胞减少	头孢吡肟＋万古霉素	哌拉西林＋庆大霉素，或亚胺培南＋庆大霉素
细菌性脑膜炎	头孢曲松＋氨苄西林＋万古霉素＋地塞米松	G^+球菌：万古霉素＋头孢曲松 G^-双球菌：头孢曲松 G^+杆菌：氨苄西林＋庆大霉素 G^-杆菌：头孢他啶＋庆大霉素 (上述全部＋地塞米松)

(3) 机械通气　对于脓毒症患者的急性呼吸窘迫症(acute respiratory distress syndrome，ARDS)和急性肺损伤(acute lung injury，ALI)，应使用肺保护性通气模式(潮气量 6 mL/kg，吸气末平台压＜30 cm H_2O)；允许发生高碳酸血症并给予适当的呼气末正压通气(positive end expiratory pressure，PEEP)，以防止呼气末肺泡萎陷，提高 ALI/ARDS 患者的存活率并降低气压伤的发生率，改善早期 ALI 及 ARDS 患者的氧合作用和静态肺顺应性，而重度 ARDS 患者，建议采取较高水平的 PEEP 策略，保护性肺通气模式仍是目前治疗脓毒症相关的 ALI/ARDS 患者的主要机械通气手段；严重的低氧血症患者推荐肺复张，如复张后的氧合指数[(oxygenation index)＝PaO_2/FiO_2，正常值为 400～500 mmHg]仍＜100 mmHg 可实施俯卧位通气；反对 ARDS 患者常规放置肺动脉导管；建议小剂量间断或持续使用镇静剂；早期短疗程者使用肌松剂。

(4) 糖皮质激素的使用　糖皮质激素用于感染性休克患者的辅助治疗已争论了数十年，随着临床研究的不断深入，学者们未能证实应用短疗程、大剂量糖皮质激素能改善患者 28 d 病死率。1995 年和 2004 年相继又有多篇应用荟萃分析方法的文章发表，认为小剂量、较长疗程应用糖皮质激素的治疗方案，有利于提高严重脓毒症或感染性休克患者的休克逆转率或 28 d 生存率。而应用大剂量、短程治疗方案的临床试验表明对提高患者的生存率无益，甚至有害。现有的文献已经彻底否定了大剂量、短疗程应用糖皮质激素治疗感染性休克的策略，而小剂量、短疗程氢化可的松琥珀酸钠的治疗方案得到越来越多临床试验的肯定。2012 年，《拯救脓毒症运动：国际严重脓毒症和感染性休克管理指南(2012)》推荐对脓毒症不伴休克，或休克已经充分复苏纠正的患者不建议使用糖皮质激素，而使用糖皮质激素的建议有：①感染性休克患者经充分液体复苏和血管活性药治疗仍不能维持血流动力学稳定，建议每天 200 mg 氢化可的松琥珀酸钠连续静脉输注；②如果能实现血流动力学稳定，建议使用单独用氢化可的松代替氢化可的松和氟可的松联用；③不建议使用 ACTH 刺激测试来评价脓毒症患者的肾上腺皮质功能。

(5) 血糖的控制　越来越多的研究表明高血糖及血糖的波动均与脓毒症患者的预后相关。对脓毒症患者采取程序化的血糖管理策略，当连续 2 次血糖测定＞10 mmol/L 时，应该使用胰岛素干预治疗，目标血糖控制在 7.8～10 mmol/L，起始每 1～2 h 监测一次血糖，稳定后每 4 h 监测一次血糖，尽可能减少血糖的波动。现有证据表明，毛细血管血糖值(可能高于)不能准确反映动脉或血浆的血糖值。

(6) 免疫调节治疗　多年来，国内外学者针对脓毒症免疫调节机制的治疗开展了广泛的研究，但很多仍然仅限于实验研究，主要的研究方向及思路主要有：①TLRs 及其信号通路的抑制剂；②阻断负性调节的共刺激分子的靶向药物；③炎症介质及细胞因子调节的药物；④以胸腺肽 α_1 为代表的综合免疫调节治疗。目前应用最为广泛的是乌司他丁(ulinastatin，UTI)。UTI 是一种尿蛋白酶抑制剂，可以起到清除氧自由基及抑制炎症介质释放的作用，并能提高淋巴细胞，尤其是自然杀伤细胞(NK 细胞)和 B 细胞的数量及活性，减轻免疫麻痹，进而改善机体的免疫功能。吴铁军等(2013)发现 UTI 还有可能调节 Th17/Tr 的平衡，改善脓毒症患者的细胞免疫状态。陈子盛等(2012)研究发现，UTI 与胸腺肽联合治疗脓毒症患者，能明显改善免疫状态，修复促炎/抗炎失衡，降低 APACHEⅡ评分，缩短 ICU 机械通气时间。寇秋野等(2009)研究发现，UTI 还能显著抑制高流动性组蛋白-1(HMGB-1)的释放，从而达到抑制炎症的作用。⑤脓毒症晚期，大量的免疫效应细胞的消耗和减少，导致免疫抑制。对抗免疫细胞凋亡的治疗可以降低免疫效应细胞的消耗。免疫刺激细胞因子 IL-7 可以作为一个较好的选择。多项研究结果为 IL-7 在脓毒症中的使用提供了理论依据。IL-7 可诱导淋巴细胞增殖，恢复淋巴细胞的效应功能，促进淋巴细胞运输到感染部位从而增强免疫能力。⑥脓毒症时，针对存在的免疫功能障碍情况难以有效应用免疫调节治疗的主要原因，是无法确定患者的免疫状态。定量测定血浆特异性标记物浓度可能有助于判断患者的免疫状态。最近有研究应用流式细胞仪检测循环血液中单核细胞人白细胞(位点)DR 抗原(HLA-DR)表达水平、T 细胞耗竭标记物(PD-1 和 PD-1 配体)等，根据检测结果，针对性使用巨细胞集落刺激因子(GM-CSF)、IL-7 及 PD-1 阻断剂等可以取得较好的疗效。条件致病菌所致感染患者(如嗜麦芽窄食单胞菌或不动杆菌)、巨细胞病毒或单纯疱疹病毒感染患者，均是免疫增强治疗的合适群体。尽管存在一些认为免疫治疗可能会加重脓毒症超炎阶段的反应或者减少自身免疫的质疑，但临床上将干扰素-γ、粒细胞集落刺激因子、巨噬细胞集落刺激因子等用于感染、创伤患者时，并未显示出有害作用。随着对脓毒症免疫功能障碍研究的深入，脓毒症的免疫治疗可能更加个体化，而免疫调节治疗也将成为脓毒症治疗的重要手段。

(7) 其他对症治疗　①酸中毒：pH≥7.15 的低灌注乳酸血症患者，不建议使用碳酸氢钠治疗。②肾脏替代治疗：并发 MODS 而死亡的患者，很大部分最终死于急性肾衰竭。对于有急性肾衰竭的患者，连续或间断的血液透析治疗是等效的，可根据情况选择；肾脏替代治疗或者高容量血液滤过可以移除炎症反应介质、协调机体的免疫反应、改善内环境稳态、稳定血流动力学、提高乳酸清除率及改善预后等，在患者肾功能处于“危险期”和“损伤期”时，就应开始进行，而不应等到肾功能“衰竭期”。有作者认为血液滤过应该在严重脓毒症患者的治疗常规中，尤其是伴有高死亡危险因素的难治性患者，但是不推荐在肾功能损害之前使用。③高容量血液滤过(high volume hemofiltration, HVHF)治疗：HVHF 通过对流和吸附作用可以非选择性地清除脓毒症患者的多种炎症介质，如 IL-1、IL-6、IL-8、TNF-α 等，在清除促炎介质的同时，抗炎介质也被清除，可降低炎症介质的峰浓度，并可调节免疫细胞和重建免疫等功能，使 Thl/Th2 比值趋于平衡，炎症介质分泌紊乱的状态得到控制。④质子泵抑制剂治疗应激性溃疡效果优于 H_2 受体阻滞剂，在有出血风险的严重脓毒症和(或)感染性休克的患者使用，但不建议在没有风险时预防使用。⑤深静脉血栓形成的预防和治疗。⑥营养支持治疗。

(8) 中医中药治疗　脓毒症的发生病因不外乎内因(正气不足)和外因(邪毒侵入)。①内因：正气虚弱，抗邪无力，正虚邪恋，邪毒阻滞，气机逆乱，脏腑功能失调。②外因：外感六淫、戾气、虫兽、金刃、毒物等侵袭机体，正邪交争，耗伤正气，邪毒阻滞，正虚邪实，气机逆乱，脏腑功能失调。中医学认为：严重脓毒症属“瘀毒内盛，损伤正气，耗气，伤阴，损阳”导致“虚实互存”的一种病理状态。ARDS 属中医学的“喘脱”“暴喘证”范畴。在治疗方面认为“肺与大肠相表里”，肺热邪甚而移于大肠；肺为“娇脏”，大便不通极易导致肺失宣降而致肺脏受伤，因此采取“肺肠同治”，可改善呼吸困难，减少机械通气时间等。MODS 和感染性休克的中医病机为正虚毒损，脉络淤滞，气机逆乱，脏腑功能衰竭。

20 世纪 70 年代，以王今达教授为代表的中西医结合学者就通过实验验证了中医“肺与大肠相表里”的客观性与重要性，并提出了“肠道菌群移位入血导致内源性感染，序贯启动多器官损伤”的理论。到 20 世纪 80 年代又通过“内毒素攻击—血小板及炎性细胞被激活—血栓素 A_2 瀑布样释放—微循环障碍—多器官损伤”的实验，提出了“脓毒症是炎症介质间接致病”的假说，并提出了对严重感染应采用“菌毒并治”的理论，总结了脓毒症治疗的“三证三法”，即血瘀证用活血化瘀法、毒热证用清热解毒法、急性虚证用扶正固本法，以及脓毒症的中西医结合治疗对策。国内数十位中西医急危重症专家于 2008 年提出了中西医优势互补的《脓毒症中西医结合诊疗专家共识(草案)》，经过 5 年的临床实践，得到了大家的一致公认，并于 2013 年修订。

常用的中药方剂如下。①血必净注射液：由红花、赤芍、川芎、丹参、当归等中药制成的“血必净注射液”具有活血化瘀、疏通脉络、溃散毒邪、消除内毒

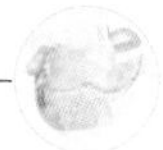

素的功能。在常规治疗的基础上加用血必净治疗脓毒症可以促进治愈，改善预后，可以预防内源性炎性介质引发的多器官衰竭等。②桃核承气汤：兰万成等(2013)在常规治疗的基础上加用桃核承气汤(桃仁12 g，大黄12 g，桂枝6 g，芒硝6 g，甘草6 g)，能抑制TNF－α等炎症介质的释放，有效降低血中毒素及炎症细胞因子的水平，对于减轻脓毒症(血瘀腑实证)的炎症反应具有重要的作用。③甘遂：欧阳潭等(2012)在使用中药甘遂对重症胰腺炎腹内高压患者肠通透性和预后的研究中发现：早期使用甘遂(50 ml生理盐水和1～1.5 g甘遂粉配成混悬液)从胃管注入，能有效地减轻肠黏膜受损程度，降低肠黏膜通透性，减少IL－6的释放，减少细菌移位，降低胰腺感染、胰腺脓肿等局部并发症的发生率，进而降低SIRS和MODS的发生率。④血毒清：组方含生地黄、生大黄、麦冬、五味子、太子参、水、牡丹皮、生甘草等。程率芳等(2013)应用血毒清(河南省中医院制剂室提供)治疗30例脓毒症患者，发现血毒清能够明显改善脓毒症患者的临床症状，降低28 d病死率。

【预防】脓毒症是由感染所致，最常见于细菌感染，有时可见于真菌或原虫感染。这意味着预防感染是预防脓毒症的最佳方法之一。如图26－5所示。

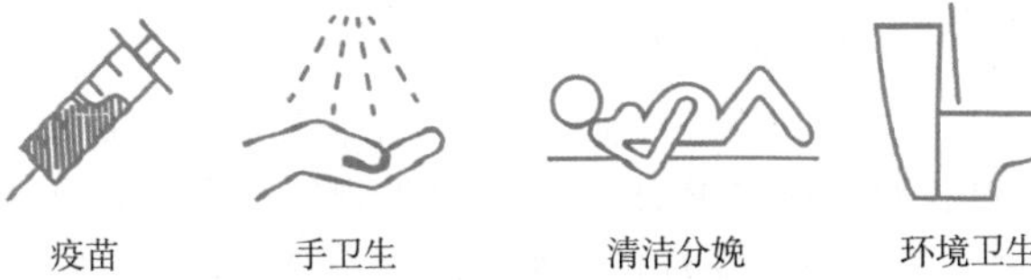

图26－5　预防脓毒症的最佳方法

【预后】严重脓毒症和感染性休克是极其凶险的感染性疾病，病死率高。主要是因为严重脓毒症和感染性休克的确切发病机制尚不明了，而且这种危重症发病极快，即使准确诊断后采用目前最先进的治疗手段也难以遏制其发展进程。如能早期预测并对高危患者尽早实施干预措施，则可有效降低严重脓毒症和感染性休克的发生率及病死率。

(敖金文　刘宏斌)

26.3　多器官功能衰竭

20世纪70年代Bauce提出多器官功能衰竭(multiple organ failure，MOF)的概念，为了包括血液、消化等系统，也常用多系统器官衰竭(multiple system organ failure，MSOF)。1991年，美国胸科和危重医学会会议建议要注意多器官功能障碍综合征(multiple organ dysfunction syndrome，MODS)，强调医务人员应早期发现和早期治疗患者，以提高存活率。目前认为，MODS是指在严重创伤、感染和休克时，原无器官功能障碍的患者同时或在短时间内相继出现两个以上器官系统的功能障碍。

MODS患者机体的内环境严重紊乱，必须靠临床干预才能维持，如能得到及时救治，MODS可能逆转，如未能得到有效控制，病情进一步加重，则可能发展成MSOF。

【病因】MOF的诱因大致可以分为5个方面：感染、炎性反应、组织缺氧、广泛的组织坏死和再灌注损伤。这些诱因可以引发多种多样的全身性病理生理变化。器官衰竭的根本在于器官细胞的损伤，细胞损伤的根本在于细胞供血的微循环障碍，微循环障碍的根本又在于血管内皮细胞的损伤及中性粒细胞(PMNs)与内皮细胞在多种黏附分子和多种炎性介质作用下产生的黏附连锁反应。

从病因作用于机体，到MODS出现，再发展到MOF常有一个规律的发病过程。从临床发病形式看，一般可分为两种不同的类型。

(1) 速发单向型(rapid single-phase)　由损伤因子直接引起，原无器官功能障碍的患者同时或在短时间内相继出现两个以上器官系统的功能障碍。如多发性创伤直接引起两个以上器官系统的功能障碍或原发损伤先引起一个器官功能障碍，随后又导致另一个器官功能障碍。该型病情发展较快，病变的进程只有一个时相，器官功能损伤只有一个高峰，故又称为原发型。

(2) 迟发双相型(delayed two-phase)　常出现在创伤、失血、感染等原发因子(第1次打击，first hit)作用经过一定时间或经支持疗法，甚至在休克复苏后。发病过程中有一个相对稳定的延缓期，但之后又受到致炎因子的第2次打击(second hit)，发生多器官功能衰竭和(或)衰竭。第1次打击可能是较轻、可以恢复的；而第2次打击常严重失控，其病情较重，可能有致死的危险。病程中有两个高峰出现，呈双相，又称为继发性。

【发病机制】原发型与继发型MOF的发病机制不尽相同。原发型MOF的器官功能障碍由损伤直接引起，与患者的抗损伤-防御反应关系不大；继发型MOF不完全是由损伤本身引起的，其发病机制主要有以下方面。

(1) 器官微循环灌注障碍　危重疾患时重要器官微循环血液灌注减少，引起缺血、缺氧，使微血管内皮细胞肿胀、微血管壁通透性升高，如同时伴有输液过多，则组织间水分潴留，使从毛细血管到实质器官细胞内线粒体的距离增加，氧弥散发生障碍，导致氧分压下降。当线粒体氧分压降低到 0.1～0.2 mmHg 时，线粒体的氧化-磷酸化功能即告停止。各种酶系统受抑制，从而抑制葡萄糖、脂肪及酮体进入三羧酸循环。ATP 生成减少，腺苷酸环化酶受到抑制，又影响了环磷酸腺苷(cAMP)的生成，从而导致细胞功能障碍。

(2) 高代谢状态　器官微循环灌注障碍也与部分患者的高代谢状态相关。创伤后的高代谢本质上是一种防御性应激反应，交感-肾上腺髓质系统高度兴奋，是高代谢的主要原因。患者体内组织器官耗氧量增加，如代偿功能健全，尚可通过增加氧供或提高氧摄取率来代偿。如若高代谢过剧，加上同时伴有的高动力循环，可加重心肺负担，能量消耗加剧；同时患者多有微循环灌注障碍，如微血管痉挛阻塞、血管外组织水肿、线粒体氧化-磷酸化功能障碍等，细胞摄氧功能障碍，出现氧耗量随氧供增加、组织摄氧减少和血乳酸水平升高等组织缺氧表现。这些变化进一步加重细胞损伤和代谢障碍，促进器官功能障碍的发生发展。

(3) 缺血-再灌注损伤　MOF 可发生在复苏后，此时与体内发生缺血-再灌注损伤有关。以肠道为例，在休克、严重感染患者，开始时肠黏膜明显缺血、缺氧、肠黏膜上皮细胞富含的黄嘌呤脱氢酶(xanthine dehydrogenase, XD)大量转化成黄嘌呤氧化酶(xanthine oxidase, XO)，当复苏治疗后，微循环灌注得到恢复，则在次黄嘌呤变成黄嘌呤排出体外的过程中，黄嘌呤氧化酶可催化氧分子形成大量氧自由基，后者损伤细胞引起器官功能障碍。

各种 MOF 中，均有 SIRS 和 MODS，其发病机制基本相同，源于炎症失控，最终发展成为器官功能障碍，甚至 MOF。

26.3.3 各器官的病理生理特点

(1) 肺功能障碍　肺是 MOF 发病过程中最容易和最早受到损害的器官。表现为：肺泡毛细血管膜通透性增加；肺泡Ⅱ型细胞代谢障碍；肺血管调节功能障碍；肺微循环障碍。

(2) 肾功能障碍　肾血流灌注不足，以及毒素和炎性介质引起的组织损伤是造成 MOF 时肾功能障碍的主要原因。

(3) 胃肠道功能障碍　其病理生理基础是胃肠道黏膜屏障功能损害，由应激情况下胃肠道的微循环障碍，黏膜上皮细胞缺血，黏膜通透性增加造成。这可促使肠内细菌移位，诱发 SIRS 和加剧 MOF。

(4) 肝功能障碍　肝脏在代谢、解毒、免疫、凝血等方面具有重要功能，一旦遭受低血流灌注、炎性介质、细菌及内毒素等损害而发生功能障碍。

(5) 心功能障碍　由于机体的调节功能和心脏本身具有的储备能力，心功能障碍多在 MOF 较晚期时才趋于明显。导致心室功能障碍的主要病理生理因素有：①冠状动脉血流减少；②内毒素对心肌的毒性；③心肌抑制因子；④心脏微循环障碍。

【临床表现】 Fry(1982)对 553 例外科急症患者研究发现，多器官功能衰竭可相继出现或同时出现。发生的顺序先后为肺、肝、胃肠及肾。但也有些学者报道凝血及肝脏出现衰竭较早(图 26－6)。MOF 多在入院后(2.3±3.8)d 发生。其中肝衰竭为(5.7±7.6)d，胃肠道应激性溃疡大出血为(9.9±8.9)d，肾衰竭为(11.1±9.1)d。导致 MOF 的因素很多，但也有一定的先后次序(图 26－7)。这在掌握疾病的演变过程，及时地有效地采取果断措施，阻断其关键环节，控制其发展是非常重要的。

各器官或系统功能障碍的临床表现可因为障碍程度、对机体的影响、是否容易发现等而有较大差异。如肺、肾等器官和呼吸、循环系统的功能障碍临床表现较明显，故较易诊断，而肝、胃肠和血液凝血功能障碍在较重时临床表现才明显，不易早期诊断。

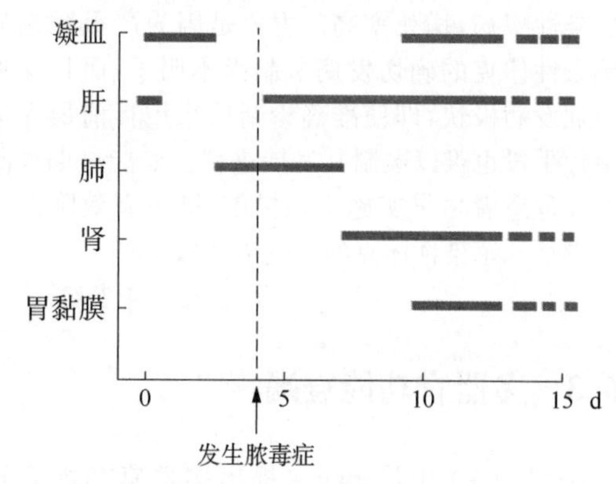

图 26－6　MOF 出现的一般顺序

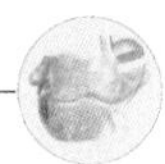

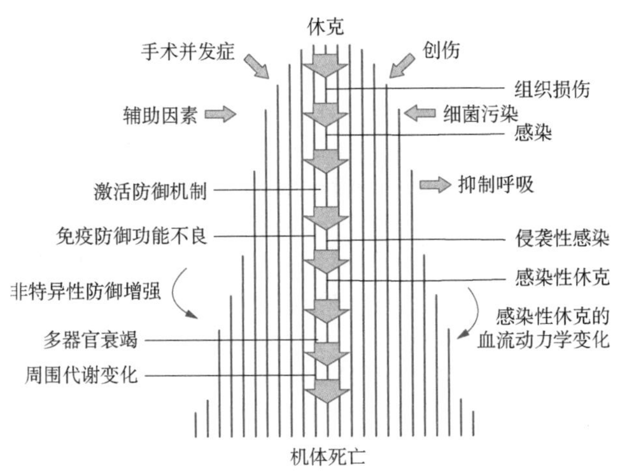

图 26-7 导致 MOF 各种因素的先后次序

（1）呼吸系统 早期可见呼吸频率(RR)加快>20 次/min，吸空气时动脉氧分压(PaO_2)下降≤70 mmHg，动脉氧分压与吸入氧浓度之比(PaO_2/FiO_2)>300。X 线胸片可正常。中期 RR>28 次/min，PaO_2≤60 mmHg，动脉二氧化碳氧分压($PaCO_2$)<35 mmHg，PaO_2/FiO_2<300。胸片可见肺泡实性改变(≤1/2 肺野)。晚期则发生呼吸窘迫，RR>28 次/min，PaO_2≤50 mmHg，$PaCO_2$>45 mmHg，PaO_2/FiO2<200。胸片肺泡实性改变加重(≥1/2 肺野)。

（2）心脏 由心率增快(体温升高 1℃，心率加快 15～20 次/min)、心肌酶正常，发展到心动过速、心肌酶(CPK、GOP、LDH)升高，甚至发生室性心律失常、Ⅱ°～Ⅲ°房室传导阻滞、室颤、心跳停止。

（3）肾脏 轻度肾功能障碍，在无血容量不足下，尿量能维持 40 ml/h，尿钠、血肌酐可正常。进而尿量<40 ml/h，使用利尿剂后尿量可增加，尿钠 20～30 mmol/L、血肌酐为 176.8 μmol/L 左右。严重时无尿或少尿(<20 ml/h，持续 6 h 以上)，利尿剂冲击后尿量不增加，尿钠>40 mmol/L、血肌酐>176.8 μmol/L。非少尿肾衰者尿量>600 ml/24 h，但血肌酐>176.8 μmol/L，尿相对密度≤1.012。

（4）肝脏 ALT>正常值 2 倍以上、血清胆红素>17.1 μmol/L 可视为早期肝功能障碍，进而血清胆红素可>34.2 μmol/L，重者出现肝性脑病。

（5）胃肠道 可由腹部胀气、肠鸣音减弱，发展到腹部高度胀气、肠鸣音消失。重者出现麻痹性肠梗阻，应激性溃疡出血。

（6）凝血 轻者可见血小板计数减少<100×10^9/L，纤维蛋白原、凝血酶原时间(PT)及凝血酶原激活时间(TT)正常。进而纤维蛋白原可≥2.0 g/L、PT 及 TT 比正常值延长 3 s，优球蛋白溶解试验>2 h。重者血小板计数<50×10^9/L，纤维蛋白原可<2.0 g/L、PT 及 TT 比正常值延长>3 s，优球蛋白溶解试验<2 h，有明显的全身出血表现。

（7）中枢神经系统 早期有兴奋或嗜睡表现，唤之能睁眼，能交谈，能听从指令，但有定向障碍。进而可发展为对疼痛刺激能睁眼，有屈曲或伸展反应，但不能交谈、语无伦次。重者则对语言和疼痛刺激均无反应。

（8）代谢 可表现为血糖升高或降低，血钠降低或增高，以及酸中毒或碱中毒。

【诊断标准】 MODS 的诊断需要病史，临床表现、实验室和其他辅助检查结果的综合分析(表 26-10)

表 26-10 MODS 的初步诊断

器官	病症	临床表现	检验或监测
心	急性心力衰竭	心动过速，心律失常	心电图失常
外周循环	休克	无血容量不足的情况下血压降低，肢端发凉，尿少	平均动脉压降低，微循环障碍
肺	ARDS	呼吸加快、窘迫、发绀，需吸氧和辅助呼吸	血气分析有 PaO_2 降低等，检查呼吸功能失常
肾	ARF	无血容量不足的情况下尿少	尿相对密度持续在 1.010 左右，尿钠、血肌酐增多
胃肠	应激性溃疡、肠麻痹	进展时呕血、便血、腹胀、肠鸣音弱	胃镜检查可见病变
肝	急性肝衰竭	进展时有黄疸、神志失常	肝功能异常，血清胆红素增高
脑	急性脑功能障碍	意识障碍，对语言、疼痛刺激等反应减退	
凝血功能	DIC	进展时有皮下出血淤斑、咯血、呕血	血小板计数减少，凝血酶原时间和部分凝血活酶时间延长，其他凝血功能失常

【预防和治疗】 由于目前对MOF的病理过程缺乏有效的遏制手段，尚有相当高的病死率。因此如何有效预防其发生是提高危重患者救治成功率的重要措施。

(1) *积极治疗原发病* 原发病是发生MOF的根本原因，无论是否发生MOF，为抢救患者生命，原发病应积极治疗。只有控制原发病，注意SIRS和MODS的演变才能有效防止和治疗MODS。

(2) *妥善供氧* 在正常生理情况下组织的氧耗量不决定于其氧供量，但在脓毒性反应ARDS或MOF，氧耗量则与其氧供量密切相关，氧供不足多由于器官和微血管内分布不均所致，如某些组织灌注过多而其他组织则灌注不足，形成片状区器官受损。慎重妥善供氧，当氧供增加随时测定其氧耗量，要维持心脏指数在4.5 L/(min·m²)，氧供在600 ml/(min·m²)，氧耗在170 ml/(min·m²)，MSOF的生存率可望提高。一旦发生呼吸功能衰竭，给予呼吸支持，低氧血症不能纠正时采用呼气末正压(PEEP)通气。为防止气道内压增高，有利于分泌物的排出和减轻对心输出量的干扰可采用高频正压通气。如呼吸衰竭仍不能改善者选用体外循环模式氧合法(ECMO)。

(3) *控制感染* 原发严重感染，创伤后继发感染和外科感染均可引发MODS，防治感染对预防MODS有非常重要的作用。对有可能感染或者已有感染的患者，在未查出明确感染微生物前，必须合理使用广谱抗生素或联合应用抗菌药物。对明确的感染病灶，应采取各种措施使其局限化，只要可能，应及时充分的外科引流，以减轻脓毒症。如急性重症胆管炎、弥漫性腹膜炎等，应积极做胆道和腹腔引流。当发热、白细胞计数明显升高，但没有发现明确感染灶时，应做反复细致的全身理学检查、反复做血培养、采用各种辅助检查以发现隐藏的病灶。维持各导管的通畅，加强对静脉导管的护理，有助于防止感染的发生。

(4) *介质疗法* 指根据细胞因子等介质在MSOF发生中的作用所采用减少其有害影响的方法，可分为下列几类。抗内毒素治疗：抗菌治疗有时对MSOF的作用不大，如合用抗内毒素治疗可以降低革兰阴性菌脓毒病患者的病死率。使用相应内毒素的抗体中和后可以减少炎症反应的损害，重点抑制活化的巨噬细胞，因为后者是超高代谢状态进入MSOF的主要致病原。多黏菌素结合纤维(PMX-F)：治疗内毒素性休克，效果良好。Maqliulo推测半乳糖有直接对抗内毒素的作用，抗脂多糖抗体可迅速降低血浆内毒素浓度，并已应用于临床。作用于效应器的治疗：中性粒细胞氧化剂蛋白酶或黄嘌呤氧化酶生成剂均可防止或限制内皮细胞白细胞黏附分子-中性粒细胞与内皮细胞的相互作用，CD11/CD18可防止中性粒细胞的黏附。抗内皮细胞白细胞黏附分子-(ELAM-1)或抗细胞间黏附分子(ICAM-1)抗体可作用于内皮细胞，环氧化酶阻滞药、钙通道拮抗药及多种免疫协调剂等尚在试用中。类固醇药物不起治疗作用，有时反增加MSOF的病死率。抗氧化剂和氧自由基清除剂：黄嘌呤氧化酶(XO)抑制剂在临床上已用于治疗ARDS，为抗休克缺血性损伤的MSOF的治疗开创了新的途径。二甲基亚砜甘露醇、过氧化氢酶、谷胱甘肽、β-胡萝卜素、维生素C、维生素E、过氧化歧化酶(SOD)和别嘌醇均能防止或减轻组织缺血-再灌注损伤。

(5) *改善全身状况和免疫调理治疗* 尽可能维持水、电解质和酸碱平衡，提高营养状态等。适时的肠外营养逐渐过渡到肠内营养，并酌情使用生长激素增加蛋白合成。代谢支持的新概念指明了从代谢水平处理MOF的方向，代谢支持不能从根本上治愈MOF，但可为其恢复赢得了时间。从脓毒性状态到明显的MOF代谢改变的最终结果是高血糖、代谢高度亢进和免疫受损性分解代谢。不能采取惯用的TPN方案，否则病情反而恶化，CO_2生成增加，呼吸通气负担更重，过多的葡萄糖输入可损害肝功能，甚至出现高渗性非酮症性昏迷。代谢支持着重在支持器官的结构和功能，推进各种代谢通路，减少葡萄糖的负荷，增加脂肪和氨基酸的供应。每天葡萄糖供应控制在200 g以下，蛋白质供应比正常人高1倍，每天为1.5～2.5 g/kg，热量主要由脂肪提供，非蛋白质热量氮为100∶1加入谷氨酰胺以支持肠细胞，加入精氨酸以支持免疫系统。所用的氨基酸的比例也应予以注意，因为在MOF的芳香族氨基酸(AAA)不能被肝脏利用以合成蛋白质，可用支链氨基酸(BCAA)代替，Bower提出含45%BCAA的氨基酸混合液可取得改善营养的良好效果，维生素和微量元素的补充也很重要。如血尿素氮或肌酐增加，只要尿量不少，不是限制蛋白摄入的充分理由。对难以控制的SIRS，增强免疫功能可能有利于防止SIRS的加剧，如胸腺肽、人体免疫球蛋白等。此外，采用血液净化可清除炎性介质和细胞因子，减轻炎症反应。

(6) *保护肠黏膜的屏障作用* 有效纠正休克，改

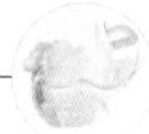

善肠黏膜的灌注，维护肠黏膜的屏障功能，尽可能采用肠内营养，防止肠道细菌移位。

(7) 及早治疗任何一种首先发生的器官功能障碍，阻断病理的连锁反应，以免形成MODS。临床经验证明，治疗单一器官功能障碍的疗效，胜过治疗MODS。对于危重疾病患者，要认识和掌握全身炎症反应综合征(SIRS)，随时警惕其发展成为MODS，进而导致难以控制的MOF。

【预后】

MOF的病程一般在1个月左右，病死率极高，且与原发病及累及器官的多少有关。器官衰竭的顺序是肺衰竭、肝衰竭、胃肠道衰竭和肾衰竭。但老年患者器官衰竭的顺序常是心力衰竭、肺衰竭、肾衰竭、脑衰竭、胃肠衰竭、肝衰竭和血液系统衰竭。肾衰竭虽是较晚才出现，但它对预测术后患者能否存活有极重要的意义。作为单一器官衰竭，肾衰竭的病死率居各器官之首位，约占72%。在多器官衰竭的患者中，肾衰竭有举足轻重的重要性。有3个器官衰竭患者的病死率为85%，其中存活者均不伴有肾衰竭。

Fry(1982)复习了553例MOF的患者，其器官衰竭与病死率之间的关系如表26-11所示。原发病程并有2个以上器官衰竭的病死率见表26-12。MOF的患者最终多因对各种药物及抢救措施不起任何反应而死亡。

表26-11　各器官衰竭的发生率与病死率

器官	发生率(%)	病死率(%)
肝	9	53
肺	8	67
肾	7	72
应激性溃疡出血	3	59
多个器官(2个或更多)	7	74

表26-12　病死率与原发病程累及器官多少的关系

病程	病死率(%)		
	2个器官	3个器官	4个器官
急诊外科	60	85	
脾破裂	41	59	100
类杆菌脓毒症	67	80	100
腹腔脓肿	53	79	100

上海交通大学医学院附属仁济医院与德国海德堡大学联合组建的“中德慢加急性肝衰竭研究合作团队”(2017)最新研究发现，决定肝脏能否恢复功能的关键因素是“肝细胞的毛细胆管化”，这有望降低终末期肝病患者的换肝率及病死率。肝脏疾病终末期综合征是发生在慢性肝病基础上的急性失代偿所致的全身MOF，也是所有肝病中短期死亡率最高的一类。一旦由肝硬化阶段发展至慢加急性肝衰竭，3个月死亡率达50%～70%，在疾病发生早期进行肝移植是目前唯一有效的治疗方式。对慢加急性肝衰竭肝脏病变的机制研究发现其特征性表现为亚大块肝坏死，即肝脏发生面积15%～70%的大块坏死，直接导致强烈的全身炎症反应，并最终形成多个脏器衰竭。尽管慢加急性肝衰竭有50%～70%的死亡率，但仍有30%～50%患者可存活。肝脏有20%～30%的肝功能恢复就可能让患者存活。而决定肝脏能否恢复功能的关键因素是“肝细胞的毛细胆管化”。少有的发生肝坏死的研究对象在2周内，肝脏会出现不同程度的肝细胞再生，但只有5例存活的对象真具有功能再生“肝细胞的毛细胆管化”，而死亡及治疗无效进行肝移植的患者无法形成该重要结构。

(刘宏斌　李洪涛)

主要参考文献

[1] 边毓尧，寿松涛. 脓毒症患者早期血浆皮质醇水平变化及其临床意义研究. 中国全科医学，2013，15：1026－1029

[2] 朱红阳. 严重脓毒症和脓毒性休克治疗新进展. 浙江临床医学，2013，15：1739－1742

[3] 任珊，赵鹤龄. 拯救脓毒症运动：2012严重脓毒症和脓毒性休克管理指南要点. 河北医学，2013，35：1233－1236

[4] 刘占国，蔡靓，龙国良，等. 脓毒症患者血清白细胞介素-6的检测及意义. 广东医学，2012，33：3762－3763

[5] 刘利文. 腹腔镜与开腹子宫切除术后全身炎性反应综合征的发生情况比较. 临床研究，2013，11：524－525

[6] 刘艳存，柴艳芬，姚咏明，等. 巨噬细胞在脓毒症发病机制中的作用研究进展. 中华危重病急救医学，2013，25：247－250

[7] 李熙鸿. 脓毒症的诊断与治疗进展. 中华实用儿科临床杂志，2013，28(6)：404－406

[8] 宋振举，童朝阳. 严重脓毒症免疫调节的新策略：个体化评估和治疗. 中华急诊医学杂志，2013，22：341－343

[9] 陆俊杰，葛志军，戴吉. 脓毒症患者外周血调节性T细胞变化及其临床意义. 中华急救医学，2013，25：242－243

[10] 陈明祺，王醒. 脓毒症患者免疫功能障碍研究进展. 东南大学学报(医学版)，2013，32：257－340

[11] 罗爱林，廖志品，田玉科，等. 心肺转流心内直视术围术期血清重要炎性细胞因子水平变化与全身炎性反应综

合征. 临床麻醉学杂志,2005,21:806-808

[12] 赵有成,南琼,柯青,等. 脓毒症患者 IL-6 水平检测的临床评价. 中国医师杂志,2006,8:608-610

[13] 姚咏明. 免疫功能紊乱在脓毒症发病中的作用及意义. 中华危重病急救医学,2007,19:138-141

[14] 顾勤,陈鸣. 脓毒症的早期识别与规范治疗. 中华急诊医学杂志,2013,22:126-128

[15] 龚平,李春盛. 脓毒症和线粒体功能障碍. 中华急救医学,2013,25:254-256

[16] 韩松勇,郭伟,李宏,等. 糖皮质激素治疗脓毒症的临床研究进展. 中国中西医结合急救杂志,2013,20:60-61

[17] 鲁谊,王雪松,孙林,等. 股骨干骨折髓内针固定术后出现全身炎性反应综合征的回顾研究. 中华外科杂志,2006,44:264-267

[18] 黎介寿. 肠内营养与肠屏障功能. 肠外与肠内营养,2016,23:257-259

[19] 薄禄龙,卞金俊,邓小明. 2016 年脓毒症最新定义与诊断标准:回归本质,重新出发. 中华麻醉学杂志,2016,36:259-262

[20] 魏武,葛京平,马宏青,等. 输尿管镜下钬激光碎石术后全身炎性反应综合征相关因素分析. 医学研究生报,2007,20:520-522

[21] Adib-Conquy M, Cavaillon JM. Host inflammatory and anti-inflammatory response during sepsis. Pathol Boil (Paris), 2012,60:306-313

[22] Andrzej P, Gerrit G, Riti'upama D, et al. Soluble CD163: a novel biomarker for the susceptibility to sepsis in severe burn injuries. Indian J Plast Surg, 2011,44:118-124

[23] Beale R, Reinhart K, Bnrnkhorst FM, et al. Promoting Global Research Excellence in Severe Sepsis(PROGRESS): lessons from an international sepsis registry. Infection, 2009,37:222-232

[24] Boelens P. Reduction of postoperative ileus by early enteral nutrition in patients undergoing major rectal sugery: prospective, randomized, controlled trial. AnnSurg, 2014,259:649-655

[25] Brown GD, Herre J, Williams DL, et al. Dectin-1 mediates the biological effects of beta-glucans. J Exp Med, 2003,197:1119-1124

[26] Carre JE, Singer M. Cellular energetic metabolism in sepsis: the need for a systems approach. Biochim Biophy Acta, 2008,1777:763-771

[27] Desarmenie M, Blanchard-Courtois AL, Ricou B. The chronic critical illness: a new disease in intensive care. Swiss Medical Weekly, 2016,146: 14336-14339

[28] Elfering SL, Haynes VL, Traaseth NJ, et al. Aspects mechanism, and biological relevance of mitochondrial protein nitration sustained by mitochondrial nitric oxide synthase. Am J Physiol Heart Circ Physiol, 2004,286: H22-29

[29] Hoesel L, Gao H, Ward P. New insights into cellular mechanisms duirng sepsi. Immunol Res, 2006,34:133-141

[30] Houghton AM, Hartzell WO, Robbins CS, et al. Macrophage elastase kills bacteria within murine macrophages. Nature, 2009,460:637-641

[31] Ikeda H, Murohara T. Coronary thormbosis and cell adhe-sion molecules. Nippon Rinsho, 1999,57:1502-1507

[32] Jean PL. Intestinal alkaline phosphatase: novel functions and protective effects. Nutrition Reviews, 2013,72:82-94

[33] Jenkins SJ, Ruckerl D, Cook PC, et al. Local macrophage proliferation, rather than recruitment from the blood, is a signature of TH2 inflammation. Science, 2011,332:1284-1288

[34] Jiyong J, Tiancha H, Wei C, et al. Diagnostic value of the soluble triggering receptor expressed On myeloid cells-1 in bacterial infection: a meta-analysis. Intensive Care Med, 2009,35:587-595

[35] Kilngensmith T. The gut as the motor of multiple organ dysfunction in critical illness. Crit Care Clin, 2016,32:203-212

[36] Laschke MW, Menger MD, Wangy Y, et al. Sepsis-associated cholestasis is circitically dependent on P-esleetin-depend-ent leukocyte recruitment in mice. Am J Physiol Gsatrointest Liver Physiol, 2007,292:G1396-Gl1401

[37] Lawrence T, Natoli G. Transcriptional regulation of macrophage polarization: enabling diversity with identity. Nat Rev Immunol, 2011,11:750-761

[38] Moerer O, Plock E, Mgbor U, et al. A Gemran national prevalence study on the cost of intensive care: an evaluation from 51 intensive care units. Crit Care, 2007,11:R69-72

[39] Oberle V, Fischer A, Setzer F, et al. Thrombus formation without platelets under inlfammatoyr condition: an in vitro study. Platelets, 2007,18:143-149

[40] Palazzo SJ, Simpson T, Schnapp LM. Triggering receptor expressed on myeloid cells type 1 as a potential therapeutic target in sepsis. Dim Cirt Care Nurs, 2012,31:1-6

[41] Seymour CW, Liu VX, Iwashyna TJ, et al. Assessment of clinical criteria for sepsis: for The Third International Consensus Definitions for Sepsis and SepticShock (Sepsis-3). JAMA, 2016,315:762-774

[42] Shankar-Hari M, Phillips GS, Levy ML, et al.

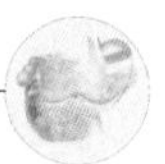

Developing a new definition and assessing new clinical criteria for septic shock: for the Third International Consensus Definitions for Sepsis and Septic Shock (Sepsis-3). JAMA, 2016,315:775 - 787

[43] Singer M, Deutschman CS, Seymour CW, et al. The Third International Consensus Definitions for Sepsis and Septic Shock (Sepsis-3). JAMA, 2016,315:801 - 810

[44] Singer M. Mitochondrial function in sepsis: acute phase versus multiple organ failure. Crit Care Med, 2007,35: S441 - 448

[45] Steams-Kurosawa DJ, Osuchowski MF, Valentine C, et al. The pathogenesis of sepsis. Annu Rev Pathol, 2011, 6:19 - 48

[46] Tiemessen MM, Jagger AL, Evans HG, el al. CD4+ CD25+ Foxp3+ regulatmy T cells induce alternative activation of human monocytes/macrophages. Proc Natl Acad Sci USA, 2007,104:19446 - 19451

[47] Vachharajani V, Russell JM, Scotf KL, et al. Obesity exacerbates sepsis-induced inflammation and microvascular dysfunction in moues brain. Microcirculation, 2005,12: 183 - 194

[48] Vanhorebeek I, De Ves R, Mesotten D, et al. Protection of hepatosyte mitochondrial ultrastructure and function by strict blood glucose control with insulin in critically ill patients. Lancet, 2005,356:53 - 59

[49] Vemres I, Bieshuizen A, Hmapsink RM, et al. Dissociation of plasma adrenocoieotropinand cortisol levels in critically ill patients: possible role of endothelia and atrial anterioritis hormone. J Clin Endocirinol Metab, 1995,80:1238 - 1242

[50] Wink DA, Hines HB, Cheng RY, et al. Nitric oxide and redox mechanisms in the immune response. J Leukoc Biol, 2011,89:873 - 891

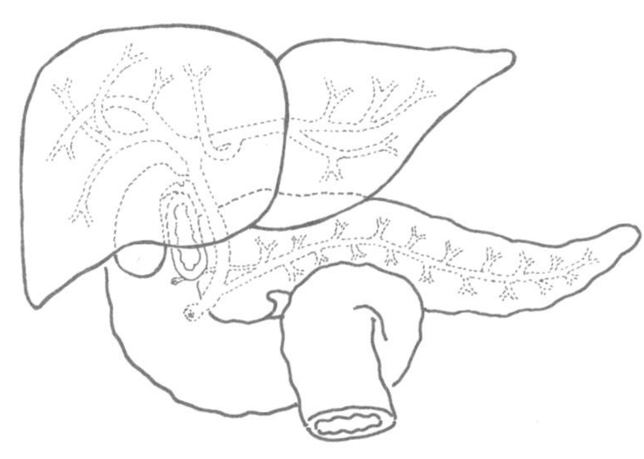

第四篇
胆道外科疾病的手术治疗

Dan Dao Wai Ke Ji Bing De Shou Shu Zhi Liao

27 胆道外科疾病的围手术期处理

27.1 围手术期的基本概念

术前充分准备,术中术式正确、操作认真,术后治疗合理、护理精心是保证手术成功的关键。虽然早在本世纪初不少学者已注意到手术前、后处理的重要性,但直到20世纪70年代后期才真正提出围手术期(perioperative period)这一名词。1981年,第26版《多兰医学词典》对围手术期的解释是:"从患者因需手术治疗住院时起到出院时止的期限"。显然这一解释较为含糊。黎介寿(1989)认为围手术期是指从确定进行手术治疗时起,至与这次手术有关的治疗基本结束为止的一段时间。其内容是以手术为中心,包含手术前、中、后的整体处理,目的是使患者获得最佳手术治疗效果。根据上述概念,围手术期的时限因患者而异,可长可短。围手术期处理(perioperative care)可分手术前、中、后3个阶段进行。

(1) 手术前处理　手术前处理包含以下9个方面:①诊断及手术确定后所进行的必要的进一步诊断措施;②手术方案的讨论和围手术期处理预案的制订;③患者及与其有关人员的心理准备,包括相应的治疗和解释工作;④患者机体包括合并疾病的检查和处理;⑤疾病或手术本身所需要的特殊准备;⑥特殊的器械、药物和血液准备;⑦预防或治疗感染的用药与措施;⑧麻醉的选择与麻醉术前用药;⑨其他。手术前处理的目的是使患者和手术组人员以最佳状态进入手术。

(2) 手术中处理　手术中处理包含以下4个方面:①麻醉的实施与管理;②术中的监测、治疗与护理;③意外情况的预防、发现与处理;④抗感染药物及其他特殊药物的应用。手术中处理的目的是使患者能够耐受手术并获得手术成功。

(3) 手术后处理　手术后处理包含以下8个方面:①生命体征与重要脏器功能的监测与异常情况的处理;②维持内稳态平衡与良好的代谢支持;③并发症的防治;④继续给予抗感染药物与措施;⑤病体引流物及其他安置物的管理和创口的处理;⑥术后所需的特殊治疗与护理;⑦并存疾病的必要处理;⑧患者的心理护理。手术后处理目的在于使患者顺利康复。

加速康复外科(enhanced recovery after surgery,

ERAS)是由丹麦 Kehlet(1997)提出的新理念,即应用循证医学的证据,优化围手术期处理,减少创伤应激,减少并发症,缩短住院时间,加速患者的康复。其主要内容包括:运用多模式镇痛,充分地术后镇痛;早期术后下床活动;早期经口进食;减少或尽量不使用鼻胃管减压;缩短术前禁食、禁水的时间;避免术中过度补液或补液不足;鼓励使用微创手术;减少手术给患者带来的生理及心理的创伤应激。以达到快速康复为目的,其核心是减少患者的创伤和应激损害。黎介寿(2015)对 ERAS 各阶段营养的处理制订了一个既具体又实用的方案(表 27-1),已被临床广泛采用,且取得了较好的效果。

表 27-1　ERAS 各阶段的营养处理(黎介寿,2015)

时间	营养处理
手术前	若无营养不良,无须增加营养处理
手术当天	
当夜	①午夜起禁食;②至手术日早晨,饮 12.5%葡萄糖液 800 ml
术前 2~3 h	饮 12.5%葡萄糖液 400 ml
术中	①控制输液量和糖;②术后根据手术与患者术后的处理(化疗、较长时间 EN),考虑施行空肠置管造口
手术后	
6 h	开始进饮料(不含牛奶),无须等待肠蠕动
第 1 天	流质包含或 EN(¼~口需要量)
第 3~5 天	根据患者的耐受情况,每日增加¼~⅓量,直至全需要量
第 3~6 天	若患者仍不能口服全量包含,或 EN 供给量不足,可给予 PN

不同的手术及同种手术不同的患者其围手术期的处理不尽相同。因此,严格地讲,各种手术、各个患者都有自己的围手术期处理的具体内容。胆道外科患者,多数有不同程度的营养不良、凝血因子不足和凝血功能障碍;胆道手术都是污染的或感染的手术。所以,胆道外科患者的围手术期准备工作中,除了上述的检查、估计措施及营养支持外,很重要的内容是维生素 K 及其他凝血因子的补充、抗生素的恰当选择和预防性应用。有研究资料表明:胆道外科中,未给预防性应用抗生素的患者术后切口感染和腹膜炎的发生率高于预防性应用了抗生素患者的 10 倍以上。选择围手术期预防性应用抗生素的理想标准是抗菌谱广、杀菌力高、组织渗透力强,组织内有效浓度维持时间长,不良反应少,价格便宜。不少学者主张选择第 2、第 3 代头孢菌素作为胆道外科围手术期的预防性抗生素用药,在术前 2 h 之内至术后 6 h 以上的时期内维持有效浓度,以度过胆道手术感染的危险期。

27.2　快速康复外科理念与损伤控制外科理念

27.2.1　快速康复外科理念

快速康复外科(fast track surgery, FTS)理念,是由丹麦外科医生 Wilmore 和 Kehlet 于 2001 年率先提出,是指采用一系列有循证医学证据的围手术期处理的优化组合措施,协同作用使患者能够快速度康复。也就是要结合患者个体的具体病情,结合麻醉方法、疼痛控制和手术方式等,对传统围手术期的治疗进行改良,以减少患者不适感,降低术中术后应激反应和并发症的发生率,加速患者康复,缩短住院时间。快速康复外科的成功是外科医生、护理及麻醉工作多方面的协作的共同结果。

随着快速康复外科理念的提出,临床对围手术期管理越来越重视,对传统手术围手术期的治疗方法进行简化和改进,如缩短术前禁食、禁饮时间,不进行肠道准备,不使用术前麻醉药,不留置胃管和尿管,手术方式尽可能微创,术中注意保温,严格控制术中、术后输液量,术中少留置腹腔引流管并术后尽早拔除,术中、术后不使用鼻胃管减压引流,不留置尿管,术后充分止痛,鼓励患者早期进食和早期下床活动等处理,可以减少患者的不适感,降低术后并发症发生率,缩短住院时间,减轻患者经济负担,促进康复。根据快速康复外科方案对患者进行治疗,不仅缩短术后排气时间、切口愈合时间、住院时间、治疗费用,减少术后恶心、呕吐、咽喉疼痛、肺部感染、尿路感染等并发症的发生,并且未增加术后胆漏及腹腔感染发生率。

随着快速康复外科理念的发展和不断地完善,Kehlet 后又提出了加速康复外科(enhanced recovery after surgery, ERAS)流程。ERAS 流程包括 5 大核心内容:①多模式止痛;②术后早期下床活动;③术后早期饮水进食;④避免或减少使用鼻胃管;⑤控制性输液,避免过多或过少的液体输注。中国人民解放军南京总医院一项历时 10 年的研究结果显示,在开展 ERAS 后,胃肠肿瘤患者术后平均住院时间由 2006 年的 10d 左右缩短至目前的 5 d 左右;而术

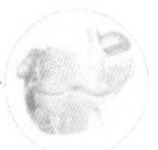

后并发症及再住院率并未明显增加。在其他几项研究中还发现，ERAS 显著提高了术后肠麻痹的康复速度，患者术后肠道通气更早、恢复半流饮食及停止静脉输液时间均显著提前；而且，ERAS 还对患者术后免疫功能具有保护作用，减轻了炎性反应并降低了术后胰岛素抵抗。ERAS 流程是既往临床实践的不断积累、不断发展的结果，是与其相辅相成的一种多模式整合下的临床实践，并非一个静态的流程，其镇痛、麻醉、外科技术及康复手段等的进步动态结合，不断发展。手术的进步（如腹腔镜手术、机器人手术等微创手术）也将不断促进 ERAS 的向前发展。

27.2.2 损伤控制外科理念

损伤控制外科的程序由 3 部分组成：首先对危重患者积极抢救，进行简短的剖腹探查手术，然后在重症监护室（ICU）复苏，最后进行确定性手术。要密切监视病情的变化，有时可能需要在"计划外再手术"（reoperation beyond the plan）。早在 1982 年，Kashuk 就对危重患者提出了血液恶性循环（bloody vicious cycle）理论，认为危重患者的生理状态在机体受伤后迅速呈螺旋式恶化，主要表现在低温、凝血障碍和代谢性酸中毒 3 个方面，并称之为三联征。而且这三外方面呈现出恶性循环的特点，最终导致患者机体的生理能量大量耗竭而死亡。

生命第一，以人为本。为了抢救患者的生命，首次手术不能进行确定性的手术，要在患者血流动力学稳定，体温恢复和生理指标基本正常后，方可考虑实行再次手术。一般认为以下情况可行"计划外再手术"：①进行性出血；②残留消化道损伤导致全身炎症反应综合征（systemic inflammatory response syndrome，SIRS）及休克；③腹腔间隔室综合征（abdominal compartment syndrome，SCS）。

（1）低体温　低体温是指机体中心体温<35℃。严重腹部损伤患者，常因低血容量、低血流状态及麻醉导致的代偿性血管收缩反应丧失，可很快处于低温状态。

机体受伤后产能功能受到抑制，产能减少，开腹手术后大量热能丢失；在抢救过程中又往往大量输血、输液，更使患者的体温进一步下降；术中又用大量生理盐水冲洗腹腔及手术室由于条件所限室温较低，都可使患者的热量消耗。患者的体温过低，可导致全身细胞代谢障碍，心律失常，心输出量减少，氧离曲线左移而降低组织间氧的释放，加重酸中毒，并严重影响了机体的凝血功能。有研究表明，机体中心体温在 32℃时，多器官功能障碍综合征的发生率为 100%。

（2）凝血障碍　体温过低，影响着机体凝血过程的各个环节。体温每降 1℃，凝血酶原时间（prothrombin time，PT）和活化部分凝血活酶时间测定（activated partial thromboplastin time，APTT）均显著延长。低温时，血小板功能障碍及内皮功能异常，影响凝血功能。大量输血输液后，血液又快速稀释，可引起血小板及Ⅴ因子、Ⅶ因子、Ⅷ因子减少，增强了纤溶，加剧了凝血障碍。当温度<35℃时，凝血酶原时间显著延长；当温度<33℃时，活化部分凝血活酶时间会显著增加；若温度进一步降低，则可诱发弥散性血管内凝血（DIC）。

（3）代谢性酸中毒　腹部严重创伤常致失血过多。全身组织器官，特别是脑、心、肺、肝、肾等重要脏器血液灌注不足，细胞代谢紊乱，无氧酵解取代有氧分解而产生大量乳酸，血液 pH<7.25，导致乳酸性代谢性酸中毒。血乳酸的水平高低与患者的预后有关。Abramson 研究表明，在 24 h 内清除乳酸者存活率为 100%，若在 48 h 内清除乳酸者存活率则只有 14%。因此，酸中毒的程度可以作为患者预后的一个预测因子。由此可见，在低温、凝血障碍和代谢性酸中毒三者的恶性循环下，严重创伤患者是不能耐受长时间的确定性手术的，否则会导致原本可以救治的患者反而加速死亡。

27.2.3 快速康复外科理念与损伤控制外科理念在胆道外科中的应用

快速康复外科理念和损伤控制外科理念不仅仅是应用于严重的创伤患者中，它的思想理念同样适合于其他患者的治疗。对于外科胆道系统手术，由于胆道系统的解剖结构较为复杂，手术的难度较大，患者手术后并发症发生率往往较高，术后恢复较慢。在治疗中更应应用快速康复外科理念和损伤控制外科理念。随着医疗技术水平的提高，医学理念的转变，采用多学科结合的方法提高患者的手术疗效，减少术后并发症的发生，促进患者早日康复成为了胆道手术医学研究的热点。

传统施行胆道手术需行术前充分胃肠道准备，术中留置各种引流管直至术后患者肠道功能恢复正常后才拔胃管进食。传统方法中腹腔引流管引流量大大减少后才拔腹腔管及正常下床行走等措施给患者造成紧张、不适和痛苦，延长术后恢复时间，增加各种并发症的发生率。快速康复外科是一个结合外科、麻醉、护理、营养、康复等多学科的复杂的系统工程，在实施过程中各学科需相互配合、统筹协调共同实施，快速康复外科理念用于胆道外科围手术期效果明显。可能有以下原因。

1）术前缩短禁食、禁饮时间，不但不会增加Mendelson综合征发生率，反而可缓解患者的焦虑和饥饿感，提高手术耐受力，减轻术后胰岛素抵抗。

2）不进行肠道准备，可减少发生水及电解质紊乱、肠道菌群易位、麻醉中出现低血压和术后发生肠麻痹的风险。

3）手术方式尽可能微创且术中注意保温，可减轻创伤应激，减少术中出血、术后感染、心脏并发症及降低分解代谢的作用。

4）严格控制术中术后输液量，可减轻组织水肿，减少术后心肺并发症，并有利于术后胃肠道功能的恢复。

5）术中少留置腹腔引流管并术后尽早拔除，术中术后不使用鼻胃管减压引流，不留置尿管，均可减少因管道过多发生感染等并发症的风险，并且不影响患者术后的活动，减轻患者术后康复的心理障碍。

6）术后充分止痛，可减少疼痛应激，使患者得以休息，放松情神，保障睡眠。

7）早期进食和下床活动，促进肠蠕动，维护肠黏膜功能，同时减少腹部手术后的感染并发症；加速新陈代谢，增加营养和药物的吸收；增大肺活量，易于排痰，减少肺部并发症及静脉血栓的形成；利于膀胱功能的恢复，减少泌尿系统感染及尿潴留的发生。

快速康复外科理念是通过多模式控制围手术期的病理生理变化，很好地改善手术患者的康复，其实现需要微创外科、快速通道麻醉及专业护理等多个环节积极参与。在加强临床干预措施实施的同时，外科医生应在积极配合麻醉医生、护理人员在胆道系统疾病患者围手术期治疗中合理的优化组合多种诊疗及护理方法，以切实可行、积极有效地促进患者术后快速康复。

27.3 术前对病情的估计和对手术危险性的认识

根据病情和手术的大小，患者的手术耐受力分为3种：较好、较差和极差。对后2种手术危险性则为较大和极大。胆道外科手术，最简单的是择期单纯胆囊切除术，也属于中等以上手术，除一般状态、体重、营养等情况较好的中青年择期胆囊切除患者的外科疾患较局限（如无并发症的慢性结石性胆囊炎）；对全身影响较小，其他器官无明显功能障碍，手术耐受能力较好外，胆道外科的其他患者，都有或曾有过一定程度的肝功能损害，如胆汁淤积，凝血功能的不足和障碍。其手术耐受力，耐受定型手术的能力都属于较差或极差的范围。患者年龄超过60岁伴有心血管系统和（或）呼吸系统功能性疾病或是患有较长时间（4周以上）的梗阻性黄疸或患胆道恶性疾病耐受定型手术的能力均属极差之列。这类患者若伴有急性胆管炎，在急症情况下是定型根治性手术的禁忌证。在恰当的准备之后，仅行简单的造瘘引流手术也有一定的危险。时间稍长的麻醉和较复杂的手术也可使患者处于致命性的危险之中。手术可分期完成，先采取一些简单的紧急措施，如行鼻胆管引流，暂时改善患者全身情况，以后再考虑择期进行彻底的手术治疗。

一般认为，血清胆红素>1 368 μmol/L（80 mg/dl），肝脏功能就有损伤性改变，血液中出现内毒素，肾脏和胃黏膜处于潜在损害之中，对这类患者做大的根治性的切除，重建性胆道外科大手术有很高的手术并发症发生率和病死率。

胆道外科患者多数肝脏有一定损害，肝脏的氧供应主要来自氧饱和度较高的肝动脉血，正常肝脏氧耗量为每平方米体表面积每分钟约40 ml。在肝细胞损害情况下，氧耗量增高。因此，在手术麻醉时，任何使肝血流减少或氧供应不足，例如低血压、呼吸道不通畅、缺氧、长时间使用血管收缩剂或阻断肝血流时间过长等，均可加重肝细胞的损害。手术和麻醉均增加肝糖原的耗损，使肝脏易于遭受损害。肝功能有损害的患者，凝血因子如凝血酶原，纤维蛋白原Ⅴ、Ⅶ、Ⅸ、Ⅹ等因子均有不同程度的下降。若同时伴有脾大、脾功能亢进，则全血细胞减少，血小板也减少，则多有凝血功能障碍。手术时常渗血较多，常导致血容量减少。全身血容量减少反过来又影响肝血流量，进一步造成肝细胞损害。因此，凡有或近期4周内，有过较长时间黄疸史的胆道外科良性疾病患者和胆道恶性疾病的患者均应视为手术危险性极大的患者。

对胆道外科患者，除一般情况的估计外，尚须对全身各重要器官和系统的情况作全面细致的检测估计，包括营养状态，心血管功能，呼吸功能，肝、肾功能，血液系统功能，内分泌系统，肾上腺皮质功能，糖类代谢，水及电解质平衡情况，以及抗生素类等药物的应用情况及药物过敏史等了解和掌握。全面、系

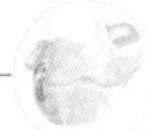

统地了解患者的全身情况及心、脑、肺、肾、肝、胰、胃肠道、血液，内分泌各方面状态后，外科医生才能对患者情况和手术危险性做出恰当的估计。

(1) 对心脏功能的估计　心脏的代偿功能是远较心脏病的类型重要的指标，临床上通常将心脏代偿功能分为4级(表27-2)。手术麻醉对心脏病患者的影响，根据手术，麻醉的危险性，将心脏病分为3类。

表27-2　心脏代偿功能分类表

心功能情况	屏气试验	临床表现	对手术、麻醉反应
良好	30 s以上	能负重或快速步行，上下坡不感心悸、气喘	与一般患者无显著差异
轻度损害	20～30 s	维持日常活动，但不能跑步或做较吃力工作	麻醉无特殊困难
中度损害	10～20 s	必须卧床休息、轻微劳动即可心悸、气促	手术前必须充分准备
重度损害	10 s以下	不能平卧，甚或端坐呼吸、肺底已闻及啰音	手术风险很大，除急诊抢救外，手术应推迟

Ⅰ类　不明显增加手术危险性的：无心力衰竭病史；心律正常的非发绀型先天性心脏病，风湿性心脏病，高血压心脏病。

Ⅱ类　一定程度增加手术危险性的：冠状动脉粥样硬化性心脏病，心力衰竭，房室传导阻滞，特别是高度房室传导阻滞(对缺氧耐受性差，易发生心搏骤停)，梅毒性心脏病。

Ⅲ类　显著增加手术危险性的：急性心肌炎；急性心肌梗死。对于有第Ⅲ类急性肌病的患者，手术危险性是极大的，除急诊抢救的简单操作在冒致命性的风险下不得不采取外，应是胆囊切除以上手术的禁忌。对心脏有病变的患者进行手术，需要内科、麻醉科及外科医师共同研究，多科协作。根据病情如手术可能发生的意外，做出判断，估计。

(2) 对肾功能的估计　严重黄疸常导致肾功能损害，若患者原伴有肾脏病变或肾功能障碍，则增加胆道外科手术的危险性，特别是术中麻醉，血容量变化，易致肾血流量明显减少，加重肾功能障碍，严重时可导致术后急性肾衰竭。

由于某些肾脏病变一时难以恢复或因胆道外科疾病不允许等待肾功能障碍的恢复，需要在肾功能不足情况下进行手术，这时应注意下列几点：①麻醉开始前应使患者处在水电解质和酸碱平衡的最佳状态；②整个手术过程和术后短期内应密切监测生命体征，中心静脉压(CVP)、尿量和心电图。精确记录体重和出入量；③防止出现低血容量，合理地补液使尿量保持在尽可能多的状态。必要时可给12.5～25 g甘露醇和呋塞米(速尿)等利尿剂；④尽量减少各种原因的血液吸收。必须控制胃肠道出血，并将储积于肠管内的血液除尽。防止输血反应或其他原因的溶血。术中止血要彻底，防止术后形成血肿；⑤重视感染的预防，提前应用抗生素，但用量需相应地减少，以免因排泄慢而储积中毒。

(3) 对呼吸功能的估计　呼吸系统的急、慢性炎症病变，不仅因有黏稠的分泌物易引起呼吸道梗阻，而且由于呼吸系统本身的病理改变，使肺通气及气体弥散功能均有不同程度降低而造成患者多有慢性缺氧和二氧化碳储积。哮喘和肺气肿是呼吸功能障碍患者中，较常见且严重的两个类型。两者的病理生理变化很类似，均为阻塞性肺换气功能不全。这类情况均增加手术的危险性，复杂的手术和麻醉的管理不当，可使患者发生急性肺功能不全(休克肺)而致命。呼吸系统的情况可通过术前详细询问病史及仔细体格检查和胸部X线及肺功能检查，包括肺活量、最大通气量等检查来确定。一般认为，最大通气量在正常的75%以上者，手术耐受力较好，60%～75%者为较差，40%～60%者手术耐受力极差。肺功能极差者，无论在手术中或手术后并发症及病死率均较高。

当证实有肺储备功能降低时，可采取一些措施来改善术前的功能。戒烟可使气管炎症状好转，胸部理疗和体位引痰时使气管分泌减少。如有明显的感染因素，适当地用些抗生素有助于气管支气管系统的清洁，可使手术危险性降低到最低限度。

有些患者在术前或术后出现明显的呼吸衰竭，经一般保守治疗无效时，有必要采用辅助呼吸，可经口或鼻插管或经气管切开置管行机械通气。

(4) 对肾上腺皮质功能不全的估计　肾上腺皮质功能不全可发生于结核、严重感染、癌症、大出血、血栓形成、慢性消耗性疾病、老年或长期使用肾上腺皮质激素等的患者。其中以长期使用肾上腺皮质激素者较常见。这类患者在手术麻醉时，缺乏正常应激能力，可发生严重低血压，甚至死亡。

肾上腺皮质功能不全的临床特点是软弱无力，

嗜睡,体重减轻,低血压,心动过速,尿少,有时出现恶心、呕吐或腹痛等。严重者可出现危象,患者发生高热或低温、休克及昏迷。实验室检查常有低钠及高钾血症,尿排钠增多,低血糖,基础代谢率低,尿17-酮、17-羟、醛固酮排出减少等。根据病史及上述临床特点多可做出诊断,必要时可进行促肾上腺皮质激素(ACTH)试验。方法为肌内注射 25 单位 ACTH,在注射前及注射后进行嗜伊红细胞计数,如注射后减少不到 50%,则有肾上腺皮质功能不全的可能。

(5) 高血压　血管病变、肾脏或内分泌病变所致的高血压多为持续性,其手术和麻醉风险较一般患者为大。若患者已伴有冠状动脉粥样硬化、心脏扩大肥厚、心功能代偿不全、肾功能不全或有脑血管病变病史者,手术风险性更大,手术前应慎重细致准备。手术前有长期服用利血平类降压药物者,术前应停药 10~14 d。有高血压病史的患者,术中若麻醉、创伤、失血致血压波动或低血压,更加重对患者的损害,加大手术风险性。低血压不但可加重组织、器管缺血,缺氧,而且可引起脑和冠状血管的血栓形成。

(6) 糖尿病　糖尿病不是手术禁忌证,但未得到控制前,手术危险性显著增加。此类患者有关于术麻醉方面的特点是:糖代谢障碍,血糖高,糖原储量少,水、电解质和酸碱平衡紊乱较多且严重,常见脱水、酮症酸中毒、低钠血症等,有时尚有低钾血症;血浆蛋白降低,维生素缺乏;机体抵抗力低,易致感染;高脂血症,常并发动脉粥样硬化或冠状动脉供血不全。糖尿病多见于老年人,多合并多个重要脏器的功能不足;手术麻醉刺激可使血糖进一步增高,消耗糖原,刺激糖原异生,血中酮体增多。

(7) 老年患者　老年患者系指年龄超过 60 岁以上者,但并无一定的年龄界限,个体差异也较大。老年的特点是身体重要器官及组织开始退化。因此,无论应激和代偿,修复、愈合及消化吸收等能力,或者抗体抵抗力等均较差。特别是老年患者往往同时患有不同程度的心、血管、肺、肝、肾、中枢神经系统及代谢等慢性疾病。较常见的是动脉粥样硬化,高血压、冠心病、糖尿病、营养不良、贫血、癌症、肺气肿及慢性感染等。

老年患者的手术并发症与病死率远较一般年轻患者为高,手术风险性比同类疾病的青壮年患者大。常见的手术并发症及死亡原因为肺部感染及肺功能障碍,心力衰竭及心、脑血管意外,肾功能障碍及泌尿系感染等。切口感染及裂开,水、电解质平衡失调等也较多见。

27.4 术前准备

胆道外科医生对患者所做的术前准备工作的宗旨是尽其所能使患者在手术之前处于生理平衡状态。这包括食物能量储存处在正常状态,胃肠功能活动正常,呼吸道无感染,血液循环功能良好,神经系统无障碍,日常生活平静等。需要时应督促采用特殊食谱,劝导患者保持思想平静和增强信心,即所谓的“心理准备”,鼓励患者练习在平卧位使用尿壶及便盆。询问饮食习惯和食物、药物过敏史,平时体重和最近的变化等。

术前准备应当从诊断建立之时起,就应由当地地段医院医生或家庭医生督促下开始进行。职责包括口腔及呼吸道炎症的预防和治疗。例如,必要时牙科疾病的处理,慢性鼻旁窦炎和慢性支气管炎的治疗等。包括限制和禁止吸烟。包括心电图,肝功能、肾功能、肺部X线及肺功能测定,凝血酶原时间,出/凝血时间,电解质的测定无疑是必备的术前资料。对有严重肺部或全身疾病的患者,或一般患者需做大手术者,麻醉的选择极为严格。对这类复杂病例,外科医生、麻醉医生和有关内科医生应在术前详细讨论。

对有体重下降的所有患者,有长期感染即使是只伴有低热、恶性肿瘤的患者,都应考虑有慢性营养不良存在。在胃肠道癌症时,几乎都有慢性营养不良和贫血。

正常健康人每天每千克体重平均需蛋白质 1 g,在外科患者,为了保护组织对外科手术创伤和长时间麻醉的应激,以达到正氮平衡。对蛋白质的需要量常是正常健康人的 2 倍以上,即每天每千克体重需供给 2 g 以上。

维生素 C 是需要早期补充的一种物质,因为在任何特定的时间内,机体只能储存少量的维生素 C,而维生素 C 对手术后患者的创口愈合和全身恢复是极为重要的。也应每天供给复合维生素 B。

胆道外科患者常伴不同程度的黄疸及广谱抗生素应用,影响维生素 K_1 在肠道内的正常形成和吸收,而维生素 K_1 是肝脏合成凝血酶原所必需的物质,所以胆道外科患者,从术前起就应给予足量的维生素 K_1,并坚持到术后 1 周。其他影响维生素 K_1 形成和吸收的因素还有持续胃肠减压,饥饿,摄食不

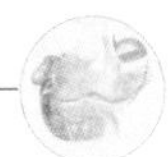

足，长期静脉高营养(TPN)等，应予以注意。

营养改善的客观证明是血清蛋白质浓度的提高，特别是白蛋白的提高及体重增加。

术前要纠正贫血和补充循环血容量不足，常规应使择期手术患者的血红蛋白在 90 g/L 以上。恰当地分次术前输血对高危患者行大手术时改善其耐受力较任何其他准备方法为优。

胆道外科患者病史长，且摄食蛋白食品不足，多有慢性营养和慢性脱水，常有血浆容量和红细胞两者同时减少，但查血红蛋白和血细胞比容仍在正常范围内。这种情况，有学者称之为“慢性休克”。可用 Evans 蓝或放射性核素标记的白蛋白(RISA)或红细胞测得。临床大致的估计方法为：近期体重每下降 5 kg，相当于缺血液 500 ml。对胆道外科患者，有学者提倡在择期手术前血红蛋白应提高至接近 120 g/L 或血细胞比容在 35%以上。

对有较严重消瘦营养不良的患者，除充分合理的经口进食高热量、高蛋白质、高维生素饮食外，可考虑静脉高营养支持。静脉高营养液通常含 20%～22%的葡萄糖和果糖，含 50 g/L 的蛋白质，再加入常用的电解质和钙、镁、磷及多种维生素，特别是维生素 C 和维生素 K。这样的溶液每升可提供热量 4 184 kJ(1 000 kcal)。一般成人每天可用 3 L。

胆道外科手术属有菌的污染手术或感染的手术，特别是再次手术或反复多次手术的患者，胆道内多可能有耐药菌群和厌氧菌群感染，术前准备中恰当的抗生素选择和预防性应用是重要内容。对需做胆管-空肠 Roux-en-Y 吻合的患者，术前 2 d 起口服不吸收的抗生素，并口服无渣高蛋白的饮食做肠道准备。这样准备能减少排泄物中的非芽胞杆菌菌丛。对于有一定肝脏损害的患者，类似的肠道准备可以帮助减轻其肝脏对氮和其他方面代谢的负荷。在黄疸和其他严重肝脏病患者，胆道准备是要清除或减轻细菌代谢对大手术的影响。

有严重梗阻性黄疸的患者，术前做经皮经肝胆道穿刺引流(PTCD)或置鼻胆导管引流，可解除胆道压力和提供感染胆汁标本做细菌培养和抗生素敏感试验，以利抗生素的治疗并减轻手术的危险性。

对于接受内分泌药物治疗的患者，需要做特殊的考虑。若最近数月内用过可的松或促肾上腺皮质激素(ACTH)，这些药物必须在术前、术中和术后继续使用。为控制手术当天不常见的手术创伤，麻醉应激，其用量常需 2～3 倍于平常剂量。无明显原因足以解释的低血压可能是皮质类固醇不足的唯一表现。接受激素治疗的患者，可能有创口愈合不良影响。

糖尿病患者较易因失血或胰岛素过量而休克。其胰岛素需要量在术前应严格评估。在多数情况下，用减量短效胰岛素，静脉滴注葡萄糖液，根据尿糖或血糖检测结果，每 4～6 h 加用控制剂量的胰岛素，在手术当天和手术后的数天内，用定时查尿糖来确定。保持尿糖在(＋)～(＋＋)为宜。糖尿病患者术前准备原则是：适当控制血糖(并不一定要完全达到正常水平)，增加糖原储备，纠正水、电解质平衡失调及酸中毒，改善营养状况(包括给以维生素)等，依手术麻醉要求及患者情况准备方法有所不同。

1) 急诊手术：采用 50 U 胰岛素加于 1 000 ml 10%葡萄糖液中静脉滴注；纠正水、电解质平衡失调及酸中毒，输液速度不宜过快(每小时不超过 500 ml)，以防止发生肺水肿，注意补钾；每 0.5 h～1 h 查尿酮体一次，阴性时方可手术。手术中继续滴注胰岛素及葡萄糖，剂量改为 10～20 U 胰岛素加于 5%葡萄糖液 1 000 ml(或 10%的葡萄糖 500 ml 中)。

2) 择期手术：确定糖尿病的程度及其他并存的疾病，如高血压、动脉粥样硬化等；与内科医生协商，最好用饮食疗法控制血糖在 6～7.8 mmol/L(108.1～140.5 mg/dl)及尿糖(＋～＋＋)。此方法不致于发生低血糖或酸中毒。必要时，可口服降血糖药或注射胰岛素；纠正水、电解质平衡失调及增进营养；手术前观察 2～3 d，如应用长效胰岛素者应停用；待排空后改用胰岛素；手术当天晨抽空腹血，做血糖的测定并以此为基线；禁食，从静脉滴注 5%～10%葡萄糖 1 000 ml，以防止因饥饿所致的酮中毒。手术中每 4～6 h 可重复 500～1 000 ml。手术后(当天下午)再测血糖，如患者于术前糖尿病已被控制，手术当天一般不用胰岛素或减量，以防手术中血糖过低，发生低血压。胆道外科大手术，若术前有糖尿病，且是用饮食疗法可控制者，手术当天可观察尿糖和血糖，不急于用胰岛素。若术前需用口服降糖药者，手术当天晨改为胰岛素 10～20 U，皮下注射。若是术前需用胰岛素治疗者，则于术当天，应将于术前使用剂量的 1/3 量在术前应用，1/3 在术后用。均用胰岛素，皮下注射。

27.5 麻醉的选择

胆管的解剖位置较深，且胆道外科患者常有胆囊或肝内、肝外胆管的反复炎症发作而局部粘连甚多，手术时需要良好的显露。因此，要求麻醉要有良好的腹部肌肉松弛，并能维持较长的时间。胆道系统有丰富的自主神经分布，且有膈神经分支参与。附有迷走神经分布的胆道部位受刺激而出现强烈的迷走反射（胆心反射），导致血压骤降、心动过缓，甚至心搏停搏。有机盐、胆固醇代谢改变时，导致患者迷走神经应激性增强，牵拉胆囊或胆管可引起反射性冠状动脉痉挛，也可导致心肌缺血缺氧，甚至心脏停搏。在做T管引流冲洗时加压过快，胆道内的压力迅速增高，加之位置深、操作复杂，也易引起心律失常、血压下降。术前引流、禁食、高热、呕吐、中毒及术中麻醉、失血等因素致使术中可有相对或绝对血容量不足。术中应注意保持心肌氧供和氧耗的平衡，除增加供氧外（面罩给氧），保证足够的心脏灌注是关键，同时在术中采用胆道局部封闭，当循环呼吸稳定、胆道压力降低后，大部分心律失常均可自动纠正。

一般情况差的患者可选用全身麻醉、气管插管。选用对病理生理干扰小、效果好、并发症少、恢复快的全身麻醉药物[如丙泊酚、异氟烷或恩氟烷、肌松剂维库溴铵（万可松）等]。这样既镇痛又肌松，可使手术顺利进行；对于一般情况良好的患者，也可选用持续硬膜外阻滞麻醉，以低浓度、小剂量利多卡因为主，严格控制麻醉平面为宜，控制在T4～T12，硬膜外麻醉不能阻滞内脏牵拉反射，平面过高还会给患者的血压和呼吸带来不良影响，应采取预防措施，如局部封闭、应用哌替啶及阿托品或氟芬合剂等。对过于肥胖的患者、老年患者、严重阻塞性黄疸或有严重心血管并发病的患者，仍宜选用气管内插管全身麻醉，术中操作轻柔，有效供氧，严密监测，及时发现和处理“胆心反射”，术中做胆囊颈部及胆囊Calot三角区神经阻滞，阻滞迷走神经的反射弧，以减少胆心反射的发生；对胆囊肿大明显、身体差的急诊胆囊造瘘术患者，也可采用局部浸润麻醉。

胆道外科患者多数年龄较大，年龄在60岁以上的年老患者麻醉的并发症发生率和病死率都较高。有显著肺和心血管系统退行性变的人，常经受不住对任何一个系统的轻微损伤。术前、术后应用镇静剂和麻醉剂要有节制。在此年龄组的患者，在可能时最好选用区域阻滞麻醉或局部麻醉。这种类型的麻醉可减少严重肺部和心血管系统的并发症，同时也可减少常发生于全身麻醉后的严重精神障碍。

术前的呼吸道准备，有利于麻醉的诱导和维持。包括：①术前1周以上戒烟；②积极地肺部治疗，如雾化吸入疗法和支气管扩张药物的使用。手术检查包括心电图及详细地询问心脏病病史，可能发现患者处于心力衰竭的边缘，冠状血管供血不足或有瓣膜疾病。

在有些情况下，麻醉可能是致命性危险的，麻醉师可能拒绝实施麻醉。如患者有严重的肺功能不全；在6个月内发生过心肌梗死的择期手术患者；严重的原因不明的贫血；未经适当治疗处理的休克；近期内曾应用或现时尚在继续应用皮质类固醇，抗高血压药，单胺氧化酶（MAO）抑制剂及某些可影响麻醉安全的镇静剂或抗抑制剂者。

选择麻醉的最重要因素是麻醉师的技能。麻醉师必须选用最熟悉的药物和最有经验的方法来对待胆道外科手术患者。

有些麻醉剂对肝细胞有损害。对胆道外科患者应用氧化物麻醉剂时必须谨慎，最好避免使用这类麻醉药物。

影响患者对手术及麻醉的耐受力的重要因素是患者的年龄、体重和全身情况，以及胆道手术的大小，持续时间，预期的失血量，手术台上体位和是否伴有急性感染、毒血症、脱水和血容量不足等因素。因此，为了麻醉的安全，对患者要从两方面双重估计，首先要了解和掌握患者各生命器官系统的全面、真实状况，其次是疾病和手术对患者附加的和可能附加的危害程度。

麻醉选择的重要方面是尽可能地尊重和满足患者的愿望，如果患者希望手术时，要在不知不觉中度过手术期，则在适宜和耐受的条件下，选用全麻。如果患者的选择，不适合他的病情，不宜采纳，要细致地把理由解释清楚，并讲解打算推荐给他的麻醉方法的优点，以消除患者的疑虑和失望感觉。

胆道外科患者，在手术需要时，附加术中的小网膜内自主神经阻滞麻醉常常是很有用的。

27.6 术后处理

手术室手术结束之时，就是术后处理开始之时。术后处理的目的与术前准备一样是尽力维持患者于最接近正常状态。理想的术后处理是能维持患者的恢复需要并能预见可能发生的并发症及预防其发生。

多数胆道外科手术后的患者，应采用头略高、大腿和膝微屈的体位。这种体位患者感觉较为舒适，

即有利于心、肺、脑、肾、肝等生命重要脏器的血液循环灌注。应注意要常使患者足跟部抬到至少与膝等高的水平，不使小腿的血流淤滞。

脊髓麻醉的患者应常规平卧 4～6 h，以减轻麻醉后的疼痛和直立性低血压。

谨慎使用麻醉性镇痛剂以控制术后疼痛，对患者术后恢复是有利的。未被及时止住的严重的术后疼痛可抑制患者的呼吸，严重创伤患者的精神负担能力并影响创口的血运，对伤口的愈合不利。但过多的吗啡类药物的应用是错误的，这将减弱患者的呼吸幅度和减少呼吸频率促成肺不张。胆道外科术后，多数患者术后第 1 个 24 h 内可给镇痛药 2～3 次，两次用药之间间隔 4～6 h，视患者止痛的实际要求和需要而给予。少数患者第 2 个 24 h 内仍需给 1～2 次。

镇吐药可减轻术后恶心并加强麻醉剂的镇痛作用。一些较新的抗组胺药物也有很好的镇痛作用而不抑制呼吸。另外，应告诉患者，在疼痛难忍时须让护士知道，并要求止痛。否则许多耐受力强的患者，不愿麻烦忙碌的医务人员或要求不强烈，被医务人员忽视，宁可不移动僵卧的身体，以减轻疼痛。这种有意识的不敢稍动的体位，就如同过量使用吗啡引起患者持续昏睡一样，可导致呼吸抑制、咳嗽反射减弱而致肺不张。

对老年人与小儿一样，要作特殊的考虑和注意。60 岁以上的高龄老人对心、肝、肺、肾等及思维活动能力的均有影响、对疾病的反应可能迟缓而不剧烈，对药物的耐受力下降。老年人对疼痛的意识极度降低或被掩盖。在老年患者，某个单一的症状可能是严重并发症的唯一线索。因此，细心听取老年患者的诉说，认真对待老年患者对自己病情的评估，针对患者的特殊体质，根据情况及时变更术后治疗方案是明智而负责任的。不少老年人比他的医生更了解如何在生活中对付老年病痛。对老年患者来说，固定不变的术后处理可能是一种损害。腹腔引流管和胃管应尽早拔除，鼓励患者多活动。

术后患者需要静脉补液时，其全过程需要有准确的出入量记录。术后补液，每 500 ml 生理盐水，含钠盐 4.5 g，要注意量的掌握。

其他电解质，如钾、钙等的补充也是要考虑的，钾的应用需要特别考虑。其血浆浓度在各种输液时，不应超过 6 mmol/L，否则可产生严重的心律失常。只有在术后有充分的尿量时，才能在静脉中滴入小量钾盐。因为钾在细胞内有大量的储存，不必要急忙补充。全静脉高营养(TPN)时，补钾量可加大。另一方面，在胃及肠的病理性液体丢失中含有大量的钾。在钾丧失数天后，即可出现由于低钾引起的肠麻痹、尿毒症和其他障碍，尿量较多时宜充分补钾，并监测血浆浓度或在情况紧急时行心电图观察 T 波的高度。

应细致观察注意术后患者的饮食细节，要避免长期饥饿。对于能进食的患者，术后第 1 次饮食限用不含糖或含糖少的面包片和清淡流质，如茶水、蛋白质清汤。糖类和水果汁会增加腹部胀气，且因高渗的糖与胃肠内的消化酶的蛋白质结合，使酶活性消失，使消化能力减退，抑制术后患者脆弱的食欲要求。

恢复过程正常时，如无禁食需要，从术后第 2 d 起或第 3 d 开始可用含热量 10 460 kJ 及蛋白质 100 g 的饮食。

若预见到胃肠减压需要持续较长时间，术中即应做胃或高位空肠造瘘。

术后要鼓励患者起床活动。多数患者可在手术后第 1 d 允许下床。对近期有休克，或患有严重感染、心力衰竭、恶病质、严重贫血或血栓性静脉炎者，较长时间卧床是必要的。但早期活动的原则，无疑能加快恢复过程，增进食欲和消化，并有可能降低呼吸道并发症的发生率和严重程度。若患者不宜下床也应鼓励患者术后经常做翻身、咳嗽；深呼吸的动作。医生要亲自协助患者翻身，并按压住患者手术切口，鼓励患者咳嗽，以减轻患者咳嗽对腹壁的运动幅度，减少疼痛，并给患者家属、护理人员做示范，教会其协助患者活动。

手术后较长时间静坐轮椅中，可能促进下肢深静脉栓塞，不能以坐在轮椅中来代替早期活动。术后第 1 d，可鼓励患者坐在床边，踢脚，并咳嗽，努力劝告患者经常在床上翻身，不断变更体位，活动下肢和双足。第 2 d 可鼓励患者侧卧(创口侧在下，屈曲髋关节和膝关节。这样，患者双膝置于床边，护理人员帮助他将身躯侧向翻起，同时其双下肢及足悬挂于床边而呈坐立位。患者即可摇摆双腿，活动双足，可能的情况下，直立站于床旁，进行深呼吸并咳嗽数次。在力所能及的情况下，绕病床步行 8～10 步，再回到病床。

对术后静卧病床较长时间的患者，极易出现深静脉栓塞，有下肢水肿、静脉充盈等表现，诊断确定或高度怀疑时，应立即行抗凝治疗，以免发生肺梗死。

切口裂开多见于胆道癌症、接受根治性大手术或术前有严重阻塞性黄疸的患者。诱发因素可能是:维生素C缺乏,低蛋白血症,切口感染,切口积血、积液等造成切口愈合不良;或术前呼吸道炎症处理不积极,无良好效果,以致术后过度咳嗽或呃逆;或拆线后患者过度活动用力,或因大便干结,排便时用力过猛,腹压骤增所致。切口裂开很少在术后第7 d以前发生,在术后第17 d或第18 d以后发生的也极为罕见。切口在拆线后突然有大量橘黄色浆液溢出是诊断切口裂开的特征。常可追问到患者突然腹压增加用力后,伤口有突然崩裂减压的"嘣"的声响和感觉。有网膜脂肪或肠管脱出者,提示腹部伤口全层裂开,应立即在手术室无菌条件下行内脏复位,仔细清创,吸除血运不良的炎性组织和渗血渗液后,用7~10号丝线,或其他不吸收的缝线全层贯穿间断缝合,并加用减张缝合。

对术后发生的所有不幸事件,外科医生都应主动总结经验教训,铭刻在心。要取得不断的进步,必须持这种态度。

27.7 术后常见并发症及其预防

如Sabiston医师所说:"外科医生应牢记古训'并发症是制造于手术室之中。'"外科患者的并发症可以被精细的外科技术和围手术期,早期的细心护理减少到最低限度。手术都可能发生可预防的和不可预防的并发症,其术后发生率和严重性受许多因素影响。

某些并发症如肺栓塞或出血,可发生在任何大手术之后,特殊类型的手术之后,胆道外科也不例外,有其特有的问题,也有各种大中型手术后常见的共有的术后并发症。

肺不张和肺炎是上腹部大中型手术,特别是复杂的胆道外科手术后常见的并发症。Wiren在52例胆囊切除术后的观察研究,发现8例有肺不张的胸部感染临床征象,而43%的患者有动脉低氧和50%的患者有放射学检查异常。

吸烟者和术前有呼吸道感染者易发生肺部并发症。吸烟者,虽术前并未有经证实的肺部疾病,但仍有较高的肺部并发症发生率。患者至少术前7 d应禁烟。

有支气管炎的患者,预防性措施至少应在术前2周就开始,有支气管痉挛(哮喘)的患者可发生支气管扩张和并有感染,应使用恰当的抗生素和有关解痉对症药物,必要时推迟择期手术时间。这类患者的术后处理主要是防止术后哮喘复发和加重,排除致敏因素,避免使用可致患者哮喘复发的药物,包括某些抗生素。加强和鼓励患者咳嗽排痰,必要时吸痰和抽吸口咽部分泌物,术后及时恰当止痛,术后24~36 h内最好充分止痛。注射麻醉性止痛剂,如地佐辛、布桂嗪(强痛定)、哌替啶(度冷丁)之类。充分的疼痛缓解由经常性的小剂量静脉给药更易获得,剂量随时视患者主诉而调整,而不下长期标准间隔的肌内注射给药医嘱。

对于咳嗽有困难的患者,充分的蒸气雾化吸入,以利排痰,必要时经气管吸痰、支气管镜取痰栓均可考虑采取。各种方法均不能使肺充分扩张通气时,可采用呼吸机吸末正压通气(PEEP),间断强迫通气,改善患者的肺通气。

27.8 几种常见手术的围手术期处理

手术切口的选择也是围手术期应考虑的。胆道外科手术切口的选择应依患者的体型、肥胖程度,拟施手术的类型及是否是再次手术等情况而定。有学者主张、患者肋弓成角>120°时,做胆囊切除术以选右肋下斜切口(Kocher切口)为宜。上腹直切口(旁正中、右侧经腹直肌切口)等有利于阻总管探查及其他上腹脏器的探查处理。有学者主张,胆道再次手术时宜选右肋下斜切口。

27.8.1 胆囊造瘘术、胆囊切除术和胆总管探查术

这类手术的病死率在1%以下。但是,如果忽视了充分的术前准备和术后处理会增加手术病死率。

(1) 术前处理 术前6周应停用避孕药,因这类药物可增加术后静脉栓塞的可能性。

病史、家族史的了解、尿常规、尿糖(50岁以上患者应常规检查)、血液学及血流生化指标的测定,胸部X线检查、肾功能(血尿素水平及肌酶测定)检查,心、肺功能检查等都是常规。不少这类患者还伴有反复的泌尿系统的感染。肾衰竭是胆道外科虽不常见但很严重的并发症。黄疸患者术后有较高的发生肾衰竭的危险性。术前纠正患者的脱水、电解质失衡,术中用甘露醇等利尿剂可降低这种风险性。

术后肺不张发生率约50%以上,术前停止吸烟,做呼吸锻炼等生理治疗,在某些体弱、年龄大,有呼吸道慢性炎症的患者行抗生素治疗均是需要的。术

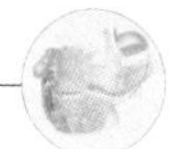

前心电图可检测心肌梗死的风险性。

凝血酶原时间的异常可用维生素 K 治疗，以减少术中出血的危险。

术后感染是主要的术后并发症。特别是术前胆道已有感染的患者(占这类手术患者总数的 25%～30%)，年龄>50 岁的患者，有黄疸史的患者，胆囊无功能的患者，肝功能不正常和胆总管影像学检查不正常的患者等易于发生术后感染。同时具以上 3 种或更多情况的患者，术前和术后使用有效抗生素，可减少术后感染率。抗生素的选择应针对胆道内常见致病菌群即大肠埃希菌和粪链球菌等。所选抗生素在血液和组织能产生足够有效的浓度比其在胆汁中有较高的浓度更重要。

术前验血型，交叉配血。

患者保持术前尽可能的活动，可减少术后深静脉栓塞的可能性。

(2) *麻醉选择* 全麻或硬膜外麻醉均可。但对肝功能不正常的患者，应尽量少用或不用对肝脏有损害的药物。麻醉应使腹壁肌肉松弛良好。

(3) *切口选择* 最提倡的切口依次是：①右上腹旁正中切口；②右肋缘下斜切口(Kocher 切口)；③正中切口。对于旁正中和肋缘下斜切口，手术者宜站在手术台的右侧，对于正中的切口，术者应站在手术台左侧。对于肥胖患者和肋弓宽(肋弓成角>120°)的患者，右肋下斜切口较好，必要时右肋下切口可延长至剑突下或至左侧肋下区域。肋缘下切口应与肋缘平行并相距 4 cm，从上腹中线至第 8 或第 9 肋软骨弓。

(4) *术后处理* ①止痛，用吗啡类+阿托品类，以防止 Oddi 括约肌痉挛。每 6 h 1 次，可用 2～3 次。术后有效及时止痛有利于切口愈合和患者恢复，术后止痛药成瘾的可能性极小。②抗生素应用：从术前 2 h 预防性应用起，至术后引流条无引流物引出，或引流管内无可疑感染物引出为止。③液体补充：合理补充液体和电解质可维持水、电解质平衡。尿量应准确记录。④生理治疗：鼓励患者深呼吸，翻身和保持肢体运动。⑤饮食：术后 24～48 h 可允许口服不含糖液体。肠道功能恢复后则可酌情进食。⑥下床活动：术后 24 h 后应鼓励并协助患者下床活动。

(5) *术后并发症发生率* 肺不张 50%，深静脉栓塞约 25%，切口感染约 4%，其次是大的肺栓塞、伤口裂开。肠梗阻、术后出血、膈下脓肿等均在 1%左右。<1%的并发症有：胆漏、脓毒症、胆汁性腹膜炎和感染性休克等。

27.8.2 Oddi 括约肌切开术、胆管引流术

(1) *术前准备* 常规检查同胆囊切除术等。应有上腹部 CT、超声及 MRCP 等影像学检查资料。有黄疸存在时术前应充分纠正患者的脱水。静脉补充晶体液至少应在术前 12 h 开始，置保留尿管监测术中和术后尿量。根据患者年龄，体重和血肌酐浓度所示肾功情况选择恰当抗生素术前预防性静脉应用。

(2) *切口选择* 右旁正中或右肋下斜切口。

(3) *术后处理* 一般术后处理同前述胆囊切除术等。术后第 4 d 开始口服液体，并逐渐减少静脉补液量。抗生素持续应用 24 h 以上，如无缝合口漏等情况，术后第 3～4 d 可拔除引流。高达 1/3 的患者术后前 24 h 有血浆淀粉酶升高，但伴有临床急性胰腺炎症状者较少。

27.8.3 良性胆道狭窄修复术、胆肠 Roux-en-Y 吻合术

大多数肝外胆道良性狭窄是上腹部手术，尤其是胆囊切除术过程中对胆道损伤所致。除手术当时发现可立即修复外，都宜适时积极修复。良性胆道狭窄的其他少见原因是腹部外伤，原发性硬化性胆管炎，与胆总管结石有关的慢性炎性改变和胆道良性肿瘤。胆道下端良性狭窄可因慢性胰腺炎和 Oddi 括约肌纤维化而引起。

(1) *术前准备* 确定胆道狭窄梗阻的位置、肝内胆管树的情况及胆道狭窄梗阻对患者造成的全身影响。MRCP 可以提供肝内胆道扩张程度的情况，但都不能可靠确定狭窄梗阻的部位。静脉胆道造影也益处不大，但经胆道外瘘或胆道外引流管如 T 管等做的胆道直接造影可提供可靠的狭窄位置及狭窄对肝内胆管树的影响的资料。绝大多数良性胆道狭窄的患者都需要行 PTC 或 ERCP 的造影检查。确定胆道狭窄位置最有价值的方法是用细针穿刺的 PTC，在熟练的操作者和用维生素 K 防止出血问题的患者此法是安全的，可靠的，不仅能确定狭窄位置，而且也可确定肝内胆道扩张或挟窄的程度。ERCP 偶尔是有帮助的，但往往狭窄使胆道几乎完全阻塞，使造影剂不能通过狭窄部下端。若已有胆道-空肠吻合，则可用空气对比胆道造影来检查，如果吻合口足够大，摄入含碳酸的饮料可造成 X 线下可见的、有气体的胆管树的快速轮廓。不能产生此效果者示胆肠吻合口梗阻且需外科治疗。每例有良性胆

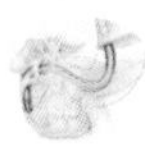

道狭窄的患者均需一段时间的准备以便明确和纠正狭窄所引起全身性影响，特别是治疗与黄疸、胆瘘，腹腔内残余感染和胆管炎有关的损害。在检查期间，患者的营养需要低脂肪、高蛋白的饮食，若经口进食不足，应经中心静脉插管给静脉高营养补充。仔细进行肝、肾功能检查及血液学检查，若发现贫血、低蛋白血症和凝血功能不足，特别是凝血酶原时间延长等应予纠正。液体和电解质失衡应及时纠正。所有黄疸患者均应接受维生素 K 治疗，以防止手术时出血问题。对严重贫血者，术前应输血。胆道狭窄总是伴有胆道感染、复发性胆管炎和脓毒症的危险。抗生素仅能在有限范围内控制这些感染。因为当胆道狭窄梗阻持续存在时，胆汁的灭菌是困难的。在术前准备期内，抗生素的选择最好根据从胆瘘道或引流管的胆汁的细菌培养结果。血培养标本的采集应在胆管炎发作和脓毒症时。在有脓毒症的急症情况下，静脉用泰能（tienam）可能是救命性的。但是即使在这种情况下，血培养也应在抗生素应用之前做。预防性抗生素应用在胆道重建外科中有确定的位置，可显著减少术后感染、脓毒症的发生率。还要强调一点，外科医生必须明白：梗阻性黄疸患者术后肾衰竭的发生率增加，应注意防治。术前补足水、电解质，麻醉诱导前开始静脉输注 10%甘露醇并持续至手术期能相当地减少术后肾衰竭的发生率，但并非每个患者都有效。

术前经 PTCD 或 ERCP 引流梗阻的胆道已被提倡为减少梗阻性黄疸患者术后肾衰竭发生率的方法，但此法在良性胆道狭窄患者的价值尚未被证明。有证据表明，黄疸患者的肾衰竭可能与从肠道来的细菌感染的胆汁所致的脓毒症有关。近来有研究表明，手术前口服胆盐 2 d，每天 3 次，每次 1 g，对保护肾功能是有益的，能降低术后肾衰竭的发生率。

（2）麻醉选择　静脉用松弛剂的全麻是满意的。对估计手术时间稍长的患者，对有经验的麻醉医生来说，脊髓麻醉也可考虑采用。

（3）切口选择　抵达剑突的旁正中切口（Mayo-Robson）对肝脏及胆道肝门的显露是极好的。

（4）术后处理和并发症的防治　术后静脉补液和胆道有效减压，直到术后 3 d 左右，肛门排气，正常的肠道活动恢复时。维持水、电解质平衡，测定术后肌酐清除率，监测肾功能情况，对预测术后早期肾衰竭的发生是重要的。

术后从肝门血管的出血是少见的，但是很严重的并发症，往往需要再次手术探查。加用各种止血措施。但出血的原因常难于确定，尤其是在有凝血功能不足的患者。在这种情况下，纱布填塞肝门区或许是可行的救命措施，填塞的纱布应在 48 h 内取除，以免继发感染。

如果恰当地预防性应用了抗生素，术后革兰阴性菌脓毒症是很少见的。但手术中确实可能仍有残留的细菌，术后仍必须使用抗生素。如果患者有循环量不足、虚脱和可疑脓毒症，就需要加用血浆制品、皮质激素和广谱抗生素的强力治疗。残余的腹腔内感染或脓肿形成应按正常的外科原则诊治。

术后肝功能衰竭并不多见，除非术中长时间阻断和压迫肝门入肝血管。手术后头几天内，血清胆红素的暂时性升高是常见的。

施行胆肠 Roux-en-Y 吻合术者，如果吻合处有漏，且引流失效，术后会发生胆汁性腹膜炎。治疗方法是早期引流腹腔内的胆汁，并置入乳胶管持续引流。

根据病情积极放置鼻胆管引流或经皮经肝胆道穿刺引流，这样可充分地引流胆汁，有效地使胆道减压，促使漏口的闭合。

27.8.4 复发性化脓性胆管炎

（1）术前处理　大多数复发性化脓性胆管炎病例的急性期可以用保守疗法控制。这类保守方法包括：静脉补足液体，胆道减压，止痛，抗生素应用。当所有症状消退，患者全身情况改善后才进行手术治疗。手术的目的是解除胆道梗阻和建立通畅引流。

未做充分准备的患者，外科医生不应给其做手术。有复发性化脓性胆管炎的患者，可能都有不同程度的脱水、电解质紊乱和肝功能损害。有黄疸存在时，凝血酶原时间延长。静脉补充电解质液和维生素 K 是必需的。输血准备工作必须做好。

（2）切口选择　右旁正中切口或右肋缘下斜切口。

（3）术后处理　广谱抗生素应用至术后 1 周以上。发生菌血症的患者可联合应用第 2、3 代头孢菌素和碳青霉烯类抗生素。

引流管可在术后 72 h 拔除，因多数患者在此时引流出的物质已很少。但如果在 72 h 之后仍有较多的血清或胆汁持续引流出来的话，引流管需保持更长的时间。

静脉补液需要持续到能口服足量液体为止。若是做了肝叶切除。需要补充白蛋白和静脉高营养。白蛋白补充的量可按每千克体重 1 g 计算，一次或分

次给予，有持续血浆蛋白丧失者需适量追补。

27.9 快速康复外科理念与损伤控制外科理念在临床应用的效果

患者术后的康复情况，除了手术顺利进行以外，还与围手术期产生的外科应激和各种损伤因素的有效控制有关。在医疗实践中，有时外科医生会感到手术很成功，可惜发生了并发症，甚至患者死亡。

把传统围手术期处理和快速康复外科理念与损伤控制外科理念相结合，提高了医疗质量，减少了并发症，缩短了住院时间，节省了医疗费用，社会效益和经济效益共赢。值得注意的是要使患者住院治好了病，出院又提高了患者的生活质量。

王刚(2009)报道对接受腹腔镜胆囊切除术、小切口胆囊切除术、开腹胆总管探查切开取石术和肝管-空肠 Roux-en-Y 吻合术的 234 例患者进行快速康复外科围手术期处理的研究。其中男 139 例，女 95 例；年龄 18～73 岁，平均年龄 48.3 岁。胆囊结石 100 例，胆囊息肉 50 例，胆总管结石 36 例，肝门胆管癌(HCC)30 例，先天性胆总管囊肿 18 例。

随机分为对照组和快速康复外科围手术期组(FTS组)。对照组采用传统的围手术期处理方法。快速康复外科围手术期组主要采用口服碳酸水化合物，不留置鼻胃减压管和尿管；术中维持患者体温，控制补液量及不留置腹腔引流管；术后早期下床活动、早期进食，并采取有效的镇痛措施等。

研究结果显示，与传统对照组相比，快速康复外科围手术期组患者的术后住院时间和输液时间明显缩短，术中出血量和治疗费用明显减少，术后首次排气、排便时间明显提前($P < 0.05$)。提高了患者对医疗服务的满意度和舒适度，更好地促进了患者的早日康复，治疗结果安全、有效。

黎介寿(2006)总结了其在 30 余年参与腹部再手术的经验，指出首次手术常存在操作过度，超过患者当时所能承受的程度，术式设计或选择不符合生理要求等问题常常损及患者术后的生活质量。外科医生施行手术时，力求首次手术获得成功是应追求的目标，但是在病变、患者情况、技术条件、后续治疗等客观条件不具备时，术者应实事求是地以患者利益为重，谨慎地选择损伤控制性手术，为后续治疗创造良好的条件。

（杨玉龙　刘宏斌）

主要参考文献

[1] 王刚，孙备，姜洪池，等. 快速康复外科在胆道外科中应用的探讨. 中华肝胆外科杂志，2009，15：31－35

[2] 王旭，孙建明，唐彤，等. 围手术处理因素对胆道损伤的预后影响. 中华肝胆外科杂志，2009，15：14－16

[3] 王胜利. 快速康复外科理念在胆总管结石患者围术期中的应用分析. 肝胆外科杂志，2012，20(4)：280－283

[4] 白明东，徐海，刘先武，等. 快速通道外科在胃癌手术中的应用. 国际外科学杂志，2012，39：737－741

[5] 孙涛，傅卫. 快速康复外科的现状与展望. 中国微创外科杂志，2007，7：564－566

[6] 吴钢，殷保兵，陈进宏，等. 损伤控制在急性胆管炎治疗中的应用. 肝胆胰外科杂志，2006，18：208－210

[7] 邹一平，萧荫祺，郑方，等. 腹腔镜胆囊切除术后胆管损伤围手术期处理. 中华肝胆外科杂志，2006，12：751－753

[8] 张诚，杨玉龙，林美举，等. 损伤控制理念指导老年胆道系统疾病诊治体会. 肝胆胰外科杂志，2012，24：373－376

[9] 陈晓宁，姜洪池. 损伤控制外科在我国的开展现状及值得注意的几个问题. 中国普通外科杂志，2010，19：1143－1145

[10] 郑建辉，刘玉福. 老年人急性期胆囊胆道手术的麻醉选择. 中国老年学杂志，2005，11(25)：1411－1412

[11] 姜洪池，孙备，王刚. 快速康复外科的新理念值得重视. 中华外科杂志，2007，45：577－579

[12] 顾树南，李清潭. 胆道外科学. 兰州：甘肃科学技术出版社，1994. 569－583

[13] 倪小冬，李幼生，黎介寿，等. 损伤控制外科理论在腹部外科择期手术中的应用. 医学研究生学报，2007，20：388－389

[14] 曹广涛. 损伤控制性复苏在严重肝损伤治疗中的应用. 中国普通外科杂志，2009，18：836－839

[15] 黎介寿. 对 Fast-track Surgery(快通道外科)内涵的认识. 中华医学杂志，2007，87：515－517

[16] 黎介寿. 营养支持治疗与加速康复外科. 肠外与肠内营养，2015，22：65－67

[17] 黎介寿. 腹部损伤控制性手术. 中国实用外科杂志，2006，26：561－562

[18] Brenner M, Bochicchio G, Bochicchio K, et al. Long-term impact of damage control laparotomy: a prospective study. Arch Surg, 2011，146：395－399

[19] Freeman AJ, Graham JC. Damage control surgery and angiography in cases of acute mesentastic ischemia. Ann Surg, 2005，75：308－314

[20] Kehlet H. Multimodal approach to control postoperative pathophysiology and rehabilitation. Br J Anaesth, 1997，78：606－617

[21] Kehlet H, Wilmore DW. Fast-track surgery. Br J Surg, 2005，92：3－4

[22] Leppaniemi AK. Abdominal war wounds experiences from Red Cross field hospitals. World J Surg, 2005,29: 67－71

[23] Madding CF. Injuries of the liver. Arch Surg, 1995,70: 748－756

[24] Rotondo MF, Zonies DH. The damage controlsequence and underlying logic. Surg Clin North Am, 1997,77:761－777

[25] Weinberg JA, McKinley K, Petersen SR, et al. Trauma laparotomy in a rural setting brfore transfer to a regional center: does it save lives? J Trauma, 2003,54:823－836

[26] Wilmore DW, Kehlet H. Management of patients in fast track surgery. Br Med J, 2001,322:473－476

[27] Zutshi M, Delaney CP, Senagore AJ, et al. Randomized controlled trial comparing the controlled rehabilitation with earyl ambulation and diet pathway versus the controlled rehabilitationwith early ambulation nd diet with preemptive epidural anesthesia/analgesis after laparotomy and intestinal resection. Am J Surg, 2005, 189:268－272

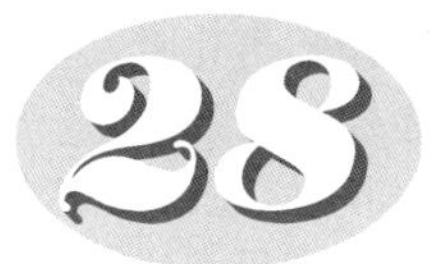

胆道外科疾病手术的麻醉

28.1 麻醉前的准备

28.1.1 病情评估

肝脏胆道系统是机体最大的器官，在维持生理内环境稳态中起着重要作用，如营养和药物代谢、血浆蛋白和重要凝血因子合成、解毒和内外源物质的清除等。急性或慢性肝功能障碍都影响肝脏对麻醉及手术的反应，同时麻醉药及麻醉血流动力学紊乱可导致术后肝功能的损害。

麻醉前必须诊视患者，认真询问病史、手术史、既往史、用药史、药敏史及与麻醉有关的病史。首先复习病历，了解有无特异质或过敏反应，药物治疗中是否使用过类固醇、降压药、强心药、单胺氧化抑制药、抗凝药、抗生素、抗胆碱酯酶药等对麻醉有影响的药物。进行严格体检，参照化验和各种特殊检查，包括肝功能、肾功能、胸片、心电图等的数据和结果，重点掌握心、肺、肝、肾、中枢神经系统等主要脏器的功能状态，及时发现影响麻醉手术的异常情况，对患者耐受手术和麻醉的状态进行恰当评估，治疗潜在内科疾病，改善患者的营养状况，纠正生理功能紊乱，使患者各器官功能处于良好状态，增强患者对麻醉和手术的耐受力。

根据美国麻醉医师协会(ASA)分类：

Ⅰ～Ⅱ级：对麻醉和手术的耐受良好，风险较小。

Ⅲ级：器官功能在代偿范围之内，对麻醉和手术的耐受力减弱，风险较大，如术前准备充分，尚能耐受麻醉。

Ⅳ级：器官功能代偿不全，实施麻醉和手术均有生命危险，麻醉耐受差，即使术前准备充分，围手术期病死率仍很高。

Ⅴ级：濒死患者，无论手术与否生命难以维持24 h，麻醉和手术异常危险，不宜行择期手术。

28.1.2 麻醉前的准备

(1) 心理方面准备　大多数患者对手术麻醉有

顾虑、紧张、恐惧，导致中枢神经系统活动过度，麻醉和手术的耐受力明显削弱，术中及术后易出现问题。为此，麻醉前必须解除患者思想上的顾虑和焦急情绪，从关怀、安慰着手，以恰当的方式向患者解释麻醉的方法、手术的体位及可能出现的不适等等，针对患者提出的问题做出恰当的回答争取充分合作。对过度紧张的患者，应在手术前夜即开始口服地西泮（安定），手术日晨再给以适量镇静药。

（2）纠正或改善病理生理状态

1）胆道疾病，尤其是反复炎性发作和有梗阻性黄疸者，常伴有不同程度的肝功能损害，麻醉前应给予消炎、利胆和加强保肝治疗。合并有肝功能不全时，其手术病死率相应增高。经治疗使肝功能改善、黄疸消退后再手术。凡黄疸指数高达 100 U 以上、血清胆红素＞40 mmol/L 以上的严重梗阻性黄疸患者，术后肝肾综合征的发生率较高，术前宜先行经皮胆囊引流，使黄疸指数降至 50 U 以下，或待黄疸消退后再手术。

2）阻塞性黄疸可致胆盐、胆固醇代谢异常，维生素 K 吸收障碍，导致由维生素 K 参与合成的凝血因子减少，发生出凝血异常，凝血酶原时间延长，易有出血倾向，麻醉前应给予维生素 K_1 治疗，使凝血酶原时间恢复正常。若凝血酶原不能恢复正常，提示肝功能严重损害，手术应延期。

3）阻塞性黄疸可致胆红素、胆酸代谢异常，胆红素、胆酸均为迷走神经兴奋物质。迷走神经张力增高，心动过缓，麻醉手术时更易发生心律失常和低血压，麻醉前应常规给予阿托品治疗。

4）胆道疾病患者常有水、电解质、酸碱平衡紊乱，营养不良，贫血，低蛋白血症等，麻醉前应予纠正。严重贫血者，需多次少量输血纠正，使血红蛋白≥80 g/L，白蛋白≥30 g/L；纠正脱水、电解质紊乱及酸碱失衡。

5）治疗心绞痛。术前应详细了解和重点检查心脏情况。合并心绞痛时患者病死率高，心绞痛和胆绞痛两者易混淆，又往往同时存在。若合并心绞痛，要积极治疗。有心力衰竭史、心房纤颤或心脏明显扩大者，应以洋地黄类药物治疗；术前以洋地黄维持治疗者手术当天停药，长期服用 β 受体阻滞剂者最好术前 24～48 h 停药。

6）高血压者控制血压在 150/90 mmHg 以下，降压药可服用到手术当日晨。

7）合并呼吸系统疾病者术前查肺功能、血气及胸片，停止吸烟最少 2 周，合并肺部急、慢性感染者应用抗生素控制感染，雾化吸入等促进排痰。

8）糖尿病者控制血糖不高于 8.3 mmol/L，尿糖低于＋＋，尿酮体阴性，急诊伴酮症酸中毒者纠正酸中毒后手术，如需立即手术可在术中补充胰岛素。

9）急腹症或有脱水、酸中毒者，应尽快输液或给碱性药物治疗，休克患者应针对病因进行处理，迅速改善循环功能。

10）抗感染。胆系疾病多并发感染，麻醉前应给予抗生素以消炎、利胆和保肝。有高热者应做降温处理等。

（3）营养状态的改善　营养不良导致机体蛋白质及维生素的不足，可显著降低麻醉和手术的耐受力。蛋白不足常伴有贫血，对休克及失血的耐受力降低，低蛋白还能导致组织水肿影响创口愈合，术前应尽可能补充营养及维生素，以防止术后出现抗感染能力低下，并且能提高患者术中对各种意外的抵抗力。

（4）胃肠道准备　胆道手术患者术前需要排空胃，防止术中及术后可能出现的反流及呕吐、误吸等，从而避免可能发生的肺部感染和窒息等。①择期手术前 12 h 内禁食，4 h 内禁饮；②小儿术前禁食/奶 4～8 h，禁水 2～3 h；③对饱胃又需立即手术者，考虑在患者清醒状态下行气管内插管，有利于避免和减少呕吐和误吸的发生。

1999 年，美国麻醉医师协会（ASA）基于随机对照研究和循证医学证据发布第 1 版禁食指南，旨在缩短择期手术患者禁食时间，尤其是清饮料的时间摄入，既让患者舒适又不增加麻醉风险。2017 年禁食指南则是继 2011 年之后，ASA 最新一次修订的成果，其对禁食的新观点总结为表 28－1。在中华医学会麻醉学分会制定的 2014 版禁食指南中，建议的禁食时间与 2017 版 ASA 禁食时间相同，并给出如

表 28－1　手术麻醉禁食时间（ASA，2017）

食物种类	最短禁食时间
清饮料	2 h
母乳	4 h
婴儿配方奶粉	6 h
牛奶等液体乳制品	6 h
淀粉类固体食物	6 h
油炸、脂肪及肉类食物	一般≥8 h

注：①清饮料包括清水、糖水、无渣果汁、碳酸类饮料、清茶及黑咖啡（不加奶），但不包含酒精类饮品；②牛奶等乳制品的胃排空时间与固体食物相当，需要按照固体食物的禁食时间，但母乳排空时间更短

下建议和注意事项：①婴儿及新生儿因糖原储备少，禁食 2 h 后可在病房内输注含糖液体，以防止发生低血糖和脱水；②急诊手术在禁食时也应补充液体；③糖尿病患者手术时应尽可能安排在第 1 台手术，如若不能，可在病房内静脉输注极化液。

(5) 膀胱的准备　患者入手术室前应嘱其排空膀胱，以防止术中尿床及术后尿潴留，全身麻醉的患者及危重患者均需留置导尿，以利观察尿量。

(6) 口腔准备　麻醉后，上呼吸道的细菌容易带入下呼吸道，术后抵抗力低下易引起肺部感染，嘱患者刷牙，及时治疗口腔疾病。入手术室前宜将义齿取下，以防脱落，甚至误入气管或食管。

(7) 输血、输液的准备　术中适当补充血浆和人工胶体，术前要配血，适当准备红细胞，以防术中输血的需要。

(8) 麻醉设备、用具和药品准备　麻醉机、急救设备、监测设备等准备。急救药品的准备和核对。

28.1.3　麻醉前的用药

(1) 目的　①消除紧张，增强麻醉药效果，减少麻醉药用量，对不良刺激有遗忘作用；②提高痛阈；③抑制呼吸道腺体分泌，防止误吸；④消除迷走神经反射等不良反射，抑制因激动或疼痛引起的交感神经兴奋，维持血流动力学稳定。

(2) 常用麻醉前用药

1) 镇静催眠药与安定药：巴比妥类、苯二氮䓬类及酚噻嗪类药物均有镇静、催眠、抗焦虑及肮掠厥作用。预防局麻药的毒性反应，常用苯巴比妥钠、地西泮(安定)、异丙嗪等。

2) 镇痛药：吗啡、芬太尼可引起胆总管括约肌和十二指肠乳头部痉挛，促使胆道内压上升，且不能被阿托品解除，故麻醉前应禁用。

3) 抗胆碱药：常用阿托品或东莨菪碱。能阻断节后胆碱能神经支配的效应器上的胆碱受体、抑制腺体分泌，便于保持呼吸道通畅，松弛胃肠平滑肌，较大剂量时抑制迷走神经反射。此外，阿托品有兴奋中枢作用，东莨菪碱有抑制中枢作用。

4) 麻醉前的特殊用药：根据不同的病情决定。如有过敏史者给氟美松或苯海拉明，有支气管哮喘者给氨茶碱，有糖尿病者给胰岛素等。

(3) 麻醉前用药选择　麻醉前用药应根据病情和麻醉方法确定用药的种类、剂量、给药途径和时间。术前晚可口服催眠药或安定药，术日麻醉前 0.5 h 肌内注射镇静催眠药或安定药，剧痛患者加用镇痛药，全麻或椎管内麻醉患者加用抗胆碱药。

注意事项：①一般情况差、年老、体弱、恶病质、休克和甲状腺功能低下者，吗啡类及巴比妥类药剂量应酌减；②呼吸功能不全、颅内压升高或产妇应禁用吗啡等麻醉镇痛药；③体壮、剧痛、甲亢、高热及精神紧张者，镇痛及镇静药均应酌增；④甲亢、高热、心动过速者应不用或少用抗胆碱药，必须用者可选用东莨菪碱；⑤小儿、迷走神经紧张型及使用氟烷或椎管内麻醉时，抗胆碱药剂量应增大。

28.1.4　麻醉方法的选择

麻醉方法分为全身麻醉和局部麻醉两大类。全身麻醉分为吸入麻醉、静脉麻醉及静吸复合麻醉；局部麻醉者分为表面麻醉、局部浸润、区域阻滞、神经阻滞及椎管内麻醉(包括蛛网膜下腔阻滞及硬膜外腔阻滞)。

选择麻醉方法的原则主要是根据病情特点，手术性质和要求，麻醉方法的使用指征和条件等进行全面估计，权衡利弊，选择比较安全而有效的麻醉方法。胆道手术宜选择全身麻醉，是否使用吸入麻醉，根据术中生命体征及肝功能状态决定。

1) 一般的单纯胆囊切除和胆总管探查可在硬膜外麻醉下完成，可经胸 8～9 或胸 9～10 间隙穿刺头端置管，阻滞平面控制在胸 4～12 平面，必要时置入喉罩。术中可辅用镇痛镇静药减轻内脏牵拉反应。

2) 肥胖患者、再次胆道手术、老年或有严重心血管并发症的患者以及行腹腔镜下胆囊切除患者应选择全麻或全麻加硬膜外联合麻醉。现多选择全静脉麻醉和静吸复合麻醉。

在手术麻醉前应该做好各项准备工作，以保证手术的顺利进行和提高患者围术期的安全性及术后更迅速的恢复。

28.2　麻醉药的选择

麻醉药可分为广义麻醉药和狭义麻醉药。WHO 最新的 ATC 分类编码体系(2010)将麻醉用药分为麻醉剂(镇静药)、麻醉药(镇痛药)、肌松药和止呕药。其中麻醉剂又分为全身麻醉剂(分为静脉麻醉剂和吸入麻醉剂)和局部麻醉剂。

28.2.1　吸入麻醉药

随着近年来吸入麻醉药研究的迅猛发展，吸入麻醉药具有麻醉效能强和易于调控麻醉深度、苏醒快、适宜多科手术及麻醉诱导等优点，在临床全身麻醉应用中占有重要地位。

（1）吸入麻醉药的分类

1）挥发性吸入麻醉药：又分为烃基醚、卤代烃基醚和卤烃3类。烃基醚包括双乙醚（即乙醚）、双乙烯醚、乙基乙烯醚等，卤代烃基醚包括甲氧氟烷（二氟二氯乙基甲醚）、安氟烷醚、异氟烷、七氟烷及地氟烷等，卤烃类包括氟烷、三氯乙烯、氯仿等。

2）气体吸入麻醉药：包括氧化亚氮、乙烯、环丙烷。吸入麻醉药经过呼吸道吸入、摄取及分布，作用于神经系统而引起感觉的丧失，根据麻醉药在脑中维持足够的分压而保证患者处于睡眠状态直至手术结束。某些因素如麻醉药的溶解性、患者的心输出量及肺泡气体交换量等均可影响到麻醉药物的效能。

（2）吸入麻醉药对肝脏、心脏的影响

1）吸入麻醉药对肝血流和肝功能的影响是复杂的，不仅与麻醉药本身的特性有关，还与患者的其他变量有关，如潜在肝功能障碍的严重性、年龄、体位、血容量、手术应激和腹内手术操作、血压、血管活性药及局麻药、机械通气类型等的影响。七氟烷、地氟烷和异氟烷较恩氟烷能更好地保护肝血流和肝功能。

2）所有的吸入麻醉药都能降低心输出量（CO）和平均动脉压（MAP），其中氟烷较恩氟烷、异氟烷及七氟烷更明显。这些改变通常在一定最低肺泡有效浓度（MACs）范围内适用，吸入麻醉药还可改变门静脉和肝动脉血管阻力，同时降低CO、MAP和肠系膜交感紧张、改变肝血管营养供给。虽然氟烷和异氟烷都减少MAP和门静脉血流（PBF），但氟烷对肝动脉血流（HABF）的影响更明显。氟烷可引起肝动脉血管床收缩，导致肝动脉阻力增加。氟烷还降低肝氧输送和肝静脉氧饱和度，研究表明与氟烷和恩氟烷比较，芬太尼和异氟烷对肝脏缺血有更好的保护作用，与异氟烷相比，氟烷引起血清转氨酶升高的作用更明显。

3）吸入麻醉药诱导的肝血流改变部分由自动调节机制调整以保持不变的肝总血流量（THBF），这种生理适应过程称为肝动脉缓冲反应（hepatic arterial buffer response HABR）。当严重血容量不足、腹部大手术或大出血时，这种反应可使HABF在PBF减少时增加，以维持THBF。氟烷干扰这种代偿机制，而七氟烷和异氟烷维持HABR。七氟烷较氟烷更能抑制肝动脉血管阻力的增加。因此，它能更有效维持HABF。七氟烷维持HABF、肝供氧及肝氧供氧耗比的能力与异氟烷相似或更强。研究表明长时间低流量七氟烷麻醉不影响成年手术患者的肝功能，而七氟烷已成为现在临床麻醉中主要的吸入麻醉药。可以安全地使用于各种胆道手术麻醉。

4）吸入麻醉药中氟烷、甲氧氟烷、N_2O等皆有自身酶诱导作用。甲氧氟烷在体内会产生肝的酶诱导，促进甲氧氟烷的代谢，血清及尿中的无机氟含量与甲氧氟烷的用量平行，肾毒性也与用量相关。因此，临床上应控制甲氧氟烷给药量及用药时间，且对应用有肝酶诱导的其他药物及用异烟肼、庆大霉素的患者应慎用甲氧氟烷。

（3）常用吸入麻醉药的药理作用及特点

1）氟烷（fluothane，halothane）：又名三氟氯溴乙烷。1951年由Suckling合成，1956年Johnston首先应用于临床。氟烷为强效吸入麻醉药，对中枢神经系统可产生较强的抑制作用。但镇痛作用弱。与其他吸入麻醉药有相同的扩张脑血管作用，使颅内压升高。氟烷抑制心肌使心输出量中等度减少，又有轻度神经节阻滞作用，使外周血管扩张，回心血量减少，由于交感和副交感神经中枢性抑制，削减了去甲肾上腺素对周围循环的作用，从而降低交感神经维持内环境稳定的有效作用。氟烷能增加心肌对肾上腺素、去甲肾上腺素的敏感性，若$PaCO_2$正常，并不出现室性心律失常；而CO_2蓄积的患者或存在内源性儿茶酚胺增加的其他因素时，则可出现室性心律失常。氟烷麻醉中低血压伴心动过缓时，宜慎用阿托品，因阿托品可使迷走神经张力完全消失，从而增加室性心律失常的发生率。氟烷对呼吸中枢的抑制较对循环的抑制为强。随着麻醉加深，通气量减少，直至呼吸停止。氟烷使支气管松弛，易于进行控制呼吸。氟烷对呼吸道无刺激性不引起咳嗽及喉痉挛。术后很少发生恶心和呕吐，肠蠕动恢复快，但对肝脏影响较大。由于氟烷是卤化合物，对肝脏有一定的影响，氟烷也能引起肝脏的酶诱导。氟烷麻醉后肝损害表现为麻醉后7 d内发热，同时伴有胃肠道症状，嗜酸性粒细胞增多，血清天冬氨酸氨基转移酶（AST）、丙氨酸氨基转移酶（ALT）/血清碱性磷酸酶（ALP）增高，凝血酶原时间延长，并出现黄疸，病死率高。肝组织检查有肝小叶中心坏死，周围空泡变性，脂肪变性，与病毒性肝炎在组织学上不易区别，在1个月内接受2次以上氟烷麻醉者，则对肝功能影响较大，黄疸发生率也较高，病死率远高于病毒性肝炎，可能与氟烷的致敏作用有关。因此再次施行氟

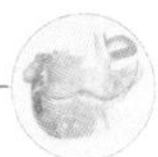

烷麻醉，应间隔 3 个月以上。氟烷麻醉中肾小球滤过率及肾血流量只在血压下降时才减少，血压恢复后即恢复，不似甲氧氟烷可引起肾损害。氟烷的 0.4%代谢成为 CO_2，11.6%被代谢成为非挥发性物质由尿中排出，29%以原形留在脂肪组织内，其余以原形排出体外。非挥发性物质都为低相对分子质量（700～1 000 以下）化合物，大部分是三氟乙酸钠（CF_3COONa）的乙醇胺化合物，主要存在于肝脏、胆汁、肾及精液腺中。三氟乙酸盐是无害的，但三氟乙酸易与蛋白质、多肽、氨基酸及脂质结合，可因致敏反应而引起肝损害。抗利尿激素（ADH）、促肾上腺皮质激素（ACTH）、肾上腺皮质醇，甲状腺素血中浓度稍增加，血中儿茶酚胺在浅麻醉时升高，而加深麻醉后则不增加。对血糖的影响轻。

使用氟烷时应注意事项：因有较强的呼吸、循环抑制作用，对于心功能不全、休克患者及中毒性心肌损害的患者禁用；可使心肌对肾上腺素的敏感性增高，需并用肾上腺素者禁用；安全范围小，须有精确的挥发器；镇痛作用弱，最好并用其他镇痛药；肌松作用不充分，需要肌松的，最好与肌松剂合用；对橡胶，金属有腐蚀作用；可发生严重肝损害，所以急慢性肝脏疾病禁用；由于对子宫的松弛作用，剖宫产术禁用。由于氟烷麻醉有以上缺点，目前已不主张单独使用。使用方法：用氟烷蒸发器半紧闭法施行高流量或低流量麻醉或做全紧闭法麻醉。常与其他吸入麻醉药或静脉药物复合应用。

2) 恩氟烷（enflurane，ethrane）：由 Terrell 合成后，1966 年进入临床的应用研究，目前在世界上已广泛应用。恩氟烷有以下优点：①化学性质稳定，无燃烧爆炸危险；②诱导及苏醒快，恶心、呕吐少；③不刺激气道，不增加分泌物；④肌肉松弛好；⑤可并用肾上腺素。恩氟烷吸入麻醉适应于各部位、各年龄的手术；重症肌无力手术；嗜铬细胞瘤手术等。

恩氟烷随着血中浓度升高，中枢神经系统抑制逐渐加深，脑电图呈高电压慢波。吸入 3%～3.5%恩氟烷，可产生爆发性中枢神经的抑制，有单发或重复发生的惊厥性棘波。恩氟烷可使脑血管扩张，脑血流量增加，颅内压升高。麻醉越深，脑氧耗量下降越多。吸入 3%恩氟烷，中枢氧耗量降低 50%。恩氟烷麻醉出现癫痫样活动时，则代谢率升高，但也只增高到接近麻醉前水平。恩氟烷对循环系统有抑制作用，抑制程度随剂量增加而加重，恩氟烷的抑制作用大于氟烷与甲氧氟烷。恩氟烷降低心输出量。吸入 1MAC 的恩氟烷即可产生抑制；2MAC 可严重减少心输出量，并与 $PaCO_2$ 值有关；$PaCO_2$ 升高时，心脏指数明显增加。恩氟烷麻醉时心率变化不定，与麻醉前的心率相关。恩氟烷直接抑制心肌与扩张血管降低动脉压，与麻醉深度成正比，临床上把血压下降作为恩氟烷麻醉过深的指标。减浅麻醉、输液或用血管收缩药，也可使血压回升或恢复正常。恩氟烷和氟烷、甲氧氟烷一样，抑制心交感神经末梢释放去甲肾上腺素。恩氟烷麻醉时心律稳定。心电图上虽可见到房室传导时间延长，但对心室内传导无影响。即使出现室性期前收缩，也往往持续时间短，改善通气即可消失。恩氟烷不增加肾上腺素对心律反应的敏感性。吸入 1.25MAC 恩氟烷麻醉时，50%患者出现室性期前收缩的肾上腺素用量是 10.9 μg/kg，而在 1.25MAC 氟烷麻醉下则是 2.1 μg/kg。临床应用的恩氟烷浓度，对呼吸道无刺激作用，不增加气道分泌。增加吸入浓度也不引起咳嗽或喉痉挛等并发症。与其他吸入麻醉药相比，恩氟烷是一种较强的呼吸抑制药，对体弱患者可引起呼吸性酸中毒，较甲氧氟烷、氟烷均低。恩氟烷能降低肺顺应性，恩氟烷浓度为 1.0%时降低 8.3%，为 2%时则降低 14%，但停药后肺顺应性迅速恢复至原有水平。恩氟烷对肝功能的影响很轻。短期内需反复麻醉的患者，用恩氟烷较氟烷安全。恩氟烷能产生轻度肾功能抑制，但麻醉结束后很快恢复。恩氟烷麻醉时，尿量无明显变化。肾小球滤过率可减少 20%～25%。肾血流量减少 23%，麻醉停止后 2 h 内上述变化均恢复正常。对于术前有肾脏疾病的患者，恩氟烷麻醉后发生暂时性肾功能损害，并且血清氟化物浓度增高。对术前已有肾脏疾病者，或手术过程中有可能累及肾功能者，使用恩氟烷仍应慎重。恩氟烷单独使用或与肌松药合用所产生的肌松作用可满足各种手术的需要。恩氟烷的神经肌肉阻滞作用与剂量有关。恩氟烷对潘库溴铵等非去极化肌松药有强化作用，其程度随恩氟烷肺泡气浓度增加而增强，作用时间也随之延长。恩氟烷除使血中醛固酮浓度升高外，对皮质激素、胰岛素、ACTH、ADH 及血糖均无影响。

因恩氟烷对心肌有抑制作用；在吸入浓度过高及低 $PaCO_2$ 时可产生惊厥；深麻醉时抑制呼吸及循环。严重的心、肝、肾脏疾病，癫痫，颅内压过高患者禁用或慎用。

麻醉方法采用：①低流量紧闭法；②半紧闭法；③复合麻醉。在临床上单独应用恩氟烷麻醉时，从麻醉诱导直到麻醉结束都应该逐步加深麻醉，应逐

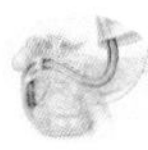

步减浅麻醉，否则患者可能出现痉挛抽搐或术后恢复期间特别不平稳。

3）异氟烷（isoflurane，forane）：由 Terrell 于 1965 年合成，1978 年 Eger 等进行大量实验，证明异氟烷无致癌作用后大量应用于临床。异氟烷的组织及血液溶解度低，血/气分配系数仅 1.48，高于地氟烷及七氟烷，但低于恩氟烷和氟烷。异氟烷的 MAC 在 31～55 岁是 1.15%，20～30 岁是 1.28%，55 岁以上是 1.05%，低温、妊娠、利多卡因和镇静药可降低异氟烷用量，清醒较氟烷、恩氟烷稍快（7～11 min）。异氟烷对中枢神经系统的抑制与用量相关。在 1MAC 以内，脑电波频率及波幅均增高；超过 1MAC 时，波幅增高，但频率减少；深麻醉时两者皆减。1.5MAC 出现爆发性抑制，2MAC 出现等电位波。深麻醉时、$PaCO_2$ 低或施加听刺激等不产生恩氟烷样的抽搐。0.6～1.1MAC 异氟烷麻醉时，脑血流量不增加；1.6MAC 时，脑血流量倍增，但增加幅度仍不如氟烷麻醉，故颅内压升高也少。异氟烷对心功能的抑制小于恩氟烷及氟烷，心脏麻醉指数为 5.7，大于恩氟烷（3.3）及氟烷（3.0），2MAC 以内则较安全。随吸入浓度的增加，心输出量明显减少。与相同 MAC 的氟烷相比，异氟烷使动脉压下降的幅度相似，而心输出量几乎不减，异氟烷能减低心肌氧耗量及冠状动脉阻力，但并不改变冠状血管血流量。可使心率稍增快，但心律稳定，对术前有室性心律失常的患者，应用异氟烷麻醉维持期间并不增加发生心律失常的频率。异氟烷与氟烷相比，在 1.5MAC 条件下，异氟烷麻醉引起的 50%动物发生室性心律失常的肾上腺素剂量为氟烷麻醉时的 3 倍多。异氟烷抑制呼吸与剂量相关，能严重地降低通气量，使 $PaCO_2$ 增高，且抑制对 $PaCO_2$ 升高的通气反应。麻醉浓度增高时呼吸停止。异氟烷麻醉增加肺阻力，并使顺应性和功能残气量稍减。异氟烷的物理性质稳定，对抗生物降解，提示无肝毒性或毒性甚小。临床证明异氟烷对肝无损害。肝酶血清水平（ALT、AST 和 LDH）在异氟烷麻醉后加上手术创伤，仅有轻度增加。异氟烷降低肾血流量，使肾小球滤过率和尿量减少，与恩氟烷、氟烷或氧化亚氮差距很小。异氟烷麻醉后不残留肾抑制或损害。异氟烷由于代谢少和迅速经肺排出，肾功能没有或只有轻微影响。长时间麻醉后血清尿素氮、肌酐或尿酸不增加。异氟烷能产生足够的肌肉松弛作用。其肌松作用大于氟烷，可增加非去极化肌松药的作用，随麻醉加深，肌松药用量减少。由于异氟烷本身有良好的肌松作用，并可免用或少用肌松药，适用于重症肌无力患者的麻醉。异氟烷有以下优点：①麻醉诱导及苏醒快，无致吐作用；②无燃烧、爆炸危险；③循环稳定；④肌松良好；⑤扩张冠状动脉，有利于心肌缺血的患者；⑥对颅内压无明显的升高作用。因此，异氟烷可以应用老年人、冠心病患者、癫痫患者。低浓度的异氟烷吸入还适应于 ICU 患者的镇静。在异氟烷吸入麻醉时，由于阻力血管的扩张作用，经常会出现血压下降，尤其是在术前禁食水时间过长或应用了脱水药物、胃肠道的准备后，麻醉后血压下降的更为明显，应与麻醉过深相鉴别。最好是在麻醉前或麻醉中补充一定的液体后进行麻醉，可以避免血压和心率大幅度的波动。

4）七氟烷（sevoflurane）：于 1968 年由 Regan 合成，1971 年 Wallin 等最先报道并于 1975 年对其理化性质、药理作用及毒理学进行了评价。1990 年，日本正式批准临床使用。七氟烷的化学结构为 $FCH_2OCH(CF_3)_2$，化学名为氟甲基-六氟-异丙基醚。为无色透明、带香味无刺激性液体，血/气分配系数为 0.63。对铜、铝、不锈钢、铁无腐蚀性。相对分子质量为 200.05，沸点 58.6℃，20℃时饱和蒸汽压 156.9 mmHg。临床使用浓度不燃不爆，但在氧中浓度达到 11%、在氧化亚氮中达 10%时可燃烧。七氟烷化学性质不够稳定与碱石灰接触可产生 5 种分解产物（P1～P5）：其产生与温度有关，室温 40℃时只产生 P1，此物质为七氟烷中的不纯物，有微弱的麻醉作用，对机体无害。4%七氟烷、氧面罩吸入诱导 2 min 患者意识消失，脑电出现有节律的慢波，随麻醉加深慢波逐渐减少，出现类似巴比妥盐出现的棘状波群。用 1%七氟烷行慢诱导，10 min 意识尚不消失，脑电无变化。七氟烷抑制中脑网状结构的多种神经元活动，且与剂量相关。

七氟烷麻醉过深时也可引起全身痉挛，但较恩氟烷弱，七氟烷增加颅内压、降低脑灌注压，此作用较氟烷弱。0.9%～7%（0.4～3.0MAC）七氟烷，在一定的前负荷及心率条件下，左室收缩功能降低，此作用与剂量相关，其抑制程度与异氟烷相似，而较氟烷轻微。吸入 2%～3%七氟烷（自主呼吸下、$PaCO_2$ 约 50 mmHg）收缩压约下降 11%，吸 2%～4%七氟烷（机械呼吸、$PaCO_2$ 保持正常情况下）使平均动脉压下降约 15%，动脉压的下降与心功能抑制、心输出量减少及阻力血管扩张有关。七氟烷对心率的影响不明显。心肌敏感评分，七氟烷为 9.7，氟烷为 34。七氟烷对气道的刺激非常小，经常通过面罩吸入进

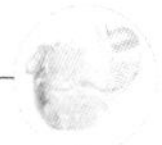

行小儿的麻醉诱导，与氟烷相似。七氟烷随麻醉加深呼吸抑制加重，且与剂量相关。七氟烷麻醉后肝血流量下降，但麻醉结束后迅速恢复正常。门脉血流也减少，且在麻醉后恢复较慢。七氟烷麻醉时总肝血流量维持正常，肝血流减少与七氟烷麻醉深度相关。七氟烷麻醉对肝细胞线粒体呼吸活性及细胞能量负荷均无明显影响。临床中七氟烷麻醉后血清天冬氨酸氨基转移酶有轻度增高，1 周内恢复正常。七氟烷较氟烷和异氟烷对肝损害少。七氟烷麻醉下应用潘库溴铵时对肌松有强化作用，而对维库溴铵作用更强。各种吸入麻醉药加强维库溴铵作用的顺序是七氟烷＞恩氟烷＞异氟烷＞氟烷。七氟烷的组织溶解性较低，化学性质较稳定，在体内的代谢相对较低。与甲氧氟烷相比，七氟烷麻醉后血清氟离子浓度约为甲氧氟烷麻醉后血清氟离子浓度的 1%左右。尚未见有七氟烷造成肾脏损伤的报道。

七氟烷的不良反应来自美国、加拿大、欧洲开展的对照临床试验。对照药物在成人是异氟烷、恩氟烷和丙泊酚；在儿童是氟烷。这项研究使用了多种术前药物，尝试了其他麻醉剂及不同长度的手术步骤。大多数的不良反应是轻微而短暂的，并可能反映了不同的手术步骤，患者的特点(包括所患疾病)和(或)给予的药物。在 5 182 例参与的临床试验中有 2 908 例使用七氟烷，其中 118 例成人和 507 例儿童经面罩诱导，每例产生的每一类不良反应被计数一次。七氟烷诱导期，从面罩诱导麻醉开始到手术切皮时的不良反应率＞1%。2 906 例在七氟烷整个麻醉过程中出现各系统 3 个及 3 个以上的不良反应的发生率＜1%。在 5 182 例中出现恶性高热(malignant hyperthermia)1 例。恶性高热是一种危险的、不稳定的代谢灾难。是发生于麻醉中吸入强效挥发性麻醉药如氟烷和使用去极化肌松药如琥珀酰胆碱时出现体温急骤升高(可每 5 min 升高 1℃)和重症酸中毒的典型临床综合征。其原因是细胞内钙离子水平的调节严重失常和随之产生的严重的骨骼肌代谢亢进，并迅速发展为横纹肌溶解。起初恶性高热的病死率为 70%。后来由于认识的提高，能及时诊断，以及丹曲林的应用，其病死率已降至 5%。恶性高热首先由 Wilson(1966)报道并命名。Danish 报道，当强效挥发性麻醉药和琥珀酰胆碱联合使用时，疑似病例的发生率为 1/4 200。

因七氟烷诱导迅速、无刺激味、麻醉深度易掌握，凡需要全身麻醉的患者皆可应用。其缺点是遇碱石灰不稳定。禁忌证：①1 个月内施用吸入全麻，有肝损害者；②本人或家属对卤化麻醉药有过敏或有恶性高热因素者；③肾功能差者慎用。

5) 地氟烷：1959～1966 年 Terrell 等合成了 700 多种化合物，其中第 635 个即地氟烷(desflurane)，1990 年初 Jones 首先在临床试用。由于地氟烷具有组织溶解度低、麻醉诱导快、苏醒快、对循环功能影响小和在机体内几乎无代谢产物等特点而备受青睐。地氟烷对中枢神经系统的抑制程度与用量有关，脑电图表现为脑皮质电活动呈剂量相关性抑制，但不引起癫痫样改变，也不引起异常的脑电活动。地氟烷与异氟烷脑皮质抑制相似，在相等的 MAC 浓度作用下地氟烷与异氟烷脑电图的参数变化相同；浓度增加，脑电图波形的振幅及频率均降低，表明抑制程度增加。$PaCO_2$ 正常时，吸入 0.8MAC 或 1.2MAC 的地氟烷或异氟烷均出现单一的偶发尖波，它与外界刺激无关，可能是正常脑电图变化；在低二氧化碳血症时，地氟烷与异氟烷的高频电活动略有增加，大剂量时可引起脑血管扩张，并减弱脑血管的自身调节功能。地氟烷对神经元的抑制程度与其剂量呈正相关。由于地氟烷的低溶解特性，所以麻醉后恢复迅速，比七氟烷、异氟烷、氟烷更快。在控制呼吸维持正常的 $PaCO_2$ 条件下地氟烷和异氟烷一样降低血管阻力及平均动脉压，升高静脉压，此作用与剂量相关。在深麻醉时(1.24 和 1.66MAC)出现与剂量相关的心率增加。与氟烷不同的是地氟烷升至 1.66MAC 时心输出量不变，并能维持良好的心室射血分数(ventricular ejection fraction)。和其他现代挥发性麻醉药一样，地氟烷能抑制心血管功能。地氟烷抑制呼吸，减少分钟通气量、增加 $PaCO_2$，并降低机体对 $PaCO_2$ 增高的通气反应，其抑制作用与剂量有关。但地氟烷对呼吸的抑制程度不如氟烷、异氟烷强，由此可通过观察潮气量和呼吸频率的变化来估计麻醉的深度。地氟烷对肝脏功能影响不大。对肾功能的基本无影响。地氟烷体内生物转化少，对循环功能干扰小，更适用于心血管手术麻醉；神经肌肉阻滞作用较其他氟化烷类吸入麻醉药强。由于地氟烷对气道的刺激性，临床上很少单独加氧气用于麻醉诱导。一般是先用静脉麻醉诱导后，单纯吸入地氟烷进行维持麻醉。临床上用咪达唑仑(咪唑安定)、依托咪酯＋芬太尼静注诱导后行气管插管。地氟烷吸入维持麻醉。许多静脉麻醉药或镇痛药均可降低吸入麻醉药的用量，术前用药也可不同程度地降低吸入麻醉药的用量。

28.2.2 静脉麻醉药

静脉麻醉药为非挥发性全身麻醉药。1934 年，硫喷妥钠应用于临床，标志着现代静脉麻醉的开端。因其仅有催眠作用，且有明显的呼吸循环抑制作用，临床上逐渐已被不断涌现的新一代的静脉麻醉药所替代。静脉麻醉药因有起效快、不刺激呼吸道、毒副作用小、无污染等优势在临床麻醉中应用到麻醉诱导、麻醉维持和清醒镇静。加之，静脉给药方法的不断改进，静脉连续靶控输注的广泛应用，使麻醉诱导迅速，维持管理更加平稳。静脉麻醉药的应用现临床常用的有丙泊酚、依托醚酯、咪达唑仑、氯胺酮、右美托咪定等。

(1) 丙泊酚 丙泊酚(propofol)是目前临床最常用的静脉麻醉药，为烷基酚类化合物，不溶于水，具有高度脂溶性，配方为脂质乳剂。其作用机制与增强 GABA 诱导的氯原子电流有关。丙泊酚在肝脏内迅速代谢，与葡萄糖醛酸和硫酸盐结合生成水溶性化合物，然后经肾脏排泄。以原形从尿中排除的量不足 1%，仅 2%从粪便排出。丙泊酚起效和作用消失迅速，输注 3 h 其时量相关半衰期时间约为 10 min，而输注 8 h 还不到 40 min。丙泊酚麻醉时血药浓度下降不到 50%通常即可清醒，因此长时间输注仍可迅速清醒。诱导剂量的丙泊酚可引起呼吸抑制。发生率和持续时间取决于剂量、注射速度和合并用药。它可降低心输出量和全身血管阻力，导致剂量依赖性血压下降。丙泊酚的另一个特点是止吐作用，血药浓度低于镇静所需浓度水平时仍有止吐作用，可用于麻醉诱导和维持，也可用于 ICU 和手术室外镇静。诱导剂量为 1～2.5 mg/kg 可使意识消失，维持剂量为 100～200 μg/(kg・min)，清醒镇静时所需输注速度为 25～75 μg/(kg・min)。丙泊酚单独应用时意识消失的血药浓度是 2.5～4.5 μg/ml。

(2) 苯二氮䓬类药 苯二氮䓬类药(chlordiazepoxide)主要作为麻醉前给药，具有催眠、镇静、抗焦虑、遗忘、抗惊厥和中枢性肌肉松弛作用，具有高度亲脂性，中枢神经系统作用起效迅速，分布容积也较大。苯二氮䓬类药通过 γ-氨基丁酸(GABA)受体产生作用。在肝脏进行生物转化成羟基咪达唑仑，后者具有药理活性，但药效弱清除快，长时间应用可发生蓄积。它主要经肾排泄，患者肾功能损害时可发生深度镇静。苯二氮䓬类药可呈剂量依赖性抑制呼吸中枢，发生呼吸暂停。具有水溶性的咪达唑仑是最常用的苯二氮䓬类药，具有抗焦虑、镇静、安眠、肌肉松弛、抗惊厥作用。药理作用特点为作用快，代谢灭活快，持续时间短。同其他苯二氮䓬类药(地西泮)相比，它的起效和作用消失迅速。40%～50%经肝脏代谢，咪达唑仑起效较丙泊酚和巴比妥类药慢，而且大剂量或长期输注时作用消失时间，明显比丙泊酚长。可用于麻醉诱导、麻醉维持和镇静。进行性肝病患者中因药物与蛋白结合比例减少，游离药物增加，使药理作用增强，需减量使用。苯二氮䓬受体拮抗剂氟马西尼与苯二氮䓬受体亲和力大，特异性高，内在活性低。起效迅速 1～3 min 达最大效应，咪达唑仑并无镇痛作用，用于麻醉时须同时给予芬太尼等阿片类镇痛药。咪达唑仑更适合于全身麻醉的协同诱导，减少了每种静脉麻醉药的用量，有利于麻醉后的迅速苏醒，还可避免单独大量使用一种麻醉药所产生的不良反应，从而提高了麻醉的安全性。协同诱导时给予咪达唑仑 0.02 mg/kg 后，使丙泊酚 ED90 减少达 45%，即给予 1 mg/kg，再加上芬太尼 4 μg/kg，就能满意地完成麻醉诱导。危重患者麻醉诱导时和术中给予小量的咪达唑仑，能显著地减少芬太尼的用量，既保证了患者术中无知晓，又能缩短术后拔管的时间。联合咪达唑仑和氯胺酮用于危重患者的麻醉诱导和维持。氟马西尼(0.1 mg/kg)对咪达唑仑(0.13 mg/kg)引起的呼吸抑制的拮抗作用可维持 3～30 min。术终必要时给予氟马西尼，可获得浅麻醉、深镇痛、无知晓、循环稳定和及时苏醒等麻醉状态。咪达唑仑的剂量达 0.3～0.4 mg/kg 时，可产生肌肉松弛和抗惊厥的作用。当血浆中咪达唑仑浓度<50 ng/ml 时，患者即可唤醒。

(3) 依托咪酯 依托咪酯(etomidate)是咪唑的衍生物，特点有：血流动力学稳定，呼吸抑制小，有脑保护作用，单次注射或持续输注均苏醒迅速，现主要应用于老年人和心血管系统损害患者的麻醉诱导、维持和危重患者的长期镇静。依托咪酯即使持续输注起效和作用消失均较迅速，主要在肝脏代谢，只有 2%的药物以原形排出，其余以代谢产物形式从肾脏(85%)和胆汁(13%)排泄。依托咪酯在肝脏的清除率较高，通过增加肝动脉血管阻力或降低心输出量和血压而使肝血流减少。影响肝脏血流量的药物均可影响其半衰期，肝功能障碍不致影响其苏醒过程。依托咪酯对通气影响较小，对健康或有气道疾病患者和有反应性疾病的患者都不会诱发组胺释放，对肺血管张力的作用与氯胺酮和丙泊酚相似。对心血管功能的作用轻微，则对有心血管疾病、反应性气道

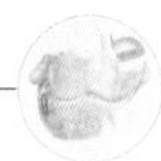

疾病、颅高压或合并多种疾病的危重患者时宜选择依托咪酯。诱导剂量为 0.2～0.3 mg/kg，维持期血流动力学稳定。但可引起恶心呕吐、注射疼痛、血栓性静脉炎、肌阵挛性运动等副作用。

(4) 右美托咪定　右美托咪定(dexmedetomidine)是最新的静脉麻醉药，是高选择性 α_2 受体激动剂，具有镇静、催眠和镇痛作用，可用于短时间术后镇静(<24 h)，主要作用于蓝斑的 α_2 受体，对呼吸影响小，右美托咪定对血压有双相作用，血药浓度较低时，平均血压降低，血药浓度较高时，血压则升高，心率和心输出量呈剂量依赖性降低。镇静时先给予负荷剂量 2.5～6.0 μg/kg(超过 10 min)，然后以 0.1～1.0 μg/(kg・h)输注。

(5) 氯胺酮　氯胺酮(ketamine)是苯环己哌啶类静脉麻醉药，是 N-甲基天冬氨酸(NMDA)受体拮抗剂，选择性作用于大脑联络通路，对脑干网状结构激活系统没有或很少有影响。氯胺酮是一种起效快、维持时间短、具有镇痛作用的静脉麻醉药。由于其对中枢神经系统既有抑制作用又有兴奋作用，所以又是一种不同于一般全麻药的分离麻醉药。镇痛作用强、呼吸抑制轻、循环轻度兴奋。它除有麻醉镇痛作用外还具有抗炎、脑保护、解除支气管痉挛、超前镇痛，以及具有类似抗抑郁药的临床作用等生物学活性。氯胺酮临床应用的不良反应表现为谵妄、噩梦、恐惧，并呈现木僵样状态。麻醉中可辅助咪达唑仑减轻精神症状。

28.2.3 肌肉松弛药

肌肉松弛药(muscle relaxant)简称肌松药，是选择性地作用于神经肌肉接头，可逆性阻断神经肌肉的兴奋传递，使骨骼肌松弛的药物。根据肌松药作用的机制不同，可分为两大类：去极化肌松药(depolarizing muscle relaxants)和非去极化肌松药(nondepolarizing muscle relaxants)。根据化学结构，非去极化肌松药可分为甾类化合物和苄异喹啉类。此外，还可根据肌松药的作用时效不同而分为短时效肌松药、中时效肌松药和长时效肌松药。

去极化肌松药以氯琥珀胆碱(succinylcholine)为代表，其分子结构与乙酰化胆碱相似，与乙酰胆碱受体结合后可产生与其相同的作用，引起神经元突触后膜去极化和肌纤维成束收缩。

因迅速被丁酰胆碱酯酶水解从而作用时间短，起效快，但因可诱发多种心律失常、高钾血症、颅内压增高、肌痛、眼内压增高等不良反应，临床已很少用。常用非去极化肌松药有阿曲库铵、维库溴铵、罗库溴铵等。

(1) 阿曲库铵(atracurium，卡肌宁)和顺式阿曲库铵　是通过非器官依赖性霍夫曼降解，即在生理的 pH 和温度下，在血浆中降解，其代谢产物(丙烯酸盐、叔铵、N-甲基四氢罂粟碱)没有内在的神经肌肉阻滞作用，顺式阿曲库铵没有组胺释放作用，因药物消除不受肝、肾功能影响，适用于肝、肾功能不全的患者，但肾功能不全患者长时间及反复用药恢复时间延长。急性肝衰竭患者的阿曲库铵的分布容积增加，但消除半衰期保持不变，低温时降低阿曲库铵的分解。持续静滴速度为 5～10 μg/(kg・min)，顺式阿曲库铵诱导剂量为 0.1～0.2 mg/kg。

(2) 维库溴铵(vecuronium，万可松)　是单季铵甾类肌松药，不释放组胺，适用于心血管疾病、心肌缺血手术患者，维库溴铵主要在肝脏代谢和排泄，其代谢产物中羟基维库溴铵的作用强，为维库溴铵的 50%～60%。其代谢产物经肾排泄，重复用药可出现储积作用，阻塞性黄疸及肝硬化患者其消除减慢，作用时效延长。肝功能不全的患者慎用，有 15%～25%经肾脏排泄，肾衰竭时可通过肝脏消除代偿，因此可用于肾衰竭的患者。

(3) 罗库溴铵(rocuronium，爱可松)　是至今临床上广泛使用的非去极化肌松药中起效最快的，其作用强度为维库溴铵的 1/7，时效是维库溴铵的 2/3，有较弱的解迷走神经作用，临床剂量无心血管作用，心率、血压无明显变化。不释放组胺，主要在肝脏代谢消除，其次是肾脏。肾衰竭虽然血浆清除减少，但并不影响时效和药代动力学，伴有肝脏疾病的患者(主要为肝硬化)罗库溴铵分布容积增加，清除率可能降低，作用时间延长时效 2～3 倍，老年人、肝功能不全时应减量。

舒更葡糖钠(sugammadex)是新型肌松拮抗药，是环糊精(cyclodextrin)的衍生物，为晶状结构复合物。它不作用于胆碱酯酶，对毒蕈碱样受体和烟碱样受体无作用，能够直接和氨基甾类肌松药以 1∶1 的比例化学螯合。使肌松药分子离开乙酰胆碱受体，从而迅速逆转深度神经肌肉传导阻滞作用，不引起血流动力学的显著改变。

舒更葡糖钠具有高水溶性，使得其制剂在静脉注身后能很好地被耐受。它能逆转氨基甾类肌松药的神经肌肉传导阻滞作用，但对苄异喹啉类肌松药无效。

舒更葡糖钠的拮抗阻滞作用效果较好，其作用的大小依次为罗库溴铵，维库溴铵、泮库溴铵(pancuronium，潘可罗宁)。在临床应用中尚未发现类似应用胆碱酯酶抑制药所引起的心血管系统、呼吸系统和消化系统的不良反应，也无再箭毒化的发生。

28.2.4 麻醉性镇痛药

(1) 阿片受体介导药　麻醉性镇痛药中所有阿片类药通过阿片受体介导机制，以剂量和药物依赖性增加胆道压力及 Oddi 括约肌张力(胆总管十二指肠括约肌)。然而，临床上阿片类药对胆道作用常很小，发生率为 3%，在等效剂量下，芬太尼、吗啡增加胆管内压的作用最强，而盐酸哌替啶此作用较弱。除哌替啶外，其他阿片类药增加胆道压力的作用均可被纳洛酮逆转。阿片类药物在麻醉和手术期间对肝功能作用轻微。对肝血流的影响较小。理想的阿片类药应可以快速镇痛，有效防止伤害性刺激的不良反应，需要较小的补充剂量，对心血管功能无抑制，在一定时间内恢复满意的自主呼吸，具有一定的无明显不良反应的术后残留镇痛作用。

1) 吗啡：吗啡(morphine)是首先应用于大剂量阿片类药麻醉的药物。具有镇痛、镇咳、抑制呼吸、抑制胃肠蠕动而延缓胃排空、扩张外周血管缩瞳等作用。特别是其有抑制呼吸的作用，在麻醉时尤其要注意。阿片受体激动-拮抗药与吗啡相比，其抑制呼吸的作用如表 28－2 所示。

表 28－2　阿片受体激动-拮抗药与吗啡相比的呼吸抑制作用

药物	剂量相关呼吸抑制作用
吗啡	按剂量成比例递增
丁丙诺啡	成人 0.15～1.2 mg 出现封顶效应
布托啡诺	30～60 μg/kg 出现封顶效应
纳布啡	成人 30 mg 出现封顶效应
喷他佐辛	提示存在封顶效应，但由于有致幻作用，因而很难研究

现在临床上吗啡已被芬太尼、舒芬太尼、瑞芬太尼所取代。

2) 哌替啶：哌替啶(pethidine)对胆道具有双重作用，低浓度哌替啶抑制胆总管对电刺激反应，而高浓度呈兴奋作用，增强自主收缩。哌替啶产生不良反应最多，尤其是在麻醉诱导时产生低血压、心动过速及荨麻疹等。现在临床麻醉中多用芬太尼、舒芬太尼、阿芬太尼、瑞芬太尼等。

3) 芬太尼：芬太尼(fentanyl)的镇痛强度为吗啡 75～125 倍，静脉麻醉诱导时常联合应用负荷剂量的芬太尼(2～6 μg/kg)和镇静催眠药依托咪酯或丙泊酚，以及肌松药、低浓度强效吸入麻醉药。芬太尼麻醉维持根据所需麻醉深度、手术刺激强度和持续时间，追加芬太尼 25～50 μg 或以 0.5～5.0 μg/(kg·h)速度持续输注。其剂量范围 5～75 ng/kg，可产生稳定的血流动力学过程，快速苏醒。大剂量反复应用或以较快速度持续输注芬太尼可产生明显的呼吸抑制。由于阿芬太尼和瑞芬太尼峰效应的起效时间迅速(1～2 min)，是阿片类药中快速滴定能力最强的，与芬太尼相比，阿芬太尼在麻醉诱导过程中可引起明显的心率减慢和血压降低。与阿芬太尼相比，舒芬太尼血流动力学更稳定，舒芬太尼的镇痛作用更强，为芬太尼的 5～10 倍，作用持续时间约为其2 倍，且很少需要补充应用。舒芬太尼、阿芬太尼、瑞芬太尼在很多方面优于芬太尼，与芬太尼相比，应用阿芬太尼和舒芬太尼后需要较少的纳洛酮拮抗阿片类药的呼吸抑制作用。应用瑞芬太尼后很少需要拮抗。

4) 枸橼酸舒芬太尼：枸橼酸舒芬太尼(sufentanil)是芬太尼的 N－4 噻吩基衍生物，是阿片受体激动剂。主要作用于 μ 阿片受体。其亲脂性约为芬太尼的 2 倍，更易通过血脑屏障，与血浆蛋白结合率较芬太尼高，而分布容积则较芬太尼小，虽然其消除半衰期较芬太尼短，但由于与阿片受体的亲和力较芬太尼强，因而不仅镇痛强度更大，而且作用持续时间也更长(约为芬太尼的 2 倍)。舒芬太尼在肝内经受广泛的生物转化，形成 N－去烃基和 O－去甲基的代谢物，经肾脏排出。其中去甲舒芬太尼有药理活性，效价约为舒芬太尼的 1/10。其镇痛作用在用于平衡麻醉时，约为芬太尼的 10 倍；在作为主要麻醉剂和 100%的氧同用时，为芬太尼的 5～7 倍。当使用剂量达 8 μg/kg 时，可致深度镇痛作用；当剂量≥8 μg/kg，可达到深度麻醉。脂溶性大，肌内注射后 90%与血浆蛋白结合，分布半衰期为 1.4 min，再分布半衰期为 17.1 min，消除半衰期为 164 min。在肝代谢失活后经尿排出。舒芬太尼具有镇痛强度大，脂溶性高，分布容积小，半衰期短，清除率高等特点，有心肌保护作用。多用于麻醉的诱导和麻醉维持，舒芬太尼 1～2 μg/kg，麻醉时间长约 2 h；2～8 μg/kg，麻醉时间长 2～8 h。(3 种芬太尼的特点见表 28－3)。常见不良反应是呼吸抑制和骨骼肌强直，可用呼吸兴奋剂和非极化型神经肌肉阻滞剂、纳洛酮解除。其

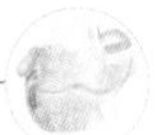

他不良反应有低血压、高血压、心动过缓、心动过速、心律不齐、恶心、呕吐等。对有呼吸系统疾病和肝、肾功能不全、非代偿性甲状腺功能减退、肥胖和酒精中毒等，其用药量应酌情减少。

表 28-3 3 种芬太尼的特点

比较项目	芬太尼	瑞芬太尼	舒芬太尼
时效	长效	短效	长效
作用时间	1 min 起效，4 min 达峰，持续 30～60 min	持续 3～10 min	1～3 min 起效，20 min 达峰，持续 36 min
效果	不良反应较为明显，有时需要同时使用止吐剂	起效快，消除快，无积蓄，苏醒无延迟	镇痛强度与芬太尼相比更大，呕吐等不良反应更小，苏醒快，循环系统更稳定

5）阿芬太尼：阿芬太尼（alfentanil）能够迅速穿透脑组织，其亲脂性较芬太尼低，与血浆蛋白结合率却较高，血浆和中枢神经系统的血药浓度很快达到平衡，小剂量阿芬太尼 10～30 μg/kg 就有效。阿芬太尼在肝脏迅速转化为无药理活性的代谢产物去甲阿芬太尼，不到 1%以原形从尿排出。长时间输注后其作用持续时间迅速延长，临床麻醉中已由瑞芬太尼取代。瑞芬太尼是纯粹的 μ 受体激动药，其效价与芬太尼相似，是阿芬太尼的 15～30 倍，瑞芬太尼起效快，作用持续时间很短，真正的短效阿片类药，应该在初始单次给药之前或即刻开始输注，在平衡麻醉中，瑞芬太尼的维持输注速度范围是 0.1～1.0 μg/(kg・min)。瑞芬太尼可有效抑制自主神经、血流动力学及躯体对伤害性刺激的反应，麻醉苏醒迅速无不适，最具可预测性。缺点是停止输注后没有镇痛效应。

6）瑞芬太尼：瑞芬太尼（remifentanil）是超短效阿片样受体激动剂。选择性地作用于 μ 受体，属于新型人工合成阿片类镇痛麻醉药。1996 年 8 月份在德国首次上市。表现出典型的阿片样药理效应，包括镇痛、呼吸抑制、镇静、肌张力增强和心动过缓。作用特点是起效迅速、消失极快，与用药量及时间无关，且阿片样作用不需要药物逆转。能克服应用芬太尼和阿芬太尼而产生的术后恢复期呼吸抑制等不良反应。其相对效价为芬太尼的 50～100 倍，阿芬太尼的 20～50 倍。由于其半衰期极短，持续静脉滴注不产生蓄积作用，不良反应小，镇痛作用强，剂量容易控制，起效快，苏醒快等独特优点而被临床广泛应用。瑞芬太尼镇痛的最大效应时间为 1～3 min。单次静脉用药，止痛作用持续 3～10 min。其血浆蛋白结合率为 92%，分布半衰期为 1 min，分布容积为 30～60 L。在血液和组织中的非特异性酯酶所水解，若血浆胆碱酯酶受到抑制或功能不良时，其分解并不受到影响。代谢产物无活性。全身清除率为 40～60 ml/(kg・min)，在体内无储积。肝功能衰竭的患者对瑞芬太尼的通气抑制作用更敏感，90%经肾脏排出，肝、肾功能不全的患者应慎用瑞芬太尼。有剂量依赖性低血压和心动过缓、呼吸抑制。负荷剂量为 0.5～1.0 μg/kg。维持剂量为 0.25～4 μg/(kg・min)，必要时可用到 2 μg/(kg・min)，或间断静注 0.25～1.0 μg/(kg・min)。老年人的分布容积较小，廓清率也低，年龄＞65 岁者，初剂量应减 50%。与异氟烷、丙泊酚等麻醉药有协同作用，合用时应将后者剂量减至原剂量的 50%～75%。与巴比妥类药物、苯二氮䓬类药物如咪达唑仑（midazolam）、中枢性肌松药等合用，可致呼吸抑制效应增强。严重肝功能损害者、肥胖症、低血容量者、心动过缓或心力衰竭者、颅内压增高者、甲状腺功能低下者、肺部疾病患者慎用。

7）羟考酮：盐酸羟考酮（oxycodone hydrochloride）从阿片生物碱蒂巴因植物衍生物制成的半合成阿片类药物，属于阿片受体激动药，其药理作用部位主要是中枢神经系统和平滑肌，临床适用于中等度以上疼痛的镇痛治疗。由于盐酸羟考酮口服制剂的生物利用度较好，其镇痛效能是吗啡的 1.5～2.0 倍。而当静脉给药时，吗啡的镇痛效能是羟考酮的 1.5 倍或者相当。盐酸羟考酮作为镇痛药，已被列入《美国药典》和《欧洲药典》。目前，盐酸羟考酮注射液已经在欧洲、美洲、亚太地区的多个国家注册上市，用于癌症和手术后引起的中度至重度的镇痛。

（2）阿片受体激动拮抗药　阿片受体激动拮抗药主要有布托啡诺、帕瑞西布纳等。

1）酒石酸布托啡诺：酒石酸布托啡诺（butorphanol tartrate）为阿片受体部分激动剂，主要激动 κ_1 受体。作用与喷他佐辛相似。其镇痛效力为吗啡的 3.5～7 倍。可缓解中度和重度的疼痛。口服可吸收，但首关效应明显，生物利用度仅 5%～17%。肌内注射后吸收迅速而完全，30～60 min 达血浆峰浓度。经鼻喷雾给药 1～2 mg 后 15 min 起效，30～60 min 达峰值血浆浓度，48 h 内达到稳态；生物利用度为48%～70%，半衰期为4.7～5.8 h，但老年人或肾功能损害者显著延长至8.6～10.5 h。作用维持3～5 h。80%与血浆蛋白结合。稳态分布容积为50 L/kg。半衰期为2.5～4 h。主要在肝脏代谢为无活性的羟布托菲诺，大部分经尿排泄，11%经胆道排出；5%以原形从尿中排出。用于中度至重度疼痛，如术后、外伤、癌症、肾或胆绞痛等的止痛和麻醉前给药。其呼吸抑制程度并不随剂量增高而加重。纳洛酮可拮抗其呼吸抑制作用。可增加肺动脉压、肺血管阻力、全身动脉压和心脏工作负荷，因而不能用于心肌梗死的止痛。

2) 帕瑞考昔钠：帕瑞考昔钠（parecoxib sodium）用于手术后疼痛的短期治疗。临床上可用于中度或重度术后急性疼痛的治疗。对于老年患者（年龄≥65岁）不必进行剂量调整。体重＜50 kg的老年患者，帕瑞考昔钠的初始剂量应减至常规推荐剂量的一半且每天最高剂量应减至40 mg。轻度肝功能损伤的患者（Child-Pugh评分5～6）不必进行剂量调整。中度肝功能损伤的患者（Child-Pugh评分7～9）应慎用帕瑞考昔钠，剂量应减至常规推荐剂量的一半且每天最高剂量降至40 mg。严重肝功能损伤患者禁用。重度（肌酐清除率＜30 mL/min）肾功能损伤的患者进行剂量调整。

28.2.5 局部麻醉药

局部麻醉药（local anaesthetics）又称为局麻药，是一类能在用药局部可逆性的阻断感觉神经冲动发生与传递的药物。局部麻醉药使人在保持一定清醒的情况下，可逆地引起局部组织痛觉消失。局麻药的作用局限于给药部位并随药物从给药部位扩散而迅速消失。局麻药阻断神经细胞膜上的电压门控性Na^+通道（voltage-gated Na^+ channels），使传导阻滞，产生局麻作用，且具有频率和电压依赖性。目前常用氯普鲁卡因、利多卡因、罗哌卡因、布比卡因、丁卡因。酰胺类局部麻醉药包括罗哌卡因能够降低由脂多糖介导发生的内皮细胞损伤，其机制和激活细胞线粒体的K，ATP离子通道有关，而丁卡因和普鲁卡因无此作用。局麻药自作用部位吸收后，进入血液循环的量和速度决定血药浓度，首先分布到脑、肺、肝、肾等高灌流器官，然后以较慢速度分布到肌、肠、皮肤等血液灌流较差的部位。局麻药进入血液循环后，其代谢产物的水溶性更高，并从尿中排出，酯类局麻药主要由假性胆碱酯酶水解失活，如有先天性假性胆碱酯酶质量的异常，或因肝硬化、严重贫血、恶病质和晚期妊娠等引起量的减少者，酯类局麻药的用量都应减少。酰胺类药物的转化降解主要在肝细胞内质网代谢转化，故肝功能不全的患者用量应酌减。局麻药的剂量或浓度过高或误注入血管时引起的全身作用产生毒性反应：中枢神经系统的作用是先兴奋后抑制。中枢抑制性神经元对局麻药比较敏感，局麻药引起的惊厥是边缘系统兴奋灶向外周扩散所致，静脉注射地西泮可加强边缘系统γ-氨基丁酸（GABA）能神经元的抑制作用，可防止惊厥发作。局麻药对心肌细胞膜具有膜稳定作用，吸收后可降低心肌兴奋性。多数局麻药可使小动脉扩张，血压下降，则在血药浓度过高时可引起血压下降，甚至休克等心血管反应。

常用的局部麻醉药有以下几种。

（1）氯普鲁卡因（chloroprocaine） 将普鲁卡因分子中对氨基苯甲酸的2位上用氯原子取代形成氯普鲁卡因，形成新一代局麻药，是酯类短效局麻药，有较强的抗光照、热稳定性和湿稳定性，可持续给药而无快速耐药性。氯普鲁卡因毒性较低，且其代谢产物不是引起过敏的物质，不需要做皮试，临床应用方便易行，但临床上已被利多卡因取代。

（2）利多卡因 利多卡因（lidocaine）是目前应用最多的局麻药。相同浓度下与普鲁卡因相比，利多卡因具有起效快、作用强而持久、穿透力强及安全范围较大等特点，同时无扩张血管作用及对组织几乎没有刺激性。可用于多种形式的局部麻醉，有全能麻醉药之称，主要用于神经阻滞麻醉和硬膜外麻醉；也可用于心律失常的治疗。对普鲁卡因过敏者可选用此药。常用碳酸利多卡因是用碳酸氢钠调节盐酸利多卡因的pH，并在二氧化碳饱和条件下制成的碳酸利多卡因灭菌水溶液，以28℃为临界点，28℃以下无结晶析出。因此，碳酸利多卡因应在较低室温使用，药液抽取后必须立即注射。由于释放CO_2碳酸利多卡因较盐酸利多卡因，具有麻醉起效快、阻滞完善所需时间短、对阻滞节段无影响、血药浓度安全范围窄等特点。

（3）丁卡因 丁卡因（dicaine）的化学结构与普鲁卡因相似，属于脂类局麻药。对黏膜的穿透力强，常用于表面麻醉。以0.5%～1%溶液滴眼，无角膜损伤等不良反应。也可用于传导麻醉、腰麻和硬膜外麻醉，因毒性大，一般不用于浸润麻醉。

（4）罗哌卡因 罗哌卡因（ropivacaine）化学结构类似布比卡因，是一种新型长效酰胺类局麻药。罗哌卡因为布比卡因哌啶环的第3位氮原子被丙基

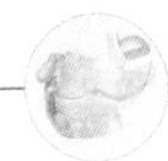

所代替的产物，为不对称结构的单镜像体（single enantiomer），即S-镜像体。它是纯左旋式异构体，较右旋式异构体毒性低，作用时间长。其pKa为8.1，分配系数为2.9。罗哌卡因的脂溶性小使其绝对效能有所减弱，到达粗大运动神经的时间拖后，但对Aδ和C神经纤维的阻滞比布比卡因更为广泛，形成其独特药理学特点为心脏毒性低微，感觉阻滞与运动阻滞分离较明显，具有外周血管收缩作用。作用持续时间长，且具有麻醉和止痛作用。与硬膜外应用相比，罗哌卡因在局部浸润给药后的吸收较慢。罗哌卡因的皮肤镇痛时间平均4.4 h，较布比卡因长，可能与罗哌卡因能引起血管收缩有关，而局部浸润麻醉作用时间较同浓度布比卡因长2～3倍。同等剂量和浓度的布比卡因使皮肤血流量增加，手术切口使用罗哌卡因有利于减少手术创面出血。皮肤缝合前使用0.75%的罗哌卡因局部浸润也能明显降低术后使用镇痛药的量，增加患者的满意度，缩短住院时间。将0.75%的罗哌卡因2 ml浸润每个切口的皮肤和皮下伤口，能明显减少伤口疼痛，延长术后首次要求止痛的时间。在腹腔镜胆囊手术中采用罗哌卡因局部浸润复合全麻，4 ml浸润筋膜、肌肉、腹膜外间隙和壁腹膜，4 ml浸润脐部筋膜以防胆囊牵拉反应；在牵拉、分离胆囊管之前，0.2%的罗哌卡因4 ml浸润肝十二指肠韧带的脏腹膜，浸润胆囊床，术毕喷洒上、右和左肝以及膈下间隙、左肝下间隙。术后能对切口及内脏牵涉痛均收到较好的效果，且方法简单，易于实施。罗哌卡因与传统局麻药相比，具有下列优点：疗效长；疗效独特；罗哌卡因的感觉-运动阻滞分离度远大于布比卡因，且清除率较高，使其更适合于镇痛。可控性强，罗哌卡因的麻醉效果呈剂量依赖性。毒副作用低微，罗哌卡因极少发生心脏毒性。

（5）布比卡因　布比卡因（bupivacaine）属酰胺类局麻药，化学结构与利多卡因相似，局麻作用较利多卡因强、持续时间长。主要用于浸润麻醉、神经阻滞麻醉和硬膜外麻醉。

（6）*左布比卡因*（levobupivacaine）　为新型长效局麻药，作为布比卡因的异构体，具有相对较低的毒性。适用于外周神经阻滞、硬脊膜外阻滞和蛛网膜下腔阻滞。药物注入人体后，首先在注射部位进行局部分布，主要由神经组织摄取，按浓度梯度以弥散方式扩散，其弥散度与盐酸利多卡因相似。一般在给药15～25 min后达峰值血药浓度，维持3～6 h或更长时间。当药物浓度达一定水平时，神经的兴奋与传导被阻断。作用强于利多卡因，其0.25%～0.5%溶液引起局麻的时间一般为4～10 min，0.75%溶液起效略快。在血液内浓度低，体内蓄积少，作用持续时间长，作用可维持5 h以上，达12 h之久，但毒性较大。成人血药浓度超过4 μg/ml，儿童血药浓度超过5.4 μg/ml时，可导致毒性反应。脂溶性较高，总蛋白结合率为95%。主要在肝脏代谢，代谢速度慢，代谢产物为哌可二甲代苯胺（PPX）。由肾脏排泄，仅少量以原形随尿排出，6%左右。肝肾功能障碍时，药物代谢受阻，易出现药物蓄积，引发毒性反应。布比卡因作用强，毒性也较大，过量或误入血管内可发生严重的毒性反应，主要为神经系统毒性和心脏毒性，表现为耳鸣、肌肉抽搐、眼球震颤、惊厥、血压下降和心动过缓等。循环虚脱往往与惊厥同时发生，一旦心脏停搏，复苏很困难。高血压、致死性心动过缓和心律失常等症状极少见，但对呼吸的影响不大。禁忌证：①布比卡因在其他酰胺类麻醉药过敏者禁用；②肝、肾功能严重不全者禁用；③低蛋白血症患者禁用；④休克或重症肌无力患者禁用；⑤当与肾上腺素合用时，禁用于毒性甲状腺肿、严重心脏病或服用三环类抗抑郁药的患者。需要注意的是鞘内注射布比卡因的同时硬膜外给予罗哌卡因可使本药的效应延长，可增加顺式阿曲库铵、维库溴胺的神经-肌肉阻滞效应。丙泊酚的催眠作用增强，而用量降低。与普萘洛尔合用时，布比卡因清除率降低，引起毒性的危险性增加。利多卡因可被布比卡因蛋白结合处置换出来，引起高铁血红蛋白血症的危险增加。与抗心律失常药合用时，心脏抑制的危险性增加。与卡托普利等血管紧张素转换酶抑制药合用时，可加重心动过缓、低血压，甚至引起意识丧失。适用于持续较长时间的手术麻醉，如浸润麻醉和神经阻滞麻醉，或联合利多卡因麻醉。

28.3　全凭静脉麻醉

28.3.1　全凭静脉麻醉的概念

在静脉麻醉诱导后，采用多种短效静脉麻醉药复合应用，以间断或连续静脉注射法维持麻醉。仅以静脉麻醉药完成的麻醉称全凭静脉麻醉（total intravenous anesthesis，TIVA）。

静脉麻醉已有悠久的历史，但静脉麻醉相对于吸入麻醉而言，一直处于配角地位。大多用于吸入全麻诱导、辅助吸入麻醉、基础麻醉或在做比较短小手术时的麻醉。以往静脉麻醉的不足之处是可控性较差，反复使用静脉麻醉药物会在体内储积，难以迅速消除。此外，反复使用静脉麻醉后其麻醉深度难以判断，不易掌握，总是担心万一麻醉深了患者不易苏醒，麻醉浅了患者又会在术中知晓。

麻醉中的知晓（awaroness）是指全身麻醉后，患者能回忆术中发生的事情，并能告知有无疼痛等情况。这是全麻手术过程中患者意识存在的标志。

20 世纪 60 年代，对全凭静脉麻醉开始进行了研究，并有了长足的进步。特别是具有中国特色的静脉普鲁卡因麻醉在麻醉史中具有非凡的意义。如今，全凭静脉麻醉已经可以像吸入全麻一样能胜任任何手术的麻醉，其可控性也可与其他麻醉相媲美，完全摆脱了以往的配角地位，成为麻醉中主要方法之一。

近 30 年来，全凭静脉麻醉的兴起主要源于静脉麻醉的 3 个主要方面的进展，即新型静脉麻醉药物的问世、新的药代动力学和药效动力学概念的应用及静脉麻醉给药新技术的诞生，从而使静脉麻醉发生了划时代的变化。新的静脉麻醉给药技术，如计算机化的靶浓度控制静脉自动输注系统，为精准麻醉给药创造了条件。

28.3.2　麻醉药物

1）在超短效静脉麻醉药物中，最具代表性的药物是丙泊酚和瑞芬太尼。它们的作用时间短，易于调节麻醉深度，已经成为全凭静脉麻醉的最佳搭档。

2）镇静催眠药中，最常用的是丙泊酚、咪达唑仑、依托咪酯（乙咪酯）。丙泊酚的优点是长时间应用无明显储积效应，清醒仍十分迅速，可控性好，而且清醒质量较高，是目前最常用的药物。

3）镇痛药最常用的是中短效的阿片类药物。如芬太尼、舒芬太尼、阿芬太尼和瑞芬太尼等。阿片类药物有很强的镇痛效果，特别是可以有效地抑制手术造成的应激反应，维持心血管功能的稳定。但要达到这些要求，需要较大的剂量，这往往会引起术后呼吸抑制。因此，超短效的瑞芬太尼最宜使用。

28.3.3　静脉给药技术

随着科学技术的迅猛发展，电脑微芯片的日益普及，可将具有某些特定药物的药代动力学参数程序写在电脑芯片中，使注射泵具有复杂的实时计算能力，能够进行具体药物靶控输注的专用注射泵。这样，药物输注的速度、剂量的大小、麻醉的深度等就可自动地由靶控输注的注射泵有效地调控。

靶控输注有以下优点。

1）可以快速达到要求的麻醉深度（血浆靶浓度或效应室靶浓度），并能恒定地维持或根据需要调整浓度。

2）可以选择以血浆浓度或效应室浓度为目标进行靶控，临床效果相似，但后者的诱导和清醒速度应快于前者。

3）因群体参数用于个体，靶控浓度与血浆实际浓度存在个体偏差，但这个偏差比个体的药效学反应差异要小得多。因此，不会影响临床的使用。再则，靶浓度与血浆实际浓度成正比关系，这更有利于指导控制麻醉深度。

4）靶控输注方法使用简便，只要确定使用药物所需靶控浓度、输入患者的年龄、性别、体重后，一切都会由电脑泵完成。

28.3.4　全凭静脉麻醉的基本要求与原则

实现静脉麻醉的基本要求是：即使患者意识消失，对患者伤害性刺激（手术刺激）没有或仅有轻度反应；有能够满足手术需要的肌肉松弛和满意的术后镇痛。肌肉松弛可以轻易地用肌肉松弛药物实现。

（1）药物搭配的基本要求　须用镇静催眠药和镇痛性麻醉药物复合后才能很好完成全凭静脉麻醉。而这两种药物的搭配选择是多种多样的。应根据患者的特点和麻醉医师的临床用药经验来确定。

（2）熟悉药物间的相互作用　复合用药会产生药物间相互作用、相加、协同和拮抗作用。特别要注意前两个种作用，以利掌握麻醉深度。

（3）用药原则　以最小剂量的镇静催眠药确保患者术中意识消失、无知晓，再辅以足够剂量的镇痛药，减弱或消除患者对手术的应激反应。

（4）药物调节　当镇静催眠药与麻醉性镇痛药复合使用时，术中根据需要调整麻醉深度。一般不轻易减少镇痛药物，以防发生知晓。而是调节麻醉性镇痛药的用量来保持满意的麻醉深度。如果丙泊酚与瑞芬太尼复合，应调整瑞芬太尼的用量。如是丙泊酚与氯胺酮复合，应调整丙泊酚的用量。

（5）给药原理与方法　全凭静脉麻醉必须快速达到血药浓度或效应室浓度。为此，采用靶控输注系统和 BET 方案。

1）靶控输注系统（target controlled infusion，TCI）：是指在输注静脉麻醉药时，以药代动力学和药

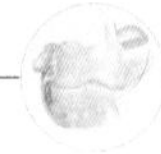

效动力学原理为基础，通过调节目标或靶位（血浆或效应室）的药物浓度来控制或维持适当的麻醉深度，以满足临床麻醉的一种静脉给药方法。目前，大多数 TCI 系统仍处于临床实验阶段，主要原因在于，这些输注设备对输注药物没有进行统一的标准化设置。此外，提供 TCI 的输液泵种类和安全功能也是有待进一步研究的因素。第 1 个推向市场的 TCI 系统是 1996 年由 Kenny 等设计的 Diprifusor 系统。它是将计算机及其控制软件整合到输液泵的中央处理器，从而形成一体化单一输注丙泊酚的 TCI 系统。临床可以见到两种 TCI 系统。第 1 种是由不同部件组成，包括便携式计算机、导线以及输液泵，主要用于临床研究和教学。第 2 种是整合式 TCI 系统，它有几个优点：结构紧凑、使用方便，是目前唯一得到有关管理机构批准的系统。遗憾的是，目前商业化的只有用于丙泊酚的 DiprifusorTCI 系统。由于 Diprifusor 模型与输液泵之间使用电子编码传递信息、而且两个不同的微处理器使用不同的代数模型同时计算，因此 TCI 系统具有很高的可靠性。尽管市场上可以见到几种不同的输注泵，但是它们都包含有同一个 Diprifusor 模型且产生同样的临床结果。其不同之处主要体现在用户界面上。例如，靶浓度的选择可以通过键盘或滚轮实现；资料可以以图形或表格形式显示等。但是，目前 Diprifusor 仍具有一些缺陷：只能用于丙泊酚；不能用于 15 岁以下儿童；只有一个适于年轻健康成年人的参数可以设定。而用于实验研究的系统则可以用来输注其他静脉麻醉药物，诸如阿片类、咪达唑仑、氯胺酮等。它含有较多的药代学模型，可以用于老人或儿童，且能实现效应室的靶控输注。

2) BET 方案是根据药物的三室模型原理，为了迅速并准确维持拟达到的血药浓度（CT），就必须给予负荷剂量（Bolus）V1CT；同时持续输注从中央室消除的药物剂量（elimination）V1k10CT；并且加上向外周室转运的药物剂量（transfer）CTV1（k10＋k13e－k31t＋k12e－k21t）。这就是著名的 BET 输注方案。很显然上述负荷剂量的计算仅指在 CT 下充盈中央室的药量，但是这样的负荷剂量后，按输注率公式持续输注时，由于药物从中央室分布与转移到比之更大的外周室，血药浓度会很快下降。这时可以利用前面提出的峰效应时分布容积概念（Vd 峰效应）。这个容积完全是理论上的，因为从起始浓度到达峰效应时，血浆浓度变化是重新分布和消除的联合作用。但是 Vd 峰效应这一概念可以满足计算负荷剂量的目的。所以合适的负荷剂量应该为：CTVd 峰效应。例如，为了达到 3.0 ng/ml 的芬太尼靶浓度，所需的负荷剂量为 225 μg。如果按照上述 BET 给药模式来计算非常复杂，只能通过计算机模拟。计算机控制的药物输注能够成功的达到相对稳定的靶浓度，或者根据临床反应来增加或降低靶浓度。

为了维持药物浓度的稳定，还需补充输注药物自体内的消除量。除了药物的消除量之外，药物还要向体内的其他组织缓慢分布，使血中的药物浓度下降。此给药原则称之为 BET 原则。它能使血药浓度快速达到要求，并保持稳定。例如，为了使丙泊酚的血药浓度快速达到 3 ng/ml 的要求，并维持稳定，需要使用三阶梯用药的方法：先以 1.5 mg/kg 静脉注射，继之 10 mg/（kg・h）输注 10 min，再降至 8 mg/（kg・h）输注第 2 个 10 min，再降至 6 mg/（kg・h）输注，直至手术结束。

28.3.5 全凭静脉麻醉的应用

（1）麻醉的诱导与维持　其优点在于诱导时血流动力学平稳，对于一般情况差的患者还可以用阶梯浓度诱导。根据手术刺激强度调节给药量，来加深或减浅麻醉。麻醉医生就可做到胸有成竹，心中有数。这样就可从根本上扭转静脉给药凭经验和凭感觉的局面。

（2）反馈 TCI 麻醉　脑电双频谱指数（BIS）作为衡量麻醉睡眠深度的指标，可用 BIS 作为反馈控制变量进行某些药物如丙泊酚靶控输液麻醉。若将 BIS 反馈控制值定为 50，当高于此值时继续给药，低于此值时停止给药。可始终维持麻醉于比较稳定的深度。这样，既可有效节约药量，又可缩短患者的清醒时间。

（3）复合用药在麻醉中必不可少　对于一种药物而言，能比较准确地预计药效，但对于在复合用药时由于药物有多种，其药效则难以预计。因为复合用药可以产生协同、相加、拮抗的药效学改变。对这种复用药而引起来的药效变化必须掌握，但较困难。然而 TCI 技术可提供达到和维持药物在血浆或效应室的浓度恒定，极大地提高了麻醉的效果。

28.3.6 全凭静脉麻醉的临床效果

全凭静脉麻醉在临床实践中不断探索、不断完善，现已成为麻醉中的主要方法之一，并取得了较好的效果。潘进喆（2011）对全凭静脉麻醉和静脉复合麻醉中患者出现知晓进行了研究。150 例随机平分为 2 组。观察组靶控输注瑞芬太尼 8～12 μg/kg 和靶控输注丙泊酚 7～4 mg/kg，以微量泵输注维持。对照组予以异氟烷吸入，芬太尼 1～2 μg/kg 间断静注，用阿曲库铵 0.2～0.3 mg/kg 静注维持肌松。结果显示，观察组术中体动发生率、术后唤醒时间、拔管时间均明显少于对照组，差异有统计学意义（$P<0.05$、$P<0.01$）。术后恶心、呕吐的发生率观察组为 10 例(13%)，对照组为 15 例(20%)。全凭静脉麻醉组的血流动力学稳定，术后恢复快，术中知晓明显低于静脉复合麻醉组。李国肖(2013)比较靶控输注丙泊酚复合瑞芬太尼全凭静脉麻醉，七氟烷和瑞芬太尼静脉复合麻醉对老年患者认知功能的影响。选取 ASA Ⅰ～Ⅱ级，年龄>60 岁择期行腹腔镜手术患者 60 例，随机分为 2 组。靶控输注丙泊酚复合瑞芬太尼全凭静脉麻醉(靶控输注全凭静脉麻醉组)和七氟烷+瑞芬太尼静脉复合麻醉(静脉复合麻醉组)。观察两组患者围手术期认知功能、术后 24 h 内疼痛评分及术后恢复情况。结果显示，靶控输注全凭静脉麻醉组自主呼吸时间、听从指令时间及定向力恢复时间均早于静脉复合麻醉组（$P<0.05$），拔管时间和睁眼时间也早于静脉复合麻醉组。两组各时间点简易精神状态(MMSE)评分，术后 1 h 两组患者 MMSE 评分均显著下降，术后 3 h 靶控输注全凭静脉麻醉组认知功能均得以恢复。研究表明，靶控输注丙泊酚复合瑞芬太尼全凭静脉麻醉可引起老年患者一过性认知功能障碍，且与七氟醚+瑞芬太尼静脉复合麻醉相似，但靶控输注全凭静脉麻醉组患者术后苏醒更快，认知恢复更好。中国成年手术患者(<65 岁)使用 TCI 丙泊酚麻醉时，意识消失的效应室 EC_{50} 和 EC_{95} 分别为 2.2 μg/ml(2.2～2.3)和 3.2 μg/ml(3.1～3.3)。意识消失与苏醒时的效应室浓度基本相同。因此，停药后可根据意识消失时的效应室浓度大致判断苏醒所需的时间。

有外显记忆的术中知晓是一项较少见，但可能造成严重心理学后遗症的全身麻醉并发症。术中知晓在国际上的平均发生率为 0.1%～0.2%。国内近期的大样本研究显示，知晓发生率高达 0.4%，其中全凭静脉麻醉为 1%，是知晓的高危风险之一。吴奇伟(2014)为评估 BIS 监测在丙泊酚全凭静脉麻醉下预防术中知晓的作用和探讨术中知晓的可能原因，采用多中心、大样本、前瞻性的随机、双盲、分组对照研究。研究表明，行 BIS 监测并维持 BIS 值 40～60 可有减少全凭静脉麻醉术中知晓的发生。发生的原因为术中浅麻醉。

28.4 麻醉的意外和并发症

麻醉的意外和并发症应高度重视，因为它常突然发生，病情危重。若抢救处理迟缓，则常危及患者的生命。因此，事先应尽量防止，一旦发生意外和并发症，应当机立断，全力处理。

28.4.1 全身麻醉的意外和并发症

全身麻醉的意外和并发症主要发生在呼吸系统、循环系统和中枢神经系统，偶有麻醉药燃烧、爆炸事故。

(1) 呼吸系统的意外和并发症　主要有下列几种情况。①呕吐与窒息：呕吐可以发在麻醉诱导期，也可以发生在手术中或麻醉苏醒期。应用氧化亚氮、依托咪酯(乙咪酯)、氯胺酮、新斯的明或阿片类药物时容易发生。发生呕吐时应使患者头转向一侧，并迅速吸净口内之呕吐物，避免呕吐物进入呼吸道而发生窒息(asphyxia)。②呼吸道梗阻：以舌后坠及咽喉部的分泌物积存为最常见，其次为喉痉挛。后者多为麻醉较浅，有外物触及喉头时可引起反射性的喉痉挛，有哮喘史或慢性支气管炎的患者易因支气管痉挛及分泌物的聚堵而致下呼吸道的梗阻。③通气量不足：多半因麻醉过深或哌替啶、吗啡、芬太尼等用量过大引起，有时也可因体位不当，由于腹部受压，或膈肌运动受阻，潮气量显著减少所致。④肺部并发症：常见的是肺炎和肺不张。

(2) 循环系统的意外与并发症　主要有下列几种情况。①低血压：与麻醉过深或术前患者血容量不足、合并心血管疾病、周身情况差有关。术中出血也是重要因素。若直接或反射性地刺激迷走神经的心脏支，能引起血压降低或心动过缓。这种情况常发生在过度牵拉内脏时，特别是胆道系统手术。②心律失常：麻醉深浅不当。手术刺激，出血较多，二氧化碳储积等均可引起心动过速。而牵拉翻动内脏，缺氧时间较长，则易发生心动过缓。③心搏骤停与心室纤颤：是麻醉和手术中最严重的意外事件。两者都使心脏失去其排血功能而致全身血液循环陷入停顿状态。心搏骤停的原因错综复杂，但多发生在已有心肌缺氧、低血容量、高碳酸血症、高钾或低钾血症、体温过低的患者。而麻醉深浅不当、呼吸道梗阻、强烈的手术刺激、牵拉内脏等，都可成为触发因素。其中以低血钾较为常见，因为低血钾时心肌

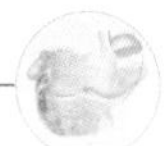

兴奋性、自律性增加和传导性抑制，易诱发心律失常，影响冠状动脉的灌注和增加心肌耗氧量，且可引起细胞内酸中毒，临床上出现心肌缺血缺氧性改变。严重者可发生缺钾性心肌炎(myocarditis)，这可能是产生胆心反射的病理基础。老年胆道手术患者迷走神经兴奋性增加，硬膜外阻滞表现迷走张力占优势，或全麻时缺氧、二氧化碳储积、低血压、浅麻醉等，加之局部解剖学因素，当手术操作胆囊胆管时，冲动经腹腔神经丛或迷走神经传入中枢，再经迷走神经心支传至心脏，表现冠状动脉痉挛、心肌抑制和心律失常，更加重了低血钾患者心肌缺血缺氧性改变，进一步抑制心功能和出现心输出量锐减，甚或发生心搏骤停。尤其是对急性重症胆管炎伴中毒性休克，心脏疾患伴心功能不全者干扰更严重，故此类患者术中胆心反射的发生率明显高于血钾正常者。诱发胆心反射的因素有：①慢性低血钾者术中胆心反射发生率高于急性低血钾者，其与前者多选用硬膜外阻滞有关，胆心反射的程度较轻，易于纠正；急性低钾者虽发生胆心反射少些，而术后病死率较高，故需术前适当补钾，以提高机体对手术的耐受力。②低血钾程度与术中胆心反射数无统计学差异，但轻度血钾降低不应推迟手术或强调术前补钾。血钾<3.0 mmol/L 者，胆心反射易招致严重的心血管功能紊乱，使原病情加重，故术后病死率较高。③ASA Ⅲ-Ⅳ级，心电图(ECG)异常者术中胆心反射和(或)术后病死率增加，提示病情危重，有心律失常心肌缺血者，发生胆心反射后预后差。④硬膜外阻滞术中胆心反射数明显高于气管插管全麻，系为硬膜外阻滞下内脏神经阻滞不完全，易受手术刺激而诱发胆心反射。全麻能保持术中供氧，便于呼吸管理，利于心功能维护，虽不能阻抑胆心反射，但发生率明显降低。而硬膜外阻滞辅助芬太尼能引起 Oddi 括约肌痉挛致胆总管压力剧升，致使胆心反射发生率增加。在施行胆道手术时尤应注意，特别是胆道梗阻患者，因为胆囊部位迷走神经分布丰富，胆道疾患患者的迷走神经张力增强，加上手术操作的刺激，特别是在探查、分离胆囊或胆道时，由于多次较强的牵拉，就可通过迷走神经反射，引起血流动力学的急剧变化，导致血压大幅度下降，并伴有心动过缓，即所谓胆心反射。严重者可致心跳、呼吸骤停(cardiopulmonary arrest)。

兰州军区兰州总医院(2000)报道 1 例女性，55 岁系慢性胆囊炎胆石症，伴有 2 型糖尿病患者，在全麻下腹腔镜胆囊切除术中，刚要分离胆囊 Calot 三角时，患者出现心动过缓、血压下降，暂停手术。继而很快出现心律失常、室颤、心搏骤停。经强心、升压、心脏按压、多次除颤、低温等争分夺秒地抢救，经多次反复，终于把心搏骤停 18 min 的患者复苏。由于医护人员通力合作，医疗设备准备完好，更重要的是手术团队能以人为本，患者生命第一，下定决心，排除万难，把只有万分之一抢救的希望，变成了百分之百的抢救成功。该患者恢复良好，翌年又再次入院切除了胆囊。

(3) 中枢神经系统的意外与并发症　主要有下列几种情况。①高热抽搐：多见于小儿麻醉，主要是因小儿的体温调节中枢尚未发育健全所致，严重者还可引起脑水肿；②苏醒延迟或不醒：苏醒时间的早迟，与麻醉药物、麻醉深浅，术中是否缺氧、代谢性疾病及呼吸循环的功能状况有密切关系。麻醉后若患者昏睡，各种反射未见回复，且有烦躁不安、呼吸困难或瞳孔散大等现象，则往往提示由于长时间的缺氧已给中枢神经系统造成了一定的损害。应立即给氧、人工呼吸、降低颅内压和头部降温，并给予强心升压及呼吸中枢兴奋药，积极抢救。

28.4.2　硬膜外阻滞麻醉的意外和并发症

硬膜外阻滞麻醉可发生神经损伤、低血压、呼吸抑制及导管拔出困难和导管折断等意外和并发症。

(1) 高平面脊麻和全脊麻　是硬膜外阻滞中非常严重的并发症。患者在接受局麻药后数分钟内突然出现进行性呼吸抑制、意识模糊、昏迷、反射消失。轻度患者的循环功能尚能维持，有程度不等的低血压；若未能及时发现，血压下降，心率减慢，即可引起心搏骤停。

(2) 心搏骤停　硬膜外阻滞下施行胆道手术，虽能较好地解决了止痛和肌松两个问题，但由于它阻滞了胸段交感神经，使得迷走神经张力更趋亢进，从而更易引起胆心反射(gallbladder heart reflex)而至心搏骤停(heart arrest)。为防止术中出现心搏骤停，应做到下列几点：①麻醉前要了解病史，掌握病情，做到心中有数。②改善患者的一般情况，纠正酸碱失衡及水与电解质紊乱。③合理应用术前药品。④手术开始前，预防性使用阿托品，以抑制迷走神经张力，防止心跳过缓。同时预防性辅用安定镇痛药，以减轻术中手术操作所引起的牵拉反应；可胆道局部局麻药浸润以防强烈牵拉反射。⑤术中全程供氧。⑥术中严密监测呼吸及血流动力学的变化，一旦出现血压下降、心率减慢，立即快速静脉给予麻黄碱、阿托品及快速输液，以提高血压、加快心率及扩充有效血容量,也可用普鲁卡因作胆囊区内脏神经封闭,同时应暂停手术,待血流动力学恢复正常时,再继续进行手术。

(3) 硬膜外出血和血肿形成 硬膜外腔内静脉丛丰富,穿刺或插管时难免损伤,少量出血都可自愈。若出血较多,则可形成血肿,常表现为腰背部剧痛,麻木区不断扩大。一旦硬膜外血肿的成立,则应在出现脊髓受压症状的6～8 h内行椎板切开减压止血和清除血肿,以免发展为截瘫。

28.5 麻醉及苏醒期间的监测

胆道外科手术的麻醉,一方面要考虑到麻醉可能使肝脏疾患加重,另一方面也要考虑到肝脏疾患可使麻醉药及麻醉时的其他用药的代谢作用迟缓,以致引起麻醉后苏醒延迟或呼吸抑制的情况。因此,在选用麻醉方法和麻醉药适应证时,首先应掌握肝脏疾病及其功能的潜在能力,以及肝脏在药物解毒中的作用和药物对肝脏的影响。在整个麻醉过程中,应认真进行监测,确保麻醉成功,手术顺利,患者安全。

28.5.1 影响麻醉的因素

几乎所有的麻醉药都对肝脏有一定的影响,因为麻醉药的代谢,肝脏起着重要作用。除了肝硬化以外,还有很多因素可影响药物的代谢。如遗传因素、环境、经常饮酒对酶诱导的作用及同时应用两种以上药物时相互间的不良作用等等。老年患者对麻醉的反应,主要取决于其身体、精神状况和对外界的反应等条件,而并不取决于其实际年龄。相反,年龄虽不高,但身体较差、精神不振的患者,则麻醉的反应往往较其他相同年龄患者为差。在术中如患者有缺氧、血压下降、低血压、尿少、高碳酸血症及使用血管收缩药等均可使内脏血管收缩,并使肝血流减少,对麻醉药的影响就必然更大。

肝脏疾病可引起一系列机体重大病理生理改变,在麻醉过程中有3项比较重要:①肝细胞功能低下,药物的生物转化功能减弱,白蛋白含量降低,合成凝血酶原复合物的诸因子均减少;②影响机体血流动力学,导致高动力状态,伴有心输出量增大,外周血流和血管运动调节的改变;③呼吸异常,导致低氧血症。门-肺分流、通气/血流比例失调,闭合气量增大,血红蛋白-氧亲和力降低等。

严重肝功能障碍的患者的手术都是属于抢救性质,不论肝功能障碍的原因是什么,其病死率可高达78%。如已产生昏迷,则生存率仅为17.6%。故在麻醉时应注意下列几个问题:①昏迷患者对中枢神经系统抑制药物特别敏感,要小心应用和减量;②吸入麻醉药较易回逆,但要注意患者对麻醉的耐受性差,心血管系统易遭受抑制,能用局麻更为安全;③反应迟钝或昏迷患者,特别是有胃肠道出血者有误吸的危险,应首先插入气管导管而后给予麻醉药;④大量失血及凝血障碍均使病情复杂化,宜行动脉、中心静脉压测定及尿量等监护,保证静脉通络,及时补充血容量,特别是注意新鲜血液的补充,保持水、电解质及酸碱平衡;⑤这类患者常有肾功能减退、肝肾综合征(hepatorenal syndrome),用药时要注意药物对肝、肾的影响;⑥术后需要继续抢救,故气管导管不应过早拔去,并要继续给氧或机械呼吸;⑦要积极预防和治疗肝性脑病。

28.5.2 麻醉及苏醒期间监测的一般原则

尽管监测技术能够提供重要的生命信息,为患者病情的早期、全面评估和治疗提供了重要的支撑,但也面临着一些问题。首先,早期监测、获取准确监测信息、正确解读监测结果是治疗重症患者的前提和保证;其次,部分监测技术的有创性,可能会给患者带来一定的风险;再次,监测技术的发展,使其能够监测患者全面的生命信息,充分利用监测的医疗资源,实现监测技术的早期、合理应用和配置,避免医疗资源的浪费,是实现监测临床目标的前提,也有助于提高资源配置效率。

监测的实施应兼顾下列原则。

(1) 充分了解监测技术的适应证和禁忌证 根据监测技术的适应证和禁忌证,通过采用适当的监测技术,对患者的严重程度进行必要的评估,为患者的加强治疗提供全面的指导和评价,同时最大限度地降低监测技术对患者的伤害。

(2) 系统与重点监测相结合 对于患者,系统的生命监测,是全面评估疾病的严重性和指导治疗的重要条件,可避免遗漏重要信息。但全面系统的监测不但需要大量的医疗器械资源,也需要大量的医疗人力资源,而且需要花费较多的时间。因此,对于监测和治疗具有紧迫性的重症患者,首先对危及生命的重要系统或器官,进行重点监测,及时根据监测结果调整治疗方案,然后再对其他系统或器官进行系统的监测。既抓住重症患者危及生命的关键性问题,又体现监测手段主次分明、重点突出。

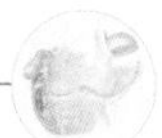

(3) 根据疾病发展规律调整监测方案　患者病情变化迅速，监测方案应根据疾病的发生、发展和转归，选择相关的监测手段或技术；同时根据患者病情严重程度，调整监测的强度和密度，制订个体化的监测方案。

(4) 合理应用无创和有创监测技术　无创监测技术由于操作简单，创伤小、并发症低而被广泛应用，但具有准确性和灵敏度不高等局限性，在患者监测中尤为突出。有创监测技术往往能够提供更准确和敏感的监测信息。因此，在全面评估患者疾病严重程度的前提下，选择对患者评估和治疗更有价值的监测技术就显得很必要。当患者病情改善后，应尽早将有创监测转变为无创监测，尽可能减少相关并发症。

(5) 早期监测与筛查　患者或存在高危因素的患者，针对潜在的损害器官功能的高危因素，早期实施积极的监测和筛查，有助于早期发现病情变化的征兆，以便早期预防、早期治疗。

28.5.3　麻醉的监测技术

近年来，监测技术的进步，使重症患者的监测发生了根本的改变。由于设备和技术的限制，早期的床旁监测只能对患者的生命体征进行简单的、非连续的监测。近年来随着生物医学测量技术、电子传感技术、通信技术和计算机技术的飞速进步，床旁监测技术也得到迅猛发展，使监测技术发生了革命性的改变。

现代监测技术具有以下显著特点。

(1) 监测的连续性　监测技术由过去的非连续的监测转变为连续性的监测，使重症监测对诊断和治疗的帮助和导向作用大大提高。

(2) 监测范围覆盖全身各系统　重症监测已从过去单一的器官功能监测横向发展为全身各系统的综合性监测。目前已经在临床广泛开展的监测涉及呼吸、循环、肾脏、肝脏、胃肠道、神经系统、血液、代谢、营养、免疫、代谢和营养等诸多方面。

(3) 系统的器官功能监测　器官功能监测内容从简单的基本生命体征指标监测纵向发展到全面的系统功能监测(如系统的血流动力学和呼吸功能监测)，从全身、整体出发，对器官功能进行更深入和系统的评估。

(4) 全面的生命信息监测　重症监测的内容逐渐从最初的器官水平功能监测，深入到组织水平；监测项目从单纯的生命体征监测扩展到营养与代谢、内环境(电解质与酸碱平衡)、电生理(神经和肌肉功能)等领域。逐步向生命信息的全方位监测发展，为疾病的评价和疗效的评估提供更为全面、准确的信息。

(5) 早期特异性指标监测　早期反映器官功能状态、组织灌注情况的监测指标和方法，可对患者的病情进行早期判断、早期干预。如胃黏膜 pH 的监测能够较特异的说明胃肠道的早期缺血缺氧性损害，是器官功能损害的早期预警指标。

(6) 监测信息技术的系统化、网络化　信息技术的发展，使得生命监测指标的网络化、系统化管理逐渐成为现实，结合传统的临床信息系统，逐渐形成适合于患者的重症医学临床信息系统，为患者的严重程度评估、早期预警和临床干预决策指导，提供了有效的手段。

(马辉兰　胡　渤)

主要参考文献

[1] 中华医学会麻醉学分会全凭静脉麻醉专家共识工作小组. 全凭静脉麻醉专家共识. 中华麻醉学杂志，2016，36：641－649

[2] 邓小明，姚尚龙，于布为，等. 现代麻醉学. 第 4 版. 北京：人民卫生出版社，2014. 475－699

[3] 冯霞，刘克玄，林世清，等. 靶控输注全凭静脉麻醉和静脉复合麻醉对术后认知功能影响的比较. 中山大学学报(医学科学版)，2006，27：217－220

[4] 许幸，吴新民，薛张纲，等. 盐酸羟考酮注射液用于全麻患者术后镇痛的有效性和安全性：前瞻性随机、盲法、多中心、阳性对照临订研究. 中华麻醉学杂志，2013，33：269－274

[5] 严敏. 癌症规范化治疗及 2010 年《NCCN 成人癌症临床实践指南》(中国版)解读. 现代实用医学，2012，24：127－129

[6] 李国清，卢跃. 靶控输注全凭静脉麻醉对老年患者认知功能的影响. 中华全科医学，2013，11：87－88

[7] 吴奇伟，张忱，胥亮，等. BIS 监测预防全凭静脉麻醉下术知晓的多中心研究. 北京医学，2014，36：624－628

[8] 吴新民. 麻醉学. 北京：人民军医出版社，2014. 112－118

[9] 陈昆洲，高玉华. 老年胆道手术麻醉中胆-心反射有关因素. 中华麻醉学杂志，1992，12：355－356

[10] Morgan GE. 岳云，吴新民，罗爱伦主译. 摩根临床麻醉学. 第 4 版. 北京：人民卫生出版社，2007. 91－285

[11] 顾树南，李发智，范瑞方，等. 腹腔镜胆囊切除术中心搏骤停 18 min 抢救成功一例报道. 腹腔镜外科杂志，2000，5：27－28

[12] 顾树南，李清潭. 胆道外科学. 兰州：甘肃科学技术出版社，1994. 584－594

[13] Ronald DM. 曾因明，邓小明，主译. 米勒麻醉学. 北京：北京大学医学出版社，2006. 323-698
[14] 潘进喆. 全凭静脉麻醉和静脉复合麻醉中患者出现知晓的对比研究. 临床和实验医学杂志，2011，10：197-198
[15] Fujii J, Otsu K, Zorzato F, et al. Identification of a mutation in porcine ryanodine receptor associated with malignant hyperthermia. Science, 1991,253:448-450
[16] Ghoneim MM, Block B, Haffarnan M, et al. Awareness during anesthesia: risk factors, causes and sequelae: areview of reported cases in the literature. Anesth Analg, 2009,108:527-535
[17] Leslie K, Myles PS, Forbes A, et al. Dreaming during anaesthesia in patients at high risk of awareness. Anaesthesia, 2005,60:239-244
[18] Okads H, Kurita T, Mochizuki T, et al. The cardioprotective effect of oexmedetomidine on global ischaemia in isolated rat hearts. Resuscitation, 2007,74: 538-545
[19] Sandin RH, Enlund G, Samuelsson P, et al. Awareness during anesthesia: a prospective case study. Lancet, 2000,355:707-711
[20] Sebel PS, Bowdle TA, Ghoneim MM, et al. The incidence of awareness anesthesia: a multicenter United States study. Anesth Analg, 2004,99:833-839

29 胆道外科疾病的传统手术

传统外科手术是各专科手术的基础，切开、止血、结扎、缝合是其基本技能；无菌、无血、无瘤、微创是其基本原则。外科医生治疗疾病的基本手段是手术。做任何手术都要做到充分显露、保护脏器、去除病灶、修复组织、恢复功能。手术就应按组织的解剖结构逐层解剖分离，精准操作。外科医生的手术刀是一把双刃剑。任何手术在治疗疾病的同时，对机体本身也是一种损伤。因此，一定要尽力把这种医源性损伤减小到最低程度。

十年磨一剑，基本功要天天炼。基本理论、基本知识、基本技术要不断夯实，努力提高。只有这样，在手术时才能做到胸有成竹、得心应手。即使遇到高难度的手术也能做到彼节有间、游刃有余、有惊无险。早在公元前 4 世纪，希腊医学家 Hippocrates 就指出："自然是疾病的康复者。"并告诫医生："不要做得太多"。要保护好组织，保护好脏器的功能，要治好患者的病，要提高患者的生活质量。

传统外科手术是在不断发展的，特别是在前辈经验的总结、教训的吸取中不断发展、不断完善的，在外科学的发展史上有着不可磨灭的贡献。随着科学技术不断的发展，外科理念的不断创新，医疗器械的不断革新，传统外科手术也在不断地完善，不断地发展。医学无顶峰，只要肯登攀。洞察病情，时刻把握疾病的主要矛盾，努力寻找诊治疾病的突破口。力争把 1%的希望变为 100%的希望，造福于患者。以人为本，少开刀，开小刀，不开刀，治好病，永远是外科医生奋斗的目标。

胆道外科学的发展是 100 多年来许多外科学家临床经验不断地积累和科学技术不断的革新而推动的。即使是简单的手术，也绝非由某一个医生单独所能完成的，靠的是团结一致、紧密合作的团队。

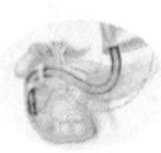

29.1 胆囊造瘘术

最早的胆囊切开引流术，是在1743年由Petit等到胆囊发炎且看到皮肤发红，估计胆囊已与腹壁粘连后才施行穿刺、切开和摘出结石的。1882年，德国的胆囊切开(cholecystomy)或胆囊造口术(cholecystotomy)是18～19世纪常用的名词，现已被胆囊造瘘术(cholecystostomy)一词所代替。它是一种胆囊减压急救手术。在一些危重病例中，由于病程拖延时间过长导致手术困难时，或是因年龄过高、体质差、全身情况不能耐受胆囊切除治疗，或是医疗条件限制无法完成胆囊切除术，同时病情又不允许继续非手术治疗的情况下，通过实施胆囊引流减压术(包括经皮经肝胆囊穿刺引流和胆囊造瘘术)，仍不失为一种有价值的治疗方法，它可使患者安全度过危险阶段，为二期手术切除胆囊创造条件。近些年来，随着影像技术的飞速发展，在超声引导下的经皮经肝胆囊穿刺引流术已经成为胆囊减压治疗的大多数病例所选择，而腹腔镜下或开腹胆囊造瘘术在特定情况下也仍然不失为是一种合适的术式选择。本文所介绍为传统开腹胆囊造瘘术。

【适应证】

1）年老、体弱患者，存在心、肺、肝、肾、血液等重要器官、系统疾病和一定程度的功能障碍，又不能耐受胆囊切除术、保守治疗无效时，同时胆囊内充满结石，预计胆囊穿刺细管引流无法行胆囊内腔减压者。

2）病程超过72 h，胆囊炎症继续加重，术中手术区域水肿明显、局部解剖困难，强行切除胆囊有损伤肝外胆管可能者。

3）限于设备条件、技术因素无法完成超声引导下的胆囊穿刺引流或胆囊切除术。

4）晚期胆总管远端恶性肿瘤失去根治性手术时机时，作为梗阻性黄疸减黄治疗的一个补充术式。

5）作为有“保胆取石”适应证术式的患者。

【禁忌证】 存在严重的心、肺、肝、肾、血液等重要器官、系统疾病，并伴有严重程度的功能障碍，或处于严重的中毒性休克状态，估计不能耐受麻醉和手术者。

【术前准备】

1）完成病史及体格检查，完善术前辅助检查。

2）术前禁食、胃肠减压，应用抗生素控制感染，保持水、电解质平衡等内环境稳定状态。

3）黄疸患者术前开始静脉内适当补充维生素K。

【麻醉和体位】 一般采用气管插管全身麻醉，以平卧位为宜。若病情危重，可采用局麻，但腹直肌后鞘和腹膜需用麻醉药浸润，止痛效果更好。

【手术方法】

(1) 切口选择　一般在右上腹触及肿大胆囊处或B超定位下所见胆囊底部处行右上腹肋缘下斜切口，切口长度3～5 cm。若需腹腔较大范围探查，则需传统右上腹经腹直肌切口或传统右上腹肋缘下斜切口，以保证充分显露手术野。

(2) 探查范围　一般仅行胆囊区域局部探查，以缩短手术时间，并避免引起腹腔污染。注意局部粘连，有无穿孔情况及有无胆汁样脓性液体渗出，需一并处理。

(3) 显露胆囊底　用适当大、小盐水纱垫于胆囊周围加以保护，先行胆囊底部穿刺减压(穿刺点选在胆囊底部中央，穿刺液送细菌培养和药物敏感试验)，以免切开胆囊壁后涌出的感染胆汁污染周围组织。在穿刺点周围做一大小适中的荷包缝合(purse-suture)，以尖刀在荷包中央切开(切口需离开肝脏2～3 cm，以免距肝脏太近置管后缝合包埋困难)，置入吸引器吸除胆囊内容物，借助内镜取尽胆囊内结石(若结石在颈部有嵌顿，需轻柔推入胆囊腔内取出)。

(4) 置入导管　将蘑菇头导管插入4～5 cm，收紧荷包线并打结(图29-1)。如已有穿孔，应先清理穿孔周围的胆汁和脓液，剪除穿孔周边的坏死组织，利用穿孔处置入导管，并行荷包缝合或间断全层缝合。为避免术后引流导管滑脱，也可在其外围0.5 cm处再做第2层荷包缝扎线或将导管缝合一针固定在胆囊浆膜壁上，以免导管滑出。

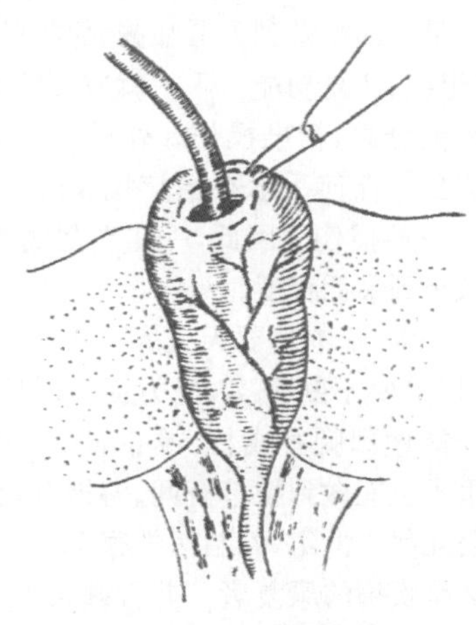

图29-1　胆囊造瘘术

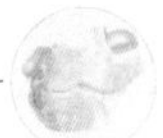

(5) 冲洗　经导管注入盐水冲洗，观察胆囊管是否通畅及有无导管旁渗漏现象。

(6) 引流　胆囊下方常规放置多孔乳胶管引流，自切口外下方另戳孔引出。腹壁切口缝合完毕后再缝扎固定引流导管于皮肤上以免不慎脱出。

【术后处理】

1) 肠功能恢复前需继续禁食，静脉输液，保持水、电解质平衡。

2) 继续应用抗菌药物，等待术中胆囊抽取液的细菌培养及药物敏感试验结果。

3) 观察胆囊造口管内每天引流情况，并保持其通畅，必要时以盐水冲洗。

4) 通常应在胆囊造口术后3个月后行胆囊二期切除术，治愈胆囊结石、胆囊炎。但也并非所有胆囊造瘘术后患者都必须行二期胆囊切除术，应根据患者全面情况具体分析、具体对待。例如，患者高龄、体弱或伴有其他疾病不适于行胆囊切除时，最好先行经导管逆行造影，证实胆囊管通畅又无残石存在，也可拔除造瘘管随访观察，同时配合口服消炎、利胆药物。

【并发症】

(1) 胆漏　若术中荷包包埋不满意所致胆漏可采取：①原胆囊造瘘管持续低负压吸引(或管内插入细导管持续滴入盐水冲洗)。②保持术中腹腔负压引流管通畅。③加强有效抗生素使用，并结合术中胆汁培养结果合理选用抗生素。④经上述处理后，病情继续加重，应及时再次手术清创和胆囊、腹腔引流；若术后早期导管滑脱致胆汁流入腹腔，引起胆汁性腹膜炎应尽早再次手术清创和胆囊、腹腔引流。

(2) 腹腔感染　因术中污染或术后感染，胆汁漏入腹腔可导致肝下或膈下感染，严重者可形成脓肿。临床上应早期发现，并根据上述感染的不同阶段，采取全身治疗和局部引流、清创等治疗。

(王　坚)

29.2 胆囊切除术

29.2.1 胆囊切除术

胆石病是常见病，发病率约为10%，胆囊切除术是临床工作中经常做的手术之一。传统胆囊切除术(open cholecystectomy, OC; traditional cholecystectomy)是经典手术，已有100余年历史。20世纪70年代以来，又有小切口胆囊切除术和腹腔镜胆囊切除术，但由于肝门处的解剖变异较多，关系比较复杂，任何微创手术都离不开传统的开放法胆囊切除术的基础，现介绍如下。

【适应证】

1) 急性胆囊炎症状严重，经治疗症状无缓解，但发病不超过3 d者，可急诊手术。

2) 慢性胆囊炎，经检查证实胆囊功能已经丧失者，无手术禁忌，择期手术。

3) 胆囊损伤或肿瘤。

4) 胆囊隆起性病变：胆固醇结石、炎性息肉、腺肌瘤、肌腺增生。

5) 一般胆囊结石：无论有无症状，无手术禁忌证，择期手术。

放宽适应证的理由：①胆囊切除技术已成熟，并发症少。②胆囊结石长期刺激有伴发胆囊癌的危险性。

【禁忌证】

1) 有阻塞性黄疸的患者，在未探明胆道的情况并给予有效的治疗时，忌行胆囊切除术。

2) 胆囊结石无任何明显症状的老年患者，合并主要脏器功能不全者。

【麻醉】连续硬脊膜外腔阻滞麻醉或全身麻醉。

【体位】平卧位，可于后背加垫沙袋或抬高手术台上腰桥，使肋弓抬高有利于手术视野暴露。

【切口】沿右季肋的斜切口暴露最佳，右上腹之经腹直肌切口及旁正中，切口也常用。

【手术步骤】

(1) 暴露　开腹后，顺序探查肝脏及胆道，用盐水纱布垫将腹腔脏器隔开，由助手用左手将横结肠及十二指肠向下方牵压，显露肝十二指肠韧带，若胆囊与周围有粘连，应先分离。胆囊明显肿大者，在胆囊底部做一荷包缝线，抽取胆汁后结扎。

(2) 分离胆囊管　切开胆囊管表面腹膜，以小纱布块推开胆囊管周围的疏松组织，显露胆囊管及相连的胆总管及肝总管，清楚地显露胆囊管与胆总管之间的关系甚为重要。当胆囊管分离清楚后，以一直角血管钳从后方引过一根4号线，将胆囊管提起，暂行结扎，以免手术中将胆囊内小结石挤入胆总管内(图29-2)。

(3) 结扎胆囊动脉　在胆囊管上方分离胆囊动脉，胆囊动脉多来源于肝右动脉，一般从胆总管的深面分出，位于胆囊动脉三角(Calot's triangle)内，有时由于解剖变异，肝右动脉的位置较低，并在靠近胆囊处才分出胆囊动脉，务必警惕，不可误将肝右动脉

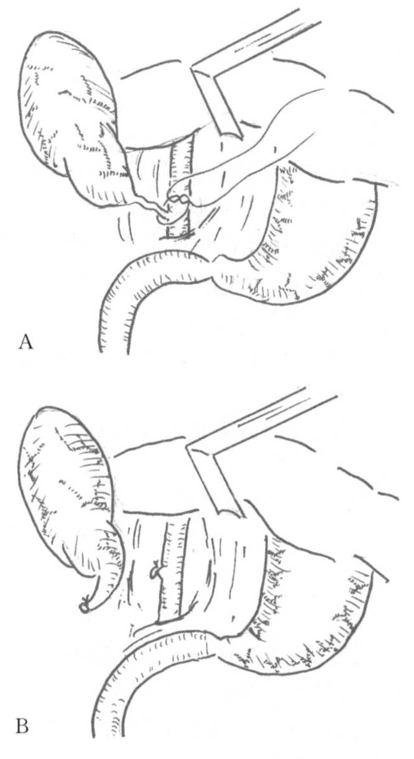

图 29-2 胆囊切除术(顺行切除)

A-分离出胆囊管后,先用 4 号丝线暂时结扎。一可防止胆囊内小结石进入胆总管,二可避免因胆囊管、胆囊动脉和右肝动脉有变异而误伤　B-再次确认为胆囊管无误后,切断、结扎

当作胆囊动脉而切断。因此,若发现胆囊动脉较正常为粗时,必须沿动脉向远端分离,直至进入胆囊颈部肯定无误后,方可予以结扎、切断。

(4) 游离胆囊　在肝脏边缘 1～2 cm 处切开胆囊浆膜层,将出血点逐一结扎或电凝止血。在游离过程中切勿损伤肝脏或撕破胆囊。曾有长时间反复急性发作的慢性胆囊炎,胆囊与肝脏的间隙消失,粘连甚紧,可用锐器进行分离,并将胆囊部分增厚的纤维壁留在胆囊床上以免损伤肝脏。这种切除法适用于胆囊管与胆总管解剖关系比较清楚的患者,由于游离胆囊前已结扎了胆囊动脉,故在胆囊切除过程中出血较少。

(5) 处理胆囊周围粘连　若胆囊周围粘连甚多,先处理胆囊动脉有困难时,较安全的切除方法是先从胆囊底部开始(图 29-3),将胆囊从肝脏分离,最后确认胆囊动脉进入胆囊壁无误后,才将其靠近胆囊壁结扎切断。但此法在分离胆囊时出血量较多,是其缺点。

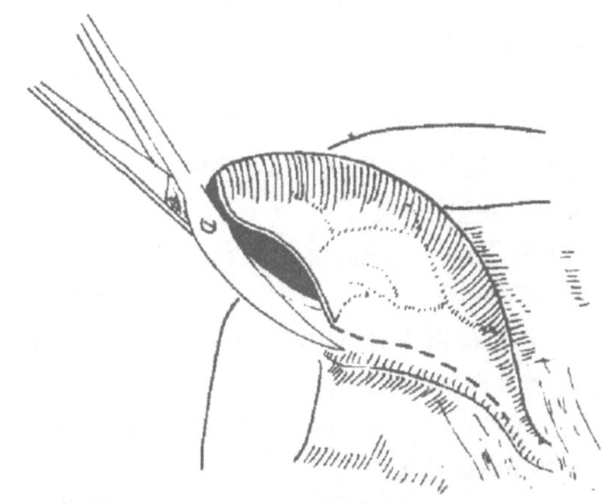

图 29-3 自胆囊底部开始的切除术(逆行切除)

(6) 处理胆囊管　胆囊游离后,将其向上提拉,只剩原来套扎的胆囊管,仔细认清胆囊管与胆总管的交接处,然后放松胆囊,在离胆总管 0.5 cm 处结扎胆囊管,以免胆总管因屈曲、移位而被损伤。

(7) 缝合胆囊床　彻底止血后,间断缝合胆囊床两侧腹膜。有时胆囊床不能缝合,但对创面的出血点应用氩气刀,或以电凝彻底止血,肝下放置 1 根引流管,从右上腹部另一处戳口引出。

【术中注意事项及意外的处理】

1) 胆囊切除术的难易程度差别极大,切除无粘连的胆囊非常简单,而切除粘连或萎缩的胆囊经常困难重重;胆囊动脉三角的解剖复杂多变,因此越是单纯的病例,手术越要细致,切忌因“顺利”而麻痹大意。笔者的经验是:要配备好手术组力量;术中先解剖胆囊管,套一 4 号线暂行结扎而不切断;离断胆囊血管务必要在切断胆囊管之前,避免胆囊管切断后过度牵拉、撕破、切断胆囊动脉,造成极为麻烦的出血。

2) 为避免误将胆总管认作胆囊管而被结扎,结扎切断胆囊管前一定要暴露三管汇合部,认清胆囊管后,不可将胆囊管牵拉过紧,距其汇入胆总管 0.5 cm 处结扎切断胆囊管。胆囊管汇入胆总管的变异较多,有的变异胆囊管、胆总管会全层伴行,伴行段只有一层黏膜中隔。所以,手术时不要勉强剥离,残留下端的部分胆囊管并无大碍,而勉强剥离,造成胆管损伤将是麻烦的。

3) 反复发作的慢性胆囊炎,胆囊周围可有广泛紧密的粘连,解剖分离极为困难,强行分离有剥破肠腔的可能。这种情况下可在粘连处切开胆囊浆膜

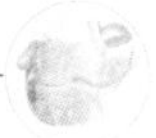

层，在浆膜下潜行向胆囊颈分离，剥离整个胆囊黏膜。当分离到达胆囊颈管部时，最好能切断该处连在周围脏器上的浆膜层后，做胆囊管的全层结扎；若不可能时，也可仅做胆囊管的黏膜外结扎。

4）急性坏疽性胆囊炎的胆囊壁一般比较缺乏韧性，钳夹牵拉即破碎脱落，按常规方法剥离常有困难。这种情况下可切开胆囊，清除结石，吸尽胆囊内容，然后将胆囊分块剪除，残留于胆囊窝处的囊壁仅将黏膜切除。切除困难者，可用石碳酸、酒精烧灼或电灼破坏其黏膜。这种分块胆囊切除术中，胆囊管的处理，可参阅上法。在这种情况下，胆囊动脉多半已栓塞，故不必专门寻找，术中详细结扎出血点即可。

5）慢性萎缩性胆囊炎的腔内常被结石和黏液充满，其壁很厚，但黏膜大部已被破坏。这种胆囊常常深入肝门，手术时不但寻找困难，切除更为困难。容易引起渗血、胆漏等并发症。处理的方法也是分块剪除。剪除时要特别注意预防右肝管、肝总管的损伤。除萎缩胆囊的游离缘外，胆囊床及靠近胆管侧的囊壁尽量用电灼破坏其黏膜即可。

6）Mirizzi 综合征，即三管合流部结石手术时，若术者对这种病理情况认识不足，极易错将胆总管误认为胆囊管而损伤。手术时可首先将嵌顿于合流部的结石推入胆囊，或将胆囊及胆总管分别切开取石，局部空虚后便可探清三者的解剖关系，这样切除胆囊就可以避免损伤。切除胆囊前，应对切除后的胆管缺口大小有所估计。若缺损小者可缝合修补数针；若缺损大，缝合修补将造成胆管狭窄，可留下保留血供的胆囊后壁，作为胆总管的修补片。

7）胆囊切除术中的意外大出血，切忌在血泊中盲目钳夹。好多胆管损伤，就是在慌张中止血造成的，凡遇到肝门部急性出血，一般可将左手示指伸入小网膜孔，拇指在肝十二指肠韧带前面，将肝动脉捏住，右手用吸引器将手术野积血吸尽，然后间歇放松左手开放肝动脉，看清出血点后，立即钳夹或缝扎止血。

8）术中或术毕发现胆漏，胆囊床置一干纱条，3～5 min 后取出纱条观察，若有胆汁污染，要仔细寻找胆漏的原因，若为毛细胆管漏，用细针细线缝扎，切忌缝合太深；若为胆管损伤，立即予以修补。

9）胆总管切开后的一期缝合：Podda（2016）对文献进行系统综述研究后认为，胆总管切开取石后一期缝合较留置 T 管在手术时间、治疗费用、术后胆源性腹膜炎的发生率等方面有明显的优势，尤其是在术后住院时间上比留置 T 管明为缩短。然而，胆总管一期缝合具有严格的适应证，目前认为应符合以下指征：①术中明确取尽结石，没有残余结石；②胆总管扩张，直径＞0.8 cm；③Oddi 括约肌功能正常，远端通畅无狭窄。无论是传统开腹手术还是腹腔镜胆囊切除胆总管切开取石后，首先都应用胆道镜检查明确是否取尽结石，判断远端 Oddi 括约肌功能是否存在松弛或者狭窄。均无异常后用可吸收缝线间断或连续缝合胆总管管壁。如果术中明确存在残余结石或者不能确定结石是否取净，则应留置 T 管引流，以备术后经 T 管窦道进一步处理残余结石。

【术后并发症处理】

（1）术后出血　一般来说，术后出血有自行停止的趋势，若出血量少，经纠正水、电解质紊乱，改善凝血机制，应用止血药物，适当输血等措施后能停止；如患者在手术治疗期间发生大出血、休克，应行介入或手术治疗。

1）肝动脉栓塞：肝动脉造影明确出血灶后，将导管尽可能送至出血灶，用不锈钢弹簧圈和明胶海绵碎块阻塞出血点的血管，有 50％的病例可望止血成功。肝动脉栓塞术的优点是创伤小，可反复使用。

2）肝动脉结扎术：由于肝脏存在丰富的循环侧支，结扎肝动脉很少发生大面积肝坏死，肝动脉结扎术是安全的。但肝动脉变异多，尸检最多发现有 9 条肝动脉，笔者曾遇一女性患者，术后间隔 1 周大出血一次，先后 3 次手术，结扎 3 条肝动脉才治愈。

（2）术后胆漏　有报道在胆囊切除患者中，25％存在少量胆汁漏，0.2％～1％发生大量胆漏。大多胆漏患者发生时间为术后 3 d，也有术后 1 周或更长时间，一旦发生，要及早发现，及时妥善处理。

1）非手术治疗：多数单纯的胆漏可经过积极的非手术治疗而痊愈，治疗的关键是建立通畅引流。术中已放置引流，需保持通畅，未放置引流，在 B 超定位下放置多孔导管引流。目前，内镜技术在治疗胆漏方面有其优势，ERCP 既能明确胆漏部位，为治疗方案提供依据，又能放置鼻胆管引流，减少胆汁从瘘口溢出，促进瘘口愈合。

拔 T 管后胆漏，通常情况下，T 管 2 周即可拔除，但近年来，按常规时间拔管，胆漏发生的概率较高，分析原因：除患者年老体弱、营养状况、局部病变严重等客观因素外，微创手术对腹腔干扰小，纤维蛋白渗出少，导致瘘管形成迟缓或不足是主要因素。目前，笔者已延长至 2 个月拔管，拔管时需备好导尿管，一旦患者腹痛，即从瘘口插入备用的导尿管，外接负压，绝大多数病例经保守治疗而痊愈。

2）手术治疗：胆漏的急诊引流，适用于手术后 24 h 内出现弥漫性腹膜炎的患者，因手术危险性大，易导致副损伤的发生，应尽量简化手术，术中大量生理盐水冲洗腹腔，小网膜孔放置双腔管接低负压引流。

择期手术，经非手术处理 4～6 周后，多数胆漏患者能自然愈合，若胆汁流出量不减，可能存在阻碍瘘口愈合的因素，如胆道远端狭窄、胆道断端瘘、唇状瘘等，经造影证实后需手术治疗。术前应做好有效的准备，全身及局部情况稳定后，择期进行。应针对术前掌握的病变和梗阻因素，综合术中探查的结果决定手术方案。若腹腔感染严重，肝门部解剖困难，应先行外引流，3 个月后再行胆肠吻合术；若为胆管断端瘘或较大的瘘口，由于瘘口附近胆管粗细不一，血供较差，一般不主张行胆管修补或行对端吻合，多采用胆管空肠 Roux-en-Y 吻合，并放置合适的 T 管支撑引流 3～6 个月。

29.2.2　胆囊大部切除术

手术时如发生下列情况，胆囊全切除不可能时，可考虑行胆囊大部分切除术（subtotal cholecystectomy）：①胆囊 Calot 三角纤维化，胆囊管、胆总管与肝总管之间的关系不清，且难以解剖分离，并有误伤的危险性；②门静脉高压症患者，门静脉肝侧分支代偿性怒张，交错成网，勉强手术会出血甚多；③胆囊位置深在、粘连紧，致自肝脏之胆囊窝内剥离非常困难；④胆囊壁已坏死；⑤术中患者情况突然发生恶化，需尽快结束手术。

手术方法：先将胆囊前壁剪开，直至胆囊管的入口处，吸净胆汁，取出结石，用探针探查胆囊管开口及胆囊管走行，取出胆囊管内残留结石；然后将不与肝脏相贴的胆囊壁全部切除，仅留下紧贴肝床上的部分胆囊后壁，用电灼彻底烧毁残留的黏膜。门静脉高压症患者，宜用可吸收线边切除胆囊壁边连续缝合边缘以控制侧支出血，这样可以减少出血。术中不分离胆囊动脉，闭塞胆囊管口有两种方法：借助探针用线结扎胆囊管；或行荷包缝合，或对合缝合胆囊管开口。局部用生理盐水冲洗，酌情放置引流。

胆囊部分切除术虽基本上可以获得与胆囊切除相似的疗效，但术后仍可能有某种程度的胆道病症，其疗效一般不如胆囊全切除，不宜任意行部分胆囊切除。反之，如有前述的情况下，与其冒着损伤胆总管或右肝管的危险而勉强做胆囊切除术不如知难而退行胆囊部分切除。还有门静脉高压症患者，为避免术中发生难以控制的大出血，选择胆囊部分切除的损伤控制性手术，也是一种明智的选择。

（蔡珍福）

29.2.3　小切口胆囊切除术

小切口胆囊切除术（minilaparotomy cholecystectomy，MC）首先由 Bubois 和 Berthelot 于 1973 年报道。当时切口长 3～6 cm，用狭小深拉钩暴露手术野，用头灯照明，胆囊管与胆囊动脉以钛夹钳闭。术后患者恢复顺利，无并发症发生，缩短了住院时间，又具有皮肤瘢痕小且美容等优点而受到人们的青睐。Merril（1988）又把手术加以改进，整个手术过程术者的手不进入腹腔，并称之为“井”中不接触手术（A “no-touch” procedure in a “well”）。1990 年，O'Dwyer 等采用 B 超下定位，肋缘下切口，用环形活页拉钩暴露术野，电凝分离切除胆囊，更缩短了时间。我国学者对小切口胆囊切除术的器械及手术方法也做了不少的改进。王治全（1994）采用自制“L”型电刀剥离钩在直视下顺逆切除胆囊；王晓华（1995）将切口改为小横切口，不切断腹直肌，用 3 把小“S”形拉钩暴露术野；张光全（1996）报道用带光源的深直角拉钩及自制的打结器进行小切口胆囊切除术 1 100 例均取得了较为满意的效果。

在现代微创手术理念指导下，目前临床已广泛开展了小切口胆囊切除术。腹壁切口长度仅为 3～6 cm，直视下切除胆囊。该手术具有创伤小、术后恢复快等优点。

安全实行小切口胆囊切除术必须强调以下几点：①因探查腹腔脏器不方便，为此术前应严格进行各种检查，排除患有胆囊疾病以外其他脏器病变。②术者必须具备娴熟的常规胆囊切除手术技能，掌握经腹壁小切口的胆囊分离切除、结扎等基本操作方法。③术中若遇病理性或技术性困难时，需及时延长手术切口，确保手术安全。

【适应证】

1）具有临床症状的胆囊结石及慢性胆囊炎，经检查排除由其他疾病引起症状者。

2）发病 72 h 以内的急性胆囊炎、有明确手术指征者。

3）胆囊隆起性病变者，胆囊息肉直径≥8 mm，且有增大趋势。

4）解放军第 455 医院用分数值来进行评估（表

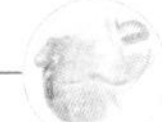

29－1)。参数值≤12 分为小切口胆囊切除术的绝对适应证;≥13 分为相对适应证;≥19 分为禁忌证。参数与选择适应证、切口类型、长度的关系见表 29－2。

表 29－1　选择小切口胆囊切除术的参数表

因素	参数			参数说明
	3 分	2 分	1 分	
体重与身高的关系	体重＞身高－95	体重＝身高－(95～115)	体重＜身高－115	将我国人体重的中位数定位(身高－115),超过 10 定为肥胖,低于 10 定为消瘦型
腹围周径	＞90 cm	75～90 cm	＜75 cm	靠肋缘测量腹周径
腹壁厚度	＞30 mm	20～30 mm	＜20 mm	术前 B 型超声测量右肋缘下腹直肌部位的腹壁厚度
胆囊位置	高	中	低	定腹中线右旁 4 cm 与右肋缘相交点为胆囊中位点
胸廓前后径与左右径比值	＞0.75	0.60～0.75	＜0.60	以剑突为轴线,用卡尺测量左右径和前后径,比值越大,胆囊位置越高
肋骨角	＞50°	45°～50°	＜45°	测量腹中线与右肋缘的夹角,夹角越大,胆囊位置越高
胆囊炎症	重	轻	无	根据病史、体征、B 型超声检查提示的胆囊大小,胆囊壁厚度,胆囊功能等情况综合考虑

表 29－2　参数值与选择适应证、切口类型、长度的关系

参数值(分)	适应证	切口类型	切口长度
≤12	绝对适应证	右腹直肌切口或右肋缘下斜切口,不切断腹直肌	3～5 cm
13～18	相对适应证	右肋缘下斜切口,切断腹直肌	5～6 cm
≥19	禁忌证	右肋缘下斜切口,切断腹直肌	＞6 cm

【禁忌证】

1) 不能用胆囊病变解释的右上腹部疼痛者。

2) 伴有胆囊以外的胆道疾病者。

3) 严重的心、肺、肝、肾等内脏功能不全,或伴有其他内科疾病不能耐受手术者。

4) 慢性萎缩性胆囊炎、Mirizzi 综合征及肝内胆管结石患者。

5) 过度肥胖者。

【术前准备与麻醉】

(1) 术前准备　同传统开腹胆囊切除术。由于 MC 术中探查腹腔脏器受限,术前更需全面检查,除 B 超检查及常规检验各种肿瘤指标外,还有必要行 MRCP、CT 等特殊检查。术前通常不放置胃管和导尿管,不做特殊皮肤准备。

(2) 麻醉　要求术中腹壁肌肉完全松弛,便于小切口下充分显露术野。有条件者应行气管插管全身麻醉;也可采用连续硬脊膜外腔阻滞麻醉。

(3) 体位　采用平卧位。若胆囊位置高,暴露有困难时,可将手术床头向上倾斜约 15°,使腹内脏器下降有利操作。

【手术方法与技巧】

(1) 切口　传统胆囊切除术切口长度为 12～15 cm,而小切口仅为 3～6 cm。切口的定位很重要,要做到切口的中心点对准胆囊动脉三角。一般根据术前 B 超定位,按患者的体型和肋骨角大小来确定。胆囊位置高或者肥胖体型,肋骨角为钝角,应选择右肋缘下斜切口,切口距右肋缘 2 cm 左右(切开皮肤、皮下组织及腹直肌前鞘,切断部分腹直肌,切开腹直肌后鞘及腹膜);胆囊位置低或消瘦体型,肋骨角为锐角,若选择右肋缘下斜切口,切口应偏下,距右肋缘 3 cm 左右。还可选择右上腹经腹直肌切口(切开皮肤、皮下组织及腹直肌前鞘,钝性分离腹直肌,切开腹直肌后鞘及腹膜),力争在有限切口内达到胆囊区最好的暴露。

(2) 显露　进腹后,在切口的肋缘侧置(带冷光源的)直角拉钩向上牵拉肝脏,切口左腹侧缘用一纱布垫挡住胃、十二指肠,置一把“S”形拉钩向下牵拉,充分暴露肝十二指肠韧带和胆囊动脉三角。若连接冷光源,柔和的冷光源直射到胆囊动脉三角,既可解决深部照明,又可提高深部的分辨度。

若肝圆韧带位置与胆囊积液的肿大胆囊影响手术野暴露时,前者可将其切断,其两侧断端均行贯穿结扎,而后者可用注射器抽吸及切开胆囊壁吸引胆汁。

(3) 分离胆囊管　在分离胆囊与十二指肠粘连后,用直角胆囊爪钳提拉胆囊颈部,剪开肝十二指肠

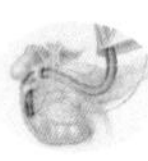

韧带前腹膜，用小纱球推开胆囊壁周围的疏松组织，将该腹膜切口向上外方向延伸至胆囊动脉三角。当显露出胆总管、肝总管及胆囊管的“三管”汇合部后，若胆囊管尚不能确定，可将其初步认定胆囊管绕线牵引，不做切断，暂行结扎，以免手术中将胆囊内小结石挤入胆总管内，待胆囊全部游离、切断结扎胆囊动脉后，才准确地切断结扎胆囊管。此种方法可预防胆总管及副肝管的损伤。

当胆囊管分离清楚后，离胆总管 0.5 cm 处夹闭 2 道钛夹（或双重结扎），紧靠胆囊颈部钳夹一把长柄微弯血管钳，在血管钳与 2 道钛夹之间切断胆囊管。若结扎胆囊管残端注意不可用力牵拉，以免胆总管因扭曲、移位而被损伤。

胆囊动脉三角可能因炎症及粘连界限不清，或胆囊管本身解剖变异，应谨防误将胆总管作为胆囊管而处理。

(4) 胆囊动脉　轻提胆囊颈部的血管钳，在胆囊管上方分离胆囊动脉，胆囊动脉多来源于肝右动脉，一般从胆囊管的深面处分出，位于胆囊动脉三角内。紧靠胆囊颈部分离胆囊动脉，以免损伤肝动脉，血管周围组织不要剥离太干净，然后上 2 个钛夹切断（或结扎），继续沿胆囊壁向上分离疏松组织，直至胆囊与肝脏附着处，靠近胆囊颈部结扎胆囊管开口。手术中若不慎误将胆囊动脉撕裂，或因结扎线脱落而出血时，应该保持镇定，切勿在出血区盲目地乱夹，可迅速延长切口经小网膜孔捏住肝动脉止血。吸净积血后，稍松拇指，看清出血点，用血管钳夹住，结扎。

(5) 游离胆囊　在胆囊底部钳夹一把血管钳，轻轻向外提拉胆囊，离肝脏边缘 0.5 cm 处切开胆囊浆膜，边游离，边电凝止血。在游离过程中切勿损伤肝脏或撕破胆囊。因反复急性发作的慢性胆囊炎，胆囊与肝脏间的间隙消失，粘连甚紧，可沿胆囊黏膜下分离，将增厚的纤维壁留在胆囊床上，以免损伤肝脏，造成出血。通过顺逆结合游离出胆囊。

(6) 胆囊床处理　胆囊床不缝合。胆囊床，尤其是胆囊床周边的浆膜缘，要用电刀或氩气刀再次电凝，这是防止术后出血或胆漏的重要措施。然后置一纱条在胆囊床上，观察 3～5 min，纱条上无血迹、胆汁，逐层关腹。一般不放置腹腔引流，若为急性炎症，或手术难度大，渗血较多的病例，应在胆囊床至小网膜孔放置引流管，从右上腹戳孔引出。

【注意事项】 胆囊切除术是一种较复杂细致的手术，特别是当病变较复杂，手术的难度很大时，更不能把胆囊切除术视为一简单的手术。事实上，许多损伤胆总管的严重事故常发生在所谓“简单而顺利”的胆囊切除术。手术时要求有良好的照明、满意的腹壁肌肉松弛及充分的手术野显露。手术者应熟悉肝外胆道解剖及其变异，对未辨明解剖关系的组织，不能随便钳夹，更不能任意剪切。

小切口胆囊切除术既继承开腹胆囊切除术的直观性，准确性和安全性，又结合腹腔镜胆囊切除术的技巧，做到直视下在患者体表外操作并用适宜的专用手术器械切除胆囊，因术者手不能进腹操作，缺乏手感，难以探查附近的重要组织。手术遇到困难，要不失时机地延长切口确保安全。

(1) 预防胆管损伤　胆囊管与胆总管及肝总管解剖清楚，可以先处理胆囊管，直视下顺行分离胆囊。若胆囊管与胆总管不清，先靠胆囊颈处暂行结扎，不切断胆囊管，从胆囊床逆行剥离，待胆囊已全部游离，胆囊动脉结扎切断后才准确处理胆囊管。可预防胆总管或肝管的损伤。应注意右侧副肝管有时开口于肝总管下段胆囊管，胆囊颈等处，严防损伤副肝管。胆囊切除术是发生医源性胆管损伤最多的手术，术时务必认真逐层解剖，谨慎小心，如履薄冰。千万不能过度自信，盲目手术，存在任何侥幸心理。王坚(2014)报道解放军第 455 医院，用循证医学理念(evidence-based medicine idea)指导医疗实践，不断总结经验，不断改进手术方法，不断提高手术技能，自 1991 年 1 月～2010 年 12 月的 20 年间共施行小切口胆囊切除术 45 306 例，发生不同类型的医源性胆管损伤 32 例(0.071%)。其中前 10 年手术 13 952 例，胆管损伤 24 例(0.172%)；后 10 年手术 31 354 例，胆管损伤 8 例(0.026%)，比文献报道的胆管损伤率 0.1%～0.5%均低。

(2) 防止术中、术后出血　术中操作要轻柔，若不慎误将胆囊动脉撕裂出血时应保持镇定，切勿盲目乱夹，先用纱条压迫止血。适当延长切口，迅速经小网膜孔捏住肝动脉止血，看清出血点后止血结扎。部分患者有 2 条胆囊动脉。胆囊副动脉常在胆囊颈靠近肝脏附着处，逆行分离接近胆囊床时，要特别小心沿胆囊壁分离结扎，不要等出血后盲目钳夹电凝。因胆囊颈部后方是右肝管，门静脉有分支及右肝管。要防止上述组织的电灼伤，以防术后出血和胆漏。

(3) 复杂病例的处理　胆囊动脉三角解剖关系不清或胆囊颈部结石嵌顿，较安全的切除方法是先从胆囊底部开始，将胆囊从肝脏分离，不游离胆囊动脉三角，靠近胆囊颈部切除胆囊取出结石，残留胆囊

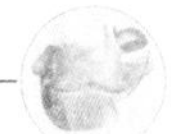

颈部可将黏膜剥除或电烧灼。找到胆囊管开口，用丝线缝合结扎。彻底止血后，小网膜孔放置引流。

（皋岚雅）

29.2.4 胆囊硬化切除术

胆囊硬化切除术又称胆囊化学切除术（chemical cholecystectomy），是 Salomonowitz 于 1984 年通过动物实验，采用化学方法彻底破坏胆囊黏膜，导致胆囊萎缩、纤维化而“自截”，防止结石复发的一种代替胆囊切除术的技术。

【适应证】

1）急性胆囊炎胆石症患者，因高龄或病情较重，行常规胆囊切除术可能有风险者。

2）慢性胆囊炎胆石症患者，时有症状，且伴有严重心肺疾患者。

3）胆囊炎胆石症患者，伴严重肝硬化或一般情况较差者。

【禁忌证】

1）胆囊萎缩。

2）急性胆囊炎、胆石症、胆囊坏疽或穿孔。

3）疑有胆囊恶变者。

4）胆囊炎胆石症合并有肝内、外胆管结石者。

【手术方法】连续硬膜外麻醉或局部麻醉。患者取仰卧位，右侧腰部略垫高。于右锁骨中线肋缘下做长 3～5 cm 斜切口，逐层切开进入腹腔，将胆囊底部拉出于切口外固定，使其不能回缩。直视下寻找胆囊管，用钛夹钳夹闭或丝线缝扎，切开胆囊底部，吸除胆汁并取尽结石，生理盐水冲洗干净并测量胆囊容量，吸尽后用等量无水酒精灌注并计时，7 min 后吸尽硬化剂，等量生理盐水冲洗，胆囊内放置引流管，用可吸收缝线缝合胆囊后使胆囊回纳腹腔。术后 2 周以上，引流液每天少于 5 ml 时则可酌情拔管。

【手术效果】硬化剂导致胆囊黏膜上皮细胞凝固、坏死，炎症反应，胆囊纤维化，一般 2 周内胆囊明显萎缩变小，纤维组织开始形成，10 周左右胆囊全部被纤维组织所替代，萎缩完全。

【注意事项】

（1）胆囊化学切除术　成功的关键是胆囊管的有效闭塞和胆囊黏膜及其腺体的彻底毁损。

（2）硬化剂的选择　硬化剂必须具备：能使胆囊黏膜上皮完全破坏，易于清除，无毒、无致癌性。可供选择的硬化剂包括无水酒精、5%三氟醋酸、复方苯酚、5%四环素液、33%的碳酸钠溶液、硝酸银等，其中以无水酒精最为常用。

（3）胆囊管的闭塞　常用钛夹钳夹闭或丝线缝扎胆囊管，也可自胆囊腔内荷包缝闭胆囊颈管，微波、激光或电凝闭塞胆囊管，也有用输精管黏堵剂闭塞胆囊管。

【并发症的防治】

（1）胆囊管闭塞不全　钛夹钳夹闭或丝线缝扎胆囊管较为可靠，其他方法有胆囊管再通可能。

（2）胆囊窝积液　多为胆囊黏膜及其腺体的毁损不彻底所致。可于术后在 B 超引导下经皮肝穿刺胆囊窝引流积液。

（3）术后胆囊区及内脏疼痛　术中常规采用利多卡因 3～5 ml 在胆囊三角区局部封闭。

（周玉坤）

29.3 保胆取石术

1882 年，Karl Langenbuch 医生实施人类历史上第 1 例胆囊切除手术（open cholecystomy, OC），依据他的说法“切除胆囊的用意并不是因为它还有胆结石，而是因为它会形成胆结石”，今天看这个说法显然不准确，而胆囊切除作为胆囊结石外科治疗的标准术式延续至今。其实，取结石留胆囊的做法早在首例胆囊切除之前的 1867 年 Bobos 医生手术切开胆囊取石后缝合胆囊成功便开创了外科治疗胆囊结石的历史。作为主流外科治疗手段的胆囊切除，其诸多术后近期和远期并发症让外科医生们在百余年来不断探索，应用创伤更小安全系数更高的手术方式来避免诸如医源性胆道损伤这些非常棘手情况。保留胆囊取结石也只是在胆囊情况切除存在重大风险时无奈选择。胆囊结石“温床学说”及术后高复发率的困扰，使得切除胆囊这一结石“场所”的固有观念占据着主流地位。在 1987 年法国 Mouret 医生开展了腹腔镜胆囊切除术（laparoscopic cholecystectomy, LC），就此腹腔镜的广泛使用开辟了一个全新的外科手术时代。但单就胆囊切除而言，其并未改变切除胆囊带来的病理生理影响和并发症，甚至其直接导致的医源性胆道损伤比传统的胆囊切除术更高。有统计表明 LC 胆管损伤率高出 OC 1 倍以上，以致于一段时间内有人呼吁要以更加审慎的态度对待新技术的开展，而腹腔镜技术以它的微创性在各个手术领域的蓬勃发展，特别是腹腔镜技术也在保胆取石中应用，导致这一结果的并不是新技术本身而是在于理念的转变。在微侵袭和维护内环境稳态的当代外科医疗理念引导下，胆囊研究和保护胆囊被再次

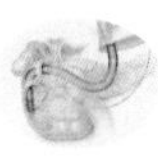

提出。2007年,裘法祖院士在全国首届内镜微创保胆取石学术会上题词:“重视胆囊的功能,发挥胆囊的作用,保护胆囊的存在”;黄志强院士也在很多场合提出“胆囊结石是肝胆外科罹患率最高的疾病,而胆囊则是医学界投入研究最少的器官”。在第13届胆道外科大会上指出“内镜微创保胆是21世纪的大事,是中国的大事”。时至当下在内镜微创器械进步和新药物发现的强大技术支持下,保胆取石术(cholecystolithotomy with gallbladder preserved)已经成为被越来越多外科医生认可的手术。国内张宝善、刘京山、胡海等学者的努力和探索,使得保胆取石术和胆囊切除术一起构成更加符合循证医学和个体化治疗要求的新治疗模式。形成以保胆取石手术为核心包括药物干预和生活干预内容的微创治疗胆囊结石的综合治疗体系,成为外科治疗胆囊结石不可或缺的选项。保胆取石术直到本世纪之初更多的是一种理念同固有观念的博弈,也就是一些学者说的“革命性有余科学性不足”,循证医学角度缺乏A、B级证据。随着开展保胆取石术的医院和医生增加,其间相互参考借鉴各自依据不同类别样本总结的经验,但作为一项可操作性技术推广仍缺乏统一标准。多次全国性会议推动下已经有些做法逐步达成专家共识,其中最重要的就是任何形式的保胆取石术务必进行胆道镜检查,胆囊结石术后的复发并不是否定保胆取石术的充分依据。

【手术适应证与禁忌证】 北京大学首钢医院、上海交通大学附属瑞金医院、同济大学附属东方医院等开展保胆取石术的医院对适应证掌握上的不同在于主张积极保胆和相对谨慎保胆的态度。

(1) 保胆适应证　包括以下4点:①胆囊结石和胆囊息肉,同时有证据证明其胆囊还有功能或取石术后胆囊功能可以恢复;②肝外胆道及胆囊管通畅;③患者有明确的保胆需求;④确认无可摘除息肉以外的新生物。而相对谨慎的做法是更注意对术中胆囊壁观察和胆道镜大体病理学分析,并对病理生理转归做更多预判。

(2) 保胆禁忌证　它是指必须手术治疗,但不能选择保胆取石的指征,可归纳为:①不能排除肿瘤的胆囊和肿瘤性息肉;②萎缩性胆囊和瓷化胆囊;③急性化脓性和坏疽性胆囊炎;④合并有来自胆囊的胆总管结石和(或)不能去除的胆囊管梗阻;⑤上腹部手术或病变导致严重粘连禁锢胆囊;⑥合并急性胰腺炎;⑦合并有难以控制的糖尿病。

尽管每家医院在手术适应证和禁忌证的掌握上不尽相同,但最终是否保胆还要看手术探查内镜检查结果,甚至是术中快速病理(frozen sections)检查结果。此已成为保胆取石手术的共识。中华医学会胆道外科学组开展全国多中心胆囊结石清除术的临床研究,拟定采用B超三维胆囊功能检查法。在此基础上上海新科医院尝试将评估分为术前评估和术中评估两部分,其术前评估方式以积分形式进行操作。该积分方法是基于2009～2013年该院2 351例保胆取石术前评估和术后疗效观察,试图简化和规范术前评估流程的做法,其可操作性和可推广性仍有待进一步完善。

【术前评估】

保胆取石术,如前所述保胆取石术早在胆囊切除术出现之前就已有之。由于不同时代对胆囊结石发生以及对胆囊功能的认知不同,手术目的也随之改变,所含内容和做法也就有了本质区别。最早的保胆取石术多是出于对胆囊局部解剖学的无知和对炎症粘连的无奈被迫选择的方法。经过百余年的演变,特别是自20世纪80年代以来,保胆取石手术经历了经皮胆镜碎石清除术和90年代胆囊底部切开硬镜下取石。21世纪进入到微创保胆取石(mini cholecystolithotomy with gallbladder preserved),这其中包括腹腔镜联合胆道镜保胆取石术和小切口保胆取石术。在此只介绍小切口保胆取石术。于腹腔镜保胆取石术相比其优势是:①操作简便易行,总体手术时间短;②无须建立气腹,避免由此导致的并发症;③组织可触及局部探查彻底。而劣势则表现为:①腹部切口较腹腔镜手术瘢痕明显;②腹腔探查范围受限。总之,其作用和优势并非腹腔镜保胆取石术可以完全取代。

【围手术期处理原则】 遵循现代外科快速康复外科(fast track surgery)原则,协同护理和麻醉专业做好心理、生理准备,维护内环境稳态,减除术前过度处理给患者造成的身体不适和情绪紧张。

【操作技巧】

(1) 切口选择　保胆取石术的切口选择在右上腹区。基于微创和保胆的特殊要求切口选择和小切口胆囊切除术的切口选择理念有所不同。首先是位置和走行,小切口胆囊切除术切口选择的主要目的在于最大可能地显露第1肝门区以便分辨胆囊三角,即Calot三角(Calot's triangle)。因此,多选择平行中线和更靠近中线的经腹直肌切口,保胆取石切口更倾向于最近胆囊底的体表定位,且可能有左右位置的调整。因此,多选择肋缘下切口。特殊患者,

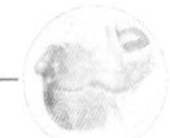

如肥胖和胸廓前后径与左右径比值小的患者，还需要行术前或术中的超声体表定位。切口长度一般在(3±1)cm范围内。需要注意的是，在逐层入腹的过程中努力牵拉各层外翻，皮肤以下各层切开略大于皮肤切口，此切口往往遇到肋下神经，应予以保护避免术后引发刺痛。

(2) 显露　由于切口狭小显露主要围绕胆囊底部尽可能显露胆囊整体，肋弓侧用拉钩向右上方牵引显露肝缘，再以宽3 cm左右的深部拉钩轻柔拨开堆积于右上腹组织并牵拉向左下方。如果仍然显露困难，可配合移动手术床头高倾斜位，可以相对清晰地显露胆囊底及大部分胆囊体，即达到显露要求。注意用纱垫保护牵开的肠管和网膜组织避免造成压榨和钝挫损伤；同时衬垫于网膜孔(Winslow孔)处，集纳溢出胆囊的胆汁，防止其沿结肠旁沟流入盆腔。如遇胆囊可直接牵出腹壁的情况，更应在切开胆囊前妥善保护腹壁切口，防止胆汁沾染可能发生的细菌定植。在牵引胆囊的过程中要全程注意心电监护心率变化，避免过猛和过度牵引胆囊，如果出现心率变化要停止牵引，必要时应在胆囊动脉三角处行利多卡因阻滞麻醉。

(3) 胆囊切开　显露胆囊后首先要对胆囊进行大体病理分析，观察内容包括胆囊浆膜面是否有炎症占位和粘连，并做出程度判断；再有就是胆囊张力的观察。保胆取石术胆囊切开部位多不存在争议。因为追求小切口和最小影响胆囊收缩蠕动，切口多选择在胆囊底部，绕开胆囊底中心增厚部位，以有利于缝合。大小依据结石情况调整。此处血运丰富故要充分止血才可向下进行，这是因为：①出血影响手术视野清晰；②出血进入胆囊清理困难，如果遗留胆囊内可能成为结石复发的成核因素；③有报道遗留在胆囊的血块在术后阻塞胆囊管甚至胆总管的病例。切开过程中要观察胆汁的形状和压力作为对胆囊功能和病生理状态的初步判断，而胆汁则是直接反映结石和胆囊相互影响现状的主要参照物质。压力、色泽、性状、是否混悬其他物质是判断的项目。正常胆汁应该是自然涌出的金黄色微有黏性的清澈或稍含絮状浓稠胆汁，不含任何固体杂质的状态。更为稳妥的办法是在切开前进行穿刺，做出初步判断后标本常规进行细菌培养。

(4) 取石和内镜胆囊内检查　在此一并介绍取石和内镜检查是因为两者是一个步骤中交替出现两个部分，只有两者的密切结合才是真正现代意义上的保胆取石。有学者分析过去的保胆取石复发率居高的原因，认为术中盲取结石导致结石残余占据了相当的比例。邹一平等统计自从引入胆道镜探查胆囊后结石近期复发率明显下降，而内镜检查的相关问题也就凸显出来，首先保胆取石更适合应用哪一类内镜，随着保胆取石术被更多外科医生接纳，一些器械生产厂家也研制了专门的保胆取石内镜，而一部分医生则更加倾向于使用纤维胆道镜。各自特点突出，也各有优劣，不妨罗列比较一下。纤维胆道镜的优点是：①活动角度充分操作死角少；②适应能力强，联合腹腔镜使用有优势，也可深入探查胆囊管部分；③不易损伤胆囊黏膜。缺点是：①由于并非针对胆囊视野设计，视野范围和亮度范围有限；②价格昂贵且易损。硬镜的优势为：①成像原理优势，视野开阔，亮度好，不易遗漏结石；②操作孔道开阔，拓展使用器械种类多(尤其是可以结合激光等设备取息肉和止血操作更方便)；③价格便宜，且不易损坏。劣势是：①有操作死角；②适应能力较低，容易损伤胆囊黏膜；③联合腹腔镜使用范围有限；④操作手感较纤维胆道镜笨重。掌握这两种内镜各自的优劣特性，医生可以针对性地选择，并可以通过有效训练有更好的发挥和弥补。取石和内镜探查往往交替进行，笔者团队在调查了30位开展保胆取石医生的做法，全部是在确认胆汁外观形状正常的情况下首先进行盲取结石，而非内镜检查。胆囊位置和走行基本恒定，且胆囊空间相对开阔。因此，取石器械大多无特殊设计，而采用普通的胆道取石钳，取石过程中动作轻柔，避免夹持损伤黏膜导致视野模糊和血块储积，低压冲洗后置入内镜进行检查。内镜检查内容包括：①是否有结石残余结石；②胆囊内壁是否有赘生物，急、慢性炎症及沉积附着物质；③解剖特征及是否存在变异；④胆囊管是否梗阻及原因。一般探查次序是首先将内镜置入胆囊颈部观察胆囊管口的螺旋结构是否清晰，螺旋样瓣膜(Heister valve)上和其间是否有赘生物，观察到胆汁涌入情况，是否存在结石嵌顿和赘生物梗阻，之后螺旋退镜全方位依次观察哈氏袋(Hartmann's pouch)、胆囊体、底部腔内和黏膜情况。至少重复进行3次。镜检过程中(尤其是硬镜)应避免损伤胆囊壁。取石的操作可分为3部分，即镜检前盲取、镜检中取石和镜下取石。取石器械包括取石钳、取石网篮(Dormia basket)、镜下异物钳、结石吸头和特制棉棒等。无论用何种方式和器械取石，都要努力保证结石完整。部分结石质地松脆，破碎后有可能导致：①彻底清理困难，增加手术时间；②结石残余和复发可能性增加；③并发胆总管结石可能性增加；④继发感染可能性增加。结石吸头的器械改进是由张宝善首先提出拓展了内镜在取石中的应用功能，主要是针对体积小的多发结石。当取石钳网篮等器械无法捕获结石时，可利用负压和装置在内镜头部的结石贮槽来完成取石，手术证明其不但能够有效取石，还能够最大限度地防止结石进入胆囊管，对于一些嵌顿不深的结石取出收到良好效果。特制棉棒主要是针对附着性的有形物质而采用的办法，通过擦胆囊黏膜内壁达到清理胆固醇结晶粘着泥沙样结石的作用。胆囊冲洗也是保胆取石术的重要步骤，一些较难捕获的结石可以通过冲洗液所产生的湍流和涡流使结石冲出。冲洗液一般有 3 种。①0.9%生理盐水：作为辅助内镜检查，取石操作和清洗胆囊的主要液体。②1.5%过氧化氢：以往应用于口腔黏膜和脑组织表面止血，其作用之一是分离附壁有形物质达到清理的作用从而彻底清除复发结石的成核因素；二是对黏膜出血有明确的止血效果。自 2012 年开始笔者团队对 560 例胆囊内难于清理的附着物和并发黏膜损伤出血的病例术中应用 1.5%过氧化氢冲洗胆囊达到了满意的近期效果，术后无 1 例胆漏和胆囊内积血发生，6 个月随访结石复发率为 0。另外，由于过氧化氢可以使得胆囊内壁一过性变白，可以在内镜探查中很好地改善视野亮度。③含有局部止血药物的溶液：多采用每 100 ml 0.9%生理盐水含 1 ml 去甲肾上腺素的溶液和含有巴曲酶(立止血)1 ku 的溶液。

(5) 胆囊壁缝合　在反复内镜确认胆囊内无结石残留，无出血和积血凝块，无赘生物和贯通性胆囊壁损伤，胆汁引流入胆通畅之后方可进行胆囊壁缝合。缝合一般采用 4～0 可吸收缝线，多采用连续毯边缝合胆囊全层，反折连续毯边缝合浆肌层，也可以采用第 1 层缝合黏膜及黏膜下层，第 2 层连续缝合浆膜层，这要视浆膜和黏膜下层的连接的致密程度来决定。行缝合时要注意以下几点：①尽量不要让线过多暴露于胆囊内壁以免导致结石复发，因此浆膜侧入针距离边缘要大于黏膜侧出针距边缘距离，一般掌握入针距边缘 2 mm，出针距边缘 1 mm，针距应在 2～3 mm。②缝合前切缘要彻底止血，并要确认胆囊腔内无血块储积。③浆肌层缝合要紧贴第 1 层缝合边缘以免包埋内翻胆囊壁组织过多影响胆囊容积和运动。④一般情形下不主张用不能吸收的丝线缝合，以减少结石复发的诱因。⑤缝合后干纱布蘸拭观察有无胆汁渗漏。

(6) 胆囊微矫形　胆囊微矫形是指因为其仅对于胆囊结石患者胆囊壁健康黏膜面光滑无肿瘤隐患形状姿态可能导致胆汁淤积和排空不畅的胆囊做适度轻微的形状和姿态调整，目的在于干预胆囊动力学因素去除成石条件。作为囊性盲管器官，胆囊的储存和排空是其基本功能，而先天解剖变异和获得的粘连因素都可能导致胆汁淤积。胆囊探查过程中发现结石与其形状和排空有明确相关性的应该进行有限度的处理，处理方法包括：①胆囊局部切除；②胆囊狭窄环成形；③浆膜粘连松解；④胆囊悬吊。适应微矫形的胆囊有：①扁帽状胆囊有 Phrygian 帽畸形；②双房胆囊；③褶皱胆囊；④下垂无力形胆囊；⑤砂钟形胆囊又称葫芦形胆囊；⑥胆囊憩室；⑦粘连禁锢胆囊。微矫形的意义还在于其改善胆囊动力学因素的同时尽可能小地影响胆囊容积，因此胆囊壁增厚≥4 mm，胆囊容积≤50 ml 不适于微矫形。

手术切口缝合采用可吸收线分层或单层关腹；由于切口小器械回旋空间受限关腹缝合有一定的难度，故而要求麻醉肌松良好；皮肤缝合前以罗哌卡因局部浸润切口皮下组织，目的是减轻术后疼痛，并减少术后毒麻药品的应用，从而贯彻快速康复外科原则。

【特殊情况的处理】

(1) 结石嵌顿　胆囊颈部结石嵌顿是否保胆的问题众说不一，由于颈部嵌顿结石往往伴有胆囊的急性炎症或胆囊壁皮革样改变，如执意保胆就要面对术后近期并发胆漏和远期胆囊功能丧失等一系列的问题。笔者的做法是首先进行嵌顿结石取出，观察胆囊管是否已经通畅，进而观察胆囊壁的病理生理状态，如果发现有如下情况则应积极切除胆囊：①胆囊减压后胆囊壁无明显回缩而呈皮革样改变；②胆囊减压后胆囊壁组织水肿充血明显，组织脆变，潜在胆囊穿孔、胆漏、胆囊积血隐患；③取石后胆囊管仍然闭塞，无胆汁引入；④嵌顿部位组织坏死、萎缩或形成炎性肉芽组织；⑤嵌顿表现为负压胆囊出现胆囊容积明显缩小；⑥胆汁呈脓性表现。如未出现上述情况，取石后仍可以保留胆囊。嵌顿结石取出的方法包括负压吸引取石、手法辅助松脱嵌顿结石取出和嵌顿部位切开取石。

(2) 壁间结石　壁间结石分为两种情况。

1) B 超无法探及内镜下可见多为黏膜下细小结石，处理方法是内镜下黏膜切开清理或活检钳直接夹除。

2) B 超可以探及但内镜下无法看到，此类结石

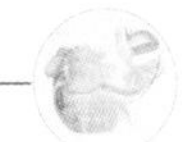

的处理比较复杂。笔者的做法是对可扪及的胆囊体底部结石连同胆囊壁一并切除，位于接近胆囊颈部缝合后可能影响引流通畅的壁间结石主张切除胆囊。

(3) 胆囊息肉　内镜观察息肉重点在于观察形态和蒂的情况，内镜下观察息肉和B超的不同在于形态和蒂的情况往往比息肉大小更重要，如观察可疑肿物具备腺瘤和广基的特征应该积极切除胆囊，而蒂部纤细的肿物即使可疑为腺瘤也并非一定要切除胆囊，摘除息肉的操作关键是务必彻底摘除根部避免残留，而止血也务必追求彻底。应用内镜活检钳摘除息肉是使用最多的方法；细小的出血点可以通过过氧化氢和含止血药物的溶液冲洗止血；较大的出血点则采用激光灼烧止血，在操作激光灼烧时应要降低功率，且注意切勿直对出血点激发，以免击穿胆囊又不被发现。

【预后评估】保胆取石术预后评估目前尚无统一标准，笔者把预后评估分为围手术期内预后评估和随访复诊评估两部分。围手术期内预后评估内容包括：①术后 72 h 观察有无胆漏发生；②术后 72 h 消化道功能是否恢复；③术后 5 d 伤口是否一期愈合；④术后 5 d 术前临床症状是否缓解，体征是否消失及有无新增临床症状及体征。随访复诊评估分为术后 1 个月、3 个月、6 个月、12 个月、2 年、3 年和 5 年，更长随诊时间和预后评估尚未完成。预期目标是 10 年随访预后评估，内容包括症状问诊和超声复查，监测复发情况。

(马　磊)

29.4 经皮胆囊碎石术

经皮胆囊碎石术(percutaneous cholecystolithotripsy, PCCL)是由 Kellett 于 1988 年首次介绍到临床，具有近期疗效好、创伤小、并发症少、能完整保留胆囊和患者易接受等特点。广义的 PCCL 涵盖了保胆取石术在内的所有不切除胆囊，仅以取出胆囊内结石为目的的手术。保胆取石术以保胆为主要目的，其手术指征为胆囊浓缩与收缩功能良好、胆囊管通畅、不伴有胆囊管与肝内外胆管结石、无胆囊急性炎症或萎缩。目前，保胆手术指证有过于放宽的倾向，值得商榷。结石复发仍是值得重视的问题，本章不做过多讨论。对于其适应证，笔者认为老年和高危胆囊结石患者，尤其是不能耐受常规胆囊切除术者，PCCL 是很好的选择。这是本节重点关注的内容。

【手术方法】术前B超定位，硬膜外麻醉或气管内插管全麻，患者平卧位，右肋缘下做一小切口长 2～2.5 cm，逐层切开进入腹腔，直视下或在胆道镜的帮助下，找到胆囊底部并将其提出切口外，穿刺抽出胆汁证实为胆囊，切开胆囊吸除胆汁，用生理盐水循环冲洗胆囊后用胆道镜观察胆囊腔内结石大小数目，较小结石可直接用取石钳夹取，较大结石用超声碎石后吸出，结石取尽后，退出胆道镜(图 29－4)。对于胆囊炎症较轻且确定无结石残存者，可用 4～0 号可吸收缝线直接缝合胆囊，反之则留置 20 号 T 管引流。引流管经腹壁另戳孔引出，并妥善固定，术后 4 周可予以夹管，观察有无不适，并经B超与T管逆行造影证实无结石残留，胆囊管通畅，即可拔除引流管。如有结石残留，可经胆道镜取石。

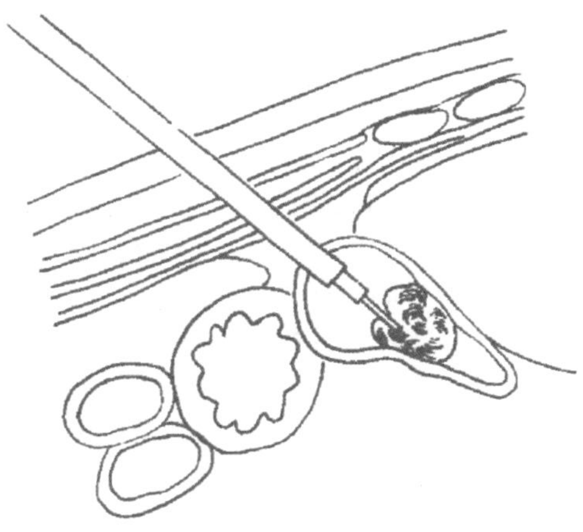

图 29－4　经皮胆囊碎石术

【注意事项】

1) 术中应操作细致，动作轻柔，尽量减轻对胆囊黏膜的损伤和避免结石残留。

2) 术中一定要在胆囊底部切开取石，这样可使视野开阔，避免结石残留并可减轻对胆囊的牵拉损伤。

3) 缝合胆囊应选用可吸收缝线，用丝线则会残留线结导致结石再生。

PCCL 手术为胆囊结石的治疗开辟了新的途径，但是 PCCL 单纯清除了结石而未消除形成结石的因素，更未阻断形成结石的机制，结石仍有复发的可能，目前尚不适于广泛用于胆囊结石的治疗。在治疗过程中合理掌握适应证，正确操作，其仍不失为一种具有临床价值的治疗方法。

(周玉坤)

29.5　胆总管切开引流术

19 世纪 20 年代开始采用胆总管切开引流术(choledochotomy drainage)。这一手术发明在胆道外科学史上具有重大意义。胆总管切开后可行取石、取蛔虫或异物、探查胆管腔、取活检等,同时可行减压引流,减轻胆道炎症、解除黄疸等,在临床应用广泛。

决定是否要切开胆管探查,不仅根据患者手术前病史、体格检查、实验室检查和影像学检查,还要根据手术中的探查结果而做决定。

【胆总管探查指征】

1) 病程中有黄疸史者。

2) 术前影像学检查(超声、MRI 或 CT 等)提示胆管扩张或狭窄,或胆管内充盈缺损。

3) 术中探查胆管内扪摸到结石、蛔虫或肿瘤。

4) 术中发现胆总管壁增厚、变硬。

5) 胆管内抽吸出脓性胆汁、血性胆汁,或胆汁内有泥沙样胆色素颗粒或沉渣。

6) 胆囊内多发小结石,同时胆囊管扩张者。

7) 胆囊萎缩而胆囊管扩张者。

8) 胰头部肿大,胰体部增厚,或在胰腺管区扪及结石或肿块。

9) 术中胆道造影显示胆管内有充盈缺损影,或提示胆管狭窄、扩张或解剖位置异常等。

【胆总管探查步骤】

(1) *判断胆总管大体位置*　胆总管位于肝十二指肠韧带右侧外缘,网膜孔(Winslow 孔)的前方,有轻微张力,表面大部分呈典型的紫蓝色,有时其表面覆盖着脂肪组织,需将脂肪剥除后显露。

(2) *切开浆膜*　在拟定为胆总管位置的前方,纵向切开浆膜层,并向上下剪开。

(3) *穿刺定位*　判断胆总管位置后,一般要先行穿刺确认。用 5 ml 注射器穿刺,抽得胆汁后即可确认。但当胆管腔内充满结石,或有血栓或癌栓时,往往抽不出胆汁,此时应根据具体情况处置。

(4) *切开胆管腔*　穿刺定位后,于穿刺点两侧分别用细针线缝合一针作为牵引线(两针距离尽量靠近),于两线之间纵向切开胆管壁。注意切开时精细操作,刀尖不要切入过深,以免伤及胆管后壁。如前所述,如果胆管腔内充满结石,或有血栓癌栓,导致抽不出胆汁时,此时切开就有困难。前一种情况下可以将刀尖抵住结石切开胆管壁;后一种情况下可考虑少量、逐步深入地切开。尖刀切开后,改用剪刀沿切口上下剪开,或用血管钳深入胆管腔内并撑开,顺着撑开的钳尖间隙切开胆管壁。还可以将弯血管钳通过胆囊管残端进入胆管腔,将胆总管前壁顶起,对准钳尖切开胆管腔。胆管切口长度与胆管内结石大小相对应,将结石取出(图 29-5)。对于肝内胆管结石,切口应该选择高位。

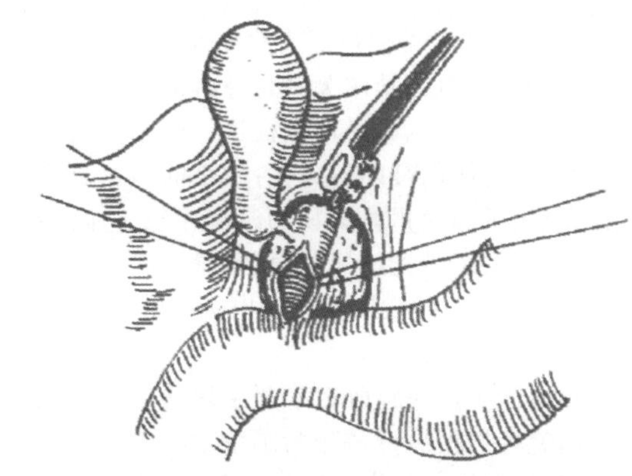

图 29-5　胆总管切开并取出胆总管内的结石

(5) *取石*　取石方法有手指扪摸推挤取石、取石钳取石、取石匙取石、冲洗取石及胆道镜下网篮套取等,对于原发性胆管结石,特别是肝内胆管结石者,以上几种方法均可用到。

(6) *探查*　取石后,需进一步检查肝内外胆管。有胆道镜设备时,镜下可直视各种情况,如结石、肿瘤、蛔虫、异物、黏膜充血水肿、出血、胆管腔狭窄或扩张、Oddi 括约肌狭窄或松弛等,同时镜下可用网篮取石,怀疑肿瘤时可行活检。没有胆道镜时,可借助取石钳、胆道探条及冲洗球等完成探查。

(7) *引流*　胆道探查后,按传统方法应该放置 T 管。T 管粗细应根据胆管直径而定,一般从 16Fr 到 22Fr 不等,用可吸收线缝合关闭胆管切开处。如果是肝内胆管结石患者,往往需要术后多次取石。此时应放置较粗的 T 管,特别是腹腔深在的患者。如果放置较细 T 管(如 16 或 18Fr),术后胆道镜取石会有困难,往往操作过程中即感到进镜阻力大,大多需行窦道扩张才能重新放置 T 管。但 T 管太粗也无益,一般 22Fr 已足够。

【其他术式】除了上述经正常途径探查胆管外,有时需经特殊途径探查。

(1) *经十二指肠乳头切开探查术*　当结石嵌顿于壶腹部时,经正常渠道取石有时困难,可试着用手指在胆总管下端向上推挤;如失败,可行十二指肠乳

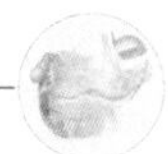

头切开取石。先将十二指肠纵向切开，显露乳头，胆道探条从胆总管切开处进入，通过 Oddi 括约肌穿过乳头，然后沿胆道探条将乳头切开。如果胆道探条通过 Oddi 括约肌困难，不要勉强，可考虑对着嵌顿结石行乳头切开。切开时应一边切开，一边缝合，防止术后胆漏；同时注意勿损伤胰管。

（2）十二指肠后部胆总管切开探查术　常规胆总管切开取石遇到困难时，也可行十二指肠后方切开胆管探查，以取出胆总管下端之嵌顿结石。操作方法如下：做 Kocher 切口，将十二指肠及胰头向左上方掀起，显露胆总管后方，血管钳剥离覆盖的胰腺组织，显露胆总管下段，在它的后外侧纵向切开、取石，取石后用可吸收线缝合切口，将剥离开的胰腺组织缝合复位，在十二指肠上部的胆总管切口放置一根 T 管。

（3）经胆囊管胆道镜探查术　这是一种创伤极小的胆道探查术。此时患者需满足以下条件：胆囊管扩张，足够胆道镜通过，一般经扩张后至少能通过 6 号胆道探条。当然，目前超细胆道镜（如 OLYMPUS CHF—CB30L/S 型，外径为 2.8 mm）能通过更细的胆囊管。经胆囊管探查的优点是探查后可免于放置胆道引流管，缺点是有部分患者（约 30%）因胆囊管与胆管汇合角度关系，胆道镜难以进入肝总管及肝内胆管探查。此时，应根据术中情况，放弃探查肝总管及其近端胆管，或改用胆管切开探查。

【不放置 T 管的胆道探查术】除上述常规的胆管切开探查、放置 T 管引流外，还有一种探查后不放置 T 管、行胆管一期缝合的术式。此时要求胆管内结石要取净，胆管下端通畅，无明显急性炎症，所以术中必须应用胆道镜仔细检查。上述的经胆囊管胆道镜探查术，一般也不需要放置胆道引流管。缝合胆管时，在这里要强调缝合线的选择。因丝线引起的炎性反应比目前合成的可吸收缝线大，术后引起胆管狭窄的概率也相对要高。合成可吸收缝线有编织线及单纤维线。后者引起组织的反应小，对细菌的亲和性低，不易造成胆管狭窄故宜选用。

【手术后处理】胆总管探查术后，除了常规的手术后处理外，还要特别注意 T 管的处理。

1）术后接无菌引流袋，系在床旁，不要高于身体。要定期更换引流袋，并定期更换敷料。

2）观察胆汁引流量，一般每天为 100～700 ml。应观察胆汁的颜色、气味，是否清亮，是否合并出血，有无结石及絮状物等。

3）防堵塞。如发现胆汁引流不畅时，可能被结石、蛔虫或脓絮样物堵塞，需要用庆大霉素生理盐水或甲硝唑溶液冲洗，注意冲洗时压力不要过大。必要时可行 T 管造影。

4）防 T 管脱落。T 管一般双线缝合固定，如果固定缝线断了，需再缝合固定。特别是肝内胆管结石患者，T 管窦道是术后胆道镜取石的通道，一定要保护好 T 管，防止脱落。如果不慎脱落，视具体情况处理。如果是术后 2 周之内，应立即用比 T 管小的导尿管或吸痰管，由原孔道插入引流，并密切观察腹部情况，如腹痛腹胀加重或出现腹膜炎症状，应考虑行内镜下鼻胆管引流（ENBD），必要时行手术治疗。如果是术后 2 周以上，则可先卧床观察，如果没有腹痛腹胀症状，可暂不处理；如出现腹痛腹胀，甚至发热症状，应立即行如上述处理。如果是术后 6 周以上，则可直接行胆道镜检查，特别是胆道结石残留者。

5）拔 T 管时机。传统方法是术后 2～3 周拔除 T 管，但现阶段大多数医院拔管时间一般都在术后 1 个月以上，以免发生拔管后胆漏。拔 T 管指征如下：①全身情况好转，黄疸消退，体温正常；②胆汁清亮；③夹闭 T 管 72 h 以上，患者无腹部不适及发热；④T 管造影提示肝内外胆管无充盈缺损影、胆管无狭窄或异常扩张、胆总管下端通畅无阻力；⑤肝内外胆管结石残留经胆道镜取石取净者。

（焦成文）

29.6 胆道胃肠道吻合术

在胆道外科学发展史上几乎各种各样的胆道胃肠吻合术都曾采用过，如胆囊胃吻合术（cholecystogastrostomy）、胆囊十二指肠吻合术（cholecystoduodenostomy）、胆囊空肠吻合术（cholecystojejunostomy）、胆总管十二指肠吻合术（choledochoduodenostomy）、胆总管空肠吻合术（choledochojejunostomy）、肝总管或肝管空肠吻合术和肝切面空肠吻合术等。胆道与胃肠道吻合术的目的，在于使胆道下端因癌肿、外伤、狭窄或畸形阻碍胆液进入十二指肠时，利用梗阻以上扩大的胆道、胆囊与胃肠道吻合，建立一个通道，以便引流胆液、解除梗阻、控制感染和保护肝脏。

29.6.1 胆囊胃吻合术

【适应证】

1）先天性胆总管狭窄或闭锁，胆囊明显肿大者。

2）胰头癌、Vater壶腹周围癌、胆总管下段癌和十二指肠癌。

【手术方法】把胆囊与胃幽门部对合，了解有无张力。穿刺胆囊，吸去胆汁。确定吻合部位，缝线作定位、固定。将胆囊底部内下面与胃前壁作一列间断浆肌层缝合，离缝合线约0.5 cm处与缝线平行切开胆囊约3 cm。胆囊内若有结石，应予取除。同样在胃壁上切开3 cm，使两切口等长、相对(图29－6)。胃前壁的切口应由胃小弯侧起始向大胃侧。用可吸收线连续或间断全层缝合胆囊与胃吻合口的后壁，在缝合前壁时行内翻缝合。之后再用丝线间断浆肌层缝合胆囊和胃吻合口的前壁外层。亦可用切割缝合器(GIA)做吻合。无须放置引流。

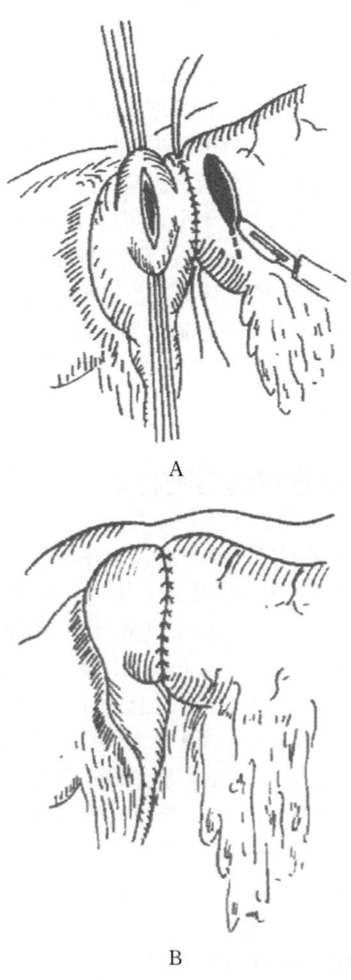

图29－6　胆囊胃吻合术

A-吻合口后壁外层缝合　B-吻合口前壁外层缝合

【争议】对于胆囊、胃吻合术这一术式过去人们普遍认为其术后胆汁直接引流入胃，会使胆汁性胃炎、胃溃疡的发生概率增加，故而不予采用。但近年研究发现，只有在黏膜缺血时，胆酸和胆盐才对黏膜屏障功能有害。在晚期壶腹癌、胰头癌的患者胃的供血及功能状态尚良好时，少有波及，故很少发生胆汁性胃炎和胃溃疡。

晚期壶腹癌、胰头癌患者尤其是年老体弱、合并其他严重并发症时，在有效引流的基础上，手术的安全性尤为重要。胆囊胃吻合术具有显露清楚、操作简单、手术时间短、相对安全、只要吻合口通畅少有狭窄、吻合口瘘(漏)及逆行感染发生率低等优点，用于晚期壶腹癌、胰头癌患者效果切实、可靠，实用性强。

29.6.2　胆囊十二指肠吻合术

【适应证】

1）先天性胆总管狭窄或闭锁、胆囊明显肿大者。

2）胰头癌、Vater壶腹周围癌和胆总管下端癌。

【手术方法】使胆囊与十二指肠对合，确定吻合部位、缝线定位、固定，在拟做胆囊与十二指肠吻合的后壁外层用丝线做一列间断浆肌层缝合。离缝合约0.5 cm处与缝线平行切开胆囊3 cm，吸去胆汁，取出结石。同样，切开十二指肠3 cm，使两切口等长、相对(图29－7)。用可吸收线连续或间断全层缝合胆囊与十二指肠吻合口的后壁，缝合前壁时要行内翻缝合。之后再间断缝合胆囊与十二指肠吻合口前壁的浆肌层。并可用邻近大网膜覆盖于吻合口的四周，用数针缝线加以固定，以防胆汁和肠液的泄漏。

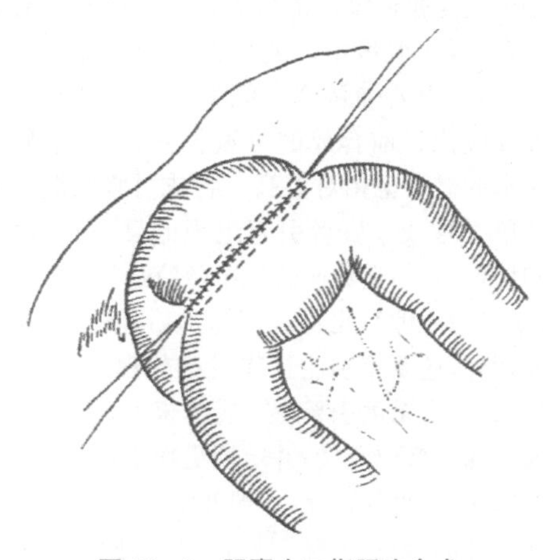

图29－7　胆囊十二指肠吻合术

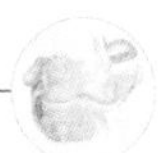

29.6.3 胆囊空肠吻合术

【适应证】

1）先天性胆总管狭窄或闭锁及胆囊明显肿大者。

2）十二指肠癌、胰头癌、Vater壶腹周围癌及胆总管下端癌。

【手术方法】

（1）胆囊空肠 Roux-en-Y 吻合法　提起横结肠，在曲氏（Treitz）韧带下 15～20 cm 处置两把 Kocher 钳，切断空肠及其系膜直至根部。切断处必须选择位于形成第1动脉弓的两动脉之间。这样才能保存空肠两断端的血液供应，也不致因远端空肠上提时过度牵拉系膜影响肠襻的血液循环。在结肠中动脉右侧无血管剪开横结肠系膜，将空肠远侧断端经此系膜切口牵拉至胆囊底部与胆囊行端端吻合（图 29－8）。先用丝线间断缝合拟做胆囊空肠吻合口后壁的浆肌层。用可吸收线间断或连续全层缝合吻合口的后壁，在缝合前壁时要内翻缝合。之后再用丝线间断缝合胆囊与空肠吻合口的前壁浆肌层。在结肠下距胆囊空畅吻合口 30～50 cm 处行空肠近端与空肠远端的端侧吻合，并使其成为Y型将近端空肠系膜的游离缘与远端空肠系膜缝合，关闭孔隙，以防内疝。无须放置引流。

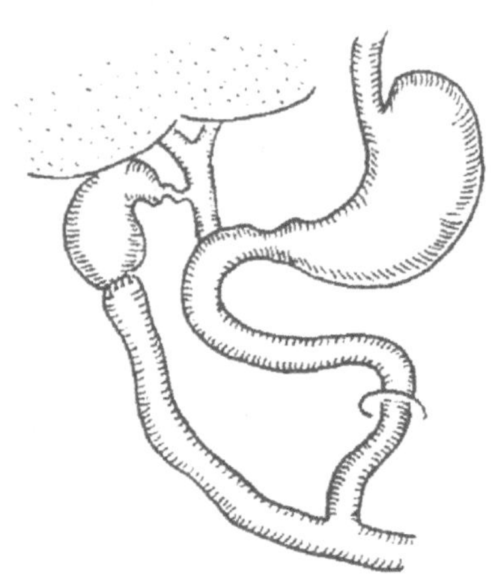

图 29－8　胆囊空肠 Roux-en-Y 吻合法

（2）胆囊空肠肠襻式吻合法　距曲氏韧带约 45 cm 处选择空肠一段，经横结肠前上提与胆囊底部相靠，行胆囊空肠侧侧吻合术，先用丝线间断缝合胆囊与空肠的浆肌层，在缝合线两侧约 0.5 cm 处分别切开胆囊与空肠约 3 cm。切口均与缝线平行。然后用可吸收线间断或连续全层缝合吻合口的后壁，缝合前壁时应内翻缝合，再用丝线间断缝合胆囊与空肠前壁的浆肌层。在距胆囊空肠吻合口 30～50 cm 处行空肠输入襻的侧侧吻合，其吻合为 6～8 cm。缝合方法同胆囊空肠吻合法。亦可用切割缝合器（GIA）做吻合两吻合口之间的肠襻应并排固定数针（图 29－9）。

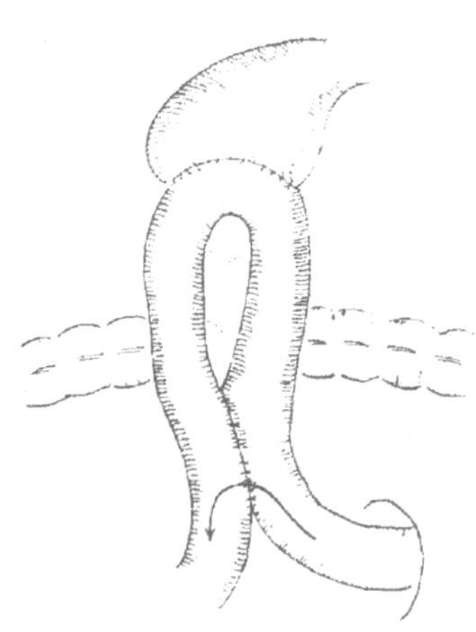

图 29－9　胆囊空肠肠襻式吻合法

29.6.4 胆总管十二指肠吻合术

胆总管十二指肠吻合术适用于胆总管明显增粗的患者。按吻合部位和方法而论，有胆总管前上段与十二指肠吻合和胆总管十二指肠胃段与十二指肠吻合两种方法：前者又有胆总管十二指肠端侧吻合和侧侧吻合之异，后者又有经十二指肠和不经十二指肠之别。

【适应证】

1）不能取出的胆总管下段结石。

2）有原发性或继发性乳头缩窄炎而不并发胰管堵塞或淤滞。

3）不能取出的肝管结石，但结石数目较少且无肝萎缩、黄疸或严重的胆汁淤滞。

4）胰组织内胆总管狭窄，常为由于慢性胰腺炎所引起的管形狭窄。胆总管十二指肠吻合术只能解除胆总管部分梗阻的作用，对于胰腺炎的病变进展则无影响。由于胆总管下端狭窄发展迅速，最好在初期时即施行吻合术。

5）外伤性或手术意外引起的胆总管狭窄。如容易剥离粘连，最好用胆总管十二指肠吻合术；如剥离困难，应采用胆囊空肠吻合术。

6）晚期胰头癌。有不少学者主张对晚期胰头癌采用胆总管十二指肠吻合术和抗癌疗法。认为在患者因癌瘤死亡之前，这个手术吻合口足以维持胆液的通过。但也有学者认为癌细胞会很快蔓延到吻合口并使之堵塞。因此，主张采用胆囊空肠 Roux-en-Y 吻合术。

7）先天性胆总管囊肿、良性胰腺囊肿病或十二指肠淤滞等病。为预防或治疗黄疸病症，可按梗阻病理而选择胆总管十二指肠吻合术、胆总管空肠吻合术或胆囊空肠吻合术。

【手术方法】

（1）胆总管十二指肠侧侧吻合术　在十二指肠第 2 部的外侧缘与侧腹膜交界处做 Kocher 切口，将侧腹膜切开。用手指轻轻做钝性分离，使十二指肠第 2 部和第 1 部游离。使十二指肠能翻向胆总管十二指肠上段。在胆总管十二指肠上段的前壁上，从近十二指肠上缘处向上作一纵向切口长 2.5～3.0 cm。在切口两侧中点行缝线定位、牵引。吸净胆汁，清除胆道内的结石，并探查胆管有无狭窄。于十二指肠上缘处做与肠纵轴平行的肠壁切口，其长度与胆总管切口相等。用丝线间断缝合胆总管与十二指肠的浆肌层。缝合时应使胆总管上切口的两侧中点处恰与十二指肠壁切口的两端对合。用 4～0 可吸收缝线间断全层缝合胆总管十二指肠吻合口的后壁，缝合前壁时应内翻缝合。嗣后再用 4～0 可吸收缝线间断缝合胆总管和十二指肠前壁的浆肌层；也可在吻合口的上方切开胆总管并放置 T 管。T 管的肠侧臂经吻合口放入十二指肠(图 29－10A)。T 管由腹壁另戳洞引出。肝下近吻合口处放置引流。对于胆总管明显增粗，直径>2 cm 时，胆总管上也可行横切口与十二指肠吻合(图 29－10B)。

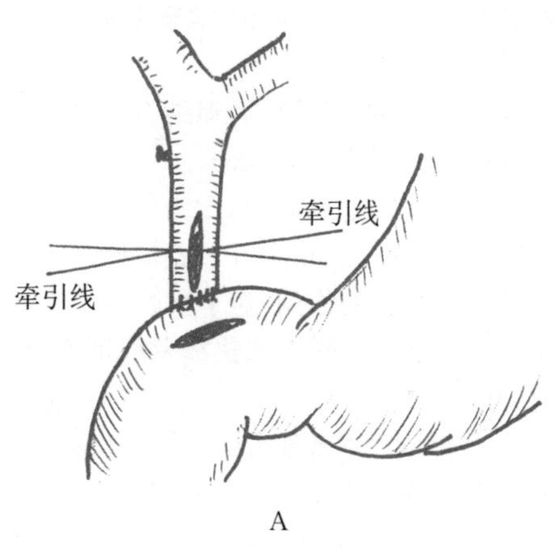

A

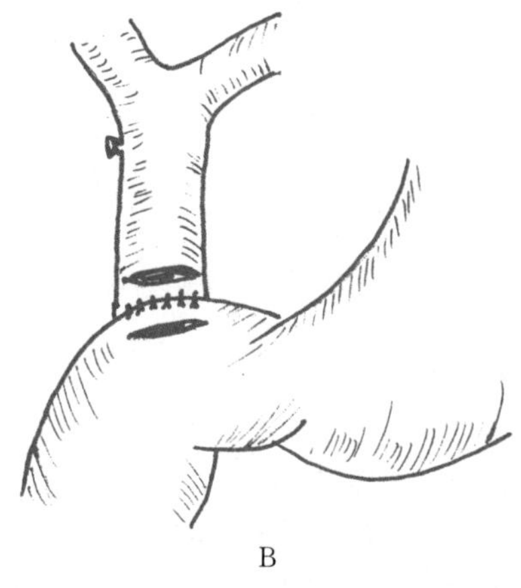

B

图 29－10　胆总管十二指肠侧侧吻合术胆总管切口示意图

A－胆总管直径<2 cm 时，在胆总管前壁作纵向切开；吻合时其中点需与十二指肠相应切口的两端对合　B－胆总管直径>2 cm 时，胆总管前壁可做横向切开

（2）胆总管十二指肠端侧吻合术　在显露肝门区和肝十二指肠韧带后，小心解剖分离。先扪及肝动脉的搏动，找到肝动脉，分离后用外科带将其牵开。门静脉在胆总管的后左方，贴近胆总管壁进行解剖分离，可以避免误伤门静脉。将胆总管与门静脉和肝动脉分开。在靠近十二指肠处切断胆总管。若胆总管有狭窄，则应在狭窄上方切断。远端行胆总管间断内翻缝合或贯穿结扎。于十二指肠第 2 部的外侧缘与侧腹膜交界处做 Kocher 切口，将侧腹膜切开，使十二指肠第 2 部和第 1 部游离。在十二指肠与胆总管近端靠近时无张力。纵向切开肠壁，其切口大小与胆总管直径相等(图 29－11)。

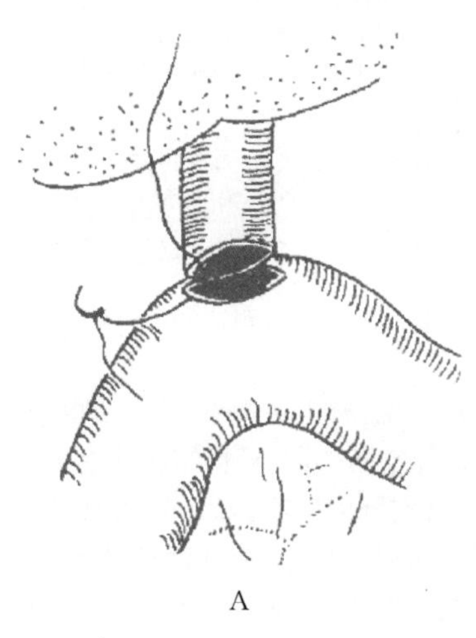

A

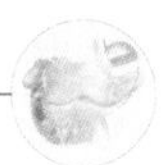

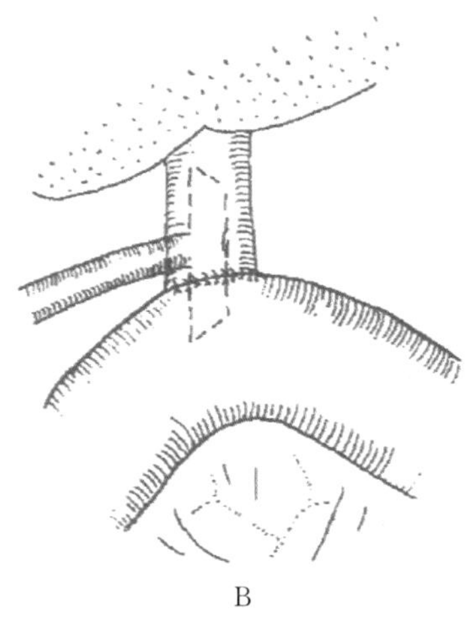

图 29－11 胆总管十二指肠端侧吻合术

A－吻合口后壁全层缝合 B－胆总管内放置 T 管

胆总管与十二指肠切口的上壁用丝线做间断浆肌层缝合。用 4～0 可吸收缝线全层间断缝合吻合口的后壁。在吻合口的上方切开胆总管放置 T 管。T 管的肠侧壁通过吻合口放入十二指肠，以支撑吻合口。之后间断全层内翻缝合吻合口的前壁。胆总管与十二指肠的前壁外层，用丝线做浆肌层间断缝合。在肝下近吻合口处放置引流。如胆总管无法放置 T 管时，也可在胆总管十二指肠吻合后由十二指肠放入导尿管通过吻合口插入胆总管，起支撑引流作用。导尿管插入十二指肠处，应做荷包缝合，并用邻近网膜覆盖。导尿管由腹壁另戳洞引出。

在胆总管十二指肠侧侧吻合和端侧吻合中，较多采用的是前者。这个手术能否有长期疗效，首先在于胆总管的直径要宽，其次尚应注意下述的并发症。

1）吻合口缩窄和胆管炎：一般文献都认为只有在吻合口缩窄后才会发生化脓性胆管炎，这就是常见的上行性感染。至于吻合口缩窄的病因及其发病率究竟如何，多年来有过不少的议论。Ratheke 曾报道 138 例胆总管十二指肠吻合术的病情分析，其中吻合口变窄者占 5.1%。Hess 报道的 123 例中只占 0.8%。李清潭亲自施行或帮助施行的胆总管十二指肠吻合术 200 例中，有 2 例吻合口缩窄。关于吻合口缩窄的病因多由于切口过小或缝合过紧。随后因瘢痕组织收缩而更加窄小。但大多数的胆道外科医生熟谙此点，并注意将吻合口加宽，但同样会出现吻合口缩窄的并发症。主要原因是忽视了术前的严重化脓性胆管炎，而在术后又未进行彻底的治疗。

2）盲端综合征：这是外科医生多年考虑的问题，也是主张不用侧侧吻合而用端侧吻合的有力理由。盲端综合征的主要病症是右上腹部不适，甚至疼痛，有时有寒战、低热和胆结石形成等。如果感染向上蔓延，则症状更为明显。但在文献报道上未能见到类似肠襻盲端综合征所引起的维生素 B_{12}、脂肪和其他吸收不良的症状。这个胆总管盲端综合征究竟有多少发病率，尚不清楚，有人报道为 2%～4%。无论如何，所表现的症状一般比较轻微，也不易将盲端综合征的症状客观核实。部分学者认为胆总管盲端综合征无多大的临床意义。其原因是：吻合口是以使胆管炎逐渐减轻到消退；原来由于水肿而使 Oddi 括约肌完全性梗阻，术后多转为部分通畅；患者日常的体位变动，甚至括约肌本身的规律性运动都能使盲端内胆液上流，然后通过吻合口进入肠腔。胆总管不像肠襻弯曲而易于肠液淤积，在这点上两者是不同的。胆总管盲端综合征的治疗方法是拆除其吻合口，另采用其他手术方式，如行端侧吻合等。

3）术后胆绞痛：此并发症也较少见。吻合口并不缩窄，但在进食后可发生右上腹剧痛。如将钡剂从十二指肠挤入胆总管，也能引起同样的疼痛。在拆除这个吻合口后则不再疼痛。其病因可能与胆总管张力过敏有关。

（3）胆总管十二指肠活瓣式吻合术　于十二指肠第 2 部的外侧缘与侧腹膜交界处做 Kocher 切口，将侧腹膜切开，用手指做钝性分离，将十二指肠第 2 部和第 1 部游离。显露十二指肠后面的胆总管。在胆总管及十二指肠第 2 部各做一切口长约 2.5 cm，汇于 Vater 壶腹，使之呈“V”形。十二指肠之切口仅切开浆肌层，两切口内缘行浆肌层间断缝合（图 29－12）。松动十二指肠切口外缘，自切口外缘剪开肠黏

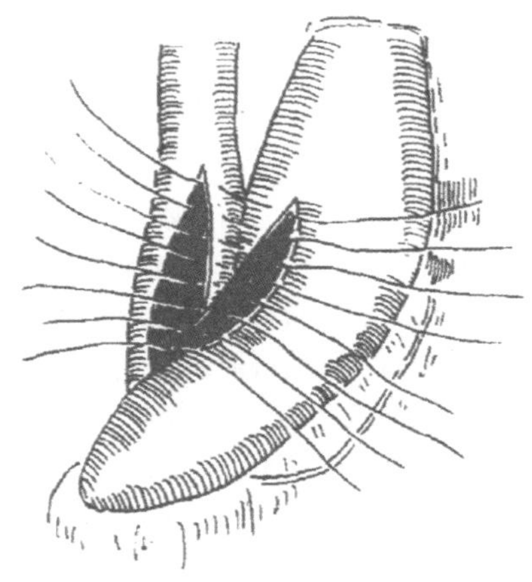

图 29－12 胆总管十二指肠活瓣式吻合术

膜至胆总管切口汇合处，但切勿损伤 Vater 壶腹部。再将此黏膜片于胆总管切口内缘行间断缝合，遂成黏膜瓣。将两切口外缘行间断全层内翻缝合，再行浆肌层内翻缝合加固。

（4）胆总管十二指肠后壁孔洞式吻合　切开胆总管探查并取出结石。术者将左手示指插入胆总管内，向十二指肠方向探查十二指肠后段的胆总管，注意有无结石及狭窄。于十二指肠第 1 部与第 2 部交界处斜形切开十二指肠前壁，显露十二指肠后壁。用在胆总管内的示指和在十二指肠腔内的拇指选择两者间最薄处，即一般距十二指肠乳头 1～1.5 cm 用刀切穿十二指肠后壁和胆总管前外侧壁。将切口用组织剪剪去这两层管壁，使其形成一个 2.0 cm×1.5 cm 大小的孔洞（图 29－13）。也可用特制的咬钳切去一块卵圆形组织，使两个管腔之间开成一个窗洞。用 4～0 可吸收缝线将此洞口两管壁的创缘行间断缝合，一般缝 10～12 针即无明显出血。十二指肠前壁之斜形切口行两层间断缝合，常规切除胆囊，胆总管内置 T 管引流。肝下近吻合处放置引流。

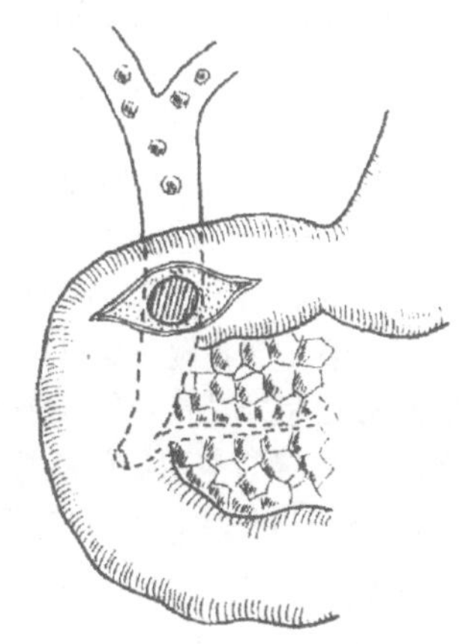

图 29－13　胆总管十二指肠后壁孔洞式吻合

（5）间置空肠人工乳头肝管十二指肠吻合术　间置空肠人工乳头肝管十二指肠吻合术是指在直视下显露肝门和 1～3 级肝管，能在直视下取石与切开狭窄之肝管开口。对肝胆管进行整形扩大建立一个宽大的肝胆管盆与空肠联合腔。间置空肠人工乳头作为一种抗反流装置，建立了一个符合生理的肝肠通道。具体手术方法是先探查肝外胆道，双合诊查肝之脏面及膈面。常规切除胆囊，显露肝门。经肝门逐级切开肝胆管。在直视下清除各级肝胆管内结石，并在直视下切开狭窄、嵌顿之肝胆管。将切开之肝胆管进行整形、扩大。切除产生结石病灶的肝叶。确定胆总管远端通畅时，横断胆总管。低位关闭胆总管的远端。用庆大霉素盐水冲洗肝内胆管后，再用庆大霉素盐水纱布温敷已切开之肝管与肝下间隙约 0.5 h。距曲氏韧带 30 cm 处切取游离带蒂空肠 15～20 cm，经结肠后将该段空肠间置移入肝下。关闭该段空肠的近端。将近端侧面与整形、扩大的胆总管、肝总管、肝内肝胆管的侧面行侧侧吻合。再将空肠远、近端行端端吻合，恢复空肠的连续性。将间置段空肠的远端，全层外翻空肠 2～2.5 cm，肠缘以 4～0 可吸收缝线间断缝合固定在空肠浆肌层上做成“人工乳头”。在十二指肠降段作纵形切口，套入空肠人工乳头，用 4～0 可吸收缝线线作十二指肠全层与外翻空肠边缘及空肠浆肌层间断缝合。再行十二指肠与空肠浆肌层间断缝合。再以气囊双腔橡皮管在间置空肠上作造瘘（气囊放入空肠与肝管吻合口之部位）引出皮外接引流。修补肠系膜之裂孔，以 0.2％甲硝唑清洗腹腔后，肝下间隙与盆腔各放置橡皮管引流，并接负压引流装置。

间置空肠胆管十二指肠吻合术系 Grassi（1969）所设计，后经改进。为了防止肠胆反流和上行性感染，一种趋势是加长间置空肠的长度。如羽生富士夫等 1975 年报道间置空肠的长度为 20 cm，而 1980 年报道已加 30～40 cm。有资料表明若把间置空肠加长到 50～60 cm 时，则可有效地防止反流。另一种趋势是在间置空肠段制作一些防反流的装置。如里村纪作（1980）于空肠十二指肠吻合口之近侧 5 cm 做一人工肌瓣。有人报道将间置空肠的远端 5 cm 处，剥除浆膜，然后翻转缝合制成人工乳头。也有人将空肠远端切除部分浆膜和肌层，然后再与十二指肠吻合，使吻合后形成矩形瓣膜。此外，还有间置空肠襻制成两个人工套叠；不剥除浆膜的人工乳头和远端吻合口活瓣成形等。除了防止肠胆反流之外，通畅胆流乃胆肠内引流手术的又一基本要求，间置空肠胆管十二指肠吻合术也不例外。我国胆肠内引流手术的指征中，很大一部分是肝胆管多发性结石。手术目的是希望解除胆汁淤滞，防止结石复发。同时也希望能使肝内新生成的结石能顺流而下，顺利地排入肠道不致梗阻。所以，肝胆管结石患者内引流术的要求以通畅胆流更为重要。应该研究的是：间置空肠襻制作肌瓣、套叠或人工乳头后，局部组织增厚，会不会造成相对狭窄？若狭窄，肝内落下的胆石一旦在局部受阻，则将引起一系列梗阻症状。

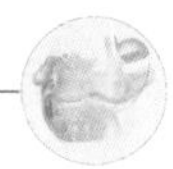

29.6.5 胆管空肠 Roux-en-Y 吻合术

治疗复杂的胆道疾病时，常需行胆肠吻合术。其中以胆管空肠 Roux-en-Y 吻合术为常用。该手术方法 1893 年由瑞士洛桑的外科医生 Roux 所设计，后几经改进，现已广泛应用于胃肠道、胆道和胰腺等器官疾病的治疗，其中以胆道外科对该术式的研究最深。

根据胆道疾病病变部位的不同，胆管空肠吻合是指肝外胆管或肝内胆管与空肠的吻合。常见的是胆总管空肠吻合，肝总管空肠吻合，左、右肝管空肠吻合，肝内胆管空肠吻合。吻合可以是胆管端与一个空肠襻的端侧吻合，也可以是把肝内胆管整形扩大后成为一个盆状再与一个空肠襻的吻合。再加上空肠输入襻和输出襻的侧侧吻合。但较多应用的是胆管空肠 Roux-en-Y 吻合。胆管空肠 Roux-en-Y 吻合包括以下 3 个部分：①胆管空肠吻合；②空肠襻的处理；③空肠空肠吻合。其中胆管空肠吻合常是关系到整个手术成败的关键，也常是手术中最困难的步骤。

【适应证】

1）肝外或肝门部胆管肿瘤根治性切除术后胆肠通路的重建或晚期病例姑息性旁路内引流。

2）肝外或肝门部胆管的损伤性狭窄、梗阻或胆瘘形成后的修复与重建。

3）炎症性肝外或肝门部胆管及肝内大胆管狭窄的矫正和引流。

4）原发性胆管结石、肝胆管结石症时，胆管病损所呈现的胆管扩张的外科处理。

5）先天性胆道疾病需要外科处理者。

【手术方法】显露肝十二指肠韧带，辨认出胆总管，并沿胆总管管壁小心分离出胆总管。在十二指肠上缘或狭窄平面之上横行切断胆总管。胆管内的结石应予清除。近切端可用无损伤钳夹住，远切端缝合或结扎。如胆总管直径不够大，则可斜行切断胆总管，或把断端的前后两面剪开少许，以便使吻合的宽度增加。在距曲氏韧带 15～20 cm 处置 2 把 Kocher 钳，切断空肠及其系膜直至根部。切断处应在形成第 1 动脉弓的两动脉之间。这样既能保证两断端的血液循环，又能在空肠上提时不致影响肠襻的血液供应。在结肠中动脉右侧无血管区剪开横结肠系膜，将空肠远侧断端经此系膜切口向上牵拉，与胆总管行端端吻合，根据胆总管的直径也可行端侧吻合。此时近端空肠口应先予缝闭，胆囊常规切除。在结肠下距胆总管空肠吻合口 30～50 cm 处，行空肠近端与空肠远端的端侧吻合，并使其成“Y”形。近端空肠系膜的游离缘与远端空肠系膜缝合，关闭孔隙，以防内疝。肝下近吻合口处放置引流。术中若放支撑引流管，则可切开胆总管放置 T 管，或经十二指肠插入橡皮管经吻合口入胆总管。引流管由腹壁另戳洞引出。

胆道有梗阻或狭窄时，胆管的梗阻可以发生在胆总管的下端或在肝门部。两者对手术的要求完全不同。对于高位的肝门部胆管与肠道吻合时，在技术上则比较复杂。此时需要深入地解剖肝门，显露梗阻部位以上的肝胆管，并常需要行局部的胆管整形以扩大吻合口的口径。因此，手术前需要有良好的多方位的胆道造影照片，研究梗阻的部位，左、右肝管是否有结石和狭窄。胆管空肠 Roux-en-Y 吻合术不能代替对肝内病变的彻底处理。并且当处理不够彻底时，手术后症状会依然存在，甚至有时反会加重。保持肝门部胆管空肠吻合口的通畅，历来是胆道外科上比较棘手的问题。虽有不少研究和改进，如对肝门部胆管显露方法的改进，对引流方法和内置支撑物的改进等。实践证明，任何的支撑物或引流措施皆不如胆管黏膜与肠黏膜的良好对合的效果好。对于肝内胆管结石的患者，对吻合的技术则要求更高。因为来自肝内胆管的结石很容易停留在有部分缩窄的吻合口上方而致症状再发或发生感染。

【胆管空肠 Roux-en-Y 吻合术探讨】Roux-en-Y 空肠的设计者是 Cesar Roux（1893 年），最初用于胃空肠吻合，以后广泛用于胆道、胰腺手术及胆道与消化道吻合手术。由于 Roux-en-Y 空肠襻具有完整的血管供应，有足够的长度可行远距离转移，且与胆道吻合的肠段为顺蠕动，有利于防止反流。基于这些特点，Roux-en-Y 胆道窄肠吻合术成为胆道外科中的常用手术。在胆道疾病中采用胆肠内引流术的主要作用是解除胆汁淤积，为不断分泌的胆汁建立一排出道，从而使黄疸消退，使梗阻性黄疸所引起的一系列病理生理变化得以逐渐恢复。

1）Roux-en-Y 胆肠吻合术的胆肠反流：Roux-en-Y 胆肠吻合术的技术要点之一是空肠襻要具有适当长度，从而防止肠内容物逆流。早年认为，Roux-en-Y 空肠襻长度达到 25 cm，则可防止反流，但实际上，延长空肠襻长度达到 50～60 cm 仍然有反流发生。笔者资料中的病例在此基础上行人工乳头后仍然有反流的存在，说明期望通过增加空肠襻的长度来防止反流是不可行的。况且空肠段会发生一系列的病理生理改变：一是空肠襻肠液细菌数增加，二是胃肠道内分泌调节紊乱。胃酸分泌量增加(可能与肠抑胃肽的减少有关),导致十二指肠溃疡的发病率升高。

2) Roux-en-Y胆肠吻合术反流的干预措施:为解决肠内容物反流,有许多的改良方法。如胆管-空肠-十二指肠吻合、胆管-空肠乳头成形术、空肠段做人工空肠套叠术等。笔者采取的空肠段人工乳头实际上与人工空肠套叠术作用机制是一样的。在胆道镜进行胆肠反流"零距离"观察时,笔者发现肝内大量的反流物,胆肠反流率达86.3%。这些病例虽然均实施"防反流人工瓣",但是并没有达到笔者所期望的要求(有效率13.7%)。因此,有没有必要实施各种防反流措施,延长不必要手术时间,值得商榷。随着胆道镜技术的开展和推广,更多的病例和各种防反流措施和方法进一步地进行内镜观察,对实施各种防反流措施的必要性重新进行论证。

3) 防反流措施对胆肠吻合术后肝胆管结石复发的干预:胆肠Roux-en-Y吻合术是治疗肝胆管结石病经常采用的术式。在行胆肠Roux-en-Y吻合术时,前提是必须保证在吻合口上方或肝内无狭窄、梗阻、结石的存在,否则将发生难以控制的反复的胆系感染、结石再生,陷入尴尬的境地,切忌在肝内结石和狭窄尚未解决的情况下,一厢情愿、主观地通过宽敞的胆肠吻合口使肝内胆管的结石、"石库"的"塌方"而自动排出。随着近年来胆道镜技术的开展与成熟,从内镜观点重新审视肝胆管结石的病理生理、解剖,近一半(40.72%)病例伴有肝内胆管狭窄,且多数病例不但一支胆管有一处狭窄,而且一个病例多支胆管有多处狭窄,或一支胆管有多处狭窄。这些狭窄将胆石牢牢地兜住在胆管内。正因为肝内胆管解剖复杂性,肝内胆管多处狭窄将结石牢牢地兜住,形成结石-梗阻-炎症-狭窄-结石的恶性循环,使肝胆管结石无法自动向肝外胆管脱落和移动,在进行肝内胆管结石胆道镜治疗时,常需要借助于等离子碎石、狭窄的球囊扩张才能使肝内胆管结石得到有效的治疗更具体地说明了这一点。所以,希望"自动塌方"排石侥幸心理是没有科学根据的。如果没有胆道镜的术后进一步的治疗,切忌不要盲目地进行胆肠吻合术,以免造成严重的胆系感染。在有效掌握和利用胆道镜技术基础之上,术前、术中对肝胆管结石有明确判断,在胆肠吻合之后,能通过内镜技术有效解决肝内残石和狭窄,才能确保在胆道开放之后,不会或是很少出现难以控制的反复胆系感染的尴尬局面。笔者的资料中的病例均有效地采取此步骤,效果良好。

有效地解决胆管狭窄、取净肝内胆管结石是防止结石复发的前提。也即胆肠吻合后狭窄和结石的有效解决是防治肝胆管狭窄、结石的重要前提。

胆肠吻合只是解决胆管有效引流的一种方法,要从根本上解决复发问题,尤其是吻合后的胆道密闭性的破坏、胆肠反流等,否则结石复发也不可避免。在胆肠吻合口输出襻处使用银夹做标志来为以后胆道镜进入胆道提供入路,避免了再次手术的困难和对患者带来的痛苦和经济上的负担,使治疗安全、简捷,笔者资料中复发的2例正是借助于此方法得到了有效的解决。在复发的2例治疗过程中,其中1例的复发结石同以往取出的结石不同,结石松软,内以食物渣、纤维素为主;另外1例则为松散的食物团絮。这说明胆肠吻合后虽然通畅了胆道的引流。但是,又容易发生新的结石。虽然此结石与原发的不同,但病理结局是一样的,结石-梗阻-炎症-狭窄-结石的恶性循环同样发生,胆肠吻合通畅了胆道的引流,但是却带来了新生结石的新问题。因此,要严格掌握胆肠吻合的手术指征。在镜下观察并未有发现确切的肝内胆管狭窄,镜下选择性造影也未有发现狭窄和结石,而且上次狭窄经过胆道镜镜下球囊扩张和有效的支撑治疗的狭窄并未发现再狭窄。肝内胆管明显的扩张,胆道镜可以进入Ⅴ、Ⅵ级甚至以上的胆管内,而肝门部胆管开口及狭窄扩张后较扩张明显的病理性肝内胆管仍狭窄,即相对狭窄。这可能是结石复发的原因。虽然术中采取了防反流的"人工瓣膜",但是并没有发挥应有的效果,镜下可以观察到反流入肝内胆管的食物残渣,反流食物进入明显扩张的肝胆管内,而相对狭窄的胆管不能有效地使大量反流的食物及时地排出而储积在扩张的胆管内,导致胆系感染的发生。通过观察新生的结石的物理性状可予验证。这从另一方面也提示笔者,胆管狭窄在结石的复发和胆系感染中的作用,胆管相对狭窄也是必须认真处理的,重视解决绝对狭窄,也不容忽视相对狭窄。因为术后依靠胆道镜解决相对狭窄是有限的,目前的球囊扩张器和支撑管只能达到0.6~0.8 cm直径。术前的ERCP及术中胆道镜观察对笔者判断相对狭窄有指导意义。

胆肠吻合后的胆肠反流等弊端提示要持慎重态度,严格其指征。对于那些行胆肠吻合术者,胆肠输出襻金属银夹标记胆道通道为胆道镜提供入路治疗术后结石复发是一种可行的有效方法。

(杨玉龙　张　诚　高　巍)

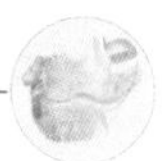

29.6.6 盲襻型胆肠大口吻合术

腹腔镜、胆道镜、纤维十二指肠镜等内镜在胆道外科的广泛应用，激光、液电等碎石方法的推广使肝内胆管结石的治疗水平有了大幅的提高。但由于术后结石的再生以及胆管的狭窄问题尚未解决，肝内胆管结石的治疗仍然是一个棘手的问题。

其主要原因是结石难以取净，残留结石发生率高，文献报道日本为 54%～71%，我国为 36.8%～74.4%。因症状复发再手术率为 10%～78.9%，且并发症和病死率都较高。如何降低残石率和再手术率是多年来胆道外科医生面临的一个难题。许多学者正为寻找一种理想的处理方法而努力。方干、Huston 等提出的盲襻型胆肠吻合和皮肤肠瘘型胆肠吻合虽有一定的效果，但前者对患者的手术创伤较大，后者有长期漏胆成为经久难愈或经久不愈的胆瘘。

笔者在成都军区总医院自 1979 年即开始对胆肠吻合并设置皮下空肠盲襻进行研究，对肝内胆管结石患者施行盲襻型胆肠大口吻合术（图 29－14）。

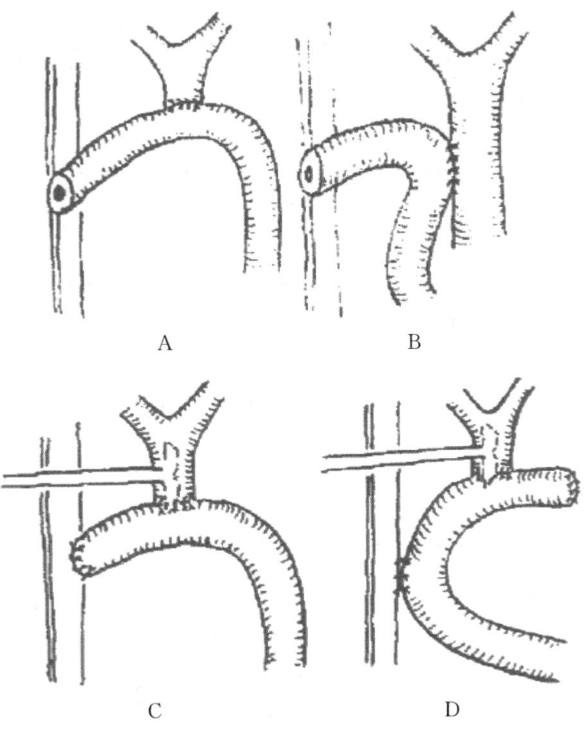

图 29－14 盲襻型胆肠吻合的几种类型

A－胆肠端侧吻合，盲襻端开口于腹壁 B－胆肠侧侧吻合，盲襻端开口于腹壁 C－胆肠端侧吻合，盲襻端闭合并固定于腹壁内侧 D－胆肠端侧吻合，盲襻端闭合，空肠侧与腹壁内侧固定

即在行胆肠吻合时将吻合口做大，空肠残端做成盲襻并埋于皮下。一旦患者术后肝内胆管结石再生，症状复发需要再次手术时，则可通过盲襻进行取石等治疗。经百余家医院合作，不断总结经验，吸取教训，该术式日臻完善。现该术式已治疗肝内胆管结石患者 7 000 余例，疗效满意。其中年龄最小者 6 岁，最大者 90 岁，平均年龄 48 岁。其中有的患者已经手术次数最多者达 11 次，也有 7～8 次者不等。手术成功率 100%。切肝 3 850 例（55%），其中左肝外叶或左半肝切除 3 638 例（94.5%），右肝前叶或右肝后叶部分肝脏切除 212 例（5.5%）。右后肝叶结石患者切肝取石后多数放置 U 形管支撑引流。手术成功率 96%。需要强调的是，手术中应遵循精准外科（precise surgery）理念，认真操作。该术式曾在全国推广，并荣获全军科技进步二等奖。后由日本肝胆管结石研究组组长 Nakayama 把盲襻型胆肠大口吻合技术在日本开展。

盲襻型胆肠大口吻合术，使原先较为复杂的手术变为较简单的手术，减轻了患者的痛苦。证实盲襻途径可永久保留，无论在何时若有症状复发，都可用胆道镜治疗而无须再次手术。并发症少，成功率高达 90%以上，即使患者有脓毒症、休克，也可在床旁进行处理。而当前国内外常用的经 T 管窦道取胆管残石，只能短期使用，并有窦道破裂引起胆汁性腹膜炎的风险。对肝胆管残石的治疗则更为困难，常需再次手术。自盲襻型胆肠大口吻合术应用于临床后，再次手术率已从 10%～78.9%降至 3.06%。

【适应证】

（1）肝内胆管结石 有些学者曾提出只有双侧肝内胆管结石才可采用盲襻型胆肠吻合术。笔者认为凡肝内胆管结石患者均可采用盲襻型胆肠大口吻合术。其理由是：①从解剖学上看，肝胆管 2 级分支以上的结石，即使无胆管狭窄，也较难取尽结石。一侧肝胆管结石仍有残石的病例并不少见。②从临床实践看，双侧肝胆管结石，固然容易残留结石，但仅左侧肝胆管结石术后发生残石而需再次手术者较多。有人报道 43 例左侧肝管结石，再次手术者就有 24 例，不少还行第 3 次或第 4 次手术。③从盲襻型胆肠吻合术的用途上看，其最大的优点是术后可通过盲襻取出残石，从而避免了再次手术。一般来说，凡肝内胆管结石患者术后都有可能遗留残石和形成新的结石。故采用盲襻型胆肠大口吻合术较为合适。

（2）肝内胆管无狭窄，或有狭窄已行矫形，肝内胆管内结石难以取出　有些学者认为，肝内胆管结石未得以彻底清除者，禁做任何类型的胆肠吻合内引流术。笔者认为，经盲襻能取出结石或对结石进行有效的处理。只要肝内胆管无狭窄或狭窄已矫形，肝内胆管仍留有结石，也可施行盲襻型胆肠大口吻合术。其理由是：①肝内1级、2级肝管无狭窄，但结石难以取出，但术后在直立、活动或其他体位改变时，结石有排下的可能。临床上有结石塌方的报道，这些结石有可能通过大吻合口而自然排出。②术后可经盲襻用胆道镜扩张胆管，反复取石或进行溶石治疗等综合治疗后，使结石排出或消除。③尽管如此，仍要强调，术中应将胆管内的结石取尽，而总是希望这些残石会通过胆肠吻合口自动排出，这种想法是不切实际的。

【手术方法】

（1）盲襻型胆肠大口吻合术

1）切口与显露：采用该手术的多系多次胆道手术者。多采用右肋缘下斜切口。进腹后从肝上向下，由外向内分离粘连至肝门。粘连特别严重者，可从肝包膜内分离。带T管者，可沿T管寻找胆总管，并至肝门。这样可避免过多地分离粘连，以减少组织损伤和出血。为有良好的显露，可切断肝圆韧带和切开镰状韧带，使肝脏面能向前向上牵拉，第1肝门显露更佳。切开肝门被膜，显露胆总管和肝总管的前壁，并纵向切开至左、右肝管分叉处，使左右肝管开口显露，便于探查、取石。如左、右肝管结石难以取尽或开口部有狭窄，则可延长切口至左肝管横部或左肝管狭窄上方。对于首次胆道手术者，也可采取右上腹经腹直肌切口。

2）取石：在胆道镜下取出可见之结石。未显露之结石可用导管冲洗、抽吸，取石匙、取石钳取出或用结石篮(dormina basket)取石。特殊部位的结石，上述办法也难奏效，可用钬激光碎石、胆道镜取石网套取。病情允许时尽可能一次清除病灶。若判断结石难取净者，结石又相对集中，则可采用肝段或肝叶的切除；还可通过肝切除之断面的胆管来清除结石。判断结石是否取净，可通过胆道镜和（或）术中造影来决定。尽可能在取尽结石后再行盲襻型胆肠大口吻合术。对于重危患者，不应片面强调要取净结石，只要1、2级胆管无狭窄，残留结石在以后可经盲襻取出。3级以上肝管的泥沙样结石不能取净者，可放置3 mm直径的硅胶管，术后滴注抗生素生理盐水，并间断冲洗排石。在术后1个月需要时可滴注溶石药物。该管留置也可进行术后造影，了解是否有残石存留。

3）胆肠吻合方式的选择和胆肠大吻合口的制作：胆总管能分离者，尽可能横断胆总管后再吻合；胆总管粘连严重，分离困难者，为避免勉强分离而损伤门静脉，可行侧侧吻合。右或左肝管狭窄段较长，难以切开矫形者，或有3、4级肝管囊状扩张，可行肝叶切除后再将左肝或右肝断面的胆管扩张。再行Longmire肝内胆管空肠吻合术（图29－15）。横结肠系膜长时，尽可能做结肠后胆肠吻合。若横结肠系膜肥厚，且与大网膜粘连致密，也可行结肠前胆肠吻合。在彻底清除肝内病灶，解除胆道梗阻和纠正狭窄之后再行盲襻型胆肠大口吻合术。吻合口宜大。吻合的方式有如下。①端侧吻合：胆总管、肝总管［有时含左肝管和（或）右肝管］纵向切开2～9 cm，再横断胆总管，并呈三角形剪去胆总管和肝总管前壁，肠系膜对侧缘处呈卵圆形剪去部分空肠壁，并使该两个口对合缝合。然后用4～0可吸收缝线行间断全层缝合。②侧侧吻合：胆总管、肝总管纵向切开，再呈梭形，剪去胆管前壁与肠系膜对侧缘呈梭形剪去空肠肠壁，两剪口应等大。用4～0可吸收缝线行间断全层缝合。这种用梭形剪口的方法较过去直线切开后再吻合的周径要大。其最大周径可达20 cm以上，故称为大口吻合（图29－16）。

4）盲襻标记：盲襻一定要通过肌层放置在皮下。在盲襻顶端四周用银夹固定做永久标记，为日后穿刺造影或切开盲襻取残石起定位作用。盲襻埋于切口皮下，术后记录盲襻端距离切口上、下缘的长度。若盲襻另做切口埋于皮下，则术后一定要在手术记录中做详尽记载，并画图示之。

5）盲襻长度、放置盲襻的部位和切开取石的注

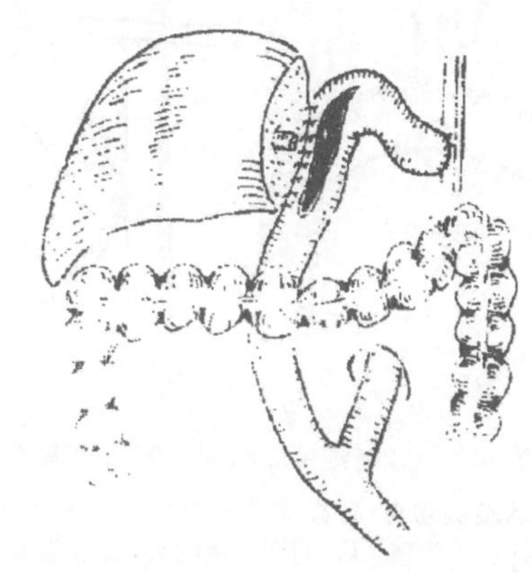

图29－15　Longmire肝内胆管空肠吻合术

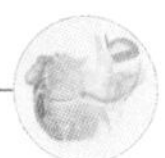

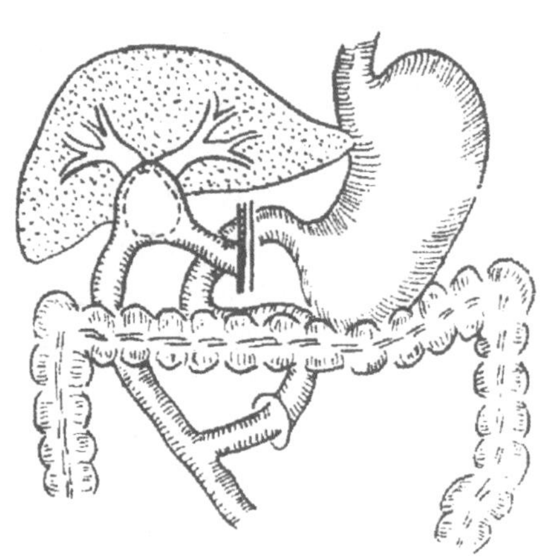

图 29－16　盲襻型胆肠大口吻合术

意点：盲襻的建立是为术后症状复发时检查和治疗提供一条从腹壁至胆管的捷径。距离越短越好，方向越直越好。无论是经此途径造影或取石均较方便。再次手术或 T 管引流的患者，因粘连牵拉，胆总管位置常会变浅，盲襻的长度一般有 4～6 cm 就足够为腹壁与肝门之间架桥，而不需切除肋软骨和旋转固定肝脏以缩短距离。放置皮下盲襻的部位，可放在腹壁切口附近，也可另做小切口。盲襻端一定要通过肌层放在皮下，左上腹或右上腹均可。如盲襻端深埋于肌层内，则术后穿刺造影或切开取石寻找困难。一般来讲，术后 2 周可经盲襻行胆道镜检查和(或)进行取石。在切开皮肤、皮下层时，应缝好肠壁牵引线后再切开盲襻肠壁。检查取石完毕，切开的空肠盲襻采用内翻缝合，再缝合浆肌层。必要时放置细硅胶管引流。盲襻型胆肠大口吻合术，除其以大口为特点，便于引流、结石的排出以及防止胆管炎外，盲襻的用途也不能小估，两者相辅相成。

盲襻有如下几种用途。

A. 经皮下空肠盲襻行胆管造影：肝胆管结石患者在胆总管切断与空肠行 Roux-en-Y 吻合术后，如症状复发，常需了解胆道情况，以便进行相应处理。笔者团队经皮下空肠盲襻穿刺插管施行逆行胆管造影 612 例 1 866 人次，效果均较满意。它具有造影简便、安全、无副作用，可在门诊进行，以及效果较满意等优点。

B. 经皮下空肠盲襻行胆道镜取除肝胆管内残石。对肝胆管结石患者，在手术中应力争清除所有结石，但有时甚为困难，且术后残余结石率高。这些残石往往存在于较深的部位。即使术中已取净残石，但由于病灶未除，结石又可再生。经腹壁 T 管取石虽可获得成功，但 T 管拔除后腹壁窦道即很快愈合，若肝内胆管再发生结石，处理则较困难。盲襻型胆肠大口吻合术则可为术后提供一条从体外至胆道的永久性通道(图 29－17)。

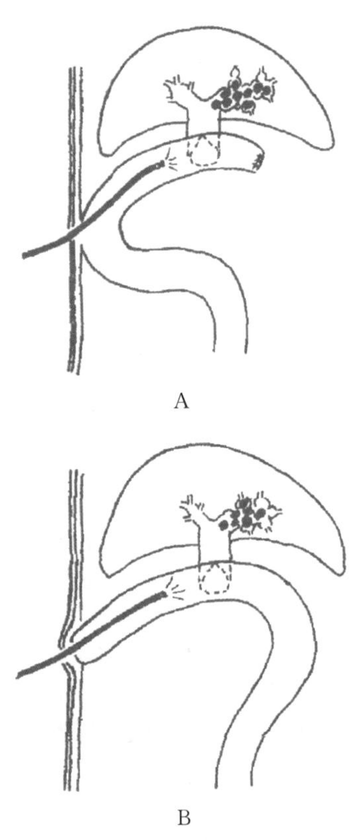

图 29－17　体外至胆道的永久性通道

A－空肠盲襻端闭合，胆肠端侧大口吻合。空肠侧与腹壁内侧固定并开口于腹壁。内镜通过此口进入检查、取石　B－胆肠端侧大口吻合，空肠盲端与腹壁内侧固定并开口于腹壁。内镜通过此口进入检查、取石

C. 经皮下空肠盲襻扩张狭窄的胆管。

D. 经皮下空肠盲襻使用抗生素，经皮下空肠襻胆道局部使用抗生素可减少抗生素的用量，还能稀释胆汁，防止胆汁淤积，减少结石形成的条件，对治疗和预防胆道感染有明显的效果。经皮下空肠襻胆道局部使用抗生素可提高胆汁中抗生素的浓度，它是血中有效浓度的 8～12 倍，是静脉用药后胆汁中药物浓度的 18.7 倍。其有效浓度可维持 12 h 以上。由于是局部用药，故可减少对肝、肾等重要脏器的损害。

E. 经皮下空肠盲襻进行肠内营养支持：术中将

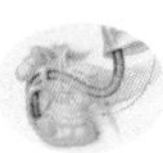

硅胶管放至空肠远端 80 cm 处，经盲襻引出体外，术后向肠内进行肠内营养支持，解决术后营养问题。

F. 经皮下空肠盲襻施行碎石、溶石：经皮下空肠盲襻可进行激光、液电等碎石治疗。也可放置 T 管，行振荡射流排石。1 例男性，27 岁患者，因右上腹疼痛伴发热、黄疸反复发作 4 年而住院。有 2 次胆道手术史。术中从左右肝管取出大量泥沙样结石及 2 cm×1. 5 cm×1 cm 大小的结石，行肝左外叶及部分左内叶切除，盲襻胆肠端侧吻合术。术后经盲襻胆道造影示左、右肝管，胆总管残留结石。经盲襻置 T 管于胆总管内，进行振荡射流治疗，先后排出结石而愈。

(2) 改良型短襻胆肠大口吻合术及盲襻位置的选定

1) 改良型短袢胆肠大口吻合术的由来：见以下病例资料。

王××，女，36 岁。1985 年 6 月，因双侧肝胆管结石入院。当时正值推广间置空肠人工乳头预防胆肠吻合术后逆行感染，故该患者行左半肝切除，右肝管结石取净，再行盲襻胆肠大口吻合术。在上提空肠、胆肠大口吻合口的下方，在空肠做了人工乳头。术后 15 年内恢复良好，正常工作。从 2000 年以后，经常出现右上腹疼痛，在县医院多次住院，也行过盲襻取残石，症状可暂时缓解。2004 年，患者出现黄疸，盲襻切开取石处胆汁不断流出，形成了盲襻瘘，经久不愈。后患者到四川必有医院找到笔者，经过全身支持治疗和全面检查，发现人工乳头处有大量结石堆积，盲襻空肠水肿，四周皮肤糜烂。积极进行围手术期处理，经过充分准备后进行手术。术中发现人工乳头上方有大量的结石堆积，整个肠腔几乎堵死，在人工乳头的下方切断空肠，观察人工乳头处无胆汁流出，说明人工乳头已无引流胆汁的作用。故将制作的人工乳头和可摸到的肠腔内结石一并切除，切除空肠约 5 cm，大量墨绿色胆汁从肠腔流出。再将残留结石取净(结合胆道镜取石)，冲洗胆管，再将切除的空肠行端端吻合，胆肠吻合口内留置 24 号 T 管从空肠端端吻合口的下方置体外。在腹腔内将埋皮下的空肠襻的空肠切断，近端空肠间断缝闭。远端空肠和盲襻瘘及腹壁皮肤整块切除。术后患者恢复良好，痊愈出院。3 周后，经 T 管造影，右肝管有少量残石，2 个月后拔出 T 管经空肠臂取尽结石。

2) 改良型短袢胆肠大口吻合术：经过临床 35 年的实践，采用盲襻型胆肠大口吻合术治疗肝胆管结石，经盲襻胆道造影，彩超检查动态了解肝内胆管残石和新生结石的情况，再经盲襻取残石、取蛔虫，经胆道置管、抗生素冲洗，消除胆管炎症，大大减少了再手术率和病死率。随着该术式在四川省 100 余家医院推广，盲襻取残石在不同等级的医院开展，盲襻瘘的发生逐渐增加。因盲襻瘘的发生就会大大增加医生换药的工作量，更是增加了患者痛苦，部分患者发生瘘口四周皮肤糜烂，延长了患者的住院时间。盲襻瘘发生在不同的医院，处理瘘的医生水平各异，有时多次盲襻瘘修补不成功。作者采用一并切除皮下盲襻瘘和空肠的方法，解决了盲襻瘘。这些患者切除了埋皮下的空肠，预留的空肠襻过短，已不能将盲襻端再埋皮下，只能将短襻留在腹腔内。

此类短襻患者不能常规再经盲襻取石、取虫或扩张胆管。故在上提远端空肠进行胆管空肠吻合上进行了改进(图 29-18)。

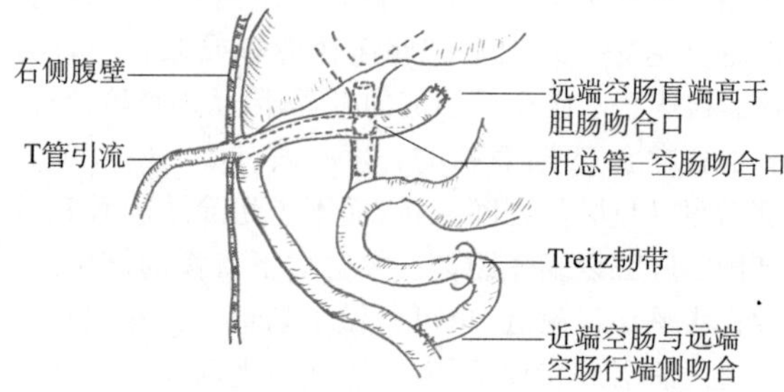

图 29-18 短襻型胆肠大口吻合术示意图(高必有，1985)

说明：1. 距 Treitz 韧带 15 cm 处切断空肠，远端空肠上提至肝门，在其 70 cm 处与近端空肠切端行端侧吻合，避免了反流；2. 行肝总管(或肝门)—空肠端侧吻合，吻合口要足够大；3. 短盲襻长 3 cm，置于胆总管的左上方，近端要高于胆肠吻合口，便于引流，避免因胆汁淤积而成无效腔腔；4. 胆总管内放置 T 管引流，由盲襻与右侧腹壁固定处引出，术后通过此通道可进行造影、取石、冲洗、注入抗生素以及用胆道镜检查和治疗

具体制作方法如下。

A. 肝胆管结石彻底清除病灶：即结石病灶行各种肝叶或肝段切除，最好肝内胆管狭窄切除或肝内胆管狭窄矫形或 U 形管矫形。

B. 在横结肠下方准确地找到 Treitz 韧带，距它 15 cm 左右在肠系膜血管较少的地方，切断空肠，远端空肠间断缝合封闭，该空肠上提 70 cm 左右，从结肠系膜戳孔，将空肠提至第一肝门。

C. 在距间断缝合的空肠远端约 3 cm 处，剪去肠系膜对应的部分肠壁，大小与胆管壁备留的吻合口大小一致，具体吻合与盲襻胆肠大口吻合一致。该术式减少空肠埋皮下的程序，缩短了手术时间。

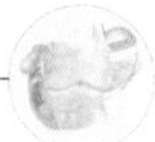

D. 另外强调在胆肠吻合一半时，一定要置24～26号T管于胆肠吻合口内，T管的远侧端要从胆肠吻合口约10 cm处穿出肠腔，置体外T管穿出肠腔处，行荷包缝合两次，防止瘘的发生。在T管穿出肠腔上方，空肠壁距胆肠吻合口5～6 cm处用4号线缝合肠壁，将它固定在右侧腹腔内，并用两枚钛夹固定，为今后取残石作为标记。该术式减少空肠埋皮下的程序，缩短了手术时间，确保了手术的安全。

笔者从2004年部分肝胆管结石患者采用此术式，以后发生残石，从钛夹标记处切开该处空肠，因它距胆肠吻合口很近，可用手指取石，也可用取石钳取石、取虫，最后再用胆道镜检查残石是否取净。若残石尚未取净，就用结石网篮取出残石。有时可在液电碎石、导线碎石之后再取石，球囊扩张胆管狭窄处后再取石等。采用该部位取石，杜绝了取石后漏胆情况，可能是空肠腔大，更主要的是切开肠壁处是在胆肠吻合口的下方，有利于胆汁排空。该切除处的肠管容易缝合关闭，缝合口无张力，容易愈合。

原盲襻胆肠大口吻合术，盲襻埋皮下的位置主要考虑术后行盲襻胆道造影，胆道镜容易经过胆肠吻合口进入肝内胆管便于取石。所以，盲襻埋皮下的位置都在胆肠吻合口的下方，这就导致肝脏分泌的胆汁一部分经吻合口流向空肠远侧端，一部分胆汁流向空肠盲襻。该空肠盲襻位置低，胆汁存留在盲襻肠管内，当切开盲襻取石后，缝合瘘口的技巧没掌握，导致取残石后盲襻瘘的概率较多，甚至造成因胆瘘经久不愈而被迫切除盲襻肠管，才能最终解决盲襻瘘的问题。

总结上述教训后，采用改良型短襻胆肠大口吻合术在彻底清除结石病灶后，其盲襻位置再不从伤口出来，盲襻埋皮下的位置选择高出胆肠吻合口的部位，这样空肠盲襻埋皮下的空肠管，再不会有胆汁储留，术后发现残石，经盲襻切开肠管取石后，缝合切开的盲襻肠管，再无发生盲襻瘘的情况。

(3) *皮下通道型胆囊、肝胆管吻合术治疗肝胆管结石* 20世纪90年代来，随着人们生活质量的改善和医疗水平的提高，早期肝胆管结石的检出率逐渐提高。早期肝胆管结石临床具有以下两个特点：一是结石仅局限于肝脏的某叶或某段；二是肝外胆管不扩张或仅有轻度扩张。有学者对此类患者术中切除肝段结石，应用了“皮下通道型胆囊、肝胆管吻合术治疗肝胆管结石”，取得了较满意的效果。这种手术操作简单，对患者创伤小，治疗效果满意。经过近千例手术患者的观察，一旦患者发现有残石，经胆囊通道取石时，因胆囊与周围组织粘连，通道变为弯曲，胆道镜通过有时困难，达不到取石目的。所以针对此类患者要严格选择胆囊收缩、排空功能正常的年轻人；另外胆管若有狭窄，宜在手术时对左、右肝管进行整形，使开口变大，便于胆道镜通过，严格控制指证，则治疗效果较好。

(4) *彩超定位下用胆道镜治疗肝胆管结石* 经皮经肝胆道镜(PTCS)是指非手术方法先行经皮经肝胆管引流(PTCD)，然后再行PTCD到窦道扩张术，待窦道被扩张至能容纳胆道镜进入胆管时，再行胆道镜检查和治疗。此种技术为真正的非手术疗法。1978年，先后报道应用经皮经肝胆管治疗肝胆总管或肝内胆管结石。1981年，日本二村等将此方法命名为经皮经肝胆道镜(PTCS)。此后，随着不同口径的光学纤维胆道镜和电子胆道镜的问世及专门PTCS窦道扩张器的应用，使得PTCS可以作为临床技术使用。目前认为对于不适应手术治疗的肝胆管患者，PTCS是一种非常有效的检查方法。北京大学第一临床学院的张宝善教授于1985年将PTCS技术引进国内。由于PTCS技术的实施涉及超声、X线及内镜领域，需要多科室协调或具备以上专业技术的特殊人才方能开展，且纤维胆道镜价格昂贵，操作中易损坏，对于难治性结石如结石太多、太大以及嵌顿、铸型结石，取石往往较为困难，整个治疗周期较长，故现国内开展PTCS难度较大，开展的医疗单位较少。现在最新方法PTBD一步法胆道镜取石效果好，优点在于：(右侧)胆管内径超过1.0 cm，40～50 d后窦道形成，胆道镜取石。患者左侧卧位、消毒、铺巾、局麻，以腋前线肋间隙为穿刺点，经皮经肝，以右前支胆管为靶点，用F16猪尾形穿刺导管针穿刺，抵达靶点，进入胆管腔，植入外导管，拔出针心，固定引流管，接引流袋。(左侧)患者平卧位，消毒、铺巾、局麻，以剑突下为穿刺点，经皮经肝，以左外支胆管为靶点，用F16猪尾针穿刺导管针穿刺，抵达靶点，进入胆管腔，植入外导管，拔出针心，固定引流管，接引流袋。目前，笔者正在应用此方法进行空肠盲襻穿刺取残石，近期效果很好，不需要观察40～50 d窦道形成，才能用胆道镜取残石的弊病，长期疗效待观察。

【经验与教训】在该术式施行的前128例中，有4例的经验教训值得吸取，现分述如下。

例1：男，36岁，右肝管多发结石伴胆总管巨大结石，施行盲襻型胆肠大口吻合术。术中见胆总管直径4 cm。用胃肠吻合器(31 mm)行胆肠端侧吻合。术后19个月又出现腹痛、黄疸、发热等胆管炎症状，再次手术见吻合口环形狭窄(0.3 cm)，不能通过胆道镜。其原因是吻合口内翻较多，胆总管断端在同一个横切面上，导致胆管壁弹力纤维环形收缩所致。重行胆肠吻合后症状消失。定期复查，效果佳。

例2：男，66岁。曾因肝内胆管结石、重症急性胆管炎行胆囊造瘘术。次年再次手术，从左肝管取出黄豆大小结石66枚，本应切除萎缩的肝左外叶而遭拒绝，术后又拒作盲襻造影。3年后行盲襻造影，发现胆管内有多发残石，经盲襻切开取石。从左肝管内取出黄豆大小10枚结石，并置管引流。病情逐渐好转。后置管自行脱落，又出现高热，检查为左肝残石伴脓肿。经切开盲襻引流出左肝残石伴脓肿，在左肝引流出脓液40 ml，内伴有小结石多枚。患者后因肺功能衰竭死亡。该患者原有肺气肿、肺功能不全。若术前做好围手术期处理，术后做好引流管的护理，严防引流管的脱落，则可能会更好些。

例3：男，21岁，1981年和82年曾先后两次在院外行胆囊切除术及肝左外叶切除术、盲襻型胆肠吻合术。术后仍腹痛，发烧、黄疸转我院。PTC检查，肝内胆管多处狭窄伴大量残石。术后2年行第3次手术，见左、右肝管狭窄(0.2～0.3 cm)伴结石，用电刀切开狭窄胆管1.5 cm以上，并取出大量残石，食指可顺利通过左右肝管口，重建盲襻。3个月后又出现症状，再做PTC证实，右肝管狭窄伴残石。在术后5个月再行右肝管缝合整形、取石，右后叶穿通性胆管U形管支撑引流术。术后定期冲洗U形管，排石，溶石等治疗，右后支残石消失，但右前支胆管仍有结石，间歇性发烧，轻度黄疸。在第4次术后8个月，又进行第5次手术，肝右前叶病灶切除，清除残石，右1、2级胆管狭窄完全剖开，3级胆管囊状扩张，但开口处狭窄，将狭窄切开整形，然后将旷置空肠段剖开与肝缺损区创缘吻合，试图用此法解决了3级以上肝胆管结石和残石(已造影证实)，近期效果良好，远期效果有待进一步观察。本例教训，首次盲襻手术在院外作，在狭窄下端吻合，未能解决问题。来我院后又用电刀切开狭窄，虽近期症状消失，但3月后因瘢痕增生，导致胆管狭窄，出现症状。因用电刀切割胆管虽既快捷省事又能止血，但因电刀系高温对胆管的损伤较大，愈合时会形成较大的瘢痕而更易导致胆管的狭窄。此后，改用手术刀或剪刀剪开胆管，就能更好地保护胆管。

例4：男，31岁。曾因胆囊炎胆石症、肝内胆管结石行胆囊切除术。术中见右肝管开口0.6 cm无结石，左肝管开口0.3 cm，整形后，取出玉米大小结石14枚，后做盲襻型胆肠大口吻合术。术后7个月，因胆道蛔虫症住院，经盲襻切开取虫，并从左肝管取出残石2枚，右肝管通畅，痊愈出院，恢复工作。术后1年，又发现左肝管残石，再经盲襻取石，并将部分残石冲入肠道。后又因胆管炎住院，11月行PTC检查，左右肝管汇合处有多个充缺影。第3次手术后1年因症状复发，再次手术，见左肝管口0.6 cm有结石，左肝外叶切除，胆管整形后行Longmire胆管空肠吻合术。右肝管开口0.2 cm切除部分肝组织，见狭窄段长3.5 cm上方有结石，完全剖开狭窄，取净结石，行右后肝胆管穿通性U形管支撑，肝门-空肠吻合，造影无残石，带U形管出院。此例盲襻术后出现右肝管狭窄和新生结石，可能是肝残留结石和术后蛔虫反复上钻，胆管炎反复发作，至右肝管狭窄，胆汁引流不畅出现新生结石。盲襻多次切开取石，取虫，发生盲襻瘘，多次缝合不愈，也是再手术的原因之一。对于胆道蛔虫症患者术后应进行驱虫治疗。

在128例盲襻手术中，结石部位左肝管58例，右肝管13例，双侧肝管49例，肝内胆管结石记录不详8例，合并肝外胆管结石87例，伴肝硬化者17例。术式：肝左外叶切除加盲襻术52例，右肝部分切除加盲襻术3例，肝叶切除术55例，占盲襻手术的42.91%。其中，右后肝胆管穿透U形管支撑10例，左肝管U形管支撑4例。盲襻置切口皮下110例，另作切口置皮下18例。盲襻端置皮下114例，盲襻侧壁置皮下14例。术后全部患者经B超复查或(和)经盲襻胆道造影，共计造影120例，257次，B超检查109次。术后发现残石42例，残石伴蛔虫12例，单纯取出蛔虫3例。经盲襻胆道镜取石40例(蛔虫均经盲襻取出)，溶石治疗11例(同一病例时采用两法)。

本组经信函或通知复查者1～6个月9例，第一年10例，第二年20例，第三年12例，第四年20例，第五年15例，第六年4例，6年半1例。总随访率71.94%(9/129)。随访属优者59例，良者22例(发现残石14例)优良率为89%(81/91)。差者10例(含5例死亡)占10.98%。

肝胆管结石再手术率高，日本中上和道报道再手术率50.7%(38/75)，美国Simi报道肝内结石再手术率47.22%(17/36)，国内黄志强报道78.9%(56/76)。本组肝胆管结石经过1～6年半的观察随访，残石率32.18%(42/128)，但再手术率仅为3.13%(4/128)。过去，这些残石患者多数要通过再手术来

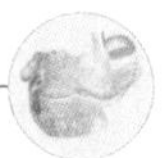

解决,故再手术率高,而采用盲襻型胆肠大口吻合术的患者,术后残石、蛔虫绝大部分经盲襻用胆道镜取石、取虫,引流胆道或溶石等治愈而无须再次手术。本组42例残石,除4例外,均幸免再手术,明显低于国内外报道的再手术率,病死率、并发症并不高,所以,笔者认为肝内胆管结石患者,均可采用盲襻型胆肠大口吻合术。

肝胆管结石术后残石发生率高,日本水本龙二报道为71.4%,国内黄志强报道为48%,刘国礼报道术后残余结石发生率最高达81~93%,本组残石率为32.81%(42/128)与国内外相比偏低。我们认为肝胆结石者术前常规作彩超、PTC和(或)PTCD或再做ERCP、MRCP,对结石部位狭窄情况,病灶范围了解彻底,在术前能设计较合理的治疗方案,做好充分的物质准备。若为重症急性胆管炎,首先采取PTCD或鼻胆导管引流,尽可能转为择期手术或早期手术。术中对肝脏进行全面的探查,肝叶切除清除病灶较积极(本组切肝率42.97%,55/128),术中辅以胆道镜检查和取石,更主要是笔者采取了盲襻大口吻合术大口制作非常重要,胆管壁剪去部分,胆管壁弹力纤维环破坏,不收缩,不狭窄。肠管壁剪去一部分,保证胆肠吻合口够大日后利于器械取石和利于残石排出。经过上述综合措施,就能有效的降低残石的发生。

肝胆管结石患者术后定期复查,及时处理,能大大降低再手术率。应用B超和皮下空肠盲襻胆管造影和胆道镜检查,作为肝胆管结石患者的术后主要随访方法,能提供可靠的客观的指标,尤其是后者,能系统观察胆管病变的转归。笔者有14例,术后无症状,但经彩超检查,盲襻造影发现了残石,蛔虫,未待临床出现症状,即能得到及时治疗。术后常规行盲襻造影,有时B超报道颗粒结石,可经盲襻造影加以印证,盲襻胆道造影,操作简便、安全、无严重副作用,胆道显影清晰,可在门诊反复进行,所以有的患者能接受盲襻造影达11次之多,系统地观察胆管炎的改变。有的术后见胆管极度扩张、僵硬,定期造影,可见胆管恢复正常,变细,胆管树变得较柔和,有的胆管扩张、僵硬,多年观察也无改善。有的患者术中结石未取净,术后药物溶石或服排石中药以及耳针排石,也可经盲襻胆道造影,了解溶石和排石的效果,总之,通过随访及时处理残石或新生结石就能大大地降低再手术率。

随着科学的发展,各种先进仪器设备的出现,影像诊断的定位精准,内镜技术的不断普及和提高,微创技术的应用,个体化治疗方案的制订,高科技手段结合外科手术,有望进一步降低肝胆管结石术后的残石率、再手术率和病死率。肝胆管结石的治疗水平必将取得更大的提高。

(高必有　高　巍　张炳印　陈　琪)

29.7 括约肌切开术

29.7.1 Oddi括约肌切开成形术

Oddi括约肌切开术于1903年由Mc Burney最先应用于胰腺炎的治疗。Oddi括约肌是指围绕在胆总管壶腹和胆胰管末端的括约肌,由胆总管括约肌、胰管括约肌和壶腹部括约肌组成,起控制和调节胆胰液流出的作用。Oddi括约肌切开成形术基本上属于胆总管肠道内引流术的一种,此种手术的危险性较一般胆道手术高,应严格把握手术适应证。由于Oddi括约肌有1 cm左右长,在理论上可将其切开达到使胆总管下端开口通畅的目的。但实际上由于胆总管下段是斜行在十二指肠壁内走行的,十二指肠环行肌的收缩可以关闭胆总管的下端,既起到防止肠内容物逆流入胆总管的作用,又可暂时阻碍胆液流入十二指肠。因此,Oddi括约肌切开术不能完全达到扩大胆总管与十二指肠之间的通道作用。而Oddi括约肌成形术则可弥补Oddi括约肌切开术的不足之处。它是在楔形切除一部分Oddi括约肌后,根据切除范围的长短、大小,将十二指肠黏膜与壶腹部黏膜或胆总管黏膜缝合,这样加大了胆总管与十二指肠之间的通道。

【手术适应证】适应证包括:①胆总管下端结石嵌顿,当胆总管下端结石嵌顿时,往往伴有Oddi括约肌纤维化,取出结石后需行括约肌切开成形,以通畅胆总管与十二指肠之间的引流;②Oddi括约肌病变,包括良性乳头狭窄(benign papillary stenosis, BPS)、括约肌功能失调、硬化性乳头炎和括约肌功能不全等;③胆管胆泥沙样结石。胆管胆泥沙样结石一般为原发性胆管结石,多存在Oddi括约肌不同程度的纤维化;④胆源性胰腺炎反复发作,乳头部存在局限性纤维性狭窄。

近年来,由于内镜技术的发展,经内镜括约肌切开术(endoscopic sphincterotomy, EST)有逐渐取代经十二指肠Oddi括约肌切开成形术(transduodenal sphincteroplasty, TSP)的趋势。但EST仅为括约肌切开,对Oddi括约肌存在重度纤维化的病例,仍应考虑选择 TSP。此外，既往行胃大部分切除，Billroth Ⅱ式手术或胆管结石直径＞2.5 cm 者也不适合行 EST。

Oddi 括约肌全长切开成形，实际为低位胆管十二指肠吻合术，若括约肌以上胆管存在狭窄或残留结石，则胆道逆行感染也在所难免，甚至引起重症胆管炎。因此，对肝胆管内结石未取净，或肝胆管存在狭窄的患者应绝对禁忌行 Oddi 括约肌切开成形术。

【手术方法】包括：①显露胆总管，切开胆总管探查、取石，胆道镜检查，确认取尽结石，存在需要进行 Oddi 括约肌切开成形的病理变化。②用小胆道探子(3 mm)自胆总管切开处插入至壶腹部开口。③切开十二指肠外侧缘腹膜，游离十二指肠第二部。④切开十二指肠，找到十二指肠乳头后用可吸收缝线在乳头两侧和下侧做 3 针缝线牵引。两侧的缝线应穿过十二指肠的黏膜下层，下侧的缝线应穿过十二指肠后壁。这样可避免因缝线仅穿过黏膜而发生撕脱出血。⑤用小刀或小剪楔形切除 Oddi 括约肌和壶腹部前外侧的一部分，切除长度为 1.5 cm～2.0 cm。注意不要损伤其内侧的胰管开口，彻底缝扎止血；⑥用可吸收线间断缝合切开的胆总管下端黏膜与十二指肠黏膜。⑦间断缝合胆总管，一般可不作胆总管 T 管引流。⑧间断全层内翻缝合十二指肠后再做浆肌居缝合。⑨在肝下近十二指肠吻合处放置引流(图 29－19)。

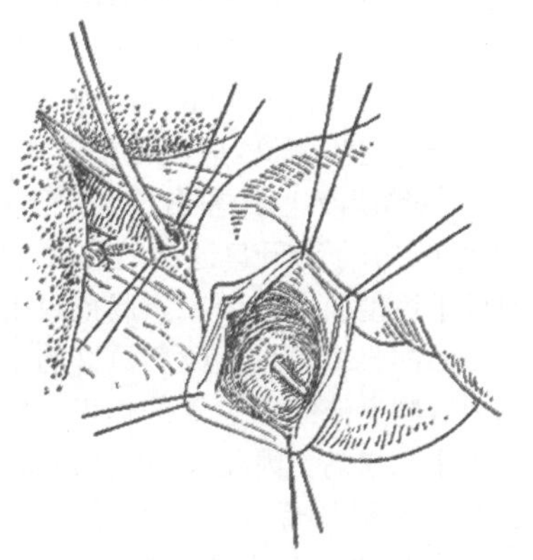

A. 插入胆道探子至壶腹部开口

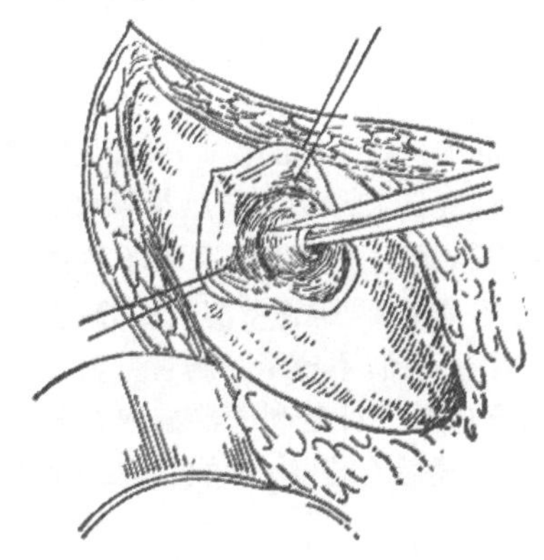

B. 剪刀剪开 Oddi 括约肌

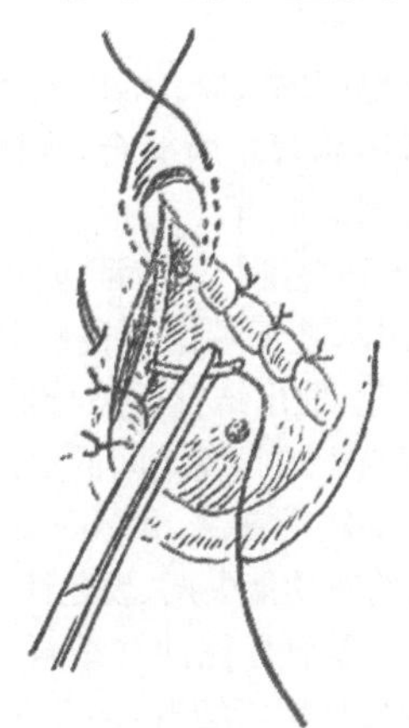

C. 边切边缝合 Oddi 括约肌

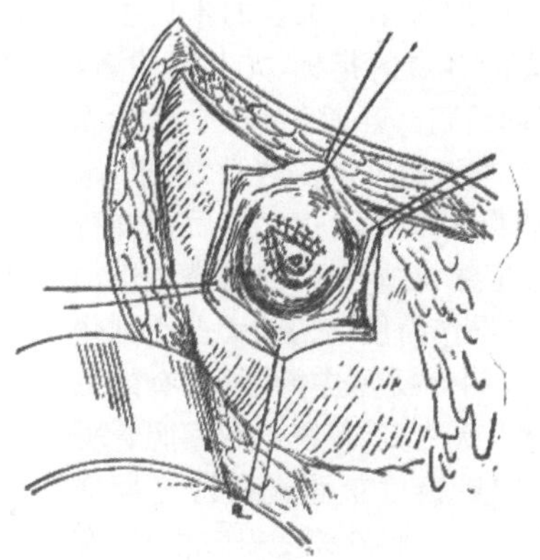

D. Oddi 括约肌成形完成

图 29－19　Oddi 括约肌切开成形术

Oddi 括约肌切开有多种方法，如括约肌环单纯切开、楔形切除、全切除、胆总管和胰管括约肌一并切开等，成形术也有多种方式。由于手术方式较多，不少学者认为难以将各家切开术的长期疗效加以比较。每种术式各有其优缺点，但长期疗效则无明显差别。实际上，单用括约肌切开术最容易引起梗阻复发。一般来说，施行全乳头切除或全括约肌切除和管口移植术，时常是不必要的。常见的病变是乳

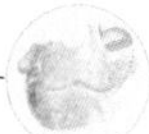

头缩窄，如果采用楔形切除和黏膜填补缝合术，即能防止切口再度愈合和变窄。在施行手术时应该使用胆道探子从胆总管上切口直达乳头，这样既便于寻找乳头口，也能协助判断乳头切口的长度。

Oddi 括约肌切开术后的缩窄复发率不一，这既决定于手术方法及手术技巧，也决定于缩窄病理的性质范围。事实上，不少患者术后多少有些中轻度的间断性梗阻的症状，这可能与 Oddi 括约肌未完全切开有关。有学者通过动物实验也发现 Oddi 括约肌未彻底切开后数周，胆管内压力又可回升到术前水平，再次手术发现 Oddi 括约肌未彻底切开处有瘢痕愈合，说明 Oddi 括约肌的功能又有部分恢复。Varco 报道 Oddi 括约肌成形术 293 例，术后有伤口感染、胰腺炎、十二指肠瘘等并发症(表 29－3)。其中经再次手术证实 Oddi 括约肌未彻底切开者 2 例，占 0.68%，293 例中有 4 例死亡，病死率为 1.3%。其中 3 例死于术后急性胰腺炎，另一例于 Oddi 括约肌成形术后 23 个月因十二指肠瘘再次手术，术后死亡。

表 29－3　293 例 Oddi 括约肌成形术后并发症

并发症	例数
近期并发症	
伤口感染	6
胰腺炎	3
电解质紊乱	2
T 管引流液多(可能为手术部位血肿，术后 16 d 缓解)	1
肺炎	1
肺栓塞	1
十二指肠瘘	1
远期并发症	
括约肌成形不完全	2
总例数(发生率)	17(5.8%)

(王湘辉　高必有　高　巍)

29.7.2　胆总管括约肌切开术

【适应证】包括：①Oddi 括约肌有狭窄；②胆总管小结石病，泥样胆汁或疑有 Oddi 括约肌器质性疾病；③胆总管下端有结石嵌顿。

Arianoff(1980)指出，下列情况不宜做胆总管括约肌切开术：①胆总管的广泛扩张和弛缓；②严重的十二指肠运动障碍；③胆总管呈“口袋”状且有结石；④十二指肠或胆总管壁有严重改变；⑤急性胰腺炎或胰头明显肿大。

【手术方法】十二指肠乳头的定位，可经十二指肠，也可经胆总管十二指肠或胆囊十二指肠途径来实施。手术开始时可通过术中胆管测压法来测定胆总管末端进入十二指肠的大概位置。确切的定位一般是通过胆总管切口插入胆道探子来确定。偶尔也可通过胆囊管，通过胆道探子定位，于十二指肠乳头对侧之十二指肠前壁切开 1～2 cm，把胆道探子推过乳头。牵开胆道探子近端以便确定切开 Oddi 括约肌的位置和方向。用解剖刀或特制剪刀于 11 点处切开。切开时应连续钳夹、切开、缝合胆总管十二指肠壁，直到开口与胆总管最大内径相等时止。切开的长度一般要 2～3 cm。切开的长度须根据患者的解剖结构而定，即按胆总管胰管肠壁内部分的长度来定。所以如果定出一个“标准”长度，实际上它不是不足就是过长。切口要求切到胆总管的最宽腔径等大，才能将 Oddi 括约肌真正完全彻底地切开。Oddi 括约肌与胆总管括约肌切开之两侧处均应用可吸收单纤维线行间断缝合。其顶端加一针“8”字缝合(图 29－20)。间断缝合胆总管。十二指肠切开处先行间断全层内翻缝合，后行间断浆肌层缝合。缝合十二指肠时，不主张用纵切横缝的方法，因为十二指肠内侧不能彻底游离，倘若横缝，必有张力，不利愈合。在肝下近十二指肠吻合处放置引流，并由腹壁另戳洞引出。

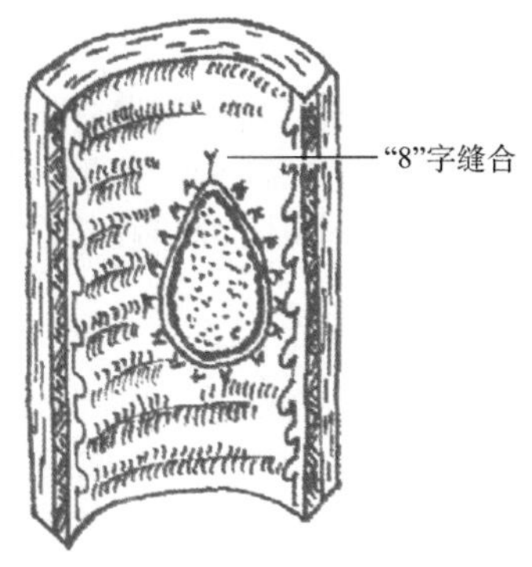

图 29－20　胆总管括约肌切开术，切口顶端“8”字形缝合

Arianoff(1980)报道胆总管括约肌切开术 607 例，术中并发症 6 例(造成假道 5 例，十二指肠壁损伤 1 例)，术后并发症 43 例(7.1%)，其中心血管、肺、肾等全身疾病 16 例(2.6%)，一般手术并发症(如感染等)12 例(2.0%)，其他与胆总管括约肌切开术有关的并发症 15 例，胆道出血 5 例，膈下或肾周脓肿 4

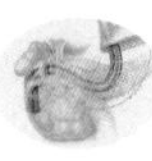

例，胆瘘或空肠瘘3例，急性胃扩张2例，休克1例。手术死亡19例(3.1%)，其中与胆总管括约肌切开术直接有关的8例(1.3%)，即急性出血性胰腺炎4例，胆道出血2例，胆瘘和十二指肠瘘各1例。554例随访1年以上，其中只有12例失败(2.2%)和23例(4.2%)有轻度的后遗症。

(王湘辉　高必有)

29.8　肝切除术

肝脏具有许多重要的生理功能，是机体物质代谢与各种化学反应的大本营，是一个具有极度错综复杂与多样性活动能力的器官。故肝切除术对人体有较大影响，应根据患者个体的具体情况权衡利弊，审慎研究。因为肝脏又是一个相当脆弱而血运极为丰富的器官，所以肝脏手术的一个关键问题是出血较多。止血是否彻底直接关系到手术的成败。肝脏手术的止血方法虽有解剖肝门区肝外血管结扎法，肝钳法，橡皮管或尼龙带切肝法，肝门阻断切肝法，无血切肝法，常温下间歇阻断肝门切肝法，以及应用超声刀、激光刀切肝等，但尚无一种简单、迅速、安全的方法。兰州军区总医院顾树南(1990)自行设计了一套肝组合缝针，经临床行肝肿瘤切除手术证明，无论是肝叶部分切除，还是右半肝切除，均能体现出操作方便，切肝迅速，术野清晰、止血彻底、安全可靠。其中1例肝癌患者肿瘤24 cm×15 cm×12 cm大小，行右半肝切除术，手术顺利，恢复良好。

肝切除术的适应证包括：①肝脏较局限的肿瘤；②肝内胆管结石，肝组织已有明显的纤维化、萎缩；③胆囊癌；④严重的肝裂伤，难以修复者。

29.8.1　肝部分切除术

【手术器械】肝组合缝针由下列针物组成(图29-21)。①大号针：由10根长100 mm、粗1 mm的针组成(图29-21A)。每根针的针端为钝圆形，端部有椭圆形的针孔，便于带线的引线导丝穿过。②中号针：由8根长80 mm、粗1 mm的针组成(图29-21B)。③小号针：由4根长60 mm、粗1 mm的针组成(图29-21C)。④双针：由2根长40 mm、粗1 mm的针组成(图29-21D)。⑤单针：分别由120 mm、100 mm、80 mm长，粗1 mm针各1根(图29-21E)。⑥引线导丝：2根(图29-21F)，其尾部呈圈状，便于穿一根长线。该圈有弹性，穿线后可很顺利地通过针孔。术时经引线导丝带线间隔穿入肝组合缝针。同样，另一引线导丝带线也间隔穿针。这样，缝扎肝脏就不会有遗漏处。用上述的穿针方法，也可把线预先在肝组合缝针上穿好，调整好针线的长度后，再把肝组合缝针连线一起插入肝脏，这时就要先把线剪断后才能退出肝针。这样的操作会更便捷。⑦拉线钩：2个(图29-21G)。肝组合缝针由特殊钢材制成，故刚中有柔，韧而不断，并可任意弯曲。临床上肝组合缝针最常用的是小号针和双针。

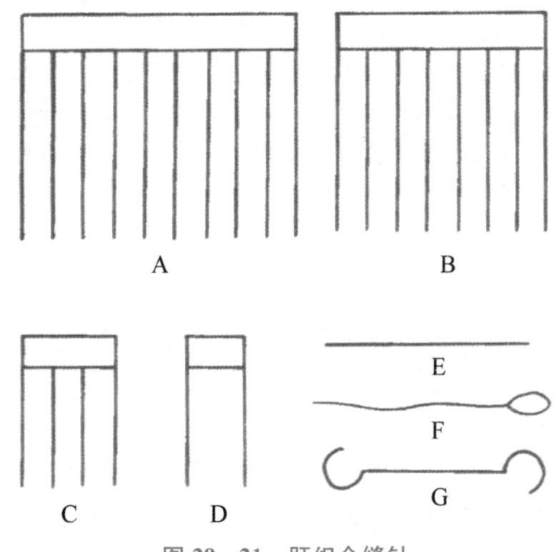

图29-21　肝组合缝针

【手术方法】取右上腹经腹直肌切口或右肋缘下斜切口。进腹后先探查肝脏，必要时可切断肝镰状韧带及右三角韧带，使肝脏能充分显露。先确定肝部分切除的范围，然后把大号缝针折成弧形，使能在预定部位插入(图29-22)。再把大号缝针在预定切线外1 cm处插穿肝脏(图29-23)。因针头圆钝，对胆管和血管有一定的防损伤作用。引线导丝尾部成环圈状，有弹性。10号丝线容易穿过。用引线导丝穿上一根长10号丝线，间隔一针穿过大号缝针头部之针孔。另取一根引线导丝，同样穿上一根长约10号丝线，也另间隔一针穿过大号缝针头部之针孔(图29-24)。并用2个拉线钩分别把线钩住，一可控制线的长度便于打结，二可防止线被弄乱。此时可向上提出大号缝针，并把线拉出肝脏，在针孔处剪断缝线(图29-25)。分别结扎缝线。结扎的缝线互相套叠(图29-26)。于切线处先切开肝表面包膜，用刀柄沿切线钝性分离肝组织，遇有血管或胆管应一一用止血钳钳夹，并切断结扎。肝切除后，创面彻底止血(图29-27)。也可取带蒂大网膜一段覆盖于肝创面，其周间断固定。肝下放置引流。

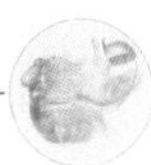

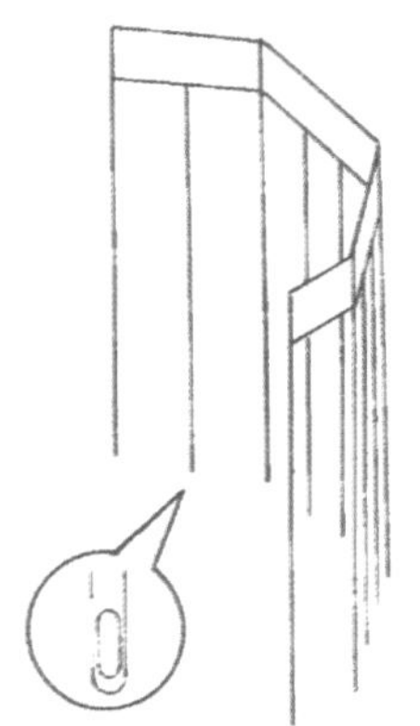

图 29－22　把大号缝合针折成弧形

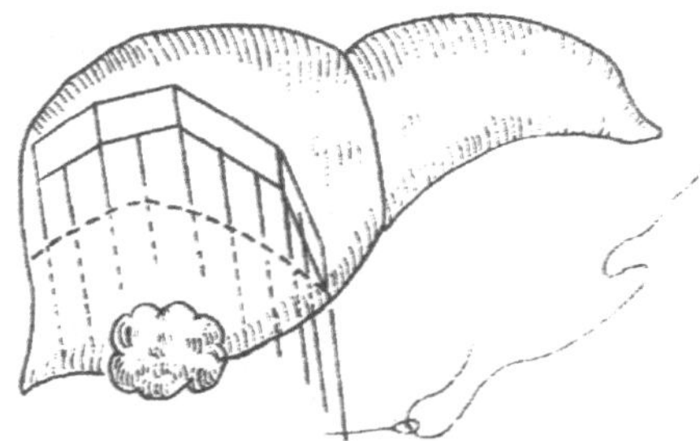

图 29－23　把大号缝合针插入并穿过肝脏

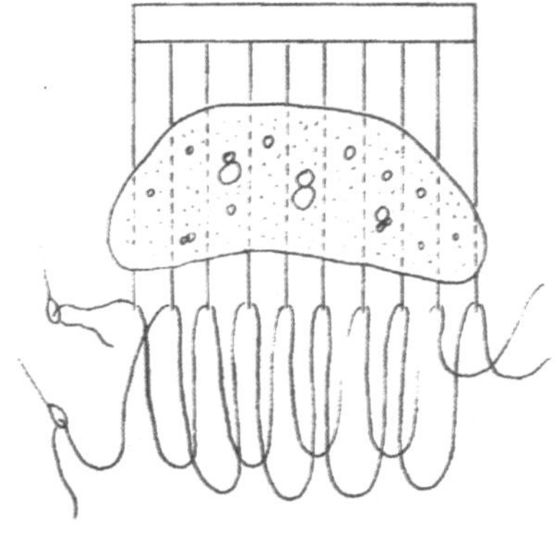

图 29－24　用引线导丝穿线后间隔穿过大号缝针头部之针孔

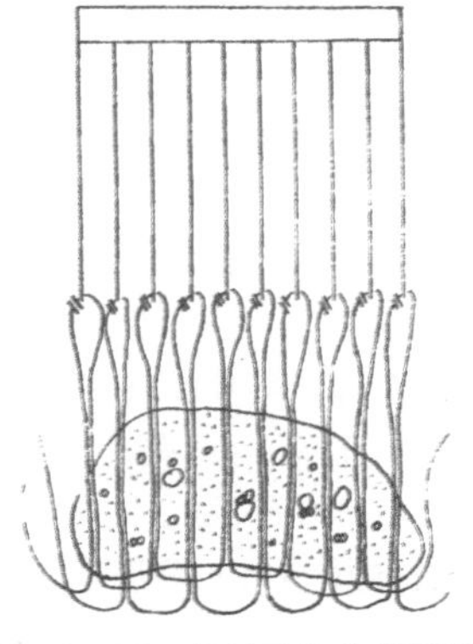

图 29－25　在针孔处剪断缝线

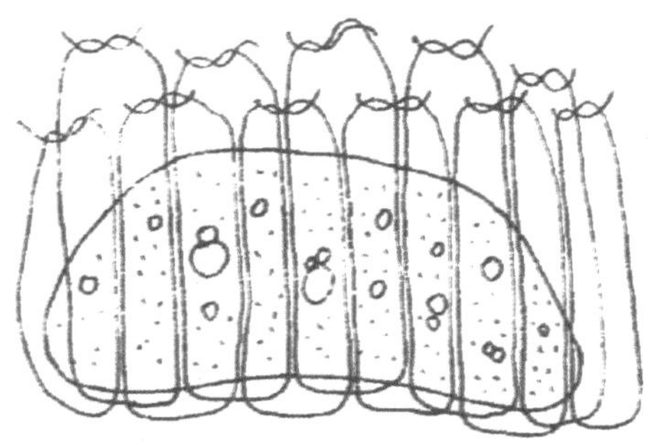

图 29－26　结扎的缝线相互套叠

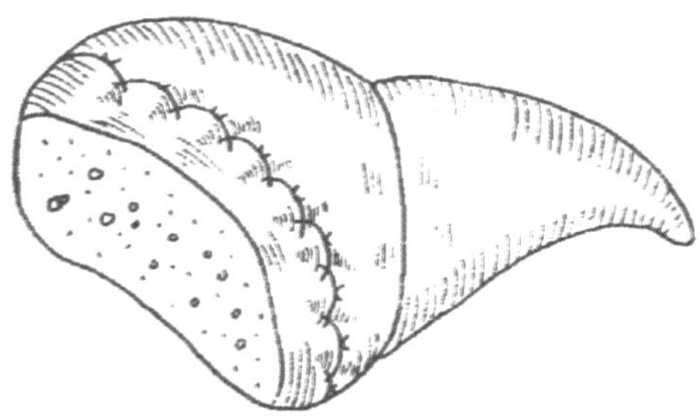

图 29－27　肝脏已部分切除

使用肝组合缝针做肝脏活检，则需用双针穿一根细线，插穿肝脏边缘，在针孔处剪断缝线，退出双针，3 根线分别打结即可。

29.8.2　肝左外叶切除术

【手术方法】取上腹正中切口或左上腹经腹直肌切口。进腹后探查肝脏。左外叶位于左叶间裂之左侧，膈面以镰状韧带为界，脏面以左纵沟为标志。将肝圆韧带剪断结扎，并向下牵拉。沿腹前壁剪断镰状韧带，直至肝顶部。剪开时应尽量保留镰状韧带。分离肝胃韧带及肝十二指肠韧带，应注意来自胃左动脉进入肝左外叶的迷走肝左动脉的分支。如发现即予切断结扎，向左拉开胃贲门部，将肝左外叶牵向右下方，显露左侧肝三角韧带，并予以钳夹、切断、结扎。游离左侧肝冠状韧带，直至与肝镰状韧带会合处。解剖出肝左静脉，注意勿损伤下腔静脉及肝中静脉。于左纵沟处切开结缔组织，显露门静脉左支矢状部，在其外侧处分别剪断结扎通向左外叶的左外叶门静脉、左外叶肝动脉及相应的胆管，自下腔静脉左缘解剖肝左静脉开口处，沿肝左静脉走行部位切开肝被膜。钝性分离肝组织，显露肝左静脉，在肝内钳夹、离断、结扎。也可离断左侧冠状韧带后，于镰状韧带膈肌附着点延长线左侧，用大弯圆针在肝左外叶的膈缘做贯穿缝一针，深入肝实质约 1 cm。将肝左静脉于肝实质内结扎(图 29－28)。沿镰状韧带左侧约 1 cm 处,切开肝被膜,用刀柄或手指由前向后钝性分离,遇有血管或胆管,均应一一钳夹、切断、结扎。对于较粗的血管或胆管应缝扎,肝左外叶切除后,肝创面要彻底止血。用镰状韧带或带蒂网膜覆盖,其周间断固定。肝创面下放置引流。

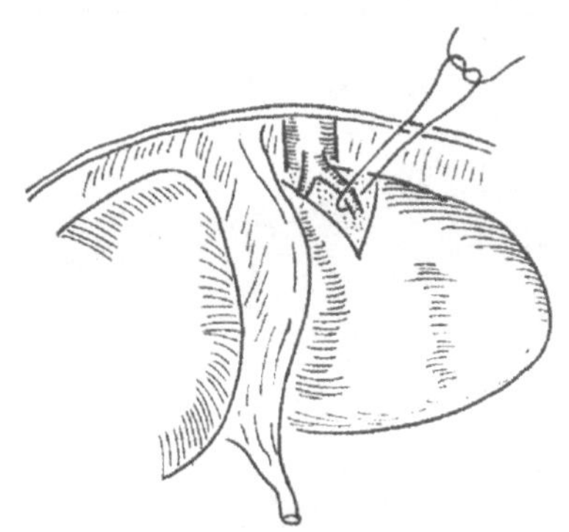

图 29－28　肝左静脉于肝实质内结扎

29.8.3　左半肝切除术

【手术方法】左半肝切除术以正中裂为界,包括肝左外叶及左内叶(图 29－29)。采用右旁正中切口或肋缘下斜切口。分别切断肝圆韧带、肝镰状韧带、左三角韧带及左冠状韧带的前后叶,右侧冠状韧带也需部分切断。后再分离肝胃韧带。在肝十二指肠韧带处解剖出肝固有动脉,顺其走行在肝门处将左内叶下缘的结缔组织分开,分离出左肝管,结扎、切断之。游离肝左动脉及门静脉左支,分别给予结扎、切断。肝左静脉处理方法同肝左外叶切除。沿正中裂左侧 1cm 处切开肝被膜,钝性分离,将肝左静脉各属支结扎、切断。应注意不要损伤肝中静脉。左半肝后方的下腔静脉左侧壁有数支肝短静脉应仔细一一结扎、切断。在切除肝组织时,可间歇阻断肝门血运。常温下可阻断 15～20 mim。最好仅阻断左侧入肝的血流,以减少出血,保护肝脏血供(图 29－30)。切肝时肝脏断面的活动性出血均应"8"字形缝扎,对渗血的创面可用氩气刀喷凝止血。确认无活动性出血后肝脏切面用网膜覆盖,放置腹腔引流管,逐层缝合切口。在肝切除手术时若应用谐波超声刀(harmonic scalpel)、超声吸引刀(cavitro ultrasonic surgical aspirator, CUSA)、高压水刀(hypertension water jet scalpel)、氩气凝血器(argon beam coagulator)等,则术中出血少,手术就变得更为方便、快捷、顺利。

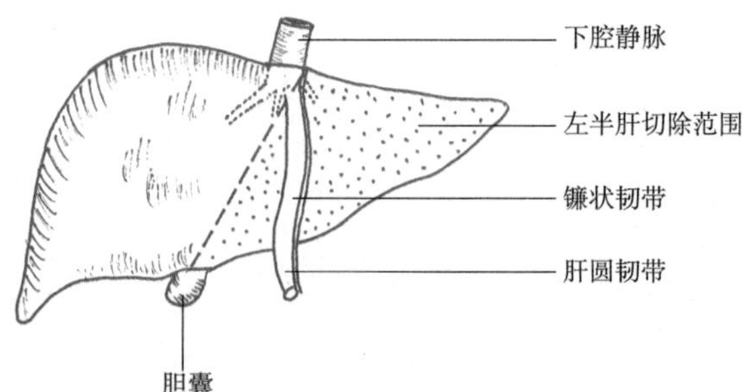

图 29－29　左半肝切除范围示意图

肝脏的左右分界线以正中裂为界,是沿胆囊窝中线至下腔静脉左缘的一个倾斜的平面,这条分界线亦称为 Cantlie 线。

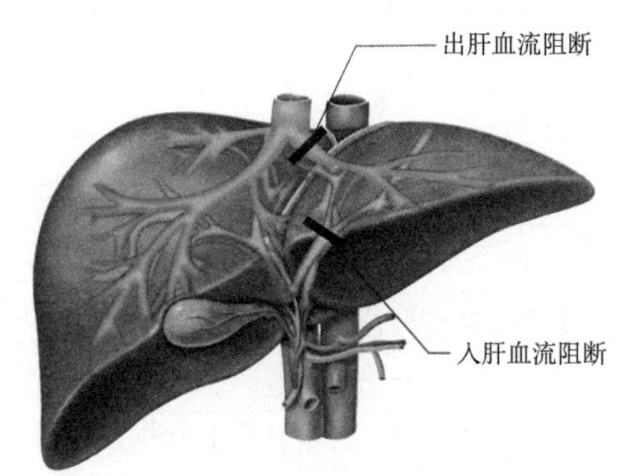

图 29－30　左半肝切除时区域性肝门阻断、切断示意图

29.8.4　右半肝切除术

【手术方法】右半肝切除包括右前叶、右后叶,以胆囊切迹与下腔静脉左侧的连线(正中裂)为界。后面以下腔静脉为界。经右侧肋缘下切口,切开膈肌,直至距下腔静脉右侧壁约 1 cm 处。切断肝圆韧带及右侧肝冠状韧带,将肝轻轻向右下牵拉。剪断右三角韧带前叶(肝膈韧带),继而将肝向左上翻起,剪开右三角韧带后叶(肝肾韧带)。剪断三角韧带时要贴近肝脏,以免伤及右侧肾上腺。肝脏裸区无肝被膜,是较脆弱的部分,注意保护。将胆囊管及胆囊动脉结扎,或行胆囊切除术。此时右半肝已游离,接着是处理肝门部血管。鞘外结扎法:将肝右动脉、右肝管及门静脉右干在 Glisson 鞘外一并结扎,暂不切断,以免滑脱。待右半肝切除后再行切断,并妥善结扎。鞘内结扎法:先沿右切迹切开 Glisson 鞘,再沿肝总管下面找出肝动脉。确认为肝右动脉后,切断、

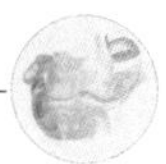

结扎。轻轻分开右切迹的肝组织，充分显露右肝管及门静脉右干，细致分离，分别结扎，可暂不切断。显露时注意勿损伤右尾状叶门静脉及胆管，以免发生大出血或胆漏。该静脉有1～2支，来自门静脉右干近侧。将右半肝轻轻向左上方牵拉，显露下腔静脉。于下腔静脉右侧壁，沿肝左静脉走行方向切开肝实质2～3 cm。这些静脉除右后侧肝静脉较粗以外，其余均较细小，且极易撕破出血。如在肝外结扎有困难时，则可在切肝时在肝内用蚊式钳钳夹后切断、结扎。各主要血管处理后，即可看到肝上出现缺血发紫的右半肝，界线分明。沿正中裂右侧1 cm，即肝中静脉右缘，切开肝被膜，钝性分离肝实质，注意不要损伤肝中静脉，仅切断结扎肝中静脉右侧的属支。凡遇血管和胆管均应一一认真切断结扎，对于较粗者应妥善缝扎。切除右半肝。创面彻底止血。或用带蒂大网膜覆盖，其周间断缝合固定。然后将切断的肝镰状韧带固定于腹前壁，肝下放置引流，由腹壁戳洞引出。

（高必有　顾树南）

29.8.5 肝尾状叶切除术

【解剖要点】肝尾状叶的解剖位置深在，位于第1肝门、第2肝门、第3肝门与下腔静脉之间，左侧为静脉韧带，右侧为肝右后叶相连，其间并无明显分界。头侧位于肝中静脉与肝右静脉汇入下腔静脉的夹角的后上方，尾侧为肝脏的脏面，突入小网膜囊内，前界为肝门的后方，背裂位于尾状叶的腹侧，将尾状叶与左内叶和右后叶分开，上起肝左、中、右静脉出肝处(第2肝门)，下至第一肝门，在肝上极形成一弧形线，它是前入路肝尾状叶切除的解剖学基础。尾状叶形似一“逗号”为肝Ⅰ段，分为3部分：腔静脉壁左侧至静脉韧带间为左尾状叶，也称Spigel(spigelian lobe, SL)；右侧为尾状突(caudate process, CP)，为下腔静脉壁右侧与肝右后段之间的舌样突起，与肝右后段无明显分界；左下方恰为小网膜孔(Winslow foramen)，以及位于腔静脉前方的腔旁部(paracaval portion, PP)，在Couinaud分段法中为Ⅸ段，其腹侧面为肝中静脉和肝右静脉，向头侧延伸至第2肝门(即背裂所在位置)。关于尾状叶与周围肝段的关系及尾状叶切除后显露的空间，彭淑牖(2009)提出了两个相关概念：尾状叶基底面及尾状窝。①尾状叶基底面：单独尾状叶切除后显露的其他肝段的断面，为一卵圆形区域，上面的前1/3和肝Ⅳ段相连，后2/3和肝Ⅶ段相连，下半部和肝Ⅵ段相连。②尾状叶窝：指尾状叶切除后遗留的一个空间，可完整的暴露第1肝门、肝中静脉及肝左静脉汇合部及肝后下腔静脉。尾状叶为肝脏第Ⅰ段，Couinaud又将腔旁部定义为Ⅸ段，尾状叶具有独立的肝动脉、门静脉及肝内管道，即尾状叶的门脉三联(caudate portal triad, CPT)。通常尾状叶的门脉三联由左侧肝蒂分出2支，右侧肝蒂分出1支。尾状叶的动脉血液可起源于肝左动脉、肝右动脉、肝中动脉或右前叶动脉，但以起源于肝左动脉者居多。尾状叶肝管可汇入肝左、右管及肝左、右管的汇合处，但以汇入左肝管为主。由于尾状叶这种混合性引流的特点，肝门部胆管癌的根治应常规切除尾状叶。尾状叶中部汇入下腔静脉的小静脉，引流尾状叶前上部的血液，称上尾状叶静脉。引流尾状叶后下部的小静脉为下尾状叶静脉，经第3肝门从左侧汇入下腔静脉。

【手术方法】随着对肝尾状叶解剖研究的深入，精准外科理念的实施，肝移植技术的不断提高，肝尾状叶切除手术已逐渐受到重视。肝尾状叶切除术已成为肝外科最具有挑战性的手术之一。单独肝尾状叶切除术目前尚无统一的手术方法。根据肿瘤所在尾状叶的位置，尾状叶切除入路主要分为左侧入路、右侧入路及正中入路3种。

(1) 左侧入路　当肿瘤主要位于Spigel叶，左侧入路可较好的暴露肿瘤的位置，游离左侧肝周韧带，切开小网膜囊，将肝脏向右侧翻起，打开静脉韧带，逐支分离并结扎肝短静脉，使得腔旁部从肝下下腔静脉分开，离断门脉三联(CPT)，切断尾状突。

(2) 右侧入路　肿瘤位于尾状叶右侧，将右侧肝左韧带完全游离，将肝脏向左侧翻转，显露肝后下腔静脉由尾侧向头侧逐一分离结扎肝短静脉至下腔静脉汇合处。如肿瘤较大或肝短静脉较多时，为防止大出血，在切断肝短静脉后应用65－0 Proline线进行下腔静脉前壁修复。

(3) 正中入路　如果肿瘤在尾状叶的中心部位或肿瘤较大，或因肝门部胆管癌侵及尾状叶时，可采用正中入路。切开肝正中裂，逐渐显露出肝中静脉，沿肝中静脉平面向深部分离至下腔静脉并达肝门。正中裂完全切开后肝门结构可清晰可见，结扎从肝门进入尾状叶的门脉三联，使尾状叶完全脱离肝门。在离断尾状叶与肝Ⅷ段后，再处理尾状叶与下腔静脉之间的肝短静脉。当尾状叶与第1肝门、下腔静脉分开后即可切除尾状叶。

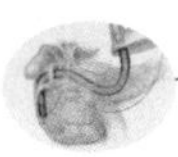

由于尾状叶右侧与肝右后叶实质无明显界限，且其三面均受肝实质环绕，从肝外显露异常困难，对于尾状叶右侧的巨大肿瘤，单独行尾状叶切除十分困难，常需联合肝右叶切除。穿刺肝右后叶的门静脉分支，注入亚甲蓝，通过显示右后叶的边缘，可确定尾状叶右侧的界限。其关键在于如何确定门静脉分支，术中超声B超检查有助于门静脉的甄别。

29.8.6　二步肝切除术(ALPPS)

2007年，德国Hans Schlitt首先意外地开展了联合肝脏分隔和门静脉结扎的二步肝切除术(associating liver partition and portal vein ligation for staged hepatectomy, ALPPS)。该手术突出的优点是把原来认为根本不可能切除的肝癌变成为在短期内即可切除，引起了国内外学者的高度关注。ALPPS是肝胆外科的一项革命性突破。但因该手术的病死率和并发症的发生率较高，同时也受到了质疑，争论十分激烈。

2011年，德国的Baumgart在第9届欧非肝胆胰会议上报道了3例ALPPS的疗效。随后较大宗的病例相继涌现。2013年4月复旦大学附属中山医院周俭报道了亚洲首例ALPPS，手术的成功(图29-31)，代表我国的肝胆手术已达到国际前列水平。当前对ALPPS有不同的翻译。刘允怡院士指出，把ALPPS译为“联合肝脏离断和门静脉结扎的二步肝切除术”是欠妥的，因为把partition翻译为离断，而partition的正式翻译应为分隔。离断在英文是transection，如果使用“离断”一词，现在有不少改良ALPPS术式的方法就不能包括在ALPPS手术范围之内了。因此，ALPPS的中文翻译应该是“联合肝脏分隔和门静脉结扎的二步肝切除术”。

【ALPPS手术后肝脏增大的机制】 ALPPS的出现使过去因残余肝不足、T分期较晚无法切除的肝肿瘤患者重新获得了手术机会。Tanaka等(2015)指出，ALPPS最大的优势在于一期手术后9～14 d剩余肝体积可增大至61%～93%，使95%～100%的患者获得二期手术的机会，RO切除率达86%～100%。

高程度门静脉结扎后急剧增加的门静脉压力对肝脏再生起到至关重要的作用，但具体机制尚需进一步研究。目前提出的“门静脉血液分流理论”的意义，有些学者作如下解释：①Niiya(1999)认为，过度灌注的门静脉血导致肝血窦内皮细胞剪切力损伤，而刺激血窦内皮细胞、肝细胞及库普弗细胞通过信号通路诱导肝脏再生；②Morsiani(1998)指出，增大的门静脉血流，携带大量肝再生因子，进入非结扎肝叶中，从而促进肝脏的再生；③Abshagen(2012)的研究表明，门静脉的高灌注伴随着肝动脉供血的减少，引起非结扎侧肝组织的低氧，从而通过适应机制诱导肝脏的快速增生。

对于第1期与第2期之间间隔的时间，各学者之间有不同的报道。Schnitzbauer等(2012)报道第1期术后平均9 d，而de Santibanes等(2012)则在术后1周即实施了第2次大范围肝切除手术，最大限度地抑制了在二次手术之间肿瘤的发展。

【适应证和禁忌证】

(1) 适应证

1) 正常肝脏，剩余肝脏体积<30%。

2) 异常肝脏(梗阻性黄疸、重度脂肪肝、肝纤维化或化疗导致的肝脏病理变化等)，剩余肝脏体积<40%。

3) 结直肠肝转移，原发性肝细胞癌或肝内胆管细胞癌，神经外分泌胰腺或小肠肿瘤伴肝脏侵犯或转移，肝外胆管癌等。有研究显示：对肝纤维化合并门静脉癌栓的多发肝肿瘤患者，ALPPS也能成功施行。

(2) 禁忌证

1) 剩余肝脏中存在不可切除的肿瘤。

2) 不可切除的原发性癌症有肝外转移。

3) 重度门静脉高压症。

4) 不能达到R0切除的转移性肝肿瘤或因其他疾病引致手术高危的患者。

5) 全身麻醉高风险患者。

Schadde(2014)统计202例实施ALPPS的患者，其中结肠癌肝转移141例(70%)，肝细胞肝癌17例(8%)，肝门部胆管细胞癌11例(5%)，肝内胆管细胞癌8例(4%)，神经内分泌肿瘤8例(4%)，胆囊癌6例(3%)，其他肿瘤11例(5%)。肝门部胆管细胞癌、肝细胞肝癌、结肠癌肝转移患者严重并发症发生率和90 d死亡率分别为60%和27%，25%和12%，21%和8%。鉴于肝门部胆管癌的并发症率和死亡率较高，有学者建议可作为相对禁忌证。D'Haese(2015)报道ALPPS国际协作组对35例肝细胞肝癌和225例结肠癌肝转移者研究显示：肝细胞肝癌患者代偿性增生能力较结肠癌肝转移者显著降低(47% vs 76%)，而术后90 d死亡率却显著升高(31% vs 7%)，且其肝脏代偿能力与肝脏纤维化程度显著相关，因此提出肝细胞肝癌患者仍然是ALPPS的相对禁忌证。

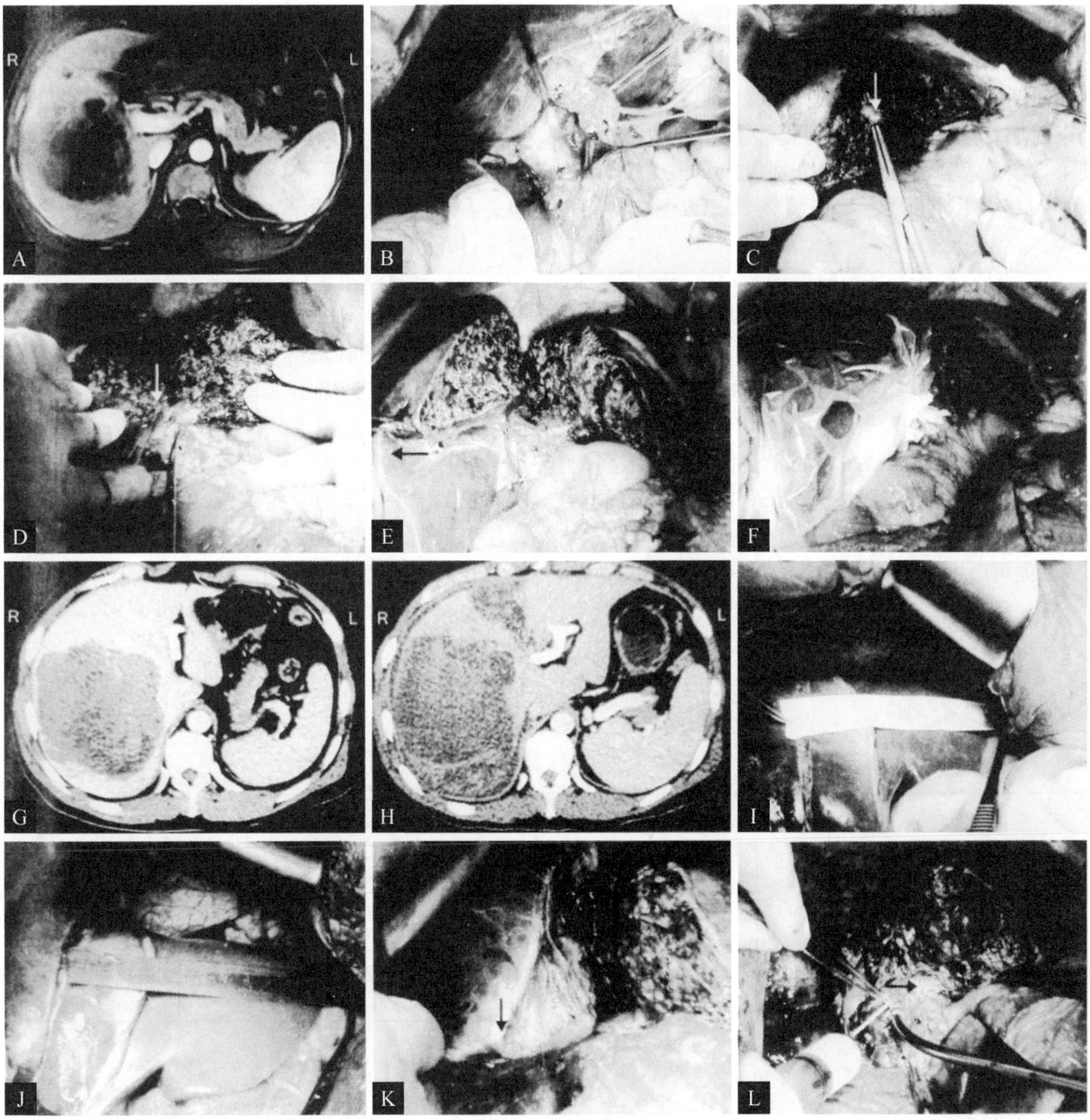

图 29 - 31　亚洲首例 ALPPS(周俭,2013)

男性,58 岁。右肝巨大肝癌合并肝左内叶卫星灶。A -术前 CT 检查结果:右肝巨大肝癌合并肝左内叶卫星灶,红色线条代表超声吸引刀劈离肝左外叶和肝Ⅳ段的分离线　B -第 1 步手术中离断门静脉右前和右后分支　C -第 1 步手术中离断门静脉左支至肝Ⅳa 段的分支(↓)　D -第 1 步手术中离断门静脉左支至肝Ⅳb 段的分支(↓)　E -第 1 步手术中劈离肝Ⅳ段与肝左外叶,(←)为肝左内叶的子灶　F -联合肝脏离断和门静脉右支结扎后用塑料袋包裹扩大的右半肝　G -第 1 步手术前肝左外叶 CT 检查结果的大小　H -第 1 步手术 7d 后 CT 检查结果显示肝左外叶比术前增大了 99%　I -第 1 步手术时剩余肝左叶左右径为 10 cm　J -第 2 步手术时剩余肝左叶左右径为 12 cm　K -第 2 步手术时可见肝Ⅳ段的坏死区(↓)　L -从右肝管断端注入脂肪乳剂,见肝左叶断面和左肝管(→)有白色液体流出,提示胆汁漏

【手术方法】 传统的 ALPPS 分为以下 2 次手术。

(1) 第 1 次手术　通常使用双侧肋缘下中线延长切口。探查腹腔后,使用术中超声检查确定肝脏肿瘤的正确位置和分布情况。必要时行淋巴结清扫。如左右半肝均有肿瘤,先切除肝外区的所有肿瘤(肝左外区将成为未来剩余肝脏),然后基本切断、缝合门静脉右支,游离右半肝,分离第三肝门。行胆

囊切除后，把引流管导入胆囊管，以便之后行胆道造影和注射染料找出肝断面胆管胆汁漏点。肝脏在镰状韧带右缘离断，肝断面止血并通过胆囊管注射染料找出断面胆汁漏点加以缝合，结扎胆囊管。手术结束前把右肝蒂、肝静脉和胆囊管用黑丝线围绕，以便第 2 次手术时容易分辨。分别置入 2 根引流管(1 根置入右膈下空间，另 1 根置入肝离断面)，然后关腹。

(2) 第 2 次手术　术前应行 CT 检查确定未来剩余肝脏有无残余肿瘤和肝脏增生是否足够。手术使用原切口，分离粘连后，切断和结扎右肝蒂，把引流管再置入胆囊管内行胆道造影和测试断面胆汁漏，最后置入两根引流管后关腹。

在临床实践中传统的 ALPPS 手术已有不同的变异(图 29－32)。Alvarez 等国外学者研究结果显示：ALPPS 后剩余肝脏(future liver remnant，FLR)在 7 d 内可增生至 74%～87%，因而受到了不少学者的重视，使原来对手术治疗已绝望的肿瘤患者又重新寄予希望。但因该手术的病死率和并发症的发生率较高，传统的 ALPPS 已在实践中得到了不断改良、完善、创新和发展。刘允怡院士(2016)总结了对 ALPPS 的改进现已有以下几处：①第 1 次和第 2 次手术时间若肝增生不足，则可间隔大于 14 d；②胶囊包裹右肝，积极引流积液；③为降低肝坏死和感染发生率，切除肝Ⅳ段；④同时结扎右肝管以加快剩余肝增生；⑤无触摸技术(no touch technique)；⑥保留肝中静脉，减少肝脏Ⅳ段缺血，防止坏死、胆漏；⑦开腹手术中使用肝脏索带，减少断肝所引起的技术困难；⑧开腹射频消融肝实质＋门静脉结扎；⑨第 1 期手术使用腹腔镜手术，第 2 期开腹手术；⑩全腹腔镜下进行两期 ALPPS 手术，可分第 1 次手术或第 1 次和第 2 次手术全为全腹腔镜；⑪全腹腔镜下进行两期 ALPPS 手术，使用肝索带；⑫第 1 期手术完全采用介入手段，实施微创化。

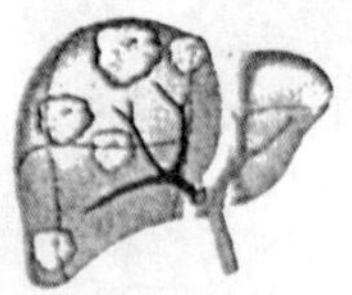

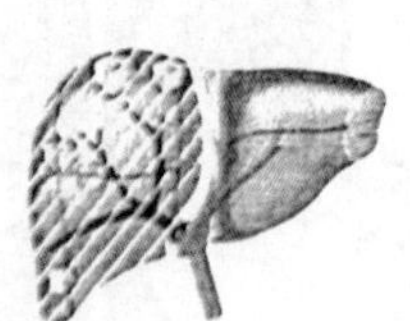

第1次手术	6 d后CT检查	第2次手术7 d进行
· 切除肝外区肿瘤 · 结扎右门静脉 · 离断肝脏在镰状韧带右沿 · 胆囊切除 · 通过胆囊管 · 行胆道造影测试断面胆汁漏 · 引入两根引流管	如残肝增生理想	· 切断右肝蒂后进行扩大右半肝切除

A

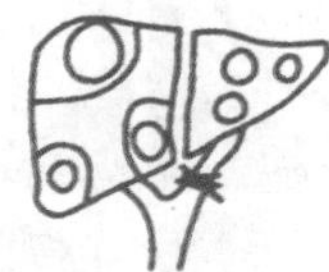

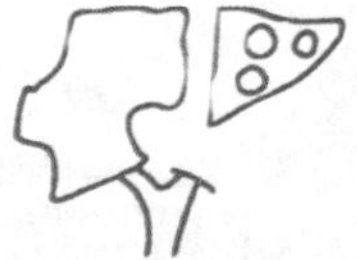

第1次手术	第2次手术
· 结扎左门静脉 · 右半肝进行多次楔形肿瘤切除 · 把右/右半肝从肝中界面断离	· 左半肝切除

B

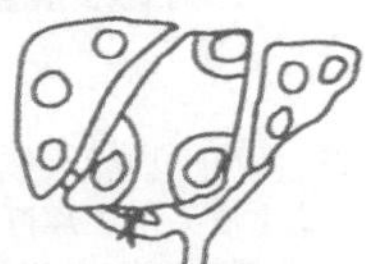

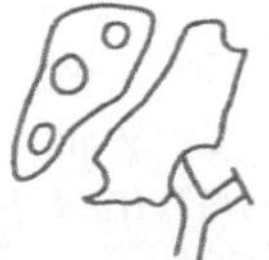

第1次手术	第2次手术
· 结扎右门静脉后区分支 · 行左外区切除 · 多次楔形切除右肝前区和4段肿瘤 · 离断右前后区界面	· 右后区切除

C

· 用于巨大肿瘤(直径>10 cm)于右半肝而左半肝容积太小
· 进行希望左半肝能短时间增生足够容积，使用门静脉栓塞或结扎要等4～6周

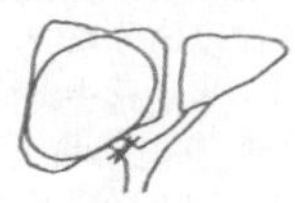

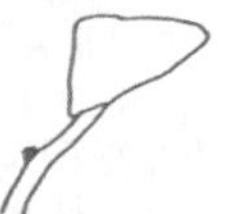

第1次手术	第2次手术
· 结扎右门静脉分支 · 离断肝中界面	· 右半肝切除

D

图 29－32　传统 ALPPS 手术的不同变异(刘允怡，2016)

A－传统 ALPPS 手术　B－变异(1)左 ALPPS(保留右半肝，即Ⅴ、Ⅵ、Ⅶ、Ⅷ段)　C－变异(2)右 ALPPS(保留肝中Ⅳ、Ⅴ、Ⅷ段)　D－变异(3)保留左半肝(Ⅱ、Ⅲ、Ⅳ段)

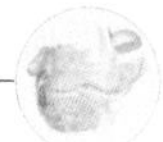

当前，ALPPS 手术已由传统的开腹大切口手术逐步向微创化发展的趋势。

洪德飞等(2016)报道了经皮微波或射频消融联合门静脉栓塞计划性肝切除术(percutaneous microwave/radiofrequency ablation liver partion and portal vein embolization for planned hepatectomy, PAPEP)治疗剩余肝体积(future liver remnant, FLR)不足的 2 例原发性肝癌和 1 例肝门部胆管癌。先在超声引导下经微波消融分隔预留侧和切除侧肝实质(percutaneous microwave ablation liver partition, PMA)，PMA 后 1～3 d 行门静脉栓塞术(portal vein embolization, PVE)，PVE 后 10～13 d 测量 FLR。术前系统评估后限期行肝切除术：2 例肝癌分别行右三叶和右尾状叶切除术、扩大右半肝切除术；1 例肝门部胆管癌行肝右叶和尾状叶切除术、肝肠内引流术。PMA 前 3 例标准全肝体积(standard liver volume, SLV)分别为 1 231.2 ml、1 202.9 ml、1 217.1 ml，FLR 分别为 355.6 ml、383.4 ml、385.0 ml，FLR/SLV 分别为 28.9%、31.9%、31.6%。PMA 时间 118～180 min。PMA 或 PVE 术后患者低热经对症处理后好转，肝功能无明显变化。PMA/PVE PMA＋PVE 后 10～13 d FLR 分别为 502.1 ml、527.4 ml、476.3 ml，较术前分别增大 41.2%、37.6%、23.7%。肝切除术时间 230～440 min，术中出血 120～1 800 ml。肝门部胆管癌术后并发膈下脓肿，经穿刺后治愈。1 例肿瘤术后并发腹水、黄疸，经内科治愈。术后住院时间 15～40 d。黄泽坚(2016)报道中山大学孙逸仙纪念医院行腹腔镜辅助下 ALPPS 治疗伴有轻-中度肝硬化巨大原发性右肝肝癌 7 例。第 1 期行腹腔镜下门静脉右支结扎＋肝实质分隔术。待未来剩余肝体积(FLR)增生后行第 2 期开腹肝脏右三叶切除术，并对围手术期结果及近期肿瘤学疗效进行分析。结果 7 例均行全腹腔镜下第 1 期肝脏分隔和门静脉结扎术，其中 4 例 FLR 扩增达标，行第 2 期限开腹肝脏右三叶切除术。第 1 期平均手术时间(192.9±35.9) min，第 2 期平均手术时间(210±73.9) min。平均 ELR 增生率为 35.6%，围手术期无严重并发症及死亡发生。术后随访 1 年，平均至肿瘤复发时间为 178.1 d。

Golshan(2015)报道了国际协作组(The International Study Group for Liver Surgery, ISGLS)对全球 55 个医疗中心 320 例患者 ALPPS 一期术后 90 d 内死亡率的相关因素以及二期手术的可能性进行了研究。在 320 例中其术后 90 d 总体死亡率为 8.8%(28/320)，与 90 d 死亡率有关的主要因素是肝功能衰竭，占 75%。根据 ISGLS 标准，14%的患者在 ALPPS 一期术后就已经出现了肝功能衰竭，除了上述二期手术前终末期肝病模型(model of end-stage liver disease, MELD)评分大于 10 分的患者术后 90 d 死亡率风险也显著增高，其比值比(odds ratio, OR)分别为 3 和 9。研究结果确认了那些需要推迟和取消二期手术的患者，这些结果可帮助提高 ALPPS 的手术安全性，降低 ALPPS 的手术病死率。

【动物 ALPPS 模型的建立】刘伟伟等(2017)报道，将健康 60 只 SD 雄性大鼠随机均分为肝脏分割和门静脉结扎组(PVL)、ALPPS 组和假手术组。PVL 组行肝左外叶、左中叶、右叶门静脉分支结扎及尾状叶切除，保留肝右中叶分支；ALPPS 组在 PVL 组手术的基础上，将肝左中叶与右中叶在缺血带处离断；假手术组仅游离出门静脉各分支，不结扎。检测大鼠术后肝再生率(HRR)、肝功能情况，以及肝左中叶病理损害程度与肝右中叶 Ki-67 的表达。与假手术组比较，ALPPS 组、PVL 组术后各时间点肝右中叶 HRR 均明显升高($P<0.05$)，且第 4 d、第 7 d ALPPS 组肝右中叶 HRR 明显高于 PVL 组(155.96% vs 118.15%；174.86% vs 133.55%，均 $P<0.05$)。PVL 组术后早期肝功能指标好于 ALPPS 组($P<0.05$)，但后期限无统计学差异(均 $P<0.05$)。组织病理学检查显示，ALPPS 组术后第 1 d 肝左中叶坏死明显多于 PVL 组；ALPPS 组肝右中叶 Ki-67 表达第 2 d、第 4 d 明显高于 PVL 组(85.36% vs 61.84%；43.40% vs 29.06%，均 $P<0.05$)。研究表明，ALPPS 和 PVL 均能促进肝再生，并且 ALPPS 比 PVL 能更快地促进肝再生；成功建立了大鼠 ALPPS 模型，为研究 ALPPS 肝再生机制及相关并发症奠定了基础。大鼠的肝中叶可模仿人体肝脏，有 2 支门静脉和 3 支肝静脉，经过选项择性门静脉结扎后，缺血带会出现在肝中叶左侧和右侧之间，也位于左中叶门静脉和肝中叶中静脉之间，实践证明沿着此缺血带劈离肝脏出血少。Ki-67 作为一种增殖细胞核相关抗原，与细胞有丝分裂密切相关，表达范围覆盖除 G_0 期外各增殖期细胞，可以较好地反映细胞处于增殖期。免疫组化检测 ALPPS 组 Ki-67 术后第 2 d、第 4 d 明显高于 PVL 组(均 $P<0.05$)；术后第 7 d 的 Ki-67 表达很低，肝脏增生较少，达到稳定状态。顾向前等(2017)为研究门静脉结扎与大鼠肝再生的关系，将健康清洁雄性 SD 大鼠

72只，随机平均分为3组：A组(假手术组)、B组(行70%门静脉结扎)、C组(行90%门静脉结扎)。观察各组大鼠术后即刻及术后各时间点的门静脉压力及非结扎侧肝脏再生率的变化，比较术后血清ALT、AST、肝组织增殖细胞核抗原(PCNA)水平。B、C两组术后各时间点未结扎侧肝叶重量均明显增加。C组术后第3 d、第7 d、第10 d未结扎肝再生率明显高于B组[(220.1±14.3)%、(246.3±15.6)%、(261.4±12.3)% vs (128.2±13.7)%、(143.4±18.7)%、(150.7±17.0)%，$P<0.05$]。两组术后第1 d血清ALT、AST水平均明显升高，随后逐渐降低。术后第1 dC组ALT、AST水平均明显高于B组[(821.7±158.3)U/L、(1 372.0±376.2)U/L、(398.6±80.4)U/L、(860.4±79.9)U/L，$P<0.05$]。B、C两组术后即刻门静脉压力均明显增高，随后下降。术后即刻及术后各时间点C组门静脉压均明显高于B组[(23.5±1.1) cmH_2O、(18.8±0.9) cmH_2O、(17.8±1.0) cmH_2O、(16.6±1.0) cmH_2O、(15.9±1.3) cmH_2O vs (17.4±1.0) cmH_2O、(16.5±1.2) cmH_2O、(15.3±1.0) cmH_2O、(10.2±1.2) cmH_2O、(10.0±1.1) cmH_2O，$P<0.05$]。术后第1 d、第3 d，C组PCNA指数明显高于B组[(21.5±1.1)%、(28.2±1.3)% vs (12.8±2.1)%、(18.8±1.9)%，$P<0.05$]。肝脏病理检查显示，C组术后第1 d非结扎侧出现大量坏死明显多于B组。研究结果表明，更高度的门静脉结扎术可显著提高门静脉压力，从而进一步促进非结扎侧肝叶的再生。

选择大鼠作为研究模型有以下几个原因：大鼠肝脏解剖和功能是以Couinaud描述的人类肝脏为基础，肝脏是高度可再生的且每叶的肝实质是相对恒定的，可以选择性结扎70%以上门静脉血流从而最快促进肝再生；大鼠的右肝中叶约占大鼠总肝的20%，这与临床中PVL或ALPPS的需求相近。

ALPPS使过去无法切除的部分晚期肝癌患者重新获得根治性切除机会，具有一定的可行性，且安全性在不断提高而受到青睐。但是，因其开展时间及随访时间较短，故其有效性尚需进一步研究。

（顾树南　高必有　王湘辉）

【非解剖性肝切除名称】

(1) 肝肿瘤剜除术(enucleation of hepatic tumor)　通常是指在肝实质中，沿肿瘤包膜外分离，直至将肿瘤完整地剜除。

(2) 肝肿瘤摘除术(excision of hepatic tumor)　如果肝肿瘤带蒂，可以通过结扎、切断瘤蒂，将肿瘤完整切除，称为肝肿瘤摘除术。

(3) 肝楔形切除术(wedge hepatectomy)　是肝部分切除术的一种类型，主要适用于肝边缘部肿瘤切除。

(4) 局部性肝切除术(local hepatectomy)　指在距肿瘤边缘≥1 cm的正常肝组织处离断肝实质，以达到既将肿瘤完整切除，又可保留更多残余肝组织的目的。

【解剖性肝切除名称】

(1) 肝段切除术(hepatic segmentectomy)　将某一肝段全切除，称为肝段切除术。联合肝段切除术(combined segmentectomy)是指同时切除≥2个相邻的肝段。多肝段切除术(multi-segmentectomy)是指同时切除≥2个非相邻的肝段。

(2) 半肝切除术(hemi-hepatectomy)　正常以肝正中裂为界将肝脏分为左、右两半，沿着正中裂切开肝包膜、离断肝实质，将肝脏的左半或右半予以完全切除，称为半肝切除术。如将肝的右半完全切术，称为右半肝切术术。右半肝切除包括肝脏的5、6、7、8四个段。若将肝的左半完全切除，则称为左半肝切除术。按照上述分界原则，左半肝切除应包括尾状叶(肝脏1段)在内，但实际上左半肝切除术一般不同时切除肝尾状叶，仅切除2、3、4三个段。

(3) 肝三叶切除术(hepatic trilobectomy)　这种命名方法主要是依据肝脏五叶四段分区法。切除相邻的3个肝叶，仅保留2个肝叶。如同时切除肝右后叶、右前叶及左肝内叶，为肝右3叶切除术，或称为4、5、6、7、8段联合肝切除术；同时切除肝左外叶、左内叶及右前叶，称为肝左3叶切除术，或称为2、3、4、5、8段联合肝切除术。

【根据肝切除范围命名】

(1) 肝部分切除术(partial hepatectomy)　指仅切除部分肝脏，包括解剖性和非解剖性肝切除，可分为小范围肝切除和大范围肝切除两种：①小范围肝切除(minor hepatectomy)：<3个肝段的肝切除；②大范围肝切除(major hepatectomy)：≥3个肝段的肝切除。

(2) 限制性肝切除术(limited hepatectomy)　和扩大半肝切除术(extended hemi hepatectomy)：①限制性肝切除术是非解剖性肝切除的一种，是为了保留更多的残余肝组织；②扩大半肝切术术通常包括

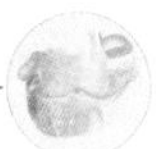

扩大右半肝切除和扩大左半肝切除。前者是指右半肝联合部分4段切除，后者是指左半肝联合部分右前叶切除。

（3）全肝切除术　是将有病变的肝脏完全切除，是肝移植的一个组成部分。

【根据手术操作步骤不同命名】

（1）传统肝切除术（conventional hepatectomy）　先游离肝脏周围韧带，再处理病侧肝入肝血管及胆管，最后离断肝实质和相应的肝静脉。

（2）逆行肝切除术（retrograde hepatectomy）　控制全肝血流或病侧肝血流后，按肝脏解剖界线切开肝包膜、离断肝实质，最后分离肝周韧带，切除病侧肝脏。这种方法也称原位肝切除术（hepatectomy *in situ*）和前入路肝切除术（anterior approach for hepatectomy），通常适用于切除巨大肝肿瘤。

【根据是否借助腹腔镜行肝切除术的命名】

（1）经腹腔镜肝切除术（laparoscopic hepatectomy）　指在腹腔镜下利用器械完成各种类型的肝切除术。

（2）手助腹腔镜下肝切除术（hand-assisted laparoscopic hepatectomy）　指通过手助装置，术者的一只手进入腹腔帮助腹腔镜下的手术操作。由于引入了手的触觉帮助，可以加快手术速度，降低手术难度。如果发生出血，可以及时控制。

（3）机器人辅助腹腔镜下肝切除术（robot-assisted laparoscopic hepatectomy）　通过遥控达芬奇机器人，经腹腔镜施行各种类型的肝切除术。

实际上，外科医生并不仅仅做一个完整肝叶或肝段的切除手术，而是常常根据患者个体的具体情况，病变的部位、范围及性质而采取灵活的态度来决定手术的方式和肝切除的范围。例如，有时为了要进入肝门施行有关的肝内胆管手术，特别是行肝内胆肠吻合术，往往需行肝Ⅳ前段切除术，也就是只切除Ⅳ段的前部而保留Ⅳ段的后部。切除范围左起左叶间裂，右到正中裂，上达左、右肝管汇合处之上方的肝实质。当然，如果有位于Ⅳ段中部的小肿瘤也可行Ⅳ全段切除术，只是难度更大。再如胆囊癌往往侵犯肝胆囊床，这时一般需行Ⅳ前段和Ⅴ段的联合切除术。其他尚有2段、3段的联合切除。在外科临床上，实际上采用较多的是非典型肝叶切除术，也称不规则性肝叶切除术。这种切除方式多指切除范围大致与相应的典型肝叶切除术类似的肝切除，以示与局部肝切除术相区别。这种非典型肝叶切除术，不要求解剖肝门，一般在肝蒂完全阻断或部分阻断下切肝，其操作简便，需时较短，但要求技术熟练，在规定肝门阻断时间内完成手术。

29.9　胰切除术

29.9.1　胰钩突切除术

【手术适应证】胰头钩突部囊性病变，如胰腺囊肿、胰腺囊性病变、胰腺瘤、胰腺腺瘤；局限于胰腺钩突部的微小癌肿，且未侵犯主胰管。

【切除范围】胰腺钩突部位于肠系膜上动脉、肠系膜上静脉背侧，十二指肠侧和腹侧面的境界标志是胆总管后面。胰钩突部和胰头实质内无明显解剖学标志，从胰管分支引流观点，保留主胰管，切除胰头部主胰管上支、下支的胰液引流区胰腺组织。

【手术方法】上腹正中切口，切开胃结肠韧带，剥离胰腺被膜，显露胰头前面，切断结扎胃网膜右静脉。切开右外侧后腹膜充分游离翻转胰头后面和十二指肠水平部，从后面显露胰钩突。从胰钩突部前下缘开始，沿肠系膜上静脉右缘结扎、切断胰钩突部小支，注意分别结扎到十二指肠小静脉支或空肠第1静脉支，有时钩突下缘小静脉回到胰十二指肠下前静脉，需相应结扎、切断。逐渐向上分离，右手牵住胰头，沿肠系膜上动脉右侧分离处理动脉小分支，到胰钩突上缘，使胰钩突部从肠系膜上动脉和静脉上彻底游离。注意保护胰头神经丛第Ⅱ部和胰十二指肠下动脉、胰十二指肠下前和下后动脉。防止胆总管和十二指肠血供障碍、坏死穿孔。如术前ERCP造影已了解胰管走行及分支，胆总管汇合情况，也可术前经内镜从十二指肠乳头处放置胆道和胰管导管，术中再确定十二指肠位置，防止胆总管、主胰管损伤。如术中采用超声探查确认主胰管及分支走行，可切除局限于胰头部主胰管的下支、上支范围，左手握住胰头部，右手持CUSA，确定胰头主胰管的下支或上支，吸引并挤碎胰腺组织，把胰钩突部从胰头部分离切除，浅层缝扎出血点。由胰下头支胰管置入细导管，术中造影确认有无主胰管损伤，如无损伤，拔除造影导管，结扎闭合胰下头支胰管，外覆大网膜。十二指肠左、右各放置引流管，检查无活动性出血，关腹。

【操作要点】胰钩突部切除可在清扫肠系膜上动脉、肠系膜上静脉根部周围淋巴结的同时，从下缘解剖分离，对细小血管要逐一结扎、切断。沿肠系膜上动脉胰周围神经丛，小心分离，清除肠系膜上动脉周围神经丛，同时结扎胰十二指肠前动静脉，把胰钩突部和胰头神经丛一并切除。如胰钩突部有转移浸润，手术操作困难时，则需行肠系膜上动静脉切除和再建。胰钩突部切除以后，应根据病理报告再决定是否需要扩大手术范围或更改术式。

梁路峰(2013)报道在胰十二指肠切除术中312例成功采用三套带完整切除胰腺钩突(uncinate process of the pancreas)的病例。在标准胰十二指肠切除的基础上，切断胰颈后，紧贴胰腺钩突，将门静脉、肠系膜上静脉套带，把胰体稍加游离并显露脾静脉并套带，穿线结扎切断胰腺钩突至门静脉的分支，分离胰腺钩突与门静脉、肠系膜上静脉的粘连，向左牵拉套带，将钩突用7号线缝扎并向右牵拉。显露肠系膜上动脉，在其前方切开血管鞘，从肠系膜上动脉的第1支空肠血管开始向上直到至肠系膜的起始部。结扎切断胰十二指肠上、下动脉以及胰腺钩突与肠系膜上动脉之间的纤维组织，完整切除胰腺钩突组织。放置三套带有两个优点。①便于显露：将套带向左牵拉，助手的左手将胰头握在手中向右牵拉，可清楚显露肠系膜上动脉的起始部，使术野变浅，方便血管分离、结扎的操作，有利于完整切除钩突部，确保腹膜后切除干净。②方便快捷建立安全无血管区，术野暴露充分，有利于困难手术能顺利进行，减少了并发症的发生。

29.9.2 胰十二指肠切除术

胰十二指肠切除术基本上包括诊断、探查、切除和修复4个重要组成部分。切除范围包括胃远端部分、胆总管下端、十二指肠、空肠上段和胰头。因此手术操作复杂，创伤大、并发症多，手术病死率高。手术适应证应严格掌握，剖腹后应全面认真的探查。在未确定诊断之前，切不可轻易离断重要脏器，否则将会带来难以弥补的损伤，给患者增加痛苦。不少学者对胰十二指肠切除术的方法进行了认真的研究，术式较多，且有许多改进(图29-33)，并在不断完善中。

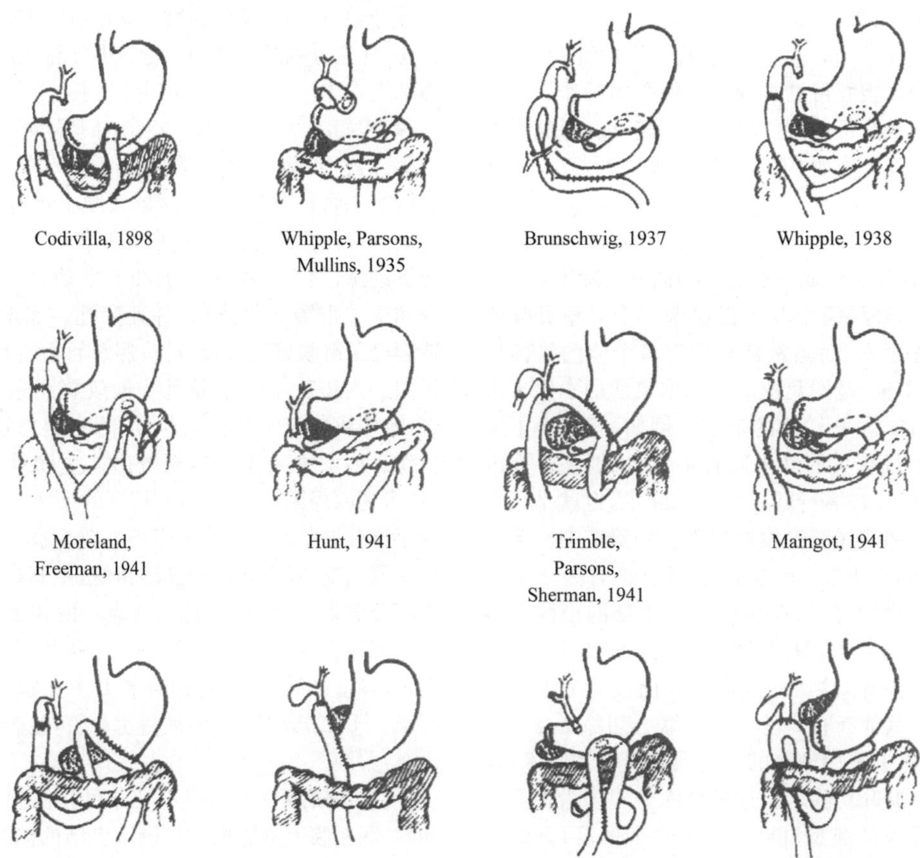

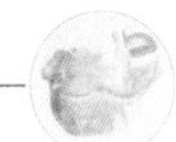

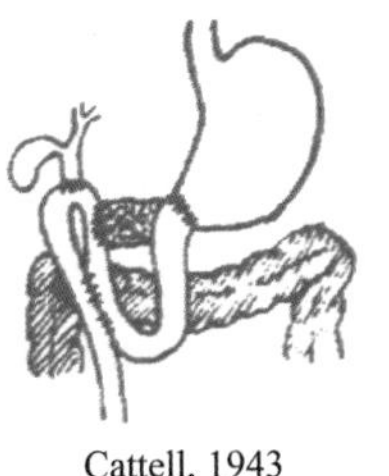

Cattell, 1943

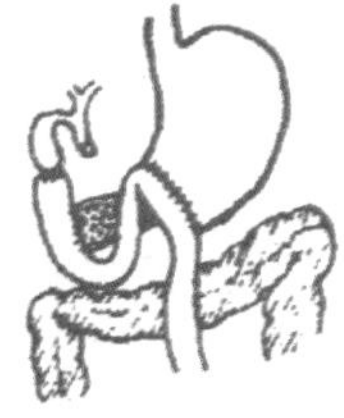

Poth, 1944

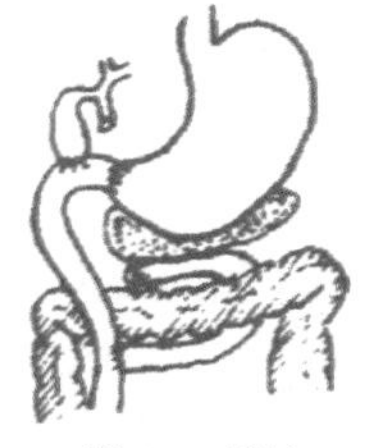

Watson, 1944

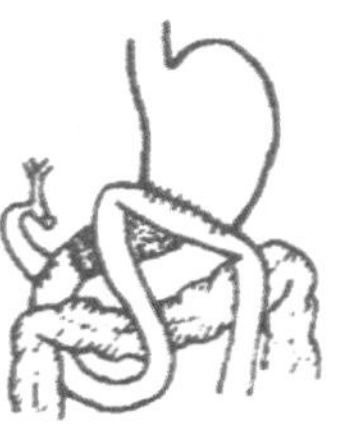

Child, 1944

图 29－33　胰十二指肠切除术的各种术式(Rodney Maingot)

【适应证】 包括：①胰头部恶性肿瘤；②胆总管下端或 Vater 壶腹部恶性肿瘤；③十二指肠恶性肿瘤；④慢性复发性胰腺炎伴有胰头部纤维硬变且并有胰管结石梗阻。

【手术方法】 取右上腹经腹直肌切口、正中绕脐切口或脐上横切口进腹。全面探查肝、胆、胰、十二指肠及肝门和腹腔动脉周围淋巴结。经证实病变性质，符合手术指征，决定行胰十二指肠切除术后，即于十二指肠第 2 部的外侧缘与侧腹膜交界处，做 Kocher 切口，将侧腹膜切开。用手指做钝性分离，将十二指肠第 2 部、第 1 部和胰头部游离。游离时要注意是否与下腔静脉及腹主动脉粘连。剪开肝十二指肠韧带，沿胆总管小心游离，并用外科带将胆总管牵向右侧。在十二指肠第 1 部的上方，解剖出胃十二指肠及胃右动脉，并分别予以切断、结扎。门静脉在其深面，小心分离，并显露其前壁。自胰腺下缘横结肠系膜根部处沿结肠中动脉找到肠系膜上动脉和上静脉，仔细分离，并予显露。术者用左手示指在门静脉与胰腺之间做自上而下分离；右手示指伸入肠系膜上静脉与胰腺之间，自下而上做相对方向之钝性分离。如两指尖顺利相碰，则证明胰腺病变与门静脉和肠系膜上静脉无粘连或浸润现象(图 29－34)。

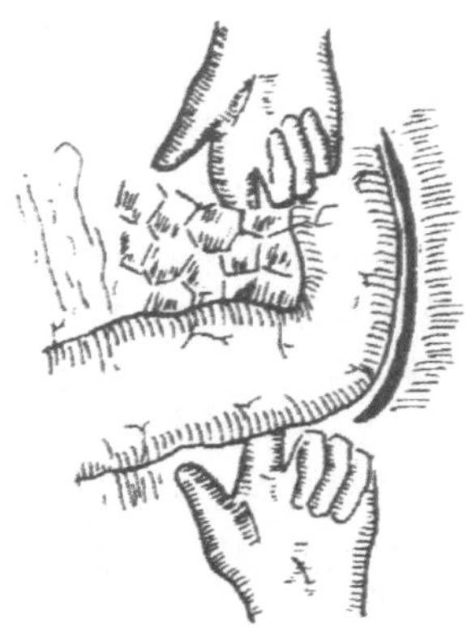

图 29－34　用两手指检查胰腺与血管粘连情况

也可沿肠系膜上静脉前壁，用一把较钝的大弯止血钳轻轻地向门静脉及胆道方向试行分离，明确胰腺病变与血管的关系。手术至此尚可逆转。若冰冻切片报告证实诊断，决定可行胰十二指肠切除术时，可再继进行下列操作步骤。

于十二指肠上缘切开胆总管前壁，吸净胆汁后完全横断胆总管，其近端用无损伤钳暂时钳夹，远端则予缝扎。切断胃结肠韧带及肝胃韧带至胃幽门窦部左侧，切断的血管均应妥善结扎。在幽门窦部左侧切断胃体，其两断端备用纱布包裹以防止污染腹腔。并分别翻向左侧和右侧，使胰体部充分显露。在门静脉前方胰腺上、下缘各贯穿一缝线，用以结扎胰腺边缘的血管。术者用左手示指伸入胰腺与门静脉之间，于上述缝合线的右侧切断胰腺。胰管内若有潴留液流出，则应及时吸净，以防止污染腹腔及癌细胞的扩散。胰腺头端可用钳夹止血。体端做褥式缝合止血，在缝合时切勿伤及胰管。把横结肠向上翻起，距 Treitz 韧带约 15 cm 处切断空肠及其系膜。切断处必须选择位于形成第 1 动脉弓的两动脉支之间，这样才能保存空肠两断端的血液供应。剪断 Treitz 韧带，进入腹膜后间隙，游离十二指肠第 3、4 部。并连同空肠近端一并自肠系膜上血管后方拖至右侧。在牵拉过程中勿损伤肠系膜上血管。认真止血，缝合横结肠系膜下 Treitz 韧带处残留的腹膜缺损。仔细结扎胰十二指肠下静脉与肠系膜上静脉相连接的细小静脉。术者以左手中指及示指自胰头上缘伸入胰头后部，与在前侧的拇指仔细捏摸胰头和胰头钩突部的边缘，小心地予以钳夹、切断、缝扎。如此边夹、边切、边缝扎，将胃窦部、十二指肠、胰头及空肠上端整块切除。

下面步骤是消化道的重建修复。提起横结肠系膜，在结肠中动脉左侧无血管区戳洞将空肠提至横结肠上方，准备做空肠与胰腺的端端吻合。在分别距胰腺及空肠断端约 1 cm 处将空肠上下缘浆肌层

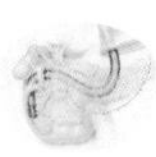

与胰腺上下缘用丝线各缝合一针，使其固定对位。然后行胰腺组织与空肠后壁的浆肌层缝合。空肠后壁全层与胰腺断端后缘用细丝线间断缝合，注意在缝合时勿伤及胰管。也可在胰管内置一塑料管支撑引流。空肠前壁全层与胰腺断端前缘做间断内翻缝合。空肠前壁浆肌层与胰腺做间断内翻缝合，如此胰腺即套入空肠。距此吻合口 5～7 cm 行胆总管空肠端侧吻合。胆总管之后壁与空肠侧壁做间断浆肌层缝合。于空肠壁做一与胆总管口径相应之等长切口，然后将后壁做全层间断缝合，继做前壁全层间断内翻缝合，之后再做前壁的间断浆肌层缝合。在结肠前或结肠后行胃空肠端侧吻合。空肠近端对胃小弯，远端对胃大弯。此吻合口与空肠胆总管吻合口相距约 30 cm 为宜。先做胃与空肠的浆肌层间断缝合，间断全层缝合后壁，继而间断全层内翻缝合前壁，再做前壁浆肌层的间断缝合。现常用切割吻合器。至此消化道的重建修复完毕。将横结肠系膜切口边缘与空肠壁缝合固定。冲洗腹腔。于肝下近吻合口处放置引流。

【术后并发症】

(1) 胰瘘　详见 15.2 胰瘘。

(2) 乳糜漏　外科手术是治疗胰腺肿瘤的主要方法，尤其是胰腺恶性肿瘤，根治性手术切除是延长患者生存时间的关键。胰十二指肠切除术或保留幽门的胰十二指肠切除术是治疗胰头区肿瘤的标准术式。胰十二指肠切除术后常见的并发症包括乳糜漏(cylous leakage)，但其临床报道较少。纪伟平(2014)报道 2010 年 1 月～2012 年 12 月实施胰十二指肠切除术 381 例，发生乳糜漏 23 例，发生率为 6.04%。乳糜漏又称淋巴漏，是由于外伤、手术、炎症等原因切断或损伤淋巴管后自淋巴管漏出的乳糜样液体。van der Gaag NA(2008)通过分析 609 例胰十二指肠切除病例，得出乳糜漏发生率为 11%。同年 Assumpcao 等报道其发生率为 1.33%。Kass(2001)报道腹部恶性肿瘤根治术后乳糜漏发生率为 7.4%。研究显示，在恶性肿瘤根治性 R0 切除后乳糜漏发生率显著高于非 R0 切除术式 ($P=0.008$)，肿瘤分级 N1 以上的病人发生率显著高于 N0 患者 ($P=0.001$)。这可能是因为在根治性胰十二指肠切除术中，肿瘤恶性程度越高的患者，腹腔区域淋巴结清扫的范围大，更多地切断和损伤了淋巴管，未能及时发现和处理，都会导致淋巴液的漏出。从解剖角度看，胸导管起始端位于椎体的右前方，被右膈脚遮盖，位置较深，一般在腹腔手术时不易显露和损伤。乳糜池距腹腔干根部和肠系膜上动脉根部较近，分别为 39 mm 和 47 mm，主淋巴结位于肠系膜上血管和肠系膜下血管附近，淋巴通过主动脉旁淋巴结注入乳糜池。根治性胰十二指肠切除术为了达到淋巴结清扫的标准，需要骨骼化血管，尤其是廓清主动脉旁、腹腔干根部和肠系膜上动脉根部淋巴结时，极易破坏淋巴主干和损伤及较大的淋巴管。而且目前术中对淋巴液还没有明确的鉴别方法，淋巴管断端或损伤不能被及时发现予以结扎或缝扎关闭，在患者预后过程中随着机体营养状态的好转，大量的乳糜样体液从淋巴管断端或损伤处漏出，形成乳糜漏。

(3) 胃排空延迟　胃排空延迟(delayed gastric emptying, DGE)是以胃排空障碍为主要症状的胃功能障碍综合征，不伴有胃的器质性病变或流出道机械性梗阻，多在胃肠道手术之后发生，是胰十二指肠切除术后常见的并发症之一。Richter(2003)报道其发病率为 19%～57%。主要临床表现为餐后上腹部隐痛、饱胀、恶心、呕吐、食欲下降等症状。

DGE 是由多种因素相互作用而引起，其发生的机制与下列因素有关。①手术创伤：胰十二指肠切除术时胃肠间神经连接被切断，引起胃肠运动功能不协调。手术破坏迷走神经使交感神经活动增强，减弱了远端胃窦部研磨食糜的蠕动性收缩，导致固体食物滞留相延长和排空延迟。手术还可引起小肠异位起搏点抑制缺失，使胃窦压力波和十二指肠波分离，肠蠕动失调，推动食物糜乏力而滞留肠中，排空延迟。②应激反应：手术应激使胃壁顺应性降低；血浆儿茶酚胺水平升高，直接与胃平滑肌细胞上的相关受体结合而抑制平滑肌收缩，胃蠕动受到抑制；幽门的去血管化和去神经化更能促使幽门痉挛。③激素作用：Lee(2012)指出，十二指肠切除术后血清胃动素减少可导致胃肠周期性移行性复合运动(MMCⅢ期)的缺失。④胃电活动：胃切除术时同时切除了胃大弯侧的胃电起搏细胞(间质 Cajal 细胞)，胃电节律紊乱使胃产生逆向移性慢波，胃收缩运动乏力、减弱，从而发生 DGE。⑤手术术式：Yang(2014)报道，保留幽门的胰十二指肠切除术后患者 DGE 的发生率明显高于经典胰十二指肠切除术的患者。Wu(2014)对 2 599 例患者进行 Meta 分析发现，保留胃大部胰十二指肠切除术患者，术后 DGE 发生率明显低于保留幽门的胰十二指肠切除术患者。Sahora(2015)研究表明，结肠前胃肠吻合术后 DGE 发生率明显低于结肠后胃肠吻合术的患者。Xu

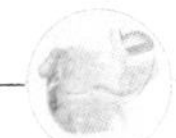

(2015)的经验是在胰十二指肠切除术中加做 Braum 吻合可以降低术后 DGE 的发生率。

Courvoisier(2015)提出,DGE 可分为原发性和继发性两种。大约有 2/3 术后 DGE 的发生是继发于胰瘘、出血等并发症,故术后预防胰瘘、腹腔感受染及出血等并发症可有效减少继发性 DGE 的发生。此外,有关胰十二指肠切除术后应用快速康复方法的回顾性研究表明,应用快速康复方法组的患者虽然在其他腹腔内并发症方面与对照组相比差异无统计学意义,但是可以明显降低 DGE 的发生率。

(4) 胰性脑病　胰性脑病(pancreatic encephalopathy, PE)是急性胰腺炎,特别是重症急性胰腺炎(severe acute pancreatitis, SAP)发病和手术治疗过程中出现的严重并发症之一。主要临床表现为意识模糊、烦躁不安、幻听幻觉、定向力障碍等精神、神经障碍。PE 的发病机制至今尚未明确,可能与胰酶活化、低血容量、电解质紊乱、B 族维生素缺乏、细胞因子异常激活、多器官或功能障碍等多种因素的综合作用有关。SAP 时大量胰酶[胰弹蛋白酶、胰脂肪酶、弹力纤维酶、磷脂酶 A2(PLA2)、血管舒张素及激肽等]被激活并释放入血。其中 PLA2 是引发 PE 的主要介质之一。它能将卵磷脂和脑磷脂转化为溶血卵磷脂。溶血卵磷脂具有强烈的细胞毒性和很强的噬神经性,能直接溶解脑细胞膜上的磷脂结构,破坏血脑屏障,进而使毒素和胰酶进入脑组织,使脑组织发生出血、水肿、局灶性坏死,甚至神经纤维脱鞘,破坏中枢神经系统白质的髓鞘结构,进面引发形式多样的精神、神经症状。此外,PLA2 还可破坏肺泡表面的活性物质,使肺泡塌陷,增加呼吸道阻力,降低肺的顺应性,导致肺脏通气/血流失调,引起低氧血症,加重脑组织代谢紊乱及损坏。

PE 早期出现的内毒素血症又可导致体内炎性反应细胞的过度激活,从而释放过量的细胞因子和炎性介质,如肿瘤坏死因子(TNF-α)、白细胞介素 1(IL-1)及白细胞介素 6(IL-6)等,导致全身炎症反应综合征(SIRS),甚至多器官功能障碍。

既往对 PE 的治疗主要是对症治疗。近年来,对 PE 的治疗除了针对其病因治疗以外,主要有以下几种新的方法:①生长激素和生长抑素的联合应用;②低分子量肝素的应用;③血液净化(continuous blood purification, CBP)的应用。

(刘宏斌　高必有)

29.9.3 保留十二指肠胰头切除术

慢性胰腺炎的原发病因非常复杂,,少数病因是由致病因素直接作用于胰腺组织,但多数病因是胰管或 Vater 壶腹部有梗阻所致。因其常反复发作,临床表现又多样化,有时易被忽视。慢性胰腺炎有疼痛者约占 85%。其主要原因是在胰头部由于反复的炎症刺激致胰腺组织损害,结缔组织增生,引起纤维化和钙化。日久后在胰头内形成肿块,且逐渐增大,压迫周围的组织和器官而产生临床症状。增大的炎性肿块内常有多发的小囊肿、胰腺坏死灶、纤维结缔组织增生、组织的钙化病灶等。特别是在胰管内常有多发性结石,阻塞胰管,胰液排出受阻,胰内高压,引起难以缓解的疼痛。这种增大的炎性肿块,还可使胆总管胰腺段内 1～3 cm 长一段的胆管受压,使其变为狭窄或造成胆管阻塞而引起梗阻性黄疸、十二指肠受压变形、胰管阻塞、胰后血管受压、十二指肠血液循环受阻、门静脉高压症等一系列的病变。慢性胰腺炎引起的难以缓解的疼痛还可以是由于神经膜的破坏、神经递质的紊乱而引起神经损害所引起。

传统的 Whipple 手术和保留幽门胰十二指肠切除术(pylorus-preserving pancreaticoduodenectomy, PPPD)已较好地解决了这种慢性胰腺炎用药难以控制的疼痛问题。但这种手术创伤大,术后又易发生较多的并发症,诸如成人呼吸窘迫综合征(ARDS)、感染、吻合口瘘、吻合口溃疡、胃潴留、营养不良等。术后对患者的生活质量影响较大,甚至有的患者仍然处于一种在病魔折磨下生活的感觉。

近年来,保留十二指肠胰头切除术(duodenum preserving pancreatic head resection, DPPHR)通过切除肿大的胰头来消除胰腺疼痛的起搏点,使疼痛缓解;同时也可解除肿大的胰头对邻近器官的压迫,从而消除解了对胰腺周围血管、神经及十二指肠的压迫,减少了其因受压迫而产生的并发症。十二指肠在消化道和糖代谢功能的调整上起着重要的作用。保留十二指肠胰头切除术既然保留了消化道具的连续性,使其更加符合消化生理,又因创伤较小,发生的并发症也较少。当前已成为国内外治疗胰头部良性低度恶性肿瘤的标准术式,并受到医师的重视和患者的青睐。

【适应证】

1) 慢性胰腺炎有胰头肿块,顽固性疼痛,内科治疗使用多种镇痛剂仍难以缓解。

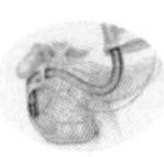

2）胰头肿块，伴有胆总管胰腺段的阻塞和狭窄。

3）胰头肿块致十二指肠受压梗阻，门静脉受压及有门静脉高压症。

4）胰头部的肿块不能排除恶性病变。

5）浆液性或黏液性囊性肿瘤。

6）实质性假乳头瘤。

7）胰腺导管内乳头状管结黏液性肿瘤(IPMN)。

8）胰岛细胞瘤紧贴胰管难以局部切除。

9）神经内分泌瘤。

10）淋巴上皮囊肿等。

【手术方式】保留十二指肠胰头切除术包括以下4种主要术式：Beger手术，Frey手术，Bern手术和保留十二指肠全胰头切除术(duodenum preserving total pancreatic head resection, DPTPHR)。

（1）Beger手术　Beger(1972)首先提出了保留十二指肠胰头切除术治疗慢性胰头肿块型胰腺炎的概念。该术式的原则是切除胰头部炎性肿块，解决其对邻居近组织脏器的压迫。先游离胰头的背侧和腹侧。冰冻切片排除癌症。分离门静脉、肠系膜静脉与邻近胰腺组织，解剖胰上胰肝动脉，切除范围包括从门静脉前方的切缘至胆总管前、切除钩突时要保护好十二指肠系膜血管。在肠系膜上静脉和门静脉前方切断胰颈部，次全切除胰头，并保留十二指肠内侧缘0.5～1.0 cm厚的胰腺钩突部组织，以维持十二指肠的血供。头端残胰与空肠做侧侧吻合，远端胰腺与空肠做端端套入式双层吻合(图29－35)，恢复胰体胰尾部外分泌液的引流。这种Beger手术保留了上消化道的正常生理通道，有利于食物的消化吸收。对于部分患者的胆总管炎较重且有硬化者，单纯切胰头不能解除梗阻，则需加做胆总管空肠吻合术，有Roux-en-Y空肠襻连接胰头两侧断面。Izbicki对Beger手术稍加改进，先做胆总管切开，放入一金属探子作为标记，然后再行胰头切除，术中需游离出胆总管，不需做胰内段胆总管切除和胆肠吻合术。

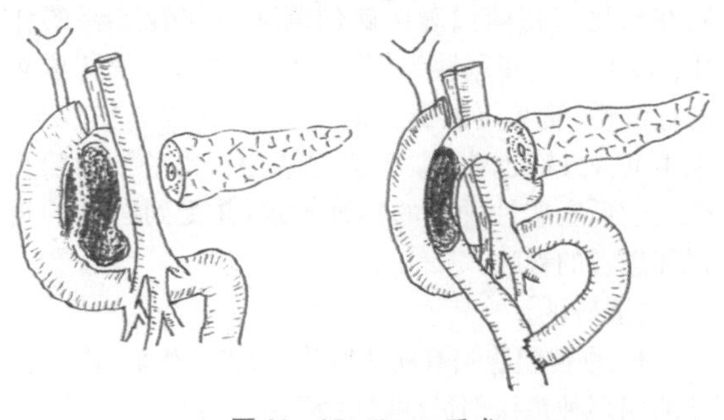

图29－35　Beger手术

Beger报道，保留十二指肠胰头切除术的患者，77%的患者术后腹痛长期缓解，82%的患者糖代谢正常，67%的患者恢复了工作。随访患者5年，80%的患者疼痛缓解，其远期病死率为10%，术后内分泌功能障碍发病率较低，仅2%～5%。对于胰头炎累及胆总管和十二指肠受阻而梗阻的患者，该手术不仅能缓解疼痛，又能解除胆总管和十二指肠的梗阻。

（2）Frey手术　Frey(1985)在Beger手术的基础上对保留十二指肠胰头切除术做了改进。通过局部胰头切除和纵向胰管空肠侧侧吻合术，旨在进一步缓解疼痛和解除邻近器官的并发症。术时不需分离胰腺和门静脉间隙及切断胰体部，手术较容易且较安全(图29－36)。在1994年已经有77例的临床报道，与Beger手术相比，不必分离胰腺和切除钩突，也不必在深处吻合胰头残端。为了识别并切开主胰管全程，手术最好在胰管直径＞3.5 mm的患者。切除胰管和进入钩突的胰管及其分支，将局部切开的胰头残面和全程切开的体尾部胰管与空肠襻做纵形吻合。Frey手术较简单，较Beger手术切除胰腺组织较少。Frey手术对胰头部主要胰管及其分支的减压特别有效，对已经做过纵形胰空肠吻合而疼痛复发的患者则有更好的疗效。Frey等(2003)报道Beger手术与Frey手术比较，术后病死率分别为0.7%和1.01%，远期病死率分别为9.0%和10.6%；内分泌功能(正常的百分数)分别为60%和59%；术后体质量恢复分别为(6.7±2.1)kg和(6.4±2.5)kg；生活质量均为85.7%；而在术后并发症的发生率上似乎Frey手术优于Beger手术(19%和29%)。

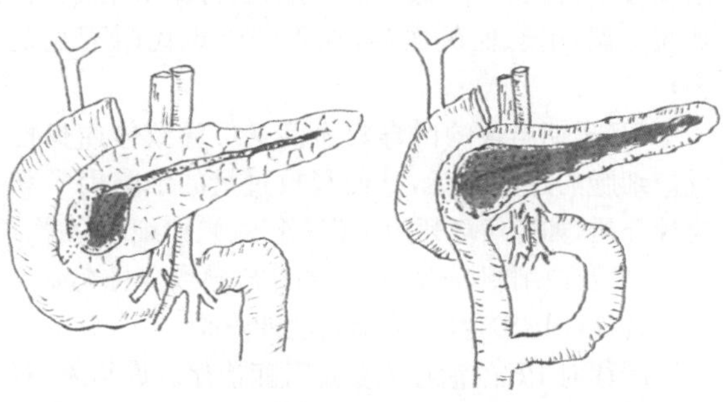

图29－36　Frey手术

（3）Bern手术　Gloor(2001)在Frey手术和Beger手术的基础上试图汲取其各自的优点，又做了进一步的改进，称为Bern手术。Bern手术时要切除

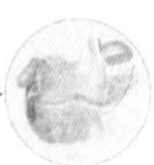

胰腺中央组织，保留背侧部分胰腺组织，不切断胰腺，也不需分离门静(图 29-37)。对有并发门静脉高压症者手术，则可明显减少术中发生的出血。

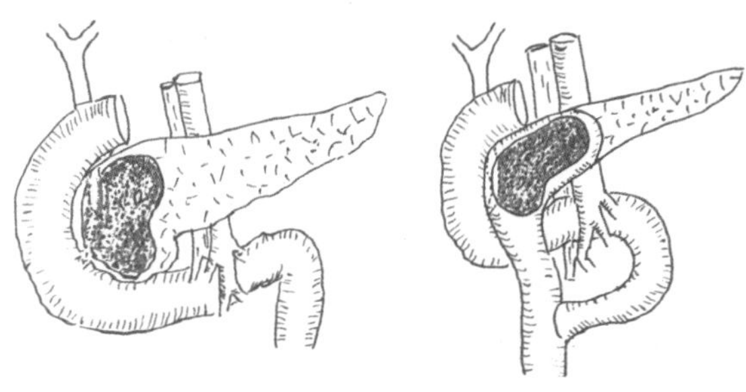

图 29-37 Bern 手术

(4) 保留十二指肠全胰头切除术 既往对于疑有恶性倾向的胰头部囊性瘤，大多数学者总是做传统的 Whipple 手术。近年来，又出现了一种 DPPHR 的又一种新的改良术式——完全胰头切除术合并部分十二指肠切除术(DPPHRt＋SD)已逐渐运用于临床(图 29-38)。

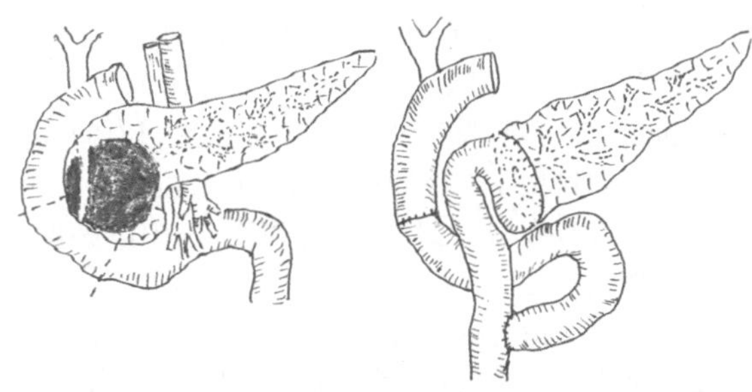

图 29-38 DPPHRt＋SD

该术式除了完整地切除肿块所在的胰头之外，还要切除十二指肠乳头周围的部分十二指肠，然后做胰空肠吻合和胆总管十二指肠吻合，并且将远近两端的十二指肠吻合起来。这样，DPPHRt＋SD 术式一方面便于操作方便切除胰头肿块，同时也防止了在分离胰腺时引起的十二指肠乳头周围部分的肠坏死而不得不切除的一部分十二指肠。这种手术的术后并发症很低。直至 2010 年还未见有早期死亡的病例报道。以上 4 种术式是保留十二指肠胰头切除术的较用的基本术式。

在 1990 年，Imaizumi 等曾提出了保留十二指肠的全胰头切除术及胰腺、胆总管十二指肠吻合术(duodenum preserving total resection of the head of pancreas with pancreaticocholedochoduodenostomy)的新概念(图 29-39)。该手术完全切除胰头部和钩突部，并将远端残留胰腺与十二指肠第 2 段做端侧吻合，同时做胆总管十二指肠吻合，这样完整保留了十二指肠。切除胰头后，十二指肠的血供依赖于十二指肠肠壁血管、胰十二指肠下动脉和十二指肠肠系膜血管。由于不游离十二指肠，门静脉的分支通过后腹膜回流。

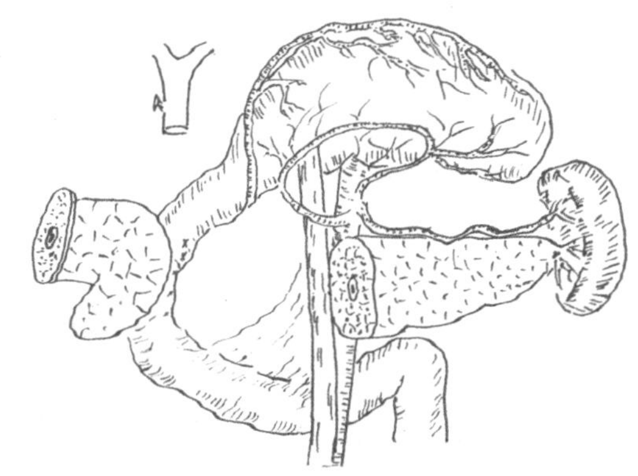

图 29-39 Imaizumi 手术

Imaizumi 手术常用于切除胰头部的良性肿块和一些有恶变倾向的交界性肿块。

慢性胰腺炎患者大多有严重的胰腺纤维化和胰腺实质的钙化，并且在胰头的胰管内常有较多的结石。为了能切除更多的胰头部炎性损害部分和在一些胰头部良性肿块的患者中更完整地切除肿块，2008 年，Chunyou Wang 等对 Beger 手术又进一步做了改良手术完全地切除胰头的胰腺钩突部，仅保留胆总管与十二指肠之间的少量胰腺组织以保证胆总管下端和十二指肠的血供(图 29-40)。

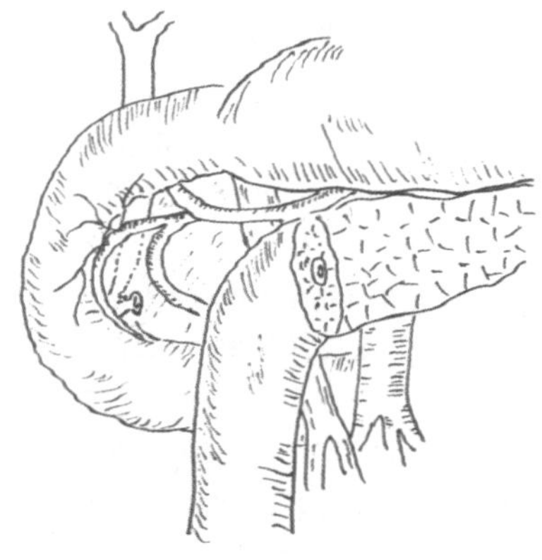

图 29-40 Chunyou Wang 手术

在最初的一份35例的报道中,该手术有不错的术后疼痛缓解率(80%),而且术后并发症的发生率较低(17%),胰瘘发生率仅为3%。但仍有一定的术后发生糖尿病的风险(31%)。术者认为,该术式能更完整地切除胰头发生炎性改变的部位,并且不易发生胰瘘。

保留十二指肠胰头切除术的优点如下。

1) 更符合正常的消化道生理:保留十二指肠胰头切除术由于保留了十二指肠及远端胆总管,保留了食物正常的通道途径及胰液、胆液、和肠液的排出途径,这符合正常的消化道生理。

2) 更好地保留了胰腺的内分泌和外分泌功能:由于术后胰岛素抵抗激素和生长抑素的下降,胰腺的内分泌和外分泌功能得到了保护。

3) 提示了保护十二指肠的重要性:通过胰腺功能和缩胆囊素可评估保留幽门胰十二指肠切除手术、Whipple手术和保留十二指肠胰头切除术手术患者术前、术后的胰腺功能。证明完整地保留十二指肠胰头切除术手术患者,相对于保留幽门胰十二指肠切除手术和Whipple手术患者拥有更好的胰腺功能和更强的胆囊收缩水平,这提示了保留整个十二指肠的重要性。

4) 保留十二指肠胰头切除术的并发症和病死率均较低:保留幽门胰十二指肠切除术已经成为广泛接受作为十二指肠、胰腺及远侧胆管的各种病变的治疗方法。但早期胃淤滞是保留幽门胰十二指肠切除术的一种特有的并发症。业已证明,十二指肠对胃蠕动动力复合波的Ⅲ期活动的初始期及收缩期是十分重要的。故十二指肠切除及之后Ⅲ相可能是胃淤滞的一个原因。Naritomi(1996)对9例保留幽门胰十二指肠切除术以及6例保留十二指肠胰头切除术术后患者胃与空肠的动力进行研究。采用放免法测定血浆胃动素(motilin)的浓度,结果前者较低。

保留幽门胰十二指肠切除术的范围包括:胆囊、胰头、十二指肠及10~15 cm长的近侧空肠,保留距幽门3~4 cm的近侧十二指肠。保留十二指肠胰头切除术则于门静脉的右侧切断胰腺,将主胰管与十二指肠吻合,胆囊及远端胆管连同胰头一并切除。胆管与十二指肠吻合。研究显示,行保留幽门胰十二指肠切除术较保留十二指肠胰头切除术患者术后的胃蠕动动力复合波相Ⅲ活动的恢复明显延缓。在十二指肠和Ⅲ相期间测定的血浆胃动素水平,保留幽门胰十二指肠切除术组明显低于保留十二指肠胰头切除术组。胰腺的切除似乎并不影响胃肠道的动力。Malfertheiner等报道,即使犬行全十二指肠切除术也不影响全胃肠道的动力活动。由于产生胃动素的细胞主要分布在十二指肠壁,故十二指肠在胃肠动力的调节上起有重要作用;并认为术后胃淤滞与因十二指肠切除所造成的血浆胃动素浓度降低有关。

保留十二指肠胰头切除术与胰十二指肠切除术,在术后疼痛的缓解和术后并发症方面同样安全有效,但保留十二指肠能显著降低胃排空延迟和术后胰分泌功能障碍的发生率,减少手术时间和住院时间,提高患者营养状态和生活质量。

Whipple术式的保留幽门胰十二指肠切除术即Traverso-Longmire术也是治疗慢性胰腺炎的另一种广泛应用的术式。研究显示两者治疗效果无显著差异,都有较高的术后并发症发生率和病死率。其主要原因是两者手术切除范围都较大,要切除胆总管、十二指肠和大部分胰腺组织及有多个消化道吻合口,手术创伤大,术后恢复慢,因此对患者消化功能造成的影响大,明显降低了患者术后的生存质量。对胰头良性和低恶性肿瘤及慢性胰腺炎患者实施该手术,确实存在切除范围过大,代价太高的问题。

【并发症】保留十二指肠胰头切除术的并发症主要包括急性胰腺炎(10%)、胰断面出血(18%)、胰瘘(2%)、缺血性十二指肠瘘(28%)及缺血性十二指肠瘘(0.7%),腹膜后积液、胆管损伤,其中以胰瘘、胆道损伤最常见。

保留十二指肠胰头切除术手术的关键及难点在于要保证十二指肠、胆总管的血供。Beger手术在术中通过保留十二指肠内侧缘0.5~1.0 cm的胰腺组织来保护胰十二指肠血管弓。Frey手术因不离断胰腺和不切除胰腺钩突,对十二指肠血供影响较小。

Imaizumi(1990)曾试图一并切除血管弓和胰头,但因发生了十二指肠缺血等并发症而放弃。Takada(1995)等采取保留胰十二指肠动脉后弓,避免使用Kocker操作来保持胰十二指肠供血。

保留十二指肠全胰头切除手术由于更完全切除胰头部,仔细保留胆管和十二指肠供血。近年来研究显示胰十二指肠动脉缘大部分走行于胰后筋膜内,保全胰后筋膜的完整性即保证了十二指肠的供血。文献报道胰十二指肠前后弓之一被结扎时并未出现血运障碍。避免胰内胆管壁损伤及血运障碍是保留十二指肠胰头切除手术的又一难点,为减少胆管的损伤,有学者主张切开胆总管,内置金属探条引导。对手术中胰内胆管损伤者可用5-0单纤维可吸

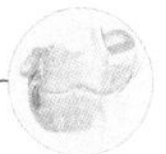

收缝线修补并放置支架管或直接做胆总管十二指肠吻合术。

为避免胆管血运障碍，除确保胰十二指肠上动脉前后干不受损伤外，更重要的是显露胰内胆管后将其后内侧胰腺组织完全剥离，不可分离胰内胆管壁前内侧组织，这样可保证胆管壁血运不受破坏。

现已证明，对于有经验的外科医师来说。保留十二指肠胰头切除术是一种有较高安全性的手术，而且手术的侵害范围较传统的 Whipple 手术和保留幽门胰十二指肠切除手术要小很多。从短期效果和长期预后来看都比 Whipple 手术和保留幽门胰十二指肠切除术手术要优越。目前，在西方国家中已逐渐开展采用保留十二指肠胰头切除术，并有积极推广之势。

胰十二指肠切除术（pancreaticoduodenectomy, PD）由于要广泛器官切除及要做 3 个消化道吻合口，不仅创伤大，术后并发症高，而且远期易发生胰腺内和外分泌功能障碍、反流性胆管炎等并发症。DPPHR 是 Beger 1972 年首先报道治疗慢性胰腺炎的一种方式。由于该术式在切除胰头病变的同时保留了消化道的完整性和功能，有利于提高患者远期生存质量，日益受到胰腺外科医生的重视。目前，DPPHR 的手术适应证包括胰头部肿块性慢性胰腺炎、胰头部结石，以及胰头部良性、交界性，甚至低度恶性（未侵犯十二指肠，又不需要淋巴结清扫）占位病变。DPPHR 的手术方式包括以治疗慢性胰腺炎为主的保留十二指肠胰头次全切除术，如 Beger 术，Frey 术、Bern 术等；以及治疗胰头部囊性、实性病变为主的保留十二指肠全胰切除术。

洪德飞等（2017）报道保留十二指肠和胆管完整性胰头切除术（total pancreatic head resection with duodenum and bile duct preserving）31 例，均完成手术。其中腹腔镜手术 4 例，开腹手术 27 例。在开腹组中，1 例中转胰十二指肠切除术。平均手术时间（165.3±63.6）min，平均术中出血（258.1±156.9）ml，术后并发腹腔出血致再次手术 1 例。胆漏 1 例，A 级胰漏 13 例（48.2%），均保守治疗治愈。术后住院时间（11.7±6.3）d。腹腔镜组 4 例，平均手术时间 350.0 min（280.0～450.0）min，平均术中出血 425.0 ml（250.0～600.0）ml，术后并发 A 级胰瘘 3 例，均保守治疗治愈，无其他并发症。术后病理：胰头部结石 12 例，胰头部浆液性囊腺瘤 8 例，导管内分支型乳头状黏液瘤 4 例，神经内分泌肿瘤 5 例，黏液性囊腺瘤 2 例。随访 1～48 个月，无糖尿病和脂肪性腹泻（fatty diarrhea）等并症发生。研究表明，保留十二指肠和胆管完整性胰头切除术治疗胰头部良性或低度恶性病变是安全、有效、微创的，符合脏器功能保护的理念，在临床可进一步研究、逐步推广。

29.9.4 全胰十二指肠切除术

新近，美国国家癌症数据库报道了 5 521 例胰腺癌全胰十二指肠切除术后病例，中位生存期为 15 个月，优于 Whipple 术后的 8.5 个月。但全胰十二指肠切除术后可能发生难以控制的糖尿病。

按标准的 Whipple 术式治疗胰腺癌，其远端残留的胰腺内常有癌灶遗留。全胰切除术不需要进行胰肠吻合，这就无发生术后胰瘘之虞。全胰十二指肠切除术在操作上相对比 Whipple 手术更简单，并能获得较好的疗效，提高患者的生活质量。Longmire 指出，在一般情况下，全胰十二指肠切除术利大于弊，应作为胰腺癌的典型术式。

【适应证与禁忌证】

（1）适应证　①癌肿不仅侵犯胰头，而且胰体尾常有肉眼所不能见到的多中心小癌灶（文献报告多中心胰腺癌约占 20%），或胰头部病变向胰体尾部浸润性生长，单纯 Whipple 手术不可能达到根治目的；②Whipple 手术后早期发生不能控制的胰-空肠吻合口瘘，若肿瘤已波及全胰但无肝转移及腹膜种植者为绝对适应证；③多发性恶性胰腺内分泌肿瘤，同时合并有胃泌素瘤；④由肝脏、肾脏转移至胰腺的转移癌。

胰腺癌不论其肿瘤大小或原发灶的病理组织类型如何，因胰周神经丛常受侵犯，全胰切除术有利于胰周神经丛癌灶的彻底清除但要注意的是由于胰周神经丛的切除。切断了内脏的自主神经及胰外分泌功能的丧失，使消化吸收功能发生障碍，引起全胰切除术后的严重营养不良。胰内分泌功能丧失也会导致糖尿病，甚至部分患者因血糖难以控制而死亡。同时，全胰十二指肠切除术增大了胃肠吻合口溃疡的可能。有鉴于此，在选择和确定全胰十二指肠切除术式时应当十分谨慎。

（2）禁忌证　①肝脏有 3 个以上的转移灶；②门静脉、肠系膜上静脉、肝动脉或肠系膜上动脉被肿瘤浸润包绕，不能分离、切除；③肿瘤直接侵犯后腹膜或肠系膜根部。

【手术操作】

（1）探查　首先探查有无腹腔内远隔部位转移、腹膜腔种植及腹水。依次探查肝脏、胃及十二指肠、脾、腹主动脉旁有无结节,肝十二指肠韧带、腹腔动脉周围、肠系膜根部有无肿大淋巴结。可疑时应先取材送冰冻切片检查。最后探查胰腺病变情况,确定是否行全胰十二指肠切除手术。

(2) 切除胆囊、清扫淋巴结　确定全胰十二指肠切除后,先逆行切除胆囊。在胆囊水平以上切断肝总管,清除肝十二指肠韧带内的淋巴结及其周围组织,使肝固有动脉及门静脉骨骼化。继而清除肝总动脉及腹腔动脉周围的淋巴结。

(3) 切断胃远端 1/3　切断胃远端 1/3 后,近端胃小弯封闭。在大弯侧留 5～6 cm 与空肠行胃肠吻合。

(4) 游离胰腺　在脾门内侧胰尾的上下缘切开后腹膜,托起脾脏和胰腺,逐步分离。在脾动脉起始部结扎后切断脾动脉,脾静脉在汇入肠系膜上静脉处结扎切断。在分离处理胰钩突部时要格外小心,认真处理小血管,彻底止血,不得大意。

(5) 切断十二指肠　在 Treitz 韧带处切开系膜,在距 Treitz 韧带 10～15 cm 处切断空肠,近端空肠断端闭合。向上游离十二指肠第 3、第 4 段后,整块移除切除的标本(包括脾脏、胰腺、胃大部分、大网膜、胆总管及胆囊、十二指肠及周围淋巴组织)。

(6) 重建消化道　行肝总管空肠端侧吻合。在该吻合口下约 20 cm 处行胃空肠端侧吻合。在肝管内可放置 T 管引流。

(7) 放置引流管　在胆肠吻合口下方、胰床脾窝处分别放置引流管。

【术后注意】全胰切除术后,已无胰腺的内分泌功能,主要是要针对无胰腺糖尿病进行处理。

胰腺癌恶性程度高、进展快、预后差,早期诊断困难。一旦发现并确诊,却多数已属中晚期。手术切除为目前公认的无远处转移早期和局部进展期胰腺癌的首选治疗方法,也是唯一能获得治愈的手段。近年来,作为胰腺癌根治手术术式的一种,全胰十二指肠切除术得到了越来越多学者的认可。Barbier(2013)指出,大量证据已表明,全胰十二指肠切除术与胰十二指肠切除术在术后并发症及术后生活质量方面已无明显差异。王珂等(2017)报道对 2009 年 1 月～2015 年 3 月接受全胰十二指肠切除术的 28 例病例资料进行了回顾性分析。28 例病人术后并发症率为 39.2%(11/28),其中胰腺癌 Crade Ⅱ级 7 例,Crade Ⅲ级 4 例。无术后 30d 内死亡。25 例病例得到随访,中位生存期为 13.5 个月,其中 24 例胰腺导管癌病例中位生存期为 13 个月。研究表明,全胰十二指肠切除术后患者生存期虽无明显提高,但术后并发症下降,生活质量得到提高。在部分选择病例中,全胰十二指肠切除术可作为合理的手术方式。

最新的一项回顾性研究分析了 1988～2011 年美国国家癌症数据库 5 521 例胰腺癌全胰十二指肠切除术病例,对其中对 2 582 例病例的单变量生存分析结果表明,胰腺癌全胰十二指肠切除术后 1 年、3 年、5 年生存率分别为 60%、22%、13%,中位生存期为 15 个月。Epelboym(2014)认为,全胰切除术后生活质量的改善为外科医生所重视,因为术后已无发生胰瘘的危险,促使了早日康复。这得益于长效胰岛素及胰酶制剂的应用,患者术后血糖及腹泻得以控制和改善。多项研究表明,全胰十二指肠切除术后患者的生活质量有逐渐优于胰十二指肠切除术的趋势。

(顾树南　刘宏斌)

29.10　内脏神经切断术

内脏大神经由第 6～9 胸神经分出,向内下侧经椎体的前面,穿膈脚连于腹腔神经节。内脏小神经由第 10、11 胸神经节分出,穿膈脚连于腹腔神经节所连续的肾神经节。使用内脏神经切断术的目的是使所支配的脏器的疼痛阈降低,张力增强和血流量增多。但是这 3 个作用不能维持很久。这多半是由于对侧内脏神经、大血管壁周围交感神经及其他处的交感神经分支代偿的缘故。右侧内脏神经支配胰头、十二指肠和肝外胆道系统,而左侧支配胰体和胰尾。

【适应证】

(1) 胆道张力降低　这个手术仅对大部分患者有效,使胆道张力转强和胆囊收缩有力,但对另外一小部分患者则无效。

(2) 慢性胰腺炎的剧烈疼痛　有些学者只施行右侧内脏神经切断术,而另外一些学者则主张两侧兼行。无论如何其疗效只惠及 2/5～3/5 的患者。最大的缺点是在疼痛消除后一旦发生暴发性胰腺炎或消化性溃疡穿孔,由于患者没有疼痛感觉而贻误病情,就会造成不可挽救的弥漫性腹膜炎和中毒性休克,终于死亡。然而往往因长期难忍疼痛,仍需施行这个残废性手术。

【手术方法】取右上腹经腹直肌切口或右上正中旁切口进腹,探查胰腺。于十二指肠第 2 部的外侧缘与侧腹膜交界处,做 Kocher 切口,将侧腹膜切开,用手指分离十二指肠第 2 部及胰头部,并将其向左

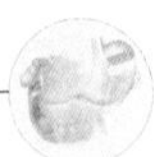

侧翻起，显露下腔静脉及左肾静脉。将左肾静脉平面以上的下腔静脉向右侧牵开，于左肾静脉与下腔静脉连接部的上方，可见到右侧腹腔神经节，及由此神经节向胰头背侧发出的神经纤维束。用两把止血钳钳夹全部神经纤维束，并于两钳间切断后结扎彻底止血(图 29-41)。十二指肠外侧缘侧腹膜间断缝合。切断胃结肠韧带。将胃拉向上方，横结肠拉向下方，充分暴露胰腺下缘。在横结肠系膜根部，胰腺下缘触到肠系膜上动脉，并以该动脉为中心，沿胰腺下缘剪开后腹膜，显露肠系膜上血管。仔细分离肠系膜上动脉、上静脉，自动静脉之间轻轻游离肠系膜上静脉，将其牵向右侧。在肠系膜上动脉周围可见一扇形神经纤维束，沿肠系膜上动脉至胰头钩突部。该神经束的下缘有胰十二指肠下动脉并行通过。剪断并结扎全部肠系膜上神经丛的神经纤维束。胰十二指肠下动脉也同时切断，单独结扎。仔细止血，间断缝合胰腺下缘的后腹膜。关闭腹腔。

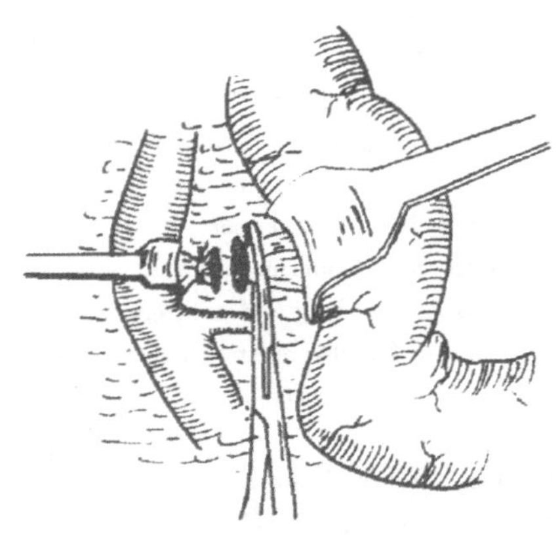

图 29-41　切断结扎神经纤维束

（高必有　顾树南）

主要参考文献

[1] 王坚，郝立校，蔡珍福，等. 应用循证医学理念处置小切口胆囊切除术中医源性胆管损伤. 肝胆胰外科杂志，2014，26：23-25

[2] 王珂，华永飞，吴胜东. 全胰十二指肠切除术治疗胰腺癌28例分析. 中华肝胆外科杂志，2017，23：32-35

[3] 牛秀峰，刘晓洋，李澄云，等. 胆囊造瘘术后行 LC 经验总结. 肝胆胰外科杂志，2016，28：326-328

[4] 田夫，向进见，李明忠，等. 不同胰肠吻合方式的临床效果比较. 世界华人消化杂志，2009，17：3160-3163

[5] 白雪莉，沈艺南，马涛，等. 有关国际胰腺外科研究组术后胰瘘定义与分级系统（2016 版）更新解读与探。中国实用外科杂志，2017，37：259-261

[6] 朱星屹，刘京山，赵期康，等. 胆囊造瘘在内镜保胆取石术中的应用体会，中国内镜杂志，2011，17：157-159

[7] 刘允怡，刘晓欣. 对“联合肝脏分离和门静脉结扎的二步肝切除术”评价-兼评洪德飞教授文章. 中国实用外科杂志，2016，36：93-95

[8] 刘允怡，刘晓欣. 对“联合肝脏离断和门静脉结扎的二步肝切除术”的评述. 中华消化外科杂志，2013，12：481-484

[9] 刘伟伟，刘洪，余锋，等. 联合肝脏分割和门静脉结扎二步肝切除术大鼠模型的建立. 中国普通外科杂志，2017，26：50-56

[10] 刘婉秀，孙淑明，吴丽娥，等. 小切口化学性胆囊切除的临床应用. 中国误诊学杂志，2005，5：1031-1032

[11] 刘斌，王人颢，李文美，等. 胆石性胰腺炎后胆囊切除术中胆管探查指征探讨. 肝胆胰外科杂志，2006，18(2)：119-120

[12] 刘嘉哲，黄新余. 保留十二指肠胰头切除术. 肝胆胰外科杂志，2010，22：342-345

[13] 汤礼军，田伏洲，戴睿武. 肝胆外科微创手术学. 成都：四川科技出版社，2013. 202-220

[14] 纪光伟，纪文君，陈闻. 迎接外科新技术的挑战. 中华外科杂志 2007，45：1302-1303

[15] 纪伟平，邵卓，沈力，等. 胰十二指肠切除术后乳糜漏的成因分析和治疗手段. 肝胆胰外杂志，2014，26：12-14

[16] 孙淑明，马涛，许建衡，等. 小切口化学性胆囊切除. 中国医师杂志，2003，5：508-509

[17] 苏忠学，吴亚光. 实用肝胆外科学. 广州：世界图书出版公司，2012. 237-285

[18] 杜继东，邹一平，李为民，等. 经皮胆囊碎石术后结石复发危险因素分析. 临床消化病杂志，2007，19(2)：100-101

[19] 张丙印，田伏洲，胡兵，等. 内镜下针状刀乳头括约肌切开术 476 例分析. 中华消化内镜杂志，2001，2：97-98

[20] 张丙印，汤礼军，田伏洲. 胆道镜直视下体内冲击波碎石治疗术后残石. 中华消化内镜杂志，2006，6：417-418

[21] 张光全，徐荣华，廖忠，等. 小切口胆囊切除术 10 200 例的并发症及预防. 中国普通外科杂志，2007，16：117-120

[22] 张韩静，朱杜，戴小明，等. 联合肝脏离断和门静脉结扎二步肝切除术改良术的系统评价. 中华肝胆外科杂志，2016，22：597-601

[23] 陈江明，耿小平. 联合肝脏离断和门静脉结扎二步肝切除术研究进展. 肝胆外科杂志，2016，24：8-10

[24] 陈彦波，吴唯. 腹腔镜胆囊大部分切除术临床应用探讨. 中国普通外科杂志，2007，16：195-196

[25] 林建雄，李瑞华，吕晔. 胆囊造瘘术在胆道疾病治疗中的作用与地位. 岭南现代临床外科，2006，6(1)：34-36

[26] 周俭，王征，孙健，等. 联合肝脏离断和门静脉结扎的二步肝切除术. 中华消化外科杂志，2013，12：485-489

[27] 赵建国，全卓勇，彭开勤，等. Oddi 括约肌病变的临床与组织学研究. 中华普通外科杂志，2005，20(5)：298-301

[28] 施维锦. 施维锦胆道外科学. 第 2 版. 北京：科学出版社，

2010. 517 - 665
[29] 姜洪池,代文杰,陆朝阳. 普外科微创理念与实践. 中华外科杂志,2006,44:292 - 294
[30] 洪德飞,林志川,张宇华,等. 保留十二指肠和胆管完整性胰头切除术 31 例报告. 中华肝胆外科杂志,2017,23:176 - 180
[31] 顾树南,李清潭. 胆道外科学. 兰州:甘肃科学技术出版社,1994. 595 - 634
[32] 顾树南. 腹腔镜胆囊切除术. 人民军医杂志,1993,3:30 - 31
[33] 顾树南. 腹腔镜胆囊切除术不放置引流 41 例报道. 兰州卫生,1993,14:9 - 10
[34] 皋岚雅. 小切口胆囊切除术适应证及要领. 临床外科杂志,2002,10(1):26 - 27
[35] 徐林,赵建军,胰十二指肠切除术后胃排空延迟的诊治进展. 中华普通外科杂志,2016,31:886 - 888
[36] 高必有. 经盲襻胆道使用抗生素的实验研究和临床应用. 临床医学杂志,1984,6:1 - 3
[37] 高必有. 经盲襻胆道使用抗生素. 实用外科杂志,1984,4:292 - 293
[38] 高必有. 经腹壁空肠盲襻进行胃肠减压. 临床医学杂志,1984,6:5 - 8
[39] 高必有,胡建忠. 盲襻型胆肠大口吻合术治疗肝胆管结石的体会. 实用外科杂志 1983,4:193 - 195
[40] 高必有,胡建忠. 胆肠吻合术及空肠盲襻漏的治疗体会. 实用外科杂志,1988,8:148 - 149
[41] 高必有,高履庄,钱江龙. 胆肠 Y 型吻合后胃酸及胃黏膜组织学观察. 中华医学杂志,1987,67:166 - 167
[42] 高必有,巢振南. 经皮下空肠盲襻胆管造影. 中华外科杂志,1982,20:216 - 218
[43] 黄永昌. 中国当代名医名院珍集. 北京:中医古籍出版社,2010. 239 - 243
[44] 黄志强主编,裘法祖主审. 腹部外科手术学. 长沙:湖南科学技术出版社,2001. 1234 - 1237
[45] 黄志强. 当代胆道外科学. 上海:上海科学技术文献出版社,1998. 514 - 516
[46] 黄泽坚,曹君,李闻达,等. 腹腔镜辅助联合肝脏离断和门静脉结扎的二期肝切除治疗伴有轻-中度肝硬化的原发性肝细胞癌. 中国烊用外科杂志,2016,36:102 - 105
[47] 梁路峰,吴金术,厉鸥,等. 三套带胰腺钩突全切除术. 中外医疗,2013,32:89 - 90
[48] 韩方海,陈易人. 胰腺钩突部的局部解剖和外科手术. 国外医学外科学分册,2000,27:78 - 80
[49] 焦成文,王坚,张大治,等. 小切口胆囊切除术中经胆囊管胆道镜取石体会. 肝胆胰外科杂志,2011,23(5):406 - 408
[50] 温德才,孙东华,郭仁宣. Oddi 括约肌狭窄的诊治体会. 中华普通外科杂志,2006,21(10):709 - 711
[51] 蔡珍福,丁健民,皋岚雅. 小切口治疗胆石病的临床应用研究. 上海预防医学杂志,1998,10(4):157 - 159
[52] 蔡珍福,王坚,周玉坤,等. 胆总管切开纤维胆道镜探查一期缝合 695 例分析. 肝胆胰外科杂志,2004,16(2):110 - 111
[53] 蔡珍福,顾树南. 小切口胆囊切除术. 上海:复旦大学出版社,2003. 66 - 1133
[54] 黎介寿,吴孟超,黄志强. 手术学全集普通外科手术学. 北京:人民军医出版社,2006. 876 - 894
[55] Barbier L, Jamal W, Dokmak S, et al. Impact of total pancreatectomy: short-and long-term assessment. HPB (oxford), 2013,15:882 - 892
[56] Beger HG, Schlosser W, Poch B, et al. Inflammatory mass in the head of pancereas. Blackwell Science, 1998, 757 - 760
[57] Butturini G, Daskalaki D, Molinari E, et al. Pancreatic fistula definition and current problems. J Hepatobiliary pancreat Surg, 2008,15:247 - 251
[58] De Santibanes E, Clavien PA, Play-Doh to prevent postoperative liver failure: the "ALPPS" approach. Ann Surg, 2012,255:415 - 417
[59] Epelboym I, Winner M, DiNorcia J et al. Quality of live in patient after total pencreatectomy is comparable with quality of live in patients who undergo a partial pancreatic resecyion. J Surg Res, 2014,187:189 - 196
[60] Podda M, Polignano FM, Luhmann A, et al. Systematic review with meta-analysis of studies comparing primary duct closure and T-tube drainage after laparoscopic common bile duct exploration for choledocholithiasis. Surg Endosc, 2916,30:845 - 861
[61] Poon RT, Fan ST. Decreasing the pancreatic leak rate after pancreaticoduodenectomy. Adv Surg, 2008, 42: 33 - 48
[62] Schadde E, Ardiles V, Robles-Campos R, et al. Early survival andsafety of ALPPS: first report of the International ALPPS Registry. Ann Surg, 2014,260:829 - 836
[63] Schadde E, Raptis DA, Schnitzbauer AA, et al. Prediction of Mortality After ALPPS Stage-1. Ann Surg, 2015,262:780 - 786
[64] SuzukiY, FujinoY, Tanioka Y, et al. Selection of pancreaticojejunostomy techniques according to pancreatic texture and duct size. Arch Surg, 2002,137 1044 - 1047
[65] Tanaka K, Matsuo K, Murakami T et al. Associating liver partition and portal vein ligation for staged hepatectomy (ALPPS): short-term outcome, functional changes in the future liver remnant, and tumor growth activity. Eur J Surg Oncol, 2015,41:506 - 512
[66] Wang CY, Xiong JX, Zhon F. Dudenum-preserving total pancreatic head resection without segment resection of the duodenum for chronic pancreatitis. Langenbecks Arch Surg, 2009,394:563 - 568

30 胆道外科疾病的腹腔镜手术

1987 年,法国妇产科医生 Mouret 成功地施行了首例腹腔镜胆囊切除术。胆道外科与现代高科技相结合,医学界称其为外科手术发展史上的里程碑,甚至被誉为具有划时代意义的一场医学革命。

腹腔镜手术以创伤小、痛苦轻、恢复快、效果好而受到人们的青睐,其核心是一个"好"字。当前,腹腔镜技术已在外科的各个领域中开展,拓展了手术范围,提高了手术质量。有的还打破了过去的手术禁区,拯救了不少过去不能治疗的患者。其功不可没。夯实好传统外科的基本功,是掌握好腹腔镜技术的关键。掌握好手术适应证是手术安全的保证。腹腔镜手术有其突出的优点,但也有其不足之处。事实上,有些疾病的治疗,是靠两者结合手术来完成的。

腹腔镜手术胆道损伤的概率较高,造成的后果是严重的,必须重视。在手术中遇到困难,切忌存侥幸心理而盲目手术。中转开腹手术是明智的选择。有些复杂的问题,就当前来说,还是要靠传统外科手术来解决。

腹腔镜技术是在传统外科的基础上发展起来的,传统外科手术是腹腔镜手术的基石。传统外科技术和腹腔镜外科技术是相辅相成的。都要在实践中不断完善,不断发展。

30.1 概述

30.1.1 微创胆道外科的发展

长期以来,较小的手术切口、较少的患者痛苦及较快的术后恢复一直是外科医生的向往。腹腔镜胆囊切除术的巨大成就使这种梦想成为现实,伴随着微创外科时代的到来,传统外科学的诊断及治疗观念正在悄然发生改变。由于解剖位置的特殊性及解剖结构的特点,微创胆道外科发展最为迅速,开展最为普遍。

腹腔镜技术通过胆囊切除手术进入外科领域,引领了一场十足的外科技术革命。十二指肠镜、胆道镜作为单项技术的发展已有几十年的历程,然而正是由于腹腔镜技术的出现迅速推动了"三镜"技术的发展,"三镜"有机组合,成为当今诊断、治疗胆道疾病十分有效的微创胆道外科技术,并有逐渐取代传统胆道外科的趋势。时至今日,内镜外科已能完成如十二指肠乳头括约肌切开术、胆总管内结石清除术、胆管梗阻置管术等以往高难度的胆道外科手术;腹腔镜胆囊切除术已成为治疗胆囊良性疾患的主要手段,95%以上的胆囊切除术可用微创技术完成；手术中和手术后胆道镜成为胆道外科治疗的重要组成部分。应该说，微创胆道外科经过我国广大医务人员的共同努力目前发展已进入成熟阶段，主要表现在：胆道镜技术在胆道术中、术后已广泛成熟应用，十二指肠镜技术已十分成熟、内镜外科发展迅速，腹腔镜技术迅猛发展甚至已经开始追求"无瘢痕"时代。

胆道外科疾病的微创治疗是患者的客观要求，是历史发展的必然。当然，强调微创外科在胆道外科疾病治疗中的重要作用之后，也不否认传统胆道外科技术在胆道外科发展史上的作用，传统外科手术仍有其重要地位。

30.1.2 微创外科的"无瘢痕"时代

以腹腔镜胆囊切除术为代表的微创外科的兴起，取代了传统的开腹胆囊切除术，进入到微创胆道外科时代。以下将简要回顾近年来腹腔镜手术的发展。

20 世纪 80 年代后期开始，Muhe 和 Mouret 等卓越的开创性工作开启并推动了腹腔镜技术的迅速发展。与传统开腹手术相比，在手术效果相同、手术安全得到保证的前提下，腹腔镜手术不仅术后瘢痕得到极大缩小，在手术时间、术中出血、术后患者恢复、住院时间等方面也有优势且得到了循证医学的支持，使得腹腔镜技术逐渐取代开腹手术成为多数腹部手术的主流选择。尽管腹腔镜术后腹壁仅留下 3～5 个 5～10 mm 的手术瘢痕，但人类对美好事物的追求是永无止境的。步入 21 世纪后，"隐瘢痕"手术以其术后腹壁几乎无(明显)可见瘢痕的特点逐渐成为新的研究热点。

2004 年，美国约翰·霍普金斯大学 Kalloo 等介绍了经胃进入腹腔进行手术的动物实验资料，提出了经自然腔道内镜手术(natural orifice transluminal endoscopic surgery, NOTES)的概念，从此 NOTES 热席卷全球。2005 年，Jagannath 等发表了用双通道内镜经胃行输卵管结扎术，Park 等发表了用双内镜及双通道内镜经胃行胆囊切除及胆囊-胃吻合术的动物实验报道。2005 年 7 月，ASGE/SAGES 的外科和内镜专家在纽约举行会议，成立了由 14 位专家组成的自然腔道手术评估与研究协会(Natural Orifice Surgery Consortium for Assessment and Research, NOSCAR)。这次会议总结了 NOTES 的研究成就，讨论了 NOTES 手术进一步发展所面临的问题，并发表了有关 NOTES 的白皮书。随后陆续有 NOTES 在临床应用的报道。Rao 等报道了第一例人体自然腔道内镜手术：经胃阑尾切除术。法国斯特拉斯堡大学医院 Marescaux 小组于 2007 年 4 月 2 日完成了世界首例临床腹部无瘢痕的经阴道内镜胆囊切除术。2007 年 7 月，Gettman 等报道了首例经膀胱进行的自然腔道手术。2007 年 10 月，西班牙的 Dolz 等报道了经阴道迷你腹腔镜辅助的自然腔道手术(trans-vaginal minilaparoscopic-assisted natural orifice surgery, MA－NOS)。2008 年 1 月，Hazey 等报道了首例临床经胃内镜腹腔探查术。综合 NOTES 的试验和临床报道，目前 NOTES 主要包括以下几种方式：①pure NOTES，即完全经自然腔道方式，要求所有手术操作均在经自然腔道的通道中完成，腔道入路有经胃或经食管、经阴道、经直肠、经膀胱等，其中以经胃和经阴道途径应用较为广泛；②Rendezvous NOTES，即为了达到形成操作三角目的而采用 2 个或多个经自然腔道工作通道的 NOTES；③hybrid NOTES，指借助传统腹壁经皮途径设立辅助的操作通道，手术的主要操作则是在自然腔道工作通道中完成的 NOTES；④Robotic NOTES，即机器人辅助的 NOTES。

NOTES 作为一项新兴的微创技术，与开腹和腹腔镜手术相比，其主要优势在于术后腹部"无瘢痕"，从而避免了切口感染、手术瘢痕和术后疝的发生，可能的优势包括减少疼痛和麻醉镇静药物用量，缩短住院时间，减少术后腹腔粘连等。然而，尽管存在这些(可能)优势，并且用于 NOTES 操作的设备、器械也有了长足进步，但是这项技术的临床广泛应用还有相当长的距离。究其原因还在于 NOTES 尚存在诸多关键的问题要解决，如进入腹腔技术、闭合技术、缝合和吻合技术、感染预防、腹腔内并发症等。

在 NOTES 遭遇发展瓶颈的同时，另一个几乎达到"无瘢痕"效果的手术方式应运而生：经脐入路腹腔镜手术(transumbilical laparoscopic surgery, TUES)或腹腔镜-内镜单一部位手术(Laparo-endoscopic single-site surgery, LESS)。

其实，LESS 并不陌生。20 世纪 70 年代就有妇科医生使用单部位穿刺技术行腹腔镜输卵管结扎的手术报道，1992 年，Pelosi 报道了经脐单一部位腹腔镜阑尾切除术，这些都可视作 LESS 的雏形。然而，由于常规腹腔镜手术的迅猛发展及其良好手术效果，这些报道在当时并未引起重视。之后，1997 年和 1999 年，Navarre 和 Piskun 等先后报道了经

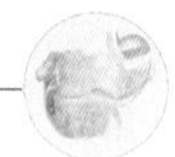

脐单一部位腹腔镜胆囊切除术，但由于缺乏专门的手术器械等原因 LESS 同样并未得到广泛的开展。

进入 21 世纪后，外科医生对手术"无瘢痕"的追求和相关技术的不断进步使得 LESS 重新脱颖而出。与 NOTES 相比，LESS 的手术视野和器械与常规腹腔镜手术相似，因而其临床应用的报道更多，几乎涉及腹部常见的所有手术。日益增多的报道也带来了新的问题，不同报道采用的术语不一，常见的包括 SPA(single-port access)、SLaPP(single laparoscopic a port procedure)、SILS (single-incision laparoscopic surgery)、OPUS (one-port umbilical surgery)、SIMPLE (single-incision multi-port laparo-endoscopic surgery)、TUES(transumbilical endoscopic surgery)、NOTUS (natural orifice transumbilical surgery)和 E－NOTES (embryonic natural orifice transumbilical endoscopic surgery)等。因此，规范统一的命名成为迫切需要。2008 年 7 月，LESSCAR(Laparo-Endoscopic Single Site Surgery Consortium for Assessment and Research)成立，统一采用术语 LESS，并发表了白皮书，就 LESS 相关问题做出一系列解释和规定。

与传统腹腔镜手术相比，LESS 的优势在于其术后良好的美容效果。理论上讲，切口越多，美容效果越差，术后疼痛越重，术后切口感染和疝发生的概率越大。LESS 切口的减少不仅带来更好的美容效果，也减少了切口并发症的发生。当然，也有其术后疼痛轻、住院时间短、恢复快等报道，但这些优势尚有待多中心、随机的、大样本的临床研究来验证。

与其他新兴的手术技术一样，LESS 在其发展的初期也遇到了困难。三角关系缺失，器械之间及器械与腔镜之间的内部冲突、外部冲突成为制约这项技术迅速发展的瓶颈。不同手术操作平台(R-Port™、Uni-X™、SILS port™、SLASS™、Air Seal™、Octoport™、GelPort™、X-Cone™)的出现及器械和操作方式的改进(Endo Eye™、Endograb™、Robotic Endowrist、MAGS or the magnetic anchoring and guidance system、可转向器械、弯曲器械、交叉操作方式)，都旨在推动 LESS 的进一步发展，但究竟这些改进的效应如何还有待进一步的客观评估。总之，在通往"无瘢痕"手术的道路上，LESS 正一步一步向前，能否成为无瘢痕手术的主流选择还有待相关技术的进步及时间的检验。

尽管 NOTES 和 LESS 先后遭遇制约发展的瓶颈，但对手术"无瘢痕"追求的步伐并未停止。笔者结合自己的工作提出了"隐瘢痕手术"(scar-hidden endoscopic surgery, SHES)的概念。"隐"即可解释为名词意义上的切口的隐蔽、隐藏，也可表示其为达到目的而采取的方式、方法。笔者认为要达到近似"无瘢痕"的效果，实现目的的基本思路有以下 3 种。

减少常规腹腔镜手术的切口数量。LESS 是这个思路的典型代表，通过把常规腹腔镜手术的切口集中到先天性的皱褶和进入腹腔镜的通道脐，达到"隐藏"瘢痕目的。然而，切口的集中导致脐部切口增大的同时也引起了"管状视野"和常规腹腔镜手术中器械之间"三角关系"的缺失，从而导致手术难度明显增大。Endo Eye™的出现能部分解决管状视野的问题，但由于仍需通过脐部通道置入腹腔镜，因此器械之间的冲突矛盾并未得到很好的解决。Cadeddu 等报道的 MAGS 为 LESS 技术难题的解决提供了一个全新思路。通过体外控制内置式摄像头，解决了管状视野难题的同时也减少了器械与器械之间的冲突。基于此方法，类似于 MAGS 的体外控制体内器械的出现在理论上将明显改善器械之间的冲突，从而形成腹腔镜手术所需的"操作三角"，推动 LESS 的进一步发展。

转移常规腹腔镜手术切口的位置。分为经腹壁转移和不经腹壁转移两种方式。不经腹壁转移切口的方式以 NOTES 为代表。将常规位于腹壁的切口转移至胃、食管、膀胱、阴道等空腔脏器，虽然获得腹壁"无瘢痕"的效果但同时也造成了脏器的"人为损伤"。经腹部转移切口的方式，具体方法会在其他途径隐瘢痕术式章节介绍。

值得提出的是，前期开展的上述隐瘢痕手术在患者选择方面有一定的要求：胆囊良性病变、非急性炎症发作期，但随着操作经验的积累，目前部分急性炎症手术也能通过这些方式完成。

随着上述开展的多种"隐瘢痕"手术的成功实践和患者的良好反馈，一个经常被外科医生讨论的问题再次引起笔者的关注，对患者而言真正的微创是什么？是腹部无瘢痕？是将切口创伤转移至空腔脏器或集中到脐部？

黄志强院士曾经说过："美容对生存来说并不重要，但在人类社会，身体上的瘢痕却可以造成持续的心理和精神上的创伤，其负面效果不能用生物学角度去衡量。"当前微创外科的吸引力并不单在于其术后复原快，更重要的是避免了一条将永远伴随至终生的切口瘢痕，而手术的痛苦当患者恢复之后便遗忘了。所以微创外科应包含最佳的愈合，最佳愈合应是“无”瘢痕愈合，而自然愈合并不一定是最佳愈合，这里还可能有很大的人为调控的余地。因而，术后“无瘢痕”对患者而言有着十分重要的意义。但黄院士同时也指出，微创外科并不等于单纯的“小切口外科”，它是一种比现行的标准外科手术具有更小的创痛、更佳的内环境稳定状态、更准确的手术结果、更短的住院医疗时日、更好的心理效应的手术。所以说微创外科是一相对性概念，可以有多种形式的选择，而其发展尚未有穷期。由此可见，术后“无瘢痕”对患者而言并非一切。

在“生物-心理-社会”医学模式深入人心的今日，微创的概念不仅体现在术后腹部的“无瘢痕”，还应包括更小的创痛，更好的手术效果，更短的恢复时间，更好的心理效应，更少的费用代价，即微创应减少创伤的总量（机械、生理、心理、社会、精神方面等），并以患者的最大利益主导一切外科活动。与常规腹腔镜手术相比，NOTES 除美容效果和术后疼痛外，LESS 除在美容效果方面有一定优势外，其余各方面均处于劣势；而开展的几种“隐瘢痕”手术，在具有更好美容效果的同时，其余各方面指标均与常规腹腔镜手术相近，与 NOTES 或 LESS 相比，美容效果相同的情况下，手术难度明显降低，手术时间缩短，手术费用降低。因此，微创的概念不应局限，可以有多种形式的选择，这就是笔者提倡的“个性化”微创，根据患者术前不同腹壁情况，不同经济状况，不同微创诉求，不同认知程度，综合评判以达到创伤总量最小，进而选择最“适合”个体的手术方式而达到“个性化”微创的目的。

当然，随着经验的成熟、技术和配套器械的发展，NOTES 和 LESS 尚有进一步发展的空间。究竟这两种微创技术代表了微创外科发展方向和未来还是仅仅成为通往“无瘢痕”圣殿的“过客”，这尚待时间和历史的检验。

微创的外科向更高要求、更精细的方向是历史的必然，是事物的发展规律。随着 21 世纪科学技术的迅猛发展，生物学、信息学和物理学相互融合、交叉促进，微创外科必然会向更深层次发展，对外科医生的要求必然更高。因此，正如黄志强院士所说：“外科医生应该抱着开阔的心情学习，并融合到新的科技发展的主流中去!”

30.2 腹腔镜胆囊切除术

【概述】 20 世纪 80 年代后期开始，Muhe 和 Mouret 等卓越的开创性工作开启并推动了腹腔镜技术的迅速发展。与传统开腹手术相比，在手术效果相同、手术安全得到保证的前提下，腹腔镜手术不仅术后瘢痕得到极大缩小，在手术时间、术中出血、术后患者恢复、住院时间等方面也有优势且得到循证医学的支持，使得腹腔镜技术逐渐取代开腹手术成为多数腹部手术的主流选择，这其中尤以腹腔镜胆囊切除术（laparoscopic cholecystectomy，LC）为代表。我国荀祖武于 1991 年 2 月率先开展腹腔镜胆囊切除术，经过外科医生不断积累经验，不断提高技术，逐渐完善更新相关设备器械，其手术适应证逐步扩大，副损伤越来越少，已成为治疗胆囊良性疾病的“金标准”。

【适应证与禁忌证】

（1）适应证

1）有症状的胆囊疾病：胆囊结石、胆囊息肉、慢性胆囊炎、急性胆囊炎等。

2）无症状但有并发症的胆囊疾病：伴有糖尿病、心肺功能障碍等疾病的稳定期。

3）容易引起胆囊癌变的胆囊疾病：时长＞10 年的胆囊结石、巨大结石（直径＞2 cm）、陶瓷胆囊、单发直径＞1 cm 的胆囊息肉、增长迅速的胆囊息肉、基底较宽的息肉、胆囊颈部息肉等。

（2）禁忌证

1）伴有严重心肺功能不全而无法耐受麻醉、气腹和手术者。

2）伴严重凝血功能障碍者。

3）胆囊癌或胆囊隆起样病变疑为胆囊癌者。

4）伴有弥漫性腹膜炎者。

5）伴膈疝者。

根据医生经验和器械设备条件的不同，腹腔镜胆囊切除术的适应证和禁忌证应该有所区别。例如，对能开展腹腔镜下胆总管手术的医院和医生来说，胆总管结石和阻塞性黄疸也是腹腔镜手术的适应证。

【手术要点】

（1）气腹制造　传统腹腔镜入腹方式，首先用气腹针穿刺充气，再切开腹部皮肤，最后 Trocar 穿刺进入腹腔，整个操作过程时间长，程序多，患者皮下气肿的发生率高，尤其是患者肥胖，脐孔深且窄的患者，传统方法不易直接入腹，容易误入腹膜外脂肪层

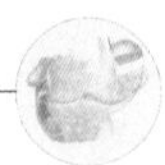

及皮下，导致皮下气肿，穿刺失败，延长手术时间，术后愈合时间长，术后感染率高，严重皮下气肿可发生高碳酸血症和酸中毒；其次是 Trocar 穿刺时由于术者经验缺乏，用力过猛及患者腹部筋膜过于强劲有力等原因可能造成腹膜后大血管损伤，导致致命性大出血。对于有腹腔手术史的患者，因无法了解脐孔周围有无粘连情况，传统气腹针盲目穿刺易造成腹腔内脏器损伤，导致并发症的发生。

笔者弃用气腹针，采用直接进腹的方法。沿脐窝右缘做弧形切口，约 10 mm，若上腹部有手术史，可在脐左缘切开以避开原手术瘢痕，切开皮肤。术者与助手各持布巾钳从切口两侧把腹壁提起，逐层切开直至白线，切开白线即入腹腔。对于有腹部手术史者，术者可用小指入切口探查，切开处下方周围无腹腔内器官粘连，将两把布巾钳于脐部两侧钳夹，术者和助手持布巾钳向上牵引，术者另一手握持 Trocar，经白线切口将 Trocar 置入腹腔，充气完成脐孔入路过程(图 30－1)。

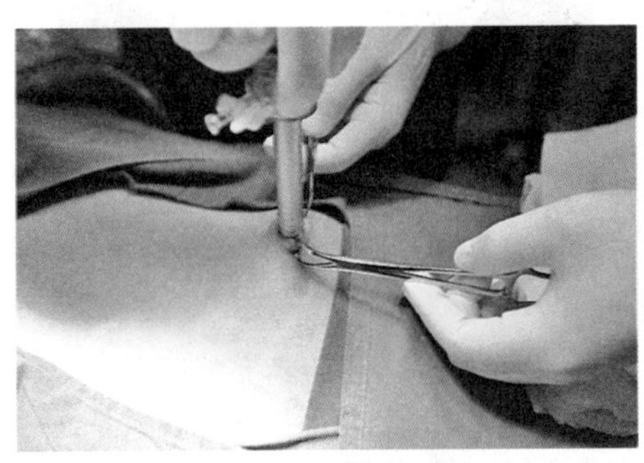

图 30－1　直接进腹法

(2) 术者站位　手术的分工各医院有不同的习惯，四孔操作的可能需要第 2 助手。笔者由术者掌握胆囊固定抓钳和电凝钩、超声刀等负责手术的全部操作，助手掌握腹腔镜使手术野始终显示在电视屏幕的中央(图 30－2)。

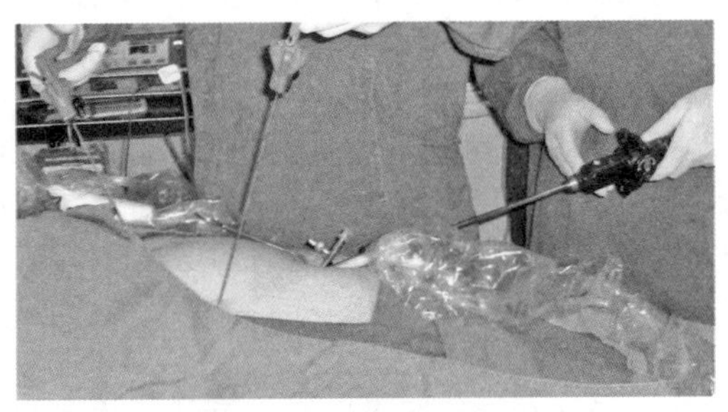

图 30－2　术者站位及分工

(3) 探查和显露　择期行腹腔镜胆囊切除术时，首先全面探查腹腔内各个脏器，然后应根据胆囊显露情况，调整患者体位。一般情况下，头高左侧卧位可以得到良好手术视野的显露。

(4) 切除胆囊　腹腔镜胆囊切除术是胆道外科常见手术，分为顺行性切除和逆行性切除两种。

1) 顺行性胆囊切除术：为自胆囊管开始的胆囊切除术。适用于胆囊炎症不重、胆囊颈及 Calot 三角无明显炎症水肿、局部解剖清晰者。优点为先处理胆囊动脉，分离和切除胆囊过程中出血少。主要步骤如下。

A. 解剖 Calot 三角区：用抓钳抓住胆囊颈部或 Hartmann 囊向右上方牵引，最好将胆囊管牵引与胆总管垂直，以便明显区分两者，但注意不能把胆总管牵引成角。用电凝钩把胆囊管上的浆膜切开，钝性分离胆囊管及胆囊动脉，分清胆总管和肝总管(图 30－3)。

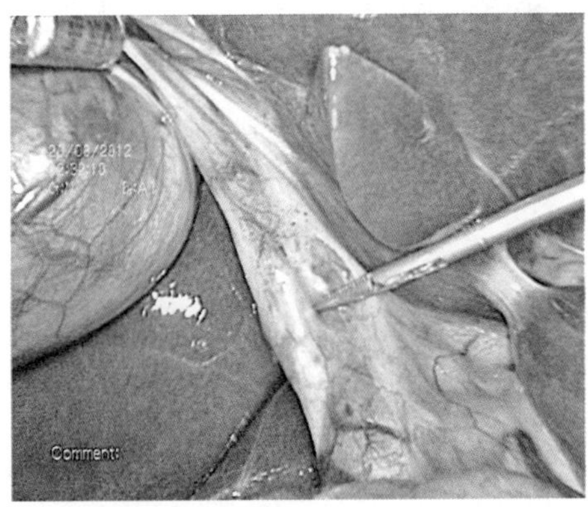

图 30－3　解剖 Calot 三角区

因该处离胆总管较近尽量少用电凝，以免误伤胆总管。用电凝钩上下游离胆囊管。并看清胆囊管和胆总管的关系。一般使用 3 个塑料夹(如 hemo-lock)夹闭胆囊管，最外侧的用于防止胆囊内胆汁外溢，另两个用于夹闭胆囊管，最近的塑料夹距胆总管至少应有 0.5 cm。在外侧两塑料夹之间剪刀剪断胆囊管，不能用电切或电凝以防热传导而损伤胆总管。而后在其后内方找到胆囊动脉，塑料夹夹闭并使用电凝或超声刀凝断。切断胆囊管后不能用力牵拉，以免拉断胆囊动脉，并注意胆囊的后支血管(图 30－4)。

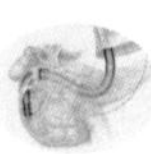

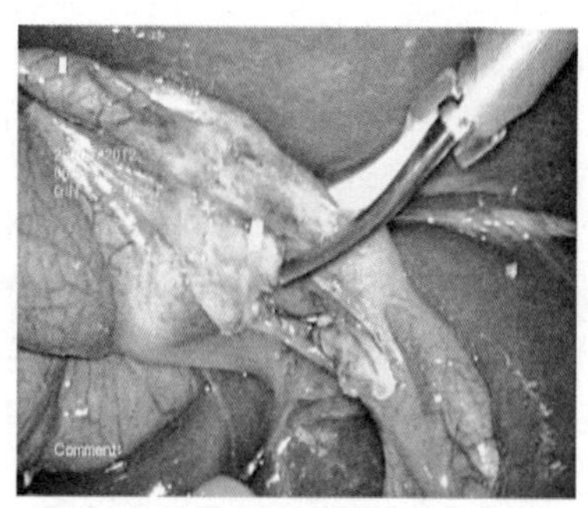
图 30-4　hemo-lok 夹闭胆囊管

B. 剥离胆囊：将胆囊颈部向外上方牵拉，形成操作三角，沿胆囊两侧切开胆囊浆膜，自胆囊颈部向胆囊底方向游离胆囊，仔细将胆囊从肝床上剥离，并注意电凝止血，游离过程中凡自胆囊走向肝实质的静脉和管道应予塑料夹夹闭、切断(图 30-5)。

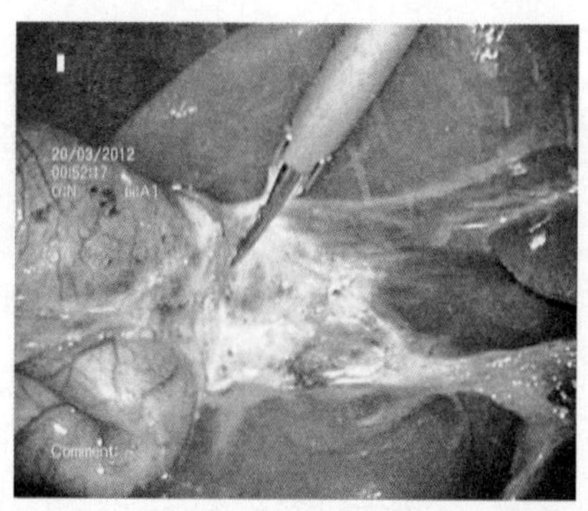
图 30-5　剥离胆囊

2) 逆行性胆囊切除术：为自胆囊底部开始的胆囊切除术。适用于：①急性胆囊炎因其颈部高度充血水肿；②反复急性发作的慢性胆囊炎形成致密的纤维性粘连；③萎缩性胆囊炎使 Calot 三角解剖关系不清；④胆囊颈部有巨大结石嵌顿使胆囊管阻塞变形，甚或结石嵌顿在胆囊颈与胆总管之间使胆囊管消失无法辨清胆囊管与胆总管的确切关系等情况时，难以按顺行法先行胆囊动脉、胆囊管的处理。其优点在于对那些因炎症水肿致胆囊三角区解剖关系不清的病例可减少医源性胆管损伤。操作中应轻柔，胆囊多发的小结石可能由于操作中的挤压使胆囊内小结石进入胆总管。

主要步骤如下。

A. 在决定逆行切除前，如胆囊与周围组织有粘连时应先分开所有的粘连，胆囊张力太高时应先行穿刺减压以利操作。

B. 抓钳夹持胆囊底部做牵引并提起胆囊底，自胆囊底部向胆囊颈方向游离胆囊，前后结合切开胆囊前三角和后三角浆膜，当游离至胆囊颈时，轻轻向外下方牵拉，在其上方寻找胆囊动脉，确认该动脉走向至胆囊后，贴近胆囊壁超声刀切断胆囊动脉。

C. 胆囊动脉结扎切断后，在胆囊管和肝总管右侧缘之间的间隙内细心地解剖以显露胆囊管与胆总管的交汇处，距胆总管 0.5 cm 处夹闭并切断胆囊管，如遇胆囊管较粗者，可采用圈套器套扎(图 30-6)。

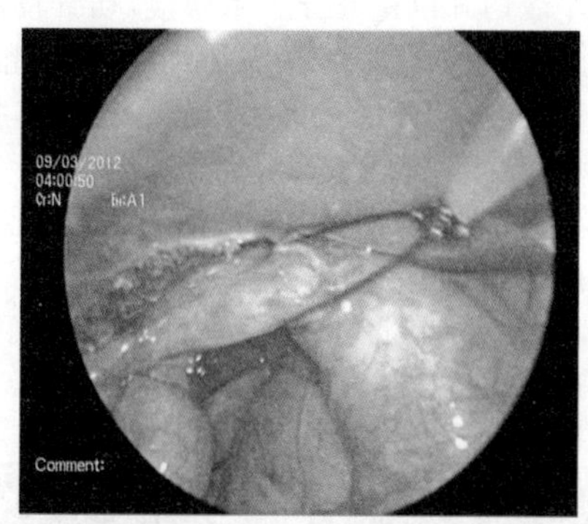

图 30-6　圈套器套扎胆囊管

D. 术中如遇萎缩性胆囊炎或冷冻三角致胆囊解剖层次消失，导致术中解剖分离困难者，可行胆囊大部切除。

(5) *冲洗及止血*　将胆囊完整地剥下后置于肝脏右上方。使用抓钳经脐部操作孔置入带线的消毒避孕套或者标本袋，将胆囊置入袋内。胆囊床电凝止血，术中有出血或胆汁溢出的可用生理盐水仔细冲洗后检查有无出血和胆漏，必要时放置腹腔引流管。

(6) *取出胆囊*　利用牵引线将标本袋牵引至脐部切口，如果结石较大或胆囊张力高，切不可用力拔出，以免标本袋破裂结石和胆汁漏入腹腔。这时可用血管钳将切口撑大，或扩大切口至合适长度，必要时可夹剪开胆囊，吸尽胆汁，夹碎结石，这样可避免切口过大，影响愈合及美观。

(7) *关闭切口*　血管钳将白线两侧腹膜提起，可吸收缝线皮下全层缝合脐部切口，如此可避免切口出血、渗血。可吸收缝线皮内缝合各皮肤切口，恢复其原形态，术后无须拆线。

【手术技巧及注意事项】一般来说，对于无明显粘连或炎症的腹腔镜胆囊切除术，手术操作相对简单，分辨清各解剖结构后操作即可保证手术安全，避

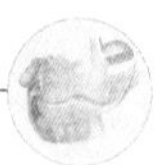

免副损伤的发生。但随着腹腔镜手术水平提高和腹腔镜器械改进，在手术中时常碰到各种困难情况，如胆囊急性炎性反应组织充血水肿、胆囊慢性炎性反应和反复发作周围组织粘连，甚至胆囊萎缩致使胆囊三角显露不清等，术中易出现出血、胆道损伤、胆管横断等并发症，现将这类情况术中处理要点和技巧介绍如下。

(1) 术中出血的处理　腹腔镜胆囊切除术中出血多见于急性胆囊炎，胆囊三角粘连严重，胆囊充血、水肿，手术操作不当，如未能仔细辨认出血管而直接电灼分离，断端出血。强行分离组织，导致血管裂伤，或对胆囊动脉及其分支处理不当、钳夹不全或因而在处理 Calot 三角时应暴露充分，沿血管方向钝性分离，留心是否有多支胆囊动脉。也有少数出血部位在胆囊床或肝包膜，多发生在分离胆囊床时过于粗暴，尤其易发生在较严重的脂肪肝病例。对胆囊床与肝床粘连难分时，宜采用胆囊部分切除或胆囊黏膜切除。若术中发生出血，术者应保持沉着冷静，压迫出血点，边吸边观察；吸出积血，良好暴露出血点，及时施夹，切忌视野不清时盲目止血。对出血量大，不易暴露出血点时应果断开腹手术止血。

(2) Calot 三角的处理　处理好 Calot 三角是行腹腔镜胆囊切除术成功的关键，炎性反应反复发作常造成 Calot 三角严重粘连，术中难以辨认胆囊管与胆总管关系，给手术操作增加难度。当出现 Calot 三角显露困难时，可选用“冲吸钝性分离法”。处理要点：先分离粘连的网膜组织。若胆囊周围粘连明显，贴近胆囊分离粘连带，如怀疑粘连带下有肠管时，应在胆囊浆膜下分离，避免损伤邻近组织脏器，分离粘连带后钳夹胆囊壶腹向上向外提拉，分离钳少量多次撕开三角区浆膜，从胆囊前后三角显露 Calot 三角，判断毗邻关系，吸引器管在 Calot 三角区边冲洗边钝性分离，游离 Calot 三角，辨认清胆囊管、胆囊动脉、胆总管，避免损伤。分离出胆囊管后反复检查确认无误后再上可吸收夹切断。如解剖不清，不可盲夹，避免损伤肝外胆道或肝右动脉。术中如 Calot 三角解剖困难，无法分离清楚，可采取胆囊逆行切除。

(3) 萎缩性胆囊炎的处理　萎缩性胆囊炎，胆囊解剖层次消失，导致术中解剖分离困难。对于萎缩性胆囊炎，手术尽量减少剥离创面，可行胆囊大部切除。处理要点：自胆囊底部距肝缘约 0.5 cm 切开，切除胆囊前壁，取出结石，保留胆囊后壁，电铲烧灼残留黏膜面，于胆囊壶腹部切断胆囊后壁，在断面找到胆囊管开口，上可吸收夹夹闭胆囊管，冲洗胆囊床，纱布置于胆囊床观察有无胆漏及渗血，必要时放置引流管充分引流。腹腔镜胆囊大部切除由于未解剖 Calot 三角，通常不致引起出血或胆道损伤等严重并发症，术中切除胆囊前壁，取出结石，达到了手术解决病灶目的，符合微创手术要求。

(4) 录像的作用　腹腔镜胆囊切除术是一种有潜在危险性的手术。有条件的单位应录下手术的全过程，作为“黑匣子”妥善保存，以便在有手术并发症时寻找原因。

【并发症的预防与治疗】 腹腔镜胆囊切除术的并发症以胆道损伤、胆漏及出血最为常见且严重。消化道损伤易导致肠漏。并发症发生的原因有病理解剖因素，更多的是由于操作不当所致，应依据不同原因加以防范。

(1) 熟悉局部解剖及变异　掌握肝外胆系、肝门处血管解剖和变异及病理变化，可正确判断解剖关系，预防胆管损伤和血管损伤的发生。认识胆囊动脉及胆囊管的局部解剖及变异尤其重要。遭遇手术困难者应及时中转是预防并发症的最好方法。

(2) 预防胆管损伤　胆管损伤是腹腔镜胆囊切除术中最常见和最严重的并发症。常见损伤及预防措施如下。

1) 胆管撕裂伤：多见于胆管周围炎症明显，特别是胆囊结石嵌顿于胆囊管时，术中牵拉胆囊，钝性游离胆囊管和 Calot 三角时撕裂胆管。此时应避免过度牵拉胆囊、强行分离粘连。游离时应从壶腹部下缘开始，自胆囊壶腹和胆囊管后方游离，再游离前三角区的胆囊管和胆囊动脉。每次分离以能透过组织看到分离钳或电凝钩为宜。高度的责任心和耐心是避免此种损伤最重要的因素。对于 Calot 三角粘连严重，尤其是 Mirizzi 综合征可疑胆总管已受侵者，腹腔镜下难以处理，应果断中转开腹，避免胆管损伤。

2) 胆管横断与夹闭：当胆囊管与肝外胆管并行时易误认肝总管为胆囊管而上夹后切断；或安放塑料夹时牵拉胆囊过度，使胆总管及肝总管成角导致肝外胆管部分管壁或全部胆管壁被钳闭。找准壶腹与胆囊管之间变细部位，沿胆囊壶腹解剖胆囊管，认清“三管一壶腹”结构，是完成腹腔镜胆囊切除术的关键，术中安放近胆总管侧胆囊管的塑料夹时，距胆总管 0.3～0.5 cm，避免胆总管狭窄。

3) 胆管电灼伤：解剖 Calot 三角时，尽量不带电分离，避免电凝钩尖端刺破胆管壁或反弹作用导致肝外胆管穿洞性损伤，电凝钩背直接接触胆管壁或因热电传导效应导致肝总管或右肝管管壁烧灼伤；

对胆囊管的处理宜用剪刀剪断，防止电切接触钛夹造成胆囊管残端坏死，或电流传导而致继发性的胆管狭窄或胆管壁坏死。

（3）预防胆漏　胆漏最常见于肝外胆管损伤，预防与处理如前述。另外可能由于：胆囊管过粗，塑料夹夹闭不全或脱落；迷走胆管；胆总管远端存在梗阻术中未能发现而发生。

1）胆囊管过粗过短者：可于胆囊壶腹明显变细处分次夹闭，胆总管侧断端保留组织约 0.5 cm，剪开钳夹部分胆囊管后，再向上继续上夹闭胆囊管。如此可避免胆管损伤和胆囊管夹闭不全。或者可使用圈套器套扎胆囊管。

2）迷走胆管胆漏：多发生于胆囊床，胆囊床迷走胆管单靠电凝并不可靠，在止血后，应常规应用湿纱布压迫胆囊床数分钟，观察纱布有无黄染，可疑者应常规放置引流管，并局部应用纤维蛋白胶，小胆漏通过引流可自愈。如渗漏明显则考虑胆囊下肝管损伤，应按胆管损伤处理，必要时可行胆总管 T 管引流。

3）胆总管远端梗阻：可致胆道压力增高引起胆漏，对于 LC 术前 B 超提示胆总管增粗，肝功提示碱性磷酸酶(ALP)、γ-谷氨酰转肽酶(γ-GT)增高者，应进一步检查，必要时行 ERCP 或 EST 取石、纠正胆管下端狭窄，排除恶性狭窄等原因。而对于胆囊多发结石行 LC 时，术中应避免挤压胆囊及直接钳夹胆囊管，夹闭胆囊管前，可用无损伤钳自胆总管侧向胆囊侧挤压后再上钛夹。

（4）预防术中、术后出血

1）胆囊动脉及其分支出血：最为常见，仔细游离 Calot 三角是避免出血的关键。游离 Calot 三角时，应尽量钝性剥离脂肪组织，对于索条样组织应夹闭后切断。先行游离胆囊管并离断可使 Calot 三角区距离增宽。解剖胆囊动脉较方便，一旦损伤胆囊动脉止血较容易。胆囊动脉后支，常被胆囊管遮挡，紧贴胆囊管进入胆囊。剪断胆囊管时，不可“越位”，即钛夹钳夹多少，剪多少，剪除路径应与分离路径一致，否则常易造成胆囊动脉后支损伤而致出血，一旦术中胆囊动脉出血时，应避免盲目上钛夹，以免胆管被钳夹。此时可应用两把无损伤钳交替钳夹出血部位，同时将术野冲洗吸引清楚，显露出血血管后上钛夹或电凝止血。如出血剧烈，术野显示不清，镜下止血困难，应及时中转开腹。曾有 1 例因胆囊动脉后支出血，断端回缩中转开腹。

2）胆囊床出血：多因胆囊动脉深支或其分支出血，另外还有肝中静脉及其属支、右肝门静脉及其分支出血。60%的胆囊动脉深支行于胆囊床的右缘或右侧，术中特别注意胆囊床的右缘或右侧可减少损伤胆囊动脉深支的概率。术中胆囊床应避免剥离过深，对于索条组织妥善电凝多能确切止血，较粗索条应用钛夹夹闭后切断。

（5）预防邻近脏器损伤

1）穿刺损伤内脏：第 1 次穿刺制造气腹时为盲穿，要严格按照程序操作。穿刺后置入腹腔镜，就可以检查其他穿刺区域，在直视下做其他穿刺，避免损伤。

2）邻近器官损伤：术中分离胆囊时应将胆囊提起，远离胃、十二指肠、结肠等脏器后再行电凝，一般可以避免损伤。一旦损伤，应及时修补，必要时开腹修补。术后发现者根据情况引流或手术修补。

王亮等(2017)报道，对 20 例胆囊结石合并胆总管结石行腹腔镜胆囊切除、胆道镜经胆囊管探查胆总管，并取出胆总管较小结石，较大结石行汇入部切开后取石，再将胆囊管成形缝合、夹闭。20 例胆总管结石全部取净，胆总管结石直径 0.2～1.0 cm，其中 3 例为泥沙样结石；手术时间为 78～195 min[(96.2±21.8) min]；术中出血量为 25～100 ml[(32.8±10.2)ml]；术后住院时间为 3～10 d[(3.5±1.5)d]。1 例发生胆漏，保留腹腔引流 10 d 后痊愈出院。20 例随访 6～26 个月(中位数 11 个月)，无胆道感染和胆管狭窄发生，无结石复发。

30.3 隐瘢痕腹腔镜胆囊切除术

30.3.1 经自然腔道胆囊切除术(NOTES)

目前，NOTES 主要包括以下几种方式：①pure NOTES，即完全经自然腔道方式，要求所有手术操作均在经自然腔道的通道中完成，腔道入路有经胃或经食管、经阴道、经直肠、经膀胱等，其中以经胃和经阴道途径应用较为广泛；②Rendezvous NOTES，即为了达到形成操作三角目的而采用 2 个或多个经自然腔道工作通道的 NOTES；③Hybrid NOTES，是指凭助传统腹壁经皮途径设立辅助的操作通道，手术的主要操作则是在自然腔道工作通道中完成的 NOTES；④Robotic NOTES，即机器人辅助的 NOTES。

NOTES 作为一项新兴的微创技术，与开腹和腹腔镜手术相比，其主要优势在于术后腹部“无瘢

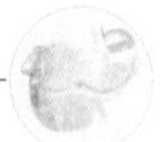

痕”，从而避免了切口感染、手术瘢痕和术后疝的发生，可能的优势包括减少疼痛和麻醉镇静药物用量，缩短住院时间，减少术后腹腔粘连等。然而，尽管存在这些(可能)优势，并且用于NOTES操作的设备、器械也有了长足进步，但是这项技术的临床广泛应用还有相当长的距离。究其原因还在于NOTES尚存在诸多关键的问题要解决，如进入腹腔技术、闭合技术、缝合和吻合技术、感染预防、腹腔内并发症等。

由于经阴道进入腹腔及阴道切口闭合是妇产科一项非常成熟的常规技术操作，阴道穿刺孔闭合也比胃壁和结肠壁容易得多，而且通过术前阴道准备可有效控制腹腔感染，这些都为在开展经阴道NOTES手术提供了理论基础和技术保障。当然，在现有技术条件下施行完全经阴道胆囊切除术手术难度大且具有一定风险。因此，以下仅以腹壁辅助的经阴道途径胆囊切除术为例来阐述Hybird NOTES手术的基本过程。

【手术适应证】

1) 符合腹腔镜胆囊切除术的手术适应证。

2) 近期无急性胆囊炎发作史，预计腹部无严重粘连，胆囊无严重萎缩。

3) 患者已婚、已育，排除妇科疾病，体形匀称，避免过胖、身材过高。

4) 患者本身有强烈美容要求，自愿选择施行经阴道内镜胆囊切除术，并同意必要时中转常规腹腔镜手术或中转手术。

随着术者的经验累积及器械的改进，适应证可能会逐渐增大，但应在保证手术安全的前提下开展该项技术。

【手术方法】

(1) 手术设备及人员　包括常规腹腔镜手术常用设备、器械和内镜相关设备、器械，加长电凝钩、抓钳等。手术人员应由普外科医生、内镜医生和妇产科医生组成，3组医生分工协作，各负其责。采用经阴道途径，故阴道穿刺孔的选取、穿刺及闭合工作由妇科医生完成；内镜的扶持则由内镜医生控制；胆囊的切除则由普外科医生完成。

(2) 手术前准备　患者术前一天晚10:00后禁饮、禁食。术前嘱患者排空小便。手术采用气管插管全身麻醉，患者取截石位。

(3) 手术步骤

1) 建立入路

A. 取脐右侧缘5 mm切口，切开皮肤及筋膜，置入5 mm Trocar，建立气腹。置入5 mm腹腔镜行腹腔探查。常规探查腹腔内其他脏器，明确主要解剖标志之间的关系。初步判断手术的可行性及难度。

B. 在腹腔镜监视下，于阴道后穹隆做一长约1.5 cm切口，置入直径8 mm的Olympus电子胃镜和直径为5 mm的Trocar。此Trocar可以进出加长电凝钩、抓钳等器械。

C. 胃镜获得稳定图像后，撤出脐部5 mm腹腔镜。在此Trocar中置入普通腹腔镜器械。

2) 胆囊切除：由于笔者采用的是杂交的NOTES手术，手术难度得以减小。通过脐部的Trocar，可以置入抓钳、超声刀及施夹器等器械，可协助显露胆囊三角，使用超声刀凝断胆囊动脉，施放hemo-lock夹毕胆囊动脉、胆囊管等，相关操作虽较常规腹腔镜手术难度增大，但基本过程及步骤仍与常规腹腔镜胆囊切除术相同，包括：Calot三角的显露，胆囊管、胆囊动脉的解剖及显露，胆囊床的分离等。胆囊切除后从阴道切口取出。

3) 切口闭合：缝合脐部及阴道后穹隆处切口，阴道内填塞无菌纱条。阴道内填塞无菌纱条24 h后取出。

【手术要点】

(1) 严格的病例的筛选是手术成功及控制手术风险的前提　开展初期应严格筛选无明显阳性体征的胆囊结石、慢性胆囊炎、胆囊息肉且体型比较瘦、年龄不太大、无妇科疾病及腹部手术史，且又对美观有着强烈需求的已婚患者。这样，可以降低手术难度、减少术后纠纷风险，否则只能增加开腹率和出现较多的手术并发症。随着手术技巧和经验的积累，手术适应证可逐步放宽。只有循序渐进，才能让经阴道胆囊切除术取得更加微创、安全和美容的效果。

(2) 团队成员的密切配合是手术成功的保障　手术实施团队应密切合作，取长补短，发挥各自的优势。内镜医生多为消化内科医生，对胆囊结构及毗邻关系的认识不深，联合普外科医生弥补了内镜医生的不足。对能完成经阴道手术的妇科医生来说，完成阴道入路的打开和封闭，非常安全，易如反掌。然而，对于不能完成经阴道手术的医生来讲，经阴道直接切开入路有一定风险，容易误伤周围脏器。因此，经阴道入路多在腹腔镜监视下进行，以避免入路过程中的副损伤。对外科医生来讲，暴露胆囊，解剖胆囊动脉和胆囊管，轻车熟路。因此，内外科医生间的配合默契是手术成功的保障。

(3) 手术中转　对解剖层次不清、操作有困难及不易控制出血时应立即换用两孔法、三孔法腹腔镜手术或中转开腹，保证手术的安全性。及时中转不是手术的失败而是正确的选择。

【术后处理、并发症的预防与治疗】 经阴道行胆囊切除术术后处理及常见并发症及预防同常规腹腔镜手术类似。值得强调的是，术前患者及其胆囊情况的选择与判断是手术成功的前提。另外，术中遇解剖层次不清、显露困难等情况时应及时中转，只需在剑突下加一辅助器械行两孔法腹腔镜胆囊切除术即可完成手术，而手术难度可得到明显降低。强行追求经阴道行胆囊切除容易引起并发症的发生。

30.3.2 腹腔镜-内镜单一部位手术(LESS)

尽管腹腔镜术后腹壁仅留下 3～5 个 5～10 mm 的手术瘢痕，但人类对美好事物的追求是永无止境的。步入 21 世纪后，"腹腔镜-内镜单一部位手术(laparo-endoscopic single-site surgery, LESS)"或称"单孔腹腔镜手术(single incision laparoscopic surgery)"以其术后腹壁几乎无(明显)可见瘢痕的特点逐渐成为新的研究热点。

在通往"无瘢痕"手术的道路上，LESS 正一步一步向前，能否成为无瘢痕手术的主流选择还有待相关技术的进步及时间的检验。

【适应证与禁忌证】

(1) 适应证 包括：①符合腹腔镜胆囊切除术的手术适应证；②近期无急性胆囊炎发作史，预计右上腹无严重粘连，胆囊无严重萎缩；③患者本身有美容要求，自愿选择施行单孔腹腔镜胆囊切除术，并同意必要时中转常规腹腔镜手术或中转手术；④体形匀称，避免身材过胖、过高。

随着术者的经验累积及器械的改进，适应证可能会逐渐放宽，但应在保证手术安全的前提下开展该项技术。

(2) 禁忌证 胆囊炎症重、粘连重、胆囊三角解剖不清等是目前单孔腹腔镜手术的禁忌证。

【术前与术中准备】

(1) 麻醉 与常规腹腔镜胆囊手术一样，气管插管全身麻醉。

(2) 体位 一般取平卧位，术者站于患者左侧，持镜者位于患者左下方，器械护士位于患者右下方。有些术者采用截石位：术者和持镜者分别站于患者左侧和两腿之间。

(3) 切口

1) 三通道套管置入装置：3 个 Trocar 完全独立，且呈倒三角形排列，这样光源与器械、器械与器械之间就有了成角的关系，从而使操作变得相对容易，加之 3 个 Trocar 均于皮下独立穿刺，其利用腹壁自身的张力防止漏气，可有效地维持气腹(图 30－7)。

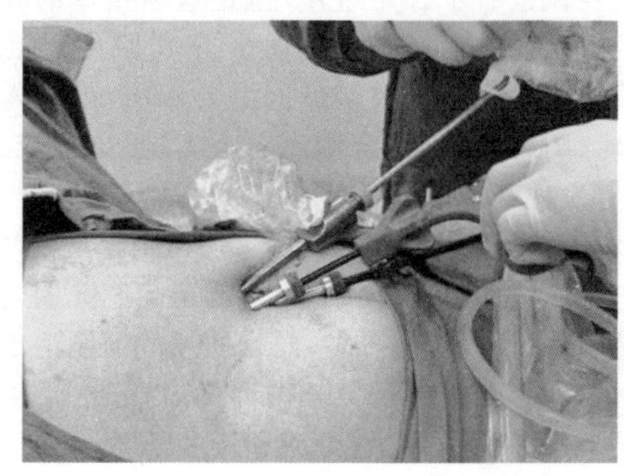

图 30－7 三通道套管

2) SILS port™等置入装置：取脐孔右缘沿脐皱褶处做弧形切口，长约 20 mm，逐层开放入腹，置入 port。气腹压力 12～14 mmHg。最下方 Trocar 孔入镜观察胆囊及胆囊三角情况，决定行单孔手术后于左、右两侧 Trocar 孔分别置入 5 mm 分离钳和 5 mm 抓钳。调整 3 个 Trocar 的深浅，将 3 个 Trocar 后把错开，以减少 3 个 Trocar 之间的相互干扰(图 30－8)。

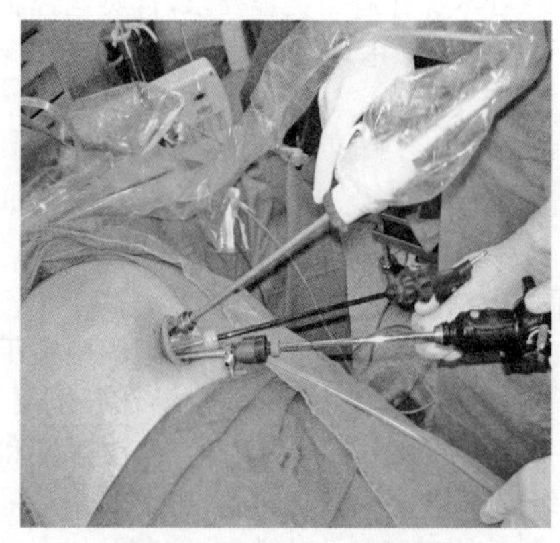

图 30－8 Port 中器械位置

【手术步骤与操作】

(1) 探查 进入腹腔后，常规探查腹腔内其他脏器，明确主要解剖标志之间的关系。初步判断手术的可行性及难度。术中如何显露胆囊前后三角，多能顺利完成单孔腔镜手术，如不能顺利确定胆囊管安全区，多提示手术难度加大，应及早考虑增加切口或中转开腹，不必勉强行单孔手术而增加风险。

(2) 解剖Calot三角　牵拉胆囊，充分显露Calot后三角，以后三角Rouviere沟延长线与胆系组织相交点为解剖胆囊三角的安全点。此点以上部分为安全操作区，以下部分为胆囊管与肝总管汇合处，为操作禁区。在安全操作区由内向外打开胆囊后三角。一般解剖出的第1个管道样组织即为胆囊管，看清此管与胆囊壶腹的延续关系，再将胆囊向右上方牵拉，分离Calot三角区前方，彻底分离出胆囊管。放松胆囊颈，使其恢复正常解剖，辨认无误后，用hemo-lock夹闭并切断胆囊管。

(3) 处理胆囊动脉　紧靠胆囊壶腹部，略加分离，用hemo-lock夹闭或超声刀凝断胆囊动脉。紧贴胆囊夹闭胆囊动脉是安全的，不必担心损伤右侧肝管，右肝管在Glisson鞘内，手术层面实际在胆囊板以外。

(4) 胆囊床分离　切断胆囊管和胆囊动脉后，将左手胆囊抓钳移至胆囊管残端，向左上方顶起肝脏，以利于更好地暴露。胆囊管和胆囊动脉处理完毕后，手术基本安全。这时可根据术者习惯和胆囊形状、大小采用顺行、逆行或顺逆结合法切除胆囊。多数情况下采用顺逆结合法切除。目前尚无证据表明哪种方法对于经脐单孔腹腔镜胆囊切除术更具优势。游离胆囊床不要过深，否则容易导致肝脏出血。

(5) 胆囊床止血、冲洗、置管引流　单孔腹腔镜手术极少放置腹腔引流，前提是创面的彻底止血。注意冲洗操作区域。吸净渗液，避免术后感染。

(6) 取出标本　标本体积较小可经手术切口直接取出。如体积较大，则可切开胆囊，吸净胆汁，取出结石，但须注意勿使胆汁或结石进入腹腔(图30－9)。

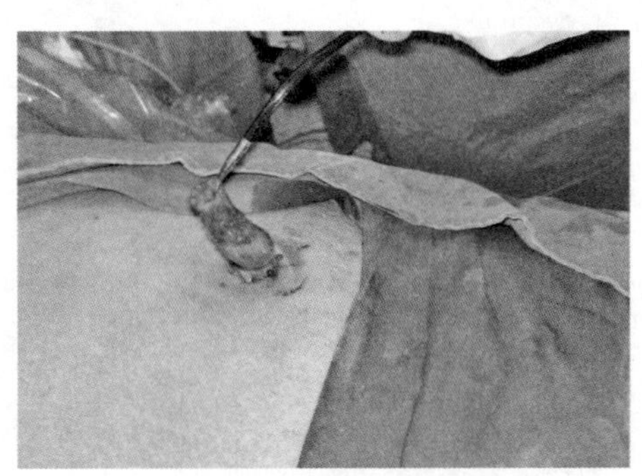

图30－9　经脐部切口直接取出胆囊

(7) 关闭切口　应用可吸收缝线自腹膜至皮下组织全层缝合，最大限度地避免发生切口感染和切口疝。皮肤用可吸收线皮内缝合，可获得最好的美容效果(图30－10)。脐窝内放置一小块聚维酮碘(碘伏)纱布以压迫止血和抗菌，用无菌纱布覆盖腹部的唯一的一个创口(图30－11)。

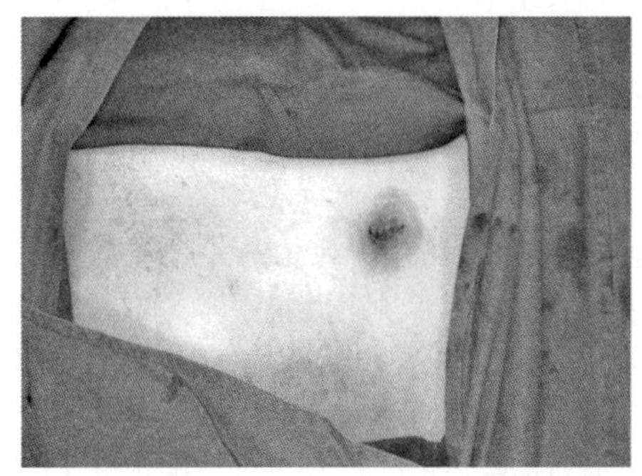

图30－10　可吸收下皮下缝合切口

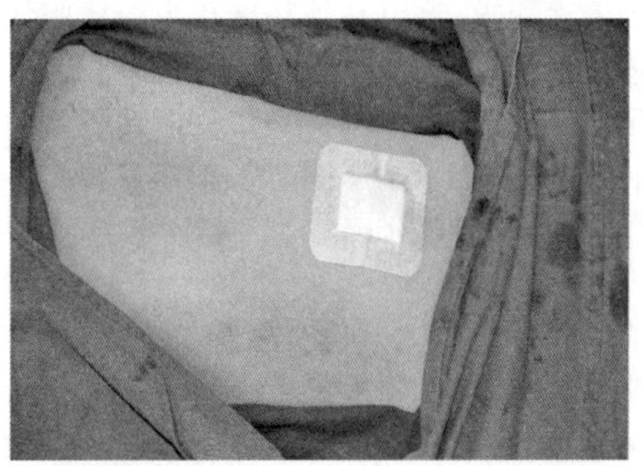

图30－11　无菌纱布覆盖唯一的一个切口

【手术要点与注意事项】

(1) 病例的筛选是手术成功的关键　开展初期应严格筛选无任何临床症状及腹部阳性体征的胆囊结石、慢性胆囊炎、胆囊息肉且体型比较瘦、年龄不太大、无严重心脑血管和肺部疾病及腹部无手术史而又对美观有着强烈需求的患者，这样可以降低手术难度，否则只能增加开腹率和出现较多的手术并发症。随着手术技巧和经验的积累，手术适应证可逐步放宽。只有循序渐进，才能让单孔腹腔镜胆囊切除术取得更加微创、安全和美容的效果。

(2) 器械的更新与手术的配合　器械的更新可以部分改善单孔腹腔镜手术中存在的各种冲突，利于手术操作，目前常见的器械更新已于手术装置与器械中阐述。单孔腹腔镜手术中，助手与术者的配合十分重要，包括视野的调整，协助显露，协助操作等，配合熟练的一助可以明显缩短手术时间。

(3) 手术中转　对解剖层次不清、操作有困难及不易控制出血时应立即换用两孔法、三孔法或中转开腹，保证手术的安全性。及时中转不是手术的失败而是正确的选择。

(4) 腹腔引流　指征与常规腹腔镜胆囊切除术相似，包括胆囊炎症较重、术野渗血较多等。因脐部切取出标本后均在 10 mm 以上，必须加以缝闭，尽量避免术后腹壁疝的隐患。可采用脐部切口置引流的脐部引流处，用 4 号细线行全层缝合后，暂不打结，待 2～3 d 引流拔除后才系紧缝线，2 周后拆除该线。

【并发症的预防与治疗】单孔腹腔镜手术的常见并发症及预防与常规腹腔镜手术类似。值得强调的是，全面的术前检查和准备是重点，详细的病史采集和全面的临床检查会对正确评估行单孔腹腔镜手术难度有帮助。术前一定要通过辅助检查了解胆囊的形态、大小、体积、轮廓，胆囊结石的大小，肝胆管粗细及有无变异，这也是预防单孔腹腔镜胆囊切除术并发症发生的重点。另外，术中遇解剖层次不清、显露困难等情况时应及时中转，只需在右侧肋缘下加一辅助器械，手术难度即可得到明显降低。强行追求单孔腹腔镜胆囊切除容易引起并发症的发生。

30.3.3　其他途径隐瘢痕胆囊切除术

结合临床工作，笔者提出了“隐瘢痕手术”(scar-hidden endoscopic surgery, SHES)的概念。笔者认为要达到近似“无瘢痕”的效果，实现目的的基本思路有以下 3 种。①减少常规腹腔镜手术的切口数量：LESS 是这个思路的典型代表，通过把常规腹腔镜手术的切口集中到先天性的皱褶和进入腹腔镜的通道脐，达到“隐藏”瘢痕目的。②转移常规腹腔镜手术切口的位置：分为经腹壁转移和不经腹壁转移两种方式。不经腹壁转移切口的方式以 NOTES 为代表。将常规位于腹壁的切口转移至胃、食管、膀胱、阴道等空腔脏器，虽然可获得腹壁“无瘢痕”的效果，但同时也造成了脏器的“人为损伤”。目前开展的有：经白线入路、经文身入路、经既往瘢痕入路、经体毛入路等。③缩小常规腹腔镜手术的切口：现普遍开展的迷你腹腔镜胆囊切除术即为此思路的典型代表。在此思路的引发下，开展了针眼腹腔镜胆囊切除术，之后又对器械进行改进、整合，完成了使用 3 mm 多功能器械的腹腔镜胆囊切除手术。

(1) 经腹部转移切口的方式

1) 经白线入路(剑脐入路腹腔镜胆囊切除术)：即将 1 个 15 mm 切口和 1 个 5 mm 切口分别隐藏于脐部和白线处(图 30－12)。

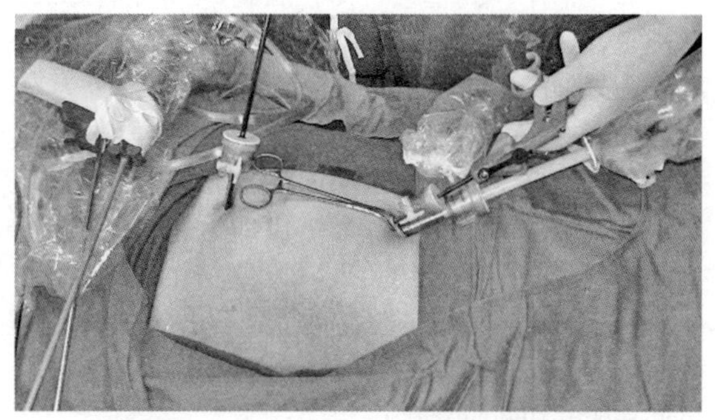

图 30－12　经白线腹腔镜胆囊切除术

2) 经文身入路：即将 1 个 10 mm 切口和 2 个 5 mm 切口分别隐藏于脐部和文身处(图 30－13)。

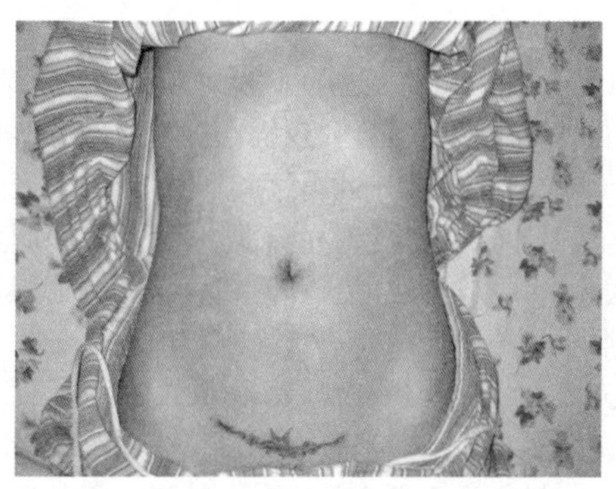

图 30－13　经文身入路腹腔镜胆囊切除术术后切口情况

3) 经既往瘢痕入路：即将 1 个 10 mm 切口和 2 个 5 mm 切口分别隐藏于脐部和既往瘢痕处(图 30－14)。

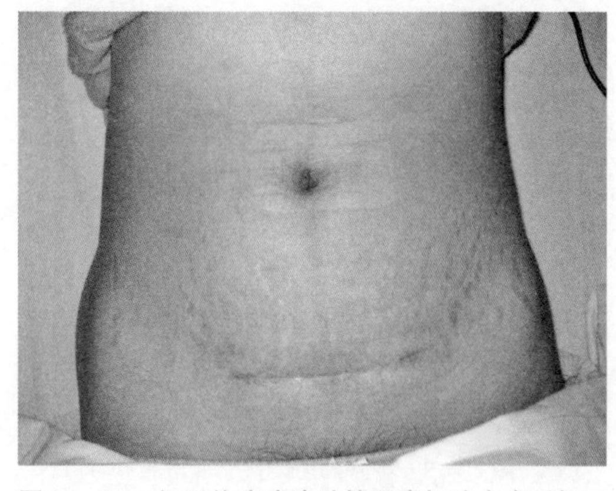

图 30－14　经既往瘢痕腹腔镜胆囊切除术术后切口情况

4) 经体毛入路：即将 1 个 10 mm 切口和 2 个 5 mm 切口分别隐藏于脐部和阴毛内(图 30-15)，术中需要使用加长的器械。上述经腹壁转移切口的手术方式，同样达到了 LESS 的术后腹壁无明显可见瘢痕的目的，但其手术难度、手术时间、手术风险、手术费用等均较 LESS 明显减小。

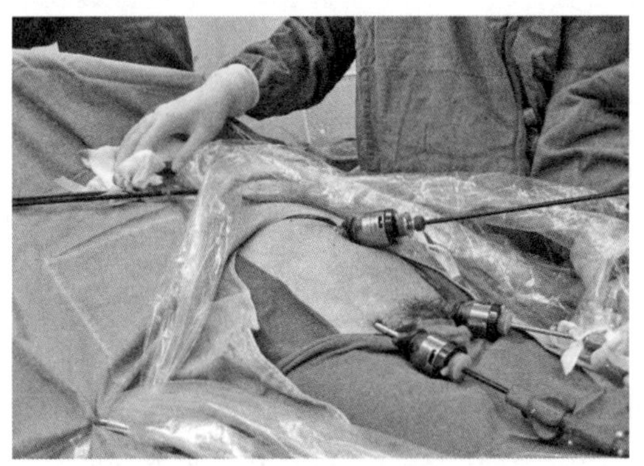

图 30-15　经体毛腹腔镜胆囊切除术

(2) 缩小常规腹腔镜手术的切口

1) 迷你腹腔镜胆囊切除术：脐部使用 5 mm 镜头，剑突下取 5 mm 切口，而右肋缘下取 3 mm 切口供手术抓钳使用，这样缩小了常规腹腔镜手术的切口(图 30-16)。

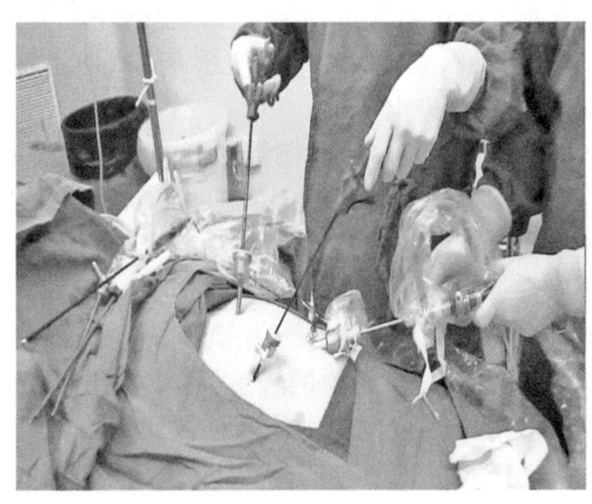

图 30-16　迷你腹腔镜胆囊切除术

2) 针眼腹腔镜胆囊切除术：使用 2 mm 无鞘针形器械腹腔镜胆囊切除术(图 30-17)，即取脐孔 15 mm 切口，并排置入 10 mm Trocar(进出腹腔镜、气腹)和 5 mm Trocar(进出超声刀、钛夹钳)，于剑突下及右肋弓下直接置入特制的 2 mm 抓钳、分离钳或电凝钩(无须用 Trocar)。这种新的隐瘢痕腹腔镜胆囊切除术安全、可行，较之 LESS，手术难度明显降低，手术时间缩短，同样腹壁无明显可见瘢痕、美容效果好，且切口满意程度高，同时避免了其“外部冲突”“内部冲突”“三角关系缺失”三大难题，为微创手术的进一步发展提供了一种全新思路。

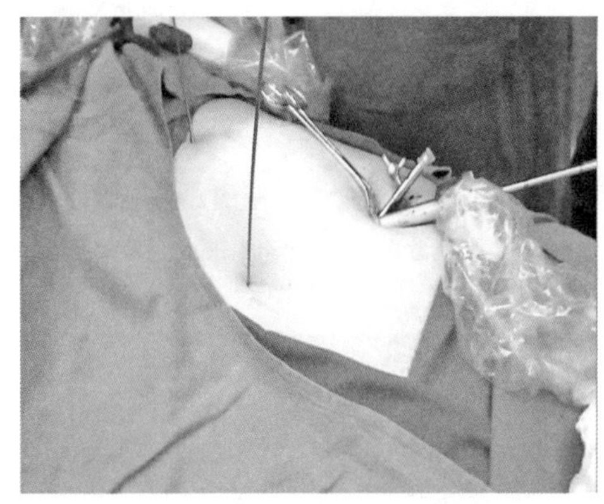

图 30-17　针眼腹腔镜胆囊切除术

然而，针眼腹腔镜胆囊切除术也存在一些局限与困难：①由于 2 mm 针形器械只能分别用于抓持、分离或电凝，因此术中根据手术情况需要频繁更换器械，从而造成手术时间延长；②2 mm 针形器械无进出腹腔通道外鞘，进出腹腔需在同一部位反复穿刺，因此容易加重周围组织损伤；③对于炎症较重的病例，2 mm 手术器械抓持力和韧度明显欠缺，手术难度增大。

3) 使用 3 mm 多功能器械腹腔镜胆囊切除术：针对 2 mm 器械存在的问题，笔者进行了一些改进。首先，设计了新的多功能器械——分离与电凝一体钳，使得分离与离断操作不需要通过更换器械来完成，手术时间得以缩短，这在分离胆囊床的过程中体现得尤为明显。其次，增加了器械外鞘，除利于穿刺入腹外，器械的抓持力及韧度同样得以提升，从而利于完成更复杂的手术。另外，保护性外鞘的存在可减少器械周围组织的损伤。再次，增加了 3 mm 抓钳头端抓持部分的长度，尾端的握持部分也做了改进，即使胆囊炎症较重也能提供稳定的抓持和牵拉，从而利于手术视野的显露，使得急性炎症胆囊切除手术成为可能。

手术方法：取脐孔 1.5 cm 切口，并排置入 10 mm Trocar(进出腹腔镜、气腹)和 5 mm Trocar(进出超声刀、钛夹钳)。使用特制的分离与电凝一体钳(图 30-18)。在腹腔镜监视下，于右肋弓下直接置入特制的 3 mm 抓钳，剑突下置入分离和电凝一体钳(图 30-19)。其他操作同胆囊切除术。

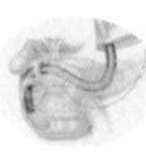

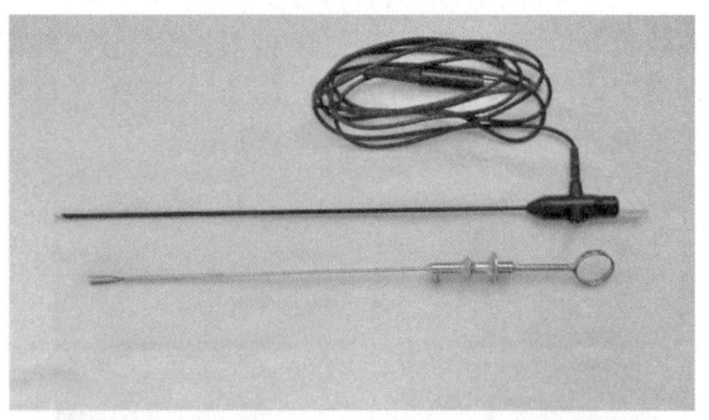

图 30-18　3 mm 分离与电凝一体钳(上)和 3 mm 抓钳(下)

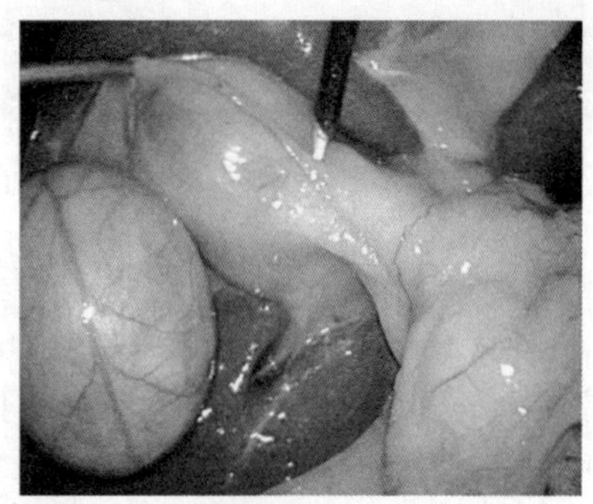

图 30-19　右侧肋弓和剑突下直接置入抓钳、分离与电凝一体钳

30.4　腹腔镜保胆取石术

多年来胆囊切除术一直被人们视为治疗胆囊结石的"金标准"。然而基于对胆囊功能认识的深入，人们也在不断挑战这一理论，采用多种方法在去除胆囊结石时尝试保留胆囊功能，包括口服溶石、中药排石、体外冲击波碎石及胆囊取石等，但多数都因结石复发率高而失败，这也为胆囊切除的盛行提供了佐证。但近来随着现代科技的不断发展，内镜技术的进步，促使人们再一次聚焦保胆手术。目前，保胆取石术是在直视下取石，可确保取尽结石，避免因结石残留所致的复发。保胆取石术既可避免胆囊切除术造成的并发症，又可满足患者的保胆要求，且至今尚未见严重并发症发生及死亡病例。因此，认为对于部分胆囊功能良好且有强烈保胆意愿的患者，保胆取石术不失为一种人性化的治疗手段。一方面，这一方法的最终应用前景取决于胆囊结石成因的研究进展；另一方面，保胆治疗过程中发现的问题也将为结石成因的研究提供十分有价值的信息反馈。微创时代保胆治疗研究正处于起步阶段，值得深入探索和研究。

【适应证与禁忌证】 目前，关于保胆取石术的适应证及禁忌证并无统一的规范。笔者认为对胆囊结石患者的治疗方式，要因"人"而异，因"胆"而异。

(1) 适应证

1) 胆囊形态、功能正常，B 超检查示胆囊轮廓清晰，位置、大小正常，胆囊壁厚度<3 mm，胆囊收缩功能良好。

2) 单纯性胆囊结石，病史短，数量少，大小适中，未合并胆总管结石，近期无胆囊炎急性发作。

3) 无上腹手术史、肝硬化等病史。

4) 有明确保胆意愿，并完全理解结石复发的可能。

(2) 禁忌证

1) 胆囊结石急性炎症发作，胆囊无功能，胆囊管闭塞，胆囊萎缩者均不宜行保胆手术。

2) 胆囊结石过大或充满结石、胆囊泥沙样结石的尽量不施行该手术。

3) 对于合并心肺功能不全的老年患者，尽量不施行该手术。

4) 不能排除胆囊恶性疾病可能者。

【手术步骤与操作】

(1) 切口　先于脐孔右缘穿刺 10 mm Trocar，作为腹腔镜通道，建立气腹后在腹腔镜监视下依次穿刺 2 个 5 mm Trocar，分别位于右肋缘下近胆囊底和剑突下，供器械使用。笔者使用 5 mm 胆道镜，从剑突下 Trocar 进出。

(2) 手术方式　目前保胆取石术术式主要有小切口微创保胆取石术、腹腔镜辅助微创保胆取石术及全腹腔镜下保胆取石术。小切口微创保胆取石术部分患者常因为过度肥胖、胆囊位置过高而术中操作困难。小切口术中无法观察到胆囊的全貌，对胆囊周围是否有粘连、粘连的轻重等难以做出评价，所以临床多采用腹腔镜辅助的微创保胆取石术，它可以镜下探查腹腔内其他脏器，准确确定位胆囊底的位置，指导切口的选择；术中观察胆囊的情况，如不适合保胆治疗，则可以中转腹腔镜下胆囊切除术。直视下缝合确切、牢靠、安全。胆囊复位后可以于镜下反复挤压胆囊证实无渗漏，吸出溢出的液体。完全腹腔镜保胆取石术由于术中需胆道镜探查及腹腔镜下缝合结扎，故操作难度相对较大，但目前也有较多单位采用。

(3) 手术步骤

1) 探查：置入腹腔镜后可探查腹腔内其他脏器

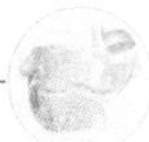

情况。观察胆囊大小、形态、与周围脏器粘连情况。

2）胆囊切口选择：综合考虑术前腹部超声检查、术中探查及胆囊底部血管分布情况，决定胆囊底部胆囊壁切口的位置、长度和形状；笔者的经验是尽量避开血供丰富区域，切口大小以能取出结石为佳，一般采用与肝缘平行切口，以利于最后的腹腔镜缝合结扎操作。保持胆囊底部张力的情况下，使用电刀（电切结合电凝）尽量从同一解剖层次进入胆囊腔，切割过程中如遇出血需及时电凝止血（图 30－20）。

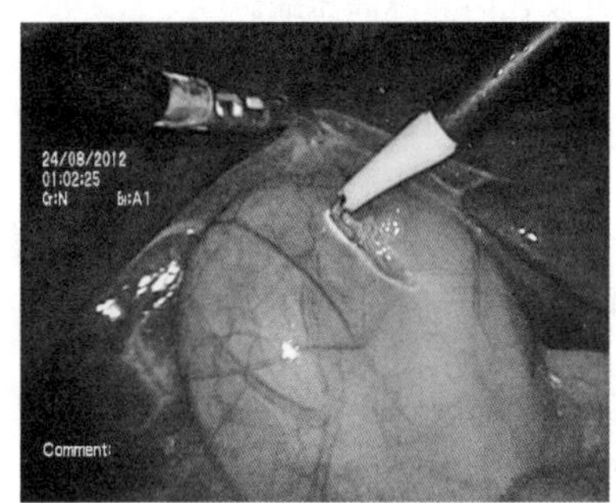

图 30－20　选取胆囊底部切口

3）取石：胆囊底部取合适长度切口后，一般结石均能通过该切口推出。顺序为从胆囊颈部开始使用分离钳逐步向胆囊底部推进。在取石过程中需注意胆囊管情况，避免结石经胆囊管进入胆总管（图 30－21）。

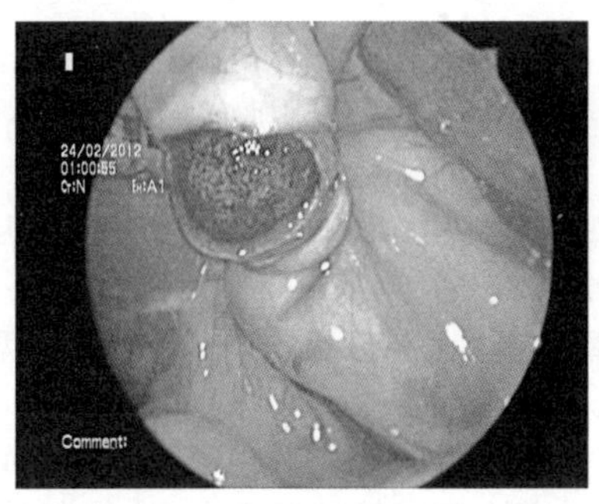

图 30－21　推出结石

4）冲洗及胆道镜探查：结合术前超声描述结石情况和术中结石取出情况，在判断取尽明显结石之后，吸引器管从右侧肋缘下切口置入胆囊腔，右手分离钳注意保护胆囊管，大量生理盐水持续反复冲洗胆囊腔，直至未见明显黄色胆汁（图 30－22）。从剑突下切口置入 5 mm 胆道镜，经胆囊底部切口进入胆囊腔，探查胆囊腔，了解有无结石残留，判断黏膜情况，原则上需观察至螺旋瓣处。

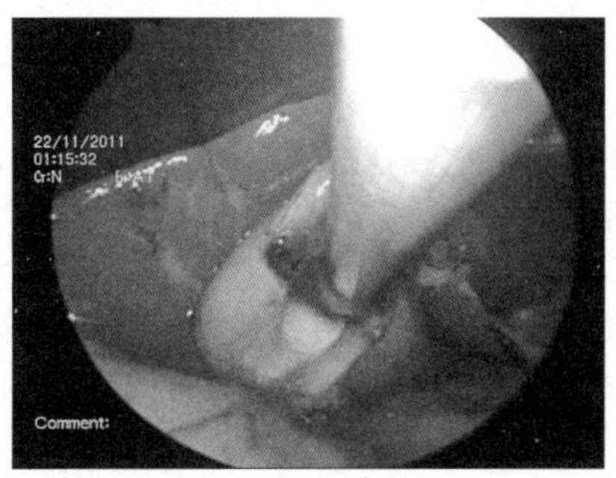

图 30－22　冲洗胆囊腔

5）缝合胆囊切口：在腹腔镜下用 3～0 可吸收线连续缝合切口。方法为：从切口一端至另一端行连续全层缝合，缝合过程中需确保黏膜层缝合在内，待全层缝合完毕，从末端折返，连续浆膜层缝合。缝合过程中进针需注意勿损伤切口两侧血管，以免造成出血（图 30－23）。

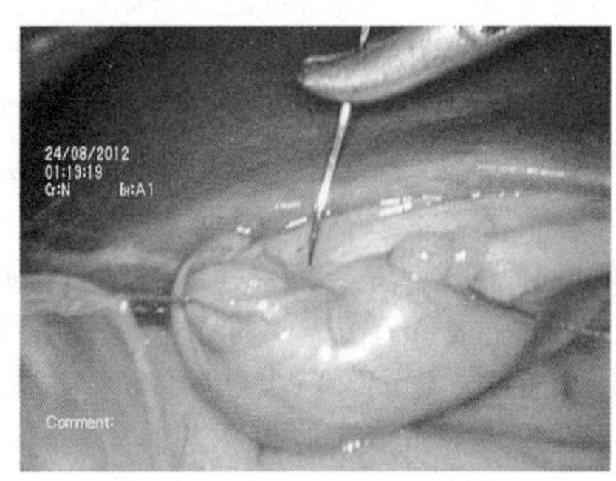

图 30－23　胆囊底部切口的缝合

6）腹腔引流：在吸尽腹腔积液，明确无胆漏、出血后，一般不常规放置腹腔引流。如怀疑术后可能发生胆漏、出血的情况，可经右肋缘下切口置腹腔引流管，术后密切观察引流情况。结石置入标本袋经脐部切口取出。拔除各 Trocar，切口用可吸收细线皮内缝合，恢复其形态，外敷创可贴。

【术后处理及并发症预防】术后处理主要为预防感染，余与腹腔镜胆囊切除术类似。腹腔镜保胆取石术的近期并发症主要为：胆漏、出血及结石进入胆总管。因此，术后需密切观察患者腹部体征，有引流者需观察引流液的性质、量、颜色等。远期并发症主要为结石复发，因此术后需定期随访。

【术后复发和注意事项】长期临床经验证明，若去除胆石而保留胆囊，则胆石可能于数月内再度形成。德国名医 Langenbuch 于 1882 年提出了“胆囊切除不是因为胆囊内含有结石，而是因为胆囊能生长结石”。手术方法的成功并不等于治疗目的的成功，由于腹腔镜保胆取石术未经大规模远期随访和反复验证，中期和远期疗效难以评估，条件不具备的同道或准备不充分的患者还是以腹腔镜胆囊切除为安全可靠。

新的保胆取石术术中结石取净率较高，术后口服熊去氧胆酸以增加胆汁中胆酸的浓度，对降低胆固醇性结石有一定效果。指导患者保持良好的生活习惯，调整饮食结构，保持和促进胆囊功能恢复才能避免结石复发。术后仍需长期随访，如何降低复发率是一个值得日后深入研究的课题。

30.5 腹腔镜胆总管切开探查取石术

近 20 年来，随着广大居民饮食结构改善、人均寿命延长等，胆囊结石在我国的发病率日趋增高。统计表明，国内胆囊结石的发病率统计为 2.49%～20.1%，其中 10%～14%合并胆总管结石。现阶段，外科对胆总管结石的治疗主要方式有：开腹胆囊切除＋胆总管切开取石术，腹腔镜胆囊切除＋胆总管切开探查术，腹腔镜胆囊切除术＋内镜切开术(EST)。开腹手术创伤大，患者痛苦多，恢复慢。腹腔镜联合内镜的方法是目前治疗胆囊结石合并胆总管结石的常用方法，但由于 EST 切开了十二指肠乳头，可能引起反复发作的胆管炎，外科医生对此技术持谨慎态度。腹腔镜胆囊切除＋胆总管切开取术治疗胆管结石既保持了 Oddi 括约肌的完整性，又没有传统开腹手术较大的切口创伤、胃肠道功能紊乱等并发症，被广大胆道外科医生所接受，成为治疗胆管结石的主要方法。

【适应证与禁忌证】 腹腔镜胆总管切开取石手术适应证与术者技能密切相关。本手术除要求术者能熟练掌握开腹的胆总管切开取石，还要掌握腹腔镜胆囊切除及胆道镜取石技巧和熟练的腹腔镜下缝合、打结技术，同时还要严格掌握手术适应证及禁忌证。随着微创技术的日渐成熟，目前肝总管结石及一级肝内胆管结石也可以行腹腔镜胆总管切开取石术。有以下情况者常需中转开腹：腹腔内粘连严重且粘连不易在腹腔镜下分离者；肝内外胆管需手术解除的明显狭窄；合并胆囊癌或胆管癌。

(1) 适应证

1) 术前或术中诊断准确的肝外胆管结石。

2) 肝内胆管结石主要位于Ⅰ、Ⅱ级肝管。

3) 肝外胆管结石所造成的梗阻性黄疸或急性胆管炎。

4) 胆管扩张、术前检查不能明确诊断者。

5) 胆总管结石或残石、既往有上腹部或胆道手术史、估计肝门区没有致密粘连、原手术切口不影响腹腔镜套管针放入者。

6) 胆总管直径最好≥8 mm。

(2) 禁忌证

1) 胆管癌变或可疑癌变。

2) 合并肝内胆管结石。

3) 肝硬化门静脉高压症。

4) 中、后期妊娠。

5) 腹腔感染、腹膜炎。

6) 伴有出血性疾病、凝血功能障碍。

7) 重要器官功能不全，难以耐受手术、麻醉和安装有心脏起搏器者(禁止用高频电刀)。

8) 膈疝。

【手术要点】

(1) 麻醉　采用气管插管全麻。

(2) 体位　患者仰卧、头高脚低位。

(3) 切口或戳孔位置、术者站位　脐部插入 1 个 10 mm 穿刺套管，插入 30° 腹腔镜，剑突下置入 1 个 10 mm 穿刺套管，在腋前线和锁骨中线右肋缘下 2～3 cm 各置入 1 个 5 mm 穿刺套管。术者站在患者左侧，第 1 助手站在患者右侧，第 2 助手站在术者左侧。

(4) 手术步骤与操作(经胆总管探查＋T 管引流)

1) 解剖 Calot 三角区，处理胆囊管及胆囊动脉，充分暴露胆总管。步骤见腹腔镜胆囊切除术章节。

2) 确认并切开胆总管。穿刺针抽出胆汁，证实为胆总管后，于网膜孔处放置纱布 1 块，防止胆汁及结石漏入小网膜囊，用剪刀纵向剪开胆总管 8～10 mm，切开的部位应尽量靠近胆总管中段以利于切口的上下延伸。

3) 探查胆总管，取石。用取石钳取出或用钳挤出结石，接着在腹腔镜的监视下，从剑突下 10 mm Trocar 戳孔置入胆道镜行胆总管探查及网篮取石，随时将结石放入标本袋内，以防结石流失，取尽结石后冲洗胆总管。

4) 放置 T 管引流：选择合适的 T 管，修剪好后从剑突下戳孔置入，用分离钳将两短臂置入胆总管内，4～0 可吸收线间断缝合胆总管，然后经右肋缘下锁骨中线 5 mm Trocar 戳孔处将 T 管引出体外，向腔内注入 50 ml 生理盐水，观察胆总管缝合处周围有无渗漏。

5）检查腹腔内有无积血及液体，需要行腹腔引流者，从右肋缘下腋前线 5 mm Trocar 戳孔处引出。

【手术难点与技巧】

(1) 探查途径的选取　胆总管探查途径一般有两种：一为胆总管切开探查；二为经胆囊管胆总管探查。经胆囊管胆总管探查并发症明显低于经胆总管切开探查，其避免了传统 T 管引流大量胆汁而引起的水电解质平衡紊乱及消化功能障碍逆行性感染、T 管脱出、移位、生活不便等并发症，而且胆总管切开远期可能会造成胆道结石再发，甚至胆道狭窄。传统的胆总管阴性探查后安放 T 管更难以令人接受。

1）经胆总管切开探查的适应证、禁忌证、操作方法见前所述。

2）经胆囊管胆总管探查术。

A. 适应证和禁忌证：主要取决于胆道结石的部位结石的大小及数目、胆囊管的解剖条件，但目前并无明确统一规定。适应证包括：①胆囊管内径经扩张后＞5 mm，便于胆道镜插入胆总管；②胆管炎症轻，括约肌功能好，胆管内压力小，不放置 T 管安全可靠。禁忌证包括：①解剖因素，如胆囊管过细或闭塞，经扩张后其内径仍＜5 mm，胆道镜无法插入；胆囊管汇入胆总管处解剖变异，不利于胆道镜进入。②胆管炎症重，胆管内压力高，此时需切开胆总管留置 T 管减压。③胆总管内结石过多，取石时间太长，此时其安全性及对机体的影响并不优于胆总管切开取石。④结石难以一次取净，需术后经 T 管瘘道胆道镜取石者。

B. 操作注意事项：由于胆囊管内黏膜存在螺旋状 Heister 瓣，在胆囊管直径＜0.4 cm 时可直接影响探查。扩张胆囊管时动作要轻柔，切忌粗暴以免撕破胆囊管，胆囊管保留需＞1 cm 以防止胆囊管扩张探查取石时可能造成的撕裂伤及胆总管损伤。探查时应注意残留胆囊管内有无结石尽量勿将结石推入胆总管。胆囊动脉要求先单独分离结扎，防止探查胆总管时牵拉胆囊管致胆囊动脉破裂出血。腹腔镜下经胆囊管行胆总管探查术时，如胆囊管残留部分过短无法用钛夹夹闭可采用可吸收线缝扎处理。

(2) 腹腔镜下胆道镜胆管取石　腹腔镜下胆道镜胆管取石是腹腔镜胆总管切开取石术的难点之一，根据术前磁共振成像检查结果和术中造影情况分别采取 3 种不同方法取石。

1）胆道冲洗法：对于结石较小、没有嵌顿于胆总管下端的结石，可采用胆道冲洗法，通过冲吸管向胆总管内放置 1 根输尿管导管，用生理盐水以较高的压力冲洗，使结石冲出胆总管。

2）胆道器械取石法：对于造影发现结石较大、或位于胆总管末端的结石，或冲洗法无法取出的结石，可使用开腹胆道器械直接取石，将取石钳从剑突下切口直接探入胆总管内取出结石。以上两种方法取石时，对照胆道造影片上显示的结石数量，若确定已取尽结石，则在胆道内置入 1 根 12 号导尿管，缓慢下送，若能通过十二指肠乳头，则视为结石已取尽。

3）胆道镜取石法：以上两种方法无法取出的结石，或已经取出结石，但是导尿管无法通过十二指肠乳头，以及胆道造影发现结石嵌顿于胆总管下端者，则使用术中胆道镜取石。结石取尽后，所有患者都放置 T 管，并缝合胆总管，常规切除胆囊。对于采取前两种方法取石的患者，还必须再行术中 T 管造影，进一步明确胆总管结石已经取尽。

(3) 一期缝合胆总管还是放置 T 管　自 Kehr1889 年应用 T 管引流以来，胆总管切开探查后关闭时需放置 T 管一直沿用至今。1991 年，美国 Stoker 等和 Phillips 率先开展了腹腔镜下胆总管切开探查术（Laparoscopic common bile duct exploration, LCBDE）。胆总管切开 T 管引流术是胆总管结石的经典手术方式，T 管引流具有以下作用：①胆道减压，防止胆漏；②提供术后处理胆道残余结石的途径；③支撑胆道，防止狭窄。LCBDE 后胆总管一期缝合在临床上已开展应用，因单纯一期缝合失去了 T 管减压、防止胆漏的作用，因此对于是否留置 T 管引流尚存在争议。而留置 T 管引流必然导致不同程度的消化液丢失，继而导致水、电解质及酸碱紊乱；同时 T 管护理、造影、拔管在很大程度也会加重患者的经济及心理负担，而且 T 管作为异物，也增加了胆道逆行感染的机会。此外，由于腹腔镜术后腹腔粘连者较少，T 管周围窦道形成时间延长且不牢固，因此会导致 T 管留置时间明显延长。一期缝合胆管最令人担心的并发症是胆漏和残留结石。值得注意的是：留置 T 管并不能阻止胆漏的发生，T 管拔除前后均可出现胆漏；特别是腹腔镜手术，可能与因腹腔镜 T 管放置不当、扭曲；手术后腹腔内粘连少、T 管窦道不易形成有关。同时术中应用胆道镜或胆道造影可最大限度地避免术中胆道问题的遗漏。利用胆道镜在直视下取石，轻柔、无探条的操作，可降低对胆管和十二指肠乳头的损伤，同时也能直接观察胆道是否通畅及是否已取净结石，为一期缝合提供了可靠保障。

关于 LCBDE 后安放 T 管还是一期缝合胆管：在

开腹胆道切开探查时期，T管的应用使手术的安全性得以提高。安放T管的目的是引流胆道和为可能遗漏的胆道问题提供后续处理的通道。而自LCBDE开展以来，有资料显示：LCBDE术后安放T管引流，其并发症发生率明显高于胆管一期缝合。LCBDE应该强调术前或术中的胆道影像学检查，对胆管结石的部位、大小、数量要做到心中有数。术中胆道镜探查取石时，胆管切口不一定先开得过大，以免注水流失，不能扩充胆管，或胆管塌陷，影响胆道镜全程观察，藏匿残余结石，这对胆管直径较粗的患者尤为重要。对取出结石的大小、数量和完整性要与术前影像相符，确保结石取净。否则，宁可安放T管。胆道镜的术中应用，大大提高了胆管结石的术中取净率，避免了用金属钳或探条等对胆管壁的伤害，尤其是可致胆总管下端出现充血水肿，甚至形成假道。在镜下还能准确判断胆总管下端的通畅程度。一般来说，能在镜下观察到胆总管下端括约肌的规律开合，且胆道镜取石网篮能够顺畅通过胆总管下端进入十二指肠，在没有明显黄疸或胆管炎，胆管结石取净的前提下都可以进行一期胆管缝合。用4～0 proline线全层连续缝合胆总管，保证缝合的胆管边距和针距在1.0～1.5 mm，必要时浆膜层加固。缝合好胆总管后再次行胆道造影，目的有二：一是再次确认肝外胆管结石已取尽；二是明确缝合处是否导致胆总管狭窄。冲洗腹腔，Winslow孔置一根负压引流管引出体外并固定，术后观察引流量与色质，如每天引流量少，为非胆汁性，3～5 d拔除引流管。如为胆汁性，要延长拔管时间，一般5～7 d可拔管。

(4) T管的放置及拔除　如果放置T管引流，应选用较粗的T管，并从尽可能近的腹壁引出，以使术后形成的窦道最短，方便术后胆道镜检查和取石。由于腹腔镜胆道手术对腹腔的干扰小，腹腔内粘连相对较少，T管窦道形成较开腹手术需要时间长，笔者建议，至少术后12周再拔除T管。拔除T管前常规行胆道镜检查。

(5) 引流管的放置　术中常规放置引流管，特别是一期缝合胆总管后。引流的目的在于使手术区的积液、积血及时排出体外，同时观察引流的量及性状，便于早期发现胆漏和出血；对于小的胆漏有重要的治疗作用。

【并发症及其防治】 由于技术和器械的因素，腹腔镜胆总管探查术开展的普遍性仍不如腹腔镜胆囊切除术，并发症也有其特殊性。为预防较严重并发症发生，须严格把握镜下探查指征，选择恰当的探查方法和方式，还要求术者丰富娴熟的腹腔镜下胆道手术的经验和技术。此外，适时中转开腹，对并发症进行及时妥善的处理，是保证手术安全的关键。

(1) 探查方法与并发症　LCBDE并发症文献报道有出血、胆漏、胆道残石、胆管狭窄等。由于探查的取石方法不同，其并发症类型也不相同。纤维胆道镜探查取石，对设备、技术的要求较高，其操作费时、费事，冲洗胆道镜液体易储积存于腹腔。取石钳取石设备要求不高，易于开展，但对术者的手感、灵敏度要求较高。镜下胆道取石钳取石操作时须注意抓取结石时要缓慢、轻柔，否则易致胆道出血及胆道损伤。而通过Oddi括约肌时要手法得当，动作轻柔，手感要好，不然易致胆道穿孔。有些胆道穿孔就是过分追求“通过”而致。

(2) 探查指征与并发症　LCBDE并发症的发生虽有技术设备器械的因素，但与指征选择不无关联。对于胆管直径＜5 mm、中下段狭窄伴结石、中下段“铸型”结石、胆管急性炎症的患者、腹腔镜探查困难者，不宜行腹腔镜下胆道探查，应适时中转开腹。

(3) 操作手法与并发症　术者丰富娴熟的腹腔镜下胆道手术的经验和技术对于保证手术安全、减少并发症发生具有重要意义。不熟练甚至暴力的操作容易导致并发症的发生。

(4) 一期缝合与并发症　LCBDE后放置T管可因T管是一异物有不良反应，延长患者住院时间，增加胆道感染，处理不好会发生胆道狭窄，而不少临床文献报道一期缝合也获得良好的效果。但一期缝合如果指征选择不好，操作不当可致胆漏及胆管狭窄，故需严格把握一期缝合指征。

（胡　海）

30.6　腹腔镜胰十二指肠切除术

自1987年法国的Mouret成功施行首例腹腔镜胆囊切除术以来，腹腔镜手术因“切口小、视野清、创伤小、恢复快”等优点迅速发展，并被广泛运用于腹部手术，肝胆、脾脏、胃肠道等手术均得以在腹腔镜下完成。腹腔镜技术在腹部手术中运用的禁区日益缩小。

在胰腺外科中，腹腔镜最初仅应用于胰腺肿瘤的诊断和分期。由于胰腺位于腹膜后，邻近下腔静脉、腹主动脉、门静脉、脾静脉等大血管，与脾脏、十二指肠、胆管等器官关系密切；同时胰腺血供丰富，接受腹腔干动脉和肠系膜上动脉的丰富血液供应，

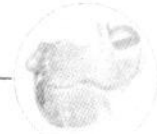

且胰腺组织非常脆弱，术后创面易发生出血和胰瘘，由于胰液含有多种消化酶，一旦引流不畅发生感染，消化酶就会被激活，继之引起周围组织腐蚀坏死，甚至引起周围血管破裂出血，危及生命。正是由于胰腺解剖位置和结构功能的特殊性，因此，腹腔镜胰腺手术存在很高的难度和风险，发展速度较其他腹部手术相对滞后。

1992 年，Gagner 完成世界首例腹腔镜胰十二指肠切除术（laparoscopic pancreatic duodenectomy, LPD）。该例患者是一位慢性胰腺炎患者，Gagner 为其施行了改良的保留幽门的胰十二指肠切除术。近年来，随着腹腔镜手术技术和器械的不断完善，腹腔镜胰腺手术得以快速发展。目前，腹腔镜微创技术可用于胰腺肿物剜除、远端胰腺切除（保留或不保留脾脏）、重症胰腺炎坏死胰腺组织清除、胰腺假性囊肿引流、晚期胰腺癌的姑息治疗（胆囊空肠吻合，胃空肠吻合）、胰腺空肠吻合及腹腔镜胰十二指肠切除术等。然而笔者也应该清醒地认识到，腹腔镜手术到目前为止还不能完全代替传统开腹手术在胰腺外科领域中的地位，强行实施腹腔镜手术反而会增加手术风险，并影响治疗效果。因此，必须结合术者的经验、医院设备条件和具体病例，合理运用腹腔镜进行胰腺手术。同开腹手术一样，胰十二指肠切除术是难度最大、耗时最长的腹腔镜手术。已有不少学者进行了尝试。

【手术方法】

（1）麻醉　采用气管插管行全身麻醉。

1）术前评估：考虑到腹腔镜手术气腹对呼吸和血流动力学的影响，术前应全面评估患者的全身情况，特别是心肺功能。根据美国麻醉医师协会 ASA 分级，一般 ASA Ⅲ级及以上的患者不适宜行腹腔镜胰十二指肠切除术。

2）术中监测：术中监测患者血压、心电图、血氧饱和度等指标。

（2）患者体位及术者站位　患者一般取平卧位，术中可根据手术需要调整患者体位。手术者与持镜助手站于患者右侧，第 2 助手站于患者左侧。

（3）手术技术　最初的手术方式采用纯腹腔镜技术，采用 5～6 个套管，后来发展成为手助的腹腔镜技术。两种技术都是可行的，但手助腹腔镜技术手术时间短，并且可以使用手的触觉来进行肿瘤探查和协助手术，可以用伸入腹腔的手进行牵引、钝性分离及控制意外出血。这在胰十二指肠切除这样复杂的手术中是非常有用的。

1）全腹腔镜胰十二指肠切除术：纯腹腔镜胰十二指肠切除术采用 5～6 个 Trocar。脐孔右缘 1 cm 切口作为观察孔，左右肋缘下、平脐横线与锁骨中线交点的 4 孔置入 Trocar 和操作器械（图 30－24）。根据操作需要可增加剑突下切口，取出标本时需增加上腹正中 4～6 cm 切口。

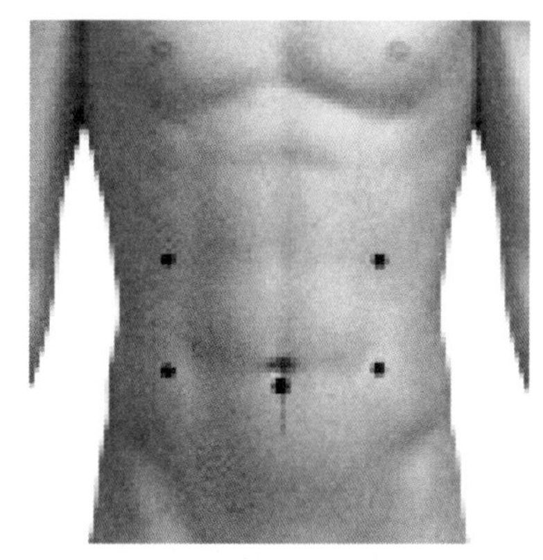

图 30－24　Troca 置入的位置

2）手助的腹腔镜胰十二指肠切除术：手助的腹腔镜胰十二指肠切除术需要置入 4 个套管，并在右中腹做一约 6 cm 切口，用于将非优势手（左手）经一个手助装置（如蓝碟等）伸入腹腔。在整个手术过程中，术者的左手放在腹腔内，并维持正常气腹的压力，而右手则持器械完成分离、切除和重建等操作。伸入腹腔的左手可用于牵引、触摸肿瘤的范围及判断肿瘤能否切除。此外，可进行压迫控制出血、帮助体内缝合等。置入手助装置的切口可用于体外吻合，取出标本。

【手术步骤】

1）探查和手术区域显露：进入腹腔后首先进行常规探查，注意肝脏、腹腔及大网膜有无明显转移，肝脏是否有淤胆，胆管有无扩张等。探查结束后，超声刀沿无血管区切开胃结肠韧带进入小网膜囊，将胃向上翻转，分离胃后与胰腺间的粘连，暴露并观察全胰形态。

2）胰十二指肠部解剖分离及脏器切除：取 Kocher 切口，游离十二指肠、胰头至腔静脉左侧水平。

A. 切除胆囊及切断胃远端：按常规方法切除胆囊，并分离暴露胆总管，然后在充分分离胃大、小弯的前提下，距幽门 5.0 cm 处以内镜切割吻合器切断胃远端。

B. 切断空肠上端：游离十二指肠各段，剪开

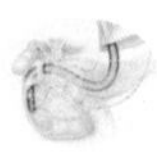

Treitz 韧带，结肠后位向上提起空肠，距 Treitz 韧带下约 10 cm 处用合适规格的 Endo－GIA 切断空肠。

C. 胰头钩突部的切除：仔细分离出肠系膜上动静脉及胰十二指肠下血管的分支和属支血管，以钛夹夹闭后离断。胰头钩突部切除在上段空肠离断后进行。

D. 切断胰腺及胆总管：在门静脉的前方，提起预先放入的胰腺吊带，沿着其右侧用超声刀逐步切断胰腺，然后沿着门静脉的右上方在胆囊管水平切断胆总管下端。

3）消化道重建：提起空肠，行空肠断端与胰颈部上下缘胰腺被膜两点固定"套接式"吻合，将胰腺套入空肠 2～3 cm，距空肠断端 1 cm 于系膜动脉间穿过一 4 号丝线，松紧适度捆扎固定。取上腹正中长 4～6 cm 切口，由此切口将切除标本取出，行胆肠、结肠前位行胃肠端侧吻合。

4）标本移除：采用手助方式时，标本可由手助切口移至体外。采用纯腹腔镜手术方式时，标本由上腹正中切口取出。

5）引流管放置：反复冲洗腹腔。一般在胆肠吻合口旁置双腔管 1 根，胰肠吻合口旁置双腔管 1 根，从穿刺孔引出、固定。

6）关闭手术切口。

【手术难点及对策】 腹腔镜手术虽然有内环境干扰轻和视野放大等优点，但其局限性也是非常明显的，包括视觉改变、立体感消失、触感性丧失、操作灵活性下降及缝合结扎难度大。

胰腺周围结构复杂、组织脆弱、位置深在、手术范围大、血管丰富及复杂的消化道重建决定了手术的复杂性。

（1）解剖性探查　胰十二指肠切除术用于治疗胰十二指肠区恶性肿瘤时，首先应该确定此手术能否达到治愈性切除目的。若发现肿瘤侵犯已超过能彻底切除的范围时，应立即中转为姑息性手术。故在手术探查时，应有计划地进行术中操作，以便随时能修改手术方案。

1）腹腔内探查：首先常规探查肝脏、胃肠、肠系膜、大网膜、腹膜和盆腔等，了解有无肿瘤种植转移；然后，进一步确定肿瘤的良、恶性，对术前已明确诊断者，可以省略这一步。但是很多情况下，术前无法判断肿瘤的良、恶性，而且腹腔镜下无法在直视下触感病变组织，增加了对肿瘤性状判断的难度。这时，可以采用与开腹相似的办法，通过腹腔镜穿刺针在腹腔镜监视下抽吸病变组织进行快速冰冻病理检查，必要时也可以切开胃结肠韧带暴露胰腺，超声刀切取部分病变组织送病理检查。同时，利用超声刀良好的切割止血效果，可以预防术后胰瘘的发生。

2）肿瘤可切除性的判断：肿瘤能否行根治性切除术，需要了解肿瘤与腔静脉、门静脉的关系，了解局部情况。由于胰腺、腔静脉和门静脉均位于较深的位置，被网膜肠管所覆盖，显露困难。另外，腔镜下失去开放的手触感，增加了腹腔镜下探查的难度。对于初学者，应注意病例的选择，如十二指肠腺癌，术前容易获取病理、明确诊断，术中分离钩突容易。十二指肠乳头肿瘤和胆总管下段肿瘤早期就出现黄疸等症状，容易早期发现。

（2）脏器切除

1）切除胆囊及切断胃远端：按常规方法切除胆囊，并分离暴露胆总管，然后在充分分离胃大小弯的前提下，应用腔镜下的切割闭合器在胃体的中部横断闭合。

2）切断空肠上端：沿十二指肠升部外侧切断 Treitz 韧带及附着的纤维结缔组织，注意肠系膜下静脉走向，避免损伤。确定空肠切断范围，应用超声刀紧贴空肠切断血管，应用切割闭合器横断空肠，经肠系膜上血管后方将上段空肠拖至右上方。

3）胰头钩突部的切除：胰头钩突部的切除因其易出血、难度大，是胰十二指肠切除术的重点。胰腺钩突部前面是肠系膜上动静脉，胰十二指肠下前动脉从胰钩突起部进入胰十二指肠前面，胰十二指肠下前静脉从胰腺实质经钩突后面注入肠系膜上静脉或空肠终末静脉，而胰十二指肠下后静脉走行在胰腺钩突后面。钩突紧贴腹主动脉，并且跟门静脉距离非常短。稍有不慎，容易引起大量出血。为避免大量出血，可以充分利用腹腔镜放大效应和超声刀良好的分离止血效果，仔细分离出肠系膜上动静脉及胰十二指肠下血管的分支和属支血管，以钛夹夹闭后离断。

4）切断胰腺及胆总管：在门静脉的前方，提起预先放入的胰腺吊带，沿着其右侧用超声刀逐步切断胰腺，可以预防胰腺断端的出血，但应注意在接近主胰管时，需要用剪刀剪断主胰管，以防超声刀将主胰管闭合。然后沿着门静脉的右上方切断胆总管下端。切断胆总管时，应注意后方的门静脉，通过分离钳的分离和近端胆总管哈巴犬的钳夹，小心切断，避免损伤门静脉。

5）大血管的重建：大多数情况下，肿瘤与血管之间的粘连是可以通过锐、钝结合的办法进行分离的；

而在极少数情况下，需要切除受侵犯血管壁或整段血管。

6) 淋巴结清扫问题：淋巴结清扫作为胰十二指肠切除术的一部分仍然存在争议。目前，尚没有循证医学证据可以显示在标准的胰十二指肠切除基础上附加广泛的腹膜后淋巴结清扫能够改善患者的生存期。因此，区域性淋巴结清扫不作为胰十二指肠切除术的常规部分。而目前较为认同的清扫范围包括《指南》中要求的清除下腔静脉和腹主动脉之间的淋巴、结缔组织和肝门部软组织，也包括腹腔干各支(第8～9、第11组淋巴结)和肠系膜根部(第14组淋巴结)。

(3) 消化道重建　胰十二指肠切除术后行腹腔镜下消化道重建是非常困难的。在开腹情况下，如果重建疏忽容易出现胆胰消化道瘘，甚至危及患者生命。因此，利用手辅助或经上腹取标本的小切口进行吻合是比较容易接受的方法。然而，这种做法是只注意到了腹腔镜的局限性，没有充分利用腹腔镜的优势。随着腹腔镜技术的发展，完全性腹腔镜下消化道重建变得越来越有挑战性。腹腔镜下消化道重建除了要求术者要有丰富的胰十二指肠开腹的手术经验外，更要求术者具备腔镜下娴熟的操作技巧及手术团队的默契配合。但是笔者也充分认识到，腹腔镜能近距离观察并能放大手术视野，只要具备娴熟的腔镜操作技巧，更容易进行管道吻合等精细操作。

1) 胰肠吻合：消化道重建中，胰肠吻合是最难的。因为胰腺组织非常脆弱，缝合过程容易出现撕裂。胰液有非常强的腐蚀能力，吻合不当，容易出现并发症，并且造成严重后果。按照传统方法，胰肠吻合主要采用胰空肠套入式吻合和胰管对空肠黏膜的端侧吻合。这两种方法是预防胰漏最为肯定的方法。

2) 胆肠吻合：胆肠吻合相对胰肠吻合简单。在距胰肠吻合口下10～15 cm的空肠对系膜缘开一小口，直径约为胆总管直径大小，以5～0 PDS线或PG线做单层全层连续外翻缝合，术者自己提拉缝线以控制松紧度。胆肠吻合可以不放置T管引流。

3) 胃肠吻合：胃肠吻合是消化道重建中最为简单的。使用直线切割吻合器完成胃肠吻合，简单快捷。在胃及空肠各做一切口，大小能置入直线切割闭合器为宜，使用60 mm直线切割闭合器完成吻合，可吸收线缝合关闭切口。

LPD是腹部外科中切除范围广、解剖层次复杂、涉及血管众多、手术难度高、操作风险大的手术之一，以往被认为是腹腔镜手术的禁区。近年来，由于LPD展现出微创、精准的优势，又受到了重视。胰十二指肠切除术的操作虽然涉及消化道的多处切断，但其关键是胰腺的离断，其核心部分是胰腺钩突、胰颈部的离断。这就是LPD的要点与难点。其中钩突切除为其手术的瓶颈。在腹腔镜下能较快显露门静脉-肠系膜上静脉(portal vein-superior mesenteric vein, PV－SMV)，尤其是在显露肠系膜上静脉(superior mesenteric vein, SMV)之后，就能顺利处理钩突，提高LPD的效率。柏钦正(2016)报道以门静脉-肠系膜上静脉为轴心的腹腔镜胰十二指肠切除术16例，先显露PV－SMV为轴心，以PV－SMV为轴心解剖胰颈和钩突，沿PV－SMV为轴心切断胰颈及胃远端，再循PV－SMV为轴心切断钩突，最后用Child术式重建消化道。16例均成功施行以PV－SMV为轴心的LPD。手术时间350～555 min，平均为(470.31±61.09)min；出血量为100～1 200 ml，平均(568.75±298.26)ml，无围手术期死亡病例。胰瘘发生率37.5%(6/16)，其中A级胰瘘5例，B级1例，均经腹腔冲洗、抗感染、抑制胰酶分泌及营养支持等治疗后痊愈。

洪德飞等(2017)回顾分析2016年4～10月在胰腺癌腹腔镜胰十二指肠切除术中应用“洪氏一针法”(图30－25)完成胰管空肠吻合术的51例病例资料。其中1例联合肠系膜上静脉切除重建。平均手术时间为(307±69)min，远端胰腺断面胰管直径(3.1±1.1)mm，平均胰肠吻合时间(34±5)min，术中平均出血量(170±127)ml。术后并发症：胰瘘12例(23.5%)，其中A级9例(17.6%)，B级3例(5.9%)；胆瘘5例(9.8%)；胃排空延迟延5例(9.8%)，肺部感染2例(3.9%)，均经保守治疗治愈。腹腔内出血1例(2.0%)经再次手术治愈。无手术死亡病例。术后平均住院时间(16±12)d。分析研究认为，胰腺癌患者，在腹腔镜胰十二指肠切除术中应用“洪氏一针法”进行胰管空肠吻合术与其他方法相比，所需时间短，且安全有效。

【手术并发症及预防】

(1) 出血的预防和处理

1) 术中出血：术中经常发生出血，是腹腔镜胰腺手术中转开腹的常见原因之一，可以采取的预防措施如下：①应用腹腔镜超声判定重要血管位置，防止误损伤；②先分离脾动脉，可不切断，脾脏体积明显缩小，游离脾脏过程中可减少出血；③手术的关键是

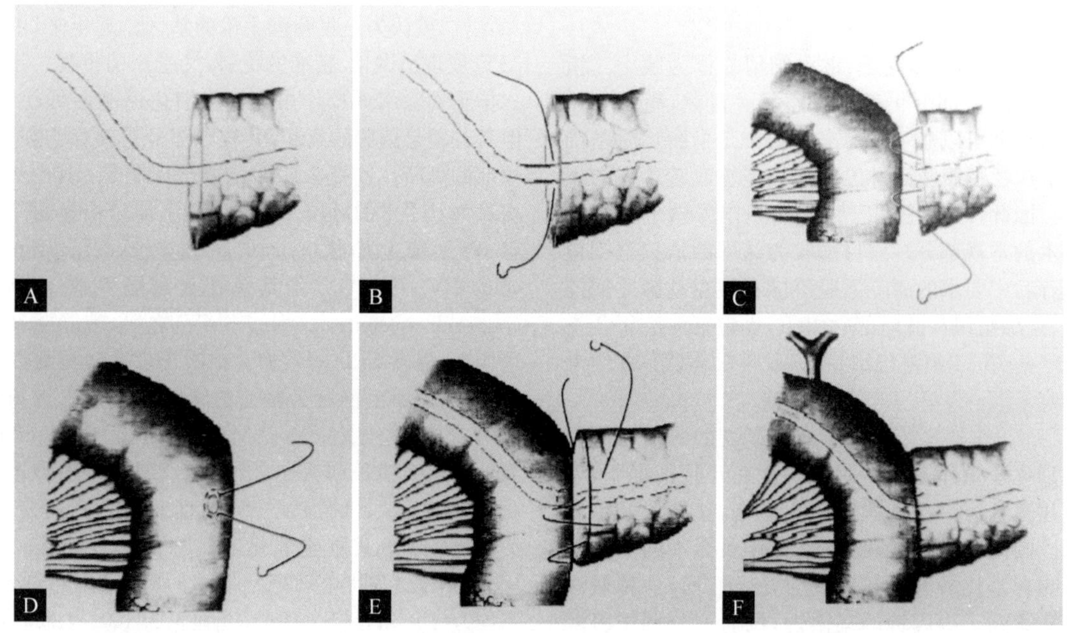

图 30-25 "洪氏一针法"胰管空肠吻合术示意图

A-带有侧孔的胰液引流管紧紧塞入胰管内 4～5 cm，即见胰液从引流管中流出 B-贯穿胰腺前壁、引流管前壁、引流管后壁、胰管后壁缝合一针，打结固定，边距均在 5 mm 以上 C-连续缝合胰管背侧胰腺断端与空肠浆肌层 D-在空肠壁侧壁打一个小孔，环绕小孔做荷包缝合，把空肠断端胰液引流管塞入空肠后打结 E-把缝针转向，连续缝合胰管腹侧胰管断端与空肠浆肌层 F-把胰腺断端与空肠靠拢，抽紧缝线后打结

处理脾静脉，尤其是保脾手术，需切断汇入脾静脉的小血管，并尽量用超声刀锐性分离；④仔细处理胃短血管，可分离结扎较大血管，也可用直线切割闭合器一次性切断。

术中静脉撕裂出血较多。此时应保持镇静，持镜者保持视野清晰、稳定，防止出血污染镜头，第 1 助手用吸引器吸引出血，协助暴露，同时防止气腹压力突然降低失去操作空间，术者左手轻持破口，右手准确地施夹封闭破口。暴露不佳的情况下不反复牵拉扩大破口，两次尝试止血失败，用纱布临时压迫，中转开腹止血。

A. 术后早期出血：术后早期出血多系手术结束时未能仔细确切止血或术后线结、钛夹脱落所致。出血量较小，生命体征平稳，保守治疗后明显好转可不必行二次手术。出血量较大，引流液超过 50 ml/h，血红蛋白每天下降超过 2 g/L，影响血流动力学稳定，需要输血维持血压时，需果断尽早手术止血。二次手术仍尽量选择行腹腔镜手术，一是操作空间建立时间短，可迅速明确出血部位；二是对患者的创伤打击较小，发生其他并发症的概率较小。

B. 术后晚期继发性出血：手术 24 h 后的出血多继发于胰瘘。若发生胰瘘后引流不畅继发感染，胰液中的消化酶会被激活，腐蚀血管壁致腹腔大出血。因此，预防晚期继发性出血的关键是预防和正确处理胰瘘，防止腹腔感染。如发生继发性出血，一方面可选择数字减影血管造影明确出血部位，行动脉栓塞止血；另一方面，应有效治疗胰瘘和腹腔感染，后者更为重要。

（2）胰瘘的预防和治疗 1994 年，Gagner 等完成世界上第 1 例 LPD。20 多年来，国外的大宗报道屡见不鲜，但国内制约其发展的原因，除手术技术难度外，多数学者对其术后并发症十分担忧，尤其是胰漏的发生，常可直接关系到患者术后的转归。邢中强等(2017)回顾分析了 2013 年 11 月～2016 年 9 月实施 LPD 的 128 例病例资料，分为胰漏组 36 例(28.3%)、非胰漏组 92 例。胰漏组在年龄、性别、术前白蛋白、术前总胆红素、手术时间、与非胰漏组不存在差异。体质指数(body mass index，BMI)、术中出血量、胰肠吻合方式与胰漏发生相关 ($P < 0.05$)。只有 BMI 是胰漏发生的独立因素 ($P = 0.029$)。当 BMI>25 时，术后易发生胰漏。胰漏组术后出血、腹腔感染、二次手术率明显增多，而非胰漏组术后住院

时间和ICU时间较短（$P<0.001$）。而且患者术后胆漏、胃排空障碍、病死率之间无统计学差异。研究表明，BMI是LPD胰漏发生的独立因素。胰瘘是胰腺手术的重要并发症之一，可引起继发感染、出血等严重后果，预防措施有：①手术方式选择恰当，体积较大、与胰腺毗邻的肿瘤，若勉强行局部切除术，可损伤胰管致胰瘘。②体积较大的肿瘤，术前可通过内镜逆行胰胆管造影放置胰管支架，结合术中腹腔镜超声可有效避免胰管损伤；应用超声刀和Endo-GIA切割胰腺组织，应避免使用电刀。③直线切割闭合器夹闭胰腺后应保持位置固定，切忌牵扯胰腺组织，间隔20 s再激发切断胰腺。④表浅的创面可用氩气刀喷凝，较深的创面应在腹腔镜下缝合，用生物蛋白胶封闭处理创面，放置双引流管。术后应严密观察引流液量及性状，监测引流液淀粉酶水平，及时发现和处理胰瘘。

（3）胆瘘的预防和治疗　胆瘘在腹腔镜胰十二指肠切除术后发生率也较高。胆瘘一般多发生在术后3～5 d，腹腔镜下胰十二指肠切除术中游离近端胆总管过长造成局部血供不良、吻合出缝合不严密、吻合口张力过大均是术后胆瘘的重要原因。

预防胆瘘主要依靠术中操作。此外，围手术期管理也较重要，应纠正患者术前的贫血、低白蛋白血症状态。

确诊胆瘘后，先予以保守治疗为主，保持引流通畅，加强营养支持、预防感染，多可自愈。出现胆汁淤积者，可在超声或CT定位下重新置管引流，保守治疗无效者则需再次手术治疗。

（徐安安　朱江帆）

30.7　腹腔镜胰体尾切除术

胰体尾切除术（distal pancreatectomy，DP）是指切除肠系膜上静脉左侧的胰腺组织，是治疗胰腺肿瘤、慢性胰腺炎、胰腺创伤的一种常用手术方式。由于脾门结构与胰体尾位置毗邻，更因对保留脾脏手术未能完全掌握，长久以来胰体尾切除手术均同时切除脾脏以求稳妥。1913年，Mayo施行了第1例胰体尾合并脾脏切除术后，脾脏同时切除延续了很多年。1982年，Robey才报道了对胰腺外伤患者实行保留脾脏的胰体尾切除术，引起了人们的关注。1996年，Cuschieri等实施了首例腹腔镜胰体尾部切除术（laparoscopic distal pancretectomy，LDP），由于与传统手术比较具有创伤小，视野清晰等优点，临床应用趋于广泛。1988年，Warshaw报道了对胰体外伤的患者实施保留脾脏的胰体尾切除术（spleen-preserving distal pancretectomy，SPDP）引起了外科界极大的关注，目前已逐渐为大家接受。1996年，Kimara等报道了保留脾脏血管的保留脾脏胰腺远端切除术，在切除胰腺远端的同时保留脾脏的动静脉，胃短和胃网膜左血管。

在腹腔镜胰腺手术中，有胰体尾切除术，胰腺炎坏死灶清除术，胰腺假性囊肿内引流术，胰十二指肠切除术。目前开展最广泛，技术最成熟、操作最易直接的术式是胰体尾切除术。近些年，随着腔镜技术的发展和成熟，手术器械的进步，腹腔镜切割闭合器（Endo-GIA）技术在胰体尾手术中的应用，腹腔镜下胰体尾切除术有望和胆囊、直肠手术一样成为一种经典术式。目前保留脾脏的腹腔镜胰体尾切除术有Kimura法和Warshaw法两种手术方式。Kimura法将脾动静脉从胰体尾中分离出来，保留了脾脏的血供，是较为理想的手术方式。Warshaw法术中切断了脾血管，靠胃短血管来提供血供，有脾脏缺血坏死的可能。笔者近些年已经完成多例腹腔镜胰体尾切除术，对于手术的风险评估、过程的细节、手术路径和并发症的处理有了一定的认识，以下对手术的禁忌证、适应证、手术技巧和要点等方面进行阐述。

【适应证与禁忌证】

（1）适应证

1）胰腺体尾部良性肿瘤。常见的如囊性腺瘤、功能性和无功能性胰岛细胞瘤等。

2）交界性肿瘤、黏液性囊腺瘤、导管内乳头状黏液性肿瘤、实性假乳头状肿瘤等。

3）胰腺体尾部恶性肿瘤：胰腺体尾部腺癌无周围组织浸润和淋巴转移者。

4）其他情况：胃癌根治术时附加胰腺体尾部及脾脏切除，局灶性胰腺炎等。

（2）禁忌证

1）全身一般情况差，有心、肝、肺、肾等重大疾病不能耐受大手术者。

2）胰腺体尾部癌已有广泛的腹膜后侵犯和转移者。

3）腹膜、肝脏、肺或其他远处转移者。

4）腹腔内粘连严重、腹腔镜下操作有困难者。

5）急性胰腺炎发作期。

【解剖要点】胰腺的血液循环是由腹腔动脉和

肠系膜上动脉的分支形成的血管网供应。胰头主要由胃十二指肠动脉的分支胰十二指肠上动脉和肠系膜上动脉的分支胰十二指肠下动脉供血，其前后分支分别吻合形成胰十二指肠前弓和后弓。除供应胰头外，此血管弓还是十二指肠的血供来源。胰腺的体尾部由脾动脉的分支供血，主要的分支为胰背动脉、胰大动脉和胰尾动脉。胰背动脉从脾动脉根部分出后向下达胰体背部，分出左、右支。右支与胰十二指肠动脉弓相吻合，左支行走于胰体尾下部，形成胰横动脉，与胰大动脉和胰尾动脉形成吻合。胰腺的静脉多与同名动脉伴行，汇入门静脉系统。胰体及胰尾的静脉以多个小支在胰后上部汇入脾静脉（图 30－26）。

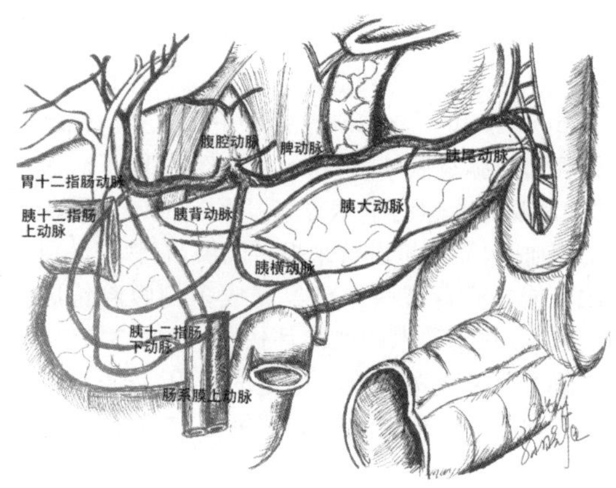

图 30－26　胰体、胰尾的静脉以多个小支在胰后上部汇入脾静脉

【手术步骤】

Trocar 的直径和插入的位置如图 30－27 所示。

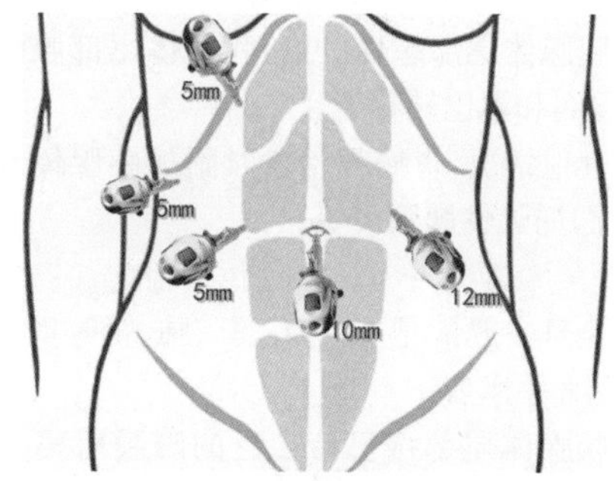

图 30－27　Trocar 的直径和插入的位置

（1）联合脾脏切除的腹腔镜胰体尾切除术

1）腹腔镜探查腹腔各脏器是否受侵犯，超声刀打开胃结肠韧带和脾胃韧带。将胃提起，充分暴露胰腺各段，并探查胰腺和肿瘤位置及大小，探查脾脏是否受到侵犯。

2）脾动脉的处理：沿胰腺上缘分离解剖出脾动脉，用血管夹夹闭脾动脉并切断，先离断脾动脉有利于血液的自体回输。

3）脾静脉的处理：在胰颈部用超声刀分离解剖胰腺下缘，显露出脾静脉。在脾静脉的前上方游离胰腺，切断胰腺后用血管夹夹闭并切断脾静脉。

4）切除胰腺和脾脏：用超声刀将胰腺逐步游离暴露，向左进一步切断脾胃韧带，脾结肠韧带，脾膈韧带并完全将脾脏游离下来。用 Endo－GIA 切断胰腺，残端可不必用线包埋缝合。

5）将脾脏和胰腺置入标本袋中，12 mm Trocar 扩大后取出。

6）胰腺残端放置引流管 1 根。

（2）保留脾脏和脾血管的胰体尾切除术（Kimura 法）

1）探查腹腔和胰腺，对腹内脏器进行检查，有无肿瘤的远处转移，用超声刀切开胃结肠韧带（图 30－28）、脾胃韧带和脾结肠韧带。将胃向上提起，进一步显露出胰腺和肿瘤的位置及与周围组织的关系（图 30－29）。

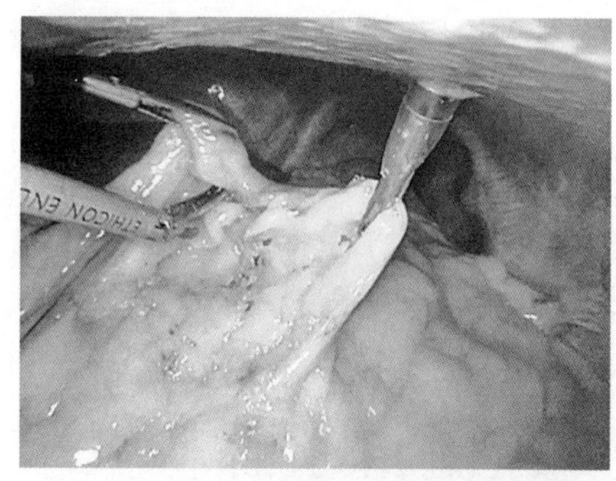

图 30－28　切开胃结肠韧带

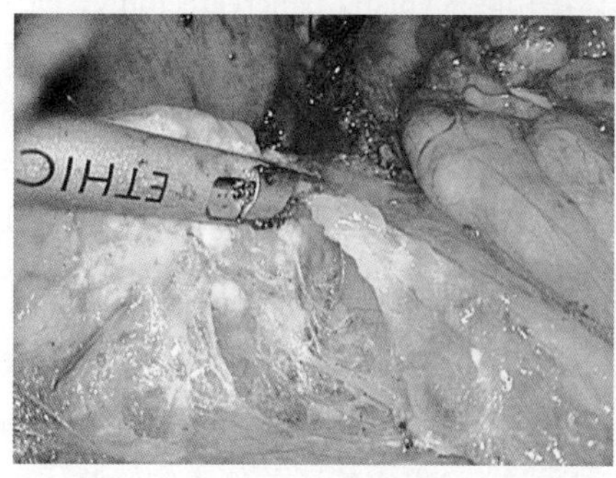

图 30－29　游离胰腺后方疏松组织

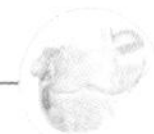

2）脾动脉的处理：在胰腺上缘，用超声刀解剖分离出脾动脉，可以由胃左动脉逐渐向左游离至脾动脉的起始部（图 30－30），并用超声刀直接切断脾动脉小分支（图 30－31）。

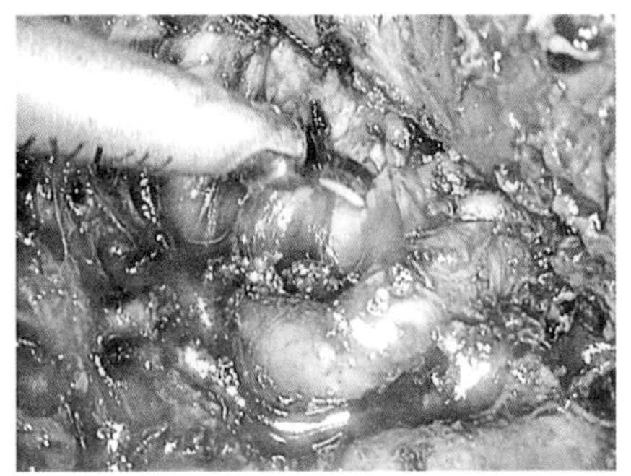

图 30－30　游离胰腺后缘显露脾动脉

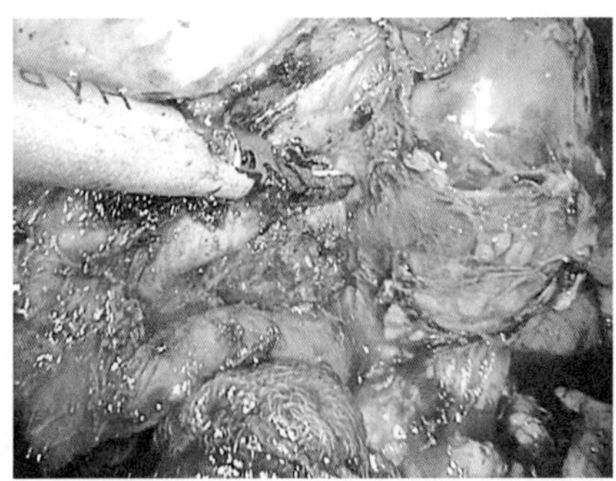

图 30－31　超声刀直接切断脾动脉小分支

3）脾静脉的处理：在胰腺体尾部的下缘，用超声刀解剖分离出肠系膜上静脉，然后再分离出脾静脉根部，可见脾静脉周围为疏松组织，容易分离（图 30－32），显露肿瘤与脾静脉的关系（图 30－33）。

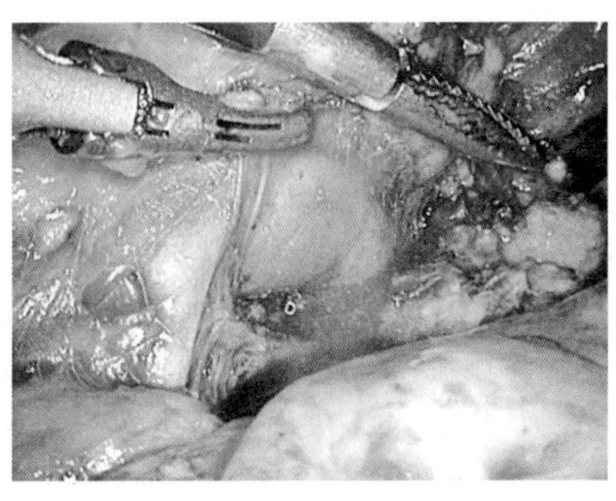

图 30－32　分离胰腺下缘显露脾静脉

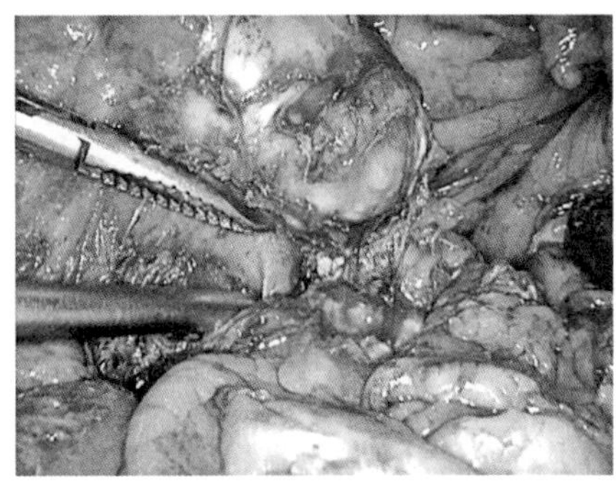

图 30－33　显露脾静脉与肿块的关系

4）切断胰腺：用超声刀将胰腺颈部游离贯通后，用悬吊法将胰腺颈部向上提起。距病灶 2 cm 处使用合适的腔镜切割闭合器（Endo－GIA）切断胰腺（图 30－34），保留脾脏的动静脉。轻轻地提起胰体尾，将脾静脉和动脉看作一个整体，用超声刀将其从胰腺中分离出来（图 30－35），遇到较大的血管可用钛夹夹闭。

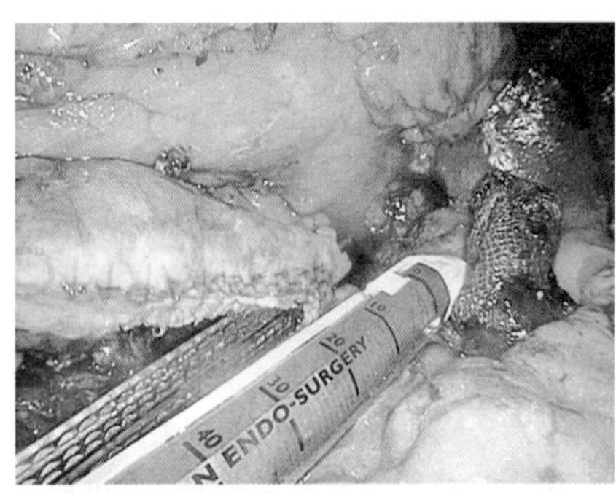

图 30－34　Endo－GIA 闭合、离断胰腺

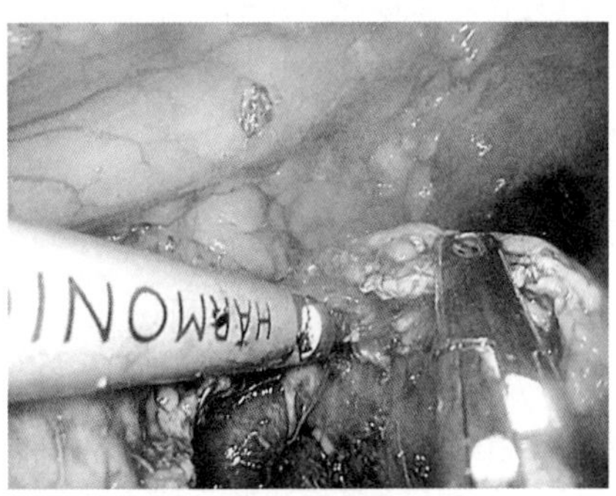

图 30－35　用超声刀将脾血管从胰腺中分离出来

5）取出标本：将胰体尾切下后，将其置入标本袋，从主操作孔扩大切口取出。胰腺创面置负吸引流管 1 根，从 Trocar 孔引出。

（3）保留脾脏切除脾血管的胰体尾切除术（Warshaw法）

1）探查腹腔：对腹内脏器进行检查，查看有无肿瘤的远处转移，用超声刀打开胃结肠韧带进入小网膜囊，注意勿伤及胃网膜血管弓，显露胰体尾，注意保留脾胃韧带和胃短血管。

2）脾动脉和脾静脉的处理：在胰腺上缘由胃左动脉逐渐向左游离至脾动脉的起始部，解剖分离出脾动脉。将胰腺下缘游离并显露出脾静脉。沿肠系膜上静脉壁细心游离胰颈后壁，将门静脉与胰腺实质分离开。插入切割闭合器（Endo－GIA）离断胰腺颈部。将胰腺体尾部残端向上牵引，沿脾动脉和静脉主干游离胰腺体尾部。根据脾动静脉的大小，用可吸收夹夹闭后离断脾动静脉主干。观察有无脾脏缺血，术中保留了胃短血管及胃网膜左血管对脾脏的血液供应，如脾脏无缺血表现，则保留脾脏，如有1/3缺血则切除。

3）脾静脉同时切除：如遇切缘远离胰颈者可选择脾静脉与胰实质同时切断，使用Endo－GIA在离断胰腺时一并离断脾静脉。

【手术要点】

（1）切脾法　当发现胰腺周围粘连较重，脾静脉和胰腺之间无间隙，分离比较困难；或者肿瘤较大，与脾脏血管粘连紧密，强行保留脾脏会导致大出血可能。用超声刀依次离断脾结肠韧带、脾肾及脾膈韧带并暴露出脾门。在胰腺上缘处仔细分离出脾动脉，将其与胰尾分离，用hem-o-lock夹闭脾动脉。夹闭脾动脉后可见脾脏体积有明显缩小，可以减少游离脾脏过程中的出血，在充分显露胰腺体尾部，确定病灶位置后，在胰体尾部下缘的肠系膜下静脉浅面向胰腺后方进行解剖，此处血管较少，可见脾静脉周围为疏松组织，容易分离。

（2）Kimura法　保留了脾脏原有的血供，比较理想，但游离脾动静脉而增加了手术难度，容易引起术中大出血。脾动脉发出的胰支是"骑跨"在脾静脉之上，有的分支在脾静脉前方进入胰体尾，有的分支绕脾静脉后方进入胰体尾。胰背静脉随机注入脾静脉，这些血管很细小，在剥离时容易撕破。笔者处理脾静脉时，在胰颈下方显露出肠系膜上静脉及脾静脉的起始部。此处的脾静脉与胰腺实质间为无血管区，易分离。用超声刀分离胰腺和脾动静脉，应该仔细操作，如遇较大血管分支，可用钛夹夹闭处理。超声刀在手术中的大量使用，可以使这种手术的操作更加简便。用Endo－GIA切断胰腺时，笔者的体会是：尽可能缓慢地夹闭胰腺组织，夹闭的时间最好长些，动作要轻柔，使胰腺组织缓慢地被挤出关闭器。如果夹闭速度过快，用力过大，则可能使胰腺组织被压碎，容易产生胰瘘。

（3）Warshaw法　在用超声刀切开胃结肠韧带暴露胰腺时需要注意保留胃短血管，避免术后因脾脏血供不足而导致脾梗死，缺血而需切除脾脏。在胰尾处切断脾血管时尽可能离脾门远些，以免损伤脾门而引起大出血。在Endo－GIA的选择上，可使用60 mm Endo－GIA一并闭合，离断胰腺和脾血管，既可有效闭合，离断血管，又不至于使胰腺组织压榨过紧，发生胰瘘的风险较小。

【并发症的防治】

（1）胰瘘

1）术中使用Endo－GIA切断胰腺的效果良好，常用白钉仓，无须再行残端的包埋缝合。如果出现残端出血的现象，可用超声刀电凝止血，一般小的出血均可止住。Endo－GIA夹闭时间最好长些，如速度过快，用力过大，则可能使胰腺组织被压碎而产生胰瘘。

2）胰瘘一旦确诊，应立即积极处理，通畅而充分的引流术是治疗胰瘘的关键，并延长禁食及胃肠减压的时间，通过中心静脉行肠外营养支持。术中患者可置负压吸引管或双腔管1根于创面，双腔管的优点在于出现胰瘘后可及时冲洗，避免腹腔感染的发生。

3）胰瘘未出现前，可使用注射用生长抑素每小时250 μg的速度维持，当胰瘘停止后仍需治疗1～3 d，而后逐渐停药。也用术后即给予维持以预防胰瘘。

（2）感染　腹腔感染多由胰瘘引起，防止胰瘘是控制腹腔感染的重要手段。可根据培养结果选择合适的抗生素，如抗生素无效则改用高一级抗生素。腹腔内如有积液，可根据情况行B超定位下穿刺引流。在各种方法无效的情况下，则考虑手术清除感染病灶和坏死组织。

（3）出血　腹腔镜胰体尾术后的出血包括术后早期出血和术后晚期的继发性出血。早期出血主要是由于术中离断结扎的血管发生出血，后期主要是在胰瘘基础上的出血，无论早期还是后期的出血均与术者的操作相关，所以术者的精细操作和确切止血十分重要。此外，也需要对出血患者的凝血机制进行监测，必要时补充相应的凝血因子。如果患者的出血量不大，采取保守治疗便可，如出血量较大，引起生命体征改变或通过输血血压仍不稳定者需开

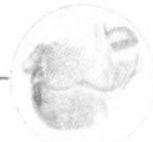

腹止血。

（黄建平　刘　岗）

30.8　腹腔镜肝切除术

腹腔镜技术是现代外科学发展的一个重要方向，它具有创伤小、全身反应轻、术后恢复快、住院时间短等优点。1991年，Reich教授报道了世界首例腹腔镜下良性肝脏肿瘤的切除，开创了腹腔镜肝切除的先河。1994年，周伟平等报道了国内第1例经腹腔镜肝叶切除。随着外科医师的不断探索及外科器械，尤其是腔镜器械的快速发展与进步，目前腹腔镜肝切除术已经得到了较为广泛的开展，全球每年约做3 000例腹腔镜肝切除术，其治疗效果可与传统的开腹手术相媲美。

【适应证与禁忌证】

（1）适应证　主要适应证包括肝脏良性病变以及恶性病变两大类。

1）肝脏良性病变：①有症状或直径＞10 cm的海绵状血管瘤；②有症状的局灶性结节增生；③肝细胞性腺瘤；④有症状或直径＞10 cm的肝囊肿；⑤肝内胆管结石；⑥能完整切除的肝包虫；⑦外科引流无效，或与肿瘤鉴别困难，需手术切除的肝脓肿；⑧血流动力学稳定的需手术切除的局部肝外伤；⑨肝脏活体移植的供肝切除；⑩其他需肝切除的良性疾病。

2）肝脏恶性疾病：①原发性肝细胞性肝癌；②胆管细胞性肝癌；③转移性肝癌；④肝脏的其他恶性肿瘤。

（2）禁忌证　除与开腹肝切除的禁忌证相同之外，还包括：①不能耐受气腹者；②腹腔内粘连难以分离暴露病灶者；③病变紧邻或直接侵犯大血管者；④病变紧邻第1～3肝门，影响暴露或者分离者；⑤肝门被侵犯或病变本身需要大范围的肝门淋巴结清扫者。

【手术要点与技巧】

（1）腹腔镜肝切除的类型　主要包括以下3种。

1）全腹腔镜肝脏切除术（pure laparoscopy hepatectomy）：完全通过腹腔镜进行肝脏切除，其技术难度在3种腹腔镜肝切除中最高。

2）手助腹腔镜肝脏切除术（hand-assisted laparoscopy hepatectomy）：在腹腔镜手术操作过程中，通过特殊的腹壁切口将手伸入腹腔进行辅助操作完成肝脏切除手术。该术式兼有开腹及腹腔镜手术的优点，能够用手来进行暴露、牵拉、触摸及控制出血，同时也易于取出标本。但该方式的手术创伤较腹腔镜肝切除相对较大，在一定程度上影响视野的显露。

3）腹腔镜辅助肝脏切除术（laparoscopy assisted hepatectomy）：在腹腔镜或手助腹腔镜完成肝切除的部分操作，最后通过小切口完成肝脏切除。它具有切口较小、操作方便、气腹时间及手术时间短等优点。

（2）术前准备

1）对患者全身状况进行评估，了解心、肝、肺、肾等重要脏器功能情况，明确有无手术禁忌证。

2）通过影像学了解病变的大小、位置和范围，明确需要切除的肝脏范围。对恶性肿瘤，则需明确有无远处转移、门静脉癌栓及肝门部侵犯等情况。

3）纠正水、电解质及酸碱代谢失衡，低蛋白血症，贫血等，改善患者营养状态。

4）所有腹腔镜肝脏切除术都应做好中转开腹准备，术前向患者及家属说明中转开腹的可能性。

（3）手术人员配备　术者必须具有丰富的开腹行肝脏、胆道手术的经验及熟练的腹腔镜技术。手术组成员应相对固定，以形成默契的配合。

（4）麻醉方式　常采用气管内插管全身麻醉。根据中华医学会外科学分会腹腔镜与内镜外科学组《2010年腹腔镜肝脏切除手术操作指南》推荐，全身麻醉复合硬膜外麻醉更为合适，因为硬膜外麻醉可阻断术中伤害性刺激的传入，降低应激反应的程度，患者术中呼吸、循环波动平稳，术后苏醒时间及苏醒质量优于单纯气管插管全麻。

（5）手术设备与手术器械

1）常规设备：摄像与显示系统，录像系统，气腹机，冲洗吸引装置，超声仪及腹腔镜可调节超声探头。

2）腹腔镜常规手术器械：气腹针、5～12 mm trocar、腹腔镜拉钩、无损伤抓钳、分离钳、双极电凝、单极电凝、持针器、剪刀、一次性施夹钳及钛夹、止血纱布、生物蛋白胶及一次性取物袋。

3）分离和断肝器械：目前分离和断肝器械较多，不同的器械具有各自的特点。

A. 超声吸引刀（cut-ultrasound aspiration, CUSA）：其原理是利用高频超声振荡使肝组织崩解，致密的结缔组织如胆、血管则加以保留，待进一步处理。

B. 超声刀：一方面它利用超声振动使细胞内蛋白质的氢键断裂导致蛋白变性，从而形成胶原封闭小血管；同时，高速振荡产生的组织摩擦可使组织温度升高,使凝固作用达到组织深部。

C. 结扎束血管闭合系统:可使血管胶原蛋白融合而致血管封闭,对 7 mm 以下的血管能够有效封闭。

D. 氩气凝血器(argon beam coagulator):用氩激光的高能光束在组织表面形成 3 mm 厚的焦痂而达到止血目的。

E. 高压水刀(hypertension water jet scalpel):利用高压的生理盐水通过小的喷头产生的冲击力来粉碎肝组织,同时保留细小管道。

F. 腹腔镜彭氏多功能手术解剖器(LPMOD):具有钝性分离、切割、吸引及电凝等多重功能。

G. 内镜下切割闭合器:可对组织同时进行钉合和切割。

4) 常规开腹手术器械。

(6) 术中患者体位　一般采取仰卧、头高脚低位。关于患者双下肢是否需要分开、术者站位可根据自身经验、习惯决定。

(7) CO_2 气腹压力　CO_2 气腹压力应维持在 12 mmHg 以下,需避免较大幅度的气腹压力变化。

(8) 操作孔的数量和位置　可采用四孔法或五孔法,对于部分外周较小的病灶可选择性地采取三孔法切肝。操作孔位置根据需要处理的肝脏病变的位置而定,以利于手术操作、互不影响为原则。观察孔位于脐上或脐下,主操作孔尽可能接近病变部位,病变在右肝者取剑突下,病变在左肝者取左锁骨中线肋缘下,副操作孔一般采用右锁骨中线肋缘下及右腋前线肋缘下附近,可根据实际情况加做操作孔。

(9) 术中腹腔镜超声探查　术中使用腹腔镜超声探查具有下列优势:①对肿瘤的位置及边界进行定位,避免切除不全导致的肿瘤残留;②明确与肿瘤相邻的肝内血管及胆道的走向及与肿瘤的关系,减少大出血风险;③病灶切除后探查有无肿瘤残留及余肝血液供应情况(肝静脉是否通畅);④可在超声引导下注入染料,了解相应肝段的分布,有利于完整肝段的切除。

(10) 腹腔镜下肝血流控制技术

1) 腔镜下的 Pringle 操作:该操作是预防肝脏大量出血的有效方法,可分为体内及体外两种方法。体内阻断的方法是将 5 mm 阻断带穿过肝十二指肠韧带后方,套入 14F 套管后收紧阻断带,以血管夹加以阻断。体外阻断的方法为:经 Winslow 孔在肝十二指肠韧带上套入长约 75 cm 阻断带,将阻断带经远离操作部位的皮下 5 mm 切口引出并套入 Tiemann catheter 中,然后可以视情况随时加以阻断。

2) 选择性半肝血流阻断:主要分为 Glisson 鞘内及鞘外阻断两种方法,其中鞘内阻断的方法应用较多,即首先进行肝门的分离,在鞘内分别阻断左右肝动脉及门静脉。

(11) 腹腔镜下肝实质离断技术　腹腔镜下肝实质离断必须利用各种断肝器械,目前使用最为普遍的是超声刀。确定预切线后,以电刀沿此线切开肝包膜,用切肝器械逐步由浅入深、由前向后离断肝实质。距离肝脏表面 1 cm 的范围内无大的脉管,一次可离断较多肝实质,至深部后一次离断的肝实质就不宜过多。在离断过程中,对直径<3 mm 的脉管可直接凝固切断,对直径>3 mm 的管道则应该用钛夹或生物夹钳夹后切断。对直径>7 mm 的管道,则应该予以结扎或用切割闭合器处理,用切割闭合器处理肝带及大的脉管较为安全及快捷。切肝完成后需仔细检查、处理肝断面,目的是进一步止血及防止漏胆,方法包括氩气刀喷凝、电凝、缝扎及钳夹等。处理完毕后需用生理盐水冲洗,进一步加以明确,然后可在局部使用止血材料。

(12) 中转开腹　中转开腹的指征包括:①术中出血难以控制;②患者难以耐受气腹;③因暴露不佳、病灶较大等情况致手术困难。

(13) 腹腔镜局部肝切除术　主要手术步骤包括:①游离肝脏,离断肝圆韧带、镰状韧带,病灶位于第Ⅱ段者,需离断左三角韧带和冠状韧带,病灶位于第Ⅵ段者,需离断肝肾韧带、右三角韧带及右冠状韧带。②肝实质离断及肝断面处理的原则及方法参见上述(11)腹腔镜下肝实质离断技术。③标本取出,将标本装入一次性取物袋中,小的标本直接扩大脐部切口取出,大的标本可从肋缘下的 2 个穿刺孔连线做切口或下腹部另做横切口取出。若为良性病变,可在取物袋中将标本捣碎后取出。④于肝断面处放置引流管。

(14) 腹腔镜肝左外叶切除术　主要手术步骤包括:①游离肝脏,离断肝圆韧带、镰状韧带、左三角韧带和左冠状韧带。②肝实质离断,从肝圆韧带及镰状韧带左侧 1 cm 处肝缘开始,接近Ⅱ、Ⅲ段 Glisson 鞘时,将其前方及上下肝组织稍加分离后,用血管切割闭合器进行离断;接近左肝静脉时,沿肝脏膈面切开肝实质 1~2 cm,同样采用血管切割闭合器将肝左静脉及肝实质直接离断。③标本取出方法见(13)腹腔镜局部肝切除术。④冲洗断面,明确无出血或胆漏后,喷洒生物胶或覆盖止血纱布,在肝断面下放置引流管。

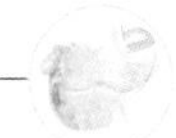

(15) 腹腔镜左半肝切除术　主要手术步骤包括：①肝脏游离，离断肝圆韧带、镰状韧带，左冠状韧带及三角韧带。②分离出肝动脉及其分支，夹闭肝左动脉后将其剪断。③分离肝门部胆管，清楚显示左右肝管及汇合部，将左肝管钳夹后剪断。④左肝管及肝左动脉离断后，自然暴露出门静脉左支，对其进行分离时，必须沿血管及周围组织间隙进行，同时需显露门静脉右支及主干。可吸收夹或钛夹钳夹门静脉左支并剪断。⑤解剖第2肝门，分离出左肝静脉后用可吸收夹夹闭或用7号丝线缝扎。此处的解剖、分离较危险，如果左肝静脉游离困难，可先不处理。⑥沿肝缺血线左侧1 cm标记肝切除线，离断肝实质，至第2肝门时采用血管切割闭合器离断肝左静脉。⑦肝断面处理，用缝合、喷凝、钛夹钳夹等方式止血；直径>2 mm的管道，需用钛夹夹闭。⑧标本用取物袋装好从延长脐孔切口处取出，良性病灶可在取物袋中捣碎后取出。大的恶性肿瘤标本需自耻骨上开小切口取出。⑨于肝断面处置放引流管。

(16) 腹腔镜右半肝切除术　主要手术步骤如下。

1) 离断肝圆韧带、镰状韧带、右三角韧带、右冠状韧带、右肝肾韧带，必要时离断腔静脉左侧的部分左冠状韧带。

2) 解剖Calot三角，夹闭、切断胆囊动脉及胆囊管，切除胆囊或将胆囊减压而不做剥离。

3) 解剖第1肝门：解剖出右肝管后夹闭后切断，显露右门静脉并将其进行分离，用直线切割闭合器将其切断，最后处理肝右动脉，以可吸收夹双重夹闭后切断。

4) 解剖第2肝门：充分游离右肝至下腔静脉右侧壁，打开下腔静脉韧带，显露出肝后下腔静脉、肝右静脉右侧壁，必要时离断部分肝短静脉。在肝后下腔静脉的前方向左上方分离出右肝静脉。肝右静脉的切断：①肝外分离与切断，自腔静脉陷窝向右下方轻柔地分离，于腔静脉前方向左上方分离，两者结合可分离出右肝静脉主干，穿入牵引带后可用直线切割闭合器切断。②肝外分离预阻断，肝内切断，在肝外稍加分离，而不要求分离出右肝静脉主干，然后用钛夹做临时阻断，最后在肝内用直线切割闭合器切断，这种方法相对比较安全。

5) 离断肝实质：沿缺血线或胆囊窝中部与腔静脉连线将肝实质逐步离断，右肝静脉主干可采用血管切割闭合器离断。

6) 标本的取出：标本装入一次性取物袋中，可从肋缘下的2个穿刺孔连线作切口取出，也可从下腹部另作切口取出。

7) 肝断面处理：活动性出血和胆漏予以钳夹或缝合，渗血可行双极电凝或氩气刀喷凝止血，肝断面覆盖止血材料，放置腹腔引流管。

自1991年Reich完成首例腹腔镜肝切除以来，腹腔镜技术已广泛应用于治疗肝脏良性和恶性病变，尤其对位于肝Ⅱ～Ⅵ段病变。随着腹腔镜技术的改进及提高，腹腔镜肝切除挑战的难度亦变得越来越大。但在腹腔镜手术中术者不能对腹腔内重要脏器和重要管道进行触诊，从而产生"触觉丧失"，腹腔镜的"二维平面"视野，更是缺乏手术的立体观。传统的Cantlie线或半肝阻断后形成的缺血线，肉眼常会产生偏差。LUS术中实时导航，降低了肝中静脉的损伤率和术中出血量。因为LUS在术中可以提供术者更全面、更清晰的解剖结构，故可以清楚精准地确定肿瘤边界及切缘，从而可以精准地手术，避免盲目操作而导致血管的损伤。

【并发症的防治】

(1) 术中大出血　常在对门静脉分支及肝静脉进行游离时，因损伤血管或对血管结扎不牢固时发生。解剖第1肝门时，离断左肝管或右肝管后，分离门静脉左右支一般较为容易，分离时应在门静脉与周围组织的间隙中进行，该处几乎无阻力。必须避免粗暴的分离，否则极易导致静脉壁撕裂。解剖第2肝门时应非常小心，行左右半肝切除时，并不强求先离断左右肝静脉，当切肝进行到该处时，以直线切割闭合器在肝实质内对其进行离断则更为安全。行解剖性半肝切除时，断肝实质应该偏离肝正中裂1～2 cm，离断过程中遇到大的血管时应将其进行适当的游离，然后再予以钳夹、切断。区域性肝血流阻断或肝蒂血流阻断可减少大出血的风险。当出血难以控制时，应果断中转开腹。

(2) 术后出血　肝断面渗血、凝血功能障碍、血管夹脱落是术后常见的出血原因。对出血量小，血流动力学稳定，血红蛋白下降不明显者，可在予以止血等相应治疗的同时进行密切观察；对出血量较大，有休克早期表现者，应及早进行手术探查。

(3) 胆瘘　轻微的胆瘘常常可以在通畅的引流后治愈。对局限性的胆汁瘤，可在B超引导下穿刺置管引流。对引流量大或有弥漫性腹膜炎者，应结合MRCP、引流管造影、T管造影等检查，明确有无主胆管损伤或钛夹脱落等因素，必要时行手术探查。

(4) 肝功能不全　肝硬化、感染、输血是术后肝功能不全的常见原因，可表现为腹水、低蛋白血症、凝血功能障碍等。术前正确评价肝功能，合理选择手术方式，术中减少出血，术后预防感染，加强护肝治疗等可避免或减少肝功能不全的发生。

(5) CO_2 气体栓塞　术中由于气腹压力的存在和肝静脉负压等原因，CO_2 可通过损伤的静脉进入血液循环系统，引起心、肺等重要脏器梗死，重者导致死亡。术中避免大血管损伤，采用较低的气腹压力等可减少 CO_2 气体栓塞的风险。

(6) 腹腔或穿刺孔肿瘤种植转移　术中严格遵守恶性肿瘤的治疗原则可减少或防止肿瘤种植的发生。包括足够的切缘，整块的切除，彻底的淋巴清扫及肿瘤的非挤压、接触的原则，同时还必须用标本带取出标本。

【手术效果】 自 1991 年妇产科医生 Reich 等应用腹腔镜对肝脏边缘的良性肿瘤进行了切除以来，逐步开始了腹腔镜肝切除的进程。Wayan 等在 1993 年尝试了腹腔镜下的肝脏恶性肿瘤切除。在国内，周伟平等在 1994 年报道了我国首例腹腔镜的肝癌切除术。此后，腹腔镜肝切除在临床中得以逐步开展。不同于腹腔镜下的其他手术，腹腔镜下的肝切除发展相对缓慢，但随着临床实践的不断进行，目前腹腔镜肝切除技术已经有了大的进展，手术的范围已经过渡到左、右半肝，右三叶，尾状叶及供肝的切除。就手术效果而言，腹腔镜肝切除具有创伤小、术后恢复快、住院时间短等特点。在一项比较腹腔镜与开腹手术治疗肝细胞癌疗效的 Meta 分析中，作者纳入 11 项临床对照研究，共有 781 例患者，其中经腹腔镜手术 325 例，开腹手术 456 例。结果显示，与开腹手术相比，腹腔镜肝切除能够明显缩短手术时间，减少术中出血量，降低术后并发症发生率，缩短住院时间。但术后肿瘤复发率、1 年、3 年、5 年总生存率及 1 年、3 年、5 年无瘤生存率和开腹手术者相比并无显著差异。另一项 Meta 分析研究也有相似的结果，同开腹手术相比，腹腔镜肝切除治疗肝癌除了具有术中出血量少，术后并发症少等特点之外，两者在手术时间、围手术期病死率以及 3～5 年生存率上无明显差异。综合目前文献报道，可以认为在掌握好手术适应证的前提下，腹腔镜肝切除治疗肝癌具有良好的安全性及有效性。对结肠癌肝转移患者，腹腔镜肝切除同样有着良好的疗效，一项包括 14 项研究，共 975 例患者的 Meta 分析结果显示，同开腹手术相比，腹腔镜下同时行肝切除及结肠癌根治的患者在手术时间、术中出血量、并发症发生率以及生存率上并无显著差异，但患者住院时间有明显缩短。一项 Meta 分析则显示，同开腹手术相比，腹腔镜肝切除治疗结肠癌肝转移具有更少的术中出血量、输血率、并发症率和更短的住院时间，但两者 5 年生存率并无显著差异。腹腔镜肝切除治疗肝脏良性肿瘤也不乏报道。一项研究对肝血管瘤患者行腹腔镜下左半肝及左肝部分切除的临床资料进行了总结，其手术时间为(185.4±55.7)min，术中出血量为(416.2±128.8)ml，住院时间为(6.2±1.0)d，无严重并发症发生，提示以腹腔镜肝切除治疗肝血管瘤不失为良好的选择。一项研究报道了肝切除治疗肝脏良性占位性疾病，其中包括肝血管瘤、局灶性结节增生、炎性肉芽肿及肝囊肿，全组 14 例患者无中转开腹，无术后并发症及围术期死亡，平均住院时间 6.4 d，疗效良好。综合腹腔镜肝切除治疗肝胆管结石的文献报道，可以发现多数作者认为腹腔镜手术的患者在术中出血量、术后并发症、残石率、术后结石复发率等方面同开腹手术患者相比无显著差异，尽管手术时间往往较开腹手术者更长，但整体住院时间却有了明显缩短。

自 1991 年 Reich 完成首例腹腔镜肝切除以来，腹腔镜技术已广泛应用于治疗肝脏良性和恶性病变，尤其对位于肝Ⅱ～Ⅵ段病变。随着腹腔镜技术的改进及提高，腹腔镜肝切除挑战的难度亦变得越来越大。

靳斌(2016)回顾性分析 2012 年 6 月～2015 年 11 月 200 例腹腔镜肝切除病人的资料，按手术方式不同分为左肝手术组及右肝手术组。与腹腔镜左肝切除术比较，右肝切除手术时间长[(165.5±61.2)min vs (135.6±62.5)min, $P<0.05$]，术中出血多[(229.0±352.9]ml vs (143.3±160.0)ml, $P<0.05$]，术后住院天数长[(11.3±4.3)d vs (9.4±4.8)d, $P<0.05$]。两组患者术后 ALT、AST 水平升高。第 1 d、第 3 d 右肝切除组水平 ALT、AST 显著高于左肝切除组；两组病人凝血酶原时间术后下降，差异无统计学意义。

腹腔镜左半肝切除术具有术中出血少、手术创伤小、机体应激反应轻、病人痛苦少、住院时间短等优势而受到肝脏外科医生的认可。但在腹腔镜手术中术者不能对腹腔内重要脏器和重要管道进行触诊，从而产生“触觉丧失”。腹腔镜的“二维平面”视野，更是缺乏手术的立体观。汪磊(2016)报道采用腹腔镜超声(laparoscopic ultrasound, LUS)在腹腔镜左半肝切除术(laparoscopic hemi－hepatectomy,

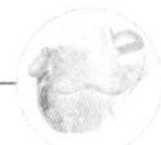

LLH)中的应用价值。66 例行腹腔镜左半肝切除术病人根据是否使用 LUS 分为两组:超声组 36 例术中使用 LUS;对照组 30 例。结果与对照组相比,超声组术中出血量、肝中静脉损伤率、中转开腹率减少均有差异,有统计学意义($P<0.05$);但手术时间、术后并发症、住院时间差异无统计学意义($P<0.05$)。LUS 的 CDFI 功能准确判定了肝中静脉位置及走行,能够显示肉眼无法辨别的肝脏内部结构,增加了手术的直观感,为实施精准肝脏切除提供了条件。传统的 Cantlie 线或半肝阻断后形成的缺血线,肉眼常会产生偏差,其主要原因是:①受困于腹腔镜镜头和屏幕的二维呈像效果的限制,实际中发现在腹腔镜下观察肝缺血线有时不明显,常致镜下精准定位造成困难;②肝动脉和门静脉常存在交通支和侧支血管,若仅阻断入肝血流则其阻断效果欠佳,因此缺血线的形成不会明显;③半肝阻断法只是阻断第一肝门内入肝血供,并没有考虑到其残存肝叶的回流,而肝静脉的变异情况较多;④门静脉存在变异情况或由于肝内病灶挤压、肝内炎症因素造成牵拉导致肝中静脉偏移,使缺血线和肝中静脉实际位置存在较大的偏差;⑤有些病人存在肝中动脉,实施腹腔镜左半肝切除时需要切断此动脉,但切断后会对剩余肝脏血供产生影响,造成缺血范围增大。缺血线与肝中静脉偏差增大。以上诸种因素均可造成术中缺血线或者解剖学上 Cantlie 线均可与肝内肝中静脉实际走行不合,有时可能偏差较大,故容易造成误伤。LUS 术中实时导航,降低了肝中静脉的损伤率和术中出血量,因为 LUS 在术中可以提供术者更全面、更清晰的解剖结构,故可以清楚精准地确定肿瘤边界及切缘,从而可以精准地手术,避免盲目操作而导致血管的损伤。

肝门部胆管癌具有表现隐匿、早期诊断困难、局部高度恶性的特点。且辅助治疗有限,根治性手术切除是提高病人生存率的唯一选择。但由于存在重要脉管的侵犯和胆管黏膜下层的纵向浸润,肝门部胆管癌根治术一直被认为是肝胆外科领域的难点之一。杨伟帮(2017)报道中山大学孙逸仙纪念医院成功对一例 Bismuth Ⅲb 型肝门部胆管癌病人实施完全腹腔镜下根治手术取得成功,效果良好。现分享如下报告:患者男性,65 岁。因"无痛性全身、巩膜黄染 1 月余"而入院。实验室检查 AST 135 U/L,ALT 103 U/L,TB 132.2 μmol/L,DB 79 μmol/L。影像学检查:MR 检查显示,肝左、右叶内胆管扩张,胆管于左肝管及肝总管处变细、截断。左肝管及肝总管明显增厚,其内信号 T1W1 及 T2W1 均呈低信号。增强扫描见左肝管及肝总管壁强化,考虑肝门胆管癌 Bismuth Ⅲb 型。遂计划行全腹腔镜下肝门部胆管癌根治术(左半肝切除+左尾状叶切除+肝门部淋巴结清扫+右肝管空肠吻合术)。手术时长 6 h,出血量 400 ml,未中转开腹。术后 7 d 各项指标恢复正常,无严重并发症发生。病理报告:胆管腺癌侵犯神经和淋巴结。术后随访 4 个月,未见肿瘤复发,生活质量尚可。

肝尾状叶位置深在,处于第一肝门、肝静脉和肝后下腔静脉之间,周围解剖结构复杂,因此肝尾状叶肿瘤切除手术复杂,风险大。开腹肝尾状叶切除术常需要切除左肝叶或者劈开肝正中裂以获得良好显露。腹腔镜肝尾状叶切除术被认为具有极高的技术挑战性,是腹腔镜肝切除术需要突破的重要领地之一。2006 年 Dulucq 等首次报道了 2 例结肠癌肝转移腹腔镜肝尾状叶切除术。2009 年 Nguyen 等统计全世界范围内 2 804 例腹腔镜肝切除手术中腹腔镜肝尾状叶切除术仅为 18 例。Chen 等(2013)报道了连续 9 例肝恶性肿瘤行腹腔镜肝尾状叶切除术,平均手术时间 254 min,平均术中出血量 202 ml,无术后并发症发生,认为腹腔镜肝尾状叶切除术是安全可行的。

Soubrane(2015)报道,2001～2014 年间回顾分析欧洲、北美、亚洲 5 家三级转诊中心共 124 例成人-儿童活体肝移植(adult to child living donor liver transplantation, A-C LDLT)中行腹腔镜下供体肝左外叶切除术(laparoscopic left lateral sectionectomy, LLLS)及欧洲的 2 家三级转诊中心共 300 例腹腔镜下供体肾切除术(laparoscopic donor nephrectomy, LDN)的健康供体资料,对其短期供体预后进行比较。比较结果表明,腹腔镜供体肝切除术可以像腹腔镜手术在肾移植中的应用一样,成为活体供肝获得左外叶的新的标准术式。复旦大学附属华山医院和儿科医院(2016)在全腹腔镜下完成成人-儿童活体肝移植手术。患儿为男性,6 月龄,确诊为先天性胆道闭锁。供肝者为患儿母亲,27 岁。耗时 3.5 h,顺利完成供肝切取手术,出血仅 100 ml。该手术较国际上平均手术时间要短,出血量要少。受者肝功能逐渐恢复正常。

(汤礼军)

30.9 经脐入路腹腔镜胆总管探查术

自 Kehr 1889 年应用 T 管引流以来,胆总管切开探查后需放置 T 管一直沿用至今。1991 年，美国 Stoker、Phillips 等率先开展了腹腔镜胆总管切开探查术（laparoscopic common bile duct exploration, LCBDE）。随着微创外科的发展，特别是腹腔镜、纤维胆道镜的临床应用，为肝外胆管结石的治疗提供了新的微创治疗途径。胆总管切开 T 管引流术是胆总管结石的经典手术方式，腹腔镜胆总管探查术治疗肝外胆管结石安全、有效、可行。术后酌情可置 T 管、鼻胰胆管或内置管引流，也可不置 T 管引流而直接行一期缝合胆总管。

进入 21 世纪以来，经脐入路内镜手术（transumbillical endoscopic surgery, TUES）又称腹腔镜-内镜单一部位手术（laparo-endoscopic single-site surgery, LESS），单孔腹腔镜手术（single incision laparoscopic surgery）。

由于脐部是身体上唯一与生俱来的瘢痕，单孔腹腔镜手术的入路选择在脐部是较为理想的。因为脐部的皮肤皱褶可以使本来很小的切口遮盖得完美无损。经脐入路单孔腹腔镜手术由于受到孔道的限制，手术部位受到限制，手术器械置入相对较集中，难以形成操作三角。术时器械常会互相干扰，影响操作和视野。此外，器械和光源同轴，又在一定程度上影响术者对深度和距离的判断，从而增加了手术的难度。但由于手术器械的不断改进，如操作器械的加长，可转向器械、可弯曲器械以及加长器械等；不同操作平台的研制，如 Tri Port（图 30-36）、Get Port（图 30-37），都在不断推动着经脐入路腹腔镜手术的发展。

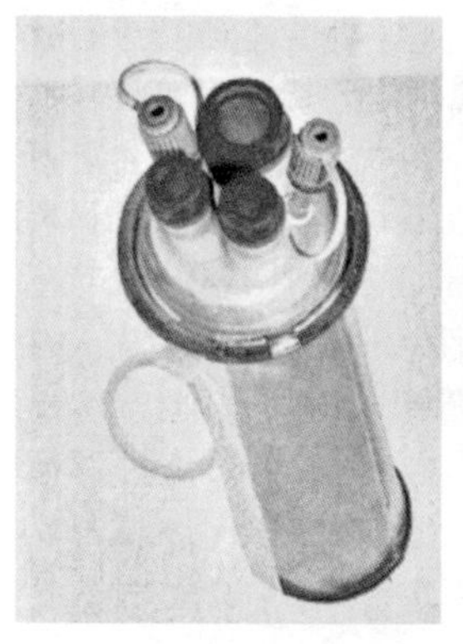

图 30-36　Tri Port 经脐置入操作平台

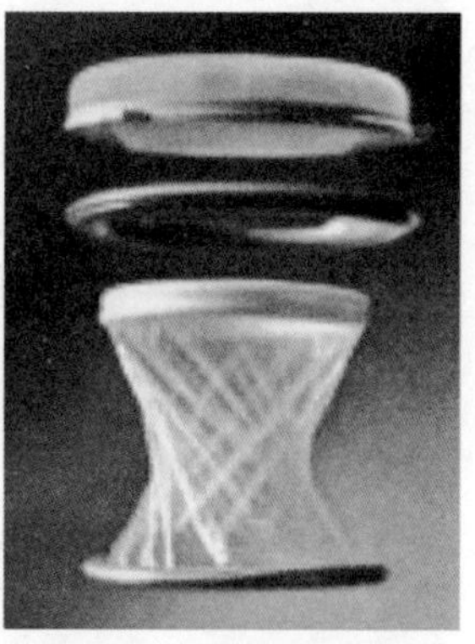

图 30-37　Tri Port 经脐置入操作平台

临床实践已证实经脐入路腹腔镜手术安全有效、美容效果好，手术后腹壁无明显瘢痕，深受患者青睐，尤其是年轻女性患者。经脐入路腹腔镜联合胆道镜胆总管探查术已逐渐成为治疗胆总管结石的一种新的技术。

【适应证与禁忌证】

（1）适应证

1）术前或术中诊断准确的肝外胆管结石。

2）肝内胆管结石主要位于Ⅰ、Ⅱ级肝内胆管。

3）肝外胆管结石所造成的梗阻性黄疸或急性胆管炎。

4）胆管扩张、术前检查不能明确诊断者。

5）胆总管结石或残石、既往有上腹部或胆道手术史、估计肝门区没有致密粘连、原手术切口不影响腹腔镜套管放入者。

6）胆总管直径≥8 mm。

（2）禁忌证

1）胆管癌变或可疑癌变。

2）合并肝内胆管结石。

3）肝硬化门静脉高压症。

4）中、后期妊娠。

5）腹腔感染、腹膜炎。

6）伴有出血性疾病、凝血功能障碍。

7）重要器官功能不全，难以耐受手术、麻醉和安装有心脏起搏器者（禁止用高频电刀）。

8）膈疝。

【麻醉与体位】

采用气管插管全麻。患者仰卧、头高脚低位。

【手术要点与技巧】

（1）经脐入路腹腔镜胆总管探查 T 管引流术　沿患者脐孔内顺钟向 1、6、9 点位置作为穿刺点（图 30-38），插入 3 个 5 mm 穿刺套管，置入 5 mm 30°腹

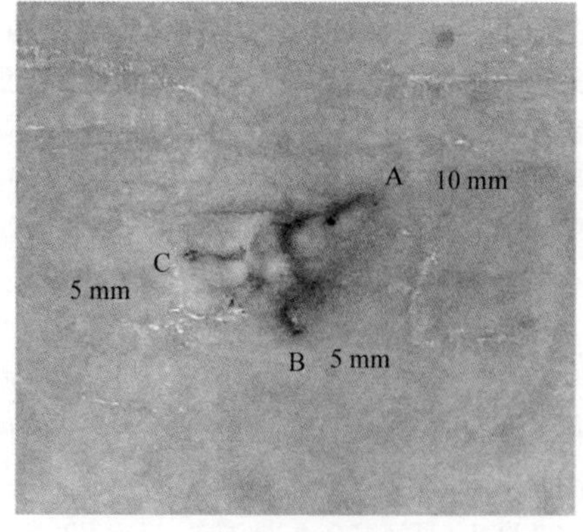

图 30-38　经脐入路腹腔镜手术

脐孔部 3 个切口 A 为 5 mm（后改为 10 mm，便于标本取出），B、C 为 5 mm

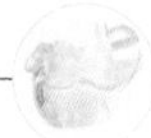

腔镜，建立 CO_2 气腹，维持压力在 12～14 mmHg（图 30－39），经脐入路腹腔镜手术情况如图 30－40 所示。

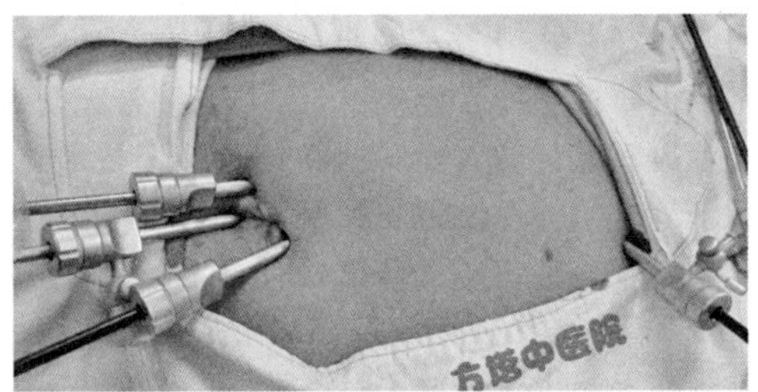

图 30－39　脐部 3 个 5 mm 及剑突下 5 mm 套管放置情况

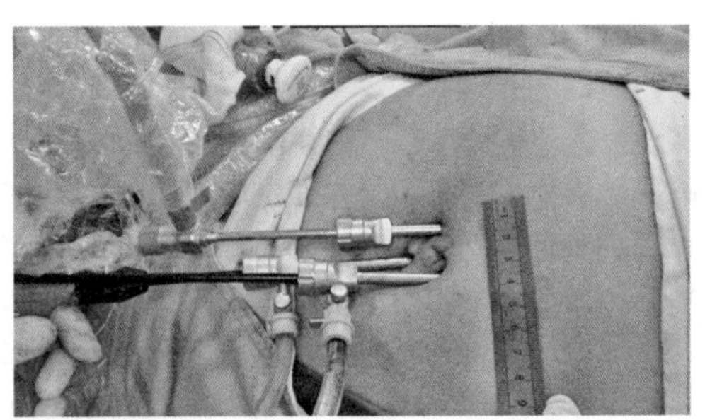

图 30－40　经脐入路腹腔镜手术情况

探查腹腔、盆腔以及胆囊大小形态是否正常，有无粘连。在腹腔镜监视下于剑突下置入 5 mm 穿刺套管，作为辅助操作孔。抓钳、弹簧钳从脐部进入，显露 Calot 三角。于剑突下穿刺孔用分离钳或电凝钩解剖 Calot 三角，离断胆囊动脉，骨骼化胆囊管。于脐部 1 点钟处切口改为 10 mm 穿刺套管，用钛夹夹闭胆囊管远端，剪开胆囊管。剑突下孔置入硬膜外导管，插入胆囊管内 5～8 mm，用钛夹轻夹胆囊管以防硬膜外导管滑脱，注入稀释聚维酮碘（碘伏）醇（1∶1）20～50 ml，行术中胆道造影确认胆总管结石及结石位置（图 30－41），如术前明确有胆总管结石者也可不做造影。从剑突下孔细针穿刺抽出胆汁以确认胆总管。于胆总管靠近肝总管处用电凝钩纵向切开胆总管 8～15 mm。经剑突下孔置入纤维胆道镜，胆总管内结石清晰可见（图 30－42），用取石网取尽结石（图 30－43），动作轻柔以免夹碎结石。胆道镜观察 Oddi 括约肌，注水过程中有开闭蠕动，探查确认胆总管无残留结石后，置入 18 号或 20 号乳胶 T 管，用 5～0 可吸收缝线连续缝合胆总管前壁，必要时浆膜层加固，缝好后再通过 T 管注入生理盐水 40～

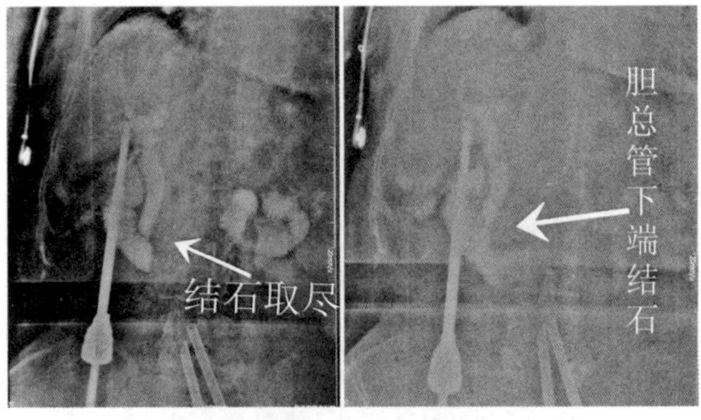

图 30－41　术中造影可见胆总管下端结石石取尽情况

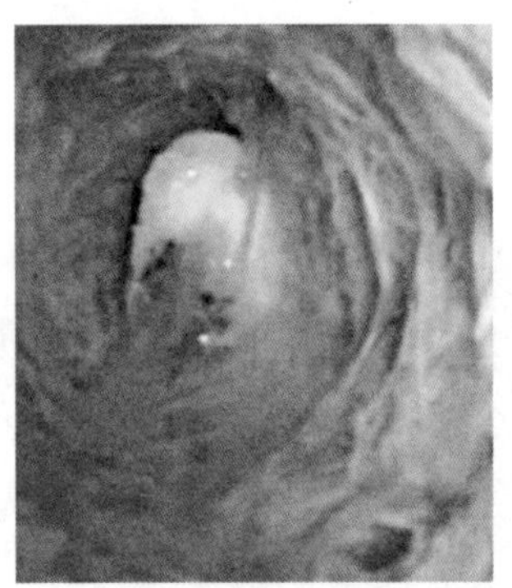

图 30－42　置入胆道镜后可见胆总管内壁及胆总管内的结石情况

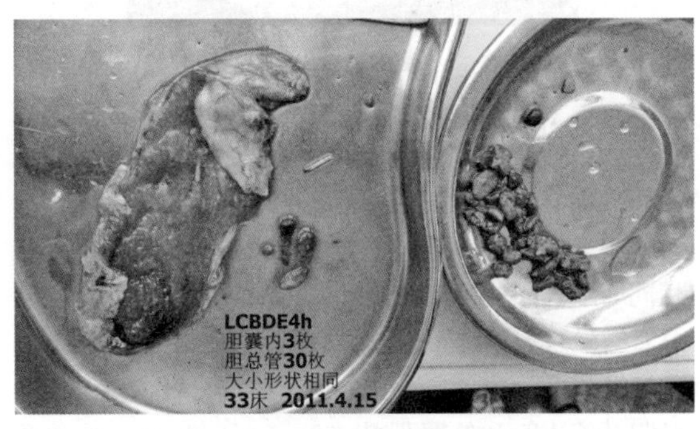

图 30－43　胆总管探查术

切除的胆囊内有 3 枚结石，胆总管中有 30 枚结石。胆囊与胆总管内结石的大小、形状相同

60 ml，在腹腔镜直视下观察有无渗漏，如有渗漏，予间断缝合。T 管自剑突下穿刺孔引出。用可吸收夹夹闭胆囊管，切除胆囊，胆管结石及胆囊置入标本袋中取出，冲洗腹腔。Winslow 孔置一根负压引流管，经脐部 9 点穿刺孔引出体外并固定（图 30－44、图 30－45）。

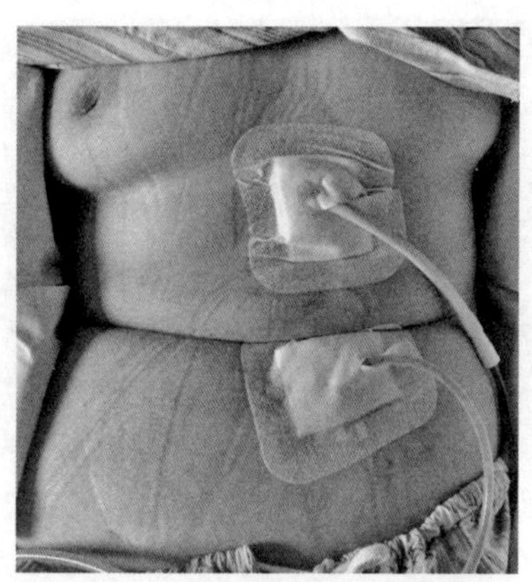
图 30-44　胆总管探查术 T 管和引流管放置后引出情况

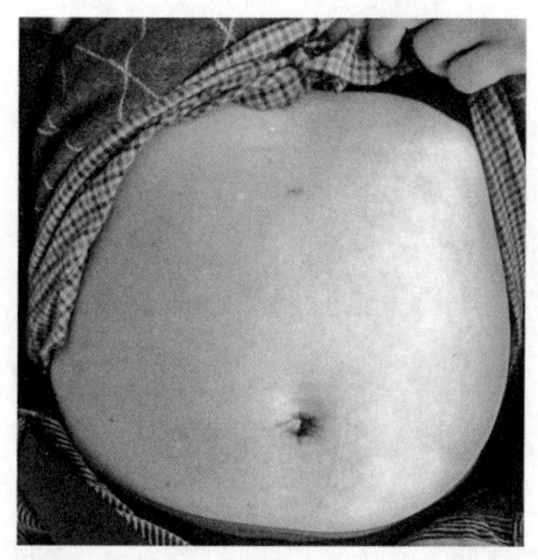
图 30-45　术后 1 个月，脐部无明显瘢痕

(2) 经脐入路腹腔镜胆总管探查一期缝合术　经脐入路腹腔镜胆总管探查一期缝合术的手术方法基本与经脐入路腹腔镜胆总管探查 T 管引流术相同，所不同之处是不放置 T 管而直接缝合胆总管。

采用 5～0 proline 线全层连续缝合胆总管，缝合时胆总管边距和针距保持在 1.0～1.5 mm，对合平整，松紧合适。缝合后再通过硬膜外导管注入生理盐水 40～60 ml，在腹腔镜直视下观察有无渗漏，如有渗漏，间断缝合。对于消瘦的患者，可以将大网膜裁剪上提，覆盖在胆总管切口周围。必要时再次行胆道造影，目的有二：一是再次确认肝外胆管结石已经取尽；二是明确缝合处是否导致胆总管狭窄。拔出硬膜外导管，用可吸收夹夹闭胆囊管，切除胆囊，胆管结石及胆囊置入标本袋中取出，冲洗腹腔，Winslow 孔置一根负压引流管经剑突下孔引出体外并固定。

特别要强调的是，应根据患者的具体情况和术者的腹腔镜技术水平，有选择、有把握地开展经脐入路腹腔镜胆总管探查术。在临床实践中有时也可把胆总管直径在 5～8 mm 的胆总管结石作为相对手术指征。但要求是胆总管及肝十二指肠韧带无明显急性炎症，局部解剖结构清楚，在镜下缝合技术熟练，能保证缝合的胆管边距和针距均在 1.0～1.5 mm。这样，施行一期缝合，胆总管周径也只缩小 2～3 mm，直径约缩小在 1 mm，不致形成胆管狭窄。术后常规在 Winslow 孔放置引流管，防止漏胆。总之，客观、审慎地选择病例极为重要，尤其是对于胆总管直径较细及再次胆道手术的患者，应从严把握。否则，宁可选择常规腹腔镜四孔法手术或传统开腹手术，以确保安全。

【并发症的防治】

(1) 出血　胆总管壁营养血管丰富，十二指肠上缘的胆总管血管分布较多，可引起胆总管切开时出血。胆总管的切开位置靠近胆囊管处，出血较少。在切开胆总管要先电凝拟切处之血管后再电切切开。胆道内探查注意轻巧，避免暴力造成胆管内黏膜损伤出血。肝脏病变可引起凝血功能障碍，注意补充维生素 K 和凝血因子及护肝治疗。

(2) 胆漏　胆漏占腹腔镜胆总管切开探查术后并发症的 40%。胆漏是多种原因引起的胆汁或者含有胆汁的液体持续通过非正常途径从胆管系统直接漏入腹腔。胆漏原因主要是：①胆管的组织结构中平滑肌及弹力纤维少、管壁薄；②胆管取石等操作造成医源性的胆管内壁损伤及 Oddi 括约肌痉挛，导致术后胆管压力一过性升高；③术后胆管炎性反应未消退，特别是十二指肠乳头水肿，使胆汁流出不畅；④缝合时胆管壁炎性水肿，炎性反应消退后缝线松弛，缝合口、缝合针眼渗漏胆汁。⑤患者消瘦，胆总管周围缺乏网膜组织覆盖；⑥缝合时打结过紧，针眼渗漏胆汁。

以下措施可有效预防胆总管一期缝合术后胆漏的发生：①严格按照适应证选择病例；②术中操作应轻柔，切忌器械强行通过胆总管末段，以免造成胆总管末段水肿及狭窄；③用 5～0 的可吸收线缝合胆总管的全层，切口缘要对齐，防止胆管壁内翻或外翻，针脚要均匀，松紧要适宜。每针针距和边距要保持在 1.0～1.5 mm，这样可避免胆总管狭窄；④缝合完毕后，应用硬膜外导管，经胆囊管注入生理盐水增加胆道内压力观察是否有胆漏，或用纱布条轻压胆

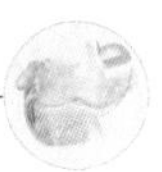

总管，观察有无胆汁渗出，如有渗漏可间断加缝；⑤Winslow 孔要放置多孔引流管，一旦发生胆漏，可起到至关重要的引流作用；⑥对于消瘦的患者，可以将大网膜裁剪后上提，覆盖在胆总管切口周围；⑦医用 OB 胶具有吻合、黏合的作用，可酌情使用。但不能依靠，更不能用来弥补缝合的缺陷；⑧采用定时脱落的 J 型管，可有效地预防术后胆漏、胆管狭窄的发生。

【手术的效果】 2008 年 11 月，上海中医药大学附属曙光医院松江分院开展了经脐入路腹腔镜胆总管探查一期缝合术，至今已施行 400 例。未发生严重并发症，效果均较满意。

30.10 经脐入路腹腔镜胆囊切除术

2004 年，Kalloo 等提出了经自然腔道手术的概念。2007 年 4 月，Marescaux 等完成了首例经阴道内镜胆囊切除术。虽然这是真正的腹壁无瘢痕手术，但在手术路径、技术操作、安全性以及社会伦理上均存在不少争论。1997 年，Navarra 首先报道了 30 例经脐单孔腹腔镜胆囊切除术。2007 年，朱江帆提出了经脐入路内镜手术（transumbilical endoscopic surgery, TUES）的概念，并于 2007 年 11 月 3 日与笔者在上海中医药大学附属曙光医院松江分院完成了国内首例经脐单孔腹腔镜胆囊切除术。采用单套管三通道技术，脐孔下缘做 2.5 cm 弧形切口，通过三通道套管置入手术器械施行手术。也可采用围脐部做 3 个 5 mm 切口代替单套管三通道技术，这样各套管的运动相对独立，手术器械与光学视管在腹腔内运动空间增大，操作相对灵活，彼此的干扰明显减少，操作时难度降低，手术时间也可缩短。胡海（2009）用超声刀可以在不做过多分离的情况下同时离断胆囊管和胆囊动脉，为后续的胆囊牵引和显露创造了条件，使得胆囊床的电凝分离变得容易，整个术野无明显渗血或出血。将脐部 1 点处戳孔扩大成 10 mm 后用可吸收夹夹闭胆囊管，并取出胆囊。术后疼痛轻，基本不用镇痛剂，随着手术量的不断增加，技术水平不断提高，各手术步骤间的配合也更加默契，手术时间明显缩短，一般均在半小时左右完成手术。

【适应证与禁忌证】

（1）适应证

1）术前腹部 B 超和（或）上腹部增强 CT 或 MRCP 检查提示胆囊良性病变。

2）证实肝内外胆管无结石胆总管直径≤7 mm。

3）胆囊壁厚≤5 mm。

4）既往虽有上腹部或下腹部手术史，但估计脐部到胆囊三角区域腹腔没有致密粘连者。

（2）禁忌证

1）胆囊癌变或可疑癌变。

2）肝硬化门静脉高压症。

3）中、后期妊娠。

4）腹腔感染、腹膜炎。

5）伴有出血性疾病、凝血功能障碍。

6）重要器官功能不全，难以耐受手术、麻醉和安装有心脏起搏器者（禁止用高频电刀）。

7）膈疝。

【麻醉与体位】 采用气管插管全麻。患者仰卧、头高脚低位。

【手术要点与技巧】

（1）经脐单孔腹腔镜胆囊切除术　采用单套管三通道技术，脐孔下缘做 2.5 cm 弧形切口，置入一个含 3 个通道的套管。建立 CO_2 气腹达 12～14 mmHg。先置入 5 mm 腹腔镜探查，后再在另 2 个 5 mm 操作通道中分别置入抓钳和电凝钩。牵拉胆囊，充分显露 Calot 后三角。以后三角 Rouviere 沟延长线与胆系组织之交点为解剖胆囊三角的标志。此点以上部分为安全区，以下部分因系胆囊管与肝总管汇合处为危险区。在安全区用电凝钩打开胆囊后三角，看清胆囊壶腹与胆囊管的关系，向右上方牵拉胆囊，分离胆囊三角区前浆膜，充分显露胆囊管。确认无误后夹闭并切断胆囊管。同样，紧贴胆囊处理胆囊动脉。采用顺行和逆行相结合的方法切除胆囊。取出胆囊。

（2）经脐腹腔镜胆囊切除术　于脐孔内边缘 1、5、9 3 点分别做 5 mm 的切口，分别置入 5 mm Trocar（图 30-46）。建立 CO_2 气腹达 12～14 mmHg，于 9 点处 Trocar 置入 5 mm 30°腹腔镜，5 点处 Trocar 进入牵引钳以牵拉上提胆囊，显露 Calot 三角。1 点处 Trocar 作为主操作孔置入电凝钩。用电凝钩分离解剖 Calot 三角，顺行或逆行将胆囊从胆囊床上分离。1 点处切口改为 10 mm，后置入 10 mm 的 Trocar。用可吸收夹在近壶腹部夹闭胆囊管并切断。胆囊动脉钳夹后离断；也可用电凝钩电凝直接离断或用双极电凝钳处理。用标本取出袋通过 10 mm 的 Trocar 取出胆囊。一般可不放置引流，炎症较重、胆囊破裂或止血不满意时则应放置引流管。

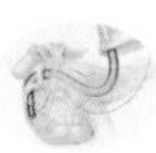

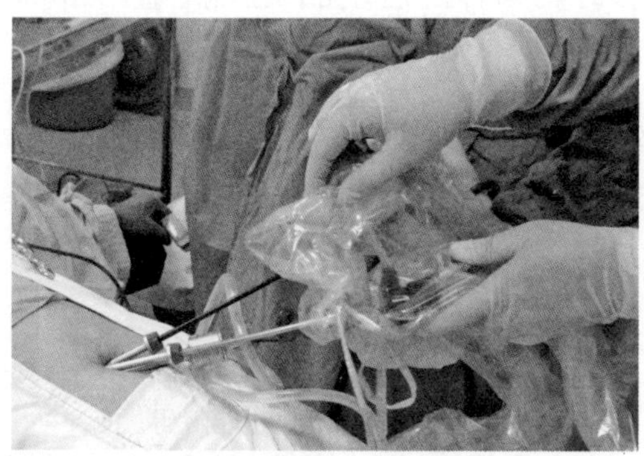

图 30-46　经脐入路的腹腔镜胆囊切除术 3 个 5 mm Trocar 放置情况

(3) 术中注意要点

1) 由于操作器械与光腹腔镜均于脐部入腹，器械之间存在相互制约、干扰，手术视野有时有遮挡等现象，手术过程中需要同时处理器械的避让与协调。因此，术者需要具有足够的耐心，如心情急躁易损伤周围组织，导致手术失败，甚至医源性损伤。

2) 术者与助手的配合：经脐入路手术操作空间小，手术视野相对狭窄，增加了手术难度和潜在风险，以胆管损伤最为棘手。因此，术者与助手的配合尤其重要，需要术者与助手熟练掌握"三管-壶腹"的解剖及充分掌握腹腔的功能。

3) 体位和切口的选择：施行经脐入路手术时，术者及助手均位于患者左侧，为避免影响术者操作，助手一般需半侧身站立，在切口的选择上，刚开展手术的术者，可以将切口离脐中心稍远一些，之后慢慢将切口集中在脐孔皱褶处。

4) 因胆总管存在变异可能，术中夹闭、断开胆囊管前必须解剖出肝外胆管，避免误伤胆总管。

5) 因少数患者存在胆囊动脉后支，术中电凝胆囊动脉时需解剖清楚，避免切除胆囊时引起胆囊动脉后支出血。

6) 关闭气腹前需再次检查肝脏、胆囊床、大网膜是否存在活动性出血或隐性出血，避免术后腹腔内出血。

7) 因电钩在操作过程中的温度高，使用过程中务必要控制电钩的幅度和尽量远离肝外胆管，避免烫伤或热损伤肝外胆管、胃及周围组织，避免引起胆漏和周围组织的损伤。

【手术效果】 自 2007 年以来，上海中医药大学附属曙光医院松江分院已完成经脐入路单孔腹腔镜胆囊切除术 4 200 例。无严重并发症发生，出血少，效果较满意。

30.11　经脐入路腹腔镜保胆取石术

随着"保胆"观念的深入，保胆手术越来越多。手术方法在不断地改进，新的术式在不断探索，从开始的四孔法到目前的单孔法。经腹腔镜微创保胆取石术中的经脐单孔保胆术是目前损伤最小，难度较大的手术。腹部无明显可见瘢痕，美容效果好，术后疼痛轻，恢复快。虽操作时胆囊与脐孔部的距离较远，器械在脐部操作易互相碰撞干扰，增加了手术的难度。但随着经验的不断积累，技术水平的不断提高，各手术步骤间的配合也变得越来越协调和默契。因此，手术时间明显缩短，一般均在 1 h 左右完成。

【适应证与禁忌证】

(1) 适应证

1) 术前腹部 B 超和(或)上腹部增强 CT 或 MRCP 检查，结合患者症状、体征诊断为胆囊结石。

2) 无上腹部手术史。

3) 证实肝内外胆管无结石，胆总管直径≤7 mm。

4) B 超检查：结石随体位移动，胆囊壁厚度≤4 mm，餐后胆囊收缩≥30%。胆囊大小正常，无严重胆囊炎症，结石 1～3 枚，结石直径≤2.5 cm，胆汁透声好，胆囊颈管无结石嵌顿。

(2) 禁忌证

1) 胆囊萎缩、急性炎症、胆囊壁明显增厚＞4 mm，胆囊收缩功能不良、胆囊管存在部分或完全梗阻，胆囊癌变或可疑癌变。

2) 肝内外胆管内并存结石。

3) 有急性或慢性胰腺炎病史者。

4) 肝硬化门静脉高压症。

5) 中、后期妊娠。

6) 腹腔感染、腹膜炎。

7) 伴有出血性疾病、凝血功能障碍。

8) 重要器官功能不全，难以耐受手术、麻醉和安装有心脏起搏器者(禁止用高频电刀)。

9) 膈疝。

【麻醉与体位】 采用气管插管全麻。患者仰卧位。

【手术方法与技巧】 在脐部 1 点、6 点、9 点处分别切开皮肤 5 mm(图 30-47)。先在 6 点处置入一带进气孔的 5 mm Trocar，注入二氧化碳至腹腔内压达 14 mmHg。置入 5 mm 腹腔镜探查，并在 9 点、1

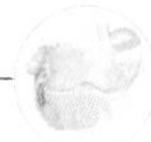

点分别处置入另 2 个 5 mm Trocar(图 30－48)，并分别置入抓钳和电凝钩。常规探查腹腔、盆腔及胆囊大小形态是否正常，有无粘连。牵引胆囊底部，用电凝钩于胆囊底部牵引点的下方切开胆囊壁 10～20 mm，用吸引管吸引胆汁，并用生理盐水冲洗胆囊，边冲边吸。1 点处置入胆道镜，用取石网篮取出结石。如遇结石较大，可用分离钳直接将结石挤赶出胆囊。胆道镜继续冲洗胆囊，观察胆囊管开口，见胆汁从胆囊管溢出通畅(图 30－49)。也可同时将腹腔镜与胆道镜一并置入胆囊(图 30－50)，能全方位地更清晰地进行检查胆囊腔，胆囊黏膜有无病变，胆石有无残留。胆石取尽后则把 1 点处 Trocar 改用 10 mm 的 Trocar，用标本取出袋通过 10 mm 的 Trocar 取出胆囊结石。用 3～0 可吸收线进行连续全层缝合胆囊切口，并酌情对浆肌层间断加强缝合。检查无胆漏，冲洗腹腔，缝合脐部切口。一般不放置引流管。图 30－51 和图 30－52 显示不同时间切口愈合情况。

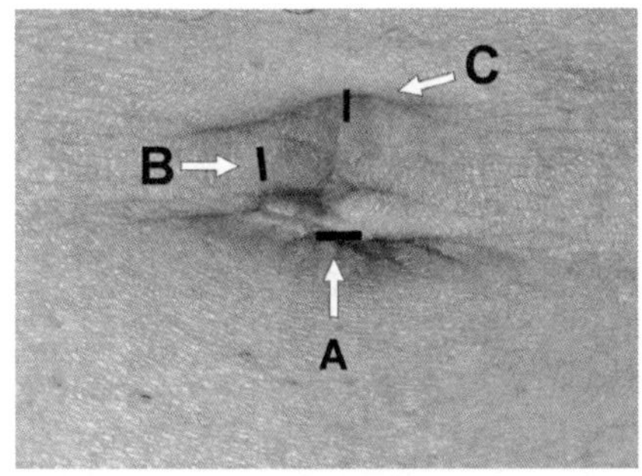

图 30－47　脐部 3 个 5 mm 切口 A、B、C 的位置和方向

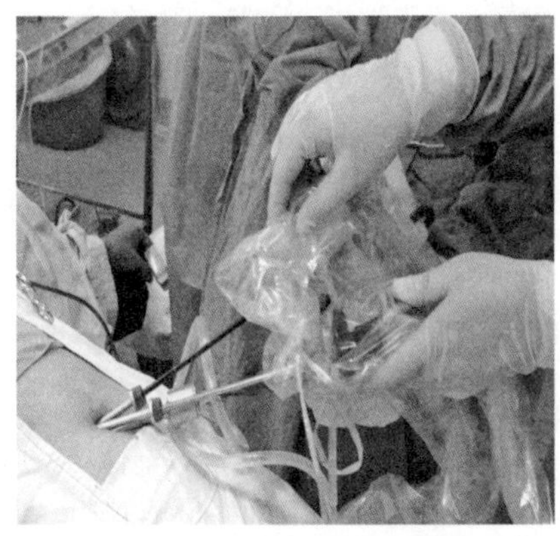

图 30－48　3 个 5 mm Trocar 在脐部放置的情况

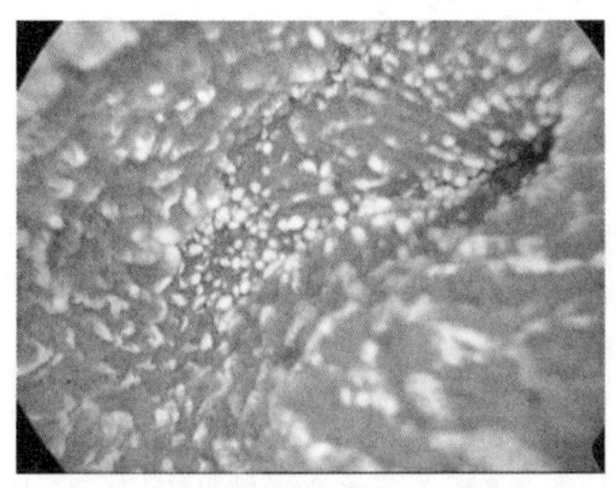

图 30－49　腹腔镜下的胆囊黏膜，可见胆汁从胆囊管内溢出

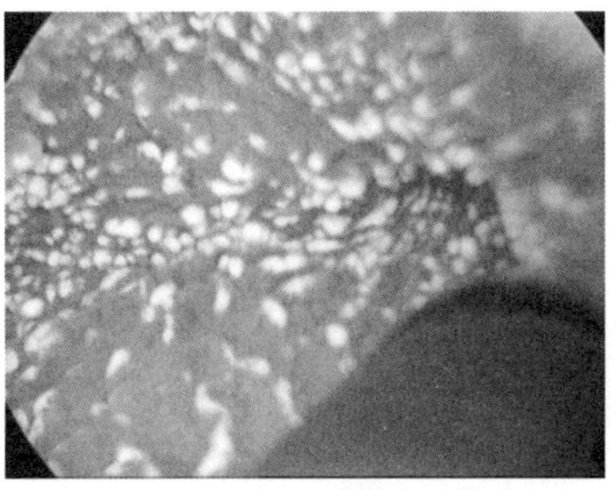

图 30－50　腹腔镜与胆道镜同时进入胆囊

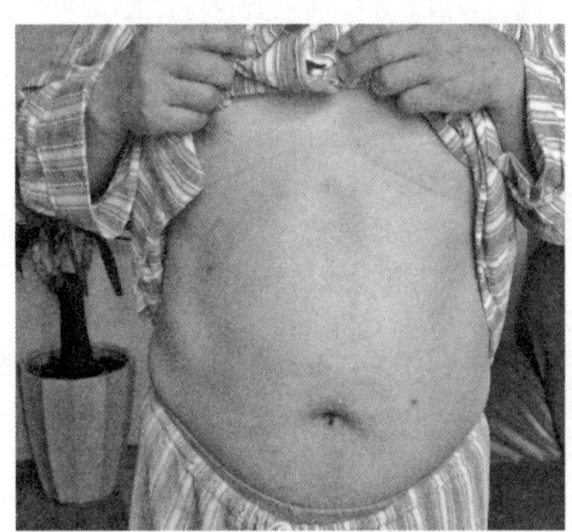

图 30－51　术后 3d 切口情况

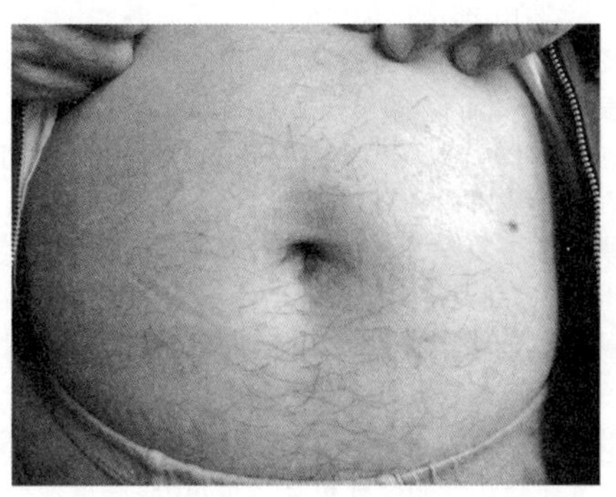

图 30－52　术后 2 个半月的瘢痕情况

【术中注意事项】术中应根据除探查情况决定是否行保胆取石术，若术中发现胆囊内有多发性小结石、胆囊壁多处有较多的胆固醇结晶、胆囊颈部结石嵌顿等，不宜行保胆取石术，应改行胆囊切除术。

【手术的效果】上海中医药大学附属曙光医院松江分院自2009年7月至今已开展经脐单孔腹腔镜保胆取石术750例，无严重并发症发生，效果较满意。胡海(2010)报道对免气腹经脐单孔腹腔镜保胆取石术进行了研究，8例女性胆囊单发结石患者采用悬吊装置提拉上腹壁后建立手术空间，于脐孔旁做1.5～2.0 cm弧形切口，置入特制的三通道硅胶塞，使用5 mm腹腔镜、抓钳、电针、持针器等器械进行操作。8例手术均获成功。手术时间45～120 min，平均(77.5±24)min。术后均未使用止痛药物。平均住院4 d。术后脐部无明显手术瘢痕。

（郁林海　陆少波）

主要参考文献

[1] 邢中强，王文斌，吕海涛，等. 腹腔镜胰十二指肠切除术后胰漏危险因素分析. 外科理论与实践，2017，22：129－133

[2] 柏钦正，徐建威，李峰，等. 以门静脉-肠系膜上静脉为轴心的腹腔镜胰十二指肠切除术16例报告. 腹腔镜外科杂志，2016，21：776－779

[3] 洪德飞，刘亚辉，张宇华，等. 腹腔镜胰十二指肠切除术中"洪氏一针法"胰管空肠吻合的临床应用. 中华外科杂志，2017，55：136－140

[4] 王亮，折占飞，乔宇. 腹腔镜联合胆道镜经胆囊管探查治疗胆囊结石合并肿总管结石. 中国微创外科杂志，2017，17：189－192

[5] 靳斌，周兵海，杜刚，等. 腹腔镜肝切除- 200例单中心经验. 中华肝胆外科杂志，2016，22：587－590

[6] 张成武. 困难部位肿瘤的腹腔镜肝切除术. 肝胆胰外科杂志，2016，28：89－91

[7] 杨伟帮，韦金星，陈亚进，等. 腹腔镜Ⅲb型肝门部胆管癌根治一例. 国际外科学杂志，2017，44：30－32

[8] 陈训如，Peter Mack. 腹腔镜外科理论与实践. 昆明：云南科技出版社，1995. 210－262

[9] 顾树南，范瑞方，马辉兰，等. 腹腔镜胆囊切除术. 兰后卫生，1992，13：77－79

[10] 顾树南，范瑞方，李红梅. 巨大胆囊结石行腹腔镜切除术一例报道. 腹腔镜外科杂志，2000，5：19－23

[11] 顾树南，姜宁西，何毅，等. 腹腔镜胆囊癌切除术后腹壁套管穿刺孔处癌瘤种植2例报道. 腹腔镜外科杂志，1997，2：15－16

[12] 顾树南，李发智，王湘辉，等. 电视腹腔镜胆囊癌切除3例. 新消化病学杂志，1996，4：720－722

[13] 顾树南，李清潭. 胆道外科学. 兰州：甘肃科学技术出版社，1994. 599－606

[14] 顾树南，万维喜，范瑞方. 腹腔镜胆囊切除术不放置腹腔引流的研究. 甘肃医药，1994，13：249－250

[15] 顾树南，万维喜，李发智，等. 经电视腹腔镜肝脓肿引流1例. 中华消化内镜杂志，1996，13：319

[16] 顾树南，万维喜，王湘辉，等. 非选择性腹腔镜胆囊切除术不放置腹腔引流1 242例报道. 腹腔镜外科杂志，1999，4：5－7

[17] 胡海，黄安华，忻颖，等. 上腹部无瘢痕腹腔镜胆囊切除术. 腹腔镜外科杂志，2009，14：15－17

[18] 胡海，黄安华，张文新，等. 免气腹经脐单孔腹腔镜保胆取石术8例报道. 腹腔镜外科杂志，2010，15：19－21

[19] 胡海，所广军. 腹腔镜胆囊切除术式探讨. 同济大学学报，2006，27：97－98

[20] 胡海，徐安安. 胆道微创手术学. 上海：同济大学出版社，2014. 113－128

[21] 胡海，朱江帆，所广军，等. 新型经脐入路腹腔镜胆囊切除术. 腹腔镜外科杂志，2008，13：145－147

[22] 胡明根，赵国栋，罗英，等. 腹腔镜胰腺手术常见并发症分析. 腹腔镜外科杂志，2010，15：334－337

[23] 胡三元，张光永，李峰. 我国首例NOTES手术成功实施. 腹腔镜外科杂志，2009，14：320－321

[24] 刘朝晖，朱智辉，谢开汉，等. 腹腔镜胆囊切除术中使用OB胶预防胆瘘37例报道. 中国内镜杂志，2003，9：71－72

[25] 倪春华，熊咏，李寿柏，等. 定时脱落的J形导管在腹腔镜胆总管探查一期缝合术中的临床应用. 腹腔镜外科杂志，2008，13：236－238

[26] 裘法祖，邹声泉. 实用腔镜外科学. 北京：人民卫生出版社，2002. 288－368

[27] 田刚，陈安平，尹思能，等. 1 273例腹腔镜胆管探查临床分析. 中国内镜杂志，2011，17：615－6211

[28] 万维喜，顾树南. 腹腔镜胆囊切除术腹部遗留结石1例. 西北国防医学杂志，1997，18：126－128

[29] 万维喜，顾树南. 经腹腔镜行肝包虫囊肿内囊摘除术4例. 世界华人消化杂志，1999，7：813－815

[30] 卫洪波. 腹腔镜胰十二指肠切除术的技术难点与对策. 中华胃肠外科杂志，2012，15(8)：781－783

[31] 吴硕东，于晓鹏，李勇男，等. 经脐单孔腹腔镜肝脏手术的初步探讨. 肝胆外科杂志，2010，18：375－376

[32] 郁林海，冯林松，顾春飞，等. 经脐入路腹腔镜胆总管探查一期缝合术后胆漏34例分析. 肝胆胰外科杂志，2014，26：268－271

[33] 郁林海，刘海军，顾春飞. 经脐入路腹腔镜保胆取石术探讨. 中国内镜杂志，2010，16：113－115

[34] 张海峰，张光永，胡三元. 腹腔镜胆总管探查一期缝合术的临床应用. 腹腔镜外科杂志，2005，10：183－185

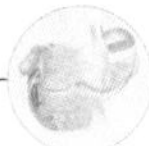

[35] 郑光威,张寰,冯秋实. 腹腔镜胆总管探查术后胆管一期缝合的临床应用分析. 中国内镜杂志,2011,17:798 - 801

[36] 郑民华. NOTES 与单孔腹腔镜技术的发展现状与展望. 中国微创外科杂志,2010,10:18 - 20

[37] 周勇,王浩炜,蒋国勤. LCBD 术后胆管一期缝合与 T 管引流疗效比较. 苏州大学学报(医学版),2011,31:150 - 151

[38] 朱江帆,胡海,马颖璋,等. 经脐入路腹腔镜胆囊切除术. 中国微创外科杂志,2008,8:75 - 79

[39] 朱江帆,胡海,马颖璋,等. 经脐入路腹腔镜手术的初步临床报道. 中国微创外科杂志,2008,8:75 - 76

[40] 朱江帆. 腹壁无瘢痕手术:从 NOTES 到 TUES. 中国微创外科杂志,2007,9:844 - 846

[41] Boggi U, Amorese G, Vistoli F, et al. Laparoscopic pancreaticodudenectomy : a systematic literature review. Surg Endosc, 2015,29:9 - 23

[42] Merescaux J, Dallemagne B, Perretta S, et al. Surgery without scars: a report of transluminal cholecystectomy in a human being. Arch Surg, 2007,142:823 - 826

[43] Merescaux J, Dallemagne B, Perretta S, et al. Surgery without scars: a report of transluminal cholecystectomy in a human being. Arch Surg, 2007,142:823 - 826

[44] Soubrane O, Rougemont OD, Kim KH, et al. Laparoscopic living donor left lateral sectionectomy: a new standard practice for donor hepatectomy. Ann Surg, 2015,262:757 - 763

[45] Tan TC, Kelvin KN. A case of laparoscopic hepatectomy for recurrent hepatocellular carcinoma. World J Gastroenterol, 2010,16:526 - 530

[46] Tinoco R, Tinoco A, EL-Kadre L, et al. Laparoscopic commom bile duct exploration. Ann Surg, 2008, 247: 674 - 679

[47] Zhu JF, Hu H, Ma YZ, et al. Totally transumbilical endoscopic cholecystectomy without visible abdominal scar using improved instruments. Surg Endosc, 2009, 23:1781 - 1784

[48] Zhu JF, Hu H, Ma YZ, et al. Transumbilical endoscopic surgery: a preliminary clinic report. Surg Endosc, 2009, 23:813 - 817

[49] Zhu JF. Scarless edoscopic surgery: NOTES or TUES. Surg Endosc, 2007,21:1898 - 1899

[50] Zhu JF. Scarless endoscopic surgery: NOTES or TUES. Surg Endosc, 2007,21:1898 - 1899

[51] Zhu JF. Which term is better SILS, SPA, LESS, E-NOTES, or TUES? Surg Endosc, 2009,23:1164 - 1165

[52] Zoring C, Mofid H, Emmermann A, et al. Scarless cholecystectomy with combined transvaginal and transumbilical approach in a series of 20 patients. Surg Endosc, 2008,22:1427 - 1428

31 胆道外科疾病的机器人手术

31.1 概述

微创手术是目前外科手术领域的主要发展方向之一。20世纪80年代,腹腔镜胆囊切除术的成功开展,标志着微创外科时代的开始,而近年来迅速发展的手术机器人技术更是在腹腔镜手术基础上,将外科手术的精度和可操控性提升到了一个全新的高度。近10多年来,机器人手术系统的临床应用发展迅速,广泛应用于多个学科,以其全新的手术模式和良好的效果成为外科发展史上的里程碑。

31.1.1 机器人手术系统的发展历史

1959年,"机器人之父"Joe Engelberger研制出世界上第1台工业机器人,此后西方发达国家的众多科研院所、医院和医疗器械公司等机构投入大量资金和人力进行医用机器人的研究。1985年,世界上第1台医用机器人Puma560研制成功,外科医生首次使用Puma560完成脑组织活检及经尿道前列腺切除手术。1993年,摩星公司(Computer Motion)生产出扶镜机器人伊索(AESOP),1999年,又推出了操作机器人宙斯(ZEUS)系统。2001年,Maresaux通过宙斯机器人施行了人类历史上第1例跨大西洋远程手术,在纽约为一位远在法国的68岁患者实施腹腔镜胆囊切除术并获得成功。但由于宙斯机器人手术系统本身的弊端和局限性,未能在临床上广泛应用。1999年,美国Intuitive公司生产出操作机器人达芬奇系统(Da Vinci surgical system)并于2000年7月获得美国食品与药物管理局(FDA)批准,成为第1台在临床使用的商品化手术机器人。随后该公司分别于2002年和2009年推出了第2代达芬奇机器人(da Vinci S)和第3代达芬奇机器人(da Vinci Si)。Da Vinci Si是目前世界上最先进的手术机器人(图31-1)。截止2013年,达芬奇手术系统在全球装机量达2 710台,广泛应用于普通外科、心胸外科、泌尿外科、妇产科和耳鼻喉科等多个科室。

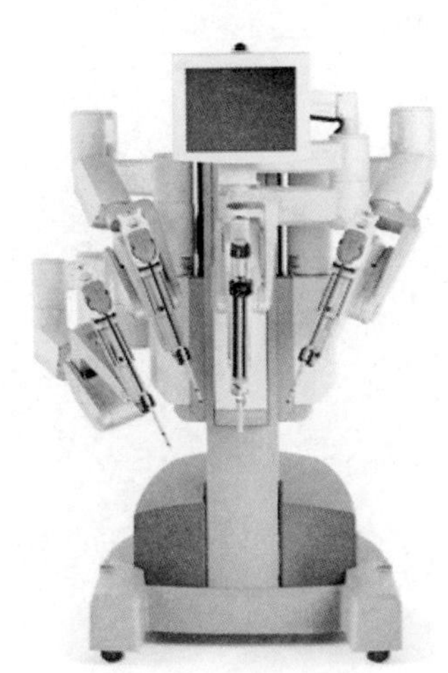

图31-1 手术机器人

31.1.2 达芬奇机器人手术系统的组成和特点

(1) 达芬奇机器人手术系统的组成 达芬奇机器人手术系统还不是真正意义上的自动化机器人,并不能主动完成外科手术,而是一个先进的内镜手

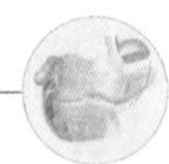

术控制系统，需要在外科医生的操控下完成外科手术。达芬奇机器人手术系统主要由 3 部分组成。①医生控制台系统(surgeon console)：控制台可设置在无菌区外，主要由计算机系统、三维监视器、操作手柄、脚踏板及其他输入、输出设备组成(图 31 - 2)。②床旁机械臂系统(patient cart)：包括 3 个持械机械臂和 1 个扶镜机械臂，是一个能够装载多种微创手术器械的移动平台，手术过程中该系统处于无菌区域内，在医生控制台操控下完成手术(图 31 - 3)。③三维高清成像系统(vision cart)：主要由三维内镜、摄像机及处理器、观察系统组成。它的功能主要是将手术视野放大、成像，实时传输图像于手术室内屏幕上，同时还具有放大、存储、回放等功能(图 31 - 4)。外科医生于无菌区外操作控制台，通过三维视觉系统和动作定标系统将医生手部动作通过传感器

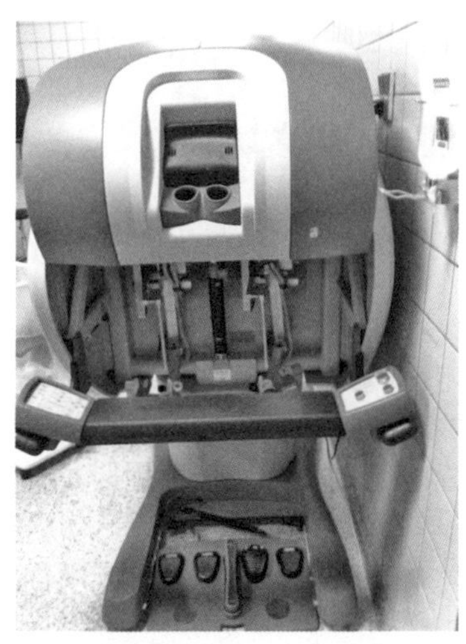

图 31 - 2　医生控制台系统

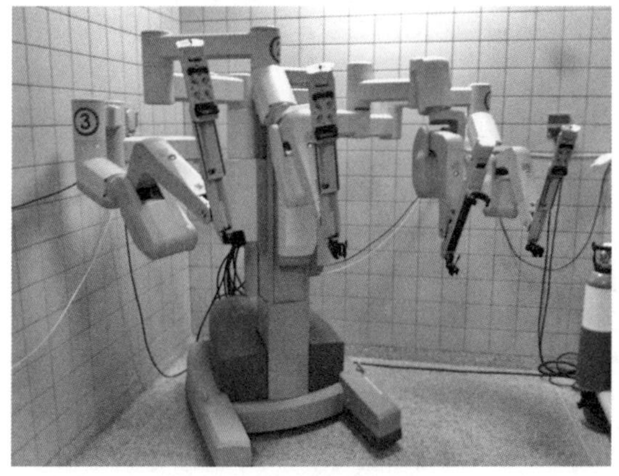

图 31 - 3　床旁机械臂系统

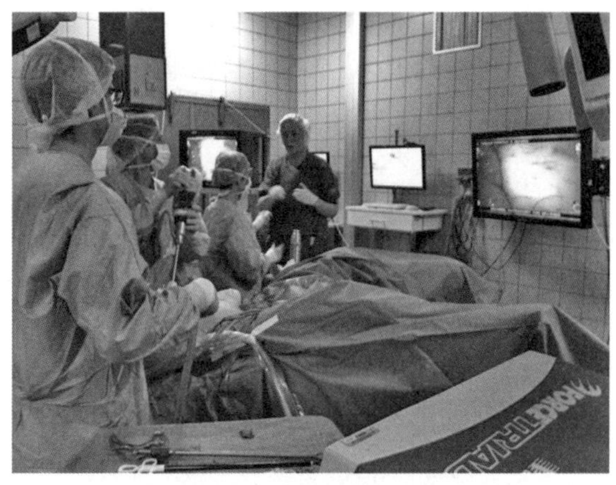

图 31 - 4　三维高清成像系统

在电脑中记录下来，并同步翻译给机械臂，机械臂通过模拟外科医生的动作完成手术。手术过程中需通过床旁助手更换机械臂前端装载的微创器械来完成相应的分离、切割、缝合等操作。

(2) 达芬奇机器人手术系统的优势

1) 在视觉上超越了肉眼和传统腹腔镜：达芬奇机器人手术系统配备的高清内镜能够提供高分辨率的三维立体图像，手术视野具有放大 15～30 倍的三维立体视觉，术者可以清晰地辨认组织和细小血管并进行精细操作。

2) 突破了人手臂活动范围和稳定性的限制：达芬奇手术系统配备的可转腕器械大多具有 7 个自由度，大大超越了人类手臂关节的活动范围。该系统采用直觉同步操控技术，将操控手柄的运动按比例缩小后传导到机械臂，同时滤除了人手的生理性震动，从而大大提高了操作稳定性和精确性(图 31 - 5)。

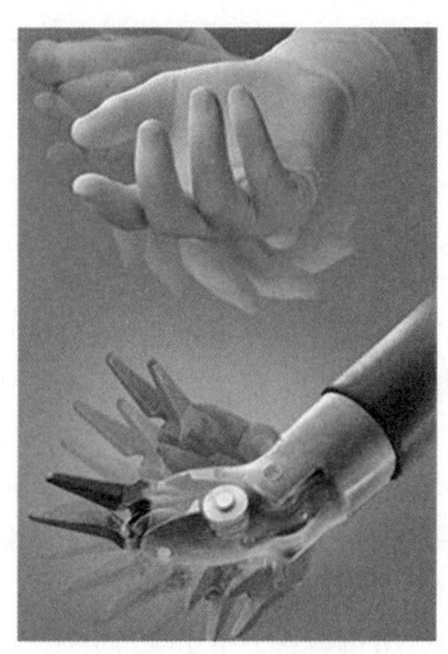

图 31 - 5　可转腕器械

3）改变了传统手术模式：术者位于无菌区外，坐位操作，手术过程中术者头部一旦离开目镜，手术器械即被锁定在原有位置，这些设置都显著降低了劳动强度，适合较复杂和长时间手术。

4）远程手术成为可能：手术机器人设计的初衷之一就是远程手术，其工作方式也正是采用的远程手术的模式。随着互联网和卫星通信技术的发展，在一些危险的地区或常规手术难以进行的地区进行远程手术正逐步成为可能。

（3）达芬奇机器人手术系统的不足

1）触觉反馈功能的缺失。现阶段由于器械臂尚不具备触觉反馈功能，术者无法感受到组织的压力、张力、热和振动，只能依靠视觉信息的反馈来弥补。

2）设备和耗材价格昂贵。

3）达芬奇机器人手术系统体积庞大，需要单独手术房间和多种配套设施，此外还要专人管理维护。

4）术前准备耗时较长，多数情况下手术时间也长于传统腹腔镜手术。另外，由于系统复杂，使用过程中可能出现各种程序或机械故障，延误甚至终止机器人手术。

31.1.3 机器人在胆道外科应用的概况

自从被美国 FDA 批准进入临床后，达芬奇手术机器人系统在临床多个领域均得到迅猛发展。在胆道外科领域，胆囊切除术是目前普通外科运用达芬奇手术机器人完成数量最多、技术最成熟的手术之一。2009 年，周宁新等应用达芬奇机器人完成多例复杂肝胆手术，取得了较好效果。2010 年，Giulianotti 等报道了 12 例应用机器人的胆道重建手术，术后并发症发生率仅为 8.4%。随着技术的成熟，国内外相继成功实施了机器人胆总管探查、胆总管囊肿切除、胆道取石、胆肠吻合及胆管癌、胆囊癌等胆道系统恶性肿瘤的根治术等手术，充分证明机器人手术在胆道外科领域应用的可行性、安全性，并逐渐拓展了微创胆道外科手术的应用范围。

2000 年，达芬奇机器人手术系统应用于临床。至今，机器人手术涉及外科的各个领域，对于肝脏、胆道、胰腺复杂的解剖结构，机器人的手术系统已能显示出其独特的价值。刘荣等（2017）回顾性分析了中国人民解放军总医院自 2011 年 11 月 15 日～2017 年 2 月 9 日应用机器人手术系统行肝胆胰手术 1 000 例的临床资料。其中肝脏手术 260 例，胰腺手术 600 例，胆道手术 83 例，其他手术 57 例。术中中转开腹手术 46 例（4.6%），术后平均住院时间（9.7±7.9）d，围手术期死亡 3 例（0.3%）。

应用机器人手术系统行胰十二指肠切除术、左或右半肝切除术、胆囊癌根治术、肝门胆管癌根治术、胰腺中段切除及胰体尾切除等复杂肝胆胰手术占 65.9%。研究发现，机器人手术系统更适合于行复杂的肝胆胰切除和重建手术。

手术机器人系统是微创外科手术的发展方向，能够突破传统腹腔镜技术的限制，开展更为复杂、精细的微创手术。虽然由于其内在的局限性，现阶段还不能取代所有传统的腹腔镜及开腹手术。但相信随着机器人系统的更新、技术的改进及配套网络系统的改造升级，下一代手术机器人手术系统会更加智能化、小型化、无创化及远程化，这必将掀起微创外科领域又一次新技术革命浪潮。

（安艳新　刘宏斌）

31.2 机器人胆囊切除术

机器人胆囊切除术（robotic cholecystectomy）迄今已有近 20 年历史，是最早报道的机器人手术之一。但传统的腹腔镜胆囊切除术已经非常成熟并得到广泛应用，与之相比，经过多个穿刺孔进行的机器人胆囊切除术虽然同样安全可靠，但还需要较复杂的准备过程和较高的医疗费用，因此在多数情况下并无优势可言。所以，传统的机器人胆囊切除术除了用于一些较为复杂的、腹腔镜下切除较为困难的胆囊切除手术外，主要是作为复杂的机器人腹部手术的教学和训练。2011 年以来，随着机器人单孔手术器械的开发与应用，单孔机器人胆囊切除术开始用于临床，并显示出较之于单孔腹腔镜手术的诸多优势。

机器人单孔手术器械通过具有多个穿刺孔的单孔手术用复合通道进入腹腔。该复合通道共有 4 个穿刺孔，分别供内镜和 2 个机械臂及 1 个辅助器械进入腹腔，还有 1 个注气通道连接气腹机。2 个弯曲套管进入体内并在体内交叉，和镜头一起构成三角形的位置关系，从而避免了器械间处于平行位置和机械臂在体外的交叉、干扰。另一方面，通过计算机技术，将 2 个机械臂的控制器交叉，即无论器械装载在哪个机械臂上，对手术者而言，始终和普通的机器人手术一样，右手操作手柄控制监视器上位于右侧的器械，左手则控制位于监视器上左侧的器械，避免了

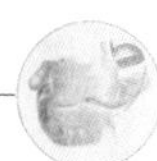

交叉操作的不便。这项技术整合了当今微创外科的两大前沿技术：单孔技术和机器人手术，在一定程度上代表着微创外科的发展方向。为此本节主要介绍单孔机器人胆囊切除术。

【适应证与禁忌证】机器人胆囊切除术的适应证类似于腹腔镜胆囊切除术。随着技术不断进步，加上机器人独有的三维高清视野和可转腕器械，一些在腹腔镜下难以完成的胆囊切除术也可以应用机器人来实施。因此，绝大多数的胆囊切除术都可以应用机器人手术(包括单孔机器人手术)来完成。而其禁忌证主要应考虑到患者对全身麻醉和气腹的耐受性，类似于腹腔镜手术。

【手术要点与技巧】

(1) 手术器械　单孔机器人胆囊切除术所用手术器械包括：单孔心包抓钳，单孔马里兰分离钳，单孔单极电钩，单孔鳄鱼嘴抓钳，单孔中号结扎夹递送器(施夹钳)，单孔持针器，单孔弯剪刀，单孔冲吸引器，1、2 号臂弯曲套管，单孔复合通道，单孔 5 mm 辅助套管，单孔 8.5 mm 30°双目内镜，单孔 8.5 mm 0°双目内镜，单孔 10 mm 辅助套管和单孔 8.5 mm 内镜套管。

(2) 手术体位　患者可取头高脚低位(反 trendelenburg 位)或平卧位，上半身抬高，为便于显露还可将手术台右侧升高(图 31-6)。手术机器人的床旁机械臂系统从右肩部方向和患者对接。

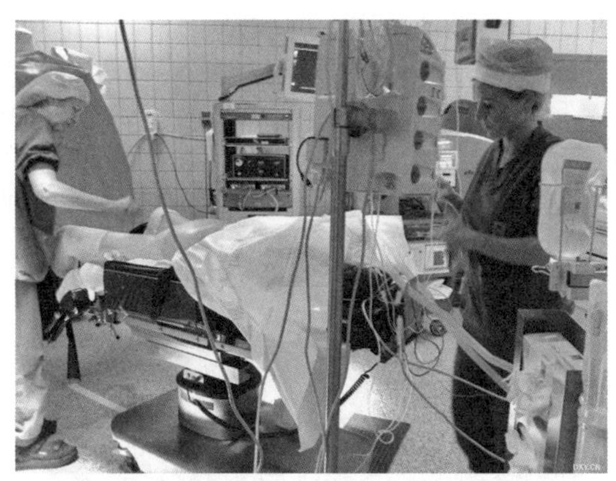

图 31-6　手术体位

(3) 手术步骤

1) 切口和气腹的建立：按常规建立气腹，气腹压控制在 15 mmHg 以内，然后做 2～2.5 cm 长的脐部切口，放入具有多个开孔的达芬奇单孔手术用复合通道(Da Vinci single-site access port)，或者是采用开放技术，先经脐部小切口进入腹腔，然后放置单孔手术用复合通道并经充气管道注气、建立气腹。

2) 放置穿刺套管：首先放置直径 8.5 mm 的内镜套管，置入达芬奇单孔 8.5 mm 30°(或 0°)双目内镜，然后在内镜监视下放置 2 个弯曲套管，最后放置 5 mm 的辅助套管。将手术机器人的床旁机械臂系统和各套管对接，完成手术机器人的准备。床边助手用加长的抓钳钳夹胆囊底部，并向头侧牵引以显露胆囊漏斗部。主刀医生离开无菌区域，在医生控制台确认 1、2 号机械臂器械的交叉控制已经成功(右手控制装载了位于屏幕右侧的器械的 2 号机械臂，而不是多孔机器人手术中通常控制的 1 号机械臂，左手控制 1 号机械臂)，即可开始应用医生控制台操控机械臂进行后续手术。

3) 胆囊切除：应用前述的单孔手术用心包抓钳、马里兰分离钳、单极电钩、中号结扎夹递送器(施夹钳)、弯剪刀、冲洗吸引器等实施手术(图 31-7)。操作过程和标准的胆囊切除术相同，首先解剖胆囊三角，在清晰显露胆囊管、胆囊动脉后分别用结扎夹夹闭并剪断，然后自胆囊颈部向底部将胆囊自胆囊床剥离，完成胆囊切除。切下的胆囊标本放入标本袋，在机器人和患者分离、撤除单孔复合通道时取出。最后常规关闭脐部切口，完成手术。

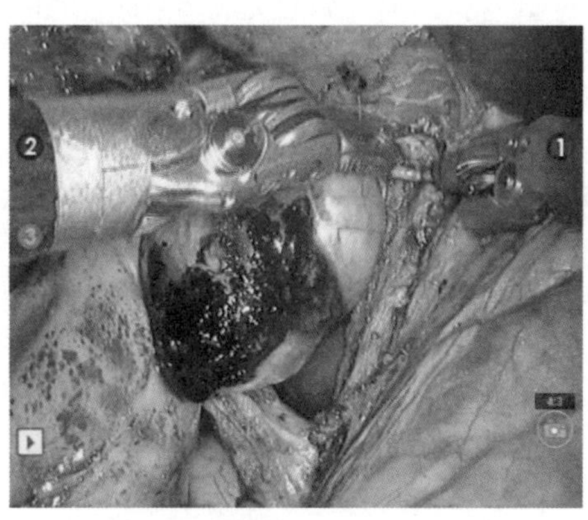

图 31-7　机器人在做胆囊切除手术

【手术的效果、预后和并发症的防治】和单孔腹腔镜相比，单孔机器人胆囊切除术的操作更接近开腹手术，理论上难度更低，学习曲线较短。迄今的应用结果也表明，单孔机器人胆囊切除术在安全性方面至少不逊于单孔腹腔镜，即便在感染、化脓的急性胆囊炎等情况下一般也能够安全开展，没有严重术中并发症的报道。手术时间略长于单孔腹腔镜胆囊切除术，在部分病例系列中有少数中转腹腔镜手术

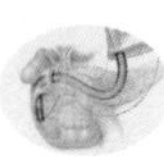

或开腹手术的情况，中转率略高于单孔腹腔镜胆囊切除术。报道的最高中转率为8.4%，而即使在这一组病例中多数也是因为腹腔粘连或胆囊炎症太重而中转，只有2例手术(约占2%)是因为术中出血而中转。其他的手术中并发症发生率也很低，有报道的包括由于缺乏触觉反馈导致的胆囊穿破等及胆囊管损伤等，但都没有导致严重的病情。国外的病例报道中多数患者均能实现日间手术。术后并发症发生率也很低，迄今最严重的1例并发症是术后因腹腔感染再次在腹腔镜下施行脓肿引流术，且患者2次术后恢复顺利。因此，单孔机器人胆囊切除术安全可行，并且较少受患者体型，手术区域炎症，粘连严重程度等因素制约。

因此，单孔机器人胆囊切除术是一安全有效的微创手术，其三维立体的高清晰度视野、近似于开放手术的操作等优越性显著降低了手术难度。迄今为止的临床应用表明其疗效至少不逊于单孔腹腔镜胆囊切除术，同时大大降低了医生的劳动强度，可以预见有着良好的推广前景。

（张小桥　刘宏斌）

31.3　机器人胰十二指肠切除术

胰十二指肠切除术需要完成多个器官的切除和复杂的消化道重建，手术难度大，并发症发生率高。虽然在腹腔镜技术开展的早期，就有腹腔镜胰十二指肠切除(laparoscopic pancreaticoduodenectomy, LPD)的报道，但至今开展LPD的医院仍然有限，报道的例数也不多，其中的原因是多方面的。近年来，手术机器人技术在国外悄然兴起，它在微创的基础上将外科手术的精准度和可行性提升到了一个全新的高度，引起人们的广泛关注。手术机器人在心脏外科、泌尿外科应用的报道较多，也有一些单位创新性地开展了手术机器人胰十二指肠切除术(robotic pancreaticoduodenectomy, RPD)，取得了很好的临床效果。

【适应证与禁忌证】

(1) 适应证　手术机器人胰十二指肠切除术的适应证基本与开腹胰十二指肠切除术相同。

1) 壶腹周围恶性肿瘤：Vater壶腹、胆管下端、胰头部或十二指肠的恶性肿瘤。

2) 胰头部良性肿瘤：胰腺囊腺瘤、胰高血糖素瘤、导管内乳头黏液瘤(IPMN)、神经内分泌肿瘤。

3) 少数有症状的慢性胰腺炎。

(2) 禁忌证

1) 肿瘤侵犯较广泛，术前CT、MRI、血管造影等检查提示下腔静脉、门静脉受侵，腹腔动脉或肠系膜动静脉受侵或包裹，肿瘤难以根治性切除，或需要行联合血管切除。

2) 恶性肿瘤出现腹腔淋巴结转移及肝、网膜等远处转移。

3) 全身情况差、心肺功能不全、凝血功能异常，难以耐受长时间麻醉和气腹。

4) 有上腹部手术史，预计腹腔粘连严重者。

5) 肥胖为手术相对禁忌证。

【手术要点与技巧】 手术戳孔的位置与机械臂的放置采用5孔或6孔法。戳孔以脐孔为中心，向左上腹部呈弧形分布，镜头由脐部戳孔置入，主、次操作孔分别位于脐部两侧，辅助孔位于右上腹，牵引显露，助手操作孔位于脐部左侧。手术机械臂由患者头侧，术者坐在主控台前，手术助手位于患者左侧或两腿之间，器械护士位于患者右侧。手术机器人胰十二指肠切除术的方式，从总体上分为全手术机器人下完成和手术机器人辅助下(腹腔镜-机器人联合“杂交”)完成两种。

(1) 全手术机器人下完成　所有胰十二指肠切除术的步骤都在手术机器人下完成。置入手术机器人镜头后，在镜下做腹腔探查，必要时可结合术中超声检查，探查有无腹膜、网膜、肝脏等处转移。提起十二指肠，沿Kocher切口切开十二指肠外侧腹膜，游离十二指肠第二三段，确认肿瘤与下腔静脉和腹主动脉间有无侵犯。离断胃结肠韧带，显露胰腺，沿胰腺下缘分离肠系膜上静脉，判断肿瘤是否侵犯血管，能否切除(图31-8)。如果可行胰十二指肠切除术，手术分为切除与消化道重建两部分进行：切除胆

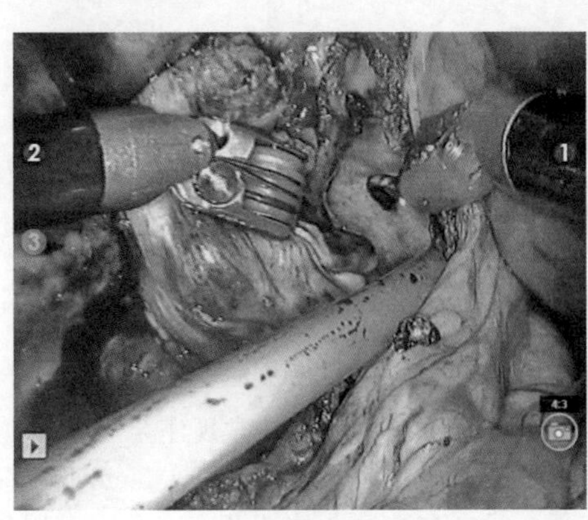

图31-8　机器人在手术中

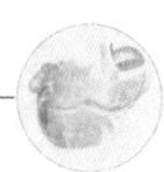

囊,游离、切断胆总管,游离、切除胃大部,在胰腺颈部沿肠系膜上静脉离断胰腺,完整切除胰腺钩突,离断上段空肠,移除整个标本。消化道的重建,包括行胰胃吻合(胰管细时)或行黏膜对黏膜的胰肠吻合(胰管较粗时)、端-侧胆管肠吻合,用腔镜下吻合器完成胃空肠吻合。检查有无出血、创面渗血,有无胆漏,冲洗腹腔,放置引流管。

(2) 手术机器人辅助下"杂交"手术　Ohio州立大学Narula等提出了联合运用腹腔镜和手术机器人的"杂交"技术完成RPD,手术分两步。第1步在腹腔镜下完成:腹腔探查,有条件者可结合术中B超,探查内容同全手术机器人下。如果可行胰十二指肠切除术,手术分为腹腔镜下切除与手术机器人下消化道重建两部分进行:在腹腔镜下切除胆囊,游离、切断胆总管,切除胃大部,沿肠系膜上静脉离断胰腺,完整切除胰腺钩突,离断上段空肠,移除整个标本。第2步在手术机器人下完成消化道的重建,包括黏膜对黏膜的胰肠吻合,端-侧胆管肠吻合,用腔镜下吻合器完成胃空肠吻合。作者认为"杂交"技术完成胰十二指肠切除术可以简化手术技术,充分发挥腹腔镜和手术机器人各自的优势,提高手术的效果。

笔者对这一"杂交"技术进行了改进,分为3步:①腹腔镜下完成腹腔探查,胆囊切除,胆总管游离、切断,胃大部切除和上段空肠离断;②手术机器人下完成胰腺离断,胰腺钩突完整切除,以及胰肠吻合、胆管肠吻合;③上腹部正中小切口(5～7 cm)下完成整块标本移除、吻合器辅助胃空肠吻合、空肠造瘘营养管和腹腔双套管放置等。用改进的"杂交"方法完成18例胰十二指肠切除术手术,平均手术时间7.3 h,术中出血约320 ml,切口长度6.5 cm,术后住院时间8.6 d,术后发生胰瘘1例。笔者认为改进后的"杂交"RPD手术更加安全,它结合了腹腔镜、手术机器人和小切口技术各自的优点,保证了RPD手术的质量,进一步简化了手术技术,提高了手术的可操作性。

【手术要点与技巧】

1) 术前准备:注意纠正患者的全身情况,如营养不良、低蛋白血症、凝血功能不全等,进行适当但不过度的肠道准备,选择合适的营养支持方式(肠内营养为主)进行营养支持,对于重度黄疸患者,可选择ERCP放置鼻胆管行胆道引流。

2) 术中体位与Trocar放置:手术开始时取头高脚低、左侧卧位,术中根据操作部位对体位进行调整。Trocar的位置对手术影响很大,应根据患者身高、体重等情况,结合术者的经验和习惯,设计、调整放置的位置。

3) 术中利用手术机器人机械臂固定、锁定的功能,持续、稳定地牵引,有利于充分显露手术野,方便操作。根据操作情况,切换不同机械臂的作用,提高手术效率。

4) 淋巴结清扫:利用机器人3D成像,图像清晰,仿真手腕器械操作稳定、精准的特点,探查、暴露、清扫主动脉、腹腔动脉干、肠系膜血管根部、胰头后方淋巴结,增加术中解剖的精确性,紧贴肠系膜上静脉分离,彻底清扫腹腔镜下难以达到的No.12及No.8等特殊部位淋巴结。

5) 游离、切断胰腺:手术机器人下视野清晰,有利于辨认解剖标志,用超声刀、电刀结合精细分离,清晰显示。缝吊胰腺下缘,用机械臂稳定牵引,非常方便建立肠系膜血管与胰腺间的"隧道"。用超声刀切断胰腺,胰管尽量用用剪刀剪断。

6) 吻合:手术机器人的手术器械有7个自由度,用于吻合操作优势非常明显,手术机器人下精细操作,胰肠吻合精细的黏膜对黏膜,均匀分布6针左右,有效减少术后胰漏的发生。胆肠吻合时地从各个角度进针、缝合,并把线结打在在吻合口外。

7) 当前可供选择的手术机器人专用手术器械种类不够齐全,术中根据实际情况选用腔镜下的器械,如LigaSure、切割闭合器等,可提高手术效果。

8) 完善并固定手术团队:在手术台上的助手的作用非常重要,要求熟悉腹腔镜、手术机器人的操作技术,熟练运用各种镜下手术器械,并和术者形成默契的配合,所以助手需经专门培训,并尽量固定人员。手术护士也应经专门培训,熟悉手术机器人的安装、调试和手术器械的使用、维护。笔者的手术机器人安装时间就从开始时的约45 min,缩短至目前的20 min。

9) 根据手术中的情况,结合术者的经验,灵活选择手术方式,不拘泥于是否全手术机器人完成的形式,选择腹腔镜与手术机器人联合的"杂交"的方式完成胰十二指肠切除术可以简化手术技术,提高手术的效果。

【并发症的防治】

1) 据统计,开腹胰十二指肠切除术的总体并发症发生率在30%～60%,有报道腹腔镜胰十二指肠切除术的并发症发生率为48%,近来文献报道手术机器人胰十二指肠切除术30 d内并发症发生率为

10%～50%,3 种手术方式之间比较无显著差异。手术机器人胰十二指肠切除后发生严重并发症需再次手术的比例为 7.3%,高于开腹手术的 3%左右。分析认为这于与手术者的经验直接相关。手术机器人胰十二指肠切除的病死率约 2%,与开腹手术的 1.7%相近。

2) 胰瘘是胰十二指肠切除最常见的并发症,术后腹腔引流≥50 ml,引流液淀粉酶明显升高,即可诊断为胰漏,多发生于术后 5～7 d。报道开腹胰十二指肠切除术后胰瘘的发生率差异较大,1%～20%不等。近来有报道手术机器人胰十二指肠切除术后胰瘘发生率为 24.1%,但大部分是低流量的,可以采用禁食、生长抑素、营养支持等保守疗法治愈,分析认为胰腺组织松软、胰管不扩张、胰腺钩突部切除不彻底是胰瘘发生的相关因素。

3) 手术机器人胰十二指肠切除术术中较大的出血多发生在分离胃十二指肠动脉、肠系膜上静脉、门静脉或其主要分支时,由于手术机器人手术时没有触觉反馈作用,因此牵引、操作这些部位时一定要小心谨慎。切除胰腺钩突时,对肠系膜上静脉分支,先行夹闭或缝扎,再切断。切断空肠根部 Treitz 韧带时需预防肠系膜上静脉的损伤、出血。有报道机器人组出血量多于腹腔镜组。也有相反的结果报道,认为术中出血与术者的经验有密切关系,不应过分依赖手术机器人设备,对于血管分支应先结扎、夹闭再切断。

4) 术后出血。胰十二指肠切除术后早期腹腔内的出血多为术中止血不彻底或凝血功能障碍所致,多见于手术创面的渗血,偶有术中处理的血管因结扎脱落等原因导致大出血。术后 1～2 周的出血,多为手术野有积液和感染,或胰瘘使胰液腐蚀周围血管所致。术后消化道出血早期主要来源于胰肠吻合、胆肠吻合和胃肠吻合口,3～5 d 后消化道出血应考虑应激性溃疡的可能。胰十二指肠切除术后出血,如不严重,一般先用生长抑素和止血药物等行保守治疗,也可以考虑血管造影和栓塞治疗。出血较多,尤其是短时间内出血多,或保守治疗效果不佳的,应果断进行再次手术止血。

5) 胃排空障碍:胰十二指肠切除术后胃排空障碍多与术中迷走神经及其分支损伤、围手术期营养不良等因素有关。治疗上先造影检查排除吻合口漏及机械性梗阻,排除这些因素后,行持续胃肠减压、定时洗胃,并行肠内营养治疗,多能很快恢复。

6) 腔镜手术相关的手术并发症:如双下肢深静脉血栓形成、皮下气肿等,手术机器人胰十二指肠切除术时间长,术中、术后应监测机体酸碱平衡。此外,有报道手术机器人手术戳孔疝发生率较腹腔镜手术的高,尤其是置入镜头的戳孔,原因在于手术机器人手术时用力强、速度快、位移大。因此,手术结束时要认真分层缝闭戳孔。

【手术效果】在前期手术机器人胰腺手术(较多的是手术机器人胰体尾切除术)的基础上,手术机器人胰十二指肠切除术已在国内外一些大的专科医疗中心开展,其中,最早报道、例数最多的是美国 Illinois 大学 Giulianotti 带领的手术团队。2010 年,Giulianotti 等报道了迄今最大的一组手术机器人辅助的胰腺手术,从 2000 年 10 月～2009 年 1 月,作者共完成各类手术机器人辅助的胰腺手术 134 例,其中手术机器人胰十二指肠切除术 60 例,患者平均年龄 57 岁,平均手术时间为 331 min,平均住院时间 9.3 d,中转开腹手术 14 例(10.5%),术后并发症发生率 26%,围手术期病死率 2.2%。作者认为,手术机器人可以使胰腺微创手术中困难的操作简单化,手术机器人辅助的胰腺手术安全可行,它能达到在微创的前提下和开腹手术同样的治疗结果。在最近的一次会议交流中,Giulianotti 手术团队报道已完成 110 例手术机器人胰十二指肠切除术,平均手术时间 5 h 左右,同开腹手术已无差异,手术并发症发生率持续下降,近 60 例无围手术期死亡,总体住院费用减少,已接近开腹手术费用。Giulianotti 等还专门研究了 70 岁以上老人手术机器人胰十二指肠切除术的效果,总共 41 例,其中 70 岁以上组 15 例,70 岁以下组对照组 26 例,结果两组在手术时间、中转开腹率、术后并发症发生率、围手术期病死率、平均住院时间等方面均无显著差异,结果表明手术机器人胰十二指肠切除术即使对于 70 岁以上的老年患者也是安全的。因此,对于熟练的手术者,年龄已不是一个独立的禁忌证,这就拓展了胰十二指肠切除的适应证范围。最近,Giulianotti 等报道了 2 例胰头癌伴门静脉侵犯,成功行机器人辅助扩大手术机器人胰十二指肠切除术的病例,术中在机器人下完成了胰十二指肠切除、门静脉的部分切除和重建,整个手术过程顺利,历时 392 min,术中出血约 200 ml,术后恢复良好,随访 6 个月,至报道时仍在无瘤生存中。

Pittsburgh 大学 Zureikat 等报道了 30 例 da Vinci 手术机器人辅助的重大胰腺切除与重建手术,其中包括 24 例手术机器人胰十二指肠切除术,结果平均手术时间为 512 min,术中出血为 320 ml,平均

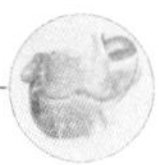

住院时间 9 d，术后病死率 3.3%(1/30)，胰漏发生率 27%(8/30)。作者认为，包括胰十二指肠切除术在内的手术机器人辅助重大胰腺手术对于胰腺手术例数多、手术经验丰富的医疗单位，完全可以达到开腹手术相同的结果。随着手术机器人技术的进步和术者经验的积累，手术机器人的技术优势将愈加明显。

最近有研究比较了手术机器人胰十二指肠切除术与开腹胰十二指肠切除术的疗效。周宁新等比较了 8 例手术机器人胰十二指肠切除术与 8 例开腹胰十二指肠切除术的治疗结果，两组肿瘤根治率无显著差异(87.5% vs 100%)，手术机器人胰十二指肠切除术组平均手术时间明显延长(718 min vs 420 min)，术中出血明显减少(153 ml vs 210 ml)，住院时间明显缩短(6 d vs 24.3 d)，手术并发症发生率明显减少(25% vs 75%)。作者认为手术机器人辅助的胰十二指肠切除术的优势是明显的，表现为手术的创伤小，术中操作精细、出血少，术后并发症少，恢复快，手术时间长是由于作者开展早期，可以随着手术团队经验的积累得到解决。Buchs 等比较了 44 例手术机器人胰十二指肠切除术与 39 例开腹胰十二指肠切除术的治疗结果，手术机器人胰十二指肠切除术组手术时间明显缩短(444 min vs 559 min)，术中出血明显减少(387 ml vs 827 ml)，再手术率显著降低(4.5% vs 12.8%)，切除的淋巴结数目明显增多，而两组在并发症发生率、病死率、住院时间等方面无明显差异，结果表明手术机器人胰十二指肠切除术在保证肿瘤根治原则的前提下，取得了比开腹胰十二指肠切除术更好的临床效果。

另一项研究对已发表的关于腹腔镜与手术机器人胰十二指肠切除术的结果进行回顾性分析，284 名患者行腹腔镜胰十二指肠切除术，147 名患者行手术机器人胰十二指肠切除术，两组在手术时间、复发率、病死率等方面无显著差异，腹腔镜组分别为 425.94 min、30.28%、2.19%，手术机器人组分别为 415.88 min、36.78%、2.72%。两组在平均住院时间、平均失血量、瘘的发生率、好转率等方面有显著差异，腹腔镜组分别为 11.09 d、172.93 ml、13.02%、5.63%，手术机器人组分别为 13.84 d、346.44 ml、27.69%、11.56%。

胰腺导管腺癌淋巴结清扫分标准清扫与扩大清扫，然而是否需行扩大清扫仍有争议。为比较达芬奇机器人手术系统行扩大的胰体尾导管腺癌淋巴结清扫术与标准的淋巴结清扫术的临床疗效，马承辉等(2017)回顾性分析 2010 年 4 月～2015 年 9 月收治的 54 例胰体尾导管腺癌患者的临床资料，其中 37 例行标准的淋巴结清扫术，17 例行扩大的淋巴结清扫术。研究结果显示，扩大清扫组与标准清扫组患者的一般情况基本一致。扩大清扫组手术时间长于标准清扫组，有统计学差异(231.5 min vs 141.4 min，$P < 0.001$)。扩大清扫组术后住院时间长于标准清扫组，有统计学差异(22.8 d vs 20.4 d，$P < 0.05$)。扩大清扫组淋巴结清扫个数多于标准清扫组，有统计学差异(11.2 枚 vs 6.1 枚，$P < 0.001$)。两组术中出血量、胰漏、胃排空障碍、术后出血、术后感染发生率差异均无统计学意义 ($P > 0.05$)。研究结果表示，机器人手术系统行胰体尾导管腺癌的淋巴结扩大清扫术是安全的，与标准清扫无统计学差异，不增加患者的并发症发生率。

相对于传统的胰十二指肠切除手术，腹腔镜胰十二指肠切除术减少了手术创伤，具备了一些微创手术的特点，但受腹腔镜技术自身条件的限制，腹腔镜胰十二指肠切除术的开展短期内难以推广。手术机器人胰十二指肠切除术可以克服这些困难，其优势体现在：①高分辨率、放大的三维视野，增加了术中解剖的精确性，对于淋巴结的清扫，能做到紧贴肠系膜上静脉分离，彻底清扫腹腔镜下难以达到的 No.12 及 No.8 淋巴结，对主动脉、腹腔动脉干、胰腺旁、肠系膜血管根部、胰头后方淋巴结的探查、暴露、清扫也能顺利完成。②手术器械上的进步，仿真手腕超越了人手的极限，拓展了手术人员的操作能力，更加精确平稳，使得整个切除过程更加精细、更加安全，在处理钩突过程中，能轻松显示门静脉后结构，保证胰腺钩突部的完整切除；还有利于消化道的重建，尤其是胰肠吻合的完成，精细的操作减少了副损伤和并发症的发生。③复杂手术的可行性提高，普及推广。拓展了腔镜外科向实用、疑难、高危的大型手术延伸发展，使未来微创外科的覆盖领域更广泛全面。

同时，也要看到，手术机器人胰十二指肠切除术也还存在一些不足：①胰十二指肠切除术涉及的手术范围广泛，术中手术机器人的视野需要在多个腹区间进行移动、转换，而其在器械臂固定以后，操作范围受限，有时难以达到这样的要求，而腹腔镜与手术机器人联合的“杂交”技术可以弥补这样的不足；②在开展的早期，术前准备及术中更换器械等操作耗时较长，总体手术时间延长，随着手术团队经验的积累和术者适应性的提高，会逐步缩短；③手术机器人自身存在一些不足，如触觉反馈缺失、可供选择的手术器械不够配套、齐全等；④手术机器人胰十二指肠切除术手术比开腹手术和腹腔镜手术费用明显增高，且均不在各种保险范围内，成为制约开展的一个重要因素。相信随着手术机器人的不断改进发展，手术技术将日益成熟，手术机器人胰十二指肠切除术将会越来越广泛地开展。在我国，随着手术机器人的逐步普及，也将会有更多的患者从中受益。

手术机器人胰十二指肠切除术的应用还处于起步阶段，有些问题尚待深入的研究与评价：①设立大样本的、与腹腔镜及开腹胰十二指肠切除术PD的随机对照研究，从临床疗效、性价比等方面证明在临床常规开展手术机器人胰十二指肠切除术的必要性；②重视手术机器人胰十二指肠切除术的肿瘤学效果方面的研究，规范操作标准，加强术后随访，证明手术机器人胰十二指肠切除术在这方面的优势；③逐步降低手术机器人胰十二指肠切除术的费用，促进技术的普及与推广，使更多的患者从中受益。

【预后】手术机器人胰十二指肠切除术是一项新技术，手术开展的时间短，多数开展的单位手术通量小、病例数量累积慢。早期的相关报道研究内容主要集中在手术的可行性和技术方法的介绍方面，以及一些关于手术的短期效果的观察，关于手术机器人胰十二指肠切除术预后和长期效果的研究报道少。胰十二指肠切除术主要针对的是肿瘤患者，手术机器人手术的长期疗效如何，是准确评判手术的重要指标，今后应加强这方面的研究，积极开展多中心参与的协作研究。

31.4　机器人肝部分切除术

1991年，Reick等首次报道开展腹腔镜肝切除术，此后，腹腔镜肝切除术的报道不断增加。与开腹肝切除相比，腹腔镜肝切除疗效相似，但手术创伤减小，术后疼痛减轻、恢复加快，优势明显。但由于手术视野和手术器械等客观条件的限制，对于重大肝切除(>3个肝段)、复杂肝切除(如肝右后叶)等，腹腔镜肝切除存在控制术中出血、闭合管道系统、防止气体栓塞、遵循肿瘤学标准等方面的困难，影响了该技术的普及和推广应用。

手术机器人在2000年被批准用于临床，高分辨率+放大的三维立体视野，增加了术中解剖的精确性，仿真手腕具有7个自由度，拓展了术者的操控能力，使得整个手术过程更加精细、安全。在肝胆外科临床的应用，从胆囊切除、胆道探查、T管引流、胆管损伤修复，到手术机器人肝切除术(robotic hepatectomy)的开展均有报道。第1例有据可查的手术机器人肝切除手术，在2006年由捷克共和国的Ryska等报道。近年来，手术机器人肝切除的报道逐渐增多，从良性病变，到原发性肝癌、转移性肝癌，从局部楔形切除、左外叶切除，到解剖性的左、右半肝切除和扩大的半肝切除、供肝的切取，从个案报道到单中心的系列疗效报道，再到多中心的对照研究比对，取得了不小的进步和良好的效果。

【适应证与禁忌证】

(1) *适应证*　包括：肝脏良性病变、有症状的血管瘤、有症状的局灶性结节性增生、腺瘤、胆管错构瘤、神经鞘瘤、肝内胆管结石、肝脏囊性病变(包括有症状的巨大肝囊肿和包虫囊肿)、复发性化脓性胆管炎、恶性肝脏病变、肿瘤直径<6 cm、肝细胞肝癌、胆管癌、结直肠癌(在无腹膜转移或无法手术切除的肝外疾病)。其他恶性病变、活体肝移植、不确定病变。

(2) *禁忌证*　包括：任何禁忌行肝切除术(心脏或呼吸功能不全，或ASA评分>3分)、不耐受较长时间气腹、病变体积过大，影响第1和第2肝门暴露和分离、病变侵犯主要肝脏血管(肝静脉、门静脉、下腔静脉)、需要血管重建、第1或第2肝门部侵犯，以及出现门静脉癌栓。肿瘤在肝内多个病灶，超出半肝的范围。

【手术要点与技巧】手术机器人肝切除起初报道的主要是较为简单的肝段切除和左外叶切除，随后陆续有左半肝切除、右半肝切除的报道，也有个案报道右肝三段切除、扩大右半肝切除，以及右半肝活体切除。

【手术要点】

(1) *肝脏的局部切除和楔形切除*　手术机器人进腹后，镜下腹腔探查，了解病变范围，设置预切线。需要时，适当分离肝脏周围韧带，充分游离局限性的病变，直接用超声刀逐步将肿瘤切下，装入标本袋内，取出。

(2) *左肝外叶切除*　手术机器人进腹后，镜下腹腔探查，必要时联合腔镜超声检查，了解病变范围，设置预切线。结扎、切断肝圆韧带，超声刀分离、切断肝脏镰状韧带、左冠状韧带、左三角韧带和肝胃韧带，充分游离左侧肝脏。沿预切线逐步切除肝组织，注意预先处理进入左外叶的管道系统。对左肝静脉，可分离、结扎、切断，或用切割闭合器连同肝组织一并切断。切下的标本装袋，取出。

(3) *左、右半肝切除*　腹腔探查：手术机器人镜

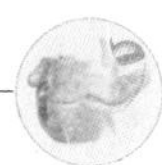

头入腹后先做腹腔探查，必要时联合术中超声检查，了解肝脏病变情况，观察有无转移，判断可切除性。在肝脏表面用电钩标记出预切线和肝中静脉走行。结扎、切断肝圆韧带，用超声刀分离、切断肝脏镰状韧带、冠状韧带、三角韧带，以及肝肾、肝胃、肝结肠韧带，充分游离肝脏。根据肝切除的范围，解剖第1肝门，分别分离并结扎、切断一侧的肝动脉、门静脉和胆管(连续缝合)，也可采用切割闭合器切断。沿镰状韧带向后钝性分离，显露第2肝门及肝静脉汇入下腔静脉处，结扎、切断一侧的肝静脉(保留肝中静脉)。如果分离肝静脉困难，也可以在肝切除时用切割闭合器处理。右半肝切除时，注意肝短静脉处理。双极电凝钳和超声刀结合，沿预切线逐步切除肝组织，注意适当牵引、暴露，遇较大的管道分支，需要夹闭或结扎后再离断。半肝切除时注意保护肝中静脉。术野冲洗干净，观察创面有无出血、漏胆，彻底止血，漏胆处逐一缝扎，创面纱布蘸干，喷洒纤维蛋白胶，放置腹腔引流管。标本装入袋中，从上腹部切口或下腹部切口取出。10 mm、12 mm 戳孔两层缝合，减少术后疝的发生。

【手术技巧】

1) 体位与 Trocar 放置：Trocar 的位置对手术影响很大，应根据病变所在位置、拟行手术切除的方式，合理设计好位置。

2) 术中利用手术机器人机械臂稳定牵引，帮助显露手术野，更好地方便操作。根据操作情况，切换不同机械臂的作用，提高手术效率。

3) 手术开始前腔镜超声检查，明确肿瘤位置，肝内管道系统走行，尤其注意可能的解剖变异，预先在肝脏表面用电钩标记出预切线和肝中静脉的走行。

4) 第1肝门处理是半肝切除手术成功的关键，利用手术机器人机械臂牵引，显露肝门，三维立体显示肝门部结构更清晰，手术机器人精细操作、解剖，安全有效。

5) 第2肝门处理根据情况决定，如果能显露出肝静脉汇入下腔静脉处，则结扎、切断一侧的肝静脉(保留肝中静脉)，也可结扎不切断，肝切除最后一起用切割闭合器处理。

6) 肝切除过程中，适当降低气腹压力(10 mmHg 左右)，减少可能的气体栓塞发生；根据术中情况，与麻醉医师协调，适当减低中心静脉压，可明显减少术中出血。

7) 出血处理，肝断面的渗血和少量的出血，可以用双极电凝处理；对于较大的血管损伤出血，可立即用器械暂时控制出血，判断清楚出血来源后，用另一只机械臂持针缝扎止血，这一步骤在手术机器人下操作非常方便。

8) 根据病情需要，结合术者习惯，手术过程中可以选用切割闭合器、LigaSure 等常规腔镜下手术器械，提高手术效率。

9) 对于肝门部胆管癌，行半肝切除后，需要做胆管肠吻合术，应设计好切除的范围和吻合的途径。

10) 手术机器人下重大肝切除、复杂肝切除仍困难较大，并发症较多且严重，需要术者掌握严格的专业操作技术，应由经验丰富的专科医生完成。

【并发症的防治】与常规肝切除、腹腔镜肝切除一样，手术机器人肝切除术后常见的并发症包括出血、肝功能衰竭、胆瘘、膈下感染、胸腔积液等，特殊的有深静脉血栓形成、切口疝等。对这些并发症的预防和正确处理，是降低手术病死率、提高手术疗效的重要方面。

术中、术后出血是手术机器人肝切除术常见，是最严重的并发症，也是手术死亡的主要原因之一。术中出血的主要原因：在处理第1肝门时，容易损伤门静脉主干或一级分支。半肝切除时发生肝左、肝右静脉或肝中静脉的损伤出血。行左半肝、右三肝切除时，处理肝短静脉、下腔静脉损伤出血。术中探查肿瘤、分离、切除过程中，不当操作导致肿瘤破裂出血，尤其是海绵状血管瘤时更为严重。术中发生较大的出血时，先用器械控制出血，判明原因，用钛夹或可吸收夹夹闭血管，不能夹闭的，在手术机器人下缝扎，方便可行。手术机器人肝切除术后的出血，主要原因是肝断面的出血和消化道应激性溃疡出血，先行保守治疗，补液、止血、输注血液制品(血浆、血小板、冷沉淀、凝血因子Ⅶ)、生长抑素等，根据病情，也可以考虑行选择性血管栓塞治疗。

【手术效果】有报道对照比较了手术机器人肝切除和腹腔镜肝切除在肝段和左外叶切除中的应用效果，发现对于较小的肝切除，两者在手术时间、估计术中出血等方面没有显著差异，手术机器人并没有比腹腔镜表现出明显优势。

有报道对照比较了手术机器人肝切除、腹腔镜肝切除和开腹肝切除在解剖性肝切除中的应用效果，发现在手术时间、估计术中出血、输血率、采用肝门阻断等方面有显著差异，手术机器人组手术时间较长，总体费用高，但出血少，输血率低，不需要肝门阻断，没有中转手术，而术后住院时间、并发症发生率等没有显著差异。

Ho等荟萃分析手术机器人肝切除，收集19篇资料全面的手术机器人肝切除的报道文章，共计217例，其中肝脏楔形切除、肝段切除比例最高，占37.7%，其次是右半肝切除，占21.6%，左外叶切除占20.8%。总的中转手术率为4.6%，主要原因是对于切除肿瘤边界不确定、出血难以控制、手术切除线长、肝门部解剖异常、肥胖等。没有死亡病例报道，总并发症发生率为20.3%，最常见的是胆瘘、腹腔脓肿形成和一过性的肝功能衰竭、深静脉血栓等。Berber等人对照分析了手术机器人肝切除与腹腔镜肝切除的结果，手术机器人肝切除组手术时间259 min，腹腔镜肝切除组234 min，二组间无显著差异，而多数研究报道认为手术机器人肝切除的手术时间比开腹和腹腔镜肝切除手术长。手术机器人肝切除组术中出血136 ml，腹腔镜肝切除组155 ml，二组间无显著差异。国内季文斌等人研究表明手术机器人肝切除术除了手术时间长，花费高外，术中出血比腹腔镜和开腹肝切除少(280 vs 350、470 ml)，输血率低(0 vs 3/20、6/32)，而并发症发生率(7.8% vs 10%、12.5%)、术后住院时间(6.7 vs 5.2、9.6 d)没有显著差异。腹腔镜组中2例(10%)中转，分别行左、右半肝切除，机器人组中没有中转。较多的研究表明手术机器人肝切除与腹腔镜肝切除在并发症发生率、术后肝功能变化、术后住院时间、R0切除率等方面没有显著差异。有研究证实手术机器人肝切除能有效避免间断性肝门血流阻断的应用，有利于对肝功能的保护。最近，美国马里兰大学医学中心Tsung等人报道了57例手术机器人肝切除与295例腹腔镜肝切除的配对比较研究结果：总的肝切除成功率，手术机器人组93%，腹腔镜组49%，两组之间差异非常显著；术中出血，手术机器人组平均200 ml，腹腔镜组平均100 ml；手术时间，手术机器人组253 min，腹腔镜组198.5 min，两组之间差异显著。手术机器人肝切除成功率高，但术中出血较多、手术时间较长。具体来说，对于小的肝切除(≤3个肝段)，总的肝切除成功率100% vs 75%，术中出血285 ml vs 50 ml，手术时间198 min vs 163 min，二组之间相差不显著；对于大的肝切除(≥4个肝段)，总的肝切除成功率81% vs 7.1%，术中出血200 ml vs 300 ml，手术时间330 min vs 280.5 min，手术机器人肝切除成功率高，术中出血少，手术时间较长。从手术经验方面分析，手术机器人肝切除开展早期(前13例)与后期(后44例)比较，出血300 ml vs 200 ml，手术时间466 min vs 314.5 min，显示出明显的出血减少、手术时间缩短的趋势。

【预后】 对于手术机器人肝切除后肿瘤的预后，相关的报道不多，且结论不一，且多为混合型的结果，实际的临床意义不大。Berber等对腹腔镜和手术机器人肝切除术后预后进行了14个月的随访，随访期间8例肿瘤复发(腹腔镜组6例，手术机器人组2例，$P=0.9$)，两组总体生存率无明显差异。

(稽　武)

主要参考文献

[1] 马承辉，吴志翀，金佳斌，等. 胰体尾癌行机器人扩大根治术的临床疗效. 外科理论与实践，2017，22：57-61

[2] 刘荣，尹注增，赵之明，等. 应用机器人手术系统行肝胆胰手术单中心1 000例报告. 中国实用外科杂志，2017，37：288-290

[3] 沈柏用，彭承宏. 机器人胰腺外科手术学. 上海：上海科学技术出版社，2014. 81-62

[4] 周宁新. 机器人微创外科手术探索与实践. 北京：人民军医出版社，2010. 142-273

[5] 周宁新，陈军周，刘全达，等. Da Vinci机器人手术系统和开腹胰十二指肠切切除术的比较. 中华消化外科杂志，2010，9：101-104

[6] 周宁新，陈军周，刘全达，等."Da Vinci"机器人普通外科手术180例：中国单中心报道. 中国普外基础与临床杂志，2011，18：698-704

[7] 郑树国，李建伟，陈建，等. 应用Da Vinci机器人手术系统治疗壶腹部癌. 中华消化外科杂志，2010，4：112-113

[8] 赵元明，纪文斌，张文智，等. Da Vinci机器人肝胆胰手术在老年患者中的应用. 中华保健医学杂志，2011，13：242-244

[9] Jens-Uwe Stolzenburg, Ingolf A, Türk Evangelos N, 等. 顾朝辉，杨锦建，曾甫清主译. 泌尿外科腹腔镜与机器人手术图谱. 北京：人民卫生出版社，2013. 169-181

[10] Giulianotti PC, Addeo P, Buchs C, et al. Early experience with robotic total pancreatectomy. Pancreas, 2011，40：211-313

[11] Giulianotti PC, Coratti A, Angelini M, et al. Robotics in general surgery. Arch Surg, 2003，138：774-784

[12] Giulianotti PC, Sbrana F, Bianco FM, et al. Robot-assisted laparoscopicpancreatic surgery: single-surgeon experience. Surg Eedosc, 2010，24：1646-1657

[13] Horiguchi A, Uyama I, Miyakawa S. Robot-assisted laparoscopic pancreaticoduodenectomy. J hepatobiliary Pancreat Sci, 2011，18：287-291

[14] Melvin WS, Needleman BT, Krause KR, et al. Robotic resection of pancreatic neuroendocrine tumor. J Laparo-endoscopic, 2003，13：33-36

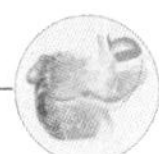

[15] Peng CH, Shen SY, Deng XX, et al. Early experience for the robotic duodenum-preserving pancreatic head resection. World J Surg, 2012,36:1136 - 1141
[16] Ugo B, Stefano S, Fabio V, at al. Laparoscopic robot-assisted pancreas transplantation: first world experience. Transplantation, 2012,93:201 - 206
[17] Vasilescu C, Sgarbura O, Tudor S, et al. Robotic spleen-preverving distal pancreatectomy: a case report. Acta Chir Belg, 2009,109:396 - 399

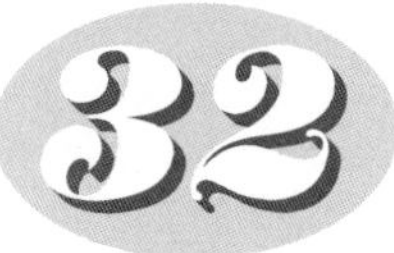

32 胆道结石、异物与狭窄的内镜治疗

32.1 概述

胆道结石、异物、狭窄是我国的常见病和多发病，传统的治疗方法为开腹胆总管切开取石/异物、胆肠吻合术，无疑手术创伤大，并发症多，身体恢复时间长。此外，单纯外科手术不能保证取净结石，导致结石残留，致使再次手术，再次残留；胆肠吻合术后有存在反流性胆管炎、肝内外胆管结石复发，甚至胆管癌等并发症。十二指肠镜技术的问世为胆道结石、胆道异物及胆道狭窄的治疗开辟了一条更为理想的途径。由于十二指肠镜治疗具有操作相对简便、并发症少、安全可靠、疗效确切的优点，其临床应用越来越广泛，在很大程度上已取代手术治疗，成为治疗胆道结石及胆管狭窄的首选方法之一。

十二指肠镜技术的内容主要包括：诊断性内镜下逆行胰胆管造影(ERCP)和治疗性 ERCP。治疗性 ERCP 包括内镜下乳头括约肌切开术(EST)、内镜下乳头括约肌气囊扩张术(endoscopic papillary balloon dilatation, EPBD)、内镜下胆管内引流术(ERBD)、内镜下鼻胆管引流术(ENBD)、内镜下胰管内引流术(ERPD)、内镜下鼻胰管引流术(ENPD)等。

在胆道结石的治疗中，ERCP 主要适用于原发性或继发性肝外胆管结石和胆道术后肝外胆管残留结石，对胆总管结石引起的急性化脓性胆管炎及胆源

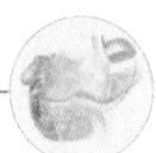

性胰腺炎更是适应证，急诊行乳头括约肌切开取石效果尤为明显。由于内镜下各种碎石技术的应用，结石大小已不受限制；但是对 Billroth-Ⅱ式术后肝外胆管结石，ERCP 取石难度较大，不易开展；有严重出血倾向者应慎用此法。EST 技术在内镜治疗领域是一项复杂的技术，已日臻成熟，对内镜乳头切开取石术的并发症各家报道不一，发生率为 3%～17%，主要为 EST 相关性出血、穿孔和胰腺炎：①出血乃是最常见的并发症，多为少量渗血；大量出血者极为少见。用凝切混合电流，切开速度不宜过快，电凝充分、选择合适的电流指数可以减少出血情况。②切开长度的选择应根据乳头大小、形态、憩室位置及结石大小而定。切不可一味追求绝对长度，切开长度不应超过乳头与十二指肠壁交界处，此点极为重要，对于憩室旁或憩室内乳头，可采取乳头括约肌小切开联合球囊扩张，降低穿孔的发生率。③十二指肠乳头水肿、乳头括约肌痉挛使胰液引流受阻是 ERCP 术后急性胰腺炎发生的主要原因。此外，插管困难、胰管多次造影、造影剂注入过快、操作时间和胆道疾病等也是 ERCP 术后急性胰腺炎发生的常见原因。EST 过程中电凝电切有可能造成胰管括约肌周围组织坏死水肿，造成胰管阻塞，引流不畅，从而导致术后急性胰腺炎。用乳头括约肌小切开，有可能不但减轻了电凝电切造成胰管括约肌周围组织坏死水肿，而且行气囊扩张时方向更偏于胆管侧，减轻了对胰管的机械压迫，胰液引流通畅，同时操作时间缩短，术后急性胰腺炎的发生率降低。文献报道取石术后放置鼻胆引流管，可降低术后胰腺炎的发生率，而放置胰管内塑料支架，更是进一步降低了 ERCP 术后胰腺炎的发生。④急性化脓性胆管炎发生的主要原因是 EST 术后结石嵌顿，因此，近年来强调术后尽量取净结石，对未能取净结石者留置鼻胆管引流或塑料支架内引流，可大大降低胆管炎及胰腺炎的发生率。对 EST 术中出现的大出血，或术后形成的化脓性胆管炎、胰腺炎，手术时应及时果断，不能延误。尽管 EST 的严重并发症有穿孔、出血、急性化脓性胆管炎、急性坏死性胰胰炎等，甚至有一定的病死率，但只要熟练掌握操作技术，耐心细致，精益求精，即可降低并发症的发生率。

胆管狭窄分为良性狭窄及恶性狭窄。良性狭窄的病因很多(表 32－1)，主要有：①胆囊切除术中直接或间接的胆道损伤是外科手术引起胆管良性狭窄最常见的病因，占手术引起胆管狭窄的 90%。术后胆管狭窄的长度一般不超过 1 cm，多为纤维瘢痕性狭窄；其中胆总管中段占 42%～50%，胆囊管汇流区 22%～41%，肝总管 28%，胆总管远段 15%。②肝移植手术也是导致术后胆管狭窄的一个主要原因；肝移植手术后需进行胆道重建，狭窄往往发生于胆管吻合口处。Theilmann 等报道 105 例肝移植手术，其中 19%出现术后胆管狭窄。由于胆管有丰富的神经支配，肝移植手术后可出现胆管创伤性神经瘤，导致胆管狭窄。③慢性胰腺炎是引起良性胆管狭窄的原因之一，特别是胰头部慢性炎症常波及胆管末端，使胆管壁发生纤维化、狭窄，也可由胰头部肿大直接压迫胆总管而造成胆管狭窄，2%～45%慢性胰腺炎会并发胆总管狭窄。④一些血管性疾病如动脉粥样硬化、结节性多动脉炎等侵及肝动脉或肝移植术后肝动脉血栓形成都可能导致胆管血供障碍，胆管缺血区发生狭窄。⑤原发性硬化性胆管炎、急性胆管炎反复发作、寄生虫感染、上腹部外伤、Mirizzi 综合征等也会致胆管狭窄。胆道恶性狭窄是恶性肿瘤的并发症，日益加深的黄疸是其突出的表现。但要确定诊断有时就较为困难。对不明原因的胆道狭窄者在施行 ERCP 检查时需要取样进行组织学或细胞学检查，以鉴别良性或恶性狭窄，并以此作为治疗的选择。为提高胆道取样质量，2012 年意大利学者提出用导管抽吸作为一种新的胆道取样技术，用于可疑恶性胆道狭窄的细胞学诊断(Gastrointest Endosc，2012，75：798)。在施行 ERCP 检查时，先行标准细胞刷检之后，将细胞刷从导管中取出，再用导管末端作为刮取装置来进行取样(图 32－1)。导管末端在胆道狭窄处至少来回刮取 10 次，导管和吸引管与标本收集器相连，以收集际管抽吸取得的液体和组织标本。在 42 例患者中，有 39 例(92.8%)通过导管抽吸技术取得了足够的细胞标本(图 32－2)，而经细刷检成功获取者仅有 15 例(35.7%)($P<0.001$)。

表 32－1 胆管良性狭窄的病因

手术	胆囊切除、肝移植术、胆管重建的术、肝脏手术
慢性炎症	慢性胰腺炎、原发性硬化性胆管炎、复发性胆管炎、自身免疫性胰腺炎、米里齐(Mirizzi)综合征、类肉瘤样病、脉管炎
感染	肝吸虫感染、人类免疫缺陷病毒(HIV)感染、结核、组织胞浆菌病
损伤	腹部外伤、缺血性损伤、冻伤、化(放)疗
其他	奥狄(Oddi)括约肌功能障碍、胆管囊状扩张

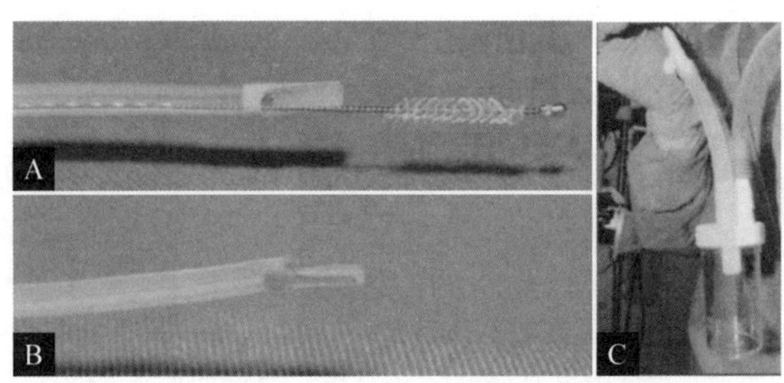

图 32-1　导管抽吸器械

A-标准细胞刷导管　B-取出细胞刷的导管　C-导管和吸引管，与标本收集器相连

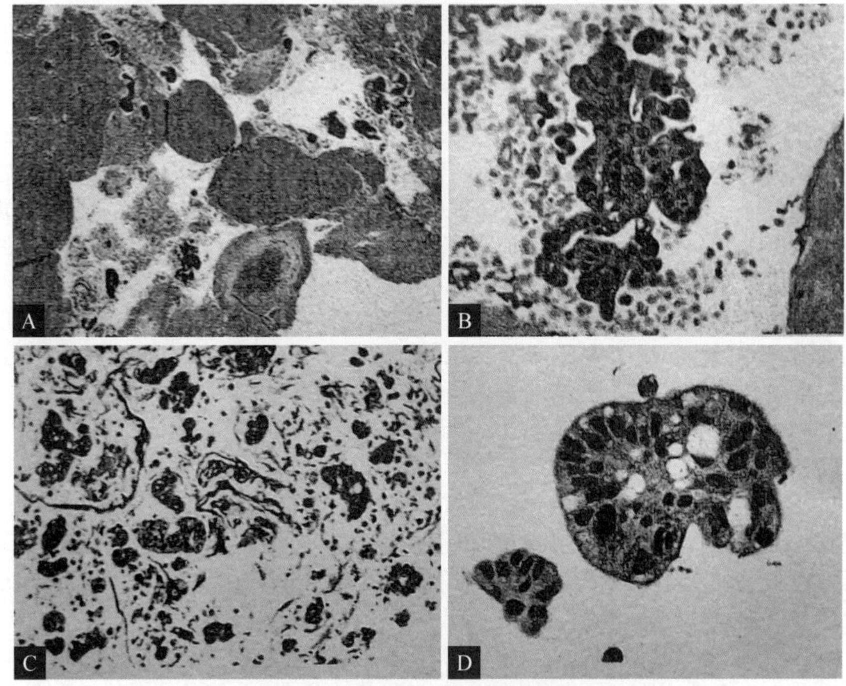

图 32-2　导管抽吸技术取得的样本

A-包含具有诊断意义的恶性上皮组织碎片、良性导管上皮和正常胃肠道污染物　B-A图细节的放大，显示的非典型背靠背腺体形态，提示中分化腺癌　C-包含多个非典型腺体分化的上皮组织碎片，以及黏液背景中的非典弄细胞　D-C图细节的放大，显示具有增大多形性肿瘤细胞，数个细胞仍呈柱状；其余细胞失去极性，结构紊乱(刘春涛，2012)

外科手术过去一直是治疗良性胆管管狭窄的主要方法，但是，存在着手术后早期并发症发生率高、术后胆管再狭窄等问题。近年来，内镜技术的发展，特别是 ERCP 技术和胆管支架的应用，胆管良性狭窄的内镜治疗成为一种有效的可选方案，而且，内镜治疗具有创伤小、术后恢复快等优势。随着覆膜金属支架(covered metal stent)和生物可降解支架(biodegradable stent)的进一步开发应用，将会使胆管良性狭窄的疗效更佳。

32.2　内镜下十二指肠乳头球囊扩张术

【适应证与禁忌证】

(1) 手术适应证

1) 胆总管结石：直径较小≤10 mm 且数量少于 5 枚，伴或不伴胆囊结石，尤其适合有出血倾向、Oddi

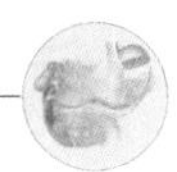

括约肌功能基本正常者，也适合于乳头周围有巨大憩室或胃切除(Billroth-Ⅱ)术后患者。

2) 非结石性疾病：Oddi 括约肌功能不良、乳头及胆总管下段狭窄及瘢痕性狭窄。

(2) 手术禁忌证　包括：①不能签署手术同意书者；②全身状况差，不配合或不稳定者；③有严重凝血功能障碍及出血性疾病者；④近期行胆肠吻合术者；⑤食管、幽门及十二指肠球部狭窄，十二指肠镜无法通过者；⑥肝内、外胆管狭窄未解除者。

肝硬化、使用阿司匹林或其他非类固醇消炎药物也不是重要的出血风险因子，但是抗血小板药物，如氢氯吡格雷、氯吡格雷、噻氯吡啶，应该在选择 EPBD 术前根据个体风险大小至少停药 7 d 以上。

【手术要点与技巧】

1) 根据胆总管直径及结石大小选择合适大小的柱形球囊，结石直径≤柱形球囊直径≤胆总管直径。

2) 扩张前应行选择性胆管插管造影，了解胆管结石的大小和数量。

3) 循导丝插入扩张气囊进入乳头，将球囊囊中点置于乳头壶腹段的中点。

4) 使用造影剂充盈球囊。

5) 缓慢加压充盈囊腔至预定的压力范围，保持气囊的位置不变并维持压力 3～5 min，出现渗血时可再次充盈球囊，进行压迫止血。

6) 抽尽囊内液体，保持囊内负压，慢慢退出柱形气囊。

7) 按常规方法进行取石，略大的结石应先机械碎石。

【并发症的防治】术后 24 h 内发生的并发症为早期并发症，常见的有胰腺炎、出血、感染(胆管炎或胆囊炎)和穿孔。但是 EPBD 并发症少于 EST，故一般情况下不会发生穿孔及出血并发症，但是胆道感染及 ERCP 术后胰腺炎发生率不低于 EST，甚至高于 EST。胆管结石复发是 EPBD 晚期并发症，虽然 EPBD 不能完全将胆道括约肌恢复到未破坏的状态，但是较 EST 更好地保留了括约肌的功能，术后结石复发概率明显低于 EST。

(1) 胰腺炎　EPBD 术后胰腺炎的发生，主要是扩张气囊反复多次对乳头括约肌及胰管开口部位的机械性刺激及损害，造成胰液排泄不畅，产生胰管内高压，进而发生胰腺炎。因此，术后应采取必要的预防措施及检测手段，如禁食水，应用生长抑素、加贝酯、乌司他丁(ulinastatin)，以及解痉、抑酸制剂，以松弛 Oddi 括约肌，减少胰液分泌及活性，保持引流通畅。有研究发现使用大的球囊(10～15 mm)行 EPBD 胰腺炎发生率高，但是选择直径<8 mm 的球囊，不但能降低胰腺炎的发生率，而且更加安全。Sugiyama 报道，既往有急性胰腺炎病史的患者术后胰腺炎发生率超过 30%，此类患者不宜行 EPBD 手术。对高危人群，预防性胰管支架置入可明显降低术后胰腺炎的发生，但是有研究者对 EPBD 取石后行胰管支架植入的一项非随机对照研究，结果表明虽然有胰管支架植入，胰腺炎的发生率并无显著差异，但是对于青年患者预防 EPBD 术后胰腺炎是有效的。而术中行 EPBD 后不用去肾上腺素冲洗，用异山梨酯二硝基盐灌洗或用肉毒杆菌处理可降低胰腺括约肌压力，从而降低胰腺炎的发生，但是这方面的报道较少，还有待进一步研究。

(2) 感染　EPBD 术后胆管炎或胆囊炎的发生率要低于 EST，但是对于重症胆管炎的患者行 EPBD，应考虑放置胆道支架以保持胆道引流通畅。

(3) 穿孔　穿孔是 EPBD 术后致命的并发症，Baron 进行的 Meta 分析比较 EST 与 EPBD 术后穿孔的发生率，两者之间无明显差异，均为 0.4%。

为了克服常规 EPBD 的局限性，对于较大的结石可采取乳头小切开后使用大球囊扩张。该方法结合了对乳头的缓慢扩张，可以产生比 EST 大切开更大的乳头开口。该方法对较大的结石更有效，而且乳头括约肌的部分切开能保护乳头括约肌的功能，同时减少操作时间及碎石器械的使用，而且术后近期及远期结石复发率均明显低于单纯 EPBD 和单纯 EST。

【手术的效果及预后】乳头括约肌扩张术是括约肌切开术的一种替代治疗，可将括约肌开口扩张至 6～15 mm，胆管内小结石的清除率为 90%左右，对直径<10 mm、数量<5 枚的胆管结石，基本不需借助额外乳头切开或机械碎石均能完全清除。EPBD 具有患者痛苦小、住院时间短等优点，是一种有效且安全的治疗方法，其术后发生出血的机会较少，特别适合于年轻及 EST 高危患者，但仍有发生胰腺炎，甚至重症胰腺炎的报道。

在特定的病例中，EPBD 被认为是安全而且更加有效的。由于 EPBD 球囊导管插入胆总管并扩张所需的技术比较简单，EPBD 适用于十二指肠乳头周围憩室或 BillrothⅡ胃肠吻合等解剖结构异常的患者。一项临床随机对照研究(RCT)发现，对于 BillrothⅡ胃大切术后的患者，EPBD 相对于 EST 更容易操作，并发症更少，而且不增加并发胰腺炎的风险。在凝

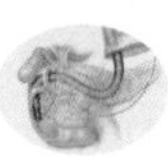

血功能异常的患者中，EST术后延迟出血已经被报道过而这几乎不会发生在EPBD术后，同时Meta分析结果显示EPBD组患者出血的风险明显低于EST组。

32.3 内镜下乳头、壶腹部切除术

十二指肠乳头肿瘤临床发病率低，仅占消化道肿瘤的5%，其中十二指肠乳头腺瘤约占70%。以往对此类肿瘤的治疗常采用外科手术的方式，如胰十二指肠切除术及经腹肿瘤局部切除术，但该类手术对患者创伤大，术后并发症多且患者恢复慢。目前认为，对十二指肠腺瘤及早期癌变者，内镜下切除术具有创伤小且疗效可靠的明显优势。

【适应证与禁忌证】 壶腹部肿瘤最佳治疗方案选择取决于患者的一般状况、肿瘤的性质及内镜医师的经验。总的来说，良性壶腹部肿瘤的患者均适合内镜下黏膜切除术。内镜下乳头、壶腹部切除术(endoscopic papillectomy, EP)的排除标准包括：①组织学证实同时有癌存在；②EUS或ERCP怀疑导管内肿瘤扩散；③肿瘤直径>4 cm；④内镜下表现为恶性可能(如硬结块、溃疡形成、极度易碎或自发性出血)；⑤随访顺应性差的患者；⑥缺乏内镜专家的单位。

(1) 适应证 ①对直径<4 cm的，无导管内累及的良性壶腹部病变，此标准可能改变，近期已有大量的伴早期导管内浸润和(或)已恶变的病灶被切除的病例报道；②拒绝外科手术或非外科手术适应证的恶性壶腹部肿瘤患者。

(2) 禁忌证 ①进展性导管内浸润或局部转移的病变；②不愿接受术后检测的患者。

【手术要点与技巧】

(1) EP术前对乳头病变做详细评估 首先行组织活检，若临床高度怀疑恶性而活检阴性，则应切开乳头做深部活检。随后行ERCP造影评估有无胆管和胰管浸润。EUS和(或)IDUS也是必需的，能够更精确细致地显示乳头部分层结构及肿瘤影像，除能早期发现病变进展程度和范围，可判断肿瘤实际大小、浸润深度、回声特征及局部有无肿大淋巴结，以弥补ERCP判断乳头肿瘤侵及范围程度的盲区。IDUS的扫描频率更高，对壶腹部构造成像更为清晰。

(2) 黏膜下注射 切除前黏膜下注射生理盐水或稀释的肾上腺素，有助于了解病变的范围和深度。足量的黏膜下注射后，如果病灶可以完全抬举，表明病灶无深层浸润，有利于预测病灶完整切除；由于病灶被抬举，切除时避免损伤深层组织，甚至引起穿孔；同时稀释的肾上腺素可使小血管收缩，减少出血。另外，在注射液中加入少量亚甲蓝(美蓝)，可提高肿瘤边缘的可视性。也有学者反对黏膜下注射，因为可能使边界变模糊，虽能抬举肿瘤，但并不能将肿瘤与肠壁内胆管分离，大片的膨隆反而使套取更困难。尚无报道显示，未行黏膜下注射影响肿瘤完整切除或并发症的增加，所以是否需行黏膜下注射生理盐水或稀释的肾上腺素仍不确定。

(3) 圈套技术 采用息肉切除用的圈套器，规格依据肿瘤大小而选择，直径为11～27 mm，用圈套器套住肿瘤根部连同乳头收紧后提起，确定拟切除线以内组织均在圈套钢丝内才能通电离断。Cheng等报道运用“注射-预切-圈套”法，黏膜下注射后先用针状刀将病灶周围黏膜切开，病灶与周围分离后使圈套切除更为容易，切缘距肿瘤边缘3 mm以上；注射后应尽快行圈套切除，尽量一次性整块切除，大的病变可分次切除，但也应争取在一次操作中完成。如可能有残留，应在同次操作中行热损毁。整体切除有利于精确组织病理检查，减少肿瘤播散，避免分次切除不完全、局部复发。

切割电流目前尚无统一标准，输出功率范围为30～150 W，指数为2～3，应用纯切割电流、混合电流或纯电凝电流均有采用，有作者认为采用纯电切电流可避免电凝引起水肿，减少术后胰腺炎的发生。

(4) 局部热损毁 如切除后疑有残留病灶，同次再予圈套切除或辅以其他局部热损毁治疗，包括热活检钳电凝、氩离子凝固(APC)、单极或双极电凝、光动力治疗(PDT)、激光(Nd:YAG)等。值得注意的是，虽然激光的能量能被组织表面吸收，有很好的切割和分离及止血作用，但可能使深层组织受到损伤，应予注意。Catalano等回顾性比较EP术后局部热损毁的功效，行热损毁和未行热损毁成功率分别为81%及78%，术后肿瘤复发率分别为3%及14%，虽没有统计学差异，但对预防肿瘤复发及局部止血，热损毁具有辅助治疗作用。

【并发症的防治】 Han等总结了14位学者报道的共计549例EP结果，总的并发症为23.0%(范围10%～58%)，其中出血发生率9.8%、胰腺炎10.4%，穿孔0.7%、胆管炎0.7%、乳头狭窄1.8%、病死率为0.4%(范围0%～7%)。

大多数出血均通过内镜下止血处理，如局部喷

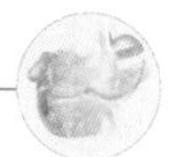

洒 1∶10 000 冰去甲肾上腺素盐水、止血夹或 APC 等治疗得以控制。大多胰腺炎经临床保守治疗可治愈。胆管炎发生率较少，处理方法可行 EST 或内镜放置鼻胆管引流。乳头狭窄可能发生于 EP 术后 7 d～24 个月，处理为内镜下括约肌切开或置管引流。

【手术的效果及预后】 Han 等 Meta 分析了 13 位学者报道的 EP 疗效，共涉及乳头肿瘤病例 491 例，技术成功率 76.7%，未完全切除者占 17.7%；术后组织学检查发现有局部恶变 6.1%，随访发现肿瘤复发者占 12.7%(54/425)，因各种原因再行外科手术者 10.4%。Bohnacker 等观察了 EP 对乳头肿瘤有和无腔内浸润疗效的比较，106 例患者中，行 109 例次乳头肿瘤切除术，其中 75 例未侵及胆胰管乳头肿瘤，EP 术后治愈率为 83%，31 例侵及胆胰管乳头肿瘤，EP 术后治愈率为 46%。具有统计学意义，认为 EP 术对无腔内浸润的乳头肿瘤治疗效果更佳，对于胆胰管浸润的肿瘤，因有复发可能性，应密切监视随访。杨云生等对 34 例十二指肠乳头肿瘤患者行 EP 治疗，结果表明内镜下十二指肠乳头切除术后短期并发症的发生率 29.41%，主要为出血，但是 85.71% 经过内镜下治疗均成功止血，仅 1 例因出血转外科手术，认为对具备十二指肠乳头肿瘤内镜下切除适应证(如腺瘤及早癌)的患者，内镜下切除术与传统外科手术相比，具有明显微创的优势。此外，十二指肠早期癌及癌前病变即使内镜治疗失败或复发，再次接受外科手术仍是可行和安全的。

32.4 内镜下胰管切开、取石术

内镜下胰管括约肌切开术(endoscopic pancreatic sphincterotomy, EPS)可扩大胰管开口，降低胰管内压力，往往被应用于治疗慢性胰腺炎，目前也被应用于急性胆源性胰腺炎的治疗中，被认为是其他内镜下治疗的基础。胰管结石极其坚硬，牢固附着于管壁上或嵌顿于分支胰管，故 EPS 后直接清除胰管结石十分艰难，往往需要结合胰管支架植入或体外冲击波碎石。

【适应证与禁忌证】

(1) 适应证　①乳头部狭窄伴有胰腺段括约肌基础压力升高，即使已行胆管括约肌切开仍不能缓解者；②慢性胰腺炎伴有胰管头端严重狭窄，逆行狭窄段扩张及支架支撑者；③胰腺或乳头肿瘤伴有胰管严重梗阻，拟置入大口径支架者；④逆行胰管内放疗者；⑤胰管镜检查；⑥胰腺分裂伴副乳头开口狭窄，可行副乳头括约肌切开。

(2) 禁忌证　无特殊，同 EST。

【手术要点与技巧】

(1) 主乳头 EPS　①行胰胆管造影，确定 EPS 时插管至胰管中，留置导丝；②经导丝插入弓形括约肌切开刀至主胰管；③用纯切割电流进行胰腺段括约肌切开，切开方向以 12～1 点钟方向为佳，切开长度视乳头隆起部长度及胰管宽度而定，一般切开 5～8 mm；④多数情况下先行胆管括约肌切开，然后寻找胰管，后者多位于切缘下方 5 点钟位置，在导丝引导下插主胰管，成功概率高于单纯插管；⑤切开后一般应置入鼻胰引流管或胰管内引流管，确信无并发症再拔除，一般至少引流 24 h。

(2) 副乳头插管　①用尖头的造影导管在导丝进行插管造影，成功后留置导丝于背侧胰管内；②插入一根 5～7F、长 3～4 cm 的胰管内引流管；③用针状刀在副乳头背部轴线方向划开，可采用混合电流，由浅入深的切开，至抵达支架为准，长 3～5 mm；④一般留置胰管内引流管，术后 1～2 周透视下观察，如未脱出，可再次行 ERCP 将其取出。

(3) 胰管结石的处理　①对阴性结石，即蛋白栓，一般较脆，EPS 后可直接取出；②对高密度的结石，一般先预先行体外冲击波碎石；③碎石后可采取小球囊或取石网篮进行取石，取石前无须注入造影剂；④使用网篮取石时，可在结石部位反复晃动，同时旋转网篮，以便套取结石；⑤取石后放置鼻胰引流管或胰管内支架。

【并发症的防治】 EPS 术后并发症与 EST 相似，最常见的并发症为胰腺炎，多为轻度，胰腺炎发生率为 8%～10%，尤其好发于胰管正常患者。术后放置鼻胰引流管或胰管内支架，可引流胰液、胆汁，降低术后胰腺炎的发生率。

【手术的效果及预后】 EPS 结合体外冲击波碎石和胰管支架植入，可清除大部分慢性胰腺炎患者的胰管结石，有效缓解腹痛症状，减少对手术的需求。

32.5 胆道内镜技术与胆源性胰腺炎

32.5.1 胆源性胰腺炎的概念

国内钮宏文等认为急性胆源性胰腺炎(acute biliary pancreatitis, ABP)即胆总管结石所引起的急性胰腺炎，并制订了 ABP 的诊断标准：①在胰腺炎的急性阶段，有胆总管下端结石影像学证据；②B超和CT检查示胆总管直径>1.2 cm；③临床上有肉眼所见的黄疸；④临床上有梗阻性胆管炎的表现，其关键是胆总管结石引起的梗阻症状，对胰腺炎并有胆囊结石患者，若无上述表现，应诊断为“胰腺炎合并胆囊结石”。而陈勇军等认为胆道系统的活动性病变，如肝内胆管、胆囊、肝外胆管阻塞感染、结石、蛔虫嵌顿引起的急性胰腺炎均可归属为ABP。

ABP的概念可有狭义与广义之分：狭义的ABP即急性胆石性胰腺炎(acute gallstone pancreatitis，AGP)，由胆系结石所引起的急性胰腺炎，包括胆囊结石、肝内胆管结石及胆总管结石，并使用Isogai M关于AGP的诊断标准：①有急性胰腺炎的临床表现；②血清或尿淀粉酶高于正常值3倍以上；③B超、CT检查证实存在胆道系统结石；④血清AST/ALT水平升高，或者血清胆红素水平升高；⑤不存在引起血清淀粉酶、AST/ALT、胆红素水平升高的其他原因。广义的ABP即由胆道系统疾病所引起的急性胰腺炎，胆道疾病可以是胆系结石，也可以是胆道蛔虫、Oddi括约肌痉挛、壶腹部狭窄、乳头旁憩室、胆胰合流异常等非结石性疾病，只要是由胆道系统疾病所致急性胰腺炎，均可归属为ABP。笔者认为使用广义概念定义ABP更为准确。

相对血清淀粉酶/脂肪酶的升高，上腹部CT扫描能清楚地显示胰腺肿胀、出血、坏死等征象，尤其是“胆总管环”，其敏感性及阳性率更是高达100%，可作为急性胰腺炎诊断的“金标准”。因此，只要符合下述条件，即可诊断为ABP：①急性胰腺炎的症状和体征；②胰腺肿胀、出血、坏死等改变的影像学证据；③B超、CT、MRCP、ERCP等检查证实存在胆道系统疾病；④不存在胆道系统疾病以外的病因。

32.5.2 胆源性胰腺炎的发病机制

胆源性胰腺炎的发病机制目前尚未完全明确，很多学者认为胆胰管汇合于同一开口，各种病因致使胆总管远端Vater壶腹部梗阻导致胆汁、胰液引流不畅，胆汁逆流入胰腺，胰管高压，引起胰腺腺泡细胞的损伤，活性胰酶释放，胰腺自身消化而引起胰腺炎，于是产生了经典的“共同通道学说”和“反流学说”，并很好地解释了Vater壶腹部有结石或蛔虫嵌顿及有排石的胆囊结石和肝内胆管结石引起的急性胆源性胰腺炎的发病机制。但是部分学者对此表示质疑：①胆胰共同段很短，约0.5 cm，很难在下端梗阻时保持胆胰的沟通；②即使沟通仍存在，由于胰管内压力远高于胆管内压力，所以反流方向应是由胰向胆而非由胆向胰。笔者治愈的部分患者仅有胆囊内或肝内胆管结石，并无胆总管梗阻及明确的排石史；部分患者甚至无胆道系统阳性结石，但仍可致严重的胰腺炎，ERCP发现存在乳头旁憩室、胰管内结石等疾病，这些病例难以用“共同通道学说”和“反流学说”解释。

因胆道系统疾病种类多样，成因复杂，但是所有的胆源性胰腺炎的发病机制，似乎均可以用“胰内高压”的理论解释。因活性胰酶的释放和炎性细胞的激活，过度激活中性粒细胞，释放大量炎症介质包括细胞因子，再通过炎症介质网络引起连锁和放大效应，导致胰腺的出血、坏死，甚至并发腹腔间隔室综合征(abdominal compartment syndrome，ACS)诱发多器官功能障碍或衰竭。胰腺炎病情加重可能是梗阻、反流、网状内皮系统功能失常或微循环障碍等多因素所致。究竟是什么原因引起了“胰内高压”？Melter学说认为胆囊与胆道括约肌之间的协调舒缩是由两处交感与副交感神经的对应的兴奋与抑制所致，在此基础上笔者认为十二指肠乳头某处是否存在类似心脏的窦房结的结构，控制胆囊及胆道括约肌的收缩与舒张，如细小结石、胆泥、胆固醇晶体反复刺激乳头，或胆管炎、胃肠炎等导致乳头水肿，出现异常放电、异位起搏，引起胃肠道激素或因子如缩胆囊素及生长抑素平衡的破坏，G蛋白偶联细胞表面的胆汁酸受体激活进一步导致胆囊及胆道括约肌收缩舒张功能障碍、腺泡细胞酶原激活、腺泡细胞损伤而引起，但是异位起搏理论需进一步动物实验和临床去验证。

32.5.3 胆源性胰腺炎的手术治疗

对于重症ABP的治疗，经历了一个漫长的发展过程，从20世纪70年代的小网膜囊灌洗引流、胰包膜切开减压和三造瘘，到80年代的全胰腺切除术，以及后来的急诊胆囊切除、胆总管引流、胰包膜切开减压、胰腺坏死组织清除和胰周置管引流，因坏死界线确定困难，坏死的胰腺难以彻底清除，并未降低并发症和病死率。20世纪90年代以后提倡“个体化治疗”，凡胆源性梗阻性胰腺炎则有手术指征，或可行内镜下Oddi括约肌切开，或手术清除结石、解除梗阻，使预后有了显著提高，并发症和病死率大大减少。

32.5.4 胆源性胰腺炎的胆道内镜治疗

嵌顿于胆总管壶腹部1.0 cm以下的胆道小结

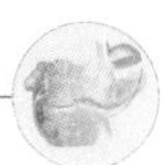

石可以通过 EST 切开的十二指肠乳头自行排出，稍大的胆道结石可经内镜用取石网篮取出，使病情迅速缓解并减少复发，改善总体预后，成功率可达 90%以上，而且疗效明显优于传统常规治疗。如结石过大过硬，内镜下取石失败，又或者重型 ABP 出现假性囊状、胰腺组织坏死，仍需开腹手术，去除坏死灶，降低压力，通畅引流。因此，对 ABP 应分型而治，同时需遵循"个体化"治疗原则。

32.5.5 胆道内镜技术治疗胆源性胰腺炎的时机选择

胆道是否梗阻是影响 ABP 预后的重要因素，文献报道壶腹部梗阻持续时间与胰腺炎严重程度呈正相关，24 h 内几乎所有病变都是可逆的，24～48 h 可见部分胰腺组织发生出血、脂肪坏死，超过 48 h 可出现广泛的出血、坏死，而梗阻性轻型 ABP 在保守治疗的基础上可发展为重型 ABP 而危及患者生命，因此对于梗阻性 ABP，无论症状轻重，其治疗的原则均是解除梗阻。

对于非梗阻型 ABP 的研究发现，早期手术的患者中，26%胆总管内有结石，而在延期手术的患者中，只有 5%胆总管内有结石，可能因为解痉、抗感染等治疗后，胆管下段黏膜水肿消退，Oddi 括约肌松弛，嵌顿于壶腹部的小结石可以自行排入十二指肠。因此部分学者认为在没有血清酶学变化和影像学上胆道系统改变的轻型 ABP，早期应用 EST 与常规治疗之间并无显著性差异。对轻型非梗阻型 ABP，我们先行保守治疗，而病情加重的情况下应考虑梗阻因素持续存在，再考虑早期行手术或经内镜鼻胆管引流治疗。资料中轻型非梗阻型 47 例经保守治疗，其中 29 例疗效显著，胰腺炎的症状和体征逐渐消失，择期行根治性手术治疗。但是 18 例非梗阻性轻型 ABP 在保守治疗基础上，24 h 内复查血常规、肝功能等生化指标提示胰腺炎及感染症状均有不同程度的加重，采取急诊 ERCP 手术治疗，其疗效显著。在轻型 ABP 治疗中也不能存在侥幸心理，部分非梗阻性轻型 ABP 仍有发展成为梗阻性或重型 ABP 的可能，需果断地采取急症 ERCP 治疗。

因此，ABP 治疗需遵循"个体化"及"损伤控制"的原则，对轻型非梗阻性 ABP 可采取保守治疗，保守治疗无效的轻型非梗阻型 ABP 以及梗阻型、重型 ABP 应选择早期 ERCP 治疗。但是对于高龄重型 ABP 患者治疗应遵循损伤控制(DC)原则，以更短的时间、更小的创伤来治疗 ABP，手术尽可能减少不必要的操作，行 EST、ENBD 甚至仅行 EST 通畅引流即可，即使是易取的单纯性胆总管结石也切忌行取石治疗，因为长时间的操作将增加手术的打击和风险的同时，频繁的操作或者过多的步骤将更多的肠道细菌带入胆管或胰管而加重炎症反应。手术操作应由有经验的医生操作，对于难以取净的肝内外胆管结石应避免不必要的 EST，治疗的目的在于解除梗阻，等待平稳期再行根治性手术，以降低 ERCP 的并发症。

32.5.6 适应证与禁忌证

(1) 适应证　①B 超或 CT 检查发现胆管增粗，或确定有结石及蛔虫，入院后应立即行内镜胆道引流术治疗(绝对指征)；②观察 8～12 h 症状无缓解，且有下列条件之一者，为 ERCP 治疗的相对指征：有胆囊炎或胆管炎既往史，胆囊查体较大，胆红素升高 >36 μmol/L，超声提示胆管增粗，内径超过 8 mm。

(2) ABP 评价指标　急症治疗评价指标(Isogal 等提出)：体温≥38℃、血清胆红素≥37.6 mmol/L、胆管扩张直径≥11 mm、超声提示胆管结石。ABP 患者 4 项指标中 3 项以上阳性，应行急诊内镜治疗。但是部分学者持反对意见，他们认为早期 EST 虽可以降低胆源性胰腺炎胆道感染的发生率，但并不降低胰腺假性囊肿、胰腺脓肿、脏器功能衰竭等并发症，早期手术的病死率明显高于延期手术者，应避免急诊手术。相对开腹手术风险，部分学者认为无论急性胆源性胰腺炎患者的病变程度如何，必要时行 ERCP 都是安全而有用的，而且对于严重的胆源性胰腺炎 ERCP 效果更为明显。

32.5.7 胆囊的处理

对于胆囊结石所致 AP 患者治疗的平稳期如何处置胆囊？腹腔镜下胆囊切除术成为 AGP 患者的不二之选，因为直径<5 mm 的小结石较易通过胆囊管进入胆总管，导致 60%～80%患者在 6～8 周复发急性胰腺炎。该手术去除了结石的温床——胆囊，从根本上解决了胆囊结石性胰腺炎的复发，效果甚至优于 EST。虽然 LC 术中胆管损伤及残株结石的发生率高达 2.8%、13.0%，胆囊切除术后也有 4%的患者发生胆总管结石，同时增加了 Oddi 括约肌功能障碍、大肠癌等多种疾病的发生概率。相对无内镜支持下盲目保胆取石术后高达 90%的复发率，使得 LC 逐渐发展为胆囊结石治疗的"金标准"，并逐渐摒弃了保胆手术。但是在内镜微创技术高度发展的

今天,使用胆道镜不但成功保留了胆囊,配合牛磺熊去氧胆酸等调节胆固醇代谢药物的使用,胆囊结石复发概率能控制在2%～10%以下,对于差距如此之大的复发概率,张宝善教授揭开了保胆术后极易复发的秘密:旧式保胆取石是"盲人"取石,无法保证取净结石,复发率实际上大部分为术中残留所致,如今在内镜直视下,能够做到完全、彻底、干净地取出胆囊结石。经笔者所在科室诊治的胆囊结石性AP患者,早期先行ERCP、EST、EBD术解除梗阻、降低胆道压力、通畅引流,术后再利用胆道镜技术行取石保胆手术,同时制订出胆囊一期缝合、胆囊造瘘、胆囊肝总管侧侧吻合术、胆囊切除等手术指征,成功保留了90%以上的胆囊,结石复发概率控制在2%,至今未发生残留结石或复发结石所致胰腺炎的发生。有文献报道,AGP患者在取净结石的基础上行EST,既可以达到胆囊切除预防复发性ABP的效果,又可以预防胆囊结石的复发。

32.5.8 并发症的防治

同EST。

32.5.9 手术的效果及预后

ERCP本身可能引起急性胰腺炎,使得人们对它的安全性产生了质疑。但近年来的临床对比研究显示,急性胆源性胰腺炎经ERCP治疗是安全的,ERCP治疗不仅不会加重患者病情,而且可以减轻胰腺坏死情况,缩短患者平均住院日,降低患者死亡。所以从以往的文献报道可以得出一点,只要合理科学地应用内镜(ERCP)技术治疗ABP,不仅可以提高疗效,同时可明显降低患者住院费用及住院时间。目前认为只要操作得当,ABP发作时ERCP、EST安全有效,不会增加并发症及病死率。近年的几项关于EST治疗ABP的前瞻性对照研究结果表明,重症ABP应尽早行急诊ERCP,较保守治疗可显著减少并发症、病死率和住院天数。

32.6 胆道内镜技术与胰腺炎并发症

32.6.1 胰腺炎的并发症

(1) 急性胰腺炎(AP)并发症

1) 局部并发症。AP局部并发症的特点可将其分为5类:急性胰腺周围液体积聚(acute peripancreatic fluid collection, APFC)、急性坏死物积聚(acute necrotic collection, ANC)、胰腺假性囊肿(pancreatic pseudocyst)、包裹性坏死(walled off necrosis, WON)和胰周脓肿(peripancreatic infected necrosis)。此定义更加符合胰腺炎的发展历程。据此可以更加清晰地判断局部并发症,规范诊疗行为,同时更利于开展临床和基础科研。具体两言,AP初期,胰腺周围尚未形成完整包膜的渗液,称为胰周APFC,若后期形成完整包膜,则转化为胰腺假性囊肿,这一过程往往需要4周左右。若早期胰腺周围渗液中含有较多坏死物,则为ANC,后期则转化为WON;若以上2种病理过程中出现细菌感染,则转为胰腺脓肿,感染的诊断可依据直接证据,如细针穿刺物细菌或真菌培养阳性,或者感染间接征象(增强CT扫描提示的气泡征)。局部并发症并非判断AP严重程度的依据。其他局部并发症还包括胸腔积掖、胃流出道梗阻、消化道瘘、腹腔出血、假性囊肿出血、脾静脉或门静脉血栓形成、坏死性结肠炎等。

2) 全身并发症:全身并发症主要包括器官功能衰竭、全身炎症反应综合征、全身感染、腹腔内高压(intra-abdominal hypertension, IAH)或腹脏间隔室综合征(abdominal compartment syndrome, ACS)、胰性脑病(pancreatic encephalopathy, PE)。器官功能衰竭包括呼吸、循环、肾及胰性脑病等,出现2个以上器官功能衰竭称为多器官功能衰竭,器官功能衰竭决定AP的严重程度。重度急性胰腺炎(severe acute pancreatitis, SAP)对于呼吸系统的影响十分常见,主要原因为通气降低、通气与血流平衡遭到破坏、补体介导的中性粒细胞在肺泡血管聚集、淤积诱发急性呼吸窘迫综合征(acute respiratory distress syndrome, ARDS),发病初期主要表现出低氧血症,随着病情的恶化会引起肺部并发症类似肺水肿、胸腔积液及ARDS(主要症状表现包括呼吸加快、呼吸困难和发绀等),呼吸衰竭是SAP初期导致死亡的重要因素。SAP也会对心脏产生程度不一的影响,病情较轻的患者出现如心率增快和心律不齐症状,病情严重的患者则可能出现心肌梗死、心源性休克、心室颤动,甚至引起心包炎或心包积液。SAP对肾脏功能的影响,在病情较轻的患者表现为肾小管或者肾小球功能异常,表现为一过性少尿,在病情严重的患者则可能出现急性肾衰竭。SAP时因大量活性蛋白水解酶、磷脂酶A等进入脑内,对脑组织与血管产生影响,引起中枢神经系统损害综合征,此综合征称为胰性脑病。常见的症状为反应迟钝、定向力障碍、谵妄、意识模糊、昏迷、烦躁不安、抑郁、恐惧、妄想、

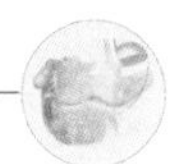

幻觉、语言障碍、共济失调、震颤、反射亢进或消失以及偏瘫等。

（2）慢性胰腺炎（chronic pancreatitis，CP）

1）胆道梗阻：在各种慢性并发症中，胆道梗阻最多，文献报道 3%～29%，通常为胆总管远端狭窄，多数由于胰头部硬化、瘢痕所致，少数由于囊肿压迫所致。尽管约半数的中度 CP 患者有胆总管狭窄，但仅有 8.6%有临床显性黄疸。黄疸呈一过性或持续性。一过性黄疸随着胰头炎症的好转可自行消退，无须特殊治疗，然而长期的胆道梗阻可导致胆管炎和胆汁性肝硬化。对于持续黄疸患者需行外科手术治疗。

2）假性囊肿：假性囊肿在急性胰腺炎患者发生率为 7.5%～50%，CP 患者为 20%～40%。两者在发生机制上有所不同。急性重症胰腺炎后由于胰腺和胰周组织坏死溶解，局限包裹后形成假性囊肿，这种囊肿多数不与胰管相通；而在 CP 患者，假性囊肿为胰管阻塞或狭窄引起的胰管内部压力增大，导致囊性扩张，这种囊肿常与胰管相通。因此，对伴假性胰腺囊肿患者行 ERCP 应慎重。与主胰管相通的囊肿因梗阻而破裂导致胰液外漏，如局限于脾或肝等周围脏器，易造成误诊，或形成胰源性腹水、胸腔积液或纵隔积液。对于不能解释的腹水及左侧胸腔积液应考虑胰源性的可能，可通过测定其内的淀粉酶做出诊断。在 CP 中假性囊肿自然消退比急性胰腺炎少见，为 8%～20%。通过胃肠减压及静脉营养支持可以使胰性积液消退，如果不能自然消退，可在内镜下或外科手术行内引流。假性囊肿或胰管囊性扩张，张力过大破裂可导致胰漏。

3）胰腺相关血管病变：在众多与胰腺相关的血管病变中，脾静脉与胰腺的关系十分密切。由于胰腺周围硬化或囊肿压迫，门静脉及脾静脉阻塞，血栓形成，造成门脉高压或区域性门脉高压，后者通过胃短静脉及胃网膜左静脉形成侧支循环，出现孤立性胃底静脉曲张，可破裂出血。血管造影显示约 54%的患者可见脾静脉病变，24%的患者存在阻塞，阻塞后出血发生率估计在 12%～69%。区域性门脉高区的临床特征主要有：①慢性上腹痛及腰背部疼痛；②脾大；③胃底和食管下端静脉曲张，可伴上消化道出血；④肝功能正常。外科通常采用脾切除术治疗。

4）十二指肠狭窄：常引起邻近十二指肠结构的变化，导致胃排空障碍，反复出现呕吐，使患者营养吸收障碍。虽然十二指肠的 X 线改变发生率为 17.7%，但仅 3.2%的患者有十二指肠功能性狭窄，并且这种梗阻通常是暂时性的，顽固的十二指肠梗阻罕见，可能和假性囊肿压迫有关，囊肿引流可以解除梗阻。

5）结核：结核是 CP 的一个常见并发症或伴发症，尤其是在慢性钙化性 CP，结核病发病率为 18%，而非钙化性 CP 的结核发病率明显较低。可能与营养不良和内分泌功能紊乱有关。一旦患者一般状况恶化，乏力突出，应考虑到结核。

6）胰腺癌：CP 10～15 年可发生癌变，并且 CP 患者的胰腺外肿瘤的发生率也比正常人群高，这与营养不良及免疫力低下有关。从另一方面讲，胰腺癌也可以由于胰管阻塞，引流不畅引起 CP。此时可通过下述方法鉴别：①肿瘤标记物 CA19－9 检测，胰腺癌阳性率可达 88.4%；②*κ-ras* 基因突变检测，胰腺癌阳性率可达 94.7%；③选择性血管造影有助于鉴别良恶性病变；④在 B 超或 CT 引导下胰肿物穿刺细胞学检查。

32.6.2 坏死性胰腺炎与胆道镜技术

胰周感染、坏死形成脓肿是 SAP 的严重并发症之一，也是疾病后期的主要死亡原因。在 SAP 早期，由于肠道细菌移位，胰周已发生感染，而胰周的坏死、液化及脓肿周围的纤维组织包裹也不是一次完成的，胰腺毗邻的器官、血管、腹膜后神经丛时常炎症侵袭，所以胰周脓肿越早清除越好。但国内研究表明，早期对胰周坏死组织行手术清创的弊多利少，原因是：①SAP 早期患者病情危重，常伴有呼吸、肾脏等器官功能不全，此时若开腹手术非但不能达到很好的清创目的，反而会加重机体内环境紊乱、诱发重要器官功能衰竭，加速患者的死亡进程；②早期手术清创时，胰腺及胰周感染的坏死组织及积液周围尚未形成良好的纤维结缔组织包裹，术中清除坏死组织尤为困难，若强行清创极易损伤周围脏器及血管，造成手术后消化道漏或大出血等致命并发症。

临床实践表明，对于 SAP 继发的胰腺及胰周感染，若一味地等待纤维结缔组织包裹后再行手术清创，是一种消极、被动的办法。因为：①胰周聚集的坏死组织及积液无疑是体内致命的感染灶或感染源，不及时有效地清除，只能加重机体内的感染；②此种积液内含有大量的胰液成分，不及时清除可进一步腐蚀邻近组织，导致大量组织坏死；③位于腹膜后的感染灶可刺激腹腔神经，造成支配肠蠕动的交感神经麻痹，加重患者腹胀，造成腹内压增高，严重者可引起呼吸及心功能衰竭；④尽管 SAP 发生感染多在发病1周以后，但大量研究已表明，SAP早期胰腺及胰周因肠道细菌的易位而已经存在感染，因此不能认为SAP早期没有感染发生。因此，SAP早期及时、安全、有效地清除胰腺及胰周感染灶直接关系到患者的预后。

基于上述认识，对于SAP早期的胰腺及胰周感染的坏死组织及积液，可在B超引导下进行穿刺置管引流，逐级扩张，最后放置14Fr引流管引流，此后1周，可拔除粗引流管，应用胆道镜在感染灶内进行清创。该方法有以下临床特点：①方法简单。B超引导下穿刺置管在病床旁即可完成，皮下隧道成形后即可插入胆道镜，应用大量生理盐水及甲硝唑液反复冲洗，并在胆道镜引导下窥视感染灶的大小及范围。②疗效可靠。患者均在入院后及时行B超引导下穿刺置管引流，此举可多部位、多层面进行置管，对SAP继发的胰腺及胰周感染性积液具有早期及时引流的临床效果。由于胆道镜操作简便、灵活，其镜体直径仅有4 mm，操作中其镜端可进入感染灶内的任何一个位置。故此，采用胆道镜清创具有单纯腹部引流难以得到的临床效果。此外，由于胰腺炎本身的病理特点，胰腺及胰周感染灶内常聚积大量的坏死组织，这些坏死组织的脱落、液化常需要一定的病理过程，采用胆道镜可在感染灶内反复、多次进行清创，因而能及时、有效地清除不同时间内脱落、液化的坏死组织。③操作安全。事实上，目前SAP手术治疗的主要目的仅在于术中脓肿或坏死组织清除及置管术后引流。大量的临床实践证明，在开腹手术清创过程中，由于胰腺及胰周大量坏死组织形成后与毗邻大血管、肠管等组织器官关系密切、界限不清，难以在确保不损伤毗邻重要组织器官的前提下，彻底清除脓肿及坏死组织。此外，SAP患者机体重要器官功能的应激能力差，手术创伤及麻醉打击后常会加重或诱发重要器官功能障碍。而本方法仅为微创，其不仅临床效果可靠，而且避免了开腹手术的诸多弊端。在采用本方法治疗SAP时应注意以下3方面问题：①准确的B超定位，入路尽可能靠近病灶，穿刺过程中避免损伤毗邻血管及器官；②扩张采用由细到粗的原则；③胆道镜操作过程中，要遵循见腔进镜的原则。

近年来，国内外有学者也相继采用腹腔镜下腹腔灌洗及置管引流的方法治疗SAP继发的胰腺及胰周感染。但是SAP患者常常伴有一个或多个器官功能不全，而腹腔镜操作过程中的全麻及气腹状态往往会加重机体重要器官功能障碍，尤其是诱发或加重呼吸及循环功能障碍。此外，就疗效而言，B超引导下穿刺置管引流不仅简单、安全，并且可替代腹腔镜下的腹腔灌洗及置管引流。而且，本方法中采用胆道镜可在SAP的不同阶段反复、多次对胰周感染灶进行清创，此举是腹腔镜所难以完成的。

32.6.3 胰腺假性囊肿与内镜技术的选择

经内镜途径建立胰腺假性囊肿与胃肠道之间的引流已在临床广泛应用，方法包括内镜下经乳头经胰管囊肿引流术、内镜下胰腺假性囊肿胃肠道置管引流术及超声内镜引导下胰腺假性囊肿胃肠道置管引流术。

32.6.4 内镜技术治疗假性胰腺囊肿的效果观察

内镜下治疗胰腺假性囊肿的并发症为0%～25%，病死率为0%～8%，常见的并发症为出血、穿孔、感染及胰腺炎。为了控制术后并发症的发生，需严格把握手术适应证及禁忌证，实施内镜下胰腺假性囊肿胃肠道置管引流术最好与超声内镜下进行，其优点在于：①准确确定于胃、十二指肠壁的距离及其间是否存在较大的血管，以选择最佳穿刺点；②可清楚显示穿刺及置管的全过程，避免穿刺针刺透囊壁；③能观察到囊肿缩小及消失的过程，由此判定治疗效果。

32.7 内镜下胆道蛔虫圈套术

32.7.1 影像学特点

胆管内条索状透亮影，粗细均匀，边缘光滑清晰，形态柔和，在扩张的胆管内，虫体可缠绕蜷缩成团，有时内镜下可见一部分虫体留在乳头外。死虫体长期留置于胆管内，可钙化形成结石。

32.7.2 手术要点与技巧

1）避免造影剂过浓、过多，以免掩盖病变。

2）发现寄生虫感染后，一般需做一小的乳头切开，然后用取石篮套取虫体缓缓将其取出，避免用暴力将虫体拉断撕碎。

3）部分露在乳头外的蛔虫，可用圈套器将其拉出。

4）对合并化脓性胆管炎的患者，取虫后可放置一根鼻胆管做胆道引流冲洗之用，引流数天后再次造影证实无特殊后可予拔除。

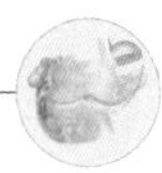

5) 术后需给予消炎利胆药物，有利于胆道内残渣的排出，并应常规肠道驱虫治疗。

32.7.3 并发症的防治

内镜下治疗胆管蛔虫病疗效可靠，无创伤，痛苦少，可预防继发性胆管感染、出血和肝脓肿等并发症，缩短了病程，减少了医疗费用。由于蛔虫的残体可形成结石，在取虫过程中应注意以下几点。

1) 娴熟的 ERCP 操作技术，动作轻柔，循腔进镜，仔细观察，尤其是十二指肠降部附近的肠腔，避免过量充气，减少对肠道和虫体的刺激。

2) 尽可能缩短操作时间，选择性插管，注入造影剂时应先置换出等量胆汁，并缓慢注射，边注射边观察，减少造影压力，以减少术后并发症的发生。

3) 为了防止蛔虫再次钻入胆管，可向十二指肠灌注氧气，因蛔虫有遇氧气即死亡的特点，可杀死虫体再随肠道排出；钳夹动作要求准确并一次完成，力度适中，防止蛔虫体钳断及受刺激后加快钻入胆管。

4) 根据病情合理地选择治疗方法。对于虫体嵌顿于乳头的患者，应用圈套器套住留在十二指肠腔部分的虫体，慢慢收紧圈套器，避免过度用力勒断虫体，收好圈套器连同内镜一起退出口腔。对于虫体全部进入胆总管的患者，应先行胆总管造影检查，观察胆总管内是否存在充盈缺损，判断充盈缺损的性质、范围、位置等。诊断明确后，将取石网篮沿胆管的轴线缓慢送入胆道内，超过虫体的头端再取出网篮，将张开的网篮慢慢向下拉并逐渐收紧，感觉有阻力时，保持适当的张力，缓慢向下拉回至十二指肠腔，随内镜退出口腔，将虫体取出。

32.7.4 手术的效果及预后

内镜干预是胆道蛔虫的主要治疗手段，当蛔虫从 Vater 壶腹突出来时，可以很容易地取出。内镜下胆管蛔虫病的治疗是一种快速、安全、有效的方法，具有成功率高、疗效可靠、并发症少、能迅速消除患者痛苦等优点，是消除胆管结石形成的一个重要方法。

32.8 胆道狭窄的内支架治疗

32.8.1 内支架的分类与选择

(1) 支架分类　①塑料支架(plastic stent)；②金属支架(metal stent)：裸支架、单层覆膜支架、双层覆膜支架、可回收金属支架和全覆膜自膨式可回收金属支架(full-covered self-expanding removable metal stent，FCSERMS)。

(2) 支架选择　对于良性狭窄，一般选择塑料支架，根据狭窄程度可放置 1 枚或多枚塑料支架，对于塑料支架支撑治疗无效者，可选择放置覆膜可回收金属支架支撑。

对于恶性胆管狭窄，根据梗阻的部位及患者情况选择支架，对于肝外胆管肿瘤，可选择放置金属支架，因为金属支架的通畅时间近 1 年，对于生存期不超过 6 个月者，选择放置塑料支架。

对于良恶性无法鉴别的胆管狭窄，可选择放置塑料支架或可回收金属支架，在保持通畅引流效果的同时，根据患者预后判断是否需取出支架。

32.8.2 适应证与禁忌证

(1) 适应证　①恶性肿瘤所致的胆管狭窄，既可用于术前准备，也可作为晚期肿瘤的姑息性治疗；②良性胆道狭窄。

(2) 禁忌证　①ERCP 禁忌证；②肝门部胆管癌，肝内多级分支胆管受侵，引流范围极为有限者慎用。

32.8.3 经 PTC 途径与 ERC 途径放置内支架

姑息性减黄治疗以往多采用手术方式，主要是通过开腹行胆道旁路引流手术，例如肝总管-空肠 Roux-en-Y 吻合术进行胆汁内引流。随着微创技术的进步，开展了经皮肝穿刺胆道外引流术(percutaneoustranshepatic cholangial drainage，PTCD)(外引流)，在此基础上又进一步开创了经皮肝穿刺胆道支架置入术(内引流)。与此同时，随着内镜技术的发展，经内镜胆道支架置入(内引流)获得成功并逐渐成熟。

(1) 经 PTC 途径放置内支架　经 PTC 途径放置胆道支架具有以下优点：①路径短，通过生理弯曲少；②PTC 放置导丝与内镜逆行插管不同，前者是顺胆汁方向而行，亲水性的导丝因而能在遭遇狭窄后获得更强的通过性，预计梗阻段的概率高；③由于肿瘤导致梗阻往往合并胆管壁的炎症、水肿及炎性物质如胆泥的沉积，加重胆管狭窄和梗阻的程度。因此，在情况允许条件下，先行 PTCD 外引流 5～7 d，待炎症控制后实施二期的支架植入更为理想；④位于肝门部以上的梗阻，因导丝放置较困难，尤其是左右胆管不通畅者，ERC途径只能疏通一侧，另一侧梗阻不能解除。因此肝门部以上的梗阻应选用经PTC途径放置支架为宜。选择此术式患者多为高龄、肝功能严重受损、由肿瘤所致胆管完全梗阻且无根治机会，或是合并心肺或其他全身性疾病、不能耐受手术或ERCP操作者。若胆道支架放置成功，本术式仍为一种较好的临床姑息治疗选择，尤其是若胆道支架置入不成功，则可同时选择行PTCD而达到外引流。

但这一术式仍有一些问题需解决：①严重腹水患者不宜选择PTC途径；②合并胆总管结石者应采取ERC途径取石后再放置支架；③需要活动者，不宜采取PTC；④支架梗阻后再疏通较困难；⑤并发症发生率较高，包括胆系感染及出血发生率分别为5%～7%和3%～10%，而胆漏的主要原因是穿刺失误。

(2) 经ERC途径放置内支架　本术式的优点有：①合并有胆总管结石者，在操作中可先取出结石再放置支架，尤其是术前诊断有疑点者，行ERC时可取出行活检，进一步明确诊断；②ERC途径放置支架在直视下准确掌握支架在十二指肠内留置长度，以1～1.5 cm为宜，支架释放完毕后可见大量胆汁涌出，可及时确定梗阻已经解除；③支架在再堵塞后经ERC方式可使用取石网篮清理，有时还能去除支架内新生的结石。若清除困难或支架前段被肿瘤组织堵塞，可沿支架向上再放置支架，使2个支架重叠放置以解除胆道梗阻，这一点较PTCD途径优越。

胡冰(2010)报道手术损伤造成的胆管狭窄以及肝移植后胆管狭窄的内镜治疗，均取得了成功(图32-3、图32-4)。例1：患者胆囊切除术后6个月，出现反复上腹痛伴发热，ERCP显示肝总管处局限性狭窄(图32-3A)采用柱状气囊进行狭窄段充分扩张(图32-3B、C)，然后并排留置了3根塑料支架(图32-3D、E)，11个月后拔除胆道支架，造影显示胆管狭窄已基本消失(图32-3F)。随访1年，无明显不适主诉，肝功能正常。例2：患者肝移植1年余发生吻合口及肝门部胆管多发狭窄(图32-4A)，内镜下采用柱状气囊反复扩张，并留置5根塑料支架予以支撑(图32-4B、C)，1年后拔除支架，造影显示狭窄已基本消除(图32-4D)。

32.8.4　内支架放置的要点与技巧

PTC途径放置支架应采用超声和X线双重介导的PTCD，目的是选择理想的靶胆管，避免盲目穿刺的随意性，要求靶胆管尽量走行平直，直径>5 mm，与梗阻段胆管的夹角在120°～240°，进而提高穿刺成功率。

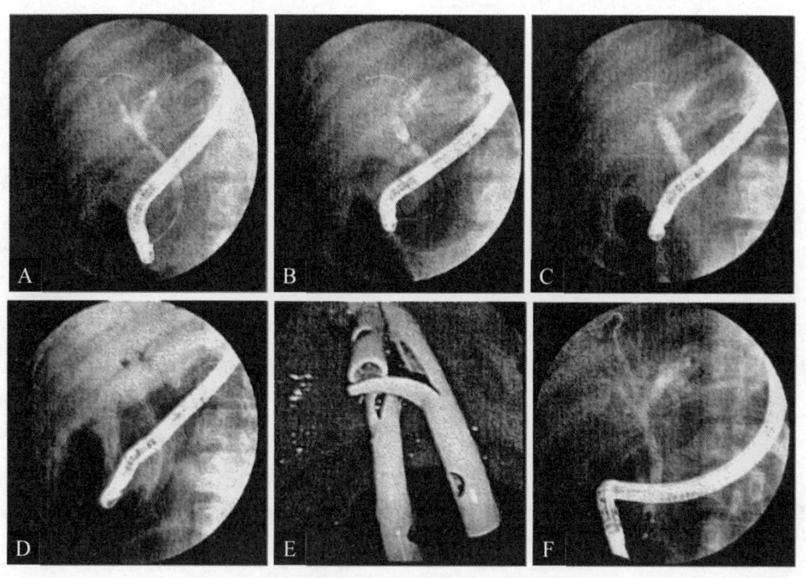

图32-3　手术损伤造成的胆管狭窄内镜处理

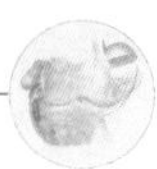

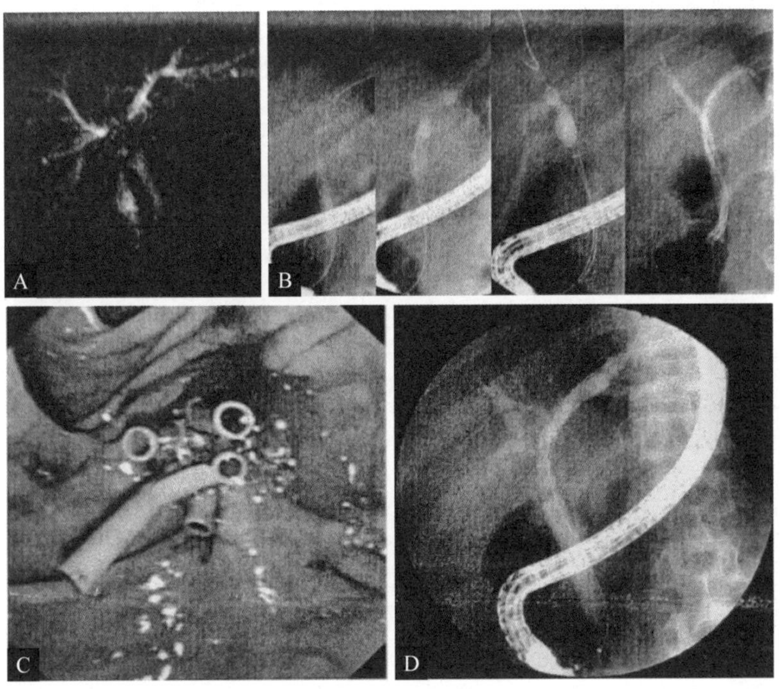

图 32-4　肝移植后胆管狭窄的内镜处理(胡冰,2010)

A-患者肝移植后1年发生吻合口及肝门部胆管多发狭窄　B-内镜下采用柱状气囊反复扩张　C-留置5个塑料支架予以支撑胆管　D-1年后拔除支架,造影显示胆管狭窄已基本整复

经ERC途径放置支架的关键在于在内镜下十二指肠乳头插管是否成功,若肿瘤完全梗阻或是高位胆管癌,插管通常困难或不能进入梗阻近端而导致失败,成功率相对较低,有作者报道其成功率约为15%。

32.8.5　并发症的防治

(1) 早期并发症分析及防治策略　内镜下胆道支架置入术后的早期并发症主要为乳头括约肌切开(EST)相关性出血、穿孔、胆管炎、胆囊炎、胰腺炎或高淀粉酶血症等;支架压迫邻近胆囊管、胆管、胰管,生物膜影响胆汁及胰液的排泄,从而诱发胆囊炎、胆管炎及胰腺炎。

1) 急性胰腺炎:支架置入术后胰腺炎的发生包括EST相关性胰腺炎及支架相关性胰腺炎,前者的发生主要与操作者的技术水平和临床经验有关,病因包括以下几方面:①导丝反复进入胰管可引起胰管黏膜的机械损伤;②细菌随导丝进入胰管;③胆道造影时进入胰管的造影剂引化学性损伤;③EST引起胰管开口组织水肿。支架相关性胰腺炎的直接原因为金属支架及其覆膜压迫堵塞胰管开口,导致胰液排泄障碍,引起胰管内高压而诱发胰腺炎。胰头癌、胰管或胰头受侵的壶腹部肿瘤,胰管多发生慢性进行性无菌性自截。此类患者放置支架发生的胰腺炎的概率很低,这也是很多学者不行胰管括约肌切开(EPT)的理论,但是如果术中导丝或造影剂进入闭塞不全的胰管时,需行胰管内/外引流术(ERPD/ENPD),对于胰管正常者可行单纯性EPT,以保持胰液通畅引流。在放置支架常规行EST,以减轻支架对括约肌压迫而引起的炎性水肿,同时能便于支架的植入;同时需避免括约肌大切开,降低EST相出血及肠穿孔的发生,同时能降低术后金属支架移位的发生率。

2) 急性胆囊炎/急性化脓性胆囊炎:胆囊管受侵的无结石者,胆囊往往呈慢性炎性变化,甚至出现胆囊萎缩。此类患者放置支架后很少并发急性胆囊炎。胆囊管通畅的低位胆道梗阻者,胆囊胀大明显,胆囊壁血管受压而发生缺血,在胆道梗阻解除的同时,可发生胆囊壁缺血再灌注损伤;胆道造影时,高渗性造影剂进入胆囊内可引起胆囊黏膜的化学损伤,同时能将细菌带入胆囊内;支架外压胆囊颈管并堵塞胆囊管开口,导致胆囊内感染性胆汁及炎症因子排泄不畅,最终引起胆囊黏膜屏障功能的破坏、胆囊壁充血水肿,发生急性胆囊炎。为了预防支架相关性急性胆囊炎的发生,对于胆囊胀大明显者,可先行ENB,促进胆囊及肝内外胆管内淤积胆汁、胆泥的排泄,同时可缓解肝功能损伤,待胆囊排空后再放置胆道支架,支架置入前尽可能地避免造影剂进入胆囊内。

3) 急性胆管炎/急性化脓性胆管炎:ERCP术后急性胆管炎的发生的重要原因是胆道密闭性的破坏,细菌可经开放的支架进入肝内胆管,进而引起逆性感染。因此,越过乳头放置支架的前提条件是肝内胆管无梗阻,如果无法确定肝内胆管是否受累或放置的支架能否引流所有胆管的胆汁前,需谨慎使用覆膜金属支架。一般胆管炎症通过胆汁培养选择敏感性抗生素多可控制感染,但是部分胆道梗阻未解除者,如胆道开放后可发展为急性化脓性胆管炎,择取采取PTCD穿刺引流。对于肝内胆管结石堵塞胆管诱发的急性化脓性胆管炎或肝脓肿,可采取扩管后行经皮经肝胆道镜取石手术治疗,去除梗阻原因,预防复发。如果考虑金属支架压迫肝内胆管,可将放置的金属支架取出,重新放置。

(2) 远期并发症分析及预防策略　支架置入术后的晚期并发症主要为支架的移位、脱落、阻塞等,但是以支架梗阻最为常见。

1) 胆道梗阻原因:既往研究资料显示非覆膜自膨式金属支架持续的弹性扩张力能引起胆管上皮细胞坏死、内膜水肿、肉芽组织增生,肿瘤组织也能经网眼长入支架内,共同引起支架堵塞而失效。覆膜金属支架的管腔内壁覆有生物膜,与非覆膜金属支架支相比,生物膜能阻挡肿瘤组织向支架内生长,并能促进胆汁及反流食糜的排泄,抑制胆泥/食糜淤积和结石形成,通畅时间明显优于非覆膜金属支架。随着胆道的开放及细菌的逆行感染,胆汁内有形成分增加,胆泥的附壁及结石的形成无可避免。

2) 急性胆管炎:支架内胆泥、食糜堵塞及肿瘤组织长入支架的早期,胆总管处于通而不畅的状态,细菌容易进入胆管内繁殖并逆流入血,引起寒战、高热等急性胆管炎症状。此时并无胆道梗阻征象。因此,针对病原体的抗生素治疗可获得一定的疗效,但是病情容易反复。对于复发性寒战、高热,应高度怀疑胆泥及食糜堵塞的可能。

3) 肝脓肿:肝脓肿的发生与细菌感染直接相关。发生途径包括:胆道、门静脉及局部浸润或直接坏死继发感染。术后发生肝脓肿的途径主要是胆道,根本原因是胆道的梗阻或不全梗阻,包括:①支架内胆泥、食糜堵塞及肿瘤组织长入;②高位胆道梗阻放置该支架压迫左肝;③肝内胆管结石堵塞胆管开口;④反复的感染合并肝内胆管狭窄;⑤糖尿病。上述情况均易于细菌在肝内胆管繁殖。肝脓肿临床诊断较容易,积极的抗感染治疗一般有效,对于存在胆道梗阻者,可采取PTCD引流,能迅速控制症状,并减少抗生素的应用,合并肝内胆管结石或狭窄者,可行经瘘道扩张后采取经皮经肝胆道镜取石、狭窄扩张等治疗,以保持胆道的通畅引流。

4) 梗阻性黄疸:对于塑料支架,可以定期进行更换;如放置金属支架,可使用球囊进行清理,或者在金属支架内再放置金属支架或者放置多枚塑料支架。

(杨玉龙　张　诚)

主要参考文献

[1] 王华,汪涛,汤礼军,等. 超声引导穿刺引流联合胆道镜清创治疗重症急性胰腺炎胰周脓肿. 复旦大学报(医学版),2012,39:107-110

[2] 王祥,于忆,刘子燕,等. 乳头括约肌切开术后迟缓出血的临床处理对策. 中国内镜杂,2010,16:548-550

[3] 刘建强,张志坚,李达周,等. 不同内镜术式治疗胆总管结石青年患者的长期随访研究. 中华消化内镜杂志,2013,30:560-563

[4] 刘晓红,朱琳,钱家鸣,等. 慢性胰腺炎并发症. 临床消化病杂志,2002,14:3-5

[5] 闫勇,戴睿武,汪涛,等. 经PTC或ERC两种途径放置胆道支架治疗恶性胆管梗阻对比分. 中国普外基础与临床杂志,2011,18:1184-1187

[6] 苏进根,王建平,陈跃宇,等. 乳头括约肌小切开加大口径气囊扩张术治疗胆总管结石的价值. 肝胆外科杂志,2012,20:340-342

[7] 杨玉龙,冯秋实,张宝善. 胆道内镜微创治疗肝内外胆管结石的几点思考. 肝胆胰外科杂志,2011,23:80-83

[8] 杨卓,高峰,赵云峰,等. 内镜下逆行胰胆管造影技术诊治成人胆道蛔虫病19例的临床分析. 中华传染病杂志,2013,31:548-551

[9] 李兆申,杨秀疆,金震东,等. 内镜超声下胰腺假性囊肿经胃置管引流的临床研究. 中华消化内镜杂志,2006,23:321-324

[10] 邹晓平,贺奇彬. 急性胰腺炎并发症的诊治. 中华消化杂志,2013,33:737-740

[11] 闰斌,蔡逢春,令狐恩强,等. 十二指肠乳头肿瘤内镜下切除术34例疗效分析. 中华消化内镜杂志,2012,29:676-

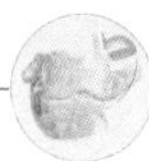

678

[12] 汪鹏,李兆申. 胆管良性狭窄的内镜治疗. 中华消化内镜杂志,2010,27:614 - 616

[13] 张诚,杨玉龙,吴萍,等. 全覆膜自膨式可回收金属支架治疗胆肠吻合术后复发性吻合口狭窄. 中华外科杂志,2014,52:306 - 307

[14] 张诚,杨玉龙,林美举,等. 内镜下 Oddi 括约肌切开治疗和预防合并十二指肠乳头憩室的胆系结石. 中华腔镜外科杂志(电子版),2012,5:42 - 44

[15] 张诚,杨玉龙,林美举,等. 急性胆源性胰腺炎内镜治疗时机的选择. 中华腔镜外科杂志(电子版),2012,5:27 - 30

[16] 张诚,杨玉龙,林美举,等. 急性胆源性胰腺炎诊治的几点思考. 肝胆胰外科杂志,2012,24:169 - 172

[17] 陈平,张海波,于金华,等. 胰管内外引流治疗胰腺假性囊肿疗效分析. 中国内镜杂志,2009,15:924 - 926

[18] 林美举,杨玉龙,张洪威,等. ERCP 技术诊断和治疗 Oddi 括约肌功能障碍 21 例报道. 中国内镜杂志,2012,18(增刊):147 - 150

[19] 段学慧,李刚,李龙芸,等. 内镜在治疗胆管蛔虫病中的应用价值. 胃肠病学和肝病学杂志,2013,22:706 - 707

[20] 贺良,耿小平,赵红川,等. 内镜下乳头球囊扩张术与乳头括约肌切开术治疗胆总管结石的安全性和疗效分析. 中华外科杂志,2013,51:556 - 561

[21] 鲁超,锁涛,付亮,等. 内镜下乳头球囊扩张术对比乳头括约肌切开术治疗胆总管结石的 Meta 分析. 中华消化内镜杂志,2013,30:202 - 207

[22] 潘亚敏,胡冰. 内镜下乳头切除术的临床应用. 中国消化内镜,2007,1:38 - 41

[23] Bergman JJ, Burgemeister L, Bruno MJ, et al. Long-term follow-up after biliary stent placement for post oerative bile duct stenosis. Gastrointest Endosc, 2001, 54:154 - 161

[24] Costamagna G, Pandolfi M, Mutignani, et al. Long-term results of endoscopic management of postoperative bile duct strictures with increasing numbers of stents. Gastrointest Endosc, 2001,54:162 - 168

[25] Draganov P, Hodman B, Marsh W, et al. Long-term outcome in patients with benign biliary strictures treated endoscopically with multiple stents. Gastrointest Endosc, 2002,55:680 - 686

[26] Kaffes A, Griffin S, Vaughan R et al. Arandomized trial of a fully covered self-expandable metallic stent versus plastic stents in anastomotic biliary strictures after liver transplantation. Therap Adv Gastroenterol, 2014, 7: 64 - 71

[27] Komatsu Y, Fujita N, Maguch H, et al. Prospective randomized controlled trial of endoscopic sphincterotomy compared with endoscopic papillary balloon dilatation for bile duct stons: short-term outcome and biliary symtoms in 6months. Gastrointest Endosc, 2002,55:AB169

[28] Lee SS, Song TJ, Joo M, et al. Histological changes in the bile duct after long-term placment of a fully covered self-expandable metal stent within a common bile duct: a canine study. Clin Endosc, 2014,47:84 - 93

[29] Misra SP, Dwivedi M. Large-diameter balloon dilation after endoscopic sphincterotomy for removal of difficult bileduct stones. Endoscopy, 2008,40: 209 - 213

[30] Moob JH, Cho YD, Ryu CB, et al. The role of percutaneous transhepatic papillary balloon dilation in percutaneouscholedochoscopic lithotomy. Gastrointest Endosc, 2001,54:232 - 236

[31] Raijman I. Biliary and pancreatic stents. Gastrointest Endosc Clin N Am, 2003,13:561 - 592

[32] Rebelo A, Ribeipo PM, Correia AP, et al. Endoscopic papillary large balloon dilation after limitd sphincterotomy for difficult biliary stones. World J Gastrointest Endosc, 2012,4:180 - 184

[33] Srinivasn I, Kahaleh M. Metal stents for hilar lesions. Gastrointest Endosc Cin N Am, 2012,22:555 - 565

[34] Ysuda I, TomitaE, Enya M, et al. Can endoscopic papillary balloon dilation really preserve sphincter of Oddi function? Gut, 2001,49:686 - 691

33 胆道再次手术

胆道再次手术(biliary tract reoperation)是指胆道疾病手术后因为并发症、原有疾病未治愈或再发而再次实施的手术,不包括胆道疾病之外的腹部手术后再次针对胆道疾病所进行的手术。胆道再次手术是胆道外科的难题之一,可分为计划性和非计划性两种。计划性手术是指有计划的分期手术,是因某种原因不能一次手术解决问题,仅作暂时处理,经过一段时间的充分准备,等待患者条件允许再进行确定性手术。如急性梗阻性化脓性胆管炎的暂时胆道引流减压,待患者情况好转后再行二期手术;严重腹部创伤者的损伤控制性手术。非计划性再次手术是指因第1次手术时方式不当,或患者疾病进一步发展或者手术医生对疾病的估计不足或因手术发生并发症而被迫进行的再次手术。胆道再次手术除给患者带来额外的创伤和经济上、心理上的负担外,由于胆管解剖部位的特殊性及生理功能的复杂性,其手术的复杂性、危险性和并发症的发生率都可能比初次手术高得多,如处理不当,可增加患者疾苦、增加病死率。且胆道的解剖变异较多,与肝脏、胰腺、十二指肠等器官关系密切,结构复杂。因此,胆道再次手术是胆道外科中较普遍、处理最棘手的临床难题之一。

33.1 胆道再次手术的原因

造成胆道再次手术的原因有多种,Topchiashvili对胆道再次手术原因进行了归类分析,其中胆管结石占26.8%,肿瘤占18.9%,Oddi括约肌狭窄占10.3%,胆管损伤占12.1%。由于我国肝内肝管结石多发,因而国内胆道再次手术多集中在复杂性肝内胆管结石和损伤性胆道并发症等病例,前者在4 197例中再手术率达37.1%。近年来,由于术中胆道镜的应用,残石率虽有明显下降,但仍达5%左右。而后者在136 816例胆道手术中胆管损伤率达0.5%~1.1%,其中大部分病例再次或多次手术修复胆道。再手术次数越多,合并胆道狭窄率和反复胆道感染率也越高,其病情越复杂,手术难度越大。本节重点对胆管结石和胆道损伤两种主要原因进行介绍。

33.1.1 肝胆管结石术后复发或残留

我国胆系疾患随着人们饮食状态的改变,其发病率正在逐年增高。国内文献报道,因胆管结石复发和(或)残留而再次行胆道手术者占61.5%~74.4%。梁力建分析235例胆道再次手术病例,肝胆管结石复发或残留结石占再次手术原因的78.7%,胆总管结石残留或复发占3.5%,两者合计为82.2%。可见肝胆管结石术后复发或残留是目前胆道外科仍然没有解决的难题,也是胆道再次手术的最常见原因。因此,降低胆道再次手术率的主要措施在于采取措施降低肝胆管结石的残留率及复发率。

为减少胆管结石残留或复发,胆道手术前要全面了解肝胆管系统的影像检查资料如肝胆CT、磁共振胰胆管成像(MRCP)、经皮肝穿刺胆管造影

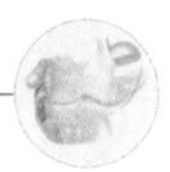

(PTC)、ERCP 等。要尽量明确肝内外胆管结石的部位、数目及大小,尤其是胆管有无狭窄或扩张。选择合理的手术方式。肝、胆管结石成石因素很多,且多数成石因素术后依然存在,尤其是胆道感染如不能有效地控制,即使首次手术取净结石,术后依然有较高的复发率。一定要遵循黄志强院士提出的治疗原则,即"取净结石、去除病灶、解除梗阻、通畅引流",其核心是去除病灶。对不能清除的肝内胆管结石患者,在梗阻或狭窄以下胆管部位行各式胆肠吻合术,常常不能达到目的,反而破坏了正常胆管结构,并引起胆管生理功能的改变,以致术后不可避免地引发甚至更重的胆道逆行感染及并发症,经常发生的胆道感染又促使新结石形成,造成恶性循环。同时肝内胆管结石长期的病变引起肝实质病理改变,致胆管扩张、壁增厚,胆管周围纤维增生及慢性炎性细胞浸润,肝细胞肿胀变性,以及形成炎症性肝纤维化,导致取石难彻底,胆管炎反复发作,新结石再形成。肝部分切除术是消除病灶的重点。近年来,随着肝外科技术的发展,肝(叶、段)切除不再像传统观念所认为的那么危险,相反有时(如左肝叶段切除相比于胆肠吻合术)更简单、安全,往往能取得较好效果。术中采用合适的辅助诊疗手段:如术中 B 超、胆道镜及胆道造影检查可再次明确术前诊断,指导手术及降低漏诊率。术后拔 T 管前均应行 T 管造影,一旦发现结石残留,即通过 T 管或皮下盲襻,行胆道镜取石,可使肝胆管结石术后残留率明显降低,从而降低胆道再次手术率。肝内结石属于复杂的手术,由于基层医院欠缺一些相关设施及手术人员经验相对较少,建议由具备条件的医院胆道外科专业的医生施行,以免遗留后遗症,造成患者多次手术的痛苦。

胆管结石首次手术处理不当的常见原因有:①胆管结石的部位判断不准确,最常见是左肝管结石仅做了左外叶肝切除,遗留左内叶胆管结石;或者多个肝段胆管内结石仅切除了左外叶肝脏。②未行病灶切除,仅做胆管引流手术,以期结石能在术后自行排出。③在胆管狭窄段以下行胆肠吻合,肝内胆管结石主要的并发症是胆管狭窄,如果在狭窄段以下行胆肠吻合,只完成了胆道引流的通道,未解除胆管狭窄的问题。④未完全取净胆道结石,残留结石不能通过术后补救措施取出。⑤滥用胆肠吻合,胆管空肠吻合虽是胆管结石治疗手术的重要组成部分,但应避免滥用,严格掌握其适应证,应尽量保留 Oddi 括约肌的功能。

33.1.2 胆道损伤及损伤后胆道狭窄

胆道损伤是指各种原因造成的以肝外胆管为主的损伤,如战伤、刀伤、爆震伤、上腹挫伤、交通事故、上腹手术及新技术应用如某些介入性治疗、肝脏移植术后等意外损伤。一般将胆道损伤分为创伤性和医源性损伤两大类。胆道损伤的直接结果常表现为胆道感染、胆管狭窄(不全梗阻)和(或)胆瘘形成及其后的诸多继发性肝脏和全身的损害。

创伤性胆道损伤,实际上临床上并不多见。肝内胆管深藏于肝实质之中,而肝外胆管一般也被包绕于肝十二指肠韧带内,位置十分隐蔽,加之其内径在 1 cm 以下,难以被刀、刺、枪弹所能单独致伤。因此,创伤造成胆管损伤几乎都是多发伤,伤情严重而复杂。

医源性胆道损伤,不仅包含外科手术所造成的损伤,也包含某些新技术应用后所造成的胆道损伤。近年来,新技术的临床应用比较广泛,为解决患者的痛苦提供了更多手段,但医源性胆道损伤也有增多趋势。上腹部手术的胆管损伤可见于胆囊切除术、胃窦和十二指肠的穿透性溃疡的切除术、肝切除术等,但胆囊切除术是医源性胆道损伤的最主要的致病原因,占上腹部手术所有胆管损伤的 65%～80%。国外回顾性资料提示,胆囊切除术患者的胆管损伤率为 0.5%～1.0%。在我国胆囊切除的手术量很大,很难准确估计医源性胆管损伤的实际发生率,尤其是腹腔镜胆囊切除术开展以来,医源性胆道损伤的发生率可能较国外的报道更高。在住院患者中,胆管损伤后的病例经常见到,但这些病例在手术时及时发现的仅有 25.0～32.4%,多数病例是在术后发生了并发症后才被发现,对患者的处理和预后都极为不利。

胆道手术导致胆管损伤的因素主要有 3 个方面。①解剖因素:肝外胆道解剖变异比较常见,其中主要有左右肝管汇合部位异常(特别是副右肝管)和胆囊管与肝外胆管汇合部位的异常(可在肝外胆管的上段、下段或内侧),熟知肝外胆道变异是避免胆管损伤的关键。除了胆管的变异以外,肝动脉和门静脉都可出现分支和走行的变异,如辨认不清可引起出血,在止血过程中又易伤及胆管或造成胆管的血供障碍。②病理因素:胆囊和其邻近组织的炎症、充血、水肿、粘连、纤维化、萎缩和内瘘等常使肝门区、肝十二指肠韧带和胆囊间的正常解剖关系难以辨认,不仅手术时难以处理,也增加了意外损伤的机

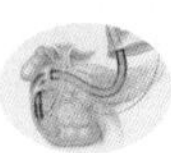

会。③技术因素：在进行胆道手术时应注意手术方式的选择要结合患者的具体情况；术中良好的显露对完成胆道手术是十分重要的，满意的腹肌松弛是达到良好显露的前提；正确地辨认解剖结构和病理变化；以健全的心态应对术中出现的技术困难。

因介入性治疗引起的胆道损伤病例近年有所增加，造成胆道损伤原因有多种，如适应证选择不当、健康组织的异位损害、技术性并发症等直接或间接造成的即发性或迟发性的胆管损伤和随后的化脓性感染、坏死、变性、狭窄、穿孔和脓肿形成等。

缺血性胆道损伤近年来受到重视，由于某些治疗导致即发性或继发性胆管营养血管（动脉）的增生性炎症、狭窄终致闭塞，引起某一区、段、半肝的一支胆管或多支胆管的变性、坏死、狭窄、栓塞等病变。可见于肝动脉栓塞治疗肝占位病变、肝移植供肝的热缺血过长、冷缺血过长和再灌注损伤所致的胆管缺血性损害、供肝肝动脉断血后未及时排空胆汁并做有效的胆道灌洗等。此外，在行胆管-胆管吻合、胆肠吻合乃至T管引流时胆管壁缝合过密、过紧，致局部血运不良、缺血、坏死、漏胆汁、感染，进而引流，修复后纤维增生也可致胆管狭窄。

33.2 胆道再次手术的指征

胆道再次手术的病例在临床上较为常见。由于胆管解剖部位的特殊性及生理功能的复杂性，使胆道再次手术病情复杂、手术难度大、手术风险高，若处理不当极易造成日后再次甚至多次手术，成为临床上处理极为棘手的问题，应引起足够重视。为了提高胆道再次手术的疗效，应掌握好手术指征、选择好手术时机。胆道疾病的再次手术指征可归纳如下：①肝胆管残留结石经胆道镜取石、碎石或EST治疗失败者；②肝胆管残留结石合并胆管狭窄、梗阻性化脓性胆管炎、梗阻性黄疸者；③胆道损伤后由于各种原因仅行腹腔引流、胆漏持续存在者；④胆道术后胆漏明显，经非手术治疗无法自愈者；⑤胆道修补、成形、胆管对端吻合、胆肠吻合等术后存在吻合口狭窄或其上方胆管狭窄或合并肝内胆管结石者；⑥胆道术后仍存在肝内胆管区域性慢性增生性胆管炎或胆管实变者；⑦胆道术后胆管狭窄合并胆汁性肝硬化，但肝门部胆管条件尚好、无严重门静脉高压症表现者；⑧经数次手术治疗后仍然存在高位胆管或肝内胆管狭窄、出现黄疸经久不退及其他肝功能不全表现、已合并明显胆汁性肝硬化门静脉高压症者，胆管狭窄位置深在、病情极其复杂，常规手术方法根本无法彻底解决胆道梗阻，此时唯一合理可行的治疗当属肝移植；⑨其他少见的情况如手术后胆道出血经非手术治疗无效、肝移植术后缺血性胆道损伤、初次胆肠吻合术式不合理引起相关症状及肿瘤术后复发等。

临床上，并不是所有的胆道残余结石患者均需手术，部分患者经非手术治疗可获痊愈或好转。但对肝内外胆管残余结石症状反复发作，经较长时间的非手术治疗，疗效甚微者；或肝内胆管多发性结石，虽无体征，但结石致肝功能异常时应考虑手术治疗：残余结石梗阻，发生急性胆管炎，症状轻，胆道不全梗阻待保守治疗好转后择期手术；对结石完全梗阻、全身感染症状和局部炎症严重者，若经非手术治疗难以奏效，则应考虑急诊手术。肝胆管内残余结石、肝胆管狭窄、胆肠道吻合口狭窄等情况引起的急性化脓性胆管炎，可因严重的感染致患者情况迅速恶化，发生中毒性休克、脓毒症而危及生命，再次手术是必要的。如严重感染不能控制或者病情继续恶化应急诊手术。如症状严重，生命体征不稳，可先行微创引流，暂时控制感染，待全身状况改善后及时手术治疗解除梗阻。

胆道损伤再手术时机应根据具体情况做个体化的选择。胆囊切除术后24 h内出现明显黄疸，经MRCP等检查证实存在胆道完全梗阻，可能是术中误扎或横断胆总管或肝总管。肝外胆道的损伤，破坏了胆汁的肝肠循环，导致消化功能的紊乱，脂溶性维生素吸收和凝血酶原合成障碍，血清胆红素、碱性磷酸酶及γ谷酰转氨酶升高。诊断明确后，应争取在72 h内手术探查，重建胆肠通路，解除梗阻。对胆漏型患者，手术时机选择存在较大的争议，对于早期（48 h内）发现者多主张立即手术，根据损伤情况采用确定性手术方式。而对超过48 h者，有的学者认为不应考虑立即行修复手术，主张先进行引流。如果术中放置了引流，可继续引流并密切观察。如术中没有放置引流，可行ERCP胆管引流；若无效果则须立即再手术引流，但此时最好不要同期进行胆道重建手术。因此时受损的胆管正处于炎症反应期，胆管及周围组织充血、水肿，不仅修复手术难度及风险加大，而且组织愈合能力降低，术后再狭窄的可能性也增加。可待3个月后病情稳定，胆管及腹腔炎症消失，再行确定性胆道修复或重建术。近年，国内外学者普遍认为早期干预是治疗胆道损伤的关键，Dageforde等研究表明，早、晚期胆道损伤修复临床

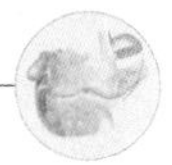

上没有显著的统计差异，但早期外科干预（损伤后6周内）在降低治疗成本和优化生活质量方面存在很大的优势。对非完全梗阻型患者，选择再手术时机要兼顾局部和全身两方面的因素。手术过早，局部炎症没有完全控制，易使再手术失败；手术过迟，会使肝功能受到明显损害，甚至会引起胆汁性肝硬化。多数学者认为在首次手术后4周左右较为适宜。

对于胆道修补、成形、吻合后再狭窄等情况，一般非手术治疗难以解决问题，诊断一旦明确后，应尽早再次手术，以免病情不断进展和复杂化。

33.3 术前准备

胆道再次手术有时是非常困难的，尤其是对于合并胆道感染、肝功能损害的患者更是如此。因此，充分地、认真地进行围手术期准备对再手术的成功实施及预后有重要影响。

首先要对患者进行全面的术前评估，这是确保手术成功的前提和依据。包括详细询问病史；明确再次手术病因；选择必要的辅助检查；进行合理的术前治疗。对于曾经多次手术的患者，更应引起足够的重视，应力争此次成为最后一次手术。

术者要亲自检查患者，了解以往手术的方法、腹部伤口情况、目前存在的主要症状和体征，寻找第1次手术失败的原因并从中汲取教训，充分了解患者的各脏器的功能状况。

细致分析患者的影像学资料，目前临床上有多种影像检查方法可供选择，应根据病情需要进行必要的影像学检查。B超检查因价格便宜、检查方便可作为首选检查手段，但因其不能直接显示肝内外胆管结构的全貌，不易显示肝内胆管狭窄性病变，且结果易受操作者经验的影响，存在有一定的局限性。CT检查能够获得较为准确的诊断资料，为了发现细小的病灶，有条件者最好做薄层扫描；如果仅考虑单纯的结石性病变，平扫CT可以满足要求；如果怀疑合并恶变，有必要做对比增强CT检查。经皮肝胆管造影（PTC）、内镜逆行胰胆管造影（ERCP）、磁共振胰胆管成像（MRCP），是一类可显示胆管树的影像检查方法，在因胆管狭窄导致胆道再次手术的情况下是不可缺少的一类检查，可完整地显示胆管树，了解胆道狭窄的部位和范围，特别是还有可能发现过去被遗漏的括约肌狭窄、肝胆管解剖变异、开口异常等，对于术前制订手术方案有重要的参考作用。PTC和ERCP能清楚地显示胆管树结构，具有定性、定位准确等优点，但均为侵袭性检查，有一定的禁忌证和并发症。MRCP为无创检查，其原理是利用T2W的效果使含水器官的信号突出，从而达到水成像的目的，可以使肝内外胆管结构清楚显示，其胆道成像效果可与PTC和ERCP相媲美。有报道MRCP对梗阻性黄疸部位确诊率达100%，梗阻原因诊断率达95.8%。此外，MRCP尚能显示肝脏情况及肝门区胆管周围的结构，这是PTC和ERCP所无法比拟的。

慎重制订手术方案，通过综合分析患者的临床资料，了解哪些是残留的病变、哪些是新近的发展，从而制订合适的手术方案。如早期肝内胆管结石在肝内常呈严格的节段性分布，术前必须确定结石的主要部位，才能选择恰当的手术方法；多个肝叶或肝段存在结石时，左外叶、右后叶胆管常常是结石原发病灶所在，应选择去除病灶的治疗方法；注意有无胆管畸形，尤其须注意有无右肝管畸形，避免胆管的损伤。胆管畸形常是胆管结石形成的部位和原因，有文献报道右肝管畸形高达46.7%；了解有无胆管狭窄，未纠正的胆管狭窄是肝胆管结石治疗失败的最常见原因。

术前还应进行合理的治疗。大部分胆道再手术的患者，全身条件差，尤其是梗阻性黄疸合并肝功能损害者，应在充分了解肝脏功能和全身情况的基础上，对患者的病理生理异常改变尽可能予以改善或纠正。对于手术复杂、时间长、创伤大、出血多的手术，充分的术前准备可以提高患者对麻醉和手术的耐受性，降低术中、术后并发症发生率。术前治疗一般包括以下几个方面：①加强营养，改善全身状况，给予高蛋白、高碳水化合物、低脂肪、富含多种维生素的饮食；对食欲缺乏的患者，可经静脉途径补充，以改善全身状况和肝功能，必要时行肠外营养支持。②纠正低蛋白血症，血浆总蛋白<45 g/L，白蛋白<25 g/L或白、球蛋白比例倒置者术前应予纠正。通过支持治疗，力求术前总蛋白达60 g/L、白蛋白达30.0 g/L以上。③纠正贫血，贫血者可少量多次输入新鲜血液，争取使术前血红蛋白>120 g/L，红细胞计数$>3\times10^{12}$/L。④纠正凝血功能异常，肝脏合成纤维蛋白原、凝血酶原、因子Ⅴ、Ⅶ、Ⅸ和Ⅹ6种凝血因子。梗阻性黄疸患者可因凝血因子减少而致凝血酶原时间延长和凝血异常。凝血酶原、因子Ⅶ、Ⅸ和Ⅹ等4种凝血因子与维生素K有关。梗阻性黄疸时，肠道吸收脂溶性维生素K发生障碍，造成凝血酶原时间延长和凝血异常，术前应使用维生素K予以纠正。维生素 K_1 10～20 mg，6 h 1 次，共 3 d，一般可使梗阻性黄疸患者的凝血酶原时间恢复正常。如仍延长 4 s 以上，说明可能同时伴肝细胞损害，可少量多次输入新鲜冷冻血浆、新鲜血液或血小板，以减少术中出血。⑤纠正水、电解质紊乱，肝功能减退时，肝脏对雌激素和抗利尿激素的灭活作用减弱，引起水钠潴留，醛固酮的升高增加肾脏排钾；因患者营养状况差、纠正低蛋白血症或因控制胸腹水而反复放腹水和应用利尿药等，使患者易出现水、电解质紊乱，术前应及时检查和纠正。⑥预防和治疗肾衰竭，胆道阻塞时胆酸盐排出减少，肠内细菌产生过量的内毒素，而网状内皮系统功能减退，使血中内毒素增加，肾衰竭发生率高。梗阻性黄疸和肝功能不全得不到及时治疗，麻醉手术后容易并发急性肾衰竭，术前、术中和术后应给予利尿药。⑦预防性使用抗生素，如有引流物应行细菌培养加药敏试验，以备合理选择抗生素；同时抗生素的使用也可以减少肠道内细菌而产生的内毒素，对预防急性肾衰竭的发生也有意义。

33.4 麻醉的选择

麻醉选择包括麻醉药物和麻醉方法两个方面。由于全身麻醉具有麻醉深浅容易控制，麻醉作用完善，能保证充分通气和给氧的优点，因此，胆道再次手术应尽可能选择全身麻醉。对无凝血机制障碍的患者，可在气管插管全麻下辅助硬膜外阻滞，既可达到良好的肌肉松弛，又可减少全身麻醉用药量，不失为创伤大、时间长的胆道再次手术的一种良好麻醉方法，尤其适合肺功能差、缺氧的患者。

麻醉药物的选择应考虑两个方面：第一是药物对肝脏的毒性和肝血流的影响，应选择毒性和血流影响最小的药物；第二是存在梗阻黄疸的患者，因肝功能障碍，肝脏药物代谢能力降低，药效增加，作用时间延长，麻醉后恢复时间延迟，因此用药量应该减少。

麻醉管理包括麻醉实施技术和术中管理，如术中供氧，维持肺通气功能，输血补液，维持循环稳定，纠正酸中毒等，这些往往比个别麻醉药物选择更为重要。整个手术过程中应达到肌松满意，给氧充分，循环稳定。

充分给氧，保证通气。胆道再次手术的患者，常合并肝脏功能异常、低氧血症等，应吸入高浓度氧。麻醉过程中维持通气适度，如通气不足，可致二氧化碳蓄积，外周血管收缩，阻力增加，肝血流降低；而通气过度，潮气量过大，回心血量减少，心输出量下降，也可致肝血流降低。此外，呼吸性碱中毒，不仅能增高血氨浓度，而且可能导致或加重低血钾。为保证充分给氧，维持适度通气，应监测脉搏、氧饱和度（SpO_2）和呼气末二氧化碳，并行血气分析。

维持循环功能稳定。胆道再次手术患者，多存在肝功能损害，对缺血缺氧敏感。手术过程中应避免低血压，术中出血多时，应及时补充新鲜血液。因为大量输入血浆代用品或晶体液，血液过度稀释，会造成缺氧性肝损害，同时加重凝血机制障碍；而大量输入库血，不仅凝血障碍问题不能得到纠正，还将导致高血钾症。如遇创面广泛渗血除使用止血药外，应补充凝血因子和冷冻血浆。术中适量补充晶体液，一般推荐使用平衡盐溶液，以保证术中有充足的尿量。葡萄糖的补充可依血糖测定结果而定。胆道再次手术患者一般不建议使用控制性低血压，应用血管收缩药物时，其浓度也不宜过高，以免导致肝血流下降而加重肝损害。除常规监测心电图和尿量外，应行有创动脉压、中心静脉压、体温、血糖监测以及血浆电解质测定，必要时检测凝血功能。高热患者麻醉前应给予物理降温至 38.5℃以下，以免发生麻醉意外。

总之，麻醉要达到：①能进行广泛的腹腔内操作；②满意的腹肌松弛；③保证充分给氧；④尽可能减少对重要脏器功能的损害。

33.5 切口的选择

切口的选择原则为：既要有利于手术的进行，又不过多地损伤腹壁结构。对病情较简单的患者，一般采用经原切口，切除瘢痕，以减少对腹壁结构的破坏和避免造成腹壁上瘢痕交错的不美观形象。通过原切口，分离腹腔粘连的困难多一些，但一般还是可以克服的，通过适当延长切口两端，从前次手术未涉及处开始分离，可减少分离难度。

当腹部有数处切口时，切口应选择在距本次手术时间最长和以往没有发生并发症的切口瘢痕，原切口瘢痕一般不影响再次手术后的切口愈合。此外，新切口的选择还应依手术目的而定，对手术范围局限于肝外胆道者，可采取右肋缘下斜切口，必要时也可将切口延伸至左上腹以增加显露。如手术范围较广泛，需处理肝内胆管的病变及游离空肠者，则多采用右上腹直肌切口，并将切口向上延伸，必要时切

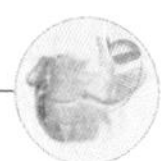

除剑突，以扩大手术野。

当遇到情况复杂的患者，新切口的设计很困难。如患者已经过数次手术或者同时有腹壁切口疝。此时，腹壁上切口瘢痕累累，纵横交错，且因以往的切口感染、切口裂开、切口疝、腹壁膨出等并发症，破坏了腹壁结构和血液循环，使右上腹部腹壁成为一片纤维瘢痕组织。此种情况胆道再次手术已经很困难，如果试图一并解决是不明智的。轻者手术失败，严重时因经受不起长时的手术与麻醉，而在术中发生意外。此时，切口的选择应另设计新切口。此外，在一些再次手术患者，由于胆汁性肝硬化和门静脉高压症，原腹部切口与网膜间的粘连，成为沟通门-体静脉系统间的交通渠道，有时在切口周围腹壁上可见怒张的腹壁静脉，遇到以上情况时，再次手术必须远离原切口瘢痕；否则，由于广泛的侧支血管网，在切开皮肤之后，便可发生大量的失血，有时甚至因为腹壁切口的大量出血而被迫终止手术。

有的手术困难较大，如肝大，肝门位置较深，肝门向右后移位，以一般腹部切口手术野显露不佳，可取右胸腹联合切口，经第 7 与第 8 肋间入胸腔，切开膈肌，将肝叶向上翻转，这样粘连较少也较容易显露肝门处。右侧肝胆管阻塞和右肝叶萎缩，对侧肝脏代偿性增生，使肝脏沿第 1 肝门和第 2 肝门构成的平面，以下腔静脉为轴心，向右、后、上方旋转移位，此时可将患者右侧腰部垫高 30°～45°，做长的右肋缘下斜切口，可以较容易显露肝门。

33.6 术式的选择

胆道再次手术过程涵盖了胆道外科理念、术者的经验、方法和手术技巧等多个层面的内容，再次手术时的术式选择应根据患者的全身情况和局部病灶情况而定。

胆道残留石：①胆总管切开取石加 T 管引流术仍是主要的手术方式。适用于胆总管或肝总管结石且胆总管下端开口无狭窄者。应强调术中胆道造影及胆道镜的应用，争取一次取尽结石；手术结束后按“粗、短、直”形成窦道的原则放置 T 管引流，以备术后纤维胆道镜再取石。②胆总管空肠 Roux-en-Y 吻合术。适用胆总管扩张合并胆总管下端狭窄者。若有左右 1、2 级肝管结石伴狭窄，应做狭窄肝管切开整形、盆式胆肠吻合为佳。空肠盲襻皮下留置，可为术后胆道镜治疗提供方便，使部分患者避免再手术的痛苦，但目前已很少应用。虽然胆肠 Roux-en-Y 吻合术是一种临床广泛应用的成熟术式，但它并不能从根本上解除肝内胆管狭窄及结石形成的原因。因此，术前一定要明确拟行吻合口近段的胆管不存在狭窄，否则不要轻易使用。③肝叶或肝段切除术。肝内胆管多发性结石常伴有肝管狭窄，不易尽取石；同时由于肝内胆管结石所致肝纤维化，使肝叶体积缩小。肝叶或肝段切除不但去除了结石，同时也解决了肝内胆管狭窄的问题，特别适用于肝左外叶或第Ⅵ段的肝内胆管结石。④肝移植术。适用于上述手术方式不能解决的广泛肝内胆管结石患者，因症状反复发作致肝功能严重损害时。

胆管损伤及损伤修复后的狭窄：①胆总管十二指肠吻合术。该术式术后几乎不可避免地要发生吻合口狭窄，文献报道其术后狭窄率为 92.8%，再手术率为 49.4%，因此，应尽量废弃。②胆管与空肠 Roux-en-Y 吻合术，是一种较为理想的手术方式，但术后可能发生“反流性胆管炎”。但有学者认为所谓术后“反流性胆管炎”实际上多数是由于吻合口窄小、遗留梗阻等因素所致，是手术质量不高或手术失败的征象，而很少能找到“反流”的直接或确实的证据。因此，手术应按公认的技术规范操作，遵循口径足够大、胆管血供良好、黏膜对合平整、吻合口无张力等原则。③胆管对端吻合术。最符合生理要求，适用于术中或术后早期发现的胆管损伤或肝外胆管的环状狭窄切除后，胆管缺损不超过 3 cm，胆管血运良好，缝合后无张力。吻合时采用 5～0 单纤维可吸收线间断缝合，一般放置内支撑引流 3～6 个月。若吻合口张力大，可行 Kocher 切口游离十二指肠降部及胰头，使下段胆管随十二指肠及胰头上移而降低吻合口张力。④胆管修复成形术。适用于胆管损伤管壁缺损部分较大或胆管狭窄段切开后，胆管壁连续性尚在且对侧黏膜光整时，可采用胃壁、空肠或圆韧带对缺损部位胆管壁进行修复。笔者一般采用圆韧带修复胆管缺损，将肝圆韧带及肝镰状从前腹壁分离、切断，保存韧带上的血管，将游离端缝合于胆管上修复胆管缺损部分，手术简便，术后恢复良好。

33.7 术中应注意的问题

分离手术野的粘连，解剖肝十二指肠韧带，显露肝门结构及胆管，是胆道再次手术的关键步骤。

在分离切口下及周边粘连时，注意勿损伤肠管。再次手术时，无论选择何种手术方式，肝门部的解剖和胆管的显露都是极其重要的一个步骤，关系到再次手术的成败。胃、十二指肠甚至结肠大多与肝的脏面粘连明显，有时甚至呈块状结构将肝门部覆盖，使得肝门及胆管的显露非常困难，如合并肝脏增生-萎缩综合征，使肝脏旋转，肝门解剖位置发生变化，使得寻找胆管更是难上加难。对此情况的处理：①术者要有耐心和信心，不放弃、不急躁，避免乱中出错，造成新的胆管损伤。②掌握正确的解剖顺序，进腹后由肝右下缘，沿肝脏面切开，由外向内、由前向后、由浅入深，将胃、结肠从肝的脏面逐渐分开；十二指肠后缘与肝十二指肠韧带前面可能尚有粘连，将此间隙分开后，向下推开十二指肠后即可显露肝门区与肝十二指肠韧带。③利用有效的标记，带T管者可沿T管寻找胆总管；有残余结石者可用结石定位法，即将胆总管下端或肝门结石作为导向进行解剖，以找到肝外胆管；也可循肝圆韧带途径或胆囊床途径首先找到左、右肝管，再循此寻找肝总管。④充分利用现代手术器械如超声刀(CUSA)、能量平台协助解剖。胆道再次手术，除局部粘连严重外，有时还合并有胆汁性肝硬化，肝门区血管曲张，分离时极易造成出血，使术野不清，甚至损伤邻近脏器。合理巧用现代手术器械进行解剖，可使整个手术视野清晰明了，有利于术者对肝门区结构和组织的辨认，从而使手术变得方便和安全。

注意吻合技术，操作要精准，吻合段胆管端的游离不能过长，以免破坏血供，造成术后再狭窄。修剪吻合处胆管端瘢痕时要珍惜有黏膜的胆管壁，注意胆管端的组织是否正常，必要时可行术中组织病理检查确定，保证吻合安全。吻合口要够大，不能有张力，高位肝胆管吻合较困难，应在胆管整形后作为后壁，大口胆肠吻合。在特定条件下，胆肠吻合时可将肠管的吻合口切缘缝于胆管切缘及其附着的肝床、肝包膜或纤维组织上，只要缝合技术可靠均能安全愈合。操作中不能撕裂吻合口缘，应采用4～0或5～0缝合线行一层间断、对合处呈外翻缝合，线结打在吻合口外。准确的黏膜对黏膜吻合，避免吻合口漏等，是保证安全愈合的重要条件，当吻合完成后在吻合口的两侧缘角处再加缝1～2针以防胆汁渗漏。

弥漫型的肝内胆管结石，特别是合并胆管狭窄时，因长时间的胆道梗阻和感染，导致继发性的胆汁性肝硬化和门静脉高压症。此类患者，若不加以及时处理，多死于胆道感染、肝功能衰竭或消化道出血。治疗上的困难在于：①肝功能损害严重，患者对重大手术耐受性极差；②患者可能经历数次手术，肝门区粘连严重，手术失血多，影响手术顺利进行；③胆道病变处理复杂。因此，为达到了胆道引流、门静脉系统减压和胆道病变彻底处理的目的，有时应采用损伤控制性手术，有计划地分期进行。如对胆道梗阻严重者，先引流胆道，之后在适当时期进行确定性手术修复胆道。当肝功能严重受损时，通过经皮肝穿刺引流或经皮肝穿刺置内支架引流是一种简单有效的方法，可避免肝功能因手术的打击而进一步恶化。

胆管狭窄的处理也很复杂，反复发生胆道感染而形成肝内胆管结石，结石又进一步导致肝胆管的炎性狭窄，故结石和狭窄是一个问题的两个方面，两者常互为因果。手术应遵循“去除病灶、取尽结石、解除梗阻、通畅引流”的方针。

合并有肝下或肝内脓肿时，应在B超引导下先行脓肿引流，待病情改善后，再择期手术，试图一次解决问题，容易遭到失败。

放置T管引流时，应按“粗、短、直”形成窦道的原则放置。在胆总管扩张时，应放置最大型号的T型管；T管应取直路、离胆总管最近的腹壁引出体外；注意T管在腹腔内留存时间不要过长、扭曲、打折。此外，如果前次手术已放置T管时间较长，十二指肠壁可因T管长期压迫而溃破形成瘘，与引流管道或与胆总管相沟通，再次手术时要注意这种关系并及时处理。

吻合口狭窄也是再手术的原因之一。胆总管十二指肠吻合口狭窄的探查，一般可通过切开胆总管探查吻合口情况。笔者主张再次手术时，切除原吻合口，修补十二指肠，改行胆总管空肠Roux-en-Y端侧吻合。笔者在临床上曾遇到多例胆总管十二指肠吻合口狭窄患者，在切除原吻合口，取尽胆总管远段胆石后，胆道镜检查发现远段胆管壁光滑，十二指肠乳头功能良好，说明为初次手术时术式选择欠妥。遇此情况笔者均直接行胆管对端吻合，恢复胆道的正常连续性和生理功能，术后恢复均良好。对于肝胆管空肠吻合术后再手术者，距前次手术时间较短的病例，可以拆除吻合口前壁进行探查；对远期手术的病例，由于瘢痕形成，可通过吻合口就近的空肠来探查。对于胆总管空肠吻合的病例，由于吻合口位置低，探查一般不困难，主要是找到引起吻合口狭窄的原因并进行矫正，防止术后再次狭窄。

（王湘辉　顾树南）

主要参考文献

[1] 丁家增，彭承宏，严佶祺. 胆道损伤行Roux-en-Y吻合后

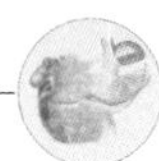

胆道再次狭窄的处理. 中国实用外科杂志，2007，27(10)：816－818

[2] 石景森，王炳煌. 胆道外科基础与临床. 北京：人民卫生出版社，2003. 597

[3] 李忠廉，崔乃强，苗彬，等. 胆道再手术原因分析：附 828 例报道. 中国普通外科杂志，2007，16(2)：148－150

[4] 吴军卫，柴新群，李潼，等. 肝叶切除在胆道再次手术中的应用. 世界华人消化杂志，2013，21(4)：352－356

[5] 吴伯文. 胆道再手术中几个问题的讨论. 中国实用外科杂志，2006，26(3)：178－180

[6] 张宗明. 胆道外科疾病的诊治现状与进展. 世界华人消化杂志，2008，16(11)：45－50

[7] 赵登秋，周龙翔，汤建燕，等. 265 例胆道再次或多次手术的临床分析. 中华消化外科杂志，2012，11(5)：422－425

[8] 黄志强. 经验值得注意——再论胆管损伤与损伤性胆管狭窄. 中国实用外科杂志，2011，7(7)：551

[9] 黄志强. 黄志强胆道外科手术学. 北京：人民军医出版社，1993. 209

[10] 彭承宏，王小明. 胆道再次手术的术前评估及术式选择. 中国实用外科杂志，2006，26(3)：164－165

[11] Dageforde LA, Landman MP, Feurer ID, et al. A Cost-effectiveness analysis of early vs late reconstruction of iatrogenic bile duct injuries. J Am Coll Surg, 2012, 214(6): 919－927

[12] Faust TW, Reddy KR. Postoperative jaundice. Clinics Liver Disease, 2004, 8(1): 151－166

[13] Kapoor VK. Bile duct injury repair: when what who. J Hepatobiliary Pancreat Surg, 2007, 14(3): 476－479

[14] Lau WY, Lai EC, Lau SH. Management of bile duct injury after laparoscopic cholecystectomy: a review. ANZ J Surg, 2010, 80(1－2): 75－81

[15] Mercado MA, Dominguezl. Classification and management of bile duct injuries. World J Gastrointest Surg, 2011, 3(4): 43－48

[16] Rodriguez-Montes JA, Rojo E, Martin LG. Complications following repair of extrahepatic bile duct injuries after blunt abdominal trauma. World J Surg, 2001, 25(10): 1313－1316

[17] Thomson BN, Parks RW, Madhavan KK, et al. Early specialist repair of biliary injury. Br J Surg, 2006, 93: 216－220

34 传统腹腔引流与介入穿刺置管引流

腹腔引流是腹部外科手术较为常用且又较为重要的基本技术之一。传统的观点认为，放置腹腔引流有3种目的。一是为了治疗，二是为了预防感染，三是为了诊断。当腹腔内有脓性物质、坏死组织和瘘管时，或为了防止伤口过早闭合而放置引流，使其起治疗作用，当无非议。但若为了预防血液、脓液、胆汁、肠内容物、胰液或其他液体的储积，或是为了早期能发现手术后并发症而做预防性引流，则至今观点不一，是当今引流争论的焦点。因为至今并没有科学的证据及前瞻性的研究证实其合理性及有效性。临床实践也表明，腹腔引流是一把双刃剑。一方面，腹腔引流可以减少术后并发症的发生，甚至可挽救患者的生命；但另一方面，若引流不当，反而可引起感染，增加患者的痛苦，影响患者的康复。

Moss(1981)在《外科引流的近代展望》一文中指出："虽然美国每年有500余万患者要行外科引流，但引流的效果和适应证至今还存在着争论。"

34.1 概述

外科引流已有2 000多年的历史，Hippocrates(公元前460～前377年)首先记载了用空心铅笔对脓胸患者进行外科引流。公元1世纪，罗马Celsus就已用带有可调整流量的锥形金属管来引流腹水。理发学徒工Pare(1510～1590)在军事外科中应用了引流(drains)和填塞(packs)技术。1791年，Bell在美国第一本《外科学》中指出要用伤口开放顺位引流，丝线束及引流管来治疗深部的感染。Koeberle(1865)在做子宫根治术时用玻璃管对腹腔进行引流获得成功。在19世纪80年代，为了加强引流效果，就有人研究在引流管中放入肠线、脱钙牛骨、家禽骨、古塔波胶、赛璐珞、牛血管和马尾毛等物，结果就大大地提高了引流效果，使引流有了较快的发展。Tait(1887)曾讲过一句名言："在犹豫的时候就用引流"，使引流不但用于治疗，而且也开始用于预防。1882年，Kehrer使用了烟卷引流。1887年，Lister指出，对于择期手术24 h拔除引流，对于脓腔则待其消失时再拔除；有时引流可逐步拔除或代之以较小的引流。这样就把引流的理论和技术提到了一个新的高度。1895年，Kellogg采用了双套管引流。1898年，Heaton把单纯虹吸性引流改装成持续性引流。

随着近代外科技术的进展，引流的应用从体表进入体腔深部，从脏器外进入脏器内部，如借助B超、CT、内镜、核素等检查技术，可准确地对肝内外胆管、胆囊、胰管等脏器进行穿刺和插管，以达到测压、引流、造影、摄取标本等诊断和治疗的目的。

当前，引人注意的是循证医学(evidence-based medicine, EBM)、精准外科(precise surgery)和快速

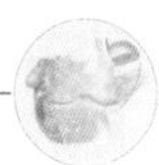

康复外科(fast track surgery)等新理念已不断深入人心,并已在腹部外科应用。使不少学者开始质疑常规腹腔引流的必要性。李强(2009)报道 2 809 例重型阑尾炎患者术后不放置腹腔引流与放置腹腔引流的系统分析显示,不放置腹腔引流者能显著减少重型阑尾炎患者的切口感染率和肠粘连发病率,并能缩短住院时间。以往认为肝脏、胆管、胰腺手术后胆汁、胰液等消化液分泌功能增强,刺激性大,对腹腔脏器腐蚀性强,应行预防性引流。但 Kim(2007)通过对照研究发现,部分肝切除术后进行预防性引流的患者的腹腔感染、胆瘘等并发症的发病率更高,术后住院时间延长,病死率增高。多因素分析提示,术后行预防性引流是成为肝切除术后并发症发生的独立危险因素。一般认为,胰腺手术如胰腺损毁较重或创面较大、胰腺空肠吻合需放引流,但 Dominguez、Fernandez 和 Post 等(2003)的前瞻性随机研究发现,胰腺切除术后未行预防性引流的疗效较好。到底如何选择,仍无明确标准。因此,是否要放置腹腔引流及如何引流就成为放在外科医生面前的一个应该重视研究的课题。

34.2 传统腹腔引流

34.2.1 腹腔引流物的制备和选择

(1) 引流物的制备 引流物的种类较多,形式不一,用途各异,常用的有下列几种(图 34-1)。

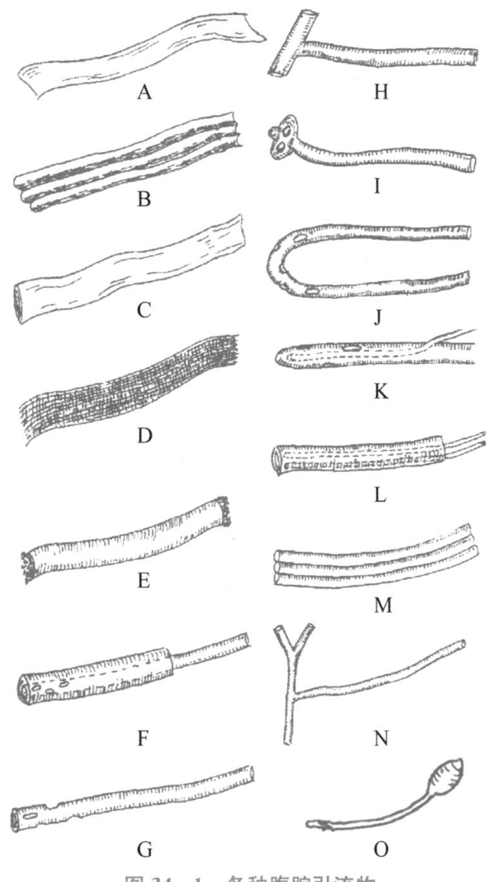

图 34-1 各种腹腔引流物

A-薄胶皮引流条 B-波纹引流条 C-Penrose 引流条 D-纱布引流条 E-烟卷引流条 F-套管式烟卷引流管 G-单腔引流管 H-T 引流管 I-蕈头状引流管 J-U 引流管 K-双套管 L-Sump-Penrose 引流管 M-多腔引流管 N-多头引流管 O-负压引流球

1) 薄胶皮引流条:其特点是质软而有弹性,可任意弯曲,对组织损伤小,常用于表浅的创口引流。薄胶皮引流条可用橡胶手套或薄橡胶片、硅胶片制成。其大小可根据引流部位的深浅和大小而定。裁剪时应把放入之引流端剪成半弧形作为标记,以便在拔除引流条时可检查其是否完整,有无断裂及残留。

2) 波纹引流条:波纹引流条(corrugated drain)是指由带有波条纹的橡皮片或硅胶片经纵形裁剪而成,其质地较薄胶皮引流条略硬、韧而富有弹性,引流效果较好。

3) Penrose 引流条:俗称香烟皮引流条或空心烟卷引流条。系直径 2～2.5 cm 的薄胶皮管,刺激性小,不易阻塞,也不产生压迫症状,安全可靠。

4) 纱布引流条:是由纱布裁剪折叠而成。制作时需把纱布条两端之短线头除尽,或内卷成光边。常用的有盐水纱布引流条、抗生素液浸泡的纱布引流条和凡士林纱布引流条等。盐水纱布引流条和抗生素液浸泡的纱布引流条常用于各种较小的创口。凡士林纱布引流条用于较大的脓腔切开引流术后的填塞,起压迫止血的作用。在更换敷料时可避免因纱布引流条与创口肉芽相互摩擦损伤而引起的疼痛或出血。

5) 烟卷引流条:把纱布裁剪后卷成小卷条塞入 Penrose 引流条内即成烟卷引流条。因其形如香烟,故对较粗的称为雪茄引流,较细的称为烟卷引流。Penrose 引流条的放入端需剪 3～5 个侧孔,以增加纱布的吸附面积,并在无菌生理盐水中浸透后应用。烟卷引流条表面光滑,质地柔软,不会与组织发生粘连,不易压迫周围组织,容易拔除,故应用方便。因其内蕊系纱布组成,若引流液稠黏,则易失去引流作用。

6）套管式烟卷引流：这种引流是在烟卷引流的纱布中套入一根带有侧孔的乳胶管或硅胶管，或把纱布条和乳胶管同时平行地塞入 Penrose 引流管内，并在 Penrose 引流管上剪几个侧孔。这种引流是取烟卷引流的优点，克服烟卷引流的缺点。一旦烟卷失去引流作用时，还可先拔除而留用乳胶管继续引流。

7）单腔引流管：常用乳胶管或硅胶管制成，其放入端剪 2～3 个侧孔。单管引流可接负压吸引装置。也可选用导尿管等作为引流管。

8）T 形引流管：术时应根据胆总管的直径大小选用合适的 T 管，一般 24 号 T 管的直径为 0.8 cm。使用时需把 T 管的短臂加以修剪，使肝侧短臂略短于肠侧短臂，管口剪成斜面，以利引流。T 管引流主要用于胆总管的引流，也可用于胆囊、肾盂和输尿管的引流，胃造瘘时也可选用。

9）蕈头状导管（de Pezeer catheter）：蕈头状导管因其放入端呈蕈头状且有侧孔，放置后不易滑脱，也不易被脓液或坏死组织所堵塞，故使用安全可靠。

10）U 形引流管：由一根较长的乳胶管或硅胶管组成，在其中部管壁有 3～4 个侧孔。引流时 U 管的中部必须放置在被引流处，不能打折扭曲，U 管的两端应分别在不同的部位另戳孔引出。U 管在肝内胆管结石的应用中可起到防止胆管狭窄、胆管残端漏和感染扩散的作用；在胆管癌的应用中可起到支撑、引流和减压的作用；在急性出血坏死性胰腺炎的应用中可起到灌洗、引流的作用。U 管孔若有坏死组织堵塞，可把其冲洗干净，甚至可以换置新的 U 管。

11）双套管：双套管引流也有人称为双腔管引流。一般用直径 1 cm、长约 40 cm 之乳胶管或硅胶管，内插细塑料管组成。双套管的放入端剪 2～3 个侧孔，细塑料管可由距放入端约 30 cm 处之乳胶管侧壁插入，但塑料管之插入端不应露出乳胶管之外。这种双套管引流效果好，便于灌洗和灌注药物。临床上应用较多的是由黎介寿（1995）设计的一种双套管引流，它主要是由进水管、吸引管和吸引管外的多孔套管 3 部分组成。其优点是能保持引流管通畅，可最大限度地吸除腹腔积液，坏死组织和碎屑，能冲洗残腔，促进窦道形成。双套管引流具有小进气孔及多个引流孔，故管道不易堵塞，通过负压吸引而主动吸出液体，进气孔上并可装置细菌过滤器过滤空气。对肠外瘘、重症胰腺炎和腹腔脓肿等复杂性疾病的治疗效果尤为显著，故被称作黎氏引流。

12）Sump-Penrose 引流管：即把双套管或双腔管置于 Penrose 引流管内而成，其优点是接上负压吸引；也不会因有负压而损伤组织，灌洗时较为方便。

13）多腔引流管：多腔引流管由 2 根以上乳胶管或硅胶管排列组成。可由腹壁一个孔置入腹腔，然后根据需要把每根管端放置在引流部位。每根管之放入端均有 2～3 个侧孔。这种引流管可引流多个部位。

14）多管负压吸引：多管负压吸引的多管是包括多根单管和双套管。它能形成一个空间，使漏出液尽可能集聚于此处，而适当的吸引所形成的负压空间有助于漏出液向管腔积聚。多管中的减压管或减压装置，可形成所需的较稳定的负压，既可避免负压不足导致的漏出液扩散，又可防止过度的负压对周围组织器官的吸附损伤。一般所需的负压是脓腔底部距腹壁表面的长度加 0.5 kPa（5 cmH_2O）压，并应根据具体情况适时谨慎调整。

15）多头引流管：多头引流管是根据特殊部位的引流需要而制作的引流管，如肝门部手术后既要支撑、引流左、右肝管，又要引流胆总管。它是在 T 管肝侧短臂上又有一个“Y”形管，就可达到这种引流和支撑的目的。

16）负压引流球：是腹部最常用的术后引流，硅胶负压引流管的特点是引流管质地柔软，管径较细，管径内有多个纵行波纹嵴，管壁侧孔多，是一种装置密封、不漏气、不倒流、负压均衡适中的单向负压引流。而且硅胶管对机体组织反应小，不易被大网膜等组织包裹而堵塞引流孔，引流效果比较理想，很少出现严重的并发症。

（2）*引流物的选择*　腹腔引流在腹部外科中是一个重要组成部分，掌握好引流技术，对于促进患者术后顺利恢复健康有重要意义。由于引流物的种类较多，引流的目的不同，引流的部位不同，则选的引流物也就不同。在选择引流物时要注意下列几点：①质软有韧性，可任意弯曲而不会损伤组织；②管腔不易扭曲、打折和堵塞；③对组织无刺激作用；④不易变质断裂；⑤X 线不能透过；⑥大小要适合。用经过多次消毒的乳胶手套或乳胶管，因易变质老化而失去韧性，易折断，应予弃用。

（3）*腹腔引流的种类*　按腹腔引流的目的、方法、途径等的不同可以分为内引流和外引流；预防性引流和治疗性引流；开放性引流和封闭性引流；被动引流和主动引流；开腹引流或经腹腔镜引流和经皮穿刺的介入引流（interventional drainage）等。

1）内引流和外引流：内引流是指通过手术建立

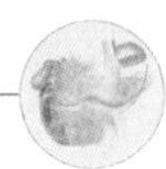

病灶部位与空腔脏器之间的通道，使原其聚集的液体、脓液或内容物能够排入另一个空腔脏器之中而排出。如为解除胆道梗阻而建立的胆肠吻合，为解除幽门梗阻而建立的胃空肠吻合等。

外引流则是凭助各种类型的材料，依靠放置部位与外界的压力差、重力作用、虹吸作用或负压吸引等，将积存的液体流至体外。外科术后的引流主要是指外引流。

2) 预防性引流和治疗性引流

A. 治疗性引流：治疗性引流是达到外科目的的既定术式，是治疗原发疾病的确定性手术，是以治疗为目的，引流原发病所致的腹腔积液、积血、积脓、坏死组织、异物等，通过引流可以达到减轻压力、缓解疼痛、减轻炎症、防止炎症扩散、有利于炎症消退的目的。如感染性疾病：肝脓肿、阑尾周围脓肿及腹腔、盆腔脓肿，放置单腔或双腔的引流管，可使脓液得到充分引流，使感染迅速得到控制；肝胆疾病手术放置的T管，既可引流胆汁，又可使胆道减压。

B. 预防性引流：预防性引流是手术主要步骤完成后的附加手术，目的为预防和治疗手术并发症。适用于虽经外科治疗但易继发感染、出血、消化道瘘、积液、积气等时。预防性引流是以监测为目的，通过观察术后腹腔引流液的性质、数量等及早发现和判断可能出现的并发症。如是否有活动出血，胃肠、胆道、泌尿系或胰腺瘘，腹腔感染等。将非感染性液体包括血液、渗出液及组织分泌液等，通过引流后，可以达到减轻组织或器官的压力、减少液体对周围组织的损害作用、减少继发感染的可能性、有利于伤口愈合或瘘管形成等目的。预防性引流管应用于腹部手术如肝切除术，胰十二指肠切除术，胃癌及结直肠癌根治术后放置在创面、吻合口、膈下、腹腔或盆腔的引流，以及腹部严重创伤、感染等术后放置的引流。

目前对一些腹部手术后是否需要预防性放置引流仍有争议。预防性引流有利于早期发现和及时处理术后的出血、感染、漏(瘘)等并发症。但是引流物是异物，影响了腹膜的自净作用；吻合口旁不适当地放置引流管，使漏的危险性增大；引流管会加重肠麻痹，延迟肠排气或诱发肠梗阻；不当的引流会造成炎症的扩散，加重腹腔感染；引流的连接限制了患者的活动，不利于术后康复；引流口渗液会污染洁净的切口；少见的并发症如出血、压迫致肠管坏死等后果严重。因此，对于预防性的引流应权衡利弊，实施合理的个体化放置原则，应根据疾病的种类、手术方式、及腹腔内具体情况而定。

3) 开放性引流和封闭性引流

A. 开放性引流：利用橡胶片或纱布的吸附作和导流作用的引流，引流的腔道和外界相通。如胆囊切除术选用烟卷或Penrose引流，与外界空气相通。容易发生外源性或逆行性污染。

B. 封闭性引流：与外界空气不直接相通，将引流管外端通向封闭的容器。如虹吸作用引流和主动引流。1952年，Sheppard首先对伤口采用闭式引流(closed drains)。闭式引流起初是在整形外科中用于皮瓣的皮下引流，以后在腹部外科中应用，且多以预防性引流为主。闭式吸引引流首次用于上腹部时是为了吸去膈下的气体。因为当时认为膈下气体是造成术后肺不张的原因，结果出人意料，吸出了大量的血液和胆汁。由于这种引流的效果好，细菌侵入腹腔的机会少，又可节省大量的敷料，减少更换敷料的次数，减轻患者的经济负担，故优点较多，常被采用。Cruse(1973)报道，胆囊切除术后采用闭式引流后，膈下积液、伤口感染和肺不张的发生率均较放置Penrose引流者为低。Moss(1981)认为上腹部手术后其引流量一般少于200 ml，但超过600 ml者也较常见。胆囊切除术后或脾切除术后若需放置引流，则放置闭式吸引引流就比放置Penrose引流为好。Ahtemeier(1974)报道直肠癌经腹会阴联合切除术后用闭式吸引引流，其伤口感染率为7%，而用开放式处理伤口者，则感染率为100%。在经腹切除腹膜反折附近吻合后，闭式吸引引流可清除积血和积液，防止继发感染及吻合口周围脓肿，一旦发生吻合口瘘时也不会导致弥漫性腹膜炎。

4) 被动引流和主动引流：引流有两种，即被动引流(passive drains)和主动引流(active drains)。被动引流包括Penrose引流、烟卷引流和波纹条引流。后者在英国和欧洲常用。主动引流包括闭式吸引引流(closed suction drains)、双腔或三腔深坑引流(sump drains)。

A. 被动引流：被动引流中烟卷引流是用得较多的一种，特别是在胆囊切除术后，常强调要放置烟卷引流。对胆囊切除术后要不要放置引流，实际上一直存在着争论。大多数教学医院是常规地放置引流。因为术中胆汁、血液和淋巴液可刺激腹膜与邻近器官表面，有血浆样液的渗出。在放置引流的患者中，24～48 h内确有较多的渗液引流出来。但也有人认为，胆囊切除术顺利，可不放置引流，因为术后腹腔的渗液在48 h内能自行吸收，术后发生胆瘘的患者很少。反之，则应酌情放置引流。Budd(1982)报道300例胆囊切除术后患者，分为3组：放置Penrose引流、深坑引流和不放引流。结果放置引流的两组则术后并发症明显增高。Maull(1978)对胆囊切除术后是否放置引流200例的随机观察表明，不放引流的患者术后发热期较短，且体温多为轻度升高，出院较早。术后最高平均体温，引流组为38.6℃，不放引流组为38.2℃；术后体温高于37.8℃的日期，引流组平均为2.71 d，不放引流组为1.71 d；术后恢复饮食的平均日期，引流组为5.02 d，不放引流组为4.52 d；伤口感染，引流组为14例，不放引流组为9例。实际上，择期性胆囊切除术后，预防性地放置引流，已经证明不但无益，反而有害。在上腹部，因为腹腔的内压低于大气压，放置被动引流，有使外界的细菌沿随着引流物而逆行进入腹腔的危险，反而增加了感染的机会。从机械的观点来看，腹膜腔如同充满液体两壁柔软的容器。它有两个压力区，一个在胃肠道腔内，另一个在肠腔外的腹膜腔内。当胸腔在呼气末处于静止位时，横膈两侧的压力就相等。但在直立位时，上腹压力就低于大气压只有−0.78～−0.49 kPa(−80～−50 mmH_2O)。这时仅仅靠被动引流的引流管虹吸作用和吸水性敷料的毛细管作用引流，其效果就较差。再则因引流液中含有少量纤维蛋白、凝血酶原和坏死组织碎屑，这些常会使引流管过早阻塞而失去其引流作用。实验证明，在放置Penrose引流24 h后，引流即可被网膜围绕而使腹壁引流口受阻，而在48 h后Penrose引流与腹腔可完全隔绝，放置4 d以上的引流周围则就会有脓性物。因此，被动引流一般宜在24～48 h之内一次性拔除。

被动引流包括：①在创面，伤道或体腔内放置纱布类引流物，液体借助于纱布毛细管的吸引作用，而被引流出体外；②利用引流管与腹腔内流体的压力差和(或)重力作用使液体沿引流管流出伤口、伤道或体腔；③体内位置较高的腔内液体通过引流管流入位置较低的引流瓶中，封闭的被动引流可以推迟引流通道的细菌感染。常用的被动引流包括橡皮片、纱布、烟卷式、胶管等不加负压吸引的引流。被动引流很难克服体腔深处积液的重力，所以引流往往不充分。另外，被动引流多采取开放式，容易污染，皮肤表面的细菌可沿引流物逆行进入腹腔，尤其是上腹部手术被动引流效果较差。

B. 主动引流：它是指利用外源的负压吸引装置将液体吸除。主动引流多采用闭式吸引，可以是单管、双管并列或双腔、三腔套管等。

虽然被动引流是基于腹腔内外的压力差而发挥其作用的，但是试验证明有负压吸引的主动引流有时可使大网膜或坏死更早地堵塞引流管，而被动引流有时可以得到更好的临床效果。Moss和Levy(1984)指出主动引流的吸引力最好维持在10.7～16.0 kPa(80～120 mmHg)之间，压力一般宜调节到有吸引效果时即可。若吸引力超过16 kPa(120 mmHg)则可使细菌污染率增加，有时还可造成手术野的渗血。

5) 开腹引流或经腹腔镜引流、经皮穿刺引流的介入引流：相对于传统的手术引流，在CT、MRI或B超定位引导下穿刺置管技术，经皮经肝穿刺置管胆道引流技术，经十二指肠镜所行的鼻胆管引流技术及通过介入方法放置各类支架的引流应用日益广泛和成熟。

34.2.2 腹腔引流的适应证

(1) *放置腹腔引流管的适应证*

1) 手术部位创面较大或肿物等病灶切(摘)除术残腔不易消灭，感染病灶不能完全清除，有积血及积液可能者。

2) 切口污染严重及肥胖患者的切口，切口内短时间放置引流可引出反应性渗液以防止切口积液及感染。

3) 腹腔脓肿、积脓和化脓性腹膜炎时，原发病灶未能切除或残存大量坏死组织时，或组织可能继续坏死者，切开引流后继续生成的脓液不断流出体外时，如肝脓肿、膈下脓肿、盆腔脓肿、阑尾周围脓肿等。

4) 胆总管切开术后，放置T管、胆囊造口、膀胱造口、十二指肠残端造口降低其内压力，以利切口或吻合口愈合。

5) 病灶有继续渗血、渗液可能者，切口内或手术野止血不十分可靠，或广泛剥离后的创面可能继续有血液渗出，引流可防止积液，并预防继发感染的发生。如肝、脾手术、胃癌扩大根治术等。

6) 吻合可能出现瘘者，如腹部创伤，器官严重挫裂伤，腹内肿瘤根治手术，胃肠管、胆管和胰腺再建术。肝、胆、胰手术可能有消化液外漏，胃、肠手术缝合不理想，张力大、血运不佳、污染重或没有浆膜的脏器吻合等可能有漏发生，并可观察是否有漏发生以及漏出量的变化。放置引流可防止发生弥漫性腹膜炎。

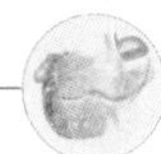

(2) 按手术的区域不同，放置引流管的适应证

1) 国内关于胃及小肠手术后的引流问题尚无统一认识，因为腹腔的吸收能力强，可以吸收腹腔渗出液和杀灭细菌，腹部手术后放置腹腔引流管并不能减少漏和腹腔感染的发生。一般的上消化道手术只要术中注意无菌操作，手术后不必放置预防性腹腔引流。如果放置预防性引流，一般要保留至术后 7～10 d 或患者进食后 1～2 d，否则意义不大。小肠部分切除、肠吻合术后，一般不放置引流。阑尾切除术后，无论阑尾的炎症程度如何，都不主张放置引流，阑尾手术唯一明确的引流指征是阑尾周围脓肿需切开引流时。上消化道手术如胃切除时下列情况需放引流：广泛的淋巴结清扫术后渗液量多者；癌块侵及十二指肠，有发生十二指肠残端漏可能者；远侧残胃黏膜剥出术，断端有漏可能者；有其他器官副损伤；胃十二指肠穿孔等。一般在肝下间隙和吻合口部各放 1 根引流管；胃全切时，左膈下吻合口处另加 1 根。胃肠术后残端漏和吻合口漏一旦发生，胃肠内容物流入腹腔引起腹膜炎，继而出现腹腔感染，甚至形成腹腔脓肿。因此，充分引流是处理残端漏或吻合口漏的最基本方法。一般用硅胶管，外径 8～10 mm，在前端数厘米处剪 1～2 个侧孔，过多侧孔会形成涡流。Winslow 孔、结肠旁沟、脾窝和盆腔是患者仰卧或半卧位时的最低部位，一般也是经常置放引流管的部位。

2) 肝、胆、脾、胰手术肝切除时，主要是胆汁和淋巴液的引流。

A. 肝脏术后的引流：肝脏手术后，引流只是作为一种预防措施，或作为一种观察体内有无继发性出血和积液的指标。肝部分切除术一般不需要预防性引流，但此处结构复杂，很少有网膜覆盖，可在肝下间隙放置引流管。恰当的引流可以防止体内积血、积液及胆汁或其他液体的积聚，从而预防术后感染的发生。常规应放置硅胶管引流，并注意观察血液、胆汁及腹水等情况。引流管一般需放置 2～3 d，但应注意引流物的质和量，若有血液、渗液或引流量 ≥50～100 ml/24 h，应延缓拔管时间。而对于肝硬化患者则应适当延长拔管时间，并做好保肝治疗。对于肝脓肿的引流，在术前应尽量通过 B 超、CT 等检查了解脓肿的大小、数量和位置，并可在 B 超、CT 引导下行非手术穿刺引流术。手术后不应过早地拔除引流物，必要时应配合应用抗生素溶液灌洗，待脓腔由肉芽组织充填后，逐渐拔除引流物。Kim(2007) 通过对照研究发现，部分肝切除术后，预防性引流的患者，腹腔感染、胆漏等并发症的发生率更高，术后住院时间延长，病死率增高。多因素分析提示，术后行预防性引流已成为肝切除术后并发症发生的独立危险因素。

B. 胆道疾病的引流：引流在胆道外科十分重要，选用合适的引流可提高疗效，减少并发症的发生，某些情况下可代替手术。胆囊坏疽、胆囊穿孔做胆囊切除术后，虽然原发病灶已切除，但胆囊周围必然还有炎性渗出，及时引流就可防止积聚，避免脓肿形成，多用多孔硅胶管引流，渗出不多即可拔除。常规腹腔镜或开腹胆囊切除术后，可以不放置引流。但对严重萎缩胆囊、急性化脓性胆囊炎、伴有肝硬化者，胆囊床出血电凝难以止血、怀疑有胆管损伤者则宜放置引流。如果放置引流，术后 24～48 h 无出血和胆漏现象者应尽早拔除。胆管切开后和胆肠吻合术后的预防性引流，需 1 周左右后估计切口、吻合口愈合后才能拔除。若术后发生胆漏者，需持续引流至瘘口愈合。胆囊管梗阻伴全身情况差不能耐受胆囊切除术，或发作时间长，胆囊 Calot 三角炎症严重局部解剖难以辨认者，做胆囊切开引流(造瘘术)以解除胆囊高压，可缓解症状，避免胆囊坏疽、穿孔并控制炎症。胆囊造瘘用蕈头状管，一般引流持续到二期手术胆囊切除时。胆管引流的方法较多，可手术切开胆管置入 T 管引流，可经皮经肝穿刺，可经内镜置入鼻胆管引流。引流至黄疸消退或夹管后症状不加重，但置管时间必须多于 14 d。支撑胆管预防狭窄的引流常用 T 管、Y 管和长臂 T 管，一般放置 6 个月或以上。

C. 胰腺的引流：胰腺肿瘤手术如胰腺损毁较重或创面较大、胰腺空肠吻合需放置引流，主要是预防术后胰液的渗漏。引流物的准备、放置位置及安置时间都要考虑到万一发生胰液渗漏。但 Dominguez、Fernandez 和 Post 等前瞻性随机研究发现，胰腺切除术后未放置预防性引流者的疗效较好。

重症胰腺炎手术后，应用主动引流，加持续灌洗，引流管腔要足够大以保证小的脱落坏死组织可以排出。

在重症急性胰腺炎时，由于胰腺和腹膜后的感染，再加上腹膜后组织原本就很疏松，感染常会迅速扩散，波及范围较广。渗出液较多。坏死组织不可能一次清除干净。多数患者用常规的血浆引流管和双腔管引流后，常会因引流管侧孔或管腔被坏死组织堵塞而致引流不畅，甚至完全堵塞，致使引流达不到预期目的。若采用 U 形管引流则可较好地避免这

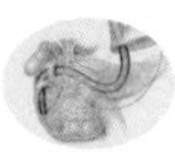

个问题。因为U形管相对较长，其中间被堵的侧孔可移拉到体外，对管道进行冲洗干净；通过此管可定向注射药物；更换新的U形管也较方便。术中U形管置放妥后不要轻易去拉动，因为这时的阻力较大，易损伤组织。但在术后5～7 d后就可以松动，但动作要轻柔。一侧拉动时，另一侧要顺势相送，用力均匀。U形管每3～5 d宜清洗一次，以保持引流畅通。严德辉(2010)报道38例重症急性胰腺炎患者，在清除坏死感染组织、吸尽腹内渗液后置放了U形管引流，取得了较好的效果。

D. 脾切除术若手术创面大，出现局部渗液、渗血多或渗血不易止者，可形成积液或积血，易继发感染，一般建议放置引流管。

3) 结直肠预防性腹腔引流，无法减少结直肠手术患者术后病死率及吻合口漏的发生。小肠切除可在腹腔洗净后不放引流，但小肠穿孔术后应放多处引流。结肠手术如结肠炎性疾病、憩室、穿孔、癌肿手术后，一定要在相应的腹腔间隙和盆底放置多根引流管。张伟(2007)对1 177例结直肠手术患者的随机对照研究表明，放置引流组与未放引流组在病死率、切口感染率和肺部感染率等方面比较，其差异无统计学意义。

34.2.3 腹腔引流的原则

腹腔引流的引流物不但是一种异物，而且是沟通腹腔内外的桥梁。使用正确则有利于病情的改善，倘若使用不当则常可发生并发症。引流管质地较硬或放置部位不当，就可能损伤腹腔内脏器而造成出血、穿孔或发生瘘等，有时还可引起肠粘连、肠梗阻和腹壁切口疝。引流管固定不妥，可自行脱出或滑入腹腔。在引流物选择不当时，可因过早堵塞而起不到引流作用。为了正确使用引流，减少并发症，Levy(1984)提出了腹腔引流的21条原则。

1) 引流物应放置在顺流位，引流管由腹壁另戳洞引出，而不要经原切口引出。

2) 引流管由原切口引出是引起腹壁薄弱和可能导致腹壁疝的潜在原因。

3) 引流管由腹直肌外侧引出，这样可避免损伤腹壁上动脉。

4) Penrose引流管之皮肤切口应斜向切开，大小与管径相等。切开皮肤后再切开皮下组织、筋膜和肌肉，但不要切开腹膜。腹膜层应在直视下用Kocker钳撑开。

5) 用弯血管钳由腹膜口触及手指的指端后再撑开，使手指能容易通过为宜。

6) 引流管应放置在引流距离最短、最直接的位置引向体外，在脏器复位时不引起扭曲。

7) 引流管之端由原位偏离而压迫空腔脏器时，有可能发生压迫性溃疡(stress ulcer)。放置应服妥，预防其移位。

8) 引流管可用不吸收缝线固定在皮肤上，或用消毒的安全别针固定，这样可防止引流管脱入腹腔。有多条引流管时应做上标记，以免混淆。

9) 闭式吸引引流和深坑引流之皮肤切口，应与管径相等。

10) 引流管在引流停止后24 h内拔除。若引流是为了防止十二指肠残端瘘或肠道吻合口瘘，则引流管应放置7～10 d。因为这是渗漏最易发生的时间。

11) 若腹腔脓肿已局限，引流管拔除的最佳时间，应因病情而各异。为此，引流管可逐渐拔出。

12) 当腹腔引流时间超过了预期时间，应予研究。引流道在48 h内即可有上皮化，只要仍有引流液流出，就不会闭合。

13) 若引流管不慎脱落，应做B超或CT检查，可根据病情决定是否再予置管。

14) 凡胰腺手术均要放置引流管，并加以吸引。

15) 单纯脾切除时无须引流；反之可增加膈下感染等并发症的发病率。但当邻近组织有损伤或手术较复杂时，则应放置引流。

16) 单纯选择性胆囊切除，术中胆囊窝尚能闭合，又无急性感染者，一般不放置引流。但当术中渗血、胆汁渗漏或邻近脏器损伤而无充分把握时，则应放置引流，并以闭式吸引引流为宜。

17) 阑尾切除术后，不论阑尾是炎症、坏疽，还是穿孔，一般不放置引流。但当有局限性脓肿、阑尾残端处理不满意时，则应放置引流。

18) 胃切除术后的发病率，很大程度上取决于十二指肠残端闭合的好坏。若要引流，引流管不宜放在吻合处，引流至少要放7～10 d，否则是无意义的。

19) 除非有特殊指征，一般来说肠吻合后无须引流。

20) 如不研究临床与实验室资料之间的矛盾，而一味地认为引流管内无引流物就表示无手术并发症，这种认识会导致错误的判断。

21) 引流不能用来代替手术，引流不能补偿错误的外科判断，也不能弥补不良的外科技术。

随着人们生活水平的提高，肥胖患者增多，加上

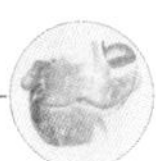

高频电刀在外科手术中的广泛应用，导致腹部切口脂肪液化的发生率逐渐增高。肥胖患者切口的愈合问题值得重视。目前对于脂肪液化的诊断虽尚无统一的标准，但患者皮下脂肪一般较厚(>5 cm)，伤口内有水样物溢出或水样物中混有油珠，细菌培养阴性则可考虑为脂肪液化。发生的主要原因是脂肪组织血供不良。常与下列因素有关：①术中高频电刀过度使用或使用不当。如电刀与脂肪接触时间过长、反复切割脂肪层。术后脂肪组织发生无菌性坏死而液化。②术中严重挤压或过多钳夹脂肪组织。③手术切口大、时间长、脂肪组织暴露于空气致脱水分解、液化。④关腹时缝合不良，留有空隙致积血或组织渗液积聚。

34.2.4 胆总管T管引流

1904 年，Deaver 首次应用天然橡胶制成 T 管引流管解决了胆总管切开探查术后胆道引流的问题，T 管引流已成为胆道外科经典的手术方式。

(1) T 管引流的适应证　胆总管切开探查后一般均应放置 T 管引流，以策安全。

下列情况可切开胆总管进行探查，并放置 T 管引流：①既往或现在有黄疸史；②胆总管扩张，直径超过 1.5 cm；③胆总管内有结石、蛔虫、异物或其他肿块；④胆囊内有多发小结石，且胆囊管有扩大者；⑤胆总管明显充盈，内压增高；⑥胆总管狭窄，直径在 0.5 cm 以下；⑦胆总管穿刺结果是无胆汁、胆汁混浊或胆汁中混有血、脓及泥沙样物；⑧胆总管下端有结石残留；⑨胰头肿大、质硬。

(2) T 管的选择和放置技术

1) T 管的选择和修剪：T 管由乳胶管或硅胶管制成。按其大小不同而分成不同型号。其号大者直径较粗，其号小者直径较细。如 24 号 T 管的直径为 0.8 cm。T 管分长臂和短臂两部分，长臂一般长 23～25 cm，短臂长 10～12 cm。选择好适当型号的 T 管后，常要把短臂做一次修剪才能使用，使肝侧端臂长约 1.5 cm，肠侧短臂长约 2.0 cm。短臂的两端各修剪成 60°角的斜面，以利引流。为使 T 管易于安放和拔除，常把 T 管的短臂修剪成不同的形状(图 34-2)。

2) T 管的放置技术：胆总管的切口应在十二指肠上缘 1 cm 以上处，若需处理肝内胆管结石时，则切口宜高。胆总管的切口不宜过大，一般以便于探查为宜，常为 1.5～2.0 cm。切口较大时，在放置 T 管时较容易，较小时则可将肝侧短臂和肠侧短臂靠

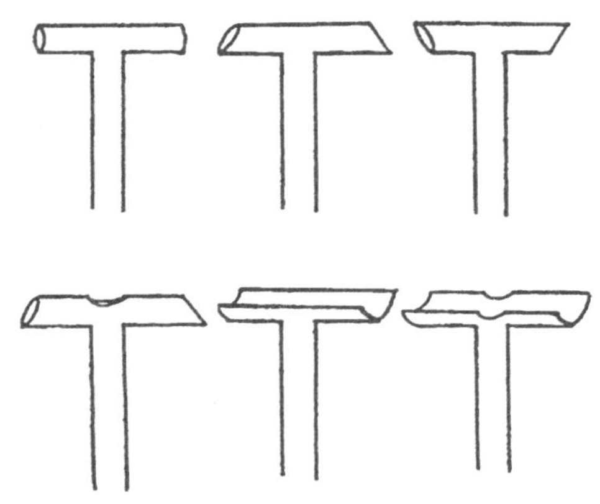

图 34-2　T 管修剪后的形状

拢，用弯止血钳夹紧后在直视下置入胆总管。放置后还应略加松动，使其确实放置顺伏，无扭曲和打折。用 4～0 或 5～0 单纤维可吸收缝线做胆总管壁的间断外翻缝合，针距为 0.2～0.3 cm，过密会影响血液循环，过疏会有胆汁渗漏。缝毕后，在 T 管长臂端接上 20 ml 注射器，并使 T 管垂直向上，向注射器内倒水后，观察胆总管缝合处有无渗漏(图 34-3)。如有渗漏应予修补缝合，无渗漏则无须进一步加针添补。对于危重患者，可从 T 管内再放置一根聚乙烯细质类细软管，其远端到达十二指肠。这样既可回输胆汁，又可给予肠内营养，促进患者康复，缩短住院时间。

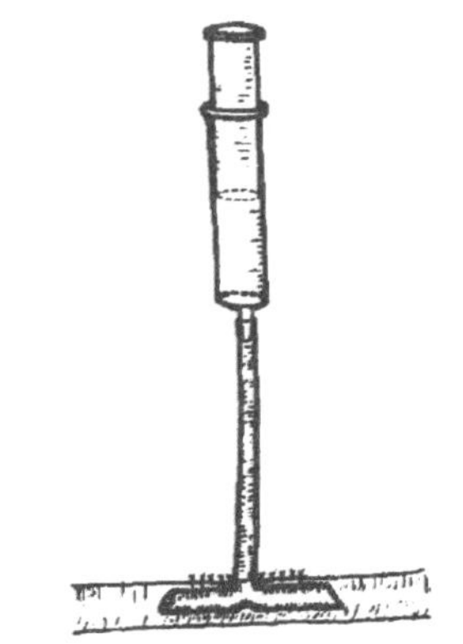

图 34-3　胆总管放置 T 管缝合后检查有无渗漏

(3) T 管的拔除时间　胆总管切开后一般常规放置 T 管引流。1894 年 Courroisier 首次报道胆道切开探查+引流术后 T 管的拔除应参考术后时间、经 T 管胆道造影、夹管试验等。然而以上均不能体现 T 管外窦道形成的情况，使 T 管的拔除带有很大

的盲目性。T管窦道是由大及小网膜、肝十二指肠韧带、胆囊创面、肝脏、肝结肠韧带、胃与十二指肠壁及T管本身作为异物的刺激引起的增生性炎症、胶原纤维增生、肉芽肿等共同包绕T管形成,其中大网膜是窦道形成的主要成分。胆总管T管引流后,大多经过5～7 d,T管长臂的腹腔部分就逐被纤维性组织所包裹,但较为疏松,不大牢固。若在此时T管脱出,有发生胆汁漏入腹腔的可能。T管引流经过10～14 d,因T管周围的纤维性物已增多,形成一致密的包膜,且较牢固,无渗漏之虞。故一般认为,患者原来的体质及营养情况良好,T管引流后又无特殊情况,则可在2周后拔除。其拔除的指征为:①黄疸消失,无腹痛、发热,血常规实验室检查正常,大便颜色正常;②引流出的胆汁清亮,无结石或沉淀物;③经T管逆行胆系造影,胆管内无异常发现;④胆道内压<1.47 kPa(15 cmH_2O);⑤夹闭T管3 d无任何不适。

如手术仅限于胆总管探查或取石,术后2～4周便可拔除T管;如胆道感染严重或肝胆管残留结石,T管引流时间应延长,以便经引流管窦道用胆道镜取石。若系胆管损伤而放置的T管,应置管3～6个月再酌情决定是否拔除,如系胆管肿瘤而置的T管则要终身携带。

有文献报道,如果严格按照术后第14 d拔除T管,则胆瘘的发生率高达10%。Goodwin(1998)报道,肝移植术拔除T管后发生胆汁性腹膜炎更高达10.3%～19.5%。拔除T管后发生胆瘘给患者带来了严重的后果,胆瘘致胆汁性腹膜炎的死亡率可高达28.6%。故建议拔管时间为术后4周,对年老体弱、营养较差者可酌情延后拔管时间。但也有报道术后4～6个月拔除T管仍有发生胆瘘者。何时拔管为最佳拔管时间成为困扰肝胆外科医生的一个问题。有研究称,上腹部CT检查显示T管窦道壁厚度≥4 mm时为最佳拔除T管时间。

(4) T管拔除后胆漏　陈炳叶(2006)报道胆总管切开、T管引流2 286例,拔除T管后发生胆漏35例,占1.35%。

拔管后应平卧半小时,若出现腹痛并弥散,考虑T管拔除后胆瘘发生时,立即自原瘘管插入导尿管引流,并保持通畅,持续负压吸引,严密观察腹痛及腹腔积液进展情况。置入内镜鼻胆管引流,则有较好的效果,并要给予山莨菪碱、硝苯地平(心痛定)、生长抑素等减少胆汁分泌,解除Oddi括约肌痉挛的药物治疗,纠正低蛋白,加强抗感染。若病情进展,腹痛加剧腹腔,积液增多,体温增高,则宜手术,以腹腔引流为主,必要时做胆总管探查,重置T管。T管拔出后出现胆漏的原因较多,有全身因素和局部因素。胆漏的原因多数与瘘管壁破裂有关,T管拔除后常有胆汁自窦道流出,其量多在50～150 ml,无须特殊处理,仅用无菌纱布敷盖即可。2～3 d之后即可自行闭合而愈。若拔管后2～4周仍有胆汁外流,则要按胆瘘进行治疗。发生胆漏的原因与患者的自身因素及医源性因素有关。患者的自身因素主要是:①患者年老多病,营养不良;②患有低蛋白血症、糖尿病、肝硬化等疾病;③长期服用糖皮质激素类药物,致使窦道形成不良。医源性因素主要是:①选择的T管太粗,勉强置入胆总管;②缝合时过紧,缝线过密,影响了血液循环;③缝上了T管致拔管时使胆总管撕裂;④拔管的过程中有停顿,T管两短臂间的夹角变大,戳破窦道等。

(5) T管拔除或脱出后再放置的技巧　临床上关注较多的是胆总管T管引流问题,随着胆道镜经T管瘘道取石的开展,取石后又需要重新置管,大多医生在窦道内放置一根直的引流管以防窦道闭合而便于下次再施行取石。问题是有时因为T管脱出,而又不得不再放置T管,这对没有经验的医生来说,可能就成为一个难题。有的或许还需再次手术来解决个问题。这就给患者带来了痛苦。李清龙(2008)介绍了纤维胆道镜检查术后重置T管256例的方法和技巧。其中初次行纤维胆道镜224例次,再次或二次以上32例次。根据原T管的直径,选择T管,修剪T管横臂,保留横臂长2～4 cm,保留管径约1/3。

1) 直接插入法:用弯钳夹拢T管横臂,沿T管窦道直接将T管插入胆总管。采用直接插入法85例次,其中初次行纤维胆道镜检查术后重新放置T管74例次,再次或二次以上放置T管11例次。直接插入法中有2例未成功重置T管,1例因胆总管内有大量结石而改为再次手术;另1例T管插入肠管,经引流而愈。

2) 导丝法:利用取石网作为导丝,将修剪好的T管穿入取石网,先将取石网从T管窦道插入胆道,再以弯钳夹拢T管横臂插入T管窦道口,沿T管窦道插入T管,此时T管将会沿导丝向前而进入胆道。采用导丝法171例次,其中初次行纤维胆道镜检查术后重新放置T管150例次,再次或二次以上放置T管21例次。重置T管均获成功,且未发生并发症。

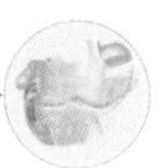

（6）T 管的早期夹管　在胆道疾病的处理中 T 管引流仍然有其重要和不可替代的价值，然而传统的 T 管引流时间较长，阻断了肝肠循环、造成大量体液、电解质及各种消化酶的丢失。早期夹管可以早期恢复肝肠循环，减少胆汁、电解质及各种消化酶的丢失，早期恢复了肠道的生理功能，且对患者舒适方便。早期夹闭 T 管适应证可归纳为以下几点：①术中证实胆总管下端通畅；②术后无胆道感染迹象；③T 管造影无明显阻力，患者无右上腹胀痛不适，造影显示胆总管下端无狭窄，无残余结石；④造影剂无外溢。⑤T 管早期间断夹闭后，要严密观察病情变化，若患者有明显腹胀、腹痛，甚至畏寒发热，黄疸加深应立即开放引流管并寻找原因。对胆道狭窄或损伤成形修补术后之引流支撑管，应结合病情决定需置放的时间，有的要放 3～6 个月。

（7）胆总管一期缝合　1889 年，英国的 Thorton 和美国的 Abee 首次报道胆总管切开胆管取石后，采用一期缝合（primary suture）的方法获得成功。1908 年，Kehr 介绍了胆总管探查后放置 T 管引流方法，并沿用至今。由于 T 管引流后能会产生一系列并发症，如 T 管滑脱、逆行胆道感染、拔管后胆漏所致的胆汁性腹膜炎、T 管留置时间长胆汁外流所导致的水、电解质紊乱和对消化的影响，以及住院时间长、操作繁杂等治疗问题。其中拔除 T 管或 T 管意外脱落所发生的胆漏最为严重。其发生率为 0.97%～5.6%。Corbet 报道国外的发生率为 0.84%，且 75% 的胆漏者需要再次手术，病死率达 6%。国内报道再次手术率为 17%～65%。田明国（2008）报道胆总管探查后置改良胆道支架管，有效地避免了胆总管一期缝合后胆漏的并发症。但存在支架有过早脱落或到期不脱落的问题。徐文群（2008）报道在术中由胃镜置鼻胆管，解决了胆总管一期缝合后胆漏的并发症的发生。李青（2011）用 30 只犬进行在胆总管切开后置胃胆管引流（gastrobiliary duct drainage）和胆总管一期缝合实验，结果表明，术中置胃胆管引流是一种安全、有效的胆道引流方式，拔除胃胆管引流后不会发生胆漏。胃胆管是经胆总下端十二指肠乳头进入十二指肠，再逆行进入胃，并从胃前壁穿出，并由肝圆韧带包绕胃胆管后引出腹腔。胃胆管在游离腹腔内无间隙，完全封闭包裹，胃壁和肝圆韧带将自行封闭胃前壁空隙，从而彻底避免了拔除 T 管后因窦道形成不全或窦道破裂所致的胆漏。张光辉（2009）报道腹腔镜下胆总管切开探查后经胆囊管置管引流（cystic duct tube drainage），可有效预防 T 管放置后的并发症。方法是在腹腔镜下纵向切开胆总管，长约 1.0 cm，取尽胆总管内的结石后，缝合胆总管，切除胆囊，由胆囊管插入胆囊引流管（6Fr 聚乙烯质类细软管或用直径 0.3 cm 的输尿管导管），插入胆总管约 3.0 cm，并用可吸收缝线固定在胆囊管残端上后引出。在 Winslow 孔处另置放一引流管。经胆囊管置管引流具有下列优点：①对机体干扰小；②胆道损伤小；③术后拔管时间短；④胆漏等并发症少；⑤置引流管处损伤轻，感染发生率低；⑥患者恢复快，住院时间短，经济负担轻，术后生活质量好。若在传统开腹手术中采用此法，则更方便、更安全。

切开胆总管探查并放置 T 管引流已有一个世纪的历史，它对胆道减压、引流胆汁、促进伤口愈合等方面确实起了很大的作用。但其由此而产生的各种并发症也引起了临床外科医生的重视。

对于胆总管探查，若对胆道的解剖结构特点不熟悉，或未能掌握探查的技能，用力不当，对可能造成的损伤及由此而导致的严重后果又缺乏足够的认识，则可能会造成胆管损伤、十二指肠瘘等严重并发症，甚至造成患者死亡的恶果。薛冰（2006）报道在 10 年间发生 7 例胆道探查致胆总管下端及相邻组织损伤。其中十二指肠后壁穿孔 4 例，胰头损伤并假道形成 2 例，胆总管十二指肠瘘 1 例，并发症致死 1 例。方先业（2008）报道 1 例胆总管探查术后患者出现黄疸、发热。1 周后在右髂窝形成脓肿，切开引流 3 d 后突然流出 3 000 ml 咖啡色样液体，内有菜叶等食物残渣，后证实是十二指肠瘘。由此可见，要进行胆总管探查，若无探查的基本知识和基本技能也会发生严重的并发症。

Fujimura（2000）报道放置 T 管引流后各种并发症的发生率为 21.0%，Wills（2002）报道为 15.7%，而 Hotta（2003）报道的竟高达为 76.5%。因此，有些学者就开始研究胆总管一期缝合的问题。初步研究报道表明，胆总管一期缝合具有并发症少、住院时间短、费用低等优点。但采用一期缝合胆总管时，需要强调放置腹腔引流管 3～7 d，以防引流术后可能出现的胆漏。一般认为，胆总管探查后只要胆总管无明显炎症，胆道无残余结石，胆总管及 Oddi 括约肌开口通畅，胆总管直径在 1.0 cm 以上，对有经验的医生来说，一期缝合胆总管是较为安全的。但是，行胆总管探查时，结石的钳夹取出、Baker 探子对胆总管开口的检查，也都会损伤胆道黏膜及 Oddi 括约肌，引起胆道黏膜炎症水肿，Oddi 括约肌的痉挛或胆总管的狭窄。因此，胆总管一期缝合的理论仍无法避免因胆道探查术后十二指肠乳头的水肿或Oddi括约肌的痉挛而造成的围手术期的胆道高压（biliary tract hyperpressure），从而存在高压胆汁经缝合处渗漏的风险。胆总管一期缝合术后胆漏的发生率为1.32%～9.3%。而且一旦发生胆漏，由于外漏胆汁的反复刺激，局部组织的炎症反应及水肿，均可导致胆管壁过度瘢痕修复。这样，胆总管壁自身的瘢痕修复再加上周围炎性组织的纤维化压迫，就会致使胆总管发生狭窄。所以，在胆总管内不置放引流管，单纯行胆总管一期缝合的方法，尚未被大多数外科医生所采纳。

胆总管一期缝合要注意以下几个方面。①病例选择：患者一般情况良好，无明显炎症。②术前应用超声、CT、MRI、肝功能等检查明确病变。③术中有熟练胆道镜取石技术，减少过多操作对胆管黏膜的损伤，术中探查确定胆总管和肝总管结石已取净者。④注意胆总管取纵向切口，避免对合不良及误伤胆总管的3点或9点的血管，具备熟练的缝合技术，打结松紧适宜。⑤放置腹腔引流。⑥术后给予解痉止痛。

34.3 介入穿刺置管引流

近年来，由于CT、B超等影像技术的发展，可精确定位、介入穿刺置管引流（interventional drainage）技术已在国内外用于临床，成为外科引流的主要进展之一。其对大多数腹部脓肿及积液，不论其病因如何，均可施用此方法。因其定位准确并可有效地引导穿刺方向，故可以减少腹腔污染。介入性超声是现代超声医学的一个分支，是"微创"技术的典型代表之一，历经30余年的不断发展已日趋成熟，在许多疾病的处置上，尤其是腹部外科领域，有些已达到了取代或互补传统外科手术的程度。介入性超声分为超声引导下介入诊断和介入治疗，超声引导下置管引流是一种较复杂的介入治疗，是在实时超声的监视和引导下完成介入操作，引导精确，无射线损伤，操作重复性强，安全性高、经济、有效，相比其他的介入治疗方法有着不可替代的优势，在临床应用广泛。

34.3.1 介入穿刺置管引流的适应证与禁忌证

超声引导下穿刺标本可做病原学诊断，对某些声像图特征不明显的肝脓肿、肿瘤、血管瘤等可行鉴别。对膈下及手术区积液的抽吸可判断是脓液，还是渗出液，以决定抗生素的治疗方案及是否需要置管引流。对于某些慢性脓肿，既可明确诊断，又可为以后手术提供方便。

（1）适应证

1）超声介入治疗主要的适应证是超声能显示的腹部脓肿，特别对于位置较深的如肝脓肿和肾周围脓肿等。超声可见腹腔内液性暗区，可以进行穿刺抽吸或置管引流术，以明确诊断或抽液治疗。超声引导下置管引流术也适用于盆腔脓肿脓腔较大者或经反复穿刺抽吸后未能治愈者。

2）凡胆管梗阻导致胆汁淤积，并且不能手术或不宜马上手术的，也都适宜做经皮经肝胆管引流术；各种原因引起的梗阻性黄疸致肝内胆管扩张，需要行术前胆道减压或姑息性胆道引流者；不能耐受手术的急性胆囊炎。

3）穿刺抽液或置管引流可用于肝、肾囊肿合并感染、胰腺假性囊肿及感染性囊肿的治疗。

4）各种原因引起的梗阻性肾积水、肾盂积脓等需进行减压、引流、冲洗治疗者。

（2）禁忌证

1）有严重出血倾向、凝血功能障碍，病情严重不能耐受穿刺手术者禁忌做置管引流术。

2）超声检查有肝前腹水，不能配合，穿刺针无法避开大血管及重要脏器、无安全路径者也禁忌做置管引流术。

3）脓肿早期、脓毒症状严重、液化不明显脓肿壁未形成时不宜穿刺，尤其不能冲洗，以免引起感染扩散。

34.3.2 介入穿刺置管引流的方法与技巧

（1）临床常用介入治疗途径

1）经皮途径：超声能显示的腹部脓肿、囊肿等，穿刺针可避开大血管及重要脏器时可以在超声引导下直接穿刺。

2）经皮经肝途径：包括内引流、外引流以及内外结合引流3种方式。①单纯外引流是通过引流管将患者胆汁引出至体外，从而达到降低胆道压力，消退黄疸的目的。该方法具有痛苦小、并发症少、易于操作及减黄效果较为显著，也是目前采用较为广泛的方式之一，适用于完全性胆道梗阻患者，而单纯内引流则通常适用于胆道未完全梗阻的患者。②通过在胆道内置入支架，使胆汁可以较为顺畅地进入肠道，而改善患者的生存质量。③内、外结合引流方式则是通过在单纯外引流的基础之上，又为保障部分胆汁

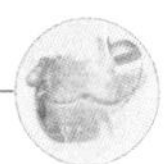

可以进入肠道而进行的引流方法。

3) 经内镜途径：包括经内镜鼻胆管引流术和内镜下胆管支架植入术。目前，也有一些学者在对经皮经肝胆道引流或者行支架置入术治疗基础上，给予患者进行经皮动脉灌注栓塞化疗及对患者局部肿瘤进行放疗的方法，来抑制肿瘤的进一步生长，并取得了较好的效果。

(2) 治疗仪器与操作

1) 器械与仪器：超声引导仪器应使用在情况允许范围内最好的彩色多普勒超声。器械：穿刺架、穿刺针具(有 PTC 针、导管针)引导钢丝、扩张管、引流管[有直型管、J 形管、球囊导管(ballon catheter)、猪尾巴导管(pig tail catheter)等]。

2) 操作技术：超声引导下置管引流术最重要的技术就是导向装置引导下穿刺定位和穿刺引流途径的选择。为保证导向的精确性，导引装置要经常校准。选择穿刺引流路径时，要避开血管、肠管等重要脏器，尽量缩短穿刺距离，以提高准确性，增加安全性，降低并发症。例如，胆囊穿刺引流时宜选择经过肝脏胆囊床的入路，以减少胆汁漏的发生；而对肝内病灶穿刺引流时，要经过一定厚度的正常肝组织。

3) 术前准备：首先要了解患者病情，把握好禁忌证和适应证，确定能否行置管引流术。检查血常规、凝血功能、肝及肾功能，高龄患者要检查心肺功能，糖尿病患者检测血糖等。准备并消毒所需器械，签署知情同意书，介入操作室必须准备常规急救药品。

4) 操作方法：超声检查确定置管引流穿刺部位及路径，患者取合适体位，常规消毒、铺巾、局麻，超声引导 PTC 针进入置管引流部位，拔出针芯，将导丝沿 PTC 针插入引流部位，拔出穿刺针，保留导丝，用扩张管扩张通道，将引流管沿导丝送入引流部位，然后退出导丝，确认引流管通畅后，将其固定在皮肤上。术后观察 2 h。具体的操作有两种方法：①在局麻后用刀片在穿刺点截一小口，并在穿刺针进入脓腔后抽出针芯，见有脓液冒出时插进导丝，退出穿刺针，再沿导丝插入扩张管至脓肿壁后退出扩张管，最后插入引流管至脓腔底部，拔出导丝，管接引流袋。②前面操作步骤同方法一，待导丝插入拔出穿刺针后，沿导丝插入套管针至脓肿壁，而后，边退出内针芯边将外套管送入脓腔底部，最后拔出导丝，引流通畅后接引流袋，外套管固定于皮肤后用消毒纱布覆盖。

34.3.3 腹腔内穿刺置管引流

(1) 膈下脓肿　膈下脓肿是指积聚在一侧或双侧膈下、横结肠及其系膜间隙的脓肿。引起膈下脓肿的原发疾病大多复杂而严重，患者营养状况差，免疫功能低下，感染时又有明显中毒症状。膈下脓肿多为外伤或术后渗液在膈下积聚合并感染所致，或为感染性腹腔积液或脓液在膈下形成包裹，也可是一种包裹性坏死灶(surrounded necrotic foci)。一旦确诊必须及早治疗，以防膈下脓肿穿破膈肌形成脓胸，或破入腹腔再次形成弥漫性腹膜炎，穿破附近血管引起大出血等。脓腔形成后，多以手术切开引流为主，抗生素治疗为辅。随着影像技术的发展，近年来在超声或 CT 引导下，经皮穿刺置管引流治疗膈下脓肿取得了满意效果。易于被患者及其家属接受，尤其是对年老体弱及不能耐受手术的膈下脓肿患者更有优势。

脓肿的位置与原发病有关，十二指肠溃疡穿孔、胆管化脓性疾病、阑尾炎穿孔，脓液常发生在右膈下；胃穿孔、脾切除术后感染，脓肿常发生在左膈下。较小的膈下脓肿经非手术治疗可被吸收。较大的脓肿过去多采用传统手术切开引流，虽然引流通畅，但创伤大。膈下脓肿，采用多功能膀胱穿刺针(双腔套管针)或深静脉插管穿刺引流治疗。超声引导下穿刺可以避开重要脏器和大血管，穿刺时实时监视进针路径和进针深度，使用便携式超声仪还可在床边完成检查和治疗操作。因此，超声导向下膈下脓肿穿刺与 CT 导向相比较更具安全性、灵活性。

操作中需注意：①植入引流导管不能太细，以免影响引流效果；②穿刺通路必须避开肋膈角、重要器官及大血管，以免出现气胸、胆汁漏和出血等并发症；③穿刺失败或出现并发症时及时手术；④抽吸脓液及冲洗脓腔时，冲洗液注入量不超过抽出量，以避免压力过大脓肿破裂脓液流入腹腔；⑤引流管不能扭曲，放置位置应便于术后引流及患者活动。

(2) 肝脓肿　细菌性肝脓肿是化脓性细菌侵入肝脏造成的化脓性病灶，病死率仍高达 11%～31%。死亡原因主要是脓毒症或感染性休克，静脉使用抗生素是一切治疗手段的基础和前提。脓肿较小或尚未局限液化时，可单纯依靠全身使用抗生素治疗。若病程较长，脓肿壁增厚，脓腔与肝血窦隔离，抗生素则难以进入脓腔发挥作用，或者脓肿较大(直径>5 cm)，脓液量多，或形成多发性脓肿时，单纯的抗生素并不能完全控制感染，同时进行脓液引流就成为

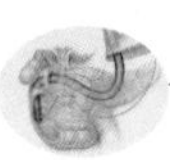

必要。传统的开放引流由于创伤及麻醉风险大、恢复时间长、并发症多等原因逐渐被微创介入治疗取代,仅在各种原因造成的经皮引流失败或存在禁忌证时进行。

1) 经皮经肝穿刺抽脓术:适用于直径不超过5 cm的单发性脓肿。B超引导下用12～18G PTC多孔套管针穿刺,针长15～20 cm,穿刺针经过正常肝组织进入脓腔。至预定穿刺深度后,拔出针芯,可见脓液自针管内缓慢流出。接上无菌注射器快速吸出脓液,尽量一次抽吸干净。脓液送常规、生化检查,细菌培养加药敏和肿瘤细胞学检查。若脓液黏稠不易吸出,可用庆大霉素生理盐水稀释后抽吸,也可外接吸引器持续负压吸引。抽尽脓液后以庆大霉素或甲硝唑溶液反复低压冲洗脓腔,直到回抽液基本清亮或呈淡血性,吸净冲洗液,于脓腔内注入庆大霉素16万U,然后拔针。术后3～7 d复查B超,如仍有液化腔存在,则需进行重复穿刺。

2) 经皮经肝穿刺置管引流术:当脓肿液化不完全或脓液黏稠且有坏死组织,估计脓液不易一次抽尽时,应考虑置管引流,便于多次抽吸注药。操作采用Seldinger法,向穿刺针套内插入0.038英寸超滑J型导丝,使其进入脓腔,再拔出穿刺针,沿导丝放入扩张管适当扩张管道,最后向管道内置入8～12F多侧孔猪尾巴管(pig tail tube),退出导丝。猪尾巴管相比于其他引流管的优势在于,其管径小利于减少损伤和出血,硬度好且有多侧孔可有效保证引流,头端卷曲可防止导管滑脱。术后早期冲洗频率可较高,因为术后第1～2 d胆汁浓度较高、渗血也较多,易形成引流管阻塞。若冲洗时通畅无阻力但稀释后的脓液不能很快流出,可轻轻转动引流管改变其头端的位置。患者体温恢复正常,疼痛症状消失,白细胞计数和分类恢复正常,引流液色清或淡黄(含胆汁),每天引流量>10 ml,B超检查显示脓腔基本消失(表现为一杂乱回声区,后方可伴声影),脓肿明显缩小(直径<3 cm或直径缩小>50%),可视为拔管指征。如经一段时间引流后仍有少量渗液,可向脓腔内注入适量硬化剂造成细胞坏死,如无水酒精或10%氯化钠,多数脓肿可自行吸收闭合。

3) 介入治疗的适应证和禁忌证:影像学诊断和定位明确,脓肿壁形成,病灶已液化且直径超过3.0 cm,凝血功能正常,未合并需手术处理的腹腔内疾病(如胆道结石),以及全身状况差不能耐受开腹手术者均可考虑行介入治疗。若直径在3～5.0 cm,大多数脓肿经一次穿刺抽脓即可获理想疗效。对于直径>5.0 cm的脓肿,则需采用置管法持续引流,避免反复穿刺增加患者痛苦和并发症机会。对于脓腔较大、脓液稠厚的情况,可考虑留置双腔引流管,向一管内灌注生理盐水加抗生素溶液进行冲洗,另一管接负压吸引,可使冲洗引流互不冲突,避免脓腔压力过大及引流管堵塞并发脓毒症或腹膜炎。多发性脓肿、脓腔往往相互沟通,一般先对较大脓腔(直径>3.5 cm)进行置管引流,缓解全身感染症状,其他脓腔也会随之缩小甚至消失。也可对直径<3.5 cm的脓肿行一次性穿刺抽脓注药。对于多发性脓肿或脓腔较大呈多房分隔的脓肿,也可同时置入两根导管或分两次置入导管,使每个脓腔都得以充分引流。直径<3.0 cm的较小脓肿,可不通过穿刺置管引流,经一般抗感染及对症支持治疗多可治愈。

包括特殊部位,如尾状叶、膈顶部及左外叶的脓肿;脓肿已破溃造成腹膜炎或破入胸腔形成脓胸;脓肿并发胆道出血、胆道梗阻和急性黄疸;脓肿性质不明或同时合并肝硬化腹水、肝癌或肝内胆管结石等,均列为介入治疗的禁忌证。

4) 介入治疗的失败原因及并发症:若引流效果不明显,术后3 d患者仍高热未退时,则需要考虑是否存在合并的胆道梗阻,造成细菌的胆血反流。同时仔细检查有无多发性肝脓肿存在或肝脓肿合并胰腺脓肿、膈下脓肿等肝外脓肿。穿刺置管期间,应密切关注患者的脉搏、呼吸、血压和腹部体征,一旦出现面色苍白、出冷汗、腹胀或引流管内见血性液体则很可能为出血征象;若出现呼吸困难、口唇发绀可能为穿刺不当造成肺损伤,需给予急诊处理。

介入治疗减少了手术创伤和患者痛苦,降低了麻醉风险,为高龄患者及伴有严重内科疾病全身状况差、不能耐受手术者提供了治疗机会。同时缩短了病程,避免长期卧床,减少了伤口感染的机会,也降低了住院费用。穿刺置管在B超监控下进行,准确性高,进针时可任意调整方向,选择最佳角度,避开重要脏器及管道结构,减少了医源性损伤。同时B超监控可清晰地显示引流管位置及药液在脓腔内的弥散情况。抽出的脓液送细菌培养和药敏,可指导抗生素的应用,还可同时行组织活检或脱落细胞学检查。脓腔内注射抗生素提高了局部药物浓度,增强了灭菌效果,可迅速控制炎症,促进脓腔愈合。脓肿壁最大限度地保持完整,避免了不必要的脓液扩散。总之,介入治疗细菌性肝脓肿是一种安全有效的方法,比传统开放手术具有明显的优势。

(3) *急性胰腺炎* 急性胰腺炎是消化系统的急

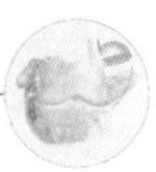

危重症，由于各种原因引起胰腺细胞的自身溶解和消化，组织坏死后释放多种生物活性物质和酶，释放各种细胞因子和炎症介质，大量毒素被腹膜吸收，产生全身炎症反应综合征（systemic inflammatory response syndrome，SIRS）。组织水肿、渗液与器官功能障碍均可相互影响，如何解决积存于腹腔的生物活性物质（bioactive substance）及炎性介质（infamatory mediator），是阻断胰腺炎进一步发展及稳定机体内环境的关键之一。急性液体积聚发生率接近重症急性胰腺炎（SAP）患者的1/3，部分患者能自行吸收。急性胰腺炎可产生几种形式的胰周积液，包括急性液体积聚、急性胰腺假性囊肿、胰腺脓肿和胰腺坏死机化等，这些局部并发症是胰腺炎病情严重的标志，正确的诊断和及时的治疗可降低病死率。

1）腹腔灌洗引流能清除各类毒性物质，降低腹腔内压力，减轻全身炎症反应，改善临床症状，且操作简便易行、创伤小、适应证广、安全性高。有效的持续灌洗引流，能清除胰腺坏死物质、炎症介质、各种生物活性物质和酶，使胰腺及全身炎症反应减轻；血肌酐、尿素氮等代谢性毒性物质排出体外，使机体内环境代谢趋于平衡，有利于肠道功能恢复，降低胃肠道漏的发生；胰腺周围的细菌及腹腔渗液中的病原菌及毒素稀释，减轻腹腔感染，有利于防止局部形成脓肿和全身感染。

非胆源性胰腺炎及无梗阻性黄疸的胆源性胰腺炎，出现发热，血象升高，抗生素治疗无效，怀疑早期感染，积液急剧增多，导致明显腹胀，甚至出现腹腔间隔室综合征（abdominal compartment syndrome，ACS）等均为腹腔置管引流及灌洗的指征。对无菌性坏死或局灶坏死伴感染的SAP患者，如果影像学检查提示积液量多，易穿刺引流的，可选择经皮穿刺引流（percutaneous drainage，PCD）；若引流效果差，病情加重者再改为开腹手术引流。而对已确诊为弥漫性坏死伴感染者，宜首选开腹手术引流，尽量清除坏死组织。

根据病情可选择单纯腹腔置管引流（单管）及腹腔置管灌洗（双管）。局部麻醉后在超声引导下经皮穿刺置管灌洗引流，根据影像学显示的积液部位，选择合适的进针点和穿刺路径置管。置管成功后，外接引流袋，用生理盐水或甲硝唑溶液灌洗，灌洗量视患者病情调整，并根据引流液细菌培养药敏试验结果选择合适的抗生素，同时做淀粉酶测定。引流管引流1～4周，记录进出液体量，观察其性状。患者体温、血常规正常，引流液转清，腹膜刺激征消失，引流液中淀粉酶正常，即可拔除引流管。在腹腔灌洗的同时，按胰腺炎治疗常规给予禁食、持续胃肠减压、使用抑制胰腺分泌药物、抗感染及静脉高营养等措施。

引流中出现引流不畅时可采取整体引流和分区对冲引流灌洗方式，通过放置多根引流管和侧管加压冲洗等方法，或重新置管。

随着微创技术的不断发展，以及损伤控制外科（damage control surgery）理念的深入人心将微创技术应用于清除感染的胰腺坏死组织以达到损伤控制的目的已是大势所趋。童智慧（2010）报道了90例合并胰腺坏死组织感染的重症急性胰腺炎（severe acute pancreatitis，SPA）患者经皮穿刺置管引流（27例）与直接开腹手术引流（63例）的治疗进行了研究。结果显示，经皮穿刺置管引流组的避免开腹手术引流率（48.1% vs 0，$P<0.05$）和一次开腹手术引流成功率（92.9% vs 85.7%，$P<0.05$）均明显高于直接开腹手术流组。而术后残余脓肿（7.1% vs 28.6%，$P<0.05$），术后新发单脏器功能障碍（7.4% vs 28.6%，$P<0.05$），新发消化道瘘（7.4% vs 27.0%，$P<0.05$），以及远期并发症（3.7% vs 22.2%，$P<0.05$）的发生率均低于直接开腹手术引流组。此外，经皮穿刺置管引流组的平均ICU治疗时间（21.2±9.7）d vs（28.7±12.1）d，$P<0.01$；平均住院时间（48.2±12.5）d vs（59.6±17.5）d，$P<0.05$；住院费用（191 762±5 892）元 vs（341 689±10 854）元，$P<0.05$，均低于直接开腹手术组。在经皮穿刺置管引流组的27例患者中，有13例完全经穿刺置管引流治愈。避免开腹手术率达48.1%，明显高于国外文献报道。这13例中有9例患者在经皮穿刺置管引流的基础上，进一步扩张穿刺窦道后置入“黎氏双套引流管”持续负压冲洗引流感染的胰腺坏死组织，最大限度地达到充分、有效通畅引流。因此，经皮穿刺置管引流能有效降低多次开腹手术引流率和术后残余脓肿发生率，治疗后近期和远期并发症的发生率均明显下降，而且平均ICU治疗时间、平均住院时间，平均住院费用都有明显下降。因此，这种经皮穿刺置管引流技术值得在临床上进一步研究推广。

2）由于胰腺本身的特殊性，如解剖位置深在、毗邻许多重要结构，以及腺体组织血液循环丰富并含有胰消化酶等因素，限制了介入超声在胰腺疾病中的应用。介入超声技术在胰周脓肿的治疗上存在着如何确保穿刺本身安全的问题，穿刺误伤胃肠道和

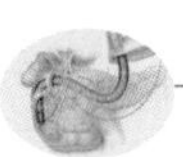

血管的风险极大。因此,如何确定穿刺点、选择穿刺线路和实施超声导向穿刺显得尤其重要。实施超声穿刺引流的胰周脓肿必须同时满足以下要求:①病灶在B超下可视;②依据术前B超、CT、MRI等影像检查,判定有安全穿刺路径的;③患者自愿接受。否则,采用开腹手术引流。穿刺点最大限度接近病灶靶(target)目标,以缩短穿刺距离;建议尽可能地行多点穿刺,提高引流效果和通畅性。此外,需反复探测,确认穿刺路径上无重要解剖结构,尤其注意避开胃肠道和血管,保证进针安全。

常规禁食12 h,根据穿刺点选择体位。若穿刺目标浅、大且易于引导,用导管针在超声引导下直接刺入病灶,并按既定角度和方向在脓腔内置入引流管;若目标深且不易引导,则先用18G针在B超引导下穿刺,进入脓肿后,调整针道角度和方向,经针芯放入导丝至预定位置,然后循导丝走行置入引流导管。

由于胰周脓肿的引流物较为黏稠并含有固体状坏死成分,胰周脓肿范围较大,形态极不规则且多呈分隔状,极易堵塞引流管进而影响引流效果。因此,在临床上要随时检查其通畅性,发现堵管后应及时疏通或者更换引流管。经皮穿刺引流并非胰周脓肿治疗的最佳选择,因为引流不畅而致反复多次穿刺,不仅增加了患者痛苦,同时延长了患者住院时间,经皮穿刺引流可以短期改善患者的全身情况,为进一步手术创造条件,因此胰周脓肿确定性治疗方法若穿刺治疗效果不佳,则应改为传统剖腹手术通畅引流。

3) 在急性胰腺假性囊肿的治疗上,经皮穿刺引流目前有逐渐取代传统的外引流术趋势,适用于与胰管不相通,囊肿较大,压迫症状明显或合并感染一般情况较差的胰腺假性囊肿患者。因囊肿形成时间短,囊壁薄,内引流术后易出现胰瘘,经经皮穿刺引流后假性囊肿可逐渐闭合。

34.3.4 胆管、胆囊、胰腺的介入穿刺置管引流

(1) 经皮经肝穿刺胆管引流(percutaneous transhepatic cholangial drainage, PTCD) 随着介入及微创技术进步,PTCD、经内镜逆行胰胆管造影(endoscopic retrograde cholangiopancreatography, ERCP)和经内镜十二指肠乳头括约肌切开术(endoscopic sphincterotomy, EST)、内镜下鼻胆管引流术(endoscopic naso biliary drainage, ENBD)等微创技术得到了更广泛应用。目前认为ERCP+EST、ENBD是胆汁引流非手术治疗首选。PTCD可作为ERCP+EST失败后次选。超声引导经皮经肝胆管引流术是在经皮经肝胆道造影基础上发展起来的,随着三维彩超运用,使得图像更加清晰,直观,分辨率更高。因此,三维超声引导下的PTCD的穿刺成功率比二维彩超更加准确和直观。CT引导置管引流的缺点是不能实时引导穿刺进针。另外,还存在穿刺针的金属伪影及患者需受到一定剂量的X线辐射。而传统的X线方法属于盲目穿刺,准确性差,有时需要反复穿刺,易伤及重要血管并严重损伤局部肝实质,增加并发症发生的可能。

1) 适应证:PTCD适用于机械性梗阻引起的黄疸,且不能或不适合行限期或择期手术治疗的患者。对于胆管癌,特别是高位胆管癌,不具备手术治疗条件者;梗阻性黄疸,肝功能损害严重,不能耐受手术麻醉的患者;急性化脓梗阻性胆管炎,并严重休克的患者;胆道狭窄,不能明确梗阻部位及性质者,开腹手术有一定的盲目性和高风险的患者,PTCD是有效手段。同时针对梗阻性黄疸患者在手术、介入、化疗及伽玛刀等治疗各种病因前改善肝脏功能,降低黄疸也非常有效。肝内外复合、弥漫性结石,且有多次胆道手术病史尤其是既往有胆肠内引流术患者和高龄合并心、脑、肺病变不能耐受ERCP+EST手术者首选PTCD。PTCD技术对估计可手术切除的但肝脏功能改变难以承受手术的良、恶性肿瘤引起的梗阻性黄疸可以行术前胆汁外引流,改善肝功能,从而改善患者全身状况,提高梗阻性黄疸手术治疗的安全性,减少术后并发症,减少病死率;对不能行根治手术患者PTCD术是简便易行而有效的姑息性治疗方法,使患者得到很好的永久性胆汁外引流,改善临床症状,延长生命,提高有限的生活质量。

2) 禁忌证:有难以纠正的凝血机制障碍,大量腹水,严重肝、肾衰竭;以及有严重心、肺功能障碍者。

3) 穿刺操作

A. 超声引导下的操作:超声诊断仪具穿刺引导功能,探头频率2.5~5.0 MHz;18 G PTC针及8F导管扩张及导丝等。术前准备超声检查了解胆管扩张情况,适合穿刺者确定穿刺点并标记。穿刺探头采用包裹隔离法消毒;用消毒好的塑料套包裹穿刺探头,两者之间涂合剂。穿刺引导架、穿刺针、导管、导丝、置管引流用具、2%戊二醛溶液浸泡消毒。

穿刺与置管常规消毒,铺布,在事先确定好的穿刺点用2%的利多卡因做局部浸润麻醉,在超声引导下,嘱患者暂时屏气,迅速进针至扩张的胆管,超声

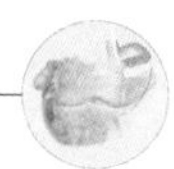

显示器清晰显示针尖位于扩张的胆管内，拔出穿刺针芯可见胆汁流出。将导丝经穿刺针插入扩张的胆管内，在超声引导下，沿胆管下导丝，再沿导丝插入扩张管。然后 DSA 血管机下造影。导丝能通过梗阻部位者于 X 线下放胆道支架或引流管行胆汁内引流；导丝不能通过梗阻部位、无法做内引流者再接外流管引流。超声引导经皮经肝穿刺置管引流术是 1962 年 Gleen 等在胆管造影基础上发展起来的。相对于早期的 X 线定位，UPTCD 不仅能清楚显示扩张的肝内胆管，而且能实时、动态地监视针尖移动过程，且在 CDFI 监视下可以避开靶区附近重要血管，穿刺准确性及安全性较高，创伤很小，其减轻黄疸的效果与手术引流效果相媲美。

穿刺成功后继续选用敏感抗生素、护肝、纠正休克治疗等对症治疗。如胆汁较浓稠或胆汁絮状物较多，为防止引流管堵塞，可用 0.9%生理盐水 250 ml 加庆大霉素 16 万 U 或替硝唑定期冲洗胆汁引流管，每天 1～3 次，以保证引流管通畅；如每天引流胆汁少于 100 ml，需行 B 超检查了解引流管情况；如果引流管阻塞，则将导丝经导管插入肝内更换引流管；如导管脱出则重新置管。如肝内胆管多发结石，左、右胆管分别被结石阻塞，一根引流管引流困难，可行左、右肝分别安置引流管，达到充分引流的目的。

B 超引导操作简便，操作过程直观，术前经彩超尽量选则扩张明显的、邻近梗阻部位的胆管，穿刺引流效果比较满意。胆管穿刺术需要患者、手握穿刺探头的医生及持针者三者密切配合。选取扩张性较好、平直且胆管内径>4 mm 的二级胆管。穿刺过程中必须避开血管，以避免造成不必要的并发症。对于高位梗阻患者，应左、右支分别置管。肝硬化患者肝质地较硬，且穿刺针有一定的弹性，更易偏离靶目标，事前应充分考虑。大量腹水者，须采取适当措施待腹水减少后再穿刺，以避免腹水外漏。

B. CT 引导下的操作：先根据术前 CT 或 MRI(或 MRCP)片，分析胆道三维的特点。选择穿刺的目标胆管。经皮经肝穿刺胆管外引流术者穿刺的目标胆管离梗阻点 3.0 cm 以上，皮肤穿刺点到穿刺的目标胆管 7～8 cm，CT 轴扫定位皮肤穿刺点，常规消毒铺巾，2%利多卡因 10 ml 局麻，采用 Seldinger 技术先以 COOK NPAS 穿刺套装内 22 G Chiba 针进针，到达目标胆管后导入 0.018 英寸导丝，CT 扫描证实导丝位于胆管内，以 6F 鞘初步扩张通道，见胆汁流出后，交换 0.035 英寸加硬导丝，送加硬导丝到前端有阻力后再用 8F 动脉鞘扩张通道(长度根据套装内尺子测量)，缓慢旋转并推送 COOK 8，5F 超滑外引流管，固定引流管装置。

4) 并发症。主要包括：①胆漏、胆汁性腹膜炎；②胆道感染：扩张通道过程难免有部分胆汁进入肝内血管，尤其是肝内、外胆管结石并重症胆管炎患者；③出血：腹腔出血多为穿刺或置管时直接损伤肝脏血管。④腹腔脓肿、电解质紊乱、导管堵塞等并发症。

PTCD 术后长时间胆汁大量丢失可能造成水、电解质及酸碱平衡失调，继而导致胃肠道功能紊乱，引起肠内菌群移位及内毒素血症。有报道首先行经皮肝穿刺胆管引流治疗阻塞性黄疸，然后再行经皮内镜下胃造口(PEG)，通过 PEG，建立长期肠内营养支持途径，同时回输外引流胆汁入胃肠道。此方法可以明显改善癌性阻塞性黄疸患者的生活质量。

(2) *经皮经肝穿刺胆道内引流*(percutaneous transhepatic biliary drainage, PTBD)　它是梗阻性黄疸患者常采用的一种方法。恶性梗阻性黄疸患者由于病程多属晚期，一般情况差，往往失去手术机会。采用经皮经肝穿刺胆道内引流术作为恶性梗阻性黄疸患者的姑息治疗手段已被公认。

该方法确实能够在较短时间内缓解黄疸症状并改善肝脏功能，对于提高患者生活质量及后续治疗具有一定帮助。但 PTBD 术后长时间胆汁大量丢失可能造成水电解质及酸碱平衡失调，继而导致胃肠道功能紊乱，引起肠内菌群移位及内毒素血症。介入支架置入及内引流术可有效避免胆汁丢失，对于肠肝循环的恢复及改善消化功能而言，比超声引导下单纯外引流更符合生理需要。

经皮经肝穿刺胆道内引流术主要用于：①手术不能切除的恶性梗阻性黄疸，如胰腺癌；②原发性胆道系统恶性肿瘤；③中、晚期肝癌造成的梗阻性黄疸；④肝门区转移性肿瘤，肿大淋巴结压迫胆总管；⑤恶性梗阻性黄疸患者外科手术前暂时引流，以改善肝功能及全身情况，降低手术风险；⑥局部放疗后胆管狭窄者。而禁忌证包括：①出血倾向严重及全身衰竭者；②大量腹水导致肝包膜与腹壁隔离者；③肝内胆管扩张不明显；④病情严重体位不能配合者。

在 DSA 操作台上于透视下以 18G 套管针经皮穿刺胆管，穿刺成功后拔出针芯，确认针尖位于胆管系统内，抽出部分黏稠胆汁，注入稀释的对比剂，观察梗阻部位及程度。在 PTCD 置管引流 3～5 d 后行支架植入术(自膨式金属裸支架)。沿引流道送入导

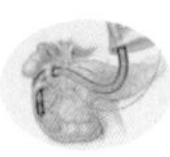

丝,通过狭窄段后,扩张进针道,沿导丝导入球囊导管扩张狭窄段,标记狭窄段后换出球囊导管,沿导丝植入支架释放系统,将金属裸支架准确置于狭窄段,然后置换引流导管,保留 24～48 h,经造影证实支架通畅后拔去引流管。

经翔(2010)报道 753 例梗阻性黄疸患者共行 791 人次的经皮经肝穿刺胆道内引流治疗,一次置管成功 781 人次,成功率为 98.7%;二次成功 8 人次,失败 2 例。并发症发生率为 17.32%,其中严重并发症发生率为 1.14%。死亡 1 例,系肝门胆管癌患者,由于穿刺胆管时损伤了门静脉,X 线下胆道造影显示胆道内大范围充盈缺损(血凝块),虽积极更换较粗引流管、胆道冲洗、全身支持等治疗,终因胆道梗阻、黄疸加深、感染致肝功能衰竭死亡。

在经皮经肝穿刺胆道内引流治疗时要认真耐心,精益求精,才能减少并发症的发生率。应注意下列几点:①精准操作,确定方向,确认可避开的血管;②穿刺针与胆管长轴的夹角,一般以 60°～70°为宜;③避免在一点上反复多次穿刺;④导丝在 B 超监视下进入;⑤置管深度要合适,妥善固定,严防移位或脱出;⑥要重视引流管的管理,保持管道通畅。

若要在胆道内放置金属支架,则金属支架的选择应根据梗阻的部位和长度、金属支架的种类、支架末端放置的位置等因素综合考虑。在确定支架长度时应留有余地,支架完全扩张后超出肿瘤两端的长度应超过 2 cm,以防肿瘤生长早期堵塞支架。对于肝门部肿瘤,因胆道梗阻范围较广泛,估计引流效果较差或有严重的胆管炎时,放置金属支架要慎重。肿瘤迅速生长压迫或通过网眼长入支架、胆管内皮组织过度增生、胆管壁水肿、胆管出血致血凝块、胆栓、碎屑沉积及细菌菌膜形成、支架长度不合适、支架移位、支架与胆管成角或嵌入胆管壁、植入双支架时支架内径较小或相互挤压导致支架膨胀不全等均可导致再狭窄或梗阻。覆膜支架可很好地解决这个问题,提高支架通畅率;但覆膜会阻塞引流管腔或引起支架植入术后并发症,如胆囊炎、胆管炎、慢性胰腺炎等,且覆膜支架易滑脱、移位;另外,由于覆膜支架直径增粗,要求释放器直径相对增粗,增加了释放的难度和对组织的损伤程度,因此,在选择支架类型时需充分权衡利弊。

应先行其他过渡性引流如 ENBD 或 ERBD,当引流效果满意、炎症控制后再改放金属支架较为稳妥。影响 EMBE 远期疗效的主要原因同样是支架的堵塞,主要是肿瘤组织向支架内生长或胆泥和肿瘤坏死组织堵塞支架。在堵塞的支架中再放置金属或塑料支架往往仍能有效地解除梗阻。

并发症及防治:①胆漏和胆汁性腹膜炎,为防止此类并发症,置管后应立即抽吸减压。②胆管感染。③胆管出血:多数由于反复穿刺或置管不当引起,多为一过性出血。为防止胆管出血,选择穿刺的胆管应尽量是外围分支,且其长轴应尽量与穿刺路线保持平行,这样可以减少门静脉损伤的可能性。④引流管脱落,如果引流管滑脱发生在置管数周后,可尝试从原穿刺道置管,如若不成功,只有重新置管。⑤胆管内支架狭窄、移位或堵塞,肿瘤向支架内及支架两端的过度生长、胆管内膜和肉芽组织过度增生、胆砂淤积、结石形成是引起支架狭窄和堵塞的主要原因。⑥其他并发症:如胆囊炎、胰腺炎、腹腔脓肿、电解质紊乱、低血压、气胸等都可能发生。

支架植入术在保持管腔通畅、提高引流效果、减少并发症、改善生活质量方面明显优于单纯 PTCD。内引流术往往用于治疗已失去手术机会的恶性肿瘤患者,相对于 PTCD,穿刺过程中支架或引流管需要通过病变梗阻部位。相对而言其并发症发生的概率较大,局部损伤相对较大,其胆管出血、腹腔出血、腹腔脓肿、电解质紊乱、胆漏、胆管炎及胰腺炎的发生率明显高于外引流术,且对于引流管或支架再狭窄目前尚无有效的预防方法。同时,胆管支架价格偏高,且存在支架脱落、移位、堵塞、扩张不全、不易转换等缺点。因此,根据临床需要及患者自身条件综合考虑,选择或联合应用不同引导方式,可能效果更佳。

经皮经肝途径和经内镜途径治疗恶性梗阻性黄疸的引流治疗在技术成功率上的差异不明显,胆汁漏多发于经皮经肝的途径之中,而胰腺炎则多发于经内镜胆道引流途径之中。通常远端胆道梗阻且行姑息性减黄方案患者多采用经内镜途径,而在经内镜途径手术失败或是因患者不适做内镜途径手术时,则可采用经皮经肝途径。当梗阻部位为胆管近端时,则适用于经皮经肝途径,其优势在于可在注入造影剂之后,可充分显示出各级胆管的相应结构,也利于操作及成功率。

(3) 经皮经肝穿刺胆囊引流　经皮经肝穿刺胆囊引流(percutaneous transhepatic gallbladder drainage, PTGBD),是一种较为安全的胆囊引流方法。

在急性胆囊炎的炎症期,胆囊壁水肿、充血、局部区域解剖结构不清,若此时行胆囊切除术,不仅出血多,炎症易扩散,更重要的是解剖结构不清,易误

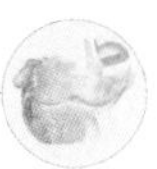

伤肝外胆管、十二指肠等,造成严重的并发症。开腹或腹腔镜胆囊造瘘术是一种相对简单的胆囊减压手术,可使胆囊内胆汁得到引流,降低胆囊内压力,改善胆囊壁血液循环,控制炎症发展等优点。但无论胆囊切除术还是胆囊造瘘术,均属外科手术范畴,手术创伤较大,对老年患者或伴其他系统严重疾病的患者,手术风险性较大。而在急性重症胆源性胰腺炎治疗过程中,解除胆道梗阻、缓解胆道压力尤为重要。因此,若能找到一种既能引流出胆囊内淤积的胆汁,降低胆囊及胆道压力,改善胆囊壁血液循环,有效地控制胆囊急性炎症的发展,又能避免急症较大的手术创伤及风险的治疗途径,将在急性重症胆囊炎及胰腺炎的治疗上具有较大的应用价值。近年来,随着微创外科的发展,ERCP 联合乳头括约肌切开或经鼻胆管引流在解除急性重症胆源性胰腺炎梗阻方面发挥了重要作用,但仍有部分患者因为病情原因或技术条件限制,无法及时采取此项微创治疗。因此采取一项微创且能解除胆道梗阻、充分引流胆汁达到胆道减压目的的方法对此类患者尤为重要。

在超声或 CT 引导下经皮经肝穿刺胆囊引流穿刺置管引流的指征:①急性胆囊炎伴颈部结石嵌顿,发病超过 24 h,尤其是超过 72 h,感染症状重,局部炎性反应严重,局部解剖不清预计不能完成手术者;②急性胆囊炎经保守治疗症状不缓解,局部明显压痛及反跳痛;③急性胰腺炎、急性重症胆源性胰腺炎;④合并糖尿病、高血压病、心脏病、全身状况较差,高龄体质差,合并多脏器功能障碍、营养不良,晚期恶性肿瘤;⑤家属拒绝手术者,当保守治疗未见好转。

禁忌证:①弥漫性腹膜炎,胆囊坏疽穿孔有腹膜炎;②Charcot 三联征;③B 超提示胆囊小,胆囊萎缩,胆囊充满结石,胆管扩张;④囊壁厚,囊腔小,可疑癌变;⑤大量腹水,一般情况差和凝血功能障碍。

操作方法:患者取左侧卧位,用超声检查后,取右侧锁骨中线 7、8、9 肋间处为穿刺点,常规消毒铺无菌巾后,用 2%的利多卡因局部浸润麻醉后,在超声引导下,将套有导管的套管针经皮经肝经胆囊床插入胆囊,将导管向前推进使其超过套管针,妥放在胆囊腔内,在体表固定好导管,接好引流袋,穿刺抽得胆汁送细菌培养。置管方法有两种,即 Seldinger 法和 Trochar 法。穿刺的要点在于超声准确定位,路径要求经肝脏下缘约 2 cm 由胆囊床上中 1/3 交点处进针。因胆囊床位于肝脏Ⅴ、Ⅵ段交界处,距离右前下肝蒂较远,除肝中静脉终末支分布外,无明显大血管,这种解剖特点为安全穿刺提供了解剖基础。另外,肝包膜的压迫作用和后期窦道形成,对防止肝内血肿形成和腹腔内出血提供了理论依据。而经肝下缘的目的是为了妥善固定导管,防止导管因缺少支撑从胆囊滑脱发生胆漏。

PTGD 的优点是操作简单,成功率高,无须全麻,创伤小,引流效果好;PTGD 可行胆道造影,有利于明确诊断,防止胆总管结石的漏诊。主要并发症包括:①感染;②出血;③胆汁性腹膜炎;④其他少见并发症:胆管胸腔漏、气胸、血胸等。

对急性胆囊炎患者经皮经肝穿刺胆囊后置管外引流,疗效是肯定的。介入治疗包括 B 超、CT 或 X 线引导的经皮经肝穿刺胆囊造瘘术。与传统 X 线引导的经皮经肝穿刺胆管外引流术比较,CT 引导术前可根据肝内、外胆管扩张情况及梗阻层面选择穿刺方案,X 线引导用于胆囊造瘘术由于胆漏的风险高,一般不适用;CT 成像分辨率高,可清晰显示进针路径,CT 引导穿刺定位准确性、安全性高,避免盲穿,同时 CT 引导无须用造影剂,不增加胆压,术后不易继发胆道感染及脓毒症。但 CT 引导经皮经肝穿刺胆管外引流术后如需改为内引流或支架置入术则需 X 线引导。B 超引导对操作者的技术要求较高,部分患者如肥胖或胃肠道积气、间位结肠等图像不清晰可影响穿刺精确性及安全性。B 超引导下的 PTCD 与 X 线下的 PTCD 比较,因对血管、胆道的直观观察,使穿刺的失误及并发症大大降低,具有穿刺成功率高,并发症发生率低的优势,同时避免了放射线对医务人员的伤害。

内镜下逆行胰胆管造影术(ERCP)是恶性梗阻性黄疸的标准治疗方法,但是在有些情况下,由于存在十二指肠的狭窄和(或)术后导致的解剖结构改变,从而使 ERCP 很难成功进行。当 ERCP 无法获得成功时,超声内镜(EUS)引导下的胆管引流术(EUS - BD)就成为可供选择的胆汁引流方法,如 EUS 引导下胆总管十二指肠造瘘术(EUS - CDS)、EUS 引导下交会支架置入术(EUS - RVS)等。最近,Imai(2016)报道了在 ERCP 治疗失败的远端胆管恶性梗阻,可采用 EUS 引导下胆囊引流术(EUS-guided gallbladder drainage, EUS - GBD)或 EUS 引导下胆管引流术(EUS-guided bile duct drainage, EUS - BD)进行挽救治疗。在恶性梗阻性黄疸 511 例中,410 例行 ERCP,其中 376 例成功,34 例失败。在另 101 例未行 ERCP 和 ERCP 失败 34 例的 135 例中,101 例成功进行了 EUS - BD 治疗,12 例进行了

EUS-GBD治疗。其余病例行对症治疗。

34.4 引流后临床效果的观察

(1) *术后* 应准确记录其名称、型号、位置、数量并在管壁外做出标记。腹壁戳孔处用敷料垫起，以防导管打折。腹带的包扎不得影响引流管的自然位置。更换敷料时，要观察导管有无移位（缩进或拔出）、固定有无松脱，有无折断或裂隙，引流口有无红肿、渗出或感染等。引流管内的堵塞物要及时挤出，有时需要经导管冲洗脓腔，引流期间保持导管通畅是第一要素。

(2) *腹腔引流物放置的时间* 引流物取出过早则达不到预期目的；取出时间延迟可影响愈合，增加粘连和感染机会，且可形成窦道经久不愈。在一般情况下，橡皮片引流放置1～2 d；烟卷式引流放置1～2 d，如引流量多且无堵塞时可多放3～5 d；管状引流在引流量多且黏稠时可放置4～7 d。但时间不是拔除引流的唯一根据，还应该根据不同引流的目的及适应证、引流量、性质等情况而定。

清洁手术的预防性引流，一般手术后1～2 d内拔除。污染手术后的引流管放置，一般6～7 d后拔除。若用于腹腔内脓肿引流，引流管需分次退出，待脓腔闭合后拔除。如预防吻合口瘘的发生，需7～14 d方可拔除。多根引流管者可根据引流液的量及性状逐根拔除。必要时，可借助于B型超声等检查而决定拔除的顺序和时间。

治疗性引流管在达到治疗目的后按预定时间拔除，通常拔管前应做相应的检查。预防术后出血、渗液的，在2～3 d内即可拔除；引流脓液、囊液或冲洗脓腔的导管，在脓液减少、脓腔缩小后可拔管或更换导管，一般1周以上，有时需做窦道或脓腔造影；因吻合口破裂多在术后10 d内发生，需延迟拔管。如果引流液仍有或稍多时，可分段拔除，利于渗液的吸收和隧道的闭合。

脓肿引流在脓腔缩小，引流量显著减少，<10 ml/d，可采用更换细引流管或逐渐拔除，使伤口由肉芽组织所填充，防止皮肤层过早愈合。有时可用X线造影检查或通过B超、CT或MRI观察脓腔是否消失，再决定引流物能否拔除。

拔除时应先予以旋转、松动，使引流管与周围组织粘连分离，然后向外拔除。如有障碍，切不可用力猛拔以免断裂，可等待次日拔除，对内部有固定的引流物更需注意。如有数根引流管，则可分次取出。

(3) *腹腔引流物的观察* 引流量较多者，应予以记录，如蛋白含量、细胞成分、细菌种类等以指导临床治疗。引流液变化要与腹部体征及全身隋况结合起来，综合评估术后腹腔的感染状态和吻合口愈合情况，以便采取对策。吻合口瘘和腹腔脓肿的引流更要顾及全身状态，全面处理。

(4) *治疗结果* 超声的实时精确引导使置管引流术的并发症显著减少，文献报道腹部脓肿经皮置管引流术的并发症约8.6%，常见的有感染扩散、出血等。Classten等的研究表明超声引导下经皮经肝胆道置管引流术的并发症(3.1%)明显低于X线引导组(12.0%)，常见的是胆道出血。文献报道经皮经肝胆道置管引流术并发胆道出血率约3%，超声引导下置管引流术其他并发症有胆汁漏、感染、肾周围血肿、尿外渗等。术后应做好随访工作，发现并发症要及时处理。

腹部脓肿保守治疗疗效差、住院时间长、手术治疗创伤大、并发症多，超声引导下脓肿置管引流相对操作简便、创伤小、疗程短、并发症少、治愈率高，在微创条件下，能达到比外科开腹手术更佳的治疗效果，是目前腹部较大脓肿最有效的治疗方法，仅通过十几至几十分钟的操作，便可完成，不用住院，可为患者省去近万元的住院和手术费用，而且安全、有效、痛苦小、无后遗症。超声引导下经皮经肝胆管、胆囊及肾盂置管引流手术时间短、精确性高、创伤小，可明显改善患者的肝肾功能、全身营养状况和免疫功能，为手术治疗创造条件，提高患者的生存质量和术后存活率。超声引导下置管引流术作为一种精确的导向手段，与现代多学科新技术相结合，以其独特的优越性，已经和正在改变着某些腹部疾病的传统治疗观念，为临床医生广泛接受。随着超声技术的进步，超声引导下置管引流术在腹部疾病的治疗中将发挥越来越重要的作用。

穿刺抽吸或置管引流的选择：穿刺抽吸或置管引流的疗效与原发病有关，总结资料发现，坏死性胰腺炎及合并糖尿病者需引流时间长，引流效果差，部分患者需手术引流，而肝脓肿及一般手术区积液者的疗效好，常无须置管引流。因此，置管引流的指征为：膈下脓肿尤其是范围大者、慢性脓肿、坏死性胰腺炎合并后腹膜脓肿、巨大肝脓肿等。

34.5 腹腔引流的监护

腹腔引流物的放置是人为地建立了一个体内与

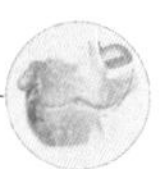

体外的通道，犹如一座桥梁。体内的渗液、渗血和脓液等可通过引流物引向体外；同时，体外的细菌也可通过引流物而引向体内。故引流物的放置既有利，也有弊。要利用其有利的一面，克服其有弊的一面，就应对引流物所引出物的量、色泽和性质进行严密的观察，结合临床进行分析。术后须严密观察腹腔引流物的颜色、性状及量，以判断是否有出血、吻合口瘘、感染等情况的发生

（1）体温的变化　腹腔有化脓性感染如急性化脓性腹膜炎、膈下脓肿、盆腔脓肿等，一旦进行外科引流，体温可随之而逐渐趋向正常。若体温下降后又逐上升，则应注意下列几点：①引流管被堵塞，如坏死组织、血凝块等；②引流管放置位置不当，引流不彻底；③有残余脓肿或多房脓肿；④脓腔内有异物残留，如纱布、棉球等；⑤有逆行感染或混合感染。

（2）引流物量的变化　引流物量的变化，常能反映病情的变化。

1）引流量由多变少：引流量开始较多，以后逐渐减少，患者一般情况也有改善，则多表示引流效果较好。有T管引流者，若患者一般情况较差，胆汁引流量变少，色淡质稀，则要注意肝脏功能的变化，泌胆汁功能有无抑制。

2）引流突然中断：无引流液时，须注意是否为血块堵塞和大网膜包裹等原因所致。多由于引流管被堵，常见的原因是被坏死组织、血凝块等堵塞，或为T管扭曲成角。若系T管引流突然中断，则要注意有无蛔虫和结石等堵塞管腔。由于体位变化，T管放置位置不妥而被压、T管扭曲成角时也可出现引流中断现象。王选(1998)报道T管置入胆总管纤维层与黏膜层之间和毛细胆管炎术后造成引流液缺如各1例。造影见T管以上不显影，再次手术发现造成前者原因是胆总管壁炎性水肿增厚，探子插入时形成假道，而T管置入假道中又误认是在胆总管中。胆总管纤维层切开2 cm，而黏膜层只有1.2 cm长，导致T管上臂插入夹层。另一例毛细胆管炎的病理改变使胆管受到挤压，当压力超过造影剂的压力时，会出现不显影，使术者误认为医源性梗阻而进行了再次手术。

3）引流量由少变多：可能系原引流时未对周围进行细致检查，仅满足于一个脓腔而进行了引流，当其他脓腔向引流处突破时，则引流量可有增加。如引流量突然增加，则要注意有无与空腔脏器相通。根据引流的量和性质进行鉴别，一般无大的困难。曹惠明(2004)报道4例胆总管T管引流术后胆汁量＞2 000 ml/d，均为澄清稀释胆汁，与十二指肠液反流的混浊液明显不同。T管造影显示胰管扩张，系胰胆管共同通道梗阻所致。此外，要注意肝功能的变化，当肝功能明显减退时，胆汁量会明显增加，常可在1 500～2 000 ml/d。

（3）引流液性质的变化　引流液常为一般渗液、血液、血性渗液、乳糜液、尿液、消化液、肠内容物、脓液、囊液等，必要时应鉴别引流液的来源。需观察引流液的颜色、透明度，有无沉淀物、寄生虫、血块等。检查腹腔引流出引流液的性质，要注意是血性、胆汁性、脓性、浆液性，还是含有肠内容物，均应认真观察，做好记录。因为这对诊断和治疗有直接的影响。

（4）引流液的细菌　胆道感染的主要致病菌和脓液的特征简述如下。①葡萄球菌：能引起局限性组织坏死，且易在全身各种引起转移性脓肿。脓液呈黄色或略带血性、黏稠、无臭味。②链球菌：感染易扩散。脓液呈黄色或淡红色，稀薄且量较多，有腥味。③大肠埃希菌：脓液呈灰白色，稀薄，无臭味。大肠埃希菌感染时易混有厌氧菌感染，这时脓液可变得较稠，且有明显的臭味或恶臭味。④肺炎球菌：肺炎球菌感染初期脓液稀薄，后转变为稠黏之脓液。脓液呈黄色或浅黄带绿。⑤变形杆菌：变形杆菌有分解尿素的性能，脓液呈黄灰色，稀薄，有特殊的恶臭味。⑥铜绿假单胞菌：脓液呈鲜亮的淡绿色，有一种特殊的甜腐霉味。⑦结核杆菌：脓液呈浅黄色或淡茶色，伴有干酪样坏死物。⑧脆弱类杆菌和产黑色素杆菌：是厌氧菌中主要的细菌之一。脓液有腐败性臭味或甜味。产黑色素杆菌的脓液色暗，在紫外线下常显示出荧光。这类细菌感染后组织常有坏死、坏疽和气体形成。

34.6 腹腔引流的并发症

腹腔引流已经成为腹部外科的重要治疗和预防手段，但若使用不当，也可带来严重的并发症。对于预防性的引流应权衡利弊，实施合理的个体化放置原则。有研究表明，腹腔置入引流管后会迅速被网膜和腹腔脏器隔离包裹，与整个腹腔隔离。其作用只能引流局部，而不能引流整个腹腔。因此，对于弥漫性腹膜炎只要原发病灶去除，腹腔冲洗彻底，不推荐放置腹腔引流管，滥用引流管只能增加腹腔感染概率及肠梗阻的发生率。

腹腔引流是腹部外科手术治疗中的一个重要组成部分。若能严格掌握其适应证，选择合适的引流

物，进行正确的引流，则无疑是有助于手术的成功，有利于患者的早日康复。反之，则易发生各种并发症，轻则可增加患者痛苦，重则可危及生命。常见的并发症有下列几种。

（1）出血　多在引流管进行负压吸引之后发生，由于负压吸引力过大，或并有感染、组织坏死时容易出现。一般多为渗血或有少量出血。若出血量较多时，要考虑下列几个因素：①手术时止血不彻底或不可靠；②血管结扎线脱落；③引流管压迫引起压迫性溃疡或损及血管；④出血：多因直接接触吻合部位或缝合部位、压迫损伤组织或血管引起。一般引流管由腹直肌外侧引出，这样可避免损伤腹壁上动脉。戳孔出血较多，未予结扎，可致血液逆流入腹腔。一旦戳口出血，应立即妥善止血。感染引流隧道的开通可损伤血管、腹肌而引起出血。特别是对腹壁厚、凝血机制差的患者，在做引流口时，应避免在腹壁血管经过处做切口，要防止损伤，并注意止血。

（2）感染　Olsen曾经指出，开放性引流起着双向通道（two way street）的作用，体内液体可以流出而体表细菌可沿着引流物自由地进入体内导致感染。因此，若在引流过程中无菌观念不强，则易引起逆行感染。尤其是当有铜绿假单胞菌感染时，若处理不当，常可导致菌血症或脓毒症（sepsis）。感染包括手术部位感染和切口感染。一般因细菌沿腹壁戳孔或腹腔引流管侵入腹腔所致。细菌可沿引流物向腹内深部迁移、生长繁殖，造成继发感染。从引流物培养中可显示出病源菌，渗液饱和的敷料可使细菌密度增加。腹腔感染是细菌沿腹壁引流戳孔或腹腔引流管进入腹腔引起感染。因此，部分学者认为在单纯脾切除和胆囊切除，甚至择期的结肠切除术后，都不必常规放置引流，以降低术后腹腔感染率。腹外引流物及引流戳孔处应每天消毒及时更换敷料。上腹部引流要积极采用负压闭式引流，预防感染。引流物要放在腹腔或脓腔较低的部位，又不能受压扭曲，选择好引流物的种类和直径，否则可由于引流不畅造成腹腔积液、积脓或炎症扩散。放置引流管的侧孔过多、过高，置管时又将侧孔置于腹壁各层内，引流过程中部分炎性渗液经引流管侧孔渗入腹壁各层，或分次拔管及经引流管灌洗等导致腹壁蜂窝织炎。引流口感染一般都会发生红肿、溢脓等，只要不是蜂窝织炎，在拔管后感染会渐消退。有时可引起腹壁脓肿，因此拔管后，应于皮下置凡士林纱布引流1～2 d。

（3）梗阻　T管放置在胆总管中，由于短臂过长，发生打折或扭曲，非但不能起到引流作用，相反起了异物堵塞的作用。胆总管一旦阻塞，则胆道内压力增高，胆汁易从缝合处渗漏。严重者可发生胆汁性腹膜炎。急性化脓性腹膜炎时，若引流管放置不妥，肠道功能受阻，严重者可发生肠梗阻、肠坏死和肠穿孔。

（4）损伤　在腹腔深部放置引流时，由于未在直视下进行，有压迫血管、淋巴管、神经和脏器而致伤的可能性。轻则局部血液循环和淋巴回流受到影响，重则可发生压迫性溃疡（strees ulcer）、出血或穿孔。压迫神经时可发生相应的感觉障碍和功能障碍。

（5）肠粘连　腹腔引流管作为异物刺激肠道和腹腔而致肠粘连，甚至肠梗阻；选择刺激性小的引流物及时拔出以免造成腹腔粘连。

（6）消化道瘘　常因腹腔引流管直接接触、压迫吻合部位或缝合部位刺激而引起消化道瘘，刺激吻合口或十二指肠残端而引起漏形成；引流物要在不压迫脏器、血管、胆管的地方作为引流管通往腹腔外的路径，也不要放在吻合口上，应放在其附近，以免压迫血管引起出血，刺激吻合口或十二指肠残端，压迫空腔脏器形成漏。

（7）引流管折断、脱出或落入腹腔　引流管质量差或老化，引流管被缝住、腹壁引流口过紧或拔除引流管时用力过度等，也可造成引流管断裂而遗留于腹腔内。引流管脱出或落入腹腔多与引流管腹壁固定不牢和患者改变体位不慎有关。引流管可用不吸收缝线固定在皮肤上，或用消毒的安全别针固定，可防止引流管滑脱。选择引流管时注意质量，引流管侧孔深度不要超过管径1/3，拔管轻柔以免折断。术后引流管需妥善固定，避免脱出。保持腹壁戳孔部位清洁、干燥和无菌。被动引流时，引流瓶（袋）须保持低位，防止引流液逆流导致腹腔污染。引流管掉（离断）入腹内，严重者可造成二次手术，其原因是对引流管未详细记录其放置的情况；引流管质量差，拔除引流管时用力过度等，也可造成引流管断裂而遗留于腹腔内。

为了防止引流管出现拔管困难，或引流管离断致腹腔异物残留，可采取以下措施：①侧孔长轴与引流管纵轴一致，引流管需增加侧孔时，剪除部分不宜过多，一般侧孔直径为引流管直径的1/4～1/3，切忌将侧孔剪大超过管周1/2，易造成组织嵌入拔管困难，或拔断引流管。侧孔数目2～4个即可，侧孔过多、过大，均可降低引流管的抗牵拉力度。②腹腔内

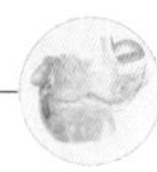

或术区使用医用胶黏合时，需待黏合胶干燥后方可放置引流管于术区。若引流管被医用胶黏合后会发生拔管困难。③固定引流管于腹壁时，注意使用的三角针切勿缝住引流管壁，否则会易导致拔管时引流管断裂。④对于有负压装置吸引的，拔管前应先解除负压。⑤拔管困难时可先推注生理盐水约50 ml，松动引流管后再酌情拔出。

另外，如果发生引流管离断，拔管操作医生应当及时发现，以免漏诊漏治。为此，术中应将放置引流管腹腔段末端，剪成"V"字形，既利于引流又可作为标记，以便术后核对拔出的引流管是否完整。对于断裂在腹腔内的引流管，可用腹腔镜取出。

(8) 拔管困难　T管拔管困难常见于缝合胆总管时缝针过密，缝合组织过多，或缝线穿过T管管壁。也见于引流管放置时间较长，管壁侧孔过大，肉芽向侧孔中伸展，或由于负压吸引力过大，把网膜吸入侧孔内所致。凡遇上述情况，可逐日松动T管或引流管，一般均可安全拔除。

(9) 深静脉血栓形成　患者术后带有引流管，静卧于床，未能进行四肢活动，日久易致下肢静脉血回流缓慢，白细胞和血小板积聚于血流外周，血小板沉淀在血管内膜上，这样就可能发生下肢深静脉血栓形成。小腿肌肉静脉丛是手术后深静脉血栓形成的好发部位，其典型表现为Homans征阳性。即将足背急剧背屈，使腓肠肌和比目鱼肌迅速拉长，这时因刺激了有血栓的静脉丛，引起小腿肌肉深部疼痛，故术后要活动下肢，使血流通畅，预防血栓形成。

(10) 腹壁疝　腹腔引流管应由侧腹壁另戳孔引出。引流创口切割方向宜与皮肤张力线平行，即上腹部和中腹部宜做横向切口，下腹部为外上内下的斜向切口。切口的大小宜与引流管的粗细相当。过大时网膜或肠管可脱出而发生肠梗阻。引流管从原切口引出者，一旦切口感染，该部常成为一薄弱区，是导致腹壁疝发生的重要原因之一。

腹腔引流是腹部外科常用的一种预防和治疗方法。现今，由于认识的不断加深，器械的不断改进，手术技巧的不断提高，药物的不断更新，对术后预防性地使用引流已由持怀疑态度到对其否定，虽然仍有争论，但已有逐渐减少使用预防性引流的趋向。

(吴　钢　顾树南)

主要参考文献

[1] 丁轶人，赵伟. 胆道手术T型管放置方式及拔管时机的研究进展. 中国现代普通外科进展，2017，20：83－84

[2] 方先业. 谈谈腹腔引流术的操作体会. 国际外科杂志，2008，35：356－358

[3] 方志，陈庆永，王春友. 皮下置细血浆管引流管联合TDP治疗器治疗肥胖患者胃肠道肿瘤术后切口脂肪液化530例. 世界华人消化杂志，2008，16：3016－3019

[4] 杨东山. 橡胶管腹腔引流致肠管穿孔2例. 中国普通外科杂志，2006，8：608－610

[5] 李华斌，张谢夫. T管在胆道外科的临床应用. 中华肝胆外科杂志，2005，11：642－643

[6] 李清龙，王群伟，苗雄鹰，等. 胆道T管拔(脱)出后重置的技巧. 中国普通外科杂志，2008，17：165－166

[7] 张光辉，吴硕东，苏洋，等. 腹腔镜下经胆囊管内置管(C管)引流术. 世界华人杂志，2009，17：521－523

[8] 张伟，罗斌，庞明辉，等. 结肠、直肠吻合术后腹腔引流的系统评价. 中华普通外科杂志，2007，22：805－809

[9] 张建平，倪家连，刘鲁岳. 延期T管拔出后胆瘘10例报道. 中国普通外科杂志，2007，16：197－199

[10] 陈炳叶，秦剑翀. 拔T管后致胆汁腹膜炎35例诊治体会. 中华肝胆外科杂志，2006，12：56－58

[11] 陈浩辉. 高危消化道漏的诊断和治疗技巧. 国际外科学杂志，2009，36：428－430

[12] 罗宝华，张永杰，江小清，等. 术后胆漏的原因分析. 中国普通外科杂志，2003，12：628－629

[13] 罗祥基，张永杰. 术后胆漏采用介入治疗还是再手术. 胆道外科杂志，2005，13：324－325

[14] 经翔，杜智，王毅军，等. 超声引导经皮经肝胆管引流术并发症分析. 中华肝胆外科杂志，2010，16：600－602

[15] 胡亚，赵玉沛，廖泉. 胰腺手术后影响引流管留置时间的相关因素. 中华肝胆外科杂志，2008，14：464－466

[16] 顾树南. 门静脉高压症. 兰州：甘肃科学技术出版社，1987. 353－360

[17] 顾树南，李清潭. 胆道外科学. 兰州：甘肃科学技术出版社，1994. 667－677

[18] 顾树南，姚全梅. 袖珍外科手册. 兰州：甘肃科技出版社，1991. 276－280

[19] 顾树南. 腹腔引流的新概念. 甘肃医药，1987，6：41－43

[20] 童智慧，李维勤，虞文魁，等. 经皮穿刺置管引流与直接开腹手术引流治疗胰腺坏死组织感染的疗效比较. 中华外科杂志，2010，48：1387－1391

[21] 翟超，刘晓晨，付伟，等. CT引导经皮穿刺置管负压引流联合腹膜透析治疗重症胰腺炎. 中华肝胆外科杂志，2015，21：317－320

[22] 颜德辉，雷俊阳，陶涛，等. "U"型管在重症胰腺炎急诊术中的应用. 中国医师杂志，2006，8：608－610

[23] 薛冰，徐根才. 胆道探查致胆总管下端及相邻组织损伤七例临床分析. 中华肝胆外科杂志，2006，12：58－59

[24] Budd DC, Cochran RC, Fouty WJ. Cholecystetomy with and without drainage. Am J Surg, 1982, 143: 307－309

[25] Hellums EK, Lin MG, Ramsey PS. Prophylactic subcutaneous drainage for prevention of wound complications sfter cesarean delivery ametanalysis. Am J Obstet Gynecol, 2007,197:229－235

[26] Hotta T, Taniguchi K, Kobayashi Y, et al. Biliary drainage tube evaluation after common bile duct exploration for choledocholithiasis. Hepatogastroenterology, 2003, 50:315－321

[27] Imai H, Kitano j, Omoto S. Eus-guided gallbladder drainage for rescue treatment of malignant distal biliary obstruction after unsuccessful ERCP. Gastrointest Endosc, 2016,84:147－151

[28] Ramsey PS, White AM, Guinn DA, et al. Subcutaneous tissue reapproximation, alone or in combination with drain in obese women undergoing cesarean deliver. Obstet Gynecol, 2005,105:967－973

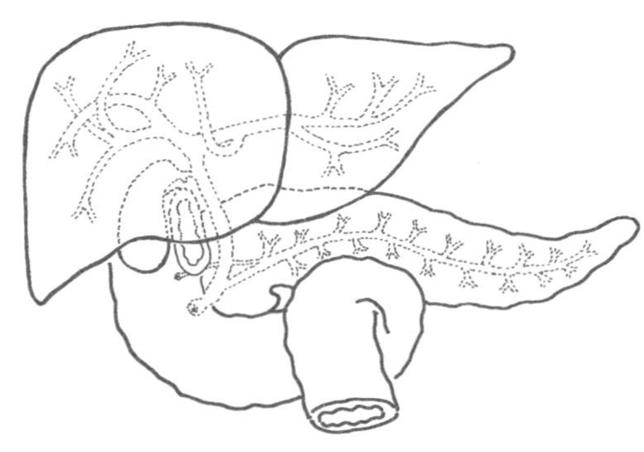

第五篇
胆道外科疾病的其他治疗

Dan Dao Wai Ke Ji Bing De Qi Ta Zhi Liao

35 胆结石的溶石、碎石和排石

胆石症(cholelithiasis)是一种常见病和多发病。早在16世纪即已有文献记载。在一个世纪前,医学界即已查明犬胆囊中的胆汁胆固醇饱和度低,而且如将人的胆固醇结石置入活犬胆囊内可获溶解。1882年,Langerbuch提出了用胆囊切除的方法治疗胆囊结石(calculus of gallbladder)。然而胆石症的溶石治疗长期处于停滞不前的状态,主要原因是满足于手术治疗的效果好、病死率低,而是忽略了此病流行病学的严重性。据统计,一个2亿多人口的地区,每年患胆囊结石和胆囊疾病者约1 500万人,而死于胆囊切除术者达3 000余人。因此,必须设法在发生胆囊炎之前使胆结石溶解、裂碎和排出,是摆在医务工作者面前的一个艰巨而有深远意义的任务。

35.1 胆结石的特性与难溶性物质

35.1.1 胆结石的特性

一般来说,胆结石都是由胆固醇、胆红素、糖蛋白与钙等组成的混合结石(stone of mixed composition)。根据结石的主要化学成分,常可分为两类。一类是胆固醇结石(cholesterol stones):胆固醇含量占70%～90%;另一类是胆色素结石(pigment stones):胆固醇含量在20%以下,余为胆红素钙(calcium bilirubinate)及其和糖蛋白形成的高分子聚合物。棕色的胆色素结石质地松软,常由胆管狭窄和胆管感染诱发;黑色的胆固醇结石质地坚硬,常由肝硬化或溶血性贫血等代谢障碍引起。在胆囊结石中,70%以上为胆固醇结石,而肝内胆管结石则90%以上为胆色素结石。由于人们生活水平的不断提高,饮食结构的改变,胆道胆石结构的性质也发生了变化。黄志强指出："近年来，临床上也多次发现肝内胆管结石是胆固醇混合结石，外观上非常类似胆囊结石，这是以往很少见的。"乔铁(2014)对内镜微创保胆取石的807例结石，进行了深入的研究，用红外光谱分析结石的物质成分，扫描电镜观察结石物质成分的分布情况及结石的微观结构。X线能谱仪分析结石元素组成及分布发现胆囊结石还可分为以下8类：①胆固醇型结石；②胆色素型结石；③碳酸钙类结石；④磷酸盐结石；⑤硬脂酸钙结石；⑥蛋白类结石；⑦胱氨酸结石；⑧混合型结石。这种新的分类已引起国外学者的高度关注。他把胆结石的研究向前推进了一大步。

35.1.2 胆结石的难溶性物质

在胆色素结石中，胆色素与钙、镁等金属离子所形成的盐或螯合高聚物，称生物高聚物(biopolymer)，是当前最难溶解的物质。戴显伟对胆色素结石难溶残渣进行了成分分析，分为3型。Ⅰ型：残渣结晶的主要成分为胆固醇，占80%～90%。仅有少量的胆色素和硬脂酸钙其他成分，此型少见。Ⅱ型：残渣结晶的主要成分为胆固醇，占50%～70%，其次为硬脂酸钙、胆色素、柠檬酸钙、三油酸甘油酯等。Ⅲ型：残渣结晶的主要成分为硬脂酸钙，约占30%以上，其次为胆固醇、胆色素和三油酸甘油酯，各占10%～20%。除上述这些难溶性结晶外，还含有卵磷脂、胆酸、丙氨酸铜、磷酸钙和碳酸钙等。钙元素主要是以难溶性钙盐的结晶状态存在于胆结石中，如硬脂酸钙、柠檬酸钙和无机磷酸钙等。其中硬脂酸钙含量较多，是一种极难溶解的有机盐。因此，认为硬脂酸钙等难溶性钙盐是胆结石难溶残渣的主要部分。

胆结石的成因十分复杂，胆结石的形成实际上是多个基因和环境影响相互作用的结果。胆石的溶石研究进展相对较为缓慢。自20世纪60年代以Rains为代表的许多学者已对胆结石形态结构及其组成进行了大量的研究。1968年，Admirand和Small用理化试验方法阐明了胆固醇结石患者的胆汁特性及胆固醇在胆汁中发生溶解和沉底的条件。而Make等对胆色素钙结石进行了详细的研究，提出了胆色素、细菌和酶的重要关系。当前，对胆结石成因及治疗，已深入到遗传学、免疫学、细胞分子生物学等各个领域，且随着科学技术的发展均有新的发现，从而使胆结石的发病机制不断完善，使溶石的研究不断深入。兰州军区总医院、解放军第455医院与南京师范大学合作，在做了1 000余例胆结石溶解试验之后，配制了一种新的溶剂，能在10～20 min溶解结石或使结石碎裂成细小碎块，从而便于结石的取出或排出。这无疑是把胆结石的溶石治疗向前推进了一步。

35.2 胆结石的溶石药物和方法

我国胆结石的住院人数从20世纪80～90年代的10%增加到现在的30%以上，比较英国卫生部统计1990年和2000年的胆石症年住院率，男性增加30%，女性增加64%，10年间胆石症约增加53%。

从19世纪后半叶起，不少学者一直渴望能在内科领域里找到一种溶解胆石的方法。直到1892年，Walker用醚或氯仿直接溶解胆石才获得成功，但因有严重的副作用而未能在临床上采用。1972年，美国Danzinger报道用鹅去氧胆酸成功溶解了胆囊内的胆固醇结石。这个具有里程碑意义的发现使人们得到了莫大的鼓舞。随后此研究被许多学者所证实，使溶石的研究推向了一个新的高潮。

35.2.1 胆结石口服药物溶石

口服溶石的药物较多，现介绍如下。

(1) *鹅去氧胆酸* 1971年，Thistale和Schoenfield报道鹅去氧胆酸(chenodeoxycholic acid, CDCA)能降低胆汁中胆固醇的饱和度，这为用鹅去氧胆酸来治疗胆结石奠定了基础。1972年，Danzinger和Bell相继报道用鹅去氧胆酸溶解胆固醇结石成功之后，在临床上普遍得到了应用。口服鹅去氧胆酸可以扩大胆汁酸池(bile salt pool)，降低胆固醇的饱和度。在肝肠循环中，胆汁酸的总量即称为胆汁酸池。胆汁酸池太少和胆汁内的胆固醇呈过饱状态是胆固醇结石形成的主要原因。Binette(2000)指出："胆汁中促成核因子的增加或促成核因子与抗成核因子之间比例失调，是胆固醇结石形成的关键。"胆汁中促成核因子的主体是成核效应蛋白称为泡蛋白(vesicle protein)。服用鹅去氧胆酸后胆汁酸池扩大，体内去氧胆酸升高并成为胆汁酸的主要成分；而胆酸与胆固醇的含量及磷脂的分泌均有所下降，而这种变化与肝内的3-羟-3-甲基单酸辅酶A还原酶的活性受抑制，以及使胆固醇转化为胆汁酸的7α-羟化酶的活性增加有关。鹅去氧胆酸剂量为13～15 mg/(kg·d)，2次/d，500 mg/次。Maudgal(1982)提出睡前服用效果较佳。Lser(1979)报道鹅去氧胆酸治

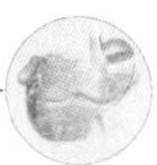

疗胆固醇结石的溶解率为 64%,其中全部溶解为40%,部分溶解为 24%。这与 1973 年 Thistle 报道的 68%近似。与溶解率有关的因素是结石的大小和治疗的持续时间。一般将结石大小分为 3 类,即直径≤5 mm,6～10 mm 和直径>10 mm。多数的小结石易于溶解,而单个大结石则难以溶解。小结石在治疗 6～12 个月大部分可溶解,而大结石则要持续1～2 年。1981 年,美国全国胆石研究中心协作组把916 例患者分为 3 组:一组为对照组,另 2 组分别以每天鹅去氧胆酸 375 mg 和 75 mg 口服 2 年。胆石完全溶解率分别为 1%、5.20%和 13.3%。但结石复发率为 25%～50%。在用鹅去氧胆酸治疗期间不得不手术者占 9%,这与从无症状突然急性发病且必须手术治疗的患者相比,就更令人鼓舞。多数患者在治疗期间胆绞痛和一般消化不良症状发生的程度和次数均有所减轻。但有些出现疗效的患者并出现这种反应,即平时大便正常的人,口服鹅去氧胆酸 1 000 mg 或以上者,约半数患者每天有 2～4 次轻中度腹泻;减少到 750 mg 时,有 28%的患者腹泻,减少到 250 mg 时;则不再发生腹泻。腹泻的机制是鹅去氧胆酸能刺激肠黏膜分泌更多的水分。服用鹅去氧胆酸后肝功能变化一般不明显,血清亮氨酸肽酶、谷酰基转肽酶和丙氨酸氨基转移酶等活性虽可显著升高,但停药后即可恢复正常。血清碱性磷酸酶和天冬氨酸氨基转移酶的活性升高不显著。肝组织学变化主要是门脉及其周围区域呈现炎症,纤维性变化和胆小管增生,肝小叶排列异常,间隔增厚和再生性小结节。停药几个月后大部分病变恢复正常。肾、心、肺、肠和脑不发生组织学变化。在电子显微镜下未见肝细胞有异常变化。Redinger(1974)等认为苯巴比妥可改变胆汁脂类成分,扩大胆汁酸池,降低胆固醇饱和度和指数。与鹅去氧胆酸合用可有效地减少石胆酸的产生,减轻鹅去氧胆酸对肝的损害,但单独使用则无溶石作用。

(2) 熊去氧胆酸　熊去氧胆酸(ursodeoxycholic acid, UDCA)商品名是优思弗(Ursofalk),是鹅去氧胆酸的 7-β异构体。由 Hammerstein 于 1902 年首先从熊胆汁中分离出来,1937 年才确定其的化学结构,其半衰期为 3.5～5.8 d。1952 年已能由胆酸人工合成熊去氧胆酸。正常人胆汁中仅含有微量的熊去氧胆酸。口服熊去氧胆酸后,通过抑制胆固醇在肠道内的重吸收和降低胆固醇向胆汁的分泌,从而降低胆汁中胆固醇的饱和度,可能是由于胆固醇的分散和液体晶体的形成,而使胆固醇结石逐渐溶解。依据现有的认识,熊去氧胆酸治疗肝和胆汁淤积性疾病主要是基于亲水性的、有细胞保护作用和无细胞毒性的熊去氧胆酸来相对地替代亲脂性、去污剂样的毒性胆汁酸,以及促进肝细胞的分泌作用和免疫调节来完成的。口服熊去氧胆酸后可以迅速在空肠和回肠前部被动转运吸收,在回肠末端通过主动转运吸收。一般来说,60%～80%药物可以被吸收,吸收以后,几乎所有的胆汁酸都在肝中与甘氨酸和牛磺酸结合,然后随胆汁一起分泌,肝中的首过清除率可以达 60%。在肠道中一部分被细菌降解为 7-酮基石胆酸和石胆酸。石胆酸具有肝毒性,可以导致部分种属动物肝实质细胞的损害。在人体,只有很少部分被吸收,并在肝细胞中通过硫酸盐化被解毒,随胆汁一同分泌,最终随粪便排出。

口服后在胆固醇结石的溶解过程中,其表面有液晶相形成,提示其溶石机制与鹅去氧胆酸不同。Pimstone(1981)认为熊去氧胆酸与鹅去氧胆酸相比有 3 个优点:①对胆固醇的溶石效力比鹅去氧胆酸大 1.5～2 倍;②不产生腹泻等不良反应;③不会产生次级胆酸,因而对肝脏无毒性损害。熊去氧胆酸8～10 mg/(kg·d),6～24 月内约有 50%的患者结石可完全溶解,对于直径<5 mm 且漂浮又可透 X 线的结石,溶石率可高达 70%以上。而对于有症状的胆结石,溶石成功率则不足 10%。Roehrkase 提出把鹅去氧胆酸和熊去氧胆酸各取其半量来联合应用,既可减少各自的不良反应,又可加强各自单独应用的溶石效力,同时也降低了治疗费用,是一种可取的治疗方法。熊去氧胆酸和鹅去氧胆酸,在治疗胆囊的胆固醇结石时,要注意掌握好适应证:①结石直径<10 mm,且胆固醇含量高,并能透 X 线;②胆囊功能良好;③胆囊管无梗阻;④肝功能正常;⑤近 2 个月内无急性胆囊炎发作。熊去氧胆酸和鹅去氧胆酸治疗的禁忌证:①患者有严重的胆绞痛史、胆管炎史;②胆总管有狭窄或梗阻;③有急性或慢性肝炎,肝功能异常;④有小肠和(或)结肠的炎症性疾病;⑤有急性胃溃疡或十二指肠溃疡;⑥孕妇或哺乳期妇女,节食减肥者。

需要强调的是,所谓透 X 线的结石并非一定不含钙。这是因为有相当数量的不溶性物质,均匀地散布在结石中心,X 线检查无法看清。事实上,胆囊结石的真正含量,常常超过 X 线所能显示者。如何从 X 线片上分析胆囊结石是胆固醇结石还是胆色素结石,从而决定用不用熊去氧胆酸或鹅去氧胆酸治疗,并非易事。X 线对胆红素和胆固醇都能透过。

做胆囊造影时,嘱患者站立位摄片,如为胆固醇结石,则可见结石漂浮在胆汁与造影剂上,而胆色素结石则常沉降于胆囊底部。漂浮的胆固醇结石表示胆固醇的含量较高,而且结石形成的时间不长,称为新石(young stone)。胆固醇结石形成 6 年后,由于结石的相对密度已发生变化,故在立位 X 线片上,已失去漂浮的特点,称为老石(old stone)。胆色素结石若表面包绕一层胆固醇,有时也会在胆汁中漂浮。如胆囊内是纯胆固醇结石,胆囊 X 线片上见漂浮结石的水平线之下,无其他结石影。相反,如胆囊内除胆固醇结石外,尚有其他结石,则立位 X 线摄片可见较多沉渣位于漂浮结石影的水平之下,提示患者的胆囊内既有胆固醇结石又有胆色素结石。这种情况则不宜用内科药物溶石治疗。熊去氧胆酸的缺点是:①药价昂贵;②疗程长,最少要持续半年以上;③疗效仅 70%;④不少患者因各种原因中途停药,能完成治疗疗程者占 10%;⑤在治疗期间有 9%的患者因有急性发作而需急诊手术;⑥熊去氧胆酸停药后 3~5 年的复发率为 30%~50%,而鹅去氧胆酸为 13.5%~45.3%。尽管如此,熊去氧胆酸在结合其他手术疗法进行的综合治疗中仍占有重要地位。

(3) 牛磺熊去氧胆酸　牛磺熊去氧胆酸(tauroursodeoxycholic acid, TUDCA)商品名是滔罗特(taurolite),是近几年才进入我国的一种新药。牛磺熊去氧胆酸可增加胆汁酸的分泌,导致胆汁酸成分的变化,使其在胆汁中的含量增加,并可抑制胆固醇的合成,降低胆汁酸中胆固醇及胆固醇酯的量和胆固醇的饱和指数,增加胆固醇的溶解性,将致石性胆汁转化为非致石性胆汁。当这各胆汁中的浓度达到一定浓度时,会促发聚集将胆固醇包裹其中,生成可溶性的磷脂酰胆碱微胶粒,从而起到抑制胆固醇,并有利于胆汁中胆固醇的逐渐溶解。

富含牛磺熊去氧胆酸的胆汁,胆汁的亲水性增加,磷脂与胆固醇结合生成胆固醇磷脂泡。随着胆固醇磷脂泡的增加,胆固醇结晶减少。胆固醇磷脂泡的出现,成为牛磺熊去氧胆酸抑制和溶解胆固醇结石的又一途径。

牛磺熊去氧胆酸口服后在回肠末端主动吸收并进行肠肝循环。在小肠内停留时间较长,具有抑制胆固醇肠内吸收,促进其肝内分解的作用,这样可降低肠肝循环中的胆固醇。牛磺熊去氧胆酸经小肠吸收后,肝脏首过效率很高。主要有肝脏代谢,并再分泌入胆汁中参加肝肠循环,一部分分泌入粪便排出。

牛磺熊去氧胆酸通过 3 种机制预防胆结石:①形成微胶粒包裹胆固醇分子;②调控磷脂形成囊泡,包裹胆固醇分子;③增大胆汁流,抑制胆汁中胆固醇过饱和,抑制胆固醇的吸收。

傅贤波(2010)报道对牛磺熊去氧胆酸溶解胆囊胆固醇结石的有效性和安全性进行随机双盲、安慰剂对照多中心的研究。受试者为体格检查查出、无症状或仅有轻微餐后上腹饱胀不适,结石直径<2 cm,胆囊有功能的胆固醇结石患者。123 例受试者中试验组 64 例,对照组 59 例。试验期间间断和退出试验 11 例,其中试验组 2 例,对照组 9 例。完成疗程和观察 112 例,其中试验组 62 例,对照组 50 例。试验组应用滔罗特胶囊 1 粒,3 次/d,每粒胶囊内含牛磺去氧胆酸 250 mg。每 2 个月复查 B 超,口服胆囊造影(oral cholecystography, OCG),血常规与肝肾功能检查。4 个月时揭盲。对照组终止试验,试验组继续服药 2 个月,一个疗程为 6 个月。疗效按国际标准分为 5 级进行评估。比较服药前,服药 2 个月,服药 4 个月时结石数目、大小及总体积变化。若 OCG 示结石充盈缺损完全消失,则应 B 超进一步检查证实有无结石残渣。

Ⅰ级:全部溶解(complete dissolution, CD),OCG 示结石充盈缺损全部消失,B 超检查示胆囊无异常回声。

Ⅱ级:大部分溶解(greater part dissolution GPD);OCG 和 B 超检查示结石的数目或直径或总体积减小 50%以上。

Ⅲ级:部分溶解(partial dissolution, PD);OCG 和 B 超检查示结石的数目或直径或总体积减小<50%。

Ⅳ级:无效(no change, NC);OCG 和 B 超检查示结石的数目或直径或总体积没有明显的变化。

Ⅴ级:结石增大增多(progressive stones, PS)。

OCG 和 B 超检查均显示结石的体积、直径较用药前有增大,数目有增多。

将 CD+GPD 表示为显效,CD+GPD+PD 为有效,PS 为无效。研究结果显示,试验组服用滔罗特 4 个月时显效率 17/62(27.4%),有效率 35/62(56.5%);6 个月时显效率 26/62(41.9%),有效率 42/62(67.7%)。对照组 4 例有溶石反应(8.0%),46 例无效。两组疗效差异有显著性,($\chi^2=28.678$, $P=0.000$)。试验组服药前与服药后 2、4 个月后血常规与肝肾功能 7 项生化指标(ALT、AST、ALP、TBil、ALB、Cr、BUN)的变化均无显著性差异($P>0.05$)。血常规与肝肾功能 7 项生化指标的变化与

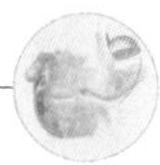

服用滔罗特无关。试验期间无严重不良反应。但有轻度反应4例,其中试验组3例(4.8%,3/62),对照组1例(2%,1/50)。试验组与对照组比较,服药2个月、4个月时血常规及肾功能7项生化指标的变化,两组均无显著性差异($P>0.05$)。在用牛磺熊去氧胆酸(滔罗特)和熊去氧胆酸(优思弗)治疗直径1 cm以下的胆固醇结石的双盲对比试验治疗46例,结果前者总有效率为70%,后者为54%。显示滔罗特的效果优于熊去氧胆酸。

骆助林(2011)对符合微创保胆取石的80例胆结石患者,随机平分为两组,治疗组服用牛磺熊去氧胆酸(TUDCA)2年,对照组除不服用药物外,其余护理、饮食与治疗组相同。术后2年检查:治疗组和对照组患者胆囊壁厚度差值、胆囊收缩功能差值间差异均有统计学意义($P<0.05$);两组间症状复发率差无统计学意义($P>0.05$),但治疗组无结石复发,而对照组有7例(17.5%)有结石复发($P<0.05$)。

陈建飞(2014)对313例因胆囊结石行保胆取石术后的患者,随机分为2组,分别服用牛磺熊去氧胆酸(TUDCA)和熊去氧胆酸(UDCA)并对其效果进行研究。TUDCA组161例,UDCA组152例,术后2周开始服药。前者每晚服TUDCA 500 mg,后者每晚服UDCA 500 mg。均在连服5 d后停药10 d。15 d为一个周期。两组服药疗程均为180 d。术后护理、饮食均相同。研究发现,TUDCA组的患者胆囊壁的厚度明显缩小,胆囊的收缩功能增强。而UDCA组胆囊壁的厚度及胆囊的收缩功能则无明显的改变。两组随访12~30个月。TUDCA组和UDCA组2年胆囊结石复发率分别为3.7%和12.4%。张国联(2016)对371例腹腔镜联合胆道镜保胆取石术后的患者,口服优思弗(500 mg/d, 12个月)和胆石利通片(6片,3片/d,6个月)。观察胆囊结石复发及胆囊功能的变化。结果术后6个月,85.7%(318/371)的患者胆囊收缩功能可恢复到良好。术后2年,2.2%(8/371)的患者结石复发。B超检查胆囊结石复发者的胆囊壁均光滑,无增厚(<3 mm),胆囊收缩功能均达到50%。腹腔镜联合胆道镜保胆取石术后服用优思弗加胆石利通片可恢复胆囊功能,并有效预防结石的复发。

(4) 乐活可　乐活可(Rowachol)是d-柠烯的衍生物,一种含6个环状单萜(cyclic monoterpenes)的制剂,能特异性地抑制羟甲基戊二酰辅酶A(HMC-coA)还原酶的作用和降低胆汁内胆固醇饱和度。1979年,Bell和Doran首次将乐活可用于临床治疗胆固醇结石27例。2~3次/d,每次1粒胶囊。服药半年后,在有效的7例中,3例结石完全溶化。1981年,Bell和Ellis等进一步提出把乐活可与鹅去氧胆酸合用,连服2年,胆固醇结石的完全溶解率达50%~70%。在治疗过程中未发现有明显的不良反应。这种联合用药显然优于鹅去氧胆酸的单独应用。乐活可的作用是使胆汁酸的分泌增加,使结石更易溶解和排出。

(5) 前列腺素拮抗剂　胆汁中胆固醇的溶解度主要取决于胆盐、磷脂和胆固醇的浓度,这对于阐明形成胆固醇性结石的生理生化具有重要意义。Scdaghat的研究表明正常人胆汁中常可发现过饱和胆固醇而无胆结石结晶。因此过饱和胆固醇为胆结石形成所需要,但并非唯一的条件。胆固醇结石均含有一个色素核心,单结合胆红素和未结合胆红素均有促成胆固醇结晶、成核的作用。核心形成物质有助于胆固醇结石的形成。若无结石核心,胆汁中过饱和胆固醇仍可以稳定状态存在。胆囊胆汁有多种物质可以作为核心,其中胆囊黏液更引起人们的重视。Lee指出胆囊前列腺素合成增加,可引起胆囊黏液分泌亢进。Morte也报道大鼠前列腺素增加可使胆囊黏液分泌亢进,并加速胆固醇过饱和而在胆汁中沉淀。胆固醇结石中常由黏蛋白细丝及胆红素-糖蛋白的复合物组成。许多学者都证明,前列腺素具有促进胆汁中糖蛋白分泌的作用;相反,阿司匹林和吲哚美辛(消炎痛)等前列腺素拮抗剂可抑制胆囊黏膜糖蛋白的分泌,阻止其在结石形成中的成核或支架作用。周孝思(1999)用胆汁酸盐、葡醛内酯(肝泰乐)和阿司匹林同时口服,可将豚鼠胆管狭窄后3周内的成石率由95%以上降至50%以下。

(6) 升清胶囊　是朱培庭(2012)采用疏肝利胆法治疗本病较好的经验基础上研制治疗胆石病的新一代中成药。其主要成分为大黄、虎杖、陈皮等。该药具有疏肝利胆、清热通下的作用。在对40例胆囊结石或肝内外胆管结石进行研究显示,升清胶囊在预防、治疗胆石病、胆道感染的作用机制与抑制饱和胆汁的形成与胆固醇结晶的析出有关。其机制有降低胆汁胆固醇浓度、升高磷脂胆汁酸浓度,上调肝组织中胆固醇7α-羟化酶mRNA的表达。上述环节均与胆固醇结晶的析出及胆结石的形成有关。促成核蛋白又是过饱和胆汁胆固醇析出的关键因素,是胆石形成的重要环节。α_1-酸性糖蛋白(α_1-acid glycoprotein AAG)是目前国际公认的强促成核蛋白,升清胶囊能有效降低胆汁中AAG浓度,降低胆

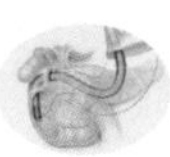

汁中总胆红素、非结合胆红素、胆固醇、钙离子等含量，能改善胆汁热力学平衡体系，从而缓解了胆汁的致石倾向。这为升清胶囊预防胆结石复发提供了科学依据，是目前很有希望的一种新药。

(7) 金石散胶囊　金石散衍于古方硝石矾散，由硝石、矾石及郁金组成。大连医科大学及其协作组用金石散治疗肝胆管结石 175 例，其中右肝管结石 114 例，左肝管结石 38 例，左、右肝管结石 10 例，左或右肝管及胆总管结石各 5 例，左肝管及胆囊结石 1 例和左、右肝管及胆总管结石 2 例。单纯口服金石散 6～14 个月后有 32 例(18.3%)结石消失，85 例(48.6%)结石减少或变小，58 例(33.1%)无效。

(8) 胆宁片　胆宁片是由大黄、虎杖、青皮、陈皮等组成的纯中药制剂，具有疏肝利胆、清热通下的功效。其对胆固醇结石的溶解作用与熊去氧胆酸相近。其溶石机制之一是可使胆汁中胆汁酸含量增加。目前认为，胆汁中促成核因子的增加，或促成核因子与抗成核因子之间比例的失调，是胆固醇性结石形成的关键。胆汁中促成核因子的主体是成核效应蛋白，称为泡蛋白(vesicle protein)。这是一组包括相对分子质量 200 000、130 000、70 000、60 000、42 000 和 33 500 等的糖蛋白。口服胆宁片能明显降低肝、胆汁中 β-葡糖糖醛酸酶活力，降低胆汁中游离胆红素与钙离子的含量，并使血清中相对分子质量 33 500 的泡蛋白含量明显降低，从而促成核因子减少，胆汁中胆固醇的成核趋势下降，可逆转成石。实验动物表明，其成石率可由 86.66%下降到 26.66%($P<0.01$)，故有明显的防石作用。裴德恺把胆固醇、胆色素结石各一枚植入 50 只体重相等的豚鼠的胆囊中，分成 3 组，即高剂量组[300 mg/(只·d)]，低剂量组[分别为 150 mg/(只·d)和 50 mg/(只·d)]，并经胃灌注不同浓度的胆宁片溶液，1 个月后检查，发现 3 种剂量都有程度不一样的溶石作用。

(9) 胆通　胆通是羟甲香豆素(hymecromono)的别名，为白色或类白色结晶性粉末，无臭、无味、不溶于水，略溶于甲醇、乙醇。因其利胆作用明显，并具有松弛 Oddi 括约肌的作用，故常用于胆囊炎胆石症患者。该药与穿心莲、茵陈、大黄等组成复方胆通片。朱培庭(1995)用其治疗 492 例胆石患者，其中包括 24 例肝内胆管结石。随机分 3 组，就胆宁片、胆通及熊去氧胆酸进行前瞻性溶石研究。服药 9 个月后结石消溶率分别为 7.69%、5%和 3.94%。

(10) 熊胆粉　熊胆粉为黑熊胆汁的干燥品，呈粉末状或片块状，具有光泽，半透明，质松脆。1902 年，Hammarsten 首次从北极熊胆汁的水解物中分离得到结晶性胆酸、非结晶性去氧胆酸及一种特殊的非结晶性样品熊去氧胆酸。熊胆的主要成分是胆汁酸，包括熊去氧胆酸、鹅去氧胆酸、胆酸和去氧胆酸。现代关于胆固醇结石的成因，主要取决于以下 3 个方面：①肝脏脂代谢异常，胆囊胆汁的胆固醇超饱和是一个基本因素；②抗成核因子与促成核因子平衡失调而加速成核；③胆囊动力异常，不能及时排空致石胆汁。熊胆中的熊去氧胆酸是鹅去氧胆酸 7β 差向异构体，它在 3α 和 7β 位有羟基，服用后能很快吸收进入肝肠循环，并能形成混浊的、液晶状的中间产物。这种中间产物能促使过饱和胆汁的饱和度降低，从而使胆汁中胆盐及磷脂的比率增多，变成易溶物质，达到溶石的目的。熊胆粉可通过影响肝脏的脂代谢，降低胆汁中胆固醇浓度，升高胆汁中胆汁酸的浓度，从而降低成石指数，有效降低胆固醇结石率，预防结石的生成。有学者用熊胆粉治疗胆囊结石 20 例，经 1～3 个月的治疗，结石均有不同程度的缩小或消失。

(11) 十味蒂达胶囊　十味蒂达胶囊是一种藏药，它由蒂达、洪连、榜嘎、波棱瓜子、角茴香、苦荬菜、金腰草、小檗皮、木香、熊胆等十味药组成。四川省人民医院和成都市第一人民医院用 30 例胆石标本，分成 5 组，用十味蒂达胶囊(1%、0.5%、0.1%)、熊去氧胆酸和蒸馏水做实验，用光密度值来判定其效果。蒸馏水不能溶解胆固醇，光密度值大，故色深；熊去氧胆酸和十味蒂达胶囊，因能溶解胆固醇结石，光密度值小，故色浅。实验表明，十味蒂达胶囊在体外有较好的溶石作用。后又用 40 只兔做实验，把结石植入兔的胆囊内，1 周后，分为 5 组，分别用蒸馏水、十味蒂达胶囊(2.4 g/kg，1.2 g/kg，0.6 g/kg)和胆石通胶囊灌胃，1 次/d，结果表明，十味蒂达胶囊和胆石通胶囊有相似的溶石效果。

(12) 其他中药　中药溶石药物除了上述的胆宁片、十味蒂达胶囊以外，还有肝胆消石片、养肝利胆液、胆石通等，均有溶石成功的零星报道。但这些报道的病例数都较少，研究尚属初步，有待进一步的深入。

35.2.2　灌注药物溶石

早在 1770 年，Salle 发现胆结石在乙醇中能大部分溶解，留下溶解不了的是些白色亮的叶状碎屑。Thenard(1806)认为这些碎屑是脂肪组织，是形成胆

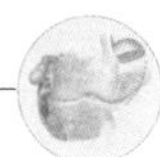

结石的内核。直到 1816 年 Chevrenl 才把这些碎屑研究清楚，称其为胆固醇（cholesterol）。Vomack（1963）报道胆结石基质（gallstone matrix）在结构上呈网状，在成石过程中具有连接或黏聚细小的颗粒，使其聚集而形成胆结石的作用。1985 年，Allen 报道用甲基叔丁醚通过胆囊置管溶解胆固醇结石获得成功，使胆结石的直接灌注溶石在临床上得以开展。

（1）胆固醇结石灌注溶石的药物

1）胆酸钠：Voy（1972）用胆酸钠（sodium cholate）10 g，溶于 100 ml 生理盐水中，使 pH 为 7.5，经 T 管以 30 ml/h 的速度滴入胆总管来治疗胆管残余结石，10 d 为 1 个疗程。治疗时胆总管内压力维持在 2.45～2.94 kPa（25～30 cmH_2O）以下，灌注后 5 d 及 10 d，分别做 T 管造影，来观察胆结石溶解的情况，在 11 组 99 例的试验中，平均治疗 6 周，有效率为 62%。

2）肝素：胆汁中生成的微粒带有 Zeta 电位。而肝素（heparin）能使混悬在胆汁中微粒的 Zeta 电位增高。因此肝素化的生理盐水可用于治疗胆总管残余结石。有学者报道，19 例胆总管残余结石，经 T 管滴入肝素化生理盐水后，有 15 例在治疗后 6～8 d 就见结石消失。有些学者主张在 1 000 ml 生理盐水中加入 20 000 U 肝素，在 24 h 内由 T 管分次滴入，在治疗的 26 例胆总管结石中，有 19 例获得成功。Robin 指出，用肝素化的生理盐水由 T 管滴入胆总管治疗胆总管残余结石，还可能是肝素能使 Oddi 括约肌松弛扩张，有利于结石的排出。

3）脂肪酸盐：脂肪酸盐（fatty acid salta）是一种较有潜力的胆固醇结石溶解剂。Bogardus（1984）通过对胆固醇与脂肪酸盐的相互作用的研究，发现胆固醇结晶在油酸或月桂酸钠溶液中能迅速变成薄片状结晶相，其溶解速度比在含有 5%胆酸钠的胆汁酸微胶粒溶液中要快 200 倍。这可能是由于结晶相的胆固醇更易进入大部分基质而使溶解能力增加之故。

4）柠烯：柠烯（d-limonene）是一种从柠檬皮中提取出的单萜。1974 年日本五十君等实验多种药物的溶石作用，发现 d-柠烯溶解胆固醇结石的能力远远超过胆酸钠、去氧胆酸和鹅去氧胆酸，而与氯仿、乙醚的溶石效力相仿。体外实验观察表明，10 ml 柠烯可溶解 1 090 mg 重的胆固醇结石，而等量的 4%去氧胆酸钠只能溶解 28.2 mg 重的胆固醇结石。在猪的胆囊里植入人的胆固醇结石，经用柠烯灌注 6 d，就可见结石完全溶解，且对肝、肠、胰及其他脏器均无明显损害。d-柠烯的 1 次用量为 20 ml，在 30～60 min 内由 T 管滴入，并夹管 1～2 h，每天 1 次。Igimi（1976）报道治疗 15 例胆总管残余结石，平均治疗 12 次后有 12 例胆固醇结石完全消失。因 d-柠烯对胆囊的刺激性较强，故不宜灌注溶解胆固醇结石，而只适用于灌注溶解胆总管结石。但有明显的胆管炎时，也应避免应用。

5）复方辛酸甘油单酯：辛酸甘油单酯（glycerol monooctanoin，GMOC）是癸酸和辛酸的单二酸甘油酯，室温下为液体，高渗，pH 为 7.4，商品名为 Capmut 8210，是一种中链甘油酯的混合物，具有抗菌活性，制剂的细菌培养为阴性，内含 70%辛酸甘油单酯，在体内分解为辛酸和甘油。其复方剂是辛酸甘油单酯-肌肽制备液，即复方辛酸甘油单酯。Thistle（1977）首次报道用复方辛酸甘油单酯在体外溶解胆固醇结石获得成功。在试管内做实验，用重量相等的胆固醇结石分别放在复方辛酸甘油单酯和胆酸钠中，观察 4 d，前者可使结石减重 87%，而后者仅 23.1%。用复方辛酸甘油单酯做胆总管灌注治疗时，灌注液的 pH 应维持在 7.4 左右，灌注速度控制在 3～7 ml/h。一般采用能检测胆管压力的自动控制的精密灌注泵，以防止胆管压力高于 2.94 kPa（30 cmH_2O）而引起严重的并发症。一般需灌注 3～7 d，成功率为 50%～86%。Venu（1982）经内镜放置鼻胆管（nasobiliary catheter）滴注复方辛酸甘油酯治疗 9 例胆总管结石，其中 7 例胆总管内有 1 颗结石，2 例有 2 颗结石。结石最大直径为 7～34 mm。9 例已做内镜下括约肌切开术，但结石仍不能排出。3 例用复方甘油单酯治疗 3 d 后，结石逐渐缩小，经 10～12 d 后结石完全消失。另 4 例结石较大，治疗后体积缩小 20%～45%，由切开的括约肌处取出。余下 2 例经治疗 2 周后未见缩小，但能用结石网篮将结石压碎后取出。Tritapepe（1984）总结了复方辛酸甘油单酯灌注治疗的 434 例，结果是 26%结石消失，29%部分溶解，36%；疗效不显著，9%由于各种原因而终止治疗。部分溶解的结石，由于体积小而排出体外或取出；不溶性结石经手术取出后均证明为棕色或黑色的胆色素结石。

6）甲基叔丁醚：甲基叔丁醚（metyl tert-butyl ether，MTBE）属脂肪族醚。相对分子质量为 88.15，沸点高于乙醚，为 55.2℃。在常温及体内不会很快挥发而使其效力降低，是一种快速胆固醇结石溶解剂。其溶石效力为辛酸甘油单酯的 50 倍。在体外，溶解含有 40%～94%的胆固醇结石仅需 60～100 min。而辛酸甘油单酯则需 50 h 以上。在犬的胆囊中植入 2～3 颗约 3 g 重的结石，其直径为 10～18 mm，经胆囊造瘘管灌注甲基叔丁醚，4～16 h 可使结石完全溶解。

Thistle(1989)报道经皮经肝胆囊穿刺置管灌注甲基叔丁醚治疗 75 例有症状的胆固醇结石患者(图 35-1)。其中单个结石 18 例，直径为 18.5 mm 左右，多个结石 57 例；年龄最大 87 岁。其方法是将甲基叔丁醚缓慢持续灌入胆囊，每次 2～15 ml，然后吸出，每 4～6 次/min，平均每天 5 h，共 1～3 d。经导管胆囊造影观察结果，结石完全溶解者 21 例，95%已溶解者 51 例，无溶解者 3 例。溶解单个结石平均 8.4 h，多个结石平均 13.8 h。Lesma(1989)把乙酰半胱氨酸或二硫苏糖醇(dithiothreitol)加到甲基叔丁醚中，则可加强对胆固醇结石的溶解力度，这主要是因为能溶解胆固醇结石的基质及核心中的糖蛋白-胆红素聚合物之故。Neoptolemos(1990)对英国 79 所大医院用甲基叔丁醚治疗胆管结石 33 例进行了分析，成功者 12 例(36%)，无效者 21 例(64%)。其治疗方法是在内镜逆行胰胆管造影术后，将鼻胆管插入胆道，并由此管滴入甲基叔丁醚。人工抽吸胆汁 29 例，治疗 1～15 次，总治疗时间为 1.5～42 h，灌注量为 30～480 ml。另 4 例应用自动循环泵治疗 6～20 次，总治疗时间为 18～20 h，总循环量为 27～72 L。Neoptolemos 收集其他国家用甲基叔丁醚溶石的共 74 例，其中成功 41 例(55%)，失败 33 例(45%)。成功的 41 例中有 33 例(80%)需辅以机械取石。Hellstern(1998)报道欧洲 21 家医院 803 例胆囊胆固醇结石用甲基叔丁醚治疗，成功 724 例(90.2%)，但 5 年后，单个结石者 40%有结石复发，多个结石者 70%有复发。甲基叔丁醚自 1985 年以来，未能广泛开展，其主要原因是经肺排泄，而代谢产物甲酸和甲醇更具有毒性。对黏膜有刺激作用，注入胆囊时常引起腹部烧灼样疼痛，进入十二指肠常引起黏膜急性炎症、出血和溃疡；进入肝脏可造成肝小叶中心性坏死；进入血液可引起溶血、肾衰竭；对视神经有毒害作用，且易引起嗜睡。文献中有因甲基叔丁醚溢出 15 ml 而致严重溶血、昏迷而死亡的报道。这些不良反应和后果的发生，与药物的浓度、剂量、灌注的速度以及患者的具体情况有关。

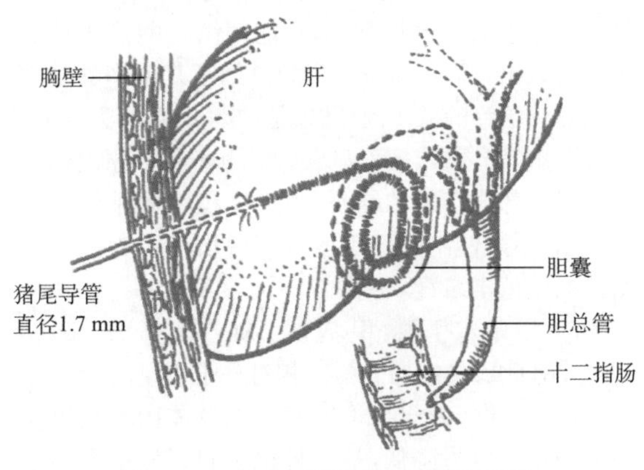

图 35-1　经皮经肝胆囊穿刺置管溶石

7) 乙基叔丁醚：乙基叔丁醚(ethyl tert-butyl ether，ETBE)是一种与甲基叔丁醚化学结构相似的脂肪族醚。在体内分解成乙醇和叔丁醚，相对分子质量为 102.18，沸点为 73.10℃，挥发性和刺激性较甲基叔丁醚小。郭绍红(1990)对乙基叔丁醚的物理化学特性进行了研究，发现 1 颗重 500～550 mg 的胆固醇结石用乙基叔丁醚溶解，则完全溶解时间为 3～4 h，较甲基叔丁醚慢 1～2 h。主要原因是乙基叔丁醚的相对分子质量较甲基叔丁醚大，穿透结石表面的能力较弱。李玉民(1997)用乙基叔丁醚、乙二醇二醚(DEE)等 10 种药配伍，观察各自的溶石作用。胆色素类结石在体外经上述试剂浸泡 48 h 后，结石在 5%HMP-DMSO 中减重约 30%，在 MTBE 中减重约 40%，在 MTBE 乳剂中减重约 47%，在复方桔油乳剂中减重约 54%，而在 ETBE、CDTA、DEE 及复方桔油乳剂组成的复方制剂中，其减重率可高达 93%。乙基叔丁醚的毒性较小，灌注胆囊 4 h，胆囊黏膜可无明显的急性炎症反应。具有较高的冰点和沸点。

8) 丙酸乙酯：丙酸乙酯(ethyl propionate，EP)具有比甲基叔丁醚更有利的物理化学和药效学的特性，它有水果味，不易挥发，具有较高的冰点和沸点。在肝内代谢成乙醇和丙酸。Hofmann(1997)用丙酸乙酯治疗 5 例高危胆囊结石患者，其中 3 例经原胆囊造瘘管给药，另 2 例经皮经肝穿刺胆囊置管给药，6～10 h 后 4 例结石溶解。并指出，丙酸乙酯比甲基叔丁醚的溶石效果好，而且无明显不良反应。

9) 乙酸异丙酯：Zakko(1997)从 33 例多发性胆囊结石患者中各选出 4 颗结石，分别用丙酸乙酯、乙酸异丙酯(isopropyl acetate，IA)和甲基叔丁醚来做溶石实验，结果表明，丙酸乙酯溶解 29 颗(88%)，完全溶解时间为(38±8)min；乙酸异丙酯溶解 25 颗(76%)完全溶解时间为(55±12)min，甲基叔丁醚溶解 26 颗(79%)，完全溶解时间为(60±13)min。溶

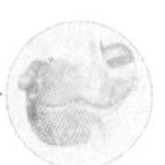

石时间与胆固醇或胆色素含量无明显关系，而与结石的直径有关。

(2) 胆色素结石灌注溶石的药物

1) 依地酸钠：依地酸(ethylenediaminotetraacetic acid, EDTA)为氨羧螯合剂，在 pH8.0～8.5 的碱性条件下，依地酸钠可螯合胆色素结石中的钙、镁等多种金属离子，并能分解结石中黏液物质，从而可使胆色素结石崩裂、软化、溶解。依地酸钠对人体无明显毒性，胃肠道吸收甚微。静脉注射后 24 h 95%以上由肾脏排出。但长期大量使用可干扰机体对微量元素的吸收和血中离子平衡。从而产生周身乏力、不适、头晕、肌肉和关节疼痛等症状，称之为超螯合综合征(excessive chelation syndrome)。依地酸钠和其他药物联合应用可提高溶石效果，常用的有：①依地酸钠胆酸溶液：Nakamura(1978)报道 1%依地酸钠可使胆红素钙结石切片中的胆色素消失，还可使试管内的胆色素结石溶解。若在溶液内加入熊去氧胆酸，则溶石效果更好。刘国礼(1984)经 T 管灌注 1%鹅去氧胆酸和 2%依地酸钠复合液，每天 1 次，每次 200 ml，10 次为 1 个疗程。并结合其他方法治疗胆管术后残余结石 13 例，结石消失 11 例。②依地酸钠-胆酸-肝素溶液：中村(1978)发现依地酸钠-胆酸-肝素溶液可使胆色素切片中的胆色素溶解。1982 年，高沢在人胆汁中加入 1%依地酸四钠，0.5%熊去氧胆酸和肝素，发现溶解胆色素结石的效力明显提高。陈淑珍(1982)也做了研究。不同之处是三联溶剂中用的是 1%依地酸二钠，并用激光、扫描电镜观察溶石后的变化，发现胆色素颗粒及网架部分易被溶解，仅残留小环状物质，后者为难溶性物质。③复方猪胆汁酸溶液：由 2%猪胆汁酸钠和 2%依地酸二钠组成。调节 pH 至 8.0。体外实验表明其对胆色素混合结石有明显的溶石作用。具体方法是经 T 管滴注，上午 150 ml，下午 100 ml，10～15 滴/min，10 d 为 1 个疗程。治疗肝胆管残余结石 10 例，其中并有肝内和肝外胆管结石 7 例，肝外或肝内胆管结石各 1 例，肝外胆管结石和肝内胆管造影不显影者 1 例。治疗 1～7 个疗程后，9 例肝外胆管结石中有 8 例消失，有 1 例因引流管脱出而中止治疗，但已见结石缩小。8 例肝内胆管结石有 1 例结石消失，5 例减小，2 例无效。在治疗过程中全部病例均未见有血常规和肝、肾功能有明显改变，但都有程度不一的腹泻，每天 2～6 次，这与口服胆酸钠或鹅去氧胆酸相似。停药后腹泻大多可自愈。少数可应用考来烯胺(消胆胺)或氢氧化铝凝胶治疗。也有学者将复方猪胆汁酸钠溶液与柠烯乳剂交替使用。经 T 管灌注治疗胆管术后残余结石，治愈率为 67.7%，总有效率达 96.7%。

2) 复方桔油乳剂：裴德恺(1985)在复方去氧胆酸钠溶液的基础上组成 1∶9 桔油复方胆酸钠乳剂。桔油的柠烯含量与日本产的 Refehole 相仿，纯度达 96%。实验表明该乳剂对胆固醇结石和胆色素结石均有较强的溶石作用，且对胆管黏膜无明显刺激作用，是溶解以胆色素为主要成分的肝胆管结石的较好药物。经各种途径灌注治疗胆管残余结石 134 例，其中肝内胆管结石 103 例，每天或隔天灌注 1 次，每次 30～50 ml，7～10 次为 1 个疗程，经(13.5±9.1)次灌注后，52 例结石消失，全溶率 38.8%，总有效率达 83.6%。尹光耀在复方桔油乳剂的制备中改用碳酸氢钠调节 pH，并在浸泡胆石的过程中加入乙酸，使结石易于气化和裂散。用激光对色素混合结石进行体外碎石，扫描电镜及色谱分析观察表明，其溶石效果优于复方桔油乳剂。傅华群(1985)以桔油和环己二胺四乙酸为主要成分配制成复方橘皮油乳剂。经灌注治疗术后胆管残余结石 17 例，每天 1～2 次，每次 30～35 ml，10～15 滴/min，10 d 为 1 个疗程。平均治疗 19.9 d，治愈 12 例，好转 5 例。复方桔油乳剂的主要副作用是对胃肠道有刺激而出现程度不一的腹痛、恶心、呕吐、腹泻和头昏等，一般在治疗 4～5 次或剂量减少时可自行缓解或消失。

3) 聚偏磷酸钠：聚偏磷酸钠(HMP-Na)并非螯合剂，它能使含钙离子较多的胆红素钙混合结石脱钙、崩裂、溶解。1959 年，Hisutsugu 首先用聚偏磷酸钠溶解棕色色素结石。Miyaka(1962)首次用 10%聚偏磷酸钠溶液经 T 管灌注溶解胆色素结石。后有学者报道治疗胆管残余结石 10 例，结果 5 例结石完全消失，4 例结石裂碎或变小。也有学者用 2%聚偏磷酸钠和 2%依地酸，每天灌注 1 次，每次 100～150 ml，10 d 为 1 个疗程，可提高疗效。

4) 金属离子螯合剂：Strichartz(1988)指出，不仅结石中含钙，而且致石胆汁中钙离子浓度也较高。Maki 认为胆色素结石中的胆红素以其羧基与钙结合成不溶性沉淀物。Kurt 指出，胆红素与钙、镁、铜等结合成高分子聚合物，成为胆色素结石难以溶解的成分。因此，不少学者致力于寻找作用更强的金属螯合剂(chlation agents)，因为这种金属螯合剂能螯合结石和胆汁中的钙、镁、铜等离子而起溶石的作用。1981 年，日本池尻裕发现环己乙胺四乙酸(cyclohexane diamine tetraacetic acid, CDTA)和直链聚磷酸螯合剂(linarpolyphosphate chelating agents, LPCA),它们螯合胆石中钙、镁、铜等的能力比依地酸二钠强10倍。环己乙胺四乙酸多与胆酸钠配伍应用。在应用金属螯合剂时,要注意适当补充金属离子。

5) 二甲基亚砜:日本村田发现胆色素钙结石经偏磷酸处理后能迅速溶于二甲基亚砜(dimethyl sulfoxide, DMSO)。这种药物是一种非质子双极性溶剂。它可溶解单极性物质和芳香族碳水化合物,100 ml能溶解584.7 g的胆红素,常与其他解聚剂和钙离子螯合剂联用,是当前胆色素结石的主要溶解剂之一。Igimi(1985)报道用90%二甲基亚砜与5%聚偏磷酸钠或5%六甲磷酸钠合用治疗胆管胆色素结石9例,结果9例胆色素结石均见有软化溶解。该药经呼吸道排出,有难闻的蒜臭味。这可能与代谢后产生的硫化物有关,且可通过加入少量尿素或盐水来解决。目前尚无二甲基亚砜不良反应的报道。

6) 蛋白酶类溶解剂:Matsushiro(1968)报道,胆红素钙结石中黏液物质在依地酸和盐酸半胱氨酸(cysteine-HCL)的作用下,可被木瓜蛋白酶(papain)溶解。Leusehner(1982)利用5%胰蛋白酶、巯基番木瓜酶(SH-activated papine)和胶原酶等在试管溶石中观察到能使胆色素结石基质溶解,故能使结石裂解成碎块和软化溶解。Mont(1983)认为,由于应用核磁共振、红外吸收光谱和X衍射及电镜技术等,已证实在色素结石中存在胆红素-蛋白复合物和黏液糖蛋白的网架结构。Lesma(1989)把乙酰半胱氨酸或二硫苏糖醇(dithiothreitol)加到甲基叔丁醚中,则可加强对胆固醇结石的溶解力度,这主要是因为能溶解胆固醇结石的基质及核心中的糖蛋白-胆红素聚合物。Carey(1984)等进一步推测胆色素中难溶的胆红素高聚体可能就是糖蛋白与胆红素钙所形成的多聚物。

7) 亲水性表面活性剂:亲水性表面活性剂分为离子型和非离子型两种。前者常用的有油酸钾、十二烷基硫酸钠等。后者常用的有聚氧乙烯山梨醇脂肪酸酯和泊洛沙姆(别名普流罗尼克 pluronic)F68等。杜怀林(1982)研究表明,这些活性剂对胆色素结石有明显的增溶作用,并随溶度的增高作用也随之增强。其中以油酸钾、十二烷基硫酸钠作用较强。亲水性表面活性剂增强的机制可能是与其分子中所含亲水基有关。

8) 2-巯基乙醇:Smith(1985)报道2-巯基乙醇对糖蛋白多聚体有解聚作用,对结石的基质有溶解作用。2-巯基乙醇与复方辛酸甘油单酯和二甲基亚砜联合应用,可提高各种结石的溶解效率。

35.2.3 胆结石溶石后的超微结构变化

刘国礼等(1984)对胆系不同部位的结石分组后分别置于下列溶液中做试验。

第1组:5%胰蛋白酶溶液(pH 6.0),1%鹅去氧胆酸,2%依地酸二钠复合液(pH 8.0)。先在胰蛋白酶液中浸泡4 h,然后在复合液中浸泡4 h,重复3次。

第2组:1%鹅去氧胆酸,2%依地酸二钠复合液,5%胰蛋白酶溶液(pH 6.0)。先在复合液中浸泡4 h,然后在胰蛋白酶液中浸泡4 h,重复3次。

第3组:1%鹅去氧胆酸,2%依地酸二钠复合液。每次浸泡4 h,共3次。

第4组:1%鹅去氧胆酸溶液(pH 7.0)。每次浸泡4 h,共3次。

第5组:生理盐水,每次浸泡4 h,共3次。

实验结果表明,经各种溶液浸泡后各种胆石均有程度不同的减重,部分结石有明显的碎裂现象。第1、2、3组溶液的溶石效果显著,特别是对胆红素混合结石的溶石效果较对胆固醇类结石显著。而第4、5组溶液对两类结石的溶石效果均不显著。胆石浸泡后的超微结构变化,可见胆固醇类结石的平滑表面消失,间隙变大.结晶的边缘变钝,有的呈冰融状,有的如石块风化状。胆红素混合结石的变化较显著。表面的团块状物消失,胆红素颗粒先呈溶泥状,然后溶解消失,露出未完全溶解的胆固醇结晶,其变化与上述胆固醇结石的变化相同,间隙更大或呈结晶状物质堆积。胆红素混合结石余下的白渣大部是未溶解的胆固醇结晶,有的像Burnett(1979)报道的糖蛋白结晶,有的呈网状结构或花瓣状结晶。溶后余下的黑渣有的呈针状物和带状物,在带状物上还有小球状物质,还有一种如同塌陷的半球状物质,在半球状物的附近有绳索状物,将绳索状物放大到3 500倍。可见其是由多数针状物组成。这些未溶的黑渣不像结晶而似有机物(图35-2)。总之,胆固醇类结石的变化较小,胆红素混合结石的变化较显著。刘国礼等的研究结果证明,鹅去氧胆酸与依地酸二钠复合液对胆红素类结石有肯定的溶石作用,一方面可使胆红素颗粒和胆固醇结晶溶解,另一方面也可使胆红素钙混合结石碎裂。其溶石效果与结石的成分,溶石剂的药理性能有明显关系,也与溶石的时间长短有关。

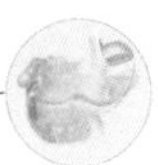

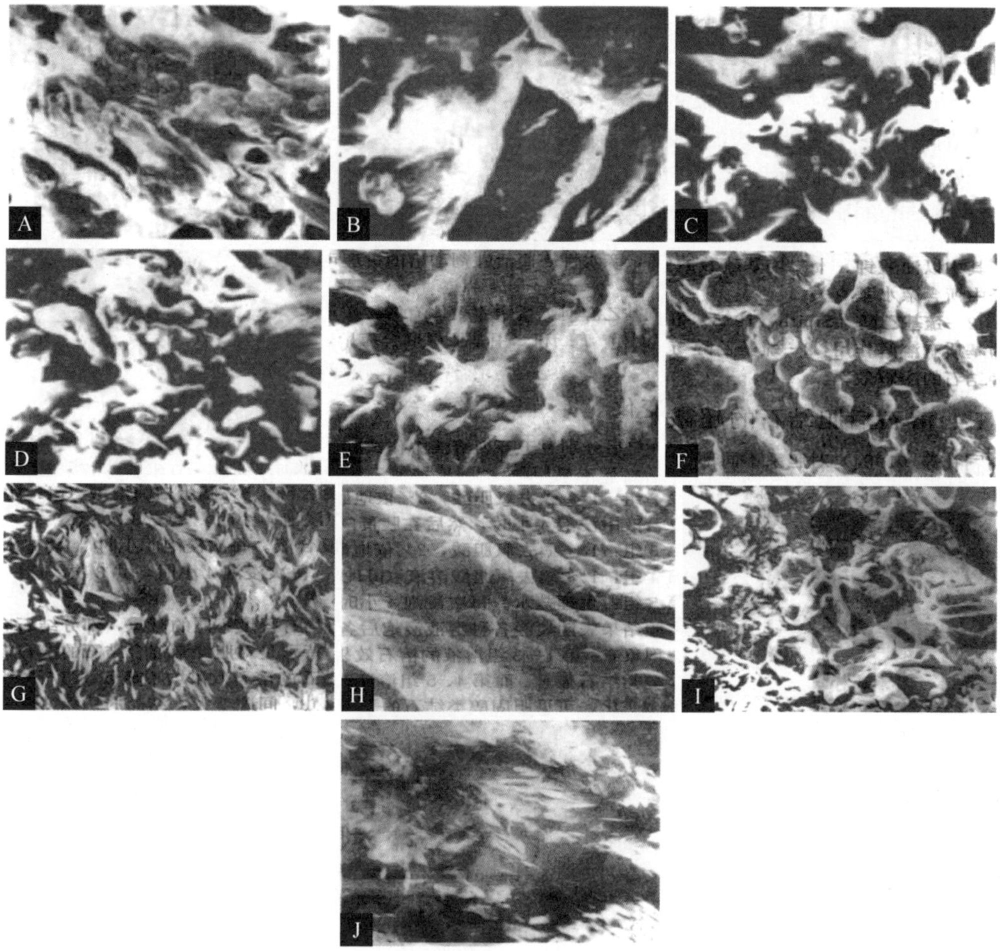

图 35-2　溶石后胆结石的超微结构变化

A-已溶解的胆固醇结石，各结晶外形变钝，犹如冰融状。×2 000　B-已溶解的胆固醇结石，结晶外形变钝，如石块风化状。×2 000　C-正在溶解的胆红素结石，粗红素颗粒如溶泥状，部分消失，露出胆固醇结晶。×2 000　D-溶解后的胆红素混合结石，胆红素颗粒消失，结晶状物质堆积。×2 000　E-胆红素混合结石，溶后剩下的白渣，呈不规则的结晶，与 Burennt 所报道的糖蛋白结晶相似。×5 000　F-胆红素混合结石，溶后剩下的白渣，呈灵芝状和花瓣状结晶。×1 500　G-胆红素混合结石，溶后剩下的黑渣，呈针叶状结构。×3 500　H-胆红素混合结石，溶后剩下的黑渣，右带状结构上有小球状物。×3 500　I-胆红素混合结石，溶后剩下的黑渣，有许多塌陷的半球状物，在左上角有索状物。×350　J-图 I 中索状物放大 3 500 倍后，见其由许多针状物组成

35.3　胆结石的碎石方法

胆结石的碎石和直接溶石方法是近年开展起来的新方法。两种方法相辅相成互相配合临床效果尚满意，是有发展前途的治疗方法之一。

35.3.1　体外震波碎石

冲击波是一种机械波，具有声学、光学和力学的某些性质。广义上的冲击波在生活中随时可见，如震动、雷电和爆炸等均能产生冲击波，只是在能量、频率和产生方式等方面有所差别。

体外震波碎石（extracorporeal shock wave lithotripsy，ESWL）是指利用体外产生的冲击波聚焦击碎体内的结石，使之能随胆液或尿液排出体外。首先由 Chaussy 等于 1980 年应用于肾结石的碎石、排石治疗。1983 年，Brendel 和 Enders 等对动物进行实验，结果发现体外震波碎石同样能击碎胆囊结石，且未发现有任何明显副作用。

适应证：①有胆绞痛史；②结石数目在 3 枚之

内；③结石直径在 30 mm 之内；④腹部 X 线平片显示阴性结石；⑤口服胆囊造影剂表明胆囊功能良好。

Sauerbruch(1986)对 9 例有症状的胆囊结石和 5 例胆总管结石患者进行了体外震波碎石。14 例中除 1 例有 2 枚结石者外，其余病例之结石均被击碎成胆泥或直径＜8 mm 的胆囊结石或直径＜17 mm 的胆总管结石。胆囊结石碎石后大多＜5 mm，并用熊去氧胆酸和鹅去氧胆酸溶石治疗，其剂量为 7～8 mg/(kg·d)。其中 6 例 1～25 周内碎石完全消失，另 3 例在治疗前有多个结石，持续随访 22～34 周，胆泥或碎石未引起绞痛。5 例胆总管结石中，4 例经内镜括约肌切开术后，碎石均能自行排至十二指肠，胆道梗阻体征消失，14 例患者除 2 例胆总管结石患者在体外震波碎石后 30 min 至 8 h 内有一过性血尿外，均无其他器官损害征象。Heberer(1988)总结了 1985～1987 年收治 1 206 例胆石症的治疗经验，其中胆囊结石 931 例，胆管结石 275 例。对胆囊结石，手术治疗 681(75%)；体外震波碎石治疗 250 例(25%)。对胆管结石，手术治疗 75 例(27%)，内镜括约肌切开术 200 例(73 9/6)，后者取石失败 51 例改用体外震波碎石治疗。所有体外震波碎石者在碎石前 1 周服用熊去氧胆酸或鹅去氧胆酸，用量为 7～8 mg/(kg·d)。碎石后仍需服药，直到结石完全消失后再服用 3 个月，以防结石复发。在体外震波碎石的 250 例胆囊结石病例中，并发症少且轻，仅是短暂的胆绞痛、胆囊管梗阻或轻型的胰腺炎(表 35-1)，也未发生有患者因行体外震波碎石治疗而死亡(表 35-2)。

Heberer 对结石的复发率进行了研究，胆囊切开取石的复发率 15 年内为 81%，药物溶石的复发率在 5 年内为 50%，体外震波碎石的复发率在 5 年内也为 50%。

表 35-1 选择性外科手术和体外震波碎石治疗胆囊结石的并发症

外科手术	并发症发生率(n=544)	体外振波碎石	并发症发生率(n=250)
心脏病发作	1.1%	短暂的胆绞痛	35%
肺炎	1.0%	胆囊管梗阻	5%
伤口感染	0.8%	轻型胰腺炎	2%
出血	0.5%		
胆瘘	0.4%		
脓毒症	0.2%		
残留结石	0.2%		

表 35-2 外科手术和体外震波碎石治疗胆囊结石的结果

	外科手术(n=681)	体外震波碎石(n=250)
病死率		
选择性	0.4%	0%
非选择性	1.4%	—
结石消失		
1 年以后		80%
2 年以后	100%	90%

35.3.2 钬激光碎石

1978 年，日本葛西首先做了激光碎石(lithotomy with YAG LASER)的实验，结果发现激光能使胆结石破坏而变成碎块，且对胆色素结石比胆固醇结石更有效。Orii(1981)首先在临床上通过 T 管窦道将胆道镜和石英纤维插入胆管并用 Nd-YAG 激光将嵌顿于胆管内的结石击碎后取出。1983 年，Orii 又对 8 例肝内胆管结石和 3 例胆总管结石用 Nd-YAG 激光碎石治疗。经 T 管或 PTCD 插管途径与结石接触，功率 40 W，应用激光时间每次 5 s，结果 11 例均获得满意效果。

钬激光碎石(holmium laser lithotripsy, HLL)是一种近几年用于临床的新的医用激光。钬激光碎石机是一种脉冲式发生器，其工作媒介是包含在钇铝石榴石晶体中的钬，能通过软光导纤维传播。以血液和水为递质，通过调节其输出功率、脉冲量和脉冲率，钬激光产生的能量能使光纤和结石之间的水汽化，其产生微小的气泡将能量传至结石，可以粉碎各种成分及密度的结石。纤细而柔软的光纤可通过胆道镜器械孔直接抵达结石，从而完成直视下的碎石治疗。

钬激光碎石有以下特点：①穿透深度浅，碎石过程无电流产生，释放热量极少。钬激光的组织穿透度＜0.5 mm，能确保在碎石过程中不发生空腔脏器穿孔；②钬激光为高能脉冲式固体激光，发射时间为 0.25 ms，远小于组织的热传导时间。同时在如此短的瞬间激光其峰值功率高达 10 kW，足以粉碎各种成分的结石。③软光纤传输，柔软的细光纤可通过内镜操作腔道直抵结石部位，创伤轻、痛苦小、恢复快。④具有切割、汽化及电凝功能。

采用钬激光碎石时，先要在胆道镜下定位，将激光器光导纤维经胆道镜器械孔入胆管，光纤头超出胆道镜 1～1.5 cm。光纤头对准结石中心行接触照射，输出功率 10 W，脉冲能量 1.5 J/P，脉冲率 10 P/s。

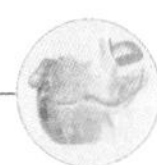

根据术中情况可调整参数，点射 3～8 次，结石即碎裂成细小结石，随即由 Dormia basket（结石网篮）取出。操作过程中宜持续输入生理盐水，以保持视野清晰及便于小结石的排出。取石结束后置 T 管引流 1 周，后再次行胆道镜检查。如 1 次碎石未成功，可间隔 1～2 周再次用钬激光碎石，但期间要每天给予 500 ml 生理盐水冲洗胆道。胆道镜和钬激光碎石在胆道外科手术的广泛开展，为治疗肝内外胆管结石开辟了一个新的局面，尤其是在处理高位肝内胆管结石、胆总管末端结石嵌顿和巨大结石等较为困难难的手术方面，提供了一个有效、安全的方法。

李湧（2010）报道 36 例肝内外胆管难治性结石，在胆道镜下采用钬激光碎石，结石全部取净。碎石时间 1～5 min，中位时间 3 min；碎石次数 1～5 次。其中 1 次碎石成功 30 例，2 次碎石 3 例，3 次、4 次、5 次碎石各 1 例。碎石过程中无胆管壁灼伤、出血及胆道穿孔。所有病例随访 6～30 个月，平均 12 个月，均无腹痛、发热、黄疸等症状，也无结石残留或复发和无胆道狭窄发生。

谢光军（2014）用胆道镜联合钬激光碎石治疗难取性肝内、外肝胆管结石 40 例。一次性取尽结石 38 例，其余 2 例分别为左、右肝管少量残留结石。除 2 例出现低热外，术后均未出现黄疸和发热，无严重恶心和呕吐，无胆道出血、胆漏发生，远期也未发生胆管炎和胆管狭窄等并发症。40 例中随访 36 例（90%），6 个月 B 超复查，除原来 2 例左、右肝管仍有少量残石外，其他均未见有结石复发。

在临床上，肝内、外胆管结石患者出现胆道梗阻、黄疸、感染，虽有手术指征，但当合并严重心肺疾患时，因术前评估可能难以耐受手术或家属不愿选择开腹手术，这时常进行 PTCD 引流。因病因未能解除，即使症状缓解或被控制，长期胆汁外引流易发生营养障碍，PTCD 引流管脱落或堵塞等并发症。这时可在三维可视化技术指导经皮经肝硬胆道镜靶向碎石、取石（图 35－3），或三维可视化技术指导经窦道胆道镜靶向碎石、取石（图 35－4）

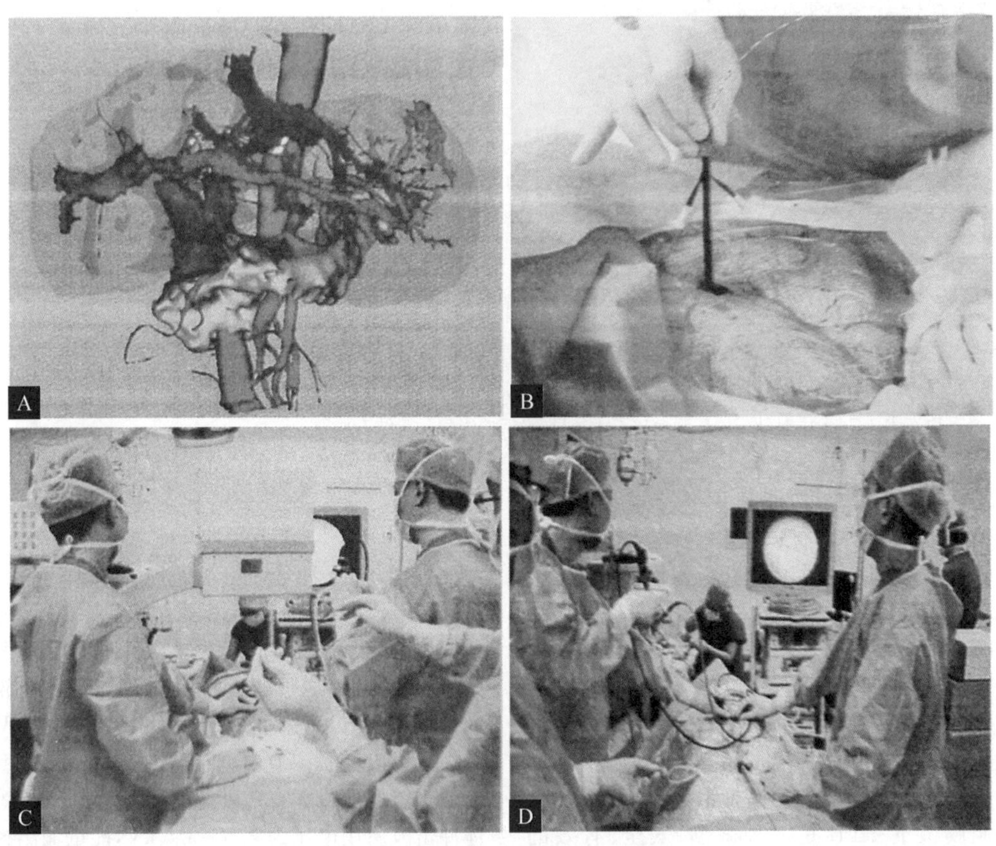

图 35－3　三维可视化技术指导经皮经肝胆道硬镜碎石、取石术

A－三维可视化技术显示结石在肝内的分布，指导选择穿刺　B－三维可视化技术指导下选择 PTCSL　C－术中 C 臂机检查穿刺管是否还在胆管内　D－术中对结石气压弹道碎石术

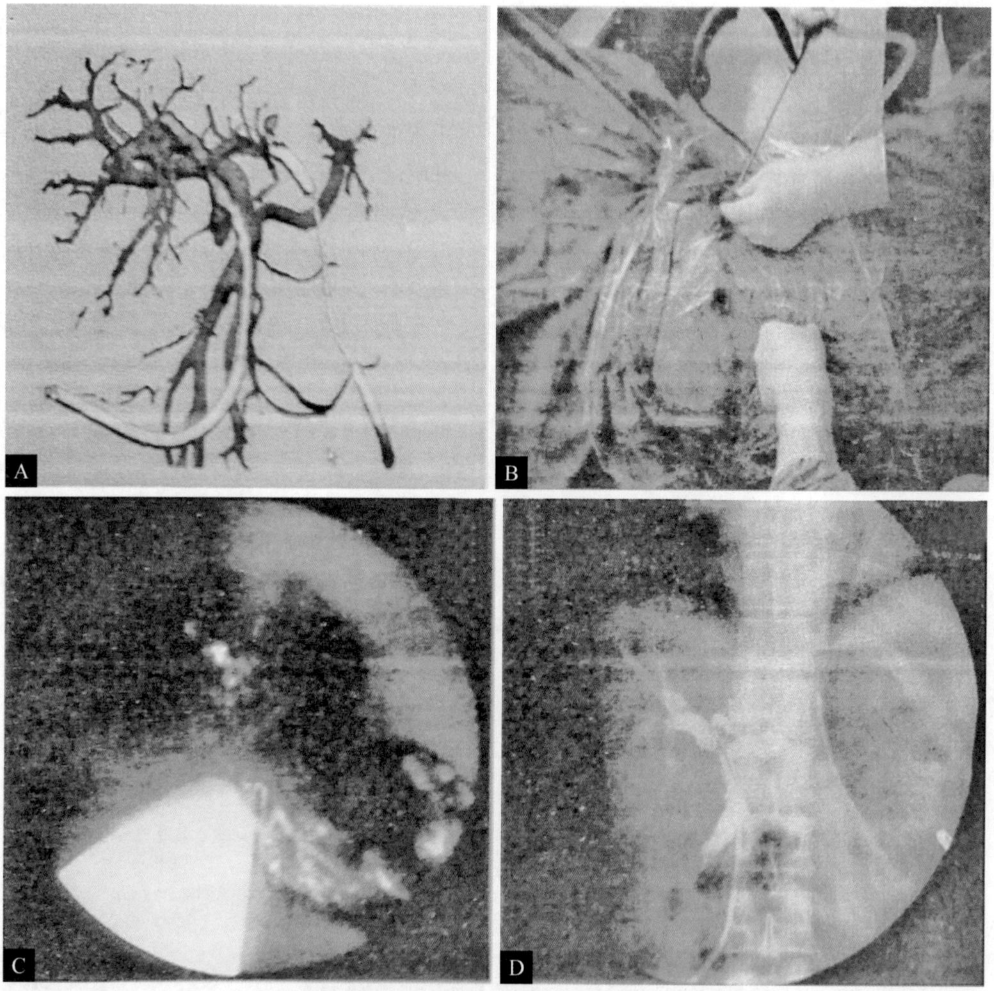

图 35-4　三维可视化技术指导经窦道胆道镜靶向碎石、取石

A-三维可视化技术显示结石、腹腔引流管位置和窦道走行　B-三维可视化技术指导经窦道胆道硬镜靶向碎石、取石术　C-术中对结石气压弹道碎石术　D-术后造影显示无结石残留

李幼林等(2016)报道，选取 12 例难以实施手术的肝内、外胆管多发性结石患者，在局麻下行经皮肝径路胆胰镜下 HLL，术后 PTCD 引流。CT 提示胆总管无结石残留，无胆道梗阻后拔除 PTCD 引流管。12 例均顺利施行经皮肝径路胆胰镜下 HLL，手术时间 1.0～3.5 h，平均 2.5 h；5 例行单次碎石术，6 例行 2 次碎石术，1 例行 3 次碎石术；1 例术中出现发热反应，1 例发生 PTCD 引流管脱落，均经对症治疗治愈。这表明肝内外胆管多发性难治的结石，经皮经肝径路胆胰镜下 HLL 是一种微创、安全、有效的术式。

35.3.3　等离子碎石

等离子体冲击波碎石(plasma shock wave lithotripsy，PSWL)是指用磁压放发冲击波，冲击波通过磁压衍生而来，总的磁能是个常数。PSWL 探头可弯曲，可以通过胆道镜操作孔较容易地放到嵌顿结石的部位，直接对准结石将其击碎。PSWL 探头尖端可以前后调节，最佳位置是距结石 5 mm。在此位置能发放最大有效能量。每次碎石发放等离子体冲击波所用电压为 2.5～3.5 kV，能量输出控制在 2.0～3.0 J。PSWL 有以下优点：①在腔内发放冲击波击碎结石时，冲击波不击向管壁；②PSWL 与胆

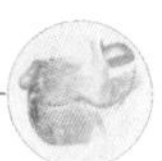

道镜合用时，由于用的是低能，故无热损伤，也不产生蒸汽模糊视野；③当冲击波作用于弹性缓冲体时，它是有选择性的。它可以击碎无弹性的结石，同时使有弹性的软组织完整无损。

王港(2010)报道用 PSWL 和胆道镜联合治疗 113 例，其中嵌顿结石 324 枚。肉眼观察嵌顿结石符合胆固醇结石特征的占 15.7%(51/324)，符合胆色素结石特征的占 84.3%(273/324)。在胆道造影片及直视下测定结石大小。结石直径在 5～50 mm。其中直径＜10 mm 的结石 24 枚；直径 10～20 mm 的结石 252 枚；直径 20～30 mm 的结石 44 枚；直径＞30 mm 的结石 4 枚。在 113 例的 324 枚结石中 321 枚被 PSWL 击碎后用取石网取出，每次 PSWL 碎石需 2～30 mim。PSWL 碎石成功率为 99.1%(321/324)。击碎结石发放冲击波次数＜10 次的结石 36 枚，10～50 次的 146 枚，50～100 次的 93 枚，＞100 次的 46 枚。发放次数最多 700 次，最少为 2 次，平均(50±83)次。

113 例中 110 例 PSWL 碎石后用取石网经胆道镜操作孔成功取出结石，结石清除率为 97.3%(110/113)，其中 1 次取净结石者 65 例，2～5 次取净结石者 40 例，6～10 次取净结石者 7 例，18 次取净结石者 1 例。在 PSWL 失败的 3 例中，有 1 例的结石进行了 34 次，共发放冲击波 1 063 次，仍无法击碎，在再次手术中发现结石直径为 50 mm，系巨大胆色素结石。另 1 例结石嵌顿在胆囊颈部，进行了 2 次胆道镜下碎石，共发放冲击波 84 次仍无效，改为手术治疗。还有 1 例结石嵌顿在 Oddi 括约肌处，为 25 mm 胆色素结石，患者拒绝继续治疗。

PSWL 并发症：在经 PSWL 联合胆道镜碎石过程中，所有患者都有振动感，部分患者感右上腹部有轻微疼痛，但能忍受。个别患者感疼痛难以忍受而需改在全身麻醉下完成碎石。碎石后部分患者的胆管壁上有轻度的点状出血，一般用生理盐水冲洗后均可自行停止。

35.3.4 超声波碎石

1977 年，Davies 首次用超声波钻头(Ultrasonic drill)治疗胆囊切除术后胆道残余结石获得成功。1984 年，David 对 2 例胆囊结石并有化脓性胆囊炎患者施行胆囊切开引流后将超声探头经肾镜插入手术窦道与结石接触，开动碎石器后，4 枚直径＞12 mm 和 1 枚 40 mm 的结石均被击碎，且均经肾镜取出。Gadacz(1985)对 12 例胆囊结石进行了研究，其中 7 例主要是胆固醇结石(胆固醇含量 53%～97%)，5 例是胆红素结石(胆固醇含量 1%～7%)。取每例患者的 1～3 枚结石置于 2 000 ml 生理盐水中用超声波碎石。另将每例患者所剩的结石放入 100 ml 单辛烷素中，其温度为 37℃。结果表明，超声波碎石比单辛烷素有更大的优越性。

超声波碎石(ultrasonic fragmentation of gallstones)成功与否取决于结石的成分。胆色素结石也能被击碎，而单辛烷素只能溶解胆固醇结石。大小相同和重量相等的胆固醇结石，单辛烷素溶石需 4 d，而超声波碎石只需 20 s。Callans(1990)将 34 例的 89 枚结石进行超声碎石，其中 7 例的 17 枚为胆色素结石，27 例的 72 枚为胆固醇结石，结石碎裂时间为 0.4～420 s，平均(21.9±52)s。说明超声波碎石有其很大的潜力，在临床应用治疗胆石症是可行的。

35.3.5 液电碎石

1975 年，Burhenne 首次应用液电碎石(electrohydraulic lithotripsy，EHL)技术粉碎胆结石。操作是在充满水的介质中进行。其原理是将一同轴双极电极置于生理盐水中，通电引发高压脉冲放电，使溶解在水中的气体释放出来，形成空化气泡，空化气泡在冲击波作用的一瞬间膨胀、崩溃。当空化气泡快速膨胀崩溃后产生的高速微喷射强度超过结石破碎强度时，就会导致结石崩裂破碎。虽然电极探头是直接对准结石的，但由于水产生的高压冲击波可能会接触到胆管壁，特别是那些细小的终末胆管，常可使其造成一定的损伤。

罗惠林(2011)报道用胆道镜联合体内微爆破胆道碎石仪治疗胆道残余结石 119 例，全部碎石成功并取出结石。结石破碎率及结石取净率均为 100%(图 35-5)。

在这 119 例中，单次胆道镜检查联合微爆破碎石取石手术所需时间为(70.23±45.34)min。其中单次手术微爆破碎石取石手术所需时间为(10.67±4.38)min。1 cm 以上结石击碎时间为(2.31±0.44)min；1 cm 以下结石击碎时间为(0.89±0.21)min。119 例共计击碎直径 1 cm 以上结石 307 枚，其中 1 次碎石 115 例，2 次碎石 4 例，成功率达 100%。1 次取尽结石 84 例，2 次取尽结石 31 例，3 次取尽结石 4 例。碎石过程中，有 25 例胆道出血

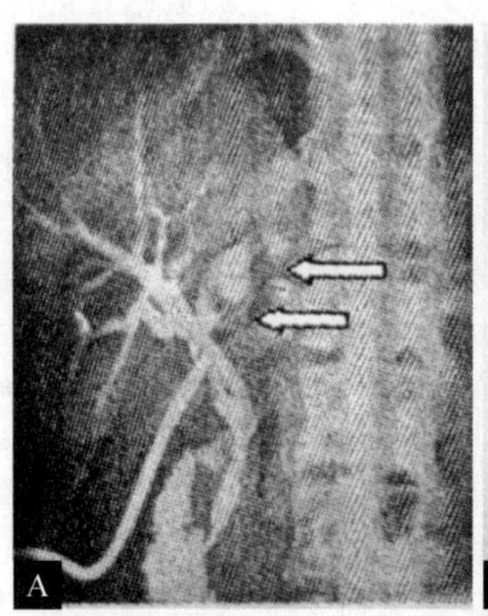

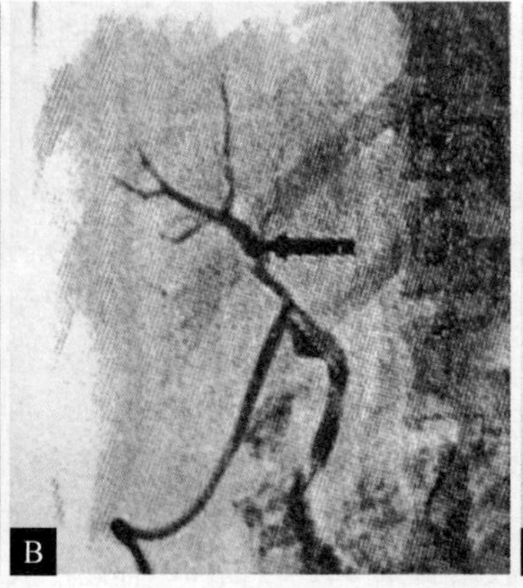

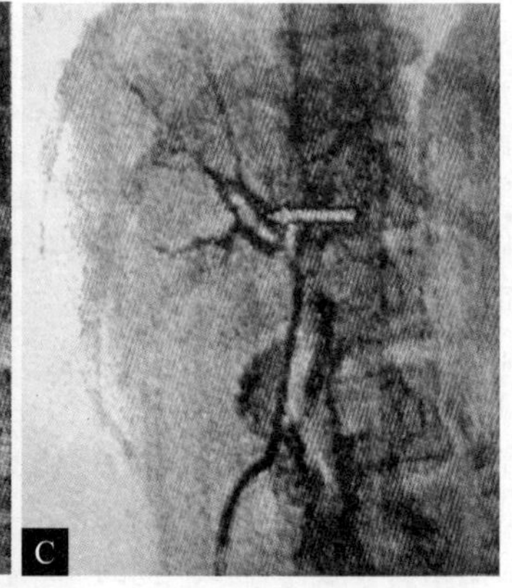

图 35-5 胆道结石碎石效果影像学观察

A-胆道探查T管引流术后2周左右，左肝管内结石残留(箭头所示为胆管内直径为1 cm较大结石，左肝管开口相对狭窄，该类结石无法用套石蓝取出) B-同一患者胆道T管引流术后3个月，T管窦道成熟，可使用胆道镜取石，但此时左肝管内结石已在狭窄处嵌顿，左肝管完全阻塞，造影显示左肝管影像学缺失(箭头所示左肝管整体不显影) C-同一患者胆道T管引流术后3个月余，行经胆道镜胆管腔内薇爆碎石取石一次后，结石基本取尽，左肝管主要分支显影，显影深度可达左侧四级肝内胆管(箭头所示为左肝管显影处)。

(21.01%)，其中19例为黏膜出血，6例出血伴血凝块，经用稀释的去甲肾上腺素液冲洗后通过内镜取出血凝块；11例术中呕吐(9.24%)；1例术后发生感染(0.84%)，均经治愈。

35.3.6 爆破碎石

内镜下人体肝脏内爆破碎石(intrahepatic gallstone explosion technique under endoscope)。张阳德(1987)将用于军事和工程技术领域的爆破技术，与工科理科等多学科的研究人员一起研创“电型和非电型微爆破装置”，旨在把人体极脆弱的肝脏胆管内，将不能手术取除的嵌顿大结石炸成小碎块，让细小的胆石能经胆总管排入十二指肠，或能用取石网篮在内镜下能将胆石取出。研究组采用新鲜猪肝，在猪肝胆管及胆囊内进行了420次“微爆破”结石实践，并完成活体兔和小猪肝胆管内结石爆破侧压力1 150次，以及35次高速摄影安全性检测，达到了一次性爆破碎石，成功率达95.2%，并发表了《经胆道内镜下定向爆破肝脏胆管内结石临床应用》一文，引起了世界各国研究者的兴趣和重视。该技术于1991年在美国Las Vegas召开的“第十七届爆破会议”上介绍，并得到了高度赞扬。2011年，这项内镜下人体肝脏内爆破碎石技术才推向世界，并得到了欧美多国认同，为解决肝内胆管结石这一难题开辟了一个新的途径。

35.4 胆结石的排石方法

35.4.1 中西医结合综合排石

胆结石的排石方法较多，以中西医结合综合排石应用最为重要。其中以总攻排石更为有效，它可分为3个步骤。首先是服用中药促使胆汁分泌增加。其次是在此基础上应用使Oddi括约肌收缩的药物，使胆汁暂时滞留在胆道内。旨在使胆道内的压力增加，一般约需40 min。然后再应用电针、药物等使Oddi括约肌松弛，这时胆囊收缩，胆汁迅速排入十二指肠，结石也就随之排出。

35.4.2 排石的适应证与禁忌证

(1) 适应证

1) 胆囊功能良好，胆道无狭窄和粘连。

2) 胆囊管短，无梗阻。

3) 胆囊结石直径<0.5 cm，且数量较少。

4) 胆总管结石直径<1 cm。

5) 胆道术后残余结石，带有T管。

6) 患者一般情况良好，肝功能正常。

天津市中西医结合急腹症研究室于1990年制订了排石疗法的适应证(表35-3)，对不同部位的结石排石的基本条件和综合治疗的方法做了具体的规定。

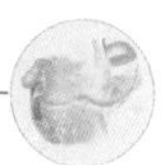

表 35－3 中西医结合综合排石的适应证和治疗方法

结石结构	基本条件	非手术治疗方法
胆囊结石	结石直径＜0.5 cm	耳压法排石
	数量少，无粘连	中药排石汤
	胆囊功能正常	针刺或电极板
	胆囊管短	
胆管结石	结石直径＜1 cm	中药
	数量少，无粘连	针刺或电极板
	胆管无器质性狭窄	综合排石疗法
	结石直径＜2 cm	EST＋中药排石
	数量少，无粘连	
	胆总管下端炎性狭窄＜2 cm	
肝内胆管结石	二级胆管以上小结石	中药
		电极板＋中药
	无胆管狭窄者	经PTCD管灌注溶石
		冲洗排石＋中药
残余结石	有 T 管	射流震荡
		胆道镜取石
		激光碎石
		灌注溶石＋中药
		胆石网篮取石
	无 T 管	针刺或电极板
		中药
		综合排石疗法

(2) 禁忌证

1) 胆总管下端有器质性狭窄。

2) 胆囊管细长弯曲。

3) 胆囊结石较大。

4) 胆囊、胆道有急性炎症且有并发症。

5) 胆道系统的恶性肿瘤。

6) 患者一般情况较差。

35.4.3 中药排石

中药排石是根据辨证分型，采用疏肝理气，清热利胆，通里排石之法。通常分为气滞、湿热与毒热 3 型，采用的方剂要结合患者，辨证施治，进行个体化治疗。

1) 天津南开医院胆道排石汤：金钱草 30 g、郁金 20 g、茵陈 30 g、木香 10 g、枳壳 10 g、生大黄 6～10 g，用于各型的胆石病，并要随证略做加减。

2) 遵义医学院排石汤 5 号：金钱草 30 g、木香 10 g、黄芩 10 g、枳壳 10 g、川楝子 10 g、大黄 6 g，用于胆石病缓解期。

3) 遵义医学院排石汤 6 号：虎杖 30 g(或三棵针 15 g)、木香 15 g、积壳 10 g、金钱草 30 g(或茵陈 12 g、栀子 12 g)、延胡索 15 g、大黄 15 g，用于胆石病发作期。

4) 青岛市立医院胆道排石汤 1 号：柴胡 12～30 g、郁金 12～30 g、香附 12～30 g、广木香 18 g、枳壳 12 g、大黄 30 g，用于胆石病间歇期或合并慢性胆道感染即气滞型者。

5) 青岛市立医院胆道排石汤 2 号：金银花 30 g、连翘 30 g、金钱草 30 g、郁金 30 g、茵陈 30 g、广木香 18 g、黄芩 18 g、枳实 18 g、大黄 30 g、芒硝 6 g，用于胆石病并发胆道感染急性发作期，即湿热型或脓毒型者。

从上述方剂中可以看出，金钱草、茵陈、郁金、木香、积壳、大黄等是治疗胆石病的主药，然而无论使用哪个方剂必须随症加减。表 35－4 可供参考。

表 35－4 胆道排石汤的随症加减

症状与体征	加用药味
胸闷、胁痛	柴胡、芍药
舌绛、渴饮、脉洪	生石膏、知母、花粉
热重	黄连、双花、地丁、黄芩
痛重	元胡、芒硝、郁金
食欲缺乏	内金、砂仁、莱菔子、佩兰
呕吐	半夏、竹茹、生姜
黄染重	重用茵陈、金钱草
腹泻重	减大黄

35.4.4 中西医结合总攻排石

中西医结合总攻排石适用于气郁型和湿热型的肝内、外胆管结石，以及胆道手术后胆管的残余结石或复发结石。遵义医学院制订的具体总攻方案如表 35－5 所列。

表 35－5 中西医结合总攻排石方案

计划排石时间	措施
8:30	胆道排石汤 6 号或中药辨证方 200 ml，口服
9:30	吗啡 5 ml，皮下注射
10:10	亚硝酸异戊酯 1 支，吸入
10:15	33%硫酸镁 40 ml，口服
10:20	0.5%稀酸盐 30 ml，口服
10:25	脂餐(油煎蛋 2～3 个)口服
10:30	电针：阴极为右胆俞；阳极为日月或梁门太冲，可调波半小时

若患者带有T管引流，在服用排石汤及注射吗啡期间应先夹闭T管，使胆道内压力升高。当吸入亚硝酸异戊酯，服用硫酸镁和稀盐酸时，令患者取坐位，再开放T管。然后再在无菌操作下，向胆道内注入1%利多卡因(赛洛卡因)5～10 ml，再注入液状石蜡10～20 ml，最后用无菌生理盐水大量冲洗胆管，以利胆石的排出。胆囊已切除者免用脂餐，做过胆肠吻合者不必用吗啡。每次总攻约需2.5 h。一般情况良好者，每周可总攻2～3次。4～6次为一个疗程。上述治疗方案自1971年以来已在临床广泛应用。据遵义等13个单位统计582例，排石419例(70.2%)，死亡3例(0.6%)。辽宁、福建、贵州等62个单位统计4 235例，排石率在60%，排净率在30%，病死率为0.73%。

35.4.5 耳压、针灸排石

中医学中早就有关针灸治疗胆道疾病的记载，如《黄帝内经·灵枢》记载："胆病者，善太息，口苦，呕宿汁……在足少阳之本末，也视其脉之陷下者，灸之。其寒热者取阳陵泉""耳者，诸脉之所聚也"。耳穴反映了机体的生理、病理和脏腑的功能，经B超观察在压迫耳穴胰胆、肝、十二指肠3穴，5～10 min可见胆囊有明显的收缩和缩小。而按压心、上肺、下肺3穴，5～10 min观察，则胆囊无明显变化。具体方法是用5 mm×5 mm的小胶布块，中间黏一粒王不留行药籽或菜籽，贴在耳上的胰胆、肝、十二指肠、神门、交感、三焦等穴处，并按压至有酸沉、麻木、胀痛感为得气。每2 h或胆绞痛时自行按压穴位，每次20 min。隔日交换对侧耳穴，20 d为一个疗程。针灸可取日月、期门、胆俞、阳陵泉、足三里、中院等穴。每天针灸1～2次，留针20～60 min，10 d为一个疗程。为使耳压、针灸排石的效果更好，常配用高脂肪餐。目前多用猪蹄或油煎鸡蛋。《本草纲目》记载猪蹄有"滑肌肤、去寒热、煮羹通乳脉、托痈疽、压丹石"的作用。经研究，猪蹄含有大量胶体蛋白脲、脂肪和氨基酸，进食后可刺激十二指肠、腔肠黏膜释放缩胆囊素，促使胆汁分泌增多，胆囊收缩和Oddi括约肌松弛，小的和泥沙样结石可随胆汁而排出。根据9个医院1 676例治疗总结，排石率约为76.8%，排净率约为11%。必须指出的是，在中西医结合综合排石的过程中，应严密观察病情变化，并及时进行处理，以免发生严重的并发症。

35.4.6 围手术期中西医结合治疗

肝内、外胆管解剖的复杂性及传统外科手术和内镜的局限性，决定了肝内、外胆管结石外科手术治疗的高难度、术后高复发率，是目前胆道外科的一个难题。根据朱培庭(2004)提出"胆病从肝论治"理论，肝胆管结石的治疗要从源头加以干预。蔡雷(2007)报道围手术期结合中西医治疗肝内、外胆管结石共186例，其中53例有1次以上的手术史。根据结石的位置分为如下3组：肝内胆管结石组(A组)18例；肝外胆管结石组(B组)141例；肝内外胆管结石组(C组)27例。在围手术期的术前、术后及随访阶段用中药利胆排石汤剂治疗。治疗以疏肝解郁、清热利胆、通腑导滞排石为主。常用茵陈、郁金、姜黄、金钱草、海金沙、鸡内金、大黄、山栀、威灵仙、柴胡、木香、青皮、厚朴、白芍等组方。在术前阶段：A组有2例结石消失，另有11例因症状体征减轻或消失而未手术；B组有9例结石消失；C组有4例转变为单纯胆总管结石。共有22例避免手术，4例简化手术方式。在术后阶段：出院后均予随访2年以上，无特殊情况者每年行B超检查1次。结果发现157例结石取尽者中有7例复发胆总管结石，其中5例手术治疗，2例行ERCP+EST治疗；另4例复发肝内胆管结石，但均经消炎、补液、解痉及中药利胆排石治疗后结石排出。18例肝内胆管残留结石者(包括11例未手术，7例术中明确有结石残留而未能取出者)，有6例结石消失，7例结石无明显变化，5例结石移入胆总管。经中药利胆排石治疗1周后，有4例结石排出。另1例经ERCP+EST治愈。由此可见，围手术期进行中西医结合治疗肝内外胆管结石是非常重要的。它不仅能防止结石复发，而且可促使小的残留结石排出。这显示了中西医结合治疗肝内外胆管结石有着巨大的潜力，应进一步发掘和提高。

35.5 胆结石的预防

胆结石的治疗虽然已做了不少的研究，取得了一定的成绩，但离临床的要求尚有一定的距离，应用综合的治疗方法仍是研究的重点之一。胆结石的形成与生态环境、生活习惯、饮食结构、遗传因素、运动锻炼等诸多因素有关。而胆汁内胆固醇、磷脂和胆汁酸成分的改变则是一个重要原因。而肝脏又是其代谢的重要场所，是制造、分泌胆汁的重要器官。因此，保护肝脏，自始至终要放在第1位，保护和维护

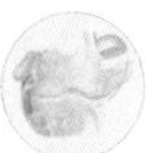

肝脏的功能，这才是治病之本。

35.5.1 木质素和乳果糖

1981 年，Rotstein 观察到食物纤维对胆结石的形成具有预防的作用。他在仓鼠实验中发现非酵解型纤维素—木质素和酵解型纤维素—乳果糖具有相同的预防结石形成的作用。把仓鼠分为 4 组。第 1 组给予木质素；第 2 组给予乳果糖；第 3 组给予木质素和乳果糖；第 4 组作为对照。这 4 组均给予易致石饲料，结果发现，第 1 组成石率为 44%，第 2 组为 50%，第 3 组为 0%，第 4 组则高达 86%。提示饮食中提高食物纤维能预防胆结石的形成。

35.5.2 猪去氧胆酸

1985 年，Mcsherry 观察到一种二羟基胆汁酸能溶解草原犬鼠胆囊中的胆固醇结石。并将用高脂餐饲养的草原犬鼠同时饲以 0.4%猪去氧胆酸和其异构体 6β-猪去氧胆酸。试验结果表明猪去氧胆酸可防止高脂餐的草原犬鼠形成胆固醇结石。在胆固醇过饱和胆汁中，这种防止形成结石的作用更为明显。其机制可能是猪去氧胆酸解除了肝脏胆固醇合成代谢的限速酶甲羟基戊二酰辅酶 A 还原酶（HMG-Co-AR）的反馈抑制作用，避免血清和肝脏中胆固醇浓度升高，饲以猪去氧胆酸的动物胆囊胆汁中富有磷脂结晶，说明猪去氧胆酸能阻止胆固醇从液晶相转化成固晶相，从而预防了结石的形成。

35.5.3 乙醇

流行病学调查提示饮酒可防止胆石症的发生。Schwesinger(1988)用草原犬进行实验观察，把 20 条犬平分为 2 组，实验犬喂以含 0.4%胆固醇重量的液体食物（cholesterol supplemented liquid diet），其中 35%的总热量由乙醇提供，使血清乙醇峰值达 240～320 mg/dl；对照犬喂以相同的食物，但其中的乙醇用等量热量的麦芽糖(isocaloric maltose)替代。到 3 个月后剖腹取胆囊胆汁作结晶镜检。其余胆汁测胆固醇、总磷脂、胆酸、结合和非结合胆红素、钙值等。肉眼观察见所有对照犬的胆囊内充满聚集的胆固醇结晶或结石，其中 5 条犬更见数个黑色小结石，红外线分光镜分析提示约含 40%胆红素钙。但饲以乙醇的实验犬肉眼和镜检均未见胆固醇凝块、色素沉积或结晶。

对照组和实验组犬的肝胆汁流量分别为（0.7±0.2）ml/h 和（1.2±0.2）ml/h，无显著差别。实验犬未见结石或结晶形成，胆汁中胆固醇和钙含量低，胆固醇饱和指数和胆固醇-磷脂比率均见下降。可见乙醇防止胆石形成是通过其降低胆固醇的作用，胆盐的组成也有改变。已知胆盐是溶解胆固醇必需的成分，乙醇虽不改变胆囊胆汁的胆盐总量，但其中牛磺鹅去氧胆酸浓度明显增高，三羟与二羟胆酸的概率下降。三羟胆酸的亲水性较二羟胆酸为强，故是较差的胆固醇增溶剂。Schwesinger 指出，乙醇是通过各种途径来防止胆结石的形成，其中最重要的是能减少胆固醇含量的作用。

35.5.4 咖啡因

咖啡因（coffee）是美国人的重要饮食成分之一，几乎有 90%的成年人每天都饮用咖啡因。但人们对它的抑制胆囊吸收功能，排除胆汁淤积及利胆作用并非知晓。Lillemoe 和 Magnusonn(1989)把 32 条犬分为两组，每组 16 条，第 1 组接受标准的非致石性饲料 5 d；第 2 组接受 1.2%胆固醇饲料 2 周。每组中有 8 条犬饮用咖啡因（1 mg/ml）。取犬的胆汁进行分析。

结果 8 条喂饲 1.2%胆固醇饮食（cholesterol diet）的犬均形成结石，另 8 条犬虽也喂饲 1.2%胆固醇饮食，但加饮了咖啡因而无一条犬形成结石。因此，咖啡因在预防胆固醇结石形成的过程中有着极其重要的作用。主要是以下。

（1）咖啡因能预防犬的胆固醇结石或单水胆固醇结晶（cholesterol monohydrate crystals）的形成，其机制为：①它能抑制胆囊的吸收功能，在结石形成的早期，能有效地防止结石的生成；②在非结石组，能增加肝胆汁流量，故又有利胆作用。

（2）咖啡因与甲基黄嘌呤（methylxanthine）的作用相同，均能抑制胆囊黏膜对离子的吸收，而 Na^+、Cl^-是胆囊内的基本离子。此外，咖啡因还有抑制肠道吸收水和电解质的作用。

（3）结石组犬饮用咖啡因后总蛋白浓度下降，此效应可能是胆囊吸收功能受抑制的结果，而不是胆汁中蛋白分泌减少所致。

（4）胆汁中其他成分的改变，是胆囊吸收功能改变的结果，结晶的形成和变大也许发生在胆囊黏膜的胶体层。

（5）咖啡因能排除胆汁在胆囊内的淤积，其机制为：①它增加了胆囊的运动；②它减少了胆汁与黏膜接触的时间。

咖啡因预防胆结石的作用虽然尚需进一步地研

究，目前可作为一种辅助方法来预防术后结石的复发。鉴于口服胆酸和体外震波碎石的复发率可高达10%，所以长期饮用咖啡因患者也乐意接受。故Lillemoe和Magnuson的实验具有十分重要的临床意义。

35.5.5 绿茶

在胆石流行病学调查中发现长期饮茶者胆结石的发病率较低。黄大鹤(1993)报道用豚鼠48只做实验，随机分成3组。第1组为致石组，喂致石饮料；第2组为绿茶预防组，喂致石饲料+绿茶(4 g/kg体重)；第3组为对照组，喂正常饲料。喂养50 d后，麻醉下剖腹，肉眼观察胆囊充盈状态，胆汁澄清度及成石情况；抽取胆囊胆汁测定pH、胆酸、总胆固醇、磷脂和钠离子；取心脏血测定血清总胆固醇(TC)、三酰甘油(TG)、低密度脂蛋白胆固醇(LDL-C)、高密度脂蛋白胆固醇(HDL-C)。胆囊及肝组织做病理检查。实验结果：胆囊成石率在致石组为75%(12/16)，预防组为0%(0/16)，对照组为0%(0/16)，预防组与致石组统计学差异显著($P<0.01$)。胆汁成分测定各组间总胆汁酸与pH无显著差异。

实验表明，绿茶具有预防豚鼠胆囊胆固醇结石形成的作用。这与绿茶中含有较多的咖啡因和维生素C有关，而这两种物质已被证实具有预防胆石的作用。此外，绿茶具有下列几个作用：①抑制胆囊黏膜对钠离子和水分的吸收功能；②减少胆汁胆固醇浓度，提高胆汁中磷脂浓度，降低了胆固醇与磷脂的比率，提高了胆固醇的溶解度；③降低血清三酰甘油，提高血清高密度脂蛋白，减少胆石的易患因素。因此，在胆石术后患者及胆石高危人群中，提倡长期饮用绿茶，对预防胆结石的发生具有一定的积极意义。

胆结石的成因十分复杂。胆结石的形成实际上是多个基因和环境影响相互作用的结果。胆石的溶石研究进展相对较为缓慢。自20世纪60年代以Rains为代表的许多学者已对胆结石形态结构及其组成进行了大量的研究，1968年，Admirand和Small用理化试验方法阐明了胆固醇结石患者的胆汁特性及胆固醇在胆汁中发生溶解和沉底的条件，而Make对胆色素钙结石进行了详细的研究，提出了胆色素、细菌和酶的重要关系。当前，对胆结石成因及治疗，已深入到生态环境、饮食习惯以及遗传学、免疫学、细胞分子生物学等各个领域，且随着科学技术的发展均有所新的发现，从而使胆结石的发病机制不断完善，使溶石的研究不断深入。

（顾树南　李清潭）

主要参考文献

[1] Braunwald E. 王炳德主译. 哈里森内科学. 北京：人民卫生出版社，2003. 2184-2197

[2] 王景森，王炳煌. 胆道外科基础与临床. 北京：人民卫生出版社，2003. 146-153

[3] 朱培庭，张静哲，王以实，等. 胆宁片、胆通、熊去氧胆酸治疗慢性胆道感染、胆石症的临床研究. 中国中西医结合外科杂志，1995，1：205-207

[4] 刘国礼，李雅舫，张宝善，等. 溶石后胆结石的超微结构变化. 中华外科杂志，1984，2：273-274

[5] 孙劲文，蔡端，马保全，等. 综合模拟胆汁体系中未结全胆红素与胆固醇的溶解方式. 肝胆胰外科杂志，2004，16：33-35

[6] 李玉民，李世雄，王爱勤. 自制乙基叔丁醚复方乳剂对胆色素结石的溶石研究. 兰州医学院学报，1997，23：37-39

[7] 李幼林，潘江华，窦巩昊，等. 经皮肝径路胆胰镜下钬激光碎石术治疗肝管结石初探. 肝胆胰外科杂志，2016，28：270-272

[8] 李清潭. 胆色素石结构与理化性质及其溶解治疗进展. 医学研究通讯，1986，15：106-108

[9] 杨培民，石勇，费学明，等. 胆宁片对胆汁33.5 kda泡蛋的影响. 肝胆胰外科杂志，2002，14：96-99

[10] 陈建飞，赵期康，李晋忠，等. 牛磺熊去氧胆酸与熊去氧胆酸对预防保胆术后结石复发的临床研究. 中国微创外科杂志. 2014，14：311-313

[11] 张国联，张宁. 腹腔镜联合胆道镜保胆取石后结合优思弗加胆石利通片治疗胆囊结石的临床研究. 中国医药指南，2016，14：50-51

[12] 范跃祖. 胆色素胆结石的灌注溶石研究. 江苏医学，1988，6：317-319

[13] 周孝思. 我国对胆色素结石成因研究概况. 华人消化杂志，1998，6：52-55

[14] 周孝思. 胆色素结石发病的平衡学说. 外科理论与实践，1999，4：7-8

[15] 姜浩，施维锦. 熊胆预防豚鼠胆囊胆固醇结石的实验研究. 上海医学，2000，23：417-419

[16] 骆助林，陈理国，苗建国，等. 保胆取石后口服牛磺熊去氧胆酸预防结石复发的临床观察. 中国循证医学杂志，2911，11：644-646

[17] 夏亮芳，周凌棣，刘永康，等. 胆结石矿物成分的初步研究. 中华外科杂志，1988，26：233-234

[18] 顾树南. 门静脉高压症. 兰州：甘肃科学技术出版社，1987. 44-48

[19] 顾树南，李清潭. 胆道外科学. 兰州：甘肃科学技术出版社，1994. 642-666

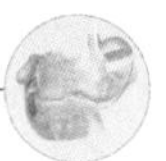

[20] 顾树南,蔡珍福,王坚.胆结石口服药物溶石的治疗进展.中华医学研究与实践.2005,3:25-29

[21] 顾树南,蔡珍福,王坚.胆结石灌注药物溶石的治疗进展.中华现代外科杂志,2005,2:431-434

[22] 徐愚聪,王野.熊胆粉的研究进展.华西药学杂志,2000,15:200-202

[23] 郭绍红,张圣道,施瑞庭,等.乙基叔丁醚:新的胆固醇结石灌注溶解药物.中华消化杂志,1990,10:143-146

[24] 黄志强.重视肝内胆管结石的诊断与治疗研究.中国实用外科杂志,1998,18:65-66

[25] 黄志强.黄志强胆道外科.济南:山东科学技术出版社,1999.369-383

[26] 章建东,李兆申.胆结石的直接灌注溶解疗法.新消化病学杂志,1997,5:60-61

[27] 韩天权,张圣道.胆石病基础研究发展中几个问题.中华肝胆外科杂志,2004,10:433-435

[28] 蔡端,朱雷明,吕元,等.胆固醇结石、胆囊黏膜和胆汁细菌DNA的检测.中华消化杂志,2004,34:647-650

[29] 裴德恺.肝内肝管结石的溶石研究.中国实用外科杂志,1998,18:68-72

[30] 戴显伟.胆色素结石及难溶残渣的粉晶射衍射分析.中华外科杂志,1989,27:692-695

[31] Binette JP, Binette MB. The proteins and the formation of gall atones. Clin Chem Acta, 2000,296:59-69

[32] Clerici C, Gentili G, Zakko SF, et al. Local and systemic effects of in-tradudenal exposure to topical gallstone solvents ethyl propionate and methyl teret-butyl ether in the rabbit. Dig Dis Sci, 1997,42:497-502

[33] Hellsterm A, Leuschner U, Benjaminov A, et al. Dissolution of gall-stones with methyl tert-butyl ether and stone recurrence. Dig Dis Sci, 1998,43:911-920

[34] Hofmann AF, Amelsberg A, Esch O, et al. Successful topical dissolution of cholesterol gallbladder stones using ethyl propionate. Gig Dis Sci, 1997,42:1274-1282

[35] Kang JY, Ellis C, Majeed A, et al. Gallstones-anmereasing problem: study of hostital admission in England between 1980/1990and 1999/2000. Aliment Phamarcol Ther, 2003,17:561-569

[36] Leuschner U, Hellsten A, Schmidt K, et al. Gallstone dissolution with methyl tert-butyl ether in120patients: efficacy and safety. Dig Dis Sci, 1991,36:193-199

[37] Thistle JL, May GR, Bender CE, et al. Dissolution of cholesterol gall-bllader stons by methyl tert-butyl ether administers by percutacous transhepatic cather. N Engl J Med, 1989,320:633-639

[38] Uchida N, Nakatsu T, Ameno K, et al. Direct dissolution of gallstone with metyl tert-butyl ether (MTBE) via endoscopic transpapillary catheterization in the gallbladder (ETCG). J Gastroenterol, 1994,29:486-494

[39] Wosiewitz U, Sabinski F, Haus C, et al. Experimental dissolution of pigment gallstone material using alkaline EDTA and adjuvant bile salts/non-bile salt detergents, thiols and urea with respect to local chemolitholysis. Hepatology, 1992,14:7-10

[40] Zakko SF, Scirica JC, Guttermuth MC, et al. Ethyl propionate is more effective and less cytotoxiethan methyl tert-butyl ether for topical gall-stone dissolution. Gastroenterlolgy, 1997,113:232-237

[41] Zonlungo S, Nervi F. The molecular and metabolic basis of cholesterol secretion and gallstone disease. Front Biocsi, 2003,8:1166-1174

36 胆道肿瘤的综合治疗

癌症的治疗已逐渐进入综合治疗时代，单一的治疗方法已经被摒弃。综合治疗是根据癌症的类型、性质、病期和发展趋势，合理、有计划地将几种治疗手段联合应用的策略。其目的是最大限度地提高治愈率和改进患者的生活质量。要实施综合治疗，就要充分评估拟采用治疗手段的利弊，选择有效的治疗手段。对于需要多学科并用的综合治疗，应特别强调计划性综合治疗，使之有计划地分别实施。每个医生必须切记，综合治疗应根据患者的实际情况，进行个体化治疗，应避免盲目、无计划的治疗，也要避免过度治疗。

肿瘤异质性(heterogeneity tumors)是肿瘤(特别是恶性肿瘤)的重要特征之一，其表现较为多样。异质性在群体水平表现为同一种类型肿瘤在临床上对放疗、化疗的治疗敏感性及预后的显著差异；在个体水平可体现为在肿瘤病理表现的异质性，包括肿瘤细胞、基质细胞和免疫细胞均可呈现不均一性。从肿瘤异质性出发，对不同肿瘤或同一肿瘤的不同个体，甚至同一个体的不同肿瘤阶段，均应采取不同的治疗方法。

36.1 质子重离子治疗

质子重离子治疗(proton and heavy ion therapy)是目前国际公认的最先进、最有效的治疗技术。放疗是恶性肿瘤中的一个重要治疗手段。肿瘤放疗中使用的放射线主要可分为光子束和粒子束，传统放疗使用的是光子束(X线及伽马射线)，而质子重离子治疗使用的是质子束，属粒子束的一种。光子束由于受其物理剂量分布及生物效应性能所限，在照射时不可避免地损伤到肿瘤周边的正常组织，同时其剂量的有效利用率也较低。而质子是构成原子核心的微小粒子，在电场的带动下可以高速运动，产生极高的能量。使用质子加速器产生的高能质子束，在精确控制下摄入人体，将能量准确地释放到肿瘤病灶部位，达到治疗效果。同时，极大地减少正常组织受照剂量，故对正常组织几乎不造成损伤。质子重离子放疗的原理是质子或碳离子经由同步加速器

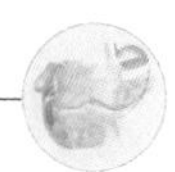

加速至约 70%的光速时，这些离子射线被引出射入人体，到达肿瘤病灶前，射线能量释放不多，但到达病灶后，射线瞬间释放大量能量，形成名为“布拉格峰”的能量释放轨迹，整个治疗过程好比针对肿瘤的“立体定向爆破”。杀灭肿瘤细胞的能力比常规光离子射线高出 3 倍，而对体正常组织却几乎没有损伤。

日本国立放射研究所是国际最著名的 2 个重离子放射肿瘤治疗的研究中心之一，其重离子医用加速器治疗中心已成功治疗 6 000 多例肿瘤患者，积累了丰富的经验。据现有的德国、日本和美国临床治疗经验显示，该技术起先应用于癌症患儿及难治的脑瘤、骨肉瘤等，后逐步对头颈部恶性肿瘤、脑部恶性肿瘤、前列腺癌、软组织和骨肉瘤、脊索瘤、肺癌及肝癌等的治疗，都有较好的疗效，特别是对一些难以手术的癌症和常规放疗难以治愈的癌症尤有显著的疗效。目前，在全球范围内，作为医疗用途的粒子装置仅有 30 余台，其中绝大部分为质子装置。上海市质子重离子医院为中国第 1 家、全球第 3 家拥有质子重离子放疗技术的医疗机构。上海质子重离子医院自 2014 年 6 月正式开业至 2016 年 6 月 2 年间，已收治患者 721 例，其中有 35 例是先前临床试验患者，已随访近 3 年，生存率达 97.1%，肿瘤局部控制率达 94.3%，有 1 例肠癌双肺转移者死亡。在基于国外治疗经验的基础上，结合国内肿瘤发病特点和社会接受度，该院正不断拓展治疗适应证范围，扩大病种逐渐凸显重离子射线在肿瘤放疗领域的突出优势。这对中国的肿瘤治疗将是一个大的飞跃。

36.2 放疗

36.2.1 伽马刀概述

立体定向放疗（stereotactic body radiotherapy, SBRT)采用物理技术把放射线聚焦、照射到病灶，实施多次小剂量照射，使其病灶区域受量很高，而周围正常组织受量很低。SBRT 可由 γ 射线、X 射线、质子线或重离子线来完成。采用 γ 射线所完成的 SBRT 简称体部 γ 刀(Gamma kinfe)。Leksell 教授早于 1951 年提出立体定向放射外科的概念，以后 Leksell 与 Larsson、Lawrence 和 Kiellerg 等合作进行定向放射外科治疗尝试，1967 年终于试制出第 1 台伽马刀。此时，伽马刀用 179 个钴针作为放射源，使脑组织形成一个盘形坏死灶，应用于脑动静畸形、肿瘤等患者，取得良好效果。以后几经改进，1974 年第 2 代伽马刀问世。1979 年 Leksell 又将 201 个钴针作为放射源，新的第 3 代伽马刀又研制成功。但是，伽马刀直到 20 世纪 80 年才获得世界各国承认，1987 年通过美国食品与药物管理局(FDA)认证，并且得到迅速发展。20 世纪 90 年代初，影像技术和计算机技术进一步发展，使伽马刀更进一步长足发展。1996 年，中国深圳奥沃国际科技有限公司开发了具有独立自主知识产权的旋转式伽马刀。旋转式伽马刀仅装有 30 个^{60}Co(钴 60)放射源，每个钴源密封在双层不锈钢圆柱形包壳内。治疗时，源体旋转，30 束伽马射线聚焦在球心上，形成微小区域的强剂量场。以后随着我国放射肿瘤学家的介入，将伽马刀适应证从头部肿瘤扩展到了体部肿瘤。体部伽马刀 1998 年 10 月开始应用于临床后，已有 7～8 种不同类型设备，至今已治疗约 10 余万例。而且，治疗适应范围之广、发展速度之快，成为立体定向放疗的一匹黑马。

(1) 治疗原理及剂量分布特征 体部伽马刀采用多源动态旋转聚焦技术无限多束射线能量聚焦于靶区。其剂量分布特征为：多线束在空间集束聚焦后的合成剂量分布集中，靶区周边剂量梯度变化较大；靶区内及靶区附近剂量分布不均匀；靶区内高剂量，靶区周边的正常组织受量很小，具有“刀”的特征。由于伽马刀是多线束空间三维聚焦，相对时间三维聚焦效率高，治疗时间短，使病灶受到高剂量照射被毁损，也有人称之为立体定向放射消融。

体部伽马刀通过聚焦后，形成一个围绕焦点的高峰剂量区，其剂量强度从焦点中心逐步衰减。高剂量集中在靶区，靶外剂量递减十分陡峭，半影区范围小，适合采用高分次剂量治疗模式。该治疗模式放射生物学效应大，治疗效率高，局部控制率好。

(2) 定位要求和靶区范围 体部伽马刀多数治疗体积较小的肿瘤，常采用高分次剂量、短疗程的分割模式，治疗时必须行严格的体位固定。体位固定用的真空成形袋必须可塑性好，不漏气，定位前抽真空放置观察是否漏气以保证质量。重复摆位架安放位置要靠近靶区，体表标记点选择位置变化小的骨性部位，安放定位标尺时认真记录定位标尺刻度。CT 扫描图像通过网络传送到工作站。每次治疗时让患者保持与定位时同一状态。

在靶区确定时只需在肉眼肿瘤(GTV)基础上根据各肿瘤所在部位的脏器移动情况适当扩野。因脏器移动最大是受呼吸影响，因此，扩野原则是上下范围比左右前后大，下肺比上肺大，上腹部比下腹部和

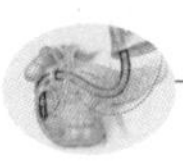

盆腔大，肺周边比肺门和纵隔大，小病灶比大肿瘤大。全身伽马刀工作站上的图像清晰度不够，勾画靶区时，必须仔细与定位 CT 片比较进行。全身伽马刀治疗的靶区原则上不考虑亚临床病灶（CTV），亚临床病灶区可通过常规放疗联合治疗。当特殊情况需要时，GTV 和 CTV 必须分为不同靶区，各给不同的分次剂量。

（3）*伽马刀治疗的原则* 伽马刀的精确治疗必须贯穿三精原则：将精确定位（precise localizaion，PL）、精确计划（precise planing，PP）和精确治疗（precise treatment，PT）贯穿于治疗全过程。

36.2.2 胆管癌的立体定向放疗

胆管癌分为肝内胆管癌（也称为胆管细胞肝癌）和肝外胆管癌。临床将肝外胆管癌常分为肝门部胆管癌和中下段胆管癌。由于生长的特殊位置，体积并不大时就会阻塞胆管引流，或者侵犯周围重要脏器而无法手术。常规放疗肝门部胆管癌也因其周围重要的脏器，如胃、肠、肝、肾、脊髓等，而无法进行高剂量照射。腔内治疗结合外照射可以使局部剂量提高，但是由于腔内照射必须借助于体内/外胆道引流管，造成使用的局限性，并且增加了操作带来的感染机会。近年来，放疗技术在飞速发展，出现了立体定向放疗（X 刀、伽马刀）、TOMO 放疗和调强 IMRT。我国伽马刀治疗发展速度很快，在肝、胆、胰恶性肿瘤治疗适用范围广，越来越多单位将技术运用于临床治疗中，可以使肿瘤得到有效控制，将使部分无根治希望的中、晚期恶性肿瘤患者的生存时间明显提高。

（1）*胆管癌伽马刀治疗的靶区确定原则* 由于胆管癌的伽马刀治疗大多是以姑息治疗为目的，所以不考虑对亚临床病灶的照射，可以不考虑对淋巴结引流区的照射；如果以根治性为目的治疗，对淋巴结引流区可以考虑照射，也可用动脉灌注化疗和全身化疗处理。根据 CT 显示肿瘤范围确定 GTV 后，考虑到摆位误差直接在 GTV 周围放大一定范围确定为计划靶体积（PTV）。PTV 的确定一般不考虑器官的移动。

（2）*胆管癌伽马刀治疗中应注意保护的重要器官* 肝、胃、十二指肠、脊髓和肾是胆管癌放疗中应注意保护的重要器官。胃和十二指肠大面积高剂量照射易致溃疡、出血、穿孔。由于十二指肠与中下段胆管毗邻，在胆管癌的照射中不可避免地会伤及十二指肠。十二指肠的放射损伤程度除与放疗总剂量和分次剂量有关外，与高剂量区包括的十二指肠体积相关，高剂量区体积越小，放射性溃疡和穿孔的发生机会越小。

（3）*胆管癌的体位、固定和扫描要求* 定位前患者禁食禁水 2～6 h；口服 2%～3%泛影葡胺（angiografin）250 ml，30 min 后再行扫描定位；患者平卧于三维坐标的立体定向体架中，体架内置负压袋，抽真空成型固定躯体；注射造影剂的速度为 2～3 ml/s，注射后 15～20 s 后开始扫描。因采用螺旋 CT 动态团注，所以可以清晰地显示十二指肠、动脉静脉等组织与肿瘤的关系。

（4）*胆管癌的 CT 模拟和三维计划* 将获得的图像资料和相关数据输入治疗计划系统（γ-TPS），进行靶点规划，勾画肿瘤区及临床靶区。考虑到胆管癌淋巴转移及肝内浸润的特点及周围放射敏感组织，根据患者治疗目的、身体状况，调整放疗计划及剂量分布，用 50%～70%的等剂量曲线包绕靶区，剂量分布特点是 PTV 内剂量分布均匀，高剂量区包括的胃肠道体积小，治疗区与 PTV 三维适形。肿瘤靶区<3 cm 的单次周边剂量为 4.0～5.0 Gy，肿瘤靶区 3～5 cm 的单次周边剂量为 3.5～4.5 Gy，肿瘤直径>5 cm 的单次周边剂量为 3.0～4.0 Gy。重复摆位时 X 轴及 Z 轴方向不允许与定位值有误差，Y 轴方向误差<2 mm。治疗总剂量为 35～45 Gy，治疗次数 8～13 次，每周 5～7 次治疗，与靶区相邻的部分十二指肠受量在 5.0%～30.0%，脊髓受量在 5.0%～20.0%，并通过剂量-体积直方图进行定量评估、修改，获得最佳治疗方案。

（5）*综合治疗* 恶性肿瘤的现代治疗模式是综合治疗，它对提高胆管癌的局部控制率、延长患者的生存时间和改善生活质量有积极作用。

1）局部晚期胆管癌的立体定向放疗：放疗能够改善胆管癌患者的生存率，特别是不能手术切除者。胆管癌本身的肿瘤控制剂量要求偏高，传统的放疗效果并不令人满意，常规放疗提高病区照射剂量虽然有利于对肿瘤的局部控制，但照射剂量超过 50 Gy 时严重并发症明显增加，如胃肠道溃疡、出血、梗阻，患者往往因严重的放疗并发症而不得不终止放疗。新的立体定向放疗技术应用使得肿瘤靶区的剂量增加，而周围的重要组织器官如十二指肠、胃、肝、肾、脊髓等对放射线的耐受量较低。闫英等报道 52 例胆管癌采用 SBRT 和（或）常规放疗进行分析，全组总有效率为 96.2%，行 SBRT 者中位生存期 15 个月，既缩短了治疗的时间，生存期有较大提高。认为

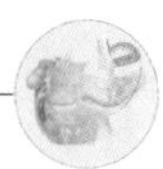

配合常规放疗者较未行者 1 年生存率无明显差异，常规放疗对正常组织损伤较大，又有增加后期放射损伤的机会。不可切除肝门部胆管癌患者如果不予治疗，平均生存 3 个月，单纯胆汁引流可使患者的中位生存期延长为 4～7 个月；放疗可改善患者生存质量并将生存期延长至 10～16.8 个月。Alden 等报道 48 例不能手术切除肝门部胆管癌，24 例接受放疗，其余 24 例未接受放疗。放疗组 2 年生存率和中位生存期为 30%、12 个月；而未放疗组为 17%、5.5 个月，放疗组的疗效显著高于未放疗组。

放射剂量与疗效有明显关系。Alden 等分析证实胆管癌放疗剂量与生存率有关，高剂量放疗组中位生存期显著长于低剂量组。Tsujino 等研究表明照射剂量在 40 Gy 以上与 40 Gy 以下相比，前者显著提高中位生存期。

另外国内多家研究机构采用立体定向适形放疗技术或伽马刀立体定向 IMRT 治疗局部晚期胆管癌，其总有效率高达 70.9%～100%，中位生存期 15 个月左右，提示立体定向适形放疗技术对治疗局部晚期肝门部胆管癌的有效性。

2）立体定向放疗与外科手术联合：手术治疗是唯一可能根治胆管癌的方法，但仅有不到 50%的患者有手术机会，肝门部胆管癌预后最差，绝大多数患者就诊时已经失去手术机会。对于已经丧失手术切除机会的局部晚期肝门部胆管癌，应进行以解除胆道梗阻、缓解症状和延长生存期为目的的姑息治疗。通过手术方法重建胆汁引流通道，术中对于局部肿瘤不能切除或难以切净时，应在肿瘤胆管区四周留置金属标记，以便勾画肿瘤区及临床靶区，再与立体定向放疗相结合，局部控制肿瘤，以改善肝功能、缓解黄疸症状，预防感染，从而提高患者的生存质量和延长生存期。从目前的资料来看，常规分割 40～50 Gy 的照射即使加化疗也并不能真正提高肿瘤的手术的切除率，立体定向放疗与手术的联合，日益受到临床的重视。文献报道术后立体定向放疗可以提高姑息切除者的局部控制率和长期生存率。

3）立体定向放疗与介入治疗联合：近年来，我国学者在放疗结合支架置入对局部晚期胆管癌进行治疗中，进行了多方面的尝试。对于不能切除的肝门部胆管癌，在胆道引流有效缓解胆道梗阻的基础上联合放疗可以进一步缓解症状，提高患者的生活质量，延长生存期。

体部伽马刀属立体定向放疗，为聚焦式照射，治疗定位精确，在病变区受到较高剂量照射的同时，肿瘤边缘剂量锐减，高剂量部位的剂量分布与靶区实际形状相适形，这样就可以在尽可能保护正常组织的同时提高肿瘤的照射剂量。另外，在放疗过程中，配合使用消化道黏膜保护剂、质子泵抑制剂等抗溃疡措施，有助于降低消化道并发症。

4）立体定向放疗与化疗联合：胆管癌对化疗不敏感，全身化疗效果不佳，已有多个循证证据显示立体定向放疗联合吉西他滨治疗胆管癌有着显著获益。多项实验表明吉西他滨、氟尿嘧啶对放疗有增敏作用，联合立体定向放疗能更好地控制肿瘤局部进展。

5）外照射与腔内照射治疗联合：现有证据表明，近距离放疗作为局部增量手段对改善不能手术的胆管癌患者的生存时间和质量有一定帮助。通过手术中或放射介入法（PTBD、ERCP）将 ^{192}Ir 施源管置入肿瘤部位，可获得满意的局部剂量分布。近距离单次照射的剂量大小、治疗间隔长短，以及如何与外照射配合，目前均无成熟的经验。单次照射剂量过大，则可造成胆管炎，甚至胆管穿孔，长期不良反应有胆管狭窄。近距离放疗可单独用于肝门部胆管癌的姑息治疗，也可作为增量手段与 SBRT 相结合，可以减轻放疗的不良反应，提高生存期。

36.2.3 立体定向放疗的应用前景

立体定向放疗有较大的剂量聚焦优势，在肝、胆、胰恶性肿瘤的治疗取得了令人鼓舞的临床疗效，但由于胆管癌发病例数少，大多数研究为单中心、小样本的回顾性分析，没有关于胆管癌综合治疗的前瞻性分析、随机分组的临床研究。对于根治性手术后放疗的价值、新的放疗技术如立体定向放疗在胆管癌治疗中的作用，以及同步放、化疗是否可以提高胆管癌的疗效等，仍有待于进一步的临床研究。尽管如此，以立体定向放疗为代表的放射新技术的应用和多学科联合实现了优势互补，从而使肿瘤的综合治疗更加系统化和规范化。

（陈庆丰）

36.3 化疗

化疗（chemotherapy）是治疗肿瘤的主要手段之一，它发挥着十分重要的作用。癌症的全身治疗，一直是以应用细胞毒药物进行化疗为主，并且绝大多数药物通过损伤 DNA 或抑制微管功能来抑制或杀伤增殖旺盛的细胞。目前常规化疗一般选用药物的最大耐受剂量（MTD），原则是在毒性不危及生命的前提下，尽可能地用最大剂量和最短的间歇化疗，最大限度地杀灭肿瘤细胞。MTD 化疗中在每两个周期间有 2～3 周的间歇以供机体恢复。MTD 化疗可使大约半数肿瘤得以完全或部分退缩，但很少能治愈或显著延长癌症患者的生存时间。在治疗的同时，又会产生骨髓抑制、脱发、黏膜炎及生育能力下降等化疗的毒副反应。与短期给予毒性大的 MTD 相应的另外一种化疗给药途径是小剂量、高频度用药，称为节律化疗(rhythmical chemotherapy)。因其单次剂量较小，又可以联合两种或两种以上化疗药物，用药间隔时间较短，甚至每天 1 次或每天 2 次，不伴较长的间歇期，更适合与靶向药物联合应用。由于节律化疗减轻了毒副反应，一般不需要使用集落刺激因子(colony stimulating factor，CSF)。虽然节律化疗的累积给药剂量不大，但疗效并不逊于传统的 MTD 化疗，且在延长生存期方更具优势。近几年，又发现大多数肿瘤化疗药物都有阻止肿瘤新生血管的形成和破坏已形成的肿瘤血管的作用。肿瘤节律化疗的抗血管生成作用的机制如图 36-1 所示。

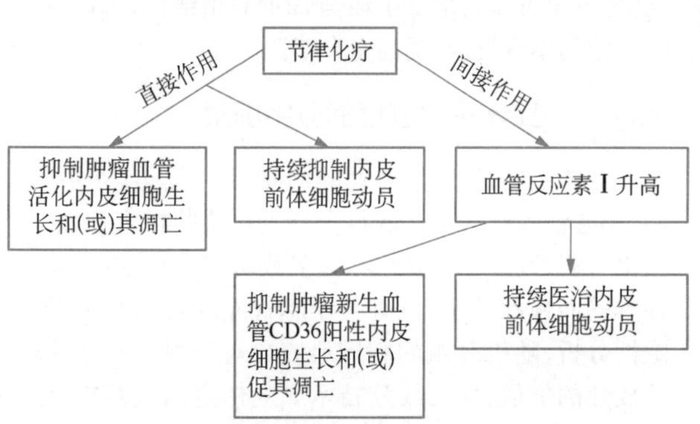

图 36-1 肿瘤节律化疗的抗血管生成作用的机制

由于胆囊癌和胆管癌手术切除率低，术后局部复发率高达 52%，故术后给予局部辅助治疗值得考虑。数项近期发表的回顾性研究结果提示，胆囊癌和胆管癌术后辅助治疗和新辅助化放疗(neoadjuvant chemotherpy，NC；neoadjuvant radiotherapy，NR)可提高手术完全切除率和减少术后微转移，带来一定生存获益。氟尿嘧啶类药物是治疗胆管癌的常用药物。最近，放疗联合吉西他滨±奥沙利铂也显示了其可行性。但至今尚未发现对胆管癌十分有效的化疗方案。受患者人数的限制，有关胆管癌化疗研究的文献并不很多，所用方案与肝癌、胰腺癌的化疗方案相差无几。20 世纪 90 年代之前研究最多、使用最广泛的胆道系统化疗药物为氟尿嘧啶(5-FU)、丝裂霉素(MMC)和多柔比星(ADM)。Oberfield 统计 97 例晚期胆管癌化疗的疗效，部分缓解率为 29%，无完全缓解的病例，中位生存时间为 6～11 个月。考虑到化疗的毒副作用，系统化疗对胆管癌患者在改善生活质量和延长生存期方面均无明显优势。这些早期的研究结果令人比较沮丧，尤其是在胆管癌的化疗方面几乎毫无进展。随着新的化疗药物的开发，胆道肿瘤的化疗尤其是胆囊癌的化疗疗效有所改善。

36.3.1 适应证

胆道恶性肿瘤的化疗，尤其是胆囊癌的化疗近年来取得了一些进展。适应证主要有：①辅助化疗，TNMⅡ期以上胆道肿瘤切除术后，通过辅助化疗消灭可能存在的微小转移灶，提高外科治疗的治愈率；②不能手术者的姑息性治疗，对局部不能切除或已广泛播散不宜手术的患者通过化疗以延长生存期；③与放疗联合应用起到放疗增敏作用；④患者一般状况尚可，KPS 评分在 60 分以上，无明显的梗阻性黄疸或经有效的减黄治疗后，总胆红素降至正常值 2 倍以下。

36.3.2 常用药物及方案

(1) *氟尿嘧啶* 氟尿嘧啶(fluorouracil，5-FU)是一类在胆管癌化疗方面研究最多的药物。一项针对 5-FU 单药化疗的Ⅲ期临床试验显示 5-FU 的有效率在 0%～10%。由于甲酰四氢叶酸(LV)修饰 5-FU 的化疗方案可以提高结直肠癌的化疗有效率，一些学者使用该方案对进展期或转移性胆管癌进行研究。一项Ⅱ期随机临床试验显示，5-FU+LV，与最佳支持治疗比较，对延长患者生存、提高患者生存质量，没有发现两者之间存在统计学意义的差异。对根治性切除术后的胆囊癌患者而言，以氟尿嘧啶类药物为基础的辅助化疗方案的生存获益较为有限；对姑息性切除术后的胆管癌患者，术后治疗的价值仍存争议。但 5-FU 作为放疗增敏剂，在胆管癌的治疗中有一定疗效，常与放疗同步进行；方案为放疗剂量 45 Gy，5-FU 350 mg/m^2 第 1～5 d 和第 28～32 d 静脉滴注。

(2) *丝裂霉素*(mitomycin C，MMC) MMC 对胆管癌的治疗价值基于 EORTC 对 30 例患者的治疗结果，MMC 15 mg/m^2，6 周，总有效率 10%、中位生存期 4.5 个月。MMC 和蒽环类化疗药物在胆汁中浓度较高，因此，考虑 MMC+蒽环类药物+5-FU

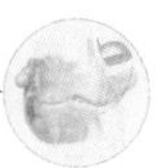

的联合化疗。Ⅱ期临床试验发现，FAM(5－FU＋ADM＋MMC)方案的部分缓解率达到31%，FAM方案治疗有效的胆管癌患者，中位生存期11.5个月，肿瘤进展患者中位生存期2～5个月。因而认为FAM方案是晚期胆囊癌化疗有效方案之一。Takada等进行的多中心临床试验，比较了FAM和5－FU单药治疗81例无法切除的胰头癌和胆管癌的疗效，治疗组只有1例有效，两组中位进展时间(median time to progression, mTTP)、中位生存期、有效率和毒副作用无显著差异。5－FU＋MMC治疗胆管癌的Ⅲ期临床试验表明，该方案作为术后胆管癌的辅助治疗方案，不能使患者获得临床疗效。

(3) 顺铂(DDP)　DDP单药没有明确的治疗胆管癌的活性，但是联合5－FU、表柔比星(EPI)后产生协同作用，对多种肿瘤有效。对25例未治疗的无法手术切除的局部进展期或者转移性胆管癌患者的治疗发现，有效率可达到24%[5－FU 1 g/(m^2・d)×5 d持续滴注＋DDP 100 mg/(m^2・d)第2 d 1 h滴注]。25例进展期胆管癌患者接受EPI 50 mg/m^2＋DDP 60 mg/ m^2，第1 d；5－FU 200 mg/m^2持续24 h每天滴注，3周为1个周期。在可以评价疗效的20例患者中，客观有效率达到40%，疾病稳定期10个月，中位生存期11个月。

(4) 紫杉醇类　紫杉醇(paclitaxel, PTX, TAX)对转移性胆管癌的效果不明确。1项对15例胆管癌患者的Ⅱ期临床治疗试验发现，每3周PTX 170～200 mg/m^2的方案，没有完全或者部分缓解的病例，只有2例出现肿瘤的轻微缩小，持续超过2个月。多西他赛(泰素帝)治疗胆管癌的Ⅱ期临床试验，17例患者(6例接受过非紫杉醇类化疗)按照100 mg/m^2的初始剂量开始，随着毒副反应的出现再降低到原来的25%，没有观察到部分或者完全缓解。

(5) 吉西他滨(gemcitabine, GEM)　核苷酸类似物GEM通过抑制DNA的复制和修复，主要作用于S期，是一类低毒高效的新型抗肿瘤化疗药物，为胰腺癌的化疗一线药物。因胆囊与胰腺的外分泌腺在胚胎起源上有着同源性，故也适用于胆囊癌的治疗。对GEM治疗转移性胆管癌进行了较多的研究，单药治疗的总有效率为0%～30%，中位生存期为5～14个月。GEM联合DDP治疗胆管癌的总有效率为21%～34.5%，中位生存期为9.3～11个月。一项观察GEM联合奥沙利铂治疗胆管癌的临床试验表明，疗效与患者的全身状况有关。GEM(1 000 mg/m^2)＋奥沙利铂(1 000 mg/m^2)每2周1次，56例患者中体能状态(PS)评分为0～2分与PS评分＞2分者在疗效方面有显著差异，中位生存期分别为15.4个月和7.6个月，总有效率分别为36%和22%。该方案即使在PS评分＞2分的患者耐受性也良好。临床前期研究表明GEM和5－FU对胆管癌的治疗有协同作用。现有的针对胆管癌的化疗资料有限，只有小规模临床研究，没有观察到完全缓解病例，客观有效率为0%～40%。

胆囊癌与其他胆管癌在生物学行为和对化疗的反应方面存在差异。Eckel分析了1999～2006年发表的胆道肿瘤化疗的研究结果，包括1 368例胆道肿瘤(BTC)患者。BTC患者肿瘤进展时间(TTP)和总体的生存时间(OS)分别为4.1个月和8.2个月。亚组分析发现胆囊癌患者对化疗的反应率显著高于胆管癌(36% vs 18%)，但胆管癌患者OS长于胆囊癌患者(9.3个月 vs 7.2个月)，在所有的化疗方案中以含GEM和铂类的化疗方案最为有效。

DDP的毒性反应包括肾或神经毒性、骨髓抑制或耳毒性等，外周神经毒性是奥沙利铂的主要毒性反应。对难以接受GEM联合铂类药物者可考虑GEM单药治疗。

36.3.3　动脉插管栓塞化疗(TACE)

肝外胆管系统由肝动脉发出供血动脉，与全身化疗不同，经肝动脉灌注药物可以避免药物的肝脏首过效应，因此与之相比可能具有一定的优势。可选择在手术中经胃网膜右动脉置管入肝动脉，经皮下埋藏注药泵，于切口愈合后进行化疗药物灌注。对不存在开腹手术指征者，可用经股动脉插管行肝动脉灌注。目前仅有一些小规模的临床试验结果。在17例可评价疗效的患者中有效率为53%。Cantore对9例转移性胆管癌患者行5－FU动脉灌注治疗，有1例完全缓解、3例部分缓解，总体2年生存率为55%。John Hopkins医院对17例无法切除的胆管癌患者行TACE治疗，中位生存23个月，2例无法切除的患者TACE后切除了肿瘤，82%的患者无显著的毒副作用。此外，通过门静脉注入碘化油加入化疗药物，使其微粒充分进入肝窦后可起到局部化疗和暂时性阻断肿瘤扩散途径的作用，临床应用也取得了一定效果，为无法切除的胆囊癌伴有肝转移的患者提供了可行的治疗途径。这些试验的结果令人振奋，但仍需要大规模的临床试验对之进行评估。

36.3.4 腹腔内化疗

腹腔内化疗的优势如下：①具有高选择性区域化疗的特点。腹腔内化疗用药数小时后腹腔药液浓度为血浆浓度的 400 倍，极大地增加了抗癌药对肿瘤细胞的杀伤能力。②抗癌药经门静脉系吸收回流入肝，门静脉血药浓度为外周循环的 40 倍，使转移至肝脏的癌细胞受到高浓度抗癌药攻击。③抗肿瘤药通过门静脉吸收入肝，经过肝脏代谢后，仅剩少量药物进入体循环，从而能减少体循环毒性。④腹腔内液体的回流，由门脉系统和淋巴系统完成。化疗药物从淋巴途径回流进入腹腔区域淋巴组织，达到腹腔内淋巴系统药物高浓度化疗的目的。因此，腹腔内化疗可提高肿瘤部位药物的浓度，增强对肿瘤细胞的杀伤能力，减少对机体的毒副作用。研究表明，腹腔内灌注 DDP 和 5－Fu 对预防和治疗胆囊癌的腹腔种植和转移有一定的疗效。也可在开腹手术时直视下置入缓释 5－Fu；对未行开腹术的患者可通过 B 超指导下将缓释 5－Fu 植于胆囊床周围，有可能会延长患者生存期。

36.4 分子靶向治疗

肿瘤分子靶向治疗(molecular targeted therapy)是指利用具有一定特异性的载体，将药物或其他杀伤肿瘤细胞的活性物质选择性地运送到肿瘤部位，把治疗作用或药物效应尽量限定在特定的靶细胞、组织或器官内，而不影响正常细胞、组织或器官的功能，从而提高疗效、减少毒副作用。靶向治疗就是有针对性地瞄准一个靶位，在肿瘤分子治疗方面指的就是针对某种癌细胞，或针对癌细胞的某一种蛋白、某一个分子进行治疗。

靶向治疗可分为 3 个方面：一是器官靶向，即它是针对某个器官。如某种药物只对某种器官的肿瘤有效，称之为器官靶向。二是细胞靶向，指的是只针对某种类别的肿瘤细胞，药物进入体内后可选择性地与这类细胞特异性地结合，从而引起肿瘤细胞的凋亡。三是分子靶向，是指针对肿瘤细胞内的某一个蛋白家族的某部分分子，或某一个核苷酸的片段，或用某个基因产物进行治疗。

肿瘤靶向治疗药物是通过阻断肿瘤生长和转移信号通路上的一些关键因子，从而干扰肿瘤细胞的恶变及肿瘤生长过程的一类药物。这类药物往往在分子水平作用于肿瘤细胞，具有阻止其恶变、扩散的一系列关键调控作用。因此，也被称为“分子靶向药物”。这类药物比以往传统的细胞毒药物具有更强的针对性、更高的效率和更小的不良反应。

随着分子生物学技术的提高和从分子水平对肿瘤发病机制的不断认识，越来越多的治疗靶点被发现并构建相关药物。目前研究较多的靶点包括生长因子及其受体、肿瘤血管生成因子、蛋白激酶及信号传导通路、端粒及端粒酶等。分子靶向药物的家族不断发展壮大，从第 1 种分子靶向药物利妥昔单抗被 FDA 批准上市至今，已有 20 多种靶向药物相继获得 FDA 的上市认证。

靶向治疗药物可分为如下剂型。

1) 小分子化合物[如甲磺酸伊马替尼(格列卫)、吉非替尼(易瑞沙)、厄洛替尼(特罗凯)等]和单克隆抗体[如利妥昔单抗(美罗华)、曲妥珠单抗(赫赛汀)、贝伐珠单抗(安维汀)等]。

2) 按作用靶点可分为细胞信号转导抑制药、抗血管生成药物、凋亡激动药、细胞周期抑制药等。

3) 研究表明，胆管癌及胆囊癌的发生发展包括一系列的分子事件，如 *KRAS*、*INK4α*、*p53* 突变及人表皮生长因子受体(EGFR)－2/Neu 的扩增。在Ⅱ期临床研究中，生物制剂厄洛替尼(口服 EGFR 酪氨酸激酶抑制剂)显示了在治疗胆管癌中的疗效。厄洛替尼单药治疗晚期胆管癌 42 例，17%的患者无病生存期(PFS)达 6 个月，3 例患者部分缓解。实体瘤的生长和转移有赖于新生血管的形成，以抗肿瘤血管生成为主要靶点的治疗是肿瘤分子靶向治疗的研究热点。胆管癌及胆囊癌可检测到血管内皮生长因子(VEGF)的表达，其表达水平与肿瘤的进展和预后相关。贝伐珠单抗(VEGF 抑制剂)治疗胆管癌的Ⅱ期临床试验显示较好的疗效。贝伐珠单抗治疗的 35 例患者，其中 40%的病例部分缓解，中位生存期 12.7 个月，中位 PFS 为 7.0 个月。

4) 其他靶向药物如西妥昔单抗(抗 EGFR 单抗)、拉帕替尼(多靶点小分子激酶抑制剂)、索拉非尼(多靶点抑制肿瘤细胞增殖和血管生成)等都进行过治疗胆管癌的Ⅱ期临床研究，显示一定疗效。鉴于靶向药物导致 3～4 度不良反应的比例较少，联合使用贝伐珠单抗和厄洛替尼可考虑作为晚期胆管癌及胆囊癌替代治疗选择。

36.5 光动力治疗

光动力治疗(photo-dynamic therapy, PDT)是

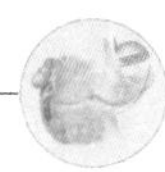

20世纪70年代发展起来的一项肿瘤治疗技术，其治疗肿瘤作用的基础是光动力效应。在光化学反应中，有一种分子只吸收光子，并将能量传递给那些不能吸收光子的分子，促使其发生化学反应，而其本身则不参与化学反应，恢复到原先的状态，这种分子称为光敏剂。由光敏剂引发的光化学反应称为光敏反应，把有氧分子参与的伴随生物效应的光敏反应称为光动力反应，而把可引发光动力反应破坏细胞结构的药物称为光动力药物，即光敏药物。

光动力效应的三要素为光敏剂、照射光和氧。由于活体组织含有氧，所以在临床上PDT的主要影响因素为光敏剂和照射光。光敏剂是能吸收和重新释放特殊波长的卟啉类分子，具有四吡咯基结构。卟吩姆钠（profimer sodium）（商品名光敏素，photofrin）是第1种批准应用的光敏剂，可分别用于食管癌、肺癌、膀胱癌、宫颈癌及皮肤癌中的某些类型肿瘤患者的常规治疗。由于光敏素不能充分地被光转为细胞毒性物质、需光照时间较长以及有持续较长时间的皮肤光敏反应、作用深度仅0.5 cm，人们相继开发了第2代光敏剂，如5－氨基酮戊酸（5－ALA）、mTHPC、初卟啉锡、亚甲基蓝、苯卟啉衍生物等。第2代光敏剂部分地克服了第1代光敏剂的缺点，如光敏期缩短、作用光波的波长较长，因而增加作用的深度，产生的单态氧也较多，对肿瘤更具有选择性。最新的第3代光敏剂替莫泊芬（temoporfin商品名Foscan）的穿透力达到约2 cm，波长652 nm。

光敏药物与化疗药物不同，当光敏药物进入人体后，在不同组织中很快形成不同的浓度分布，然后又以不同的速度下降，并在数天后部分排出体外。摄取了药物的人体组织，在专用的光动力激光治疗机联合使用下，才能对患者产生治疗效果。如果没有受到光的照射就不会引发光动力反应，产生细胞毒性。即使受到了光的照射，只要光的波长、辐照量或组织中的药浓度未达到一定要求，细胞也不会受到大的损伤。

照射光常采用可见红光，照射光的波长正确性、输出稳定性和投照可靠性也是决定治疗效果的重要可控因素。目前常用630 nm或650 nm的光。激光是最方便和可携带性光源，具有凝聚性和单色性，即产生高能量的单一波长的光波，输出功率可被精确调控，能直接通过纤维光缆，引入中空器官和深在肿瘤内。光照时间与光敏剂吸收光能力和光传递能量给氧的效力有关。研究发现，在深度直径＞(1.2±0.5)mm的肿瘤中引起坏死效应最为明显的是红光，绿光在浅表肿瘤中更为有效，而紫光则仅在深度＜(0.2±0.1 mm)的病变中最为有效。紫光的光敏杀伤效应是红光的12倍。

PDT分两步完成，首先给患者光敏剂，经过一段时间40～50 h光敏剂可较多地潴留于肿瘤组织内；然后以特定波长的光照射肿瘤部位，光敏剂在吸收了合适波长的激活光线后，从基态转变为激活的单线态，再与氧起反应，产生高活性单线态分子；后者与分子氧起反应，产生激发态反应性单态氧，再与邻近的分子（如氨基酸、脂肪酸或核酸）相互反应，产生毒性光化学产物，引起细胞毒性和局部微血管损伤。

1991年，Mc Caughan等最早报道PDT治疗晚期胆管癌，其后德国、韩国及美国学者进行了小样本的Ⅱ期临床试验。研究表明，胆道支架引流联合PDT治疗可改善患者的淤胆症状，提高生活质量，并延长生存期。PDT组患者30 d病死率为0%～4%，中位生存期为10～16.2个月。随后进行了2项随机对照试验也显示，PDT联合胆管减压较单纯胆管减压治疗胆管癌具有明显的生存优势。两个临床试验中试验组患者的中位生存期分别为493 d和21个月，而对照组的中位生存时间分别为98 d和7个月。在所有的研究中，PDT相关的不良反应（主要为胆管炎）较少，没有4级以上的毒性及早期死亡病例。这些临床试验显示在胆管减压后给予PDT是一种安全的晚期胆管癌姑息治疗方法，可在改善患者生活质量的同时使患者获得生存受益。但对影像学检查提示的较大的肿瘤团块，PDT疗效有限，应考虑联合使用化疗，但目前尚缺乏相关的临床证据。

PDT 3月后，在常规更换胆管支架时，可借助胆管造影术评价疗效，或在2～3周期化疗（8～12周）后，通过主观症状、血液学检查、病灶部位的放射学或超声检查等做出临床评价。

36.6 肿瘤热疗

肿瘤热疗（hyperthermia）是指应用各种热源采用现代科技及ICU技术对恶性肿瘤进行加温治疗的一种方法。它是一种纯物理性治疗，对人体正常组织无毒副作用，既能增强放、化疗的效果，杀死肿瘤细胞，又能提高机体的免疫功能。

Busch(1866)报道，颜面部肉瘤及晚期黑色素瘤患者在感染丹毒持续数日40℃高热后肿瘤奇迹般地消失了。1893年，Coleyd在《美国医学杂志》发表了第1份应用人工高热治疗肿瘤的报道。他将细菌毒素注射到38例晚期肿瘤患者身上，使其发高热，结果12例治愈，19例好转。此后出现了各种各样治疗肿瘤的热疗方法。随着生物学、生物工程学、电子工程学等高科技的飞速发展，美国流式细胞仪（FCM）科技专家率先研发出体外转流全身灌注热疗系统，并成功地应用于临床。它是将人体5%～10%的静脉血液引出体外循环加热，然后再从静脉回输至体内，通过组织灌流技术使全身组织细胞温度都升高，并维持一定时间，然后降温，治疗结束。

研究发现，不论何种癌细胞均不耐高热。人体正常组织细胞能耐受的高温，在肿瘤细胞就可发生损伤凋亡（apoptosis）。由于肿瘤细胞膜胆固醇含量较正常细胞低，膜流动性更强，因而更易受到热的影响。人体受热后肿瘤组织内温度常高于临近正常组织的5～10℃。基础实验研究证明，正常组织细胞能耐受47℃的温度并持续1 h，而恶性肿瘤细胞仅能耐受43℃的温度并持续1 h。43℃的温度并持续1 h被称为恶性肿瘤细胞不可逆损害的临界温度。45℃以上的温度热疗则可直接导致肿瘤细胞死亡。正常组织因具有良好的体温调整节系统及耐受性，可耐受46℃而不会产生不可逆转的损伤。

热疗不但本身具有抗肿瘤的作用，而且还可增强化疗的疗效，表现在以下几个方面。①增加组织血流和氧合：热疗可以加快血流，增加血供，促进化疗药物在肿瘤局部的积聚和摄取。还可以通过增加肿瘤血流来增加肿瘤的氧合。研究表明，热疗可以激活低氧诱导因子-1（hypoxia-inducible factor-1，HIF-1）及其下游的靶基因，如VEGF从而诱导肿瘤细胞的再氧化。化疗对富氧细胞的敏感性强于乏氧细胞，因此，热疗也可通过增加肿瘤细胞的氧合来增强化疗药物的疗效。②逆转某些化疗药物的多药耐药：恶性肿瘤的多药耐药（multidrug resistance，MDR）是临床上肿瘤化疗失败的原因之一。研究表明：①热疗能抑制MDR1 mRNA表达，从而减轻的临床症状。②Agostinelli（2006）研究表明，热疗联合酶毒性的氧化产物存在对抗MDR肿瘤细胞的可能。③热疗能杀伤G_0期（静止期）细胞，而G_0期细胞对化疗不敏感，加温改变了细胞膜的稳定状态，增强了细胞膜对药物的吸收和渗透。热疗与化疗在杀伤肿瘤细胞上有互补作用。④增强化疗药物的阻滞细胞增殖及诱导细胞凋亡：化疗药物杀伤肿瘤细胞的主要机制之一是阻滞肿瘤细胞增殖。热疗的温度若>40℃，则能使肿瘤细胞蛋白变性，抑制其复制、转录、修复的功能，阻止细胞增殖，杀伤肿瘤细胞，并可促使用化疗药物诱导肿瘤细胞凋亡。⑤热疗能明显改善机体细胞的免疫功能，增强自然杀伤细胞（NK）活力，提高$CD4^+/CD8^+$比例，明显提高患者生存率。

在全身热疗时，常需联合放疗或化疗治疗同时进行，因为处于S期的肿瘤细胞对放射线有抗拒性，但对高温很敏感，高温恰恰能杀灭这些癌细胞，这就是放疗的增敏作用。在高温情况下，细胞膜通透性改变，有利于化疗药物渗透，使癌细胞内药物浓度增高，其杀伤作用成数十倍增加。研究表明，在体外42℃，持续120 min，可使一些化疗药物的灭癌效果增强10～100倍。在临床实际应用上，热疗与化疗联合应用，其疗效远大于两种治疗疗效之和。在达到一定疗程的条件下，化疗药物用量可以减少，从而降低了其对人体的危害。

热疗能增加抗癌药的疗效，研究表明DDP、5-FU、ADM等在加温条件下（41℃）抗癌作用明显增强。温热还可增加细胞膜的通透性，有利于化疗药物的渗透、吸收。高温状态下，癌细胞膜流动性增强，肿瘤细胞膜磷脂层上的蛋白和维持细胞膜稳定的蛋白被移出，例如Na^+-K^+ ATP酶活性的丢失影响细胞膜的稳定，引起细胞凋亡。肿瘤血管通透性增高，化疗药物进入并储积于癌细胞内，增强了化疗的抗癌作用。同时抑制肿瘤细胞对化疗药物损伤的修复，改变了肿瘤周边的血液循环，促使药物进入肿瘤组织内。进一步研究发现热疗（42℃）可消除某些癌基因对细胞摄取和排泄化疗药物的调控力，造成温热化疗后癌细胞内化疗药物排泄减少，储积浓度增加。而且这种温热化疗的协同作用也同样见于癌组织内处于静息状态的癌细胞。因此，热疗与化疗联合应用（腹腔内温热化疗）可充分利用两者的各自优势，具有协同抗癌作用，有可能进一步提高胆管癌患者的化疗疗效。虽然腹腔内温热化疗在胃肠道肿瘤的治疗上取得了较好的疗效，由于受胆管癌及胆囊癌病例数量的限制，鲜有单独关于腹腔内温热化疗对胆管癌或胆囊癌疗效的评估。

随着对胆管癌的发病机制研究的深入，治疗胆管癌的新药将不断被发现。但目前手术是唯一的治愈性手段，应通过采用积极的外科手段来改善生存。化疗虽有一定的疗效，但不应将其视为弥补手术根治不足的方法。

在手术后应用全身热疗可防止肿瘤的局部复发及远处转移。在原发肿瘤生长过程中，不断有癌细胞通过血管、淋巴管到达全身各处的靶器官，并形成癌微灶，这些转移灶往往在原发肿瘤切除之后又能

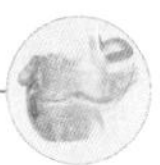

迅速繁殖生长，是导致患者病情进一步恶化、致死的一个重要原因。

全身热疗适用于各期、各部位的恶性肿瘤，尤其是对肿瘤已全身转移，术后复发及化疗耐药病例，已显示出不可替代的作用。对于缓解晚期癌性疼痛、恶性胸腔积液或腹水的消失，以及全身转移灶的消退等全身热疗都起着重要作用，更为重要的是能改善患者的生活质量、延长生存时间。

36.7 高强度聚焦超声治疗

高强度聚焦超声(high intensity focused ultrasound, HIFU)治疗肿瘤是指利用超声波具有方向性和聚焦性的特点，将体外低能量的低频超声聚焦于体内肿瘤靶区，通过超声波和体内组织相互作用产生的热效应、空化效应和机械效应，靶区焦点的温度瞬间可达到 65～100℃，使靶区组织产生凝固性坏死，从而达到原位灭活肿瘤的目的。HIFU 主要用于治疗肝癌、骨肉瘤、胰腺癌等实体肿瘤的治疗。

HIFU 治疗晚期胰腺癌可控制肿瘤的发展，减轻患者的疼痛，提高生活质量，延长生存时间，且未发现有严重不良反应。胰腺癌晚期的疼痛迫使患者日不安宁，夜不能眠，辗转反侧，痛苦万分。其发生的原因与肿瘤压迫、侵及周围的腹腔和腹膜后神经丛有关。经 HIFU 治疗后，胰腺坏死，可减少其对腹膜后神经丛的压迫和浸润。同时，对腹膜后神经丛的破坏，也有缓解、减轻疼痛的效果。李静(2011)报道 44 例晚期胰腺癌经 HIFU 治疗后有 94.74%患者的疼痛得到了不同程度的缓解，使患者的生活质量得到了提高。联合放疗、化疗、血管栓塞、分子靶向药物治疗，则中位生存期为 8 个月。Heinemann(2006)报道的吉西他滨联合顺铂组和吉西他滨单药组治疗的中位生存期为 7 个月和 5 个月，且患者的疼痛症状仍要靠其他药物止痛。

在胰腺癌患者中，有相当一部分是因腹部疼痛或腰背疼痛就诊的，也有以剧烈腹痛为中晚期胰腺癌的首发症状而住院。这些患者被疼痛折磨，生活质量和生存率都较低，加之疾病消耗，患者常因恶病质痛苦不堪。如何有效地镇痛，已成为目前中晚期胰腺癌综合治疗的主要内容之一。胡斌(2014)对 60 例中晚期胰腺癌患者检测 HIFU 治疗前和治疗后前列腺素 E_2(PGE_2)和降钙素基因相关肽(CGRP)的表达水平，采用视觉模拟评分法(VAS)进行研究，发现与 HIFU 治疗前相比，患者外周血 PGE_2、CGRP 的表达水平在治疗后第 1 d 上升，第 7 d、15 d、30 d 较治疗前明显下降($P<0.05$)；疼痛评分明显降低($P<0.05$)，镇痛药物投放剂量明显减少($P<0.05$)。HIFU 治疗后有 8 例患者出现一过性血淀粉酶、脂肪酶升高；3 例出现治疗区皮肤热损伤(Ⅰ～Ⅱ度烧伤)。所有病例均未出现血糖异常、腹腔出血和胃肠穿孔等并发症。PGE_2 是一种重要的细胞生长和调节因子，是花生四烯酸环氧合酶代谢产物，为二十碳不饱和脂肪酸，是前列腺素的一种。PGE_2 可提高组织对组胺、5-羟色胺、缓激肽等致痛因子的敏感性，从而延长和增强致痛因子对感觉神经末梢的致痛作用。外周血 PGE_2 的表达水平与疼痛的发生及疼痛程度有着密切关系，疼痛的程度越重，PGE_2 的表达水平越高。CGRP 是一种 37 肽，由感觉神经细胞释放，对中枢神经系统和外周靶组织都有广泛的调节作用，有增强缓激肽使血管通透性增加的作用，以及促进 P 物质、神经激肽 A 和 B 的稳定，降低外渗作用。CGRP 在痛觉的产生、传导和调节等方面起着重要作用，是强烈的内源性致痛源。因此，外周血 PGE_2、CGRP 的浓度和 VAS 评分一样，可以间接地反映患者疼痛情况。疼痛强度越高，VAS 评分越高，外周血 PGE_2、CGRP 的浓度也越高。

(王湘辉)

36.8 微波治疗

36.8.1 微波治疗概述

微波治疗(microwave therapy)肿瘤在 20 世纪 60 年代以来，国内外先后进行了深入的研究。一方面，实践证明，癌细胞对温度的敏感性高于正常细胞。通常活体细胞在 42.5℃即会受到严重的损伤，而正常细胞需要较长的时间且处于 45℃以上，方可导致不可逆的损伤。另一方面，癌组织含水量比其周围的组织高，且血流量较少，因此，在进行微波透热治疗时，癌组织的温度应高于周围正常组织温度，方可达到破坏、杀死癌细胞的治疗目的。如何用微波来治疗肝癌、胆管癌、胆囊癌等血运丰富的脏器，虽有很多设想，但因微波治疗上述多血脏器的癌症，由于受微波透热深度的限制，以及肋骨对微波的强烈反射，简单的外照射难于达到治疗效果。动物实验发现，经微波加热后大块肿瘤组织坏死变化有两种类型：一种为凝固性坏死；另一种为液化性坏死。后者如果坏死过快，又无自然管道将坏死液化物排出，必然会引起全身性中毒，这种情况国内外文献均有报道。鉴于上述情况，采用剖腹显露肝脏、胆囊后，在癌块四周插入多根微波辐射器针，进行短时间高功率微波辐射，使癌四周形成高温凝固带，然后从凝固带中线切除，能达到切肝、切胆出血极少的目的。而且可对多癌块无法全部切除者进行凝固后不予切除，此时癌块中的癌细胞死亡，不仅不会再生长还可激活免疫功能，达到常规手术无法获得的效果。

36.8.2 微波治疗的机制

医学上治疗癌症及深部肿瘤，常选用两种微波。一种是 915 MHz，其作用组织较深，影响组织范围较大，杀伤癌组织范围较宽；另一种是 2 450 MHz，其作用深度较浅，影响组织范围较小，杀伤癌组织范围较窄。采用 2 450 MHz 的微波能使血运丰富脏器中含水分子的细胞每秒钟震动 2 450 次，细胞水分子碰撞、摩擦产生高热 80～120℃，从而导致细胞死亡。在做离体的猪肝和活体猪的肝脏实验时发现微波辐射器针通电后，辐射器植入点的肝组织变成蜡黄色，并下陷 1～1.5 cm。活体猪肝在微波治疗固化处，切开肝脏时多无出血，肯定了微波辐射器的止血作用。

微波透热治疗肿瘤的临床应用，开始时应用微波行腔内照射治疗，如宫颈癌的临床应用，获得了满意的疗效；此后又相继进行了直肠癌、食管癌及鼻咽癌的微波内照射治疗的临床试用，均取得了较好的效果。1986 年，高必有与四川大学微波系陈代珠共同研制了植入式微波治疗机，在国内最先用于肝、胆、胰、脾、肺的切除和肿瘤治疗，并于 1989 年在法国推广。这种植入式微波治疗机具有下列特性。

(1) 切肝断面多不出血　活体家兔试验结果证明，经微波凝固后的肝脏，切肝断面不出血，术后动物生长良好。1 个月后，解剖时见原肝断面残留凝固的组织，呈纤维化，原留下的肝脏有新的肝细胞增生。临床实践证明，沿固化线切除肝脏，断面可因肝组织固化、血管闭塞而多不出血。

(2) 与组织不粘连　辐射器外套采用聚四氟乙烯绝缘层，在辐射器加热后外套与组织不会产生粘连，治疗后容易退针。

(3) 微波温度易控制　在用微波治疗时可同时测温进行监控。

活体猪肝后下腔静脉旁约 1 cm 处植入微波辐射器针和测温针进行微波固化肝组织，对下腔静脉壁有无损害的研究时发现，经过微波高温 80～120℃ 的 6 mim 固化，下腔静脉壁处测温针的温度都没有超过 42.5℃，下腔静脉壁完好无损。原因是下腔静脉血流较快，将微波产生的高热可通过快速流动的血流带走，故下腔静脉壁在距微波辐射器针 1 cm 的地方未受到影响。

(4) 可多针操作　对于较大的肿瘤，要使肿瘤彻底固化，就必须在肿瘤周围插入多根微波辐射器针。微波辐射器针的长度有 1.5 cm、3 cm、5 cm、7 cm 等。每根辐射器针的作用直径是 1.5 cm 范围，治疗大块肿瘤若用单针就要反复插入微波辐射器针。该仪器可同时把 16 根辐射器针插入肝脏，能满足临床治疗各种肝、胆肿瘤和止血的需要，故能一次性切除大块肝脏肿瘤，如一次性行固化右半肝切除等。

36.8.3 微波治疗后组织的病理改变

对 51 例中晚期肝癌植入式微波手术治疗后的肝组织进行了光镜、组织化学及电镜的研究，证实植入式微波治疗对肝癌固化、杀灭癌细胞有可靠作用，并可达到术中不出血。

对 11 例肝癌患者进行植入式微波治疗后用光镜观察，切取距辐射器针植入点 0.5 cm×1 cm、1.5 cm×2 cm 和 2 cm×3 cm 组织 3 块，立即放入液氮－198℃保存，再分别按常规处理。经植入式微波治疗后，外周的肝和肝组织由内向外呈规律性变化。可将其分为坏死带、早期坏死带和变形淤血带 3 个区带。

1) 坏死带：肝癌组织完全凝固坏死。其中又可分为：①坏死Ⅰ带(距植入点 0.5 cm 以内)，胞核消失；②坏死Ⅱ带(植入点 0.5～1 cm 区带)，大多数胞核隐约可见，核膜和染色质不清，血管扩张，血液凝聚，血管栓塞。

2) 早期坏死带(植入点 1～1.5 cm)：胞核固缩，胞质均质红染或细胞空泡化，甚至解体，血管栓塞或淤血。

3) 变形淤血带(植入点 1.5～2 cm)：细胞明显变性，掺杂小病灶早期坏死，淤血明显，偶见微波固化治疗后肝脏组织出现坏死带和早期坏死带。病理检查发现血管有血液凝集和栓塞现象，解释了植入式微波治疗产生止血作用的机制。

微波治疗后的肝癌标本在电镜下发现，植入式微波治疗距辐射器针 2 cm 处之肝组织可无明显改变，但酶反应几乎消失。但在微波治疗前的肝癌标本在电镜下发现乳酸脱氢酶(LDH)、肝组织、癌组织呈强阳性。在距辐射器针 1.5 cm 之内，癌细胞破坏，显示核固缩、变性，有的癌细胞膜破坏，核不完整，核

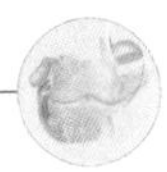

质与胞质相通，交融混合。癌细胞的胞质明显破坏，胞质内失去原有结构，呈现一片浑浊性、较均一性的无结构改变。有的癌细胞出现较多空泡，甚至癌细胞胞质内细胞器全部消失。在距辐射器针 0.5 cm 之内，肝组织显示均一的凝固性坏死，细胞核完全消失，细胞界限不清。细胞核和细胞质的变化均显示癌细胞被严重破坏，癌细胞已被杀死。

微波治疗后对肝组织做了电镜、光镜、各种酶组化的研究显示，植入式微波治疗对肿瘤细胞有灭活作用；经组织学、酶组化学发现植入式微波辐射器针的杀伤范围为 1.5 cm。故确定了放置微波辐射器针的间距不宜超过 1.5 cm；微波治疗后作用区内血管扩张，血液凝固；植入式微波治疗后坏死癌组织、固化组织的转归是纤维组织增生，如同表皮破损后结疤一样。

36.8.4 微波治疗的特点

1) 微波治疗在肿瘤外围进行固化后，可沿固化区切除肿瘤，切缘可无出血。

2) 微波固化后将主要病灶切除，余留的小病灶或难以切除的病灶可行固化而不切除。

3) 植入式微波固化切肝后，无须缝合肝断面，可用大网膜覆盖。

4) 为晚期肝、胆肿瘤患者增加了再手术的机会。晚期肿瘤患者，采用微波固化治疗后，癌块会缩小。正常肝组织代偿性增生，有争取二期手术治疗的机会。临床上有 1 位肝癌患者微波治疗 17 年后复发，再用微波固化治疗，现已存活 27 年。

5) 微波治疗操作较简单，安全性高，易在基层医院开展。采用微波切除肝癌，不用阻断肝门，切除癌症病灶无出血，节省了术中用血，避免了阻断肝门带来的副作用，简化了肝叶切除的手术方法，在基层医院也能开展针对肝癌、胆囊癌、胆管癌等的微波治疗。

36.8.5 微波治疗的适应证与禁忌证

(1) 适应证　①胆囊癌。②意外胆囊癌，肝脏有 1～3 个直径＜3 cm 的孤立性转移灶。可用微波切除胆囊，肝脏转移灶采用微波辐射器针排列式固化，不切除肝脏癌瘤。已有存活 12 年的病例。③肝门部胆囊癌。

(2) 禁忌证　①肝、胆肿瘤已有腹腔内及远处广泛转移；②肝、胆肿瘤侵犯肝十二指肠韧带，且呈“冷冻”状；③肝脏有多个直径＞3 cm 的转移灶（相对禁忌证）；④高龄、体弱及有多个器官严重疾病者。

36.8.6 微波治疗的手术技巧

(1) 微波治疗胆囊癌　在胆囊癌或胆囊息肉恶变的患者中，采用微波治疗的程序是：首先游离出胆总管和胆囊管，再切断胆囊管缝扎。距胆囊床 1 cm 处，用 3 cm 的微波辐射器针斜行、平行做楔形插入肝内固化 6 min，沿固化带将胆囊和固化肝组织一并切除。肝脏的断面肝床处再用 1.5 cm 的微波辐射器针固化多次（每次固化相距 1 cm 左右）。在伴侧（右或左侧）肝内转移灶，能切者则尽可能用微波固化后切除，若不易切除者则用微波固化。最后，切开肝十二指肠浆膜，由上向下清除脂肪组织（含胆总管旁的淋巴结），再将十二指肠外侧腹膜游离出十二指肠下胆总管和胰头组织，清除该处脂肪组织和淋巴结。有学者报道，留在体内而不能切除的固化组织，有刺激机体产生免疫功能的作用。

笔者从 1979～2014 年对 7 000 余例肝胆管结石患者行盲襻型胆肠大口吻合术，其中左外肝叶切除、左半肝切除以及右前叶肝切除约 3 850 例；左肝外叶或左半肝切除 3 638 例，占切肝率 94.5%；右肝前叶或右肝后叶部分切除 212 例，占切肝率 5.5%。肝叶切除占本组患者 55%，其中病检发现胆管癌 150 余例，主要在左肝切除的患者占切肝患者的 3.9%。说明肝胆管患者采用微波手术彻底清除病灶能减少残石率也能早期根治胆管癌。

(2) 微波治疗肝胆管结石与胆管癌　微波治疗肝胆管结石也要遵循肝胆管结石治疗的原则，即彻底清除肝内结石病灶，矫正肝内胆管狭窄，建立通畅的引流，还要建立皮下通向肝内胆管的永久通道。术前首先必须完全弄清肝内胆管结石狭窄和结石的部位，采用切肝清除结石，切除狭窄或矫形狭窄，并施用 U 管引流。左肝外叶或尾状叶结石伴胆管狭窄者，若需切肝，则可按微波切肝的步骤进行。

1) 微波切肝：微波切左半肝的步骤如下。游离左肝各韧带后，将左肝向下拉开，用长弯圆针、双股 8 号线做一针深的“8”字缝扎，缝闭肝左静脉，距离缝扎线 3～4 cm，插入一排 5 cm 长的辐射器针至肝内，通电固化切肝，将左肝结石病变或狭窄胆管一并切除。采用微波切肝都是术前行 B 超或 PTC、PTCD、ERCP 等检查，疑结石伴胆管癌变，有条件者尽可能做 MRI 检查。此类患者一律采用微波技术将可疑癌变的胆管和肝内结石全部切除。

常规手术可通过肝断面胆管清除结石，而微波切肝后，其肝断面胆管完全封闭，若再经肝断面取石非常困难。左肝结石根据结石部位或狭窄情况做左外叶或左半肝切除。总之，要将胆管狭窄部分或结石全部切除。关于右肝结石或胆管狭窄，一般不采用微波切肝的办法处置。具体治疗是术前、术中进一步确定结石和狭窄部位，最好在术中做B超，在B超引导下穿刺扩张胆管或直接穿刺扩张胆管，抽吸出胆汁，以达到定位的目的。此种穿刺针有刻度，能了解扩张胆管的深度，然后选用适宜长度的微波辐射器针（比穿刺针短0.5～1 cm），再根据结石多少，与相应胆管结石的肝脏表面进行固化，然后再切除已固化的肝组织约1.5 cm宽。切除肝组织的深度应较穿刺针深度略少0.5 cm左右。对深部肝管结石，应采用两边缝扎牵引，以便切开肝组织少许即可显露胆管，切开胆管取石。必要时借助胆道镜了解结石是否取尽。胆管狭窄矫形要注意胆管狭窄长短和狭窄的程度，对狭窄严重者，可将狭窄段切除送病理检查，松解断端胆管然后进行胆管端端吻合，再用长臂T管支撑塑形，以防止再度狭窄。若狭窄胆管段较短，且不严重，可纵向切开胆管，横向缝合，绕后再用长臂T管支撑。凡肝胆管结石患者经微波切除结石病灶，应矫正胆管狭窄或置入金属、塑料支撑管引流或切除狭窄胆管，胆管端端吻合。对于原有胆管内多发性结石手术史者，宜再行盲襻胆肠大口吻合术。在胆管结石复发时可经盲襻取石。

2）手术难以切除胆管癌的处理：可在十二指肠镜下胆道支架植入或B超介入胆道支架植入即无须开腹手术，仅用金属或塑料支架来解除胆管狭窄。目前已治疗800余例。此项技术不仅方法简单，创伤小，而且治疗效果可靠，黄疸消退快，从而大大地延长此类患者的生存时间、提高生活质量。

36.8.7 微波治疗术后处理

微波治疗切除胆囊癌、胆管癌、肝癌较常规手术并发症少，且容易度过危险期。这是因为微波术中出血少，仅就半肝切除而言，出血量一般不超过200 ml，且不用阻断肝门，手术时间也较短。尽管具有上述优点，但复杂的胆管癌固有的特点并未完全解决。微波术后尚需认真处理。

1）微波治疗的患者都是肿瘤患者，全身情况差，手术后应加强对心、肺、肝、肾的监测和护理，发现问题要及时处理，使患者平安度过危险期。

2）术后胃肠减压2～3 d，以减少胃肠道消耗氧，增加门静脉回肝氧量，确保肝细胞功能。术后持续吸氧1周，有利于肝细胞再生。

3）对切除半肝以上或合并严重肝硬化者，术后应加强保肝，积极营养支持，补充白蛋白，酌情成分输血或输新鲜血液。

4）应用抗生素，预防感染。

5）注意水、电解质的平衡。

6）保持腹腔引流管通畅，肝切除手术创面有少量渗出，加之术中抗生素创面冲洗的残余液体，腹腔可能有血性液体积存，应准确记录各条引流管在不同部位引流出的量、性质等。可观察术后有无出血、胆瘘或感染等，以便及时发现，及时处理。引流管一般于术后3～5 d拔出。若有渗血、漏胆，暂不拔除双导管，酌情导管内用药或静脉用药。乙肝患者应继续治疗，改善肝功能。

36.8.8 微波治疗并发症的防治

（1）*微波辐射器导线所致烫伤的预防* 在使用微波技术中，应注意避免辐射器导线烫伤其周围正常组织。辐射器导线本身温度高达80～100℃，辐射器匹配不当，辐射器导线的温度会更高。在动物（猪）的试验中，将辐射器导线紧贴其皮肤，切开皮肤当即发生烫伤，术后组织坏死，伤口愈合缓慢。故微波治疗手术中，应将切口和周围脏器妥善保护，同时用纱布固定辐射器，并用止血钳悬吊辐射器导线。现制作了特殊的支架，悬吊辐射器导线，以防辐射器导线直接接触皮肤、腹壁和其他脏器。目前，采用隔热垫圈，有效地预防了辐射器导线烫伤组织的并发症。

（2）*微波机漏能问题* 植入式微波治癌机，经检测无漏能现象，故于1987年4月开始用于肝脏和胆囊癌手术。有时可见少数单根辐射器部分退出肝组织，经检测均有不同程度的漏能和超标现象，此时应即时将退出的辐射器重新插入肝内，使辐射器全部置入肝组织内，重新检测均无漏能发生。因此，笔者认为每年应全面检测微波机是否有漏能情况，以便及时发现、及时处理，以杜绝微波漏能对工作人员及患者的不必要伤害。此外，对参与微波手术的有关人员，应按常规穿微波服，戴微波眼镜。

（3）*微波切肝癌、胆囊癌、胆管癌手术后出血和胆漏问题* 在开展微波切肝早期，本组2例患者发生出血和漏胆，经再次手术发现系固化变硬后的肝组织脱落所致。究其原因，可能与切肝面残留固化肝组织太薄，肝面未予大网膜固定（胃癌、肝转移、大网膜全部切除后），术后肝脏随呼吸上下活动、碰

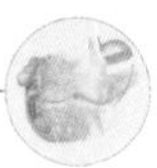

撞,使已固化、变硬、质碎的肝组织脱落致出血或漏胆。可采取的对策如下。

1) 凡系微波切肝断面必须用大网膜或游离大网膜片覆盖固定;无大网膜者,可用纤维蛋白黏胶剂或纤维蛋白膜胶粘贴。

2) 微波固化肝组织进行切肝时,其残留于肝创面的固化肝组织厚度最好在 1.0 cm 以上。

3) 微波行半肝切除时,在较大血管和胆管处辐射器插入间距应为 1 cm(正常为 1.5 cm),固化时间应由 3～6 min 延长至 6～8 min。只要注意以上原则,均可大大减少或杜绝出血或漏胆并发症。

4) 微波切肝术后并发血色素尿:1991 年前,微波技术切除肝癌灶并发血色素尿较多,后注意了选择病例,加之在血管旁和接近肾脏处将微波作用时间减短至 3 min,且在固化完成后立即于腹腔内加用抗生素冰盐水降温,使术中、术后并发血色素尿明显减少。此类并发症发生率虽很高,但危害性不大,只要注意碱化尿液,术后输碳酸氢钠 250～500 ml,维持有效血容量和酌情使用利尿剂,其疗效均较理想。

36.8.9 微波治疗的预后

胆道肿瘤的治疗,一直是一个非常棘手的问题。有些患者因被认为是"肿瘤晚期",或未能积极进行手术治疗,贻误了病情。在这些患者中,有的几经周折,最后接受了微波治疗,却收到了良好的效果。微波治疗对肿瘤的治疗有较好的疗效,但因国内开展微波治疗的医院较少,相关报道也较少见。事实上,每一种治疗方法都有其特殊的成功病例,微波治疗也不例外。有一位肝癌患者,男,40 岁。1986 年确诊为肝癌晚期,因肿瘤巨大,多家医院未能收治。最后住入成都军区总医院,经多科全力合作进行围手术治疗后,用微波切肝成功。肿瘤达 20 cm×18 cm×16 cm 大小,术中出血少。病检为肝细胞性肝癌中分化。术后恢复良好,照常工作。使人们难以置信的是该患者还第 2 次被评为全国劳动模范。现一般情况良好,至今已存活 27 年。在采用微波治疗后,发现以下几种情况。

1) 有 3 例患者多次 B 超发现胆囊内有多发性结石已有 10 年左右,但近年来 B 超、CT 等检查,未能见到胆囊结石。患者出现右上腹疼痛,且疼痛呈增加趋势。用腹腔镜探查无果,中转开腹手术,将十二指肠分离下来,发现胆囊呈灰白色,系"瓷化胆囊"。按胆囊癌用微波的方法处理。切下的肝脏和胆囊送病检,报道为胆囊腺癌伴肝转移。3 例患者分别已存活 15 年、12 年、8 年,说明微波治疗效果明显,并杜绝血源、淋巴转移。

2) 有 4 例患者 B 超检查胆囊充满型结石已 20～30 年,年龄均已超过 60 岁,不愿手术,每年体检一次,一直动态观察,之后出现黄疸,被迫来院治疗。剖腹探查发现胆囊体、底部坚硬如石,压迫肝门部胆管,但胆囊管与胆总管粘连尚能分离。先切断胆囊管,缝扎胆囊管,胆囊形态高度怀疑癌变,故按微波切除胆囊癌的方法处理。术后切除病变送检,确诊为腺癌。胆囊管处无癌变。现均已存活 10 余年。

3) 有 3 例 70 岁以上的高龄患者,胆囊腔内无结石,但彩超发现有突出的肿块 2～3 个,彩超诊断为胆囊癌。患者因无明显症状且年事已高,拒绝手术。后患者同意经采用微波治疗。术后病检为胆囊癌,现均已存活 10 余年。

(高必有　吴小平　高　巍)

36.9 中西医结合治疗

汤钊猷(2013)指出,对于肿瘤的治疗,20 世纪使用消灭肿瘤疗法,包括外科、放疗、化疗、局部治疗等,取得了可喜的进展,但整个肝癌人群的总预后仍不满意。对消灭肿瘤疗法的疗效与不良反应已广为人知,但对其"反作用"则鲜为人知。汤钊猷用高转移潜能人肝癌裸鼠模型的实验发现:姑息性切除、放疗、化疗、肝动脉结扎和最新的以抗血管内皮生长因子(VEGF)为主的分子靶向治疗,均可促进残癌的转移潜能。其机制主要是缺氧、炎症、抑制免疫等,导致上皮-间质转化(EMT),并伴有一系列基因的改变。发现姑息性切除可促进残癌转移,部分通过上调 VEGF 和 MMP2/TIMP2;放疗促进远期残癌转移,主要是通过 TMPRSS4 诱导的 EMT;肝动脉结扎的促转移作用则主要与缺氧导致瘤内缺氧和 EMT,而缺氧激活 β 联蛋白(catenin)是促进癌细胞转移的重要机制。研究中还发现,索拉菲尼(sorafenib)通过 JAK - STAT3 信号通路下调 HTATIP2 从而促进残癌转移。因此,在治疗癌症过程中应注意和认识到这些"反作用"。

中医认为手术可使患者产生气血虚弱、气滞血瘀;化疗可产生脾虚和或加重脾虚证;放疗又被中医认为是一种热毒之邪,可损伤机体的津液而致阴虚内热;分子靶向药的应用可使患者出现肺热证等。因此,要研究现代肿瘤的治疗对中医证候影响的规

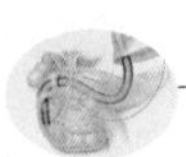

律并加以干预，最终要把这些转化为生存优势，要把这种因素视为中医的新病因，丰富中医学理论。中西医结合综合治疗是对不同时期的肿瘤在围手术期、放化疗期、晚期姑息治疗期及随访观察期予以不同的治疗要求，进行中医与西医的结合、中医汤剂与针药的结合、药物与健身的结合等措施，来改善患者的一般情况，增强其治疗的信心。

如在术前应用扶正中药可改善患者的一般情况，有利于手术的顺利进行，如四君子汤、八珍汤、十全大补汤、保元汤、六味地黄汤等，再结合中医辨证加减，将提高手术切除率。手术后患者常有术后反应，如精神紧张、疼痛不安、低热多汗、食欲缺乏、腹部胀气、大便不畅等，这些采用中医的辨证调理，均有较好的效果。

如在围手术期通过理气健脾，营养的支持，可调节免疫功能，提高患者对手术的耐受性，促进术后的恢复；放、化疗期通过理气、疏肝、和胃中药的调理，可起到对放、化疗的增敏、减轻毒副反应、提高免疫力的作用；休养观察期通过活血化瘀、扶正祛邪，可抑制肿瘤，降低肿瘤复发、转移的发生率，延长带瘤生存期，抑或能消灭肿瘤；肿瘤晚期，通过中西医结合的个体化综合治疗，积极控制症状，提高生活质量，延长生存时间。

另外，应引起注意的是肿瘤患者在围手术期不宜多输血。有研究发现，围手术期接受输血的患者5年生存率明显低于未接受输血的患者。这是因为输血后会增加术后感染，容易导致肿瘤复发、扩散、转移和多器官功能障碍综合征等并发症。其主要机制是：①所输血液成分制剂多含有白细胞。白细胞及其分解产物能抑制患者机体的免疫功能。若在输注的血液中去除白细胞，则对患者的免疫功能无明显影响。②输血治疗可明显抑制患者的免疫反应，导致患者的免疫抑制，进而阻碍机体对肿瘤的免疫应答，促进肿瘤的生长、转移和复发。输血会降低患者对各种抗原攻击的免疫应答，在产生非特异性免疫抑制的同时，也抑制了患者全身的免疫力。③血液制剂储存时间能影响细胞因子的含量。输血液制剂之所以能导致肿瘤的复发，可能是在血液的储存过程中白细胞等成分释放可溶性细胞因子（如血管内皮生长因子、纤溶酶原激活物质等）可引起患者机体的免疫抑制。血管内皮生长因子可通过促进血管生成，从而刺激肿瘤生长、扩散、复发和转移。肿瘤转移是最严重的问题，因此，肿瘤患者在围手术期应避免不必要的输血。如确实需要输血的可进行成分输血和自体输血。

中医学认为，根据肿瘤的发病机制、患者身体素质，肿瘤大致可分为以脾虚为主和以阴虚为主两型。肿瘤的发生原因十分复杂，发生后又因患者的身体素质、发生的年龄、罹患脏腑的部位、病情的久远、治疗的情况、性格特点、饮食习惯、工作环境、家庭情况及思想情绪等各有不同的兼症。若患者未经手术治疗，因病灶尚在，虽正气犹存，但邪气仍强，当以攻补兼施，特别要注意护卫脾胃之气；手术之后，虽病灶已除，邪气已微，但气血两虚，则以调理正气为主，以正压邪，使邪气不可入侵。

肿瘤的发生发展是因为有毒、气滞、血郁，最终都归结于正气衰弱，其中又以脾虚和阴虚最为常见。

脾虚为主型：主要表现为面色苍白，气短乏力，食欲缺乏，消瘦或虚胖；舌质淡或胖，舌边有齿痕，苔淡白，脉细弱。治疗以四君子汤为基础，药用太子参或党参、炒薏苡仁、白术、茯苓、炙甘草、炒怀山药。酌加清热解毒药或软坚散结攻邪之品，如猫爪草、炙甲片等，以陈皮、麦芽、谷芽等护胃运脾。若脾虚湿盛，见舌质淡胖，边有齿痕，舌苔厚或腻，四肢水肿，则可加猪苓、泽泻、车前子等利水渗湿；若湿聚久酿成热而见舌质红、边见齿痕、舌苔黄腻，可用怀山药加川连、沙参等清热去湿养阴。

阴虚为主型：表现为消瘦、口干、咽噪、便秘、舌质红、少苔或无苔、脉细。方以沙参、麦冬汤为主，药用南沙参、北沙参、天冬、麦冬、玉竹、天花粉、太子参、炒薏苡仁、白芍、白术、百合等。酌加清热解毒或软坚散结攻邪之品，如猫爪草、炙甲片等，以陈皮、麦芽等护胃运脾。若湿热日久伤阴，见舌质红、苔黄腻花剥、舌炎红利，脉细滑，可加川连、车前子、车前草、猪苓、芦根、黄芩、黄柏等养阴清热；若以阴虚而湿热重，可加蒲公英、鸭跖草等；若阴虚及肾，见舌质嫩红，腰酸腿软，可加生地、黄精等；失眠加枣仁、合欢皮。肿瘤的治疗，要重视辨证与辨病的结合，重视保护脾胃之气，维持脾胃正常运化，注意益气养阴，调理气机，使攻邪而不伤正，在扶正的基础上祛毒攻邪。同时要结合放、化疗等治疗情况，放、化疗的毒性反应多表现为多脏腑、多系统反应，症状错综复杂，但总体仍不离脾胃气虚及阴虚内热或两者兼有。

汤钊猷（2014）研制的松友饮颗粒，由枸杞、龟甲（炙）、丹参、黄芪等组成，可抑制癌细胞增殖，并诱导其凋亡。故能明显降低癌症术后复发和转移的风险，提高肿瘤患者的生存质量，延长带瘤生存期。

癌症及其相关的抗癌治疗在一定程度上总是影

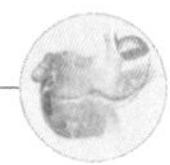

响着癌症患者的生活质量。Quinten(2008)报道一项关于癌症患者生活质量 Meta 分析结果，研究纳入 30 项随机对照临床试验的 10 000 例 11 种癌症患者的生活质量评估，采用欧洲癌症研究与治疗组(EORTC)量表评估。结果显示，显著影响患者预后的临床特征及表现包括：躯体功能、认知功能等总体健康情况和乏力、恶心、呕吐、疼痛、呼吸困难、食欲缺乏等多个方面。这些病症使患者坐立不安，日夜难眠，痛苦万分。

《黄帝内经》中的《素问·阴阳应象大论》论述："邪风之至，疾如风雨。故善治者，治皮毛，其次治肌肤，其次治筋脉，其次治六腑，其次治五脏。治五脏者，半死半生也。""不治已病治未病，不治已病乱治未乱。"疾病由皮毛、肌肤到六腑、五脏，病邪由表及里，逐步发展，深入五脏六腑。从疾病初期到病势已成，患者由较易获得治愈的主动地位逐步演变为较难治疗的被动境地。此时仅靠西医治疗已十分困难，甚至已是束手无策，而中医是一门诊病、治病、防病的大学问。不仅于此，它更是融养生、预防、治疗为一体的包罗万象的系统，既研究一切与健康相关的因素，从饮食起居、形体锻炼、精神调摄等各个方面，指导人们顺应自然、适应社会、形神同调、完善自我，从而可时常处于精充气足、心情安适、气血调和、阴阳平衡的良好状态，只有这样经中西医结合的治疗和调理，才能达到尽享天年的理想。

（杨少成）

主要参考文献

[1] 王昆，孟志强，陈霞，等. 高强度聚焦超声治疗晚期胰腺癌 128 例分析. 中华肝胆外科杂志，2011，17：871－872

[2] 王洪武. 现代肿瘤靶向治疗技术. 北京：中国医药科技出版社，2005. 49－56

[3] 刘丽燕，王理伟. 高强度聚焦超声治疗胰腺癌的研究现状. 临床肿瘤杂志，2012，17：370－374

[4] 闫英，李玉，田启和，等. 金属支架联合立体定向适形放疗治疗肝门部胆管癌. 中华放射肿瘤学杂志，2005，14：29－41

[5] 闫通，高必有. 微波治疗肝癌术中以及血红蛋白尿问题的探讨. 中华外科杂志，1992，30：9

[6] 孙守歧，李宏斌. 体部伽玛刀治疗原理与临床应用. 成都：四川大学出版社，2001. 65－84

[7] 李力军，马林，吕大鹏，等. 现代高新技术治疗恶性肿瘤. 北京：人民军医出版社，2003. 250－365

[8] 李玉，王宁，田启和，等. 金属支架联合立体定向适形放疗治疗肝门部胆管癌. 中华放射肿瘤学杂志，2005，14(1)：29－41

[9] 李静，杨武威，祝宝让. 聚焦超声消融治疗胰腺癌的临床观察. 中华肝胆外科杂志，2011，17：695－696

[10] 吴铁成，邵永孚，王滨，等. 远端胆管癌外科治疗的效果分析. 中国普通外科杂志，2003，12：567－568

[11] 张纪. 立体定向放射外科的发展与现状. 见：王迎选，王所亭主编. 现代立体放射治疗学. 北京：人民军医出版社，1999. 11－21，249－250

[12] 张建宇，杜云翔，袁光金，等. 经皮肝穿刺胆管金属内支架置入联合伽玛刀立体定向放射治疗肝门部胆管癌. 临床军医杂志，2010，6(12)：23－25

[13] 陈长江、高必有、胡建忠. 植入式微波辐射治疗肝癌的初步报道. 肿瘤杂志，1989，9：171－172

[14] 陈冬波，张世强. 癌症疼痛与外周血 PGE2，ET－1 表达水平的相关性研究. 现代肿瘤医学，2009，17：1154－1155

[15] 罗荣城，韩焕兴. 肿瘤综合诊疗新进展. 北京：人民军医出版社，2008. 233－358

[16] 郑爱青，于金明，徐瑾，等. 立体定向适形放疗剂量对晚期胆管癌治疗疗效的影响. 中国癌症杂志，2004，4：339－441

[17] 郑爱青，穆海玉，李静，等. 肝门部胆管癌三维适形放疗联合卡西他滨同步化疗效果评价. 武警医学，2014，2：150－153

[18] 单国用，陈永顺，宋淑兰，等. 伽玛刀立体定向适形放疗. 河南肿瘤学杂志，2005，8：268～269

[19] 孟岩，肖作平，张柏和，等. 局部晚期肝门部胆管癌根治术后放射治疗金属. 癌症进展杂志，2004，2：112－114

[20] 胡斌，吕伟，王丹，等. 高强度聚焦超声治疗对缓解胰腺癌疼痛的疗效观察. 肝胆胰外科杂志，2014，26：105－108

[21] 夏廷毅. 体部肿瘤伽玛刀治疗学. 北京：人民卫生出版社，2010. 48－59

[22] 顾树南，姚全梅，林大雄. 计算机"自动导航"多弹头射频治疗肝癌. 西北国防医学杂志，2000，21：141－143

[23] 殷东风，邢玉庆，高宏. 中医药在癌症幸存者姑息治疗中的应用研究. 见：蒋国栋，李进，马军主编. 中国临床肿瘤学教育专辑. 北京：中国协和医科大学出版社，2008. 643－646

[24] 殷蔚伯，谷铣之. 肿瘤放射治疗学. 北京：北京医科大学/北京协和医科大学联合出版社，2002. 1776－1811

[25] 高必有、胡建忠、陈代珠. 微波技术在肝癌手术中的应用. 实用外科杂志，1991，11：26－27

[26] 高必有，胡建忠，雷世泽，等. 植入式微波治疗肝癌的临床研究. 中华外科杂志，1989，67：531－532

[27] 高必有，胡建忠，雷世泽，等. 植入微波治疗肝癌、胆囊癌的临床研究. 中华外科杂志，1989，67：531－534

[28] 高必有，巢振南. 介绍一种经皮肝穿刺胆道引流穿刺针. 解放军医学杂志，1986，11：456－457

[29] 高必有. 微波技术在 107 例肝癌手术中的应用. 实用外科杂志，1991，11：261－262

[30] 高必有. 微波技术在 107 例肝癌手术中的应用. 实用外科

杂志，1991，11：261－262

[31] 郭勇.恶性肿瘤中西医结合治疗实践.见：蒋国栋，李进，马军主编.中国临床肿瘤学教育专辑.北京：中国协和医科大学出版社，2008.640－642

[32] Doval DC, Sekhon JS, Gupta SK, et al. A phase II study of gemcitabine and cisplatin in chemotherapy-naive, unresectable gall bladder cancer. Br J Cancer, 2004, 90:1516－1520

[33] Eckel F, Schmid RM. Chemotherapy in advanced biliary tract carcinoma: a pooled analysis of clinical trials. Br J Cancer, 2007, 96:896－902

[34] Gallardo J, Rubio B, Villanueva L, et al. Gallbladder cancer, a different diseasethat needs individual trials. J Clin Oncol, 2005, 23:7753－7754

[35] Heinemann V, Quietzsch D, Gieseler F, et al. Randomized phaseⅢ trial of gemcitabine plus cisplatin compared with gemcitabine alone in advanced panceraic cancer. J Clin Oncol, 2006, 24:3946－3950

[36] Hezel AF, Zhu AX. Systemic therapy for biliary tract cancers. Oncologist, 2008, 13:415－423

[37] Jung SE, Cho SH, Jang JH, et al. High-intensity focused ultrasound ablation in hepatic and pancreatic cancer: complications. Abdom Imaging, 2011, 36:185－195

[38] Kraybill WG, Lee H, Picus J, et al. Multidisciplinary treatment of bilary tract cancers. J Surg Oncol, 1994, 55:239～245

[39] Oberfield RA, Rossi RL. The role of chemotherapy in the treatment of bile duct cancer. World J Surg, 1988, 201:554－556

[40] Ortner ME, Caca K, Berr F, et al. Successful photodynamic therapy for nonresectable cholangiocarcinoma: a randomized prospective study. Gastroenterology, 2003, 125:1355－1363

[41] Pereira SP, Aithal GP, Ragunath K, et al. Safety and long term efficacy of porfimer sodium photodynamic therapy in locally advanced biliary tract carcinoma. Photodiagnosis Photodyn Ther, 2012, 9(4):287－292

[42] Philip PA, Mahoney MR, Allmer C, et al. Phase II study of erlotinib in patients with advanced biliary cancer. J Clin Oncol, 2006, 24:3069－3074

[43] Polistina FA, Guglielmi R, Raioeehi C, et al. Chemoradiation treatment with gemcitabine plus stereotactic body radiotherapy for unresectable non-metastatic, locally advanced hilar cholangiocarcinoma. Results of a five year experience. Radiother Oncol, 2011, 99(2):120－123

[44] Riechelmann RP, Townsley CA, Chin SN, et al. Expanded phase II trial of gemcitabine and capecitabine for advanced biliary cancer. Cancer, 2007, 110:1307－1312

[45] Shim CS, Cheon YK, Cha SW, et al. Prospective study of the effectiveness of percutaneous transhepatic photodynamic therapy for advanced bile duct cancer and the role of intraductal ultrasonography in response assessment. Endoscopy, 2005, 37:425－433

[46] Todoroki T, Ohara K, Kawamoto T, et al. Benefits of adjuvant radiotherapy after radical of locally advanced main hepatic duct carcinoma. Int J RadiatOncol Boil Phys, 2000, 46:581－587

[47] Valle JW, Wasan HS, Palmer DD, et al. Gemcitabine with or without cisplatin in patients (pts) with advanced or metastatic biliary tract cancer (ABC): results of a multicenter, randomized phase Ⅲ trial (the UK ABC－02 trial). J Clin Oncol, 2009, 27(15suppl):4503－4507

[48] Yonemoto N, Furuse J, Okusaka T, et al. A multi-center retrospective analysis of survival benefits of chemotherapy for unresectable biliary tract cancer. Jpn J Clin Oncol, 2007, 37:843－851

[49] Zhu AX, Meyerhardt JA, Blaszkowsky LS, et al. Efficacy and safety of gemcitabine, oxaliplatin, and bevacizumab in advanced biliary-tract cancers and correlation of changes in 18-fluorodeoxyglucose PET with clinical outcome: a phase 2 study. Lancet Oncol, 2010, 11:48－54

[50] Zoepf T, Jakobs R, Arnold JC, et al. Palliation of nonresectable bile duct cancer: improved survival after photodynamic therapy. Am J Gastroenterol, 2005, 100:2426－2430

37 肝移植术后胆道并发症

37.1 概述

自1963年美国Starzl成功施行第1例原位肝移植(orthotopic liver transplantation，OLT)以来，肝移植发展迅速，现已成为终末期肝病的有效治疗手段，但是胆道并发症仍是肝移植术后的常见问题，发生率为5.8%～27.9%，是目前导致肝移植失败的主要原因之一。1976年，Calne就曾以“阿基里斯之踵”(heel of Achilles)来形容肝移植术中胆道重建这一环节的薄弱。肝移植术后胆道并发症是指具有临床表现或有影像学依据，需要介入治疗或手术治疗的胆管狭窄、胆管梗阻、胆漏(biliary leakage)、胆瘘(biliary fistula)、胆栓(biliary thrombus)及胆泥(biliary silt)形成等。肝移植术后的胆道并发症可根据发病时间分为近期和远期两类，其中在肝移植术后3个月内发生者为胆道近期并发症，而在肝移植术后3个月后发生者称为胆道远期并发症。胆道并发症包括胆瘘、胆管狭窄、胆道感染、胆泥形成和结石；胆瘘可再分为吻合口瘘、T管引出处瘘、拔T管后瘘；胆管狭窄包括吻合口狭窄和非吻合口狭窄。胆管出血比较少见。Nemec等报道胆总管端端吻合置T管者并发症发生率为44.8%，胆总管空肠吻合者为57.1%，胆总管端端吻合无T管者发生率最低，为16.4%。随着临床肝移植技术的日臻完善，因吻合技术不当而造成的并发症呈下降趋势，而由于供肝的冷或热缺血时间、缺血再灌注损伤、胆道血供受损、免疫排斥反应及巨细胞病毒感染等因素引起的，以弥漫性或局灶性的移植肝胆管树狭窄、扩张、毁损和管型形成，伴有淤胆或纤维化为特征的移植物胆管病(graft cholangiopathies，GCP)则成为胆道并发症的主要原因。

目前，大多数肝移植中心都能使肝移植受体安全地度过围术期。肝移植的重心也不再仅仅是提高近期生存率，更重要的是对影响患者生存质量和长期存活的胆道并发症等的预防、诊断及治疗。随着内镜技术的不断发展和完善，十二指肠镜与胆道镜在肝移植术后胆道并发症的诊断和治疗方面起到越来越重要的作用。

37.2 胆道并发症发生的相关因素

引起肝移植术后胆道并发症的原因众多，有时并非单一因素所致，主要有缺血性损伤、保存性损伤、免疫性损伤、感染、胆管重建方式、ABO 血型不合及胆管神经破坏致 Oddi 括约肌功能失调等。另外，可能与患者的原发疾病有关，如受体原发性硬化性胆管炎。

37.2.1 解剖学因素

胆道重建时对胆管血供造成破坏可导致并发症。肝解剖学研究显示，胆道的血供主要来自肝动脉，其十二指肠上段血供来自于胃十二指肠动脉、右肝动脉和胆囊动脉，有 8 支细小的动脉供应十二指肠上区域。其中最主要的是胆管的 3 点和 9 点钟轴动脉。在移植手术过程中，肝动脉重建常在胃十二指肠动脉水平，即常切断胃十二指肠动脉，故胆道系统血供仅剩右肝动脉。因此，肝动脉吻合质量就很重要，这是减少胆道并发症的最重要因素之一。左、右肝管及两者汇合部的动脉血供由围绕在胆管周围的动脉丛供应。动脉丛包括胃右动脉、胃十二指肠动脉、肝右动脉、肝左动脉及来自尾状叶和肝门板的动脉。术中将右肝管与尾状叶及肝门板分离后，右肝管的血供只剩肝右动脉的小分支，术中对肝右动脉分离过度或分离肝动脉和胆管之间的间隙，很容易造成胆管血管网的破坏，导致胆道并发症。

在活体肝移植时，由于移植物为部分肝，供肝切取时不可避免地出现 2 个甚至 3 个胆道开口，做肝管成形，形成一个吻合口。如胆管缺乏足够的长度或胆管与胆管之间距离过大及胆管间位置成锐角时，胆管成形会出现吻合口张力过大、缺血，导致术后胆漏或胆道狭窄的发生。且活体肝移植时，为防止损伤供体左肝管及充分地保留供体侧胆道血供，常在距离左、右肝管汇合部 2～3 cm 处切断右肝管，导致右肝管的右前支与右后支分别断开，形成两个开口；有时供体手术中会将右前支误认为右肝管，结扎或遗留右后支胆管，导致肝移植后胆道并发症。

37.2.2 手术因素

(1) *肝移植方式与胆道并发症* 肝移植术式由于供肝缺乏，近年来开展活体部分肝移植、劈裂式肝移植、减体积式肝移植和背驮式肝移植。其中前两种术式术后胆道并发症发生率较高。儿童肝移植后胆道并发症的发生率比成人高。文献报道肝右叶活体部分肝移植相关胆道并发症高达 15%～64%。我国台湾长庚医院近年儿童肝移植胆道并发症发生率是 8.8%。亚洲 5 个移植中心 1 508 例活体肝移植术，总的供体并发症率为 15.8%，右叶发生率为 28.0%，左外叶发生率为 9.3%，左半肝发生率为 7.5%。肝右叶供体的严重并发症如胆汁淤积占 7.3%，胆瘘占 6.1%，胆管狭窄占 1.1%。

(2) *胆道重建方式与胆道并发症* 胆道重建方式、技术及原位胆道重建方式与胆道并发症的发生有一定关系。肝移植的早期，胆肠吻合是胆道重建的标准术式。而胆管胆管端端吻合技术有明显缩短手术时间、保留 Oddi 括约肌功能、预防肠道内容物污染等优势。但目前对两种胆道重建方式增加胆道并发症的发生率仍存在争议。

(3) *肝动脉血栓形成与胆道并发症* 肝动脉血栓、肝动脉通畅与否与胆道并发症关系密切，成人发生率为 4%～10%，儿童为 26%。4 周以内发生为早期，4 周以上为晚期。肝动脉血栓形成将导致胆管缺血，早期致胆管壁缺血坏死而发生胆瘘；后期则导致肝内、外胆管狭窄且多发生于非胆管吻合口部位。

(4) *T 管相关胆道并发症* 胆道重建是否留置 T 管与术后胆道并发症也存在一定关系，文献报道 T 管相关并发症发生率高达 9%～29%。使用 T 管的益处在于能够降低胆管压力，便于术后进行胆汁性状的分析和胆管造影。但是，肝移植术后患者 T 管周围纤维窦道形成差，拔 T 管时易造成胆瘘。多数肝移植中心于术后 2～3 个月拔管，拔管后胆瘘发生率约为 15%，其中 80%发生于合并大量腹水患者。一些移植中心已废用 T 管，认为只要改进缝合技术，胆管吻合术中放置 T 管是安全有利的。6 个法国肝移植中心做了 180 例前瞻性、随机对照实验。总的胆道并发症在置 T 管组是增加的，尽管这些并发症未导致手术或介入治疗的增加。最主要的并发症是胆管炎(T 管组)，而对照组未发生。T 管组胆瘘发生率是 10%，对照组是 2.2%，其他的并发症发生率相似。

37.2.3 供肝因素

胆道内残留胆汁会引起缺血状态下胆管上皮的损伤。研究表明，冷缺血时间在 11.5 h 内时，胆管狭窄的发生率很低；而超过 11.5 h，则胆管狭窄或扩张的发生率可达 33%。供肝缺血保存可直接损伤胆管上皮细胞，引起胆管狭窄或损害胆管血管丛的微循

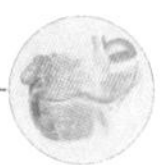

环，间接引起胆管坏死和狭窄。虽然活体肝移植供肝其热缺血时间可忽略不计，但肝移植术在完成肝腔静脉和门静脉的吻合后开放血流而使供肝再灌注复温。由于胆管的血供主要来自肝动脉而此时又尚未重建肝动脉的血供，因此可使胆道发生热缺血损伤。缺血保存直接损伤胆管上皮细胞或损害胆管血管网的微循环，间接引起胆管坏死和狭窄。

当肝脏的温度从37℃降至0℃时，肝细胞代谢降低到正常的5%，同时也削弱了细胞水平的代谢应激。尽管采用UW液保存供肝的时间可延长至30 h，但动物实验证实，供肝热缺血时间最长不应超过5 min。若热缺血时间在3 min以内，冷保存时间可延长至12 h。一旦热缺血时间达5 min，冷保存时间则不应超过8 h。肝移植后，冷缺血时间与胆管上皮丧失成正比。进一步延长保存时间导致内皮细胞的分离和血管收缩因子、氧化剂前体和炎症因子的产生。因此，即使单纯延长冷缺血时间也会导致弥散性肝内胆管狭窄及严重的微循环障碍，即缺血再灌注损伤对肝移植受体胆道的影响在临床表现为肝内胆管狭窄、胆道扩张、胆泥和管型形成。

Abt等进行单中心回顾分析了15例无心跳供肝和221例有心跳供肝的受体的术后胆道并发症，无心跳供肝和有心跳供肝的严重胆道并发症的发生率分别为66.6%和33.3%，两者具有显著性差异。因此认为热缺血时间是导致这种显著性差异的最主要的原因。

37.2.4 免疫因素

（1）排异反应　急性排异反应可引起胆管的炎症和损伤。慢性排异引起肝动脉二、三级血管分支的慢性闭塞性病变，导致胆道缺血，引起肝内胆管进行性破坏，最终导致胆管消失综合征。

（2）ABO血型不合　由于受体体内的预存抗体导致胆道系统微循环血供破坏，引起胆管局灶性坏死，最终导致胆管狭窄或梗阻性胆管病变、闭塞性胆管炎和小胆管消失。

（3）细菌和病毒感染　细菌感染可激发宿主的天然免疫应答或激活获得性免疫反应，促进移植物排斥。巨细胞病毒(cytomegalovirus，CMV)感染可导致供肝抗原表达增加，使胆管树更易受到免疫攻击，或诱发抑制肝动脉内血栓形成，使血管硬化、狭窄。Halme等报道100例肝移植后CMV监测1年的结果，49例CMV感染，胆道并发症发生率为24%。进行性的或伴随的CMV抗原阳性占胆道并发症病例的75%；68%发生在CMV供体阳性/受体阳性或供体阴性/受体阳性的患者，在供体阳性/受体阳性的受者发生率是100%。CMV血症的胆道并发症发生率显著高于CMV阴性者。

（4）“毒性胆汁”作用　胆汁成分复杂，含有水及Na^+、K^+、Cl^-、Ca^{2+}、HCO_3^-等无机成分；胆汁酸、胆色素、胆固醇、脂肪酸、卵磷和黏蛋白等有机成分；Cu^{2+}、Zn^{2+}、Mn^{2+}、Al^{3+}等少量重金属离子。移植肝早期生成的缺乏磷脂的“毒性胆汁”可直接损伤胆管上皮细胞，引起肝移植早期非缺血性胆道损伤。在对胆汁毒性研究中发现，高浓度的胆汁化学培养基能诱导离体培养的骨髓间充质干细胞及胆管上皮细胞的凋亡，离体培养的胆管上皮细胞仅能在2%浓度的胆汁化培养基中生存，而且增值速度缓慢。这可能与胆汁酸能诱导细胞的氧化和凋亡相关。许多学者提出在供肝切取时胆囊和胆总管的冲洗可以大大减少移植术后胆道并发症的发生。

（5）其他　肝移植术后胆道并发症的发生还与患者的原发疾病有关。原发因素如硬化性胆管炎，发生胆道狭窄的比例较其他疾病高4倍，且容易形成肝内、外胆道弥漫性狭窄。乳头功能紊乱的发生率约5%，表现为全胆道扩张，并发生轻、中度胆红素和肝酶谱升高，其发生与Oddi括约肌去神经支配和去血管化有关。

肝移植不仅仅是肝脏的移植，而是肝胆移植，或者说是肝胆联合移植，这是因为肝脏和胆道系统拥有各自独立的动静脉血供、淋巴、神经和免疫，是相互影响、相互依赖又各自独立的器官。肝脏移植的成功与否很大程度上取决于术后胆道系统的状况，移植后发生的一系列事件，如肝移植成功率、移植物失去功能、移植后的生存率及生存质量都与胆道系统紧密相关，用“肝胆相照、荣辱与共”来描述“肝胆联合移植”是最恰当不过的。在肝胆移植过程中，胆道系统面临着比肝脏更多的问题。

1）与肝窦相比，胆管周围的毛细血管直径非常小，不仅手术中难以灌洗畅通，而且很容易受到肝移植等外来创伤的侵害而发生堵塞，而胆管却是对缺血缺氧极其敏感的器官。

2）肝细胞中拥有大量的酶，有较强的抗氧化能力，而胆管细胞却没有这种能力，在同样的不利环境下，胆管细胞很难像肝细胞那样存活下来。

3）胆管细胞比肝细胞更加脆弱，在供肝被低温保存后再复温的过程中，尽管肝细胞依然保持功能，但胆管细胞却无法像肝细胞那样承受降温、复温的

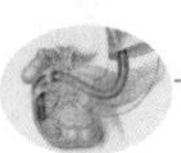

打击，即所谓的缺血缺氧再灌注的损伤。

4) 胆汁中的多种胆酸有很强的侵蚀性，当缺血时，本来娇嫩的胆管细胞同时又要受到胆酸的侵蚀而造成"自杀式"损伤。

5) 胆管细胞不像肝细胞那样具有移植"免疫特惠"，它具有很强免疫活性，可分泌很多细胞因子，胆管细胞的免疫反应很可能是移植后期发生胆管狭窄和胆管铸型的因素之一。

近年来，由于外科技术的改进、器官保存技术的提高及新型免疫抑制剂的使用，肝移植患者的存活率有较大的提高，美国肝移植患者 1 年存活率在 85%～90%，但与肾移植相比这个结果并不令人满意，尤其是远期的效果。胆道并发症中的胆管狭窄和(或)胆管铸型是其中的重要因素之一，它们已成为限制肝移植发展的瓶颈，其发生率在 10%～18% 徘徊不降。由于早期识别困难及处理棘手，肝移植患者术后胆道事件处理的重要性正越来越受到重视。随着内镜操作技术的提高及其附属配件的改进，尤其是胆道镜技术的不断提高，胆道内镜微创技术正逐步成为解决原位肝移植术后胆道并发症的重要手段。

37.3 胆道并发症的类型

37.3.1 胆道并发症的类型

胆道并发症类型较多，目前尚无统一分类。早期常见为胆瘘和胆系感染，晚期常见为胆道狭窄、梗阻，其他少见的并发症包括胆道出血及慢性排异引起的胆管消失综合征(vanishing bile duct syndrome, VBDS)。

胆瘘包括吻合口瘘和非吻合口瘘。吻合口瘘位于供体和受体胆管吻合处，其发生主要与手术方式、血管并发症及排异有关；非吻合口瘘主要是 T 管引流处瘘及拔 T 管后瘘。Pfau 等报道的 31 例胆瘘中，吻合口瘘 20 例，占 74.1%；T 管瘘 7 例，占 25.9%；31 例胆瘘平均出现时间为 12 周。

胆道狭窄包括吻合口狭窄和非吻合口狭窄。早期吻合口狭窄主要与手术技术有关。近年，随着手术技术的改进和提高，由此原因引起的狭窄明显下降；非吻合口狭窄主要与缺血及排异有关，多表现为肝内、外胆管多发、多处狭窄。晚期胆道狭窄及梗阻是常见的并发症，吻合口狭窄较非吻合口狭窄更常见。杨玉龙等对 14 例胆管狭窄经胆道造影和内镜综合诊断胆管吻合口狭窄 13 例(92.86%)，其中 1 例是结石导致的狭窄假象。Rerknimitr 等报道 55 例胆管狭窄，43 例吻合口狭窄，占 78.2%；非吻合口狭窄 12 例，占 21.8%；胆管狭窄平均发生时间为 8.3 个月。

胆道梗阻包括胆管铸型(biliary cast, BC)或胆管结石、胆泥(biliary silt)及 Oddi 括约肌功能紊乱。胆管铸型与结石、胆泥常和胆管狭窄并存。胆管铸型/结石出现时间较迟，与胆管狭窄后胆流不畅有关，受体及供体胆管均可发生，但以供体胆管为主。Rerknimitr 等报道 46 例胆管铸型结石，平均出现时间为 19.2 个月，其中 31 例同时有胆管狭窄或胆瘘，胆管铸型/结石大多位于狭窄胆管的近端。Oddi 括约肌功能紊乱可能与手术时切除支配受体胆管的神经及胆管重建的方式有关，发病率为 3%～7%。

37.3.2 胆管铸型/结石的影像学诊断

(1) *胆管铸型与胆管结石* B 超检查虽然具有价廉、非侵入性等优点，可了解有无腹水、肝周积液、肝动脉并发症及肝内、外胆管扩张等情况，但作为胆道并发症诊断方法并不可靠。磁共振胰胆管造影(MRCP)具有快速、非侵入性及能提供胆管三维重建图像等优点。Fulcher 等报道 MRCP 在发现胆管扩张的敏感性及特异性均达到 100%，但在诊断胆瘘、胆管狭窄、铸型与结石、胆管狭窄合并铸型/结石等容易漏诊。胆道内镜，包括逆行内镜胰胆管造影术(endoscopic retrograde cholangiography ERCP)、胆道镜检查、子母胆道镜检查等，具有直视、客观、科学、微创等优势，能直观地了解胆管的病变和全貌，如胆管壁、胆管黏膜的病理学、胆管的狭窄、铸型结石等情况。

T 管造影是胆道外科经常使用的方法，但在肝移植术后胆道并发症的诊断上，由于其特殊性，容易漏诊、误诊，导致治疗方向的偏移。胆道造影在原位肝移植术后胆道并发症的不同时期、不同阶段有其特殊的表现：早期(1～3 个月)胆道内有大量絮状物，特别是广泛充满时，T 管造影的表现往往是整个胆树略微变淡，尚无明显的片状、条状结石负影及胆管扩张的特异性征象，容易被忽视。此时 T 管引流不畅或略有不畅，胆汁性状较差，胆汁引流袋内有沉积物、絮状物，胆汁引流量变化不大，往往被胆系感染迷惑。这也是常常被医生忽视，导致漏诊、误诊的常见原因。胆道镜检查时发现其实没有造影观察的那么简单，镜下观察的是大量的飘絮状物，胆管壁苍白

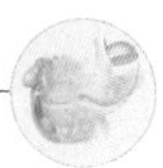

或是充血、黏膜脱落，病理分析为纤维素和大量的炎性细胞和脱落的胆管上皮。这些有形成分影响胆汁的流体力学，表现为观察到的胆汁性状差，流出不畅、不全梗阻、反复胆系感染等征象，是T管造影整个胆树略微变淡，尚无明显的片状、条状负影和胆管的扩张的特异性征象的主要原因，也正是这些非特异性征象使我们忽视T管造影的影像特点。此期肝功能损伤很轻或正常，如应用胆道镜及时治疗，不但很容易利用网篮取出，而且是胆道镜治疗的最佳时机（T管瘘道已经形成，为胆道镜的治疗提供保障）。单发型铸型结石，肝内、外胆管显影清晰，无硬化和狭窄的表现，镜下观察胆管黏膜损伤轻，修复良好，取出后感染症状消失。肝功能恢复快，碱性磷酸酶（AKP）、γ-谷氨酰转移酶（GGT）、总胆红素（TBIL）、间接胆红素（IBIL）很快下降，甚至恢复正常。如果对于此型忽视或漏诊，没有进行内镜治疗，将使胆道内的结石继续存留在胆道内，导致反复的胆系感染，将会成为真正的成石核心，逐渐形成新的结石，出现反复的梗阻、黄疸、感染，加重移植肝的损伤。与单发型相比，多发型、铸型要复杂得多，因为这两种类型胆管黏膜损伤较重，内镜下观察胆管黏膜已经完全或部分脱落，尤其是移植肝Ⅰ、Ⅱ级胆管，加之由于反复长期的胆系感染，胆管壁炎症较重，黏膜的修复将会是很漫长、很艰难的。如果T管造影诊断不明确，治疗上犹豫不决，贻误内镜治疗时机，梗阻、感染、黄疸反复发生，形成恶性循环，如又同时合并有肝动脉病变，移植肝的失功能和再次肝移植将在所难免。

（2）胆管铸型与胆管结石的特殊表现——胆管狭窄 除了供-受体胆管吻合口狭窄是真正的解剖狭窄，通常所见的胆管狭窄是胆管铸型的造影特殊表现形式，并非真正意义上的狭窄，尤其是早期（术后2～6个月）的胆管铸型。由于多发结石、铸型结石的存在，导致造影剂很少进入或难以进入肝内胆管，表现为胆管的节段性非吻合性狭窄、节段性片状负影、枯树枝样改变，甚至肝内胆管缺如的肝内胆管消失特征。通过内镜取出的结石物理形状来分析，节段性非吻合性狭窄、节段性片状负影、枯树枝样改变是多发结石、铸型结石的特殊表现。肝内胆管缺如的肝内胆管消失综合征是多发结石、铸型结石的特殊表现。取出铸型/结石后再进行造影发现胆管显影良好，节段性非吻合性狭窄、胆管消失综合征、枯树枝样改变等表现均消失，胆道镜下选择性造影显示胆树显影良好、清晰。由此得出胆管消失实为供-受体胆管吻合口狭窄合并肝内、外胆管铸型/结石所致的结论：狭窄并非真正的狭窄、胆管消失并非真正的消失，而只是移植后铸型/结石的特殊表现形式。

T管造影/ERCP是诊断胆管狭窄的重要手段，但在早期容易漏诊：胆道镜下可见供-受体胆管吻合处明显充血、红肿，肉芽组织增生，大量的纤维素附着，吻合口狭窄较疏松，镜身易通过，吻合口上下有条状的铸型/结石（大部分位于移植肝胆管内，受体肝胆管只是一小部分）。正是这个特点，再加之早期胆管铸型的疏松性、海绵性、蜂窝孔的特性，仍可见胆汁流出顺利，由此可以推断造影剂也可以顺畅流入胆道，此时的T管造影很难发现狭窄。因此，单凭T管造影来判断狭窄是不全面的。

由上可见，完全依赖T管造影/ERCP以判断预后和是否行二次肝移植是不科学的、片面的。这一结果对目前持出现这些胆道并发症征象就意味着预后较差、移植肝失败、需要再次肝移植的观点的学者来说，是很值得借鉴和思考的。依据造影的表现的“胆道铸型综合征”“非吻合性狭窄”“胆管消失综合征”来判断预后，或决定是否进行二次肝移植治疗的观点是值得商榷的。杨玉龙等资料显示符合“枯树枝样改变”“胆管消失综合征”“胆道铸型综合征”的患者，均通过胆道镜得到了有效治疗，黄疸消退、肝功能恢复。

（3）胆管铸型的治疗原则 胆管铸型的治疗同样要遵循肝内胆管结石的治疗原则：去除病灶、解除梗阻、通畅引流。取出引起梗阻的胆管铸型病灶是首要任务。传统上依靠外科手术，但许多患者不能耐受再次手术，内镜治疗具有微创的优势，越来越受到推崇。Vallera等调查多个美国肝脏移植中心发现治疗肝移植术后吻合口狭窄45%患者采用ERCP治疗，29%患者采用手术，22%患者采用PTC治疗。

杨玉龙等采取胆道镜技术使92%胆管铸型患者得到了有效的治疗。对因胆管铸型/结石表现为“枯树枝样改变”“节段性狭窄”等为非吻合性狭窄，片面地采取介入球囊扩张只是暂时通畅胆道，没有根本解决问题，反而诱发感染、加重梗阻，因为那些“条索状”“柱状”结石仍然存在，梗阻将继续发生。文献报道近20%患者最终需手术解决。应用内镜可取得满意的临床效果，即明确狭窄的类型和程度，取尽铸型/结石，又有针对性地解决狭窄。忽视胆管铸型结石和狭窄的内镜诊治，片面地依赖造影，应用介入扩张技术暂时缓解，只会延误和加重病情，导致难治的胆管硬化和狭窄，出现了弥漫不可逆性胆管损伤和真正的非吻合性狭窄、移植肝失去功能的局面。对于伴有肝动脉病变（血栓、狭窄）的缺血性胆管病变导致的弥漫性肝内胆管损伤的患者，再移植恐难避免，等待期间可以尝试治疗，但不宜强求或反复进行，以免加重病情，贻误手术时机。

术中留置T管，尤其是对供-受体胆管相对较细或直径不均一者的狭窄发生可能会有很好的预防作用，同时也为术后胆管铸型胆道镜的诊治提供了途径。对于术后已发生狭窄和结石，胆道内镜技术提供了微创、方便、安全、科学的治疗方法。尤其是胆道镜，在观察肝内、外胆管病变的基础上，同时进行了有效的扩张狭窄和取石治疗，避免由于单纯造影导致的漏诊、误诊。取净肝内、外胆管铸型结石，纠正狭窄、通畅肝内、外胆管，防止由于肝内、外胆管残留的铸型结石、胆泥继发感染和新生结石。单纯的胆管狭窄镜下扩张支撑很有效，只是支撑时间较以往的胆管狭窄要短。根据狭窄梗阻、胆系感染时间，2～6个月内吻合口的狭窄支撑1～2个月，镜下就可见愈合处黏膜生长；6～8个月以上者，合并有铸型/结石的狭窄长度相对较长，支撑的时间也要长。杨玉龙资料中的1例患者术后狭窄合并结石，术后11个月进行内镜取石治疗后，支撑3个月以后可见吻合口愈合黏膜移行。

对于出现肝内、外胆管铸型结石的患者，取净铸型/结石并不意味着治疗的结束。取石后，近期的T管造影虽然肝内、外胆管显影良好，无狭窄，但是，镜下观察供-受体胆管吻合口炎症、水肿较重，镜身进入不畅，符合狭窄的内镜诊断标准。虽然T管造影未显示有明显狭窄，但是要注意有狭窄发生的可能，此时如忽视了支撑，将会导致狭窄。在治疗中，有取石后放置支撑管期间脱落而没有觉察的病例，但当发现以后行内镜观察时，结果发现吻合口出现了狭窄。因此，放置支架一定要稳妥，严防移位。

对于单纯吻合口狭窄，狭窄扩张后的支撑也很有必要。对那些留有T管的患者，利用胆道镜技术可以很容易地解决；而无T管者，ERCP技术、子母胆道镜技术、PTCS技术，同样可以完成狭窄的治疗。通过内镜下胆管内引流术（ERBD）可以防止扩张后的回缩和闭锁，为以后ERCP导丝顺利通过狭窄处进行再治疗提供方便。对狭窄的观察可以通过子母胆道镜，但与胆道镜相比，无论是操作上还是患者的负担和耐受情况都是无法比拟的，这就要求移植医生重视T管的留置，为后期的狭窄诊疗提供方便。

对于肝内、外胆管铸型/结石，轻易不要进行内镜下乳头括约肌切开术（endoscopic sphincterotomy, EST），虽然通过EST可以取出肝外胆管或部分Ⅰ、Ⅱ级胆管内的铸型/结石，但是由于肝内铸型结石的存在意味着肝内胆管狭窄的存在，EST破坏了胆道的密闭性，开放了胆道，导致反流性胆管炎，甚至引起严重的化脓性胆管炎，其后果是严重甚至是致命的。对于此情况，及时进行外科手术胆道探查，发挥胆道镜的优势是最好的选择。

胆道镜是集诊断和治疗于一体的有效技术，是肝移植术后胆管铸型/结石诊治的最佳选择，因而肝移植术中T管的留置显得尤为重要，不但为术后胆道损伤修复的观察提供通道，也为铸型的诊治提供方便。ERCP只适合单发铸型/结石、肝外胆管铸型、供-受体吻合口狭窄的诊治，盲目的ERCP往往会适得其反。通过胆道镜对铸型诊断和治疗的不断探索，发现和了解肝移植术后胆管损伤后的真实情况，观察胆管内的病理变化和进程，也将为研究铸型的发病机制提供可靠的科研资料，从而根本上解决铸型。

37.4 胆漏

术后胆漏（postoperative biliary leakage）是原位肝移植术后最常见并发症之一，其发生率为5.5%～27.4%。胆漏一旦发生，轻者使患者住院时间延长、住院费用增加、痛苦增加，重者可导致患者死亡。最常见类型是T管窦道瘘和吻合口漏。虽然随着外科手术技术的进步和器官保存方式的改进，使肝移植术后近期并发症的发生有所下降，但胆漏仍为肝移植术后近期常见的胆系并发症和死亡原因。肝移植术后T管漏发生的主要原因是T管意外移位、脱落，或长期免疫抑制剂治疗后组织修复能力差等。吻合口漏可能与供体胆管近吻合口处缺血坏死有关，供体肝分离时胆管供血血管损伤、器官保存时间过长或移植后肝动脉血栓形成等原因均可能导致胆管缺血。吻合口漏的发生时间相对较早，临床上吻合口漏者相对较多地并有移植物功能不全、感染、腹膜炎、腹腔脓肿或脓毒症等严重并发症，因此吻合口漏者临床预后相对较差。

【肝移植术后胆漏的影响因素】供-受体胆管本身条件和外科手术技术操作是胆漏发生的决定性因素。术前血清胆红素水平、术中使用T管或支架、活体肝移植是胆道并发症的高危因素，冷缺血时间长、肝动脉栓塞或狭窄、巨细胞病毒感染、胆道感染、排异反应等是导致手术后胆漏发生的辅助因素。肝移植术后拔除T管要严格把握指征，受体营养不良、免

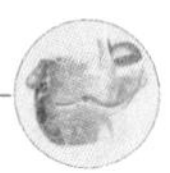

疫抑制剂尤其是糖皮质激素的大量使用、组织愈合能力差及T管窦道形成不良者，拔管后可能导致胆瘘(biliary fistula)。

【临床表现】表现为腹腔引出胆汁样液体或胆汁在腹腔内积聚以及腹痛等。之后因并发胆道和腹腔感染而出现黄疸加重和麻痹性肠梗阻等症状和体征。部分患者伴发热，查体右上腹可存在腹膜刺激征。实验室检查表现为转氨酶和胆红素的升高，血常规检查可出现白细胞及中性粒细胞比例增高等。

【诊断】胆漏的诊断应注意：①胆漏发生时患者常有精神不振、发热、腹膜刺激征；②肝门部引流出胆汁样液体可为胆漏提供较早证据；③留置T管者出现引流量减少或停止，胆汁从T管周边渗出应警惕胆漏的发生；④腹部B超、CT检查，可直接定量、定位，便于引导穿刺、抽吸治疗；⑤ERCP可找到胆漏的直接证据及漏胆部位，并可同时放置鼻胆引流管，行胆道减压治疗；⑥对于留置T管患者可行T管造影以明确诊断。

【胆漏的治疗】胆漏的治疗包括非手术治疗及手术治疗。非手术治疗胆漏的原则是通过胆道减压使胆汁不再流经胆漏部位，以促进胆漏的愈合。目前，外科手术治疗多只限于胆总管胆总管吻合口完全断裂、胆囊管漏或胆总管空肠吻合术后出现胆漏的患者。

对肝移植手术后早期出现胆漏的患者，首先需明确胆漏是属于可控制性胆漏，还是非控制性胆漏。控制性胆漏是指漏出的胆汁可经引流管流出体外，不会造成腹膜炎和胆汁淤积；非控制性胆漏是指胆汁潴留在腹腔内，未能充分引出。如为后者应采取积极措施；其次应保证肝动脉供血充足。胆漏只有在肝动脉供血良好的前提下才能治愈，可以采用以下措施。①通畅引流：延迟拔除腹腔引流管，为防止T管拔除后胆漏可以凭借造影将T管拔出胆道而暂留在胆道旁，如发生胆漏则为腹腔引流管；②B超或CT引导下行腹部穿刺置管引流；③对于未置T管或T管已拔除的患者可施行内镜下鼻胆管引流术(endoscopic nasobiliary drainage，ENBD)或经皮肝穿刺胆道置管引流术(percutaneous transhepatic cholangial drainage，PTCD)，并常规切开十二指肠乳头括约肌；④控制感染：连续胆汁培养明确是否合并胆道感染，必须控制感染才能治愈胆漏；⑤手术治疗：对于非控制性胆漏，或经保守治疗失败者应积极手术治疗。由于长期胆汁的化学和感染损害可以破坏胆管的血供，形成恶性循环导致胆管坏死甚至威胁移植肝的功能。手术治疗的目的主要为清除感染灶、充分引流、探查肝动脉，如胆道条件不好可二期行胆道重建、胆肠吻合术。如手术无法彻底解决胆漏，或胆漏合并肝内胆管多处狭窄者应争取在肝功能损害不可逆转时实施再次肝移植。

由于再次手术治疗的并发症和病死率较非手术治疗明显为高，胆漏时肝内胆管常不扩张，经皮肝胆管穿刺的操作难度极大、易损伤移植肝而出现较严重的并发症。因此，绝大多数专家认同肝移植后胆漏，包括胆总管吻合口漏和T管漏，甚至胆总管吻合口部分断裂者应首选内镜治疗。

内镜治疗胆漏的方式主要为经内镜胆管引流术，可选择行鼻胆管引流，也可行内置管引流。无论是行鼻胆管引流或是行内置管引流，引流时一定要将引流管头端置于胆漏的上方，否则达不到治疗效果。正确地置入鼻胆管可使几乎所有的胆漏愈合。置入鼻胆管后行负压吸引的引流胆汁效果确切、便于观察和记录胆汁的引流量和性状。通过鼻胆管造影可随时了解胆漏的愈合情况和胆道其他病变的情况，并且胆漏愈合后不需再次行内镜介入。因此，鼻胆管引流术常作为胆漏的首选内镜治疗方式。但鼻胆管引流的缺点是需细心护理，特别是肝移植术前已出现肝性脑病或并发感染中毒性脑病患者，有可能自行将鼻胆管拔出或因躁动导致鼻胆管的意外脱落，严重者可导致吻合口的断裂，失去内镜治愈的机会。

胆道内置管引流治疗胆漏的治愈率相对鼻胆管为低，Morelli等报道首次内置管置入可使88%的患者胆漏愈合。如第1次ERCP胆道内支架置入后胆漏未能愈合，可放置更粗或多根支架治疗，此时胆漏的愈合率可达95%。虽然Wolfsen等报道EST可使78%患者的胆漏愈合，但单独行EST治疗胆漏的疗效仍不能确定，因此多数专家不支持仅行EST治疗胆漏，可与鼻胆管或内置管引流同时应用。

由于胆漏愈合后绝大部分患者会出现吻合口或肝总管狭窄，因此为预防后续的胆管狭窄及减少后续因胆管狭窄所需的内镜治疗次数，并保留鼻胆管引流术，对引流管要妥善固定防止滑脱。

肝移植术后胆道感染是胆漏重要的影响因素，且感染菌株多重耐药，治疗难度大。早期往往细菌培养阳性而无症状。如进一步发展可诱发胆漏，损伤胆管黏膜，降低抗感染能力，发生严重的胆系感染，侵蚀肝外胆道及其滋养血管，致胆道坏死，只有行再次肝移植。治疗应在充分引流基础上，持续胆道冲洗，应用胆汁内浓度较高的敏感抗生素。

37.5 胆管铸型

胆道铸型综合征(biliary cast syndrome, BCS)是肝移植术后胆管铸型物引起的胆道系统的梗阻和胆管炎等综合征。其病理变化特点是胆道上皮的破坏、脱落、胆管壁胶原纤维组织增生及胆管腔内铸型物形成。发生率高达6%～18%,常引起移植物失去功能、肝脏不可逆性损伤、再次移植等严重后果,病死率和再移植率均较高。基础研究中缺乏肝移植胆管铸型的动物模型,临床中由于医学伦理学的限制,致使目前胆管铸型的形成机制仍不是十分清楚,依然成为肝移植界的难题,也是限制肝移植发展的瓶颈之一。

【胆管铸型形成机制】 利用HE染色、免疫组织化学染色及电镜技术,对肝胆管结石及肝移植患者胆管铸型结构的研究中发现肝胆管结石和胆管铸型是两种不同的物质。在组成成分上,铸型中有血管及纤维素,结石中则并没有发现。但是两者的主要成分均是胆红素,提示它们在发生机制上有共同之处,而刺激因素不同。目前胆管铸型形成的机制仍不清楚,但是相关因素却很多,包括:胆管冷缺血、热缺血、缺血再灌注损伤、供肝灌洗、新肝胆道残留胆汁、排斥反应、移植术式、ABO血型不合、胆道损伤、胆道留置物(术后T管引流)等。

(1) 肝脏缺血 正常胆道由肝固有动脉和胃十二指肠动脉分支组成的血管网供应,少数变异情况下,副肝右动脉(肠系膜上动脉发出)和(或)副肝左动脉(胃左动脉发出)也参与其中,而供肝的胆道仅由肝固有动脉提供。肝固有动脉一旦出现痉挛、狭窄或栓塞等情况即会影响胆道系统血供而出现缺血性损伤甚至坏死。在肝移植手术过程中,胆管主要经历两个阶段的热缺血损伤:其一是供肝切取过程中的短暂热缺血损伤;其二是门静脉血流开放到肝动脉血流开放之间的肝动脉缺血损伤。在此期间肝脏仅有门静脉单重血供,处于热缺血状态,特别对胆管而言,缺血损伤可能进一步加重。在肝移植过程中由于缺血性因素的存在,导致机体内含有大量可强烈诱导黏蛋白表达的活性物质。黏蛋白的增多不仅改变胆汁的成分,加重了胆流的淤滞,为胆汁结晶创造了适宜的微环境。美国宾夕法尼亚大学医院统计的资料显示,70%的BCS与缺血因素直接相关。王科等研究了肝动脉狭窄/栓塞、低血压、热缺血时间过长这3个对肝脏灌注有影响的因素,结果发现在发生胆道铸型的患者中,热缺血时间超过3 min时,胆道铸型的发生率明显高于对照组。Gor等对355例肝移植患者回顾分析发现胆道铸型组与非铸型组相比,铸型组热缺血时间较长。而冷缺血时间过长也是铸型形成的重要因素之一,冷缺血时间>71 min胆道并发症的发生率明显提高。Sanchez等研究发现,保存于UW液<11.5 h组和Euro Collins液<6.5 h组与保存于UW液>11.5 h组和Euro Collins>6.5 h组相比,冷缺血时间短,肝移植术后缺血型胆道损伤发生率明显降低。Li等用UW液灌注和保存供肝,若冷保存时间超过13 h则缺血型胆道损伤发生率高达52%,缩短冷保存时间(<9 h)后缺血型胆道损伤的发生率明显下降。

(2) 缺血再灌注损伤 缺血再灌注损伤是肝移植术中无法回避的病理过程。供肝胆管作为对缺血再灌注损伤敏感的靶器官,必然要承受热缺血、冷保存及后续的再灌注损伤造成的多重打击,导致移植器官发生可逆性或不可逆性损害。最初进行肝移植是使用脑死亡患者的肝脏,取供肝和肝移植几乎同步进行。冷缺血及低温保存时间很短,胆管因缺血缺氧及再灌注损伤程度很轻,因而临床肝移植的成功率比较高。后来由于这类供肝资源稀缺,逐渐开始使用无心跳的死者的肝脏作为供肝,不可避免地冷缺血及低温保存时间要延长,胆管铸型物堵塞明显增多,成为肝移植术后胆管并发症的共同特点。其中一个重要原因是,长时间的低温保存及复温的过程中对缺血缺氧敏感的胆管细胞造成伤害,尽管肝细胞依然保持功能,但胆管细胞却无法承受降温复温这样的"折腾"。笔者在临床工作中发现部分患者在肝移植的2～3 d出现结合性胆红素、γ-谷氨酰转肽酶的升高,而转氨酶升高并不明显,说明胆管损伤较肝细胞重。通过胆道镜检查发现,胆管内有大量的柳絮状物,组织病理学检查证实为渗出的纤维素、脱落的胆管上皮细胞及坏死的炎症细胞,从而改变胆汁的成分,加重胆汁淤滞,为胆汁结晶创造适宜的微环境。随着时间的延长,细胞等有形成分结构消失,成为镜下无结构的胆管铸型。这种胆管上皮损伤的表现不同于肝动脉闭塞所导致的胆管壁全层坏死,其发生原因可能为缺血再灌注损伤。

(3) 供肝灌洗方式 供肝的灌洗不充分是引起胆管铸型的重要因素之一,Pirenne等采用低黏性的Marshall液取代高黏性的UW液灌注肝脏,术后胆管铸型的发生率显著降低,这可能是由于取供肝时高黏性的保存液不能彻底灌注胆道周围微血管床所

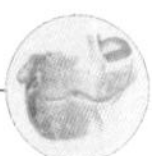

致。而Moench等采用动脉加压灌注的方式进行供肝灌注，结果显示受体的胆管铸型发生率明显低于对照组，他们认为胆道毛细血管床的灌注不充分是发生胆管铸型的主要原因。

（4）“毒性胆汁”作用　胆汁成分复杂，含有无机成分、有机成分及少量重金属离子。在对胆汁毒性研究中发现，高浓度的胆汁化培养基能诱导离体培养的骨髓间充质干细胞及胆管上皮细胞的凋亡，离体培养的胆管上皮细胞仅能在2%浓度的胆汁化培养基中生存，而且增值速度缓慢。这可能与胆汁酸能诱导细胞的氧化和凋亡相关，移植肝早期生成的缺乏磷脂的“毒性胆汁”可直接损伤胆管上皮细胞，引起肝移植早期非缺血性胆道损伤。对胆道铸型物质进行化学分析发现胆管铸型是以胶原纤维为支架，充填大量的胆红素结晶（10%～50%）、胆汁酸（10%～15%）和（或）胆固醇（5%～10%），而胶原纤维是组织修复、瘢痕增生和血栓机化的成分。因此，铸型形成过程可能是“毒性胆汁”刺激胆道上皮，炎性渗出（纤维蛋白）增加，凝固后成纤维细胞长入，从而形成胆管铸型。

（5）供肝血液复流时机　Noun等在肝移植中先重建肝动脉血供，发现供肝形态改变恢复快，认为保存时间较长的供肝宜先重建肝动脉血供，以减少术后胆道并发症的产生。Walsh等在肝移植中发现，与先重建肝动脉血供相比较，先重建门静脉血供者再灌注后肝脏耗氧量迅速增加，动脉血二氧化碳分压升高更明显，从而导致酸中毒，加重再灌注损伤。Fan等研究表明良好的供肝动脉血供能促进细胞再生和DNA合成，改善肝功能，增加胆汁分泌，减少术后胆道并发症。肝动脉先复流能减轻随后由门静脉复流所引起的再灌注损伤，消除肝动脉缺血时间能抑制库普弗细胞的激活，减少中性粒细胞聚集，明显改善微循环，这可能是消除肝动脉缺血时间对肝内胆管上皮细胞起到保护作用的重要原因。

（6）胆道留置T管　T管留置有助于减少吻合口狭窄和吻合口瘘的发生，可通过引流管观察引流量和胆汁情况，也可利用T管实施造影或介入治疗；但又增加了T管引出口胆汁瘘和拔T管后胆瘘的发生率。越来越多的临床观察结果显示，留置T管并不能降低胆管并发症的发生率，反而会增加其发生率。肝移植胆管重建留置T管易增加胆管并发症的发生率，而不留置T管是安全可行的。目前，部分肝移植中心逐渐放弃了T管的应用。

（7）巨细胞病毒感染　巨细胞病毒感染是肝移植术后最常见的病毒性感染，其发生率为30%～50%，多发生于术后1～4个月。并发症患者中75%有巨细胞病毒抗原血症，且在患者十二指肠黏膜上皮细胞和胆管壁白细胞中找到巨细胞病毒体。胆管上皮细胞检测到巨细胞病毒DNA，因而提出巨细胞病毒感染是胆管并发症的病因之一。

（8）免疫排斥反应　以往有文献报道，移植后胆道铸型与免疫排斥药物、急性或慢性排斥反应有一定关系。临床工作中发现，肝移植后胆管铸型的患者，肝穿刺病理检查不支持急、慢性排斥反应，通过对胆管铸型的基础研究中也未发现急、慢性免疫细胞的存在。Gor等研究发现胆管铸型与移植后住院时间、免疫抑制药物、排斥反应无明显相关性。

（9）细菌感染　胆道铸型常引起胆道梗阻，主要症状为黄疸、发热、右上腹疼痛、胆汁引流量减少等。部分严重的患者可能会出现胆道感染，移植肝无功能，甚至死亡。也有部分单纯胆道铸型存在，未引起梗阻、不伴有胆道上皮坏死的胆管铸型患者无任何临床症状。早期的研究认为胆系细菌感染参与了胆管铸型形成，如行胆汁培养，病原微生物多为阳性，以大肠埃希菌为常见。但是对肝移植术后胆管铸型物标本进行电镜扫描，未观察到有细菌或细菌残骸存在，由此推测导致胆管铸型形成的因素可能为无菌性炎症，而非细菌感染。胆道感染可能是胆管铸型形成后引起的并发症之一。临床发现合并胆道感染的胆管黏膜均存在严重的水肿，胆管壁上可见纤维素附着，胆汁内含有大量白色絮状物，主要是炎性渗出（纤维蛋白及黏蛋白）增加，凝固后成纤维细胞长入，形成胶原纤维，而胶原纤维正是胆道铸型的骨架。因此，细菌感染可间接促进胆管铸型的形成。

【胆管铸型造影的特征分析】

T管造影在胆道影像学诊断中广泛应用，也是诊断肝移植术后胆道并发症的重要手段，但是，由于肝移植术后胆道并发症的特殊性，特别是胆管铸型、胆道狭窄，T管造影远非传统分析那么简单，有其特殊性。正确分析、阅读好T管造影片将对治疗方案的选择起着决定性作用。

仪器：OLYMPUS CHF－P20/XP20纤维胆道镜和CYF－AV2电子胆道镜及其配件；PENTAX 3440T十二指肠镜；PENTAX 3440T和PTNTAX FCP－9P胆道子母镜；ERBE ICC－200高频发生器及其配件。扩张气/球囊（Boston公司）：气囊长度3～4 cm，有效直径6～8 cm，压力4～12 atm（1 atm＝101 kPa）。

方法：均常规造影。内镜诊治前均不需要麻醉，通过T管窦道，Olympus CHF－P20/XP20纤胆镜进入胆管，对于Ⅰ、Ⅱ级胆管使用Olympus CHF－P20；Ⅲ级以上或是T管窦道较细(10—14FrT管)、Ⅰ、Ⅱ胆管较细，Olympus CHF－P20无法进入者，使用Olympus CHF－XP20。均使用取石网篮、异物钳或活检钳取石，同时注意观察记录胆管内的解剖、胆管黏膜、胆管壁的血运，吻合口愈合情况，取胆管铸型前后常规T管造影或镜下造影(图37－1)。图37－1A为肝移植后3周，检查肝外胆管显影正常，肝内胆管缺如。图37－1B显示取出胆管铸型后肝内胆管显影清晰。有些患者术后胆管铸型可表现为节段性狭窄(图37－2A)，胆管铸型取出后肝内、外胆管显影正常(图37－2B)。

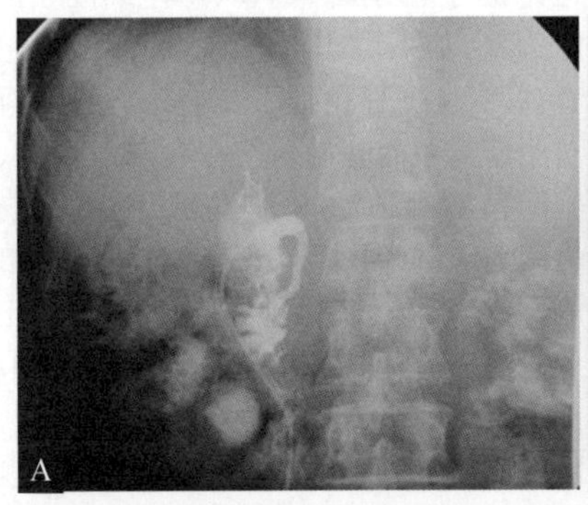

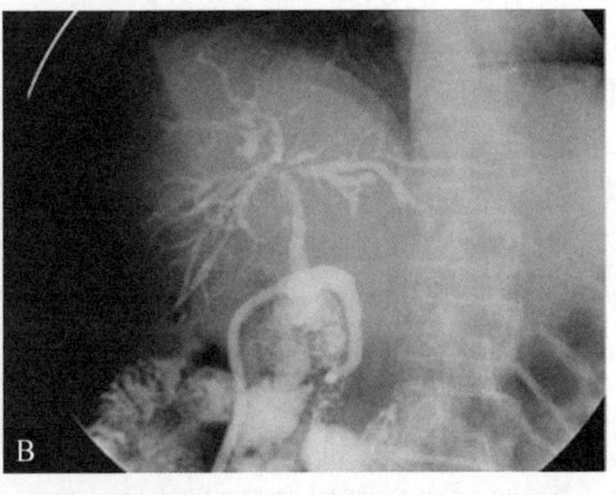

图37－1　术后3周T管造影和取片胆管铸型后的T管造影

A-术后3周的T管造影：肝外胆管显影正常，但肝内胆管不显影，缺如　B-取出胆管铸型后的T管造影：肝内、外胆管显影清晰

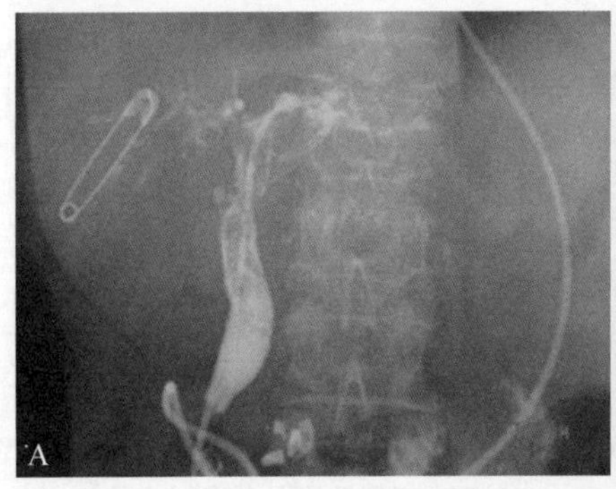

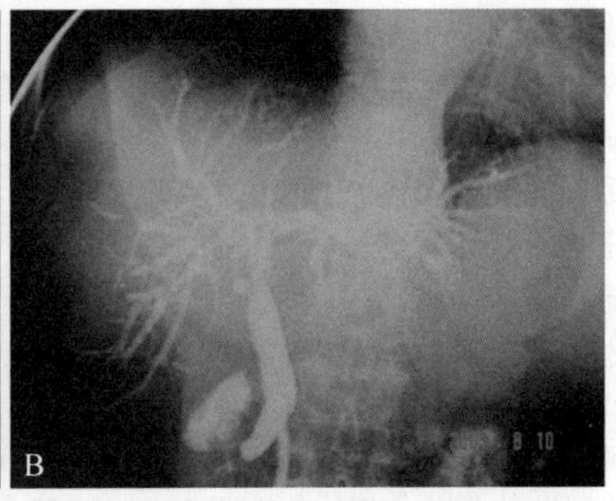

图37－2　术后6周的T管造影和胆道镜取出胆管铸型后造影

A-术后6周的T管造影：肝外胆管显影正常，但肝内胆管呈节段性狭窄、稀疏样改变
B-胆道镜取出胆管铸型后造影：肝内、外胆管显影正常

原位肝移植术后胆道并发症在不同时期、不同阶段胆道造影有其特殊的表现。在早期，胆道内有大量絮状物，特别是胆道内广泛充满时，T管造影的表现往往是整个胆树略微变淡，尚无明显的片状、条状结石负影及胆管扩张的特异性征象，很容易被忽视，此时T管引流不畅或略有不畅，胆汁性状较差，胆汁引流袋内有沉积物、絮状物，胆汁引流量变化不大，往往很容易被胆系感染的征象迷惑。这也常常被医生忽视，导致漏诊、误诊的常见原因是片面地追求药物的保守治疗。结合胆道镜观察，其结果恰恰没有这么简单，镜下观察的是大量飘絮状物，胆管壁苍白或充血、黏膜脱落，病理分析为纤维素和大量的炎性细胞和脱落的胆管上皮。这些有形成分影响胆汁的流体力学，表现为观察的胆汁性状差，流出不畅、不全梗阻、反复胆系感染等征象，出现观察的T管造影整个胆树略微变淡，尚无明显的片状、条状负影和胆管扩张的特异性征象的原因是阶段胆管内飘絮物尚未凝结成结石。正是这些原因才会出现很容易忽视T管造影的征象，而此时恰为胆道镜治疗的很好时机，很容易利用网篮取出。

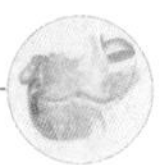

在3个月以后，这些絮状物慢慢凝聚成实体，形成条索状、柱状、树枝状结石甚至铸型结石。这些结石的存在导致胆道梗阻和不同程度的扩张，但同时，长期反复逐渐加重性的梗阻、黄疸、感染，又导致了胆管的硬化和肝脏的损伤。此时T管造影的表现相对要明显些，表现为条索状、片状、树枝状的负影，肝内胆管显影不清或是缺如。肝内胆管往往轻度扩张，严重者甚至出现硬化性胆管炎征象——胆管狭窄变细变直、串珠样、枯树枝样改变，镜下的表现是结石充满胆道，视野不清，取出的结石为褐色、质韧的条索状、柱状、树枝状，其表面粗糙不平如枯树皮，且有大量"蜂窝"，手感如海绵质韧，切面可见中空和分层。正是这些特点，在造影时，造影剂进入结石的"蜂窝"、层隙、空心中去并吸附，导致了结石的负影不规则，呈现为片状、垂柳状、索状、树枝状，造影剂排出延迟等现象；而胆管壁不光滑，肝内胆管内的结石、小的单发结石，很容易被掩盖，导致误诊、漏诊。片面追求内科保守治疗，拔除T管而贻误了内镜治疗的时机，使梗阻、黄疸持久治疗不愈，加重移植肝的损伤，误入慢性排斥或是普通的胆系感染的思维中。因此，在T管造影时，不能满足于常规方法，在怀疑胆道有疑问而造影又出现阴性结果时，要考虑其特殊性，在窦道形成允许的条件下，纤维胆道镜就成为必选。

根据T管造影的表现可对移植后胆道并发症的预后做一初步的判断。单发型结石，肝内、外胆管显影清晰，无硬化和狭窄的表现，镜下观察胆管黏膜损伤轻，修复良好，取出后感染症状消失，肝功能恢复快，AKP、GGT、TBIL、IBIL很快下降，甚至恢复正常。如果对于此型忽视或是漏诊，没有进行内镜治疗，将使胆道内的结石继续存留在胆道内，影响胆道的流体力学，导致反复的胆系感染，将会成为真正的成石核心，逐渐形成新的结石，导致反复的梗阻、黄疸、感染，加重移植肝的损伤，给重新获得新生和新生活勇气的患者带来新的问题和痛苦。与单发型相比，多发型、铸型要复杂得多，因为这两种类型胆管黏膜损伤较重，内镜下观察胆管黏膜已经完全或部分脱落，尤其是移植肝Ⅰ、Ⅱ级胆管，加之由于反复长期的胆系感染，胆管壁炎症较重，黏膜的修复将会是漫长、艰难的。如果T管造影诊断不明确，治疗上犹豫不决，患得患失，贻误内镜治疗的时机，使梗阻、感染、黄疸反复发生发展，恶性循环，如又同时合并有肝动脉病变，移植肝失去功能和再次肝移植将是难以避免的。

T管造影/ERCP是诊断胆管狭窄的重要标准，但是在早期也容易出现漏诊。如术后3周的T管造影见肝外胆管显影正常，但肝内胆管不显影(见图37-1)，而在镜下观察，供-受体胆管吻合处明显充血、红肿，肉芽组织增生，大量的纤维素附着，吻合口狭窄较疏松，镜身易通过，吻合口上下有条状的结石(大部分位于移植肝胆管内，受体肝胆只是一小部分)。正是这个特点，再加之铸型/胆石海绵性、蜂窝孔的特性，仍可见胆汁流出顺利。由此可以推断，造影剂也可以顺畅流入胆道，此时的T管造影很难发现狭窄，如果单凭T管造影来判断狭窄是不完全的；而此阶段吻合口狭窄内镜治疗相对简单，狭窄支撑治疗时间也较短，如果因此而拔管又丧失了内镜治疗狭窄和取石的机会将是一件憾事。

依据内镜观察的结果，T管造影的诊断误差较大。分析原因，单发铸型结石，有1例造影阴性，因为反复的胆系感染、黄疸、AKP、GGT、TBIL的升高而采取纤胆镜成功诊治而明确的，这与铸型/结石的物理特性——呈蜂窝状、海绵性、中空和分层造影剂易渗入其内有关，使结石负影不明显而导致漏诊，所以对于类似情况，胆道镜应用是最好的选择。多发结石、铸型结石由于造影剂很少进入或是难以进入肝内胆管，造影表现为胆管的节段性非吻合性狭窄、节段性片状负影、枯树枝样改变，甚至肝内胆管缺如的肝内胆管消失特征，通过内镜取出的铸型/结石物理性状来分析，节段性非吻合性狭窄、节段性片状负影、枯树枝样改变是多发铸型/结石造影表现；肝内胆管缺如的肝内胆管消失综合征是多发结石、铸型/结石的表现。在取石后再进行造影，就可发现胆管显影良好，节段性非吻合性狭窄、胆管消失综合征、枯树枝样改变等特殊表现均消失。利用纤维胆道镜下选择性造影可使胆树显影更加清晰。

依据造影的表现，目前有"胆道铸型综合征""非吻合性狭窄""胆管消失综合征"等学说，以此来判断预后，或决定是否进行二次肝移植治疗的观点是值得商榷的。如认为当胆管树发生了枯树枝样改变、胆管的非吻合性狭窄，是否需要行再次肝移植；胆管损伤后形成的胆管消失综合征必须再次行肝移植等。根据资料，符合"枯树枝样改变""胆管消失综合征""胆道铸型综合征"完成病例，均通过纤维胆道镜得到了有效治疗，黄疸消退，肝功能恢复，胆管上皮得到不同程度的修复。图37-3和图37-4造影表现为胆管消失综合征，通过内镜取出铸型、多发型结石并成的肝内、外胆管形状。图37-5为取出的胆管铸型与结石拼成的胆树状，有的患者取出的胆道铸型和结石还可分出肝内胆管的 2～3 级分支(图 37－6)。3 个月后肝内胆管镜下取活检病理可见胆管修复黏膜，造影肝内、外胆管显影良好(图 37－7、图 37－8)，功能恢复良好。由此分析胆管消失实为供-受体胆管吻合口狭窄合并肝内、外胆管结石所致；造影表现稀疏样、片状、枯树枝状负影，镜下可见吻合口处的结石和吻合口的狭窄(图 37－9)，取出结石后，可见肝内胆管黏膜充血水肿，触之易出血(图 37－10)。

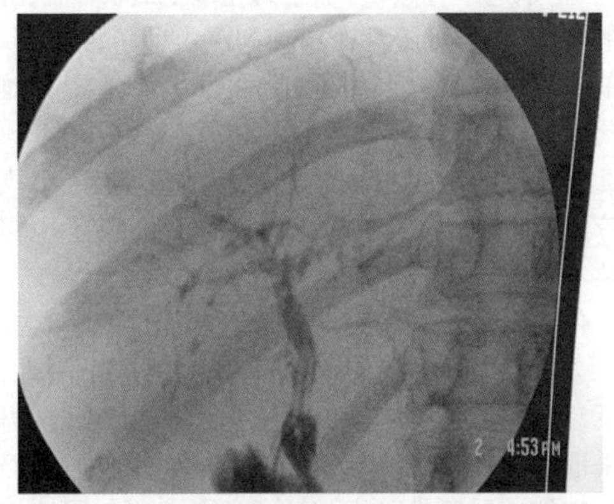

图 37－3　肝内胆管显影稀疏、节段性狭窄

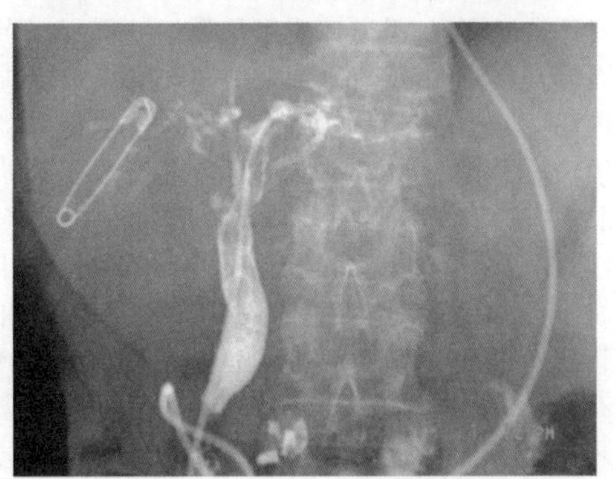

图 37－4　取石前：ERCP/ENBD

肝内胆管呈稀疏样、枯树枝样改变

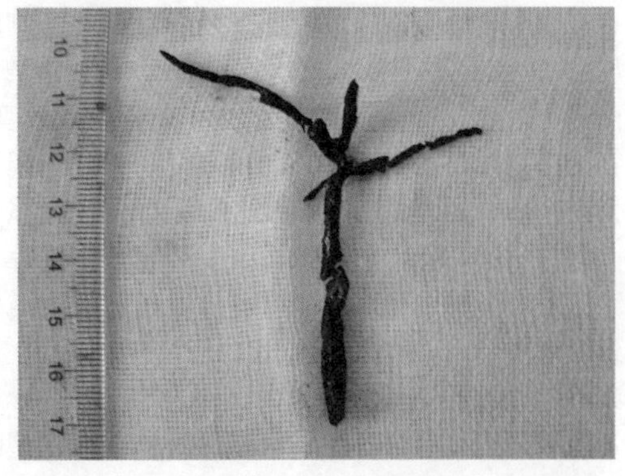

图 37－5　胆道镜取出的铸型结石(铸型综合征)

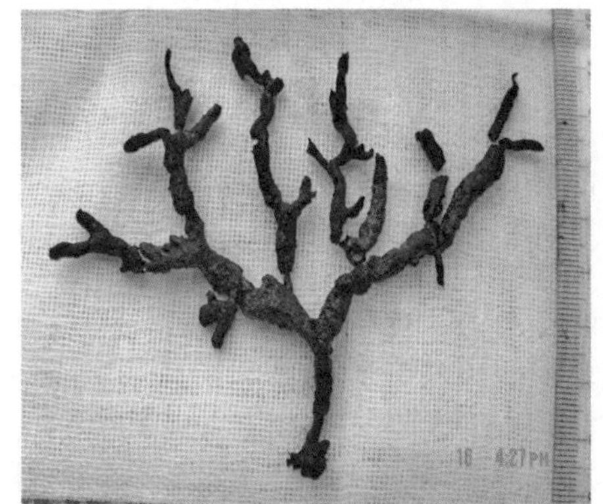

图 37－6　取出的条索状、柱状、树枝状铸型的结石拼成胆树

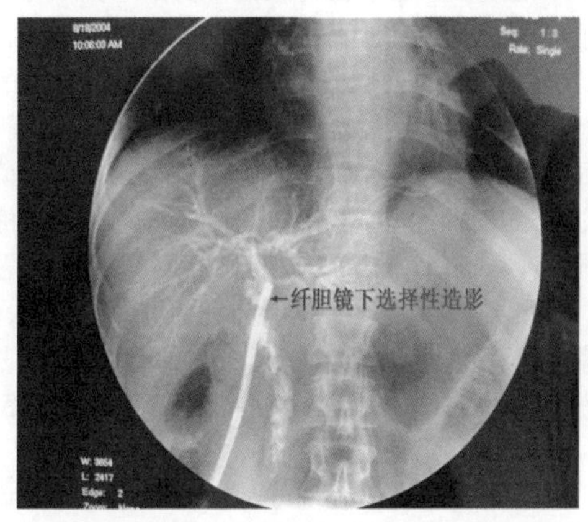

图 37－7　治疗后纤胆镜镜下造影

肝内胆管显影清晰、稀疏、节段性狭窄征象消失

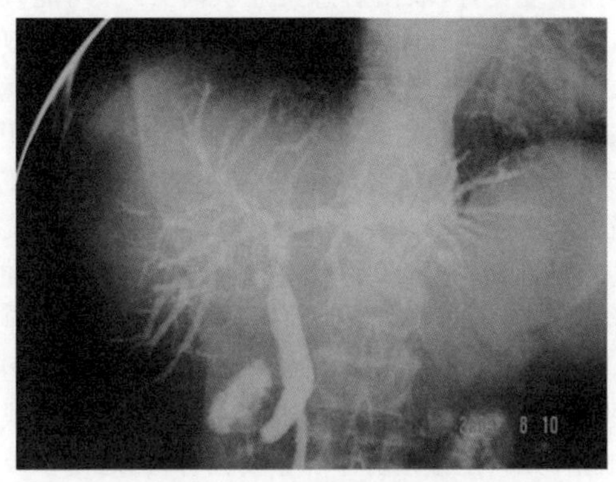

图 37－8　治疗后的镜下造影

肝内、外胆管显影良好，稀疏样改变、枯树枝样改变消失

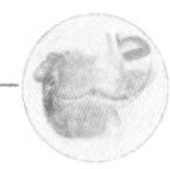

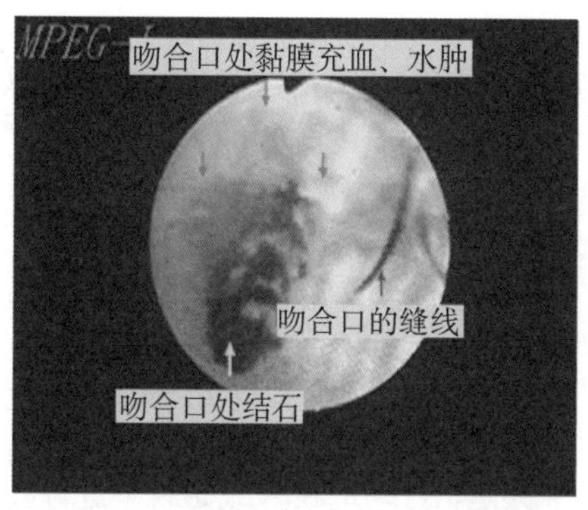

图 37-9　胆道镜下见吻合口处的铸型和缝线

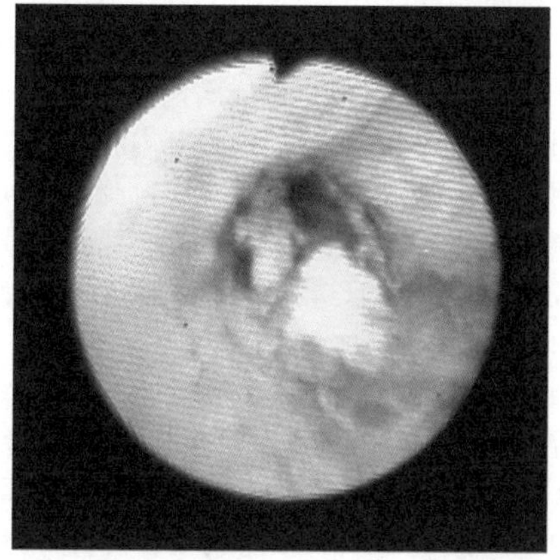

图 37-10　取石后胆道镜下见吻合口处胆管充血

同样地结合消炎利胆治疗后，镜下取活检可见胆管修复黏膜，造影肝内外胆管显影良好。图 37-1A、图 37-2A、图 37-3、图 37-4 造影为枯树枝样改变、部分胆管消失、节段性非吻合性狭窄等表现。通过取出的结石分析，枯树枝样改变、部分胆管消失、节段性非吻合性狭窄为肝内多发性结石所致，取净结石后再造影就会发现以上表现全部消失，恢复了正常的胆树解剖(图 37-1B、图 37-2B、图 37-7、图 37-8)。狭窄并非真正的狭窄、胆管消失并非真正的消失，而只是移植后肝内胆管结石的特殊表现形式。可见，完全依赖 T 管造影/ERCP 以判断预后和是否行再次肝移植是不科学的、片面的。

肝移植后的胆道造影有其特殊性，T 管造影与内镜技术的有机结合才更准确、更科学、更可靠。

【临床表现】胆道铸型综合征(BCS)患者的临床表现多种多样，缺乏特异性，主要症状为黄疸、发热、右上腹疼痛、胆汁引流量减少等。部分严重的患者可能会出现胆道感染，移植肝无功能，甚至死亡。也有部分单纯铸型存在，未引起梗阻、不伴有胆道上皮坏死的 BCS 患者无任何临床症状。几乎所有 BCS 患者都有肝功能异常表现，主要为胆源性酶谱和胆红素升高。如行胆汁培养，病原微生物多为阳性，以大肠埃希菌为常见。

【诊断】胆道造影是诊断肝移植术后胆道并发症最直接、最可靠的方法，是诊断包括 BCS 在内的肝移植术后胆道并发症的“金标准”，其主要表现为胆道充盈缺损。经胆道引流、PTC 和 ERCP 等是临床常用胆道造影方法，但 PTC 对移植肝有一定创伤，故很少采用。目前，无创性磁共振胆胰管成像(MRCP)在 BCS 的诊断价值也日益受到重视。曾有人报道 MRCP 在诊断胆道并发症(包括 BCS)的敏感性为 93%，特异性为 92%，结果与 ERCP 一致。但 MRCP 可能仅表现为某段肝内胆管扩张，难以准确估量胆管狭窄的长度和程度，尤其是对肝管汇合处及左、右肝管内狭窄的敏感性低。所以，联合应用胆道造影术和 MRCP，可提高诊断准确率。

【治疗】关于 BCS 的治疗，多个移植中心的经验不一，传统方法为外科手术。由于许多患者耐受力差，而内镜和放射介入治疗被认为是肝移植术后胆道铸型的一线治疗方法。治疗 BCS 的核心内容主要包括取出胆道铸型、解除梗阻、引流胆汁、治疗随后的非吻合口狭窄。目前认为 25%～70%的 BCS 都可以通过内镜或放射介入治疗得到解决。治疗包括经 ERCP 或 PTC 胆管球囊扩张或网篮取出铸型等。

(1) 技术方法　经皮经肝胆道镜(percutaneous transhepatic choledochoscopy, PTCS)治疗肝移植术后胆管铸型。移植术后胆管铸型大多发生在术后 2～3 个月以后甚至更晚，此时间往往 T 管已经拔除，胆道镜进入途径中断，而手术胆道探查放置 T 管不但创伤大、风险高，不是最佳选择，因此 PTCS 成为最佳选择。

PTCS 是指先行 PTCD，继之进行瘘道扩张术，待瘘道被扩张到能容纳胆道镜进入胆道时，再进行胆道镜检查和治疗。PTCS 技术弥补了传统的常规方法难以将多发铸型取净这一劣势，可以直观了解肝内外胆管的病变情况，如胆管有无狭窄、扩张，有无炎症、溃疡，胆管内铸型和结石的分布，有无异物或肿瘤等。使术者能一目了然，心中有数。

1) 仪器：日产 OLYMPUS CHF-P20/XP20 纤维胆道镜和 CYF-AV2 电子胆道镜及其配件、PANTX 电子十二指肠镜、乳头切开刀(日本 OLYMPUS 公司)、导丝(美国 BOSTON 公司)、胆道扩张导管、取石网篮、鼻胆管、塑料内支架等内镜配

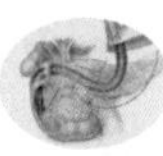

件；ERBE ICC－200 高频发生器；等离子体碎石器为北京益达隆经贸发展有限责任公司提供的 DLZ－1 型等离子碎石器。电源：交流(220±22)V，输入功率≤180 W，工作温度为 5～40℃，输出能量为低档≥40 MJ，高档 200 MJ，最高不超过 3.9 J(单次脉冲)。安全分类：CB9706.1－1995 中Ⅰ类 CF 型。

2) 方法：对留有 T 管者，通过 T 管窦道，Olympus CHF－P20/XP20 纤维胆道镜或 CYF－AV2 电子胆道镜进入胆管；胆总管和肝总管的结石应用取石网篮取出；Ⅱ级以上的胆管或胆道镜无法进入的胆管，可使用异物钳钳夹结石的近端拖出；Olympus CHF－P20 无法进入的肝内胆管，应用 Olympus CHF－XP20 进入观察，结合异物钳取石。对于上述方法无效者，可结合等离子碎石技术击碎结石后冲洗胆道。对未留有 T 管者，应用电子十二指肠镜进行 ERCP、EST＋网篮取石、ERBD、ENBD。

(2) 适应证与禁忌证

1) 适应证：临床表现全身皮肤黏膜黄染、反复高热、寒战等；肝功能化验、胆管酶谱、直接胆红素/总胆红比值＞50%；肝移植术后胆道铸型患者均经术中造影及胆道镜检查确诊，胆管造影发现特征性的肝内、外胆管充盈缺损或虫蚀样改变。

2) 禁忌证：严重腹水、凝血机制障碍、心肺功能障碍等。

(3) 治疗方法　Olympus HF－XP20 型纤维胆道镜、CYF－AV2 型电子胆道镜及配套的网篮和超滑导丝等。术前检查血常规、肝肾功能及出凝血时间，准备抗过敏药、止血药的功能常规药品及造影剂等；对疼痛耐受力差的患者，术前 20～30 min 可给予盐酸哌替啶 50～100 mg 肌内注射。因肝移植术后并发胆管铸型患者主要临床表现为持续药物不能良好控制的寒战、高热及胆红素、转氨酶等值明显升高，黄疸明确，在确诊为肝移植后胆管铸型后应尽早行经皮经肝穿刺置管引流术(PTCD)，继而行 PTCS 治疗。根据术前辅助检查结果决定穿刺点位置：如铸型集中在左半肝内，则一般选择右侧腋中线第七、八肋间进行穿刺，避开肋膈角，同时在剑突下放一金属器械如持针器作为指示物；如铸型集中在右半肝内，则最好从左侧剑突下选择穿刺点，穿刺时需要在 X 线透视或彩超监视下，选择一扩张胆管作为目标胆管，并借助彩超避开有血流的部位，从右侧胆管穿刺时则不需要这样做。穿刺成功后行肝内、外胆管造影，显影佳后放置 COOK 引流管(8.5F)支撑，接无菌引流袋引流胆汁，如术中发生难以控制的出血应及时停止操作并给予止血等对症处理。术后复查血常规、肝肾功能，动态观察患者病情变化，然后进行 PTCD 瘘道扩张术。可选用自制塑料引流管进行瘘道扩张，由细口径引流管逐渐扩张到粗口径引流管，一般在行 PTCD 术后 1 周开始窦道扩张，以后平均每周 1 次，间隔期内给予抗炎、保肝等对症治疗，动态观察肝功能。具体扩张次数及所要达到的瘘道直径由操作所用胆道镜直径决定，平均扩张 4 次后，即可达到容纳胆道镜进入肝内胆管所需宽度。每次进行扩张瘘道治疗均应在 X 线透视下进行，以便调整引流管位置达到最佳引流效果。通畅胆汁引流以缓解患者高热、肝功能损害等。以上操作完成后进行 PTCS 治疗。胆道镜自经皮经肝瘘道进入胆管，先寻找确认肝门部、吻合口处，依次检查肝总管、胆总管及 Oddi 括约肌开口部，然后检查肝内胆管，发现铸型则利用网篮、吸引器、活检钳等取出。术后固定好引流管，减少移位，如胆汁引流不畅、反复高热、黄疸加重，应及时行经引流管造影以调整引流管位置。

(4) 要点与难点

1) 肝移植术后胆管铸型分为：单发铸型、多发铸型、弥漫铸型。单发铸型多发生在肝外胆管，通过 ERCP 技术即可完成。但如果胆管铸型位于供-受体吻合口上方或是 ERCP 未能成功者，仍需采用胆道镜技术，切不要过分追求 ERCP，否则后果不堪设想。

2) 手术时间不宜过长，切忌期望一次完成：一般在 30～40 min 完成即可，因为移植后胆管都有不同程度的毁损，胆管及上皮均在修复中，切忌反复和长时间地刺激，从而引起创伤。

3) 更加严格的无菌要求：肝移植后服用免疫抑制剂，加之胆道并发症和肝脏的损害，患者免疫力极其低下。

4) 术中寒战、发热：由于胆管铸型及胆管的不同程度损伤和感染造成胆管内胆汁混浊影响镜下视野，常常需要冲洗，这很容易引起逆行感染。内镜治疗很容易出现寒战、发热，如果镜下发现上述情况，可预防性使用激素，如地塞米松 10 mg 静脉注射。

5) 术后保持引流管通畅及抗生素应用：在没有完全解决胆管铸型和狭窄的情况下要持续开放，抗生素使用遵循由高档到低档的原则。

6) 瘘道断裂：服用免疫抑制剂、梗阻性黄疸、肝功能损害、低蛋白、腹水是瘘道断裂的主要原因。尤其是在第 1 次操作，可以预先放置导丝，为瘘道断裂再置管提供方便，经胆道镜观察瘘道形成完整方可继续进行，否则需要再留管等待。

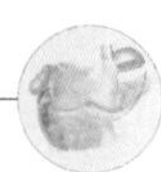

肝移植术后的胆道并发症很多，包括近期的胆漏、吻合口漏、胆系感染；远期的胆管狭窄、胆汁淤积、反复的胆道感染、胆管铸型或“胆管结石”等。其中“胆管结石”为较严重的并发症，尤其是远期的“胆道结石”，造成反复的胆道感染，其后果是导致供-受体胆管吻合口的狭窄、梗阻性黄疸、胆汁淤积性肝硬化、肝功能衰竭，最终肝移植失败，被迫进行再次的移植。因此，肝移植术后的“胆道结石”应引起高度重视！

肝移植术后的“胆道结石”同我们所见的胆石症的结石无论是形成原因、发病机制，还是结石成分、物理形态都是完全不同的，是一种特殊的“胆道结石”。其形成的机制可能是供体肝的热缺血、冷缺血、冷储存时间过长、免疫排斥等因素导致。其成分为渗出的纤维素、脱落的胆管上皮细胞、坏死的炎细胞、胆汁酸盐等成分混合而成的，早期病理结果证实了这一观点。随着时间的延长，细胞等有形成分结构消失，成为镜下的粉染的无结构物质。这种结石的物理性状为黑色，质韧有弹性，易弯曲，不易折碎等，灌注于整个胆树，使形成的结石呈条索状、柱状、树枝状、铸型(图 37-11～图 37-14)。有的切面可见有空心，无论是何种成分的结石，其结果有一点是相同的——导致胆道的梗阻、反复感染、肝脏的损伤，而且最终的结果可能成为真正结石的始动原因，成为成石核心，形成真正的胆道结石。但是，其对肝脏的损伤远不只是梗阻，因为肝移植后形成的结石呈铸型，灌注于胆树，使整个肝内、外胆管充满结石，最终的结局是肝移植的失败。笔者进行二次肝移植中的 1 例患者就是因为此原因，长期的胆系感染导致肝门部非吻合性狭窄，肝内胆管闭锁、消失，胆管不显影(图 37-15)；另 1 例经 T 管造影，肝内胆管显影极差(图 37-16)。因此，肝移植术后的“胆道结石”诊治尤为重要！

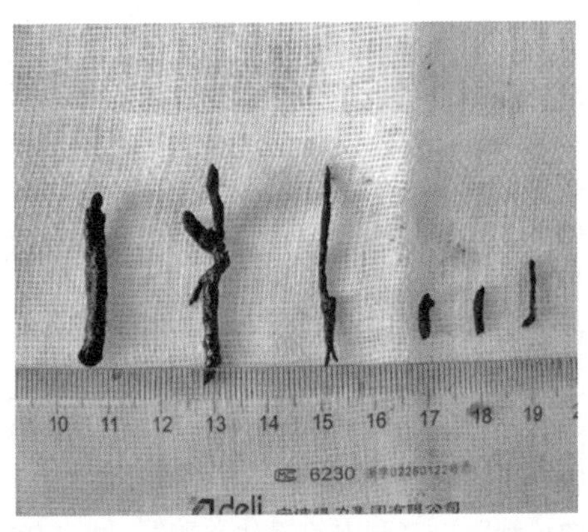

图 37-11 “结石”呈条索状、柱状、树枝状铸型

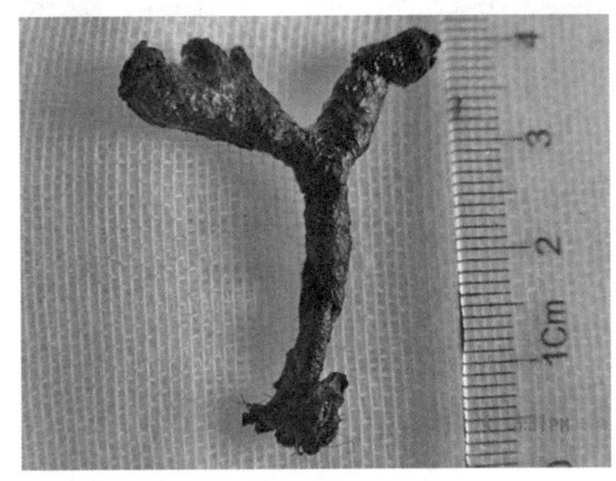

图 37-12 取出的“结石”按照 T 管造影拼成的铸型胆树

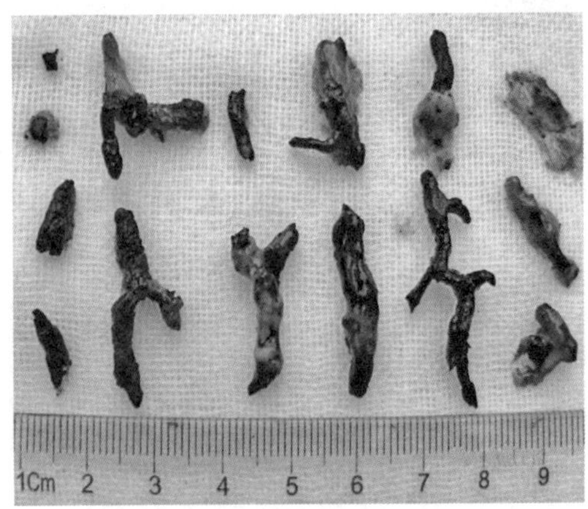

图 37-13 EST 后取出的“铸型结石”

下端可见可吸收的缝合线

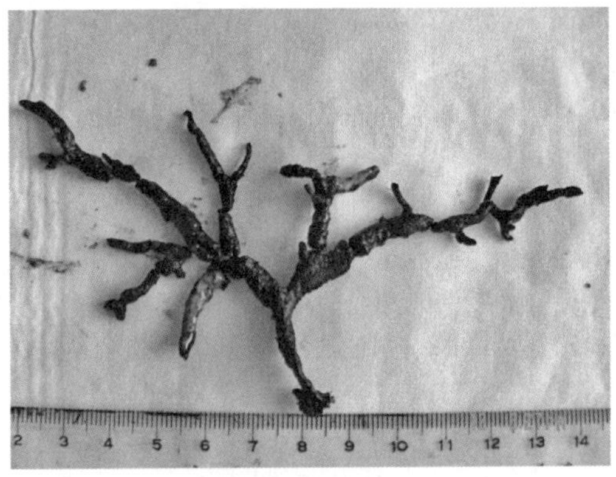

图 37-14 胆道镜取出的“结石”呈条索状、柱状、树枝状铸型

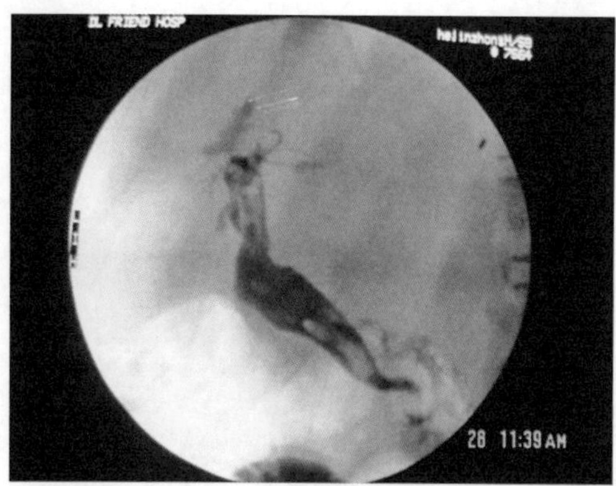

图 37－15 胆管造影：胆树

肝移植后反复胆系感染，导致肝门部非吻合口狭窄肝内胆管闭锁、消失，胆管不显影

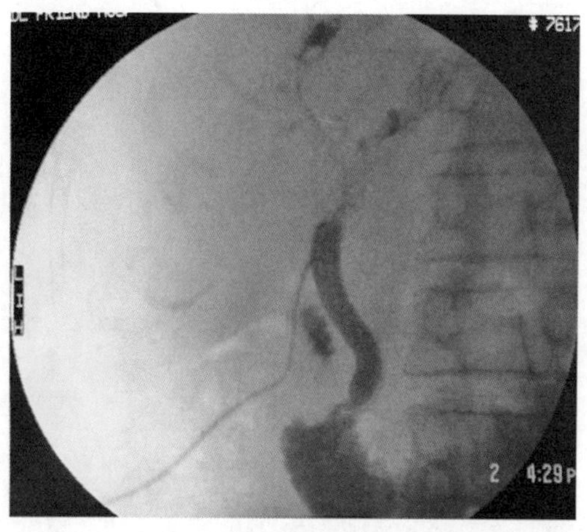

图 37－16 T 管造影：肝内胆管显影极差

肝移植术后的"胆道结石"治疗采取常规的手术治疗不但不现实，而且，即使手术也难以解决，因为这些"结石"不只位于肝外胆管，大多呈铸型灌注于肝内胆管内，手术是难以取出、取净的。纤维胆道镜技术的应用，可以很好地解决这一难题，不但可以使患者免于再次手术的痛苦，而且可以达到取净的目的；同时，可以清楚地观察到胆管吻合口愈合程度，有无狭窄，可以观察到胆管黏膜的血运，间接地反映出肝动脉的供血情况。笔者团队对 7 例肝移植术后胆道结石诊治的成功经验很好地说明了这一点。纤维胆道镜可以很顺利地通过 T 管窦道进入肝内、外胆管，观察胆道内的情况，凭借其易弯曲、广角度、直视的特点，针对不同情况，采取相应措施。

对于早期(3 个月内)的胆道结石，应用取石网篮，可以很顺利地将尚未完全形成较韧的"结石"取出，取出时似有网篮托"柳絮"的感觉，而且较易清除，肝内的结石也容易随之脱出，感染及早得以控制；感染、梗阻时间短，对肝脏的损伤小，恢复快、预后较好；但是，对于晚期(3 个月以上)的胆道结石，已经形成较为坚韧的铸型，灌注于胆道树，取出较为困难。因为梗阻时间相对真正的肝内胆管铸型来说病史比较短，肝内的胆管病理性扩张不明显，应用纤维胆道镜取铸型显得困难，用网篮取出肝总管的铸型，而对Ⅱ级以上的胆管，镜身无法进入或是只是进入一部分，对于更深一级的胆管则无法观察和取出。凭借胆结石较为韧的特点，可通过胆道异物钳夹取一端，缓缓提拉，成功地取出成条的结石(见图 37－11、图 37－13)。对于此法无效的结石，可应用等离子碎石技术，在纤维胆道镜直视下，将结石击碎后冲洗也可获得满意的效果；而且在直视下，可以将等离子碎石电极送入镜身无法进入、网篮无法取石的胆管内，完成纤胆镜取石无法完成的工作。等离子碎石技术具有安全、有效等特点，尤其是对胆管壁无损伤。把取出的"结石"按照造影片提示拼成完整的胆树(见图 37－6、图 37－14)，这样使我们更清楚地认识原位肝移植术后胆管内"铸型结石"的显著特点。

但是，并非所有的早期病例均可以如此顺利取出。笔者资料中的 1 例在术后 1.5 个月(图 37－17)应用纤维胆道镜治疗，没有顺利取出，观察胆管内有条索状物，表面附有大量的胆石泥，胆管壁明显地充血水肿，采取拖拉的方式并未奏效，考虑该患者因为术后 2 周开始出现肝动脉血栓，是否与供肝胆管血运的原因而导致的胆管缺血内膜剥脱有关。因为缺乏相关病理学根据而无法确定，或是因为铸型结石，灌注于整个胆树，虽然韧而有弹性，但仍取出困难。肝移植术后胆道结石形成的时间、过程、理化特性、形成机制是很复杂的课题，尚待进一步地研究和探索。

目前，临床上普遍使用的纤维胆道镜是日产 Olympus CHF－P20，其镜身的外径是 0.59 cm，但是，肝移植术后"结石"梗阻的患者，因为发病时间相对较短，其肝内胆管往往只是轻度扩张，使用 P20 常常只能进入胆总管、肝总管；对于肝内的胆管，采取 XP20，其镜身的外径是 0.37 cm，可以进入Ⅱ级以上的胆管，通过异物钳取出"结石"。

纤维胆道镜在胆道外科的应用价值是在肝移植术后出现胆道并发症之时优先考虑的诊治方法。目前有的肝移植术供-受体胆管吻合处可以不留置 T 管，其理由是胆管的狭窄发生率无明显差异。但是，一方面还缺乏可靠有力的统计学数据；另一方面，对

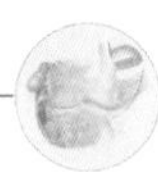

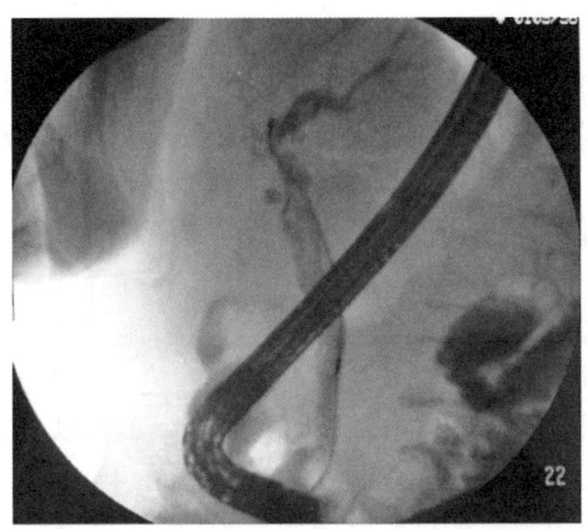

图 37－17　ERCP(EST＋取石前影像)

肝内、外胆管可见条索状、片状负影，左、右肝管显影差

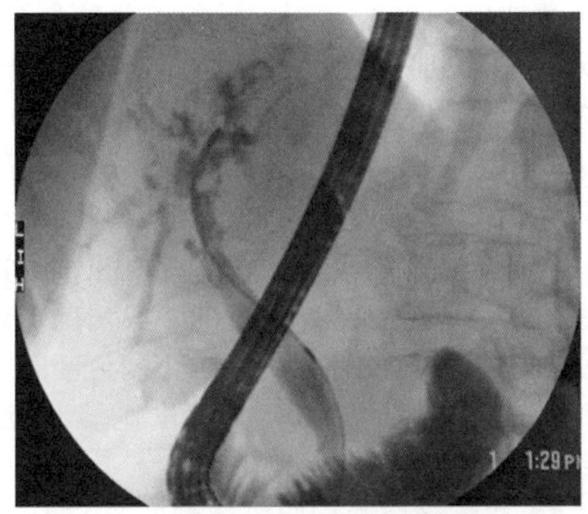

图 37－18　EST＋取石后的影像

肝内胆管仍有片状、条索状负影

于肝移植术后胆道结石并发症来说，T 管的作用远不只是支撑作用的，它还起着为胆道镜的诊治提供通路的作用。纤维胆道镜不但达到诊治结石的目的，同时对于吻合口狭窄、胆管狭窄可以在镜下球囊括张，既解决了狭窄又为纤维胆道镜的进入创造了条件；同时放置支撑管支撑，避免了通过 PTCD/ERCP 单次球囊扩张后的再狭窄问题。

对于移植后期或发现胆道结石较晚而又没有 T 管窦道为纤维胆道镜提供入路的情况下，十二指肠镜技术(ERCP)是应首先考虑的。笔者的团队成功地诊断了移植后患者出现梗阻性黄疸的原因，但是，在治疗上尚有欠缺，对于单发或是肝外胆管结石，ERCP/EST＋取石可以达到目的，对于原位肝移植术后以铸型结石为特点的肝内外胆管结石是很难达到治愈目的。笔者资料中的 1 例(78 岁、女性)就是很典型的例子，在行 ERCP/ENBD、EST＋取石/ERBD(图 37－17)后，ERCP 提示肝内胆管显影仍然欠佳(图 37－18)，而且，患者胆系感染的症状仍然没有完全得到明显缓解，肝功能(AKP、GGT、TBIL、D－BIL)恢复很差，再次进行 ENBD、ERBD，症状也没有理想控制；后来经过手术放置 T 管，通过纤维胆道镜取出大量铸型(见图 37－13、图 37－14)，达到了治愈的目的，再次体现了纤维胆道镜和 T 管的价值(图 37－19)。所以，肝移植术后胆道铸型与结石的治疗目前只有依靠纤维胆道镜才可能得以圆满解决。

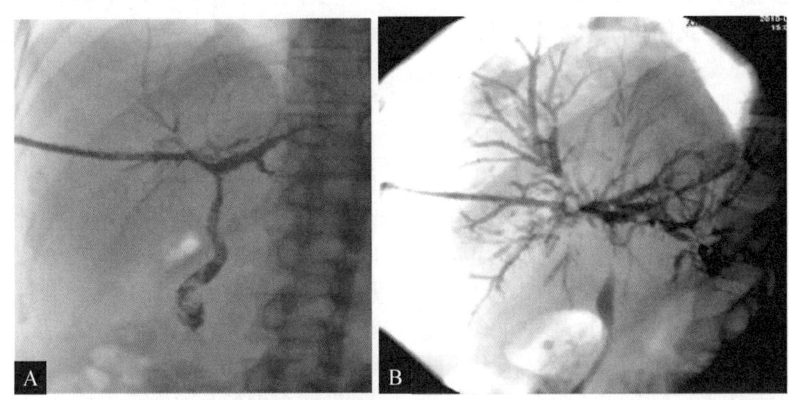

图 37－19　胆道铸型治疗效果

A－铸型取出前造影片　B－铸型全部取净后造影片

肝移植术后胆管铸型的诊断主要依靠经内镜逆行胰胆管造影(ERCP)及经皮经肝胆道穿刺造影术等胆道造影，同时 ERCP 也是肝移植术后胆管铸型的一种治疗手段，但这种技术仅限于单发的胆总管

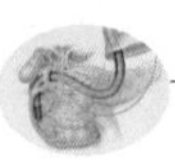

内铸型，且有一定的适应证。在肝移植刚开展的早期阶段，手术及再次肝移植是治疗肝移植术后胆管铸型的唯一途径，但是成功率却非常低。随着内镜技术及介入技术的发展，其治疗成功率为 25%～70%。但是，对于多发的弥漫性肝移植术后胆管铸型的治疗还没有有效的内镜下治疗方法，再次肝移植仍是有效的治疗手段之一。对于肝移植术后确诊胆管铸型患者，大多存在长期发热、肝功能差、基本状态欠佳，且铸型大多发生在移植后 1 年内，不适合再次开腹手术。使用纤维胆道镜技术，不仅患者痛苦小，且胆管铸型容易取净，同时还可观察胆管吻合口愈合程度、有无狭窄及胆管黏膜的情况等。纤维胆道镜顺利经过 PTCD 管瘘道进入肝内、外胆管，观察胆道内情况后，凭借其易弯曲、角度广、直视的特点，针对不同情况，可成功地采取相应措施取出铸型。治疗前，通过经 PTCD 管造影可见胆管呈现片状或条状负影，树枝状或节段性狭窄，其中可见部分肝内胆管缺如，并发现有几处狭窄段和肝内胆管虫蚀样改变。确诊为肝移植术后胆管铸型，采取 PTCS 治疗，可分次取净胆管铸型，再次造影，可见肝内胆管树显影良好。在利用胆道镜取出铸型过程中，可见肝内胆管毁损严重，在胆道镜下观察可见到胆管黏膜呈片状或条状缺如，有的也可见到溃疡，中间可见夹杂正常黏膜组织，有的可见黏膜呈条状发红、糜烂等，呈片状或局限病灶。笔者认为，对于肝移植术后胆管铸型的治疗，全部清除铸型只是基本，促进胆管黏膜的修复才是治疗的根本。胆管黏膜损伤易导致出血，为防止内镜操作对胆管黏膜的损伤刺激，减少出血等并发症的发生，我们将每次操作时间控制在 1 h 内，同时为避免操作时瘘道发生断裂等并发症，间隔 1 周进行 1 次取铸型操作；而且由于瘘道不易扩张，每次扩张瘘道的间隔时间也不应过长。我们在治疗中发现，肝移植后并发铸型虽多局限在某肝叶，但大多为多发，且铸型不易取出，为全部清除铸型带来不便，操作次数也因人而异，平均治疗周期较长，每例约 6 次 PTCS 操作。在完全取出铸型后，我们发现肝内胆管黏膜同时有不同程度的好转，可见胆管黏膜逐渐光滑，转为淡红色，管腔呈圆形或椭圆形，可见新鲜胆汁分泌。造影可见胆管树基本恢复正常。另外，在每次操作间隔期间，我们通过所建立的 PTCD 管每天间断应用甲硝唑、庆大霉素及生理盐水等进行胆道冲洗，控制胆管炎症的同时可见部分铸型碎屑沿引流管流出；同时也使部分铸型附着松动，容易取出，有利于胆管上皮修复。治疗期间，复查肝功能等指标，可见胆红素、转氨酶等值逐渐降低，虽未完全降至正常，但与术前相比有很大改善，发热等症状也有明显好转。完全取净铸型并不意味着可以拔除引流管，在患者完全取净铸型后应开始间段夹闭引流管，并动态观察患者症状及肝功能等实验室检查指标。如夹闭引流管过程中患者出现发热、胆红素升高等应及时开放引流管，并继续接受保肝、抗感染等相应对症治疗。笔者通过分析总结后认为，只有在患者长期夹闭至少 1 周以上，无黄疸，无寒战、高热，总胆红素（TBIL）在 40 μmol/L 以下；胆道镜检查见胆管黏膜光滑，淡红色，有新鲜胆汁分泌；胆道造影见胆道通畅时方可考虑拔除引流管，且拔管时应采用逐渐提拉的方法，即每天向体外拔出引流管约 2 cm，直至完全拔出。

与普通患者相比，在应用 PTCS 治疗肝移植后胆管铸型中，更加应该严格无菌操作，因为肝移植术后患者长期服用免疫抑制剂，抗感染能力下降，免疫力较低。在具体操作中，应注意一些常见并发症的发生，在最初扩张经皮经肝瘘道时应该逐渐扩张，而不能急于缩短治疗周期而缩短扩张间隔时间。评价瘘道应综合考虑患者的一般情况、营养状况、免疫抑制剂的使用情况等，防止瘘道断裂、胆汁性腹膜炎、胆道穿孔、胆瘘、胆道出血等并发症的发生。

总之，在肝移植术后胆管铸型的治疗中，PTCS 技术是一种有效且安全的治疗手段，可在临床上应用推广。

文献报道有 65%患者通过 ERCP 而治愈。研究认为 BCS 的首选治疗方法是内镜，在接受了多次内镜治疗失败的患者可以考虑外科手术。对尚留有 T 管的移植患者，经 T 管窦道纤维胆道镜网筛套取铸型是较好的方法。纤维胆道镜治疗，途径短，便于操作，可观察铸型是否取净和胆道上皮的受损情况，具有可反复多次操作，不易诱发急性胰腺炎等优点。胆道内镜（十二指肠镜、纤维/电子胆道镜）可以有效诊治原位肝移植术后的胆道结石，具有微创、安全、有效、痛苦小等特点，值得临床推广应用；十二指肠镜技术适合于肝外胆管铸型、供-受体吻合口狭窄的治疗，对多发型及弥漫型应慎重。对于多发型、弥漫型胆管铸型，纤维/电子胆道镜是最佳选择。因此，胆道镜技术及 T 管的留置对胆管铸型的诊治具有重要意义。

总之，肝移植术后胆管铸型有着不同于非移植肝胆道病的临床病理特点，在治疗上也是有别于传

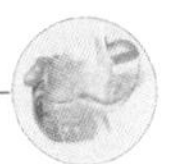

统胆道外科治疗方针的特殊难题。原则上应根据发病时间、病变类型、胆管树受累范围和严重程度、肝功能损害程度及患者全身情况来选择合理的治疗策略和方法。

（杨玉龙　刘振文）

37.6 胆管损伤

肝移植后胆道并发症已成为目前研究和关注的焦点，利用胆道内镜技术治疗原位肝移植（orthotopic hepatic transplantation，OLT）术后胆道并发症的同时，可发现 OLT 术后胆管的损伤与传统的胆管结石的胆管损伤完全不同，因此可根据胆道镜观察胆道内病理情况进行深入了解。

技术方法：采用日产 Olympus CHF－P20/XP20 纤维胆道镜，通过 T 管窦道插入胆道镜；观察、记录胆管内的情况，取活检（肝门部、Ⅱ级胆管）；胆道镜取净肝内、外胆管铸型与结石、胆泥后，积极保肝消炎利胆治疗后 2～3 个月再进行胆道镜复查。对于无 T 管者，应用子母胆道镜（母镜：OLYMPUS TJF260V；子镜：PCP－9P）取石、狭窄治疗后取活检、记录胆管内的情况。

37.6.1 对胆管损伤的认识

随着对胆道并发症认识的深化和外科吻合技术的提高，由外科技术原因造成的胆管吻合口并发症及引流管相关性并发症的发生率呈下降趋势，而以非外科技术因素所导致的以移植物胆管树损害为主要特征的供体胆管并发症则成为术后胆道并发症的主要类型，发生率为 2%～19%。非外科性移植物胆管树损害表现为弥漫性或局灶性的移植物胆管树狭窄、扩张、毁损及管型形成，其发病与多种因素有关，包括缺血型胆管病变（ischemic-type biliary lesion，ITBL）、免疫性胆管损害及感染性胆管损害，其中 ITBL 是主要原因。一般认为，冷保存/再灌注损伤（cold preservation repefusion injury，CPRI）是导致非外科性移植物胆管树损害最重要的始动因素。毛细胆管是肝脏中最容易遭受缺血/再灌注损伤的结构之一，再灌注后肝细胞毛细胆管面可发生显著的形态学改变。在移植肝门静脉血流恢复后 60～90 min 取得的标本中，可见毛细胆管明显扩张，呈静脉曲张样改变，微绒毛消失，同时伴有周围微丝结构的改变和胆汁分泌的减少；而在供体胆树的Ⅰ、Ⅱ级胆管中，也可见缺血损伤后证据。笔者的研究中正常组中 9 例的胆管黏膜的活检也均见有胆管损伤修复的痕迹：可见修复性黏膜上皮，被覆上皮完整，上皮下纤维组织和小血管增生，散在浆细胞、淋巴细胞浸润。

另有研究从胆管周围血管丛组织学角度来分析胆管损伤的机制，认为冷或热缺血时间过长、肝动脉栓塞、胆道内胆汁残留、ABO 血型不合、CMV 病毒感染、慢性排异相关的泡沫细胞性动脉病等各种因素均可直接或间接地引起胆管周围血管丛收缩和阻塞、线粒体功能障碍，最终导致缺血性胆管炎，出现胆管上皮组织损害。这个研究可以解释笔者资料中损伤组的病例为什么在手术后 2～3 个月甚至更长时间才开始出现胆管铸型结石、多发结石等损伤后的表现。在早期，各种损伤因素直接或间接地引起胆管周围血管丛收缩和阻塞、线粒体功能障碍，导致急性缺血性胆管炎，出现早期的急性胆管上皮组织损害，黏膜缺血缺氧，坏死脱落，形成有形沉积物，即胆道镜下见到的絮状物、漂浮物，随着血供的建立和通畅，胆管黏膜得以逐渐修复，出现镜检的胆管黏膜修复性病理结果。但是，如果同时又合并有胆管周围血管丛收缩和阻塞、线粒体功能障碍等较为严重或不可逆病理学改变时，将逐渐导致胆管周围血管丛损害和微循环的障碍，在原有的急性缺血性胆管炎的基础上，再逐步出现胆管的慢性缺血、缺氧改变。这种病理学变化可能在 1～3 个月或是更长的时间渐渐表现出来。笔者资料中损伤组的病例在手术后 1～3 个月内胆管造影是清晰的，肝功能的胆管酶学正常或接近正常，随着时间的延长，逐步出现了胆管酶谱的逐渐升高改变，胆管缺血、缺氧损伤逐渐加重，黏膜组织呈现片状、局灶性坏死脱落或是胆管壁的全层坏死。大量的炎性细胞和渗出的纤维素同黏稠的胆汁或是感染的胆汁混合形成铸型结石或胆栓，出现了稀疏样改变、条索状负影等一些特异性影像学表现；出现了镜下观察的胆管损伤的病理学改变。而在正常组，度过急性缺血性胆管炎期后，可能由于胆管周围的血管丛和微循环损伤较轻或可逆，在顺利度过 CPRI 应激损伤期后，损伤的胆管黏膜逐步得到了修复，坏死脱落的黏膜、炎细胞和渗出物大多顺利通过胆总管排入十二指肠内，没有形成明显的结石，即便形成结石也大多为单发。内镜治疗简捷，预后很好。

在肝动脉损伤（血栓、狭窄）组中，胆管的缺血缺氧严重，损伤持续存在，CPRI、胆管周围血管丛损害、微循环的障碍更加明显，呈进行性加重性改变，随着病程的进展,胆管壁全层坏死;供肝胆树(bile tree)表现整个胆道呈“脱袖”状损伤脱落,肝内胆管的损害严重,甚至可出现“胆汁瘤”改变;胆管酶谱急剧升高,黄疸呈急性进行性加重,肝功能损伤严重;胆道镜观察,胆管壁失去正常的解剖,供-受体胆管吻合处界限明显,供肝肝外胆管内有柳絮样条索状物,网篮或活检钳拖拽似有弹性,难以取出。分析是供肝胆管的完全缺血缺氧坏死后胆管的纤维条索。进入肝内胆管观察,可见胆管失去原有的管状结构,甚至可以看到胆管外的肝组织或肉芽组织。这种胆管损伤的结局是移植肝丧失功能。笔者资料中的 3 例,1 例生存 25 个月,1 例生存 2 个月,1 例生存 13 个月,这都充分说明了胆管单独的动脉血供和其对缺血、缺氧高度敏感、低缺氧耐受的“娇贵”特性。

37.6.2 充分发挥胆道镜的作用

在正常组中,虽然胆管的损伤可以经过修复而没有出现损伤后的明显并发症表现,但是并不能因此而忽视损伤后可能形成的单发铸型与结石。笔者在临床中曾发现 1 例,因为间断、反复的胆系感染,虽然 T 管造影没有发现异常,但在胆道镜检查中发现在胆总管内 1 枚单发的结石,这是由于损伤的胆管黏膜的脱落和渗出物集结的结石。所以,对于正常组的病例,不要轻易相信 T 管造影的结果,也不要轻易陷入胆系感染的思维中。在难以明确时,胆道镜将是很好的选择,切忌轻易拔管,使患者丧失胆道镜治疗的机会。

对于损伤Ⅰ、Ⅱ、Ⅲ级胆管者,胆道镜的治疗显得尤为重要,不容忽视!胆道损伤后形成的各种类型结石将不同程度地导致胆道的梗阻、胆系感染、黄疸、肝功能的损伤。在胆管周围的血管丛和微循环尚未完全恢复和建立,胆管的血供、氧供不充分的条件下,梗阻和感染将加重胆管的损伤,破坏本来脆弱尚待修复的胆管。通过内镜取净肝内的铸型结石、胆栓,解除梗阻,祛除感染的病因,为胆管的修复创立良好的康复环境,待胆管周围的血管丛和微循环有效建立后,胆管上皮修复再生,胆管逐步恢复,重新担负起它的重要功能。在损伤Ⅰ、Ⅱ级胆管的病例,经过内镜的有效治疗后,均成功治愈,但在损伤Ⅲ级胆管者,由于胆管较细,内镜治疗难度大,技术要求较高,往往需要多次内镜治疗,恢复较慢,但在笔者的随访中效果也尚令人满意,因此切忌轻言放弃,以免导致加重胆管的损伤。

在肝动脉损伤组,由于胆管严重损伤,内镜取出铸型/结石和胆泥只是解除胆道梗阻,通畅胆道,避免反复的胆系感染,起着延缓推迟的作用。由于肝动脉的损伤导致胆管完全失去血供,胆管长期处于缺血缺氧状态下,损伤的胆管将逐渐出现线状、管状狭窄,出现纤维化甚至闭锁,及典型的非吻合狭窄和胆管消失综合征,淤胆性肝硬化逐步加重直至移植肝丧失功能。

37.6.3 胆管损伤后的修复过程

胆管损伤后的修复过程可能是较长的。笔者资料中的损伤组,虽然最终得到有效的内镜治疗,解除胆管损伤后引起的梗阻和黄疸。但是,在后期的复查中,肝功能中的胆管酶谱的 γ-GTT、AKP 居高不降,或是降低不明显,有的病例甚至出现胆红素波动性升高现象。这在损伤Ⅲ组尤为明显,提示可能与胆管周围血管丛和微循环损伤较重,尚未完全建立微循环有关,胆管仍处于不同程度的缺血、缺氧状态。微循环的重建时间目前未见有诸相关研究,但可以确定的是胆管周围的微循环的建立是胆管黏膜修复的保障和前提,如长时间得不到修复,损伤胆管将被纤维肉芽组织所代替,导致胆管的真正非吻合性狭窄,轻则影响胆汁的流体力学,形成梗阻和新的结石,重则胆管消失、移植肝丧失功能。而内镜取净结石、解除梗阻是胆管修复必要的环境条件。笔者资料中外院的病例,就是没有认识到胆管损伤的病理学特点,没有认识到胆道镜的治疗价值,没有很好地把握胆道镜治疗的时机,只进行简单的球囊扩张就拔出 T 管,丧失了内镜的治疗时机;没有及时有效地取出肝内的结石和解除梗阻,为胆管的建立良好的修复环境,导致反复的胆系感染,加重了胆管的损伤和淤胆的肝损害,发生胆管非吻合性狭窄这种不可逆的病理改变和移植肝的丧失功能。

在目前还没有明确胆管损伤的发病机制和有效的应急方案情况下,内镜下的观察和病理学结论将会很好地指导我们的临床工作。内镜解决胆管损伤后的结石、狭窄等并发症将是我们目前临床中的首要任务。但是,更重要的是如何从根本上预防和解决胆管损伤,从病理发生过程上阻断胆管损伤的链条,变被动为主动,这是摆在我们面前的亟待解决的新课题!

胆管是高氧耗、高代谢、低缺氧耐受的器官,在原位肝移植中胆管均有不同程度的损伤,冷保存/再灌注损伤是导致胆管树损害最重要的始动因素,胆管周围血管丛的损伤和微循环障碍可能是胆管损伤

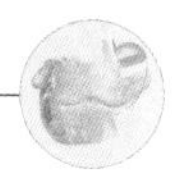

的机制之一。

（杨玉龙）

37.7 胆道狭窄

胆道狭窄是原位肝移植术后常见的胆道并发症之一，文献报道其发生率为4.7%～12.5%。

【分型】原位肝移植术后胆道狭窄可按其出现时间、与吻合口的关系、病变部位及病变数量及病因进行分型。①按术后胆道狭窄出现的时间可分为近期胆道狭窄和远期胆道狭窄；②按狭窄段与吻合口的关系可分为吻合口狭窄和非吻合口狭窄；③按胆道狭窄的部位可分为肝内、肝外和肝内外混合型胆道狭窄；④按术后胆道狭窄部位的数量可分为孤立性胆道狭窄和弥漫性胆道狭窄；⑤按胆道狭窄的病因可分为缺血型胆道狭窄和非缺血型胆道狭窄。

肝移植术后胆道狭窄主要是胆管吻合口的狭窄，占92.86%(13/14)，而并非是非吻合狭窄。胆道造影、通过T型管造影是原位肝移植术后胆道狭窄常用的诊断方法。依靠造影的表现，经常用"串珠样改变""枯树枝样改变""节段性狭窄""胆管稀疏改变"等征象来描述肝移植术后的胆道非吻合口狭窄，而且常以这些征象作为肝移植术后胆道并发症的预后判断和二次肝移植的指征或标准。胆道的这些非吻合口狭窄征象与结石在胆道的分布及物理性状有关，肝移植术后胆道的结石与传统的结石不同，这些特殊的结石粗细不均、表面呈树皮样粗糙不平、内有分层空隙似海绵状，使条索状、柱状、树枝状、铸型各种形态结石形成了"串珠样改变""枯树枝样改变""胆管稀疏样改变"等非吻合性口狭窄的造影表现，这在取石前后的造影和内镜观察中得以证实。

目前文献对原位肝移植术后胆道狭窄的分型各不相同。这些分型是基于造影的征象提出来的，而实际上，这些征象是肝移植术后特殊的胆管铸型/结石的各种表现形式，而并非真正意义上的狭窄。肝移植术后胆管狭窄分型并不是很复杂，分为吻合口和非吻合口狭窄。非吻合口狭窄多因为初期在这方面认识不足，没有进行内镜诊治，轻信了T型管造影的判断，忽视了肝移植术后"胆管铸型/结石"这一特殊并发症及对"胆管铸型/结石"的理化特性的认识，贻误了诊治时机，致使反复发生胆系感染、进行性加重性梗阻性黄疸、肝胆管硬化性狭窄，出现了真正意义上的非吻合口狭窄，使移植肝功能丧失。

不同的分型标准对指导治疗和评估预后有一定临床意义。如肝移植术后近期发生者可能与胆道吻合技术有关，远期发生者可能与胆道缺血或慢性排斥反应有关。吻合口狭窄与吻合技术关系大一些，非吻合口狭窄可能与胆道缺血及免疫损伤关系大些。肝动脉狭窄者胆道并发症率高，且多为非吻合口胆道狭窄。原发性硬化性胆管炎患者移植后胆道狭窄多为非吻合口胆道狭窄。肝外孤立性胆道狭窄预后较弥漫性胆道狭窄预后好。

【病因】近期有人认为胆道吻合口狭窄主要与吻合技术有关。吻合口炎性水肿也可引起吻合口狭窄。远期胆道吻合口狭窄多与胆道吻合口断端对合不好、吻合口局部血供不佳及纤维组织增生瘢痕形成等多种原因所致。胆肠Roux-en-Y吻合术式中的胆肠吻合口狭窄主要与移植肝外胆道缺血、吻合口瘢痕狭窄和反复胆道逆行感染引起的吻合口炎症有关。

非胆道吻合口狭窄可能与以下因素有关：①肝动脉血栓形成或狭窄；②供肝冷、热缺血时间过长；③供肝门静脉开放至肝动脉开放之间的时间过长；④残存胆汁对供肝胆道的破坏作用；⑤供肝切除术中胆道周围的毛细血管网灌注不充分；⑥供肝的缺血再灌注损伤；⑦ABO血型错配或免疫抑制不足；⑧巨细胞病毒感染；⑨慢性排斥反应；⑩反复发作的胆道感染；⑪原发性硬化性胆管炎患者肝移植后原发病再发；⑫供肝胆囊切除后，胆囊管残端过长，形成黏液囊肿，压迫胆总管；⑬上述多种因素的综合作用。

目前肝移植术后胆管铸型/结石和狭窄的机制不很明确，但各种原因导致的胆管损伤、胆管黏膜脱落和炎性渗出物形成沉淀物、铸型/结石影响胆道的流体力学在临床中已经得以证实。吻合口胆管黏膜的粗糙、不平滑，使胆管黏膜脱落和炎性渗出物沉积附着，形成梗阻→感染→絮状物沉积、胆管铸型结石→梗阻→感染的恶性循环。利用胆道内镜技术，给胆管狭窄的诊断和治疗带来了新方法。

【临床表现】肝移植术后胆道狭窄主要表现为胆道梗阻和胆管炎的症状和体征。胆道狭窄的主要症状有发热、畏寒、右上腹疼痛、皮肤瘙痒、大便颜色变浅甚至呈白陶土样等。主要体征有皮肤及巩膜黄染。实验室检查表现为各种转氨酶和胆红素升高，血常规检查可出现白细胞及中性粒细胞比例增高等。胆道狭窄的程度不同，其临床表现不同。狭窄较轻时可表现为单纯肝酶的异常或伴轻度黄疸；严重时可出现明显的黄疸、皮肤瘙痒及大便颜色变白等梗阻性黄疸的表现。

【诊断】主要根据：①临床症状和体征；②血清酶学改变；③B超、CT等影像学检查提示胆管壁增厚、胆道狭窄和扩张；④ERC、PTC或经T管胆道造影可了解狭窄的部位和程度，是诊断胆道狭窄的"金标准"。缺血型胆道狭窄是胆道狭窄的一种特殊类型，胆道造影显示供肝胆道呈弥漫性狭窄或节段性狭窄和扩张。

【治疗】非缺血型胆道狭窄应根据狭窄的类型和性质选择保守治疗、介入治疗及手术治疗等方法。常用的仪器是：OLYMPUS CHF－P20/XP20纤维胆道镜或电子胆道镜及其配件；PENTAX 3440T十二指肠镜；PENTAX 3440T和PTNTAX FCP－9P胆道子母镜；ERBE ICC－200高频发生器及其配件。扩张气/球囊(Boston公司产品)：气囊长度3～4 cm，有效直径6～8 cm，压力405.3～1 215.9 kPa等。

治疗包括以下几个方面。①抗感染治疗：选用敏感抗生素治疗胆管炎。②介入治疗：胆道吻合口因炎性水肿引起的狭窄经ERC或PTC行胆汁外引流后可治愈。吻合口瘢痕性狭窄者可先行胆汁外引流或球囊扩张，必要时放置合适的胆道内支架。对于尚保留T管的原位肝移植术后胆道狭窄患者，可经T管置入导丝，拔除T管后再行胆道球囊扩张、放置内支架或胆道引流。这也是一条有效的胆道介入治疗途径。③手术治疗：胆肠Roux-en-Y吻合术是治疗胆道吻合口狭窄疗效最确切的治疗方法。介入治疗失败或置管行胆汁外引流后解除胆道梗阻疗效不满意，出现引流管依赖者，可选择胆肠Roux-en-Y吻合手术。

缺血型胆道狭窄是肝移植术后胆道狭窄的一种特殊类型，由于病因无法去除，普通治疗方法效果不佳，预后差。治疗上主要包括介入治疗和再次肝移植术两种手段。

(1) *病因治疗* 如存在肝动脉狭窄，应做相应治疗。前列腺素E、阿司匹林等药物可改善肝脏微循环，对缺血型胆道狭窄有一定的作用。但缺血型胆道狭窄病变一般是不可逆的，病程长短不一，短者半年内发展为严重肝功能衰竭，长者可拖延2年以上。

(2) *抗感染治疗* 选用敏感抗生素治疗胆管炎。

(3) *介入治疗* 经ERC和PTC胆道引流、球囊扩张及放置内支架对缺血型胆道狭窄有一定的缓解作用，但不能根治。其诊断价值要远高于治疗价值。

(4) *再次肝移植术* 缺血型胆道狭窄的最终治疗方法是再次行肝移植术。

(杨玉龙　刘振文)

37.8　吻合口狭窄

胆管吻合口狭窄(anastomotic biliary stricture)是肝移植术后胆管主要并发症之一，发生率高达8%～35%，常引起移植肝丧失功能、肝脏不可逆性损伤、再次移植等严重后果，病死率和再移植率均高。目前主要的治疗方法是内镜下球囊扩张及塑料支架植入。球囊扩张对膜性狭窄疗效显著，对于瘢痕性狭窄往往需要多次扩张后放置硬质塑料支架支撑的方法才能满足治疗要求。因为瘢痕狭窄的发生、发展过程中，其严重程度及机化程度不同，导致狭窄瘢痕的坚硬程度不同，球囊扩张难易程度也不同。为了降低吻合口再狭窄率，往往采取球囊扩张联合多枚胆道内支架支撑的方案。据报道，3例患者虽然采取上述方法治疗，但是取出支撑管后仍再次发生吻合口狭窄，治疗失败的原因可能与支撑的时间及支架支撑置入的数目相关。对于支架支撑的时间目前尚未达成一致意见，部分学者认为支架支撑3～6个月后即可取出；也有学者认为支撑时间不能短于6～9个月。也有资料显示过度延长支架支撑时间并不能获得更好的治疗效果。留置4枚支架的狭窄解除率高达91.7%，远远高于2枚支架的21.7%，但是塑料支架放置越多，其放置的难度越大，即使放置5枚支撑管，也不能完全解除吻合口狭窄。

在国内，覆膜可回收金属支架目前已经被应用于恶性胆道梗阻的治疗中，并获得了良好的疗效。与普通金属支架相比，它具有以下特点：①金属丝对胆管黏膜张力降低，减轻了对胆管黏膜及肿瘤组织的损伤和刺激；②管腔内覆膜能促进胆汁及反流食糜的排泄，抑制胆泥/食糜淤积和结石形成；③双层生物膜与金属丝结合更紧密，且头端为喇叭口状，能防止支架脱落；④末端有回收环，具有可取出的优点。在国外，覆膜可回收金属支架早已应用于良性胆管狭窄，以减少ERCP操作次数。

覆膜可回收金属支架作为一种自膨式金属支架，置入前无须使用球囊扩张狭窄吻合口，尤其是对于瘢痕性狭窄，缩短了手术次数及时间。置入体内的支架受热后逐渐弹开后，进而避免了球囊扩张造成的吻合口撕裂及出血。由于有生物膜的阻挡，胆汁及肠液与吻合口及上方胆管黏膜接触的面积减少，大大降低了胆汁及肠液引起的黏膜下成纤维母

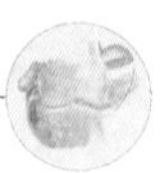

细胞及胶原组织的增生；支架释放的过程中，对吻合口及胆管壁会产生持续性张力，这种局部加压能促进瘢痕组织中成纤维细胞的吞噬活性，减少基质中胶原含量，有助于重新排列胶原，使基质沿着压力的方向重新排列，促进瘢痕的成熟和软化，金属支架支撑的时间也将短于塑料支架。完全释放后的支架直径为 10 mm，目前尚无如此粗的硬质塑料支架管，即使使用多枚胆道内引流管置入的方法也很难达到如此口径，而金属支架放置的难易程度也远远低于多枚塑料支架。资料显示，对于 2 枚以上塑料支架治疗失败的复发的肝移植术后吻合口狭窄患者，采取 FCEERMS 治疗后均成功解除狭窄，支架取出过程中未发生胆道出血、急性胆管炎、急性胰腺炎等并发症，超细纤维胆道镜进入胆总管内观察，吻合口黏膜移行良好，无充血、水肿。基于上述理论和临床观察，相信覆膜可回收金属支架置入后能抑制瘢痕增生，降低吻合口再狭窄概率，但是仍需进一步的研究去证明。

对于单纯吻合口狭窄，狭窄扩张后的支撑也很有必要，对那些留有 T 管的患者，利用胆道镜技术可以很容易地解决多，而无 T 管者，ERCP 技术、子母胆道镜技术，同样可以完成狭窄的治疗。通过内镜下胆管内引流术（endoscopic retrograde biliary drainge，ERBD），可以防止扩张后的回缩和闭锁，为以后 ERCP 导丝顺利通过狭窄处进行再治疗提供方便。狭窄的观察可以通过子母胆道镜进行，但与胆道镜相比，无论是操作上还是患者的负担和耐受情况都是无法相比的，这就要求我们移植医生重视 T 管的留置，为后期的狭窄诊疗提供方便。

（张　诚　杨玉龙）

37.9　胆道并发症预警分析

肝功能指标蕴藏着肝胆疾病潜在的临床信息。用于评判肝移植后肝功能的指标比较多，何种指标在肝移植后早期对胆管铸型并发症最为敏感和特异是临床所关心的问题。为进一步明确肝功能指标在肝移植中的诊断作用，笔者结合临床进行了肝功指标的监测及统计学评价，以肝移植后正常患者为胆道并发症组的对照组，回顾性地进行肝功能指标在肝移植后早期的诊断价值评估。统计结果结合临床显示，肝移植后早期肝功能酶谱测定的主要诊断价值是不但能反映移植肝的损伤程度，也能反映与胆道损伤相关的早期并发症。

与胆道并发症密切相关的常见的肝功能指标是 ALP、GGT、总胆红素、直接胆红素。ALP 广泛存在于身体各组织器官，在肝胆疾病时 ALP 的升高可能是由于储积的胆汁酸溶解细胞膜释放 ALP 增多，或肝细胞经毛细胆管或胆管向肠腔排泄障碍，或阻碍胆汁排泄的因素诱导肝细胞合成 ALP 增多所致。同时结合 ALT、AST 的检测结果分析，可鉴别肝细胞性黄疸或胆汁淤积性黄疸。完全阻塞性黄疸时，ALP 酶活性高于肝内阻塞，我们对肝移植术后正常组及胆道并发症组分组，ALP 在各组均有不同幅度升高，说明肝移植后肝脏和胆道系统均经历缺血再灌注损伤的病理过程。储积的胆汁酸溶解细胞膜释放 ALP 增多或肝细胞经毛细胆管排泄障碍，致使无论是正常组和胆道并发症组均升高。但在移植后 1 周、1 个月与正常组相比差异无统计学意义（$P>0.05$），说明该项指标在预警胆管铸型发生上没有意义。总胆红素、直接胆红素也得到相同的结果。血清中 GGT 主要来源于肝脏，由肝线粒体产生局限于小胆管上皮细胞和肝细胞的内质网并从胆汁中排泄，胆管上皮细胞的损害和胆汁淤积使 GGT 从膜结合部位释放增加逆流入血，其值高低与胆管上皮的损害、胆汁淤积程度成正相关。笔者资料统计的结果也显示该酶谱相关性。结果显示，肝移植后 1 周的 GGT，无论是在正常组，还是在胆道并发症组，均有明显升高，说明不但胆道并发症组的胆管上皮受到损伤，正常组也有同样的结果，这与胆道内镜观察及活检病理的结果相符合，但各组间比较无统计学意义（$P>0.05$）。数据显示，胆管铸型组 GGT 值最高，说明胆管上皮损伤最为严重。胆道镜检查也证实这一结论，胆管损伤重，胆管修复时间长，经过移植后 1 个月的恢复，正常组的胆管上皮得到不同程度的修复，胆道内镜取活检病理显示有修复上皮，标志胆管损伤程度的酶谱标志物的 GGT 也明显下降。胆管铸型组同正常组和胆管吻合口狭窄组比较有统计学意义（$P<0.01$）；胆管吻合口狭窄组胆管损伤程度较轻，同正常组，胆道镜活检可见修复的胆管上皮，但狭窄可引起不同程度梗阻性黄疸导致 GGT 较正常组高。虽然较正常组高，但并无统计学意义，可能与本组样本数小有关。胆管铸型组与胆管铸型并吻合口狭窄组比较，胆管铸型并吻合口狭窄组既有胆管铸型的胆管病理损伤，又有狭窄导致梗阻性黄疸，理论上 GGT 应较胆管铸型组高，但资料中的结果相反。原因可能与该组单发型和多发型胆管铸型的病例相对较多有关。因为笔者既往临床研究结果

显示，单发型和多发型铸型胆管损伤较完全铸型轻，修复好、预后佳，胆管损伤较完全胆管铸型组轻，故GGT值会相对较低，但两组比较并无统计学意义。

有研究从胆道铸型物与结石的蛋白及分子生物学的角度进行分析，希望得到对胆管铸型诊断有指导意义的结果。结果显示，在共同的蛋白谱中有3种纤维蛋白，另外还有乳铁蛋白、S100钙结合蛋白A9(S100－A9)和组织蛋白酶G。最新的研究显示，乳铁蛋白、S100－A9都能激活Toll样受体A(Toll-like receptor 4，TLR4)，纤维蛋白、组织蛋白酶G也与TLR4密切相关。Harada等的研究发现胆管上皮细胞也能表达TLR4，而且与胆管炎有关。TLR4信号通路在缺血/再灌注损伤中有重要作用，ROS、HMGB－1、MyD88、NF－κB、TNF－α、环氧酶－2(COX－2)、前列腺素E_2可能是该信号通路中重要的因子。推测此信号通路在胆道缺血/再灌注损伤中也有着相似的作用。TLR4可能成为肝移植后胆道缺血/再灌注损伤的治疗靶点。

从临床的角度出发，利用肝移植中现有肝功能临床数据进行回顾性分析和研究，以期发现对肝移植后胆管铸型具有预警意义的指标。数据显示，移植后胆道并发症组与正常组GGT均有升高，在移植后1周比较无显著统计学差异，但在移植后1个月GGT水平具有显著统计学差异。胆道正常组与胆管铸型组、胆管铸型并吻合口狭窄组差异有显著统计学差异($P<0.01$)，说明GGT在判定胆管铸型发生上有临床意义。而且，GGT在1个月以后的随访及治疗过程中持续升高不下降，说明该酶谱的在胆管铸型检测中的意义，可以作为移植后胆管铸型的预警指标。即如肝功检测GGT高于(164±76.65)U/L，提示发生胆管铸型；高于(139.7±67.03)U/L，说明有胆管铸型并吻合口狭窄可能。胆管吻合口狭窄组与胆道正常组差异无统计学意义，说明GGT在判定吻合口狭窄无统计学意义，不能作为狭窄判定的预警指标。也可以认为在胆道并发症上的判定上，GGT指标的变化不能预测吻合口狭窄，而只是对胆管铸型的发生有预警意义，其值高低与胆管上皮的损害呈正相关，与吻合口狭窄无显著相关性。

37.10 胆道内镜技术在肝移植术后胆道并发症中的地位

肝移植术后的胆道并发症很多，包括近期的胆漏、吻合口漏、胆系感染，远期的胆管狭窄、胆汁淤积、反复的胆道感染、胆结石等。传统上，胆道并发症的治疗依靠外科手术方法。由于许多患者不能耐受再次手术，内镜治疗创伤较小，而且随着内镜技术的提高，内镜治疗肝移植术后胆道并发症越来越受到推崇。Vallera等调查多个美国肝脏移植中心发现治疗肝移植术后吻合口狭窄45%患者采用ERC治疗，29%患者采用手术，22%患者采用PTC治疗。

37.10.1 内镜治疗技术

(1) 引流　引流主要适用于胆瘘和胆道梗阻伴近端胆管扩张者。引流方式包括PTC下外引流、ERC下放置鼻胆管外引流或放置支架内引流等。鼻胆管引流有许多优点：①拔除鼻胆管时不需再次行ERCP；②在随访中可方便地行胆管造影，并且可留取胆汁进行培养等检查；③可对鼻胆管进行冲洗防止阻塞。引流目的是减压、退黄，促进瘘口闭合。需要长期引流时一般选用放置支架内引流，以免胆汁长期外流引起代谢紊乱。

(2) 气囊、探条扩张　气囊或探条扩张主要适用于胆管狭窄或胆瘘伴胆管狭窄患者。胆道用扩张气囊较短，适合吻合口狭窄或狭窄段较短的患者。探条扩张器有不同的规格，适应于近端狭窄和狭窄程度较重者，可为置入鼻胆管或支架做准备。

(3) 放置内支撑架　置入内支架适用于胆瘘和胆管狭窄患者。包括塑料支架和金属支架。由于金属支架效果差，且不易取出，一般选用塑料支架。支架大小的选择可依据X线摄片测量的结果，又可依据导丝测量的数据来确定，其必须保持足够大的口径。为防止阻塞，内支架一般放置3～6个月就需更换。目前出现了全覆膜自膨式可回收金属支架。该支架已经被引用于良性胆管狭窄及胆肠吻合口狭窄中，包括肝移植术后吻合口狭窄。

(4) 乳头括约肌切开(endoscopic sphincterotomy, EST)　适用于胆瘘和胆管狭窄患者，有利于减压退黄及减少ERC术后胰腺炎等并发症。

37.10.2 内镜治疗方法选择及疗效

(1) 胆瘘　胆瘘内镜治疗的成功率较高。胆瘘的处理主要包括十二指肠乳头括约肌切开、鼻胆管引流及经瘘口处放置支架引流等。选用何种方法主要取决于胆瘘类型及位置。Pfau等报道，31例胆瘘患者内镜治疗有效率为83.9%，T管处瘘治疗效果更佳，有效率达到95.2%，而吻合口瘘治疗有效率只有42.9%。非吻合口瘘主要是T管引流处瘘，一般

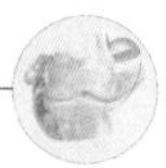

行EST或鼻胆管引流，大多数都能使瘘口闭合。少数无效患者可置入经瘘口处支架引流。大多数情况下仅单纯用鼻胆管引流治疗肝移植术后胆瘘效果显著，或者单纯行EST减压也能使绝大多数瘘口闭合。吻合口瘘以前主张首先用外科治疗，但由于内镜治疗成功率接近50%，即使内镜治疗不成功，也能为手术治疗赢得时间，因此内镜治疗具有一定价值。吻合口瘘的治疗通常需放置胆管支架，首选用10F塑料支架，支架放置有效者一般6周内胆瘘闭合。

(2) 胆道狭窄、梗阻

1) 吻合口狭窄：吻合口狭窄内镜治疗的成功率较高，内镜治疗的方式包括吻合口处扩张和置入支架，每隔3个月左右更换支架直至狭窄解决。吻合口处扩张一般选用气囊或探条扩张。文献报道单纯气囊扩张治疗效果不如扩张后再置入塑料支架，单纯气囊扩张取得良好效果的占41%，而75%患者气囊扩张后置入塑料支架取得良好效果。但早期吻合口狭窄(<3月)即使单纯气囊扩张效果也很好。由于金属支架长期效果较差且不容易取出，一般选用塑料支架，Dumo nceau等报道用胆管支架治疗43例术后良性胆管狭窄患者，一组6例使用金属支架，另一组37例使用塑料支架。金属支架组6例(100%)全部再狭窄；拔除支架后随访(50±12)个月，塑料支架组7例(19%)再狭窄。吻合口狭窄内镜治疗的长期效果也较好。Morelli等报道用胆管支架治疗25例吻合口狭窄患者22例(88%)取得良好效果，拔除支架后随访54个月，20例(90%)没有再狭窄，2例部分狭窄。

2) 非吻合口狭窄：非吻合口狭窄由于常是肝内、外胆管多发狭窄，一般认为非吻合口狭窄内镜治疗效果较差，往往需要外科处理和重新移植。Rerknimitr等报道12例非吻合口狭窄内镜治疗有效7例(58%)。非吻合口狭窄治疗一般先行十二指肠乳头括约肌切开，然后放置一根或多根支架，每3个月左右更换更大型号的支架直到狭窄消失。Rizk等发现，非吻合口狭窄患者支架治疗时间(平均185 d)比吻合口狭窄患者(平均67 d)明显延长($P=0.02$)。

3) 胆道铸型：肝移植术后的胆道铸型治疗采取常规的手术治疗不但不现实，而且，即使手术也难以解决，因为这些结石不只位于肝外胆管，大多呈铸型灌注于肝内胆管内，手术难以取出、取净。纤维胆道镜技术的应用，可以很好地解决这一难题，不但可以使患者免于再次手术之痛苦，而且可以达到取净的目的；同时，可以清楚地观察到胆管吻合口愈合程度，有无狭窄，可以观察到胆管黏膜的血运，间接地反映肝动脉的供应情况。笔者团队对7例肝移植术后胆道结石诊治的成功经验很好地说明了这一点。纤维胆道镜可以很顺利地通过T管窦道进入肝内、外胆管，观察胆道内的情况，凭借其易弯曲、广角度、直视的特点，针对不同情况，采取相应措施。

对于早期(3个月内)的胆道铸形，应用取石网篮，可以很顺利地将尚未完全形成较韧的"结石"取出，似有网篮托"柳絮"的感觉，而且清除较易，肝内的也容易随之脱出，感染及早得以控制；感染、梗阻时间短，对肝脏的损伤小，恢复快、预后较好。但是，对于晚期(3个月以上)的胆道结石，已经形成较为坚韧的结石，较为困难。因为此时的结石已经形成"铸型"，灌注于胆道树。因为梗阻时间相对真正的肝内胆管结石来说病史比较短，肝内的胆管病理性扩张不明显，应用纤维胆道镜取石显得困难。我们通过胆道异物钳夹取一端，缓缓提拉，成功地取出成条的柱形。对于此法无效的柱形，可应用等离子碎石技术，在纤维胆道镜直视下，将结石击碎后冲洗也可获得满意的效果；而且在直视下，可以将等离子碎石电极送入镜身无法进入、网篮无法取石的胆管内，完成纤胆镜取石无法完成的工作。等离子碎石技术具有安全、有效等特点，尤其是对胆管壁无损伤。可把取出的铸型按照造影片提示拼成完整的胆树，这样可更清楚地认识原位肝移植术后胆管内的"铸型结石"的显著特点。

但是，并非所有的早期铸型均可以如此顺利取出。笔者资料中的1例在术后1.5个月应用纤维胆道镜治疗，没有顺利取出，观察结石内有条索状物，表面附有大量的胆石泥，胆管壁明显地充血水肿，采取拖拉的方式并未奏效。该患者因为术后2周开始出现肝动脉血栓，考虑是否与供肝胆管血运的原因而导致的胆管缺血内膜剥脱有关，因为缺乏相关病理学依据而无法确定，或是为铸型结石灌注于整个胆树，虽然韧而有弹性，但仍取出困难。总之，原因很复杂，难以通过个案说明，需在以后的临床工作中注意总结。所以，肝移植后胆道结石形成的时间、过程、理化特性、形成机制是很复杂的课题，尚待进一步地研究和探索。

目前，临床上普遍使用的纤维胆道镜是日产Olympus CHF-P20，其镜身的外径是0.59 cm。但是，肝移植术后胆道铸型梗阻的患者，因为发病时间相对较短，其肝内胆管往往只是轻度扩张，使用P20常只能进入胆总管、肝总管，对于肝内的胆管，可采取XP20,其镜身的外径是0.37 cm,可以进入Ⅱ级以上的胆管,通过异物钳取出铸型。

纤维胆道镜在胆道外科的应用价值应是在肝移植术后出现胆道并发症之时优先考虑的诊治方法。目前有的肝移植术供-受体胆管吻合处可以不留置T管,其理由是胆管的狭窄发生率无明显差异。但是,一方面还缺乏可靠有力的统计学数据,另外,对于肝移植术后胆道结石并发症来说,T管的作用远不只是支撑作用的,它还起着为胆道镜的诊治提供通路的作用。纤维胆道镜不但达到诊治结石的目的,同时对于吻合口狭窄、胆管狭窄的可以在镜下球囊扩张,既解决了狭窄又为纤维胆道镜的进入创造了条件,同时放置支撑管支撑,避免了通过PTCD/ERCP单次球囊扩张后的再狭窄问题。

对于移植后期或是发现胆道结石较晚而又无T管窦道为纤维胆道镜提供入路的情况下,ERCP是可首先考虑的。笔者团队成功地诊断了移植后患者出现梗阻性黄疸的原因。但是,在治疗上尚有欠缺,对于单发或是肝外胆管铸型,ERCP/EPT+取铸型可以达到目的,对于原位肝移植术后以铸型结石为特点的肝内、外胆管结石是很难达到治愈目的的。笔者资料中的1例(78岁、女性)就是很典型的例子,在行ERCP/ENBD、EST+取石/ERBD后,ERCP检查提示肝内胆管显影仍然欠佳,而且,患者胆系感染的症状仍然未完全得到明显缓解,肝功能(AKP、GGT、TBIL、D-BIL)恢复很差;再次进行ENBD、ERBD,症状也没有理想控制;后来经过手术放置T管,通过纤维胆道镜达到了治愈的目的,再次体现了纤维胆道镜和T管的价值。所以,肝移植术后胆道铸型的治疗,目前只有依靠纤维胆道镜才可能得以圆满解决。

对于肝内胆管铸型,PTCS是最佳选择。PTCS是指先行PTCD,继之进行瘘道扩张术,待瘘道被扩张到能容纳胆道镜进入胆道时,再行胆道镜检查和治疗。PTCS技术弥补了传统的常规方法难以将多发铸型取净这一劣势,可以直观地了解肝内、外胆管的情况,不仅患者痛苦小,且胆管铸型容易取净,同时还可观察胆管吻合口愈合程度、有无狭窄及胆管黏膜的情况等。纤维胆道镜顺利通过PTCD管通道进入肝内、外胆管,观察胆道内情况后,凭借其易弯曲、角度广、直视的特点,针对不同的情况,可成功地采取相应措施取出铸型。通过经PTCD管造影可见胆管内呈现片状或条状负影及树枝状或节段性狭窄,其中可见部分肝内胆管缺如,并发现有几处狭窄段并肝内胆管虫蚀样改变,确诊为肝移植术后胆管铸型,遂通过PTCS治疗,可分次取净胆管铸型。在利用胆道镜取出铸型过程中,可见肝内胆管损伤严重,在胆道镜下观察可见胆管黏膜呈片状或条状缺如,有的也可见到溃疡,中间可见夹杂正常黏膜组织,有的可见黏膜呈条状发红、糜烂等,呈片状或局限病灶。笔者认为,对于肝移植术后胆管铸型的治疗,全部清除铸型只是基本,促进胆管黏膜的修复才是治疗的根本。

因此,通过对于原位肝移植术后出现的新的胆道疾病——胆道铸型的内镜治疗的效果表明,内镜具有安全、微创、有效、痛苦小等特点,是肝移植术后胆道铸型治疗上的首选,值得临床医师的重视和应用。

(3) *ERC和PTC治疗肝移植术后胆道并发症的比较*　PTC的治疗方式和ERC相近,也可以行气囊扩张、放置支架引流等。治疗方式的选择主要是依据胆道并发症的位置及手术胆道重建的方式决定,位于肝门部以上的胆道并发症一般选用PTC,而肝门部以下的一般选用ERC。有些行胆肠吻合的患者行ERC困难或不成功时可选用PTC。Park等报道,用ERC及PTC分别治疗34例患者,ERC组成功率为100%(11/11),PTC组成功率为78%(18/23)。由于以上例数较少,并不能说明ERC一定优于PTC,ERC和PTC相结合能提高胆道并发症非手术治疗的概率。

37.10.3 内镜治疗相关并发症

ERC相关并发症发生率在1.5%～23%,并发症一般不严重。并发症主要包括胰腺炎、乳头括约肌切开后出血、胆管炎及较后出现的支架阻塞、移位等。ERC相关并发症引起死亡较少见。ERC相关并发症治疗包括禁食、抑酸、止血及抗炎等处理。

(杨玉龙)

主要参考文献

[1] 于强,杨玉龙,等.经皮经肝胆道镜治疗肝移植术后胆管铸型的安全性及其临床价值观察.中华消化内镜杂志,2011,28:26-29

[2] 王书智,于凤海,胡冰,等.肝移植术后胆道吻合口狭窄ERCP治疗操作配合技巧探讨.中华消化内镜杂志.2008,25:496-497

[3] 朱晓丹,沈中阳,臧运金,等.肝移植后胆道铸型4例全蛋白质的表达.中国组织工程研究与临床康复,2010,14:3401-3404

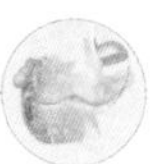

[4] 朱晓丹,减运金.肝移植术后胆管铸型综合征.中华外科杂志,2007,8:1034-1036

[5] 刘垚,蒋力,穆毅,等.肝移植后胆道铸型综合征研究进展.中国肝脏病杂志,2010,2(3):41-43

[6] 杨玉龙,付维利,张宝善,等.原位肝移植术后胆道并发症内镜治疗的探讨.中华消化内镜杂志,2005,22:191-193

[7] 杨玉龙,付维利,谭文翔,等.利用纤维胆道镜诊断和治疗肝移植术后胆道并发症 6 例.中华器官移植杂志,2005,26:561-563

[8] 杨玉龙,付维利,谭文翔,等.原位肝移植术后胆道内镜的观察.中华肝胆外科杂志,2005:528-529

[9] 杨玉龙,刘振文,林美举,等.原位肝移植后胆管铸型组肝功能分析及预警指标筛选.中国组织工程研究与临床康复,2011,15:5707-5712

[10] 杨玉龙,张宝善,冯秋实.胆道内镜对原位肝移植术后胆管损伤变化的观察.中华肝胆外科杂志,2010,16:19-22

[11] 杨玉龙,谭文翔,付维利,等.原位肝移植术后胆道 T 管造影的分析及其临床意义.中华肝胆外科杂志,2007,13:452-456

[12] 杨玉龙,谭文翔,冯众一,等.原位肝移植术后胆管狭窄的诊断和治疗.中华器官移植杂志,2007,28:454-457

[13] 杨青,杨菲菲,郭立,等.胆肠吻合术后良性吻合口狭窄的影像学诊断与介入治疗.中国介入影像与治疗学,2013,10:266-269

[14] 张峰,王学浩,李相成,等.肝移植术后胆道并发症病因分析.中华肝胆外科杂志,2006,4:237-239

[15] 赵青川,窦科峰,何勇,等.肝移植术后胆管铸型组织化学和超微结构观察.中华外科杂志,2006,44:306-309

[16] 胡冰,于凤海,龚彪,等.肝移植术后胆管吻合口狭窄的内镜处理.中华消化内镜杂志,2008,25:643-647

[17] 谭文翔,杨玉龙,付维利,等.肝移植术后 10 例胆道并发症的临床诊治.国际外科学杂志,2008,35:143-144

[18] Byrne MF, Chong HI, O'Donovan D, et al. Idiopathic cholangiopathy in a biliary cast syndrome necessitating liver transplantation following head trauma. Eur J Gastroenterol Hepatol, 2003,15:415-417

[19] Cahen DL, Rauws EA, Gouma DJ, et al. Removable fully covered self-expandable metal stents in the treatment of common bile duct strictures due to chronic pancreatitis: a case series. Endoscopy, 2008,40:697-700

[20] Gleeson FC, Czaja AJ, Baron TH. Successful endoscopic management of biliary cast syndrome in nonliver transplant patients. J Clin Gastroenterol, 2008,42:752-755

[21] Gor NV, Levy RM, Ahn J, et al. Biliary cast syndrome following liver transplantation: predictive factors and clincial outcomes. Liver Transpl, 2008,14:1466-1472

[22] Haens GR, Ruchim MA, Goldberg MJ, et al. Massive intra-hepatic and extra-hepatic bile cast formation after cholecystectomy. Gastrointest Endosc, 1993,39:579-581

[23] Katsinelos P, Kountouras J, Chatzimavroudis G, et al. Combined endoscopic and ursodexycholic acid treatment of biliary cast syndrome in a non-transplant patient. World J Gastroenterol, 2008,14:5223-5225

[24] Khuroo MS, Al Ashgar H, khuroo NS, et al. Biliary disease after liver transplantation: the experience of the King Faisal Specialist Hospital and Research Center, Riyadh. J Gastroenterol Hepatol, 2005, 20:217-228

[25] Laukkarinen J, Chow P, Sand J, et al. Long-term changes in hepatobiliary physiology after Roux-en-Y hepaticojejunostomy. J Surg Res, 2007,143:270-275

[26] Mahajan A, Ho H, Sauer B, et al. Temporary placement of fully covered self-expandable metal sents in benign biliary stricture: midterm evaluation (with video). Gastrointest Endosc, 2009,70(2):303-309

[27] Parry SD, Muiesan P. Cholangiopathy and the biliary cast syndrome. Eur J Gastroenterol Hepatol, 2003,15:341-343

[28] Ramacciato G, Varotti G, Quintini C, et al. Impact of biliary complications in right lobe living donor liver transplantation. Transpl Int, 2006,19:122-127

[29] Yang YL, Chen HL, Tan WX et al. Balloon dilatation plus support tube for treatment of the biliary stricture after orthotopic liver transplantation by using the endoscope technique. J Clin Rehabilit Tissue Engine Res, 2008,12:6181-6186

38 抗生素在胆道外科疾病中的应用

虽然正常的胆道通常是无菌的，但由于胆道与肠道是相通的，而且肝胆外科手术总是与胆道的不正常病理状态有关，因而，肝胆外科手术总是与细菌，特别是肠道细菌的污染和感染有关。所以，抗生素在胆道外科临床上的有效应用是极其重要的。抗生素的应用使感染性并发症得到有效预防和治疗，全面地改善了治疗结果，是目前胆道外科得以广泛开展的重要保障之一。在胆道外科手术实施之前，抗生素的使用必须认真地选择。由于术前常常无细菌培养及药敏实验的结果，外科医生不得不凭临床经验用药。因此，胆道外科医生必须掌握抗生素的基本知识，了解有关抗生素的特性及其毒副作用，必须了解这类抗生素在血液中的浓度变化，在全身各组织中的浓度分布及被分泌入胆汁和胆道组织中的能力。

近年来，滥用、不合理应用抗生素已受到临床广泛关注，其除了造成药物的浪费和经济开支的过多负担外还有以下几点弊端：①抗生素都是有毒副作用，不恰当地使用会造成患者肝脏、肾脏等器官的严重损害，反而不利于胆道外科初始疾病的治疗。②抗生素的过多应用，会造成患者菌群失调，招致霉菌等二重感染。③滥用抗生素会促进细菌对抗生素产生耐药性，加速耐药菌株的形成并加快抗生素及其常用剂量的无效化，造成社会型公害。因此，要合理应用抗生素，外科医生除了应掌握具体抗生素的药理、毒性、抗菌谱等基本知识外，还必须掌握细菌病原谱、药物敏感性的动态变化及抗生素联合应用的原则和知识。在目前细菌耐药性日益严重的情况下，制订合理的抗生素用药方案和规范，对于提高药效、减轻甚至逆转抗生素耐药、节省资源等有重要作用。

38.1 胆道感染时常见的致病菌群

正常情况下胆道通常是无菌的，当胆系结石、胆管肿瘤及其他胆管疾病引起胆道阻塞时，肠道细菌逆行入侵或经血行或淋巴系统进入胆道，引起感染。一般认为经十二指肠乳头逆行感染的细菌转移途径更多。胆道梗阻时肝脏库普弗细胞滤过门静脉、肝动脉血液，清除大分子化合物、免疫复合物及细菌等功能受损，失去了应有的免疫作用；其次，肠道中胆盐保护肠黏膜屏障、吸附细菌的功能减弱；再次血中胆盐升高直接损害淋巴结的功能，使细胞介导的免疫功能下降；以上原因使胆汁中的细菌迅速繁殖，从而引发胆管炎。

胆道内的细菌直接或间接来源于肠道，因而胆汁中分离所得致病菌谱与肠道内正常菌谱大致吻

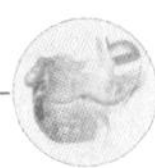

合。多数资料表明，胆道感染病原菌以革兰阴性(G^-)菌为主(约占2/3)，革兰阳性(G^+)菌次之，真菌约占1.5%。G^-菌中最常见的有大肠埃希菌、铜绿假单胞菌、克雷白杆菌、肠球菌、肠杆菌等，G^+菌较常见的是粪肠球菌、表皮葡萄球菌等。随着检验技术的提高，文献报道发现有14.0%～75.5%的胆汁培养阳性结果病例合并有厌氧菌感染，其中多数为G^-菌，常见的是假单胞菌(*Pseudomonas*)和脆弱类杆菌(*Bacteroides fragilis*)。G^-菌产生的β-葡萄糖醛酸苷酶，可使结合胆红素水解为游离胆红素并与钙结合形成不溶性的胆红素，继而导致胆道结石的形成，进一步加重胆道梗阻并诱发感染；而反复的胆管炎可以引起胆管的纤维化增粗、狭窄，这三者构成了加重上述病变发展的复杂关系。

近年来，由于随着抗生素的滥用，敏感菌株被抑制或杀灭，耐药菌株大量滋生和繁殖，成为主要致病菌，导致胆道感染致病菌群发生改变。20世纪80年代初期，胆道感染以G^-杆菌为主，且80%以上致病菌为大肠埃希菌、克雷白杆菌，这两种混合感染的比例高达1/3，致病菌种类不超过20种。而最近的文献显示胆道感染致病菌虽仍以G^-杆菌占优势，但大肠埃希菌和克雷白杆菌比例均显著下降，G^+球菌感染增加；与此同时，厌氧菌感染也明显增多，可占胆汁培养阳性的50%以上。厌氧菌通常与需氧菌混合感染而致病，病情越复杂，混合感染比例越高。另外，随着抗生素和免疫抑制剂的使用，以及在一些恶性肿瘤、血液系统等疾病患者中，真菌感染率有所上升。在一组322例患者的阳性致病菌培养中，真菌菌属占5.82%。

吕骅(2016)报道了北京医院1981～2013年间不同时期外科胆总管探查术中获得300位患者胆道感染标本的细菌培养结果，分析了其变化。从北京医院单中心外科感染病源菌在30年的变迁和药物敏感性变化中可以看出(表38-1)，对于胆道感染患者，合适时机进行充分有效胆道引流是治疗的关键。早期外科干预，可减少保守治疗中的抗生素使用。在选择抗生素时，根据术中胆汁培养和药物敏感实验结果，选择合适的抗生素是提高治疗效果、减少耐药性的重要举措。在无病源菌培养基药敏结果时，可经验性按革兰阴性菌治疗。对于轻、中度感染患者，可考虑首选哌拉西林(Piperacillin)、他唑巴坦(Tazobactam)，重度感染者选择碳青霉烯类药物。而头孢呋辛耐药率高，仅在药敏结果提示敏感时才考虑作为首选药物。

表38-1 胆道感染胆汁培养细菌种类的30年变化

	革兰阴性(G^-)菌			革兰阳性(G^+)菌			真菌
	第1位	第2位	第3位	第1位	第2位	第3位	
1981～1984年(100例)	大肠埃希菌(59.2%)	肺炎克雷白杆菌(28.9%)					
1988～1998年(100例)	大肠埃希菌(33.1%)	肺炎克雷白杆菌(16.5%)	铜绿假单胞菌(10.4%)	肠球菌(8.3%)	金黄色葡萄球菌(4.1%)		白色假丝酵母菌(0.8%)
2003～2013年(100例)	大肠埃希菌(20.1%)	铜绿假单胞菌(10.4%)	肺炎克雷白杆菌/鲍曼不动杆菌(9.0%)	粪肠球菌(22.2%)	粪肠球菌(5.6%)	金黄色葡萄球菌(4.9%)	白色假丝酵母菌/热带假丝酵母菌(2.8%)

合理使用抗菌药物在治疗急性结石性胆囊炎患者管理中十分重要。在有并发症的胆囊炎患者及无并发症的胆囊炎患者延期手术期间的管理中推荐使用抗生素。在胆道梗阻的患者中，抗生素穿过胆囊的黏膜能力很差，仅在少数患者病灶中可达到有效浓度。在治疗时可根据细菌的药物敏感试验和抗生素通过胆囊黏膜的能力(即胆汁内与血清内药物浓度比)来选择抗生素(表38-2)。在急性结石性胆囊炎患者抗生素的选择仍是一个有争论的问题。若患者合并严重的腹部感染或感染性休克，通过早期经验性抗生素治疗进行纠正，将对预后产生显著影响。近期一项管理严重感染及感染性休克的国际指南建议使用静脉注射广谱抗生素，且该类药具有良好的穿透性，能于1 h内抵达病灶。在胆囊感染的患者中，药物代谢动力学可能会由于严重感染或感染性休克而产生显著改变。此时药物剂量应根据患者的病理生理状况及药物代谢动力学性质进行重估。

表 38-2 常见治疗胆道感染药物及其效力

高透效力(ABSCR≥1)	低透效力(ABSCR<1)
哌拉西林/他巴唑坦(4.8)	头孢曲松(0.75)
替加环素(>10)	头孢塞肟(0.23)
阿莫西林/克拉维酸(1.1)	美罗培南(0.38)
环丙沙星(>5)	头孢拉定(0.18)
苄星青霉素/舒巴坦(2.4)	万古霉素(0.41)
头孢吡肟(2.04)	阿米卡星(0.54)
左氧氟沙星(1.6)	庆大霉素(0.30)
青霉素(>5)	
亚胺培南(1.01)	

注:引自《2016年世界急诊外科学会急性结石性胆囊炎指南》。ABSCR:抗生素胆汁浓度/血清浓度

胆道感染致病菌群的变化及耐药性的出现在很大程度上加大了治疗胆道感染的难度。在治疗和预防胆道感染时,临床医生应动态监测菌群变化,调整抗生素应用策略,合理应用抗生素。胆道外科中细菌培养在监测菌群变化、指导抗生素的应用方面具有重要意义。血培养在所有严重胆道感染的患者中均应常规进行。手术前和手术中做血培养都是很有帮助的。手术前的培养揭示占优势的细菌群,有助于外科医生挑选最佳的抗生素。术中、术后血培养有利于抗生素的调整。不足的是血培养的结果到达外科医生手中时,常常已是手术实施后较长时间,这就使得外科医生在未得到血培养结果的情况下,不得不根据经验使用对胆道常见菌谱有效地抗生素。在90%左右的病例,这种按经验做出的抗生素选择是恰当的。

更有意义的培养是胆汁培养。据文献报道,胆汁细菌培养阳性率随疾病严重程度增加而增加,在慢性胆囊炎是1/3以上;急性胆囊炎是50%~75%;不完全性胆道梗阻是90%;完全性胆道梗阻是100%。从胆总管中得到的胆汁的培养结果是最有意义的。胆总管不需探查的患者,从胆囊管或胆囊中取得的胆汁做培养也是很有用的。在有化脓性胆管炎时,肝脓肿是常见的严重并发症,找到脓肿并取脓液做细菌培养加药物敏感实验,对抗生素的选择有重要指导意义。总之,及时的胆汁培养、血培养结果除了能有效地指导胆道外科临床抗生素的选择和更换外,对医院患者细菌监测和胆道外抗生素应用研究也是极为重要的。

38.2 胆道外科常用的抗生素

胆道外科与病原微生物特别是细菌感染密切相关,因此抗生素成为胆道外科最广泛应用的药物之一。抗生素主要是通过抑制细菌细胞壁的合成、引起细菌细胞膜的损伤、抑制细菌细胞核苷酸合成、干扰遗传信息的转译、抑制蛋白质生物合成、干扰细菌能量代谢或拮抗氨基酸的功能等作用方式杀灭细菌或抑制细菌生长。胆道感染的抗生素选择既要考虑病原菌对抗菌药物的敏感性,也要注意不同抗生素的胆汁分布浓度。胆道外科临床应用中最重要的是β-内酰胺类抗生素,其他如氨基糖苷类、抗厌氧菌药物等在临床的应用也较广。

38.2.1 β-内酰胺类抗生素

β-内酰胺类抗生素是指自身结构中含有β-内酰胺环的一大类抗菌物质。有天然的和半合成的,其中最重要的是青霉素族(PN)和头孢菌素族(CPS)。因细菌可逐渐产生β-内酰胺酶,分解抗生素的β-内酰胺环而耐受这类抗生素,因而,临床上使得大量耐药菌株的出现。目前已研制出比天然青霉素和头孢菌素抗菌谱更广,β-内酰胺酶稳定的半合成β-内酰胺抗生素和β-内酰胺酶抑制剂。

β-内酰胺类抗生素的作用机制是干扰细菌的细胞壁合成。细菌细胞的最外层是细胞壁,为一层有弹性的坚韧厚膜,能抵抗外部的压力和维持细胞的形态。细胞壁的主要成分是糖,也含蛋白质和类脂质。多糖包括黏肽(peptidoglycan)(细胞壁的基本结构)、脂多糖(G^-菌)和磷壁酸质(G^+菌)。β-内酰胺类抗生素所含的β-内酰胺能抑制黏肽合成的反应,使细胞壁最主要的基本成分不能产生,则细胞壁不能形成,造成细菌生长、繁殖障碍或自溶。人类和其他哺乳动物的细胞没有细胞壁,所以β-内酰胺抗生素对人类细胞是无害的,是一种抗菌能力强、疗效高、毒性低的抗生素,是胆道外科已广泛应用的主要抗生素。胆道感染常见的G^-杆菌,在这类抗生素反复作用时可产生多种β-内酰胺酶,使β-内酰胺环分解而使这类抗生素失效,现在临床应用的已有许多合成耐酶新品种。β-内酰胺类抗生素包括青霉素类、头孢菌素类和其他非典型的β-内酰胺类抗生素,后者包括单环内酰胺类及碳青霉烯类等。

(1) 青霉素类 青霉素是β-内酰胺环接有五元环侧链,临床常用的青霉素(钠或钾),又称苄青霉

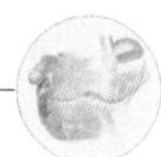

素，属半合成青霉素，抗菌谱窄。常用剂量主要用于G^+菌感染。低浓度时抑菌，高浓度时有杀菌作用。大剂量或超大剂量时对G^-菌也有强大的杀菌作用。青霉素被肌内注射后吸收快而完全，15～30 min 血药浓度达到高峰。半衰期为 0.5～1 h，主要由肾脏以原形经尿排泄。胆汁中青霉素含量为血液浓度的2～5 倍。一次给药后 2 h 内 60%～90%以原形尿排出，以肾小管分泌排泄为主，少量由肾小球过滤。青霉素对繁殖期中的细菌作用最强，因其需要不断合成新的细胞壁。哺乳动物没有细胞壁，青霉素对人体细胞无影响。青霉素的抗菌作用不受脓血及坏死组织的影响。

细菌对青霉素产生耐药性的主要原因是产生β-内酰胺酶将青霉素的β-内酰胺环水解为青霉素噻唑酸而失活。研究者用化学方法使青霉素的侧链改变和扩大，进而获得许多耐酶、耐酸且抗菌谱更广的广谱新型青霉素如氨苄青霉素(氨苄西林)。氨苄青霉素杀菌机制同前述的青霉素一样，也是对繁殖活性阶段的细菌作用最强；抗菌谱比青霉素广泛，对于耐青霉素的菌株也有作用。对多种G^+菌与G^-菌均有效。适用于大肠埃希菌、克雷白杆菌属、变形杆菌、肠球菌、链球菌、葡萄球菌及厌氧菌，包括脆弱类杆菌属、假单胞菌及有关菌属等感染。氨苄青霉素静脉或肌内注射后，血液内很快就达到最高浓度。半衰期为 1 h，多随尿液排出体外。氨苄青霉素在人体组织和体液中扩散迅速，不易透过血脑屏障，是胆道外科常用的抗生素。

研究者又以氨苄青霉素为原料合成了一系列比氨苄青霉素抗菌谱更广、效力更强的青霉素新品种，如：羟氨苄青霉素(阿莫西林)、氧哌嗪青霉素(哌拉西林)、唑酮青霉素、磺氨苄青霉素、羟苄青霉素、羧噻吩青霉素(替卡西林)、萘啶青霉素(阿帕西林)、三嗪青霉素等。如三嗪青霉素对G^-杆菌和铜绿假单胞菌均有良效，其抗菌作用比羧苄青霉素强 32～64 倍，比羧噻吩青霉素强 18～32 倍。氧哌嗪青霉素治疗急性胆囊炎的效果与第 2 代头孢菌素相同。广谱青霉素类还是很有效的抗厌氧菌药物，除了对类杆菌外，对其他厌氧菌也有效。

(2) *头孢菌素族(先锋霉素类)*　头孢菌素(又称先锋霉素)发现于 1948 年，但直到 1964 年才开始研究应用。天然头孢菌素是从头孢子菌培养液中分离出母核为 7-氨基头孢烷酸(7-ACA)的有一定抗菌活性的物质。天然头孢菌素的抗菌活性低，无临床应用价值。但以天然头孢菌素为原料，即在 7-ACA 上用化学方法加上不同的侧链，则有很强的抗菌效力。临床应用的头孢菌素均是这类半合成品。头孢菌素的β-内酰胺环接在六元环上，抗菌机制与青霉素相似，也是β-内酰胺环抑制细胞的黏肽合成，阻碍了细菌壁合成，阻止了细菌的繁殖生长。与青霉素比较，头孢菌素不易被细菌产生的β-内酰胺酶所破坏，耐酸性强，抗G^-杆菌能力强，对青霉素酶不敏感。由于半合成头孢菌素扩大了抗菌谱，增强了杀菌、抑菌能力，增强了耐β-内酰胺酶的能力，所以近年来半合成头孢菌素发展的速度比青霉素类的速度更快。

根据头孢菌素类抗生素的抗菌范围、能力和开发年代，目前临床常用的头孢菌素可分为 4 代。

1) 第 1 代头孢菌素：多为半广谱抗生素，耐青霉素酶，对G^+菌相当有效，对G^-菌产生的β-内酰胺酶的稳定性较差。因此主要是用于耐青霉素金黄色葡萄球菌和其他G^+菌感染。第 1 代头孢菌素常见的有头孢噻吩(cephalothin)、头孢唑林(cefazolin)、头孢氨苄(cephalexin)、头孢拉定(cephradine)、头孢硫脒(cefathiamidine)等，多用于呼吸系统、泌尿生殖系统、皮肤软组织感染及外科切口感染。第 1 代头孢菌素类抗生素胆汁中浓度不高，不宜作为肝胆系统感染的首选用药。

2) 第 2 代头孢菌素：对G^+菌的抗菌效能与第 1 代相近或较低，但是第 1 代和第 2 代头孢菌素抗铜绿假单胞菌的能力都很弱。对G^-菌的抗菌效能较强，主要表现在抗β-内酰胺酶性能强和抗菌谱广，但不及第 3 代头孢菌素。常见的药物有头孢呋辛(cefuroxime)、头孢孟多(cefamandole)、头孢替安(cefotian)等。第 2 代头孢菌素多用于耐青霉素的金黄色葡萄球菌感染和各种敏感的G^-杆菌和厌氧菌感染。大部分的第 2 代头孢菌素的胆汁中药物浓度低于血药浓度，在胆道梗阻患者胆汁中药物浓度更低，一般临床上用于轻度到中度的胆道感染。

头孢呋辛是第 2 代头孢菌素代表药物。头孢呋辛(头孢呋肟，zinacef，cefuroxime)常用剂量为，成人：750 mg，3 次/天，肌注或静注；对于严重的疾病可增加到 1.5 g，3 次/天。对于多数感染单用头孢呋辛即可，必要时可予氨基糖苷类抗生素如庆大霉素等联合应用，头孢呋辛在有潜在感染的组织中，能维持有效的血药浓度。

3) 第 3 代头孢菌素：抗G^-菌的能力比第 1 代和第 2 代都强，对铜绿假单胞菌有中至强的抑制能力，对绝大部分肠道杆菌高效。这是由于第 3 代头孢菌素对大多数的β-内酰胺酶不敏感，不被这种酶破坏和被细菌所耐受。但是，第3代头孢菌素抗葡萄球菌的能力比第1、2代差。第3代头孢菌素有头孢噻肟(cefotaxime)、头孢唑肟(ceftizoxime)、头孢哌酮(cefoperazone)，头孢曲松(ceftriaxone)和头孢他啶(ceftazidime)等。

头孢哌酮(cefoperazone)：头孢哌酮的平均血清半衰期约2 h，不受注射方式的影响。头孢哌酮经胆汁和尿排泄，主要从胆汁排泄。注射后1～3 h内，胆汁中的浓度达到最高点，比同时期血清浓度高100倍。当患者肝脏有疾病时或胆道有梗阻时，头孢哌酮在人体内的血清半衰期会延长，同时从尿中排除的比例会增加。甚至在严重肝功能障碍时，头孢哌酮在胆汁中仍可达到治疗浓度，其半衰期延长2～4倍，即长达4～8 h，常用剂量为每天3～9 g，分3次给药。适用于严重胆道感染。

头孢唑肟(ceftizoxime)：血清半衰期为1.2 h左右，对各类球菌感染有特效，对各种杆菌感染效果也好。主要用于严重的呼吸道感染、心内膜炎、烧伤等，对胆道感染、泌尿道感染也有良好效果。组织渗透性良好，在脑脊液、胆汁、胸腔积液、胆囊壁、前列腺、子宫等之中均渗透良好。主要由肾脏经尿排泄，正常人静脉注射后6 h，尿中排泄率为80%～90%。孕妇及严重肾功能障碍者慎用。

头孢曲松(ceftriaxone)：血清半衰期长达8 h，一次给药后血清内有效抗菌浓度可维持24 h，是第3代头孢菌素中一次给药后持续有效抗菌作用时间最长者之一。对各类球菌、杆菌包括需氧菌、厌氧菌均有作用，适用于包括严重胆道感染在内的各类感染。头孢曲松在人体内几乎不被分解破坏。40%～50%以原形经肝脏分泌入胆汁到肠道，50%～60%经肾脏以原形进入尿液排泄。头孢曲松随胆汁到肠道后与大量的肠道菌群作用而失活。头孢曲松的半衰期在严重肝肾功能障碍者、新生儿以及75岁以上老年人可延长至8 h以上。头孢曲松在血液内部分与白蛋白进行可逆性结合，在血浆白蛋白浓度低时，头孢曲松易于排入肠液。要维持较长的血液头孢曲松浓度，必须纠正患者的低蛋白血症。常用剂量为每24 h 1次，每次1～2 g，肌内注射或静脉注射均可，严重感染时可增至每天4 g。静脉注射时，不得与其他任何药物混合注射。对于致命性的严重感染，头孢曲松可与氨基糖苷类抗生素如庆大霉素。丁胺卡那霉素(阿米卡星)联合应用，但必须分别注入，不可混合注射。

4) 第4代头孢菌素：于20世纪80年代中后期及90年代初被开发研制。它的最大特点是有高度的耐酶能力，与第3代头孢菌素相比，对G^+菌的抗菌作用有了相当大的提高(但仍未有第1、第2代头孢菌素强)，对G^-菌的作用也不比第3代头孢菌素差。对绝大部分G^-菌有高度的抗菌活性，尤其是对铜绿假单胞菌的作用超过所有的头孢菌素，并稍强于妥布霉素、庆大霉素和丁胺卡那霉素，是治疗对氨基糖苷类抗生素产生耐药的铜绿假单胞菌感染的最好的抗生素。目前临床上的品种有头孢匹罗(cefpirom)、头孢吡肟(cefepime)、头孢唑兰(cefozopran)和头孢噻利(cefoseis)。

头孢吡肟(cefepime)：血清半减期为2 h，抗菌谱及抗菌活性与第3代头孢菌素相似，但抗菌谱有了进一步扩大。对G^+菌、G^-菌包括肠杆菌属、铜绿假单胞菌、嗜血杆菌属、奈瑟淋球菌属、葡萄球菌及链球菌(除肠球菌外)都有较强抗菌活性。临床主要用于各种严重感染如呼吸道感染、泌尿系统感染、胆道感染、脓毒血症等。

头孢菌素，特别是第3、4代头孢菌素有很强的广谱抗菌能力和耐酶能力，是目前国内临床应用的第2、3线抗生素。对于一般感染和预防性应用，尚有青霉素等价廉有效的抗生素可用。第3代头孢菌素不作为首选用药，多适合于常用抗生素无效的严重胆道感染和其他系统感染。但随着这类药物应用时间的延长和应用范围的扩大，也必然会有耐药菌株产生。这类药物的应用应谨慎，并应严密观察患者反应。头孢菌素类抗生素在人体内多不被代谢改变，大部分以原形从尿排出体外，所以对严重肾功能障碍者和高龄患者应注意此类药物半衰期的延长和恰当延长给药间隙时间，控制用药量。

(3) 非典型β-内酰胺类抗生素

1) β-内酰胺酶抑制剂：随着β-内酰胺类抗生素在临床广泛应用，细菌耐药现象逐渐出现，其耐药机制主要与染色体或质粒编码产生的β-内酰胺酶有关。β-内酰胺酶抑制剂(β-lactamase inhibitor)在结构上与β-内酰胺类抗生素很相似，可以抑制耐药菌产生的β-内酰胺酶的活性。临床上常用的β-内酰胺酶抑制剂主要有3种：克拉维酸、舒巴坦、三唑巴坦等。其本身仅有很弱的抗菌作用，但与β-内酰胺类抗生素联合应用，可以使β-内酰胺类抗生素免遭水解，从而抑制产酶耐药菌，大大增强抗菌作用。目前临床应用者有：阿莫西林/克拉维酸、替卡西林/克拉维酸、氨苄西林/舒巴坦、头孢哌酮/舒巴坦和哌拉

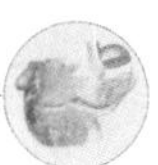

西林/三唑巴坦。本类药物适用于因产β-内酰胺酶而对β-内酰胺类药物耐药的细菌感染，但不推荐用于对复方制剂中抗生素敏感的细菌感染和非产β-内酰胺酶的耐药菌感染。

2) 头霉素类：头霉素(cephamycin)是自链霉菌获得的β-内酰胺类抗生素，其化学结构与头孢菌素相仿，但头孢烯母核的7位碳上有甲氧基，故可对多种β-内酰胺酶包括对部分超广谱β-内酰胺酶(ESBL)很稳定，因此可用于产酶菌、耐药菌感染。目前广泛应用者为头孢西丁(cefoxitin)、头孢美唑(cefmetazole)。抗菌谱与抗菌活性与第2代头孢菌素相同，对厌氧菌包括脆弱拟杆菌有良好作用，适用于盆腔、妇科及腹腔等部位的需氧与厌氧菌混合感染。

3) 氧头孢烯类：具有与第3代头孢菌素类似的分子结构和抗菌谱，但1位硫为氧取代，7位碳上也有甲氧基，抗菌谱广，对G^+菌、G^-菌及厌氧菌，尤其是对脆弱拟杆菌的作用强；对β-内酰胺酶极稳定，血药浓度维持较久。临床上常用的有拉氧头孢(latamoxef)和氟氧头孢(flomoxef)。拉氧头孢对厌氧菌和需氧G^-菌的抗菌作用与氟氧头孢相似，但对G^+菌的作用次于后者。以相同剂量给药后，氟氧头孢的血药浓度是拉氧头孢的1.5倍，拉氧头孢在脑脊液中的浓度可达有效水平。然而拉氧头孢分子含四氮唑基因，可抑制维生素K和凝血酶原合成，引起凝血功能障碍而出血，且在饮酒后可产生戒硫醒样反应。氟氧头孢无凝血功能异常和戒硫醒样反应，故临床上若需使用氧头孢烯类，通常选用氟氧头孢。

4) 单环β-内酰胺类：作为β-内酰胺类抗生素的重要组成成员，单环β-内酰胺类因其结构比青霉素和头孢菌素简单，化学性质比其他非经典的β-内酰胺类抗生素(如碳青霉烯等)稳定，以广谱、强效、安全性高等特点在临床中占有重要的地位。氨曲南(aztreonam)是第1个应用于临床的单环β-内酰胺类抗生素，于1997年上市。对β-内酰氨酶稳定，具有耐酶、低毒、对青霉素等无交叉过敏等优点，对G^-菌有很强的抗菌活性，主要治疗G^-菌引起的各种感染，其中对变形杆菌和沙雷菌有比较好的疗效，对大肠埃希菌、肺炎杆菌的杀菌作用也不错，部分原因是因为分子小，更容易穿透细胞壁。

5) 碳青霉烯类：碳青霉烯类抗生素是由青霉素结构改造而成的一类新型β-内酰胺类抗生素，问世于20世纪80年代。其结构与青霉素类的青霉环相似，不同之处在于噻唑环上的硫原子为碳所替代，且C2与C3之间存在不饱和双键；另外，其6位羟乙基侧链为反式构象。研究证明，正是这个构型特殊的基团，使该类化合物与通常青霉烯的顺式构象显著不同，具有超广谱、极强的抗菌活性，以及对β-内酰胺酶高度的稳定性。碳青霉烯类抗生素有亚胺培南/西司他丁、帕尼培南/倍他米隆、美罗培南、比厄培南和厄他培南等。这些药物的共同点是：①广谱，对G^+杆菌和(或)G^-杆菌、需氧菌及厌氧菌均有抗菌活性；②强效，对繁殖期和静止期细菌均有强大杀菌作用；③快速，对细菌细胞壁穿透性好，透过细胞膜微孔的速度更快；④稳定，对绝大多数β-内酰胺酶高度稳定。因此，碳青霉烯类抗生素在临床中非常重要，该类药物对ESBL稳定，对头孢菌素酶稳定，与青霉素结合蛋白(PBP)具有高亲和力，能够有效渗透细菌外膜进入周质间隙。但现有的碳青霉烯类药物对耐甲氧西林金葡菌(MRSA)的抗菌活性有限，因此该类药物不能用于治疗MRSA感染。

亚胺培南(imipenem)：是第1个用于临床的碳青霉烯类抗生素，由默克公司研制开发。它是硫霉素的脒基衍生物，抗菌作用与硫霉素相似，但比硫霉素稳定，是目前评价较高的抗菌药物之一。在临床应用中易受肾肽酶破坏，故与肾肽酶抑制剂西司他丁(cilastin)制成混合制剂(通常为1∶1)，商品名为泰能(tienam)。亚胺培南-西司他丁特别适用于由需氧和厌氧菌引起的混合感染，以及在未确定病原菌前的早期治疗。临床主要用于治疗由敏感细菌所引起的各类感染；对许多耐头孢菌素类细菌引起的感染具有强抗菌活性；对许多由耐氨基糖苷类或青霉素类细菌引起的感染仍有效；也用于手术前后的预防感染。临床应用结果表明，亚胺培南-西司他丁对敏感菌引起的脓毒血症、尿路感染和妇科感染的疗效在95%以上，对软组织、骨关节和腹腔内感染的疗效超过90%，对下呼吸道感染的疗效为85%，细菌清除率为76%～92%。临床对照研究显示，亚胺培南-西司他丁的耐受性与头孢唑啉、头孢噻吩和头孢噻肟相当。不良反应大多轻微而短暂，极少出现严重不良反应。

帕尼培南(panipenem，RS-533)：是于1994年在日本上市的第2种碳青霉烯类抗生素，为亚胺培南的类似物。在临床应用中因具有肾毒性，故与有机阳离子转移抑制剂倍他米隆(betamipron)按一定比例(通常为1∶1)制成复方制剂，商品名为克倍宁(carbenin)。帕尼培南也属于广谱抗生素，对PBP有高亲和性，通过抑制细菌细胞壁合成而发挥杀菌作用。对 G^+ 菌、G^- 菌、需氧菌和厌氧菌都有强抗菌作用，对金葡菌和 MRSA 的抗菌力比亚胺培南强。对大肠埃希菌、克雷伯菌、弗氏柠檬酸菌、阴沟肠杆菌、黏质沙雷菌、普通变形菌、奇异变形菌、流感嗜血菌、拟杆菌的最小抑菌浓度(MIC)为 0.20～1.56 μg/ml，与亚胺培南相当；对铜绿假单胞菌的 MIC 为 12.50 μg/ml，不如亚胺培南；其肾毒性低于亚胺培南。临床适用于治疗由敏感菌引起的脓毒血症、骨髓炎、肺部感染、脓胸、胆道感染、腹腔感染和脑膜炎等。临床有效率和细菌学效果均达 80%以上；对青霉素类、头孢菌素类、氨基糖苷类治疗无效者的有效率也超过 80%。

美罗培南：是第一个带有 4 位(R)甲基的碳青霉烯类抗生素，对脱氢肽酶稳定，降低了肾毒性与中枢神经毒性，开创了单独使用碳青霉烯类制剂的新纪元，为第 2 代碳青霉烯类抗生素的代表药。同时在硫霉素的 2 位侧链导入了二甲基羰基吡咯烷基，不仅降低了该侧链的 pH，还进一步改变了空间结构和理化特性，得到了一个对中枢神经系统及肾脏都很安全的碳青霉烯类品种，还增强了其对 G^- 杆菌，特别是对铜绿假单胞菌的抗菌活性。本品抗菌谱、抗菌活性与亚胺培南相似，同时又克服了肾毒性等缺点，是安全性及抗菌活性更高的碳青霉烯类抗生素。美罗培南对 G^+ 菌、G^- 菌均敏感，尤其是对 G^- 菌有很强的抗菌活性。对约 90%肠杆菌属的 MIC 为 0.08～0.15 μg/ml；90%以上的铜绿假单胞菌(MIC<4 μg/ml)、所有嗜血菌(包括耐氨苄西林菌株)对其均高度敏感(MIC 为 0.06～1 μg/ml)；淋球菌对其也高度敏感，其活性比亚胺培南高 15 倍；表皮葡萄球菌、腐生葡萄球菌和其他凝固酶阴性葡萄球菌也对其敏感；粪肠球菌的大多数菌株对其高度或中度敏感。美罗培南可抑制几乎全部的脆弱拟杆菌；厌氧菌(如消化链球菌属、丙酸杆菌属、放线菌属等)也对其敏感。美罗培南临床上主要用于治疗由敏感菌引起的各类感染。对脑膜炎的治疗作用与头孢噻肟和头孢曲松相当；对腹内感染患者的治疗与亚胺培南-西司他丁或克林霉素-妥布霉素等效，与头孢噻肟-甲硝唑等效或稍弱。

比阿培南(biapenem)：是继美罗培南以后第 2 种带有 4 位(R)甲基的碳青霉烯类抗生素，比阿培南与其他已上市的碳青霉烯类抗生素相比，其肾毒性几乎为零，可以单独给药，且无中枢神经系统毒性，不会诱发癫痫，能用于细菌性脑膜炎的治疗；抗菌谱很广，且抗菌活性非常强，与美罗培南相当；抑制铜绿假单胞菌和厌氧菌的活性比亚胺培南强 2～4 倍；抑制耐药铜绿假单胞菌的活性比美罗培南强 4～8 倍，是更安全、有效的碳青霉烯类抗生素。

38.2.2 氨基糖苷类抗生素

氨基糖苷类抗生素又称氨基环醇类抗生素。这是一类其分子中含有一个环己醇型的配基，通过糖苷键与氨基糖相结合(有的与中性糖相结合)的化合物。氨基糖苷类抗生素多是通过其结构中的关键基团-氨基，引起细菌生长繁殖过程中的 DNA 密码的转录、传递错误，从而抑制蛋白质合成的起始过程和肽链的延长，发挥抑菌和杀菌作用。

氨基糖苷类抗生素抗菌谱广，对 G^- 菌作用较强，对许多耐药菌株有效。摄入菌体内的药物会被浓缩而提高浓度，显出更强的杀菌作用。这类抗生素与许多其他抗生素合并应用多呈协同或相加作用，一般不出现拮抗现象。特别是它们与β-内酰胺类抗生素或作用于细胞壁有效的抗生素合用时，对难控制的病原菌有很好的协同作用。目前临床上仍在应用的有丁胺卡那霉素(阿米卡星)、奈替米星等。

(1) 丁胺卡那霉素　为广谱的半合成抗生素，对各种 G^- 菌均有强的作用。其突出优点是对某些已对卡那霉素、庆大霉素等耐药的大肠埃希菌、铜绿假单胞菌仍然敏感有效。可用于治疗对其他氨基糖苷类抗生素耐药的菌株引起的各种感染。丁胺卡那霉素在胆汁中的浓度低，但对胆道感染有效。

(2) 奈替米星　其抗菌谱广，抗菌活性强，对大多数 G^+ 菌和 G^- 菌引起的呼吸道感染、泌尿生殖系统感染及其他感染具有很高的疗效，对其他氨基糖苷类和β-内酰胺类抗生素多重耐药菌感染也有相当疗效，且其耳、肾毒性在氨基糖苷类抗生素中最低。

所有氨基糖苷类抗生素均能引起可逆或不可逆的前庭、耳蜗及肾脏的毒性损害。这些毒性作用、不良反应对人的危害很大。因而，此类药物的临床使用应受到限制。本类抗生素在胆汁中的浓度低于同期血药浓度，目前已不主张在胆道感染中应用，必要时可行细菌培养，根据药敏试验结果调整抗生素的使用。

38.2.3 氯霉素

氯霉素(chloramphenicol, chloromycetin)属抑菌剂，高浓度时有杀菌作用。氯霉素为脂溶性，通过

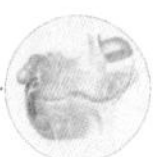

弥散进入细菌的细胞膜并可逆地结合在细菌糖体的50S亚基上，抑制肽酰基转移酶；阻止肽链的移位，使肽链不能增长，从而阻止了蛋白质的合成。本品剂量大时对骨髓有抑制作用，可发生不可逆性再生障碍性贫血。可能与抑制骨髓细胞线粒体蛋白的合成有关。绝大多数的此类再生障碍性贫血于口服氯霉素发生。本品口服吸收迅速而完全，约可吸收给药量的90%。给药后0.5 h血药浓度维持在5～10 μg/ml的有效水平。氯霉素吸收后广泛分布于全身组织的体液，在肝、肾组织中浓度相同，并可透过血脑屏障进入脑脊液中，透过血-胎盘屏障进入胎儿血液循环。半衰期在成人为1.5～3.5 h，有肾功能损害者为3～4 h，严重肝功能损害者更为延长。90%的药物在肝内与葡萄糖醛酸结合为无活性的代谢产物由肾小管分泌排泄，约3%的给药量由胆汁分泌排出。

严重的胆道感染时，在其他常用药无效的情况下，可选用本药，最好避免与青霉素类杀菌剂同时应用。使用时应定期经常复查周围血象。长程治疗者尚需复查网织红细胞计数，必要时做骨髓检查。

38.2.4 林可霉素

林可霉素(lincomycin)(洁霉素)作用于敏感菌核糖体的50S亚基，阻止肽链的延长，抑制细菌细胞的蛋白质合成。在一般剂量下是抑菌剂，但在高浓度下也具有杀菌作用。口服后经胃肠道吸收，不被胃酸灭活。宜餐后服用，空腹口服仅20%～30%被吸收。吸收后除脑脊液外，迅速广泛分布于各组织和体液中，高浓度见于骨髓、胆汁和尿液中。主要在肝脏中代谢，某些代谢产物具有抗菌活性。半衰期为4～5.4 h，肝、肾功能有障碍者半衰期可延长至9～13 h。适用于严重的厌氧菌、链球菌、葡萄球菌感染等。

氯洁霉素(clindamycin)(克林霉素)：本品的药理作用、抗菌谱与洁霉素(林可霉素)相同，但抗菌活性更强，约为林可霉素的4倍，是一种良好的抗脆弱类杆菌(厌氧)药物，为抗厌氧菌顽固感染的首选药物。

38.2.5 硝基咪唑类抗生素

硝基咪唑类抗菌药物(nitroimidazole)是一类人工合成的抗菌药物。硝基咪唑类对厌氧菌及原虫有独特的杀灭作用，抗菌机制是这类厌氧菌具有电子转移成分，这种成分在很低的氧化还原电位就可以参加氧化还原反应，因而易与硝基咪唑类抗菌药物的硝基发生反应，使其硝基还原。这种硝基还原后的中间产物不稳定，与细菌的DNA结合，使DNA断裂、溶解、降解，同时还直接或间接地抑制DNA修复内切酶Ⅰ的活性，从而阻止了细菌DNA的复制与转录，起杀菌作用。该类药物与其他抗生素联合应用于临床的各种感染。

常见的有甲硝唑、替硝唑、奥硝唑等。甲硝唑(metronidazole)，又称灭滴灵，在脑脊液中的浓度高于血液浓度，大部分经肝脏代谢灭活，少量由尿排出。甲硝唑用药后胆汁中的浓度与血中浓度相似，抗厌氧菌浓度为8 μg/ml时能抑制95%的脆弱类杆菌、100%的产色素类杆菌、全部梭形杆菌和厌氧球菌。

38.2.6 喹诺酮类抗生素

喹诺酮类(4 - quinlolnes)又称吡酮酸类或吡啶酮酸类，是人工合成的含4-喹诺酮基本结构的抗菌药。喹诺酮类以细菌的DNA为靶，妨碍DNA回旋酶，进一步造成细菌DNA的不可逆损害，达到抗菌效果，在MIC下，可使细菌溶解。

喹诺酮类药物在全球抗菌药物市场中，销量仅次于头孢菌素类和青霉素类药物，历经40多年的发展，可分为4代，目前临床上常用的是第3代和第4代。

早期喹诺酮类抗生素抗菌谱以G^-菌为主，1979年合成的诺氟沙星及随后的第3代含氟的新喹诺酮类药，抗菌谱逐渐扩大，对葡萄球菌等G^+菌也有抗菌作用，对一些G^-菌的抗菌作用则进一步加强。第3代代表药物有诺氟沙星、环丙沙星和氧氟沙星。

第4代喹诺酮类与前3代药物相比在结构上有修饰，结构中引入8-甲氧基，有助于加强抗厌氧菌活性，而C-7位上的氮双氧环结构则加强抗G^+菌活性并保持原有的抗G^-菌的活性。与第4代氟喹诺酮类药物在抗菌活性、抗菌范围、药动学性质和血浆半衰期上都明显改变，不良反应明显减少，但价格较昂贵。第4代氟喹诺酮类药物保留了前3代抗革兰阴性菌的活性，又明显增强了抗革兰阳性菌的活性，同时对军团菌、支原体、衣原体均显示出较强的作用。厌氧菌可引起严重的感染，前3代喹诺酮类抗菌药物对厌氧菌几无抗菌活性或仅其中少数有较低的抗菌活性，第4代氟喹诺酮类药物的重要特征是提高了对厌氧菌的抗菌活性。因此，临床上第4代喹诺酮类既可用于需氧菌感染，也可用于厌氧菌感染，还可用于混合感染，代表药物有莫昔沙星、吉米沙星、加替沙星和帕珠沙星。

喹诺酮类抗生素药品种多，可供选择的余地大，应根据病情和药物特征合理使用。常用药物环丙沙星的特点为：抗菌谱大，抗菌活性强，对 G^- 杆菌包括假单胞菌有良好的抗菌作用，对 G^+ 球菌也有较好的抗菌活性，对某些非典型病原体也有作用；口服制剂同样吸收好，组织分布广、毒性小；可用于敏感菌引起的各种感染，是目前临床应用较为广泛的沙星类药物。氟罗沙星、莫西沙星的药物利用度均为 1，抗菌谱广，抗菌作用强。莫西沙星对厌氧菌也有较强的抗菌活性，药代动力学特点更趋良好，临床应用范围广，不良反应更低，已成为治疗多种严重感染性疾病的首选药物。洛美沙星可随胆汁主动排泌，胆汁中浓度可达 8～12 mg/L。

多数喹诺酮类药物胆汁中的浓度远高于血药浓度，本是治疗胆道感染的理想药物，但由于近年来临床工作中的盲目应用，造成耐药性增高，可以把它们作为感染后根据药敏试验选择药物之一，不适合首选应用。

38.2.7 糖肽类抗生素

糖肽类抗生素在结构上具有高度修饰的 7 肽骨架，作用靶点在细菌胞壁 5 肽末端成分 D-丙氨酰-D-丙氨酸上，通过干扰细菌细胞壁肽聚糖的交联，从而使细菌细胞发生溶解。

糖肽类抗生素对几乎所有的 G^+ 菌有活性，包括耐药葡萄球菌(MRSA、MRSE 等)、JK 棒状杆菌、肠球菌、利斯特氏菌、耐药链球菌、梭状芽胞杆菌等致病菌。在临床常用于由 G^+ 菌尤其是葡萄球菌、肠球菌和肺炎链球菌所致严重感染性疾病的治疗，代表着治疗这些严重感染性疾病的最后防线。目前临床上应用的有万古霉素、去甲万古霉素和 20 世纪 80 年代后期上市的替考拉宁(teicoplanin)，后者在抗菌活性、药代特性及安全性方面均优于前两者。

38.2.8 抗真菌药

凡具有杀灭或抑制真菌生长或繁殖的药物称为抗真菌药(antifungal)。胆道的真菌感染属深部真菌感染，临床常用抗深部真菌感染药物根据其化学结构主要分为 5 类。①多烯类：多烯类药物与真菌细胞膜上的麦角固醇结合，使通透性增加或膜分解造成细胞内容物外溢导致真菌死亡，包括制霉菌素、两性霉素 B 等；②吡咯类：抑制真菌的麦角固醇生物合成，从而破坏真菌细胞膜的完整性，包括咪唑类和三唑类这两类药物(其中咪唑类包括酮康唑、克霉唑、咪康唑、益康唑，三唑类包括氟康唑、伊曲康唑、伏立康唑)；③烯丙胺类：为角鲨烯环氧酶的非竞争性抑制剂，可导致角鲨烯聚集及麦角固醇合成受阻，从而影响真菌细胞膜的结构和功能，包括萘替芬、特比萘芬、布特萘芬；④棘白菌素类：为真菌细胞壁合成抑制剂，包括卡泊芬净(caspofungin)、米卡芬净(micafungin)、阿尼芬净(anidulafungin)；⑤其他：包括氟胞嘧啶、灰黄霉素等。

目前临床上最常用的是氟康唑、伏立康唑及棘白菌素类药物等。

氟康唑抗菌谱广，对浅部及深部真菌病的治疗均有良好的疗效，主要用于全身性假丝酵母菌病的防治及脑膜以外的隐球菌病，或者隐球菌脑膜炎患者经两性霉素 B 联合氟胞嘧啶治疗好转后的维持治疗。目前白假丝酵母菌对氟康唑的敏感率较高，其口服吸收好，分布迅速而广泛，能透过血脑屏障。氟康唑具有较多剂型可供临床医生选择，而且其价位较合理，患者易于承受。其不良反应被认为是三唑类药物中最少的，主要为消化道反应、转氨酶一过性增高等。因氟康唑疗效显著，药动学特征良好，而且安全性好，所以这促使其在临床中被广泛应用。20 世纪 90 年代，临床开始使用抗菌谱广的氟康唑治疗真菌感染，但随即出现耐氟康唑的白色假丝酵母菌，并逐年增加，同时由于氟康唑的作用，导致非白色假丝酵母菌的感染上升。非白色假丝酵母菌对氟康唑有固定耐药性。因此，在大量使用氟康唑的同时，应注意其耐药菌株的产生。氟康唑是研究较为明确的浓度依赖性抗真菌药物，不合理的用药剂量及每天多次给药都造成了其敏感性的下降。

伏立康唑是从氟康唑衍生而来的一种广谱的三唑类抗真菌药，其口服和静脉给药均有效，对假丝酵母菌的活性比氟康唑高 8～130 倍，并且对氟康唑耐药的菌株有效，主要用于治疗侵袭性曲霉病、对氟康唑耐药的假丝酵母菌引起的严重侵袭性感染等。该药口服吸收好且迅速，体内分布广泛，能透过血脑屏障。在与伏立康唑、氟康唑、伊曲康唑和两性霉素 B 的对比研究中发现，伏立康唑具有更广泛的抗菌谱，它对新生隐球菌的抗菌活性优于氟康唑和伊曲康唑，而且对临床上难以治疗的烟曲霉菌感染患者具有较好疗效。该药价格较贵，不仅给患者带来经济负担，同时广泛应用是否会出现严重的不良后果尚不明确，因此临床上应慎重选择。

几乎所有的唑类抗真菌药都有肝脏毒性，因此，

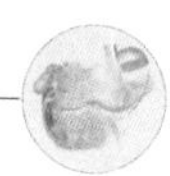

应用唑类药物应密切监测肝功能。转氨酶轻度升高，可在密切监测肝功能的基础上继续用药；转氨酶升高达正常 5 倍以上并出现肝功能不全时，应考虑停药。

棘白菌素类是一类新型的抗真菌药，2001 年，第 1 种棘白菌素类药物卡泊芬净被 FDA 批准上市。目前已上市的此类药物还有米卡芬净、阿尼芬净。棘白菌素类可对念珠菌、曲霉菌、其他真菌，包括中性粒细胞减少症、患者的念珠菌血症。首例药物卡泊芬净对念珠菌和曲菌病有效，其与氟康唑、依曲康唑等联用对白色念珠菌、隐球菌和粗孢子菌具协同作用。其侧链改造而得的新药西洛芬净（cilofungin）、米卡芬净除对念珠菌和曲菌有抗菌活性外，溶血作用仅为棘白霉素的 1/10。卡泊芬净被称为“杀真菌的青霉素”，具有良好的疗效和耐受性，其作用机制使其发生毒性作用的可能性很低；其对隐球菌、毛孢子菌无效，对耐氟康唑、两性霉素 B 或氟胞嘧啶的念珠菌均具有体外抗菌活性，不具备与氮唑类或多烯类的交叉耐药，对念珠菌分离株无天然耐药。适应证为标准治疗方法难治或不耐受的侵袭性曲霉病、侵袭性念珠菌病包括中性粒细胞减少症及非中性粒细胞减少症患者的念珠菌血症、食管念珠菌病、口咽念珠菌病。临床研究表明，可耐受卡泊芬净治疗长达 162 d。

38.3 抗生素的胆汁浓度与控制胆道外科感染的关系

在胆道外科的抗生素应用中需要探讨的一个问题是抗生素的胆汁通透性，即用药后胆汁中的药物浓度的高低。依据药理学的理论，抗生素在胆汁中的浓度越高，其抗胆道细菌感染的能力越强。当然，胆汁中浓度高固然较好，但这方面不应当是唯一的决定因素，还应考虑抗生素经血液循环在全身组织中的有效分布这一更重要的因素。在满足心、脑、肺、肝、肾等重要生命器官和组织有足够有效抗生素浓度的情况下，能在胆汁中有高浓度的抗生素是最佳选择。因此，在胆道外科中，理想的抗生素选择应当是最有效于对抗胆道致病菌群，能够维持较长时间的较高血药浓度，并在胆汁中可能有较高浓度的抗生素或抗生素组合。抗生素分泌到胆汁中的浓度因不同抗生素而异。其中在胆汁中浓度较高的抗生素如下。①青霉素类：青霉素、氨苄西林、阿莫西林、哌拉西林、羧苄西林、磺苄西林、呋布西林等；②头孢菌素：头孢唑啉、头孢噻肟、头孢曲松、头孢哌酮、头孢他啶、头孢美唑、头孢克肟、头孢甲肟、头孢米诺等；③大环内酯类：红霉素、四环素族、林可霉素、利福平等；④喹诺酮类、硝基咪唑等。

胆道内抗生素的浓度随测量的时间、胆汁取样类型、胆道梗阻的有无有所不同。具体影响因素如下。①肝功能：肝功能异常患者，抗生素胆汁浓度一般低于肝功能正常患者。②胆道有无梗阻：在胆道梗阻时，胆管内压力超过肝脏分泌的胆汁压力 2.94 kPa(30 cmH_2O)，则抗生素不能经胆汁排泄至胆管，如青霉素、氨苄西林和一系列头孢菌素类。③给药途径：不少抗生素注射较口服后胆汁浓度高，如呋喃妥因和氨苄西林。口服虽能吸收，但前者较后者在胆囊壁和胆汁中浓度低，若静脉给药，则有可能达到抗菌浓度。④药物用量：不少抗生素可随其用量增大而提高其在胆汁中的浓度，如青霉素等。

有研究通过测定胆道手术患者胆汁常用 5 种抗生素浓度，并对临床分离的 157 株胆道细菌进行抗菌活性分析。结果在患者胆总管和胆囊胆汁中的平均浓度较高的为：头孢哌酮/舒巴坦（563.75/14.76 μg/ml 和 169.90/8.83 μg/ml），哌拉西林/他唑巴坦（350.38/16.69 μg/ml 和 139.81/15.92 μg/ml），头孢曲松（249.78 μg/ml 和 82.06 μg/ml）。美罗培南和莫西沙星的体外抗菌活性最强，增加 β-内酰胺酶抑制剂后的哌拉西林和头孢哌酮复合制剂较单一制剂的抗菌活性显著增强。头孢哌酮/舒巴坦和哌拉西林/他唑巴坦、莫西沙星对胆道致病菌的杀菌指数最大。头孢哌酮/舒巴坦和哌拉西林/他唑巴坦、莫西沙星在人胆汁中杀菌效力最强，可作为肝胆系统感染经验治疗的首选用药。

李奇为（2009）对胆道疾病患者胆汁致病菌的分布特点及耐药情况进行了研究。195 例胆道疾病患者胆汁培养阳性率为 22.6%（44/195），其中混合感染率为 25.0%（11/44）。培养菌株 55 株，菌种 16 种，其中 G^- 菌占 61.8%（34/55），G^+ 菌占 34.6%（19/55），真菌占 3.6%（2/55）。主要致病菌为大肠埃希菌（27.3%）、阴沟肠杆菌（12.7%）、粪肠球菌（12.7%）、尿肠球菌（10.9%）。对照组 24 例正常胆汁培养阳性率为 4.2%（1/24），均系大肠埃希菌。药物敏感实验显示：G^- 菌对美洛培南的耐药率最低（2.8%），其次为亚胺培南（5.6%）、头孢哌酮/舒巴坦（22.8%）、阿米卡星（28.7%）（表 38-3）。青霉素类、喹诺酮类及部分男 3 代头孢菌素类等抗生素耐药率较高，均大于 50%。G^+ 菌对万古霉素、替考拉宁总耐药率为 0（表 38-4）。

表 38-3 胆道 G^- 菌对常用抗生素的耐药率

抗生素名称	G^-菌总耐药率($n=35$)(%)	普通大肠埃希菌耐药率($n=11$)(%)	产 ESBL 大肠埃希菌耐药率($n=5$)
美罗培南	2.8	0	0
亚胺培南	5.6	0	0
头孢哌酮/舒巴坦	22.8	18.2	1/5
阿米卡星	28.7	17.3	2/5
哌拉西林/三唑巴坦	37.1	17.3	2/5
头孢他啶	42.9	36.4	5/5
庆大霉素	45.7	45.5	3/5
头孢吡肟	48.1	45.5	5/5
环丙沙星	54.3	54.5	3/5
复方磺胺	57.1	54.5	3/5
哌拉西林	68.6	63.6	5/5
头孢噻肟	74.3	72.7	5/5
舒她西林	77.1	72.7	5/5
头孢丙烯	80.0	81.8	5/5
头孢呋辛	82.9	81.8	5/5
头孢克洛	82.9	81.8	5/5
头孢唑林	85.7	81.8	5/5
氨苄西林	91.4	90.9	5/5

表 38-4 胆道 G^+ 菌对常用抗生素的耐药率

抗生素名称	G^+菌总耐药率
利奈唑胺	0
万古霉素	0
替考拉宁	0
磷霉素	0
利福平	5.3
夫西地酸	10.5
呋喃妥因	26.3
庆大霉素	31.6
舒他西林	42.1
复方磺胺	42.1
氨苄西林	47.4
左氧氟沙星	47.4
克林霉素	47.4
头孢唑林	52.6
苯唑西林	57.9
红霉素	68.4
青霉素	73.7

38.4 胆道外科预防性抗生素的应用

胆道外科中，对一些患者恰当地给予预防感染药物是很有必要的。一个有效地预防性应用抗生素方案并不一定要能积极对抗可能罹患的所有可疑致病菌种。因为当使用某种抗生素使患者体内致病细菌总的数量和种类减少时，就能使患者自身的免疫防卫系统得到增强，得以抵抗尚存的活动致病菌。

预防性抗生素的有效使用依赖于给药的时间和充足的剂量，全身性预防性应用抗生素应该在外科手术切口前 0.5 h。有研究表明，在手术即将开始时使用抗生素，能使整个手术期间即发生细菌污染期间的血液和组织中维持有效的杀菌浓度，此时手术部位流出的血液和组织也有强大的杀菌活性，可收到最佳预防效果。过早给药或术后给药，对患者有害无益。原则上使用单次剂量即可。对于胆道手术中抗生素的预防性应用，对在那些存在增加感染风险的病例是有益的。术后是否继续使用抗生素，取决于术中发现腹腔感染的程度和术后发展趋势。预防性应用抗生素治疗的持续时间以 24～72 h 为宜。在全身情况良好的中青年患者做常规择期开腹或腹腔镜胆囊切除术时，可不需预防性应用抗生素。但是如果预计在择期胆囊切除术中可能伴有胆总管探查术时，应预防性应用抗生素。在有胆总管扩张，拟做胆总管探查的择期手术患者，抗生素的预防性应用的适应证更宽，可常规应用。对合并有慢性肺部疾患如慢性支气管炎、肺气肿的患者，可考虑应用预防性抗生素，特别是怀疑合并有活动性肺部感染时必须应用。对于糖尿病患者，即使无并发症，也应被看成是易受感染者，应常规应用预防性抗生素。对于已被控制(空腹血糖正常，尿糖正常)的糖尿病患者应如同非糖尿病患者一样对待，无其他适应证时，不必常规给予预防性抗生素治疗。在并存有免疫抑制或减低抵抗力的情况下即营养不良和严重消瘦等状态时，预防性全身应用抗生素是恰当的，并应在术前、术中、术后用药。胆管癌或胰腺癌患者和结石性胆道梗阻患者的胆汁必然是感染的，对这类患者在术前应用较强有力的抗生素是很有必要的。在 B 超检查、静脉胆管造影或其他特殊检查提示胆管内有结石但无胆道梗阻临床表现的患者，其胆汁也应看成是感染的，应术前预防性应用抗生素。在合并有其他非外科性疾病的患者，也应术前预防性应用抗生素。有的学者认为，年龄是很有重要意义的因素，

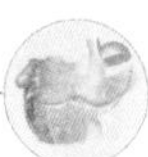

65 岁以上的患者应考虑其胆汁是有细菌感染的。对这类患者即使是在明显的无并发症下行胆囊切除术，术前预防性应用抗生素也是恰当的指征。

Glenn 和 Jaffee 研究了 266 例因良性胆道疾病而做胆囊切除术的患者。他们的结论是，并非所有胆道手术患者都因可能的残余细菌发展感染而需抗生素治疗。他们确信处在感染危险中的患者是那些急性胆囊炎、胆总管结石、有黄疸史、胆管炎、近期有急性胆囊炎发作和年龄超过 60 岁的患者。他们报道的胆囊切除术后伤口感染发生率如下：总的切口感染率是 3.4%；在急性胆囊炎是 8%；慢性胆囊炎是 2.5%；伴有胆总管探查的慢性胆囊炎胆囊切除术后感染率上升到 5.7%。Keighly 等报道胆囊切除术不用抗生素者，伤口感染率是 21%；Cherlin 和 Elliott 报道是 11%；Stone 报道是 11%；Strachn 等报道是 17%。有学者研究了同类型的胆囊切除术患者，选用不同的抗生素预防性应用后感染的发生率。Keighly 等使用庆大霉素，切口感染率是 6%；Chetlin 等使用第 1 代头孢菌素(cephalothin)，伤口感染率是 4%；Stone 等使用唑啉头孢菌素(cefazolin)，伤口感染率是 2%～4%；Halsall 等应用甲硝唑(metronidazole)，伤口感染率是 7%。

在胆道外科手术前，恰当地预防性应用抗生素是很重要的。这一措施可以减少术后感染性并发症，减少手术的危险性，有利于患者度过手术并顺利恢复。有下列情况之一者应预防性应用抗生素：①患者年龄在 50 岁以上；②急性胆囊炎患者；③近期有急性胆囊炎或胆管炎发作过的患者；④有黄疸史的患者；⑤有胆囊积液(脓)的患者；⑥疑有任何形式的(结石、炎症、肿瘤、寄生虫、良性狭窄等)胆道梗阻的患者；⑦胆管炎患者；⑧肝功能酶学水平(ALT、AST、AKP 等)升高的患者；⑨营养不良、消瘦或肥胖的患者；⑩有糖尿病或糖尿病史的患者；⑪有急性或慢性肺部疾病，如慢性支气管炎、肺气肿的患者；⑫近期用过糖皮质激素或其他免疫抑制剂的患者。

预防性使用抗生素通过全身静脉滴注或肌内注射，可合并或单独应用抗生素。对感染性胆汁污染手术野时，可局部使用抗菌药如甲硝唑液灌洗手术和切口。腹腔局部用抗生素不宜用氨基糖苷类抗生素，以免神经肌肉阻滞的危险。3%～6%的过氧化氢(双氧水)灌洗创口对预防胆道外科感染效果也很好。

预防性应用抗生素的选择：选择理想的预防性抗生素，应视预防目的而定。预防切口感染，应选择针对金黄色葡萄球菌的抗生素；预防手术部位或全身感染，应依据手术野污染或可能的污染菌种选择。选用的抗生素必须是疗效肯定、安全、使用方便及价格低廉的药物。Wilson 等做了第 2 代头孢菌素头孢孟多(cefamandole)与第 3 代头孢菌素头孢噻肟(cefotaxime)在胆道外科手术前预防性应用的临床对照研究。抗生素在麻醉诱导时就给予，并在 3 h 后重复给药。在第 2 剂抗生素给药后的 30 min 取胆囊壁、皮下脂肪、腹直肌及胆汁和血清样品，用显微生物学组织琼脂扩散法测定的结果表明：在胆囊壁里头孢孟多的浓度显著高于头孢噻肟的浓度，在其余的组织无显著差别。在创口感染、尿路感染、总住院时间、住监护病房时间及 1 月后在入院率方面未显示出这两种抗生素的预防性应用哪一种优于另一种。Wilson 的结论是：在胆道外科的抗生素预防性应用中，价格昂贵的头孢噻肟(第 3 代头孢菌素)并未比花费较少的头孢孟多(第 2 代头孢菌素)有更多的益处。美国佛罗里达州迈阿密医学中心的 Ratzen 等研究了多个医院获得性感染的病原菌对抗生素的敏感性，认为常见的胆道、肠道菌群，如肠球菌、大肠埃希菌、克雷白杆菌、变形杆菌、假单胞菌等仍然对妥布霉素(tobramycin)和阿米卡星敏感。

在除胆道外没有其他可疑感染的患者，预防性应用抗生素可选用能在胆汁中形成较高浓度的种类；在怀疑有胆囊坏疽或穿孔时，手术时已有感染的，术前即应针对胆道常见致病菌群采用积极有力的抗菌措施，如氨苄西林、美洛西林、哌拉西林、头孢哌酮、头孢曲松及环丙沙星等。必要时两种以上抗生素联合应用，并持续应用术中和术后足够长的时间。

38.5 治疗胆道外科感染的抗生素选择

鉴于胆道外科的特殊性，当选择治疗胆道外科感染的抗生素时，应注意以下方面。①急性胆道感染的致病菌主要来源于肠道，应首先选用针对肠道致病菌的抗生素，尤其是针对以大肠埃希菌为主的 G^- 杆菌和厌氧菌的抗生素，再结合考虑所在地区致病菌的变迁和耐药性改变情况，选择合适的抗生素，即所谓“经验治疗用药”。以后的治疗可根据细菌培养和药敏结果再做适当调整。②要根据抗生素的效能、抗生素在组织中的分布、胆汁中抗生素的浓度以及最低抑菌浓度来选择合适的抗生素。③急性胆道感染围手术期的抗生素应用应考虑到预防手术部分(切口和腹腔)的感染。④要考虑经费开支的节省,应用价廉易得的药物。根据胆道外科感染的不同程度和患者的全身情况选用合适有效地药物。以下针对胆道外科常见疾病分述胆道外科感染时抗生素的选择。

(1) 慢性胆囊炎择期胆囊切除术　对一般情况良好,无全身急、慢感染的中青年患者,可不使用抗生素。也可术前 0.5 h 用一剂第 2 代头孢菌素类抗生素,术后加用一剂即可不再使用。在腹腔镜或开腹胆囊切除术中,若术中胆囊被剥破或其他可疑污染时,可加用抗生素并持续 2～3 d。

(2) 急性胆囊炎抗生素的选择　在一般无并发症的急性胆囊炎病例,可先考虑保守疗法,即禁食、静脉补液、输入稍高剂量的头孢菌素和甲硝唑(灭滴灵)。如果在 48～72 h 内病情有好转,抗生素可停用,逐渐恢复经口进食,静脉补液可逐渐取消。患者宜在 4～6 周后行择期腹腔镜胆囊切除术。如果有近期反复发作史,症状缓解不足 1 个月,让患者等待炎症消失后择期手术对患者是不利的,宜在急性炎症控制缓解后 1～2 周择期行腹腔镜或开腹胆囊切除术,或行急症胆囊切除术,并在手术前1 d、手术中及手术后 1～2 d 使用抗生素。有的外科医生认为,这类急性炎症控制后的择期手术病例,若患者一般情况好,也可不用抗生素。虽然发热和白细胞计数升高是感染的标志,但是胆汁的化学性炎症也能产生同样的结果,因而可不必使用抗生素。但是笔者认为,在细菌存在的情况下,化学性炎症易转化为细菌感染,最好还是术前、术中及术后都使用抗生素。有研究表明,按上述方法使用抗生素能显著减少术后伤口感染的发生率。

急性胆囊炎发作应注意与右肾结石、活动性右下肺炎、有肋膈角疼痛的心肌梗死相鉴别。在不能排除上述疾病的情况下,使用抗生素更是对患者有益的。无并发症的急性胆囊炎在抗生素治疗 48 h 后,若疼痛和压痛仍然存在,但右上腹仍未能扪及包块,全身情况稳定、无恶化则在下一个 24 h 内应用第 3 代头孢菌素(头孢哌酮、头孢曲松等);如果 24 h 内病情仍然无好转甚至恶化,则应认识到,继续非手术治疗将会丧失救治患者的可能性,应立即外科手术治疗并在术中、术后持续应用抗生素。用抗生素保守治疗无反应的急性胆囊炎拖延超过 72 h 是缺少责任心的。因为大多数抗生素都是相同地作用于常见的胆道细菌,为了更换新的抗生素而使无反应的急性胆囊炎患者的用药量超过 72 h,只会使患者失掉最佳的手术时机而危害患者。

笔者推荐在 48 h 内用大剂量第 2 代头孢(头孢美唑、头孢替安)加甲硝唑(灭滴灵),或用含 β-内酰胺酶抑制剂的复合制剂(如哌拉西林/他唑巴坦、氨苄西林/舒巴坦等);若病情无明显好转但也无明显恶化,全身情况尚稳定则在第 3 个 24 h 改用第 3、第 4 代头孢类(如头孢哌酮/舒巴坦药物)或单环类药物(氨曲南)。在 72 h 内的抗菌保守治疗中应密切观察病情,若局部症状减轻,全身情况好转,示保守治疗有效可继续保守;若第 3 个 24 h 内仍有症状加重,并可在胆囊区扪及包块,应急诊手术治疗;经 72 h 的抗菌保守治疗,症状无明显好转,即便无明显恶化,无可扪及的包块也应终止保守治疗,立即手术引流或切除胆囊。

(3) 重症胆管炎、胆总管探查　诊断为急性胆管炎的患者,抗生素应在手术前就应用并应持续使用到手术后恢复期。急性胆管炎的重症病例,即重症胆管炎,有时抗生素的恰当使用是救命性的。急性胆管炎不仅因使用抗生素、补充水电解质而使炎症得以控制、消退,未经急症外科手术的病例并非少见。相反,未经恰当抗菌治疗、纠正水电解质紊乱就匆忙急症外科手术而未能挽救患者的病例也并非罕见。因为绝大多数急性胆管炎的病例都伴有胆道结石,最好的治疗方案是使用强有力的抗生素治疗和纠正全身水电解质紊乱,尽量使症状能够较快地缓解和全身情况好转之后做手术取结石,解除梗阻,防止胆管炎复发。

急性胆管炎的病例,外科医生应注意与病毒性肝炎相鉴别。

不少急性重症胆管炎患者除了胆道引流术外,对其他任何保守疗法均无反应,应在给予强有力、足量抗生素,纠正水、电解质紊乱,提高患者手术耐受力后及时做手术引流胆道;有条件的单位,可在恰当准备和使用抗生素的条件下,经纤维十二指肠镜置 ERCP 下行鼻胆管引流胆道减压,避免急诊手术。

对急性胆管炎患者入院后应立即补液、禁食、放置胃肠减压、抽血培养加药敏试验后立即使用抗生素。可选用含 β-内酰胺酶抑制剂或第 2 代头孢菌素加甲硝唑(灭滴灵);病情特别严重,有多次住院、多次手术史者宜选用第 3 代头孢菌素加甲硝唑。若能及时得到血培养结果,则可作为抗生素选择调整的参考。

抗生素的恰当使用,减缓了感染过程,允许有时

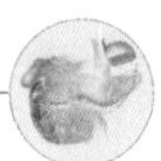

间改善患者的全身情况，提高患者的手术耐受力，以便最终能在对患者最有力的时间行介入手术，使与胆管感染有关的全部并发症有望被完全消除。笔者认为，所有外科急性感染性疾病在进行外科手术之前均应使用恰当的抗生素进行术前治疗。

抗生素的应用，必须足量并持续足够长的时间。根据病情及治疗反应可更换新的、更强的抗生素，但更换不宜过早、过频。因为任何抗生素发挥作用和患者病情的好转恢复都需要一定的时间。

应该强调的是对于急性胆道感染采取非手术治疗的患者，如用药期间无好转甚至加重，应立即行手术治疗或内镜鼻胆管引流；术后仍然有严重感染的患者，一般采用多种抗生素的联合用药，临床治疗效果较好。

(4) 肝脏创伤　创伤性肝损伤常伴有胆道的断裂伤。怀疑有肝脏创伤的患者应尽快应用抗生素配合补液、输血等支持治疗措施。如果剖腹术证实肝脏有挫裂伤，抗生素的使用时间应适当延长至术后 2～3 d。仅有轻度肝脏挫伤，抗生素至少应加用 1 d。若伴有胃肠等空腔脏器损伤则应使用更多的天数，并宜以两种以上抗生素联合应用至手术后期。若术前未预防性应用抗生素、手术中发现有肝破裂损伤伴空腔脏器损伤者，则应尽快加用大剂量抗生素或两种以上广谱抗生素足量联合应用，并持续使用到手术后期。若手术中要肝动脉结扎，则抗生素的使用宜加强抗菌能力和延长使用时间。择期肝脏手术的抗生素应用原则与无并发其他脏器损伤的肝脏创伤的使用原则一致，可选用第 1、2 代头孢菌素。年老及体弱多病者可选用第 2、3 代头孢菌素。

(5) 胆-肠吻合术等复杂胆道手术　胆道-空肠吻合术等复杂胆道手术，手术时间相对较长。拟做胆-肠吻合术的患者，大多是胆道再手术者，胆道有良性狭窄或胆道因结石性长期梗阻而重度扩张者，或胆道严重损伤或患肝、胆、胰系统肿瘤有胆道梗阻肝外胆道需被切除或需改道旁路者。这类患者多数伴有不同程度的胆汁淤积性肝硬化，体质较差，营养不良和不同程度的黄疸，以及肝胆管内胆汁中有耐受常用抗生素的菌株存在。因此，术前预防性应用足量广谱抗生素，并在术中和术后合并应用是必需的、明智的。笔者推荐两种以上抗生素联合预防性应用并持续在术中和术后应用。对于经历多次胆道手术、体质差或患有恶性肿瘤而手术的患者，从预防性应用起就可使用第 2、3 代头孢菌素。上述方法均能良好地预防和治疗包括胆道-空肠吻合术的复杂胆道外科手术后感染。这类患者一旦发生预防性应用抗生素条件后的术后感染，应毫不犹豫地立即改用更强有力的第 3、第 4 头孢菌素加用甲硝唑或含β-内酰胺酶抑制剂的复合制剂。

38.6　停用抗生素的时间

曾有文献报道因各种外科感染而使用了抗生素治疗的患者，对于患者的血液细胞计数，肝、肾功能实验结果和停用抗生素后当天的凝血因子进行了特别的观察。在停用抗生素后，直肠温度仍不正常的患者中，19%有脓毒血症。在这些患者中 3%的患者体温和白细胞计数是正常的。在体温和白细胞计数正常的患者中，没有 1 例患者粒细胞计数<73%，早幼粒细胞<3%。众所周知，大剂量应用抗生素能够在白细胞计数和感染尚无有效控制的情况下降低患者的体温到正常。许多外科医生无疑是使用体温正常和白细胞计数正常作为停用抗生素治疗的参考标准。根据文献复习和笔者的临床观察，笔者主张，对于已有外科感染的患者，在停用抗生素和让患者出院之前，患者的体温应正常 3 d 以上，白细胞计数和早幼粒细胞计数应下降至接近正常。对于术前和术中均预防性应用了抗生素的一般择期胆道外科手术患者，如手术过程顺利，无感染并发症风险，可在术后 1～2 d 停用抗生素。

38.7　胆道外科感染中抗生素的给药途径

胆道外科感染中，抗生素应用的目的在于控制胆道内的细菌感染及可能并发的全身各器官组织的细菌滋生蔓延。前已述及，除了对抗胆道感染的致病菌群外，抗生素选择的首要条件是其在血液中应有足够长时间、足够高的血药浓度，其次应在胆汁中有较高的药物浓度。所以在治疗胆道外科感染中抗生素的用药途径首选静脉推注或持续静脉滴注，以保证血液中和全身各器官组织中的药物浓度。

胆道外科患者的术前、术后常常可能有不同的引流管，如鼻导管、胆道 T 形引流管、Y 形支撑引流管、胆-肠吻合口支撑管、经皮经肝内胆管的 U 形支撑引流管、经皮下空肠盲襻胆道溶石滴液管等。带有上述管道的患者并发严重胆道感染时，在维持抗生素的全身有效浓度的条件下，若感染仍不能及时有效控制，可以合并应用经这些管道和途径向胆道内局部注入适当的抗生素，有时可控制感染。但这种局部应用抗生素治疗的方法应当慎用，仅是全身用药的一种辅助，不宜单独、经常使用，否则有增加耐药菌株之虞。

其他给药途径尚有切口局部的抗生素液冲洗。手术后期已恢复进食的患者可适当应用口服耐酸广谱抗生素之类的方法。

38.8 胆道外科中引流与抗生素的关系

外科引流在胆道外科手术中起着至关重要的作用，在胆道外科中，从肝床、胆囊管残端或胆总管、十二指肠等切开处溢漏出的胆汁，不论是已感染的还是未感染的，都可能造成对任何抗生素均不敏感的化学性腹膜炎。为防止此类并发症的发生，除了精细的手术外，仅能通过放置适宜的引流来预防，这是胆道外科常规放置引流的主要理由之一。临床上，对于单纯胆囊切除术以外的更复杂的肝胆外科手术应常规放置引流。到目前，仍有一些外科医生对于单纯胆囊切除术后是否应常规放置引流仍有疑议。除了上述的放置引流能处理胆囊切除术后可能存在的对任何抗生素均不敏感的化学性腹膜炎这一最重要的理由外，许多外科医生认为，要处理手术时感染的胆汁外溢，或术后可能从肝床上被手术开放的细小胆管的持续胆汁漏，必须放置引流。因为这两种情况下的胆汁漏都可能造成腹膜炎和手术后期并发膈下和(或)肝下感染。因此，以往学者认为，在胆囊切除术后不放置引流是一种危险的尝试，是没有益处的，有增加潜存的术后感染并发症的风险。近年来，随着腹腔镜外科的迅速发展，腹腔镜下术野被放大，操作更精细，有效避免了细小胆管的胆汁漏。因此，腹腔镜下只要操作精准满意，不放引流也是安全的，这点多数学者也已达成共识。但是，对于急性胆囊炎、坏疽性胆囊炎等复杂情况，无论是开腹手术，还是腹腔镜手术，应放置引流，以防上述情况的发生。至于选择什么样的引流则是次要的。什么样的引流都有作用，各种形式的引流效果之间，差别都不大。有的外科医生选用密闭式的持续负压引流，如潘氏(Penrose)空心橡皮引流条，有的愿意选用硬质或半硬质的橡胶引流管或质软的硅胶引流管做持续负压引流，这些选择都是可行的。最重要的是，从安全角度考虑，每1例肝胆外科手术后，包括单纯胆囊切除术后，均应重视放置引流的必要性，以策安全。手术中若有疑虑，就是放置引流的指征，其重要性绝不亚于精心选用抗生素。

38.9 胆道外科手术与抗生素的关系

在胆道外科中，恰当合理地应用抗生素，及时正确的引流是重要的。任何一位外科医生都应当明白，包括预防性应用抗生素在内的所有措施均不能代替良好的外科技术。不要忘记，在抗生素、磺胺等药物出现之前，胆道外科已开展了近半个世纪。良好的外科技巧，严格的消毒观念及无菌技术，无压榨的手术器械操作，恰当的切口暴露，温和的组织牵拉和触压，尽可能爱护组织的血液循环使许多手术成功实施而未发生术后感染。因而一位优秀的胆道外科医生，必须精益求精地学习外科基本操作技术和基本理论，永无止境地刻苦实践和研究学习国内外新的理论和技术进展，以及他人最近的和既往的经验、教训。合理恰当地应用抗生素仅仅是作为对正确完善的外科判断和精细的外科手术技术的一种补充和辅助。同时应牢记，无原则地滥用抗生素不仅对外科无益，还会给患者和社会造成危害，应当尽力避免。

（李春生　邹　奇）

主要参考文献

[1] 中华医学会外科学分会胆道外科学组. 急性胆道系统感染的诊断和治疗指南. 中华消化外科杂志，2011，10：9－13

[2] 吕骅，朱明炜，牛小娟，等. 外科胆道感染病菌单中心30年变迁. 中华肝胆外科杂志，2016，22：611－613

[3] 李奇为，季福. 胆道手术患者胆汁培养和药物敏感分析的临床研究. 中华外科杂志，2009，47：527－529

[4] 林继宗译，刘波审校.《2016年世界急诊外科学会急性结石性胆囊炎指南》摘译. 临床肝胆病杂志，2016，32：1843－1852

[5] 梁力建，郑惊雷. 胆道感染的抗生素选择与合理应用. 中国现代外科普通外科进展，2007，10：117－120

[6] 蒋彦章，辛华雯. 头孢菌素类抗生素的胆道排泄. 中国药师杂志，2004：424－428

[7] 黎沾良. 抗生素在肝胆外科的合理应用. 中国实用外科杂志，2003，23：767－768

[8] Chen YH, Hsueh PR, Badal RE, et al. Antimicrobial susceptibility profiles of aerobic and facultative gram-negative bacilli isolated from patients with intra-abdominal infections in the Asia-Pacific region according to currently established susceptibility interpretive criteria. J Infect, 2011, 62: 280－291

[9] Harumi G, Joseph S, Solomkin, et al. TG13 antimicrobial

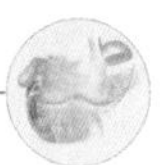

therapy for acute cholangitis and cholecystitis. J Hepatobiliary Pancreat Sci, 2013,20:60－70

[10] Malangoni MA, Song J, Herrington J, et al. Randomized controlled trial of moxifloxacin compared with piperacillin-tazobactam and amoxicillin-clavulanate for the treatment of complicated intra-abdominal infections. Ann Surg, 2006,244:204－211

[11] Solomkin JS, Mazuski JE, Bradley JS, et al. Diagnosis and management of complicated intra-abdominal infection in adults and children: guidelines by the Surgical Infection Society and the Infectious Diseases Society of America. Clin Infect Dis, 2010,50:133－164

[12] Sung YK, Lee JK, Lee KH, et al. The clinical epidemiology and outcomes of bacteremic biliary tract infections caused by antimicrobial-resistant pathogens. Am J Gastroenterol, 2012,107:473－83

39 胆道外科疾病的营养支持

39.1 概述

机体摄取、消化、吸收、代谢和利用食物(food)或营养素(nutrients)以维持生命活动的整个过程,称为营养(nutrition)。

营养是机体生存、修复组织、增强免疫功能及维持正常生理功能的物质基础,它是生物正常活动的能量源泉,是患者得以康复不可缺少的条件。在身体健康时,碳水化合物、蛋白质、脂肪、电解质、维生素、微量元素和水等营养素的消耗与补充,自然地维持在平衡状态。营养不但对正常人的健康有重大的影响,对患者尤为重要。当发生疾病时,由于不能进食、呕吐及腹泻甚至消化道瘘而常常使这些营养素全部或其中的一种出现丢失过多、补充不足或过多及需要量增加而有不平衡状态时,患者常处于营养不良状态。临床营养(clinical nutrition)是现代营养学的重要组成部分,也是现代医学的重要组成部分。临床营养支持(nutrition support, NS)是根据疾病的病理、患者的心理及生理基本特点,给予恰当的能量及营养素,以达到预防或纠正营养不良,增强机体抵抗力,促进组织修复,提高患者对严重创伤或外科手术的耐受力,促进疾病的转归或手术后的顺利康复的效果。许多疾病需要营养配合治疗,有些疾病甚至主要依靠营养支持和治疗。

有关临床营养支持的演进史已有 100 多年。1911 年,Kansch 首次为外科手术的患者静脉输入葡萄糖,他认为术后患者不能经口或直肠给予营养,但又急需营养,故需经肠外给予人工营养。1939 年,Elman 首次用酪蛋白水解产物输入患者静脉。1940 年,Shohl 等用结晶氨基酸溶液静脉输注。1952 年,

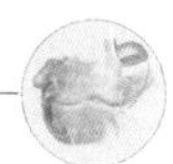

Aubaniac首先采用了锁骨下静脉插管到上腔静脉内进行输液，初步解决了完全胃肠道外营养的途径问题。1959年，Moore首先提出最佳热量和氮的比值为628 kJ(150 kcal)∶1 g氮，为静脉营养供给能量蛋白质的理论奠定了基础。1961年，Wretlind首先将脂肪乳剂应用于临床。1967年，Dudrick和Wilmore采用经锁骨下静脉的中心静脉插管输入高热量和氮源获得临床成功。1969年，Winitz在临床应用口服要素饮食，在特定情况下可以替代胃肠外营养，费用低且安全。1970年，Scribner及Solassol等先后提出人工胃肠(artificial gut)的概念。1987年，Cerra首先提出了代谢支持(metabolic support)的概念，其目的是保护和支持器官结构和功能，防止底物限制性代谢，推进各种代谢通路，不因不当的营养供给而加重机体器官结构和功能的损害。

近代概念的临床营养支持是指经口、肠道或肠外途径为患者提供较全面的营养素。包括肠外营养(parenteral nutrition, PN)和肠内营养(enteral nutrition, EN)。肠外营养是指经静脉途径为无法经胃肠道摄取或摄取营养物不能满足自身代谢需要的患者提供包括氨基酸、脂肪、糖类、多种维生素和微量元素在内的营养素，以抑制分解代谢、促进合成代谢并维持结构蛋白的功能。所有营养素完全经肠外获得的营养支持方式称为全肠外营养(total parenteral nutrition, TPN)。肠内营养是指经消化管途径来提供人体需要的营养素。根据组成不同分为整蛋白型肠内营养、短肽型肠内营养和氨基酸型肠内营养。根据用途的不同分为通用型和疾病导向型。根据给予的途径不同，分为口服和管饲，其中口服又可以分为经口营养补充(oral nutritional supplement, ONS)和全量供给。其营养基质的构成包括氨基酸、脂肪、碳水化合物、平衡的多种维生素、平衡的多种微量元素等，均系中小分子营养素，与普通的食物有根本的区别。由于临床营养支持历史上是以外科医师作为先驱，故也有人称之为外科营养(surgical nutrition)。

39.2 正常的营养代谢和营养需要量

营养物质的代谢主要指碳水化合物、脂肪、蛋白质及多种维生素的代谢。其中，碳水化合物、脂肪是能量的供应物质，蛋白质是构成身体的主要成分，也是生命的物质基础。

39.2.1 正常能量消耗的物质来源

能量(energy)是维持人体生命活动及内环境稳定最根本的需要，也是营养学最基本的概念。人类能量的唯一来源是食物，机体需每天不断地从所摄入食物或储存的物质中进行能量转换。当机体消化、利用碳水化合物、蛋白质及脂肪时，可产生能量或以可能的能量形式储存。能量的主要储存形式是脂肪，还有蛋白质和少量储存在肝脏及肌肉中的肝糖原和肌糖原。生物体内，碳水化合物、蛋白质和脂肪在代谢过程中所伴随的能量释放、转移和利用称为能量代谢。释放能量一部分用于维持体温，另一部分形成三磷酸腺苷(ATP)储存于高能磷酸键中。在生理条件下释放出能量供机体和组织器官活动需要，如维持心跳、血液循环、肺部呼吸、腺体分泌、物质转运、肌肉收缩、维持体温及生长发育等。环境、年龄、性别、营养状况及疾病情况均影响或调节机体的能量代谢，无论机体每天能量消耗多或少，都必须产生相应的能量予以补充，以保持机体能量平衡。

国际上常用的能量单位是卡(calorie, cal)，其定义为：1 g水由15℃升温至16℃所需要的能量为1 cal。将1 000 g水由15℃升温至16℃所需要的能量为1千卡(kilocalorie, kcal)。能量的国际单位为焦耳(joule, J)，其定义为：用1 N的力推动物质移动1 m所需要的能量为1 J。焦耳的1 000倍为千焦(kilojoule, kJ)，千焦的1 000倍为兆焦(megajoule, MJ)。卡与焦耳的换算关系为：

1 cal＝4.184 J(1 J＝0.239 cal)
1 kcal＝4.184 kJ(1 kJ＝0.239 kcal)
1 000 kcal＝4.184 MJ(1 MJ＝239 kcal)

碳水化合物、脂肪和蛋白质，统称为三大产热营养素，也称为热源质。热源质在弹式热量计(bomb calorimeter)中燃烧所测得的热量称为粗能量，在体内经消化、吸收及中间代谢而产生的热量称为生理能量。生理能量受消化率和不能完全氧化的代谢产物的影响。糖类和脂肪于体内能完全氧化，而蛋白质在中间代谢氧化时，尚有部分含氮化合物不能转化为能量，由尿排出。每克蛋白质所产生的这部分含氮化合物在热能测定计内产生5.02 kJ(1.20 kcal)能量。

如按碳水化合物的消化率为98%，脂肪为95%，

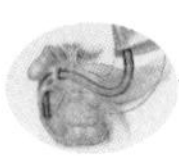

蛋白质为92%计算，对每克热源质从热能测定计测定的结果加以校正，得出如下的生理能量。

碳水化合物 4.15×98%＝17.0 kJ(4.1 kcal)
脂肪 9.45×95%＝37.6 kJ(9.0 kcal)
蛋白质 5.65×92%－1.20(尿素)＝16.7 kJ(4.0 kcal)

另外，酒类含有的乙醇(酒精)也是产生能量的物质。1 g 乙醇可供给 29.3 kJ(7.0 kcal)。

碳水化合物和脂肪为能量的最主要或最有效的来源，两者在临床营养领域被称为非蛋白热卡(non-protein calorie)。蛋白质若用于供给能量，不仅损失其组织修复和生理调节的功能，而且又因尿素等含氮化合物的形成而增加了机体额外的能量消耗。因此，为充分发挥蛋白质效用，必须供给充分而来源平衡的非蛋白热卡。

(1) *碳水化合物*(carbohydrate) 碳水化合物又称糖类，是我国人民膳食的主要成分，为能量的主要来源。成人每天需摄入碳水化合物约 300 g。各地区的人们所摄碳水化合物在膳食中的比例差别很大。食物中的糖类为 45%～60%，主要成分为淀粉，其中直链淀粉(amylose)占淀粉总量的 15%～20%，支链淀粉(amylopectin)占淀粉总量的 80%～85%。膳食中大部分淀粉是支链淀粉。淀粉在小肠上段经淀粉酶和双糖酶水解后，以单糖(monosaccharides)形式被小肠吸收，其中一半以上为葡萄糖，其余为果糖和乳糖。葡萄糖是人类空腹时体内最主要的游离存在的单糖，人体的血糖就是指血中的葡萄糖。葡萄糖吸收后大部分以血糖形式随血液循环分布全身，为身体细胞摄取和氧化供能；小部分经胰岛素的调节转化为糖原储备以备空腹时利用。乳糖和果糖也转化为糖原储存在肝脏和肌肉内。

糖原是高分子量的聚合体，以颗粒形式存在于胞质中，其储存的速度及储存量取决于每天的碳水化合物摄入量，但储存是相当有限的，正常成人总重约 500 g，其中 200 g 是肝糖原，可以转化成葡萄糖为身体所利用；其余 300 g 是肌糖原，不能直接转化成葡萄糖被身体利用。因此，24 h 的饥饿状态就可将肝糖原耗尽。此后若仍无外源性碳水化合物补充，则骨骼肌的蛋白质分解为氨基酸，经糖异生途径转化成葡萄糖供给能量。过量摄取葡萄糖，若超过机体代谢的能力，则糖转变为脂肪而积聚于器官内(图 39－1)。

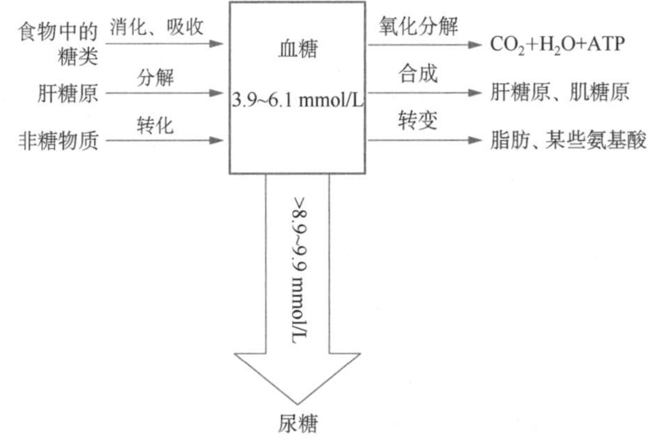

图 39－1 血糖平衡

葡萄糖或糖原在有氧的条件下，彻底氧化成二氧化碳、水，并产生 ATP 的过程称为有氧氧化(aerobic oxidation)。有氧氧化是糖氧化分解的主要方式，绝大多数细胞都通过它获得能量。

葡萄糖的氧化首先经磷酸化后氧化成丙酮酸，然后丙酮酸进入线粒体氧化脱羧转变为乙酰辅酶A，再经三羧酸循环彻底氧化成二氧化碳和水并释放能量。丙酮酸在缺氧条件下可还原成乳酸，以后仍可氧化再生被彻底氧化利用。葡萄糖过多时，大量丙酮酸可经转氨作用生成丙氨酸，也可生成过量乙酰辅酶A。过多的乙酰辅酶A超过了三羧酸循环可能氧化的量时可合成为脂肪酸(图 39－2)。

葡萄糖 —第1阶段/胞液→ 丙酮酸 —第2阶段/线粒体→ 乙酰辅酶A

—第3阶段/线粒体→ CO_2+H_2O+ATP

图 39－2 葡萄糖的有氧氧化

碳水化合物占人体重量的 1%～2%。机体的大脑、神经组织及其他一些组织完全依赖葡萄糖氧化供能。在成人，大脑能量消耗约占机体静息能量消耗的 20%，在儿童占 40%～50%。因此，成人每天仅大脑耗能就需 100～150 g 碳水化合物，这就意味着如果摄入不含碳水化合物的饮食，机体每天需分解 150～200 g 蛋白质才能满足大脑对葡萄糖的需求。因此，当每天蛋白质摄入量为 150 g 时，碳水化合物成为食物中必需的营养物质，以避免机体细胞总体的丢失和负氮平衡，这在临床实施肠外营养时尤为重要。因为肠外营养时每天蛋白质摄入量很少超过 150 g，这就需要提供足够的葡萄糖。

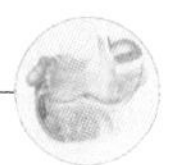

胰岛素的作用是使糖原分解停止，促进糖原生成，刺激机体组织利用葡萄糖，并使一些葡萄糖经脂质生成作用转化为脂肪。胰岛素通过上述作用降低血糖，将血糖调节在正常范围内。无应激的成人每天需要量为 5～6 g/kg。应激、高分解代谢状态下，胰岛素释出增加，但由于糖皮质激素、儿茶酚胺、胰高血糖素及生长激素等也增加及周围组织对胰岛素的拮抗作用，降低了血糖的利用，因而血糖常常升高。高血糖的结果常使葡萄糖经肾排出，此时成人每天需要量则降为 3～4 g/kg，应避免葡萄糖摄入过量所致的代谢不良反应。

正常时，血中葡萄糖可被脑、红细胞、白细胞、骨髓和肾上腺髓质直接利用，而肌肉和其他许多组织则可以经脂肪酸代谢获得能量。

(2) 脂类　脂类是脂肪和类脂(磷脂、糖脂、胆固醇和胆固醇酯)的总称，占人体重量的 10%～15%。其中脂肪是人体能量的主要来源。食物中的脂肪摄入后在小肠内受到胆汁及脂肪酶的作用被水解成甘油和脂肪酸。其中长链脂肪酸被乳化形成乳糜，经空肠黏膜摄取，由肠淋巴小管进入淋巴系统，经胸导管汇入血液。游离的中、短链脂肪酸以非酯化的形式直接进入门静脉血液。脂蛋白可在肝内或直接在脂肪组织中水解，释放脂肪酸，其重新酯化成三酰甘油储存起来，或被完全氧化以供能。

食物中摄入过多的脂肪均储存在脂肪组织中。脂肪是人体能量的主要储存形式。脂肪组织中 90% 是各种三酰甘油，其化学和物理特性各不相同。某些不饱和脂肪酸，如亚油酸、α-亚麻酸和二十碳四烯酸不能由体内合成，需外源性摄入，称为必需脂肪酸。当碳水化合物摄入不足时，三酰甘油就被动员，在脂蛋白酯酶的作用下分解成甘油和游离脂肪酸。部分甘油经糖异生途径转化为葡萄糖，游离脂肪酸则氧化产生乙酰辅酶 A，经三羧酸循环释出能量 [35.1 kJ(8.4 kcal)/g]。肝脏、肾脏、心脏及骨骼肌等机体绝大部分器官组织均可利用游离脂肪酸供能，而脑、红细胞、白细胞、骨髓和肾上腺髓质等却需要葡萄糖的不断供应。在饥饿或禁食刚开始时，血糖含量由肝糖原分解维持，但仅能持续数小时，然而脑等所必需的葡萄糖则来自糖异生。起初糖异生主要在肝内进行，肾脏仅有轻度的糖异生作用。随着时间的延长，大部分糖异生则转而在肾脏进行。此外，上述情况下，当乙酰辅酶 A 的生成速度超过其利用率时，则肝脏生成酮体，供肝外组织作为燃料。血内过多的酮体可消耗体内碱储备而导致酮症酸中毒。

除肝脏和脂肪组织外，骨骼肌是脂肪酸的另一重要利用场所。在肌肉活动时，优先选择葡萄糖作为基质，而脂肪酸是静息肌肉的主要燃料。脂肪酸在肌肉中的氧化机制与在肝脏中相同。葡萄糖和脂肪酸在肌肉中的利用存在着某种程度的竞争作用，如果血浆游离脂肪酸的水平高，则肌肉摄取和氧化游离脂肪酸的量就增加，导致葡萄糖的利用下降。

正常情况下，脂肪供能应占总能量的 20%～30%，应激状态下可高达 50%。脂肪每天的适宜量为 1～1.5 g/kg，最大量不应超过 2 g/kg。

血脂的来源和去路：血浆中脂类的含量虽可受许多因素的影响，但正常人血脂的含量在 5.0 mmol/L 上下波动。这是因为血脂的来源和去路维持着动态平衡。

血脂的来源可概括为两方面：其一为外源性的，是经消化吸收进入血液的食物脂类；其二为内源性的，是由肝脏等组织合成或者脂肪动员后释放入血的脂类。血脂经血液循环到各组织氧化供能；也可进入脂库储存；可作为生物膜合成的原料；还可转变成其他物质(图 39-3)。

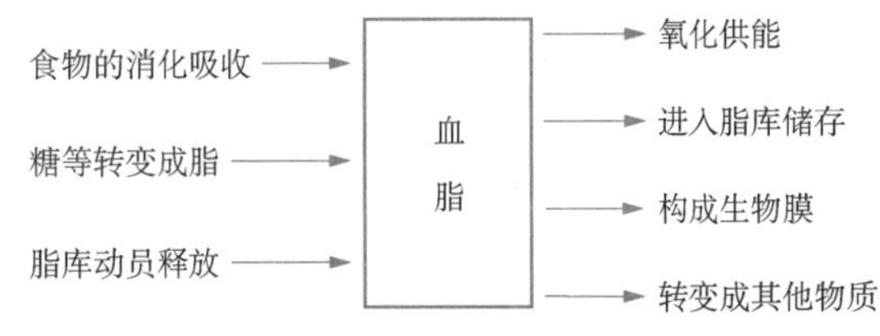

图 39-3　血脂的来源和去路

(3) 蛋白质　蛋白质占人体重量的 15%～18%。蛋白质是生命的存在方式。氨基酸是蛋白质的基本组成单位，是合成蛋白质的原料。机体更新的氨基酸主要来源于食物中的蛋白质，部分来自于组织蛋白质分解生产的氨基酸。摄入足量的蛋白质和能量是维持机体氮平衡和生长所必需的。摄入的蛋白质经肠道中的蛋白酶水解成肽，并最终水解为氨基酸，吸收后经门静脉进入肝脏，通过脱羧基和脱氨基作用进行代谢。血中氨基酸只有小部分用于尿素合成并氧化供能，50%以上氨基酸转化为葡萄糖，这其中大部分葡萄粇氧化供能，少部分则在肝脏及肌肉内转化为糖原储备。

1) 氮平衡(nitrogen balance)：衡量蛋白质分解和摄入的氮平衡是一个有用却较粗糙的指标。大多数的蛋白质含氮量近于15%～18%，平均约为16%，故在蛋白质中，每含氮1 g表示为6.25 g蛋白质。正常人(或动物)进食的食物中含氮量和排泄物(主要包括粪便和尿)内的含氮量往往是相等的，这种收支相等的情况称为氮平衡。蛋白质通过消化变成氨基酸而被吸收和利用，故氨基酸是人体可以真正利用的氮源。尿中排出的氮主要是非蛋白氮，其中包括尿素、尿酸、肌酐、肌酸、氨基酸、铵盐及其他含氮化合物，还有一些是没有被完全利用的物质如氨基酸等。粪便中排氮量较少，在全胃肠外营养(TPN)的患者中，基本无粪便排出，因此可忽略。另外，汗中失去的氮极微，也可忽略。氮平衡可动态反映蛋白质和能量平衡。氮平衡有以下3种。

氮总平衡：摄入的氮量等于排出的氮量，称为氮总平衡，反映出体内蛋白质的合成代谢与分解代谢保持动态平衡。例如，营养正常的成年人。

氮正平衡：摄入的氮量大于排出的氮量，称为氮正平衡。反映出体内蛋白质的合成代谢大于分解代谢，即摄入的氮中有一部分用于合成体内蛋白质。例如，处于生长发育阶段的儿童、孕妇和恢复期患者。

氮负平衡：摄入的氮量小于排出的氮量，称为氮负平衡。反映出体内蛋白质的合成代谢小于分解代谢。例如，饥饿、营养不良或消耗性疾病患者，以及大面积烧伤、大量失血或大手术后患者都会出现氮负平衡。

肌肉蛋白质构成身体蛋白质的最大部分，肌肉蛋白质的总量一般约占成人体重的30%，因此，肌肉中氨基酸代谢在蛋白质代谢中具有重要意义。此外，肌肉还是支链氨基酸的主要分解场所，又是胰岛素的主要靶组织，当摄食不足时，肌肉蛋白质是身体其他部分蛋白质的最好来源。

血浆含有很多种蛋白质，其中不少具有非常重要的生理功能。总血浆蛋白约为245 g。从蛋白质营养角度，血浆蛋白中的白蛋白意义最大。白蛋白部分约构成总胶体渗透压的85%。与大得多的球蛋白分子比，白蛋白的相对分子质量为70 000。在正常血液中，白蛋白的浓度几乎是球蛋白的2倍。因此，在平衡毛细血管渗透压、保持微循环完整性及控制毛细血管壁的液体交换等方面具有重要作用。

血浆蛋白虽仅代表全身蛋白的一小部分，但无论在健康或患病时，血浆蛋白质与全身蛋白质之间经常保持一种定量关系。当蛋白质不足时，血浆蛋白质的丧失与身体其他部分蛋白质的丧失之间保持约1∶30相对恒定的关系。同样，在机体的合成代谢期，体内的蛋白质也按同一比例分配，即在蛋白质丧失或摄入时，每丧失或获得1 g血浆白蛋白的同时，就丧失或获得30 g组织蛋白质。

与细胞外循环的血浆蛋白质不同，血红蛋白在细胞内，故其代谢分解要慢得多。因此，在丧失蛋白质时，血红蛋白较晚消耗。当血浆蛋白质已明显消耗时，铁质与蛋白质尚能被保存下来维持红细胞的需要。

2) 蛋白质的生理需要量：根据氮平衡实验测定，体重为60 kg的正常成人，在不进食蛋白质时，每天排氮量为3.18 g，相当于分解约20 g蛋白质。由于食物蛋白质与人体蛋白质在氨基酸组成上存在着差异，摄入的蛋白质不可能全部被利用。正常成人每天进食蛋白质的量不低于30～50 g才能维持氮总平衡，即用以补充身体蛋白质不可避免地消耗，如脱落细胞、肌肉收缩时消耗的肌动蛋白和肌凝蛋白，以及用于身体的生长、组织的修复、维持循环中蛋白质含量及制造酶等。因此，该量被认为是蛋白质的最低生理需要量。为了长期保持氮总平衡，还须增加进食量。疾病、创伤状态下或进行胃肠外营养时，机体对氮的需求增加，其需要量可能随代谢的变化而增加。

3) 蛋白质的营养价值：食物蛋白质的营养价值主要取决于它的利用率，即食物蛋白质被消化吸收后被机体利用的程度。组成蛋白质的氨基酸有20种。①必需氨基酸：人体需要，但体内不能合成，必须由食物供给的氨基酸。人体的必需氨基酸有8种：苏氨酸、异亮氨酸、色氨酸、苯丙氨酸、赖氨酸、亮氨酸、缬氨酸和甲硫氨酸。②半必需氨基酸：尽管自身能够合成，但合成量不足以满足机体需要，如组氨酸和精氨酸。③非必需氨基酸：可以在体内合成并满足需要的氨基酸。

蛋白质的营养价值通常用蛋白质的生理价值(biological value, BV)来评定。蛋白质的生理价值以氮的保留量占氮吸收总量的百分率表示。食物蛋白质的生理价值取决于所含必需氨基酸的种类和数量，与人体蛋白质的组成越接近，越能被机体充分利用，营养价值就越高。由于动物蛋白质的必需氨基酸的种类、数量和比例较植物蛋白质更接近人体的需要，动物蛋白质比植物蛋白质的营养价值高。把营养价值较低的不同种类的蛋白质混合食用，使必需

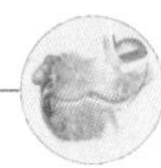

氨基酸的种类和数量得到互相补充，以提高蛋白质的利用率，称为蛋白质的互补作用(complementary action)。例如，谷类蛋白质中赖氨酸含量低，色氨酸含量较高，而豆类蛋白质中含赖氨酸多，色氨酸少。两者单独食用时，营养价值都不高，而两者混合食用，可以互相补充、取长补短，更适合人体的需要，显著提高了这两种蛋白质的利用率。机体对必需氨基酸的需要量因年龄而有所不同。新生儿所需的必需氨基酸占蛋白质需要量的 40%，而成人只占 19%。

必需氨基酸中亮氨酸、异亮氨酸、缬氨酸在结构上有相同的分支侧链，统称支链氨基酸，它们具有特殊的生理功能。支链氨基酸能在骨骼肌中代谢，是可在肝外代谢的氨基酸，其氨基经葡萄糖-丙氨酸循环进行糖异生，而其他氨基酸需经肝脏方能氧化代谢。1 mol 亮氨酸、异亮氨酸、缬氨酸完全氧化分别产生 40 mol、41 mol、20 mol 的 ATP。因此，支链氨基酸的氧化是肌肉缺乏能源时的主要供能途径。支链氨基酸是蛋白质合成中的主要必需氨基酸，也是芳香族氨基酸(苯丙氨酸、酪氨酸和色氨酸)进入血脑屏障的拮抗物质。

谷氨酰胺(glutamine, Gln)是人体内最丰富的游离氨基酸，占血浆游离氨基酸总量的 20%。Gln 既可为氨基酸、蛋白质和核酸的合成提供氮源，又能氧化释放能量。肠道的主要能量来源是 Gln，而非葡萄糖。正常进食时，Gln 为肠道供能比例占总量的 70%以上，而葡萄糖供能不足 20%。故可以说，肠道是 Gln 最主要的消耗器官。谷氨酰胺还可作为其他迅速增殖细胞(如免疫细胞)的燃料而被利用。大量的研究表明，谷氨酰胺能促进氮平衡，保持肠黏膜完整，防止细菌移位和肠道毒素入血。谷氨酰胺浓度与蛋白合成和分解的速度有相关关系。

4) 氨基酸的一般代谢：体内不同来源的氨基酸，分布于全身各部分体液中，总称为氨基酸代谢池(amino acid metabolic pool)或氨基酸代谢库。机体各组织均需从该代谢池中摄取氨基酸以满足代谢需要。体内氨基酸的来源有：食物蛋白质消化吸收的氨基酸；组织蛋白质分解产生的氨基酸；人体内合成的非必需氨基酸。氨基酸的去路主要是：参与蛋白质或多肽的合成，也参与重要含氮化合物的合成，如嘌呤、嘧啶、甲状腺素、肾上腺素等，部分进行分解代谢。正常人尿中排出极少量的氨基酸。氨基酸的分解代谢主要是脱氨基作用，其产物为 NH_3 和 α-酮酸。NH_3 主要在肝脏中转变为尿素(urea)，随尿排出体外。α-酮酸可用于合成非必需氨基酸，转变为碳水化合物或脂肪，也可以彻底氧化生成 H_2O 和 CO_2，为机体提供能量。部分氨基酸经脱羧基作用生成 CO_2 和具有生理活性的胺。氨基酸代谢池中氨基酸的浓度是比较恒定的，这反映了氨基酸代谢池的来源和去路处于动态平衡。

氨基酸代谢概况见图 39-4。

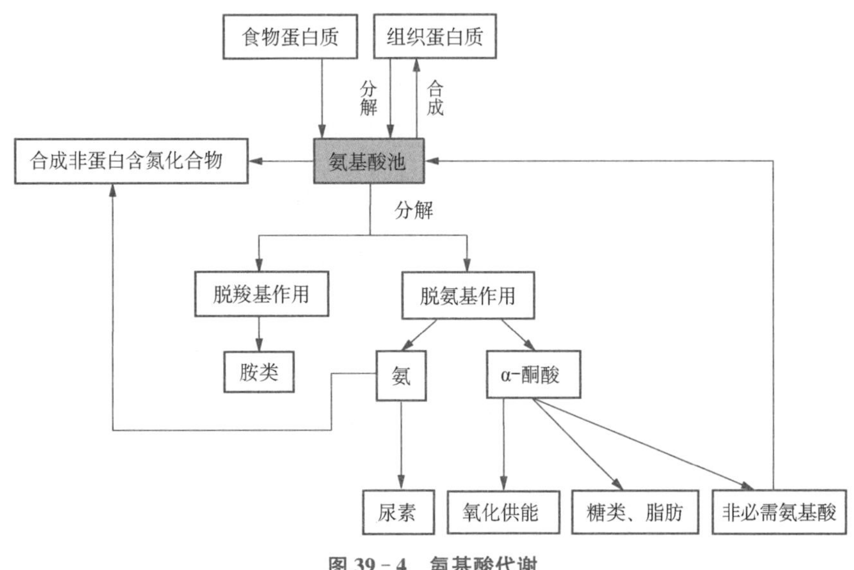

图 39-4　氨基酸代谢

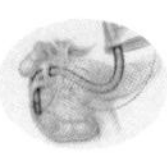

（4）碳水化合物、脂肪和蛋白质在氧化供能上的联系　营养物质在生物体内氧化成水及二氧化碳并释放出能量的过程称为生物氧化。不同的营养物质在体内进行生物氧化时经历不同的过程，但也有共同的规律。在高等动物，糖原、脂肪、蛋白质的氧化大致可分为3个阶段。第1阶段，糖原、脂肪和蛋白质分解成其构成单位，即葡萄糖、脂肪和甘油、氨基酸。这一阶段释放的能量很少，仅为其蕴藏能量的1%以下，而且以热能形式散失，不能储存。第2阶段中葡萄糖、脂肪、甘油及大多数氨基酸经过一系列反应生成乙酰辅酶A，此时已经可以生成ATP。第3阶段是三羧酸循环（tricarboxylicacidcycle，TAC）和氧化磷酸化，这是碳水化合物、脂肪和蛋白质分解的最后共同通路。营养物中蕴藏的能量大部分是在第3阶段中释放出来。三羧酸循环和氧化磷酸化都在线粒体内进行，所以线粒体是生物体内从食物获取能量的主要部位。

碳水化合物、脂肪、蛋白质均可在体内氧化供能，在能量供应上，碳水化合物、脂肪、蛋白质可以相互替代，相互制约。一般情况下，碳水化合物是主要供能物质（60%～70%）；脂肪供能较少（20%～30%），主要是储能；蛋白质供能占10%～15%。由于碳水化合物、脂肪、蛋白质分解代谢有共同的通路，所以任何一种供能物质占优势时，常抑制其他供能物质的降解。

机体不仅在能量消耗时必须以同样的速率产生ATP，而且还必须选择性地利用营养物质供能。大部分组织所需要的燃料全部或部分来自血液中的脂肪酸、葡萄糖、氨基酸和酮体。因此，组织的血供，特别是对骨骼肌的血供必须要满足组织的需要。这就意味着机体必须根据骨骼肌的活动程度动用脂肪组织、脂肪及肝糖原，以维持骨骼肌组织对营养物质的需求。

（5）碳水化合物、脂肪、蛋白质代谢的相互转化　根据氨基酸代谢转化不同，将氨基酸分为三大类。

1）生糖氨基酸（glucogenic amino acid）：指在体内能转变为糖的氨基酸。这些氨基酸能降解为丙酮酸或α-酮戊二酸、琥珀酰辅酶A、延胡索酸及草酰乙酸等三羧酸循环的中间物，通过糖异生途径生成糖。

2）生酮氨基酸（ketogenic amino acid）：指在体内可转变成酮体的氨基酸，包括亮氨酸和赖氨酸。它们在分解代谢中，可分别生成乙酰辅酶A或乙酰乙酰辅酶A，可转变为脂肪酸和酮体。

3）生糖兼生酮氨基酸（glucogenic and ketogenic amino acid）：指在体内既可转变成糖又可转变成酮体的氨基酸，包括异亮氨酸、色氨酸、酪氨酸、苯丙氨酸和苏氨酸。它们在分解代谢中，部分碳链可生成乙酰辅酶A或乙酰乙酸，部分碳链可生成三羧酸循环的中间产物。

碳水化合物、脂肪、蛋白质代谢中通过共同的中间代谢物互相沟通。乙酰辅酶A联系三大营养物的分解与合成代谢；而三羧酸循环是三大营养物质最终分解的共同代谢途径，也是相互联系与互变的枢纽。①碳水化合物与脂肪：碳水化合物分解成乙酰辅酶A，后者可合成脂肪酸。碳水化合物还可经酵解的中间产物转变成α-磷酸甘油。脂肪酸与α-磷酸甘油即可合成脂肪。脂肪分解产生的甘油可通过糖异生途径转变成葡萄糖，而脂肪酸则不能进行糖异生。②碳水化合物与蛋白质：碳水化合物的碳骨架可通过联合脱氨基的逆反应合成非必需氨基酸。蛋白质水解成氨基酸，其中大多数生糖氨基酸及生糖兼生酮氨基酸可进行糖异生转变成糖。③脂肪与蛋白质：脂肪分子中的甘油可通过转变成丙酮酸或三羧酸循环的中间产物而合成非必需氨基酸。而脂肪酸不能转变成氨基酸。蛋白质水解成氨基酸，氨基酸脱氨基后的碳骨架可转变成甘油。脂肪酸与甘油可合成脂肪。

碳水化合物、脂肪、蛋白质三大营养物质之间既互相联系，又互相制约。当糖过量时，就会转化成脂肪；当糖供应不足或糖代谢障碍时，脂肪就转化为糖类，同时蛋白质也可以转化为糖类。在高等动物体内，脂肪不能转化成蛋白质。蛋白质转化成糖和脂肪需要通过脱氨基作用。糖类可以大量转化成脂肪，而脂肪不能大量转化为糖类。

正常情况下人和动物体内主要由糖类氧化分解供能，这制约了脂肪和蛋白质氧化分解供能，糖类代谢障碍时，脂肪和蛋白质的氧化分解加快，以保证机体的能量需要。碳水化合物和脂肪摄入量不足时，体内蛋白质分解增加。

碳水化合物、脂肪、蛋白质代谢的相互转化见图39-5。由上图可看出，某一氨基酸是生糖或生糖兼生酮，并且还可看出糖、脂肪、蛋白质三类物质之间可以互相转变，而三羧基循环是三者互变的重要枢纽。总的互变关系还可用简图表示（图39-6）。

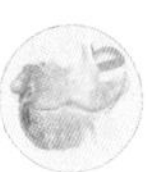

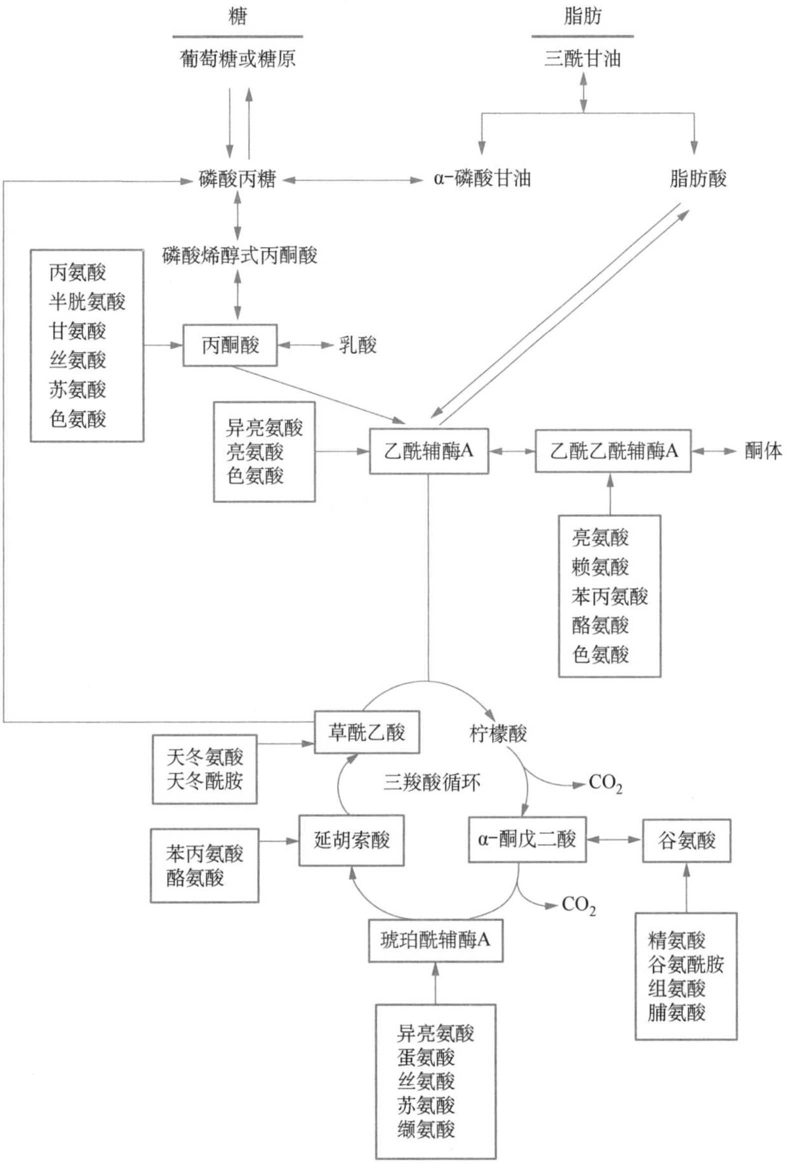

糖
葡萄糖或糖原
脂肪
三酰甘油
磷酸丙糖
α-磷酸甘油
脂肪酸
磷酸烯醇式丙酮酸
丙氨酸
半胱氨酸
甘氨酸
丝氨酸
苏氨酸
色氨酸
丙酮酸
乳酸
异亮氨酸
亮氨酸
色氨酸
乙酰辅酶A
乙酰乙酰辅酶A
酮体
亮氨酸
赖氨酸
苯丙氨酸
酪氨酸
色氨酸
草酰乙酸
柠檬酸
天冬氨酸
天冬酰胺
三羧酸循环
CO_2
苯丙氨酸
酪氨酸
延胡索酸
α-酮戊二酸
谷氨酸
CO_2
琥珀酰辅酶A
精氨酸
谷氨酰胺
组氨酸
脯氨酸
异亮氨酸
蛋氨酸
丝氨酸
苏氨酸
缬氨酸

图 39-5　糖、脂肪和氨基酸代谢途径的联系

糖
脂肪
非必需氨基酸
生糖氨基酸
生酮氨基酸
蛋白质

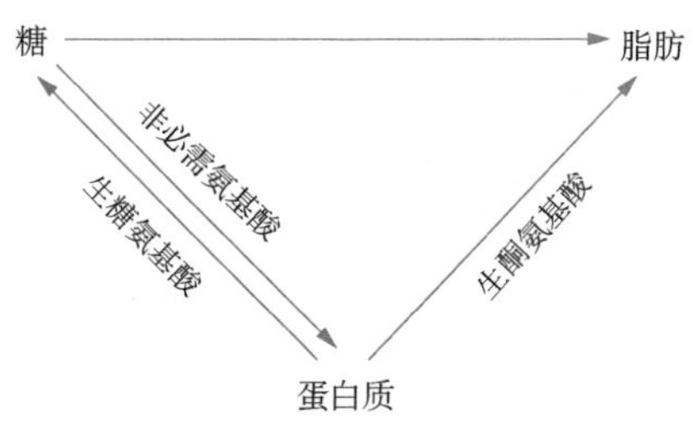

图 39-6　糖、脂肪和氨基酸互变简图

39.2.2　能量的需要量

人体的能量消耗是极为复杂的过程，大致包含4部分，即基础代谢（basal metabolism，BM）、体力活动消耗、食物特殊动力作用和生长发育的消耗。其中，前3项为成人每天的总能量消耗。对于处于生长发育阶段的儿童及孕妇，还需加上第4项内容。

（1）基础代谢

1）健康机体基础能量消耗：基础代谢是维持机

体最基本的生命活动所需要的能量，其中10%的部分用于体内机械运动(如呼吸和心跳等)，大部分用于维持细胞内、外液电解质的浓度差或蛋白质及其他大分子物质的生物合成。基础代谢的测定要求在餐后12～18 h，在清晨刚睡醒后尚未做任何体力活动之前，全身肌肉放松，情绪和心理平静，周围环境舒适安静，室温在18～25℃的特定条件下进行，所测能量即为基础能量消耗(basal energy expenditure，BEE)。单位时间内人体单位体表面积所消耗的基础代谢能量称为基础代谢率(basal metabolic rate，BMR)，其单位为kcal/d、kJ/d或MJ/d。

测定BEE常按Harris-Benedict多元回归公式(1919)计算：

男性 BEE(kcal/d)＝66.473 0＋13.751W＋5.003 3H－6.755 0A

女性 BEE(kcal/d)＝655.095 5＋9.463W＋1.849 6H－4.675 6A

式中：W表示体重(kg)，H表示身高(cm)，A表示年龄(岁)。基础能量消耗除与性别、年龄、体重、身高有关外，还受许多因素的影响：①体格状况，同等体重下，瘦高者基础代谢高于矮胖者；②健康状况，机体甲状腺激素水平异常、创伤、感染等影响基础代谢的能量消耗；③其他，如环境温度、饮食状况、精神因素等。

2）疾病状态下能量消耗：临床上患者能量不足的问题极为普遍。事实上，不同疾病或不同状况患者对热量平衡的反应是不同的。营养不良患者对营养支持的反应性优于正常人或应激患者，他们较易获得正氮平衡。创伤/感染后的基本代谢反应之一是能量代谢增高。Wilmore等的研究表明，腹腔感染时，能量的需要量可增加50%。

能量不足会影响体重的稳定及氮平衡的维持，从而导致严重的营养不良，进而降低治愈率，增加病死率。然而，对危重患者的能量补充并非一味地越多越好，能量补充过多可能导致血糖过高，引起肝功能异常等。应指出的是，对危重患者的能量补充的目的是维持而非增加体重。所以，能量补充应因人因时而异。在分解代谢期，以维持能量平衡、氮平衡和各脏器功能为原则；在合成代谢期，应将消耗量和体内合成代谢需要能量合计在内，以利患者恢复。

允许的能量摄入不足(permissive under feeding)：对极度危重的患者短期内予以“允许的能量摄入不足”可能反而对病情有利。这是由于系统性炎症反应中的中央型和周围型胰岛素拮抗造成的。中央型和周围型的胰岛素拮抗造成了胰岛素阻抑肝脏产生葡萄糖的能力下降。在系统性炎症反应的情况下，机体通过释放儿茶酚胺、皮质激素、高血糖素、生长激素和细胞因子来增加糖原产生。胰岛素的拮抗使得它抑制这个反应过程的能力下降，同时周围型胰岛素的拮抗阻碍了胰岛素帮助摄取代谢能源的功能，这些能源包括葡萄糖、酮体、游离脂肪酸和氨基酸。这个过程主要是在肌肉中完成的，因为肌肉是葡萄糖摄取代谢能源的主要场所。这样，由于肝脏葡萄糖产生量的增高和肌肉葡萄糖摄取量的降低造成了血浆葡萄糖浓度的增高。在这种情况下，常用的热量供应量126～146 kJ/kg(30～35 kcal/kg)常常可以引起显著的高葡萄糖血症。

在创伤和脓毒症情况下，机体同时具有严重的系统性炎症反应和紊乱的葡萄糖内环境平衡。胰岛素的拮抗和外源性胰岛素的补给造成了高水平的血胰岛素，从而引起了高代谢反应。这种高能量代谢是脂质形成所释放的能量和胰岛素刺激下儿茶酚胺的释放所造成的。外来补充的葡萄糖进入全身循环系统造成了机体的高胰岛素血症，这促使了葡萄糖进入两条主要的非氧化途径，即糖原形成和脂质形成。大约有50%所供给的葡萄糖是不通过直接氧化的，它提供了所供给葡萄糖的10%的供热率(20%×50%)。这种高代谢状态同时还可引起高分解代谢，因为蛋白燃烧所提供的热量总和是人体总热量供给的20%。

目前一些研究结果支持了一个新的假设：高热量摄入常能造成高蛋白分解代谢。这个结果从理论上支持了“低能量肠外营养”或“允许的能量摄入不足”的概念。

计算或估计患者能量需要的最常用且简单的方法：

1）能量需要＝BEE×活动系数×体温系数×应激系数：

BEE可采用Harris-Benedict公式(见前)。

活动系数：卧床1.2，下床少量活动1.25，正常活动1.3。

体温系数：38℃取1.1，39℃取1.2，40℃取1.3，41℃取1.4。

应激系数用以补正不同疾病状态下的BMR(表39－1)。

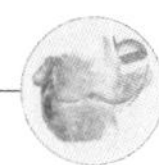

表 39-1 不同疾病时的应激系数

疾病	应激系数
中等程度饥饿	0.85～1.00
术后(无并发症)	1.00～1.05
癌症	1.10～1.45
腹膜炎	1.05～1.25
长骨骨折	1.15～1.30
严重感染/多发性创伤	1.30～1.55
烧伤(10%～29%体表面积)	1.50
烧伤(30%～50%体表面积)	1.75
烧伤(>50%体表面积)	2.00

2) 患病时热量增加量的估计：表 39-2 可对估计热量需要提供一个大体的指标，表中数据以 BEE 的百分数计算。

表 39-2 患病时热量增加量的估计

因素	增加量
体温增加(>37℃，每 1℃)	+12%
严重感染/脓毒血症	+10%～30%
大范围手术(新近)	+10%～30%
骨折/创伤	+10%～30%
烧伤	+50%～150%
呼吸窘迫综合征	+20%

3) 美国肠内肠外营养协会(ASPEN)推荐：

正常状态下成人：热量为 20～25 kcal/(kg·d)，蛋白质为 1 g/(kg·d)，热氮比为 125～150∶1。

卧床的营养不良患者：136 kJ/(kg·d)(32.5 kcal/(kg·d))，热量∶氮＝100∶1。

自主活动的营养不良患者：146～167 kJ/(kg·d)(35～40 kcal/(kg·d))，热量∶氮＝100∶1。

创伤、感染等应激患者：146～167 kJ/(kg·d)(35～40 kcal/(kg·d))，摄入氮量为 0.2 g/(kg·d)，热量∶氮＝150∶1。

感染、创伤伴有营养不良患者原则上应按创伤、感染时的营养需要量供给。

(2) *体力活动* 体力活动消耗的热量在人体总热量消耗中占主要部分。在体力活动中，人体本身的重量就是一种负荷。人体活动需要肌肉及其他组织做功，这一过程除消耗机械能以外，有关细胞、组织器官合成营养物质(如蛋白质、脂类、糖原等)也需要消耗能量。肌肉活动越强，持续时间越长，能量消耗就越大。此外，能量消耗与劳动强度、工作性质、劳动持续的时间及工作熟练程度有关，其中以劳动强度对能量代谢的影响最为显著。

James 提出以 BMR 为基础测算各种劳动强度的能量需要量(表 39-3)。

表 39-3 从 BMR 估计劳动时能量需要量

强度	男	女
维持需要量	1.40×BMR	1.40×BMR
轻度劳动	1.58×BMR	1.56×BMR
中度劳动	1.79×BMR	1.64×BMR
重度劳动	2.10×BMR	1.82×BMR

表中数字表示体力活动水平(physical activity level，PAL)。各类不同职业人群可因不同劳动强度而得出各自的 PAL 值，乘以 BMR 即为其能量需要量。

(3) *食物特殊动力作用* 也称食物的生热效应(thermic effect of food，TEF)。实验表明，摄食过程可使基础能量消耗升高，最高点出现在摄食后 2 h 左右，且在 3～4 h 后恢复正常。这部分能量消耗主要用于消化液分泌、胃肠道收缩蠕动、营养素吸收及各种中间代谢过程，包括低能化合物变成高能化合物及氨基酸去氨，形成 ATP 等。这种因摄食本身引起的基础能量消耗额外增加的现象，称为食物的特殊动力作用(specific dynamic action，SDA)。

摄食不同成分的食物所引起的能量消耗不同，蛋白质的 SDA 最高，可达基础能量消耗的 30%，而碳水化合物和脂肪分别为 6%和 4%，混合食物一般为 6%～10%。蛋白质的 SDA 之所以最高，一则因为由蛋白质形成 ATP 较之由碳水化合物或脂肪形成 ATP 需要更多的能量；二则蛋白质被分解成氨基酸后，氨基酸在体内先要合成多肽，这需要很多能量，故使其 SDA 显著升高。SDA 所引起的能量额外消耗平均为 627.6～836.8 kJ，相当于总能量的 10%。此外，TET 与进食量和进食频率也有关，进食量越多，热消耗也越多；吃得快比吃得慢者 TET 高。

上述基础能量消耗(BEE)、活动代谢消耗(activity metabolic expenditure，AME)及 SDA 之和为每天的能量消耗总和(total energy expenditure，TEE)。即成人 TEE＝BEE＋AME＋SDA。

(4) *生长发育* 成人能量的消耗是基础代谢、体力活动、食物特殊动力作用三者热能消耗的总和，但对于正在生长发育的儿童还应包括生长发育所需的能量。新生儿按千克体重计算，相对比成年人多消耗两三倍的能量；3～6 个月的婴儿，每天有 15%～

23%所摄入的热能被机体用于生长发育的需要而保留在体内。孕妇除供给胎儿的生长发育外，自身器官和生殖系统的进一步发育也需消耗能量。

39.2.3 参考摄入量与食物来源

在正常情况下，健康成年人的能量摄入和能量消耗应保持平衡状态。如果过多摄入将使能量在体内堆积而导致体重增加、肥胖，并可由此引发如心脑血管疾病、糖尿病、恶性肿瘤及其他退行性疾病。如果长期能量摄入不足将引起消瘦、体重减轻，出现全身无力、嗜睡、怕冷、头晕，皮肤苍白、粗糙、缺乏弹性等症状，各种生理功能受到严重影响。因此，确定各类人群或每个人的能量需要，对指导人们改善膳食结构，提高健康水平是非常重要的。一天能量需要量的确定可通过以下简便方法计算：①一天总能量为基础代谢、体力活动和 SDA 3 个方面耗能总和；②根据工作性质确定活动强度，以 BMR 为基础测算各种劳动强度的能量需要量。

根据我国的膳食结构和饮食习惯，三大产热营养素的供能比例分别为：碳水化合物 60%～70%，脂肪 20%～30%，蛋白质 10%～15%；三餐热能的分配比例为：早餐 30%、中餐 40%、晚餐 30%。

动物性食物含较多的脂肪和蛋白质，是膳食热能的重要构成部分。植物性食物中粮谷类和根茎类含大量糖类，是较经济的能量来源，也是中国膳食热能的主要来源；大豆和坚果类如花生、核桃等含丰富的脂肪和蛋白质，是膳食热能辅助来源之一；蔬菜、水果含热能较少。此外，酒中的乙醇也能提供较高的热能。1 g 乙醇产生热能 29.3 kJ(7 kcal)。

目前，我国居民的生活水平有了很大的提高，饮食结构也随之发生变化，膳食中动物性食品的摄入量增加，使能量和脂肪摄入过多导致的营养过剩正在或即将取代以往的营养缺乏而严重威胁人们的健康，应引起重视。

39.2.4 维生素的代谢

维生素(vitamin)是指一类维持机体正常生理功能及细胞内特异代谢反应所必需的低分子有机化合物，由拉丁文的生命(vita)和(-amin)缩写而成，意即"维持生命必不可少的要素"，说明其对健康有着举足轻重的作用。人体如果缺乏维生素，就会患各种疾病。维生素种类繁多，其化学结构不同，生理功能各异，但是有以下共同特点：①以本体的形式存在于天然食物中；②大多不能在体内合成或合成量很少，须由食物供给，且摄取少量(以 mg 或 μg 计)即可满足人体每日生理需要量；③有些能由肠道细菌合成一部分，但主要仍从食物中获得；④不是机体组织的构成成分，也不提供能量；⑤常以辅酶或辅基的形式参与酶的功能，在物质代谢中起重要作用。

(1) 维生素的分类

1) 脂溶性维生素：包括维生素 A、维生素 D、维生素 E、维生素 K，其共同特点是：①不溶于水而溶于油脂或有机溶剂；②在食物中常与脂类共存，在酸败的脂肪中容易被破坏，吸收过程需要脂肪的参与；③主要储存在肝脏和脂肪中；④摄入过多时可在体内储积引起中毒；⑤长期摄入不足时，会出现相应的缺乏症状；⑥不能用尿负荷试验进行机体营养状况评价。

2) 水溶性维生素：包括维生素 B 族和维生素 C。维生素 B 族有维生素 B_1、维生素 B_2、维生素 B_6、维生素 B_{12}、烟酸(尼克酸)、叶酸、胆碱、生物素等，其共同特点是：①溶于水却不溶于油脂或有机溶剂；②多数对光和热敏感，在紫外线照射或加热过度时易被破坏；③在体内仅有少量储存，需经常通过食物补充；④摄入过多时常以原形从尿中排出体外，几乎没有毒性，但可以影响其他营养素的代谢利用；⑤摄入不足时会迅速出现缺乏症状；⑥尿负荷试验常被用来评价水溶性维生素的营养状况。

(2) 维生素缺乏

1)摄入不足：膳食中维生素供给不足；加工、烹调与储存时破坏过多；偏食、忌食使其摄入不足。

2) 脂溶性维生素吸收减少：消化系统疾病(长期腹泻、消化道梗阻、消化道瘘、胆道疾病)；膳食中脂肪过少、纤维素过多。

3) 肠道细菌生长抑制：长时间大剂量使用广谱抗生素导致肠道菌群失调，某些细菌生长受抑，合成维生素量[维生素 K、维生素 B_6、烟酸]减少。

4) 需要量增高：如婴幼儿、乳母、孕妇、疾病恢复期患者及长期用营养素补充剂的人。

维生素缺乏是一个渐进的过程，最初是体内储备量降低，继而出现与之有关的生化代谢异常、生理功能改变，最后导致组织病理变化，出现相应的临床症状和体征。但早期或轻度缺乏时常无典型症状，仅有易疲劳、工作效率下降、对疾病的抵抗力降低等非特异性的一般症状，往往容易被忽视，称为维生素边缘缺乏症或亚临床缺乏症。当缺乏至一定程度时，才出现缺乏某种维生素的特异症状与体征。目前，典型的维生素缺乏如夜盲症、坏血症、脚气病等

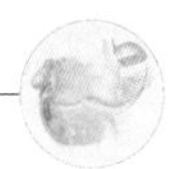

很少见，而亚临床缺乏则为营养缺乏中的一个重要问题。

(3) 几种重要的维生素

1) 维生素 C

A. 来源：新鲜蔬菜与水果。绿色蔬菜的含量高于其他颜色蔬菜，叶菜高于根茎类和瓜茄类。水果中枣类、山楂、柑橘、猕猴桃、刺梨、沙棘含量较高。

B. 代谢：体内的保存率与剂量有关，剂量越小，在体内保存率越高，可以完全不从尿排出。摄取 100 mg，可以完全保留在体内。180 mg 时保留 76%，1.5 g 时保留 50%。大剂量时，未被吸收者残留在肠内，影响渗透压，可引起腹泻。

在正常情况下，人体体库中有约 1 500 mg，其多少不随身体大小而变化。分布在体内水溶液部分，以垂体、肾上腺、胰、脾、唾液及睾丸的浓度最高。总的来说，维生素 C 在体内储存极少，必须经常由食物供给。

当大量摄入后，体库饱和，从尿中排出。血浆浓度低时，肾小管可将其吸收，血浆浓度升高到 1.4 mg/dl，肾小管不再吸收，从尿中排出，以防止血浆浓度再上升。

维生素 C 绝大部分在体内经代谢分解成草酸或与硫酸结合后从尿中排出，也可直接以原形从尿中排出。

C. 生理功能

还原反应：维生素 C 是一种较强的还原剂，可使体内含巯基(-SH)的酶保持还原状态，与其他抗氧化剂一起清除体内的自由基；含巯基的酶可与有毒金属离子结合后排出体外，具有解毒作用。此外，维生素 C 可以把胱氨酸还原成半胱氨酸，促进抗体形成；把食物中的 Fe^{3+} 还原成 Fe^{2+}，促进铁的吸收；能使红细胞中的高铁血红蛋白还原为血红蛋白，使其恢复对氧的运输能力；促进叶酸还原为四氢叶酸，对巨幼红细胞性贫血有一定疗效；在胃液中阻止 N-亚硝基化合物的合成，降低胃癌发病的危险性。

参与羟化反应：维生素 C 在许多物质的羟化反应中起重要作用。例如，合成胶原时，脯氨酸和赖氨酸需要分别被羟化成羟脯氨酸和羟赖氨酸，维生素 C 可维持脯氨酸羟化酶和赖氨酸羟化酶的活性。缺乏维生素 C 将影响胶原合成，使毛细血管脆性增加，引起出血。此外，在胆固醇转变为胆酸、酪氨酸转变为儿茶酚胺、色氨酸转变为 5-羟色胺、多巴胺转变为去甲肾上腺素的过程中，都涉及维生素 C 参与的羟化反应。

D. 缺乏与过量

缺乏：人体缺乏维生素 C 可致坏血病。典型症状：皮肤、牙龈、鼻出血，经血过多，伤口延迟愈合，关节疼痛，机体抵抗力下降。目前已很少见。每天 5 mg 即可预防其发生。

过量：长期服用过量维生素 C 可致尿中草酸含量增加，易引起泌尿道结石。

E. 推荐摄入量(AI)：成人 60 mg/d，孕妇 80 mg/d，乳母 100 mg/d，TPN 患者用量 100～200 mg/d。

2) 维生素 B_6

A. 来源：富含维生素 B_6 的有酵母、麦麸、葵花子、大豆、糙米、香蕉、鳄梨、动物肝脏及肾脏、鱼类、瘦肉、坚果。一般蛋类、燕麦、水果(鳄梨和香蕉除外)、各种蔬菜中维生素 B_6 的含量均较低，而干酪、脂肪、糖、牛奶、白面包中含量甚微。

各种食物中每 100 g 可食部分含维生素 B_6 量如下：酵母粉 3.67 mg，脱脂米糠 2.91 mg，白米 2.79 mg，胡麻粕 1.25 mg，胡萝卜 0.7 mg，鱼类 0.45 mg，全麦抽取物 0.4～0.7 mg，肉类 0.08～0.3 mg，牛奶 0.03～0.3 mg，蛋 0.25 mg，菠菜 0.22 mg，甘薯 0.14～0.23 mg，豌豆 0.16 mg，黄豆 0.1 mg，橘子 0.05 mg。

B. 代谢：维生素 B_6 有 3 种形式，吡哆醇、吡哆醛和吡哆胺。在体内主要储存在肌肉中，以磷酸酯形式存在；是一种水溶性维生素，遇光或碱易破坏，不耐高温。食物中的维生素 B_6 在小肠上段吸收，在血浆和红细胞中转运并被肝脏摄取，肝脏吡哆醇激酶将非磷酸化的吡哆醇、吡哆醛和吡哆胺转化为磷酸化形式，并发挥其生理作用。过多的维生素 B_6 被氧化成 4-吡哆酸随尿排出，也可以原形直接排出。维生素 B_6 可通过乳汁分泌。

C. 生理功能：维生素 B_6 是氨基酸代谢中需要的 100 多种酶的辅酶，参与转氨、脱羧、脱氨、转硫以及不饱和脂肪酸和糖原代谢等。如作为血清氨基转移酶的辅酶参与丙氨酸、天门冬氨酸、精氨酸、赖氨酸等的转氨基作用；作为脱羧酶的辅酶参与神经递质 5-羟色胺、牛磺酸、多巴胺、去甲肾上腺素、组胺和 γ-氨基丁酸的合成；参与色氨酸转化为烟酸的过程；与糖原磷酸化酶赖氨酸残基的 ε-氨基形成 Schiff 碱，催化肌肉与肝中的糖原转化；参与亚油酸合成花生四烯酸及胆固醇的合成与转运；作为血红素合成代谢中限速酶的辅酶。此外，维生素 B_6 是半胱氨酸脱羧酶、胱硫醚酶的辅助因子，这些酶参与同型半胱氨酸到半胱氨酸的转硫化途径。缺乏维生素 B_6 可引起血浆同型半胱氨酸水平升高，增加患心血管疾病的危险性。

D. 缺乏与过量

缺乏:维生素 B_6 缺乏主要表现为皮肤和神经系统症状。可导致眼、鼻、口腔周围、耳后、阴囊及会阴部脂溢性皮炎,出现口唇干裂、口腔炎、舌炎。儿童维生素 B_6 缺乏可出现烦躁、抽搐、癫痫样惊厥、脑电图异常等。

过量:经食物摄入过量维生素 B_6 无不良反应。通过补充剂长期摄入剂量>500 mg/d 时,可出现严重的中毒症状,主要表现为神经系统症状,如四肢尤其是上肢感觉异常(夜间加剧)、手足麻木、疼痛、变形性皮肤损伤等。

E. 适宜摄入量(AI):成人 1.2 mg/d,孕妇及乳母 1.9 mg/d, TPN 患者 3～4 mg/d。正常情况下,维生素 B_6 不易缺乏。

3) 维生素 K

A. 来源:维生素 K 又称凝血维生素,是具有叶绿醌生物活性的一类物质,有维生素 K_1(叶绿醌)、维生素 K_2(甲基萘醌类)、维生素 K_3、维生素 K_4 等几种形式。其中维生素 K_1、维生素 K_2 是天然存在的,是脂溶性维生素,即存在于绿色植物中的维生素 K_1(占人体来源 40%～50%)和由肠道细菌(如大肠埃希菌)合成的维生素 K_2(占人体来源 50%～60%)。而维生素 K_3、维生素 K_4 是通过人工合成的,是水溶性维生素。最重要的是维生素 K_1 和维生素 K_2。对于机体而言,维生素 K_1 只能从外部食物摄取,日常饮食是获取维生素 K_1 的主要途径。维生素 K_1 是唯一能通过绿色植物和藻类合成的维生素 K。绿叶尤其深绿色蔬菜(紫花苜蓿、甘蓝、菠菜、西蓝花、花椰菜、莴苣、海藻)是人体维生素 K_1 的主要来源,其次为某些豆类和菜子油,再次为水果及西红柿,谷类含量低。

B. 代谢:维生素 K_1 为黄色至橙色透明黏稠液体,维生素 K_2 为黄色晶体或油状液体。维生素 K_1 和维生素 K_2 易溶于有机溶剂和植物油中,不溶于水。维生素 K_3 和维生素 K_4 为白色结晶性粉末,微溶于乙醇,易溶于水。所有维生素 K 的化学性质都较稳定,能耐酸、耐热,正常烹调中只有很少损失,但对光敏感,也易被碱和紫外线分解。

维生素 K_1 和维生素 K_2 的吸收与其他脂溶性维生素一样,需要胆汁、胰液,并与乳糜微粒相结合,由淋巴系统运输。吸收量为摄入量的 10%～70%。从肠道吸收后从乳糜微粒转移至 β 脂蛋白中,运输至肝内,与极低密度脂蛋白(VLDL)相结合,并通过低密度脂蛋白(LDL)至各组织。维生素 K 的主要储存部位为肝脏(其中维生素 K_2 占 90%),其次为皮肤及肌肉。

在动物体内具有生物活性的是维生素 K_2,而维生素 K_1 和维生素 K_3 都要转化为维生素 K_2 才能起作用。3 种维生素 K 的形式都在肝中转化成维生素 K_2,并和胃肠微生物合成的维生素 K_2 一起被吸收利用。

维生素 K 总体库比较小,为 50～100 μg,转换率快,总体库每 2.5 h 可转换一次。它的代谢物为维生素 K 短链及氧化代谢物形成 γ-内酯,还可与葡糖苷酸结合,在人体维生素 K 的侧链可以进行 β 或 ω 氧化形成 6-羧基酸及其 γ-内酯或进一步分解为 4-羧基酸,还有少量的环氧代谢物。这些代谢物与葡糖苷酸相结合,存在于肠肝循环中,或从尿中排出。

C. 生理功能:维生素 K 作为谷氨酸 γ-羧基化酶系统的辅助因子,参与某些特定的蛋白质中的多个谷氨酸残基(Glu)经羧化转变为 γ-羧基谷氨酸残基(Gla)的过程。Gla 具有很强的螯合 Ca^{2+} 的能力。而具 Gla 残基对蛋白质活性是必需的,这些特定的蛋白质统称 Gla-蛋白质(又称维生素 K 依赖蛋白质)。目前,有 14 种人类的 Gla-蛋白质被发现,它们参与以下生理作用:促进肝合成凝血酶原(prothrombin,凝血因子Ⅱ)及凝血因子Ⅶ、Ⅸ、Ⅹ;促进骨的重建及钙的动员(成骨细胞合成 3 种维生素 K 依赖蛋白质,主要为骨基质中含 Gla 蛋白(bone gla protein, BGP),是骨基质中居次位丰富的蛋白质,与 Ca^{2+} 结合者即为骨钙蛋白)。

D. 缺乏与过量

缺乏:维生素 K 在食物中分布很广,人类肠道内的大肠埃希菌又能源源不断地合成维生素 K,所以健康成人和年长儿童一般不会出现维生素 K 缺乏症。但当肝硬化、肝功能失代偿期、胆道梗阻、腹泻等疾病引起的脂肪吸收不良,或因长期服用广谱抗生素抑制了肠道细菌的生长时,也可能引起维生素 K 缺乏。新生儿有许多原因会造成维生素 K 缺乏。他们出生的时候可能会缺乏维生素 K,原因是这种维生素不易从母体经由胎盘进入胎儿体内,经由母乳哺育提供的维生素 K 不足,而且胎儿肠道的产维生素 K 的细菌仍未进入,因此有些新生儿易发生出血现象。

除原发病的症状、体征外,本病的主要表现为出血,包括:皮肤、黏膜出血;内脏出血;外伤或手术后伤口出血;新生儿出血症,如颅内出血、脐带出血、消

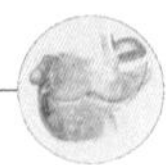

化道出血。

过量：天然形式的维生素 K_1 和维生素 K_2 不产生毒性，甚至大量服用也无毒性。然而，维生素 K 的前体 2-甲基萘醌由于与巯基反应而有有限的毒性：能引起婴儿溶血性贫血、高胆红素血症和胆红素脑病(核黄疸症)。

E. 适宜摄入量(AI)：成人 60～80 μg/d，青少年 2 μg/d，TPN 患者 150 μg/d。

39.2.5 矿物质

人体的一切组织都是由各种元素组成的，存在于人体的各种元素除碳、氢、氧、氮以有机化合物形式出现外，其余无论含量多少，统称为矿物质，也称灰分(无机盐)。其中在人体中含量大于体重的 0.01%称为常量元素，它们是组织和体液的重要成分，主要有钠、钾、钙、镁、磷、氯。主要生理功能为调节细胞膜的通透性、维持正常的渗透压、维持酸碱平衡及神经肌肉的兴奋性，以及构成酶的辅基或参与酶系的激活等；在人体中含量小于体重的 0.01%矿物质称为微量元素，在饮食中少量存在，主要有铁、锌、镁、钴、碘、铜、硒。微量元素是金属酶的辅基不可缺少的成分。金属酶对大多数代谢途径有重要作用，微量元素缺乏往往表现多器官功能衰竭和皮肤异常。在长期胃肠外营养治疗中，应重视微量元素的补充。

39.3 营养支持的重要性

近代医学研究表明，采取包括医疗、护理和营养三方面密切合作的综合治疗才能获得最好的疗效。营养不但对正常人的健康有重大的影响，对患者尤为重要。许多疾病需要营养配合治疗，有些疾病主要依靠营养支持和治疗。对于一般患者，合理的营养治疗能够影响疾病的转归，改善代谢状况，修补损伤组织，促进病情好转，使其早日痊愈。临床营养工作的质量直接影响医院整体医疗效果。

39.3.1 营养给予的途径

(1) *饮食治疗* 饮食治疗是患者综合治疗的一个组成部分。合理的饮食不但能促进疾病的治愈，还可以改善患者的一般状况。

1) 住院患者饮食治疗的基本要求

A. 一般信息：患者的家庭情况、经济条件、生活、地位、职业、既往史(疾病、手术、过敏史)及食物习惯，饮食量及其营养价值。

B. 宣教：解释饮食治疗的目的、合理性及重要性。进行食物治疗时，应按照要求计划食谱、选择食物、烹制方法、进食量及次数，并与患者沟通。如流质、半流质 5～6 次/d，鼻饲 6～8 次/d，普食 3 次/d，软饭 5 次/d。

C. 出院后继续治疗：家庭成员及访视护士共同商定饮食治疗方案。

D. 注意事项：①营养治疗用的饮食应营养充分，质量良好，干净卫生；②治疗用的膳食应有利于疾病转归，并兼顾对机体的整体需要；③根据病情尽可能准确地计算患者每天热量需求。

2) 食谱编制：食谱制订应按患者年龄、病情和对营养素的要求进行调整，定出每人每天所需的总热量和营养素的数量，如每天所需的总热量为 9 240～12 600 kJ，则可按适当比例，将蛋白质、脂肪和碳水化合物的数量计算出来。蛋白质应占总热量的 10%～15%，脂肪占 20%～30%，碳水化合物占 60%～70%。

按照个体化原则编制食谱和制订餐次，如流质、半流质、普食、软饭。一天三餐、四餐、五餐、六餐制，按时、按质定量供应。

全天各餐食物分配的比例在一般情况下最好是午餐最多，早餐和晚餐较少。全天总热量分配：早餐应占全天总热量的 30%，午餐占 40%，晚餐占 30%。这样分配更适应人体生理状况。

(2) *肠外与肠内营养*

1) 对营养支持途径的认识和选择：20 世纪 60 年代末，肠外营养(PN)与肠内营养(EN)相继应用于临床，取得了明显的效果，使许多患者得到康复。此后，对营养支持途径的认识和选择大约可分为 4 个阶段，每 10 年更新一次。20 世纪 70 年代，“当患者需要营养支持时，首选静脉营养”；20 世纪 80 年代，“当患者需要营养支持时，首选周围静脉营养”；20 世纪 90 年代，“当肠道有功能，且能安全使用时，使用它”；当前，“应用全营养支持，首选肠内营养，必要时肠内与肠外营养联合应用”。目前，国外临床应用肠外营养与肠内营养的比例已由 8∶2 转变为 2∶8(图 39-7)。

2) 肠道的重要性：20 世纪 80 年代，免疫学的研究有较大的发展，认识到肠黏膜具有屏障功能，阻断肠腔内的细菌、内毒素进入到肠黏膜下的淋巴管、门静脉。当肠黏膜屏障因缺氧、缺血或其他原因发生障碍时，肠内细菌、内毒素等即进入至淋巴管、门静

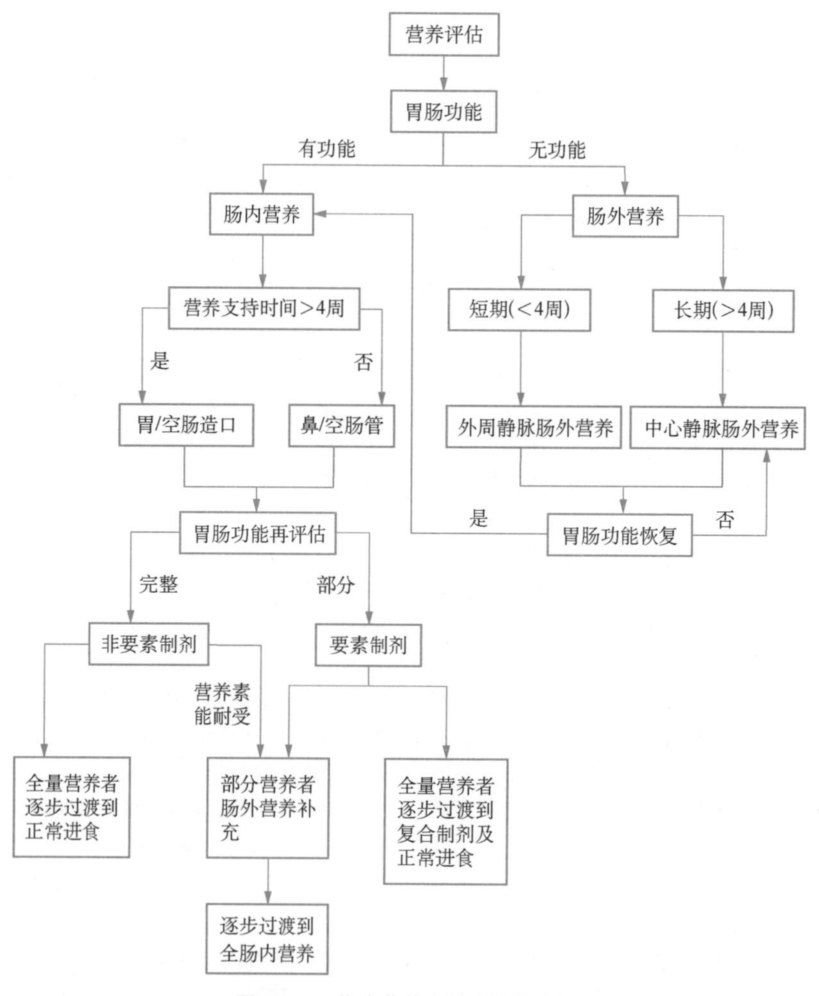

图 39－7　临床营养支持途径的选择

脉,甚至全身。这一现象称为肠道细菌易位(enteric bacterial translocation)。由此可继发全身炎症反应综合征(SIRS),以致脓毒血症(sepsis)或多器官功能障碍综合征(MODS)。同时,发现肠道系统含有全身淋巴细胞的60%,是个重要的免疫器官。它直接参与了全身的炎性反应。Wilmore称"肠是应激时的一个中心器官"。McFie称"胃肠道是MODS的发动机",更重视了肠黏膜的屏障功能。肠黏膜具有需直接与食糜接触才能促进增殖、生长的生理特性,PN却不具有这些作用,虽可用谷氨酰胺双肽,但效果不及EN。在维护肠黏膜的屏障功能和肠道的免疫作用方面,EN的作用不可替代。

3) EN与PN相比具有的优点:①EN可改善和维持肠道黏膜细胞结构与功能的完整性,维持肠道机械屏障、化学屏障、生物屏障、免疫屏障功能,防止细菌易位的发生;②营养物质经门静脉系统吸收输送至肝脏,使代谢更加符合生理,有利于内脏(尤其是肝脏)的蛋白质的合成和代谢调节;③刺激消化液和胃肠道激素的分泌,促进胆囊收缩、胃肠蠕动,减少肝、胆并发症的发生;④在同样热量和氮水平的治疗条件下,应用EN患者体重的增加和氮潴留均优于PN;⑤促进肠蠕动的恢复;⑥技术操作与监测简单、安全、并发症少、费用低。

4) EN应用的局限性:尽管EN非常重要,但在胃肠功能有严重障碍时,其应用将受到一定的限制。PN自然上升为营养支持的主要途径,它将与EN支持长期并存,互补。EN实施受肠蠕动、消化和吸收功能的限制,在危重患者单纯使用EN维持营养状态效果差,不能提供足够的能量和蛋白质满足机体需要。此时两种营养同时使用可达到互补的作用,同

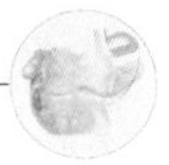

时 EN 支持所提供的药理作用和保护黏膜屏障的治疗作用可能大于其营养支持作用。

5) EN 添加的特殊营养物质：营养支持不仅可纠正和预防治疗对象的营养不足，而且可能更重要的是通过其中特异营养物质的药理学作用达到治疗目的。此为近年来提出的一种新概念，即营养药理学，其特别强调了特异性营养物质及其营养效率。

A. 谷氨酰胺(glutamine, Gln)

谷氨酰胺在体内的分布及重要生理意义：谷氨酰胺是体内最丰富的游离氨基酸。在细胞外液中，谷氨酰胺占 25%，而在骨骼肌中，谷氨酰胺占组织游离氨基酸库的 60%。谷氨酰胺不仅是蛋白质合成的前体物质，而且是许多代谢途径的中介物，是嘧啶、嘌呤核苷酸和核酸等物质合成的前体和氮源的提供者。谷氨酰胺是肾内氨生成的最重要底物，因而参与体内酸碱平衡的调节。作为血液中最高浓度的氨基酸，谷氨酰胺起着在体内各组织中运送氮源的作用。

谷氨酰胺的特殊生理作用：谷氨酰胺是小肠黏膜细胞及所有快速增长细胞特别是免疫细胞的能源物质。小肠可经基底膜侧血流循环摄取中 25%～30%谷氨酰胺，也可通过肠腔直接摄取谷氨酰胺，小肠是消耗谷氨酰胺的主要场所。淋巴细胞和巨噬细胞也可摄取和利用大量谷氨酰胺。谷氨酰胺既是淋巴细胞受抗原刺激后增殖和分化中核苷酸合成的重要前体，又是淋巴细胞的重要能源。而巨噬细胞摄取谷氨酰胺是用于巨噬细胞在免疫应答过程中合成 mRNA，以合成和释放大量分泌性蛋白质，如肿瘤坏死因子、白细胞介素或用于磷脂的合成，以支持巨噬细胞膜的胞饮和吞噬活性。然而在严重创伤、脓毒血症、大手术等严重应激情况下，小肠等利用谷氨酰胺为能源的组织(小肠、免疫系统、肾、伤口愈合组织等)对谷氨酰胺的需要量大增，虽然骨骼肌和肝脏分解加速，释放大量谷氨酰胺，血液循环中谷氨酰胺浓度仍很低。当此刻机体谷氨酰胺需求量远大于内生谷氨酰胺的产生量，又无外源性谷氨酰胺补充，则这些组织结构和功能将受到损害。骨骼肌严重消耗，肠黏膜萎缩，肠黏膜屏障功能下降导致肠道细菌易位(enteral bacterial translocation)的发生，免疫功能低下，创口愈合力下降。此时如提供外源性谷氨酰胺既有利于改善体内氮平衡，纠正代谢酸中毒，增强免疫细胞和肠黏膜屏障功能，降低肠源性细菌和内毒素易位，又可有效减轻缺血/再灌注损伤，促进各种免疫活性细胞的分化，调节免疫活性细胞的各种介质、细胞毒素和免疫球蛋白的分泌和相互作用。Jensen 等将 28 例 ICU 患者随机分为两组(两组谷氨酰胺含量相差 6 倍)，分别接受 10 d 的等热量等氮量 EN 支持，结果表明富含谷氨酰胺组蛋白分解代谢低，免疫功能得到一定程度的改善。此外，EN 添加谷氨酰胺可明显减轻肠源性疾病如放射性肠损伤的黏膜结构损害，促进短肠综合征残存小肠适应性代偿。

B. 精氨酸(arginine, Arg)

精氨酸的生理意义：精氨酸为半必需氨基酸，在儿童及处在严重应激状态的成人，自身合成的精氨酸有限，必须有外源性补充。精氨酸在机体代谢中发挥着重要作用，所有组织蛋白质合成，都需要精氨酸作为一种底物。它还是唯一的一种脒供体氨基酸，参与肌酸合成；而磷酸肌酸是一个高能库，使 ADP 变为 ATP。精氨酸促进血氨进入尿素循环，最后以尿素形式从尿中排出，防止氨中毒。精氨酸是合成 NO 的唯一底物，参与免疫和血管张力的调节。

精氨酸在应激状态的特殊意义：在创伤感染的严重应激时，补充外源性精氨酸，不仅可填补机体对精氨酸的需求，而且精氨酸还能促进生长激素及胰岛素分泌，纠正代谢紊乱，减少创伤后氮的丢失，加速创伤的愈合。Daly 等对 16 例腹部手术患者经肠内给予精氨酸(25 g/d)，与 14 例给予甘氨酸的腹部手术患者进行对比，观察 7 d，其结果精氨酸组平均氮平衡为 −2.3 g/d，甘氨酸组为 −3.9 g/d，且精氨酸组能更早地达到正氮平衡。

精氮酸对机体的免疫系统具有支持作用的机制：包括参与细胞的蛋白质合成；是多胺、腐胺、精胺的前体，而这些低分子物质能促进细胞的生长和分化；促进激素分泌，这些激素都能影响免疫应答；可转化成瓜尿素、鸟氨酸、瓜氨酸等，这些都是免疫系统内有效物质。Daly 等研究结果还显示精氨酸组 T 细胞对有丝分裂原刀豆素 A(Con‐A)和植物血凝素(PHA)的反应显著增强，CD4 细胞明显增加。

精氨酸对肠黏膜屏障的意义：精氨酸能促进多胺、瓜胺酸、鸟胺酸、α‐酮戊二酸等肠黏膜滋养因子的合成，改善 T 细胞和巨噬细胞的功能，产生具有免疫防御作用的一氧化氮(NO)，因而精氨酸可加强肠道黏膜屏障，减少细菌易位的发生。Gianotti 等研究表明肠内给予精氨酸可调控清除细菌，提高肠源性脓毒症和腹膜炎小鼠的存活率。

C. ω‐3 PUFA

ω‐3 多不饱和脂肪酸(ω‐3 polyunsaturated

fatty acid，ω－3 PUFA)是一种人体自身不能合成的长链脂肪酸，能为机体提供能量和必需脂肪酸，作为脂溶性维生素的载体，还具有免疫调控的作用。早在几十年前，人们就发现主要以鱼为食的阿拉斯加爱斯基摩人和日本北海道居民的癌症患病率非常低。因此，鱼油的药理作用引起了很多学者的关注。Rice 等(2011)在对 ω－3 PUFA 的研究时发现，含有丰富二十二碳六烯酸(DHA)和二十碳五烯酸(EPA)的鱼油能降低心血管疾病的发病率。ω－3 PUFA 是神经、内分泌和免疫系统的递质，可改变神经细胞膜的流动性，影响神经递质的合成及功能，并能调节释放因子而影响一些激素的产生和活性。鱼油还有调节脂类递质合成、细胞因子释放、激活白细胞和内皮细胞活化等功能，进而调控危重症患者机体内过度炎症反应，起着营养和药物治疗的联合作用。

直接参与细胞膜的磷脂成分中，所以可改变细胞间相互作用及其释放调节物质的能力。PUFA 可分为 ω－3 和 ω－6 两类。亚油酸是 ω－6PUFA 的一种，而 α－亚麻酸属 ω－3PUFA。外源性 PUFA 可氧化供能，也可储存于脂肪组织或进一步使脂肪酸饱和，延长为各种长链 PUFA，选择性地进入细胞。一些与休克、感染及器官衰竭有关的炎症介质包括前列腺素、白三烯和血小板活化因子是 ω-6PUFA 代谢产物。ω－3PUFA 经去饱和及延长成二十碳五烯酸(EPA，EPA)是合成另一类效能不高的花生酸系列(前列腺素－3 和白三烯－5)的前体，这些生化介质有对抗或阻止由 ω－3PUFA 产生花生酸的作用。因此，增加外源性 ω－3PUFA 如鱼油，可更好地调节花生酸的生产。此外，ω－3PUFA 尚可影响细胞膜的流动性、细胞膜信使传递和细胞膜上受体功能，减少炎性介质的生产，降低白细胞介素－1(IL－1)、肿瘤坏死因子(TNF)等细胞因子的产生。因此，ω－3PUFA 有促进免疫功能，减弱急、慢性炎症反应的作用。Meydani 等将 22 例病例随机分为两组。一组食物中富含鱼油，而另一组不含鱼油，结果表明对照组 IL－1β、TNF 和血浆单核细胞对 Con A 的反应升高，富含鱼油组辅助 T 细胞百分比下降而抑制 T 细胞百分比上升。此外，ω－3PUFA 还具有调节脂肪、糖及蛋白质代谢的功能，可降低血三酰甘油、胆固醇及游离脂肪酸浓度，减轻蛋白质分解，促进蛋白质合成，维持氮平衡。《2016 年成人危重患者营养支持实施与评价指南》建议：ARDS 与严重急性肺损伤(ALI)患者推荐使用有抗感染作用的脂肪(如 ω－3 PUFA，琉璃苣油)和抗氧化剂的 EN 制剂。对严重创伤患者和需要 EN 治疗的 SICU 术后患者，建议给予富含精氨酸和鱼油(ω－3 PUFA)的 EN 制剂。新一代静脉脂肪乳剂［IVFE，包括混合脂肪乳(SMOF)、长链脂肪乳(MCT)、橄榄油脂肪乳(OO)和鱼油脂肪乳(FO)］比大豆油基础的 IVFE 对预后影响更好。

D. 膳食纤维

膳食纤维及生理意义：膳食纤维(dietary fiber，DF)是指源于植物的不被小肠中消化酶水解而直接进入大肠的多糖(非淀粉多糖)和极少量木质素的总和。膳食纤维可分为可溶性膳食纤维和不可溶性膳食纤维两种。可溶性膳食纤维包括果胶、树胶和植物多糖等；不可溶性膳食纤维包括纤维素、木质素和半纤维素。可溶性膳食纤维可减缓葡萄糖在小肠的吸收，降低血清胆固醇，延缓胃排空等。不可溶性膳食纤维可增加粪便的重量，刺激肠道蠕动，减少粪便的平均通过时间。

短链脂肪酸及生理功能：膳食纤维更重要的生理意义在于短链脂肪酸(short chain fatty acid，SCFA)的产生。短链脂肪酸是结肠中细菌多糖酶分解膳食纤维的酵解终产物，主要包括乙酸、丙酸和丁酸，短链脂肪酸的生理功能包括：促进钠的吸收，并继而增加水的吸收；代谢产能，结肠黏膜细胞所需能量的 70％由短链脂肪酸提供，乙酸供能 14.23 kJ/g(3.4 kcal/g)，丙酸供能 20.92 kJ/g(5 kcal/g)，丁酸供能 25.10 kJ/g(6 kcal/g)；促进结肠血流，可使结肠血流增加 24％；刺激自主神经系统；增加胃肠道激素的产生；增强结肠细胞的增殖；维持结肠内正常微生物群。含膳食纤维的肠内营养制剂可缓解长期住院患者便秘的痛苦；减少与肠内营养相关的腹泻的发生；促使炎性肠道疾病患者的黏膜修复；维持危重患者的肠黏膜屏障；促进短肠综合征患者残存小肠适应性代偿。

E. 免疫营养与免疫微生态营养

免疫营养的概念：严重感染、创伤等严重应激患者可因原有疾病而使免疫功能低下，也可因高分解代谢、营养不良而进一步降低免疫功能。因此，营养支持为这部分患者不仅提供营养以维护细胞代谢，改善器官组织的功能，而且能以特定方式刺激免疫细胞应答功能，维持正常或适度的免疫反应，调控细胞因子的产生和释放，减轻有害的或过度的炎症反应，维持肠黏膜屏障功能，这就是免疫营养(immunonutrition)概念。

免疫营养的生理意义：现在研究较多并已开始

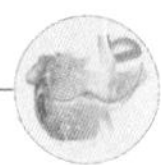

应用于临床的免疫营养包括前已提到特殊营养物质，如谷氨酰胺、精氨酸、ω－3PUFA、膳食纤维，此外还包括核酸、牛磺酸等，后者也具有改善免疫细胞功能的作用。由于维护肠黏膜屏障功能是免疫营养的重要内容，因此免疫营养配方多为肠内营养。动物实验表明，肠内营养即使只占总量的1/3或更少，也有改善免疫功能的效果。因此，即使在临床危重患者疾病状况不允许肠内营养提供全部营养需求时，也应尽量采取部分肠道免疫营养支持，此时的目的更在于改善免疫功能和维持肠黏膜屏障的药理作用。此外，对危重患者还强调"早期"肠道营养支持。随机对照研究(RCT)已表明免疫营养能改善机体营养状态，调控细胞因子的产生，改善患者的免疫功能。

免疫微生态营养：在免疫营养的基础上，近年来又提出了免疫微生态营养(ecoimmune nutrition)，即在肠内营养配方中，除增加上述特殊营养物质，又增加人体肠道的原居菌(prebiotic bacteria)如乳酸杆菌、双歧杆菌，以与肠内致病菌竞争，最终恢复肠内正常菌群。免疫微生态营养强调膳食纤维的重要性，因为其可被结肠内寄生的某些细菌利用作为碳源，选择性地刺激一种或几种结肠内原居菌生长，而其降解产物短链脂肪酸又为结肠提供能量。随着抗生素耐药的微生物的出现，有益的肠道原居菌作用变得越发重要，通过给予有益的肠道原居菌以降低肠道菌群的致病性，甚至可能对这些"好"细菌进行基因工程改造而使它们产生某些生长因子或特殊的营养物质以维持危重患者肠道的正常状态。

F. 肠内营养联合生长因子的应用

营养支持联合生长因子的应用正成为临床营养支持研究领域的热点，其中以生长激素(GH)最被人们所关注。人体的生长激素是脑垂体前部的嗜酸性细胞合成、分泌的，由191个氨基酸组成的肽链，编码生长激素的基因位于17号染色体。随着基因工程技术的进步，重组人生长激素(rhGH)合成成功并于1985年正式获准应用于临床以来，由于其安全性和易获得性，在临床上的应用变得越来越广泛。生长激素具有改善处于应激状态的外科患者高分解代谢下的蛋白质合成受抑及促进伤口愈合的作用。选择20例慢性腹腔感染患者随机分为GH组(TPN+GH)和对照组(TPN)，研究时间为10 d。结果表明，rhGH能促进感染应激患者蛋白质代谢，而胰岛素样生长因子－1(IGF－1)和GH在促进感染应激患者蛋白质代谢中发挥重要作用。生长激素还能促进烧伤组织修复和创面的愈合，促进肠吻合口的愈合。Christensen等的系列研究表明rhGH可提高肠吻合口胶原含量和抗张力强度。此外，rhGH还可促进肠黏膜上皮增生，保护肠黏膜屏障功能，减少细菌易位的发生，在促进短肠综合征残存小肠适应性代偿的康复治疗中发挥重要作用。

39.3.2 住院患者的主要营养问题

住院患者有诸多的营养问题，如宏量营养素缺乏、微量元素缺乏、维生素缺乏等，但核心问题仍是蛋白质-热量营养不良(protein-energy malnutrition，PEM)

经临床确认的PEM发病率一般为40%～60%，在外科患者、ICU患者和老年患者中，发病率更高。

PEM可导致不良的临床预后，包括并发症的发生率增加、病死率增高、住院时间延长、住院费用增加等。

临床上通常将PEM分为以下3种类型。

(1) 干瘦型或单纯饥饿型营养不良(marasmus malnutrition)

1) 主要原因：热量摄入不足，常见于慢性疾病或长期饥饿的患者。该类型通常与系统性炎症反应无关。常见于神经性厌食、食管狭窄引起的梗阻或有严重的吸收不良综合征患者。

2) 主要临床表现：严重的脂肪和肌肉消耗。在婴幼儿者则生长发育延缓。

3) 营养评定：皮褶厚度和上臂围减少，躯体和内脏肌肉量减少，血浆白蛋白显著降低，但免疫力、伤口愈合力和短期应激能力尚好。患者精神及食欲尚好。

(2) 低蛋白血症型或急性内脏蛋白消耗型营养不良(Kwashiorkor，夸希奥科病)

1) 主要原因：常见于长期蛋白质摄入不足，常由于严重的外伤、感染、大面积烧伤等引起的剧烈系统性炎症反应造成，同时还可能伴随食物摄入量的显著减少。机体对此类情况的反应与单纯的半饥饿状态截然不同。

2) 主要临床表现与营养评定：与marasmus型不同，该型伴有明显的生化指标异常，主要为血浆白蛋白值明显下降和淋巴细胞计数下降。患者脂肪储备和肌肉组织可在正常范围，因而一些人体测量指标仍正常，但内脏蛋白质迅速下降，毛发易脱落、水肿及伤口愈合延迟。对此型患者若不采用有效的营养支持，可因免疫力受损，导致革兰阴性菌脓毒血症或严重真菌感染。

(3) 混合型营养不良(mixed marasmus and visceral malnutrition)

1) 主要原因:该型为最严重的一类营养不良,是蛋白质和热量的摄入均不足所致;常在病变的终末期产生;包括脏器器官性,如晚期的肝脏病变引起的恶病质;疾病病源性,如癌性恶病质或耗竭。这种营养不良的指征是:①急性期蛋白的增高,如反应蛋白的增高;②血清细胞因子水平的增高,尤其是白细胞介素、白细胞介素受体拮抗剂和可溶性肿瘤坏死因子受体的增高;③外周血中单核细胞(受刺激或未受刺激)自动释放的白细胞介素和肿瘤坏死因子增高。

2) 主要临床表现:这类患者因原本能量储备少,在应激状态下,体蛋白急剧消耗,极易发生感染和伤口不愈等并发症,病情危重,病死率高。

39.3.3 营养支持和治疗的主要目的

营养支持和治疗的目的因被支持和治疗的患者的病种和病情进展的不同而异。在纯消耗能量和蛋白质的患者中,营养治疗是一种最基本的治疗方式,合理的营养治疗能增加蛋白质合成,因为在长期的饥饿状况下蛋白质的分解已经最大限度地受到了抑制,营养治疗可以提高合成代谢,增加机体的重量。

对于大部分非纯消耗能量和蛋白质的患者,一般仅接受短期的营养支持。在这些患者中,营养支持疗法更促进内脏蛋白质的合成。营养支持和治疗的主要目的是:①促成蛋白质合成;②减少骨骼肌蛋白的分解;③为免疫及创面愈合提供营养基质;④恢复糖原储存,支持重要脏器功能;⑤提供多种维生素、矿物质、微量元素;⑥纠正酸碱失衡、电解质紊乱;⑦补充有特殊作用的营养因子,如精氨酸、谷氨酰胺、半胱氨酸、脂肪酸。

在大部分受创伤打击的患者中,合理的肠内营养支持能阻止营养状态的进一步恶化。在 4 种代谢造成进行性营养不良的因素中(厌食、卧床不动、合成代谢不足和分解代谢增加),目前的营养支持仅能彻底地消除厌食所带来的不良后果,而对其他 3 种作用有限。

对于严重分解代谢的患者,热量的平衡并不是营养支持的目的,现有的研究资料显示在某种情况下即使有可能达到热量的平衡,这种平衡的本身对疾病也并非有益。相反地,很多证据表明由过度的支持而造成的热量平衡却是一种潜在的危害。严重的分解代谢患者往往不能很好地利用大量的营养底物,相反可能导致代谢并发症,如高血糖和脂肪变性等,并可能出现肝功能异常等。合适的营养补充能避免上述情况的出现。

39.3.4 营养支持和治疗的主要对象

1) 重度 PEM 患者。

2) 中度 PME 合并中度的系统性炎症反应的患者。

3) 重度的系统性炎症反应(如Ⅲ度烧伤、闭合性颅脑损伤、多发性外伤、严重的脓毒血症)患者。

4) 营养良好或轻度 PEM 合并中度系统性炎症反应患者。

5) 糖尿病患者。

6) 肥胖症患者。

7) 肾脏疾病患者。

8) 遗传代谢性疾病患者。

9) 其他(如心血管疾病、肝胆胰疾病、内分泌疾病、血液系统疾病、呼吸系统疾病等患者)。

39.3.5 营养支持和治疗的时机

营养支持的时间取决于对患者营养状态的评估。对于摄入不足或有证据表明存在发生 PEM 患者,如情况允许,应在他们仅处于潜在的营养不良时就给予适宜的营养支持和治疗。对于处于营养不良状态的外伤患者应尽早给予营养支持。

对于一个中等程度营养不良的患者,当他们合并系统性炎症反应时,应该在未进食阶段开始给予营养补充。但对于危重患者,无论发病前的营养状态如何,此规则均不能适用。在这些患者中,尤其是长期进食不足者,早期的营养补充应在当抢救复苏术成功或基本代谢指标(如血糖)测定明确后就开始,典型的反映系统性炎症反应的指标包括了低白蛋白血症、白细胞计数增加或减少,高热及血流动力学不稳定。

对于一个营养状态良好的患者,因为轻度到中度的系统性炎症反应,如常规外科手术或部分小肠梗阻而造成的不能进食,营养支持可以在发病后第 5 d 开始。

39.3.6 营养支持和治疗的方式

合理的营养供给途径通常是根据疾病的性质、患者的状态及主管医师的判断而确定。一般按下述程序进行选择。

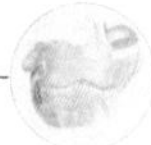

(1) 患者可经口摄取自然食物，则可根据具体情况选择如下膳食：

1) 普食(general diets)。

2) 软饭(soft diets)。

3) 半流食(semi-liquid diets)。

4) 流食(liquid diets)。

5) 治疗膳食(therapeutic diets)。

6) 代谢膳食(metabolic diets)。

7) 试验膳食(experimental diets)。

8) 如需要，可在自然膳食基础上添加混合婴儿食品(mixed formula)、匀浆膳食(homogenized diets)、肠内营养制剂和(或)肠外营养制剂。

(2) 患者不能或不愿摄取自然食物，若胃肠道功能允许，则可选择下述肠内营养制剂：

1) 整蛋白型肠内营养制剂。

2) 水解蛋白/短肽型肠内营养制剂。

3) 氨基酸型肠内营养制剂。

4) 特殊治疗用肠内营养制剂。

(3) 如有明确的缺乏，可选择有关组件型肠内营养制剂：

1) 氨基酸组件制剂。

2) 维生素组件制剂。

3) 矿物质组件制剂。

4) 糖类组件制剂。

(4) 根据需要选择肠内营养的输注方式：

1) 口服。

2) 管饲。

3) 造瘘。

4) 如需要，可在肠内营养支持的基础上联合使用肠外营养支持。

(5) 患者的胃肠道功能不允许时可选择肠外营养支持，其输注方式包括：

1) 中心静脉插管。

2) 周围静脉插管。

3) 经外周静脉穿刺置入中心静脉导管(peripherally inserted central catheters, PICC)。

(6) 其他

当胃肠道功能恢复后，应尽早过渡到肠内营养支持或进食自然膳食。

39.3.7 营养支持方式的过渡

(1) 由肠外营养到肠内营养的过渡　在过渡初期，为确保患者在逐渐耐受管饲肠内营养阶段仍维持充足的营养，应保持所提供的液量及营养。这时管饲通常从每小时 40～60 ml 的速度开始，持续滴注或重力注入，随着患者肠道耐受力的增加，每隔 8～24 h 可以每小时增加 25 ml。同时监测水、电解质平衡及营养素摄入量(包括肠内与肠外途径)。在逐渐增加管饲量的同时，减少肠外营养的补给量。这一过程一般需要 2～3 d，但对于未接受过任何肠内营养支持的患者，适应这一过程可能需要更长时间。对于这类患者和一些吸收不良综合征的患者，应首先稀释一半浓度，滴速控制在 30 ml/h，同时观察患者的耐受程度。如果出现恶心、呕吐、腹胀、腹泻、肠痉挛或大量营养液的潴留等胃肠道不耐受症状，应采取以下措施：①暂时按现有速率水平持续滴注；②稀释输入浓度；③更换管饲液内容；④上述方法无效时可停止管饲，恢复肠外营养，至肠道功能改善后再行过渡。

(2) 从肠外营养到口服自然食物的过渡　当开始经口摄入并逐渐增加摄入量时，仍应维持肠外营养补给，一定要监测患者的耐受程度，并坚持少量多次摄入。随着每次摄入的增加，进食间隔可不断拉长。开始时可将配方饮食稀释到低浓度，当患者能够耐受所需入液量再升至正常浓度。

肠外营养过渡至口服配方饮食比过渡至管饲更加困难，主要因为患者可能无法接受配方饮食的味道，营养吸收率不易控制，以及每天必须经口饮入很大的容量(有时甚至超过 3 L)。过渡期应更加注意少量多次，改善口味，并加强营养监测。

Moore 称由于肠外营养能产生饱感综合征(satiety syndrome)而使胃蠕动抑制，主张先使之轻度饥饿数日，静脉仅输注可保持水、电解质平衡的液体，以刺激胃肠活动，同时利用条件反射，借助菜肴的色、香、味以引起食欲，或与家人共餐以得到愉快。通过管饲与经口摄食的适当配合，有助于从肠外营养过渡到肠内营养。从长期管饲过渡到经口摄食正常膳食，也应遵循这个原则。

随着肠外营养向经口喂养过渡技术的迅速发展，自然食物将逐渐取代要素饮食。可以用简单的流食，如清流食，作为经口的首选饮食。开始时，由于患者的胃肠承受能力有限，应给予低渗或高渗液(最高至 400 mmol/L)，随着患者耐受能力的增加，添加食物的成分。以小量开始(30～60 ml/h)，维持 2 d 后逐步加量，并更换饮食内容，少量多餐，每天 6～8 次，每次 30～60 ml，每餐 2～3 种食物。在此期间，给予营养价值较高的食物，多选择优质蛋白；限制饱和脂肪酸摄入；增加维生素、微量元素和膳食纤维摄

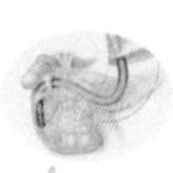

入，直到患者经口摄食完全达到所需营养标准，维持3～4 d，如无不良反应，可以撤除肠外营养。应注意过快增加食物的种类和容量可能会导致胃肠道的不耐受。此外，对于胃肠功能基本正常的神经性厌食症患者，在营养支持的同时，需要病友、亲属、医务人员包括营养医师的热情鼓励及关心，创造良好的社会环境。

(3) 从肠内营养支持到口服自然食物的过渡　过渡期中遇到的普遍困难是食欲缺乏及有饱腹感。除了以上方法外，晚间用管饲给予周期性的肠内营养，白天正常进餐，可以补充摄入营养及液量的不足，并能为经口摄食创造机会，增加患者的进食兴趣及主观能动性。对于准备经口进食或进行家庭肠内管饲的患者，每天管饲应滴注数小时而不是持续滴注，周期的长短取决于患者对营养液体容量和经口进食量的耐受程度。

39.4　静脉营养液的配制及要素膳

39.4.1　营养素的选择

营养液必需尽量含有各种营养素，包括碳水化合物、蛋白质、脂肪、维生素、各种电解质及微量元素，能供给身体一定的高热量。而且这些营养素必须能混合在一起，并有一定的比例，以供应机体的正常或病理上的需要，维持氮平衡。如果某些营养物质不能加入该营养液中，则可由其他途径(如周围静脉或肌内注射等)供给。此外，营养液中所含的成分应根据不同患者的机体状态、病情及其活动情况，静脉高营养需要维持时间长短，在治疗过程中所观察到的各种血生化检查结果的变化而进行及时的必要的调整。营养液中的一些主要成分如下。

(1) 碳水化合物　碳水化合物的主要生理功能是提供能量。无应激的成人每天需要量为5～6 g/kg。应激、高分解代谢状态下，胰岛素释放增加，但由于糖皮质激素、儿茶酚胺、胰高血糖素及生长激素等也增加以及周围组织对胰岛素的拮抗作用，降低了血糖的利用，因而血糖常常升高。高血糖的结果常使葡萄糖经肾排出，此时成人每天需要量则降为3～4 g/kg。碳水化合物提供60%～70%非蛋白热量。一般说来，临床营养支持时碳水化合物供能占总非蛋白热量的50%～75%。相比较其他能源物质来说，碳水化合物具有如下特点：①在总能量中所占比例最大；②节省蛋白质效果明显；③机体大脑神经细胞、肾髓质、白细胞及红细胞等必须依赖葡萄糖供能；④供能快而及时；⑤最终产物是水及二氧化碳，对机体无害；⑥可避免体脂被大量氧化而产生过多酮体。除供能外，碳水化合物还参与机体一些重要物质的构成，如核糖和脱氧核糖都属于单糖，它们分别是遗传物质RNA和DNA的主要组成成分。糖蛋白在细胞识别中起着重要作用；糖脂是神经细胞膜的结构成分。此外，碳水化合物还作为ATP和辅酶形式，参与机体许多重要代谢过程。

碳水化合物的供给仍以葡萄糖为主，为了提供足够的能量，在配方中常用高浓度的葡萄糖(25%～50%)溶液作为肠外营养的能量来源。这些溶液的渗透压很高，只能经中心静脉途径输入，若经周围静脉输入容易导致血栓性静脉炎。葡萄糖价廉，容易配制，最符合生理要求，能直接作为营养液的主要能量来源。葡萄糖在体内代谢分解产生2个含3个碳原子的丙酮酸，它是脂肪氧化时所必需的，若无此项来源时，机体需要通过分解蛋白质来提供。正常情况下，机体血糖恒定维持在3.9～6.1 mmol/L水平，这是进入和移出血液中的葡萄糖平衡的结果。血糖来源于食物中糖的消化和吸收、肝糖原分解或肝内糖异生作用。血糖的去路则为周围组织及肝脏的摄取利用。由于糖代谢的各阶段受某些关键酶的调节，从而使葡萄糖的氧化利用具有最大的生理极限[4～6 mg/(kg·min)]。因此，临床肠外营养时，非应激状态患者葡萄糖输注速度应少于4～5 mg/(kg·min)；严重应激、高分解代谢状态患者葡萄糖氧化受限，其输注速度在2～2.5 mg/(kg·min)，过快可致高血糖和糖尿及高渗性脱水，需要补充胰岛素。

葡萄糖加外源性胰岛素是全肠外营养常用的能量供给方式，但是对严重应激状态下的危重患者，特别是合并有多系统器官衰竭(MOSF)者，使用大量高渗葡萄糖作为单一的热源会产生某些有害的结果，包括：①静息能量消耗增加；②CO_2产生过多；③脂肪肝综合征；④高血糖及高渗性并发症；⑤去甲肾上腺素分泌增多及其所致的神经内分泌系统反应；⑥机体脂肪增多，而蛋白质持续分解消耗；⑦体内有限的糖原异生受到抑制。

(2) 脂肪　是除葡萄糖以外的人体主要供给热量的来源。脂肪不能直接输入静脉，否则会产生脂肪栓塞，甚至导致死亡。因此，必须将其制成直径<0.6 μm微细颗粒的乳剂后才可供静脉输入。肠外营养中所应用的脂肪是以大豆油或红花油为原料，经

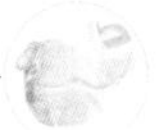

卵磷脂乳化制成的脂肪乳剂。目前静脉注射的常用脂肪乳剂(intralipid),有10%、20%和30%剂型,其颗粒大小和生物学特性与天然乳糜微粒相似,其中约60%脂肪酸是必需脂肪酸。脂肪乳的特点:①能量密度高。10%、20%和30%脂肪乳剂代谢后分别产能4.6 kJ(1.1 kcal/ml)、8.4 kJ/ml(2.0 kcal/ml)、12.6 kJ/ml(3.0 kcal/ml)。②渗透效应小。10%、20%和30%脂肪乳剂渗透压分别为300(mOSM/kg·H_2O)、350(mOSM/kg·H_2O)、310(mOSM/kg·H_2O),可经外周静脉输注,极少发生血栓性静脉炎;与高渗葡萄糖、电解质溶液同时输入,可降低营养液浓度,减少对血管壁的损伤。③供给人体自身不能合成的必需脂肪酸(亚油酸和亚麻酸)。可用于预防和治疗单用碳水化合物供能的肠外营养治疗所引起的必需脂肪酸缺乏症。④无利尿作用。静脉输注后不会从尿和粪中排出,全部被机体利用。⑤有足够的胆碱含量,可供机体日常需要。⑥与氨基酸联合应用可提高后者在体内的利用率,节省机体蛋白质的消耗,改善氮平衡。⑦在创伤、手术后等应激状态下,脂肪的水解增加,利用率增高,而葡萄糖的利用率下降。⑧脂肪代谢后的呼吸商(0.7)低于碳水化合物(1.0)和蛋白质(0.8)。故与两者相比,脂肪乳剂氧化后产生的CO_2较少,可减轻呼吸负担。脂肪乳剂中的磷脂成分还是肺泡表面活性物质的合成底物,故有利于呼吸衰竭患者的肺功能改善。⑨脂肪乳剂输入后与内源性脂肪一样代谢,使组织的脂类组成能够维持正常,并对含有脂类的细胞膜、脑的脂类及血液中胆固醇的形成尤为重要。

脂肪需要量:①正常情况下,脂肪所提供的热量占总热量的20%~30%为合适,应激状态可高达50%。至少有10%的能量由脂肪提供以防止必需氨基酸缺乏,最高不超过60%。②成人每天的适宜量为1.0~1.5 g/kg,高代谢状态下可适当增加,最大量不应超过2 g/kg;③当三酰甘油(TG)>3.39 mmol/L(300 mg/dl)时,应减量;④如果有高血糖或胰岛素抵抗,应增加脂肪而减少糖的摄入;⑤脂肪提供能量:37.6 kJ(9 kcal)/kg。

(3)含氮物质　包括白蛋白、血液、血浆、氨基酸。氮的需要量为每天0.2~0.4 g/kg。如果蛋白质以白蛋白、血液、血浆形式输入则先分解为氨基酸后才能被用于合成体蛋白或满足氨基酸代谢的需要。复方氨基酸制剂是氮的主要来源,广泛用于临床。输入的氨基酸应有一定的比例和保持平衡,才能得到最有效的利用和避免不良反应。因此,氨基酸复合液的配制甚为重要。输入的结晶氨基酸混合物中,必须同时存在全部必需氨基酸及适当比例的非必需氨基酸,以及每克氮同时伴有523~628 kJ(125~150 kcal)的碳水化合物热能时才能在体内有效地合成蛋白质;否则,若缺乏某一必需氨基酸时,则其余的氨基酸便被脱氨处理,不能合成蛋白质。当热能供应不足时,注射的氨基酸将用于提供热能而非用于合成,这很不经济,而且其代谢产物氨和尿素的排泄,也加重机体的负担。

复方氨基酸制剂是按合理模式配制的结晶、左旋氨基酸溶液,其配方符合人体合成代谢的需要,是肠外营养的唯一氮源。不同疾病对氨基酸的需求是不同的,如创伤状态下对谷氨酰胺的需求量明显增加,肝病时则应增加支链氨基酸(亮氨酸、异亮氨酸、缬氨酸),肾功能不全时则以提供必需氨基酸为主。①补充营养的平衡型氨基酸制剂:复方氨基酸注射液(18AA-Ⅰ)、复方氨基酸注射液(18AA-Ⅱ)、复方氨基酸注射液(18F)、复方氨基酸注射液(18AA-Ⅳ)、复方氨基酸注射液(18AA-Ⅴ)、复方氨基酸注射液(14AA)、复方氨基酸注射液(17AA)、复方氨基酸注射液(17AA-Ⅰ)等。此类氨基酸制剂含有人体合成蛋白质所需的必需和非必需氨基酸,配方与人体氨基酸比例相近,必需氨基酸(EAA):非必需氨基酸(NEAA)为1:1~3。②肾病用氨基酸制剂:复方氨基酸注射液(9AA)、复方氨基酸注射液(18AA-N)。③肝病用氨基酸制剂:复方氨基酸注射液(3AA)、复方氨基酸注射液(6AA)和复方氨基酸注射液(20AA)。④创伤(应激)用氨基酸制剂:复方氨基酸注射液(15)、复方氨基酸注射液(15AA)、复方氨基酸注射液(18AA-B)。⑤小儿用氨基酸制剂:小儿用氨基酸注射液(18AA-Ⅱ)、小儿用氨基酸注射液(18AA-Ⅰ)。特点是氨基酸量大,必需氨基酸含量高(>40%),各种氨基酸品种全,酪氨酸、胱氨酸(或)半胱氨酸、精氨酸、组氨酸不能缺少。这两种常用的小儿用氨基酸制剂用于小儿消化系统疾病不能由胃肠摄取食物者,小儿严重创伤、烧伤及脓毒症等体内氮平衡失调者和小儿由各种疾病引起的低蛋白血症等。

(4)电解质及微量元素　人体需要较多的元素(钾、钠、钙、镁、磷、氯等),可通过电解质液的补充得到供应。所需的微量元素过去缺乏补充措施,只能依靠定期少量输血或血浆进行补充。然而,不必要地使用血制品并无好处,且可能有害。另外,微量元素在血制品中的含量也过少,难以从输血中补足。

近年来，微量元素的单一元素和混合针剂试制获得成功，为临床使用提供了方便。国内目前已有一些静脉用混合微量元素制剂，如安达美（Addamel），其中含有铁、锌、锰、铜、碘、氟等微量元素。

（5）维生素　是静脉营养液中不可缺少的成分，长期全胃肠道外营养时，需全面足量的补充。现有多种静脉注射用维生素制剂，可加入输入液中输注，其中有注射用水溶性维生素（Solurit，水乐维他），脂溶性维生素注射液（Vitalipid，维他利匹特）；非静脉用的维生素，如维生素 B_1、维生素 B_2、维生素 A、维生素 D 等可经肌内注射补充。

（6）特殊营养制剂（specific nutrient）。

1）谷氨酰胺（Gln）制剂：谷氨酰胺具有特殊的生理作用（见 39.3“营养支持的重要性”）。目前国内常用的有：力肽（dipeptiven）、Glamin。前者不能直接静脉输注，用前需先与氨基酸溶液或含有氨基酸的输入液相混合，两者的容量比≤1∶5。后者因渗透压较高，单独输注需经中心静脉给药。

2）精氨酸（Arg）制剂：精氨酸有重要的生理意义，可通过促进胰岛素和生长激素分泌而增加机体蛋白质合成，减少尿氮排泄，增强机体免疫功能（见 39.3 营养支持的重要性）。

3）生长激素（GH）制剂：生长激素为脑垂体中含量最多和分泌量最大的激素。它是由 188 个氨基酸构成的多肽，其生物学功能是促进葡萄糖氧化和脂肪分解，在转录和翻译水平上促进蛋白质合成。它对肠外营养的积极作用已得到肯定。由于重组 DNA 技术的发展，现已能大量合成重组生长激素（rhGH），其二级、三级结构与天然生长激素几乎完全相同，可安全地应用于临床。近 10 年来的研究结果显示，GH 能显著提高肠外营养的疗效。一般低热量的肠外营养支持不能使机体获得正氮平衡，但当同时使用 rhGH 后则可明显改善氮平衡，这对于一些因脏器功能不良而不得不限量使用肠外营养支持的危重患者，给予 rhGH 无疑是十分必要的。目前市售 rhGH 制剂有 3 种：重组人生长激素（思增，saizen）、健高宁（Gentropin）和珍怡（Geneheal）。有人建议用于大手术、严重创伤后纠正负氮平衡的剂量为每天 0.2～0.4 IU/kg，疗程 10～14 d。用于促进严重烧伤患者全身性蛋白质合成的剂量为每天 0.6 IU/kg，疗程至少 4 周。

39.4.2　高代谢状态的代谢特点

创伤、感染等应激后，在神经内分泌反应、脂质调节因子、细胞因子等的参与下，将导致机体组织消耗，生命器官功能下降，组织修复和免疫功能下降。持续的高代谢反应最终将导致院内感染和多器官功能衰竭。①蛋白质：饥饿状态下，早期排氮量增加，7～14 d 后脂肪作为主要能源，排氮量减少；严重的创伤、感染时：尿氮排出持续增加，故呈持续的负氮平衡。严重者出现“自身相食（auto-cannibalism）”，即由于体内分解激素增加，导致机体通过分解自身蛋白获取能量。②脂肪：应激状态下儿茶酚胺水平升高及胰岛素水平降低，体内脂肪动员、氧化，成为供能的主要物质，血中极低密度脂蛋白（VLDL）、三酰甘油（TG）、游离脂肪酸（FFA）水平迅速升高，更新率加速，血酮体升高。③碳水化合物：应激状态下体内儿茶酚胺水平升高，抑制胰岛素分泌，刺激胰高血糖素分泌，血糖升高；体内其他分解激素，如：皮质激素、促生长激素等分泌增加，糖原分解，糖异生增加，血糖进一步升高——即所谓的“创伤性糖尿病”。此时如不适当地进行营养支持，不但达不到营养支持的目的，反会引起更严重的代谢紊乱，同时易产生呼吸困难、肝功能损害、血糖高渗性非酮性昏迷等 TPN 并发症，当减少总热量和葡萄糖负荷时，临床表现明显改善。

39.4.3　TPN 的配制方法

根据静脉用营养制剂成分差异，分为“氨基酸-高浓度葡萄糖-脂肪”和“氨基酸-中浓度葡萄糖-脂肪”两大系统，分别经中心静脉导管和外周大静脉输注。

（1）全营养混合液（total nutrient admixture，TNA）　即在无菌操作台上将一天静脉营养所需的营养素按患者需要量及一定比例混合置于醋酸乙烯或聚氯乙烯袋中，也称“全合一”（all in one，AIO）。配制程序：①将电解质、微量元素、水溶性维生素、胰岛素加入氨基酸液中；②磷酸盐加入另一瓶氨基酸液中；③脂溶性维生素加入脂肪乳剂中；④将含有添加物的氨基酸液先后加入含有 25%或 50%葡萄糖溶液的 3 L 聚氯乙烯袋中；⑤最后加入脂肪乳剂。混合过程应不间断地一次完成，并不断晃动以保持均匀混合。

其优点是：①减少各营养液污染机会；②容器密封，避免气栓；③各种营养成分同时均匀输入，有利于机体更好地代谢、利用，提高营养支持的效果，减少并发症的发生；④简化护士操作，便于护理；⑤溶液稳定性好，便于配制规范化、标准化；⑥TNA

的总渗透压可接近10%葡萄糖，经周围静脉输注，很少发生血栓性静脉炎。

维持TNA的稳定性是此技术的关键，其中脂肪乳剂的稳定是重要因素。影响乳剂稳定性的因素有营养液的pH、温度、渗透压、电解质浓度及放置时间。因此，临床使用时应注意：①室温下TNA24 h内，脂肪颗粒不破坏，如配制后暂不使用可置于4℃冰箱内保存，但不要>48 h，主张现用现配；②高渗液体可破坏脂肪乳剂的完整性，由于电解质、水溶性维生素、微量元素均为高渗液体，故不能直接加入脂肪乳剂中，应先将它们与葡萄糖或氨基酸溶液混合稀释；③氨基酸液对脂肪乳剂的稳定性有保护作用，当氨基酸容量不足时，可引起脂肪乳颗粒裂解，配制TNA液不可无氨基酸；④电解质浓度应有限制，因为阳离子可中和脂肪颗粒上磷脂酸负电荷，使脂肪颗粒相互靠近，发生聚集和融合，最终导致水油分层。一般控制一价阳离子总浓度<150 mmol/L，Mg^{2+}浓度<3.4 mmol/L，Ca^{2+}浓度<1.7 mmol/L；⑤混合液中葡萄糖的最终浓度为10%～23%，有利于混合液的稳定；⑥TNA中不要加入其他药物，除非已有报道或验证过的资料。

（2）卡文(Kabiven)®-标准全合一营养液　1999年在瑞典问世，2004年进入我国的医药市场，通用名为脂肪乳氨基酸(17)葡萄糖(11%)注射液(Kabiven PI)三腔袋，华瑞制药有限公司生产。可自外周静脉给药。从包装看并无特别之处，透明的袋子被两个密封条分为3个部分，各部分独立装着葡萄糖、氨基酸及电解质和脂肪乳。该营养产品实际上就是全营养混合液。区别在于这种全营养混合液不是医院里“配制中心”的产物，而是由药厂生产，向临床直接提供的产品。在药厂内，先由制药专家根据临床需要，制订了最合理的营养配方，然后采用先进无毒的合成材料，研制成由两个封条隔成3个腔的塑料储袋，把葡萄糖、氨基酸和脂肪乳剂在严格无菌环境下分别置于3个腔之中。在临床使用前，医护人员只需将“三腔袋”的两个封条撕开，3种营养液就在几秒钟内完成了混合过程，形成全营养混合液而直接用于患者。配制方便，使用简单，保存时间延长，产品配方能满足多数稳定患者的需要，针对少数危重患者的配方则需考虑其个体化问题。本品有2 400 ml、1 920 ml和1 440 ml 3种包装规格。

卡文(Kabiven PI)三腔袋具有以下特点：①彻底杜绝了全合一配制过程中的微生物污染和混合注射液中的杂质颗粒(不溶性微粒)；②封闭的系统防止了外界空气的进入，杜绝了治疗过程中的空气污染；③可高压蒸汽灭菌，而且灭菌后袋子完全透明，便于观察袋内的液体；④可在室温下储藏达24个月；⑤包装袋为全环保型，用后可焚烧，仅产生无毒的水和二氧化碳。

39.4.4　要素膳

要素膳系化学组成明确膳(chemically defined diet，CDD)的一种，含有人体必需的各种营养素，经加水后可形成溶液或较稳定的悬浮液。要素膳的组成系单体或要素形式的物质，不需消化或经轻微水解即可在小肠上段吸收。为无渣膳食，可供口服或管饲之用。

（1）要素膳的分类　要素膳可分为营养支持用及特殊治疗用两类。前者根据脂肪的含量可分为：①低脂肪来，其脂肪的含量仅够满足必需脂肪酸(essential fatty acid，EFA)的需要及作为脂溶性维生素的溶剂。如Vivonex(美)、复方营养要素(青岛生化制药厂)及活力康(韶关生化制药厂)。Vivonex根据氮含量的高低又分为“标准”(STD)及“高氮”(HN)两种。②高脂肪来，其脂肪的含量除能提供EFA外，尚能提供一部分热量。如Vipep(美)、Flexical(美)、高氮要素合剂(天津第二生化制药厂)。特殊治疗用的要素膳有用于肝功能衰竭的支链氨基酸型立适康(西安力邦)、Hepatic-Aid和Travasorb Hepatic(均为美制)，肾衰竭的低蛋白型立适康(西安力邦)、Amin-Aid和Travasorb Renal(均为美制)，创伤的Trauma-Aid(美)，肺功能不全的NutriVent，Pulmocare和Respalor。

（2）要素膳的基本组成　见表39-4。

表39-4　要素膳的基本组成

组成	基本成分
氮	L-氨基酸、多肽等蛋白质水解物，肽链长度为2～3个氨基酸残基 标准含氮量：热量比例为8%～10% 高含氮量：热量比例为15%～19%
脂肪	红花油、葵花子油、玉米油、大豆油或花生油 低脂肪型：热量比例为1%～2% 高脂肪型：热量比例为10%～30% 中链三酰甘油型
碳水化合物	葡萄糖、双糖、葡萄糖低聚糖或糊精
维生素和矿物质	全面、丰富，高于美国推荐的膳食需要量 国产要素制剂除个别产品外，不含生物素和胆碱

(3) 要素膳的特点　①营养全面：要素型肠内营养制剂中各类营养素含量可满足推荐的膳食供给量标准；②成分明确：明确的成分便于使用时对其进行选择，并可根据病理生理需要，增减某种或某些营养素成分或改变其比例（如氮热比等），以达到治疗效果；③不含乳糖：适用于乳糖不耐受者；④口感差：氨基酸和（或）短肽制成的要素型肠内营养制剂的气味及口感不佳，故此类制剂以管饲为佳；⑤只要有100 cm的空肠或150 cm的回肠就足以吸收全身所需要的营养；⑥无须消化即可直接或接近直接吸收；⑦不含残渣或残渣极少，使粪便量显著减少；⑧不刺激消化液的分泌；⑨较静脉营养更为安全和价廉。

39.5　营养支持在胆道外科的应用

肝脏是人体各种物质的代谢中心，有合成、储存、分解、排泄、解毒和分泌等多种功能；胆道是肝细胞外分泌的排泄管道，胆汁的组成和功能均十分复杂，它含有食物在肠道内消化吸收中所必需的物质。胆汁的质和量反映肝脏某一方面的功能状态。而出现胆道感染、梗阻和胆瘘时，胆汁不能正常地排泄入肠道，既影响患者的消化功能，又反过来影响肝脏。因此，胆道疾病患者多数伴有程度不等的蛋白质-热量营养不良。在外科处理过程中，围手术营养支持治疗对疾病的转归起着非常重要的作用。

胆道疾病患者的营养供给有其特殊性。胆道狭窄、胆道结石、肿瘤等机械因素梗阻和（或）压迫肝外胆管，致使胆汁排出障碍，胆汁淤积，胆管内压力升高。当胆管内压力达到一定程度后（3.43～3.92 kPa），可能发生胆汁反向分泌和逆流入血，久之造成肝脏继发性损害。由于胆汁的持续梗阻使肝脏损害加重，最终可发生继发性胆汁性肝硬化门脉高压症。此外，肝硬化患者或因胆道疾病和手术而加重肝脏损害和负担，甚或导致肝脏功能失代偿。

胰腺是具有多种功能的腺体，分泌的主要消化酶有胰蛋白酶、胰脂肪酶、胰淀粉酶等。当因胆道疾患造成胆汁逆流而激活胰酶后，可导致胰腺组织的“自身消化”，发生胆源性胰腺炎。肝、胆、胰互相影响，发生疾病之后，必然影响体内各种营养物质的代谢，从而发生代谢紊乱。

39.5.1　胆道及其相关疾病的营养与代谢变化

(1) 营养物质摄入和吸收减少　梗阻性黄疸患者可出现：①胆盐合成和肠肝循环障碍，影响肠道脂类、EFA及脂溶性维生素A、维生素D、维生素E、维生素K吸收；②增高的胆红素以及继发胆汁性肝硬化门脉高压症，均可导致胃肠道水肿、黏膜糜烂、溃疡甚至出血，影响肠道营养物质吸收。此外，大多数胆道疾病患者因疼痛、厌食、恶心、腹胀和消化不良而影响营养物质吸收。

(2) 营养物质丢失　原因：①呕吐；②腹泻；③腹水；④胆瘘；⑤胰瘘。

(3) 营养物质代谢紊乱

1) 碳水化合物代谢：胆道感染所致的应激反应导致外周胰岛素抵抗（IR），胰岛素分泌减少，胰岛素/胰高血糖素比值下降，使葡萄糖的利用率降低，糖耐量下降，口服或静脉输注葡萄糖后易发生高血糖。肝脏在碳水化合物代谢中的作用为储存糖原及进行糖异生。梗阻性黄疸合并/继发肝硬化肝功能不全时肝和肌糖原储备减少，且因胰高血糖素增高及IR使糖氧化供能障碍，机体对糖耐受下降，易出现血糖紊乱，60%～80%患者存在葡萄糖耐量异常，15%～20%患者可表现为2型糖尿病，称之为肝源性糖尿病。此时，脂肪成为了主要能源物质，且糖异生增加。

2) 脂代谢：①胆道梗阻时，因胆汁酸反流入血，导致磷脂胆固醇酰基转移酶和脂蛋白脂酶的活性降低，使胆固醇和磷脂在肝脏的降解减少。磷脂升高后在血中形成脂质体并结合胆固醇，引起胆固醇在血中的储积，影响其正常代谢。同时，磷脂与三酰甘油竞争脂蛋白脂酶，从而减少三酰甘油的水解，导致三酰甘油水平的升高。此外，胆道梗阻也导致EFA缺乏。②肝脏在脂肪代谢中的作用为脂肪、肉毒碱、酮体合成及脂肪酸氧化。肝功能不全患者胆汁分泌减少，使脂肪吸收障碍，（亚油酸和α-亚麻酸）缺乏，且脂肪氧化供能比例增加，体脂肪消耗，酮体生成增加，其程度与营养不良及肝病严重程度相关。

3) 氨基酸代谢：梗阻性黄疸合并/继发肝硬化肝功能不全患者可出现：①血浆支链氨基酸（BCAA）（亮氨酸、异亮氨酸、缬氨酸）减少，芳香族氨基酸（AAA）如苯丙氨酸、酪氨酸、色氨酸升高，BCAA/AAA（Fisher）比值可下降，在肝性脑病或深度肝性脑病患者中，Fisher比可降至1.0以下。因肝细胞结构和功能的受损致使主要在肝脏代谢的含硫氨基酸的代谢减少，血浓度升高；而无须肝脏代谢的支链氨基酸在外周组织，特别是在骨骼肌被大量利用，导致其血浓度降低。②血氨升高。③纤维蛋白原、凝血酶原及凝血因子Ⅳ、Ⅶ、Ⅷ、Ⅸ、Ⅹ、Ⅺ、Ⅻ等合成

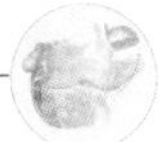

障碍，凝血功能障碍。④白蛋白合成障碍，低蛋白血症。

（4）手术后高代谢状态　创伤是指机体受到外界有害致伤因子的作用，自身组织器官受到严重的损伤。手术创伤后，由于创伤应激，引起一系列内分泌及代谢的改变，使体内营养消耗增加，机体进入高分解代谢状态，合成代谢受限，免疫功能低下，加上机体在手术创伤后影响消化系统功能，使蛋白质和热能摄入不足，出现营养不良（其代谢特点见 39.4 静脉营养液的配置及要素膳）。如果不能及时地补充营养物质，就会出现不同程度的蛋白质消耗，影响器官的结构和功能及机体的免疫功能，最终导致多器官功能衰竭，并发感染，从而影响临床治疗效果，出现较高的病死率。

由此可见，患者在手术创伤后能否顺利康复，机体的营养状况是重要的影响因素之一。诸多临床研究表明，手术后予以营养支持，能调节和改善全身组织器官的功能，以及内分泌系统和免疫系统的正常功能，预防并发症，减少病死率。

39.5.2　营养支持的基本原则

营养支持的一些基本原则是带有普遍性的，各类患者都要遵循，肝胆胰外科患者也不例外。概括而言，营养支持的基本原则包括下列几方面。①应激、手术后早期（第 1～3 d）机体处于分解代谢亢进状态，负氮平衡不可能逆转。营养支持治疗应避开应激高峰期，并应注意对脏器功能的保护。②纠正“高营养”的错误观念，提倡“低热量供给”，择期中等手术后静息能量消耗（REE）仅增加 10％。6 276 kJ/d（1 500 kcal/d）能满足大多数患者的需要。③首选肠内营养：肠内营养符合生理要求，少有严重并发症，对肠屏障功能有保护作用。只要患者还存在一定的肠道功能，就有实施肠内营养的可能。④应激时葡萄糖代谢率明显下降，为 2～4 mg/(kg・min)。正常状态下葡萄糖代谢率最大生理极限为 4～6 mg/(kg・min)。营养支持时建议减少葡萄糖用量，脂肪热量占总热量的 30％～40％（正常为 20％～30％）。⑤重视外源性胰岛素的补充，任何程度的高糖血症都会使感染性并发症的发生率升高。⑥肠内营养的实施：要主动建立好输入通道，注意选择合适的营养制剂，逐日增加营养液的浓度（从 12％增加到 24％）和输注速度，输入总量也不要太大（一般不超过 2 000 ml/d）。⑦肠外营养的实施：提倡采用混合能源，糖脂比为 1∶1～2∶1。要避免脂肪乳剂的单瓶输注。从生理角度，热、氮物质同时输入最为合理。在手术后的初期，主要是维持水、电解质及酸碱平衡，补充血容量，降低肾素、血管紧张素、醛固酮的水平，使潴留于体内的水分加速排泄，恢复正常的胰岛素/胰高血糖素的比例。根据病情的严重程度和肝功能适当补充能量和蛋白质，目的是防止机体过度消耗，待病情（呼吸、循环）平稳，维持水、电解质及酸碱平衡。

39.5.3　胆道及其相关疾病的营养支持

（1）胆道外科的营养支持

1）胆道梗阻：胆道梗阻尤其是恶性肿瘤引起的梗阻，由于胆汁的持续梗阻使肝脏损伤严重。因肠道缺少胆盐使脂肪乳化、脂肪酶及蛋白酶的活化，脂溶性维生素 A、维生素 D、维生素 E、维生素 K 等营养物质吸收障碍，肝脏的损害又影响了能量代谢，因此患者有不同程度的食欲缺乏、贫血、营养不良、出血倾向等表现，并降低了患者的免疫功能及脏器功能，使术后并发症率和病死率增高。对此类患者术前应测量皮肤褶折厚度、体重及肌肉消耗等指标，分析营养状态，做好营养评定。给予必要的营养支持，改善患者营养状况，达到正氮平衡，降低手术后并发症和病死率。对于一般情况较好，轻度营养不良的患者，只需补充葡萄糖液、氨基酸液即可手术。但对有中度或重度营养不良的患者，应采用全胃肠道外营养，以保证热量和氮的足量供应。肝胆手术后患者若较长时间从引流管中丢失胆汁，也会造成营养物质的吸收不良。所以，对需长期置管的患者，应在术后适时夹管或闭管。如病情不允许夹管，也可收集引流到体外的胆汁，经过滤后再经鼻胃管或经口摄入；有空肠造瘘管时，可行自体胆汁体外转流，即在术后第 2 d 把引流管（通常为 T 型管）与空肠造瘘管相连接，使胆汁重新入肠，使其正常发挥消化食物的生理功能。这样既能减黄，又可避免消化液丢失，维持机体内环境稳定，促进营养物质的消化吸收，降低营养治疗费用。胆汁回输，在肝胆术后的患者营养管理中往往会收到事半功倍的效果，应引起临床医生的高度重视。

2）胆漏（biliary leakage）和胆外瘘（external biliary fistula）：胆漏系胆汁经由裂伤或断裂的胆管漏至肝下间隙或腹膜腔，见于创伤或手术后数日之内。聚于肝下间隙或腹膜腔内的胆汁可导致局限性或弥漫性腹膜炎，甚至发生感染性休克，患者常处于严重消耗状态；而由各种原因造成的胆外瘘，因瘘道与体外相通，均可引起大量的体液丢失、严重低钠血症、大量胆盐丢失，以及肠道消化吸收障碍，继而发生营养不良，胆道感染也总是难以避免。以上两种情况，除需积极抗感染治疗和充分引流外。应及早给予要素膳或全胃肠外营养，以迅速稳定并改善全身情况，为确定性手术处理创造必要的条件。

3）复杂的胆道外科手术：肝胆手术后患者的营养管理应根据手术创伤的大小而分别对待。复杂手术如胆道狭窄的修复手术、肝胆管结石的清除手术、恶性肿瘤的切除等，手术复杂、创伤大、失血多，应激反应重，氮丢失量多；术后分解代谢严重，持续时间长，氮进一步丧失。尤其是对术后长时间禁食的患者，如胰十二指肠切除术后，周围静脉已不能满足供给足量的综合营养的要求，应行全胃肠道外营养，提供足够的热量及氮源，获得正氮平衡，缩短分解代谢期，促进创伤及吻合口愈合，以防止消化道漏发生，提高手术治疗效果。胆道外科疾病常合并肝脏损伤，使氨基酸的代谢紊乱，血中氨基酸谱发生变化，其中亮氨酸、异亮氨酸、缬氨酸等支链氨基酸减少，苯丙氨酸、酪氨酸、色氨酸等芳香族氨基酸增加，支链氨基酸/芳香氨基酸比例下降。另外，肠道对营养物质的吸收障碍，常存在有凝血酶原缺乏、贫血、低蛋白血症等临床表现。因而在全胃肠道外营养时，除了给予足量的热量、蛋白质及多种维生素的补充，还要特别注意维生素 K 的补充，以改善凝血功能。在氨基酸的供给时，应使用含支链氨基酸高的混合液，避免含芳香族和含硫氨基高的混合液，以减少内源性蛋白质的分解，增加肝脏蛋白质的合成。对贫血及低蛋白血症患者，因全胃肠外营养补给氨基酸合成血浆蛋白及血红蛋白周期长，且不能提高胶体渗透压，应在全胃肠外营养同时补给全血、血浆和白蛋白。

（2）肝功能不全的营养支持

1）代谢特点：肝脏是营养物质代谢的中心器官，碳水化合物、蛋白质/氨基酸、脂肪的合成和分解主要通过肝脏完成。同时，有多种维生素通过肝脏进行合成、活化和储存。此外，肝脏还具有生物转化功能，大部分内源性和外源性代谢终末产物需要通过肝脏转化后，方能以安全的形式排出。严重的胆道疾病常伴有肝功能损害，并造成营养物质代谢紊乱（前已述及）。

肝脏具有强大的功能储备，只要存在 20%以上的正常细胞，就能维持肝脏的上述功能。当肝脏严重受损而不能维持正常代谢功能时，随之而来的就是各种营养问题，并最终导致患者出现混合型营养不良，也即蛋白-能量营养不良（protein energy malnutrition，PEM）。随着慢性肝病的病情进展，蛋白质能量营养不良逐渐加重，在肝功能代偿期发生率为 20%，而在肝功能失代偿期发生率达 60%，营养不良使肝病患者腹水、出血、感染及肝性脑病的发生率增加，并影响肝脏功能，加速疾病进程，最终导致肝脏疾病进入终末期肝病（end stage liver disease，ESLD）。合理的营养干预能减缓患者全身衰竭的进一步发展和改善肝细胞代谢。

2）能量和营养素需求

A. 营养物质的供给：有 15%～20%的肝硬化患者表现为代谢率增高，25%～30%的患者表现为代谢率下降，其能量消耗实测值个体差异大，与 Harris-Benedict 公式预测值相关性差。如无条件实测能量消耗量，则粗略估算肝硬化患者代偿期能量供给 105～146 kJ（25～35 kcal）/（kg · d），合并营养不良时可酌情增加，合并肝性脑病时应降低能量供给。

因为糖利用障碍，脂肪氧化增加，碳水化合物提供热量的比例宜减少，60%～70%的热量由碳水化合物提供，30%～40%的热量由脂肪提供。中链脂肪乳剂不需要肉毒碱参与即可直接进入线粒体氧化代谢，对肝功能及免疫功能影响小。因此，肝功能不全患者宜选用中/长链脂肪乳剂。过多的碳水化合物或脂肪将加重肝脏负担，导致或加重黄疸及转氨酶、血糖增高，血脂廓清障碍，以及免疫功能下降。

在早期肝硬化患者，蛋白质分解增加，低蛋白血症加速了肝细胞损害及肝功能不全的进展，此时补充蛋白质（氨基酸）能促进正氮平衡而不是导致肝性脑病，可根据肝功能代偿情况给予蛋白质 1.2～1.5 g/（kg · d）。

在肝脏终末期，增加蛋白质的摄取可能导致血氨增加，加速肝性脑病的发生。对于儿童，即使发生肝性脑病，蛋白质摄入也不必过多限制，原因是分解代谢亢进和生长发育对蛋白质的需求，蛋白质摄入量可达 2.5～3 g/（kg · d）。富含支链氨基酸的氨基酸液能纠正肝功能衰竭患者血浆支链氨基酸/芳香族氨基酸比例的失衡。有证据表明补充支链氨基酸能改善肝脏蛋白质合成，减少分解代谢，减轻肝性脑病。

肝功能不全合并大量腹水时，需限制钠盐摄入及提高摄入热量的密度以减少机体水分潴留。需特别注意补充脂溶性维生素及微量元素。

B. 营养途径的选择：肝胆外科患者往往胃肠道功能较完整。肝功能不全患者早期能耐受正常饮

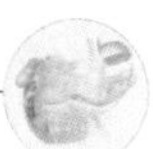

食，合并中度至重度营养不良时，需通过口服或管饲加强肠内营养，一天进食次数可增加 4～7 次以降低营养的不耐受、减少低血糖的发生，但在肝功能不全并食管静脉曲张出血时，放置肠内营养管时应注意食道黏膜的损伤和诱发消化道出血，但并非绝对禁忌。合并肝硬化腹水患者行开腹胃空肠切开置管可导致腹膜炎及腹水渗漏，故应慎重。肠内营养可采用“三高一适量”膳食，即高能量、高蛋白、高维生素、适量脂肪膳食。必要时配合肠内营养相关制品调节营养代谢。

当肝功能障碍患者食欲缺乏且消化吸收障碍，导致严重营养不良，此时可通过肠外营养补充能量与氨基酸、维生素和微量元素。

（3）重症急性胰腺炎的营养支持

1）代谢特点：重症急性胰腺炎（severe acute pancreatitis，SAP）早期的代谢特点主要表现为能量消耗增加，出现高分解代谢，患者很快出现严重负氮平衡和低蛋白血症。在糖代谢方面，糖利用率降低，糖耐量下降，糖异生增加，大部分患者出现高血糖。蛋白质代谢方面，蛋白质分解增多，尿氮排出增加，机体处于负氮平衡，每天尿氮排出增加 20～40 g，同时由于骨骼肌对支链氨基酸的摄取增加，其血浆浓度下降，而芳香族氨基酸相应升高。脂肪代谢方面，高脂血症是 SAP 常见的临床表现，同时机体脂肪分解增加成为重要的能量来源。此外，SAP 患者早期尚存在低钙、低镁等代谢紊乱。

2）营养支持要点：为使“胰腺休息”，减少胰腺分泌，禁食是 SAP 早期治疗的基本原则，但禁食可迅速导致营养不良。因此，SAP 患者需早期给予营养支持。尽管 PN 不会刺激胰腺分泌，但高血糖和感染并发症发生率明显增高。EN 能维护肠道结构和肠黏膜屏障的完整性，从而有助于降低感染性并发症发生率，利于高血糖控制，而且价廉。目前较一致的观点认为，EN 与 TPN 相比，可以降低感染并发症的发生率，多个《重症急性胰腺炎治疗指南》也都推荐 SAP 患者应该优先选择 EN，而且应当早期使用 EN，如《2013 版中国急性胰腺炎诊治指南》推荐在发病 48 h 内进行肠内营养。

SAP 早期应用 EN 的主要顾虑是营养底物对胰腺外分泌的刺激作用。有研究结果表明，营养底物对胰腺外分泌的刺激作用主要取决于摄食部位，经胃或十二指肠的营养有较大的胰腺外分泌反应，且 SAP 早期经空肠喂养并不明显刺激胰腺外分泌，“让肠道休息”以减少营养素对胰腺刺激的观念必须予以纠正。EN 应作为 SAP 营养支持的首选方式。现已证实，鼻空肠管或空肠造口是安全有效的 EN 途径，要求将空肠营养管置于距屈氏韧带 30～60 cm 处。给予氨基酸和短肽作为氮源、低三酰甘油的预消化制剂较为适宜，胰酶不足时可添加外源性胰酶制剂。

EN 需根据患者的体质、胃肠道功能、血脂、血糖等情况选择合理的营养配方。SAP 的常见并发症，如胰性腹水、胰漏和液体积聚等不是 EN 的禁忌证。部分患者因严重肠麻痹或腹部并发症不耐受或部分不耐受 EN 时，可由 PN 替代或补充。一般而言，轻度腹腔高压的 SAP 患者完全可以安全进行 EN。

SAP 患者总热量要求在 105～146 kJ（25～35 kcal）/(kg・d)，其中蛋白质在 1.2～1.5 g/(kg・d)，碳水化合物在 3～4 g/(kg・d)，脂肪≤2 g/(kg・d)。初始 EN 时选择半要素配方（如短肽类或氨基酸、水解蛋白、单糖、低脂等），它们不需要胰酶消化即可吸收，优于聚合配方。随着消化道功能的恢复，逐渐过渡到整蛋白类、碳水化合物和脂肪的天然食物制成的肠道营养制剂［如肠内营养混悬液（TDF）、混合奶、食物匀浆等］。如果 EN 不能耐受，或不能满足热量需求时，可辅以 PN。PN 建议使用复合配方（包括脂肪乳），适度控制血糖和三酰甘油水平（<4.4 mmol/L）。PN 的同时可以补充谷氨酰胺（0.30 g/kg），循证医学证据显示谷氨酰胺能减少感染的发生率和手术率。

39.6 全胃肠外营养常见的并发症及防治措施

全胃肠外营养已广泛应用于临床，并已成为治疗医学中的一个重要组成部分，使许多重危患者得以康复。然而，若掌握不当也可给患者带来不必要的危害。因此，应该严格掌握指征与遵循操作规程，经常细致地观察病情及各种反应，予以及时处理，切不可视其为一般静脉输液。其常见的并发症及防治措施如下。

39.6.1 损伤性并发症

这类并发症由穿刺不当造成。目前经中心静脉的全胃肠外营养多采用经外周静脉穿刺置入中心静脉导管（PICC，近年来应用愈发广泛）、直接经皮穿刺中心静脉置管（首选锁骨下静脉，有时也用颈内静脉，股静脉少用）、隧道式中心静脉导管（如 Broviac

CVTC 和 Hickman CVTC)、输液港(Port)。如对这些深静脉的解剖不熟悉或操作技术不熟练,动作欠轻柔,可在穿刺过程中造成局部血肿形成、动脉和静脉损伤、血栓性静脉炎、静脉血栓、气胸、胸腔积液、空气栓塞、神经及血管损伤等。这类并发症并非不可避免,只要操作者严格遵守操作规程,以及细致和熟练操作,即可减少和避免其发生。

39.6.2 感染性并发症

除局部感染外,与全胃肠外营养支持有关的最严重的感染性并发症是导管性和肠源性感染,患者可因此而中断全胃肠道外营养的治疗。

(1) 局部感染　一般出现于置管后数天或 1 周左右,一旦穿刺局部出现红肿、压痛,应及时处理。如处理不当,可成全身性感染的原发灶。关键在于预防:置管后应每天清洁导管入口处,更换敷料;严格按无菌技术操作。

(2) 导管性感染或脓毒症　导管性脓毒症可危及患者生命,应加强预防:①严格按无菌技术穿刺、置管;②导管经皮下隧道进入血管;③静脉穿刺置管部位应远离皮肤损伤或感染部位;④避免经导管抽血或输血;⑤由专人在无菌室的层流台配制营养液;⑥输液时加用 1.2～5 μm 孔径的滤器;⑦加强导管护理。

(3) 肠源性感染　全胃肠外营养患者可因长期禁食,胃肠道黏膜缺乏代谢燃料和食物刺激,腺体分泌减少,黏膜萎缩变薄,绒毛变短,肠黏膜结构和屏障功能受损后通透性增加而导致肠道内细菌易位和并发全身感染。近年来,随着对肠源性感染的重视,除提倡尽可能应用肠内营养或增加经口饮食机会外,在使用全胃肠外营养时提供谷氨酰胺,不仅能改善患者的营养状态,还可降低因肠黏膜受损所致的肠道内菌群紊乱。

引起感染的常见原因有:①营养液制备和(或)输入时的污染;②穿刺和(或)置管过程未按无菌操作进行,导管护理不当;③危重、感染或创伤患者体表原已有细菌感染存在,或组织间携带有较多细菌,这些细菌能沿导管与组织间的间隙进入血液;④危重、感染或创伤患者本身有菌血症存在,导管可成为细菌的栖息场所,逐步发展成为脓毒症;⑤危重、感染或创伤患者在全胃肠外营养治疗过程中出现肠道内细菌易位而并发全身感染。

常见的病原菌以金黄色葡萄球菌、白色念珠菌、变形杆菌、铜绿假单胞菌更为多见。如接受胃肠外营养的患者突然发热,而一时找不到明确原因时,即应高度怀疑导管相关感染存在。应立即送血做细菌和真菌培养,同时使用抗生素进行抗感染治疗,并密切观察病情的演变。若无好转且原因仍不明确,虽置管处局部无炎症反应迹象,则无论导管有无细菌污染,都应及时将其拔除,并将导管管端和营养液做细菌和真菌培养。一般情况下经 24～48 h 症状逐步缓解,不引起严重后果。若体温不下降,细菌培养为阳性,可根据药敏选用合适的抗生素。若证实为真菌感染,则进行抗真菌治疗。

39.6.3 代谢性并发症

多为全胃肠外营养支持与体内代谢状态不相称所致。

(1) 高渗性利尿和高渗性非酮性高血糖性昏迷　目前我国所使用的高能营养液仍以高浓度葡萄糖为主。高浓度葡萄糖输入易引起高糖渗透性利尿,即血糖高达 33.6～39.2 mmol/L,出现高糖渗透性利尿,造成细胞内脱水和钾离子丢失,最终导致患者中枢神经系统严重损害而昏迷。肠外营养时高血糖的发生率较高,加之创伤或术后严重感染和应激状态,导致激素水平变化,使糖代谢发生障碍,血糖水平进一步升高,渗透性利尿作用更加明显。随之出现水及电解质大量丢失和酸碱状态失衡,严重者可导致脑细胞脱水,影响中枢神经系统的功能而昏迷,即高渗性非酮性高血糖性昏迷。由于糖代谢无障碍,不存在酮血症。此并发症属紧急情况,处理要点是:①双热源供热,减少单纯大量输入葡萄糖;②全胃肠外营养开始阶段要严格控制输入葡萄糖的浓度和速度;③按处理要求补充外源性胰岛素,将血糖控制在 8.9 mmol/L 以下,或尿糖(++);④全胃肠外营养开始 1～2 周内应逐渐增加葡萄糖总量和葡萄糖浓度,按计划监测血糖及尿糖;⑤一旦疑及此并发症应立即停止全胃肠外营养,并输入 0.45%(250 ml/h)或 0.9%生理盐水,补充量为丢失量的一半,应用"小剂量胰岛素"治疗方案按 10～20 U/h(不超过 20 U/h)的输入速度,使血糖缓慢下降,以免纠正过快导致脑水肿。需注意常同时存在的低钾血症,也应予以纠正。当血糖降至 13.9 mmol/L 时,停止使用胰岛素或改为餐前皮下注射胰岛素。

(2) 胆汁淤积及肝脏损害　为全胃肠外营养治疗的常见并发症之一,其原因与长期过高的能量供给,葡萄糖、脂肪与氮量的供给比例不合理,胆汁淤积及营养制剂中的某些成分有关。过多的热量,无

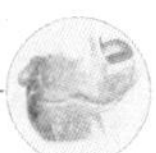

论是以糖或脂肪供能的超量输入，特别是过量葡萄糖，进入体内后不能被完全利用，而转化为脂肪沉积于肝内，引起脂肪肝。尤其是对那些原有肝病基础或伴有疾病，如脓毒症、中或重度营养不良、短肠或极短肠及肠道已有损伤(化疗或放疗)的患者中更易产生。早期这种肝损害往往是可逆的，主要表现为血清天冬氨酸氨基转氨酶、丙氨酸氨基转移酶及碱性磷酸酶等肝脏酶谱不同程度升高，部分患者同时出现总胆红素和直接胆红素增高，停用肠外营养或减少用量后肝功能多可恢复正常。但是，长期的不适当应用全胃肠外营养，可造成严重的肝损害。除脂肪肝外，还可发生肝内毛细胆管胆汁淤滞、门静脉炎等，随其进展可形成汇管区纤维化，使肝小叶增生和假小叶形成，导致肝功能不全和肝硬化，重者可引起肝功能衰竭及死亡。

其预防措施是如下。①制订供热标准：严格计算或估计患者能量需要并控制氮热比值(见 39.2“正常的营养代谢和营养需要量”)。②恰当的双能源配比，脂肪乳的特点是 10%、20%、30%均为等渗，产热高(37.7 kJ/g)，含有必需脂肪酸。在葡萄糖与脂肪乳双能源供热中什么样比例组合节氮效应最明显，并发症最少，仍然是一个正在探索的问题。

(3) 胆囊内胆泥和结石形成　长期肠外营养使肠道处于静息状态，肠道激素的分泌受抑制。胆囊收缩的最主要刺激因素是缩胆囊素(CCK)的释放。肠外营养时 CCK 的缺乏导致胆囊动力下降，容易在胆囊中形成胆泥淤滞，进而结石形成。胆泥淤滞和胆囊结石形成还可能进一步诱发急性胆囊炎、急性胰腺炎和胆道感染等并发症。有研究发现，进行全肠外营养 4～6 周的患者胆囊动力下降和胆泥淤滞的发生率分别为 50%和 100%。实施全胃肠外营养 3 个月者，胆囊结石发生率可高达 23%。尽早改用肠内营养是预防胆囊结石的最有效的措施。另外，肠外营养时每天预防性注射 CCK，也可防止胆汁淤滞和胆泥形成。

(4) 肠屏障功能减退　肠道缺少食物刺激和体内谷氨酸酰胺缺乏是使肠屏障功能减退的主要原因。其严重后果是肠内细菌、内毒素移位，损害肝及其他器官功能，引起肠源性感染，最终导致多器官功能衰竭。为此，尽早改用肠内营养，补充谷氨酰胺，是保护肠屏障功能的有效措施。

(5) 代谢性骨病　部分长期肠外营养患者出现骨钙丢失、骨质疏松、血碱性磷酸酶增高、高钙血症、尿钙排出增加、四肢关节疼痛，甚至出现骨折等表现，称为代谢性骨病。肠外营养时代谢性骨病主要与营养物质吸收不良和钙、磷代谢紊乱有关，其具体原因有：①钙和维生素 D 摄入不足；②磷摄入不足和(或)镁缺乏；③肠外营养液中氨基酸过量(尤其是含硫氨基酸)；④缺乏活动；⑤维生素 D 中毒；⑥长时间应用肝素和激素；⑦慢性代谢性酸中毒；⑧铝污染。

长期应用肠外营养治疗的儿童易发生佝偻病，其原因是肠外营养液中所含的钙、磷极有限，远不能满足新生儿的生长发育所需要的大量钙和磷。因此，临床上除注意钙、磷的补充外，还应适量补充维生素 D，以防止代谢性骨病的发生。

(6) 代谢性酸中毒　一些较早期的氨基酸制剂含有赖氨酸和精氨酸的盐酸盐。如用量较大，在体内代谢后释放的盐酸将导致高氯性酸中毒。较新的一些氨基酸制剂，通过一些措施(如采用醋酸盐等)，在这方面已有很大的改进。另外，感染、创伤患者多处于应激状态，糖利用障碍，在输注以葡萄糖为主的营养液时血糖水平将显著升高，加之感染、创伤因素的影响而使组织灌注不良，使机体进入低氧或无氧代谢状态，结果使血乳酸含量迅速升高，pH 进一步下降。故在全胃肠外营养治疗期间应注意血气分析监测，如发生代谢性酸中毒则应根据其严重程度给予相应的碳酸氢钠溶液予以纠正。

(7) 低血糖性昏迷　经一阶段的胃肠外营养治疗，体内胰岛素分泌增加，以适应外源性高浓度葡萄糖诱发的血糖变化，一般不再需要加用外源性胰岛素。机体对糖的耐受也可由 0.5 g/(kg · h)升到 1.2 g/(kg · h)。由于胰岛素的作用可维持数小时，若突然停用含糖溶液，有可能导致血糖急骤下降，发生低血糖性昏迷，甚至死亡。因此，在胃肠外营养的实施中，切忌突然换用无糖溶液。为安全起见，可在高浓度糖溶液输完后，以等渗糖溶液维持数小时作为过渡，再改用无糖溶液，以避免诱发低血糖。因很少单独输注高浓度葡萄糖溶液，这种并发症已少见。另外全胃肠外营养溶液中过多的外源性胰岛素也可导致低血糖性昏迷。低血糖有损中枢神经系统，一旦可疑发生，应立即测血糖证实，并推注高渗葡萄糖液或输注含糖溶液。

预防：①欲停用全胃肠外营养时应逐步停止，或逐渐降低血糖浓度；②补充外源性胰岛素要适量(可按 1∶4～10 g)；③严格控制血糖浓度，0.3～0.6 g/(kg · h)；④高渗葡萄糖液输完后应以低渗或等渗葡萄糖液维持数小时以防发生低血糖。

(8) 电解质紊乱　在应激及禁食状态下实施全胃肠外营养,容易发生电解质紊乱。主要为低钾、高钾、低钙、低磷和低镁。当钾供应不足,大量胃液丢失或因利尿作用致钾丢失过多时,可出现低钾血症。临床表现为局限于神经、肌肉的传导障碍或心律失常。低钾者通过补钾即可纠正。但若钾离子补充过多或氨基酸配比不当,严重分解代谢及肾功能不全时,可导致高钾血症。高钾血症的处理:①立即停用可引起高钾血症的药物;②输注葡萄糖和胰岛素,促使钾离子向细胞内转移;③利用钠、钙拮抗钾对细胞膜的影响;④血液透析或腹膜透析。低磷血症是长期全胃肠外营养而又未补充磷制剂的结果。低磷的表现为唇周和肢体末梢麻木、肌无力、反射减弱、嗜睡、发音和呼吸困难、抽搐等,甚至出现昏迷。在全胃肠外营养治疗中及时补充磷甚为重要。由于各种电解质的补充量没有固定的标准,唯一的办法是定期监测其血液浓度,因病、因人及时调整补充。参考补充量:一般性补磷可按 7～9 mmol/d,治疗低磷血症可达 7～15 mmol/d,但用磷酸钾作补充时要牢记不能从输液小壶内加药,同时也应注意适量补钙,以防出现低钙血症。

总而言之,肠外营养可产生各种并发症或不良反应,在临床实施中应密切注意监测,尽可能避免或预防其发生,一旦发生应及时处理,以确保肠外营养得以继续和安全实施。

(白明东)

主要参考文献

[1] 于康. 临床营养治疗学. 第 2 版. 北京:中国协和医科大学出版社,2008. 1 - 6
[2] 王岩,翟永贞,冯国和. 肝衰竭的营养代谢异常与营养支持治疗的研究进展. 世界华人消化杂志. 2012,20:2167 - 2172
[3] 王继峰主编. 生物化学. 北京:中国中医药出版社,2003. 130 - 156,157 - 183,190 - 208
[4] 王新波,李宁. 肝胆外科患者营养支持的现状、争议与前沿. 中华肝胆外科杂志,2012,18:656 - 659
[5] 王新颖. 外科重症患者代谢变化及营养支持管理. 中国实用外科杂志,2014,34:63 - 66
[6] 中华医学会. 临床诊疗指南:肠内肠外营养学分册(2008版). 北京:人民卫生出版社,2013. 1 - 111
[7] 中华医学会消化病学分会胰腺疾病学组,中华胰腺病杂志编辑委员会,中华消化杂志编辑委员会. 中国急性胰腺炎诊治指南(2013 年,上海). 中华消化杂志,2013,33:217 - 222
[8] 中国医师协会. 临床诊疗指南:临床营养科分册(2008版). 北京:人民军医出版社,2011. 26 - 46
[9] 史长城,林东海. 终末期肝病患者营养支持的研究进展. 肠外与肠内营养,2013,2:174 - 180
[10] 许媛. 围手术期营养支持规范管理. 中国实用外科杂志,2014,34:143 - 145
[11] 李维勤. 重症急性胰腺炎早期肠内营养支持治疗. 中国实用外科杂志,2012,32:533 - 535
[12] 吴国豪. 实用临床营养学. 上海:复旦大学出版社,2006. 21 - 32,33 - 47
[13] 吴肇汉. 肝胆外科患者的营养支持. 中华肝胆外科杂志,2003,9:323 - 324
[14] 何文华,吕农华. 急性胰腺炎的肠内营养. 中华消化杂志,2013,33:740 - 742
[15] 张苏亚. 临床营养学. 郑州:郑州大学出版社,2006. 21 - 26
[16] 张爱红. 临床营养学. 上海:同济大学出版社,2008. 4 - 11
[17] 陈诗书. 医用生物化学. 北京:科学出版社,2004. 174 - 201
[18] 侯纯升,徐智. 胆道疾病患者围手术期的营养支持. 腹部外科,2007,20:74 - 75
[19] 徐可树,杜凡. 终末期肝病营养支持治疗. 中国实用内科杂志,2013,33:702 - 704
[20] 栾正刚,马晓春. 围手术期肝功能障碍类型及处理. 中国实用外科杂志,2014,34:123 - 126
[21] 童坦君. 生物化学. 北京:北京大学医学出版社,2003. 187 - 217
[22] 黎介寿,任建安,尹路,等. 肠外瘘治疗. 中华外科杂志,2002,40:100 - 103
[23] 黎介寿. 肠内营养-外科临床营养支持的首选途径. 肠内与肠外营养,2003,10:129 - 130
[24] 黎介寿. 肠外瘘. 第 2 版. 北京:人民军医出版社,2003. 127 - 128
[25] DiMaria-Ghalili RA. Parenteral nutrition in hepatic, biliary, and renal disease. J Infus Nurs, 2002, 25:25 - 28
[26] Gianotti L, Meier R, Lobo DN, et al. ESPEN guidelines on parenteral nutrition: pancreas. Clin Nutr, 2009,28(4):428 - 435
[27] McClave SA. Nutrition in pancreatitis. World Rev Nutr Diet, 2013,105 :160 - 168
[28] Mesejo A, Vaquerizo AC, Acosta EJ, et al. Guidelines for specialized nutritional and metabolic support in the critically-ill patient: update. Consensus SEMICYUC-SENPE: introduction and methodology. Nutr Hosp, 2011, 26:1 - 6
[29] Mirtallo JM, Forbes A, McClave SA, et al. International consensus guidelines for nutrition therapy in pancreatitis. JPEN J Parenter Enteral Nutr, 2012, 36:284 - 291
[30] Montalvo-Jave EE, Zarraga JL, Sarr MG. Specific topics

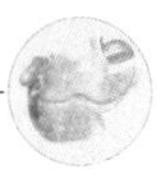

and complications of parenteral nutrition. Langenbecks Arch Surg, 2007,392:119-126

[31] Raman M, Allard JP. Parenteral nutrition related hepato-biliary disease in adults. Appl Physiol Nutr Metab, 2007, 32:646-654

[32] Tiengou LE, Gloro R, Pouzoulet J et al. Semi-elemental formula or polymeric formula: is there a better choice for enteral nutrition in acute pancreatitis? Randomized comparative study. JPEN J Parenter Enteral Nutr, 2006, 30:1-5

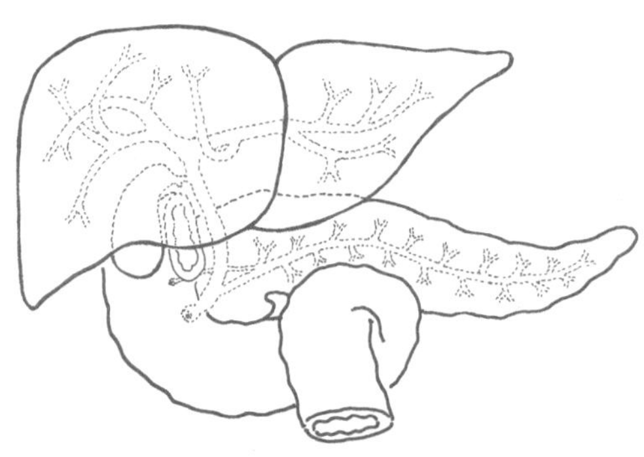

第六篇
胆道外科中的几个有争论的问题

Dan Dao Wai Ke Zhong De Ji Ge You Zhen Lun De Wen Ti

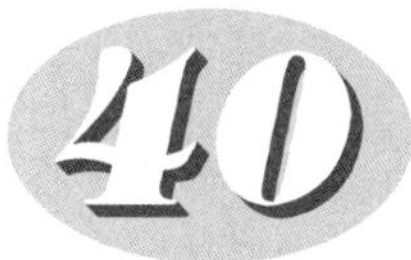

胆道外科中的几个有争论的问题

在外科临床实践中，对一种疾病的治疗常会因医生对该疾病认识程度的不一、治疗经验的多寡，而采取不同的治疗方法，有时甚至会采取截然不同的治疗方法，这时就有可能引发争论，导致“公说公有理，婆说婆有理”的局面，有时难以裁决。争论不一定非要争个孰是孰非，事实上，有时的确也很难说得清谁对谁错。美国 Varco 和 Delaney 在 1976 年就写过一本《外科临床实践中的争论》(*Controversy in Surgery*)。有些争论的问题，争论已有几十年甚至上百年了，至今也难下结论。畅所欲言，各抒己见，把问题讲得透彻，取长补短有利于医学科学的发展，有利于对患者的治疗，也有利于提高医生的医疗技术水平。但有些问题随着医学科学技术的发展，应用循证医学原则，掌握了疾病的发生、发展和转归的规律，让证据来说话，争论的问题就会不争自明，也就自然而然地解决了。

40.1 胆囊结石的切胆与保胆

胆囊结石是临床上的常见病、多发病，随着人们生活水平的不断改善，人均寿命的提高，胆囊结石的发病率也在不断增高，已成为影响人类健康的大问题，我国胆石症近 20 年来发病率有明显上升的趋势；同样，胆囊结石的治疗观念上也有了很大进步。目前，胆囊结石的治疗水平有了进一步提高，已形成了具有中国特色的诊断治疗体系。胆囊结石手术目前可分为保胆和切胆两类。

40.1.1 胆囊切除手术

胆囊切除手术一直是治疗胆囊结石的主要方法。自从 1882 年 Langenbach 开始，100 多年以来，胆囊切除手术挽救了大量的患者生命，但是也切除了大量有功能的胆囊。但在 100 多年以前，科技不发达的状况下，也不可能期待医学有更高的水平，胆囊切除术是当时那个时代的产物。除了开腹手术切除胆囊外，随着科学技术的发展，腹腔镜技术在外科的应用越来越广泛。1991 年，云南曲靖第二人民医院荀祖武率先在国内开展了腹腔镜胆囊切除术。自此以后腹腔镜胆囊切除手术在国内迅速普及。到目前为止，胆囊切除手术基本上都是使用腹腔镜完成。

胆囊切除手术虽治疗了大量胆囊结石患者，但毕竟是以切除器官为代价，加之创伤大，有胆总管损伤之虞。腹腔镜胆囊切除术虽腹壁创伤小，但腹腔内创伤并不小，胆囊切除术的所有并发症它都有可能发生。

40.1.2 内镜微创保胆手术

1992年，北京大学第一医院张宝善教授率先开展了经内镜微创保胆手术。它是利用内镜技术，经皮肤小切口进入胆囊，在内镜的直视下取净胆囊内的结石，胆囊切口一期缝合。其手术特点为腹壁小切口，使用内镜取出胆囊内结石，完全避免了胆总管损伤，保留了器官功能，是目前治疗胆囊结石的最新方法。经过十几年的临床观察，复发率仅为4%～10%，是一个值得推广的治疗方法。

综上所述，胆囊结石的治疗目前大部分患者仍以保守的药物治疗为主，但只能减少发作缓解症状，并不能去除结石；而胆囊切除手术无论是腹腔镜胆囊切除，还是开腹胆囊切除，虽彻底袪除了结石，但也痛失了人体的重要脏器——胆囊，而且还有胆总管损伤的风险。故胆囊切除手术应仅限于急性化脓性胆囊炎、胆囊坏疽、胆囊萎缩无功能的情况使用，而对于仅有胆囊内结石但胆囊功能正常的患者，应采用经内镜微创保胆取石的方法来解决。微创保胆取石术是目前治疗胆囊结石的最新方法，保留了器官，避免了胆囊切除的所有弊病，是一个很有发展前途的治疗方法。

40.2 胆囊结石保胆取石术的现状

胆囊结石的治疗100多年来一直是胆囊切除术占据着主导地位，其开创者是德国医生Langenbuch，他提出了胆囊结石的温床学说，即“胆囊是产生结石的温床，那么胆囊切除就是非常必要的”。在这种观念的指导下，外科医生则认为胆囊是可有可无的器官，所以对于胆囊结石一概是一切了之。在科学技术不发达的100多年前，对于胆囊结石的认识，停留在胆囊切除的水平上无可厚非，胆囊切除手术也是治疗某些胆囊疾病的有效方法；但随着科学技术飞速发展，对人体器官功能的认识不断提高，对胆囊疾病的研究日新月异的今天，仍然遵循100多年前的观念，就显得落后了。胆囊是人体的重要器官，不应随意切除，要最大限度地保护器官的功能，这才是真正的微创观念。

40.2.1 胆囊切除的危害

1) 胆囊是人体的重要器官，有储存、浓缩及排泄胆汁、调节胆道压力的作用。近年来的研究提示，胆囊还是人体的重要免疫器官，并非可有可无。现代医学的观点是一切能保留的器官均不应切除，最大限度保留器官的功能才是真正的微创。

2) 内镜微创保胆手术是微创伤、高科技、新技术，它不同于以往的碎石胆镜，它是在纤维内镜基础上才能完成微创观察、取出结石、摘除息肉的，从而能科学的决定是保胆还是切胆。

3) 由于B型超声波检查在临床的广泛应用，发现了大量的胆囊息肉，反映了胆囊息肉的真正发病率，但它还不能准确地辨别出肿块的性质。然而内镜微创保胆取息肉方法却很容易地解决这一难题，此乃内镜外科的又一巨大进步。

4) 内镜保胆取石与传统胆囊造瘘取石术有着本质的区别。内镜保胆取石是在纤维胆道镜直视下，用取石篮完整全部取净结石，且纤维胆道镜无视野死角，进镜可达胆囊管内；而胆囊造瘘取石术则是在非直视下用手术器械夹取结石，带有很大的盲目性，易将结石夹碎，造成结石遗漏。

5) 胆囊切除术后的有一系列不良反应，包括下列几个方面。

A. 消化不良、腹胀腹泻：就目前所知，胆囊至少具有储存、浓缩胆汁和收缩的功能。肝细胞分泌的胆汁，进入胆囊进行储存和浓缩。胆囊胆汁要比肝胆汁浓缩30倍，在进食高脂肪餐时，排入肠道参加消化。如果胆囊已经切除，此时肝胆汁由肝内排出无处可存，不管人体是否需要，只好持续不断地排入肠道；当人体进食急需大量胆汁帮助消化之时，此时体内已无浓缩的胆汁相助，身体只好耐受消化不良、腹胀、腹泻之苦了。

B. 胆囊切除术后十二指肠液的胃反流、胃液食管的反流：近年来，对于胆囊切除术后十二指肠肠液反流(duodenogastric reflux, DGR)和胃液反流的报道很多。Walsh等在对照研究中也证实了胆囊切除术后所有标记物均向胃食管反流，且伴有食管下端括约肌张力明显下降；Chen MF等也指出DGR的原因是胆囊切除术后胆汁储备功能的丧失，导致胆汁由间歇性和进食有关的排泄变成了持续性排入十二指肠，此时反流入胃的机会增多，产生DGR，导致了胆汁反流性胃炎或食道炎。

C. 胆囊切除术后胆总管结石的发生率增高：在

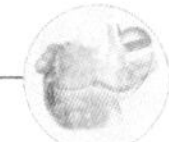

治疗胆总管结石的过程中，不难看出：在切除胆囊的胆总管结石病例中，其结石的性质多为胆色素结石，即称为原发胆总管结石。分析原发结石形成的原因时，其中一个重要的学说就是“流体力学”的原理。在胆囊切除以后，胆囊对于胆管内的流体压力失去了缓冲的作用，导致了胆总管内压力增高，引起了胆总管代偿性扩张，从而又使胆总管内的胆流速度变慢，并发生旋涡或涡流。后者是形成胆石的重要学说。

D. 胆囊切除术后导致胆管损伤的问题：众所周知，在胆囊切除的手术过程中，由于 Calot 三角的重要性，加之局部组织的粘连影响，胆囊切除术所带来的并发症在所难免（胆管损伤：0.18%～2.3%）；且有一定的病死率（0.17%）。其中包括：胆管损伤、肝管损伤、血管损伤、胃肠损伤等。特别值得强调的是，在胆管损伤的病例中绝大多数是由胆囊切除引起。黄晓强统计 2 566 例胆总管（CBD）损伤病例中，1 933 例为胆囊切除引起，占狭窄病例的 75%。胆管损伤的并发症是胆道外科的非常疑难的课题，与内镜保胆取石相比，内镜保胆取石是在胆囊腔内施行手术，根本不可能伤及胆囊周围器官；此点乃是胆囊切除的最大缺陷。加之，考虑到胆囊切除带来的生理缺陷和免疫功能的影响，草率选择胆囊切除之举，就应该慎重考虑了。

E. 胆囊切除术对结肠癌发病率的影响：近年来，许多欧洲学者发现患结肠癌的病例中，不少病例都有胆囊切除的病史。Moorehead 对 100 例 60 岁以上的胆囊切除病例分析中，发现患结肠癌者 12 例；而另 100 例未行胆囊切除的病例中，仅有 3 例结肠癌患者。更有学者指出：胆囊切除术后结肠癌发生的危险性较未行胆囊切除病例增加 45 倍。

因此，关于胆囊切除术后促进结肠癌发生的机制普遍认为：胆囊切除术后更多的胆汁循环影响了细菌的降解，由此产生胆盐池中的次级胆酸的含量和比例增高，而次级胆酸具有致癌或协同致癌作用，故易发生结肠癌变，且癌变好发于右半结肠。

F. 胆囊切除术后综合征：“胆囊切除术后综合征”这一名词乃是一个模糊概念；随着现代影像学诊断技术的进步，已经排除了胆道术后残余结石、胆管损伤等诊断，而只有胆道术后发生的 Oddi 括约肌炎症和运动障碍方能称得上“术后综合征”，而这一征候的治疗临床上甚感困难。

研究表明：胆囊在胆系动力方面起着举足轻重的作用，胆囊可容纳 30～60 ml 的胆汁，可以缓冲胆道的流体压力，维持胆道压力生理平衡。一旦去掉胆囊，不能调节胆系压力，即可导致 Oddi 括约肌功能障碍。

6）微创保胆手术术后复发率低。微创保胆手术术后经 1～14 年随访胆囊息肉的复发率只有 0.1%，胆囊结石的复发率只有 3.9%，复发率低，是安全可靠的手术，具有广阔的发展前景。

综上所述，在保胆与切胆之间，有着本质的区别，内镜保胆手术保留了胆囊的生理功能；而切胆手术则丢掉了胆囊，丧失了胆囊生理功能，还可引起一系列生理障碍，甚而有引发结肠癌的可能；相反，高科技保胆治疗，避免了胆囊切除的并发症，至今无严重并发症发生，无病死率。随着现代医学科学技术的发展，对胆囊这一重要的消化器官有了更进一步的了解。除了具有浓缩、收缩和调节缓冲胆道压力的作用外，还是一个复杂的化学和免疫功能器官。它不是可有可无的，而是一个十分重要的消化器官，故不应轻易废除。当然，对于胆囊萎缩、胆囊已无功能或胆囊息肉可疑癌变者，无疑应该切除胆囊，去除病灶。

40.2.2 微创保胆技术的概述

微创保胆手术由张宝善教授于 20 世纪 90 年代率先在国内开展，其利用外科手术与内镜技术相结合的方法，采用右上腹小切口，切开胆囊，使用胆道镜进入胆囊取净胆囊内的结石。十几年来，在全国各地的不同级别医院，相继开展了保胆手术，已完成手术上万例，据 2007 年全国第一届微创保胆学术会议统计，全国不同的医院手术复发率仅为 4%～10%，北京大学首钢医院一组 1 010 例保胆患者的 15 年随访结果，其复发率为 4.5%。由此可见，微创保胆手术创伤小、手术简单、疗效肯定、复发率低，特别是保住了人体重要器官——胆囊，是目前治疗胆囊结石的最佳方法。

40.2.3 微创保胆手术的适应证

1）经 B 超或其他影像学检查，确诊为胆囊结石。

2）经口服胆囊造影或 ECT^{99}Tc 胆囊功能显影证实胆囊有功能者。

3）虽口服胆囊造影或 ECT^{99}Tc 胆囊未显像，但术中证实胆囊管通畅者。

4）术前证实胆囊壶腹部结石嵌顿但术中能取净结石，胆囊管通畅者。

40.2.4 微创保胆手术的禁忌证

1) 胆囊结石患者，胆囊萎缩，胆囊腔消失者。

2) 胆囊管内结石无法取出者。

3) 术中造影证实胆囊管不通者。

4) B超或术中造影发现胆囊管内结石，而术中胆道镜无法发现者。

5) 合并有胆总管结石者，应先治疗胆总管结石者，再行保胆手术。

40.2.5 微创保胆手术的术前检查

(1) 常规查　血、尿、便、心电图、胸透等。

(2) 血液生化检查　肝、肾功能、凝血功能、电解质等。

(3) 影像检学查

1) B超检查：如图40-1所示，B超检查对胆囊结石的诊断颇高，几乎所有的胆囊结石都可以通过B超检查明确诊断，但保胆手术对B超检查有特殊要求，要注意以下几个方面：

A. 胆囊的大小：对判定手术难度及胆囊的病理状况有意义。若胆囊过大，有可能是胆囊管结石梗阻导致胆囊胀大，术中应格外注意胆囊管是否通畅。胆囊过小，可能导致手术暴露困难，手术难度加大，也有可能是胆囊萎缩，胆囊功能丧失。

B. 胆囊壁的厚度：正常胆囊壁为1.5～3 mm，若胆囊壁厚度>4 mm，提示胆囊有慢性炎症，甚至胆囊功能受损，可能无法保留胆囊，导致手术中切除胆囊。

C. 结石的情况：应注意胆囊内结石的大小、数量、位置及是否随体位改变移动，这是判断结石是否嵌顿的重要依据；若结石不移动，则有可能嵌顿于胆囊颈部，则手术难度加大。术中能否取出嵌顿之结石则成为手术成败的关键，有可能需要碎石等手段取出结石，甚至有可能行胆囊造瘘，术后二期取石。

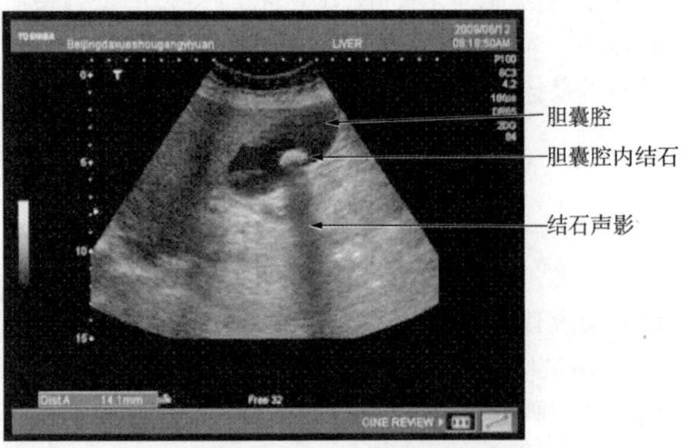

图40-1　B超图像：胆囊结石

胆囊腔内可见强回声，并伴有粗大声影

2) 胆囊功能检查

A. ^{99}Te胆囊功能显像：这是测定胆囊功能的最重要方法。静脉注射放射性同位素^{99}Te后，30 min在胆囊区探测若胆囊显影，同位素在胆囊内浓聚(图40-2)，则说明胆囊管畅通，胆囊浓缩功能正常。若胆囊不显影(图40-3)，则说明胆囊管不畅通，有梗阻，胆囊功能丧失，术中有可能要切除胆囊。需要特别指出胆囊不显影有两种情况：①胆囊对^{99}Te未吸收，但胆囊管通畅，仍可保留胆囊；②当结石在胆囊颈部嵌顿时，导致同位素无法进入胆囊，并不意味着胆囊功能丧失，往往术中将嵌顿的结石取出后，则胆汁即可流入胆囊内，胆囊功能即可恢复，此种情况仍可保留胆囊。

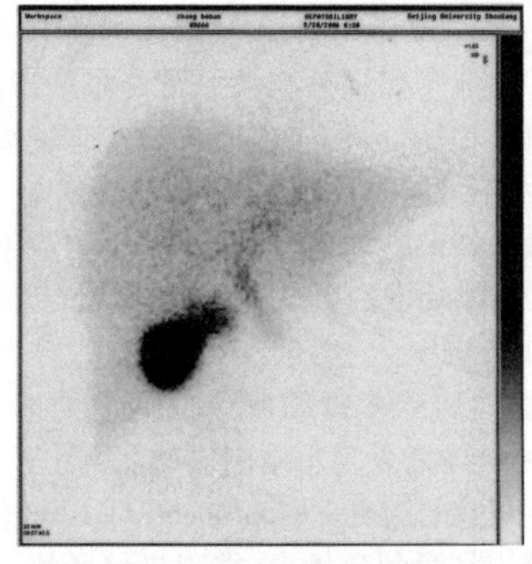

图40-2　ECT胆囊功能显像(一)

胆囊显影正常。静脉注射放射性同位素^{99}Te后，胆囊区探测到同位素浓聚，提示胆囊功能正常

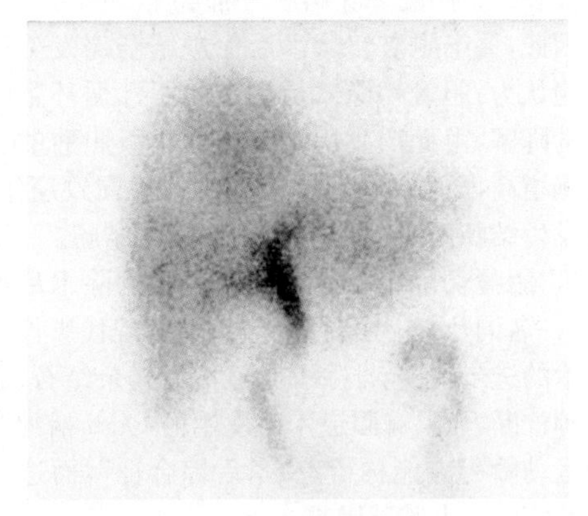

图40-3　ECT胆囊功能显像(二)

胆囊未显影，静脉注射放射性同位素^{99}Te后，胆囊区未探测到同位素，提示胆囊无功能

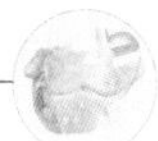

B. 口服胆囊造影：如图 40－4 所示，此种方法是口服碘造影剂（碘番酸片），经肠道吸收后由肝脏与胆汁一同排泄至胆道内，进入胆囊内浓缩，此时经 X 线摄片即将胆囊显示出来，除能够判定胆囊功能外，还可以观察到胆囊内的充盈缺损，对胆囊结石、胆囊肿瘤有重要的诊断意义。

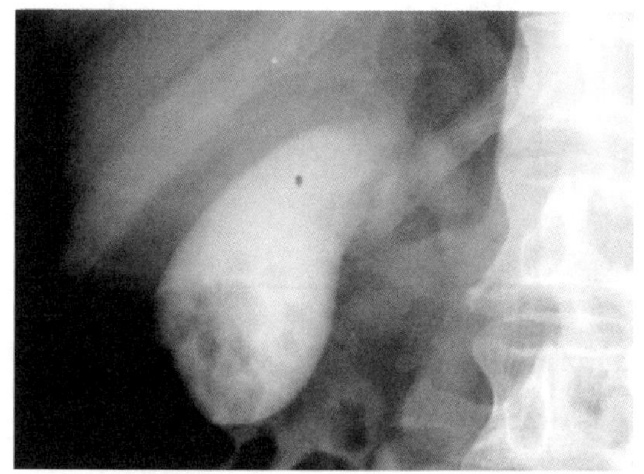

图 40－4　口服胆囊造影 X 片

口服碘番酸片后拍片，胆囊影显清晰，内可见结石负影；提示胆囊结石，胆囊功能正常

3）核磁胆道成像检查：如图 40－5 及图 40－6 所示，可将胆道系统清晰的显示出来，其对于保胆的意义有：一是可以清晰地显示胆囊内结石的数目、大小及位置，尤其是胆管内有无结石；二是可以判定胆总管内有否结石。在行保胆取石之前要明确胆总管内有否结石，部分胆总管结石的患者，可无任何临床症状，应先将胆总管内结石取出后方可行保胆手术。

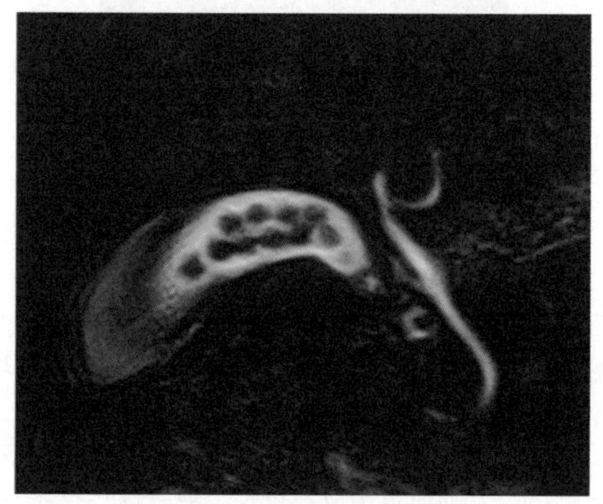

图 40－5　MRCP 胆道成像（一）

胆囊内多发充盈缺损，提示胆囊结石

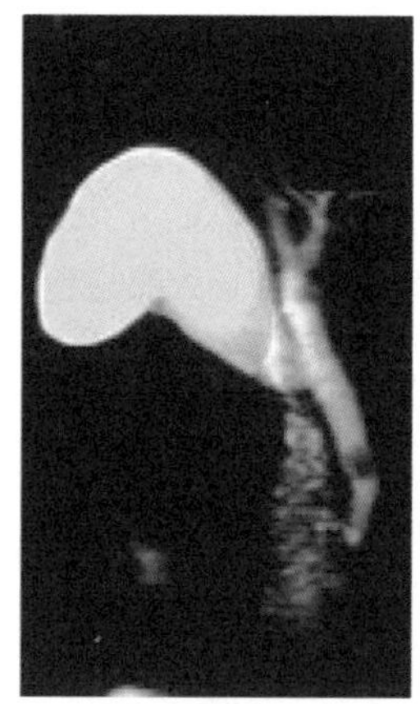

图 40－6　MRCP 胆道成像（二）

胆总管内可见圆形充盈缺损，提示胆总管结石

4）ERCP 检查：如图 40－7 所示，若核磁胆道成像仍不能明确胆管内是否有结石，则应行 ERCP 造影，以确定诊断。

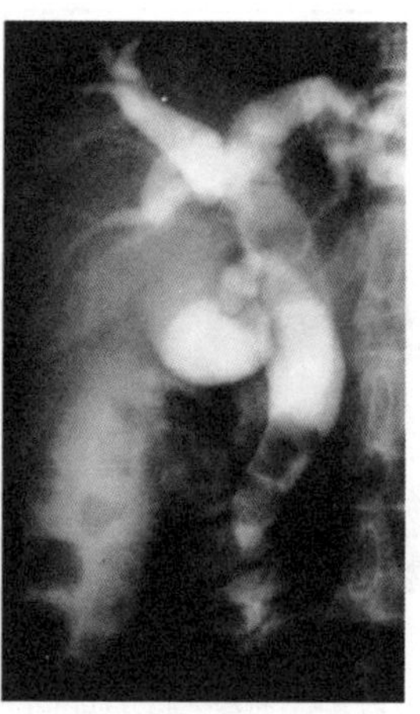

图 40－7　ERCP 造影 X 片

胆囊及胆总管内均可见多发充盈缺损；提示胆囊结石合并胆总管结石

40.2.6　保胆手术的术前准备

1）血、尿、大便常规，胸透，心电图检查。

2）肝、肾功能检查，胆红素检查，凝血功能检查。

3）肝、胆、胰腺功能 B 超检查。

4）口服胆囊造影或 ^{99}Tc ECT 胆囊动态显像。

5）必要时行 CT 或 MRCP、ERCP 检查。

6）手术前禁食、水 6 h。

7）麻醉可选择连续硬膜外麻醉或静脉复合全麻。

40.2.7 手术步骤

1）在右上腹肋缘下切口，切口 3～5 cm，只要能够显露出胆囊底部即可。

2）将胆囊底部切开插入胆道镜，将胆汁冲洗干净，在胆道镜下探查胆囊内情况。

A. 结石的大小、数量、位置是否活动。

B. 胆囊壶腹部有否结石嵌顿。

C. 胆囊管内有否结石，是否通畅，有无胆汁流入胆囊。

D. 胆囊壁有无胆固醇沉积，是否有胆囊壁间结石。一般可将胆囊壁的胆固醇沉积分为 4 度：①0°：胆囊壁无胆固醇沉积。②Ⅰ°：胆囊壁有胆固醇沉积，每个内镜视野 10 个以下。③Ⅱ°：胆囊内有胆固醇沉积，每个内镜视野 10～20 个。④Ⅲ°：胆囊内有胆固醇沉积，每个内镜视野 20 个以上。

E. 胆囊腔内有无分隔（图 40－8），分隔连接部狭窄程度如何。

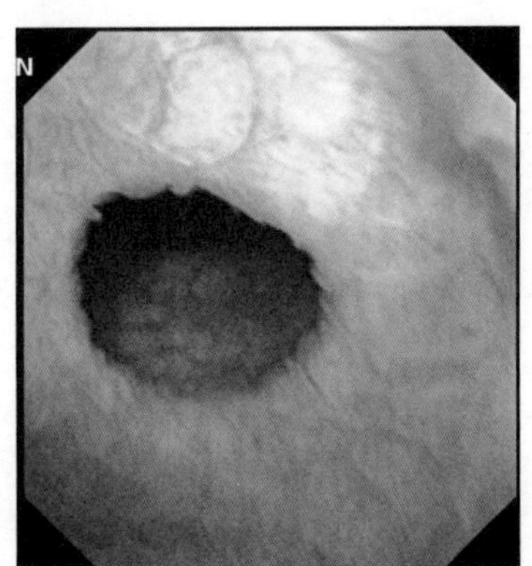

图 40－8 胆道镜下图像（一）

胆囊腔内分隔，将胆囊腔分成内外两部分

F. 胆囊内是否有肿物（图 40－9）及其他畸形。

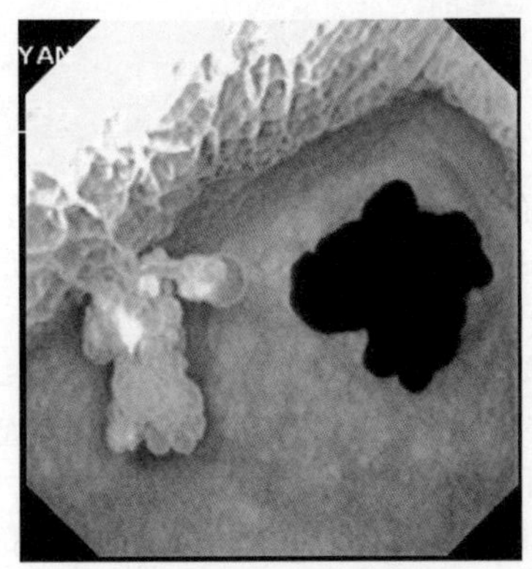

图 40－9 胆道镜下图像（二）

胆囊结石合并胆囊息肉

3）用取石网将胆囊内结石取净，切忌用取石钳夹取结石，以防将结石夹碎（图 40－10）。

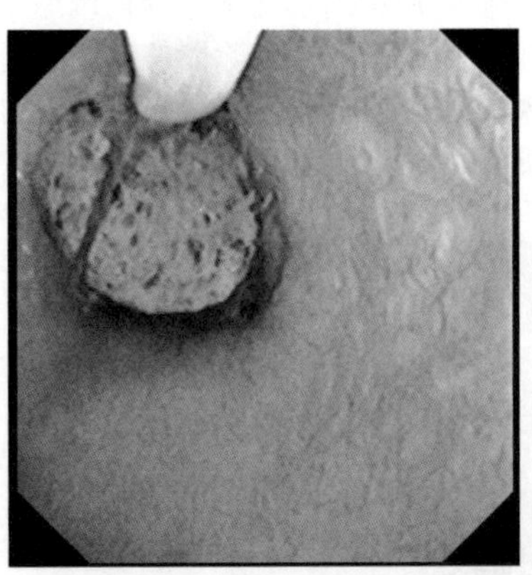

图 40－10 胆道镜下图像（三）

用取石网套取胆囊结石防止将结石夹碎

4）取石结束后仔细检查胆囊管内有否结石隐藏，一定要观察到胆囊管有胆汁流入胆囊内方可结束取石（图 40－11）。

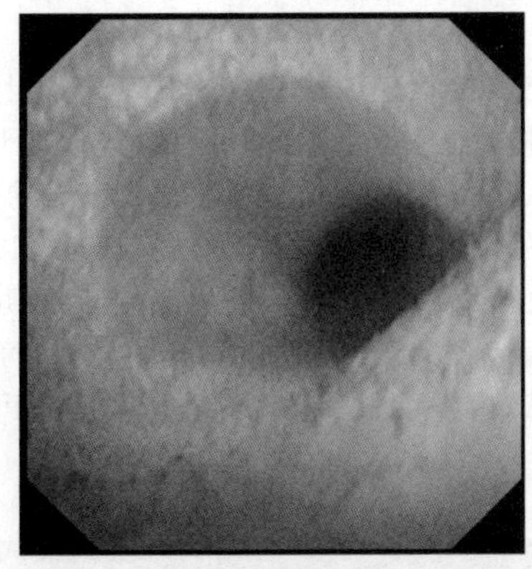

图 40－11 胆道镜下图像（四）

胆汁自胆囊管流入胆囊。为防止胆囊管内结石残留，一定要观察到胆囊管有胆汁流入胆囊内，方可结束手术

5）逐层缝合胆囊切口。

6）几种特殊情况的处理：

A. 细小结石：胆囊内常有细小结石，用取石网取出困难，有时甚至无法取出，此时可用吸引装置将结石吸出。

B. 巨大结石：直径＞2 cm 的巨大结石，用取石网无法套取，此时可用取石钳轻柔夹取，切忌将结石夹碎。一旦将结石夹碎，结石的细小碎屑将很难取净，将会造成结石复发。若发生此种情况，应将碎屑

冲洗配合吸引，将碎屑冲洗干净。

C. 结石嵌顿：胆囊结石往往嵌顿于壶腹部或胆囊管内(图 40－12)，此种情况在术前口服胆囊造影或 ECT 不显影，但并非胆囊功能不可恢复。若能将结石取出，胆管通畅，胆囊功能自然恢复，对于嵌顿结石可用冲洗管加压冲洗，迫使结石移动，再将结石取出；若仍不松动，预计术后结石可以取出，则可行胆囊造瘘术，待手术后使用胆道镜取石；若有碎石设备，可在术中将结石破碎(图 40－13)后取出(图 40－14、图 40－15)。一旦结石取出，梗阻解除多可见胆汁自胆囊管流入胆囊(图 40－16)。只要胆囊管通畅术后胆囊功能均可恢复。

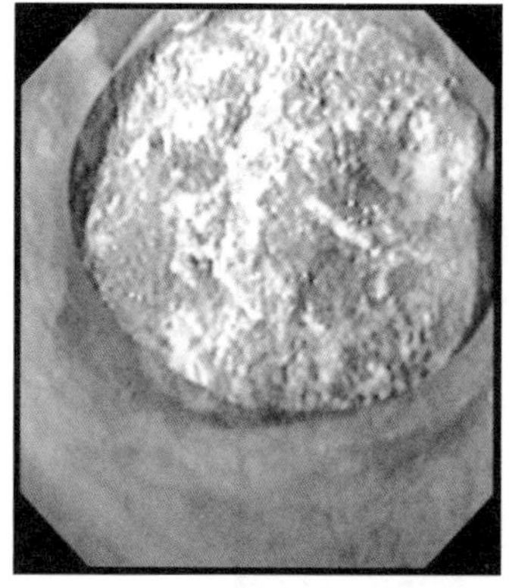

图 40－12　胆道镜下图像(五)

结石嵌顿于胆囊壶腹部

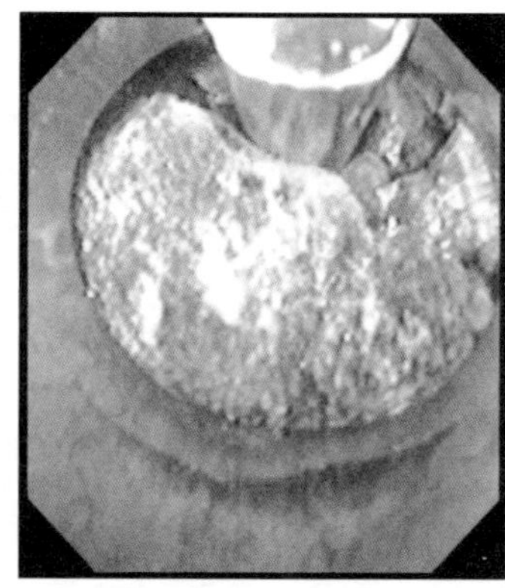

图 40－13　胆道镜下图像(六)

使用碎石仪将结石击碎

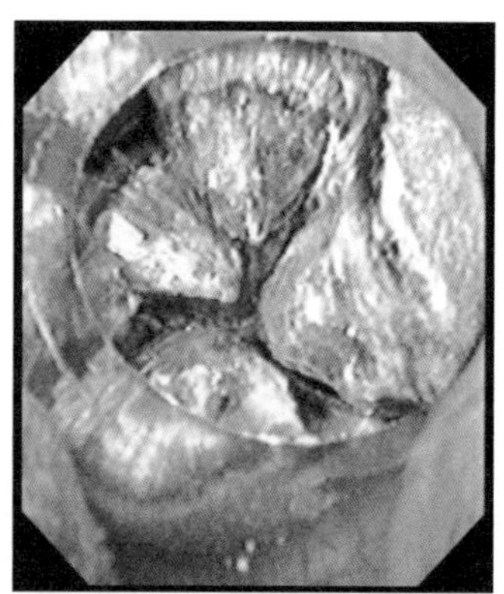

图 40－14　胆道镜下图像(七)

结石已被击碎

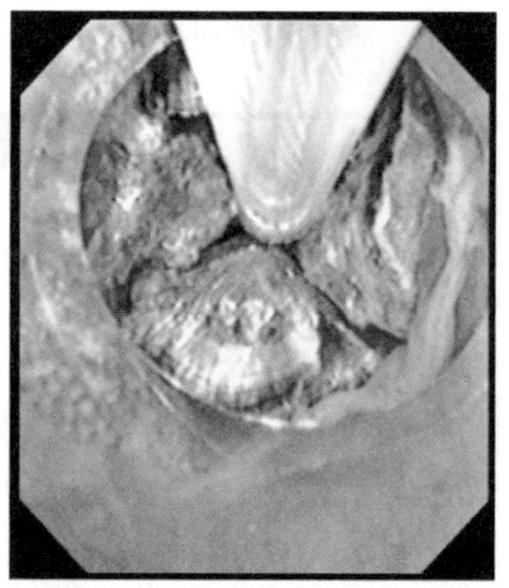

图 40－15　胆道镜下图像(八)

胆囊及胆总管内均可见多发充盈缺损；提示胆囊结石合并胆总管结石

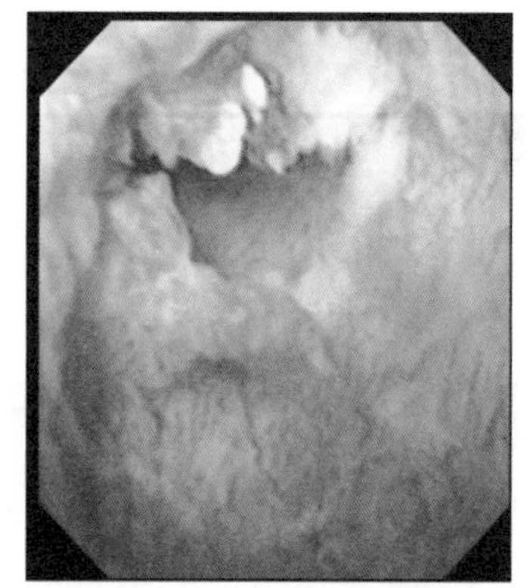

图 40－16　胆道镜下图像(九)

将胆囊结石取净后胆汁流入胆囊

D. 胆囊管内结石：有时可见胆囊管内结石虽未嵌顿，但由于胆囊管的螺旋瓣结构，往往取出困难。此时可用冲洗管加压冲洗，配合吸引常可将结石取出；若仍无法取出，可行胆囊造瘘，预计术后仍无法取出时，则应将胆囊切除。

E. 胆囊管内无胆汁流入：术中若发现胆囊管无胆汁流入胆囊，应探明原因，不可轻易结束手术，一般有 3 种情况：①胆囊管内有未发现的结石梗阻；②胆囊管炎症粘连导致梗阻；③胆囊内注水压力过大，导致胆汁无法流入胆囊。

发生此种情况时，应使用胆道镜的负压吸引，将胆囊管内的内容物吸出；若仍无胆汁流入胆囊，则要进行胆道术中造影，以明确胆囊管是否通畅；若造影证实胆囊管不通畅或发现胆囊管内结石，此种情况一般已无法取出，可将胆囊切除。

F. 胆囊壁间结石：胆囊壁间结石是一种继发性

改变，其形成原因为，在正常的胆囊黏膜下，有上皮组织下陷而形成罗-阿窦，可达肌层，呈囊状，窦与胆囊腔之间有管道相连，形成假性憩室，憩室内常存留胆汁，并逐渐沉积成为结石，则形成壁间结石(图 40-17)。病变部位胆囊壁明显增厚，实际上是胆囊腺肌症的早期临床表现。结石存留于罗阿窦内引起周围的增生性病变，并最终引起胆囊腺肌症。若能及时取出胆囊壁内结石并将憩室口开大，以利于通畅引流则有利于炎症的消除，故对于术中发现胆囊壁间结石应予以处理。方法是在镜下使用活检钳将憩室外口撕开(图 40-18)，取出憩室内结石(图 40-19)。取出后胆囊创面如图 40-20 所示。术中应仔细检查胆囊壁，若发现某处胆囊壁有少许黄色胆汁溢出，且黏膜下隐约见黑色结石，此处即为病变部位，用活检钳撕开此处黏膜其下方均可见结石，应一一取出。

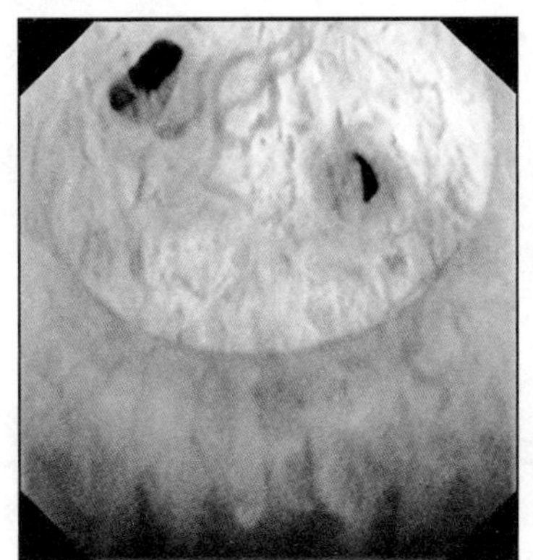

图 40-17　胆道镜下图像(十)

胆囊壁间结石

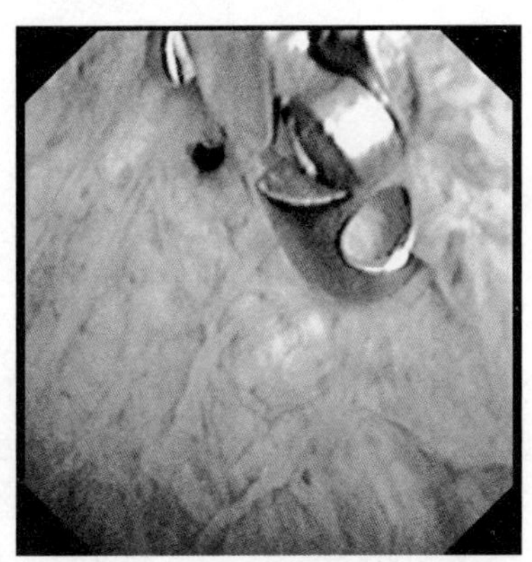

图 40-18　胆道镜下图像(十一)

活检钳撕开胆囊黏膜

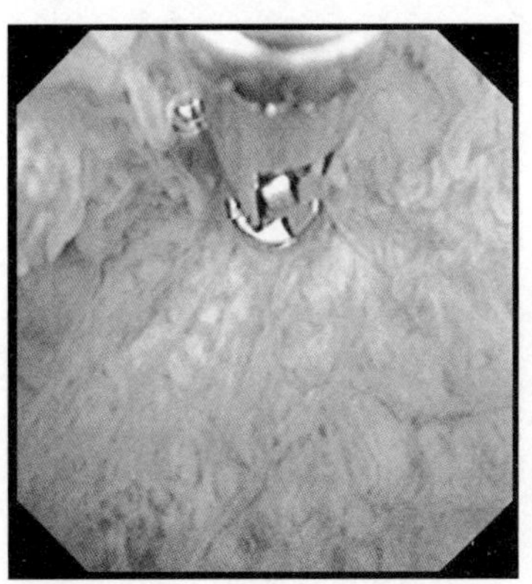

图 40-19　胆道镜下图像(十二)

活检钳取出壁间结石

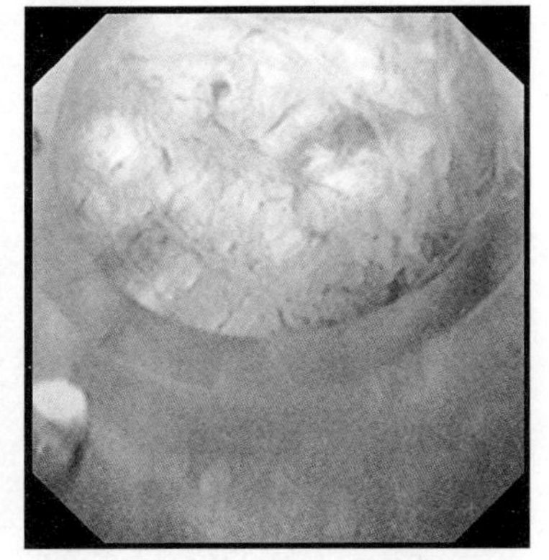

图 40-20　胆道镜下图像(十三)

胆囊壁间结石取出后创面

G. 胆囊分隔：胆囊分隔并非少见。北京大学首钢医院 1 010 例保胆手术，术中发现胆囊分隔 82 例，占 8.1%。处理原则：若分隔之间通畅、无梗阻(图 40-21)，且胆囊壁正常，可将结石取净，则无须行其他处理；若分隔之间通道狭窄(图 40-22)，或胆囊底部胆囊壁增厚，炎症明显，甚至已发展为胆囊腺肌症，若下半部分胆囊正常，可将上半部分胆囊切除(图 40-23、图 40-24)。其保留的部分胆囊仍有胆囊的功能。

40.2.8　术后处理

1) 术后应禁水 12 h，禁食 24 h。
2) 补充电解质溶液。
3) 12 h 后患者可饮水，24 h 后可进清淡半流食。
4) 使用抗生素预防感染。
5) 密切观察体温、脉搏及腹部情况。

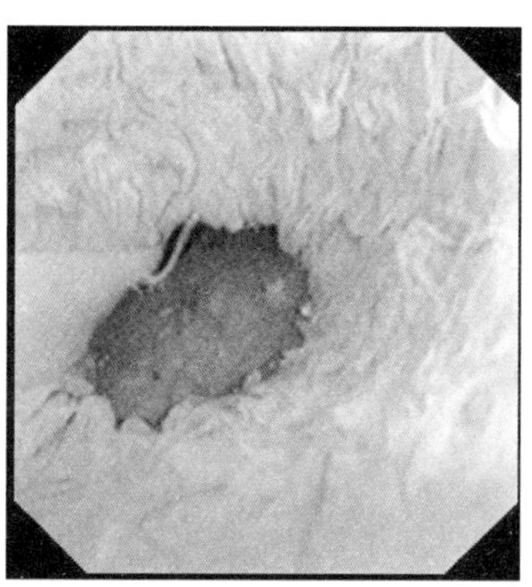

图 40－21　胆道镜下图像(十四)

胆囊内较大分隔，无狭窄

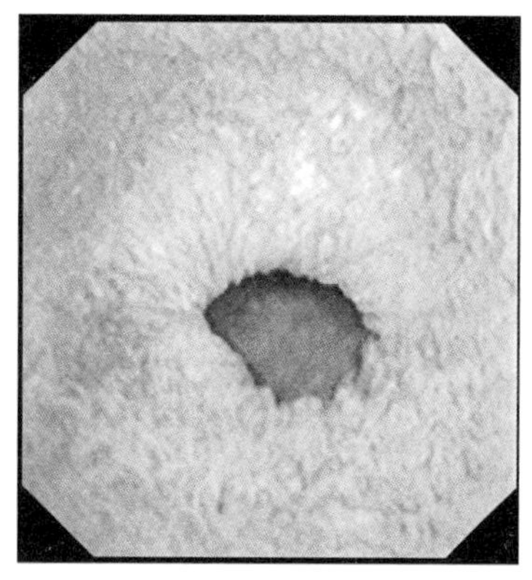

图 40－22　胆道镜下图像(十五)

胆囊内分隔，分隔处狭窄。胆汁排出不畅

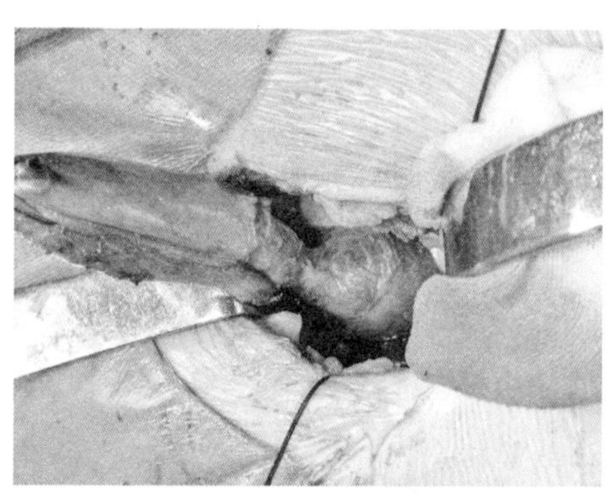

图 40－23　胆囊分隔(一)

将胆囊分隔以上部分分离并切除

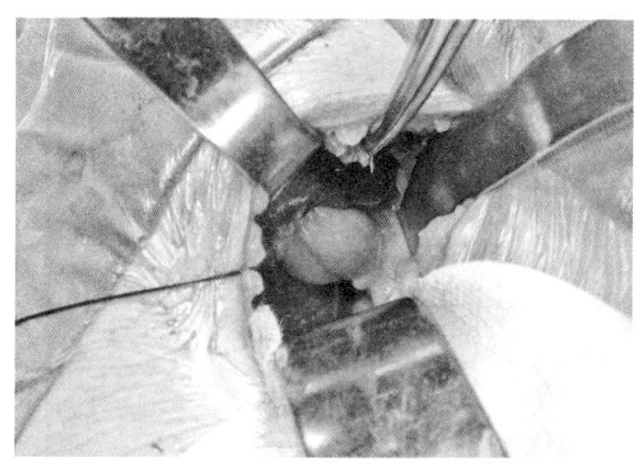

图 40－24　胆囊分隔(二)

将胆囊断端重新缝合

40.2.9　并发症及其预防

虽然保胆手术创伤小，手术安全，但仍有发生并发症的可能。

(1) 胆囊瘘　若胆囊壁缝合不严密或血运障碍，则术后可发生胆囊瘘，表现为腹痛、发热、白细胞计数升高等，体格检查可见患者有明显的腹膜炎体征，腹部压痛、反跳痛、肌紧张等。一旦发生此种情况，应再次开腹，重新缝合或胆囊造瘘。

(2) 胆囊管梗阻　系由于术中没有认真探查胆囊管，导致胆囊管梗阻未发现，术后表现为胆囊无功能，ECT 或口服胆囊造影未显影。发生此种情况可行胆囊切除手术。

(3) 胆囊内结石残留　保胆术后结石残留系由于手术时未仔细观察胆囊，导致结石遗漏，发生此种情况可择期再次行保胆手术。预防方法较简单，应在缝合胆囊之前仔细探查胆囊，确认无结石方可缝合胆囊壁。

(4) 伤口感染　胆囊手术时，其胆汁可污染切口，导致伤口感染，在手术时应注意随时吸净胆汁，保护好切口，关腹时应将切口冲洗干净。一般发生后应给予换药处理，手术切口应选择距肋缘 1.0 cm 以上，若切口距肋缘过近，一旦发生伤口感染，将波及肋骨，引起肋软骨炎或骨髓炎，一旦发生极难愈合。

附：内镜微创保胆手术指南(2011 版)

中国医师协会内镜医师分会微创保胆委员会

《内镜微创保胆手术指南》(2011 版)于 2011 年 10 月 22 日在上海召开的第三届内镜微创保胆学术

大会上经中国医师协会内镜医师分会微创保胆委员会全体员讨论通过。

前言

目前,随着对胆囊功能认识程度的提高,微创保胆手术日益普及。为更规范的开展保胆手术,特制订内镜微创保胆手术指南。

一、胆囊结石

【手术适应证】

1) 经B超或其他影像学检查确诊为胆囊结石。

2) 经^{99}Tc ECT或口服胆囊造影证实胆囊功能正常。

3) 胆囊未显影,但术中能够取净结石,证实胆囊管通畅者。

【手术禁忌证】

1) 胆囊萎缩、胆囊腔消失者。

2) 胆囊管内结石,术中内镜无法发现、无法取出者。

3) 胆囊管经术中造影证实梗阻,无法解除。

4) 胆囊有弥漫性壁间结石存在者。

5) 胆囊结石伴癌变。

【常规设备】 胆道镜、图像显示、图像储存设备、各种取石网篮、活检钳、高频发生器、电凝电极、结石吸附器等。

【特殊设备】 腹腔镜设备、术中B超、C型臂X线机、碎石设备等。

【手术方式】 内镜微创保胆取石的手术方式包括如下。①小切口微创保胆取石术:是微创保胆的最基本术式,适合于各种情况下的胆囊结石,视野清晰,副损伤少,为目前临床上应用最多的术式之一。②腹腔镜辅助保胆取石术:适合于胆囊较大、胆囊较游离、与网膜无明显粘连的胆囊。其优势在于切口定位准确、切口小、操作简单、能及时中转行LC术。③全腹腔镜下微创保胆取石术:取石及胆囊缝合均在腹腔镜下完成,技术要求较高,手术时间较长,仅适用于胆囊结石较少的患者。

【手术方法】

(1) 小切口微创保胆取石术　①常规消毒皮肤;②经B超定位,在胆囊底体表投影位置,切开3～4 cm,逐层进腹;③提起胆囊底,经穿刺证实后,在底部切开胆囊;④进入胆道镜,用取石网将胆囊内结石全部取净;⑤仔细探查胆囊管,将胆囊管内结石取净,观察胆囊管开口处有胆汁流入;⑥仔细检查胆囊壁,若有壁间结石将其取净;⑦胆囊切口用可吸收缝线连续全层缝合及浆肌层包埋;⑧逐层关腹,皮肤用拉合胶条黏合。

(2) 腹腔镜辅助微创保胆取石术

1) 常规消毒皮肤,制造气腹。

2) 经脐周穿刺通道置入腹腔镜观察。

3) 于离胆囊底最近处腹壁上用Trocar穿刺,予抓钳将胆囊底提至腹壁外。

4) 余操作同小切口微创保胆取石术。

(3) 全腹腔镜下微创保胆取石术

1) 常规消毒皮肤制造气腹。

2) 先在脐孔上缘穿刺置入腹腔镜,直视下分别在脐孔右缘、右肋缘下近胆囊底和剑突下置入3个Trocar。

3) 经胆囊底穿刺吸去胆汁后,在此处切开1 cm。

4) 插入胆道镜在直视下用网篮取净结石。

5) 用可吸收线缝合胆囊切口,清洗并吸净腹腔内液体。

6) 拔除Trocar缝合创口。

【手术基本原则】 内镜微创保胆取石手术的基本原则:取净结石、恢复胆囊管通畅、彻底止血、有效地处理胆囊壁病变。

【术前准备】

1) 血、尿便常规,胸部X线片、心电图检查。

2) 肝、肾、凝血功能、黄疸常规检查。

3) 肝、胆、胰B超检查。

4) ECT、OCG评价胆囊功能。

5) 必要时行CT、MRCP、ERCP检查。

6) 术前检查胆管内有无结石,若胆管内有结石,应先治疗胆管结石。

7) 术前禁食水6 h以上。

【手术中特殊情况处理】 内镜微创保胆手术中常见的特殊情况有:胆囊壶腹部结石嵌顿,胆囊内细碎小结石(直径<2 mm),胆囊壁间结石,胆囊壁出血,胆囊管梗阻等。

处理方法如下。

1) 胆囊壶腹部结石嵌顿:使用碎石设备将结石击碎后取净。

2) 胆囊壁间结石:使用胆道镜活检钳撕开结石表面黏膜,再钳出结石或用吸附器吸净即可。

3) 胆囊内细碎小结石:予专用的结石吸附器将细碎小结石吸净即可。

4) 胆囊壁出血:直视下使用凝固电极止血或用

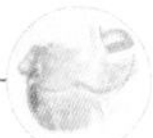

去甲肾上腺素盐水冲洗即可。

5）胆囊管梗阻：若术中发现胆囊管处无胆汁流出或流出不畅，则行术中B超检查，必要时行术中胆道造影，证实胆囊管通畅无结石后方可缝合胆囊。

【术后观察与处理】

1）密切观察患者生命体征。

2）给予抗生素防治感染。

3）术后第2 d进清淡流食，逐渐过渡到常规饮食。

4）术后2周酌情选用牛磺熊去氧胆酸或熊去氧胆酸预防复发。

5）术后每年复查B超一次，了解有无结石复发。

【并发症】微创保胆手术安全，很少有并发症发生。主要并发症有：①腹腔镜手术特有的并发症，如穿刺并发的血管和脏器损伤等；②切口感染；③急性胆囊炎；④胆瘘；⑤结石残留。

二、胆囊息肉

【手术适应证】

1）经B超或其他影像学检查确诊为胆囊息肉。

2）息肉直径>5 mm。

【手术禁忌证】

1）胆囊息肉癌变。

2）胆囊腔内活动性出血经止血无效者。

【手术设备与器械】同内镜微创保胆取石手术。

【手术方式】内镜微创保胆取息肉的手术方式包括：①小切口微创保胆取息肉术：是微创保胆的最基本术式，适合于各种情况下的胆囊息肉，视野清晰，副损伤少，为目前临床上应用最多的术式之一。②腹腔镜辅助保胆取息肉术：适合于胆囊大、胆囊游离、与网膜无明显粘连的胆囊。其优势在于切口定位准确、切口小、操作简单、能及时中转行LC术。③全腹腔镜下微创保胆取息肉术：取息肉及胆囊缝合均在腹腔镜下完成，技术要求较高，手术时间较长，仅适用于胆囊内息肉量少的病例。

【手术方法】

（1）小切口微创保胆取息肉术

1）常规消毒皮肤。

2）经B超定位，在胆囊底体表投影位置，切开3～4 cm，逐层进腹。

3）提起胆囊底，经穿刺证实后，在底部切开胆囊。

4）进入胆道镜，用电极导丝、活检钳将胆囊内息肉全部取净。

5）仔细探查胆囊管，将胆囊管内息肉取净，观察胆囊管开口处有胆汁流入。

6）仔细检查胆囊壁，有效处理胆囊壁病变。

7）胆囊切口用可吸收缝线连续全层缝合及浆肌层包埋。

8）待病理回报为良性病变后，逐层关腹，皮肤用拉合胶条黏合。

（2）腹腔镜辅助微创保胆取息肉术

1）常规消毒皮肤，制造气腹。

2）经脐周穿刺通道置入腹腔镜观察。

3）于离胆囊底最近处腹壁上用Trocar穿刺，予抓钳将胆囊底提至腹壁外。

4）余操作同小切口微创保胆取息肉术。

（3）全腹腔镜下微创保胆取息肉术

1）常规消毒皮肤，制造气腹。

2）先在脐孔上缘穿刺置入腹腔镜，直视下分别在脐孔左缘、右肋缘下近胆囊底和剑突下置入3个Trocar。

3）经胆囊底穿刺吸去胆汁后，在此处切开1 cm。

4）插入胆道镜在直视下用活检钳取净息肉。

5）仔细止血后用可吸收线缝合胆囊切口，清洗并吸净腹腔内液体。

6）待病理回报为良性病变后，拔除Trocar缝合创口。

【手术基本原则】内镜微创保胆取息肉手术的基本原则：取净息肉、彻底止血、有效的处理胆囊壁病变。

【术前准备】

1）血、尿便常规，胸部X片、心电图检查。

2）肝、肾、凝血功能检查。

3）肝、胆、胰B超检查。

4）必要时行增强CT检查。

5）术前禁食水6 h以上。

【手术中特殊情况处理】内镜微创保胆取息肉手术中常见的情况是：切除息肉的创面出血。处理方法：目前常规使用凝固电极、电圈套器等设备先凝息肉蒂部，再切除息肉。即使这样，仍有部分息肉因凝固不全发生创面出血，此时应使用凝固电极进行创面止血。

【术后观察与处理】同内镜微创保胆取石手术。

【并发症】微创保胆手术安全，很少有并发症发生。主要有：①腹腔镜手术特有的并发症，如穿刺并发的血管和脏器损伤等；②切口感染；③急性胆囊炎；④胆瘘；⑤术中胆囊穿孔。

（内镜微创保胆手术指南制订小组成员：刘京山 刘彦民 乔铁 胡海 杨玉龙 张阳德 张宝善）

40.3 肝内胆管结石治疗现状

肝内胆管结石是指位于左右肝管汇合以上的结石。由于其分布于肝内胆道系统，所以在临床上有其特殊性。肝内胆管结石目前仍属于临床上的常见病，特别是在农村地区，虽近几十年国内对肝内胆管结石的病因、病理诊断与治疗方面，都进行了大量研究，并取得显著成绩，但肝内胆管结石在当前仍是难于处理，疗效不够满意的疾病，仍有许多问题亟待解决。

40.3.1 肝内胆管结石的形成原因

肝内胆管结石的主要成因为胆道感染与胆道狭窄，但由于肝内胆管系统的独有解剖特点，肝内胆管结石的形成有其独特的解剖学基础。

(1) 胆道感染 几乎所有的肝内胆管结石患者都伴有胆道感染，许多时候患者往往是因为胆道感染急性发作而入院治疗，95%以上的肝内胆管结石的患者胆汁培养均有细菌生长，菌群种类与肠道菌群类似，主要为大肠埃希菌、克雷白杆菌等。近年来的研究还在胆汁发现了幽门螺杆菌的基因序列，胆道感染常由多种细菌所致，且大部分是与厌氧菌的混合感染。

Maki 提出的β葡萄糖醛苷酶(β—G)学说，认为β葡萄糖醛苷酶主要来源于肝组织和胆道内的细菌，来源于肝组织的β葡萄糖醛酸苷酶在 pH 值为 4.5 时活性最好，而来源于细菌产生的β葡萄糖醛酸苷酶则 pH 活性在 7.4。β葡萄糖醛酸苷酶可将结合胆红素分解为游离胆红素和葡萄糖醛酸，在钙离子的参与下生成胆红素钙沉淀，此乃胆红素结石的主要成分。肝内胆管结石除了β葡萄糖醛酸苷酶将结石胆红素水解生成游离的胆红素之外，尚与胆汁中存在的大分子物质如黏蛋白、酸性黏多糖和免疫球蛋白有关，特别是酸性黏多糖起着更重要的作用。胆石切片的组织化学染色证明，胆石内有中性黏多糖和酸性黏多糖所形成的支架结构，胆石核心发现有黏蛋白、胆红素钙—蛋白的复合物，金属离子与钙、钠、铜、镁、铁及其他一些微量元素。胆道的感染与肝内胆管结石形成的关系，虽已得到确认，但胆道内细菌从何而来？一般认为胆道内的细菌，可由门静脉血流排泄到胆道，也可由胆道逆行感染而来。当 Oddi 括约肌功能障碍时，肠道内细菌可通过 Oddi 括约肌反流入胆道内，胆道蛔虫引起的胆管结石，也是很常见的，蛔虫卵往往成为结石的核心，同时发生胆道蛔虫时，胆道内感染也是不可避免的。

(2) 胆道狭窄 肝内胆管狭窄是发生肝内胆管结石的必要条件。某一支肝内胆管狭窄，可使该支胆管的胆汁流动变得缓慢甚至停滞，故肝内胆管结石是一个慢性的病理过程，是伴有肝内胆管狭窄，胆汁排出障碍和胆道内感染的病理过程。胆道狭窄的发生部位多在肝门部胆管及Ⅰ、Ⅱ级胆管。肝内胆管狭窄多是由于胆管炎症时溃疡修复所引起的纤维性缩窄。感染较轻时，狭窄部多呈环状，其远端的胆管扩张，导致胆汁停滞则有利于胆石的形成。胆汁停滞可引起胆汁内细菌的繁殖及产生大量的β葡萄糖醛酸苷酶，促进了胆石的形成。胆道细菌感染的作用、胆汁引流障碍、胆道的狭窄，是肝内胆管结石形成的主要因素，起到了相互加重的作用。

(3) 胆道寄生虫 胆道寄生虫引起肝内胆管结石的重要性已得到确认。常见的胆道寄生虫有中华支睾吸虫和蛔虫。寄生虫所引起的胆道感染，慢性炎症改变、胆管上皮增生、胆管狭窄和胆道内虫体、虫卵等异物均给肝内胆管结石生成提供了条件。

(4) 胆道的先天性异常 最常见的胆道先天性异常是左右肝内胆管汇合处变异，导致胆汁流出不畅而致结石形成。在肝内胆管囊性扩张症、Caroli 病等，常常并发有肝内胆管结石，这是肝内胆管结石的又一病因。

(5) 营养不良 蛋白质营养缺乏与胆管内色素结石形成有关。有动物实验也表明低蛋白饲料可诱发胆道色素性结石形成，其原因是蛋白缺乏可使胆道内的黏膜上皮合成及分泌 IgA 减少，从而影响到胆道上皮的免疫功能。肝内胆管结石的患者，由于疾病的长期影响，胆道感染、慢性肝功能损害，平时的营养低下，反复发作均是使患者营养不良低蛋白血症的基本原因，营养不良与胆管结石的关系则是明显的。

40.3.2 肝内胆管结石的治疗现状

肝内胆管结石是较复杂的良性胆管疾病，迄今为止，各种治疗方法尚不能完全满意。肝内胆管结石经治疗后仍有一定的复发率，如何降低复发率仍是当前面临的主要问题。

当前在肝内胆管结石的治疗方面进行了大量的

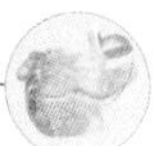

尝试，取得了可喜的成果。但总体上治疗效果仍不尽如人意，目前肝内胆管结石的治疗有以下几种。

（1）肝叶（段）切除术　肝内胆管结石往往发生于一侧肝叶（段），可将一侧肝叶或肝段切除。此方法的特点是可将结石及病变的胆管一并切除，病灶切除彻底，完全避免了复发。但也存在以下不足。

1）手术创伤大：虽肝叶（段）切除手术并不复杂，但毕竟要切除一侧肝叶（段），患者要经受较大的手术打击，仍有一定的风险，对于基层医院仍是较大的手术。

2）患者损失了部分有功能的肝脏：虽然去除了结石，切除了有病变的胆管，但也切掉了有功能的肝组织，对患者的肝功能打击大。

3）并不能去掉全部结石：肝内胆管结石有时分布范围较广，切除部分肝脏后往往遗漏部分结石，仍需术后取石。

4）术后恢复慢：肝叶切除毕竟是较大的手术，加上切除了部分肝脏，对肝功能的打击大，患者术后恢复较长。由于肝叶（段）切除存在以上问题，我们须对肝叶切除持慎重态度。此种手术适用于结石局限于一侧肝叶（段），且伴有肝脏萎缩，已无功能，方可考虑。

（2）肝脏切开取石　有时肝内胆管的结石仅局限于某一支胆管内，且比较表浅，往往通过肝脏表面即可触及到胆管的结石。为了避免切除肝脏，此时可沿胆管纵轴经肝脏切开胆管，取出胆管内结石，而后在胆管内安放T管，将胆管及肝组织缝合。此法的优点是避免切除了肝组织，创伤较小，术后患者恢复快。其缺点有以下两点。

1）术后拔除T管后由于局部胆管的瘢痕、缝线难免造成胆管狭窄和异物，是术后结石复发的重要原因。

2）为术后使用纤维胆道镜取石造成困难。由于纤维胆道镜取对侧结石较为方便，若同侧其他胆管还有结石，由于角度关系，术后胆道镜将无法取石，故安放T管前一定要确认结石已经取净。

（3）肝门部胆管空肠Roux-en-Y式吻合术　较严重的胆管结石特别是左右胆管均有结石时，往往合并有肝门部胆管炎症、狭窄或肝内胆管结石较多，为通畅肝内胆管胆汁引流，预防术后复发，可行肝门部胆管空肠Roux-en-Y式吻合术，并将肠管盲襻埋于皮下，当肝门部胆管狭窄时，可行胆管成形术。此种手术方法避免了切除肝脏，为术后胆道镜取石创造了条件，特别是一旦术后复发，仅仅切开皮下肠襻即可进行胆道镜取石，是一种较好的治疗方法。

（4）胆总管探查T管引流术　此种方法是目前最常用的治疗肝内胆管结石的方法。方法是将胆总管切开，术中使用胆道镜取石，并安放T管，将胆总管缝合，术后6周起行纤维胆道镜取石，分次将肝内胆管结石取净后拔除T管。此种手术方法简单，创伤小，术后恢复快，可多次经T管窦道用胆道镜取石，避免了切除肝脏，不必解剖肝门部胆管，术后可从容地使用胆道镜取石。它是一种目前较为理想的治疗肝内胆管结石的方法，其不足是术后须经6周，待T管窦道形成后方可取石，等待时间较长，若是复杂的肝内胆管结石需要多次取石，治疗时间也较长，且对胆道镜治疗技术要求较高。

（5）经皮经肝胆道镜技术　经皮经肝胆道镜技术20世纪80年代由张宝善率先在国内开展。具体方法是先行经皮肝穿胆道置管引流，待引流管窦道形成后，自窦道进入胆道镜取石。此种方法简单、安全，避免了手术，是真正的微创治疗肝内胆管结石的方法。不足之处是只能治疗对侧的肝内胆管结石及胆总管结石，若左右叶肝管均有结石，则左右肝管均要穿刺方可取出结石。

综上所述，目前对于肝内胆管结石的治疗方法颇多，但每一种方法都不尽如人意，究其根源，是因为目前对肝内结石的形成原因、如何彻底解决肝内胆管的狭窄等一系列问题，还没有有效的解决办法。在这种状态下，要想彻底解决肝内胆管结石的治疗问题，也是不现实的。但就目前而言，现在临床使用的方法中应首先选择创伤小，相对微创的方法来治疗肝内胆管结石。胆肠吻合的方法适用于肝门部胆管狭窄的患者，即手术解决胆管狭窄，术后胆道镜取净胆管内结石。而对肝门部胆管无狭窄的肝内结石患者，应采用胆总管探查T管引流的方法。手术为胆道镜创造通道，术后使用纤维胆道镜取净结石。真正微创伤的方法，是利用PTCD建立通道，利用纤维胆道镜取净结石。但是，此种方法可能会受到医疗条件的限制，恐很难普及。肝叶切除的方法，因要切除部分肝脏，在选择上除非必要，应尽量避免。以上几种方法，其关键是治疗效果及复发率的问题。利用胆道镜取净肝内胆管结石的方法，其疗效是满意的。张宝善报道了593例胆道镜治疗后肝内胆管结石，取净率达99%，术后5年复发率为17%，刘京山曾报道276例术后胆道镜治疗肝内胆管结石，取净率98%，术后5年复发率为16%。现在看来对于肝内胆管结石的治疗，与其是方法的选择问题，更是治疗观念的转变问题。应当选择创伤小，高科技的微创方法作为首选疗法。

40.3.3 肝内胆管结石的治疗方法

肝内胆管结石的病理变化特点决定了外科治疗的方向和要求。肝内胆管结石的治疗原则是解除梗阻、去除病灶、通畅引流。大量的临床实践表明，治疗方式可以有种种差异，但治疗的原则应围绕这3条原则进行，同时也要考虑到患者的具体情况。不考虑患者的具体情况，不切实际地去追求3条原则，也是值得商榷的。去除病灶、通畅引流、解除梗阻是相互关联，互相补充的。解除结石和狭窄造成的胆管梗阻是治疗的核心和关键，而去除病灶则是解除梗阻的手段。以通畅引流为目的的胆肠吻合术，必须是以解除肝内胆管狭窄为前提，否则是难以奏效的。同样，以去除结石、解除梗阻的术后胆道镜取石也必须达到通畅引流的要求，才能取得良好的效果。肝内胆管结石的治疗较为复杂，往往使用多种治疗手段，在制订治疗方案时要统筹考虑，把各种治疗方法作为一个整体考虑，任何把几种治疗方法割裂开来都是片面的。如经常使用的术后胆道镜取石术，应是治疗的一部分，在手术前制订治疗方案时即应考虑进去，避免出现术后胆道镜取石只是手术后的补救措施。

(1) 胆总管探查，纤维胆道镜取石术　此种方法是将外科手术与内镜技术相结合综合治疗胆管结石的方法，利用外科手术建立取石通道，利用内镜技术治疗结石和狭窄，这是目前治疗肝内胆管结石最常用、最有效的方法。

1) 手术适应证和禁忌证

A. 手术适应证：任何肝内胆管结石的患者，只要能够耐受手术及麻醉均可施行此种手术。

B. 手术禁忌证：①患者合并有胆汁性肝硬化，肝功能在Child二级以下无法耐受手术者；②患者有严重凝血功能障碍者；③严重心肺肾等重要脏器功能障碍，无法耐受手术者。

2) 术前准备：肝内胆管结石患者术前准备十分关键，除了要了解各主要脏器功能外，还应对结石的部位、范围，肝内胆管有无狭窄、扩张，肝功能受损程度及有无晚期并发症，做出明确判断。从临床症状看，肝内胆管结石往往不易与胆总管结石相鉴别，必须依靠各种影像学检查，以明确结石的定位，还需进行各种实验室检查，以了解重要脏器功能。

A. 实验室检查：包括：①血尿便常规；②肝、肾功能检查，特别是要对肝功能做出细致判断；③电解质检查；④心肺功能测定，心电图、肺功能检查；⑤凝血功能测定。

B. 影像学检查：包括：①B型超声波检查。B超检查可作为肝内胆管结石判断的首选检查手段，可作为定性诊断(图40-25)。②CT扫描。CT检查是诊断肝内胆管结石的必要手段，可以清晰地显示结石在肝内的分布情况及胆管扩张情况，对确定手术方案有重要指导意义(图40-26)。③核磁水成像检查(MRCP)。可以在无创的情况下显示肝内外胆管的二维或三维图像，特别是在梗阻以上部位的胆管。但此种检查对较细的含胆汁量少的胆管显示不清，对无胆汁对比的胆石显示不清(图40-27)。④逆行胰胆管造影检查(ERCP)。ERCP是诊断肝内胆管结石的重要手段，通过造影可以完整地显示全部的“胆道树”的形态。最大的优点是，ERCP可以动态观察胆道的情况，可以清晰地显示结石的大小、位置，特别是与胆管的相对关系；不足是对梗阻的远端胆管显示不清(图40-28)。

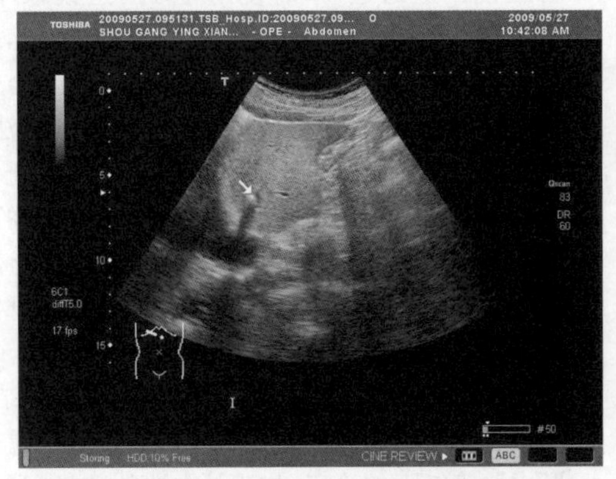

图40-25　右肝管结石B超图像

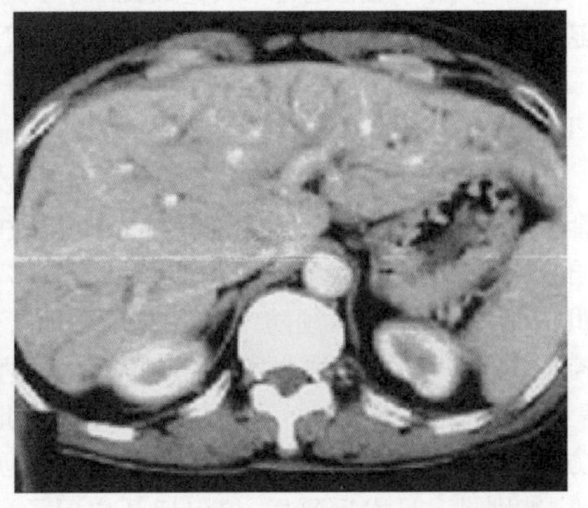

图40-26　肝内胆管多发结石CT图像

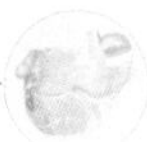

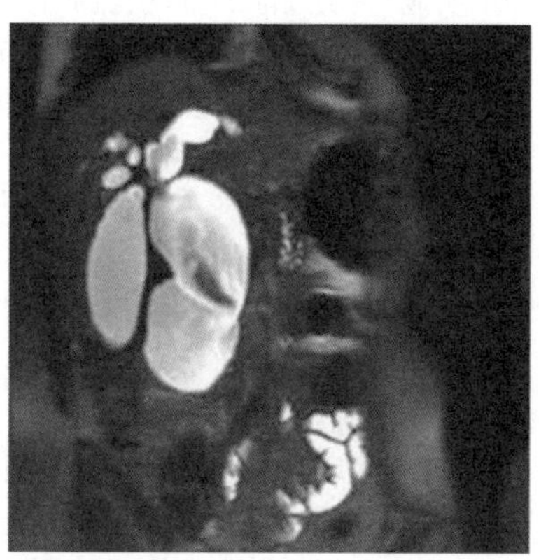

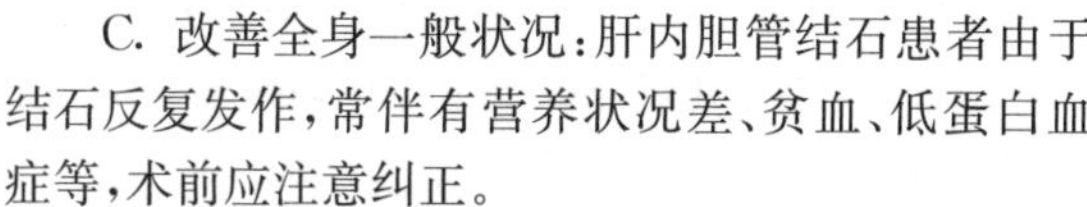

图 40－27　肝内胆管结石

核磁 MRCP 示左右肝内胆管均被结石充满显影不全

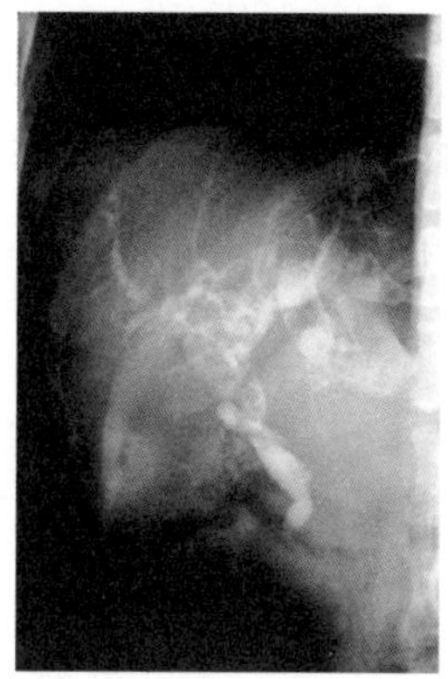

图 40－28　肝内胆管结石

ERCP X 线片示左右肝内胆管可见大量结石负影

C. 改善全身一般状况：肝内胆管结石患者由于结石反复发作，常伴有营养状况差、贫血、低蛋白血症等，术前应注意纠正。

D. 抗感染：术前应有效地控制胆道感染，使用抗革兰阴性杆菌和厌氧菌的抗生素。

E. 保肝及纠正凝血功能障碍。肝内胆管结石往往存在梗阻性黄疸，对肝功能及凝血功能均有较大影响，术前应使用葡醛内酯（肝泰乐）、维生素 K 等药物，应在肝功能有所好转，凝血功能明显改善，血小板凝集试验（PAT）＞80％的情况下方可手术。

3）手术方法

A. 按腹部手术常规麻醉，消毒皮肤，铺巾，切开腹壁暴露清晰后打开肝十二指肠韧带，将胆总管显露后，穿刺确认无误（图 40－29）。

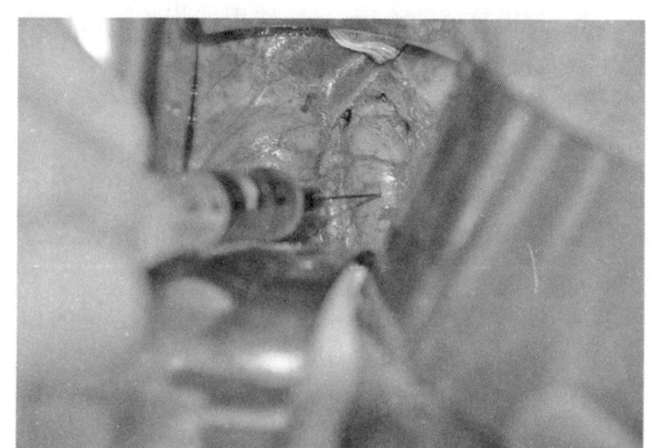

图 40－29　显露胆总管穿刺确认无误

B. 纵向切开胆总管，吸净胆汁后，将纤维胆道镜送入胆总管内。先向下观察胆总管，尔后向上观察肝内胆管，此时可见到肝内胆管的结石，可用取石网取出，若结石较大嵌顿于胆管内，则可行胆道镜下碎石，后将结石取出。术中不必强求将结石全部取净，可待术后再行取石（图 40－30）。

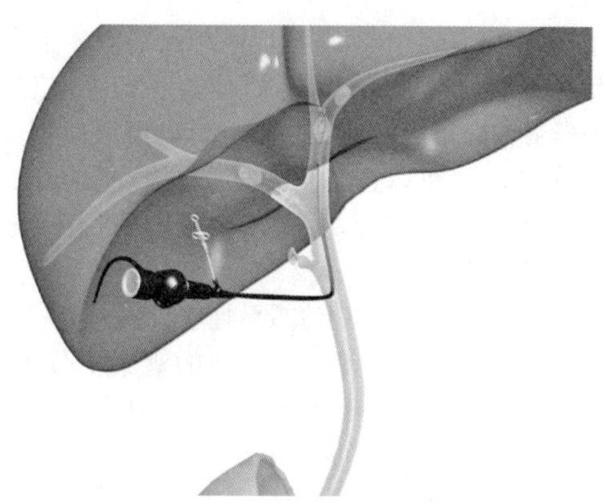

图 40－30　术中胆道镜治疗肝内胆管结石

经胆总管切口进入胆道镜套取肝内胆管结石

C. 安放 T 管引流：为方便术后取石，应选用较粗之 T 管，一般至少要求 Fr20—22＃以上；T 管引出体外时，T 管长臂应与胆管成直角，造成“短粗直”的窦道。逐层关闭腹腔，在腹壁固定好 T 管，手术结束。术后 6 周后可经 T 管窦道行纤维胆道镜取石（图 40－31）。

4）术后处理

A. 术后禁食、水，补充电解质溶液，待患者胃肠功能恢复后，方可恢复饮食。

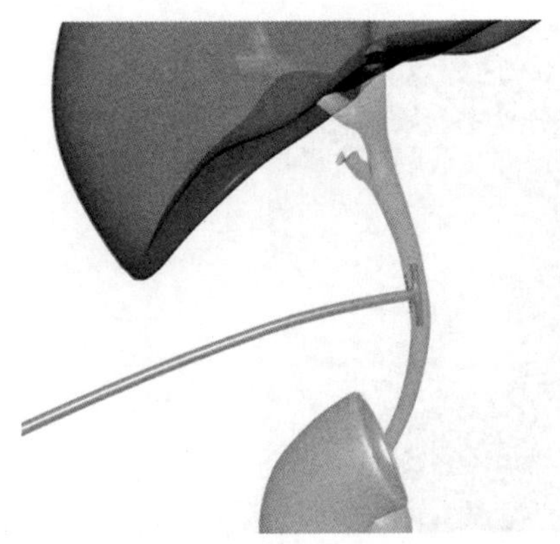

图 40－31　胆总管内安放 T 形引流管。

B. 胃肠减压，并要严格记录患者的出入量，作为补液判断肾功能的依据。

C. 抗生素治疗，术后应继续应用抗生素来有效地控制感染。肝内胆管结石的患者，由于术中取石等操作对胆管的刺激，原胆管抵御感染的屏障被迫坏，可能导致术后高热等感染加重的征象。此时应加强抗感染治疗，应用敏感的抗生素，同时应保持 T 管引流通畅，一般术后高热要持续 1 周左右便可消退。

D. 加强营养治疗，肝内胆管结石患者术前若营养状况不良，加之手术打击，机体消耗较大，应酌情给予营养治疗，可首选肠内营养制剂，可以使用整蛋白型营养剂，也可以选用经过预消化的营养制剂。

E. 加强保肝治疗，可选用葡醛内酯(肝泰乐)、氨基酸等制剂。

F. 注意观察胆汁引流量及性状。

术后对于引流胆汁量及性状的观察十分重要。术后 24～48 h 内，由于手术的影响，胆汁量可以不多;48 h 后胆汁逐渐增多，每天 300～500 ml。若颜色较淡，则说明肝脏功能受损严重，常预后不良;若胆汁显绿色，提示胆道内感染较重，胆汁发酵所致。

5) 术后并发症及其防治

A. 术后高热：由于手术使原胆管与结石之间的防御屏障被打破导致，应加强抗生素治疗。此时可做胆汁的细菌培养＋药敏，选用敏感抗生素及抗厌氧菌的药物，特别要保持胆管引流通畅，在充分抗感染的基础上酌情使用糖皮质激素，可选用对肝功能影响小的氢化可的松 100～200 mg/d，静脉点滴。

B. 术后肝功能不全：在严重的肝内胆管结石的情况下，术后可发生肝功能不全，表现为术后黄疸下降不明显，甚至逐渐加重，引流胆汁为淡黄色。此种情况常预示患者预后不好。此种情况一般肝功能恢复的可能性不大，应加强保肝治疗，包括加强输入白蛋白、支链氨基酸等，也可使用糖皮质激素，常可部分缓解症状。

C. 术后 T 管脱出：手术应将 T 管固定牢固，若术后 2 周以上 T 管脱出，立即重新安放常可成功，若 1 周以内 T 管脱出，可先行鼻胆管引流并严密观察病情，及时酌情处理。

D. 若术后 T 管自 T 管旁有胆汁溢出，一是由于腹水造成的渗漏，也有可能是胆管过粗安放的 T 管较细，且缝合不严密造成的，可加强换药防止腐蚀皮肤。渗漏严重可在 T 管旁放入一细引流管引流，勿用油纱填塞，以免导致腹腔积液。一般引流 1 周左右即可停止。

(2) *肝脏切开取石术*　肝内胆管结石的手术方法有多种，其中肝脏切开取石术是保留肝脏，治疗肝内胆管结石的一种可行方法。

1) 适应证与禁忌证

A. 适应证：本方法适用于远离肝门的右前叶或左外侧叶，孤立的或局限在一支胆管内的结石。

B. 禁忌证：①结石分布于多支胆管内；②结石位于右后支或左内侧支胆管内；③结石位于邻近肝门部的胆管内；④严重的凝血功能障碍；⑤肝功能严重不良不能耐受手术者。

2) 术前准备

A. 血尿便、透视、心电图检查.

B. 肝、肾功能检查.

C. 凝血功能检查.

D. 术前应改善患者的一般情况，应注意纠正贫血低蛋白血症等.

E. 积极抗感染治疗，一般选用抗革兰阴性杆菌抗生素及抗厌氧杆菌抗生素.

F. 积极保肝及纠正凝血功能障碍。

3) 手术方法

A. 麻醉成功后消毒皮肤，打开腹腔，适当切开三角韧带、镰状韧带，将病变胆管一侧的肝脏充分暴露。

B. 探查病变胆管，一般可清晰触到结石的位置;若手术触诊不清结石时，可术中 B 超下定位。

C. 将结石表面肝脏沿胆管长轴方向切开，边切边止血，直至结石的胆管(图 40－32)。

D. 切开结石表面的胆管，长度以能够进入器械取出结石为限。

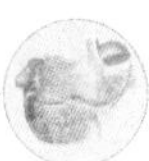

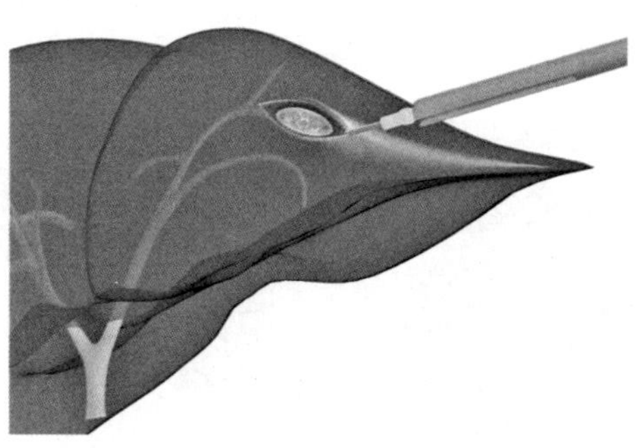

图 40-32　肝脏相切开取石术(一)

将结石表面肝脏沿胆管长轴方向切开，直至结石的胆管

E. 用取石钳将胆管内结石取出；若结石较大，也可夹碎后分次取出(图 40-33)。

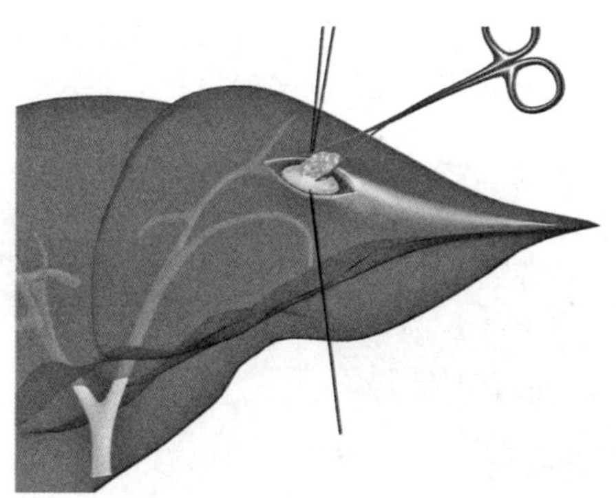

图 40-33　肝脏切开取石术(二)

用取石钳将胆管内结石取出

F. 放入 Fr20＃以上的 T 形引流管于切开的胆管内，逐层缝合胆管、肝脏组织(图 40-34)。

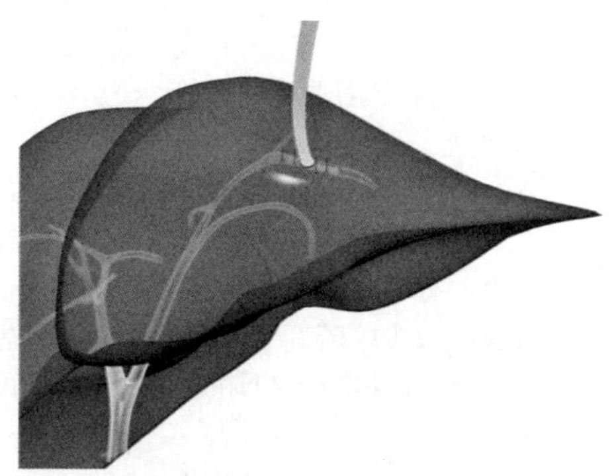

图 40-34　肝脏切开取石术(三)

放入 Fr20＃以上的 T 型引流管于切开的胆管内，逐层缝合胆管、肝脏组织

4) 术后处理

A. 术后 72 h 后，腹腔引流管若无胆汁可以拔除。

B. 术后 2 周可行 T 管造影，必要时可行 CT 检查以明确胆管内是否有残余结石。若无结石，术后 2～3 周可拔除 T 管。拔管时应常规进行胆道镜检查，以确认胆道结石取净。

C. 若造影仍有结石，应术后 6 周开始行纤维胆道镜取石。

5) 并发症及其防治

A. 膈下感染：主要是胆管内脓性胆汁或细菌污染造成，膈下引流不畅、积血、胆汁均可引起感染。一旦发生，均可通过抗感染、全身支持疗法及保持原引流通畅而痊愈。一般无须手术。预防：胆道引流管要缝合严密，各种引流管要保持通畅。

B. 胆瘘：由胆管切开处缝合不严密，胆汁渗漏所致。一般通畅引流约 1 周后，胆汁量会逐步减少。预防：要保证胆道引流管通畅，切口胆管处要缝合严密，防止渗漏。

C. 胆道感染：系由于胆管切开时原胆管内的保护屏障被破坏后，污染的胆汁进入其他胆道而引起发热等，只要通畅引流，同时应用抗生素治疗，感染可很快被控制。

(3) 空肠-Roux-en-Y 式吻合术　空肠-Roux-en-Y 式吻合术在某些肝内胆管结石的患者是适用的，但决定其手术效果的核心是手术适应证的选择问题，特别是要注意防止出现以下问题：一是盲目使用空肠吻合术；二是在狭窄的胆管以下做空肠吻合；三是手术技术不规范和术后处理不及时，故应严格掌握手术指征。

1) 手术适应证

A. 肝内胆管结石合并有肝门部胆管狭窄者。

B. 肝内外胆管结石合并有肝外胆管狭窄者。

2) 禁忌证

A. 胆管狭窄位于吻合口的上方。

B. 其他同胆总管探查术。

3) 手术方法

A. 麻醉后，消毒皮肤，开腹进入腹腔，在肝十二指肠韧带内分离出胆总管，向上分离至肝门狭窄处，并保护后肝固有动脉(图 40-35)。

B. 切除胆囊。

C. 在十二指肠上方将胆总管切断，在门静脉前方，仔细游离胆总管至肝门部胆管狭窄以上。

D. 在狭窄以上 0.5 cm 处切断胆管，使用取石钳

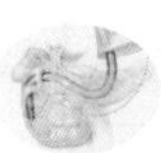

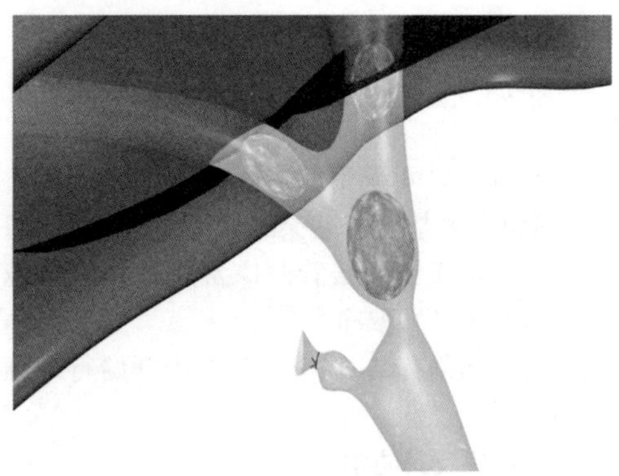

图 40-35　空肠 Roux-en-Y 式吻合式(一)

在肝十二指肠韧带内分离出胆总管,向上分离至肝门狭窄处

或纤维胆道镜进行取石(图 40-36)。

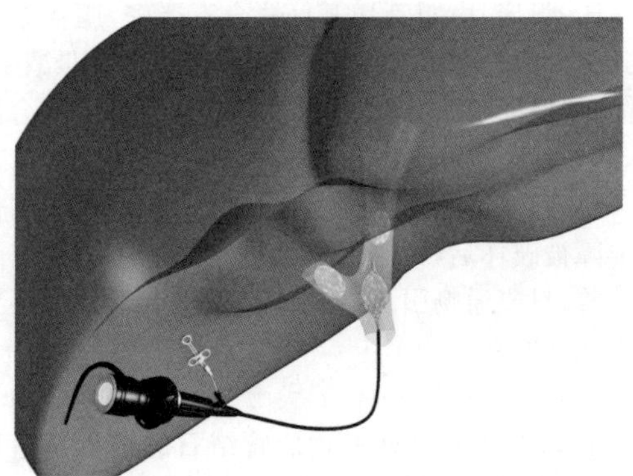

图 40-36　空肠 Roux-en-Y 式吻合式(二)

在狭窄以上 0.5 cm 处切断胆管,使用纤维胆道镜进行取石

E. 若切除后的胆管仍狭窄,则应将狭窄的胆管切开成型,联合成一个大的肝管开口(图 40-37)。

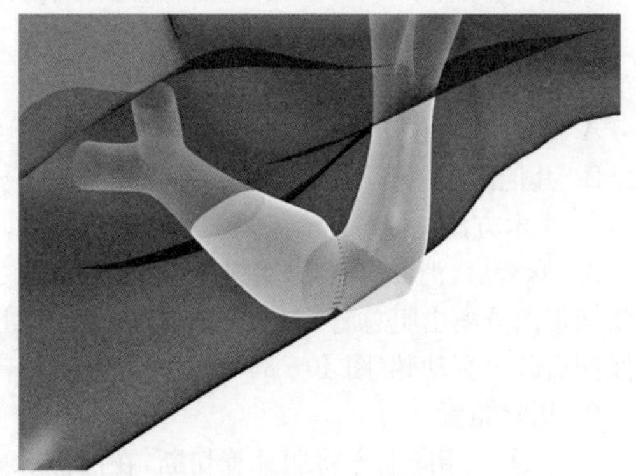

图 40-37　空肠 Roux-en-Y 式的吻合式(三)

将狭窄的胆管切开成形,联合成一个大的肝管开口

F. 在距屈氏韧带 40 cm 处切断空肠与胆管开口行端侧吻合(图 40-38)。

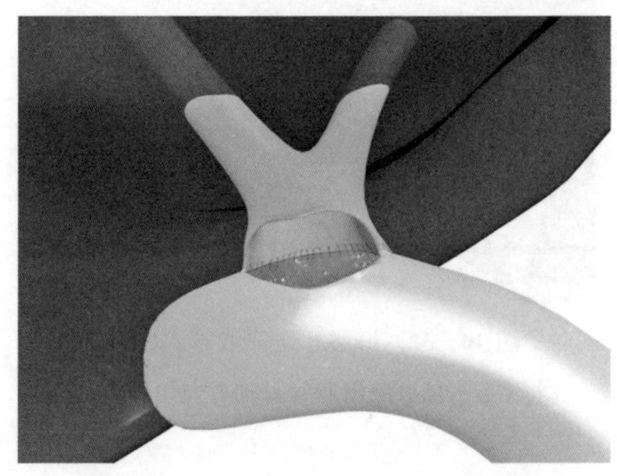

图 40-38　空肠 Roux-en-Y 式吻合术(四)

将空肠与胆管开口行端侧吻合

G. 吻合口放入支撑引流管,另一端通过肠腔引出腹壁,并固定牢固(图 40-39)。

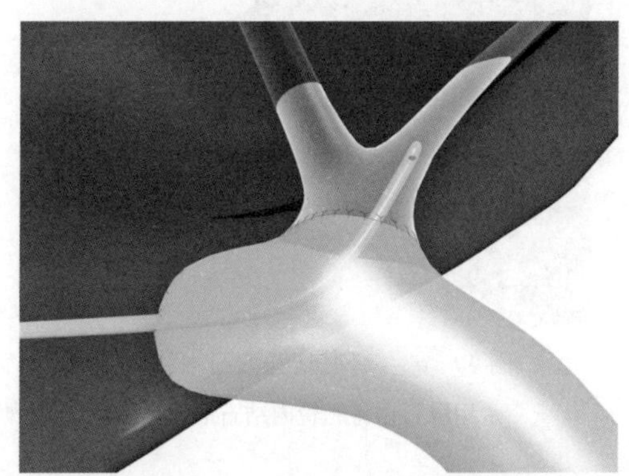

图 40-39　空肠 Roux-en-Y 式吻合术(五)

经空肠吻合口放入支撑引流管,另一端通过肠腔引出

H. 小网膜孔处放置腹腔引流管。

4) 术后处理

A. 术后注意观察腹腔引流管的引流量。一般胆肠吻合术后,吻合口均有少量胆汁渗漏,可经腹腔引流管引出。有时日引流量多达 200 ml 左右,一般 1 周左右逐渐减少。若 2～3 d 无胆汁引出,患者无发热等不适,经 B 超吻合口附近无积液,便可逐渐拔除。

B. 术后 2 周可夹闭胆道引流管。

C. 术后 2 周后可经胆道引流管进行胆道造影,以进一步确定肝内有否残留结石;若无肝内残留结石可拔除引流管。

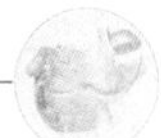

D. 若有肝内残留结石，则可于术后 6 周开始经空肠-盲襻胆道镜取石。

E. 结石取净后，仍需经造影确认，必要时可行 CT 扫描以进一步明确。

5）并发症及处理

A. 胆瘘：是术后常见的并发症，只要引流管保持通畅，一般胆瘘很快即可好转。约 5 d 后，胆汁引流量会明显减少或停止。

B. 输入肠襻梗阻：多因肠襻成角所致。此时患者应禁食水，胃肠减少，给予营养支持，一般经保守治疗后多能痊愈。

C. 反流性胆管炎：多因输入肠襻过短所致，表现为患者反复发作的突然发热、轻度黄疸，手术中应注意输入肠襻不应过短，至少要保留 40 cm 以上，一旦发生反流性胆管炎可抗炎，禁食等保守治疗，很快即可缓解。

6）空肠吻合术治疗肝内胆管结石的评价：应用胆肠吻合术治疗肝内胆管结石的治疗效果，不取决于手术本身，而在于对其应用的掌握是否合理。应注意以下 3 点：第一，胆肠吻合术只应在解除梗阻的基础上使用；第二，任何形式的吻合术，在吻合口以上的胆管内不应存在胆管狭窄或梗阻因素，因为胆肠吻合术并不能代替对肝内胆管结石或胆管狭窄的处理；第三，胆肠吻合术只是对肝内胆管结石处理的一部分，术后纤维胆道镜的治疗是治疗肝内胆管结石或狭窄的重要手段，很难想象没有胆道镜技术的参与来治疗肝内胆管结石。

40.4 肝内胆管结石的切肝与保肝

对于肝内胆管结石病施行肝叶切除术，在内镜技术出现以前，这种术式尚可以理解和接受，但时至今日，内镜技术能够基本取净结石，为什么对此种手术和贡献，还视而不见充耳不闻呢？这是外科界近视症的旧观念在作怪，把内镜技术看作是机械手，无学问，值得深思。我们外科界对于肝内结石的治疗，还在进行切肝治疗的大比武，崇尚手术越大越好，越有学问，外科大夫头上的光环越亮！患者术后是活了下来，而不问患者术后生活质量如何能否保存劳动能力。其实这是个极大的误区，因为这些手术均是重创手术，对于患者的脏器功能、免疫功能均有明显的打击和损害；与现代的手术、内镜综合治疗新方法相比，其患者的生活质量及预后也是无法比拟的。

对于肝内胆管结石的治疗，外科手术治疗能否取净结石而不要切肝？那就是借助胆道镜的特殊功能，我们提倡的新式手术、内镜微创综合治疗方法和模式。

21 世纪医学发展的方向是微创外科、脏器移植和生物学工程。肝叶切除术、肝脏大部切除术，甚至肝切除肝移植手术对于肝肿瘤、肝硬化的终末期的治疗无可非议。但对于肝内胆管结石的良性病来说，其治疗原则应该遵循微创外科治疗，在取净结石，治好此病的基础上，尽量减少或减轻手术对脏器功能的损伤。更不应借口肝内结石难以取净，连带大部分肝实质连同结石一并切除。

肝内胆管结石的治疗首先要考虑能否取净结石，其次是术后患者的生活质量，第三是考虑术后的生存率。肝内结石的复发率在 15%～23%，即使肝叶切除术也避免不了肝内结石复发；况且大部肝叶切除术的病例也仍有一部分还有结石残留，也没能解决根治问题。如图 40－40 所示：因肝内结石而被切除的肝脏标本中仍有大部分正常肝脏组织存在，切面中所谓白色的纤维化组织，实则是扩张的肝内胆管和动静脉的剖面。在目前已经有先进技术能够取净肝内胆管结石条件下，试问为什么还要坚持这样的重创手术呢？而对先进的、微创的、合理的手术、内镜综合治疗方法和成果视而不见呢？笔者在 25 年的胆道镜临床专业中，积累胆道镜治疗肝内结石 1 300 多例，胆道镜取石近8 000 例次，其中肝内结石患者多为农民或有在农村生活的经历，90%以上的患者术后都能恢复原来的劳动能力，而肝叶切除术，肝移植术的治疗效果与新式手术、内镜微创综合

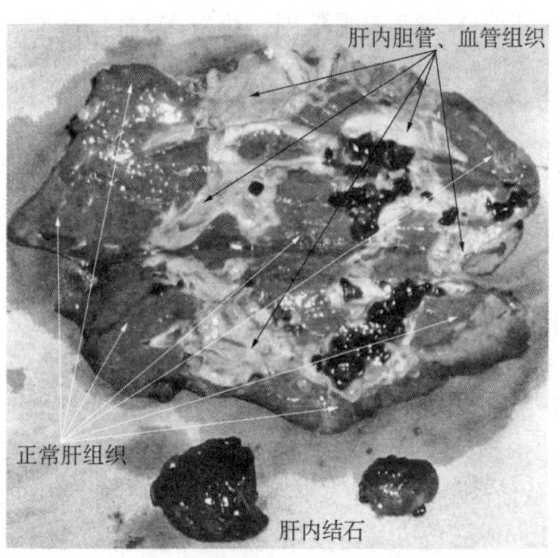

图 40－40　肝内结石切下的部分肝脏标本剖面

治疗方法是无法比拟的。

（刘京山）

40.5　恶性梗阻性黄疸术前减黄的是与非

胆道肿瘤所致的黄疸，发现时多已在病程的中晚期。黄疸最常见的手术并发症是肝功能衰竭。因此，是否需要在术前减黄，改善肝功能一直是一个有争论的问题，至今尚无统一的认识。黄志强(2005)认为，对于术前总胆红素≥400 μmol/L 的患者，应先进行减黄，根据患者黄疸消退情况，2～3 周后再行手术治疗。田伏洲等(2010)总结临床经验后制订了一个如下公式：减黄指标＝年龄(岁)×3＋TBil(μmol/L)。若指数＞450，则进行减黄。Farges 等(2013)对术前是否减黄进行随机对照研究，认为术前行经皮肝穿刺胆管引流(PTBD)并不能改善患者术后的生存率，反而容易引起胆漏和术后并发症，是弊大于利。术前是否需要减黄、采用何种方法减黄、减黄后何时手术等都应根据患者的具体情况进行个体化处理，不能一概而论。这些问题尚需进一步的深入研究。

40.5.1　经皮经肝胆管穿刺引流

经皮经肝胆管穿刺引流主要是指在影像设备(血管造影机、超声等)的引导下，经皮经肝细针穿刺进入胆道，对梗阻性黄疸进行减压引流、对狭窄或闭塞的胆道进行球囊扩张，使胆道再通以及经皮经肝穿刺通路对胆道结石的碎石、取石等。1952 年，Carter 和 Saypol 首次报道 PTC 技术诊断胆道疾病。20 世纪 70 年代前，由于 PTC 使用的穿刺针直径大(18G 以上)，穿刺出血等副作用较多，该技术推广受到严重限制。20 世纪 70 年代后出现了更为安全的细针穿刺技术，加之某些学者进一步将血管造影用的导丝引入，在导丝的帮助下，进一步将较粗的导管送入胆管，并进一步通过病变部位。这就是最早期的经皮经肝胆道引流术(percutaneous transhepatic bile drainage，PTBD)。1974 年，Monert 和 Stockman 首次报道 PTBD 治疗梗阻性黄疸。1978 年，Hoewels 和他的同事首先进行了胆管内外引流的尝试，通过手法及导丝导管技术将带侧孔的引流管进一步送入十二指肠。这种方法的优势是使胆汁顺行流入肠道，从而减低了水、电解质平衡紊乱的发生率。1990 年，Lammer 等又报道使用金属支架扩张胆道狭窄并维持通畅，从而使介入技术治疗胆道疾病迅速在临床广泛推广。

（1）适应证　不论是单纯外引流、内外引流和支架植入的单纯内引流，其适应证主要是各种原因造成的梗阻性黄疸，总结如下：

1）恶性梗阻性黄疸的对症治疗：恶性肿瘤如胰头癌、肝门与肝外胆管癌、胆囊癌、肝癌及转移性肿瘤等，压迫肝内外胆道系统，均可引起梗阻性黄疸。确诊时，多已经失去手术机会。经皮胆道引流可以在微创的基础上明显改善患者由于胆道梗阻而产生的黄疸等一系列临床症状，提高患者生存质量。

2）外科术前减压治疗：不论恶性还是良性胆道梗阻，在伴有严重梗阻性黄疸时行外科根治手术，其手术风险将大大提高。据文献报道，当胆红素＞171 μmol/L(10 mg/dl)时，外科手术的病死率和并发症发生率分别高达 15%～25%和 40%～60%。因此，术前引流减压越早越好。术前 PTBD 是胆道介入治疗的主要适应证之一。

3）急性化脓性胆管炎：良、恶性胆道梗阻均可引起急性胆道感染，患者常常很快出现高热、寒战、黄疸、腹痛等症状，往往还会合并严重的感染性休克。在这种情况下，不论是外科手术治疗还是药物保守治疗都具有极大的风险，病死率很高。PTBD 成为挽救患者生命的重要手段。

4）良性胆道狭窄的治疗：无论是胆肠吻合术后吻合口狭窄，或是外伤等原因造成的良性胆道梗阻，不适合手术治疗时均可行 PTBD 治疗。

（2）禁忌证　PTBD 没有绝对禁忌证，以下为相对禁忌证。

1）有出血倾向而未被纠正：由于 PTBD 需要经皮穿刺腹壁、肝脏，所以明显出血倾向需及时纠正。必要时给患者输注鲜血并给以止血药物。

2）大量的腹水：腹水增加腹腔出血和胆汁向腹腔渗漏的风险。大量腹水患者可临时腹腔穿刺，给以放腹水治疗。

3）严重的肝硬化：如患者肝硬化已属晚期，合并大量腹水、肝细胞性黄疸和出凝血功能障碍，PTBD 并发症和病死率会明显增加。

4）多发性或弥漫性肝内胆管狭窄：对于慢性胆管炎症，肝内胆管广泛、多发性狭窄，PTBD 引流难以奏效。

5）生存预期不足 1 月的。

（3）器材设备　PTBD 胆道技术操作和所有的介入技术操作一样，所用器材设备包括两个方面，即影像导引设备和术中操作器材。前者是大型影像设

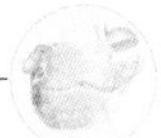

备，包括血管造影机和超声诊断仪。临床工作中血管造影机最为重要，也是不可缺少的。后者是指介入操作中所使用的主要消耗性器械和材料。

1) 血管造影机：血管造影机是 X 线引导设备。顾名思义其早期的主要用途是进行血管造影，诊断各种血管疾病。随着介入放射学的发展，血管造影机的功能在近 30 年已经悄然发生变化。其诊断的功能逐渐被引导治疗的功能替代。血管造影机的性能也发生了巨大的变化。新的诊断和治疗导引技术在血管造影机上不断创新和发展。PTBD 主要使用血管造影机的透视和直接采集技术。由于术中的所用器材均为不透 X 线材料，加之 X 线造影剂的应用，整个 PTBD 操作包括胆道引流和胆道扩张与支架植入均在血管造影机的透视引导下进行。血管造影机上进行 PTBD 操作的主要缺点和血管介入治疗操作一样，患者和医护人员均受到 X 线照射损伤。可喜的是和早期的 PTBDX 线引导设备(胃肠造影 X 线机)相比，新的血管造影机已经大大减少了射线剂量。

2) 超声诊断仪：超声影像诊断设备没有 X 线损伤是其优点。但是在胆道介入操作中单凭超声影像引导难以完成较为复杂的 PTBD 操作。目前，临床上主要用超声影像引导经皮经肝的胆道穿刺，一旦胆道穿刺成功，导丝进入胆管系统即改为 X 线(血管造影机)引导。使用超声引导经皮穿刺胆管系统除了具有免受 X 线照射损伤外，由于超声图像引导是在直视下刺肝内扩张胆管，还具备穿刺迅速、准确和安全等优点。但是超声的断面图像缺点是不能同时全面观察胆道解剖，更不能清楚显示各种介入操作的器材，尤其是介入器材在胆道的动态轨迹。难以引导治疗过程。另外，超声图像也容易受到气体、脂肪和肋骨伪影的干扰。

总之，条件具备时应充分利用 X 线血管造影机和超声诊断仪的优点。在 PTBD 的影像引导时，将两者有机地结合起来。首先，尽可能使用超声导引完成胆管的穿刺。尤其是在行左侧肝管穿刺时，超声更显其优势。在穿刺成功后即改为血管造影机透视导引，包括进行胆管造影和完成 PTBD 引流术。

3) 胆道介入操作常用器材

A. 经皮胆道穿刺针套装：目前经皮经肝穿刺主要使用市场上的穿刺套装(图 40-41)。每个包装内包括 22G PTC 细针(内腔可通过 0.018″导丝)、0.018″细导丝、同轴 6F 扩张套管(3 件：内腔为经过 0.018″导丝的金属支撑管，中间为 3F 塑料扩张管，最外层为 6F 塑料扩张管)。临床上，首先在超声或 X 线引导下，使用 22G 针穿刺肝内胆管。一旦穿刺成功便引入 0.018″细导丝，超声或透视下确定该导丝进入肝内胆管一定深度后撤出 PTC 针。沿 0.018″导丝将 6F 同轴套管送入肝管。再将同轴套管内的金属和塑料支撑管撤出，保留 6F 扩张管在胆管内。

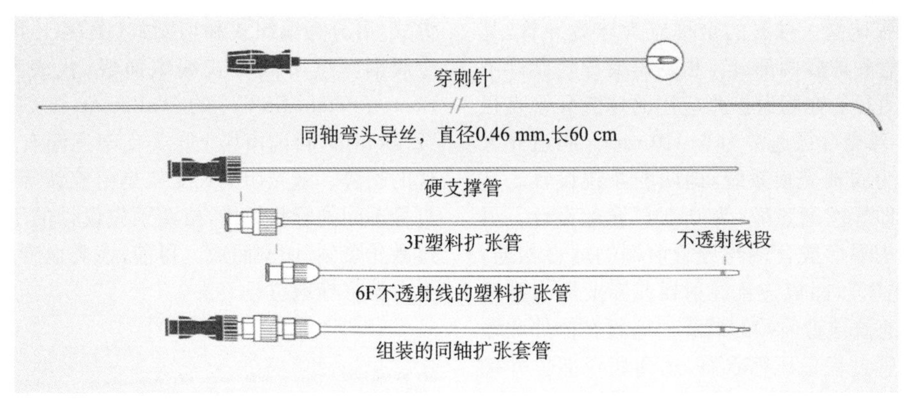

图 40-41　经皮经肝胆道穿刺针套装

B. 常用导丝、导管：胆道介入所用导丝除上述穿刺套装内 0.018″小导丝外，主要使用 0.035″超滑(泥鳅)导丝和 0.035″加硬普通导丝(如 Amplatz 导丝)。导管主要为 5～6F 普通血管造影导管(Cobra2、H1 等)。超滑导丝主要用于引导导管通过胆道狭窄部位，并进入十二指肠。而加硬导丝主要用于导入胆汁引流管和植入支架。

C. 常用引流管套装：引流管的种类颇多。临床上最常用的是 8～8.5F 多侧孔猪尾型引流管。最粗的引流管多为 14～16F。根据引流的目的，引流管又分为单纯外引流管和内外同时引流管。前者引流孔是在引流管的猪尾端，一般为5～8个侧孔（图40-42）。内外引流管的侧孔多为30个以上，分布在引流管的猪尾及前段10 cm左右（图40-43）。当胆道完全梗阻超滑导丝和导管不能开通闭塞部位时，即适合将外引流管猪尾端置于梗阻上方行单纯外引流。如超滑导丝、导管能够开通闭塞部位使导管进入十二指肠，即选用内外引流管。引流管的侧孔段部分分别位于狭窄的上、下方，使胆汁部分进入肠道、部分引流至体外。

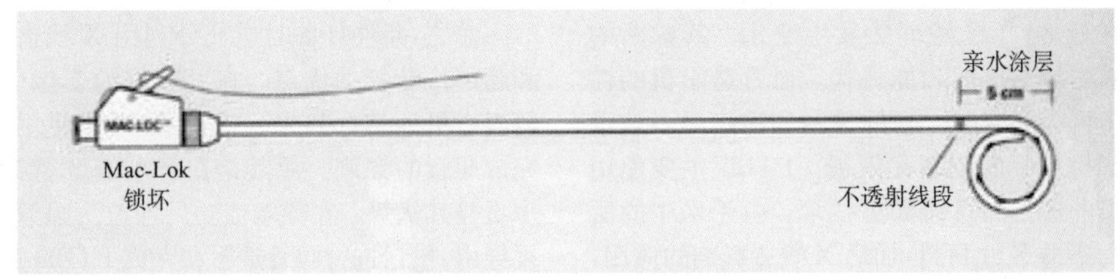

图40-42　胆道外引流管

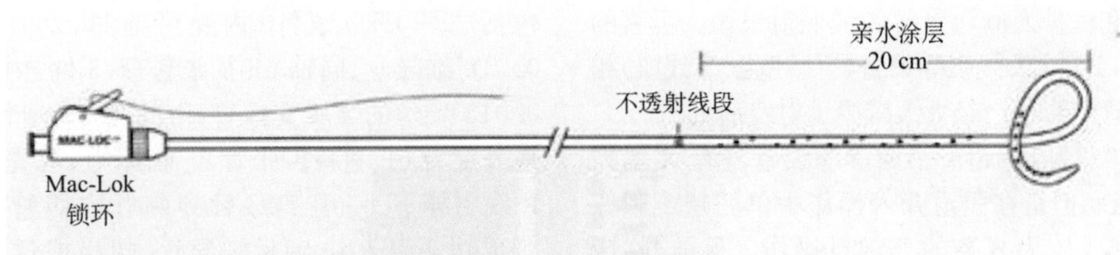

图40-43　胆道内外引流管

D. 常用球囊、支架：①球囊导管：如图40-44所示，胆道介入治疗中对狭窄的胆管，尤其是良性狭窄病变也采取球囊扩张技术。胆道所用的扩张球囊即是血管扩张球囊。球囊的全称应为球囊导管，其组成分为导管和球囊两部分。根据需要导管设计不同的长度和直径。在胆道扩张应用的球囊导管直径通常为5F。球囊直径通常为6～10 mm。胆道介入所用球囊均为同轴交换系统，即两腔系统设计。其导管中心腔即导丝通过腔，为0.035″导丝设计。另一腔在导管头端形成盲端与导管前端的球囊相通，尾端为“侧臂”设计，以连接注射器或专业压力泵用来注射液体充盈导管前端的球囊。球囊在体外和输送到狭窄胆管过程呈压缩状态，达到病变部位并确认位置无误后通过体外的球囊导管“侧臂”连接管加压推注30%造影剂，充盈球囊的同时对狭窄胆管起到扩张作用。②胆道支架：球囊对狭窄的胆管扩张后需撤出体外。由于胆管的弹性及外部的压迫作用，大部分狭窄胆管扩张后会残留较重的狭窄。为了解决球囊扩张残留狭窄、扩张失败和近期再狭窄等，20世纪90年代初学者便尝试胆道植入支架治疗。支架是一种管状结构，早期发明是用来植入狭窄的血管部位起到支撑作用，从而防止血管扩张后再狭窄。胆道支架主要由金属材料制成。常用金属包括不锈钢或碳钢、镍钛合金、钴铬合金等。支架依据制作的方式，可分为编织式和切割式（图40-45）。前者为金属钢丝按不同方式编织而成，代表产品为美国Boston Scientific Co.的Wallstent和COOK Co.的“Z-stent”。目前市场上该类支架逐渐有被后者所取代的趋势。激光切割式支架是由镍钛等合金制作的直径不同的管状结构，按照预先设计的不同图案，通过激光雕刻、切割而成。目前，该类血管支架在市场上占据主导地位。

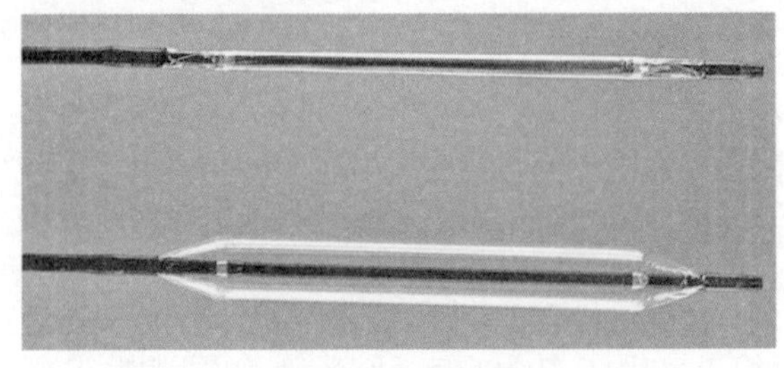

图40-44　球囊导管

上图为压缩状态，下图为充盈状态

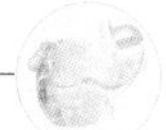

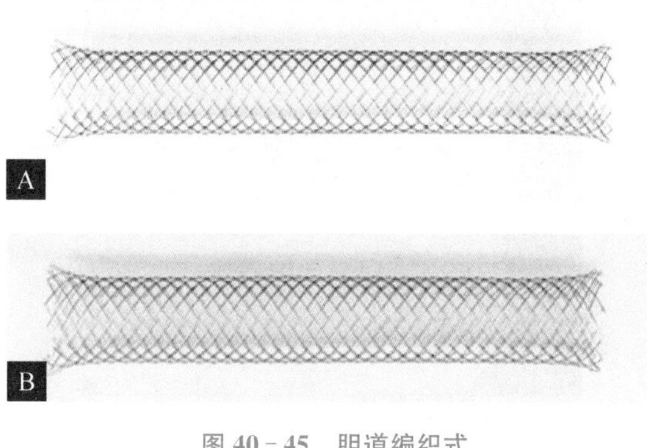

图 40-45 胆道编织式

A-和切割式 B-自膨式支架

支架依据其释放或体内植入方式又分为自膨式和球扩式。胆道支架主要为前者。支架具有一定弹性，在产品上市时已经预装在输送器前端。当推送器将支架送至预定部位后，通过类似方式回撤外鞘管，将支架释放。支架则依靠其弹性膨胀固定在狭窄的胆管部位。常用胆道支架的直径为 6～10 mm，长度 40～100 mm。

(4) 术前准备 胆道介入治疗前应做好充分的术前准备，包括患者和手术器材。尤其是患者的全面、充分的术前准备可以有效地防止和减少并发症的发生。术前准备主要包括以下几个方面：

1) 全面了解心脑功能情况，避免术中发生心脑血管并发症：由于梗阻性黄疸患者往往年龄偏高，整体状况下降；又因胆道感染常常伴有高热，加上介入手术操作中患者疼痛和个别患者的胆汁外溢刺激，患者心脑血管系统可能要承受更大的负担。为了防止术中意外的心脑血管并发症，术前应给患者进行全面心脑功能评价，尤其是注意高血压的控制。必要时给以静脉心血管动力药物，平稳控制血压。

2) 全面了解出凝血功能，纠正出血倾向：梗阻性黄疸患者往往伴有严重的肝功能异常和凝血功能障碍。因此，术前应对出凝血功能进行系统检查。一旦发现异常应尽早给以纠正。急症患者也要做好术中出血的防治工作。患者准备全血，并给以防止出血药物。

3) 注意患者肾功能状况，纠正水、电解质平衡紊乱：PTBD 介入操作中均要使用含碘离子造影机，后者对肾功能有一定影响，加上肝功能受损、肝肾综合征的风险。术前也要系统了解肾功能状态，给以足量水化，及时纠正水电解质的失衡。

4) 防治胆系感染，预防性抗生素治疗：梗阻性黄疸往往伴有不同程度的胆道感染。介入操作使胆系感染的机会又大大增加。因此，在 PTBD 术前应常规给以抗生素防治胆系感染。

5) 完善胆道影像学评价，制订合理介入操作方案：由于梗阻性黄疸的部位和原因不同，PTBD 手术方案也各不相同。术前了解胆道梗阻的病因和梗阻的部位对指导正确的 PTBD 方案有重要意义。因此，术前要完善胆道的影像学检查，包括超声、CT 和 MRI 等检查，尽可能明确原发病的诊断，确定胆道梗阻的性质和部位，并制订 PTBD 引导方法和进针部位。

6) 与患方进行良好沟通，签署知情同意书：梗阻性黄疸患者往往病情重，病程久。患者一般状况较差，加之介入操作中患者疼痛和可能的腹膜炎症刺激，尤其是术中出血的风险可能有严重并发症的发生，甚至导致患者死亡。因此，术前应向患者和家属充分交代病情和 PTBD 术操作过程中的风险、成功的概率与并发症的可能。征得患者和家属的理解与同意，并签署知情同意书。

7) 根据操作预案，做好器材准备：根据术前影像学评价和制订的 PTBD 方案，做好器材的准备。通常按照 PTBD 的内外引流和单纯外引流做好两手准备。而支架植入主张在成功引流胆汁 1～2 周后二期进行。

(5) 操作方法 如前述，PTBD 操作可在血管造影机(X 线)或超声引导下进行。进针部位主要为剑突下和右侧腋中线。超声引导通常选择剑突下入路，一旦进入胆道则改为血管造影机引导 PTBD。剑突下入路适合肝总管以下梗阻，或肝总管上梗阻欲行单独左肝管引流。右腋中线入路适合右肝管引流和肝总管以下梗阻的胆道引流。由于肋骨的影响，腋中线超声引导多有困难。下面介绍 PTBD 的基本操作方法。

1) 经皮经肝胆管穿刺术

A. 左肝管穿刺技术

a. 超声引导：剑突下通过超声检查选择合适进针点，通常在剑突下偏左下方 2～3 cm 处。局部消毒铺巾后，在超声图像引导下，以 22G 穿刺针沿超声图穿刺引导线穿刺肝内胆管。一旦穿刺针进入肝管，可用针管轻吸见有胆汁流出可确定穿刺针进入胆管。固定穿刺针，送入 0.018″导丝。超声图像显示导丝进入肝管或导丝进入没有阻力，即改换透视观察。进一步确定导丝位置，并完成进一步的 PTBD

操作。

b. X线血管造影机引导：选择剑突左下方2～3 cm处为穿刺点。局部消毒铺巾后透视下(后前位)，同样使用22G PTC穿刺针透视监视下朝右下偏上方穿刺。注意穿刺过程要在透视下，避开进入含气的胃肠和避免进入上方膈肌，在肝实质影像内走针。进针深度多在10 cm左右，不能确定深度可加侧位透视。到位后穿刺针接含30%造影剂注射器，一边缓慢退针，一边轻推造影剂。一旦胆管显影即固定穿刺针，行胆管造影。注意注射造影剂不宜过多，以免加重胆道压力，进一步加重胆汁血症和菌血症。结合胆管造影确定穿刺针进入胆管位置是否适合PTBD引流胆汁。如位置不合适，可在胆管造影后透视下重新穿刺。确定位置合适后，即送入0.018″导丝进入胆管系统。

B. 右肝管穿刺：选择右侧腋中线，透视下定位穿刺点，通常在8～9肋间，避开肋膈角以免造成气胸。消毒铺巾并局麻后，患者屏气，快速向第11～12胸椎方向进针至距其右缘3 cm左右。拔出针心，缓缓退针同时，注射30%非离子碘造影剂，直至胆道显影。根据穿刺针进入胆管的部位决定是否适合PTBD入路。如进入位置不利于行PTBD，可结合胆管造影，重新选择入路穿刺。入路合适后即送入0.018″导丝进入肝管。

2) 胆汁单纯外引流和内外引流术

A. 引入6F同轴扩张管：通过上述超声或X线血管造影机引导下，经不同部位穿刺成功引入0.018″导丝后，即在该导丝的引导下引入PTBD套针内的6F同轴扩张管，并将6F外管留置，并尽可能向肝门方向深入胆管。此时可经该扩张管先做初步胆管减压，引流部分胆汁。减压后可进一步做胆管全面造影。了解梗阻的具体部位、程度，并制订最终的PTBD方案。

B. 放置引流管：经6F扩张管进入0.035″超滑导丝并可更换普通血管造影导管，导丝结合导管试行穿越胆道狭窄。如成功穿过狭窄闭塞段，使导丝、导管进入十二指肠并交换加硬导丝，为植入内外引流管或支架做好准备。决定行引流管引流时，即沿加硬导丝引入内外引流管，行内外引流。内外引流管多选用7～9F直径，市场现有的多侧孔专用引流管。引流管末端猪尾部分置于十二指肠。若成功植入内外引流管，部分胆汁会由引流管至十二指肠(图40-46)。如不能成功穿越闭塞段，即可将外引流管的猪尾侧孔端放置在梗阻上方行单纯外引流(图40-47)。

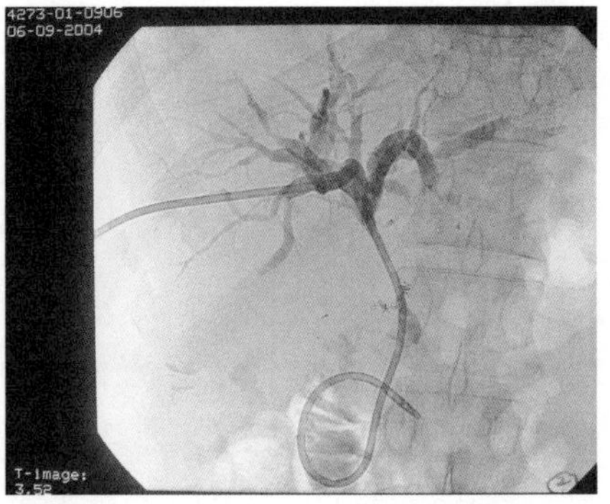

图40-46 肝总管与胆总管上段梗阻，内外引流管引流

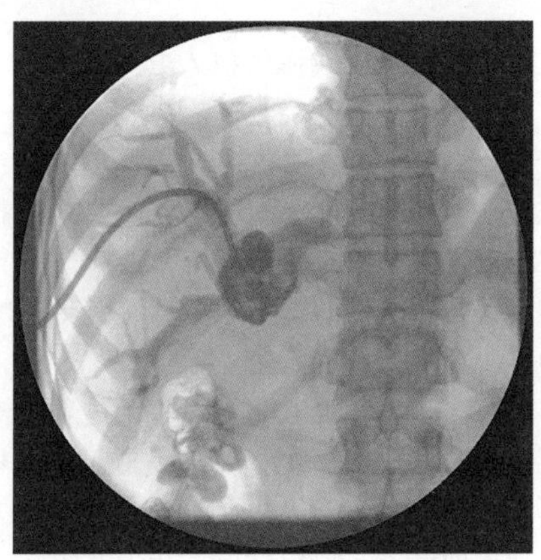
图40-47 肝总管上端梗阻，单纯外引流管引流

3) 胆道支架术：如病变部位适合植入支架行单纯内引流时，在征得患者知情同意后可行支架植入术。由于患者就医时多因病程较长，一方面身体整体情况较差，另一方面因胆道扩张和感染，胆管解剖形态多有改变。因此，主张支架植入二期进行。即先行引流管的内外引流，1周后黄疸消退、病情好转及扩张的胆管回缩后再行支架植入。对于病情较轻，胆道无明显感染患者，也可一次性植入支架行内引流。

如前述，胆道支架主要采用自膨式、编制或激光切割网状支架。早期也曾较多的使用"Z"形编支架，但由于输送器直径较大，目前很少使用。支架的直径和长短根据病变部位和长度确定。胆总管支架多选用直径8～10 mm，长60～80 mm。肝门部病变支架需跨左/右肝管和胆总管时，支架多选用直径6～8 mm，长度原则上两端均须超过病变15 mm以上。支架植入技术上和植入内外引流管相仿。当成功使

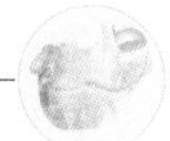

导丝越过狭窄，进入十二指肠后固定导丝（二期支架植入将导丝经引流管推送至十二指肠，撤出引流管），沿导丝将支架推送器送入预定位置。支架释放前应结合胆道造影定位，根据经验和不同厂家及推送器的特点，准确释放在靶位置。完全释放支架后需再次造影，进一步确定位置和胆道的通畅度。自膨式支架具有缓慢扩张能力，通常植入支架前不需要做预扩张（图 40－48）。如支架释放后膨胀困难，可做球囊后扩张。

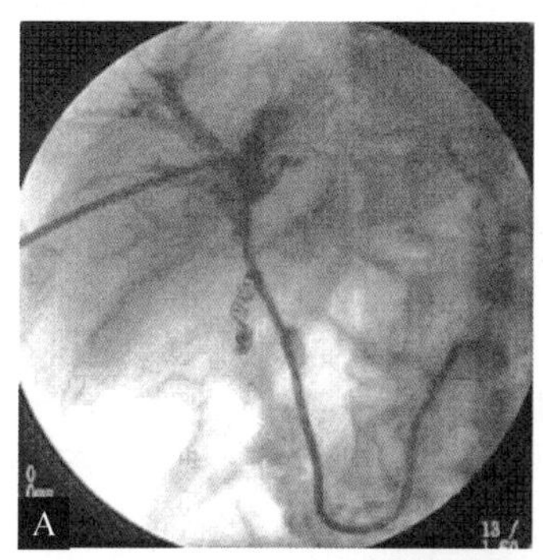

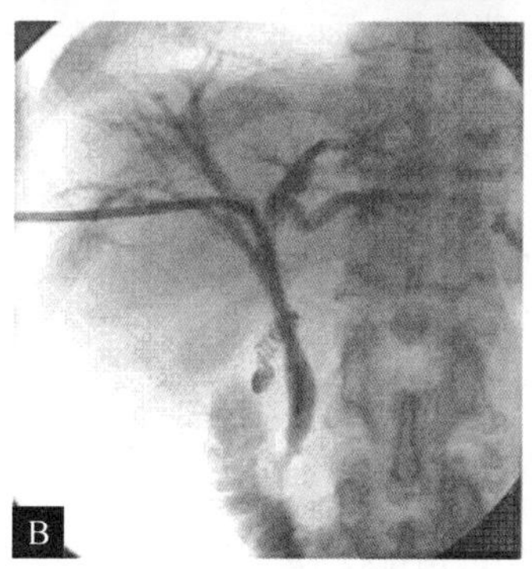

图 40－48　胃癌转移胆总管梗阻，引流管内外引流（A）和支架内引流（B）

肝门部病变，胆道梗阻往往累及左右肝管和肝总管。植入支架方式较多，不同患者可采取不同方案（图 40－49），包括①经左右肝管穿刺植入双支架（“Y”形）（图 40－49）；②经右侧单侧肝管穿刺植入双支架（“T”形）。

（6）术后处理

1）术后一般护理：PTBD 术后应常规卧床 6 h。由于经皮经肝穿刺和引流管植入操作，存在出血风险，应严密观察生命体征。必要时应给以动态监护，直至生命体征平稳。由于梗阻性黄疸常常合并严重感染或潜在感染，有发生脓毒症的风险。PTBD 术后应继续给以抗生素治疗，并至少连用 3 d 以上。

2）引流管护理：PTBD 术后患者常常带有引流

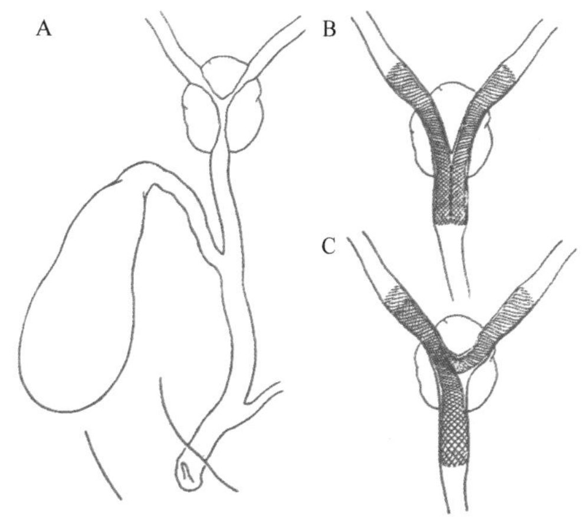

图 40－49　示肝门病变因导致左右肝管和肝总管狭窄（A），“Y”形（B）和“T”形（C）支架的植入方式

管。因此，引流管的护理成为 PTBD 后的主要工作。护理的主要目的是尽早发现引流管是否堵塞、位置是否移动、引流胆汁是否正常，有无血液流出、有无感染等。不论是外引流还是内外引流管，放置到位并体外固定连接引流袋后，需严格注意术后护理工作。包括记录每天胆汁量、颜色和性状。单纯外引流每天引流量应在 400～800 ml。正常胆汁色泽淡黄而透明，浑浊和有漂浮物则是感染的表现。引流量过少也是引流管不畅的表现，应及时检查。但内外引流不能单凭每天引流量判断是否引流管通畅。因为，部分胆汁直接引流进入肠道。每天记录体温，引流管堵塞会再次出现胆管炎，引起发热，甚至肝脏多发脓肿。一旦发现感染和引流管堵塞征象，应及时更换新的引流管。

3）定期追踪检查：定期（至少每周 1 次）检查血清胆红素、血清淀粉酶等。随时了解黄疸消退情况和是否出现胰腺炎并发症等。定期（每 2 周 1 次）胆道超声检查，若发现胆管再次扩张也是引流不通畅的征象。应及早采取措施，必要时更换引流管。

（7）并发症的防治　早期术中并发症可有胆道、腹腔等出血；大量注射造影剂可引起菌血症，或胆道迅速减压患者可出现休克，胆汁漏至腹腔引起腹膜炎等。据报道，PTBD 并发症发生率为 5%～10%。病死率为 1%～2.5%。使用超声引导胆道穿刺，并发症可相对减少。

1）出血：如果穿刺时穿刺针伤及肝门处或肝内血管，或多次穿刺肝被膜，均有可能导致腹腔或引流管内出血。若引流管的侧孔未能全部进入胆道系

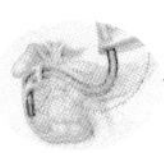

统，在肝实质与肝内血管系统交通，血液一方面会沿着引流管流致体外，另一方面会在胆道内形成血凝块，影响引流效果。提高穿刺技术，尽量避免反复穿刺肝被膜，穿刺尽可能远离肝门部位，能够最大限度地避免这类并发症的发生。引流管少量出血，没有引起生命体征和血红蛋白检查异常，可先暂时性关闭引流管。一般 2～3 d 自行消退。但若发生严重出血征象，尤其是腹腔内或胸腔出血，应果断采取积极措施。动脉造影和栓塞是首选诊断治疗，必要时可开腹探查、止血。

2) 胆漏：反复穿刺若刺破肝被膜，胆汁可进入腹腔引起急性腹膜炎。患者会出现急性、剧烈腹痛。一旦出现胆汁性腹膜炎表现，在积极对症治疗的同时，应尽快完成 PTBD 操作，减轻胆道压力。避免多次穿刺肝被膜，避免穿刺肝外胆管，采用超声引导进入胆道都是预防胆汁进入腹腔引起腹膜炎的重要措施。

3) 急性菌血者：恶性梗阻性黄疸胆汁有 25%～50%合并感染。因此，建议给以预防性抗生素。术前和术中给以充分水化、补液。一旦穿刺针进入目标胆管并造影后，应先行胆汁引流，减压，再置入引流管。应尽量减少造影剂的用量，动作迅速准确，减少操作时间，适当应用抗生素进行预防性治疗。

4) 气胸：由于穿刺穿胸膜腔引起，甚至继发脓胸。透视下避免穿刺胸膜腔是避免气胸唯一有效的方法。对于肋膈隐窝较深，膈活动度大的患者，手术时，这类并发症的发生概率相对较高。

5) 胆道感染：引流管堵塞或内外引流管夹闭时容易发生胆道感染。临床表现为急性胆管炎，出现高热、寒战等。临床防治除抗生素的应用，主要是保持引流管通畅。夹闭的内外引流管一旦发生胆管炎，即打开内外引流。

6) 支架再狭窄：行支架内引流患者，因支架的再狭窄会再次发生胆道感染和梗阻性黄疸。超声等影像学检查会发现胆管扩张。支架再狭窄的治疗需再次进行 PTBD，并可对狭窄支架进行球囊扩张和再次支架植入。多数病例只能放置引流管。

7) 其他：其他的少见并发症还有肝动静脉瘘、假性动脉瘤形成、引流管移位等。操作时应注意最大程度的避免这些并发症。

40.5.2 疗效评价与发展前景

经皮肝穿胆道引流术技术成功率达 90%～100%，与操作者的经验和引导设备有关。引流管不论是单纯外引流还是内外引流，只要保持通畅，均能起到胆道减压和缓解黄疸的作用。单纯外引流可以有效地降低黄疸，不容易合并胆道感染。但是由于胆汁不能进入肠道，一方面影响患者食欲，另一方面还可导致电解质失衡。内外引流管可起到有效胆道减压和解除黄疸的效果。但由于内外引流管的管径限制及狭窄管壁的挤压因素，引流管与肠道相通但引流不够通畅，肠压高时肠液反流至胆管容易出现反复胆管炎和肠液反流至体外等并发症。同时，引流管也给患者的生活带来不便。成功放置胆道支架后，因支架的腔径远远超过引流管，可以起到有效的引流作用。而且不易发生胆道感染并发症，同时可以去除引流管给患者带来的不便。然而，支架的狭窄和梗阻又带来新的问题。引流管的堵塞可以简单地通过冲洗和更换新的引流管解决，而支架一旦堵塞又需要重新开始针对梗阻性黄疸的 PTBD 治疗。根据文献报道，恶性梗阻性黄胆的患者平均生存期为 6～8 个月，而金属支架 6 个月通畅率为 60%～70%。因此，金属支架应用在恶性梗阻性黄疸多数患者是可以获益的，而良性梗阻性黄疸的支架应用争议颇多。由于多数患者生存期很长，支架的再狭窄和闭塞是难免的。而且支架再狭窄的处理并非容易。所以，对良性的梗阻性黄疸本人主张单纯使用引流管方式治疗，配合球囊扩张和长期的逐渐加粗的引流管的缓慢扩张(3～6 个月)。有外科手术指征的尽早手术治疗。

梗阻性黄疸非手术的减压、解黄治疗除 PTBD 外，还可通过内镜技术，即来自传统的 ERCP 技术。和 PTBD 相比，内镜技术有以下缺点难以克服：①成功率远比 PTBD 要低，尤其是胆肠吻合手术后患者、高位梗阻患者，如肝门部位梗阻及胆管完全梗阻患者；②由于要经过食管、胃和十二指肠，给患者带来严重的消化道不适，甚至部分患者不能耐受；③内镜下通常使用的内涵管容易脱落。我国高位梗阻即肝门胆管癌远比欧美人群发病率高，内镜下胆道引流成功率受到限制。展望未来，PTBD 技术仍然是梗阻性黄疸的最主要的治疗手段。不论是单纯外引流，还是内外引流的引流管技术，依旧是 PTBD 应用最为广泛的方法。未来操作器材的发展会继续朝着微创方向努力，以最大限度地降低并发症的发生。可以起到有效解除胆管狭窄和内引流的支架技术，需要更多的研究和提高。没有再狭窄的支架是我们的最终目的和期望。

（杨玉龙）

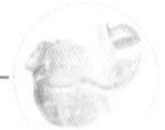

40.6 Oddi括约肌的保与废

Oddi括约肌(sphincter of Oddi, SO)是位于胆总管、胰管、十二指肠交界处的平滑肌组织,主要由4部分组成,即胆管括约肌、胰管括约肌、乳头括约肌和纵肌束。壶腹和乳头作为一个整体,斜向穿过肠壁,致该部肠壁肌肉分层重叠,当十二指肠内压增高,肠腔扩大时,使乳头及壶腹更处于肠壁内斜位,更具有防止肠内容物逆流入胆胰管的作用。研究显示,十二指肠乳头的抗逆流机制除括约肌张力外还有以下4点:①黏膜的分泌;②腺上皮突出管腔的绒毛形成海绵状皱襞堵于乳头口;③乳头小口;④乳头及壶腹在肠壁中的斜行位置。

Oddi括约肌的主要功能是控制胆汁和胰液排入十二指肠,防止十二指肠内容物反流入胆道,也就是精确调控胆汁和胰液的周期性排放及定向流动。Oddi括约肌接受肠道激素(主要是缩胆囊素、促胃液素、促胰液素、促胃动素)和迷走神经的双重支配,在两者较密切的协调配合下,Oddi括约肌可调控储胆和排胆。如胆囊与Oddi括约肌功能不协调可出现胆囊运动功能障碍(biliary dyskinesia)。胆囊切除后,括约肌运动失去其协调的伙伴,但仍受胆囊收缩素等肠道激素和神经的影响,胆汁则随时少量入肠。Oddi括约肌功能障碍(sphincter of Oddi dysfunction, SOD)而引起腹痛、转氨酶升高、一过性淀粉酶升高等表现。SOD包括良性Oddi括约肌狭窄伴病理性Oddi括约肌纤维化和功能性狭窄而无组织学变化两种类型,也可分为胆管Oddi括约肌功能障碍和胰管Oddi括约肌功能障碍。

Oddi括约肌作为一个整体包绕胆胰结合部,包括胆总管下端、胰管、壶腹及乳头。行括约肌切开术时,只切开乳头,还有胆总管括约肌存在,或部分壶腹部括约肌应于保留。需切开胆总管括约肌者,切口需超过十二指肠壁,故必须边切边缝合,即括约肌成形术。

胆肠吻合是肝胆外科最常用的一种手术方式,目的是重建胆肠通道,但同时却废除了Oddi括约肌及其功能。胆肠吻合有其绝对适应证和相对适应证,概括起来其绝对适应证有以下几点。

(1) 胆胰肠结合部病变

1) 慢性壶腹炎、括约肌炎、或长期结石嵌顿所致的狭窄。

2) 十二指肠胰头切除后。

3) 壶腹及周围肿瘤需做旁路引流。

4) 发育畸形致胆流障碍-胆管扩张症等,如胆总管囊肿。

5) 复杂外伤需做旁路引流。

(2) 肝外胆管长度缺失过多,不能行对端吻合

1) 胆管狭窄多次修复长度缺失。

2) 胆管癌或其他肿瘤作整段切除。

3) 肝外胆管闭锁。

4) 肝外胆管硬化性胆管炎。

(3) 肝内胆管病变　肝切开或切除断面上胆管口需做内引流。相对适应证如下:

1) 肝门、肝外胆管切开后原位吻合困难。

2) 肝内残留狭窄或结石、再生结石。

在肝胆外科,胆肠吻合更常用于以下几个方面:①肝内胆管结石;②胆道肿瘤;③胆管损伤缺损段较长;④胆管狭窄段较长;⑤先天性胆总管囊肿。以上这些疾病,在处理中不宜或不易修复和重建胆道,必须或必需行胆肠吻合,废用Oddi括约肌的功能。

胆肠吻合术是肝胆外科重要的治疗手段,但也带来了许多问题,主要问题有:①废用了Oddi括约肌的生理功能,胆肠吻合为非生理性手术,使胆汁永久性改道;②胆肠吻合术更改了胆道的解剖和生理功能,胆道感染率增加;③胆肠吻合术后造成肠道细菌易位,胆道内细菌数量增多,尤以厌氧菌的增多为主,胆道感染临床症状更加凶险;④胆肠吻合术后肠液反流,及其后的继发性硬化性胆管炎;⑤存在诱发胆管癌的风险;⑥增加外科技术上的困难:吻合口狭窄,有一定的发生率,一旦发生需再次手术,而且手术困难。胆肠吻合术后可出现的主要并发症有:①急性及慢性化脓性胆管炎;②胆源性肝脓肿;③再生肝内外胆管结石;④继发性硬化性胆管炎及狭窄;⑤肝胆管狭窄;⑥胆汁性肝硬化。

以上情况说明,胆肠吻合废用了Oddi括约肌,可能发生上述的一些问题,因而在处理胆道疾病,尤其是胆道良性疾病时,应尽量保留Oddi括约肌及其功能,尽量不做胆肠吻合,尽量修复和重建胆道的正常通路。但在有些情况下,不可能行胆道的修复和重建,那就必须行胆肠吻合。

那么,在处理胆道疾病时,何时需要保留括约肌——“保括”,何时需要行胆肠吻合,废除括约肌——“废括”呢?即它们的适应证和禁忌证如何?要确切回答这个问题,没有统一的、学术界绝对认可的答案。在临床实际工作中则要根据具体情况决

定，不能强调非要“保括”而致手术效果不好，再次手术，不仅给患者造成多次手术的痛苦，而且手术也有很大难度。但也不能一味地行胆肠吻合，该“保括”的不保，而是滥用胆肠吻合。上述适应证在临床实践中要结合患者病情、手术者的技能等具体情况综合考虑。冉瑞图教授认为，对于良性疾患，凡是括约肌及壶腹乳头功能良好者，应尽量保留应用，避免做胆肠吻合。

“废括”术后反流性胆管炎的发生率增高，其与肠液反流入胆管有直接的关系，是反对胆肠吻合的一重要依据。但是，研究显示，胆肠吻合术后胆道感染更重要的原因是由于胆肠吻合口狭窄。高志清等报道，234 例医源性胆管损伤患者行胆肠吻合，术后部分患者反复发生胆道感染，即寒战、发热、上腹疼痛不适、黄疸等，经抗感染、禁食、输液等治疗后好转或症状消失，但不久又发生上述症状，其中 145 例经再次手术证实为胆肠吻合狭窄，手术完全纠正吻合口狭窄后，效果良好。因此，胆道感染并不全是废用了 Oddi 括约肌的原因。

近年来，疾病的外科治疗越来越注重保留正常生理功能，保留 Oddi 括约肌或尽量恢复胆道功能结构引起人们的重视。对于医源性胆管损伤，Roux-en-Y 胆肠吻合是目前临床应用最广泛的修复方法，尤其是对胆管横断损伤。但对于长节段胆管损伤（>1.5 cm）吻合口两端张力过大或者损伤累及肝门部时，端端吻合则不易。因此，最好的治疗胆管损伤，尤其是长节段胆管缺损的方法，就是设计一个胆管替代物，能够保留 Oddi 括约肌，使重建的胆道更符合解剖学结构和生理学功能。

保留 Oddi 括约肌的胆管修复策略，目前主要是自体组织修补。修补材料多使用血管（脐静脉）、胆囊、胃壁、肠壁、肝圆韧带、游离组织片等自体组织，也有使用聚四氟乙烯、涤纶、丙烯酸酯酰胺等人工材料及生物可吸收材料的报道。

1) 带血管蒂胆囊瓣：可较好耐受胆汁碱性生理环境，是较理想的胆道修复材料。用胆囊残部修复 Mirizzi 综合征所致的胆道缺损目前已无争议。对于间置修补胆管横断伤，球状修补效果好于管状修补。Tang 等对 21 例胆道缺损患者实施胆囊壁修补，既未出现相应并发症，又保存了正常胆囊的功能。陈燕凌等采用旋覆式带蒂胆囊瓣修补治疗肝门部胆管狭窄，使胆囊瓣经旋转吻合产生胆管损伤对侧的预应力，防止补片塌陷，对胆管修复起到了外固定作用。但这种术式需有正常胆囊的存在，且无炎症、水肿、纤维化等，不能广泛适用。

2) 带蒂脐静脉肝圆韧带：脐静脉腔面为血管内皮，胆汁的持续接触刺激也许会使修复的脐静脉表面发生炎症，胆管上皮难以覆盖，并产生多量纤维组织。Watanabe 等将脐静脉切开，修补胆总管及右肝管损伤，在 4 个不同类型的病例实施部分缺损的直接修补和横断伤对端吻合覆盖，外侧加盖大网膜，效果良好。

3) 带蒂空肠：Crema 等切取带系膜血管的近端空肠段，在对系膜缘外纵向切开肠段，另将肠段远近端缝合，制成一个与胆管口径相当，且长轴顺黏膜皱襞的管道。也可使用空肠黏膜面与浆膜面修复胆管缺损。

4) 带蒂胃瓣：黄晓强等用此方法进行 14 例胆管狭窄的修复。在 4 个月至 5 年的随访中，除 1 例出现短期胆漏，其余患者均顺利恢复。除特别复杂的扩大手术，如肝右前或右后胆管切开，带蒂组织瓣尚难转移供用等情况外，多可不必采用胆肠吻合。

对肝内胆管狭窄、结石残留、结石再生的处理，行胆肠吻合多已认同，但对肝内胆管病变、有顽固炎症和不全梗阻或排空不畅者，单行胆肠吻合则无助于问题的根本解决，甚或加重病情的发展。故而，对肝胆管结石的处理，仍须谨记黄志强院士提出的系统性治疗原则：切除病肝、取尽结石、解除狭窄、矫正畸形、通畅引流。凡是肝胆管结石手术处理后效果不好，发生复发性胆管炎，可以认为是在处理时某一个环节没有做好。对于肝门部胆管狭窄，经整形修复胆管是好的办法，但修复后又有狭窄发生的可能。胆管炎性瘢痕形成致胆管狭窄，在处理中必须切除瘢痕，再行胆管对端吻合或胆肠吻合，否则术后易发生胆管或吻合狭窄。对合并肝内胆管结石者，仅行肝门部狭窄的处理是不够的，必须取尽肝内胆管结石。不取尽肝内胆管结石，不处理肝内胆管狭窄，仅处理肝门部胆管狭窄则不能解决问题。有研究认为肝切除是治疗肝胆管结石的一种有效手段，将有病变、带结石的肝切除，这样达到切除病肝、取尽结石的目的。肝胆管结石行胆肠吻合术，只要切除病肝、取尽结石，行大口径的胆肠吻合，胆汁等能进、能出胆管，则多不会发生复发性胆管炎。钱礼教授认为，只要吻合口通畅无阻，反流物质进得来，出得去，临床上就很少有感染的症状。至于行间置空肠修补胆管狭窄，并行皮下盲襻，如肠系膜短缩，取间置肠襻则不易上提到肝门处。行皮下盲襻的目的是反复经盲襻取石，如肝内结石取尽，就不必施行皮下盲襻，

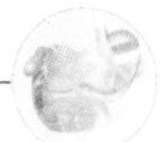

这种手术方式并不是一种好的方法。

废除Oddi括约肌行胆肠吻合术，必须规范。胆肠吻合术不能滥用，胆管能修复的尽量修复或重造，尽量不做胆肠吻合术。但在有些情况下必须做胆肠吻合术，但手术方式要求做到规范化。胆肠Roux-en-Y吻合术成功的关键是：①吻合口够大(>2.5 cm)、无张力；②胆管空肠黏膜对黏膜一层外翻缝合，针距均匀，结打在外；③"失功能"肠段(胆胰襻)超过50 cm；④胆管端侧与空肠侧吻合；⑤胆肠吻合口安置引流管支撑3～6个月。胆肠吻合口的支架引流有许多益处：①便于造影发现问题；②发生胆管炎时可及时外引流；③引流管腔堵塞时易于更换；④发现再狭窄时可通过改变管径达到治疗的目的。

至于为减少胆肠吻合术后肠内容物向胆管的反流，降低胆管炎的发生率、减轻胆管炎的程度，学者设计了多种抗反流措施，如增加Roux-en-Y胆肠吻合时Roux襻的长度、改进Roux-Y空肠-空肠吻合的角度、空肠套叠式瓣膜的设计、制作人工乳头、空肠矩形瓣成形术、空肠袖套式吻合等，但各种抗反流措施究竟抗反流效果如何仍有待观察和商榷。

总的来讲，Oddi括约肌在胆道外科有其重要的生理功能，不能为去除一种病理疾病，一味地废除Oddi括约肌及其功能，而引起另一种病理状态。相反，过多地考虑保留Oddi括约肌及其功能而不能彻底解除患者的现有疾病，遗留后患，也是不可取的。在临床实践中，要结合文献经验教训、患者具体病情、术者经验等权衡"保括"与"废括"的利害关系，在治愈现有疾病的前提下，尽量提高患者的生存质量，使患者通过手术获得最大的益处。该保留的一定要保，应废用的也一定要废。

(李　桢)

主要参考文献

[1] 丁庆英. 内镜治疗老年胆石病500例临床分析. 山东医药，2010，49：103-103

[2] 王毅，姚厚山，胡志前，等. 胆肠内引流术在肝胆管结石治疗中的应用评价. 肝胆胰外科杂志，2011，23：185-186

[3] 田伏洲，石力，汤礼军，等. 对恶性梗阻性黄疸术前减黄指标的再认识(附28例临床分析). 中国现代普通外科进展，2010，13：1-4

[4] 田伏洲. 肝内胆管结石的内镜治疗. 肝胆外科杂志，2000，4：251-253

[5] 刘宁. 肝内胆管结石112例手术治疗. 中国现代普通外科进展，2009，6：537-539

[6] 刘庆全. 肝内胆管结石的手术治疗近况. 肝胆胰外科杂志，2002，4：254-256

[7] 刘京山，赵期康. 内镜微创保胆手术中几种特殊情况的处理. 中国内镜杂志，2010，1：55-56

[8] 刘京山，赵期康. 纤维胆道镜下胆囊切开取石治疗胆囊结石612例分析. 中华外科杂志，2009，4：279-282

[9] 苟欣. 多轴全方位机器人造影系统在内镜治疗胆道结石中的应用价值初探. 中华消化内镜杂志，2011，7：365-367

[10] 杨忠义. 肝内胆管结石再手术治疗分析. 中国现代手术学杂志，2006，3：203-206

[11] 吴国栋. 胆总管结石内镜治疗与开腹手术的临床对比观察. 中华消化内镜杂志，2011，6：537-539

[12] 谷春伟. 胆道残余结石再手术治疗65例分析. 苏州大学学报(医学版)，2002，3：313-314

[13] 张阳德. 内镜微创学. 北京：人民卫生出版社，2009. 166-178

[14] 张宝善. 术后肝内残石的胆道镜治疗. 临床外科杂志，2005，13：406-407

[15] 张宝善，刘京山. 内镜保胆取石术的讨论. 中华消化外科杂志，2009，6：406-408

[16] 张宝善，刘京山. 内镜微创保胆取石1 520例临床分析. 中华普外科手术学杂志，2009，1：39-41

[17] 张宝善. 胆道镜治疗疑难肝内结石. 中华临床外科杂志，2005，7：36-38

[18] 陈宝莹，魏经国，王耀程. Oddi括约肌解剖生理及其运动功能. 世界华人消化杂志，2002，10：226

[19] 赵帅，王许安，刘颖斌. 肝门胆管癌的外科争议及围肝门手术. 肝胆胰外科杂志，2016，28：346-350

[20] 贺能树，吴恩惠. 中华影像医学介入放射学卷. 北京：人民卫生出版社，2005. 405-421

[21] 骆剑华. 再次手术治疗肝内胆管结石35例临床分析. 实用医学杂志，2009，10：1635-1636

[22] 钱晓军，戴定可，翟仁友. 恶性梗阻性黄疸介入治疗的疗效分析. 中华肝胆外科杂志，2004，10：752-755

[23] 高志清，尤楠，刘卫辉. "保括"和"废括"的探讨. 肝胆胰外科杂志，2012，24：177-178

[24] 黄志强. 当代胆道外科学. 上海：上海科学技术文献出版社，1998. 498-534

[25] 黄志强. 胆胰结合部——外科"遗忘"的角落. 中国实用外科杂志，2010，30：329-331

[26] 黄晓强，刘志伟，黄志强. 带血管蒂胃瓣修复胆管狭窄. 中华消化外科杂志，2008，7：13-15

[27] 董家鸿，田远虎. 肝胆管结石外科治疗进展. 中华普外科手术学杂志(电子版)，2012，6：340-344

[28] 谭黄业. 肝内胆管结石的手术治疗. 临床军医杂志，2010，4：210-212

[29] 熊云新. 肝内胆管结石的诊断和治疗. 右江民族医学院学报，2004，5：738-740

[30] 戴放,黄信华,陈勇,等. 胆道支架与外科分流姑息性治疗恶性梗阻性黄疸临床疗效对比分析. 中华肝胆外科杂志,2001,7:100 - 102

[31] Adam A. Metallic biliary endoprostheses. Cardiovasc Intervent Radiol, 1994, 17:127 - 132

[32] Carrasco CH, Zornoza J, Bechtel WJ. Malignant biliary obstruction: complications of percutaneous biliary drainage. Radiology, 1984,152:343 - 346

[33] Chamadol N, Laopaiboon V, Kaewradee J, et al. Comparison of computed tomographic finding of the intraductal and periductal cholangiocarcinoma. J Med Assoc Thai, 2010,93(4):481 - 488

[34] Choi SC, Lee JK, Jung JH, et al. The clinicopathological features of biliary intraductal papillary neoplasms according to the location of tumors. J Gastroenterol Hepatol, 2010,25(4):725 - 730

[35] Coons H. Metallic stents for the treatment of biliary obstruction: a report of 100 cases. Cardiov Int Radiol, 1992, 15:1367 - 1374

[36] Doctor N, Dick R, Rai R, et al. Results of percutaneous plastic stents for malignant distal biliary obstruction following failed endoscopic stent insertion and comparison with current literature on expandable metallic stents. Eur J Gastroenterol Hepatol, 1999, 11:775 - 780

[37] Ebert E. Gastrointestinal involvement in spinal cord injury: a clinical perspective. J Gastrointestin Liver Dis, 2012, 21(1):75 - 82

[38] Farges O, Regimbeau JM, Fuks D, et al. Muliticentre European study of preoperative biliary drainage for hilar cholangiocarcinoma. Brit J Surg, 2013,100:274 - 284

[39] Felicilda-Reynaldo RF. Oral gallstone dissolution therapies. Medsurg Nurs, 2012,21:41 - 3,48

[40] Ferrucci JT Jr, Muller PR, Harbin WP. Percutaneous transhepatic biliary drainage: technique, results and applications. Radiology, 1980,135:1 - 13

[41] Gobien RP, Stanley JH, Soucek CD, et al. Routine preoperative biliary drainage: effect on management of obstructive jaundice. Radiology, 1984,152:353 - 356

[42] Gong JQ, Ren JD, Tian FZ, et al. Management of patients with sphincter of Oddi dysfunction based on a new classification. World J Gastroenterol, 2011,17:385 - 386

[43] Grassi M, Petraccia L, Mennuni G, et al. Changes, functional disorders, and diseases in the gastrointestinal tract of elderly. Nutr Hosp, 2011,26(4):659 - 668

[44] Hamlin JA, Friedman M, Stein MG, et al. Percutaneous biliary drainage: complications in 188 consecutive catheterizations. Radiology, 1986,158:199 - 202

[45] Hatzidakis D, Tsetis E, Chrysou, et al. Nitinol stents for palliative treatment of malignant obstructive jaundice. Should we stent the sphincter of Oddi in every case? Cardiovasc intervent Radiol, 2001,24:245 - 248

[46] Kim HJ, Lee SK, Ryu CH, et al. The clinical usefulness of simultaneous placement of double endoscopic nasobiliary drainage. Clin Endosc, 2015,48:542 - 548

[47] Kim IG, Jeon JY, Jung JP, et al. Totally laparoscopic left hemihepatectomy using ventral hilum exposure (VHE) for intrahepatic bile duct stone. J Laparoendosc Adv Surg Tech A, 2010,20(2):143 - 146

[48] Kim JE, Lee JM, Baek JH, et al. Initial assessment of dual-energy CT in patients with gallstones or bile duct stones: can virtual nonenhanced images replace true nonenhanced images? AJR Am J Roentgenol, 2012,198(4):817 - 24

[49] Koshinaga T, Inoue M, Ohashi K, et al. Persistent biliary dilatation and stenosis in postoperative congenital choledochal cyst. Hepatobiliary Pancreat Sci, 2011,18(1):47 - 52

[50] Martins MV, Falcao JL, Skinovsky J, et al. Single-port cholecystectomy in a patient with situs inversus totalis presenting with cholelithiasis: a case report. J Med Case Reports, 2012,6(1):96 - 99

[51] Mou Y, Zhou H, Xu B. Single gigantic calculus of common bile duct and multiple hepatolithiasis. Am J Surg, 2011,202(4):e38 - 40

[52] Mueller PR, Ferrucci JT Jr. Percutaneous biliary drainage: current techniques. Appl Radiol, 1983, 12:333 - 338

[53] Mueller PR, van Sonnenberg E, Ferrucci JT Jr. Percutaneous biliary dranage: technical and catheter-related problems in 200 procedures. AJR, 1982, 138:17 - 23

[54] Pan W, Xu E, Fang H, et al. Surgical treatment of complicated hepatolithiasis using the ultrasound-guided fiberoptic choledochoscope. Surg Endosc, 2011,25(2):497 - 502

[55] Pitt HA, Gomes AS, Lois JF, et al. Does preoperative percutaneous biliary drainage reduce operative risk or increase hospital cost? Ann Surg, 1985,201:545 - 553

[56] Poupon R, Arrive L, Rosmorduc O. The cholangiographic features of severe forms of ABCB4/MDR3 deficiency-associated cholangiopathy in adults. Gastroenterol Clin Biol, 2010,34(6 - 7):380 - 387

[57] Qiao T, Ma RH, Luo XB, et al. Tiny cystine stones in the gallbladder of a patient with cholecystolithiasis complicating acute cholecystitis: a case report. Eur J Med Res, 2012,17(1):6 - 8

[58] Ramchandani M, Reddy DN, Gupta R, et al. Role of

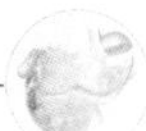

single-operator peroral cholangioscopy in the diagnosis of indeterminate biliary lesions: a single-center, prospective study. Gastrointest Endosc, 2011,74(3):511 - 5119

[59] Rossi P, Bezzi M, Rossi M, et al. Metallic stents in malignant biliary obstruction: results of a multicenter european study of 240 patients. J Vasc Interv Radiol, 1994, 5:279 - 285

[60] Senda Y, Nishio H, Ebata T, et al. Hepatolithiasis in the hepatic hilum mimicking hilar cholangiocarcinoma: report of a case. Surg Today, 2011,41(9):1243 - 1246

[61] Takada T, Yasuda H, Hanyu F. Techniques and management of percutaneous transhepatic cholangial drainage for treating an obstructive jaundice. Hepatogastroenterology, 1995,42:317 - 322

[62] Ulas M, Polat E, Karaman K, et al. Management of choledochal cysts in adults: a retrospective analysis of 23 patients. Hepatogastroenterology, 2011,59:115 - 116

[63] Weilert F, Binmoeller KF, Marson F, et al. Endoscopic ultrasound-guided anterograde treatment of biliary stones following gastric bypass. Endoscopy, 2011, 43 (12): 1105 - 1108

[64] Wree A, Canbay A, Müller-Beissenhirtz H, et al. Excessive bilirubin elevation in a patient with hereditary spherocytosis and intrahepatic cholestasis. Z Gastroenterol, 2011,49(8):977 - 980

[65] Yee C, Ho CS. Complications of percutaneous biliary drainage: benign versus malignant diseases. AJR, 1987, 148:1207 - 1209

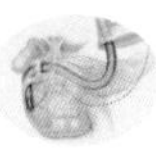

附录　中英文名词对照索引

A

B

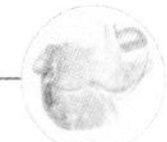

F

G

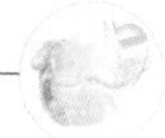

H

J

K

L

M

N

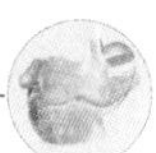

P

Q

R

S

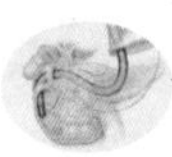

T

W

X

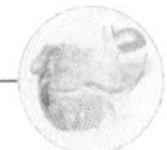

Y

Z

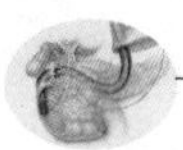

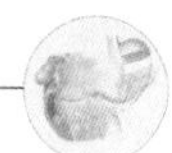

后 记

我有一个习惯，在学习的时候读到好的文章常会记笔记，以便日后再翻阅学习。以前，我在医学杂志上经常会看到施维锦教授的文章，学习之后，感到对临床实践的帮助很大，实用性很强，对临床治疗、查房教学和实验研究有很大的指导意义。因此，有时会把他的文章读上几遍，然后再抄摘下来。久而久之，施维锦教授就成了我从未见过面的老师。

2000 年 11 月，我从部队退休回到了上海。解放军第 455 医院肝胆外科的医生们都很热情，说要为我聚一聚，蔡珍福主任还说要把施维锦教授也请过来，一起见见面。当时我的心里既高兴又紧张。高兴的是从不相识的施维锦教授这次我可以当面拜他为师了。紧张的是我在 1993 年把写好的《胆道外科学》书稿送到了甘肃科学技术出版社，准备出版，就在等待出版的这一段时间里，我在新华书店看到了施老师新编的书《胆道外科学》，蓦地心中一惊，怎么我写的书的书名和施老师的书名一模一样呢？后来，我一直想把我的书名改一下，遗憾的是始终未能如愿。现在，又要与施老师见面了，心中总是感到惴惴不安，这不是我在班门弄斧吗？深感惭愧。聚会时一见面，施老师和我紧紧地握手。他的平易逊顺，谈笑风生，使我不安的心得以平静了一些，心想这就是缘分吧！

施老师是上海胆道会诊中心主任、《肝胆胰外科杂志》主编，我经常参加他组织的学术活动，聆听他的报告。每次向他请教时，他总是循循善诱，诲人不倦。这次我又想要编写一本《现代胆道外科学》，当我把书稿的目录呈交给施老师请他赐教时，他非常高兴。不久，他把对目录的修改意见写了几张纸，其中有一段是这样写的："不是您表示有意让我当主审吗？我想这样的巨著，那么多名家，主审是不敢当的。参加一些工作，提些意见倒是我非常高兴的。中国有句古话叫'无错不成书'，世上没有差错的书是不存在的。集思广义可使差错、缺点减小到最低限度，本着这一想法，提供看到的几点供您参考。其中某几点不一定正确；某几点在我写其他书时已碰到，但由于种种原因最后未能解决，还是按老习惯、老传统办。所以在此提出只是老朋友'知无不言'，仅供参考。最后请您从整体考虑后再决定是否弃舍。"在修改的意见和建议中，其中有 8 条写得特别具体，是逐章逐节提出的，有的还引经据典，字里行间都可以看出施老师对我的关爱，对图书编写的认真负责、一丝不苟的精神。读后受益匪浅，让我既感动又激动。后来，我又把《现代胆道外科学》的初稿呈送给他审阅。

在春节的时候，我打电话向他拜年，他高兴地说，"这几天刚好休息，要抓紧时间把书稿看一看"。1 个多月以后，他对书稿赞许地说："深感内容丰富、新、高、精、尖、全，'现代'胆道外科学当之无愧。"

施老师是我国著名的外科学家，是胆道外科学的奠基人之一。他虚怀若谷，学识渊深，著述颇丰，治学严谨，德高望重。88 岁高龄的他还常做难度大、风险高的手术。在一次为疑难会诊患者做手术，他刚结束手术就突然晕倒在地，昏迷不醒，3 天后竟驾鹤仙去，使我万分悲痛。

尊敬的施老师走了，但音容宛在，历历在目。师恩浩荡，师恩难忘。谨记教诲，严于律己，砥砺奋进！在《现代胆道外科学》即将付梓之际，我深切缅怀施老师，虽然他不能看到本书的出版，但他一定会感到欣慰的。

顾树南　谨识

2017 年国庆节

后记

图书在版编目(CIP)数据

现代胆道外科学/顾树南主编. —上海: 复旦大学出版社,2017.10
ISBN 978-7-309-12307-4

Ⅰ. 现… Ⅱ. 顾… Ⅲ. 胆道疾病-外科学 Ⅳ. R657.4

中国版本图书馆 CIP 数据核字(2016)第 102303 号

现代胆道外科学
顾树南 主编
责任编辑/肖 芬

复旦大学出版社有限公司出版发行
上海市国权路 579 号 邮编: 200433
网址: fupnet@fudanpress.com http://www.fudanpress.com
门市零售: 86-21-65642857 团体订购: 86-21-65118853
外埠邮购: 86-21-65109143 出版部电话: 86-21-65642845
浙江新华数码印务有限公司

开本 787×1092 1/16 印张 63.75 字数 1876 千
2017 年 10 月第 1 版第 1 次印刷

ISBN 978-7-309-12307-4/R · 1555
定价: 350.00 元